中文翻译版

利弗皮肤组织病理学
Lever's Histopathology of the Skin

原书第 11 版

上 册

主　编　David E. Elder

副主编　Rosalie Elenitsas　　Misha Rosenbach
　　　　George F. Murphy　　Adam I. Rubin
　　　　Xiaowei Xu

主　译　陶　娟　黄长征　刘业强

科学出版社

北 京

图字：01-2019-6839 号

内 容 简 介

本书共 36 章。第 1 章为皮肤病理学诊断绪论。第 2 章至第 4 章详细介绍了学习皮肤病理必备的组织学与胚胎学基本理论知识和皮肤病理实践中所用的取材方法及基本技术。这部分内容既为读者学习皮肤病理知识奠定了良好的基础，也为下文皮肤病理分类做好了相关铺垫。第 5 章以皮肤病理所特有的"部位－模式－细胞"分类依据对种类繁多的皮肤炎症性疾病进行了简单的归类与划分，建立起临床与病理之间简单而快速的联系，以帮助读者快速入门。第 6 章至第 26 章重点阐述了炎症性皮肤病的病理变化，以形态为基础并辅以相关的超微及分子水平的证据，力求帮助读者做出最合适的病理诊断。第 27 章为色素性皮肤病。第 28 章至第 36 章详细介绍了皮肤相关肿瘤疾病，该部分以组织起源将皮肤肿瘤划分为若干小类。书中特别之处在于将各种诊断标准的优势和局限性同时列出，方便读者判断甄别。

本书从"面"切入，再到"点"展开叙述，适合初学者系统学习皮肤病理学；同时，本书除了有"是什么"的阐述，更有"为什么"的探讨与深究，可作为皮肤病理医师的参考工具书。

图书在版编目（CIP）数据

利弗皮肤组织病理学：原书第 11 版：全 2 册 /（美）埃尔德（David E. Elder）主编；陶娟，黄长征，刘业强主译 .—北京：科学出版社，2019.12
书名原文：Lever's Histopathology of the Skin
ISBN 978-7-03-063295-1

Ⅰ. ①利… Ⅱ. ①埃… ②陶… ③黄… ④刘… Ⅲ. ①皮肤病－病理学－教材 Ⅳ. ① R751.02

中国版本图书馆 CIP 数据核字（2019）第 255818 号

责任编辑：戚东桂 许红霞 董 婕 王先省 / 责任校对：张小霞
责任印制：肖 兴 / 封面设计：陈 敬

David E. Elder: Lever's Histopathology of the Skin,Eleventh Edition
ISBN：978-1-4511-9037-3

科学出版社 出版
北京东黄城根北街 16 号
邮政编码：100717
http://www.sciencep.com

北京九天鸿程印刷有限责任公司 印刷
科学出版社发行 各地新华书店经销

*

2019 年 12 月第 一 版 开 本：889×1194 1/16
2019 年 12 月第一次印刷 总印张：90 1/4
总字数：2 463 000
定价（上、下册）：798.00 元
（如有印装质量问题，我社负责调换）

《利弗皮肤组织病理学》（原书第11版）
翻译人员

主　译　陶　娟　黄长征　刘业强

副主译　陈思远　姜祎群　廖文俊　陈明亮　汪　旸　杨希川

主　审　孙建方　徐小威

译　者　（按姓氏汉语拼音排序）

蔡绥勍　浙江大学医学院附属第二医院皮肤科

曹双林　南通大学附属医院皮肤科

曹育春　华中科技大学同济医学院附属同济医院皮肤科

陈　浩　中国医学科学院皮肤病医院

陈　佳　同济大学上海市皮肤病医院

陈　雪　北京大学人民医院皮肤科

陈　琢　上海交通大学医学院附属上海儿童医学中心皮肤科

陈爱军　重庆医科大学附属第一医院皮肤科

陈连军　复旦大学附属华山医院皮肤科

陈柳青　武汉市第一医院皮肤科

陈明亮　中南大学湘雅医院皮肤科

陈奇权　陆军军医大学西南医院皮肤科

陈思远　华中科技大学同济医学院附属协和医院皮肤科

陈小红　中山大学附属第一医院皮肤科

党　林　深圳市人民医院皮肤科

董正邦　中国医学科学院皮肤病医院

杜　娟　北京大学人民医院皮肤科

杜田锴　武汉大学中南医院皮肤科

段　铱　华中科技大学同济医学院附属同济医院皮肤科

方　晶　南通大学附属医院皮肤科

甘　璐　中国医学科学院皮肤病医院

高继鑫　空军军医大学西京医院皮肤科

葛　兰　陆军军医大学西南医院皮肤科

耿　怡　中国医学科学院皮肤病医院

耿松梅　西安交通大学第二附属医院皮肤科

顾黎雄　南通大学附属医院皮肤科

郭春燕　福建省龙岩市第一医院皮肤科

韩建德　中山大学附属第一医院皮肤科

何　黎　昆明医科大学第一附属医院皮肤科

何　威　陆军军医大学新桥医院皮肤科

黄晓燕　中南大学湘雅医院皮肤科

黄长征　华中科技大学同济医学院附属协和医院皮肤科

纪　超　福建医科大学附属第一医院皮肤科

坚　哲　空军军医大学西京医院皮肤科

姜祎群　中国医学科学院皮肤病医院

蒋　思　武汉大学中南医院皮肤科

金　江　北京大学人民医院皮肤科

赖　艇　江西省皮肤病专科医院

李　凡　四川大学华西医院皮肤科

李　军　华中科技大学同济医学院附属武汉市中心医院皮肤科

李　凯　空军军医大学西京医院皮肤科

李　曼　北京大学人民医院皮肤科

李　乔　复旦大学附属华山医院皮肤科

李　伟　浙江大学医学院附属第二医院皮肤科

李　云　四川大学华西医院皮肤科

李仲桃　四川大学华西医院皮肤科

廖文俊　空军军医大学西京医院皮肤科

刘　玲　空军军医大学西京医院皮肤科

刘　宇　空军军医大学西京医院皮肤科

刘彤云　昆明医科大学第一附属医院皮肤科

刘业强　同济大学上海市皮肤病医院

罗　娜　陆军军医大学西南医院皮肤科

罗帅寒天　中南大学湘雅二医院皮肤科

马　天　上海中医药大学附属岳阳中西医结合医院皮肤科

冒丹丹　北京大学人民医院皮肤科

牟　妍　吉林大学第二医院皮肤科

钱　悦　华中科技大学同济医学院附属协和医院皮肤科

乔建军　浙江大学医学院附属第一医院皮肤科

渠　涛　北京协和医学院北京协和医院皮肤科

沈　宏　杭州市第三人民医院皮肤科

施　为　中南大学湘雅医院皮肤科

宋　昊　中国医学科学院皮肤病医院

宋　璞　空军军医大学西京医院皮肤科

宋继权　武汉大学中南医院皮肤科

孙建方　中国医学科学院皮肤病医院

孙艳虹　浙江大学医学院附属第二医院皮肤科

唐　言　中南大学湘雅医院皮肤科

陶　娟　华中科技大学同济医学院附属协和医院皮肤科

汪　旸　北京大学第一医院皮肤科

王　琳　四川大学华西医院皮肤科

王白鹤　中国医学科学院皮肤病医院

王朵勤　复旦大学附属华山医院皮肤科

王小坡　中国医学科学院皮肤病医院

王逸飞　中国医学科学院皮肤病医院

温蓬飞　四川大学华西医院皮肤科

吴　飞　同济大学上海市皮肤病医院

吴　琼　上海交通大学医学院附属仁济医院皮肤科

吴银华　浙江大学医学院附属第一医院皮肤科

伍洲炜　上海交通大学附属第一人民医院皮肤科

夏建新　吉林大学第二医院皮肤科

肖　易　中南大学湘雅医院皮肤科

谢　芸　中南大学湘雅医院皮肤科

熊竞舒　中国医学科学院皮肤病医院

徐聪聪　中国医学科学院皮肤病医院

徐明圆　同济大学上海市皮肤病医院

徐秀莲　中国医学科学院皮肤病医院

徐毅跃　同济大学上海市皮肤病医院皮肤科

薛汝增　南方医科大学皮肤病医院皮肤科

杨　斌[1]　南方医科大学皮肤病医院皮肤科

杨　斌[2]　中国人民解放军中部战区总医院皮肤科

杨　柳　华中科技大学同济医学院附属协和医院皮肤科

杨　珍　杭州市第三人民医院皮肤科

杨希川　陆军军医大学西南医院皮肤科

杨仙鸿　中国医学科学院皮肤病医院

姚雪妍　北京大学人民医院皮肤科

游　弋　陆军军医大学西南医院皮肤科

余　佳　陆军军医大学西南医院皮肤科

俞婉婷　中国医学科学院皮肤病医院

袁　婧　华中科技大学同济医学院附属武汉市中心医院皮肤科

曾学思　中国医学科学院皮肤病医院

翟志芳　陆军军医大学西南医院皮肤科

张　鞯　中国医学科学院皮肤病医院

张　莹　中国医学科学院皮肤病医院

张东梅　陆军军医大学西南医院皮肤科

张桂英　中南大学湘雅二医院皮肤科

张馨月　中山大学附属第一医院皮肤科

赵梦洁　武汉大学中南医院皮肤科

赵肖庆　上海交通大学医学院附属瑞金医院皮肤科

周　城　北京大学人民医院皮肤科

周　英　中南大学湘雅二医院皮肤科

周　莹　浙江大学医学院附属第二医院皮肤科

周　舟　陆军军医大学西南医院皮肤科

朱　里　华中科技大学同济医学院附属协和医院皮肤科

朱小美　中国医学科学院皮肤病医院

Khadija Aljefri, MBChB, MSc, MRCP(UK)
Department of Dermatology
Royal Victoria Infirmary
Newcastle upon Tyne
United Kingdom

Anne E. Allan, MD
Dermatopathologist
StrataDX
Lexington, Massachusetts

Lisa Arkin, MD
Pediatric Dermatology Fellow
Section of Pediatric Dermatology
University of Pennsylvania
Philadelphia, Pennsylvania

Johanna L. Baran, MD
Pathologist/Dermatopathologist
Western Dermatopathology Services
San Luis Obispo, California

Sarah K. Barksdale, MD
Dermatopathologist
Sullivan Nicolaides Pathology
Brisbane, Australia

Raymond L. Barnhill, MD, MSc
Professor
Département de Biopathologie
Institut Curie
Paris, France
Adjunct Professor
Department of Pathology and Laboratory Medicine
David Geffen School of Medicine
University of California, Los Angeles
Los Angeles, California

Trevor W. Beer, MBChB, FRCPath, FRCPA
Dermatopathologist
Clinipath Pathology
Osborne Park, Western Australia, Australia

Thomas Brenn, MD, PhD, FRCPath
Lead Consultant Dermatopathologist
Department of Pathology
Western General Hospital
The University of Edinburgh
Edinburgh, Scotland

Walter H.C. Burgdorf, MD
Clinical Lecturer
Department of Dermatology
Ludwig Maximilian University
Munich, Germany

Sonia Toussaint Caire, MD
Dermatopathology Section
Dermatology Division
Hospital General
Mexico City, Mexico

Eduardo Calonje, MD, DipRCPath
Consultant Dermatopathologist
Dermatopathology Department
St. John's Institute of Dermatology
London, United Kingdom

Casey A. Carlos, MD, PhD
Assistant Professor of Medicine
Division of Dermatology
University of California, San Diego
San Diego, California

Lianjun Chen, MD, PhD
Associate Professor
Department of Dermatology
Hua Shan Hospital
Fu Dan University
Shanghai, China

Emily Y. Chu, MD, PhD
Assistant Professor
Department of Dermatology
Hospital of the University of Pennsylvania
Philadelphia, Pennsylvania

Arthur Neil Crowson, MD
President
Pathology Laboratory Associates
Chief of Staff
St. John Medical Center
Clinical Professor of Dermatology
Pathology and Surgery
University of Oklahoma
Tulsa, Oklahoma

David E. Elder, MB, CHB, FRCPA
Professor of Pathology and Laboratory
  Medicine
Hospital of the University of Pennsylvania
Philadelphia, Pennsylvania

Rosalie Elenitsas, MD
Professor of Dermatology
Director of Dermatopathology
Department of Dermatology
Hospital of the University of Pennsylvania
Philadelphia, Pennsylvania

Lori A. Erickson, MD
Professor
Department of Laboratory Medicine and Pathology
Mayo Clinic
Rochester, Minnesota

Flavia Fedeles, MD, MS
Dermatology Resident
Department of Dermatology
Warren Alpert Medical School of Brown University
Providence, Rhode Island

Robert J. Friedman, MD, MSc (MEd)
Clinical Professor
Department of Dermatology
New York University School of Medicine
New York, New York

Maxwell A. Fung, MD
Professor of Clinical Dermatology and Pathology
Department of Dermatology
University of California Davis
Sacramento, California

Earl J. Glusac, MD
Professor of Pathology and Dermatology
Departments of Pathology and Dermatology
Yale University School of Medicine
New Haven, Connecticut

Thomas D. Griffin, MD, FAAD, FACP
Assistant Clinical Professor of Dermatology
Hospital of the University of Pennsylvania
Philadelphia, Pennsylvania

Terence J. Harrist, MD
Co-Director of Dermatopathology
StrataDx
Lexington, Massachusetts

John L.M. Hawk, MD
Emeritus Professor of Dermatological Photobiology
Photobiology Unit
St. John's Institute of Dermatology
Guy's, King's and St. Thomas' School of Medicine
King's College
Honorary Consultant Dermatologist
St. John's Institute Hospital
London, United Kingdom

Peter J. Heenan, MB, BS, FRCPath, FRCPA
Clinical Professor
School of Pathology and Laboratory
  Medicine
The University of Western Australia
Crawley, Western Australia, Australia

Edward R. Heilman, MD, FAAD, FCAP
Clinical Associate Professor
Dermatology and Pathology
SUNY Downstate Medical Center
Brooklyn, New York

Kim M. Hiatt, MD
Pathologist
DermLogic, PLLC, PA
North Little Rock, Arkansas

Molly A. Hinshaw, MD
Clinical Associate Professor of Dermatology
University of Wisconsin School of Medicine
  and Public Health
Madison, Wisconsin
Dermatopathologist
Dermpath Diagnostics Troy and Associates
Brookfield, Wisconsin

Stephanie Hu, MD
Fellow in Dermatopathology
Section of Dermatopathology
Ronald O. Perelman Department of Dermatology
NYU Langone Medical Center
New York, New York

Matthew P. Hughes, MD
Resident Physician
Department of Dermatology
University of Arkansas for Medical Sciences
Little Rock, Arkansas

Michael D. Ioffreda, MD
Associate Professor of Dermatology and
    Pathology
Penn State Hershey Medical Center
Hershey, Pennsylvania

Christine Jaworsky, MD
Professor of Dermatology
Case Western Reserve University
Adjunct Associate Professor of Dermatology
University of Pennsylvania
Philadelphia, Pennsylvania
Staff
MetroHealth Medical Center
Cleveland, Ohio

Waine C. Johnson, MD
Clinical Professor
Departments of Dermatology
University of Pennsylvania, School of Medicine
Dermatopathology and Dermatology
Hospital of the University of Pennsylvania
Philadelphia, Pennsylvania

Hideko Kamino, MD
Clinical Associate Professor of Dermatology and Pathology
New York University Langone Medical Center
New York, New York

J.S. Kattampallil, BMBS, FRCPA
Dermatopathologist
Clinipath Pathology
Perth, Western Australia, Australia

Nigel Kirkham, MD, FRCPath
Cellular Pathology
Royal Free Hospital
London, United Kingdom

Christine J. Ko, MD
Associate Professor of Dermatology and Pathology
Departments of Dermatology and Pathology
Yale University School of Medicine
New Haven, Connecticut

Carrie Kovarik, MD
Assistant Professor
Department of Dermatology
University of Pennsylvania
Philadelphia, Pennsylvania

Alvaro C. Laga, MD, MMSc
Associate Dermatopathologist
Instructor of Pathology
Brigham and Women's Hospital
Harvard Medical School
Boston, Massachusetts

Christine G. Lian, MD
Associate Dermatopathologist
Program in Dermatopathology
Department of Pathology
Brigham & Women's Hospital
Harvard Medical School
Boston, Massachusetts

B. Jack Longley, MD
Frederic Mohs Professor
Department of Dermatology
The University of Wisconsin School of Medicine
    and Public Health
Madison, Wisconsin

Cynthia Magro, MD
Professor
Department of Pathology and Laboratory
    Medicine
Weill Cornell Medical College
New York, New York

John C. Maize Sr., MD
Professor of Dermatology and Pathology
Department of Dermatology and
    Dermatologic Surgery
Medical University of South Caroline
Charleston, South Carolina

Martin C. Mihm Jr., MD
Director
Mihm Institute of Dermatopathology
Brigham-Women's Hospital
Harvard Medical School
Boston, Massachusetts

Michael K. Miller, MD
Dermatopathologist
Dermpath Diagnostics
Port Chester, New York
Community Physician
Department of Dermatology
Metropolitan Hospital Center
New York, New York

Danny A. Milner Jr., MD, MSc, FCAP
Pathologist
Brigham and Women's Hospital
Associate Professor of Pathology
Harvard Medical School
Associate Professor
Department of Immunology and Infectious
    Disease
Harvard School of Public Health
Boston, Massachusetts

Michael E. Ming, MD, MSCE
Director, Pigmented Lesion Clinic
Associate Professor of Dermatology
Hospital of the University of Pennsylvania
University of Pennsylvania School of Medicine
Philadelphia, Pennsylvania

Narciss Mobini, MD
Clinical Associate Professor
Departments of Medicine and Pathology
University of Nevada, School of Medicine
Associate Director of Dermatopathology
Associated Pathologists, Chartered
Las Vegas, Nevada

Elizabeth A. Morgan, MD
Instructor
Harvard Medical School
Associate Pathologist
Brigham and Women's Hospital
Department of Pathology
Brigham and Women's Hospital
Boston, Massachusetts

George F. Murphy, MD
Professor of Pathology
Harvard Medical School Director
Program in Dermatopathology
Department of Pathology
Brigham and Women's Hospital
Boston, Massachusetts

Carlos H. Nousari, MD
Medical Director
Institute for Immunofluorescence
DermPath Diagnostics South Florida
Voluntary Professor
Department of Dermatology
University of Florida
Gainesville, Florida

Roberto A. Novoa, MD
Clinical Instructor
Stanford Dermatopathology Service
Department of Pathology
Stanford Medical Center
Stanford, California

Donna M. Pellowski, MD
Assistant Professor
Department of Dermatology
University of Arkansas College for Medical Sciences
Little Rock, Arkansas

Victor G. Prieto, MD, PhD
Chair, ad interim
Professor for Department of Pathology
University of Texas
MD Anderson Cancer Center
Houston, Texas

Bruce D. Ragsdale, MD
Pathologist
Western Dermatopathology
San Luis Obispo, California

Jonathan S. Ralston, MD, MSc
Assistant Professor
Department of Pathology and Laboratory Medicine
Department of Dermatology
Medical University of South Carolina
Attending Physician
Department of Pathology and Laboratory Medicine
Medical University of South Carolina Medical Center
Charleston, South Carolina

Richard J. Reed, MD
Emeritus Professor of Pathology
Department of Pathology
Tulane School of Medicine
New Orleans, Louisiana

Luis Requena, MD
Dermatopathologist
Chairman of Department of Dermatology
Fundación Jiménez Díaz Universidad Autónoma
Madrid, Spain

Leslie Robinson-Bostom, MD
Director
Division of Dermatopathology
Professor of Dermatology
The Warren Alpert Medical School of
    Brown University
Providence, Rhode Island

Misha Rosenbach, MD
Assistant Professor of Dermatology & Internal Medicine
Associate Program Director, Dermatology Residency
Director, Dermatology Inpatient Consult Service
Director, Cutaneous Sarcoidosis Clinic
Perelman School of Medicine
University of Pennsylvania
Philadelphia, Pennsylvania

Adam I. Rubin, MD
Assistant Professor of Dermatology
Assistant Professor of Dermatology in
    Pediatrics
Assistant Professor of Dermatology in
    Pathology and Laboratory Medicine
Hospital of the University of Pennsylvania
The Children's Hospital of Philadelphia
Perelman School of Medicine
University of Pennsylvania
Philadelphia, Pennsylvania

Philip O. Scumpia, MD, PhD
Clinical Instructor
Departments of Dermatology and Pathology
University of California at Los Angeles
Los Angeles, California

John T. Seykora, MD, PhD
Associate Professor
Department of Dermatology and Pathology
University of Pennsylvania Medical School
Philadelphia, Pennsylvania

Campbell L. Stewart, MD
Lake Washington Dermatology
Kirkland, Washington

James Y. Wang, MD, MBA
Physician
Division of Dermatology
University of California, Los Angeles
Los Angeles, California

Lara Wine Lee, MD, PhD
Children's Hospital of Philadelphia
Section of Dermatology
Philadelphia, Pennsylvania

Harry Winfield
Assistant Professor
Case Western Reserve University, School of Medicine
MetroHealth Medical Center
Cleveland, Ohio

Hong Wu, MD, PhD
Instructor
Department of Pathology
Harvard Medical School
Staff Dermatopathologist
Department of Pathology
Beth Israel Deaconess Medical Center
Boston, Massachusetts

Xiaowei Xu, MD, PhD
Associate Professor
Department of Pathology and Laboratory Medicine
University of Pennsylvania
Philadelphia, Pennsylvania

Albert C. Yan, MD
Chief
Section of Dermatology
Children's Hospital of Philadelphia
Departments of Pediatrics and Dermatology
Perelman School of Medicine at the University of
    Pennsylvania
Philadelphia, Pennsylvania

Sook Jung Yun, MD, PhD
Associate Professor
Department of Dermatology
Chonnam National University Medical School
Gwangju, South Korea

Bernhard Zelger, MD
Dermatohistopathological Laboratory
Department of Dermatology & Venereology
Medical University Innsbruck
Innsbruck, Austria

Adam Chinn, MD
Assistant Professor of Dermatology
Assistant Dean of Information in Pediatrics
Associate Professor of Dermatology in Pathology and Laboratory Medicine
Hospital of the University of Pennsylvania
The Children's Hospital of Philadelphia
Perelman School of Medicine
Lewis Katz & Pincus Family
Philadelphia, Pennsylvania

Pablo G. Scrimini, MD, PhD
Clinical Instructor
Department of Dermatology and Pediatrics
University of California at Los Angeles
Los Angeles, California

Joan E. Sobhani, MD, PhD
Assistant Professor
Department of Dermatology and Pediatrics
University of Pennsylvania Medical School
Philadelphia, Pennsylvania

Catherine C. Stevens, MD
Dermatopathologist Dermatology
Richland, Washington

Jenny Y. Wang, MD, MBA
Director
Division of Dermatology
University of California, Los Angeles
Los Angeles, California

Erin Wang Lee, MD, PhD
Children's Hospital of Philadelphia
Section of Dermatology
Philadelphia, Pennsylvania

Kara Warren
Assistant Professor
Case Western Reserve University School of Medicine
MetroHealth Medical Center
Cleveland, Ohio

Rong Wu, MD, PhD
Instructor
Department of Pathology
Harvard Medical School
Staff Dermatopathologist
Department of Pathology
Beth Israel Deaconess Medical Center
Boston, Massachusetts

Xiaowei Xu, MD, PhD
Associate Professor
Department of Pathology and Laboratory Medicine
University of Pennsylvania
Philadelphia, Pennsylvania

Albert C. Yan, MD
Chief
Section of Dermatology
Children's Hospital of Philadelphia
Departments of Pediatrics and Dermatology
Perelman School of Medicine at the University of Pennsylvania
Philadelphia, Pennsylvania

Seok Jong Yun, MD, PhD
Associate Professor
Department of Dermatology
Chonnam National University Medical School
Gwangju, South Korea

Bernhard Zelger, MD
Dermatohistopathologist
Department of Dermatology & Venereology
Medical University Innsbruck
Innsbruck, Austria

献　　词

谨以此书献给支持我们工作的人们，以及内科学、外科学、病理学与皮肤病理学方面的老师和导师。由于人数太多，我们无法一一列出，正是他们致力于发现和传播知识，在病床旁、工作台上和显微镜下工作以指导诊治患者，才使此书顺利完成。

致　　谢

感谢在此书前几版中做出贡献的人们，尤其是 Walter F. Lever 博士和 Gundula Schaumberg-Lever 博士。

中译本序

Walter F. Lever（1909—1992）是 20 世纪皮肤病理界的巨匠，是现代皮肤病理学的奠基人。Lever 教授于 1949 年出版了《皮肤组织病理学》（*Histopathology of the Skin*）一书，之后定期再版，生前共出了 7 版（1990 年第 7 版）。此后，Lever 的传人们继续书写着这部不朽的著作。

Lever 教授不仅是一位伟大的皮肤病理学家，也是一位杰出的皮肤临床学家。在自身免疫性大疱性皮肤病上，是 Lever 教授于 1953 年首先描述了大疱性类天疱疮，将它与天疱疮区分开来，并采用糖皮质激素进行治疗，从而大大降低了这一组重症皮肤病的病死率。

我国皮肤病学界对这位皮肤病理大师并不陌生。我院图书馆珍藏的 Lever 教授撰写的 *Histopathology of the Skin* 第 1 版、第 2 版的原著，成为大家学习皮肤病理学的启蒙教材。1958 年我国学者陈尚采翻译了 Lever 教授于 1954 年撰写的第 2 版 *Histopathology of the Skin*，并由上海卫生出版社出版发行。1982 年夏 Lever 教授曾访问我国，本人荣幸担任翻译。

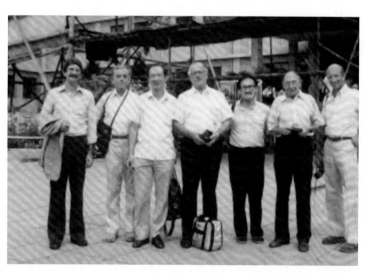

1982 年夏，与 W. F. Lever 教授（右二）在北大医院刚落成的门诊楼前

如今，第 11 版《利弗皮肤组织病理学》由华中科技大学同济医学院附属协和医院皮肤科主任陶娟教授组织全国皮肤病理界的精英们，经过两年多的艰苦努力，正式翻译出版，在此表示衷心的祝贺，相信该书的出版必将推动我国皮肤病理学的进一步发展。

北京大学第一医院

朱学骏

2019 年 5 月

《利弗皮肤组织病理学》这本美国皮肤病理"圣经式"教科书从 1949 年 Walter F. Lever 主编的第 1 版到 2015 年由 David E. Elder 主编的第 11 版，已经历了大半个世纪，这足以证明其经典。Walter F. Lever 在其第 1 版序言中介绍了该书主要是根据其对哈佛大学医学院及麻省总医院皮肤病学研究生授课内容编写而成，可以说从它诞生之初就奠定了其可读性、实用性和权威性。

《利弗皮肤组织病理学》不同于一般的皮肤病理学专著，既兼顾了组织学反应模式，如在第 5 章单独列出一章根据疾病主要表现部位、模式和细胞学进行组织病理学分类，起到"按图索骥"的效果；又非常注重疾病的病因学和组织学起源，这点无论是 Walter F. Lever 还是后来的 David E. Elder 都在序言中进行了强调，因为他们认为掌握组织学起源对理解病理过程极为重要。

医学是在实践中不断发展和完善的科学，皮肤病理学也不例外。最初《利弗皮肤组织病理学》认为天疱疮和大疱性类天疱疮是相同的疾病，到 1953 年 Walter F. Lever 又自我否定首先描述了大疱性类天疱疮是表皮下自身免疫性水疱性疾病，其自我否定的开放性和科学严谨的态度由此可见一斑。进入 21 世纪，随着数码相机和互联网的触手可及，David E. Elder 更强调了清晰皮损的临床图片对准确病理诊断的重要性，他认为皮损的临床图像就是皮肤病理的大体病理，因此在第 11 版中加入了很多精美的反映典型临床特征的图片。

武汉协和医院皮肤科病理室是全国最早成立的皮肤病理室之一，我国皮肤病理知名专家黄忠璋和王椿森教授在指导学生日常学习皮肤病理时，经常提到要认真学习《利弗皮肤组织病理学》。这本经典书籍一直伴随着我们皮肤科医生的职业生涯，也是对大家帮助最大的皮肤病理学著作之一，它让我们能够较为完整地掌握皮肤病理知识的架构，也帮助我们更加有信心地从事皮肤病理日常诊断和教学工作，并加深对疾病的理解，因此我们非常想把这本好书介绍给更多的国内同行。刘业强教授于 2003～2008 年在武汉协和医院皮肤科涂亚庭教授的指导下获得博士学位，其间打下良好的皮肤病理学基础，2015 年冬天刘业强教授趁着在纽约阿克曼皮肤病理学院访学的时机，特意赶到全美排名第一的病理科即位于费城的宾夕法尼亚大学医院病理科拜会 David E. Elder 教授，向他表达翻译这本书籍的愿望，后来在该书的副主编宾夕法尼亚大学医院病理科徐小威教授的热心帮助和积极引荐下，我们获得了主编的首肯，在这里我们也要向徐教授致敬和感谢！随后我们成立以中华医学会皮肤性病学分会皮肤病理学组和中国医师协会皮肤科医师分会皮肤病理亚专业委员会委员为主要班底的译者团队，邀请孙建方教授和徐小威教授为主审，历时两年余，在大家的共同努力下，《利弗皮肤组织病理学》（第11版）中文翻译版终于要和读者见面了，我们衷心地希望本书的翻译出版能够为中国皮肤病理的普及和发展做出一点贡献。

由于水平和时间有限，翻译版难免出现谬误之处，敬请读者不惜赐教！

陶　娟　黄长征　刘业强

2019 年 5 月 31 日

这本书可以认为是对前三个版本的增量修订和更新，是第一次对 Walter F. Lever 博士从 1949 年开始出版的七个版本进行更广泛的修订，初版共 449 页，包含 221 幅插图，其中 4 个版面 8 个主题是彩色的。本书是其第 11 版，是一本已经连续出版超过 65 年的书。在新版本中，因"Lever"原则长期受欢迎，故继续保留并发扬光大。本书继续按照皮肤病的传统临床病理分类这条主线来组织内容，这使我们能够根据临床和病因的关系来讨论皮损，这与大部分临床书本的思路是一致的。在其他一些皮肤病理学著作中，更多地强调以疾病的组织模式作为章节组织的基础，其优点是，有助于使初学者能够对某一特定的疾病模式做出恰当的鉴别诊断，但也会让人感到困惑，因为病因和临床表现完全不同的疾病往往是并列在一起进行讨论的，而同时具有多种表现的疾病需要在多处讨论。

我们从几个方面考虑了人们对模式识别法的重视。第一，在每一章中，所考虑的疾病将适时围绕着模式识别法进行组织和讨论。第二，跟过去一样，有一章介绍了根据组织学特征对皮肤病进行系统分类。本章可作为对一张未知切片进行鉴别诊断的一种"工具"，并通过其提供的相应页码在本书中的其他处找到讨论该疾病的内容。此外，我们还为本书配套一本姐妹书：《利弗皮肤组织病理图谱与概要》（*Synopsis and Atlas of Lever's Histopathology of the Skin*），现已是第 3 版。该图谱使我们能够极大地扩展插图的数量，包括大量的临床图片，并完全按照组织学模式来编排。与其他基于组织学类型编排的著作不同，该图谱在炎症性疾病中包含有肿瘤性疾病。因此，读者可以清楚地看到，苔藓样光化性角化病或原位黑素瘤可能与（也可能被误诊为）扁平苔藓的斑块或红斑狼疮的斑片有共同的特征。该图谱将继续更新和扩展，以便将新的信息纳入"Big Lever"的后续版本。

另外，我们继续保留在介绍每组疾病的组织学特征之前提供临床概述，通过为大多数疾病添加特定标题，如"临床概要"，使得对疾病的认识更加清晰。此外，我们还增加了"治疗原则"部分，作为每种疾病或某类疾病治疗方式的概要。这些内容正变得越来越复杂，并面临着迅速的发展和变化。我们认为这些创新将极大地提高这项工作的价值，本书不仅对于病理学工作者和其他接受初级培训而非临床皮肤科的读者，而且对于正在接受培训的皮肤科医师及在该领域有所造诣的人来说都同样具有参考价值。我们增加了临床图片来突出本书的特色，因为我们意识到临床形态学是皮肤病理学的"大病理学"。事实上，在当今无处不在的数码相机和互联网的环境中，我们借此机会鼓励临床医师在提供活检标本时不仅要提供详细的临床鉴别诊断，同时还应提供特定病例的临床图片，以便获得更准确的诊断和改善对患者的治疗效果。

　　在临床科学的另一面，我们通过强调疾病的潜在机制，继续并更新了经典著作对"组织发生"的重视。对我们来说，"组织发生"一词包括疾病的组织学模式的发生机制，并且很可能等同于（有时是）被贴上"发病机制"的标签。由于知识的爆炸性扩展，大多数疾病都提出了发病的分子机制。然而，有趣的是，在大多数情况下，这些分子机制虽然具有解释性的意义，但还不能取代传统的组织病理学和免疫组织学作为本书中讨论的大多数疾病诊断的"金标准"。

　　跟过去一样，这本书并不想成为所有已知皮肤病的汇编。我们试图使之成为组织病理学在那些皮肤病的诊断中起重要作用的一本参考书。我们很感激能有这个机会，也很高兴能将这本受人欢迎的著作的另一个版本呈现给新一代的读者。同时，我们希望新版本对使用"Lever"作为主要皮肤病理学培训和参考资料的前辈们在其日常实践和进一步精进中有所裨益。

David E. Elder

费城，2014 年

这本书是根据我近年来给哈佛医学院和麻省总医院的皮肤病学研究生上的皮肤病理学课程来写的,主要是为皮肤科医师而写。但是,我希望它对病理学工作者也有帮助,因为大多数病理学教科书很少考虑皮肤病理学。

我们尽量把本书写得精简,重点放在基本的组织学特征上,对典型的组织学特征之外的细枝末节和罕见差异则省略之。我把更多的篇幅分配给了在组织学检查方面有诊断价值的皮肤病,而不是那些没有组织学特征的疾病。尽管力求简洁,但我还是讨论了一些皮肤病的组织发生,因为了解组织发生通常对理解病理过程具有重要价值。

考虑到那些通常对皮肤病不太熟悉的病理学工作者,我在对每一种疾病的组织学讨论之前,对其临床特征进行了简短的描述。

书中为有兴趣获得更多信息的读者提供了相当广泛的参考文献,并尽可能地优先选择英文文献。

谨此向麻省总医院病理室的 Tracy B. Mallory 博士和 Benjamin Castleman 博士表示深切的感谢,感谢他们为我提供病理学培训。这对我来说是无价之宝。他们的教学内容也体现在这本书中。此外,我要感谢 Richard W. St. Clair 先生,他凭借高超的技巧耐心制作了本书中所有的显微镜照片。

Walter F. Lever

1949 年

目　　录

上　　册

下　　册

第1章

皮肤病理学诊断绪论

David E. Elder, George F. Murphy, Rosalie Elenitsas,
Adam Rubin, Xiaowei Xu, and Misha Rosenbach

期待本书（现为第 11 版）能帮助读者对皮肤疾病做出准确的组织学诊断。诊断作为一种临床工具有助于将具有共同临床预后和共同治疗反应的患者划分为特定的疾病类别。组织学诊断则可帮助临床医师对患者进行处理。最准确的诊断通常能够最准确地反映疾病的预后，并指导临床医师对疾病做出最合理的临床干预。因此，准确的诊断和预后密切相关。本书重点阐述对特定疾病具有诊断价值的一些病理学变化以帮助阅片人员对皮损标本做出合理的组织学诊断并对疾病预后进行评估。本书还对一些有助于诊断的超微结构、免疫组化及分子生物学技术进行了探讨。这些技术的应用大大提高了诊断的特异性。例如，免疫荧光技术长期以来被用于不同疱病的鉴别（参见第 9 章）。又如由大的非色素性且有丝分裂活跃的细胞组成的真皮肿瘤，若其 HMB-45 或 Melan-A 抗原免疫组化反应阳性则提示可能为恶性黑素瘤或透明细胞肉瘤。如果缺乏相关免疫学标准，则难以对这类疾病做出可靠的诊断（参见第 28 章）。在未来数年内，可以预见分子水平的诊断标准会越来越多地被应用于诊断疾病和评估预后。例如，传统检测手段难以区分原发性透明细胞肉瘤和累及软组织的恶性黑素瘤，现在则可通过逆转录聚合酶链反应（reverse transcriptase polymerase chain reaction，RT-PCR）或荧光原位杂交（fluorescence in situ hybridization，FISH）技术对 *EWS-ATF1* 融合基因转录物进行检测而鉴别上述两种疾病（参见第 28 章）[1]。又如目前可通过 FISH 技术和比较基因组杂交（comparative genomic hybridization，CGH）技术对诊断标准尚存争议或诊断标准不明确的黑素细胞肿瘤做出更为特异性的诊断（参见第 28 章）[2,3]。

尽管分子技术在疾病的诊断和预后评估中有了越来越多的进展，但形态学诊断仍是绝大多数肿瘤性及许多炎症性皮肤病的诊断基础。然而，组织学图像反映的是特定微观"场景"下所有发挥作用的分子事件的真实组合，不仅包括基因的协同表达，如癌基因和抑癌基因，也包括所有的表观遗传效应，如基因甲基化、翻译后修饰及蛋白质和其他基因产物在不同空间与时间上的相互作用。如此复杂的信息是无法通过任何现有的高通量分子检测技术获得的。

尽管组织病理仍为绝大多数皮肤病诊断的"金标准"，但必须认识到并非所有标本都能做出明确的"特异性"组织学诊断，如 Foucar[4-6] 所述，特异性或"真阴性率"是实际非患病个体中阴性检测结果的频率。特异性研究需要对正常人群进行大规模研究，同时需要有诊断该疾病的"金标准"，即使不考虑检测本身，也是很难进行的。文献报道的大多数研究均以"敏感性"或"真阳性率"作为评估患病个体出现阳性试验结果频率的指标[4]。然而，这些数据并不代表诊断结果完全可靠。例如，在绝大多数黑素瘤中免疫组化标志物 S100 均为阳性（高敏感性），但在几乎所有良性黑素细胞肿瘤中其 S100 也为阳性（低特异性）。另外，体积较大的黑素瘤肿瘤团块的真皮成分中可见较多的有丝分裂象，而在绝大多数良性黑素细胞肿瘤中有丝分裂象罕见，因此这可作为诊断黑素瘤相对特异性的指标，但并非是黑素瘤这种疾病的特征性指标。不过，大部分薄的非成瘤性黑素瘤中有丝分裂象缺如，因此有丝分裂象对"黑素瘤"诊断的敏感性总体上来说是较低的（参见第 28 章）。

许多炎症性皮肤病的组织病理学表现相互重叠，仅有少数特异性组织病理学改变可提示特定的诊断。即使在比较具有特征性组织病理学改变的丘疹鳞屑性皮肤病，如银屑病或扁平苔藓中（参见第7章），组织病理改变也只是"符合"其临床表现而非"诊断性"。然而，在患者诊治过程中，当难以做出特异性诊断时，组织病理学有助于在一组需要鉴别的疾病中将某个疾病排除。例如，对银屑病样斑块活检标本的组织病理学评估虽不能将其特异性诊断为银屑病（参见第7章），但可以排除蕈样肉芽肿（参见第31章）。在感染性和肿瘤性疾病的诊断过程中，组织病理学诊断也存在明显的局限性，此时需结合其他检查如细菌或真菌培养方可做出正确的诊断。非感染性炎症性疾病如坏疽性脓皮病，也需要进行同样的检查以排除感染是否是可能的病因（参见第16章）。此外，在肿瘤性疾病的诊断过程中，仅仅根据组织病理学表现也难以对角化棘皮瘤和鳞状细胞癌[7]（参见第29章），或是对Spitz痣和黑素瘤进行鉴别[8]（参见第28章）。

一些诊断上的"困难"源于常规组织学方法难以获得重要线索，如肉芽肿性疾病中少量存在的病原体或色素性病变中存在的分子变化。另有部分诊断"困难"的病例，如果仔细检查可能会发现部分隐藏的诊断线索。如果对病原体进行更为敏感的染色处理，如Grocott染色或抗酸染色，则有助于对肉芽肿性疾病做出更为特异性的诊断。此时，如果阅片人员没有考虑到感染因素并进行相关染色，则无法做出正确诊断。但在许多其他情况下，如角化棘皮瘤与鳞状细胞癌或Spitz痣与黑素瘤的鉴别诊断中，虽然阅片人员已根据现有的复杂诊断标准对疾病组织学进行了审慎的评估，但诊断仍不明确，不同阅片人员之间对疾病的诊断也难以达成一致。这些病例通常是由一系列病理学变化构成的统一体作为诊断的基础，并且对于有些勉强符合诊断标准的病例事实上发生误诊的可能性更大[9]。此外，现有的诊断标准可能仍难以对相关疾病进行鉴别以做出明确诊断。

在一篇名为"黑素细胞病变教程"的有趣病理学实验中，由6位色素性疾病病理学专家组成的小组对71例"诊断困难"病例进行了回顾[10]，虽然在很多病例的诊断上意见一致，但对于Spitz痣、痣的其他亚型及痣样黑素瘤的鉴别仍较困难。38例这类病变中仅有11例诊断一致。其中有6例3位病理学专家诊断为良性病变，而另外3人则诊断为恶性病变。又如对6例儿童"假黑素瘤"进行诊断，所有专家一致性将其诊断为良性病变，但随访发现这些患儿中一名死于肿瘤转移。在另一项30例疑难病例中，17例Spitz痣样病变在诊断上没有达成明确共识；在不考虑疾病临床转归的情况下，6位或更多病理学家做出一致性诊断的只有1例。此外，一些临床上已证实为恶性病变者被绝大多数病例阅片人员诊断为Spitz痣或非典型Spitz肿瘤[11]。因此，诊断一致并不一定代表诊断正确。因此，对这类病变可提供的最佳意见为诊断有待进一步明确，病变的可能进程和预后仍有待进一步观察。

根据其他病理学诊断中对类似问题的处理方法[12-22]，这样的病变我们认为最好被界定为"恶性程度不确定的肿瘤"（TUMP）。此时需要提供这类疾病的鉴别诊断，同时在治疗上通常按所能考虑到的"最坏情况"进行处理。尽管这种做法仍存在一定的争议，但常规黑素瘤治疗方法是否可自动应用于恶性程度不确定的黑素细胞肿瘤（MELTUMP）中仍不清楚（参见第28章）。在这些"分界模糊"或"诊断困难"病变中，通过临床医师和病理医师之间的有效沟通，同时关注病变的临床特征和流行病学背景，并通过辅助检测方法如用于评估基因扩增的CGH或FISH技术，从而可对Spitz痣和黑素瘤做出鉴别[23]。即使具备所有的临床、组织学和分子信息，可能仍难以做出一致性的诊断，同时任何诊断也无法预测其在生物学上是否完全"正确"。

Elliott Foucar[5,6,24]已深入探讨了组织病理学诊断中所存在的困难（这些问题在其他形式的诊断中同样存在），Sackett等[25]对这方面存在的问题也进行了探讨。如同在临床医学中一样，难以在病理学上做出准确诊断的主要原因在于进行诊断所需的信息通常是不齐全的。最基本的一点是对特定诊断缺乏现有的标准。例如，组织病理学常常被认为是诊断某特定疾病的金标准，然而，如果用于某一疾病诊断的组织病理学指标在临床上已经明确的一系列疾病中均适用，则该组织病理学诊断标准的独立性和特异性可能存在问题。钱币状皮炎的组织学诊断虽然较为完整和准确，但仅根据其组织病理学改变难以准确将其与其他海绵水肿性皮炎相鉴别（参见第 7 章）。如果对斑块期蕈样肉芽肿患者的斑片损害进行活检，则会提示是个"早期"蕈样肉芽肿，而如果具有同样的组织学改变的患者仅有孤立性皮损，那蕈样肉芽肿可能并不会进展为斑块期（参见第 31 章）。

组织病理学诊断中存在的另一严重问题在于无法在诊断较为困难的病例中进行诊断标准是否具普遍性的特异性研究。例如，早期研究显示 HMB-45 对真皮或更深层组织中的黑素瘤细胞的诊断具有 100% 的特异性[26]。然而，随着特异性研究的深入，发现该抗原不仅在黑素瘤，还在蓝痣[27]和其他良性病变中均有表达（参见第 28 章）。

Foucar 指出，诊断过程如同对一个具有内在不确定性的复杂问题的决策，其不确定性通常由以下一个或多个因素所致：①为解决某一问题而对大量变量进行评估过程中产生新的变量组合；②一个或多个缺乏明确定义的关键变量；③一个或多个难以发现的关键变量[24]；④个体特异性的不确定性（如上所述）；⑤由于阅片人员对组织学结果评价和分类能力的不足而导致的不确定性，也可增加这些复杂问题内在的不确定性。即使是最专业的病理医师也有其内在的和尚未认识到的不足，这也是导致诊断不确定性的因素之一[28]。此外，即使是最专业的病理医师在与他人沟通和交流的能力上也存在局限[24]。

当诊断标准未达成一致时，由不确定性导致的诊断困难则更为复杂。在阅片人员间和阅片人员本身对发育不良痣的诊断结果的可重复性研究中，阅片人员自身对该病诊断结果的重复性较高。同样，尽管诊断标准上存在差异，阅片人员之间的诊断结果的一致性却较高。因此，虽然在这项研究中，有经验的皮肤病理医师对组织学上的发育不良采用了不同的诊断标准，但这些标准在诊断中所起的作用是一致的[29]。在另一项研究中，在同意遵循预先确定的标准并对其提供组织病理学图片参考说明标准的前提下，所有阅片人员对于 112 例黑素细胞肿瘤（包括典型的和发育不良的痣）和黑素瘤的组织病理学诊断的一致性非常高。因此，采用预定标准后大多数皮肤病理学家在黑素细胞性发育不良的分级上是可达成一致

的[30]。此外，即使在诊断上并未达成一致，如果病理学诊断和生物学重要结果之间的关联性较强，其诊断仍然具有一定的意义。最近一项组织学上的黑素细胞发育不良痣与黑素瘤风险之间的相关性的病例对照研究显示，尽管 κ 值提示阅片人员之间诊断的一致性较低，但两者生物学意义上的相对危险度为 3.99，仍具统计学差异[31]。而对于特定的阅片人员而言，病例对照中阅片人员之间因诊断标准的差异造成的诊断不一致则可得到较好的控制。因此，不同阅片病理医师共同制定的诊断标准有助于在保留生物学意义的同时能更好地实现诊断上的一致性。

正如 Foucar 及以上所述，标准上的差异可能是在制定标准的过程中使用了不同的假设[24]。最简单层面上的诊断是一位病理医师可通过"定义"建立一整套诊断标准。这种通过定义进行的诊断可将个体的不确定性降到最低。更高层面上的诊断是采用其他病理学家可能接受的标准，构成"共同金标准"。在这类诊断中，病理医师之间对于诊断标准的明确定义难以达成一致，因而导致诊断的不确定性。同时这种不确定性随着不确定因素的增多而增加，进而导致诊断上的主观性增加。

又如 Foucar 所述，有助于诊断最好的方法是设定一个能够精确预测疾病病程的正确的生物学标志物[24]。然而在许多情况下，虽然组织切片阅片人员可能非常专业和细致，上述不确定性也会对其在疾病诊断和病程预测上造成困难，尤其是当隐藏的因素并不能为其所知时，如"宿主抵抗""毒性""环境影响"等。在超微结构或分子水平上寻找更多的诊断线索可以在这一层面上提高诊断效率。但对特定疾病病程和转归完全准确的预测往往难以实现。

预后是对疾病可能结局的预测，它通常是衡量诊断效率高低的重要生物学指标。如许多肿瘤性病变，组织学诊断可预测其生物学行为，如是否具有远处转移的能力。对其结局进行随访研究可作为验证其诊断价值较为合适的金标准。事实上，如果特定肿瘤患者的存活率统计学概率为 100%，则等同于将该肿瘤诊断为良性，这说明诊断和预后之间具有很强的相关性。不过，尽管这类根据统计概率对结果进行预测的研究有一定可行性，但结果并非绝对。此外，在诊断的过程中，

疾病病程通常毫无例外地会发生变化。例如，切除被诊断为原位黑素瘤的黑素细胞病变可有效地阻止其持续性生长和进展为转移性黑素瘤等"恶性"生物学行为。组织病理阅片人通常无法获取与任何特定病例相关的、能准确地预测结果所需的信息。例如，病毒感染的结局取决于患者血清中是否有抗体存在，而组织学切片并不能提供相关信息。同样，即便是采用最复杂的预后模型，高度进展和致死性的原发性恶性黑素瘤也会有一定的存活概率[32]。

另一种对生物学相关性进行诊断的体系则采用将传统诊断指标与分子检测结果相结合的全新方式。通过基于分子的研究，Bastian 等[23,33-37]将痣与黑素瘤，非典型性 Spitz 痣与其他常见类型区分开来，并可将肢端雀斑样痣黑素瘤与其他类型的黑素瘤进行鉴别，同时还发现与传统黑素瘤分类相关的指标也与潜在的基因异常相关。通过 CGH 或基因测序技术来明确以往黑素细胞肿瘤临床变异型中具有特异性的遗传分子的变异而实现的（参见第 28 章）。此外，在疑似感染病例中，通过对"外源性"DNA 的 PCR 检测可明确感染因素的存在（参见第 20 ～ 25 章）。可以预见，传统检测方法和分子学检测技术在未来会更多地被结合在一起，进而增强目前基于经验的分类方法与深层生物学之间的联系。

另一普遍存在的问题是，尤其对于黑素细胞肿瘤而言，尽管努力在术语的标准化上进行改进，但仍难达到一致。通常术语的标准化只是局限于一定范围内。例如，对黑素细胞性疾病的诊断指南重点关注恶性黑素细胞肿瘤，而忽视了数量更多的良性和临界病变。这些术语的差异往往部分与不同"病理学学派"相关。任何特定的机构中，因为长期相互交流和研讨，病理医师和临床医师之间对疾病的诊断常可达成一致。然而，当不同机构之间共同探讨某一病例时，或当使用大规模数据库用于评估不同疾病管理策略的质量和效率时，如在大规模人群中比较不同管理策略的疗效，术语的一致性则可能较难实现。最近的研究发现，与描述性分类方法相比，采用根据诊断的生物学意义进行的黑素细胞肿瘤分类一致性更好。黑素细胞肿瘤的分类最好采用可以体现肿瘤诊断生物学的方法。"MPath-Dx 报告系统"被提议作为

黑素细胞增殖性疾病和黑素瘤管理的标准化评估系统。在该系统中，通过数字量表（MPath 1 至 MPath 5）可发现假定生物学风险的增加程度与增加干预程度相关[38]。乳房放射学中的类似系统的应用可提高放射科医师和外科医师在患者管理上的沟通一致性[39]。

通过将分子水平、组织学水平及大体解剖学水平上的检查结果与体格检查及临床病史密切结合起来，并综合考虑患者的整体情况及环境对其的影响，同时对患者进行长期随访，并以此作为"金标准"，方可实现提高诊断特异性和加强与患者沟通的目的。在临床医学的"现实世界"中，对于某一疑难病例所做出的组织学描述和鉴别诊断可能比对其做出单一"特异性"的诊断更有价值，因为可能该"特异性"诊断符合其组织病理学诊断标准，但如不能将其与特定患者的临床表现结合起来，则可能会做出错误的诊断。因此，组织病理学只是起到对传统临床医学的辅助作用，不能只是根据组织病理结果就做出临床诊断。这也正是本书的宗旨所在。

（李　军　陶　娟　译，刘业强　校，钱　悦　审）

参考文献

1. Antonescu CR, Tschernyavsky SJ, Woodruff JM, et al. Molecular diagnosis of clear cell sarcoma: detection of EWS-ATF1 and MITF-M transcripts and histopathological and ultrastructural analysis of 12 cases. *J Mol Diagn* 2002;4:44–52.
2. Gerami P, Scolyer RA, Xu X, et al. Risk assessment for atypical spitzoid melanocytic neoplasms using FISH to identify chromosomal copy number aberrations. *Am J Surg Pathol* 2013;37:676–684.
3. Wang L, Rao M, Fang Y, et al. A genome-wide high-resolution array-CGH analysis of cutaneous melanoma and comparison of array-CGH to FISH in diagnostic evaluation. *J Mol Diagn* 2013;15(5):581–591.
4. Foucar E. Diagnostic decision-making in anatomic pathology. *Am J Clin Pathol* 2001;116(Suppl):S21–S33.
5. Foucar E. Error identification: a surgical pathology dilemma. *Am J Surg Pathol* 1998;22:1–5.
6. Foucar E. Classification in anatomic pathology. *Am J Clin Pathol* 2001;116(Suppl):S5–S20.
7. Rank BK, Dixon PL. Another look at keratoacanthoma. *Aust N Z J Surg* 1979;49:654–658.
8. Piepkorn M. On the nature of histologic observations: the case of the Spitz nevus. *J Am Acad Dermatol* 1995;32:248–254.
9. Brenner H. How independent are multiple "independent" diagnostic classifications? *Stat Med* 2004;15:1377–1386.
10. Cerroni L, Kerl H. Tutorial on melanocytic lesions. *Am J Der-*

matopathol 2001;23:237–241.

11. Barnhill RL, Argenyi ZB, From L, et al. Atypical Spitz nevi/ tumors: lack of consensus for diagnosis, discrimination from melanoma, and prediction of outcome. *Hum Pathol* 1999;30:513–520.

12. Lasota J, Dansonka-Mieszkowska A, Stachura T, et al. Gastro-intestinal stromal tumors with internal tandem duplications in 3′ end of KIT juxtamembrane domain occur predominantly in stomach and generally seem to have a favorable course. *Mod Pathol* 2003;16:1257–1264.

13. Lee AH, Denley HE, Pinder SE, et al. Excision biopsy find-ings of patients with breast needle core biopsies reported as suspicious of malignancy (B4) or lesion of uncertain malig-nant potential (B3). *Histopathology* 2003;42:331–336.

14. Marion-Audibert AM, Barel C, Gouysse G, et al. Low microves-sel density is an unfavorable histoprognostic factor in pancre-atic endocrine tumors. *Gastroenterology* 2003;125:1094–1104.

15. Moore SW, Satge D, Sasco AJ, et al. The epidemiology of neonatal tumours: report of an international working group. *Pediatr Surg Int* 2003;19:509–519.

16. Folpe AL, Fanburg-Smith JC, Miettinen M, et al. Atypical and malignant glomus tumors: analysis of 52 cases, with a proposal for the reclassification of glomus tumors. *Am J Surg Pathol* 2001;25:1–12.

17. Medina PM, Valero Puerta JA, Perez MD. Atypical stromal hyperplasia of the prostate (stromal proliferation of un-certain malignant potential) [in Spanish]. *Arch Esp Urol* 2000;53:722–723.

18. Nucci MR, Prasad CJ, Crum CP, et al. Mucinous endo-metrial epithelial proliferations: a morphologic spectrum of changes with diverse clinical significance. *Mod Pathol* 1999;12:1137–1142.

19. Lin BT, Bonsib SM, Mierau GW, et al. Oncocytic adrenocor-tical neoplasms: a report of seven cases and review of the literature. *Am J Surg Pathol* 1998;22:603–614.

20. Menaker GM, Sanger JR. Granular cell tumor of uncertain malignant potential. *Ann Plast Surg* 1997;38:658–660.

21. Soumakis S, Panayiotides J, Protopapa E, et al. Quantitative pathology in uterine smooth muscle tumours: the case for the standard histologic classification criteria. *Eur J Gynaecol Oncol* 1997;18:203–207.

22. Carr NJ, Sobin LH. Unusual tumors of the appendix and pseu-domyxoma peritonei. *Semin Diagn Pathol* 1996;13:314–325.

23. Bastian BC, LeBoit PE, Pinkel D. Mutations and copy num-ber increase of HRAS in Spitz nevi with distinctive histo-pathological features. *Am J Pathol* 2000;157:967–972.

24. Foucar E. Debating melanocytic tumors of the skin: does an "uncertain" diagnosis signify borderline diagnostic skill? [letter]. *Am J Dermatopathol* 1995;17:626–634.

25. Sackett DL, Haynes RB, Tugwell P. Early diagnosis. In: Sackett DL, Haynes RB, Tugwell P, eds. *Clinical epidemiology: a basic science for clinical medicine*, 1st ed. Boston, MA: Little, Brown & Company, 1985:139–155.

26. Gown AM, Vogel AM, Hoak D, et al. Monoclonal antibodies specific for melanocytic tumors distinguish subpopulations of melanocytes. *Am J Pathol* 1986;123:195.

27. Sun J, Morton TH, Gown AM. Antibody HMB-45 identifies the cells of blue nevi. *Am J Surg Pathol* 1990;14:748–751.

28. Farmer ER, Gonin R, Hanna MP. Discordance in the histo-pathologic diagnosis of melanoma and melanocytic nevi be-tween expert pathologists. *Hum Pathol* 1996;27:528–531.

29. Piepkorn MW, Barnhill RL, Cannon-Albright LA, et al. A mul-tiobserver, population-based analysis of histologic dysplasia in melanocytic nevi. *J Am Acad Dermatol* 1994;30:707–714.

30. Weinstock MA, Barnhill RL, Rhodes AR, et al. Reliability of the histopathologic diagnosis of melanocytic dysplasia: the Dysplastic Nevus Panel. *Arch Dermatol* 1997;133:953–958.

31. Shors AR, Kim S, White E, et al. Dysplastic naevi with mod-erate to severe histological dysplasia: a risk factor for mela-noma. *Br J Dermatol* 2006;155:988–993.

32. Rivers JK, McCarthy SW, Shaw HM, et al. Patients with thick melanomas surviving at least 10 years: histological, cytomet-ric and HLA analyses. *Histopathology* 1991;18:339–346.

33. Stephens P, Wiesner T, He J, et al. Next-generation sequenc-ing of genomic and cDNA to identify a high frequency of kinase fusions involving ROS1, ALK, RET, NTRK1, and BRAF in Spitz tumors [ASCO meeting abstracts]. *J Clin On-col* 2013;31:9002.

34. Broekaert SM, Roy R, Okamoto I, et al. Genetic and mor-phologic features for melanoma classification. *Pigment Cell Melanoma Res* 2010;23:763–770.

35. van Raamsdonk CD, Bezrookove V, Green G, et al. Frequent somatic mutations of GNAQ in uveal melanoma and blue naevi. *Nature* 2009;457:599–602.

36. Curtin JA, Fridlyand J, Kageshita T, et al. Distinct sets of genetic alterations in melanoma. *N Engl J Med* 2005;353:2135–2147.

37. Bastian BC, Olshen AB, LeBoit PE, et al. Classifying mela-nocytic tumors based on DNA copy number changes. *Am J Pathol* 2003;163:1765–1770.

38. Piepkorn MW, Barnhill RL, Elder DE, et al. The MPATH-Dx reporting schema for melanocytic proliferations and mela-noma. *J Am Acad Dermatol* 2014;70(1):131–141.

39. Hamy AS, Giacchetti S, Albiter M, et al. BI-RADS categori-sation of 2,708 consecutive nonpalpable breast lesions in patients referred to a dedicated breast care unit. *Eur Radiol* 2012;22:9–17.

第 2 章

活检技术

Rosalie Elenitsas and Michael E. Ming

合适的活检技术有利于最大化地利用皮肤活检标本。当临床考虑恶性肿瘤或考虑几种疾病需要明确诊断时有必要进行皮肤活检。对于没有提供鉴别诊断的活检标本申请单，特别是炎症性疾病，给皮肤病理医师对疾病的诊断带来了一定难度（当然也有例外）。用于显微镜下评估的获取组织标本的技术对于对皮肤病理学家得到正确诊断有重大影响。常用的皮肤活检技术包括环钻活检、浅表和深部削切活检、深切口活检、完整切除和刮除术。活检技术的选择取决于许多因素，包括临床鉴别诊断的回顾及每种疾病的镜下表现、解剖部位、皮损的形态，尤其是皮损大小和形状、患者的一般身体健康状况和美观问题等。一些有关活检技术的综述已经出版 [1-3]。

当评估炎症性疾病时，选择合适的皮损进行活检至关重要。在大多数情况下，相比早期或消退期病变，成熟皮损的组织学检查将提供更多的信息。然而，水疱大疱性疾病、溃疡和脓疱性疾病则是例外。对于这些病变的组织学检查，最好取最早期的皮损；否则，继发性变化如再生、变性、瘢痕形成或继发的感染可能会掩盖病变基本特征，使原发性病理过程不能被识别。理想的活检皮损最好没有经过搔抓或创伤，并且未接受过外用或全身治疗（特别是抗炎制剂）。如果存在疾病不同阶段的皮损，多处取材可能有助诊断。当考虑结缔组织痣、斑状萎缩、萎缩性皮肤病和一些色素性皮肤病时，需要比较受累皮损和未受累正常皮肤。在这些情况下，活检标本需包括皮损和邻近正常皮肤，或者两处分别进行活检。

当对脱发患者进行头皮活检时，有的实验室建议取两处标本：一块用于横向（水平）截面；一块用于标准（垂直）截面。也有人提出仅使用一个活检标本的技术如 HoVert 技术 [4] 和 Tyler 技术 [5]，但在一些病例中如果可用于分析的标本量较少可能导致诊断困难。环钻应平行于毛发生长方向进行活检，并且标本应包括皮下脂肪组织，以确保包含终末毛囊的毛球部分 [6]。对于瘢痕性脱发很重要的一点是在具有可见毛干的红斑区进行活检；完全瘢痕化的脱发区域的活检仅能显示终末期非特异性的改变。

对于炎症性皮肤病及一些皮肤肿瘤，环钻活检是最常用的活检方法。大多数情况下，直径 4mm 的环钻活检获得的标本足以用于组织学检查。对于较小皮损或来自面部或需要考虑美容需求的其他区域，直径 3mm 环钻活检更为合适。如果怀疑有脂膜炎，应进行直径 6mm 环钻活检或使用手术刀在皮损内深切活检，以确保获得足够量的皮下脂肪组织。在用环钻器使皮肤样本松动后，动作要轻柔，并且最重要的是，不要用镊子钳夹组织（除非在最边缘）。镊子产生的人工挤压现象使炎症性疾病的标本难以评估，淋巴瘤和白血病的浸润对挤压尤其敏感。通常，可以将环钻活检标本从钻孔中轻柔地挤出或用局部麻醉用的注射器针头小心地挑出。锋利的剪刀可以用来剪开标本底部的皮下脂肪。许多皮肤病中，典型的组织学改变常位于真皮深层或皮下脂肪中，因此所有炎症性疾病的环钻标本应尽可能包括皮下脂肪层。

削切术可以进行浅表或皮肤略深处的活检，但是通常至少应该取到真皮乳头层中。浅表削切术仅用于预期特征性组织学变化存在于表皮或真皮浅层的皮损（如脂溢性角化病、光线性角化病、疣和基底细胞癌）。该方法的优点是真皮深层保存完整，使得在此活检术之后立即通过削切术（联合或不联合电干燥法）可完全除去病变（如基底细胞癌）。此外，浅表削切活检术较为美观。深剖削切活检是碟式切割技术的改良，刀片以大约45°角切入。为了协助控制切取组织的大小，一些医师在进行削切活检术之前会对皮肤进行评分。削切活检术可能会对一些疾病的诊断带来困难，如隆凸性皮肤纤维肉瘤，其重要的镜下特征位于真皮深部。当鉴别诊断包括黑素瘤时，不建议采用浅表削切活检术，因为浅表削切活检不能取到足够的真皮组织，因此没有切到黑素瘤的底部，导致不能精确诊断黑素瘤及评估肿瘤厚度。如果临床怀疑黑素瘤，取材一定要深达整个黑素瘤的全层，以确保黑素瘤没有被横切。椭圆形切除、环钻术或深部削切均可采用[7]。由于肢端皮肤的角质层厚，采用削切法可能只能取到表皮中层或真皮乳头层的组织。当对肢端色素性皮损进行活检时，这点特别重要，环钻术或小的全切除术更有利于标本的检查。

当使用削切术时，建议使用氯化铝止血；蒙氏溶液（硫酸亚铁）和电烙术也可采用，但它们可能影响再次活检或再次切除后的组织学检查[8]，电烙术可能在残余病变中造成烧灼等人工现象。

使用手术刀进行深切口活检可有助于脂膜炎或真皮深层或皮下结节的检查。当需要检查不典型色素性病变或需要评估病变边缘时，常采用完全切除法。

刮除法是一种不太令人满意的用于组织学检查标本的方法，因为获得的标本已经失去其结构，通常量少且较浅表，并可能有人工挤压现象。即使刮除术做得很好，也不能避免组织碎裂和变形。如用刮除法对临床上类似脂溢性角化或色素性基底细胞癌的黑素瘤进行活检，会影响诊断的准确性，并可能使得评估如溃疡或消退等镜下特征更加困难。

活检标本获得后应立即置于固定剂中以防止自溶。不应该让标本干燥，皮肤科医师应该检查样品瓶，以确保组织没有黏附到瓶子的侧面或留在钻孔内。患者信息应该贴于瓶身，而不是盖子上，以避免意外情况下将盖子放在不同的瓶子上。10% 福尔马林缓冲液可用于几乎所有情况（参见第 4 章）。但如果在冬天邮寄标本，10% 福尔马林水剂在 −11℃会冻结，在标本中形成冰晶，引起样品损伤和变形（特别是在上皮细胞中），导致不能充分评价其组织学特征。通过向福尔马林中加入 95% 乙醇（总体积的 10%）可以防止标本冷冻。另一种方法是在寄出前，让样品在室温下的福尔马林溶液中放置至少 6 小时。

每个需要组织学诊断的样本都应附有详细的临床信息，包括鉴别诊断。组织病理学家提供准确诊断通常取决于可获得的临床信息。临床病理联系是为患者提供最佳医疗的关键。在同一部位以前的活检、具体要求（如感染性病原体的特殊染色）和特殊处理也应在申请单上明确写出，随标本一起送到实验室。例如，如需要做脂质染色，则样品不得在自动处理器中处理（参见第 4 章）。需要免疫荧光检测的标本处理在第 4 章进行讨论。

在今天的数字化时代，通过提供临床图像可以很大程度上提高诊断的质量，特别是当对较大病变进行活检时。临床形态代表了大体病理改变，特别是炎症性皮肤病，临床图片非常有助于皮损的阐释。虽然许多诊断可以独立进行，但疑难病例的临床联系和讨论对诊断过程也有重要价值，同时对患者、临床医师和组织病理学家都有益处。

（杨　柳　陶　娟　译，刘业强　校，钱　悦　审）

参考文献

1. Alguire PC, Mathes BM. Skin biopsy techniques for the internist. *J Gen Intern Med* 1998;13:46–54.
2. Sina B, Kao GF, Deng AC, et al. Skin biopsy for inflammatory and common neoplastic skin disease: optimum time, best location, and preferred techniques. A critical review. *J Cutan Pathol* 2009;36:505–510.
3. Sleiman R, Kurban M, Abbas O. Maximizing diagnostic outcomes of skin biopsy specimens. *Int J Dermatol* 2013;52:72–78.
4. Nguyen JV, Hudacek K, Whitten JA, et al. The HoVert technique: a novel method for the sectioning of alopecia biopsies. *J Cutan Pathol* 2011;38:401–406.
5. Tailor A, Asher RG, Craig PJ, et al. The current state of play in the histopathologic assessment of alopecia: two for one or one for two? *J Cutan Pathol* 2013;40:298–304.
6. Headington JT. Transverse microscopic anatomy of the human scalp. *Arch Dermatol* 1984;120:449.
7. Bichakjian CK, Halpern AC, Johnson TM, et al. Guidelines of care for the management of primary cutaneous melanoma. *J Am Acad Dermatol* 2011;65:1032–1047.
8. Olmstead PM, Lund HZ, Leonard DD. Monsel's solution: a histologic nuisance. *J Am Acad Dermatol* 1980;3:492.

第 3 章

皮肤组织学

Christine G. Lian and George F. Murphy

概述

认识皮肤正常组织学及了解发展迅速的皮肤生物学知识，对于皮肤病理学诊断十分重要。许多皮肤病的组织学改变很轻微，可能是活检时疾病处于早期阶段，也可能是某些疾病本来的表现。如果不知道特定的部位在正常情况下的变化，那几乎不可能进行准确且可重复的诊断。就空间跨度而言，人们对人类皮肤正常组织学的认识历程是相对较短的。从皮肤表面特有的鳞屑、皮沟和附属器，到细胞内组成成分的关键性细胞器的超微结构，其放大范围的跨度达到了 $10^{5[1]}$。皮肤组织学的复杂程度远超出空间跨度的变化。皮肤可分成看似分离，实则功能上相互依赖的两层（表皮和真皮）（图 3-1～图 3-5），皮肤由具有机械和光保护、免疫监测、营养代谢、修复等多种功能的细胞组成。皮下脂肪层虽然不是真正的皮肤组成部分，但由于其与皮肤紧密的解剖关系及其在许多病理过程中与皮肤共同反应，被认为是皮肤的第三层，也会在本章节中进行讨论。

表皮主要由角质形成细胞（超过 90%）及少数朗格汉斯细胞、黑素细胞、神经内分泌细胞（梅克尔细胞）、无髓轴突组成。此外，表皮还含有特异化的立方上皮，该上皮形成小汗腺导管的螺旋性末端汗管，也有一些特定的向附属器或腺体分化的细胞（如约 10% 人群的乳头表皮中存在 Toker 细胞）[2,3]。纵切面上，可观察到表皮层的下层呈波浪状起伏，其中表皮向下生长形成皮突，皮突之间呈锥状的间质称为真皮乳头（勿与毛球的毛乳头混淆）。实际上，三维重建揭示表皮突相互连接形成蜂窝状结构，其中圆形的真皮乳头呈锥形内陷，这与鸡蛋托盒的下层结构类似。结

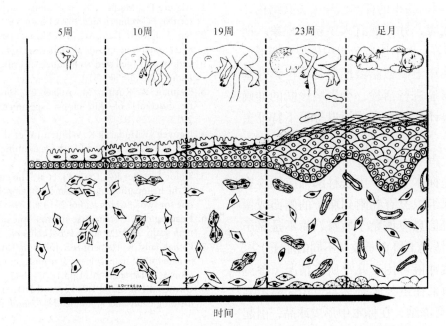

图 3-1　人类皮肤胚胎发育示意图（图片由 Dr.Michael Ioffreda 提供）

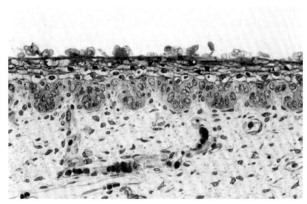

图 3-2　18 周正常人类胎儿皮肤表皮和真皮组织学（厚度 1μm，塑料包埋切片）

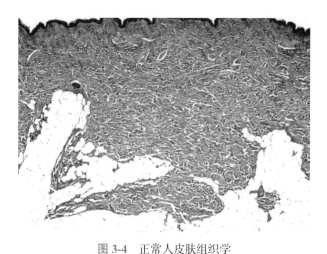

图 3-4　正常人皮肤组织学

从上到下：表皮、真皮和皮下组织上部。注意皮下脂肪组织如何围绕真皮内附属器分布

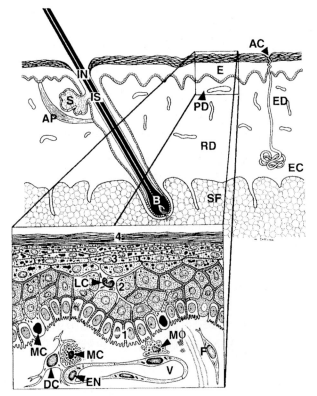

图 3-3　正常人皮肤结构和细胞学成分示意图

这种投影图可更详细地显示表皮和浅层真皮的细胞组分，表皮各层用数字表示：1. 基底层；2. 棘层；3. 颗粒层；4. 角质层；AC. 小汗腺末端汗管；AP. 竖毛肌；B. 毛球；DC. 血管周围树突状细胞；E. 表皮；EC. 小汗腺分泌袢；ED. 真皮小汗腺导管；EN. 内皮细胞；F. 成纤维细胞；IN. 毛囊漏斗部；IS. 毛囊峡部；LC. 朗格汉斯细胞；MC. 肥大细胞；Mφ. 巨噬细胞；PD. 真皮乳头层；RD. 真皮网状层；S. 皮脂腺；SF. 皮下脂肪；V. 血管（图片由 Dr. Michael Ioffreda 提供）

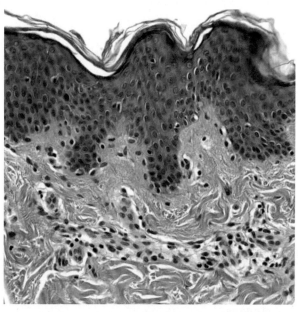

图 3-5　正常表皮及浅层真皮组织学，注意区分纤细的真皮乳头层胶原和下面较粗的真皮网状层胶原，两者被水平分布、部分浅表血管丛的血管分隔开

构及化学成分复杂的基底膜位于表真皮之间，真皮由内皮细胞、神经细胞及支持成分、成纤维细胞、树突状和非树突状单核细胞 / 巨噬细胞、表达 XⅢa 因子的真皮树突状细胞和肥大细胞及包裹这些细胞

成分的胶原和糖胺聚糖组成（表 3-1）。附属器从表皮延伸至真皮，并具有与毛发生长、上皮更新（干细胞）及温度调控相关的特定细胞。附属器上皮通过隔离皮肤表面的有害环境为一些前体细胞（如黑素细胞和树突状细胞）在组织内提供合适的生存空间。皮下组织是皮下缓冲层，由充满脂质的细胞组成，其营养来自于薄的脂肪间隔内生长的血管。皮肤发育解剖学的重要性不仅在于其是了解成熟结构和功能关系的基础，还与某些重现胚胎皮肤结构的皮肤肿瘤相关。

细胞类型	位置	特征性结构	免疫染色	组织化学染色
角质形成细胞	表皮全层，附属器	张力丝，桥粒	细胞角蛋白（CK）（参见下面的章节）	
黑素细胞	基底层	黑素小体	S100、MART-1/Melan-A、HMB-45、MITF、SOX10	氨银液，二羟基苯丙氨酸，酪氨酸酶，硝酸银
朗格汉斯细胞	表皮中层	伯贝克（Birbeck）颗粒	S100、CD1a、Langerin	ATP 酶
梅克尔细胞	基底层，毛囊隆突部	神经内分泌颗粒	CK20、嗜铬粒蛋白、突触素	神经元特异性烯醇化酶
成纤维细胞	真皮全层	纺锤形粗面内质网	波形蛋白、前胶原、CD34（非特异性标记）	Masson 三色
真皮树突状细胞	真皮浅层	细长树突	XⅢa 因子	
内皮细胞	血管丛	Weibel-Palade 小体、Ⅷ因子	CD31、CD34	
肥大细胞	血管周围	含有分泌颗粒的卷轴	c-kit、类胰蛋白酶	吉姆萨染色，甲苯胺蓝染色
巨噬细胞	血管周围	溶酶体	CD68、CD163	
外泌汗腺 / 顶泌汗腺	表皮及真皮	导管和含有颗粒的分泌祥	上皮膜抗原（EMA），癌胚抗原（CEA）	顶泌汗腺 PAS 染色
皮脂腺	真皮	脂质化上皮细胞	EMA	
神经纤维	血管及附属器周围	神经微丝	S100、抗神经微丝蛋白抗体	Bodian、四氧化锇

表 3-1　皮肤主要细胞的结构和染色特点

表皮

表皮包含以下细胞：
- 角质形成细胞
- 黑素细胞
- 朗格汉斯细胞
- 梅克尔细胞

角质形成细胞

胚胎学

子宫内皮肤活检技术的发展对于理解胎儿皮肤的正常进化组织学十分重要。表皮最开始是单层外胚层细胞[4,5]。到 5 周胎龄，局部表皮已经至少分化为两层——基底层或生发层和其上的周皮；到 10 周时，中间层发育（图 3-1）。形成周皮的细胞增大，从表皮表面凸出，并且沐浴在羊水中。到 19 周时，出现几层中间细胞，并且周皮已经扁平化（图 3-1 和图 3-2）。在 23 周时，中间层细胞的角质化已经很完善，并出现与之相关的、小的透明角质颗粒。此时，大多数周皮细胞已脱落，下面的角质化细胞代表新形成的角质层[5]。

通过观察超微结构，表皮的组织发生涉及未成熟桥粒、半桥粒及清晰的基底膜的早期形成（6～7 周胎龄）[6,7]。数周后能观察到锚丝形成，并且基底膜在 3 个月胎龄末结束时结构成熟。周皮的表面细胞有许多微绒毛和细胞质微空泡，它们增加了与羊水接触的面积，表明两者之间存在活跃的物质交换[4]。直到 16 周张力丝仍稀疏，当中间层的细胞内观察到致密的张力丝聚集时表明开始角化[5]。

正常组织学

角质形成细胞与树突状细胞或透明细胞（黑素细胞和朗格汉斯细胞）的不同之处在于它们体积更大，有大量可染色的细胞质及细胞间桥。当它们分化成角质细胞时，从下到上排列成四层（图 3-6 ～图 3-12）。

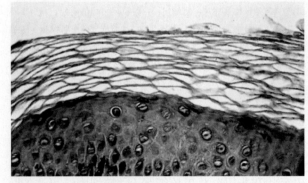

图 3-6　正常无细胞核的角质层组织学，基底层和基底层上细胞的终末分化产物。注意非肢端部位特征性的"网栏状"结构

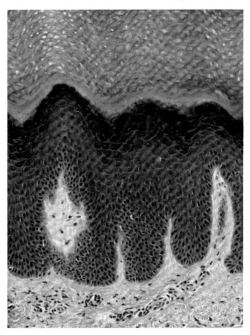

图 3-7 正常肢端皮肤的组织学：图示厚且紧凑的角质层及角质层下部的透明层（灰蓝色部分）

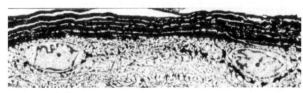

图 3-8 角质层的超微结构：图示在表皮表面活细胞和角质层无核细胞内的张力丝的转变。角质层下方的黑色颗粒是透明角质颗粒

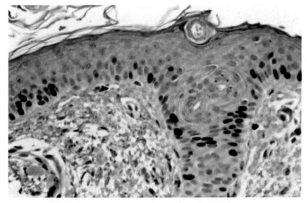

图 3-9 通过 Ki-67 染色证实基底细胞的增生能力。注意阳性细胞主要存在于表皮基底细胞层及部分毛囊漏斗部

- 基底细胞层（基底层）
- 鳞状细胞层（棘层）
- 颗粒细胞层（颗粒层）
- 角质细胞层（角质层）

附加层：在手掌和足底可观察到透明层（见不同位置的差异）（图 3-7）。

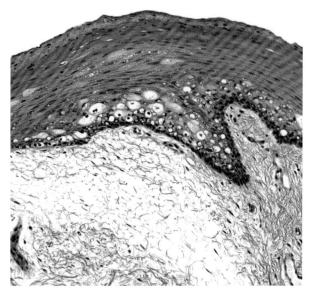

图 3-10 口腔黏膜上皮显示复层鳞状上皮，未形成明显的颗粒层或角质层。注意细胞质苍白（由于糖原生成）及真皮内纤细的结缔组织

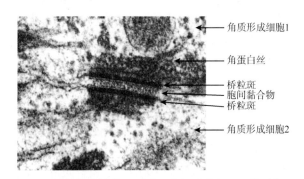

图 3-11 桥粒超微结构：图示两个电子致密斑，分别位于通过桥粒连接的两个角质形成细胞的细胞质内

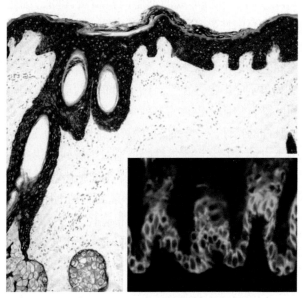

图 3-12 全角蛋白（包括低分子量和高分子量角蛋白）的免疫组织化学显示其在表皮和附属器中的弥漫性表达插图：基底层和基底层旁角蛋白 14 的优势表达（免疫荧光法）

基底层

基底细胞为单层、卵圆形，并且它们的长轴垂直于下面的基底膜。细胞质比棘层细胞更为嗜碱性，常含有从相邻黑素细胞转移来的黑素，且有深染的圆形至椭圆形核（图 3-5）。它们彼此相连并与上覆的鳞状细胞通过桥粒形成的细胞间桥相连接（后面详细讨论）。在底部，基底细胞通过修饰的桥粒（称为半桥粒）连接到表皮下的基底膜带。基底细胞和上覆的鳞状细胞含有角蛋白中间丝，又称为张力丝，它将发育为细胞骨架。这些细胞和相关的细胞骨架蛋白最终到达表皮表面形成无核角质层（图 3-6 和图 3-8）。

正常人表皮中的大多数有丝分裂发生在基底细胞层[8]。通过氚化胸苷标记基底细胞，可以发现处于 DNA 合成的 S 期（比有丝分裂期或 M 期长约 7 倍）的细胞，比有丝分裂的细胞多。Ki-67 可以用来确定石蜡切片中的分裂细胞，并且与氚化胸苷一样，正常皮肤中绝大多数阳性细胞在表皮的基底层（图 3-9）。

棘层

覆盖在基底细胞层上的棘层细胞呈多面体状，它们相互镶嵌，有 5 ～ 10 层厚。随着向皮肤表面移行，细胞逐渐扁平化（图 3-6）。细胞间由细胞间隙分离，桥粒形成的细胞间桥横贯其间，细胞间隙含有中性黏多糖和酸性黏多糖（糖胺聚糖）。透明质酸是糖胺聚糖的重要组分，在角质形成细胞之间的基质中非常丰富，主要分布在棘层，但基底层和角质层中也存在[9]。两个相邻的角质形成细胞间的黏合物质，也称为多糖 - 蛋白质复合物，具有凝胶样的特性。一方面，它使表皮细胞间相互黏附；另一方面，它允许水溶性物质通过细胞间隙快速通过。此外，它允许桥粒开放及单个细胞移动[10-12]。

张力丝分布于棘层角质形成细胞的细胞质中，呈松散的束状电子致密丝，每根直径为 7 ～ 8nm。这些结构与角蛋白相关，可通过免疫组化来证明（在后面的免疫组织化学章节讨论）（图 3-12）。

张力丝的一端连接桥粒的附着板，另一端形成细胞质内的细胞骨架。电子显微镜显示细胞间连接（桥粒）由 10 ～ 15nm 厚的两个致密斑组成，附在相邻细胞膜上。致密斑间存在 30nm 宽的多层区域（图 3-11）。近年来，相邻角质形成细胞通过这些超微结构复杂的相邻桥粒斑间的相互作用，从而使得互相连接[10,11]的分子机制已经被认识（图 3-11；也可参见图 3-23）。其中的关键分子家族是钙黏素家族，它们来自多个基因，表现为 Ca^{2+} 依赖性细胞黏附分子，且具有特征性单跨膜结构[13]。桥粒钙黏素是定位于桥粒的桥粒芯蛋白和桥粒胶蛋白[14]，并通过斑珠蛋白和桥粒斑蛋白连接至胞质内中间丝。在桥粒复合物中，细胞膜内的桥粒芯蛋白通过其胞质区结合到斑珠蛋白。中间角蛋白丝可能通过斑珠蛋白的羧基端锚定于桥粒斑。对寻常型和落叶型天疱疮的研究证实了这些分子结构在细胞骨架中的重要性，这两种疾病分别由针对桥粒芯蛋白 3 和蛋白 1 的自身抗体导致细胞间的黏附丧失，因而临床表现为水疱（图 3-23）（参见第 9 章）[15,16]。桥粒芯蛋白 3 通常在基底层的角质形成细胞之间聚集，而桥粒芯蛋白 1 优势分布在角质层下的角质层细胞间。事实上，正常皮肤中的桥粒芯蛋白表达模式和疾病发生有显著的相关性，疾病状态下，特异性的桥粒芯蛋白被破坏，由于细胞间黏附丧失，导致相关平面形成水疱。

颗粒层

颗粒层的细胞呈扁平状，其细胞质含有透明角质颗粒，呈深嗜碱性，大小不一，形状不规则（图 3-6）。在正常皮肤中，颗粒层的厚度通常与角质层成正比：在角质层薄的区域，颗粒层仅有 1 ～ 3 层厚，在角质层厚的区域，如手掌和足底，颗粒层可多达 10 层（图 3-5 和图 3-7）。在角化过程中，透明角质颗粒形成两种结构：连接角蛋白丝的纤维间基质或丝聚蛋白及角质细胞的内衬，即所谓的边缘带。虽然张力原纤维仅含有少量硫作为巯基，但是纤维间基质和边缘带的含硫量约是张力原纤维的 10 倍，主要存在于胱氨酸的二硫键中[17,18]。因此，张力原纤维柔软有韧性，而基质和边缘带则提供了必要的强度和稳定性[18]。因此，与头发和指甲的"硬"角蛋白不同，表皮的角蛋白是"软"的，没有透明角质颗粒，并且张力原纤维自身通过二硫键的结合而硬化[19]。"软"角蛋白在酶的作用下而脱落，而"硬"角蛋白则不会脱落，因此需要定期修剪。

颗粒细胞层是表皮成熟角蛋白形成的过渡区，

其中的细胞核和其他细胞器处于准备溶解的状态。与基底层和棘层不同，其中的溶酶体酶如酸性磷酸酶和芳基硫酸酯酶仅呈少许颗粒状聚集，颗粒细胞层内的溶酶体酶弥漫存在，这些弥漫性分布的溶酶体可能在颗粒层发生的自溶性变化中起重要作用[20]。

角质层

与表皮层的其他有核细胞不同，正常角质层的细胞残余物是无核的。因此，正常角质层染色呈嗜酸性。在福尔马林固定的标本中，角质层的厚度通常难以确定，因为外层细胞可能会脱落。福尔马林固定后，部分含有胱氨酸二硫键的细胞质收缩，并沿着细胞膜形成壳状，从而在常规切片中形成特征性"网篮"结构（图 3-6）[21]。相比之下，电镜观察时，使用戊二醛固定可以使细胞中福尔马林可溶性物质沉淀，这些沉淀物可以被乙酸双氧铀和柠檬酸铅等试剂染色。荧光染色可以显示角质层细胞以垂直堆叠方式排列[22]。

成熟和终末分化

角质形成细胞从基底层到角质层的成熟过程通常需要约 30 天，在特定的疾病状态下其可以有显著的改变。成熟和终末分化的过程涉及从卵圆形基底细胞转变为多角状的鳞状细胞，进一步形成更扁平的细胞，且获得透明角质颗粒，并最终在角质层内转变为无核的、完全角质化的细胞。颗粒细胞转化为角质细胞通常是突然的。成熟阶段的角化过程涉及三种胞内细胞器：
- 基底层中的张力丝
- 颗粒层中的透明角质颗粒
- 角质层中的膜包被颗粒（Odland 体）

（1）张力丝：厚约 8nm，存在于整个表皮，越接近表皮表面时越明显。电镜下，角质层下部细胞胞质内的张力丝其相对电子密度低，嵌入中间丝物质中（图 3-8）[23]。然而，在角质层的上部，细胞失去其丝状结构。伴随着角质细胞的突然角化，在细胞质周围紧贴三层浆膜处形成高电子密度的均匀边缘带。在角质层最底部，可以发现三层浆膜在边缘带外；而在角质层中部，变得不连续和脱落，使得边缘带成为真正的细胞膜[24]。

（2）透明角质颗粒：是生物化学复合体，由丝聚蛋白原、兜甲蛋白和角蛋白丝组成。丝聚蛋白原是丝聚蛋白的前体，富含组氨酸[25]。当颗粒细胞转化为角质细胞时，丝聚蛋白原被分解成多个丝聚蛋白。免疫组化显示，外皮蛋白是成熟鳞状上皮的结构组成之一，与边缘带都是形成蛋白质被膜的成分，后者是鳞状细胞在终末分化之前的特征[26]。桥粒最初存在于角质层内，但在细胞形成脱屑之前消失。

（3）Odland 小体：也称为膜包被颗粒、板层颗粒或角质小体，是从颗粒层细胞排入细胞间隙中的小细胞器，具有两个重要功能，即建立防止水分丢失的屏障和介导角质层细胞黏附。板层颗粒首先出现在棘层的核周细胞质中。随着细胞上移，它们的大小和数量迅速增加[27]。在颗粒层细胞内外，板层颗粒呈圆形或椭圆形，直径为 300 ～ 500nm，电镜下显示其具有三层膜和内部层状结构。在成熟过程中，板层颗粒与颗粒层细胞的质膜融合，将其内容物分泌到细胞间隙中，这与近表皮表面建立的渗透性屏障有关（参见下文）[28]。

部位差异

不同身体部位的皮肤存在显著差别，了解这种差异对于准确诊断有重要意义。黏膜和黏膜周围皮肤的差别可能是最大的。例如，除了舌背和硬腭，口腔黏膜没有颗粒层和角质层（图 3-10）。当缺乏这些层时，由于含糖原，上皮细胞可呈空泡化改变。电镜下，在上层细胞中，张力丝数量减少且分散，糖原呈大的聚集体。口腔黏膜的上皮细胞仅有少量成熟桥粒，取而代之的是在其边缘有许多微绒毛。上皮细胞通过无定形的中等电子密度的物质连接在一起，这些物质的溶解导致最上层细胞的分离[24]。

与黏膜上皮相反，肢端皮肤的颗粒层和角质层很厚。肢端皮肤，特别是手掌和足底，其角质层最底部的透明层是最容易识别的（图 3-7）。

特殊结构和功能

表面细胞黏附

在棘层上部，表皮内张力丝的数量增加。透明角质颗粒最早由高电子密度的核糖核蛋白颗粒大量聚集且沿着张力丝分布而形成。随核糖核蛋白颗粒在周边聚集增多，并包围越来越多的张力丝，透明角质颗粒体积增大[29]。因沿许多张力丝延伸，透明角质颗粒的形状变得不规则，通常呈星形并可到 1 ～ 2μm 的大小。透明角质颗粒纳入所有张力丝后，在角质形成细胞中形成成熟表皮角蛋白的高电子密度中间丝蛋白基质。颗粒层的透明角质颗粒内的丝聚蛋白原分解成很多丝聚蛋白，后者在角质层内与角蛋白丝聚集，并充当角蛋白丝的"胶"。最近的研究表明，欧洲人群丝聚蛋白的基因突变率可达 10%，这与患特应性皮炎伴发哮喘[30]及寻常性鱼鳞病[31]的风险增加有关。

屏障功能

Odland 颗粒融合并完全填充颗粒层细胞间隙，从而形成防止水分丢失的屏障。它们含有与脂质和（或）蛋白质连接的中性糖、降解细胞间物质的水解酶及游离固醇类物质。颗粒层间隙含有游离的固醇类和糖类，角质层细胞间隙染色显示具有含大量游离固醇的纯中性脂质混合物，但不含糖类[28]。糖通过糖特异性糖苷酶在颗粒 – 角质层交界处分解。在这些细胞器中形成的脂质充当疏水材料，这对屏障功能很重要[32,33]。在口腔黏膜中有类似的渗透性屏障。由于含有脂质，板层颗粒有助于角质层底部细胞间的黏附。类固醇硫酸酯酶等酶去除角质层上部的脂质，并导致细胞脱落[34]。

酶活性

初级溶酶体有膜，内含多种水解酶（如酸性磷酸酶、芳基硫酸酯酶和 β- 半乳糖苷酶），角质形成细胞内初级溶酶体数目很少，主要位于（但不仅限于）基底细胞层和棘层下部[12]。大量溶酶体酶主要游离于细胞质内，在颗粒层和角质层下部易见。溶酶体酶也存在于板层颗粒中、颗粒层细胞内及其后排入细胞间隙中[35]。次级溶酶体，也称为吞噬溶酶体，存在于表皮下部，特别是在基底细胞中它们消化吞噬黑素小体，形成黑素小体复合物（参见后面的讨论）。在表皮损伤时，如晒伤或界面皮炎，可观察到许多吞噬体内含有来自受损细胞的细胞器残余物[35]。

角质形成细胞的免疫功能

近年来，角质形成细胞已被认为是免疫源性分子的主要来源。角质形成细胞能够产生白细胞介素（IL）（IL-1α、IL-1β、IL-6、IL-8），集落刺激因子（CSF）（IL-3、粒细胞 – 巨噬细胞 CSF、粒细胞 -CSF、巨噬细胞 -CSF），干扰素（IFN）（IFN-α、IFN-β），肿瘤坏死因子（TNF），转化生长因子（TGF）（TGFα、TGFβ）和生长因子（血小板衍生生长因子、成纤维细胞生长因子、促黑素细胞激素）[36]。这些物质部分是持续性表达，部分仅在由外部或系统诱因引发的信号转导后才开始合成[37]。因此，角质形成细胞可能对促进淋巴细胞归巢及局部活化的分子信号的精细化发挥积极作用，使某些真皮细胞成熟并调节细胞外基质分子的合成。

免疫组织化学

免疫组织化学已经成为病理学家诊断疾病的重要手段，分化差的肿瘤细胞表达的角蛋白被认为是上皮源性分化的重要标志物。角蛋白由两类中间丝蛋白家族组成，其中 I 型和 II 型蛋白总是成对出现的[38,39]。在人类中，角蛋白基因聚集成家族，分布在染色体的两个区域，每个区域有 27 个功能性基因，编码 I 型角蛋白的基因分布在染色体 17q21.2 上，而编码 II 型角蛋白的基因位于染色体 12q13.13 上，共有 54 个功能性角蛋白基因[39]。不同的上皮表达不同的角蛋白。此外，不同的角蛋白在人表皮的不同层次表达不同，反映角质形成细胞的分化程度差异。角蛋白 5（K5）和角蛋白 14（K14）主要在基底细胞中表达[40]（图 3-12）。当基底细胞向上分化时，这两种角蛋白的 mRNA 表达下调，并针对不同上皮分化程度，诱导特异性的新角蛋白表达（图 3-12）。此外，除了表达 K14，有干细胞存在的基底细胞区域也表达 K15，这表明对于细胞骨架成分的表达，基底层细胞间存在生物合成的异质性[41,42]。基底层上角质形成细胞主要表达 K1 和 K10。K2 由终末分化的角质形成细胞表达。手掌和足底的基底层上角质形成细胞表达 K9。角蛋白表达的模式和类型在表皮和附属器中是不同的。熟悉角蛋白在正常结构中的表达十分重要，因为特定的突变与不同的疾病相关（如单纯性大疱性表皮松解症的亚型与 K5 和 K14 基因突变相关，而 K1 和 K10 基因突变与大疱性鱼鳞病样红皮病相关；K2 基因突变导致 Seimens 大疱性鱼鳞病的发生，K9 基因突变与表皮松解性掌跖角化病相关（表 3-2）。

表 3-2　角蛋白缺陷相关疾病			
项目	Ⅰ型	Ⅱ型	疾病
基底层上角质形成细胞	1	10	表皮松解性角化过度症，先天性大疱性鱼鳞病样红皮病
基底层角质形成细胞	5	14	单纯性大疱性表皮松解症
掌跖基底层上角质形成细胞		9	表皮松解性掌跖角化病（Vorner 综合征）
外毛根鞘	6a	16	1 型先天性厚甲症
甲床	6b	17	2 型先天性厚甲症
非角化性复层鳞状上皮 / 黏膜	4	13	白色海绵状痣

　　p63 是较新的上皮免疫组化标志物，是 p53 基因家族的成员，与复层上皮组织（包括表皮）的发育和维持有关。有越来越多的证据表明 p63 在基底细胞再生的功能是通过维持细胞增殖[43]及诱导胚胎干细胞向表皮化分化来实现的[44,45]。实验发现缺失 p63 的小鼠，出生时会表现出表皮缺失在内的严重异常，从而证明 p63 对胚胎发育有关键作用。已发现具有皮肤表型的外胚叶发育不良综合征与 p63 突变相关，表明 p63 与人类的正常表皮发育相关[46]。在正常人表皮、毛囊和复层表皮培养中，p63 蛋白主要表达于增殖能力强的细胞中，而在终末分化的细胞中不表达。因此，p63 主要在表皮的基底层、基底上层、外根鞘细胞、毛囊的毛母质细胞、位于皮脂腺最外层的基底细胞、汗腺导管部外层细胞及分泌部肌上皮细胞中表达（图 3-13）。p63 在

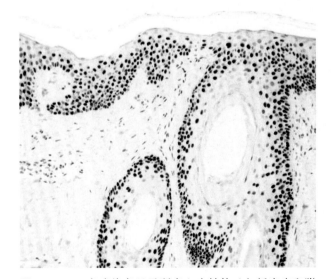

图 3-13　p63 免疫染色显示所有上皮结构（包括表皮和附属器）的核强阳性，特别是基底层和基底上层

绝大多数鳞状细胞癌和基底细胞癌中过表达，是低分化鳞状细胞癌（包括肉瘤样亚型）较为特异的标志物[47]。

（徐聪聪　陈　浩 译，陶　娟 校，黄长征 审）

黑素细胞

胚胎学

　　表皮中的黑素细胞发生在头尾向，与神经嵴的发育一致，黑素细胞就是从神经嵴中衍生出来的。在胎儿发育的第 3 个月后期，通过酶组织化学，可以在头部区域的表皮识别出黑素细胞。在尾部身体区域，最早形成的黑素仅在第 4 个月后期才被观察到。因为黑素细胞在胎儿真皮的迁移过程中功能是不成熟的，直至到达表皮才可以通过组织化学的方法检测出来[48]。电子显微镜和免疫组化方法（如 HMB-45 蛋白质的染色）比光学显微镜可以更早地识别表皮中的黑素细胞[49,50]。

　　酪氨酸激酶受体 KIT 及其配体干细胞因子在黑素细胞生理功能中发挥关键作用，影响其迁移、增殖、分化和存活[51-53]。斑驳病是一种遗传性疾病，是由 c-kit 原癌基因的突变继发 KIT 受体缺陷导致的。斑驳病患者出生时即在皮肤与头发上出现黑素细胞缺乏的白色斑片，此疾病支持 KIT 在黑素细胞从神经嵴转移到皮肤过程中起主要作用这一观点[54]。

　　小眼转录因子（MITF）是一种核蛋白质，参与黑素细胞的胚胎发育和黑素合成相关基因转录的调节，如酪氨酸酶。小眼基因（mi）位于 3 号染色体的短臂上，其首先作为产生缺乏活性黑素细胞的小鼠的突变等位基因被发现，后被发现其突变导致了人类瓦登伯革综合征（Waardenburg syndrome）Ⅱ型的色素疾病，以及包括视网膜色素上皮、破骨细胞和肥大细胞在内的各种细胞缺陷[55]。

正常显微组织学

　　成熟的黑素细胞是合成黑素的树突状细胞，

位于表皮的基底层、毛球部和毛囊的外毛根鞘处（图3-14～图3-17）。苏木精－伊红（HE）染色的切片中表皮黑素细胞的树突通常是看不到的，而细胞小体则无规律地分散在基底细胞层内。黑素细胞含有圆形或椭圆形、深染的胞核，通常小于基底层角质形成细胞的胞核，胞质透明，主要是组织处理过程中组织收缩的结果。黑素细胞与基底层细胞的比例随着身体部位的不同而有差异，反复暴露于紫外线，黑素细胞的数目会增加，HE染色的切片中基底层的透明细胞与基底细胞的比例平均为1：10，并且用免疫组织化学的方法也发现类似比例[56,57]。黑素细胞通过树突将黑素（图3-14和图3-15）传递至基底层角质形成细胞，在此黑素先被储存起来，随后被降解。一般而言，基底层角质形成细胞内的黑素较黑素细胞内的数量要多，而且表皮突顶端的基底细胞更加黑素化。由于基底层仅

有大约10%的细胞为黑素细胞，每个黑素细胞给数个角质形成细胞传递黑素，形成表皮－黑素单位[58]。

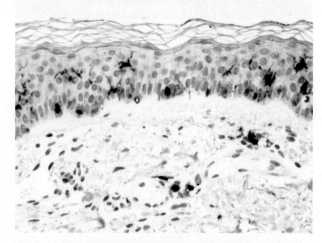

图3-14　免疫染色显示表皮真皮交界处的黑素细胞和表皮中部及真皮内的朗格汉斯细胞表达S100

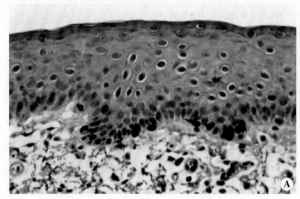

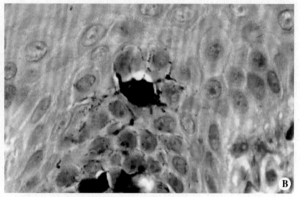

图3-15　Melan-A/MART-1免疫染色显示表皮基底层内的正常黑素细胞，该标记比S100（A）的特异性更高。注意在较高放大倍数下的树枝状延伸（B）。这个黑素细胞可能是由切面的位置而导致出现在基底层上部

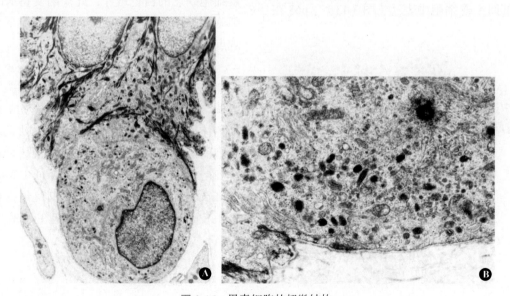

图3-16　黑素细胞的超微结构

A. 这些细胞特征性地从基底细胞层"垂下"并且缺乏桥粒的张力丝；B. 它们包含处于不同黑化阶段的特征性的黑素小体

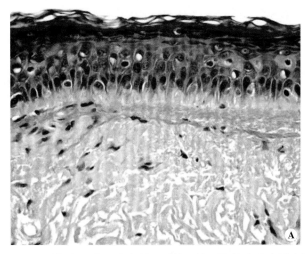 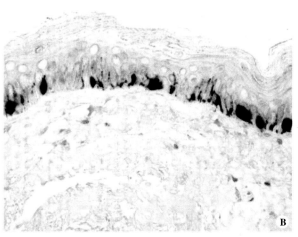

图 3-17　A. 如该显微照片中所显示的，被晒伤的皮肤中黑素细胞的数量和大小可以增加。注意明显的真皮内日光弹力组织变性。B. MART-1 免疫染色突出了晒伤皮肤中黑素细胞密度的增加

HE 染色显示，浅肤色人群的基底细胞可能含很少甚至没有黑素颗粒。对于肤色较深的人群，特别是非洲血统的个体，黑素颗粒不仅存在于基底层细胞中，甚至遍及整个表皮，包括角质层，有时甚至出现在真皮上部的巨噬细胞内，此类细胞称为噬黑素细胞。了解种族背景和不同的身体部位有助于将正常的生理变异与真正的病变区分开。

特殊染色

黑素细胞在 HE 染色的常规切片中难以辨认，有几种特殊的染色有助于在光学显微镜下辨认黑素细胞。嗜银染色可以显示黑素的存在，因为黑素既有嗜银性，又有亲银性。嗜银染色的原理是黑素可被硝酸银溶液浸染，硝酸银溶液在对苯二酚作用下还原为银时可将黑素染成黑色。因为黑素具有亲银性，氨化硝酸银可以被黑素中的酚基还原，形成黑色银沉淀（如 Fontana-Masson 法）。但是，没有任何一种方法是对于黑素完全特异的。黑素可以被强效的氧化剂脱色，如过氧化氢或高锰酸钾[59]，该方法是一种更特异的识别黑素的方法，当肿瘤细胞内含有大量黑素，难以看清细胞核形态时可利用这种方法去除黑素。二羟基苯丙氨酸（Dopa）反应模仿生理性黑素的形成，将黑素细胞由暗褐色变成黑色。这种反应是酪氨酸酶依赖的，它先将酪氨酸羟化成多巴，然后多巴被氧化成多巴醌，多巴醌随后再聚合成黑素。因此，

多巴反应实质上是对黑素小体中酪氨酸酶活性进行测定的方法[59]。

运用免疫组化技术标记黑素细胞变得越来越重要，目前已经有几种黑素细胞标志物可用于石蜡包埋组织（表 3-3）。免疫组化检测黑素细胞最经典和最常用的是采用针对 S100 蛋白的多克隆抗体，S100 抗原是钙结合蛋白（分子量为 21 000）家族，最初是从牛脑提取物[60]中分离出来的，存在于多种细胞（包括神经黑素细胞系）的细胞质和细胞核中[61]。S100 的不同亚型在不同的细胞类型中可能具有不同的功能，其在黑素细胞内的功能尚未明确。在 S100 的家族成员中，正常黑素细胞中主要表达的是 S100B[62]，在各种皮损中已报道了 S100A 亚型的表达。在皮肤中，S100 除了标记黑素细胞外，还可以标记朗格汉斯细胞、特异化的巨噬细胞、施万细胞、汗腺细胞和脂肪细胞，因此尽管它是一种敏感的标记，但缺乏特异性（图 3-14；也参见图 3-35F，图 3-52C，图 3-53A 和图 3-54B）。

表 3-3　正常皮肤中 S100 和最常见的黑素细胞分化的免疫组织化学表达的标记

抗原	抗体	阳性细胞	抗原定位
S100 蛋白	抗 S100 蛋白	黑素细胞、朗格汉斯细胞、巨噬细胞、施万细胞、脂肪细胞、汗腺的肌上皮细胞	细胞核和细胞质（主要是核）
gp100	HMB-45	胎儿黑素细胞、激活的黑素细胞	细胞质

续表

抗原	抗体	阳性细胞	抗原定位
Melan-A/MART-1	A103/M2-7C10	黑素细胞	细胞质
酪氨酸酶	T311	黑素细胞	细胞质
PNL2 抗原	PNL2 抗体	黑素细胞，中性粒细胞	细胞质
MITF	MITF 抗体	黑素细胞、巨噬细胞、施万细胞、平滑肌细胞	细胞核

MITF. 小眼相关转录因子

针对黑素瘤患者免疫治疗的新靶标研究，已经产生了几种对于诊断病理学有价值的新型试剂。利用细胞毒性 T 细胞试验，各种抗原可以通过自体的细胞毒性 T 淋巴细胞被鉴定[63]。其中一组抗原被称为黑素细胞分化抗原，因为它们的表达局限于黑素细胞谱系的细胞。目前有一些黑素细胞分化抗原试剂可适用于石蜡包埋材料的分析，包括常用的单克隆抗体 HMB-45 及 Melan-A/MART-1 的单克隆抗体[64,65]（图 3-15）、酪氨酸酶和 PNL2。HMB-45 抗体与细胞质的抗原决定簇起反应，这种抗原决定簇是一种前黑素小体糖蛋白 gp100（75 ～ 100kDa），存在于大多数黑素瘤细胞中和少数痣中[66,67]。在正常成人表皮黑素细胞中不表达；但其在胎儿皮肤中的黑素细胞及激活的成人黑素细胞中表达。目前认为 HMB-45 是一种高度特异性的用来诊断恶性黑素瘤的抗体。

比较新的黑素细胞分化抗原（如 Melan-A/MART-1）的优点是识别黑素细胞性肿瘤时比 HMB-45 具有更高的灵敏度，比 S100 具有更高的特异度。Melan-A/MART-1 的基因分别由两组科学家独立克隆，故出现了两种不同的命名（MART，melanoma antigen recognized by T cell，代表由 T 细胞识别的黑素瘤抗原）[68]。这种黑素细胞分化抗原具有独特的核苷酸序列和遗传组织的小的细胞质蛋白（22kDa），这种蛋白被认为是黑素小体的组分。酪氨酸酶是黑素生物合成中的关键酶，也是黑素细胞分化的标志物。T311 是一种针对酪氨酸酶的鼠单克隆抗体，是石蜡包埋切片中黑素细胞的可靠标志物[69]。PNL2 是针对具有抗固定剂特性的黑素细胞抗原的单克隆抗体。由 PNL2 识别的抗原的确切性质仍然有待定义。免疫染色显示 PNL2 在正常或恶性的人类组织和各种黑素细胞病变中具有高度的特异性[70]。尽管出现了这些新标记，但 S100 和 HMB-45 仍然是识别黑素细胞肿瘤的重要标志物，S100 对于黑素瘤细胞，特别是梭形细胞黑素瘤（如促结缔组织增生性黑素瘤）具有更强的敏感性，尽管特异性不高。

另一种新型黑素细胞分化标志物 MITF 对于黑素细胞敏感性较差，不仅在黑素细胞中表达，还在其他细胞中表达。D5 是一种 MITF 的单克隆抗体，在 MITF 的多种抗原决定簇的同源区域产生。只有一种抗原决定簇即 MITF-M 是具有黑素细胞特异性的，在各种非黑素细胞类型中可以发现 D5 的其他抗原决定簇（表 3-3）[71]。

超微结构

黑素细胞与角质形成细胞的区别在于不具有张力丝或桥粒（图 3-16A）。它们的基底部靠近致密板，黑素细胞的结构类似于基底层角质形成细胞的半桥粒，但比它要小[72]。黑素小体是黑素细胞最特征性的细胞器，识别细胞内各个阶段的黑素小体有助于将其作为黑素细胞超微结构的鉴定（与仅含有通过转运而来的完全黑素化的细胞器的角质形成细胞不同）（图 3-16B）。黑素小体是膜结合的细胞器，它们从 I 期到 IV 期的发展表现为逐渐从黑素细胞的细胞质转移至树突的过程。随着黑素小体的成熟，它们含有的黑素增加，黑素酶的浓度降低[73]。

I 期黑素小体是圆形的，直径为 0.3μm，不含黑素[74]。II ～ IV 期黑素小体是椭圆形的，长度约为 0.5μm。它们包含彼此交联的纵向细丝。酶活性同时存在于包膜和细丝上。黑素在交叉相连的细丝上的沉积是从 II 期开始的。III 期中黑素小体仅有少量酪氨酸酶活性，却呈现连续性的黑素沉积，部分通过非酶聚合反应使黑素沉积。IV 期黑素小体完全黑化并且不再具有酪氨酸酶活性。均匀且电子致密的黑素在此阶段填充整个细胞器，并使其内部结构模糊不清。

部位和种族差异

面部和男性生殖器上的黑素细胞数量最多，约

$2000/mm^2$，躯干部数量最少，约 $800/mm^{2[75-77]}$。在非洲裔美国人和高加索人的皮肤中，在任何指定的皮肤区域内其黑素细胞的分布密度无显著性差异。非洲裔美国人的皮肤中，黑素细胞具有一致性的高度酶反应性，而高加索人的黑素细胞在不暴露于阳光下时，多巴反应表现出高度的变异性[78]。此外，非洲裔美国人与高加索人相比，皮肤中包含更大且更多的树突状黑素细胞[76,77]。最后，非洲人后裔的角质形成细胞内的转移黑素小体倾向于单个分布，而高加索人的角质形成细胞中的黑素小体则被封闭在膜包裹的聚合物中[79-82]。黑素皮质素受体 1（*MC1R*）基因与人类正常色素的变异相关，并且在许多群体特异性等位基因中呈高度多态性。一些 *MC1R* 变异体已经确认与皮肤癌风险相关[82]。

阳光暴露区的黑素细胞

黑素细胞数量和形态的部位差异性也可能受环境因素如阳光照射的影响。多巴反应检测显示，在活体内单次暴露于紫外线后，高加索人的皮肤显示黑素细胞的数量没有增加，但原有黑素细胞的大小和功能活性增强[83]。反复暴露于紫外线后会导致多巴阳性的黑素细胞的数量增加，且其大小和功能活性也增加[78,84]。因此，对来自相邻解剖部位（如上臂的外侧面和内侧面）的经常暴露与未暴露的皮肤分别进行检查，结果显示在前者中黑素细胞的数量比后者高出两倍，且在头颈部等部位时更高[85]。

外科病理医师和皮肤病理医师经常面临这样的困境：区分光损伤皮肤中黑素细胞的增生与原位黑素瘤（如当评估黑素瘤切除术中的手术切缘时）。而众所周知的是在光损伤皮肤中黑素细胞的数量和大小会增加（图 3-17A，B）。据报道，在免疫组织化学研究中，长期暴露于日光的皮肤，每个高倍视野（0.5mm 皮肤）平均有 15～20 个黑素细胞[85,86]，某种程度的连续性生长甚至可出现 9 个相邻的黑素细胞，黑素细胞的分布可延伸到毛囊但达不到皮脂腺顶部。但这些黑素细胞不会发生融合性生长，不会浸润到毛囊，无成巢或 Paget 样扩散。

特殊的结构和功能

黑素合成

酶促黑素生成与黑素生成酶即酪氨酸酶有关[77,87]。酪氨酸酶是一种含铜酶，其催化酪氨酸使其羟基化成多巴，然后将多巴氧化成多巴醌。然而，在酪氨酸酶作用于酪氨酸之前，酪氨酸酶中的两个铜离子必须被还原成亚铜离子。有人认为，在此反应中多巴除了作为底物外，还充当辅因子激活了此还原反应。酪氨酸酶将酪氨酸转化为黑素的这一过程，其特征是存在可变的滞后期。当酪氨酸酶以低浓度存在时，如在非照射皮肤的表皮黑素细胞中，该滞后期显著延长，并且不能检测到酪氨酸酶对酪氨酸的催化。相反，活体情况下暴露于紫外线下的皮肤，以及表皮片和毛球中，酪氨酸酶的活性可用酪氨酸作为底物检测[58,77,88]。因为多巴作为底物没有滞后期，当皮肤切片在多巴而不是在酪氨酸中培养时，即使在非照射皮肤中，表皮黑素细胞中的酪氨酸酶也可以容易地显示出来。因此，作用于多巴的酶被认为是酪氨酸酶而不是多巴氧化酶。

黑素生成酶酪氨酸酶在高尔基体相关的内质网中合成，在此过程中酪氨酸酶在膜限制性囊泡中浓缩。以多巴或酪氨酸作为底物，在体外因紫外线照射后，通过电镜可以在表皮黑素细胞中观察到这一过程[89]。随后，这些酪氨酸酶被转移至滑面内质网的扩张小管内，酪氨酸酶在此被纳入结构蛋白基质中，这种基质含有独特的周期性细丝。此时，这种结构被称为 I 期黑素小体[90]。少数 I 期和 II 期黑素小体具有酸性磷酸酶活性，酸性磷酸酶阳性的黑素小体比例在 III 期时增加，在 IV 期时达到最大[91]。该酶在黑素小体的降解或转移中起作用。在黑素形成的过程中，对非黑素小体调节因子的详细分析表明，包被的囊泡富含酪氨酸酶和过氧化氢酶，而前黑素小体具有最高浓度的过氧化物酶[92]。在所有相关的金属离子中，前黑素小体含有比包被的囊泡更高含量的铜、锌和铁。

黑素传递

黑素小体从黑素细胞转移到表皮角质形成细胞和毛皮质细胞，是由于这两种细胞对黑素细胞树突顶部的主动吞噬作用，组织培养[93]和用黑素细胞接种的表皮重建[94]等实验可以证明这一点。一旦进入角质形成细胞，黑素小体在角质形成细胞核上聚集形成保护性的遮阳伞。如前所述，高加索人种的黑素集中在基底层角质形成细胞中，而非洲血统人种的黑素在表皮内分布更广泛[95,96]。黑素的形成和转移在各种刺激因素的作用下增强，特别是皮肤暴露于紫外线（UV）的情况下。研究数据表明，p53 在 UV 诱导的皮肤黑化和潜在的某些形式的病理性色素沉着过度中起主要作用[97]。紫外线诱导的黑化或晒黑需要诱导表皮角质形成细胞的 α- 黑素细胞刺激激素（α-MSH）的分泌。这种现象需要阿黑皮原（POMC）的裂解产物 α-MSH 的产生，以及 α-MSH 与其高度多形性的受体 MC1R 之间的相互作用，以此来介导黑素细胞的功能包括色素表型和增殖[82]。人们认为 p53 在暴露于紫外线的情况下会刺激 POMC 的启动子，而在 p53 遗传缺陷的小鼠中则不能表现出正常的日晒反应。因此，p53 有可能除了作为 UV 损伤细胞中细胞凋亡的诱导剂之外，还可以作为日晒反应的传感器或效应物，甚至可能作为某些病理形式的黑化作用的触发物。

梅克尔细胞

胚胎学

梅克尔细胞的来源尚不清楚，可能是由表皮中的干细胞分化而来[98,99]。另一假设是梅克尔细胞起源于神经嵴[98,100,101]。目前更为认同的观点是，梅克尔细胞在孕龄的第 8 ～ 12 周出现，来自于早期胎儿表皮上皮细胞的前体阶段，此阶段的上皮细胞表达简单的上皮细胞角蛋白。通过将没有梅克尔细胞的胚胎皮肤移植到裸鼠，并在随后的研究中发现移入的组织内含有成熟的梅克尔细胞，这一发现支持梅克尔细胞是从表皮外胚层原位分化，而不是从神经嵴迁移而来[102]。一些梅克尔细胞从表皮分离并暂时迁移到上部真皮中，其中一些细胞与小神经相伴随。

正常显微组织学

梅克尔细胞存在于表皮的基底细胞层、口腔黏膜和毛囊隆突部位[103]。它们数量极少，分布不规则，偶尔群集性分布，通常位于表皮突的顶端（图 3-18A）、无毛皮肤的外泌汗腺的汗管突（汗腺脊，eccrine glandular ridge）处、有毛皮肤的"毛盘"（Haarscheiben）内及毛囊的带状簇集区内（beltlike clusters of hair follicle）（毛囊漏斗部的深部和峡部两个带状簇集区）和特定的黏膜组织中[104]。梅克尔细胞可能是初级的触觉感受器，这在低等脊椎动物中显得更为重要（如特别是与触须毛发相关）。在光学显微镜切片中不能识别梅克尔细胞；但在银染切片中，覆盖在每个梅克尔细胞基底部分的半月形的神经末梢可以看作是一个梅克尔盘[105]，感觉神经纤维可能终止于此盘处。通过免疫组织化学染色可以观察到低分子量细胞角蛋白（CK）（如 CK8、CK18、CK19、CK20）在单层上皮细胞中的表达比角质形成细胞更典型，这种方法可以鉴定组织切片中的梅克尔细胞[78]。这些丝状蛋白中最有用的是 CK20，已经明确 CK20 是梅克尔细胞的高度特异性标记，因为在人类皮肤中不存在表达 CK20 的其他类型的细胞[103]（图 3-18A）。

通过电子显微镜可以观察到梅克尔细胞通常位于基底膜的正上方[106]。它们具有小而致密的膜结合神经分泌型颗粒、核周链中间丝，偶在其细胞膜上有桥粒，将它们与邻近的角质形成细胞连接（图 3-18B）。电子致密颗粒的尺寸为 80 ～ 200nm，并且倾向位于与轴突端接触的一侧细胞质中。在轴突末端和梅克尔细胞之间可见中间型连接。

部位差异

梅克尔细胞在毛发密集的皮肤中及指 / 趾的无毛上皮、唇、口腔区域和毛囊的外根鞘中分布最多。在哺乳动物中这些细胞被称为触摸穹窿（也称为毛盘），是一种 I 型机械感受器，围绕大的触觉敏感的毛发及毛囊外根鞘的峡部（衣领状棘突）。

在慢性光暴露后可以看到梅克尔细胞的增加，有报道称在结节性痒疹、光线性角化病和肿瘤（如基底细胞癌）的毗邻处的表皮基底层中，梅克尔细胞的数量会增加[104]。

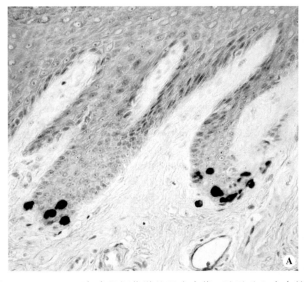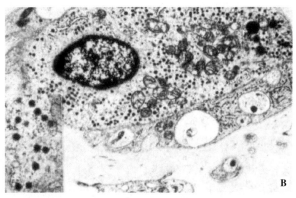

图 3-18 A. CK20 免疫组织化学凸显出在指 / 趾无毛上皮中的梅克尔细胞，常在表皮突的顶端成群分布；B. 通过电子显微镜可以观察到梅克尔细胞含有特征性神经分泌颗粒

特殊结构和功能

梅克尔细胞是与中间丝角蛋白和桥粒蛋白反应的特化的上皮细胞[107,108]。值得注意的是，梅克尔细胞还表达神经内分泌标志物，如嗜铬粒蛋白 A、致密核心颗粒的基质物质及突触素，支持梅克尔细胞是上皮神经内分泌细胞并且可能具有神经分泌功能[104,109]。梅克尔细胞胞质中还含有神经元特异性烯醇化酶和神经丝[110,111]。梅克尔细胞中特征性存在特异性细胞角蛋白（CK20）和神经内分泌标记与梅克尔细胞癌（皮肤的原发性神经内分泌肿瘤）的诊断相关，这也许是诊断医师知道这种神秘细胞类型的唯一实际原因了。

除了表达神经内分泌标志物之外，已经证实了在梅克尔细胞的致密核心颗粒内还储存着各种神经分泌物质，特别是神经肽。这些神经肽包括血管活性肠多肽、降钙素基因相关肽（CGRP）、血清素和 P 物质[104]。在这些神经分泌物质中，有一些可以作为神经递质，还有的已被证明能够促进各种类型皮肤细胞的生长和分化[104]。但它们在人类梅克尔细胞中存在的任何功能性意义尚未被证实。

朗格汉斯细胞

胚胎学

朗格汉斯细胞是骨髓来源的树突状的抗原呈递细胞，最早出现在妊娠第 7 周的表皮中，该细胞对腺苷三磷酸酶（ATP 酶）呈阳性染色反应（图 3-19）。尽管这个阶段的所有朗格汉斯细胞对腺苷三磷酸酶呈阳性反应，但并不表达细胞表面糖蛋白 CD1a，该细胞更具特征性和特异性标志。直到妊娠的第 60 天起，朗格汉斯细胞才开始表达 CD1a。在妊娠第 80 ～ 90 天，CD1a 阳性细胞的数量突然增加，90 天后，表达 CD1a 的数量大约等于 ATP 酶阳性的数量[112]（图 3-20A，B）。在胎儿表皮的朗格汉斯细胞中并没有发现 S100 蛋白，但在分娩后一天内却能显示出来[113]。在妊娠的第 10 ～ 11 周，通过电子显微镜发现的朗格汉斯颗粒可证实朗格汉斯细胞的存在（图 3-20C）。

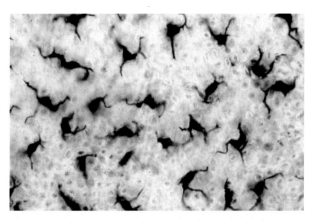

图 3-19 在腺苷三磷酸酶组织化学染色后，取表皮片正面观察，注意大量均匀分布的树突状朗格汉斯细胞

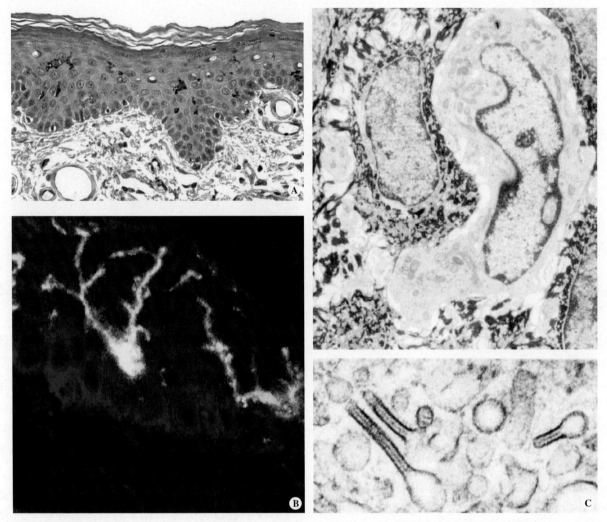

图 3-20　A. 人朗格汉斯细胞的解剖学；B. 使用针对 CD1a 的免疫组织化学染色观察到的典型树突状形态和通过共聚焦扫描激光显微镜观察到的 CD1a 糖蛋白的免疫荧光检测；C. 朗格汉斯细胞（上）和特征性细胞质颗粒（Birbeck 颗粒）（底部）的透射电镜照片

正常显微组织学

在苏木精 – 伊红染色的组织切片中，可推测性地观察到基底上层的表皮内存在透明的朗格汉斯细胞，但不能将它们与偶见于表皮内的 T 淋巴细胞和巨噬细胞准确地区分开来，且其树突状的胞质也无法辨认。常规切片中朗格汉斯细胞很难被检测到，所以通常需要特殊的染色来检测和计数。包括 ATP 酶（图 3-19）和氨基肽酶[114] 在内的几种酶组织化学染色历来被用于鉴定朗格汉斯细胞并将它们与黑素细胞加以区分。朗格汉斯细胞还表达 HLA-DR 抗原和 S100 蛋白，前者与顶端汗管细胞也发生阳性反应[115]，而后者也存在于黑素细胞中（图 3-14）。当采用过氧化物酶或荧光素标记的针对前胸腺细胞分化细胞表面糖蛋白 CD1a 的单克隆抗体时，朗格汉斯细胞则能被更特异性地显示出来[116-118]，如图 3-20A，B 所示。

电子显微镜显示朗格汉斯细胞有明显折叠的核，而没有张力丝或桥粒。细胞内黑素小体罕见，如果存在黑素小体，也总是位于溶酶体内，表明它们已被吞噬[119]。非常有趣的是，在朗格汉斯细胞的胞质中一直存在被称为朗格汉斯或伯贝克颗粒（Birbeck granule）的细胞器（图 3-20C）。这些颗粒的大小为 100nm ～ 1μm[120]，具有三维立体盘状结构，并且通常在一端出现囊泡，有时也出现在两端。圆盘的横截面具有杆状的外观，如果囊泡接到杆的一端，则朗格汉斯颗粒具有类似网球拍的高度特征性外观。杆状横截面具有 6nm 周期性的交叉条纹的中心薄片[120]。通过朗格汉斯细胞膜的内吞作用及网格蛋白相关的内陷作用，最终形成朗格汉斯细胞颗粒。这种颗粒是在皮内注射过氧化物酶时于朗格汉斯细胞内发现并被首次认识的，虽然过氧化物酶分子并不能穿过细胞膜[121]。此外，在用针对朗格汉斯细胞细胞膜的CD1a 糖蛋白的金标记抗体孵育朗格汉斯细胞时，发现标记的 CD1a 被内化并出现在朗格汉斯颗粒中[122]。在组织细胞增多症 X 的病变皮肤和内脏的组织细胞中含有朗格汉斯颗粒，在电子显微镜下这些颗粒的外观与在表皮朗格汉斯细胞中观察到的颗粒难以区分[123,124]。具有朗格汉斯细胞的超微结构特征但缺乏朗格汉斯颗粒的细胞称为未定类细胞。它们可与 CD1a 的单克隆抗体发生特异性反应[125,126]。

部位差异

表皮内的朗格汉斯细胞与黑素细胞分布的密度相似，为 460 ~ 1000/mm²。与黑素细胞相反，反复暴露于紫外线下朗格汉斯细胞的数量不是增多，反而减少[114]。已发现 CD1a 阳性的朗格汉斯细胞在躯干皮肤中的分布比肢体皮肤中少[127]。然而，在个体之间似乎存在很大的部位差异，最好的比较方法是检测所研究皮损毗邻处未受累皮肤中的部位一致的正常朗格汉斯细胞的数量[127]。朗格汉斯细胞不仅存在于皮肤中，还存在于口腔黏膜、阴道、淋巴结和胸腺中，偶尔存在于真皮内[128]。它们的数量在病理过程中可能变化显著，部分是由于局部积累而产生变化，部分则是它们在受刺激时产生了迁移[129]。

特殊结构和功能

朗格汉斯细胞起源于骨髓，并且在功能上和免疫学上与单核细胞 - 巨噬细胞 - 组织细胞系统相关[130]。朗格汉斯细胞占表皮总细胞群体的2% ~ 4% 且分布均匀，它们的树突也均匀朝着表皮的表面延伸[131]。正常皮肤的真皮中也会存在一些朗格汉斯细胞。朗格汉斯细胞表达免疫应答Ⅱ型相关抗原（人 HLA-DR，小鼠Ⅰ a）[132,133]、白细胞共同抗原[134]、Fc 和 C3 受体、CD1a 抗原[117-119]、CD1c（M241）抗原[135]、膜结合 ATP酶[131]、S100 蛋白及肌动蛋白样和波形蛋白丝。这些标志物在皮肤的免疫反应中发挥着积极的作用。

朗格汉斯细胞具有抗原加工和抗原呈递能力。T 淋巴细胞对可溶性蛋白和半抗原化抗原的识别首先需要 HLA-DR 阳性细胞如朗格汉斯细胞对它们进行摄取和加工，再向 T 淋巴细胞呈递免疫相关信号。这通常与携带抗原的朗格汉斯细胞从表皮到真皮的主动迁移过程有关，它们在真皮内通过淋巴管道再转移到引流淋巴结。在淋巴结中，有足量的初始 T 细胞来接受朗格汉斯细胞通过Ⅱ型（HLA-DR）依赖方式传递抗原信号，这种 T 细胞致敏反应将使记忆 T 细胞形成，它具有当再次暴露或受激发时回忆和应答特异性抗原肽的能力。这种机制被认为是正常皮肤免疫监视及接触过敏反应的基础。最近的研究表明，朗格汉斯细胞在正常皮肤稳态中具有更复杂的功能，其中它们通过调节皮肤常驻调节性 T 细胞的活化和增殖而参与维持耐受性[136]。

紫外线照射可干扰朗格汉斯细胞的抗原呈递能力。已经证实经紫外线照射后，皮肤中的朗格汉斯细胞数量减少[137]。这种朗格汉斯细胞最初的减少可能是由于膜标志物的暂时丢失而不是细胞的破坏。慢性反复性地暴露于紫外线下可能导致细胞的损耗，从而使免疫监视受损，以至于增加了癌变的可能。类似的是，局部应用强效的皮质类固醇[138]和获得性免疫缺陷综合征[139]状态下都可使朗格汉斯细胞数量减少。对于后者，有趣的是，已经在朗格汉斯细胞中鉴定出表达 HIV 受体之一的 CD4[140]的病毒颗粒[141]。可以通过局部应用维A 酸补充消耗的朗格汉斯细胞[142]。

基底膜带

正常组织学、超微结构和分子结构

基底膜是具有重要功能的结构，它将具有保护性的表皮层和位于真皮内的附属器结构连接在一起。苏木精 - 伊红染色的切片中表皮下基底膜是看不到的，但通过过碘酸希夫（PAS）染色或免疫荧光可显示出基底膜带是 0.5 ~ 1.0μm 厚的均质性条带[143]（图 3-21）。其 PAS 阳性反应表明在基底膜带中存在相对大量的中性黏多糖。此外，用硝酸银染色可显示出位于真皮最上层网状纤维中的网状组织。用阿新蓝染色可显示由黏多糖组成的条带和网状组织，揭示了黏多糖带位于网状层上方[144]。光学显微镜下显示 PAS 染色阳性的表皮下基底膜带，在电子显微镜下表现出异质性（图 3-22）。基底细胞底部的细胞膜上能观察到仅具有一个胞质内附着斑的半桥粒（桥粒的一半），来自基底细胞内部的张力丝附着于其上（图 3-22）。基底层角质形成细胞内的细胞骨架中间丝主要由角蛋白 14 和 5 组成[145,146]，并插入半桥粒内（图 3-23）。半桥粒含有被中间丝锚定的斑块蛋白，这些斑块蛋白包括大疱性类天疱疮抗原 1（BPAG1，230kDa）和网格蛋白，跨膜蛋白包括大疱性类天疱疮抗原 2（BPAG2，180kDa）和整合素 α6β4。半桥粒的其他成分包括不同于Ⅵ型胶原亚基的非胶原性 N- 糖基化的酸性蛋白——p200 和尚未完全明白其特性的其他分子[147]。通过免疫荧光技术很容易显示出大疱性类天疱疮抗原呈规整的线状条带，并将真皮与表皮分隔开（图 3-21B）。在基底细胞的细胞膜下面，有一段相对低电子密度的区域，称为透明层，约 8nm 宽，其可将三层的质膜与基底膜中电子密度更大的组分或致密层分离开[143]。锚丝从基底细胞膜穿过透明层延伸至致密层（图 3-23）。锚丝的成分包括 BPAG2 和 α6β4 整合素，它从基底细胞膜延伸到透明层中。BPAG2 表现出胶原分子的特征，也称为胶原ⅩⅦ。97kDa/120kDa 蛋白 ladinin 是线状免疫球蛋白 A（IgA）皮病（透明层型）中的重

要抗原，并被认为是 180kDa 大疱性类天疱疮抗原（BPAG2）的降解产物[148]。在透明层中与这些锚丝有关的其他蛋白质包括层粘连蛋白（也称为缰蛋白、尼克蛋白或表皮整联配体蛋白）、uncein（uncein的缺陷被认为与隐性交界型大疱性表皮松解症相关）、层粘连蛋白 1 和巢蛋白（内功素）。分子结合的相互作用无疑是复杂的，尽管如此整合素 α6β4 是层粘连蛋白 1 和 5 的受体，层粘连蛋白 5（表皮整联配体蛋白）是整合素 α3β1 的配体，并同时表达于基底层角质形成细胞，这些都已是众所周知的。这种相互的黏合作用可能有助于将基底细胞锚定到下面的透明层。透明层内的巢蛋白是分子质量为 150kDa 的蛋白质，它促进层粘连蛋白的特异性区域和相邻致密层中Ⅳ型胶原之间的黏附。锚原纤维是短而弯曲的结构，其中心部分具有不规则间隔的交叉带[149]。它们在任意一端呈扇形散开，远端部分插入致密层，近端部分终止于真皮乳头层或环绕合并于致密层中。它们插入含有Ⅳ型胶原的无定形片状物质中，Ⅳ型胶原是致密层的主要成分[149]。致密层本身部分地通过锚原纤维锚定于下面的真皮，至少有部分锚原纤维衍生自真皮并含有Ⅶ型胶原[150]。锚原纤维与下面真皮中的小岛状锚定斑块连接，这些锚定斑块具有基底膜样组合物[146]。这些锚定结构与真皮间质Ⅰ型和Ⅲ型胶原纤维相互交织，使基底膜黏附于真皮上。

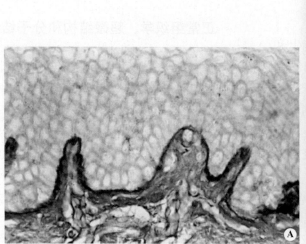
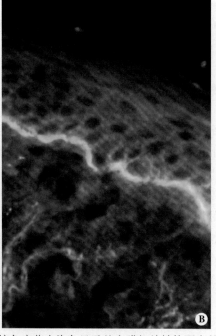

图 3-21   A. PAS 染色显示正常的基底膜带将真皮和表皮分隔开；B. 直接免疫荧光染色显示基底膜相关结构蛋白的大疱性类天疱疮抗原沿着真皮表皮交界处呈线状分布的条带

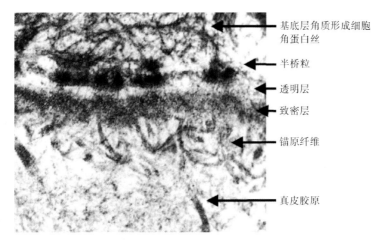

基底层角质形成细胞
角蛋白丝

半桥粒

透明层

致密层

锚原纤维

真皮胶原

图 3-22　透射电子显微镜下观察到的分离表皮和真皮的基底膜。在这个图像中可以看到半桥粒、透明层、致密层和锚原纤维

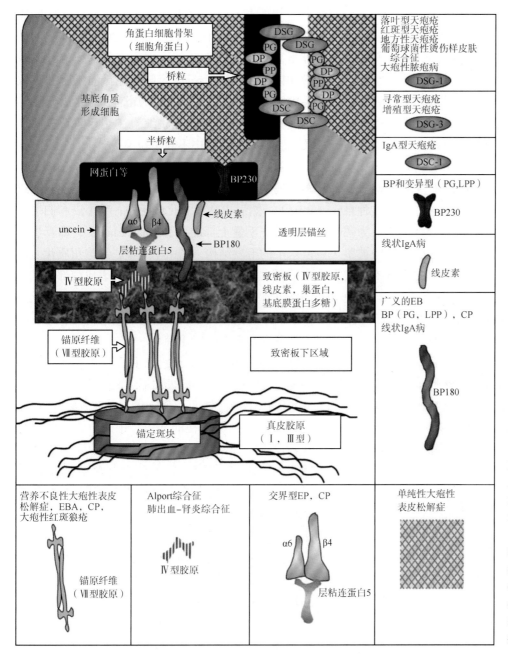

角蛋白细胞骨架
（细胞角蛋白）

桥粒

基底角质
形成细胞

半桥粒

网蛋白等　BP230

uncein　α6　β4　线皮素

层粘连蛋白5　BP180

Ⅳ型胶原

锚原纤维
（Ⅶ型胶原）

锚定斑块

透明层锚丝

致密板（Ⅳ型胶原，
线皮素，巢蛋白，
基底膜蛋白多糖）

致密板下区域

真皮胶原
（Ⅰ，Ⅲ型）

落叶型天疱疮
红斑型天疱疮
地方性天疱疮
葡萄球菌性烫伤样皮肤
　综合征
大疱性脓疱病
DSG-1

寻常型天疱疮
增殖型天疱疮
DSG-3

IgA型天疱疮
DSC-1

BP和变异型（PG,LPP）
BP230

线状IgA病
线皮素

广义的EB
BP（PG，LPP），CP
线状IgA病
BP180

营养不良性大疱性表皮松解症，EBA，CP，大疱性红斑狼疮
锚原纤维
（Ⅶ型胶原）

Alport综合征
肺出血-肾炎综合征
Ⅳ型胶原

交界型EP，CP
α6　β4
层粘连蛋白5

单纯性大疱性
表皮松解症

图 3-23　图像显示了桥粒和基底膜区的不同组分
DP. 桥粒斑蛋白；DSC. 桥粒胶蛋白；DSG. 桥粒芯蛋白；PG. 斑珠蛋白；PP. 斑菲素蛋白；DSC-1. 桥粒胶蛋白-1；DSG-1.桥粒芯糖蛋白-1；DSG-3.桥粒芯蛋白-3；BP. 大疱性类天疱疮；PG. 妊娠性类天疱疮；CP. 瘢痕性天疱疮；LPP. 类天疱疮样扁平苔藓；EB. 大疱性表皮松解症；EBA. 获得性大疱性表皮松解症

除了锚原纤维之外，由微原纤维束和直径约 10nm 的单个微原纤维组成的弹性纤维附着到致密层的下面。存在三种弹性组织：氧弹纤维（oxytalan）、伸展纤维（elaunin）和弹性纤维[151]。由微原纤维组成的氧弹纤维形成垂直于皮肤真皮表皮交界处的纤薄的表浅网状结构。氧弹纤维起源于真皮上部并平行于真皮表皮交界处的伸展纤维丛。伸展纤维与真皮中部和深层较厚的弹性纤维连接。表皮对真皮的有效锚定主要是锚原纤维的功能；氧弹纤维对基底膜的锚定很稀疏[152]。由于自身抗体或基因缺陷，基底膜区黏附分子发生缺陷可导致以表皮和真皮的分离为特征的一组疾病，如大疱性类天疱疮（靶点是 BPAG1 和 BPAG2）、瘢痕性类天疱疮、Herlitz 型交界性大疱性表皮松解症（靶点是层粘连蛋白 5 和 uncein）、获得性大疱性表皮松解症、营养不良性大疱性表皮松解症、大疱性系统性红斑狼疮和一些线状 IgA 病的病例（靶点是Ⅶ型胶原）。在基底膜区域中可能存在与人类疾病相关的许多其他抗原靶点，并且我们正在积极努力地了解这些新分子。例如，分子质量为 200kDa 的蛋白质 P200 最近涉及一种疾病，这种疾病最初被命名为抗 P200 类天疱疮。这种自身免疫性表皮下水疱病最初被认为是以 P200 为靶点[153,154]，而最近层粘连蛋白 γ1 的 C 端已经被鉴定为是抗 P200 类天疱疮的靶抗原，并且该疾病被重命名为抗层粘连蛋白 γ1 类天疱疮[155]。自身免疫性大疱病及它们各自的靶点总结在图 3-23 中，并在第 6 章和第 9 章进一步讨论。

基底膜相关蛋白质除了具有重要的黏附连接作用外，最近已经显示出还有其他重要功能。半桥粒的某些蛋白质组分不仅仅是结构分子，还有其他功能，如整合素 α6β4 能够将信号从细胞外基质信号转导到基底细胞的内部，调节其细胞骨架的结构及其增殖、凋亡和分化[156]。

（王逸飞　徐秀莲　译，陶娟　校，黄长征　审）

毛囊

胚胎学

在妊娠第 3 个月，毛芽（hair germ）或原始上皮性胚芽（primary epithelial germ）首先出现在胚胎的眉部及头皮区域[157]，而大部分头皮和面部的毛发生长开始于妊娠期第 4 个月，并沿从头至尾的方向逐渐向下延伸。因此，在妊娠期第 4 个月的时候，尽管头部的一些毛囊已经分化成熟并开始产生毛发，而大部分躯干部位的毛囊还未开始分化[158]，同时，新的原始上皮性胚芽毗邻原有的毛囊结构不断形成。所以，从妊娠第 5 个月开始到胎儿出生，胚胎的每个部位都能看到处于不同生长阶段的毛囊[159]。

毛芽或原始上皮性胚芽，在最早期的形成阶段，由表皮基底细胞层中紧密聚集、深嗜碱性细胞簇集而成，随后这些细胞逐渐形成芽状结构并突入真皮形成毛芽（图 3-24，图 3-25）。在每一个毛芽下方有一团间充质细胞的区域，这些间充质细胞随后形成真皮毛乳头。在间充质细胞的诱导下，原始上皮性胚芽不断向真皮深入，并形成最初的毛钉（hair peg），随着毛母质细胞和真皮毛乳头细胞的发育，形成了球状毛钉[160]。超微结构观察显示，毛芽间充质细胞在毛芽向真皮间充质细胞深入的过程中不断牵拉毛芽[157]。

随着球状毛钉的形成，毛囊的上部、下部及上覆的表皮开始分化。毛囊下部先分化形成毛锥（hair cone），然后再继续分化成毛发、毛小皮和两层内毛根鞘。毛囊上部的毛管（hair canal），即真皮上层水平的毛发结构，是由中央核心细胞角质化之前过早凋亡而形成的。相反，毛管的表皮内部分是由条状毛管倾斜通过表皮过程中基质细胞过早角化并溶解而产生的。当毛锥到达毛囊的上部时，毛管已经在真皮和表皮内打开[161]。

毛囊呈倾斜状生长，在毛钉晚期或球状毛钉早期阶段，在其下部的表面形成两个或三个膨出。三个膨出中最低处的一个分化为立毛肌的附着处，也是毛囊干细胞所在的部位，中间位置的膨出分化为皮脂腺，最上面的膨出（如果有的话）或消失，或发育成顶泌汗腺，后者只在某些特定部位形成[162]。位于表皮内的毛管通过细胞质的溶酶体消化而形成，这一过程与表皮内的外泌汗腺导管及表皮内的顶泌汗腺导管的形成相似[161]。

在用多巴反应处理或用氨化硝酸银染色的切片中，黑素细胞随机分布在原始上皮性胚芽和毛钉中。在球状毛钉阶段，黑素细胞集中在被称为色素基质的区域（位于真皮毛乳头顶部的基底细胞层），还有少部分存在于真皮毛乳头两侧的毛球下部[159]。

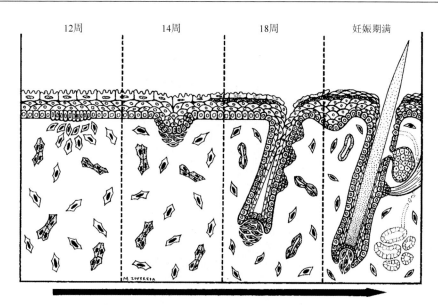

图 3-24　人类胚胎皮肤中毛发发育示意图（图片由 Dr. Michael Ioffreda 提供）

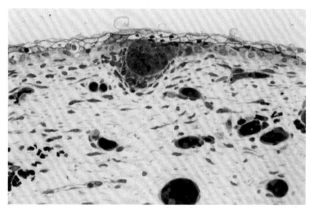

图 3-25　早期毛发形成的组织学，见原始上皮胚芽形成，下方间充质聚集（1μm 厚、塑料包埋切片）

正常显微组织学

一般解剖特征

毛囊在纵向结构上由三部分组成：下部，从毛囊的基底延伸到立毛肌附着处；中间部分也称为峡部，是较短的部分，从立毛肌附着处到皮脂腺开口处；上部也称为漏斗部，从皮脂腺导管开口至毛囊口（图 3-26～图 3-33）。毛囊的下部由 5 个主要部分组成：真皮毛乳头、毛母质、毛发（从内到外包括髓质、皮质和毛小皮）、内毛根鞘（由内到外分别为内根鞘小皮、Huxley 层和 Henle 层）及外毛根鞘（图 3-27，图 3-28）。毛球区将来生成毛干并位于毛管内（图 3-27，图 3-28）。毛干主要由角蛋白组成，庞大的角蛋白多基因家族包

括上皮角蛋白和毛发角蛋白，而毛发角蛋白与硬角质化结构如毛发和指甲的形成有关。人毛发角蛋白家族由 9 种 Ⅰ 型和 6 种 Ⅱ 型角蛋白组成，其基因以特定的排序方式存在于 Ⅰ 型和 Ⅱ 型上皮角化基因结构域内[163,164]。

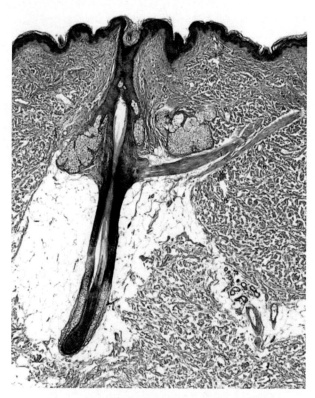

图 3-26　毛囊的低倍镜视图显示其 4 个区域

从下到上分别是毛球、毛球上区（此处毛囊的各个层开始分化）、峡部（立毛肌和皮脂腺导管开口之间）和漏斗部（毛囊最上部，其下边界是皮脂腺导管开口）

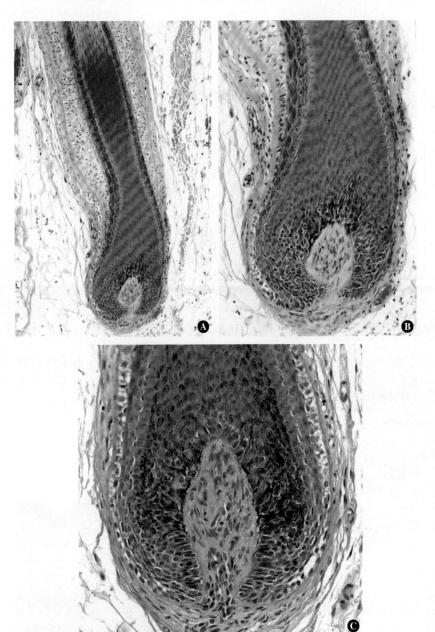

图 3-27　人类毛囊下部的组织学图片
A. 生长期终毛的毛球通常位于真皮深层或皮下组织的浅层。B. 嗜碱性毛母质包绕真皮毛乳头。C. 注意真皮毛乳头上毛母质内含黑素的树突状黑素细胞。毛乳头内典型的含有黏液的成分和周围的纤维根鞘是相连续的

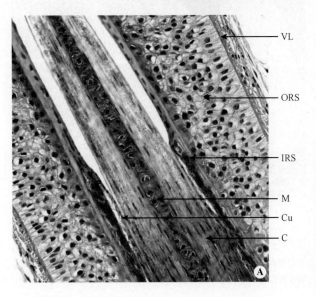

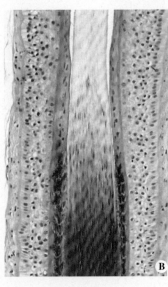

图 3-28　A. 毛囊的毛球上部（毛囊的下段），可以观察到毛发生长期中的各个层，从内到外分别是髓质（M）、皮质（C）、毛小皮（Cu，包括毛干小皮）和内毛根鞘（IRS）小皮、内毛根鞘的 Huxley 和 Henle 层、高度糖原化的外毛根鞘（ORS）和玻璃样膜层（VL）。B. 注意毛干和内毛根鞘中核消失

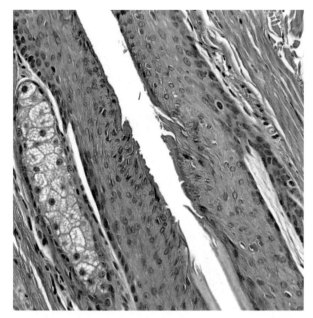

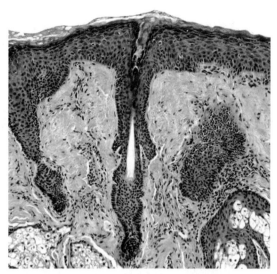

图 3-31　毳毛：这些小毛囊的毛球位于真皮上部。和终毛一样，毳毛经历完整的毛发周期

图 3-29　毛囊峡部：其最上方为皮脂腺开口。在毛囊峡部的中间，内毛根鞘（灰蓝色）突然消失，代之以外毛根鞘角化（深粉红色），后者没有颗粒层（毛根鞘角化）

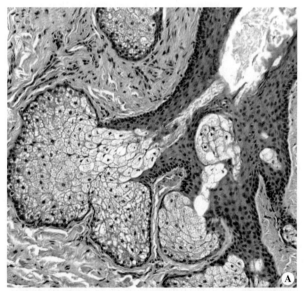

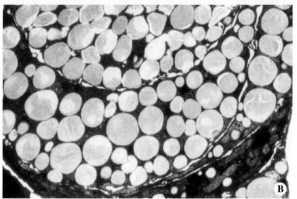

图 3-30　A. 皮脂腺和皮脂腺导管开口于毛囊；B. 透射电子显微镜下皮脂腺小叶，可见圆形、均质的脂质小体填充于成熟皮脂腺细胞的胞质中

毛发生长周期

毛囊的大小变化多端，终毛粗长，其毛球部位深入脂肪组织；毳毛短细，常常色素更浅，其毛球位于真皮上部。无论大小，每个毛囊都会经历毛发生长周期的 3 个相同阶段。毛囊在不同阶段其组织学外观变化非常大，历经生长期（anagen）、退行期（catagen）、休止期（telogen），再到生长期的变化（参见第 18 章）。在成人的头皮中，生长期，即活跃的生长阶段，持续时间至少 3 年，退行期持续约 3 周，休止期即静止阶段，持续约 3 个月。在任何时间点，头皮中约 84% 的毛囊处于生长期，2% 处于退行期，14% 处于休止期[165]。这一比率对于评价秃发头皮组织中毛发生长周期的异常具有重要意义。头发每日平均生长速度为 0.4mm。

在毛囊生长期，毛囊下方有一球形把手状膨出，即毛球，它由毛母质细胞和黑素细胞组成，其下有一小的、卵圆形的真皮结构即真皮毛乳头，突入到毛球（图 3-27）。毛乳头诱导和维持毛囊生长[166]。由于毛乳头基质中存在大量酸性黏多糖，因此它能够被阿新蓝和甲苯胺蓝染色。阿新蓝染色在 pH 2.5 和 pH 0.5 时呈阳性，因此可以说，毛乳头基质包含非硫酸化酸性黏多糖如透明质酸及硫酸化酸性黏多糖如硫酸软骨素[167,168]。此外，在毛发生长期，由于大量毛细血管环的存在，毛乳头中碱性磷酸酶活性非常强[168,169]。在深色毛发人种的真皮毛乳头中可以见到大量的黑素位于噬黑素细胞内。

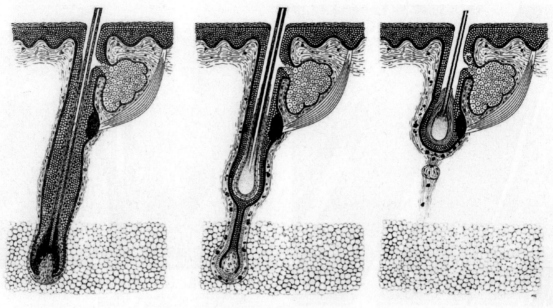

图 3-32　毛发生长周期示意图
从左到右：生长期、退行期和休止期毛发

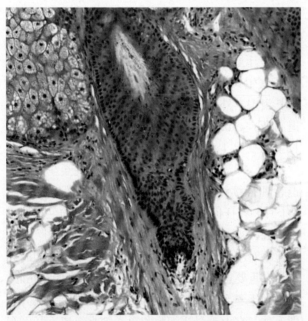

图 3-33　退行期 / 休止期毛发切片。注意棒状结构为具有锯齿状边界的角化毛干，毛囊上皮内可见大量凋亡的细胞

毛球部及毛囊最低部

　　存在于毛球部的毛母质多功能干细胞产生毛发和内毛根鞘，相反，表皮向下延伸形成外毛根鞘。毛母质细胞具有大的泡状核和深嗜碱性细胞质。多巴染色阳性的黑素细胞大部分散在于真皮毛乳头上方毛母质的基底层细胞之间，另外有一小部分散在于毛乳头两边的毛母质基底层细胞之

间[159]。这些黑素细胞产生的黑素数量将决定毛发的颜色，即将形成的毛发细胞通过树突状结构末梢的胞吞作用来摄取黑素，使得黑素顺利进入毛发结构。黑素的这一转移过程与表皮黑素细胞产生的黑素向角质形成细胞转移的过程相似。

　　毛母质细胞在向上移动过程中分化成六种不同类型的细胞，每种细胞在不同的水平角质化。位于内毛根鞘最外层的 Henle 层最先发生角质化，从而在柔软的中间部分周围建立起坚实的外层。紧接着是内毛根鞘内侧的两层并列的内根鞘小皮开始角质化，随后是中间的 Huxley 层，然后是毛皮质，髓质的角质化是最后发生的[170]。

　　人类毛发的髓质通常很难通过常规光学显微镜看到，因为它可能是不连续的甚至不存在的。髓质更容易在偏振光镜下观察到，因为不像皮质，只有部分角质化的髓质几乎不含任何双折光结构[171]。即使在光镜下看到，毛髓质由于仅有部分角质化而无定形。

　　毛皮质细胞的角化在从毛母质向上分化过程中通过失去细胞核并由角蛋白原纤维填充而完成。皮质细胞的角质化过程既没有表皮角质化过程中的透明角质颗粒形成，也没有内毛根鞘角质化过程中的毛透明颗粒形成。因此，与内毛根鞘和表皮内的软角蛋白不同，皮质的角蛋白主要是硬角蛋白[172]。

毛小皮位于皮质周围（图 3-28），由相互重叠的细胞排成叠瓦状，游离缘朝向上方。毛小皮细胞与内毛根鞘小皮细胞紧密相扣，导致毛发牢固附着到其内毛根鞘，毛发和它的内毛根鞘同步向上移动[173]。

内毛根鞘由三层同轴成分组成。从内到外分别是内毛根鞘小皮、Huxley 层和 Henle 层（图 3-28）。这三层结构都不含有黑素。所有这三层结构的角质化不同于毛皮质和毛小皮，它们将形成毛透明颗粒。这些颗粒与表皮的透明角质颗粒极其相似，只是前者呈嗜酸性染色，而后者呈嗜碱性染色，在表皮松解性角化过度的病理过程中可以见到类似的颗粒。内毛根鞘小皮最靠近毛发，由朝着下方毛球方向的扁平细胞重叠组成，由于毛小皮细胞朝向上，因此这两种细胞紧密相扣。内毛根鞘小皮中毛透明颗粒很少。Huxley 层，通常由两行细胞组成，在毛发角化水平逐渐形成大量毛透明颗粒。Henle 层，仅有一层细胞，由于它最早发生角化，当毛母质细胞刚分化成 Henle 层细胞时，已经出现很多毛透明颗粒[174]（图 3-27）。在完全角质化后，构成内毛根鞘的所有三层细胞在到达毛囊峡部时分解，毛囊峡部从立毛肌附着区域延伸到皮脂腺管开口处。因此，内毛根鞘的细胞并不参与毛发的形成[175]。

外毛根鞘从毛球下端的基质细胞向上延伸到皮脂腺导管开口处，然后和毛囊上部即漏斗部的表皮相连接。外毛根鞘在毛球水平处最薄，越往上厚度逐渐增加，在毛囊的中间部分即峡部最厚。在峡部以下，外毛根鞘被内毛根鞘包围，不会发生角化。外毛根鞘细胞因为存在大量糖原而具有透明的、空泡状的胞质（图 3-28）。漏斗部上皮覆盖的表皮，其基底层中的黑素细胞有活性，能产生黑素；相反，外毛根鞘的基底层其黑素细胞为无活性，仅能被甲苯胺蓝染色，不能产生黑素。但这些无活性的黑素细胞可在皮肤损伤（如皮肤磨削术）后变成产黑素的黑素细胞，其数量增加并上移进入再生的外毛根鞘上部和表皮。

毛囊峡部和漏斗部

毛囊的中间部分，即峡部，是从立毛肌的附着处（即膨出部）向上延伸到皮脂腺导管的开口处（图 3-29）。此时，外毛根鞘不再被内毛根鞘覆盖，因为内毛根鞘已经角化、分解。外毛根鞘接着开始角化，这种类型的角化称为外毛根鞘角化，它产生大的、均质的不含透明角质颗粒的角化细胞（图 3-29）。外毛根鞘角化也发生在毛发退行期、休止期及毛鞘囊肿、外毛根鞘肿瘤中。立毛肌附着处的毛囊隆突部在人类毛囊中界定不明，用常规切片难以看到。毛囊隆突部可被形象地描述为它是由具有干细胞潜能的未分化的毛囊角质细胞形成数个球形把手状的突起和脊组成的，这些干细胞参与毛发周期中毛囊的更新。干细胞聚集在某个龛处，包含真皮毛乳头和真皮鞘。毛囊上皮干细胞和真皮细胞之间的相互作用对于发育期和毛发周期中的毛囊形态发生是必不可少的[176]。

皮脂腺开口以上的毛囊上部（即漏斗部）被表面表皮包裹，如同皮脂腺导管，它也通过形成透明角质颗粒而发生角化。超微结构可见漏斗部包含许多树突状非角质形成细胞，免疫组化显示在正常成人的生长期毛发漏斗部含有许多 CD1a 阳性的朗格汉斯细胞。

外毛根鞘周围有一层玻璃状或透明的均匀的嗜酸性区域（图 3-28）。和表皮下基底膜带一样，它是 PAS 阳性和耐淀粉酶的，但是比表皮下基底膜带厚，且常规染色可见。该透明层在毛囊下 1/3 区域最厚。透明层的外围是纤维根鞘，其由厚的胶原束组成。

皮脂腺

由于母体激素的作用，皮脂腺在出生时已发育完好，在出生几个月后，它们经历了巨大进化。在青春期，由于雄激素水平增加，皮脂腺体积显著增大[177]。这种正常的皮脂腺生长周期也可能发生在某些病理状态中，如皮脂腺痣。

皮脂腺可仅由一个但更常由多个小叶组成，这些小叶通向一个由复层鳞状上皮形成的共同的分泌导管（图 3-30A）。皮脂腺是一种全浆分泌腺，通过其细胞的分解形成分泌物。在皮肤的皮脂腺中，皮脂腺导管附属的毛囊皮脂腺单位可含有大的终毛或小的毳毛，后者可能小到不能到达皮肤表面。皮脂腺的大小与附属毛发的大小没有相关性。例如，在面中部和前额，皮脂腺的体积非常大，而与之相连的毛发是毳毛。每个皮脂腺小叶的最外层由一层立方形、深嗜碱性细胞组成，常不含脂滴（图 3-30B），而位于中心的细胞含有脂滴，在福尔马林固定的冰冻切片上使用脂质染色可以检测到脂滴，但是在常规切片中，由于脂滴被溶解，这些细胞的胞质表现为小的空泡组成的纤细的网格结构，核位于中央。在最靠近皮脂腺导管的位置，皮脂腺细胞全浆崩解。

　　皮脂腺中脂质的构成并不一致，因此在偏振光下可有少至中等量双折光脂质，也可能完全没有[178]。组织化学分析显示脂质中含有三酰甘油、少量磷脂和酯化胆固醇，但没有游离胆固醇。皮脂中也有蜡质，但它们不能通过组织化学方法识别[178]。通过电子显微镜可以观察到活跃的脂质合成和储存[179,180]。

　　溶酶体酶（lysosomal enzyme）引发的生理性自溶导致全浆分泌。电镜切片行溶酶体酶（如酸性磷酸酶和芳基硫酸酯酶）组织化学染色显示，随着皮脂腺细胞更加脂质化，胞质中溶酶体数目也增加。而且，靠近皮脂腺导管、正在崩解的细胞，其酸性磷酸酶和芳基硫酸酯酶活性最显著，但由于溶酶体在发挥"自杀袋"功能时已经释放了它的内容物溶酶体酶，因此这种升高的酶活性区域多位于溶酶体外[181]。在即将发生崩解前，皮脂腺细胞中蛋白质的—SH 突然转变成 S—S 键，正如表皮和毛发中发生的一样[182]。

部位差异

　　毛囊在不同解剖区域及因年龄和性别的变化有明显不同。在成年人中，通常在头皮（参见图 3-59）和男性胡须区域见到深在的生长期毛发（毛囊深达皮下脂肪），而典型的毳毛见于女性面部和男性非胡须区域的面部。四肢和躯干的毛发由于毛球位置更浅表及分布密度变稀而区别于头皮毛发。皮脂腺存在于除掌跖以外的所有部位。在皮肤中，皮脂腺通常与毛发相连，而不与毛发相连的游离皮脂腺存在于特定部位皮肤，如男性和女性乳房的乳头与乳晕。在乳头和乳晕，皮脂腺分布于乳头乳晕的整个表面及蒙哥马利乳晕结节（Montgomery areolar tubercles）中，每个结节包含与乳腺导管相连的几个皮脂腺小叶。此外，游离皮脂腺也存在于小阴唇和包皮的内侧。据报道，

在阴茎的冠状沟（coronal sulcus）有被称为 Tyson 腺的变异皮脂腺[183]。在唇红和颊黏膜上，游离皮脂腺也不少见，被称为 Fordyce 病。眼睑的睑板腺（meibomian glands）也是变异的皮脂腺（参见图 3-62A）。

特殊结构和功能

毛发生长周期

　　毛发生长周期能够确保周期性地产生全新的毛干，同时也是调节最长毛发长度的内在因素。毛发生长周期包括老的毛发的退行阶段（退行期）、终末阶段（休止期）及取而代之的新生毛发（早期生长期）（图 3-32）。在退行期开始时，毛球中的有丝分裂和生成黑素的过程停止。接下来，毛球部萎缩，并和真皮毛乳头分离[174]。当毛发向上移动时，毛囊的下部渐渐退化（图 3-33）。细胞凋亡或程序性死亡导致的细胞减少使得毛囊变小[184]。毛囊下部因此变成由纤维根鞘包围的上皮细胞索，纤维根鞘也随之增厚、起皱。另外，当毛发向上移动时，内毛根鞘的生长停止，毛干的下端被外毛根鞘形成的致密角蛋白（称为外毛根鞘角蛋白）包围，当中缺乏透明角质颗粒，此即退行阶段的杵状毛（club hair）。

　　接下来，细索状的毛发上皮细胞向上回缩，真皮毛乳头也紧随其后向上移动。上皮细胞索逐渐变短，直到形成杵状毛上小乳头状的向下突起，称为次级毛胚芽（secondary hair germ），其下是真皮毛乳头。随着毛囊缩小到原来长度的 1/3 时，毛囊最下端处于立毛肌附着处的水平。毛发下部被外毛根鞘角蛋白包裹并完全在外毛根鞘之内，纤维根鞘（fibrous root sheath）的褶皱从毛囊向下延伸，此时毛囊进入休止期[185]。

　　当毛发再生时，保留了干细胞的次级毛胚芽通过细胞分裂而伸长，上皮细胞柱与真皮毛乳头一起在已塌陷的纤维根鞘内向下生长［所谓的"隆突激活"（bulge activation）阶段][176]，当其向下生长时，上皮细胞柱的下端内陷，包裹真皮毛乳头，形成新的毛球，这代表毛发生长期的早期阶段，再通过随后的分化，便产生新的毛发。因此，从次级毛胚芽形成活跃毛囊的过程重现了从初级毛胚芽形成毛发的胚胎发育模式[185]。实验和数据

表明，毛囊再生过程中产生新毛胚芽的初始部位是毛囊的膨出部位，这里存在一群缓慢生长的、具有干细胞特征的未分化细胞[176]。隆突部接受刺激信号（持续存在于休止期）产生新的毛胚芽，进而发育成生长期毛囊（此即隆突激活假说）。

毛发颜色

毛发中存在三种类型的黑素小体。红色毛发中的红黑素颗粒（erythromelanin granule）具多形性，有不规则的内部结构，而其他两种类型的黑素颗粒，即均匀的真黑素颗粒（eumelanin granule）和板层状的褐黑素颗粒（pheomelanin granule），它们在金色和深色头发中以不同比例存在，为圆形或椭圆形。颜色较深的毛发比浅色毛发含更多的黑素小体，且均匀的真黑素颗粒占比更大，而浅色毛发中，板层状褐黑素小体占优势[186]。

在灰色和白色毛发中，存在于毛母质细胞基底层中的黑素细胞数量显著减少或不存在，仅有的黑素细胞也表现出退化性变化，尤其是黑素小体[187]。这种改变能够影响黑素干细胞，导致毛发永久性变灰[188]，毛干仅含有黑素碎片甚至不存在黑素颗粒[186]。

毛囊免疫

正常毛囊漏斗部存在 CD1a 阳性的朗格汉斯细胞很容易让人想到它们在毛囊免疫中的作用。该细胞群可以避开某些有害的环境因素（如紫外线），因此可以作为抗原呈递细胞的储备力量，同时也是一个进化的依据，说明现代人保留了毛囊不再是因为毛干能提供热量和保护。这种毛囊相关免疫组织已经在接触性皮炎的毛囊病理学的临床实践中及人类实验诱导接触性过敏的研究中证实，其前哨淋巴细胞选择性地归巢于毛囊漏斗部[189]。慢性紫外线暴露可耗竭表皮朗格汉斯细胞，而毛囊朗格汉斯细胞却完好无损，后者为日光损伤皮肤补充朗格汉斯细胞提供了保障[142]。

外泌汗腺和顶泌汗腺

顶泌汗腺与外泌汗腺在来源、分布、大小和分泌模式几个方面都不同。外泌汗腺主要是调节体温，而顶泌汗腺则代表了气味腺。第三种类型的汗腺称为顶泌外泌腺（apocrine gland），存在于腋窝中[190]。

胚胎学

哺乳动物都拥有外泌汗腺，除了类人猿的外泌汗腺仅存在于足底，人类皮肤中其他部位的外泌汗腺，从种系发生学的角度来看是一种晚期发育。因此，外泌汗腺在人类手掌和足底的发育比身体其他地方早。在手掌和足底中，外泌汗腺胚芽首先在妊娠期第 4 个月出现[191]，在妊娠第 5 个月初期，外泌汗腺胚芽开始在腋窝发育，在妊娠接近第 5 个月末期，外泌汗腺胚芽出现在身体的其余部位[158]。外泌汗腺胚芽起始于表皮基底层中深嗜碱性细胞聚集区域，它们与原始上皮性胚芽的区别在于，外泌汗腺胚芽较窄，其基底部的间充质细胞数量少。与毛囊类似，同一时期可以看到处于不同发育阶段的外泌汗腺。在 16 周龄胚胎中，手掌和足底的外泌汗腺已经形成线圈样结构，而表皮中新的外泌汗腺胚芽还处于形成阶段[192]。

在管腔形成时，真皮内导管和分泌部形成由两层细胞组成的壁：内层为管腔细胞，外层为基底细胞。真皮内导管在整个生命过程中一直由这两层细胞组成，而分泌部中的两层细胞则经历分化：管腔细胞分化成从基底膜延伸到腔缘的高柱状分泌细胞，而基底细胞分化成分泌细胞或肌上皮细胞，这种肌上皮细胞呈现为小的锥形细胞，并楔入分泌细胞之间的基底部[191]。在 22 周龄胚胎的手掌和足底中，分泌部的分泌细胞和肌上皮细胞已经分化很好了。在出生时，外泌汗腺的外观与成年外泌汗腺的外观相似。

与外泌汗腺不同的是，顶泌汗腺仅见于特定部位。但无论哪个部位，顶泌汗腺都是从早期球状毛芽阶段的毛囊最上面的膨出处发育而来并显示一毛锥。顶泌汗腺的形成开始于胚胎第 4 个月晚期，只要新的毛囊形成，就一直持续发生直至胚胎后期。在最早期，实性的上皮细胞索以与毛囊长轴成直角的方向伸入毛囊周围间质中，然后向下生长，并越过发育中的皮脂腺和立毛肌膨出。当上皮细胞索到达皮脂腺水平，真皮内导管腔和毛囊内管腔开始形成[162]。到出生时，顶泌汗腺分泌部周围没有可见的肌上皮细胞层[158]。

外泌汗腺显然是在青春期时产生腋窝顶泌外

泌腺[190]。

正常显微组织学

外泌汗腺由三个部分组成：表皮内导管、真皮内导管和分泌部（图3-34）。分泌部一半是基底圈（basal coil），一半是导管。基底圈位于真皮和皮下脂肪交界处或在真皮的下 1/3。当位于真皮下部时，周围常绕以脂肪组织，后者和皮下脂肪组织相连。外泌汗腺能够被 S100 蛋白和 CEA 标记（图3-35）。

表皮内导管螺旋状从表皮突的底部延伸到表面（图3-34A）。构成导管的细胞不同于周围表皮的细胞，因为它们来源于真皮导管细胞，通过有丝分裂并向上迁移而形成[193]，因此被称为末端汗管或表皮汗管单元（epidermal sweat duct unit）。表皮内导管由单层内层细胞或腔细胞和两行或三行外层细胞组成。透明角质颗粒的存在提示导管细胞开始角化，这一过程比周围的角质形成细胞发生更早，发生在鳞状上皮的中部，并且在表皮的颗粒层水平达到完全角化[194]。在角化之前，表皮内导管内衬嗜酸性小皮。

真皮内导管由两层小的、立方形、深嗜碱性上皮细胞组成（图3-34B）。与外泌汗腺的分泌部不同，真皮内导管没有外周透明基底膜带，但导管腔衬以深嗜酸性、PAS 染色阳性、耐淀粉酶的均质小皮。

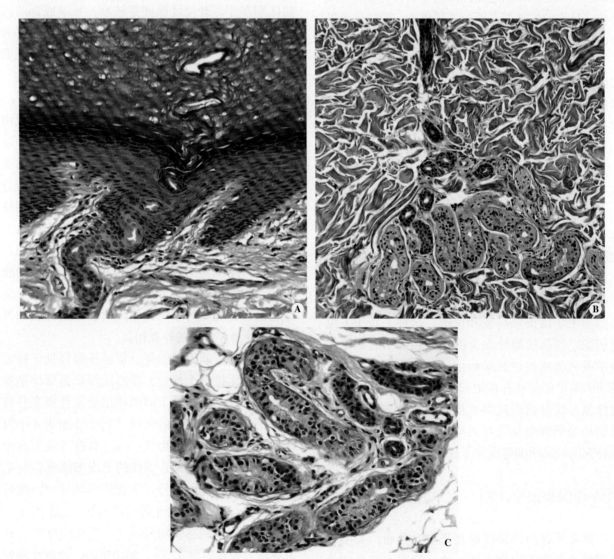

图3-34　A. 表皮内的末端汗管呈特征性螺旋状，内衬无细胞的小皮；B. 直行的真皮内导管（上半部）和卷曲的分泌部导管（下半部）之间的连接处；C. 腺体的分泌部由暗细胞和透明细胞组成

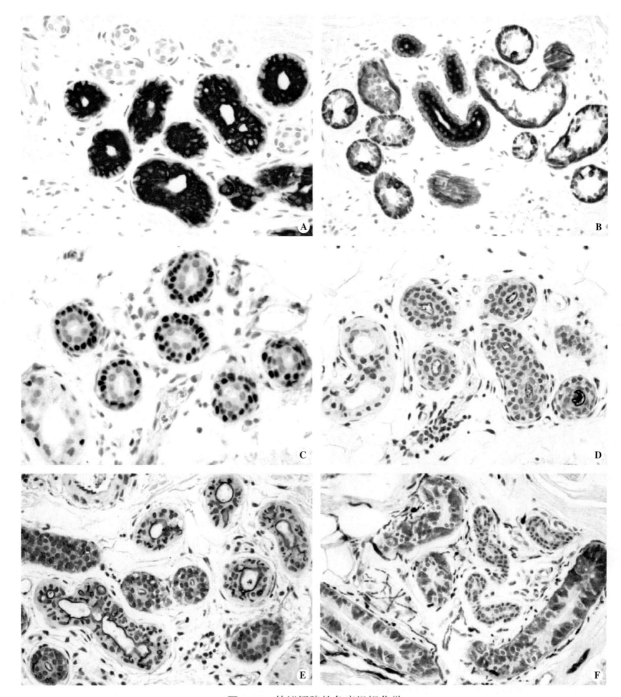

图 3-35　外泌汗腺的免疫组织化学

A. 分泌部细胞 CK7 强阳性，而导管阴性；B. CK34βE12 在分泌部大部分基底细胞阳性染色，导管细胞强阳性；C. p63 显示大部分导管基底细胞强阳性，而外泌汗腺的分泌细胞散在核阳性；D. CEA 染色显示经典的腔表达模式；E. EMA 显示特征性小管阳性模式；F. S100 蛋白部分分泌细胞表达，周围基质中见纤细的 S100 阳性神经结构

分泌部只有一层分泌细胞（图 3-34C）。这是由于外层细胞在胚胎发育的第 6～8 月龄时分化成分泌细胞或肌上皮细胞。围绕管腔的分泌细胞有两种类型，即明细胞和暗细胞，各占一半。明细胞的基底部通常较邻近管腔一侧更宽，看上去外形比暗细胞大，内含细小颗粒。暗细胞在邻近

管腔一侧最宽，含有大量嗜碱性颗粒[195]。明细胞含有 PAS 染色阳性、淀粉酶不稳定的糖原，而暗细胞含有 PAS 染色阳性、耐淀粉酶的黏多糖。明细胞分泌大量水性物质及糖原，暗细胞分泌唾液酸黏蛋白（sialomucin），后者含有中性和非硫酸化酸性黏多糖，因此 PAS 染色阳性，阿新蓝染色

阳性（pH2.4），并且耐淀粉酶和透明质酸酶。长期出汗会导致明细胞中的糖原耗竭[196]。肌上皮细胞具有小的梭形核和较长的收缩纤丝。纤丝以螺旋状延伸，它们的长轴倾斜于分泌小管的方向排列。肌上皮细胞的收缩有助于将汗液排泄到皮肤表面[197]。肌上皮细胞的外围是含有胶原纤维的透明基底膜带。从分泌部到导管上皮的转变是突然发生的（图3-34B）。与顶泌汗腺相比，外分泌腺分泌部的管腔较小，直径约20μm（比较图3-34C和图3-36）。外泌汗腺导管的管腔直径大约15μm。

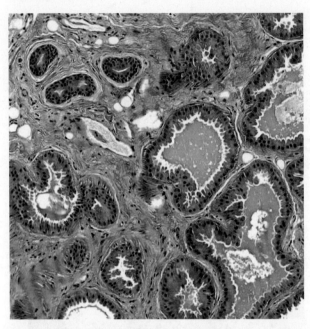

图3-36 顶泌汗腺：分泌部分显示典型的断头分泌，其导管与外泌汗腺导管难以区分

顶泌汗腺是管状腺，它的分泌过程经过多个阶段。1917年首次描述这些腺体的学者Schie-fferdecker[198]观察到，在分泌期间，部分分泌细胞像被"夹断"并释放到腔中，他把这个过程称为断头分泌，而顶泌汗腺的称谓也由此而得。

顶泌汗腺如外分泌腺一样由三段组成：表皮内导管、真皮内导管和分泌部。顶泌汗腺来自毛胚芽或原始上皮性胚芽，因此顶泌汗腺的导管通常会从皮脂腺导管开口上方进入毛囊漏斗部，但是偶尔也会在靠近皮脂腺毛囊单位处直接开口于皮肤表面。与外泌汗腺不同的是，顶泌汗腺基底圈，位于皮下脂肪内，完全由分泌细胞组成而不含导管细胞。

顶泌汗腺的真皮内导管具有与外泌汗腺导管相同的组织学，它有双层嗜碱性细胞，腔缘是嗜酸性小皮（图3-36）。顶泌汗腺的毛囊内或表皮内导管是直的，并非如同外泌汗腺的表皮内导管那样呈螺旋形。

与外泌汗腺一样，由于外层细胞由肌上皮细胞组成，顶泌汗腺的分泌部只有单层分泌细胞。在分泌的不同阶段，分泌细胞在高度上变化很大，甚至在同一分泌小管的横截面中也可以看到分泌细胞不同的高度变化[199]。除了在顶端部分，分泌细胞具有嗜酸性胞质，内含粗大的、PAS染色阳性、耐淀粉酶的颗粒，看起来比外泌汗腺的暗细胞胞质中的颗粒大得多。此外，顶泌汗腺分泌细胞中的颗粒通常含有铁，圆顶形顶盖的形成提示分泌细胞的成熟（图3-36）。顶泌汗腺的分泌过程就是部分胞质释放入管腔的过程，在HE切片中即可观察到，这一过程和外泌汗腺是不同的。顶泌汗腺分泌物中含有无定形、PAS染色阳性、耐淀粉酶的物质，它们来源于胞质中的颗粒，当这些颗粒到达腔缘一侧顶部时发生溶解[200]。这种PAS染色阳性物质与外泌汗腺中暗细胞的分泌物一样，由唾液酸黏蛋白组成。

顶泌外泌腺是第三种汗腺，呈节段性或弥漫性，顶泌汗腺样扩张的分泌小管具有一个细长的不开口于毛囊的导管。其扩张的分泌小管在电子显微镜下常与经典的顶泌汗腺难以区分，顶泌外泌腺的相对扩张的不太显著的部分保留了细胞间小管和（或）暗细胞[190]。

部位差异

外泌汗腺在人类皮肤中随处可见，但它们不存在于缺乏皮肤附属器的区域，如唇部、甲床、小阴唇、龟头及包皮的内侧面，而以掌跖和腋下最为丰富。

顶泌汗腺分布局限，仅见于腋下、肛门生殖器区域及作为变异腺存在于外耳道（耵聍腺）（图3-37）、眼睑（Moll腺）（图3-62D）和乳房（乳腺）。偶尔面部、头皮和腹部会发现少量顶泌汗腺，他们通常很小而且没有功能[201]。顶泌汗腺仅仅在青春期时形成分泌部并发挥功能。存在于女性乳房乳晕的多个突起被称为 Montgomery 乳晕结节，每个结节包含一个输入管和若干通向输乳管的浅表的皮脂腺小叶[202,203]。

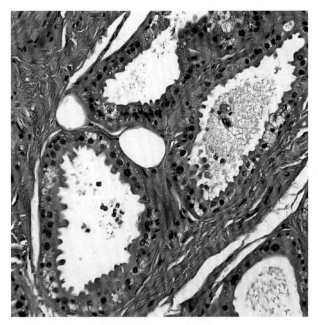

图 3-37 耵聍腺是在外耳道中发现的变异的顶泌汗腺。注意顶浆分泌细胞的细胞质中的脂褐素

特殊结构和功能

外泌汗腺是体温调节腺体[198]。在人体皮肤约有 300 万个外泌汗腺，每个腺体重约 35μg，因此每人平均拥有 100g 的外泌汗腺，每小时能够产生最多 1.8L 的汗液。外泌汗腺的分泌袢所处的基质富含无髓神经纤维，后者对调节汗液的产生起重要作用。胆碱能刺激外泌汗腺透明细胞能够双向性地增加细胞质 Ca^{2+} 含量，进而刺激 K^+ 和 Cl^- 通道，导致 KCl 与 Na^+ 从细胞内流出。这种电解质的转移，同时伴有水分流失，这也是过度出汗的主要代谢影响。外泌汗腺除了对温度调节起主要作用外，还有助于全身皮肤稳态调节。例如，先天性外胚层发育不良的患者不能耐受热，且不能通过简单地向皮肤表面添加水分而缓解，这表明与排汗相关的血管舒张在某种程度上可能与外泌汗腺的功能相关[204]。在汗液中存在丰富的、有活性的 IL-1[205] 及大量蛋白水解酶，表明外泌汗液可能具有促炎或保护功能。

顶泌汗腺分泌的机制和理论尚待阐述。

Schaumburg-Lever 和 Lever 发现了三种类型的分泌[199]：局质分泌（merocrine）、断头分泌（apocrine）和全浆分泌（holocrine）。而断头分泌又分为 3 个阶段：形成顶盖（apical cap）、在顶盖的基部形成分隔膜及在分隔膜上方和平行于分隔膜的部位形成小管，为顶盖的下表面和残余细胞的顶部提供新的细胞质膜，最终导致顶盖的脱离。Inoue 通过扫描显微镜提供令人信服的证据，证明整个顶盖在断头分泌中脱离，他在每个分泌细胞上观察到直径约 2μm 的腔缘一侧胞质隆起[206]。在分泌的早期阶段，突起是半球形的，随后高度增加呈舌形。

为什么人类顶泌汗腺采用断头分泌的形式？它的功能是什么？这仍然是一个谜，可能只是一个进化的痕迹，如鹿的麝香腺（musk glands）和臭鼬的嗅腺（skunk）是变异的顶泌汗腺结构。人腋窝汗液的特征性气味最近被发现存在挥发性 C6 ～ C11 酸，其中最丰富的是 3- 甲基 -2- 己烯酸[207]，它由最初无味的顶泌汗腺分泌物在皮肤表面通过皂化或细菌分解作用形成，这种化学相互作用类似于低等哺乳动物的某些过程，其分泌的蛋白质作为信息素携带某些信号。

特殊染色

外泌汗腺和顶泌汗腺及其产物可以通过特殊的组化、酶和免疫组织化学染色区别[208,209]。当存在糖原时（出汗后糖原耗尽），使用 PAS 染色，外泌汗腺的明细胞可见致密、球状 PAS 阳性物质，暗细胞显示细小颗粒状、PAS 阳性耐淀粉酶的细胞质，后者抗酸染色也阳性。外泌汗腺和顶泌汗腺的导管细胞 PAS 结果可变[210]，但基底膜都呈阳性。顶泌汗腺分泌部 PAS 染色阴性或局灶性阳性，但铁和抗酸染色可见明显的阳性颗粒。黏蛋白卡红染色通常没有意义。新鲜组织的酶染色如淀粉磷酸化酶和琥珀酸脱氢酶在常规外科病理中极少使用[210]。

免疫组织化学染色（图 3-35）显示，外泌汗腺和顶泌汗腺导管的腔缘 CEA 阳性，CEA 在一些外泌汗腺分泌细胞的胞间分泌小管和胞质中表达，而在顶泌汗腺分泌细胞中通常是不表达的（图 3-35D）。上皮膜抗原（EMA）染色可见特征性小管阳性模式（图 3-35E）。低分子量角蛋白如 CK7 和 CAM5.2 仅在外泌汗腺与顶泌汗腺的分泌细胞中阳性表达（图 3-35A），但在外泌导管中不表达。外泌汗腺和顶泌汗腺的分泌细胞与导管中的角蛋白 AE1 能够被染色。角蛋白 34βE12 在导管细胞和分泌部的基底细胞中表达（图 3-35B）。p63 在导管的基底细胞（但不是管腔细胞）中表达，分泌细胞仅散在阳性（图 3-35C）。S100 蛋白染色在外泌汗腺的部分分泌细胞中呈阳性（图 3-35F），但在顶泌汗腺中不表达。然而，在腋窝切片中，一些较大的腺体显示 S100 染色阳性，这些可能就是顶泌外泌腺[210]。肌上皮细胞表达 SMA。

特殊角化结构：甲

甲单元（nail unit）是一种特殊角化结构，在实际工作中具有重要性，因为一些皮肤病、感染和肿瘤都可能影响该区域，从而取材活检[211]。甲单元主要由 6 个主要部分构成（图 3-38，图 3-39）：①甲母质，是产生甲板的结构；②甲板；③甲小皮系统，由背侧的甲小皮和远侧的甲下皮组成；④甲床，包括真皮、下方的骨和软组织；⑤近端的骨与基质之间及远端凹槽之间韧带的锚定系统；⑥甲皱襞，即甲在近端、侧端和远端的折叠部分。

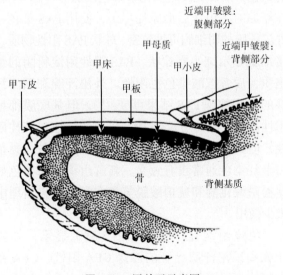

图 3-38　甲单元示意图

近端甲皱襞是皮肤楔形折叠部分，在指趾远端背面，其下方长出甲板。它由两部分表皮组成，并都有颗粒层。背侧包含外泌汗腺但不含有毛皮脂腺单位，呈表皮型角化，有颗粒层，产生软角蛋白。腹侧缺乏皮突和附属器，有透明角质颗粒，产生甲小皮半硬的角蛋白。近端甲皱襞的腹侧表面形成近端甲沟的顶部。近端甲沟的底部是甲母质，而甲板位于两者之间（图 3-38，图 3-39B）。

甲母质负责产生甲板的"硬角蛋白"。这一过程称为甲角化，如外毛根鞘角化一样，甲的角化通过增加张力丝产生，而不是形成透明角质颗粒[212,213]。这个过程包括角化细胞包膜的增厚以形成边缘带，类似于表皮表面[214]。甲母质可以分为两个部分：远端负责形成甲板的腹侧并且临床上可见（即甲半月）；近端负责形成甲板的背侧。指甲厚度主要由甲母质决定，但有一项研究认为，当指甲生长时，甲床对指甲厚度的贡献约为 20%[215]。甲母质上皮包含上下两部分：上方是宽的角质形成细胞区域，细胞扁平，胞质嗜酸性；下方是具有生发活性的基底细胞区域（图 3-39C）。与表皮相比，其基底细胞区域由数层细胞组成[216]。黑素细胞存在于甲母质的远端部分[217]，该部分中也存在朗格汉斯细胞和梅克尔细胞[212]。

甲床始于甲半月的远端，并且终止于甲下皮，表现为甲根鞘型角化（onycholemmal-type keratinization）。甲床表皮通常比甲母质上皮更薄，基底层没有甲母质上皮那么显著，也没有黑素细胞（图 3-39D）。甲床的表面通常具有平行的纵向的沟槽，与下方的皮突和真皮乳头的交错咬合（interdigitation）相对应。临床上，甲真皮带（onychodermal band）意味着甲板从甲下皮分离，此处开始恢复到表皮型角化，形成正常的掌面皮肤。

甲板由紧密堆积、黏附、交错咬合的无核、无细胞器的角质细胞组成，桥粒连接存在。

免疫组织化学研究显示甲单元中存在两种类型的角蛋白成分：一种完全表达表皮角蛋白，另一种同时表达表皮和毛发角蛋白[216]。

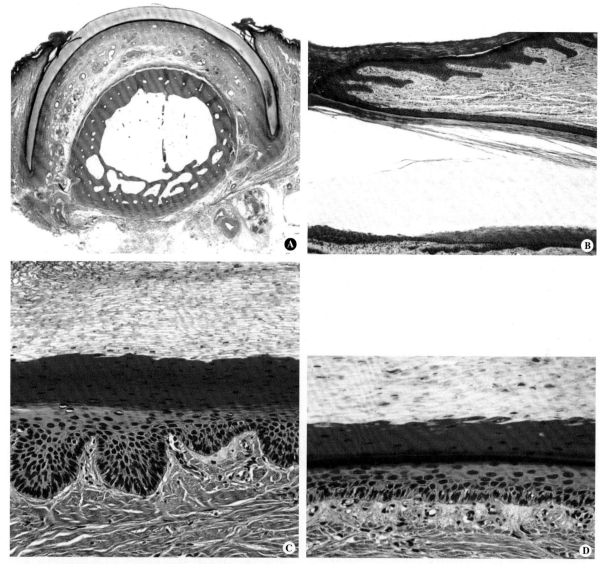

图 3-39　A. 包括甲单元的手指远侧横截面的低倍视图。在甲床上面是厚的、无细胞的甲板，可见两侧甲皱襞。B. 近端甲皱襞构成甲沟顶部。注意不管是背侧还是腹侧表面上都有颗粒层。甲沟的底部对应于甲母质，在两个结构之间是甲板。C. 甲母质。注意缺乏颗粒层和多层生发基底细胞。D. 甲床。注意无颗粒层，上皮缺乏生发基底细胞

（杨仙鸿　姜祎群　译，陶　娟　校，黄长征　审）

真皮

细胞成分

真皮的细胞成分（常驻细胞）包括：

- 成纤维细胞
- 真皮树突状细胞
- 巨噬细胞
- 肥大细胞

真皮是由细胞外基质及密切相关的细胞成分组成的动态的、支持性的结缔组织，基质包括胶原纤维、弹性纤维；细胞成分主要有成纤维细胞、肌成纤维细胞、巨噬细胞、真皮树突状细胞和肥大细胞（图 3-40 ～图 3-55）。在真皮内，还存在皮肤附属器及其结缔组织鞘、立毛肌、血管、神经及其终末器官。真皮由两层组成：乳头层和网状层。乳头层为表皮下方（表皮突之间）的较窄区域（图 3-5，图 3-47）。网状层较厚，位于乳头层与皮下脂肪组织之间（图 3-4，图 3-58）。真皮

外膜连接真皮乳头和附属器周围真皮。乳头层和表皮共同组成结构与功能单位，其相互关系体现在各种炎症过程中的共同改变，如扁平苔藓和多形红斑等界面皮炎（参见第 7 章和第 9 章）。附属器上皮和其周围结缔组织之间有类似关系（真皮外膜）[218]。

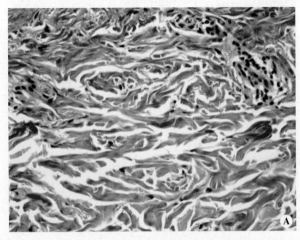 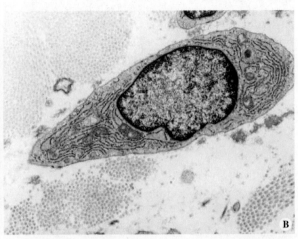

图 3-40　A. 真皮网状层胶原纤维束之间散在分布的成纤维细胞；B. 透射电子显微镜观察真皮成纤维细胞，显示粗面内质网扩张的囊泡及细胞周围胶原纤维的横断面

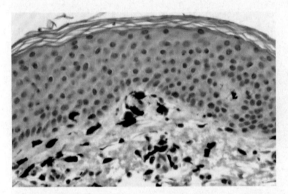

图 3-41　XIIIa 因子阳性的"真皮树突状细胞"聚集在表皮下方和真皮微血管单位周围

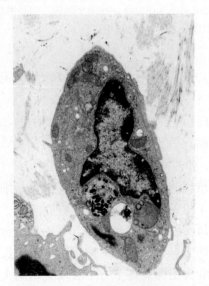

图 3-42　真皮内吞噬性巨噬细胞的超微结构。注意与吞噬的细胞分解产物相关的胞质内溶酶体，以及含有内化黑素小体的大空泡

真皮成纤维细胞

胚胎第 2 个月时，真皮由包埋在基质中疏松排列的间充质细胞组成。第 3 个月时，嗜银的网状纤维出现。随着这些纤维增多变粗，逐渐成束排列，失去嗜银性，但可以用胶原纤维染色来显色。同时，间充质细胞发育为成纤维细胞。电子显微镜观察第 6 周到第 14 周胚胎真皮，除了与神经轴突有关的施万细胞可识别外，还可见三种主要细胞类型：①突起较长的星状间充质细胞；②可能起源于卵黄囊的巨噬细胞；③含有颗粒的细胞，可能是成黑素细胞或肥大细胞前体。从第 14 周开始，成纤维细胞数目很多。在正常成人真皮中，成纤维细胞表现为具有长卵圆形细胞核的双极不明显的梭形细胞。不易与真皮内其他梭形细胞和树突状细胞相区别。电镜下，合成胶原蛋白较活跃的成纤维细胞内常见较多的，由许多附有核糖体的膜囊组成的粗面内质网（图 3-40B）。扩张的内质网扁囊内衬核糖体，囊内充满由核糖体产生的无定形物质[219]。这些无定形物质由三螺旋的前胶原分子组成，每个分子由三个 α- 脯氨酸多肽链组成。前胶原分子从粗面内质网扁囊转运至高尔基体，再从高尔基体以分泌囊泡的形式排至细胞外间隙[220,221]。在细胞间隙中前胶原分子转化成由三个 α 链组成的胶原分子[222]。免疫组化显示成纤维细胞表达波形蛋白。附属器周围的成纤维细胞

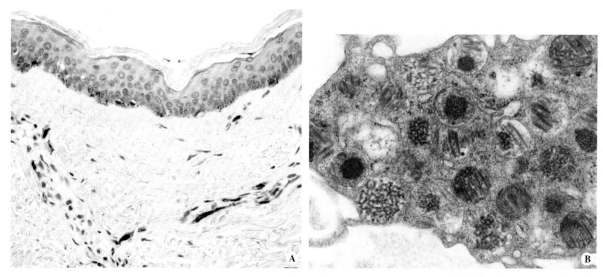

图 3-43　A. KIT（CD117）显示真皮肥大细胞和表皮真皮交界处的黑素细胞；B. 透射电子显微镜显示一个有颗粒的肥大细胞

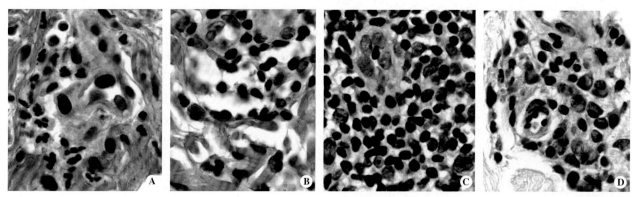

图 3-44　多种常见皮炎类疾病中浸润的炎细胞：中性粒细胞（A）、嗜酸性粒细胞（B）、淋巴细胞和组织细胞（C）、浆细胞（D）

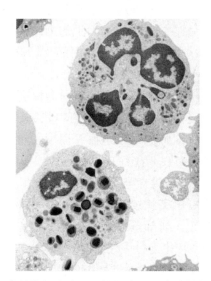

图 3-45　中性粒细胞（上面的细胞）和嗜酸性粒细胞（下面的细胞）超微结构的比较

还可表达平滑肌肌动蛋白和结蛋白。静止期的成纤维细胞较难与真皮内其他梭形细胞相鉴别，但活动期成纤维细胞可在转录和转录后水平通过探针检测参与活跃的胶原蛋白合成的成分予以识别。

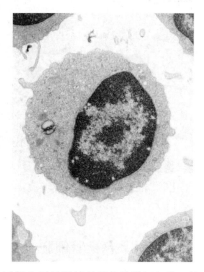

表达 CD10。活跃的、再生的成纤维细胞（如在肉芽组织中）在超微结构及免疫组化上可显示肌成纤维细胞特点[223]。除波形蛋白外，肌成纤维细胞

图 3-46　透射电子显微镜显示成熟淋巴细胞：注意其富含染色质的核和缺乏细胞器的胞质

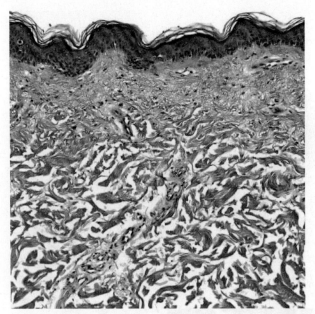

图 3-47 常规组织学显示真皮乳头层（顶部）和网状层（底部）的过渡。乳头层的胶原纤维较稀疏、纤细，而网状层胶原纤维束较粗大

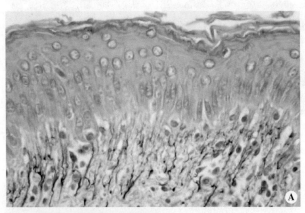

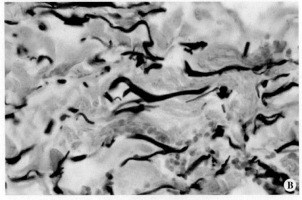

图 3-48 组织化学（银染）显示弹性纤维，真皮乳头层（A）和真皮网状层（B）

血管周围和间质树突状细胞

1986 年，Headington[224] 以 "真皮树突状细胞"

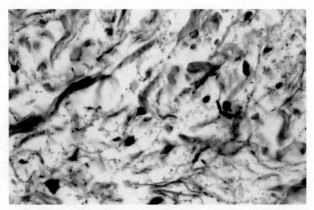

图 3-49 基质，尽管在普通光学显微镜下黏多糖通常不明显。本图示基质病理性增多，表现为淡蓝灰色细线状，将网状真皮内的胶原纤维分隔开

一词命名了人真皮中新发现的树突状细胞。这些细胞主要但不仅局限于血管周围，且形状与常规双极性成纤维细胞不同，是呈星形。其中有些细胞可能是 Braverman 等最初描述的 "面纱细胞"，其用薄的突起膜围绕小静脉壁[225]。随后发现这些细胞中多数都表达膜糖蛋白 CD1c[226]、HLA-DR、某些巨噬细胞标志及细胞质转谷氨酰胺酶、XIIIa 因子[227]（图 3-41）。研究显示真皮不同层次的真皮树突状细胞在表达造血祖抗原、CD34 和 F XIIIa 上存在异质性[228]。免疫组化显示表达 XIIIa 因子的细胞主要分布于真皮乳头血管周围和汗腺周围。虽然不特异，但许多疾病，如卡波西肉瘤、皮肤纤维瘤和瘢痕中表达 XIIIa 因子的细胞数量增加。CD34 阳性细胞在真皮中部、深部及附属器周围数目更多[229]。

真皮树突状细胞仅在横断面为树突状，三维结构重建显示其有大量精细的膜状突起[228]，真正的树突状细胞也存在于血管周围。像朗格汉斯细胞，虽然一般不含有 Birbeck 颗粒，但其高表达 HLA-DR，被认为参与了真皮抗原的提呈[230]。真皮血管周围树突状细胞的不同亚型间可能存在较大的可塑性，局部微环境的变化可能诱导其表型从一种亚型转化为另一种亚型[231]。

通常在常规染色切片中较难识别血管周围树突状细胞，但能用相关标志物的免疫组化染色识别并区分不同类型。当显示较强吞噬能力，如摄取含铁血黄素时，可观察到真皮树突状细胞。这些吞噬性血管周围树突状细胞被称为树突状吞噬细胞[232]。

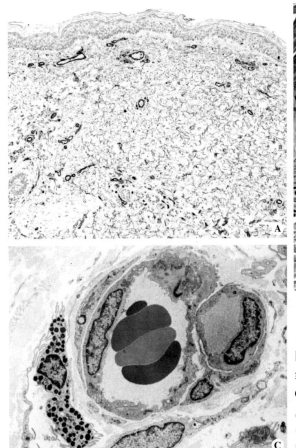

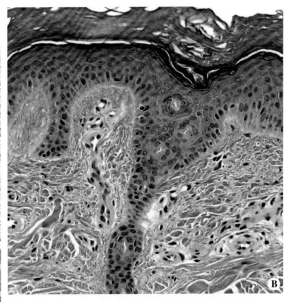

图 3-50　A. CD31 免疫组化染色显示真皮血管；B. 毛细血管袢的组织学，源自浅层血管丛，延伸至真皮乳头；C. 透射电子显微镜显示皮肤微血管单位，由中心血管丛及周围细胞组成，连接真皮乳头层和网状层。注意中心毛细血管后微静脉的内皮细胞由周细胞和颗粒性肥大细胞等免疫细胞围绕

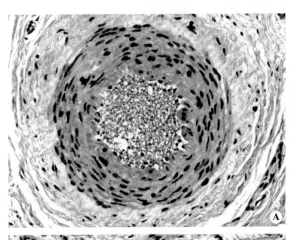

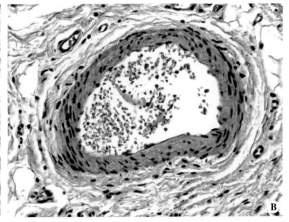

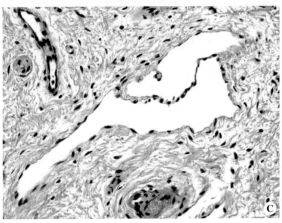

图 3-51　中动脉（A），静脉（B），淋巴管（C）

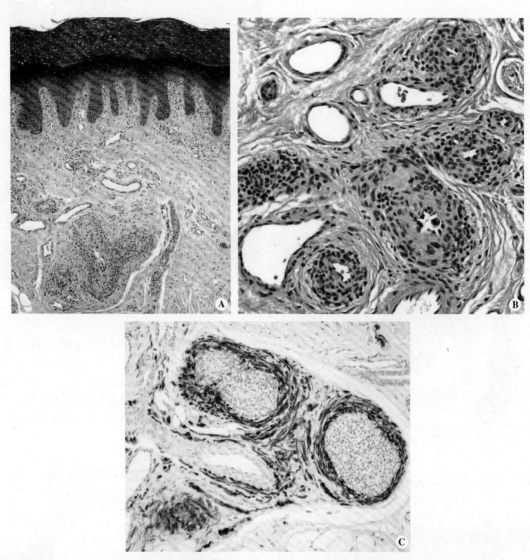

图 3-52　A. 取自指掌侧的皮肤，显示明显的血管球形成；B. 高倍镜显示血管周围典型的球细胞；C. S100 染色显示这些结构内有神经分布

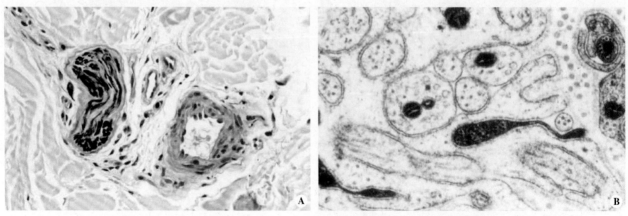

图 3-53　S100 染色显示真皮神经纤维（A），透射电子显微镜显示由施万细胞包围的单个轴突（B）

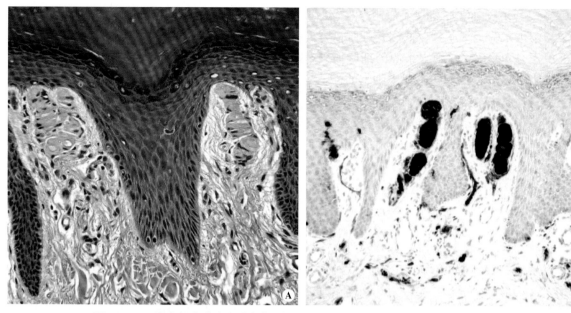

图 3-54 A. 人掌部皮肤真皮乳头内的触觉小体；B. S100 染色显示触觉小体强阳性

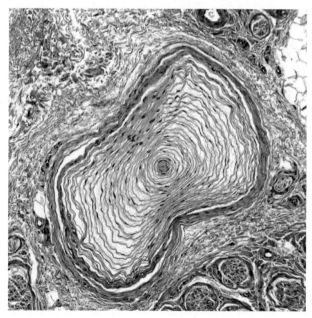

图 3-55 显示 Vater-Pacini 环层小体特征性的同心圆结构

吞噬性巨噬细胞

巨噬细胞也称为组织细胞，来源于骨髓，以前体细胞的形式在血液中循环，进入组织后形成单核细胞[233]。在适当的刺激下，皮肤中的单核细胞发育为巨噬细胞，这一过程包括细胞体积明显增大及细胞组成和结构的变化，包括溶酶体酶的增加，如 β- 葡萄糖醛酸糖苷酶、酸性磷酸酶、溶菌酶和芳基硫酸酯酶[234]。巨噬细胞可进一步演变

为上皮样组织细胞和异物巨细胞。活化的巨噬细胞聚集形成肉芽肿。巨噬细胞最常聚集在正常皮肤血管的周围，但使其活化的刺激物的性质和位置不同，因此其也分布在真皮（或表皮）的各个部位。

巨噬细胞构成"单核巨噬细胞系统"，这一概念已取代"网状内皮系统"。在单核巨噬细胞系统中，巨噬细胞是"专职"吞噬细胞，包括肺的尘细胞和肝的库普弗细胞（Kupffer cell）。而网状内皮细胞则包括淋巴结中的树突状网状细胞和血管内皮细胞，仅是"兼职性"吞噬细胞，且这种分类相对来说并不是很合适[234]。作为"专职"吞噬细胞，巨噬细胞能够摄取大颗粒并形成高浓度的溶酶体酶，两者结合形成吞噬溶酶体。而内皮细胞的兼职性吞噬作用仅是指对小颗粒的胞饮作用而不涉及免疫刺激[234]。巨噬细胞因为表面具有针对 IgG Fc 段、C3 和免疫相关 HLA-DR 抗原（主要组织相容性复合物的人白细胞抗原 D 亚区）的受体，所以也能被免疫因子所激活[235]。

常规病理切片不能区分单核细胞和淋巴细胞，因为两者均表现为细胞小而深染、细胞核呈圆形，胞质很少，在常规切片中甚至看不到胞质，单核细胞的直径为 12 ～ 15μm，稍大于淋巴细胞[235]。可以通过对溶酶体酶，如酸性磷酸酶染色来区分两者，因为这些酶仅存在于单核细胞。此外，单核细胞还表达一些可能与溶酶体相关的胞质内分

子，如 CD68 和 KP1，而淋巴细胞不表达。然而，这些分子通常被认为是细胞器，而不是细胞谱系特有的，也不是单核 / 巨噬细胞来源的细胞所独有的标志物[236]。最近发现单核 / 巨噬细胞的标志物为 CD163，是属于富含半胱氨酸清道夫受体超家族的一种糖蛋白。有趣的是，通过原位杂交、免疫荧光和免疫组化技术显示 CD163 的表达主要局限于单核和组织巨噬细胞[236]。CD68、KP1 和 CD163 可用于石蜡切片的免疫组化染色[237]。

巨噬细胞是活化的单核细胞，因此体积比单核细胞大，直径为 20 ~ 80μm[235]。细胞核呈泡状、淡染、细长，且核膜清晰。在常规切片中，除了根据分布位置或表现出来的吞噬活性外，巨噬细胞很难与成纤维细胞或内皮细胞区分。摄取黑素的巨噬细胞称为噬黑素细胞，正常情况下可见于肤色较深者的真皮乳头内。摄取了含铁血黄素的巨噬细胞称为噬含铁血黄素细胞，可通过含铁血黄素微粒特征性的黄绿色及其具有折光线的特点予以辨认。铁染色（如普鲁士蓝）可以证实。

向健康受试者输注氚化胸腺嘧啶标记的单核细胞，3 小时后在皮肤中的外渗液中观察到这些细胞，证实了人皮肤组织单核细胞来源于血单核细胞[238]。另一方面也发现，标记的单核细胞回输后，由于单核细胞从血液募集至皮肤的速率较低，慢性皮炎患者真皮中的单核细胞和巨噬细胞主要来源是自我更新[238]。电镜显示许多初级溶酶体呈小的致密小体散布于单核细胞的细胞质中[239]。巨噬细胞作为活化的单核细胞，较单核细胞体积更大、生存时间更长、含的溶酶体更多[240]（图 3-42）。许多巨噬细胞含有已吞噬物质的吞噬体，吞噬体与初级溶酶体的内容物融合成为吞噬溶酶体。

肥大细胞

肥大细胞（图 3-43）来源于骨髓，正常真皮中存在少许，呈椭圆形至梭形，圆形或椭圆形的细胞核位于中央。肥大细胞通常集中于血管周围，特别是毛细血管后微静脉（每个血管横截面有 1 ~ 3 个细胞）。其细胞质中含大量在常规染色如 HE 染色中不显色的颗粒。因此，在常规染色时，虽然偶尔可以根据细胞质和细胞膜特点来识别，但很难与其他血管周围细胞区分。吉姆萨染色中

的亚甲蓝、甲苯胺蓝和阿新蓝都可以使颗粒着色，且使用亚甲蓝和甲苯胺蓝染色时，颗粒呈异染性，即呈紫红色，而不是染色剂固有的蓝色。

电镜下，肥大细胞周围有许多大且长的绒毛。胞质的颗粒显示为有包膜的圆形、椭圆形或角形的结构。成熟颗粒直径达 0.8μm[241]（图 3-43B），且包含两种成分：片晶和高电子密度的细颗粒状物质[242]。片晶的弦切面显示亚晶状的晶格呈横向条带样。免疫超微结构显示颗粒的各亚成分与丝氨酸蛋白酶类胰蛋白酶和糜蛋白酶的分布相关[243]。此外，位于结缔组织，如真皮内的肥大细胞，其颗粒形成不完整的卷轴状，同时表达糜蛋白酶和类胰蛋白酶，而位于黏膜和相关固有层的肥大细胞，其颗粒形成完整的卷轴状，表达类胰蛋白酶，但不表达糜蛋白酶[244,245]。有趣的是，在一些肥大细胞增多症的病例中，颗粒会优先表现出其中一种形式[246]。

多种情况会造成肥大细胞脱颗粒，如 IgE 结合在细胞表面、暴露于 P 物质等神经肽后或非特异性机械或热刺激后、暴露于多种外源性促分泌素（化合物 48/80、钙离子载体、吗啡硫酸盐）后。脱颗粒通常在细胞膜暴露于促分泌素后数分钟内发生，通常是全部颗粒的排出，但一些颗粒可能发生细胞内分解[241,247,248]。脱颗粒的初始阶段包括颗粒膨胀、内部亚结构破坏和电子密度降低。颗粒的排出过程是通过细胞膜与颗粒膜的广泛融合，且和多个颗粒的膜融合形成导管有关。颗粒膨胀、电子密度降低导致细胞内形成广泛复杂的通道，此后颗粒周围的膜消失，颗粒被释放入细胞外间隙[242,249]；随之，颗粒释放其已形成和储存的介质如组胺、肝素、丝氨酸蛋白酶和某些细胞因子。

对"致敏物"敏感的患者来说，速发型超敏反应可通过肥大细胞和嗜碱性粒细胞表面的 IgE 特异性抗体被触发。当特异性抗原与细胞表面 IgE 抗体结合后，肥大细胞脱颗粒、释放组胺引发过敏反应[250]。由于组胺可增加毛细血管后微静脉的通透性，如果释放量足够大，可导致过敏性休克。在迟发型超敏反应和同种异体细胞毒反应实验中，肥大细胞脱颗粒较早，通常在最早的淋巴细胞浸润之前[251,252]。这部分是由于人类肥大细胞含有 TNF-α[253]，肥大细胞脱颗粒释放的 TNF-α 可诱导黏附分子的表达，如相邻毛细血管后微静脉中的 E 选择素[254]，使白细胞黏附于内皮细胞的管腔

膜[255]。肥大细胞与内皮细胞之间的协作也很关键，已经发现，肥大细胞主要位于富含层粘连蛋白的血管周围，这与肥大细胞膜表达特异性层粘连蛋白受体有关[256]，同时内皮细胞也表达肥大细胞生长因子（也称为 c-kit 配体或干细胞因子）[257]。CD117（KIT）是Ⅲ型酪氨酸激酶受体，参与多种细胞的信号转导。通常，KIT 通过与其配体干细胞因子的结合而被激活（磷酸化）。这导致磷酸化级联反应，最终激活不同细胞的各种转录因子，从而调节细胞凋亡、细胞分化、增殖、趋化和细胞黏附。皮肤中 KIT 依赖性细胞包括肥大细胞，一些造血干细胞，黑素细胞，散在的基底层角质形成细胞和皮肤附属器的上皮细胞[258]（图 3-43A）。

浸润的炎症细胞

在炎症性皮肤病中，多种细胞在真皮中浸润，偶尔也进入表皮，这些细胞主要来源于骨髓。由于观察到这些细胞通常部分或全部分布于血管周围，因此认为细胞浸润是在真皮微血管单位水平上开始的（图 3-44）。作为皮肤免疫系统的一部分，正常皮肤中也存在少量炎症细胞。识别细胞类型对于诊断是非常重要的，因为许多皮肤炎症性疾病的分类和鉴别诊断首先取决于结构分类，其次是炎症细胞的类型（参见第 5 章）[259]。来源于骨髓的细胞可分为三组：粒细胞（表 3-4）；淋巴细胞，包括浆细胞；单核细胞或巨噬细胞（前面讨论过）。

表 3-4　粒细胞组的炎症细胞

细胞类型	直径（μm）	颗粒	颗粒主要成分	颗粒显示染色
中性粒细胞	10～15	嗜天青颗粒（20%）	髓过氧化物酶、酸性水解酶、中性蛋白酶、阳离子蛋白、溶菌酶	Leder（CEA- 氯乙酸酯酶）
		特殊颗粒（80%）	溶菌酶、胶原酶、碱性磷酸酶、乳铁蛋白、铁结合蛋白	
		异染颗粒	无机磷酸盐聚合物、肝素	
嗜酸性粒细胞	12～17	嗜酸性颗粒	水解酶，特别是嗜酸性过氧化物酶和芳基硫酸酯酶、核糖核酸酶、纤溶酶原、脱氧核糖核酸酶、脂肪酶	HE
嗜碱性粒细胞	10～14	异染颗粒	无机磷酸盐聚合物	HE 和吉姆萨
肥大细胞	8～10	异染颗粒	无机磷酸盐聚合物、肝素、组胺	甲苯胺蓝、吉姆萨、亚甲蓝、c-kit、类胰蛋白酶

中性粒细胞

中性粒细胞也称为中性或多形核白细胞，细胞核呈分叶状，由窄的核质桥连接的多个叶片状核（图 3-44A）。细胞质含大量中性至微嗜酸性的颗粒。电镜下，可见中性粒细胞中存在两种有膜的细胞质颗粒或溶酶体：嗜天青颗粒和特殊颗粒[260]（图 3-45，表 3-4）。这些颗粒含有溶酶体酶，表明初级溶酶体具有抑菌作用，在死亡细菌和其他坏死物质的降解和溶菌过程中起重要作用。在组织切片中，中性粒细胞核呈爆米花形，细胞质淡红色，伴微细颗粒。由于局部坏死或自体消化可导致细胞核碎裂，形成血管炎中特征性的"核尘"。中性粒细胞在正常皮肤中不常见，但常在部分炎症性皮病中出现，包括各种皮肤感染、荨麻疹、免疫复合物介导的坏死性血管炎和中性皮病谱（如 Sweet 综合征、坏疽性脓皮病）。在其他炎症性皮肤病中，如银屑病、脂溢性皮炎和急性痘疮样苔藓样糠疹（PLEVA），中性粒细胞可与其他细胞共同参与其中。

功能上，中性粒细胞在以下方面起重要作用[261]：①某些炎症反应；②吞噬和杀死微生物；③补体介导的抗原抗体复合物的固定和吞噬。因为中性粒细胞不能从周围介质中摄取氧，因此不能杀死慢性肉芽肿性疾病中的细菌[262]。中性粒细胞对病原体和抗原抗体复合物的吞噬伴随其部分或完全脱颗粒，这与溶酶体酶的排出有关[263]。中性粒细胞吞饮微生物可导致细胞质内吞噬溶酶体的形成，其中高浓度的酶可促进微生物的降解。免疫复合物激活补体后，可通过趋化作用诱导中性粒细胞局部聚集。随后中性粒细胞吞噬免疫复合物和（或）中性粒细胞脱颗粒[264]。中性粒细胞释放到细胞外的颗粒中含有胶原酶和弹性蛋白酶，其可引起局部组织损伤，包括基底膜中含有免疫复合物的血管坏死[265]。

嗜酸性粒细胞

细胞质中的强嗜酸性颗粒和特征性的二分叶细胞核是嗜酸性粒细胞的特征[266]。嗜酸性颗粒较中性粒细胞的颗粒大（表3-4）。虽然HE切片可见（图3-44B），但吉姆萨染色时这些颗粒呈亮红色且更清晰。嗜酸性颗粒由两部分组成，即中央为多角形核心，通常称为晶状体，周围为基质。用铅化合物染色后，电镜下晶状体比基质着色更黑[267]（图3-45）。引起嗜酸性粒细胞增多的抗原-抗体复合物沉积的疾病，包括寻常型天疱疮，特别是增生型天疱疮、落叶型天疱疮、大疱性类天疱疮（参见第9章）和面部肉芽肿（参见第8章）。组织细胞增多症X（参见第6章）和霍奇金病（参见第31章）中偶尔可见嗜酸性粒细胞，其原因尚不明确。寄生虫感染时外周血和组织中常有嗜酸性粒细胞增多（参见第24章）。嗜酸性粒细胞可能是寄生虫感染的效应细胞[268]。

功能上，嗜酸性粒细胞的吞噬作用似乎仅限于免疫复合物和肥大细胞颗粒。吞噬时，类似于中性粒细胞，嗜酸性颗粒的内容物排入吞噬体[268]。由于嗜酸性粒细胞可吞噬肥大细胞颗粒和某些抗原-抗体复合物，皮肤中嗜酸性粒细胞增多可能是由于：①过敏或特应性过敏；②继发于肥大细胞脱颗粒；③与某些疾病相关的抗原-抗体复合物沉积于皮肤。组织嗜酸性粒细胞增多可出现在过敏反应和其他任何形式的"即刻"过敏，如基于肥大细胞表面IgE型抗体的特应性过敏反应。过敏反应分为Ⅰ型超敏反应[269]：发生于特异性抗原与肥大细胞表面特异性抗体结合后。这可导致肥大细胞脱颗粒和释放血管活性物质，特别是组胺。嗜酸性粒细胞出现于肥大细胞脱颗粒的部位，吞噬释放的颗粒[263]。因此，嗜酸性粒细胞可以调节过敏反应[270]。过敏反应时，致敏的肥大细胞可释放嗜酸性粒细胞趋化因子，吸引嗜酸性粒细胞渗入到过敏反应部位，聚集在脱颗粒的肥大细胞周围吞噬肥大细胞释放的颗粒[271]。

嗜碱性粒细胞和肥大细胞

虽然嗜碱性粒细胞和肥大细胞具有相似或相同的功能且互补，但无论细胞来源还是分布，它们均不同（表3-4）[272]。两者都来源于骨髓，嗜碱性粒细胞在外周血中循环，而成熟的肥大细胞仅分布于结缔组织和黏膜组织中。嗜碱性粒细胞在人类皮肤炎症性疾病中相对罕见，但在啮齿动物的皮炎中，常常是活跃的参与者[272]。如想在光镜下观察嗜碱性粒细胞，需使用电镜的固定液和处理技术，标本必须用塑料树脂包埋且切片厚度为1μm，然后用吉姆萨染色。嗜碱性粒细胞具有多叶核和大的、弥漫分布的异染颗粒，而肥大细胞为单叶核，异染颗粒小且分布在外周[273]。

淋巴细胞

外周淋巴细胞主要有两种类型，即T淋巴细胞和B淋巴细胞，两者都来源于骨髓。其中一型淋巴细胞迁移到胸腺分化为成熟的淋巴细胞，然后进入外周淋巴组织作为胸腺源性淋巴细胞或T淋巴细胞。在淋巴结中，T淋巴细胞主要位于滤泡间皮质，也称为副皮质区。另一型淋巴细胞如B淋巴细胞在骨髓中成熟[274]。B淋巴细胞意为腔上囊源性淋巴细胞，最初使用该名称是因为发现鸟的B细胞在法氏囊（bursa of Fabricius）内成熟[274]。在人类，B淋巴细胞指骨髓来源的淋巴细胞。在淋巴结内，B淋巴细胞主要位于淋巴滤泡，包括其生发中心。T淋巴细胞是细胞免疫的效应细胞，而B淋巴细胞介导体液免疫。特殊功能的T细胞亚群，即辅助T细胞和细胞毒/抑制T细胞对T细胞和B细胞都发挥着重要的调节功能[275]。淋巴结和其他淋巴样器官有三个主要功能：①聚集身体内所有的抗原；②将这些抗原暴露于在这些淋巴器官内循环的初始淋巴细胞和具有抗原特异性的淋巴细胞；③传递分别介导体液和细胞免疫的免疫反应物，即将抗体和细胞传递至循环和外周非淋巴组织中[274]。皮肤、肠道等是宿主与环境接触的重要组织，是与内皮细胞黏附分子（如T细胞皮肤淋巴细胞相关抗原和皮肤中的内皮细胞E选择素）相互作用的组织特异性归巢受体介导的生理性T细胞转运的主要靶点。这些组织（如皮肤）与中枢淋巴器官之间的密切归巢关系，加上常驻的树突状抗原提呈细胞（朗格汉斯细胞）和效应细胞（肥大细胞，参见后面的讨论），被称为皮肤相关淋巴样组织。

静息淋巴细胞的直径平均为 8 ~ 10μm，其细胞核相对较小、呈圆形，由于存在大量染色质颗粒而呈强嗜碱性（图 3-46）。细胞质较少，仅有薄薄一圈，在普通光镜下不易发现。光镜下，在常规染色的组织切片中，也不容易区分淋巴细胞和单核细胞。因此，习惯将组织学外观类似淋巴细胞的细胞归为淋巴样细胞，有时将淋巴细胞和单核细胞混合浸润称为单个核细胞浸润或称淋巴组织细胞浸润。超微结构显示，静息淋巴细胞的核含粗糙聚集的异染色质，核周围有少量细胞质，几乎不含细胞器（图 3-44C，图 3-46）。相反，活化的淋巴细胞有大的泡状核，可见核仁和（或）精细折叠的核轮廓，类似于 Lutzner-Sezary 细胞。

皮肤中 T 细胞和 B 细胞浸润的方式也较有趣。在大多数炎症性皮肤病中，T 细胞主要存在于真皮血管和附属器外膜周围。T 细胞迁移到表皮时通常伴有邻近角质形成细胞的病理变化（如海绵样皮肤水肿形成、细胞凋亡）。在皮肤 T 细胞淋巴瘤中，肿瘤性淋巴细胞移入表皮常称为亲表皮，常不伴有海绵样皮肤水肿形成。虽然 T 细胞可形成间质性浸润，但较少见。相反，B 细胞常常不会迁移入表皮。当 B 细胞大量浸润时，常在真皮内形成结节状，伴有淋巴滤泡的形成。

虽然光镜不能区分 T 细胞和 B 细胞，但可以通过体外试验和免疫组化染色来区分。人 T 淋巴细胞有绵羊红细胞（E）受体，因此在历史上重要的 E 花环实验中，可见绵羊红细胞围绕 T 淋巴细胞呈花环状排列[276,277]。抗体可用常规石蜡切片鉴定 T 细胞和 B 细胞 [如 CD3 标记 T 细胞，L26（CD20）和 CD79a 标记 B 细胞]。免疫组化染色也可根据检测细胞表面特异的糖蛋白来区分不同的 T 细胞功能亚型（CD4 标记辅助 / 诱导 T 细胞，CD8 标记细胞毒性 / 抑制 T 细胞）。T 细胞受体（TCR）由 αβ 或 γδ 异二聚体组成，表达于细胞表面且与 CD3 相关。大多数外周 T 淋巴细胞表达 αβTCR，且 呈 CD4$^+$ 或 CD8$^+$。Gershon 和 Kondo 在 1970 年[278] 及 Sakaguchi 等在 2007 年[279] 发现 T 细胞不仅可增强，还可减弱免疫反应，且介导免疫下调的 T 细胞与辅助性 T 细胞不同。抑制性 T

细胞的表型大多数为 CD8$^+$，而另一些，特别是抑制迟发型超敏反应的 T 细胞为 CD4$^+$。

在整个皮肤中约有 2×10^{10} 个 T 细胞，几乎是循环中 T 细胞数目的两倍[280]。这些 T 细胞通过监视病原体和其他有害抗原来保护机体[281,282]。近年来，人们对皮肤常驻 T 细胞的生物学再次有了兴趣[283]。2003 年，将外观健康的"正常"人类皮肤的常驻 T 细胞暴露于各种各样的免疫学刺激下，已诱发出其复制潜能[284]。最近，研究显示人皮肤中非循环池中的常驻 CD8$^+$ T 细胞较丰富，且能够针对某些微生物（如牛痘）产生细胞毒性反应[281]。这种局部皮肤 T 细胞可在缺乏从血液中募集的 T 细胞时启动并维持免疫反应[280]。皮肤常驻记忆性 T 细胞也已显示对 HSV 感染有反应，其中 CD8$^+$T 细胞介导表皮改变，CD4$^+$T 细胞参与真皮的反应。此外，外周循环中表达皮肤归巢受体的 FoxP3$^+$ 调节性 T 细胞（Treg）进入皮肤内，可抑制皮肤常驻记忆性 T 细胞，从而对皮肤免疫进行调节[285]。Treg 是表达 CD25（IL-2 受体）和 FoxP3 及 CD4 的 T 淋巴细胞亚型。这种"调节性"T 细胞用于限制 / 抑制免疫应答，在组织中可通过常规免疫组化标志检测到[279]。

另一种与 T 细胞密切相关的淋巴细胞是自然杀伤（NK）细胞。其约占循环淋巴细胞的 10%，并可与主要组织相容性复合物（MHC）I 类分子 CD1d 上的糖脂反应。表达 CD56、CD57 和 CD16 是 NK 细胞的特征，不表达 B 细胞标记和膜 CD3，但表达细胞质 CD3 ε。他们通常是 CD4$^-$/CD8$^-$，少数表达 CD8。NK 细胞不显示免疫球蛋白重链或 TCR 基因的重排[286]。

T 细胞在正常皮肤免疫监视和迟发型超敏反应中起重要作用。过敏时，朗格汉斯细胞摄取初始抗原，通过皮肤淋巴管（参见后面的讨论）迁移至引流淋巴管后，朗格汉斯细胞将抗原呈递给初始 T 细胞，经过初始克隆扩增形成记忆细胞。在免疫反应中，真皮微血管单位被激活（部分是由在致敏时产生的抗原特异性 IgE 样分子刺激肥大细胞脱颗粒所致）[287]，引起内皮细胞腔面产生白细胞黏附分子，促进抗原特异性皮肤归巢记忆性 T 细胞的募集。当局部抗原在免疫反应发生部位呈递后，这些先驱记忆细胞能够进行抗原识别，通过精细的细胞因子级联反应导致次级炎症细胞的聚集。

B 淋巴细胞是体液免疫的效应细胞。受抗原刺激时，淋巴结内由小的 B 淋巴细胞组成的初级滤泡发展成为次级滤泡，后者由边缘小的 B 淋巴细胞围绕生发中心组成[274]。在生发中心中，小的 B 淋巴细胞先变为有裂的中心细胞，再成为无裂的、大的中心母细胞[288]。中心母细胞受抗原刺激后成为免疫母细胞，并产生一个子细胞克隆，最后成熟为分泌免疫球蛋白的浆细胞[289,290]。辅助 T 细胞可促进 B 细胞分化为浆细胞，而抑制性 T 细胞则抑制该过程[291]。浆细胞聚集于淋巴结的髓索而不进入血液循环，但其分泌的免疫球蛋白作为"体液免疫"抗体循环于血液。尽管这些过程通常发生在淋巴结，但当局部抗原刺激时，皮肤也可发生相同的改变，如皮肤淋巴样增生中可形成明显的生发中心[292,293]。在 B 细胞克隆性肿瘤中，B 细胞可停留在任何一个分化阶段，形成各种类型的皮肤淋巴瘤中均可见到的单一细胞的浸润（参见第 31 章）。

浆细胞

浆细胞富含均质、强嗜碱性的细胞质，且边界清晰。细胞核圆且偏于细胞一侧，其染色质颗粒较粗、强嗜碱性、沿核膜辐射状规则排列使细胞核呈车轮状（图 3-44D）。无丙种球蛋白血症的患者缺乏浆细胞这一事实使得人们很早就认识到所有循环的体液免疫抗体的各种免疫球蛋白是由浆细胞生成的。免疫球蛋白的合成主要发生在淋巴结、脾脏和骨髓的浆细胞中。浆细胞仅存在于组织，不存在于外周循环中，因此可以认为，真皮中的浆细胞是由 B 淋巴细胞在皮肤内分化形成的。免疫组化可在石蜡包埋组织中显示细胞质内的免疫球蛋白。根据 κ（约 2/3 的反应性浆细胞表达）和 γ（约 1/3 的反应性浆细胞表达）的表达情况，可以进行细胞亚型的分析，也有助于判断是否存在肿瘤性克隆的增生，后者细胞仅表达一种轻链。电镜下，浆细胞的胞质内有广泛的扁囊系统，衬以核糖体相关的粗面内质网是浆细胞的特征。

大量浆细胞常存在于某些感染性疾病中，如早期梅毒、鼻硬结病和腹股沟肉芽肿病中（参见第 21 章和第 22 章）。在这些浆细胞中，尤其是在鼻硬结病中，胞内和胞外均可见圆形、透明、嗜酸性的小体，称为 Russell 小体。Russell 小体在浆细胞内形成是其合成免疫球蛋白非常活跃的结果，且最终可能完全替代该浆细胞[294]。Russell 小体的直径可达 20μm，是正常浆细胞的两倍。Russell 小体含有不同数量的糖蛋白，常规革兰氏染色及 PAS 染色阳性，且耐淀粉酶消化[295]。和免疫球蛋白的分泌类似，Russell 小体最初也是由内质网池分泌的。当浆细胞内的 Russell 小体超负荷时，首先细胞核碎裂，最终整个细胞裂解[294]。免疫荧光和免疫组化染色显示 Russell 小体内含免疫球蛋白，特别是在其表面尤为明显[296,297]。

（张　莹　陈　浩译，陶　娟　校，黄长征审）

真皮内肌细胞

平滑肌

皮肤的平滑肌 / 不随意肌以立毛肌、外生殖器的肉膜及乳晕部位的肌肉等形式出现。立毛肌的肌纤维起自真皮上部结缔组织，附着于皮脂腺下的毛囊（图 3-26）。其肌纤维与毛囊形成钝角。因此，当立毛肌收缩时，使毛囊处于垂直位，并产生毛周隆起，即"鸡皮疙瘩"。

平滑肌的特点是肌纤维无横纹及细胞核位于肌细胞的中央。典型的细胞核呈两端钝圆的雪茄形，这一特征对于评估真皮梭形细胞增生或肿瘤具有诊断意义。嗜银性网状纤维包绕着肌纤维。电镜检查显示平滑肌的细胞膜表面覆有基底膜。肌细胞的胞质内充满了直径约为 5nm 的肌丝，这些肌丝聚集形成位于胞质及外周的致密体，肌上皮细胞、血管平滑肌细胞、血管球细胞的肌丝亦可形成相同的结构。肌细胞间相当狭小的空间被胶原原纤维及无髓神经纤维的施万细胞占据。

平滑肌细胞包含波形蛋白、结蛋白及平滑肌肌动蛋白[229]。其中，波形蛋白及结蛋白为中间丝的组分。

横纹肌

颈部皮肤的颈阔肌及面部皮肤内的表情肌为横纹肌 / 随意肌。横纹肌的肌束起自筋膜或骨膜，亦可像口周的口轮匝肌一样形成闭合环。横纹肌贯穿皮下组织延伸至真皮下部（参见图 3-62C）。肌纤维类似于骨骼肌，表现出特征性的胞质横纹。

细胞核位于肌纤维的周边，紧靠着肌膜或纤维内界膜下方。

细胞外基质

真皮细胞外基质由以下三种成分组成。
- 胶原纤维
- 弹性纤维
- 基质

以上三种组分均由成纤维细胞生成。胶原纤维和弹性纤维被嵌入基质中。

胶原纤维

胶原是真皮结缔组织中含量最丰富的成分。光镜下，胶原由纤维组成（图 3-47～图 3-50）。胶原纤维的直径粗细不一，从 2～15μm 不等。胶原纤维纤细并交织成网，亦可聚集成粗大的纤维束，前者位于真皮乳头层，真皮乳头层包括表皮下位于表皮突间的乳头层及乳头下层，乳头下层为在表皮突与乳头下血管丛之间形成的狭窄的条带（图 3-5，图 3-47 和图 3-50B），此被称为真皮乳头。此外，毛 - 皮脂腺单位、外泌汗腺、顶泌汗腺均被纤细网状类似真皮乳头层内的胶原纤维所包绕。因此，真皮乳头层及附属器周围的真皮被视作一个解剖单位，即外膜真皮。真皮内的血管也被纤细薄层胶原纤维所环绕。生化上，真皮乳头层主要由Ⅲ型胶原构成。

其余的真皮被称为网状层，是真皮最大的组成部分，其间的胶原纤维聚集成粗大的纤维束（图 3-40A，图 3-47）。这些胶原束在水平面上向各个方向延伸，所以在组织切片上可以看到纵切面或横切面。通常，纵切面的胶原束呈轻微的波浪状。生化上，网状层主要由Ⅰ型胶原构成。

网状纤维常规染色难以辨认，但其有嗜银性，经硝酸银溶液浸染后，硝酸银被还原成银而被染成黑色。网状纤维是一种特殊类型的纤细的胶原纤维，其直径为 0.2～1μm。与胶原纤维不同，网状纤维的嗜银性可能与网状纤维和Ⅲ型胶原而不是Ⅰ型胶原的分布相关。

嗜银性网状纤维是胚胎时期最早形成的纤维，其与多种病理状况下成纤维细胞的活性增加相关。

在正常皮肤中，虽然真皮内胶原不断更新替换，但新胶原的形成过程中并无嗜银阶段作为先导。相反的，所有新形成的胶原均由粗纤维构成。然而，在少数部位，正常幼稚的胶原纤维表现为网状纤维，没有转变为粗大的、非嗜银的胶原纤维。这些部位主要位于基底膜带、紧靠表皮及其附属器的外膜真皮区域。此外，网状纤维通常亦可见于血管周围，还可呈网篮状围绕脂肪细胞。

胶原蛋白的生物合成起始于成纤维细胞内，由 3 个前 α 多肽链装配形成三螺旋前胶原分子[222]。随后其被分泌至细胞间隙，通过成纤维细胞产生的氨基肽酶及羧基肽酶的作用，前胶原分子的 3 个前 α 链被移除氨基端和羧基端肽的延长部分，其将会缩短 30%～40%[221]，这一过程的结果是前胶原分子转化成为胶原分子。虽然前胶原附加的多肽可以保证其可溶性及预防其细胞内聚合，但胶原分子仍易聚合。胶原分子呈刚性棒状结构，由 3 条盘绕成螺旋状的 α 链构成，每条 α 链大约由 1000 个氨基酸组成[222]。胶原分子长约 300nm，宽 1.5nm[298-300]。胶原分子通过侧向及纵向联合形成胶原原纤维。然而，由于胶原分子聚合程度不同，胶原原纤维直径不一，幼稚的原纤维比老的更为纤细。在正常真皮中，胶原原纤维的厚度为 70～140nm，绝大多数为 100nm[301]。

胶原原纤维有特征性的周期性横纹，横纹周期为 68nm。胶原原纤维横纹的周期性可以解释如下：每个胶原分子沿着其 300nm 的长度，以 68nm 为间隔拥有 5 个填充区，虽然邻近的胶原分子相互重叠，但它们的填充区总是并排排列。这些填充区平行排列形成了横纹[299]。网状原纤维像胶原原纤维一样，同样具有 68nm 周期性横纹的特点，但其直径比后者小，为 40～65nm，后者直径为 70～140nm[302]。此外，每条胶原及网状纤维横断面的原纤维数量不同，每条纤维之间及纤维内的基质总量也不相同。原纤维周围及纤维表面的基质总量不同，网状纤维有嗜银性，而胶原纤维无嗜银性的原因[302]。

目前已知 7 种不同组织结构及抗原性的胶原蛋白。真皮网状层内粗大的胶原束是Ⅰ型胶原，也是出生后皮肤中主要的胶原蛋白。网状纤维由Ⅲ型胶原构成。虽然Ⅲ型胶原是胚胎发育早期主要的胶原蛋白，但出生后其仅局限分布在表皮下及附属器周围等区域，也就是基底膜带区及血管周围区域或真皮乳头层及外膜真皮[303]。基底膜胶原（基底板层胶原）为Ⅳ型，软骨的胶原为Ⅱ型。已知胎膜及血管组织中存在Ⅴ型胶原[304]。Ⅵ型胶原是微原纤维的主要组成成分，并且对肌肉功能很重要。Ⅶ型胶原存在于包括皮肤在内的不同基底膜上，构成锚原纤维的主要结构成分[305]。人类胎儿的皮肤中，Ⅲ型胶原占很大比例，而成人与之不同，则以Ⅰ型胶原为主[306]。

皮肤内胶原蛋白组成结构的不同主要如下：Ⅰ型胶原中，胶原分子的3条α链有两种不同类型：两条相同的α链命名为α-1（Ⅰ），第3条α链称为α-2。Ⅱ型胶原中，胶原分子由3条结构相同、遗传学不同的α链构成，即α-1（Ⅱ）。Ⅲ型胶原也由3条结构相同、遗传学有差异的α链构成[221]。Ⅳ型胶原由前胶原分子组成，后者由3条相同的前α链构成且保留了其非螺旋的延长部分。Ⅶ型胶原由3条含有非胶原端的α链构成[305]。

弹性纤维

妊娠第22周，弹性纤维出现在真皮，比胶原纤维晚很多。此时，酸性地衣红染色可见真皮网状层弹性组织呈颗粒状，短纤维散在点缀其间；或呈纤细的分支纤维，相互交织成网。随着妊娠期进展，弹性纤维数量逐渐增加。在第32周，真皮乳头层及网状层形成发育良好的弹性纤维网，其与婴儿期并无明显差别[307]。妊娠22周胎儿的真皮中可见幼稚的弹性纤维，表现为外周大量微原纤维包绕着一个小的、无定形的、低电子密度的核，即弹性蛋白，中心仅有极少量的微原纤维。随着胎儿的成熟，弹性蛋白及中心的微原纤维数量增多，而外周微原纤维的数量减少[308]。

弹性纤维光镜下常规染色难以辨认。用特殊的弹性纤维染色，如地衣红、间二苯酚－品红或在塑料包埋的切片中，可见弹性纤维缠绕在胶原纤维束之间（图3-48）。因为弹性纤维较胶原纤维细，直径为1～3μm，呈波浪状，所以组织切片上仅可见弹性纤维的一部分，甚至正常弹性纤维常呈碎片状外观。弹性纤维在真皮下部最厚，其排列方向与胶原束相似，主要与皮肤表面相平行。弹性纤维越接近表皮，越逐渐变细。在真皮乳头层，弹性纤维形成较细的前弹性纤维中间丛，其走向与真表皮连接相平行（图3-48）。由中间丛再发出细的耐酸纤维，在真皮乳头内沿与真表皮连接相垂直的方向上升，并终止于PAS染色阳性的基底膜带。

真皮弹性纤维由两种成分组成：微原纤维及基质弹性蛋白。微原纤维呈电子致密，直径为10～12nm，其聚集在弹性纤维的外周，使弹性纤维在超微结构下表现出特征性的磨损样外观。此外，微原纤维在弹性蛋白内呈直径为15～80nm并纵向延伸的链状[300]。微原纤维仅占弹性纤维构成的15%，而无定形的、低电子密度的弹性蛋白占85%[308]。弹性纤维染色着色的是弹性蛋白，其可被弹性蛋白酶水解，并具有显著的延展性，而微原纤维是弹性纤维的弹性复原成分[309]。

弹性纤维在人一生中经历了显著变化。其一改变为老化，这已在非暴露皮肤上进行了深入研究。另一改变为在慢性光暴露条件下所导致的弹性纤维变性，在本书第15章中被详细描述。年龄低于10岁的幼儿，弹性纤维尚未完全发育成熟，所以微原纤维占优势[310]。生理老化是一个逐渐进展的过程，通常在30～50岁表现明显。这个过程中，外周微原纤维的数量逐渐减少，最后甚至消失；而弹性纤维表面变得不规则、呈颗粒状[301]。包埋于弹性蛋白基质内的微原纤维逐渐变厚，并出现大小不一的低电子密度孔洞[311]。在一些年龄较大的人群中可观察到部分弹性纤维碎片及崩解。老化皮肤中，组成微原纤维的耐酸纤维逐渐减少，最终消失。

基质

基质为填充于胶原纤维及纤维束间隙的无定形物质，包含葡萄糖胺聚糖或酸性黏多糖（图3-49）。这些葡萄糖胺聚糖与肽链共价连接形成高分子量复合物，即蛋白多糖[312]。正常皮肤内葡萄糖胺聚糖的含量很少，以至于难以用常规或特殊组织化学染色方法来显示，但生长期毛发的毛乳头除外，因为毛乳头内含有非硫酸化和硫酸化酸性黏多糖。皮肤纤维瘤的真皮乳头层及基底细胞上皮瘤肿瘤岛周围的结缔组织常含有生长活跃的成纤维细胞，而通过对这些具有活跃生长的成纤维细胞的组织进行研究发现，真皮基质主要含非硫酸化的酸性黏多糖，如透明质酸[167]。然而，在创伤愈合的过程中有新胶原的形成，基质中同时含有非硫酸化和硫酸化的酸性黏多糖[313]。

非硫酸化酸性黏多糖主要由透明质酸构成。当 pH 为 3.0 而非 0.5 时，透明质酸经阿新蓝染色可为阳性，当 pH 为 3.0 而非 1.5 时，用甲苯胺蓝进行染色，其可呈异染性。硫酸化酸性黏多糖主要由硫酸软骨素构成，其在 pH 为 3.0 或 0.5 时，阿新蓝染色皆为阳性，而当 pH 为 3.0 或 1.5 时，甲苯胺蓝染色均可呈异染性。非硫酸化和硫酸化酸性黏多糖均可用胶体铁染色。睾丸透明质酸酶能水解透明质酸，但不能水解硫酸化酸性黏多糖[167]。

真皮微脉管单元

不久前，普遍认为真皮是皮肤中较坚韧的一层，起到容纳和保护血管的作用，真皮内血管主要功能是为角化的上皮提供营养。现在，我们认为真皮是一个动态变化的微环境，包含丰富的细胞及细胞外基质分子，可以说比表皮及其附属器更为复杂和精细。真皮新概念的核心是真皮微脉管单元，因为其代表了细胞复杂的聚集，不仅可以营养皮肤，也在免疫细胞转运、血管张力的调节及局部止血方面起到作用。

内皮细胞

微观组织学

真皮微脉管系统可分成重要的两层。第一层是浅部血管丛，其位于真皮乳头层和网状层之间，在外膜层内延伸，包裹附属器（图 3-5，图 3-50A）。浅部血管丛由微动脉和微静脉相互吻合而成，其接近上覆的表皮，通常被真皮微脉管单元的其他细胞组分所环绕（详见后面的讨论）。浅层血管丛发出小的毛细血管祥到每个真皮乳头（图 3-50B，C）。第二层即深部血管丛，通过起自于深部血管丛并垂直走向的血管与浅部血管丛相连，并将真皮网状层和皮下脂肪分开。这些血管大多管腔较大，与走行在纤维间隔中的血管分支相连。而纤维间隔将皮下脂肪组织分成很多小叶。

深部血管丛的小动脉和真皮内的微动脉都具有三层结构：内膜，由内皮细胞和一层内弹力膜构成，其中的内弹力膜可被弹性纤维染色所着色；中膜，其中小动脉包含两层或更多层的肌细胞，但真皮下部的微动脉仅有一层肌细胞，真皮上部的微动脉仅含有一层不连续的肌细胞；外膜，由结缔组织构成[314]（图 3-51A）。贯穿真皮的毛细血管，尤其是真皮乳头层，由一层内皮细胞构成，周围由一层不连续的周细胞包绕。PAS 染色阳性的基底膜包绕在内皮细胞和周细胞周围。所有毛细血管内皮细胞均具有碱性磷酸酶活性[315]。因此，用碱性磷酸酶染色可以清楚显示每个真皮乳头内的毛细血管祥，祥的上行动脉支比下行静脉支染色要深。生长期毛发的毛乳头含有丰富的毛细血管，因此着色也较深[168,315]。

静脉壁一般比动脉壁薄，三层的分界不如动脉清楚（图 3-51B）。毛细血管后微静脉类似于毛细血管，也由内皮细胞、周细胞及一层基底膜构成（图 3-50C）。小动脉段及静脉段可基于基底膜的不同而相鉴别，前者基底膜呈均一性外观，而后者基底膜呈多层状。此外，终末微动脉壁含有弹性蛋白和平滑肌细胞，而毛细血管后微静脉管壁仅含有周细胞[316]。毛细血管祥起自乳头下丛，至真皮乳头后转折向下，可分为乳头内和乳头外两部分。真皮乳头外毛细血管祥的上升支及乳头内的部分具有动脉性毛细血管的特征，意即可见均一外观的基底膜，而乳头外毛细血管祥的下降支有静脉的特征，即呈多层状的基底膜[317]。虽然一些研究者已经观察到开窗术的部位在毛细血管祥顶部的内皮细胞之间[318]，但其他人未能找到相同部位[317]。典型的内皮细胞有发达的内质网、直径为 5 ～ 10nm 厚的胞质丝束及腔面有大量的胞饮小泡。常常可以观察到内皮细胞中有一个特殊的结构，即 Weibel-Palade 小体，是一个电子致密的、棒状的、0.1μm×3μm 大小的细胞器。其由许多小管组成，这些小管厚约 15nm，沿着长轴排列[318]。内皮的外周存在基底膜，其周围成排的细胞是周细胞，具有较长的胞质突起，并形成一个不连续层。其被毛细血管基底膜完全包绕。在大一些的毛细血管中可以出现不止一层的周细胞，也可见到周细胞及平滑肌细胞之间的过渡形态[319]。

毛细血管内皮细胞包含 α-L-岩藻糖，其可与荆豆提取物（*Ulex europaeus*）结合而显色[320]。

内皮细胞中也存在Ⅷ因子相关抗原。荆豆提取物及针对Ⅷ因子相关抗原的特异性抗体可以当作内皮的标志物，用于确定肿瘤性内皮细胞。内皮细胞也表达CD31[321,322]，CD31可能是正常内皮和肿瘤性内皮细胞最敏感的标志物。此外，毛细血管内皮细胞含Ⅰ类抗原（HLA-A、B、C）和Ⅱ类抗原（HLA-DR）[323]。HLA-DR在抗原提呈及诱导免疫应答方面起作用[324]，内皮细胞及血管周树突状细胞具有抗原提呈的能力（详见其后讨论）。层粘连蛋白和Ⅳ型胶原蛋白存在于血管基底膜中。毛细血管含波形蛋白中间丝。

特殊结构和功能

最近的研究证据表明，内皮细胞是大分子跨壁穿梭积极的参与者，也可促进正常或病理情况下免疫细胞的转运。沿浅表的毛细血管后微静脉排列的内皮细胞，其腔面是发生黏附作用的重要位点，黏附作用可以启动后续的白细胞渗出。Weibel-Palade小体的外膜含有一种称为CD62的糖蛋白，这种糖蛋白在暴露于组胺或凝血酶后可被迅速转运至内皮细胞膜的腔面[325,326]。CD62可介导循环中白细胞与内皮表面起始松散的滚动黏附。随后，其他细胞因子诱导的糖蛋白在内皮表面的级联反应中表达（包括E选择素、血管细胞黏附分子-1、细胞间黏附分子-1），导致白细胞与内皮逐步协调的稳定黏附[327-331]。在内皮细胞受到刺激时，一些腔内组成性及弥漫性表达的分子（如CD31）重新分配于细胞间连接，因此可以有利于黏附的白细胞集中于易发生透壁渗出的部位[331]。此类事件中，刺激信号可以来自于炎症细胞本身，也可以来自于血管周围间隙的固有细胞（详见前述肥大细胞的讨论）。

球细胞

血管球是一种特殊的血管结构，位于某些特定部位的真皮网状层。血管球形成多发生于手指及脚趾的指垫、甲床等处，但也可见于手足的掌侧面、耳部皮肤及面部中央（图3-52A）。血管球主要参与体温调节，由微动脉和微静脉相互吻合而形成特殊的动静脉短路，二者之间无毛细血管。当血管球开放时，这些动静脉短路可使该区域血

流量显著增加。每个血管球都由一动脉段及一静脉段构成。动脉段又称为Sucquet-Hoyer管，为来自于微动脉的分支，管腔较窄，血管壁较厚，直径为20～40μm。血管壁可见一层内皮，外周包绕着一层PAS染色阳性、耐淀粉酶的基底膜，中膜由4～6层稠密的血管球细胞组成（图3-52B）。这些血管球细胞较大，胞质透明，类似上皮样细胞。虽然血管球细胞内的肌原纤维经染色后在光镜下难以辨认，但这些细胞一般被视作平滑肌细胞[332]。血管球细胞的外围是疏松结缔组织区域。经银盐染色后可发现该区域内有许多神经纤维延伸至血管球细胞。血管球的静脉段壁薄，腔大。相对较宽的集合微静脉起到蓄水池样作用，而后汇入真皮微静脉。一个血管球体可见4个Sucquet-Hoyer管包埋于血管球中[333]。

对Sucquet-Hoyer管的电镜研究显示血管球细胞为血管平滑肌细胞。每个血管球细胞同样被一层基底膜所包围。血管球细胞的胞质充满直径约为5nm的细丝。血管球细胞的胞质内及其外围可见直径为300～400nm的致密体，由肌丝聚合而成。同时其胞质外围亦有许多被施万细胞包裹的无髓鞘神经纤维[334]（图3-52C）。

真皮淋巴管

真皮淋巴管在正常皮肤中不易辨认，因为其与血管壁不同，本身没有发育良好的管壁。然而当淋巴引流增加，如荨麻疹时，淋巴管变得略微膨胀，较前容易发现。典型的淋巴管外廓并非圆形，而是成角的，因为淋巴管内膜由邻近的胶原纤维束支撑所致（图3-51C）。在正常皮肤，淋巴管周围间隙中其他细胞相对较少，管腔内衬由相对扁平的内皮细胞构成。偶尔可以观察到从内皮内衬发出的瓣膜。电镜下发现薄层内皮细胞中不含Weibel-Palade小体，也没有基底膜或周围的周细胞。多数情况下，用含荆豆提取物的培养基培育淋巴管时，其呈阴性或弱阳性，对Ⅷ因子相关抗原的特异性抗体也无反应。淋巴管内皮细胞不含Ⅰ类抗原（HLA-A、B、C）和Ⅱ类抗原（HLA-DR）[314]。淋巴管内皮细胞内有胞质丝[335]，其可能是波形蛋白丝。淋巴管含平足蛋白（podoplanin），可被D2-40或LYVE-1抗体特异性标记[335]。

神经网

切片通过常规染色，仅可看到较大的有髓神经束及 Meissner、Vater-Pacini 终末器官。更细的神经需要特殊染色，因此这些结构对于皮肤稳态及病理状态的巨大重要性被忽视了。染色方法中常用的有硝酸银浸染[336]、亚甲蓝活组织染色[337]及体外厚切片亚甲蓝染色[338]。最近，神经已可被 S100 染色技术（图 3-53A）和采用针对特异性神经纤维细丝、神经肽、黏附分子（神经元黏附分子 1）的抗体所识别。神经纤维由轴突，即传导中枢神经冲动的胞质突起和包裹神经轴突的施万细胞(鞘细胞或神经膜细胞)组成(图 3-53A、B)。神经纤维的这一主要功能单位可以有或无髓鞘，其被神经内膜包绕着，后者由黏蛋白或纤维作为基质，其中包含成纤维细胞。神经内膜起到支持神经纤维的作用。神经束膜由细长、扁平的细胞围绕着几个主要功能单位及其神经内膜基质形成[339]。

皮肤由感觉神经和自主神经支配，他们的神经纤维渗透整个真皮，并可频繁发出分支。感觉神经与自主神经的不同之处在于感觉神经直到其末端分支处有髓鞘，而自主神经无髓鞘。自主神经来自交感神经系统，分布于血管、立毛肌、外泌汗腺和顶泌汗腺。皮脂腺无自主神经分布，其功能取决于激素的刺激。所有的自主神经末梢都呈细小的树枝状分支，感觉神经除在少数部位有特殊神经终末器官外，其末梢与自主神经末梢一样。在毛囊，特别是大的毛囊，有感觉神经网围绕在皮脂腺导管入口处的下方，在近外根鞘处失去髓鞘，形成许多细小无髓纤维的树枝状分支。

真皮乳头层富含无髓神经纤维，尤其是真皮微脉管单元，其轴突的终端极其接近肥大细胞[340]。这一关系十分有趣，因为轴突内的小神经分泌颗粒包含许多介质，其中包括可以促进肥大细胞分泌的神经肽，如 P 物质。共聚焦激光扫描显微镜的发展为评估轴突和皮肤细胞之间复杂立体的关系提供了可能。近期发现，真皮浅层轴突包含另一种神经肽即降钙素基因相关肽，其被证实可以进入表皮，并选择性地与朗格汉斯细胞的胞体结合[341]。由 P 物质诱发的肥大细胞脱颗粒可以诱导内皮 - 白细胞黏附分子的表达，继而产生促炎作用[342]。降钙素基因相关肽已被证实可减少朗格汉斯细胞的抗原提呈[343]。因此，真皮浅层无髓神经的轴突丛也许对正常及紊乱的皮肤免疫发挥着以往被忽视的重要作用。

特殊神经终末器官

在无毛皮肤部位如掌跖处和相对无毛部位如皮肤 - 黏膜交界处，一些感觉神经有特殊神经终末器官。这些终末器官有三种类型：皮肤 - 黏膜终末器官、Meissner 小体（图 3-54）和 Vater-Pacini 小体（图 3-55）。虽然习惯上称它们为终末器官，但其实际上是感觉功能的起始器官，因为神经冲动源自于此，而后被传导至脊髓的感觉细胞[344]。

皮肤 - 黏膜终末器官的平均直径约为 50μm，在相对无毛的皮肤 - 黏膜交界处多见，也就是龟头、包皮、阴蒂、小阴唇、肛周和唇红缘等。这些终末器官位于真皮乳头层。与位于真皮乳头的 Meissner 小体不同，它们不易通过常规染色识别。硝酸银浸染显示由 2 ～ 6 条有髓神经纤维进入每个皮肤 - 黏膜末梢器官内，失去髓鞘后，形成许多神经纤维袢，类似不规则缠绕的纺纱球。虽然光镜下皮肤 - 黏膜终末器官与 Meissner 小体的特征存在细微差别，但在电镜下，两者基本相同[345]。这种皮肤 - 黏膜终末器官可分为几个小叶，每个小叶含复杂排列的轴突末端。这些轴突末端被同心的层板状突起所包被，后者来自于所谓的层板状细胞，它的核位于小叶的周边。有人推测层板状细胞即是变异的施万细胞。皮肤 - 黏膜终末器官通常被真皮乳头层一束胶原纤维将其与表皮基底层相分开。

Meissner 小体位于真皮乳头（图 3-54），其介导皮肤触觉。它们特定地分布在手足的腹面，越靠近远端，数量越多。手比足的 Meissner 小体更多。在小体分布最密集的区域如指尖，大约每 4 个乳头就有一个 Meissner 小体。Meissner 小体的平均直径约为 30μm×80μm。因为其大小、瘦长的形状似松果，所以它们在真皮乳头所在的区域占据了很大的空间。Meissner 小体具有一个由数层扁平施万细胞组成的被囊，其中的施万细胞沿着小体长轴横向排列。硝酸银浸染显示几条有髓神经纤维在其接近被囊的底部或侧面时，即进入被囊之前失去髓鞘。进入小体后，神经纤维向上盘曲行进。电镜研究显示 Meissner 小体的主体由不规则的数层扁平、极细长的层板状细胞构成。层板状细胞的核大部分位于小体的周边。终止于 Meissner 小体内的轴突被层板状细胞细长的突起所包绕。这种轴突被层板状细胞或其突起被包裹的情况类似于施万细胞的胞膜内折包裹神经轴突，这表明层板状细胞即变异的施万细胞[346]。在 Meissner 小体顶端，轴突末端及层板状细胞直接与表皮基底细胞接触，并无基底膜介入其间[347]。

Vater-Pacini 小体是大的神经终末器官，位于皮下组织内，主要感受压觉。小体直径可达 1mm，因而光镜下极易见到（图 3-55）。其主要分布于手掌、足底的腹侧皮肤，手指及足趾的尖端最多。此外，还有少数 Vater-Pacini 小体位于乳头和肛门生殖区的皮下组织[345]。小体的形状不尽相同，有些呈卵圆形，有些呈扁平球体状，还有些呈不规则形。Vater-Pacini 小体由一条内棍及小体本身构成，后者包含一个小核和一层厚的被囊。为 Vater-Pacini 小体提供营养的单一粗大神经纤维在内棍中多次转折，并在刚进入内棍后失去髓鞘。其核表现为颗粒样物质围绕着迂曲上升的神经纤维。厚的被囊由 30 层或更多疏松排列的同心板层构成。电镜检查显示，核内部分的单一神经纤维仍有施万细胞的胞质覆盖其一小段距离。核外部分表现为密集包裹的，极细长的层板状细胞。厚的被囊由至少 30 层扁平层板状细胞构成，细胞之间充以液体，相互隔开[348]。Vater-Pacini 小体的层板状细胞类似于 Meissner 小体，也是变异的施万细胞。

皮下脂肪

接近胚胎第 5 个月末，皮下组织脂肪细胞开始发育。此时行组织学检查可发现：①前体细胞，呈梭形，尚未出现脂滴的间充质细胞；②幼稚型脂肪细胞，含两个或更多小脂滴；③成熟脂肪细胞，中央有一大脂滴，细胞核位于周边，又称为印戒细胞。虽然有些细胞包含多个小脂滴，形似棕色脂肪和冬眠瘤的多空泡的桑葚细胞，但只有极少数这类细胞存在于胚胎时期的白色脂肪中。

棕色脂肪和白色脂肪是两个独立实体，不能相互转化[349]。

成熟的皮下脂肪由小叶构成，小叶由脂肪细胞聚集而成。小叶中成熟的脂肪细胞，其胞质被无泡或有包膜的脂滴挤压至细胞边缘，脂滴取代了细胞核的位置，细胞核被挤成扁平梭形，并排列在胞膜内缘。常规的组织病理制片过程会溶解脂肪，但在戊二醛固定或塑料包埋的标本中可以看到脂肪细胞。以福尔马林固定后取材的新鲜或"潮湿"的组织，冰冻切片后做免疫组化也可辨认脂肪细胞。皮下脂肪的小叶被菲薄的纤维间隔分开，其间有小血管穿过（图 3-56）。纤维间隔通过分隔皮下组织将真皮网状层最底部与皮下组织下方的筋膜相连，保障了皮下层结构的稳定性。

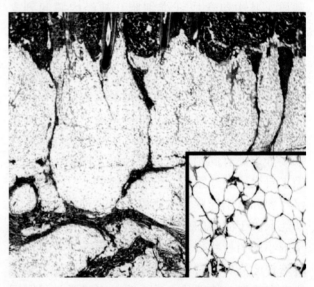

图 3-56　低倍镜下的皮下组织。纤维间隔将脂肪组织分成小叶。插入图：高倍镜下的一个皮下脂肪小叶

皮肤干细胞

表皮干细胞

只有被称为"干细胞"的一类细胞才具有自我更新的能力，并且在皮肤组织损伤或缺失的情况下，具有重新分化为上皮和皮肤附属器的潜能[350,351]。它们参与皮肤组织的修复，并且近年来发现，皮肤的"干细胞"与组织再生和肿瘤形成相关。因此，它们与多种皮肤病相关，如在

皮肤组织缺失、损伤或发生肿瘤转化的过程中。表皮干细胞至少存在于两处不同的地方，表皮的基底细胞层和毛囊隆突部靠近立毛肌附着处。所谓的龛（niche）微环境，为一个干细胞生存的特殊区域，由多种已经分化的细胞组成[352]。龛提供了相应的微环境，使干细胞保持其独有的特征，包括以下方面[353]：

- 正常的慢循环动力学状态
- 能够自我更新，并且产生分化的子代细胞
- 多向分化潜能，能够形成表皮、真皮和皮肤附属器
- 在需要时具有活化潜能
- 固有的保护机制：防止细胞凋亡、毒素入侵、免疫介导的细胞损伤

在上皮层，就干细胞的多能性而言，毛囊隆突部干细胞（the bulge stem cell）被认为比表皮干细胞具有更高级的分化潜能。因为在生理情况下，毛囊隆突部干细胞能够同时分化形成皮肤和毛发上皮；而表皮干细胞仅分化为表皮[350,351,353]。毛囊隆突部干细胞在发育早期表达四种关键的转化因子：Sox9、Tcf3、Lhx2 和 NFATcl[354]。在出生后最初数周内，毛囊隆突部干细胞广泛地表达两种标志物：CD34 和细胞角蛋白 15。此外，K15、Sox9、Lgr5 和 Lgr6 等标志物共同表达于毛囊隆突部干细胞和毛发干细胞。因此，这些标记通常被认为是代表毛囊干细胞的标志物[350,355]。然而，尽管做出巨大努力来确认表皮干细胞标志物，但在现阶段仍没有一种标志物被认为是表皮干细胞特异性的标记[353]。然而，近来研究已经找到少数可能的候选标记作为推定的表皮干细胞标志物，包括整合素 α6 和 β1、Lrig1、Rac1 及 EGFR 通路中的 p63[356,357]。

黑素干细胞

一般认为正常黑素干细胞存在于毛发毛囊的隆突部，起到"储备池"的作用，在需要时对上皮进行补充[188,358]。然而，具有向黑素细胞分化潜能的真皮细胞同样也是存在的[359]。尽管支持这些细胞为原始的生理干细胞的严谨证据不断增加，但黑素瘤究竟是来源于变异的生理干细胞，还是由于突变影响了更加分化的黑素细胞从而导致向更具有干细胞样表型的转化（或两者同时存在），这些问题仍然无法回答。我们发现，在胚胎形成期，可能是黑素干细胞的真皮细胞向表皮层发生明显的迁移[360]，并且这一现象已经通过实验得到了证实[359]，这提出了以下可能性：少量黑素干细胞可能存在于表皮中，并可作为早期黑素瘤发生致癌突变的潜在靶点[361]。

间充质干细胞

间充质干细胞（MSC）是具有多向分化潜能的基质细胞，能够分化成不同类型的细胞，在体外可分化为成骨细胞、脂肪细胞和软骨细胞等[362]。最近的研究表明，在特定的体外条件下，间充质干细胞能够转化分化为表皮细胞、角质细胞、微脉管内皮细胞等[363-365]，在组织损伤的环境中，其可类似于定植的真皮成纤维细胞[366]。此外，在与自身表皮细胞相互作用的条件下，间充质干细胞也有可能转化分化为角质形成细胞[367]。这一系列的研究表明，间充质干细胞能够直接参与到真皮和表皮组织结构的重建中，因此间充质干细胞也许通过这个机制能够促进皮肤创伤的愈合[368]。然而，由间充质向非间充质表型的根本转变，这一现象的提出必须建立在严格的实验基础上，并且需要确证性的研究来充分了解间充质干细胞可塑性的程度。最后，近年来的研究同样也证明了，间充质干细胞通过调节 Toll 样受体的表达水平，从而参与免疫抑制生物化学信号对炎症因子应答的过程[369]。在炎症环境的背景下，间充质干细胞通过极化其表型，以与 T 细胞、巨噬细胞相似的方式起作用[370]。

与年龄和环境相关的变化

由本身的老化和独立的环境因素损伤导致老年人皮肤结构、功能的改变现在正在被逐渐认识，并且它必须被视为"正常"组织学重要的组成部分[371]。皮肤老化相关的改变包括表皮变薄、真皮表皮交界处变平[371-373]。由于基底细胞的异常增生，角质形成细胞之间黏附减少，排列杂乱。黑素细胞的密度缓慢下降、黑素小体数量减少导致色素沉着减少[373]。虽然从概念上区分真正的生物老化

和环境因素（如光暴露）分别产生的影响很重要，但一般情况下观察到的皮肤改变实际是两种因素联合作用的结果。虽然黑素细胞密度减少，但是光老化皮肤有不规则及异质性的色素沉着。皮肤暴露处不均匀的肤色是因为色素细胞呈不均匀分布。与局部缺失黑素细胞的区域相连的是其间黑素细胞增多增大的不连续区域（图 3-17A、B）[374,375]。随着皮肤老化和慢性光损伤，朗格汉斯细胞的数量和功能都下降，这将部分地导致与年龄相关的免疫系统衰退。一般情况下，真皮萎缩，相对缺乏细胞和血管。真皮的改变涉及胶原蛋白、弹性蛋白、基质的改变和减少。真皮乳头层弹性纤维发生数量和直径上的减少，其在真皮网状层上的数量和直径变大，而胶原纤维变粗变厚变硬[372]。成纤维细胞、树突状细胞、肥大细胞数量减少。然而在慢性光损伤的皮肤中，真皮的细胞会增多，出现一些变大的、有角的成纤维细胞或肌成纤维细胞[373]。光损伤皮肤的标志是出现日光性弹性纤维变性，其特点是真皮上部出现纤维性的嗜碱性物质（图 3-57）。弹性组织由弹性蛋白、纤维连接蛋白、原纤维蛋白（微原纤维蛋白）和葡萄糖胺聚糖组成。日光性弹性纤维变性的机制比较复杂，并且没有被完全了解，可能包括了弹性组织变性物质的从头合成和先前合成的真皮基质蛋白的降解[376]。

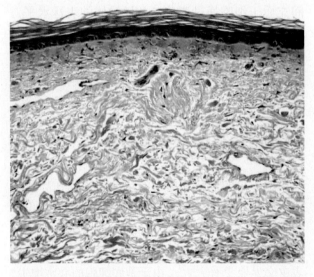

图 3-57　与皮肤老化相关的改变包括表皮变薄、真皮表皮交界处变平、真皮毛细血管扩张、伴显著的日光性弹性纤维变性，呈蓝灰色纤维，日光性弹性纤维变性与慢性光损伤相关

在所有老化皮肤中有个一致的发现，即淋巴管的扩张，其在发生弹性组织变性的区域更为明显[343]（图 3-57）。外泌汗腺和顶泌汗腺的数量与功能都降低。皮脂腺可能没有改变或体积变大，但活性下降[371]。面部和头皮单位面积的毛囊密度进行性下降，其生长速率也降低。毛干直径一般减少，但是在一些区域特别是男性的耳朵、鼻、眉毛和女性的上唇与下巴，毳毛转变为终毛，使得毛干直径增加[371]。

皮下组织在某些区域会减少，特别是面部、胫部、手和足。然而在其他一些区域增多，特别在男性的腹部和女性的大腿处[371]。

甲板通常变薄，表面呈脊状，失去光泽并且甲半月变小，这些结构的改变和指甲生长速度减慢有关[371]。

皮肤的部位差异

基于皮肤有许多不同组织结构的背景下，最后需要强调的是以下问题，即虽然皮肤不同解剖部位的组成基本相同，但这些组成的分布是不同的，所以认识不同部位不同背景下的形态学对避免掉入诊断陷阱很重要（表 3-5）。相比其他地方，躯干皮肤特别是背部皮肤有很厚的真皮网状层（图 3-58），脐部皮肤也有厚的纤维性真皮。手掌和足跖的肢端皮肤有典型增厚致密的角质层，有透明层和许多外泌汗腺，没有毛囊皮脂腺单位（图 3-7，图 3-52A）。血管球结构和神经终末器官可见于真皮层（图 3-52B，图 3-54A、B）。头皮的特点是有许多终末毛囊，绝大多数的毛球位于皮下组织（图 3-59）。面部皮肤的毳毛有许多皮脂腺，尤其是在鼻部（图 3-60）。在多毛皮肤处，特别是在胡须处，可能发现多生毛发（pili multigemini），其特点是单一的毛囊漏斗内含有一根以上的毛干。虽然传统观点认为这是毛发少有的生长缺陷，但是最新研究表明它们在正常皮肤都有数量不等的分布[377]（图 3-61）。骨骼肌在面部包括唇部和眶周的位置较表浅，这些区域的真皮层有可能见到骨骼肌纤维（图 3-62D）。耳部有许多毳毛。眼睑的表皮很薄（2～3 层厚）伴有芽蕾状基底样细胞皮突（图 3-62A、B）。相比同一个人的其他解剖部位，基底层显示色素增加和更多的黑素细胞。真皮内可见变异的顶泌汗腺（Moll 腺）和毳毛（图 3-62D）。眼睑的黏膜部分覆盖非角化的复层上皮，其内散在分布杯状细胞（图 3-62C）。乳头、乳晕的真皮层和包皮、阴囊的肉膜层（真皮下方）可见许多平滑肌纤维（图 3-63）。小腿的皮肤活检，特别是成年人，会出现明显的由重力和血流淤积所致的厚壁血管（图 3-64）。

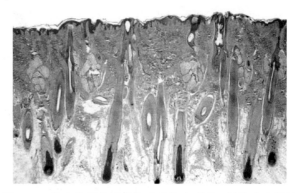

图 3-59　头皮的特点是有许多的终末毛囊，且绝大多数的毛球位于皮下组织。图 3-27 也有显示

表 3-5	皮肤的部位差异和潜在的诊断陷阱	
部位	组织学特点	诊断陷阱
背部、躯干	真皮网状层增厚	硬斑病、硬皮病
肢端皮肤（手掌、足底）	角质层致密而厚实	慢性单纯性苔藓
黏膜	角质层和颗粒层减少；淡染，富含糖原的胞质；血管丰富	鱼鳞病、银屑病、营养不良、透明细胞棘皮瘤、白色海绵状痣、血管瘤
眼睑	表皮薄、基底样毛囊性芽蕾状突起、小的初级毛发	萎缩、基底细胞癌
鼻	显著的皮脂腺	皮脂腺增生
腋窝	顶泌汗腺、疣状表皮	皮脂腺痣、角化病、黑棘皮病
乳头/乳晕	许多平滑肌纤维、输乳管	平滑肌瘤、小汗腺错构瘤
包皮或阴囊	许多平滑肌纤维及薄壁血管	平滑肌瘤
腿	真皮浅层微血管有相对厚的基底膜	糖尿病、卟啉病

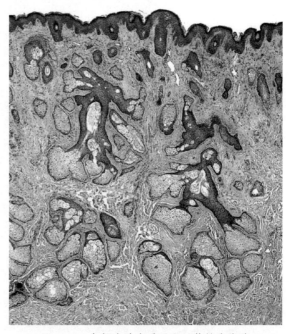

图 3-60　鼻部皮肤有毳毛和显著的皮脂腺

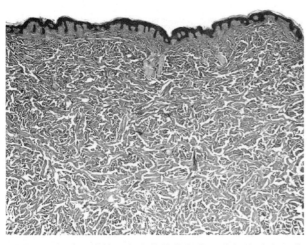

图 3-58　相比于身体绝大多数其他部位，背部皮肤有显著增厚的真皮网状层

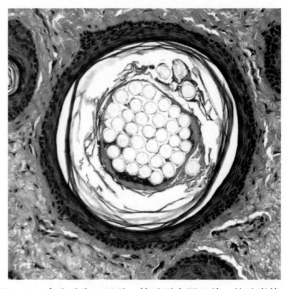

图 3-61　多生毛发，显示一簇毛干来源于单一的毛囊管，特别是在男性胡须处较为典型

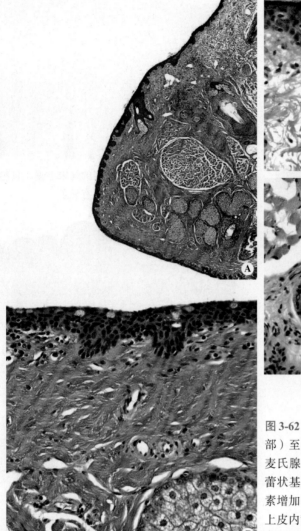

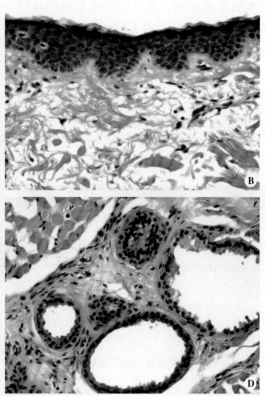

图 3-62 A. 低倍镜下眼睑：呈现出从眼睑皮肤（顶部）至眼睑黏膜的过渡（左下角），注意明显的麦氏腺。B. 眼睑处表皮薄（2～3层厚）伴有芽蕾状基底样细胞皮突，相比其他部位，基底层色素增加和具有更多的黑素细胞。C. 黏膜（结膜）上皮内散在分布杯状细胞。D. 注意变异的顶泌汗腺（Moll 腺）及真皮浅层的骨骼肌纤维

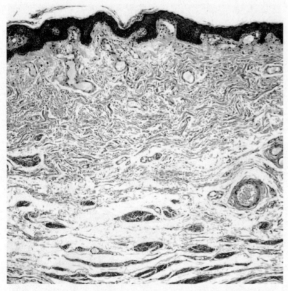

图 3-63 包皮肉膜层（真皮下方）大量平滑肌纤维

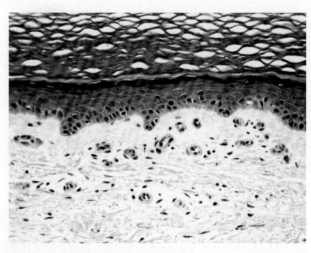

图 3-64 腿部皮肤活检，尤其是成年人，可以看到明显的由于重力及血液淤积所致的厚壁血管

皮肤组织的偶发表现

"正常"皮肤很少是完美的和无瑕的。如前所述，审视皮肤应考量各种潜在的改变，如正常老化、难以避免的环境因素及所处的部位等。在这一部分，一些正常皮肤的"偶发表现"会被简要论述，这些"偶发表现"有时会与病理、临床上的显著改变相混淆。

局限性表皮松解性角化过度

偶发（局限性）表皮松解性角化过度是常见的非特异性改变，可在正常皮肤特别是日光损伤的皮肤中观察到[378]，也可在一些不相关的皮损附近或皮损内见到，如脂溢性角化病、瘢痕、纤维组织细胞瘤、光线性角化病、肿瘤及黑素细胞损害等。局限性表皮松解性角化过度的特征如下：局部区域角化过度，棘层肥厚，增厚且异常的颗粒层，颗粒层内含有与毛透明颗粒相似的大而不规则的、深嗜酸性胞质的包涵体，基底上角质形成细胞显著水肿（细胞溶解）。这一改变无临床相关性，发病机制也不清楚。局限性表皮松解性角化过度应与先天性大疱性鱼鳞病样红皮病、线状疣状表皮痣、表皮松解性角化病、表皮松解性棘皮瘤鉴别（参见第 6 章）。此组织学改变很少泛发，通常仅局限于表皮（图 3-65）。

局限性棘层松解性角化不良

正常皮肤可以观察到的另一个偶发表现是局限性棘层松解性角化不良。正如局限性表皮松解性角化过度一样，局限性棘层松解性角化不良是一个亚临床状态，机制不明，可在正常皮肤及不相关的病理状态邻近处见到，包括皮炎、良性肿瘤、癌症及黑素瘤[379,380]。病理表现为局限性的角化过度、角化不全、基底层上裂隙形成伴角化不良、棘层松解[379]（图 3-66）。鉴别诊断包括毛囊角化病、Grover 病、疣状角化不良瘤、棘层松解性棘细胞瘤、表皮痣或其他。

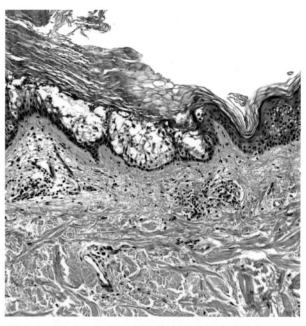

图 3-65 局限性表皮松解性角化过度是一种常见的非特异性改变，可在正常皮肤，尤其是在被日光损伤的皮肤中能观察到

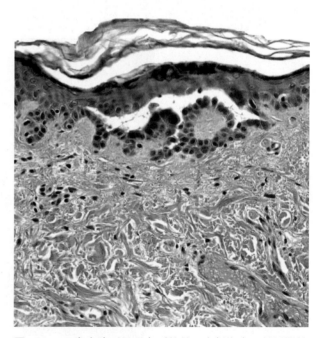

图 3-66 正常皮肤可以观察到的另一个偶发表现是局限性棘层松解性角化不良

正常皮肤的微生物

微生物如表皮葡萄球菌、酵母相糠秕马拉色菌（糠秕孢子菌）[381]、毛囊蠕形螨，正常情况下，可在毛囊漏斗部被发现，其定植一般无症状

（图3-67）。毛囊蠕形螨在酒渣鼻及其他皮肤病中的作用目前尚有争议。马拉色菌属酵母菌，是寄生于人体皮肤的正常菌群，可在共生与致病之间维持良好平衡。它们在脂溢性皮炎、特应性湿疹中有一定的作用，糠秕孢子菌性毛囊炎也有描述，其是花斑癣的病因（然而在花斑癣中，其角质层可发现菌丝混杂着酵母菌）。

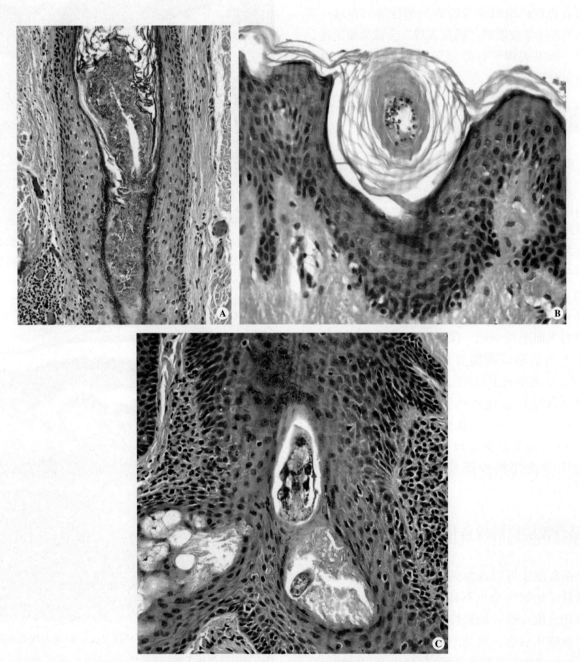

图3-67　细菌（A）、真菌（卵圆形糠秕孢子菌的酵母相）（B），以及寄生虫（毛囊蠕形螨）（C），正常情况下，可在毛囊漏斗部被发现，其定植通常无症状

（耿　怡　徐秀莲　译，陶　娟　校，黄长征　审）

参考文献

1. Morrison P. *Powers of ten*. New York, NY: Scientific American Library, 1994.
2. Toker C. Clear cells of the nipple epidermis. *Cancer* 1970;25(3):601–610.
3. Lundquist K, Kohler S, Rouse RV. Intraepidermal cytokeratin 7 expression is not restricted to Paget cells but is also seen in Toker cells and Merkel cells. *Am J Surg Pathol* 1999;23(2): 212–219.
4. Breathnach AS. The Herman Beerman lecture: embryology of human skin, a review of ultrastructural studies. *J Invest Dermatol* 1971;57(3):133–143.
5. Holbrook KA, Odland GF. The fine structure of developing human epidermis: light, scanning, and transmission electron microscopy of the periderm. *J Invest Dermatol* 1975;65(1):16–38.
6. Hashimoto K, Gross BG, DiBella RJ, et al. The ultrastructure of the skin of human embryos, IV: the epidermis. *J Invest Dermatol* 1966;47(4):317–335.
7. Matsunaka M, Mishima Y. Electron microscopy of embryonic human epidermis at seven and ten weeks. *Acta Derm Venereol* 1969;49(3):241–250.
8. Penneys NS, Fulton JE Jr, Weinstein GD, et al. Location of proliferating cells in human epidermis. *Arch Dermatol* 1970;101(3):323–327.
9. Maytin EV, Chung HH, Seetharaman VM. Hyaluronan participates in the epidermal response to disruption of the permeability barrier in vivo. *Am J Pathol* 2004;165(4): 1331–1341.
10. Hashimoto K, Lever WF. The cell surface coat of normal keratinocytes and of acantholytic keratinocytes in pemphigus: an electron microscopic study. *Br J Dermatol* 1970;83(2):282–290.
11. Odland GF. The fine structure of the interrelationship of cells in the human epidermis. *J Biophys Biochem Cytol* 1958;4(5):529–538.
12. Wolff K, Wolff-Schreiner EC. Trends in electron microscopy of skin. *J Invest Dermatol* 1976;67(1):39–57.
13. Amagai M. Adhesion molecules, I: keratinocyte–keratinocyte interactions; cadherins and pemphigus. *J Invest Dermatol* 1995;104(1):146–152.
14. Buxton RS, Magee AI. Structure and interactions of desmosomal and other cadherins. *Semin Cell Biol* 1992;3(3):157–167.
15. Amagai M, Klaus-Kovtun V, Stanley JR. Autoantibodies against a novel epithelial cadherin in pemphigus vulgaris, a disease of cell adhesion. *Cell* 1991;67(5):869–877.
16. Shimizu H, Masunaga T, Ishiko A, et al. Demonstration of desmosomal antigens by electron microscopy using cryofixed and cryosubstituted skin with silver-enhanced gold probe. *J Histochem Cytochem* 1994;42(5):687–692.
17. Matoltsy AG. Desmosomes, filaments, and keratohyaline granules: their role in the stabilization and keratinization of the epidermis. *J Invest Dermatol* 1975;65(1):127–142.
18. Matoltsy AG. Keratinization. *J Invest Dermatol* 1976;67(1): 20–25.
19. Schwarz E. Biochemie der epidermalen keratinisation. In: Marchionini A, ed. *Handbuch der Haut- und Geschlechtskrankheiten*, Vol 1, Part 4A. Berlin, Germany: Springer-Verlag, 1979.
20. Lazarus GS, Hatcher VB, Levine N. Lysosomes and the skin. *J Invest Dermatol* 1975;65(3):259–271.
21. Spearman RI. Some light microscopical observations on the stratum corneum of the guinea-pig, man and common seal. *Br J Dermatol* 1970;83(5):582–590.
22. Christophers E. Cellular architecture of the stratum corneum. *J Invest Dermatol* 1971;56(3):165–169.
23. Brody I. An electron microscopic study of the fibrillar density in the normal human stratum corneum. *J Ultrastruct Res* 1970;30(1):209–217.
24. Hashimoto K. Cellular envelopes of keratinized cells of the human epidermis. *Arch Klin Exp Dermatol* 1969;235:374–385.
25. Dale BA. Filaggrin, the matrix protein of keratin. *Am J Dermatopathol* 1985;7(1):65–68.
26. Murphy GF, Flynn TC, Rice RH, et al. Involucrin expression in normal and neoplastic human skin: a marker for keratinocyte differentiation. *J Invest Dermatol* 1984;82(5):453–457.
27. Wolff-Schreiner EC. Ultrastructural cytochemistry of the epidermis. *Int J Dermatol* 1977;16(2):77–102.
28. Elias PM. Epidermal lipids, barrier function, and desquamation. *J Invest Dermatol* 1983;80(Suppl):44–49.
29. Bell RF, Kellum RE. Early formation of keratohyalin granules in rat epidermis. *Acta Derm Venereol* 1967;47(5):350–353.
30. van den Oord RA, Sheikh A. Filaggrin gene defects and risk of developing allergic sensitisation and allergic disorders: systematic review and meta-analysis. *BMJ* 2009;339:b2433.
31. Thyssen JP, Godoy-Gijon E, Elias PM. Ichthyosis vulgaris: the filaggrin mutation disease. *Br J Dermatol* 2013;168(6): 1155–1166.
32. Elias PM, Goerke J, Friend DS. Mammalian epidermal barrier layer lipids: composition and influence on structure. *J Invest Dermatol* 1977;69(6):535–546.
33. Feingold KR. The outer frontier: the importance of lipid metabolism in the skin. *J Lipid Res* 2009;50(Suppl):S417–S422.
34. Epstein EH Jr, Williams ML, Elias PM. Steroid sulfatase, X-linked ichthyosis, and stratum corneum cell cohesion. *Arch Dermatol* 1981;117(12):761–763.
35. Wolff K, Schreiner E. Epidermal lysosomes: electron microscopic-cytochemical studies. *Arch Dermatol* 1970;101(3): 276–286.
36. Bos JD, Kapsenberg ML. The skin immune system: progress in cutaneous biology. *Immunol Today* 1993;14(2):75–78.
37. Katz SI. Dohi Memorial Lecture. The skin as an immunological organ: allergic contact dermatitis as a paradigm. *J Dermatol* 1993;20(10):593–603.
38. Moll R. Cytokeratins as markers of differentiation: expression profiles in epithelia and epithelial tumors [in German]. *Veroff Pathol* 1993;142:1–197.
39. Rogers MA, Edler L, Winter H, et al. Characterization of new members of the human type II keratin gene family and a general evaluation of the keratin gene domain on chromosome 12q13.13. *J Invest Dermatol* 2005;124(3):536–544.
40. Coulombe PA, Kopan R, Fuchs E. Expression of keratin K14 in the epidermis and hair follicle: insights into complex programs of differentiation. *J Cell Biol* 1989;109(5):2295–2312.
41. Lyle S, Christofidou-Solomidou M, Liu Y, et al. The C8/144B monoclonal antibody recognizes cytokeratin 15 and defines the location of human hair follicle stem cells. *J Cell Sci* 1998;111(Pt 21):3179–3188.
42. Whitaker-Menezes D, Jones SC, Friedman TM, et al. An epithelial target site in experimental graft-versus-host disease and cytokine-mediated cytotoxicity is defined by cytokeratin 15 expression. *Biol Blood Marrow Transplant* 2003;9(9):559–570.
43. Truong AB, Khavari PA. Control of keratinocyte proliferation and differentiation by p63. *Cell Cycle* 2007;6(3):295–299.
44. Senoo M, Pinto F, Crum CP, et al. p63 is essential for the pro-

liferative potential of stem cells in stratified epithelia. *Cell* 2007;129(3):523–536.

45. Aberdam E, Barak E, Rouleau M, et al. A pure population of ectodermal cells derived from human embryonic stem cells. *Stem Cells* 2008;26(2):440–444.

46. King KE, Weinberg WC. p63: defining roles in morphogenesis, homeostasis, and neoplasia of the epidermis. *Mol Carcinog* 2007;46(8):716–724.

47. Di Como CJ, Urist MJ, Babayan I, et al. p63 expression profiles in human normal and tumor tissues. *Clin Cancer Res* 2002;8(2):494–501.

48. Becker SW Jr, Zimmermann AA. Further studies on melanocytes and melanogenesis in the human fetus and newborn. *J Invest Dermatol* 1955;25(2):103–112.

49. Sagebiel RW, Odland GF. Ultrastructural identification of melanocytes in early human embryos. *J Invest Dermatol* 1970;54:96.

50. Holbrook KA, Underwood RA, Vogel AM, et al. The appearance, density and distribution of melanocytes in human embryonic and fetal skin revealed by the anti-melanoma monoclonal antibody, HMB-45. *Anat Embryol (Berl)* 1989; 180(5):443–455.

51. Grabbe J, Welker P, Dippel E, et al. Stem cell factor, a novel cutaneous growth factor for mast cells and melanocytes. *Arch Dermatol Res* 1994;287(1):78–84.

52. Wehrle-Haller B, Weston JA. Soluble and cell-bound forms of steel factor activity play distinct roles in melanocyte precursor dispersal and survival on the lateral neural crest migration pathway. *Development* 1995;121(3):731–742.

53. Grichnik JM. Kit and melanocyte migration. *J Invest Dermatol* 2006;126(5):945–947.

54. Spritz RA. Molecular basis of human piebaldism. *J Invest Dermatol* 1994;103(Suppl 5):137S–140S.

55. Fisher DE. Microphthalmia: a signal responsive transcriptional regulator in development. *Pigment Cell Res* 2000;13 (Suppl 8):145–149.

56. Cochran AJ. The incidence of melanocytes in normal human skin. *J Invest Dermatol* 1970;55(1):65–70.

57. Dean NR, Brennan J, Haynes J, et al. Immunohistochemical labeling of normal melanocytes. *Appl Immunohistochem Mol Morphol* 2002;10(3):199–204.

58. Fitzpatrick TB. Human melanogensis. *Arch Dermatol Syph* 1952;65:379–391.

59. Pearse AGE. *Histochemistry: theoretical and applied*, 3rd ed. Edinburgh, Scotland: Churchill Livingstone, 1972.

60. Moore BW. A soluble protein characteristic of the nervous system. *Biochem Biophys Res Commun* 1965;19(6):739–744.

61. Nakajima T, Watanabe S, Sato Y, et al. An immunoperoxidase study of S-100 protein distribution in normal and neoplastic tissues. *Am J Surg Pathol* 1982;6(8):715–727.

62. Donato R. Functional roles of S100 proteins, calcium-binding proteins of the EF-hand type. *Biochim Biophys Acta* 1999;1450(3):191–231.

63. Boon T, Old LJ. Cancer tumor antigens. *Curr Opin Immunol* 1997;9(5):681–683.

64. Marincola FM, Hijazi YM, Fetsch P, et al. Analysis of expression of the melanoma-associated antigens MART-1 and gp100 in metastatic melanoma cell lines and in in situ lesions. *J Immunother Emphasis Tumor Immunol* 1996;19(3):192–205.

65. Jungbluth AA, Busam KJ, Gerald WL, et al. A103: an anti-melan-a monoclonal antibody for the detection of malignant melanoma in paraffin-embedded tissues. *Am J Surg Pathol* 1998;22(5):595–602.

66. Gown AM, Vogel AM, Hoak D, et al. Monoclonal antibodies specific for melanocytic tumors distinguish subpopulations of melanocytes. *Am J Pathol* 1986;123(2):195–203.

67. Adema GJ, de Boer AJ, van't Hullenaar R, et al. Melanocyte lineage-specific antigens recognized by monoclonal antibodies NKI-beteb, HMB-50, and HMB-45 are encoded by a single cDNA. *Am J Pathol* 1993;143(6):1579–1585.

68. Chen YT, Stockert E, Jungbluth A, et al. Serological analysis of Melan-A(MART-1), a melanocyte-specific protein homogeneously expressed in human melanomas. *Proc Natl Acad Sci U S A* 1996;93(12):5915–5919.

69. Jungbluth AA, Iversen K, Coplan K, et al. T311-an anti-tyrosinase monoclonal antibody for the detection of melanocytic lesions in paraffin embedded tissues. *Pathol Res Pract* 2000;196:235–242.

70. Rochaix P, Lacroix-Triki M, Lamant L, et al. PNL2, a new monoclonal antibody directed against a fixative-resistant melanocyte antigen. *Mod Pathol* 2003;16(5):481–490.

71. Busam KJ, Iversen K, Coplan KC, et al. Analysis of microphthalmia transcription factor expression in normal tissues and tumors, and comparison of its expression with S-100 protein, gp100, and tyrosinase in desmoplastic malignant melanoma. *Am J Surg Pathol* 2001;25(2):197–204.

72. Tarnowski WM. Ultrastructure of the epidermal melanocyte dense plate. *J Invest Dermatol* 1970;55(4):265–268.

73. Fitzpatrick TB, Miyamoto M, Ishikawa K. The evolution of concepts of melanin biology. *Arch Dermatol* 1967;96(3): 305–323.

74. Toshima S, Moore GE, Sandberg AA. Ultrastructure of human melanoma in cell culture: electron microscopy studies. *Cancer* 1968;21(2):202–216.

75. Gilchrest BA, Blog FB, Szabo G. Effects of aging and chronic sun exposure on melanocytes in human skin. *J Invest Dermatol* 1979;73(2):141–143.

76. Staricco RJ, Pinkus H. Quantitative and qualitative data on the pigment cells of adult human epidermis. *J Invest Dermatol* 1957;28(1):33–45.

77. Fitzpatrick TB, Szabo G. The melanocyte: cytology and cytochemistry. *J Invest Dermatol* 1959;32(2, Pt 2):197–209.

78. Quevedo WC Jr, Szabó G, Virks J, et al. Melanocyte populations in UV-irradiated human skin. *J Invest Dermatol* 1965;45(4):295–298.

79. Szabo G, Gerald AB, Pathak MA, et al. The ultrastructure of reacial color differences in man. *J Invest Dermatol* 1970;54:98.

80. Flaxman BA, Sosis AC, Van Scott EJ. Changes in melanosome distribution in Caucasoid skin following topical application of nitrogen mustard. *J Invest Dermatol* 1973;60(5):321–326.

81. Toda K, Pathak MA, Parrish JA, et al. Alteration of racial differences in melanosome distribution in human epidermis after exposure to ultraviolet light. *Nat New Biol* 1972;236(66):143–145.

82. Savage SA, Gerstenblith MR, Goldstein AM, et al. Nucleotide diversity and population differentiation of the melanocortin 1 receptor gene, MC1R. *BMC Genet* 2008;9:31.

83. Pathak MA, Sinesi SJ, Szabo G. The effect of a single dose of ultraviolet radiation on epidermal melanocytes. *J Invest Dermatol* 1965;45(6):520–528.

84. Mishima Y, Tanay A. The effect of alpha-methyldopa and ultraviolet irradiation on melanogenesis. *Dermatologica* 1968;136(2):105–114.

85. Hendi A, Brodland DG, Zitelli JA. Melanocytes in long-standing sun-exposed skin: quantitative analysis using the MART-1 immunostain. *Arch Dermatol* 2006;142(7):871–876.

86. Weyers W, Bonczkowitz M, Weyers I, et al. Melanoma in situ versus melanocytic hyperplasia in sun-damaged skin: assess-

ment of the significance of histopathologic criteria for differential diagnosis. *Am J Dermatopathol* 1996;18(6):560–566.

87. Lerner AB, Fitzpatrick TB. Biochemistry of melanin formation. *Physiol Rev* 1950;30(1):91–126.

88. Szabo G. Tyrosinase in epidermal melanocytes of white human skin. *Arch Dermatol* 1967;76:324–329.

89. Hunter JA, Mottaz JH, Zelickson AS. Melanogeneisis: ultrastructural histochemical observations on ultraviolet irradiated human melanocytes. *J Invest Dermatol* 1970;54:213–221.

90. Jimbow K, Quevedo WC Jr, Fitzpatrick TB, et al. Some aspects of melanin biology: 1950–1975. *J Invest Dermatol* 1976;67(1):72–89.

91. Nakagawa H, Rhodes AR, Fitzpatrick TB, et al. Acid phosphatase in melanosome formation: a cytochemical study in normal human melanocytes. *J Invest Dermatol* 1984;83(2): 140–144.

92. Shibata T, Prota G, Mishima Y. Non-melanosomal regulatory factors in melanogenesis. *J Invest Dermatol* 1993;100: 274S–280S.

93. Cruickshank CN, Harcourt SA. Pigment donation in vitro. *J Invest Dermatol* 1964;42:183–184.

94. Valyi-Nagy IT, Murphy GF, Mancianti ML, et al. Phenotypes and interactions of human melanocytes and keratinocytes in an epidermal reconstruction model. *Lab Invest* 1990;62(3):314–324.

95. Mottaz JH, Zelickson AS. Melanin transfer: a possible phagocytic process. *J Invest Dermatol* 1967;49(6):605–610.

96. Olson RL, Nordquist J, Everett MA. The role of epidermal lysosomes in melanin physiology. *Br J Dermatol* 1970;83(1): 189–199.

97. Cui R, Widlund HR, Feige E, et al. Central role of p53 in the suntan response and pathologic hyperpigmentation. *Cell* 2007;128(5):853–864.

98. Tachibana T, Nawa T. Recent progress in studies on Merkel cell biology. *Anat Sci Int* 2002;77(1):26–33.

99. Moll I, Zieger W, Schmelz M. Proliferative Merkel cells were not detected in human skin. *Arch Dermatol Res* 1996;288(4):184–187.

100. Halata Z, Grim M, Bauman KI. Friedrich Sigmund Merkel and his "Merkel cell," morphology, development, and physiology: review and new results. *Anat Rec A Discov Mol Cell Evol Biol* 2003;271(1):225–239.

101. Szeder V, Grim M, Halata Z, et al. Neural crest origin of mammalian Merkel cells. *Dev Biol* 2003;253(2):258–263.

102. Moll I, Lane AT, Franke WW, et al. Intraepidermal formation of Merkel cells in xenografts of human fetal skin. *J Invest Dermatol* 1990;94(3):359–364.

103. Moll I. Merkel cell distribution in human hair follicles of the fetal and adult scalp. *Cell Tissue Res* 1994;277(1):131–138.

104. Moll I, Roessler M, Brandner JM, et al. Human Merkel cells—aspects of cell biology, distribution and functions. *Eur J Cell Biol* 2005;84(2–3):259–271.

105. Smith KR Jr. The ultrastructure of the human Haarscheibe and Merkel cell. *J Invest Dermatol* 1970;54(2):150–159.

106. Hashimoto K. Fine structure of Merkel cell in human oral mucosa. *J Invest Dermatol* 1972;58(6):381–387.

107. Moll R, Moll I, Franke WW. Identification of Merkel cells in human skin by specific cytokeratin antibodies: changes of cell density and distribution in fetal and adult plantar epidermis. *Differentiation* 1984;28(2):136–154.

108. Ortonne JP, Darmon M. Merkel cells express desmosomal proteins and cytokeratins. *Acta Derm Venereol* 1985;65(2):161–164.

109. Ortonne JP, Petchot-Bacque JP, Verrando P, et al. Normal Merkel cells express a synaptophysin-like immunoreactiv-
ity. *Dermatologica* 1988;177:110.

110. Masuda T, Ikeda S, Tajima K, et al. Neuron-specific enolase (NSE): a specific marker for Merkel cells in human epidermis. *J Dermatol* 1986;13(1):67–69.

111. Narisawa Y, Hashimoto K, Kohda H. Immunohistochemical demonstration of the expression of neurofilament proteins in Merkel cells. *Acta Derm Venereol* 1994;74(6):441–443.

112. Foster CA, Holbrook KA, Farr AG. Ontogeny of Langerhans cells in human embryonic and fetal skin: expression of HLA-DR and OKT-6 determinants. *J Invest Dermatol* 1986;86(3):240–243.

113. Penneys NS, Stoer C, Buck B, et al. Langerhans' cells in fetal and newborn skin and newborn thymus. *Arch Dermatol* 1984;120: 1082.

114. Wolff K, Winkelmann RK. The influence of ultraviolet light on the Langerhans cell population and its hydrolytic enzymes in guinea pigs. *J Invest Dermatol* 1967;48(6):531–539.

115. Murphy GF, Shepard RS, Harrist TJ, et al. Ultrastructural documentation of HLA-DR antigen reactivity in normal human acrosyringial epithelium. *J Invest Dermatol* 1983;81(2):181–183.

116. Murphy GF, Bhan AK, Sato S, et al. A new immunologic marker for human Langerhans cells. *N Engl J Med* 1981;304(13):791–792.

117. Fithian E, Kung P, Goldstein G, et al. Reactivity of Langerhans cells with hybridoma antibody. *Proc Natl Acad Sci U S A* 1981;78(4):2541–2544.

118. Murphy GF, Bhan AK, Sato S, et al. Characterization of Langerhans cells by the use of monoclonal antibodies. *Lab Invest* 1981;45(5):465–468.

119. Breathnach AS, Wyllie LM. Melanin in Langerhans cells. *J Invest Dermatol* 1965;45(5):401–403.

120. Niebauer G, Krawczyk W, Wilgram GF. The Langerhans cell organelle in Letterer Siwe's disease [in German]. *Arch Klin Exp Dermatol* 1970;239(2):125–137.

121. Hashimoto K. Langerhans' cell granule: an endocytotic organelle. *Arch Dermatol* 1971;104(2):148–160.

122. Hanau D, Fabre M, Schmitt DA, et al. Human epidermal Langerhans cells internalize by receptor-mediated endocytosis T6 (CD1 "NA1/34") surface antigen: Birbeck granules are involved in the intracellular traffic of the T6 antigen. *J Invest Dermatol* 1987;89(2):172–177.

123. Wolff K. The Langerhans cell. *Curr Probl Dermatol* 1972;4:79–145.

124. Nezelof C, Basset F, Rousseau MF. Histiocytosis X histogenetic arguments for a Langerhans cell origin. *Biomedicine* 1973;18(5):365–371.

125. Murphy GF, Bhan AK, Harrist TJ, et al. In situ identification of T6-positive cells in normal human dermis by immunoelectron microscopy. *Br J Dermatol* 1983;108(4):423–431.

126. Chu A, Eisinger M, Lee JS, et al. Immunoelectron microscopic identification of Langerhans cells using a new antigenic marker. *J Invest Dermatol* 1982;78(2):177–180.

127. Horton JJ, Allen MH, MacDonald DM. An assessment of Langerhans cell quantification in tissue sections. *J Am Acad Dermatol* 1984;11(4, Pt 1):591–593.

128. Kiistala U, Mustakallio KK. The presence of Langerhans cells in human dermis with special reference to their potential mesenchymal origin. *Acta Derm Venereol* 1968;48(2):115–122.

129. Mackie RM, Turbitt ML. The use of a double-label immunoperoxidase monoclonal antibody technique in the investigation of patients with mycosis fungoides. *Br J Dermatol* 1982;106(4):379–384.

130. Tamaki K, Stingl G, Katz SI. The origin of Langerhans cells.

J Invest Dermatol 1980;74(5):309–311.

131. Wolff K, Stingl G. The Langerhans cell. *J Invest Dermatol* 1983;80(1 Suppl):17S–21S.

132. Shimada S, Katz SI. The skin as an immunologic organ. *Arch Pathol Lab Med* 1988;112(3):231–234.

133. Breathnach SM, Katz SI. Cell-mediated immunity in cutaneous disease. *Hum Pathol* 1986;17(2):161–167.

134. Flotte TJ, Murphy GF, Bhan AK. Demonstration of T200 on human Langerhans cell surface membranes. *J Invest Dermatol* 1984;82(5):535–537.

135. Murphy GF, Bronstein BR, Knowles RW, et al. Ultrastructural documentation of M241 glycoprotein on dendritic and endothelial cells in normal human skin. *Lab Invest* 1985;52(3):264–269.

136. Seneschal J, Clark RA, Gehad A, et al. Human epidermal Langerhans cells maintain immune homeostasis in skin by activating skin resident regulatory T cells. *Immunity* 2012;36(5):873–884.

137. Krueger GG, Emam M. Biology of Langerhans cells: analysis by experiments to deplete Langerhans cells from human skin. *J Invest Dermatol* 1984;82(6):613–617.

138. Belsito DV, Flotte TJ, Lim HW, et al. Effect of glucocorticosteroids on epidermal Langerhans cells. *J Exp Med* 1982;155(1):291–302.

139. Belsito DV, Sanchez MR, Baer RL, et al. Reduced Langerhans' cell Ia antigen and ATPase activity in patients with the acquired immunodeficiency syndrome. *N Engl J Med* 1984;310(20):1279–1282.

140. Wood GS, Warner NL, Warnke RA. Anti-Leu-3/T4 antibodies react with cells of monocyte/macrophage and Langerhans lineage. *J Immunol* 1983;131(1):212–216.

141. Tschachler E, Groh V, Popovic M, et al. Epidermal Langerhans cells—a target for HTLV-III/LAV infection. *J Invest Dermatol* 1987;88(2):233–237.

142. Murphy GF, Katz S, Kligman AM. Topical tretinoin replenishes CD1a-positive epidermal Langerhans cells in chronically photodamaged human skin. *J Cutan Pathol* 1998;25(1):30–34.

143. Bourlond A, Vandooren-Deflorenne R. The sub-epidermal basal membrane: its structure and ultrastructure [in French]. *Arch Belg Dermatol Syphiligr* 1968;24:119–135.

144. Cooper JH. Microanatomical and histochemical observations on the dermal-epidermal junction. *AMA Arch Derm* 1958;77(1):18–22.

145. Yancy K. Adhesion molecules, II: interactions of keratinocytes with epidermal basement membrane. *Prog Dermatol* 1995;104:1008–1014.

146. Moll R, Moll I. Epidermal adhesion molecules and basement membrane components as target structures of autoimmunity. *Virchows Arch* 1998;432(6):487–504.

147. Shimanovich I, Hirako Y, Sitaru C, et al. The autoantigen of anti-p200 pemphigoid is an acidic noncollagenous N-linked glycoprotein of the cutaneous basement membrane. *J Invest Dermatol* 2003;121(6):1402–1408.

148. Nie Z, Nagata Y, Joubeh S, et al. IgA antibodies of linear IgA bullous dermatosis recognize the 15th collagenous domain of BP180. *J Invest Dermatol* 2000;115(6):1164–1166.

149. Eady RA. The basement membrane. Interface between the epithelium and the dermis: structural features. *Arch Dermatol* 1988;124(5):709–712.

150. Bruckner-Tuderman L, Rüegger S, Odermatt B, et al. Lack of type VII collagen in unaffected skin of patients with severe recessive dystrophic epidermolysis bullosa. *Dermatologica* 1988;176(2):57–64.

151. Frances C, Robert L. Elastin and elastic fibers in normal and pathologic skin. *Int J Dermatol* 1984;23(3):166–179.

152. Kobayasi T. Dermo-epidermal junction of normal skin. *J Dermatol* 1978;5(4):157–165.

153. Zillikens D, Kawahara Y, Ishiko A, et al. A novel subepidermal blistering disease with autoantibodies to a 200-kDa antigen of the basement membrane zone. *J Invest Dermatol* 1996;106(6):1333–1338.

154. Chen KR, Shimizu S, Miyakawa S, et al. Coexistence of psoriasis and an unusual IgG-mediated subepidermal bullous dermatosis: identification of a novel 200-kDa lower lamina lucida target antigen. *Br J Dermatol* 1996;134(2):340–346.

155. Vafia K, Groth S, Beckmann T, et al. Pathogenicity of autoantibodies in anti-p200 pemphigoid. *PLoS One* 2012;7(7):e41769.

156. Fassihi H, Wong T, Wessagowit V, et al. Target proteins in inherited and acquired blistering skin disorders. *Clin Exp Dermatol* 2006;31(2):252–259.

157. Hashimoto K. The ultrastructuref the skin of human embryos, V: the hair germ and perifollicular mesenchymal cells. Hair germ-mesenchyme interaction. *Br J Dermatol* 1970;83(1):167–176.

158. Serri F, Montagna W, Mescon H. Studies of the skin of the fetus and the child, II: glycogen and amylophos-phorylase in the skin of the fetus. *J Invest Dermatol* 1962;39:199–217.

159. Mishima Y, Widlan S. Embryonic development of melanocytes in human hair and epidermis: their cellular differentiation and melanogenic activity. *J Invest Dermatol* 1966;46(3):263–277.

160. Pinkus H. Embryology of hair. In: Montagna W, Ellis R, eds. *The biology of hair growth*. New York, NY: Academic Press, 1958.

161. Hashimoto K. The ultrastructure of the skin of human embryos, IX: formation of the hair cone and intraepidermal hair canal. *Arch Klin Exp Dermatol* 1970;238(4):333–345.

162. Hashimoto K. The ultrastructure of the skin of human embryos, VII: formation of the apocrine gland. *Acta Derm Venereol* 1970;50(4):241–251.

163. Rogers MA, Winter H, Wolf C, et al. Characterization of a 190-kilobase pair domain of human type 1 hair keratin genes. *J Biol Chem* 1998;273(41):26683–26691.

164. Rogers MA, Winter H, Langbein L, et al. Characterization of a 300 kbp region of human DNA containing the type II hair keratin gene domain. *J Invest Dermatol* 2000;114(3):464–472.

165. Thiers BH, Galbraith GMP. Alopecia areata. In: Thiers BH, Dobson RL, eds. *Pathogenesis of skin disease*. New York, NY: Churchil Livingstone, 1986:57–64.

166. Kollar EJ. The induction of hair follicles by embryonic dermal papillae. *J Invest Dermatol* 1970;55(6):374–378.

167. Johnson WC, Helwig EB. Histochemistry of the acid mucopolysaccharides of skin in normal and in certain pathologic conditions. *Am J Clin Pathol* 1963;40:123–131.

168. Kopf AW, Orentreich N. Alkaline phosphatase in alopecia areata. *AMA Arch Derm* 1957;76(3):288–295.

169. Cormia FE. Vasculature of the normal scalp. *Arch Dermatol* 1963;88:692–701.

170. Pinkus H. Anatomy and histology of skin. In: Graham JH, Johnson WC, Helwig EB, eds. *Dermal pathology*. Hagerstown, MD: Harper & Row, 1972.

171. Garn SM. The examination of hair under the polarizing microscope. *Ann N Y Acad Sci* 1951;53(3):649–652.

172. Leppard BJ, Sanderson KV, Wells RS. Hereditary trichilemmal cysts. *Clin Exp Dermatol* 1976;2:23–32.

173. Bandmann HJ, Bosse K. Histology and anatomy of the hair follicle in the course of the hair cycle [in German]. *Arch Klin Exp Dermatol* 1966;227(1):390–409.

174. Montagna W. *The structure and function of skin*, 2nd ed. New York, NY: Academic Press, 1962.

175. Parakkal PF, Matoltsy AG. A study of the differentiation products of the hair follicle cells with the electron microscope. *J Invest Dermatol* 1964;42:23–34.

176. Yang CC, Cotsarelis G. Review of hair follicle dermal cells. *J Dermatol Sci* 2010;57(1):2–11.

177. Strauss JS, Pochi PE. Histology, histochemistry, and electron microscopy of sebaceous glands in man. In: Marchionini A, ed. *Handbuch der Haut- und Geschlechtskrankheiten, Erganzungswerk*, Vol 1, Part 1. Berlin, Germany: Springer-Verlag, 1968.

178. Suskind RR. The chemistry of the human sebaceous gland, I: histochemical observations. *J Invest Dermatol* 1951;17(1):37–54.

179. Cashion PD, Skobe Z, Nalbandian J. Ultrastructural observations on sebaceous glands of the human oral mucosa (Fordyce's "disease"). *J Invest Dermatol* 1969;53(3):208–216.

180. Niizuma K. Lipid droplets of the sebaceous gland: some new observations from tannic acid fixation. *Acta Derm Venereol* 1979;59(5):401–405.

181. Rupec M, Braun-Falco O. On the problem of lysosomal activity in normal human sebaceous glands [in German]. *Arch Klin Exp Dermatol* 1968;232(3):312–324.

182. Ito M, Suzuki M, Motoyoshi K, et al. New findings on the proteins of sebaceous glands. *J Invest Dermatol* 1984;82(4):381–385.

183. Hyman AB, Brownstein MH. Tyson's "glands": ectopic sebaceous glands and papillomatosis penis. *Arch Dermatol* 1969;99(1):31–36.

184. Weedon D, Strutton G. Apoptosis as the mechanism of the involution of hair follicles in catagen transformation. *Acta Derm Venereol* 1981;61(4):335–339.

185. Kligman AM. The human hair cycle. *J Invest Dermatol* 1959;33:307–316.

186. Mahrle G, Orfanos CE. Hair colour and hair pigment: electronmicroscopic investigations on natural and bleached hair [author's transl]. *Arch Dermatol Forsch* 1973;248(2):109–122.

187. Herzberg J, Gusek W. The greying of hair: histochemical and electronmicroscopical investigations. *Arch Klin Exp Dermatol* 1970;236(4):368–384.

188. Nishimura EK, Granter SR, Fisher DE. Mechanisms of hair graying: incomplete melanocyte stem cell maintenance in the niche. *Science* 2005;307(5710):720–724.

189. Waldorf HA, Walsh LJ, Schechter NM, et al. Early cellular events in evolving cutaneous delayed hypersensitivity in humans. *Am J Pathol* 1991;138(2):477–486.

190. Sato K, Leidal R, Sato F. Morphology and development of an apoeccrine sweat gland in human axillae. *Am J Physiol* 1987;252(1, Pt 2):R166–R180.

191. Hashimoto K, Gross BG, Lever WF. The ultrastructure of the skin of human embryos, I: the intraepidermal eccrine sweat duct. *J Invest Dermatol* 1965;45(3):139–151.

192. Hashimoto K, Gross B, Lever W. The ultrastructure of human embryo skin, II: the formation of intradermal portion of the eccrine sweat duct and of the secretory segment during the first half of embryonic life. *J Invest Dermatol* 1966;46:513–529.

193. Christophers E, Plewig G. Formation of the acrosyringium. *Arch Dermatol* 1973;107(3):378–382.

194. Hashimoto K, Gross BG, Lever WF. Electron microscopic study of the human adult eccrine gland, I: the duct. *J Invest Dermatol* 1966;46(2):172–185.

195. Montagna W, Chase HB, Lotiz WE Jr. Histology and cytochemistry of human skin, IV: the ecrine sweat glands. *J Invest Dermatol* 1963;20:415–423.

196. Dobson RL, Sato K. The secretion of salt and water by the eccrine sweat gland. *Arch Dermatol* 1972;105(3):366–370.

197. Hurley HJ, Witkowski JA. The dynamics of eccrine sweating in man, I: sweat delivery through myoepithelial contraction. *J Invest Dermatol* 1962;39:329–338.

198. Schiefferdecker P. Die Hautdrusen des Menschen und der Saugetier, ihre biologische und rassenanatomische Bedeuturng, sowie die Muscularis sexualis. *Biol Ztrbl* 1917;37:534–562.

199. Schaumberg-Lever G, Lever WF. Secretion from human apocrine glands. *J Invest Dermatol* 1975;64:38–41.

200. Montes LF, Baker BL, Curtis AC. The cytology of the large axillary sweat glands in man. *J Invest Dermatol* 1960;35:273–291.

201. Hurley HJ, Shelley WB. *The human apocrine sweat gland in health and disease*. Springfield, IL: Charles C Thomas, 1960.

202. Montagna W, Yun JS. The glands of montgomery. *Br J Dermatol* 1972;86(2):126–133.

203. Smith DM Jr, Peters TG, Donegan WL. Montgomery's areolar tubercle: a light microscopic study. *Arch Pathol Lab Med* 1982;106(2):60–63.

204. Sato K, Kane N, Soos G, et al. The eccrine sweat gland: Basic science and disorder of eccrine sweating. In: Moshell AN, ed. *Progress in dermatology*, Vol 29. Evanston, IL: Dermatology Foundation; 1995:1–11.

205. Sato K, Sato F. Interleukin-1 alpha in human sweat is functionally active and derived from the eccrine sweat gland. *Am J Physiol* 1994;266:950–959.

206. Inoue T. Scanning electron microscopic study of the human axillary apocrine glands. *J Dermatol* 1979;6(5):299–308.

207. Spielman AI, Zeng XN, Leyden JJ, et al. Proteinaceous precursors of human axillary odor: isolation of two novel odor-binding proteins. *Experientia* 1995;51(1):40–47.

208. Wollina U, Schaarschmidt H, Knopf B. Immunolocalization of cytokeratins in human eccrine sweat glands. *Acta Histochem* 1990;88(2):125–129.

209. Watanabe S, Ichikawa E, Takanashi S, et al. Immunohistochemical localization of cytokeratins in normal eccrine glands, with monoclonal antibodies in routinely processed, formalin-fixed, paraffin-embedded sections. *J Am Acad Dermatol* 1993;28(2, Pt 1):203–212.

210. Urmacher C. Histology of normal skin. *Am J Surg Pathol* 1990;14(7):671–686.

211. Scher RK, Daniel CR III. *Nails: therapy, diagnosis, surgery*. Philadelphia, PA: WB Saunders, 1990.

212. Hashimoto K. Ultrastructure of the human toenail, I: proximal nail matrix. *J Invest Dermatol* 1971;56(3):235–246.

213. Hashimoto K. Ultrastructure of the human toenail, II: keratinization and formation of the marginal band. *J Ultrastruct Res* 1971;36(3):391–410.

214. Hashimoto K. The marginal band: a demonstration of the thickened cellular envelope of the human nail cell with the aid of lanthanum staining. *Arch Dermatol* 1971;103(4):387–393.

215. Johnson M, Shuster S. Continuous formation of nail along the bed. *Br J Dermatol* 1993;128(3):277–280.

216. Perrin C, Langbein L, Schweizer J. Expression of hair keratins in the adult nail unit: an immunohistochemical analysis of the onychogenesis in the proximal nail fold,

matrix and nail bed. *Br J Dermatol* 2004;151(2):362–371.

217. Higashi N. Melanocytes of nail matrix and nail pigmentation. *Arch Dermatol* 1968;97(5):570–574.

218. Ackerman AB, Chongchitnant N, Sanchez J, et al. *Histologic diagnosis of inflammatory skin disease*, 2nd ed. Baltimore, MD: Williams & Wilkins, 1997.

219. Scarpelli DG, Goodman RM. Observations on the fine structure of the fibroblast from a case of Ehlers-Danlos syndrome with the Marfan syndrome. *J Invest Dermatol* 1968;50(3):214–219.

220. Ross R, Benditt EP. Wound healing and collagen formation, V: quantitative electron microscope radioautographic observations of proline-H3 utilization by fibroblasts. *J Cell Biol* 1965;27(1):83–106.

221. Uitto J, Lichtenstein JR. Defects in the biochemistry of collagen in diseases of connective tissue. *J Invest Dermatol* 1976;66(02):59–79.

222. Nigra TP, Friedland M, Martin GR. Controls of connective tissue synthesis: collagen metabolism. *J Invest Dermatol* 1972;59(1):44–49.

223. Eyden B. The myofibroblast: an assessment of controversial issues and a definition useful in diagnosis and research. *Ultrastruct Pathol* 2001;25(1):39–50.

224. Headington JT. The dermal dendrocyte. *Adv Dermatol* 1986;1:159–171.

225. Braverman IM, Sibley J, Keh-Yen A. A study of the veil cells around normal, diabetic, and aged cutaneous microvessels. *J Invest Dermatol* 1986;86(1):57–62.

226. Nestle FO, Zheng XG, Thompson CB, et al. Characterization of dermal dendritic cells obtained from normal human skin reveals phenotypic and functionally distinctive subsets. *J Immunol* 1993;151(11):6535–6545.

227. Cerio R, Griffiths CE, Cooper KD, et al. Characterization of factor XIIIa positive dermal dendritic cells in normal and inflamed skin. *Br J Dermatol* 1989;121(4):421–431.

228. Sueki H, Whitaker D, Buchsbaum M, et al. Novel interactions between dermal dendrocytes and mast cells in human skin: implications for hemostasis and matrix repair. *Lab Invest* 1993;69(2):160–172.

229. Kanitakis J. Anatomy, histology and immunohistochemistry of normal human skin. *Eur J Dermatol* 2002;12(4):390–399; quiz 400–401.

230. Meunier L, Gonzalez-Ramos A, Cooper KD. Heterogeneous populations of class II MHC+ cells in human dermal cell suspensions: identification of a small subset responsible for potent dermal antigen-presenting cell activity with features analogous to Langerhans cells. *J Immunol* 1993;151(8):4067–4080.

231. Murphy GF, Messadi D, Fonferko E, et al. Phenotypic transformation of macrophages to Langerhans cells in the skin. *Am J Pathol* 1986;123(3):401–406.

232. Nickoloff BJ, Griffiths CE. Not all spindled-shaped cells embedded in a collagenous stroma are fibroblasts: recognition of the "collagen-associated dendrophage." *J Cutan Pathol* 1990;17(4):252–254.

233. Hirsh BC, Johnson WC. Concepts of granulomatous inflammation. *Int J Dermatol* 1984;23(2):90–100.

234. Wells GC. The pathology of adult type Letterer-Siwe disease. *Clin Exp Dermatol* 1979;4(4):407–412.

235. Lasser A. The mononuclear phagocytic system: a review. *Hum Pathol* 1983;14(2):108–126.

236. Lau SK, Chu PG, Weiss LM. CD163: a specific marker of macrophages in paraffin-embedded tissue samples. *Am J Clin Pathol* 2004;122(5):794–801.

237. Pulford KA, Rigney EM, Micklem KJ, et al. KP1: a new monoclonal antibody that detects a monocyte/macrophage associated antigen in routinely processed tissue sections. *J Clin Pathol* 1989;42(4):414–421.

238. Meuret G, Marwendel A, Brand ET. Macrophage-recruitment from blood monocytes in inflammatory skin reactions [in German]. *Arch Dermatol Forsch* 1972;245(3):254–266.

239. Papadimitriou JM, Spector WG. The origin, properties and fate of epithelioid cells. *J Pathol* 1971;105(3):187–203.

240. Spector WG. Immunologic components of granuloma formation: epithelioid cells, giant cells, and sarcoidosis. *Ann N Y Acad Sci* 1976;278:3–6.

241. Hashimoto K, Tarnowski WM, Lever WF. Maturation and degranulation of mast cells in the human skin: electron microscopic studies [in German]. *Hautarzt* 1967;18(7):318–324.

242. Lagunoff D. Contributions of electron microscopy to the study of mast cells. *J Invest Dermatol* 1972;58(5):296–311.

243. Whitaker-Menezes D, Schechter NM, Murphy GF. Serine proteinases are regionally segregated within mast cell granules. *Lab Invest* 1995;72(1):34–41.

244. Irani AM, Bradford TR, Kepley CL, et al. Detection of MCT and MCTC types of human mast cells by immunohistochemistry using new monoclonal anti-tryptase and anti-chymase antibodies. *J Histochem Cytochem* 1989;37(10):1509–1515.

245. Craig SS, Schechter NM, Schwartz LB. Ultrastructural analysis of human T and TC mast cells identified by immuno-electron microscopy. *Lab Invest* 1988;58(6):682–691.

246. Mirowski G, Austen KF, Chiang L, et al. Characterization of cellular dermal infiltrates in human cutaneous mastocytosis. *Lab Invest* 1990;63(1):52–62.

247. Kobayasi T, Asboe-Hansen G. Degranulation and regranulation of human mast cells: an electron microscopic study of the whealing reaction in urticaria pigmentosa. *Acta Derm Venereol* 1969;49(4):369–381.

248. Kaminer MS, Lavker RM, Walsh LJ, et al. Extracellular localization of human connective tissue mast cell granule contents. *J Invest Dermatol* 1991;96(6):857–863.

249. Uvnas B. Chemistry and storage function of mast cell granules. *J Invest Dermatol* 1978;71(1):76–80.

250. Kaliner MA. The mast cell–a fascinating riddle. *N Engl J Med* 1979;301(9):498–499.

251. Lewis RE, Buchsbaum M, Whitaker D, et al. Intercellular adhesion molecule expression in the evolving human cutaneous delayed hypersensitivity reaction. *J Invest Dermatol* 1989;93(5):672–677.

252. Murphy GF, Sueki H, Teuscher C, et al. Role of mast cells in early epithelial target cell injury in experimental acute graft-versus-host disease. *J Invest Dermatol* 1994;102(4):451–461.

253. Walsh LJ, Trinchieri G, Waldorf HA, et al. Human dermal mast cells contain and release tumor necrosis factor alpha, which induces endothelial leukocyte adhesion molecule 1. *Proc Natl Acad Sci U S A* 1991;88(10):4220–4224.

254. Klein LM, Lavker RM, Matis WL, et al. Degranulation of human mast cells induces an endothelial antigen central to leukocyte adhesion. *Proc Natl Acad Sci U S A* 1989;86(22):8972–8976.

255. Christofidou-Solomidou M, Murphy GF, Albelda SM. Induction of E-selectin-dependent leukocyte recruitment by mast cell degranulation in human skin grafts transplanted on SCID mice. *Am J Pathol* 1996;148(1):177–188.

256. Walsh LJ, Kaminer MS, Lazarus GS, et al. Role of laminin

in localization of human dermal mast cells. *Lab Invest* 1991;65(4):433–440.

257. Weiss RR, Whitaker-Menezes D, Longley J, et al. Human dermal endothelial cells express membrane-associated mast cell growth factor. *J Invest Dermatol* 1995;104(1):101–106.

258. Miettinen M, Lasota J. KIT (CD117): a review on expression in normal and neoplastic tissues, and mutations and their clinicopathologic correlation. *Appl Immunohistochem Mol Morphol* 2005;13(3):205–220.

259. Murphy GF. *Dermatopathology*. Philadelphia, PA: WB Saunders, 1995.

260. Weissmann G, Smolen JE, Hoffstein S. Polymorphonuclear leukocytes as secretory organs of inflammation. *J Invest Dermatol* 1978;71(1):95–99.

261. Wilkinson DS. Pustular dermatoses. *Br J Dermatol* 1969;81:(Suppl 3):38–45.

262. Wade BH, Mandell GL. Polymorphonuclear leukocytes: dedicated professional phagocytes. *Am J Med* 1983;74(4):686–693.

263. Parish WE. Investigations on eosinophilia: the influence of histamine, antigen-antibody complexes containing gamma-1 or gamma-2 globulins, foreign bodies (phagocytosis) and disrupted mast cells. *Br J Dermatol* 1970;82(1):42–64.

264. Henson PM. Pathologic mechanisms in neutrophil-mediated injury. *Am J Pathol* 1972;68(3):593–612.

265. Lazarus GS, Daniels JR, Lian J, et al. Role of granulocyte collagenase in collagen degradation. *Am J Pathol* 1972;68(3):565–578.

266. Berretty PJ, Cormane RH. The eosinophilic granulocyte. *Int J Dermatol* 1978;17(10):776–784.

267. Poole JC. Electron microscopy of polymorphonuclear leucocytes. *Br J Dermatol* 1969;81(Suppl 3):11–18.

268. Zucker-Franklin D. Eosinophil function related to cutaneous disorders. *J Invest Dermatol* 1978;71(1):100–105.

269. Gell PGH, Coombs RRA. Classification of hypersensitivity reactions. In: Gell PGH, Coombs RRA, eds. *Clinical aspects of immunology*, 2nd ed. Oxford, England: Blackwell Scientific, 1968.

270. Berretty PJ, Cormane RH. Eosinophilic granulocytes and skin disorders. *Int J Dermatol* 1981;20(8):531–540.

271. Goetzl EJ, Wasserman SI, Austen F. Eosinophil polymorphonuclear leukocyte function in immediate hypersensitivity. *Arch Pathol* 1975;99(1):1–4.

272. Dvorak HF, Dvorak AM. Basophils, mast cells, and cellular immunity in animals and man. *Hum Pathol* 1972;3(4):454–456.

273. Katz SI. Recruitment of basophils in delayed hypersensitivity reactions. *J Invest Dermatol* 1978;71(1):70–75.

274. Weissman IL, Warnke R, Butcher EC, et al. The lymphoid system: its normal architecture and the potential for understanding the system through the study of lymphoproliferative diseases. *Hum Pathol* 1978;9(1):25–45.

275. Stingl G, Knapp W. Immunological markers for characterization of subpopulations of mononuclear cells. *Am J Dermatopathol* 1981;3(2):215–223.

276. Claudy AL. The immunological identification of the Sezary cell. *Br J Dermatol* 1974;91(5):597–600.

277. Luckasen JR, Sabad A, Goltz RW, et al. T and B lymphocytes in atopic eczema. *Arch Dermatol* 1974;110(3):375–377.

278. Gershon RK, Kondo K. Cell interactions in the induction of tolerance: the role of thymic lymphocytes. *Immunology* 1970;18(5):723–737.

279. Sakaguchi S, Wing K, Miyara M. Regulatory T cells—a brief history and perspective. *Eur J Immunol* 2007;37(Suppl 1):S116–S123.

280. Clark RA, Chong B, Mirchandani N, et al. The vast majority of CLA+ T cells are resident in normal skin. *J Immunol* 2006;176(7):4431–4439.

281. Jiang X, Clark RA, Liu L, et al. Skin infection generates non-migratory memory CD8+ T(RM) cells providing global skin immunity. *Nature* 2012;483(7388):227–231.

282. Zhu J, Peng T, Johnston C, et al. Immune surveillance by CD8αα+ skin-resident T cells in human herpes virus infection. *Nature* 2013;497(7450):494–497.

283. Hayday A, Theodoridis E, Ramsburg E, et al. Intraepithelial lymphocytes: exploring the Third Way in immunology. *Nat Immunol* 2001;2(11):997–1003.

284. Curry JL, Qin JZ, Bonish B, et al. Innate immune-related receptors in normal and psoriatic skin. *Arch Pathol Lab Med* 2003;127(2):178–186.

285. Hirahara K, Liu L, Clark RA, et al. The majority of human peripheral blood CD4+CD25highFoxp3+ regulatory T cells bear functional skin-homing receptors. *J Immunol* 2006;177(7):4488–4494.

286. Spits H, Lanier LL, Phillips JH. Development of human T and natural killer cells. *Blood* 1995;85(10):2654–2670.

287. Askenase PW. Delayed-type hypersensitivity (DTH) recruitment of T cell subsets via antigen-specific non-IgE factors, and IgE antibodies: relevance to asthma, autoimmunity and immune resistance to tumors and parasites. In: Coffman R, ed. *The regulation and functional significance of T cell subsets: progress in chemical immunology*. Basel, Switzerland: S. Karager, 1993.

288. Gerard-Marchant R, Hamilin I, Lenner K, et al. Classification of non-Hodgkin's lymphoma. *Lancet* 1974;2:406–408.

289. Wilson JE. Prospectives in mycosis fungicides in relation to other lymphomas. *Trans St John's Hosp Dermatol Soc* 1975;61:16–30.

290. Rywlin AM. Non-hodgkin's malignant lymphomas: brief historical review and simple unifying classification. *Am J Dermatopathol* 1980;2(1):17–25.

291. Aisenberg AC. Cell lineage in lymphoproliferative disease. *Am J Med* 1983;74(4):679–685.

292. Murphy GF, Mihm MC Jr. Benign, dysplastic, and malignant lymphoid infiltrates of the skin: an approach based on pattern analysis. In: Murphy GF, Mihm MC Jr, eds. *Lymphoproliferative disorders of the skin*. Boston, MA: Butterworths, 1986:123–141.

293. Murphy GF, Elder D. *Non-melanocytic tumors of the skin (atlas of tumor pathology)*, Vol 1. Washington, DC: Armed Forces Institute of Pathology, 1990.

294. Erlach E, Gebhart W, Niebauer G. Ultrastructural investigations on the morphogenesis of Russell bodies. *J Cutan Pathol* 1976;3:145.

295. Tappeiner J, Pfleger L, Wolff K. The presence and histochemical behavior of Russell's bodies in plasma cell skin infiltrates [in German]. *Arch Klin Exp Dermatol* 1965;222:71–90.

296. Blom J, Wiik A. Russell bodies: immunoglobulins? *Am J Clin Pathol* 1983;79:262–263.

297. Matthews JB. The immunoglobulin nature of Russell bodies. *Br J Exp Pathol* 1983;64(3):331–335.

298. Lazarus GS. Collagen, collagenase and clinicians. *Br J Dermatol* 1972;86(2):193–199.

299. Grant ME, Prockop DJ. The biosynthesis of collagen, 1. *N Engl J Med* 1972;286(4):194–199.

300. Grant ME. From collagen chemistry towards cell therapy—a personal journey. *Int J Exp Pathol* 2007;88(4):203–214.

301. Hayes RL, Rodnan GP. The ultrastructure of skin in

progressive systemic sclerosis (scleroderma), I: dermal collagen fibers. *Am J Pathol* 1971;63(3):433–442.

302. Schmidt W. Die normale Histologic von Corium und Subcutis. In: Marchionini A, ed. *Hanbuch der Haut- und Geschlechskrankheiten, Erganzungswerk*, Vol 1, Part 1. Berlin, Germany: Springer-Verlag, 1968.

303. Meigel WN, Gay S, Weber L. Dermal architecture and collagen type distribution. *Arch Dermatol Res* 1977;259(1):1–10.

304. Byers PH, Barsh GS, Holbrook KA. Molecular pathology in inherited disorders of collagen metabolism. *Hum Pathol* 1982;13(2):89–95.

305. Leigh IM, Eady RA, Heagerty AH, et al. Type VII collagen is a normal component of epidermal basement membrane, which shows altered expression in recessive dystrophic epidermolysis bullosa. *J Invest Dermatol* 1988;90(5):639–642.

306. Stenn K. Collagen heterogeneity of skin. *Am J Dermatopathol* 1979;1(1):87–88.

307. Deutsch TA, Esterly NB. Elastic fibers in fetal dermis. *J Invest Dermatol* 1975;65(3):320–323.

308. Varadi DP. Studies on the chemistry and fine structure of elastic fibers from normal adult skin. *J Invest Dermatol* 1972;59(3):238–246.

309. Hashimoto K, DiBella RJ. Electron microscopic studies of normal and abnormal elastic fibers of the skin. *J Invest Dermatol* 1967;48(5):405–423.

310. Stadler R, Orfanos CE. Maturation and aging of elastic fibers [authors transl, in German]. *Arch Dermatol Res* 1978;262(1):97–111.

311. Marsch WC, Schober E, Nurnberger F. Ultrastructure and morphogenesis of the elastic fibers and actinic elastosis [in German]. *Z Hautkr* 1979;54(2):43–46.

312. Winand R. Biosynthesis, organization and degradation of mucopolysaccharides. *Arch Belg Dermatol Syphiligr* 1972;28(1):35–40.

313. Jacques J, Cameron HC. Changes in the ground-substance of healing wounds. *J Pathol* 1969;99(4):337–340.

314. Moretti G. The blood vessels of the skin. In: Marchionini A, ed. *Handbuch der Haut- und Geschlechtskrankheiten, Erganzungswerk*, Vol 1, Part 1. Berlin, Germany: Springer-Verlag, 1968.

315. Kopf AW. The distribution of alkaline phosphatase in normal and pathologic human skin. *AMA Arch Derm* 1957;75(1):1–37.

316. Yen A, Braverman IM. Ultrastructure of the human dermal microcirculation: the horizontal plexus of the papillary dermis. *J Invest Dermatol* 1976;66(3):131–142.

317. Braverman IM, Yen A. Ultrastructure of the human dermal microcirculation, II: the capillary loops of the dermal papillae. *J Invest Dermatol* 1977;68(1):44–52.

318. Seifert HW, Klingmuller G. Electron microscopic structure of normal skin-capillaries and the alkaline phosphatase pattern [in German]. *Arch Dermatol Forsch* 1972;242(2):97–110.

319. Weber K, Braun-Falco O. Ultrastructure of blood vessels in human granulation tissue. *Arch Dermatol Forsch* 1973;248(1):29–44.

320. Holthofer H, Virtanen I, Kariniemi AL, et al. *Ulex europaeus* I lectin as a marker for vascular endothelium in human tissues. *Lab Invest* 1982;47(1):60–66.

321. Albelda SM, Oliver PD, Romer LH, et al. EndoCAM: a novel endothelial cell-cell adhesion molecule. *J Cell Biol* 1990;110(4):1227–1237.

322. Berger R, Albelda SM, Berd D, et al. Expression of platelet-endothelial cell adhesion molecule-1 (PECAM-1) during melanoma-induced angiogenesis in vivo. *J Cutan Pathol.* 1993;20(5):399–408.

323. Suzuki Y, Hashimoto K, Crissman J, et al. The value of blood group-specific lectin and endothelial associated antibodies in the diagnosis of vascular proliferations. *J Cutan Pathol* 1986;13(6):408–419.

324. Smolle J. HLA-DR antigen-bearing keratinocytes in various dermatologic diseases. *Acta Derm Venereol (Stockholm)* 1985;65:9–13.

325. Jones DA, Abbassi O, McIntire LV, et al. P-selectin mediates neutrophil rolling on histamine-stimulated endothelial cells. *Biophys J* 1993;65:1560–1569.

326. Thorlacius H, Raud J, Rosengren-Beezley S, et al. Mast cell activation induces P-selectin-dependent leukocyte rolling and adhesion in postcapillary venules in vivo. *Biochem Biophys Res Commun* 1994;203(2):1043–1049.

327. Albelda SM, Smith CW, Ward PA. Adhesion molecules and inflammatory injury. *FASEB J* 1994;8(8):504–512.

328. Butcher EC. Leukocyte-endothelial cell recognition: three (or more) steps to specificity and diversity. *Cell* 1991;67(6):1033–1036.

329. Walsh LJ, Murphy GF. Role of adhesion molecules in cutaneous inflammation and neoplasia. *J Cutan Pathol* 1992;19(3):161–171.

330. McEever RP. Selectins: novel receptors that mediate leukocyte adhesion during inflammation. *Thromb Haemost* 1991;65:225–228.

331. Ioffreda MD, Elder DE, Albelda SM, et al. TNFα induces E-selectin expression and PECAM-1 (CD31) redistribution in extracutaneous tissues. *Endothelium* 1993;1:47–54.

332. Hurley HJ Jr, Mescon H, Moretti G. The anatomy and histochemistry of the arteriovenous anastomosis in human digital skin. *J Invest Dermatol* 1956;27(3):133–145.

333. Pepper MC, Laubenheimer R, Cripps DJ. Multiple glomus tumors. *J Cutan Pathol* 1977;4(5): 244–257.

334. Goodman TF. Fine structure of the cells of the Suquet-Hoyer canal. *J Invest Dermatol* 1972;59(5):363–369.

335. Ji RC. Lymphatic endothelial cells, lymphangiogenesis, and extracellular matrix. *Lymphat Res Biol* 2006;4(2):83–100.

336. Winkelmann RK. A silver impregnation method for peripheral nerve endings. *J Invest Dermatol* 1955;24(1):57–64.

337. Woollard HH, Weddell G, Harpman JA. Observations on the neurohistological basis of cutaneous pain. *J Anat* 1940;74(Pt 4):413–440.7.

338. Arthur RP, Shelley WB. The innervation of human epidermis. *J Invest Dermatol* 1959;32(3):397–411.

339. Reed RJ. Cutaneous manifestations of neural crest disorders (neurocristopathies). *Int J Dermatol* 1977;16(10):807–826.

340. Wiesner-Menzel L, Schulz B, Vakilzadeh F, et al. Electron microscopical evidence for a direct contact between nerve fibres and mast cells. *Acta Derm Venereol* 1981;61(6):465–469.

341. Hosoi J, Murphy GF, Egan CL, et al. Regulation of Langerhans cell function by nerves containing calcitonin gene-related peptide. *Nature* 1993;363(6425):159–163.

342. Matis WL, Lavker RM, Murphy GM. Substance P induces the expression of an endothelial-leukocyte adhesion molecule by microvascular endothelium. *J Invest Dermatol* 1990;94(4):492–495.

343. Ashina A, Hosoi I, Bruyers S, et al. Regulation of Langerhans cell protein antigen presentation by calcitonin gene-related peptide, granulocyte-macrophage colony stimulating factor, and tumor necrosis factor α. *J Invest Dermatol* 1993;100:489.

344. Orfanos CE, Mahrle G. Ultrastructure and cytochemis-

try of human cutaneous nerves: with special reference to the ultrastructural localization of the specific and non-specific cholinesterases in human skin. *J Invest Dermatol* 1973;61(2):108–120.

345. MacDonald DM, Schmitt D. Ultrastructure of the human mucocutaneous end organ. *J Invest Dermatol* 1979;72(4): 181–186.

346. Cauna N, Ross LL. The fine structure of Meissner's touch corpuscles of human fingers. *J Biophys Biochem Cytol* 1960;8:467–482.

347. Hashimoto K. Fine structure of the Meissner corpuscle of human palmar skin. *J Invest Dermatol* 1973;60:20–28.

348. Pease DC, Quilliam TA. Electron microscopy of the pacinian corpuscle. *J Biophys Biochem Cytol* 1957;3(3):331–342.

349. Seemayer TA, Knaack J, Wang NS, et al. On the ultrastructure of hibernoma. *Cancer* 1975;36(5):1785–1793.

350. Fuchs E. The tortoise and the hair: slow-cycling cells in the stem cell race. *Cell* 2009;137(5):811–819.

351. Cotsarelis G, Kaur P, Dhouailly D, et al. Epithelial stem cells in the skin: definition, markers, localization and functions. *Exp Dermatol* 1999;8(1):80–88.

352. Fuchs E, Tumbar T, Guasch G. Socializing with the neighbors: stem cells and their niche. *Cell* 2004;116(6):769–778.

353. Barthel R, Aberdam D. Epidermal stem cells. *J Eur Acad Dermatol Venereol* 2005;19(4):405–413.

354. Nowak JA, Polak L, Pasolli HA, et al. Hair follicle stem cells are specified and function in early skin morphogenesis. *Cell Stem Cell* 2008;3(1):33–43.

355. Snippert HJ, Haegebarth A, Kasper M, et al. Lgr6 marks stem cells in the hair follicle that generate all cell lineages of the skin. *Science* 2010;327(5971):1385–1389.

356. Nanba D, Toki F, Barrandon Y, et al. Recent advances in the epidermal growth factor receptor/ligand system biology on skin homeostasis and keratinocyte stem cell regulation. *J Dermatol Sci* 2013;72(2):81–86.

357. Page ME, Lombard P, Ng F, et al. The epidermis comprises autonomous compartments maintained by distinct stem cell populations. *Cell Stem Cell* 2013;13(4):471–482.

358. Nishimura EK. Melanocyte stem cells: a melanocyte reservoir in hair follicles for hair and skin pigmentation. *Pigment Cell Melanoma Res* 2011;24(3):401–410.

359. Li L, Fukunaga-Kalabis M, Herlyn M. Isolation and cultivation of dermal stem cells that differentiate into functional epidermal melanocytes. *Methods Mol Biol* 2012;806:15–29.

360. Gleason BC, Crum CP, Murphy GF. Expression patterns of MITF during human cutaneous embryogenesis: evidence for bulge epithelial expression and persistence of dermal melanoblasts. *J Cutan Pathol* 2008;35(7):615–622.

361. Girouard SD, Murphy GF. Melanoma stem cells: not rare, but well done. *Lab Invest* 2011;91(5):647–664.

362. Beyer Nardi N, da Silva Meirelles L. *Mesenchymal stem cells: isolation, in vitro expansion and characterization.* Berlin, Germany: Springer, 2006. Wobus AM, Boheler KR, eds. *Stem cells: handbook of experimental pharmacology*; Vol 174.

363. Sasaki M, Abe R, Fujita Y, et al. Mesenchymal stem cells

are recruited into wounded skin and contribute to wound repair by transdifferentiation into multiple skin cell type. *J Immunol* 2008;180(4):2581–2587.

364. Fu X, Fang L, Li X, et al. Enhanced wound-healing quality with bone marrow mesenchymal stem cells autografting after skin injury. *Wound Repair Regen* 2006;14(3):325–335.

365. Lozito TP, Kuo CK, Taboas JM, et al. Human mesenchymal stem cells express vascular cell phenotypes upon interaction with endothelial cell matrix. *J Cell Biochem* 2009;107(4):714–722.

366. Yamaguchi Y, Kubo T, Murakami T, et al. Bone marrow cells differentiate into wound myofibroblasts and accelerate the healing of wounds with exposed bones when combined with an occlusive dressing. *Br J Dermatol* 2005;152(4):616–622.

367. Wu Y, Chen L, Scott PG, et al. Mesenchymal stem cells enhance wound healing through differentiation and angiogenesis. *Stem Cells* 2007;25(10):2648–2659.

368. Jackson WM, Nesti LJ, Tuan RS. Mesenchymal stem cell therapy for attenuation of scar formation during wound healing. *Stem Cell Res Ther* 2012;3(3):20.

369. Raicevic G, Rouas R, Najar M, et al. Inflammation modifies the pattern and the function of Toll-like receptors expressed by human mesenchymal stromal cells. *Hum Immunol* 2010;71(3):235–244.

370. Bunnell BA, Betancourt AM, Sullivan DE. New concepts on the immune modulation mediated by mesenchymal stem cells. *Stem Cell Res Ther* 2010;1(5):34.

371. Fenske NA, Lober CW. Structural and functional changes of normal aging skin. *J Am Acad Dermatol* 1986;15(4, Pt 1): 571–585.

372. Kurban RS, Bhawan J. Histologic changes in skin associated with aging. *J Dermatol Surg Oncol* 1990;16(10):908–914.

373. Montagna W, Carlisle K. Structural changes in ageing skin. *Br J Dermatol* 1990;122(Suppl 35):61–70.

374. Ortonne JP. Pigmentary changes of the ageing skin. *Br J Dermatol* 1990;122(Suppl 35):21–28.

375. Bhawan J, Andersen W, Lee J, et al. Photoaging versus intrinsic aging: a morphologic assessment of facial skin. *J Cutan Pathol* 1995;22(2):154–159.

376. Sellheyer K. Pathogenesis of solar elastosis: synthesis or degradation? *J Cutan Pathol* 2003;30(2):123–127.

377. Lester L, Venditti C. The prevalence of pili multigemini. *Br J Dermatol* 2007;156(6):1362–1363.

378. Mahaisavariya P, Cohen PR, Rapini RP. Incidental epidermolytic hyperkeratosis. *Am J Dermatopathol* 1995;17(1):23–28.

379. Waldo ED, Ackerman AB. Epidermolytic hyperkeratosis and focal acantholytic dyskeratosis: a unified concept. *Pathol Annu* 1978;13(Pt 1):149–175.

380. Hutcheson AC, Nietert PJ, Maize JC. Incidental epidermolytic hyperkeratosis and focal acantholytic dyskeratosis in common acquired melanocytic nevi and atypical melanocytic lesions. *J Am Acad Dermatol* 2004;50(3):388–390.

381. Ashbee HR. Update on the genus *Malassezia*. *Med Mycol* 2007;45(4):287–303.

第 4 章

实验室方法

Rosalie Elenitsas, Carlos H. Nousari, and John T. Seykora

在皮肤病理医师做出诊断之前，组织学切片的准备包含多个重要的步骤。不能正确处理组织可能导致难以做出准确诊断和切缘评估。

标本制备

固定

正确地固定皮肤活检标本以稳定蛋白质和防止组织腐烂相当重要。样品取得后应立即放置在固定剂中，因为样本干燥可能会产生人工现象。首选固定剂是 10% 的甲醛中性缓冲溶液。甲醛溶液的体积应该是样品体积的 10 ～ 20 倍。如果要在冬季邮寄标本，应该向甲醛溶液中加入 10% 体积的 95% 乙醇，或者将样品在室温下放置在甲醛溶液中至少 6 小时之后再寄出。

标本必须有充分的固定时间。固定时间与标本厚度有关，一般每毫米厚度需固定 1 ～ 2 小时。大标本，如切除的肿瘤，应切成 4 ～ 5mm 厚的切片，通常固定过夜。大标本还需要更大体积的甲醛溶液。

取材

对于要求检查切缘的标本，固定后，应在标本的深部切缘和侧切缘涂上墨水。样品应适当切割以检查边缘。图 4-1 中展示了几个实例。重要的是要记住，这些切片只代表了很小一部分切缘，因为不可能评估所有切缘的细胞。如果外科医师已经放置了定位缝线，这一侧的切缘应当用不同颜色的墨水加以标记，或者用一些其他标记方法进行识别。4mm 和 6mm 的环钻活检标本通常切成两块，尺寸小于 3mm 的标本应该全部包埋。如果实验室缺乏大量处理皮肤标本的经验，应与包埋技术人员讨论，以确保蜡块包埋方向合适。

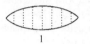 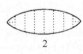 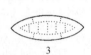

1　　　　2　　　　3

图 4-1　椭圆形皮肤标本的制备

边缘用墨汁涂覆之后，将样品切片用于进一步制备和包埋。在例 1 中，组织如同切割面包一样进行切片；这是在皮肤病理实验室中最常使用的方法之一。例 2 的切片方法可以更好地评价椭圆形标本的"尖端"；然而，这些小标本的包埋更加困难。通常只有"尖端"的中心部分被包埋，或者尖端可以被切成两半并且平坦地包埋，特别是对于较小的样本。例 3 的切片方法，理论上整个边缘均可见；然而，该方法需要技术人员精细地包埋和定向小块组织，因此大多数常规实验室的大多数标本不推荐使用这种方法（引自 Rapini R. Comparison of methods for checking surgical margins. J Am Acad Dermatol，1990，23：288.）

酶活性的展示

只有少数需要显示酶活性的样品不应置于甲醛中，而应该用湿纱布包裹，然后将其放置在干净容器中而送往实验室，常用低温恒温器中切取的冰冻切片进行酶染色。酶活性的染色不是常规操作，因此在申请前必须先和实验室确认。

尽管在常规诊断中，免疫组织化学已经很大程度上取代了组织化学，但是在黑素细胞中多巴氧化酶染色可能有助于区分恶性黑素瘤与非黑素细胞肿瘤。此外，某些酶，如小汗腺中的琥珀酸脱氢酶和磷酸化酶，以及顶泌汗腺中的酸性磷酸酶和 β- 葡萄糖醛酸糖苷酶，可能有助于腺体肿瘤的鉴别。然而，这些鉴别的临床意义通常不显著。

有些酶反应在甲醛固定石蜡包埋的组织中也

能进行检测：①用萘酚 AS-D 氯乙酸盐作为底物（存在于成熟和未成熟粒细胞中，除了成髓细胞[1]和肥大细胞），可检测萘酚 AS-D 氯乙酸酯酶活性；②用抗溶菌酶免疫组织化学技术检测溶菌酶（溶菌酶存在于成熟和未成熟粒细胞中，包括原粒细胞和组织细胞）（参见第 31 章）。

在 Buschke 硬肿病和淀粉样变性的特殊染色中，未固定的冰冻切片可能比甲醛固定标本更可靠。因此，建议在这两种疾病中，将部分组织在甲醛中固定，其余部分用于冰冻切片。硬肿病中，透明质酸在 pH7.0 的甲苯胺蓝染色在未固定的冰冻切片中比在甲醛固定切片中更明显；在淀粉样变中，淀粉样物质的结晶紫或刚果红的染色只有在未固定的冰冻切片中才较为确定（参见第 17 章）。

处理

标本处理的目的是去除皮肤中的水分并提供支持基质（石蜡），使得组织在切片过程中的变形最少。固定后，常规样品在自动处理器中处理。脂质染色的样品例外，因为脂质会被用于处理标本的二甲苯提取掉，所以标本用于脂质染色时需进行冰冻切片，然后在 10% 中性缓冲甲醛溶液中固定。

在自动化组织处理器中，样品首先被浓度逐级增加的乙醇脱水，然后用二甲苯提取脂质和去除乙醇。最后，用几种变化的热熔融石蜡（或 Paraplast）浸润组织以提供基质，以稳定组织使其容易切割。该处理过程需要 3 ～ 12 小时，在大多数实验室中，需要过夜处理。较新的方法包括微波辅助组织处理，微波能加速组织固定和加工，制备时间可缩至 1 ～ 2 小时[1]。这种快速组织处理经过优化后，提供的组织学标本和免疫组化染色在质量上可与常规的过夜组织处理相当[2]。根据作者的经验，除了非常小的标本或具有大量脂肪组织的较大标本，快速组织处理在大多数组织中的效果和传统处理相当。

标本处理以后，将标本切割面向下植入模具中并在液状石蜡中硬化。为了防止切向切面，需要将该切面牢固地包埋在模具的基座中。然后将样品在旋转切片机上切成约 5μm 厚的切片。

染色

常规切片通常用苏木精 – 伊红染色，它们是最广泛使用的常规染色剂。使用这种染色方法，核染成蓝色或"嗜碱性"，胶原、肌肉和神经染成红色或"嗜酸性"。观察一些特殊结构需要使用特殊染色（详见后面的讨论和参考文献 3）。

组织化学染色

组织化学，特别是免疫组织化学，不管在光学显微镜还是在电子显微镜水平，都变得越来越重要，并已在很大程度上使组织病理学从单纯的描述性科学进展为动态和功能性的科学。许多酶组织化学方法仅用于研究，并且具有通常需要新鲜组织的局限性。

大多数组织化学"特殊"染色可以在甲醛固定的石蜡包埋标本上进行。它们在皮肤病理学中的主要用途见表 4-1。过碘酸希夫（PAS）染色能将某些多糖，特别是含有中性黏多糖的糖原和黏蛋白染成红色。PAS 染色包括将 1，2- 二醇中的相邻羟基氧化成醛和用品红 – 硫酸对醛进行染色。PAS 染色在基底膜增厚的研究中也是有价值的，如在红斑狼疮或迟发性皮肤卟啉病中。此外，真菌的细胞壁由纤维素和几丁质的混合物组成，因此含有多糖，在 PAS 染色中呈明亮的粉红色。

表 4-1 皮肤病理中的组织化学染色		
染色方法	目的	效果
苏木精 – 伊红染色	常规	细胞核：蓝色；胶原、肌肉、神经：红色
Masson 三色染色	胶原	胶原：蓝色或绿色；细胞核、肌肉、神经：暗红色
Verhoeff van Gieson 染色	弹性纤维	弹性纤维：黑色；胶原：红色；细胞核、肌肉、神经：黄色

续表

染色方法	目的	效果
Pinkus 酸性地衣红染色	弹性纤维	弹性纤维：深褐色
硝酸银染色	黑素，网状纤维（嗜银）	黑素，网状纤维：黑色
Fontana-Masson 染色	黑素（嗜银）	黑素：黑色
甲胺银染色	真菌，多诺万体，弗氏杆菌（鼻硬结病），基底膜	黑色
Grocott 染色	真菌	真菌细胞壁：黑色
PAS 染色	糖原，中性 MPS，真菌	糖原：红色，不耐淀粉酶；中性 MPS、真菌：红色，耐淀粉酶
阿新蓝染色，pH 2.5	酸性 MPS	蓝色
阿新蓝染色，pH 0.5	硫酸 MPS	蓝色
甲苯胺蓝染色	酸性 MPS	蓝色
胶体铁染色	酸性 MPS	蓝色
透明质酸酶染色	透明质酸	不耐透明质酸酶
黏蛋白卡红染色	"上皮"黏液	红色
吉姆萨染色	肥大细胞颗粒、酸性 MPS、髓样颗粒、利什曼原虫	肥大细胞颗粒、酸性 MPS：紫色异染；髓样颗粒、利什曼原虫：红色
Fite 染色	抗酸杆菌	红色
佩尔铁氰化钾染色	含铁血黄素	蓝色
碱性刚果红染色	淀粉样物质	在偏振光下呈粉红色，绿色双折射
von Kossa 染色	钙盐	黑色
猩红染色	脂质	红色
油性红 O 染色	脂质	红色
多巴（未固定组织）染色	黑素细胞中的酪氨酸酶	黑色多巴 – 黑素
氯乙酸 AS-D 萘酚酯酶染色	肥大细胞、中性粒细胞、髓细胞	颗粒红染
Warthin-Starry 染色	螺旋体	黑色
Dieterle 和 Steiner 染色	螺旋体，杆菌性血管瘤病	黑色
Ziehl Neilson 染色	抗酸杆菌	红色

注：除脂质外的所有染色，均适用于甲醛固定石蜡包埋的标本。脂质的染色需要甲醛固定的冰冻切片。PAS. 过碘酸希夫；MPS. 黏多糖；MCG. 肥大细胞颗粒

为了将糖原沉积物和中性黏多糖及真菌区分开来，必须比较两个连续切片，一个在染色前经淀粉酶消化，另一个无淀粉酶消化。因糖原会被淀粉酶消化，经 PAS 染色不再显示红色，所以较易与抗淀粉酶的中性黏多糖和真菌区分开。因为糖原存在于外毛根鞘细胞和小汗腺细胞中，所以糖原染色可能在具有外毛根鞘和小汗腺分化的附属器肿瘤的鉴别中具有诊断价值。中性黏多糖染色在乳房 Paget 病和乳房外 Paget 病中有意义。

阿新蓝能将酸性黏多糖染成蓝色。酸性黏多糖存在于真皮基质中，但数量太少而不能在正常皮肤中被染色。然而，在皮肤黏蛋白病中，非硫酸化黏多糖（主要是透明质酸）的大量增加，使得黏蛋白能被阿新蓝染色（参见第 17 章）。在伴直肠癌肛门病变的乳房外 Paget 病（参见第 29 章）和含有杯状细胞的胃肠道肿瘤皮肤转移（参见第 36 章）中，皮肤中的肿瘤细胞如其亲代细胞，可分泌唾液酸黏蛋白。唾液酸黏蛋白含有能被阿新蓝染色的非硫酸化酸性黏多糖，以及 PAS 染色阳性的中性黏多糖。非硫酸化酸性黏多糖在 pH 2.5 而非 pH 0.5 时能被阿新蓝染色，而强酸性的硫酸化酸性黏多糖（如肥大细胞颗粒中的肝素和软骨中的硫酸软骨素）在 pH 2.5 和 pH 0.5 时都能被阿新蓝染色。

有几种特殊染色可用于弹性组织。最常用的是 Verhoeff van Gieson（图 4-2）或 Weigert 间苯二酚品红染色。其他技术，如 Luna 染色和 Miller 染色，可以比传统方法更好地观察弹性纤维[4]。这些染色有利于诊断皮肤松垂、结缔组织痣、真皮中层弹性纤维溶解症和弹性组织的其他变化。

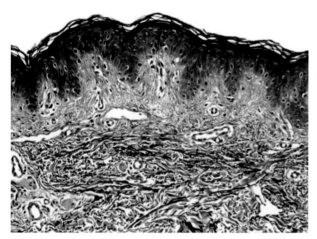

图 4-2　弹性纤维：Verhoeff van Gieson 染色显示皮肤中正常弹性纤维被染成黑色

吉姆萨染色经常用于显示肥大细胞。吉姆萨含有亚甲基蓝，为一种异染性染料。肥大细胞的颗粒能被异染成紫色（图 4-3）。

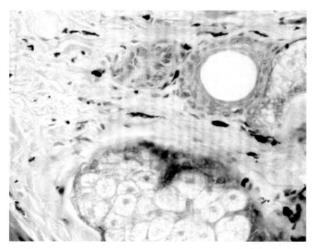

图 4-3　吉姆萨染色：肥大细胞胞质中的颗粒被染成紫色

偏振光检查

偏振光检查是在显微镜下用偏振光检查组织切片，偏振光是指除在一个平面中振动的光波外，

所有其他光波均被滤除。

两个由偏振塑料制成的镜片放置在显微镜上作为偏光镜检查。一张镜片放置在显微镜的聚光镜下方作为偏振器。第二张镜片放置在显微镜的目镜或载玻片的顶部，作为分析仪。当两个镜片中的一个旋转，使得通过两个镜片的光的路径以直角断开时，该视野是暗的。然而，当两个镜片之间出现双折射物质时，它们破坏了偏振，在暗视野中表现为亮白色物体。

偏光镜检查可用于评价脂质沉积、某些异物、痛风和淀粉样物质。

尚不完全清楚为什么某些脂质是双折射的，而其他脂质则不是。通常胆固醇酯是双折射的，但游离胆固醇、磷脂和中性脂肪不是。只有甲醛固定的冰冻切片可用于脂质的偏振光检查。

双折射脂质通常存在于有高脂蛋白血症的结节性、扁平黄瘤和睑黄瘤（但不总是在发疹性黄瘤）中，也可出现于正常脂蛋白的播散性扁平黄瘤的皮损中及弥漫性躯体血管角化瘤（Fabry 病）的血管壁中（参见第 33 章）。在组织细胞增多症 X（Hand-Schüller-Christian 型）（参见第 26 章）、幼年黄色肉芽肿（参见第 26 章）、持久性隆起性红斑（细胞外胆固醇沉积症）（参见第 8 章）和皮肤纤维瘤（脂质化"组织细胞瘤"）（参见第 32 章）中，只要皮损中含有足够量的脂质，就能看到双折射脂质。

双折射脂质通常不存在于脂质损伤中，在类脂质渐进性坏死（参见第 14 章）、皮肤黏膜透明蛋白变性或类脂质蛋白沉积症（参见第 17 章），以及多中心网状组织细胞增多症和孤立性网状组织细胞肉芽肿中，这些疾病皮疹中的脂质没有双折光。

在异物中，二氧化硅引起的肉芽肿中可见双折射性针状体。这些肉芽肿由土壤或玻璃颗粒（二氧化硅）或滑石粉（硅酸镁）引起（参见第 14 章）。木碎片，缝合材料和淀粉颗粒也是双折射的。在图 4-4 中展示了一张偏振光检查。

如果晶体被充分保存，痛风石能见到尿酸盐晶体的双折射。它们应该用乙醇而不是甲醛来固定（参见第 17 章）。

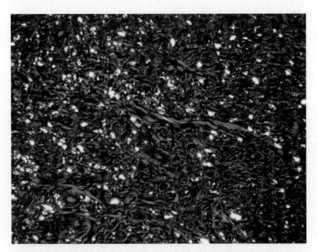

图 4-4 偏振光检查：在这个滑石肉芽肿中，偏振光显示真皮内数百个折光异物

淀粉样物质在用碱性刚果红染色后在偏振光中显示出特征性绿色双折射（参见第 17 章）。

免疫荧光试验

免疫荧光试验是一种有益于诊断某些皮肤疾病的专门技术[5,6]。皮肤病学中通常有两种免疫荧光方法：①直接免疫荧光测试（DIF），可检测位于患者皮肤或黏膜中的免疫反应物；②间接免疫荧光测试，用于识别患者血清中的循环自身抗体及其滴度。使用患者皮肤作为底物的改进的间接免疫荧光技术，称为免疫定位，可以在各种形式的遗传性大疱性表皮松解症中确定裂隙的部位和突变蛋白的异常分布。

直接免疫荧光

直接免疫荧光试验在几种自身免疫和炎性皮肤黏膜疾病中具有关键的诊断作用，包括自身免疫介导的水疱性疾病、疱疹样皮炎、过敏性紫癜（IgA 血管炎）和皮肤型红斑狼疮。但在其他皮肤病，如皮肌炎、皮肤卟啉病，假卟啉病、扁平苔藓和除了过敏性紫癜以外的血管炎中，直接免疫荧光是重要的诊断方法，但不是决定性的诊断方法[7]。表 4-2 展示了在进行免疫病理学诊断之前评价免疫荧光切片的逐步示意图。

表 4-2　评价皮肤直接免疫荧光的逐步示意图
真正病变还是人工现象
相关还是不相关
特异性还是非特异性
↓
免疫荧光的位置（上皮、基底膜带、血管）
主要的免疫反应物（免疫球蛋白 IgG、IgA、IgM? C3? 纤维素？）
特征（颗粒状？线状？）
↓
基于免疫荧光模式的诊断表

活检技术

通常 3 ～ 4mm 环钻活检就足够了。在自身免疫性水疱性疾病组中，有炎症但是尚未出现水疱的水疱周围区域是理想的取材部位。水疱部位取材是假阴性结果的最常见原因。另外，过于远离水疱部位的取材也可能导致假阴性结果。在天疱疮、类天疱疮和获得性大疱性表皮松解症的少数病例中，水疱部位也可出现假阳性结果。值得注意的是，由于疱疹样皮炎中免疫反应物的分布常常具有局灶性和跳跃性，刮除活检通常能比环钻活检提供更宽的表面，从而更好地评价真皮乳头。

在黏膜病变中进行充分的病损旁活检通常是不可行的，因此在这些标本中可能容易出现假阴性甚至假阳性。在继发于黏膜类天疱疮的脱屑性牙龈炎患者中，取样的简单方法是通过所谓的剥离技术，用棉签擦拭损害旁受影响的牙龈导致"新鲜剥离黏膜"。在大多数情况下的黏膜类天疱疮，180kDa 和 230kDa 半桥粒抗原是自身抗原。因此，剥离的齿龈标本中存在半桥粒，在直接免疫荧光下可观察到具有"封顶"现象的线性免疫荧光[8]。

据报道，来自下肢的大疱性类天疱疮病灶在理论上有较高的假阴性率；然而，这一发现没有得到其他人的证实。

在无症状的疱疹样皮炎患者严格遵守无麸质饮食少于 6 个月，或即使没有这样做，但由于氨苯砜治疗仍然无病变的患者中，从肘部或任何其他经典的受累部位仍可显示典型的 IgA 沉积于真皮乳头顶部[9]。

在直接免疫荧光检测有重要意义的自身免疫性水疱性疾病以外的其他自身免疫性和炎症性疾病

中，标本应取自病变部位，包括皮肤型红斑狼疮、皮肌炎、血管炎、扁平苔藓、皮肤卟啉病和假卟啉病。

活检标本的运输和处理

　　免疫荧光的组织应新鲜取材，并保持潮湿，直到其被快速冰冻。皮肤标本可以保存在盐水润湿的纱布上，如果可能，立即送到附近的实验室。如果不能在 24 小时内运输，则应将样品放入 Michel 运输培养基中。该运输培养基由 5% 硫酸铵，钾抑制剂 N- 乙基马来酰亚胺和硫酸镁及柠檬酸盐缓冲液（pH 7.25）组成。该溶液在室温下是稳定的，但必须保持在密封容器中以防止吸收 CO_2 和酸化。储存在 Michel 培养基中的标本在室温下可保存至少 4 周。储存在 Michel 培养基并保存在冰箱中的样品可以保存数周甚或数月。这种运输方法使得直接免疫荧光技术更容易得到应用。在实验室接收样品后，将硫酸铵洗脱，将样品定向并包埋在 OCT（最佳切片温度）化合物中，然后将样品快速冰冻。将组织切成 6μm 厚的切片。将冰冻切片与抗 IgG、IgA、IgM、C3、C5b-9 和纤维蛋白原的人源性抗体温育。这些抗体与荧光标志物如异硫氰酸荧光素（FITC）连接以便在荧光显微镜下显影[7]。

直接免疫荧光结果解读

自身免疫性疱病

　　直接免疫荧光诊断活动性自身免疫性疱病的敏感性应接近 100%。若未检出则可能是由于技术原因[10]。在寻常型天疱疮（PV）和落叶型天疱疮（PF）中，上皮细胞表面上的 IgG 免疫染色可以是颗粒的和（或）线性的，呈现特征性的"网状"模式。也可检测 C3 荧光，IgA 荧光罕见。沿基底膜的非特异性斑片及颗粒状荧光并不少见，特别是在黏膜皮损中。在副肿瘤性天疱疮中，IgG"网状"免疫荧光倾向于累及表皮和黏膜全层，包括支气管，呈线状、较厚和均质化模式，可伴或不伴基底膜线状荧光[11]。副肿瘤性天疱疮的苔藓样黏膜和皮损表现为局灶性颗粒状 IgG 和其他免疫反应物沿着基底膜沉积，没有典型的"网状"模式。
　　一些有免疫反应物沉积的表皮下疱病可能难

以鉴别。典型的例子是类天疱疮和获得性大疱性表皮松解症，两者都是在 DIF 上表现为 C3 和（或）IgG 沉积的表皮下疱病（图 4-5）。此时，盐裂皮肤直接免疫荧光技术通常可以解决这个问题。盐裂皮肤直接免疫荧光只能在无水疱的样本中进行。该技术包括解冻以前用于常规直接免疫荧光的冷冻样本并将其在 1mol/L 氯化钠中孵育 48 ～ 72 小时，使表皮与真皮分离。在氯化钠中孵育后，冰冻切片与连有 FITC 的抗体一起孵育，类似于标准 DIF 试验。氯化钠溶液使基底膜带在透明板处分开，形成人工诱导的水疱，半桥粒位于表皮侧；更深层的蛋白质，如Ⅶ型胶原和表皮整联配体蛋白位于真皮侧。因此，在几乎所有大疱性类天疱疮中，线状 IgG 免疫荧光定位于表皮侧（偶尔同时在表皮和真皮），而获得性大疱性表皮松解症则沉积在真皮侧。

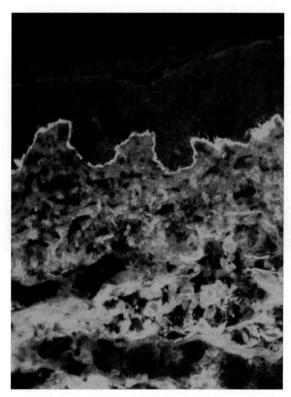

图 4-5　直接免疫荧光：大疱性类天疱疮。沿着基底膜带的连续性线状 C3 荧光

皮肤红斑狼疮

　　直接免疫荧光在活动性皮肤结缔组织病患者的评价中有显著意义。在这些患者中沿基底膜的免疫反应物沉积的强度与界面、苔藓样皮炎、黏膜炎的程度相关。

在盘状红斑狼疮中，颗粒状免疫反应物（IgG、IgA、IgM 和 C3）沿真皮表皮交界处沉积。在直接免疫荧光最常见的免疫反应物是 IgM；在系统性红斑狼疮和亚急性皮肤型红斑狼疮中，最常见的是 IgG。值得注意的是，大多数具有抗 Ro 阳性的亚急性皮肤型红斑狼疮患者可沿基底膜带和表皮全层都有特征性的颗粒状 IgG 荧光，呈斑点状沉积。狼疮带试验阳性表现为非暴光部位非皮损区的颗粒状 IgG 荧光沿基底膜带沉积，由于其不可靠性和仅用于早期诊断，并且预测红斑狼疮系统性病变更可靠方法的出现，狼疮带实验迅速被放弃（参见第 10 章）[12,13]。

在皮肌炎的皮损中，沿基底膜带和真皮上部血管周围沉积的致密颗粒状 C5b-9（攻膜复合物）荧光及较弱的 C3、IgG 和 IgM 荧光是非常特征性的免疫荧光模式，通常有助于区分处于疾病急性期的皮肌炎和红斑狼疮[14,15]（图 4-6）。

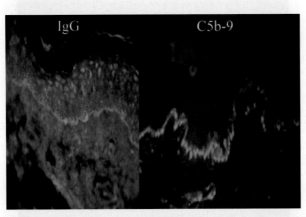

图 4-6　Ro 阳性皮肤型红斑狼疮（特发性或药物诱导）和皮肌炎直接免疫荧光模式。左侧：Ro 阳性皮肤型红斑狼疮（特发性或药物诱导）。表皮全层（角质形成细胞胞质）颗粒状 IgG 斑点状"灰尘"模式，伴基底膜带少量沉积，体内常可显示抗角质形成细胞核的抗核抗体。右侧：皮肌炎。密集的颗粒状 C5b-9（攻膜复合物）荧光沿基底膜带和真皮上部血管沉积

皮肤血管炎

直接免疫荧光是皮肤小血管炎，特别是过敏性紫癜诊断中非常重要的方法。过敏性紫癜的免疫荧光标本最好取材于 1 ~ 2 天的皮损。随着皮损变陈旧，IgA 沉积物逐渐降解并清除。因为大多数患者在评估时皮损较陈旧，在排除过敏性紫癜之前，需要高度怀疑并彻底搜索真皮乳头浅层的细颗粒状 IgA 沉积物。

低补体血症性荨麻疹性血管炎是另一个直接免疫荧光可起关键诊断作用的小血管炎。在这种皮肤血管炎中，真皮小血管及其周围与沿基底膜带有颗粒状 IgG 和 C3 沉积。低补体血症性荨麻疹性血管炎患者鉴于其基底膜带颗粒状免疫荧光及其他临床表现和血清学检查结果，使得一些作者认为这种血管炎只不过是系统性红斑狼疮的一个亚型[16]。

其他自身免疫性和炎症性皮肤病

扁平苔藓，主要是黏膜型，其免疫荧光特征是沿基底膜带的线状、粗糙的纤维蛋白原沉积和斑状颗粒状 IgM 与 C3，虽较典型但不足以做出诊断。

皮肤卟啉病中的直接免疫荧光检查结果与假卟啉病无法区分。这些免疫荧光的特征为真皮浅层血管中的"甜甜圈模式"和沿基底膜较厚的玻璃状 IgG 和 IgA 沉积。现认为这些免疫球蛋白可捕获并结合于增厚的基底膜带和变性血管中的糖蛋白。

间接免疫荧光

间接免疫荧光是通过免疫标记以评估循环抗体的存在和滴度或特异性地用于皮肤中抗原定位的一种半定量方法。

用于评估循环抗表皮抗体的间接免疫荧光

抽血置于无抗凝剂的管中，连续稀释血清。最常用的底物是猴食管、人盐裂皮肤和鼠膀胱的 6μm 冰冻切片。将底物与稀释血清在室温下孵育 30 分钟后洗涤。通过异硫氰酸荧光素标记的山羊抗人 IgG 和（或）IgA 温育以检测与底物结合的抗体。

猴食管可能是评估寻常型天疱疮抗上皮表面抗体的最佳底物。而落叶型天疱疮该底物具有较高的假阴性率。如果怀疑落叶型天疱疮并使用猴食管作底物出现阴性结果时可换用正常人皮肤作底物。在对照血清中也可以看到 1 ∶ 80 以下或甚至更高滴度的抗表皮表面抗体[17]。在寻常型和落叶型天疱疮中，抗桥粒芯糖蛋白抗体呈"网状"荧光模式（图 4-7）。它可能在上皮细胞浅层更明显，而在副肿瘤性天疱疮中，抗斑蛋白抗体呈累及表皮全层的均质化模式，有时甚至可见沿基底膜带的免疫荧光。

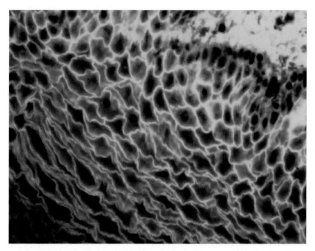

图 4-7　寻常型天疱疮：用猴食管作底物的间接免疫荧光。表皮抗 IgG 荧光呈"网状"模式

移行上皮是富含斑蛋白的底物，因此鼠膀胱是在副肿瘤性天疱疮中筛选循环抗斑蛋白抗体的常见底物[18]。极少数 PV、PF 和类天疱疮的患者可伴低滴度抗桥粒斑蛋白抗体。

猴食管也是间皮免疫荧光筛选表皮下自身免疫性疱病的有用底物。然而，人盐裂皮肤能更好地对表皮下疱病进行分型。以抗半桥粒蛋白 BP180 和 BP230 的抗体为特征的疾病，包括大疱性类天疱疮和妊娠类天疱疮，一些黏膜类天疱疮和线状 IgA 大疱性皮肤病，在人盐裂皮肤的表皮侧（疱顶）有线状免疫荧光沉积（图 4-8）。

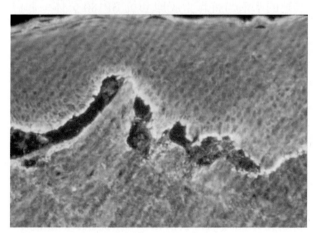

图 4-8　大疱性类天疱疮：沿盐裂基底膜带表皮侧（疱顶）的薄的波浪形线状 IgG 沉积

另外，分别具有抗Ⅶ型胶原和抗表皮整联配体蛋白（层粘连蛋白 5）循环抗体的获得性大疱性表皮松解症（图 4-9）和抗表皮整联配体蛋白黏膜类天疱疮（图 4-10）患者，具有结合于人盐裂皮

肤真皮侧的循环 IgG 自身抗体。在大疱性系统性红斑狼疮患者中，荧光也可出现在盐裂皮肤的底部，并且可见角质形成细胞的核染色（图 4-11）。

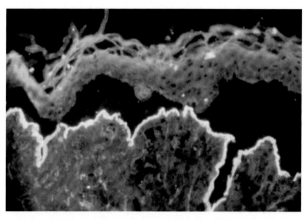

图 4-9　获得性大疱性表皮松解：沿盐裂基底膜带真皮侧（疱底）的厚"条带型"线状 IgG 沉积

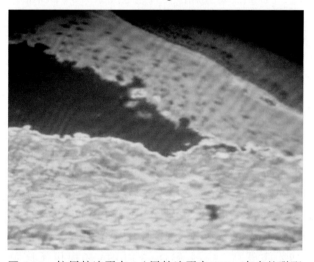

图 4-10　抗层粘连蛋白 5（层粘连蛋白 332、表皮整联配体蛋白）类天疱疮：沿盐裂基底膜带真皮侧（疱底）细长的线状 IgG 沉积

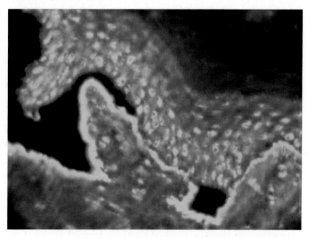

图 4-11　大疱性系统性红斑狼疮：沿盐裂基底膜区真皮（疱底）一侧厚的"带状型"线性 IgG 沉积，合并角质形成细胞和真皮细胞强的体内抗核抗体阳性

用于评价循环自身抗体更灵敏和特异性的测定法包括用于抗桥粒芯糖蛋白和抗 BP180 抗体的酶联免疫吸附测定（ELISA），针对类天疱疮、获得性大疱性表皮松解症和抗表皮整联配体蛋白的免疫印迹和免疫沉淀及用于副肿瘤性天疱疮的免疫沉淀，这些方法最近已被用于自身免疫性疱病的诊断。

免疫性大疱性疾病的 ELISA 检测

ELISA 已可用于检测与免疫性大疱性疾病相关的自身抗体。用于免疫性大疱性疾病的 ELISA 使用自身抗原作为靶点以筛选患者血清中的自身抗体。针对桥粒芯糖蛋白 1（Dsg1）和桥粒芯糖蛋白 3（Dsg3）及大疱性类天疱疮抗原 180（BP180）和大疱性类天疱疮抗原 230（BP230）自身抗体的 ELISA 检测已经在许多研究中显示出诊断价值。在一项研究中，对 317 名对照、82 名 PV 患者和 25 名 PF 患者对 Dsg 1 和 Dsg 3 的 IgG 自身抗体进行 ELISA 检测[19]。Dsg 3 在所有 34 名未经治疗的 PV 患者中均为阳性，Dsg 1 在所有 10 名未经治疗的 PF 患者中均为阳性。当包括了正在进行治疗的患者时，灵敏度分别降至 95% 和 92%，但仍然高于间接免疫荧光的灵敏度，后者在 PV 中的灵敏度为 79%，在 PF 中为 84%。所有 PF 血清 Dsg 3 抗体的 ELISA 检测均为阴性，两种测定的特异度为 98% 或更高。Dsg1 和 Dsg3 ELISA 还提供了区分 PV 与 PF 的可重复数据。

在大疱性类天疱疮（BP）和妊娠类天疱疮（PG）的评估中，将市售的 BP180-NC16a 结构域 ELISA 的灵敏度和特异性与间接免疫荧光（IIF）测试的灵敏度和特异性进行比较[20]。对 28 名患者（24BP，4PG）和 50 名对照者的血清进行了 ELISA 检测。对 27 名患者和 98 名对照者的血清进行了 IIF 测试。针对 BP180-NC16a 的 ELISA 具有 93% 的灵敏度和 96% 的特异度（$P<0.001$），而 IIF 的灵敏度为 74% 且特异度为 96%（$P<0.001$）。这些结果表明，ELISA 检测具有比 IIF 测试更高的灵敏度，但具有相似的特异性。在对盐裂 DIF 中有真皮侧 IgG 沉积的对照进行进一步评价，显示 ELISA 的特异度为 100%（所有四例均为阴性），IIF 的特异度为

80%（5 例中有 1 例阳性）。可见 ELISA 对 BP 或 PG 具有比 IIF 更好的灵敏度和特异度。总之，这些研究和其他研究显示，对于自身抗原的 ELISA 检测比 IIF 更敏感，并且可以在相对短的时间内分析更多的样品，因此将来可能会被广泛地使用。

免疫荧光评价遗传性大疱性表皮松解中的松解位点

这种技术通过揭示这些机械性大疱性疾病缺陷的位置，为诊断遗传性大疱性表皮松解症提供了一个实用的诊断工具。因此，这种技术将这些疾病分为表皮松解、交界性松解和真皮松解三类（表 4-3）。

表 4-3　免疫荧光评价遗传性大疱性表皮松解症中的松解位点

遗传性大疱性表皮松解的类型	抗 BP180 免疫染色	抗IV型胶原免疫染色
表皮松解性（单纯性）	底部	底部
交界松解性	顶部	底部
真皮松解性	顶部	顶部

简言之，该技术如下进行：用铅笔的橡皮头扭转摩擦皮肤获得新鲜的水疱，然后将这个人工诱导的水疱与抗IV型胶原和抗 BP180 抗体一起温育。然后，根据这些抗体免疫标记的定位可以推断松解位点。

在一些泛发性萎缩性良性大疱性表皮松解症患者中，其突变的蛋白质是 BP180 抗原，人工诱导水疱底部的抗 BP180 免疫染色可能局灶性甚至缺失。突变蛋白的特异性抗体也用于补充诊断。这些抗体包括用于伴肌营养不良的大疱性表皮松解症的抗网蛋白酶抗体，用于具有幽门闭锁的交界性大疱性表皮松解症的抗 α6β4 抗体，用于大多数交界性大疱性表皮松解症的抗层粘连蛋白 5 抗体，以及用于大多数营养不良型遗传性大疱性表皮松解症的抗Ⅶ型胶原。这些特异性抗体旨在发现由突变蛋白的均匀分布引起的线性染色破坏[21,22]。遗传性大疱性表皮松解症的确定诊断是用电子显微镜和遗传分析。

免疫组织化学

介绍和技术

免疫组织化学技术出现于 20 世纪 70 年代初，但直至 20 世纪 80 年代初才被广泛用于诊断病理学。它们主要用于诊断分化不良的恶性肿瘤和淋巴瘤，也有助于大疱性疾病的诊断[16]。随着技术的优化，免疫组织化学方法对于许多石蜡包埋组织的抗原的灵敏度与冰冻切片中的直接免疫荧光法相同。石蜡包埋组织比冰冻切片提供更好的细胞细节且其反应是永久性的，使得样品可以保存和储存。大多数单克隆抗体，特别是诊断淋巴瘤所需的单克隆抗体，在最初引入时，是用于冰冻切片的，但是现在可用于甲醛固定石蜡包埋的组织了（如用于鉴定 B 细胞、T 细胞、巨噬细胞和许多其他细胞的抗体）。

与多克隆或单克隆抗体孵育前，切片应置于特殊包被或带电的载玻片上，以确保更好的黏附[23]。

某些抗体，包括针对角蛋白、溶菌酶或糜蛋白酶的抗体，如果使用甲醛固定的石蜡包埋切片则需经蛋白酶消化。其他"抗原修复"方法包括使用热、微波或蒸汽处理切片，以及用盐酸预处理切片。

免疫组织技术

在大多数实验室，免疫病理学技术已经投入使用。历史上，曾有几种技术，如过氧化物酶 – 抗过氧化物酶技术已被更敏感的技术，即使用亲和素 – 生物素 – 过氧化物酶复合物、碱性磷酸酶 / 抗碱性磷酸酶和链霉抗生物素蛋白过氧化物酶或碱性磷酸酶的技术代替。在所有这些方法中，抗体用于将酶（过氧化物酶或磷酸酶）定位至组织切片中的抗原表位。然后加入合适的"显色剂"——能在酶 – 抗体 – 抗原复合物定位的位点处产生可视化颜色的试剂。

碱性磷酸酶 / 抗碱性磷酸酶技术

这是使用三种抗体的未标记抗体桥接技术，第一和第三抗体来自相同的物种并且是单克隆的。第二抗体是来自兔的多克隆抗体，在第一和第三抗体之间形成桥[24]。第三抗体与碱性磷酸酶连接。在加入这些连接酶的抗体后，加入含有相容性吲哚显色剂的碱性磷酸酶底物，如 2-（4- 碘苯基）-3-（4- 硝基苯基）-5- 苯基氯化四唑（INT）/ 5- 溴 -4- 氯 -3- 吲哚基磷酸酯对甲苯胺盐（BCIP）（在磷酸酶催化的反应后呈现红色），萘酚红（红色）或氯化硝基四氮唑蓝（NBT）/ BCIP（4- 甲基 -2- 吡啶基）（蓝色）。这种方法可用于色素肿瘤，因为蓝色或红色试剂可以很容易地与黑素区分[23]。

亲和素 – 生物素 – 过氧化物酶复合物和链霉抗生物素蛋白过氧化物酶或碱性磷酸酶技术

亲和素 – 生物素技术是基于抗生物素蛋白与生物素间的强相互作用[25,26]。亲和素是在蛋清中发现的糖蛋白，其对生物素（一种低分子量的维生素）具有强亲和力。链霉抗生物素蛋白技术是完全类似的，但通过使用链霉抗生物素蛋白代替抗生物素蛋白可提高 1 ～ 2 个数量级的灵敏度。这种方法正在成为标准检测方法。在这些技术中，第一抗体（可为单克隆或多克隆）在细胞中或细胞上直接与特异性抗原结合，在组织切片内形成稳定的抗原 - 抗体复合物。已经用生物素（生物素化的）标记并针对相同物种和免疫球蛋白类型的第二抗体结合第一抗体，留下生物素化末端。也可以使用过氧化物酶或碱性磷酸酶检测系统。在过氧化物酶方法中，通过已经与过氧化物酶缀合的抗生物素蛋白或链霉抗生物素检测生物素化的复合物。然后加入过氧化物酶定向的显色剂，如二氨基联苯胺（产生棕色）或氨基乙基咔唑（红色，对色素性损害比较有用）。碱性磷酸酶 – 链霉抗生物素蛋白方法类似于链霉抗生物素蛋白过氧化物酶方法，但是在这种情况下，生物素化的复合物用碱性磷酸酶连接的链霉抗生物素蛋白检测，并且需要相容的显色剂，如吲哚试剂 INT/BCIP（红色），萘酚红（红色）或 NBT/BCIP（蓝色）。在作者的经验中，这项技术是所有免疫组化方法中最灵敏的。

未分化细胞的起源通常可以通过应用单克隆

或多克隆抗体来确定。使用多种标志物的"组合方法"是评价难做出诊断肿瘤的最佳方法。应使用阳性和阴性对照。如果肿瘤细胞意外地不显示与某种抗体的阳性反应，存在几种可能性，包括测定技术问题。有时会出现非特异性染色及异常免疫反应性（特定抗体出现在理论上不应该出现的染色）。应当注意不要只根据免疫组织化学做出诊断。然而，目前尚无可靠地区分良性和恶性细胞的抗体。

免疫组织病理的应用

诊断肿瘤（淋巴瘤除外）

用于常规皮肤病理学的最重要的抗体及其在某些细胞和组织中的表达列于表 4-4 中。下面讨论皮肤病理学中最常用的抗体。可用抗体很多，详细信息可参考文献和综述[27-31]。

表 4-4　在甲醛固定石蜡切片中常用的抗原

抗原	位置
细胞角蛋白，包括 AE1、AE3、CAM5.2	表皮、附属器及对应肿瘤
CK20	梅克尔细胞和梅克尔细胞癌，转移性胃肠道腺癌
CK7	Paget 病细胞，转移性乳腺癌
波形蛋白	间充质细胞，黑素细胞，淋巴瘤，肉瘤，黑素瘤
结蛋白	平滑肌和骨骼肌，肌肉肿瘤
白细胞共同抗原（LCA）	正常白细胞，淋巴瘤，白血病
CD45-RO（UCHL-1）	T 淋巴细胞
CD20（L-26）	B 淋巴细胞
上皮膜抗原（EMA）	汗腺、皮脂腺、癌，上皮样肉瘤
癌胚抗原（CEA）	小汗腺和顶泌汗腺及其肿瘤，Paget 细胞
S100 蛋白	黑素细胞，朗格汉斯细胞，小汗腺和顶泌汗腺及其肿瘤，施万细胞，神经，指突状网织细胞，软骨细胞，黑素瘤，脂肪组织，脂肪肉瘤，朗格汉斯细胞组织细胞增多症
HMB-45	黑素瘤细胞，一些痣细胞
嗜铬粒蛋白	神经内分泌细胞、梅克尔细胞癌、小汗腺细胞
突触小泡蛋白	神经内分泌细胞、梅克尔细胞癌

抗原	位置
溶菌梅	巨噬细胞、粒细胞、骨髓细胞
α₁- 胰蛋白酶抑制剂和 α₁-胰凝乳蛋白酶抑制剂	巨噬细胞，"纤维组织细胞"肿瘤，包括恶性纤维组织细胞瘤，但在大多数常规实践中是非特异性的
因子Ⅷ相关抗原	内皮细胞，血管肉瘤，卡波西肉瘤
荆豆凝集素 I	内皮细胞，角质形成细胞，血管肉瘤，卡波西肉瘤
CD31	内皮细胞
CD34	内皮细胞，骨髓祖细胞，隆凸性皮肤纤维肉瘤
平滑肌肌动蛋白	平滑肌及其肿瘤，肌成纤维细胞
MART-1/Melan-A/MITF/SOX-10	黑素细胞，痣、黑素瘤
因子ⅩⅢa	皮肤纤维瘤，一些纤维组织细胞
CD1a	朗格汉斯细胞
CD163	组织细胞肿瘤，真皮巨噬细胞和树突状细胞
MIB-1/Ki-67	除了 G0 以外的各阶段有丝分裂
磷酸组蛋白 H3（pHH3）	有丝分裂象
D2-40	淋巴管内皮细胞
GLUT-1	婴儿血管瘤，红细胞
Fli-1	尤因肉瘤，淋巴细胞，内皮细胞
囊泡病液体蛋白 15（GCDFP-15）	顶泌腺体分化肿瘤
Ber-EP4	基底细胞癌和皮脂腺肿瘤
甲状腺转录因子 -1	转移性甲状腺肿瘤和肺肿瘤

注：这些试剂中很少（如果有的话）对于它们的靶抗原是完全特异的。任何试验必须结合所有可用的组织学和临床信息

抗细胞骨架抗原的抗体

细胞骨架由直径为 7～11nm 的中间丝，含肌动蛋白的微丝和含微管蛋白的微管组成[32-34]。因其直径小于微管（25nm），但大于微丝（6nm），因此命名为中间丝。

针对中间丝（IF）的抗体有助于鉴定间变细胞的起源。恶性肿瘤通常保留起源组织的中间丝类型特征，并且转移灶通常继续表达这些中间丝[35]。有六组中间丝。1 型和 2 型中间丝包括存在于上皮中的细胞角蛋白。3 型中间丝包括在间叶细胞和黑素细胞中的波形蛋白；结蛋白存在于大多数肌肉细胞；胶质原纤维酸性蛋白在神经胶质细胞和星

形胶质细胞中被发现。4 型中间丝包括神经丝，是神经元的组分。核纤层蛋白构成 5 型中间丝，神经上皮干细胞蛋白包含 6 型中间丝，出现在一些干细胞中。

角蛋白

在皮肤病理学中，角蛋白抗体用于区分上皮和非上皮（黑素细胞、造血系统和间充质）肿瘤。通常使用针对低角蛋白和中间角蛋白［如 AE1 和 AE3（AE1/3）］的抗体混合物[36]。另一个低分子量角蛋白（如 CAM 5.2）的抗体可能有助于低分化癌的诊断[37]。CK7 染色可能支持腺癌的诊断。角蛋白标记 CK20 对梅克尔细胞癌具有有用的特异性[38]。

如非典型梭形细胞肿瘤常难以用常规染色来诊断。这种病变的鉴别诊断包括梭形细胞鳞状细胞癌、非典型性纤维黄瘤、平滑肌肉瘤和梭形细胞恶性黑素瘤。表 4-5 列出了最重要的抗体[39]。

表 4-5　恶性梭形细胞肿瘤的鉴别诊断						
诊断	角蛋白	波形蛋白	结蛋白	S100	HMB-45	因子Ⅷ / CD31
鳞状细胞癌	+	−	−	−	−	−
非典型性纤维黄瘤	−	+	−	−	−	−
黑素瘤	−	+	−	+	+	−
平滑肌肉瘤	−	+	+	−	−	−
血管肉瘤	−	±	−	−	−	+

注：这些试剂中很少（如果有的话）对于它们的靶抗原是完全特异的。任何试验必须结合所有可用的组织学和临床信息

波形蛋白

波形蛋白是最初从鸡胚成纤维细胞中分离出来的中间丝。它存在于成纤维细胞、内皮细胞、巨噬细胞、黑素细胞、淋巴细胞和平滑肌细胞中。波形蛋白的抗体存在于这些细胞的良性和恶性肿瘤中[40]。也有上皮性肿瘤阳性的报道[41]。然而，正常的表皮对该抗体是阴性的。由于该抗体的非特异性，其仅用作在一组抗体中支持间充质或黑素细胞分化。

癌胚抗原和上皮膜抗原

癌胚抗原（CEA）存在于正常的小汗腺和顶泌汗腺细胞、良性汗腺肿瘤，以及乳房和乳房外 Paget 病中。抗 CEA 抗体有助于区分 Paget 细胞与原位黑素瘤中的非典型黑素细胞。然而，也有黑素瘤 CEA 阳性的报道（参见第 28 章）[42]。对于大多数器官的腺癌 CEA 均为阳性。大多数上皮肿瘤与上皮膜抗原（EMA）的抗体反应包括鳞状细胞癌、乳腺癌和大细胞肺癌。虽然表皮与这种抗体不反应，但是 EMA 也会使正常的汗腺和皮脂腺染色。上皮样肉瘤 EMA 也为阳性（参见第 32 章）。

神经元特异性烯醇化酶

神经元特异性烯醇化酶（NSE）是出现在神经内分泌细胞、神经元和这些细胞来源的肿瘤中的酸性酶。梅克尔细胞癌含有 NSE；但是 NSE 也可在多种其他肿瘤中检测到，包括恶性黑素瘤，因此特异性低。角蛋白标记 CK20 对于梅克尔细胞肿瘤具有比对黑素瘤和其他神经内分泌肿瘤更好的特异性[43]。

嗜铬颗粒和突触小泡蛋白

嗜铬颗粒的可溶性蛋白称为嗜铬粒蛋白[44]。嗜铬粒蛋白通常存在于大多数内分泌细胞中（如甲状腺、甲状旁腺和垂体前叶）。突触小泡蛋白是一个参与钙依赖性神经递质释放的 38kDa 糖蛋白[45]。它是一种神经内分泌抗原，分布类似于嗜铬粒蛋白。用嗜铬粒蛋白和突触小泡蛋白的抗体阳性染色可用于诊断神经内分泌肿瘤，如梅克尔细胞癌[46]。有意思的是，正常梅克尔细胞突触小泡蛋白阴性。黑素细胞肿瘤嗜铬粒蛋白或突触小泡蛋白均为阴性。

S100 蛋白

S100 蛋白是结合钙离子和锌离子的酸性蛋白。它被称为 S100 是因为其在中性 pH 下可溶于 100% 硫酸铵溶液中。它存在于细胞质和细胞核中。S100 蛋白可在多种细胞中检测到，如黑素细胞、朗格汉斯细胞、小汗腺和顶泌汗腺细胞、神经、

肌肉、施万细胞、肌上皮细胞、软骨细胞、脂肪细胞及对应的恶性肿瘤细胞。组织细胞也可以 S100 蛋白染色阳性。针对 S100 的多克隆抗体在石蜡切片上表现良好。其高灵敏度与低特异度形成对比，该特征支持在免疫组织化学中的组合抗体使用。

S100 蛋白抗体的应用包括：①诊断梭形细胞黑素瘤和结缔组织增生性黑素瘤；②区分晕痣中的黑素细胞和淋巴细胞；③区分色素性光线性角化病和恶性雀斑样痣；④低分化皮肤转移肿瘤。

HMB-45

HMB-45 最初是从转移性黑素瘤提取物中制备的单克隆抗体。原发性和转移性黑素瘤均显示 HMB-45 的细胞质染色；梭形细胞黑素瘤和结缔组织增生性黑素瘤常为阴性。该抗体与主要在未成熟或增殖的黑素细胞中表达的黑素小体蛋白 GP-100 反应。遗憾的是，HMB-45 也可与痣中的黑素细胞反应，包括发育不良痣和 Spitz 痣[47]。因此，它不应用于恶性黑素瘤和良性痣之间的鉴别诊断。大多数结缔组织增生性黑素瘤，以及一些转移性黑素瘤可能显示 HMB-45 阴性染色[47]。

MART-1/Melan-A

T 细胞识别黑素瘤抗原（MART-1）是一个常用的黑素细胞分化标志。这个抗原在正常黑素细胞、普通痣、Spitz 痣和恶性黑素瘤中表达（图 4-12）。MART-1/Melan-A 有商业化单克隆抗体，并且适用于冷冻组织和甲醛固定石蜡包埋组织。神经化痣

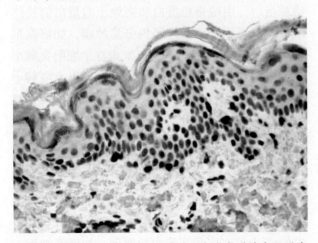

图 4-12 MART-1 / Melan-A：免疫过氧化物酶染色显示表皮基底层中的正常黑素细胞

和结缔组织增生性黑素瘤染色常为阴性[48]。在皮肤中，Melan-A mRNA 仅在黑素细胞病变和血管平滑肌脂肪瘤中发现[49]。免疫反应性也可以在肾上腺皮质、睾丸 Leydig 细胞、卵巢颗粒细胞和衍生于这些细胞的肿瘤中看到。当评价表皮内黑素细胞（白癜风、原位早期黑素瘤）及无色素性黑素瘤时，该抗体是有用的附加抗体。

CD34

CD34 是在实际上所有人类造血干细胞上表达的重糖基化分子。其表达通常在皮肤中的成熟过程中丧失。良性和恶性血管肿瘤都表达该抗原。在皮肤病理学中，隆凸性皮肤纤维肉瘤的 CD34 阳性可将其与皮肤纤维瘤区分开，后者是 CD34 阴性和 XIIIa 因子阳性[50]。表达 CD34 的其他皮肤肿瘤包括孤立性纤维瘤、巨细胞成纤维细胞瘤、神经纤维瘤、上皮样肉瘤、梭形细胞脂肪瘤、硬化性纤维瘤和鼻部纤维性丘疹。

Ⅷ因子相关抗原和荆豆凝集素

Ⅷ因子相关抗原（von Willebrand 因子）是由内皮细胞产生的大分子糖蛋白，因此可用于良性和恶性血管肿瘤。然而，一些研究显示Ⅷ因子阳性仅见于 50% 的血管瘤和 5% ～ 25% 的恶性内皮肿瘤[51,52]。荆豆凝集素 I（UEA）是能与内皮细胞、角质形成细胞和大多数小汗腺中存在的 α-1- 岩藻糖特异性反应的凝集素。UEA 是血管和淋巴管内皮细胞的可靠标志物，但其特异性不如Ⅷ因子相关抗原[53]。

CD31 和 D2-40

CD31 是内皮分化的标志物，其通常在内皮细胞和某些造血成分中表达（图 4-13）[54]。这种 130kDa 的糖蛋白的主要功能是介导血管内皮细胞表面的血小板黏附，也称为血小板内皮细胞黏附分子。CD31 是除卡波西肉瘤外的血管肿瘤的灵敏标志物[55]。它是比Ⅷ因子相关抗原更敏感的皮肤血管肉瘤标志物。D2-40 对淋巴内皮具有相似的敏感性，一些血管肉瘤也阳性，提示在这些肿瘤中常有淋巴分化或混合性淋巴和血管

分化[56]。

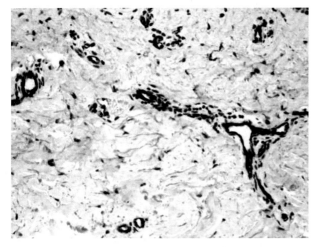

图 4-13　血管内皮的 CD31 染色

XⅢa 因子

XⅢa 因子是一个凝血因子，通过交联纤维蛋白来稳定新形成的血凝块。它存在于成纤维细胞样间充质细胞、真皮树突状细胞、血小板、巨核细胞、腹膜和肺泡巨噬细胞、正常脂肪组织、单核细胞及胎盘、子宫和前列腺组织中。如前所述，使用 XⅢa 因子与 CD34 的组合可以有助于区分皮肤纤维瘤与隆凸性皮肤纤维肉瘤。XⅢa 因子在多种其他疾病中也可阳性，包括纤维性丘疹、非典型性纤维肉瘤、黄色肉芽肿、多核细胞血管组织细胞瘤、上皮样细胞组织细胞瘤和放射性皮炎中的非典型细胞[57,58]。

抗溶菌酶、α_1- 抗胰蛋白酶和 α_1- 抗糜蛋白酶抗体

这些抗体曾被认为是单核 / 巨噬细胞的标志物。虽然曾经被认为是"纤维组织细胞"肿瘤的标志物，但它们也可出现于癌和黑素瘤中，因此特异性不强。

CD163

CD163 抗原也称为 M130。它是在单核细胞、组织细胞和巨噬细胞中表达的血红蛋白清道夫受体[59]。在皮肤中，CD163 单克隆抗体在真皮树突状细胞和具有组织细胞分化的肿瘤中表达，包括皮肤纤维瘤 / 纤维组织细胞瘤、非典型性纤维肉瘤、

Rosai-Dorfman 病和急性髓性白血病。该抗原可以在非组织细胞肿瘤中表达。因此，应该在组合抗体中使用。

c-kit（CD117）

人原癌基因 *c-kit* 是 Ⅲ 型受体酪氨酸激酶家族的成员，其包括巨噬细胞生长因子、血小板衍生生长因子和 flt-3/flk-2 受体。它存在于许多细胞上，包括肥大细胞、黑素细胞、造血干细胞、未成熟髓系细胞、髓系和淋巴系干细胞及生殖细胞谱系，在其活化和生长中起关键作用。*c-kit* 的组成型活化参与多种疾病的发病，包括系统性肥大细胞增多症和胃肠道间质肿瘤，而激酶活性的损伤涉及多种发育异常[60,61]。许多急性髓性白血病亚型和慢性骨髓性白血病的恶性细胞上可观察到 *c-kit* 表达增加；此外，许多实体瘤细胞表达高亲和性 *c-kit* 受体，包括乳腺癌、肺癌和胃癌，以及部分黑素瘤，特别是肢端型黑素瘤、恶性雀斑样痣和眼型黑素瘤。

CD1a

CD1a 是一种跨膜糖蛋白，在结构上与主要组织相容性复合体 Ⅰ 类分子相关，并且与 β_2- 微球蛋白结合形成异二聚体[62]。CD1a 定位于质膜，一小部分内化 CD1a 限于内体分选复合体的核周回收囊泡。与 CD1 家族的其他成员一样，CD1a 可将脂质和糖脂抗原递呈给 T 细胞。在病理学中，CD1a 已经成为朗格汉斯细胞（图 4-14）和血液

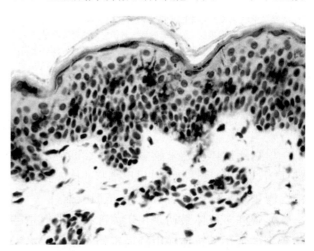

图 4-14　CD1a 免疫过氧化物酶染色显示表皮中的朗格汉斯细胞

单核细胞衍生的树突状细胞的标志物。CD1a 也在双阳性（CD4⁺CD8⁺）胸腺皮质细胞上表达，而在 CD4 或 CD8 单阳性胸腺细胞上表达较少。作为诊断工具，它已同 S100 一起用于界定肿瘤和其他组织中的树突状细胞群，以及用于诊断朗格汉斯细胞组织细胞增多症（组织细胞增多症 X）[63]。

抗白细胞共同抗原抗体（CD45）

该抗体有助于区分未分化的淋巴瘤和癌。所有白细胞，包括粒细胞、淋巴细胞、单核细胞、巨噬细胞、肥大细胞和朗格汉斯细胞都表达白细胞共同抗原（LCA）。淋巴瘤和白血病都能与 LCA 的抗体反应；癌和黑素瘤的 LCA 抗体反应阴性。除了 LCA，溶菌酶和氯乙酸酯酶也有助于白血病的皮肤诊断[64]。LCA 在评价真皮中不典型的小的嗜碱性细胞组成的肿瘤中特别有用（表 4-6）。用于分析疑似淋巴瘤的其他抗原包括 B 细胞和 T 细胞标志物 L-26（CD20，B 细胞）或 CD79a（B 细胞）和 UCHL-1（CD45-RO，T 细胞）（参见第 31 章）。

表 4-6　真皮中小嗜碱性细胞的免疫组化				
诊断	S100	突触小泡蛋白	LCA	角蛋白
淋巴瘤	-	-	+	-
梅克尔细胞癌	-	+	-	+*
癌	±	-	-	+
黑素瘤	+	-	-	-

* 核旁染色；LCA. 白细胞共同抗原

注：这些试剂中很少（如果有的话）对于它们的靶抗原是完全特异的。任何试验必须结合所有可用的组织学和临床信息。低分化癌症可以是角蛋白阴性或仅对低分子量角蛋白抗体呈阳性

淋巴瘤的诊断

单克隆抗体被越来越多地用于诊断淋巴瘤。然而，没有区分良性和恶性淋巴细胞的抗体。因此，淋巴瘤和假性淋巴瘤之间的区分依旧困难。

尽管许多抗体最初是用于冰冻切片，但是越来越多的常用的抗体在甲醛固定的石蜡包埋组织上也有效。某些标志物如 κ 和 λ 轻链的质量在石蜡切片中不稳定，用原位杂交更可靠。单克隆抗体可以确定淋巴瘤或假性淋巴瘤的细胞类型：辅助性或抑制性 T 细胞、B 细胞、浆细胞或巨噬细胞。一个令人困扰的问题是，B 细胞淋巴瘤可能含有反应性 T 细胞浸润，其数量可能超过 B 细胞。辅助性 T 淋巴细胞为主的浸润同时伴辅助性 T 细胞亚型具有亲表皮性，则高度提示皮肤 T 细胞淋巴瘤。相反，辅助性 T 细胞和抑制性 T 细胞的混合性浸润，提示反应性增生（如海绵水肿性皮炎）。在致密结节性浸润中，由 T 细胞套围绕的 B 淋巴细胞聚集形成的生发中心，更支持皮肤淋巴细胞瘤而非淋巴瘤。已有综述详细讨论了有助于诊断皮肤造血系统疾病的抗体[65]，也可以参见第 31 章。

分子研究可以在非典型淋巴样浸润的评估中提供额外的信息。检测编码 B 细胞和 T 细胞抗原受体的特征性基因重排将明确有无淋巴细胞的克隆性增生[66]。这些技术是常规技术的重要补充；然而，它们必须结合临床表现和常规组织学。虽然克隆性研究可以帮助早期检测皮肤 T 细胞淋巴瘤，但是非肿瘤性病程，如苔藓样糠疹、假性淋巴瘤和扁平苔藓有时也会出现 T 细胞克隆性增生[67-69]。

皮肤感染性病原体的诊断

皮肤病理学中感染的诊断在当前常规组织学和组织化学染色下，常常比较困难。越来越多的免疫过氧化物酶染色、原位杂交（ISH）和聚合酶链反应用于鉴定皮肤感染[70]。用于免疫过氧化物酶染色的抗体是可商购的，也可在许多大实验室中获得。常用的免疫过氧化物酶染色包括针对以下病原体的抗体：单纯疱疹病毒（HSV）、水痘带状疱疹病毒（VZV）、EB 病毒、巨细胞病毒、人疱疹病毒 8 和梅毒螺旋体。因为 HSV 和 VZV 感染在常规组织学上可以显示相同的变化，这些染色增加了诊断的特异性。免疫组织化学对 HSV 和 VZV 诊断的敏感性高于常规的苏木精－伊红染色[71]。

一些病原体可以使用原位杂交来检测。该技术可以使用荧光染料（FISH）或显色剂（CISH）进行，后者可以在类似于免疫过氧化物酶染色的玻片上进行。可以通过 ISH 检测的有人乳头瘤病毒、EB 病毒、痘病毒、丙型肝炎病毒、HIV、诺卡菌属、

念珠菌、隐球菌、曲霉属、镰刀菌属和利什曼原虫。

聚合酶链反应（PCR）是一种高灵敏度的技术，可以检测皮肤活检或其他组织中的 DNA 或 RNA。病原体的 PCR 可以使用新鲜/冷冻组织或甲醛固定石蜡包埋的组织。PCR 已经用于检测细菌（立克次体、分枝杆菌、疏螺旋体和梅毒螺旋体）、病毒（人乳头瘤病毒、HHV-8、单纯疱疹病毒、水痘带状疱疹病毒和 EB 病毒）、真菌（念珠菌、芽生菌、孢子丝菌和皮肤癣菌）和寄生虫（利什曼原虫）。这种技术目前在大多数皮肤病理学实验室中还没有普遍使用，只能在少数专门实验室中进行。

电子显微镜

透射电子显微镜可能有助于诊断免疫组织化学阴性的分化不良的皮肤肿瘤[72]。使用电子显微镜发现细胞间连接（上皮肿瘤）、黑素小体（黑素细胞肿瘤）或 Weibel-Palade 小体（内皮细胞）可为诊断提供重要帮助。电子显微镜的其他用途包括大疱性表皮松解症的亚型鉴定和代谢储存疾病（如 Fabry 病）或淀粉样变性的诊断。为了获得最佳结果，应将新鲜组织在 Karnovsky 液（多聚甲醛 – 戊二醛）中固定并储存在冰箱中直至加工。虽然电子显微镜偶尔可用于观察石蜡包埋的组织，但这样可能会有严重的扭曲，难以得到有价值的结果。

（赵肖庆　译，钱　悦　校，陶　娟　审）

参考文献

1. Morales AR, Nassiri M, Kanhoush R, et al. Experience with an automated microwave-assisted rapid tissue processing method. *Am J Clin Pathol* 2004;121:528–536.

2. Emerson LL, Tripp SR, Baird BC, et al. A comparison of immunohistochemical stain quality in conventional and rapid microwave processed tissues. *Am J Clin Pathol* 2006;125(2):176–183.

3. Luna LG, ed. *Manual of histologic staining methods of the Armed Forces Institute of Pathology*, 3rd ed. New York, NY: McGraw-Hill, 1968.

4. Roten SV, Bhat S, Bhawan J. Elastic fibers in scar tissue. *J Cutan Pathol* 1996;23:37.

5. Magro CM, Roberts-Barnes J, Crowson AN. Direct immunofluoresence testing in the diagnosis of immunobullous disease, collagen vascular disease, and vascular injury syn-

6. Pohla-Gubo G, Hintner H. Direct and indirect immunofluorescence for the diagnosis of bullous autoimmune diseases. *Dermatol Clin* 2011;29:365–372.

7. Nousari HC, Anhalt GJ. Skin diseases. In: Rose NR, Hamilton RG, Detrick B, eds. *Manual of clinical laboratory immunology*. Washington, DC: ASM Press, 2002:1032–1042.

8. Siegel MA, Anhalt GJ. Direct immunofluorescence of detached gingival epithelium for diagnosis of cicatricial pemphigoid: report of five cases. *Oral Surg Oral Med Oral Pathol* 1993;75(3):296–302.

9. Zone JJ, Meyer LJ, Petersen MJ. Deposition of granular IgA relative to clinical lesions in dermatitis herpetiformis. *Arch Dermatol* 1996;132(8):912–918.

10. Nousari HC, Anhalt GJ. Pemphigus and pemphigoid. *Lancet* 1999;325:667–672.

11. Nousari HC, Deterding R, Wojtczack H, et al. The mechanism of respiratory failure in paraneoplastic pemphigus. *N Engl J Med* 1999;340:1406–1410.

12. Mimouni D, Nousari CH. Systemic lupus erythematosus and the skin. In: Lahita R, ed. *Systemic lupus erythematosus*, 4th ed. San Diego, CA: Elsevier Science, 2003:chap 29.

13. Srivastava M, Rencic A, Provost TT, et al. Drug induced, Ro/SSA-positive cutaneous lupus erythematosus. *Arch Dermatol* 2003;139(1):45–49.

14. Mascaro JM Jr, Hausmann G, Herrero C, et al. Membrane attack complex deposits in cutaneous lesions of dermatomyositis. *Arch Dermatol* 1995;131(12):1386–1392.

15. Magro CM, Crowson AN. The immunofluorescent profile of dermatomyositis: a comparative study with lupus erythematosus. *J Cutan Pathol* 1997;24(9):543–552.

16. Davis MD, Daoud MS, Kirby B, et al. Clinicopathologic correlation of hypocomplementemic and normocomplementemic urticarial vasculitis. *J Am Acad Dermatol* 1998;38:899–905.

17. Collins BA, Colvin RB, Nousari HC, et al. Immunofluorescence methods for diagnosis of renal and skin diseases. In: Rose NR, Hamilton RG, Detrick B, eds. *Manual of clinical laboratory immunology*. Washington, DC: ASM Press, 2002:393–401.

18. Nousari HC, Anhalt GJ. Pemphigus vulgaris, paraneoplastic pemphigus and pemphigus foliaceus. In: Kanitakis J, Vassileva S, Woodley D, eds. *Diagnostic immunohistochemistry of the skin*. London, England: Chapman & Hall, 1998:74–83.

19. Harman KE, Gratian MJ, Seed PT, et al. Diagnosis of pemphigus by ELISA: a critical evaluation of two ELISAs for the detection of antibodies to the major pemphigus antigens, desmoglein 1 and 3. *Clin Exp Dermatol* 2000;25:236–240.

20. Barnadas MA, Rubiales MV, González MJ, et al. Enzyme-linked immunosorbent assay (ELISA) and indirect immunofluorescence testing in a bullous pemphigoid and pemphigoid gestationis. *Int J Dermatol* 2008;47:1245–1249.

21. Zambruno G, Ortonne J-P, Meneguzzi G. Inherited epidermolysis bullosa. In: Kanitakis J, Vassileva S, Woodley D, eds. *Diagnostic immunohistochemistry of the skin*. London, England: Chapman & Hall, 1998:126–142.

22. Pardo RJ, Penneys NS. Location of basement membrane type IV collagen beneath subepidermal bullous diseases. *J Cutan Pathol* 1990;17:336.

23. Schaumburg-Lever G. The alkaline phosphatase anti-alkaline phosphatase technique in dermatopathology. *J Cutan Pathol* 1987;14:6.

24. Cordell JL, Falini B, Erber WN, et al. Immunoenzymatic labeling of monoclonal antibodies using immune complexes of alkaline phosphatase and monoclonal anti-alkaline phospha-

dromes. *Dermatol Clin* 2012;30:763–798.

tase (APAAP complexes). *J Histochem Cytochem* 1984;32:219.

25. Hsu SM, Raine L. Protein A, avidin and biotin in immunohistochemistry. *J Histochem Cytochem* 1981;29:1349.

26. Elias JM. Immunohistochemical methods. In: Elias JM, ed. *Immunohistology: a practical approach to diagnosis.* Chicago, IL: ASCP Press, 1990:1.

27. Hoang MP, Mahalingam M, Selim MA. Immunohistochemistry in the diagnosis of cutaneous neoplasms. *Future Oncol* 2010;6(1):93–109.

28. Ferringer T. Update on immunohistochemistry in melanocytic lesions. *Dermatol Clin* 2012;30(4):567–579.

29. Hoang MP. Role of immunohistochemistry in diagnosing tumors of cutaneous appendages. *Am J Dermatopathol* 2011;33(8):765–771.

30. Robson A. Immunocytochemistry and the diagnosis of cutaneous lymphoma. *Histopathology* 2010;56(1):71–90.

31. Alcaraz I, Cerroni L, Rutten A, et al. Cutaneous metastases from internal malignancies: a clinicopathologic and immunohistochemical review. *Am J Dermatopathol* 2012;34(4):347–393.

32. Murphy GF. Cytokeratin typing of cutaneous tumors: a new immunochemical probe for cellular differentiation and malignant transformation. *J Invest Dermatol* 1985;84:1.

33. Ho CL, Liem RK. Intermediate filaments in the nervous system: implications in cancer. *Cancer Metastasis Rev* 1996;15(4):483–497.

34. Fuchs E. The cytoskeleton and disease: genetic disorders of intermediate filaments. *Annu Rev Genet* 1996;30:197–231.

35. Osborn M. Component of the cellular cytoskeleton: a new generation of markers of histogenetic origin. *J Invest Dermatol* 1984;82:443.

36. Nelson WG, Sun TT. The 50- and 58-kdalton keratin classes as molecular markers for stratified squamous epithelia: cell culture studies. *J Cell Biol* 1983;97(1):244–251.

37. Inaloz HS, Ayyalaraju RS, Holt PJ, et al. A case of sarcomatoid carcinoma of the skin. *J Eur Acad Dermatol Venereol* 2003;17(1):59–61.

38. Chan JK, Suster S, Wenig BM, et al. Cytokeratin 20 immunoreactivity distinguishes Merkel cell (primary cutaneous neuroendocrine) carcinomas and salivary gland small cell carcinomas from small cell carcinomas of various sites. *Am J Surg Pathol* 1997;21(2):226–234.

39. Argenyi ZB. Spindle cell neoplasms of the skin: a comprehensive diagnostic approach. *Semin Dermatol* 1989;8:283.

40. Leader M, Collins M, Patel J, et al. Vimentin: an evaluation of its role as a tumour marker. *Histopathology* 1987;11:63.

41. Iver PV, Leong AS. Poorly differentiated squamous cell carcinomas of the skin can express vimentin. *J Cutan Pathol* 1992;19(1):34–39.

42. Sanders DSA, Evans AT, Allen CA, et al. Classification of CEA-related positivity in primary and metastatic malignant melanoma. *J Pathol* 1994;172:343.

43. Moll R, Lowe A, Laufer J, et al. Cytokeratin 20 in human carcinomas. *Am J Pathol* 1992;140:427.

44. Schober M, Fischer-Colbrie R, Schmid KW, et al. Comparison of chromogranin A, B, and secretogranin II in human adrenal medulla and phaeochromocytoma. *Lab Invest* 1987;57:385.

45. Weidenmann B, Franke WW. Identification and localization of synaptophysin: an integral membrane glycoprotein of MW 38,000 characteristic of presynaptic vesicles. *Cell* 1985;45:1017.

46. Lloyd RV, Cano M, Rosa P, et al. Distribution of chromogranin A and chromogranin I (chromogranin B) in neuroendocrine cells and tumors. *Am J Pathol* 1988;130:296.

47. Wick MR, Swanson PE, Rocamora A. Recognition of malignant melanoma by monoclonal antibody HMB-45: an immunohistochemical study of 200 paraffin-embedded cutaneous tumors. *J Cutan Pathol* 1988;15:201.

48. Busam KJ, Chen YT, Old LJ, et al. Expression of Melan-A (MART-1) in benign melanocytic nevi and primary cutaneous malignant melanoma. *Am J Surg Pathol* 1998;22:976–982.

49. Jungbluth AA, Busam KJ, Gerald WL, et al. A103, an anti Melan-A monoclonal antibody for the detection of malignant melanoma in paraffin-embedded tissues. *Am J Surg Pathol* 1998;22:595–602.

50. Goldblum JR, Tuthill RJ. CD34 and factor XIIIa immunoreactivity in dermatofibrosarcoma protuberans and dermatofibroma. *Am J Dermatopathol* 1997;19:147–153.

51. Swanson PE, Wick MR. Immunohistochemical evaluation of vascular neoplasms. *Clin Dermatol* 1991;9:243.

52. Wick MR, Manivel JC. Vascular neoplasms of the skin: a current perspective. *Adv Dermatol* 1989;4:185.

53. Miettinen M, Lindenmayer AE, Chaubal A. Endothelial cell markers CD31, CD34 & BNH9 antibody to H- and Y-antigens: evaluation of their specificity and sensitivity in the diagnosis of vascular tumors & comparison with von Willebrand Factor. *Mod Pathol* 1994;7:82.

54. Albelda SM, Muller WA, Buck CA, et al. Molecular and cellular properties of PECAM-1 (ends CAM/CD31): a novel vascular cell–cell adhesion molecule. *J Cell Biol* 1991;115:1059.

55. DeYoung BR, Swanson PE, Argenyi ZB, et al. CD31 immunoreactivity in mesenchymal neoplasms of the skin. *J Cutan Pathol* 1995;22:215–222.

56. Mankey CC, McHugh JB, Thomas DG, et al. Can lymphangiosarcoma be resurrected? A clinicopathological and immunohistochemical study of lymphatic differentiation in 49 angiosarcomas. *Histopathology* 2010;56(3):364–371.

57. Nemeth AJ, Penneys NS. Factor XIIIa is expressed by fibroblasts in fibrovascular tumors. *J Cutan Pathol* 1989;16:266–271.

58. Moretto JC, Soslow RA, Smoller BR. Atypical cells in radiation dermatitis express factor XIIIa. *Am J Dermatopathol* 1998;20:370–372.

59. Nguyen TT, Schwartz EJ, West RB, et al. Expression of CD163 (hemoglobin scavenger receptor) in normal tissues, lymphomas, carcinomas, and sarcomas is largely restricted to the monocyte/macrophage lineage. *Am J Surg Pathol* 2005;29:617.

60. Miettinen M, Lastoa J. KIT (CD117): a review on expression in normal and neoplastic tissues, and mutations and their clinicopathologic correlation. *Appl Immunohistochem Mol Morphol* 2005;13(3):205–220.

61. Hornick JL, Fletcher CD. The significance of KIT (CD117) in gastrointestinal stromal tumors [review]. *Int J Surg Pathol* 2004;12(2):93–97.

62. Coventry B, Heinzel S. CD1a in human cancers: a new role for an old molecule. *Trends Immunol* 2004;25:242–248.

63. Querings K, Starz H, Balda BR. Clinical spectrum of cutaneous Langerhans' cell histiocytosis mimicking various diseases [case report]. *Acta Derm Venereol* 2006;86(1):39–43.

64. Ratnam KV, Su WPD, Ziesmer SC, et al. Value of immunohistochemistry in the diagnosis of leukemia cutis: study of 54 cases using paraffin-section markers. *J Cutan Pathol* 1992;19:193.

65. Chisholm C, Cockerell CJ. Functions and uses of immunohistochemical stains in cutaneous infiltrates of hematopoietic origin: a review for the practicing dermatologist. *J Cutan Med Surg* 2011;15:65–83.

66. Weinberg JM, Rook AH, Lessin SR. Molecular diagnosis of lymphocytic infiltrates of the skin. *Arch Dermatol* 1993;129:1491.

67. Weiss LM, Wood GS, Ellisen LW, et al. Clonal T-cell populations in pityriasis lichenoides et varioliformis acuta (Mucha-Haberman disease). *Am J Pathol* 1987;126:417–421.

68. Schiller PI, Flaig MJ, Puchta U, et al. Detection of clonal T-cells in lichen planus. *Arch Dermatol Res* 2000;292:568–569.

69. Ponti R, Quaglino P, Novelli M, et al. T-cell receptor gamma gene rearrangement by multiplex polymerase chain reaction/heteroduplex analysis in patients with cutaneous T-cell lymphoma (mycosis fungoides/Sezary syndrome) and benign inflammatory disease: correlation with clinical, histological and immunophenotypical findings. *Br J Dermatol* 2005;153:565–573.

70. Abbas O, Bhawan J. Infections in dermatopathology: emerging frontiers. *Am J Dermatopathol* 2012;34:789–799.

71. Nikkels AF, Debrus S, Sadzot-Delvaux C, et al. Immunohistochemical identification of varicella-zoster virus gene 63-encoded protein (IE63) and late (gE) protein on smears and cutaneous biopsies: implications for diagnostic use. *Mod Virol* 1995;47:342–347.

72. Murphy GF, Dickersin GR, Harrist TJ, et al. The role of diagnostic electron microscopy in dermatology. In: Moschella S, ed. *Dermatology update*. New York, NY: Elsevier Press, 1981:355.

第 5 章

皮肤病理概述

David Elder, Rosalie Elenitsas, George Murphy, Adam Rubin,
Xiaowei Xu, and Misha Rosenbach

引言

疾病诊断是将疾病进行分类的过程，以此来预测一些重要的临床属性，如对治疗的反应及疾病的预后。通过疾病诊断可对特定患者制定合适的干预措施。掌握这一过程必须熟知疾病的分期，不同阶段病理形态的变化机制及不同疾病间分子学、细胞学、总体的临床和流行病学在病因上的差异。

皮肤病的诊断过程从最简单层面上讲即在考虑某一特定病例时，根据其所表现或未表现出的特征来与大量经典描述的皮肤病进行匹配的过程。由于存在数以百计的诊断类别，每一种诊断都有其潜在的一些特征，因而必须构建一种行之有效的诊断策略用于疾病的确诊、排除或排查。有经验的皮肤病理医师能快速做出准确诊断，同时排除一些鉴别诊断。事实上，他们与初学者诊断过程中很大的不同是基于他们是通过诊断标准的组合或模式分析而得到的有效而准确的认识[1,2]。就像识别一位老朋友并不需要对其特定的面部特征进行逐一描述，这种模式识别几乎是瞬间完成的，它是基于广泛的参数而不需要（至少最初）逐项评估。

在临床医学中，疾病诊断模式包括症状和体征，甚至实验室结果的综合。然而在皮肤病理学中，最有预测性的诊断模式是通过观察低倍镜下的特征，甚至是在显微镜观察前，将切片对着光线观察组织特性和颜色的分布。在少数情况下，这种模式的识别是"格式塔"（gestalt）式的或瞬间完成的，在观察的最初阶段就给出特定的诊断，但仍需要通过后续的分析审查对其进行修正。更

为常见的情况是，这种低倍扫视可给出几种可能的诊断，即"鉴别诊断"。继而，在高倍镜下借助更容易被识别的特征来鉴别其中的可能性。用科学的语言来说，低倍镜下观察到的模式提供了一系列的假设，进而通过后续的一些观察再进一步确认[1]。这些检测方法包括高倍镜下的观察、特殊染色结果（如免疫组化）、患者的临床表现或实验室检查结果。例如，真皮表皮交界处附近小的蓝点，低倍镜下呈一较宽的斑块样的病变，这可能是苔藓样皮炎或苔藓样光线性角化病。在高倍镜下，蓝点被证实为淋巴细胞，如能同时发现角化不全、不典型的角质形成细胞和皮损内浆细胞浸润，则可排除扁平苔藓，确立光线性角化病的诊断。

大多数皮肤病理的诊断是"格式塔"式或提出假设加以验证（鉴别诊断和检测）的诊断过程。但不管哪种方法，基础都是在低倍镜下，根据可识别的简单模式确立有限的鉴别诊断。这种模式识别方法最初由波士顿的 Wallace H. Clark Jr. 建立，并在一系列的讲座中提出[3]，后来 Ackerman 对炎症性皮肤病[4,5]、Hood 及其同事对炎症性和肿瘤性皮肤病[6,7]，以及近年来 Murphy[8]、Barnhill 及其同事[9,10]，Maize[11]、Weedon[12,13] 和 McKee 及其同事[14,15] 分别都进行了优化。这些作者发表了论文，或多或少地对模式分类进行了广泛的探讨。然而，当前的方法是根据传统的准则进行构建的，疾病主要依据发病机制、病因学及反应模式来进行讨论。这种分类法的优点在于将一组相关的疾病如感染建立相互关联，从而方便对许多共同特征进行描述。但从组织病理学的角度，初学者也必须懂得，有一些感染，如梅毒，可能模拟与之

大相径庭的皮肤疾病的特征,如银屑病、扁平苔藓、皮肤淋巴瘤及肉芽肿性皮炎。

由于反应模式的种类是有限的,皮肤和身体任何部位不同疾病常会有相似的形态表现。由于这一原因,基于模式分类和发病机制的分类二者间彼此会有矛盾的现象。为了部分解决这个问题,本书的此章节根据皮损病变的位置、反应模式及细胞种类,对皮肤病理进行了基于模式的分类,而关于这些疾病更详细的描述可参见本书的其他章节。此章节根据 Wallace H. Clark Jr. 在 1965 年最初的讲座笔记及上述引用的文献著作,特别是对 Hood 及其同事已经发表的文献进行编辑,并已得到授权[6,7]。

此处的分类是以列表形式呈现的,并且有意进行了重复描述。某个疾病可能在多处出现,这是由于随着疾病的加重及缓解,形态学也可出现相应的进展或消退。列表中疾病的排列顺序是基于作者及皮肤病理学实践中遇到该疾病的相对发生率而得出的粗略观点。例如,在大多数医院诊疗中苔藓样药疹可能比扁平苔藓更常见。然而,扁平苔藓是苔藓样皮炎的"原型",但药疹可能以任何形式呈现,包括银屑病样、苔藓样、血管周围炎样、大疱样等。不同分类中的"原型"疾病在每一类中进行重点强调并详细描述,因为这些类型代表了一类疾病的基本特征,同时也是评估其他类疾病时的鉴别基础。例如,"裸"上皮样细胞肉芽肿可能代表结节病,而伴有淋巴细胞和坏死提示可能是结核,伴有浆细胞时则提示梅毒,伴有神经炎症则提示可能是麻风。

此处的分类列表可用来建立鉴别诊断的逻辑思考,也可作为本书其他章节的索引。例如,银屑病样皮炎合并浆细胞提示可能是梅毒或蕈样肉芽肿,相关描述分别见于第 21 章和第 31 章。术语如"银屑病样"和"苔藓样"被简要定义,文中同时提供了相应的索引页码,读者可查看更确切的诊断标准,从而在一些形态学上相似的疾病中进行鉴别。建立和检测这种假说系统不仅有助于在评估和诊断未知案例时能更好地使用这本书,同时随着更加细微的诊断线索被纳入诊断常规中,它也有助于模式识别技巧的构建,使得"调整的格式塔"在越来越多病例诊断中变得可能。这里介绍的分类同时也是我们另一本书《Lever 皮肤组织病理学图谱和概要》的分类基础,该书与本书配套,并具有更丰富的插图,对插图的相关疾病种类配有更为概要性的内容。

本章节可作为鉴别诊断的索引,但不应当用来作为绝对可靠的诊断工具。

如何使用此分类方案

在这个方案中,疾病分类不是根据常见的病理生理特征,而是根据模式分类法,正如上文详细交代的。这些病种的分类首先根据病变发生的部位,其次根据在各特定部位中表现出的形态模式,最后是所涉及的细胞种类。总而言之,这些分类标准可被视为低倍镜、中倍镜和高倍镜下特征,或者称为部位、模式和细胞学分类。

共有 8 处特定的部位,用罗马数字 I 至 VIII 表示如下:

Ⅰ. 主要局限于表皮及角质层的疾病

Ⅱ. 位于表皮浅层的新生物及黑素细胞增生性病变

Ⅲ. 浅层皮肤反应单元的疾病

Ⅳ. 表皮棘层松解、水疱及脓疱性疾病

Ⅴ. 真皮网状层血管周围、弥漫性及肉芽肿性浸润

Ⅵ. 真皮及皮下组织的肿瘤和囊肿

Ⅶ. 皮肤附属器的炎症性和其他良性病变

Ⅷ. 皮下组织的疾病

在一些"部位"信息中同时合并有具有特别广泛而有意义的模式信息。例如,在"Ⅱ. 位于表皮浅层的新生物及黑素细胞增生性病变"、"Ⅳ. 表皮棘层松解、水疱及脓疱性疾病"及"Ⅴ. 真皮网状层血管周围、弥漫性及肉芽肿性浸润"都是结合了部位及一个或多个模式信息,即细胞增生形成的斑块或表浅结节(Ⅱ),表皮细胞彼此分离或与真皮分离而形成了水疱、大疱或脓疱(Ⅳ),上皮样组织细胞形成的肉芽肿(Ⅴ)或肿瘤细胞形成块状的肿瘤(Ⅵ)等。这本书中,我们默认读者能够识别基本病理学常规,如细胞的识别、化脓、肉芽肿性炎症及肿瘤。

主要的副标题和它们的一级子信息在本章的第 94 页开始介绍,配以一些精选的显微镜图片来展示这些皮肤疾病的一些重要模式。继而,从第

113 页开始，展示了所有关于部位、模式和细胞学的列项，以及每个类别中的主要疾病。同样的分类在第 3 版《Lever 皮肤组织病理学图谱和概要》中对这些病种进行了扩充讨论和更多插图 [16]，并与这本更加综合性的教科书相配套。

在这些罗马数字标记的章节里，指定部位出现的不同模式分别用大写字母 A、B、C 等表示。不同部位的模式不同。例如，在非常重要的表皮反应单元的炎症性疾病中，这些模式包括累及表皮的反应，如海绵水肿形成，这是常见的湿疹性疾病的基本模式；浅表血管高反应性模式，如血管周围淋巴细胞性炎症，则在许多疾病中都可以出现；真皮表皮交界处反应如空泡化和苔藓样变模式；间质改变，如硬化，这样命名。所有这些模式有各自的关联，既冗余且不特异。例如，在第 III F 节所述及的苔藓样模式中可以出现扁平苔藓（原型疾病）、苔藓样药疹、苔藓样光线性角化病等。如同在皮肤病理学中经常出现的情况，"苔藓样"并不是专属的组织学术语，而是根据皮损的临床表现及临床术语而得来的。

第三级分类是基于细胞种类，用阿拉伯数字 1、2、3 等表示。在上文中讨论的浅表炎症性疾病中的细胞种类包含仅有淋巴细胞（如第 III F1 节中的扁平苔藓），淋巴细胞合并嗜酸性粒细胞（如第 III F2a 节中的苔藓样药疹）或淋巴细胞合并浆细胞（如第 III F2b 节中的梅毒）。在其他的细胞学模式中还有以中性粒细胞为主型（如第 V C2 节中的 Sweet 综合征），以嗜酸性粒细胞为主型（如 V C6 节中的 Wells 综合征）等。肿瘤也常常具有相当特异的细胞学特征。在部位和模式分类的基础上加上细胞学分类常常可以帮助缩小鉴别诊断的范围，甚至指向特定的诊断。

即便通过组织学难以给出特异性的诊断，提供一些鉴别诊断仍然是意义重大的；因为再结合临床表现，基于临床病理联系而得出一致性诊断。本书中将鉴别诊断时需考虑的情况在每一节末尾加以列出，在撰写某一特定病例的病理报告时，这些鉴别诊断清单构成了尽可能考虑全面的基础。此外，每一种疾病的文中讨论部分都给出了检索页码。

配套的图谱可用来作为形象的检索系统，使用该分类方法，当观察某一未知疾病的切片时，首先确定病变的部位，然后浏览图谱相应章节，尽量确定病变的主要模式，这可以通过浏览表格或图片查找与镜下类似的图像。这个过程在最初可能比较困难，但这种模式识别的方法不久以后就能指引我们找到对应疾病所在的章节。

我们发现在实践中，使用此系统的学习者在跟随老师签发报告前预览切片时能够构建更全面的鉴别诊断。类似的，有经验的皮肤病理学家也可以用这本书确保他们的鉴别诊断是全面的，同时向学生们阐述与镜下观察到的图像类似的一组疾病。我们希望同时也期待，应用这些原理能提高签发病理报告过程的价值，增加学习者的经验，最终将这些模式转变为自身的经验而不再依赖于这些原理。当遇到扁平苔藓、深在性红斑狼疮、大疱性类天疱疮及浅表扩散性黑素瘤等疾病时能瞬间或"格式塔"式做出诊断，就像在茫茫人海中快速找到老朋友一样。当达到这一阶段，我们的目的就算达到了，随之而来的就是终身化的继续学习、有益的产出，快乐会随之相伴。

诊断的建立不应该仅仅根据此处介绍的诊断思路，同样应当参考本书其他地方及文献中讨论的方法，并且基于患者个体所适用的临床及流行病学信息。必须记住皮肤病理医师只是患者医疗团队中的一部分，因此与临床医师清晰准确的交流及将临床资料融入诊断过程才能提高诊断的准确性。由于皮肤病理医师在实际工作中可能与临床团队分开，正是这种互动和合作才能向患者提供最佳服务，这也是我们努力的方向。在我们基于医院的诊疗中，每周有针对精选病例的临床病理联系交流会，这极大地提高了对患者的医疗服务质量，同时也有助于病理医师和皮肤科医师的继续教育。针对特殊病例与临床医师进行日常的交流，通过临床和病理的联系，不仅增强了诊断的准确性，也能够将大体观和镜下观相结合，这对于皮肤病理学实践的拓展延伸也是必需的。

参考文献

1. Sackett DL, Haynes RB, Guyatt GH, et al. *Clinical epidemiology: a basic science for clinical medicine*, 2nd ed. Boston, MA: Little, Brown, 1991.

2. Foucar E. Diagnostic decision-making in surgical pathology, Chapter 1. In: Weidner N. *The difficult diagnosis in surgical pathology*. Philadelphia, PA: WB Saunders, 1996.

3. Reed RJ, Clark WH Jr. Pathophysiologic reactions of the skin. In: Fitzpatrick TB, ed. *Dermatology in general medicine*. New York, NY: McGraw-Hill, 1971:192–216.

4. Ackerman AB. *Histologic diagnosis of inflammatory skin diseases: a method by pattern analysis*. Philadelphia, PA: Lea & Febiger, 1978.

5. Ackerman AB, Chongchitnant N, Sanchez J, et al. *Histologic diagnosis of inflammatory skin diseases: an algorithmic method based on pattern analysis*. Baltimore, MD: Williams & Wilkins, 1997.

6. Hood AF, Kwan TH, Mihm MC, et al. *Primer of dermatopathology*. Boston, MA: Little, Brown, 1993.

7. Hood AF, Kwan TH, Mihm MC, et al. *Primer of dermatopathology*, 3rd ed. Philadelphia, PA: Lippincott Williams & Wilkins, 2002.

8. Murphy GF. *Dermatopathology*. Philadelphia, PA: Saunders, 1995.

9. Barnhill RL, ed. *Textbook of dermatopathology*. New York, NY: McGraw-Hill, 1998.

10. Barnhill RL, Crowson AN, Magro CM, et al. *Dermatopathology*, 3rd ed. New York, NY: McGraw-Hill, 2010.

11. Maize JC, ed. *Cutaneous pathology*. Philadelphia, PA: Churchill Livingstone, 1998.

12. Weedon D. *Skin pathology*, 2nd ed. London, England: Churchill Livingstone, 2002.

13. Weedon D. *Skin pathology*, 3rd ed. Brisbane, Australia: Churchill Livingstone Elsevier, 2010.

14. McKee P. *Pathology of the skin, with clinical correlations*. Philadelphia, PA: JB Lippincott, 1989.

15. McKee PH, Calonje E, Granter SR. *Pathology of the skin, with clinical correlations*, 3rd ed. Philadelphia, PA: Elsevier Mosby, 2005.

16. Elder DE, Elenitsas R, Rubin AI, et al. *Synopsis and atlas of Lever's histopathology of the skin*, 3rd ed. Philadelphia, PA: Lippincott Williams & Wilkins, 2013.

第一部分　皮肤病理的部位分类

本章将简要阐述基于皮肤及皮下组织具体部位的皮肤疾病的主要分类方法。

Ⅰ. 主要局限于表皮及角质层的疾病

角质层通常是呈纤细的网状或"网篮状"排列。角质层可能变薄（角质剥脱）或增厚（角化过度），伴或不伴有残留的细胞核（分别称为角化不全或正角化）。通常角质层的变化是由于炎症或肿瘤影响到表皮全层及真皮浅层（多数情况下），仅有少数情况，本节中会论及，病理改变几乎全部或完全局限在角质层。

Ⅱ. 位于表皮浅层的新生物及黑素细胞增生性病变

局限性的增生可能是反应性的，但通常为肿瘤性的。表皮（角质形成细胞）可增生但未侵及真皮层，也可侵及真皮，可为鳞状细胞或基底样细胞增生。表皮内的黑素细胞增生可伴或不伴细胞异型性（痣、发育不良痣、原位黑素瘤），可位于增生的表皮内（浅表扩散性原位黑素瘤、Spitz痣）或萎缩的表皮内（恶性雀斑样痣）；它们同样可以侵入真皮呈增殖性浸润（侵袭性黑素瘤伴或不伴垂直生长期）。同时还可伴有不同的细胞成分，通常为混合炎性细胞浸润或没有炎症反应。

Ⅲ. 浅层皮肤反应单元的疾病

表皮、真皮乳头和位于真皮乳头和真皮网状层交界处的浅层毛细血管-静脉丛在许多皮肤疾病中共同发生反应，Clark将其命名为"浅表皮肤反应单元"。多种皮肤病伴有浅层血管周围淋巴细胞浸润，伴或不伴其他细胞浸润。这取决于该静脉丛毛细血管后静脉的内皮细胞是否选择性表达促进白细胞黏附的分子。病理条件下表皮可能变薄（萎缩）、变厚（棘层肥厚）、水肿（海绵形成）和（或）炎症细胞的浸润（细胞外渗）。当慢性刺激、存在感染（细菌、酵母菌、深部真菌或病毒）或存在皮肤疾病（银屑病、特应性皮炎、痒疹）时表皮可出现增生。真皮乳头和浅层血管丛可有多种炎性细胞浸润，可出现水肿、基质增多（透明质酸）及硬化或均质化。

Ⅳ. 表皮棘层松解、水疱及脓疱性疾病

角质形成细胞可因细胞间连接的溶解而彼此分离，导致细胞分离和变圆（棘层松解）。这通常发生在抗原抗体介导的免疫性损伤、感染（脓疱疮或疱疹病毒感染）或细胞间黏附结构的缺陷（Darier病）。水肿和炎症时由于细胞间的血浆渗漏（海绵水肿）导致附着斑的机械拉伸，此时细胞失去相互黏附而死亡，而非棘层松解。上述各种因素均可导致表皮内间隙的形成（水疱、大疱及脓疱）。

Ⅴ. 真皮网状层血管周围、弥漫性及肉芽肿性浸润

真皮层是各种炎症性、浸润性及结缔组织增生性（纤维化）过程发生的部位。这些反应是对各种刺激的反应，包括各种细胞浸润（淋巴细胞、组织细胞、嗜酸性粒细胞及浆细胞等），表现为血管周围及血管反应，微生物和异物浸润，真皮纤维及真皮胶原前体的增生，也可特征性表现为血管周围、弥漫性及肉芽肿性浸润。

Ⅵ. 真皮及皮下组织的肿瘤和囊肿

真皮网状层的肿瘤可源于真皮层内正常存在的任何组织结构，包括淋巴网状组织、结缔组织及皮肤附属器上皮。此外，肿瘤转移也多发于真皮层。

Ⅶ. 皮肤附属器的炎症性和其他良性病变

毛发、皮脂腺、外泌汗腺、顶泌汗腺及甲单位都可能出现炎症反应。一些肿瘤也可能表现为炎性过程。

Ⅷ. 皮下组织的疾病

尽管皮下组织肿瘤性增生时有发生，但皮下组织绝大多数表现为炎性病变。以真皮为中心的病变可侵入皮下组织。

第二部分 皮肤病理的部位、模式及细胞学分类——配以每组一个原型示例

在以下的列表中，皮肤疾病按照部位（分类Ⅰ、Ⅱ、Ⅲ等），结构模式（分类A、B、C等）及细胞学（分类1、2、3等）进行分类。每类疾病范畴中都列出了一个原型病例，而每种模式范畴中也详细阐述了一个原型病例*。

Ⅰ.主要局限于表皮及角质层的疾病

A. 角化过度伴颗粒层减少

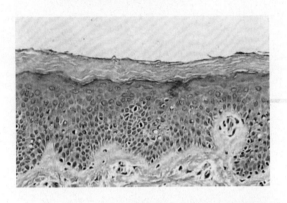

无炎症
寻常性鱼鳞病

B. 角化过度伴颗粒层正常或颗粒层增厚

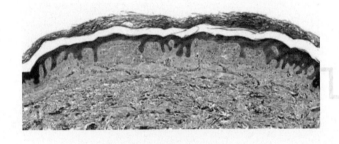

1. 无炎症
板层状鱼鳞病

2. 少炎症
苔藓性淀粉样变

C. 角化过度伴角化不全

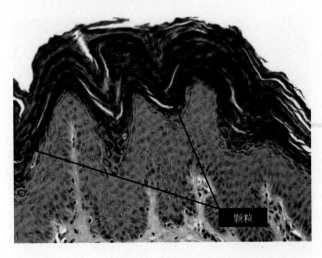

颗粒

少炎症或无炎症
颗粒状角化不全

---

*图ⅠB～D，ⅡA，ⅡC～G，ⅢB，ⅢC，ⅢE，ⅢF，ⅣB，ⅤA，ⅤC，ⅤE～G，ⅥA～D，ⅦA～D，ⅧA～E经授权转印自 Elder DE，et al. Atlas and synopsis of Lever's histopathology of the skin，3rd ed. Philadelphia，PA：Lippincott Williams & Wilkins，2013：122。

D. 局限性或弥漫性色素增加

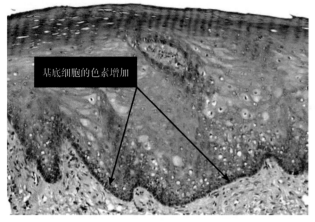

基底细胞的色素增加

1. 无炎症
   黏膜黑素斑

2. 少炎症
   黄褐斑

E. 局限性或弥漫性色素减少或脱失

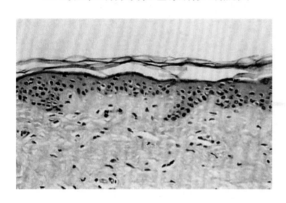

伴或不伴有轻度炎症
白癜风

Ⅱ. 位于表皮浅层的新生物及黑素细胞增生性病变

A. 表皮局限性不规则增厚

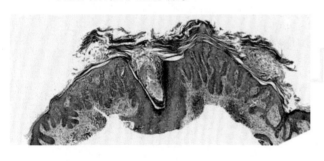

1. 局限性表皮增生
   光线性角化病

2. 浅表黑素细胞增生
   原位黑素瘤（浅表扩散型）

B. 表皮变薄的局限性损害

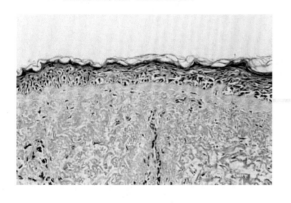

1. 伴黑素细胞增生
   恶性雀斑样黑素瘤，原位或微侵袭型

2. 不伴黑素细胞增生
   汗孔角化症

C. 伴表皮突延长的局限性损害

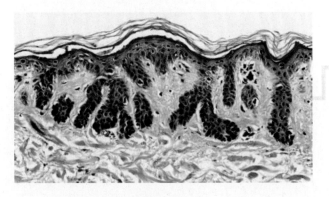

1. 伴黑素细胞增生
   光线性黑子

2. 不伴黑素细胞增生
   表皮痣

D. 局限性 Paget 样表皮增生

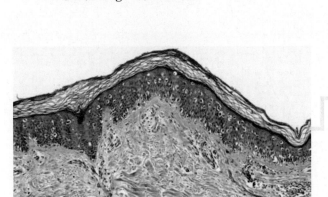

1. 角质形成细胞增生
   Paget样原位鳞癌

2. 黑素细胞增生
   原位或微侵袭性黑素瘤，Paget样

3. 腺上皮增生
   Paget病（乳房或乳房外）

4. 淋巴样细胞增生
   Paget样网状细胞增生症，局限性（Woringer-Kolopp病）

E. 局限性乳头瘤样上皮损害

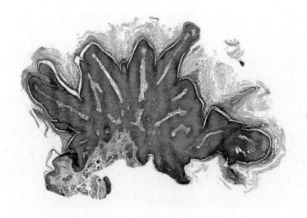

1. 病毒性细胞病理改变
   寻常疣

2. 非病毒性细胞病理改变
   脂溢性角化病

F. 延伸至真皮层的不规则增生

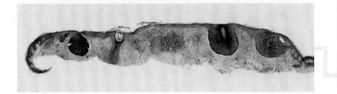

1. 鳞状上皮分化
   鳞状细胞癌，浅表型

2. 基底细胞样分化
   基底细胞癌，浅表型

G. 浅表息肉样损害

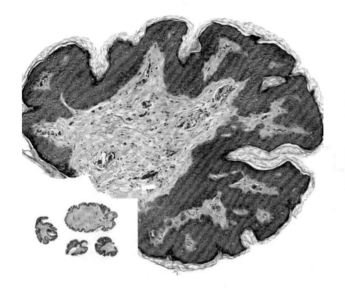

1. 黑素细胞损害
   息肉状皮内痣及复合痣

2. 间质病变
   纤维上皮息肉

Ⅲ . 浅表皮肤反应单元的疾病

A. 浅层血管周围皮炎

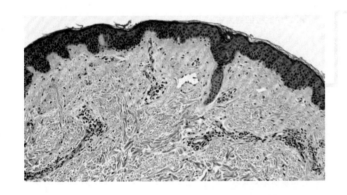

1. 以淋巴细胞为主
   麻疹样病毒疹
   　a. 伴嗜酸性粒细胞浸润
   　　麻疹样药疹
   　b. 伴中性粒细胞浸润
   　　丹毒
   　c. 伴浆细胞浸润
   　　二期梅毒
   　d. 伴红细胞溢出
   　　玫瑰糠疹
   　e. 以嗜黑素细胞为主
   　　炎症后色素沉着

2. 以肥大细胞为主
   持久性发疹性斑状毛细血管扩张症

B. 浅层血管周围炎伴海绵水肿（海绵水肿性皮炎）

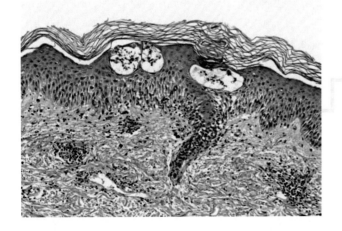

1. 以淋巴细胞浸润为主
   钱币状皮炎（湿疹）
   　a. 伴嗜酸性粒细胞浸润
   　　变应性接触性皮炎
   　b. 伴浆细胞浸润
   　　梅毒，一期或二期皮损
   　c. 伴中性粒细胞浸润
   　　脂溢性皮炎

C. 浅层血管周围炎伴表皮萎缩（萎缩性皮炎）

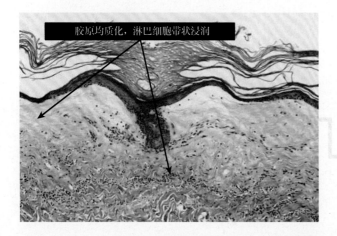

胶原均质化，淋巴细胞带状浸润

1. 少炎性浸润
   皮肤老化

2. 以淋巴细胞为主
   副银屑病/早期蕈样肉芽肿
   伴真皮乳头硬化
   硬化萎缩性苔藓

D. 浅层血管周围炎伴银屑病样增生（银屑病样皮炎）

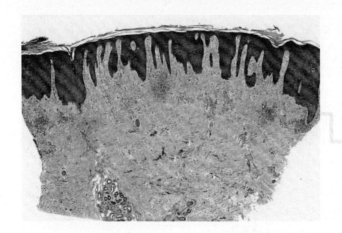

1. 以淋巴细胞为主
   毛发红糠疹
   a. 伴浆细胞浸润
      二期梅毒
   b. 伴嗜酸性粒细胞浸润
      慢性过敏性皮炎

2. 以中性粒细胞为主
   寻常性银屑病

3. 银屑病样表皮增生，伴表皮苍白或坏死（"营养性皮病"）
   坏死松解性游走性红斑（胰高血糖素瘤综合征）

E. 浅层血管周围炎伴表皮不规则增生（肥厚型皮炎）

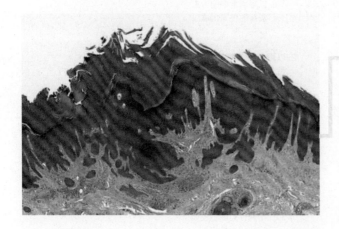

1. 以淋巴细胞为主
   结节性痒疹
   伴浆细胞
   蛎壳状二期梅毒，扁平湿疣

2. 以中性粒细胞为主
   传染性脓疱疮

3. 肿瘤性
   恶性黑素瘤（疣状模式）

F. 浅表皮炎伴苔藓样浸润（苔藓样皮炎）

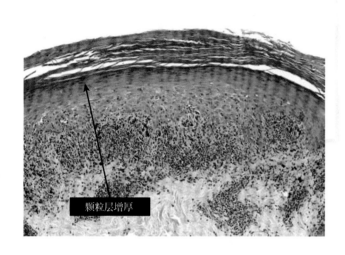

颗粒层增厚

1. 仅有淋巴细胞
   扁平苔藓

2. 以淋巴细胞为主
   扁平苔藓样角化病（良性苔藓样角化病）
   a. 伴嗜酸性粒细胞
      苔藓样药疹
   b. 伴浆细胞
      二期梅毒
   c. 伴嗜黑素细胞
      炎症后色素沉着
   d. 伴异型淋巴细胞
      蕈样肉芽肿

3. 以组织细胞为主
   光泽苔藓

4. 以肥大细胞为主
   色素性荨麻疹，苔藓样病例

5. 苔藓样皮炎伴真皮纤维组织增生
   蕈样肉芽肿，斑块期

G. 浅表血管炎和血管病

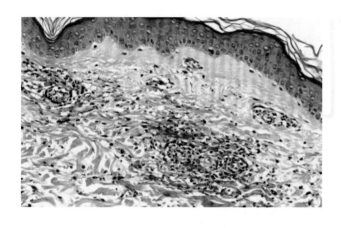

1. 中性粒细胞性血管炎
   皮肤坏死性（白细胞碎裂性）血管炎

2. 混合细胞浸润和肉芽肿性血管炎
   Churg-Strauss血管炎

3. 血管病伴淋巴细胞性炎症
   色素性紫癜性皮病

4. 血管病伴少炎症
   恶性萎缩性丘疹病（Degos病）

5. 血栓形成、栓塞性或其他微血管病
   弥散性血管内凝血

H. 浅表皮炎伴界面空泡改变（界面皮炎）

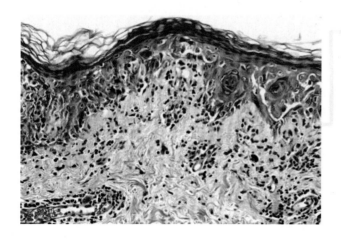

1. 以凋亡细胞为主（细胞毒性皮炎）
   多形红斑

2. 常不伴凋亡细胞
   皮肌炎

3. 数量不等的凋亡细胞
   细胞毒性药疹

4. 基底膜增厚
   盘状红斑狼疮（DLE）

Ⅳ. 表皮棘层松解、水疱及脓疱性疾病

A. 角质层下或角质层内分离

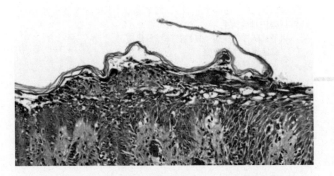

1. 少炎性细胞
   葡萄球菌性皮肤烫伤综合征

2. 以中性粒细胞为主
   传染性脓疱疮

3. 以嗜酸性粒细胞为主
   新生儿中毒性红斑

B. 棘层内角质形成细胞分离，海绵水肿性

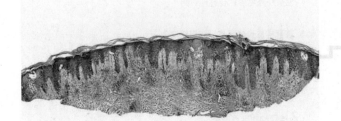

1. 少炎性细胞
   摩擦水疱

2. 以淋巴细胞为主
   钱币状湿疹
   　伴嗜酸性粒细胞
   　变应性接触性皮炎

3. 以中性粒细胞为主
   脓疱性银屑病

C. 棘层内角质形成细胞分离，棘层松解

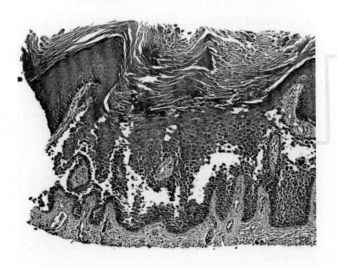

1. 少炎性细胞
   慢性家族性良性天疱疮（Hailey-Hailey病）

2. 以淋巴细胞为主
   单纯疱疹、带状疱疹
   　伴嗜酸性粒细胞
   　增生型天疱疮

3. 混合细胞型
   棘层松解性光线性角化病

D. 基底层上角质形成细胞分离

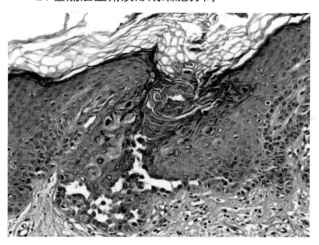

1. 少炎性细胞
   Darier病（毛囊角化病）

2. 淋巴细胞和浆细胞
   棘层松解性光线性角化病

3. 淋巴细胞和嗜酸性粒细胞
   增生型天疱疮

E. 表皮下水疱性皮炎

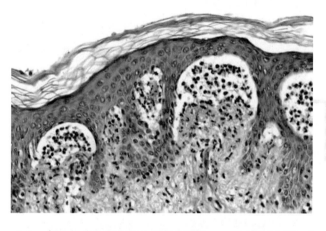

1. 少/无炎性细胞
   迟发性皮肤卟啉病

2. 以淋巴细胞为主
   大疱性扁平苔藓

3. 以嗜酸性粒细胞为主
   大疱性类天疱疮

4. 以中性粒细胞为主
   疱疹样皮炎

5. 以肥大细胞为主
   大疱性肥大细胞增生症

Ⅴ. 真皮网状层血管周围、弥漫性及肉芽肿性浸润

A. 浅层和深层血管周围浸润，不伴血管损伤或血管炎

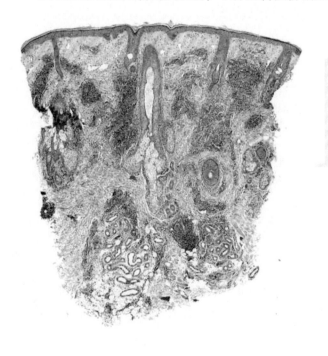

1. 以淋巴细胞为主
   肿胀型红斑狼疮

2. 以中性粒细胞为主
   急性发热性嗜中性皮病（Sweet综合征）

3. 淋巴细胞和嗜酸性粒细胞
   丘疹性荨麻疹

4. 伴浆细胞
   硬皮病/硬斑病

5. 混合细胞型
   慢性游走性红斑

B. 血管炎和血管病

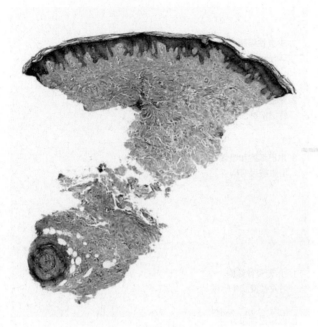

1. 少炎性细胞
   Degos病（恶性萎缩性丘疹病）

2. 以淋巴细胞为主
   淋巴细胞性血管炎

3. 以中性粒细胞为主
   结节性多动脉炎

4. 混合细胞性和（或）肉芽肿
   过敏性肉芽肿病（Churg-Strauss综合征）

5. 血栓形成和其他微血管病
   弥散性血管内凝血

C. 真皮网状层的弥漫性浸润

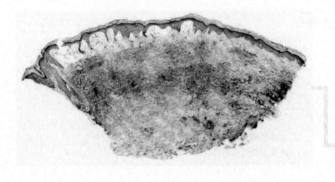

1. 以淋巴细胞为主
   皮肤淋巴样增生/皮肤淋巴细胞瘤

2. 以中性粒细胞为主
   急性发热性嗜中性皮病（Sweet综合征）

3. 以"组织细胞样"为主
   瘤型麻风

4. 以浆细胞为主
   浆细胞瘤、骨髓瘤

5. 以肥大细胞为主
   色素性荨麻疹

6. 以嗜酸性粒细胞为主
   嗜酸性蜂窝织炎（Wells综合征）

7. 混合细胞性
   梅毒——一期、二期、三期

8. 色素细胞
   太田痣、伊藤痣

9. 广泛性坏死
   钙化防御病

D. 真皮网状层弥漫性或结节性浸润伴表皮增生

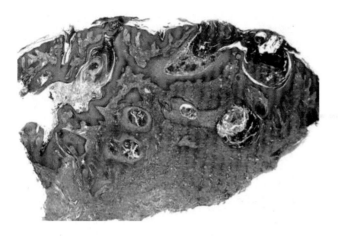

表皮增生伴混合性细胞浸润
深部真菌感染[假性上皮瘤样增生（PEH）]

E. 真皮网状层结节性炎性浸润——肉芽肿、脓肿和溃疡

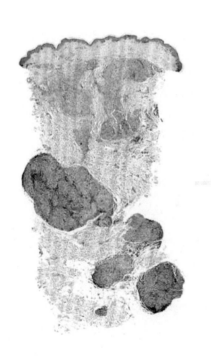

1. 上皮样细胞肉芽肿，不伴坏死
结节病（冻疮样狼疮及其他类型）

2. 上皮样细胞肉芽肿，伴坏死
结核（寻常狼疮或其他类型）

3. 栅栏状肉芽肿
环状肉芽肿

4. 混合细胞性肉芽肿
角蛋白肉芽肿（囊肿破裂）

5. 炎性结节，以嗜酸性粒细胞为主
血管淋巴样增生伴嗜酸性粒细胞增多

6. 炎性结节，混合细胞性
孢子丝菌病

7. 脓肿
急性或慢性细菌性脓肿

8. 炎性结节，以坏死为主
曲霉病

9. 慢性溃疡和窦道
坏疽性脓皮病

F. 真皮基质纤维疾病

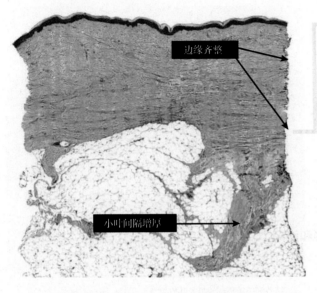

边缘齐整

小叶间隔增厚

1. 胶原增多
   硬皮病/硬斑病

2. 胶原减少
   萎缩性皮病

3. 弹性蛋白增加或为主
   弹力纤维性假黄瘤

4. 弹性蛋白减少
   皮肤松弛症

5. 穿通性
   匐行性穿通性弹力纤维病

G. 真皮物质沉积

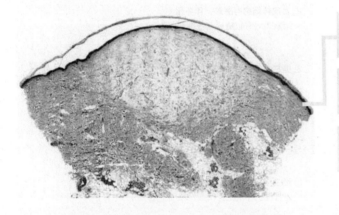

1. 正常基质成分增加
   皮肤局灶性黏蛋白病

2. 真皮异常成分沉积
   痛风

3. 真皮和（或）皮下寄生虫感染
   蝇蛆病

Ⅵ. 真皮及皮下组织的肿瘤和囊肿

A. 小细胞肿瘤

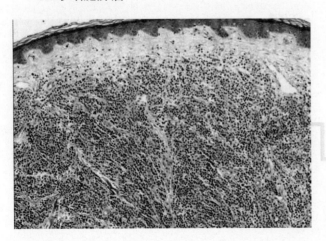

1. 淋巴细胞或造血细胞来源肿瘤
   蕈样肉芽肿肿瘤期

2. 淋巴细胞肿瘤伴混合细胞浸润
   皮肤淋巴样增生/皮肤淋巴细胞瘤

3. 浆细胞肿瘤
   皮肤浆细胞瘤

4. 小圆细胞肿瘤
   小汗腺螺旋腺瘤

B. 大的多角形和圆形细胞肿瘤

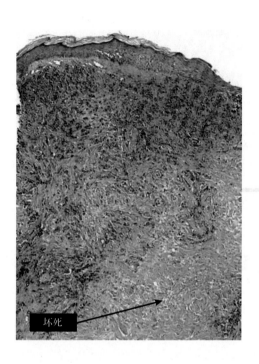

坏死

1. **鳞状细胞癌**
   原发性鳞状细胞癌

2. **腺癌**
   转移性腺癌

3. **黑素细胞肿瘤**
   转移性黑素瘤

4. **外泌汗腺肿瘤**
   结节性汗腺瘤（小汗腺末端螺旋瘤）

5. **顶泌汗腺肿瘤**
   乳头状汗腺瘤

6. **毛囊肿瘤**
   毛发上皮瘤

7. **皮脂腺肿瘤**
   皮脂腺腺瘤和皮脂腺上皮瘤

8. **"组织细胞样"肿瘤**
   黄瘤——发疹性、扁平、结节性和腱黄瘤

9. **大淋巴细胞样肿瘤**
   皮肤间变性大细胞淋巴瘤（Ki-1）

10. **肥大细胞肿瘤**
    肥大细胞增生症

11. **坏死显著的肿瘤**
    上皮样肉瘤

12. **其他的和未分化的上皮肿瘤**
    未分化癌（大细胞和小细胞）

C. 梭形细胞、多形细胞和结缔组织肿瘤

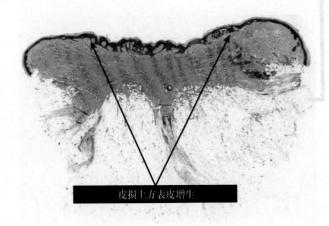

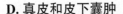
皮损上方表皮增生

1. 纤维组织梭形细胞肿瘤
良性纤维组织细胞瘤（皮肤纤维瘤）

2. 施万细胞/神经梭形细胞肿瘤
神经纤维瘤

3. 肌梭形细胞肿瘤
平滑肌瘤

4. 黑素细胞梭形细胞肿瘤
结缔组织增生性恶性黑素瘤，包括无色素性

5. 血管形成细胞增生和肿瘤
化脓性肉芽肿

6. 脂肪组织肿瘤
浅表脂肪瘤样痣

7. 软骨组织肿瘤
软组织软骨瘤

8. 骨组织肿瘤
皮肤骨瘤

D. 真皮和皮下囊肿

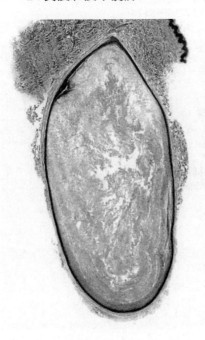

1. 向毛囊分化的囊肿
表皮囊肿

2. 向小汗腺及类似小汗腺分化的囊肿
小汗腺汗囊瘤

3. 向顶泌汗腺分化的囊肿
顶泌汗腺汗囊瘤

Ⅶ. 皮肤附属器的炎症性和其他良性病变

A. 毛囊病变

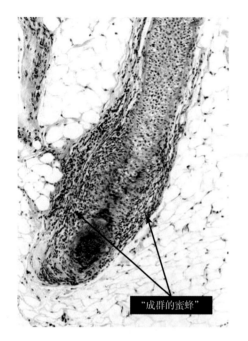

"成群的蜜蜂"

1. 极少炎症
   雄激素源性脱发

2. 以淋巴细胞为主
   斑秃
   　　伴嗜酸性粒细胞
   　　嗜酸性脓疱性毛囊炎

3. 以中性粒细胞为主
   急性细菌性毛囊炎

4. 以浆细胞为主
   瘢痕疙瘩样痤疮

5. 纤维化和化脓性毛囊疾病
   化脓性汗腺炎

B. 累及汗腺的病变

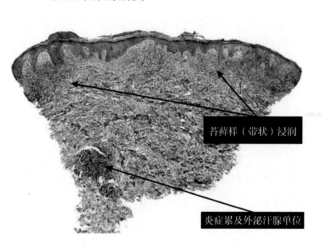

苔藓样（带状）浸润

炎症累及外泌汗腺单位

1. 极少炎症
   小汗腺痣

2. 以淋巴细胞为主
   线状苔藓
   　a. 伴浆细胞
   　　腺性唇炎
   　b. 伴嗜酸性粒细胞
   　　节肢动物叮咬反应
   　c. 伴中性粒细胞
   　　嗜中性小汗腺炎

C. 累及神经的病变

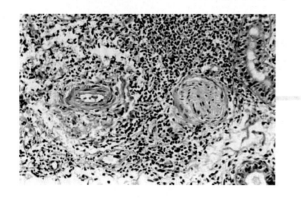

1. 淋巴细胞浸润
   亲神经性黑素瘤

2. 混合性炎症浸润
   麻风

3. 肿瘤性浸润
   亲神经性黑素瘤

D. 甲病变

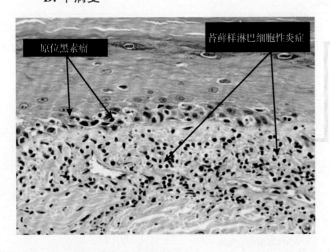

原位黑素瘤

苔藓样淋巴细胞性炎症

1. **淋巴细胞浸润**
   原位黑素瘤，肢端雀斑型

2. **淋巴细胞伴中性粒细胞浸润**
   甲癣，甲真菌病

3. **大疱性疾病**
   Darier病

4. **寄生虫感染**
   疥疮

Ⅷ. 皮下组织的疾病

A. 皮下血管炎和血管病（间隔性或小叶性）

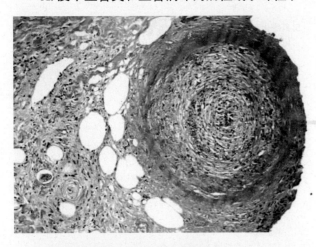

1. **中性粒细胞性**
   皮下结节性多动脉炎

2. **淋巴细胞性**
   结节性血管炎

3. **肉芽肿性**
   Churg-Strauss血管炎

B. 不伴血管炎的间隔性脂膜炎

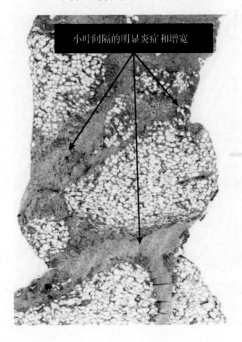

小叶间隔的明显炎症和增宽

1. **淋巴细胞及混合性细胞浸润**
   结节性红斑和变异型

2. **肉芽肿性**
   皮下环状肉芽肿

3. **硬化性**
   硬皮病，硬斑病

C. 不伴血管炎的小叶性脂膜炎

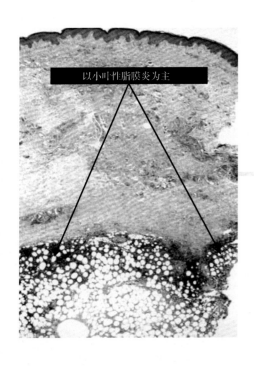

以小叶性脂膜炎为主

1. **以淋巴细胞为主**
狼疮性脂膜炎

2. **淋巴细胞和浆细胞浸润**
硬皮病

3. **中性粒细胞浸润**
感染（蜂窝织炎）

4. **嗜酸性粒细胞浸润**
嗜酸性筋膜炎

5. **组织细胞浸润**
组织细胞吞噬性脂膜炎

6. **混合泡沫细胞**
Weber-Christian病

7. **肉芽肿性**
皮下结节病

8. **结晶沉积、钙化**
新生儿硬化症

9. **以坏死为主**
胰腺性脂膜炎

10. **胚胎性脂肪模式**
脂肪萎缩

11. **多种细胞混合性**
脂膜性脂膜炎

D. 混合性小叶和间隔性脂膜炎

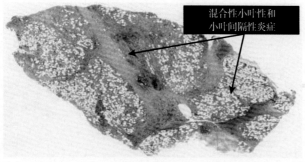

混合性小叶性和小叶间隔性炎症

1. **伴出血或硬化**
   创伤性脂膜炎

2. **伴中性粒细胞**
   坏死性筋膜炎（细菌感染）

3. **伴淋巴细胞**
   非特异性脂膜炎

4. **伴细胞吞噬性组织细胞**
   组织细胞吞噬性脂膜炎（晚期皮损）

5. **伴肉芽肿**
   分枝杆菌性脂膜炎

E. 皮下脓肿

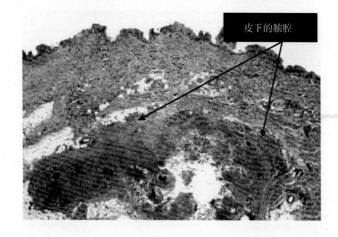

皮下的脓腔

伴中性粒细胞
深部真菌感染

在这一部分，皮肤疾病依照病变部位、结构模式、细胞学进行分类。列表可被作为鉴别诊断和在本书中相关材料综述的参考基础。典型的例子在每一个分类中都以下划线标出。

Ⅰ.主要局限于表皮及角质层的疾病†

角质层通常是呈纤细的网状或"网篮状"排列。它可以脱落（鳞屑）或增厚（角化过度），伴或不伴有残留的细胞核（分别称为角化不全或正角化）。颗粒层可以正常、增加（颗粒层增厚）或减少（颗粒层减少）。通常角质层的变化是由于炎症或肿瘤影响到表皮全层及真皮浅层（多数情况下），仅有少数情况，本节中会论及，病理改变几乎全部或完全局限在角质层。

A. 角化过度伴颗粒层减少······96

1. 无炎症······96

B. 角化过度伴颗粒层正常或颗粒层增厚······96

角质层增厚，颗粒细胞层正常或增厚，真皮层仅见稀疏的血管周围淋巴细胞。无表皮海绵水肿或细胞外渗。

1. 无炎症······96

真皮上部仅见稀疏的血管周围淋巴细胞浸润。

2. 少炎症······96

浅层血管丛周围少许淋巴细胞浸润，角质层有少量中性粒细胞。

C. 角化过度伴角化不全······96

角质层增厚，颗粒层减少，伴角化不全。虽然有些情况下可能会出现大量炎症反应，但是多数情况真皮仅出现血管周围稀疏的淋巴细胞浸润。不伴表皮海绵水肿或细胞外渗。

1. 无炎症······96

真皮上部仅出现血管周围稀疏的淋巴细胞浸润。

2. 少炎症······96

浅层血管丛周围少许淋巴细胞浸润，角质层有少量淋巴细胞和（或）中性粒细胞。

3. 伴表皮苍白或坏死（营养性皮病）······96

银屑病样表皮增生、角化过度伴角化不全，浅层角质形成细胞苍白、肿胀或坏死。

---

†在接下来的列表中，"为主的"将被用来描述在一种浸润中是以哪种特定类型的细胞是其中的大多数，通常以淋巴细胞或中性粒细胞为主。很多皮肤病主要以淋巴细胞浸润为主，仅有少数其他细胞，这些即被列表，如"1. 以淋巴细胞为主"。很多其他皮肤疾病包括具有诊断意义的其他少数细胞类型的混合性浸润，这些会在接下来的列表中以"a. 伴嗜酸性粒细胞""b. 伴浆细胞"等形式列出，但同时也意味着淋巴细胞浸润仍在这些皮肤疾病中占主要。各类浸润细胞如果在数量上大致相等，将被列为"混合"浸润。

Ⅱ. 位于表皮浅层的新生物及黑素细胞增生性病变

局限性的增生可能是反应性的，但常常是肿瘤性的。表皮（角质形成细胞）增生可延伸或不延伸至真皮，可为鳞状细胞或基底样细胞增生。表皮中的黑素细胞增生可伴或不伴细胞异型（痣、发育不良痣和原位黑素瘤），黑素细胞位于增生的表皮中（浅表扩散性原位黑素瘤和 Spitz 痣）或位于萎缩的表皮内（恶性雀斑样痣），黑素细胞侵入真皮增生（侵袭性黑素瘤伴或不伴垂直生长期）。可伴有不同程度的常为混合炎性细胞浸润或完全缺乏炎症反应。

2. 浅表黑素细胞增生·················97

表皮增厚（棘层肥厚）伴有单个或成巢的黑素细胞增生。这种增殖可以是恶性的，如浅表扩散性黑素瘤，或良性的，如痣。

B. 表皮变薄的局限性损害·············97

表皮变薄是老化或慢性日光性损害后的皮肤特征。表皮变薄继发于角质形成细胞数量减少和体积变小。

1. 伴黑素细胞增生·················97

表皮变薄（萎缩），伴单个或小群异型的黑素细胞增生，导致黑素细胞在表皮基底层彼此连续性排列。

2. 不伴黑素细胞增生·················97

表皮变薄不伴角质形成细胞或黑素细胞增生。每个黑素细胞被多个角质形成细胞隔开。

C. 伴表皮突延长的局限性损害·········98

不伴黑素细胞增生的表皮突延长被称为银屑病样增生，因为该种模式见于银屑病。严格意义上讲，真正的银屑病样的表皮突延伸是规则的，与之相反的是不规则的皮突延长，见于慢性机械刺激所致的棘层增厚（如慢性单纯性苔藓）。延长的表皮突伴黑素细胞增生及单个细胞多为巢状，被称为雀斑样模式。该模式的原型是单纯性雀斑样痣，虽然也见于更严重的一类疾病，如发育不良性痣和雀斑样黑素瘤。

1. 伴黑素细胞增生·················98

表皮突延长，其内见黑素细胞增生。

2. 不伴黑素细胞增生·················98

表皮增厚（棘层肥厚）。黑素细胞与角质形成细胞正常。唯一的改变是棘层肥厚。

D. 局限性 Paget 样表皮增生·············98

在良性上皮内单一细胞类型的肿瘤性增生以单个细胞或巢状分布称为 Paget 样，命名来源于乳房 Paget 病（乳腺癌细胞在乳头处皮肤中增生）。

1. 角质形成细胞增生·················98

在成熟的上皮全层或多个水平，表皮内散在分布有异型的角质形成细胞，缺乏正常成熟，有丝分裂增加，可有单个细胞坏死。

2. 黑素细胞增生·················98

异型的黑素细胞分布于成熟但增生的表皮全层。

3. 腺上皮增生·················98

在正常成熟的表皮中见异型的大的透明细胞增生伴腺体分化（黏蛋白产生，偶有管腔形成）。

4. 淋巴样细胞增生·················98

异型的大的透明淋巴样细胞在正常成熟表皮中增生。

E. 局限性乳头瘤样上皮损害·············98

乳头好像基质形成的"手指"状的改变，含有一些血管、胶原纤维和成纤维细胞，其上被覆上皮形成的"手套"，可能是反应性的，也可以是良性或恶性肿瘤性的。

1. 病毒性细胞病理改变·····················**98**

　　表皮棘层增厚伴增大、不规则核的空泡细胞（挖空细胞），颗粒层通常也增厚，伴有粗大的透明角质颗粒，在乳头顶端的增厚表皮上方见高柱状角化不全。传染性软疣中见大的包涵体。

2. 非病毒性细胞病理改变·················**98**

　　表皮增生，细胞为嗜碱性或"基底细胞样"型（脂溢性角化病）。角质层增厚，真皮乳头延伸（鳞状细胞乳头状瘤）或基底层角质形成细胞异型（光线性角化病）。

F. 延伸至真皮层的不规则增生············**98**

　　角质形成细胞不规则或非对称性增生延伸进真皮常常是肿瘤性的。鉴别诊断包括反应性假上皮瘤样增生，可见于慢性溃疡的周边或其他炎性相关的情况中。

1. 鳞状上皮分化·····················**98**

　　表皮不规则增厚，成熟异常，可有角质形成细胞异型（鳞状细胞癌）。该种增生常伴有厚的角化不全性鳞屑。

2. 基底细胞样分化·····················**98**

　　表皮基底细胞增生向真皮延伸。表皮可增厚、正常或萎缩。

G. 浅表息肉样损害·····················**99**

　　息肉是一种从表面向外突出的损害。乳头状瘤包含细长的乳头状突起，它就像一种基质构成的"手指"被上皮组织的"手套"覆盖。息肉更像一只手，其中的乳头（"手指"）可能变长，更常见的是正常或缩小。因此，息肉状损害可以是乳头状瘤样的，也可能不是。在Ⅵ中列出的很多肿瘤也可以表现为息肉状肿瘤。

1. 黑素细胞损害·····················**99**

2. 间质病变·························**99**

3. 其他肿瘤·························**99**

　　参见"Ⅵ，真皮及皮下组织的肿瘤和囊肿"。

Ⅲ．浅层皮肤反应单元的疾病

　　表皮、真皮乳头和浅层毛细血管丛在很多皮肤病中可同时相互作用，Clark 将他们命名为浅表皮肤反应单元。很多皮肤病在浅表血管周围有淋巴细胞浸润伴或不伴其他细胞浸润。病理情况下，表皮可以变薄（萎缩）、增厚（棘层增厚）、水肿（海绵形成）和（或）细胞浸润（细胞外渗）。慢性刺激和感染（细菌、酵母、深部真菌或病毒）可导致表皮增生。皮肤病（银屑病、特应性皮炎、痒疹）也导致表皮增生。真皮乳头和浅层血管丛可有许多炎性细胞、水肿，也可有基质成分（透明质酸）的增多，也可硬化或均质化。

A. 浅表血管周围皮炎　**99**

很多皮肤病伴有浅表毛细血管 – 静脉丛周围淋巴细胞浸润，伴或不伴其他类型细胞浸润。这些血管壁可以是正常的也可以伴轻度至中度内皮细胞水肿。颗粒性嗜酸性改变（纤维素样坏死）是真性血管炎的典型表现，在这里是没有的。"淋巴细胞血管炎"可能包含这里提到的一些病症，但是当缺乏某种程度的血管壁损伤或是很轻微时，则对淋巴细胞性血管炎的诊断的真实性应有所怀疑。表皮的厚度、外渗细胞的数量和类型及基底细胞带的完整性（液化变性）可以出现不同的改变。在一些此处列举出的例子中，血管周围浸润也可能会累及到中部和深部血管。这些情况也会被列入第 5 部分：真皮层网状血管周围、弥漫性及肉芽肿样浸润。

1. 浅层血管周围皮炎，以淋巴细胞为主　**99**

浅层血管丛周围可见淋巴细胞，其他种类的细胞很少或缺如。

a. 浅层血管周围皮炎伴嗜酸性粒细胞浸润········**99**

血管周围和间质中除淋巴细胞浸润外，伴不同程度的嗜酸性粒细胞浸润。

b. 浅层血管周围皮炎伴中性粒细胞浸润·········**99**

血管周围和间质中除淋巴细胞浸润外，伴数量不等的中性粒细胞浸润。

如果存在血管炎，则参考 Ⅲ G。

c. 浅层血管周围皮炎伴浆细胞浸润·············**99**

真皮血管周围和组织间质中可见浆细胞。它们多与淋巴细胞呈混合性浸润。

d. 浅层血管周围皮炎伴红细胞溢出　**99**

血管周围有淋巴细胞浸润伴红细胞外溢，不伴血管壁的纤维素样坏死。

e. 浅层血管周围皮炎，伴显著的噬色素细胞⋯⋯ **99**

　　血管周围有淋巴细胞浸润，伴有噬色素细胞。该种表现意味着之前有基底层的损害及色素失禁。也可存在某种程度的界面损害。

2. 浅层血管周围皮炎，伴显著的肥大细胞⋯⋯ **99**

　　肥大细胞是真皮中主要浸润的细胞，淋巴细胞也可见，可有少量嗜酸性粒细胞浸润。

B. 浅层皮炎伴海绵水肿（海绵水肿性皮炎）⋯⋯ **99**

　　海绵水肿性皮炎以表皮内细胞间水肿为特点。在轻度和早期损害中，细胞间的桥粒拉伸，细胞间距增大，但是上皮细胞完整性未受损。在更严重的海绵水肿中，角质形成细胞分离而出现间隙（水疱）。因此，海绵水肿性皮肤病也会在Ⅳ."表皮棘层松解、水疱、脓疱性疾病"中讲述。

1. 海绵水肿性皮炎，以淋巴细胞浸润为主⋯⋯ **99**

　　表皮内细胞间明显水肿（海绵水肿）。真皮内血管周围以淋巴细胞浸润为主。

a. 海绵水肿性皮炎，伴嗜酸性粒细胞浸润⋯⋯ **99**

　　表皮内细胞间水肿（海绵水肿）明显。在真皮内以淋巴细胞浸润为主。在大多数特应性皮炎和变应性接触性皮炎中均能发现嗜酸性粒细胞，在色素失调症中嗜酸性粒细胞明显增多。

b. 海绵水肿性皮炎，伴浆细胞浸润⋯⋯⋯⋯ **99**

　　表皮内细胞间水肿（海绵水肿）明显。在真皮血管周围以淋巴细胞浸润为主，可见浆细胞。

c. 海绵水肿性皮炎伴中性粒细胞浸润⋯⋯⋯⋯ **99**

　　表皮内细胞间水肿（海绵水肿）明显。真皮内淋巴细胞浸润。角质层见灶状或肩带状角化不全，角质层中见少量中性粒细胞。

C. 浅层皮炎伴表皮萎缩（萎缩性皮炎）⋯⋯ **100**

　　大多数炎症性皮肤病伴表皮增生。仅仅有少数慢性疾病表现为表皮萎缩。

1. 表皮萎缩，少量炎性细胞浸润⋯⋯⋯⋯⋯ **100**

　　表皮变薄，仅有数层细胞。在浅层毛细血管 - 静脉丛周围见极少量淋巴细胞浸润。

2. 表皮萎缩，以淋巴细胞为主·············**100**

　　表皮变薄，但不如生理性老化或辐射老化性皮肤那样明显。真皮浅层毛细血管 – 静脉丛周围有较多淋巴细胞浸润。

3. 表皮萎缩伴真皮乳头硬化 / 基质改变 ·········**100**

　　表皮变薄，可伴角化过度。真皮均质化和水肿，轻微炎性反应。

D. 浅层皮炎伴银屑病样增生（银屑病样皮炎）···**100**

　　银屑病样增生是一种上皮增生的形式，以均一的表皮突延伸为特点。尽管表面轻微隆起形成斑块，表皮增生倾向真皮延伸，与乳头瘤样模式相反，后者表皮突在高于表皮平面向上延伸，形成乳头瘤（如疣）。以银屑病作为原型，真皮乳头上方表皮变薄。在大多数其他银屑病样疾病中，乳头上部表皮是增厚的，没那么多延伸的皮突。因为表皮更新速度增快，故多伴有颗粒层减少和角化不全。

1. 银屑病样表皮增生，以淋巴细胞为主·········**100**

　　表皮以银屑病样模式均匀规则增厚，不同程度的海绵水肿（在银屑病中很少或几乎不存在，在脂溢性皮炎和炎症性皮肤病中很常见）。真皮血管周围可见淋巴细胞浸润。

a. 银屑病样表皮增生，伴浆细胞浸润··········**100**

　　表皮均匀增厚伴海绵水肿，淋巴细胞外溢，角质层可出现不同的改变，常为角化不全。在浅层血管周围可见数量不等的浆细胞并混有淋巴细胞。

b. 银屑病样表皮增生，伴嗜酸性粒细胞浸润 ···**100**

　　表皮均匀增厚伴海绵水肿，炎性细胞外溢，包括嗜酸性粒细胞。真皮内嗜酸性粒细胞易见，在有些疾病中（如色素失调症），嗜酸性粒细胞的数量很多。

**2. 银屑病样表皮增生，以中性粒细胞为主
（中性粒细胞性 / 脓疱性银屑病样皮炎）**···**100**

　　表皮均匀增厚，伴中性粒细胞外溢（炎症细胞迁移到表皮）。表皮中这些细胞在角质层中聚集（Munro 微脓肿）。角质层增厚伴角化不全和中性粒细胞浸润。

内皮肿胀，血管壁有嗜酸性变性（纤维素样坏死），以及血管壁有中性粒细胞浸润伴核碎片或白细胞碎裂导致的核尘被定义为真性血管炎。血管壁和相邻的真皮可见外溢的红细胞。如果血管炎严重，可发生溃疡或表皮下分离（大疱性血管炎）。"淋巴细胞性血管炎"中没有血管壁的损害，这一术语还存在争议，将会在淋巴细胞浸润的情况里讨论。"血管病"包括了任何不符合血管炎定义的血管壁的异常，如不伴炎性反应或坏死的血管壁纤维化或均质化。

1. 中性粒细胞性血管炎………101
真皮内可见血管壁纤维素样坏死，并且血管周围和血管内部都可见中性粒细胞，伴白细胞碎裂和核尘。

3. 空泡性皮炎，数量不等的凋亡细胞…………101

空泡变性伴有表皮数量不等的凋亡细胞。真皮基质增多，可存在色素失禁。

4. 空泡性皮炎，伴基底膜增厚…………………101

空泡变性伴有表皮数量不等的凋亡细胞。嗜酸性透明物质沉积导致基底膜带增厚。

Ⅳ.表皮棘层松解、水疱及脓疱性疾病

角质形成细胞因免疫性抗原 – 抗体介导的损伤而相互分离，细胞变圆（棘层松解），发生于炎症和水肿（海绵形成），或发生于细胞黏附的结构性缺陷（Darier 病）中。这些过程会产生表皮内间隙（水疱、大疱、脓疱）。

A. 角质层下或角质层内分离……………………102

这种分离通常在角质层内或角质层下。炎性细胞很少，或以中性粒细胞为主。

1. 角质层下或角质层内分离，伴少炎性细胞…102

分离通常在角质层内或角质层下，伴少量炎性反应，常为淋巴细胞。

2. 角质下或角质层内分离，以中性粒细胞为主

分离发生于角质层内或角质层下，中性粒细

胞在角质层和表皮浅层多见，并也常见于真皮内。

3. 角质下或角质层内分离，以嗜酸性粒细胞为主…102

分离见于角质层内或角质层下，伴棘层松解性（天疱疮）或不伴棘层松解性角质形成细胞。嗜酸性粒细胞可见于表皮，偶有嗜酸性海绵水肿。分离可伴有真皮嗜酸性粒细胞浸润。

B. 棘层内角质形成细胞分离，海绵水肿性……102

表皮内有裂隙（水疱和大疱），可见角化不良和棘层松解，表皮内可见少量嗜酸性粒细胞。

1. 棘层海绵水肿，炎性细胞极少…………………102

真皮内浸润的细胞极少，包括淋巴细胞或嗜酸性粒细胞。

2. 棘层海绵水肿，以淋巴细胞为主………………102

在真皮内，淋巴细胞为主要浸润细胞。嗜酸性粒细胞可见于大多数特应性皮炎和变应性接触性皮炎。

棘层海绵水肿，可见嗜酸性粒细胞…………102

嗜酸性粒细胞数量不等，在色素失禁和增生性天疱疮中含大量嗜酸性粒细胞，而特应性皮炎中嗜酸性粒细胞很少。

3. 棘层海绵水肿，以中性粒细胞为主…………102

表皮、角质层和真皮内可见中性粒细胞。棘层浅部见中性粒细胞聚集形成 Kogoj 海绵状脓疱，这是银屑病的特征表现。

如果存在血管炎，请参阅Ⅲ G 或Ⅴ B 部分。

C. 棘层内角质形成细胞分离，棘层松解………102

表皮内有裂隙（水疱和大疱）。该分离过程是棘层松解。棘层角质形成细胞相互分离或从基底层角质形成细胞分离。伴角化不良，表皮内可见少量嗜酸性粒细胞。真皮内的浸润细胞数量不等，由淋巴细胞组成伴或不伴嗜酸性粒细胞。

1. 棘层内棘层松解，炎性细胞极少…………102

真皮浸润的细胞极少，包括淋巴细胞或嗜酸性粒细胞。

2. 棘层内棘层松解，以淋巴细胞为主…………102

真皮内以淋巴细胞浸润为主。在多形红斑和相关损害中，有单个细胞（凋亡）坏死并可逐渐融合。

棘层内棘层松解，嗜酸性粒细胞可见…………102

嗜酸性粒细胞浸润的数量不等，从色素失禁和增生性天疱疮中的大量浸润到特应性皮炎中的少量浸润。

3. 棘层内细胞分离，中性粒细胞型或混合细胞型

…………………………………………………102

真皮内见炎性细胞浸润，包括淋巴细胞和浆细胞，伴或不伴嗜酸性粒细胞、中性粒细胞、肥大细胞和组织细胞。

D. 基底层上角质形成细胞分离·············**103**

基底层与棘层的角质形成细胞分离。

1. 基底层上水疱，炎性细胞极少·············**103**

基底层上细胞分离，伴少许炎症反应，常伴角化不良或异型角质形成细胞。

2. 基底层上分离，伴角质形成细胞异型、淋巴细胞，并常见浆细胞浸润·············**103**

基底层上分离伴角质形成细胞异型。

3. 基底层上水疱，伴淋巴细胞和嗜酸性粒细胞浸润·············**103**

基底层上分离伴表皮内嗜酸性粒细胞（嗜酸性海绵水肿）及真皮内嗜酸性粒细胞浸润。

E. 表皮下水疱性皮炎·············**103**

表皮下疱指表皮与真皮分离，疱顶由完整或部分坏死的表皮构成。

1. 表皮下水疱，极少或无炎性细胞·············**103**

多数情况下真皮浸润细胞非常少（少量淋巴细胞、嗜酸性粒细胞和中性粒细胞）。

2. 表皮下疱，以淋巴细胞为主·············**103**

由基底细胞液化变性导致的表皮与真皮分离。在多形性日光疹中，大量真皮乳头水肿是其原因。真皮以淋巴细胞浸润为主。

3. 表皮下疱，以嗜酸性粒细胞为主·············**103**

表皮下疱伴真皮较多的嗜酸性粒细胞浸润。嗜酸性粒细胞可浸润至表皮内。

4. 表皮下疱，以中性粒细胞为主·············**103**

中性粒细胞浸润见于表皮下疱邻近的表皮真皮交界处的真皮乳头，或在疱内。

5. 表皮下疱，以肥大细胞为主·············**103**

表皮与真皮分离，真皮浅层浸润的细胞几乎为肥大细胞，伴或不伴少量嗜酸性粒细胞。这可能与真表皮分离有关。

Ⅴ.真皮网状层血管周围、弥漫性及肉芽肿性浸润

真皮是各种炎症性、浸润性和促结缔组织增生性过程的反应部位，包括不同的炎性细胞浸润（淋巴细胞、组织细胞、嗜酸性粒细胞、浆细胞和黑素细胞等），血管周围和血管反应，外来物和病原体浸润，对各种刺激引起的真皮纤维和其纤维前体增生反应。

A. 浅层和深层血管周围浸润，不伴血管损伤或

在此讨论的部分疾病中，浸润细胞主要集中在真皮网状层的上部（荨麻疹性皮疹），然而在其他疾病中同时包含浅层和深层浸润（回状红斑）。大多数情况也累及浅层血管丛。少部分疾病以深部病变为主（如红斑狼疮、硬皮病）。

1. 血管周围浸润，以淋巴细胞为主·············103

真皮内无血管炎，仅在血管周围见以淋巴细胞为主的浸润。

2. 血管周围浸润，以中性粒细胞为主·········103

中性粒细胞在血管周或血管周及真皮弥漫性浸润。在一些情况中，水肿显著（Sweet 综合征）。

如果出现血管炎，请参阅Ⅴ B。

3. 血管周围浸润，淋巴细胞和嗜酸性粒细胞混

淋巴细胞和嗜酸性粒细胞混合性浸润。淋巴细胞通常可见。嗜酸性粒细胞的数量不等，在叮咬反应时数量最多，在嗜酸性筋膜炎时也常较多（但数量不等，有时非常少）。

如果出现血管炎，请参阅Ⅴ B 部分。

4. 血管周围浸润，伴浆细胞·····················103

真皮内除了淋巴细胞，浆细胞也可见。

5. 血管周围浸润，混合细胞型 ·················103

真皮内除了淋巴细胞以外，还有浆细胞和嗜酸性粒细胞浸润。

B. 血管炎和血管病 ·················· **104**

血管炎被定义为血管壁的嗜酸性变性（纤维素样坏死），血管壁可见中性粒细胞浸润，伴中性粒细胞、核尘及血管壁和邻近的真皮可见外溢的红细胞。在一些缺少这些原型表现被提到的情况中，可被称为"血管病"（如 Degos 病）。

1. 血管损伤，极少炎性细胞浸润 ·········· **104**

尽管存在显著的血管损伤，但仅有极少的早期炎症反应。

2. 血管炎，以淋巴细胞为主 ············· **104**

"淋巴细胞血管炎"这一术语是有争议的，在某些情况下，血管周围和管壁壁内有淋巴细胞浸润，可伴有一定程度上的血管病，但没有通常讲的纤维素样坏死。大部分这类情况将在其他处以"血管周围淋巴细胞浸润"被讨论。在血管中心性淋巴瘤里，浸润在血管壁的细胞是肿瘤性的，可能被误认为是一种炎性反应。

3. 血管炎，以中性粒细胞为主 ············· **104**

以中性粒细胞浸润为主，伴纤维素样坏死和核尘，嗜酸性粒细胞和淋巴细胞也可见。

4. 血管炎，混合细胞性，伴或不伴肉芽肿 ······· **104**

组织细胞和巨细胞是浸润细胞的组成部分。根据诊断的不同，淋巴细胞和嗜酸性粒细胞也可见到。巨细胞动脉炎是一种真性血管壁炎症（真性动脉炎），尽管没有纤维素样坏死。

5. 血栓形成和其他微血管病 ·············· **104**

真皮血管包含纤维蛋白、红细胞和血小板血栓，伴或不伴嗜酸性蛋白沉积。

C. 真皮网状层弥漫性浸润 ·············· **104**

真皮网状层的弥漫性浸润可与血管或皮肤附属器相关，也可在网状真皮内随机分布。

8. 弥漫性浸润，色素细胞浸润·············104

弥漫性浸润包括细胞质内含有棕色色素的双极、立方状或树突状细胞。

9. 弥漫性浸润，广泛性坏死·················104

血管和真皮的坏死继发于病原体造成的血管阻塞或损毁。

D. 真皮网状层弥漫性或结节性浸润伴表皮增生···105

真皮内境界不清的结节性或弥漫性炎性细胞浸润，常包括淋巴细胞、浆细胞和中性粒细胞，伴表皮不规则增厚。

表皮增生伴混合性细胞浸润·················105

E. 真皮网状层结节性炎性浸润——肉芽肿、脓肿和溃疡·····················105

组织细胞聚集成群称为肉芽肿。这些组织细胞胞质丰富和边界融合（上皮样组织细胞），常呈朗汉斯巨细胞型。肉芽肿可伴有坏死或在渐进性坏死周围呈栅栏状排列，可混合有其他炎性细胞浸润，可有异物巨细胞，可有被吞噬的异物或病原体（抗酸杆菌和真菌）。脓肿是局限性的化脓性坏死，含大量中性粒细胞并混有坏死碎片，周围常有反应性肉芽组织和纤维化。

1. 上皮样细胞肉芽肿，不伴坏死·············105

常见大的上皮样组织细胞浸润及巨细胞。浸润细胞也包括少量浆细胞和淋巴细胞。

2. 上皮样细胞肉芽肿，伴坏死·················105

除面部皮损外，皮肤的上皮样细胞肉芽肿若存在坏死，则强烈提示结核。上皮样肉瘤可与坏死性肉芽肿表现相似。

3. 栅栏状肉芽肿 ····························· **105**

　　灶状变性的胶原（"渐进性坏死"）被组织细胞和淋巴细胞环绕，亦可见组织巨细胞浸润。上皮样肉瘤的损害伴有真性肿瘤坏死，但表面上看可类似于类风湿结节。

4. 混合细胞性肉芽肿 ························· **105**

　　混合细胞肉芽肿中含淋巴细胞、浆细胞和上皮样细胞，上皮样细胞可松散集群和极少量的巨细胞。在这些肉芽肿性浸润中，部分可见病原体。角蛋白肉芽肿是最常见的混合性肉芽肿。巨细胞胞质中角质物碎片为灰色而非粉色，易与纤维相混淆。

5. 炎性结节，以嗜酸性粒细胞为主 ·········· **105**

　　真皮内结节性浸润，有大量嗜酸性粒细胞，常混合有淋巴细胞。

6. 炎性结节，混合细胞性 ····················· **105**

　　多种细胞浸润，包括中性粒细胞、组织细胞、浆细胞、巨细胞和淋巴细胞。

7. 炎性结节，伴坏死和中性粒细胞浸润（脓肿）
····························· **105**

　　炎性结节以中央化脓性坏死为特征，邻近坏死处为中性粒细胞，常伴有肉芽组织、混合性炎性细胞（包括上皮样组织细胞和巨细胞）和外周纤维化。

8. 炎性结节，以坏死为主·····················**105**

坏死为其突出的特征，伴程度不等的但有时仅有稀疏的炎性细胞浸润，可包含浆细胞、上皮样组织细胞、中性粒细胞、淋巴细胞及出血。其中有时可见病原体。上皮样肉瘤可与其表现相似。

9. 累及真皮网状层的慢性溃疡和窦道·········**105**

慢性溃疡以中央化脓性坏死为特征，邻近坏死处为中性粒细胞，周边常伴有肉芽组织、纤维化和反应性上皮。窦道较溃疡更深，以迂回的方式深入至真皮深部。瘘管是两个以上皮为表面的界面之间的异常通道。窦道和瘘管的组织学结构与慢性溃疡相似。

F. 真皮基质纤维疾病·······················**106**

真皮是各种炎症、浸润和结缔组织增生过程的发生部位。这些反应包括在不同刺激下真皮内纤维性或非纤维性基质成分的积聚或缺乏。

1. 纤维性疾病：胶原增多·····················**106**

真皮表皮交界处真皮胶原合成增加，交界处可见炎症反应，炎症细胞包括淋巴细胞、浆细胞和嗜酸性粒细胞，某些情况下伴成纤维细胞增加。

2. 纤维性疾病：胶原减少·················**106**

胶原灶性或弥漫性减少，可由胶原纤维代谢的先天性缺陷或后天因素引起。

3. 纤维性疾病：弹性蛋白增加或为主·········**106**

真皮局灶性弹性纤维异常增加，可伴弹性纤维的钙化（弹性纤维假黄瘤），或在日晒部位的真皮网状层的浅部有弥漫性弹性纤维组织变性。

4. 纤维性疾病：弹性蛋白减少·············**106**

弹性纤维局限性或弥漫性减少，可由弹性纤维代谢的先天性缺陷或后天因素引起。

弹性纤维假黄瘤样真皮乳头层弹性纤维溶解症。

5. 纤维性疾病：穿通性·················**106**

异常的弹性纤维或胶原纤维可能会经表皮排出，可形成延伸到真皮的孔道。

G. 真皮物质沉积·················**106**

真皮是各种炎症、浸润和结缔组织增生的发生部位，因此正常或异常的基质成分均可能在真皮沉积。

1. 正常非纤维性基质成分增加·················**106**

基质成分（透明质酸）增加，同时伴淋巴细胞、浆细胞、嗜酸性粒细胞等炎性细胞的浸润。

2. 真皮异常成分沉积·················**106**

在正常真皮中不会大量存在的物质沉积于真皮内，如晶体（痛风石）、无定形沉积（钙质沉着）、透明物质（胶样粟丘疹、淀粉样变、卟啉病）或色素。

3. 真皮和（或）皮下寄生虫感染·············**106**

肉眼可见的寄生虫寄生于真皮和皮下。

VI. 真皮及皮下组织的肿瘤和囊肿

真皮网状层的肿瘤可来源于真皮内的任何组织：淋巴网状组织、结缔组织及皮肤附属器的上皮组织。另外，转移性肿瘤通常在真皮层和皮下组织形成转移灶。

A. 小细胞肿瘤·······················**106**

肿瘤结节是肿瘤细胞在真皮局限性增殖聚集形成，脓肿、肉芽肿、囊肿也可表现为结节。囊肿分开讨论。一般情况下，肿瘤结节为单克隆细胞增殖形成，而炎性结节则含多种炎性细胞（淋巴细胞、中性粒细胞、组织细胞等），其组成具有异质性，可据此鉴别肿瘤结节与反应性或炎性结节。

1. 淋巴细胞或造血细胞来源肿瘤·············**106**

正常和（或）不典型淋巴细胞在真皮中结节状浸润或弥漫性浸润。

2. 淋巴细胞肿瘤伴混合细胞浸润·············**106**

真皮中可见正常淋巴细胞结节状浸润或广泛弥漫性浸润，混有浆细胞、组织细胞等其他细胞。

3. 浆细胞肿瘤·······················**106**

浆细胞结节状浸润，伴散在淋巴细胞。

4. 小圆细胞肿瘤·······················**106**

小细胞肿瘤胞质少，胞核小而深染，是一类可用免疫组化技术联合光镜及临床表现进行鉴别的肿瘤。部分该类型肿瘤起源于深部软组织，在深层皮肤活检中偶见。

B. 大的多角形和圆形细胞肿瘤······**107**

1. 鳞状细胞癌及其模仿者······**107**

真皮内异型细胞增生形成结节状团块，瘤细胞有多少不等的丰富的胞质，细胞的边界具有连续性，有角化的证据和（或）桥粒。大多数原发性鳞状细胞癌来源于上皮，常起源于原位鳞状细胞癌。

2. 腺癌及其模仿者······**107**

真皮内异型细胞增生形成结节状团块，瘤细胞有多少不等的丰富的胞质，伴腺体形成和（或）产生黏液。需考虑转移性腺癌，并与皮肤附属器（如小汗腺、顶泌汗腺、毛囊和皮脂腺等）的原发性腺癌相鉴别。

3. 黑素细胞肿瘤······**107**

黑素细胞在真皮内增生，可为色素性或无色素性，良性、非典型性或恶性。

表浅的病变可累及表皮（交界成分），也可有纤维化或炎症性宿主反应。S100 和 HMB-45 染色对于鉴别黑素细胞性或非黑素细胞性肿瘤具有价值。

浅表黑素细胞痣

浅表和深部黑素细胞痣

伴色素合成的真皮肿瘤

致瘤性原发性黑素瘤

转移性恶性黑素瘤

---

*卫星转移（satellite）：与皮肤原发性黑素瘤间距不超过 2cm 的肉眼可见的皮肤和（或）皮下转移；在途转移（移行转移/中途转移，in-transit）：指位于皮肤黑素瘤原发灶和区域淋巴结之间的皮肤和（或）皮下组织中，且与原发瘤间距超过 2cm 的临床显性转移灶。

7. 皮脂腺肿瘤·································· **107**

真皮团块由生发上皮细胞和成熟皮脂腺细胞增殖而来，这些细胞成分的比例在每一肿瘤中均有不同。真皮为纤维细胞性。

8. "组织细胞样"肿瘤·························· **107**

"组织细胞"具有泡沫状的胞质，反映了脂质聚集，也可表现为嗜酸性或双染性的胞质，包绕着卵圆形的胞核，伴有开放性的染色质。某些非组织细胞病变但表现出类似上述组织细胞特征者也总结在此。

9. 大淋巴细胞样肿瘤·························· **107**

大淋巴样细胞易被误诊为癌或黑素瘤细胞，其鉴别要点为在形态学上，大淋巴样细胞倾向于呈大片状生长，黏附性小，无上皮细胞或黑素细胞分化。此外，亦可通过免疫病理学进行鉴别。

10. 肥大细胞肿瘤····························· **107**

肥大细胞在真皮结节性浸润中占主要成分，伴散在的嗜酸性粒细胞。

11. 坏死显著的肿瘤·························· **107**

坏死是上皮样肉瘤的突出特征，此过程常被误诊为肉芽肿性。此外，许多进展期肿瘤（常为转移性的）往往也有显著的坏死。

12. 其他的和未分化的上皮肿瘤 ·············107

胞质增多的非典型细胞增生，在真皮中形成结节。

非典型细胞增生在真皮中形成结节状肿块，瘤细胞具有多少不等的丰富的胞质和相邻的细胞边界。

上皮性肿瘤

上皮性肿瘤的模仿者

C. 梭形细胞、多形细胞和结缔组织肿瘤 ········108

真皮中可见梭形细胞增生，其长度变长，两端变尖，其细胞类型可能是纤维组织细胞、肌细胞、神经细胞（施万细胞）、黑素细胞或其他未知来源细胞，须行免疫组化染色以鉴别其来源。

1. 纤维组织梭形细胞肿瘤 ·············108

增生细胞呈梭形或多形性，可合成胶原或本质上呈未分化状态。由于成纤维细胞缺乏特定的表面标志，免疫组化染色，除了用于排除非纤维性梭形细胞肿瘤外，对其几乎没有什么诊断价值。因此，形态学是诊断的关键。

纤维组织细胞性肿瘤

纤维性肿瘤

肉瘤

纤维瘤病

纤维瘤

巨细胞肿瘤

筋膜增生性病变

黏液样梭形细胞病变

2. 施万细胞/神经梭形细胞肿瘤 ·················108

这类肿瘤由细长的梭形细胞构成，其细胞核常呈 S 形，细胞常排列成波浪纤维束状。S100 的免疫组化染色有提示意义，但非特异性。

神经纤维瘤 ··························1306

3. 肌梭形细胞肿瘤······················**108**

平滑肌细胞具有比成纤维细胞或施万细胞更丰富的细胞质，细胞质三色法染色阳性，并与肌肉标志物结蛋白和肌肉特异性肌动蛋白反应。细胞核倾向于具有钝端。在肿瘤中，细胞倾向于排列成轮状束。

4. 黑素细胞梭形细胞肿瘤·················**108**

黑素细胞梭形细胞肿瘤可能具有许多前述施万细胞肿瘤的属性。在黑素细胞梭形细胞肿瘤中S100阳性，而HMB-45通常是阴性的。黑素瘤的诊断基于鉴别黑素细胞性分化，即色素合成，或辨认特征性的表皮内或微浸润成分。

5. 血管形成细胞增生和肿瘤···············**108**

真皮内血管内皮细胞增生，Ⅷ因子染色有助于证实内皮细胞分化。良性血管瘤的许多亚型需仔细与卡波西肉瘤和血管肉瘤相鉴别。

囊肿是一由上皮包裹的腔隙，其内容物常由覆盖囊壁的成分产生。某些囊肿是正常结构的包含性囊肿或潴留性囊肿（如毛囊相关性囊肿），有些为良性肿瘤。一些恶性肿瘤也可以是囊性的，这些肿瘤通常大而不对称，边界不清且具有浸润性，其覆盖的上皮为增生性，上皮细胞具有异型性。

1. 向毛囊分化的囊肿·······················**108**

真皮内囊性增生，腔周被覆毛囊来源或向毛囊分化的上皮。囊腔中常可见角蛋白，伴稀疏的细胞浸润，可见淋巴细胞和浆细胞。

2. 向小汗腺及类似小汗腺分化的囊肿…………**108**

真皮内囊性增生，腔周被覆外泌汗腺上皮（小而暗的上皮细胞）。纤毛囊肿和支气管源性囊肿的上皮不是外泌汗腺的，但其结构可类似于小汗腺囊肿。

3. 向顶泌汗腺分化的囊肿……………………**108**

真皮内囊性增生，腔周被覆顶泌汗腺上皮（大的粉红色细胞伴断头分泌），可见淋巴细胞和浆细胞（汗管囊腺瘤）。

Ⅶ. 皮肤附属器的炎症性和其他良性病变

毛发、皮脂腺、外泌汗腺、顶泌汗腺和指甲可表现为炎症过程（汗腺炎、毛囊炎）。某些肿瘤可模拟炎症过程。

A. 毛囊病变……………………………………**109**

炎症过程可表现为脱发或毛囊局部的炎性皮疹。痤疮和相关病症表现为毛囊扩张并充满角蛋白。

1. 极少炎症…………………………………**109**

毛囊病变但浸润细胞稀疏，以淋巴细胞为主。

毛囊成熟障碍性疾病

毛囊角化障碍性疾病

2. 以淋巴细胞为主的毛囊病变………………**109**

主要以淋巴细胞为主的炎性浸润的毛囊改变。

3. 以嗜酸性粒细胞为主的毛囊病变…………**109**

嗜酸性粒细胞在浸润细胞中占主要成分，并可浸润毛囊结构。

4. 以中性粒细胞为主的毛囊病变……………**109**

毛囊病变的炎性浸润中含有中性粒细胞，可导致毛囊破裂。

浅表毛囊炎

深层毛囊炎

Ⅷ. 皮下组织的疾病

尽管皮下组织也可发生肿瘤性病变（增生性病变），如脂肪瘤，但皮下组织中的反应大多为炎症性的。真皮的病理变化可能浸润皮下组织。

A. 皮下血管炎和血管病（间隔性或小叶性）···**110**

真性血管炎被定义为血管壁中存在坏死和炎症。其他形式的血管病变包括血栓形成和血栓性静脉炎、纤维性内膜增生和血管壁的肿瘤浸润。

1. 中性粒细胞性血管炎·················**110**

血管壁有中性粒细胞和核碎裂，伴嗜酸性"纤维素样"坏死。

2. 淋巴细胞性血管炎·················**110**

"淋巴细胞性血管炎"的概念是有争议的。许多以血管壁内淋巴细胞为特征的疾病最好归类为淋巴细胞浸润。当血管壁损伤时，如在结节性血管炎中，即使在没有中性粒细胞和"纤维素样"坏死的情况下，也应归为"血管炎"。

3. 肉芽肿性血管炎·················**110**

血管壁中的炎症浸润由混合细胞构成，含数量不等的上皮样组织细胞和巨细胞。其他细胞类型包括淋巴细胞和浆细胞，有时亦含中性粒细胞和嗜酸性粒细胞。

E. 皮下脓肿 ·· **112**

皮下组织中有中性粒细胞聚集，通常被肉芽组织和纤维化包绕。

伴中性粒细胞 ·· **112**

脓肿的中心含有脓液，脓液因包含来自中性粒细胞的 DNA 碎片和死亡的病原体而黏稠。

（杨　柳　陶　娟　译，刘业强　校，黄长征　审）

第 6 章

先天性疾病（遗传性皮肤病）

Lisa Arkin, Lara Wine Lee, Adam I. Rubin, and Albert C. Yan

角化性遗传性疾病

鱼鳞病是一组以表皮角化过度和鳞屑为特征的疾病，可根据其临床表型、组织病理和潜在的遗传缺陷而加以区别。正常的脱屑需要角质形成细胞有序地分化和功能酶降解角质细胞。两者对表皮充分的更新及保持皮肤屏障功能都是必需的。最近，表皮蛋白的遗传突变或脂质代谢异常已经被认为是引起许多这类疾病的因素，从而导致皮肤屏障功能降低、病原体和抗原易于入侵及表皮水丢失增加。

在 2009 年，根据临床表型、组织病理和生化及遗传特征提出了鱼鳞病的重新分类。根据病症是否有显著的皮肤外表现，它们被分为综合征性和非综合征性鱼鳞病（需要注意的是，由于个别有特殊疾病的患者皮外受累的程度不同，有可能同时属于两种类型）。四种典型的非综合征性鱼鳞病分别是：①寻常性鱼鳞病；② X 连锁隐性遗传性鱼鳞病（X-linked recessive ichthyosis，XLRI）；③角化病性鱼鳞病；④常染色体隐性先天性鱼鳞病（autosomal recessive congenital ichthyosis，ARCI）[1]。

非综合征性鱼鳞病

寻常性鱼鳞病

临床概要 寻常性鱼鳞病是鱼鳞病最常见的形式。通常都是在出生后几个月内发病，但一些患者可能在青少年或甚至成年才表现出疾病的特征。该病由丝聚蛋白基因的突变引起，并且是以半常染色体显性方式遗传。单个突变临床表现较轻微，但伴有两个等位基因受累会增加其严重性[2]。临床上，患者在其四肢伸侧的皮肤表面可见大的、板状的黏附性鳞屑，屈侧表面通常不受累。常伴有毛囊角化病，手掌和脚底会表现出线纹过多。大多数儿童在夏季和随年龄增长会改善。

组织病理 其特征表现为颗粒层的减少或消失，伴中等程度的角化过度，这有助于将寻常性鱼鳞病与其他类型的鱼鳞病区分开来（图 6-1）。角化过度常延伸至毛囊，导致大的毛囊角质栓。真皮通常没有明显变化。

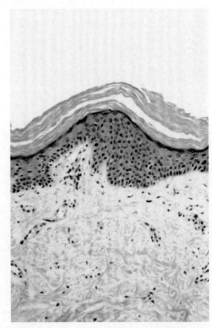

图 6-1 寻常性鱼鳞病：角化过度伴颗粒层减少和灶状缺失（放大倍数 ×100）

发病机制 作为颗粒层主要成分的丝聚蛋白合成缺陷，是造成该层在组织病理学上的特征性减少的主要原因。在超微结构上，角质透明蛋白颗粒小且易碎或呈海绵状，进一步证明了合成缺陷。寻常性鱼鳞病中有丝聚蛋白原表达缺陷可能是选择性受损的转录后抑制的结果[3]。此外，丝聚蛋白结合角质细胞包膜的蛋白质。丝聚蛋白功能缺陷导致皮肤屏障的受损，同时增加了变应原的侵入，这可能更容易导致表皮致敏和包括特应性皮炎和哮喘特应性疾病在内的特应性疾病的发生。研究表明，25%～50% 的特应性皮炎患者和继发性哮喘患者具有丝聚蛋白突变，其中约 40 种已经被鉴定为是致病的[4]。

鉴别诊断　虽然特应性皮炎患者的非炎症性干燥的皮肤临床上类似于寻常性鱼鳞病，但组织学检查，特应性皮炎更常见的表现为表皮增生，片状角化不全和轻微的颗粒层增厚。

X 连锁隐性遗传性鱼鳞病

临床概要　X 连锁隐性遗传性鱼鳞病（X-linked recessive ichthyosis，XLRI）是由于编码类固醇硫酸酯酶的 *ARSC1* 基因突变引起的，其中近 90% 的病例由基因缺失引起。在出生时表现不明显，通常在出生后数月内发生。几乎全部见于男性。女性携带者临床不表现出皮肤受累，因为基因位于 X 染色体的远侧末端，其通常逃避 X 随机失活。最终两个基因在每个细胞中表达，提供足够的酶，尽管等位基因突变，但大部分皮肤仍然不受影响；然而，由于胎盘类固醇硫酸酯酶不足，怀孕的女性携带者常有产程延长和难娩可能。已有研究记录显示具有 Turner 综合征的女性患者或是伴有 *ARSC1* 基因纯合突变的女性患者具有更典型的疾病特征[5]。患者在躯干和四肢出现弥漫性板状的褐色鳞屑，但是屈侧（如寻常性鱼鳞病）和手掌、足底及面中部不受累。耳前区域和颈部常受累。有报道显示 25%～50% 的患者表现出无症状的角膜浑浊，这种情况也可在未受累的女性携带者中观察到[6]。男孩也可能仅表现为隐睾症或性功能不全[7]。在 XLRI 和 Kallman 综合征（与智力发育迟缓和嗅觉减退症相关的促性腺激素性性腺功能减退）患者的临床表现中观察到相邻基因综合征[8]。在不常见的情况下，当确定有皮肤外特征时，这些病例则属于综合征性鱼鳞病。

组织病理　与寻常性鱼鳞病相反，该病具有角化过度伴颗粒层正常或轻度增厚。表皮也表现出轻度的棘层肥厚[9]。

发病机制　类固醇硫酸酯酶聚集在板层小体内并降解胆固醇硫酸酯，其在角质层中作为胆固醇“砂浆”在角质形成细胞这些“砖块”中起连接作用。胆固醇硫酸酯酶同时也在表皮中作为丝氨酸蛋白酶抑制剂，并且是角质细胞有序地退化及正常脱屑所需的。胆固醇硫酸盐增加导致棘层细胞持续的粘连及细胞桥粒分解延迟，从而导致持续角化过度[10,11]。这种现象首先在皮肤成纤维细胞中观察到，但随后在整个表皮和白细胞中也被发现[10,12]。

角化病性鱼鳞病

角化病性鱼鳞病是由角蛋白基因突变引起的鱼鳞病新术语，它包括表皮松解性鱼鳞病［最常见亚型，以前称为大疱性先天性鱼鳞病样红皮病（bullous congenital ichthyosiform erythroderma，BCIE）］、糖皮纸样鱼鳞病及浅表性表皮松解性鱼鳞病（以前称为 Siemens 大疱性鱼鳞病）。

表皮松解性鱼鳞病

临床概要　表皮松解性鱼鳞病（EI）是由角蛋白 1（keratin 1，KRT1）或角蛋白 10（keratin 10，KRT10）基因的突变引起的，并且通常是常染色体显性遗传，尽管也有隐性遗传模式的报道[1]。婴儿出生时表现出泛发的疼痛性红斑，伴有浅表大疱及糜烂，可能与葡萄球菌性烫伤样皮肤综合征混淆。水疱、大疱和糜烂通常在最初数年内好转，随着时间推移，皮疹变成深棕色，疣状鳞屑（图 6-2）。皱褶部位皮肤表面明显受累，出现沟纹状角化过度，特别是在屈侧，呈现“波状纸板”外观。严重者通常有细菌定植并可能出现特有的气味。

组织病理　表皮松解性角化过度（epidermolytic hyperkeratosis，EHK）是表皮中的特征性病理表现（图 6-3）。在棘层上部及颗粒层可见有大小不等的核周空晕。在空晕周围可见轻度染色的物质及角质透明蛋白颗粒，使得细胞间界线不清。可见显著增厚的颗粒层内有大量的不规则角质透明蛋白颗粒和致密的角化过度[13]。表皮内大疱形成由水肿细胞彼此分离所致。真皮上部显示中度严重的慢性炎症性浸润[14]。

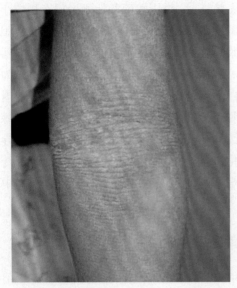

图6-2　表皮松解性鱼鳞病：线性脱屑让人想起"波状纸板"（图片由 CHOP 皮肤科提供）

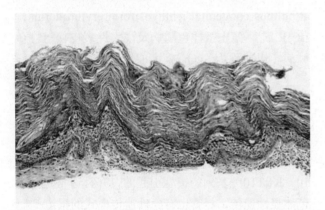

图6-3　表皮松解性角化过度：在棘层中部和上部有空泡化，伴角化过度，在空泡化并增厚的颗粒细胞层内有大量角质透明蛋白颗粒（放大倍数×100）

发病机制　突变主要是发生在角蛋白1的杆状结构域的羧基端和角蛋白10的杆状结构域的氨基端的点突变，产生异常角蛋白网络，导致水疱的形成和皮肤脆性增加[15]。电子显微镜检查的重要特征是过量产生张力微丝和过早形成角质透明蛋白颗粒。在细胞周围，大量的角质透明蛋白颗粒嵌入在增厚的不规则聚集的张力微丝的厚壳中。细胞桥粒表现正常，但张力微丝－桥粒相互作用受到干扰，所以许多桥粒仅连接一个角质形成细胞而不是连接两个邻近的角质形成细胞，导致临床观察到水疱形成及有时可见棘层松解的组织学特征。

鉴别诊断　尽管表皮松解性角化过度在所有表皮松解性鱼鳞病病例中都可以发现，但它也可以被看作是其他良性皮肤病和肿瘤中独立的组织学表现，包括表皮松解性掌跖角化病（下文详述）、孤立性表皮松解性棘皮瘤、播散性表皮松解性棘皮瘤和表皮痣（通常是系统型）。在后一种情况下，结果表现为镶嵌形式：只有受累皮肤（但不是周围正常的皮肤）才有角蛋白1或角蛋白10基因中的突变[16]。具有广泛的表皮痣的患者其表皮松解性角化过度表现为胚系突变，这可能使其胚系突变具有传递给后代的风险，导致泛发性表皮松解性鱼鳞病[17]。

糖皮纸样鱼鳞病

临床概要　糖皮纸样鱼鳞病是常染色体显性遗传病，也由 KRT1 或 KRT10 突变引起。受累患者出生时可见剥脱性红皮病和掌跖角化病，数年后，在儿童期皮损上可见许多苍白"五彩纸屑样"正常的皮岛，呈胡椒粉样外观[18]

组织病理　红皮病皮肤的组织学显示表皮棘层增厚伴基底层上方棘细胞分化紊乱，核周空泡化，颗粒减少，角化过度伴角质层细胞核残留[19]。

发病机制　已经证实糖皮纸样鱼鳞病是由回复突变体嵌合引起的，在皮损中出现间插的正常皮岛是由 KRT10 基因中通过有丝分裂重组的杂合性丧失而引起[19]。这种形式的"天然基因治疗"是由单个体细胞中基因事件导致的，导致致病基因表型的丢失，随后是回复细胞的扩增。已有报道在其他皮肤疾病中，包括大疱性表皮松解症及原发性免疫缺陷和肌营养不良症中存在回复体嵌合现象[20]。

浅表性鱼鳞病

临床概要　浅表性鱼鳞病，以前称 Siemens 大疱性鱼鳞病，是由 KRT2e 基因突变引起的，且表现为比表皮松解性鱼鳞病更浅表水疱，这与 KRT2 在棘层上部和颗粒层中的分布一致有关。其可发生完整的大疱，但皮肤剥脱更常见。掌跖角化过度罕见。

组织病理　皮肤活检在棘层上部和颗粒层中

出现表皮松解性角化过度，与表皮松解性鱼鳞病类似。通常是通过临床表现进行诊断，也可通过 *KRT2* 基因突变从遗传学上进行确诊[21]。

常染色体隐性先天性鱼鳞病

临床概要 常染色体隐性先天性鱼鳞病（ARCI）包括一系列具有不同表型的各种疾病，包括丑胎鱼鳞病（harlequin ichthyosis，HI）、板层状鱼鳞病（lamellar ichthyosis，LI）和先天性鱼鳞病样红皮病（congenital ichthyosiform ichthyosis，CIE），但一些患者可能具有重叠现象。诊断仅仅是临床诊断，但活检可以有助于排除其他的诊断。丑胎鱼鳞病（HI）是最严重的 ARCI 表型，患者出生时出现裂隙性鱼鳞状多角形斑块就像丑角的戏服（图 6-4）。具有先天性鱼鳞病样红皮病（CIE）表型的患者表现为相当显著的红皮病伴细薄白色鳞屑，并随年龄增长而改善。LI 表型的特点是大的板样"鱼"鳞屑，虽然严重程度不一，从轻度疾病到更严重的出现睑外翻（眼睑外翻导致结膜暴露）、唇外翻（嘴唇外翻）及瘢痕性脱发（图 6-5）。在所有形式中均累及屈侧表面和掌跖。

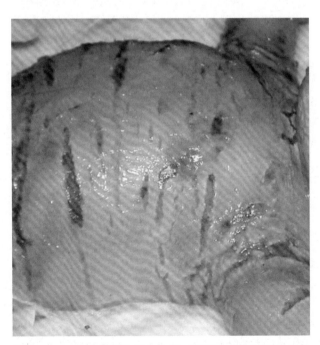

图 6-4 ARCI 的丑胎鱼鳞病表型。该新生儿躯干可见多角形裂隙性斑块，证实有 *ABCA12* 突变（图片由 CHOP 皮肤科提供）

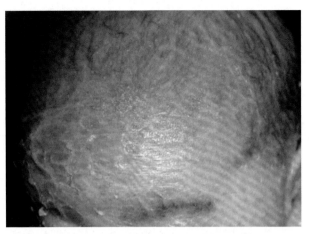

图 6-5 ARCI 的板层状鱼鳞病表型。患者前额部板样鳞屑，证实有 *TGM-1* 突变（图片由 CHOP 皮肤科提供）

发病机制 六个基因参与 ARCI 发病。大多数具有板层状表型的患者有编码转谷氨酰胺酶 1（transglutaminase 1，TGM1）的基因突变，其在角化性包膜中可与蛋白交联[22]。HI 由 ABCA12 转运蛋白基因中的无义突变引起，导致在角质层中蛋白酶的缺乏，异常板层小体的脂质转运失调及角质形成细胞的过早分化，大量的正角化发生[23]。由于一些功能蛋白的存在，*ABCA12* 中的错义突变产生更轻的 LI 或 CIE 表型[24]。在 ALOX12B[12（R）- 脂氧合酶]、ALOXE3（脂氧合酶 -3）、CYP4F22（细胞色素 P450 亚基）和 NIPAL4（鳞蛋白）中的突变还可以通过脂质合成和（或）丝聚蛋白的加工障碍导致 ARCI[25-28]。

组织病理 组织学表现是非特异性的，包括伴有毛囊角质栓的正角化。通常，CIE 组织病理学表现为角质层轻度增厚伴灶状角化不全，而 LI 表现出显著增厚的角质层不伴有局部角化不全。在电子显微镜下，HI 表现为颗粒层缺乏板层状颗粒[29]。

综合征性鱼鳞病

临床概要 鱼鳞病合并神经外胚层和中胚层发育缺陷的综合征的病种在逐渐增多。综合征中的大部分疾病在组织病理学上表现为非特异的正角化。但是也有例外，如 Refsum 病（其皮肤的组织病理学表现具有特征性和诊断意义）和 CHILD 综合征（先天性偏侧发育不良伴鱼鳞病样红皮病及四肢畸形综合征，详见以下描述）。

Sjögren-Larsson 综合征　是一种常染色体隐性遗传病，其特点是红皮病发生年龄早，身体弯曲部位覆细薄白色鳞屑，伴智力发育迟滞及痉挛性瘫痪。大多数患者畏光，但是在儿童期并非都表现有"视网膜反光点"现象，火棉胶样皮肤表现罕见。随着年龄的增长，这些患者出现泛发性板层状厚鳞屑，以颈部和躯干最显著，面部不累及。瘙痒持续存在，并可为严重瘙痒[30]。此病由将脂肪醇转换成脂肪酸的脂肪醛脱氢酶（FALDH）发生基因突变所致[31]。

Conradi-Hunermann 综合征　是一种 X 连锁显性遗传的点状软骨发育不良的遗传病，以点状骨骺钙化、非对称性骨骼畸形、沿布氏线分布（blaschkoid distribution）（称为 ptychotropism）的鱼鳞病样皮损及白内障为特点。女性患者中，X 染色体失活导致沿布式线分布的鱼鳞病样皮损和非对称性骨受累，胆固醇合成和代谢途径潜在性缺陷。目前发现该病是由编码 3β- 羟基类固醇 σ8、σ7 固醇异构体的依莫帕米结合蛋白基因发生突变导致的[32]。也有些病例发现与过氧化物酶异常相关[32]。

Netherton 综合征（NS）　是一种常染色体隐性遗传病，典型的三联征表现为鱼鳞病、特应性体质、毛干畸形（大多数患者表现为套叠性脆发）。大多数患者在新生儿期表现为剥脱性红皮病，生长发育障碍，患败血症及由脱水导致的电解质紊乱的风险高。皮肤的典型表现为回旋形线状鱼鳞病，在幼儿期才能够见到，临床上表现为广泛的移行性多环状红斑和鳞屑，有的皮损边缘可见显著的"双边状"鳞屑[33]。套叠性脆发（也称为竹节状发）是一种经典的发干畸形，呈现竹节样外观。认为这种头发畸形是由于某种缺陷累及了内毛根鞘[34]。典型的患儿表现为嗜酸性细胞及 IgE 升高的严重特异性，如湿疹、哮喘、食物过敏及过敏反应[35]。这些患儿皮肤屏障的破坏导致了局部使用药物经皮吸收增加的风险升高。

组织病理　红斑鳞屑区域的皮损呈非特异性改变，类似银屑病样病理表现，如表皮突延长、角化过度和角化不全。双边状鳞屑区域的皮损常表现为棘层上部海绵水肿，导致多房性水疱或脓疱[36]。

发病机制　NS 由 *SPINK5* 基因突变所致，该基因编码 LEKTI（淋巴上皮 Kazal 型抑制子，是一种丝氨酸蛋白酶抑制子）。LEKTI 的缺陷导致了表皮蛋白酶过度活化，从而使桥粒被降解、角质层分离、Th2 细胞因子激活，从而产生特应性[33,37]。

毛发硫营养不良　也称为 IBIDS 综合征，以鱼鳞病（I）、脆发（B）、智力缺陷（I）、生殖能力低下（D）、身材矮小（S）为特征性临床表现。有些患者可有光敏感（P）（也称为 PIBIDS 综合征）。患有这种综合征的患者硫缺乏，头发稀疏，在偏振光显微镜下的表现似"老虎尾巴"[38]。

Refsum 病　是一种常染色体隐性遗传病，以泛发鱼鳞病、小脑共济失调、进行性四肢麻痹性瘫痪、色素性视网膜炎为特征，在幼儿晚期或青春期时可出现这些典型临床表现。患者呈现出典型的神经系统损害的临床表现，延误诊断将造成不可逆的损害。

组织病理　角化过度、颗粒层增厚、棘层增厚，特征性病理表现为在表皮基底层及其上方的角质形成细胞内可见大小不等的聚集有脂质的空泡[39]。

发病机制　本病是由 2 种基因突变所致的。*PAHX* 基因编码过氧化物酶植烷辅酶 A 羟化酶，*PEX7* 基因编码 PTS2（过氧化物酶靶向信号 2）受体，这 2 种基因的突变都导致了植烷酸的沉积[40,41]。治疗上需要避免食用含有植烷酸的食物。

CHILD 综合征　是一种 X 连锁显性遗传病，以偏身发育不良伴鱼鳞病样红皮病及肢体残缺为特征，标志性的临床表现是不跨越中线的单侧性鱼鳞病样红皮病伴同侧受累肢体发育不全（图 6-6）。目前报道的所有病例几乎都是女性，推测可能含有相关基因突变的半合子男性胎儿为致死性突变而胎死宫内。本病是由编码将羊毛固醇转化为胆固醇的 3β- 羟基类固醇脱氢酶的 *NSHDL* 基因突变导致的[42]，受累皮肤的超微结构分析可见胆固醇的耗竭及毒性代谢产物的堆积。局部外用洛伐他汀 / 胆固醇复合物（而不是只有胆固醇）可以使受累皮肤正常，皮肤的组织病理和超微结构表现正常化。推测这种治疗不仅补充了缺乏的终末产物，而且预防了毒性代谢产物的产生[43]。

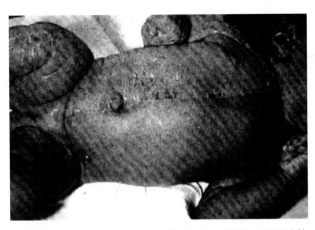

图 6-6　CHILD 综合征：注意单侧红斑、鳞屑，同侧肢体发育不全

组织病理　棘层增厚伴角质层正角化与角化不全相互交替。在角质层下部可见到大量脂质空泡，表皮突延长，可见炎症细胞浸润[44]。在临床表现为鱼鳞病样红皮病皮损，组织病理可见疣状黄瘤（verruciform xanthoma，VX）的病理特征。在 CHILD 综合征中也可见到孤立的疣状黄瘤。VX 的病理特征是真皮乳头顶部泡沫化巨噬细胞浸润[45]。

处理原则　目前治疗所有类型鱼鳞病的标准化方法包括角质剥脱剂、含有尿素的润肤剂、乳酸或羟基乙酸或丙二醇来恢复表皮屏障[46,47]。水杨酸产品制剂也有效，但用于这类患者时要十分小心，因为这类药物经皮吸收的能力很强，能产生潜在的毒性作用。目前比较新颖的疗法是局部使用 N- 乙酰半胱氨酸，它是一种还原型谷胱甘肽前体，具有许多功能如强抗氧化作用，以及改善角质形成细胞分化[47]。局部使用糖皮质激素通常是无效的，因为皮损很少合并表皮增生或炎症。CHILD 综合征患者受累皮肤局部使用 2% 的洛伐他汀 /2% 胆固醇复合物也有效，因其避开了胆固醇合成途径的缺陷，降低了与 NSDHL 缺陷相关的毒性代谢产物[48]。

角质形成细胞分化的其他疾病

可变性红斑角化病和进行性对称性红斑角化病

临床概要　可变性红斑角化病（erythrokerato-derma variabilis，EKV）是一种罕见的常染色体显性遗传病，典型临床表现为婴儿期发病，具有两种显然不同的形态学表现。首先是离心性扩展的红斑融合成环状损害。这些皮损在数天甚至数周内会发生外形和皮损范围上的变化，所以是"可变性的"。其次，在正常皮肤和红斑区域的皮肤出现持久性黄色至棕色角化过度性斑块。躯干、臀部和四肢是典型的受累部位，但是面部通常不受累[49]。进行性对称性红斑角化病（progressive symmetric erythrokeratoderma，PSEK）是 EKV 的一种异型，以伸侧表面、面部、臀部固定的、对称性角化过度性斑块为特征。本病具有不同的遗传外显率，通过面部受累及缺乏迁移性红斑这两个特征容易和 EKV 相鉴别，尽管二者重叠的表型也有报道[50,51]。

组织病理　EKV 和 PSEK 的病理表现均为非特异性。临床角化过度的斑块病理上表现为角化过度伴中度乳头瘤样增生和棘层增厚。颗粒层正常，大概由 2 ～ 3 层颗粒细胞组成[49]。

发病机制　EKV 由编码连接蛋白 31 的 *IGJB3* 基因[52]及编码连接蛋白 30.3 的 *GJB4* 基因[53,54]突变引起。氚化胸苷作为标记提示角质形成细胞增殖速度正常，因此可能是由角质形成细胞的脱落减少引起角质形成滞留而造成角化过度的表现。PSEK 的遗传学依然知之甚少，尽管以前已经有报道过在某些患者身上发现存在连接蛋白 30.3 和兜甲蛋白基因错义突变[55-57]。

处理原则　随着患者年龄的增大及温暖季节的来临，皮损趋向于自行改善，而且大多数是无症状的。大量使用润肤剂是主要的治疗手段。在某些病例中系统性使用维 A 酸类皮损也有改善。

掌跖角皮病

临床概要　掌跖角皮病（palmoplantar kerato-derma，PPK）（表 6-1）是一组以掌跖部位皮肤显著增厚为临床表现的异质性疾病。遗传类型的分子病理机制与细胞内结构蛋白（角蛋白）、角质化胞膜蛋白（兜甲蛋白、转谷氨酰胺酶）、细胞 – 细胞连接（桥粒芯蛋白、桥粒斑蛋白、血小板亲和蛋白、连接蛋白）及酶的信号转导蛋白（组织蛋白酶）的异常有关[58,59]。这组疾病通常分为弥漫性掌跖角皮病或局限性掌跖角皮病。弥漫性 掌跖角皮病包括以下六种主要类型。

类型	临床模式	遗传类型	组织学模式	基因
Unna Thost 型	弥漫性	常染色体显性遗传	非表皮松解	角蛋白 1
Vorner 型	弥漫性	常染色体显性遗传	表皮松解	角蛋白 9
Vohwinkel 综合征	弥漫性	常染色体显性遗传	非表皮松解	连接蛋白 26，兜甲蛋白
Mal de Meleda 综合征	弥漫性	常染色体隐性遗传	非表皮松解	SLURP1
Papillon-Lefevre 综合征	弥漫性	常染色体隐性遗传	非表皮松解	组织蛋白酶 C
Haim Munk 综合征	弥漫性	常染色体隐性遗传	非表皮松解	组织蛋白酶 C
Olmsted 综合征	弥漫性	常染色体显性遗传	非表皮松解	TRPV3
Carvajal 综合征	弥漫性	常染色体隐性遗传	表皮松解	桥粒斑蛋白
Naxos 病	弥漫性	常染色体隐性遗传	非表皮松解	桥粒斑珠蛋白
Norrbotten 病	弥漫性	常染色体隐性遗传	非表皮松解	不明
Clouston 综合征	弥漫性	常染色体显性遗传	非表皮松解	连接蛋白 30，连接蛋白 26
Richner Hanhart 综合征	弥漫性	常染色体隐性遗传	非表皮松解	TAT
掌跖点状角化症	局部或点状	常染色体显性遗传	非表皮松解	AAGAB
先天性厚甲症	局部	常染色体显性遗传	非表皮松解	角蛋白 6a、6b、6c、16、17

表 6-1 掌跖角皮病

1. 弥漫性非表皮松解性掌跖角皮病（diffuse nonepidermolytic palmoplantar keratoderma） 也被称为 Unna-Thost 型，是一种以掌跖弥漫性角化过度（图 6-7）为特征的常染色体显性遗传病，是由编码角蛋白 1 的基因突变导致的[60]。

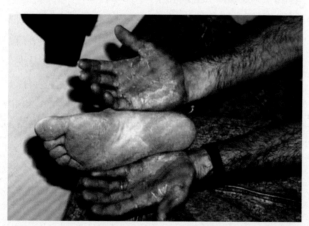

图 6-7 Unna-Thost 型掌跖角皮病。患此病的父亲掌跖增厚，其儿子与之有相似的表现

2. 弥漫性表皮松解性掌跖角皮病（diffuse epidermolytic palmoplantar keratoderma） 也被称为 Vorner 型，临床上与 Unna-Thost 型无法区别，但组织学上表现为表皮松解性角化过度，是一种常染色体显性遗传病，常与多汗症及继发细菌感染相关。这种变异类型与位于染色体 17q12—q21 的角蛋白基因决定簇编码角蛋白类型 9 的基因突变有关[58,61]。

3. Vohwinkel 综合征 是一种常染色体显性遗传病，相关性表现为感觉神经性耳聋、呈"蜂巢"样特征的严重损毁性掌跖角皮病、假阿洪性挛缩（可导致自体断离）。在膝、肘、手背通常可以观察到海星样角化过度斑块，由编码连接蛋白 26 的 GJB2 基因突变导致[62,63]。一种具有严重掌跖角皮病和鱼鳞病但听力正常的 Vohwinkel 综合征的变异型是由编码兜甲蛋白的基因突变导致的[64]。

4. Mal de Meleda 综合征 是一种常染色体隐性遗传性掌跖角皮病，表现为弥漫性炎症性掌跖角皮病，并扩展到累及手背、足、踝和腕（扩展累及手掌和足底以外部位）。当角皮病跨关节累及时，可发生屈曲性挛缩，自体断离是罕见的并发症。此病由 SLURP1 基因突变所致，该基因是一种分泌性表皮神经调节因子，调控表皮自稳和抑制巨噬细胞诱导的 TNF-α 的释放，因而导致发生炎症性和过度增生的表型[65]。

5. 类 Mal de Meleda，Papillon-Lefevre 综合征 是一种可以扩展累及手掌和足底的部位型掌跖角皮病，掌跖角化过度，并扩展到手背和足。患者常常在肘膝部位出现银屑病样斑块。它与其他类型鉴别的特征包括发病早、严重牙周炎，继发性压槽骨病变导致乳牙和恒牙的脱落[66]。Haim Munk 综合征（曾在印度 Cochin 的一个单一的宗教隔离区中报道过此类患者）是一种变异型，其特征包括牙周炎、肢端骨质溶解、甲弯曲和蜘蛛样指（趾）。这 2 种综合征都是由染色体 11q14.1 的组织蛋白酶 C 异常引起丝氨酸蛋白酶的激活，导致表皮过早脱落[61]。

6. Olmsted 综合征　是一种常染色体显性遗传的掌跖角皮病（伴口腔周围斑块的残毁性掌跖角皮病），以残毁性掌跖角皮病、口腔周围及常为间擦部位炎症性斑块、婴儿期脱发为特征。本病可发生由进行性缩窄引起的自体离断的严重挛缩并发症。最近，发现本病的 *TRPV3* 基因发生突变，这是一种编码瞬时受体电位辣椒素 -3 阳离子通道的基因，导致伴表皮反应性增生的角质形成细胞凋亡[67]。

组织病理　除了弥漫性表皮松解性掌跖角化病外，其他所有类型的弥漫性掌跖角皮病都是非特异性的，表现为显著的角化过度，颗粒层增厚，棘层增厚，真皮浅层稀疏淋巴细胞的炎症细胞浸润[68]。弥漫性表皮松解性掌跖角化病的组织学与表皮松解性角化过度的一致。在棘层的浅、中层可以见到许多空泡化的角质形成细胞及细胞破裂后留下的散在腔隙，并可见许多大的透明角质颗粒[69,70]。

局部（或点状）掌跖角皮病包括：

掌跖点状角化症

临床概要　是一种常染色体显性遗传病，典型病变发生在青春期，掌跖部位有多发散在角质栓。

组织病理　在一界线鲜明的局限性区域内高度角化过度伴随其下方的马尔匹基层下陷并低于表皮的正常水平，颗粒层增厚，真皮无炎症细胞浸润[71]。

发病机制　本病至少有 3 种已经被发现的发病机制，其中包括与 AAGAB 相关的基因突变，这是一种编码 α-γ 衔接蛋白结合蛋白 P34 的基因，此蛋白可作为一种膜转运分子伴侣发挥作用[72,73]。

先天性厚甲症

临床概要　先天性厚甲症是一组常染色体显性遗传病，包括早发型甲营养不良，随后发生局部疼痛性掌跖角皮病，有时可发生继发性大疱形成。其他显著的表现包括黏膜白色角化（图 6-8）。偶发囊肿、肘膝部出现毛囊性角化、胎生牙。与

其他口腔白色角化不同的是，PC 的黏膜改变是良性的，无发生恶变的倾向（图 6-9）。

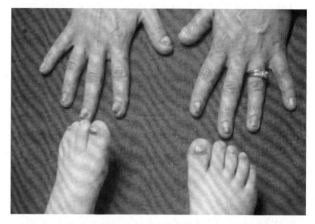

图 6-8　先天性厚甲症：具有该综合征的婴儿增厚的甲

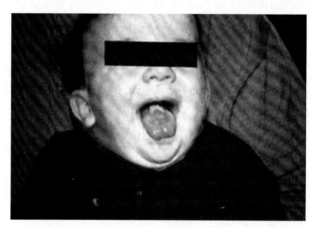

图 6-9　先天性厚甲症：注意舌背的白色黏膜

组织病理　甲床显著角化过度，如同正常甲床，没有颗粒层。在足底硬结的下方或周围可见水疱，由棘层上部的细胞内水肿增加和空泡化所致。与摩擦性水疱不同，该病无坏死区域[74]。口腔损害病理表现为口腔上皮增厚，广泛细胞内空泡化，恰似白色海绵痣，而且没有角化不良细胞[75]。

发病机制　已发现对应的角蛋白 6a、6b、6c、16 和 17 基因突变。这些基因不同程度地表达于甲床、黏膜和掌跖上皮细胞，导致了表皮松解和代偿性反应性角化过度。以往使用的术语 Jadassohn-Lewandosky 综合征（PC-1）和 Jackson-Lawler 综合征（PC-2）已经被放弃，因为二者间有大量的重叠，而支持根据特异性的角蛋白突变来进行疾病表型归类的分类方式。囊肿表现以往被认为是 PC-2 型的诊断特征，并认为与角蛋

白 17 突变有关，而目前已经被归类为角蛋白 6a 突变相关。目前国际先天性厚甲症研究登记处（International Pachyonychia Congenita Research Registry）对遗传基因型 – 表型的调查仍在持续进行中，某些临床表型似乎只与特殊角蛋白基因突变相关。例如，先天性甲营养不良累及所有指甲，提示了此病极大可能为角蛋白 6a 或角蛋白 17 突变。先天性甲营养不良和胎生牙的同时出现强烈提示角蛋白 17 突变。儿童期的 PPK 及随后发生的相关特征提示角蛋白 16 的突变，局部单纯甲受累很罕见，但是极大程度上暗示了潜在的角蛋白 6c 的突变[76]。

PPK 也可以与其他一些独特的特征一同出现，如 Norrbotten 隐性掌跖角皮病（合并指节垫）。具有掌跖角皮病特征并伴皮肤外表现的遗传性疾病包括 Carvajal 综合征（扩张性心肌病伴表皮松解性角皮病）、Naxos 病（羊毛样发，弥漫性非表皮松解性掌跖角皮病伴心律失常型心肌病）、有汗性外胚叶发育不良（Clouston 综合征）、Richner-Hanhart 综合征（Ⅱ型酪氨酸血症）。

处理原则　各种类型掌跖角皮病的治疗包括使用角质剥脱剂，浸泡，必要时可行清创术尤其是针对损毁性的一类疾病。系统性使用维 A 酸类似物是有帮助的，但是考虑到长期用药带来的副作用，仅用于病情严重者和致残者。

肢端角化性类弹性纤维病

临床概要　肢端角化性类弹性纤维病是一种罕见的疾病，其皮疹特点表现为黄色至半透明、有光泽、质地坚实、偶尔为脐凹状的丘疹，好发于掌跖边缘，可延伸到指背及足的边缘（图 6-10）[77]。通常为常染色体显性遗传，但也有散发的病例。大多数患者为儿童期或青春期发病，但成年期发病的病例也有报道。其他相关的表现还包括弥漫性掌跖角化病及多汗[78]。

组织病理　弹性纤维断裂是肢端角化性类弹性纤维病的基本组织学特征，主要表现为真皮乳头深层弹性纤维减少和碎裂，网状层不受累[77]。一些破碎的弹性纤维可表现为增厚卷曲[79]。其他组织病理学表现包括局灶角化过度，棘层肥厚，颗粒层增厚[80]。

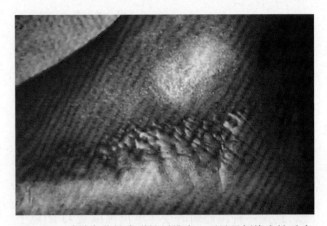

图 6-10　肢端角化性类弹性纤维病，可见足侧缘实性丘疹

发病机制　本病的发病机制仍有待研究。一些数据表明肢端角化性类弹性纤维病是由于成纤维细胞不能分泌弹性蛋白，而不是弹性纤维的变性[81]。散在丘疹的形成可能是由丝聚蛋白聚集所致的[82]。

鉴别诊断　局灶性肢端角化过度临床表现与该病相同，但组织病理上缺乏弹性纤维破裂[80]。手部变性胶原斑通常好发于有慢性光暴露及体力活动反复创伤的白种人的食指及对侧大拇指上。无家族群集性。组织学改变表现为弹性纤维嗜碱性变[77]。

处理原则　大多数患者无临床症状，不需要治疗。据报道局部使用角质剥脱剂如 40% 的尿素软膏对一些患者有效。

汗孔角化症

汗孔角化症是一组临床表现为境界清楚的边缘呈线状角化过度的疾病，对应的组织学改变为出现圆锥形板层状角质（柱状板层），即起自于表皮内陷处的柱状角化不全（图 6-11）。最初由 Mibelli 于 1893 年命名，他误认为圆锥形板层状角质起源于汗孔[83]。

临床概要　推测汗孔角化症由异常角质形成细胞局灶性克隆增殖形成，尽管遗传学仍不完全清楚。目前已经描述了该病五种不同的类型[84]。

经典的 Mibelli 汗孔角化症的特点为在儿童期开始出现一个或多个环状的角化过度斑块，在随后的数年里向外周扩大。皮损最初表现为角化过度的丘疹，随后直径可扩大到数厘米。典型的角

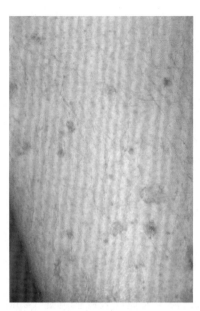

图 6-11　播散性光化性汗孔角化症。腿部多发粉红色至棕色的斑块伴边缘特征性隆起（图片由 William K.Witmer 提供）

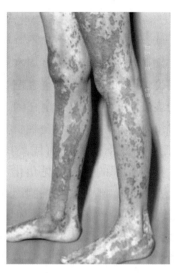

图 6-12　线状汗孔角化症：沿足及腿部的线状角化过度

化过度边界被喻为"中国长城"，与组织病理学上的圆锥形板层状角质相对应。少数情况下可见单侧多发皮损。男孩发病更常见，可为常染色体显性遗传伴不完全外显率或散发[85]。

（1）播散性浅表性光化性汗孔角化症（disseminated superficial actinic porokeratosis，DSAP）：是最常见的汗孔角化症，它是一种不完全外显率的常染色体显性遗传病，高发年龄为 30～40 岁[86]。本病好发于日光暴露部位，尤其是小腿及手臂处，表现为多发（> 50 个）萎缩性环状斑块，边缘呈线状，可因暴露于日光下而加重（图 6-11）。然而"光化性"这一概念不适用于所有病例。DSAP 的主要危险因素包括日光暴露、遗传易感性、免疫抑制，推测可能是免疫监视降低的缘故[84]。有趣的是，免疫抑制的 DSAP 患者尽管出现原发皮肤癌的风险更高，但发生恶变的风险并不比其他患者高[87]。在该病的一些患者中发现了甲羟戊酸激酶（MVK）突变基因，尽管这种酶在 DSAP 的发病机制中的作用并不清楚[88]。

（2）线状汗孔角化症（linear porokeratosis）：可只发生于躯体的某个节段，也可全身泛发，但通常沿 Blaschko 线分布（图 6-12）。本病好发于婴儿或儿童。它可能表现为 Ⅱ 型嵌合体模式，反映早期发育中单细胞克隆增殖杂合性缺失[89]。

（3）点状汗孔角化症（punctate porokeratosis）：始于儿童期或青春期，表现为掌跖部多发点状 1～2mm 种子状的角质栓，无离心性扩大的趋势。触之可有轻度压痛[90]。

（4）播散性掌跖汗孔角化症（porokeratosis plantaris，palmaris，et disseminata）：是点状汗孔角化症的一种常染色体显性遗传变异型，表现为儿童或青春期早期掌跖部位的角化性丘疹，随后发展至身体的其他部位。光暴露部位及光保护部位都可累及。男性更易受累，但遗传因素尚不清楚[91,92]。

汗孔角化症皮损内可发生非黑素瘤性皮肤癌（以鳞状细胞癌及鲍温病为主），一些病例中可见 p53 表达增加[93,94]。一项对 1964～1994 年 281 例汗孔角化症患者进行了回顾性研究发现，线状汗孔角化症患者皮肤癌的发病率最高（19%），其次是掌跖汗孔角化症（9.5%）、Mibelli 汗孔角化症（7.6%）、DSAP（3.4%）、点状汗孔角化症（0%）[87]。这些发生皮肤恶性肿瘤的患者都无医源性的免疫抑制，尽管有两位患者患先天性遗传性皮肤病（Werner 综合征及 Bloom 综合征）。

组织病理　活检标本要取外周隆起的角化过度处，这一点很重要。在组织病理检查中发现，皮疹边缘的形成与表皮内陷角蛋白填充有关。经典的 Mibelli 汗孔角化症中，表皮以一定角度向下内陷延伸较深，内陷的尖端并不指向皮疹的中央部分。角蛋白填充的表皮内陷中央形成一个角化不全柱，即圆锥形板层角质，是汗孔角化症的特征性表现（图 6-13）[83]。在角化不全柱中，细胞呈均质状，核固缩。在角化不全柱下方的上皮中，角质细胞不规则排列，核周水肿引起核固缩，角化不良的角质细胞可出现在圆锥形板层状角质底部的表皮内。在角化不全柱内，细胞均一化并具有固缩的核。在角化不全柱下方的表皮，角质形成细胞排列不规则和有固缩的核及核周晕。在柱状板层底部的表皮可见角化不良的角质形成细胞。在棘层上部，一些细胞因为过早角化而出现嗜酸性的胞质[95]。典型的病理改变为角化不全柱的底部缺乏颗粒层，但其他地方可见颗粒层。其他类型汗孔角化症的组织学改变相似，但与经典的 Mibelli 汗孔角化症相比并不那么显著（图 6-12）。

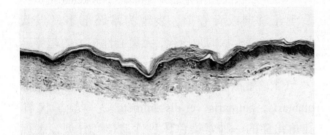

图 6-13　汗孔角化症：柱状板层是受累表皮上方的角化不全柱（放大倍数 ×100）

汗孔角化症隆起的边缘呈缓慢离心性进展，因此有理由相信，显然不是 Mibelli 当初认为的内陷是固定于某个像汗孔一样的具体结构。虽然这种内陷偶尔见于汗孔或毛囊皮脂腺毛囊内，但其最常见于表皮而独立于这些皮肤附属器[96]。皮损中央的表皮可以萎缩或正常厚度，极少数情况下棘层增厚。真皮血管周围可见非特异性的炎症细胞浸润。透射电子显微镜检查可见角化不全柱下方角质细胞退行性变征象，伴核固缩及由胞质分割而形成的核周大空泡，周围张力丝聚集[97]。角化不全柱的底部可见由残余核及张力丝聚集形成的角化不良细胞。角化不全柱主要由含有固缩核及高电子密度胞质的细胞构成，这些高电子密度由许多部分退化的细胞器产生[98]。

鉴别诊断　尽管角化不全柱是诊断汗孔角化症所必需的，但其并不是特异的，它可见于包括寻常疣和光线性角化病在内的其他疾病[99]。点状汗孔角化症的组织学鉴别诊断包括掌跖疣。发病

年龄、遗传及皮损的数目大小等临床信息可帮助诊断。有关汗孔角化性小汗腺导管痣的讨论见黑头粉刺痣部分。

处理原则　出于美容目的，可尝试各种治疗方法去除，包括外用维 A 酸、外用氟尿嘧啶、冷冻疗法、光动力疗法或电干燥疗法。一直有汗孔角化症的所有患者都应监测是否继发皮肤癌，特别是当他们成年时。

先天性大疱性疾病

大疱性表皮松解症

临床概要　大疱性表皮松解症（epidermolysis bullosa，EB）是一组由至少 18 个基因突变而导致的遗传性皮肤脆性增加的疾病[100]。这组疾病可根据临床、组织病理和电镜结果分为不同类型，主要包括以下四种类型：表皮性、交界性、真皮性和 Kindler 综合征（表 6-2）[101]。通常，EB 患者会在受到轻微的摩擦或创伤部位形成水疱。对 EB 亚型的识别对于指导患者的治疗很重要，而且为预后、随访监测及受累家庭的遗传学咨询提供有价值的信息。

表 6-2　大疱性表皮松解症

裂隙位置	EB 类型	EB 亚型	基因产物
表皮内	基底上层 EBS	致死性棘层松解性 EB	桥粒蛋白
		血小板亲和蛋白缺乏	血小板亲和蛋白 1
	基底 EBS	局限性 EBS	角蛋白 5、角蛋白 14
		Dowling Meara EBS	角蛋白 14
		其他泛发性 EBS	角蛋白 5、角蛋白 14
		EBS 伴斑驳色素沉着	角蛋白 5
		EBS 伴肌萎缩	角蛋白 5、角蛋白 14
		EBS 伴幽门闭锁	网格蛋白
		常染色体隐性遗传 EBS	α6β4 整合素
		游走性漩涡状 EBS	角蛋白 5
		Ogna EBS	角蛋白 5、尾网蛋白

续表

裂隙位置	EB 类型	EB 亚型	基因产物
透明板	交界性 EB	赫利茨（Herlitz）JEB	层粘连蛋白 332
		非赫利茨（Non-Herlitz）JEB	层粘连蛋白 332、17 型胶原
		JEB 伴幽门闭锁	α6β4 整合素
		反向性 JEB	层粘连蛋白 332
		LOC 综合征	层粘连蛋白 332、α3 链
致密板下	营养不良性 EB	显性营养不良性 EB	Ⅶ型胶原
		隐性营养不良性 EB	
混合性	Kindler		Kindlin-1

EB. 大疱性表皮松解症（epidermolysis bullosa）；EBS. 单纯性大疱性表皮松解症（epidermolysis bullosa simplex）；JEB. 交界性大疱性表皮松解症（junctional epidermolysis）；LOC. 喉眼皮肤（laryngo-oculo-cutaneous）

获得性大疱性表皮松解症（epidermolysis bullosa acquisita，EBA）是一种可见于儿童，但更常见于成人的免疫性大疱性疾病，第 9 章中详细叙述该病。

单纯性大疱性表皮松解症（EBS）属于大疱性表皮松解症的亚型，表现为表皮内形成大疱。大多数患者在出生时即可出现，但其中少部分患者在青春期才表现出明显的皮肤脆性。表皮内裂隙形成，能自愈而不留瘢痕（图 6-14）。单纯性大疱性表皮松解症可根据其受累程度和其他相关情况进一步分类[102]。Dowling-Meara 型可表现为包

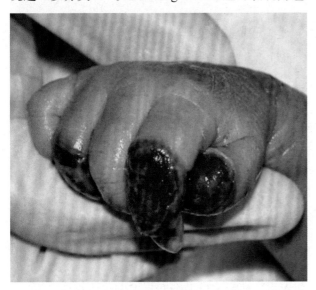

图 6-14　单纯性大疱性表皮松解症；发生在一个经基因检测确诊为单纯性大疱性表皮松解症患儿手部的浅表水疱（图片由 CHOP 皮肤科提供）

括黏膜在内的全身泛发性水疱，有时这与婴儿早期的死亡相关[103,104]（图 6-23）。高死亡率也见于致死性棘层松解性大疱性表皮松解症（lethal acantholytic EB，LAEB）。皮肤、呼吸道和胃肠道发生泛发性表皮松解[105]。

交界型大疱性表皮松解症（JEB）的裂隙发生于透明板，因此愈合后可留下瘢痕（图 6-15）。广泛性的溃疡常见于最严重的亚型：Herlitz JEB，其呼吸道和胃肠道的受累导致高死亡率的发生[104]。病情较轻者有较高的生存率。在 JEB 患者中，口周水疱特别显著，并出现过度增生的肉芽组织，其与层粘连蛋白 332 突变相关[106]。口周合并呼吸道肉芽组织的形成是喉 - 甲 - 皮肤综合征的特征，也与层粘连蛋白 332 的突变相关。JEB 患者发生高侵袭性鳞状细胞癌的风险极高[107,108]。

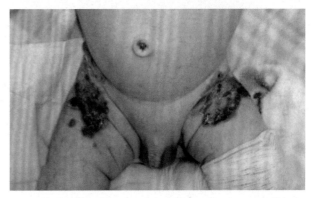

图 6-15　交界性大疱性表皮松解症：在尿布区出现糜烂和大疱，愈后留有瘢痕（图片由 CHOP 皮肤科提供）

表皮下疱和溃疡见于营养不良性大疱性表皮松解症，包括隐性营养不良性大疱性表皮松解症和显性营养不良性大疱性表皮松解症。显性营养不良性大疱性表皮松解症好发于肢端，愈合常伴粟丘疹和瘢痕。隐性营养不良性大疱性表皮松解症是最严重的先天性大疱性疾病。全身泛发水疱，同时可有黏膜的严重受累，严重的瘢痕会导致足趾手指的融合，引起假性并指畸形（图 6-16）。患者有反复皮肤感染和营养缺乏的风险，导致需要放置胃饲管。在成年早期，皮肤、口腔和食管的溃疡、瘢痕可能会引起侵袭性鳞状细胞癌[107]。在极少数情况下，大疱性表皮松解症呈一过性发作，并在数个月内愈合，被称为新生儿大疱性表皮松解症[109]。大多数病例报道是以 Bart 综合征发表的，其最初被称为先天性皮肤缺失[110]，也属于这个疾病组。

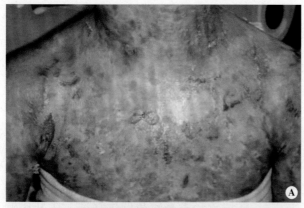

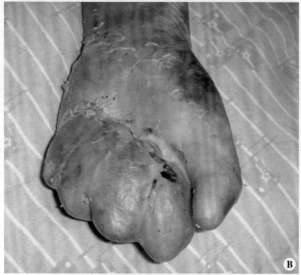

图 6-16 隐性营养不良性大疱性表皮松解症：患儿广泛性水疱和瘢痕（A）及手部并指畸形（B）（图片由 CHOP 皮肤科提供）

类似于其他形式的大疱性表皮松解症，患有 Kindler 综合征的新生儿因创伤引起的水疱最常发生在肢端部位[111]。水疱随着年龄的增长明显改善或痊愈。随着皮肤异色症的发展，光敏性逐渐增强。这些皮肤病还包括牙龈和肛门生殖器黏膜受累。可能导致严重的结肠炎[112]。假性并指畸形和鳞状细胞癌可在瘢痕基础上发生，但症状比隐性营养不良性大疱性表皮松解症轻[113,114]。

组织病理　活检最好选择诱发水疱的部位，因为这样的水疱无继发性改变。而已经存在的水疱，水疱的位置可能发生变化，这由水疱基底部的角质形成细胞再生或水疱表面的角质形成细胞变性所引起。人工产生水疱的方式取决于皮肤的脆弱程度。然而，在大多数情况下，用铅笔擦轻度的摩擦或年龄较大患儿的日常活动均可引起水疱[115]。透射电子显微镜检查历来是大疱性表皮松解症亚型的诊断标准，但随着免疫荧光定位技术可用性的提升，它也成为大疱性表皮松解症的组织学诊断方法之一，并能指导更多靶基因检测[116]。各种形式大疱性表皮松解症的光镜下特点也具有诊断价值。如果可能的话，人工诱导水疱的标本应进行电子显微镜检查或免疫荧光检测，以此来帮助指导诊断和治疗[115,117]。

在单纯性大疱性表皮松解症中，诱导的水疱原发的分离部位位于基底细胞层内。自发性水疱可出现在表皮下，这是基底细胞层完全松解的结果。超过一天的水疱，其分离面可位于表皮内或角质层下，这是表皮再生的缘故，故易发生混淆。

在交界性大疱性表皮松解症中，患者因常规活检而产生的创伤足以诱导分离。这种分离是位于表皮和真皮之间的（图 6-17）。对 Herlitz 交界性大疱性表皮松解症患者的尸检经验，提示广泛的表皮下分离也可发生在胃肠道、呼吸道和泌尿道。目前没有形态学和酶的异常来帮助区分良性萎缩型交界性大疱性表皮松解症和 Herlitz 交界性大疱性表皮松解症。

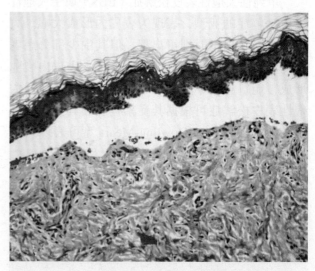

图 6-17 交界性大疱性表皮松解症：表现为一个乏细胞性表皮下水疱（放大倍数 ×200）

在显性营养不良性 EB 和隐性营养不良性 EB 中，光镜下显示真皮与表皮分离，并常见瘢痕组织。

Kindler 综合征的组织学取决于活检部位皮损的特点。在皮肤异色症处取的活检显示表皮萎缩和表皮突缺失，可见不同程度的角化过度[111,118]。真皮可见色素失禁、血管扩张和弹性纤维变性。有时也可见黑素小体异常分布[118]。大疱处活检显示不同水平的分离面。

诊断 EB 的免疫定位步骤包含将冰冻切片暴露于 EB 相关抗体中[101,119]。抗体可更加精确地定位分离面的位置。通过观察靶向抗体的相对染色强度可提示导致 EB 患者皮肤的脆弱性增加的潜在的分子缺陷（图 6-18）。至少有一个中心的实验证明，使用定量的抗体，免疫荧光定位比电子显微镜具有更高的灵敏度和特异度[119]。

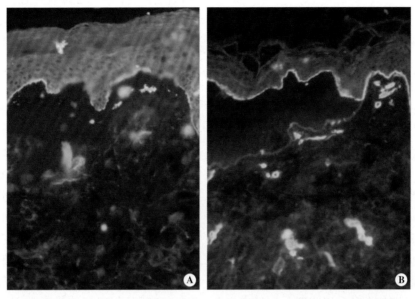

图 6-18　大疱性表皮松解症的免疫荧光定位：在此营养不良性 EB 的病例中，BP180（A）和层粘连蛋白（B）可见于大疱顶部（放大倍数 ×200）（图片由 Lori Prok，MD，University of Colorado and Children's Hospital Colorado 提供）

发病机制　对于表皮性 EB，显微镜下最常见的改变是裂隙的形成，这由真皮表皮交界处的基底细胞的下部和细胞核的变性细胞溶解性改变所致。免疫荧光定位显示三种抗原（Ⅳ型胶原、层粘连蛋白、大疱性类天疱疮抗原）均位于裂隙下方。现已证明 EBS 患者的染色体 12 和 17 位点可见 *KRT5* 和 *KRT14* 角蛋白基因的突变，且所表达的这些蛋白可减少或缺失。角蛋白丝的组装异常导致基底层角质细胞内张力丝簇集。EBS 的罕见亚型（表 6-2）已被证实其与 α6β4 整合素和网格蛋白的基因突变导致的角蛋白丝无法整合进半桥粒相关[120]。表皮内裂隙形成见于由斑菲蛋白（plakophillin）和桥粒斑蛋白（desmoplakin）缺乏所引起的亚型。电镜下显示角蛋白丝的核周收缩[119]。

在交界性 EB 特别是在 Herlitz JEB 中，电子显微镜下常可见异常的半桥粒。它们可能在大小或数量上减少，也可能缺少基底层下细胞致密斑[120]。免疫荧光定位显示Ⅳ型胶原和层粘连蛋白出现在水疱底部。大疱性类天疱疮抗原主要存在于疱顶且呈点状分布，极少数可存在于水疱底部。基因突变已被发现可存在于任意 3 个层粘连蛋白

332（以往称为层粘连蛋白 5）：α-3（LAMA3）、β-3（LAMB3）和 γ-2（LAMC2）的多肽链上。这种突变降低了表皮和真皮之间的黏附[121]。在 Herlitz JEB 中，层粘连蛋白 332 的缺失或受到更严重的影响，导致更严重的临床表型。非 Herlitz JEB 可能由层粘连蛋白 332、胶原蛋白 17 或 α6β4 整合素的错义突变引起。免疫荧光下见相关的基因产物表达减少[119]。电子显微镜下可见更多变的半桥粒大小和数量[120]。

电镜检查显示真皮性 EB 可见锚纤维的异常。泛发型隐性营养不良性 EB 的锚纤维缺失，甚至在非皮损部位也可出现，这可通过针对锚纤维的单克隆抗体无反应性来加以确定。已报道营养不良性 EB 的异常改变[122,123]由位于染色体 3p21 的编码Ⅶ型胶原的基因（*Col 7A1*）发生突变导致。因为Ⅶ型胶原是锚纤维的主要结构成分，所以Ⅶ型胶原的多克隆抗体的免疫荧光染色显示阴性结果，甚至也出现在严重隐性营养不良性 EB 患者的未受累皮肤上[119]。同样，其与高碘酸氨基硫脲的银染蛋白也不发生反应，高碘酸氨基硫脲的银染蛋白与锚纤维选择性着色[124]。在显性营养不良性 EB

和局限性隐性营养不良性 EB 中存在结构正常的锚纤维，但它们在数量和功能上都有所降低[125]。免疫荧光定位显示在裂隙顶部可见三种基底膜带成分：大疱性类天疱疮抗原、层粘连蛋白和 IV 型胶原[119]。

Kindler 综合征在 EB 亚型中是最特殊的，因为其分离层是多变的。突变的 *FERMT1* 基因在角质形成细胞的迁移、黏附和增殖中发挥重要作用。这种作用至少部分是由整合素功能的激活而产生的。FERMT1 活性的缺失导致细胞间黏附作用消失，正如在电镜下见到的基底层角质形成细胞、透明板或致密板下中裂隙的形成一样。半桥粒和锚纤维保持完整。可见基底膜带解体伴致密板的特征性重叠[126]。整合素功能的减弱导致表皮增殖减少引起表皮萎缩。

鉴别诊断　临床上，在出生时区别 EB 亚型是比较困难的。活检和基因检测可以帮助明确诊断，这对治疗和预后都具有重要的意义。当新生儿发病时需要与感染性大疱性疾病相鉴别，包括但不限于以下几种：先天性水痘、单纯疱疹病毒感染和金黄色葡萄球菌感染，它们可导致大疱性脓疱疮或葡萄球菌烫伤样皮肤综合征。自身免疫性大疱性疾病也应考虑。患有落叶型天疱疮、寻常型天疱疮和大疱性类天疱疮的母亲可将抗原通过胎盘传递给新生儿引起暂时性的疾病病程。表皮松解性角化过度的婴儿可能出现类似于 EB 表现的松弛性大疱或糜烂。组织学上，当看到乏细胞的水疱形成时，应考虑少细胞性大疱性类天疱疮、卟啉病、EBA 和摩擦性水疱这几种疾病。然而，结合临床及如上所述的靶向检测将有助于最终诊断。

处理原则　EB 治疗的关键仍然是护理微小伤口和控制感染。营养支持对较严重的亚型是非常重要的。若 EB 伴瘢痕形成，应注意监测皮肤恶变的发生，若真的发生恶变应保守治疗，这点是最重要的。据报道，异种基因骨髓移植可改善部分隐性营养不良性 EB 患者皮肤的脆性[107]。对于严重的瘢痕性 EB，基因修正和蛋白替代实验方法已经出现[127]。

家族性良性天疱疮（Hailey-Hailey 病）

临床概要　家族性良性天疱疮是一种常染色体显性遗传性皮肤病，大约有 2/3 的患者有家族史。常发生于青壮年，通常是在青春期后，发生于婴儿的病例少见[128]。以间擦部位出现局部性、复发性小水疱、糜烂和结痂性斑块为特征，随着损害向周围扩展，可形成环状外观，好发于间擦部位，特别是腋下、腹股沟等部位。这些部位热量高、湿度大、易摩擦，可能与皮损糜烂有关，细菌与念珠菌浅表感染常见，罕见情况下，也有累及黏膜的报道，包括口腔、大阴唇、食管。

组织病理　早期病变表现为基底层上部轻度分离，形成腔隙，较成熟的损害主要表现为基底层上部出现明显的裂隙（图 6-19）。绒毛是单层基底细胞形成的乳头状突起，突入水疱内。一些病例中，细长的条索状的上皮细胞向真皮内增生。大部分表皮的马尔匹基层内显示许多分离的表皮细胞，其细胞间桥消失，棘层松解。尽管细胞间桥广泛消失，但依然有少许完整的细胞间桥将这些细胞松散地连接，细胞仅表现出轻微的分离，形成所谓的"塌砖墙样"外观，在疱腔内可见大量的单个或群集的细胞。

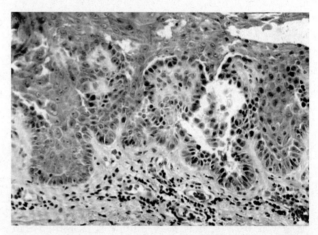

图 6-19　家族性良性天疱疮（Hailey-Hailey 病）：大疱主要位于基底层上部，细胞间桥广泛消失而部分细胞连接在一起，导致分离的表皮像塌砖墙样，右边颗粒层可见圆体（放大倍数 ×40）

马尔匹基层内许多细胞失去细胞间桥，保留正常有丝分裂活动，胞质、胞核正常。然而一些棘层松解细胞含均质状的胞质，提示出现角化不良，这种伴角化不良的棘层松解细胞类似毛囊角化病中的谷粒。颗粒层偶见圆体。

发病机制　在家族性良性天疱疮的基因学研究中发现，关键是位于染色体 3q，特别是 3q21—

q24 上的 *ATP2C1* 基因突变。临床改变是由于单倍体基因缺陷，这一基因座编码 SPCA 泵，和毛囊角化病中内质网分泌的 Ca^{2+}-ATP 酶 SERCA 一样是一种 ATP 依赖的钙转运蛋白，泵蛋白功能缺陷导致富含钙离子的基底层角质形成细胞内钙含量降低[129,130]。钙缺失可能会导致蛋白质加工的中断，导致桥粒蛋白不能表达，因而丧失细胞间黏附[129]。角蛋白表达和角质形成细胞分化也会受影响[131]。物理刺激如热和摩擦会导致 SPCA 表达更少。

鉴别诊断　组织学上家族性良性天疱疮与毛囊角化病和寻常型天疱疮有共同的特征，三者都有因棘层松解而导致的主要位于表皮基底层上的分离形成的腔隙、大疱和绒毛。

几个特征可以区分家族性良性天疱疮和毛囊角化病，毛囊角化病基底层上部分离较小，表现为裂隙而不是大疱，棘层松解不明显，仅出现在表皮下部特别是基底层上区域，角化不良包括圆体和谷粒更加明显。

寻常型天疱疮常类似于家族性良性天疱疮，组织学上不易区分，寻常型天疱疮棘层松解常不广泛，大多数局限在基底层上部区域，因此分离的表皮外观正常，缺乏倒塌的砖墙样外观，大疱内或邻近疱内的棘层松解细胞变性更严重，大疱内出现嗜酸性粒细胞有助于寻常型天疱疮的诊断，但缺乏嗜酸性粒细胞也不能排除寻常型天疱疮，联合常规组织切片及免疫荧光和（或）酶联免疫吸附（ELISA）测定方法可更明确的诊断。

处理原则　减少刺激因素如热、摩擦和潮湿是主要的治疗方法。局部糖皮质激素或其他抗炎药物应用可以减轻症状，细菌及真菌感染可能会加重症状，因此需要局部或全身使用抗菌药物治疗。

毛囊角化病（Darier 病）

临床概要　毛囊角化病是一种常染色体显性遗传疾病，其特点为在皮脂溢出的部位出现进行性角化过度或表面覆有痂的丘疹（图 6-20A，B）。尽管出生即发病的病例也有报道，但是发病的高峰期是在青春期[132]。痂和融合性斑块可呈疣状，病变可以累及口腔黏膜[133]。在有些毛囊角化病中，

角化性丘疹发生于手背或足部类似于 Hopf 疣状肢端角化病，指甲表现为纵向红甲和白甲及由指甲脆性增加而引起的甲板远端 "V" 形缺损，这些指甲的改变有时候被称为 "拐杖糖甲"（candy cane nails）。

毛囊角化病有多种临床亚型，包括肥厚型毛囊角化病、水疱大疱型毛囊角化病和节段型毛囊角化病。肥厚型毛囊角化病临床表现为泛发的明显增厚的角化过度性皮损，特别是在间擦部位。水疱大疱型毛囊角化病，除有丘疹外，还可见水疱及小的大疱性皮损。节段型毛囊角化病通常沿 Blaschko 线单侧分布，可以是出生就有或者是后天获得性的。有的采用 "棘层松解性角化不良性表皮痣" 的名称，然而，在这些样本中发现 *ATP2A2* 的突变，提示是一种嵌合型毛囊角化病[134]。

组织病理　毛囊角化病的特征性改变包括一种特殊的角化不良导致圆体和谷粒的形成，基底层上部棘层松解形成基底层上裂隙或腔隙，单层基底细胞覆盖于乳头上，增生、向上不规则地突向裂隙中，也就是所谓的绒毛（图 6-20C）。其他改变包括乳头瘤样增生、棘层肥厚、角化过度、真皮内慢性炎症浸润，一些病例中还可见表皮细胞增生向下突入真皮中。

圆体见于马尔匹基层上部，尤其是颗粒层及角质层，谷粒出现在角质层，在腔隙内类似棘层松解细胞。圆体的中央核固缩，呈均质状、嗜碱性，可见核周空晕，由于圆体体积较大且有明显的核周空晕，所以很容易发现（图 6-21）。空晕的外周排列着嗜碱性的角化不良样物质，像贝壳一样。某些情况下，不着色的空晕部分被均质状、角化不良的嗜酸性物质代替。与圆体相比，谷粒不明显，它们与角化不良细胞相似，但是稍微大一些。谷粒的核细长，周围围绕着均质状角化不良物质通常呈嗜碱性但偶尔也可呈嗜酸性。裂隙通常表现为小的、缝隙状的表皮内疱，通常位于基底层的上方，内含有棘层松解细胞并过早地部分角化。由于收缩作用，过早角化的棘层松解细胞变得细长，类似于角质层中的谷粒。伸入腔隙内的绒毛突起十分扭曲，所以在组织学检查中横断面表现为单层基底细胞排列形成的圆形真皮内结构。

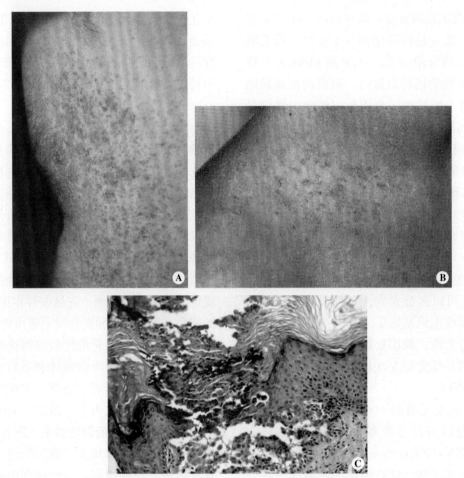

图 6-20　A. 毛囊角化病，躯干大量的角化过度的小丘疹融合形成斑块；B. 在颈下方和上胸部毛囊分布的区域可见表面结痂的丘疹；C. 毛囊角化病，低倍镜下可见角化过度和乳头瘤样增生明显，形成许多小腔隙，左边是单层细胞覆盖的细长乳头，即所谓的绒毛。颗粒层内可见圆体，角质层内可见谷粒。腔隙内有脱落的细胞（放大倍数 ×100）

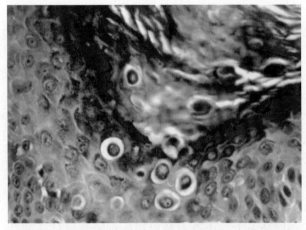

图 6-21　毛囊角化病：可见角化过度，在增厚的表皮和角质层内可见圆体，基底层上部可见棘层松解（放大倍数 ×400）

　　角化过度和乳头瘤样增生能导致角质栓的形成，填充在毛囊皮脂腺的毛囊内，但也可以在毛囊外。毛囊角化病并不是一种专一性毛囊性疾病，

这一点可以通过无毛囊结构的区域如手掌、足底、口腔黏膜等部位也可受累得到证明。

　　在毛囊角化病的肥厚性损害中，偶可见到显著的棘层肥厚，表现为基底细胞增生或假癌性增生。增生的基底细胞由两层基底细胞组成，形成细长的条索状结构，被窄的腔隙分割。

　　水疱大疱型毛囊角化病很少发生，其不同仅在于腔隙的大小不同，疱内含有大量的类似于谷粒的皱缩细胞。

　　角化性丘疹可发生在手、足背，临床上类似于 Hopf 疣状肢端角化病，表现为轻微的角化不良，且在连续切片中可见基底层上部出现裂隙，这些都是毛囊角化病而不是疣状肢端角化病的表现。

　　口腔黏膜皮损与皮肤的类似，表现为腔隙和角化不良，但典型的圆体常缺如。

　　发病机制　毛囊角化病由 12q23—24 染色体上 ATP2A2 基因的突变所致，该基因编码肌浆 / 内

质网钙泵 ATP 酶（SERCA2）。这种普遍存在的蛋白功能缺失导致基底层钙含量的减少[131]。细胞内钙紊乱影响钙依赖信号的中断，从而引起细胞间黏附丧失和角化不良的发生。此外，SERCA2 突变体蛋白转染到人角质形成细胞导致细胞分离及面对内质网应激凋亡抵抗，解释了毛囊角化病的棘层松解及角化不良的功能获得性的可能机制[135]。

一些学者认为在毛囊角化病和家族性良性天疱疮中，棘层松解是由于桥粒内的细胞间接触层的消失，桥粒的两部分被一分为二，附着于桥粒的张力丝从中分离。另一些学者认为毛囊角化病和家族性良性天疱疮存在张力丝 – 桥粒复合体的某些基础缺陷，导致张力丝从桥粒的附着板上分离，在毛囊角化病和家族性良性天疱疮这两个过程中都有可能同时发生。

毛囊角化病和家族性良性天疱疮棘层松解的病因尚未明确，长期以来一直认为细胞间物质的错误合成是改变的病因。进一步研究发现，细胞间的信号传导对表皮的分化是关键。发现 ATP2A2 突变是毛囊角化病的病因，并揭示 SERCA2 泵在钙信号通路中调控细胞 – 细胞黏附及表皮分化的作用后，这一研究发现被证实[136]。

通过抑制 SERCA2 引起的钙失衡足以扰乱桥粒的组装，从而导致细胞内黏附丧失[137]。伴随着桥粒的缺失，角质细胞内核周大量的张力丝聚集，形成增厚的电子致密束。张力丝的缺陷很好地解释了毛囊角化病和家族性良性天疱疮角化不良形成的原因。毛囊角化病中的角化不良较家族性良性天疱疮更加明显，厚的束状的张力丝（常伴有大的透明角质颗粒）形成均质化角化不良物质的大量聚集。圆体在电镜下特点表现为胞质广泛空泡化，中心为不规则的细胞核，周围为自溶性电子透明胞质形成的空晕，外周为壳状的张力丝，电镜下谷粒是由细胞核碎片和周围成束的角化不良张力丝构成的。

尽管组织学上一般可以区分毛囊角化病和家族性良性天疱疮，毛囊角化病以角化不良为主，家族性良性天疱疮以棘层松解为主要表现，这种区别在电镜检查中并没有那么明显。原因是只有一小部分标本可以进行电镜检查，这两种疾病在电镜下通常主要表现为棘层松解或角化不良中的

一种，很少两者皆有，并且棘层松解多于角化不良。

在家族性良性天疱疮中，桥粒丢失后，角质形成细胞内形成过多的张力丝，厚的电子致密束常呈螺旋状聚集在细胞核周围。然而，尽管可以出现角化不良，但较毛囊角化病少，大多数角质形成细胞正常角化，只有极少数由于角化不良形成圆体或谷粒。

鉴别诊断 尽管棘层松解性角化不良及圆体的出现是毛囊角化病非常显著的特征，但也可见于其他几种疾病，如疣状角化不良瘤，临床皮疹单发，中央深凹陷；暂时性或持久性棘层松解性皮病（Grover 病），皮疹表现为散发性丘疹；局灶性棘层松解性角化不良瘤临床本身表现为孤立的丘疹，可出现在各种不相关的皮损中。在家族性良性天疱疮中偶尔可见圆体。

处理原则 局部或系统使用维 A 酸类药物可以有效地控制毛囊角化病，局部使用糖皮质激素也是有效的，伴有细菌或真菌感染可以局部使用抗菌药物。

（郭春燕 纪 超 译，黄长征 校，陈思远 审）

其他疾病

Hopf 疣状肢端角化症

临床概要 疣状肢端角化症（AKV）是一种常染色体显性遗传病，表现为肢体远端背侧大量扁平、角化性丘疹，偶呈疣状，以手足背为主（图 6-22A）。也可发生在膝部和手部。可见甲纵形条纹和变薄。也可见到掌点状角皮症。

组织病理 丘疹示显著的角化过度、颗粒层和棘层增厚。此外，轻度乳头瘤样增生经常但并不总是与界线清楚的类似"教堂塔尖"样表皮隆起有关（图 6-22B）。皮突轻度延长至同一水平。AKV 伴 ATP2A2 突变患者，在某些切面上，可见局灶性轻度棘层松解和角化不良[138]。但这些组织病理学特征是否在非 ATP2A2 突变患者中出现，尚不明确。中央杯状表皮内陷伴致密角化过度是其另一特征。

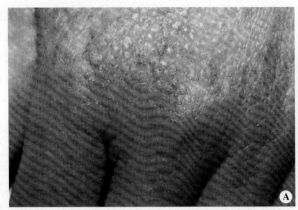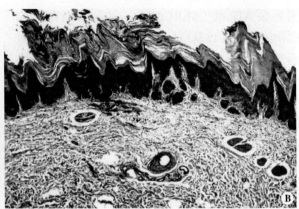

图 6-22　A.Hopf 疣状肢端角化症；B. 界清皮损，角化过度和乳头瘤样增生，后者与类似"教堂塔尖"样表皮隆起有关（放大倍数 ×100）

发病机制　AKV 与 Darier 病的可能关系，长期以来一直存有争议。毫无疑问，通常 AKV 作为独立个体，既可常染色体显性遗传，也可散发。ATP2A2 基因突变可同时发生在家族性和散发病例中，提示其与 Darier 病共享等位基因，这也解释了临床相关性[139,140]。然而，这种基因突变看似有别于 Darier 病，可以将其进一步截然区分，但临床仍相关[140]。与 AKV 相关的其他基因尚未确认。

鉴别诊断　尽管表皮隆起伴"教堂塔尖"样构型是 AKV 的典型特征，但有可能见不到这种特征或不特异，尤其是在角化过度型脂溢性角化中也可见到。尽管脂溢性角化病皮损通常较 AKV 大，还需临床资料进一步区分。此外，临床上 AKV 也可类似疣，但表皮上部缺少空泡化，可与扁平疣相鉴别，缺少角化不全可与寻常疣相区分。

治疗原则　缺乏有效治疗方法，易复发。有创性治疗方法，如冷冻、剥除及 CO₂ 激光可获暂时性缓解。阿维 A 已被证实有效[141]。

肥大细胞增多症

临床概要　色素性荨麻疹是最常见的儿童期散发性疾病之一，但常染色体显性遗传伴不全外显率亦有报道[142]。已证实散发性和家族性患者均与 c-kit 突变有关。肥大细胞增多症可分为皮肤型和系统型[143]。就本章而言，我们将重点阐述皮肤型肥大细胞增多症，包括如下类型：色素性荨麻疹、持久性发疹性斑状毛细血管扩张症（TMEP）、弥漫性皮肤肥大细胞增多症和孤立性肥大细胞瘤。

经典的儿童期色素性荨麻疹，皮损常在青春期缓解，甚至消失[144]。系统受累通常缺失。进展到系统性肥大细胞疾病极为罕见[145]。青春期或成人晚发性色素性荨麻疹很可能出现系统受累，但仅有小部分进展到系统性肥大细胞疾病，以内脏器官广泛性、进行性受累为特征[146]。

伴有广泛皮肤和（或）内脏器官肥大细胞浸润的患者，因肥大细胞脱颗粒及释放组胺，常出现面红、心悸或腹泻。

色素性荨麻疹可见五种类型皮损，其中两种可发生在儿童和成人。第一种为斑丘疹型，最常见，通常由数十个甚至数百个棕色皮损组成，摩擦可诱发风团（Darier 征）（图 6-23A）。单个皮损常呈橘皮样外观。第二种为多发性棕色结节或斑块，若摩擦可诱发风团块，偶可形成水疱（图 6-23B）。第三种几乎仅见于儿童，特点为孤立性大的皮肤结节，摩擦时不仅可形成风团块，还可形成大的水疱。孤立性皮损罕见发生在成人，但不发生水疱。第四种为弥漫性红皮病型，常在婴儿早期发病，表现为泛发性棕红色、软面团样皮肤浸润，伴摩擦后风团形成。2 岁内，可由摩擦或自发形成多发性水疱。如果水疱为主要临床表现，可称为水疱型肥大细胞增多症。尽管弥漫性红皮病型内脏受累常见，但通常可缓解，仅少数进展至致死性系统性肥大细胞病。罕见情况下，婴儿早期可发生死亡，与组胺性休克有关，无明显内脏器官肥大细胞浸润[147]。第五种 TMEP，常发生在成人，表现为泛发性棕红色斑疹伴细小的毛细血管扩张，轻微或无摩擦后风团。

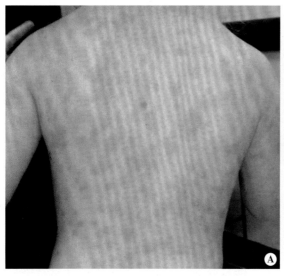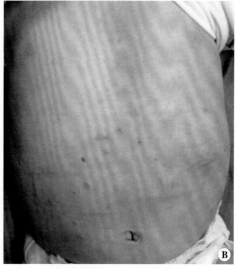

图 6-23　A. 色素性荨麻疹，多发棕红色丘疹；B. 大疱性肥大细胞增多症，散在红斑性丘疹和松弛性水疱，伴摩擦性风团

区分有限度的无症状系统受累和真性系统性肥大细胞疾病非常重要，后者皮损呈症状性、泛发性及进行性。有限度的无症状系统受累可能发生在儿童色素性荨麻疹，但并不常见。系统受累最常发生于红皮病型和结节型，包括骨髓受累或肝脾大。成人型色素性荨麻疹，系统受累更常见。影像学检查显示，骨肥大细胞浸润可见透明度增加区、混杂密度增加区，由骨髓内肥大细胞聚集引起局灶性骨吸收和反应性骨形成所致。

真性系统性肥大细胞病，骨内大量肥大细胞浸润可引起多发性椎骨塌陷或长骨骨折。也可发生骨髓纤维化，引起贫血、白细胞数减少和血小板数减少。全血细胞减少可导致死亡。

系统性肥大细胞增多症，除可累及骨髓和骨以外，通常还可累及各组别淋巴结和肝脾，导致肝脾大。在某些情况下，胃肠道、肺和脑膜也可有肥大细胞浸润。外周血可发现成熟肥大细胞。

组织病理　所有类型皮损，组织病理显示以肥大细胞为主的浸润，其特征为胞质内异染颗粒。这些颗粒常规染色不能显示，可通过吉姆萨染色或甲苯胺蓝染色显示。萘酚 AS-D 氯乙酸酯酶，通常称为 Leder 法，可将肥大细胞颗粒染成红色，因而特别明显。

斑丘疹型和 TEMP 中，肥大细胞局限于真皮上 1/3，通常围绕血管浸润。有些肥大细胞核呈圆形或椭圆形，但大部分呈梭形（图 6-24）。因肥大细胞数量可能较少，并且在苏木精 – 伊红染色切片上，其细胞核可类似成纤维细胞或血管周细胞，除非采用特殊染色，否则容易漏诊。

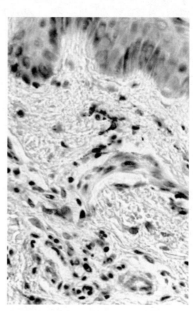

图 6-24　色素性荨麻疹，斑丘疹型。散在肥大细胞，部分呈立方体形，数量最多的为真皮血管，表皮色素沉着（放大倍数 ×100）

多发性结节、斑块或大的孤立性结节，肥大细胞呈肿瘤状密集聚集（图 6-25，图 6-26）。浸润可延伸至整个真皮，甚至累及皮下脂肪。当肥大细胞密集聚集时，其胞核呈立方形而非梭形，具有丰富的嗜酸性胞质和清晰的细胞边界。因其胞核形状和丰富的胞质，肥大细胞有相当独特的外观，通常在特染之前即可做出诊断。

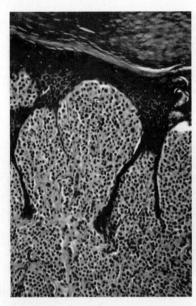

图 6-25 色素性荨麻疹，结节型。肥大细胞充满扩大的真皮乳头（HE 染色，放大倍数 ×100）

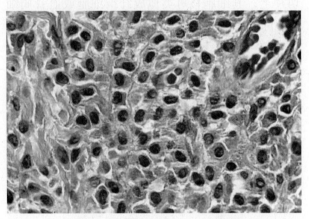

图 6-26 色素性荨麻疹，结节型。立方体形肥大细胞充满扩张的真皮乳头。这些细胞与痣细胞很相似，特殊染色可以区分（放大倍数 ×400）

弥漫性红皮病型，真皮上部可见致密、带状肥大细胞浸润，这些肥大细胞具有相当一致的外观，细胞核呈圆形至椭圆形，细胞质轮廓清晰。

除 TMEP 外，各种类型色素性荨麻疹中均有少量嗜酸性粒细胞。TMEP 中嗜酸性粒细胞缺失，因其皮损中肥大细胞数量亦较少。如果摩擦后，短时间内取材可观察到皮损内嗜酸性粒细胞数目增加和细胞外肥大细胞颗粒增加则可证实这些细胞脱颗粒。

水疱可发生于多发或单发结节型或弥漫性红皮病型婴儿，为表皮下水疱。因水疱底部表皮再生，陈旧性水疱可能位于表皮内。疱内含有肥大细胞和嗜酸性粒细胞。皮损色素增加因基底层黑素数量增加，偶尔也由真皮上部出现噬黑素细胞引起。

发病机制 光镜和电镜上，色素性荨麻疹的肥大细胞不论在结构上还是脱颗粒形式上均与正常肥大细胞无法区分。因肥大细胞含有组胺，并通过脱颗粒释放，化学分析显示与正常皮肤相比，色素性荨麻疹皮损中组胺水平显著升高。

色素性荨麻疹皮损色素增加是由肥大细胞刺激表皮黑素细胞引起的，而不是由肥大细胞内物质引起。然而，在一例结节型色素性荨麻疹中，一些肥大细胞显示双染颗粒：肥大细胞颗粒和黑素小体，以及两者间的中间体。

鉴别诊断 即使肥大细胞数量众多，但色素性荨麻疹的可靠诊断还需要通过特染显示肥大细胞内颗粒，包括吉姆萨染色、Leder 法染色或甲苯胺蓝染色。常规染色，斑片状皮损中肥大细胞可类似成纤维细胞或血管周细胞；在结节型或红皮病型皮损中，可类似朗格汉斯细胞组织细胞增生症中的组织细胞。常规染色区分两种疾病尤其困难，因其均有嗜酸性粒细胞浸润。与朗格汉斯细胞组织细胞增生症相比，色素性荨麻疹中肥大细胞无亲表皮倾向。偶尔结节型肥大细胞增多症的立方体形肥大细胞可类似痣细胞，但无聚集成巢趋势及交界活性。

斑片型色素性荨麻疹，尤其是 TMEP，有时很难诊断，即使采用吉姆萨染色，因肥大细胞数量太少，与正常无法区别。其他炎症性皮病，如特应性皮炎、慢性单纯性苔藓和扁平苔藓，也可含有较高比例的肥大细胞浸润。但在色素性荨麻疹中，除了混杂少量嗜酸性粒细胞外，仅为肥大细胞浸润，嗜酸性粒细胞由一些肥大细胞脱颗粒引起。

治疗原则 肥大细胞增多症患者应避免环境触发因素及脱颗粒剂。可应用抗组胺药物控制症状，尽管 H_2 受体拮抗剂可能有效，但联合使用长效 H_1 受体拮抗剂更为有效。为缓解局部皮肤症状，可外用糖皮质激素。口服色甘酸，对伴有胃肠道症状患者额外有益。当更为严重的系统受累而危及患者生命时，需要注射肾上腺素。光疗如窄谱 UVB 或 PUVA，对难以控制的皮肤病变可能有帮助[148,149]。具有较高肥大细胞载量的患者，可采用细胞减灭疗法，如络氨酸激酶抑制剂、伊马替尼[150]。尽管伊马替尼对最常见的 D816 *c-kit* 突变类型无效，但达沙替尼可能有效[151,152]。

外胚层发育不良

临床概要　外胚层发育不良（ED）是一大组异质性疾病，存在共同的毛发、甲、牙齿和汗腺异常。已报道外胚层发育不良有超过 200 多种临床状况，其中许多具有重叠。迄今为止，已证实超过 60 种基因缺陷可引起外胚层发育不良。一般而言，外胚层发育不良分为两大组[153]。第 1 组由表皮间充质相互作用缺陷引起，已证实多条重要信号通路存在突变。第 1 组的典型代表为少汗型外胚叶发育不良。第 2 组因结构蛋白功能缺陷影响细胞黏附或通讯引起，其典型代表为有汗性外胚层发育不良。

少汗型外胚层发育不良特点为少汗、少毛、牙齿发育不良和特征性面容四联征（图 6-27）。患者具有独特的面部表现，包括前额突起、鼻梁塌陷、眶周色素沉着和低位耳（图 6-28）。头发稀疏甚至缺失，常呈浅色。当牙齿真正发育时，通常较小呈钉状。出汗能力减弱，导致幼儿原因不明的发热或高热。大多数为 X 连锁隐性遗传，但常染色体隐性和显性遗传亦有描述。在 X 连锁隐性遗传变异型中，杂合子女性可能轻度受累，表现为出汗减少和牙齿缺陷。此外，口腔和呼吸道黏膜腺体也可能缺失，导致呼吸道感染[154]。已有乳腺和乳头发育异常的记录[155]。一部分具有临床症状的少汗型外胚层发育不良可出现严重复发性感染，也称为伴免疫缺陷的少汗型外胚层发育不良。这些患者易患细菌和分枝杆菌感染。低丙种球蛋白血症常见。

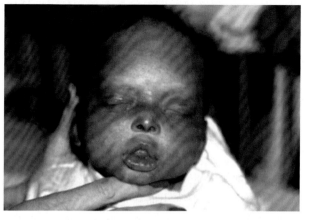

图 6-28　少汗型外胚层发育不良：除前额突起和鼻梁扁平外，此患儿还有眼睑及周围皮肤色素沉着和口唇外翻

少汗型外胚层发育不良的主要组别表现为外胚层、颜面部和肢体的缺陷[156]。最严重的缺陷为分裂手 / 足或缺指（趾）畸形。常合并唇裂和（或）腭裂。虽然头发稀疏和牙齿畸形对此病具有特征性，但通常并不严重[157]。此组疾病呈病谱性伴多种表型重叠，包括 AEC（睑缘粘连 – 外胚层发育不良 – 唇腭裂，ankyloblepharon-ectodermal dysplasia-clefting）综合征和 EEC［缺指（趾）畸形 – 外胚层发育不良 – 唇腭裂，ectrodactyly-ectodermal dysplasia-clefting］综合征。AEC 患者的头皮广泛糜烂，存在易患感染的高风险（图 6-29）[158]。

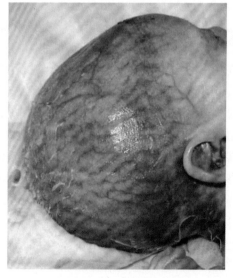

图 6-29　AEC（睑缘粘连 – 外胚层发育不良 – 唇腭裂）综合征：头皮广泛糜烂（图片由 CHOP 皮肤科提供）

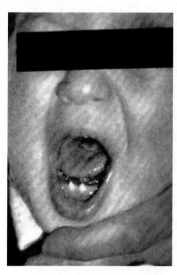

图 6-27　少汗型外胚层发育不良：特征性钉牙

有汗型呈常染色体显性遗传，主要为角化性病变，其特点为少毛、甲营养不良和掌跖角化过

度[153]。脱发程度从轻度至全秃不等。有时可伴牙齿发育不良。掌跖角皮症呈进行性。甲营养不良是最常见的临床症状，患者可能会以此为主诉，表现为侧缘突起、发育不良和甲下角化过度。

组织病理　有汗型和少汗型均显示皮脂腺毛囊发育不良。数量、成熟度和大小减少程度不一。在少汗型中，汗腺全部缺失或严重发育不全。就发育不全而言，仅在个别区域出现小汗腺，特别是手掌和腋下，但即使在这些部位，也很稀疏和发育不全。分泌细胞小而扁平，类似内皮细胞而非上皮细胞，导管仅有一层细胞组成而非双层。一些少汗型患者腋下可出现大汗腺。此外，发育不全的大汗腺与发育不全的小汗腺很难区分，还有一部分大小汗腺均消失。

AEC 患者头部皮炎组织病理无特异性。已报道可出现轻度表皮萎缩、浅层血管周围淋巴细胞浸润，局灶性角化过度和色素失禁[159]。头皮及其他部位糜烂突显患者皮肤脆性增加，可能与基底层及基底层上方角蛋白减少有关。

发病机制　少汗型外胚层发育不良以 X 连锁隐性遗传最常见，由位于 Xq12—q13.1 染色体的外异蛋白（EDA）突变引起。常染色体显性和隐性遗传则由外异蛋白受体（EDAR）和调节蛋白（EDARADD）突变引起，分别位于染色体 2q13 和 1q42.2—q43[153]。EDA 信号通路在上皮基板正确形成早期发挥重要作用，可诱导皮肤附属器形成[160]。产后附属结构中的表达很可能影响皮肤附属器形态的持续发育，若存有缺陷，在无汗型外胚层发育不良中可出现牙齿和头发发育不全[161]。

NF-κB 信号通路的激活是 EDA 信号转导的必要条件，这也解释了 EDA 信号通路和 NF-κB 信号通路基因突变的表型重叠。研究显示，伴免疫缺陷的少汗型外胚层发育不良患者存在染色体 Xq28 上 NF-κB 基本调节（NEMO）基因的亚形态突变，且极少发生于染色体 14q13 的 IκBA 基因[162]。

已证实 p63 基因突变存在于外胚层、肢体和颜面部畸形这一组病谱性疾病中，如 AEC 和 EEC。这类常染色体显性遗传疾病，由位于染色体 3q27 的 p63 特征性突变引起。p63 在表皮分化早期和附属器的形成中发挥重要作用，包括促进角蛋白的表达[163]。产后基底细胞 p63 的表达被认为对基底膜带的形成和细胞黏附至关重要。p63

突变表型的变异由 p63 下游介质的差异化效应引起[156,163]。

位于染色体 13q12 的间隙连接蛋白 β-6（GJB6）基因，编码连接蛋白 30，已证实其突变存在于少汗型外胚层发育不良[164]。连接蛋白 30 是间隙连接蛋白的家族成员，在细胞间信号交流中发挥重要作用。因其表达在毛囊、甲单位和掌跖表皮，可引起少汗型外胚层发育不良中所见的病谱性临床特征[165]。

鉴别诊断　由于临床和组织病理特征存在重叠，对外胚层发育不良众多亚型进行分类具有挑战性。尽管较多的临床重叠和不完全外显使得最终诊断复杂化，但已知突变基因可有助于明确诊断。

治疗原则　对于少汗型外胚层发育不良，避免高热和冷却措施是重要治疗方法。牙齿修复通常是必要的。糜烂性皮炎则需要局部伤口护理和控制感染。

色素失调症

色素失调症（IP）是一种 X 连锁显性遗传疾病。由 IKK-γ 基因突变引起，该基因是 Xq28 区的 NEMO 复合体的一部分。杂合子女性易受累，可能与 X 染色体失活有关。半合子男性通常宫内死亡。但已有男性 IP 患者报道[166]。男性患者可通过亚形态突变、合子后镶嵌或出现补偿性 X 染色体如 47，XXY 或 Klinefelter 综合征而存活[167,168]。

临床概要　可分四期。第一期为沿 Blaschko 线分布的红斑和水疱，出生时即有或出生后不久发生（图 6-30A）。肢体最容易累及，伴显著的嗜酸性粒细胞血症。第二期，始于出生后 2 个月，线状、疣状皮损可持续数月，并逐渐取代水疱。当疣状皮损消退后，出现泛发性、播散性形状不规则，泼墨状或涡状色素沉着，此为第三期表现，大多数发生在躯干部。数年后可逐渐消退，甚至完全消失。第四期见于成年女性，下肢可见细而模糊的淡染或萎缩皮损，呈不规则条纹状和线状排列。临床分期往往存在显著重叠。

典型皮损为 IP 诊断的主要标准，因其他系统亦可受累，组成 IP 诊断的次要标准[169]。80% 的 IP 患者可合并先天性异常，包括中枢神经系统、眼和牙齿异常。相关皮肤表现较经典型外胚层发育不良轻微，但脱发、牙齿异常、甲和乳房改变常见。可出现癫痫、运动和认知功能障碍。外周血嗜酸性粒细胞增高支持 IP 诊断。

组织病理　第一期水疱发生于表皮内，伴嗜酸性海绵水肿（图 6-30B）。水疱间表皮常见单个角化不良细胞和涡状鳞状细胞伴中央角化。与表皮一样，真皮内见较多嗜酸性粒细胞和一些单核细胞浸润。

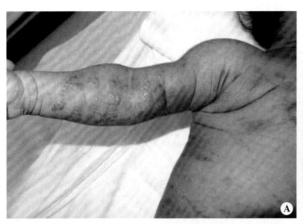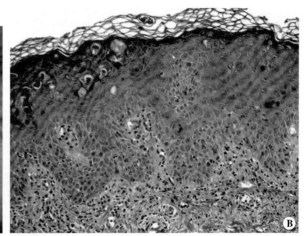

图 6-30　色素失调症

A. 沿布氏线分布的红斑基础上特征性水疱（图片由 CHOP 皮肤科提供）；B. 表皮可见嗜酸性海绵性水肿、单个角化不良细胞和涡状角化不良细胞，真皮内可见大量嗜酸性粒细胞（放大倍数 ×200）

第二期改变包括棘层肥厚、不规则乳头瘤样增生和角化过度。表皮内角化，见涡状角质形成细胞和散在角化不良细胞，通常比第一期更显著。基底细胞空泡化和黑素减少。真皮轻度慢性炎细胞浸润混杂噬黑素细胞。这些浸润在很多部位可延伸至表皮。

第三期色素沉着区，真皮上部噬黑素细胞内大量黑素沉积。真皮过度色素沉着通常与基底层色素减少有关，此处细胞显示空泡化和退行变。但在有些情况下，基底层细胞含有丰富黑素。表皮内可见凋亡细胞，但数量减少。

第四期色素减少及脱发，基底层黑素显著减少和表皮萎缩。附属器结构不同程度减少。可能出现凋亡细胞，但持续减少。可出现真皮纤维化[170]。

发病机制　由于 IP 的第一、二期皮损主要位于四肢，而第三期皮损主要位于躯干。一些学者以此假定第三期色素改变独立于第一、二期的水疱及疣状皮损，单独发生并代表某种痣样异常。然而电镜显示三期具有共同特征，尽管程度不一，这也提示三期之间的相互联系[170-172]。即使在第一期，许多角质形成细胞和黑素细胞出现退行性改变，导致噬黑素细胞向表皮迁移，吞噬角化不良细胞及黑素小体，随后噬黑素细胞返回真皮。第二、三期真皮噬黑素细胞内含有大量黑素复合体，即使在光镜下也容易辨认，但在第一期由于噬黑素细胞内黑素复合体数量少，只有在电镜下才可以确认。已确认第一期真皮噬黑素细胞吞噬黑素和各期均存在表皮内角化不良细胞。

表皮及真皮内出现嗜酸性粒细胞，可由水疱早期出现嗜碱性粒细胞解释，因其可释放变应性嗜酸性粒细胞趋化因子[173]。已证实 IP 患者的皮损疱液和痂屑洗脱液中存在嗜酸性粒细胞趋化活性。

鉴别诊断　从临床角度，水疱阶段需要与机械性水疱如大疱性表皮松解症相鉴别；感染因素，如单纯疱疹、水痘病毒及细菌感染也需要考虑。一般情况下，广义的组织病理鉴别应重点考虑水疱期，此期以海绵水肿性皮炎伴嗜酸性粒细胞为特征。角化不良角质形成细胞的出现有助于诊断 IP。其他海绵水肿性皮炎伴嗜酸性粒细胞的疾病也需要考虑，包括接触性皮炎、节肢动物叮咬和自身免疫性疱病，如大疱性类天疱疮和天疱疮。第二期可通过出现角化不良和嗜酸性粒细胞，与疣状表皮痣相鉴别。色素沉着期可类似沿布氏线分布的色素性疾病，如伊藤色素减少症和色素镶嵌。最后一期可类似其他类型外胚层发育不良，常需要结合临床资料，确保诊断。

治疗原则　外用糖皮质激素或钙调神经磷酸酶抑制剂可缩短水疱期，尽管皮损可自行缓解而无须治疗。

先天性皮肤发育不良

临床概要　先天性皮肤发育不良（ACC）为局灶性皮肤缺失（图6-31）。ACC以头顶单个直径为1～3cm大小皮损为特征，也可多发区域受累。初发临床表现不一，包括溃疡、糜烂、水疱、结节或宫内若发生自愈，瘢痕形成。当ACC表现为表面薄而潮湿的外观时，称为膜型ACC。ACC周围包绕粗大终毛，命名为"毛领征"，提示同时存在脑组织异位或隐匿性神经管缺陷。大面积皮肤缺损极少发生，但增加了软组织或骨缺陷的可能性。如果仅皮肤组织受累，可经数天至数月自愈，依皮损大小而定。大面积ACC也可出现在躯干和四肢，这种情形包括多组疾病，在此皮肤缺损单独发生或与各种各样畸形相伴发[174]。多胎妊娠中，一个胎儿宫内死亡可导致幸存儿躯干部发生大面积卫星状皮肤发育不良，称为纸样儿[175]。

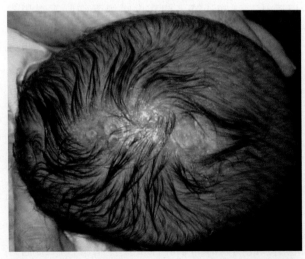

图6-31　先天性皮肤发育不良：先天性多发性皮肤缺损伴上覆黏膜改变（黏膜型皮肤发育不良）（图片由CHOP皮肤科提供）

组织病理　溃疡可延伸至整个真皮，从而暴露皮下脂肪。愈合区除表皮变平外，还可见到真皮纤维化和附属器结构全部消失。

发病机制　ACC病因未明，很可能是由多因素导致的。大部分为散发，代表了一种发育异常。综合征相关的ACC可与已知的基因缺陷有关，如13三体综合征和Adams-Oliver综合征。ACC还与药物有关，最为关注的是宫内暴露于治疗甲状腺亢进的甲巯咪唑。

鉴别诊断　皮肤发育不良不应与先天性皮肤缺失相混淆，后者仅有表皮缺失，该病为EB的一种亚型（Bart综合征）[176]。与急性感染病因相鉴别也至关重要。

治疗原则　通常局部伤口护理是唯一治疗指征，如出现毛领征，应建议行神经影像学检查以评估相关神经系统缺陷。

DNA 修复疾病

着色性干皮病

临床概要　着色性干皮病（XP）是一种罕见的常染色体隐性遗传病，其特点为严重光敏，导致早期光化性损害和皮肤肿瘤。已确认有8个互补群（XPA～XPG型和XP变异型），并可分为3个临床阶段。通常光敏首先发生于婴儿期至3岁这一时间段，其特点为轻度弥漫性红斑伴鳞屑，随后发生小面积色素沉着，类似雀斑。并非所有群均有严重光敏[177]。畏光和慢性结膜炎可能为早期临床表现[178]。在儿童早期，第二阶段表现为皮肤萎缩、斑点状色素沉着和毛细血管扩张，使得皮肤外观类似严重的慢性光化性损害，光线性角化发生于鳞屑区。最后阶段特点为儿童晚期多发性恶性皮肤肿瘤，包括鳞状细胞癌、基底细胞癌、黑素瘤、罕见纤维肉瘤及非典型纤维黄瘤。一些患者肿瘤进展迅速，为早期死亡的主要原因[179]。眼睛也进行性受累，表现为结膜炎、角膜炎伴角膜混浊和眼睑瘢痕[178]，也可发生眼部肿瘤。XP患者的口腔及内脏肿瘤具有较高发生率。少见类型XP、DeSanctis-Cacchione综合征及Cockayne-XP重叠综合征中，30%患者发生进行性神经退行性变[179]。

组织病理　第一阶段，组织病理改变不具特异性，但这些改变通常不会发生在年轻人，可提示诊断，包括角化过度、马尔匹基层变薄、部分皮突萎缩而部分延长。真皮上部慢性炎细胞浸润。基底细胞层黑素不规则聚集，伴或不伴黑素细胞数量增加。

在第二阶段，第一阶段所发生的角化过度和不规则色素沉着变得更加显著。表皮部分区域萎缩，部分区域棘层肥厚。表皮细胞核可出现排列紊乱，某些区域表皮可向下非典型增生，组织病理学改变与光线性角化相一致。真皮上层胶原嗜碱性变和日光弹力变性，此类表现同样见于日光变性。

第三阶段或肿瘤期，可见到前面提及的各种肿瘤的组织学改变。

色素沉着区，电镜观察显示表皮显著多形性和黑素小体数目增加。某些情况下，特别大的黑素小体称为巨型黑素小体，可出现在角质形成细胞和黑素细胞。即使避光且无临床症状，表皮也显示显著的细胞改变。

发病机制　着色性干皮病患者（除外 XP 变异型，见后文），组织培养显示表皮细胞修复由光线引起的 DNA 损伤能力减弱，因核苷酸剪切修复复合体组件之一发生遗传缺陷引起[180,181]。未受累个体，损伤 DNA 的修复需借助某一体系完成，在此切除损伤的 DNA 单链区，并置换新的碱基序列。具体而言，DNA 损伤可通过 XPC 和 XPE（DDB2；DNA 损伤结合蛋白 2）基因产物识别。损伤识别后，周围 DNA 通过解旋酶、ERCC3（切除修复交叉互补）和 ERCC2 松开，后两者分别为 XPB 和 XPD 基因产物。XPA 基因产物 DDB1，在损伤部位组装修复复合体。XPF 和 XPG 基因产物，ERCC4 和 ERCC5 核酸酶，切割受损 DNA。不同着色性干皮病患者，体外实验显示皮肤成纤维细胞剪切缺陷存在显著差异。受累兄弟姐妹间，修复复制程度基本一致，但修复复制水平和临床症状的严重性之间不存在相关性。

一些患者临床表现与 XP 一致，但剪切修复正常，存在缺陷性 DNA 修复，称为复制后修复。常规 DNA 聚合酶无法复制紫外线诱导的 DNA 损伤区。DNA 聚合酶 eta（由 POLH 基因编码）可通过紫外线诱导的未经修复的胸腺嘧啶二聚体进行复制，修正紫外线诱导的损伤[182]。POLH 在 XP

变异型中发生突变。

鉴别诊断　毛发硫营养不良和 Cockayne 综合征患者也出现光敏与早期光线性损害，但不存在患恶性肿瘤的高风险。组织病理并不能区分光线性损害。其他伴有早发性光敏的疾病也需要考虑，如 Rothmund-Thomson 综合征、Bloom 综合征、先天性角化不良和皮肤异色症伴中性粒细胞减少。严重的药物诱导的光敏，如服用伏立康唑的患者，可出现相似的临床和病理特征。然而，特征性畸形和相关临床表现可区分这些疾病。卟啉病患者也出现光敏，可通过化学分析和皮肤组织病理检查进行鉴别。

治疗原则　严格避光是 XP 的主要治疗措施。监视和治疗癌前与恶性皮肤肿瘤可提高患者的幸存率。系统应用维 A 酸可减少皮肤肿瘤的发生。

先天性角化不良

临床概要　先天性角化不良（DKC）通常呈 X 连锁隐性遗传，但某些情况下，可呈常染色体显性遗传。女性携带者表型轻微。DKC 有如下特征性三联征：甲营养不良、黏膜白斑和网状色素沉着。颈部、胸部和上肢的网状色素沉着主要发生在 10 岁之前，逐渐进展为以混杂性色素减少、轻度萎缩和毛细血管扩张为特征的皮肤异色症。甲营养不良也呈进行性，导致翼状胬肉形成。X 连锁 DKC 患者的睾丸萎缩常见。黏膜白斑处可发生癌变，大部分累及口腔黏膜，但妇产科和胃肠道黏膜也具高风险。高达 50% ～ 90% 的 DKC 患者发生进行性骨髓衰竭，仅少数发生脊髓发育不良、白血病和霍奇金病[183]。

组织病理　网状色素沉着区真皮上部仅见噬黑素细胞。与血管萎缩性皮肤异色病相似，表皮萎缩、毛细血管扩张、基底细胞空泡化、真皮上部炎细胞浸润缺失或轻微，因而不具诊断价值。黏膜活检显示角蛋白 10、13 和 16 异常[184]。更加成熟的皮损可见原位鳞状细胞癌或侵袭性鳞状细胞癌，可通过 DKC 患者白细胞原位杂交测量端粒长度[185,186]。

发病机制　细胞分裂引起端粒变短，若呈进行性，可导致重要 DNA 损失。端粒酶可增加 DNA 端粒区非编码重复序列，防止由 shelterin 蛋白复合体引起的进一步降解。已确定七种基因缺陷与DKC有关，其编码蛋白均参与端粒维持[187]。这些缺陷可引起程度不一的端粒变短，最严重的表型与最高程度的端粒截断有关[186,188]。因细胞分裂时，端粒缩短最为显著，快速分裂组织具有较高风险，这也解释了DKC的病谱性表现。

X连锁DKC是最常见类型，其基因编码蛋白称为角化不良蛋白，位于染色体Xq28，在端粒酶RNP组装和维持稳定中必不可少。常染色体显性遗传DKC可由编码端粒酶的ERT和TERC基因缺陷引起。shelterin保护端粒端，已证实其组分之一TINF2突变，发生于常染色体显性遗传DKC。常染色体隐性遗传DKC继发于NOP10和NHP2基因突变，其编码蛋白与端粒复合体有关。约50%患者发生已知基因突变，并且很可能会有新的突变出现，但毋庸置疑，编码蛋白影响端粒维持[185]。

鉴别诊断 应从临床角度鉴别其他原因引起的皮肤异色症，组织病理并不显著。Bloom综合征、Rothmund-Thomson综合征和皮肤异色症伴有中性粒细胞减少，也出现皮肤异色改变，但通常发生于面部和四肢。实验室指标和相关临床表现，如DKC甲营养不良和黏膜白斑，有助于此组疾病的鉴别。成熟的皮肤异色性皮损组织学改变存在重叠。DKC早期真皮内噬黑素细胞更加明显。范科尼贫血也可出现色素沉着和血液学异常，与DKC相似，但肢体缺陷更为显著。

治疗原则 主要针对DKC并发症的监测和处理。指南建议进行一年两次血细胞计数和骨髓穿刺检查[183]。避光和皮肤肿瘤监测至关重要，如同口腔和肛周生殖器黏膜监测鳞癌一样重要。每年检测一次肝脏超声和肺功能，有助于监测疾病发展及早期纤维化的处理，否则易导致疾病复杂化。骨髓移植已用于治疗骨髓衰竭。

Rothmund-Thomson 综合征（先天性皮肤异色症）

临床概要 Rothmund-Thomson综合征是一种常染色体隐性遗传疾病，由位于染色体8q24.3的DNA解旋酶基因RECQL4突变引起。出生后数月开始出现面部红斑（图6-32），随后蔓延至手足背，偶尔也可累及胳膊、腿和臀部。轻度萎缩伴毛细血管扩张及斑驳状色素沉着，呈现皮肤异色病样改变（图6-33），使得皮肤外观老化伴瘢痕形成（图6-34），通常发生在出生后1岁以内。也可

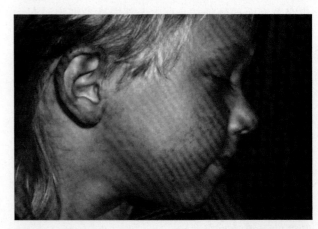

图6-32 Rothmund-Thomson综合征：颊部及耳部皮肤异色病样改变

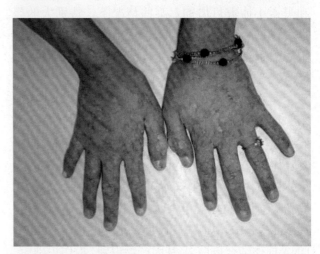

图6-33 Rothmund-Thomson综合征：患儿手部皮肤异色病伴瘢痕（图片由CHOP皮肤科提供）

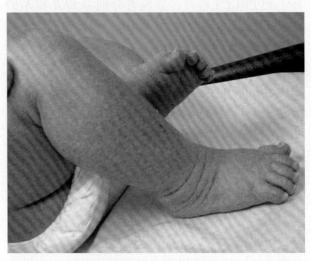

图6-34 皮肤异色症伴中性粒细胞减少。腿部早期湿疹样红斑伴皮肤异色病样改变（图片由CHOP皮肤科提供）

出现角化性皮肤损害，既可为良性角化，也可为癌前期角化。骨骼缺陷，包括桡骨缺陷和成比例身材矮小。性腺功能减退常见。毛发稀疏和甲发育不良呈进行性。恶性肿瘤主要为骨肉瘤和皮肤鳞状细胞癌，尽管其他皮肤肿瘤亦有报道[189-192]。

组织病理　婴儿期和儿童早期阶段，基底层水肿变性导致"色素失禁"，真皮上部出现噬黑素细胞。慢性炎细胞混杂噬黑素细胞，紧邻变平表皮带状浸润。这种组织病理学改变可与血管萎缩性皮肤异色症早期改变一致。在儿童晚期和成人，表皮变平、毛细血管扩张伴真皮上部噬黑素细胞，但无任何炎细胞浸润。角化显示程度不一的表皮异常增生，包括形成鳞癌。

发病机制　RECQL4 是 DNA 解旋酶成员之一，启动双链 DNA 的展开与大部分 Rothmund-Thomson 综合征患者相关[193,194]。RECQL4 解旋酶活性丧失，导致染色体不稳定和 DNA 修复能力减弱，这些均可引起恶变风险。RECQL4 与端粒复合体相关，功能减弱可导致端粒脆弱[195]。

鉴别诊断　Rothmund-Thomson 综合征可能会与共享等位基因的疾病，如 Rapadilino 和 Baller-Gerold 综合征相混淆，虽然两者的皮肤异色，毛发和甲改变并不常见。皮肤异色症与 Werner 综合征、Bloom 综合征、皮肤异色症伴中性粒细胞减少和 DKC 中的表现相似，组织学很难将其区分。但随着时间推移、皮肤改变的发展、相关症状的出现及基因检测可明确诊断。范科尼贫血存在放射学缺陷，但皮肤异色不具特征性。

治疗原则　与其他皮肤异色症相似，避光很重要。监测和治疗恶性肿瘤也是非常重要的治疗干预措施。

皮肤异色症伴中性粒细胞减少，Clericuzio 型

临床概要　Clericuzio 型皮肤异色症伴中性粒细胞减少，是最近报道的一种少见常染色体隐性遗传疾病，特点为进行性皮肤异色症、甲营养不良和慢性中性粒细胞减少，表现为反复感染[196]。在纳瓦霍印第安人群中首先描述，现在发现在其他种族中也存在[197]。患者具有特征性面容，包括高而突起的前额、鞍鼻和面中部发育不良。即使避光，皮肤异色症仍呈进行性。在皮肤异色症发生前，四肢可见湿疹样红斑，并向心性进行性扩展。掌跖可见轻度掌跖角皮症。中性粒细胞减少，继发于成熟中断和氧化爆发活性减弱，导致反复化脓性感染[198]。一部分患者可出现生长发育迟滞和骨髓衰竭[199]。已报道鳞状细胞癌可发生在年轻时代[200]。

组织病理　与此病相关的病理活检报道较少。皮肤异色病活检显示界面皮炎伴淋巴细胞浸润，以及其他皮肤异色病的特征，包括毛细血管扩张和表皮萎缩（图 6-35），也可见到色素失禁。

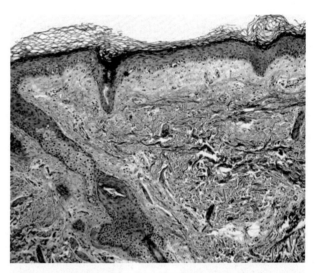

图 6-35　皮肤异色症伴中性粒细胞减少。表皮萎缩、基底层角质形成细胞空泡变性及极少角化不良角质形成细胞。真皮上部及乳头层毛细血管扩张

发病机制　C16orf57 基因突变引起皮肤异色病伴中性粒细胞减少[201]。C16orf57 基因编码 USB1 蛋白（U6 生物发生 1），一种磷酸二酯酶，负责 U6 小核核糖核蛋白（snRNPs）3′ 端转录后修饰[202]。此修饰可保护 U6 snRNP 被核外来体破坏[203]。但皮肤异色病伴中性粒细胞减少的确切机制由哪个基因改变引起仍未明确。

鉴别诊断　组织病理表现不特异。持久性中性粒细胞减少可将皮肤异色症伴中性粒细胞减少，与其他伴皮肤异色症的遗传性皮肤病区分开来，在本章中已讨论。

治疗原则　避光可减少皮肤异色症和皮肤恶性肿瘤的发生。粒细胞集落刺激因子治疗中性粒细胞减少有效。

Bloom 综合征（先天性毛细血管扩张性红斑）

临床概要 Bloom 综合征是一种少见的常染色体隐性遗传疾病，由 BLM 基因突变引起。其特点为光敏和婴儿早期就发生的暴光部位毛细血管扩张性红斑，与 Rothmund-Thomson 综合征相似（图 6-36）。但 Bloom 综合征有更加严重的宫内和产后发育受限。患者适当发育。紧邻色素减退区可见咖啡斑。面部畸形典型特征包括长头和颧部发育不全，导致长脸和突鼻。性腺功能减退导致生育能力下降，男性不育可因精子缺陷引起。Bloom 综合征细胞免疫和体液免疫同时受累，尽管不如共济失调毛细血管扩张那样明显。

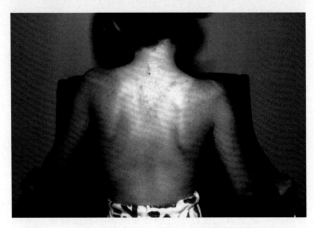

图 6-36　Bloom 综合征：肩部和上背部暴光部位红斑

免疫球蛋白缺乏，尤其是 IgA 和 IgM，可导致感染风险增加。尽管已报道多种肿瘤，但其风险增加，最多以患白血病、淋巴瘤、消化道癌和皮肤恶性肿瘤来体现[204]。

组织病理 表皮变平，基底层空泡变性。真皮上部毛细血管扩张，管周单一核细胞浸润，但也可出现乏细胞浸润。因异常姐妹染色单体交换而产生的染色体四射体构型，具有诊断价值，但随着分子检测的问世，已很少应用于临床。

发病机制 Bloom 综合征基因 BLM 位于染色体 15q26.1，编码 DNA 解旋酶 RecQ 蛋白样 -2。BLM 在复制活跃细胞中表达，其基因产物可收集受损部位 DNA。它为某复合体的一部分，该复合体可修复 DNA 结构和调节重组[205]。BLM 经常与 WRN 共存，后者与 Werner 综合征有关。BLM 解旋酶功能丧失，导致体细胞突变和染色体不稳定，

尤其是非特异性染色体断裂的发生率增高和姐妹染色单体交换增加。DNA 监测和修复失败，导致恶变风险增加。

鉴别诊断 Bloom 综合征中色素失禁不如 Rothmund-Thomson 综合征显著。基底层空泡变性及管周炎细胞浸润可能与红斑狼疮不易区分，但在 Bloom 综合征中，真皮表皮交界处无免疫球蛋白线状沉积。

治疗原则 避光可避免皮损进展。避免引起染色体不稳定的暴露因素，如放射。监控和治疗恶性肿瘤至关重要。

共济失调 - 毛细血管扩张

临床概要 共济失调 - 毛细血管扩张是一种常染色体隐性遗传疾病，特点为免疫缺陷、眼和皮肤毛细血管扩张及易患恶性血液病。患者起初表现为 5 岁前进行性小脑共济失调[206]。随共济失调加重，患者在青少年时期丧失行走能力。普遍存在眼部毛细血管扩张，发生在 4 ～ 6 岁[207]，通常首先发生在球结膜。一部分患者也可发生皮肤毛细血管扩张，发生部位包括颊部、耳部和颈部，但臀部、四肢不常见。其他皮肤表现包括咖啡斑、色素痣和色素减退[207]。非感染性皮肤肉芽肿表现不一，但可为共济失调 - 毛细血管扩张的特征之一[208]。免疫缺陷特征包括淋巴细胞减少、细胞免疫和体液免疫受损伴免疫球蛋白减少或缺失[209]。容易发生感染，尤其是肺部感染。因慢性呼吸道感染或恶性血液病引起的死亡患者在 20 岁或 30 岁年龄段常见[210]。杂合子携带者患内脏恶性肿瘤风险增加[211]。

组织病理 真皮上部见大量显著扩张血管，属于次毛细血管静脉丛，与毛细血管扩张症一致。浸润性斑块显示淋巴组织细胞浸润性肉芽肿，围绕坏死区呈栅栏状排列，不存在黏蛋白[209,212,213]。应通过组织培养排除感染性微生物，但肉芽肿与共济失调 - 毛细血管扩张的关系尚未确认。

发病机制 位于染色体 11q22.3 的 ATM 基因突变，导致 ATM 激酶失活。ATM 蛋白激酶激活后，引起双链 DNA 断裂，通过部分级联反应，导致细胞周期阻滞、修复和（或）凋亡[214]。此外，许多 ATM 激酶底物为肿瘤抑制基因，如 BRCA1。缺少

ATM 激酶使细胞特别容易受到电离辐射。据假设，损伤 DNA 的聚集，导致小脑神经元坏死，反过来引起共济失调 – 毛细血管扩张的特征表现[215]。免疫缺陷和恶性肿瘤风险，进一步归因于 DNA 修复缺陷。ATM 突变如何引起毛细血管扩张仍不明确，尽管其可上调血管内皮生长因子（VEGF）和缺氧诱导因子 1（HIF1）。氧化应激也发挥一定作用[216,217]。

鉴别诊断　毛细血管扩张的组织病理特征不具特异性，可通过缺乏皮肤异色症与其他 DNA 修复疾病，如 Rothmund-Thomson 综合征、Bloom 综合征和 DKC 鉴别。共济失调 – 毛细血管扩张有别于其他良性毛细血管扩张性疾病，如泛发性特发性毛细血管扩张，缺乏相关共济失调和免疫缺陷，可资鉴别。组织病理上，皮肤肉芽肿可类似环状肉芽肿或结节病，但与环状肉芽肿不同，黏蛋白并不显著。一个小的系列研究显示，以 CD8+ 细胞浸润为主，可与结节病性肉芽肿区分[212]。并且，共济失调 – 毛细血管扩张的肉芽肿有时具有触痛，通常呈紫红色溃疡性斑块，临床上可与环状肉芽肿相鉴别。但临床和病理上，可能与其他免疫缺陷综合征的肉芽肿无法区分。

治疗原则　大部分为对症治疗，需要预防和适当的抗微生物治疗。有可能需要静脉注射免疫球蛋白的免疫置换疗法。通常对皮肤肉芽肿的治疗有抵抗。外用、皮损内注射和系统使用糖皮质激素有一定疗效。已报道使用 TNF 抑制剂有效[218]。周期性常规恶性肿瘤监测和避免电离辐射至关重要。

Hutchinson-Gilford 早老症

临床概要　Hutchinson-Gilford 早老症是一种罕见的常染色体显性遗传的过早衰老性疾病。尽管出生时症状不明显，但出生后数月内常出现皮肤表现[219]。皮肤硬皮病样改变伴皮下软组织膨出，形成假性脂肪团样外观，腹部和下肢尤其显著。严重的皮下脂肪丢失导致头皮及其他部位静脉显著外露。脱发和斑点状色素异常进行性加重。生长不足显著。骨骼异常，包括关节挛缩、牙齿改变和实验室检查异常也为此病特征[220]。特征性面容包括成比例增大头颅、喙鼻、前额突起和

突眼，通常发生在 3 岁左右，但也可不发生在儿童期。Hutchinson-Gilford 早老症可因过早动脉硬化引起心血管和脑血管并发症，在 20 岁年龄段死亡。

组织病理　组织病理改变因发病部位和年龄而不同。在硬皮病样改变区，活检显示表皮萎缩和真皮胶原增粗。更加成熟的皮损显示附属器数量减少，甚至消失。组织病理通常不具诊断性，而需做基因缺陷的分子学确认。

发病机制　Hutchinson-Gilford 早老症源自于 LMNA 的特征性点突变（1824C → T），此基因编码核纤层蛋白 A，引起核纤层组分的异常剪接。成熟的核纤层蛋白 A 在法尼基化下形成，随后切割，去法尼基化。突变基因产物缺乏切割位点，形成突变蛋白，也称早老蛋白，呈永久法尼基化[221]。早老蛋白的法尼基化修饰导致其永久性插入核包膜内，阻止核纤层的相互作用，引起早老表型的显性阴性表达。Hutchinson-Gilford 早老症细胞核的进行性不规则，为此病的诊断性特征[222]。

鉴别诊断　Hutchinson-Gilford 早老症可通过临床表现与其他 LMNA 突变引起的早老综合征鉴别，组织病理在此组疾病中的帮助意义不大。婴儿硬皮病样皮损也可见于限制性皮病，但与 Hutchinson-Gilford 早老症不同，出生时即发生。可见组织学特征的重叠，但在限制性皮病，胶原致密且弹性纤维稀疏，皮肤附属器不成熟。新生儿硬肿病发生于病态早熟婴儿，患儿也有皮肤硬化改变，但组织病理显示皮下脂肪稀疏炎细胞浸润和针样裂隙。僵硬皮肤综合征在新生儿时期极少出现，活检显示筋膜透明样变及其上方真皮胶原增粗。

治疗原则　Hutchinson-Gilford 早老症并发症的处理是最基本的治疗。一项临床试验显示法尼基化转移酶抑制剂可以改善早老儿童的生长、血管并发症、听力和骨改变[223]。

成人早老症（Werner 综合征）

临床概要　Werner 综合征是一种常染色体隐性遗传疾病，通常在 20 岁或 30 岁年龄段才出现临床症状[224,225]。患者首先缺乏青春期速长期，因

此达不到成人高度。脂肪组织和四肢肌肉组织发生萎缩。四肢皮肤硬皮病样改变和皮肤溃疡呈进行性。早老征象表现为秃发、毛发灰白和成人早期的动脉硬化。白内障、嘶哑或高亢嗓音、软组织钙化和鸟样面容也是基本的特征性表现[225]。代谢综合征常见，包括糖尿病和因睾丸间质性纤维化引起的性腺功能减退。因动脉硬化或恶性肿瘤发生率增加，死亡通常发生在 50 岁年龄段[226]。

组织病理　手臂和腿部因皮肤绷紧，表皮变薄、皮突消失、真皮纤维化，伴或不伴胶原透明样变；毛囊皮脂腺结构变性；皮下脂肪组织大部分被新生、透明胶原代替，可与上方真皮胶原融合；还可见晚期血管病变。

发病机制　已确认大部分患者的位于染色体 8p12—p11.2 的 WRN 或 RECQL2 基因发生致病性突变。WRN 蛋白与大肠埃希菌 RecQ DNA 解旋酶同源，显示解旋酶和核外切活性[227]。它在 DNA 复制和重组修复中发挥重要作用，若丢失，导致染色体不稳定[228]。端粒维持同样受 WRN 活性丢失影响[229]。不稳定基因组的聚集导致细胞过早衰老和发生恶变倾向。一部分不典型 Werner 综合征患者以发病年龄早为特征，LMNA 发生杂合子突变[230]。

鉴别诊断　主要包括其他以早老表现的综合征，通常临床特征可以诊断，组织病理帮助不大。晚期硬皮病样皮损因纤维化和胶原透明样变，与硬皮病鉴别存在困难。疾病晚期，硬皮病样皮损也可显示无炎细胞浸润，所以鉴别时还需要借助患者病史和临床表现情况。

治疗原则　主要针对并发症的处理，应行适当的恶性肿瘤监测和健康维护。在 Werner 综合征的老鼠模型中，给予补充维生素 C 可延长寿命和拯救临床及分子表型[231]。

结缔组织疾病

局灶性真皮发育不良综合征

临床概要　局灶性真皮发育不良（FDH）综合征或 Goltz 综合征是一种罕见的 X 连锁显性遗传疾病，特征为皮肤、骨骼、眼和牙齿异常。由 PORCN 基因突变引起，此基因编码蛋白为 Wnt 分泌所必需，在外胚层－中胚层发育早期交流中也发挥至关重要作用[232-234]。皮肤的特征性表现为广泛分布的毛细血管扩张性斑片（类似膨胀纹），线状排列的质软黄色膨出物与通过菲薄真皮的皮下脂肪疝一致，斑点状或线状色素沉着或色素减退，口腔、肛周及生殖器部位的肉质乳头状瘤和皮肤溃疡伴萎缩性愈合（图 6-37）。皮损沿 Blaschko 线分布，代表一种克隆性增生和胚胎发育过程中的外胚层细胞迁移。其他发育缺陷包括牙缺失伴牙釉质发育不良、脱发、甲萎缩、小眼畸形或缺损及骨骼缺陷，包括并指畸形和缺指畸形[235]。放射学通常可见长骨干垢端细的线状条纹，称为骨源性条纹，与骨变细一致，也支持诊断[236,237]。该病受累者均为女性，提示该病对杂合子男性是致命的。杂合后体细胞突变所致 II 型嵌合体是受累男性的致病原因，并且突变发生的时间很可能决定了疾病的严重程度，发生缺陷越早就越易引起更广泛性损害[234,238]。某些情况下，也可见于 XXY 男性或 Klinefelter 综合征[239]。

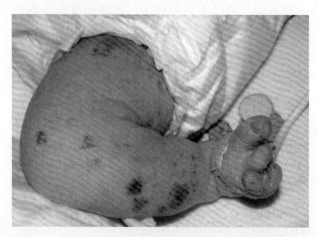

图 6-37　Goltz 综合征。沿 Blaschko 线分布的毛细血管扩张性斑片（图片由 CHOP 皮肤科提供）

组织病理　发育不良的表皮线性区真皮显著变薄，胶原纤细而不能聚合成束。质软黄色结节代表脂肪堆积，并很大程度上取代真皮，因此在某些区域，皮下脂肪可向上延伸至表皮（图 6-38）[240]。细的胶原甚至一些胶原束，类似正常真皮内胶原，可出现在表皮下脂肪组织和皮下脂肪之间。

发病机制　PORCN 基因参与 Wnt 信号通路，发生突变被确认为是 Goltz 综合征的病因[232,233]。

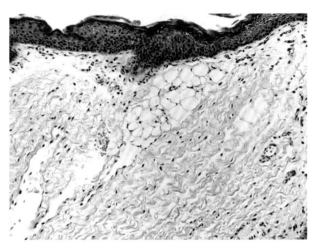

图 6-38　局限性真皮发育不良。脂肪组织接近表皮，仅有少许胶原纤维将其分开（原始放大倍数 ×100）（图片由 CHOP 皮肤科提供）

PORCN 编码 *O-* 酰基转移酶，在 Wnt 蛋白分泌中起关键作用。Wnt 蛋白为皮肤发育的关键调节蛋白，在外胚层 – 间充质相互作用中尤其显著。电镜除可见到直径 70nm 或更粗的胶原纤维外，还可见到许多直径为 5 ～ 10nm 的细丝状结构。有两种类型的脂肪细胞，一种为单房型，另一种为多房型，后者代表了幼稚脂肪细胞。

鉴别诊断　真皮内脂肪细胞也可见于浅表脂肪瘤样痣，但极端纤细的胶原仅见于 FDH 患者。

治疗原则　外科干预可改善症状性病灶。

弹性纤维假黄瘤

临床概要　弹性纤维假黄瘤是一种弹力组织受累的常染色体隐性遗传疾病，伴皮肤、眼及心血管表现。初始皮肤改变包括融合性黄色软丘疹，通常发生在儿童颈侧，但也可缺失，直到二三十岁时出现，此时可泛发累及腋下、锁骨下、肘窝和会阴。受累皮肤呈疏松皱褶状，形似"拔掉毛的鸡皮"（图 6-39）[241,242]。眼部损害包括眼底血管样条纹，通常发生在二三十岁年龄段，由富含弹性纤维的 Bruch 膜病理性破裂引起。视网膜上皮性斑点（橘皮样改变）通常先于血管样条纹发生，因弹性纤维变性引起。其他已报道的眼部表现包括脉络膜血管新生、脉络膜视网膜萎缩和网状玻璃膜瘤[243]。心血管受累因弹力膜变性加速动脉粥样硬化所致，表现为间歇性跛行、脑卒中或心肌

梗死[242]。也可发生动脉破裂及出血，推测可能由脉管系统异常变硬引起收缩缺陷所致。8% ～ 19% 的患者可发生胃肠道出血[244]。

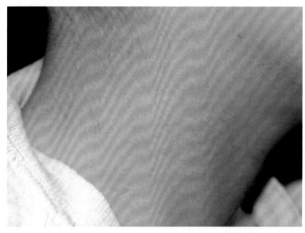

图 6-39　弹性纤维假黄瘤：颈侧融合性黄色丘疹（图片由 CHOP 皮肤科提供）

发病机制　*ABCC6* 基因编码三磷酸腺苷结合盒转运体蛋白，突变引起 PXE[245-247]。ABCC6 功能尚未完全明了，主要在肝脏表达，较少在近端肾小管中表达，而在 PXE 目标组织如皮肤、眼和动脉中的表达可忽略不计[248]。起初推断 PXE 由原发性结缔组织缺陷引起，但 LeSaux 等发现在正常人血清中，PXE 成纤维细胞生成弹性纤维增加，且结构正常；相反，在 PXE 患者血清中，不论是 PXE 成纤维细胞还是正常成纤维细胞，均产生变性聚集物和钙化弹性蛋白，提示某种循环代谢产物为 PXE 矿化所必需。目前认为 PXE 是一种原发性代谢性疾病伴继发性结缔组织改变[248,249]。

组织病理　PXE 皮肤的特征性表现为真皮中部和下 1/3 破碎弹力物质聚集，伴弹性结构间钙化（图 6-40，图 6-41）。这些异常的弹性纤维经地衣红或 Verhoeff 染色呈深黑色。尽管正常弹性纤维在 HE 染色时不着色，PXE 的变性弹性纤维因钙吸收而呈淡的嗜碱性染色。von Kossa 钙染色也可很好地显示这些弹性纤维（图 6-42）。在变性弹性纤维周围，可有轻度嗜碱性黏液样物质聚集，胶体铁或阿新蓝染色呈强阳性[250]。病变区胶原纤维束减少，浸银染色可见大量网状纤维[251]。某些情况下可见显著的弹力组织钙化及巨噬细胞和巨细胞反应[252]。

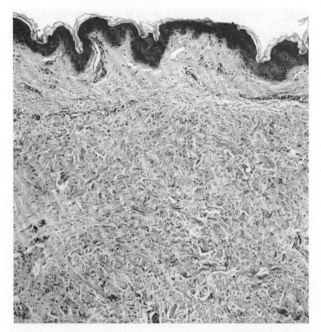

图 6-40　弹性纤维假黄瘤：中倍镜示真皮中部网状层钙化性弹性纤维（HE 染色，放大倍数 ×100）

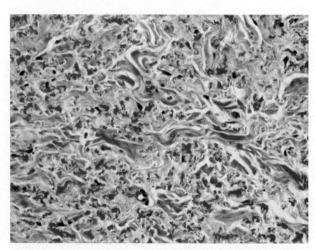

图 6-41　弹性纤维假黄瘤：高倍镜示钙化性弹性纤维（放大倍数 ×200）

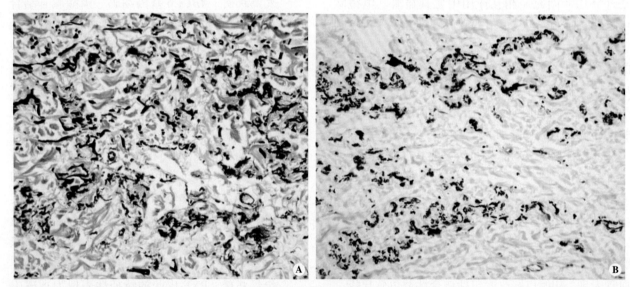

图 6-42　A. 弹性纤维假黄瘤，弹力组织染色。弹性纤维显著退行性改变（放大倍数 × 200）；B. von Kossa 染色，变性弹性纤维间钙沉积（放大倍数 ×200）

血管样条纹发生在 Bruch 膜，其位于视网膜和脉络膜之间，外部弹力层含有大量弹性纤维。这些纤维钙化后引起裂隙形成，导致出血和渗出，反过来导致视网膜的退行性改变[252,253]。

胃出血因紧邻胃黏膜的薄壁动脉弹性纤维钙化引起，内弹力膜最易受累。肌性动脉，如冠状动脉和大的外周动脉，钙化始于内外弹力膜，导致其碎片化，随后蔓延至血管中层和内膜[254]。容易发生心内膜弹性纤维钙化，但无临床症状[255]。

组织发生　电镜显示钙化发生在外观正常的弹性纤维[251,255,256]。在年轻患者中，仅一部分真皮底部弹性纤维发生钙化，且钙化程度不一。但在成人患者中，大部分弹性纤维显示显著钙化及由此引起的退行性改变。弹性纤维的早期钙化可呈弥漫性颗粒状沉积，或弹性纤维中央或周围密集聚集。弹性纤维最终完全钙化，呈显著水肿和奇异扭曲状。此外，邻近弹性纤维的基质内可见重度钙沉积，并游离至基质以外。这种游离于基质以外的钙化物质可能由完全钙化的弹性纤维分解产生[256]。

鉴别诊断　日光弹力变性也显示异常弹力组织，但这些物质位于真皮上 1/3，呈致密物质，而非独立的变性纤维，并且这些致密物钙染色阴性。钙化性弹性组织变性，也称为穿通性弹性纤维假黄瘤或局限型获得性弹性纤维假黄瘤，与 PXE 并不相关。若伴穿通，二者容易区分，如果缺乏穿通，二者则很难区分，需要借助临床资料鉴别。

对于具有遗传易感性和可疑临床表现，如血管样条纹或胃出血的患者，即使缺少皮肤表现，也不能排除 PXE。瘢痕或皱褶部位皮肤真皮深部可能显示 PXE 的特征性改变[257]。

治疗原则　PXE 目前尚无法根治，只能支持治疗。患者应避免身体接触性运动和剧烈锻炼，以免创伤已经钙化的动脉。眼科和心血管科密切随访，监测进展性血管疾病。

结缔组织痣

临床概要　结缔组织痣是一种真皮错构瘤，由真皮细胞外基质蛋白组成，包括胶原、弹力或二者兼有。皮损轻度隆起，呈真皮性丘疹或斑块，表面呈脑回状或鹅卵石状（图 6-43）。可以单发或多发，散发或为多种综合征的一部分[258]。扁平脑回状结缔组织痣是 Proteus 综合征的特征性表现之一，其为一种出生后过度生长疾病，可累及多种组织，包括皮肤、骨和软组织，由 AKT1 基因突变引起[259]。结节性硬化症中所见的前额纤维性斑块和鲨鱼斑也是结缔组织痣。Buschke-Ollendorff 综合征是一种常染色体显性遗传疾病，其特征为局灶性骨混浊（脆弱性骨硬化）伴多发性结缔组织痣，主要由弹性蛋白组成（播散性豆状皮肤纤维瘤病），由 LEMD3 基因突变引起，该基因编码内核膜蛋白[260-262]。此综合征皮损呈坚实的苍白色丘疹和斑块，躯干部群集分布，也可见于四肢。患病家系中可仅有皮损而不伴骨损害的个体，反之亦然。脆弱性骨硬化无症状，但在影像学上，长骨和手足骨、骨盆处可见直径为 2 ～ 10mm 的圆形或椭圆形密度影[262]。

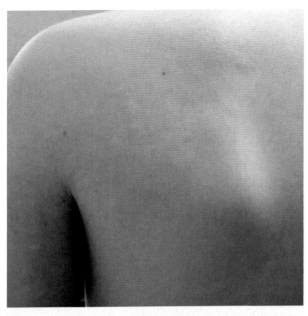

图 6-43　结缔组织痣：左上背部群集性肉色丘疹形成不规则外形（图片由 CHOP 皮肤科提供）

组织病理　通常不太可能将胶原瘤和弹性纤维瘤截然分开，因为多数情况下，胶原纤维和弹性纤维同时增加，与大部分结缔组织痣皮损表现一致，触之坚实（图 6-44，图 6-45）。大部分 Buschke-Ollendorff 综合征可清晰显示弹性纤维数量增加，呈相互联系的宽带状，但无退行性变征象（图 6-46）[263,264]。

发病机制　结缔组织痣的电镜检查变化不一，某些情况下，弹性纤维增粗，并由纤细物质包绕[265]。Buschke-Ollendorff 综合征的弹性纤维仅存在电子透明弹性蛋白，缺少微纤维成分[264]。

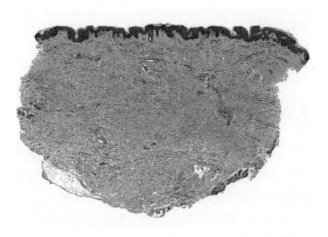

图 6-44　结缔组织痣的低倍镜像示真皮胶原束轻度增粗和稀疏炎细胞浸润（放大倍数 ×40）

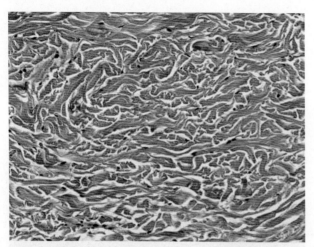

图 6-45 结缔组织痣的高倍镜像示增粗胶原密度增加，成纤维细胞轻度增多（放大倍数 ×200）

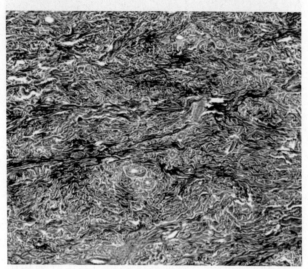

图 6-46 结缔组织痣 Verhoeff van Gieson 染色：真皮内增粗弹性纤维密度增加（放大倍数 ×100）

鉴别诊断 组织学上，结缔组织痣的改变可能会比较轻微，正因如此，组织学上的鉴别诊断应包括伴有轻微改变，似"正常皮肤"的一系列疾病。

治疗原则 结缔组织痣为良性病变，无须治疗。

Ehlers-Danlos 综合征

临床概要 Ehlers-Danlos 综合征（EDS）是一组异质性胶原纤维相关的遗传性疾病，特点为关节伸展过度、皮肤弹性增加和皮肤脆弱伴伤口愈合差、广泛萎缩性瘢痕形成。其他临床特征还包括皱褶性皮下结节（假性肿瘤），由外伤性血肿及相应纤维化引起（图 6-47）[266]。特别在胫前和前臂可发生钙化或创伤性脂肪坏死，又称为"扁

球体"。1998 年，分类体系依据临床、分子和生化特征重新修订为 6 组 [267]。疾病程度可从轻度无症状皮损和关节松弛至严重的躯体残疾伴危及生命的动脉并发症不等。

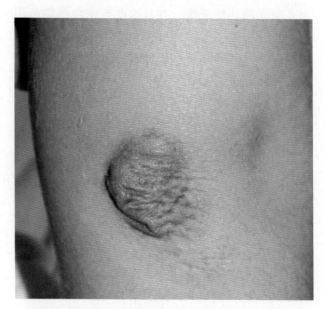

图 6-47 Ehlers-Danlos 综合征：假软体动物样瘢痕

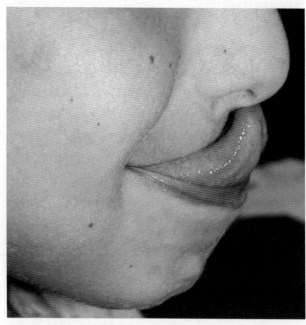

图 6-48 Ehlers-Danlos 综合征：Gorlin 征与 Ehlers-Danlos 综合征弹性增加一致

经典型 EDS 是最常见的类型，以天鹅绒样皮肤和大小关节松弛为特征，皮肤过度松弛、易淤青，卷烟纸样瘢痕伤口愈合，关节松弛可致反复关节脱位。可见 Gorlin 征，以舌头可触及鼻尖为特征（图 6-48）。本病为常染色体显性遗传疾病，

由 *COL5A1* 和 *COL5A2* 基因突变引起[268]。

　　伸展过度型 EDS　显示广泛的关节过度伸展、关节不稳和肌肉骨骼疼痛。皮肤症状轻，包括天鹅绒样皮肤，但皮肤过度伸展和伤口愈合差少见[269]。虽然约 5% 患者存在腱生蛋白酶 X（TNXB）纯合子或复合杂合突变[270]，但该型的分子生物学机制尚不明确。

　　血管型 EDS　呈常染色体显性遗传，由 *COL3A1* 基因突变引起。早期为皮肤症状，包括皮肤变薄、半透明伴易淤青，但凝血和止血功能正常。多数患者具有特殊面容，包括夹紧状鼻、双眼内陷、薄嘴唇、眼睑细的毛细血管扩张和面部脂肪减少[271]。自发性动脉破裂是最主要的死因，但儿童期很少发生。动脉或胃肠道破裂可出现严重腹痛，类似外科急腹症，颅内动脉破裂可导致出血性脑卒中[272]。

　　脊柱后侧凸型 EDS　呈常染色体隐性遗传，以出生时肌张力减退和脊柱侧凸、泛发性关节松弛和皮肤脆弱伴萎缩性瘢痕为特征[267]。肌张力减弱，导致粗大运动技能迟缓和脊柱侧凸，呈进行性和致残性。骨质疏松、蓝色巩膜和马方样体质为相关特征。眼球破裂是少见表现。此型由 *PLOD1* 基因突变引起，该基因编码络氨酰羟化酶 1。缺乏此酶可导致胶原交联受损和受累组织功能减弱[267,273]。

　　Arthrochalasia 型 EDS　以泛发性关节过度伸展、关节不稳（尤其是先天性双侧髋关节脱位）、肌无力和面部畸形为特征[274]。此型呈常染色体显性遗传，因 *COL1A1* 和 *COL1A2* 基因突变引起[275]。患者皮肤和肌腱内含有一种胶原多肽，长度介于前胶原链和完全成熟胶原链之间，由发生结构性突变引起，该突变可阻止氨基前肽的酶性去除[276]。

　　皮肤脆裂型 EDS　患者皮肤极度脆弱，易发生淤青和关节过度延伸，并随年龄增大变得更加显著。与其他类型 EDS 相比，患者皮肤松弛及下垂，但通常无过度延伸（如无受刺激后回复到位）。患者存在危及生命如内脏破裂的风险。特征性表现包括蓝色巩膜、小颌畸形、牙龈增生、脐疝和腹股沟疝、囟门闭合延迟及出生后生长迟滞[277]。此型呈常染色体隐性遗传，由 *ADAMTS-2* 基因突变引起，该基因编码前胶原 1N- 蛋白酶，将 N 段前肽剪切为 Ⅰ、Ⅱ 和 Ⅲ 型前胶原[278,279]，导致异常胶原纤维聚集，形成电镜上观察到的细、分枝状

不规则外观，像"象形文字"一样[280,281]。

　　组织病理　血管型 EDS 真皮变薄，通常为正常厚度的 1/2 或 3/4。弹性纤维相对丰富，缩短和呈碎片状，可能继发于胶原纤维改变。大部分其他类型 EDS 表皮厚度正常、胶原和弹性纤维外观正常。偶尔，活检显示胶原纤维不能聚合成束。在这种情况下，皮肤厚度也可减少，弹性纤维在某种程度上反应性增生。皮下脂肪间隔结缔组织中最容易看到胶原束[282]。

　　发生在血肿部位的葡萄干样假性肿瘤，显示纤维化和众多毛细血管，偶尔可见异物巨细胞。扁球体样皮下结节由部分坏死脂肪组成，可含有营养不良性钙化[283]。

　　治疗原则　通常为支持治疗，依疾病严重程度和亚型而定。多学科联合，包括皮肤科、风湿科、心血管科、神经科及整形外科，是比较理想的综合治疗方式。应向患者及家属提供遗传咨询。对于皮肤脆性增加问题，应尽可能保护皮肤，避免撕裂或淤伤。

皮肤松弛症（弹力组织离解）

　　临床概要　皮肤松弛症又称为泛发性弹力组织离解，以多余无弹性纤维的松垂皮肤为特征，形成过早衰老的外观。此病可为先天性或获得性，伴不同程度的内脏受累（图 6-36）。先天性可呈常染色体显性或隐性遗传，由影响弹性纤维的基因突变引起，包括弹性蛋白、fibulin-4、fibulin-5 及潜在转化生长因子 β 结合蛋白 4[284-286]。*fibulin* 基因突变患者很大可能会发生相关动脉的迂曲、狭窄及动脉瘤[287]。获得性通常发生于成年人，与某种药物或潜在恶性肿瘤有关，常先于炎症性皮肤病发生[284,288,289]。

　　先天性和获得性均可发生内脏受累，包括肺气肿、胃肠道憩室或膀胱憩室、直肠脱垂及腹股沟疝、脐疝和食管裂孔疝[284,290]。放射学上，先天性患者可显示人字缝缝间骨和骨质疏松。

　　枕角综合征（X 连锁皮肤松弛）显示中度皮肤延伸、关节活动度大、膀胱憩室、疝气和肢体缩短。此缺陷以 X 连锁隐性遗传为特征，由 *ATP7A* 基因突变引起，该突变可导致赖氨酸氧化酶缺乏和铜代谢异常。此病可能与 Menkes 综合征

共享等位基因，既往归类为 EDS 第九型[291,292]。

组织病理 在无炎细胞浸润情况下主要为弹性纤维改变，取决于疾病分期和严重程度。光镜下表现包括弹性纤维消失和稀疏弹性纤维碎片，可通过弹性纤维染色如 Verhoeff van Gieson 观察（图 6-43）。疾病早期，真皮全层、大部分真皮乳头层或网状层弹性纤维减少[293]。中期弹性纤维可显著增粗，后期逐渐减少。边界不清，染色不均，呈颗粒状外观。最终，看不到完整弹性纤维，真皮内仅存细的、粉尘样嗜地伊红颗粒。内脏受累时，肺及胃肠道导管也可见到如皮肤所示的弹性纤维颗粒状改变。

发病机制 电镜检查显示弹性纤维退行性改变，存个体差异。某些情况下，弹性纤维显示正常微纤维，但缺乏无定型电子透明弹性蛋白，反之亦然[293,294]。电镜检查最常见特征为弹性纤维周围出现无定型电子致密物或颗粒状聚集物[295]。弹性纤维周围出现的电子致密物质非弹性纤维溶解形成，证实弹性纤维合成缺陷引起该病的推断[294]。

治疗原则 整形手术可改善患者美容外观，因患者伤口愈合正常而不存在禁忌。对各种并发症如憩室、宫颈或直肠脱垂及疝气，需要外科治疗。治疗多为支持治疗。

骨膜增生厚皮症

临床概要 存在遗传性和获得性两种形式，后者继发于肺癌。特发性以常染色体显性或隐性遗传为特征，男性比女性更容易受累[296]。症状包括杵状指伴手足骨膜增生；前臂及小腿软组织增生，伴相应骨膜增生；头面部皮肤增厚、皱纹加深，头部呈回状颅皮。在顿挫型中，唯一临床表现可能为杵状指伴手和前臂骨膜增厚。本病为常染色体隐性遗传疾病，因 *SLCO2A1* 基因纯合子突变或复合杂合子突变引起，此基因编码前列腺素转运体[297]。

组织病理 面部皮肤见真皮增厚，伴厚的纤维束延伸至皮下组织。除胶原束数量及大小增加外，成纤维细胞数量和基质量也增加[298]。后者可用胶体铁染色显示，因其大部分由透明质酸组成，可在 pH 2.5，而非 pH 0.45 条件下，用阿新蓝染色。

治疗原则 与骨膜增生厚皮症相关的多发性关节炎，可给予多种药物治疗，包括非甾体抗炎药和（或）糖皮质激素。回状颅皮的美容治疗包括真皮填充或点阵激光。

（薛汝增　杨　斌[1]　译，钱　悦　校，陈思远　审）

参考文献

1. Oji V, Tadini G, Akiyama M, et al. Revised nomenclature and classification of inherited ichthyoses: results of the First Ichthyosis Consensus Conference in Soreze 2009. *J Am Acad Dermatol* 2010;63:607–641.

2. McGrath JA, Uitto J. The filaggrin story: novel insights into skin-barrier function and disease. *Trends Mol Med* 2008;14:20–27.

3. Nirunsuksiri W, Presland RB, Brumbaugh SG, et al. Decreased profilaggrin expression in ichthyosis vulgaris is a result of selectively impaired posttranscriptional control. *J Biol Chem* 1995;270:871–876.

4. Osawa R, Akiyama M, Shimizu H. Filaggrin gene defects and the risk of developing allergic disorders. *Allergol Int* 2011;60:1–9.

5. Mevorah B, Frenk E, Muller CR, et al. X-linked recessive ichthyosis in three sisters: evidence for homozygosity. *Br J Dermatol* 1981;105:711–717.

6. Costagliola C, Fabbrocini G, Illiano GM, et al. Ocular findings in X-linked ichthyosis: a survey on 38 cases. *Ophthalmologica* 1991;202:152–155.

7. Traupe H, Happle R. Clinical spectrum of steroid sulfatase deficiency: X-linked recessive ichthyosis, birth complications and cryptorchidism. *Eur J Pediatr* 1983;140:19–21.

8. Maya-Nunez G, Cuevas-Covarrubias S, Zenteno JC, et al. Contiguous gene syndrome due to deletion of the first three exons of the Kallmann gene and complete deletion of the steroid sulphatase gene. *Clin Endocrinol (Oxf)* 1998;48:713–718.

9. Feinstein A, Ackerman AB, Ziprkowski L. Histology of autosomal dominant ichthyosis vulgaris and X-linked ichthyosis. *Arch Dermatol* 1970;101:524–527.

10. Webster D, France JT, Shapiro LJ, et al. X-linked ichthyosis due to steroid-sulphatase deficiency. *Lancet* 1978;1:70–72.

11. Williams ML. Ichthyosis: mechanisms of disease. *Pediatr Dermatol* 1992;9:365–368.

12. Elias PM, Williams ML, Maloney ME, et al. Stratum corneum lipids in disorders of cornification. Steroid sulfatase and cholesterol sulfate in normal desquamation and the pathogenesis of recessive X-linked ichthyosis. *J Clin Invest* 1984;74:1414–1421.

13. Ackerman AB. Histopathologic concept of epidermolytic hyperkeratosis. *Arch Dermatol* 1970;102:253–259.

14. McCurdy J. Congenital bullous ichthyosiform erythroderma. *Br J Dermatol* 1967;79:294–297.

15. Rothnagel JA, Dominey AM, Dempsey LD, et al. Mutations in the rod domains of keratins 1 and 10 in epidermolytic hyperkeratosis. *Science* 1992;257:1128–1130.

16. Paller AS. Expanding our concepts of mosaic disorders of skin. *Arch Dermatol* 2001;137:1236–1238.

17. Paller AS, Syder AJ, Chan YM, et al. Genetic and clinical mosaicism in a type of epidermal nevus. *N Engl J Med* 1994;331:1408–1415.

18. Burger B, Spoerri I, Schubert M, et al. Description of the

natural course and clinical manifestations of ichthyosis with confetti caused by a novel KRT10 mutation. *Br J Dermatol* 2012;166:434–439.

19. Choate KA, Lu Y, Zhou J, et al. Mitotic recombination in patients with ichthyosis causes reversion of dominant mutations in KRT10. *Science* 2010;330:94–97.

20. Jonkman MF, Pasmooij AM. Revertant mosaicism—patchwork in the skin. *N Engl J Med* 2009;360:1680–1682.

21. Ross R, DiGiovanna JJ, Capaldi L, et al. Histopathologic characterization of epidermolytic hyperkeratosis: a systematic review of histology from the National Registry for Ichthyosis and Related Skin Disorders. *J Am Acad Dermatol* 2008;59:86–90.

22. Laiho E, Niemi KM, Ignatius J, et al. Clinical and morphological correlations for transglutaminase 1 gene mutations in autosomal recessive congenital ichthyosis. *Eur J Hum Genet* 1999;7:625–632.

23. Thomas AC, Cullup T, Norgett EE, et al. ABCA12 is the major harlequin ichthyosis gene. *J Invest Dermatol* 2006; 126:2408–2413.

24. Akiyama M. ABCA12 mutations and autosomal recessive congenital ichthyosis: a review of genotype/phenotype correlations and of pathogenetic concepts. *Hum Mutat* 2010;31: 1090–1096.

25. Epp N, Furstenberger G, Muller K, et al. 12R-lipoxygenase deficiency disrupts epidermal barrier function. *J Cell Biol* 2007;177:173–182.

26. Eckl KM, de Juanes S, Kurtenbach J, et al. Molecular analysis of 250 patients with autosomal recessive congenital ichthyosis: evidence for mutation hotspots in ALOXE3 and allelic heterogeneity in ALOX12B. *J Invest Dermatol* 2009; 129:1421–1428.

27. Lefevre C, Bouadjar B, Ferrand V, et al. Mutations in a new cytochrome P450 gene in lamellar ichthyosis type 3. *Hum Mol Genet* 2006;15:767–776.

28. Dahlqvist J, Klar J, Hausser I, et al. Congenital ichthyosis: mutations in ichthyin are associated with specific structural abnormalities in the granular layer of epidermis. *J Med Genet* 2007;44:615–620.

29. Williams ML, Elias PM. Heterogeneity in autosomal recessive ichthyosis. Clinical and biochemical differentiation of lamellar ichthyosis and nonbullous congenital ichthyosiform erythroderma. *Arch Dermatol* 1985;121:477–488.

30. Jagell S, Liden S. Ichthyosis in the Sjogren-Larsson syndrome. *Clin Genet* 1982;21:243–252.

31. Rizzo WB, Dammann AL, Craft DA, et al. Sjogren-Larsson syndrome: inherited defect in the fatty alcohol cycle. *J Pediatr* 1989;115:228–234.

32. Derry JM, Gormally E, Means GD, et al. Mutations in a delta 8-delta 7 sterol isomerase in the tattered mouse and X-linked dominant chondrodysplasia punctata. *Nat Genet* 1999;22:286–290.

33. Fartasch M, Williams ML, Elias PM. Altered lamellar body secretion and stratum corneum membrane structure in Netherton syndrome: differentiation from other infantile erythrodermas and pathogenic implications. *Arch Dermatol* 1999;135:823–832.

34. Mevorah B, Frenk E. Ichthyosis linearis circumflexa comel with trichorrhexis invaginata (Netherton's syndrome): a light microscopical study of the skin changes. *Dermatologica* 1974;149:193–200.

35. Hovnanian A. Netherton syndrome: skin inflammation and allergy by loss of protease inhibition. *Cell Tissue Res* 2013;351:289–300.

36. Zina AM, Bundino S. Ichthyosis linearis circumflexa Comel and Netherton's syndrome; an ultrastructural study. *Dermatologica* 1979;158:404–412.

37. Briot A, Lacroix M, Robin A, et al. Par2 inactivation inhibits early production of TSLP, but not cutaneous inflammation, in Netherton syndrome adult mouse model. *J Invest Dermatol* 2010;130:2736–2742.

38. Faghri S, Tamura D, Kraemer KH, et al. Trichothiodystrophy: a systematic review of 112 published cases characterises a wide spectrum of clinical manifestations. *J Med Genet* 2008;45:609–621.

39. Davies MG, Marks R, Dykes PJ, et al. Epidermal abnormalities in Refsum's disease. *Br J Dermatol* 1977;97:401–406.

40. Mihalik SJ, Morrell JC, Kim D, et al. Identification of PAHX, a Refsum disease gene. *Nat Genet* 1997;17:185–189.

41. Jansen GA, Waterham HR, Wanders RJ. Molecular basis of Refsum disease: sequence variations in phytanoyl-CoA hydroxylase (PHYH) and the PTS2 receptor (PEX7). *Hum Mutat* 2004;23:209–218.

42. Konig A, Happle R, Bornholdt D, et al. Mutations in the NSDHL gene, encoding a 3beta-hydroxysteroid dehydrogenase, cause CHILD syndrome. *Am J Med Genet* 2000;90:339–346.

43. Paller AS, van Steensel MA, Rodriguez-Martin M, et al. Pathogenesis-based therapy reverses cutaneous abnormalities in an inherited disorder of distal cholesterol metabolism. *J Invest Dermatol* 2011;131:2242–2248.

44. Hashimoto K, Topper S, Sharata H, et al. CHILD syndrome: analysis of abnormal keratinization and ultrastructure. *Pediatr Dermatol* 1995;12:116–129.

45. Hashimoto K, Prada S, Lopez AP, et al. CHILD syndrome with linear eruptions, hypopigmented bands, and verruciform xanthoma. *Pediatr Dermatol* 1998;15:360–366.

46. Rubeiz N, Kibbi AG. Management of ichthyosis in infants and children. *Clin Dermatol* 2003;21:325–328.

47. Deffenbacher B. Successful experimental treatment of congenital ichthyosis in an infant. *BMJ Case Rep* 2013;2013: bcr2013008688.

48. Seeger MA, Paller AS. The role of abnormalities in the distal pathway of cholesterol synthesis in the Congenital Hemidysplasia with Ichthyosiform erythroderma and Limb Defects (CHILD) syndrome. *Biochim Biophys Acta* 2014;1841(3):345–352.

49. Vandersteen PR, Muller SA. Erythrokeratodermia variabilis: an enzyme histochemical and ultrastructural study. *Arch Dermatol* 1971;103:362–370.

50. Hirano SA, Harvey VM. From progressive symmetric erythrokeratoderma to erythrokeratoderma variabilis progressiva. *J Am Acad Dermatol* 2011;64:e81–e82.

51. Common JE, O'Toole EA, Leigh IM, et al. Clinical and genetic heterogeneity of erythrokeratoderma variabilis. *J Invest Dermatol* 2005;125:920–927.

52. Richard G, Smith LE, Bailey RA, et al. Mutations in the human connexin gene GJB3 cause erythrokeratodermia variabilis. *Nat Genet* 1998;20:366–369.

53. Macari F, Landau M, Cousin P, et al. Mutation in the gene for connexin 30.3 in a family with erythrokeratodermia variabilis. *Am J Hum Genet* 2000;67:1296–1301.

54. Richard G, Brown N, Rouan F, et al. Genetic heterogeneity in erythrokeratodermia variabilis: novel mutations in the connexin gene GJB4 (Cx30.3) and genotype-phenotype correlations. *J Invest Dermatol* 2003;120:601–609.

55. Ishida-Yamamoto A, McGrath JA, Lam H, et al. The molecular pathology of progressive symmetric erythrokeratoderma:

a frameshift mutation in the loricrin gene and perturbations in the cornified cell envelope. *Am J Hum Genet* 1997;61: 581–589.

56. Wei S, Zhou Y, Zhang TD, et al. Evidence for the absence of mutations at GJB3, GJB4 and LOR in progressive symmetrical erythrokeratodermia. *Clin Exp Dermatol* 2011;36:399–405.

57. van Steensel MA, Oranje AP, van der Schroeff JG, et al. The missense mutation G12D in connexin30.3 can cause both erythrokeratodermia variabilis of Mendes da Costa and progressive symmetric erythrokeratodermia of Gottron. *Am J Med Genet A* 2009;149A:657–661.

58. Kimyai-Asadi A, Kotcher LB, Jih MH. The molecular basis of hereditary palmoplantar keratodermas. *J Am Acad Dermatol* 2002;47:327–343; quiz 344–326.

59. Itin PH, Fistarol SK. Palmoplantar keratodermas. *Clin Dermatol* 2005;23:15–22.

60. Kimonis V, DiGiovanna JJ, Yang JM, et al. A mutation in the V1 end domain of keratin 1 in non-epidermolytic palmarplantar keratoderma. *J Invest Dermatol* 1994;103:764–769.

61. Hart TC, Hart PS, Michalec MD, et al. Haim-Munk syndrome and Papillon-Lefevre syndrome are allelic mutations in cathepsin C. *J Med Genet* 2000;37:88–94.

62. Iossa S, Chinetti V, Auletta G, et al. New evidence for the correlation of the p.G130V mutation in the GJB2 gene and syndromic hearing loss with palmoplantar keratoderma. *Am J Med Genet A* 2009;149A:685–688.

63. Lee JR, White TW. Connexin-26 mutations in deafness and skin disease. *Expert Rev Mol Med* 2009;11:e35.

64. O'Driscoll J, Muston GC, McGrath JA, et al. A recurrent mutation in the loricrin gene underlies the ichthyotic variant of Vohwinkel syndrome. *Clin Exp Dermatol* 2002;27:243–246.

65. Chimienti F, Hogg RC, Plantard L, et al. Identification of SLURP-1 as an epidermal neuromodulator explains the clinical phenotype of Mal de Meleda. *Hum Mol Genet* 2003;12: 3017–3024.

66. Ochiai T, Nakano H, Rokunohe D, et al. Novel p.M1T and recurrent p.G301S mutations in cathepsin C in a Japanese patient with Papillon-Lefevre syndrome: implications for understanding the genotype/phenotype relationship. *J Dermatol Sci* 2009;53:73–75.

67. Lin Z, Chen Q, Lee M, et al. Exome sequencing reveals mutations in TRPV3 as a cause of Olmsted syndrome. *Am J Hum Genet* 2012;90:558–564.

68. Bach JN, Levan NE. Papillon-Lefevre syndrome. *Arch Dermatol* 1968;97:154–158.

69. Klaus S, Weinstein GD, Frost P. Localized epidermolytic hyperkeratosis: a form of keratoderma of the palms and soles. *Arch Dermatol* 1970;101:272–275.

70. Fritsch P, Honigsmann H, Jaschke E. Epidermolytic hereditary palmoplantar keratoderma: report of a family and treatment with an oral aromatic retinoid. *Br J Dermatol* 1978;99: 561–568.

71. Buchanan RN Jr. Keratosis punctata palmaris et plantaris. *Arch Dermatol* 1963;88:644–650.

72. Eytan O, Sarig O, Israeli S, et al. A novel splice-site mutation in the AAGAB gene segregates with hereditary punctate palmoplantar keratoderma and congenital dysplasia of the hip in a large family. *Clin Exp Dermatol* 2014;39(2):182–186.

73. Giehl KA, Eckstein GN, Pasternack SM, et al. Nonsense mutations in AAGAB cause punctate palmoplantar keratoderma type Buschke-Fischer-Brauer. *Am J Hum Genet* 2012;91:754–759.

74. Schonfeld PH. The pachyonychia congenita syndrome. *Acta Derm Venereol* 1980;60:45–49.

75. Witkop CJ Jr, Gorlin RJ. Four hereditary mucosal syndromes: comparative histology and exfoliative cytology of Darier-White's disease, hereditary benign intraepithelial dyskeratosis, white sponge nevus, and pachyonychia congenita. *Arch Dermatol* 1961;84:762–771.

76. Shah S, Boen M, Kenner-Bell B, et al. Pachyonychia congenita in pediatric patients: natural history, features, and impact. *JAMA Dermatol* 2014;150(2):146–153.

77. Lewis KG, Bercovitch L, Dill SW, et al. Acquired disorders of elastic tissue, part II: decreased elastic tissue. *J Am Acad Dermatol* 2004;51:165–185; quiz 186–168.

78. Nelson-Adesokan P, Mallory SB, Leonardi CL, et al. Acrokeratoelastoidosis of Costa. *Int J Dermatol* 1995;34:431–433.

79. Bogle MA, Hwang LY, Tschen JA. Acrokeratoelastoidosis. *J Am Acad Dermatol* 2002;47:448–451.

80. Erkek E, Kocak M, Bozdogan O, et al. Focal acral hyperkeratosis: a rare cutaneous disorder within the spectrum of Costa acrokeratoelastoidosis. *Pediatr Dermatol* 2004;21:128–130.

81. Masse R, Quillard A, Hery B, et al. Costa's acrokeratoelastoidosis: ultrastructural study (author's transl) [in French]. *Ann Dermatol Venereol* 1977;104:441–445.

82. Abulafia J, Vignale RA. Degenerative collagenous plaques of the hands and acrokeratoelastoidosis: pathogenesis and relationship with knuckle pads. *Int J Dermatol* 2000;39:424–432.

83. V. M. Contributo allo studio della ipercheratosi dei canali sudoriferi (porokeratosi). *G It Mal Vener Pelle* 1893;28: 313–355.

84. Murase J, Gilliam AC. Disseminated superficial actinic porokeratosis co-existing with linear and verrucous porokeratosis in an elderly woman: update on the genetics and clinical expression of porokeratosis. *J Am Acad Dermatol* 2010;63:886–891.

85. Ferreira FR, Santos LD, Tagliarini FA, et al. Porokeratosis of Mibelli—literature review and a case report. *An Bras Dermatol* 2013;88:179–182.

86. Kanitakis J, Euvrard S, Faure M, et al. Porokeratosis and immunosuppression. *Eur J Dermatol* 1998;8:459–465.

87. Sasson M, Krain AD. Porokeratosis and cutaneous malignancy: a review. *Dermatol Surg* 1996;22:339–342.

88. Zhang SQ, Jiang T, Li M, et al. Exome sequencing identifies MVK mutations in disseminated superficial actinic porokeratosis. *Nat Genet* 2012;44:1156–1160.

89. Happle R. Mibelli revisited: a case of type 2 segmental porokeratosis from 1893. *J Am Acad Dermatol* 2010;62:136–138.

90. Himmelstein R, Lynfield YL. Punctate porokeratosis. *Arch Dermatol* 1984;120:263–264.

91. Guss SB, Osbourn RA, Lutzner MA. Porokeratosis plantaris, palmaris, et disseminata. A third type of porokeratosis. *Arch Dermatol* 1971;104:366–373.

92. Neumann RA, Knobler RM, Gebhart W. Unusual presentation of porokeratosis palmaris, plantaris et disseminata. *J Am Acad Dermatol* 1989;21:1131–1133.

93. Vivas AC, Maderal AD, Kirsner RS. Giant ulcerating squamous cell carcinoma arising from linear porokeratosis: a case study. *Ostomy Wound Manage* 2012;58:18–20.

94. Arranz-Salas I, Sanz-Trelles A, Ojeda DB. p53 alterations in porokeratosis. *J Cutan Pathol* 2003;30:455–458.

95. Braun-Falco O, Balsa RE. Histochemistry of cornoid lamella. Pathogenesis of porokeratosis Mibelli [in German]. *Hautarzt* 1969;20:543–550.

96. Reed RJ, Leone P. Porokeratosis: a mutant clonal keratosis of the epidermis. I. Histogenesis. *Arch Dermatol* 1970;101:340–347.

97. Mann PR, Cort DF, Fairburn EA, et al. Ultrastructural studies on two cases of porokeratosis of Mibelli. *Br J Dermatol* 1974;90:607–617.

98. Sato A, Anton-Lamprecht I, Schnyder UW. Ultrastructure of inborm errors of keratinization, VII: porokeratosis Mibelli and disseminated superficial actinic porokeratosis. *Arch Dermatol Res* 1976;255:271–284.

99. Wade TR, Ackerman AB. Cornoid lamellation. A histologic reaction pattern. *Am J Dermatopathol* 1980;2:5–15.

100. Bruckner-Tuderman L, Has C. Molecular heterogeneity of blistering disorders: the paradigm of epidermolysis bullosa. *J Invest Dermatol* 2012;132:E2–E5.

101. Fine JD, Eady RAJ, Bauer EA, et al. The classification of inherited epidermolysis bullosa (EB): report of the Third International Consensus Meeting on Diagnosis and Classification of EB. *J Am Acad Dermatol* 2008. p. 931–950.

102. Sprecher E. Epidermolysis bullosa simplex. *Dermatol Clin* 2010;28:23–32.

103. Fine J-D, Johnson LB, Weiner M, et al. Cause-specific risks of childhood death in inherited epidermolysis bullosa. *J Pediatr* 2008;152:276–280.

104. Shemanko CS, Horn HM, Keohane SG, et al. Laryngeal involvement in the Dowling-Meara variant of epidermolysis bullosa simplex with keratin mutations of severely disruptive potential. *Br J Dermatol* 2000;142:315–320.

105. McGrath JA, Bolling MC, Jonkman MF. Lethal acantholytic epidermolysis bullosa. *Dermatol Clin* 2010;28:131–135.

106. Schneider H, Mühle C, Pacho F. Biological function of laminin-5 and pathogenic impact of its deficiency. *Eur J Cell Biol* 2007;86:701–717.

107. Fine JD, Johnson LB, Weiner M, et al. Epidermolysis bullosa and the risk of life-threatening cancers: the National EB Registry experience, 1986–2006. *J Am Acad Dermatol* 2009;60:203–211.

108. Yuen WY, Jonkman MF. Risk of squamous cell carcinoma in junctional epidermolysis bullosa, non-Herlitz type: report of 7 cases and a review of the literature. *J Am Acad Dermatol* 2011;65:780–789.

109. Radkevich-Brown O, Shwayder T. Bullous dermolysis of the newborn: four new cases and clinical review. *Pediatr Dermatol* 2013;30(6):736–740.

110. Bart BJ, Gorlin RJ, Anderson VE, et al. Congenital localized absence of skin and associated abnormalities resembling epidermolysis bullosa: a new syndrome. *Arch Dermatol* 1966;93:296–304.

111. Lai-Cheong JE, Tanaka A, Hawche G, et al. Kindler syndrome: a focal adhesion genodermatosis. *Br J Dermatol* 2009;160:233–242.

112. Sadler E, Klausegger A, Muss W, et al. Novel KIND1 gene mutation in Kindler syndrome with severe gastrointestinal tract involvement. *Arch Dermatol* 2006;142:1619–1624.

113. Mizutani H, Masuda K, Nakamura N, et al. Cutaneous and laryngeal squamous cell carcinoma in mixed epidermolysis bullosa, kindler syndrome. *Case Rep Dermatol* 2012;4:133–138.

114. Has C, Castiglia D, del Rio M, et al. Kindler syndrome: Extension of FERMT1 mutational spectrum and natural history. *Hum Mut* 2011;32:1204–1212.

115. Intong LRA, Murrell DF. How to take skin biopsies for epidermolysis bullosa. *Dermatol Clin* 2010;28:197–200, vii.

116. Pohla-Gubo G, Cepeda-Valdes R, Hintner H. Immunofluorescence mapping for the diagnosis of epidermolysis bullosa. *Dermatol Clin* 2010;28:201–210, vii.

117. Murrell DF. The pitfalls of skin biopsies to diagnose epidermolysis bullosa. *Pediatr Dermatol* 2013;30:273–275.

118. Lai-Cheong JE, Parsons M, Tanaka A, et al. Loss-of-function FERMT1 mutations in kindler syndrome implicate a role for fermitin family homolog-1 in integrin activation. *Am J Pathol* 2009;175:1431–1441.

119. Berk DR, Jazayeri L, Marinkovich MP, et al. Diagnosing epidermolysis bullosa type and subtype in infancy using immunofluorescence microscopy: the Stanford experience. *Pediatr Dermatol* 2013;30:226–233.

120. Shinkuma S, McMillan JR, Shimizu H. Ultrastructure and molecular pathogenesis of epidermolysis bullosa. *Clin Dermatol* 2011;29:412–419.

121. McGrath JA, Pulkkinen L, Christiano AM, et al. Altered laminin 5 expression due to mutations in the gene encoding the beta 3 chain (LAMB3) in generalized atrophic benign epidermolysis bullosa. *J Invest Dermatol* 1995;104:467–474.

122. Ryynänen M, Knowlton RG, Parente MG, et al. Human type VII collagen: genetic linkage of the gene (COL7A1) on chromosome 3 to dominant dystrophic epidermolysis bullosa. *Am J Hum Genet* 1991;49:797–803.

123. Dunnill MG, Richards AJ, Milana G, et al. Genetic linkage to the type VII collagen gene (COL7A1) in 26 families with generalised recessive dystrophic epidermolysis bullosa and anchoring fibril abnormalities. *J Med Genet* 1994;31:745–748.

124. Nanchahal J, Tidman MJ. A study of the dermo-epidermal junction in dystrophic epidermolysis bullosa using the periodic acid-thiosemicarbazide-silver proteinate technique. *Br J Dermatol* 1985;113:397–404.

125. Tidman MJ, Eady RA. Evaluation of anchoring fibrils and other components of the dermal-epidermal junction in dystrophic epidermolysis bullosa by a quantitative ultrastructural technique. *J Invest Dermatol* 1985;84:374–377.

126. Forman AB, Prendiville JS, Esterly NB, et al. Kindler syndrome: report of two cases and review of the literature. *Pediatr Dermatol* 1989;6:91–101.

127. Bruckner-Tuderman L, McGrath JA, Robinson EC, et al. Progress in Epidermolysis bullosa research: summary of DEBRA International Research Conference 2012. *J Invest Dermatol* 2013;133:2121–2126.

128. Xu Z, Zhang L, Xiao Y, et al. A case of Hailey-Hailey disease in an infant with a new ATP2C1 gene mutation. *Pediatr Dermatol* 2011;28:165–168.

129. Szigeti R, Kellermayer R. Autosomal-dominant calcium ATPase disorders. *J Invest Dermatol* 2006;126:2370–2376.

130. Hu Z, Bonifas JM, Beech J, et al. Mutations in ATP2C1, encoding a calcium pump, cause Hailey-Hailey disease. *Nat Genet* 2000;24:61–65.

131. Leinonen PT, Hägg PM, Peltonen S, et al. Reevaluation of the normal epidermal calcium gradient, and analysis of calcium levels and ATP receptors in Hailey-Hailey and Darier epidermis. *J Invest Dermatol* 2009;129:1379–1387.

132. Fong G, Capaldi L, Sweeney SM, et al. Congenital Darier disease. *J Am Acad Dermatol* 2008;59:S50–S51.

133. Ferris T, Lamey PJ, Rennie JS. Darier's disease: oral features and genetic aspects. *Br Dent J* 1990;168:71–73.

134. Sakuntabhai A, Dhitavat J, Burge S, et al. Mosaicism for ATP2A2 mutations causes segmental Darier's disease. *J Invest Dermatol* 2000;115:1144–1147.

135. Wang Y, Bruce AT, Tu C, et al. Protein aggregation of SERCA2 mutants associated with Darier disease elicits ER stress and apoptosis in keratinocytes. *J Cell Sci* 2011;124:3568–3580.

136. Sakuntabhai A, Ruiz-Perez V, Carter S, et al. Mutations in ATP2A2, encoding a Ca2+ pump, cause Darier disease. *Nat Genet* 1999;21:271–277.

137. Hobbs RP, Amargo EV, Somasundaram A, et al. The calcium

ATPase SERCA2 regulates desmoplakin dynamics and intercellular adhesive strength through modulation of PKC signaling. *FASEB J* 2011;25:990–1001.

138. Bergman R, Sezin T, Indelman M, et al. Acrokeratosis verruciformis of Hopf showing P602L mutation in ATP2A2 and overlapping histopathological features with darier disease. *Am J Dermatopathol* 2012;34:597–601.

139. Berk DR, Taube JM, Bruckner AL, et al. A sporadic patient with acrokeratosis verruciformis of Hopf and a novel ATP2A2 mutation. *Br J Dermatol* 2010;163:653–654.

140. Wang PG, Gao M, Lin GS, et al. Genetic heterogeneity in acrokeratosis verruciformis of Hopf. *Clin Exp Dermatol* 2006;31:558–563.

141. Serarslan G, Balci DD, Homan S. Acitretin treatment in acrokeratosis verruciformis of Hopf. *J Dermatolog Treat* 2007;18:123–125.

142. Fett NM, Teng J, Longley BJ. Familial urticaria pigmentosa: report of a family and review of the role of KIT mutations. *Am J Dermatopathol* 2013;35:113–116.

143. Valent P, Horny HP, Escribano L, et al. Diagnostic criteria and classification of mastocytosis: a consensus proposal. *Leuk Res* 2001:603–625.

144. Uzzaman A, Maric I, Noel P, et al. Pediatric-onset mastocytosis: a long term clinical follow-up and correlation with bone marrow histopathology. *Pediatr Blood Cancer* 2009;53:629–634.

145. Kiszewski AE, Durán-Mckinster C, Orozco-Covarrubias L, et al. Cutaneous mastocytosis in children: a clinical analysis of 71 cases. *J Eur Acad Dermatol Venereol* 2004;18:285–290.

146. Noack F, Escribano L, Sotlar K, et al. Evolution of urticaria pigmentosa into indolent systemic mastocytosis: abnormal immunophenotype of mast cells without evidence of c-kit mutation ASP-816-VAL. *Leuk Lymphoma* 2003;44:313–319.

147. Murphy M, Walsh D, Drumm B, et al. Bullous mastocytosis: a fatal outcome. *Pediatr Dermatol* 1999;16:452–455.

148. Gobello T, Mazzanti C, Sordi D, et al. Medium- versus high-dose ultraviolet A1 therapy for urticaria pigmentosa: a pilot study. *J Am Acad Dermatol* 2003;49:679–684.

149. Prignano F, Troiano M, Lotti T. Cutaneous mastocytosis: successful treatment with narrowband ultraviolet B phototherapy. *Clin Exp Dermatol* 2010;35:914–915.

150. Morren MA, Hoppé A, Renard M, et al. Imatinib mesylate in the treatment of diffuse cutaneous mastocytosis. *J Pediatr* 2013;162:205–207.

151. Vega-Ruiz A, Cortes JE, Sever M, et al. Phase II study of imatinib mesylate as therapy for patients with systemic mastocytosis. *Leuk Res* 2009;33:1481–1484.

152. Purtill D, Cooney J, Sinniah R, et al. Dasatinib therapy for systemic mastocytosis: four cases. *Eur J Haematol* 2008;80:456–458.

153. Priolo M. Ectodermal dysplasias: an overview and update of clinical and molecular-functional mechanisms. *Am J Med Genet A* 2009;149A:2003–2013.

154. Callea M, Teggi R, Yavuz I, et al. Ear nose throat manifestations in hypoidrotic ectodermal dysplasia. *Int J Pediatr Otorhinolaryngol* 2013;77:1801–1804.

155. Mégarbané H, Cluzeau C, Bodemer C, et al. Unusual presentation of a severe autosomal recessive anhydrotic ectodermal dysplasia with a novel mutation in the EDAR gene. *Am J Med Genet A* 2008;146A:2657–2662.

156. Rinne T, Brunner HG, van Bokhoven H. p63-associated disorders. *Cell Cycle (Georgetown, Tex)* 2007;6:262–268.

157. Rinne T, Hamel B, van Bokhoven H, et al. Pattern of p63 mutations and their phenotypes—update. *Am J Med Genet A* 2006;140:1396–1406.

158. Knaudt B, Volz T, Krug M, et al. Skin symptoms in four ectodermal dysplasia syndromes including two case reports of Rapp-Hodgkin-Syndrome. *Eur J Dermatol* 2012;22:605–613.

159. Dishop MK, Bree AF, Hicks MJ. Pathologic changes of skin and hair in ankyloblepharon-ectodermal defects-cleft lip/palate (AEC) syndrome. *Am J Med Genet A* 2009;149A:1935–1941.

160. Millar SE. Molecular mechanisms regulating hair follicle development. *J Invest Dermatol* 2002;118:216–225.

161. Mikkola ML. Molecular aspects of hypohidrotic ectodermal dysplasia. *Am J Med Genet A* 2009;149A:2031–2036.

162. Zonana J, Elder ME, Schneider LC, et al. A novel X-linked disorder of immune deficiency and hypohidrotic ectodermal dysplasia is allelic to incontinentia pigmenti and due to mutations in IKK-gamma (NEMO). *Am J Hum Genet* 2000;67:1555–1562.

163. Koster MI. p63 in skin development and ectodermal dysplasias. *J Invest Dermatol* 2010;130:2352–2358.

164. Lamartine J, Munhoz Essenfelder G, Kibar Z, et al. Mutations in GJB6 cause hidrotic ectodermal dysplasia. *Nat Genet* 2000;26:142–144.

165. Fujimoto A, Kurban M, Nakamura M, et al. GJB6, of which mutations underlie Clouston syndrome, is a potential direct target gene of p63. *J Dermatol Sci* 2013;69:159–166.

166. Ardelean D, Pope E. Incontinentia pigmenti in boys: a series and review of the literature. *Pediatr Dermatol* 2006;23:523–527.

167. Fusco F, Fimiani G, Tadini G, et al. Clinical diagnosis of incontinentia pigmenti in a cohort of male patients. *J Am Acad Dermatol* 2007;56:264–267.

168. Pacheco TR, Levy M, Collyer JC, et al. Incontinentia pigmenti in male patients. *J Am Acad Dermatol* 2006;55:251–255.

169. Minić S, Trpinac D, Obradović M. Incontinentia pigmenti diagnostic criteria update. *Clin Genet* 2014;85(6):536–542.

170. Nazzaro V, Brusasco A, Gelmetti C, et al. Hypochromic reticulated streaks in incontinentia pigmenti: an immunohistochemical and ultrastructural study. *Pediatr Dermatol* 1990;7:174–178.

171. Caputo R, Gianotti F, Innocenti M. Ultrastructural findings in incontinentia pigmenti. *Int J Dermatol* 1975;14:46–55.

172. Guerrier CJ, Wong CK. Ultrastructural evolution of the skin in incontinentia pigmenti (Bloch-Sulzberger): study of six cases. *Dermatologica* 1974;149:10–22.

173. Schmalstieg FC, Jorizzo JL, Tschen J, et al. Basophils in incontinentia pigmenti. *J Am Acad Dermatol* 1984;10:362–364.

174. Frieden IJ. Aplasia cutis congenita: a clinical review and proposal for classification. *J Am Acad Dermatol* 1986;14:646–660.

175. Mazza JM, Klein JF, Christopher K, et al. Aplasia cutis congenita in a setting of fetus papyraceus associated with small fetal abdominal circumference and high alpha-fetoprotein and amniotic acetylcholinesterase [published online ahead of print October 11, 2013]. *Pediatr Dermatol*. doi:10.1111/pde.12228.

176. Bart BJ. Epidermolysis bullosa and congenital localized absence of skin. *Arch Dermatol* 1970;101:78–81.

177. Sethi M, Lehmann AR, Fawcett H, et al. Patients with xeroderma pigmentosum complementation groups C, E and V do not have abnormal sunburn reactions. *Br J Dermatol* 2013;169:1279–1287.

178. Brooks BP, Thompson AH, Bishop RJ, et al. Ocular manifestations of xeroderma pigmentosum: long-term follow-up

highlights the role of DNA repair in protection from sun damage. *Ophthalmology* 2013;120:1324–1336.

179. Bradford PT, Goldstein AM, Tamura D, et al. Cancer and neurologic degeneration in xeroderma pigmentosum: long term follow-up characterises the role of DNA repair. *J Med Genet* 2011;48:168–176.

180. Cleaver JE, Lam ET, Revet I. Disorders of nucleotide excision repair: the genetic and molecular basis of heterogeneity. *Nat Rev Genet* 2009;10:756–768.

181. Digiovanna JJ, Kraemer KH. Shining a light on xeroderma pigmentosum. *J Invest Dermatol* 2012;132:785–796.

182. Hentosh P, Benjamin T, Hall L, et al. Xeroderma pigmentosum variant: complementary molecular approaches to detect a 13 base pair deletion in the DNA polymerase eta gene. *Exp Mol Pathol* 2011;91:528–533.

183. Savage SA, Alter BP. Dyskeratosis congenita. *Hematol Oncol Clin North Am* 2009;23:215–231.

184. Ogden GR, Chisholm DM, Leigh IM, et al. Cytokeratin profiles in dyskeratosis congenita: an immunocytochemical investigation of lingual hyperkeratosis. *J Oral Pathol Med* 1992;21:353–357.

185. Alter BP, Baerlocher GM, Savage SA, et al. Very short telomere length by flow fluorescence in situ hybridization identifies patients with dyskeratosis congenita. *Blood* 2007;110:1439–1447.

186. Alter BP, Rosenberg PS, Giri N, et al. Telomere length is associated with disease severity and declines with age in dyskeratosis congenita. *Haematologica* 2012;97:353–359.

187. Mason PJ, Bessler M. The genetics of dyskeratosis congenita. *Cancer Genet* 2011;204:635–645.

188. Vulliamy TJ, Marrone A, Knight SW, et al. Mutations in dyskeratosis congenita: their impact on telomere length and the diversity of clinical presentation. *Blood* 2006;107:2680–2685.

189. Stinco G, Governatori G, Mattighello P, et al. Multiple cutaneous neoplasms in a patient with Rothmund-Thomson syndrome: case report and published work review. *J Dermatol* 2008;35:154–161.

190. Hicks MJ, Roth JR, Kozinetz CA, et al. Clinicopathologic features of osteosarcoma in patients with Rothmund-Thomson syndrome. *J Clin Oncology* 2007;25:370–375.

191. Piquero-Casals J, Okubo AY, Nico MMS. Rothmund-thomson syndrome in three siblings and development of cutaneous squamous cell carcinoma. *Pediatr Dermatol* 2002;19:312–316.

192. Siitonen HA, Sotkasiira J, Biervliet M, et al. The mutation spectrum in RECQL4 diseases. *Eur J Hum Genet* 2009;17:151–158.

193. Kitao S, Shimamoto A, Goto M, et al. Mutations in RECQL4 cause a subset of cases of Rothmund-Thomson syndrome. *Nat Genet* 1999;22:82–84.

194. Larizza L, Magnani I, Roversi G. Rothmund-Thomson syndrome and RECQL4 defect: splitting and lumping. *Cancer Lett* 2006;232:107–120.

195. Ghosh AK, Rossi ML, Singh DK, et al. RECQL4, the protein mutated in Rothmund-Thomson syndrome, functions in telomere maintenance. *J Biol Chem* 2012;287:196–209.

196. Clericuzio C, Hoyme HE, Aase JM. Immune deficient poikiloderma: A new genodermatosis. *Am J Hum Genet* 1991;49:A661.

197. Chantorn R, Shwayder T. Poikiloderma with neutropenia: report of three cases including one with calcinosis cutis. *Pediatr Dermatol* 2012;29:463–472.

198. Van Hove JLK, Jaeken J, Proesmans M, et al. Clericuzio type poikiloderma with neutropenia is distinct from Rothmund-Thomson syndrome. *Am J Med Genet A* 2005;132A:152–158.

199. Arnold AW, Itin PH, Pigors M, et al. Poikiloderma with neutropenia: a novel C16orf57 mutation and clinical diagnostic criteria. *Br J Dermatol* 2010;163:866–869.

200. Rodgers W, Ancliff P, Ponting CP, et al. Squamous cell carcinoma in a child with Clericuzio-type poikiloderma with neutropenia. *Br J Dermatol* 2013;168:665–667.

201. Volpi L, Roversi G, Colombo EA, et al. Targeted next-generation sequencing appoints c16orf57 as clericuzio-type poikiloderma with neutropenia gene. *Am J Hum Genet* 2010;86:72–76.

202. Mroczek S, Krwawicz J, Kutner J, et al. C16orf57, a gene mutated in poikiloderma with neutropenia, encodes a putative phosphodiesterase responsible for the U6 snRNA 3' end modification. *Genes Dev* 2012;26:1911–1925.

203. Hilcenko C, Simpson PJ, Finch AJ, et al. Aberrant 3' oligoadenylation of spliceosomal U6 small nuclear RNA in poikiloderma with neutropenia. *Blood* 2013;121:1028–1038.

204. German J. Bloom's syndrome. XX. The first 100 cancers. *Cancer Genet Cytogenet* 1997;93:100–106.

205. Cheok CF, Bachrati CZ, Chan KL, et al. Roles of the Bloom's syndrome helicase in the maintenance of genome stability. *Biochem Soc Transac* 2005;33:1456–1459.

206. Nissenkorn A, Levi YB, Vilozni D, et al. Neurologic presentation in children with ataxia-telangiectasia: is small head circumference a hallmark of the disease? *J Pediatr* 2011;159:466–471.e1.

207. Greenberger S, Berkun Y, Ben-Zeev B, et al. Dermatologic manifestations of ataxia-telangiectasia syndrome. *J Am Acad Dermatol* 2013;68:932–936.

208. Paller AS, Massey RB, Curtis MA, et al. Cutaneous granulomatous lesions in patients with ataxia-telangiectasia. *J Pediatr* 1991;119:917–922.

209. Nowak-Wegrzyn A, Crawford TO, Winkelstein JA, et al. Immunodeficiency and infections in ataxia-telangiectasia. *J Pediatr* 2004;144:505–511.

210. Micol R, Ben Slama L, Suarez F, et al. Morbidity and mortality from ataxia-telangiectasia are associated with ATM genotype. *J Allergy Clin Immunol* 2011;128:382–389.e1.

211. Thompson D, Duedal S, Kirner J, et al. Cancer risks and mortality in heterozygous ATM mutation carriers. *J Allergy Clin Immunol* 2005;97:813–822.

212. de Jager M, Blokx W, Warris A, et al. Immunohistochemical features of cutaneous granulomas in primary immunodeficiency disorders: a comparison with cutaneous sarcoidosis. *J Cutan Pathol* 2008;35:467–472.

213. Mitra A, Pollock B, Gooi J, et al. Cutaneous granulomas associated with primary immunodeficiency disorders. *Br J Dermatol* 2005;153:194–199.

214. McKinnon PJ. ATM and the molecular pathogenesis of ataxia telangiectasia. *Ann Rev Pathol* 2012;7:303–321.

215. Hoche F, Seidel K, Theis M, et al. Neurodegeneration in ataxia telangiectasia: what is new? What is evident? *Neuropediatrics* 2012;43:119–129.

216. Raz-Prag D, Galron R, Segev-Amzaleg N, et al. A role for vascular deficiency in retinal pathology in a mouse model of ataxia-telangiectasia. *Am J Pathol* 2011;179:1533–1541.

217. Ousset M, Bouquet F, Fallone F, et al. Loss of ATM positively regulates the expression of hypoxia inducible factor 1 (HIF-1) through oxidative stress: Role in the physiopathology of the disease. *Cell cycle (Georgetown, Tex)* 2010;9:2814–2822.

218. Mitra A, Gooi J, Darling J, et al. Infliximab in the treatment of a child with cutaneous granulomas associated with

ataxia telangiectasia. *J Am Acad Dermatol* 2011;65:676–677.

219. Rork JF, Huang JT, Gordon LB, et al. Initial Cutaneous Manifestations of Hutchinson-Gilford Progeria Syndrome. *Pediatr Dermatol* 2014;31(2):196–202.

220. Merideth MA, Gordon LB, Clauss S, et al. Phenotype and course of Hutchinson-Gilford progeria syndrome. *N Engl J Med* 2008;358:592–604.

221. Capell BC, Tlougan BE, Orlow SJ. From the rarest to the most common: insights from progeroid syndromes into skin cancer and aging. *J Invest Dermatol* 2009;129:2340–2350.

222. Kudlow BA, Kennedy BK, Monnat RJ. Werner and Hutchinson-Gilford progeria syndromes: mechanistic basis of human progeroid diseases. *Nat Rev Mol Cell Biol* 2007;8:394–404.

223. Gordon LB, Kleinman ME, Miller DT, et al. Clinical trial of a farnesyltransferase inhibitor in children with Hutchinson-Gilford progeria syndrome. *Proc Natl Acad Sci USA* 2012;109:16666–16671.

224. Muftuoglu M, Oshima J, von Kobbe C, et al. The clinical characteristics of Werner syndrome: molecular and biochemical diagnosis. *Hum Genet* 2008;124:369–377.

225. Takemoto M, Mori S, Kuzuya M, et al. Diagnostic criteria for Werner syndrome based on Japanese nationwide epidemiological survey. *Geriatr Gerontol Int* 2013;13:475–481.

226. Lauper JM, Krause A, Vaughan TL, et al. Spectrum and risk of neoplasia in Werner syndrome: a systematic review. *PloS One* 2013;8:e59709.

227. Friedrich K, Lee L, Leistritz DF, et al. WRN mutations in Werner syndrome patients: genomic rearrangements, unusual intronic mutations and ethnic-specific alterations. *Hum Genet* 2010;128:103–111.

228. Kamenisch Y, Berneburg M. Progeroid syndromes and UV-induced oxidative DNA damage. *J Investig Dermatol Symp Proc* 2009;14:8–14.

229. Rossi ML, Ghosh AK, Bohr VA. Roles of Werner syndrome protein in protection of genome integrity. *DNA Repair* 2010;9:331–344.

230. Chen L, Lee L, Kudlow BA, et al. LMNA mutations in atypical Werner's syndrome. *Lancet* 2003;362:440–445.

231. Massip L, Garand C, Paquet ER, et al. Vitamin C restores healthy aging in a mouse model for Werner syndrome. *FASEB J* 2010;24:158–172.

232. Wang X, Reid Sutton V, Omar Peraza-Llanes J, et al. Mutations in X-linked PORCN, a putative regulator of Wnt signaling, cause focal dermal hypoplasia. *Nat Genet* 2007;39:836–838.

233. Grzeschik KH, Bornholdt D, Oeffner F, et al. Deficiency of PORCN, a regulator of Wnt signaling, is associated with focal dermal hypoplasia. *Nat Genet* 2007;39:833–835.

234. Paller AS. Wnt signaling in focal dermal hypoplasia. *Nat Genet* 2007;39:820–821.

235. Clements SE, Mellerio JE, Holden ST, et al. PORCN gene mutations and the protean nature of focal dermal hypoplasia. *Br J Dermatol* 2009;160:1103–1109.

236. Knockaert D, Dequeker J. Osteopathia striata and focal dermal hypoplasia. *Skeletal Radiol* 1979;4:223–227.

237. Howell JB, Reynolds J. Osteopathia striata. A diagnostic osseous marker of focal dermal hypoplasia. *Trans St Johns Hosp Dermatol Soc* 1974;60:178–182.

238. Yoshihashi H, Ohki H, Torii C, et al. Survival of a male mosaic for PORCN mutation with mild focal dermal hypoplasia phenotype. *Pediatr Dermatol* 2011;28:550–554.

239. Alkindi S, Battin M, Aftimos S, et al. Focal dermal hypoplasia due to a novel mutation in a boy with Klinefelter

syndrome. *Pediatr Dermatol* 2013;30:476–479.

240. Goltz RW, Henderson RR, Hitch JM, et al. Focal dermal hypoplasia syndrome: a review of the literature and report of two cases. *Arch Dermatol* 1970;101:1–11.

241. Naouri M, Boisseau C, Bonicel P, et al. Manifestations of pseudoxanthoma elasticum in childhood. *Br J Dermatol* 2009;161:635–639.

242. Neldner KH. Pseudoxanthoma elasticum. *Clin Dermatol* 1988;6:1–159.

243. Gliem M, Zaeytijd JD, Finger RP, et al. An update on the ocular phenotype in patients with pseudoxanthoma elasticum. *Front Genet* 2013;4:14.

244. Plomp AS, Toonstra J, Bergen AA, et al. Proposal for updating the pseudoxanthoma elasticum classification system and a review of the clinical findings. *Am J Med Genet A* 2010;152A:1049–1058.

245. Bergen AA, Plomp AS, Schuurman EJ, et al. Mutations in ABCC6 cause pseudoxanthoma elasticum. *Nat Genet* 2000;25:228–231.

246. Ringpfeil F, Lebwohl MG, Christiano AM, et al. Pseudoxanthoma elasticum: mutations in the MRP6 gene encoding a transmembrane ATP-binding cassette (ABC) transporter. *Proc Natl Acad Sci USA* 2000;97:6001–6006.

247. Li Q, Jiang Q, Pfendner E, et al. Pseudoxanthoma elasticum: clinical phenotypes, molecular genetics and putative pathomechanisms. *Exp Dermatol* 2009;18:1–11.

248. Jiang Q, Uitto J. Pseudoxanthoma elasticum: a metabolic disease? *J Invest Dermatol* 2006;126:1440–1441.

249. Saux OL, Urban Z, Tschuc C, et al. Mutations in a gene encoding an ABC transporter cause pseudoxanthoma elasticum. 2000;25:223–227.

250. Huang SN, Steele HD, Kumar G, et al. Ultrastructural changes of elastic fibers in pseudoxanthoma elasticum: a study of histogenesis. *Arch Pathol* 1967;83:108–113.

251. Danielsen L, Kobayasi T, Larsen HW, et al. Pseudoxanthoma elasticum: a clinico-pathological study. *Acta Derm Venereol* 1970;50:355–373.

252. Goodman RM, Smith EW, Paton D, et al. Pseudoxanthoma elasticum: a clinical and histopathological study. *Medicine (Baltimore)* 1963;42:297–334.

253. Kreysel HW, Lerche W, Janner M. Observations on the Gronblad-Strandberg syndrome (angioid streaks—pseudoxanthoma elasticum) [in German]. *Hautarzt* 1967;18:24–28.

254. Mendelsohn G, Bulkley BH, Hutchins GM. Cardiovascular manifestations of pseudoxanthoma elasticum. *Arch Pathol Lab Med* 1978;102:298–302.

255. Akhtar M, Brody H. Elastic tissue in pseudoxanthoma elasticum: ultrastructural study of endocardial lesions. *Arch Pathol* 1975;99:667–671.

256. McKee PH, Cameron CH, Archer DB, et al. A study of four cases of pseudoxanthoma elasticum. *J Cutan Pathol* 1977;4:146–153.

257. Lebwohl M, Neldner K, Pope FM, et al. Classification of pseudoxanthoma elasticum: report of a consensus conference. *J Am Acad Dermatol* 1994;30:103–107.

258. McCuaig CC, Vera C, Kokta V, et al. Connective tissue nevi in children: institutional experience and review. *J Am Acad Dermatol* 2012;67:890–897.

259. Beachkofsky TM, Sapp JC, Biesecker LG, et al. Progressive overgrowth of the cerebriform connective tissue nevus in patients with Proteus syndrome. *J Am Acad Dermatol* 2010;63:799–804.

260. Uitto J, Santa Cruz DJ, Starcher BC, et al. Biochemical and ultrastructural demonstration of elastin accumulation

in the skin lesions of the Buschke-Ollendorff syndrome. *J Invest Dermatol* 1981;76:284–287.

261. Hellemans J, Preobrazhenska O, Willaert A, et al. Loss-of-function mutations in LEMD3 result in osteopoikilosis, Buschke-Ollendorff syndrome and melorheostosis. *Nat Genet* 2004;36:1213–1218.

262. Morrison JG, Jones EW, MacDonald DM. Juvenile elastoma and osteopoikilosis (the Buschke—Ollendorff syndrome). *Br J Dermatol* 1977;97:417–422.

263. Cole GW, Barr RJ. An elastic tissue defect in dermatofibrosis lenticularis disseminata. Buschke-Ollendorff syndrome. *Arch Dermatol* 1982;118:44–46.

264. Verbov J, Graham R. Buschke-Ollendorff syndrome—disseminated dermatofibrosis with osteopoikilosis. *Clin Exp Dermatol* 1986;11:17–26.

265. Danielsen L, Kobayasi T, Jacobsen GK. Ultrastructural changes in disseminated connective tissue nevi. *Acta Derm Venereol* 1977;57:93–101.

266. Fogel S. Surgical failures: is it the surgeon or the patient? The all too often missed diagnosis of Ehlers-Danlos syndrome. *Am Surg* 2013;79:608–613.

267. Beighton P, De Paepe A, Steinmann B, et al. Ehlers-Danlos syndromes: revised nosology, Villefranche, 1997. Ehlers-Danlos National Foundation (USA) and Ehlers-Danlos Support Group (UK). *Am J Med Genet* 1998;77:31–37.

268. Schwarze U, Atkinson M, Hoffman GG, et al. Null alleles of the COL5A1 gene of type V collagen are a cause of the classical forms of Ehlers-Danlos syndrome (types I and II). *Am J Hum Genet* 2000;66:1757–1765.

269. Castori M. Ehlers-danlos syndrome, hypermobility type: an underdiagnosed hereditary connective tissue disorder with mucocutaneous, articular, and systemic manifestations. *ISRN Dermatol* 2012;2012:751768.

270. Schalkwijk J, Zweers MC, Steijlen PM, et al. A recessive form of the Ehlers-Danlos syndrome caused by tenascin-X deficiency. *N Engl J Med* 2001;345:1167–1175.

271. Germain DP, Herrera-Guzman Y. Vascular Ehlers-Danlos syndrome. *Ann Genet* 2004;47:1–9.

272. Germain DP. Clinical and genetic features of vascular Ehlers-Danlos syndrome. *Ann Vasc Surg* 2002;16:391–397.

273. Rohrbach M, Vandersteen A, Yis U, et al. Phenotypic variability of the kyphoscoliotic type of Ehlers-Danlos syndrome (EDS VIA): clinical, molecular and biochemical delineation. *Orphanet J Rare Dis* 2011;6:46.

274. Klaassens M, Reinstein E, Hilhorst-Hofstee Y, et al. Ehlers-Danlos arthrochalasia type (VIIA-B)—expanding the phenotype: from prenatal life through adulthood. *Clin Genet* 2012;82:121–130.

275. Byers PH, Duvic M, Atkinson M, et al. Ehlers-Danlos syndrome type VIIA and VIIB result from splice-junction mutations or genomic deletions that involve exon 6 in the COL1A1 and COL1A2 genes of type 1 collagen. *Am J Med Genet* 1997;72:94–105.

276. Prockop DJ, Kivirikko KI, Tuderman L, et al. The biosynthesis of collagen and its disorders (first of two parts). *N Engl J Med* 1979;301:13–23.

277. Malfait F, De Coster P, Hausser I, et al. The natural history, including orofacial features of three patients with Ehlers-Danlos syndrome, dermatosparaxis type (EDS type VIIC). *Am J Med Genet A* 2004;131:18–28.

278. Wang WM, Lee S, Steiglitz BM, et al. Transforming growth factor-beta induces secretion of activated ADAMTS-2. A procollagen III N-proteinase. *J Biol Chem* 2003;278:19549–19557.

279. Colige A, Sieron AL, Li SW, et al. Human Ehlers-Danlos syndrome type VII C and bovine dermatosparaxis are caused by mutations in the procollagen I N-proteinase gene. *Am J Hum Genet* 1999;65:308–317.

280. Nusgens BV, Verellen-Dumoulin C, Hermanns-Le T, et al. Evidence for a relationship between Ehlers-Danlos type VII C in humans and bovine dermatosparaxis. *Nat Genet* 1992;1:214–217.

281. Pierard GE, Lapiere M. Skin in dermatosparaxis. Dermal microarchitecture and biomechanical properties. *J Invest Dermatol* 1976;66:2–7.

282. Pierard GE, Pierard-Franchimont C, Lapiere CM. Histopathological aid at the diagnosis of the Ehlers-Danlos syndrome, gravis and mitis types. *Int J Dermatol* 1983;22:300–304.

283. Cullen SI. Localized Ehlers-Danlos syndrome. *Arch Dermatol* 1979;115:332–333.

284. Berk DR, Bentley DD, Bayliss SJ, et al. Cutis laxa: a review. *J Am Acad Dermatol* 2012;66:842 e841–e817.

285. Van Maldergem L, Loeys B. FBLN5-Related cutis laxa. In: Pagon RA, Adam MP, Bird TD, et al, eds. *Gene reviews*. Seattle, WA: University of Washington, Seattle, 1993.

286. Urban Z, Davis EC. Cutis laxa: Intersection of elastic fiber biogenesis, TGFbeta signaling, the secretory pathway and metabolism. *Matrix Biol* 2014;33:16–22.

287. Renard M, Holm T, Veith R, et al. Altered TGFbeta signaling and cardiovascular manifestations in patients with autosomal recessive cutis laxa type I caused by fibulin-4 deficiency. *Eur J Hum Genet* 2010;18:895–901.

288. New HD, Callen JP. Generalized acquired cutis laxa associated with multiple myeloma with biphenotypic IgG-lambda and IgA-kappa gammopathy following treatment of a nodal plasmacytoma. *Arch Dermatol* 2011;147:323–328.

289. Tan JK, Lipworth AD, Nelson AA, et al. Part III: cutaneous hypersensitivity during selective serotonin reuptake inhibitor therapy resulting in acquired cutis laxa. *J Drugs Dermatol* 2011;10:215–216.

290. Goltz RW, Hult AM, Goldfarb M, et al. Cutis laxa: a manifestation of generalized elastolysis. *Arch Dermatol* 1965;92:373–387.

291. Yasmeen S, Lund K, De Paepe A, et al. Occipital horn syndrome and classical Menkes syndrome caused by deep intronic mutations, leading to the activation of ATP7A pseudo-exon. *Eur J Hum Genet* 2014;22(4):517–521.

292. Tumer Z. An overview and update of ATP7A mutations leading to Menkes disease and occipital horn syndrome. *Hum Mutat* 2013;34:417–429.

293. Ledoux-Corbusier M. Cutis laxa, congenital form with pulmonary emphysema: an ultrastructural study. *J Cutan Pathol* 1983;10:340–349.

294. Hashimoto K, Kanzaki T. Cutis laxa. Ultrastructural and biochemical studies. *Arch Dermatol* 1975;111:861–873.

295. Sayers CP, Goltz RW, Mottiaz J. Pulmonary elastic tissue in generalized elastolysis (cutis laxa) and Marfan's syndrome: a light and electron microscopic study. *J Invest Dermatol* 1975;65:451–457.

296. Rimoin DL. Pachydermoperiostosis (idiopathic clubbing and periostosis): genetic and physiologic considerations. *N Engl J Med* 1965;272:923–931.

297. Zhang Z, He JW, Fu WZ, et al. Mutations in the SLCO2A1 gene and primary hypertrophic osteoarthropathy: a clinical and biochemical characterization. *J Clin Endocrinol Metab* 2013;98:E923–E933.

298. Hambrick GW Jr, Carter DM. Pachydermoperiostosis: Touraine-Solente-Gole syndrome. *Arch Dermatol* 1966;94:594–607.

第 7 章

非感染性红斑、丘疹和鳞屑性皮肤病

Narciss Mobini, Sonia Toussaint Caire, Stephanie Hu, and Hideko Kamino

引言

这一组"丘疹鳞屑性"皮肤病是从临床表现来定义的，但其发病机制具有相当大的差异。在组织学分类上，这类疾病大部分属于皮肤浅层反应单元的一大类疾病，这部分内容在第 5 章中进一步阐述。这组疾病以真皮浅层明显的淋巴细胞浸润为特征，对表皮、浅层毛细血管袢及真皮乳头等产生不同的影响。当血管周围炎症为主要效应时，皮损以红斑或皮肤苍白发红为特征。当有更广泛的细胞浸润，伴或不伴有真皮水肿时，皮损除红斑外，表现为隆起性丘疹，如扁平苔藓的皮损。当角质形成细胞的成熟过程受累，表皮可能出现增厚（如银屑病）或变薄。此外，角质层常增厚结痂，形成鳞屑。当表皮变化使基底层角质形成细胞受损时，角质形成细胞成熟过程延长，可见不伴有角化不全的角化过度。扁平苔藓是这类病变的典型疾病。在此类疾病中，带状炎性浸润使真皮表皮交界处变得模糊，被称为"苔藓样"模式。当表皮被刺激增生时，通常也有角化过度，但在增厚的表皮角质层内可见残留的细胞核，称为角化不全。寻常性银屑病则是此类病理改变的典型，此外尚有表皮突延长的特征性表现，被称为"银屑病样"病理模式。这些基本病理模式包括血管周围炎、苔藓样皮炎和银屑病样皮炎，可以不同的表现在本章及本书其他章节讨论的疾病中出现。

荨麻疹

临床概要 荨麻疹以突然出现、短时间存在和反复发生的风团为特点，后者为隆起于皮肤表面的红斑和水肿，常伴瘙痒。当较大风团发生，水肿延伸到皮下或黏膜下组织时，就形成血管性水肿[1]。近 1000 名患者大样本调查研究显示，血管性水肿可以在没有荨麻疹发作的情况下发生[2]。急性荨麻疹通常只持续数小时。当荨麻疹反复发作至少超过 6 ～ 8 周时，则被认为是慢性荨麻疹。当荨麻疹和血管性水肿同时发生时，则倾向于慢性过程。15% ～ 25% 的慢性荨麻疹患者，其激发因素或潜在诱因是可以确定的[3]。各种荨麻疹的病因包括食物、药物和昆虫毒液的可溶性抗原；接触变应原；物理刺激如压力、振动、太阳辐射或冷刺激；隐匿性的感染和恶性肿瘤；某些遗传综合征如家族性寒冷性荨麻疹和 Muckle-Wells 综合征（淀粉样变性、神经性耳聋和荨麻疹），二者均为常染色体显性遗传性疾病，与染色体 1q44 有关。Schnitzler 综合征表现为慢性荨麻疹和单克隆丙种球蛋白病，15% 患者可进展为淋巴浆细胞性肿瘤[4]。最近的证据表明，至少 30% ～ 50% 的慢性特发性荨麻疹可能存在自身免疫的基础[5]（参见"发病机制"的讨论）。

遗传性血管性水肿 是一种罕见的显性遗传性血管性水肿，水肿反复发作，不仅累及皮肤，也累及口腔、上呼吸道和胃肠道，无瘙痒症状，也不出现荨麻疹。但皮损可以有疼痛感。水肿发作常因创伤诱发，如拔牙或情绪压力。有报道称在中年后期经血管紧张素转换酶抑制剂治疗后发生遗传性血管性水肿的病例[6]，患者后来出现系统性或盘状红斑狼疮等自身免疫性疾病。

荨麻疹性血管炎 是有反复发作的荨麻疹样皮损伴关节痛、腹痛的一个综合征，偶有肾小球肾炎和阻塞性肺部疾病[7]。单个皮损往往会持续 1 ～ 3 天，消退后可出现紫癜或色素沉着[8]。荨麻疹性血管炎的皮损不一定是分布在肢端。当单个

皮损持续时间超过 24 小时并有烧灼感或刺痛感时，应考虑荨麻疹性血管炎的可能[9]。荨麻疹性血管炎患者的补体可以正常也可以降低。低补体的患者相对较少，发生率约 30%[10]。在低补体血症的荨麻疹性血管炎中器官受累高于正常补体患者[8]。荨麻疹性血管炎通常是特发性的，但是约半数患者可能符合系统性红斑狼疮的诊断标准；其他相关疾病包括传染性单核细胞增多症、传染性肝炎、血清病、干燥综合征、混合型冷球蛋白血症、真性红细胞增多症[11]和 B 细胞淋巴瘤[12]。荨麻疹性血管炎可以早于胶原血管疾病的其他表现数月甚至数年出现[13]。因此，应该定期进行适当的血清学检查。与荨麻疹性血管炎相关的因素包括药物，尤其是选择性血清素再摄取抑制剂[14]。

　　组织病理　急性荨麻疹的皮损可见真皮间质水肿，小静脉扩张伴内皮肿胀，伴少量炎症细胞浸润。在慢性荨麻疹中可见真皮间质水肿和血管周围及间质内混合性炎细胞的浸润，包括数量不等的淋巴细胞及嗜酸性粒细胞和中性粒细胞[15]（图 7-1，图 7-2）。

　　在血管性水肿中，水肿和炎细胞浸润可延及皮下组织。在遗传性血管性水肿中可见皮下和黏膜下水肿，但无炎细胞浸润[16]。

　　荨麻疹性血管炎　其真皮表现为早期白细胞碎裂性血管炎的特点：①有大量中性粒细胞主要在小血管周围及管壁内浸润，有些伴有核尘（即白细胞碎裂）；②血管壁有少量纤维蛋白沉积；③轻度至中度的红细胞外溢[17]。

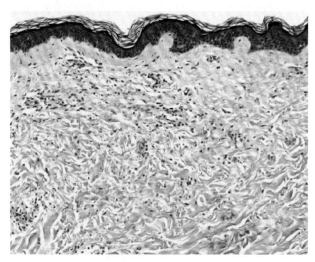

图 7-1　荨麻疹：真皮浅层血管周围及间质内稀疏的炎症细胞浸润

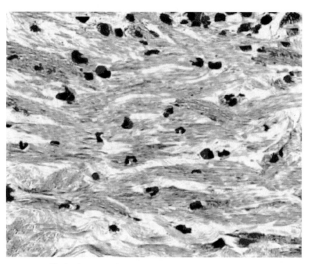

图 7-2　荨麻疹：间质内可见嗜酸性粒细胞、中性粒细胞和淋巴细胞浸润

　　发病机制　在常见的荨麻疹中，电镜检查显示肥大细胞和嗜酸性粒细胞脱颗粒。已确定肥大细胞的颗粒内存在类胰蛋白酶和 F XIIIa[18]。在慢性荨麻疹中，IgG 自身抗体与肥大细胞上存在的 IgE 高亲和性受体 α 链（FcεRI）交联，导致组胺释放。补体，尤其是 C5a 可能增加了组胺释放[19、20]。此外，研究表明，CD203c 是嗜碱性粒细胞活化的一个标记，它通过 FcεRIα 受体交联被上调，可以作为诊断慢性荨麻疹的一个有用标记[21]。肥大细胞释放趋化介质，诱导一系列内皮细胞黏附分子（P-selectin，E-selectin，ICAM-1 和 VCAM-1）和白细胞上的 β2 整合素表达上调[22]。30%～40% 的慢性荨麻疹患者可以检测到抗 IgE 受体 FcεRIα 亚单位或抗 IgE 本身的自身抗体[21]。

　　大多数遗传性血管性水肿患者血清补体 C1 酯酶抑制物（C1-INH）水平较低。C1-INH 的耗竭使 C1 活化。这导致补体 C2 和 C4 被激活，C2 活化后产生的片段具有激肽样活性，导致血管通透性增加[3]。少部分遗传性血管性水肿患者有功能性 C1 酯酶抑制物的缺乏。

　　据报道，药物诱发的血管性水肿最常由 β-内酰胺抗生素和非甾体抗炎药所致[23]，而血管紧张素转换酶抑制剂（ACEI）可诱发致命性的血管性水肿，这一作用已经引起关注[24]。

　　在约一半的荨麻疹性血管炎患者体内发现有循环免疫复合物。直接免疫荧光检测可见免疫复合物沿真皮表皮交界处及血管周围呈较强的颗粒状荧光沉积[13,25]。低补体血症荨麻疹性血管炎患者更常表现出免疫荧光阳性[10]。低补体血症患者肾活检常显示肾小球肾炎[7]。

鉴别诊断 荨麻疹风团的临床表现和变化过程非常具有特征性和诊断意义。荨麻疹的鉴别诊断可包括对药物或昆虫叮咬的皮肤超敏反应、接触性皮炎、环形红斑和病毒疹或大疱性类天疱疮的荨麻疹阶段。

缺乏表皮变化,中性粒细胞和嗜酸性粒细胞的混合浸润更支持荨麻疹的诊断。以嗜酸性粒细胞为主的炎症浸润在药物和虫咬反应中更常见[26],而以淋巴细胞为主的炎症浸润则更支持环形红斑和病毒疹。

治疗原则 应尽量避免物理激发因素(如受凉、过热、压力)、非特异性加重因素(如应激、酒精)和一些具有潜在促发或加重荨麻疹或血管性水肿的药物(如阿司匹林、可待因、非甾体抗炎药、ACEI 等)。局部使用止痒洗剂,如炉甘石洗剂或 1% 薄荷醇乳膏,可以缓解症状[27]。

不具有镇静作用的 H_1 受体拮抗剂是大多数急性荨麻疹的一线治疗药物,这类药物包括氯雷他定、西替利嗪、地氯雷他定和非索非那定等[28]。严重或持续时间更长的荨麻疹病例可以加用 H_2 受体拮抗剂[29],增加抗组胺药物的剂量至超过其常规推荐使用的最大剂量可能是有效的[27]。当非镇静类抗组胺药无效时,应尝试其他疗法,如白三烯受体拮抗剂联合抗组胺药使用[30],口服免疫调节药物,包括糖皮质激素、环孢素、氨苯砜、羟氯喹、柳氮磺吡啶和霉酚酸酯等联合使用。较新的治疗包括静脉注射免疫球蛋白和奥马珠单抗[31]。发生严重喉部血管性水肿等过敏性反应时肌内注射肾上腺素用于急救[27],有此类病史的患者应携带肾上腺素笔用于自救。

妊娠瘙痒性荨麻疹性丘疹和斑块

临床概要 妊娠瘙痒性荨麻疹性丘疹和斑块(PUPPP)也称为妊娠多形疹(polymorphic eruption of pregnancy),是一种相当常见的疾病,于 1979 由 Lawley 等首先描述[32]。该病好发于初次妊娠女性的妊娠末 3 个月。皮疹通常从腹部开始,不累及脐部,然后扩散到四肢的近端和臀部。

皮疹可累及身体各个部分。由剧烈瘙痒的荨麻疹样红斑丘疹组成,顶部可以出现水疱。在再次妊娠时并不增加皮疹的发生率[33]。皮疹通常在分娩后自发缓解。胎儿似乎不受影响。有一些少见的临床表现,如掌跖皮肤受累及在产后发病的报道[34,35]。

组织病理 组织学上最常见的是真皮浅层和中层血管周围淋巴组织细胞浸润,有数量不等的嗜酸性粒细胞和中性粒细胞,伴有真皮浅层水肿。表皮受累情况不一,包括局灶性海绵水肿、角化不全和轻度棘层增厚[32,33,36]。

发病机制 已确定 PUPPP 与妊娠妇女体重增加及双胎/三胎妊娠之间的相关性[37,38],表明皮肤膨胀与 PUPPP 的发展之间的关联[39]。在人角质形成细胞的培养过程中,免疫组织化学和逆转录酶聚合酶链反应(RT-PCR)检测到 PUPPP 的皮损表皮细胞孕酮受体(PR)表达阳性。然而,非皮损表皮细胞不表达 PR[40]。此外,胎盘的胎儿部分产生或表达的父系因子被认为是 PUPPP 发生的原因,这种假设在两个具有不同婚姻模式的家庭中得到证实[41]。直接免疫荧光检测呈阴性,或表现为真皮血管或真皮表皮交界处非特异性免疫复合物沉积[42]。

鉴别诊断 与妊娠相关的特殊皮肤病均应该在鉴别诊断中考虑,包括妊娠性类天疱疮(pemphigoid gestationis,PG)、妊娠期特应性发疹(atopic eruption of pregnancy,AEP)和妊娠期肝内胆汁淤积[43]。

妊娠性类天疱疮是发病初期阶段表现为荨麻疹的水疱大疱性皮肤病。与 PUPPP 不同,它可以在再次妊娠中发生,皮疹通常累及脐部。组织病理学上,在 PG 中比在 PUPPP 中真皮表皮交界处有更多的嗜酸性粒细胞浸润。在皮损周围正常皮肤中,直接免疫荧光检测通常显示 C3 和 IgG 沿基底膜带的线性沉积[44]。PUPPP 对胎儿的影响比较小,而在 PG 中,早产和低出生体重有更高的发生率[45]。

AEP 患者通常具有特应性皮炎的个人或家族史。与 PUPPP 相反,AEP 的皮损通常在妊娠早期开始。妊娠期肝内胆汁淤积患者则出现剧烈瘙痒,皮肤因搔抓出现表皮剥脱和苔藓样变。组织学上,由于慢性搔抓,两者表皮出现棘层及颗粒层增厚和角化过度的程度更加明显[43]。

治疗原则　PUPPP多在分娩后不久自动消退，因此治疗主要在于缓解相关的瘙痒。一般治疗措施包括使用润肤剂和进行舒缓浴。局部外用皮质类固醇（中效至强效），甚至全身使用糖皮质激素来减轻皮疹[46]。尽管有争议，大面积局部使用强效类固醇激素可导致全身吸收，有可能增加低体重儿的风险。具有镇静作用的抗组胺药可有效缓解瘙痒，并有助于患者更好地睡眠[47]。

离心性环形红斑

临床概要　离心性环形红斑（EAC）也称为回状红斑，为一种表现为弓形和多环形红斑的超敏反应。其可分为浅表型离心性环形红斑和深在型离心性环形红斑两种类型。深在型离心性环形红斑最先由 Darier 描述，以可触及性环形红斑为特征，中央消退，皮损表面无变化[48]。浅表型和深在型的区别仅仅在于纤细的环形红斑边缘的内侧缘可见鳞屑[49]（图 7-3A），也可出现小水疱。

皮损可以很大（直径可达 10cm），病程可达数周，可伴轻度瘙痒，倾向分布于躯干和四肢近端。大多数病例在 6 周内自发缓解，但也可持续或反复复发多年。在一项 66 例离心性环形红斑的研究中，下肢是最常受累的部位，且浅表型发生率为78%，较深在型（22%）更常见[50]。

组织病理　浅表型离心性环形红斑的真皮浅层血管周围可见密集的袖口样淋巴组织细胞浸润，伴血管内皮细胞肿胀和真皮乳头局灶性红细胞外渗。此外，表皮有局灶性海绵水肿和角化不全[49]。

在经典的深在型或硬结型中，真皮浅层和深层血管周围密集的淋巴细胞浸润呈"袖套样"模式（图 7-3B，图 7-4）。在深在型离心性环状红斑中，偶尔可以见到基底层角质形成细胞局灶性空泡变[51]。

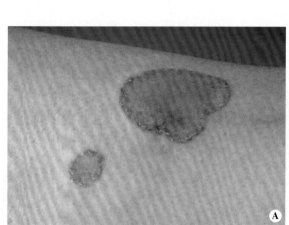
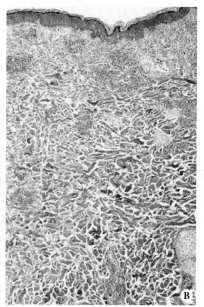

图 7-3　A. 离心性环形红斑，红斑边缘为特征性的纤细的环形边缘，其内缘可见脱屑（Courtesy of Ronald O. Perelman Department of Dermatology，New York University School of Medicine，New York.）；B. 环形红斑，深在型。真皮浅层和深层血管周围可见致密的淋巴细胞浸润

发病机制　离心性环形红斑的确切发病机制尚不清楚。其发生与隐匿性感染、皮肤癣菌病、念珠菌病、药物、激素变化等有关，极少情况下和潜在的恶性肿瘤相关[52-54]。如果患者使用依那西普时皮损完全消退，表明该病可能是 TNF 依赖性的过程[55]。

鉴别诊断　在二期梅毒中也可见血管周围"袖套样"炎症细胞浸润，和深在型离心性环形红斑非常相似。然而，二期梅毒通常有大量的浆细胞和组织细胞，且血管内皮细胞肿胀。肿胀型狼疮在结缔组织中有黏蛋白沉积增多，可以与深在型环形红斑鉴别。

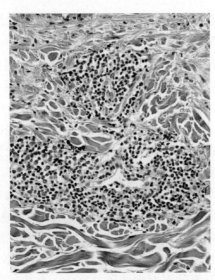

图 7-4 环形红斑，深在型。血管周围致密的淋巴细胞浸润

治疗原则 离心性环形红斑通常是自限性的过程，可不做任何处理。有报道称局部和系统应用糖皮质激素、卡泊三醇、甲硝唑和依那西普均对皮损改善有一定疗效[55,56]。如果基础疾病明确，治疗基础疾病是必要的。

（翟志芳 杨希川 译，陈思远 校，陶娟 审）

匐行性环形红斑

临床概要 匐行性环形红斑是一类非常罕见但临床高度特征性的皮肤病，最初由 Gammel 在1952 年报道[57]。这是一种副肿瘤综合征，约 82% 的患者患有内脏恶性肿瘤[58]。最常见的恶性肿瘤包括肺癌/支气管癌、食管癌和乳腺癌。也有部分非副肿瘤性患者出现匐行性环形红斑的表现[59, 60]。皮疹常伴有剧烈瘙痒，表现为同心圆或平行带状分布的红斑鳞屑，呈"回纹"状排列。好发部位为躯干和四肢，全身皮肤都可以受累。匐行性环形红斑皮疹迁移扩展较快（可达 1cm/d）。16% 和 10% 的患者可以分别观察到鱼鳞病和掌跖角化症[61]。

组织病理 组织学图像通常显示轻度的棘层肥厚、海绵水肿、灶性角化不全和浅表血管周围的淋巴组织细胞浸润，可见嗜酸性粒细胞、中性粒细胞和噬黑素细胞[61、62]。

发病机制 直接免疫荧光显示基底膜带有 C3、C4 或 IgG 的颗粒沉积，表明匐行性环形红斑可能有免疫基础[63、64]。特别是 Caux 等[64] 使用免疫电子显微镜检查发现免疫沉积物位于致密板下方。

鉴别诊断 这些特殊的多环状病变在临床上需要与不典型体癣、荨麻疹、坏死松解性游走性红斑、亚急性皮肤红斑狼疮、非典型性大疱性类天疱疮或线状 IgA 大疱性皮肤病[65] 等鉴别。组织病理学方面，匐行性环形红斑不会在角质层见到 PAS 染色阳性的菌丝，没有典型的表皮水肿、坏死的角质形成细胞、界面皮炎或表皮下水疱等改变。怀疑匐行性环形红斑病变的患者应该评估恶性肿瘤的潜在风险。

治疗原则 主要的治疗手段是治疗和消除并发的恶性肿瘤[61]。也有报道指出给予抗组胺药物和局部或系统地给予糖皮质激素在某些情况下有效[66、67]。

持久性色素异常性红斑

临床概要 持久性色素异常性红斑（EDP）也称为灰皮肤病，在 1957 年首次由 Oswaldo Ramirez 报道[68]。皮疹常初起为无症状的散在分布的斑疹，有红色的活动性边缘，逐渐扩展延伸融合形成多环状大斑片（图 7-5）。大部分斑疹会逐渐转变为特征性的蓝灰色，也有部分皮疹从一开始就表现为蓝灰色。该疾病进展缓慢，色素改变可以长期存在。本病好发部位为躯干、上肢及面部。患者多见于拉丁美洲人[69]。亚洲人[70] 和其他种族背景[71] 的患者也有报道。目前发现墨西哥裔患者的 HLA-DR4 DRB1*0407 人等位基因[72] 与该疾病的遗传易感性有关。

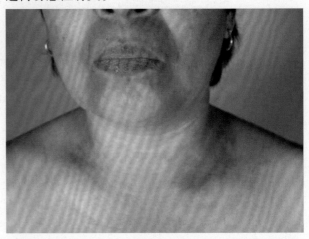

图 7-5 持久性色素异常性红斑。面部、颈部和胸部播散分布的蓝灰色斑（图片由 Ronald O. Perelman 纽约大学医学院皮肤科提供）

组织病理　在皮疹早期活动期或红斑的活动性边缘可见基底层的空泡变性。真皮浅层有轻度至中度血管周围淋巴细胞和组织细胞的浸润，可见噬黑素细胞[73]。基底层可见淋巴细胞外渗，偶见坏死的角质形成细胞或胶样小体，与扁平苔藓中出现的胶样小体类似。晚期病变显示真皮乳头噬黑素细胞的聚集[73]。

发病机制　电子显微镜检查显示在受累的角质形成细胞中存在许多由膜分隔的空泡，考虑是空泡变性的超微表现。细胞间隙增宽，桥粒收缩到某一方细胞。研究发现，表皮下基底膜不连续，真皮中的噬黑素细胞含有被溶酶体膜包裹的黑素小体聚合体[74]，从而推测基底层角质形成细胞的空泡变性是色素失禁和胶样小体形成的原因。

直接免疫荧光可见真皮表皮交界处坏死的角质形成细胞上有IgG沉积。免疫组织化学研究表明在早期病变，真皮炎性浸润主要由T淋巴细胞组成，包括CD4⁺（辅助性－诱导性表型）和CD8⁺（细胞毒性－抑制性表型）两种亚型[75]。部分报道发现以CD8⁺淋巴细胞为主的真皮炎症浸润[76]。

有研究显示ICAM-1和HLA-DR在基底层角化细胞中的表达增加[76,77]。炎性细胞浸润中可见AIM/CD69分子活化和细胞毒性细胞标志物CD94表达[77]。

鉴别诊断　色素性扁平苔藓、伴有色素沉着的职业性皮肤病、药物反应等色素沉着性疾病需要与此病相鉴别[71]。

持久性色素异常性红斑可能与药物性皮炎有相似之处，特别是固定性药疹的后期。基底层角质形成细胞的损伤和坏死导致形成胶样小体和色素失禁，提示持久性色素异常性红斑可能与光线性扁平苔藓（也称为亚热带扁平苔藓）有关[78]。色素性扁平苔藓与其鉴别之处主要表现为多位于身体暴露部位和肢体屈侧的暗棕色斑片，常伴有瘙痒。组织学检查显示扁平苔藓有更明显的苔藓样分布的炎症细胞浸润，表皮突消退而导致表皮萎缩[73,79]。

治疗原则　有报道指出灰皮病可以使用氯法齐明、氨苯砜、化学换肤、抗生素、糖皮质激素、维生素、四环素、抗组胺药、灰黄霉素、异烟肼、氯喹和心理治疗，但是治疗效果均欠佳[80,81]。与其他色素沉着性疾病的患者一样，持久性色素异常性红斑患者需要防晒。

单纯性痒疹

临床概要　单纯性痒疹是一组以瘙痒和荨麻疹样红斑丘疹为其特征改变的疾病，常对称分布于躯干和四肢的伸侧。根据其持续时间可以分为急性、亚急性和慢性三种类型[82]。急性痒疹主要发生于幼儿和频繁搔抓的继发抓痕部位。亚急性痒疹也称为单纯性痒疹或慢性丘疹性荨麻疹，多是中年患者受累，女性好发[83]。部分患者可能有特应性遗传背景或可能出现皮肤划痕现象[83]。慢性痒疹或结节性痒疹将在后一章讨论。

组织病理　早期丘疹可见轻度的棘层肥厚，偶有海绵形成和小的海绵性水疱、角化不全等改变。真皮浅层可见血管周围中度的淋巴细胞炎性浸润。部分病例偶见嗜酸性粒细胞混杂其中[82,84]。表皮脱落的丘疹病理可见表皮的部分缺失和含变性炎症细胞核的痂覆盖在上面。连续切片显示大部分病理改变在毛囊周围，表现为毛囊漏斗部有海绵形成和淋巴细胞外渗，毛囊周围有炎细胞浸润[85]。也有些病例毛囊结构不受累[84]。免疫组织化学研究表明亚急性痒疹的炎症浸润细胞主要是CD8⁺为主的T淋巴细胞、CD15⁺的中性粒细胞和CD68⁺的巨噬细胞[86]。

发病机制　大多数痒疹的确切病因并不明确。有人提出周围神经和中枢神经机制均参与了剧烈瘙痒的发作[87]。急性痒疹可能是由于昆虫蜇伤或叮咬时毒性物质沉留在皮肤内而诱发，受累患者可伴有特应性皮炎[83]。尽管大多数的患者以亚急性和慢性痒疹为特发性，但也常存在精神性或情绪性诱因[87]。有证据表明，TH2细胞在亚急性痒疹中参与了致病[88]。

鉴别诊断　疱疹样皮炎、疥疮、暂时性棘层松解性皮肤病（Grover病）、毛囊角化病、丘疹性荨麻疹都可能出现像单纯性痒疹的临床表现。与疱疹样皮炎鉴别，临床上单纯痒疹没有成群的皮疹，组织学上的鉴别点是真皮乳头顶部缺乏中性细胞微脓肿及真皮层没有中性粒细胞、嗜酸性粒细胞和核尘的浸润。皮损周围皮肤的直接免疫荧光阴性将有助于排除疱疹样皮炎或荨麻疹性大疱类天疱疮[83]。组织学上的单纯性痒疹类似于亚急性湿疹样皮炎，但其丘疹处病变的程度更有限。角质层内找见疥虫有助于诊断疥疮。棘层松解性角化不良更支持毛囊角化病或 Grover 病的诊断，且很难从组织学上与丘疹性荨麻疹进行鉴别。

治疗原则　急性痒疹的炎症反应和严重瘙痒可以通过局部糖皮质激素和口服抗组胺药治疗。因为亚急性痒疹易复发，在复发加重时需要采取相应治疗。更强效的局部激素类药膏、卡泊三醇、辣椒碱、局部环孢素制剂、利多卡因等对持续存在的皮损更为有效。有报道称沐浴 – 光化学疗法包括 PUVA、中等剂量紫外线 A1（MD-UVA1）和窄谱中波紫外线（NB-UVB）也是一个有效且安全的治疗选择[89]。

结节性痒疹

临床概要　结节性痒疹是一类以突出皮面的伴有角化过度或表皮剥脱的丘疹斑块为主要表现的慢性炎症性皮肤病，皮疹通常直径为 5 ～ 12mm 不等，部分皮疹略大。皮疹主要分布于四肢伸侧，常剧烈瘙痒[90]。中年人好发，女性患者多于男性患者[91]。结节性痒疹可能与单纯性慢性苔藓的病变共存，皮损可以相互转换[90]。

发病原因尚不清楚，但局部创伤、昆虫叮咬、特应性遗传背景、传染病、代谢或系统性疾病可能是诱因[90,92-96]。最近的一项研究表明，87% 的结节性痒疹患者可能伴发潜在的疾病[97]。最近的一项心理研究表明，结节性痒疹患者的焦虑和抑郁情况比对照组更严重[98]。

组织病理　组织学上可以见到角化过度、局灶性角化不全、颗粒层增厚和不规则棘层肥厚[99]。此外，可能会见到乳头瘤样增生，表皮和附属器上皮向下不规则增生形成假上皮瘤样改变[100,101]（图 7-6）。真皮显示胶原束垂直排列，成纤维细胞和毛细血管数量增加，血管周围以淋巴细胞为主的炎性浸润，可见少量嗜酸性粒细胞和中性粒细胞[99]。偶尔可能见到明显的神经纤维增生[101]，但这是一个罕见的现象，不是结节性痒疹的必要诊断依据[99,102]。嗜酸性粒细胞及显著的嗜酸性粒细胞脱颗粒反应更常见于具有特应性遗传背景的患者[92]。结节性痒疹中的皮肤朗格汉斯细胞数量增多，高于正常对照组[103]。近来有报道称皮损真

皮处的树突状肥大细胞明显增大且含有更少的细胞质颗粒[104]。

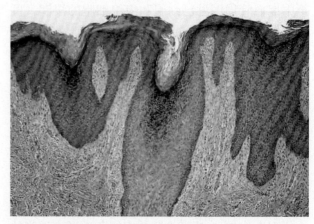

图 7-6　结节性痒疹：明显不规则的棘层肥厚、局灶性的颗粒层增厚和伴有角化不全的角化过度

发病机制　普遍认为结节性痒疹中神经纤维增生是继发于慢性搔抓刺激。然而，极端瘙痒可能与皮肤神经纤维数量的增加相关[101]。最近的一项研究表明，结节性痒疹的皮损处的神经生长因子（NGF）及其受体表达明显高于正常对照组，炎症细胞的浸润是神经生长因子的来源并诱导神经纤维增生[105]。降钙素基因相关肽和 P 物质在结节性痒疹的病变部位明显增加，高于正常皮肤。这些神经肽可能参与介导了结节性痒疹的瘙痒[106]。这些发现与结节性痒疹病变中的 P 物质阳性神经纤维密度的增加相互关联[107]。电子显微镜可见到明显的神经增生，包括轴突和施万细胞[101]。S100 蛋白[108]、神经丝、髓磷脂碱性蛋白免疫组化染色也证明有很多神经纤维[109]。免疫组织化学分析证明有感觉神经肽而证实这些大多是感觉神经[110]。此外，据报道，毛囊间表皮的基底细胞层的梅克尔细胞数量增加，表明这些特殊的感受器与神经纤维之间相互作用可能参与了该病的发病机制[111]。在结节性痒疹皮损和非皮损处的表皮内神经纤维密度下降表明存在亚临床皮肤的神经病变[112]。

鉴别诊断　慢性单纯性苔藓可有相似的组织学改变，其增生程度弱于结节性痒疹，且皮疹没有那么局限[99,102]。与孤立性角化棘皮瘤不同，多发性角化棘皮瘤中央火山口样改变不明显，且与结节性痒疹一样有显著的表皮和上皮增生，有时很难区分。

治疗原则　结节性痒疹可能对患者的生活质量产生巨大的影响，然而治疗仅有轻度至中度效果[113]。口服及皮损内行激素治疗可以减轻炎症反应。局部封包强效糖皮质激素可提高治疗的效果及避免搔抓[114]。一些个案报道提示可以使用局部免疫调制剂，如他克莫司和吡美莫司来治疗激素抵抗的患者[115]。光疗（UVA 用或不用补骨脂素，UVB）已被证明是一种有效和安全的治疗方案[89,116]。沙利度胺被用于治疗其他治疗措施抵抗的患者且显示良好的治疗效果，但其副作用如周围神经病变和嗜睡可能会导致终止治疗[117]。抗组胺药、抗焦虑药和近期报道的加巴喷丁[118]、普瑞巴林[119]、阿片类受体拮抗剂[120]、来那度胺[121]和神经激肽受体 1 拮抗剂、阿瑞吡坦[122]均对结节性痒疹治疗有效。

（余　佳　杨希川　译，陈思远　校，陶　娟　审）

银屑病

银屑病可分为寻常性银屑病、泛发性脓疱性银屑病和局限型脓疱性银屑病。

寻常性银屑病

临床概要　寻常性银屑病是一种常见的慢性炎症性皮肤病，在西方国家，有 1.5% ～ 2% 的人群患有该病。其特征皮疹为粉色至红色鳞屑性丘疹和斑块（图 7-7）。皮损大小不等、界线清楚、干燥，并通常覆有细小的银白色鳞屑。轻微刮擦便能去除鳞屑，通常能观察到细小的出血点，即 Auspitz 征。尽管在一些患者中，屈侧部位和间擦部位为主要患病部位（反向银屑病），但银屑病仍多好发于头皮、骶尾区和四肢伸侧。急性变异性点滴状或发疹性银屑病常见于年轻患者，其特征表现为突发的小的皮疹，由 A 型 β 溶血性链球菌急性感染导致[123]。指甲部位常被累及。甲板表面最常见的变化为出现小的凹点[124]。在一些严重的病例中，该病可以累及全身皮肤，表现为泛发性红皮病。尽管寻常性银屑病通常不会伴有脓疱，但掌心和脚底部位有时会出现脓疱。极少数情况

中，患者的一处或多处部位会出现脓疱，即伴有脓疱的银屑病。同样，只有在极少数情况中，重度的寻常性银屑病会发展成为泛发性脓疱性银屑病。寻常性银屑病和泛发性脓疱性银屑病均可发生口腔病变，如游走性斑状口炎病（地图性口炎）和良性游走性舌炎（地图舌）[125,126]。

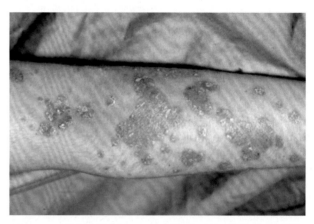

图 7-7　寻常性银屑病。上肢部位的界线清楚、红斑鳞屑性丘疹和斑块（图片由宾夕法尼亚州费城宾夕法尼亚大学医学院皮肤病学系提供）

泛发性脓疱性银屑病

临床概要　泛发性脓疱性银屑病包括：①急性泛发性脓疱性银屑病（von Zummbusch 型和急性发疹型）；②妊娠期泛发性脓疱性银屑病（疱疹样脓疱病）；③婴儿与青少年脓疱性银屑病；④亚急性环状或旋涡状脓疱性银屑病[127]。

皮疹特征为红斑、鳞屑性皮损表面出现的数目不一的无菌性脓疱，伴随中或重度全身症状[128]。有些病情会发展严重，疾病缓解期间可以见到寻常性银屑病的皮损。

四类泛发性脓疱性银屑病在临床皮损表现和组织学表现上相似度极高甚至重叠。其主要差异在于发病形式及皮损分布。四类银屑病多出现口腔脓疱，特别是在舌头部位[129]。

*von Zummbusch 型急性泛发性脓疱性银屑病*是指既往有银屑病的患者，如斑块性[130]或红皮病性[131]，出现发疹性脓疱。通常发生于系统性类固醇激素治疗结束后[127,132]。发疹性泛发性脓疱性银屑病[133]则是指银屑病发病晚、病变非典型分布并快速明显出现的自发脓疱性发疹的一类患者。

妊娠期泛发性脓疱性银屑病　指在孕妇孕晚期出现的罕见的发疹性脓疱。该病的初期表现为屈侧部位的银屑病病变，接着出现泛发性发疹性脓疱。如后期再度妊娠[134]，该病有可能复发。有学者将其看成与疱疹样脓疱病[127]相同的疾病，但其他学者则认为这完全是两种不同的疾病[135,136]。

在一些亚急性环状脓疱性银屑病病例中，环状或旋涡状的皮损在临床上与角层下脓疱病[137,138]相似。亚急性或慢性泛发性脓疱性银屑病[127]常见固定形状（Figurate）的病变。虽然，环状脓疱性银屑病具有泛发性，但在一些病例中也会局部发生[139]。

儿童中泛发性脓疱性银屑病是非常罕见的，又称为婴幼儿和青少年脓疱性银屑病。在这些患者中，该病通常表现为良性病程，可快速自愈[140]。

局限型脓疱性银屑病

临床概要　局限型脓疱性银屑病分为三类：①伴脓疱的银屑病[132,133]，仅一处或多处银屑病部位出现脓疱且发展成泛发性脓疱性银屑病的概率较低；②局限性 Hallopeau 连续性肢端皮炎，有时会发展成泛发性连续性肢端皮炎；③手掌和足底的脓疱性银屑病具有两种亚型：慢性掌跖脓疱病（也称为掌跖脓疱病）和急性掌跖脓疱病或脓疱性细菌疹。这两种亚型在寻常性银屑病患者中偶尔出现[127]。符合此种表现的情况下应斟酌反应性关节炎（Reiter 病）与银屑病的关系。

Hallopeau 连续性肢端皮炎　是指手足远端出现发疹性脓疱。对于局限性连续性肢端皮炎仅有少量受影响部位，然而对于泛发性连续性肢端皮炎，除四肢肢端部位之外，可有大面积皮肤受累[133]。手指和脚趾部位可能出现皮肤萎缩和永久性指甲脱落。

掌跖脓疱病　是一种慢性复发性疾病，发生在手掌、脚底或两处均有（图7-8）。红斑鳞屑上可见小的分批出现的深在脓疱。在发病最初，皮损可表现为小水疱或水疱状脓疱。在疾病消退阶段，脓疱会变成棕色斑疹。该病症多发于手足掌心和鱼际隆起及脚背处[141]。掌跖脓疱病与连续性肢端皮炎不同的是，手指和脚趾肢端部位幸免发病。掌跖脓疱病的一个罕见的急性亚型如脓疱性细菌疹[142]表现为在手足部位出现大面积的无菌性脓疱。

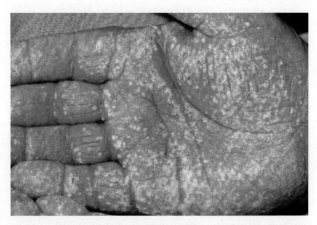

图 7-8　脓疱性银屑病（手掌脓疱病）：手掌的鳞屑性红斑上的融合性脓疱（图片由宾夕法尼亚州费城宾夕法尼亚大学医学院皮肤病学系提供）

银屑病与获得性免疫缺陷综合征（AIDS）

临床概要　银屑病与人类免疫缺陷病毒感染之间的关系已被发现。据报道，HIV 阳性患者[143,144]中 1.3% ～ 2.5% 的患有银屑病。在临床上，银屑病病情可能发展严重，如病情突然严重恶化或是治疗抵抗[143,145]。可能会出现面积广泛的红皮病型银屑病[146]。研究发现，HIV 感染后患银屑病的患者更易患有掌跖、屈曲（反向）银屑病和银屑病性关节炎[144]。尽管尚未发现 HIV 感染阶段与银屑病的严重程度之间是否有直接关系，但已经发现了外周 T 细胞 CD4$^+$（辅助型 T 细胞）数目减少会使临床病程呈更加严重的趋势[144]。

银屑病的皮肤外临床表现

除皮肤受累外，银屑病患者通常会患有其他系统合并症。20% ～ 35% 的患者患有银屑病性关节炎，银屑病性关节炎是一种炎症性关节炎，其典型特征在于远端指间关节受损，但也经常累及大关节，因此难以在临床上与类风湿关节炎区分（尽管通常缺乏类风湿因子）[147]。银屑病属于一种慢性炎症，可导致过早出现动脉粥样硬化的炎症，加速血管老化，显著增加心血管疾病风险。研究发现，与一般人群相比，银屑病患者患有代谢综合征和肥胖症、2 型糖尿病、心血管疾病、抑郁症、淋巴瘤、炎症性肠病的可能性较高[148]。同银屑病一样，这些并发症状在其发病机制根源上都有炎性细胞因子介质的高表达。

寻常性银屑病的组织病理学

寻常性银屑病的组织图片显示各个病变阶段存在明显区别，通常仅能根据早期的鳞屑性丘疹和成熟斑块的边缘处进行诊断。

最早期的针头大小的斑疹或表面光滑的丘疹随着皮肤表层变化出现细微的组织学变化[149,150]。最初，真皮乳头层出现毛细血管扩张和水肿，毛细血管周围有淋巴细胞浸润。淋巴细胞浸润至出现轻微海绵水肿的表皮下部。然后，表皮层的上部出现病灶变化，颗粒层细胞形成空泡并消失，出现角化不全凸起。一般仅在一些角化不全凸起的端部能看到中性粒细胞，其散乱分布于过度角化的角质层（图 7-9）。这角化不全包绕的中性粒细胞聚集即 Munro 微脓肿的最早表现[150]。在此阶段中，其临床特征表现为早期鳞屑性丘疹，通常进行银屑病组织学检查。在某些情况下，当中性粒细胞出现显著胞外分泌时，这些细胞可能聚集在棘层的最上部位形成小型海绵脓肿（Kogoj）。淋巴细胞仍仅存在于下表皮，随着有丝分裂越来越多，其日益增生。初期表皮的改变多为局灶性，后期发展融合，临床上形成斑块。

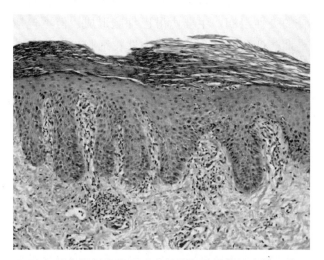

图 7-9　早期银屑病表现为中性粒细胞聚集、角化不全、颗粒层变薄、中度棘层肥厚、局灶性海绵水肿、增多的有丝分裂、真皮乳头顶部血管扩张、血管周淋巴细胞和少量中性粒细胞浸润

对于活动性的银屑病病灶，最好在扩展斑块的边缘处取材，其组织学图片的特征为：①下部增厚的表皮突延长导致棘层增厚；②乳头上表皮变薄，偶见海绵状脓疱；③表皮上层苍白；④颗粒层减少甚至消失；⑤融合性角化不全；⑥ Munro 微脓肿出现；⑦真皮乳状延长和水肿；⑧毛细血管扩张与扭曲（图 7-10）。

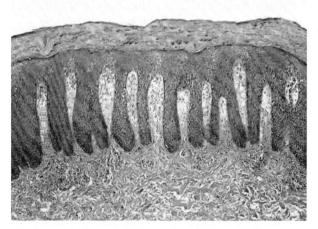

图 7-10　银屑病，成熟斑块。表皮突显著伸长、颗粒层消失、角化不全、中性粒细胞聚集及真皮乳头中血管扭曲扩张

其中，仅海绵脓肿和 Munro 微脓肿对银屑病有真正的诊断性，如没有这两种特征性表现，在组织学基础上几乎不能明确诊断。后续章节将详细论述进展期银屑病的发展变化。

表皮过度增生和表皮凸均匀向下延长，导致棘层增厚（图 7-11）。通常，其上部细长，但下

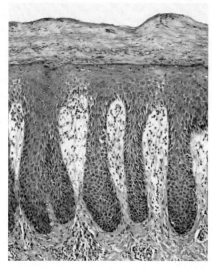

图 7-11　银屑病，发展充分的斑块。棘层增厚伴有均一延长的棒状外观的表皮突，基底层上方可见有丝分裂，乳头上部表皮变薄，颗粒层消失，表皮上部苍白、融合性角化不全伴中性粒细胞聚集

部出现增厚（杵状指）。由于切片的正切角度，相邻表皮突的根部看上去合并在一起，这种情形不少见。通常，表皮突内不存在细胞间和细胞内水肿，位于基底层上的角质形成细胞层呈深嗜碱性。有丝分裂不仅像正常皮肤一样出现于基底层，也可见于基底层上方。除了因为表皮突伸长面基底细胞层明显变长之外，还出现有丝分裂的数目显著增加。增加数目为未累及皮肤有丝分裂数目的 27 倍[151]。

与显著伸长的表皮突相比，乳头上部表皮相对较薄。因细胞内水肿和颗粒层减少，表皮上层细胞看起变大和苍白。在角化不全的角质层下的角质形成细胞中可能混有中性粒细胞[152]。组织学图像显示为海绵状小脓疱（图 7-12）。虽然仅是一个微小脓疱，但其类型与脓疱性银屑病中的非常大的脓疱相同，能特征性诊断银屑病及其变异型，以变性和变薄的表皮细胞形成的海绵状网格间隙中的中性粒细胞聚集为表现[153]。

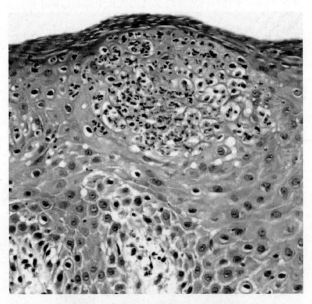

图 7-12　银屑病：中性粒细胞在棘突和颗粒层聚集形成 Kogoj 海绵状脓疱（高倍镜）

在某些情况下，角质层完全由融合性角化不全形成的层状鳞屑构成，伴随颗粒层减少或消失。然而，偶然会出现在底层有颗粒细胞的局限性角化过度病灶中。

Munro 微脓肿存在于角质层角化不全的区域内（图 7-13）。它们由从真皮乳头毛细血管经上方表皮迁移而来的中性粒细胞和中性粒细胞固缩核集聚而成。通常在早期病变中容易发现 Munro 微脓肿，但在长期存在的病变中，其数目会减少或消失[154]。

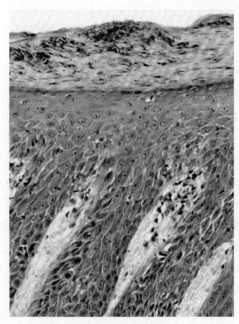

图 7-13　银屑病，进展期斑块。此为角化不全的角质层内中性粒细胞聚集（Munro 微脓肿）的高倍镜图。注意乳头上部表皮变薄和真皮乳头中血管扩张

因表皮突伸长和基底膜增厚，真皮乳头也被拉长，呈棒状外观。真皮乳头水肿，有毛细血管扩张和扭曲。真皮上层和真皮乳头中出现相对较轻的炎性浸润。主要由淋巴细胞形成，但不包括早期病变，在这一阶段，中性粒细胞也出现于乳头上部[155]。

即使从临床上典型的银屑病病变中取活检，也并不总是能观察到之前描述的完整的典型组织学表现[156]。角化过度常伴随角化不全出现。在这些案例中，我们可以观察到垂直相邻的角化过度和角化不全，局灶性角化不全，有时会观察到角化过度层和角化不全层的交替。最后一种模式提示银屑病病情活动的波动。

轻微刮除皮损出现的出血点（Auspitz 征）所对应的是真皮乳头层顶部的改变。它们可能由以下组织学变化引起，如角化不全、表皮突角质形成细胞内水肿、真皮乳头上表皮变薄及乳头上部毛细血管扩张。

点滴状或发疹型银屑病　具有早期或活动性银屑病的组织学特征，与充分发展的慢性斑块型

银屑病相比，炎性浸润更加明显且棘层增厚较轻。因其急性发作的特点，我们可能观察到残留的正常的网篮状角化过度角质层覆盖于有中性粒细胞聚集的成堆的角化不全的上部，进而可能出现松散排列现象（图 7-14）。

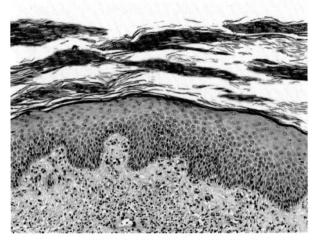

图 7-14　发疹型银屑病：多层成堆的角化不全伴有网篮状角化过度、轻度棘层增厚和真皮乳头中血管扩张

在某些案例中，红皮病型银屑病的组织学图像能充分显示银屑病的特征表现，从而明确诊断。然而，通常情况下，红皮病型银屑病的组织病理表现无法使其区别于慢性湿疹等皮肤病的组织学外观[157]。

泛发性脓疱性银屑病的组织病理学

在寻常性银屑病中，Kogoj 海绵状脓疱是一种非常微小的脓肿，仅出现于早期阶段和活动性病变中，而在各类泛发性脓疱性银屑病中其以大脓疱出现并表现出其典型的组织学病变特性。中性粒细胞从真皮乳头毛细血管迁移到表皮上层的过程中形成海绵状脓疱，中性粒细胞聚集在表皮细胞变性和变细形成的海绵状网格间隙中[153]。随着脓疱增大，脓疱中心的表皮细胞发生彻底的细胞溶解以致形成一个大的空腔（图 7-15）。但在脓疱周围，变细的表皮细胞网络可持续较长一段时间。随着海绵状脓疱中的中性粒细胞迁移入角质层，它们变得固缩，从而会出现大的 Munro 微脓肿[130,158]。

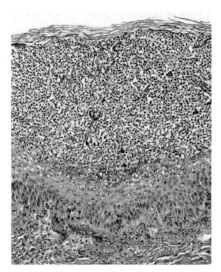

图 7-15　脓疱性银屑病：棘层上部和颗粒层内集聚了大量中性粒细胞并伴有海绵水肿

除大面积的海绵状脓疱之外，泛发性脓疱性银屑病引发的表皮变化与寻常性银屑病非常相似，都有表皮突角化不全和表皮突延长的现象。一旦真皮上层出现淋巴细胞浸润，中性粒细胞就会从真皮乳头的毛细血管中迁移到表皮[159]。而口腔皮损的海绵状脓疱形态与皮肤相同[129]。

在治愈阶段，各类泛发性脓疱性银屑病的组织学表现可以与寻常性银屑病相同[130]。

局限型脓疱性银屑病的组织病理学

各类伴有脓疱的银屑病[132、133]及局限性环状脓疱病的组织病理学表现和泛发型脓疱性银屑病的组织病理学表现相同。

在局限性 Hallopeau 连续性肢端皮炎中，甲床是主要受累区域，表现为明显的上皮增生伴大量的海绵状脓疱，颗粒层减少，角化过度和有中性粒细胞聚集的成堆的角化不全。甲母质只是偶尔累及[160]。

掌跖脓疱病的表皮内可见到一个充分发展的大的单房性脓疱。它仅略高于表皮，但压迫到下面的真皮。脓腔内可见较多中性粒细胞。脓疱周围的表皮有轻度的棘层肥厚，脓疱下方可见炎性浸润[161]。在许多病例中，我们在脓疱表皮细胞外壁可以观察到虽然小但却典型的海绵状脓疱，最常出现在表皮侧壁和上覆表皮的交界处[161-165]。这些海绵状脓疱与在泛发性脓疱性银屑病脓疱壁看到的海绵状脓疱相同。

在病变最早期可以观察到表皮下和真皮乳头交界处的海绵水肿及淋巴细胞的外渗现象[164]。随后可形成一个富含淋巴细胞表皮内小疱[161,164]。随后，有大量中性粒细胞外渗，穿过之前形成的小疱的囊壁，然后我们可以在组织学图片中观察到海绵状脓疱[161]。在急性期，也可有脓疱性细菌疹及白细胞破碎性血管炎[166]。

合并 AIDS 的银屑病组织病理学

大多数病例的组织学图像与银屑病相似。在另一些病例中，组织切片显示棘层肥厚，不伴有真皮乳头上方表皮变薄，轻度海绵水肿，罕见的角质形成细胞坏死和真皮浅层血管周围淋巴细胞与组织细胞浸润，偶尔出现一些浆细胞[167]。同其他 AIDS 相关的皮肤病一样，嗜酸性粒细胞也可能在炎症浸润中出现。

（葛　兰　杨希川　译，陈思远　校，陶　娟　审）

寻常性银屑病的发病机制

虽然银屑病的病因尚未清楚，但是越来越多的证据表明角质形成细胞的增殖分化、炎症反应和免疫失调之间存在复杂的相互作用。

电子显微镜观察

皮质醇激素治疗吸收后消失，之后又会复发的皮损变化是研究银屑病皮损最早可以观察识别的形态学现象。在电子显微镜下观察到内皮细胞水肿和细胞间隙不断扩大是银屑病皮疹复发的最早提示；随后毛细血管后微静脉周围的肥大细胞会出现脱颗粒的现象；数小时后活化的巨噬细胞逐渐迁移到表皮层下部，该区域通常缺乏细胞桥粒 – 张力微丝复合体，然后才出现淋巴细胞和中性粒细胞[168]。典型皮损的超微结构中，表皮基底部上层的银屑病角质形成细胞有明显的异常。张力微丝的数量减少，直径变细，失去正常的聚合性。角质透明蛋白颗粒的大小和数量都显著降低，甚至有时完全消失[169,170]。角化的细胞含有细小的张力微丝并常保留有细胞器和一个细胞核，类似于角化不良细胞。它们常无法形成边缘带且失去外层细胞膜[171]。基底层角质形成细胞的胞质凸起可能从基底膜之间的空隙伸入到真皮层。这些表现更多见于活跃且未经治疗的皮损，而对于皮损已经完全缓解的银屑病患者，在受累的皮肤中是看不到的[172]。因为细胞表面丰富的糖蛋白外套的缺失，细胞间的连接仅仅依靠细胞桥粒，所以银屑病皮损中表皮细胞间的间隙增宽[171,173]。电子显微镜下的研究证实了银屑病患者的表皮细胞是有缺陷的，而不仅仅是表皮增殖加速导致的不成熟。虽然在银屑病皮损中有丝分裂细胞的比率和角化不全存在着一定的相关性，但是表皮的快速增殖并不直接导致角化不全[174]。

Kogoj 海绵状脓疱是银屑病皮损组织结构中最具特征性的表现。关于 Kogoj 海绵状脓疱的超微结构研究发现，它主要位于棘层的上部和颗粒层，可见中性粒细胞分布于细胞间形成多腔的脓肿，形成腔室的海绵状网格是由扁平状的变性的角质形成细胞组成的[153]。

显微镜下银屑病皮损中真皮乳头的毛细血管襻与正常的皮肤中毛细血管襻明显不同。银屑病皮损中可见毛细血管扩张，内皮细胞间的桥连小窗和间隙，以及血管内皮细胞、外膜细胞和肌细胞的胞质水肿区域还可见红细胞和炎症细胞的外溢及多层基底膜的增厚[175]。这些表现可能与基底膜带中无定形物质的沉积和胶原纤维的聚集有关[176]。

表皮细胞周期动力学

在活跃的银屑病皮损中表皮细胞的增殖是明显加速的。可见比正常水平更多的基底层和基底层上方细胞分裂象，以及更多可被氚化胸腺嘧啶标记的有丝分裂前细胞[177]。有丝分裂的活性表现在不同的银屑病皮损中，甚至在同一个皮损内都可以明显不同，这似乎与角化不全的水平有一定的相关性。因此，具有 91% ～ 100% 角化不良的银屑病皮损表皮中的有丝分裂象细胞是那些只有 0 ～ 20% 角化不良的银屑病皮损表皮的 5 倍[156]。在银屑病皮损中常会发现交替出现的角化过度和角化不良，这提示银屑病皮损中表皮生长的增生活性是波动的[156]。早期点状丘疹的逐层切片可以发现有丝分裂非常活跃的角化不良中心被有丝分裂相对较低的增厚的颗粒层区域所包围[178]。

早期的研究计算提示在银屑病皮损中角质形成细胞从基底细胞层转移到棘层上部所需要的时间大大缩短，正常表皮一般 53 天，而活跃银屑病皮损只需要 7 天时间[177]。

进一步的研究[179]发现银屑病中表皮细胞的发育周期从 311 小时缩短至 36 小时，提示银屑病角质形成细胞的增殖速度比正常角质形成细胞快 8 倍。银屑病皮损的每单位表皮表面积中增殖期细胞的数量双倍增加，从 27 000 个 /mm^2 到 52 000 个 /mm^2，并且银屑病表皮中 100% 的生发细胞进入生长阶段，而正常人的表皮中只有 60%。但另外一个研究[180]发现，正常人的表皮细胞发育周期大概为 200 小时，而银屑病表皮大约是 100 小时，仅仅加快了 2 倍而非 8 倍。

基底层上部表皮中循环细胞的具体来源尚不清楚，可能来源于基底层角质形成细胞，也可能来源于瞬时增殖细胞（transient-amplifying cell，TAC）。瞬时增殖细胞是位于基底层上部向终点分化的角质形成细胞，它们在基底层上部进行增殖分裂[181]。基于角质蛋白的研究，通常认为增殖的角质形成细胞是来源于瞬时增殖细胞（TAC）[181]，因为增殖的角质形成细胞表达角蛋白 K1/K10 并且主要表达 K6/K16，但是并不表达 K5/K14，而 K5/K14 主要表达于基底层角质形成细胞[182]。

最近的研究发现银屑病皮损中高度表达凋亡相关的分子，而这些分子具有抑制细胞凋亡的功能。这可能与银屑病中表皮过度增殖的特点相关[183]。

角质形成细胞分化

角质形成细胞从基底层移行到角质层的过程中不断发生分化。在这个过程中，会合成不同的结构蛋白。角蛋白就是这样的一组蛋白质家族，它们是存在于所有上皮细胞胞质中的中间丝。研究发现一对角蛋白 K5/K14 表达于基底细胞[184]，而另一对角蛋白 K1/K10 则表达于基底上方的角质形成细胞。外皮蛋白是角质形成细胞膜上主要的

前体蛋白之一，检测发现它们在颗粒层和角质层的表达水平更高[185]。银屑病皮损中的基底层角质形成细胞持续表达 K5/K14，而角蛋白 K1/K10 则被增生的相关角蛋白 K6 和 K16 所替代。另外，外皮蛋白则过早地表达于基底层上部较低层次的角质形成细胞[182,186]。角蛋白 17 通常表达于毛囊的深部外毛根鞘，研究发现它同样表达于毛囊间银屑病表皮的基底层上方角质形成细胞中[182]。

免疫病理学

免疫因素在银屑病的发病机制中发挥着非常重要的作用。银屑病目前被认为是 T 淋巴细胞介导的免疫紊乱所诱发的疾病。研究表明银屑病皮损的真皮乳头和表皮均可以发现 CD4$^+$ 和 CD8$^+$ T 淋巴细胞。CD8$^+$T 淋巴细胞似乎主要存在于表皮，而 CD4$^+$T 淋巴细胞主要分布于真皮层。CD8$^+$T 淋巴细胞出现在表皮层中，被认为是银屑病发病机制中的关键事件[187]，其中多达 1/3 的 CD8$^+$T 淋巴细胞表达活化标志[188]。近期的研究数据提示银屑病皮损中存在表皮 T 淋巴细胞的克隆扩增。复发的皮损中也发现完全相同扩增的 T 淋巴细胞克隆聚集。非皮损部位的皮肤中没有发现相同 T 淋巴细胞的受体基因重排的现象。这些研究表明一个具有稳定抗原特异性的致病性 T 细胞介导的反应可能在银屑病的反复发作中发挥重要作用[189-191]。T 淋巴细胞的活化可能与细菌（如 A 组 β 型溶血链球菌）的超抗原有关。有研究发现，链球菌的 M 蛋白与角蛋白 17 有着相同的氨基酸序列，因此在银屑病中角蛋白 17（K17）或角蛋白 6（K6）的抗原位点有可能成为自身反应性淋巴细胞攻击的靶点[192,193]。存在于银屑病表皮中的 A 组链球菌活化的 CD8$^+$T 淋巴细胞和较低程度的 CD4$^+$T 淋巴细胞可能在链球菌感染后引起的点滴状银屑病[194]和慢性斑块型银屑病[195]中均发挥重要作用。活化的 CD4$^+$T 淋巴细胞产生一系列的细胞因子，包括 IL-2、TNF-α、IFN-γ，它们同样可以由 CD8$^+$T 淋巴细胞产生[196]。

角质形成细胞在 TNF-α 的刺激下可以产生 IL-8，后者是潜在的 T 淋巴细胞和中性粒细胞趋化因子，它存在且高表达于银屑病的皮损中。这个细胞因子可能参与了 Munro 微脓肿的形成[197]。

TNF-α 在银屑病的发病机制中发挥重要作用。上皮钙黏素介导朗格汉斯细胞与周围角质形成细胞的黏附，TNF-α 可以通过下调上皮钙黏素的表达从而启动朗格汉斯细胞的迁移[198]，还可以诱导 NF-κB 促进细胞存活、增殖、凋亡因子的转录及促血管内皮生长因子的表达[199]。IL-1β、IL-8 及很多其他趋化因子诱导下游激活，从而增强树突状细胞的活化及迁移、T 淋巴细胞和中性粒细胞的募集，以及微脓肿的形成[200,201]。

近期研究发现，TNF-α 对 IL-17 信号通路及它们促进角质形成细胞释放炎症因子的协同作用均有阻断效应，证实了 IL-23/IL-17 通路在银屑病发病中的核心作用[202,203]。Th17 细胞是银屑病皮损中 IL-17 几个固定来源之一，它主要分布于炎症皮肤中。Th17 在炎症皮损中可以诱导慢性炎症和组织损伤，促进中性粒细胞的成熟和趋化，促进 Th1 细胞的趋化，促进角质形成细胞的增生及表皮增生等[204,205]。IL-23 通过激活和促进 Th17 细胞的增殖并且诱导 IL-22 的产生导致棘层肥厚，从而促进银屑病的发生过程[206,207]。IL-23 还可以将 Treg 细胞转变成产生 IL-17 的细胞，并且可以直接刺激树突状细胞表达自身多肽，从而进一步扩大银屑病中的炎症级联反应[206,207]。

另外，在从未有银屑病皮损累及的皮肤中注射 IFN-γ 可以在注射局部诱发出针尖大小的银屑病样皮损，这个研究提示 IFN-γ 在银屑病皮损产生的起始阶段发挥了非常重要的作用[208]。IFN-γ 诱导角质形成细胞及内皮细胞表达 ICAM-1，ICAM-1 可以与淋巴细胞膜表面的淋巴细胞功能相关抗原 -1 配体（LFA-1）结合，从而介导淋巴细胞黏附并使其迁移到皮肤表皮中[197]。另外，研究发现干扰素诱导蛋白（IP-10）在银屑病皮损中的角质形成细胞中过度表达[209]。细胞免疫应答期间在表皮中可以检测到 IP-10，它可能具有趋化活性和促有丝分裂的能力。银屑病皮损中的角质形成细胞对于 IFN-γ 的增殖抑制效应没有反应，导致它们在银屑病中处于过度增殖状态[210]。

研究发现，P53 的表达升高和 Bcl-2 的下调与银屑病的活动程度相关[211]。另外，细胞因子的异常表达也被认为是银屑病发生的潜在诱因，而 IL-23 则被认为是银屑病发病机制中的最核心的细胞因子[212]。

局灶性脓疱性银屑病的发病机制

掌跖脓疱病与银屑病的关联性没有被普遍接受，即使有以下两点事实支持它们两者之间存在密切关联：首先，在掌跖脓疱病患者中银屑病的发病相对普遍，有报道称 19% ~ 48% 的掌跖脓疱病患者同时患有银屑病[213-215]，且掌跖脓疱病的脓疱壁上普遍存在海绵状脓疱。另外，在掌跖脓疱病中还发现了与银屑病皮损中相同的淋巴细胞趋化因子[216]。

银屑病与获得性免疫缺陷综合征（AIDS）的发病机制

有证据证实了 CD8+ 和 CD4+ T 淋巴细胞及 IFN-γ 在 AIDS 患者的银屑病发病机制中的作用[167,217]。非常反常的是，随着辅助性 T 细胞的数目下降，患者银屑病皮损变得更重，直到患者死亡前的一段时期皮炎出现好转。后面这种情况的出现可能与更多的辅助性 T 细胞受累及能产生 IFN-γ 的皮肤淋巴细胞数目减少导致皮损局部 IFN-γ 的产生减少有关[154]。然而近期的一项研究发现 HIV 阳性的银屑病患者中 IFN-γ 的水平明显高于 HIV 阴性的银屑病患者[218]。

HIV 感染引起的免疫失调可能在那些携带 HLA-Cw*0602 等位基因并有遗传易感性的患者中诱发银屑病。HLA-Cw*0602 可以作为针对微生物来源多肽反应的细胞毒性 T 淋巴细胞的交叉反应靶点。研究已经证实，人类逆转录病毒 5 可能参与了关节病性银屑病的发病，但是与银屑病没有关系[217]。免疫组化研究发现 HIV 阳性银屑病与具有免疫能力的银屑病皮损中 T 淋巴细胞亚群的比例是相似的[219]。进一步研究发现两组患者中角质形成细胞的 IFN-γ 诱导蛋白 IP-10 具有相同的表达水平[167]。这两个研究表明参与银屑病发病中的细胞免疫反应在 AIDS 与非 AIDS 中可能是一致的[219]。

鉴别诊断 在寻常性银屑病的诊断中有两个组织病理学特征是非常有价值的：①成堆的角化不全伴中性粒细胞聚集于角质层内（Munro 微脓肿）；②棘层上部的 Kogoj 海绵状微脓肿。真皮乳头层扩张弯曲的毛细血管也有助于诊断。其他所有特点包括棘层增厚、表皮突伸长及角化不全等，也可见于表现为"牛皮癣样"的慢性湿疹样皮炎，如特应性皮炎、钱币样湿疹或过敏性接触性皮炎等。但是这些情况下表皮突的延长是不均匀的。虽然银屑病皮损中也可见轻度的海绵水肿样变，但是如果海绵水肿样改变特别明显（特别是角质层中如果发现凝固血清形成的痂皮）则与银屑病特征不相符，除了手掌部的银屑病皮损海绵水肿可能会相对比较明显。另外，嗜酸性粒细胞浸润常见于过敏性接触性皮炎皮损中，并且主要存在于 HIV 阳性的患者，但很少见于银屑病的皮损中。鉴别困难在于那些治疗过的银屑病皮损和局部治疗后出现继发的过敏性接触性皮炎的银屑病皮损。慢性单纯性苔藓样皮炎需与充分发展的银屑病斑块进行鉴别。与银屑病皮损相比，前者表现为颗粒层增厚、更加不规则的棘层增厚及胶原纤维束与皮肤表面垂直分布的真皮乳头的纤维化。脂溢性皮炎与寻常性银屑病的鉴别非常困难，特别是两者重叠出现时。如果组织学特点表现为海绵状改变更为明显、毛囊口内以中性粒细胞分布为主的成堆的角化不全及棘层增厚更加不规则，则倾向于脂溢性皮炎。毛发红糠疹与银屑病的一些组织学特点是一样的，如棘层增厚和角化不良。然而与充分发展的银屑病皮损不同，毛发红糠疹具有明显增厚的乳头上表皮，更宽但较短的皮突、颗粒层保留，角化过度与角化不全交替出现，这些特点可以与银屑病明显地区别开来。另外，毛发红糠疹皮损也没有微脓肿和中性粒细胞浸润[220]。虽然 Kogoj 海绵状脓疱在包括反应性关节炎在内的银屑病疾病组的诊断中具有非常高的诊断价值，但是海绵状脓疱的组织特征也存在于脓疱性足癣、细菌性脓疱病、脓疱性药疹和念珠菌病等皮损中，特别是临床表现为脓疱的情况下[221]。PAS 染色和革兰氏染色对于识别感染微生物具有重要作用。除了银屑病外，在角化不全区域出现大量致密中性粒细胞的皮损表现也可见于其他疾病，但是它们的皮损中微脓肿常更加大且不局限，还常会有结痂出现，这些可以作为鉴别要点。

由于脓疱性银屑病患者舌头的临床表现，特别是组织学表现与地图舌相似，有学者建议将地图舌归类为顿挫性脓疱性银屑病[222]。

治疗原则　目前为止，银屑病还没有治愈性的治疗方案。多种治疗手段被运用到该病的治疗中。评估银屑病疾病严重程度的工具有银屑病面积和严重程度指数（PASI）、医师全面评估（PGA）及评估患者精神状态的工具（包括银屑病生活应激量表和银屑病患者伤残指数），这些量表工具可以帮助医师在治疗患者之前对其疾病严重程度进行评估[223,224]。除了疾病严重程度和生活质量受损情况，患者的年龄、花费和治疗方案的复杂性、可行性、耐受性和安全性，还有患者的偏好习惯等都应该在决定治疗方案前考虑到。银屑病常与银屑病性关节炎、HIV 感染、心血管疾病及其他危险因素相关，因此需要对银屑病患者皮肤以外的疾病进行全面的检查评估。

疾病严重程度评分较低（常常是皮损面积低于 10%）和轻度到中度的银屑病患者占了将近临床上所有银屑病患者的 80%[225]，这类患者的治疗主要以外用药物为主。常用的外用药物包括外用激素制剂、维生素 D_3 衍生物、维 A 酸类、钙调磷酸酶抑制剂、煤焦油、蒽林类制剂及角质剥脱剂等。面积小且治疗抵抗的皮损可能对皮损内激素注射治疗有效。

窄谱 UVB 光疗在银屑病的治疗中发挥着不可或缺的作用。它既可以用于泛发的皮损，也可用于局部皮损的治疗，均可以有效缓解皮损症状[225]。利用 UVA 可以透入到皮肤更深层次的特点，联合局部外用或口服补骨脂素作为光敏感剂，从而提高 UVA 局部治疗的效果，这种治疗称为 PUVA 疗法。但这种治疗方法常导致治疗后色素沉着，也可能增加远期皮肤鳞状细胞癌的发病风险，所以当 PUVA 应用于皮肤白皙或有其他皮肤肿瘤危险因素的患者的治疗时应非常慎重[225]。在局部斑块型皮损的治疗中，用 308 准分子激光光疗能够在皮损局部精准地传递高剂量的 UVB 却又很少累及周边正常的皮肤。紫外线可以在局部产生免疫抑制效应，但没有长期激素治疗的皮肤副作用，也没有系统用药和生物制剂所带来的系统免疫抑制效应。

对于重度、难治性患者或银屑病关节炎患者，系统治疗是需要的。甲氨蝶呤对于同时有皮肤受累的银屑病关节炎是比较好的选择[225]。当使用甲氨蝶呤时需要警惕患者出现骨髓抑制（表现为血红蛋白降低、白细胞和血小板减少）和肝脏毒性，做好定期监测。环孢素对于银屑病患者皮损面积广泛而需要快速控制症状时是非常有效的，它可以低剂量［3～5mg/（kg·d）］用1～2年[225]。但是需要严密监测该药引起的肾毒性、高血压、高血脂、电解质紊乱及和其他药物可能相互作用等情况。阿维A是一种系统使用的维A酸类制剂，它配合外用药物在银屑病的治疗中效果较明显。阿维A具有降低皮肤肿瘤发病风险的作用，非常适合与光疗配合使用，因为光疗导致的光损伤常可能会诱发皮肤肿瘤的发生[226]。和其他系统使用的药物一样，服用阿维A的患者也需要监测其副作用，特别是高脂血症和肝脏毒性，另外它的致畸性也限制了其在有妊娠需求的妇女患者的应用[225]。

近年来，生物制剂已经成为银屑病治疗药物中的重要选择。目前已经有三种特异性针对TNF-α的生物制剂被FDA批准用于治疗银屑病和银屑病关节炎。英夫利昔单抗是首先被使用的药物，它是以小鼠Fab区域为主要部分和人IgG1 Fc区域嵌合在一起形成的单克隆抗体[227]。它的靶点包括游离的和细胞膜结合的TNF-α，其中与后者的结合可以诱导T细胞的凋亡。依那西普是一种可溶性的二聚体融合蛋白，它连接p75 TNF-α受体蛋白和IgG1的Fc区域[227]。该药可以与游离的TNF-α结合，从而减少它们在血清中的浓度。阿达木单抗是完全人源性的免疫球蛋白单克隆抗体，它可以结合并中和可溶性的和膜上的TNF-α[227]。通过PASI评分发现，与对照组相比，经过12周的治疗，3种生物制剂均可以明显缓解中、重度银屑病患者的症状[226]。但是3种生物制剂的花费均比传统的系统用药要贵许多，且需要在治疗开始时及治疗期间警惕并监测患者发生感染、结核复发、恶性肿瘤和神经纤维的脱髓鞘等风险[228,229]。

不断有新的生物制剂进入到银屑病和银屑病关节炎治疗的药物市场中。优特克单抗是针对IL-23和IL-12都同样含有的p40亚单位的单克隆抗体，目前临床上正在使用[227]。其他正在开发的针对IL-23通路的抑制剂包括secukinumab（一种完全人源性的IgG1κ单克隆抗体可选择性地结合并中和IL-17A）[230]，ixekizumab（一种人源性的IgG4单克隆抗体，也中和IL-17A）[230]和apilimod

（一种小分子化合物，可以选择性地抑制IL-12和IL-23的合成）[231]。

一些小分子也正在被研究用于银屑病的治疗。这些有潜力的新药的开发充分利用了近年来对于银屑病发病机制研究的成果。目前正在研究的药物包括A3腺苷酸受体激动剂、Janus激酶抑制剂和磷酸二酯酶抑制剂等[230]。

反应性关节炎（Reiter 综合征）

临床特点 反应性关节炎以前也称为Reiter综合征[232,233]。它是一种无菌性的关节炎，大多数情况下与非感染性肠炎或尿道炎合并存在。反应性关节炎主要累及年轻人，好发年龄为30多岁[234]。也有少数病例报道发生于女性及儿童[235,236]。

反应性关节炎是以无菌性尿道炎、关节炎和结膜炎三联征为特点的综合征。然而只有1/3的患者表现出典型的三联征[237]。不同患者间的症状严重程度、数量和持续时间等临床表现有很大的变异[238]。

大约有一半的患者会出现皮肤黏膜受累。皮损好发于阴茎龟头（环状龟头炎）、手掌和足底（脓溢性皮肤角化病）、甲下等（图7-16）。外阴和口腔黏膜也可以受累。

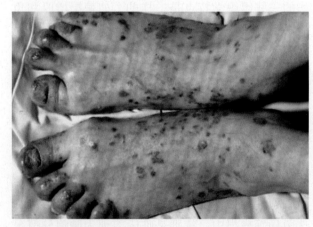

图7-16 Reiter综合征：足背和趾背部可见散在鳞屑性的丘疹和斑块，部分融合成片状红斑，可见趾甲萎缩（图片由宾夕法尼亚大学医学院皮肤科惠赠）

未割包皮的患者环状龟头炎表现为表面的糜烂结痂呈匍行性改变；已割包皮的患者其环状龟头炎则表现为角化过度的红斑和龟头融合的丘疹。手掌和足底的皮损主要是红斑及中央带有角化性赘生物的mollusk样斑块。脓疱也可能会出现。甲下的皮损包括角化过度引起的甲板混浊，并最终可能出现甲板的脱落。在 HIV 感染的患者中反应性关节炎的发病率低于 1%，该病似乎在免疫功能低下的患者中表现得更重[239]。

组织病理　手掌和足底早期的脓疱皮损组织病理可见表皮上层的海绵状大脓疱[240,241]。另外，可见表皮角化过度和皮嵴的延长。

随着皮损成熟，角化不全性角质层明显增厚，这与临床上看到的角化性赘生物相关。角化不全的角质层中混杂有核固缩的中性粒细胞。在陈旧性皮损中海绵状脓疱消失，组织学表现为棘层增厚和角化过度，仅有少量的角化不全区域。但有时反应性关节炎皮损的组织学表现与银屑病类似[240]。

发病机制　目前认为反应性关节炎的病理生理机制包括感染和免疫两个部分。它可以被感染泌尿系统或消化系统的微生物诱发，如沙眼衣原体、解脲支原体、弗氏志贺菌、艰难梭菌、沙门菌、弯曲杆菌、环孢子虫、耶尔森鼠疫杆菌等[238]。

将近一半的患者尿道分泌物中培养出了沙眼衣原体，后者被认为能够在易感男性中诱发出反应性关节炎[242]。虽然反应性关节炎患者中细菌联合培养是阴性的，但是用患者滑膜标本做分子杂交研究检测到了沙眼衣原体 RNA[243]。有报道称用卡介苗对膀胱癌进行免疫治疗后出现反应性关节炎[244]。80% 的反应性关节炎患者 HLA-B27 阳性[239]，然而关于这个 MHC-Ⅰ抗原在疾病发病机制中的具体作用却还不清楚。并没有证据表明微生物抗原与 HLA-B27 有交叉反应[245]。有研究发现在沙门菌感染后出现了反应性关节炎的 HLA-B27 和 B7 阳性患者中 IL-2 的产生减少。这些研究提示抗感染细胞免疫受损可能与疾病的发生发展有关[246]。参与机体第一道防线的 Toll 样受体（TLR）可能作为病原体传感器，最近的研究发现 TLR-2 的某个基因突变与反应性关节炎相关，但 TLR-4 无类似相关性[247]。

反应性关节炎皮损表现上与银屑病相似且存在海绵状脓疱，它一直被认为与银屑病有着密切的关系[248,249]。同样的，反应性关节炎的关节损害与银屑病的关节损害不仅在临床表现上类似，还在实验室检查类风湿因子方面与其一样，也是阴性的[238]。

鉴别诊断　反应性关节炎早期皮损的海绵状脓疱与脓疱病型银屑病皮损中的海绵状脓疱无法清楚辨别，需要将临床与病理相联系来明确诊断。稍微成熟的皮损具有反应性关节炎代表性的病理表现，表现为显著增厚的角质层，这点常能够与银屑病皮损相鉴别。

治疗原则　反应性关节炎的预后不一。它可能会自发好转痊愈，也可以继续进展导致受累关节的永久性损害[240]。抗生素在反应性关节炎治疗中的使用还没有达成共识，因为它们的效果并不确切[250]。推荐使用非甾体抗炎药、镇痛药及关节腔内激素注射等方法对关节炎进行对症治疗。更加严重的病例可能需要免疫抑制剂，如系统使用激素或甲氨蝶呤等[251]。反应性关节炎皮损的治疗与银屑病类似，可局部外用激素或水杨酸制剂。有报道称阿维 A 酯、UVA 光疗、甲氨蝶呤和环孢素等系统治疗对反应性关节炎也非常有效，必要的情况下可以考虑使用[252,253]。对于合并有 HIV 感染的重度反应性关节炎患者的治疗需要非常小心。报道证实阿维 A 可以改善反应性关节炎患者的皮肤和关节症状，而且在免疫受抑制的患者中使用也是安全的[254]。

（陈奇权　杨希川　译，陈思远　校，陶　娟　审）

指状皮炎（小斑块副银屑病）

临床概要　副银屑病包含以下三种疾病：小斑块副银屑病、大斑块副银屑病和苔藓样副银屑病。

大斑块副银屑病和苔藓样副银屑病最好看作是早期的皮肤 T 细胞淋巴瘤 / 蕈样肉芽肿[255]。参见第 31 章。

小斑块副银屑病也被称为指状皮炎[256]、慢性浅表性皮炎、浅表性鳞屑性皮炎，另一个较少见的名称为 Crocker 持续性黄红皮病[257]。该病好发于中老年男性，发病的高峰年龄是 40 ～ 50 岁[258]。皮疹为粉红色至黄色，覆有少量鳞屑的斑片，椭圆形或细长呈指状，如手指压在皮肤上所致的印迹，一般 1 ～ 5cm 大小，在躯干和四肢近端沿着皮肤张力线对称分布[259]。通常无自觉症状，病程慢性，持续存在。有些病例最初诊断为小斑块副银屑病，随后表现出网状色素沉着和萎缩的特点，被归类为大斑块型[260]。

近期报道了一种表现为色素减退的变异型小斑块副银屑病。该文献总结了 34 名患者的皮损特点，发现其皮疹的形状和大小与经典型类似，主要为椭圆形至圆形的色素减退性斑片，其上有少量鳞屑，主要分布于躯干和四肢等非暴光部位。大部分病例表现为指纹状的皮疹。大部分患者无自觉症状，对窄谱中波紫外线治疗反应良好[261]。

组织病理 表皮局灶性受累，包括轻度海绵水肿和淋巴细胞外渗，轻度的棘层肥厚和角化不全[257,262]。特征性表现为在网篮状角质层上出现细长的角化不全及血浆堆积（图 7-17）。真皮乳头层血管周围少量淋巴细胞浸润，浸润细胞没有异型性。色素减退型中真皮表皮交界处黑素细胞的数量较邻近未受累部位减少[261]。

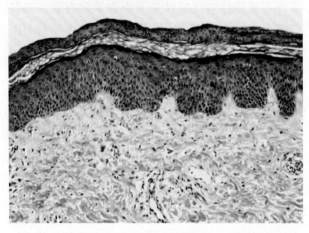

图 7-17　指状皮肤病（小斑块副银屑病）：特征性的网篮状角质层上出现细长的角化不全及血浆聚集，颗粒层不消失，轻度棘层肥厚。真皮乳头层血管周围可见稀疏的淋巴细胞浸润

发病机制 小斑块副银屑病中主要的浸润细胞是 CD4+（辅助性）T 淋巴细胞，少部分为 CD8+（细胞毒性）T 淋巴细胞。而色素减退型中正好相反，以 CD8+ T 淋巴细胞占优势[261]。表皮和真皮中朗格汉斯细胞数量增多[263]。

与淋巴瘤的关系 尽管普遍认为小斑块副银屑病是一种良性病变，不会转化成蕈样肉芽肿[255,257,260,263,264]，但在某些病例中可以见到浸润的 T 淋巴细胞表现出显著的克隆性基因重排[265]。因此，有学者认为小斑块副银屑病应归类为"顿挫型淋巴瘤"，即这种情况下可以见到克隆形成能力，但不会转化为系统性淋巴瘤[266]。有研究在小斑块副银屑病患者外周血中发现了克隆性 T 细胞增

生，但在皮损处未发现，提示小斑块副银屑病与蕈样肉芽肿之间没有关联性，因为蕈样肉芽肿患者外周血和皮损局部均可见到克隆性的 T 细胞增生[267]。小斑块副银屑病中也发现了寡克隆或单克隆的模式，但目前没有证据显示疾病进展至蕈样肉芽肿[268,269]。但是，也有学者认为小斑块副银屑病就是蕈样肉芽肿的一种类型[270,271]。

鉴别诊断 主要是与早期的蕈样肉芽肿鉴别。小斑块副银屑病中斑片的大小、形状和颜色更加均一，而蕈样肉芽肿中的斑片形态差异较大。组织病理上需要考虑早期蕈样肉芽肿的情况包括表皮内出现有空晕的不典型的淋巴细胞、Pautrier 微脓肿形成、单个淋巴细胞在真皮表皮交界处呈线状排列、界面空泡变性及真皮纤维化[272]。大部分病例的诊断需要临床和病理相结合。

治疗原则 外用润肤剂可以缓解脱屑。炎性病变可以外用中效激素。光疗是不错的选择，治愈率较高。长波紫外线或窄谱中波紫外线照射均有效，可使皮损消退[273,274]。

玫瑰糠疹

临床概要 玫瑰糠疹是自限性皮肤病，通常持续 4 ～ 7 周。通常先出现母斑，随后出现泛发的皮损。其主要分布于躯干、颈部和近端肢体，为圆形至椭圆形、鲑鱼色的斑片，沿皮纹长轴排列，在外缘有附着的如卷烟纸样的细薄鳞屑（图 7-18）。玫瑰糠疹有典型和不典型的临床变异型，包括丘疹型、水疱型、荨麻疹型、紫癜型和复发型[275,276]。妊娠期间的玫瑰糠疹可能是早产、新生儿肌无力和流产的预兆，尤其是对于在妊娠 15 周内患玫瑰糠疹的妊娠妇女[277]。

组织病理 泛发性的皮损表现为真皮浅层血管周围以淋巴细胞为主的炎性浸润，偶见嗜酸性粒细胞和组织细胞。淋巴细胞可外渗至表皮，表皮改变为海绵水肿、细胞内水肿、轻度至中度棘层肥厚，颗粒层减少或消失及局灶性的角化不全和浆液聚集[278-280]。某些病例可见表皮内海绵水肿性水疱[278,279]和一些坏死的角质形成细胞[281]。真皮乳头层红细胞外溢是常见的病理表现，有时红细胞可渗入至表皮层[281,282]（图 7-19）。偶尔可见多核的角质形成细胞[282]。玫瑰糠疹的晚期皮损病

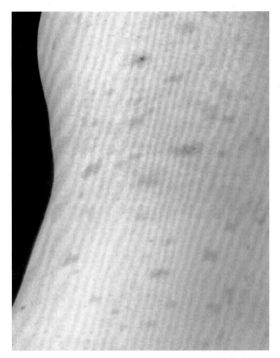

图 7-18　玫瑰糠疹：圆形至椭圆形，鲑鱼色的斑片，在躯干部沿皮纹长轴排列（图片由纽约大学医学院皮肤科的 Ronald O.Perelman 惠赠）

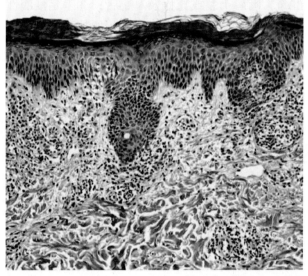

图 7-19　玫瑰糠疹：表皮中度棘层肥厚，海绵水肿，颗粒层减少，局灶性角化不全。真皮浅层血管周围淋巴细胞浸润和红细胞外渗至表皮

理表现类似银屑病样皮炎[278]，浸润细胞中嗜酸性粒细胞数目轻度增多[280]。母斑除了上述表现外，棘层肥厚会更加显著，血管周围炎性细胞浸润会更深更多一些，真皮乳头水肿也会更明显[282]。母斑和子斑的免疫组化显示真皮淋巴细胞浸润以 T 淋巴细胞为主，伴随 CD4/CD8 比例增高。皮损部位真皮内朗格汉斯细胞数目也增多[283]。

发病机制　玫瑰糠疹发病机制不明，可能与病毒，如人单纯疱疹病毒（HHV）6 型和（或）7 型感染密切相关[284]。利用 HHV-6 和 HHV-7 特异性引物进行的 PCR 研究显示玫瑰糠疹患者外周血和皮损处病毒 DNA 的阳性表达量高于正常对照组[285]。但是，玫瑰糠疹究竟是直接感染引起的还是对系统性的 HHV-6 和 HHV-7 病毒复制产生的一种反应性表现还存在争议[286]。

肠道病毒[287]及流感病毒 H1N1[288]也可能引起该病。某些药物，如肿瘤坏死因子拮抗剂可以导致玫瑰糠疹样反应，而停药后皮损好转[289-291]。

下列发现均提示细胞介导的免疫反应可能参与了玫瑰糠疹发病：表皮和真皮浸润细胞中出现了活化的辅助性－诱导性 T 淋巴细胞（CD4$^+$/HLA-DR$^+$）[292]，朗格汉斯细胞（CD1a$^+$）数量明显增多[293]，以及淋巴细胞外渗处的表皮周围角质形成细胞 HLA-DR$^+$ 抗原阳性[294]。此外，玫瑰糠疹皮损中未发现自然杀伤细胞和 B 细胞[283]。

鉴别诊断　玫瑰糠疹的鉴别诊断包括离心性环状红斑和小斑块副银屑病。离心性环状红斑的病理改变与轻中度的玫瑰糠疹类似。特征性的网篮状角质层出现细长的角化不全及浆液聚集，真皮乳头层血管周围可见稀疏的淋巴细胞浸润，轻或无细胞外渗及海绵水肿是小斑块副银屑病的特点[262]。

治疗原则　玫瑰糠疹是自限性疾病，以对症治疗为主[286]。没有隔离或限制活动的必要。过度出汗及肥皂的使用可能会加重皮肤刺激，应当避免。一般为轻度瘙痒，可外用氧化锌或炉甘石。炎症反应较重的病例可考虑外用或口服激素。有研究表明，口服红霉素和大剂量的阿昔洛韦可能有助于缩短病程和缓解瘙痒[295,296]，但其他研究未显示同样的有效率[297,298]。对迁延性的病例可以选用光疗。玫瑰糠疹临床上与二期梅毒疹类似，有人建议对玫瑰糠疹患者常规进行梅毒的筛查。

Gianotti-Crosti 综合征（小儿丘疹性肢端皮炎、位于肢端的丘疹或丘疱疹综合征）

临床概要　小儿丘疹性肢端皮炎最先由 Gianotti

在 1955 年描述[299]。临床表现为非瘙痒性的、形态单一的红色丘疹或丘疱疹,对称分布于面部、肢端和臀部,持续约 3 周。好发于 3 个月至 15 岁的儿童,但也有成人发病的报道,尤其是女性[300-302]。

丘疹性肢端皮炎最初在淋巴结肿大和乙型病毒性肝炎患者中被描述[303]。但近些年的报道显示,其他病毒感染,如 EB 病毒、柯萨奇病毒、副流感病毒、疫苗相关病毒、巨细胞病毒也能引起类似的肢端丘疹性皮损[304-307]。这些情况下通常无淋巴结肿大或肝炎。Gianotti[303] 将其称为"位于肢端的丘疹或丘疱疹综合征",但后续的研究未能找出小儿丘疹性肢端皮炎与肢端的丘疹或丘疱疹综合征之间在临床表现上的区别[307,308]。目前将所有的自限性的、位于肢端的、与潜在的病毒或其他病原菌(如肺炎支原体、鸟 – 胞内分枝杆菌感染、脑膜炎奈瑟菌)感染[302,309,310] 相关的丘疹性发疹统称为 Gianotti-Crosti 综合征。疫苗接种后也可出现 Gianotti-Crosti 综合征[311,312]。这一综合征与特应性体质有关[313]。

组织病理 表皮局灶性海绵水肿和角化不全,真皮浅中层血管周围淋巴细胞和组织细胞浸润,淋巴细胞可外渗至表皮。某些病例可见真皮乳头水肿和红细胞外溢,也可见淋巴细胞性血管炎,表现为血管壁淋巴细胞浸润和红细胞外溢[304]。在与 EB 病毒感染有关的 Gianotti- Crosti 综合征中可见到显著的真皮乳头水肿,海绵水肿的改变较轻微,真皮乳头层罕见嗜酸性粒细胞浸润[314]。炎性模式也可表现为苔藓样界面皮炎[315]。

发病机制 免疫组化显示浸润细胞以 CD4$^+$ 辅助性 T 淋巴细胞为主,CD8$^+$ 抑制性 – 细胞毒性 T 淋巴细胞约占 20%。表皮内朗格汉斯细胞数目增多。发病机制可能为病毒诱导的 IV 型超敏反应[316]。用放射免疫测定法检测乙型肝炎病毒感染引起的小儿丘疹性肢端皮炎患者的血浆时,发现所有的血浆均检测出乙型肝炎病毒表面抗原阳性。对于乙型肝炎病毒阴性的病例可采用咽拭子、粪便检测及抗体检测的方法检测是否存在其他病毒感染[305]。

鉴别诊断 病理上主要与其他海绵水肿性皮炎相鉴别,如玫瑰糠疹、离心性环状红斑、超敏反应性接触性皮炎和钱币状湿疹。Gianotti- Crosti 综合征中的海绵水肿和真皮乳头水肿比玫瑰糠疹或离心性环状红斑表现更重。超敏反应性接触性皮炎和钱币状湿疹则有更显著的鳞屑结痂和嗜酸性粒细胞浸润[317]。

治疗原则 本病为自限性,需向患儿家长解释清楚。治疗方案包括采用温和的润肤剂和口服抗组胺药以缓解瘙痒[318]。有报道称口服利巴韦林对 1 例迁延持续的和影响正常生活的 Gianotti-Crosti 综合征有效[319]。

黏膜皮肤淋巴结综合征(川崎病)

临床概要 黏膜皮肤淋巴结综合征最早由川崎于 1967 年报道[320],是一个发生于儿童的、系统性的急性炎性综合征,通常伴有中等大小动脉受累的血管炎,尤其是冠状动脉[321]。本病好发于 5 岁以下的日本或韩国儿童,但也可散发或流行性地发生于任何种族[322]。不明原因的发热(至少 5 天)及下列五项症状中出现至少一项可以确诊本病。这五项临床症状为:①双侧结膜炎;②口腔黏膜红斑,嘴唇干裂或充血及草莓舌;③手足浸润性水肿性红斑,通常随后出现甲周脱屑;④多形性皮疹;⑤颈部非化脓性淋巴结肿大[323]。川崎病的表现与麻疹和 A 组 β 溶血性链球菌感染很类似,需要鉴别[324]。近年陆续有报道称在 HIV 感染患者中出现川崎病。

川崎病的病程分为 3 个阶段:急性期、亚急性期和康复期。第一个阶段为发热阶段,可以出现所有的上述 5 条症状[325]。皮疹通常在疾病的第 3 天至第 5 天出现,呈多形性,如斑丘疹样、麻疹样、猩红热样或荨麻疹样[326]。累及躯干、四肢,有些病例会阴部也受累[327]。

急性期或恢复期均可见到银屑病样皮疹,个别皮疹为脓疱性[328,329]。通常有系统受累的表现,其中心血管并发症占了 2% 的死亡率[320]。20% 未经治疗的患者可能出现冠状动脉瘤[330]。继发于冠状动脉瘤的心肌梗死是主要死因[331]。另一个罕见但严重的并发症是外周缺血和坏疽[332]。

组织病理 病理改变包括血管周围稀疏的淋巴细胞和组织细胞浸润[320]、显著的真皮乳头水肿和血管扩张[333],可见轻度的淋巴细胞外渗[327]。脓疱性川崎病是一种少见变异型,表现为表皮内无菌性的、中性粒细胞聚集的海绵水肿性脓疱[334]。

在合并有外周坏疽的患者中可以出现白细胞碎裂性血管炎[335]。

发病机制　电镜下可见皮肤浅层和深层脉管丛的血管内皮细胞肿胀及局灶变性[333]。免疫组化显示浸润细胞以 CD4+（辅助性 - 诱导性）T 细胞和 CD13+ 巨噬细胞为主，有少量 CD8+（抑制性 - 细胞毒性）T 细胞，无 CD20+ B 淋巴细胞。角质形成细胞和内皮细胞 HLA-DR 阳性[336]。疾病的急性期，表皮中可检测到 IL-1α 和 TNF-α，血管壁上可检测到 TNF-α[336]。这些发现支持川崎病是细胞介导的免疫反应，可能由病毒[337]、常规抗原[338]或超抗原[339]诱发，出现在遗传易感个体[340]。最近在川崎病患者的组织中发现了病毒样的细胞内包涵体。这些病毒颗粒中含有来自病原体的蛋白和 RNA[341]。

川崎病的发生与血管内皮生长因子（也被称为血管通透因子）和肝细胞生长因子有关，这二者的血清水平可能是冠状动脉损害发生的强有力的预测因子[342]。一个针对来源于血管平滑肌细胞的 70kDa 的抗体也可能跟冠状动脉和系统性血管炎有关[343]。

鉴别诊断　川崎病的组织病理不具有特征性，与其他病毒疹、药疹、离心性环状红斑、多形性日光疹类似，尤其是伴有显著真皮水肿的病例。

治疗原则　应在疾病发生的前 10 天，最好是前 7 天内开始治疗，以减少发生冠状动脉异常的风险[344,345]。推荐的治疗方案为 12 小时内输注 2g/kg 的静脉丙种球蛋白及每天 80 ～ 100mg/kg 的大剂量阿司匹林（分 4 次服用）[346]。10% ～ 15% 的患者对常规治疗抵抗，需要使用甲泼尼龙或英夫利昔单抗[348]静脉冲击[347]。冠状动脉异常的患者需给予抗血小板药物或抗凝药物[345]。

（周　舟　杨希川　译，陈思远　校，陶　娟　审）

扁平苔藓

扁平苔藓是一种常见的亚急性或慢性皮肤病，累及皮肤、黏膜、毛囊及甲等部位[349]。

临床概要　皮损的特点是小的、扁平的、光泽的、多角形的、紫色丘疹，可以融合成斑块。丘疹可见白色的网状条纹，称为 Wickham 纹

（图 7-20）。皮损通常瘙痒非常剧烈，好发于前臂的伸侧、腿、龟头。掌跖部位通常很少累及，皮损可以局限或泛发全身，Koebner 现象常见。

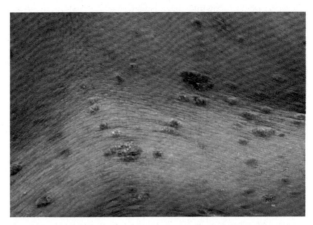

图 7-20　扁平苔藓：扁平、光泽、紫色丘疹伴有 Wickham 纹

黏膜扁平苔藓可出现在口腔或食管[350,351]。口腔扁平苔藓可以是唯一的皮损表现或伴发于皮肤的损害。皮损通常累及颊黏膜或舌黏膜，常由融合性丘疹组成花边状网（图 7-21）。除了网状型，还可以出现其他类型的皮损，如丘疹型、萎缩型、红斑型、溃疡型和大疱型[352]。在病因方面，口腔扁平苔藓可能与压力、对金属的接触过敏、食物、辛辣食物及不良的口腔卫生有关[352,353]。扁平苔藓累及食管的情况比既往认为的更加常见。通常女性更多，黏膜扁平苔藓常是首发症状[351,354]。

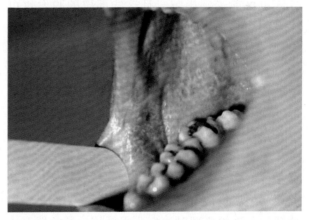

图 7-21　口腔扁平苔藓：白色丘疹组成花边网状纹，皮损累及颊黏膜和舌黏膜

约 10% 的病例可以出现指甲的受累，表现为甲板增厚、纵脊。少数情况下表现为甲板变薄和毁损。容易形成翼状胬肉，手指甲的基质最容易累及，这是最常见的发病部位[355]。

皮肤临床亚型包括肥厚型、萎缩型、环状型、水疱型、发疹型、线状型、溃疡型、光线型、色素型、毛发型、类天疱疮样型、重叠综合征型（和红斑狼疮）。近期，有文献报道了一种少见的发疹型扁平苔藓，表现为广泛性多形红斑或脐凹状丘疹和斑点[356]。

肥厚性扁平苔藓 是一种常见的变异型，常发生在小腿上，通常表现为肥厚、疣状斑块。萎缩型通常由肥厚型或环状皮损的消退导致。环状型常累及男性生殖器部位和间擦部位，如腋窝、腹股沟等。躯干部和眼睑则较少累及[357]。大疱型/水疱型扁平苔藓很少见，表现为原有皮损上出现水疱，这不同于类天疱疮样扁平苔藓，后者皮损发展更加广泛，水疱可出现于扁平苔藓的丘疹或正常表现的皮肤上[358,359]。仅累及口腔黏膜的类天疱疮样扁平苔藓也有报道[359]，累及手掌和足底的水疱性皮损更常见于儿童[360]。另外，还有报道指出多种药物可诱发此变异型[360,361]。尽管类天疱疮样扁平苔藓和大疱型类天疱疮临床表现不同，这两个疾病的免疫发病机制可能涉及相同的抗原（详见免疫荧光部分）。

毛发扁平苔藓 是一种变异的扁平苔藓，主要累及头皮。疾病初期可能只有毛囊型丘疹或毛囊周围的红斑，然而随着毛发脱落，头皮可能出现不规则的萎缩性瘢痕性脱发斑。腋窝和耻骨区也可能受到影响，且这些部位的脱发也可能是瘢痕性的[362]。角化性毛囊性丘疹也可以出现。瘢痕性脱发伴角化性毛囊性丘疹被称为Graham-Little综合征。毛发扁平苔藓也可与典型的皮肤、黏膜和指甲上的扁平苔藓共存。面部的线状毛发扁平苔藓消退后形成瘢痕的病例也有报道。

溃疡/糜烂性扁平苔藓 是一种少见但独特的扁平苔藓变异型，表现为水疱、糜烂、足及足趾的疼痛型溃疡，导致萎缩性瘢痕及永久性足趾甲的缺失。这种亚型对治疗非常抵抗，通常伴有头皮萎缩性斑块、皮肤或口腔黏膜的扁平苔藓[363,364]。

光线性扁平苔藓或亚热带扁平苔藓 也被称为色素型扁平苔藓，好发于中东国家，20%～30%的扁平苔藓是这种类型[365]。本病常见于儿童或青年人。春夏季好发，病变主要出现在日光照射的部位，特别是面部。目前已经报道三种不同类型的皮损：环型（最常见的类型）、色素型（类似黄褐斑）和异色型[366,367]。病变通常表现为环状斑块，中心为石蓝色到浅棕色的色素沉着，周围是边界清楚、轻微隆起的色素减退边界。瘙痒非常轻或没有。

LP/LE重叠综合征 这是一种异质性疾病，患者同时有两种疾病典型的临床、组织学和（或）免疫学特征[368]。这种少见病例的皮肤表现包括红斑、紫色鳞屑型斑片和斑块，部分皮损表现为中央萎缩，好发于日光暴露部位或肢端[368]。

二十指甲营养不良 可以发生在成人和儿童。甲出现纵脊，远端出现凹陷和剥离。随着时间发展，甲出现变薄和粗糙，在临床上甲的变化类似于甲扁平苔藓[369]。但扁平苔藓的其他表现通常不存在。对于儿童，甲的病变在数年后可能会消失，在家族性病例中，病程通常表现为慢性迁延。先天性病例也被报道过[370]。二十指甲营养不良可以是特发性，也可能与斑秃、特应性皮炎、扁平苔藓或银屑病伴发。

儿童扁平苔藓 扁平苔藓更常见于成人，然而发生在儿童的扁平苔藓也有报道。最大的病例研究报道来自于印度，由316名儿童组成，平均年龄为10岁，最常见的表型是经典型，其次是发疹型、肥厚型、线状型、毛发型。大多数病例累及皮肤，其次为口腔黏膜、甲和生殖器[371]。

小于1%的皮肤扁平苔藓病例会出现恶变[372]。在腿部的肥厚型扁平苔藓中，发展为鳞状细胞癌、疣状癌、角化棘皮瘤的病例是很罕见的[373,374]。有报道指出口唇黏膜、唇红边缘长期的扁平苔藓可以继发鳞状细胞癌[375,376]。口腔扁平苔藓发展为鳞状细胞癌的发生率为0.5%[377]，平均为0.3%～3%。最近的报道指出食管扁平苔藓也可继发鳞状细胞癌，其强调食管扁平苔藓的及时诊断及随访[354]。口腔萎缩性扁平苔藓部位桥粒黏蛋白1的表达可以是发生发育不良的预测因子，上皮钙黏蛋白的表达是发生鳞状细胞癌的预测因子[378]。在先前未进行移植的溃疡型扁平苔藓的足部溃疡部位发生肿瘤的可能性也很小[379]。

已有报道指出扁平苔藓与几种疾病有关，包括但不局限于慢性丙型肝炎病毒感染，注射乙型肝炎疫苗及白癜风和放射性治疗[380-385]。有报道指出一种溃疡性扁平苔藓样皮炎与羟基脲长期治疗有关[386]。药物诱发的类似扁平苔藓的苔藓样皮疹并不少见，有很多引发的药物并不断发现新的诱发药物。光泽苔藓与扁平苔藓共存是常见的，表明这两者是同一个疾病的变异。

组织病理 扁平苔藓的丘疹表现为：①致密的角化过度；②楔形的颗粒层增厚；③不规则的棘层增厚；④基底层空泡状液化变性；⑤真皮浅层淋巴细胞带状浸润（图 7-22）。这些特征具有足够的诊断性，可以对超过 90% 的病例进行组织学诊断。

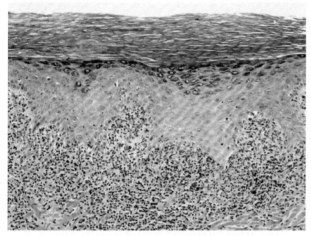

图 7-22 扁平苔藓：致密、带状的以淋巴细胞为主的浸润从真皮乳头延伸到表皮，伴基底层的空泡样变，坏死的角质形成细胞，不规则的棘层肥厚，楔形的颗粒层增厚，致密性角化过度

角质层表现为致密性角化过度，包含非常少的角化不全细胞（如果存在），这对诊断是很重要的。颗粒层的增厚通常参差不齐，呈楔形。颗粒层细胞体积增大，并含有粗糙和更丰富的透明角质颗粒。通过多层切片，发现楔形增厚的颗粒层邻近表皮附属器，被称为汗孔（末端汗管）和毛囊口（末端毛囊），Wichham 纹就是由颗粒层及整个表皮的增厚导致的。

棘层增厚在扁平苔藓中是不规则的并影响棘层和真皮乳头层，棘层的角质形成细胞通常会变大及嗜酸性变，可能是由过度角化导致的。表皮突表现为不规则增长，有时它们的底端有一种锯齿状外观。表皮突之间的真皮乳头通常是圆顶形的。

在病变的早期，由于真皮致密的炎症浸润模糊了存在空泡样变细胞及坏死细胞的真皮表皮交界处，基底层的角质形成细胞并不明显。在充分

发展的病变中，基底角质层细胞表现为扁平的鳞状细胞。

真皮上部淋巴细胞大致呈带状浸润，其下端有一个清楚的边界，浸润的细胞几乎完全是淋巴细胞并混合巨噬细胞。一些罕见病例中也可出现嗜酸性粒细胞和（或）浆细胞。通常在真皮浅层可以看到相当多数量的嗜色素细胞，这是由基底层的破坏和随后的色素失禁导致的。在某些情况下，皮肤淋巴细胞浸润排列在汗腺导管周围，汗腺导管的基底层细胞出现显著的空泡变性（汗管扁平苔藓）[387]。

在一些陈旧的皮损中，细胞浸润的密度减少，但噬黑素细胞数量增加。在基底细胞层再生的区域中，真皮的浸润不仅仅是邻近表皮。肥厚性扁平苔藓表现为显著的棘层肥厚、乳头瘤样增生、颗粒层增厚和角化过度（图 7-23）。交界面的空泡变化是不连续的并局限于表皮突的基底层。

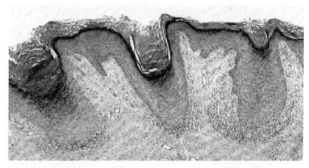

图 7-23 肥厚性扁平苔藓：特征性的不规则棘层肥厚，颗粒层增厚和致密性角化过度。基底层空泡样变及淋巴细胞浸润主要集中在表皮突的基底部

大多数病例中，坏死的角质形成细胞存在于表皮的下部，尤其是在真皮乳头部位。它们也被称为凋亡、角化不良、胶体小体、玻璃体、Civatte 小体，直径为 20μm，并有均匀、嗜酸性的外观（图 7-24）。它们 PAS 染色阳性及耐淀粉酶。尽管坏死角质形成细胞最常见于扁平苔藓，但它们也可能出现在基底细胞有损伤的界面皮炎中，包括移植物抗宿主病、光泽苔藓、红斑狼疮及药疹，以及炎症性角化性疾病中，如苔藓样光线性角化病和扁平苔藓样角化病，甚至可能出现在正常的皮肤中。在扁平苔藓中，坏死的角质形成细胞的数量大，可在真皮浅层簇集分布。这种分布可能导致表皮的穿通，随后经表皮排出[388]。

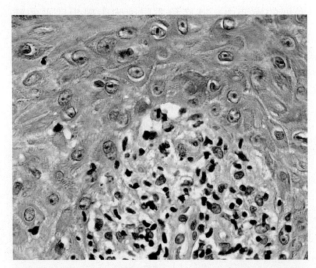

图 7-24 扁平苔藓：高倍镜显示真皮乳头的淋巴细胞浸润及嗜色素细胞，基底层的空泡状液化变性，坏死的角质形成细胞（Civatte 小体），增大的胞质嗜酸性的角质形成细胞

小的假性裂隙偶尔会出现在表皮和真皮之间，称为 Max Joseph 裂隙，如图 7-25 所示。在某些情况下，这种裂隙会在体内出现并形成表皮下水疱（水疱型扁平苔藓）。这些水疱的形成是由于基底细胞被广泛破坏。

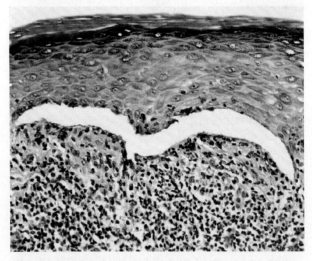

图 7-25 扁平苔藓：表皮与苔藓样浸润之间的人工裂隙被称为 Max Joseph 裂隙

口腔扁平苔藓

口腔扁平苔藓组织病理学特征不同于皮肤，正如人们所预料的那样，正常口腔黏膜表现为角化不全，没有颗粒层的存在，因此病变部位的口腔黏膜通常出现角化不全而不是角化过度且无颗粒层，不过交替区域也可以看到两种类型的角化及颗粒层的存在（图 7-26）。此外，表皮通常是萎缩的而不是棘层肥厚的。水疱的破坏或萎缩上皮的坏死可以导致溃疡的形成。

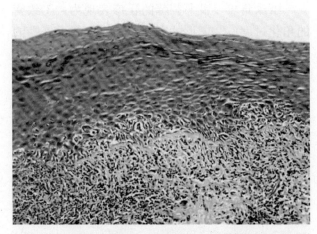

图 7-26 口腔扁平苔藓：与皮肤相同的苔藓样炎症浸润模式，但颗粒层增厚不明显，有融合性角化不全

毛发扁平苔藓

大多数的早期毛发扁平苔藓表现为在毛囊漏斗部和峡部及毛囊隆突部周围淋巴细胞带状浸润。早期，毛囊下段不会受累。外毛根鞘的基底层空泡样变和坏死角质形成细胞很常见。此外，还可以出现正角化、毛囊性角质栓、毛囊漏斗部颗粒层楔形增厚（图 7-27）。毛囊间表皮通常不会被累及，但是偶尔也会受累[389]。在进展期的皮损中，毛囊周围纤维化和表皮萎缩是漏斗部和峡部的特

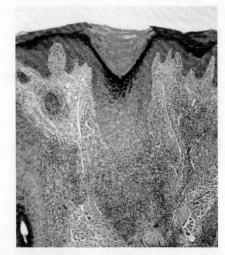

图 7-27 毛发扁平苔藓：毛囊角质栓，颗粒层增厚，致密、带状的毛囊周围淋巴细胞浸润破坏了上皮漏斗部

征性发现，并形成沙漏样结构（图 7-28）。毛囊隆突部位的损伤可导致永久性瘢痕性脱发的出现，因为这里是毛囊干细胞所在区域[390]。进展期病例还可表现为脱发，变性的弹性纤维取代了破坏的毛囊。这种终末期无毛囊的瘢痕性脱发被称为 Brocq 假性斑秃[391]。

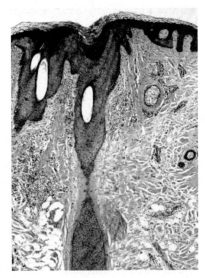

图 7-28　毛发扁平苔藓，进展期皮损。毛囊周围纤维化和炎症浸润，漏斗部峡部表皮萎缩，并形成沙漏样结构

偶与头皮毛发扁平苔藓伴发的角化性毛囊性丘疹有相似的表现，然而毛囊周围的纤维化通常轻微，这种病变不会导致永久性瘢痕[392]。

溃疡性 / 糜烂性扁平苔藓

在溃疡性扁平苔藓中，从溃疡周围取材的组织样本通常表现为典型的扁平苔藓组织样。

光线性扁平苔藓

在某些情况下，光线性扁平苔藓的组织学表现类似于典型的扁平苔藓，但是通常皮损中心的表皮更薄，真皮上部的色素失禁更加突出[385]。因为组织学相似，光线性扁平苔藓被认为与 EDP 有关[393]。然而，他们有显著的临床差异，主要是后者皮损更广泛地分布于非日光暴露部位。

LP/LE 重叠综合征

在一些病例中，重叠综合征的组织学特性和直接免疫荧光结果与扁平苔藓更加一致。在另一些病例中，免疫荧光更支持红斑狼疮，还有一部分患者，扁平苔藓的病变与红斑狼疮皮损共存，而不是与之重叠[394]。

二十指甲营养不良

二十指甲营养不良的组织学表现只能在很少的病例中获得。二十指甲营养不良是不同疾病的一种表现，因此其组织学特征各异[370]。活检可能会在甲母质出现典型的扁平苔藓的损害[369]，而海绵层水肿在特应性皮炎患者中表现更为突出。

类天疱疮样扁平苔藓

在类天疱疮样扁平苔藓中，取未累及皮肤处出现的水疱行活检显示表皮下大疱，其浸润模式不是带状，并且含有嗜酸性粒细胞[395]。

扁平苔藓的电镜表现

扁平苔藓的基底层角质形成细胞连同他们的细胞桥粒和半桥粒呈现退行性变[396]。在早期的病变中，基底层张力微丝减少，而在晚期的病变中则增加[397]。基底层存在退化和坏死的角质形成细胞，因此在晚期病变中的基底层细胞主要是再生细胞。真皮炎症细胞渗透并扩展至表皮，导致致密板损伤甚至断裂（EM 12）。紧随其后的可能是致密板的复制和不规则重叠。真皮浸润的细胞主要是淋巴细胞，但也包含巨噬细胞。某些淋巴细胞具有高度扭曲的细胞核，无法与 Sezary 细胞区分。

坏死的角质形成细胞或胶体小体主要位于真皮乳头及表皮下方。他们由受损的角质形成细胞通过丝状变性演变而来，然后被排入真皮。坏死的角质形成细胞由长丝束聚集组成，每根丝直径约为 10nm。抗角蛋白免疫血清可以使他们强染色[398]。坏死的角质形成细胞仍含有细胞器，如黑素小体和线粒体，但很少含有核质体。电子显微镜下常见纤维蛋白在真皮上部的沉积。在扁平苔藓的水疱病变处，电子显微镜显示基底角质形成细胞的溶解，因此水疱腔位于棘层下方。

扁平苔藓的直接免疫荧光检测

在真表皮交界处有粗糙的纤维蛋白原沉积[399]，偶有 IgM 的颗粒状沉积或 C3 的线状沉积，或者 IgG 和 C3 在基底膜区的沉积[400]。87% 的病例经直接免疫荧光检查可以发现坏死的角质形成细胞[399]。它们主要对 IgM 染色，但也经常对 IgG、IgA、C3 和纤维蛋白染色。虽然坏死的角质形成细胞在许多其他基底细胞层损伤的病例中偶尔也会出现，如红斑狼疮，但如果大量存在或排列成簇，则高度提示扁平苔藓，对 IgM 的染色能帮助我们识别。

毛发扁平苔藓的直接免疫荧光提示毛囊漏斗部及峡部 IgM 和（或）IgA、IgG 的沉积，C3 则很少[401]。坏死的角质形成细胞可以与抗 IgM 抗体反应，粗糙的纤维蛋白原沉积在受影响的毛囊周围。免疫反应物在真皮表皮交界处几乎没有沉积[389]。

类天疱疮样扁平苔藓皮损周围的直接免疫荧光显示沿着基底膜线状排列的 IgG 和 C3[402]，免疫电子显微镜提示 C3 位于透明板内，类似于其在大疱性类天疱疮的位置。研究已经明确循环中的 IgG 自身抗体针对大疱性类天疱疮抗原 180（BP180，XVII 型胶原），其为一种来源于基底层角质形成细胞并跨越到透明板的跨膜半桥粒糖蛋白[403,404]。免疫电子显微镜研究也证实了其抗原的位点与大疱性类天疱疮相同，位于盐裂实验皮肤的表皮侧上的半桥粒。然而，这两种疾病自身抗体的免疫球蛋白亚类和（或）识别的表位可能不同[403]。一项研究已经表明除 BP180 抗原外，类天疱疮样扁平苔藓的自身抗体也针对 200kDa 抗原[405]。

在扁平苔藓 / 红斑狼疮重叠综合征中，一些患者免疫荧光结果与扁平苔藓一致；另一部分免疫球蛋白和 C3 在真皮表皮交界处呈线性颗粒状沉积，与皮肤红斑狼疮类似。

（游　弋　杨希川　译，陈思远　校，陶　娟　审）

扁平苔藓的病理 / 免疫病理机制

细胞免疫在扁平苔藓发病中起到重要的作用。扁平苔藓中浸润的细胞主要为 T 淋巴细胞，只有少量的 B 淋巴细胞。90% 以上为表达 HLA-DR 抗

原和 IL-2 受体活化的 T 淋巴细胞[406]。关于浸润灶中 T 淋巴细胞亚型是 CD4[+] 辅助性 T 淋巴细胞，还是 CD8[+] 抑制杀伤性 T 淋巴细胞为主的这个问题，存在某些矛盾结果[407,408]。两种亚群细胞在免疫反应中均起重要作用。在陈旧性口腔扁平苔藓皮损中以抑制性 T 淋巴细胞占主导。亲表皮淋巴细胞也证实为这种亚群，支持细胞介导的抗表皮细胞毒机制的理论[407]。表皮中浸润淋巴细胞周围的基底细胞表达 HLA-DR 表面抗原和 ICAM-1[409] 共刺激分子，说明淋巴细胞及其表皮靶标之间的相互作用导致了角质形成细胞的损坏[408]，这些表面抗原是由浸润淋巴细胞释放的 IFN-γ 和 TNF-α 刺激产生的[410,411]。免疫表型研究显示扁平苔藓皮损中的 T 淋巴细胞主要为具有抑制活性、表达 αβ T 细胞受体[412] 或不同的 γδ T 细胞受体[413] 的 CD8[+]T 细胞克隆。V 基因家族的 α2β3T 细胞受体的克隆扩增也有报道，提示超抗原可能在疾病的发病中起作用[414]。

表皮中的朗格汉斯细胞数量在疾病早期增加，特别是在表达 HLA-DR[+] 抗原的角质形成细胞附近增加明显[415]。免疫电子研究显示了淋巴细胞与朗格汉斯细胞及巨噬细胞的紧密接触。在口腔黏膜皮损表皮中也观察到 CD4[+]T 淋巴细胞和 HLA-DR[+] 树突状细胞之间及 CD8[+]T 淋巴细胞和退行性基底角质形成细胞之间的特异性连接。这些细胞与细胞之间的相互作用提示细胞介导的免疫机制在其间起到关键作用。近期的研究显示，可释放 I 型干扰素的单核细胞来源树突状细胞在扁平苔藓的慢性毒性炎症反应中起到重要作用，其可通过 IP10/CXCR3 相互作用而招募细胞毒性淋巴细胞[416]。P 选择素为内皮细胞黏附分子，介导了内皮淋巴细胞间的相互作用。扁平苔藓患者血清中 P 选择素水平是升高的[417]。另外，在萎缩性和糜烂性口腔扁平苔藓患者的血清中 IL-17 水平也增高[418]。

角质形成细胞间嗜酸性粒细胞增多及表皮颗粒层和角质层的增厚提示了表皮更新的减慢。然而，尽管基底细胞严重损坏，使用氚化胸腺嘧啶方法测量仍显示扁平苔藓中细胞增生加快。

扁平苔藓的鉴别诊断

需要强调的是角化不全不是皮肤扁平苔藓的

病理特征。如果有较多灶性角化不全出现，则从组织病理角度不应诊断为扁平苔藓。

如果皮损为孤立的非瘙痒性损害，在典型的扁平苔藓组织病理中出现灶性角化不全及邻近的日光性黑子，此时应考虑为扁平苔藓样角化病[419]。当出现灶性角化不全伴随颗粒层缺失，基底层及棘层角质形成细胞坏死，表皮上层淋巴细胞外渗，以及深层大量嗜酸性粒细胞浸润时需要与苔藓样药疹相鉴别[420]。

扁平苔藓与苔藓样红斑狼疮鉴别时在于后者有：① 表皮萎缩伴棘层肥厚；②棘层角质形成细胞失去了嗜酸性；③浅表带状浸润伴浅深层血管周围及附属器周围浸润；④ 基底膜带增厚，PAS染色阳性；⑤真皮黏蛋白沉积。直接免疫荧光也有助于诊断，红斑狼疮皮损中可出现线状或颗粒状免疫球蛋白和补体 C3 沉积，而在扁平苔藓中可出现簇集性坏死的角质形成细胞伴吸附免疫球蛋白和补体。在盘状和系统性红斑狼疮中朗格汉斯细胞数量减少，而在早期扁平苔藓中其数量可增加[408]。慢性移植物抗宿主病（GVHD）中表皮改变可能与扁平苔藓相似，但炎症的浸润偏向于血管周围而非带状浸润，且 GVHD 中朗格汉斯细胞数量减少，几乎所有近表皮淋巴细胞是细胞毒性抑制性 T 细胞。在长久的肥厚性扁平苔藓中，基底层基本不会出现任何残余损害且炎症也非带状浸润，此时与慢性单纯性苔藓鉴别较为困难，然而在肥厚性扁平苔藓切片深部可显示表皮突基底层损害。

在口唇及口腔黏膜中，扁平苔藓与早期原位鳞状细胞癌（发育不良性黏膜白斑病）在临床及病理中鉴别相对困难。两者均可显示角化过度及近表皮炎性浸润，但在精细显微研究中显示原位鳞癌中可出现非典型性角质形成细胞，且原位鳞癌更倾向于表皮突向下方不规则增生及出现大量浆细胞。

头皮毛发扁平苔藓可侵犯毛囊及毛囊上皮，需要与盘状红斑狼疮相鉴别。红斑狼疮可表现为表皮及毛囊基底细胞空泡化改变，但基底细胞不消失，同时基底膜带增厚，毛囊间浅表及深层血管周围浸润，结缔组织内黏蛋白也增加。在晚期，两者均可显示永久的瘢痕性秃发，也称为 Brocq 假性斑秃[391]。

扁平苔藓治疗原则

局部外用糖皮质激素是局限性慢性扁平苔藓的主要治疗方法。在较为泛发的病例中可以短期系统使用糖皮质激素治疗。其他治疗包括光疗、环孢素、维 A 酸、氨苯砜、抗疟药、柳氮磺胺吡啶等。对一些治疗抵抗、复发性、糜烂性、萎缩性口腔损害可局部外用吡美莫司、他克莫司、霉酚酸酯[421,422]。局部使用芦荟汁和姜黄素及口服沙利度胺也可有效[423]。

扁平苔藓样角化病

扁平苔藓样角化病（LPLK）也称为良性苔藓样角化病，最早于 1966 年提出[424]，被描述为"单发性扁平苔藓"和"单发性扁平苔藓样角化病"[425]。

临床概要　常见于 50 ～ 70 岁成年人，主要发生于躯干及上肢，面部及下肢也有报道[426,427]。LPLK 表现为非瘙痒性丘疹或通常单发的轻度硬化性斑块，偶有多发皮损的报道[428]。直径常为 5 ～ 20mm，颜色从鲜红色到紫色及棕色，表面光滑或轻度疣状。扁平苔藓样角化病可能是消退中的日光性黑子的炎症阶段[429]。临床上易与基底细胞癌混淆，因此通常易被活检检查。

组织病理　组织病理中至少在皮损某个部位的病理模式易与扁平苔藓相混淆[419,425]。和扁平苔藓一样，基底细胞层空泡变性，淋巴细胞带状浸润使真皮表皮界线不清，常可见大量坏死性角质形成细胞。和扁平苔藓一样，皮损表皮嗜酸性增强、颗粒层增厚、角化过度。但与扁平苔藓不同的是，扁平苔藓样角化病中角化不全较多见，可局灶性也可广泛分布（图 7-29）。另外，嗜酸性粒细胞和浆细胞浸润常见，而在扁平苔藓中罕见[419]。皮损边缘残留的局灶性日光性黑子可支持 LPLK 的诊断[430]。退行的 LPLK 可表现为晚期的表皮萎缩、真皮乳头片状淋巴细胞浸润及色素失禁，真皮纤维化改变。大疱性 LPLK 为组织病理上的变异。免疫组化显示 LPLK 较扁平苔藓表皮中朗格汉斯细胞减少[431]，表皮及真皮中淋巴细胞主要由 CD8[+]T 细胞组成，还有部分 CD20[+]B 细胞及少量 CD4[+]T 细胞；而扁平苔藓皮损表皮中淋巴细胞主要为 CD8[+]T 细胞，真皮中淋巴细胞为 CD4[+]

或 CD8$^+$T 细胞，且扁平苔藓中 CD20$^+$B 细胞较为罕见。记忆性 T 细胞表达皮肤归巢受体称为皮肤淋巴细胞相关抗原，此抗原在 LP 中明显表达，提示在 LP 中为疾病相关性淋巴细胞浸润表皮，而在 LPLK 中淋巴细胞为非特异性浸润[427]。

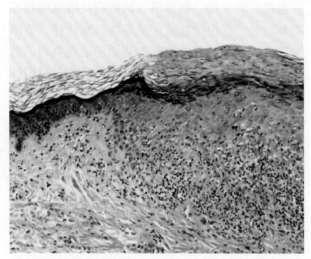

图 7-29　扁平苔藓样角化病：苔藓样浸润模式伴大量坏死角质形成细胞，颗粒层厚度不均，正角化及角化不全，残留日光性黑子

直接免疫荧光研究显示基底膜带 IgM 线状沉积[432]，甚至一些角质形成细胞可以显示致密的细胞核浓染，但无明确的核异型。若显著的角质形成细胞异型性伴苔藓样浸润模式则需与苔藓样光线性角化病相鉴别。

　　发病机制　LPLK 可能为消退期日光性黑子和网状脂溢性角化的炎症阶段[430]。这些前期阶段的皮损可作为免疫细胞介导反应的靶标[419]。

　　治疗原则　LPLK 通常可自发消退。

慢性苔藓样角化病

　　一种少见的无症状性皮肤病。1895 年由 Kaposi 最早描述为 "疣状或网状红苔藓"[433]，1972 年采用了目前的命名[434-436]。

　　临床概要　本病常见于 20～50 岁成年人，儿童少见。儿童慢性苔藓样角化病可能为另一种疾病或成年型的一种亚型，具有特殊的基因及临床特点。在成年人中表现为泛发性对称性损害，主要位于躯干及四肢伸侧，为红色到紫色的丘疹结节，覆有厚层黏着性鳞屑，常表现为特征性线

性排列，偶尔呈网状排列。皮损可融合成红斑鳞屑性或角化过度性斑块[437,438]。该病可常伴有面部脂溢性皮炎样皮疹及掌跖角化过度。甲周疣状角化过度为特征性表现[439]。黏膜损害常见，包括口腔溃疡、咽喉结节浸润、眼睑炎、角结膜炎。儿童患者可有常染色体隐性遗传家族史，早期表现为面部红斑及前额紫癜性斑，睫毛脱落和瘙痒均有报道[440]。曾有报道该病与淋巴瘤有关[441]、继发于外伤[442]及在药物诱导的红皮病[443]。

　　组织病理　大多数情况下，苔藓样炎性浸润由淋巴细胞、组织细胞和大量浆细胞组成，使真表皮交界处模糊，角质形成细胞坏死，基底细胞层空泡改变[437]。表皮可有局灶性棘层肥厚及萎缩，角质层角化过度及灶性角化不全、毛囊角质栓。一些伴有毛细血管扩张的病例中可见真皮乳头毛细血管明显扩张。

　　鉴别诊断　尽管组织病理表现与扁平苔藓很类似，但角化不全、棘层肥厚及萎缩交替出现，更显著的浆细胞及炎性浸润可有助于与扁平苔藓鉴别，而且慢性苔藓样角化病的临床表现与扁平苔藓也有区别。

　　治疗原则　本病为慢性进行性过程，治疗相对困难，可以选择光疗、局部维 A 酸及卡泊三醇治疗[444,445]。偶尔也可自愈。

光泽苔藓

　　光泽苔藓通常发生于儿童，表现为慢性、无症状性皮炎。

　　临床概要　皮损表现为圆形、平顶的、皮色丘疹，直径为 2～3mm，簇集性分布但不融合（图 7-30）。皮损常为局限性，好发于上肢、躯干或阴茎。罕见有面部发生[446]。皮损可泛发，可出现同形反应[447,448]。紫癜样泛发性变异型也有报道[449]，也可见于手掌、足底、指甲和黏膜[450]。

　　组织病理　光泽苔藓的单个丘疹由边界清楚的混合性细胞肉芽肿组成，靠近表皮基底，局限于增宽的真皮乳头中，主要由淋巴细胞、单核细胞和少许上皮样多核巨细胞构成。真皮浸润常延伸至平坦的表皮上段，基底层液化变性，灶性表皮下裂隙，颗粒层减少，灶性角化不全，可有炎性细胞从菲薄的表皮处穿通[451]。浸润灶两侧表皮

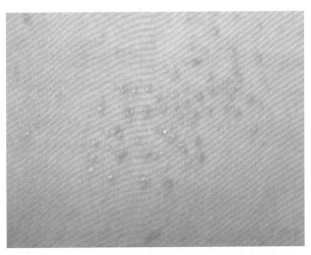

图 7-30　光泽苔藓：簇集性圆形、平顶的、皮色丘疹，直径数毫米（图片由纽约大学医学院皮肤科提供）

突延伸，环抱着浸润灶而呈"抱球状"（图 7-31）。手掌部皮损的浸润灶多围绕表皮突的底部，与肥厚性扁平苔藓相类似。累及毛囊的光泽苔藓也有报道[452]。

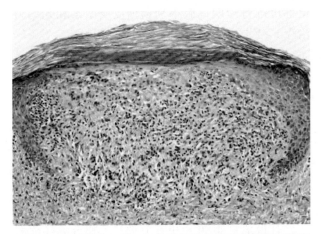

图 7-31　光泽苔藓：淋巴细胞及组织细胞致密浸润于扩张的真皮乳头中，真皮乳头之上表皮变薄，基底层液化变性，可见灶性角化不全

治疗原则　临床病程不可预见。泛发的皮损可使用糖皮质激素、阿司咪唑、光疗、异维 A 酸及吡美莫司乳膏治疗[453-455]。个别皮损也可自发消退。

扁平苔藓与光泽苔藓的相关性

扁平苔藓与光泽苔藓之间的相关性尚存在争议。一些作者认为光泽苔藓可能为扁平苔藓的变异型，因为两者偶尔会同时存在，超微结构相似，在一些扁平苔藓中，小的粟粒状丘疹的病理可与光

泽苔藓表现类似。然而两者皮损的后续发展却不同，光泽苔藓中丘疹相对较小，可发展为表皮平坦、角化不全，而扁平苔藓中丘疹可发展为棘层增厚及角化过度。免疫荧光可观察到光泽苔藓中纤维蛋白原偶尔存在，而扁平苔藓中大多数皮损中有免疫球蛋白在真皮表皮交界处点状沉积。免疫组化研究显示两种疾病浸润灶中的细胞类型不同。光泽苔藓中 CD4+（辅助性 – 诱导性）及 HECA-452+（皮肤归巢受体）T 淋巴细胞的数量较扁平苔藓减少，提示不同的免疫通路在其中起作用[456]。

（罗　娜　杨希川　译，陈思远　校，陶　娟　审）

线状苔藓

线状苔藓是一种比较少见的皮肤病，好发于 5 ~ 15 岁的儿童，但也可见于成人。

临床概要　本病常见于四肢、躯干或颈部，通常沿 Blaschko 线呈单侧分布，皮疹由小的稍突出于皮肤表面的丘疹排列成连续或间断的带状，部分表面可见鳞屑[457,458]（图 7-32）。皮疹通常突然出现，大多在 1 年内可自然消退。偶尔可出现瘙痒。深肤色患者可出现色素减退。少数病例可伴甲营养不良，极少数病例可呈双侧或多条分布。有文献报道称兄弟姐妹同时发病[459-462]。最近还有儿童面部发生线状苔藓的报道，其中部分病例与特应性有关[463]。

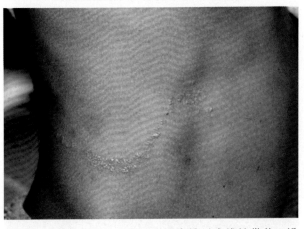

图 7-32　线状苔藓：融合性小丘疹排列成线性带状，沿Blaschko 线分布（图片由宾夕法尼亚大学医学部皮肤科提供）

组织病理　虽然本病的组织学表现多样，但也有一些固定的特征[464]。通常表现为浅层血管周围炎性浸润，浸润细胞主要是淋巴细胞和数

量不等的组织细胞。浆细胞和嗜酸性粒细胞少见（图7-33）。在真皮乳头层，细胞浸润呈带状分布并可以扩散到表皮下层，出现基底细胞空泡样改变及角质形成细胞坏死。真皮乳头层偶尔可见噬黑素细胞。表皮的其他改变包括海绵水肿和细胞内水肿，通常伴有淋巴细胞外渗和局灶性角化不全（图7-34）。少数情况下，棘层可见散在坏死性角质形成细胞，角膜下海绵状水疱内见朗格汉斯细胞。一个特征性的表现是毛囊和外分泌腺周围的真皮网状层可见炎细胞浸润（图7-33）[464]。有报道描述了本病的一个少见类型——穿通型，表现为成簇的坏死性角质形成细胞经表皮排出[465]。

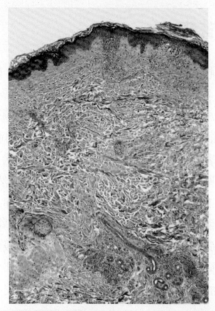

图7-33 线状苔藓：浅层和深层血管周围、外分泌腺及毛囊周围可见淋巴细胞和组织细胞浸润，浸润扩展到表皮层，表现为棘层增厚和海绵水肿

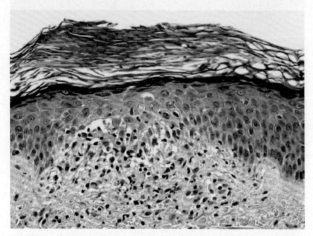

图7-34 线状苔藓：高倍镜下可见淋巴细胞和组织细胞浸润，淋巴细胞外渗；棘层增厚，海绵水肿和局灶性角化不全

发病机制 已经证实线状苔藓表皮的浸润细胞主要是CD8+T淋巴细胞[466]，表皮层朗格汉斯细胞的数量可以增多或减少。这些发现提示，细胞介导的免疫学机制如攻击角质形成细胞的细胞毒事件可能参与了本病的发生。

鉴别诊断 线状苔藓的组织病理表现与其他界面皮炎如扁平苔藓、光泽苔藓或移植物抗宿主病相似。表皮海绵水肿和真皮深层附属器周围炎症细胞浸润是很少在扁平苔藓中见到的特征性改变。二期梅毒，浸润细胞主要是浆细胞。与线状苔藓相反，光泽苔藓的炎性浸润主要发生在增宽的真皮乳头层，以组织细胞浸润为主。附属器周围型光泽苔藓描述的是一类具有光泽苔藓临床皮损表现的患者，除了具有光泽苔藓经典的界面改变外，炎症浸润主要位于毛囊和外分泌腺周围。提示线状苔藓和光泽苔藓之间可能存在重叠或二者可能属于同一形态学谱系[467]。

治疗原则 皮疹可能随时间自然消退。有报道称可进行短期口服小剂量糖皮质激素和光动力治疗[468,469]。

炎性线状疣状表皮痣

临床概要 本病表现为持久性线状皮损，瘙痒明显。由红斑、轻度疣状的鳞屑性丘疹形成一条或多条线状皮疹。儿童期好发，但也可见于成人[470,471]。下肢最常见，会阴和肛周也可受累[472]。通常单侧发生，双侧少见[473]。

有报道称本病合并关节炎[474]和苔藓样淀粉样变[475]。本病被认为是表皮痣的变异型，但因为临床和组织学表现类似于银屑病与线状苔藓，因此被归为丘疹鳞屑性疾病。

组织病理 表皮突增生延长呈"银屑病样"表现，可见轻度海绵水肿和局灶性角化不全，伴淋巴细胞外渗。真皮乳头层血管周围可见轻度至中度淋巴细胞和组织细胞浸润[476]。

典型的组织学特征是角质层可见角化过度和角化不全交替出现，二者之间界线非常清楚（图7-35）。角化不全区域轻微突起，颗粒层消失，可见有核的致密的嗜伊红角质层。正角化区轻度变薄，颗粒层增厚[473,477]。

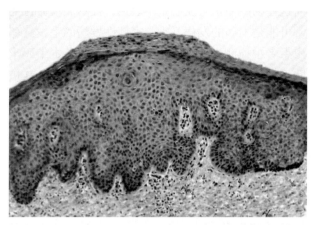

图 7-35 炎性线状疣状表皮痣：中度棘层增厚伴表皮突延长，突起的无颗粒层角化不全区域与变薄的含颗粒层角化过度区交替出现

发病机制 电子显微镜和免疫组化研究显示本病角化不全区域的角质形成细胞分化发生了改变。从超微结构上看，角质形成细胞的细胞质中有丰富的高尔基体和囊泡。表皮上层的细胞间隙因沉积大量电子致密的均质物而变宽。角化不全细胞的胞质中含有残留的细胞核、膜结构及一些脂质颗粒。细胞膜内的边缘带结构不完整，提示角化过程有缺陷[477]。

本病外皮蛋白的表达很有特征性。在正角化上皮中外皮蛋白表达增加，但在角化不全区域外皮蛋白几乎不表达。这种表达模式与银屑病不同，在银屑病中，外皮蛋白在角质细胞基底层以上区域都有表达。

免疫组化研究显示，真皮层的浸润细胞中90% 以上是 CD4$^+$T 淋巴细胞；相反，表皮层的浸润细胞大多数是 CD4$^-$ T 淋巴细胞[478]。

鉴别诊断 本病需要与线状苔藓相鉴别。本病常伴有瘙痒并持续存在。组织学上，线状苔藓更倾向于苔藓化模式，而本病倾向于银屑病样模式。此外，本病存在颗粒层增厚的正角化区与颗粒层缺失的角化不全区的交替区域。

银屑病中也可见到正角化区和角化不全区交替出现的现象，本病中也可以见到微脓肿，因此二者有时很难区分，需要临床与病理相结合进行鉴别。

治疗原则 本病对治疗相对较抵抗，但有多种方法可选用。治疗不仅是为了减轻不适，也是为了解决美观问题。常用的疗法包括局部应用糖皮质激素、他克莫司、卡泊三醇、维 A 酸类药物、手术切除及激光等，不同方法效果各异[479-481]。

毛发红糠疹

临床概要 毛发红糠疹是一种以毛囊角化性丘疹和毛囊周围红斑为特征的红斑鳞屑性疾病，表现为从橘色到红色的斑，其间常可见正常皮岛（图 7-36）。随着红斑扩展，毛囊角化性丘疹常消失，但是在近端手指背侧持续存在。皮损逐渐向肢体末端蔓延，并可发展为红皮病[482]。其他临床特征还包括掌跖角化和面部、头皮脱屑。本病传统上被分为五型，其中有三型较常见。Ⅰ 型成人经典型和Ⅲ型幼年经典型各占 55% 和 10%，这两型被认为是不同年龄组的同一疾病[483]。大多数患者都能在 3 年内自愈。Ⅳ 型幼年局限型，大约占 1/4，儿童受累，特征是膝关节和肘部界线清楚的红斑及毛囊角化过度。青春期后期可能有所好转。最近又新增了一个伴有 HIV 感染的Ⅵ型[484]。部分病例呈常染色体显性遗传的家族式发病[485]。

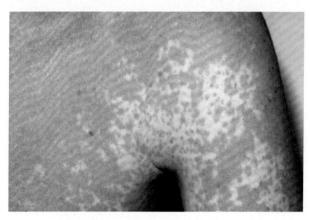

图 7-36 毛发红糠疹：橘色到红色斑之间可见正常皮岛（图片由宾夕法尼亚大学医学部皮肤科提供）

本病合并恶性肿瘤[486,487]、关节炎/关节病[488]，以及与使用某些药物[489]有关。少数病例可出现口腔黏膜损害[490]。

组织病理 发展成熟的红斑区域表现为棘层增厚伴表皮突增宽、缩短，轻度海绵水肿，真皮乳头上部增粗，灶性或融合性的颗粒层增厚，正角化和角化不全区域在水平和垂直方面上交替出现（图 7-37）。真皮浅层血管周围可见轻度淋巴细胞浸润和中度血管扩张[491]。

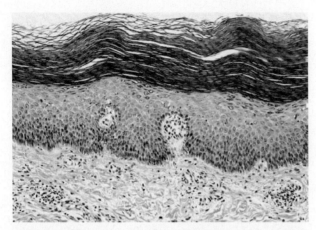

图 7-37　毛发红糠疹：中度棘层增厚伴表皮突缩短、增宽，局灶性颗粒层变薄，正角化和角化不全区域在水平和垂直方向上交替出现

毛囊性丘疹区域可见扩张的毛囊漏斗部含有角质栓，毛囊周围"肩部"角化不全伴轻度毛囊周围淋巴细胞浸润（图 7-38）。

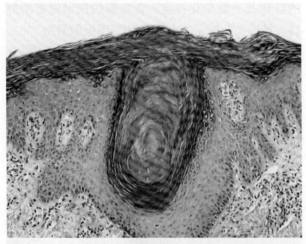

图 7-38　毛发红糠疹：毛囊性皮损。扩张的毛囊漏斗部含有角质栓

红斑区域角质层变薄或消失，胞质外渗，颗粒层减少。本病的另一个特征是基底上层或角质下层可见局灶性或广泛性棘层松解。

鉴别诊断　毛发红糠疹需要与银屑病相鉴别，二者临床表现相似，但是组织病理表现不同。银屑病中可见中性粒细胞和微脓肿，角化不全更广泛，真皮乳头上部变细，表皮突延长及血管迂曲[491]。而毛发红糠疹颗粒层更明显，表皮海绵水肿和炎症浸润相对较轻。

发病机制　本病病因不明。基底上层抗角蛋白 AE1 单克隆抗体及角蛋白 K6、K16 染色阳性，

而这些物质在正常皮肤中不表达，提示表皮分化异常可能是本病的发病基础。家族性发病的毛发红糠疹患者中检测到 *CARD14* 突变，该基因负责编码半胱天冬酶招募区家族成员 14。CARD14 是 NF-κB 信号通路的激活剂，毛发红糠疹患者皮损内 CARD14 水平升高（大部分表达在基底层和基底层以上）和 p65 被活化，导致角质细胞募集炎症细胞[492]。

治疗原则　毛发红糠疹的治疗富有挑战性。系统应用维 A 酸类药物、维生素 A、甲氨蝶呤及 UV 光疗效果各异。值得注意的是，UV 光疗可能导致某些患者病情加重。最近，有报道称生物制剂如 TNF-α 抑制剂有望成为治疗毛发红糠疹的新希望[484,493,494]。

苔藓样糠疹

临床概要　苔藓样糠疹是一种少见的皮肤病，通常被分为两型，两种类型可以同时存在或相继存在，提示这两种类型是同一疾病的变异型[495]。两种类型都很少出现瘙痒或疼痛，可自行消退，青年人好发，偶尔可见于儿童[495,496]。

其中，轻型称为慢性苔藓样糠疹（pityriasis lichenoides chronica，PLC），特征是反复发生的棕色到红色斑，4 ～ 10mm 大小，上覆鳞屑，主要累及躯干和四肢，通常 3 ～ 6 周自行消退，遗留炎症后色素沉着。

重型称为急性痘疮样苔藓样糠疹（pityriasis lichenoides etvarioliformis acuta，PLEVA），也被称为 Mucha-Habermann 病，主要累及躯干和四肢近端。主要特征是可发展为坏死性丘疹的红斑，偶尔可见出血、水疱、脓疱，皮疹数周内可消退，遗留少量瘢痕或不留瘢痕。偶尔可见部分皮损增大成直径为 1 ～ 2cm 的坏死性溃疡，愈合后遗留萎缩性或痘疮样瘢痕。虽然单个皮损呈急性过程，但疾病本身是慢性的，可迁延数月甚至数年，复发和缓解交替出现。有报道称孕期发生的 PLEVA 可影响阴道/宫颈黏膜伴胎膜早破和（或）早产[497]。极少数情况下，某些突然发作的严重病例，皮损广泛而且以大量融合性坏死性溃疡为特征者可伴高热和系统症状[498,499]，也有伴发特发性血小板减少性紫癜的儿童患者病例的报道[500]。此外，也有麻疹、腮腺炎及风疹疫苗接种及使用 HMG-CoA

（羟 -β- 甲基戊二酸单酰辅酶 a 还原酶）抑制剂后出现本病的报道[501,502]。

组织病理　在轻型即慢性苔藓样糠疹中可见浅层血管周围淋巴细胞浸润和苔藓样浸润，可累及表皮。基底层空泡样改变，轻度海绵水肿，散在可见坏死性角质形成细胞及局灶性角化不全。真皮乳头层常可见噬黑素细胞和少量红细胞外溢。

重型即急性痘疮样苔藓样糠疹，血管周围可见密集带状的淋巴细胞浸润，从真皮乳头层至网状层呈楔形分布（图 7-39），淋巴细胞浸润导致真皮表皮交界处模糊不清，基底层明显空泡样改变，淋巴细胞和红细胞外渗，细胞间和细胞内水肿导致表皮不同程度地坏死（图 7-40），最终可

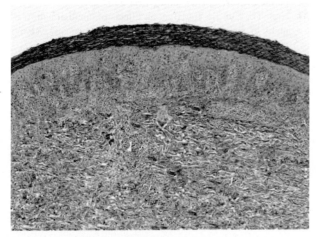

图 7-39　急性痘疮样苔藓样糠疹：伴浅层和深层血管周围淋巴细胞浸润的苔藓样炎症模式

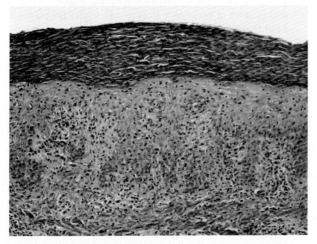

图 7-40　急性痘疮样苔藓样糠疹：高倍镜下可见苔藓样炎症模式，伴淋巴细胞浸润、红细胞外溢、不规则棘层增厚、表皮上层苍白、海绵水肿、角质形成细胞坏死，以及伴水肿、中性粒细胞和淋巴细胞浸润的局灶性角化不全

能出现糜烂甚至溃疡。上方的角质层可见角化不全，在更严重的病例中可见含中性粒细胞的鳞屑性痂[503]。

大部分病例可见真皮乳头层不同程度水肿、内皮肿胀及红细胞外溢。虽然偶尔可见到血管壁少量纤维蛋白沉积，但是除了严重的伴发热的溃疡坏死型外很少见到严重的血管损害，该型的常见特征是伴白细胞碎裂的淋巴细胞性血管炎[498]。

鉴别诊断　某些疾病如玫瑰糠疹、虫咬皮炎及亚急性湿疹的组织学表现可以模仿苔藓样糠疹。深层炎性浸润、广泛的表皮坏死，以及无表皮内海绵状小水疱有助于鉴别 PLEVA 和玫瑰糠疹及亚急性湿疹。而虫咬皮炎在垂直分布的真皮炎性浸润内可见大量嗜酸性粒细胞浸润[504]。

发病机制　苔藓样糠疹中的浸润细胞以表达 CD7 的活化 T 淋巴细胞（HLA-DR⁺/CD3⁺）为主，但偶见其他 T 细胞抗原（CD2、CD5）缺失[503,505]。有研究发现，在 PLEVA 炎性浸润中 CD8⁺ T 细胞（细胞毒抑制剂）与 CD4⁺ T 细胞（辅助诱导剂）相比明显占优势，周围的角质形成细胞表达 HLA-DR[503,505,506]，提示在表皮坏死过程中存在直接的细胞毒性免疫反应。在 PLC 中则以 CD4⁺ 淋巴细胞和 FOXP3 阳性调节 T 细胞浸润为主[506]。最近有研究认为，PLEVA 是一种克隆性 T 细胞疾病[507,508]。虽然比 PLEVA 发生率低，但是某些 PLC 也表现出克隆性 T 细胞受体基因重排[507,509]。苔藓样糠疹是否会恶变仍然存在争议。尚无迹象表明克隆性 PLEVA 有更高的发展为恶性淋巴瘤的风险[510]。但是有少量苔藓样糠疹并发皮肤淋巴瘤的病例报道[511-513]。有学者提出苔藓样糠疹代表了一种惰性的 T 细胞恶病质[514]。总之，T 细胞单克隆扩增可能是细胞宿主对未确定抗原如人类细小病毒 B19 或 HHV8 产生免疫反应的结果[506,507,515]。

治疗原则　主要治疗手段包括系统使用抗生素，局部和（或）系统使用类固醇激素及光疗。对于严重的伴发热的溃疡坏死型需要使用免疫调节剂和强化支持性护理[516-518]。

（张东梅　杨希川　译，陈思远　校，陶　娟　审）

参考文献

1. Zuberbier T, Asero R, Bindslev-Jensen C, et al. EAACI/GA(2) LEN/EDF/WAO guideline: definition, classification and diagnosis of urticaria. *Allergy* 2009;64(10):1417–1426.
2. Zingale LC, Beltrami L, Zanichelli A, et al. Angioedema without urticaria: a large clinical survey. *CMAJ* 2006;175:1065.
3. Cooper KD. Urticaria and angioedema: diagnosis and evaluation. *J Am Acad Dermatol* 1991;25:166.
4. Lipsker D, Veran Y, Grunenberger F, et al. The Schnitzler syndrome. Four new cases and review of the literature. *Medicine* (Baltimore) 2001;80:37.
5. Marsland AM. Autoimmunity and complement in the pathogenesis of chronic urticaria. *Curr Allergy Asthma Rep* 2006;6:265.
6. Ricketti AS, Cleri DJ, Ramos-Bonner LS, et al. Hereditary angioedema presenting in late middle age after angiotensin-converting enzyme inhibitor treatment. *Ann Allergy Asthma Immunol* 2007;98:397.
7. Soter NA. Chronic urticaria as a manifestation of necrotizing venulitis. *N Engl J Med* 1977;296:1440.
8. Sanchez NP, Winkelmann RK, Schroeter AL, et al. The clinical and histopathologic spectrums of urticarial vasculitis: study of forty cases. *J Am Acad Dermatol* 1982;7:599.
9. Venzor J, Lee WL, Huston DP. Urticarial vasculitis. *Clin Rev Allergy Immunol* 2002;23:201.
10. Mehregan DR, Hall MJ, Gibson LE. Urticarial vasculitis: a histopathologic and clinical review of 72 cases. *J Am Acad Dermatol* 1992;26:441.
11. Farell AM, Sabroe RA, Bunker CB. Urticarial vasculitis associated with polycythemia rubra vera. *Clin Exp Dermatol* 1996;21:302.
12. Wilson D, McCluggage WG, Wright GD. Urticarial vasculitis: a paraneoplastic presentation of B-cell non Hodgkin's lymphoma. Rheumatology (Oxford) 2002;41:476.
13. Bisaccia E, Adamo V, Rozan SW. Urticarial vasculitis progressing to systemic lupus erythematosus. *Arch Dermatol* 1988;124:1088.
14. Welsh JP, Cusack KA, Ko C. Urticarial vasculitis secondary to paroxetine. *J Drugs Dermatol* 2006;5:1012.
15. Huston DP, Bressler RB. Urticaria and angioedema. *Med Clin North Am* 1992;76:805.
16. Soter NA, Wasserman SI. Urticaria, angioedema (review). *Int J Dermatol* 1979;18:517.
17. Soter NA, Austen KF, Gigli I. Urticaria and arthralgias as manifestations of necrotizing angiitis (vasculitis). *J Invest Dermatol* 1974;63:485.
18. Criado PR, Criado RF, Takakura CF, et al. Ultrastructure of vascular permeability in urticaria. *Isr Med Assoc J* 2013;15:173.
19. Monroe EW, Schulz CI, Maize JC, et al. Vasculitis in chronic urticaria. *J Invest Dermatol* 1981;76:103.
20. Kikuchi Y, Kaplan AP. A role for C5a in augmenting IgG-dependent histamine release from basophils in chronic urticaria. *J Allergy Clin Immunol* 2002;109:114.
21. Yasnowsky KM, Dreskin SC, Efaw B, et al. Chronic urticaria sera increase basophil CD203c expression. *J Allergy Clin Immunol* 2006;117:1430.
22. Haas N, Hermes B, Henz BM. Adhesion molecules and cellular infiltrate: histology of urticaria. *J Invest Dermatol Symp Proc* 2001;6:137.
23. Lerch M. Drug-induced angioedema. *Chem Immunol Allergy* 2012;97:98.
24. Sánchez-Borges M, González-Aveledo LA. Angiotensinconverting enzyme inhibitors and angioedema. *Allergy Asthma Immunol Res* 2010;2:195.
25. Davis MD, Daoud MS, Kirby B, et al. Clinicopathologic correlation of hypocomplementemic and normocomplementemic urticarial vasculitis. *J Am Acad Dermatol* 1998;38:899.
26. Miteva M, Elsner P, Zieme M. A histopathologic study of arthropod bite reactions in 20 patients highlights relevant adnexal involvement. *J Cutan Pathol* 2009;36:26.
27. Grattan CE, Humphreys F. Guidelines for evaluation and management of urticaria in adults and children. *Br J Dermatol* 2007;157:1116.
28. Simons FE. H1-Antihistamines: more relevant than ever in the treatment of allergic disorders. *J Allergy Clin Immunol* 2003;112:S42.
29. Lin RY, Curry A, Pesola GR, et al. Improved outcomes in patients with acute allergic syndromes who are treated with combined H1 and H2 antagonists. *Ann Emerg Med* 2000;36:462.
30. Wan KS. Efficacy of leukotriene receptor antagonist with an anti-H1 receptor antagonist for treatment of chronic idiopathic urticaria. *J Dermatolog Treat* 2009;20:194.
31. Nam YH, Kim JH, Jin HJ, et al. Effects of omalizumab treatment in patients with refractory chronic urticaria. *Allergy Asthma Immunol Res* 2012;4:357.
32. Lawley TJ, Hertz HC, Wade TR, et al. Pruritic urticarial papules and plaques of pregnancy. *JAMA* 1979;241:1696.
33. Callen JP, Hanno R. Pruritic urticarial papules and plaques of pregnancy (PUPPP). *J Am Acad Dermatol* 1981;5:401.
34. High WA, Hoang MP, Miller MD. Pruritic urticarial papules and plaques of pregnancy with unusual and extensive palmoplantar involvement. *Obstet Gynecol* 2005;105:1261.
35. Buccolo LS, Viera AJ. Pruritic urticarial papules and plaques of pregnancy presenting in the postpartum period: a case report. *J Reprod Med* 2005;50:61.
36. Yancey KB, Russel RP, Lawley TJ. Pruritic urticarial papules and plaques of pregnancy. *J Am Acad Dermatol* 1984;10:473.
37. Cohen LM, Capeless EL, Krusinski PA, et al. Pruritic urticarial papules and plaques of pregnancy and its relationship to maternal–fetal weight gain and twin pregnancy. *Arch Dermatol* 1989;125:1534.
38. Elling SV, McKenna P, Powell FC. Pruritic urticarial papules and plaques of pregnancy in twin and triplet pregnancies. *J Eur Dermatol Venereol* 2000;14:378.
39. Rudolph CM, Al-Fares S, Vaughan-Jones SA, et al. Polymorphic eruption of pregnancy: clinicopathology and potential trigger factors in 181 patients. *Br J Dermatol* 2006;154:54.
40. Im S, Lee ES, Kim W, et al. Expression of progesterone receptor in human keratinocytes. *J Korean Med Sci* 2000;15:647.
41. Weiss R, Hull P. Familial occurrence of pruritic urticarial papules and plaques of pregnancy. *J Am Acad Dermatol* 1992;26:715.
42. Aronson IK, Bond S, Fiedler VC, et al. Pruritic urticarial papules and plaques of pregnancy: clinical and immunopathologic observations in 57 patients. *J Am Acad Dermatol* 1998;39:933. Erratum in: *J Am Acad Dermatol* 1999;40:611.
43. Ambros-Rudolph CM, Müllegger RR, Vaughan-Jones SA, et al. The specific dermatoses of pregnancy revisited and reclassified: results of a retrospective two-center study on 505 pregnant patients. *J Am Acad Dermatol* 2006;54:395.
44. Semkova K, Black M. Pemphigoid gestationis: current insights into pathogenesis and treatment. *Eur J Obstet Gynecol Reprod Biol* 2009;145:138.
45. Chi CC, Wang SH, Charles-Holmes R, et al. Pemphigoid gestationis: early onset and blister formation are associated with

adverse pregnancy outcomes. *Br J Dermatol* 2009;160:1222.

46. Scheinfeld N. Pruritic urticarial papules and plaques of pregnancy wholly abated with one week twice daily application of fluticasone propionate lotion: a case report and review of the literature. *Dermatol Online J* 2008;14:4.

47. Ahmadi S, Powell FC. Pruritic urticarial papules and plaques of pregnancy: current status. *Australas J Dermatol* 2005;46:53.

48. Darier J. De l'erytheme annulaire centrifuge. *Ann Dermatol Syphilol* 1916;6:57.

49. Bressler GS, Jones RE Jr. Erythema annulare centrifugum. *J Am Acad Dermatol* 1981;4:597.

50. Kim KJ, Chang SE, Choi JH, et al. Clinicopathologic analysis of 66 cases of erythema annulare centrifugum. *J Dermatol* 2002;29:61.

51. Weyers W, Diaz-Cascajo C, Weyers I. Erythema annulare centrifugum: results of a clinicopathologic study of 73 patients. *Am J Dermatopathol* 2003;25:451.

52. High WA, Cohen JB, Wetherington W, et al. Superficial gyrate erythema as a cutaneous reaction to alendronate for osteoporosis. *J Am Acad Dermatol* 2003;48:945.

53. Ural AU, Ozcan A, Avcu F, et al. Erythema annulare centrifugum as the presenting sign of CD30 positive anaplastic large cell lymphoma: association with disease activity. *Hematologica* (Budapest) 2001;31:81.

54. Ravic-Nikolic A, Milicic V, Jovovic-Dagovic B, et al. Gyrate erythema associated with metastatic tumor of gastrointestinal tract. *Dermatol Online J* 2006;12:11.

55. Minni J, Sarro R. A novel therapeutic approach to erythema annulare centrifugum. *J Am Acad Dermatol* 2006;54:S134.

56. De Aloe G, Rubegni P, Risulo M, et al. Erythema annulare centrifugum successfully treated with metronidazole. *Clin Exp Dermatol* 2005;30:583.

57. Gammel JA. Erythema gyratum repens. *Arch Dermatol* 1952;66:494.

58. Eubanks LE, McBurney E, Reed R. Erythema gyratum repens. *Am J Med Sci* 2001;321:302.

59. Bryan ME, Lienhart K, Smoller BR, et al. Erythema gyratum repens in a case of resolving psoriasis. *J Drugs Dermatol* 2003;2:315.

60. Rongioletti F, Fausti V, Parodi A. Erythema gyratum repens is not an obligate paraneoplastic disease: a systematic review of the literature and personal experience. *J Eur Acad Dermatol Venereol* 2014;28(1):112–115. doi:10.1111/j.1468-3083.2012.04663.x.

61. Boyd AS, Neldner KH, Menter A. Erythema gyratum repens: a paraneoplastic eruption. *J Am Acad Dermatol* 1992;26:757.

62. Leavell US, Winternitz WW, Black JH. Erythema gyratum repens and undifferentiated carcinoma. *Arch Dermatol* 1977;95:343.

63. Albers SE, Fenske NA, Glass LF. Erythema gyratum repens: direct immunofluorescence microscopic findings. *J Am Acad Dermatol* 1993;29:493.

64. Caux F, Lebbe C, Thomine E, et al. Erythema gyratum repens. A case studied with immunofluorescence, immunoelectron microscopy and immunohistochemistry. *Br J Dermatol* 1994;131:102.

65. Sharma A, Lambert PJ, Maghari A, et al. Arcuate, annular, and polycyclic inflammatory and infectious lesions. *Clin Dermatol* 2011;29:140–150.

66. Miyagawa F, Danno K, Uehara M. Erythema gyratum repens responding to cetirizine hydrochloride. *J Dermatol* 2002;29:731–734.

67. Naveen KN, Kalinga B, Pai VV, et al. Erythema gyratum re-

pens like figurate erythema responding to topical steroid in an healthy individual. *Indian J Dermatol* 2013;58:329.

68. Ramirez CO. Los cenicientos: problema clínico. In: Proceedings of the first Central American Congress of Dermatology; December 5–8, 1957; San Salvador, El Salvador; 122–130.

69. Dominguez-Soto L, Hojyo-Tomoka T, Vega-Memije E, et al. Pigmentary problems in the tropics. *Dermatol Clin* 1994;12:777.

70. Oiso N, Tsuruta D, Imanishi H, et al. Erythema dyschromicum perstans in a Japanese child. *Pediatr Dermatol* 2012;29:637.

71. Chakrabarti N, Chattopadhyay C. Ashy dermatosis: a controversial entity. *Indian J Dermatol* 2012;57:61–62.

72. Correa MC, Vega-Memije E, Vargas-Alarcon G, et al. HLA-DR association with the genetic susceptibility to develop ashy dermatosis in Mexican Mestizo patients. *J Am Acad Dermatol* 2007;56:617.

73. Vega-Memije E, Waxtein L, Arenas R, et al. Ashy dermatosis and lichen planus pigmentosus: a clinicopathologic study of 31 cases. *Int J Dermatol* 1992;31:90.

74. Soter NA, Wand C, Freeman RG. Ultrastructural pathology of erythema dyschromicum perstans. *J Invest Dermatol* 1969;52:155.

75. Miyagawa S, Komatsu M, Okuchi T, et al. Erythema dyschromicum perstans: immunopathologic studies. *J Am Acad Dermatol* 1989;20:882.

76. Vásquez-Ochoa LA, Isaza-Guzmán DM, Orozco-Mora B, et al. Immunopathologic study of erythema dyschromicum perstans (ashy dermatosis). *Int J Dermatol* 2006;45:937.

77. Baranda L, Torres-Alvarez B, Cortes-Franco R, et al. Involvement of cell adhesion and activation molecules in the pathogenesis of erythema dyschromicum perstans (ashy dermatitis). The effect of clofazimine therapy. *Arch Dermatol* 1997;133:325.

78. Bhutani LK, Bedi TR, Pandhi RK, et al. Lichen planus pigmentosus. *Dermatologica* 1974;149:43.

79. Sanchez NP, Pathak MA, Sato SS, et al. Circumscribed dermal melaninoses: classification, light, histochemical, and electron microscopic studies on three patients with the erythema dyschromicum perstans type. *Int J Dermatol* 1982;21:25.

80. Keisham C, Sarkar R, Garg VK, et al. Ashy dermatosis in an 8-year-old Indian child. *Indian Dermatol Online J* 2013;4:30.

81. Bahadir S, Cobanoglu U, Cimsit G, et al. Erythema dyschromicum perstans: response to dapsone therapy. *Int J Dermatol* 2004;43:220–222.

82. Jorizzo JL, Gatti S, Smith EB. Prurigo: a clinical review. *J Am Acad Dermatol* 1981;4:723.

83. Sheretz EF, Jorizzo JL, White WL, et al. Papular dermatitis in adults: subacute prurigo, American style? *J Am Acad Dermatol* 1991;24:697.

84. Rosen T, Algra RJ. Papular eruption in black men. *Arch Dermatol* 1980;116:416.

85. Uehara M, Ofuji S. Primary eruption of prurigo simplex subacuta. *Dermatologica* 1976;153:49.

86. Gambichler T, Skrygan M, Werries A, et al. Immunophenotyping of inflammatory cells in subacute prurigo. *J Eur Acad Dermatol Venereol* 2011;25:221.

87. Wallengren J. Prurigo: diagnosis and management. *Am J Clin Dermatol* 2004;5:85.

88. Tokura Y, Yagi H, Hanaoka K, et al. Subacute and chronic prurigo effectively treated with recombination interferon-gamma: implications for participation of Th2 cells in the pathogenesis of prurigo. *Acta Derm Venereol* 1997;74:231.

89. Gambichler T, Hyun J, Sommer A, et al. A randomised con-

trolled trial on photo(chemo)therapy of subacute prurigo. *Clin Exp Dermatol* 2006;31:348–353.

90. Rowland Payne CME, Wilkinson JD, McKee PH, et al. Nodular prurigo: a clinicopathological study of 46 patients. *Br J Dermatol* 1985;113:431.

91. Ständer S, Stumpf A, Osada N, et al. Gender differences in chronic pruritus: women present different morbidity, more scratch lesions and higher burden. *Br J Dermatol* 2013;168:1273.

92. Tanaka M, Aiba S, Matsumura N, et al. Prurigo nodularis consists of two distinct forms: early-onset atopic and late-onset non-atopic. *Dermatology* 1995;190:269.

93. Rien BE, Lemont H, Cohen RS. Prurigo nodularis in association with uremia. *J Am Podiatry Assoc* 1982;72:321.

94. Fina L, Grimalt R, Berti E, et al. Nodular prurigo associated with Hodgkin's disease. *Dermatologica* 1991;182:243.

95. Katotomichelakis M, Balatsouras DG, Bassioukas K, et al. Recurrent prurigo nodularis related to infected tonsils: a case report. *J Med Case Rep* 2008;2:243.

96. Saporito L, Florena AM, Colomba C, et al. Prurigo nodularis due to *Mycobacterium tuberculosis*. *J Med Microbiol* 2009;58:1649.

97. Iking A, Grundmann S, Chatzigeorgakidis E, et al. Prurigo as a symptom of atopic and non-atopic diseases: aetiological survey in a consecutive cohort of 108 patients. *J Eur Acad Dermatol Venereol* 2013;27:550.

98. Dazzi C, Erma D, Piccinno R, et al. Psychological factors involved in prurigo nodularis: a pilot study. *J Dermatolog Treat* 2011;22:211.

99. Weigelt N, Metze D, Ständer S. Prurigo nodularis: systematic analysis of 58 histological criteria in 136 patients. *J Cutan Pathol* 2010;37:578.

100. Miyauchi H, Uehara M. Follicular occurrence of prurigo nodularis. *J Cutan Pathol* 1988;15:208.

101. Runne U, Orfanos CE. Cutaneous neural proliferation in highly pruritic lesions of chronic prurigo. *Arch Dermatol* 1977;113:787.

102. Lindley RP, Rowland P. Neural hyperplasia is not a diagnostic prerequisite in nodular prurigo. *J Cutan Pathol* 1989;16:14.

103. Johansson O, Liang Y, Heilborn JD, et al. Langerhans cells in prurigo nodularis investigated by HLA-DR and S-100 immunofluorescence double staining. *J Dermatol Sci* 1998;17:24.

104. Liang Y, Jacobi HH, Marcusson JA, et al. Dendritic mast cells in pririgo nodularis skin. *Eur J Dermatol* 1999;9:297.

105. Johansson O, Liang Y, Emtestam L. Increased nerve growth factor- and tyrosine kinase A-like immunoreactivities in prurigo nodularis skin; an exploration of the cause of neurohyperplasia. *Arch Dermatol Res* 2002;293:614.

106. Lee MR, Shumack S. Prurigo nodularis: a review. *Australas J Dermatol* 2005;46:211.

107. Haas S, Capellino S, Phan NQ, et al. Low density of sympathetic nerve fibers relative to substance P-positive nerve fibers in lesional skin of chronic pruritus and prurigo nodularis. *J Dermatol Sci* 2010;58:193.

108. Harris B, Harris K, Penneys NS. Demonstration by S-100 protein staining of increased numbers of nerves in the papillary dermis of patients with prurigo nodularis. *J Am Acad Dermatol* 1992;26:56.

109. Aso M, Hashimoto K, Hamzavi A. Immunohistochemical studies of selected skin diseases and tumors using monoclonal antibodies to neurofilament and myelin proteins. *J Am Acad Dermatol* 1985;13:37.

110. Molina FA, Burrows NP, Jones RR, et al. Increased sensory

neuropeptides in nodular prurigo: a quantitative immunohistochemical analysis. *Br J Dermatol* 1992;127:344.

111. Nahass GT, Penneys NS. Merkel cells and prurigo nodularis. *J Am Acad Dermatol* 1994;31:86.

112. Schuhknecht B, Marziniak M, Wissel A, et al. Reduced intraepidermal nerve fibre density in lesional and nonlesional prurigo nodularis skin as a potential sign of subclinical cutaneous neuropathy. *Br J Dermatol* 2011;165:85.

113. Fostini AC, Girolomoni G, Tessari G. Prurigo nodularis: an update on etiopathogenesis and therapy. *J Dermatolog Treat* 2013;24(6):458–462.

114. Saraceno R, Chiricozzi A, Nisticò SP, et al. An occlusive dressing containing betamethasone valerate 0.1% for the treatment of prurigo nodularis. *J Dermatolog Treat* 2010;21:363.

115. Edmonds EV, Riaz SN, Francis N, et al. Nodular prurigo responding to topical tacrolimus. *Br J Dermatol* 2004;150:1216.

116. Bruni E, Caccialanza M, Piccinno R. Phototherapy of generalized prurigo nodularis. *Clin Exp Dermatol* 2010;35:549.

117. Andersen TP, Fogh K. Thalidomide in 42 patients with prurigo nodularis Hyde. *Dermatology* 2011;223:107.

118. Gencoglan G, Inanir I, Gunduz K. Therapeutic hotline: treatment of prurigo nodularis and lichen simplex chronicus with gabapentin. *Dermatol Ther* 2010;23:194.

119. Mazza M, Guerriero G, Marano G, et al. Treatment of prurigo nodularis with pregabalin. *Clin Pharm Ther* 2013;38:16.

120. Phan NQ, Lotts T, Antal A, et al. Systemic kappa opioid receptor agonists in the treatment of chronic pruritus: a literature review. *Acta Derm Venereol* 2012;92:555.

121. Liu H, Gaspari AA, Schleichert R. Use of lenalidomide in treating refractory prurigo nodularis. *J Drugs Dermatol* 2013;12:360.

122. Siepmann D, Herrgott I, Sunderkötter C, et al. *Targeting the neurokinin receptor 1 with aprepitant: a novel antipruritic strategy*. *PLoS One* 2010;5:e10968.

123. Telfer NR, Chalmers RJG, Whale K, et al. The role of streptococcal infection in the initiation of guttate psoriasis. *Arch Dermatol* 1992;128:39.

124. Faber EM, Nall ML. Natural history of psoriasis in 5,600 patients. *Dermatologica* 1974;148:1.

125. Morris LF, Phillips CM, Binnie WH, et al. Oral lesions in patients with psoriasis: a controlled study. *Cutis* 1992;49:339.

126. Pogrel MA, Cram D. Intraoral findings in patients with psoriasis with a special reference to ectopic geographic tonge (erythema circinata). *Oral Surg Oral Med Oral Pathol* 1988;66:184.

127. Baker H. Pustular psoriasis. *Dermatol Clin* 1984;2:455.

128. Zelickson BD, Muller SA. Generalized pustular psoriasis. *Arch Dermatol* 1991;127:1339.

129. Wagner G, Luckasen JR, Goltz RW. Mucous membrane involvement in generalized psoriasis. *Arch Dermatol* 1976;112:1010.

130. Shelley WB, Kirschbaum JO. Generalized pustular psoriasis. *Arch Dermatol* 1961;84:73.

131. Braverman IM, Cohen I, O'Keefe EO. Metabolic and ultrastructural studies in a patient with pustular psoriasis (Von Zumbusch). *Arch Dermatol* 1972;105:189.

132. Schuppener JH. Ausdrucksformen pustulöser psoriasis. *Dermatol Wochenschr* 1958;138:841.

133. Baker H, Ryan TJ. Generalized pustular psoriasis. *Br J Dermatol* 1968;80:771.

134. Katzenellenbogen I, Feuerman EI. Psoriasis pustulosa and impetigo herpetiformis: single or dual entity? *Acta Derma-*

tol Venereol (Stockholm) 1966;46:86.

135. Pierard GE, Pierard-Franchimont C, de la Brassine M. Impetigo herpetiformis and pustular psoriasis during pregnancy. *Am J Dermatopathol* 1983;5:215.

136. Lotem M, Katzenelson V, Rotem A, et al. Impetigo herpetiformis: a variant of pustular psoriasis or a separate entity? *J Am Acad Dermatol* 1989;20:338.

137. Resneck JS, Cram DL. Erythema annulare-like pustular psoriasis. *Arch Dermatol* 1973;108:687.

138. Adler DJ, Rower JM, Hashimoto K. Annular pustular psoriasis. *Arch Dermatol* 1981;117:313.

139. Zala L, Hunziker T. Lokalisierte form der psoriasis von typ des erythema annulare centrifugum mit pustulation. *Hautarzt* 1984;35:53.

140. Zelickson BD, Muller SA. Generalized pustular psoriasis in childhood: report of thirteen cases. *J Am Acad Dermatol* 1991;24:186.

141. Ashhurst PJC. Relapsing pustular eruptions of the hands and feet. *Br J Dermatol* 1964;776:169.

142. Andrews GC, Machacek GF. Pustular bacterids of the hands and feet. *Arch Dermatol Syphilol* 1935;32:837.

143. Duvic M, Johnson TM, Rapini RP, et al. Acquired immunodeficiency syndrome-associated psoriasis and Reiter's syndrome. *Arch Dermatol* 1987;123:1622.

144. Obuch ML, Maurer TA, Becker B, et al. Psoriasis and human immunodeficiency virus infection. *J Am Acad Dermatol* 1992;27:667.

145. Lazar AP, Roenigk HH. AIDS and psoriasis. *Cutis* 1987;39:347.

146. Johnson TM, Duvic M, Rapini RP, et al. AIDS exacerbates psoriasis. *N Engl J Med* 1985;313:1415.

147. Patel RV, Lebwohl M. In the clinic: psoriasis. *Ann Intern Med* 2011;155(3):ITC2-1–ICT2-15.

148. Levine D, Gottlieb A. Evaluation and management of psoriasis: an internist's guide. *Med Clin North Am* 2009;93: 1291–1303.

149. Braun-Falco O, Christophers E. Structural aspects of initial psoriatic lesions. *Arch Dermatol Forsch* 1974;251:95.

150. Ragaz A, Ackerman AB. Evolution, maturation, and regression of lesions of psoriasis. *Am J Dermatopathol* 1979;1:199.

151. Van Scott EJ, Ekel TW. Kinetics of hyperplasia in psoriasis. *Arch Dermatol* 1963;88:373.

152. Gordon M, Johnson WC. Histopathology and histochemistry of psoriasis. *Arch Dermatol* 1967;95:402.

153. Rupec M. Zur ultrastruktur der spongiformen pustel. *Arch Klin Exp Dermatol* 1970;239:30.

154. Burks JW, Montgomery H. Histopathologic study of psoriasis. *Arch Dermatol Syphilol* 1943;48:479.

155. Pinkus H, Mehregan AH. The primary histologic lesion of seborrheic dermatitis and psoriasis. *J Invest Dermatol* 1966;46:109.

156. Cox AH, Watson W. Histologic variations in lesions of psoriasis. *Arch Dermatol* 1972;106:503.

157. Abrahams J, McCarthy JT, Sanders ST. 101 cases of exfoliative dermatitis. *Arch Dermatol* 1963;87:96.

158. Muller SA, Kitzmiller KW. Generalized pustular psoriasis. *Acta Dermatol Venereol* (Stockholm) 1962;42:504.

159. Kingery FAJ, Chinn HD, Saunders TS. Generalized pustular psoriasis. *Arch Dermatol* 1961;84:912.

160. Piraccini BM, Fanti PA, Morelli R, et al. Hallopeau's acrodermatitis continua of the nail apparatus: a clinical and pathological study of 20 patients. *Acta Dermatol Venereol* (Stockholm) 1994;74:65.

161. Pierard J, Kint A. La pustulose palmo-plantaire chronique et recidivante. *Ann Dermatol Venereol* 1978;105:681.

162. Pierard J, Kint A. Les "bacterides pustuleuses" d'Andrews. *Arch Belg Dermatol Syphiligr* 1966;22:83.

163. Lever WF. In discussion with pay D: pustular psoriasis. *Arch Dermatol* 1969;99:641.

164. Uehara M, Ofuji S. The morphogenesis of pustulosis palmaris et plantaris. *Arch Dermatol* 1974;109:518.

165. Thorman J, Heilesen B. Recalcitrant pustular eruptions of the extremities. *J Cutan Pathol* 1975;2:19.

166. Tan RS. Acute generalized pustular bacterid. *Br J Dermatol* 1974;91:209.

167. Smoller BR, McNutt S, Gray MH, et al. Detection of the interferon-gamma–induced protein 10 in psoriasiform dermatitis of acquired immunodeficiency syndrome. *Arch Dermatol* 1990;126:1457.

168. Schubert C, Christophers E. Mast cells and macrophages in early relapsing psoriasis. *Arch Dermatol Res* 1985; 277:352.

169. Brody I. The ultrastructure of the epidermis in psoriasis vulgaris as revealed by electron microscopy. *J Ultrastruct Res* 1962;6:304.

170. Hashimoto K, Lever WF. Elektronenmikroskopische untersuchungen der hautveränderungen bei psoriasis. *Dermatol Wochenschr* 1966;152:713.

171. Orfanos CE, Schaumburg-Lever G, Mahrle G, et al. Alterations of cell surfaces as a pathogenetic factor in psoriasis. *Arch Dermatol* 1973;107:38.

172. Heng MCYL, Kloss SG, Kuehn CD, et al. The significance and pathogenesis of basal keratinocyte herniations in psoriasis. *J Invest Dermatol* 1986;87:362.

173. Mercer EH, Maibach HI. Intercellular adhesion and surface coats of epidermal cells in psoriasis. *J Invest Dermatol* 1968;51:215.

174. Christophers C, Braun-Falco O. Mechanisms of parakeratosis. *J Dermatol* 1970;82:268.

175. Braverman IM, Yen A. Ultrastructure of the human dermal microcirculation: II. The capillary loops of the dermal papillae. *J Invest Dermatol* 1977;68:44.

176. Mordovtsev VN, Albanova VI. Morphology of skin microvasculature in psoriasis. *Am J Dermatopathol* 1989;11:33.

177. Weinstein GD, Van Scott EJ. Autoradiographic analysis of turnover times of normal and psoriatic epidermis. *J Invest Dermatol* 1965;45:257.

178. Soltani K, Van Scott EJ. Patterns and sequence of tissue changes in incipient and evolving lesions of psoriasis. *Arch Dermatol* 1972;106:484.

179. Weinstein GD, McCullough JL, Ross PA. Cell kinetic basis for pathophysiology of psoriasis. *J Invest Dermatol* 1985;85:579.

180. Gelfant S. The cell cycle in psoriasis: a reappraisal. *Br J Dermatol* 1976;95:577.

181. McKay IA, Leigh IM. Altered keratinocyte growth and differentiation in psoriasis. *Clin Dermatol* 1995;13:105.

182. Leigh IM, Navsaria H, Purkis PE, et al. Keratins (K16 and K17) as markers of keratinocyte hyperproliferation in psoriasis *in vivo* and *in vitro*. *Br J Dermatol* 1995;133:501.

183. Takahashi H, Manabe A, Ishida-Yamamoto A, et al. Aberrant expression of apoptosis-related molecules in psoriatic epidermis. *J Dermatol Sci* 2002;28:187.

184. Nelson W, Sun TT. The 50- and 58-kdalton keratin classes as molecular markers for stratified squamous epithelia: cell culture studies. *J Cell Biol* 1983;97:244.

185. Hohl D. The cornified cell envelope. *Dermatologica* 1990;180:201.

186. Stoler A, Kopan R, Duvic M, et al. Use of monospecific antisera and cRNA probes to localize the major changes in keratin expression during normal and abnormal epidermal differentiation. *J Cell Biol* 1988;107:427.

187. Koga T, Duan H, Urabe K, et al. In situ localization of IFN-gamma–positive cells in psoriatic lesional epidermis. *Eur J Dermatol* 2002;12:20.

188. Bos JD, Zonneveld I, Das PK, et al. The skin immune system (SIS): distribution and immunophenotype of lymphocyte subpopulations in normal human skin. *J Invest Dermatol* 1987;88:569.

189. Vollmer S, Menssen A, Prinz JC. Dominant lesional T cell receptor reaarangements persist in relapsing psoriasis but are absent from nonlesional skin: evidence for a stable antigen-specific pathogenic T cell response in psoriasis vulgaris. *J Invest Dermatol* 2001;117:1296.

190. Lin WJ, Norris DA, Achziger M, et al. Oligoclonal expansion of intraepidermal T cells in psoriasis skin lesions. *J Invest Dermatol* 2001;117:546.

191. Chang JC, Smith LR, Froning KJ, et al. CD8+ T-cells in psoriatic lesions preferentially use T-cell receptors V beta 3 and/or V beta 13.1 genes. *Ann NY Acad Sci* 1995; 756:370.

192. Gudmundsdottir AS, Sigundsdottir H, Sigurgeirsson B, et al. Is an epitope on keratin 17 a major target for auto-reactive T lymphocytes in psoriasis? *Clin Exp Immunol* 1999;117:580.

193. Valdimarsson H, Sigmundsdottir H, Jonsdottir I. Is psoriasis induced by streptococcal superantigens and maintained by M-protein–specific T cells that cross-react with keratin? *Clin Exp Immunol* 1997;107(Suppl 1):21.

194. Leung DYM, Walsh P, Giorno R, et al. A potential role for superantigens in the pathogenesis of psoriais. *J Invest Dermatol* 1993;100:225.

195. Ovigne JM, Baker BS, Davison S, et al. Epidermal CD8 + T cells reactive with group A streptococcal antigens in chronic plaque psoriasis. *Exp Dermatol* 2002;11:357.

196. Baker BS, Fry L. The immunology of psoriasis. *Br J Dermatol* 1992;126:1.

197. Griffiths CEM, Voorhees JJ. Immunological mechanisms involved in psoriasis. *Springer Semin Immunopathol* 1992;13:441.

198. Villablanca EJ, Mora JR. A two-step model for Langerhans cell migration to skin-draining LN. *Eur J Immunol* 2008;38:2975–2980.

199. Avramidis G, Kruger-Krasagakis S, Krasagakis K, et al. The role of endothelial cell apoptosis in the effect of etanercept in psoriasis. *Br J Dermatol* 2010;163:928–934.

200. Sweeney C, Tobin AM, Kirby B. Innate immunity in the pathogenesis of psoriasis. *Arch Dermatol Res* 2011;303:691–705.

201. Gottlieb AB, Chamian F, Masud S, et al. TNF inhibition rapidly down-regulates multiple proinflammatory pathways in psoriasis plaques. *J Immunol* 2005;175:2721–2780.

202. Zaba LC, Suarez-Farinas M, Fuentes-Duculan J, et al. Effective treatment of psoriasis with etanercept is linked to suppression of IL-17 signaling, not immediate response TNF genes. *J Allergy Clin Immunol* 2009;124:e1–e395.

203. Chiricozzi A, Guttman-Yassky E, Suarez-Farinas M, et al. Integrative responses to IL-17 and TNF-alpha in human keratinocytes account for key inflammatory pathogenic circuits in psoriasis. *J Invest Dermatol* 2011;131:677–687.

204. Miossec P, Korn T, Kuchroo VK. Interleukin-17 and type 17 helper T cells. *New Engl J Med* 2009;361:888–898.

205. Stockinger B, Veldhoen M. Differentiation and function of Th17 T cells. *Curr Opin Immunol* 2007;19:281–286.

206. Zheng Y, Danilenko DM, Valdez P, et al. Interleukin-22, a Th17 cytokine, mediates IL-23-induced dermal inflammation and acanthosis. *Nature* 2007;445:648–651.

207. Tonel G, Conrad C, Laggner U, et al. Cutting edge: a critical functional role for IL-23 in psoriasis. *J Immunol* 2010;185:5688–5691.

208. Fierlbeck G, Rassner G, Muller C. Psoriasis induced at the injection site or recombinant interferon gamma. *Arch Dermatol* 1990;126:351.

209. Gottlieb AB, Luster AD, Posnett DN, et al. Detection of gamma interferon-induced protein IP-10 in psoriatic plaques. *J Exp Med* 1988;168:94.

210. Baker BS, Powles AV, Valdimarsson H, et al. An altered response by psoriatic keratinocytes to gamma interferon. *Scand J Immunol* 1988;28:735.

211. Gunduz K, Demireli P, Vatansever S, et al. Examination of bcl-2 and p53 expressions and apoptotic index by TUNEL method in psoriasis. *J Cutan Pathol* 2006;33:788.

212. Chan JR, Blumenschein W, Murphy E, et al. IL-23 stimulates epidermal hyperplasia via TNF and IL-20R2-dependent mechanisms with implications for psoriasis pathogenesis. *J Exp Med* 2006;203:2577.

213. Everall J. Intractable pustular eruption of the hands and feet. *Br J Dermatol* 1957;69:269.

214. Enfors W, Molin L. Pustulosis palmaris et plantaris. *Acta Dermatol Venereol* (Stockholm) 1971;51:289.

215. Thomsen K. Pustulosis palmaris et plantaris treated with methotrexate. *Acta Dermatol Venereol* (Stockholm) 1971;51:397.

216. Tagami H, Ofuji S. A leukotactic factor in the stratum corneum of pustulosis palmaris et plantaris. *Acta Dermatol Venereol* (Stockholm) 1978;58:401.

217. Mallon E. Retroviruses and psoriasis. *Curr Opin Infect Dis* 2000;13:103.

218. Bruer-McHam JN, Marshall GD, Lewis DE, et al. Distinct serum cytokines in AIDS-related skin diseases. *Viral Immunol* 1998;11:215.

219. Ichihashi N, Seishima M, Takahashi T, et al. A case of AIDS manifesting pruritic papular eruptions and psoriasiform lesions: an immunohistochemical study of the lesional dermal infiltrates. *J Dermatol* 1995;22:428.

220. Soeprono FF. Histologic criteria for the diagnosis of pityriasis rubra pilaris. *Am J Dermatopathol* 1986;8:277.

221. Degos R, Garnier G, Civatte J. Pustulose par *Candida albicans* avec lésions psoriasiformes rappelant le psoriasis pustuleux. *Bull Soc Fr Dermatol Syphiligr* 1962;69:231.

222. Dawson TAJ. Tongue lesions in generalized pustular psoriasis. *Br J Dermatol* 1974;91:419.

223. Raychaudhuri SP. A cutting edge overview: psoriatic disease. *Clin Rev Allergy Immunol* 2013;44:109–113.

224. Naldi L, Gambini D. The clinical spectrum of psoriasis. *Clin Dermatol* 2007;25:510–518.

225. Ladizinski B, Lee KC, Wilmer E, et al. A review of the clinical variants and the management of psoriasis. *Adv Skin Wound Care* 2013;26:271–284.

226. Menter A, Korman NJ, Elmets CA, et al. Guidelines of care for the management of psoriasis and psoriatic arthritis: section 4. Guidelines of care for the management and treatment of psoriasis with traditional systemic agents. *J Am Acad Dermatol* 2009;61:451–485.

227. Kupetsky EA, Mathers AR, Ferris LK. Anti-cytokine therapy in the treatment of psoriasis. *Cytokine* 2013;61:704–712.

228. Menter A, Gottlieb A, Feldman SR, et al. Guidelines of care

for the anagement of psoriasis and psoriatic arthritis: section 1. Overview of psoriasis and guidelines of care for the treatment of psoriasis with biologics. *J Am Acad Dermatol* 2008;58:826–850.

229. Papp KA, Dekoven J, Parsons L, et al. Biologic therapy in psoriasis: perspectives on associated risks and patient management. *J Cutan Med Surg* 2012;16:153–168.

230. Garcia-Perez ME, Stevanovic T, Poubelle PE. New therapies under development for psoriasis treatment. *Curr Opin Pediatr* 2013;25:480–487.

231. Wada Y, Cardinale I, Khatcherian A, et al. Apilimod inhibits the production of IL-12 and IL-23 and reduces dendritic cell infiltration in psoriasis. *PLoS One* 2012;7:e35069.

232. Lu DW, Katz KA. Declining use of the eponym "Reiter's syndrome" in the medical literature, 1998–2003. *J Am Acad Dermatol* 2005;53:720.

233. Wallace DJ, Weismann M. Should a war criminal be rewarded with eponymous distinction? *J Clin Rheumatol* 2000;6:49.

234. Keat A. Reiter's syndrome and reactive arthritis in perspective. *N Engl J Med* 1983;309:1606.

235. Arora S, Arora G. Reiter's disease in a six-year-old girl. *Indian J Dermatol Venereol Leprol* 2005;71:285.

236. Cuttica RJ, Scheines EJ, Garay SM, et al. Juvenile onset Reiter's syndrome: a retrospectivestudy of 26 patients. *Clin Exp Rheumatol* 1992;10:285.

237. Rothe MJ, Kerdel FA. Reiter syndrome. *Int J Dermatol* 1991;30:173.

238. Wu IB, Schwartz RA. Reiter's syndrome: the classic triad and more. *J Am Acad Dermatol* 2008;59:113.

239. Altman EM, Centeno LV, Mahal M, et al. AIDS-associated Reiter's syndrome. *Ann Allergy* 1994;72:307.

240. Perry HO, Mayne JG. Psoriasis and Reiter's syndrome. *Arch Dermatol* 1965;92:129.

241. Weinberger HW, Ropes MW, Kulka JP, et al. Reiter's syndrome: clinical and pathologic observations (review). *Medicine* (Baltimore) 1962;41:35.

242. Martin DH, Pollock S, Kuo CC, et al. *Chlamydia trachomatis* infections in men with Reiter's syndrome. *Ann Intern Med* 1984;100:207.

243. Rahman MU, Cheema MA, Schumacher HR, et al. Molecular evidence for the presence of chlamydia in the synovium of patients with Reiter's syndrome. *Arthritis Rheum* 1992;35:521.

244. Hogarth MB, Thomas S, Seifert MH, et al. Reiter's syndrome following intravesical BCG immunotherapy. *Postgrad Med J* 2000;76:791.

245. Ringrose JH. HLA-B27 associated spondyloarthropathy, an autoimmune disease based on crossreactivity between bacteria and HLA-B27? *Ann Rheum Dis* 1999;58:598.

246. Inman RD, Chiu B, Johnston ME, et al. HLA class I-related impairment in IL-2 production and lymphocyte response to microbial antigens in reactive arthritis. *J Immunol* 1989; 142:4256.

247. Tsui FW, Xi N, Rohekar S, et al. Toll-like receptor 2 variants are associated with acute reactive arthritis. *Arthritis Rheum* 2008;58:3436.

248. Ackerman AB. Reiter syndrome and Hans Reiter: neither legitimate! *J Am Acad Dermatol* 2009;60:517.

249. Ingram GJ, Scher RK. Reiter's syndrome with nail involvement: is it psoriasis? *Cutis* 1985;36:37.

250. Barber CE, Kim J, Inman RD, et al. Antibiotics for treatment of reactive arthritis: a systematic review and meta-analysis. *J Rheumatol* 2013;40:916.

251. Hamdulay SS, Glynne SJ, Keat A. When is arthritis reactive? *Postgrad Med J* 2006;82:446–453.

252. Benoldi D, Alinovi A, Bianchi G, et al. Reiter's disease: successful treatment of the skin manifestations with oral etretinate. *Acta Derm Venereol* 1984;64:352.

253. Kiyohara A, Takamori K, Niizuma N, et al. Successful treatment of severe recurrent Reiter's syndrome with cyclosporine. *J Am Acad Dermatol* 1997;36:482.

254. Louthrenoo W. Successful treatment of severe Reiter's syndrome associated with human immunodeficiency virus infection with etretinate: report of 2 cases. *J Rheumatol* 1993;20:1243–1246.

255. Burg B, Dummer R, Nestle FO, et al. Cutaneous lymphomas consist of a spectrum of nosologically different entities including mycosis fungoides and small plaque parapsoriasis. *Arch Dermatol* 1996;132:567.

256. Hu CH, Winkelmann RK. Digitate dermatosis: a new look at symmetrical small plaque parapsoriasis. *Arch Dermatol* 1973;107:65.

257. Radcliffe-Crocker H. Xanthoerythrodermia perstans. *Br J Dermatol* 1905;17:119.

258. Lewin J, Latkowski JA. Digitate dermatosis (small-plaque parapsoriasis). *Dermatol Online J* 2012;18:3.

259. Yeager JK, Posnak EJ, Cobb MW. Digitate dermatosis. *Cutis* 1991;48:457.

260. Samman PD. The natural history of parapsoriasis en plaques (chronic superficial dermatitis) and prereticulotic poikiloderma. *Br J Dermatol* 1972;87:405.

261. El-Darouti MA, Fawzy MM, Hegazy RA, et al. Hypopigmented parapsoriasis en plaque, a new, overlooked member of the parapsoriasis family: a report of 34 patients and a 7-year experience. *J Am Acad Dermatol* 2012;67:1182.

262. Benmaman O, Sanchez JL. Comparative clinicopathological study on pityriasis lichenoides chronica and small plaque parapsoriasis. *Am J Dermatopathol* 1988;10:189.

263. Bonvalet D, Colau-Gohm K, Belaich S, et al. Les differentes formes du para-psoriasis en plaques. *Ann Dermatol Venereol* 1977;104:18.

264. Heid E, Desvaux J, Brändle J, et al. Der verlauf der parapsoriasis en plaques (Brocq'sche Krankheit). *Z Hautkr* 1977;52:658.

265. Haeffner AC, Smoller BR, Zepter K, et al. Differentiation and clonality of lesional lymphocytes in small plaque parapsoriasis. *Arch Dermatol* 1995;131:321.

266. Burg B, Dummer R. Small plaque (digitate) parapsoriasis is an "abortive cutaneous T-cell lymphoma" and is not mycosis fungoides. *Arch Dermatol* 1995;131:336.

267. Muche JM, Lukowsky A, Heim J, et al. Demonstration of frequent occurrence of clonal T cells in the peripheral blood but not in the skin of patients with small plaque parapsoriasis. *Blood* 1999;94:1409.

268. Belousova IE, Vanecek T, Samtsov AV, et al. A patient with clinicopathologic features of small plaque parapsoriasis presenting later with plaque-stage mycosis fungoides: report of a case and comparative retro- spective study of 27 cases of 'nonprogressive' small plaque parapsoriasis. *J Am Acad Dermatol* 2008;59:474.

269. Liu V, McKee PH. Cutaneous T-cell lymphoproliferative disorders: recent advances and clarification of confusing issues. *Adv Anat Pathol* 2002;9:79.

270. Ackerman AB, Schiff TA. If small plaque parapsoriasis is a cutaneous T-cell lymphoma, even an abortive one, it must be mycosis fungoides. *Arch Dermatol* 1996;132:562.

271. King-Ismael D, Ackerman AB. Guttate parapsoriasis/ digitate dermatosis (small plaque parapsoriasis) is mycosis

fungoides. *Am J Dermatopathol* 1992;14:518.

272. Pimpinelli N, Olsen EA, Santucci M, Vonderheid E, Haeff- ner AC, Stevens S, et al. Defining early mycosis fungoides. *J Am Acad Dermatol* 2005;53:1053.

273. Duarte IA, Korkes KL, Amorim VA, et al. An evaluation of the treatment of parapsoriasis with phototherapy. *An Bras Dermatol* 2013;88:306.

274. Takahashi H, Takahashi I, Tsuji H, et al. Digitate dermatosis successfully treated by narrowband ultraviolet B irradiation. *J Dermatol* 2011;38:923.

275. Parsons JM. Pityriasis rosea update. *J Am Acad Dermatol* 1986;15:159.

276. Chuh A, Zawar V, Lee A. Atypical presentations of pityriasis rosea: case presentations. *J Eur Acad Dermatol Venereol* 2005;19:120.

277. Drago F, Broccolo F, Zaccaria E, et al. Pregnancy outcome in patients with pityriasis rosea. *J Am Acad Dermatol* 2008;58:S78.

278. Bunch LW, Tilley JC. Pityriasis rosea. *Arch Dermatol* 1961;84:79.

279. Aiba S, Tagami H. Immunohistologic studies in pityriasis rosea. *Arch Dermatol* 1985;121:761.

280. Panizzon R, Bloch PH. Histopathology of pityriasis rosea Gibert: qualitative and quantitative light- microscopic study of 62 biopsies of 40 patients. *Dermatologica* 1982;165:551.

281. Okamoto H, Imamura S, Aoshima T, et al. Dyskeratotic degeneration of epidermal cells in pityriasis rosea: light and electron microscopic studies. *Br J Dermatol* 1982;107:189.

282. Bonafe JL, Icart J, Perpere M, et al. Etude histopathologique, ultrastructurale, immunologique et virologique du pityriasis rose de Gibert. *Ann Dermatol Venereol* 1982;109:855.

283. Neoh CY, Tan AW, Mohamed K, et al. Characterization of the inflammatory cell infiltrate in herald patches and fully developed eruptions of pityriasis rosea. *Clin Exp Dermatol* 2010;35:300.

284. Blauvett A. Skin diseases associated with human herpesvirus 6, 7, and 8 infection. *J Invest Dermatol Symp Proc* 2001;6:197.

285. Canpolat Kirac B, Adisen E, Bozdayi G, et al. The role of human herpesvirus 6, human herpesvirus 7, Epstein-Barr virus and cytomegalovirus in the aetiology of pityriasis rosea. *J Eur Acad Dermatol Venereol* 2009;23:16.

286. Drago F, Broccolo F, Rebora A. Pityriasis rosea: an update with a critical appraisal of its possible herpesviral etiology. *J Am Acad Dermatol* 2009;61:303.

287. Chia JK, Shitabata P, WU J, et al. Enterovirus infection as a possible cause of pityriasis rosea: demonstration by immunochemical staining. *Arch Dermatol* 2006;142:942.

288. Kwon NH, Kim JE, Cho BK, et al. A novel influenza a (H1N1) virus as a possible cause of pityriasis rosea? *J Eur Acad Dermatol Venereol* 2011;25:368.

289. Atzori L, Pinna AL, Ferreli C, et al. Pityriasis rosea–like adverse reaction: review of the literature and experience of an Italian drug-surveillance center. *Dermatol Online J* 2006;12:1

290. Rajpara SN, Ormerod AD, Gallaway L. Adalimumab-induced pityriasis rosea. *J Eur Acad Dermatol Venereol* 2007;21:1294.

291. Guarneri C, Polimeni G, Nunnari G. Pityriasis rosea during etanercept therapy. *Eur Rev Med Pharmacol Sci* 2009;13:383.

292. Yoshiike T, Aikawa Y, Wongwaisayawan H, et al. HLA-DR antigen expression on peripheral T cell subsets in pityriasis rosea and herpes zoster. *Dermatologica* 1991;82:160.

293. Bos JD, Huisman PM, Kreg SR, et al. Pityriasis rosea (Gibert): abnormal distribution pattern of antigen presenting cells in situ. *Acta Dermatol Venereol* (Stockholm) 1985;65:132.

294. Aiba S, Tabami H. HLA-DR antigen expression on the keratinocyte surface in dermatosis characterized by lymphocytic exocytosis (e.g., pityriasis rosea). *Br J Dermatol* 1984;3:285.

295. Sharma PK, Yadav TP, Gautam RK, et al. Erythromycin in pityriasis rosea: a double-blind, placebo-controlled clinical trial. *J Am Acad Dermatol* 2000;42:241.

296. Drago F, Vecchio F, Rebora A. Use of high-dose acyclovir in pityriasis rosea. *J Am Acad Dermatol* 2006;54:82.

297. Rasi A, Tajziehchi L, Savabi-Nasab S. Oral erythromycin is ineffective in the treatment of pityriasis rosea. *J Drugs Dermatol* 2008;7:35.

298. Chuh AA, Dofitas BL, Comisel GG, et al. Interventions for pityriasis rosea. *Cochrane Database Syst Rev* 2007;2:CD005068.

299. Gianotti F. Rilievi di una particolare casistica tossinfettiva caratterizzata de eruzione eritemato-infiltrativa desquamativa a focolai lenticolari, a sede elettiva acroesposata. *G Ital Dermatol* 1955;96:678.

300. Turhan V, Ardic N, Besirbellioglu B, et al. Gianotti-Crosti syndrome associated with HBV infection in an adult. *Ir J Med Sci* 2005;174:92.

301. Ting PT, Barankin B, Dytoc MT. Gianotti-Crosti syndrome in two adult patients. *J Cutan Med Surg* 2008;12:121–125.

302. Manoharan S, Muir J, Williamson R. Gianotti-Crosti syndrome in an adult following recent Mycoplasma pneumoniae infection. *Australas J Dermatol* 2005;46:106.

303. Gianotti F. Papular acrodermatitis of childhood and other papulo-vesicular acro-located syndromes. *Br J Dermatol* 1979;100:49.

304. Spear KL, Winkelmann RK. Gianotti-Crosti syndrome: a review of ten cases not associated with hepatitis B. *Arch Dermatol* 1984;120:891.

305. Taieb A, Plantin P, Du Pasquier P, et al. Gianotti-Crosti syndrome: a study of 26 cases. *Br J Dermatol* 1986;115:49.

306. Baldari U, Monti A, Righini MG. An epidemic of infantile papular acrodermatitis (Gianotti-Crosti syndrome) due to Epstein-Barr virus. *Dermatology* 1994;188:203.

307. Draelos ZK, Hansen RC, James WD. Gianotti-Crosti syndrome associated with infections other than hepatitis B. *JAMA* 1986;256:2386.

308. Caputo R, Gelmetti C, Ermacora E, et al. Gianotti-Crosti syndrome: a retrospective analysis of 308 cases. *J Am Acad Dermatol* 1992;26:207.

309. Blauvelt A, Turner ML. Gianotti-Crosti syndrome and human immunodeficiency virus infection. *Arch Dermatol* 1994;130:481.

310. Khan I, Gleeson J, McKenna D. Gianotti-Crosti syndrome following meningococcal septicaemia. *Ir Med J* 2007;100:373.

311. Atanasovski M, Dele-Michael A, Dasgeb B, et al. A case report of Gianotti-Crosti post vaccination with MMR and dTaP. *Int J Dermatol* 2011;50:609.

312. Tay YK. Gianotti-Crosti syndrome following immunization. *Pediatr Dermatol* 2001;18:262.

313. Ricci G, Patrizi A, Neri I, et al. Gianotti-Crosti syndrome and allergic background. *Acta Dermatol Venereol* 2003;83:202.

314. Smith KJ, Skelton H. Histopathologic features seen in Gianotti-Crosti syndrome secondary to Epstein-Barr virus. *J Am Acad Dermatol* 2000;43:1076.

315. Stefanato CM, Goldberg LJ, Andersen WK, et al. Gianotti-

Crosti syndrome presenting as lichenoid dermatitis. *Am J Dermatopathol* 2000;22:162.

316. Margyarlaki M, Drobnitsch I, Schneider I. Papular acrodermatitis of childhood: gianotti-Crosti disease. *Pediatr Dermatol* 1991;8:224.

317. Ackermann AB, Chongchitnant N, Sanchez J, et al. Gianotti-Crosti's disease syndrome. In: *Histologic diagnosis of inflammatory skin diseases*, 2nd ed. Baltimore, MD: Williams and Wilkins, 1997:403.

318. Boeck K, Mempel M, Schmidt T, et al. Gianotti-Crosti syndrome: clinical, serologic, and therapeutic data from nine children. *Cutis* 1998;62:271.

319. Zawar V, Chuh A. Efficacy of ribavirin in a case of long lasting and disabling Gianotti-Crosti syndrome. *J Dermatol Case Rep* 2008;2:63.

320. Kawasaki T, Kosaki F, Owaka S, et al. A new infantile acute febrile mucocutaneous lymph node syndrome (MLNS) prevailing in Japan. *Pediatrics* 1974;54:271.

321. Genizi J, Miron D, Spiegel R, et al. Kawasaki disease in very young infants: high prevalence of atypical presentation and coronary arteritis. *Clin Pediatr* 2003;42:263.

322. Melish ME, Hicks RV. Kawasaki syndrome: clinical features, pathophysiology, etiology and therapy. *J Rheumatol* 1990;17:2.

323. Dajani AS, Bisno AL, Chung KJ, et al. Diagnostic guidelines for Kawasaki disease. American Heart Association Committee on Rheumatic Fever, Endocarditis, and Kawasaki Disease. *Am J Dis Child* 1990;144:1218.

324. Burns JC, Mason WH, Glode MP, et al. Clinical and epidemiologic characteristics of patients referred for evaluation of possible Kawasaki disease. *J Pediatr* 1991;118:680.

325. Wortmann DW. Kawasaki syndrome. *Semin Dermatol* 1992;11:37.

326. Ducos MH, Taieb A, Sarlangue J, et al. Manifestations cutanees de la maladie de Kawasaki: a propos de 30 observations. *Ann Dermatol Venereol* 1993;120:589.

327. Friter BS, Lucky AW. The perineal eruption of Kawasaki syndrome. *Arch Dermatol* 1988;124:1805.

328. Eberhard BA, Sundel RP, Newuger JW, et al. Psoriatic eruption in Kawasaki disease. *J Pediatr* 2000;137:578.

329. Zvulunov A, Greenberg D, Cagnano E, et al. Development of psoriatic lesions during acute and convalescent phases of Kawasaki disease. *J Pediatr Child Health* 2003;39:229.

330. Suzuki A, Kamiya T, Kuwahara N, et al. Coronary arterial lesions of Kawasaki disease: cardiac catheterization findings of 1100 cases. *Pediatr Cardiol* 1986;7:3.

331. Kato H, Ichinose E, Kawasaki T. Myocardial infarction in Kawasaki disease: clinical analyses in 195 cases. *J Pediatr* 1986;108:923.

332. Tomita S, Chung K, Mas M, et al. Peripheral gangrene associated with Kawasaki disease. *Clin Infect Dis* 1992;14:121.

333. Hirose S, Hamashima Y. Morphological observations on the vasculitis in the mucocutaneous lymph node syndrome: a skin biopsy study of 27 patients. *Eur J Pediatr* 1978;129:17.

334. Kimura T, Miyazawa H, Watanabe K, et al. Small pustules in Kawasaki disease: a clinicopathological study of four patients. *Am J Dermatopathol* 1988;10:218.

335. Gomez-Moyano E, Vera Casaño A, Camacho J, et al. Kawasaki disease complicated by cutaneous vasculitis and peripheral gangrene. *J Am Acad Dermatol* 2011;64(5):e74.

336. Sato N, Sagawa K, Sasaguri Y, et al. Immunopathology and cytokine detection in the skin lesions of patients with Kawasaki disease. *J Pediatr* 1993;122:198.

337. Shingadia D, Bose A, Booy R. Could a herpes virus be the

cause of Kawasaki disease? *Lancet Infect Dis* 2002;2:310.

338. Shulman ST, De Inocencio J, Hirsch R. Kawasaki disease. *Pediatr Clin North Am* 1995;42:1205.

339. Leung DY, Meissner HC, Fulton DR, et al. Superantigens in Kawasaki syndrome. *Clin Immunol Immunopathol* 1995;77:119.

340. Burgner D, Davila S, Breunis WB, et al. A genome-wide association study identifies novel and functionally related susceptibility Loci for Kawasaki disease. *PLoS Genet* 2009;5(1):e1000319.

341. Rowley AH, Baker SC, Orenstein JM, et al. Searching for the cause of Kawasaki disease – cytoplasmic inclusion bodies provide new insight. *Nat Rev Microbiol* 2008;6(5):394.

342. Ohno T, Yuge T, Kariyazono H, et al. Serum hepatocyte growth factor combined with vascular endothelial growth factor as a predictive indicator for the occurrence of coronary artery lesions in Kawasaki disease. *Eur J Pediatr* 2002;161:105.

343. Suzuki H, Muragaki Y, Uemura S, et al. Detection of autoantibodies against a 70 KDa protein derived from vascular smooth muscle cells in patients with Kawasaki disease. *Eur J Pediatr* 2002;161:324.

344. Rowley AH, Shulman ST. Pathogenesis and management of Kawasaki disease. *Expert Rev Anti Infect Ther* 2010;8:197.

345. Newburger JW, Takahashi M, Gerber MA, et al. Diagnosis, treatment, and long-term management of Kawasaki disease. *Circulation* 2004;110:2747.

346. Newburger JW, Takahashi M, Beiser AS, et al. A single intravenous infusion of globulin as compared with four infusions in the treatment of acute Kawasaki syndrome. *N Engl J Med* 1991;324:1633.

347. Newburger JW, Sleeper LA, McCrindle BW, et al. Randomized trial of pulsed corticosteroid therapy for primary treatment of Kawasaki disease. *N Engl J Med* 2007;356:663–675.

348. Burns JC, Best BM, Mejias A, et al. Infliximab treatment of intravenous immunoglobulin-resistant Kawasaki disease. *J Pediatr* 2008;153:833–838.

349. Boyd AS, Neldner KH. Lichen planus. *J Am Acad Dermatol* 1991;25:93.

350. Bricker SL. Oral lichen planus: a review. *Semin Dermatol* 1994;13:87.

351. Fox LP, Lightdale CJ, Grossman ME. Lichen planus of the esophagus: what dermatologists need to know. *J Am Acad Dermatol* 2011;65:175–183.

352. Bajaj DR, Khoso NA, Devrajani BR, et al. Oral lichen planus: a clinical study. *J Coll Physicians Surg Pak* 2010; 20(3):154–157.

353. Eisen D. The clinical features, malignant potential, and systemic associations of oral lichen planus: a study of 723 patients. *J Am Acad Dermatol* 2002;46:207–214.

354. Nielsen JA, Law RM, Fiman KH, et al. Esophageal lichen planus: a case report and reiew of the literature. *World J Gastroenterol* 2013;19:2278–2281.

355. Goettmann S, Zaraa I, Moulonguet I. Nail lichen planus: epidemiological, clinical, pathological, therapeutic and prognosis study of 67 cases. *J Eur Acad Dermatol Venereol* 2012;26:1304–1309.

356. Liu KC, Lee JY, Hsu MM, et al. The evolution of clinicopatologic fatures in eruptive lichen planus: a case report and review of literature. *Dermatol Online J* 2013;19:8.

357. Reich HL, Nguyen JT, James WD. Annular lichen planus: a case series of 20 patients. *J Am Acad Dermatol* 2004;50:595–599.

358. Mora RG, Nesbitt LT Jr, Brantley JB. Lichen planus pemphigoides: clinical and immunofluorescence findings in four

cases. *J Am Acad Dermatol* 1983;8:331.

359. Solomon LW, Helm TN, Stevens C, et al. Clinical and immunopthologic findings in oral lichen planus pemphigoides. *Oral Surg Oral Med Oral Pathol Oral Radiol Endod* 2007;103:808.

360. Zaraa I, Mahfoudh A, Sellami MK, et al. Lichen planus pemphigoides: four new cases and a review of the literature. *Int J Dermatol* 2013;52:406–412.

361. Ben Salem C, Chenguel L, Ghariani N, et al. Captopril-induced lichen planus pemphigoides. *Pharmacoepidemiol Drug Saf* 2008;17:722–724.

362. Silvers DN, Katz BE, Young AW. Pseudopelade of Brocq is lichen planopilaris: report of four cases that support this nosology. *Cutis* 1993;51:99.

363. Chopra A, Jain C, Mamta I, et al. Ulcerative lichen planus of the foot. *Indian J Dermatol Venereol Leprol* 1996;62:60–61.

364. Renner R, Treudler R, Gebhardt C, et al. Ulcerated plantar lichen planus. Successful treatment with cyclosporine. *Hautarzt* 2009;60:647–650.

365. Dilaimy M. Lichen planus subtropicus. *Arch Dermatol* 1976;112:125.

366. Salman SM, Kibbi AG, Zaynoun S. Actinic lichen planus: a clinicopathologic study of 16 patients. *J Am Acad Dermatol* 1989;20:226.

367. Bouassida S, Boudaya S, Turki H, et al. Actinic lichen planus: 32 cases. *Am J Dermatol Venereol* 1998;125:408.

368. Camisa C, Neff JC, Olsen RG. Use of indirect immunofluorescence in the lupus erythematosus/lichen planus overlap syndrome: an additional diagnostic clue. *J Am Acad Dermatol* 1984;11:1050.

369. Scher RK, Fischbein R, Ackerman AB. Twenty-nail dystrophy: a variant of lichen planus. *Arch Dermatol* 1978;114:612.

370. Kechijian P. Twenty nail dystrophy of childhood. *Cutis* 1985;35:38.

371. Pandhi D, Singal A, Bhattacharya SN. Lichen planus in childhood: a series of 316 patients. *Pediatr Dermatol* 2014;31(1):59–67. doi: 10.1111/pde.12155.

372. Sigurgeirsson B, Lindelof B. Lichen planus and malignancy: an epidemiologic study of 2071 patients and a review of the literature. *Arch Dermatol* 1991;127:1684.

373. Allen JV, Callen JP. Keratoacanthomas arising in hypertropic lichen planus. *Arch Dermatol* 1981;117:519.

374. Castano E, Lopez-Rios F, Alvarez-Fernandez JG, et al. Verrucous carcinoma in association with hypertrophic lichen planus. *Clin Exp Dermatol* 1997;22:23.

375. Fowler CB, Rees TD, Smith BR. Squamous cell carcinoma on the dorsum of the tongue arising in a long-standing lesion of erosive lichen planus. *J Am Dent Assoc* 1987;115:707.

376. Katz RW, Brahim JS, Travis WD. Oral squamous cell carcinoma arising in a patient with long-standing lichen planus: a case report. *Oral Surg Oral Med Oral Pathol* 1990;70:282.

377. Murti PR, Daftary DK, Bhonsle RB, et al. Malignant potential of oral lichen planus: observation in 722 patients from India. *J Oral Pathol* 1986;15:71.

378. Mattila R, Alanen K, Syrjanen S. Desmocollin expression in oral atrophic lichen planus correlates with clinical behavior and DNA content. *J Cut Pathol* 2008;35:832–838.

379. Crotty CP, Su WP, Winkelmann RK. Ulcerative lichen planus: follow-up of surgical excision and grafting. *Arch Dermatol* 1980;116:1252.

380. Carrozzo M, Pellicano R. Lichen planus and hepatitis C virus infection: an updated critical review. *Minerva Gastroenterol Dietol* 2008;54:65–74.

381. Lodi G, Pellicano R, Carrozzo M. Hepatitis C virus infection and lichen planus: a systematic review with meta-analysis. *Oral Dis.* 2010;16:601–612.

382. Shengyuan L, Songpo Y, Wen W, et al. Hepatitis C and lichen planus: a reciprocal association determined by meta-analysis. *Arch Dermatol* 2009;145:1040–1047.

383. Calista D, Morri M. Lichen planus induced by hepatitis B vaccination: a new case and review of the literature. *Int J Dermatol* 2004;43:562–564.

384. Baghestani S, Moosavi A, Eftekhari T. Familial colocalization of lichen planus and vitiligo on sun exposed areas. *Ann Dermatol* 2013;223–235.

385. Morar N, Francis ND. Generalized lichen planus induced by radiotherapy: shared molecular mechanisms? *Clin Exp Dermatol* 2009;34:434–435.

386. Renfro L, Kamino H, Raphael B, et al. Ulcerative lichen planus-like dermatitis associated with hydroxyurea. *J Am Acad Dermatol* 1991;24:143–145.

387. Enhamre A, Lagerholm B. Acrosyringeal lichen planus. *Acta Dermatol Venereol* (Stockholm) 1987;67:346.

388. Hanau D, Sengel D. Perforating lichen planus. *J Cutan Pathol* 1984;11:176.

389. Mehregan DA, Van Hale HM, Muller SA. Lichen planopilaris: clinical and pathologic study of forty-five patients. *J Am Acad Dermatol* 1992;27:935.

390. Mobini N, Tam S, Kamino H. Possible role of the bulge region in the pathogenesis of inflammatory scarring alopecia: lichen planopilaris as the prototype. *J Cutan Pathol* 2005;32:675.

391. Dawber PRP. What is pseudopelade? *Clin Exp Dermatol* 1992;17:305.

392. Matta M, Kibbi AG, Khattar J, et al. Lichen planopilaris: a clinicopathologic study. *J Am Acad Dermatol* 1990;22:594.

393. Tschen JA, Tschen EA, McGavran MH. Erythema dyschromicum perstans. *J Am Acad Dermatol* 1980;2:295.

394. Van der Horst JC, Cirkel PKS, Nieboer C. Mixed lichen planus–lupus erythematosus disease: a distinct entity? *Clin Exp Dermatol* 1983;8:631.

395. Saurat JH, Guinepain MT, Didierjean L, et al. Coexistence d'un lichen plan et d'un pemphigoide bulleuse. *Ann Dermatol Venereol* 1977;104:368.

396. Medenica M, Lorincz A. Lichen planus: an ultrastructural study. *Acta Dermatol Venereol* (Stockholm) 1977;57:55.

397. Clausen J, Kjaergaard J, Bierring F. The ultrastructure of the dermo-epidermal junction in lichen planus. *Acta Dermatol Venereol* (Stockholm) 1981;61:101.

398. Gomes MA, Staquet MJ, Thivolet J. Staining of colloid bodies by keratin antisera in lichen planus. *Am J Dermatopathol* 1981;3:341.

399. Abell E, Presbury DG, Marks R, et al. The diagnostic significance of immunoglobulin and fibrin deposition in lichen planus. *Br J Dermatol* 1975;93:17.

400. Morel P, Perron J, Crickx B, et al. Lichen plan avec depots lineaires d'IgG et de C3 a la junction dermo-epidermique. *Dermatologica* 1981;163:117.

401. Ioannades D, Bystryn JC. Immunofluorescence abnormalities in lichen planopilaris. *Arch Dermatol* 1992;128:214.

402. Sobel S, Miller R, Shatin H. Lichen planus pemphigoides. *Arch Dermatol* 1976;112:1280.

403. Zillikens D. BP 180 as the common autoantigen in blistering diseases with different clinical phenotypes. *Keio J Med* 2002;51:21.

404. Hsu S, Ghohestani RF, Uitto J. Lichen planus pemphigoides with IgG autoantibodies to the 180 kd bullous pemphigoid antigen (type XVII collagen). *J Am Acad Dermatol*

2000;42:136.

405. Yoon KH, Kim SC, Kang DS, et al. Lichen planus pemphigoides with circulating autoantibodies against 200 and 180 KDa epidermal antigens. *Eur J Dermatol* 2000;10:212.

406. Sundquist KG, Wanger L. Expression of lymphocyte activation markers in benign cutaneous T cell infiltrates: discoid lupus erythematosus versus lichen ruber planus. *Acta Dermatol Venereol* (Stockholm) 1989;69:292.

407. Ishii T. Immunohistochemical demonstration of T cell subsets and accessory cells in oral lichen planus. *J Oral Pathol* 1987;16:356.

408. Shiohara T, Moriya N, Tanaka K, et al. Immunopathologic study of lichenoid skin diseases: correlation between HLA-DR positive keratinocytes or Langerhans' cells and epidermotropic T cells. *J Am Acad Dermatol* 1988;18:67.

409. Bennion SD, Middleton MH, David-Bajar KM, et al. In three types of interface dermatitis, different patterns of expression of intercelullar adhesion molecule-1 (ICAM-1) indicate different triggers of disease. *J Invest Dermatol* 1995;105:71S.

410. Griffiths CE, Voorhees JJ, Nickiloff BJ. Characterization of intercellular adhesion molecule-1 and HLA-DR expression in normal and inflamed skin: modulation by recombinant gamma interferon and tumor necrosis factor. *J Am Acad Dermatol* 1989;20:617.

411. Dustin ML, Singer KH, Tuck DT, et al. Adhesion of T lymphoblasts to epidermal keratinocytes is regulated by interferon gamma and is mediated by intercellular adhesion molecule-1 (ICAM-1). *J Exp Med* 1988;167:1323.

412. Surgeman PB, Savage NW, Seymour GJ. Phenotype and suppressor activity of T-lymphocyte clones extracted from lesions of oral lichen planus. *Br J Dermatol* 1994;131:319.

413. Gadenne AS, Struke R, Dunn D, et al. T-cell lines derived from lesional skin of lichen planus patients contain a distinctive population of T-cell receptor gamma delta-bearing cells. *J Invest Dermatol* 1994;103:347.

414. Simark-Mattsson C, Bergenholtz G, Jontell M, et al. T cell receptor V-gene usage in oral lichen planus: increased frequency of T cell receptors expressing V alfa2 and V beta3. *Clin Exp Immunol* 1994;98:503.

415. Farthing PM, Matear P, Cruchley AT. Langerhans' cell distribution and keratinocyte expression of HLA-DR in oral lichen planus. *J Oral Pathol Med* 1992;21:451.

416. Wenzel J, Scheler M, Proelss J, et al. Type I interferon-associated cytotoxic inflammation in lichen planus. *J Cutan Pathol* 2006;33:672.

417. Erdem T, Gulec AI, Aktas A, et al. Increased serum level of p-selectin in patients with lichen planus. *Yonsei Med J* 2004;45:215–218.

418. Pouralibaba F, Babaloo Z, Pakdel F, et al. Serum level of interleukin 17 in patients with erosive and non-erosive oral lichen planus. *J Dent Res Clin Dent Prospects* 2013;7:91–94.

419. Prieto VG, Casal M, McNutt NS. Lichen planus–like keratosis: a clinical and histological reexamination. *Am J Surg Pathol* 1993;17:259.

420. Van den Haute V, Antoine JL, Lachapelle JM. Histopathological discriminant criteria between lichenoid drug eruption and idiopathic lichen planus: retrospective study on selected samples. *Dermatologica* 1989;179:10.

421. Bagan J, Compilato D, Paderni C, et al. Topical therapies for oral lichen planus management and their efficacy: a narrative review. *Curr Pharm Des* 2012;18:5470–5480.

422. Wee JS, Shirlaw PJ, Challacombe SJ, et al. Efficacy of mycophenolate mofetil in severe mucocutaneous lichen planus: a retrospective review of 10 patients. *Br J Dermatol*

2012;167:36–43.

423. Thongprasom K, Prapinjumrune C, Carrozzo M. Novel therapies for oral lichen planus. *J Oral Pathol Med* 2013;42:721–727. doi:10.1111/jop.12083.

424. Lumpkin LR, Helwig EB. Solitary lichen planus. *Arch Dermatol* 1966;93:54.

425. Shapiro L, Ackerman AB. Solitary lichen planus-like keratosis. *Dermatologica* 1966;132:386.

426. Le Coz CJ. Lichen planus-like keratosis or (solitary) benign lichenoid keratosis. *Ann Dermatol Venereol* 2000; 127:219.

427. Jang KA, Kim SH, Choi JH. Lichenoid keratosis: a clinicopathologic study of 17 patients. *J Am Acad Dermatol* 2000;43:511.

428. Morgan MB, Stevens GL, Switlyk S. Benign lichenoid keratosis. *Am J Dermatopathol* 2005;27:387.

429. Goldenhersh MA, Barnhill RL, Rosenbaum HM, et al. Documented evolution of a solar lentigo into a solitary lichen planus-like keratosis. *J Cutan Pathol* 1986;13:308.

430. Mehregan AH. Lentigo senilis and its evolution. *J Invest Dermatol* 1975;65:429.

431. Prieto VG, Casal M, McNutt NS. Immunohistochemistry detects differences between lichen planus-like keratosis, lichen planus, and lichenoid actinic keratosis. *J Cutan Pathol* 1993;20:143.

432. Inui S, Itami S, Kobayashi T, et al. A case of lichen planus–like keratosis: deposition of IgM in the basement membrane zone. *J Dermatol* 2000;27:615.

433. Kaposi M. Lichen ruber acuminatus and lichen ruber planus. *Arch Dermatol Syphilol* 1895;31:1.

434. Torrelo A, Mediero IG, Zambrano A. Keratosis lichenoides chronica in a child. *Pediatr Dermatol* 1994;11:46.

435. van der Kerkhof PCM. Spontaneous resolution of keratosis lichenoides chronica. *Dermatology* 1993;187:200.

436. Margolis MG, Cooper GA, Johnson SAM. Keratosis lichenoides chronica. *Arch Dermatol* 1972;105:739.

437. Masouye I, Saurat JH. Keratosis lichenoides chronica: the century of another Kaposi's disease. *Dermatology* 1995;191:188.

438. Braun-Falco O, Bieber T, Heider L. Chronic lichenoid keratosis: disease variant or disease entity? *Hautarzt* 1989;40:614.

439. Baran R, Panizzon R, Goldberg L. The nails in keratosis lichenoides chronica: characteristics and response to treatment. *Arch Dermatol* 1984;120:1471.

440. Ruiz-Maldonado R, Duran-McKinster C, Orozco-Covarrubias L, et al. Keratosis lichenoides chronica in pediatric patients: a different disease? *J Am Acad Dermatol* 2007;56:S1–S5.

441. Lombardo GA, Annessi G, Baliva G, et al. Keratosis lichenoides chronica. Report of a case associated with B-cell lymphoma and leg panniculitis. *Dermatology* 2000;201:261.

442. Haas N, Czaika V, Sterry W. Keratosis lichenoides chronica following trauma. A case report and update of the last literature review. *Hautarzt* 2001;52:629.

443. Criado PR, Valente NY, Sittart JA, et al. Keratosis lichenoides chronica: report of a case developing after erythroderma. *Australas J Dermatol* 2000;41:247.

444. Adisen E, Erdem O, Celepci S, et al. Easy to diagnose, difficult to treat: keratosis lichenoides chronica. *Clin Exp Dermatol* 2010;35:47–50.

445. Lopez-Navarro N, Alcaraz I, Bosch RJ, et al. Keratosis lichenoides chronica: response to photodynamic therapy. *J Dermatology Treat* 2008;19:124–125.

446. Dar NR, Rao SU. Facial lichen nitidus. *Australas J Dermatol* 2012;53:e16–17.

447. Al-Mutiri N, Hassanein A, Nour-Eldin O, et al. Generalized lichen nitidus. *Pediatr Dermatol* 2005;22:158.

448. Maeda M. A case of generalized lichen nitidus with Koebner's phenomenon. *J Dermatol* 1994;21:273.

449. Rallis E, Verros C, Moussatou V, et al. Generalized purpuric lichen nitidus. Report of a case and review of the literature. *Dermatol Online J* 2007;13:5.

450. Munro CS, Cox NH, Marks JM, et al. Lichen nitidus presenting as palmoplantar hyperkeratosis and nail dystrophy. *Clin Exp Dermatol* 1993;18:381.

451. Itami A, Ando I, Kukita A. Perforating lichen nitidus. *Int J Dermatol* 1994;33:382.

452. Madhok R, Winkelmann RK. Spinous, follicular lichen nitidus associated with perifollicular granulomas. *J Cutan Pathol* 1988;15:248.

453. Bilgili SG, Karadag AS, Calka O, et al. A case of generalized lichen nitidus successfully treated with narrow-band ultraviolet B treatment. *Photodermatol Photoimmunol Photomed* 2013;29:215–217.

454. Topal IO, Gokdemir G, Sahin IM. Generalized lichen nitidus: successful treatment with systemic isotretinoin. *Indian J Dermatol Venereol Leprol* 2013;79:554.

455. Farshi S, Mansouri P. Generalized lichen nitidus successfully treated with pimecrolimus 1 percent cream. *Dermatol Online J* 2011;17:11.

456. Smoller BR, Flynn TC. Immunohistochemical examination of lichen nitidus suggests that it is not a localized papular variant of lichen planus. *J Am Acad Dermatol* 1992;27:232.

457. Momin SB, Hawkes S, Mobini N. Large linear papular eruption on the forearm. Diagnosis: lichen striatus. *Int J Dermatol* 2012;51:369–371.

458. Taieb A, el Youbi A, Grosshans E, et al. Lichen striatus: a Blaschko linear acquired inflammatory skin eruption. *J Am Acad Dermatol* 1991;25:637.

459. Karp DL, Cohen BA. Onychodystrophy in lichen striatus. *Pediatr Dermatol* 1993;10:359.

460. Tosti A, Peluso AM, Misciali C, et al. Nail lichen striatus: clinical features and long-term follow-up of five patients. *J Am Acad Dermatol* 1997;36:908.

461. Aloi F, Solaroli C, Pippione M. Diffuse and bilateral lichen striatus. *Pediatr Dermatol* 1997;14:36.

462. Racette AJ, Adams AD, Kessler SE. Simultaneous lichen striatus in siblings along the same Blaschko lines. *Pediatr Dermatol* 2009;26:50–54.

463. Mu EW, Abuav R, Cohen BA. Facial lichen striatus in children: retracing the line of Blaschko. *Pediatr Dermatol* 2013;30:364–366.

464. Gianotti R, Restano L, Grimalt R, et al. Lichen striatus-a chameleon: a histopathological and immunohistological study of forty-one cases. *J Cutan Pathol* 1995;22:18.

465. Pujol RM, Toneu A, Moreno A, et al. Perforating lichen striatus. *Acta Dermatol Venereol* (Stockholm) 1988;68:171.

466. Zhang Y, McNutt NS. Lichen striatus. Histological, immunohistochemical and ultrastructural study of 37 cases. *J Cutan Pathol* 2001;28:65.

467. Sanders S, Collier DA, Scott R, et al. Periappendageal lichen nitidus: report of a case. *J Cutan Pathol* 2002;29:125–128.

468. Lee DY, Kim S, Kim CR, et al. Lichen striatus in an adult treated by a short course of low dose systemic corticosteroids. *J Dermatol* 2011;38:298–299.

469. Park JY, Kim YC. Lichen striatus successfully treated with photodynamic therapy. *Clin Exp Dermatol* 2012;37:570–572.

470. Goldman K, Don PC. Adult onset of inflammatory linear verrucous epidermal nevus in a mother and her daughter. *Dermatology* 1994;189:170.

471. Kawaguchi H, Takeuchi M, Ono H, et al. Adult onset of inflammatory linear verrucous epidermal nevus. *J Dermatol* 1999;26:599–602.

472. Le K, Wong LC, Fischer G. Vulval and perianal inflammatory linear verrucous epidermal nevus. *Australas J Dermatol* 2009;50:115–117.

473. Landwehr AJ, Starink TM. Inflammatory linear verrucous epidermal naevus. *Dermatologica* 1983;166:107.

474. Al-Enezi S, Huber AM, Krafchick BR, et al. Inflammatory linear verrucous epidermal nevus and arthritis: a new association. *J Pediatr* 2001;138:602.

475. Zhuang L, Zhu W. Inflammatory linear verrucous epidermal nevus coexisting with lichen amyloidosus. *J Dermatol* 1996;23:415.

476. Altman J, Mehregan AH. Inflammatory linear verrucous epidermal nevus. *Arch Dermatol* 1971;104:385.

477. Ito M, Shimizu N, Fujiwara H, et al. Histopathogenesis of inflammatory linear verrucose epidermal naevus: histochemistry, immunohistochemistry and ultrastructure. *Arch Dermatol Res* 1991;283:491.

478. Welch ML, Smith KJ, Skelton HG, et al. Immunohistochemical features in inflammatory linear verrucous epidermal nevi suggest a distinctive pattern of clonal dysregulation of growth. *J Am Acad Dermatol* 1993;29:242.

479. Mutasim DF. Successful treatment of inflammatory linear verrucous epidermal nevus with tacrolimus and fluocinonide. *J Cutan Med Surg* 2006;10:45–47.

480. Lee BJ, Mancini AJ, Renucci J, et al. Full-thickness surgical excision for the treatment of inflammatory linear verrucous epidermal nevus. *Ann Plast Surg* 2001;47:285–292.

481. Conti R, Bruscino N, Campolmi P, et al. Inflammatory linear verrucous epidermal nevus: why a combined laser therapy. *J Cosmet Laser Ther* 2013;15:242–245.

482. Griffiths WAD. Pityriasis rubra pilaris. *Clin Exp Dermatol* 1980;5:105.

483. Griffiths WAD. Pityriasis rubra pilaris: the problem of its classification [Letter]. *J Am Acad Dermatol* 1992;26:140.

484. Klein A, Landthaler M, Karrer S. Pityriasis rubra pilaris: a review of diagnosis and treatment. *Am J Clin Dermatol* 2010;11:157–170.

485. Mercer JM, Pushpanthan C, Anandakrishnan C, et al. Familial pityriasis rubra pilaris: case report and review. *J Cutan Med Surg* 2013;226–232.

486. Huynh NT, Hunt MJ, Cachia AR, et al. Merkel cell carcinoma and multiple cutaneous squamous cell carcinomas in a patient with pityriasis rubra pilaris. *Australas J Dermatol* 2002;43:48.

487. Kurzydlo AM, Gillespie R. Paraneoplastic pityriasis rubra pilaris in association with brochgenic carcinoma. *Australas J Dermatol* 2004;45:130.

488. Behr FD, Bangert JL, Hansen RC. Atypical pityriasis rubra pilaris associated with arthropathy and osteoporosis: a case report with 15 year follow-up. *Pediatr Dermatol* 2002;19:46.

489. Schmutz JL, Trechot P. Telaprevir-induced pityriasis rubra pilaris. *Ann Dermatol Venereol* 2013;140:414–415.

490. Martinez Calixto LE, Suresh L, Matsumura E, et al. Oral pityriasis rubra pilaris. *Oral Surg Oral Med Oral Pathol Oral Radiol Endod* 2006;101:604.

491. Braun-Falco O, Ryckmanns F, Schmoeckel C, et al. Pityriasis rubra pilaris: a clinico-pathological and therapeutic study with special reference to histochemistry, autoradiography, and electron microscopy. *Arch Dermatol Res* 1983;275:287.

492. Fuchs-Telem D, Sarig O, van Steensel MA, et al. Familial pityriasis rubra pilaris is caused by mutations in CARD14. *Am J Hum Genet* 2012;91:163–170.

493. Adnot-Desanlis L, Antonicelli F, Tabary T, et al. Effectiveness of infliximab in pityriasis rubra pilaris is associated with pro-inflammatory cytokine inhibition. *Dermatology* 2013;226:41–46.

494. Di Stefani A, Galluzzo M, Talamonti M, et al. Long-term Ustekinumab treatment for refractory type I Pityriasis rubra pilaris. *J Dermatol Case Rep* 2013;7:5–9.

495. Gelmetti C, Rigoni C, Alessi E, et al. Pityriasis lichenoides in children: a long-term follow-up of eighty-nine cases. *J Am Acad Dermatol* 1990;23:473.

496. Ersoy-Evans S, Greco MF, Mancini AJ, et al. Pityriasis lichenoides in childhood: a retrospective review of 124 patients. *J Am Acad Dermatol* 2007;56:205.

497. Brazzini B, Gheresetich I, Urso C, et al. Pityriasis lichenoides et varioliformis acuta during pregnancy. *J Eur Acad Dermatol Venereol* 2001;15:458.

498. Maekawa Y, Nakamura T, Nogami R. Febrile ulceronecrotic Mucha-Habermann's disease. *J Dermatol* 1994;21:46.

499. De Cuyper C, Hindryckx P, Deroo N. Febrile ulceronecrotic pityriasis lichenoides et varioliformis acuta. *Dermatology* 1994;189:50.

500. Garcia B, Connelly EA, Newbury R, et al. Pityriasis lichenoides and idiopathic thrombocytopenia in a young girl. *Pediatr Dermatol* 2006;23:21.

501. Gunatheesan S, Ferguson J, Moosa Y. Pityriasis lichenoides et varioliformis acuta: a rare association with measles, mumps and rubella vaccine. *Australas J Dermatol* 2012;53:76–78.

502. Massay RJ, Maynard AA. Pityriasis lichenoides chronica associated with use of HMG-CoA reductase inhibitors. *West Indian Med J* 2012;61:743–745.

503. Muhlbauer JE, Bhan AK, Harrist TJ, et al. Immunopathology of pityriasis lichenoides acuta. *J Am Acad Dermatol* 1984;10:783.

504. Hood AF, Mark EJ. Histopathologic diagnosis of pityriasis lichenoides et varioliformis acuta and its clinical correlation. *Arch Dermatol* 1982;118:478.

505. Giannetti A, Girolomoni G, Pincelli C, et al. Immunopathologic studies in pityriasis lichenoides. *Arch Dermatol Res* 1988;280:S61.

506. Kim JE, Yun WJ, Mun SK, et al. Pityriasis lichenoides et varioliformis acuta and pityriasis lichenoides chronica: comparison of lesional T-cell subsets and investigation of viral associations. *J Cutan Pathol* 2011;38:649–656.

507. Weinberg JM, Kristal L, Chooback L, et al. The clonal nature of pityriasis lichenoides. *Arch Dermatol* 2002;138:1063.

508. Dereure O, Levi E, Kadin ME. T cell clonality in pityriasis lichenoides et varioliformis acuta: a heteroduplex analysis of 20 cases. *Arch Dermatol* 2000;136:1483.

509. Shieh S, Mikkola DL, Wood GS. Differentiation and clonality of lesional lymphocytes in pityriasis lichenoides chronica. *Arch Dermatol* 2001;137:305.

510. Kadin ME. T-cell clonality in pityriasis lichenoides: evidence for a premalignant or reactive immune disorder? *Arch Dermatol* 2002;138:1089.

511. Panizzon RC, Speich R, Dassi H. Atypical manifestations of pityriasis lichenoides chronica: development into paraneoplasia and non-Hodgkin lymphomas of the skin. *Dermatology* 1992;184:65.

512. Tomasini D, Zampatti C, Palmedo G, et al. Cytotoxic mycosis fungoides evolving from pityriasis lichenoides in a 17-year-old girl. *Dermatology* 2002;205:176.

513. Cozzio A, Hafner J, Kempf W, et al. Febrile ulceronecrotic Mucha-Habermann disease with clonality: a cutaneous T-cell lymphoma entity? *J Am Acad Dermatol* 2004;51:1014.

514. Magro CM, Crowson AN, Morrison C, et al. Pityriasis lichenoides chronica: stratification by molecular and phenotypic profile. *Hum Pathol* 2007;38:479.

515. Tomasini D, Tomasini CF, Cerri A, et al. Pityriasis lichenoides: a cytotoxic T-cell–mediated skin disorder. Evidence of human parvovirus B19 DNA in nine cases. *J Cutan Pathol* 2004;31:531.

516. Hapa A, Ersoy-Evans S, Karaduman A. Childhood pityriasis lichenoides and oral erythromycin. *Pediatr Dermatol* 2012;29:719–724.

517. Park JM, Jwa SW, Song M, et al. Is narrowband ultraviolet B monotherapy effective in the treatment of pityriasis lichenoides? *Int J Dermatol* 2013;52:1013–1018.

518. Meziane L, Caudron A, Dhaille F, et al. Febrile ulceronecrotic Mucha-Habermann disease: treatment with infliximab and intravenous immunoglobulins and review of the literature. *Dermatology* 2012;225:344–348.

第 8 章

血管性疾病

Sarah K. Barksdale, Philip Scumpia, James Y. Wang, Xiaowei Xu, and Raymond L. Barnhill

引言

皮肤血管损伤可分为两类：血管炎及血管病。血管炎的特征是血管破坏及炎症，本质上是炎症所致的损伤。血管病中的血管损伤看不到血管炎症，主要由血管腔的阻塞所致。有助于对血管炎进行分型的组织学改变包括受累血管的口径（小、中、大）、类型（静脉、动脉）和受损血管的解剖位置（真皮或皮下组织）。活检提示的血管损伤必须结合临床情况及实验室检查来理解做出诊断。临床上有 2 个关键点需考虑：疾病的分布（系统性或局限性），血管病变是否继发于潜在的其他疾病[1-13]。

一般而言，任何伴随有血管壁结构完整性受损的血管疾病（阻塞性或非阻塞性）都会导致血液渗出，引起出血和水肿。皮肤出血临床表现为紫癜。直径小于 3mm 的称为瘀点，直径在 3 ～ 10mm 的称为紫癜，直径大于 10mm 的称为瘀斑。如伴炎性浸润，则紫癜可触及。严重的血管损伤引起的血管阻塞可致缺血性损伤，导致坏死、水疱及溃疡。

血管炎诊断标准

血管损伤的动态变化使诊断变得困难，因为随着病程进展，受损血管的表现及浸润的炎症细胞也会发生变化。此外，血管损伤的程度因损伤的严重性而不同。针对不同损伤的血管反应可表现为诸如血管内皮细胞肿胀和通透性增高直至明显的纤维素样坏死及纤维蛋白沉积等一系列谱系变化。

通常血管炎必须包括两种成分：炎症细胞浸润和血管损伤（表 8-1）。因血管炎为一炎性过程，所以在有血管改变但无炎症存在时可排除此诊断。然而，在愈合的晚期阶段，炎症细胞浸润很少。中性粒细胞、嗜酸性粒细胞、淋巴细胞或单核 / 巨噬细胞均可出现，浸润细胞类型在一定程度上和慢性病程有关。

表 8-1 血管损伤的定义
原发性血管损伤
血管病
纤维素样沉积，伴局限性或无炎症反应的血栓形成
血管壁炎症细胞的浸润无其他显著改变
白细胞碎裂的组织浸润和血管的微小变化，仅表现为肿胀，无纤维素样坏死
血管炎
血管周围炎症细胞浸润（中性粒细胞、嗜酸性粒细胞、淋巴细胞、组织细胞或混合细胞浸润）
纤维素样坏死：血管壁坏死伴纤维素样物质沉积
诊断非必需的其他常见改变：水肿、红细胞外溢、白细胞碎裂、血管壁炎性细胞浸润、内皮细胞肿胀及管腔内血栓形成

血管损伤是诊断血管炎的另一重要指标。血管损伤标准包括：①血管渗漏如水肿及红细胞外溢；②管腔破坏如内皮细胞坏死、管腔内或血管壁纤维素样物质沉积；③血管壁的炎症反应，包括血管壁炎症细胞浸润和血管周围浸润的炎症细胞发生白细胞碎裂（图 8-1）。如前所述，血管损伤可呈现连续性变化。然而，经历数年，病理医师已明确损伤程度标准，并将纤维素样物质沉积和（或）血管坏死作为血管炎的首要诊断指标。其他改变，包括水肿、红细胞外溢、血管壁浸润、白细胞碎裂和血栓等，可在轻度血管损伤时出现。

当明确的血管损伤证据不足时，病理医师不应过度解读上述改变做出血管炎诊断。例如，白细胞碎裂可源于浸润的中性粒细胞的自身坏死而不伴围绕管腔的纤维素样坏死。同样，纤维素性血栓也可存在于高凝状态下无炎症的血管。

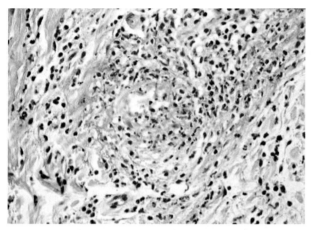

图 8-1　血管损伤：过敏反应性血管炎表现为真皮上部小血管的中性粒细胞富集性血管炎。此标本取自发疹 2 天的紫癜性丘疹

继发性血管炎、伴随性血管炎、血管病、假性血管炎

一些专业术语被用于描述血管炎或血管损伤是原发还是继发（伴随）、损伤程度及与血管炎类似的病变等[2-13]。原发性血管炎时血管损伤为其主要病理过程，继发性或伴随性血管炎则指潜在的非血管性疾病为其主要病理过程。组织病理发现很重要，如溃疡、毛囊炎、疱疹病毒感染或创伤均可引起病变附近血管的血管炎样改变。有时，原发性损害可能隐藏在深层组织，多次切片方可发现该病变。在大多数情况下，很难明确鉴别血管炎为原发性或是继发性。然而，继发性血管炎形态较多，表现为同一组织受损区域的某些血管不受累。其他提示继发性血管损伤的指征包括血管壁周围纤维素样物质的沉积及无明显炎症细胞浸润的局灶性血栓形成。

血管病及假性血管炎用于描述未达到诊断血管炎标准的一定程度的血管改变和损伤（表 8-1）。其组织病理改变可包括出血、血栓形成（高凝状态）、轻度血管损伤下的栓塞（图 8-2）、无或轻度炎症状态下的纤维素样物质沉积、无或轻度的

血管壁白细胞碎裂、管壁的病理性改变、血管痉挛及反复血管损伤[2-13]。

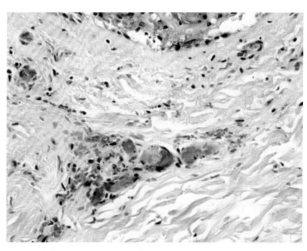

图 8-2　血管病性反应，弥散性血管内凝血。血管内出现粉红色纤维素性血栓，不伴血管壁损伤或炎症反应

血管炎评估

为实现血管炎诊断的一致性，命名及分类共识已建立。2012 年更新的"国际教堂山（Chapel Hill）血管炎会议共识"尝试接纳更为广泛的血管炎名称和定义[13]。新的命名系统采用受累管腔大小（小、中、大）作为重要的分类原则（表 8-2）。因此，标准血管炎的命名基于管径大小[3,4,14,15]。大血管包括主动脉和已命名的大动脉与大静脉；中等血管指位于皮下组织或与真皮与皮下组织交界处的中等大小及小的动脉与静脉；小血管包括真皮内的小动脉、小静脉及毛细血管。基于血管大小进行的血管炎分类有助于将其与临床表现联系起来。斑状紫癜、可触及紫癜、风团、水疱和大疱及片状出血为典型性小血管损伤的表现；皮肤结节、溃疡、网状青斑和指趾坏疽提示中等血管受累。然而仅仅依靠血管大小分类在皮肤病理学中具有一定的局限性，因为多数血管炎主要累及真皮小血管。小血管炎可结合炎症细胞浸润的类型（中性粒细胞/白细胞碎裂性、淋巴细胞性或肉芽肿性）及临床表现和实验室检查做进一步分型。此外，对两种重要血管炎 Wegener 肉芽肿病和 Churg-Strauss 综合征，已建议采用新的术语命名。对于病理医师来讲，评估血管炎症反应的方法（表 8-3）是确定明确的血管损伤是否存在及是

否符合血管炎标准，分析炎症细胞浸润类型，确定皮肤浸润的解剖学分布。相关的一些发现如微生物感染可以缩小鉴别诊断的范围。在评估过程中，应注意血管损伤的时限性，伴有白细胞碎裂的中性粒细胞性血管炎可进展为淋巴细胞性或肉芽肿性血管炎。

表 8-2　2012 年国际 Chapel Hill 血管炎会议共识制定的血管炎名称

大血管性血管炎（LVV）

Takayasu 动脉炎（TA）

巨细胞动脉炎（GCA）

中血管炎（MVV）

结节性多动脉炎（PAN）

川崎病（KD）

小血管炎（SVV）

抗中性粒细胞胞质抗体相关性血管炎（AAV）

显微镜下多血管炎（MPA）

肉芽肿性多血管炎（Wegener）（GPA，WG）

嗜酸性肉芽肿性多血管炎（Churg-Strauss 综合征）（EGPA，CSS）

免疫复合物性小血管炎

抗肾小球基底膜病

冷球蛋白血症性血管炎（CV）

IgA 血管炎（Henoch-Schönlein）（IgAV）

低补体血症性荨麻疹性血管炎（HUV）（抗 C1q 血管炎）

可变性血管炎（VVV）

白塞综合征

Cogan 综合征（CS）

单一器官性血管炎（SOV）

皮肤白细胞碎裂性血管炎

皮肤动脉炎

原发性中枢神经系统血管炎

孤立性主动脉炎

系统性疾病相关的血管炎

狼疮性血管炎

风湿性血管炎

结节病性血管炎

其他可能病因相关性血管炎

丙型肝炎病毒相关性冷球蛋白血症性血管炎

乙型肝炎性病毒相关性血管炎

梅毒相关性主动脉炎

药物相关性免疫复合物性血管炎

药物相关性抗中性粒细胞胞质抗体相关性血管炎

肿瘤相关性血管炎

其他

引自 Jennette JC，Falk RJ，Bacon PA，et al.2012 Revised Inter-national Chapel Hill Consensus Conference Nomenclature of Vasculiti-des. Arthritis Rheum，2013，65（1）：1-11

表 8-3　血管炎诊断路径

1. 确定是否存在血管炎或血管病

2. 原发性或继发性

3. 血管的大小和类型

（1）大型

（2）中型

（3）小型

4. 浸润细胞的组成

（1）中性粒细胞性 / 白细胞碎裂性

（2）嗜酸性粒细胞性

（3）淋巴细胞性

（4）组织细胞性 / 肉芽肿性

5. 感染评估

6. 血清学和免疫病理学评估

（1）抗中性粒细胞胞质抗体、抗核抗体、类风湿因子、冷球蛋白

（2）对免疫复合物（如 IgA 纤维连接蛋白聚合物）进行免疫荧光和其他检查

7. 临床背景

（1）仅有皮肤受累

（2）系统受累的程度

单纯组织病理是不足以对血管炎性疾病的病程进行分类的。临床病史、体格检查、其他实验室检查，包括血管造影对形成最终诊断都很关键，尤其在评估系统受累及损伤血管大小时需要临床和放射影像学检查。必须通过特殊培养、染色及其他实验室检查来排除感染。一些可能与血管炎相关的系统性疾病，如血管胶原疾病、肝炎、某些药品或非法药物的摄入等都需要予以评估。

抗中性粒细胞胞质抗体（ANCA）是可用于对血管炎进行分类的血清学标记，这些标记可以反映疾病过程中的生物学联系[14-18]。联合正常外周血白细胞的间接免疫荧光检测及酶联免疫吸附试验（ELISA 试验）检测特异性自身抗体，是检出 ANCA 的最佳方法。间接免疫荧光检测可以显示两种核型：胞质型（c-ANCA）与核周型（p-ANCA）。ELISA 显示大多数 c-ANCA 为蛋白酶 3（proteinase 3）的自身抗体，而 p-ANCA 是特异性髓过氧化物酶（myeloperoxidase，MPO）的自身抗体。上述抗体的检测再结合临床特征有助于对三种小血管炎进行鉴别：肉芽肿性多血管炎（Wegener granulomatosis，WG）（GPA）、嗜酸性肉芽肿性多血管炎（Churg-Strauss 综合征，CSS）（EGPA）、显微镜下多血管炎（microscopic polyangiitis，MPA）。GPA 常 伴 c-ANCA，MPA 伴 p-ANCA 或 c-ANCA 之一，EGPA 常伴 p-ANCA（见后讨论及表 8-4）。和免疫复合物介导的小血管损伤如过敏性紫癜（Henoch-Schönlein purpura）不同，这三种血管炎综合征又称为"微免疫性血管炎"（pauci-immune vasculitides），因为血管损伤并不伴有免疫复合物在血管壁的沉积。ANCA 在这些疾病病程中的作用尚不清楚，可能是通过活化循环的中性粒细胞和单核细胞使其黏附于血管壁上，通过脱颗粒和释放毒性代谢产物诱导血管损伤。另外，ANCA 也许与这类疾病的病理机制无关，仅为一附带现象。

表 8-4　抗中性粒细胞胞质抗体 - 阳性血管炎

疾病进程	抗髓过氧化物酶（p-ANCA）	抗丝氨酸蛋白酶（c-ANCA）
肉芽肿性多动脉炎（Wegener 综合征）	少见（5%）	常见（80%）
显微镜下多血管炎（多动脉炎）	常见（50%～60%）	常见（45%）
嗜酸性肉芽肿性多动脉炎（Churg-Strauss 综合征）	常见（70%）	少见（7%）

c-ANCA. 胞质型 ANCA；p-ANCA. 核周型 ANCA

以下章节将会讨论累及皮肤的炎症性血管疾病的组织学特征和临床鉴别诊断。大的血管性病变具有皮肤和皮下改变的，如颞（巨细胞）动脉炎与 Takayasu 动脉炎（Takayasu arteritis，TA）[19-22]。累及中小动脉的血管炎，尤其是小血管病变将进行更为详细的讨论。

大及中等大小血管炎

颞（巨细胞）动脉炎

临床概要　临床表现为前额的疼痛和压痛及视觉的突然受损。受累动脉支配区域皮肤常可见红斑、水肿，头皮偶可出现溃疡[19]，也可触及受累动脉。临床实验室检查示红细胞沉降率显著升高。尽管临床表现高度提示本病，但其诊断仍需活检证实。然而，诊断性检测并不总是获得阳性结果。

发病机制　巨细胞动脉炎主要累及老年患者颞区大至中等动脉。尽管病因不明，一些病例内弹力膜日光变性能够激发类似于光化性肉芽肿的炎症性反应。动脉炎可以是单侧，也可以是双侧，也可伴其他颅脑动脉受累，特别是视网膜动脉。

组织病理　主要显示以淋巴细胞和巨噬细胞浸润为主的炎性反应，可累及动脉壁全层（图 8-3）。典型的可以见到弹力膜碎片及吞噬有弹性纤维的多核巨细胞。然而因病程不同，可能不见巨细胞，且炎症细胞浸润也常分布不均匀。此时需逐层切片以明确诊断。在某些病例中可见中性粒细胞，但在典型巨细胞动脉炎背景下存在的中性粒细胞不应排除本病诊断。van Gieson 染色非常有助于鉴定弹性纤维。由于缺乏特异性，内弹力膜破坏不足以诊断本病。在疾病发展晚期，因纤维素样物质沉积引起血管内膜增厚及肌成纤维细胞增生引起的管壁狭窄可能为其仅有的组织病理改变。使用激素治疗后，典型的组织病理改变难以识别。

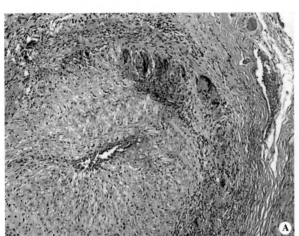
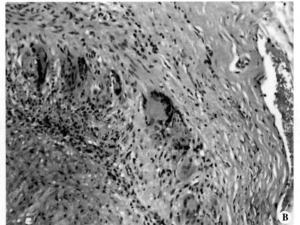

图 8-3　巨细胞动脉炎
A、B. 颞动脉活检示内弹性膜区以单核细胞为主的浸润，可见少量巨细胞

糖皮质激素治疗后的颞区动脉炎具有三项组织学特征[23]：①完全或不完全淋巴细胞和上皮样组织细胞呈套状浸润于血管壁肌肉层及外膜层之间；②弹力层存在大的周围型缺损（Movat 染色最明显）；③无或仅见少量的小的多核巨细胞浸润。CD68 染色有助于鉴别少量的组织细胞。

鉴别诊断　并非所有累及颞区动脉的动脉炎都是颞动脉炎。感染相关血管炎、结缔组织病及结节性多动脉炎（polyarteritis nodosa，PAN）均应与之进行鉴别，这些疾病更常表现为坏死性中性粒细胞性血管炎（因病程而异）。诊断依靠血清学检查、缺乏感染证据及临床表现。

治疗原则　急性期系统给予大剂量糖皮质激素有助于降低视网膜动脉栓塞引发失明的风险。

Takayasu 动脉炎

临床概要　主要临床表现为 40 岁以下妇女发生于下肢的结节红斑样皮损（易被误诊为结节红斑或硬红斑）和坏疽性脓皮病样溃疡[22]。

发病机制　主要累及主动脉的慢性纤维化性大血管炎，皮肤受累不常见[21,22]。

组织病理　皮下脂肪组织内小 - 中等大小动脉纤维素性坏死性全动脉炎，伴稀疏淋巴细胞及中性粒细胞浸润。此外，尚可见肉芽肿性血管炎、无血管炎的纤维素性血栓、中性粒细胞脓肿及小叶或间隔性脂膜炎。

鉴别诊断　PAN、PG 及结节性红斑在组织学上不易区分。临床表现及血管造影有助于 TA 与上述疾病相鉴别。

治疗原则　口服糖皮质激素是一线治疗，虽然其他免疫抑制剂如甲氨蝶呤及生物制剂也可选择，对于严重狭窄或急性栓塞的血管炎则可能需要手术治疗。

累及中小血管的血管炎

累及中小血管的血管炎包括 Kawasaki 综合征、TA、感染、Buerger 病、PAN、MPA、GPA（WG）、EGPA（CSS）、类风湿性血管炎、狼疮性血管炎和巨细胞（颞）动脉炎。一些可进行血管炎分类的指标包括实验室检查，如 ANCA、炎症浸润细胞的组成和受累血管的类型（动脉或静脉）。位于血管壁内层和中层之间具有波纹状弹性纤维的内弹力膜的存在提示该血管为动脉。动脉的另一显著特征为具有同轴的肌肉层。多数情况下很容易将动脉和静脉区分开来，但是下肢持久性静水压可使其皮下静脉壁中间肌肉层肥厚，甚至较相伴的动脉更厚，明确这一点并进行恰当的弹性纤维染色可避免对其进行错误的分类[24,25]。

川崎病（皮肤黏膜淋巴结综合征）

临床概要　川崎病是一种坏死性动脉炎，发病高峰为 1 岁左右幼儿期[20]，近年来也有报道发生于成人 HIV 感染者。皮肤黏膜表现常见，主要为多形性发疹性斑疹、结膜充血、口唇发红干燥、草莓舌、咽红、手足肿胀，尤以掌跖部为甚。颈部非化脓性淋巴结肿大较具特征性。1～2 周后出现典型指端皮肤脱屑，其后常出现血小板增多。动脉炎及冠状动脉血栓形成为其最严重的并发症。

发病机制　具体机制不清，多认为是遗传易感性和环境因素，如病毒感染，在其发病中共同发挥作用。

组织病理　皮肤血管炎罕见。斑疹常伴非特异性组织病理改变。特征性动脉炎发生于内脏部位，如冠状动脉（参见第 7 章）。

治疗原则　目前治疗指南建议静脉输注丙种免疫球蛋白及应用阿司匹林。但使用阿司匹林时需谨慎，因为伴病毒感染的儿童可引起 Reye 综合征。

浅表血栓性静脉炎

临床概要　中小型静脉浅表血栓性静脉炎（superficial Thrombophlebitis，STP）较为常见，多发生于下肢，表现为疼痛或触痛的红色条索样结构或结节[26]。超声检查可提供诊断。

发病机制　STP 伴凝血风险增高。受累患者常具有一些易感因素如静脉曲张、高凝状态、口服避孕药或潜在的恶性疾病。STP 的变异类型包括 Mondor 病及浅表化脓性血栓性静脉炎（常继发于外周静脉输液）。

组织病理　真皮下部或皮下脂肪组织的中、

小型血管可见急性血管炎及阻塞管腔的血栓形成。早期皮损表现为以血管壁中性粒细胞为主的致密浸润，静脉管壁因明显的白细胞移行及水肿而增厚；晚期阶段可见其他炎症细胞浸润于静脉管壁，包括淋巴细胞、组织细胞及多核巨细胞。在疾病的消退期可有受累血管的再通。革兰氏染色可评定化脓性 STP。

鉴别诊断　累及中等大小动脉而非静脉的 PAN 是需要鉴别的主要疾病。与 STP 不同，PAN 炎症反应更重，较少伴血栓形成。PAN 可有显著的纤维素性坏死，而 STP 则无。弹性纤维染色，尤其是在下肢活检时行此染色可全面显示受累血管，有助于 PAN 和 STP 的鉴别诊断。

治疗原则　局部热敷、使用弹力袜、针对栓塞引起的疼痛采用非甾体抗炎药等均为合理的初步治疗方案。高凝血风险患者需进行抗凝治疗，浅表血栓性静脉炎可作为深部静脉血栓的首发表现，有临床提示时需进行多普勒超声检查。

Mondor 病

临床概要　本病常表现为胸壁条索状硬结[27]，全身症状常无特异性，且常在数周内消失。超声检查常可提示诊断。

发病机制　Mondor 病是一类发生于胸部及阴茎背侧皮下静脉的血栓性静脉炎，又称为硬化性淋巴管炎。绝大多数病因不明，但局部血流障碍可能是其原因之一。创伤、结缔组织病、乳腺癌（极个别报道）及其他相关疾病均可能与之相关。

组织病理　在早期阶段可有多形核细胞浸润，晚期阶段则可见稀疏的淋巴细胞、组织细胞和浆细胞的混合炎症细胞浸润。多数病检显示显著的皮下血管伴内皮细胞突入管腔、特征性的血栓机化及管壁的纤维化增厚使得血管在低倍镜扫视下呈条索状外观[28]。

治疗原则　局部热敷及使用非甾体抗炎药。

血栓闭塞性脉管炎（Buerger 病）

临床概要　Buerger 病是指累及中小动脉（有时为静脉）的节段型、血栓性血管炎，可与浅表血栓性静脉炎（STP）密切相关[26]。四肢的血管最常受累，肢体远端的病变较典型。几乎均发生于 50 岁以下吸烟和吸食大麻的人群，吸食大麻患者发病年龄更早。皮损主要表现为缺血性损害。

发病机制　具体病因不明，但烟草及其相关产物等可激发易感人群的免疫反应，导致血管病理性改变和指趾血管闭塞。

组织病理　活动期皮损表现为管腔血栓性闭塞和管壁混合炎症细胞浸润，典型者可形成微小脓肿。晚期血栓机化，管腔可再通（图 8-4），尚可见肉芽肿性反应。

鉴别诊断　本病的组织学改变不具特异性，结合临床表现有助于明确诊断。戒烟能显著逆转病症。本病是临床辅助皮肤病理医师诊断的范例，如中性粒细胞浸润显著，需排除感染的可能。

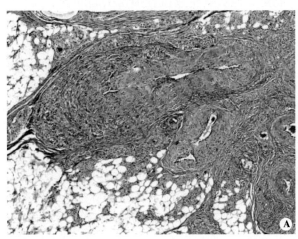

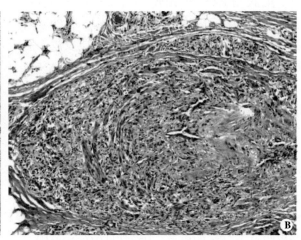

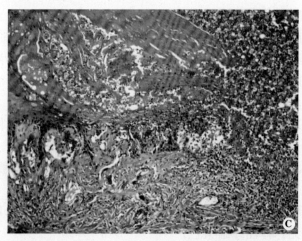

图 8-4　血栓闭塞性脉管炎（Buerger 病）：在一例 35 岁男性患者中，大血管管壁示混合性炎症细胞浸润和管腔再通（A、B），伴肢体远端相关的缺血性溃疡（C）

治疗原则　必须戒烟，但也可能戒烟后症状并不能获得缓解。值得注意的是，一些尼古丁的替代品也有可能会使病情发展。有助于血管扩张的药物及措施是有效的，但抗凝治疗并无作用。

结节性多动脉炎

临床概要　1886 年，Kussmaul 和 Maier[29] 报道了一例 27 岁的男性患者，出现发热、腹痛、肌肉无力、外周神经病变和肾脏疾病。他们将这一致死性病变命名为结节性周围动脉炎，为沿中等大小肌性动脉走行的结节状突起，组织病理特征性改变为炎症累及血管壁周围并伴随血管壁破坏。1903 年，Ferrari 注意到所有受累血管壁均有炎症细胞浸润，建议将其命名为多动脉炎而非周围动脉炎[30]。结节性动脉炎包括三类疾病：经典型 PAN、皮肤型 PAN 和 MPA[31,32]。经典型 PAN 指累及多系统中小动脉的血管炎性疾病。有些学者认为，皮肤型 PAN 是指仅累及真皮深层及皮下脂肪组织并具有诊断意义的动脉改变的一种 PAN 亚型。而有些学者认为在初诊时，若 PAN 仅局限于皮肤而无系统受累，则在其发展过程中尽管可能会多次复发，但其仍局限于皮肤[33]。

临床特征　PAN 多见于男性，好发于 20～60 岁。临床表现多样，发热不适、体重减轻、虚弱、肌痛、关节痛、厌食是常见症状，说明本病可伴系统性损害。其他表现也可反映特定脏器梗死。肾脏受累约见于 75% 的患者，为最常见的死亡原因。血尿、蛋白尿、高血压及氮质血症可因肾动脉梗死或小血管病变引起局灶性节段性肾小球坏死所致。急腹症、脑卒中、心肌梗死及多发性单神经炎也可因相关血管受累所致。内脏动脉造影显示多发动脉瘤则高度提示 PAN。以中等大小血管受累为主的患者 ANCA 检测多为阴性，这类患者有时会出现与嗜酸性粒细胞增多相关的哮喘、Löffler 综合征、皮疹等症状。皮肤表现包括不易触及的皮下结节（罕有搏动或溃疡形成）（图 8-5A）、瘀斑、网状青斑、大疱、丘疹、猩红热样及白色萎缩样皮损[34] 和风团。晚期皮损包括指趾坏疽（图 8-5B）。无内脏受累的局限型 PAN 可能存在，但仍有争议[31-33]。所谓的皮肤型结节性多动脉炎可不仅局限于皮肤，也可累及肌肉、外周神经及关节。本病病程为良性，但可能长期依赖于激素治疗。

发病机制　经典型 PAN 病因不明，皮损处直接免疫荧光显示真皮血管免疫物质沉积，但也可能是其他疾病所致血管损伤引起的继发性改变。因中等大小血管受累患者 ANCA 检测多为阴性，所以 ANCA 并非所有类型 PAN 的病因。

组织病理　经典型 PAN 的特征性改变是累及中小动脉和微动脉的全动脉炎[22]（图 8-5）。尽管经典型 PAN 显示特征性内脏动脉改变，但受累皮肤常表现为局部小血管病变，其病理改变常表现为坏死性白细胞碎裂性血管炎（leukocytoclastic vasculitis，LCV）。如果临床出现皮肤结节则常可检测到类似于内脏损害的全动脉炎。经典型 PAN 其皮损可因不同阶段（如新鲜和陈旧性皮损）而特点各异。早期皮损可显示动脉管壁变性伴纤维素样物质沉积，可有部分或全部动脉内外弹力膜的破坏。动脉壁及其周围可见以中性粒细胞为主的炎性浸润，呈白细胞碎裂性血管炎改变，有时可见嗜酸性粒细胞。晚期阶段，内膜增生及血栓形成导致管腔的完全闭塞，继而导致缺血及溃疡。在疾病的特定阶段尚可见以大量淋巴细胞、组织细胞及部分浆细胞为主的炎性浸润并扩展至血管周围组织。恢复期，血管周围发生纤维组织增生。真皮中上部小血管周围可出现非特异性淋巴细胞浸润。

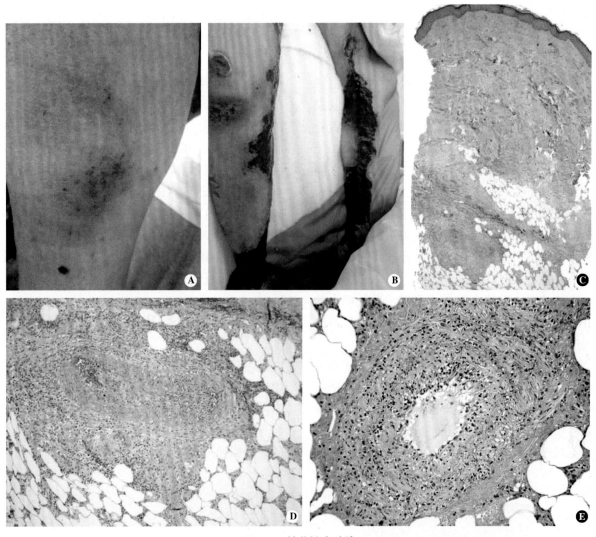

图 8-5　结节性多动脉

A. 早期皮损示皮下结节及其表面颜色变化，此可能与毛细血管扩张和（或）出血相关；B. 晚期皮损示表皮坏死和焦痂形成；C. 皮下组织小动脉炎症细胞浸润，管腔部分闭塞；D. 坏死性白细胞碎裂性血管炎，伴血管壁嗜酸性变、中性粒细胞浸润和白细胞碎裂；E. 另外一例结节性多动脉炎患者皮下血管示中性粒细胞聚集的中等大小血管炎伴灶状坏死

鉴别诊断　与 PAN 不易鉴别的血管炎包括感染所致的血管炎（细菌如假单胞菌，病毒如 HBV 或 HIV 感染），结缔组织病（红斑狼疮、类风湿关节炎）所致的血管炎、Takayasu 动脉炎、肉芽肿性多血管炎（GPA）、嗜酸性肉芽肿性多血管炎（EGPA），以及其他疾病，如急性髓性白血病所致的血管炎。MPA 可与 PAN 重叠，将于后面讨论。

治疗原则　对于所有潜在的系统性血管炎，首先要明确哪些脏器受累，其次根据脏器受累的严重度决定治疗方案。口服糖皮质激素和环磷酰胺为其一线治疗药物，其他免疫抑制剂也可取得一定疗效。

显微镜下多血管炎

临床概要　Davson[35] 将 PAN 与显微镜下多血管炎予以区别。经典型 PAN 主要累及中等大小血管，因此肾小球缺血常见而肾小球肾炎罕见；而 MPA 主要累及小动脉和毛细血管，因此常伴有局灶坏死性新月体性肾小球肾炎及血清中存在 p-ANCA 抗体。MPA 具有肾、肺及皮肤小血管受累的特定临床表现，其有助于与经典型结节性多动脉炎相鉴别[35-41]。

临床特征　MPA 多见于 50 岁以上男性，前驱症状包括发热、肌痛、关节痛和咽痛，最常见的临床特征是肾脏改变，表现为微量血尿、蛋白尿及急性少尿性肾衰竭。尽管经典型 PAN 中皮肤损害较为少见，但至少 30% ～ 40% 的 MPA 患者伴皮肤改变，包括红斑（在一项研究中为 100%）、网状青斑、可触及紫癜、片状出血及溃疡。疼痛性结节性红斑在 MPA 中非常罕见。约有 1/3 患者出现非肉芽肿反应的肺部受累。其他内脏系统（如胃肠道、中枢神经系统、浆膜或关节面等）也可受累，但并不常见。严重的临床并发症主要由肺脏及肾脏病变所致。

发病机制　确切机制尚不清楚。过量产生的 p-ANCA 吸引中性粒细胞聚集、脱颗粒，损伤血管内皮细胞可能在其发病中起作用。

组织病理　为主要累及小动脉、小静脉及毛细血管的白细胞碎裂性血管炎。经典型 PAN 中特征性的中、小动脉坏死性血管炎偶尔可见，但皮下栅栏状肉芽肿性炎症反应罕见。

鉴别诊断　PAN 与 MPA 病例不易鉴别。肾小球肾炎、典型的皮肤体征、ANCA 阳性及缺乏动脉造影发现（如反映中等大小血管受累的动脉瘤及狭窄）倾向 MPA 诊断[36]。与一些经典型 PAN 不同，MPA 常不伴病毒性肝炎。组织病理检查在二者鉴别中价值不大，因为受累血管大小高度依赖于取材部位、标本大小及数目。因此，活检组织中未见到中等大小血管受累不能排除 PAN 的诊断。相反，检测到小血管受累也不能排除经典型 PAN，因后者也可有小血管病变。多种血管炎具有共同的临床表现，故引入"血管炎重叠综合征"这一概念，以涵盖同时累及中等及小血管的血管炎[36]。鉴别诊断还包括 Wegener 肉芽肿性多血管炎（GPA）和其他偶有 ANCA 阳性的小血管炎，如药物反应。GPA 的肉芽肿性反应不应见于 MPA，然而这两种疾病有一些共同之处，有学者认为 GPA 与 MPA 的鉴别存在很大程度的人为性[37]。

治疗原则　口服糖皮质激素、环磷酰胺及利妥昔单抗被证实有一定疗效。

肉芽肿性血管炎及肉芽肿性血管反应

肉芽肿性炎症是许多皮肤炎症浸润及某些发生于血管周围肉芽肿的一个组成部分（图 8-6）[1,4]。当同时观察到血管壁纤维素样变性时则将其称为肉芽肿性血管炎。与肉芽肿性血管反应需要鉴别的一些病种见表 8-5。

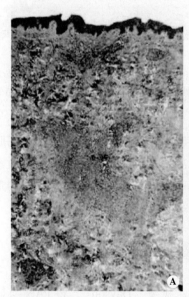
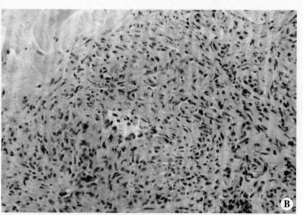

图 8-6　肉芽肿性血管炎：血管周围组织细胞 / 肉芽肿性浸润（A），以及灶状血管损伤（B）

表 8-5　肉芽肿性血管反应的鉴别诊断
感染
肉芽肿性多血管炎（Wegener 综合征）
嗜酸性肉芽肿性多血管炎（Churg-Strauss 综合征）
结节性多动脉炎
皮肤克罗恩病
药物反应
结缔组织病
环状肉芽肿
类脂质渐进性坏死
副肿瘤现象
血管中心性 T 细胞淋巴瘤（淋巴瘤样肉芽肿病）
结节性红斑和结节性红斑样反应

两种以肉芽肿性血管炎为主要显著特征的疾病 GPA 和 EGPA（Churg-Strauss 综合征）将在此进行讨论。然而，这两种疾病最常见的组织病理改变为白细胞碎裂性血管炎（LCV），皮肤肉芽肿性炎症通常不伴血管破坏。

嗜酸性肉芽肿性血管炎

临床概要　嗜酸性肉芽肿性血管炎（eosinophilic granulomatosis with polyangiitis，EGPA）（Churg-Strauss 综合征，CSS）特征性表现为哮喘、发热、嗜酸性粒细胞增多。嗜酸性粒细胞组织浸润、坏死性血管炎及血管外肉芽肿形成为其典型的病理三联征。但由于病变较局限且缺乏尸检资料，上述经典三联征常极难见到[42]。宽泛的 EGPA 标准需要具备哮喘、嗜酸性粒细胞增多大于 1.5×10^9/L 及累及两个或两个以上肺外脏器的系统性血管炎。考虑到与其他系统性血管炎和伴有嗜酸性粒细胞增多相关炎症性疾病如嗜酸性肺炎的重叠，EGPA 的存在是否恰当仍值得深思。

临床特征　有多例报道称 EGPA 较为罕见。在 1950 ～ 1995 年，梅奥诊所仅发现 120 例 EGPA 患者[43]。男女患病率类似，常发生于 30 岁或 40 岁左右，患者临床表现视疾病发展的不同阶段而异，可从非特异性症状如哮喘、过敏性鼻炎（前驱期）到伴有嗜酸性粒细胞性肺炎和胃肠炎的嗜酸性粒细胞增多症（第二期），最后发展为系统性血管炎（第三期）。内脏最易累及肺和胃肠道，而外

周神经及心脏则较少累及。不同于 PAN，EGPA 时肾衰竭罕见。疾病的 3 个阶段并不总是依次发生，但偶可同时出现。除之前存在的哮喘外，少数过敏性肉芽肿可局限于结膜、皮肤及皮下组织。

2/3 的患者可表现为两种类型的皮损：①出血性损害，可从瘀点、广泛瘀斑到可触及性紫癜及坏死性溃疡，同时伴相关区域红斑（类似过敏性紫癜）。②皮肤及皮下结节，最常发生于四肢，躯干也可受累。有时可出现泛发性瘀点及瘀斑。其他皮肤表现包括风团、红斑和网状青斑。

有助于诊断的实验室检查结果包括外周血嗜酸性粒细胞计数升高，ANCA 可阳性。约 70% 的活动期患者血中可检测到抗 MPO 抗体（p-ANCA），其水平与疾病的活动性相关。局限性患者抗 MPO 抗体较少见。约 7% 的伴 CSS 的患者其抗丝氨酸蛋白酶抗体（c-ANCA）阳性。

发病机制　病因不明。血管损伤继发于血管壁抗体沉积，趋化中性粒细胞，进而发生脱颗粒并损伤血管内皮细胞。

组织病理　皮肤出血区域表现为白细胞碎裂性血管炎，但嗜酸性粒细胞较为显著。有时真皮可见栅栏状坏死性肉芽肿，由放射状排列的组织细胞及常见的多核巨细胞围绕变性胶原纤维组成（图 8-7）。肉芽肿中心为变性的胶原纤维及大量裂解的细胞，主要为嗜酸性粒细胞，故又称为红色栅栏状肉芽肿。这些肉芽肿可位于弥漫性富含嗜酸性粒细胞的炎症背景中。位于皮下组织的肉芽肿可扩大融合形成临床可见的皮肤-皮下结节。最初这些肉芽肿被认为是 Churg-Strauss 综合征的特征性改变，然而肉芽肿改变并不总是存在，也并非诊断的先决条件。最近研究发现，该特征性改变也可见于其他疾病，如结缔组织病（类风湿关节炎及红斑狼疮）、GPA（Wegener 综合征）、PAN、淋巴增生性疾病、亚急性细菌性心内膜炎、慢性活动性肝炎及炎症性肠病（克罗恩病及溃疡性结肠炎）[44]。EGPA 中白细胞碎裂性血管炎及 CS 肉芽肿较常见，同时也可见肉芽肿性血管炎[45,46]。

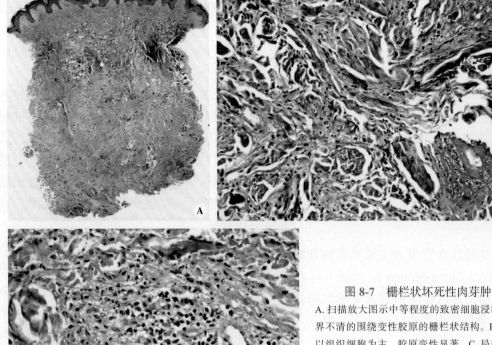

图 8-7　栅栏状坏死性肉芽肿

A.扫描放大图示中等程度的致密细胞浸润和境界不清的围绕变性胶原的栅栏状结构。B.浸润以组织细胞为主，胶原变性显著。C.局部区域可见变性的嗜酸性粒细胞。此例被称为 Churg-Strauss 综合征。其并非为针对某一特定疾病做出的诊断，除肉芽肿性多血管炎（Wegener 综合征）外也可见于结缔组织病、结节性多动脉炎、淋巴增殖性疾病、亚急性细菌性心内膜炎、慢性活动性肝炎及炎性肠病

鉴别诊断　　EGPA 是一临床病理分类。因此，EGPA 的诊断依赖于临床表现如呼吸道疾病，尤其是哮喘病史，p-ANCA 阳性，组织学上符合并支持该疾病诊断，特别是当具有肉芽肿性炎症、坏死性血管炎和嗜酸性粒细胞增多时。需要鉴别的疾病包括 PAN、MPA、GPA（WG）及前述的某些表现为血管外坏死性肉芽肿的疾病。EGPA 可与 PAN 和 GPA 明显重叠，随时间推移，特定患者可从某一疾病向另一种疾病转化。

治疗原则　　同其他潜在的系统性血管炎类似，首先需明确受累脏器，并根据其受累严重程度决定治疗方案。和许多血管炎相似，高剂量糖皮质激素为其一线治疗药物。严重病例应采用环磷酰胺冲击治疗。鉴于系统性血管炎相关的研究进展较迅速，当治疗这类具有潜在致死性的系统性炎症性疾病时，可依据最新研究成果采取相应的治疗策略。

肉芽肿性多血管炎（Wegener 肉芽肿病）

自 1936 年 Wegener 报道 3 例特殊鼻部肉芽肿，肉芽肿性多血管炎（Wegener 肉芽肿病）（granulomatosis with polyangiitis，GPA）（Wegener granulomatosis，WG）被首次确定为一类独特的临床病理性疾病。1954 年，Goodman 和 Churg 通过尸检总结本病具有特征性的临床病理三联征：①上、下呼吸道坏死性肉芽肿性炎症浸润；②肾小球肾炎；③系统性血管炎[47]。Liebow 和 Carrington[42] 及 Deremee 等[48] 进一步描述了仅累及呼吸道的局限性疾病。

通过对 ANCA 及 GPA 相关性的认识，GPA 的定义得以修正，肉芽肿性炎症是否为诊断本病的必备条件受到质疑。1991 年关于 ANCA 的第三届国际工作会议放宽了 GPA 的定义，并将其命名为"Wegener 血管炎"[3]。据此，GPA 被定

义为 ANCA 阳性患者，同时具有 GPA 的一些临床表现，如鼻窦炎、肺部浸润、肾炎及明确的坏死性血管炎，但缺乏活检证实的肉芽肿性炎症。经典 Wegener 肉芽肿与 Wegener 血管炎被认为是 Wegener 综合征的不同临床表现，最近又将其重新命名为"伴有多血管炎的肉芽肿病（Wegener）或 GPA（WG）"[49]。

2/3 的 GPA 患者为男性，平均年龄在 35～54 岁，多数患者为白种人。临床表现多样，可从长期非特异性潜伏症状群、上呼吸道病症到严重的肺部及肾脏疾病的突然发作。最常受累的解剖部位是上下呼吸道和肾脏，其他常受累的器官包括关节和皮肤。游走性、多发的大小关节痛见于 85% 以上的 GPA 患者。皮肤受累的比率差异较大，可从 10% 到超过 50% 不等，多表现为可触及的紫癜，尚可见红色斑疹、丘疹、坏死性丘疹、伴或不伴溃疡的皮下结节，以及坏疽性脓皮病样溃疡。皮肤损害偶可成为 GPA 的初发表现。然而，其表现缺乏特异性，因此常不被诊断为 GPA。

ANCA 检测水平的发展对 GPA 的诊断及疾病活动性的监测起到极大的促进作用。在一项 106 例 GPA 患者的研究中，88% 的活动期患者及 43% 的消退期患者血中抗丝氨酸蛋白酶抗体（c-ANCA）阳性[48]。

发病机制　ANCA 被认为是炎症的主要介质，可导致中性粒细胞介导的血管损伤。但 ANCA 升高的原因尚不清楚。

组织病理　多数 GPA 患者病检结果显示非特异性组织病理改变，且并非所有 GPA 组织病理学改变与其病理生理学改变直接相关[50-52]。这些非特异性组织病理改变包括血管周围淋巴细胞浸润。然而，25%～50% 的患者具有较特征性的组织病理改变，如坏死性 / 白细胞碎裂性小血管炎及肉芽肿性炎症。微小灶性组织坏死周围绕以组织细胞，类似于 GPA 患者肺部活检表现。类似于 EGPA（CSS）的栅栏状肉芽肿改变也可见于本病，但 GPA 肉芽肿中央为渐进性坏死的胶原纤维及混有中性粒细胞的嗜碱性纤维坏死碎片（"蓝色"栅栏状肉芽肿）（图 8-7）。真正的肉芽肿性血管炎则较为罕见。

鉴别诊断　其他可引起白细胞碎裂性血管炎和肉芽肿性反应的疾病包括 EGPA、克罗恩病、类风湿关节炎和结节病。肉芽肿性血管反应也可以是 T 细胞淋巴瘤的表现，如血管中心性 T 细胞淋巴瘤及脂膜炎样 T 细胞淋巴瘤。鉴别 EGPA 和 GPA 时主要依据其临床表现的不同。不同于 GPA，EGPA 伴哮喘，上呼吸道常不受累，很少出现严重的肾脏受损，典型者可伴有嗜酸性粒细胞增多和嗜酸性粒细胞浸润及 p-ANCA 阳性。临床上鉴别 GPA 和 MPA 较为困难，但 MPA 常缺乏肉芽肿性炎症。

治疗原则　口服糖皮质激素与环磷酰胺为标准治疗方案，新的研究表明早期患者可使用利妥昔单抗进行治疗。血浆置换、硫唑嘌呤、其他免疫调节药物及免疫抑制疗法也具有一定疗效。

小血管中性粒细胞性 / 白细胞碎裂性血管炎

许多疾病均伴随以中性粒细胞浸润为主的小血管炎，因此临床及组织表现均不特异（图 8-8），主要需要考虑的疾病见表 8-6[3-14,52,53]。

组织病理　中性粒细胞性小血管炎是一种真皮内小血管反应，主要是毛细血管后静脉出现特征性的血管破坏和大量中性粒细胞浸润（图 8-8）。由于常可见中性粒细胞的核碎裂，故称为白细胞碎裂性血管炎（LCV）。依据严重程度不同，病变可轻微局限于真皮浅层，也可为严重的暴发性全真皮改变，导致坏死和溃疡。水肿明显时可形成表皮下水疱。如果中性粒细胞浸润致密，也可形成脓疱，称为脓疱性血管炎（图 8-9）。在典型 LCV 的病例中，真皮血管内皮细胞肿胀，血管壁及血管周围见显著嗜伊红浓染的纤维蛋白。血管壁纤维蛋白沉积与明显水肿导致其外观模糊，称为纤维素样变性。然而，真正的血管周围胶原坏死很少与溃疡性损害同时出现。血管损伤严重时可致管腔阻塞。围绕真皮血管或血管壁内细胞浸润可导致血管轮廓不清。浸润细胞主要包括中性粒细胞及数量不等的嗜酸性粒细胞和单一核细胞。炎症浸润也可散在于真皮上部，伴胶原束内及胶原束间纤维蛋白沉积。红细胞外溢常见。

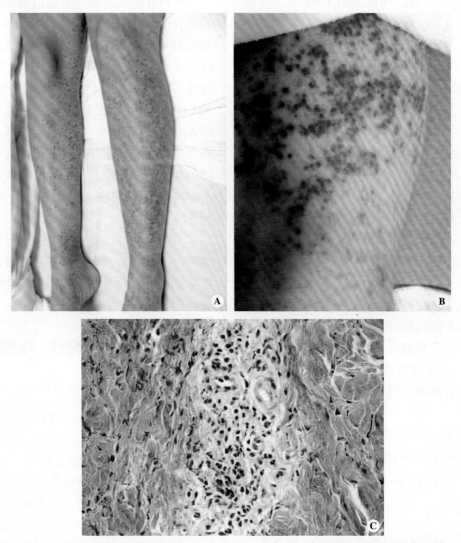

图 8-8   A. 泛发性可触及性紫癜伴白细胞碎裂性血管炎（图片由 Melvin Chiu 提供）；B. 白细胞碎裂性血管炎损害的近观；C. 过敏性血管炎示真皮上层小血管白细胞富集性血管炎，其他邻近的毛细血管后静脉显示血管周围有单核细胞浸润而无血管炎表现。样本取自于发病 6 天的紫癜

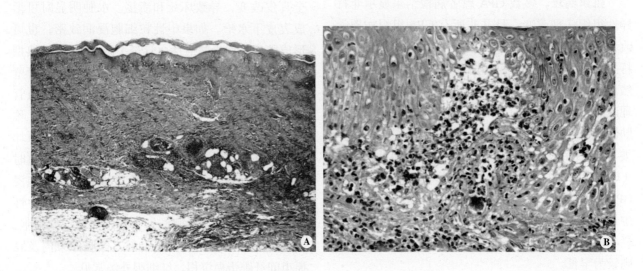

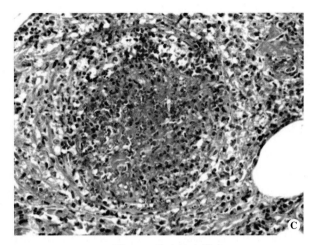

图 8-9　脓疱性血管炎

A. 出现表皮下大疱，真皮血管周围炎症伴出血；B. 大疱中可见中性粒细胞；C. 在真皮血管中管壁损伤伴中性粒细胞和管腔血栓形成（图片由 Adam Rubin，MD. 提供）

和其他炎症性疾病类似，本病组织病理表现视取材时病变所处阶段不同而异。在陈旧期皮损中，中性粒细胞减少而单个核细胞增多，直至以单个核细胞浸润为主，导致淋巴细胞性甚至肉芽肿性血管炎。

发病机制　很多疾病进程中均可出现白细胞碎裂性血管炎改变。其主要病因为感染和免疫介导的炎症反应。表 8-6 依据发病机制对其予以分类。尽管大血管炎主要为 T 细胞介导的炎症反应，但抗体介导的炎症反应则在小血管炎中发挥重要作用。其末端共同通路均包括中性粒细胞和单核细胞的活化、黏附于血管内皮细胞、浸润血管壁及释放溶解酶和毒性代谢产物。最终通过免疫复合物的沉积、抗体与血管壁上的抗原直接结合、白细胞特异性抗原的抗体（ANCA）激活白细胞而引起血管损伤。

表 8-6　皮肤中性粒细胞性小血管炎的鉴别诊断，基于提议的致病机制的分类
感染
细菌（革兰氏阳性菌/革兰氏阴性菌、分枝杆菌、螺旋体）
立克次体
真菌
病毒
免疫性损伤
免疫复合物介导的
过敏性紫癜
荨麻疹性血管炎
冷球蛋白血症
血清病

续表

结缔组织病
自身免疫性疾病
感染诱导的免疫性损伤（如乙型肝炎或丙型肝炎，链球菌病）
药物诱导的疾病
副肿瘤性疾病
抗中性粒细胞抗体相关的疾病
肉芽肿性多血管炎（Wegener 综合征）
显微镜下多血管炎
嗜酸性肉芽肿性多血管炎（Churg-Strauss 综合征）
一些药物诱发的血管炎
不明原因
白塞综合征
持久性隆起性红斑
结节性多动脉炎

例如，丙型肝炎病毒（HCV）与混合冷球蛋白血症的一个亚型直接相关，是一种免疫复合物介导的血管炎性疾病[53]。HCV 颗粒及非包膜核衣壳蛋白参与免疫复合物的形成。合成类风湿因子的 B 淋巴细胞克隆扩增是混合冷球蛋白血症产生的基础。这类 B 细胞克隆增殖主要发生于肝脏，并直接与肝内病毒载量相关，提示 HCV 在如 B 细胞克隆增殖机制中的关键作用。

然而需要强调的是，虽然免疫复合物在绝大多数情况下被认为和血管炎相关，尤其是小血管炎，但在一些情况下，免疫复合物可能并非血管炎的原发病因，而仅是疾病的继发现象。

中性粒细胞性小血管炎的诊断方法　如前所述，此型血管炎的临床及组织病理均不特异。例如，可触及性紫癜可继发于感染所致的真皮白细胞碎裂性小血管炎（如链球菌败血症）、免疫复合物介导的血管炎（冷球蛋白血症、Henoch-Schonlein紫癜）、ANCA相关性血管炎（如GPA）、过敏性血管炎（对药物过敏）、结缔组织病或副肿瘤现象伴发的血管炎。因此，只有依据临床表现并结合组织病理改变才能做出合理的诊断。通常需要进行一些辅助实验室检查如微生物培养、病原体特殊染色、免疫荧光及血清学检查以进一步明确诊断。感染性血管炎的治疗有别于免疫性血管炎，因此排除感染性因素是此型血管炎诊断中最重要的环节。如怀疑非感染性血管炎，则需证实是否存在系统性血管炎。临床如发现血尿、关节炎、肌痛，以及肌肉和肝脏相关酶检测指标、ANCA血清学检测指标、抗核抗体、冷球蛋白、乙型和丙型肝炎抗体、IgA纤连蛋白聚合物及补体水平变化对进一步认识疾病具有重要意义。尚需进一步寻找潜在变应原（如药物等）及其可能诱发的过敏反应。由明确变应原所致的血管炎常为自限性，并不伴系统性血管炎。如前所述，明确血管炎是否为继发改变很重要，如继发于局部创伤性溃疡。

以下将分段阐述不同情况下的白细胞碎裂性血管炎。

感染性血管炎

在早期判定白细胞碎裂性血管炎时首先要排除感染[1,4]。

临床概要 临床表现从斑疹、丘疹到紫癜、坏死，呈谱系改变。组织病理显示血管损伤，包括白细胞碎裂性血管炎。

组织病理 在大多数感染性血管炎中，血管腔中存在中性粒细胞和纤维蛋白，同时常伴一定程度的血管壁损伤，通常病变较轻。上述病理改变很难与白细胞碎裂性血管炎相鉴别。表皮、真皮及附属器结构缺血和坏死常见，可形成溃疡。一些研究认为，Lucio现象（坏死性红斑）中存在于内皮细胞的大量分枝杆菌可直接导致血管损伤[54,55]。

发病机制 病原微生物可直接侵犯血管或通过免疫介导机制造成血管损伤[56]。脑膜炎奈瑟菌为皮肤感染性血管炎的常见病原菌，可在血管炎症部位的内皮细胞及中性粒细胞中检测到。然而，其他革兰氏阳性或阴性菌及真菌也可引起皮肤小血管炎（图8-10）。葡萄球菌性败血症伴或不伴心内膜炎均可引起中性粒细胞性血管炎伴紫癜或结节性损害，后者可包含小脓肿。立克次体感染，如落基山斑疹热（RMSF）的特征性改变为病原微生物侵犯血管内皮细胞导致血管损伤。然而，RMSF炎症通常轻微，直接免疫荧光显微镜下可见微生物。Lucio现象及麻风结节性红斑均可见于瘤型麻风。Lucio现象示坏死性小血管炎，Fite-Faraco染色可见血管壁、内皮细胞及广泛真皮内大量抗酸杆菌聚集。多种病毒，如HIV、HBV、EB病毒、HCV、巨细胞病毒（CMV）、单纯疱疹病毒、细小病毒B19[57]有时也可引发白细胞碎裂性血管炎。

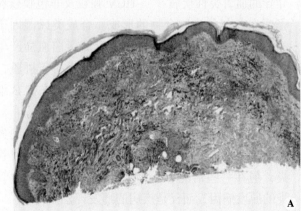
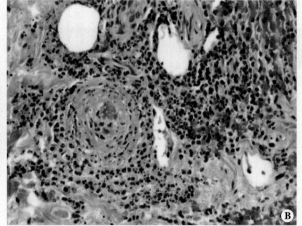

图8-10 感染性血管炎

A.多数血管被致密炎症细胞浸润、包绕和（或）包含嗜伊红性血栓性物质，同时伴随显著的紫癜性出血。B.小血管管腔包含纤维素且管壁显示纤维素样改变，管壁和邻近组织伴显著的中性粒细胞浸润。假单胞菌培养阳性。病原微生物在图中很难看到

治疗原则　针对感染采用合适的抗病原微生物治疗可致血管炎消退。

过敏性紫癜

临床概要　Henoch-Schönlein 紫癜（HSP）又称为过敏性紫癜，其临床特征为臀部和下肢的可触及性紫癜、腹痛及血尿[58]（图 8-11A）。网状或图案样紫癜被认为是 HSP 的特征。进展为大疱不常见，但常可造成临床诊断困难[59]。HSP 常发生于儿童上呼吸道链球菌感染后，并常具有自限性，在初次发作后 6 ～ 16 周逐渐消退。成人包括年老体衰者也可发生本病。IgA 骨髓瘤也可有 HSP 样临床表现[60,61]。发生于成人的 HSP 需注意副肿瘤的可能，因为类似 HSP 的 IgA 血管炎已报道可发生于多种血液系统或实体器官的恶性肿瘤。并发症可出现肾脏受累，甚至需要肾移植。

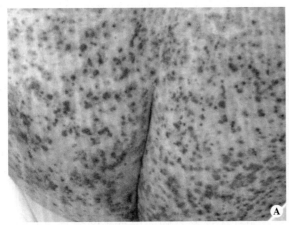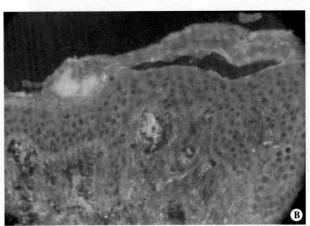

图 8-11　A. 突发的累及臀部和下肢的可触及性紫癜（图片由 Rahat S. Azfur，MD 提供）。B. 直接免疫荧光显示颗粒状免疫球蛋白 A（IgA）于表浅的真皮血管内沉积。此免疫荧光结果是 IgA 血管炎（过敏性紫癜）的诊断特点。其他免疫反应物为阴性或荧光较弱

急性婴儿出血性水肿（acute infantile hemorrhagic edema，AHE）是一种少见的良性皮肤血管炎，常发生于 2 岁以下儿童，有人认为是 HSP 的变异型。AHE 常表现为显著的炎症性水肿、带有靶型或帽徽样瘀斑。近来已报道一例轮状病毒感染所致的 AHE[62]。

发病机制　IgA 和 C3 复合物在皮肤、结缔组织、阴囊、关节、胃肠道和肾脏等多脏器血管壁沉积，引起相关炎症和器官损伤。

组织病理　组织学上，尽管其血管损伤程度较典型 LCV 为轻，但 HSP 不易于与其他白细胞碎裂性血管炎相鉴别。轻型血管损伤常见于荨麻疹性血管炎，临床发现有助于鉴别 HSP 与荨麻疹性血管炎。免疫荧光示毛细血管内 IgA 沉积，临床转归有助于 HSP 诊断（图 8-11）。IgA 相关性血管炎也可发生于 HSP 以外的疾病[60]。有研究试图确定 HSP 的预后相关指标以划分高危患者人群。血清学检测 IgA 纤连蛋白聚合物阳性提示皮肤 LCV 患者肾脏或系统受累的可能性增高[63]。

成人 HSP 患者皮肤活检中嗜酸性粒细胞缺乏者肾脏受累的可能性更大[64]。尽管肾脏损伤与 IgM 沉积并不相关，但严重的白细胞碎裂和血管壁缺乏 IgM 沉积预示着疾病复发的可能[65,66]。

治疗原则　应评估患者是否存在链球菌感染，如存在应给予适当抗生素治疗。所有的患者均应进行肾脏损伤评估，尤其是表现为广泛皮肤血管炎者（皮损超过臀部，扩展至腹部和上肢），肾损伤可发生于最初 HSP 血管炎后数周或数月。由于 HSP 恢复率较高，多数患者不需要治疗，除非有腹部和关节疼痛时可给予非甾体抗炎药。然而，一些具有肾脏损伤或其他系统性血管炎的严重患者，需要使用糖皮质激素、环磷酰胺及静脉注射免疫球蛋白治疗。

荨麻疹性血管炎

临床概要　持久性风团（一般超过 24 小时）伴明显烧灼感而非瘙痒是荨麻疹性血管炎（urticarial vasculitis，UV）的典型临床表现[67-69]。

荨麻疹样皮损消退后常遗留紫癜样改变。UV 常为良性病程，间断发生，持续数月。UV 有时可发生于红斑狼疮并可为其最初临床表现。约 1/3 的 UV 患者其补体降低（低补体性血管炎）（图 8-12），并可出现一些系统性表现，如关节痛和淋巴结肿大，更有可能伴有潜在的系统性红斑狼疮[68]。低补体及抗 C1q 抗体阳性提示可能伴严重系统性疾病。

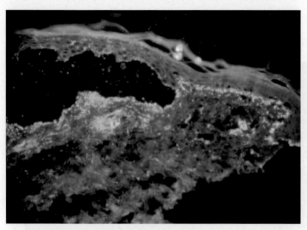

图 8-12　直接免疫荧光显示颗粒状 IgG 在真皮浅层血管沿基底膜带沉积，同时可见血管炎和狼疮样免疫荧光结果为低补体血症性荨麻疹性血管炎的特征

　　发病机制　荨麻疹性血管炎并非一特异性疾病，而是伴血管通透性增高的血管炎性改变。尽管自身免疫性疾病、肿瘤及药物与之相关，但具体原因不明。

　　组织病理　荨麻疹性血管炎的组织学特征为血管周围及间质少量中性粒细胞的浸润，其数量可从轻度充分发展至白细胞碎裂性血管炎（图 8-13）。诊断荨麻疹性血管炎的最少必备条件包括核尘或微血管纤维素样改变，可有或无红细胞外溢。

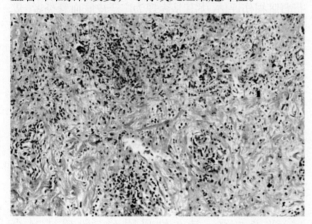

图 8-13　真皮上层和中层血管的中性粒细胞富集性小血管炎伴中性粒细胞间质外渗。此病例来自低补体血症性荨麻疹性血管炎

　　治疗原则　所有 UV 患者均需排除潜在的系统性红斑狼疮。对于不严重的患者，非甾体抗炎药和抗组胺药可能有效，但一些患者存在治疗抵抗。顽固和严重病例需氨苯砜、口服糖皮质激素和细胞毒性药物进行治疗。

冷球蛋白血症和其他伴有副蛋白的小血管性血管炎

　　小血管炎可伴随副蛋白血症即异常血清蛋白[1,70,71]，包括冷球蛋白、冷纤维素原、巨球蛋白和 γ 重链。冷球蛋白是血清免疫球蛋白，当血清温度降低会沉淀，温度升高会再溶解。有三种主要类型的冷球蛋白血症：Ⅰ 型冷球蛋白血症可见单克隆 IgG 或 IgM，常伴有淋巴瘤、白血病、Waldenström 巨球蛋白血症、多发性骨髓瘤或未知的潜在性疾病。Ⅱ 型冷球蛋白血症的冷沉淀物由单克隆和多克隆冷球蛋白组成，其中一种冷球蛋白为其他冷球蛋白的抗体。这类冷球蛋白可成为循环免疫复合物。最常见的组合为 IgG-IgM（图 8-14）。Ⅲ 型冷球蛋白血症中免疫球蛋白是多克隆的。Ⅱ 型和 Ⅲ 型或混合型冷球蛋白血症常见于结缔组织病如红斑狼疮、类风湿关节炎和干燥综合征，或与感染尤其是丙型肝炎病毒感染有关。特发性 Ⅱ 型和 Ⅲ 型冷球蛋白血症也被称为特发性混合型冷球蛋白血症。

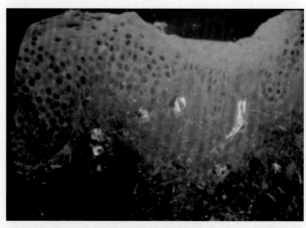

图 8-14　在 Ⅱ 型冷球蛋白血症患者直接免疫荧光显示致密的颗粒状 IgM 沉积于浅层小血管内。此标本也显示在同一血管中伴致密的颗粒状 C3 沉积

　　临床上，冷球蛋白血症患者皮损表现为慢性可触及性紫癜、荨麻疹样皮损、网状青斑、结节

性多动脉炎样皮损、小腿溃疡、裂纹状出血、掌红斑、手足发绀及肢端坏疽。雷诺现象常见。系统表现包括关节痛、肝脾大、淋巴结肿大和肾小球肾炎。

组织病理 Ⅰ型冷球蛋白血症中无定型物质（沉淀冷球蛋白）沉积于内皮细胞下方及整个血管壁和管腔中，形成血栓样外观（图 8-15）。这些沉淀物经 HE 染色呈粉红色，PAS 染色为亮红色，不同于纤维素样物质 PAS 染色略淡。一些毛细血管内充满红细胞，并见广泛的红细胞外溢。不同于混合型冷球蛋白血症中所见的典型的白细胞碎裂性血管炎，本病炎症细胞浸润少见（图 8-16）。血管壁内及管腔内 PAS 染色阳性的冷球蛋白沉淀物也可见于混合型冷球蛋白血症，但较Ⅰ型冷球蛋白血症少见。

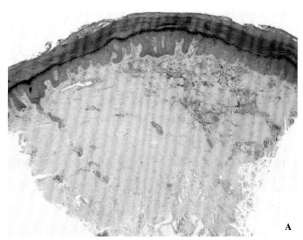
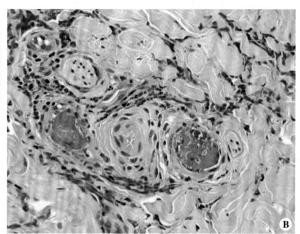

图 8-15 冷球蛋白血症
A. 真皮网状层血管包含鲜明的嗜伊红物质；B. 本病例中的沉积物与血管壁的损伤基本无关

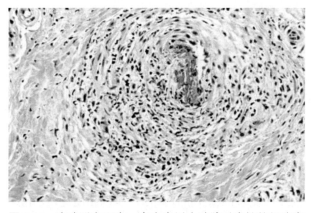

图 8-16 冷球蛋白血症：真皮中层小动脉示中性粒细胞富集性血管炎，继发于丙型肝炎相关性Ⅱ型冷球蛋白血症

其他具有白细胞碎裂性血管炎组织特征的小血管炎可见于 Waldenström 高球蛋白血症（高球蛋白性紫癜）和 Schnitzler 综合征，后者表现为慢性荨麻疹和巨球蛋白血症（常为单克隆 IgM）及其他副蛋白血症。

血清病

本病发生于初次抗原暴露后 7～10 天或再次暴露后 2～4 天，症状表现为麻疹样、荨麻疹样皮损、发热及淋巴结肿大。抗原可以是药物、节肢动物叮咬、之前有过的感染或用于治疗的血清球蛋白[72]。血清病常为自限性。血清病所致的白细胞碎裂性血管炎没有特定的组织学特征。

结缔组织病

类风湿关节炎、红斑狼疮和其他结缔组织病可发展为白细胞碎裂性血管炎[73-76]。系统性红斑狼疮患者可出现狼疮非特异性皮损，伴中性粒细胞及淋巴细胞浸润为主的血管炎。白细胞碎裂性血管炎也可发生于抗磷脂抗体综合征患者中[77]。临床和血清学检查对判读上述疾病中的皮肤表现非常关键。

自身免疫性疾病

原发性干燥综合征与结缔组织病并不相关，但除表现为眼和腺体受累外，还可出现紫癜[1]。组织学特征常为白细胞碎裂性血管炎或淋巴细胞性血管炎。

ANCA 相关性血管炎

之前已对伴 ANCA 的微免疫性血管炎进行了讨论。MPA、GPA 和 EGPA 可能均与皮肤白细胞碎裂性血管炎相关。

药物诱导的血管炎

对药物的高敏反应也可致白细胞碎裂性血管炎[1,4]。青霉素、噻嗪类利尿剂和磺胺类药是诱发白细胞碎裂性血管炎的最常见药物。其他一些药物包括丙硫氧嘧啶[78]、利福平、吡嗪酰胺[79]，以及近来发现的表皮生长因子受体抑制剂[80]。可引起血管炎的药物很多，正逐年增加。药物也可引起脓疱性血管炎。近来，和非药物诱导的 LCV 相比，组织中嗜酸性粒细胞增多（5.2/10HPF vs 1.05/10HPF）提示药物诱导的 LCV[81]。

副肿瘤性血管炎

一大类血管炎性改变与肿瘤相关[82,83]。60 例伴有肿瘤相关性血管炎的患者表现为以下形式：LCV 为 45%，PAN 为 36.7%，GPA 为 6.7%，MPA 为 5% 及 HSP 为 5%。患者中肿瘤分布如下：63.1% 为血液系统肿瘤（其中 32.3% 为骨髓异常增生综合征，另 29.2% 为淋巴瘤），其余 36.9% 为实体肿瘤。常见合并症为合并毛细胞白血病的 PAN 及伴有淋巴组织增生性疾病和一些肿瘤的皮肤小血管炎。

白塞综合征

临床概要　白塞综合征是一多系统疾病，特征性表现为口腔阿弗他溃疡及至少符合以下 2 项标准：生殖器溃疡、滑膜炎、后葡萄膜炎、皮肤脓疱性血管炎和脑膜脑炎[84,85]。这种 HLA-B51 相关疾病常见于中东国家和日本，但北欧国家和美国少见。本病介于血管炎和中性粒细胞性皮病间。白塞综合征具有异质性，其独立表型可呈家族性发病[86]。与之对应的是其临床表现极其多变，血

管受累程度轻重不等，可为活动性炎症性皮损、动脉瘤、动静脉阻塞或静脉曲张。

发病机制　白塞综合征的病因尚不清楚。血管损伤可能为免疫介导，因血管壁可见免疫复合物沉积。中性粒细胞异常及天然免疫失调可能参与本病的发生。然而，皮肤血管炎与其他脏器血管损伤的发生提示最好将白塞综合征归为系统性血管炎[85]。白塞综合征及坏疽性脓皮病中组织破坏所致的针刺反应是一种对微小创伤产生的反应。针刺试验可用于诊断白塞综合征。

组织病理　皮肤黏膜炎症性血管病变依据病程和皮损活动性的不同而具有谱系性组织病理学改变。其包括中性粒细胞性、淋巴细胞性和肉芽肿性血管反应。早期皮损活检特征性表现为中性粒细胞性血管反应，然而也可进展为充分发展的坏死性白细胞碎裂性血管炎。如果中性粒细胞浸润非常致密，则可出现脓疱性血管炎样改变（图 8-9）。

治疗原则　氨苯砜对于某些白塞综合征具有独特的疗效。许多患者需要免疫抑制剂进行治疗，如糖皮质激素和抗 TNF 治疗证实有效。其他药物包括硫唑嘌呤、秋水仙碱和沙利度胺。

局灶性纤维化性小血管炎

持久性隆起性红斑（erythema elevatum diutinum，EED）、面部肉芽肿（granuloma faciale，GF）及一些皮肤炎性假瘤均可出现慢性纤维化伴血管损伤[87,88]。有时也可将其归为中性粒细胞性皮病。此类疾病被推测是对局部持久性免疫复合物沉积的反应或对持续性抗原刺激产生的超敏反应。EED 和 GF 样反应偶可见于不具这类疾病典型表现的其他疾病[87]。

持久性隆起性红斑

临床概要　持久性隆起性红斑（EED）罕见，临床特征是最初为红色至紫色，后期为棕色至黄色的持久性丘疹、结节和斑块[89-91]。典型皮损对称分布于肢端伸侧，初起柔软，后进展为纤维化结节。

组织病理　EED 的早期可见非特异性白细胞

碎裂性血管炎。后期可有肉芽组织和纤维化形成，伴以中性粒细胞为主的混合细胞浸润。偶见肉芽肿形成[92]。毛细血管显示纤维素样物质沉积或仅有纤维增厚。充分发展的 EED 与中性粒细胞性皮病、白塞综合征或中性粒细胞性药物反应很难鉴别。面部肉芽肿与 EED 也很相似，但其在临床上发生于面部，真皮乳头浅层无浸润带，除中性粒细胞外伴显著的嗜酸性粒细胞和浆细胞浸润。偶有病例显示真皮乳头顶端有中性粒细胞性微脓肿，提示疱疹样皮炎[90]。在一些陈旧性纤维化性 EED 皮损中，梭形细胞和胶原束与皮肤表面平行并整齐排布，而毛细血管垂直分布，类似于瘢痕。脂质成分显示为胆固醇裂隙。晚期皮损需连续切片方可显示血管损害。这些 EED 的陈旧性皮损需要与卡波西肉瘤、皮肤纤维瘤及环状肉芽肿相鉴别。因持续的血管损伤所致的中性粒细胞、核尘和纤维素有助于与皮肤纤维瘤或瘢痕相鉴别。EED 不具备卡波西肉瘤的不规则分布、参差不齐的血管间隙，许多 EED 中可见的梭形细胞具有巨噬细胞的免疫组织化学及电镜特征。EED 中因核尘存在引起局部胶原的嗜碱性改变类似于环状肉芽肿中的黏蛋白沉积，但阿新蓝染色阴性。

发病机制　EED 不是一个独立的疾病，更倾向于在单克隆或多克隆丙种球蛋白病背景下发展的一种临床病理反应模式，尤其是 IgA 高球蛋白血症。炎症性肠病、类风湿关节炎和系统性红斑狼疮也可能与 EED 相关。HIV 感染患者也可出现EED，临床表现类似于卡波西肉瘤[91]。

治疗原则　氨苯砜对本病有效。

面部肉芽肿

临床概述　面部肉芽肿（granuloma faciale，GF）表现为一个或数个无症状、柔软的棕红色缓慢扩大的丘疹或斑块，最常发生于老年患者面部。累及上呼吸道的罕见病例也有报道[92]。

发病机制　血管损伤是本病发生的重要机制，直接免疫荧光提示血管内及血管周围主要以 IgG 沉积所致的免疫复合物介导的反应可引起血管损伤。大量的 GF 病例与 IgG4 浆细胞增多有关，尤其是在皮损多发或皮损反复的男性患者中。闭塞性血管炎及席纹状硬化也是 IgG4 相关硬化性疾病的特征，提示一些 GF 病例可能为 IgG4 相关疾病的一种局限型[93,94]。

组织病理　致密的多形核细胞浸润主要存在真皮上半部，也可延伸到真皮下部，偶可延及皮下组织。非常具有特征性的表现为炎性浸润常不累及表皮或毛囊皮脂腺附属器，并由正常胶原束组成的狭长无浸润带将其与无浸润带分隔开来(图 8-17)。毛囊皮脂腺结构相对完整，多形性浸润主要包括中性粒细胞和嗜酸性粒细胞，也可见单个核细胞、浆细胞和肥大细胞。在 GF 中虽存在血管损伤，但较为少见，因此 GF 最好被称为中性粒细胞性血管反应[95]。部分中性粒细胞，尤其是位于毛细血管附近的中性粒细胞核碎裂常见，并形成核尘。血管内或血管壁纤维素样物质沉积常见，偶尔可见出血。陈旧性皮损泡沫细胞和纤维化常见。

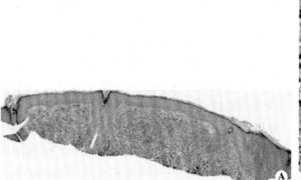
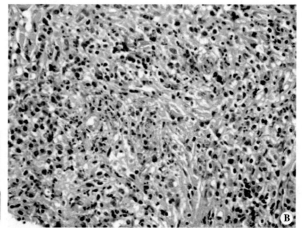

图 8-17　面部肉芽肿

A. 真皮中有细胞性浸润，可见非浸润区或无浸润带与表皮分离；B. 浸润包括大量的中性粒细胞和嗜酸性粒细胞，血管损伤较轻微

鉴别诊断 组织学上 GF 与 EED 具有相当程度的重叠。如前所述的无浸润带，以嗜酸性粒细胞和浆细胞为主的浸润与纤维化的程度有助于鉴别 GF 和 EED。然而，最近的一篇综述认为上述特征无一对鉴别诊断有帮助。仅有肉芽肿性结节为 EED 的特征性改变，但却并不常见[95]。特征性临床表现有助于对其进行鉴别，然而一些不典型病例其临床表现可有重叠。其他中性粒细胞性皮病可通过临床表现和缺乏无浸润带与 GF 相鉴别。仅有白细胞碎裂性血管炎不应见于 GF。在痤疮样皮损和毛囊炎中，毛囊皮脂腺单位可被炎症细胞浸润和破坏。

治疗原则 多种方案可用于去除或减轻皮损表现，包括皮损内注射糖皮质激素、激光、皮肤磨削术、冷冻和外科切除。有少量报道称部分患者对氨苯砜、秋水仙碱或抗疟药治疗有效。

嗜中性皮病

病理医师偶尔会遇到病变主要由中性粒细胞浸润组成，有时甚至伴有白细胞碎裂。其中超过 1/3 的病例可伴不同程度的血管损伤[84]。微血管损伤可能继发于致密的中性粒细胞浸润；血管损伤程度尚不足以引起坏死性血管炎，即缺乏纤维素性坏死。这类组织病理改变偶见于血管炎的早期损害。然而，许多以中性细粒细胞浸润为特点的临床疾病很少发展为坏死性血管炎，因此需要与真正的血管炎相鉴别。这些疾病被划分为嗜中性皮病，其特征为①中性粒细胞浸润为组织学表现；②特殊染色和培养下检测不到病原微生物；③系统使用激素治疗后症状改善[96,97]。这类疾病中可观察到血管损伤，但仍不清楚血管损伤是否为其致病因素或仅仅只是一种附带现象。患者中存在疾病的伴发提示这些疾病具有类似的诱发因素。最近的观点提示这类疾病中部分可被归为与天然免疫系统功能异常相关的自身炎症性疾病[99]。

急性发热性嗜中性皮病（经典的 Sweet 综合征和 Sweet 样嗜中性皮病）

临床概要 1964 年 Sweet 教授描述了一种主要特征为急性发热、白细胞增多及红色斑块并伴有中性粒细胞浸润的疾病，并将其命名为"急性发热性嗜中性皮病"[96,97]。典型病例发生于中年女性呼吸道及胃肠道非特异性感染之后。病变主要发生于面部或四肢，较少累及躯干，对类固醇激素有较好反应。虽有大量的中性粒细胞浸润，但皮损为无菌性损害，也可出现水疱和脓疱。也有报道除皮肤以外的部位，如眼、关节、口腔黏膜和内脏系统（肺、肝脏和肾脏）也可受累。许多与嗜中性皮病相关的疾病具有类似 Sweet 综合征的表现（Sweet 样嗜中性皮病）。大约 20% 的病例伴有恶性肿瘤。伴炎症性血管反应的皮疹有时与 Sweet 综合征的损害类似，可见于遗传性周期性发热，后者包括家族性地中海热、高 IgD 综合征和肿瘤坏死因子受体相关性周期性综合征[98]。

发病机制 Sweet 综合征的发病机制不明，但免疫复合物性血管炎、T 细胞活化异常及中性粒细胞功能异常可能与其发病有关。然而，这些都缺乏实验数据的支持。Sweet 综合征中所见的血管改变可能继发于活化的中性粒细胞的大量渗出。Sweet 综合征直接免疫荧光检查常为阴性[96]。

组织病理 典型改变为真皮乳头血管周围中性粒细胞为主的致密带状浸润（图 8-18）。一些中性粒细胞表现为核碎裂（白细胞破碎）。此外，尚可见散在的淋巴细胞、组织细胞，偶可见嗜酸性粒细胞浸润。浸润程度不等，可能仅见于小部分病例中。血管扩张和内皮细胞肿胀伴有中度红细胞的外渗和真皮浅层高度水肿为其特点。在一些病例中可致表皮下水疱形成。广泛的血管损害并非 Sweet 综合征的特点。组织病理表现因病变不同时期而异。晚期主要以淋巴细胞和组织细胞为主。Sweet 样嗜中性皮病的组织病理表现与其相似，但偶可有完全不同的组织病理表现。例如，可表现为皮下深层局限性化脓性脂膜炎。仅根据 Sweet 综合征的组织浸润特征不足以排除感染。因此，为了明确中性粒细胞浸润的原因，需要通过培养和特殊染色以排除感染因素。偶尔，小叶状或更为少见的分隔状表皮下中性粒细胞浸润伴少量真皮浸润，也可出现在和 Sweet 综合征同样的临床背景下。这种浸润被称为皮下 Sweet 综合征或嗜中性脂膜炎[100]。一些 Sweet 综合征的皮损主要以组织细胞样细胞浸润为组织学特征，而这些组织细胞样细胞实际为未成熟的髓样细胞。此变异型被称为组织细胞样 Sweet 综合征，可能被误诊为皮肤白血病或组织病理表现为组织细胞排列于真皮胶原间隙内的其他炎症性皮肤病[101]。

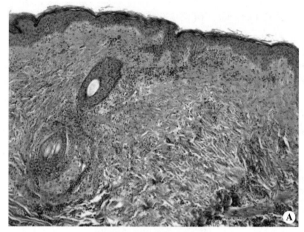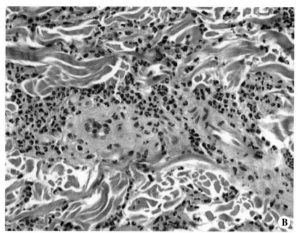

图 8-18　Sweet 综合征
A. 真皮上部可见致密炎症细胞浸润，主要由中性粒细胞组成，无白细胞碎裂。本例中真皮水肿不明显。B. 血管损伤较轻

治疗原则　口服糖皮质激素为治疗的金标准。其他药物如碘化钾、秋水仙碱、多西环素、氯法齐明、环孢素和氨苯砜同样有效。

肠道疾病相关性皮肤病关节炎综合征

肠道疾病相关性皮肤病关节炎综合征最初是在患者空回肠旁路手术之后被描述的。然而，随后此综合征的谱系逐渐扩展，包括典型的皮肤损害和相关性肠道疾病[1]。患者可能有炎症性肠病或消化性溃疡手术后的一个盲襻。

临床概要　皮损初起为紫色基底上小的斑疹，逐渐发展成丘疹及脓疱。进展过程常发生于两天之内。典型皮损大小为 0.5 ～ 1.5cm。皮损特征性分布于身体上部，尤其是上臂，而腿部少见。皮损常群集且偶发（1 ～ 2 周），趋向于数月内反复。病程中可伴发热、肌痛和关节痛。

发病机制　可能的病因为过度增殖的肠道细菌产生的抗原引发免疫复合物介导血管损伤。细菌的聚糖肽抗原，特别是 A 组链球菌，被认为与该病有关[102]。

组织病理　组织病理学改变通常为中性粒细胞性血管反应，很少或没有 Sweet 综合征和其他嗜中性皮病所发现的血管损伤。然而明显的坏死性小血管炎偶尔可见。在充分发展的病变中，中性粒细胞浸润和真皮乳头水肿可能会非常明显，甚至可见表皮下脓疱的形成。如果同时观察到血管损伤，则称为脓疱性血管炎。

治疗原则　口服抗生素和糖皮质激素对本病有帮助，同时可采用手术修复来改善肠道功能。

坏疽性脓皮病

坏疽性脓皮病（pyoderma gangrenosum，PG）被同时列入本章和第 16 章中，因为一些作者的观点认为坏疽性脓皮病的临床病理表现属于嗜中性皮肤疾病的谱系[1]。和其他嗜中性皮病一样，必须排除感染才能做出正确的诊断。

临床概要　PG 有多种临床表型：溃疡型坏疽性脓皮病具潜行性的边缘；脓疱型坏疽性脓皮病可有散在和疼痛性脓疱。疼痛性大疱可发展为浅表性的溃疡；增殖型坏疽性脓皮病常为无菌性溃疡伴非潜行性外生性边缘（图 8-19A）[103]。典型的皮损初起为小的触痛性丘脓疱疹或毛囊炎，最终发展为溃疡。充分进展期的皮损边缘明显隆起，基底潜行呈暗紫色。组织破坏可能因小的外伤所致，称为针刺反应，后者最初为临床术语。虽然针刺反应仅见于 20% ～ 30% 的患者，但针刺反应阴性不能排除坏疽性脓皮病，无论其结果如何，临床医师均应进行诊断性活检排除类似坏疽性脓皮病的其他疾病。

发病机制　确切的发病机制尚不清楚。此外，和大多数嗜中性皮病一样，坏疽性脓皮病可能只是作为一种独立的皮肤现象，也可能为多种系统疾病过程中相关的皮肤表现，如炎症性肠病、结缔组织病和淋巴组织细胞增生性疾病。

组织病理　组织病理改变常为非特异性，其诊断主要根据临床表现。大多数学者研究报道早期病变主要为中性粒细胞的浸润，常累及毛囊结构[104]。然而，另一部分学者则认为皮损初期以淋巴细胞反应为主[105]。可无血管损伤直至出现纤维素性坏死。在大多数活检的病变中中性粒细胞浸润可伴部分有限的血管损伤。可见完全性的血管炎，推测其可能参与坏疽性脓皮病的发生。局灶性血管炎常见于充分进展的皮损，但也可继发于炎症性疾病。PG 浸润程度比经典的 Sweet 综合征更深且更广泛。PG 也可表现为脓疱性血管炎。完全进展期的病变表现为溃疡、坏死和混合性炎症细胞的浸润（图 8-19）。真皮网状层和皮下组织的受累主要表现为单核细胞浸润和肉芽肿性炎性反应。

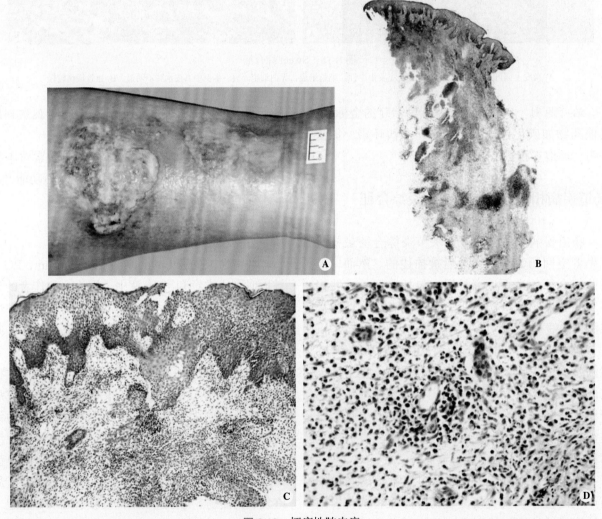

图 8-19　坏疽性脓皮病

A. 浅表性溃疡，中央有脓性分泌物，周围隆起伴轻度潜行性边缘（图片由 Adam Rubin 提供）。B. 钻取溃疡边缘的组织病理检查显示真皮层至脂膜层的混合性炎症浸润。较典型 Sweet 综合征浸润更深，范围更广。C. 溃疡边缘真皮层混合性炎症浸润伴表皮海绵水肿。D. 中性粒细胞和淋巴细胞围绕血管周围，但无明显血管炎改变

治疗原则　治疗上可系统使用糖皮质激素、环孢素或英夫利昔单抗。有文献报道称其他多种治疗药物，如具抗炎作用的抗生素甚至替代的免疫抑制剂对治疗有效。局部治疗包括皮损内注射糖皮质激素，局部外用强效糖皮质激素、氨苯砜或他克莫司。适当的伤口护理也是治疗必不可少的部分。因手术清创或外伤可使病变加重，并不推荐手术清创。

淋巴细胞性小血管炎

如有充足证据证实血管损伤伴淋巴细胞为主的炎性浸润，则在组织学上可诊断为淋巴细胞性血管炎（图 8-20）。由于血管损伤常较轻微，

因此皮肤病理学家对许多这类病例中"血管炎"的提法是否合适仍存在争议[106]。如果炎症浸润和血管壁的纤维素性坏死并存，血管炎的证据是无可争辩的。然而，在大多数淋巴细胞性血管炎中这些典型的血管炎表现很少或仅仅只是局部可见。

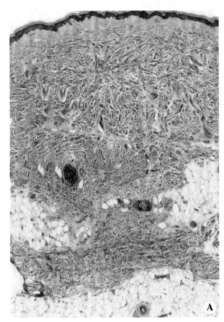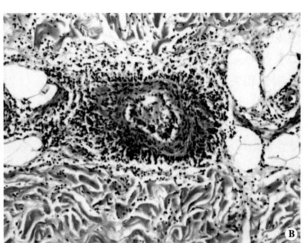

图 8-20　淋巴细胞性血管炎
A. 真皮网状层小血管周围炎症细胞浸润；B. 浸润以淋巴细胞为主，伴血管壁损伤

常见淋巴细胞性血管炎的疾病列于表 8-7 中。淋巴细胞性血管炎也见于其他白细胞碎裂性血管炎或肉芽肿性血管炎的一个阶段，甚或可能是非炎症性疾病过程中血管病的一种表现（如白色萎缩）。

淋巴瘤样血管炎和血管反应

当淋巴细胞性血管炎或淋巴细胞性血管反应伴显著异型性的淋巴样细胞时，可将其命名为淋巴瘤样血管炎和淋巴瘤样血管反应（表 8-8）。

表 8-7　淋巴细胞性血管炎和淋巴细胞血管反应的鉴别诊断
节肢动物叮咬
药物导致或其他过敏反应
感染相关性反应（如病毒）
结缔组织病
白塞综合征
紫癜性皮炎
急性苔藓样痘疮样糠疹 / 慢性苔藓样糠疹 / 淋巴瘤样丘疹病
皮肤淋巴瘤
自身免疫性疾病
冻疮
多形性日光疹
白色萎缩
寄生虫（如疥疮）

表 8-8　淋巴瘤样血管炎和淋巴细胞血管反应的鉴别诊断
T 淋巴细胞增生性疾病
外周 T 细胞淋巴瘤
血管中心性 T 细胞淋巴瘤
淋巴瘤样丘疹病
淋巴瘤样肉芽肿
血管免疫母细胞性淋巴结病
色素性紫癜性苔藓样疹
淋巴瘤样药疹
淋巴瘤样接触性皮炎
结缔组织病
病毒感染性疾病
严重过敏反应
节肢动物叮咬
疥疮感染

虽然在一些淋巴细胞性血管反应中可能出现不同程度的淋巴样细胞核不规则，它可能是淋巴细胞活化期的一种反应，但异型核淋巴细胞通常见于淋巴瘤样丘疹病和一些病毒感染。鉴别诊断包括皮肤淋巴瘤中的血管损害，如血管中心性T细胞淋巴瘤和其他淋巴瘤[107]。

色素性紫癜性皮病

以往，慢性色素性紫癜被分为四种亚型：Majocchi毛细血管扩张性环状紫癜、Schamberg进行性色素性皮病、Gougerot和Blum色素性紫癜性皮病（PPD）及Doucas和Kapetanakis湿疹样紫癜。它们常密切相关且在临床和组织学上常难以鉴别[108]。实际上进一步分类常没有必要。金黄色苔藓是一种密切相关的局限型。"色素性紫癜性皮炎""慢性紫癜样皮炎"和"慢性色素性紫癜"被用作描述本病的谱系表现。

临床概要 初发皮损主要为散在的瘀点，逐渐出现因毛细血管扩张所致的血管扩张性斑点，含铁血黄素沉积导致色素沉着。一些病例主要表现为毛细血管扩张性环状紫癜（Majocchi病）。另一些则主要表现为色素沉着（Schamberg病）。在Majocchi病中皮损形态常不规则，主要出现在下肢。部分病例表现为类似于静脉淤积所致的皮肤改变。炎症性临床表现也并不少见，如红斑、丘疹和鳞屑（Gougerot-Blum病）或丘疹、鳞屑和苔藓样变（湿疹样紫癜）。病变通常局限于下肢，也可泛发，可有轻度瘙痒，常不伴系统性症状。金黄色苔藓为PPD的一种局限性变异型，多为好发于腿部的单个或数个斑块[109]。斑块由密集排列的铁锈色、古铜色或橘色扁平丘疹组成。在某些病例中，斑块中可见瘀点。金黄色苔藓好发于男性，40岁左右高发。其皮疹通常持续存在，主要发生于下肢，但其他部位也可出现。

发病机制 色素性紫癜性皮病的病因不明，可能与多种因素有关。一些慢性紫癜性皮炎的患者可能与药物过敏反应有关。然而，大多数患者的病因不明。淤积性改变见于某些PPD患者，提示可能与静脉功能不全有关[105]。一些患者的皮疹具有PPD的临床和组织学表现，与后续发展为T细胞淋巴组织增生性疾病有关。因此，某些PPD可能为T细胞淋巴组织增生性疾病的最初表现[110,111]。

组织病理 基本病变为局限于真皮乳头的血管周围淋巴细胞浸润（图8-21）。表皮的病理变化包括轻度棘层肥厚和基底层的空泡变性。真皮浸润模式也可不同。例如，浸润可呈带状或苔藓样，尤其是Gougerot-Blum苔藓样型，血管周围的浸润可能累及到真皮网状层。当有血管损伤存在时可称为淋巴细胞性血管病、血管炎或者毛细血管炎。然而血管损伤的程度通常较轻，不足以界定为真正的"血管炎"。血管损伤仅仅由内皮细胞肿胀和真皮出血组成。毛细血管周围可见红细胞外溢和少量含铁血黄素的沉积。然而，血管壁很少有纤维蛋白样物质的沉积。在一些病例中，特别是在一些Gougerot和Blum色素性紫癜性苔藓样皮炎及Doucas和Kapetanakis湿疹样紫癜的患者中，浸润可侵及表皮的同时伴轻度海绵水肿和片状角化不全。浸润常出现于血管周围和间隙及血管之间的真皮乳头。

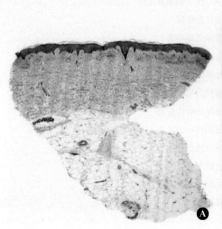

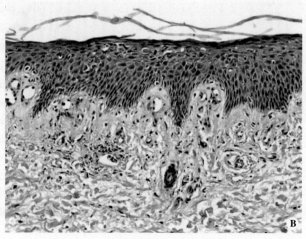

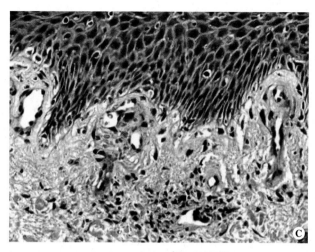

图 8-21　色素性紫癜性皮病

A.真皮乳头毛细血管，如小静脉丛附近可见中度炎症细胞浸润。B.表皮可见海绵水肿和散在的凋亡细胞。一些小静脉附近可见红细胞外溢。C.血管壁增厚，无血管炎表现。含铁血黄素在本例中不明显

在陈旧性皮损中常可见毛细血管管腔扩张和内皮细胞增生。此时红细胞外溢不常见，但常有数量不等的含铁血黄素沉积。和早期病变相比，其炎症浸润常不明显。

金黄色苔藓的真皮浅层可见致密淋巴组织细胞浸润，呈特征性的带状分布，同时常伴有真皮毛细血管数量增加。表皮内可见单个核细胞。吞噬含铁血黄素的巨噬细胞散在分布（图 8-22）。胶样小体或基底细胞空泡变性罕见或缺乏有助于将其与苔藓样皮肤病，如扁平苔藓或线状苔藓相鉴别。

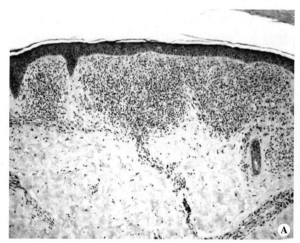
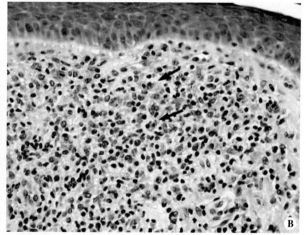

图 8-22　金黄色苔藓

A.真皮乳头致密的苔藓样浸润；B.吞噬含铁血黄素的巨噬细胞（箭头所示），临床上皮损表现为金黄色外观

色素性紫癜可罕见地表现为伴有红细胞外渗、噬黑素细胞及血管增生的肉芽肿性皮炎[110]。

鉴别诊断　色素性紫癜性皮病与淤积性皮炎相似，两者均存在炎症性反应、毛细血管扩张、红细胞外溢及含铁血黄素的沉积。然而，在淤积性皮炎中，疾病可侵及真皮更深层，常可见更为显著的表皮改变和真皮纤维化。血管内红细胞的聚集和一些纤维蛋白沉积也可见于淤积性皮炎，提示血流缓慢。如前所述，色素性紫癜性皮病的组织学表现可以类似或可能就是异常性 T 细胞病变的表现。因此，在一些色素性紫癜性皮病患者中可能具有 T 细胞克隆性增生的证据，但缺乏其他 T 细胞淋巴瘤的诊断标准。仔细评估皮损的亲表皮现象和异型性淋巴细胞，并将临床和病理改变较好地结合起来（这点尤为重要），有助于做出正确的诊断。然而，对于可疑或模棱两可的皮损需对其进行监测，同时可能需要对其发展为皮肤 T 细胞淋巴瘤的可能性做进一步评估。

治疗原则 以对症治疗为主。对于瘙痒的患者可以局部外用类固醇激素和抗组胺药。在一些情况下通过局部加压及光疗也许对防止下肢水肿有效。

血管病变反应和假性血管炎

如表 8-9 中定义，血管病反应是指组织病理表现为无血管炎的血管损伤。如前所述，假性血管炎被用于描述类似于血管炎或具有某些血管炎特征的一组紧密相关的疾病。血管病变反应（和假性血管炎）可能和以下情况相关：①凝血障碍；②血管壁的病理改变；③栓子现象；④周围血管结缔组织的结构缺陷；⑤混合有其他疾病，包括药物诱发的血管痉挛和反复的血管损伤。

表 8-9 血管病反应和假性血管炎

机制	背景
凝血病	特发性血小板减少性紫癜
	凝血因子缺陷（如蛋白 C 和蛋白 S 缺陷）
	抗磷脂抗体综合征
	血栓性血小板减少性紫癜
	香豆素 / 华法林诱发的皮肤坏死
	肝素诱发的皮肤坏死
	钙化防御
	暴发性紫癜
	弥散性血管内凝血
	单克隆丙种球蛋白病
	镰刀细胞病
	青斑性血管病

续表

机制	背景
血管壁病理学改变	钙化防御
	原发性高草酸盐尿
	糖尿病
	淀粉样变
	卟啉病
	放射性血管病
栓子现象	胆固醇栓塞
	心房黏液瘤
周围血管结缔组织结构缺陷	日光性 / 老年性紫癜
	坏血病
血管痉挛	麦角碱衍生物
	可卡因
	甲基苯丙胺
反复性血管创伤	小鱼际锤击综合征

凝血病和血管血栓形成

任何凝血病都可能伴随血管病性改变。血管损伤程度多变。血管损伤可能出现在血小板数目改变的情况下，如特发性血小板减少性紫癜、凝血因子的缺乏（遗传性或获得性蛋白 C 和蛋白 S 缺乏）、结缔组织病相关凝血病（狼疮抗凝物、抗磷脂抗体综合征；图 8-23）、血小板性血栓形成和肝素诱导的皮肤坏死。广泛性血管损伤伴血栓物质引起的管腔闭塞可出现在香豆素 / 华法林诱导的皮肤坏死、血小板减少性紫癜和弥散性血管内凝血，尤其是在暴发性紫癜时[112]。

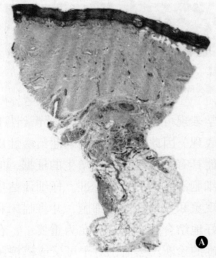
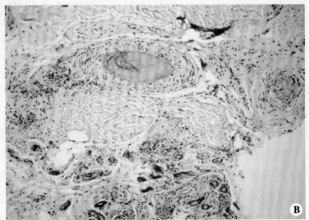

图 8-23 抗磷脂综合征

A. 真皮深层一血管内包含嗜酸性纤维蛋白性血栓。此时受累血管通常更表浅。B. 血栓与血管壁炎症反应无关。其他邻近的小血管同样受累

临床概要　轻型者临床表现较轻，仅可见瘀点。重型者可出现大面积的瘀斑，特征性地分布于四肢。瘀斑上可见大的血疱，部分瘀斑区域可出现坏死。在可触及性斑块上出现的网状紫癜（一种青斑样皮肤出血）是抗磷脂抗体综合征、肝素诱发的皮肤坏死、香豆素/华法林诱发的皮肤坏死和钙化防御的特征性表现[113]。

组织病理　对于任何一种特殊的疾病来说组织病理特征都是非特异性的。轻型凝血病，组织学仅表现为真皮出血，即红细胞外溢于血管周围结缔组织。随着疾病严重程度的加重，可见血管内纤维素性血栓（图 8-23）。重型凝血病（如血栓性血小板减少性紫癜、香豆素性坏死和暴发性紫癜），血栓性血管闭塞可导致出血性梗死、表皮和真皮的坏死或表皮下大疱形成。在重型系统性血管内凝血中，内脏器官也可能表现为广泛性小血管内血栓形成和出血性坏死。

钙化防御病

钙化防御病或钙化性尿毒症性小动脉病是肾衰竭少见的并发症，通常合并继发性或三发性甲状旁腺功能亢进。糖尿病、女性和营养状况差等为可能的危险因素。

临床概要　疼痛性紫色浸润性损害常出现在躯干和四肢网状青斑的区域，快速进展形成大疱、溃疡、焦痂和坏疽。即使用积极的甲状旁腺切除术治疗，本病愈后极差，尤其对于向心性损害[114]。坏死或坏疽性组织的感染可发展为暴发性败血症。

发病机制　在钙化防御病中钙化、血栓形成和缺血性坏死之间的关系尚不明确。虽然血管钙化在尿毒症患者中常见，但钙化防御病却很罕见。钙磷产物升高伴随边界不清的沉积或其他一些激发因素被推测是皮肤组织中钙沉积的必要条件。然而，可能的敏感性因素很多，而且钙和磷产物水平可能在正常范围内。高凝状态的发展可能为本病的另一重要发病机制，但并非所有病例中均会出现[115-117]。最后，钙化防御病可以出现类似血管炎的临床表现[118,119]。

组织病理　最主要的组织病理学表现：①软组织和小血管钙化（von Kossa 染色和茜素红染色可提高钙沉积的检出率）；②非特异性小血管内膜增生，常导致管腔狭窄；③可变的纤维素性血栓；④频发的皮肤和皮下缺血性坏死（图 8-24）。偶尔，小汗腺周围的钙沉积对钙化防御病具有高度特异性，可为标本中钙盐沉积的唯一形式[115]。这个过程中受累的小血管常不能确认是动脉还是静脉。尚可见针对钙物质的异物巨细胞反应和富集中性粒细胞的混合性炎症细胞浸润。

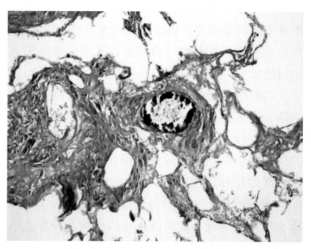

图 8-24　钙化防御病：脂膜层中小血管中膜钙化，伴内膜纤细的纤维素性增生，也可见间质钙沉积

皮肤的钙沉积见于多种疾病，特别是皮肤的钙质沉着症和转移性钙化。钙质沉着通常缺乏显著的血管受累。其他结晶体所致的炎症性疾病如痛风、假性痛风或草酸过多症都与对结晶体沉积及包绕的纤维化产生的巨细胞反应有关，可能类似于钙化防御病。组织病理学上，胰腺性脂膜炎可能提示钙化防御病。然而，多形性浸润和鬼影细胞见于脂膜炎，而在钙化防御病中缺乏[116]。如果取样误差所致钙化防御病的组织学检查缺乏显著的钙沉积则可能只会考虑为缺血性损伤或类似的凝血障碍。

治疗原则　一旦钙质沉积，钙化防御病的皮损就会持续。通过使用磷酸盐结合剂、透析、可能的化学性甲状旁腺激素控制或甲状旁腺切除术来适当控制血清钙磷平衡，阻止钙质的进一步沉积是非常重要的。硫代硫酸钠可释放血管和组织中的钙，可能对本病有益。一些学者报道可使用溶栓剂，但可显著增加出血风险。可酌情考虑使用高压氧、外科清创术及调整可引起本病的系统性用药。适当的伤口护理是必要的，同时患者应监控感染指征。避免额外的皮肤外伤也同样重要。

血管壁的病理改变，包括代谢性血管病

血管病也可能发生于代谢疾病。例如，糖尿病、淀粉样变或卟啉病中内源性物质的沉积都可能导致血管脆性增加。可见血管受损引起的供区皮肤的出血和缺血性损害。前面提及疾病的血管的基本组织学改变是真皮乳头内无定型物质沉积。这些疾病的组织病理学改变将在本书其他章节详细讨论。

动脉粥样硬化是目前最常见的血管病类型。然而，动脉粥样硬化主要是内脏器官供血大血管的病变，故在此不再详述。其皮肤改变罕见，多为外周局部缺血的继发性表现。管腔闭塞可以导致内膜增厚和脂质沉积、叠加的血栓形成或不常见的胆固醇栓子。因胆固醇微栓子可引起类似血管炎的皮肤表现，此将在下一段中对此现象进行详述。

栓子现象

微栓子可能参与败血症性血管炎的病理发生。正如之前的讨论，相关的表现与心内膜炎相关。另一重要例子为严重动脉粥样硬化性大血管中胆固醇碎片形成的肢体末端栓塞。

皮肤胆固醇栓塞

临床概要　皮肤表现常见，常累及下肢。其包括网状青斑、蓝趾综合征、紫色变、脚趾坏疽和腿部小的疼痛性溃疡。偶尔也会出现一些结节或坚硬性丘疹。若典型的临床特征表现为充分的末梢搏动，则提示引起局部缺血是小动脉而非动脉。

发病机制　胆固醇结晶栓塞通常发生于伴显著动脉粥样硬化的老年人[120,121]。粥样硬化性斑块物质可自发性破裂或脱落。然而，更常见的是由于一些损伤性的过程，如置入动脉导管所致的斑块物质的脱落。微栓子或胆固醇结晶导致特征性缺血性改变。

组织病理　胆固醇栓子在小血管管腔内呈针状裂隙。血管内裂隙是胆固醇结晶溶解的结果，可为一个或多个，常伴无定型嗜酸性物质、巨噬细胞或异物巨细胞反应。陈旧性皮损血管壁内膜纤维化且管腔闭塞。许多病例仅可见纤维素性血栓。经常需要对较深的组织进行病理活检并对活检组织进行多处切片才可显示分布局限且难以发现的栓子。常规制备的标本中很难观察到胆固醇沉积；有报道称冰冻组织可保存胆固醇结晶，如果存在结晶，其在偏振光显微镜中呈双折光性。

治疗原则　此现象不可逆。治疗主要为控制症状和并发症。支持治疗必不可少。本病治疗药物较少且缺乏对照试验。他汀类药物可改善病情，也有报道显示可减少继发于胆固醇栓塞的肾衰竭患者的透析频率。

结缔组织缺陷所致的血管病

血管周围结缔组织结构缺陷可导致血管脆性增加而引发真皮出血，常为老年性紫癜和坏血病出血的原因。

组织病理　老年性紫癜时，红细胞外溢常发生于萎缩性皮肤，可伴日光性弹力组织变性，其毛细血管外观正常。在坏血病中，真皮出血主要发生于毛囊周围，无毛细血管的改变。通常可见吞噬含铁血黄素的巨噬细胞[122]。其他与出血病相关的发现包括毛囊内角质栓和卷曲毛发。

其他与血管病性反应相关的临床表现

网状青斑

临床概要　网状青斑表现为皮肤持续性红蓝色斑纹，网状分布。它不同于大理石样皮肤，皮肤温度升高时皮损也不消退。

发病机制　此疾病是任何原因所致的血液流动缓慢时出现的非特异性的体征。多种不同的系统性或局限性疾病过程中的血管炎和血管病，如感染、白色萎缩、胆固醇栓塞和结缔组织病均与之相关[123]。尚需考虑潜在性凝血病，亦有报道称网状青斑与因子 V 莱顿杂合性突变、抗凝血酶 III 突变和其他遗传性高凝状态有关[124]。然而，

本病通常为特发性且局限于下肢。广泛的网状青斑也被描述为严重的动脉闭塞综合征（Sneddon综合征）的部分表现，常常并发脑血管病变和癫痫[125]。抗磷脂抗体综合征最初可能表现为孤立的网状青斑。

组织病理　红斑区域取材的组织病理标本可能结果正常，然而从白色区域采集的标本可能显示血管壁增厚和血栓所致的管腔闭塞。其他病例中，位于真皮深处的小动脉可见管腔闭塞。血管内红细胞聚集提示血管内低流量状态。

治疗原则　对于继发性网状青斑，治疗基础疾病能够帮助缓解病情。另外，皮肤受累区域的保暖可以减轻症状。

白色萎缩

白色萎缩是一种常见的疾病，通常累及中年或老年女性[126]。本病也被称为青斑样血管炎、季节溃疡性网状青斑或节段性透明性血管炎。

临床概要　通常位于下肢，特别是踝部和足背部。本病开始为紫色的斑疹和丘疹，逐渐发展为小的、复发性疼痛性溃疡。溃疡愈合后遗留白

色萎缩区，因而得名。完全进展期的患者表现为不规则形白色萎缩区，伴周边色素沉着和毛细血管扩张。许多患者伴有相关网状青斑。本病具有季节性，好发于夏季和冬季。

发病机制　白色萎缩的病因不明。晚期病变中观察到的免疫复合物沉积可能为其继发性改变[127]。推测与受累微血管内皮细胞纤维蛋白原发性溶解障碍有关[128]。

组织病理　组织病理表现为非特异性且随皮损不同时期而异。然而，在所有时期都有血管的损伤出现。早期的皮损纤维蛋白样物质可见于血管壁和血管腔内（图 8-25）。同样可见出血性梗死和炎症细胞浸润。在晚期萎缩性皮损中，表皮变薄，真皮硬化，即使有细胞浸润，数量也很少。真皮血管管壁增厚，内膜透明变性。内膜增生和（或）纤维蛋白样物质的出现导致管腔闭塞，也可见栓塞性血管的再通。在部分病例中，真皮浅层的血管显著受累；而在另外一些病例中，主要为真皮中层甚至深层的血管受累。在 29 名连续收入的白色萎缩患者中，6 名表现为坏死性中动脉，并与 PAN 表现一致[34]。

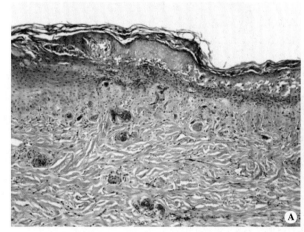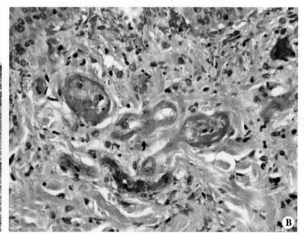

图 8-25　白色萎缩
A. 早期皮损特点为表皮的坏死伴随潜在的血管病变。B. 表皮上部坏死。血管壁增厚，包含纤维素样 / 血栓性物质

治疗原则　尽管糖皮质激素和抗凝药物已被试用于治疗本病，但尚无统一的治疗方案。

Degos 综合征

Degos 综合征最初被描述为具特征性的皮肤表

现（瓷白色丘疹）和反复发作性腹部疼痛，最终常死于肠穿孔的皮肤肠道综合征[129]。

临床概要　此综合征的皮损初起为成群出现的、无症状的、稍凸起的黄红色丘疹，逐渐发展并出现一萎缩性瓷白色中心。皮损主要累及躯干和四肢近端。Degos 选择恶性萎缩性丘疹来命名这

些皮损，用于强调这种皮肤肠道疾病的临床严重性。当时这些皮损被认为是这种罕见性疾病（Degos病）的特征性表现。然而，Degos病存在皮肤局限型表现[130-132]，目前这样的皮损被认为是一种与一系列疾病相关的临床病理反应模式[133]。如果无恶性萎缩性丘疹，类似的皮损也可见于结缔组织病，如红斑狼疮、皮肌炎和进行性系统性硬化，以及白色萎缩和 Creutzfeldt-Jakob 病[134]。

发病机制 Doges 综合征的病因不清楚，可能与凝血障碍、血管炎或黏蛋白沉积有关。然而，尚无证据表明单一因素可导致免疫病的发生。

组织病理 典型的皮损表现为真皮楔形改变，表面被覆萎缩性表皮，可见轻度角化过度。真皮的改变包括明显的坏死。然而，水肿、广泛的黏蛋白沉积和轻微硬化则更为常见（图 8-26）。虽然真皮在很大程度上无炎性细胞浸润，但可见散在的血管周围淋巴细胞浸润。特征性的血管损害常位于"锥形渐进性坏死"的基底部。血管改变可较轻微，表现为内皮细胞肿胀或淋巴细胞性血管炎。然而，更具特征性的表现为血管内纤维素性血栓，提示真皮和表皮的改变为缺血所致。血管的病变常缺乏炎症细胞的浸润。组织病理学表现可能随着病变的进展而变化。早期病变可能有更多的黏蛋白沉积，类似肿胀性狼疮。有报道表明本病与狼疮有显著临床相似性[135]，进而在诊断上容易引起混淆。进展期的病变为硬化性改变，可能提示硬化萎缩性苔藓[130]。

治疗原则 治疗手段较少，主要有抗凝、抗血小板药物和免疫抑制剂。

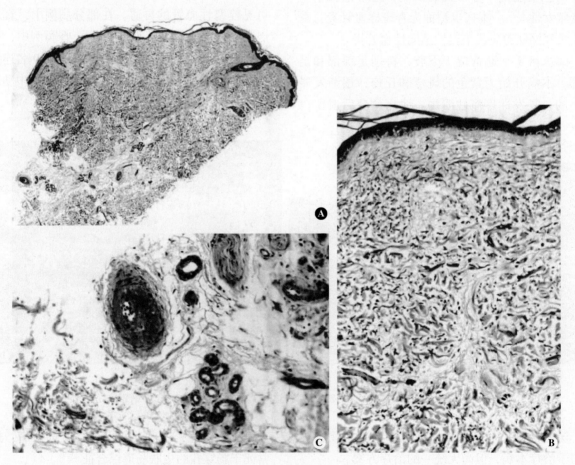

图 8-26 Doges 病：萎缩性表皮覆盖真皮的楔形区（A）伴黏蛋白沉积（B），以及基底部血栓性血管（C）。此例 Doges 病来自 1 位皮肌炎患者

（耿松梅 译，陶 娟 校，吴 琼 刘业强 审）

参考文献

1. Callen JP. Cutaneous vasculitis: relationship to systemic disease and therapy. *Curr Probl Dermatol* 1993;5:45.
2. Fauci AS. The spectrum of vasculitis. *Ann Intern Med* 1978;89:660.
3. Jennette JC, Falk RJ, Andrassy K, et al. Nomenclature of systemic vasculitides: proposal of an international consensus conference. *Arthritis Rheum* 1994;37:187.
4. Jennette JC. Vasculitis affecting the skin. *Arch Dermatol* 1994;130:899.
5. Carlson JA, Ng BT, Chen KR. Cutaneous vasculitis update: diagnostic criteria, classification, epidemiology, etiology, pathogenesis, evaluation and prognosis. *Am J Dermatopathol* 2005;27(6):504–528.
6. Gonzalez-Gay MA, Garcia-Porrua C, Pujol RM. Clinical approach to cutaneous vasculitis. *Curr Opin Rheumatol* 2005;17(1):56–61.
7. Hayat S, Berney SM. Cutaneous vasculitis. *Curr Rheumatol Rep* 2005;7(4):276–280.
8. Russell JP, Gibson LE. Primary cutaneous small vessel vasculitis: approach to diagnosis and treatment. *Int J Dermatol* 2006;45(1):3–13.
9. Carlson JA, Chen KR. Cutaneous vasculitis update: small vessel neutrophilic vasculitis syndromes. *Am J Dermatopathol* 2006;28(6):486–506.
10. Carlson JA, Chen KR. Cutaneous vasculitis update: neutrophilic muscular vessel and eosinophilic, granulomatous, and lymphocytic vasculitis syndromes. *Am J Dermatopathol* 2007;29(1):32–43.
11. Sunderkötter C, Sindrilaru A. Clinical classification of vasculitis. *Eur J Dermatol* 2006;16(2):114–124.
12. Suresh E. Diagnostic approach to patients with suspected vasculitis. *Postgrad Med J* 2006;82(970):483–488.
13. Jennette JC, Falk RJ, Bacon PA, et al. 2012 Revised International Chapel Hill Consensus Conference Nomenclature of Vasculitides. *Arthritis Rheum* 2013;65(1):1–11.
14. Jennette JC, Falk RJ. Diagnostic classification of antineutrophil cytoplasmic autoantibody-associated vasculitides. *Am J Kidney Dis* 1991;16:184.
15. Jennette JC, Falk RJ. Anti-neutrophil cytoplasmic antibodies and associated diseases: a review. *Am J Kidney Dis* 1990;15:517.
16. Goeken J. Antineutrophil cytoplasmic and anti-endothelial cell antibodies: new mechanisms for vasculitis. *Curr Opin Dermatol* 1995;19:75.
17. Sinclair D, Stevens JM. Role of antineutrophil cytoplasmic antibodies and glomerular basement membrane antibodies in the diagnosis and monitoring of systemic vasculitides. *Ann Clin Biochem* 2007;44(Pt 5):432–442.
18. Sais G, Vidaller A. Role of direct immunofluorescence test in cutaneous leukocytoclastic vasculitis. *Int J Dermatol* 2005;44(11):970–971.
19. Baum EW, Sams WM Jr, Payne RR. Giant cell arteritis: a systemic disease with rare cutaneous manifestations. *J Am Acad Dermatol* 1982;6:1081.
20. Landing BH, Larson EJ. Pathologic features of Kawasaki disease (mucocutaneous lymph node syndrome). *Am J Cardiovasc Pathol* 1987;4:75.
21. Pascual-López M, Hernández-Núñez A, Aragüés-Montañés M, et al. Takayasu's disease with cutaneous involvement. *Dermatology* 2004;208(1):10–15.
22. Dourmishev AL, Serafimova DK, Vassileva SG, et al. Segmental ulcerative vasculitis: a cutaneous manifestation of Takayasu's arteritis. *Int Wound J* 2005;2(4):340–345.
23. Font RL, Prabhakaran VC. Histological parameters helpful in recognizing steroid-treated temporal arteritis: an analysis of 35 cases. *Br J Ophthalmol* 2007;91(2):204–209.
24. Chen KR. The misdiagnosis of superficial thrombophlebitis as cutaneous polyarteritis nodosa: features of the internal elastic lamina and the compact concentric muscular layer as diagnostic pitfalls. *Am J Dermatopathol* 2010;32(7):688–693.
25. Yus ES, Simón RS, Requena L. Vein, artery, or arteriole? A decisive question in hypodermal pathology. *Am J Dermatopathol* 2012;34(2):229–232.
26. Luis Rodríguez-Peralto J, Carrillo R, Rosales B, et al. Superficial thrombophlebitis. *Semin Cutan Med Surg* 2007;26(2):71–76.
27. Johnson WC, Wallrich R, Helwig EB. Superficial thrombophlebitis of the chest wall. *JAMA* 1962;180:103.
28. Kumar B, Narang T, Radotra BD, et al. Mondor's disease of penis: a forgotten disease. *Sex Transm Infect* 2005;81(6):480–482.
29. Kussmaul A, Maier K. Ueber eine bisher nicht beschriebene eigenthümliche Arterienerkrankung (Periarteriitis nodosa), die mit Morbus Brightii und rapid fortschreitender allgemeiner Muskellähmung einhergeht. *Dtsch Arch Klin Med* 1866;1:484.
30. Ferrari E. Veber polylarteritis acuta nodosa (sogerannte periarteritis nodosa) und ihre Beziehurgen zur polymyositis and polyneuritis acuta. *Beitr Pathol Anat* 1903;34:350.
31. Diaz-Perez JL, Winkelman RK. Cutaneous periarteritis nodosa. *Arch Dermatol* 1974;110:407–414.
32. Díaz-Pérez JL, De Lagrán ZM, Díaz-Ramón JL, et al. Cutaneous polyarteritis nodosa. *Semin Cutan Med Surg* 2007;26(2):77–86.
33. Rogalski C, Sticherling M. Panarteritis cutanea benigna—an entity limited to the skin or cutaneous presentation of a systemic necrotizing vasculitis? Report of seven cases and review of the literature. *Int J Dermatol* 2007;46(8):817–821.
34. Mimouni D, Ng PP, Rencic A, et al. Cutaneous polyarteritis nodosa in patients presenting with atrophie blanche. *Br J Dermatol* 2003;148(4):789–794.
35. Davson J, Ball J, Platt R. The kidney in periarteritis nodosa. *Q J Med* 1948;17:175.
36. Morgan AJ, Schwartz RA. Cutaneous polyarteritis nodosa: a comprehensive review. *Int J Dermatol* 2010;49(7):750–756.
37. Guillevin L, Lhote F, Amouroux J, et al. Antineutrophil cytoplasmic antibodies, abnormal angiograms and pathological findings in polyarteritis nodosa and Churg-Strauss syndrome: indications for the classification of vasculitides of the polyarteritis nodosa group. *Br J Rheum* 1996;35:958–964.
38. deShazo RD, Levinson AI, Lawless OJ, et al. Systemic vasculitis with co-existent large and small-vessel involvement: a classification dilemma. *JAMA* 1977;238:1940–1942.
39. Modesto A, Keriven O, Dupre-Goudable C, et al. There is no real difference between Wegener's granulomatosis and micropolyarteritis. *Contrib Nephrol* 1991;94:191–194.
40. Niiyama S, Amoh Y, Tomita M, et al. Dermatological manifestations associated with microscopic polyangiitis. *Rheumatol Int* 2008;28:593–595.
41. Kawakami T, Kawanabe T, Saito C, et al. Clinical and histopathologic features of 8 patients with microscopic polyangiitis including two with a slowly progressive clinical course. *J Am Acad Dermatol* 2007;57(5):840–848.
42. Liebow AA, Carrington CB. Hypersensitivity reactions in-

volving the lung. *Trans Stud Coll Physicians Phila* 1966; 34:47.

43. Kallenberg CG, Stegeman CA, Abdulahad WH, et al. Pathogenesis of ANCA-associated vasculitis: new possibilities for intervention. *Am J Kidney Dis* 2013;62(6):1176–1187.

44. Davis MD, Daoud MS, McEvoy MT, et al. Cutaneous manifestations of Churg-Strauss syndrome: a clinicopathologic correlation. *J Am Acad Dermatol* 1997;37:199–203.

45. Finan MC, Winkelman RK. The cutaneous extravascular necrotizing granuloma (Churg-Strauss granuloma) and systemic disease: a review of 27 cases. *Medicine (Baltimore)* 1983;62:142.

46. Chen KR, Sakamoto M, Ikemoto K, et al. Granulomatous arteritis in cutaneous lesions of Churg-Strauss syndrome. *J Cutan Pathol* 2007;34(4):330–337.

47. Goodman GC, Churg J. Wegener's granulomatosis. *Arch Pathol* 1954;58:533.

48. Deremee RA, McDonald TJ, Harrison EG Jr, et al. Wegener's granulomatosis. *Mayo Clin Proc* 1976;51:777.

49. Falk RJ, Gross WL, Guillevin L, et al; American College of Rheumatology; American Society of Nephrology; European League Against Rheumatism. Granulomatosis with polyangiitis (Wegener's): an alternative name for Wegener's granulomatosis. *Arthritis Rheum* 2011;63(4):863–864.

50. Barksdale SK, Hallahan CW, Kerr GS, et al. Cutaneous pathology in Wegener's granulomatosis. *Am J Surg Pathol* 1995;19:161.

51. Fauci AS, Wolff SM. Wegener's granulomatosis: studies in 18 patients and a review of the literature. *Medicine (Baltimore)* 1973;52:535.

52. Comfere NI, Macaron NC, Gibson LE. Cutaneous manifestations of Wegener's granulomatosis: a clinicopathologic study of 17 patients and correlation to antineutrophil cytoplasmic antibody status. *J Cutan Pathol* 2007;34(10):739–747.

53. Tai YJ, Chong AH, Williams RA, et al. Retrospective analysis of adult patients with cutaneous leukocytoclastic vasculitis. *Australas J Dermatol* 2006;47(2):92–96.

54. Al-Mayouf SM, Bahabri S, Majeed M. Cutaneous leukocytoclastic vasculitis associated with mycobacterial and salmonella infection. *Clin Rheumatol* 2007;26(9):1563–1564.

55. Pursley TV, Jacobson RR, Apisarnthanarax P. Lucio's phenomenon. *Arch Dermatol* 1980;116:201–204.

56. Sansonno D, Dammacco F. Hepatitis C virus, cryoglobulinaemia, and vasculitis: immune complex relations. *Lancet Infect Dis* 2005;5(4):227–236.

57. Sanz-Sánchez T, Daudén E, Moreno de Vega MJ, et al. Parvovirus B19 primary infection with vasculitis: DNA identification in cutaneous lesions and sera. *J Eur Acad Dermatol Venereol* 2006;20(5):618–620.

58. Mills JA, Michael BA, Bloch DA, et al. The American College of Rheumatology 1990 criteria for the classification of Henoch-Schönlein purpura. *Arthritis Rheum* 1990;33:1114.

59. Trapani S, Mariotti P, Resti M, et al. Severe hemorrhagic bullous lesions in Henoch Schonlein purpura: three pediatric cases and review of the literature. *Rheumatol Int* 2010;30(10):1355–1359.

60. Birchmore D, Sweeney C, Choudhury D, et al. IgA multiple myeloma presenting as Henoch-Schoenlein purpura/polyarteritis nodosa overlap syndrome. *Arthritis Rheum* 1996; 39:698–703.

61. Magro CM, Crowson AN. A clinical and histologic study of 37 cases of immunoglobulin A-associated vasculitis. *Am J Dermatopathol* 1999;21:234–240.

62. Di Lernia V, Lombardi M, Lo Scocco G. Infantile acute hemorrhagic edema and rotavirus infection. *Pediatr Dermatol* 2004;21(5):548–550.

63. Jennette JC, Wieslander J, Tuttle R, et al. Serum IgA-fibronectin aggregates in patients with IgA nephropathy and Henoch-Schönlein purpura: diagnostic valve and pathogenic implications. The glomerular disease collaborative network. *Am J Kidney Dis* 1991;18:466.

64. Poterucha TJ, Wetter DA, Gibson LE, et al. Histopathology and correlates of systemic disease in adult Henoch-Schönlein purpura: a retrospective study of microscopic and clinical findings in 68 patients at Mayo Clinic. *J Am Acad Dermatol* 2013;68(3):420–424.

65. Byun JW, Song HJ, Kim L, et al. Predictive factors of relapse in adult with Henoch-Schönlein purpura. *Am J Dermatopathol* 2012;34(2):139–144.

66. Poterucha TJ, Wetter DA, Gibson LE, et al. Correlates of systemic disease in adult Henoch-Schönlein purpura: a retrospective study of direct immunofluorescence and skin lesion distribution in 87 patients at Mayo Clinic. *J Am Acad Dermatol* 2012;67(4):612–616.

67. Mehregan DR, Hall MJ, Gibson LE. Urticarial vasculitis: a histopathologic and clinical review of 72 cases. *J Am Acad Dermatol* 1992;26:441–448.

68. Davis MDP, Daoud MS, Kirby B, et al. Clinicopathologic correlation of hypocomplementemic and normocomplementemic urticarial vasculitis. *J Am Acad Dermatol* 1998;38:899–905.

69. Brown NA, Carter JD. Urticarial vasculitis. *Curr Rheumatol Rep* 2007;9(4):312–319.

70. Cohen SJ, Pittelkow MR, Su WP. Cutaneous manifestations of cryoglobulinemia: clinical and histopathologic study of 72 patients. *J Am Acad Dermatol* 1992;26:38.

71. Braun GS, Horster S, Wagner KS, et al. Cryoglobulinaemic vasculitis: classification and clinical and therapeutic aspects. *Postgrad Med J* 2007;83(976):87–94.

72. Patel A, Prussick R, Buchanan WW, et al. Serum sickness-like illness and leukocytoclastic vasculitis after intravenous streptokinase. *J Am Acad Dermatol* 1991;24:652.

73. Lakhanpal S, Conn DL, Lie JT. Clinical and prognostic significance of vasculitis as early manifestation of connective tissue disease syndromes. *Ann Intern Med* 1984;101:743.

74. Chen KR, Toyohara A, Suzuki A, et al. Clinical and histopathological spectrum of cutaneous vasculitis in rheumatoid arthritis. *Br J Dermatol* 2002;147(5):905–913.

75. Magro CM, Crowson AN. The spectrum of cutaneous lesions in rheumatoid arthritis: a clinical and pathological study of 43 patients. *J Cutan Pathol* 2003;30(1):1–10.

76. Ramos-Casals M, Nardi N, Lagrutta M, et al. Vasculitis in systemic lupus erythematosus: prevalence and clinical characteristics in 670 patients. *Medicine (Baltimore)* 2006;85(2):95–104.

77. Kawakami T, Soma Y, Mizoguchi M. Initial cutaneous manifestations associated with histopathological leukocytoclastic vasculitis in two patients with antiphospholipid antibody syndrome. *J Dermatol* 2005;32(12):1032–1037.

78. Ayturk S, Demir MV, Yaylaci S, et al. Propylthiouracil induced leukocytoclastic vasculitis: a rare manifestation. *Indian J Endocrinol Metab* 2013;17(2):339–340.

79. Kim JH, Moon JI, Kim JE, et al. Cutaneous leukocytoclastic vasculitis due to anti-tuberculosis medications, rifampin and pyrazinamide. *Allergy Asthma Immunol Res* 2010;2(1):55–58.

80. Uchimiya H, Higashi Y, Kawai K, et al. Purpuric drug eruption with leukocytoclastic vasculitis due to gefitinib. *J Dermatol* 2010;37(6):562–564.

81. Bahrami S, Malone JC, Webb KG, et al. Tissue eosinophilia as an indicator of drug-induced cutaneous small-vessel vas-

culitis. *Arch Dermatol* 2006;142(2):155–161.

82. Sanchez-Guerro J, Gutierrez-Urena S, Vidaller A, et al. Vasculitis as a paraneoplastic syndrome: report of 11 cases and review of the literature. *J Rheumatol* 1990;17:1458.

83. Fain O, Hamidou M, Cacoub P, et al. Vasculitides associated with malignancies: analysis of sixty patients. *Arthritis Rheum* 2007;57(8):1473–1480.

84. Jorizzo JL, Solomon AR, Zanolli MD, et al. Neutrophilic vascular reactions. *Arch Dermatol* 1988;19:983.

85. Chen KR, Kawahara Y, Miyakawa S, et al. Cutaneous vasculitis in Behçet's disease: a clinical and histopathologic study of 20 patients. *J Am Acad Dermatol* 1997;36:689–696.

86. Karaca M, Hatemi G, Sut N, et al. The papulopustular lesion/arthritis cluster of Behçet's syndrome also clusters in families. *Rheumatology (Oxford)* 2012;51(6):1053–1060.

87. Carlson JA, LeBoit PE. Localized chronic fibrosing vasculitis of the skin: an inflammatory reaction that occurs in settings other than erythema elevatum diutinium and granuloma faciale. *Am J Surg Pathol* 1997;21:698–705.

88. El Shabrawi-Caelen L, Kerl K, Cerroni L, et al. Cutaneous inflammatory pseudotumor—a spectrum of various diseases? *J Cutan Pathol* 2004;31(9):605–611.

89. LeBoit PE, Yen TSB, Wintroub B. The evolution of lesions in erythema elevatum diutinum. *Am J Dermatopathol* 1986;8:392.

90. Sangüeza OP, Pilcher B, Sangüeza MD. Erythema elevatum diutinum: a clinicopathological study of eight cases. *Am J Dermatopathol* 1997;19:214–222.

91. Requena L, Yus ES, Martin L, et al. Erythema elevatum diutinum in a patient with acquired immunodeficiency syndrome. *Arch Dermatol* 1991;127:1819–1822.

92. Pinkus H. Granuloma faciale. *Dermatologica* 1952;105: 85–99.

93. Burns BV, Roberts PF, De Carpentier J, et al. Eosinophilic angiocentric fibrosis affecting the nasal cavity: a mucosal variant of the skin lesion granuloma faciale. *J Laryngol Otol* 2001;115:223–226.

94. Cesinaro AM, Lonardi S, Facchetti F. Granuloma faciale: a cutaneous lesion sharing features with IgG4-associated sclerosing diseases. *Am J Surg Pathol* 2013;37(1):66–73.

95. Ziemer M, Koehler MJ, Weyers W. Erythema elevatum diutinum—a chronic leukocytoclastic vasculitis microscopically indistinguishable from granuloma faciale? *J Cutan Pathol* 2011;38(11):876–883.

96. Von Den Driesch P. Sweet's syndrome: acute febrile neutrophilic dermatosis. *J Am Acad Dermatol* 1994;31:535.

97. Sweet RD. Acute febrile neutrophilic dermatosis. *Br J Dermatol* 1964;74:349.

98. Naik HB, Cowen EW. Autoinflammatory pustular neutrophilic diseases. *Dermatol Clin* 2013;31(3):405–425.

99. Drenth JPH, van der Meer JWM. Hereditary periodic fever. *N Engl J Med* 2001;345:1748–1757.

100. Chan MP, Duncan LM, Nazarian RM. Subcutaneous Sweet syndrome in the setting of myeloid disorders: a case series and review of the literature. *J Am Acad Dermatol* 2013; 68(6):1006–1015.

101. Requena L, Kutzner H, Palmedo G, et al. Histiocytoid Sweet syndrome: a dermal infiltration of immature neutrophilic granulocytes. *Arch Dermatol* 2005;141(7):834–842.

102. Ely PH. The bowel bypass syndrome: a response to bacterial peptidoglycans. *J Am Acad Dermatol* 1980;2:473.

103. Powell FC, Su WPD, Perry HO. Pyoderma gangrenosum: classification and management. *J Am Acad Dermatol* 1996;34(3):395–409.

104. Holt PJA, Davis MG, Saunders KC, et al. Pyoderma gangrenosum. *Medicine (Baltimore)* 1980;59:114.

105. Su WP, Schroeter AL, Perry HO, et al. Histopathologic and immunopathologic study of pyoderma gangrenosum. *J Cutan Pathol* 1986;13:323.

106. Massa MC, Su WPD. Lymphocytic vasculitis: is it a specific clinicopathologic entity? *J Cutan Pathol* 1984;11:132.

107. Thomas R, Vuitch F, Lakhanpl S. Angiocentric T-cell lymphoma masquerading as cutaneous vasculitis. *J Rheumatol* 1994;21:760.

108. Randall SJ, Kierland RR, Montgomery H. Pigmented purpuric eruptions. *Arch Dermatol Syphiligr* 1951;64:177.

109. Waisman M, Waisman M. Lichen aureus. *Arch Dermatol* 1976;112:696.

110. Kaplan J, Burgin S, Sepehr A. Granulomatous pigmented purpura: report of a case and review of the literature. *J Cutan Pathol* 2011;38(12):984–989.

111. Barnhill RL, Braverman IM. Progression of pigmented purpura–like eruptions to mycosis fungoides: report of three cases. *J Am Acad Dermatol* 1988;19:25.

112. Robboy SJ, Mihm MC, Colman RC, et al. The skin in disseminated intravascular coagulation. *Br J Dermatol* 1973;88:221.

113. Jones A, Walling H. Retiform purpura in plaques: a morphological approach to diagnosis. *Clin Exp Dermatol* 2007; 32(5):596–602.

114. Fischer AH, Morris DJ. Pathogenesis of calciphylaxis: study of 3 cases with literature review. *Hum Pathol* 1995;26: 1055–1064.

115. Lugo-Somolinos A, Sanchez JL, Menedez-Coll J, et al. Calcifying panniculitis associated with polycystic kidney disease and chronic renal failure. *J Am Acad Dermatol* 1990;22:743–747.

116. Mochel MC, Arakaki RY, Wang G, et al. Cutaneous calciphylaxis: a retrospective histopathologic evaluation. *Am J Dermatopathol* 2013;35(5):582–586.

117. Mehta RL, Scott G, Sloand JA, et al. Skin necrosis associated with acquired protein C deficiency in patients with renal failure and calciphylaxis. *Am J Med* 1990;88: 252–257.

118. Jacobs-Kosmin D, Dehoratius RJ. Calciphylaxis: an important imitator of cutaneous vasculitis. *Arthritis Rheum* 2007; 57(3):533–537.

119. Carlson JA, Chen KR. Cutaneous pseudovasculitis. *Am J Dermatopathol* 2007;29:44–55.

120. Falanga V, Fine MJ, Kapoor WN. The cutaneous manifestations of cholesterol crystal embolization. *Arch Dermatol* 1986;122:1194.

121. Yücel AE, Kart-Köseoglu H, Demirhan B, et al. Cholesterol crystal embolization mimicking vasculitis: success with corticosteroid and cyclophosphamide therapy in two cases. *Rheumatol Int* 2006;26(5):454–460.

122. Walker A. Chronic scurvy. *Br J Dermatol* 1968;80:625.

123. Gan EY, Tang MB, Tan SH, et al. A ten-year retrospective study on livedo vasculopathy in Asian patients. *Ann Acad Med Singapore* 2012;41(9):400–406.

124. Yong AA, Tan AW, Giam YC, et al. Livedoid vasculopathy and its association with factor V Leiden mutation. *Singapore Med J* 2012;53(12):e258–e260.

125. Sneddon IB. Cerebro-vascular lesions and livedos reticularis. *Br J Dermatol* 1975;77:180.

126. Stiefler RE, Bergfeld WF. Atrophie blanche (review). *Int J Dermatol* 1982;21:1.

127. Shornick JK, Nicholes BK, Bergstresser PR, et al. Idiopathic atrophie blanche. *J Am Acad Dermatol* 1983;8:792.

128. McCalmont CS, McCalmont TH, Jorizzo JC, et al. Livedo

vasculitis: vasculitis or thrombotic vasculopathy? *Clin Exp Dermatol* 1992;17:4.

129. Degos R, Delort J, Tricot R. Dermatite papulo-squameuse atrophiante. *Bull Soc Fr Dermatol Syphiligr* 1942;49:148–281.

130. Harvell JD, Williford PL, White WL. Benign cutaneous Degos' disease: a case report with emphasis on histopathology as papules chronologically evolve. *Am J Dermatopathol* 2001;23(2):116–123.

131. Loewe R, Palatin M, Petzelbauer P. Degos disease with an inconspicuous clinical course. *J Eur Acad Dermatol Venereol* 2005;19(4):477–480.

132. Zamiri M, Jarrett P, Snow J. Benign cutaneous Degos disease. *Int J Dermatol* 2005;44(8):654–656.

133. Doutre MS, Beylot C, Bioulac P, et al. Skin lesion resembling malignant atrophic papulosis in lupus erythematosus. *Dermatologica* 1987;175:45.

134. Magrinat G, Kerwin KS, Gabriel DA. The clinical manifestations of Degos' syndrome. *Arch Pathol Lab Med* 1989;113:354.

135. Ortiz A, Ceccato F, Albertengo A, et al. Degos cutaneous disease with features of connective tissue disease. *J Clin Rheumatol* 2010;16(3):132–134.

第 9 章

非感染性水疱大疱性和水疱脓疱性疾病

Hong Wu, Anne E. Allan, and Terence J. Harrist

水疱分类

定义

水疱是在表皮内或表皮下形成的充满液体的腔。疱液由组织液和血浆组成，也可能有不同的炎症细胞成分。临床上有很多皮肤疾病可能会出现水疱损害。初看时水疱或许因其太过普遍或缺乏特异性而对总体临床评估的作用有限。然而，在某些特定疾病中水疱特征倾向一致并具有可重复性。常用的分类方法是将其分为水疱（直径＜0.5cm）和大疱（直径＞0.5cm）。例如，疱疹样皮炎损害是特征性水疱，而大疱则最常见于类天疱疮。

水疱形成机制

表 9-1 展示了一些疾病在常规切片上可观察到的水疱形成机制。

海绵水肿　是由表皮内细胞外液的积聚而产生的角质形成细胞分离。显著的海绵水肿使角质形成细胞形成星形外观，随后导致桥粒破坏，水疱形成。因此，显微镜下表皮呈海绵状外观，细胞外液的增多可导致水疱形成，在某些情况下还可出现大疱。显著的海绵水肿可能最终导致网状变性。海绵水肿通常伴有表皮内及浅表血管周围淋巴细胞浸润。但是，海绵水肿为一被动过程，与浅部血管丛，特别是毛细血管后微静脉的通透性升高有关。海绵水肿情况下角质形成细胞为活细胞。

棘层松解　由角质形成细胞间正常连接的缺失所致。棘层松解的组织学证据是出现圆形角质形成细胞。其细胞质浓缩，胞核大，核周染色质浓聚，核仁明显。棘层松解性角质形成细胞仍是

表 9-1	疾病和水疱形成机制
海绵水肿	"湿疹性"皮炎 痱子 天疱疮（早期） 暂时性棘层松解性皮病（一种模式）
棘层松解	天疱疮 暂时性棘层松解性皮病（某些模式） 家族性良性慢性天疱疮 毛囊角化病 刺激性皮炎（某些）
网状变性	病毒感染 湿疹性皮炎（晚期）
细胞溶解	单纯性大疱性表皮松解症 表皮松解性角化过度症 摩擦性大疱 多形红斑（部分） 刺激性皮炎（某些）
基底膜带破坏	大疱性类天疱疮 黏膜类天疱疮 瘢痕性类天疱疮 线状 IgA 皮病 疱疹样皮炎 获得性大疱性表皮松解症 致死性大疱性表皮松解症 营养不良性大疱性表皮松解症

活细胞。棘层松解的圆形角质形成细胞和海绵水肿性皮炎的星形角质形成细胞具有显著的不同。

细胞溶解　为角质形成细胞的破裂。当正常表皮角质形成细胞的结构（角蛋白）矩阵和桥粒斑受到高强度物理因素作用（如摩擦和热量）而难以承受时可发生细胞溶解。摩擦（平行于表皮的机械能量）导致角质形成细胞自身及细胞之间的剪切力，从而产生特征性的充满液体的水疱。当患者角质形成细胞缺乏正常结构矩阵和桥粒时，微小的摩擦即可导致细胞溶解，如单纯性大疱性表皮松解症和大疱性表皮松解症 Cockayne-Weber 型。

网状变性　为细胞溶解的一种亚型，由角质形成细胞的气球样变性（细胞内水肿）及继发性破裂和死亡所致。破碎的角质形成细胞的细胞膜和细胞质常通过残留的桥粒附着点连接于完好的角质形成细胞，使表皮产生不规则的网格样（网状的）外观。

基底膜带断裂或破坏　可由原发性结构缺陷及体液和细胞免疫介导的损伤所致。当表皮基底膜带出现水疱，任何以下特异性亚解剖结构均可受到影响：①基底层角质形成细胞，特别是其下端部分；②透明板，紧邻胞质膜的电子透明区；③致密板，主要由Ⅳ型胶原组成；④致密板下带。

病理学评价

在显微镜下遇到水疱时，经过系统分析，大多数病例可以得出正确诊断。关键性评价体系有助于疾病诊断，可通过以下顺序获得：①水疱分离平面（表 9-2）；②水疱形成机制（表 9-1）；③炎症浸润特点，包括有无炎性浸润、浸润模式及涉的特异性细胞类型（表 9-3）。

表 9-2　某些疾病的特异性分离平面

表皮内

　角层下 / 颗粒层
　　晶形粟粒疹
　　葡萄球菌烫伤样皮肤综合征
　　落叶型天疱疮及其变异型
　　大疱性脓疱病
　　IgA 天疱疮
　　角层下脓疱性皮病
　　新生儿中毒性红斑
　　新生儿一过性脓疱性黑变病
　　婴儿肢端脓疱病

　棘层
　　海绵水肿性皮炎
　　摩擦性大疱（可能扩大到真皮）
　　红色粟粒疹
　　色素失调症
　　IgA 天疱疮
　　表皮松解性角化过度症
　　家族性良性慢性天疱疮

　基底层上
　　寻常型天疱疮及其变异型
　　副肿瘤性天疱疮
　　毛囊角化病

表皮下

　基底角质形成细胞坏死、细胞溶解或破坏
　　单纯性大疱性表皮松解症
　　热损伤（某些）

续表

　　多形红斑

表皮基底膜带破坏或断裂

透明板
　大疱性类天疱疮
　瘢痕性类天疱疮
　妊娠疱疹
　疱疹样皮炎
　线状 IgA 皮病
　致死性大疱性表皮松解症（交界型）
　吸吮水疱
　热损伤（某些）

致密板下带
　大疱性系统性红斑狼疮
　获得性大疱性表皮松解症
　线状 IgA 皮病（IgA 介导获得性大疱性表皮松解症）
　营养不良型大疱性表皮松解症
　迟发性皮肤卟啉病 / 假性卟啉病

真皮
　青霉胺诱导大疱（医源性）
　大疱性淀粉样变性（原发系统性）

表 9-3　一些水疱性皮肤病的主要炎症浸润细胞 *

皮肤病	主要细胞类型	炎症浸润
卟啉病 　变异性 　迟发性		无
获得性大疱性表皮松解症（经典）		无
大疱性类天疱疮（乏细胞）	嗜酸性粒细胞	极少
海绵水肿性皮炎	淋巴细胞	有
多形红斑	淋巴细胞	有
大疱性类天疱疮（富细胞）	嗜酸性粒细胞	有
妊娠疱疹	嗜酸性粒细胞	有
疱疹样皮炎	中性粒细胞	有
线状 IgA 皮病	中性粒细胞	有
获得性大疱性表皮松解症（炎症性）	中性粒细胞或中性粒细胞和嗜酸性粒细胞混合	有
抗 P200 类天疱疮	中性粒细胞或中性粒细胞和嗜酸性粒细胞混合	有
大疱性系统性红斑狼疮	中性粒细胞 界面性皮炎	有
瘢痕性类天疱疮	混合中性粒细胞和嗜酸性粒细胞，带状（仅黏膜）嗜酸性粒细胞	有
副肿瘤性天疱疮	淋巴细胞——界面皮炎（扁平苔藓或多形红斑样）	有

* 这些描述在每一种皮肤病的大多数病例中是精确的，但是偶尔细胞类型可能不同，这时需要进行免疫荧光试验。也可能出现较少的其他炎症细胞成分，偶尔数量较多。陈旧 / 愈合皮损的炎症细胞通常不是具有某种特异性原发疾病特点的细胞，而是代表了水疱大疱性疾病愈合中或者对治疗的继发效果有反应的炎症细胞

采用这种分析方法会遇到以下 6 个主要问题。第一，分离平面可随水疱陈旧化而改变。结痂时，海绵水肿性微水疱可移进角质层。水疱的疱顶表皮可能坏死，此时则无法评估原始水疱平面。但在水疱的疱顶（或疱底），基底层角质形成细胞可能保持柱状外观，因而可将其分为基底层上或基底层下水疱。而且，基底层角质形成细胞是表皮中含黑素最多的细胞。找到含黑素的基底层角质形成细胞（如基底单位），即使其已坏死，仍可能对原始水疱平面进行评估。有时，Ⅳ型胶原免疫组织化学染色对致密板下水疱疾病诊断有帮助。因为即使表皮下水疱的疱顶坏死，在其基底部仍可检测出Ⅳ型胶原。有些水疱的疱顶能存在 1 周左右，这种情况下，活的角质形成细胞可能变长并沿疱顶底层排列。与此相似，再上皮化的表皮下疱或基底层上水疱的基底由扁平的鳞状角质形成细胞，而非柱状或立方形的角质形成细胞组成。当再上皮化首先出现时，正常表皮突消失，扁平鳞状角质形成细胞迁移至纤维蛋白原矩阵，而非正常真皮乳头层。第二，一组裂隙性疾病 -毛囊角化病（Darier 病）、家族性良性慢性天疱疮（Hailey-Hailey 病）及 Grover 病，在显微镜下可见表皮内裂隙样空间，和真正的水疱相似。但这些裂隙绝大多数较小且不含纤维蛋白和组织液。而且，这组疾病临床上水疱罕见。第三，常规的组织学检查结果不能精确地评估水疱形成的特异性机制，在表皮下水疱大疱性疾病中尤为如此。第四，在水疱大疱性疾病中，皮损中浸润的细胞种类随皮损陈旧化而改变。第五，很多表皮下水疱性疾病的组织学描述和现代要求严格的免疫学评估并不一致。比如，很多原来报道为大疱性类天疱疮和瘢痕性类天疱疮的病例，现在更合适地被分类为获得性大疱性表皮松解症和线状 IgA 大疱性皮病。很多表皮下水疱性疾病在临床上可能很相似，因而常难以做出正确诊断，进而对文献中与之相关的组织学描述产生怀疑。第六，为了迅速改善患者的皮疹和症状，临床医师通常根据推测的临床诊断进行治疗，治疗方案通常包括局部或系统使用类固醇和炎症抑制剂。只有在治疗无效或仅有部分疗效进而对临床诊断产生怀疑时，才会对活检组织做病理学检查。很多送检病例的

治疗方法并未告知皮肤病理医师，而这些治疗通常会抑制炎症浸润、表皮反应和其他组织病理学变化。对不同治疗下皮肤病变的组织学演变和时间的关系未经充分记录，因此无法提供合理的或精确的诊断。如果可能，活检应该从疾病的原始皮损而非治疗后发生改变的皮损处取材。此外，如果已经开始治疗，应停止治疗至少 1 周以上再进行活检。

治疗原则

大疱性疾病的治疗原则各不相同，反映出这类疾病在病因学、发病机制和好发部位上的差异。在后续部分，我们将简要讨论每一种主要疾病的治疗原则。在本章最后一节，我们将以更全面的方式讨论免疫性大疱性疾病的治疗。同时也会对这组疾病及个别特别病种进行讨论。

海绵水肿性皮炎

定义和评估

海绵水肿性皮炎可分为急性、亚急性或慢性。病程演变是动态过程，任何一种特异类型的皮炎均可由急性进展至慢性阶段。虽然海绵水肿性皮炎和湿疹偶尔交替使用，但"湿疹"一词缺乏特异性。海绵水肿是指角质形成细胞间水肿液的积聚，有时可以发展为水疱或形成大疱。

急性海绵水肿性皮炎　其角质层正常，表皮厚度也正常。海绵水肿的程度各异，由轻微到显著，显著者伴表皮内水疱形成。邻近的角质形成细胞可为星形，其周围的透明间隙代表液体的聚集（图 9-1）。可有真皮乳头水肿，与海绵水肿的程度一致。浅表血管丛周围见淋巴组织细胞浸润，并有淋巴细胞渗入至海绵水肿灶。

亚急性海绵水肿性皮炎　通常是轻度至中度海绵水肿，偶伴微水疱形成。表皮中度棘层肥厚。角化不全的角质层可包含由凝固血浆、散在淋巴细胞和中性粒细胞组成的聚合物，进而形成痂（图 9-2）。浅层血管周围淋巴组织细胞浸润较急

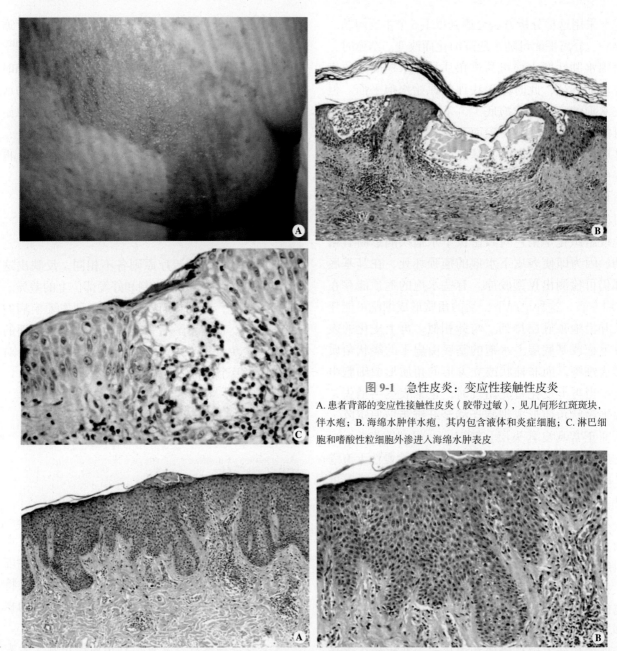

图 9-1　急性皮炎：变应性接触性皮炎

A.患者背部的变应性接触性皮炎（胶带过敏），见几何形红斑斑块，伴水疱；B.海绵水肿伴水疱，其内包含液体和炎症细胞；C.淋巴细胞和嗜酸性粒细胞外渗进入海绵水肿表皮

图 9-2　亚急性海绵水肿性皮炎：钱币状皮炎

A.不规则棘层增厚、海绵水肿和浅层血管周围炎症细胞浸润。角化不全包含血浆。B：海绵水肿伴炎症细胞外渗

性期为轻。革兰氏阳性球菌（葡萄球菌和链球菌）引起的脓疱化可导致中性粒细胞性痂。

慢性海绵水肿性皮炎　角化过度伴部分角化不全，颗粒层增厚常呈楔形，中度至显著棘层肥厚。可出现灶状海绵水肿，但程度较轻。浸润的炎性细胞较稀疏，真皮乳头纤维化可为其显著特点。海绵水肿程度和炎性浸润数量反映了潜在皮炎当前的活动性。其他改变包括慢性单纯性苔藓（图 9-3）及其真皮乳头垂直增厚的胶原。

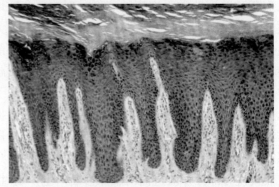

图 9-3　慢性单纯性苔藓：角化过度、颗粒层增厚和不规则银屑病样棘层肥厚，伴极轻微的海绵水肿。真皮乳头垂直方向的胶原是其特征

特殊类型的海绵水肿性皮炎

变应性接触性皮炎

临床概要　急性海绵水肿性皮炎的原型为变应性接触性皮炎，常继发于接触毒葛之后。通常在暴露于抗原 24～72 小时后，患者出现瘙痒性、水肿性、红斑性丘疹和斑块，某些病例可出现水疱。毒葛引起的变应性接触性皮炎通常出现线状排列的丘疹和水疱，反映了植物或被抗原污染的手与皮肤的接触部位。引起变应性接触性皮炎的其他常见病因包括（图 9-1A）镍、对苯二胺、橡胶化合物、香水及化妆品防腐剂，但这些抗原引起的组织学改变程度都没有毒葛那样显著。

组织病理　早期皮损表现为急性海绵水肿性皮炎。如出现水疱，其内可见群集的朗格汉斯细胞灶，部分呈烧瓶状。真皮浅层可见淋巴细胞、巨噬细胞和朗格汉斯细胞浸润，主要位于小血管周围。真皮浸润区及海绵水肿区域内可见嗜酸性粒细胞（图 9-1）。持续暴露于抗原的患者，活检常提示亚急性皮炎或慢性海绵水肿性皮炎，常伴有搔抓或摩擦所致的慢性单纯性苔藓。

这些典型的组织病理学特征能反映出半抗原及其形成的半抗原–蛋白复合物，以及抗原所致的特异性免疫应答的特点。部分抗原不产生或仅产生很小的组织病理学变化。

发病机制　变应性接触性皮炎是一种细胞介导的 IV 型迟发型超敏反应。免疫学反应包括传入阶段、致敏或诱导阶段、传出阶段及激发阶段。变应原通常是低分子量（半抗原）和脂溶性的。当其穿透皮肤，半抗原结合载体蛋白形成完全抗原，并通过抗原提呈细胞，主要是表皮朗格汉斯细胞，也可由其他皮肤树突状细胞对其进行加工处理。这些细胞随后迁移到引流淋巴结，将抗原提呈给 T 淋巴细胞。该过程可引发抗原特异性的免疫应答及效应和记忆性 T 细胞产生。致敏个体再次暴露于同一变应原后，将会产生更为快速和强烈的免疫应答。CD4$^+$ 和 CD8$^+$T 细胞均参与接触性超敏反应[1]。在已经暴露的皮肤，抗原特异性淋巴细胞的归巢需要多种细胞黏附分子，如淋巴细胞功能相关抗原 -1（LFA-1）[2]。在皮损区，淋巴细胞可释放多种细胞因子，包括白介

素、γ 干扰素、肿瘤坏死因子 -α，导致更多炎症细胞的浸润，特别是非致敏淋巴细胞和嗜酸性粒细胞。趋化因子可能是诱导变应性接触性皮炎发生发展的重要调节因子。金属离子和脂溶性半抗原则不同，是通过其他的机制触发炎症反应。例如，镍直接活化 Toll 样受体 4（TLR4）并产生促炎信号[3]。

治疗原则　最好的方法是避免接触变应原；斑贴试验可以检测患者的致病性变应原种类，数据库可以提供安全使用产品列表。活动性皮损可外用皮质类固醇治疗；泛发或严重皮疹可能需系统给予糖皮质激素治疗。

刺激性接触性皮炎

临床概要　这种炎症反应发生于刺激物暴露之后，绝大多数人在接触这类毒性化合物后均可产生反应。常见刺激物包括强碱，如肥皂、去污剂、碱液及含有氨水的化合物。刺激反应的强弱因化合物的种类、浓度、暴露方式、身体部位、局部屏障功能和患者年龄而异。特应性体质为本病易感因素。其临床形态多样，有时和变应性接触性皮炎难以明确区分。

化学烧伤通常由强碱强酸造成，患处可立即出现疼痛性红斑，进而形成水疱、坏死，严重时可发生溃疡。急性刺激反应皮损形态可较单一，如脱屑、发红、水疱、脓疱或糜烂，常由刺激性较弱的物质如去污剂、含添加剂的水引起。可引起这类皮损的物质包括维 A 酸、苯扎氯铵、地蒽酚、胶带和化妆品。干燥、皲裂、无水疱是慢性刺激性接触性皮炎的特点，常因反复接触水、去污剂和溶剂所致。

组织病理　刺激性接触性皮炎组织学表现多样，重者可表现为严重的溃疡，轻者仅见单纯弥漫性角化过度或角化不全，伴充血和扩张，或者和变应性接触性皮炎基本相同的海绵水肿。不同的特点反映出上述已讨论因素的多变性。有些相关性值得注意。在某些情况下，可出现明显的坏死，伴核碎裂和细胞质苍白（Bandmann 色素缺乏）。严重时坏死可累及真皮。某些刺激物如斑蝥素和三氯乙烯引起棘层松解和表皮中性粒细胞浸润（图 9-4）[4]。其他接触物可特异性攻击血管内

皮。溃疡渗出物可产生刺激作用。但是，某些反应可能仅表现为海绵水肿，如那些由弱刺激物、低浓度强刺激物及"易刺激皮肤综合征"（irritable skin syndrome）引起。虽然坏死、中性粒细胞浸润和棘层松解更常见于刺激性接触性皮炎，但是这些表现和那些斑贴试验结果，以及常规组织病理改变不能可靠地区分刺激性接触性皮炎和变应性接触性皮炎。在刺激性皮炎恢复期，常出现轻度表皮增生，有时呈银屑病样。银屑病样增生可发生于慢性刺激反应。换言之，多数普通刺激物导致亚急性和慢性海绵水肿性皮炎的组织学特点与变应性接触性皮炎相同。

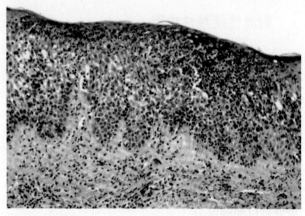

图 9-4　刺激性皮炎：浅层表皮坏死伴海绵水肿和中性粒细胞浸润

发病机制　刺激性接触性皮炎在细胞和分子水平的发病机制未完全了解。损伤的机制因不同刺激物而相异。这些包括角蛋白变性；通过去除表面脂质－水维持物质，造成渗透性屏障损伤；细胞膜破裂和直接细胞毒性作用。近期研究显示，刺激应答的发生涉及非常复杂的免疫成分相关的反应模式。比起不同，刺激性和变应性接触性皮炎之间相似之处更多，如形态学、临床表现、趋化因子表达和参与的 T 淋巴细胞[5-7]。

治疗原则　避免接触是非常重要的。通常，治疗刺激性皮炎可使用合适的保护装备（如洗碗时戴有棉内衬的橡胶手套）和积极地使用润肤剂。

出汗不良性皮炎

临床概要　本病特点为复发性伴严重瘙痒的紧张水疱，较特征性地分布于手指，有时为脚趾的侧缘。本病可由感染、自敏反应、接触反应和情感压力引发，常与特应性皮炎相关。在慢性病例中，可有更广泛的手掌和足跖受累。虽然皮疹发展急骤，但可慢性发展为红斑、苔藓化和裂隙。继发脓疱化常见。

组织病理　急性皮损出现海绵水肿和表皮内水疱（图 9-5）。浅表血管周围淋巴组织细胞浸润和淋巴细胞外渗进入海绵水肿区域。浸润常较轻。急性皮损时坚实而增厚的肢端皮肤角质层保持完好，表皮厚度正常。慢性期，海绵水肿减轻，主要以棘层肥厚和角化不全为主，伴不同程度的结痂。陈旧皮损可有水疱脓疱形成，因而可能难以和脓疱性银屑病相鉴别。对于手掌和足跖的水疱性皮损，通常应该进行 PAS 染色，因为组织学上手/足癣可能与出汗不良性皮炎相似。

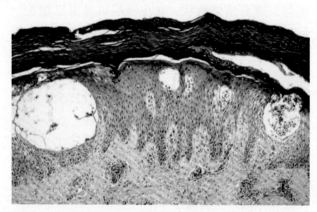

图 9-5　出汗不良性皮炎：在肢端皮肤，表皮内水疱被厚的角质层完好地保存住

治疗原则　维持健康的皮肤屏障，避免刺激物，积极地保湿非常重要。急性发作时可局部外用糖皮质激素治疗。

自体湿疹化或自敏（"疹样"）反应

临床概要　与已明确存在的局限性皮炎/感染相关的突发的泛发性或局限性水疱皮炎，被称为"疹样"反应。皮损为针帽大小、尖头或平顶的丘疹。患者通常有大疱性足癣或脓癣，因而得名"癣菌疹"。某些病例，患者有严重的局限性皮炎，如淤积性皮炎，随后出现泛发的丘疹水疱性皮损[8]。其他形态的自敏反应亦可存在。

组织病理　本病常表现为急性海绵水肿性皮

炎，通常伴微水疱或大疱形成，也可见嗜酸性粒细胞。真皮乳头浅层常轻度水肿，真皮上浸润的淋巴细胞体积较大（可能为活化的淋巴细胞）[9]，多为 T 淋巴细胞，表皮内主要为 $CD8^+$ T 细胞，而真皮内主要为 $CD4^+$ T 细胞。

发病机制 "疹样"反应可能是自身抗原的超敏反应性皮炎，但尚未被证实。在其发病过程中可能也存在很多其他可能性。首先，这种反应可能代表了由局部感染或皮炎引起的条件性高应激性或反应性。急性局部化学刺激可能降低远端区域对同样化学物刺激的反应阈值。其次，局部皮炎导致局部角质形成细胞产生细胞因子，如果这些细胞因子经血源性播散，可能导致远处皮肤的高度应激性。循环中活化 T 细胞在与变应性接触性皮炎有关的自敏反应中起作用。最后，由局部区域播散的抗原（不是所有感染物质），在远处沉积区域发生继发性反应。曾有报道在结核样型麻风患者的自敏反应中出现能识别出微生物抗原的抗体[10]。

治疗原则 治疗自敏反应的最好方法是避免局部皮疹的过度刺激，炎性皮损可局部外用糖皮质激素和润肤剂。

光过敏性皮炎

临床概要 光过敏是皮肤对紫外线和可见光的一种高反应性。在免疫学基础上由化学物质引起[11]。光过敏性皮炎的皮疹可由局部应用或口服摄入光敏性物质所致，分别可引起光接触性皮炎和光线性药疹（photodrug eruption）。可引起光接触性皮炎的物质包括肥皂和清洁剂（含卤化水杨酸苯胺）、香水（如葵子麝香）、外用磺胺、防晒霜、苯佐卡因和苯海拉明。光线性药疹的常见原因包括噻嗪类利尿剂、口服降血糖药和酚噻嗪。皮疹伴瘙痒，在光暴露皮肤上由红斑性丘疹和融合性斑块组成，通常位于面部、前臂伸侧和颈部"V"字区。

组织病理 其特点和急性变应性接触性皮炎相似，表现为不同程度的海绵水肿，某些病例可有水疱形成，伴浅层血管周围淋巴组织细胞浸润及细胞外渗。深层血管周围浸润和嗜酸性粒细胞的出现更常见于由系统药物治疗诱发的光过敏性皮炎。当慢性暴露于抗原时可发展为慢性皮炎，表现为海绵水肿减轻，炎症反应较轻，棘层肥厚更明显。

发病机制 光毒性反应是"晒伤"反应，伴表皮细胞凋亡和坏死，表皮内至表皮下水疱形成。病变和损伤程度平行。中性粒细胞浸润较显著。

治疗原则 全面详细的暴露史、斑贴试验或光斑试验可以提示致病物质，能帮助患者有效地避免接触。光防护剂对本病有益（虽然防晒霜可能是某些病例的病因）。在某些病例局部使用糖皮质激素可缓解病情。

钱币状皮炎

临床概要 皮疹以伴严重瘙痒的硬币（钱币）状红斑、鳞屑和结痂性斑块为特点，且好发于四肢伸侧，常被误诊为"钱币癣"或体癣。

组织病理 钱币状皮炎是亚急性海绵水肿性皮炎的典型代表（图 9-2），表现为轻度至中度海绵水肿，通常无水疱形成，不规则棘层肥厚伴部分炎症细胞外渗。角化不全的角质层内凝固的血浆聚合物可形成痂。真皮乳头轻度水肿，可出现血管扩张。浅层血管周围可有淋巴细胞和部分嗜酸性粒细胞浸润，偶见中性粒细胞。

发病机制 病因不清。钱币状皮炎的常规和超微结构改变与接触性皮炎相似。细胞间水肿是最显著的改变。当海绵水肿显著时，桥粒断裂和消失。

治疗原则 钱币状皮炎通常需要外用高效糖皮质激素以达到缓解。

特应性皮炎

临床概要 皮疹以严重的瘙痒性红斑、脱屑、抓痕伴慢性苔藓化为特点。特应性皮炎的急性皮损初发为红斑性丘疹和浆液性渗出。继发性皮损包括因搔抓产生的抓痕和结痂糜烂。亚急性皮损表现为红斑性脱屑性丘疹和斑块，如果瘙痒和皮疹未得到控制，慢性苔藓化的特应性皮炎可出现特征性的皮纹加深和色素沉着。多数特应性皮炎患者在儿童期发病，约 1/3 的患者在 1 岁前即可诊断[12]。女性患者较男性多见，很多患者有其他特应性疾病，如过敏性鼻炎和哮喘。在特应性皮炎患者中接触性皮炎的发生率升高，易引起皮肤感染。在婴儿，面部和四肢伸侧皮损居多，但随后会发展为屈侧居多。较大儿童和成人的典型受累部位为腘窝、肘窝和颈部两侧。常继发细菌感染。

组织病理　早期为轻度海绵水肿、淋巴细胞浸润和角化不全。浅层血管丛周围见淋巴细胞和散在组织细胞浸润。后期皮损表皮突规则延长，伴不明显的海绵水肿和细胞浸润。角化过度和楔形颗粒层增厚伴局部角化不全。厚壁小血管可增多。和变应性接触性皮炎或钱币状皮炎相比，嗜酸性粒细胞浸润不明显。随时间进展，其组织学表现可类似于慢性单纯性苔藓。

发病机制　目前对本病的了解仍不全面。特应性皮炎的发生是基因、环境和免疫学因素之间的复杂的相互作用的结果。表皮免疫调节和屏障功能异常均参与致病。

免疫因素包括辅助性 T 细胞分化、嗜酸性粒细胞寿命增加、IgE 多种作用、局部细胞因子表达模式、感染物质和超抗原[13]。特应性皮炎最初发生似乎是由变应原诱导活化的 2 型辅助性 T 细胞（Th2 细胞）启动的，导致 IL-4、IL-10 和 IL-13 水平升高。随后 IgE 水平升高。IgE 可以通过多种途径导致炎症细胞浸润，包括即刻 / 晚期阶段炎症反应，通过携带 IgE 的朗格汉斯细胞提呈变应原和变应原诱导活化携带 IgE 的巨噬细胞。

皮损中单核细胞浸润可能反映了 IgE 依赖肥大细胞 / 嗜碱性粒细胞脱颗粒和 Th2 细胞介导反应的结合，此种反应由急性暴露于变应原引起，包括食入物、吸入物或接触空气中变应原，如头皮屑、青草花粉和屋尘螨[14]。

局部细胞因子表达模式在调节组织炎症中起重要作用，同时取决于皮损的活动性和（或）持续时间。急性皮肤炎症与 IL-4、IL-13 为主的表达及微量 γ 干扰素相关。但是在慢性皮损，产 γ 干扰素的细胞增多[15,16]。

表皮屏障功能异常和特应性皮炎的临床相关性已经被广泛认同。丝聚合蛋白基因变异导致屏障功能损伤，使变应原更容易被提呈给表皮树突状细胞，可能是接触性反应增强的原因[17]。

特应性皮炎没有一个特有的基因标志。患有特应性皮炎家族的基因组筛查表明，其染色体区域和其他皮肤病重合，包括炎症性和自身免疫性皮肤病[18]。功能障碍的皮肤屏障基因包括染色体 1q21 上功能性 *filaggrin* 基因丢失[19]，蛋白酶活性增加和缺少蛋白酶抑制剂，使患者在环境中易受有害因素影响[20]。染色体 5q31 含有 IL-4 基因簇家族。因为 IL-4 对诱导 B 细胞合成 IgE 非常重要，有观点提出染色体 5q31 区域的多型性可能和基因调控特应性个体的血清总 IgE 有关。另一个可能备选基因在染色体 11q13 上，即高亲和力 IgE 受体[21,22]。

治疗原则　良好的沐浴方式可有效改善患者的表皮屏障功能。洗温水浴，用保湿皂，避免粗糙物的擦洗，必须使用强效无味的润肤剂以保持广泛长期的皮肤湿润。炎症期需要局部应用皮质类固醇。患者需要对细菌的双重感染进行评估，有时还需要评估病毒感染。

慢性单纯性苔藓

临床概要　绝大多数瘙痒患者因慢性皮肤摩擦可发展为慢性单纯性苔藓，通常在特应性皮炎或变应性接触性皮炎基础上发生。瘙痒明显，皮损常为厚的斑块，常伴抓痕，其上正常皮肤纹理加深，后者称为苔藓样变。少数患者可发展为斑片状皮肤淀粉样变性或苔藓样皮肤淀粉变性。

组织病理　慢性单纯性苔藓是慢性皮炎的典型表现（图 9-3）。角化过度伴区域性角化不全，棘层肥厚伴表皮突不规则延长，颗粒层楔形增厚，真皮乳头增宽。可见轻度海绵水肿，但无水疱形成。有时可见极轻微的乳头瘤样改变。点状溃疡常由抓痕所致，常由坏死的浅层真皮乳头、纤维蛋白和中性粒细胞排列而成。但这些表现也可见于多种瘙痒性皮肤病。可有散在的慢性炎症细胞在浅层血管周围浸润，但无细胞外渗。在真皮乳头可见增多的成纤维细胞和垂直于表皮排列的胶原束。当摩擦增强且慢性化时表皮增生更明显，纤维化也更显著。

发病机制　和某种特定的皮炎相关的特征可用来鉴定潜在的病因。

治疗原则　中至高效的外用糖皮质激素可用于慢性单纯性苔藓的治疗，常为软膏剂型，并配合积极的皮肤保湿。

脂溢性皮炎

临床概要 临床上脂溢性皮炎患者头皮、耳朵、眉毛、鼻唇区和胸部中央区可出现红斑和油腻性鳞屑。脂溢性皮炎患者出现泛发皮损罕见。婴儿的头皮（"摇篮帽"）、面部和尿布区域常可受累。本病可为红皮病的罕见病因。在帕金森病、癫痫、充血性心力衰竭、慢性酒精中毒、锌缺乏和 HIV 感染患者中，脂溢性皮炎发生率升高。HIV 感染患者合并脂溢性皮炎时常较严重而顽固，且皮损分布不典型[23]。

组织病理 组织病理学上，脂溢性皮炎兼有银屑病和海绵水肿性皮炎的特点。轻度病例仅表现为轻微的亚急性海绵水肿性皮炎。角质层含灶状角化不全，主要位于毛囊口两端，被称为"肩部角化不全"（图 9-6）。核固缩的中性粒细胞偶见于角化不全灶内（中性粒细胞性角化不全），有时有液体（中性粒细胞痂）。中度棘层肥厚伴表皮突规则性延长、轻度海绵水肿及灶状淋巴细胞外渗。真皮见稀疏单核细胞浸润。在 HIV 感染患者中，其表皮内可见凋亡的角质形成细胞，真皮内常见浆细胞浸润。

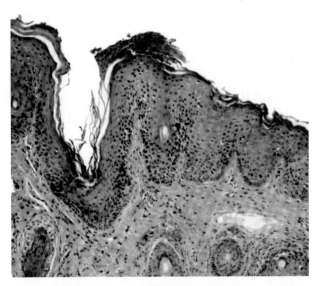

图 9-6 脂溢性皮炎：中性粒细胞性角化不全位于毛囊口肩部，表皮增生。此活检的海绵水肿极轻微

发病机制 发病机制未知。在病因学中，马拉色菌（糠疹癣菌属）的作用仍存在一定争议，

尽管很多患者口服或局部外用酮康唑很有效[24,25]。

治疗原则 使用去头皮屑香波可以改善脂溢性皮炎。部分患者使用 2% 酮康唑香波和（或）霜有效。外用低效糖皮质激素可很快改善红色活动性炎性皮损。

淤积性皮炎

临床概要 长期静脉功能不全和下肢水肿的患者，其下肢可发生瘙痒性、红斑鳞屑性丘疹和斑块，常伴棕色色素沉着和毛发脱失。溃疡是长期淤积性皮炎的常见并发症。

组织病理 本病临床表现各异，组织学上一般都有角化过度伴灶状角化不全、棘层肥厚或萎缩，伴灶状海绵水肿。真皮乳头小血管增生呈小叶状聚集（肾小球样增生）。这种增生在临床上可能表现为红色类似卡波西肉瘤皮损（肢端血管性皮炎）[26]。浅层血管周围见淋巴细胞浸润，环绕在增厚的毛细血管和小静脉周围。网状真皮常见纤维化。浅层见红细胞外渗和含铁血黄素沉积，有时也可见于深层血管丛周围。小血管内可能观察到纤维蛋白血栓，可能由血流中断和缺氧所致，并非提示同时发生了凝血病。也可见内皮细胞坏死和中性粒细胞浸润，但也并非白细胞碎裂性血管炎。

治疗原则 淤积性皮炎治疗需尽可能改善全身血流状态。抬高腿部并柔和地加压包扎。短疗程局部外用糖皮质激素和后续润肤剂的使用可用于活动性炎症皮损的治疗。

海绵水肿性皮炎的鉴别诊断

急性海绵水肿性皮炎 组织学表现可见于玫瑰糠疹、点滴型副银屑病、指状皮炎、海绵水肿性药物疹、节肢动物叮咬反应及皮肤真菌感染。玫瑰糠疹的皮损含有周期性不连续的乳头上方海绵水肿，淋巴细胞外渗和其上的堆状（透镜状）角化不全。海绵水肿可从微水疱到大水疱不等。此外，红细胞外渗可见于受累的真皮乳头和其上方的表皮层。点滴型副银屑病和玫瑰糠疹相似，但无表皮内红细胞，淋巴组织细胞浸润更少。海绵水肿性药物疹和其他形式的急性海绵水肿性皮炎相比，嗜酸性粒细胞浸润则更为显著，但常无水疱形成。节肢动物叮咬反应的表皮改变是灶性的，和叮咬位置一致，为楔形浸润。通常难以确定叮咬部位。

苔藓样糠疹、皮肤真菌感染或节肢动物叮咬反应的组织病理学特点可与亚急性海绵水肿性皮炎相似。急性痘疮样苔藓样糠疹的皮损界线清楚，可见凋亡的角质形成细胞、富含中性粒细胞的干燥鳞屑、带状界面皮炎、区域表皮坏死和深层血管周围浸润。皮肤真菌感染特征性表现为角质层内有中性粒细胞，伴真菌菌丝（Gottlieb 症），但通常需要 PAS 染色进行确认。

具有慢性皮炎特点的疾病包括糙皮病和其他营养缺乏、蕈样肉芽肿和银屑病，特别是经过治疗后。营养缺乏时真皮浅层苍白、坏死，中性粒细胞浸润。蕈样肉芽肿可出现银屑病样表皮增生，淋巴细胞可有非典型性脑回状核，伴亲表皮性，常标识性地紧贴基底细胞，通常无海绵水肿。银屑病的皮损可能类似于慢性单纯性苔藓，但真皮乳头上方表皮变薄、融合性角化不全，角质层和表皮上层内可见中性粒细胞，真皮乳头内扩张扭曲的毛细血管为其特征性改变。

其他伴海绵水肿性皮炎的疾病

红皮病和泛发性剥脱性皮炎

临床概要　红皮病的特点为泛发性红斑，常超过体表面积的 70%～80%，伴脱屑，常有发热。皮疹无特异性，可由多种潜在疾病引起。一项研究报道表明 74.4% 的红皮病与基础的皮肤病变有关，14.6% 为特发性，5.5% 与药物和恶性肿瘤有关[27]。引起红皮病最常见的预先存在的皮肤病为银屑病，其他包括海绵水肿性湿疹性皮炎、毛发红糠疹及光敏感综合征，罕见的皮肤病有疥疮感染、皮肤癣菌病、皮肌炎、急性移植物抗宿主病、落叶型天疱疮，甚至是大疱性类天疱疮。很多药物可引起红皮病，如苯妥英钠、噻嗪类、非甾体抗炎药（NSAID）和重组细胞因子。红皮病性药物疹较为严重，应评估患者的系统性炎症体征。少数红皮病和淋巴瘤有关，或为副肿瘤性或常见的皮肤 T 细胞淋巴瘤，如 Sézary 综合征或红皮病

型蕈样肉芽肿。

组织病理　必须谨慎地寻找以上列出的病因学疾病的组织学特征。但在红斑阶段，不一定能辨认出潜在皮肤病的性质，因其组织学通常为非特异性亚急性海绵水肿性皮炎样改变。和潜在银屑病相关的红皮病性皮损[28]和早期银屑病皮损相似，仅有轻度表皮增生和海绵水肿，以及堆状角化不全伴少量中性粒细胞，真皮乳头可见红细胞外渗。真皮上层血管常扩张。和蕈样肉芽肿相关的红皮病可见非典型细胞浸润，其细胞核为脑回状。药物相关病变可类似于蕈样肉芽肿，伴细胞外渗、淋巴细胞非典型性（淋巴瘤样），尚可见嗜酸性粒细胞。出现罕见的角质形成细胞凋亡可作为药物所致红皮病的线索。

组织病理学检查对 40% 红皮病的病因学诊断有帮助[29]。没有明确诊断的患者，建议定期进行重复活检和血液学检查。

治疗原则　必须明确红皮病的潜在病因，并针对病因进行治疗。一般来说，患者需要补充液体和电解质等支持治疗。红皮病患者有如下风险：继发感染和菌血症、高输出量心力衰竭及显著的代谢紊乱。在寻找潜在病因时，可积极地进行局部护理，常用湿包裹或洗浴，局部外用中效糖皮质激素厚层封包，以及保护性包裹如"桑拿服"，可快速改善临床症状。

粟粒疹

当出汗伴有表皮内汗管阻塞时可形成粟粒疹（痱子）。粟粒疹可分为三型：晶形粟粒疹、红色粟粒疹和深部粟粒疹。

临床概要　角质层内汗管阻塞可出现晶形粟粒疹。在晒伤或发热性疾病大量出汗后出现小而无症状、浅表无炎症性露珠状水疱，主要位于躯干。当出汗停止或水疱上角质层脱落时，水疱迅速消退。某些病例在出生时即可出疹[30]。

红色粟粒疹（红痱）　在表皮深层汗管阻塞之后出现，通常在衣物覆盖处，皮肤过度出汗时或之后出现。皮肤被封闭性聚乙烯长时间包裹后亦可出现。无汗症和热不耐受时可发生，特别是当躯干被遮盖时。皮损由瘙痒性小丘疹水疱组成，其周围绕以红晕，也可出现脓疱。

深部粟粒疹　通常发生于复发性红色粟粒疹之后，特别是在热带气候地区。汗管在真皮表皮交界处被阻塞。皮损为非瘙痒性皮色丘疹，可导致广泛的无汗症。

组织病理　晶形粟粒疹　可观察到与其下方汗管相连的角层内或角层下水疱。水疱周围见轻度至中度的中性粒细胞浸润，附近表皮海绵水肿，真皮乳头水肿，浅表血管周围有稀疏炎性浸润。

红色粟粒疹　马尔皮基（malpighii）层见海绵水肿性水疱，连续切片显示这些水疱和汗管是相连的。汗管周围见淋巴细胞浸润和海绵水肿，伴其下真皮浸润（图 9-7）。通常表皮内末端汗管内充满耐淀粉酶的无定型管型物质，PAS 染色阳性。

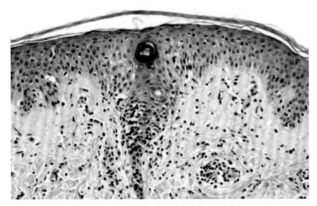

图 9-7　红色粟粒疹：在表皮外分泌导管周围及其内见海绵水肿。海绵水肿区域有淋巴细胞

深部粟粒疹　其特征和红色粟粒疹相似，但其炎症改变累及表皮下层和浅表真皮。

发病机制　晶形粟粒疹　角质层内汗管阻塞的原因或与先前日晒使表皮轻度损伤相关，或为角质层过度水合作用。对于新生儿，在子宫内时角质层过度水合结合未成熟的分泌导管，可导致导管上皮细胞肿胀和导管阻塞[31]。

红色粟粒疹　环境温度的升高起重要作用[31]。需氧菌被认为是顶端汗管阻塞的原因之一。汗管内经常出现的金黄色葡萄球菌支持了这一观点。同时，使用抗菌溶液可避免由封闭聚乙烯膜引起的红色粟粒疹的发生。

顶端汗管内 PAS 染色阳性、耐淀粉酶的无定型栓可能是管腔内细胞损伤、炎症和管及管周围海绵水肿共同作用的结果。这些改变在阻塞后 48 小时出现，14 天后当陈旧损坏的角质层脱落后得以消除。除去胶带可恢复出汗可证实其为可逆性

的高水平阻塞。

治疗原则　当患者活动增多，环境及皮温降低后，多数痱子得以改善。一些患者对于局部外用低效或中效糖皮质激素有效，部分病例得益于局部应用抗微生物制剂。

免疫缺陷性疾病相关的海绵水肿性皮炎

家族性 Leiner 病

此综合征婴儿可出现泛发性脂溢性皮炎、严重腹泻、复发性局部和系统感染及显著消瘦。通常死于败血症。补体 C5 存在功能障碍。此外，尚有其他细胞和体液免疫缺陷。

高免疫球蛋白 E 综合征（Job 综合征）

此病患者有复发性化脓性感染、特应性皮炎、血清 IgE 极度升高及由 γ 干扰素产生减少引起的中性粒细胞趋化障碍[32]。感染并发症包括复发性葡萄球菌冷脓肿、疖病、耳炎、鼻窦炎和葡萄球菌肺炎。

Wiscott-Aldrich 综合征

此病为 X 连锁隐性遗传性疾病，发生于男性，特征性表现为复发性系统性细菌和病毒感染、血小板减少性紫癜及由淋巴结和循环 T 细胞进行性耗竭而引起的特应性皮炎样皮疹。患者常在出生 10 年内死于感染或淋巴瘤。

慢性肉芽肿病

本病属于 X 连锁隐性遗传性疾病，发生于男性，婴儿期即可发病，表现为口周皮炎。皮炎常进展为肉芽肿性皮损伴颈淋巴结炎。化脓性和肉芽肿性感染多发生于皮肤、肺、骨和肝脏，最常见的是金黄色葡萄球菌感染。大多数病例在儿童期或青春期死亡，因中性粒细胞产生过氧化氢的功能缺陷及杀灭过氧化氢酶阳性细菌和真菌的能力降低。在体外吞噬后中性粒细胞不能使硝基四氮唑蓝染料发生还原反应，这可作为本病的筛查试验。

天疱疮组

1943 年首次证明棘层松解为天疱疮大疱的特征性表现。在体外，1964 年首次发现棘层松解由抗原抗体结合引起[33]。现认为天疱疮为一种自身免疫性水疱疾病，临床表现为松弛性表皮内水疱，皮肤黏膜糜烂和溃疡，组织学表现为棘层松解，免疫学上，体内存在抗角质形成细胞膜成分的结合和循环自身抗体，该细胞膜成分对细胞间粘连起重要作用。几乎 100% 活动期患者可出现循环自身抗体，其滴度和疾病活动度有关。这些抗体可通过皮肤直接免疫荧光（DIF）试验和血清间接免疫荧光（IIF）试验证实。这些技术已被公认为是抗体介导原发水疱大疱性疾病诊断的常规检测方法（表 9-4）。天疱疮可分为五类：①寻常型天疱疮和其反应型，即增生型天疱疮；②落叶型天疱疮和其狼疮样变异型，即红斑型天疱疮；以及其地方性变异型，即巴西落叶型天疱疮；③药物诱导天疱疮；④ IgA 天疱疮；⑤副肿瘤性天疱疮（PNP）。

表 9-4	水疱大疱性皮肤病的直接免疫荧光*		
皮肤病	主要反应物	位置	模式
天疱疮，所有变异型除外	IgG	ICS	花边状，点状
IgA 天疱疮	IgA	ICS	花边状，点状
副肿瘤性天疱疮	IgG	ICS	花边状，点状
	C3, IgG	BMZ	线状
	C3, IgG	BMZ	颗粒状
大疱性类天疱疮	C3, IgG	BMZ	线状
黏膜/瘢痕性类天疱疮	C3, IgG	BMZ	线状
抗 P200 类天疱疮	C3, IgG	BMZ	线状
妊娠疱疹	C3	BMZ	线状
获得性大疱性表皮松解症	C3, IgG	BMZ	线状
大疱性系统性红斑狼疮	C3, IgG	BMZ	线状
	C3, IgG	BMZ	颗粒状
疱疹样皮炎	IgA	BMZ	颗粒状
线状 IgA 皮病	IgA	BMZ	线状
多形红斑	C3, IgM	BMZ	颗粒状
	C3, IgM, 纤维蛋白原	血管	颗粒状
卟啉病、假性卟啉病、血液透析性大疱性皮肤病	IgG	BMZ	广泛玻璃样变
		血管	广泛玻璃样变

*其他免疫球蛋白可能出现，但是当它们出现时，强度较低，较少被观察到。ICS. 鳞状细胞间质；BMZ. 表皮基底

天疱疮的病理生理学

天疱疮（表 9-5）的靶抗原定位于桥粒。桥粒是复层鳞状上皮中最重要的黏附连接。桥粒复合体包括跨膜成分桥粒芯糖蛋白和桥黏素；细胞质成分桥斑珠蛋白、桥粒斑菲素蛋白和桥斑蛋白（图 9-8）。桥粒芯糖蛋白和桥黏素是钙黏素超基因家族成员[34,35]。这组钙依赖性蛋白对于组织完整性的形成和维持起重要作用。钙黏素分子形成的二聚体为其功能单位，其细胞外区域可连接相邻的细胞。钙黏素的细胞质区域和桥斑珠蛋白相关，桥斑珠蛋白通过桥斑蛋白把中间丝（即角蛋白）连接在桥粒上。桥粒芯糖蛋白和桥黏素的细胞外表位是致病性抗体的靶位。其中，桥粒芯糖蛋白 1（Dsg1）和桥粒芯糖蛋白 3（Dsg3）最具特征性。Dsg1 的分子质量为 160kDa，其在表皮上层高表达，而仅有少量表达于鳞状黏膜，是落叶型天疱疮的靶抗原。Dsg3 的分子质量为 130kDa，主要表达于表皮深层和鳞状黏膜全层，它是寻常型天疱疮的靶抗原[36]。因黏膜上皮主要表达 Dsg3，而皮肤则对 Dsg1 和 Dsg3 均有表达，故单独 Dsg3 抗体常导致口腔黏膜损害，可伴或不伴皮肤受累。如果 Dsg1 和 Dsg3 的抗体均出现，皮肤和黏膜损害均出现，则情况更为严重[37]。

表 9-5	天疱疮的靶抗原		
疾病	自身抗体	抗原	抗原位置
寻常型天疱疮			
黏膜主导型	IgG	桥粒芯蛋白 3（130kDa）	桥粒
黏膜皮肤型	IgG	桥粒芯蛋白 3（130kDa）	
		桥粒芯蛋白 1（160kDa）	
落叶型天疱疮	IgG	桥粒芯蛋白 1（160kDa）	桥粒
副肿瘤性天疱疮	IgG	桥粒芯蛋白 1（160kDa）	桥粒或半桥粒
		桥粒芯蛋白 3（130kDa）	
		桥斑蛋白 I（250kDa）	
		包斑蛋白（210kDa）	
		周斑蛋白（190kDa）	
		网蛋白（500kDa）	
		BPAG1（230kDa）*	
		γ 连环蛋白（桥斑珠蛋白，82kDa）	
药物诱导天疱疮（自身免疫变异型）	IgG	桥粒芯蛋白 3（130kDa） 桥粒芯蛋白 1（160kDa）	桥粒

续表

疾病	自身抗体	抗原	抗原位置
药物诱导天疱疮（毒性变异型）	—	—	—
IgA 天疱疮			
*SPD 型	IgA	桥黏素 1（110kDa/100kDa）桥粒芯蛋白 1（160kDa）	桥粒
*IEN 型	IgA	桥粒芯蛋白 3（130kDa）	

*BPAG1. 大疱性类天疱疮抗原；SPD. 角层下脓疱性皮病；IEN. 表皮内嗜中性皮病

总体来说，Dsg1 和 Dsg3 的定位与表达程度、抗 Dsg1 抗体单独出现、抗 Dsg3 抗体单独出现或两种抗体共同出现，这些因素可用于准确预测每一位天疱疮患者的黏膜和（或）皮肤受累情况及严重程度。目前对桥黏素的了解较少，某些 IgA 天疱疮病例有抗桥黏素 1 的自身抗体。

寻常型天疱疮

临床概要 本病主要发生于年龄较大的患者，表现为松弛性大疱，水疱易破，剥脱区的面积因

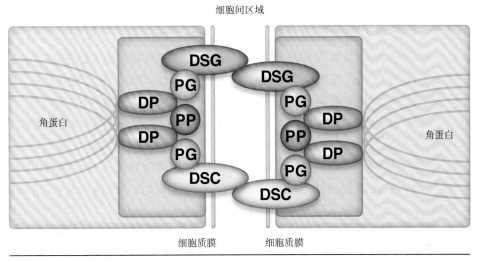

细胞间区域

DSG. 桥粒芯蛋白；DSC. 桥黏素；PG. 桥斑珠蛋白；DP. 桥斑蛋白；PP. 桥粒斑菲素蛋白

图 9-8 桥粒：桥粒复合体包括跨膜成分桥粒芯蛋白和桥黏素，细胞质成分包括桥斑珠蛋白、桥粒斑菲素蛋白和桥斑蛋白。细胞质区域的桥粒芯蛋白和桥黏素与桥斑珠蛋白连接，桥斑珠蛋白通过桥斑蛋白把中间丝（角蛋白）连接到桥粒

周围表皮分离的进展而进一步扩大，在部分病例可导致广泛的皮肤受累。皮损特征性地累及口腔黏膜、头皮、面中部、胸部、腹股沟和受压点皮肤。口腔损害（图 9-9A）几乎均可出现，可为疾病的最初表现（10% 的病例）[38]。在糖皮质激素问世之前，因体液丢失和双重感染，本病的死亡率很高。

组织病理 挑选早期水疱，最好是对小的水疱做活检。因为环钻活检的扭转力可能使水疱的疱顶和疱底分离，应小心地保持表皮真皮的完整性。因此，在使用环钻切除水疱前，可以使用冷冻剂喷雾。如果精细操作并小心处理样本，刮除活检不失为获取合适样本的一种好方法。若不能获得新发水疱，手指垂直按压陈旧

性水疱可使其移动到邻近的皮肤（尼氏征阳性）。新近产生的裂隙有助于揭示早期和特异性组织学改变。

最早可辨认的改变可能是嗜酸性海绵水肿，或者是更常见的表皮下层"海绵水肿"（图 9-9B）。这种"海绵水肿"实际上反映了棘层松解的最早期表现，而并非前文定义的真正的海绵水肿。棘层松解首先导致裂隙形成，随后导致主要位于基底层上的水疱形成（图 9-9C，D）。表皮内棘层松解可扩展至附属器结构，或者偶尔在棘细胞层较高层次。虽然基底角质形成细胞因连接的消失而彼此分离，但仍像"墓碑样"牢固地连接于真皮上。在水疱腔内，棘层松解性角质形成细胞单独或成群出现，圆形浓缩细胞质围绕着增大的细胞核，

核内周围有栅状染色质和增大的核仁。在一些患者中可检测到不同水平的抗Dsg1和抗Dsg3抗体，对应着不同的棘层松解平面。水疱形成的早期阶段很少有炎症。通常表现为血管周围稀疏淋巴细胞浸润伴真皮水肿。但如果出现嗜酸性海绵水肿，则真皮内可见较多嗜酸性粒细胞浸润。

其他水疱性疾病偶尔可见嗜酸性海绵水肿现象，特别是在疾病早期。其包括接触性皮炎、落叶型天疱疮、大疱性类天疱疮、妊娠疱疹、药疹、海绵水肿性节肢动物叮咬反应和暂时性棘层松解性皮病。随着皮损老化，组织学也会出现相应的改变。首先，可出现由中性粒细胞、淋巴细胞、巨噬细胞和嗜酸性粒细胞组成的混合炎症细胞反应。水疱的疱顶剥失可出现糜烂和溃疡。陈旧水疱的基底也可因角质形成细胞的迁移和增生出现多层角质形成细胞。其次，较多向下生长的表皮索可形成所谓的绒毛结构（图9-9D）。

评估仅有口腔损害的患者较为困难，因为咀嚼性损伤以致难以见到完整的水疱。活检仅可显示糜烂和溃疡。实际上，最好在剥脱区边缘的完整黏膜处取材，以显示典型的病理学改变。临床医师经常不能区分溃疡和完整黏膜，因两者通常均为白色且表面粗糙。对于仅有口腔损害的患者，与活检后常规行光学显微镜检查相比，完整口腔黏膜活检后行直接免疫荧光（DIF）试验则更为敏感。因此，在存在广泛溃疡时，必须从上颌黏膜和颊黏膜上部取材活检，尚可见血清成分于鳞状细胞间质集聚。

使用Tzanck细胞学检查能快速证明寻常型天疱疮水疱内有棘层松解性表皮角质形成细胞。可从疱顶内面或新鲜暴露大疱的基底取材涂片，进行吉姆萨染色，随后冲洗及风干。在多种不同的非棘层松解性水疱大疱疾病或脓疱性疾病中，偶尔也见到棘层松解性角质形成细胞，常为继发性棘层松解的结果。所以，细胞学检测仅为初步的筛查试验，不能取代组织学检查。棘层松解性角质形成细胞常与疱疹病毒感染细胞相似。

免疫荧光（IF）试验　应该提供水疱边缘带周围完整正常的皮肤、邻近水疱的未受累皮肤或邻近的红斑性皮肤进行研究。组织应被急冻或在Michel培养基中运送。直接免疫荧光试验是寻常型天疱疮很可靠且敏感的诊断性检查，多达95%的病例被证实在鳞状细胞间/细胞表面区域有花边样IgG，包括早期病例和那些皮损很少的病例，以及100%的活动性病例（图9-9E）。在临床疾病消退后保持阳性。在晚期皮损中，当棘层松解完全发展，细胞间/细胞表面花边样IgG模式可能变为点状，和电镜的发现相似，与细胞表面的桥粒聚集有关。当患者处于缓解期，DIF的阴性结果可能是好的预后指标[39]。很多人错误地认为DIF检查是没有假阳性结果的，但假阳性结果也可出现。有时区分天疱疮细胞间染色和非特异性染色可能较为困难，如海绵水肿性皮炎、银屑病、大疱性脓疱病的表皮，以及继发于多种疾病的溃疡邻近表皮，细胞间质可能有血清蓄积。通常IgM、IgA、纤维蛋白原和白蛋白也可出现，提示为非特异性假阳性试验。免疫过氧化物酶方法可获得与免疫荧光检测大致相同的敏感性，但仍无法取代免疫荧光方法成为首要的诊断技术。

间接免疫荧光试验可使用豚鼠食管、猴食管或正常人类皮肤的未固定冰冻切片作为底物。总的来说，猴食管是间接免疫荧光试验最好的底物。80%～90%的病例，在鳞状细胞间证实有循环IgG自身抗体[40]，其浓度和疾病活动度相关，可出现间接免疫荧光试验假阳性。在1500例存在循环天疱疮抗体的个体中，大约1%没有临床疾病。在没有天疱疮时，抗体模仿或体外沉积在复层鳞状上皮的情况被报道，包括烧伤、青霉素过敏、中毒性表皮坏死松解症、系统性红斑狼疮、重症肌无力、大疱性类天疱疮、瘢痕型天疱疮、扁平苔藓，以及有抗血型A和血型B的抗体的患者。这些抗体低滴度出现，被认为不具有致病性。有时没有大疱性疾病的患者被发现有抗桥粒芯糖蛋白自身抗体。例如，硅沉着病患者和寻常型天疱疮患者的亲戚[41,42]。

发病机制　有力的证据表明抗Dsg3和抗Dsg1的IgG自身抗体具有致病性，在天疱疮水疱形成中起重要作用。从寻常型天疱疮血清中提取亲和纯化的可识别Dsg3细胞外区域的IgG，给新生小鼠注射后可引起基底层上棘层松解[43]。而且，当使用Dsg3细胞外区域，免疫吸附来源于寻常型天疱疮的抗Dsg3 IgG，这些血清不再有能力引起新生小鼠的水疱[44]。抗Dsg自身抗体在水疱形成

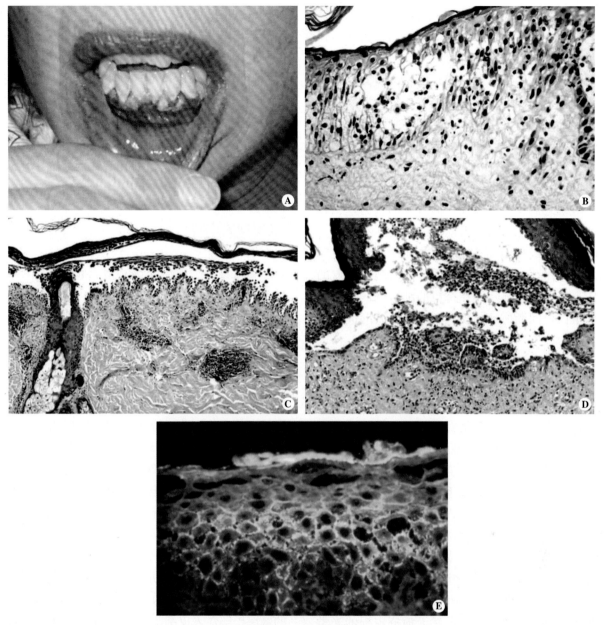

图 9-9　寻常型天疱疮

A. 多发牙龈糜烂（图片由 Kenneth Tsai 提供）。B. 最早改变为细胞间水肿伴嗜酸性海绵水肿，导致下层表皮细胞间桥丧失。C. 表皮内棘层松解性水疱有基底层上分裂平面。棘层松解可能扩大到附属器结构和棘细胞层。D. 基底层上水疱含棘层松解细胞、中性粒细胞和嗜酸性粒细胞。注意，真皮乳头上排列单层基底角质形成细胞，所谓绒毛。E. 在表皮下层有花边样鳞状细胞间 IgG 沉积（直接免疫荧光）

中的致病作用已经确定，但是在抗体结合后发生的一系列病理生理学改变尚未完全了解。寻常型天疱疮的 Dsg3 构象表位定位表明，氨基端残基 1～161 是自身抗体的靶位[45]，这部分在细胞外区域，对细胞间的粘连非常重要。一种可能性是这些抗体通过空间位阻直接干扰了细胞间桥粒芯糖蛋白的相互黏附作用。另一种可能性是中断了介导细胞间黏附的信号传导。被天疱疮抗原 – 抗体结合诱导的蛋白酶被认为在棘层松解中起重要

作用。虽然通过天疱疮抗体的补体固定可促进棘层松解的发生，但是在实验系统中没有补体时，棘层松解也可出现。刺激自身抗体形成的刺激物尚未被发现，尽管涉及了药物、病毒感染、创伤、电离辐射和 PUVA 治疗，但是这些因素在天疱疮发生之前就已出现。寻常型天疱疮很少和下述疾病有关，如内脏癌症、Castlman 病、胸腺瘤、重症肌无力、局限性硬皮病、Graves 病和系统性红斑狼疮。

　　寻常型天疱疮的口腔黏膜受累是由于 Dsg3 的

表达，同时 Dsg1 在鳞状黏膜低表达。

超微结构研究 糖萼即细胞间黏合物质，在早期棘层松解的皮损中部分或全部溶解，在桥粒完好时，细胞间隙变宽。随着细胞间隙变宽，两个相对桥粒的附着斑分离，因此在角质形成细胞周围可以见到带着附着张力丝的单独附着斑。当棘层松解进展，桥粒逐渐消失，角质形成细胞产生很多细胞质突起，常使细胞相互交叉。寻常型天疱疮所有早期超微结构改变均在细胞外。仅在桥粒溶解之后，撤回连在核周区域的张力丝，发生棘层松解细胞的最终变性。在寻常型天疱疮中，基底角质形成细胞和基底膜带之间的黏合不受影响，因为保存了连接基底角质形成细胞和真皮的结构。免疫电镜显示，在桥粒的细胞外区域，免疫球蛋白以间断的球状模式沉积在角质形成细胞的表面[46]。

鉴别诊断 早期寻常型天疱疮的水疱无继发改变时，如缺乏表皮细胞的变性或再生，其组织病理学表现较具特征性。重要的鉴别诊断包括家族性良性慢性天疱疮和暂时性棘层松解性皮病。家族性良性慢性天疱疮表现为全层（"倒塌砖墙"）棘层松解、表皮增生和脓疱性鳞屑结痂。棘层松解不像天疱疮那样可累及毛囊。暂时性棘层松解性皮病表现为小灶状表皮内棘层松解，这种棘层松解和寻常型天疱疮切片中观察到的广泛一致的棘层松解不同，仅数个表皮突增宽。以灶状棘层松解性角化不良为特征的疾病可出现异常颗粒角质形成细胞和角化不全细胞，称为圆体和谷粒，易与寻常型天疱疮区分。虽然天疱疮皮损的光学显微镜检查是重要的，但是现在 DIF 阳性是诊断金标准，所有考虑寻常型天疱疮诊断的病例都必须进行这项检查。

治疗原则 寻常型天疱疮的治疗有一定的难度，因为患者存在开放伤口细菌定植和继发细菌与病毒感染的风险，而多数患者需要使用免疫抑制剂，通常由系统性糖皮质激素开始并过渡到激素助减性免疫抑制剂，如麦考酚酯或硫唑嘌呤。利妥昔单抗是一种有前景的药物，可以为靶向治疗提供更多的选择，目前在有限的研究中已经显示出令人瞩目的疗效。

增生型天疱疮

临床概要 本型是寻常型天疱疮的一种不常见变异型，仅占寻常型天疱疮的 1% ～ 2%[41]。历史上，增生型天疱疮分为 Neumann 型和 Hallopeau 型。在更严重的 Neumann 型中，疾病以寻常型天疱疮开始和结束，但是很多剥脱区域以疣状增殖愈合，在早期可能包含小脓疱。Hallopeau 型相对良性，主要皮损是脓疱而不是大疱，随后形成逐渐扩大的疣状增殖，特别是在间擦部位。

组织病理 Neumann 型早期皮损由大疱和剥脱区组成，组织学表现和寻常型天疱疮相同。当皮损老化时，绒毛和疣状表皮增生形成。表皮和真皮内见大量嗜酸性粒细胞，产生嗜酸性海绵水肿和嗜酸性脓疱（图 9-10A）。陈旧皮损可不出现棘层松解。Hallopeau 型早期皮损为正常皮肤上出现脓疱伴棘层松解，并可见小的裂隙，此裂隙多在基底层上形成，其内有较多嗜酸性粒细胞和变性的棘层松解性表皮细胞（图 9-10B）。和 Neumann 型相比，早期皮损可见更多的嗜酸性脓肿。随后的疣状皮损在组织学上和 Neumann 型相同。

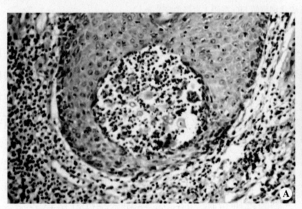 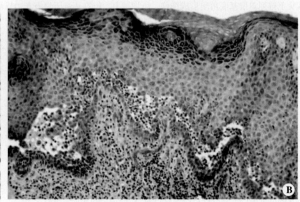

图 9-10 增生型天疱疮
A. 表皮内脓肿由嗜酸性粒细胞和几个棘层松解性角质形成细胞组成；B. 显著的棘层肥厚和基底层上裂隙，内含嗜酸性粒细胞

免疫荧光试验　所有已报道病例的 DIF 检查显示鳞状细胞间 IgG 沉积。

发病机制　增生型天疱疮是寻常型天疱疮的变异型，可发生疣状增殖。为何某些寻常型天疱疮的病例出现这种增殖性皮损而另一些病例却不出现，目前仍不清楚。但皮疹倾向于在相对封闭和浸渍区域出现并伴细菌感染，提示此为对双重感染的一种反应。

鉴别诊断　主要需与增殖性脓皮病相鉴别。这种疾病常和炎症性肠病相关，特别是溃疡性结肠炎，在临床和组织学上可与增生型天疱疮相似[47]。在增殖性脓皮病中，中性粒细胞更常见，而表皮内嗜酸性脓肿和棘层松解均罕见，DIF 阴性[48]。尚需排除卤素皮病和芽生菌病样脓皮病（参见第 11 章、第 12 章）。

治疗原则　治疗方法和寻常型天疱疮相似。然而，在一些病例中使用合适的局部抗微生物药物及抗炎症治疗有一定疗效。

落叶型天疱疮

临床概要　落叶型天疱疮通常发生于中年人，可有慢性泛发病程，罕见剥脱性皮炎表现。临床表现为红斑基础上的松弛性大疱，或糜烂伴鳞屑和结痂，无明显水疱（图 9-11A）。因水疱位置浅表而易破裂，仅遗留浅表糜烂面，而非寻常型天疱疮所见的表皮剥脱。不出现口腔损害。尼氏征阳性，Tzanck 涂片显示棘层松解性颗粒层有角质形成细胞。巴西落叶型天疱疮（地方性落叶型天疱疮）的临床、组织学和免疫学与落叶型天疱疮难以区分[48]，其发生于居住或到访巴西邻近河流或小溪区域的人中，发病高峰在雨季结束时。巴西落叶型天疱疮的病因不清，但大量流行病学证据提示可由环境因素促成。一项病例对照研究发现，被黑蝇（蚋属）叮咬的农民比未被叮咬者更可能发生巴西落叶型天疱疮[49]。日晒可加剧本病[50]。

组织病理　早期改变包括表皮上层棘层松解，常位于颗粒层内或邻近颗粒层，一些病例可有角层下大疱（图 9-11B，C）。更常见的是增大的裂隙导致角质层分离，而无大疱形成。

棘层松解的颗粒层细胞可为纺锤形而非圆形，因为这些细胞在 IgG 结合 Dsg 时其形状发生改变，或者结合 Dsg 使其分化为颗粒层角质形成细胞样结构。棘层松解角质形成细胞数量常很少，需要仔细寻找辨认。可发生继发性裂隙，导致表皮中层分离，这种裂隙可能延伸至基底层，基底层上局限区域发生分离罕见。角层下棘层松解性水疱存在时，角化不良的颗粒层角质形成细胞具有诊断价值。嗜酸性海绵水肿较显著，可伴表皮内嗜酸性脓疱。因此，以下三种落叶型天疱疮的组织学特征具有诊断价值：①嗜酸性海绵水肿；②角层下水疱，常有少量棘层松解性角质形成细胞；③角层下水疱伴角化不良的颗粒层角质形成细胞（图 9-11C）。炎性浸润特点因皮损存在时间、水疱是否存在、表皮浅表部分是否分离、是否伴脓疱化或水疱的疱顶是否坏死而各异。

免疫荧光试验　大多数病例皮损周围皮肤 DIF 试验阳性。天疱疮抗体的沉积有两种模式，在大多数病例中全层鳞状细胞间 IgG 沉积。罕见 IgG 仅局限于表皮浅层（图 9-11D）。血清 IIF 试验显示 80%～90% 病例有鳞状细胞间 IgG 沉积。

发病机制　和寻常型天疱疮一样，落叶型天疱疮的自身抗体有致病性。在病程中，抗体水平波动和疾病活动度有一定相关性。落叶型天疱疮抗体 Dsg1 在表皮上层表达更多[35,36]，这可以解释落叶型天疱疮的分裂平面较浅表。有趣的是，在葡萄球菌性烫伤样皮肤综合征（staphylococcal scalded skin syndrome，SSSS）和其局限型大疱性脓疱病中，金黄色葡萄球菌产生剥脱性外毒素可特异性结合 Dsg1，导致与落叶型天疱疮相同水平的表皮形成水疱[51,52]。此外，Dsg1 在躯干上部分布较多，而在颊黏膜、头皮和躯干下部则分布较少，这也和皮损分布相符[53]。

超微结构研究　表皮下层细胞间黏合物质的早期丢失与桥粒数量减少及角质形成细胞表面形成弯曲微绒毛有关。然而，表皮上层棘层松解非常显著。在表皮中层，很多角质形成细胞核周有张力丝排列，这些张力丝束均一化为其成熟不良的证据。

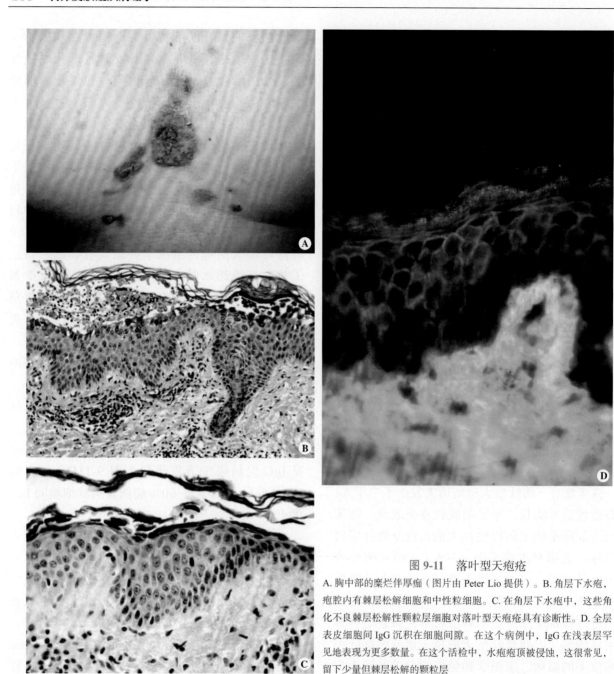

图 9-11 落叶型天疱疮

A. 胸中部的糜烂伴厚痂（图片由 Peter Lio 提供）。B. 角层下水疱，疱腔内有棘层松解细胞和中性粒细胞。C. 在角层下水疱中，这些角化不良棘层松解性颗粒层细胞对落叶型天疱疮具有诊断性。D. 全层表皮细胞间 IgG 沉积在细胞间隙。在这个病例中，IgG 在浅表层罕见地表现为更多数量。在这个活检中，水疱疱顶被侵蚀，这很常见，留下少量但棘层松解的颗粒层

鉴别诊断 包括 SSSS、脓疱疮、角层下脓疱性皮病（Sneddon-Wilkinson 病）和 IgA 天疱疮（参见 IgA 天疱疮鉴别诊断）。有时需行免疫荧光试验区分 SSSS 和落叶型天疱疮，因为在 SSSS 中有时也可观察到少量棘层松解细胞。落叶型天疱疮的皮损可发生脓疱化和继发改变，像脓疱疮、角层下脓疱性皮病和 IgA 天疱疮一样产生脓疱。和其他疾病相比，落叶型天疱疮含有更多的棘层松解性角质形成细胞，角层下脓疱性皮病的主要皮损是脓疱。落叶型天疱疮皮损可以发生双重感染，因此发现细菌并不能确定诊断为大疱性脓疱疮。

因此，免疫荧光试验非常关键。角层下脓疱性皮病常产生大的圆顶状角层下脓疱，而不像落叶型天疱疮一样产生松弛扁平水疱和脓疱。

治疗原则 像寻常型天疱疮一样，落叶型天疱疮常需要系统性免疫抑制治疗，由糖皮质激素过渡到非糖皮质激素的免疫抑制剂。患者存在病毒和细菌的双重感染风险，特别是在免疫抑制情况下。

红斑型天疱疮

临床概要 也被称为 Senear-Usher 综合征，

红斑型天疱疮是落叶型天疱疮的变异型，得名于红斑狼疮样的临床表现，红色斑块和斑片呈蝶形分布。本病可局限于这个区域，也可泛发。未观察到口腔损害。

组织病理　大多数病例的光镜特点和落叶型天疱疮相同（图 9-12）。极少数病例有明显的界面皮炎，与红斑狼疮鉴别困难。

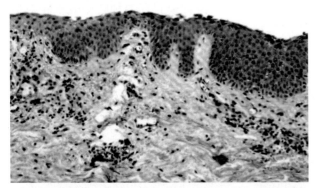

图 9-12　红斑型天疱疮：组织学表现和落叶型天疱疮相同。此活检水疱顶侵蚀，很常见，留下变薄且棘层松解的颗粒层

免疫荧光试验　皮损周围皮肤 DIF 试验显示，超过 75% 病例在鳞状细胞间有 IgG 沉积，真皮表皮交界处有 IgM 和 IgG 颗粒状沉积（即狼疮带试验阳性）。使用猴食管为底物的 IIF 研究显示，80% 病例在鳞状细胞间有 IgG 沉积。30%～80% 病例可检测到抗核抗体。

超微结构研究　红斑型天疱疮表皮超微的结构改变和落叶型天疱疮相同。

鉴别诊断　和落叶型天疱疮的鉴别诊断相同。一些病例出现界面皮炎改变，可与红斑狼疮及副肿瘤性天疱疮混淆。角层下棘层松解不是红斑狼疮的特点。

治疗原则　某些患者存在系统性红斑狼疮的特点，因此治疗这种罕见型天疱疮时可能有一定困难。免疫抑制治疗为其主要的治疗方法。

疱疹样天疱疮

临床概要　疱疹样天疱疮结合了疱疹样皮炎的临床特点和天疱疮（通常是落叶型天疱疮）的免疫学及组织学特点[54]。这种变异型仅是因为其临床表现而为人所知，患者出现瘙痒性、红斑性水疱或丘疹性皮损，常为疱疹样模式。黏膜不常受累。

组织病理　嗜酸性海绵水肿伴或不伴棘层松解，可见不同数量的中性粒细胞及中性粒细胞海绵水肿形成。或可见含嗜酸性粒细胞和中性粒细胞的角层下脓疱。

免疫荧光试验　因临床表现和组织学表现常不典型，免疫荧光是诊断疱疹样天疱疮最可靠的方法。皮损周围皮肤 DIF 显示 IgG 主要沉积在表皮上部的角质形成细胞的表面[55]。IIF 证实，循环中抗表皮细胞表面的 IgG 自身抗体多数直接抗 Dsg1，即落叶型天疱疮抗原。有报道称少量病例存在抗 Dsg3 抗体，即寻常型天疱疮抗原[55]。

治疗原则　治疗方法和落叶型天疱疮相似，如上所述。

药物诱导天疱疮

虽然绝大多数已报道的药物诱导天疱疮的免疫学特点和原发性天疱疮相同[56]，但有证据表明某些药物可不产生抗体而诱导棘层松解[57]。致病性药物通常是青霉胺、卡托普利、青霉素衍生物，常含有巯基[58]。早期临床表现无特异性，表现为麻疹样或荨麻疹样皮疹。青霉胺诱导的天疱疮皮疹较典型，被称为"中毒性前天疱疮皮疹"[58]。随后，天疱疮的特征性皮损出现。一旦停止药物治疗，天疱疮抗体阴性的患者皮疹消退，与之相反存在天疱疮抗体的患者皮疹通常持续存在。后可有天疱疮病程的消长变化。

组织病理　早期皮疹是非特异性的，可见海绵水肿、角化不全和不同真皮浸润。充分发展的皮损大体上和落叶型天疱疮或寻常型天疱疮相同。嗜酸性海绵水肿可较显著。

免疫荧光试验　大约 90% 的药物诱导天疱疮患者 DIF 试验为阳性[58]。血清 IIF 试验显示，70% 病例有循环鳞状细胞间 IgG 抗体。通常抗体滴度低，似乎和疾病严重度无关。

发病机制　对于那些产生抗体和伴棘层松解的病例，其发病机制似乎和原发性天疱疮相同。因为天疱疮抗原有二硫键，含巯基的药物可与之结合。这些药物在表皮呈高浓度聚集。因此，这些药物似乎直接影响角质形成细胞黏附分子，干扰其功能，并随后引起棘层松解，从而解释了那些无天疱疮抗体的药物诱导天疱疮的发病机制。

治疗原则　必须停止诱发皮疹的药物。然而，很多患者可有药物"触发的"疾病，需要从头治疗自身免疫天疱疮。

IgA 天疱疮

临床概要　IgA 天疱疮表现为瘙痒性脓疱性皮疹，以鳞状细胞间 IgA 沉积和表皮内中性粒细胞为特征，主要发生于中年人和老年人，但一些儿童也可发病[59,60]。其临床表现和落叶型天疱疮或角层下脓疱性皮病相似。在红斑基础上发生松弛性脓疱，常呈环状排列。最常见的受累部位为腋窝和腹股沟，但躯干、四肢近端和下腹部也可受累。

黏膜受累罕见。可出现轻度白细胞及嗜酸性粒细胞增多和 IgA 蛋白血症[61]。

IgA 天疱疮的临床异质性反映了参与其发病的自身抗原的不同[62]。一般来说，患者可进展为以下两型：角层下脓疱性皮病（SPD）型或表皮内嗜中性皮病（IEN）型[60,61,63]。具重叠特征的病例出现说明本病为具有多种表现的一种疾病。

组织病理　两种模式和两种临床表现相对应（图 9-13）。SPD 型可见角层下水疱脓疱或脓疱，伴极轻度的棘层松解。在 IEN 型可出现表皮内水疱脓疱或脓疱，内含不同数量的中性粒细胞。曾报道一例 IgA 天疱疮与落叶型天疱疮相似，并无中性粒细胞浸润[64]。

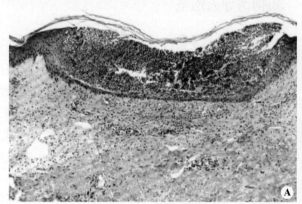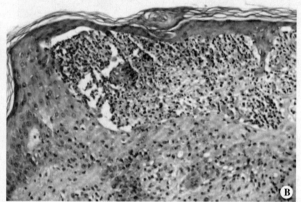

图 9-13　IgA 天疱疮

A. 在角层下脓疱性皮病（SPD）型中，角质层下可见表皮内脓疱伴大量中性粒细胞；B. 在表皮内嗜中性皮病（IEN）型中，中性粒细胞在基底层上和棘层间

免疫荧光试验　DIF 试验显示表皮全层鳞状细胞间 IgA 沉积，在某些角层下脓疱型病例中，表皮上层荧光强度增高。通常无补体和其他免疫球蛋白沉积[61]。但有一些病例 IgA 和 IgG 可同时存在，从而造成诊断困难（寻常型天疱疮或 IgA 天疱疮），除非可鉴定出特异性抗原[65]。在低于50% 的已报道病例中，其 IIF 结果为阳性。在 SPD 型中，IgA 自身抗体识别 Dsg1[66]。在 IEN 型中，抗体具有和 Dsg1 或 Dsg3 发生反应的特点，不过尚需进一步的研究[62,63,67]。

鉴别诊断　角层下脓疱性皮病变异型和Sneddon-Wilkinson 病相同。实际上，很多报道的Sneddon-Wilkinson 病并没有做免疫荧光试验，有可能为 IgA 天疱疮角层下脓疱性皮病型。脓疱性银屑病、大疱性脓疱病和寻常型天疱疮为主要需要鉴别

的疾病。光镜下不能将本病和脓疱性银屑病区分开来，因此需要做免疫荧光试验以进行鉴别。

治疗原则　和其他型天疱疮相似，常需进行系统性免疫抑制治疗。

副肿瘤性自身免疫多器官综合征：副肿瘤性天疱疮

临床概要　副肿瘤性自身免疫多器官综合征（paraneoplastic autoimmune multiorgan syndrome，PAMS）起初被称为副肿瘤性天疱疮（paraneoplastic pemphigus，PNP），是一种自身免疫水疱大疱性和糜烂性黏膜皮肤疾病，和潜在恶性肿瘤相关。最常见与之相关的肿瘤包括非霍奇金淋巴瘤（42%）、慢性淋巴细胞白血病（29%）、

Castleman 病（10%）、胸腺瘤（6%）、梭形细胞肉瘤（6%）和 Waldenström 巨球蛋白血症（6%）[68]。发病年龄各异，但多数患者年龄为 45 ～ 70 岁。

　　PNP 皮肤损害具多形性，共同的临床特征为难治性口腔炎，表现为糜烂和溃疡，累及所有口咽部表面，特征性地扩展至唇部，类似于 Stevens-Johnson 综合征（SJS）。多器官系统可受累，高死亡率多源于闭塞性细支气管炎。在肾脏、膀胱、肌肉、心脏、肺、黏膜和皮肤可有自身抗体沉积。根据其临床表现的程度及多样性和免疫病理学机制而提出一种假说，即 PNP 为一种上皮黏附疾病，代表了一种异质性自身免疫综合征的表现，即 PAMS[69]。PAMS 至少有六种不同临床变异型，即大疱性类天疱疮样、瘢痕性类天疱疮样、天疱疮样、多形红斑样、移植物抗宿主病样和扁平苔藓样[70-74]。

　　组织病理　组织学特点各异，取决于其不同的临床表现。皮损表现为一种多形红斑样、扁平苔藓样、寻常型天疱疮样和类天疱疮样等多种特点的独特组合。主要表现为基底层上棘层松解伴基底细胞凋亡，与界面皮炎相关（多形红斑样），伴或不伴（扁平苔藓样）带状浸润（图 9-14A，B）[75]。PNP 可仅表现为苔藓样界面皮炎而无棘层松解[76]。在类天疱疮样皮损中可见表皮下水疱。

　　免疫荧光试验　皮损周围皮肤和黏膜 DIF 试验显示 IgG 沉积于鳞状细胞间，伴免疫反应物在真皮表皮交界处沉积（图 9-14C）。在真皮表皮交界处最常见为补体颗粒状沉积[72]。补体、IgG 和 IgM 的线状沉积及补体和 IgG 颗粒状沉积均可见到[71]。当基底膜带有免疫球蛋白和补体沉积时，有助于将 PNP 和其他类型的天疱疮区分开来，通常对于后者而言其基底膜带无沉积[77]。虽然在大多数病例中循环 PNP 抗体可与常规底物的鳞状角质形成细胞结合，但所有病例的抗体均可与鼠膀胱上皮结合。

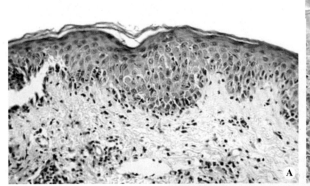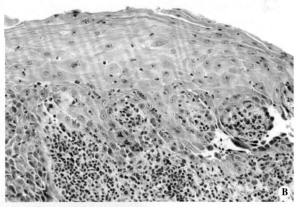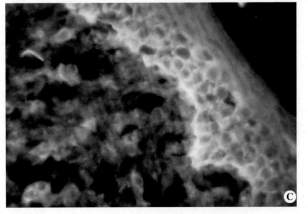

图 9-14　副肿瘤性天疱疮

A. 多形红斑样模式。少细胞界面皮炎伴角质形成细胞凋亡，还有寻常型天疱疮样改变，即基底层上水疱。B. 扁平苔藓样模式。富细胞苔藓样皮炎伴基底层上水疱。C. 直接免疫荧光。细胞间和基底膜均有 IgG 染色

　　发病机制　PNP 患者产生抗多种抗原的 IgG 自身抗体（表 9-5）。几乎所有斑蛋白家族成员也包括桥粒芯糖蛋白，均可成为副肿瘤性天疱疮 IgG 自身抗体攻击的抗原。抗 Dsg 抗体在诱导角质形

成细胞间黏附的缺失及水疱形成中发挥作用。但抗斑蛋白自身抗体的病理生理学相关性尚不清楚。除体液免疫之外，大量证据表明细胞毒性 T 细胞也起着重要作用。已有报道称有 PNP 临床表现的病例检测不到自身抗体[78]。在这些患者的皮损区域有高水平 CD8+ 细胞毒性 T 细胞，可介导皮肤损伤，包括伴角化不良的界面皮炎[79]。已有报道称在 PNP 患者血中 IL-6 显著升高。IL-6 可活化 CD8+T 细胞和 CD56+ 自然杀伤（NK）细胞[80]。PNP 和闭塞性细支气管炎之间的相关性提供了额外证据，即细胞毒性 T 细胞在 PNP 中起关键作用。

治疗原则　需要为患者提供快速的多学科治疗，同时治疗皮肤疾病很重要。治疗的重点在于确认可引发本病的潜在恶性肿瘤，同时监测和治疗相关的任何肺部疾病。肺部受累常严重且可致命。潜在恶性肿瘤治疗可能对活动性皮肤疾病有效，也可能需要局部 / 系统性免疫调节治疗或抑制治疗。

表皮下大疱性疾病

表皮下大疱性疾病的水疱位于真皮表皮交界处。这组疾病有不同临床表现、组织学改变及发病机制。在真皮表皮交界处或其内部的关键黏合蛋白的遗传性和获得性改变均导致水疱形成。在自身免疫性表皮下大疱性疾病分组中已描述了和主要靶抗原结合的患者的自身抗体的特点（表 9-6）。重要的是，一些编码这些自身抗原的基因存在突变，这是造成不同机械性大疱病（即大疱性表皮松解症变异型）的原因。为了理解表皮下大疱病，有必要了解一些相关的表皮基底膜带的知识和其不同的靶蛋白（图 9-15）。

表 9-6　自身免疫性和遗传性水疱疾病的常见靶位*			
蛋白质靶位	结构靶位	自身免疫性疾病	遗传性疾病
BPAG1（BP230）	HD	BP	未确认
BPAG2（BP180，XVII型胶原）	HD- 锚丝复合体	BP、PG、CP、LABD	GABEB
整合素 A6β4，β4 亚基	HD- 锚丝复合体	眼部 CP	伴幽门闭锁的交界型 EB
层粘连蛋白 5	透明板 – 致密板交界处	抗表皮整联配体蛋白 CP	交界型 EB -Herlitz
P200	透明板下半部	抗 P200 类天疱疮	未确认
VII型胶原	锚纤维	获得性 EB，大疱性系统性红斑狼疮	营养不良型 EB

　* 在自身免疫性疾病中，靶位和抗体结合；在遗传性疾病中，无靶化合物或合成异常

　BP. 大疱性类天疱疮；CP. 瘢痕性类天疱疮；EB. 大疱性表皮松解症；HD. 半桥粒；PG. 妊娠性天疱疮；LABD. 线状 IgA 大疱性皮病；GABEB. 泛发性萎缩性良性 EB

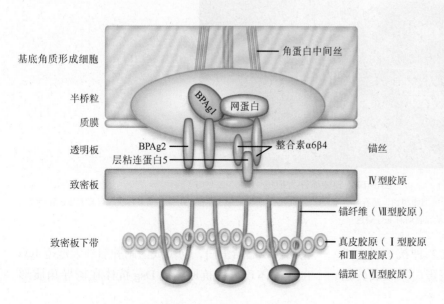

图 9-15　真皮表皮连接的简略模型：沿着角质形成细胞的基底表面，角蛋白中间丝附着在基底质膜的半桥粒上。主要半桥粒的细胞内成分包括大疱性类天疱疮抗原（BPAg1）和网蛋白。半桥粒的跨膜成分包括整合素 α6β4 和大疱性类天疱疮抗原（BPAg2），二者均延伸到位于透明板上锚丝定位的部位。锚丝横跨在位于半桥粒和致密板之间的透明板上。很多抗原和透明板有关联，包括层粘连蛋白 5 和表皮整联配体蛋白。致密板是电子致密层，平行且邻近于透明板，其主要成分是 IV 型胶原。在致密板下带，致密板和其上的表皮通过锚纤维栓系于乳头真皮层，VII 胶原是锚纤维的主要成分

从表皮到真皮，表皮基底膜有四种不同的结构性成分：

1. 中间丝、半桥粒斑和基底角质形成细胞的质膜。

2. 透明板，含纤细的锚丝，连接基底角质形成细胞的半桥粒和其下方的致密板。

3. 致密板，为基底膜提供很多支撑，其主要成分是Ⅳ型胶原。

4. 致密板下带，含锚纤维（Ⅶ型胶原）、锚斑和真皮乳头的纤维蛋白。

沿着基底角质形成细胞的深层表面，角蛋白中间丝（角蛋白 5 和角蛋白 14）附着在半桥粒上。半桥粒的主要细胞内成分包括 230kDa 的大疱性类天疱疮抗原（BPAg1）和网蛋白。半桥粒的跨膜成分包括整合素 α6β4 和 180kDa 的大疱性类天疱疮抗原（BPAg2），即ⅩⅦ型胶原[81]，二者均延伸到透明板上锚丝的部位。锚丝横跨在位于半桥粒和致密板之间的透明板上。抗 BPAg1 的抗体出现在最常见的自身免疫性表皮下大疱性疾病中，即大疱性类天疱疮。来自于大疱性类天疱疮、妊娠性类天疱疮、瘢痕性类天疱疮和线状 IgA 大疱性皮肤病亚型的这些患者的自身抗体攻击 BPAg2[82-84]。一些泛发性萎缩性良性 EB（GABEB）患者的 BPAg2 有先天性缺陷。整合素 α6β4 的 β4 亚基突变导致和幽门闭锁相关的交界型 EB[85]。眼部瘢痕性类天疱疮的其中一型患者有直接针对 β4 亚基的自身抗体[86]。

透明板是真皮表皮交界处的最薄弱环节，是盐裂皮肤试验中的分裂平面。很多抗原和透明板相关，特别是锚丝。抗原包括层粘连蛋白 5、层粘连蛋白 6、uncein、巢蛋白、表皮整联配体蛋白和 P200[87,88]。针对表皮整联配体蛋白和层粘连蛋白 5 的 α3 亚基的自身抗体，导致一种类型的瘢痕性类天疱疮。层粘连蛋白 5 基因的无意义突变和交界型 EB-Herlitz 相关[89]。

致密板是一层电子致密层，平行且邻近于透明板，其主要成分是Ⅳ型胶原，被认为其为基底膜提供很多支撑。其他抗原性成分为层粘连蛋白 1、巢蛋白和类肝素硫酸蛋白聚糖。

在致密板下带，致密板通过锚纤维栓系于真皮乳头层。锚纤维是一系列沿着致密板底侧的环形部分，作为真皮乳头胶原的附着点。Ⅶ型胶原是锚纤维的主要成分。在获得性大疱性表皮松解症（EBA）、大疱性 SLE 和某些线状 IgA 病变异型（IgA 介导的 EBA）中，抗Ⅶ型胶原的自身抗体已被确认[90]。Ⅶ型胶原基因（COL7A1）的无意义突变和营养不良型 EB 相关。

大疱性类天疱疮

临床概要　本病于 1953 年首次报道。主要发生于老年人，在荨麻疹样红斑的基础上或非红斑性皮肤上出现紧张大疱（图 9-16A）[91]。与天疱疮相比，大疱性类天疱疮尼氏征阴性。皮损累及躯干、四肢和间擦区域，1/3 病例口腔黏膜受累。大疱性类天疱疮可以非特异性皮疹发病，常被认为是荨麻疹或皮炎，可持续数周或数月。罕见情况下大疱性类天疱疮可表现为红皮病。药物诱导的大疱性类天疱疮也可发生，因此详细全面的用药史很重要。有罕见报道称老年性瘙痒患者活检后 DIF 试验可检出针对大疱性类天疱疮抗原的抗体，而患者却无典型皮损。

组织病理　早期皮损真皮乳头水肿伴少细胞或富细胞型血管周围淋巴细胞和嗜酸性粒细胞浸润（图 9-16B）。真皮表皮交界处出现水疱[92]。镜下炎症细胞丰富的皮损，临床上对应红斑性基础上发生的水疱（图 9-16C），嗜酸性乳头脓肿可伴真皮浅层、深层血管周围和组织间有大量嗜酸性粒细胞、混合淋巴细胞和少量中性粒细胞浸润。早期皮损可有嗜酸性蜂窝织炎（Wells 综合征）的组织学特点，也可出现嗜酸性海绵水肿。当水疱在相对正常皮肤上发生时（图 9-16D），通常有轻微血管周围淋巴细胞浸润，伴少量嗜酸性粒细胞，部分散在分布于真皮全层，另一些则接近表皮，为少细胞模式。水疱腔含少量炎症细胞。在陈旧性水疱中，表皮移行和再生可导致表皮内水疱形成。和增生型天疱疮相似，可观察到表皮假上皮瘤增生、表皮下大疱和嗜酸性粒细胞与淋巴细胞聚集（增生型类天疱疮）。

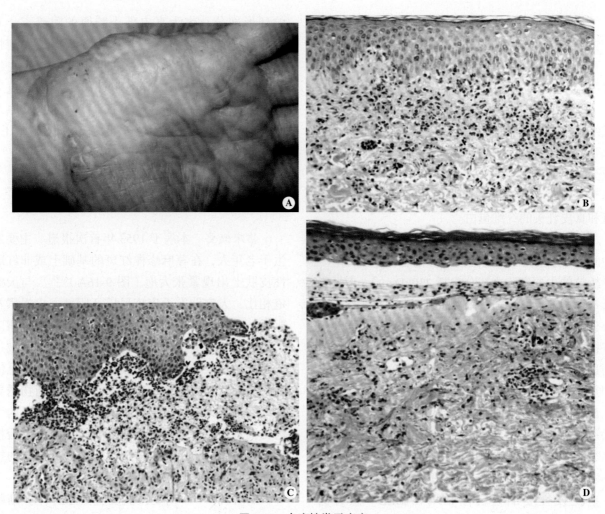

图 9-16 大疱性类天疱疮

A. 手部紧张大疱和红斑性水肿性斑块；B. 大疱前期，真皮表皮交界处和真皮见嗜酸性粒细胞；C. 富细胞变异型，表皮下大疱形成，在真皮和疱腔内炎症浸润主要由嗜酸性粒细胞和一些中性粒细胞组成；D. 少细胞变异型，表皮下水疱伴极少炎症细胞

免疫荧光试验 皮损周围皮肤的 DIF 试验显示几乎 100% 病例真皮表皮交界处有线状 C3 沉积（图 9-17A 和表 9-4），95% 以上有 IgG 沉积，25% 病例观察到 IgA 和 IgM 沉积。IIF 研究显示 70% ~ 80% 病例存在循环抗基底膜带 IgG 自身抗体。总抗体滴度（抗 BPAg1、抗 BPAg2）和临床疾病严重度之间无相关性，但抗 BPAg2 滴度在总体上和疾病活动度相关。IgG 位于透明板内，与半桥粒特异性结合。

一些老年患者有和瘙痒相关的循环抗 BPAg1/抗 BPAg2 抗体，但 DIF 结果为阴性，这类患者的情况不清楚。盐裂皮肤免疫荧光试验是一种重要的诊断性手段。这种技术最初发明于 1984 年，使用正常人类皮肤作为底物以检查患者血清（间接盐裂皮肤试验）[92]。在 1mol/L 的 NaCl 中孵化正常或患者皮肤，可导致其在透明板处分离。80%

病例的类天疱疮自身抗体仅和基底角质形成细胞下部结合（疱顶）。约 20% 病例，抗体与基底角质形成细胞下部（疱顶）和真皮上部（疱底）均结合（表 9-7）。必须明确，抗原特异性 IgG 结合在基底或顶部是未知的。不能认为 IgG 直接抗 BPAg1、BPAg2 或其他抗原。随着时间推移，在某些病例中，有可能发现不同抗原特异性 IgG，应该标为不同疾病，定义为另外的自身免疫性表皮下水疱性疾病。

皮损周围皮肤可行 DIF 检查，也可行盐裂试验（直接盐裂皮肤试验）[93,94]。类天疱疮采用此方法可检测到 IgG 位于疱顶或在疱顶和疱底均可出现（图 9-17B，C）。IgG 仅定位于真皮侧是获得性大疱性表皮松解症（图 9-20C）和抗 P200 类天疱疮的特征。

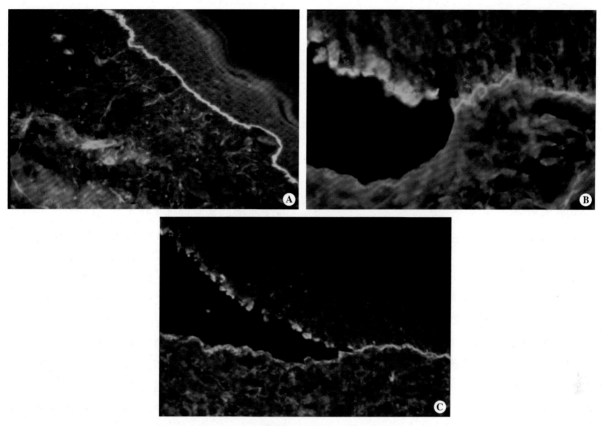

图 9-17　大疱性类天疱疮，直接免疫荧光

A. 基底膜带见线状 IgG 沉积（直接免疫荧光）。B、C. 盐裂直接免疫荧光研究显示 IgG 沉积在水疱表皮侧（B）或表皮侧和真皮侧均沉积（C）。当在疱顶出现时，注意半月形模式，和基底角质形成细胞曲度相关

表 9-7　盐裂皮肤免疫荧光结果（间接方法）			
仅顶部	顶部和底部	仅底部	免疫反应物
大疱性类天疱疮（80%）妊娠疱疹	大疱性类天疱疮（约15%）妊娠疱疹	抗 P200 类天疱疮	IgG C3
黏膜/瘢痕性类天疱疮	瘢痕性类天疱疮	抗表皮整联配体蛋白瘢痕性类天疱疮 获得性大疱性表皮松解症 大疱性系统性红斑狼疮 迟发性皮肤卟啉病	IgG
线状 IgA 皮病	线状 IgA 皮病	IgA 获得性大疱性表皮松解症	IgA

发病机制　类天疱疮抗体可结合两种抗原，一种是 230kDa 蛋白（BPAg1），另一种为 180kDa 蛋白（BPAg2）[95,96]。初始抗原 BPAg1 和半桥粒细胞质的附着点相关，大部分在基底角质形成细胞之内。BPAg2 是最重要的致病性抗原，它是跨膜胶原，在透明板内延伸。抗 BPAg2 在实验模型中引起疾病，抗 BPAg1 则不能引起疾病。这些抗体在皮肤内的分布和皮损位置相关。临床上在一种和类天疱疮相似的水疱性疾病（Chan 病）中识别出一种 105kDa 蛋白抗体，此种蛋白由角质形成细胞和成纤维细胞合成[97,98]。

根据已知数据，学者提出了一系列致病性事件。类天疱疮抗体与 BPAg1 和 BPAg2 结合，激活补体级联反应，导致肥大细胞活化和嗜酸性粒细胞浸润。嗜酸性粒细胞浸润后发生脱颗粒，释放主要碱性蛋白和其他蛋白水解酶。血管高通透性，可能是因为角质形成细胞释放血管通透因子（VPF）[99]。透明板分离由基底角质形成细胞损伤、半桥粒断裂和蛋白分解引起[100]。浸润的淋巴细胞以 CD4+ T 细胞为主，其作用不明。在水疱疱液中辨认出 IL-1、IL-2 和 IFN-γ[101]。

超微结构研究　类天疱疮抗体在透明板内结合，特别是和半桥粒结合。对于少细胞型和富细胞型皮损，水疱均发生在透明板内。在少细胞型皮损中，锚丝断裂而无透明板破碎。与之相反，在大疱性类天疱疮的炎症性皮损中，真皮内大量嗜酸性粒细胞和单核细胞导致透明板局部严重破

坏或水疱形成，伴致密板破碎。

治疗原则　大疱性类天疱疮的治疗一般需要局部强效糖皮质激素或系统性使用免疫调节和免疫抑制剂。治疗方案应综合考虑患者的共患疾病、治疗方案的可行性和疾病的严重性。很多患者开始治疗时可系统性使用糖皮质激素，然后过渡到替代的免疫调节或免疫抑制剂，如麦考酚酯、硫唑嘌呤或四环素类抗生素。

临床变异型

药物相关性大疱性类天疱疮

呋塞米、非那西汀、补骨脂素促进光疗、某些抗生素、各种不同的青霉素类都与大疱性类天疱疮相关[102]。药物相关性大疱性类天疱疮的原因可能不是药物超敏反应，是亚临床类天疱疮的患者叠加交叉药疹时，产生和类天疱疮相似的真皮表皮交界处损伤。此组合达到表皮下水疱形成所需基底损伤的阈值。但类天疱疮可发生于某些药物再次使用后。

下肢局限性类天疱疮

部分患者仅表现为局限于下肢的紧张性大疱，通常为女性。组织学上表现为少细胞模式。和普通类天疱疮相比，其免疫荧光阳性结果更低（50%）。有病例可检测抗 BPAg1 IgG 抗体[103]。DIF 阴性病例的确切疾病分类尚不清楚。据我们估计，这可能反映出缺血性下肢的表皮下水疱是继发于慢性淤滞性皮炎或其他原因的慢性缺血性皮炎，如糖尿病微血管病变，由基底角质形成细胞高代谢及对半桥粒形成和维持的抑制所致。半桥粒的更新率非常迅速，为 4 ~ 6 小时。

小疱性类天疱疮

因为其临床表现与疱疹样皮炎相似而得名，表现为成群小水疱。这可能会导致临床诊断的错误。

类天疱疮鉴别诊断　从组织学上鉴别类天疱疮和寻常型天疱疮不难，因为裂隙平面和水疱形成机制不同。嗜酸性海绵水肿是大疱性类天疱疮的前兆，从而需要鉴别诊断。大疱性类天疱疮和妊娠性类天疱疮常无法区分，但是妊娠性类天疱

疮的中性粒细胞浸润数量可更多，基底角质形成细胞损伤可更多。获得性大疱性表皮松解症（炎症变异型）中性粒细胞浸润数量可更多，但是通过常规组织病理学研究可能不能鉴别。疱疹样皮炎以表皮下中性粒细胞浸润伴乳头微脓肿为特征。相似的，线状 IgA 皮病的大多数病例是富中性粒细胞浸润。多形红斑是界面皮炎，以基底血管病、基底细胞凋亡、沿真皮表皮交界处排列的淋巴组织细胞浸润为特征。糖尿病性水疱是非炎症性上皮下水疱，常和纤维化相关。

一些类天疱疮患者仅表现为浅层血管周围淋巴嗜酸性粒细胞浸润，嗜酸性粒细胞未移行到真皮表皮交界处。这种组织学的反应模式通常和麻疹样药疹相关。在罕见情况下，嗜酸性蜂窝织炎（Wells 综合征）的改变是类天疱疮出现的前兆。大疱性药疹可出现表皮下水疱和嗜酸性粒细胞，不能和大疱性类天疱疮区分。疱疹样皮炎的晚期皮损可有嗜酸性粒细胞。在这些情况下，必须做免疫荧光研究以明确特异性诊断。

瘢痕性类天疱疮 / 黏膜类天疱疮

临床概要　瘢痕性类天疱疮是一种大疱性疾病，以慢性病程、瘢痕和黏膜表面好发为特征。多为老年患者，男性好发。几乎所有病例都有口腔水疱，75% 病例有眼部受累，皮肤受累少于33%。口腔损害常为小水疱，随后发生侵蚀和溃疡。其他黏膜表面，包括喉部、食管、鼻、外阴和肛门均可受累，这些部位的瘢痕没有结膜那么明显，结膜红斑，不伴水疱和溃疡，通常随后出现瘢痕。达到 20% 的病例出现单侧失明。皮肤损害有两类：①广泛大疱，愈合后无瘢痕；②主要位于面部和头皮红斑，其上间断出现大疱，随后出现萎缩和瘢痕。同一个患者可以出现两种皮损。瘢痕性类天疱疮的 Brunsting-Perry 变异型没有黏膜损害，而是在一块或几块局限性红斑性斑片上发生复发性成群水疱，伴萎缩性瘢痕。斑片常局限于头颈部。其他临床变异型包括分布广泛的非瘢痕性大疱皮疹，仅头部发展为瘢痕性皮损，分布广泛的大疱愈合后伴萎缩性瘢痕。曾有研究表明，所有副肿瘤性类天疱疮患者应进行适合年龄和以症状为基

础的恶性肿瘤筛查。

组织病理　在皮肤损害中，表皮下水疱可向下延伸到附属器（图 9-18）。炎症浸润主要为中性粒细胞和淋巴细胞，可有或无大量嗜酸性粒细胞。表皮下方的层状纤维化是其特征，但是早期皮损可能不会出现。黏膜损害常有淋巴细胞苔藓样浸润，其中可见中性粒细胞或嗜酸性粒细胞，或两者均可见。黏膜和皮肤损害的改变常是非特异性的，但是出现上述特征时应考虑瘢痕性类天疱疮 / 黏膜性类天疱疮的诊断。

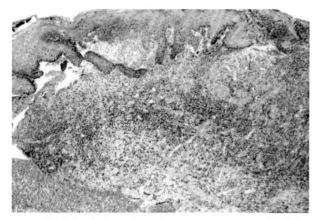

图 9-18　瘢痕性类天疱疮：在表皮下水疱下部见纤维化，水疱内含纤维蛋白。常有富细胞苔藓样浸润

免疫荧光试验　大约 80% 病例的皮损或皮损周围皮肤经 DIF 试验显示，线状 IgG 和 C3 在鳞状基底膜带沉积。在三个研究的共 46 名患者中，35 名患者存在线状沉积，大部分为 IgG 和 C3，偶尔和 IgA 和 IgM 相关，仅有 C3 出现罕见。在其他被归类为瘢痕性类天疱疮的病例中仅发现线状 IgA，因此目前最好将这些病例看作线状 IgA 大疱性皮病 / 黏膜炎。瘢痕性结膜炎患者仅表现为线状 IgA 沉积时，最好将其看作线状 IgA 皮病 / 黏膜炎的瘢痕变异型。一项 10 位 Brunsting-Perry 型患者的研究中，有 9 位患者真皮表皮交界处存在线状 IgG 沉积，其中 3 人伴随线状 C3 沉积。

血清 IIF 试验因使用不同底物（猴食管、豚鼠食管、正常人类皮肤、盐裂皮肤）而产生不同结果。在使用人类盐裂皮肤为底物时，这种疾病的循环抗体似乎更容易显示，IgG 可仅定位于疱顶，而抗表皮整联配体蛋白亚型则定位于诱发分裂的基底部（表 9-7）。

临床表现和免疫反应物定位的差别可以用抗体的不同抗原特异性来解释。已知的自身抗原包括：①表皮整联配体蛋白[104]，即层粘连蛋白 5（此抗原和之前称为抗表皮整联配体蛋白瘢痕性类天疱疮相关）；②整合素 α6β4 的 β4 亚基（此抗原主要和眼瘢痕性类天疱疮相关）[105]；③ BPAg2[106] 和 BPAg1[97]，值得注意的是，瘢痕性类天疱疮患者的自身抗体倾向于攻击 BPAg2 的 C 端，然而，大疱性类天疱疮、妊娠性类天疱疮和线状 IgA 大疱性皮病的透明板型患者的自身抗体通常攻击 BPAg2 的 NC16A 区域。所有这些抗原位于透明板内，表皮整联配体蛋白在透明板下半部。这解释了盐裂试验中人工形成水疱中抗体所处的部位（表 9-5）。此时，最好不把瘢痕性类天疱疮看作一种疾病，而是几种具有相似临床表型的，表现为瘢痕且好发于黏膜和结膜表面的表皮下 / 上皮下的大疱性疾病。很多文献报道了瘢痕性类天疱疮的病例，但没有进行充分的免疫学研究，其可能更合适被分为线状 IgA 病或主要累及黏膜表面的获得性大疱性表皮松解症。换言之，黏膜 / 瘢痕性类天疱疮是一种由不同免疫球蛋白组成的直接针对几种不同抗原的自身免疫性疾病表型。

超微结构研究　两项研究的电子显微镜检查显示，口腔和皮肤损害的水疱基底具有完整的基底膜带。另一项研究显示，口腔和皮肤损害的基底膜带均被破坏。

治疗原则　瘢痕性类天疱疮本质上是形成瘢痕的疾病，迅速控制病情很重要。患者应及时进行眼科会诊并密切随访，在病程早期积极使用系统治疗，如利妥昔单抗或环磷酰胺。治疗并密切随访患者，或者转诊给有经验的皮肤病医师或医疗中心。

妊娠疱疹

临床概要　这种水疱性疾病通常发生于妊娠中、后期的女性，发病率约为 1/50 000。通常在腹部出现荨麻疹性皮损，伴剧烈瘙痒，随后累及四肢、手和足，常发展为紧张性水疱和大疱，部分可表现为疱疹样。疾病可在妊娠期、月经期或使用避孕药时复发。孕妇病程多为良性，其发病率升高与胎儿发病率和死亡率风险增加的关系尚存争论。但 20 世纪 90 年代研究数据显示，尚未发现这类风险增加[107]。本病与早熟和低于孕龄体重有相关性[108]。婴儿出生时可有轻度、暂时性水疱大疱性皮疹，继发于经胎盘转移的致病抗体。

组织病理　在红斑和水肿区域，血管周围有淋巴细胞和嗜酸性粒细胞浸润，伴真皮乳头显著水肿。可能有海绵水肿，表现为嗜酸性海绵水肿。一些学者认为，基底角质形成细胞的灶状坏死导致表皮下水疱（图9-19）。

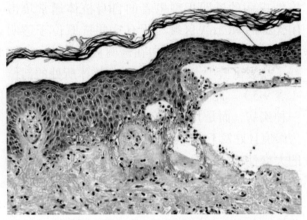

图9-19　妊娠疱疹：表皮下水疱伴嗜酸性粒细胞和中性粒细胞浸润

免疫荧光试验　几乎所有患者皮损周围皮肤DIF试验显示在真皮表皮交界处有线状C3沉积。30%～40%患者可有IgG沉积。免疫电镜研究显示IgG和C3定位于透明板内。常规血清IIF试验可检出罕见的循环抗鳞状基底膜带抗体。体外补体固定试验可检测到多数病例中存在循环抗基底膜带IgG。这些IgG抗体曾被标记为HG因子，现在已不再使用此名称。BPAg2为其主要抗原，但在一些患者中也可检出BPAg1[109]。

超微结构研究　大疱周围的真皮可见显著破坏，基底角质形成细胞破坏最明显，因而产生全部或部分表皮细胞坏死。尽管基底角质形成细胞破坏严重，但基底细胞质膜和致密板保持完好并出现于水疱疱底。部分区域半桥粒完好。

治疗原则　治疗具有一定难度。有报道称孕期局部使用强效糖皮质激素可引起系统吸收，进而可影响胎儿大小和出生体重，值得临床医师注意。水疱性疾病的治疗应权衡对母亲和胎儿的利弊，需经皮肤科和产科医师仔细讨论决定。

针对Ⅶ型胶原和透明板下半部的自身免疫水疱大疱性皮肤病

获得性大疱性表皮松解症

临床概要　经典的获得性大疱性表皮松解症（EBA）是非遗传性获得性皮肤脆性增加性疾病，最早对于本病的认识仅限于此。水疱发生于非炎症性基础上，好发于肢端，随后出现瘢痕和粟丘疹。需注意特征性的甲营养不良和脱发，这种表现与恶性淋巴瘤、淀粉样变性、结肠炎或小肠炎相关。一些EBA患者有显著的口腔和结膜受累，因此可表现为瘢痕性类天疱疮样型。但是，显著的肢端皮损和甲营养不良需注意，在这种类型中，黏膜损害活检显示炎症性表皮下大疱，伴瘢痕和粟丘疹，与瘢痕性类天疱疮相似。

1984年，报道了5例具有大疱性类天疱疮临床和组织学特点的EBA[110]。这些患者普遍具有瘙痒性的红斑性斑疹和丘疹，其上产生大疱。与前述EBA类型相比，本型皮损更多倾向于屈侧表面受累而非肢端，无瘢痕和粟丘疹形成，但是随后在出水疱部位发生细微瘢痕。

组织病理　上述大疱性类天疱疮样型表现是EBA最常见的类型，为炎症性表皮下水疱，血管周围和组织间隙有灶状细胞浸润，主要是淋巴细胞和中性粒细胞，存在数量不等的嗜酸性粒细胞（图9-20A）。在经典型中，表皮下水疱是非炎症性的（图9-20B），伴随后纤维化和粟丘疹形成。

免疫荧光试验　皮损周围皮肤DIF检查显示，大多数病例在基底膜带有线状补体沉积。目前IgG是最常见的免疫球蛋白，但是IgM和IgA也可能出现。在真皮表皮交界处出现增多的免疫球蛋白亚型，相对于大疱性类天疱疮，更支持EBA。而在真皮表皮交界处单独出现线状C3沉积则更支持大疱性类天疱疮。但常规DIF试验不能可靠地区分大疱性类天疱疮和EBA。IIF试验显示50%以上的存在循环抗基底膜带抗体。

大多数病例使用皮肤盐裂试验可以得到更合适的诊断[111]。EBA抗体对Ⅶ型胶原的球状羧基有特异性，并在致密板下沉积。因此，在盐裂皮肤研究中，IgG位于裂隙的底部而不是顶部（图9-20C）。

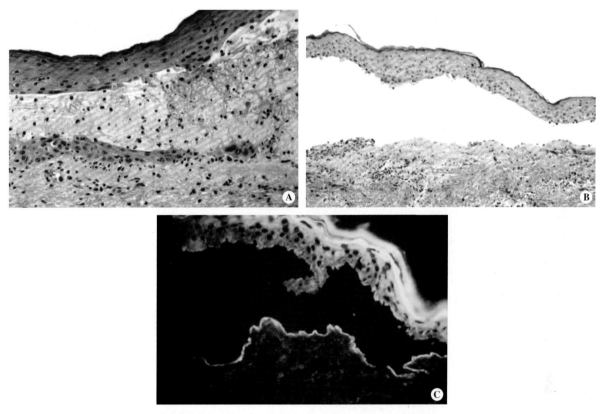

图 9-20 获得性大疱性表皮松解症

A. 炎症型，水疱腔内和周围真皮见中性粒细胞和嗜酸性粒细胞。水疱部分再上皮化。B. 非炎症型，表皮下水疱。C. 直接盐裂免疫荧光显示水疱基底线状 IgG 沉积

治疗原则 大疱性表皮松解症的治疗通常具有一定的挑战性，可能需要联合使用免疫抑制剂。但尽管如此，当治疗效果不佳时，还是应考虑鉴别其他自身免疫性水疱疾病。一些患者可能对针对中性粒细胞的治疗有效，如氨苯砜。但是所有患者通常都需要联合多种免疫抑制剂。

大疱性系统性红斑狼疮

临床概要 系统性红斑狼疮患者可发生水疱和大疱，与疱疹样皮炎相比，其皮损既不对称，也不好发于手臂伸肌表面、肘部或头皮等部位，皮损分布可在暴光部位或泛发全身，为非瘙痒性。患者出现水疱皮损时，通常罕有盘状红斑狼疮、系统性红斑狼疮或亚急性皮肤红斑狼疮的典型皮损。有文献报道称绝大多数患者有红斑狼疮病史，而且多数作者是以明确的美国风湿病协会标准诊断大疱性系统性红斑狼疮（bullous systemic lupus erythematosus，BLE）。罕见情况下患者（之后发生其他狼疮特征）以水疱为首发症状。因此，

在一些进展为系统性红斑狼疮的 EBA 患者中，可能是系统性红斑狼疮的早期皮损（参见第 10 章）。BLE 常见于女性，特别是黑种人女性。这些病例中，水疱皮损大多对氨苯砜治疗极度敏感，可迅速消退，但与红斑狼疮的临床活动性无明显相关。

组织病理 红斑狼疮伴水疱具有三种组织学模式。前面两种因为不是这里讨论的为水疱的大疱性系统性红斑狼疮的原发皮损，所以在此不详细讨论。第一种是显著的基底层空泡化，随后形成水疱（典型红斑狼疮皮损伴继发性水疱）。第二种是伴表皮下水疱和脓疱形成的血管炎（图 9-21A，B）。第三种也是最常见的大疱性系统性红斑狼疮的模式是疱疹样皮炎样组织学模式。约 25% 病例水疱下有富中性粒细胞的小血管白细胞碎裂性血管炎，但是这也可能由严重的浅表血管周围中性粒细胞浸润所致。通常没有红斑狼疮常见的组织学特征。在多数报道病例中，另一种组织学发现 pH 2.5 阿新蓝染色阳性的真皮黏蛋白/透明质酸不明显[112]。黏蛋白沉积率不清。

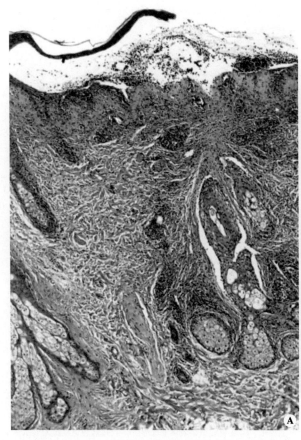
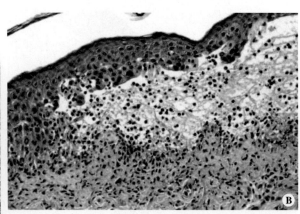

图 9-21 大疱性系统性红斑狼疮

A. 表皮下水疱和毛囊周围炎症细胞浸润；B. 水疱内和浅层真皮可见大量中性粒细胞

免疫荧光试验 在报道的所有病例中，表皮基底膜带有 IgG 和 C3 沉积，超过 50% 为线状模式，大约 25% 称为"颗粒状带状"模式。大约 50% 和 60% 的病例分别有 IgM 和 IgA 出现。免疫反应物沉积模式不一致的情况目前难以有合理的解释。报道的模式从"厚带状"变化到"细丝带样"或"管状"。丝带样或线状模式代表了抗体与坚固的、被解剖学分隔的抗原结合，如大疱性类天疱疮和获得性大疱性表皮松解症。一般颗粒状模式代表循环免疫复合物在原位沉积，或抗原和抗体在非解剖学分隔区原位结合。因此，也许一些代表管状或线状沉积的病例被融合性颗粒带遮挡（狼疮带试验阳性）。血清 IIF 研究很少发现针对Ⅶ型胶原的循环抗鳞状基底膜带抗体。但是应该注意，相对于全层皮肤的免疫荧光试验，盐裂试验可能更敏感。

使用患者血清进行皮肤盐裂试验显示，荧光定位于分裂的底部，和 EBA 一样（表 9-7）。最后，蛋白免疫印迹显示，结合 290kDa 或 145kDa 的真皮蛋白即Ⅶ型胶原的成分。但是，不是所有病例都有针对Ⅶ型胶原的循环抗体。

超微结构研究 免疫电镜检查显示电子致密的 IgG 沉积在基底板下部边缘和紧邻其下的真皮，和 EBA 抗体在相同部位。

治疗原则 对于大疱性狼疮患者，应评估其系统性红斑狼疮的体征，以受累器官为依据进行治疗。很多患者皮肤损害难以控制，大疱性狼疮患者通常需要抗中性粒细胞药物如氨苯砜以控制皮肤损害。难治病例需要转诊到专科进行治疗，因为一些患者需要积极地使用多种免疫抑制疗法控制皮肤损害。

抗 P200 类天疱疮

临床概要 抗 P200 类天疱疮患者比类天疱疮患者少见，通常表现为泛发皮疹，由荨麻疹样丘疹、斑块及紧张水疱组成，和类天疱疮相似。已报道亚洲患者其与银屑病之间有共存的相关性[88]。黏膜可受累[89]。认识这种疾病非常重要，因为本病的组织学特点和免疫荧光模式与 EBA 相似。和大疱性表皮松解症相比，抗 P200 类天疱疮病程具有自限性，可迅速消退不留瘢痕。尚需进一步进行免疫印迹试验，否则抗 P200 类天疱疮不能和 EBA 区别。

P200 是位于基底膜带透明板下半部的糖蛋白，为层粘连蛋白 γ-1 链。

组织病理　皮损特征为表皮下水疱和浅层炎症浸润，常为中性粒细胞浸润，偶有显著的嗜酸性粒细胞。邻近水疱腔的真皮乳头形成微脓肿，也可观察到嗜酸性或嗜中性海绵水肿。真皮上层常见中度密集的炎症浸润[113]。

免疫荧光试验　DIF 研究显示线状 IgG 和 C3 在基底膜带沉积。然而，患者血清 IIF 研究表明 IgG 仅见于皮肤盐裂试验的真皮侧（底部）。间接免疫电镜金标记法显示免疫反应物定位于透明板下部。

治疗原则　和上述大疱性类天疱疮相似。

表皮下 IgA 介导水疱大疱性皮病

疱疹样皮炎

这是一种严重瘙痒性、慢性复发性皮炎，男性发病率稍高。常在青中年患者中发生对称性、成群红斑性丘疱疹、水疱或结痂（图 9-22A）。无口腔损害。肘部、膝部、臀部、肩胛部和头皮常受累。谷蛋白敏感性肠病发生率很高（大约 90%），绝大多数为亚临床型。患淋巴瘤风险升高，但仍处于低风险[114]。

组织病理　在邻近早期水疱的红斑性皮肤中可观察到典型组织学特点。在这些区域，中性粒细胞聚集在真皮乳头顶端，数量增多形成微脓肿，可能混合有较多的嗜酸性粒细胞。随着微脓肿形成，真皮乳头顶端和其上表皮之间发生分离，因此早期水疱是多腔的（图 9-22B）。乳头出现纤维蛋白可使其呈蓝色。在 1～2 天，表皮突失去和真皮的连接，水疱变成单房性（图 9-22C）且在临床上可见。此时，可在水疱周围观察到特征性乳头微脓肿。因此，包含水疱周围皮肤的活检标本具有最大价值。乳头下方的真皮可有相当强烈的中性粒细胞炎症性浸润和一些嗜酸性粒细胞。很多中性粒细胞表现为白细胞碎裂，其下血管周围可出现浸润，由淋巴细胞、中性粒细胞和嗜酸性粒细胞组成。在一项研究中，所有患者都出现真皮乳头微脓肿这一具有诊断价值的特征。而在另一项 105 例活检标本的研究中，仅有 52% 出现乳头微脓肿，真皮乳头微脓肿上方可见角质形成细胞的凋亡。

免疫荧光试验　1967 年，Cormane 发现在皮损和非皮损处皮肤有颗粒状 IgA 沉积在真皮乳头内。检查未受累前臂或臀部皮肤，超过 95% 的病例有单独 IgA 沉积，或混合有其他免疫反应物沉积（图 9-22D）。纤维样 IgA 沉积也可出现。有学者提出，应从紧邻红斑的正常皮肤处取活检，因为水疱或炎症皮肤可能出现假阴性结果。氨苯砜治疗不能改变皮肤内 IgA 沉积，只要 2 年内无谷蛋白饮食，皮肤中 IgA 可以消失。选择未经治疗患者的两处合适部位进行活检，DIF 试验为阴性结果时排除疱疹样皮炎诊断。

循环 IgA 抗体与网硬蛋白（reticulin）、平滑肌肌内膜、饮食中谷蛋白抗原、牛血清白蛋白反应，与 β 乳球蛋白可能反应。只有 IgA 肌内膜抗体出现时才具有重要诊断性，但这不是特异性的，也不是很敏感。以猴肠或猪肠作为底物，使用 IIF 查找抗肌内膜抗体，52%～100% 患者出现抗体。

发病机制　疱疹样皮炎的发病机制必须提到三个重要发现。第一，本病和谷蛋白敏感性肠病相关；第二，颗粒状 IgA 沉积于皮肤；第三，患者高频率具有某种 HLA 等位基因。已确认疱疹样皮炎和肠病患者高频率具有 DQA*0501 和 B*02。大多数疱疹样皮炎患者空肠活检为灶状口炎性腹泻样改变。肠病患者产生 IgA 自身抗体，如抗组织转谷氨酰胺酶（tissue transglutaminase，TG2），此酶脱去麦醇溶蛋白的酰胺基（谷氨酰胺）。TG2 和麦醇溶蛋白肽结合，B 细胞识别 TG2- 麦醇溶蛋白为异物，随后分化为浆细胞，产生抗 TG2- 麦醇溶蛋白的 IgA 蛋白。"表位扩展"导致抗 TG3 的 IgA 产生。抗 TG3 的 IgA 循环并在真皮乳头与表皮 TG3 结合。补体固定，随后发生中性粒细胞趋化。抗组织转谷氨酰胺酶（TG2、TG3）抗体和抗肌内膜抗体在疱疹样皮炎患者中被发现[115]。疱疹样皮炎患者的真皮乳头结合 IgA 免疫沉积物包含表皮转谷氨酰胺酶（epidermal transglutaminase，TG3）[116]。

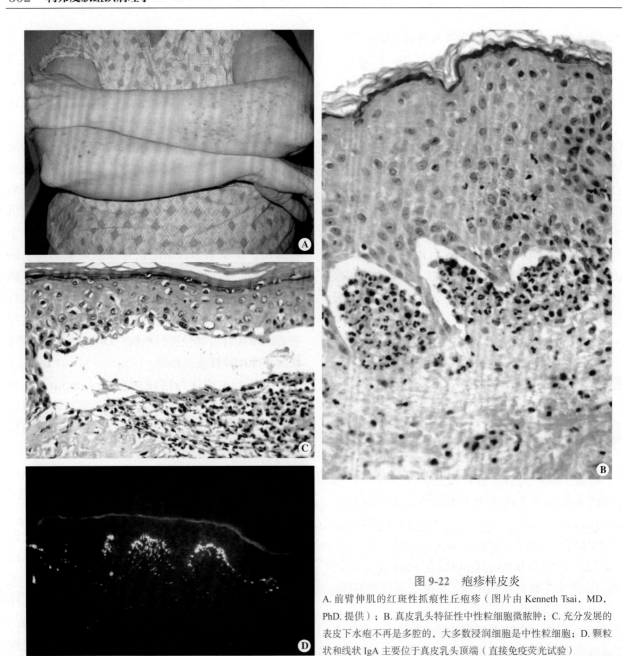

图 9-22 疱疹样皮炎
A. 前臂伸肌的红斑性抓痕性丘疱疹（图片由 Kenneth Tsai, MD, PhD. 提供）；B. 真皮乳头特征性中性粒细胞微脓肿；C. 充分发展的表皮下水疱不再是多腔的，大多数浸润细胞是中性粒细胞；D. 颗粒状和线状 IgA 主要位于真皮乳头顶端（直接免疫荧光试验）

IgA 沉积导致补体系统激活，随后中性粒细胞趋化至乳头真皮[117]。中性粒细胞释放的酶，可降解层粘连蛋白和 IV 型胶原以促成水疱形成。

超微结构研究 疱疹样皮炎的改变和大疱性类天疱疮炎症性大疱相似，前者的主要炎症细胞是中性粒细胞，而后者以嗜酸性粒细胞占优势。疱疹样皮炎在早期出现大量纤维蛋白，特别是在真皮乳头。免疫组织化学显示，早期水疱在明显完整的透明板上形成，在发展充分的皮损中，致密板被破坏，和大疱性类天疱疮的"炎症性大疱"相似。

治疗原则 所有患者应对乳糜泻进行评估，严格无谷蛋白饮食。患者可食用谷蛋白的同时，通过药物治疗而控制病情，但是有学者认为摄入谷蛋白和慢性肠道炎症提高了患者患小肠淋巴瘤风险。除饮食之外，皮肤病常对氨苯砜治疗反应迅速，本病对氨苯砜的反应是诊断的临床线索。其他基于磺胺的治疗可用于筛选的患者，无效者和磺胺过敏患者通常需要试用多种制剂和（或）严格避免谷蛋白。

线状 IgA 皮病

IgA 抗体介导的一组大疱性疾病对表皮基底膜带抗原有不同特异性，被称为线状 IgA 皮病

（linear IgA dermatosis，LAD）。根据患者年龄和临床特点不同，分为两种相对明确的临床表型——成人线状 IgA 皮病和儿童线状 IgA 皮病（儿童慢性良性大疱性皮病），此两型在临床表现上虽略有不同，但免疫病理学特征完全一样。第三种和前文已介绍的瘢痕性类天疱疮临床表型相似。第四种是部分患者的药物诱发线状 IgA 皮病。根据免疫电镜的 IgA 沉积部位，LAD 至少有两种不同类型：透明板型和致密板下型。一些致密板下型 LAD 归为 IgA 获得性大疱性表皮松解症较为合理。

成人型线状 IgA 皮病

临床概要　通常为 40 岁以上患者，表现为发生水疱和大疱，女性稍多于男性。与疱疹样皮炎相比，皮损缺乏对称性分布，瘙痒较轻，但可在相似部位散布。和疱疹样皮炎不同，50% 病例可出现眼和口腔损害。掌跖可发生大疱。皮肤损害

表现多样，可与其他大疱性疾病相似。线状 IgA 皮病与患淋巴瘤风险增高相关[119]。多项研究显示溃疡性结肠炎和 LAD 相关，其中一项研究发现 7.1% 的 LAD 患者有溃疡性结肠炎[120]。罕有报道称其与系统性红斑狼疮相关[121]。

组织病理　特点和疱疹样皮炎相似（图 9-23A，B）。一些学者研究表明乳头微脓肿形成趋势较少；在炎症性皮损中，中性粒细胞更多倾向于一致性沿全部表皮真皮交界处和表皮突浸润。主要为以淋巴细胞的浸润为主罕见，有时伴较多中性粒细胞[122]。

免疫荧光试验　试验结果有助于本病诊断。100% 病例皮损周围皮肤 DIF 显示在表皮基底膜带有线状 IgA 沉积（图 9-23C）。LAD 透明板型中 IgA 抗体和盐裂试验表皮侧结合。而致密板下型（和 IgA 介导的 EBA）IgA 抗体和盐裂试验真皮侧结合（表 9-7）。大多数病例为 IgA1，而 IgA2 罕见。

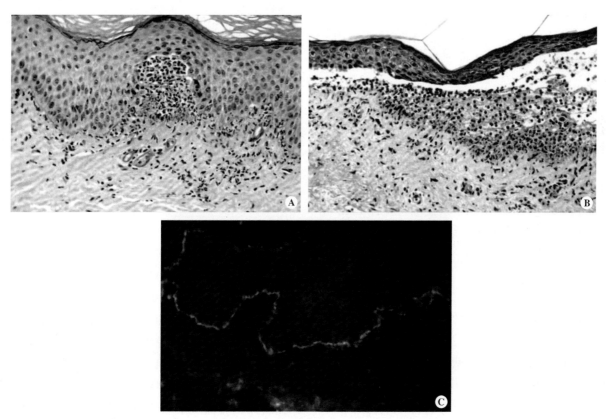

图 9-23　线状 IgA 大疱性皮病

A. 早期皮损，中性粒细胞沿真皮表皮交界处分布，并集中于真皮乳头。B. 表皮下水疱腔和疱底见炎症细胞与纤维蛋白。多数炎症细胞是中性粒细胞，有少量嗜酸性粒细胞。C. 直接免疫荧光研究显示线状模式 IgA 沿基底膜带沉积

当 IgG 和 IgA 出现时需详细地进行免疫学检查以和大疱性类天疱疮相鉴别[123]。有学者建议，如果 IgA 沉积比 IgG 更显著，同时伴明显 C3 沉积，那么线状 IgA 皮病为最佳诊断。但在获得更多数据前，最好将其考虑为独特的疾病，称之为线状 IgA/IgG 皮病。有报道称曾有 1 位患者开始表现为线状 IgG 沉积，随后发展为仅有线状 IgA 沉积。仅 20% ～ 30% 病例可检出低滴度的循环抗鳞状基底膜带的 IgA[122]，但另一研究发现 75% 的患者有此抗体。

发病机制　在透明板型 LAD 中，IgA 直接针对的抗原是一种 97kDa 蛋白，可在表皮和真皮提取物中发现此蛋白[124]，位于 180kDa 大疱性类天疱疮抗原（BPAg2）（LABD97）剪切的胞外区，靠近羧基端[125,126]。在致密板下型中，很多情况下抗原未知。在一些病例，抗原是Ⅶ型胶原。特异性 NC-1 区段是 EBA 的优势免疫表位[127]。但需要进一步研究，因为相关研究并没有发现抗Ⅶ型胶原抗体。IgA 介导疾病的炎症级联反应目前也尚不完全了解。

超微结构研究　抗体主要沉积在透明板内，较少位于致密板下（IgA 介导 EBA）。

药物相关线状 IgA 皮病

应引起注意的是成人型 LAD 与药物治疗相关并不罕见。万古霉素（最常见报道）、甲氧苄啶 / 磺胺甲噁唑、青霉素、锂、双氯芬酸、卡托普利、非甾体抗炎药物和头孢菌素都可能与本病相关[128]。多数病例的组织学改变和特发性 LAD 相同。部分病例会出现淋巴细胞、嗜酸性粒细胞浸润和中性粒细胞界面浸润。

儿童型线状 IgA 皮病

最初称儿童慢性大疱性皮病。本病发生于青春期前，通常为学龄前儿童，婴儿罕见。水疱或大疱发生于红斑或正常皮肤基础上，偶尔可见"珍珠串"的特征性皮损，周围水疱发生于多环斑块上（图 9-24）。臀部、下腹部和生殖器受累，在面部的皮损则特征性分布于口周。可发生口腔损害。本病通常在 6 ～ 8 岁缓解，但是在一组病例中有 12% 患者皮损持续存在。

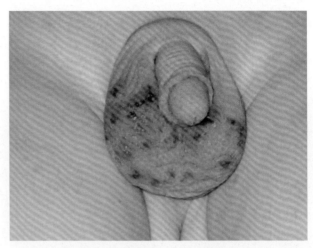

图 9-24　儿童线状 IgA 皮病：阴囊糜烂结痂（图片由 Kenneth Tsai，MD，PhD. 提供）

组织病理　特点和成人 LAD 相似。但一些病例可出现嗜酸性粒细胞，因而与大疱性类天疱疮相似。

免疫荧光试验　DIF 试验显示 100% 病例有线状 IgA 沉积。靶抗原和成人型相同。儿童罕见致密板下型[129]。

治疗原则　线状 IgA 皮病的经典病例使用氨苯砜或磺胺吡啶常有效。难控制病例可能需要给予抗中性粒细胞和（或）免疫调节剂或抑制剂治疗。应评估所有患者的潜在药物诱发因素，停止并避免使用该类药物。严重药物诱发线状 IgA 皮病患者需要系统使用糖皮质激素，部分病例需要辅助支持治疗，如静脉内输注免疫球蛋白。

非感染性水疱脓疱性皮病

新生儿中毒性红斑

40% 婴儿在出生后 12 ～ 48 小时发生新生儿中毒性红斑，表现为良性、无症状皮疹，持续 2 ～ 3 天，由点状红斑、丘疹和脓疱组成，皮疹好发于受压部位。皮疹偶尔和血嗜酸细胞增多相关。

组织病理　红斑特征为主要位于真皮浅层的血管周围有稀疏嗜酸性粒细胞浸润和轻度真皮乳头水肿。

丘疹表现为毛囊区及其上表皮见较多嗜酸性粒细胞和部分中性粒细胞。真皮乳头水肿更显著，嗜酸性粒细胞数量更多。

　　成熟脓疱位于角层下，充满嗜酸性粒细胞，偶有中性粒细胞。脓疱形成由嗜酸性粒细胞从毛囊内及其周围向上移行至表皮所致。

　　发病机制　病因学不明，但有两种假说。第一种认为新生儿的高黏性基质在出生时渗透性发生变化，由轻度外伤引起组织稀释和炎症[130]。第二种认为皮疹是轻度急性移植物抗宿主反应，由于分娩时淋巴细胞从母体转移到胎儿[131]。

　　鉴别诊断　嗜酸性脓疱性毛囊炎和新生儿中毒性红斑的组织学相似，但具有完全不同的临床特点，好发于头皮。脓疱病和新生儿暂时性脓疱性黑变病的角层下脓疱初发时不是毛囊性的，主要含中性粒细胞而非嗜酸性粒细胞。脓疱涂片对鉴定主要炎症细胞有帮助。虽然色素失调症的水疱含较多嗜酸性粒细胞，但其水疱位于棘细胞层，而非角层下，可伴海绵水肿。此外，色素失调症中坏死角质形成细胞较明显，但在新生儿暂时性脓疱病中不会出现。

　　治疗原则　明确诊断，对患儿父母宣教即可。

新生儿暂时性脓疱性黑变病

　　4.4% 的黑种人新生儿和 0.6% 的白种人新生儿发病。出生时，松弛性水疱脓疱好发于面部、躯干和尿布区。水疱易破，遗留色素沉着斑，伴环形鳞屑。数日后，可观察到新生儿中毒性红斑的典型皮损[132]。这两种皮疹或许代表了同一疾病的不同阶段，也或是两病的并发，因为在新生儿中毒性红斑中非常常见。

　　组织病理　水疱脓疱由角质层内或角层下中性粒细胞聚集构成，混合有嗜酸性粒细胞。水疱腔内可有毛干碎片[133]。真皮内可见中性粒细胞和嗜酸性粒细胞浸润。斑疹显示灶状基底黑素沉着过多。真皮无黑素颗粒。

　　治疗原则　明确诊断。对患儿父母宣教即可。

婴儿肢端脓疱病

　　本病表现为反复发生于掌跖部位的剧烈瘙痒性水疱或脓疱，直径为 1～3mm。肤色较深患者常发，在出生时或出生后第 1 年发病。皮损愈合后色素沉着，多数病例在 2～3 岁痊愈。已报道罕见病例为年龄较大儿童[134]。必须和疥虫感染进行鉴别，肢端脓疱病可能是感染疥虫后的表现。

　　组织病理　表皮内或角层下水疱脓疱含中性粒细胞和稀疏的嗜酸性粒细胞。真皮乳头轻度水肿，浅层血管周围有稀疏的混合浸润。

　　发病机制　婴儿肢端脓疱病病因学不清。疾病可能与特应性皮炎和血清 IgE 水平升高相关。DIF 和 IIF 研究为阴性。

　　鉴别诊断　脓疱病、角层下脓疱性皮病、念珠菌病和新生儿暂时性脓疱性黑变病的组织学可与婴儿肢端脓疱病相同。因此，临床资料对于鉴别诊断有重要价值。特殊染色为排除感染病因所必需的。

　　治疗原则　明确诊断，对患儿父母宣教即可。

角层下脓疱性皮病

　　角层下脓疱性皮病（Sneddon-Wilkinson 病）是一种慢性疾病，于 1956 年首次报道。本病的特征为浅表无菌性脓疱，好发于屈侧表面、腋窝及腹股沟皱褶处。很多病例为 IgA 天疱疮变异型[133,135]。面部和黏膜常不受累。脓疱为环状或多环状排列。

　　角层下脓疱性皮病可能和单克隆丙种球蛋白病相关，特别是 IgA 副蛋白血症。部分这种病例最终发展为 IgA 骨髓瘤[136]，可有鳞状细胞间 IgA 沉积。

　　组织病理　角层下脓疱，内含中性粒细胞，偶有嗜酸性粒细胞（图 9-25）。其下轻度水肿的

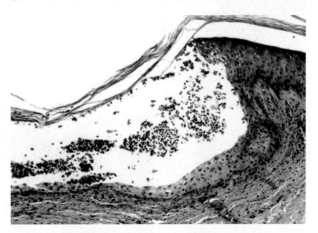

图 9-25　角层下脓疱性皮病：角层下水疱，充满中性粒细胞。中性粒细胞混合一些棘层松解性角质形成细胞，仅形成一些海绵样脓疱

马尔皮基层含少量中性粒细胞。仅部分有海绵状脓疱形成。在某些情况下，可能因脓疱内含蛋白水解酶而导致脓疱底部出现部分棘层松解细胞。这些细胞部分附着于表皮，或孤立地散在于脓疱内中性粒细胞之间。真皮乳头毛细血管扩张，血管周围浸润，由中性粒细胞和一些嗜酸性粒细胞及单核细胞组成。

免疫荧光试验　尽管多数早期研究表明 DIF 为阴性，但随着更多病例的积累，很多病例可检测到鳞状细胞间 IgA 沉积，提示这些病例最好归为 IgA 天疱疮（表皮内 IgA 天疱疮）[136]。

发病机制　鳞状细胞间 IgA 沉积导致中性粒细胞浸润。血清和脓疱中 INF-α 水平升高可能为中性粒细胞活化的原因[137]。

超微结构研究　在表皮上层，特别是颗粒层，脓疱边缘可出现细胞溶解性改变。颗粒层细胞的浆膜和细胞质溶解引起角层下分离。一项研究认为，中性粒细胞经表皮移行及角层下集聚是继发于颗粒层细胞的破坏。

鉴别诊断　需要与有角层下脓疱的其他疾病相鉴别。组织学上角层下脓疱性皮病不能和脓疱病鉴别。革兰氏染色可见细菌，但也可为二重感染。大疱性脓疱病的细菌可很少。诊断可能需进行细菌培养。由于两种疾病均表现为角层下水疱伴棘层松解，组织学上本病与落叶型天疱疮或红斑型天疱疮鉴别也较困难。与角层下脓疱性皮病相比，天疱疮的棘层松解更显著。最终需要根据临床表现、免疫荧光试验和砜治疗试验进行诊断。

虽然脓疱性银屑病和角层下脓疱性皮病均可出现角层下脓疱，海绵样脓疱更常见于脓疱性银屑病。一些学者认为角层下脓疱性皮病是脓疱性银屑病的变异型，但鉴于本病和 IgA 丙种球蛋白病相关及鳞状细胞间 IgA 沉积，这种观点并不可信。

治疗原则　本病作为中性粒细胞性疾病（neutrophilic process），氨苯砜治疗可有效。一些患者可采用脓疱性银屑病的治疗方法如维 A 酸类或光疗，另一些患者应用多种免疫调节和（或）免疫抑制剂有效。

多形红斑 /Stevens-Johnson 综合征 / 中毒性表皮坏死松解症

临床概要　文献中关于多形红斑（EM）、Stevens-Johnson 综合征（SJS）和中毒性表皮坏死松解症（TEN）的临床定义及它们是不同的疾病还是代表了一种疾病的病谱尚存争论。很多人认为，轻型多形红斑是典型多形红斑的代表，表现为肢端固定性对称性皮损及单一黏膜受累；重型多形红斑和 SJS 等同，尽管对此理解并非完全一致[138]。SJS 和 TEN 被普遍认为是连续病谱的两种表现。

von Hebra 描述的典型多形红斑为良性自限性疾病，表现为对称及固定性皮损，部分可演变为由三个同心圆组成的典型靶形损害。皮损主要位于四肢（图 9-26）。大疱性多形红斑是更严重的类型，1993 年国际共识组将其定义为具有典型靶形或非典型靶形皮损伴小于 10% 体表面积的表皮剥脱[139]。

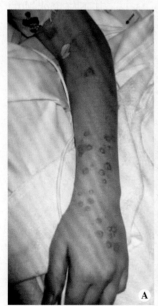
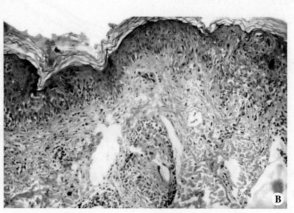

图 9-26　多形红斑

A. 年轻男孩手臂的靶形损害。B. 浅表血管周围和界面皮炎，伴凋亡角质形成细胞。淋巴细胞聚集在真皮表皮交界处，伴凋亡角质形成细胞，其胞质为嗜酸性，核固缩

SJS 患者常表现为发热和全身不适，出现由平坦非典型靶形、红斑性或紫癜性斑疹组成的皮疹，很多伴中心表皮坏死或水疱形成，黏膜有显著炎症。皮损常开始于躯干并离心性扩散。表皮剥脱小于 10% 体表面积[140]。

TEN 也被称为 Lyell 综合征，特征为泛发性全层表皮坏死，受累范围超过 30% 体表面积。常见黏膜炎症状，但并非诊断所必须。这些患者常有系统症状，以弥漫性红斑和皮肤触痛为首发表现，随后发生松弛性大疱和大片表皮剥脱[140]。SJS/TEN 重叠指患者表皮剥脱占体表面积的 10%～30%[140]。因体液丢失和脓毒症，TEN 病死率很高。

黏膜受累［口腔、眼和（或）生殖器］在这类严重的急性大疱性疾病中常见，是致残的重要原因。肺炎支原体感染和严重的无皮损的黏膜炎相关，被称为非典型 SJS[141,143]。

EM 可复发，最常见与单纯疱疹感染有关[144,145]。其他（EB 病毒[146]、巨细胞病毒[147]、莱姆病[148]）感染和药物也可导致 EM。除儿童外，SJS 最常由药物诱发[140]。多数儿童病例和感染相关，特别是支原体肺炎，这也给支原体肺炎相关疾病的范畴带来混淆[149]。TEN 几乎全部由药物引起，仅有罕见病例被认为与感染有关[150]。最常见的药物包括非甾体抗炎药物、磺胺药、抗惊厥药、抗生素和别嘌醇[151,152]。

组织病理　多形红斑是空泡样界面皮炎的典型表现[153]。早期改变包括基底细胞层空泡形成，淋巴细胞在真皮表皮交界处浸润，浅表血管周围有稀疏淋巴样浸润（图 9-26B）。基底层出现单个角质形成细胞坏死是多形红斑的特点。由于其急性病程的特点，角质层表现为正角化。可见轻度海绵水肿、真皮乳头水肿及红细胞外渗。随着皮损发展，真皮表皮交界处有苔藓样淋巴组织细胞浸润并向表皮内移入，表皮基底层及其上方可见更多的凋亡角质形成细胞。表皮坏死程度不同，从基底层被淋巴细胞围绕的单个空泡化角质形成细胞（卫星样细胞坏死）到与表皮内和表皮下水疱相关的融合性坏死。真皮内可见淋巴细胞和组织细胞浸润。嗜酸性粒细胞也可出现。尽管有个别研究发现，药物诱发的多形红斑中可见大量嗜酸性粒细胞，但在其他研究中未提及。我们认为，大量嗜酸性粒细胞不支持多形红斑。还有一项研究发现，顶端汗管凋亡角质形成细胞聚集是药物因素所致的多形红斑的线索[154]。

在 SJS/TEN 的早期皮损中，表皮基底层散在凋亡角质形成细胞。在充分发展的皮损中可见较多坏死角质形成细胞，甚至可见全层表皮坏死、表皮下大疱形成。和 EM 相比，TEN 真皮炎症浸润更稀疏（图 9-27）。水疱腔内常见红细胞外渗。晚期皮损真皮乳头内见噬黑素细胞。汗腺上皮可以出现从基底细胞凋亡到导管坏死的一系列改变。

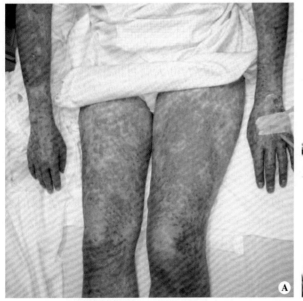
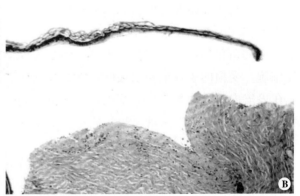

图 9-27　中毒性表皮坏死松解症

A. 近期开始使用多种新药治疗的患者，见弥漫、融合的红斑性斑疹和斑片，伴暗黑中心和多数大疱。B. 少细胞型表皮下水疱和表皮坏死。真皮炎症浸润稀疏

总之，多形红斑表现为表皮坏死较轻，真皮炎症和细胞外渗较多；而 SJS 和 TEN 表皮坏死更为严重，真皮炎症和细胞外渗较少。但因多形红斑、SJS 和 TEN 的组织学特点相互重叠，尽管组织学检查对认识疾病谱很重要，但是仅根据组织学表现对疾病分类并不可靠，必须结合临床表现。

免疫荧光试验　多数 EM 患者在浅表真皮血管壁有 IgM 和 C3 沉积。在真皮表皮交界处可有 C3、IgM 和纤维蛋白原颗粒状沉积。免疫反应物非特异性沉积于凋亡或坏死角质形成细胞中的现象可在伴细胞凋亡、淋巴细胞卫星样坏死和表皮坏死的其他疾病中观察到。

发病机制　多形红斑似乎由细胞介导的免疫反应引起。在单纯疱疹相关病例的皮损内，聚合酶链反应和原位杂交可发现单纯疱疹病毒 DNA[155]。在皮损愈合后病毒可存在于皮肤中并超过 3 个月[156]。一些学者假设，疾病发展从 HSV 基因沉积和表达开始，导致 HSV 特异性 CD4+T 细胞招募，并产生 γ 干扰素。进而启动炎症级联反应，包括淋巴细胞、单核细胞、NK 细胞和 T 细胞浸润增加[157]。真皮浸润主要由 CD4+（辅助性）淋巴细胞构成，表皮浸润主要由 CD8+（细胞毒性）淋巴细胞构成。在细胞卫星样坏死过程中，与坏死角质形成细胞相关的单个核细胞主要是 CD8+ 细胞毒性淋巴细胞，和出现在移植物抗宿主病（GVHD）中的相似。药物相关性 TEN 的发病机制尚不清楚，但很多患者对致病药物的代谢障碍而导致代谢物产生增加[158]。表皮坏死可能由细胞毒性淋巴因子如肿瘤坏死因子介导[159]。

超微结构研究　基底板位于疱底或疱顶。基底细胞表现为明显细胞质内结构损坏伴细胞器丢失。富含溶酶体的中性粒细胞和巨噬细胞在表皮下层吞噬损坏的角质形成细胞。在表皮中层，大的电子致密角化不良小体相当于光镜下的嗜酸性坏死细胞。受损的表皮细胞内细胞器常极少或缺失。在表皮内可见和角质形成细胞密切接触的大颗粒状淋巴细胞，这一发现支持角质形成细胞损伤为细胞介导的细胞毒性损伤[160]。

鉴别诊断　坏死角质形成细胞也是药疹的特点，特别是固定性药疹、苔藓样糠疹、结缔组织病、亚急性放射性皮炎及晒伤、光毒性皮炎、急性移植物抗宿主病和病毒疹。临床病理的联系可以帮助区分这些疾病。具有广泛脱屑或剥脱的患者临床上需与 TEN 和 SSSS 相鉴别。前者分离位于表皮下，而后者位于角层下或颗粒层内。疱顶组织的冰冻切片是确定分裂水平的快速诊断方法。

治疗原则　对于 EM，临床医师的目的是鉴定疱疹病毒是否存在。如存在则治疗病毒感染，有时需行慢性抑制疗法。严重病例糖皮质激素治疗有效。SJS/TEN 的治疗是有争议的，这些危重患者的详细治疗在本书中并未讨论，可参见其他论著。核心原则包括停药和避免使用可疑致病性药物。患者在有经验的中心治疗时还包括重症监护水平的治疗，眼科及其他合适的部门会诊以治疗黏膜病，系统性抗炎症治疗（关于疗效最佳的药物仍存在争论，通常可选择静脉注射免疫球蛋白、环孢素或系统性糖皮质激素），重症监护支持体液、营养及局部皮肤护理，密切监测感染和并发症。

移植物抗宿主病

临床概要　移植物抗宿主病（Graft-Versus-Host disease，GVHD）在供者免疫正常的 T 细胞被移植进入不能排斥这类细胞的异基因宿主时发生。T 细胞来源主要为外周造血干细胞移植和骨髓移植，罕见为未经辐射的血液制品[161]、实体器官移植[162] 和母亲胎儿淋巴细胞植入。已报道胸腺瘤和淋巴瘤患者可出现移植物抗宿主样反应[163,164]。

GVHD 分为急性 GVHD 和慢性 GVHD。急性 GVHD 通常出现在移植后 7 ~ 21 天，最晚也可见于移植后 3 个月；一般慢性 GVHD 发生于 4 个月后，但在移植后 40 天就可以出现。最初是根据发生时间将其划分为这两个阶段[165,166]。但复发患者使用供者淋巴细胞和停止免疫抑制淡化了这种以时间为基础的划分。此外，很多患者具有两个阶段，或者与另一阶段合并，或者被无症状期分开。急性、慢性 GVHD 的诊断取决于临床表型和损害的器官。急性 GVHD 发生率与 HLA 抗原的差异密切相关[167]。如果患者之前患急性 GVHD，则患慢性 GVHD 的风险增加 11 倍。

急性阶段的典型三联征包括皮损、肝功能障碍和腹泻。临床严重程度可通过皮疹范围、总胆红素和大便量来判断。皮疹的特征为广泛的红斑斑疹、麻疹样皮疹、紫癜性皮损、紫罗兰色鳞屑性丘疹和斑块、大疱，或罕见病例为 TEN 样表皮剥脱。面颊部、耳部、颈部、上胸部和掌跖部好发。毛囊性丘疹偶可出现，与毛囊炎相似。可有口腔损害。大约 30% 患者死于急性 GVHD 的并发症。移植后前 40 天的总临床分期对识别具有进展及致命疾病的患者有帮助[167]。皮肤 GVHD 产生可能是由于局部放射治疗的致敏作用[168]。

慢性阶段 分为早期苔藓样阶段和晚期硬皮病样阶段。每一个阶段可单独出现。虽然皮疹常泛发，但在罕见情况下，受累局限于一些区域。在苔藓样阶段，皮肤和口腔损害在临床上均和扁平苔藓相似。此外，皮肤表现为广泛红斑和不规则色素沉着。皮肤异色病可能比最终的硬皮病样阶段出现得早（图 9-28）。其他晚期表现包括红斑狼疮样皮疹、瘢痕性脱发、慢性溃疡、化脓性肉芽肿和血管瘤皮损[169]。

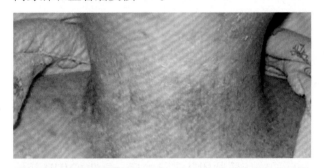

图 9-28 慢性移植物抗宿主病：硬皮病样皮肤伴色素异常

组织病理 急性期早期改变为灶状基底空泡化，浅表血管周围稀疏淋巴细胞浸润伴个别炎症细胞外渗进入表皮和毛囊上皮。淋巴细胞数量与发生更严重急性 GVHD 的可能性呈正相关[170]。与血管周围浸润相关联，内皮细胞明显肿胀，使管腔狭窄。充分发展皮损空泡化改变更为显著，表现为灶状海绵水肿，淋巴细胞浸润和表皮全层角化不良。急性阶段组织病理学分为四期[171]。1 期为灶状或弥漫性基底细胞层空泡化。2 期为海绵水肿和角质形成细胞角化不全（图 9-29A），一些患者伴 2 个或更多表皮淋巴细胞，称为细胞卫星样坏死现象。坏死角质形成细胞含固缩核和嗜酸性细胞质。3 期为特征性表皮下裂隙形成。4 期为表皮完全缺失。有毛囊性丘疹的病例，受累毛囊表现为毛囊上皮细胞退化改变，和表皮改变相似。在罕见病例，毛囊上皮基底空泡化和角化不全是仅有改变[172]。

在慢性阶段、早期苔藓样阶段，表皮内仍可

表现为卫星样细胞坏死（图 9-29B）。组织学图像和扁平苔藓非常相似，表现为角化过度，颗粒层增厚，棘层肥厚，角质形成细胞凋亡，紧邻表皮下有单核细胞浸润，伴色素失禁。如同扁平苔藓，凋亡角质形成细胞可"掉"入真皮上层。可有部分基底细胞层从真皮乳头分离，和严重扁平苔藓中的裂隙相似。所谓"柱状表皮坏死"为罕见表现，特征为小灶状全层表皮坏死，伴有苔藓样组织[173]。

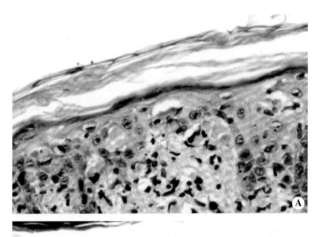

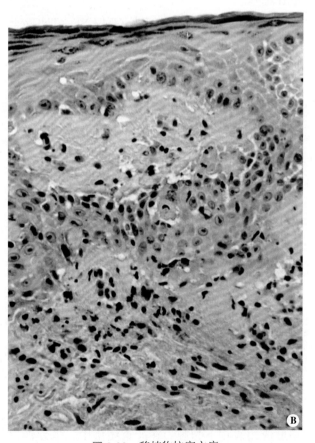

图 9-29 移植物抗宿主病

A. 急性皮损伴界面改变和凋亡角质形成细胞。B. 苔藓样皮炎伴基底层空泡变性和细胞凋亡。乳头真皮见纤维化

在晚期硬皮病样阶段，表皮萎缩，伴角质形成细胞小而扁平，色素沉着。基底层空泡化、炎症浸润，罕见或无胶样小体。真皮增厚，硬化扩展至皮下组织，导致间隔透明化。附属器结构破坏[174]。还有出现表皮下大疱病例报道。

免疫荧光试验 上皮基底膜带颗粒状 IgM 和补体沉积在 39% 的急性型患者和 86% 的慢性型 GVHD 患者中出现。此外，真皮血管壁发现 IgM 和 C3。

发病机制 疾病的急性型和慢性型具有不同发病机制。在急性 GVHD 中，人们相信，移植物植入之前的预处理方案引起广泛的组织损伤，释放炎症性细胞因子，受者的主要组织相容性复合物（MHC）抗原暴露。宿主抗原被供者 T 细胞识别，T 细胞活化和增生在初始阶段是关键的。供者和受者 NHC 的差异越大则 T 细胞应答越强。在相同配对中，供者 T 细胞识别次于抗原差别。已报道 CD4+ 和 CD8+T 细胞共同或以其中一种占优势地进行浸润[173,175-177]。仅有少数 T 细胞浸润[178,179]，无 B 细胞。

炎症性细胞因子（IL、GM-CSF、TNF-α、IFN-γ）由活化 T 细胞和预处理方案期间的组织损伤产生，组织损伤也活化单核 / 巨噬细胞和 NK 细胞[180]。Fas/Fas 配体依赖性凋亡和穿孔素 / 粒酶依赖性杀伤在 GVHD 诱导损伤中都很重要[181]。皮肤、新生的表皮突角质形成细胞、毛囊干细胞[182]和朗格汉斯细胞为其首选靶点。但是，皮肤、肝脏和消化道通过哪些确切机制成为靶点尚不清楚。

慢性 GVHD 的病理生理学的研究更少。供者 T 细胞抗受者组织的作用被证实。此外自体反应也被提出。很多免疫组织化学研究显示 CD8+T 细胞占优势。皮损中角质形成细胞产生 TNF-α 和 IL-1α[183]。

超微结构研究 坏死角质形成细胞的细胞质中充满很多聚集的张力丝。已有研究证实了颗粒细胞毒性淋巴细胞、NK 样细胞可以对上皮细胞产生直接细胞溶解性攻击，形成凋亡。

鉴别诊断 急性 GVHD 和多形红斑相似，都存在坏死角质形成细胞和通过水肿变性的基底细胞形成的表皮下裂隙。在严重病例中，暴发性皮损和 TEN 相同。这些患者患药疹、化疗诱发皮疹和放射性皮炎的风险增加，这些疾病可能和急性 GVHD 无法区分，如果有毛囊角化不良，则更可能是急性 GVHD。出现嗜酸性粒细胞并不一定支持药疹，因为 GVHD 偶尔也可以观察到嗜酸性粒细胞。没有皮肤损害的骨髓移植患者，其表皮改变可以和急性 GVHD 相同。

淋巴细胞重建皮疹 主要发生于接受细胞减数疗法后的急性骨髓性白血病患者（无骨髓移植）。皮疹是典型的麻疹样，发生在化疗的第 6～21 天，和最早的循环淋巴细胞重建相关。和 GVHD 患者相比，这些患者无腹泻或肝功能异常，数天后消退。组织病理学上，浅表血管周围有单核细胞浸润，基底空泡化，海绵水肿，罕见角质形成细胞角化不良。这些改变可能和早期同种异体或自体 GVHD 无法区分，临床信息是极其重要的[184]。在骨髓恢复之前系统性给予重组细胞因子可导致相对的大量淋巴细胞浸润，伴核多形性和核深染[185]。

GVHD 苔藓样皮损和扁平苔藓常无法区别。但是，晚期硬化的皮损可以通过显著的表皮萎缩与硬皮病区分。活跃的胶原合成主要发生在真皮上 1/3；在硬皮病，胶原合成主要在真皮下部和皮下组织。

治疗原则 GVHD 通常由肿瘤科医师组织有经验的临床医师团队进行治疗。急性 GVHD 初始治疗常用高剂量系统性皮质类固醇，然后迅速过度为可替代的抑制剂。慢性 GVHD 可能需要多种治疗方式，一些患者使用局部或系统类固醇有效，另一些患者也使用系统性免疫抑制剂、光疗或光化学疗法。移植后患者患皮肤癌风险增高，应该密切筛查，尤其是在使用免疫抑制剂的情况下。使用光疗或光敏感药物也应当注意。

糖尿病大疱

临床概要 糖尿病大疱（糖尿病性大疱病）是一种不常见疾病，和糖尿病相关。通常表现为四肢远端的自发性水疱。最常见部位为足部、小腿、手部和前臂，躯干罕见。在非炎症基础上发生紧张性水疱，直径从 0.5cm 到数厘米不等。可有轻微烧灼感。水疱数周愈合，不留瘢痕。

糖尿病大疱病因不清，但可能与缺血有关。其表现为表皮下疱，早期报道的表皮内水疱代表陈旧皮损经历水疱基底的再上皮化。大疱含纤维蛋白和极少炎症细胞。可有糖尿病微血管病，表现为真皮小血管壁增厚。通常仅有稀疏血管周围淋巴细胞浸润。

真皮表皮交界处的特异性反应物经 DIF 试验表现为阴性，但也可出现非特异性表现，如血管周围有纤维蛋白和 C3 沉积，伴玻璃样厚壁 IgG 染色阳性，与潜在糖尿病性微血管病相关。

治疗原则　患者应避免外伤，严格控制血糖，应排除伴随癣（即大疱性癣）。局部支持治疗以避免继发感染。

昏迷性水疱

临床概要　本病的经典描述见于巴比妥过量患者。后来发现也可见于因其他药物过量、感染、代谢紊乱和神经疾病引起的昏迷患者。本病表现为发生于外观正常的皮肤的紧张性大疱，最常见于受压部位。

组织病理　常为表皮下水疱，有时也可为表皮内水疱（可能代表表皮下水疱再上皮化），伴不同程度表皮坏死和稀疏炎症细胞浸润[186,187]。外泌汗腺坏死为其特征性表现[188]。

发病机制　水疱的确切发病机制不清。有人认为压力、摩擦和局部缺血可能为其病因。涉及药物过量的病例可能为药物的直接毒性作用，并以此解释外泌汗腺坏死和水疱形成。

治疗原则　给予患者支持治疗及局部伤口护理，通过频繁翻身和压力解除技术预防水疱形成。

水肿性水疱

临床概要　紧张性大疱可在急性水肿时出现，最常见于慢性水肿急性加重的老年患者的下肢。大疱直径达数厘米，常充满透明浆液。治疗潜在水肿的病因后水疱可缓解[189]。

组织病理　表皮海绵水肿显著。真皮水肿伴扩张血管和轻度淋巴组织细胞浸润。一些病例有表皮下水疱。DIF 和 IIF 研究显示无特异性表现。

治疗原则　治疗一般针对水肿来源，如采用利尿剂、营养改善、局部活动、局部支持或加压疗法。

Grover 病（暂时性棘层松解性皮病）

临床概要　本病于 1970 年首次描述，特征性表现为胸部、背部和大腿瘙痒性、分散性丘疹和鳞屑性斑疹。罕见情况下可见水疱甚至大疱。多数为中年或老年男性患者。大多数患者疾病较短暂，持续 2 周至 3 个月，但也可持续多年。已报道本病和其他皮肤病共同出现，如乏脂性湿疹、变应性接触性皮炎、特应性皮炎、银屑病和落叶型天疱疮。有报道称暂时性棘层松解性皮病患者同时患有恶性肿瘤，以淋巴增生性和泌尿生殖性肿瘤最常见[190-192]。

组织病理　表现为灶状棘层松解和角化不良（灶状棘层松解性角化不良）。因为这些灶状很小，有时仅在连续切片时得以发现。棘层松解可有四种组织学模式，与毛囊角化病（图 9-30）、家族性良性慢性天疱疮、寻常型天疱疮或海绵水肿性皮炎相似。同一标本可发现两种或更多模式。常见真皮浅表淋巴细胞浸润，常有嗜酸性粒细胞。

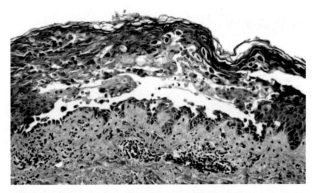

图 9-30　暂时性棘层松解性皮病：棘层肥厚伴棘层松解性角化不良角质形成细胞。裂隙扩大至基底层上

免疫荧光试验　通常 IF 检测结果为阴性，但表皮可出现 C3 沉积。真皮表皮交界处可观察到颗粒状 C3 和 IgM。一些"胶样小体"和浅表灶状血管周围可能有 C3 和 IgM 出现。

发病机制　组织学上本病和毛囊角化病相似，Grover 病（Grover disease，GD）无 *ATP2A2* 基因异常[193]，此基因编码角质形成细胞钙泵。GD 发病机制不清，似乎和过量出汗、发热和卧床有关。一些学者推测汗液中的尿素从汗管表皮内泄露至周围表皮而引起棘层松解，其他学者发现汗管完整而对此理论提出质疑。最后，IL-4 可通过诱导

纤溶酶原激活物或刺激抗体产生[194]，从而成为引起棘层松解的原因。Grover 病的多配体聚糖 -1 的表达显著降低，这是一种对角质形成细胞间黏附十分重要的蛋白聚糖，其他棘层松解性疾病也可出现相同现象，如天疱疮和单纯疱疹感染。这提示细胞间黏附降低为这种疾病的特点[195]。

超微结构研究 在天疱疮样区域，桥粒内分离，桥粒较少，核周张力丝束聚集。本病毛囊角化病型特点和毛囊角化病相似。

鉴别诊断 组织学上，灶状改变和混合模式的特点有助于鉴别暂时性棘层松解性皮病和四种相似的疾病。Grover 病浅层真皮浸润出现嗜酸性粒细胞，是区别于毛囊角化病的特点，通常毛囊角化病缺乏嗜酸性粒细胞。临床资料对确诊本病非常重要。少数情况下需要免疫荧光检查以排除天疱疮。

治疗原则 很多患者通过局部使用糖皮质激素和润肤剂可达到缓解，特别是有皮疹症状时。

外力引起皮肤病

摩擦性水疱

临床概要 这种水疱因长期行走而主要发生于跖部，或因某种职业或运动重复动作的结果而发生于掌部和手指指腹。人为引起的自身损害也可产生水疱。

组织病理 在自然发生和实验产生的摩擦性水疱，上层马尔皮基层的角质形成细胞溶解和坏死导致表皮内裂隙的形成（图 9-31）。水疱的疱顶由角质层、颗粒层和无定形细胞碎片组成。多

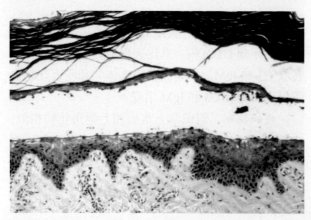

图 9-31 摩擦性水疱：表皮内水疱恰好在颗粒层下分离，水疱两侧均有薄层无定形细胞碎片

数变性的角质形成细胞呈苍白色，位于裂隙底部。表皮深部由未受损细胞组成。

发病机制 表皮内切力引起摩擦性水疱，仅出现在较厚且紧密附着于其下组织的表皮。

超微结构研究 电镜显示张力丝成丛、细胞内水肿、细胞周围小空泡及无细胞器区域。

电伤

皮肤病理学家熟悉电流对皮肤的作用是重要的，因为治疗中会使用到电干燥法和电灼术。

组织病理 电干燥法和电灼术引起表皮真皮分离。具诊断意义的组织学特点为边缘延长、变性的细胞质突起，从分离的基底细胞下部伸入表皮下空间（图 9-32）。基底细胞核垂直拉长。此外，因凝固性坏死，真皮上层均质化。

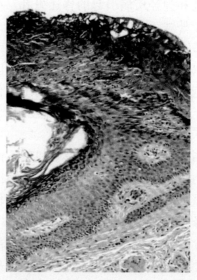

图 9-32 电干燥法：角质形成细胞拉长，伴核固缩和嗜酸性细胞质。与左侧未受影响组织相比，胶原嗜碱性更明显

热烧伤

穿透深度对评估烧烫伤非常重要，因为一度和二度烧伤愈合迅速，而三度烧伤需要植皮。

组织病理 一度烧伤 表皮下层特别是基底细胞层仍存活，仅表皮上层受热凝固而损伤。在受损伤区域，表现为凝固性坏死伴核固缩和胞质嗜酸性变。

二度烧伤 常表现为表皮下水疱和特征性部分厚度真皮坏死。皮肤下部附属器保留完好，可

以再上皮化发生。浅二度烧伤与表皮表面和仅少量浅层真皮胶原坏死相关；在深二度烧伤中，更多真皮胶原和皮肤附属器受损。在部分厚度的真皮坏死中，皮肤附属器上皮损伤的深度是胶原不可逆损伤深度的良好指标。热凝固和正常上皮的边界是清晰的。在最后阶段，炎症性反应发生在存活和非存活组织连接处。

三度烧伤　表现为全层真皮坏死伴所有皮肤附属器破坏。凝固性坏死可扩展至皮下组织和其下肌肉。

吸吮水疱和紫癜

负压作用于局限的区域可形成表皮下水疱，位于透明板，也可发生非炎症性紫癜[196]。

治疗原则　一般原则是避免发生。改善鞋类，有时补充足垫或减轻区域压力可以减少足部发生摩擦性水疱。

免疫性大疱病的治疗

根据临床表现、组织病理及上述独特的直接和间接免疫荧光发现，一旦免疫性大疱病的诊断建立，应开始个体化特异性治疗策略。可选择多种不同治疗方法，包括局部和系统使用糖皮质激素、抗代谢药、血浆置换、静脉输注免疫球蛋白及抗 CD20 单克隆抗体进行治疗。每一种方法都可有效并起到免疫抑制的作用，能减少致病性自身抗体的滴度。

因每一种治疗方案均伴随较多的副作用，人们开发出针对每一种免疫性大疱病的治疗权衡办法，以获得最大化疗效的同时将副作用降至最低。因为这些疾病罕见，这些方法以少量的研究和病例报道为基础。一线、二线和三线药物目前被认可针对每种疾病，根据每个患者年龄、潜在疾病和特异性疾病的范围与严重性进行选择[197,198]。

在表 9-8 所示的治疗方法中，糖皮质激素被用于治疗所有的免疫性大疱病。20 世纪 50 年代，在糖皮质激素出现之前，寻常型天疱疮一直是致命性疾病，诊断一年后 75% 患者死亡[199,200]。广泛的皮肤与黏膜糜烂导致体液和电解质丢失、营养不良和体温调节困难，屏障功能丧失则使感染风险升高，包括脓毒症。糖皮质激素的出现大大降低了免疫性大疱病的死亡率，尽管其副作用可能引起患病，但罕见死亡。

表 9-8　免疫性大疱病的治疗药物及方法

寻常型天疱疮	系统性皮质类固醇
	硫唑嘌呤、吗替麦考酚酯、静脉注射免疫球蛋白、抗 CD20
	环磷酰胺、血浆置换、苯丁酸氮芥
落叶型天疱疮	系统性和局部皮质类固醇
	氨苯砜
副肿瘤性天疱疮	系统性皮质类固醇、治疗肿瘤
	环磷酰胺、抗 CD20、硫唑嘌呤
大疱性类天疱疮	超强效局部质类固醇、系统性皮质类固醇、四环素、烟酰胺
	氨苯砜、硫唑嘌呤、吗替麦考酚酯、甲氨蝶呤
	皮质类固醇静脉冲击、环磷酰胺、环孢素、血浆置换、静脉注射免疫球蛋白、抗 CD20、红霉素
瘢痕性类天疱疮	超强效局部类固醇、氨苯砜、TCN、系统性皮质类固醇、环磷酰胺
	局部丝裂霉素 C、硫唑嘌呤、吗替麦考酚酯、甲氨蝶呤、环孢素
	静脉注射免疫球蛋白、血浆置换
获得性大疱性表皮松解症	系统性皮质类固醇、硫唑嘌呤、氨苯砜
	静脉注射免疫球蛋白、秋水仙碱、环孢素、体外光化学法、吗替麦考酚酯
	抗 CD20
线状 IgA 皮病	氨苯砜
	氨苯砜和皮质类固醇、秋水仙碱、四环素
	磺胺甲氧嗪、双氯西林、红霉素、甲氨蝶呤、α 干扰素、吗替麦考酚酯、硫唑嘌呤、环孢素、静脉注射免疫球蛋白
妊娠疱疹	系统性和局部超强效类固醇
	血浆置换、静脉注射免疫球蛋白（产前）
	硫唑嘌呤、环磷酰胺、四环素、烟酰胺、氨苯砜、抗 CD20（产后）
疱疹样皮炎	氨苯砜、无谷蛋白饮食
	磺胺吡啶、元素饮食
	四环素 / 烟酰胺、肝素、环孢素、秋水仙碱、系统性皮质类固醇

■一线用药；■二线用药；■三线用药

糖皮质激素具有免疫抑制和抗炎作用，导致多种细胞因子（IL-1、IL-8、TNF-α）及前列腺素的分泌减少并降低对其反应性，减少 T 细胞凋亡和减少嗜酸性粒细胞，减少 B 细胞免疫球蛋白的产生，降低中性粒细胞的功能和趋化[201]。尽管其对疾病治疗有效，但长期使用糖皮质激素的并发症包括长期肾上腺抑制、体液和电解质失衡（低钾血症、水肿、高血压）、高血糖、近端肌群疾病、情绪改变、骨质疏松症、囊膜下白内障、伤口愈合差和体型改变。治疗性免疫抑制作用可增加感染风险。

泼尼松 1～2mg/（kg·d）分次给药，可用于寻常型天疱疮的初始治疗。一般在 4～6 周起效。即使那些初始仅有口腔损害的患者，也应系统进行类固醇治疗，以维持合适的口服量和获得对疾病更好的控制，避免表位扩展（epitope spreading）[202]。因为寻常型天疱疮需要长期治疗，所以长期类固醇治疗使患者暴露于众所周知的风险中。在高剂量类固醇开始治疗的同一时间，开始使用"激素助减剂"如抗代谢药［硫唑嘌呤、吗替麦考酚酯（MMF）］或烷化剂（环磷酰胺），这些起效慢，但是一旦新皮损停止出现，皮损愈合，在数月期间，类固醇可缓慢逐渐减为低剂量，以及采用隔日疗法。缓解时间无法预测，所以这些患者需要多年的密切临床随访。使用硫唑嘌呤的风险包括骨髓抑制、肝毒性和药物超敏反应。环磷酰胺与骨髓抑制、出血性膀胱炎和尿路上皮癌相关。两种药物与患淋巴增生性疾病风险升高相关。

1997 年新药吗替麦考酚酯被首次用于治疗银屑病。这种改良的弱有机酸通过抑制嘌呤的从头合成而发挥作用。因缺乏嘌呤补救通路，T 细胞和 B 细胞的增生反应被优先阻断。MMF 作为辅助用药或单独用于治疗寻常型天疱疮、获得性大疱性表皮松解症、瘢痕性类天疱疮、大疱性类天疱疮和副肿瘤性天疱疮都获得成功。事实上，已有数例单独使用此药治疗寻常型天疱疮并获得缓解的报道[203]。

通常 MMF 比其他激素助减剂有更好耐受性。其最常见的副作用是胃肠道紊乱和剂量依赖性血液学副作用。罕见有报道称患者使用此药和其他免疫抑制剂治疗后发生多病灶脑白质病[204]。

虽然上述治疗方法对大多数寻常型天疱疮和大疱性类天疱疮病例有效，但对于难治性患者和急性严重患者，通过血浆置换、免疫吸附或体外光化学疗法，清除致病性自身抗体可能是迅速控制病情的有效方法。这些治疗方式同样有并发症，因此通常需要在输液中心由专业人员进行。此外，一旦停止治疗，自身抗体滴度会再次升高，一般

也需要给予抗代谢药[205]。

另一种对难治性和严重寻常型天疱疮与大疱性类天疱疮有效的免疫调节治疗是静脉注射免疫球蛋白。1985 年这种治疗方式首次用于治疗大疱性类天疱疮[206]。从几千健康供者血浆中收集免疫球蛋白，包含和正常血浆相同成分的 IgG 类别。此制剂含有的抗体是抗非自身及自身抗原和其他抗体的（独特性抗体）。IgG1、IgG2 和 IgG4 的半衰期是 3 周，IgG3 的半衰期是 1 周。提出的作用机制包括阻断 Fc 受体，干扰活化的补体级联反应成分，修饰细胞因子，通过中和和降低自身抗体产生[207,208]，抑制朗格汉斯细胞、T 细胞和 B 细胞功能。因为这种治疗和寻常型天疱疮长期缓解相关，人们也认为这种治疗恢复了患者的免疫系统自身反应的调节能力。数月多循环疗程治疗，每个疗程花费 8000～12 000 美元，治疗费用高。

最后，抗 CD20 单克隆嵌合抗体（利妥昔单抗）已经用于治疗多种难治性和严重免疫性大疱病病例[209]，CD20 表达于前 B 细胞和成熟 B 细胞表面。此抗体迅速引起 B 细胞和自身抗体数量减少，效果可持续 6～10 个月。对于机会性感染，已经有报道称使用这种药物引起了肺孢子菌感染。这种药物最常用于治疗难治性寻常型天疱疮、大疱性类天疱疮和副肿瘤性天疱疮，也用于治疗同时存在皮肤病和淋巴瘤或白血病的患者。

对于那些与皮肤中性粒细胞浸润相关的免疫性大疱病（疱疹样皮炎、线状 IgA 大疱性皮病和获得性大疱性表皮松解症的一些病例），一线药物是氨苯砜。氨苯砜抑制中性粒细胞移行和与沉积在皮肤上的 IgA 结合，抑制中性粒细胞和嗜酸性粒细胞的髓过氧化物酶。所有使用这种药物的患者有轻度溶血性贫血和高铁血红蛋白血症。可逆性外周神经病可出现。其他特殊副作用包括严重药物超敏反应综合征和粒细胞缺乏。

疱疹样皮炎患者应严格遵守无谷蛋白饮食，可不使用氨苯砜来控制皮肤病，减轻胃肠道症状，减少肠淋巴瘤风险。

妊娠疱疹患者治疗方案选择依赖于皮疹发生时间。生产之前，可系统使用糖皮质激素。对于难治性患者，可使用血浆置换和静脉注射免疫球蛋白。生产之后，可使用免疫抑制剂。

其他抗炎症药物如抗生素也可用于这类疾

病的治疗，如红霉素和四环素加或不加烟酰胺。这些制剂可减少炎症细胞趋化，调整细胞因子应答[210]。由于这类药物较为安全，因此这些辅助用药在适合的临床情况下非常有用。

瘢痕性 / 黏膜类天疱疮需要密切咨询多个专科的专家，包括眼科学、耳鼻咽喉学和胃肠学。依据黏膜受累的严重性和范围使用高效局部糖皮质激素和系统性药物。本病虽持久但可以缓解。

总之，自从 60 年前 W.E. Lever 博士发表了影响深远的关于天疱疮的著作后，标志着对于这类疾病发病机制的理解和治疗有了巨大进步[211]。大批学者扩展了治疗的选择，研究并理解其作用机制。尽管目前很多疗法有明显的副作用，但可减少糖皮质激素的长期使用。更好地监测副作用，研制更多的特异性免疫调节方法，这些对患者而言具有很大益处。

（汪　旸　译，陶　娟　校，吴　飞　审）

参考文献

1. Kimber I, Dearman RJ. Allergic contact dermatitis: the cellular effectors. *Contact Dermatitis* 2002;46:1–5.
2. Kondo S, Kono T, Brown WR, et al. Lymphocyte function-associated antigen-1 is required for maximum elicitation of allergic contact dermatitis. *Br J Dermatol* 1994;131:354–359.
3. Schmidt M, Badrinarayanan R, Verena M, et al. Crucial role for human Toll-like receptor 4 in the development of contact allergy to nickel. *Nat Immunol* 11(9):814–820.
4. Willis CM, Stephens SJM, Wilkinson JD. Differential patterns of epidermal leukocyte infiltration in patch test reactions to structurally unrelated chemical irritants. *J Invest Dermatol* 1993;101:364.
5. Brand CU, Hunziker T, Schaffner T, et al. Activated immunocompetent cells in human skin lymph derived from irritant contact dermatitis: an immunomorphological study. *Br J Dermatol* 1995;132:39–45.
6. Brasch J, Burgard J, Sterry W. Common pathogenetic pathways in allergic and irritant contact dermatitis. *J Invest Dermatol* 1992;98:166–170.
7. Levin CY, Maibach HI. Irritant contact dermatitis: is there an immunologic component? *Int Immunopharmacol* 2002;2:183–189.
8. Kasteler JS, Petersen MJ, Vance JE, et al. Circulating activated T lymphocytes in autoeczematization. *Arch Dermatol* 1992;128:795.
9. Weedon D. *Skin pathology*, 2nd edn. London: Churchill Livingstone, 2002:112.
10. Choudri SH, Magro CM, Crowson AN, et al. An id reaction to *Mycobacterium leprae*: first documented case. *Cutis* 1995;54:282.
11. Epstein JH. Phototoxicity and photoallergy. *Semin Cutan Med Surg* 1999;18:274–284.
12. Diepgen TL, Fartasch M. Recent epidemiological and genetic studies in atopic dermatitis. *Acta Derm Venereol Suppl (Stockh)* 1992;176:13.
13. Leung DY, Soter NA. Cellular and immunologic mechanisms in atopic dermatitis. *J Am Acad Dermatol* 2001;44:S1–S12.
14. Ring J, Darsow U, Behrendt H. Role of aeroallergens in atopic eczema: proof of concept with the atopy patch test. *J Am Acad Dermatol* 2001;45:S49–S52.
15. Teraki Y, Hotta T, Shiohara T. Increased circulating skin-homing cutaneous lymphocyte-associated antigen (CLA)+ type 2 cytokine-producing cells, and decreased CLA+ type 1 cytokine-producing cells in atopic dermatitis. *Br J Dermatol* 2000;143:373–378.
16. Cooper KD, Stevens SR. T cells in atopic dermatitis. *J Am Acad Dermatol* 2001;45:S10–S12.
17. Irvine AD, McLean WH, Leung DY. Filaggrin mutations associated with skin and allergic diseases. *N Engl J Med* 2011;365:1315.
18. Norar N, Willis-Owen SA, Moffatt MF, et al. The genetics of atopic dermatitis. *J Allergy Clin Immunol* 2006;118:24–34.
19. Weidinger S, Illig T, Baurecht H, et al. Loss of function variations within the filaggrin gene predispose for atopic dermatitis with allergic sensitizations. *J Allergy Clin Immunol* 2006;118:214–219.
20. Cork MJ, Robinson DA, Vasilopoulos Y, et al. New perspectives on epidermal barrier dysfunction in atopic dermatitis: gene-environment interactions. *J Allergy Clin Immunol* 2006;118:3–21.
21. Coleman R, Trembath RC, Harper JI. Genetic studies of atopy and atopic dermatitis. *Br J Dermatol* 1997;136:1–5.
22. Wollenberg A, Bieber T. Atopic dermatitis: from the genes to skin lesions. *Allergy* 2000;55:205–213.
23. Froschl M, Land HG, Landthaler M. Seborrheic dermatitis and atopic eczema in human immunodeficiency virus infection. *Semin Dermatol* 1990;9:230–232.
24. Ashbee HR, Ingham E, Holland KT, et al. The carriage of Malassezia furfur serovars A, B and C in patients with pityriasis versicolor, seborrheic dermatitis and controls. *Br J Dermatol* 1993;129:533–540.
25. Aergemann J, Bergbrant IM, Dohse M, et al. Seborrhoeic dermatitis and Pityrosporum (Malassezia) folliculitis: characterization of inflammatory cells and mediators in the skin by immunohistochemistry. *Br J Dermatol* 2001;144:549–556.
26. Rao B, Unis M, Poulos E. Acroangiodermatitis: a study of ten cases. *Int J Dermatol* 1994;33:179.
27. Pal S, Haroon TS. Erythroderma: a clinico-etiologic study of 90 cases. *Int J Dermatol* 1998;37:104–107.
28. Tomasini C, Aloi F, Solaroli C, et al. Psoriatic erythroderma: a histopathologic study of forty-five patients. *Dermatology* 1997;194:102–106.
29. Botella-Estrada R, Sanmartin O, Oliver V, et al. Erythroderma: a clinicopathologic study of 56 cases. *Arch Dermatol* 1994;130:1503.
30. Straka BF, Cooper PH, Greer KE. Congenital miliaria crystallina. *Cutis* 1991;47:103.
31. Lillywhite LP. Investigation into the environmental factors associated with the incidence of skin disease following an outbreak of miliaria rubra at a coal mine. *Occup Med* 1992;42:183.
32. Borges WG, Augustine NH, Hill HR. Defective interleukin-12/interferon-gamma pathway in patients with hyperimmunoglobulinemia E syndrome. *J Pediatr* 2000;136:176–80.
33. Beutner EH, Jordon RE. Demonstration of skin antibodies in sera of pemphigus vulgaris patients by indirect immunofluo-

rescent staining. *Proc Soc Exp Biol Med* 1964;117:505.

34. Amagai M, Klaus-Kovtun V, Stanley JR. Autoantibodies against a novel epithelial cadherin in pemphigus vulgaris, a disease of cell adhesion. *Cell* 1991;67:869–877.

35. Koch PJ, Walsh MJ, Schmelz M, et al. Identification of desmoglein, a constitutive desmosomal glycoprotein, as a member of the cadherin family of cell adhesion molecules. *Eur J Cell Biol* 1990;53:1–12.

36. Kowalczyk AP, Anderson JE, Borgwardt JE, et al. Pemphigus sera recognize conformationally sensitive epitopes in the amino-terminal region of desmoglein-1. *J Invest Dermatol* 1995;105:147–152.

37. Harman KE, Gratian MJ, Bhogal BS, et al. A study of desmoglein 1 autoantibodies in pemphigus vulgaris: racial differences in frequency and the association with a more severe phenotype. *Br J Dermatol* 2000;143(2):343–348.

38. Younus J, Ahmed AR. The relationship of pemphigus to neoplasm. *J Am Acad Dermatol* 1990;23:482.

39. Ratnam KV, Pang BK. Pemphigus in remission: value of negative direct immunofluorescence in management. *J Am Acad Dermatol* 1994;30:547.

40. Korman NJ. Pemphigus. *Dermatol Clin* 1990;8:689.

41. Ueki H, Kohda M, Nobutoh T, et al. Antidesmoglein autoantibodies in silicosis patients with no bullous diseases. *Dermatology* 2001;202:16–21.

42. Brandsen R, Frusic-Zlotkin M, Lyubimov H, et al. Circulating pemphigus IgG in families of patients with pemphigus: comparison of indirect immunofluorescence, direct immunofluorescence, and immunoblotting. *J Am Acad Dermatol* 1997;36:44–52.

43. Amagai M, Karpati S, Prussick R, et al. Autoantibodies against the amino-terminal cadherin-like binding domain of pemphigus vulgaris antigen are pathogenic. *J Clin Invest* 1992;90:919–926.

44. Amagai M, Hashimoto T, Shimizu N, et al. Absorption of pathogenic autoantibodies by the extracellular domain of pemphigus vulgaris antigen (Dsg3) produced by baculovirus. *J Clin Invest* 1994;94:59–67.

45. Futei Y, Amagai M, Sekiguchi M, et al. Use of domain-swapped molecules for co-informational epitope mapping of desmoglein 3 in pemphigus vulgaris. *J Invest Dermatol* 2000;115:829–834.

46. Zhou S, Ferguson DJ, Allen J, et al. The location of binding sites of pemphigus vulgaris and pemphigus foliaceus autoantibodies: a post-embedding immunoelectron microscopic study. *Br J Dermatol* 1997;136:878–883.

47. Bianchi L, Carrozzo AM, Orlandi A, et al. Pyoderma vegetans and ulcerative colitis. *Br J Dermatol* 2001;144:1224–1227.

48. Crosby DL, Diaz LA. Endemic pemphigus foliaceus. Fogo selvagem. *Dermatol Clin.* 1993;11(3):453-462.

49. Lombardi C, Borges PC, Chaul A, et al. Environmental risk factors in endemic pemphigus foliaceus (fogo selvagem). *J Invest Dermatol* 1992;98:A47.

50. Reis VM, Toledo RP, Lopez A, et al. UVB-induced acantholysis in endemic pemphigus foliaceus (fogo selvagem) and pemphigus vulgaris. *J Am Acad Dermatol* 2000;42:571–576.

51. Amagai M. Desmoglein as a target in autoimmunity and infection. *J Am Acad Dermatol* 2003;48:244–252.

52. Stanley JR, Amagai M. Pemphigus bullous impetigo and the staphylococcal scalded-skin syndrome. *N Engl J Med* 2006;355:1800–1810.

53. Ioannides D, Hytiroglou P, Phelps RG, et al. Regional variation in the expression of pemphigus foliaceus, pemphigus

erythematosus, and pemphigus vulgaris antigens in human skin. *J Invest Dermatol* 1991;96:159.

54. Robinson ND, Hashimoto T, Amagai M, et al. The new pemphigus variants. *J Am Acad Dermatol* 1999;40:649–671.

55. Ishii K, Amagai M, Komai A, et al. Desmoglein 1 and desmoglein 3 are the target autoantigens in herpetiform pemphigus. *Arch Dermatol* 1999;135:943–947.

56. Korman NJ, Eyre RW, Zone J, et al. Drug-induced pemphigus: autoantibodies directed against the pemphigus antigen complexes are present in penicillamine and captopril-induced pemphigus. *J Invest Dermatol* 1991;96:273.

57. Pisani M, Ruocco V. Drug induced pemphigus. *Clin Dermatol* 1986;4:118.

58. Ruocco V, Sacerdoti G. Pemphigus and bullous pemphigoid due to drugs. *Int J Dermatol* 1991;30:307.

59. Hodak E, David M, Ingber A, et al. The clinical and histopathological spectrum of IgA-pemphigus: a report of two cases. *Clin Exp Dermatol* 1990;15:433.

60. Ebihara T, Hashimoto T, Iwatsuki K, et al. Autoantigens for IgA anti-intercellular antibodies of intercellular IgA vesiculopustular dermatosis. *J Invest Dermatol* 1991;97:742.

61. Miyagawa S, Hashimoto T, Ohno H, et al. Atypical pemphigus associated with monoclonal IgA gammopathy. *J Am Acad Dermatol* 1995;32:352–357.

62. Harman KE, Holmes G, Bhogal BS, et al. Intercellular IgA dermatosis (IgA pemphigus)—two cases illustrating the clinical heterogeneity of this disorder. *Clin Exp Dermatol* 1999;24:464–466.

63. Teraki Y, Amagai Z, Hashimoto T, et al. Intercellular IgA dermatosis of childhood. *Arch Dermatol* 1991;127:221.

64. Neumann E, Dmochowski M, Bowszyc M, et al. The occurrence of IgA pemphigus foliaceus without neutrophilic infiltration. *Clin Exp Dermatol* 1994;19:56.

65. Ohno H, Miyagawa S, Hashimoto T, et al. Atypical pemphigus with concomitant IgG and IgA anti-intercellular autoantibodies associated with monoclonal IgA gammopathy. *Dermatology* 1994;189(Suppl):115.

66. Hashimoto T, Kiyokawa C, Mori O, et al. Human desmocollin 1 (Dsc 1) is an autoantigen for the subcorneal pustular dermatosis type of IgA pemphigus. *J Invest Dermatol* 1997;109:127–131.

67. Hashimoto T, Komai A, Futei Y, et al. Detection of IgA autoantibodies to desmogleins by an enzyme-linked immunosorbent assay: the presence of new minor subtypes of IgA pemphigus. *Arch Dermatol* 2001;137(6):735–738.

68. Anhalt GJ. Paraneoplastic pemphigus. *Adv Dermatol* 1997;12:77–97.

69. Nguyen VT, Ndoye A, Bassler KD, et al. Classification, clinical manifestations, and immunopathological mechanisms of the epithelial variant of paraneoplastic autoimmune multiorgan syndrome: a reappraisal of paraneoplastic pemphigus. *Arch Dermatol* 2001;137(2):193–206.

70. Mutasim DF, Pelc NJ, Anhalt GJ. Paraneoplastic pemphigus. *Dermatol Clin* 1993;11:473.

71. Anhalt GJ, Kim SC, Stanley JR, et al. Paraneoplastic pemphigus: an autoimmune mucocutaneous disease associated with neoplasia. *N Engl J Med* 1990;323:1729.

72. Bystryn JC, Hodak E, Gao SQ, et al. A paraneoplastic mixed bullous skin disease associated with anti-skin antibodies and a B-cell lymphoma. *Arch Dermatol* 1993;129:870.

73. Musette P, Joly P, Gilbert D, et al. A paraneoplastic mixed bullous skin disease: breakdown in tolerance to multiple epidermal antigens. *Br J Dermatol* 2000;143(1):149–153.

74. Setterfield J, Shirlaw PJ, Lazarova Z, et al. Paraneoplastic

cicatricial pemphigoid. *Br J Dermatol* 1999;141(1):127–131.

75. Horn TD, Anhalt GJ. Histologic features of paraneoplastic pemphigus. *Arch Dermatol* 1992;128:1091.

76. Stevens SR, Griffiths EM, Anhalt GJ, et al. Paraneoplastic pemphigus presenting as a lichen planus pemphigoides-like eruption. *Arch Dermatol* 1993;129:866.

77. Mehregan DR, Oursler JR, Leiferman KM, et al. Paraneoplastic pemphigus: a subset of patients with pemphigus and neoplasia. *J Cutan Pathol* 1993;20:203–210.

78. Cummins DL, Mimouni D, Tzu J, et al. Lichenoid paraneoplastic pemphigus in the absence of detectable antibodies. *J Am Acad Dermatol* 2007;56(1):153–159.

79. Reich K, Brinck U, Letschert M, et al. Graft-versus-host disease-like immunophenotype and apoptotic keratinocyte death in paraneoplastic pemphigus. *Br J Dermatol* 1999;141(4):739–746.

80. Nousari HC, Kimyai-Asadi A, Anhalt GJ. Elevated serum level of interleukin-6 in paraneoplastic pemphigus. *J Invest Dermatol* 1999;112(3):396–398.

81. Li K, Tamai K, Tan EM, et al. Cloning of type XVII collagen. *J Biochem* 1993;268:8825.

82. Marinkovich MP, Taylor TB, Keene DR, et al. LAD-1, the linear IgA bullous dermatosis autoantigen, is a novel 120-kDa anchoring filament protein synthesized by epidermal cells. *J Invest Dermatol* 1996;106:734–738.

83. Zillikens D, Giudice GJ. BP180/type XVII collagen: its role in acquired and inherited disorders or the dermal-epidermal junction. *Arch Dermatol Res* 1999;291:187–194.

84. Schmidt E, Zillikens D. Autoimmune and inherited subepidermal blistering diseases: advances in the clinic and the laboratory. *Adv Dermatol* 2000;16:113–157; discussion 158.

85. Vidal F, Aberdam D, Miquel C, et al. Integrin beta 4 mutations associated with junctional epidermolysis bullosa with pyloric atresia. *Nat Genet* 1995;10:229–234.

86. Tyagi S, Bhol K, Natarajan K, et al. Ocular cicatricial pemphigoid antigen: partial sequence and biochemical characterization. *Proc Natl Acad Sci USA* 1996;93:714–719.

87. Chen KR, Shimiju S, Miyakawa S, et al. Coexistence of psoriasis and an unusual IgG-mediated subepidermal bullous dermatosis: identification of a novel 200-kDa lower lamina lucida target antigen. *Br J Dermatol* 1996;134:340–436.

88. Zillikens D, Kawahara Y, Ishiko A, et al. A novel subepidermal blistering disease with autoantibodies to a 200-kDa antigen of the basement membrane zone. *J Invest Dermatol* 1996;106:1333–1313.

89. Pulkkinen L, Christiano AM, Gerecke D, et al. A homozygous nonsense mutation in the beta 3 chain gene of laminin 5 (LAMB3) in Herlitz junctional epidermolysis bullosa. *Genomics* 1994;24:357–360.

90. Chorzelski TP, Jablonska S, Maciejowska E. Linear IgA bullous dermatosis of adults. *Clin Dermatol* 1991;9:383–392.

91. Lever WF. Pemphigus. *Medicine (Baltimore)* 1953;32:1.

92. Gammon WR, Briggaman RA, Inman AO, et al. Differentiating anti-lamina lucida and anti-sublamina densa anti-BMZ antibodies by indirect immunofluorescence on 1.0 M sodium chloride-separated skin. *J Invest Dermatol* 1984;82:139.

93. Wuepper KD. Repeat direct immunofluorescence to discriminate pemphigoid from epidermolysis bullosa acquisita (correspondence). *Arch Dermatol* 1990;126:1365.

94. Gammon WR, Kowalewski C, Chorzelski TP, et al. Direct immunofluorescence studies of sodium chloride-separated

skin in the differential diagnosis of bullous pemphigoid and epidermolysis bullosa acquisita. *J Am Acad Dermatol* 1990;22:664.

95. Meuller S, Klaus-Kovtun V, Stanley JR. A 230 kD basic protein is the major bullous pemphigoid antigen. *J Invest Dermatol* 1989;92:33.

96. Labib RS, Anhalt GJ, Patel HP, et al. Molecular heterogeneity of the bullous pemphigoid antigens as detected by immunoblotting. *J Immunol* 1986;136:1231.

97. Cotell SL, Lapiere JC, Chen JD, et al. A novel 105-kDa lamina lucida autoantigen: association with bullous pemphigoid. *J Invest Dermatol* 1994;103:78.

98. Chan LS, Cooper KD. A novel immune-mediated subepidermal bullous dermatosis characterized by IgG autoantibodies to a lower lamina lucida component. *Arch Dermatol* 1994;130:343.

99. Brown LF, Harrist TJ, Yeo KT, et al. Increased expression of vascular permeability factor (vascular endothelial growth factor) in bullous pemphigoid, dermatitis herpetiformis and erythema multiforme. *J Invest Dermatol* 1995;104:744.

100. Stahle-Backdahl M, Inoue M, Giudice GJ, et al. 92-kD gelatinase is produced by eosinophils at the site of blister formation in bullous pemphigoid and cleaves the extracellular domain of recombinant 180-kD bullous pemphigoid autoantigen. *J Clin Invest* 1994;93:2022.

101. Kaneko F, Minagawa T, Takiguchi Y, et al. Role of cell-mediated immune reaction in blister formation of bullous pemphigoid. *Dermatology* 1992;184:34.

102. Hodak E, Ben-Shetrit A, Ingber A, et al. Bullous pemphigoid: an adverse effect of ampicillin. *Clin Exp Dermatol* 1990;15:50.

103. Soh H, Hosokawa H, Miyauchi H, et al. Localized pemphigoid shares the same target antigen as bullous pemphigoid. *Br J Dermatol* 1991;125:73.

104. Domloge-Hultsch N, Anhalt GJ, Gammon WR, et al. Anti-epiligrin cicatricial pemphigoid: a subepithelial bullous disorder. *Arch Dermatol* 1994;130:1521.

105. Bhol KC, Dans MJ, Simmons RK, et al. The autoantibodies to alpha 6 beta 4 integrin of patients affected by ocular cicatricial pemphigoid recognize predominately epitopes within the large cytoplasmic domain of human beta 4. *J Immunol* 2000;165:2824–2829.

106. Bernard P, Prost C, Lecerf V, et al. Studies of cicatricial pemphigoid autoantibodies using direct immunoelectron microscopy and immunoblot analysis. *J Invest Dermatol* 1990;94:630.

107. Shornick JK. Herpes gestationis. *Dermatol Clin* 1993;11:527.

108. Shornick JK, Black MM. Fetal risks in herpes gestationis. *J Am Acad Dermatol* 1992;26:63.

109. Kelly SE, Bhogal BS, Wojnarowska F, et al. Western blot analysis of the antigen in pemphigoid gestationis. *Br J Dermatol* 1990;122:445.

110. Gammon WR, Briggaman RA, Woodley DT, et al. Epidermolysis bullosa acquisita: a pemphigoid-like disease. *J Am Acad Dermatol* 1984;11:820.

111. Gammon WR, Fine JD, Briggaman RA. Autoimmunity to type VII collagen: features and roles in basement membrane zone injury. In: Fine JD, ed. *Bullous diseases*. New York, NY: Igaku Shoin, 1993:75.

112. Tsuchida T, Furue M, Kashiwado T, et al. Bullous systemic lupus erythematosus with cutaneous mucinosis and leukocytoclastic vasculitis. *J Am Acad Dermatol* 1994;31:387.

113. Rose C, Weyers W, Denisjuk N, et al. Histopathology of anti-p200 pemphigoid. *Am J Dermatopathol* 2007;29:119–124.

114. Bose SK, Lacour JP, Bodokh I, et al. Malignant lymphoma and dermatitis herpetiformis. *Dermatology* 1994; 188(3):177–181.

115. Kumar V, Jarzabek-Chorzelska M, Sulej J, et al. Tissue transglutaminase and endomysial antibodies-diagnostic markers of gluten-sensitive enteropathy in dermatitis herpetiformis. *Clin Immunol* 2001;98(3):378–382.

116. Sardy M, Karpati S, Merkl B, et al. Epidermal transglutaminase (TGase 3) is the autoantigen of dermatitis herpetiformis. *J Exp Med* 2002;195(6):747–757.

117. Graeber M, Baker BS, Garioch JJ, et al. The role of cytokines in the generation of skin lesions in dermatitis herpetiformis. *Br J Dermatol* 1993;129:530–532.

118. Pardo RJ, Penneys NS. Location of basement membrane type IV collagen beneath subepidermal bullous diseases. *J Cutan Pathol* 1990;17:336.

119. Godfrey K, Wojnarowska F, Leonard J. Linear IgA disease of adult: association with lymphoproliferative malignancy and possible role of other triggering factors. *Br J Dermatol* 1990;123:447–452.

120. Paige DG, Leonard JN, Wojnarowska F, et al. Linear IgA disease and ulcerative colitis. *Br J Dermatol* 1997;136:779–782.

121. Lau M, Kaufmann-Grunzinger I, Raghunath M. A case report of a patient with features of systemic lupus erythematosus and linear IgA disease. *Br J Dermatol* 1991;124:498.

122. Wojnarowska F, Whitehead P, Leigh IM, et al. Identification of the target antigen in chronic bullous disease of childhood and linear IgA disease of adults. *Br J Dermatol* 1991;124:157.

123. Adachi A, Tani M, Matsubayashi S, et al. Immunoelectron microscopic differentiation of linear IgA bullous dermatosis of adults with coexistence of IgA and IgG deposition from bullous pemphigoid. *J Am Acad Dermatol* 1992;27:394.

124. Zone JJ, Taylor TB, Meyer LJ. Identification of the cutaneous basement membrane zone antigen and isolation of antibody in linear immunoglobulin A bullous dermatosis. *J Clin Invest* 1990;85:812.

125. Zone JJ, Taylor TB, Meyer LJ, et al. The 97 kDa linear IgA bullous disease antigen is identical to a portion of the extracellular domain of the 180 kDa bullous pemphigoid antigen, BPAg2. *J Invest Dermatol* 1998;110:207–210.

126. Marinkovich MP, Taylor TB, Keene DR, et al. LAD-1, the linear IgA bullous dermatosis autoantigen, is a novel 120-kDa anchoring filament protein synthesized by epidermal cells. *J Invest Dermatol* 1996;106:734–738.

127. Zambruno G, Kanitakis J. Linear IgA dermatosis with IgA antibodies to type VII collagen. *Br J Dermatol* 1996;135:1004–1005.

128. Carpenter S, Berg D, Sidhu-Malik N, et al. Vancomycin-associated linear IgA dermatosis. *J Am Acad Dermatol* 1992;26:45.

129. Lally A, Chamerblain A, Allen J, et al. Dermal-binding IgA disease: an uncommon subset of a rare immunobullous disease. *Clin Exp Dermatol* 2007;32(5):593–598.

130. Stone OJ. High viscosity of newborn extracellular matrix is the etiology of erythema toxicum neonatorum: neonatal jaundice? Hyaline membrane disease? *Med Hypotheses* 1990;33:15.

131. Bassukas ID. Is erythema toxicum neonatorum a mild self-limited acute cutaneous graft-versus-host reaction from maternal-to-fetal lymphocyte transfer? *Med Hypothesis* 1992;38:334.

132. Ferrandiz C, Coroleu W, Ribera M, et al. Sterile transient neonatal pustulosis is a precocious form of erythema toxicum neonatorum. *Dermatology* 1992;185:18.

133. Wallach D. Intraepidermal IgA pustulosis. *J Am Acad Dermatol* 1992; 27(6, Pt 1):993–1000.

134. Dromy R, Raz A, Metzker A. Infantile acropustulosis. *Pediatr Dermatol* 1991;8:284.

135. Gniadecki R, Bygum A, Clemmensen O, et al. IgA pemphigus: the first two Scandinavian cases. *Acta Derm Venereol* 2002;82(6):441–445.

136. Atukorala DN, Joshi RK, Abanmi A, et al. Subcorneal pustular dermatosis and IgA myeloma. *Dermatology* 1993;187:124.

137. Grob JJ, Mege JL, Capo C, et al. Role of tumor necrosis factor-*alpha* in Sneddon-Wilkinson subcorneal pustular dermatosis: a model of neutrophil priming in vivo. *J Am Acad Dermatol* 1991;25:944.

138. Assier H, Bastuji-Garin S, Revuz J, et al. Erythema multiforme with mucous membrane involvement and Stevens-Johnson syndrome are clinically different disorders with distinct causes. *Arch Dermatol* 1995;131:539.

139. Bastuji-Garin S, Rzany B, Stern RS, et al. Clinical classification of cases of toxic epidermal necrolysis, Stevens-Johnson syndrome, and erythema multiforme. *Arch Dermatol* 1993;129:92.

140. Lyell A. Toxic epidermal necrolysis: an eruption resembling scalding of the skin. *Br J Dermatol* 1956;68:355.

141. Ravin KA, Rappaport LD, Zuckerbraun NS, et al. *Mycoplasma pneumoniae* and atypical Stevens-Johnson syndrome: a case series. *Pediatrics* 2007;119:1002–1005.

142. Tay YK, Huft JC, Weston WL. Mycoplasma pneumoniae infection is associated with Stevens-Johnson syndrome, not erythema multiforme (Von Hebra). *J Am Acad Dermatol* 1996;35:757–760.

143. Schalock PC, Dinuloas JGH, Pace N, et al. Erythema multiforme due to *Mycoplasma pneumoniae* infection in two children. *Pediatr Dermatol* 2006;23:546–555.

144. Schofield JK, Tatnall FM, Leigh IM. Recurrent erythema multiforme: clinical features and treatment in a large series of patients. *Br J Dermatol* 1993;128(5):542–545.

145. Weston WL, Brice SL, Jester JD, et al. Herpes simplex virus in childhood erythema multiforme. *Pediatrics* 1992; 89(1):32–34.

146. Hughes J, Burrow NP. Infections mononucleosis presenting as erythema multiforme. *Clin Exp Dermatol* 1993;18:373–374.

147. Koga T, Kubota Y, Nakayawa J. Erythema multiforme-like eruptions induced by cytomegalovirus infection in an immunocompetent adult. *Acta Derm Venerol* 1999;79:166.

148. Schuttelaar MLA, Lacijendecker R, Heinhnis RJ, et al. Erythema multiforme and persistent erythema as early cutaneous manifestations of Lyme disease. *J Am Acad Dermatol* 1997;37:873–875.

149. Leaute-Labreze C, Lamireau T, Chawki D, et al. Diagnosis, classification, and management of erythema multiforme and Stevens-Johnson syndrome. *Arch Dis Child* 2000;83:347–352.

150. Schöpf E, Stühmer A, Rzany B, et al. Toxic epidermal necrolysis and Stevens-Johnson syndrome. *Arch Dermatol* 1991;127:839.

151. Chan HL, Stern RS, Arndt KA, et al. The incidence of erythema multiforme, Stevens-Johnson syndrome and toxic epidermal necrolysis: a population-based study with particular reference to reactions caused by drugs among out patients. *Arch Dermatol* 1990;126:43–47.

152. Rzany B, Correia O, Kelly JP, et al. Risk of Stevens-Johnson syndrome and toxic epidermal necrosis during the first weeks of antiepileptic therapy: a case control study. *Lancet*

1999;353:2190–2194.

153. Leboit PE. Interface dermatitis: how specific are its histopathologic features? *Arch Dermatol* 1993;129:1324.

154. Zohdi-Mofid M, Horn TD. Acrosyringeal concentration of necrotic keratinocytes in erythema multiforme: a clue to drug etiology. *J Cutan Pathol* 1997;24:235–240.

155. Aslanzadeh J, Helm KF, Espy MJ, et al. Detection of HSV-specific DNA in biopsy tissue of patients with erythema multiforme by polymerase chain reaction. *Br J Dermatol* 1992;126:19.

156. Brice SL, Leahy MA, Ong L, et al. Examination of non-involved skin, previously involved skin, and peripheral blood for herpes simplex virus DNA in patients with recurrent herpes-associated erythema multiforme. *J Cutan Pathol* 1994;21:408.

157. Aurelian L, Ono F, Burnett J. Herpes simplex virus (HSV) associated erythema multiforme (HAEM): a viral disease with an autoimmune component. *Dermatol Online J* 2003;9:1.

158. Wolkenstein P, Charue D, Lauranet P, et al. Metabolic predisposition to cutaneous adverse drug reactions: role in toxic epidermal necrolysis caused by sulfonamides and anticonvulsants. *Arch Dermatol* 1995;131:544–551.

159. Paquet P, Paquet F, Al Saleh W, et al. Immunoregulatory effector cells in drug-induced toxic epidermal necrolysis. *Am J Dermatopathol* 2000;22:413–417.

160. Ford MJ, Smith KL, Croker BP, et al. Large granular lymphocytes within the epidermis of erythema multiforme lesions. *J Am Acad Dermatol* 1992;27:460.

161. Anderson KC, Weinstein HJ. Transfusion-associated graft-versus-host disease. *N Engl J Med* 1990;323:315.

162. Schmuth M, Vogel W, Weinlich G, et al. Cutaneous lesions as the presenting sign of acute graft-versus-host disease following liver transplantation. *Br J of Dermatol* 1999;141:901–904.

163. Holder J, North J, Bourke J, et al. Thymoma-associated cutaneous graft-versus-host-like reaction. *Clin Exp Dermatol* 1997;22:287–290.

164. Scarisbrick JJ, Wakelin SH, Russell-Jones R. Cutaneous graft-versus-host-like reaction in systemic T-cell lymphoma. *Clin Exp Dermatol* 1999;24:382–383.

165. Darmstadt GL, Donnenberg AD, Vogelsang GB, et al. Clinical, laboratory, and histopathologic indicators of progressive acute graft-versus-host disease. *J Invest Dermatol* 1992;99:397.

166. Fujii H, Hiketa T, Matsumoto Y, et al. Clinical characteristics of chronic cutaneous graft-versus-host disease in Japanese leukemia patients after bone marrow transplantation: low incidence and mild manifestations. *Bone Marrow Transplant* 1992;10:331.

167. Johnson ML, Farmer ER. Graft-versus-host reactions in dermatology. *J Am Acad Dermatol* 1998;38:369–392.

168. Desbarats J, Seemayer TA, Lapp WS. Irradiation of the skin and systemic graft-versus-host disease synergize to produce cutaneous lesions. *Am J Pathol* 1994;144:883.

169. Barnadas MA, Brunet S, Sureda A, et al. Exuberant granulation tissue associated with chronic graft-versus-host disease after transplantation of peripheral blood progenitor cells. *J Am Acad Dermatol* 1999;41:876–879.

170. Horn TD, Bauer DJ, Vogelsang GB, et al. Reappraisal of histologic features of the acute cutaneous graft-versus-host reaction based on an allogeneic rodent model. *J Invest Dermatol* 1994;103:206.

171. Horn TD. Acute cutaneous eruptions after bone marrow ablation: roses by other names? *J Cutan Pathol* 1994;21:385–392.

172. Chaudhuri SPR, Smoller BR. Acute cutaneous graft versus

host disease: a clinicopathologic and immunophenotypic study. *Int J Dermatol* 1992;31:270.

173. Saijo S, Honda M. Sasahara E, et al. Columnar epidermal necrosis: a unique manifestation of transfusion-associated cutaneous graft-versus-host disease. *Arch Dermatol* 2000;136: 743–746.

174. Tanaka K, Sullivan KM, Shulman HM, et al. A clinical review: cutaneous manifestations of acute and chronic graft-versus-host disease following bone marrow transplantation. *J Dermatol* 1991;18:11.

175. Murphy GF, Whitaker D, Sprent J, et al. Characterization of target injury of murine acute graft-versus-host disease directed to multiple minor histocompatibility antigens elicited by either CD4+ or CD8+ effector cells. *Am J Pathol* 1991;138:983.

176. Kawai K, Matsumoto Y, Watanabe H, et al. Induction of cutaneous graft-versus-host disease by local injection of unprimed T cells. *Clin Exp Immunol* 1991;84:359.

177. Sakamoto H, Michaelson J, Jones WK, et al. Lymphocytes with a CD4+ CD8- CD3- phenotype are effectors of experimental cutaneous graft-versus-host disease. *Proc Natl Acad Sci U S A* 1991;88:890.

178. Horn TD, Farmer ER. Distribution of lymphocytes bearing TCR *gamma/delta* in cutaneous lymphocytic infiltrates. *J Cutan Pathol* 1990;17:165.

179. Norton J, Al-Saffar N, Sloane JP. An immunohistological study of *gamma/delta* lymphocytes in human cutaneous graft-versus-host disease. *Bone Marrow Transplant* 1991;7:205.

180. Acevedo A, Aramburu J, Lopez J, et al. Identification of natural killer (NK) cells in lesions of human cutaneous graft-versus-host disease: expression of a novel NK-associated surface antigen (Kp43) in mononuclear infiltrates. *J Invest Dermatol* 1991;97:659.

181. Vogelsang GB, Lee L, Bensen-Kennedy D. Pathogenesis and treatment of graft-versus-host disease after bone marrow transplant. *Annu Rev Med* 2003;54:29–52.

182. Murphy GF, Lavker RM, Whitaker D, et al. Cytotoxic folliculitis in GvHD: evidence of follicular stem cell injury and recovery. *J Cutan Pathol* 1990;18:309.

183. Aractingi S, Chosidow O. Cutaneous graft-versus-host disease. *Arch Dermatol* 1998;134:602–612.

184. Bauer DJ, Hood AF, Horn TD. Histologic comparison of autologous graft-versus-host reaction and cutaneous eruption of lymphocyte recovery. *Arch Dermatol* 1993;129:855.

185. Horn T, Lehmkuhle MA, Gore A, et al. Systemic cytokine administration alters the histology of the eruption of lymphocyte recovery. *J Cutan Pathol* 1996;23:242–246.

186. Kato N, Ueno H, Mimura M. Histopathology of cutaneous changes in non-drug-induced coma. *Am J Dermatopathol* 1996;18:344–350.

187. Sanchez Yuz E, Reqeuna L, Simon P. Histopathology of cutaneous changes in drug-induced coma. *Am J Dermatopathol* 1993;15:208–216.

188. Wenzel FG, Horn TD. Nonneoplastic disorders of the eccrine glands. *J Am Acad Dermatol* 1998;38:1–17.

189. Buschan M, Chalmers RJG, Cox NH. Acute oedema blisters: a report of 13 cases. *Br J Dermatol* 2001;144:580–582.

190. Roger M, Valence C, Bressieux J, et al. Grover's disease associated with Waldenstrom's macroglobulineous and neutrophilic dermatosis. *Acta Derm Venereol* 2000;80:145–146.

191. Guana AL, Cohen PR. Transient acantholytic dermatosis in oncology patients. *J Clin Oncol* 1994;12:1703.

192. Manteaux AM, Rapini RP. Transient acantholytic dermatosis in patients with cancer. *Cutis* 1990;46:488.

193. Powell J, Sakuntabhai A, James M, et al. Grover's disease,

despite histological similarity to Darier's disease, does not share an abnormality in the ATP2A2 gene. *Br J Dermatol* 2000;143(3):658.

194. Mahler SJ, De Villez RL, Pulitzer DR. Transient acantholytic dermatosis induced by recombinant human interleukin 4. *J Am Acad Dermatol* 1993;29:206.

195. Bayer-Garner I, Dilday B, Sanderson R, et al. Acantholysis and spongiosis are associated with loss of Syndecan-1 expression. *J Cutan Pathol* 2001;28:135–139.

196. Metzker A, Merlob P. Suction purpura. *Arch Dermatol* 1992;128:822.

197. Mutasim DF. Management of autoimmune bullous diseases: pharmacology and therapeutics. *J Am Acad Dermatol* 2004;51:859–877.

198. Lebwohl MG, Heymann WR, Berth-Jones J, et al. *Treatment of skin disease, comprehensive therapeutic strategies*, 3rd edn, Philadelphia, PA: Sauders, 2010.

199. Bystryn JC, Steinman NM. The adjuvant therapy of pemphigus: an update. *Arch Dermatol* 1996;132:203–213.

200. Lever WF, White H. Treatment of pemphigus with corticosteroids: results obtained in 46 patients over a period of 11 years. *Arch Dermatol* 1963;87:13–25.

201. Wolverton SE. Systemic corticosteroids. In: Wolverton SE, ed. *Comprehensive dermatologic drug therapy*. Philadelphia, PA: Elsevier, 2013:146.

202. Mimouni D, Anhalt GJ. Pemphigus. In: Lebwohl MG, Heymann WR, Berth-Jones J, et al, eds. *Treatment of skin disease*. Philadelphia, PA: Sauders, 2010:540.

203. Grundmann-Kollmann M, Korting HC, Behrens S, et al. Mycophenolate mofetil: a new therapeutic option in the treatment of blistering autoimmune diseases. *J Am Acad Dermatol* 1999;40:957–960.

204. Schmelt N, Andersohn F, Garbe E. Signals of progressive multifocal leukoencephalopathy for immunosuppresants: a disproportionality analysis of spontaneous reports with the US Adverse Event Reporting system (AERS). *Pharmacoepidemiol Drug Saf* 2012;21:1216–1220.

205. Euler HH, Loffler H, Christophers E. Synchronization of plasmapheresis and pulse cyclophosphamide in therapy of pemphigus vulgaris. *Arch Dermatol* 1987;123:1205.

206. Godard W, Roujeau JC, Guilllot B, et al. Bullous pemphigoid and intravenous gammaglobulin. *Ann Intern Med* 1985;103:964–965.

207. Mouthon L, Kaveri SV, Spalter SH, et al. Mechanisms of action of intravenous immune globulin in immune-mediated diseases. *Clin Exp Immunol* 1996;104:3–9.

208. Durandy A, Kaveri SV, Kuijpers TW, et al. Intravenous immunoglobulins-understanding properties and mechanisms. *Clin Exp Immunol* 2009;158:2–13.

209. Ahmed AR, Spigelman Z, Cavacini LA, et al. Treatment of pemphigus vulgaris with rituximab and intravenous immune globulin. *N Engl J Med* 2006;355:1772–1779.

210. Sapadin A, Fleischmajer R. Tetracycline: nonantibiotic properties and their clinical implications. *J Am Acad Dematol* 2006;54:258–265.

211. Lever WF. Pemphigus. *Medicine* 1953;32:1–123.

第 10 章

结缔组织病

Harry Winfield and Christine Jaworsky

引言

结缔组织病（CTD）是指包括所有累及人体结缔组织的疾病。胶原病包括炎症性或发育不良性疾病。一些疾病可能因基因异常导致出生缺陷，先天性发病，这些疾病在其他章节讨论，特别在第 6 章节中讨论。许多结缔组织病的特征是自身免疫导致组织的炎症。胶原血管病指胶原和血管异常相关的疾病与自身免疫相关，环境因素可导致，但更常见的是特发性。自身免疫性结缔组织病可指系统性自身免疫性发病，由基因和环境因素导致。基因是发病的易感因素，特征是一组免疫系统过度活化的疾病，导致自身抗体产生，免疫复合物形成，细胞介导的自身免疫也起作用。绝大部分这类疾病的诊断需要结合临床和病理，包括足够的实验室检查，组织病理很少单独作为诊断的"金标准"。

红斑狼疮

红斑狼疮（LE）是一种多因素的自身免疫性疾病，可影响全身多个器官系统。临床表现从局限于皮肤到致死性系统性发病。皮肤型 LE 比系统性红斑狼疮常见 2 ～ 3 倍，因此是这类疾病重要的亚型。因为发病机制和病因相似，不同类型将都在皮肤型 LE 中讨论。相似的，皮肤型红斑狼疮的治疗，因不同类型之间有广泛的重叠，将在一起讨论。23% ～ 28% 的系统性红斑狼疮中第一临床表征是皮肤症状，72% ～ 82% 的系统性红斑狼疮在病程中至少有一种皮肤表现[1]。

临床概述

1972 年由美国风湿病协会（ARA）提出，将临床和实验室资料结合作为系统性红斑狼疮的分类标准。从那时起，实验室标准的调整反映了诊断技术的变化[2,3]。在 1982 年版的系统性红斑狼疮诊断标准中，推荐皮肤活检，但不推荐脱发部位或口腔皮损活检，以及推荐结合 SSA 和 SSB（Ro 和 La）等全面的抗体检测[1]。ARA 最初的分类就是将 SLE 从其他自身免疫性疾病中分类出来而发展起来的，这些标准在诊断 LE 中广泛运用。分类有 11 条标准，但不是严格的或排除性的诊断：

1. 蝶形红斑。
2. 盘状红斑。
3. 光敏感。
4. 口腔溃疡，常无痛性。
5. 关节炎，非侵蚀性，累及 2 个或更多外周关节，特点是压痛、肿胀或积液。
6. 浆膜炎（胸膜炎或心包炎）。
7. 肾脏病变（持续性蛋白尿 > 0.5g/d 或细胞管形）。
8. 神经系统病变（抽搐或精神病）。
9. 血液系统病变（溶血性贫血、白细胞计数减少 < 4000/mm³、淋巴细胞数 < 1500/mm³ 或血小板计数 < 100 000/mm³）。
10. 免疫学异常（LE 细胞阳性、抗 DNA 滴度异常、抗 Sm 抗体或梅毒血清试验假阳性）。
11. 抗核抗体。

11 条标准中序贯或同时出现 4 条或 4 条以上的可以确诊系统性红斑狼疮。

如果患者在下列 4 个症状中至少出现 3 个也

可以诊断 SLE：①符合 LE 的皮疹；②肾脏受累；③浆膜炎；④关节受累[4]。尽管 SLE 没有统一的血清学金标准，但诊断仍需有血清学异常。

因早期诊断和新的治疗方法的出现，SLE 的预后已有明显改善，但是该病的致死率仍在 15%～25%[4]。感染或严重肾脏损害是主要的死亡原因[5]。最近 Meta 分析研究表明红斑狼疮发生淋巴瘤的风险增加，特别是非霍奇金淋巴瘤，非独立的因素与长期用免疫抑制治疗有关[6]。

LE 的皮损根据临床形态和（或）病程分为（急性、亚急性或慢性），需结合临床表现、组织学和免疫荧光对 LE 进行亚型鉴别[7]。单独的组织学改变不能作为区分临床亚型的充分依据[8]。不是每一例 LE 都能明确分类到一个亚型，因为有中间过渡型或出现从一个亚型到另一个亚型的转换，临床不同的类型见下述。

慢性皮肤红斑狼疮：盘状红斑狼疮、疣状红斑狼疮、冻疮样狼疮、狼疮性脂膜炎 / 深在型

盘状红斑狼疮

临床概要 盘状红斑狼疮（DLE）的皮损特征包括边界清楚的红斑、轻度浸润、"盘状"斑块，有明显黏着性厚痂和毛囊角质栓。早期和活动性皮损为红斑，与皮肤炎症一致（图 10-1A），陈旧性皮损常出现萎缩、色素减退或色素增加，可伴有瘢痕。偶尔，皮损出现疣状增生，特别是在皮损周边[9]。很少情况下可在 DLE 皮损中发生恶性肿瘤，包括基底细胞癌、鳞状细胞癌和非典型纤维黄瘤[10]。

盘状红斑狼疮多局限于面部，蝶形区和鼻背最常受累，除此之外，头皮、耳郭、口腔黏膜和唇缘也可能受累。局限于头颈部的盘状红斑狼疮患者很少转变为系统性红斑狼疮（5%～10%）[11]。

播散性 DLE 患者盘状皮损常位于躯干上部、上臂，并不一定与头部的皮损相关[12]，这种情况发展为 SLE 比例可高达 20%[13]。尽管盘状皮损是慢性皮肤型红斑狼疮的典型皮损，但是在 14% 的 SLE 患者中也可见到[14]。

组织病理 大部分盘状红斑狼疮可根据组织学的组合改变明确 LE 的诊断（图 10-1B～E），

皮肤各层的组织学可改变明显，但不是每一例都必须出现全部的组织学变化。总结如下：

1. 角质层 角化过度伴毛囊角质栓。

2. 表皮 棘层萎缩变平，基底细胞空泡化变性、角化不良和基底层细胞鳞状化。

3. 基底膜带 增厚和呈波浪状，伴免疫复合物沉积（图 10-2）。

4. 基质 沿真皮表皮交界处、毛囊和汗腺明显有淋巴浆细胞浸润，为间质性浸润模式、黏蛋白沉积、水肿、血管扩张和轻度红细胞外溢。

5. 皮下脂肪 炎症浸润可能累及。

角质层常角化过度，少有或无角化不全。扩张的毛囊开口处可见角质栓（图 10-1B，C），也可能在扩张的汗管开口处见到。真皮的毛囊管中可见层状角质而不是毛发。

表皮改变因皮损的临床特征不同而变化，可以表现为变薄变平的棘层。疣状皮损则表现为表皮增生伴角化过度的鳞屑，像增生性光线性角化病或甚至浅表性侵袭性鳞状细胞癌（图 10-3A，B）[15]。

LE 最显著的组织学改变是基底细胞层液化变性，也称为液化或空泡化变性，这个病变的主要特征是基底层细胞下方和细胞之间出现空泡（图 10-1C），如果没有该组织学改变，组织学诊断 LE 需谨慎，除非其他组织学特征非常支持该诊断。除了液化变性，基底层可能出现单个细胞坏死（凋亡）和出现鳞状化，即细胞形状细长，与浅表的细胞结构类似，而不是正常的柱状改变。波纹状表皮突的模式被线状排列的鳞状化角质形成细胞替代[8]。

在正常皮肤，基底膜带薄且不明显，但在长期的红斑狼疮皮损处增厚，呈波纹状（图 10-1E），PAS 染色更明显，毛囊真皮结合处也可见。这与免疫复合物沉积有关，直接免疫荧光检测为阳性（图 10-2）。相反，基底细胞明显液化变性区，PAS 阳性的表皮基底膜带可为片状甚至缺如[16]。毛细血管壁也可能增厚，均质化，PAS 染色增强。

真皮内浸润细胞为淋巴细胞，混有浆细胞（图 10-1C，D）。炎症细胞的分布模式也是诊断 LE 的一个线索，在活动性皮损处，炎症细胞沿真皮表皮交界处分布，伴基底细胞液化变性。在毛发区，浸润细胞围绕毛囊皮脂腺单位和汗腺（图 10-1C），毛囊基底层也常见液化变性，当缺乏真皮表皮交界处病变时是重要的诊断依据。持续的炎

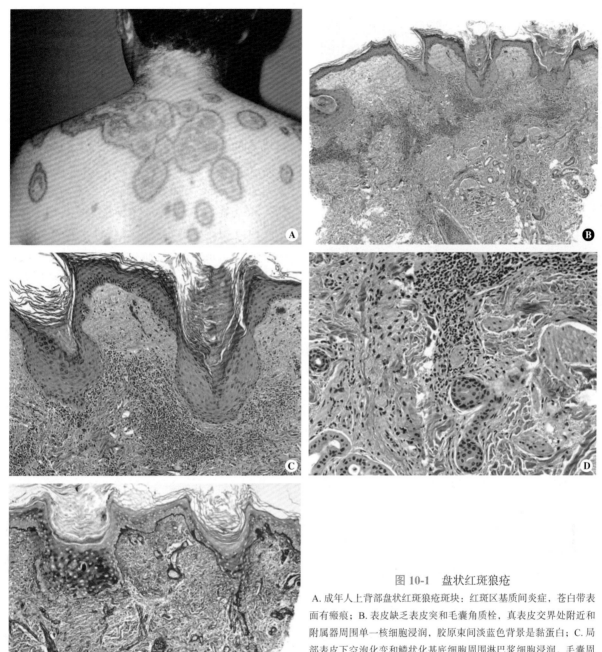

图 10-1　盘状红斑狼疮

A. 成年人上背部盘状红斑狼疮斑块：红斑区基质间炎症，苍白带表面有瘢痕；B. 表皮缺乏表皮突和毛囊角质栓，真表皮交界处附近和附属器周围单一核细胞浸润，胶原束间淡蓝色背景是黏蛋白；C. 局部表皮下空泡化变和鳞状化基底细胞周围淋巴浆细胞浸润，毛囊周围基底膜带明显增厚；D. 真皮深部汗腺导管周围淋巴浆细胞浸润，相邻间质的间隙中黏蛋白沉积；E. 联合阿新蓝 -PAS 染色显示基底膜带增厚并呈波纹状，胶原束间丰富的黏蛋白沉积

症导致皮肤萎缩，最终出现毛囊皮脂腺单位消失。真皮上部团块状炎症细胞浸润，呈间质性模式和围绕汗腺导管，偶可浸润至皮下脂肪。

真皮可出现水肿、毛细血管扩张和局部出血。深色皮肤患者常可见噬色素细胞，真皮中下部常见基质物质（透明质酸）增加，用胶样铁染色或阿新蓝染色最明显（图 10-1E）[17]。极少的盘状皮损中出现真皮纤维素沉积。

胶样小体在扁平苔藓中称为 Civatte 小体，是

凋亡的角质形成细胞，表现为圆形至卵圆形、均质化、嗜酸性结构，在 DLE 皮损和其他有基底细胞损伤（异色症、扁平苔藓、固定性药疹和苔藓样角化病）的炎症过程中也可见。胶样小体的直径约为 10μm，位于表皮底部或真皮乳头。当位于真皮时，胶样小体 PAS 染色阳性，耐淀粉酶，直接免疫荧光染色常发现含免疫球蛋白（Ig）（如 IgG、IgM、IgA），补体和纤维蛋白阳性。这种染色不是免疫现象，而是被动吸附的结果。

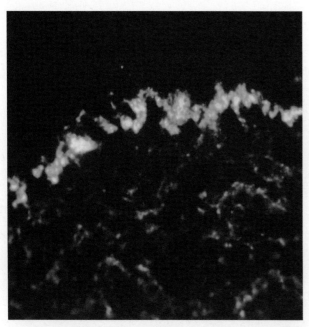

图 10-2　阳性狼疮带实验：皮损处直接免疫荧光显示基底膜带 IgG 颗粒状沉积

发病机制　见后述 SLE 中。

鉴别诊断　DLE 表皮改变需与扁平苔藓相鉴别，两者都可出现基底细胞液化变性。在扁平苔藓中，颗粒层楔形增厚，皮突三角形延长，被描述成"锯齿状"，DLE 中皮突变平。另外，扁平苔藓为浅层浸润（不是深浅的模式），缺乏浆细胞和间质中黏液（其他关于扁平苔藓和红斑狼疮重叠的讨论参见第 7 章）。

真皮内团块状淋巴细胞浸润还可见于 5 种以字母 L 开头的疾病（称为 5L），分别是红斑狼疮、淋巴细胞淋巴瘤、皮肤淋巴细胞瘤、斑块型多形性日光疹和 Jessner 皮肤淋巴细胞浸润症。有些见于梅毒和莱姆病。

没有明显表皮下基底细胞空泡化变性时，红斑狼疮必须与其他 6 种疾病相鉴别。

- 淋巴细胞性淋巴瘤（lymphocytic lymphoma）：可见不典型淋巴细胞，致密，间质性分布（"列队哨兵样"），与红斑狼疮不同，不围绕毛囊皮脂腺单位。

- 皮肤淋巴细胞瘤（lymphocytoma cutis）（参见第 31 章）：浸润程度较红斑狼疮重，可有间质性组分，不围毛囊皮脂腺结构浸润，常混合较大、苍白的淋巴细胞形成淋巴滤泡，类似生发中心形成。

- 斑块型多形性日光疹（polymorphous light eruption）：真皮乳头常明显水肿，真皮浅层比真皮深层浸润明显，无亲毛囊分布，不伴明显间质黏蛋白沉积（参见第 12 章）。

- Jessner 皮肤淋巴细胞浸润症（Jessner lymphocytic infiltration of the skin）：真皮浸润，可能很难与早期、非瘢痕性或仅有真皮损害的 LE 相鉴别。然而，浆细胞和黏蛋白很少。B 淋巴细胞数量增多有助于与红斑狼疮相鉴别（见后文）[18]。

- 梅毒（lues）：苔藓样淋巴浆细胞浸润不伴黏蛋白沉积。抗梅毒螺旋体抗体免疫组化标记或银染，如 Steiner 染色，梅毒为阳性，狼疮为阴性。

- 莱姆病（Lyme disease）：真皮血管周围淋巴浆细胞浸润，银染和免疫组化标记可以发现螺旋体，但很少，也很难检测到。

后面部分中可能讨论到特殊类型红斑狼疮可能与一定的药物暴露有关，氟尿嘧啶（5-FU）和卡培他滨（5-FU 的前体）与诱导 DLE 样皮损相关，其他诱导盘状狼疮的药物包括尿嘧啶 - 呋氟尿嘧啶（UTF）和英夫利昔单抗。

治疗原则　参见 SLE 的最后部分。

疣状红斑狼疮

临床概要　约 2% 的慢性皮肤型红斑狼疮患者可能出现明显上皮增生，表现为疣状（图 10-3A）。临床上，这种红斑狼疮可有两种类型的皮损同时存在。皮损可模仿增生性扁平苔藓或角化棘皮瘤，发生于面部（鼻、颌和唇）、上肢、手背，偶尔发生于背部。任何部位出现典型 DLE 皮损有助于诊断。

组织病理　组织学有表皮乳头瘤样显著增生，被覆角化过度性鳞屑，在表皮下部可见大量的角化不良细胞，伴带状单一核细胞浸润（图 10-3B）。陈旧性皮损基底膜带增厚。第二种模式是棘层呈杯状和充满角蛋白的火山口样，周边表皮突延长，稀疏单一核细胞浸润，在真皮深层血管周围、附属器周围和间质浸润出现。黏蛋白沉积提示疣状红斑狼疮诊断。红斑狼疮中大量单一核细胞 CD123 标记为阳性，这是一种浆细胞样树突状细胞标记，这种标记可用来鉴别肥厚型红斑狼疮和鳞状细胞癌[19]。

发病机制　参见 SLE 最后部分。

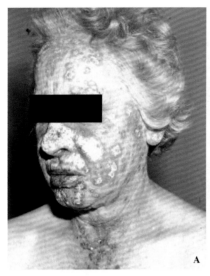
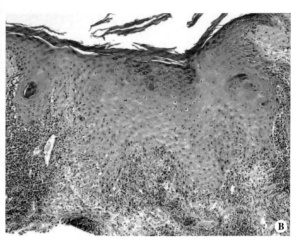

图 10-3　增生性或疣状红斑狼疮

A. 女性光暴露区的在红斑基础上角化过度的鳞屑性斑块；B. 表皮增生伴颗粒层增厚和苔藓样单一核细胞浸润，组织学与扁平苔藓类似

鉴别诊断　组织学，可模仿肥厚性扁平苔藓、角化棘皮瘤和鳞状细胞癌。仔细检查可发现基底膜带增厚并呈波浪状，还有间质中黏蛋白沉积均有助于鉴别这些疾病。

治疗原则　参见 SLE 的最后部分。

肿胀性红斑狼疮

临床概要　不伴表皮改变的真皮型红斑狼疮即为肿胀性红斑狼疮（LET）。临床上患者表现为硬化性荨麻疹样丘疹、斑块和结节，不伴红斑、萎缩或溃疡（图 10-4A）。

组织病理　组织学为真皮深浅血管周围、间质和附属器周围有淋巴细胞浸润，伴间质黏蛋白沉积（图 10-4B，C）[20]。与盘状狼疮可出现在 SLE 中不同，LET 的诊断可基本排除 SLE[21]。无真皮表皮交界处改变如液化变性或基底膜带增厚。

发病机制　参见后述 SLE 部分。

鉴别诊断　见后，LET 与其他疾病有明显的重叠，如 Jessner 淋巴细胞浸润症[22]。

治疗原则　参见后述 SLE 部分。

深在性红斑狼疮 / 狼疮性脂膜炎

临床概要　慢性皮肤型或 1% ～ 3% 的系统型患者可出现皮下脂肪病变。2/3 患者同时有 DLE 皮损，既可出现在深在炎症区上方，也可出现在远离深在炎症的部位。少数只有脂膜炎改变而没有皮肤受累。女性好发，是男性的 3 ～ 4 倍。典型皮损为面部、上肢（特别是三角肌区）、胸部和（或）臀部多发孤立、坚实深在的结节。腿和背部也可发病，表面皮肤可正常、发红或萎缩。因为缺乏脂肪，脂膜炎缓解后可出现深在性萎缩性瘢痕，很少发生表皮改变。

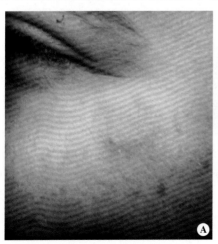
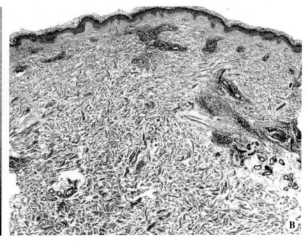

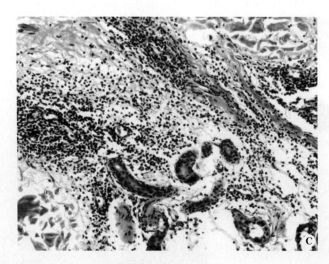

图 10-4　肿胀性红斑狼疮

A. 颊部隆起的轻度色素沉着性斑块，无明显鳞屑、红斑或萎缩；B. 血管中心性和周围附属器有真皮炎症浸润，本标本中真皮表皮交界处没有界面改变；C. 汗腺周围和相邻的胶原束间淋巴细胞与浆细胞混合浸润，淡蓝色基质显示黏蛋白沉积

　　组织病理　皮下脂肪受累，伴或不伴真皮或真皮表皮交界处炎症。突出的组织学改变包括明显的小叶性脂膜炎，以淋巴细胞和浆细胞为主，偶尔形成生发中心。一项研究中报道 82% 患者有间隔受累[23]。血管改变包括内皮细胞明显，血栓形成、钙化或血管周围纤维化（"洋葱皮样"表现）。脂肪坏死伴纤维素沉积，明显的皮损中多见淋巴细胞核尘（图 10-5）。随时间推移，透明化过程进展，浸润的密度减少。

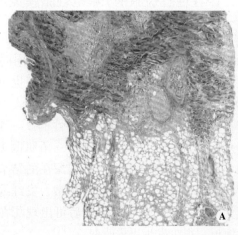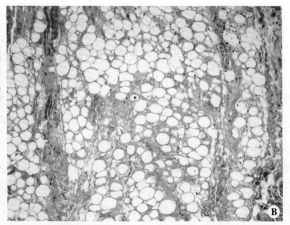

图 10-5　狼疮性脂膜炎

A. 真皮深部血管周围和毛囊周围炎症浸润，间质模式延及皮下脂肪；B. 大小不一的脂肪细胞被透明化的基质包围，长期的皮损中炎症很少和明显透明化

　　发病机制　参见后述 SLE 部分。

　　鉴别诊断　一些研究者认为深在型红斑狼疮可能是与 CTD 相关的皮下脂肪小叶 T 细胞恶性病变，生物学行为呈惰性[24]。另外，狼疮性脂膜炎组织学可与皮下脂膜炎样 T 细胞淋巴瘤（SPTCL）相鉴别，其缺乏 LE 的其他特征，非典型淋巴细胞为单克隆性、明显 α/β CD8 细胞毒性细胞表型支持 SPTCL[23]。

　　治疗原则　参见后述 SLE 部分。

亚急性皮肤型红斑狼疮

　　临床概要　亚急性皮肤型红斑狼疮（SCLE）于 1979 年首先被描述，大约占所有红斑狼疮的 9%。特点是广泛分布的红斑，对称，无瘢痕和萎缩，主要发生在躯干上部、上肢伸侧和手、指背面。

这种皮损有两种临床类型：丘疹鳞屑型；环状、多环状（图 10-6A），常见两种类型皮损共存。有时水疱和伴有瘢痕的盘状皮损共存。

SCLE 患者可伴有轻微系统症状，特别是关节疼痛。大约 50% 的病例可以满足 SLE 的至少 4 条标准，10% ～ 15% 的 SLE 患者有 SCLE 的皮损[25]。严重的 SLE 伴有肾脏受累或脑血管疾病，

SCLE 只有 10%[26,27]。血清学实验 70% 的患者有抗 Ro（SSA）抗体，SCLE 患者常为 HLA-DR2 和 HLA-DR3 表型，SCLE 可能与其他的 CTD 如干燥综合征和硬斑病伴发。

组织病理　参见新生儿 LE 的组织病理部分和图 10-6B。

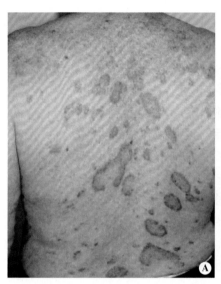
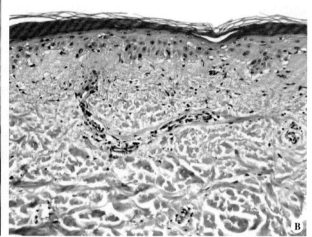

图 10-6　亚急性红斑狼疮

A. 上背部大小不等的环状鳞屑性斑片，如盘状 / 慢性皮肤狼疮中经常所见的瘢痕和不常见的萎缩；B. 真皮浅层稀疏的单一核细胞浸润伴明显真皮水肿，连续性表皮下空泡化变性、局部出血和轻度黏蛋白沉积

发病机制　参见后述 SLE 部分。

鉴别诊断　亚急性红斑狼疮是药物诱发红斑狼疮（DILE）的一种常见类型。25% ～ 30% 的 SCLE 可能与药物相关，已报道大量药物可引起亚急性 DILE[28]。尽管与 SCLE 相反，DILE 的系统症状很少见，但鉴定是否为药物诱发非常困难。最常见的诱发药物包括氢氯噻嗪、ACE 抑制剂、钙通道阻滞药、肿瘤坏死因子（TNF）抑制剂、特比萘芬和化疗药[29]，药物很多且还在不断增多[28]。

治疗原则　如果发病与服用某种新药物有关，特别是上述之一时，停药后皮疹可能消退。值得注意的是一些患者可能因"药物揭开"狼疮而不是单纯的"药物诱发"的狼疮，如果皮疹持续，防光和治疗用药在"系统性红斑狼疮"部分讨论。

新生儿红斑狼疮

临床概要　新生儿红斑狼疮的临床表现、皮损组织学和血清学与 SCLE 相似。患儿母亲有活动性 SLE 或干燥综合征，新生儿阶段可能发生红斑狼疮样症状。抗 Ro/SSA 是表现突出的自身抗体，大约 95% 的病例为阳性。可能出现一过性综合征，包括广泛的红斑鳞屑性多环状红斑，常无瘢痕，一些病例中可有萎缩[30]。典型发病部位是面中部，少见的皮损包括荨麻疹样皮损、光敏、一过性血小板减少，轻度溶血性贫血，白细胞计数减少和先天性心脏传导阻滞。

SCLE 和新生儿 LE 组织病理　组织学改变在一定程度上与盘状皮损不同，在真皮表皮交界处的变化（图 10-6B）最显著，包括以下特征：

1. 基底细胞液化变性，严重者甚至形成裂隙和表皮下水疱。

2. 表皮下部和真皮乳头常见胶样小体。

3. 真皮水肿比盘状皮损更明显。

4. 局部血管外红细胞和真皮纤维素沉积常见。

5. 和盘状皮损相比，角化过度和炎症浸润相

对不明显[31]。

发病机制 新生儿红斑狼疮与母亲 IgG 型抗核抗体的被动免疫（特别是抗 Ro/SSA，抗 La/SSB 或抗 U1RNP 自身抗体）有关，出生后 2 个月开始发生，常在 6～9 个月后随母体抗体的逐渐下降而消退。大约 50% 的婴儿有心脏传导阻滞，常不伴明显的皮损，可能致死。有意义的是，一过性新生儿狼疮患者可能在年轻时发生 SLE[20]，动物模型研究发现 Ro52 蛋白 P200 区域的活化和针对钙离子通路的抗体可能在儿童的心脏受累中起作用[32]。多代基因研究发现，新生儿狼疮患儿的母亲从其外祖母遗传了增加患病风险的基因[32]。

鉴别诊断 新生儿发生皮疹，患儿母亲有红斑狼疮，组织学活检有界面改变。

治疗原则 既包括皮损的治疗，也包括对心脏病的处理。所有疑诊新生儿狼疮的患儿应立即评估其心脏传导系统，对患儿的父母也进行评估，发现其潜在的亚临床疾病，激素、静脉用免疫球蛋白和羟氯喹可以预防和治疗该病。

系统性红斑狼疮

临床概要 SLE 皮损出现没有 SCLE 突然，也更不明显，系统疾病的症状和体征可能掩盖皮损。系统表现，特别是关节炎早于皮损发生，只有 20% 的 SLE 患者在疾病初期有明显的皮损。大约 80% 在疾病过程中出现皮损[33,34]。

皮损包括蝶形红斑，光敏感，掌红斑，甲周毛细血管扩张，因为生长期停滞发生弥漫性脱发，荨麻疹性血管炎或水疱。SLE 的红斑包括无鳞屑或萎缩的轻度水肿性斑片，一般界线不清，最常受累部位是颧部，但任何部位皮肤都可发生，特别是掌和手指。少见的皮损有瘀点、水疱或溃疡，也可表现为血管萎缩性皮肤异色症改变。

大约 15% 的 SLE 患者中可有典型 DLE 伴有萎缩性瘢痕的"盘状"皮损，可在 SLE 所有临床症状之前。有前驱性 DLE 的 SLE 患者预后相对良好[35]，而大部分患者开始即有持续性的多种免疫学异常，单纯 DLE 大部分免疫学异常是一过性的。

有两种 SLE 的变异值得关注，即 SLE 伴补体基因缺陷和大疱性 SLE。前者，SLE 发生于儿童早期，为常染色体显性遗传，常有同胞发病[36]。

C2 和 C4 缺陷导致泛发性 DLE 样皮损，伴鳞屑、萎缩和瘢痕，与光敏相关，也与中枢神经系统受累和肾小球肾炎相关，可致死[37]。

水疱性 SLE 在原来受累或不受累的部位均可发生表皮下水疱，形成大的血疱或疱疹样水疱，可突然发病，临床表现像大疱性类天疱疮或疱疹样皮炎。

Rowell 综合征 是一种临床表现特殊的狼疮，伴有多形红斑样皮损，患者有斑点型抗核抗体，抗 La 抗体和类风湿因子阳性[38]。

SLE 和弥漫性系统性硬化症（硬皮病）或皮肌炎的重叠也多有报道。重叠综合征是指两种相关但相对独立的疾病共同存在。也有系统性红斑狼疮和嗜酸性筋膜炎重叠的报道[39,40]，这种重叠与混合型结缔组织病（MCTD）不同，后者是一种独立的疾病。

多种药物与诱发红斑狼疮相关，最主要的是系统性症状包括关节炎、浆膜炎、淋巴结肿大和发热，见表 10-1，在第 11 章"药物性狼疮"中将进一步讨论。

表 10-1 诱导红斑狼疮相关的药物

抗心律失常药	普鲁卡因胺	抗胆固醇药	他汀类药物
	奎尼丁		吉非贝齐
	妥卡尼	生物制剂	IL-2
抗高血压药	肼屈嗪		依那西普
	甲基多巴		英夫利昔单抗†
	β 受体阻滞剂		α 干扰素
	氢氯噻嗪*		依法利珠
	钙通道阻滞药	激素	雌激素
	血管紧张素转换酶抑制剂		来氟米特*
	可乐定	其他	柳氮磺吡啶
抗生素	异烟肼		青霉胺
	米诺环素		氟尿嘧啶
	青霉素		金盐
	链霉素		舍曲林†
	四环素		氨氯地平*
	灰黄霉素		安非他酮*
	特比萘芬		兰索拉唑*
	环丙沙星		多西他赛*
	利福平		利血平

续表

抗甲状腺药	丙基硫尿嘧啶	锂
	甲基咪唑	可乐定
	甲巯咪唑	羟基脲
抗惊厥药	卡马西平	氯氮平
	乙酰舒片	扎鲁司特
	苯妥英钠*	
	丙戊酸钠	

* 与亚急性皮肤狼疮样综合征相关；† 与慢性皮肤狼疮样综合征相关

组织病理　早期 SLE 皮损的水肿性红斑可仅有轻度无特异性的改变。在充分发展的皮损中，组织学改变与 SCLE 一致（图 10-6B）：基底细胞液化变性伴真皮上部水肿和红细胞外溢。结缔组织中纤维素沉积，表现为胶原束间、真皮乳头血管壁和表皮下基底膜带强嗜酸性，可见耐淀粉酶的 PAS 染色阳性颗粒。纤维蛋白沉积不是红斑狼疮的特异性改变，其与血管损伤相关，特别是白细胞碎裂性血管炎。

SLE 可累及皮下脂肪，与深在性狼疮的病变相同，但常轻微：局部黏蛋白沉积与明显的淋巴细胞浸润。脂肪细胞因为水肿和纤维素沉积而被分离，这些皮下脂肪的组织学改变并无明显的临床皮损。

偶尔，SLE 可出现可触及的紫癜样皮损，表现为白细胞碎裂性血管炎样的改变。组织学与其他原因导致的白细胞碎裂性血管炎不易区分，内皮细胞肿胀，中性粒细胞浸润，核尘，管周纤维蛋白沉积，间质出血，呈荨麻疹样皮损，有白细胞碎裂性血管炎或管周单一核细胞浸润，但不能诊断红斑狼疮。此外，SLE 可发生萎缩性皮损，临床和组织学与 Degos 恶性萎缩性丘疹的表现相同[42]。

大疱性 SLE　有两种组织学炎症模式：一种以中性粒细胞为主；另一种以单一核细胞为主。中性粒细胞型与疱疹样皮炎或线状 IgA 皮病相似，真皮乳头微脓肿形成（图 10-7）[43]。真皮乳头微脓肿和真皮上部血管周围与管壁可见核尘，直接免疫电镜研究定位免疫复合物沉积在致密板，包括 IgG 伴和（或）不伴 IgM，IgA 呈线状或颗粒状。一些患者可能有循环的抗基底膜带抗体，抗体直接针对Ⅶ型胶原，后一种与获得性大疱性表皮松解症抗体相似但不同[44]。

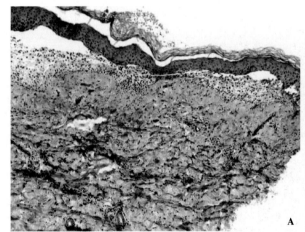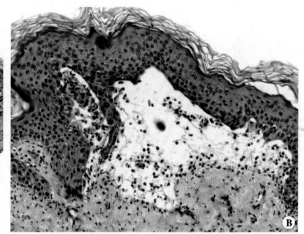

图 10-7　大疱性红斑狼疮，中性粒细胞型

A. 广泛形成的表皮下水疱伴明显真皮乳头水肿和大量中性粒细胞，血管周围和真皮胶原间也可见中性粒细胞、轻度间质黏蛋白沉积和核尘；B. 与疱疹样皮炎相同的真皮乳头脓肿，真皮改变如图 A 中所示，但疱疹样皮炎中无

以单核炎性细胞浸润为主的表皮下水疱往往与长期的皮肤红斑狼疮皮损有关（图 10-8）。很可能是因为真皮表皮界面的改变和炎性复合物沉积，这种改变是红斑狼疮表现形态改变的一部分，而不是一个独立的疾病。

系统性损伤　大多数 SLE 的组织损伤是由抗原 – 抗体复合物沉积在受累的组织中所致的。

关节炎、浆膜炎和心脏表现，肾小球肾炎的分类超过这部分范围，可参考 Dooley 等的综述[45]。

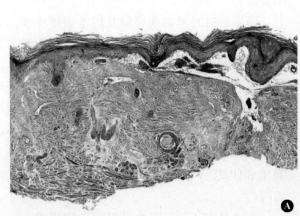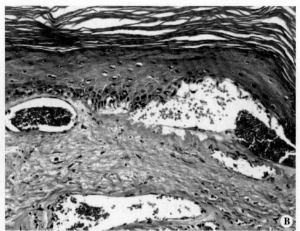

图 10-8　大疱性红斑狼疮，单一核细胞型

A.广泛的表皮下裂隙，无皮突，伴角化过度性鳞屑，间质有血管周围和附属器周围的炎症浸润；B.真皮表皮分离带可见周围增厚的嗜酸性基底膜带，真皮浅层有散在的噬色素细胞

抗磷脂抗体综合征　可发生于 SLE 和其他自身免疫性疾病，因产生的免疫球蛋白可延长依赖磷脂的凝血过程。这些免疫球蛋白与 SLE 和其他自身免疫性疾病伴随，但也可无关。其中一种狼疮抗凝物可出现于 10% 的 SLE 患者中。受累的患者出现血栓性疾病的风险增加，包括深静脉血栓形成、肺栓塞和其他大血管血栓形成。其他表现包括反复流产、肾血管血栓形成、真皮血管内血栓形成（图 10-9）和血小板减少。抗心磷脂抗体是第二种抗磷脂抗体，比狼疮抗凝球蛋白发生的概率高 5 倍。与反复动静脉血栓、血管异常、脑血管血栓形成和高血压（Sneddon 综合征）[46] 有关，其他的皮损包括网状青斑、坏死性紫癜、弥散性血管内凝血和踝关节的淤积性溃疡[47]。

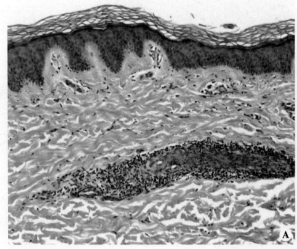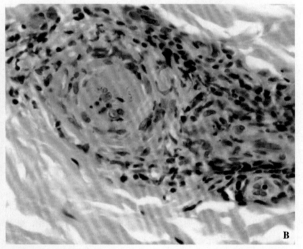

图 10-9　狼疮抗凝物综合征

A.真皮浅层血管周围淋巴细胞；B.高倍镜下苍白嗜酸性血管内血栓

发病机制　红斑狼疮的病因是多因素的（表 10-2），研究表明多种先天性和获得性免疫缺陷导致免疫耐受的缺失，这些异常包括不局限于紫外线的非正常反应，异常的抗原递呈细胞反应，浆细胞样树突状细胞功能异常，多种 HLA 相关性，TNF- 启动子的基因多态性，角质形成细胞凋亡异常、IL-1 受体激动剂和 IL-10 启动子编码的基多态性[48]。异常的细胞内 Toll 样受体（TLR）

的异常刺激，特别是 TLR7 和 TLR9，内源性抗原可能在 T 细胞和 B 细胞[49] 的自身免疫反馈环中起主要作用，最终导致自身抗体介导的组织损伤[50]。

表 10-2　红斑狼疮的病因		
基因	HLA-DR2	生育了新生儿红斑狼疮的母亲
		抗 Ro/SSA 阳性的患者
		年老的 SLE 患者
	HLA-DR3 HLA-B8 HLA-DR3 HLA-DQ23 HLA-DRw52	伴抗天然 DNA 抗体的年轻 SLE 患者在以下情况会增加概率： 生育了新生儿红斑狼疮的母亲 原发性干燥综合征的女性患者 干燥综合征 / 红斑狼疮重叠的女性患者
环境	药物	见表 10-1
协同剂	紫外线	
	可能的饮食	
激素影响	育龄期女性	
自身免疫	免疫系统的每个方面	
	B 细胞	B 淋巴细胞不正常的成熟和活化
		高 γ 球蛋白血症
	T 细胞	外周 T 淋巴细胞减少
		T 细胞过度活化
		CD29+（记忆辅助细胞）T 细胞比例增加
		活动性红斑狼疮中偏向缺少 CD4，CD45R+（诱导抑制）细胞
	其他	T 抑制功能缺陷
		CD123+ 浆细胞样树突状细胞
	自然杀伤细胞（NK）	NK 细胞数量正常但 NK 细胞活力下降（细胞毒活化缺陷）
	抗淋巴细胞抗体	80% 的 SLE 患者血清中有抗淋巴细胞毒性抗体
	抗核抗体	针对核膜
		针对染色体
		针对核糖体蛋白
	反馈环异常	内源性抗原异常激活 TLR7 和 TLR9

最初用间接免疫荧光法监测抗核抗体（ANA），能提供有限但是有临床价值的信息。目前有很多其他的检查方法，特异性更好，包括免疫扩散、酶联免疫吸附、免疫沉淀和免疫印迹。

ANA 的间接免疫荧光检测可表现为核仁、均质、环状、斑点和核周模式，是 SLE 特异性标记，

滴度在 1 ：160 或更高时出现抗单链或双链（ds）DNA 抗体。尽管抗 dsDNA 被认为是 SLE 最特异的标记，但缺乏敏感性，使阴性结果没有意义。其他标志物包括抗核小体抗体，在 SLE 患者中更常见，比抗 dsDNA 抗体可出现得更早，但没被广泛运用和评估[51]，大约 20% 的 DLE 患者滴度在 1 ：20，大部分系统性硬皮病和 5% 正常人可能阳性。抗 Sm 抗体与狼疮肾相关。抗 nRNP 抗体只有在高滴度时有诊断意义，提示 MCTD。ANA 阴性血清应该检测抗 Ro/SSA 和 La/SSB 抗体，是亚急性和新生儿红斑狼疮的特征，SLE 伴补体基因缺陷。

受累组织做直接免疫荧光检查有免疫复合物沉积，特别是皮肤和肾脏。皮肤活检标本（3 ～ 4mm 环钻）置于盐水或 PBS 中，冷冻包埋，切片，与荧光标记的抗 IgA、IgM、IgG 和补体 C3 血清孵育，沿真皮表皮交界处出现两种或以上的连续性颗粒状免疫复合物沉积即为直接免疫荧光阳性（图 10-2）。影响实验结果的因素包括取材的部位（暴光区或非暴光区）、皮损持续的时间（急性、亚急性、慢性）和是否经过治疗。在 DLE 和 SLE 中出现阳性结果的频率与意义总结在表 10-3[52-54] 中。

表 10-3　红斑狼疮直接免疫荧光			
部位		结果	
		盘状红斑狼疮	系统性红斑狼疮
光暴露部位（如前臂伸侧）	累及	未治疗者 > 90% 阳性	未治疗者 80%～90% 阳性
光暴露部位（如前臂掌侧）	不累及	总阴性	> 80% 未治疗的 SLE 阳性
非光暴露部位（如臀部）	不累及	阴性	活动性 LE：91% 阳性
			非活动性 SLE：33% 阳性，阳性结果可能提示肾脏受累

必须仔细取样和对假阳性和假阴性结果进行辨别，特别是只有一种免疫反应时，间断分布可见于慢性暴光皮肤或有玫瑰痤疮等潜在疾病，假阴性结果可见于急性或亚急性和治疗过的皮损，持续 3 个月或更长且未经治疗过的皮损是最合适和最理想做检查的皮损[55]。

鉴别诊断　苔藓样发疹，包括与药物相关的苔藓样发疹，皮肌炎和重叠综合征可能有类似的组织学特征，有必要结合临床表现和相关血清学检查。

治疗原则　LE 的治疗方案包括广泛的免疫抑制剂外用和系统使用。典型情况下，疾病累及的范围决定治疗。使用广谱物理性和化学性 UV 防光剂对所有患者获益。盘状红斑狼疮局限性皮损仅外用中效到强效糖皮质激素常显治疗不足，还需系统应用羟氯喹或其他抗疟药，羟氯喹口服可减少疾病进展到 SLE。对治疗反应差或皮损广泛、地图形或有症状的患者更需积极治疗，包括甲氨蝶呤、沙利度胺、泼尼松、硫唑嘌呤或麦考酚酸酯。防晒对盘状红斑狼疮特别重要，与疾病加重有关。亚急性红斑狼疮的治疗相似，多数情况下怀疑与药物诱导相关的病例要询问患者的药物清单，以明确可疑的激发药。深在性狼疮，因为主要位于皮下，外用激素治疗不一定有用，主要是用抗疟药治疗。系统性红斑狼疮主要是系统使用免疫抑制剂，包括泼尼松、环磷酰胺、麦考酚酸酯、甲氨蝶呤和硫唑嘌呤。有病例报道和小样本的临床研究表明沙利度胺、大剂量静脉用免疫球蛋白和美罗华或 TNF 拮抗剂有不等的疗效[56]。氨苯砜或其他抗中性粒细胞药物对大疱性 LE 特别有效。

Jessner 皮肤淋巴细胞浸润症

临床概要　Jessner 皮肤淋巴细胞浸润症于 1957 年首次被描述[57]，是研究结果不甚明确的疾病，特点是无症状的丘疹或边缘清楚、轻度浸润的红色斑块，中央可消退。与慢性红斑狼疮相反，表面没有毛囊角质栓或萎缩。皮损最常见于面部，但也可发生于颈部和躯干上部[58]。尽管有儿童发病的报道[59]，但好发于中年男女。一些作者认为该病属于红斑狼疮病谱中的疾病，认为与肿胀性狼疮等同[60,61]。

数量不等的皮损持续数月或数年，可自行消退或在原部位再发，日光可能参与或加重病情。

组织病理　表皮正常或轻度变形。真皮内血管周围或间质中可见密集的小而成熟的淋巴细胞浸润，偶混有组织细胞和浆细胞（图 10-10）。浸润可能围绕毛囊皮脂腺单位和累及皮下脂肪。

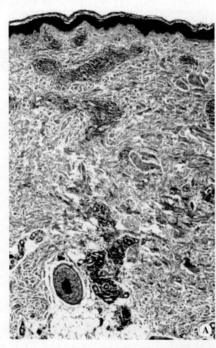
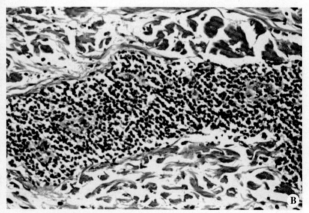

图 10-10　Jessner 淋巴细胞浸润症
A. 表皮正常，真皮内淋巴细胞沿血管和局部周围附属器呈致密袖套状浸润；B. 高倍镜下单一的淋巴细胞在血管周围浸润

发病机制　不同研究者对 Jessner 淋巴细胞浸润症是否是一个独立疾病分歧较大，主要有以下 4 个观点：①临床、组织学和免疫组化发现其为一种独立的疾病[62]；②尽管部分病例确是一种独立疾病，但有一部分是红斑狼疮；③所有的病例都是红斑狼疮；④代表红斑狼疮、斑块型多形性日光疹、皮肤淋巴细胞瘤或淋巴细胞淋巴瘤的起始或消退阶段。支持是红斑狼疮的一种类型的依据

有：CD123 标记浸润细胞中浆细胞型树突状细胞显示出与狼疮相似的模式，这种细胞在狼疮发病中起作用[60]。有病例报道称 Jessner 淋巴细胞浸润症与血管紧张素转换酶抑制剂如依那普利和一种合成性多肽，如醋酸格拉替美，以及治疗多发性硬化症的一种药物相关[63,64]，有家族性发病的病例报道[65]。

免疫组化研究表明主要浸润的淋巴细胞是成熟的 T 淋巴细胞，免疫表型研究显示主要是 CD4+T 辅助细胞[66]，其他也有 CD8+ 细胞毒细胞表型的报道[65]。在有限的病例研究中未发现 T 细胞受体基因重排。缺乏 B 淋巴细胞有助于与皮肤淋巴细胞瘤区分，后者主要成分是 B 细胞，伴或不伴生发中心形成。皮肤淋巴瘤可通过细胞标记区分，出现高比例的不成熟的 B 淋巴细胞或细胞有多种表面抗原的表达。

鉴别诊断　皮肤淋巴细胞浸润症的组织学鉴别诊断包括 7 个 "L" 中的 6 个：红斑狼疮、多形性日光疹、皮肤淋巴细胞瘤、梅毒、Lyme 病和淋巴瘤。Jessner 淋巴细胞浸润症局限于暴光部位皮肤，缺乏角化过度、萎缩、界面改变、黏蛋白和狼疮中直接免疫荧光的改变。所以，应该进行血清学和直接免疫荧光排除狼疮。血清学检测和临床皮损的分布部位有助于区分梅毒和 Lyme 病。

大约 10% 的狼疮病例缺乏界面改变，直接免疫荧光阴性，这些病例开始可能放在 "皮肤淋巴细胞浸润症" 范围内。多形性日光疹常有明显的真皮乳头水肿，但斑块型多形性日光疹组织学与皮肤淋巴细胞浸润症有重叠，临床表现可区分两种疾病。

可触及游走性弧形红斑是一种知之甚少的疾病，其组织学与 Jessner 淋巴细胞浸润症相似，这种疾病临床表现不同，轻度瘙痒，好发于躯干和肢体近端，在数天到数周而不是数月内此起彼伏。组织学有差异，但未在多个研究中得到验证[67]。

治疗原则　主要对症治疗，外用中效糖皮质激素，防晒。抗疟药和（或）糖皮质激素对控制顽固的病例有用，其他治疗包括甲氨蝶呤、金制剂、沙利度胺和光动力治疗。

混合性结缔组织病

临床概要　1972 年将 SLE、硬皮病（系统性硬化症）和多发性肌炎重叠伴高滴度的抗 U1RNP 命名为 MCTD[68]。诊断的第一个线索是高滴度、斑点型 ANA 阳性。临床表现包括不局限于手部的水肿、硬化、雷诺现象，一个或多个关节滑膜炎，肌炎伴活检阳性或血清肌酶升高，食管活动减弱和肺部病变。因为症状出现不同步，所以一开始诊断 MCTD 很困难。

大约一半患者可出现全谱系红斑狼疮皮损，最常见的是弥漫性、非瘢痕性、边界不清的皮下损害，但也有一些患者出现 SLE 的蝶形皮疹或是 DLE 的持久性瘢痕性皮损。

高滴度的抗 U1RNP 抗体患者发生肾脏疾病和威胁生命的神经病变的概率低。MCTD 的预后与 SLE 相当，可因进行性肺动脉高压和心脏疾病致死[69]。

组织病理　如果出现红斑狼疮的皮损，组织学与 DLE 和部分 SLE 中描述的皮损类型一致。与大部分 SLE 相反，MCTD 不出现抗 DNA 抗体，与其很少出现肾损害有关。

间接免疫荧光检测出现滴度非常高的针对可提取核糖核酸酶敏感的抗原如小核糖核蛋白（snRNP）的血清抗体，是 MCTD 的特征但不很特异，高倍稀释后出现细小斑点状 ANA 模式，这种斑点模式与活化的基因转录产生 mRNA 及在核仁中广泛分布的 snRNP 一致。

直接免疫荧光检测正常皮肤表皮细胞核中 IgG 呈斑点状模式，尽管这是典型 MCTD 表现，但偶尔也在 SLE 和其他结缔组织病中出现[70]。另外，MCTD 患者正常皮肤可出现表皮下狼疮带阳性，这种狼疮带在大约 20% 正常光的暴露皮肤中出现。

发病机制　MCTD 的病因不十分清楚，但与红斑狼疮有些相似。和红斑狼疮一样，MCTD 是自身免疫性疾病，缺乏免疫耐受，与天然免疫和适应性免疫系统的失衡有关，天然免疫系统通过 TLR 与抗原结构被修饰的凋亡细胞相互作用而激发该过程。

鉴别诊断　鉴别诊断包括构成 MCTD 的一些独立疾病，如多发性肌炎、SLE 和系统性硬化症。尽管有特异性血清学模式鉴别 SLE 和 MCTD，但它们发生的免疫学异常是相似的。

治疗原则　与其他结缔组织病相似，治疗取决于疾病累及的范围。防晒是必需的。对仅有关节症状和皮损轻微的病例，非甾体抗炎药和外用糖皮质激素已足够，羟氯喹可作为辅助药。对于更具侵袭性的病例，需系统性使用糖皮质激素和不同的免疫抑制剂。肺部受累，肺动脉高压需要用磷酸二酯酶抑制剂和内皮素受体拮抗剂阿波坦及合成前列腺素依前列醇。磷酸二酯酶抑制剂和钙通道阻滞药对治疗雷诺现象有利。已有静脉用免疫球蛋白治疗顽固性病例的报道[71]。

皮肌炎

临床概要 皮肌炎表现为炎性肌病伴特征性皮肤改变。不出现皮肤改变则诊断为多发性肌炎。仅有皮损不伴肌肉受累则为无肌病性皮肌炎或无肌炎性皮肌炎[72]。

皮肌炎和多发性肌炎都是少见病，发病率相似，都有两个发病年龄峰：一是儿童期，另一个是 45 ~ 65 岁[73]。皮损和炎性肌病可以不同时发生，间隔数月到数年。

诊断皮肌炎的四个指标和一个皮疹诊断标准包括对称性近端肌无力、肌酶升高、缺乏神经病变的肌电图异常、相对应的肌活检改变和皮疹[73]。骨骼肌受累导致进行性肌无力、疼痛和最终的肌萎缩。首先累及肢体近端肌肉和颈背部肌肉，咽喉受累可导致吞咽困难和吸气困难，膈肌和肋间肌受累可导致呼吸衰竭。25% 的患者出现关节炎和关节肿胀，间质性肺病在皮肌炎患者中发生率高[74]。少见的系统表现包括吞咽困难、发音困难和心脏传导异常，预示预后更差。如下所述，经典的皮肌炎和无肌病性皮肌炎都与内脏恶性肿瘤高度相关。

皮肌炎有两种特异性的皮损。一种是眶周轻度水肿性紫色斑片，可累及眼缘，所谓"向阳性"皮疹。另一种是膝和肘关节伸侧的界线清楚的红紫色的丘疹，即 Gottron 丘疹，都可能发展为伴色素改变和毛细血管扩张的萎缩性斑片，即 Gottron 征。患者也常在头皮、面部、颈前胸"V"区、上背部、肩胛区（披肩征）或后臀（挎枪征）出现弥漫性浅紫的紫罗兰色红斑。

其他皮肤表现包括甲周毛细血管扩张、甲小皮角化过度伴裂片状出血，光敏和皮肤异色症，也可有类似 SCLE 或 SLE 的水肿性红斑皮损。皮下和关节周围可发生钙沉积，特别是儿童皮肌炎。

钙沉积常发生于肩胛近端的肌肉和骨盆带。儿童期发病可能与脂肪萎缩和胰岛素抵抗相关[75]。不常见的皮肤改变包括血管扩张、血管角化瘤、脂膜炎和红斑、硬化黏液性苔藓样皮损及毛发红糠疹样皮损[76-79]。

回顾性分析显示在诊断的第 1 年、最长在第 2 年发生肿瘤的风险增加[80]。不同研究报道中发病率在 6% ~ 50%，其差异可能与皮肌炎相关的恶性肿瘤发展的不同步有关。有些队列研究中发现与对照人群中没有显著差异。与皮肌炎相关的恶性肿瘤，常发生在成年人，包括不同种类的肿瘤，如肺癌、卵巢癌和淋巴造血系统肿瘤最常见[81]。大型人口基线研究发现肿瘤的发生率在 20% ~ 25%[82]。与卵巢恶性肿瘤的相关性最强，其不应忽略与年龄相关的恶性肿瘤的筛查。其他肿瘤包括肺、前列腺、胰腺和胃肠肿瘤。在年轻男性中，睾丸癌更常见。在亚洲还要注意鼻咽癌[83]。

组织病理 皮肌炎可能只有非特异性炎症，组织学改变与 SLE 常不能区分。表皮萎缩，基底膜带变性，基底细胞空泡化改变，血管周围有稀疏的淋巴细胞浸润，间质黏蛋白沉积（图 10-11A、B）[84]。严重炎症改变可能与表皮下纤维素沉积有关。与红斑狼疮不同，真皮表皮交界处免疫复合物检查阴性，但也须记住在 50% 的亚急性皮肤红斑狼疮活检标本中直接免疫荧光检查也可能阴性。

陈旧的皮损临床表现为血管萎缩性皮肤异色症，萎缩的表皮下方呈带状浸润，伴基底细胞液化变性（参考血管萎缩性皮肤异色症）。Gottron 丘疹常表现为基底细胞空泡化变性，棘层肥厚而不萎缩[85]。皮下组织可能有局部脂膜炎，早期可出现脂肪变性，后期出现皮下脂肪的广泛钙化（参见第 17 章"代谢性皮肤病"）。

MRI 可非侵入性地评估肌肉炎症，也可作为肌活检的引导，触痛明显的肢体近端肌肉比萎缩、衰弱的肌肉更有诊断价值，后者常为晚期改变。活动性疾病中可有三种改变：①淋巴细胞和巨噬细胞为主的间质性炎细胞浸润；②节段性肌纤维坏死［骨骼肌横纹消失，肌浆均质化，片状和（或）降解的肌纤维片段］；③空泡化变[86]。后者可发生于儿童型，血管壁有免疫复合物沉积[87]。陈旧性皮损常表现为非特异性肌纤维萎缩、弥漫性间质纤维化伴相对少的炎症。

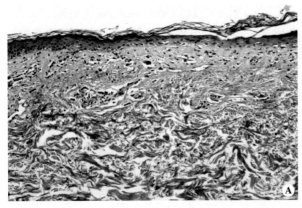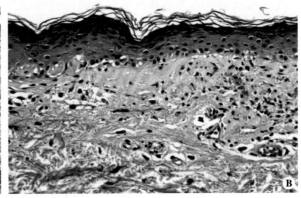

图 10-11　皮肌炎

A. 表皮萎缩，基底细胞明显空泡化变性伴真皮浅层血管周围稀疏淋巴细胞浸润；B. 基底细胞明显空泡化变性伴有稀疏淋巴细胞和真皮乳头噬色素细胞浸润

系统性损害与 SLE 和系统性硬皮病相反，皮肌炎很少只有器官受损而无皮肤和横纹肌改变。心肌可出现类似的病变，但并不很严重。文献有因血管堵塞造成胃肠消化系统溃疡的报道[88]。

发病机制　与红斑狼疮一样，该病发病机制不明确。相关的抗体包括 PM1、Jo1（可能与肺纤维化相关）、Ku（与硬皮病肌炎相关）和 Mi2，最近报道的标志物包括 155kd 的自身抗体和 Se 抗原，与无肌病性皮肌炎相关[89]。最近的研究发现，抗 CAD140/MDA5 自身抗体可预测皮肌炎和间质性肺病的预后[90]。

相关的特异性抗体谱一直在变化，鼓励读者查阅原始文献。已有用甲磺酸酯伊马替尼治疗后模拟皮肌炎皮肤发疹的病例报道[91]。药物包括羟基脲、奎尼丁、非甾体抗炎药、D- 青霉胺、异烟肼、TNF-α 抑制剂和 3- 羟基 -3- 甲基戊二酰辅酶 A 还原酶抑制剂可诱导或加剧皮肌炎。

鉴别诊断　依赖组织病理鉴别皮肌炎和 SCLE 或红斑狼疮的皮损不太可能。一项研究表明皮肤活检标本中浸润淋巴细胞的种类有助于鉴别诊断，与红斑狼疮相比 CD4/CXCR-3[+] 淋巴细胞更显著，而狼疮中 CD8 和 CD20 淋巴细胞更明显[92]。在早期皮肌炎中，若肌无力症状轻微或不出现肌无力时，仅通过临床鉴别皮肌炎和红斑狼疮几乎不可能。最重要的实验室检查如狼疮带试验在皮肌炎的皮损中常为阴性[93]，而红斑狼疮皮损中 90% 为阳性。其他实验室检查也是在皮肌炎中阴性而在 LE 中常阳性，如尿常规和肾功能、ANA、抗单链 DNA 抗体和抗核糖蛋白抗体。皮肌炎的患者很少出现 Ro 抗体阳性，活动性肌炎患者血清肌酸激酶和醛缩酶阳性。

治疗原则　总体来说，皮肌炎的预后较好，特别是使用糖皮质激素后。防晒很必要，其他的治疗药物包括甲氨蝶呤、硫唑嘌呤、环磷酰胺、麦考酚酸酯、静脉注射免疫球蛋白和环孢素。一些队列研究中报道死亡率大概是 14%，主要的死亡原因是转移性恶性肿瘤[94]。皮肌炎临床表现不同需要的治疗不同。对内脏疾病的评估很重要，并需采取相对应的针对性治疗。

血管萎缩性皮肤异色症

临床概要　血管萎缩性皮肤异色症早期表现为轻度红斑、浅表鳞屑、点状色素沉着和毛细血管扩张；后期主要是萎缩，与早期皮损相比，红斑、点状色素沉着不明显而毛细血管扩张更明显。临床表现似慢性放射性皮炎，三种不同的疾病中可见血管萎缩性皮肤异色症：①与遗传性皮肤病相关；②蕈样肉芽肿早期；③与皮肌炎和少数红斑狼疮相关。

组织病理　早期血管萎缩性皮肤异色症，棘层中度萎缩变薄，皮突变平，基底细胞液化变性，真皮浅层呈带状浸润，甚至延及表皮。浸润细胞主要是淋巴细胞，但也可有少量组织细胞，噬色素细胞是色素失禁的结果，浸润细胞数量不等，另外真皮乳头水肿和浅层毛细血管扩张。后期表皮明显变薄、变平，真皮浅层仍有噬色素细胞和水肿，毛细血管扩张更明显。

真皮浸润细胞的类型和数量在不同的病因中不同，遗传性皮肤病相关的血管萎缩性皮肤异色症中有少量单一核细胞浸润，后期可能消失[95]。皮肌炎或 SLE 相关的异色病后期也只有少量的真皮浸润[84]。相反，与早期蕈样肉芽肿相关的异色

症浸润细胞的数量随时间的增加不减少（图 10-12）。另外，出现体积大、核质深染的细胞，亲表皮浸润形成 Pautrier 微脓肿，标记显示大部分细胞是 T 辅助性 – 诱导性淋巴细胞（CD4⁺），不表达 CD7，和皮肤 T 细胞淋巴瘤一样[96]。

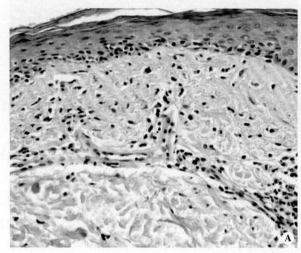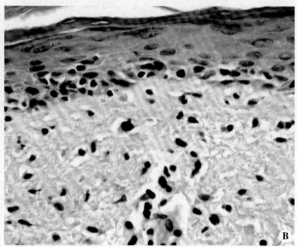

图 10-12　异色病

A. 表皮变平，基底细胞液化变性；B. 真皮浅层带状浸润，有些区域延及表皮

发病机制　血管萎缩性皮肤异色症的发病机制取决于潜在疾病。遗传性皮肤病表现为血管萎缩性皮肤异色症的有：① Rothmund-Thomson 先天性皮肤异色症（参见第 6 章），异色病的皮损主要位于面部、手和足，偶可见于上肢、腿和臀部；② Bloom 综合征（参见第 6 章），异色病样皮损主要在面部、手和前臂；③ 先天性角化不良（参见第 6 章），可有广泛的网状色沉，提示血管萎缩性皮肤异色症。

异色样皮疹是早期蕈样肉芽肿（MF）的特点，有两种临床形式：大斑片型副银屑病，也称为异色病样副银屑病（参见第 7 章），以及斑驳状副银屑病，表现为网状排列的斑片（参见第 7 章）。尽管这两种副银屑病都代表早期的 MF，但不是所有的病例临床都进展至完全的 MF[97]，没有向MF 进展的病例被称为特发性血管萎缩性皮肤异色病[98]。

第三组发生血管萎缩性皮肤异色病的是皮肌炎和 SLE，皮肌炎比红斑狼疮更常见。与皮肌炎相关的称为异色性皮肌炎。与 MF 早期为异色病样改变相反，皮肌炎和 SLE 一般代表晚期阶段。

治疗原则　潜在的病因和疾病的程度决定治

疗。皮肤病变，防晒，外用激素和常用治疗药物如甲氨蝶呤、麦考酚酸酯或抗疟药。有明显肌肉受累时，选用糖皮质激素，其他治疗药物如免疫球蛋白或生物制剂，如美罗华和 TNF 拮抗剂。

系统性或局限性硬化症（硬皮病 / 硬斑病）

临床概要　硬皮病（从希腊语 "skleros" 演变而来，为硬的真皮皮肤的意思）是一组以皮肤增厚和纤维化为特点的疾病。这组疾病可以分为系统性（系统性硬化症，强调合并的内脏受累）和局限性（线状包括刀砍状和局限性 / 泛发性硬斑病）。系统性硬化症和硬斑病组织学有重叠，与单纯皮肤型红斑狼疮（DLE）和皮肤及内脏均受累的 SLE 一样，将在一起讨论。局限性和系统性硬皮病可同时发生。有些病例，先发生硬斑病 / 局限性硬皮病，然后逐步发展，表现为轻微的系统性硬皮病或没有进展[99]。系统性硬皮病很少是硬斑病的前驱表现[100]。

硬斑病包括局限性硬斑病、线状硬斑病（包括刀砍状）、全硬化性硬斑病、Pasini 和 Pierini 皮

肤萎缩及 Shulman 嗜酸性筋膜炎，后者与硬斑病不同，将分开讨论。

硬斑病 / 局限性硬皮病

临床概要 硬斑病或局限性硬皮病的皮损常局限于皮肤和皮下组织，偶有肌肉和极少见的骨组织也受累。

硬斑病可根据皮损形态、数目或范围划分，存在不同的分类。依据形态、皮损可以分为点滴型、斑块型、线状、节段型、皮下型和泛发型。最近，根据皮损分类分为局限型、泛发型、线状型、混合型和全硬化型。嗜酸性筋膜炎被认为是皮下型硬斑病的筋膜成分病变，因其临床和组织学表现不同，将分开讨论。

点滴型或滴状皮损主要与斑块型相关。点滴型皮损小而表浅，表现像硬化性萎缩性苔藓，但没有角化过度或毛囊角质栓。斑块型皮损是硬斑病最常见的临床表现，呈圆形或卵圆形，融合后可形成不规则地图状，一般较深，表面光滑，呈象牙色，随时间推移而逐渐扩大，看起来有一个紫色的边缘，即所谓丁香环。两种皮损都可见于局限性和泛发性硬斑病 [101]。

线状皮损更好发于肢体和头皮前额。一个或多个肢体受累时，除皮肤外还有明显的皮下脂肪和肌肉受累，导致肌肉、肌腱挛缩和关节强直。儿童可出现受累肢体发育障碍 [102]，头皮前部和前额部线状硬斑病常呈刀砍样外观。

节段性硬斑病发生于面部一侧，导致偏侧萎缩，偶有刀砍状硬斑病和偏侧萎缩同时发生 [103]，这种硬斑病发生于儿童，与神经系统缺陷相关 [104]。因两种情况重叠比例高，组织学改变相似，一些学者认为是同一过程的不同表现。回顾性研究发现 36% ~ 42% 的有重叠 [105,106]。

皮下型硬斑病（深在性硬斑病）受累的皮肤增厚，深至下方的筋膜层和肌肉，斑块边界不清，皮肤光滑变薄，偶尔可出现水疱 [107]。

泛发性硬斑病皮损泛发，常出现上述不同皮损的组合，主要发生在儿童，为全硬化性硬斑病，但也可发生于成年人。少数情况下，泛发性硬斑病患者可发生水疱 [108]。

有不少病变累及真皮网状层（浅表性硬斑病）

硬斑病的报道，与常见累及真皮网状层深部的病例相反 [109]。导致病变深浅不等的原因不清楚，值得注意的是有硬斑病和硬化性萎缩性苔藓共存。

组织病理 组织学不能区分不同类型硬斑病 / 局限性硬皮病。它们通常因累及的深度不同，因此活检标本包括足够的皮下组织很重要，因为真皮深层和皮下脂肪的改变最重要。

早期的炎症期和后期的硬化期共存。在早期炎症阶段，特别是皮损的紫色边缘处，网状层显示轻度硬化，胶原束间质中淋巴浆细胞浸润，伴或不伴嗜酸性粒细胞浸润（图 10-13A）。当皮损形成，炎症围绕汗腺导管浸润，少细胞型胶原束周围脂肪细胞减少（图 10-13B）。皮下脂肪和小汗腺的炎细胞浸润比真皮内更明显，因此出现炎症细胞浸润和新的胶原沉积，皮下脂肪间隔增厚，皮下脂肪大片被新生的胶原替代，主要是纤细的蜡样纤维，而不是束状，HE 染色较淡 [110]。早期炎症期真皮内和皮下脂肪内血管改变轻微，可见内皮细胞肿胀和血管壁水肿 [111]。

在后期硬化阶段，陈旧皮损的中央，除皮下脂肪外，炎细胞几乎完全消退。表皮正常，网状层胶原束增厚、致密，细胞成分减少，与正常皮肤相比，嗜酸性更明显（图 10-13C，D）。真皮乳头胶原束正常，由疏松排列的纤维组成，胶原看起来均质化。

小汗腺明显萎缩，周围有或没有脂肪细胞和新形成的胶原（图 10-13B），因为皮下组织大部分脂肪组织被新生胶原替代，汗腺不是位于正常皮肤真皮下脂肪交界处，而是位于真皮较浅的位置。胶原主要由增厚的、苍白硬化的、均质化或均一化胶原束组成，很少有成纤维细胞（少细胞）。硬化的胶原中血管管腔减少，血管壁纤维化，管腔变窄。弹性纤维染色显示增粗的弹性纤维与少细胞胶原束平行排列，也与表皮平行排列（图 10-13E）[112]。

在线状、节段性、皮下型和泛发型硬斑病中，其下方的筋膜和横纹肌可被累及。筋膜显示与皮下脂肪相似的纤维化和硬化。肌纤维空泡变，因水肿而彼此分离，局部有炎症细胞积聚 [113]。

在很少数情况下，泛发性和皮下性硬斑病中位于表皮下可有水疱形成，可能因为淋巴管阻塞导致表皮下水肿的结果。

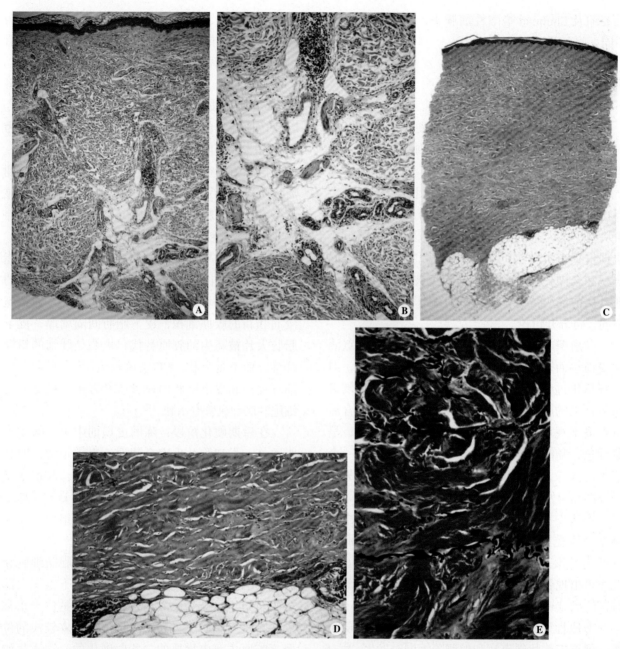

图 10-13　硬斑病

A. 硬斑病早期炎症期，真皮深部胶原束间质中淋巴浆细胞浸润，胶原束轻度肿胀；B. 随时间推移，胶原束增厚、少细胞和肿胀，淋巴浆细胞浸润分割胶原和真皮深部围绕汗腺腺体，伴汗腺周围脂肪细胞消失；C. 已形成的硬斑病皮损：钻孔活检表现为方形，注意附属器如毛发单位消失，炎症稀疏，位于真皮下脂肪交界处；D. 皮下脂肪小叶间隔增厚，有片状淋巴浆细胞浸润，苍白增厚的胶原束看起来相互平行；E. 弹性纤维染色显示粗大的、杂乱的弹性纤维被胶原分割，呈平行排列

　　鉴别诊断　硬斑病和硬化萎缩性苔藓的特点在表 10-4 中总结。与硬化性苔藓皮突变薄、毛囊角质栓和界面改变相比，硬斑病中表皮改变相对轻微。与硬化性苔藓水肿和缺乏弹性组织相反，硬斑病的真皮网状层纤维化和具有炎症反应。硬斑病后期组织学与硬化性萎缩性苔藓很难鉴别，特别是可能存在两种并发的情况。

表 10-4　硬斑病和硬化性萎缩性苔藓的特征对比		
项目	硬斑病	硬化性萎缩性苔藓
表皮	相对正常	皮突变平
	无毛囊角质栓	毛囊角质栓
真皮表皮交界处	无液化变性	基底细胞液化变性
	表皮下分离不常见	常表皮下水疱
真皮	均一化	明显水肿

项目	硬斑病	硬化性萎缩性苔藓
	真皮乳头胶原和弹性纤维存在	无弹性纤维
皮下组织	炎症	无炎症或纤维化

发病机制　关于硬斑病中是否存在博氏螺旋体感染存在矛盾，研究主要来源于欧洲[114]，北美和部分欧洲的研究则没有发现[115]。

鉴别诊断和治疗原则　硬斑病和系统性硬皮病的病因、鉴别诊断和治疗原则存在明显重叠，请参考系统性硬皮病最后部分。

系统性硬皮病

临床概要　系统性硬皮病除累及皮肤和皮下组织外，常有内脏受累，是导致一些患者死亡的原因。皮损与硬斑病不同，界线不十分清楚或局限，尽管少数也有界线清楚的硬斑病样斑片。

皮肤常从面部和手的远端开始，慢慢延及前臂。面部改变包括面具样、无表情的脸，前额没有皱纹，鹰嘴样鼻和口周皮肤变紧伴放射性皱褶。手呈非凹陷性水肿，累及手指背侧、手和前臂，这些可能是系统性炎症的第一个表现，医师应该有高度警惕。慢慢地，手指逐渐变细，皮肤发紧呈屈曲状挛缩，即肢端硬化症，与雷诺现象相关，在其他表现数月甚至数年前出现。显微镜检查甲皱襞的毛细血管床，因为动静脉扩张导致毛细血管环扩展和迂曲。这些异常可偶见于局限性硬皮病，预示并发或可进展为系统性硬化症[116]。

系统性硬皮病伴局限性硬皮病，所谓 CREST 综合征与雷诺现象相关并最终累及所有患者。这种变异的肢端硬化症一般预后较好，与部分或所有下列表现相关：皮肤钙沉积，雷诺现象，食管累及伴吞咽困难，硬化和毛细血管扩张。CREST 综合征中因内脏受累导致死亡的情况不常见[117]。

在约 5% 的病例中，皮损首先发生于躯干，所谓弥漫性系统性硬皮病常不累及肢体远端，这些患者无雷诺现象。有一过性伴雷诺现象的肢端硬化症波及上肢的近心端和躯干的可能。在两种系统性硬皮病中，皮损弥漫、深在。因皮下组织广泛纤维化并与其下方的结构连接，骨骼肌受累，导致肌无力和萎缩，肌肉和肌腱挛缩可发生关节屈曲。

少见的皮肤表现包括弥漫性色素沉着，主要见于弥漫性系统性硬皮病。面部和手的斑状毛细血管扩张，特别是指端和指关节背侧，尤以肢端硬化症明显。此外，肢端硬化症下肢的血管性溃疡可出现与白色萎缩相似的皮损。

组织病理　系统性硬皮病皮损组织学改变与硬斑病相似，所以不可能仅靠组织学鉴别两种疾病。一个小样本的研究表明两种情况可鉴别：炎症浸润的模式和是否出现真皮乳头受累[118]。系统性硬皮病早期皮损中炎症反应没有硬斑病明显，真皮血管周围、汗腺和皮下组织只有轻微的炎症浸润。硬斑病的早期皮损中血管的变化轻微[119]，相反在后期，系统性硬皮病比硬斑病的血管改变更显著，特别是皮下脂肪。这些变化包括血供不足、管壁增厚和均质化，管腔变窄。系统性硬皮病的表皮在后期看起来仍正常，只偶有皮突消失，钙沉积可在硬化的后期出现，皮下组织胶原均质化（参见第 17 章 "代谢性皮肤病"）。

系统性损害　硬皮病常伴内脏受累，但是病变的程度和范围变化较大，不仅影响功能，甚至导致部分系统性硬皮病患者死亡。临床表现出因柔韧性下降、血管异常和功能丧失导致胃肠道、肺、心、肾脏和皮肤的症状。在胃肠消化道，黏膜下纤维化和血管增厚被纤维化替代，导致吞咽困难、反流和吸收不良甚至肠梗阻。在肺部，间质纤维化，肺泡间隙退行变，动脉增厚导致呼吸困难和肺心病。已有肺癌的报道（支气管肺泡），与肺纤维化相关[120]。最严重的后果发生在肾，外膜纤维化影响间叶、弓形和小叶间动脉，黏膜变性影响弓形和小叶间动脉。尿毒症比进展迅速的肾衰竭和高血压发生率更高。后者被称为硬皮病肾脏危象，与动脉壁的 "洋葱皮" 增生有关，可致命[121]。

发病机制　系统性硬皮病 / 硬斑病的病因与红斑狼疮一样并不清楚，可能是多因素的。

血管病变、胶原均质化和血清自身免疫这三联症不同程度地与症状和临床表现相关（表 10-5）。尽管已提出与转录病毒感染相关，但推测可能与病毒抗原的大分子模拟物相关[122]。已通过 DNA 微阵列分析研究硬皮病的基因标记，显示硬皮病和正常皮肤的内皮细胞、B 淋巴细胞和成纤维细胞的基因表达不同[123]。

表 10-5　硬皮病的病因	
血管异常	雷诺现象
	血管内膜增生
	外膜纤维化
	其他脏器血管异常
	微血管异常
	毛细血管环扩大和迂曲
	毛细血管环中断
	基底膜带增厚和叠加
	内皮细胞缺失
免疫因素	T 辅助细胞（CD4$^+$）浸润
	T 抑制细胞（CD8$^+$）减少
	与疾病进展和致死有关的可溶性 IL-2 受体增加
	外周单一核细胞产生 IL-1 减少
血清标记物	超过 90% 的患者 ANA$^+$
	抗天然（双链）DNA、抗 Sm 抗体低或无，很少抗 nRNP
	HEp-2 细胞中 ANA 为斑点状模式，与抗着丝点抗体相关，与 CREST 和相对好的预后相关
	抗 DNA 拓扑异构酶（Scl-70）

ANA. 抗核抗体；CREST. 皮肤钙沉积、雷诺现象、食管受累伴吞咽困难、硬化和毛细血管扩张

微血管改变　累及的血管主要是毛细血管前动脉，临床表现正常的皮肤也有微血管病变。在早期即可检测血管周围水肿和内皮细胞的功能变化[124]。毛细血管前动脉显示内皮细胞增生和单一核炎症细胞浸润，随后出现内膜增生和管腔变窄[125]。电镜发现包括内皮细胞空泡化和结构异常，基底膜带重建。周皮细胞和成纤维细胞粗面内质网扩大，其血管周围纤维化。一些资料显示硬化进展的边缘，周围部分浅表的周皮细胞增生，在纤维化过程中起重要作用，通过合成胶原基质物和成纤维细胞释放细胞因子再循环[126]。尽管在早期可出现广泛的动脉炎，但只有少数患者进展到坏死性动脉炎和最终发生结节性周围动脉炎[127]。

黏附分子在硬皮病皮损进展中的作用已被提出，可能使单一核细胞与内皮细胞黏附，促使炎细胞从血中渗出到结缔组织，与结缔组织成分相互作用，导致细胞因子和生长因子释放，成纤维细胞产生基质增加，成纤维细胞表型改变，最终形成纤维化[128]。

胶原基质畸变　皮损处分析显示，真皮结缔组织的胶原蛋白产量过剩，包括 Ⅰ 型、Ⅲ 型、Ⅴ 型、Ⅵ 型和Ⅶ型胶原，纤连蛋白和蛋白多糖[129,130]。其他研究表明成纤维细胞在局限和系统性硬皮病中表达平滑肌分化标志物（肌成纤维细胞），其中可解释其不同的生物学行为[131]。一些观察者发现在受累区 CD34$^+$ 树突状细胞的缺失，意义不明确[132]。

血清学 / 免疫学标记　大多数（＞90%）全身硬化症患者和约 50% 局部硬皮病（硬斑病）患者 ANA 阳性，为均质型、斑点型或核仁型模式。使用人喉癌细胞系 HEp-2，90% 以上的硬斑病患者或动脉粥样硬化可检测抗着丝点抗体。在系统性硬化症中，该抗体通常检测不到；相反，20%～40% 的有抗 Scl-70 抗体。该抗原已被鉴定为 DNA 拓扑异构酶 Ⅰ，参与细胞内酶的 DNA 转录。抗体酶阻碍其功能。抗 Scl-70 抗体与系统性硬化相关，而抗着丝点抗体与硬斑病或 CREST 相关，预后更好[133]。抗组蛋白抗体在一些病例中阳性，特别是泛发性硬斑病和线性硬皮病。虽不是特别敏感，但抗单链 DNA 被认为是线性硬皮病的特异性抗体[134]。

在某些情况下，系统性硬皮病临床看起来正常的表皮中也可有核仁 IgG 沉积，是因为血清中有高浓度的抗核仁抗原的抗体[135]。虽然硬皮病皮损中不常有表皮下和血管沉积，但是肾活检显示有免疫球蛋白弥漫性血管沉积，主要是 IgM 或补体在小叶内膜和弓形动脉处沉积，光学显微镜检查常显示纤维变性[136]。

鉴别诊断　皮肤硬化可见于硬皮病或与恶性肿瘤无关的其他疾病，包括遗传、代谢、神经、免疫、有职业或化学暴露的疾病，与恶性肿瘤相关，或作为感染后遗症[72]。可能出现硬皮病的遗传性疾病包括苯丙酮尿症、妊娠、罗斯曼 – 汤姆森综合征和维纳综合征。有职业性硬皮病风险的个人包括手提锤和链锯操作人员，以及暴露于聚氯乙烯、二氧化硅和环氧树脂的人员。代谢性疾病如迟发性皮肤卟啉、原发性系统性淀粉样变、桥本甲状腺炎、类癌综合征和儿童期糖尿病，都可发生类似的皮肤改变。慢性移植物抗宿主病的表现常类似硬皮病，文献中有美容治疗注射有机硅和石蜡后出现皮损的零星报道[137]。已知可诱导皮肤增厚和硬化的化合物包括聚氯乙烯、博来霉素、喷他佐辛、L-5 羟色氨酸、卡比多巴[138]、西班牙菜籽油[139]和 L- 色氨

酸（嗜酸性粒细胞增多–肌痛综合征）[140]。

与药物相关的硬皮病有巴利卡替、紫杉烷、丝裂霉素 C、紫杉醇和卡铂。值得注意的是，硬皮病与浆细胞异常有关。尽管 IgG4 相关疾病中 IgG4 浆细胞数量增加，影响内脏，发生淋巴浆细胞浸润和纤维化，硬皮病中 IgG4 浆细胞未见明显增加[141,142]。

治疗原则 与局限性红斑狼疮类似，治疗的决定性因素是临床表现和疾病的严重程度。局限性病例局部外用强效类固醇或间断使用类固醇。病变更广泛的光疗包括 UVA1、PUVA 和窄谱 UVB 均不同程度有效。其他药物包括抗疟药如羟氯喹。更积极的免疫抑制方案主要用于快速进展的病例，包括皮质类固醇和甲氨蝶呤联合。沙利度胺具有 TNF 抑制作用，可治疗进展性系统性硬化症。常用的免疫抑制药物有甲氨蝶呤、霉酚酸酯、硫唑嘌呤、环磷酰胺和静脉注射免疫球蛋白。研究表明抗 TNF 拮抗剂，如英夫利昔单抗和依那西普可明显改善症状[143]。如硬斑病或硬皮病活动受限造成关节挛缩，常需物理治疗和（或）外科手术，物理治疗应作为改善关节的预防措施。

Pasini-Pierini 皮肤萎缩

临床概要 Pasini-Pierini 皮肤萎缩常发生于躯干部，特别是背部，看起来皮肤轻度凹陷，石板灰色，不伴其他表面改变。病变无症状，双侧、对称，边界清晰但不规则，直径为 1 ~ 10cm。陈旧性皮损中，萎缩的中央触之略硬。

组织病理 病变早期组织学变化通常轻微，非特异性，包括胶原束增厚和散在轻度慢性炎性浸润[144]。陈旧病变无炎症浸润，但在更深层的真皮出现胶原束增厚、致密，另外硬化区可见均匀透明的胶原束。

因为背部正常皮肤胶原束也相当厚，很难确定胶原纤维是否发生病变。理想的标本不仅应包括病变处，也应包括正常皮肤，从附近或从对侧取样以比较皮下脂肪。

发病机制 一些学者认为 Pasini-Pierini 皮肤萎缩是一种独特的疾病，特别是最初报道者。主要是因为皮肤萎缩发病在前，硬化发病在后，而硬斑病是硬化在前，而萎缩在后[145]。

鉴别诊断 大多数学者认为皮肤萎缩与硬斑病不同，皮肤萎缩发病较早（20 ~ 30 岁），持续 10 ~ 20 年，皮损无硬斑病周围的特征性紫色环。显微镜下发现与硬皮病相似，提示 Pasini-Pierini 皮肤萎缩与硬斑病相似，可能是硬斑病的一种独特变异[146]。支持这种观点的有硬斑病可与特发性皮肤萎缩并存，以及硬斑病向特发性皮肤萎缩转变的报道。这种疾病与布氏疏螺旋体感染的相关性研究也有报道，但需要更多的研究来明确[147]。

治疗原则 目前没有随机、安慰剂对照研究显示任何一种药物的疗效。局部类固醇、青霉素、四环素和抗疟药均有治疗成功的报道。布氏疏螺旋体血清阳性的患者口服多西环素治疗数周可出现临床改善[148]。

嗜酸性筋膜炎（Shulman 综合征）

临床概要 1974 年首先报道[149]，嗜酸性筋膜炎是一种硬皮病样疾病，特征是深筋膜的炎症和增厚。本病发展快，伴疼痛、肿胀，快速发展致皮肤渐进硬化，在皮肤浅静脉周围出现深的沟槽。该病常伴外周血嗜酸性粒细胞增多、高丙种球蛋白血症和红细胞沉降率升高，还与再生障碍性贫血有关。其他包括真性红细胞增多症、皮肤 T 细胞淋巴瘤、博氏螺旋体和自身免疫性甲状腺疾病[150]。有辛伐他汀和苯妥英钠引起嗜酸性筋膜炎的报道[151]。嗜酸性筋膜炎对体力消耗异常，已有与 L- 色氨酸摄入[152] 相关的报道，L- 色氨酸与嗜酸性粒细胞增多 – 肌痛综合征相关，后者的临床及组织学表现与嗜酸性筋膜炎相似。

嗜酸性筋膜炎常累及一个或多个肢体，硬化导致动作范围变小，严重者可出现挛缩[153,154]。只有少数病例发生于躯干，脸部几乎不发病。在所有报道的病例中，几乎无雷诺现象和硬皮病的内脏病变，只有很少的嗜酸性筋膜炎发生雷诺现象[155] 或轻度肺纤维化[156]。该病病程不同，部分患者自发性改善，部分使用皮质类固醇后缓解，还有一部分复发和缓解反复交替。

组织病理 诊断嗜酸性筋膜炎的关键是切开活检包括筋膜的骨骼肌，筋膜明显增厚，均一化，单一核细胞浸润（图 10-14）。筋膜的炎症病变为包含有嗜酸性粒细胞的混合浸润[157]。一些病例中有骨骼肌肌纤维变性，伴嗜酸性粒细胞浸润，局灶瘢痕形成。也有病例不累及。

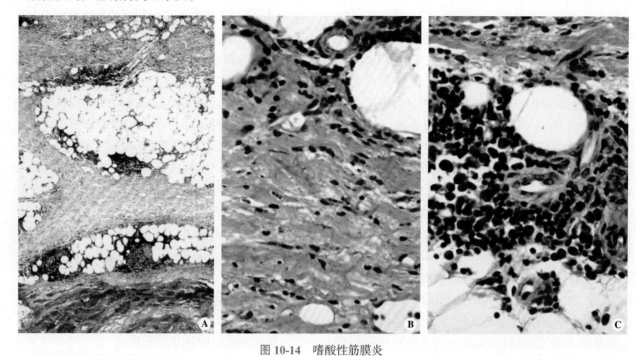

图 10-14　嗜酸性筋膜炎

A.深达筋膜的活检，皮下组织间隔和筋膜看起来增厚及炎症浸润；B.增宽的筋膜包含间质性炎症浸润，累及周围的皮下脂肪小叶；C.纤维化的胶原束间有淋巴细胞、浆细胞和偶尔嗜酸性粒细胞浸润

大多数情况下，皮下组织除了脂肪深部小叶间隔增厚、染色变浅、与正常结缔组织相比更均匀和透明化外，无显著性变化。另一些病例的真皮网状层的胶原也显得苍白均一，整个皮下脂肪被水平方向的、增厚的、均质化的胶原替代，只有很少的成纤维细胞与筋膜融合[158]。

发病机制　虽然最初认为嗜酸性筋膜炎是一种新的综合征，但是很快发现该病代表了硬斑病的一种变异。嗜酸性筋膜炎可能与泛发性硬斑病有一些共同之处，包括炎症和筋膜纤维化，外周嗜酸性粒细胞增多和高丙种球蛋白血症[159]。ANA 在相当一部分病例中呈阳性[160]。与深在性红斑狼疮相似，"深在性硬斑病"这一名称可应用于这种疾病[161]。

然而，大多数病例急性发病，局限于皮肤下，有消退倾向，嗜酸性筋膜炎应视作一种独特的硬斑病变异[162]。

鉴别诊断　包括其他硬化性疾病，如摄入 L- 色氨酸后发生的嗜酸性粒细胞增多 – 肌痛综合征（EMS）、嗜酸性粒细胞增多综合征、系统性硬化症、Churg-Strauss 综合征和（或）累及皮肤的外周 T 细胞淋巴瘤[154]。

治疗原则　嗜酸性粒细胞筋膜炎的一线治疗是系统使用皮质类固醇。3 ～ 6 个月缓解。对类固醇耐药的病例可用其他替代治疗，但没有一种能达到可靠和持续的缓解。

肾源性系统性纤维化

临床概要　肾源性系统性纤维化以前称为肾源性纤维化性皮病，是一种以躯干和肢体皮肤对称性增厚为特征的全身性疾病。1997 年第一次在一组肾移植患者中被认识[163]。因合并有呼吸系统症状和相关心脏症状改变了其命名。所有患者有不同程度的肾功能损害[164]。最初怀疑透析是诱发因素，但 10% 的患者从未接受过透析[165]。性别和年龄分布均衡，儿童也有发病。发病原因可能与使用稳定性低的钆基造影剂损害肾功能有关。遗传倾向可能也是一个因素[166,167]。

临床上，肾源性系统性纤维化表现为局限或广泛分布的皮肤对称性增厚和硬化，类似于硬皮病。边缘界线清楚、蛇纹状或变形虫样。皮肤光滑，有光泽或呈橙色；累及关节可导致挛缩。通常无症状，但患者也可有肌肉无力、瘙痒和疼痛[165,167-169]。与硬皮病相反，不累及面部。肺受累可引起呼吸系统症状，骨骼肌和筋膜受累导致肌无力。肌无力患者肌电图和神经传导检测显示多发性感觉运动神经病。虽然有心脏纤维化报道，但尚未见心功能受损的报道[169-172]。

组织病理 肾源性系统性纤维化组织学可能轻微纤维化，需要切除活检至筋膜部分

（图 10-15A ～ C）。切片显示螺旋性成纤维细胞延伸到皮下间隔和下方的筋膜（图 10-15B）。胶原束增厚，纤维细胞的胞质围绕着胶原束，该区域可见 XIIIa 因子阳性的星形成纤维细胞和 CD68 阳性的多核巨细胞（图 10-15C ～ E）。

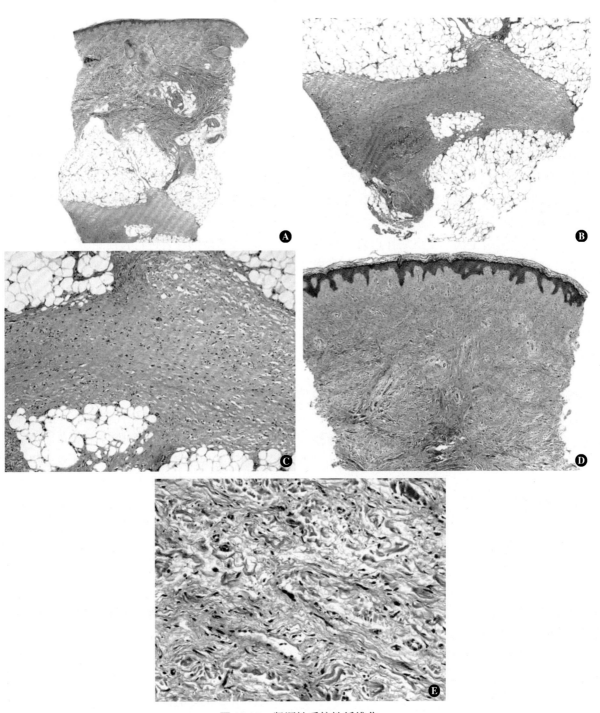

图 10-15　肾源性系统性纤维化

A. 切除标本显示真皮深部增厚和间隔增宽；B. 皮下脂肪间隔被很多梭形成纤维细胞增宽；C. 高倍镜下在增厚的皮下脂肪间隔中可见梭形纤维细胞和一些多核巨细胞，注意很少残存的正常胶原；D. 另一个例子，肾源性系统性纤维化细胞在真皮内弥漫性分布；E. 高倍镜下可见多核成纤维细胞，注意和梭形纤维细胞（下半部分）和正常的胶原束区别（上半部分）

免疫组化染色显示纤维细胞 CD34 膜阳性，前胶原 I 胞质阳性[165,166]。这些细胞可以代表一类循环的纤维细胞，归巢到皮肤损伤处，在伤口愈合中起关键作用。一项研究显示肾脏系统性纤维化早期存在肌成纤维细胞[173]。

发病机制 体外和体内研究已明确肾源性系统性纤维化的病因。替代碘化物的造影剂为低稳定性的钆 – 螯合物，分解并释放钆离子，结果游离或复合性钆刺激细胞因子释放，反过来刺激外周血单核细胞，被激活的单核细胞刺激成纤维细胞，导致皮肤纤维化。用同步加速器 X 线荧光光谱检测并定量分析活检皮肤中的钆，支持钆的组织沉积与组织纤维化相关[174,175]。由于已经意识到这种疾病在增加，因此在严格的指导原则下用另一种钆化合物代替，肾源性系统性纤维化的发病正在下降[176]。

鉴别诊断 鉴别诊断包括其他纤维化和硬皮病样皮肤病。这些包括硬化性水肿、嗜酸性筋膜炎、硬皮病样移植物抗宿主病、硬皮病样迟发性皮肤卟啉病、硬斑病和脂肪硬化。这些病大部分可根据病史和实验室检查排除。

治疗原则 该病的病因已阐明，且因其罕见，虽有大量治疗的病例研究，但无对照试验。首要的治疗是预防，肾衰竭患者应避免使用钆，在不能避免的情况下，要给予足够的静脉补液。文献中的治疗方法包括体外光化学疗法，应用甲磺酸伊马替尼、UVA1，全身使用糖皮质激素，血浆置换术，给予环磷酰胺和外用皮质激素治疗。肾移植可致合适的患者明显改善。

硬化性萎缩性苔藓

临床概要 硬化性苔藓包括硬化性萎缩性苔藓、闭塞性干燥性龟头炎（男性龟头和包皮的硬化性苔藓）和女阴干枯症（女性大阴唇、小阴唇、会阴和肛周的硬化性苔藓）[177]。硬化性苔藓是一种病因不明的炎性疾病，从 6 个月到成年人晚期都可发病。男性和女性患者的生殖器部位最常见，也往往是唯一的发病部位。生殖器外与生殖器部位可同时发生，也可不同时发生。

硬化性苔藓的皮损是白色多边形丘疹融合形成斑块，斑块表面有粉刺样角质栓，与扩张的附属器开口一致，随时间推移，角质栓消失，仅见光滑、瓷白色斑块，孤立或泛发性皮损都可能出现水疱和出血。

男性患者，龟头和包皮发病常导致包茎，尽管文献中以不完全或未行包皮环切的报道为主[178]，包皮环切过的男性也有报道[179]。肿瘤与硬化性苔藓相关的报道不多，但因果相关性还不很清楚。

女性患者，累及阴唇、会阴和肛门区域在临床上被描述为 "8" 形或 "锁孔" 样[180]。一些儿童期发病的女孩多在月经初潮后缓解[181]。如果病变持续，可相继发生阴唇萎缩和阴道狭窄。与皮肤的硬化性萎缩性苔藓很少有瘙痒相反，外阴区常伴有严重瘙痒。

已讨论过硬化性苔藓发生恶变的潜在风险，但仍不明确。最近一项基于人群的研究发现硬化性苔藓发生鳞状细胞癌的风险略有增加。因为肿瘤发生于与硬化性苔藓相邻的部位，故推荐对硬化萎缩性苔藓的患者进行长期随访。

有趣的是，硬化性苔藓皮损可出现同形反应（外伤诱发），并与硬斑病共存[182,183]。泛发性硬斑病中，硬化性萎缩性苔藓可能会重叠，除真皮深部少细胞性致密胶原外，还同时有真皮浅层苍白的胶原纤维和毛囊角质栓。在移植物抗宿主反应病中也有生殖器外和生殖器硬化性苔藓的报道[184]。

组织病理 皮肤硬化性萎缩性苔藓最显著的组织学改变是：①角化过度伴毛囊角质栓；②棘层萎缩伴基底细胞液化变性；③真皮浅层明显水肿和胶原均质化变；④真皮中部炎症浸润。

角化过度很明显，角质层通常比萎缩的棘层厚，棘层可能少到只有数层扁平的细胞（图 10-16）。基底层细胞液化变性，皮突几乎完全消失，但少数区域可出现不规则向下增生，增生表皮基底细胞液化变性明显。

附属器角质栓常伴附属器结构的萎缩和消失，黏膜部位不出现角质栓。黏膜病变中特别是外阴处，1/3 的硬化性苔藓患者表皮萎缩相邻处出现鳞状增生，包括不同程度的细胞排列紊乱、增大、核深染等 "发育不良" 表现。

表皮下明显的淋巴水肿如图 10-16 所示。在这个区域内，胶原纤维肿胀均匀化，只有少量细胞核，伊红或其他的结缔组织染色不佳，血管和淋巴管扩张，可伴有出血。弹性纤维稀疏，陈旧性皮损的淋巴水肿区可无弹性纤维[185]。严重淋巴水肿时临床可表现为水疱，位于表皮下[186]。标本脱水过程中淋巴水肿区收缩，可形成假性水疱，位于表皮内。

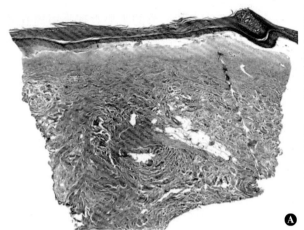
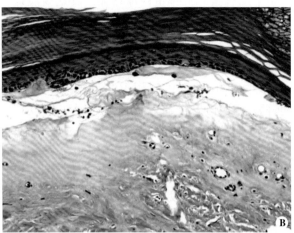

图 10-16　硬化性苔藓

A. 硬化性苔藓显示表皮下苍白区，"三带"或"三条纹"表现：致密角化过度性鳞屑和表皮萎缩（深粉红色 / 红色），苍白真皮（白色）和其下方密度不等的间质淋巴细胞浸润（蓝色）勾画出炎症的深度；B. 典型的皮损，显示增厚的角化过度性鳞屑，表皮萎缩和苍白的真皮浅层间质可见少量淋巴细胞和浆细胞；C. 萎缩表皮与苍白的真皮呈裂隙样分离

　　长时间的皮损，炎症位于真皮中部。病变越早，炎症浸润的位置越浅表。在非常早期的皮损和一些陈旧性皮损的边缘，炎症位于真皮最浅层，直接与基底层相连。不久，出现一条狭窄的水肿和均一化胶原变性带，推动炎症浸润向下迁移。在充分发展的病变中，炎症位于真皮中部，可以为片状，但常是带状，为淋巴细胞、浆细胞和组织细胞混合性浸润。在陈旧性皮损中浸润很少甚或消失，真皮中部甚至下部胶原也出现肿胀、均匀化和嗜酸性变，继而出现硬化（故为硬化性苔藓）。硬斑病和硬化性苔藓重叠的病例中则分别在各自病变的真皮位置出现其组织学变化（图 10-17）。

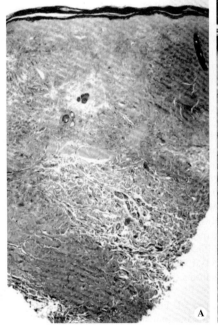
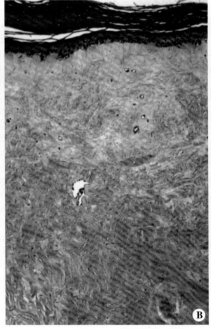
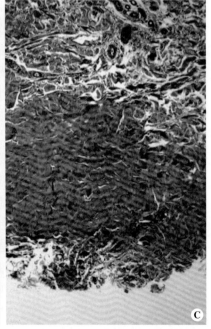

图 10-17　硬化性苔藓与硬斑病重叠

A. 低倍镜下真皮深部的硬斑和真皮浅层的硬化性苔藓；B. 真皮浅层苍白伴其被覆表皮突消失和角化过度；C. 真皮深部可见致密的少细胞性胶原束，附属器结构消失

发病机制　研究表明，硬化性苔藓基质代谢的速度增加或重新塑形的模式紊乱。研究表明真皮基质中黏合素和纤维蛋白原增加，其是新胶原沉积的一种支架蛋白。硬皮病和硬斑病中也有黏合素和纤维蛋白原的增加，提示可能是一种非特异性的改变[187]。

研究发现，乳头状瘤病毒与外阴和阴茎硬化性苔藓没有相关性。一项研究中用 PCR 发现26.5% 的外阴硬化性苔藓病例含有 Epstein-Barr 病毒，但因果关系不明确[188,189]。

表皮细胞间水肿，表皮出现退行性变，角质形成细胞中几乎完全没有黑素小体，免疫过氧化物酶染色和 Fontana-Masson 黑素细胞染色显示，黑素细胞缺失和黑素小体向角质形成细胞转运减少[190]。与硬斑病基底膜带连续性完好相反，硬化性苔藓在透明带和致密带中均可见内陷和缺损[190,191]。

鉴别诊断　非常早期的病变与扁平苔藓相似，基底层炎症浸润明显，但基底细胞与扁平苔藓不同，不是被扁平的鳞状细胞取代，而是明显的液化变性，某些区域开始出现表皮下水肿。

陈旧性硬化性萎缩性苔藓可出现硬斑病样改变，真皮中部或深部出现胶原增厚和嗜酸性明显，炎症浸润轻微。硬斑病中表皮虽然变薄，但是无基底细胞液化变性，也无毛囊角质栓，其真皮浅层弹性纤维完整不伴水肿。继发或与硬斑病同时发病的硬化性萎缩性苔藓除了表皮和表皮下变化外，在真皮深部和皮下脂肪也可见硬斑病的改变。同一皮损处明确诊断硬化性萎缩性苔藓和硬斑病共存需明确新生的胶原延及皮下脂肪和由染色淡的纯一化胶原组成[192]。

治疗原则　硬化性苔藓的主要治疗是局部外用皮质类固醇，主要是给予强效糖皮质激素长期外用。钙调神经磷酸酶抑制剂如他克莫司和吡美莫司可用于糖皮质激素抵抗的患者，或与糖皮质激素交替使用。然而，需注意的是在硬化性苔藓皮损使用这类药物时有发生鳞状细胞癌的风险，因此使用钙调神经磷酸酶抑制剂时应谨慎[193]。

成纤维细胞性风湿病

临床概要　这种罕见疾病的特点是进行性炎症性关节炎和手部皮肤纤维性结节同时存在。本病可发生于儿童，也可发生于成人，患者典型表现为突然发生的多发性关节炎和进行性进展的炎性多关节炎。皮肤结节的主要表现是甲周丘疹，与多中心网状组织细胞增多症相似。红斑或红色斑块、指端硬化和雷诺现象也可能是相关的表现。

组织病理　皮肤结节的特点是单核细胞浸润，成纤维细胞增生伴肌成纤维细胞分化[194,195]，真皮纤维化，胶原增厚，弹性纤维减少或消失。

发病机制　成纤维细胞性风湿病的发病机制尚不清楚，没有重要的实验室发现。

鉴别诊断　鉴别诊断包括类风湿结节和类风湿关节炎，组织学和血清学结果不同。

治疗原则　该病差异大，常不可避免地进行性发展，对免疫抑制治疗有效，特别是在早期阶段[196]。皮质类固醇和甲氨蝶呤是主要的治疗药物。早期治疗干预则预后较好。

（陈柳青　译，杨希川　校，陈明亮　审）

参考文献

1. Albrecht J, Berlin JA, Braverman IM, et al. Dermatology position paper on the revision of the 1982 ACR criteria for systemic lupus erythematosus. *Lupus* 2004;13:839–849.
2. Tan EM, Cohen AS, Fries JF, et al. The 1982 revised criteria for the classification of systemic lupus erythematosus. *Arthritis Rheum* 1982;25:1271.
3. Wechsler HL. Lupus erythematosus: a clinician's coign of vantage [editorial]. *Arch Dermatol* 1983;119:877.
4. Hahn BH. Management of systemic lupus erythematosus. In: Kelley WN, Harris ED Jr, Ruddy S, et al, eds. *Textbook of rheumatology*, 4th ed. Philadelphia, PA: WB Saunders, 1994:1043.
5. Ginzler EM, Schorn K. Outcome and prognosis in systemic lupus erythematosus. *Rheum Dis Clin North Am* 1988;14:67.
6. Zintzaras E, Voulgarelis M, Moutsopoulos HM. The risk of lymphoma development in autoimmune diseases: a meta-analysis. *Arch Intern Med* 2005;165:2337–2344.
7. David-Bajar KM, Bennion SD, DeSpain JD, et al. Clinical, histologic, and immunofluorescent distinctions between subacute cutaneous lupus erythematosus and discoid lupus erythematosus. *J Invest Dermatol* 1992;99:251.
8. Jerdan MS, Hood AF, Moore GW, et al. Histopathologic comparison of the subsets of lupus erythematosus. *Arch Dermatol* 1990;126:52.
9. Uitto J, Santa-Cruz DJ, Eisen AZ, et al. Verrucous lesions in patients with discoid lupus erythematosus. *Br J Dermatol* 1978;98:507.
10. de Berker D, Dissaneyeka M, Burge S. The sequelae of chronic cutaneous lupus erythematosus. *Lupus* 1992;1:181.
11. Patel P, Werth V. Cutaneous lupus erythematosus: a review.

Dermatol Clin 2002;20:373–385.

12. O'Loughlin S, Schroeter AL, Jordon RE. A study of lupus erythematosus with particular reference to generalized discoid lupus. *Br J Dermatol* 1978;99:1.

13. Millard LG, Rowell NR. Abnormal laboratory test results and their relationship to prognosis in discoid lupus erythematosus. *Arch Dermatol* 1979;115:1055.

14. Estes D, Christian CL. The natural history of systemic lupus erythematosus by prospective analysis. *Medicine (Baltimore)* 1971;50:85.

15. Vinciullo C. Hypertrophic lupus erythematosus: differentiation from squamous cell carcinoma. *Australas J Dermatol* 1986;27:76.

16. Ueki H, Wolff HH, Braun-Falco O. Cutaneous localization of human gamma globulins in lupus erythematosus. *Arch Dermatol Forsch* 1974;248:297.

17. Panet-Raymond G, Johnson WC. Lupus erythematosus and polymorphous light eruption. *Arch Dermatol* 1973;108:785.

18. Akasu R, Kahn HJ, From L. Lymphocyte markers on formalin-fixed tissue in Jessner's lymphocytic infiltrate and lupus erythematosus. *J Cutan Pathol* 1992;19:59.

19. Ko CJ, Srivastava B, Braverman I, et al. Hypertrophic lupus erythematosus: the diagnostic utility of CD123 staining. *J Cutan Pathol* 2011;38(11):889–892.

20. Ruiz H, Sanchez JL. Tumid lupus erythematosus. *Am J Dermatopathol* 1999;12:356.

21. Alexiades-Armenakas MR, Baldassano M, Bince BH, et al. Tumid lupus erythematosus: criteria for classification with immunohistochemical analysis. *Arthritis Rheum* 2003;49:494–500.

22. Kuhn A, Sonntag M, Ruzicka T, et al. Histopathologic findings in lupus erythematosus tumidus: review of 80 patients. *J Am Acad Dermatol* 2003;48(6):901–908.

23. Park HS, Choi JW, Kim BK, et al. Lupus erythematosus panniculitis: clinicopathological, immunophenotypic, and molecular studies. *Am J Dermatopathol* 2010;32(1):24–30.

24. Magro CM, Crowson AN, Kovatich AJ, et al. Lupus profundus, indeterminate lymphocytic lobular panniculitis and subcutaneous T-cell lymphoma: a spectrum of subcuticular T-cell lymphoid dyscrasia. *J Cutan Pathol* 2001;28:235.

25. Gilliam JN, Sontheimer RD. Distinctive cutaneous subsets in the spectrum of lupus erythematosus. *J Am Acad Dermatol* 1981;4:471–475.

26. Sontheimer RD. Subacute cutaneous lupus erythematosus: a decade's perspective. *Med Clin North Am* 1989;73:1073.

27. Font J, Cervera R. 1982 revised criteria for classification of systemic lupus erythematosus—ten years later. *Lupus* 1993;2:339–341.

28. Grönhagen CM, Fored CM, Linder M, et al. Subacute cutaneous lupus erythematosus and its association with drugs: a population-based matched case-control study of 234 patients in Sweden. *Br J Dermatol* 2012;167(2):296–305.

29. Funke AA, Kulp-Shorten CL, Callen JP. Subacute cutaneous lupus erythematosus exacerbated or induced by chemotherapy. *Arch Dermatol* 2010;146(10):1113–1116.

30. Peñate Y, Guillermo N, Rodríguez J, et al. Histopathologic characteristics of neonatal cutaneous lupus erythematosus: description of five cases and literature review. *J Cutan Pathol* 2009;36(6):660–667.

31. Lee LA. Neonatal lupus erythematosus. *J Invest Dermatol* 1993;100:9S.

32. Izmirly PM, Buyon JP, Saxena A. Neonatal lupus: advances in understanding pathogenesis and identifying treatments of cardiac disease. *Curr Opin Rheumatol* 2012;24(5):466–472.

33. Provost TT. Subsets in systemic lupus erythematosus. *J In-* vest *Dermatol* 1979;72:110.

34. Gilliam JN. Systemic lupus erythematosus and the skin. In: Lahita RG, ed. *Systemic lupus erythematosus*. New York, NY: Wiley, 1987:615.

35. Callen JP. Chronic cutaneous lupus erythematosus. *Arch Dermatol* 1982;118:412.

36. Mascart-Lemone F, Hauptmann G, Goetz J, et al. Genetic deficiency of C4 presenting with recurrent infections and a systemic lupus erythematosus-like disease. *Am J Med* 1983;75:295.

37. Tappeiner G, Hintner H, Scholz S, et al. Systemic lupus erythematosus in hereditary deficiency of the fourth component of complement. *J Am Acad Dermatol* 1982;7:66.

38. Zeitouni NC, Funaro D, Cloutier RA, et al. Redefining Rowell's syndrome. *Br J Dermatol* 2000;142(2):343–346.

39. Kitamura Y, Hatamochi A, Hamasaki Y, et al. Association between eosinophilic fasciitis and systemic lupus erythematosus. *J Dermatol* 2007;34(2):150–152.

40. Baffoni L, Frisoni M, Maccaferri M, et al. Systemic lupus erythematosus and eosinophilic fasciitis: an unusual association. *Clin Rheumatol* 1995;14(5):591–592.

41. Provost TT, Zone JJ, Synkowski D, et al. Unusual cutaneous manifestations of systemic lupus erythematosus, I: urticaria-like lesions—correlation with clinical and serologic abnormalities. *J Invest Dermatol* 1980;75:495.

42. Callen JP. Mucocutaneous changes in patients with lupus erythematosus: the relationship of these lesions to systemic disease. *Rheum Dis Clin North Am* 1988;14:79.

43. Camisa C. Vesiculobullous systemic lupus erythematosus: a report of four cases. *J Am Acad Dermatol* 1988;18:93.

44. Gammon WR, Briggaman RA. Bullous SLE: a phenotypically distinctive but immunologically heterogeneous bullous disorder. *J Invest Dermatol* 1993;100:28S.

45. Dooley MA, Aranow C, Ginzler EM. Review of ACR renal criteria in systemic lupus erythematosus. *Lupus* 2004;13:857–860.

46. Asherson RA, Baguley E, Pal C, et al. Antiphospholipid syndrome: five year follow up. *Ann Rheum Dis* 1991;50:805.

47. Bick RL, Baker WF Jr. The antiphospholipid and thrombosis syndromes. *Med Clin North Am* 1994;78:667.

48. Angotti C. Immunology of cutaneous lupus erythematosus. *Clin Dermatol* 2004;22:105–112.

49. Christensen SR, Shlomchik MJ. Regulation of lupus-related autoantibody production and clinical disease by Toll-like receptors. *Semin Immunol* 2007;19:11–23.

50. Craft J, Choi J, Kim ST. The pathogenesis of systemic lupus erythematosus, an update. *Curr Opin Immunol* 2012;24:651–657.

51. Gutierrez-Andrianzen OA, Koutouzov S, Mota RMS, et al. Diagnostic value of antinucleosome antibodies in the assessment of disease activity of systemic lupus erythematosus: a prospective study comparing antinucleosome with anti-dsDNA antibodies. *J Rheumatol* 2006;33:8.

52. Tuffanelli DL. Cutaneous immunopathology: recent observations. *J Invest Dermatol* 1975;65:143.

53. Provost TT, Andres G, Maddison PJ, et al. Lupus band test in untreated SLE patients. *J Invest Dermatol* 1980;74:407.

54. Gately LE, Nesbitt LT. Update on immunofluorescent testing in bullous diseases and lupus erythematosus. *Dermatol Clin* 1994;1:133.

55. Jaworsky C, Murphy GF. Special techniques in dermatology. *Arch Dermatol* 1989;125:963.

56. De Souza A, Ali-Shaw T, Strober BE, et al. Successful treatment of subacute lupus erythematosus with ustekinumab. *Arch Dermatol* 2011;147(8):896–898.

57. Jessner M, Kanof NB. Lymphocytic infiltration of the skin.

Arch Dermatol Syphiligr 1953;68:447.

58. Toonstra J, Wildschut A, Boer J, et al. Jessner's lymphocytic infiltration of the skin. *Arch Dermatol* 1989;125:1525.

59. Higgins CR, Wakeel RA, Cerio R. Childhood Jessner's lymphocytic infiltrate of the skin. *Br J Dermatol* 1994;131:99.

60. Tomasini D, Mentzel T, Hantschke M, et al. Plasmacytoid dendritic cells: an overview of their presence and distribution in different inflammatory skin diseases, with special emphasis on Jessner's lymphocytic infiltrate of the skin and cutaneous lupus erythematosus. *J Cutan Pathol* 2010;37(11): 1132–1139.

61. Rémy-Leroux V, Léonard F, Lambert D, et al. Comparison of histopathologic-clinical characteristics of Jessner's lymphocytic infiltration of the skin and lupus erythematosus tumidus: multicenter study of 46 cases. *J Am Acad Dermatol* 2008;58(2):217–223.

62. Konttinen YT, Bergroth V, Johansson E, et al. A long-term clinicopathologic survey of patients with Jessner's lymphocytic infiltration of the skin. *J Invest Dermatol* 1987;89:205.

63. Schepis C, Lentini M, Siragusa M, et al. ACE-inhibitor-induced drug eruption resembling lymphocytic infiltration of Jessner-Kanof and lupus erythematosus tumidus. *Dermatology* 2004;208:354–355.

64. Nolden S, Casper C, Kuhn A, et al. Jessner-Kanof lymphocytic infiltration of the skin associated with glatiramer acetate. *Mult Scler* 2005;11(2):245–248.

65. Dippel E, Poenitz N, Klemke CD, et al. Familial lymphocytic infiltration of the skin: histochemical and molecular analysis in three brothers. *Dermatology* 2002;204:12–16.

66. Willemze R, Dijkstra A, Meijer CJ. Lymphocytic infiltrate of the skin (Jessner): a T cell lymphoproliferative disease. *Br J Dermatol* 1984;110:523–529.

67. Dietrich A, Ollert MW, Eckert F, et al. Palpable migratory arciform erythema. *Arch Dermatol* 1997;133:763–766.

68. Sharp GC, Irvin WS, Tan EM, et al. Mixed connective tissue disease: an apparently distinct rheumatic disease syndrome associated with a specific antibody to an extractable nuclear antigen (ENA). *Am J Med* 1972;52:148.

69. Ueda N, Mimura K, Meada H, et al. Mixed connective tissue disease with fatal pulmonary hypertension and a review of the literature. *Virchows Arch A Pathol Anat Histopathol* 1984;404:335.

70. Burrows NP, Bhogal BS, Russel Jones R, et al. Clinicopathological significance of cutaneous epidermal nuclear staining by direct immunofluorescence. *J Cutan Pathol* 1993;20:159.

71. Ulmer A, Kötter I, Pfaff A, et al. Efficacy of pulsed intravenous immunoglobulin therapy in mixed connective tissue disease. *J Am Acad Dermatol* 2002;46(1):123–127.

72. Callen JP, Tuffanelli DL, Provost TT. Collagen vascular disease: an update. *J Am Acad Dermatol* 1994;28:477.

73. Bohan A, Peter JB. Polymyositis and dermatomyositis. *N Engl J Med* 1975;292:344–347, 403–407.

74. Morganroth PA, Kreider ME, Okawa J, et al. Interstitial lung disease in classic and skin-predominant dermatomyositis: a retrospective study with screening recommendations. *Arch Dermatol* 2010;146(7):729–738.

75. Huemer C, Kitson H, Malleson PN, et al. Lipodystrophy in patients with juvenile dermatomyositis—evaluation of clinical and metabolic abnormalities. *J Rheumatol* 2001;28:610–615.

76. Requena L, Grilli R, Soriano L, et al. Dermatomyositis with a pityriasis rubra pilaris–like eruption: a little-known distinctive cutaneous manifestation of dermatomyositis. *Br J Dermatol* 1997;136:768–771.

77. Kaufmann R, Greiner D, Schmidt P, et al. Dermatomyositis presenting as plaque-like mucinosis. *Br J Dermatol* 1998;138:889–892.

78. Launay D, Hatron PY, Delaporte E, et al. Scleromyxedema (lichen myxedematosus) associated with dermatomyositis. *Br J Dermatol* 2001;144:359–362.

79. Kimyai-Asadi A, Tausk FA, Nousari HC. A patient with dermatomyositis and linear streaks on the back: centripetal flagellate erythema (CFE) associated with dermatomyositis. *Arch Dermatol* 2000;136(5):667–670.

80. Bonnetblanc JM, Bernard P, Fayol J. Dermatomyositis and malignancy. *Dermatologica* 1990;180:212–216.

81. Chow WH, Gridley G, Mellemkjaer L, et al. Cancer risk following polymyositis and dermatomyositis: a nationwide cohort study in Denmark. *Cancer Causes Control* 1995;6:9–13.

82. Hill CL, Zhang Y, Sigurgeirsson B, et al. Frequency of specific cancer types in dermatomyositis and polymyositis: a population-based study. *Lancet* 2001;357:96–100.

83. Peng J-C, Sheem T-S, Hsu M-M. Nasopharyngeal carcinoma with dermatomyositis: analysis of 12 cases. *Arch Otolaryngol Head Neck Surg* 1995;121:1298–1301.

84. Janis JF, Winkelmann RK. Histopathology of the skin in dermatomyositis. *Arch Dermatol* 1968;97:640.

85. Hanno R, Callen JP. Histopathology of Gottron's papules. *J Cutan Pathol* 1985;12:389.

86. DeGirolami UU, Smith TW. Teaching monograph: pathology of skeletal muscle diseases. *Am J Pathol* 1982;107:231.

87. Kissel JT, Mendell JR, Rammohan KW. Microvascular deposition of complement membrane attack complex in dermatomyositis. *N Engl J Med* 1986;314:329.

88. Wainger CK, Lever WF. Dermatomyositis: a report of three cases with postmortem observations. *Arch Dermatol Syph* 1949;59:196.

89. Targoff IN, Trieu EP, Sontheimer RD. Autoantibodies to 155 kd and Se antigens in patients with clinically-amyopathic dermatomyositis. *Arthritis Rheum* 2000;43:S194A.

90. Sato S, Kuwana M, Fujita T, et al. Anti-CADM-140/MDA5 autoantibody titer correlates with disease activity and predicts disease outcome in patients with dermatomyositis and rapidly progressive interstitial lung disease. *Mod Rheumatol* 2013;23(3):496–502.

91. Kuwano Y, Asahina A, Watanabe R, et al. Heliotrope-like eruption mimicking dermatomyositis in a patient treated with imatinib mesylate for chronic myeloid leukemia. *Int J Dermatol* 2006;45(10):1249–1251.

92. Magro CM, Segal JP, Crowson AN, et al. The phenotypic profile of dermatomyositis and lupus erythematosus: a comparative analysis. *J Cutan Pathol* 2010;37:659–671.

93. Harrist TJ, Mihm MC Jr. Cutaneous immunopathology: the diagnostic use of direct and indirect immunofluorescence techniques in dermatologic diseases [review]. *Hum Pathol* 1979;10:625.

94. Bohan A, Peter JB, Bowman RL, et al. A computer-assisted analysis of 153 patients with polymyositis and dermatomyositis. *Medicine (Baltimore)* 1977;56:255.

95. Braun-Falco O, Marghescu S. Kongenitales teleangiektatisches erythem (Bloom-syndrom) mit diabetes insipidus. *Hautarzt* 1966;17:155.

96. Lindae ML, Abel EA, Hoppe RT, et al. Poikilodermatous mycosis fungoides and large-plaque parapsoriasis exhibit similar abnormalities of T-cell antigen expression. *Arch Dermatol* 1988;124:366.

97. Samman PD. The natural history of parapsoriasis en plaques (chronic superficial dermatitis) and prereticulotic poikiloderma. *Br J Dermatol* 1972;87:405.

98. Steigleder GK. Die poikilodermien-genodermien und genodermatosen? *Arch Dermatol Syph (Berlin)* 1952;194:461.

99. Lindae JL, Connolly SM, Winkelmann RK. Disabling pansclerotic morphea of children. *Arch Dermatol* 1980;116:169.

100. Ikai K, Tagami H, Imamura S, et al. Morphea-like cutaneous changes in a patient with systemic scleroderma. *Dermatologica* 1979;158:438.

101. Fett N. Scleroderma: nomenclature, etiology, pathogenesis, prognosis, and treatments: facts and controversies. *Clin Dermatol* 2013;31(4):432–437.

102. Falanga V, Medsger TA Jr, Reichlin M, et al. Linear scleroderma: clinical spectrum, prognosis, and laboratory abnormalities. *Ann Intern Med* 1986;104:849.

103. Dilley JJ, Perry HO. Bilateral linear scleroderma en coup de sabre. *Arch Dermatol* 1968;97:688.

104. Zulian F, Athreya BH, Laxer R, et al. Juvenile localized scleroderma: clinical and epidemiological features in 750 children—an international study. *Rheumatology (Oxford)* 2005;45:614–620.

105. Tollefson MM, Witman PM. En coup de saber morphea and Parry-Romberg syndrome: a retrospective review of 54 patients. *J Am Acad Dermatol* 2007;56:257–263.

106. Sommer A, Gambichler T, Bacharach-Buhles M, et al. Clinical and serological characteristics of progressive facial hemiatrophy: a case series of 12 patients. *J Am Acad Dermatol* 2006;54:227–233.

107. Su WPD, Greene SL. Bullous morphea profunda. *Am J Dermatopathol* 1986;8:144.

108. Synkowski DR, Lobitz WC Jr, Provost TT. Bullous scleroderma. *Arch Dermatol* 1981;117:135–137.

109. McNiff JM, Glusac EJ, Lazova RZ, et al. Morphea limited to the superficial reticular dermis: an under recognized histologic phenomenon. *Am J Dermatopathol* 1999;21:315.

110. Taylor RM. Sclerosing disorders. In: Farmer ER, Hood AF, eds. *Pathology of the skin.* Norwalk, CT: Appleton and Lange, 1990:275.

111. O'Leary PA, Montgomery H, Ragsdale WE. Dermatohistopathology of various types of scleroderma [review]. *Arch Dermatol* 1957;75:78.

112. Walters R, Pulitzer M, Kamino H. Elastic fiber patterns in scleroderma/morphea. *J Cutan Pathol* 2009;36(9):952–957.

113. Hickman JW, Sheils WS. Progressive facial hemiatrophy. *Arch Intern Med* 1964;113:716.

114. Buechner SA, Winkelmann RK, Lautenschlager S, et al. Localized scleroderma associated with Borrelia burgdorferi infection: clinical, histologic, and immunohistochemical observations. *J Am Acad Dermatol* 1993;29:190.

115. Zollinger T, Mertz KD, Schmid M, et al>. *Borellia* in granuloma annulare, morphea and lichen sclerosus: aPCR-based study and review of the literature. *J Cutan Pathol* 2010;37:571–577.

116. Maricq HR. Capillary abnormalities, Raynaud's phenomenon, and systemic sclerosis in patients with localized scleroderma. *Arch Dermatol* 1992;128:630.

117. Medsger TA, Masi AT, Rodnan GP, et al. Survival with systemic sclerosis (scleroderma). *Ann Intern Med* 1971;75:369.

118. Torres JE, Sanchez JL. Histopathologic differentiation between localized and systemic scleroderma. *Am J Dermatopathol* 1998;20(3):242–245.

119. Fleischmajer R, Nedwich A. Generalized morphea, I: histology of the dermis and subcutaneous tissue. *Arch Dermatol* 1972;106:509.

120. Abu-Shakra M, Guillemin F, Lee P. Cancer in systemic sclerosis. *Arthritis Rheum* 1993;36:460.

121. Tuffanelli DL. Systemic scleroderma. *Med Clin North Am* 1989;73:1167.

122. Jablonska S, Blaszczyk M, Chorzelski TP, et al. Clinical relevance of immunologic findings in scleroderma. *Clin Dermatol* 1993;10:407.

123. Whitfield ML, Finlay DR, Murray JI, et al. Systemic and cell type-specific gene expression patterns in scleroderma skin. *Proc Natl Acad Sci U S A* 2003;100(21):12319–12324.

124. Prescott RJ, Freemont AJ, Jones CJ, et al. Sequential dermal microvascular and perivascular changes in the development of scleroderma. *J Pathol* 1992;166:255.

125. Haustein UF, Herrmann K, Böhme HJ. Pathogenesis of progressive systemic sclerosis [review]. *Int J Dermatol* 1986;25:286.

126. Helmbold P, Fiedler E, Fischer M, et al. Hyperplasia of dermal microvascular pericytes in scleroderma. *J Cutan Pathol* 2004;31(6):431–440.

127. Toth A, Alpert LI. Progressive systemic sclerosis terminating as periarteritis nodosa. *Arch Pathol* 1971;92:31.

128. Postlewaithe AE. Connective tissue metabolism including cytokines in scleroderma. *Curr Opin Rheumatol* 1993;5:766.

129. Rudnicka L, Varga J, Christiano AM, et al. Elevated expression of type VII collagen in the skin of patients with systemic sclerosis: regulation by transforming growth factor-beta. *J Clin Invest* 1994;93:1709.

130. Varga J, Rudnicka L, Uitto J. Connective tissue alterations in systemic sclerosis [review]. *Clin Dermatol* 1994;12:387.

131. Sappino AP, Masouyé I, Saurat JH, et al. Smooth muscle differentiation in scleroderma fibroblastic cells. *Am J Pathol* 1990;137:585.

132. Aiba S, Tabata N, Ohtani H, et al. CD34+ spindle-shaped cells selectively disappear from the skin lesion of scleroderma. *Arch Dermatol* 1994;130:593.

133. Aeschlimann A, Meyer O, Bourgeois P, et al. Anti-Scl-70 antibodies detected by immunoblotting in progressive systemic sclerosis: specificity and clinical correlations. *Ann Rheum Dis* 1989;48:992–997.

134. El-Azhary RA, Aponte CC, Nelson AM, et al. Antihistone antibodies in linear scleroderma variants. *Int J Dermatol* 2006;45:1296–1299.

135. Prystowsky SD, Gilliam JN, Tuffanelli D. Epidermal nucleolar IgG deposition in clinically normal skin. *Arch Dermatol* 1971;114:536.

136. Lapenas D, Rodnan GP, Cavallo T. Immunopathology of the renal vascular lesion of progressive systemic sclerosis (scleroderma). *Am J Pathol* 1978;91:243.

137. Sahn EE, Garen PD, Silver RM, et al. Scleroderma following augmentation mammoplasty. *Arch Dermatol* 1990;126:1198.

138. Joly P, Lampert A, Thomine E, et al. Development of pseudobullous morphea and scleroderma-like illness during therapy with L-5 hydroxytryptophan and carbidopa. *J Am Acad Dermatol* 1991;25:332.

139. Toxic Epidemic Syndrome Study Group. Toxic epidemic syndrome: Spain, 1981. *Lancet* 1982;2:697.

140. Oursler JR, Farmer ER, Roubenoff R, et al. Cutaneous manifestations of the eosinophilia-myalgia syndrome. *Br J Dermatol* 1992;127:138.

141. Magro CM, Iwenofu H, Nuovo GJ. Paraneoplastic scleroderma-like tissue reactions in the setting of underlying plasma cell dyscrasia: a report of 10 cases. *Am J Dermatopathol* 2013;35:561–568.

142. Reddi DM, Cardona DM, Burchette JL, et al. Scleroderma and IgG$_4$ related disease. *Am J Dermatopathol* 2013;35:458–462.

143. Kreuter A. Localized scleroderma. *Dermatol Ther* 2012;25(2):

135–147.

144. Quiroga ML, Woscoff A. L'atrophodermie idiopathique progressive (Pasini-Pierini) et la sclérodermie atypique lilacée non indurée (Gougerot). *Ann Dermatol Syphiligr* 1961;88:507.

145. Murphy PK, Mymes SR, Fenske NA. Concomitant unilateral idiopathic atrophoderma of Pasini and Pierini (IAPP) and morphea: observations supporting IAPP as a variant of morphea. *Int J Dermatol* 1990;29:281–283.

146. Kencka D, Blaszczyk M, Jablonska S. Atrophoderma Pasini-Pierini is a primary atrophic abortive morphea. *Dermatology* 1995;190:203.

147. Buechner SA, Rufli T. Atrophoderma of Pasini and Pierini: clinical and histopathologic findings and antibodies to Borrelia burgdorferi in thirty-four patients. *J Am Acad Dermatol* 1994;30:441.

148. Lee Y, Oh Y, Ahn SY, et al. A case of Atrophoderma of Pasini and Pierini associated with Borrelia burgdorferi infection successfully treated with oral doxycycline. *Ann Dermatol* 2011;23(3):352–356.

149. Shulman L. Diffuse fasciitis with hypergammaglobulinemia and eosinophilia: a new syndrome? [abstract]. *J Rheumatol* 1974;1:46.

150. Jacob SE, Lodha R, Cohen JJ, et al. Paraneoplastic eosinophilic fasciitis: a case report. *Rheumatol Int* 2003;23:262–264.

151. Antic M, Lautenschlager S, Itin PH. Eosinophiic fasciitis 30 years after—what do we really know? *Dermatology* 2006;213:93–101.

152. Freundlich B, Werth VP, Rook AH, et al. L-Tryptophan ingestion associated with eosinophilic fasciitis but not progressive systemic sclerosis. *Ann Int Med* 1990;112:758.

153. Moulin C, Cavailhes A, Balme B, et al. Eosinophilic fasciitis (Shulman disease): morphoea-like plaques revealing an eosinophilic (Shulman) fasciitis. *Clin Exp Dermatol* 2009;34(8):e851–e853.

154. Lebeaux D, Sene D. Eosinophilic fasciitis (Shulman disease). *Best Pract Res Clin Rheumatol* 2012;26(4):449–458.

155. Barriere H, Stalder JF, Berger M, et al. Syndrome de Shulman. *Ann Dermatol Venereol (Stockholm)* 1980;107:643.

156. Tamura T, Saito Y, Ishikawa H. Diffuse fasciitis with eosinophilia. *Acta Dermato Venereol (Stockholm)* 1979;59:325.

157. Weinstein D, Schwartz RA. Eosinophilic fasciitis. *Arch Dermatol* 1978;114:1047.

158. Lupton GP, Goette DK. Localized eosinophilic fasciitis. *Arch Dermatol* 1979;115:85.

159. Valentini F, Rossiello R, Fualdieri L, et al. Morphea developing in patients previously affected with eosinophilic fasciitis: report of two cases. *Rheumatol Int* 1988;8:235–237.

160. Jablonska S, Hamm G, Kencka D, et al. Fasciitis eosinophilica, Übergang in eine eigenartige sklerodermie (sklerodermie-fasciitis). *Z Hautkr* 1984;59:711.

161. Su WPD, Person JR. Morphea profunda. *Am J Dermatopathol* 1981;3:251.

162. Helfman T, Falanga V. Eosinophilic fasciitis. *Clin Dermatol* 1994;12:449.

163. LeBoit PE. What nephrogenic fibrosing dermopathy might be. *Arch Dermatol* 2003;139:928–930.

164. Cowper SE. Nephrogenic systemic fibrosis: the nosological and conceptual evolution of nephrogenic fibrosing dermopathy. *Am J Kidney Dis* 2005;46:763–765.

165. Cowper SE, Su L, Robin H, et al. Nephrogenic fibrosing dermopathy. *Am J Dermatopathol* 2001;23:383–393.

166. Cowper SE, Bucala R. Nephrogenic fibrosing dermopathy: suspect identified, motive unclear. *Am J Dermatopathol* 2003;25:358.

167. DeHoratius DM, Cowper SE. Nephrogenic systemic fibrosis: an emerging threat among renal patients. *Semin Dial* 2006;19:191–194.

168. Mackay-Wiggan JM, Cohen DJ, Hardy MA, et al. Nephrogenic fibrosing dermopathy (scleromyxedema-like illness of renal disease). *J Am Acad Dermatol* 2003;48:55–60.

169. Cowper SE. Nephrogenic fibrosing dermopathy: the first six years. *Curr Opin Rheumatol* 2003;15:785–790.

170. Cowper SE, Boyer PJ. Nephrogenic systemic fibrosis: an update. *Curr Rheumatol Rep* 2006;8:151–157.

171. Ortonne N, Lipsker D, Chantrel F, et al. Presence of CD45RO+ CD34+ cells with collagen synthesis activity in nephrogenic fibrosing dermopathy: a new pathogenic hypothesis. *Br J Dermatol* 2004;150:1050–1052.

172. Gibson SE, Farver CF, Prayson RA. Multiorgan involvement in nephrogenic fibrosing dermopathy: an autopsy case and review of the literature. *Arch Pathol Lab Med* 2006;130:209–212.

173. Swartz RD, Crofford LJ, Phan SH, et al. Nephrogenic fibrosing dermopathy: a novel cutaneous fibrosing disorder in patients with renal failure. *Am J Med* 2003;114:563–572.

174. Chopra T, Kandukurti K, Shah S, et al. Understanding nephrogenic systemic fibrosis. *Int J Nephrol* 2012;2012:912189.

175. High WA, Ranville JF, Brown M, et al. Gadolinium deposition in nephrogenic systemic fibrosis: an examination of tissue using synchrotron x-ray fluorescence spectroscopy. *J Am Acad Dermatol* 2010;62(1):38–44.

176. Igreja AC, Mesquita KC, Cowper SE, et al. Nephrogenic systemic fibrosis: concepts and perspectives. *An Bras Dermatol* 2012;87(4):597–607.

177. Meffert JJ, Davis BM, Grimwood RE. Lichen sclerosus. *J Am Acad Dermatol* 1995;32:393.

178. Ledwig PA, Weigand DA. Late circumcision and lichen sclerosus et atrophicus of the penis. *J Am Acad Dermatol* 1989;20:211.

179. Loening-Baucke V. Lichen sclerosus et atrophicus in children. *Am J Dis Child* 1991;145:1058.

180. Clark JA, Muller SA. Lichen sclerosus et atrophicus in children. *Arch Dermatol* 1967;95:476.

181. Helm KF, Gibson LE, Muller SA. Lichen sclerosus et atrophicus in children and young adults. *Pediatr Dermatol* 1991;8:97.

182. Pock L. Koebner phenomenon in lichen sclerosus et atrophicus [letter]. *Dermatologica* 1990;181:76.

183. Shono S, Imura M, Osaku A, et al. Lichen sclerosus et atrophicus, morphea and coexistence of both diseases: histologic studies using lectins. *Arch Dermatol* 1991;127:1352.

184. Schaffer JV, McNiff JM, Seropian S, et al. Lichen sclerosus and eosinophilic fasciitis as manifestations of chronic graft-versus-host disease: expanding the sclerodermoid spectrum. *J Am Acad Dermatol* 2005;53:591–601.

185. Steigleder GK, Raab WP. Lichen sclerosus et atrophicus. *Arch Dermatol* 1961;84:219.

186. Gottschalk HR, Cooper ZK. Lichen sclerosus et atrophicus with bullous lesions and extensive involvement. *Arch Dermatol* 1947;55:433.

187. Farrell AM, Dean D, Charnock FM, et al. Alterations in distribution of tenascin, fibronectin and fibrinogen in vulval lichen sclerosus. *Clin Lab Invest* 2000;201:223–229.

188. Aide S, Lattario FR, Almeida G, et al. Epstein-Barr virus

and human papilloma virus infection in vulvar lichen sclerosus. *J Low Genit Tract Dis* 2010;14(4):319–322.

189. D'Hauwers KW, Depuydt CE, Bogers JJ, et al. Human papillomavirus, lichen sclerosus and penile cancer: a study in Belgium. *Vaccine* 2012;30(46):6573–6577.

190. Carlson JA, Grabowski R, Mu XC, et al. Possible mechanisms of hypopigmentation in lichen sclerosus. *Am J Dermatopathol* 2002;24:97–107.

191. Kowalewski C, Kozlowska A, Gorska M, et al. Alterations of basement membrane zone and cutaneous microvasculature in morphea and extragenital lichen sclerosus. *Am J Dermatopathol* 2005;27:489–496.

192. Uitto J, Santa Cruz DJ, Bauer EA, et al. Morphea and lichen sclerosus et atrophicus: clinical and histopathologic studies in patients with combined features. *J Am Acad Dermatol* 1980;3:271.

193. Yesudian PD. The role of calcineurin inhibitors in the management of lichen sclerosus. *Am J Clin Dermatol* 2009;10(5):313–318.

194. Lee JM, Sundel RP, Liang MG. Fibroblastic rheumatism: case report and review of the literature. *Pediatr Dermatol* 2002;19:532–535.

195. du Toit R, Schneider JW, Whitelaw DA. Fibroblastic rheumatism. *J Clin Rheumatol* 2006;12:201–203.

196. Jurado SA, Alvin GK, Selim MA, et al. Fibroblastic rheumatism: a report of 4 cases with potential therapeutic implications. *J Am Acad Dermatol* 2012;66(6):959–965.

第 11 章

药物的皮肤毒性

Matthew P. Hughes, Donna M. Pellowski, and Kim M. Hiatt

引言

药物反应最常见于皮肤[1]。据报道 2% ~ 3% 的住院患者罹患药疹，重症监护室的患者罹患药疹的比例高达 12%[2,3]。麻疹样和荨麻疹样药疹为其最常见的类型。几乎任何药物或治疗试剂都可能诱发药疹，不过最常见的还是抗生素和抗癫痫药[3,4]。幸运的是，重症药疹［Stevens-Johnson 综合征（Stevens-Johnson syndrome，SJS）］、中毒性表皮坏死松解症（toxic epidermal necrolysis，TEN）、剥脱性皮炎和伴有嗜酸性粒细胞增多及系统症状的药物反应（drug reaction with eosinophilia and systemic symptoms，DRESS）的发生率较低。虽然其发生率从 DRESS 的 1/10 000 到 TEN 的 1/1 000 000 不等，但这些重症药疹通常由同类药物诱发[1,3]。女性、老年人、免疫系统异常患者，尤其是系统性红斑狼疮患者和艾滋病患者更容易发生药物不良反应[4-6]。

免疫和非免疫机制参与药疹的发生。非免疫机制包括药物的药代动力学，如吸收、血浆蛋白结合、分布、代谢、清除和氧化应激[7]。遗传因素影响代谢途径，特别是氧化、水解和乙酰化，这些因素被认为是磺胺类药物和抗惊厥药物皮肤毒性的发病机制[8]。药物诱发疾病的免疫机制理论：①针对细胞表面蛋白变化产生的细胞介导反应，引起淋巴细胞应答；②药物诱发的免疫改变所致的复杂相互作用，导致病毒复制和宿主对病毒的强烈应答；③淋巴细胞自身的直接细胞毒效应。斑丘疹型发疹型药疹表现为 T_H1 型细胞因子模式[9]。药物被吸收后与内源性肽相结合并对其进行修饰后的分子模拟可能参与其发病[10]。此外，药物能够通过免疫球蛋白 E（immunoglobulin E，IgE）介导或免疫复合物介导途径激活过敏反应。药物 - 蛋白质复合物与致敏肥大细胞或嗜碱性粒细胞表面的 IgE 分子交联，释放化学介质引起系统反应，包括荨麻疹、血管性水肿、过敏症和过敏症样反应。免疫复合物机制依赖于药物抗原在血清中的持续存在，直至引发抗体应答。最终，细胞结合的药物半抗原与 IgG 抗体形成复合物，诱发抗体介导的免疫应答，结合并活化补体引起细胞溶解，这也是某些药物相关的血小板减少性紫癜的发病机制[8]。新的药物剂型，尤其是脂质体和透皮药物递送系统，以及众多化疗药物和免疫调节剂的上市，因其在靶组织（如皮肤）聚集的特性，导致药疹数量增加[11-13]。几种药物相关的皮疹会在本书其他部分详细描述，但在本章会简要提及。

药疹的治疗原则 对多数病例而言，治疗即停药。随着药物被代谢清除，药疹即可消退。对于重症药疹，如 SJS 或 DRESS，必须强化支持性护理。虽然缺乏随机试验的证据，但免疫调节治疗包括系统使用糖皮质激素、静脉注射丙种球蛋白（intravenous immunoglobulins，IVIG）、环孢素及血浆置换都已用于临床。过敏反应可能需要急性干预，包括支持治疗及糖皮质激素、肾上腺素的应用。药物诱发的特定疾病，如红斑狼疮、类天疱疮（bullous pemphigoid，BP）或线状 IgA 皮病，其治疗与这些疾病的"自发型"相似，同时需停用诱发药物。因药物沉积或噬黑素细胞引起的色素变化需要更长时间才能消退。此外，纤维化进程虽然在停用激发药物后会终止，但纤维化皮损可能永不会消退。

本章将基于组织学表现形式对药疹进行介绍，随后对具有典型临床表现的药疹进行详述。

组织病理学模式

某些药疹具有特定的组织病理学模式，这些模式能够支持诊断，还可能有助于明确诱发药物。

淋巴细胞性药疹

界面皮炎

界面皮炎的组织学特征（参见第 7 章）包括基底细胞空泡变性、基底层角质形成细胞变平、角质形成细胞坏死、真皮浅层有数量不等的淋巴细胞和组织细胞浸润，可有数量不等的炎细胞和噬黑素细胞外渗。

多形红斑

临床概要　多形红斑（erythema multiforme，EM）以同心颜色变化带即所谓的靶样损害或牛眼样丘疹和水肿性红斑为特征，皮损通常为突发、自限性、偶尔复发（图 11-1）。皮疹分布各异，但好发于手掌和足跖，常对称分布。虽然诱发多形红斑的药物种类与其他药疹一样越来越多，但是最常见的还是非甾体抗炎药（NSAID）、抗癫痫药、磺胺和其他抗生素[14]。此外，还包括其他一些药物如选择性 5- 羟色胺再摄取抑制剂、氟尿嘧啶和甲氧异腈[15-17]。EM 也常由单纯疱疹病毒、支原体和其他感染诱发，因此需要详细调查诱发因素。

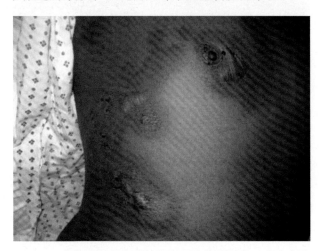

图 11-1　药物诱发的多形红斑表现为靶样损害，中央水肿呈紫色，周围红晕。本例由卡马西平诱发，界面变性严重也可导致水疱形成

组织病理　EM 时可见轻度苔藓样浸润和角化不良细胞，特征性地位于充分进展皮损处的表皮全层，角化不良可融合形成一个完全坏死的水疱顶（图 11-2）（参见第 9 章），也可出现淋巴细胞外渗。真皮血管周围可见轻度炎症浸润。虽然组织学常不能确定病因，但嗜酸性粒细胞和顶端汗管角质形成细胞坏死的出现可提示药物因素[18]。

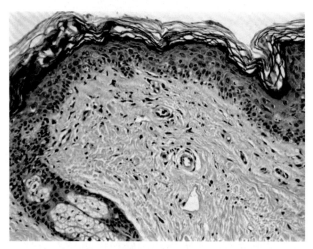

图 11-2　药物诱发的多形红斑：表皮全层可见坏死的角质形成细胞，真皮少量炎症细胞浸润，嗜酸性粒细胞提示药物因素

治疗原则　常予以短期中等剂量糖皮质激素治疗 EM，同时控制合并感染。

中毒性表皮坏死松解症和 Stevens-Johnson 综合征

临床概要　SJS 和 TEN 位于界面皮炎病谱的另一端，都属于重症药疹，表现为弥漫性触痛性红斑，呈鲜红斑或靶样损害，可部分变白；黏膜炎症常见，可为首发和最严重的临床表现。两种疾病的皮损均可进展成水疱，并可累及黏膜和结膜（图 11-3）。幸运的是这两种疾病的发病率均很低：SJS 为每年（1.2 ～ 6）/100 万人，TEN 为每年（0.4 ～ 1.2）/100 万人[19]。TEN 病例中 95% 与治疗药物相关，极少数与免疫和感染相关。而 SJS 病例中仅 50% 与药物相关，其余病例则由病毒和其他感染所诱发，尤其是儿童患者[19]。引起 SJS 和 TEN 的药物众多，最常见的为抗生素、非甾体抗炎药和抗惊厥药。在一项 379 例 SJS 或 TEN 患者的研究中，排在诱发药物首位的是别嘌醇[20]。以下药物诱发 SJS 或 TEN 的风险较高：磺胺、甲氧苄啶 - 磺胺甲噁唑、拉莫三嗪、舍曲林、泮托拉唑、曲马多、苯巴比妥、卡马西平、苯妥英钠、昔康、非甾体抗炎药、别嘌醇、多西环素、糖皮质激素、环氧化酶抑制剂、安非他酮缓释片、硝酸甘油贴剂、灰黄霉素、奈韦拉平和核苷逆转录酶抑制剂[3,15,20-24]。

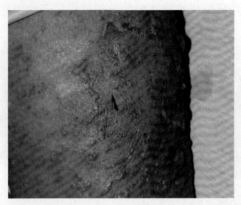

图 11-3 中毒性表皮坏死松解症：苯妥英钠诱发的弥漫性水疱和表皮剥脱（图片由 Cheryl Hull，MD. 惠赠）

发病机制 表皮损伤的确切机制尚不清楚。然而药物特异性 CD8+ 淋巴细胞颗粒酶介导细胞毒性可能在 TEN 的发病中发挥作用[25]。

组织病理 在界面皮炎病谱中，SJS 和 TEN 较其他疾病具有更为广泛的角质形成细胞坏死，但炎症反应轻微。表皮全层可见坏死的角质形成细胞，与 EM 相同，可融合形成一个完全坏死的水疱顶（图 11-4）。最终可形成表皮下大疱（参见第 9 章）。组织病理学通常不能确定病因，但真皮炎症浸润中如有嗜酸性粒细胞，顶端汗管如出现角质形成细胞坏死，则可提示为药物因素[18]。

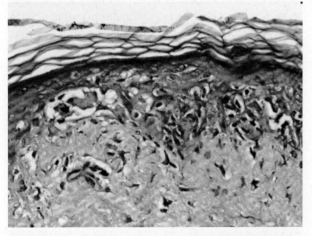

图 11-4 中毒性表皮坏死松解症：表皮广泛角化不良伴早期水疱形成。真皮浅层血管周围有轻度淋巴细胞浸润

治疗原则 SJS 和 TEN 的最佳治疗方法存在争议。所有患者需在重症监护室进行护理并由多学科治疗组制订具体治疗方案。所有可疑药物需停用，支持治疗十分重要。系统治疗药物包括 IVIG、环孢素或糖皮质激素，尽管尚无高质量的对照试验证实任何一种药物肯定有效或某种药物更有效。

苔藓样药疹

临床概要 临床表现类似于扁平苔藓，药物摄入后患者躯干四肢出现红色至紫色丘疹和斑块。常见诱发药物包括奎纳克林、奎宁和金制剂，也包括非甾体抗炎药、降压药（尤其是卡托普利）、青霉胺、氯喹、依那西普、伊马替尼、西地那非、特拉唑嗪、英夫利昔单抗和乙肝疫苗[26-32]。

组织病理 苔藓样药疹组织学类似于扁平苔藓（图 11-5）。与 EM 和 TEN 相比，苔藓样药疹炎症反应更显著，间质浸润更明显。苔藓样药疹与扁平苔藓鉴别困难。较多的嗜酸性粒细胞、角化不全和真皮中深层血管周围炎症浸润可见于苔藓样药疹，但扁平苔藓通常缺乏此类病理改变。

治疗原则 必须停用可疑药物。外用糖皮质激素可减轻皮损；皮疹泛发的重症病例可能需要系统治疗。

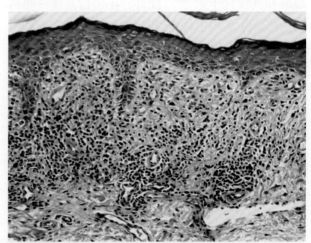

图 11-5 苔藓样药疹：基底细胞空泡变性，凋亡的角质形成细胞散在分布。真皮嗜酸性粒细胞浸润和色素失禁，在临床和组织学上类似于不典型的扁平苔藓

固定性药疹

临床概要 固定性药疹（fixed drug eruption，

FDE）表现为局限性红色斑片，每次应用致敏药物后持续在同一部位复发。随着每一次连续用药皮疹数量可增多。FDE 最常见类型为一个或数个轻度水肿性红色斑片，中央颜色较深，可形成大疱，愈后遗留色素斑。诱发 FDE 最常见的药物包括甲氧苄啶 – 磺胺甲噁唑、四环素、非甾体抗炎药、阿司匹林、酚酞、巴比妥类和苯基丁氮酮，但是其他药物也可诱发[33]。

组织病理 FDE 组织学改变类似于 EM 和 TEN。基底细胞液化变性常见，并导致色素失禁，特征性表现为真皮浅层出现噬黑素细胞；正如定义所描述的那样，FDE 常在同一部位复发，所以上述病理变化会更为显著（图 11-6）。坏死的角质形成细胞常见，散在分布于表皮层，其胞质嗜酸性，胞核固缩（常被称为 Civatte 小体、胶样小体或角化不良细胞），意味着细胞已发生凋亡。表皮真皮分离形成大疱。即便在表真皮未分离的区域，表皮广泛融合性坏死亦常见。单纯依靠皮肤活检常难以明确区分 FDE、EM 和 TEN。浸润的炎症细胞可全部为单个核细胞，有时也可为多形核细胞。

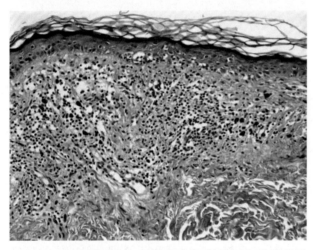

图 11-6 固定性药疹：组织切片示典型的淋巴细胞苔藓样浸润，明显的色素失禁伴散在的噬黑素细胞。此外，表皮见角化不良细胞，基底细胞空泡变性

发病机制 电镜下坏死的角质形成细胞内充满粗大均质化的角蛋白张力微丝，仅存稀少的细胞器和细胞核残骸。坏死最严重的角质形成细胞常位于基底层。色素失禁见于以下情况：①淋巴细胞迁移进入表皮层，引起角质形成细胞坏死；②巨噬细胞侵入表皮层，吞噬坏死的角质形成细胞及其内的黑素小体；③巨噬细胞返回真皮层并

消化所有的细胞残骸，仅残存黑素小体，因其难以被消化。表皮内的淋巴细胞主要为 CD8+T 细胞，而真皮层血管周围和间质内的淋巴细胞主要为 CD4+T 细胞，表型类似于效应记忆性 T 细胞[34]。此外，表皮内的 CD8+T 淋巴细胞具有角质形成细胞溶解活性，提示它们在 FDE 发病过程中发挥作用[35]。FDE 色素失禁的过程类似于色素失调症（参见第 6 章）。角质形成细胞间黏附分子 -1（CD54）的表达仅仅局限于 FDE 皮损区。药物局部诱导这种黏附分子的表达，或许可以解释临床上清晰的皮损边界[35-38]。

治疗原则 必须停用可疑药物。如果多种药物可疑，在皮损区行相关药物斑贴试验或许有益于找到真正的致病药物[39]。外用糖皮质激素可减轻皮损；皮疹泛发的重症病例可能需要系统用药。

药物性狼疮

临床概要 药物性狼疮主要有两种类型：药物诱导的系统性红斑狼疮（drug-induced systemic lupus erythematosus，DI-SLE）和药物诱导的亚急性皮肤型红斑狼疮（drug-induced subacute cutaneous lupus erythematosus，DI-SCLE）。DI-SLE 的特征性表现为关节痛、关节炎、肌痛、浆膜炎、发热、肝大、脾大、体重下降、心包炎和皮损。皮损包括颧部皮疹和暴光区红斑，可见于用药后数日至数年[40,41]。中枢神经系统损害和肾损害罕见，可诱发本病最常见的药物包括普鲁卡因、肼屈嗪、奎尼丁、氯丙嗪、异烟肼、甲基多巴、米诺环素、奎宁、青霉胺、丙硫氧嘧啶和 TNF-α 抑制剂[42-45]。抗组蛋白抗体阳性可成为诊断 DI-SLE 的线索。应用上述药物后出现系统性红斑狼疮样综合征的患者也有可能是其本身潜在的系统性红斑狼疮被激发。DI-SLE 皮损远较 DI-SCLE 少见。DI-SCLE 特点为环形红斑或银屑病样斑块，常见于躯干上部和伸侧，伴有抗 Ro/SSA 和抗 La/SSB 抗体阳性（图 11-7）。抗组蛋白抗体罕见。已知最易诱发 SCLE 的药物是降压药。虽然其中最常见的诱发药物是氢氯噻嗪，但钙通道阻滞药、利尿剂、β 受体阻滞剂和 ACE 抑制剂均可诱发 SCLE。以下药物或治疗也可诱发 SCLE：抗真菌药（如特比萘芬、灰黄霉素）、化疗药（如多西他赛）、免疫调节剂（如干扰素）、抗癫痫药、他汀类、生物制剂、质子

泵抑制剂、H$_2$ 受体阻滞剂（如雷尼替丁）、非甾体抗炎药、激素调节药、TNF-α 抑制剂和紫外线治疗（如 PUVA）。

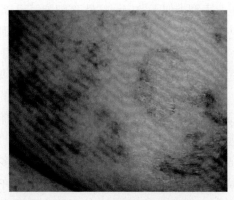

图 11-7　药物诱发的亚急性皮肤型红斑狼疮：该患者服用一种 ACE 抑制剂后出现环形红斑，边缘轻度脱屑

　　组织病理　皮损的组织病理改变同红斑狼疮（参见第 10 章）。

　　发病机制　与其他自身免疫相关性疾病一样，遗传易感性尤其是 HLA-DR4 在 DI-SLE 发病过程中发挥作用。抗核抗体通常阳性，为抗单链 DNA 或组蛋白抗体[49]。不同药物似乎与不同的组蛋白谱相关[42]。抗 dsDNA 抗体通常阴性。低补体血症罕见。外观正常的皮肤直接免疫荧光检查狼疮带试验通常阴性[50]。药物乙酰化的速率也与发病相关。肼屈嗪诱发红斑狼疮的发生率在快速乙酰化者中远远低于慢速乙酰化者。此外，有证据显示中性粒细胞产生的髓过氧物酶与能够生成过氧化物的细胞共同作用，能将可诱导狼疮的药物转化为细胞毒产物。这一过程的相关机制正在研究中[42]。DI-SCLE 的发病机制尚未阐明。

　　治疗原则　必须停用可疑药物。所有患者均需评估系统性红斑狼疮的症状和体征，部分患者可能是真正的药物诱发的狼疮，而其余患者可能为用药后潜在狼疮的"暴露"，需对其狼疮进行治疗。治疗包括防晒、外用糖皮质激素、抗疟药和系统应用免疫调节剂或免疫抑制剂。

非界面淋巴细胞性药疹

药物诱发的假性淋巴瘤

　　临床概要　以下药物均可诱发假性淋巴瘤综合征：抗惊厥药（如苯巴比妥、苯妥英钠、乙琥胺、拉莫三嗪、卡马西平、丙戊酸钠）、抗精神病药（氯丙嗪、异丙嗪）、吉西他滨、伊马替尼、金制剂、别嘌醇、阿米洛利、地尔硫䓬、氯丙咪嗪和环孢素，特征性表现为泛发性淋巴结肿大、肝脾大、发热、关节痛和嗜酸性粒细胞升高[51-53]。皮肤表现不一，从少量红斑或结节至泛发性斑疹、丘疹，甚至泛发剥脱性皮炎[53]。停用致病药物后所有患者皮损均可改善并最终消退[46-48]。

　　组织病理　斑块样皮损的组织病理常与蕈样肉芽肿难以区分（此综合征亦称假性蕈样肉芽肿），因为也可见真皮浸润细胞具有脑回样核，表皮内有 Pautrier 微脓肿（图 11-8）。结节性皮损（皮肤淋巴组织增生）的组织病理可能提示为非霍奇金型皮肤淋巴瘤，因为真皮和皮下组织可见大量异型淋巴细胞浸润。部分病例 T 细胞受体呈单克隆性[54]。

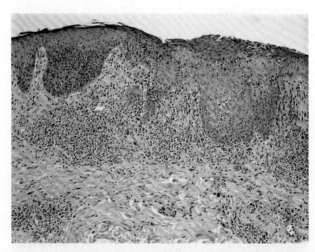

图 11-8　皮肤假性淋巴瘤：该例苯妥英钠诱发的假性淋巴瘤可见致密的炎性浸润，伴异型淋巴细胞外渗，无海绵水肿

　　治疗原则　停用可疑药物是必要的。治疗应针对残留的炎症，可能需外用或皮损内注射糖皮质激素，对于严重病例可系统用药。

中性粒细胞性药疹

　　药物可诱发中性粒细胞浸润性皮损，包括痤疮样皮损、中性粒细胞性 FDE、中性粒细胞性小汗腺炎、急性泛发性发疹性脓疱病、Sweet 综合征和疱疹样皮炎样发疹[45-49]。外源性粒细胞集落刺激因子（granulocyte colony-stimulating factor,

G-CSF）引起粒细胞增殖，从而形成中性粒细胞性皮炎。本章将描述人重组蛋白引发的皮损。

急性泛发性发疹性脓疱病

临床概要　急性泛发性发疹性脓疱病（acute generalized exanthematous pustulosis，AGEP）表现为广泛的非毛囊性无菌性脓疱，初发于面部（图11-9）或间擦部位，数小时后播散全身。常伴高热、白细胞计数升高，可被误诊为某种感染。针尖大小的脓疱可逐渐融合形成"脓湖"，可被误诊为大疱甚至大片表皮坏死。因为 AGEP 的炎症比 SJS/TEN 表浅，所以表皮脱落多位于表皮浅层，其下多不受累。尽管肠病毒感染和汞接触史被认为是本病的病因，但 β- 内酰胺（青霉素、氨苄西林类、头孢菌素类）和大环内酯类抗生素则与本病最密切相关。其他药物，如对乙酰氨基酚、喹诺酮类、羟氯喹、磺胺类、特比萘芬、地尔硫䓬、抗疟药、卡马西平、制霉菌素、甲硝唑、万古霉素和多西环素，也可引发本病。蜘蛛叮咬和应用某些造影剂和透析液后也有发生 AGEP 的报道[55]。

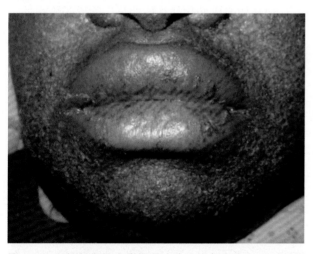

图 11-9　急性泛发性发疹性脓疱病：本例患者服用别嘌醇后出现的面部无菌性小脓疱

组织病理　AGEP 活检见角层下脓疱，真皮乳头水肿，血管周围有淋巴组织细胞浸润，散在至中度嗜酸性粒细胞和中性粒细胞浸润（图11-10，图11-11）。血管炎和（或）单个角质形成细胞坏死罕见。组织学上，AGEP 与脓疱型银屑病可能难以区分。

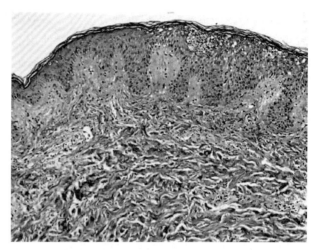

图 11-10　急性泛发性发疹性脓疱病：表皮轻度海绵水肿，角层下和棘细胞间中性粒细胞聚集

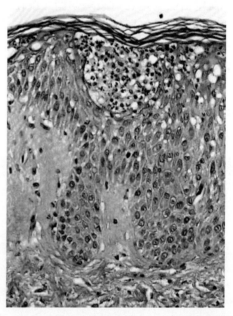

图 11-11　急性泛发性发疹性脓疱病：本例患者服用阿莫西林后出现弥漫性海绵水肿和真皮浅层血管周围的轻度炎细胞浸润

发病机制　体外研究显示药物特异性 CD4+ T 细胞介导了中性粒细胞趋化因子白细胞介素（Interleukin-8，IL-8）的释放[56]。AGEP 患者的 T 细胞分泌高水平的 IL-8/CXCL8，后者为强效中性粒细胞趋化因子。此外，这些 T 细胞产生大量粒细胞 – 巨噬细胞集落刺激因子（granulocyte-macrophage colony-stimulating factor，GMCSF）[52]。不同于药物诱发的斑疹和丘疹性皮损，AGEP 角质形成细胞表面的主要组织相容性复合物 II（major histocompatibility complex，MHC）的表达无上调。

治疗原则　停用可疑药物后患者病情通常改

善。外用糖皮质激素后皮损可部分缓解。多数患者可有表皮浅层广泛脱屑，可能需要大量使用润肤剂。如果停药后患者病情无改善，需考虑脓疱型银屑病。此病发病率更高，病程更为迁延。

Sweet 综合征

临床概要　药物诱发的急性发热性中性粒细胞皮病或 Sweet 综合征的临床表现与非药物诱发的 Sweet 综合征相同（参见第 8 章）。患者出现发热、外周血中性粒细胞升高和好发于面部与上肢的触痛性红色斑块。可诱发 Sweet 综合征最常见的药物包括全反式维 A 酸、G-CSF 和 GM-CSF。其他可疑药物包括呋塞米、口服避孕药、呋喃妥因、甲氧苄啶 - 磺胺甲氧异噁唑、克林霉素、塞来考昔和四环素[57-60]。手背中性粒细胞皮病（neutrophilic dermatosis of the dorsal hands，NDDH）是局限性 Sweet 综合征的特殊类型，表现为手背的脓疱和溃疡性斑块。部分患者皮损除手背外也分布于其他部位（图 11-12）[61]。

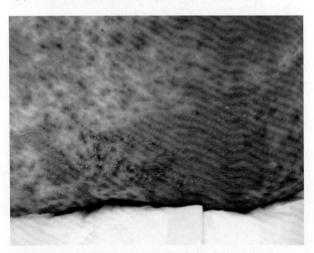

图 11-12　Sweet 综合征患者的皮损表现为触痛性红色斑块，好发于面部和上肢，可扩散至其他部位

组织病理　与非药物诱发的 Sweet 综合征（参见第 9 章）相同，组织学切片显示真皮乳头水肿，致密的中性粒细胞浸润。可见核碎裂和反应性内皮细胞肿胀。NDDH 可出现白细胞碎裂性血管炎[55]。

治疗原则　停用可疑药物是必要的。外用糖皮质激素可减轻皮损，不过多数患者需系统治疗。本病的治疗主要依靠糖皮质激素；其他可选择的药物包括氨苯砜、秋水仙碱、饱和碘化钾溶液（SSKI）或沙利度胺。

卤化物皮疹

临床概要　卤化物皮疹罕见，发生于接触溴化物、氟化物和碘化物之后。常见接触原包括放射性保护剂、SSKI、造影剂、聚维酮碘、胺碘酮和控制惊厥的氯化钾[62,63]。溴疹特点为下肢脓疱性皮损或增殖性乳头瘤样斑块，周边可见脓疱。碘疹通常见于皮脂腺密集部位，如面部，表现为脓疱、脓疱性结节和增殖性斑块。其他类型包括水疱、荨麻疹、出血性和溃疡性斑块。氟疹表现为渗出性斑块、蕈状结节、坏死性溃疡和痤疮样皮疹。

组织病理　卤化物皮疹的组织学图像仅具提示意义而不能确诊。溴疹的表皮变化比碘疹更明显；真皮最初的改变相同，随皮疹的不同时期而改变。

溴疹和碘疹的皮损早期可见真皮层中性粒细胞密集浸润，真皮坏死区域可见核尘。真皮内见脓肿。多数患者可见嗜酸性粒细胞且数量较多。可见大量红细胞外渗。在皮损晚期，单一核细胞比例升高，组织细胞胞质可较丰富或出现大的胞核。血管扩张，数量增加，可有内皮细胞增生。

溴疹的表皮变化往往较明显。除乳头瘤病外，表皮向下增生明显，偶有重者可形成假上皮瘤样增生。棘层肥厚可能以毛囊上皮为中心。表皮内脓肿常见（图 11-13），充满中性粒细胞、嗜酸性粒细胞和脱落的角质形成细胞。多数脱落的角质形成细胞已发生坏死，部分似棘层松解细胞。真皮浅层可见部分表皮团块，中央充满角蛋白，而并非脓肿。

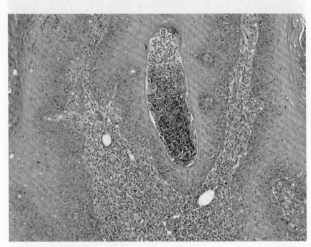

图 11-13　溴疹：表皮向下增生，可见一大的表皮内脓肿，真皮可见致密的炎症细胞浸润

碘疹可出现表皮糜烂或溃疡。溃疡边缘可见表皮内脓肿。陈旧皮损可见假上皮瘤样增生，但较溴疹少见。氟疹皮损较轻，但其组织学改变与溴疹和碘疹类似，表皮内可见微脓肿，真皮内可见嗜酸性粒细胞、中性粒细胞和红细胞[64]。

发病机制 卤化物皮疹可能是药物经汗腺和皮脂腺清除时发生的超敏反应或炎症反应[65]。卤化物的累积似乎很重要。皮损通常见于长期接触后，不过也可在接触数日后出现。尽管在首次摄入碘化物或溴化物直至出现皮损时通常会有很长的时间间隔，但卤化物皮疹似乎为一种过敏现象。一旦有人被致敏，则再次摄入碘化物或溴化物数日后皮损可再发。卤化物皮疹可能是迟发型超敏反应基础上出现的皮损。

除脓疱性损害外，摄入溴化物可引起增殖性乳头瘤样斑块，称为溴疹。此斑块通常见于下肢，边缘常可见脓疱。尽管溴疹常于较长期摄入溴化物后出现，但也可摄入后很快发生。

碘疹 通常见于面部，初期为多发脓疱，迅速融合成增殖性斑块。与溴疹相似，典型的碘疹斑块边缘也可见脓疱，但碘疹乳头瘤样增生常较少见，且比溴疹质软，常发生溃疡。碘疹常伴严重的系统症状和体征，偶可致命[66]。尽管碘疹通常见于长期摄入碘化物后，但也可于摄入后数日出现，尤其是慢性肾病患者。氟疹曾见于面部电离辐射期间为防止龋齿频繁在牙齿上应用氟化凝胶的患者[64]。皮损由散在丘疹和结节构成，见于颈部和耳前。

药物诱发的纤维化疾病

硬皮病样损害

临床概要 许多外源性制剂可引起硬皮病样损害。尽管其病理生理学变化尚不清楚，但是有学说提出血管和免疫系统紊乱引起成纤维细胞功能失调，继之细胞间基质蛋白沉积，端粒酶活性似乎起到保护作用[67]。已知抗肿瘤药物如博来霉素会引起与剂量相关并可逆的皮肤和肺的类似改变，是由这些器官缺乏特定的代谢酶导致药物累积所致的[67]。多疗程多西他赛也可于相关部位快速出现一过性硬皮病样皮损[46]。硬皮病样改变也

与以下制剂相关：叶绿醌（维生素 K_1）、左旋色氨酸、喷他佐辛、紫杉醇、青霉胺、麦角碱、溴隐亭、凯托米酮、吗啡、可卡因、毒油／西班牙油和食欲抑制剂[68, 69]。

组织病理 特征同特发性硬皮病（参见第 10 章），包括真皮和皮下组织纤维化，附属器结构受挤压并萎缩，血管轻度扩张，无或轻微炎症浸润。

治疗原则 硬化性疾病的治疗具有挑战性，需联合外用药物、物理治疗，甚至常需要系统应用免疫调节剂和（或）免疫抑制剂。

肾性系统性纤维化

临床概要 肾性系统性纤维化（nephrogenic systemic fibrosis，NSF）原称为肾性硬化性皮病，是一种进行性多器官纤维化性疾病。尽管确切病因和发病机制尚未清楚，但此病与肾功能损害和接触钆密切相关。NSF 具有较高的发病率和病死率。纤维化主要见于下肢，表现为致密硬化、丘疹或斑块。有学者提出钆可引导循环中产胶原的纤维细胞的迁移[70]。也有学者提出钆相关的系统性炎症促进铁动员，继之引起组织损伤[70]。NSF 详见本书"皮肤结缔组织疾病"（参见第 10 章）。

组织病理 活检标本可见真皮网状层中层、深层细胞成分轻至中度增多，为活化的成纤维细胞，核大，偶见多核，胞质丰富，有棱角（图 11-14）。典型者亦可见胶原和真皮黏蛋白增多。细胞成分和胶原沉积可延及皮下脂肪间隔与筋膜。纤维细胞 CD34 染色阳性。

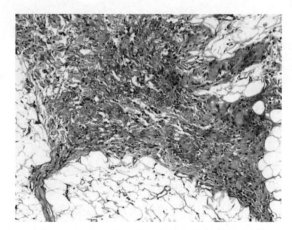

图 11-14 肾性系统性纤维化：真皮深层细胞增多，为活化的成纤维细胞，呈星形，胶原增多。偶见多核细胞和真皮黏蛋白沉积

治疗原则 肾功能不全患者避免用钆剂是预防本病进展的关键。虽然有多种治疗方法的报道，但肾移植和恢复正常的肾功能是唯一证实有效的治疗方式。

药物诱导的大疱性疾病

昏迷性水疱

临床概要 意外、疾病、一氧化碳中毒[71]或大剂量麻醉药物陷入昏迷的患者可在数小时内于受压部位出现红斑。通常在 24 小时内在红斑基础上出现水疱和大疱。大疱的发生率取决于昏迷的严重程度，最终死亡的患者发病率最高。大疱位于容易受压的部位，如手部、腕部、肩胛骨、骶部、膝部、股部、踝部和足跟。

组织病理 表皮坏死程度不一。表皮完全坏死的区域可出现表皮下大疱，但在胞质嗜酸性且胞核淡染的细胞活性减弱的区域可形成表皮内小水疱。在表皮上层坏死但下层完整的区域甚至可形成表皮内大疱。水疱也可位于基底层上部，可含棘层松解细胞（图 11-15）[72]。

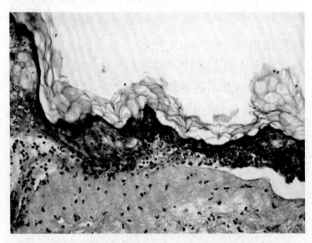

图 11-15 药物诱发的昏迷性大疱：表皮广泛坏死，表皮下水疱形成，疱内炎症继发于相邻溃疡。真皮仅见轻度炎症浸润

汗腺螺旋部的分泌细胞最易坏死，表现为胞质嗜酸性均质化，胞核固缩或消失。汗腺导管部通常损伤较轻，不过也可出现类似分泌部细胞的苍白淡染或坏死（图 11-16）[72]。毛囊、皮脂腺和前面提及的表皮也可出现坏死[72]。有趣的是汗腺坏死局限于皮损处。存活的患者其坏死的汗腺上

皮会在大约 2 周时被正常外观的上皮细胞代替。皮脂腺单位常被累及，表现为皮脂腺坏死，偶尔可出现内外毛根鞘坏死。

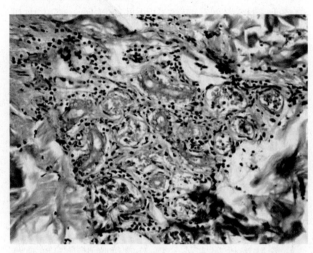

图 11-16 昏迷性大疱和汗腺坏死：可见汗腺螺旋部细胞坏死，表现为胞质嗜酸性、胞核固缩和消失

大疱下方的真皮，偶为汗腺周围的真皮，常含有稀疏的多种炎症细胞浸润，包括中性粒细胞、嗜酸性粒细胞、淋巴细胞和组织细胞。此外，红细胞外渗常见。

血管改变为与中性粒细胞浸润相关的血管壁损伤[72]。非药物诱发性昏迷的皮损特征性表现为血管腔内纤维素样血栓[73]。

发病机制 表皮和汗腺坏死是广泛性和局限性组织缺氧的结果。而大疱形成由表皮损伤所致。无论事故、疾病或药物引起的昏迷，都会通过抑制循环系统和呼吸系统而导致组织广泛缺氧。一氧化碳中毒时，一氧化碳与血红蛋白结合为加重缺氧的又一因素[74]。受压部位可因血流减少而进一步加重局部组织缺氧。

假卟啉病

临床概要 已报道非甾体抗炎药（如萘普生、萘丁美酮、酮洛芬、塞来昔布）、利尿剂（如呋塞米、氯噻酮、布美他尼、氢氯噻嗪/氨苯蝶啶）、抗生素（如萘啶酸、四环素、氨苯砜、氨苄西林/舒巴坦）、维 A 酸类（如异维 A 酸、阿维 A 酯）和口服避孕药等可诱发类似迟发性皮肤卟啉病的皮肤脆性增加和瘢痕形成[75-80]。不同于迟发性皮肤卟啉病，药物诱发者卟啉代谢无异常。假卟啉病常见于慢性肾功

能不全、血液透析和日光过度暴晒者。

组织病理　水疱 / 大疱与非药物诱发的皮肤迟发性卟啉病（参见第 17 章）的表皮下疱类似，炎症细胞稀疏或无明显炎症。

组织发生　发病机制不清。与迟发性皮肤卟啉病不同，直接免疫荧光试验皮肤无代谢物沉积（参见第 17 章）[81]。

治疗原则　治疗包括防晒和停用可疑药物。

药物诱导的天疱疮

临床概要　天疱疮是一种自身免疫性疱病，与数种药物相关（表 11-1）。其中青霉胺可能是最常见的药物；不过，相关药物越来越多，包括其他含有巯基、硫基和酰胺类药物[82]。绝大多数青霉胺和其他硫醇类药物诱发的天疱疮皮损表现为落叶型天疱疮，免疫荧光多阴性，停药后的预后更好。非硫醇类药物诱发的天疱疮，尤其是活性酰胺类药物，可能与自发性寻常型天疱疮无法区分。继发于干扰素α-2a 治疗后的口咽部天疱疮也有报道（图 11-17）[83]。

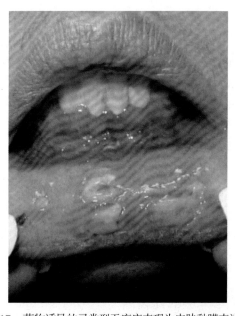

图 11-17　药物诱导的寻常型天疱疮表现为皮肤黏膜表浅水疱

组织病理　组织学表现与非药物相关性寻常型天疱疮和（或）落叶型天疱疮相同[84]（参见第 9 章）。自发性天疱疮和药物诱导的天疱疮患者，其抗桥粒芯糖蛋白 1 和抗桥粒芯糖蛋白 3 抗体反应相似[85]。

发病机制　现认为生物化学机制和免疫学机制均参与本病的发生，且相互间并不冲突。组织结合抗体阴性的患者可能通过生化机制。这些药物与角质形成细胞膜直接结合，干扰细胞间黏附，导致棘层松解[82]。MHC Ⅱ类分子，特别是人类白细胞抗原（Human leukocyte antigen，HLA）DRB1和 DQB1，与寻常型天疱疮的发生相关[86]。据推测，DR4β 链的多态性可使 T 细胞识别外源性多肽，后者能刺激 B 淋巴细胞产生自身抗体[87]。此外，免疫性棘细胞松解可由生化过程中产生的新抗原和进而产生的自身抗体而诱发[82]。多数巯基药物诱导的病例可见细胞间抗体，提示这类药物主要通过免疫机制介导棘细胞松解。

药物诱导的类天疱疮

临床概要　类天疱疮是一种主要发生在老年人的自身免疫性表皮下疱病，成人或儿童罕见。药物诱导的类天疱疮类似于"经典"型类天疱疮，表现为躯干和四肢红斑基础上或外观正常皮肤上的紧张性水疱。口腔和生殖器黏膜罕见大疱

表 11-1　天疱疮诱发药物
青霉胺
吡硫醇
金硫代苹果酸钠
卡托普利
吡罗昔康
布西拉明
青霉素
氨苄西林
利福平
头孢羟氨苄
头孢氨苄
头孢他啶
吡唑啉酮衍生物
IL-2
α 干扰素
普萘洛尔
苯巴比妥
左旋多巴
硝苯地平
格列本脲
西拉普利
赖诺普利

和（或）糜烂。可伴瘙痒或荨麻疹样斑块，且于大疱出现前发生。诱发类天疱疮的最常见药物为呋塞米、补骨脂素联合 UVA、青霉素及其衍生物、柳氮磺胺吡啶、依那普利、布洛芬、青霉胺、头孢氨苄、氟西汀、螺内酯、布美他尼和加巴喷丁[88]。

组织病理　组织学改变与非药物相关性类天疱疮相同（参见第 9 章）。

发病机制　诱发药物多含有游离巯基[88]。现认为巯基能使药物分子与透明层蛋白结合，并作为半抗原，进而刺激机体产生针对基底膜带的自身抗体[89]。

线状 IgA 大疱性皮病

临床概要　线状 IgA 大疱性皮病（linear IgA bullous dermatosis，LABD）是一种以表皮真皮交界处 IgA 线状沉积为特征的自身抗体介导的表皮下疱病。典型临床表现为一组多环形大疱，中央结痂，称为"宝石王冠"。药物诱导的 LABD 的临床、组织学和免疫荧光特征与特发性者常无法区分。但是，特发性 LABD 病情持久，治疗困难，而药物诱导的 LABD 通常见于用药后 24 小时至 15 天，且停药 2 周后可缓解。已报道药物性 LABD 可更不典型、更严重，部分病例甚至类似 TEN，可出现大片糜烂和尼氏征阳性大疱[90]。常见诱发药物为万古霉素，其次为 β- 内酰胺类抗生素、卡托普利、非甾体抗炎药、苯妥英钠、利福平、磺胺、胺碘酮、呋塞米、锂剂和 G-CSF。

组织病理　组织学改变与非药物相关的 LABD 相同（参见第 9 章）。有趣的是，已报道的万古霉素诱发的多形红斑型药疹与 LABD 免疫荧光表现相同。

发病机制　LABD 病因不清。靶抗原局限于基底膜带。两个关于药物诱导的 LABD 的研究已发现抗 230kDa 抗原、97kDa 抗原和Ⅶ型胶原的抗体[91,92]。有一篇报道万古霉素诱发的两例 LABD 患者，BP180 抗体和抗 285kDa 抗原的自身抗体阳性[93]。

治疗原则　所有药物诱导的疱病均需停用可疑药物。类似于药物诱导的红斑狼疮，区分药物诱导的疱病与药物使用后"暴露"的疱病具有极

大的挑战性。多数药物诱导的疱病需要类似于自身免疫性疱病的治疗，包括系统应用免疫抑制剂。氨苯砜或柳氮磺吡啶对典型 LABD 患者疗效最好。

临床模式

发疹型药疹

临床概要　发疹型药疹是最常见的药物不良反应[4,5,24,94,95]。事实上任何药物均可诱发麻疹型药疹，表现为突发的细小苍白色丘疹，常对称分布，而肤色较浅的患者常为鲜红色。皮损通常始于躯干，为红色丘疹，后逐渐融合（图 11-18）。黏膜通常不受累。多数麻疹型药疹不累及面部、手掌和足底。鉴于其非特异性临床表现和组织学改变，通常难以明确诱发药物。引起麻疹型药疹最常见的药物为磺胺类药、氨苄西林、抗惊厥药、头孢菌素和别嘌醇[5,94]。麻疹型药疹伴面部水肿、发热、外周血嗜酸性粒细胞升高和器官炎症（如氨基转移酶升高）为重症药疹 – 药物反应伴嗜酸性粒细胞升高与系统症状（drug reaction with eosinophilia and systemic symptoms，DRESS）的信号。DRESS 最常见于抗惊厥药、磺胺类、别嘌醇和米诺环素，不过其他多种药物亦可诱发[1,96-102]。

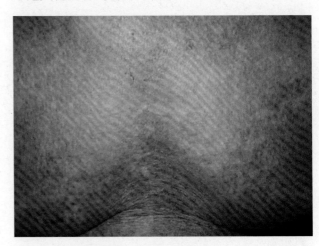

图 11-18　麻疹型药疹：皮损伴系统症状（皮疹、嗜酸性粒细胞升高和系统症状）（图片由 Frances Ramos-Ceballos 博士惠赠）

组织病理　典型的麻疹型药疹表现为以血管周围为主的淋巴细胞和嗜酸性粒细胞浸润，细胞

数量可多可少,通常稀疏,嗜酸性粒细胞亦可缺如。表皮真皮交界处可见局灶性空泡化,伴极少数表皮细胞凋亡,但是程度较典型 EM 或 TEN 轻。一项将 32 例 DRESS 和 17 例斑丘疹型 / 发疹型药疹进行对比的研究发现,DRESS 的主要病理学改变包括角化不良(97%)、表皮海绵水肿(78%)、界面空泡化(91%)、血管周围淋巴细胞浸润(97%)和嗜酸性粒细胞浸润(72%)。DRESS 和发疹型药疹有许多相同的病理学特征,但 DRESS 患者的重度角化不良、表皮海绵水肿和重度界面空泡化更明显。重度角化不良与肾功能不全的临床严重程度相关[99]。

鉴别诊断 麻疹型药疹和病毒疹在外周血嗜酸性粒细胞未升高的情况下难以鉴别。见到较多的表皮角化不良细胞则需立即考虑到 EM、TEN 或 FDE 的可能。

治疗原则 多数轻度麻疹型药疹不需停药,但需监测提示重症药疹的症状和体征。泛发性麻疹型药疹需停用致敏药,支持治疗、系统应用抗组胺药物和外用糖皮质激素可缓解病情。

光变应性药疹

临床概要 光超敏反应是药物或其代谢产物在紫外线(ultraviolet,UV)的作用下活化或产生抗原,进而诱发针对该抗原细胞介导的超敏反应[103]。诱发光变应性药疹的药物包括磺胺类抗生素、噻嗪类利尿药、磺脲类和吩噻嗪类药物,这些药物都含有硫基。其他诱发药物包括非甾体抗炎药、抗疟药、抗抑郁药、灰黄霉素、氯丙嗪和防晒剂[104,105]。临床表现为暴光部位逐渐出现的类似于皮炎或扁平苔藓的瘙痒性皮疹。随着时间的推移,皮损可苔藓样变,并可扩散至非暴光部位。

组织病理 光超敏反应性皮炎的组织学改变同超敏反应性接触性皮炎,包括海绵水肿、棘层轻度肥厚和真皮浅层血管周围有淋巴细胞、嗜酸性粒细胞浸润(图 11-19)[106]。

治疗原则 积极防晒并调整诱发药物是治疗光相关反应的主要方法。

光毒性药疹

临床概要 接受足量光毒性药物的个体,在足量紫外线作用下会出现光毒性反应。临床上皮

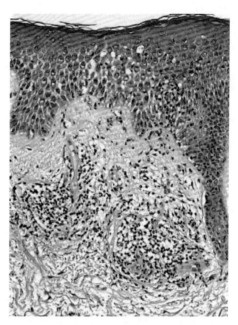

图 11-19 光变应性皮炎:表皮海绵水肿伴微泡形成,淋巴细胞外渗,血管周围有淋巴细胞浸润伴散在的嗜酸性粒细胞

损类似于日晒伤,常可缓解,并遗留色素沉着。所有能够引起光超敏反应的药物当其浓度足够高时都可引起光毒性药疹[107]。常引起光毒性反应的药物是四环素类,尤其是地美环素和多西环素,以及喹诺酮类、胺碘酮和补骨脂素[3,108]。多种化疗药可诱发"紫外线回忆"现象,即在此前紫外线照射区域出现红斑性皮疹,包括日晒伤。此时常与光毒性反应难以区分[109]。

组织病理 光毒性药疹像日晒反应一样,表皮角质形成细胞出现空泡化(日晒伤细胞)和凋亡,前者胞质丰富淡染,后者胞质减少呈嗜酸性。真皮水肿,内皮细胞肿大(图 11-20)。

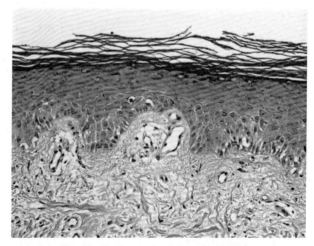

图 11-20 光毒性皮炎:表皮可见角质形成细胞凋亡,基底层细胞空泡化。真皮水肿,内皮细胞肿大也具一定特征性

治疗原则　积极防晒并调整诱发药物是主要治疗方法。

暴光区色素沉着

临床概要　已知某些药物，特别是四环素、氯丙嗪、地尔硫䓬、丙咪嗪酮、胺碘酮和地昔帕明，暴光区会出现皮肤变色[110-112]。这种色素改变的原因是药物特异性激活黑素细胞分泌过量黑素，或药物与黑素形成稳定的复合物致使黑素不能清除，或药物在真皮沉积并在紫外线作用下产生了相关的变化进而抑制了药物的清除[111]。对丙咪嗪色素沉着进行能谱分析发现真皮颗粒含有铜和硫，而这两种元素通常见于酪氨酸酶、褐黑素和黑素[113,114]。这种色素改变导致皮肤呈蓝色、蓝灰色或褐色。球结膜暴露部位可能出现褐色色素沉着。与之类似，有患者服用长效盐酸地尔硫䓬后暴光区出现深蓝灰色网状色素沉着[111]。

组织病理　氯丙嗪、丙咪嗪、地昔帕明和胺碘酮反应的组织病理表现为表皮基底层数量不等的黑素。真皮全层可见吞噬色素的巨噬细胞，主要位于血管周围（图 11-21）。色素染色显示黑素特性，即 Fontana-Masson 银染色呈黑色，过氧化氢可使之脱色。丙咪嗪所致色素沉着源于黑素与药物代谢物形成复合物，引起光镜下可见的折光性金黄色颗粒在真皮浅层和乳头层沉积（图 11-22）[106]。此外，在电子显微镜下，巨噬细胞内可见电子致密颗粒[113]。长期服用氯丙嗪的患者，在许多内部器官发现黑素样物质，包括全身单核巨

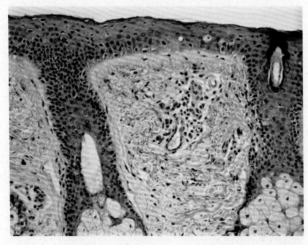

图 11-21　氯丙嗪所致色素沉着：本例氯丙嗪色素沉着血管周围可见吞噬色素的巨噬细胞

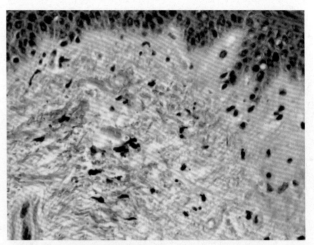

图 11-22　丙咪嗪所致色素沉着：暴光区深灰蓝色色素沉着由真皮层圆形棕黄色颗粒所致

噬细胞系统，同时在肝脏、肾脏和内分泌腺的实质细胞、心肌纤维与脑神经元也有轻度沉积[107]。与此相反，地尔硫䓬反应表现为苔藓样皮炎，伴表皮萎缩和基底层空泡样变。真皮乳头扩大，薄壁血管明显扩张，血管和附属器周围有稀疏的淋巴细胞浸润[112]。

发病机制　电镜检查证实真皮巨噬细胞的溶酶体内有许多黑素小体复合物存在。此外，巨噬细胞、内皮细胞、周细胞，施万细胞和成纤维细胞的溶酶体内可见直径为 0.2 ～ 3μm、圆形或形状奇特的电子致密体[108,115]。电子致密体和黑素小体复合物可见于同一溶酶体内。尽管致密体组织化学反应和黑素相似，但探针分析发现其存在明显的硫峰，强烈提示药物或其代谢物的存在[115]。因为部分药物的确与黑素结合[115]，所以电子致密体似乎代表药物黑素复合物。这种复合物随后从真皮进入血液循环的白细胞中，进而到达多种内脏器官。在地尔硫䓬相关色素沉着症中仅见黑素小体，无药物或药物代谢物[116]。

治疗原则　积极防晒并调整可诱发本病的药物是治疗光相关反应的主要方法。

色素性疾病

色素沉着是多种治疗药物的副作用，详见下述部分。

治疗原则　停药后随时间推移，色素改变可缓解。部分患者积极防晒后病情改善，而另一部

分患者在适当的情况下可进行激光治疗。

米诺环素所致色素沉着

临床概要　长期服用米诺环素这种半合成四环素可出现三种类型的皮肤色素沉着：Ⅰ型，炎症或瘢痕区的蓝黑色色素沉着，通常位于面部，尤其是活动性或已愈合的痤疮皮损部位；Ⅱ型，此前正常皮肤的蓝灰色色素沉着，最常见于腿部，也可见于前臂；Ⅲ型，弥漫性暗褐色色素沉着，有时在暴光区明显[117]。除皮肤变色外，甲和巩膜也可出现色素沉着[118]。色素沉着可蔓延至皮下组织或仅位于皮下组织。服用米诺环素 2～4 周可出现药物诱发的超敏反应综合征，表现为发热、皮疹、外周血嗜酸性粒细胞增多和内脏器官受累[119]。内脏器官受累包括肝炎或肝功能检测异常、肺炎和肾脏病变[119,120]。

组织病理　三种类型色素沉着的组织学表现不同。Ⅰ型面部局灶性蓝黑色色素沉着与吞噬含铁血黄素的巨噬细胞有关（图 11-23）。最常见于腿部的Ⅱ型蓝灰色色素沉着显示铁染色阳性，同时Fontana-Masson 染色阳性。Ⅲ型暗褐色色素沉着显示基底细胞层黑素化增加，同时真皮浅层巨噬细胞内吞噬的黑素增多。局限于皮下组织的色素为巨噬细胞内的棕绿色颗粒，位于脂肪细胞和小叶间隔之间的血管周围。皮下组织的色素可能铁染色和黑素染色均阴性[121]，而 Fontana-Masson 染色增强[122]。

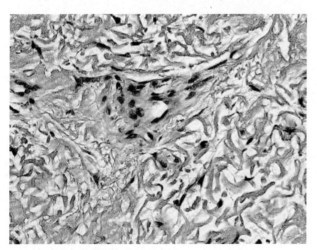

图 11-23　米诺环素所致色素沉着：真皮噬黑素细胞和树突状细胞内可见色素，该细胞主要位于血管周围

发病机制　Ⅰ型和Ⅱ型色素沉着中含铁色素反映

的是一种药物代谢物 – 蛋白质复合物[123]。Ⅱ型的色素 Fontana-Masson 染色阳性，但不能像黑素那样在过氧化氢作用下脱色，所以提示其并非黑素。Ⅲ型的色素反应类似黑素，可能代表一种光毒性现象。米诺环素皮肤色素沉着的质谱分析表明铁和钙的存在。影像学技术已证实临床色素沉着为米诺环素衍生物与巨噬细胞溶酶体内铁螯合所致[121]。米诺环素诱发超敏反应的机制尚不清楚。

氯法齐明诱发的色素沉着

临床概要　氯法齐明用于麻风和耐药结核患者的治疗。该药可引起皮肤、眼和胃肠道粉色至红褐色着色，毛发黑素沉着[124]。停药后色素慢慢消退。最常累及此前麻风皮损区域[125,126]。

组织病理　真皮浅层可见大量泡沫样巨噬细胞，胞质内有褐色色素颗粒。该色素脂褐素染色阳性，而黑素染色和铁染色阴性。

发病机制　电镜下，巨噬细胞吞噬溶酶体内含有脂质或具有层状亚结构的电子致密颗粒，与脂褐素或蜡样色素一致[126]。氯法齐明引起这些改变的机制不清。

胺碘酮色素沉着

临床概要　胺碘酮是一种Ⅲ类抗心律失常药和冠状动脉扩张剂。众所周知胺碘酮可引起光敏及暴光区蓝灰色或紫色着色，尤其好发于面部，以鼻和耳部受累最明显[127]。角膜色素沉着常与皮肤变化有关。发生色素变化的风险因素包括每天胺碘酮剂量超过 200mg、长疗程、浅色皮肤和过度日晒[128]。

组织病理　变色皮肤光镜下显示真皮乳头层和网状层连接处的组织细胞的胞质内黄褐色色素颗粒聚集。变色皮肤电镜下显示组织细胞的胞质内溶酶体膜结合致密体[129]。胺碘酮诱发色素沉着的机制不清，不过脂褐素沉积在真皮组织细胞可能参与发病。通常停药后色素沉着慢慢逆转。

博来霉素和羟基脲色素沉着

临床概要　色素沉着是一种癌症化疗药物常

见的皮肤副作用。皮肤、毛发、甲和黏膜均可受累。躯干及四肢群集的线状条纹或"鞭打样"色素沉着为博来霉素色素沉着的特点[130,131]（图11-24）。长期羟基脲治疗后出现色素沉着已有明确报道[132,133]。色素沉着可为弥漫性，也可呈局限的特定模式，主要与解剖特征或外部材料如闭合敷料相关。

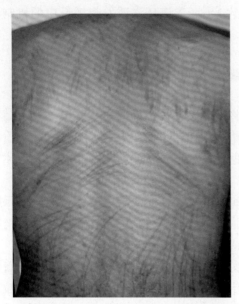

图11-24 博来霉素色素沉着：本例患者使用博来霉素后躯干出现特征性的线状"鞭打样"条纹

组织病理 组织学表现为表皮基底层黑素细胞内黑素增加，而黑素细胞数量不变，真皮浅层可见噬黑素细胞。超微结构研究显示相同分布区域内亚细胞水平的细胞器损伤[134]。真皮噬黑素细胞旁可见淋巴细胞性血管炎[135]。

地尔硫䓬色素沉着

临床概要 地尔硫䓬是一种广泛用于治疗高血压和心绞痛的苯并噻氮䓬类钙通道阻滞药。药物的副作用包括斑丘疹、荨麻疹、皮肤瘙痒、亚急性红斑狼疮、SJS/TEN和血管炎。也有报道称地尔硫䓬可引起暴光区灰褐色网状色素沉着[116]，似乎更易发生于服药超过6个月的老年深肤色女性。

组织病理 组织学检查显示苔藓样皮疹，伴角质形成细胞坏死、色素失禁和淋巴细胞浸润。发病机制不明，不过已有研究提出该药物或其代谢产物可能为一种光敏剂[112]。但受累皮肤电镜显示完全黑素化的黑素小体与色素失禁一致，而无药物或其代谢产物沉积[116]。

抗疟药色素沉着

临床概要 抗疟药是一类包括氯喹、羟氯喹、阿的平和甲氟喹的药物。有报道称高达25%的患者用药后可出现色素沉着[136]。色素沉着可从蓝灰色到紫色直至黑色，可出现在小腿伸侧、鼻、颊、额、耳、口腔黏膜（尤其是硬腭）和甲床，造成横纹或弥漫性色素沉着。抗疟药也会引起色素减退、皮肤干燥、瘙痒、原有银屑病加重、荨麻疹、苔藓样皮疹、SJS及脱发或毛发变色[137]。米帕林有独特性的表现，为全身皮肤呈类似黄疸的柠檬黄染色。

组织病理 受累皮肤组织病理学上表现为真皮巨噬细胞内和细胞外均可见黄色至深褐色颗粒。真皮深层和血管周围可见黑素[138]。抗疟药诱发色素沉着的发病机制尚未阐明。以下4种基本机制可能与其发病有关：①表皮黑素细胞黑素产生过度或因非特异性皮肤炎症导致黑素聚集；②色素沉着源于药物自身聚集；③某些药物可合成特殊色素，如脂褐素；④真皮出现铁沉积，通常由药物导致真皮血管损伤、红细胞外漏所致[111]。

银中毒

临床概要 银中毒皮肤变色与银的吸收有关。当摄入或黏膜涂用银后，皮肤呈现深蓝灰色，特别是在暴光部位。口腔黏膜、结膜、指甲（而非趾甲）甲床、肠道、肝、脾和腹膜也可受累[139-141]。目前银中毒最常见的危险因素为职业暴露，包括但不限于保健品、采矿、焊接、银器制作、古董修复、珠宝制造和摄影显影。也有针灸后及银匠多次银纤维细丝刺伤皮肤后发生银中毒的报道[142-146]。

组织病理 真皮细胞外可见圆形、细小且大小一致的棕黑色银颗粒，单个或成簇出现。银沉积主要见于细胞外，暴光区和非暴光区皮肤均可见。它们大量沉积在汗腺周围（图11-25）的基底膜带内，也可见于毛囊周围的结缔组织鞘和皮脂腺内，还可沉积于毛细血管壁、立毛肌和神经中[147]。银颗粒也可沉积于真皮乳头或弥漫散布于真皮全层。弹性组织染色发现这些颗粒有形成弹性纤维的倾向，从而为伸入真皮乳头层的颗粒形成手指样链提供了合理的解释[147]。与之相反，银在表皮或其附属器中是看不到的。虽然常规染色可见，暗视野显微镜下显示黑暗背景中明亮的白色折光颗粒。除银外，表皮黑素的含量也有增加，特别是在暴光区皮肤。整个真皮浅层也散在噬黑素细胞。内脏器官也可出现银沉积。切片在含有 1% 铁氰化钾和 20% 硫代硫酸钠的溶液中孵育，可导致银脱色。

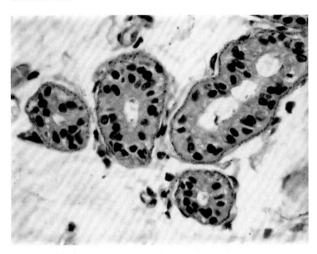

图 11-25　银中毒：汗腺周围的基底膜可见银颗粒

发病机制　目前认为深蓝灰着色源于吸收的银与蛋白质、DNA 和 RNA 形成复合物。紫外线照射使这些复合物形成金属银，金属银再被氧化为黑色的硫化银沉积下来。硫化银能够激活黑素细胞，增加黑素沉积[140]。电镜下细胞外颗粒聚集，颗粒形状不规则，直径为 200 ～ 400nm，最大者可达 1000nm[148]。

金质沉着病

临床概要　金质沉着病是长期胃肠外摄入金制剂后暴光区出现的蓝灰色色素改变，常见于类风湿关节炎治疗中和 Q 开关红宝石激光治疗后[149,150]。

组织病理　金颗粒主要见于细胞内，特别是内皮细胞和巨噬细胞[151]，也可见于细胞外。金颗粒比银颗粒大，形状更不规则。暗视野检查为折光颗粒，在荧光显微镜下为橙红色双折光颗粒[152]。

发病机制　色素改变的确切机制不清。患者表皮和真皮内的黑素浓度更高。真皮内沉积的金可能通过间接增强酪氨酸酶活性而增加黑素生成。紫外线能够增强皮肤对金制剂的摄取。电镜下可见内皮细胞和巨噬细胞吞噬的溶酶体内存在多角形电子致密颗粒。X 线光谱学分析与金的光谱一致[152]。

汞色素沉着

临床概要　面颈部长年规律应用含汞乳膏可出现涂药部位皮肤青灰色色素沉着。通常来说色素沉着在眼睑、鼻唇沟和颈部皱褶处最明显[153]，也可能发生系统性接触性皮炎[154]。多数含汞药膏在西方国家已经禁用[155]。但是在传统医药中仍然能够发现汞的存在，可能是故意添加，也可能是污染所致。接触汞也可能发生在外用抗菌剂、吸入、外伤植入和世界范围内非处方的皮肤美白产品的应用[156]。

组织病理　真皮浅层细胞外和巨噬细胞内可见不规则的棕黑色颗粒。罕见情况下，表皮基底层也可见颗粒沉积。与银中毒和金质沉着病相同，暗视野显微镜可见明亮的折光颗粒。银染色见基底层黑素数量正常或增加[157]。外伤植入汞颗粒大小不一，常表现为真皮和皮下组织内大片无定形汞沉积。慢性期可见真皮纤维化和肉芽肿性炎症（图 11-26）。

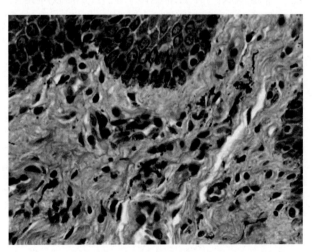

图 11-26　汞沉积：本例口腔黏膜外伤汞植入后，在真皮乳头层内和沿基底膜带可见大量棕黑色汞沉积与多核异物巨细胞

发病机制　电镜下可见直径约 14nm 的汞微粒聚集形成直径长达 340nm 的不规则颗粒。这些颗粒与弹性纤维相关，也沿着胶原纤维排列。颗粒在巨噬细胞溶酶体或巨噬细胞的胞质内。而表皮的汞颗粒位于基底层细胞间[157]。因为色素沉着在非暴光区的皮肤皱褶处最明显，而且黑素数量未增加，所以推断该病由汞而非黑素沉着导致。

化疗药物反应

一般来说，抗肿瘤的化疗药物引起的皮肤变化是其抗增殖作用破坏皮肤细胞新陈代谢的结果。临床表现各异。已知多种化疗药物的抗增殖特性会导致生长期脱发。中性粒细胞性汗腺炎出现在肿瘤细胞减灭化疗后数日，表现为红色斑块，常位于肢端。化疗后也可出现与原发性汗腺变化无关的肢端红斑（参见前面的讨论）。部分学者将化疗药物常见反应统一命名为"化疗毒性红斑"，把手足综合征、汗腺汗管鳞状化生和其他化疗反应替代名词涵盖在同一概念下[158]。这些药物引起的色素沉着已在前文论述。

治疗原则　停用化疗药物后随时间推移反应通常消失。急性期可能需要对症治疗。

成熟障碍

临床概要　肿瘤细胞减灭化疗可能破坏角质形成细胞的正常成熟模式。这些变化称为表皮成熟障碍，可能出现在任何显著的减瘤治疗后，并且与临床病变无关。

组织病理　患者的角质形成细胞失去正常成熟过程，正常成熟表现为基底层的小立方细胞至角质层为扁平鳞状细胞。角质形成细胞被增宽的细胞间隙分离，失去极性，细胞核大而不规则，表皮中层出现核分裂象，可见凋亡细胞（图 11-27，图 11-28）。这些变化严重时可被误认为原位鳞状细胞癌。系统应用依托泊苷后可出现"星爆"核丝分裂象[159]。依托泊苷是一种长春花生物碱衍生物，通过结合微管蛋白破坏有丝分裂纺锤体的形成。真皮乳头层也常见到噬黑素细胞。

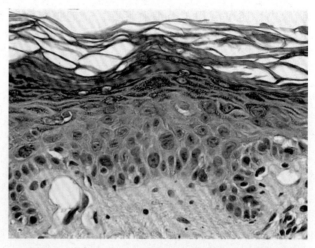

图 11-27　抗肿瘤化疗后的轻度表皮成熟障碍：本切片上角质形成细胞失去极性，排列紊乱程度轻微，局限于表皮中下层

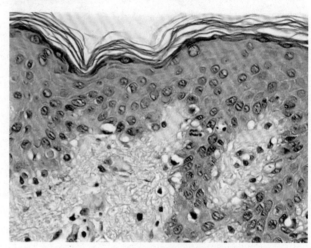

图 11-28　抗肿瘤化疗后的重度表皮成熟障碍：本切片上角质形成细胞失去极性，排列紊乱程度加重

中性粒细胞性汗腺炎

临床概要　中性粒细胞性汗腺炎发生在化疗开始 2～3 周后，临床常表现为淡紫色或红色的丘疹、斑块和结节，最常见于头皮和躯干上部，尤其是面部和腋窝。阿糖胞苷所致皮疹最经典，不过多种化疗药物都可诱发该病。

组织病理　本节中的数种疾病能够通过药物聚集在小汗腺汗液中的理论进行统一解释。应用烷化剂后从非暴光部位皮肤的图案状化疗后色素沉着处活检，病理示表皮基底层空泡变性、色素失禁和细胞凋亡[160]。无炎症反应或炎症细胞稀少。肿瘤细胞减灭治疗后出现上部汗腺导管鳞状上皮化生，即汗管鳞状上皮化生。导管内衬的正常立方细胞嗜酸性胞质不规则增加，伴多形性炎症、纤维化和坏死（图 11-29）。中性粒细胞性汗腺炎由汗腺螺旋部位程度不一的中性粒细胞和淋巴胞浸润伴分泌部上皮坏死构成。汗腺螺旋的单个细胞或全部细胞胞质嗜酸性变，核变性，细胞壁不完整（图 11-30）。汗腺周围脂肪组织可见水肿和黏液样变。

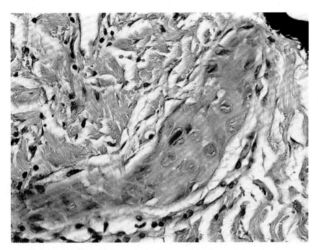

图 11-29　汗管鳞状上皮化生：此汗管内衬的鳞状细胞胞质丰富、嗜酸性，胞核大，而不是正常的立方形细胞

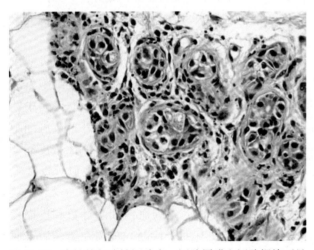

图 11-30　中性粒细胞性汗腺炎：汗腺周膜和汗腺螺旋可见中性粒细胞和淋巴细胞浸润。胞质嗜酸性增加和胞核固缩是汗腺坏死的特征

发病机制　抗肿瘤化疗药物的汗液聚集可以统一解释中性粒细胞性汗腺炎和汗管鳞状上皮化生在临床上出现图案状色素沉着（应用噻替派的患者在绷带和心电图垫下方）及其组织学表现。抗肿瘤化疗后出现的变化可能是药物对皮肤中不同组成细胞的直接毒性效应和细胞损伤引起的继发性炎症共同作用的结果。其他化疗相关的皮肤

变化也可能包括类似机制，即应用异环磷酰胺后的间擦糜烂／溃疡[161]，以及应用博来霉素后的鞭打色素沉着。为什么特定的药物会在皮肤中以一种可重复的方式影响特定细胞群体的原因还不清楚。值得注意的是，在确定急性移植物抗宿主反应的诊断中，表皮成熟障碍的识别具有相当重要的意义[162]。在可能的情况下，应该在成熟障碍轻微或无成熟障碍的区域寻找移植物抗宿主反应的炎症和细胞凋亡。

毒性肢端红斑

临床概要　手足综合征、掌跖红斑样变综合征或毒性肢端红斑是指发生在手掌和足跖的一过性疼痛性红斑，会变得水肿，最终脱屑。可形成水疱，疱壁剥脱时出现溃疡。多种化疗药物，如阿糖胞苷、多西紫杉醇和氟尿嘧啶，均与之相关。由多西紫杉醇——一种干扰正常微管功能的抗肿瘤药物引起的皮肤病变不仅仅局限于肢端[163]。

组织病理　基底层角质形成细胞空泡变性，最终形成裂隙。可见表皮轻度成熟障碍。表皮下三层亦可见角质形成细胞坏死。真皮血管周围可见轻度淋巴细胞浸润，嗜酸性粒细胞少见。

新兴化疗反应

临床概要　有越来越多的新的化疗药物，特别是小分子抑制剂和靶向治疗药，其中许多药物可诱发一系列皮肤反应。读者应该意识到应用这些疗法时可能出现本皮肤病理学书范围外的皮肤改变和病理学表现。

表皮生长因子受体抑制剂在实体肿瘤治疗中的重要性日益增长。这些受体对表皮的发育和维持是不可或缺的。因此，由受体抑制而引起的皮肤反应是很常见的。其中大多数反应（85%）为痤疮样毛囊性损害[164-166]。

维罗非尼（vemurafenib）是一种选择性的BRAF 抑制剂，可诱导许多皮肤改变（头发卷曲，毛发角化病，掌跖增厚，痣变黑或暴发且罕见情况下出现异型性，最明显的是 25%～30% 的患者出现鳞状细胞癌，通常为角化棘皮瘤型）。已有报道称索拉非尼（sorafenib）和舒尼替尼（sunitinib）

可引起手足皮肤反应，不同于上述手足综合征，炎症更有靶向性，某些病例手足皱褶或受压点可出现水疱，作为一种多激酶抑制剂，索拉非尼影响多条通路，因此用药患者可出现多种皮肤反应。

鼓励读者们在评估新型化疗药患者时多多查阅最新原始文献，以便在这一快速变化领域及时更新讨论。

生物制剂反应

重组 DNA 研究技术的进步导致多种生物制剂的出现，如蛋白质、细胞因子、抗体和融合蛋白或可溶性受体。这些制剂的应用为患者提供了免疫治疗，以从中获益。

系统应用细胞因子和单克隆抗体的皮肤黏膜反应已见报道（表 11-2）。这些表现通常发生在注射部位，表现为各种散在分布的皮损，以及加重或诱发其他皮肤病，如银屑病。

表 11-2　系统应用细胞因子和单克隆抗体对皮肤黏膜的影响

生物制剂	已报道的相关反应
白介素 1α、白介素 1β	静脉炎、黏膜炎
白介素 2	弥漫性红斑、银屑病加重、自身免疫性疾病
白介素 3	潮红
白介素 4	水肿
白介素 6	红斑
α 干扰素	脱发、注射部位反应、白癜风、银屑病加重、严重湿疹
β 干扰素	注射部位反应、血管炎
γ 干扰素	移植物抗宿主反应加重
粒细胞 - 巨噬细胞集落刺激因子（GM-CSF）	泛发皮损、Sweet 综合征、局部皮肤反应、坏疽性脓皮病
粒细胞集落刺激因子（G-CSF）	中性粒细胞性皮病、血管炎
抗肿瘤坏死因子 -α（TNF-α）	注射部位反应、红皮病、银屑病、皮肤感染、白细胞碎裂性血管炎、药物性狼疮、荨麻疹、多形红斑
抗表皮生长因子受体（EGFR）	痤疮样皮损、银屑病性掌跖脓疱病、红斑、皮肤干燥、瘙痒、甲沟炎、毛发改变
抗 CD20	急性输液反应，皮疹，SJS
抗人表皮生长因子受体 2 型（HER-2）	皮疹、瘙痒、甲病
抗血管内皮生长因子（VEGF）	皮疹、瘙痒、手足皮肤反应、脱发

续表

生物制剂	已报道的相关反应
抗 IgE	注射部位反应、荨麻疹、过敏反应
激酶抑制剂	皮疹、手足皮肤反应、角化棘皮瘤型鳞状细胞癌、荨麻疹、暴发性黑素细胞痣、毛发和甲改变

依那西普（etanercept）是一种重组 TNF-α 受体与 IgG2 的 Fc 片段融合的蛋白，重组干扰素 β-1a 和重组干扰素 β-1b 都与注射部位反应、苔藓样皮炎、荨麻疹、白细胞碎裂性血管炎、EM、SJS/TEN 和类似于结节病的肉芽肿反应相关[26,167]。依那西普和其他 TNF 抑制剂均已被报道可诱发银屑病样皮损，表现为局限的掌跖脓疱病或广泛的银屑病样皮炎。

重组人 / 鼠单克隆抗表皮生长因子受体（epidermal growth factor receptor，EGFR）可引起各种各样的皮损，基于表皮生长因子受体在皮肤稳态中的作用，这是可以预估的。85% 的皮损呈痤疮样[165]，表现为面部、躯干或四肢的红斑毛囊性丘疹和斑块，伴有剧烈瘙痒和发热。其他少见的皮肤反应是红斑、皮肤干燥、瘙痒、甲沟炎、毛发改变和过敏反应[165,168]。

化疗或骨髓移植所致骨髓枯竭后为促进造血细胞中的粒系细胞加速增殖而使用的粒细胞集落刺激因子。大的真皮组织细胞插入胶原束是中性粒细胞恢复过程的特征性表现。此外，造血细胞生长因子可引起注射部位反应、坏疽性脓皮病、Sweet 综合征样皮损、白细胞碎裂性血管炎和毛囊炎[169]。

寻找药物使用、外周血白细胞计数和皮损发病时间上的关联有助于诊断。皮损在给药后迅速出现，以及皮损的组织病理学表现将与已知药物效应相关联。

组织病理　重组人 GM-CSF 药理剂量下诱导的麻疹样发疹的特点是真皮浅层血管周围和间质内中性粒细胞、嗜酸性粒细胞和淋巴细胞浸润[128,129]（图 11-31）。各种细胞的相对比例不一。巨噬细胞数量增多，体积增大，位于真皮浅层者可能吞噬黑素[130]。表皮可出现细胞间水肿，伴炎细胞外渗。无血管炎。

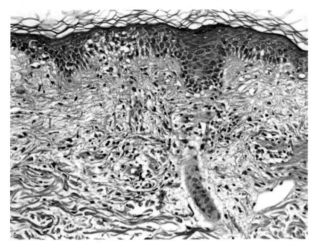

图 11-31 粒细胞 – 巨噬细胞集落刺激因子：可见轻度弥漫性血管周围和间质内中性粒细胞浸润，伴有血管扩张和海绵水肿

与粒细胞集落刺激因子相关的红色斑块含有大量中性粒细胞，且真皮浅层水肿，因而与 Sweet 综合征的皮损类似[128]（图 11-32）。

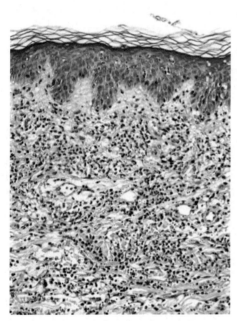

图 11-32 粒细胞 – 巨噬细胞集落刺激因子：可有大量中性粒细胞致密浸润，类似于 Sweet 综合征，如本例

在依那西普注射部位呈浅层血管周围炎，主要为淋巴细胞浸润，伴有嗜酸性粒细胞、少量中性粒细胞及巨噬细胞。可见真皮轻度水肿和血管扩张[82、127]。干扰素注射部位可见血管周围有轻度淋巴细胞浸润、深层血管血栓形成，无纤维素样坏死[131]。

与抗 EGFR 相关的痤疮样皮损病理学表现为

显著的浅层化脓性毛囊炎[120]。

TNF 诱发的掌跖脓疱病和银屑病样皮炎常呈现银屑病的典型组织病理学表现。

发病机制 与 GM-CSF 和 G-CSF 相关的皮损，其组织学表现与细胞因子的使用和已知作用相关。外周血中性粒细胞减少时，皮损组织内粒细胞丰富。此外，GM-CSF 对皮肤内巨噬细胞的效应表现为细胞数量增多、体积增大。用巨噬细胞 / 单核细胞标记进行免疫组织化学染色可能有助于突显这些变化。依那西普注射部位反应提示其为迟发型超敏反应，而 β 干扰素注射部位反应则提示其增强了已存在疾病相关的血小板活化[132]。尽管 TNF 抑制剂常用于治疗银屑病，但是 TNF 诱导银屑病的发病机制不清；有些人推测 TNF 抑制剂可能是通过 IFN 水平变化诱发银屑病的。

治疗原则 停药后随时间推移，药物反应通常会消失。急性期可能需要对症治疗。

HCV 抗病毒治疗的皮肤表现

临床概要 聚乙二醇干扰素 α-2a 或干扰素 α-2b 联合利巴韦林治疗丙型肝炎病毒时（HCV）与多种皮疹相关。这占所有干扰素相关副作用的 10% 以上。常见的皮肤不良事件包括注射部位反应、银屑病、脱发和结节病，最常见的是全身皮肤瘙痒和皮肤干燥，伴有湿疹样皮损，以主要位于躯干四肢的红色丘疹和表皮剥脱的微水疱最为突出（图 11-33）[170]。波普瑞韦（boceprevir）和特拉匹韦（telaprevir）是两种新的 HCV 蛋白酶抑制剂，已被证明与干扰素和利巴韦林联合应用后皮肤不良事件发生率更高。在最近的临床试验中，服用特拉匹韦的患者中 55% 出现皮疹。其中 90% 以上的事件为 1 级或 2 级反应，表现为小于 50% 体表面积的瘙痒性红斑性皮炎，但是也有发生 DRESS 和 SJS 的病例[171,172]。

组织病理 抗病毒药物性皮损没有独特的病理学表现。组织学特征与非抗病毒药的相关皮损相同。

发病机制 皮肤不良事件的发病机制仍然未知，也不可预测。

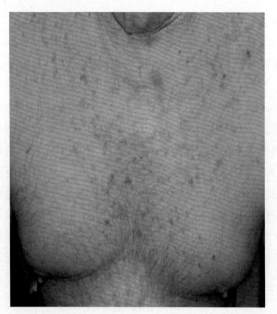

图 11-33　丙型肝炎治疗：本例患者应用聚乙二醇 α 干扰素和波普瑞韦治疗期间躯干出现红斑丘疹与小水疱

治疗原则　治疗期间的轻度药物反应可对症处理，严重反应则需停用抗病毒药物。

HIV 抗病毒治疗的皮肤表现

临床概要　抗逆转录病毒治疗药物包括蛋白酶抑制剂、非核苷类逆转录酶抑制剂与核苷类逆转录酶抑制剂。虽然已知这些药物可诱发发疹型药疹和荨麻疹，但是它们也与某些独特的临床表现相关。脂肪代谢障碍综合征起初是在使用蛋白酶抑制剂后被确认，随后发现在使用逆转录酶抑制剂后也会发生，特点是外周脂肪萎缩、中央型肥胖和代谢异常。蛋白酶抑制剂和逆转录酶抑制剂与侧缘甲皱襞的化脓性肉芽肿相关[173]。累及指甲、手掌、足底和黏膜的独特的图案状皮肤色素沉着继发于齐多夫定（zidovudine）和恩曲他滨（emtricitabine）对黑素细胞的活化[6]。诸如白细胞碎裂性血管炎和 DRESS 之类的过敏反应也与核苷类逆转录酶抑制剂特别是阿巴卡韦（abacavir）相关[174]。非核苷类逆转录酶抑制剂是抗逆转录病毒药物中引起麻疹样发疹最常见的一类[175]。奈韦拉平（nevirapine）与系统性超敏反应相关，是发展中国家 SJS 最常见的诱发药物之一。融合抑制剂恩夫韦地（enfuvirtide）需要皮下注射给药，注射部位反应的发生率很高。免疫重建综合征是一种针对病毒、分枝杆菌和真菌等传染性病原体的炎症反应，发生于逆转录病毒治疗的起始阶段，可模拟药物反应[176、177]。

组织病理　继发于蛋白酶抑制剂的脂肪代谢障碍综合征和其他上述情况的组织病理学特征与其他原因所致者相同（参见第 20 章）。

治疗原则　停药后随时间推移药物反应通常会消失。急性期可能需要对症治疗。

多种其他药物

青霉胺诱发皮肤病

青霉胺是一种青霉素降解产物，用于治疗类风湿关节炎。作为螯合剂，现已发现青霉胺具有多种皮肤不良反应。这些不良反应包括干扰胶原蛋白和弹性蛋白所致的皮肤病，如皮肤松弛、匐行性穿通性弹性纤维变性、皱纹过多和弹性纤维假黄瘤；还包括急性过敏反应，如荨麻疹及自身免疫性疾病，如天疱疮、类天疱疮、系统性红斑狼疮和皮肌炎，还有扁平苔藓、银屑病样皮炎、脂溢性皮炎样皮疹、脱发、多毛症和甲病[69,175,178]。

青霉胺诱发的皮肤萎缩

临床概要　长期服用青霉胺的患者可出现面颈部皮肤萎缩，类似于皮肤松弛症的浅蓝色萎缩性斑疹，在肘窝静脉穿刺部位易形成瘀斑和白色小丘疹[179]。

组织病理　组织学与非青霉胺相关皮肤萎缩类似。皮肤松弛处弹性纤维相应地减少或消失，静脉穿刺部位的瘀斑和丘疹处胶原蛋白减少或变性及均质化[180]。

青霉胺诱发的匐行性穿通性弹性纤维变性

临床概要　匐行性穿通性弹性纤维变性（elastosis perforans serpiginosa，EPS）是一种影响皮肤弹性组织的罕见疾病。它与多种系统性疾病如 Down 综合征、Ehlers-Danlos 综合征、成骨不全、弹性纤维假黄瘤和马方综合征相关。获得性 EPS 继发于长期应用青霉胺。尽管其临床表现与特发性 EPS 无明显不同（参见第 15 章），但其组织学和电镜下弹性纤维的改变较为独特。青霉胺诱发的 EPS 有一显著特征，即弹性纤维的锯齿形外观，这是由于弹性纤维表面垂直出芽，呈疙疙瘩瘩或荆棘样貌，甚至在无 EPS 临床改变时也能看到。同一患者可同时存在青霉胺诱发的皮肤萎缩及青霉胺诱发的 EPS。

组织病理 与特发性 EPS 相比，青霉胺诱发的 EPS 弹性纤维染色时，除活跃的经表皮穿通区域外，真皮乳头层弹性纤维增生更不明显（图 11-34），但是真皮中层、深层增生的弹性纤维数量较特发性 EPS 更多。对于青霉胺诱发的 EPS，该弹性纤维外观较为特异，容易见到横向出芽，即与主干纤维垂直排列的芽蕾。因而，粗大的弹性纤维边缘呈锯齿状，被形象地比作荆棘的嫩枝或称为疙疙瘩瘩[179]（图 11-35）。个别弹性纤维的类似改变也见于非皮损区，甚至见于一条骨骼动脉上[180]。

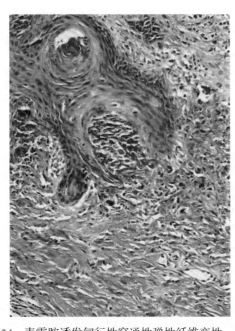

图 11-34 青霉胺诱发匐行性穿通性弹性纤维变性：此图见穿表皮清除过程中粗大的弹性纤维，而在常规染色切片中真皮乳头其他区域的弹性纤维外观正常

发病机制 青霉胺影响真皮中层和深层弹性纤维。以下两种机制可能参与其发病：①继发于青霉胺治疗的铜缺乏症损伤了赖氨酰氧化酶在弹性纤维交联这一稳定和压紧纤维的关键过程中的功能。②青霉胺对 I 型胶原蛋白合成在翻译后水

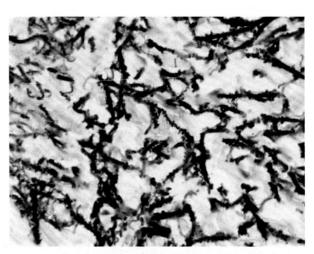

图 11-35 匐行性穿通性弹性纤维变性：真皮中层典型的弹性纤维呈特征性青霉胺诱发的侧向出芽。Verhoeff van Gieson 弹性纤维染色

平具有直接抑制作用，导致异常纤维沉积[181]。电镜下，病变弹性纤维内核近似于正常弹性纤维，即深色微纤维嵌入电子透亮弹性蛋白内。内核四周可见一宽阔均匀电子透亮被膜，它具有弹性蛋白外观，并显示许多囊状突起。

治疗原则 该病一旦出现，倾向于持久存在。

左旋咪唑

左旋咪唑是一种用于家畜寄生虫病的药，现常与可卡因混合使用。美国缉毒署报告 2009 年没收的可卡因中 70% 的含有左旋咪唑[182]。

临床概要 可卡因中混有的左旋咪唑所致的不良反应可表现为发热、粒细胞缺乏症、抗中性粒细胞胞质抗体（通常为 c-ANCA 和 p-ANCA 双阳性）及独特的混合性血管炎和血管病变，特征性表现为网状紫癜性损害，最常累及耳部、面部和四肢（图 11-36）。紫癜性损害中央不发白，周围可有红斑。紫癜可进展成大疱，继而出现坏死和溃疡。

组织病理 皮损活检示白细胞碎裂性血管炎、血栓性血管炎、血管闭塞和（或）以上全部（图 11-37）[183]。

发病机制 确切机制尚未明确。目前认为该药促进巨噬细胞和 T 淋巴细胞正常活性，通过影响人单核细胞来源的树突状细胞的活化和成熟，抑制内源性免疫抑制因子的产生而增强免疫系统

的反应[184]。

治疗原则　停药，治疗并发症。

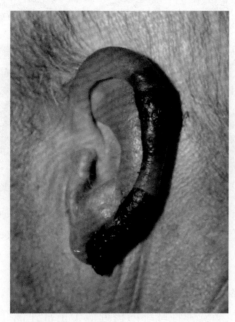

图 11-36　左旋咪唑诱发的血管炎：左旋咪唑诱发紫癜性皮损，示耳部典型病变

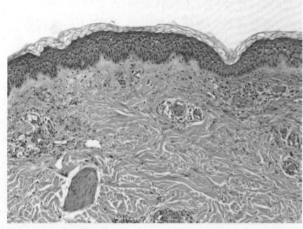

图 11-37　左旋咪唑皮损：紫癜性皮损活检病理见真皮全层多数小血管闭塞性血栓

鳄鱼（毒品）

鳄鱼（krokodil）是由几种化学物质混合而成的毒品，包括油漆稀释剂、汽油和其他有毒成分，主要活性剂为二氢去氧吗啡——一种合成的吗啡衍生物。与吗啡相比，二氢去氧吗啡的镇痛作用强 8 ~ 10 倍，起效更快，半衰期更短，导致其成瘾潜力增加。该药最初见于俄罗斯，后遍布整个欧洲，最近美国亦有报道[185]。

临床概要　定期使用该毒品导致血管、肌肉和骨损害，并可导致多器官衰竭。它还能够引发脓肿和血栓性静脉炎，可使用药者皮肤颜色加深、脱屑和坏死。本病因吸食本品者皮肤呈"鳄鱼皮"样，因而得名[186]。

治疗原则　停止吸食并治疗并发症。

（陈　雪　译，陶　娟　校，陈　佳　审）

参考文献

1. Roujeau JC. Clinical heterogeneity of drug hypersensitivity. *Toxicology* 2005;209(2):123–129.
2. Campos-Fernandez Mdel M, Ponce-De-Leon-Rosales S, Archer-Dubon C, et al. Incidence and risk factors for cutaneous adverse drug reactions in an intensive care unit. *Rev Invest Clin* 2005;57(6):770–774.
3. Li LF, Ma C. Epidemiological study of severe cutaneous adverse drug reactions in a city district of China. *Clin Exp Dermatol* 2006;31(5):642–647.
4. Breathnach SM. Adverse cutaneous reactions to drugs. *Clin Med* 2002;2(1):15–19.
5. Hernandez-Salazar A, Rosales SP, Rangel-Frausto S, et al. Epidemiology of adverse cutaneous drug reactions: a prospective study in hospitalized patients. *Arch Med Res* 2006;37(7):899–902.
6. Martins CR. Cutaneous drug reactions associated with newer antiretroviral agents. *J Drugs Dermatol* 2006;5(10):976–982.
7. Verma P, Bhattacharya SN, Banerjee BD, et al. Oxidative stress and leukocyte migration inhibition response in cutaneous adverse drug reactions. *Indian J Dermatol Venereol Leprol* 2012;78(5):664.
8. Breathnach SM. Mechanisms of drug eruptions, part I. *Australas J Dermatol* 1995;36(3):121–127.
9. Fernandez TD, Canto G, Blanca M. Molecular mechanisms of maculopapular exanthema. *Curr Opin Infect Dis* 2009;22(3):272–278.
10. Scharf SJ, Friedmann A, Brautbar C, et al. HLA class II allelic variation and susceptibility to pemphigus vulgaris. *Proc Natl Acad Sci U S A* 1988;85(10):3504–3508.
11. Lotem M, Hubert A, Lyass O, et al. Skin toxic effects of polyethylene glycol-coated liposomal doxorubicin. *Arch Dermatol* 2000;136(12):1475–1480.
12. Hashimoto Y, Kanto H, Itoh M. Adverse skin reactions due to pegylated interferon alpha 2b plus ribavirin combination therapy in a patient with chronic hepatitis C virus. *J Dermatol* 2007;34(8):577–582.
13. Kawada K, Maeda N, Kobayashi S, et al. Injection site with generalized rash caused by pegylated interferon alpha 2a injection. *Dermatology* 2006;212(1):82–83.
14. Ernst EJ, Egge JA. Celecoxib-induced erythema multiforme with glyburide cross-reactivity. *Pharmacotherapy* 2002;22(5):637–640.
15. Krasowska D, Szymanek M, Schwartz RA, et al. Cutaneous effects of the most commonly used antidepressant medication, the selective serotonin reuptake inhibitors. *J Am Acad Dermatol* 2007;56(5):848–853.
16. Thomson LE, Allman KC. Erythema multiforme reaction to

sestamibi. *J Nucl Med* 2001;42(3):534.

17. Lo SK, Yip D, Leslie M, et al. 5-Fluorouracil-induced erythema multiforme. *Int J Clin Pract* 1999;53(3):219–221.

18. Zohdi-Mofid M, Horn TD. Acrosyringeal concentration of necrotic keratinocytes in erythema multiforme: a clue to drug etiology: clinicopathologic review of 29 cases. *J Cutan Pathol* 1997;24(4):235–240.

19. French LE. Toxic epidermal necrolysis and Stevens Johnson syndrome: our current understanding. *Allergol Int* 2006;55(1):9–16.

20. Halevy S, Ghislain PD, Mockenhaupt M, et al. Allopurinol is the most common cause of Stevens-Johnson syndrome and toxic epidermal necrolysis in Europe and Israel. *J Am Acad Dermatol* 2008;58(1):25–32.

21. Bossi P, Roujeau JC, Bricaire F, et al. Stevens-Johnson syndrome associated with abacavir therapy. *Clin Infect Dis* 2002;35(7):902.

22. Mockenhaupt M, Viboud C, Dunant A, et al. Stevens-Johnson syndrome and toxic epidermal necrolysis: assessment of medication risks with emphasis on recently marketed drugs. The EuroSCAR-study. *J Invest Dermatol* 2008;128(1):35–44.

23. Cac NN, Messingham MJ, Sniezek PJ, et al. Stevens-Johnson syndrome induced by doxycycline. *Cutis* 2007;79(2):119–122.

24. Sushma M, Noel MV, Ritika MC, et al. Cutaneous adverse drug reactions: a 9-year study from a South Indian Hospital. *Pharmacoepidemiol Drug Saf* 2005;14(8):567–570.

25. Nassif A, Bensussan A, Boumsell L, et al. Toxic epidermal necrolysis: effector cells are drug-specific cytotoxic T cells. *J Allergy Clin Immunol* 2004;114(5):1209–1215.

26. Bovenschen HJ, Kop EN, Van De Kerkhof PC, et al. Etanercept-induced lichenoid reaction pattern in psoriasis. *J Dermatolog Treat* 2006;17(6):381–383.

27. Bodmer M, Egger SS, Hohenstein E, et al. Lichenoid eruption associated with the use of nebivolol. *Ann Pharmacother* 2006;40(9):1688–1690.

28. Dalmau J, Peramiquel L, Puig L, et al. Imatinib-associated lichenoid eruption: acitretin treatment allows maintained antineoplastic effect. *Br J Dermatol* 2006;154(6):1213–1216.

29. Goldman BD. Lichenoid drug reaction due to sildenafil. *Cutis* 2000;65(5):282–283.

30. Koh MJ, Seah PP, Tay YK, et al. Lichenoid drug eruption to terazosin. *Br J Dermatol* 2008;158(2):426–427.

31. Devos SA, Van Den Bossche N, De Vos M, et al. Adverse skin reactions to anti-TNF-alpha monoclonal antibody therapy. *Dermatology* 2003;206(4):388–390.

32. Jenerowicz D, Czarnecka-Operacz M, Gorecka A, et al. Drug-related hospital admissions—an overview of frequency and clinical presentation. *Acta Pol Pharm* 2006;63(5):395–399.

33. Sehgal VN, Srivastava G. Fixed drug eruption (FDE): changing scenario of incriminating drugs. *Int J Dermatol* 2006;45(8):897–908.

34. Shiohara T, Mizukawa Y, Teraki Y. Pathophysiology of fixed drug eruption: the role of skin-resident T cells. *Curr Opin Allergy Clin Immunol* 2002;2(4):317–323.

35. Shiohara T, Mizukawa Y. Fixed drug eruption: a disease mediated by self-inflicted responses of intraepidermal T cells. *Eur J Dermatol* 2007;17(3):201–208.

36. Shiohara T. Fixed drug eruption: pathogenesis and diagnostic tests. *Curr Opin Allergy Clin Immunol* 2009;9(4):316–321.

37. Mizukawa Y, Shiohara T. Fixed drug eruption: a prototypic disorder mediated by effector memory T cells. *Curr Allergy Asthma Rep* 2009;9(1):71–77.

38. Teraki Y, Kokaji T, Shiohara T. Expansion of IL-10-producing CD4+ and CD8+ T cells in fixed drug eruption. *Dermatol-*

ogy 2006;213(2):83–87.

39. Andrade P, Brinca A, Goncalo M. Patch testing in fixed drug eruptions—a 20-year review. *Contact Dermatitis* 2011;65(4):195–201.

40. Pelizza L, De Luca P, La Pesa M, et al. Drug-induced systemic lupus erythematosus after 7 years of treatment with carbamazepine. *Acta Biomed* 2006;77(1):17–19.

41. Amerio P, Innocente C, Feliciani C, et al. Drug-induced cutaneous lupus erythematosus after 5 years of treatment with carbamazepine. *Eur J Dermatol* 2006;16(3):281–283.

42. Sarzi-Puttini P, Atzeni F, Capsoni F, et al. Drug-induced lupus erythematosus. *Autoimmunity* 2005;38(7):507–518.

43. Batchelor JR, Welsh KI, Tinoco RM, et al. Hydralazine-induced systemic lupus erythematosus: influence of HLA-DR and sex on susceptibility. *Lancet* 1980;1(8178):1107–1109.

44. Costa MF, Said NR, Zimmermann B. Drug-induced lupus due to anti-tumor necrosis factor alpha agents. *Semin Arthritis Rheum* 2008;37(6):381–387.

45. Spillane AP, Xia Y, Sniezek PJ. Drug-induced lupus erythematosus in a patient treated with adalumimab. *J Am Acad Dermatol* 2007;56(5 Suppl):S114–S116.

46. Chen M, Crowson AN, Woofter M, et al. Docetaxel (taxotere) induced subacute cutaneous lupus erythematosus: report of 4 cases. *J Rheumatol* 2004;31(4):818–820.

47. Farhi D, Viguier M, Cosnes A, et al. Terbinafine-induced subacute cutaneous lupus erythematosus. *Dermatology* 2006;212(1):59–65.

48. Cassis TB, Callen JP. Bupropion-induced subacute cutaneous lupus erythematosus. *Australas J Dermatol* 2005;46(4):266–269.

49. Pauls JD, Gohill J, Fritzler MJ. Antibodies from patients with systemic lupus erythematosus and drug-induced lupus bind determinants on histone 5 (H5). *Mol Immunol* 1990;27(8):701–711.

50. Grossman J, Callerame ML, Condemi JJ. Skin immunofluorescence studies on lupus erythematosus and other antinuclear-antibody-positive diseases. *Ann Intern Med* 1974;80(4):496–500.

51. Masruha MR, Marques CM, Vilanova LC, et al. Drug induced pseudolymphoma secondary to ethosuximide. *J Neurol Neurosurg Psychiatry* 2005;76(11):1610.

52. Scheinfeld N. Impact of phenytoin therapy on the skin and skin disease. *Expert Opin Drug Saf* 2004;3(6):655–665.

53. Albrecht J, Fine LA, Piette W. Drug-associated lymphoma and pseudolymphoma: recognition and management. *Dermatol Clin* 2007;25(2):233–244, vii.

54. Cordel N, Lenormand B, Courville P, et al. Usefulness of cutaneous T-cell clonality analysis for the diagnosis of cutaneous T-cell lymphoma in patients with erythroderma. *Arch Pathol Lab Med* 2005;129(3):372–376.

55. Sidoroff A, Dunant A, Viboud C, et al. Risk factors for acute generalized exanthematous pustulosis (AGEP)-results of a multinational case-control study (EuroSCAR). *Br J Dermatol* 2007;157(5):989–996.

56. Britschgi M, Pichler WJ. Acute generalized exanthematous pustulosis, a clue to neutrophil-mediated inflammatory processes orchestrated by T cells. *Curr Opin Allergy Clin Immunol* 2002;2(4):325–331.

57. Tefany FJ, Georgouras K. A neutrophilic reaction of Sweet's syndrome type associated with the oral contraceptive. *Australas J Dermatol* 1991;32(1):55–59.

58. Cobb MW. Furosemide-induced eruption simulating Sweet's syndrome. *J Am Acad Dermatol* 1989;21(2, Pt 2):339–343.

59. Clark BM, Homeyer DC, Glass KR, et al. Clindamycin-induced Sweet's syndrome. *Pharmacotherapy* 2007;27(9): 1343–1346.

60. Govindarajan G, Bashir Q, Kuppuswamy S, et al. Sweet syndrome associated with furosemide. *South Med J* 2005;98(5):570–572.

61. Larsen HK, Danielsen AG, Krustrup D, et al. Neutrophil dermatosis of the dorsal hands. *J Eur Acad Dermatol Venereol* 2005;19(5):634–637.

62. Masse M, Falanga V, Zhou LH. Use of topical povidone-iodine resulting in an iododerma-like eruption. *J Dermatol* 2008;35(11):744–747.

63. Paloni G, Mattei I, Ravagnan E, et al. Infantile bromoderma. *J Pediatr* 2013;163(3):920.e1.

64. Blasik LG, Spencer SK. Fluoroderma. *Arch Dermatol* 1979;115(11):1334–1335.

65. Maffeis L, Musolino MC, Cambiaghi S. Single-plaque vegetating bromoderma. *J Am Acad Dermatol* 2008;58(4):682–684.

66. Miranda-Romero A, Sanchez-Sambucety P, Esquivias Gomez JI, et al. Vegetating iododerma with fatal outcome. *Dermatology* 1999;198(3):295–297.

67. Fridlender ZG, Cohen PY, Golan O, et al. Telomerase activity in bleomycin-induced epithelial cell apoptosis and lung fibrosis. *Eur Respir J* 2007;30(2):205–213.

68. Kupfer I, Balguerie X, Courville P, et al. Scleroderma-like cutaneous lesions induced by paclitaxel: a case study. *J Am Acad Dermatol* 2003;48(2):279–281.

69. Tsankov NK, Lazarova AZ, Vasileva SG, et al. Lupus erythematosus-like eruption due to D-penicillamine in progressive systemic sclerosis. *Int J Dermatol* 1990;29(8): 571–574.

70. Bucala R. Circulating fibrocytes: cellular basis for NSF. *J Am Coll Radiol* 2008;5(1):36–39.

71. Layton D, Marshall V, Boshier A, et al. Serious skin reactions and selective COX-2 inhibitors: a case series from prescription-event monitoring in England. *Drug Saf* 2006;29(8): 687–696.

72. Sanchez Yus E, Requena L, Simon P. Histopathology of cutaneous changes in drug-induced coma. *Am J Dermatopathol* 1993;15(3):208–216.

73. Kato N, Ueno H, Mimura M. Histopathology of cutaneous changes in non-drug-induced coma. *Am J Dermatopathol* 1996;18(4):344–350.

74. Torne R, Soyer HP, Leb G, et al. Skin lesions in carbon monoxide intoxication. *Dermatologica* 1991;183(3):212–215.

75. Bryant P, Lachman P. Pseudoporphyria secondary to non-steroidal anti-inflammatory drugs. *Arch Dis Child* 2003;88(11):961.

76. Degiovanni CV, Darley CR. Pseudoporphyria occurring during a course of ciprofloxacin. *Clin Exp Dermatol* 2008;33(1):109–110.

77. Kwong WT, Hsu S. Pseudoporphyria associated with voriconazole. *J Drugs Dermatol* 2007;6(10):1042-4.

78. Silver EA, Silver AH, Silver DS, et al. Pseudoporphyria induced by oral contraceptive pills. *Arch Dermatol* 2003;139(2):227–228.

79. Werth VP. Dermatology vignette: pseudoporphyria caused by NSAIDs. *J Clin Rheumatol* 2001;7(2):123.

80. Kalivas J. Pseudoporphyria. *Int J Dermatol* 2006;45(12):1455.

81. Howard AM, Dowling J, Varigos G. Pseudoporphyria due to naproxen. *Lancet* 1985;1(8432):819–820.

82. Brenner S, Goldberg I. Drug-induced pemphigus. *Clin Dermatol* 2011;29(4):455–4557.

83. Marinho RT, Johnson NW, Fatela NM, et al. Oropharyn-geal pemphigus in a patient with chronic hepatitis C during interferon alpha-2a therapy. *Eur J Gastroenterol Hepatol* 2001;13(7):869–872.

84. Landau M, Brenner S. Histopathologic findings in drug-induced pemphigus. *Am J Dermatopathol* 1997;19(4): 411–414.

85. Brenner S, Bialy-Golan A, Anhalt GJ. Recognition of pemphigus antigens in drug-induced pemphigus vulgaris and pemphigus foliaceus. *J Am Acad Dermatol* 1997;36(6, Pt 1): 919–923.

86. Lee E, Lendas KA, Chow S, et al. Disease relevant HLA class II alleles isolated by genotypic, haplotypic, and sequence analysis in North American Caucasians with pemphigus vulgaris. *Hum Immunol* 2006;67(1–2):125–139.

87. Wucherpfennig KW, Yu B, Bhol K, et al. Structural basis for major histocompatibility complex (MHC)-linked susceptibility to autoimmunity: charged residues of a single MHC binding pocket confer selective presentation of self-peptides in pemphigus vulgaris. *Proc Natl Acad Sci U S A* 1995;92(25):11935–11939.

88. Fellner MJ. Drug-induced bullous pemphigoid. *Clin Dermatol* 1993;11(4):515–520.

89. Ruocco V, Sacerdoti G. Pemphigus and bullous pemphigoid due to drugs. *Int J Dermatol* 1991;30(5):307–312.

90. Chanal J, Ingen-Housz-Oro S, Ortonne N, et al. Linear IgA bullous dermatosis: comparison between the drug-induced and spontaneous forms. *Br J Dermatol* 2013;169(5):1041–1048.

91. Paul C, Wolkenstein P, Prost C, et al. Drug-induced linear IgA disease: target antigens are heterogeneous. *Br J Dermatol* 1997;136(3):406–411.

92. Wakelin SH, Allen J, Zhou S, et al. Drug-induced linear IgA disease with antibodies to collagen VII. *Br J Dermatol* 1998;138(2):310–314.

93. Palmer RA, Ogg G, Allen J, et al. Vancomycin-induced linear IgA disease with autoantibodies to BP180 and LAD285. *Br J Dermatol* 2001;145(5):816–820.

94. Borch JE, Andersen KE, Bindslev-Jensen C. The prevalence of suspected and challenge-verified penicillin allergy in a university hospital population. *Basic Clin Pharmacol Toxicol* 2006;98(4):357–362.

95. Puavilai S, Noppakun N, Sitakalin C, et al. Drug eruptions at five institutes in Bangkok. *J Med Assoc Thai* 2005;88(11):1642–1650.

96. Bejia I, Ben Hammouda S, Riahi K, et al. DRESS syndrome induced by sulphasalazine in rheumatoid arthritis. *Joint Bone Spine* 2006;73(6):764–765.

97. Markel A. Allopurinol-induced DRESS syndrome. *Isr Med Assoc J* 2005;7(10):656–660.

98. Michel F, Navellou JC, Ferraud D, et al. DRESS syndrome in a patient on sulfasalazine for rheumatoid arthritis. *Joint Bone Spine* 2005;72(1):82–85.

99. Syn WK, Naisbitt DJ, Holt AP, et al. Carbamazepine-induced acute liver failure as part of the DRESS syndrome. *Int J Clin Pract* 2005;59(8):988–991.

100. Chi MH, Hui RC, Yang CH, et al. Histopathologic Analysis and Clinical Correlation of Drug Reaction with Eosinophilia and Systemic Symptoms (DRESS). *Br J Dermatol* 2014; 170(4):866-73.

101. Teo L, Tan E. Sulphasalazine-induced DRESS. *Singapore Med J* 2006;47(3):237–239.

102. Valencak J, Ortiz-Urda S, Heere-Ress E, et al. Carbamazepine-induced DRESS syndrome with recurrent fever and exanthema. *Int J Dermatol* 2004;43(1):51–54.

103. Harber LC, Baer RL. Pathogenic mechanisms of drug-induced

photosensitivity. *J Invest Dermatol* 1972;58(6):327–342.

104. Cook N, Freeman S. Report of 19 cases of photoallergic contact dermatitis to sunscreens seen at the Skin and Cancer Foundation. *Australas J Dermatol* 2001;42(4):257–259.

105. Ophaswongse S, Maibach H. Topical nonsteroidal antiinflammatory drugs: allergic and photoallergic contact dermatitis and phototoxicity. *Contact Dermatitis* 1993;29(2):57–64.

106. Ming ME, Bhawan J, Stefanato CM, et al. Imipramine-induced hyperpigmentation: four cases and a review of the literature. *J Am Acad Dermatol* 1999;40(2, Pt 1):159–166.

107. Greiner AC, Nicolson GA. Pigment deposition in viscera associated with prolonged chlorpromazine therapy. *Can Med Assoc J* 1964;91:627–635.

108. Waitzer S, Butany J, From L, et al. Cutaneous ultrastructural changes and photosensitivity associated with amiodarone therapy. *J Am Acad Dermatol* 1987;16(4):779–787.

109. Goldfeder KL, Levin JM, Katz KA, et al. Ultraviolet recall reaction after total body irradiation, etoposide, and methotrexate therapy. *J Am Acad Dermatol* 2007;56(3):494–499.

110. Boyer M, Katta R, Markus R. Diltiazem-induced photodistributed hyperpigmentation. *Dermatol Online J* 2003;9(5):10.

111. Dereure O. Drug-induced skin pigmentation: epidemiology, diagnosis and treatment. *Am J Clin Dermatol* 2001;2(4):253–262.

112. Saladi RN, Cohen SR, Phelps RG, et al. Diltiazem induces severe photodistributed hyperpigmentation: case series, histoimmunopathology, management, and review of the literature. *Arch Dermatol* 2006;142(2):206–210.

113. Angel TA, Stalkup JR, Hsu S. Photodistributed blue-gray pigmentation of the skin associated with long-term imipramine use. *Int J Dermatol* 2002;41(6):327–329.

114. Sicari MC, Lebwohl M, Baral J, et al. Photoinduced dermal pigmentation in patients taking tricyclic antidepressants: histology, electron microscopy, and energy dispersive spectroscopy. *J Am Acad Dermatol* 1999;40(2, Pt 2):290–293.

115. Benning TL, McCormack KM, Ingram P, et al. Microprobe analysis of chlorpromazine pigmentation. *Arch Dermatol* 1988;124(10):1541–1544.

116. Scherschun L, Lee MW, Lim HW. Diltiazem-associated photodistributed hyperpigmentation: a review of 4 cases. *Arch Dermatol* 2001;137(2):179–182.

117. Mehrany K, Kist JM, Ahmed DD, et al. Minocycline-induced cutaneous pigmentation. *Int J Dermatol* 2003;42(7):551–552.

118. Angeloni VL, Salasche SJ, Ortiz R. Nail, skin, and scleral pigmentation induced by minocycline. *Cutis* 1987;40(3):229–233.

119. de Paz S, Perez A, Gomez M, et al. Severe hypersensitivity reaction to minocycline. *J Investig Allergol Clin Immunol* 1999;9(6):403–404.

120. Lefebvre N, Forestier E, Farhi D, et al. Minocycline-induced hypersensitivity syndrome presenting with meningitis and brain edema: a case report. *J Med Case Rep* 2007;1:22.

121. Bowen AR, McCalmont TH. The histopathology of subcutaneous minocycline pigmentation. *J Am Acad Dermatol* 2007;57(5):836–839.

122. Rahman Z, Lazova R, Antaya RJ. Minocycline hyperpigmentation isolated to the subcutaneous fat. *J Cutan Pathol* 2005;32(7):516–519.

123. Argenyi ZB, Finelli L, Bergfeld WF, et al. Minocycline-related cutaneous hyperpigmentation as demonstrated by light microscopy, electron microscopy and X-ray energy spectroscopy. *J Cutan Pathol* 1987;14(3):176–180.

124. Philip M, Samson JF, Simi PS. Clofazimine-induced hair pigmentation. *Int J Trichology* 2012;4(3):174–175.

125. Cholo MC, Steel HC, Fourie PB, et al. Clofazimine: current status and future prospects. *J Antimicrob Chemother* 2012;67(2):290–298.

126. Job CK, Yoder L, Jacobson RR, et al. Skin pigmentation from clofazimine therapy in leprosy patients: a reappraisal. *J Am Acad Dermatol* 1990;23(2, Pt 1):236–241.

127. Rappersberger K, Honigsmann H, Ortel B, et al. Photosensitivity and hyperpigmentation in amiodarone-treated patients: incidence, time course, and recovery. *J Invest Dermatol* 1989;93(2):201–209.

128. Kounis NG, Frangides C, Papadaki PJ, et al. Dose-dependent appearance and disappearance of amiodarone-induced skin pigmentation. *Clin Cardiol* 1996;19(7):592–594.

129. Granstein RD, Sober AJ. Drug- and heavy metal—induced hyperpigmentation. *J Am Acad Dermatol* 1981;5(1):1–18.

130. Kumar R, Pai V. Bleomycin induced flagellate pigmentation. *Indian Pediatr* 2006;43(1):74–75.

131. Pavithran K, Doval DC, Talwar V, et al. Flagellate hyperpigmentation from bleomycin. *Indian J Dermatol Venereol Leprol* 2004;70(1):46–47.

132. Koley S, Choudhary S, Salodkar A. Melanonychia and skin hyperpigmentation with hydroxyurea therapy. *Indian J Pharmacol* 2010;42(1):60–61.

133. Zargari O, Kimyai-Asadi A, Jafroodi M. Cutaneous adverse reactions to hydroxyurea in patients with intermediate thalassemia. *Pediatr Dermatol* 2004;21(6):633–635.

134. Wright AL, Bleehen SS, Champion AE. Reticulate pigmentation due to bleomycin: light- and electron-microscopic studies. *Dermatologica* 1990;180(4):255–257.

135. Duhra P, Ilchyshyn A, Das RN. Bleomycin-induced flagellate erythema. *Clin Exp Dermatol* 1991;16(3):216–217.

136. Hendrix JD Jr, Greer KE. Cutaneous hyperpigmentation caused by systemic drugs. *Int J Dermatol* 1992;31(7):458–466.

137. Cho E, Cho SH, Lee JD. Progressive cribriform and zosteriform hyperpigmentation: a clinicopathologic study. *Int J Dermatol* 2012;51(4):399–405.

138. Puri PK, Lountzis NI, Tyler W, et al. Hydroxychloroquine-induced hyperpigmentation: the staining pattern. *J Cutan Pathol* 2008;35(12):1134–1137.

139. Park SW, Shin HT, Lee KT, et al. Medical concern for colloidal silver supplementation: argyria of the nail and face. *Ann Dermatol* 2013;25(1):111–112.

140. McClain CM, Kantrow SM, Abraham JL, et al. Localized cutaneous argyria: two case reports and clinicopathologic review. *Am J Dermatopathol* 2013;35(7):e115–e118.

141. Massi D, Santucci M. Human generalized argyria: a submicroscopic and X-ray spectroscopic study. *Ultrastruct Pathol* 1998;22(1):47–53.

142. Kamiya K, Yamasaki O, Tachikawa S, et al. Localized cutaneous argyria in a silversmith. *Eur J Dermatol* 2013;23(1):112–113.

143. Bowden LP, Royer MC, Hallman JR, et al. Rapid onset of argyria induced by a silver-containing dietary supplement. *J Cutan Pathol* 2011;38(10):832–835.

144. Thompson R, Elliott V, Mondry A. Argyria: permanent skin discoloration following protracted colloid silver ingestion. *BMJ Case Rep* 2009;2009. doi:10.1136/bcr.08.2008.0606.

145. Cho EA, Lee WS, Kim KM, et al. Occupational generalized argyria after exposure to aerosolized silver. *J Dermatol* 2008;35(11):759–760.

146. Rackoff EM, Benbenisty KM, Maize JC, et al. Localized cutaneous argyria from an acupuncture needle clinically concerning for metastatic melanoma. *Cutis* 2007;80(5):423–426.

147. White JM, Powell AM, Brady K, et al. Severe generalized argyria secondary to ingestion of colloidal silver protein. *Clin Exp Dermatol* 2003;28(3):254–256.

148. Pezzarossa E, Alinovi A, Ferrari C. Generalized argyria. *J Cutan Pathol* 1983;10(5):361–363.

149. Geist DE, Phillips TJ. Development of chrysiasis after Q-switched ruby laser treatment of solar lentigines. *J Am Acad Dermatol* 2006;55(2 Suppl):S59–S60.

150. Almoallim H, Klinkhoff AV, Arthur AB, et al. Laser induced chrysiasis: disfiguring hyperpigmentation following Q-switched laser therapy in a woman previously treated with gold. *J Rheumatol* 2006;33(3):620–621.

151. Smith RW, Cawley MI. Chrysiasis. *Br J Rheumatol* 1997; 36(1):3–5.

152. Pelachyk JM, Bergfeld WF, McMahon JT. Chrysiasis following gold therapy for rheumatoid arthritis: ultrastructural analysis with x-ray energy spectroscopy. *J Cutan Pathol* 1984;11(6):491–494.

153. Lamar LM, Bliss BO. Localized pigmentation of the skin due to topical mercury. *Arch Dermatol* 1966;93(4):450–453.

154. Winnicki M, Shear NH. A systematic approach to systemic contact dermatitis and symmetric drug-related intertriginous and flexural exanthema (SDRIFE): a closer look at these conditions and an approach to intertriginous eruptions. *Am J Clin Dermatol* 2011;12(3):171–180.

155. Wu ML, Deng JF, Lin KP, et al. Lead, mercury, and arsenic poisoning due to topical use of traditional Chinese medicines. *Am J Med* 2013;126(5):451–454.

156. Hamann CR, Boonchai W, Wen L, et al. Spectrometric analysis of mercury content in 549 skin-lightening products: is mercury toxicity a hidden global health hazard? *J Am Acad Dermatol* 2014;70(2):281–287.e3.

157. Burge KM, Winkelmann RK. Mercury pigmentation: an electron microscopic study. *Arch Dermatol* 1970;102(1):51–61.

158. Bolognia JL, Cooper DL, Glusac EJ. Toxic erythema of chemotherapy: a useful clinical term. *J Am Acad Dermatol* 2008;59(3):524–529.

159. Yokel BK, Friedman KJ, Farmer ER, et al. Cutaneous pathology following etoposide therapy. *J Cutan Pathol* 1987;14(6):326–330.

160. Horn TD, Beveridge RA, Egorin MJ, et al. Observations and proposed mechanism of N,N',N"-triethylenethiophosphoramide (thiotepa)-induced hyperpigmentation. *Arch Dermatol* 1989;125(4):524–527.

161. Linassier C, Colombat P, Reisenleiter M, et al. Cutaneous toxicity of autologous bone marrow transplantation in nonseminomatous germ cell tumors. *Cancer* 1990;65(5):1143–1145.

162. Hymes SR, Simonton SC, Farmer ER, et al. Cutaneous busulfan effect in patients receiving bone-marrow transplantation. *J Cutan Pathol* 1985;12(2):125–129.

163. Zimmerman GC, Keeling JH, Burris HA, et al. Acute cutaneous reactions to docetaxel, a new chemotherapeutic agent. *Arch Dermatol* 1995;131(2):202–206.

164. Segaert S, Van Cutsem E. Clinical signs, pathophysiology and management of skin toxicity during therapy with epidermal growth factor receptor inhibitors. *Ann Oncol* 2005;16(9):1425–1433.

165. Cotena C, Gisondi P, Colato C, et al. Acneiform eruption induced by cetuximab. *Acta Dermatovenerol Croat* 2007;15(4):246–248.

166. Busam KJ, Capodieci P, Motzer R, et al. Cutaneous side-effects in cancer patients treated with the antiepidermal growth factor receptor antibody C225. *Br J Dermatol* 2001;144(6):1169–1176.

167. Borras-Blasco J, Navarro-Ruiz A, Borras C, et al. Adverse cutaneous reactions induced by TNF-alpha antagonist therapy. *South Med J* 2009;102(11):1133–1140.

168. Myskowski PL, Halpern AC. Cutaneous adverse reactions to therapeutic monoclonal antibodies for cancer. *Curr Allergy Asthma Rep* 2008;8(1):63–68.

169. Farina MC, Requena L, Domine M, et al. Histopathology of cutaneous reaction to granulocyte colony-stimulating factor: another pseudomalignancy. *J Cutan Pathol* 1998;25(10):559–562.

170. Mistry N, Shapero J, Crawford RI. A review of adverse cutaneous drug reactions resulting from the use of interferon and ribavirin. *Can J Gastroenterol* 2009;23(10):677–683.

171. Cacoub P, Bourliere M, Lubbe J, et al. Dermatological side effects of hepatitis C and its treatment: patient management in the era of direct-acting antivirals. *J Hepatol* 2012;56(2):455–463.

172. Hezode C. Boceprevir and telaprevir for the treatment of chronic hepatitis C: safety management in clinical practice. *Liver Int* 2012;32 (Suppl 1):32–38.

173. Garcia-Silva J, Almagro M, Pena-Penabad C, et al. Indinavir-induced retinoid-like effects: incidence, clinical features and management. *Drug Saf* 2002;25(14):993–1003.

174. Rotunda A, Hirsch RJ, Scheinfeld N, et al. Severe cutaneous reactions associated with the use of human immunodeficiency virus medications. *Acta Derm Venereol* 2003;83(1):1–9.

175. Bialy-Golan A, Brenner S. Penicillamine-induced bullous dermatoses. *J Am Acad Dermatol* 1996;35(5, Pt 1):732–742.

176. Introcaso CE, Hines JM, Kovarik CL. Cutaneous toxicities of antiretroviral therapy for HIV, part II: nonnucleoside reverse transcriptase inhibitors, entry and fusion inhibitors, integrase inhibitors, and immune reconstitution syndrome. *J Am Acad Dermatol* 2010;63(4):563–569; quiz 9–70.

177. Introcaso CE, Hines JM, Kovarik CL. Cutaneous toxicities of antiretroviral therapy for HIV, part I: lipodystrophy syndrome, nucleoside reverse transcriptase inhibitors, and protease inhibitors. *J Am Acad Dermatol* 2010;63(4):549–561; quiz 61–62.

178. Willemsen MJ, De Coninck AL, De Raeve LE, et al. Penicillamine-induced pemphigus erythematosus. *Int J Dermatol* 1990;29(3):193–197.

179. Poon E, Mason GH, Oh C. Clinical and histological spectrum of elastotic changes induced by penicillamine. *Australas J Dermatol* 2002;43(2):147–150.

180. Fitzpatrick JE. New histopathologic findings in drug eruptions. *Dermatol Clin* 1992;10(1):19–36.

181. Atzori L, Pinna AL, Pau M, et al. D-penicillamine elastosis perforans serpiginosa: description of two cases and review of the literature. *Dermatol Online J* 2011;17(4):3.

182. Centers for Disease Control and Prevention. Agranulocytosis associated with cocaine use—four States, March 2008–November 2009. *MMWR Morb Mortal Wkly Rep* 2009;58(49):1381–1385.

183. Hennings C, Miller J. Illicit drugs: what dermatologists need to know. *J Am Acad Dermatol* 2013;69(1):135–142.

184. Arora NP. Cutaneous vasculopathy and neutropenia associated with levamisole-adulterated cocaine. *Am J Med Sci* 2013;345(1):45–51.

185. Thekkemuriyi DV, John SG, Pillai U. "Krokodil"—a designer drug from across the Atlantic, with serious consequences. *Am J Med.* 2014;127(3):e1–e2.

186. Gahr M, Freudenmann RW, Hiemke C, et al. "Krokodil": revival of an old drug with new problems. *Subst Use Misuse* 2012;47(7):861–863.

第 12 章

光敏性皮肤病

Eduardo Calonje and John L.M. Hawk

暴露于紫外线辐射（UVR）而引起的皮肤疾病，称为光化性皮肤病，包括药物及化学制品光敏、DNA 修复缺陷、紫外线辐射加重的皮肤病和最广义的最常见的、过去称之为特发性但更合适的命名为免疫相关的光化性皮肤病[1]。最后一组疾病依次包括多形性日光疹（PMLE）、光化性痒疹（AP）、种痘样水疱病（HV）、慢性光化性皮炎（CAD；后者中较重症的病例以前称为光化性类网状细胞增多症，或局部外用或口服光敏性药物所致的持久性光反应）、日光性荨麻疹（SU）[1-3]。最近研究强烈提示，以上情况的确是受免疫介导的，前四个可能是对 UVR 改变的内源性皮肤自身抗原产生的迟发型超敏反应（DTH），可以相信疾病之间不同的临床特征是由抗原形成的不同皮肤位点所决定的；而最后一种可能是对皮肤或循环物质产生的速发型超敏反应。推定的 DTH 反应假说最终确认，目前需要对上述情况中抗原进行明确识别。此外，在 HV 中，儿童和成人发病均发现与 EB 病毒感染的 T 细胞明显有关[4,5]。

药物及化学制品光敏、DNA 修复缺陷疾病及 UVR 恶化皮肤病在本书的其他章中阐述，而免疫基础上的光线性皮肤病由本章详细讨论。

多形性日光疹

临床概要　多形性日光疹（PMLE）是一种由 UVR 介导的局限于暴露皮肤发生的暂时性、间歇性、对称性、非瘢痕性的红斑、瘙痒性丘疹、斑块或水疱（图 12-1）。春夏及阳光充足的假期高发，最常见于年轻女性[2,3]。有罕见的 PMLE 病例为出血性皮损[6]。最常见于中纬度温带地区，累及 1/5 人群，其中各种肤色人种均有，暴露在阳光

下 15 分钟至数小时后出现损害，或是在一段无暴露时期之后偶尔暴露数天，如在休假时。该病可迁延数小时、数天，罕见的有数周，之后反复发作，有时从春天到秋天病情严重程度逐渐降低。皮损通常好发于急性暴露皮肤处，但仅部分并非所有急性暴露的皮肤受累及，皮疹通常呈对称性，通常好发于未遮盖的部位（如双手和面部）。根据病史和临床表现可做出诊断，循环抗核抗体和可提取核抗体滴度正常支持诊断。PMLE 的尿液、粪便和血卟啉值均正常，这些并非诊断所必需的。如果确诊不明确，皮损组织病理检查可以协助支持诊断，但其病理表现无特异性，而广谱或单色波段的皮肤辐射可能诱导产生典型皮疹或不规则的红斑或丘疹反应。

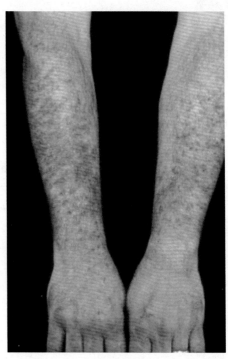

图 12-1　多形性日光疹：暴露在阳光下的皮肤红斑融合性丘疹

组织病理　皮损样本的取材时间不同，组织学表现也不同。极早期皮损示正常表皮，或轻度海绵水肿伴局灶性淋巴细胞外渗，潜在有轻度或偶尔中度、浅部和深部、血管周围和附属器周围淋巴细胞组织细胞性炎细胞浸润（图 12-2）[7-10]；淋巴细胞为 T 辅助细胞表型（CD3/CD4 阳性）。有趣的是，在实验诱导的 PMLE 皮损中，诱导后 72 小时皮损中的浸润也主要为 T 辅助细胞表型，但其后主要为 T 细胞毒型（CD3/CD8 阳性）[7]。偶尔可见嗜酸性粒细胞，罕见中性粒细胞。显著的中性粒细胞浸润是例外。随着皮损发展，出现明显的真皮乳头水肿和更显著的皮肤炎症（图 12-3），在一些活检组织中可见伴随局灶界面改变和轻度基底细胞空泡变性（图 12-4）。在这些病例中，组织病理图片可能像皮肤红斑狼疮样改变。另外，相当显著的真皮浸润可能提高诊断淋巴瘤的可能性。在一些病例中，组织病理学改变可能很细微，而临床表现很典型[10]。

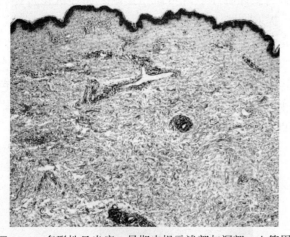

图 12-2　多形性日光疹：早期皮损示浅部与深部、血管周围和附属器周围炎性浸润

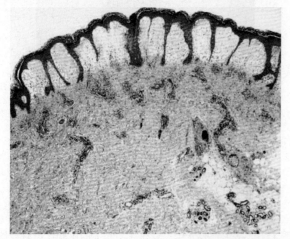

图 12-3　多形性日光疹：皮损确立期示显著的真皮乳头水肿，中度的浅部及深部血管周围和附属器周围的单核炎症细胞浸润

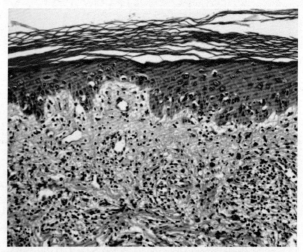

图 12-4　多形性日光疹：轻度海绵水肿和局灶界面改变，伴随基底细胞空泡变性；后者提示红斑狼疮样变化

发病机制　PMLE 的发疹是由 UVR 介导的，特别是夏季强烈的阳光[2,3]。人工复制不容易，精确的作用谱还没有被最终确定。尽管如此，一般来讲，似乎致病的波长在 1/2 患者中是中波紫外线（UVB），3/4 患者中是长波紫外线（UVA），有 1/4 患者两种波长都包含。极少数情况下可见光也可致病。该病发疹本身非常像迟发型超敏反应，鉴于其模式：皮肤的细胞浸润、细胞因子分泌和黏附分子表达，可以证实是由 UVR 介导的内源性的皮肤自身抗原。而且，似乎是由遗传基因决定的皮肤中正常 UVR 诱导的 DTH 反应的抑制发生损伤，而不是诱导 DTH，此是致病的原因[11]。

鉴别诊断　根据临床病史可以明确诊断，病史中几乎总是把光暴露作为典型发疹的原因。而并非总是必要的，如果诊断不能肯定，实验室检查会显示循环抗核抗体，可提取核抗体滴度，以及尿液、粪便和血卟啉观察值正常。病程中，该病可能与光化性湿疹相混淆，但依据皮损的形态学、好发部位和发疹的组织学可以相鉴别。仅在组织学上，PMLE 务必与红斑狼疮、卟啉病、AP、Jessner 淋巴细胞浸润症、皮肤 T 细胞淋巴瘤、冻疮、酒渣鼻和伴明显真皮乳头水肿的皮肤癣菌感染相鉴别[7,9,12]。在皮肤红斑狼疮中，界面改变更显著，不仅在表皮，还有在附属器结构处经常看到凋亡的角质形成细胞，而真皮乳头水肿通常不是特征。另外，皮肤黏蛋白沉积物可以在红斑狼疮中看到，在 PMLE 中没有。更进一步研究发现可以帮助鉴别诊断——在红斑狼疮中有大量的 CD123 阳性的类浆细胞性树突状细胞，而在 PMLE 中不存在[13]。AP 通常呈现继发于表皮脱落的改变，多变的表皮增生及更显著的淋巴细胞海绵水肿和炎细胞外渗；但是，两者的早期皮损镜下改变可以非常相似，除了皮肤水肿通常不存在于 AP。在 Jessner 淋巴细胞浸润症中，无表皮改变，无真皮乳头水肿，而皮肤单一核细胞浸润趋向更显著。皮肤 T 细胞淋巴瘤在 PMLE 的鉴别诊断中罕见，主要当皮肤浸润显著时。但是不规则核形淋巴细胞的炎细胞外渗不是后者的特征，通常后者表现有可变的海绵水肿。冻疮的组织学与 PMLE 几乎相同，尤其真皮乳头水肿显著时，但幸运的是两种疾病的临床背景不同，可以区分。酒渣鼻无表皮改变，无皮肤水肿，皮肤浸润轻微且围绕浅部小血管和附属器结构，经常可以看到局灶性淋巴细胞炎细胞外渗至毛囊。在伴明显真皮乳头水肿的皮肤真菌感染中，PAS 染色可以识别角质层中的真菌组织。

治疗原则　在治疗上，预防或是补救多是有效的。通常，限制 UVR 暴露，着装适当，以及规律应用高保护性、广谱的防晒霜可以令人满意地预防性治疗轻度疾病。对于一些更严重的情况，最好在冬季结束时，在光暴露增加到来之前进行 4 ～ 6 周宽波段或是更常见的低剂量窄波段（311 ～ 312nm）UVB 光疗，或者稍微更可靠的低剂量补骨脂素光化学疗法（PUVA），通常能有效地提高免疫耐受性，预防 PMLE 发疹。如果应用以上方法后仍然发疹，短期或数天内系统性类固醇（每天 20 ～ 30mg 泼尼松）治疗通常能迅速停止发疹。硫唑嘌呤和环孢素在极严重病例中应用有效。其他过去提倡的治疗，如抗疟药和 β- 胡萝卜素，在对照试验中没有有效支持。

光化性痒疹

临床概要　光化性痒疹(AP)是一种瘙痒性的、丘疹或结节性的、表皮剥脱的、对称的慢性疾病，通常夏季加重。该病累及光暴露部位，很少累及儿童覆盖部位的皮肤，通常为女孩，世界范围内报道相对较少，而在本土美国人和混血美国人中发生相对普遍[2,3]。该病通常（但并不总是）可在成年早期消退，通常累及面部和四肢末端，而四肢近端和刘海下面的前额由于较少暴露而较少累

及。但是，臀部有时由于通过明显的交感神经免疫效应而受累。旧皮损可于面部留下浅部凹陷性或线性瘢痕，本土美国人和混血美国人，尤其是本土美国人可伴慢性唇炎和眼结膜炎，有时较严重。另外，一些患者描述，在特定的日光暴露后出现急性发疹，类似于 PMLE 发疹。

组织病理　组织病理依据临床进展而表现不同[9]。因此，早期完整皮损表现多变，经常是轻微的表皮海绵水肿，真皮浅深层血管周围可见单一核细胞浸润，类似于 PMLE，但不存在显著的真皮乳头水肿（图 12-5）。但是显著的真皮乳头水肿在活检中偶见，因此在组织学上无法与 PMLE 区分，诊断需临床结合病理[14]。偶尔可见嗜酸性粒细胞。AP 的皮损经常是表皮剥脱性的，因此活检时应注意避开明显的继发性皮损（图 12-6）。进展期皮损可以偶尔出现局灶性界面改变，伴基底细胞空泡变性，而与皮肤狼疮难以区分（图 12-7）。在罕见病例中，可有真皮浅深部大量单一核细胞浸润，需与淋巴瘤相鉴别，尤其当存在相关界面改变时。在晚期皮损中，通常为苔藓样变（图 12-8），局灶性真皮乳头纤维变性，中等量单一核细胞浸润，不规则上皮细胞增生，类似于慢性湿疹特征，甚至类似于结节性痒疹[2,3]。AP 炎症细胞浸润为 T 辅助细胞表型（CD3/CD4 阳性）。因此，AP 急性期的不同表现需与 PMLE 相鉴别，慢性期需与其他诱因导致的慢性湿疹或痒疹相鉴别。最后，虽然 AP 组织学表现可能常无特异性，但常有结构完整的淋巴滤泡，这一表现被当作潜

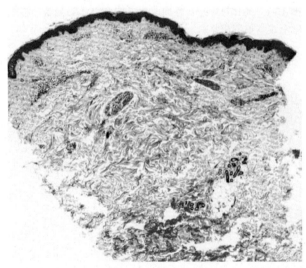

图 12-5　光化性痒疹：早期皮损无表皮改变，轻度至中度真皮浅深层血管周围和附属器周围有单一核细胞的炎性浸润

在的非常有帮助的鉴别诊断方法[15,16]。结膜和唇部皮损偶可模仿皮肤低度恶性边缘区淋巴瘤的改变。

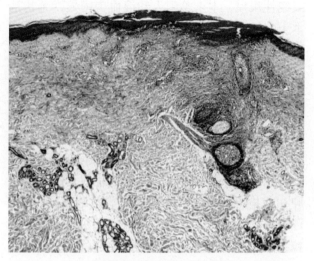

图 12-6　光化性痒疹：显著表层坏死，继发于表皮脱落，血管和附属器周围有大量炎症细胞浸润

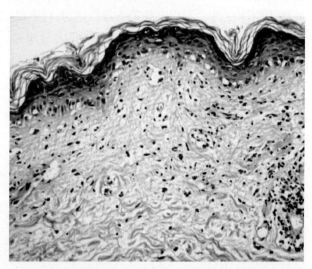

图 12-7　光化性痒疹：界面改变可比 PMLE 更显著，组织学上难与狼疮相鉴别

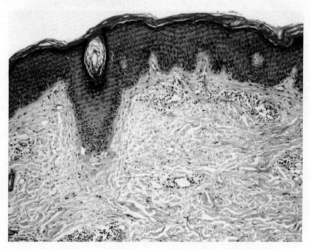

图 12-8　光化性痒疹：晚期皮损示苔藓样变

发病机制　暴露于 UVR 为导致 AP 的重要原因，考虑到夏季及光暴露后病情加重，经单色光辐射后相对较常见异常红斑及丘疹性皮肤反应[2,3]。这样的反应出现在 1/2 ～ 2/3 的患者中，通常对 UVB 单独起反应，偶尔也对 UVA 起反应，而对广谱辐射的反应还未见报道。而且，AP 急性期的临床行为、组织学表现与 PMLE 相似，以及其大部分在 HLA（人类白细胞抗原）亚型 DRB1*04（DR4）上分化自 PMLE，更具体地说是 DRB1*0407[2,3,17]，这些都强烈地提示 AP 的改变很可能和 PMLE 有相似的遗传因素，但是病程更长。因此，该病很可能也是一种 UVR 介导皮肤自身抗原的 DTH，但目前未证明是哪种抗原，使得这一陈述仍是推测性的。

鉴别诊断　AP 需与 PMLE、红斑狼疮、虫咬伤、疥疮、淋巴瘤、结节性痒疹和湿疹相鉴别。该病随季节变化、累及部位，组织学上也有很多变异，尤其在皮损初期较新鲜的时候；光斑贴试验可以帮助鉴别诊断。临床与病理密切结合可得到正确的诊断。在有界面改变的活检组织中，本病可能很难与红斑狼疮区分，但在 AP 中，通常表现为分布不均，呈局灶性且限于表皮，且通常不存在角质细胞凋亡。如果看到显著的真皮浸润，需考虑 T 细胞淋巴瘤的诊断，但在 AP 中无细胞异型性和亲表皮现象。最后，在该病常见的慢性形态中，仅依靠组织学无法鉴别 AP 和慢性湿疹。

治疗原则　治疗通常有效，包括轻型病例限制光暴露时间，着装适当，以及应用高保护性、广谱的防晒霜，应用润肤剂和受累部位局部应用类固醇药膏。而在一些病例中，预防性地应用低剂量窄谱 UVB 光疗或 PUVA，像 PMLE 一样，可能有效，特别是那些冬季已经皮疹消退的患者在春季应用。局部钙调磷酸酶抑制剂对这种无皮疹的患者也可能有效，虽然还未被正式研究证实，而口服沙利度胺可清除大部分受累部位皮疹，但有明显的致畸性和中度周围神经病变风险，使得应用时需谨慎。口服免疫抑制剂疗法，如硫唑嘌呤和环孢素在一些病例中有效，虽然没有在对照试验中被正式证实，如果临床适合可以考虑使用。

种痘样水疱病

　　临床概要　种痘样水疱病（HV）是一种罕见的、间歇性的、UVR 诱导的、起水疱的、形成瘢痕的、局限于暴露皮肤的发疹，常见于儿童，成人罕见[1-3,18,19]。该病通常在 10 岁时发病，成年早期常缓解。最近研究表明，EB 病毒可能在 HV 病情进展中起诱因作用，皮肤中的病毒颗粒在光暴露后可能发生免疫学反应[5]。有意思的是，有一种 T 细胞淋巴瘤相关的 HV 变种，在北美和欧洲无法见到，但累及亚洲人和本土中部美国人，并且与 EB 病毒有关[5,20]（参见第 31 章）。通常为稀疏的、偶尔融合的对称散在分布，偶尔为出血性水疱、大疱，在光暴露数小时后出现，以上为该病特征，尤其在面部、耳部和四肢。数天后出现中央脐凹和坚硬痂，数周后痊愈，留下永久性的毁容性痘疮性瘢痕（图 12-9）。

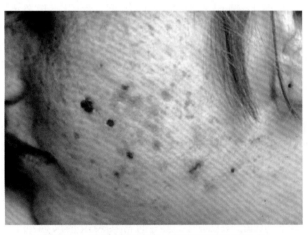

图 12-9　种痘样水疱病：晚期可见瘢痕形成

　　组织病理　主要的特征性组织学异常是进行性的表皮细胞内和细胞间水肿，从而导致显著的网状变性、水疱形成，最终成为融合性表皮坏死（图 12-10，图 12-11）。水疱内含纤维蛋白和急性炎症细胞，其下为真皮内显著的血管周围淋巴细胞、组织细胞和中性粒细胞浸润[2,18]，未见血管炎。在一些病例中，存在真皮浅层局灶性坏死。晚期皮损的显著继发性改变可能会掩盖本病的特征性表现。EB 病毒可以通过浸润淋巴细胞核的原位分子杂交技术检测到，也可以在超微结构水平观察到皮损角质形成细胞内的病毒[5]。

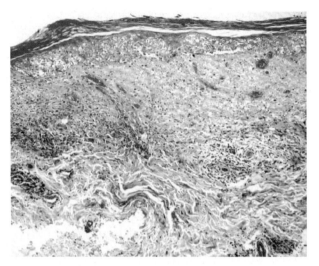

图 12-10　种痘样水疱病：显著的融合性表皮坏死，并在真皮血管周围有炎细胞浸润

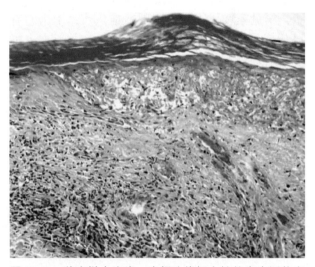

图 12-11　种痘样水疱病：皮损边缘标志性的表皮网状变性，以及浅层真皮坏死伴纤维蛋白沉积

　　发病机制　HV 的发疹明显由光暴露导致，而人工诱导较难，需要皮肤反复暴露于广谱光，而暴露于单色光的诱导率不确定，偶尔短波 UVA 也可以诱导，精确的光诱导频谱还不确定[2,3,18,19]。血液、尿液和粪便卟啉观察值，皮损病毒性研究和循环系统病毒、抗核因子及可提取核抗体滴度正常。而且，除瘢痕形成外，HV 与 PMLE 相似的临床特点及相似的真皮血管周围有单一核细胞浸润均提示了两者相似的发病机制。因此，HV 可能也是一种 UVR 介导的对内源性皮肤自身抗体产生的 DTH 型免疫反应，可能最近证明的暴露皮肤中的 EB 病毒颗粒以某种形式参与其中[5]。但是，在 HV 中，假定抗原的位置、有毒光产物的存在或反

应的强度可能导致了特征性的瘢痕形成。

鉴别诊断　HV需与皮肤病毒性疾病、卟啉病、红斑狼疮和其他免疫基础上的光线性皮肤病相鉴别，鉴别诊断可通过其临床特点和主要的诊断性组织病理学，病毒测试，血液、尿液和粪便卟啉值和循环抗核因子及可提取核抗体滴度为正常而进行。HV坏死的模式与病毒（包括疱疹性）感染和手足口病非常相似。尽管如此，与疱疹性病毒感染鉴别较容易，因为HV皮损活检缺乏病毒包涵体、多核角质细胞和磨玻璃样细胞核，并且无毛囊坏死。但是，与手足口病相鉴别较难，但这两种疾病的临床背景完全不同。最后，在组织学上与上文提到的T细胞淋巴瘤相关HV变种（伴有面部坏死皮损，累及亚洲人和本土中部美国儿童，罕见累及成人）相鉴别不难[20,21]，因为它有显著的真皮浅深层的以血管为中心的不典型淋巴样细胞浸润，伴坏死和溃疡。

治疗原则　治疗通常较困难。限制UVR暴露及着装适当可有帮助，而仔细规律地应用高保护性的广谱尤其针对UVA的防晒霜总是有效。而在持久性病例中，应用预防性的、低剂量UVB光疗或PUVA偶尔也有效，但需注意不要因辐射剂量过大而导致发疹。其他提出的治疗方法在实践中似乎无效。

慢性光化性皮炎

临床概要　慢性光化性皮炎（CAD）是一种罕见的、持久的、经常为致残性的UVR及偶尔可见光诱导的暴露部位的湿疹，偶尔遮盖部位也会发生[2,3,22]。在温带地区的老年男性患者最常见，夏季最严重。该病可累及原来正常的患者，或者本来患有内源性湿疹、光变应性或过敏性接触性皮炎，或可能口服具有光敏性的药物，罕见情况下患者原来就有PMLE。接触性过敏物无处不在，通常存在空气中，也许偶尔同时有光敏性的物质。暴光部位皮肤可见瘙痒性的亚急性或慢性湿疹表现，皮疹散在或融合，可为苔藓样增厚（图12-12）或表皮剥脱样，更严重的为红色浸润性的孤立或融合的红色丘疹或斑块，发生在红斑湿疹或正常皮肤的背景下。红皮病可发生，但较罕见。偶尔有报道称可发生恶变，但无令人信服的证据，虽然作为皮肤T细胞淋巴瘤的一部分可能罕见地

发生CAD反应[23]。UVB、UVA和可见光（偶尔）诱导的假淋巴瘤性CAD过去被称为光化性类网状细胞增多症，或持久性光反应。

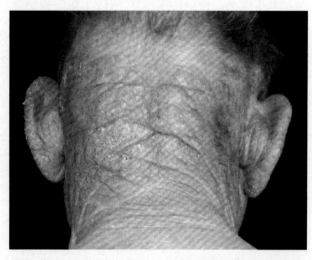

图12-12　慢性光化性皮炎：广泛的苔藓样变和表皮剥脱

组织病理　在CAD早期，组织学改变可与其他皮肤棘层水肿的过程相似[2,3,22,24]，包括湿疹和接触性皮炎，伴有表皮海绵水肿，淋巴细胞外渗，浅深层真皮血管周围的淋巴细胞及组织细胞浸润。但是，在晚期皮损中可见多种病理改变，通常为显著性的表皮和毛囊漏斗部棘层肥厚（图12-13），以及显著的局灶性海绵水肿和淋巴细胞外渗（图12-14）。继发性表皮剥脱的改变在早期和晚期皮损中都很常见，包括局灶性表皮坏死，痂皮形成，真皮表皮交界处纤维素沉积及中性粒细胞核尘。另外，偶尔可有聚集的细胞，类似Pautrier微脓肿，这些通常代表朗格汉斯细胞

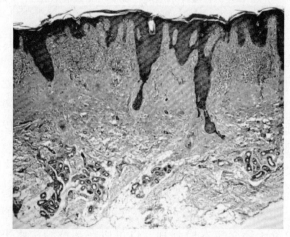

图12-13　慢性光化性皮炎：晚期皮损伴显著表皮及部分毛囊漏斗部增生

的聚集。在真皮乳头中，垂直纵行胶原，星形成纤维细胞和小多核细胞（经常被称作 Montgomery 巨细胞）（图 12-15）常见。但是，后面的这些可发生于任何慢性炎症过程。在真皮深部，常有显著的血管周围密集单一核细胞（主要为 T 淋巴细胞）、组织细胞、嗜酸性粒细胞和浆细胞浸润；在严重的 CAD 中，这可能会更显著，伴有显著性的局灶性表皮淋巴细胞外渗（图 12-16）和一定程度上的细胞核轮廓不规则（图 12-17，图 12-18）。在前面所提及的光化性类网状细胞增多症中，很难与皮肤 T 细胞淋巴瘤区别。有研究表明，这种病例中的 T 淋巴细胞具有可助于诊断的表型［显著的 CD8（细胞毒型）阳性］，而大多数其他反应性浸润和皮肤 T 细胞淋巴瘤中大部分是 CD4（辅助型）阳性[25]。但是，个人经验提示，并不总是如此，在 CAD 中也常见到显著的辅助性 T 淋巴细胞浸润。

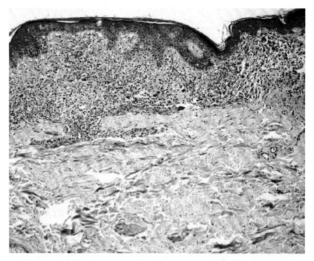

图 12-16　慢性光化性皮炎（光化性类网状细胞增多症）：显著真皮浅层单一核细胞局灶性浸润，真皮表皮交界处界线模糊

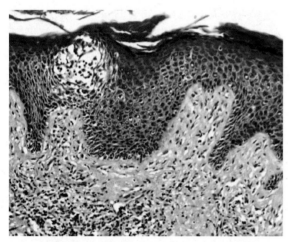

图 12-14　慢性光化性皮炎：苔藓样变伴显著海绵水肿和淋巴细胞外渗

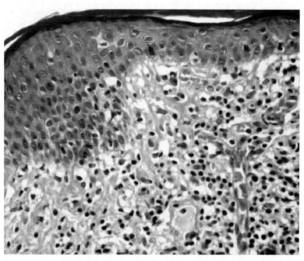

图 12-17　慢性光化性皮炎（光化性类网状细胞增多症）：局灶性表皮淋巴细胞炎细胞外渗，伴一些细胞核轮廓不规则

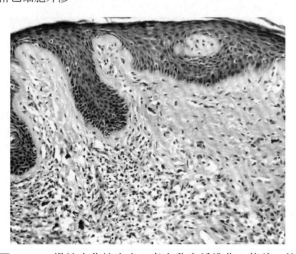

图 12-15　慢性光化性皮炎：真皮乳头纤维化，伴单一核细胞和散在的小的多核巨细胞

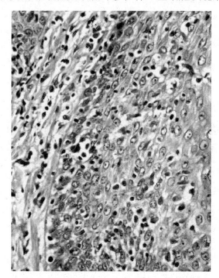

图 12-18　慢性光化性皮炎（光化性类网状细胞增多症）：毛囊漏斗部 Pautrier 样微脓肿

发病机制　在没有外源性光敏剂的情况下，CAD 在所有皮肤部位均具有临床和组织学的可重复性，一些患者仅接触 UVB，一些患者同时接触 UVB 和 UVA，其他罕见的患者接触 UVB、UVA 和短期可见光照射，但是疾病的临床特点和其皮肤细胞浸润、细胞因子产生和黏附分子激活的模式在本质上无法与变应性接触性皮炎相区别[2,3,18]。由于后者是一种已知的 DTH 反应，因此 CAD 很可能是相同的状况，可能是对光敏化的内源性皮肤自身抗原产生的反应。而且，作用频谱研究表明，启动这一过程的 UVR 吸收剂可能是 DNA 或相似、相关分子[26]。另外，CAD 中常见的以空气为媒介的变应性接触性皮炎可增强皮肤免疫反应及抗原识别，或者是该病中频繁光老化的皮肤可削弱正常 UVR 诱导的皮肤免疫抑制，如同遗传上 PMLE 的表现，从而导致更强的抗原识别。最后，在 CAD 晚期皮损中也可发生抗原清除的减慢，从而加重疾病的发展。

鉴别诊断　CAD 需与其他湿疹性疾病相鉴别，尤其是脂溢性和特应性形式的湿疹，还需与空气传播和局部药物引起的接触性皮炎、皮肤 T 细胞淋巴瘤相鉴别。但是，由于其组织学表现难与其他亚急性或慢性皮肤棘层水肿过程相鉴别，以及其严重形式难与皮肤 T 细胞淋巴瘤相鉴别，所以详细的临床病史、斑贴试验、单色或广谱辐射光测试对于严重病例的诊断非常重要。尽管如此，严重的 CAD 通常可通过真皮浅层纤维变性、缺乏不典型淋巴细胞并且至少局部显著海绵水肿来与淋巴瘤相鉴别。

治疗原则　CAD 治疗需要高度注意限制 UVR 暴露、着装适当、应用高保护性广谱的防晒霜及避免恶化性的接触或光接触过敏均是必要的，但常只起到部分作用。皮损局部应用保湿剂和间歇性局部应用强效类固醇也可有帮助，而局部应用钙调磷酸酶抑制剂在一些病例（甚至是严重病例）中可能有效，而间断性口服类固醇治疗、低剂量窄谱 UVB 光疗（或更可靠的 PUVA）及开始时口服高剂量类固醇也非常有效。如果以上方法均失败，口服免疫抑制剂治疗，如硫唑嘌呤、环孢素，或有时应用霉酚酸酯可普遍或几乎普遍改善状况，如果可耐受的话。最后，CAD 常最终可自然缓解[27]。

日光性荨麻疹

临床概要　日光性荨麻疹（SU）是一种罕见的 UVR 或可见光诱导的暴露皮肤的风团。较常见的原发性 SU 自然发生，罕见的继发性形式由药物或化学制品的光敏作用导致[2,3,28]。原发性 SU 在女性中较常见，可发生于任何年龄，但最常见年龄为 10 ～ 50 岁。暴露皮肤的发疹可持续 5 ～ 10 分钟，而在 1 小时或 2 小时内消退。非遮盖部位如面部和手背部通常可偶然幸免。刺痛及瘙痒性红斑先于风团出现或同时出现，后者有时广泛，在严重病例中偶尔可伴有头痛、恶心、支气管痉挛、头晕或系统性衰竭。继发性 SU 通常来源于暴露于一些物质如焦油、沥青、染料、药物（如已停产很久的苯噁洛芬）或非常罕见的卟啉病中的内源性卟啉。

组织病理　表皮无特征性表现。真皮中可见水肿（由轻度胶原纤维束分离提示），伴有轻度、中度的血管周围和间质内嗜酸性粒细胞及偶见的中性粒细胞与淋巴细胞浸润[2,3,28,29]（图 12-19）。

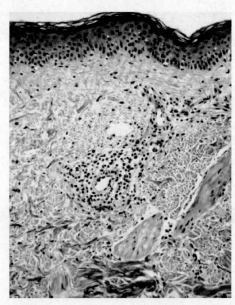

图 12-19　日光性荨麻疹：真皮水肿，间质内和血管周围可见少量淋巴细胞和嗜酸性粒细胞性炎性浸润

发病机制　UVR 或可见光的任何波段对于特定的患者均可引起原发性 SU[2,3,28]。风团可能由皮肤或循环辐射变应原产生的 I 型超敏反应介导。推测的循环抗体也已被确定，很可能为 IgE。在继发性 SU 中，发疹明显在化学物质或药物吸收

UVR 后由非免疫性机制直接损伤并二次转移到邻近易感组织导致。组胺可能是这两种类型的主要化学介质。

鉴别诊断　在临床上，SU 需与其他光诱导发疹相鉴别，可通过其较短的病程和特征性风团与其他类型的荨麻疹相鉴别，尤其是罕见的热型荨麻疹。但是无法在组织学上进行鉴别。同时需排除卟啉病、药物和化学物质所致光敏感及红斑狼疮等才能做出最终诊断。

治疗原则　避免有诱导作用的辐射，使用防晒霜及口服足量（通常高剂量）的抗组胺药物对约一半患者有效。持久的病例有时对低剂量窄谱 UVB 光疗、低剂量 PUVA 或血浆置换（更有效）起反应，而几次短期静脉注射免疫球蛋白也经常有效。环孢素可罕见有效[30]。但是，一部分 SU 患者对所有的治疗方法均不见效，其中部分人群自然缓解。

（党　林　译，杨　斌[2]　校，陈明亮　审）

参考文献

1. Lim HW, Hawk JLM. Evaluation of the photosensitive patient. In: Lim HW, Hönigsmann H, Hawk JLM, eds. *Photodermatology*. New York, NY: Informa Healthcare, 2007:139.

2. Hawk JLM, Young AR, Ferguson J. Cutaneous photobiology. In: Burns DA, Breathnach SM, Cox N, et al, eds. *Rook/Wilkinson/Ebling Textbook of Dermatology*, 8th ed. Oxford, England: Blackwell Science, 2010:29.

3. Hawk JLM, Ferguson J. Abnormal responses to ultraviolet radiation: idiopathic, probably immunologic, and photo-exacerbated. In: Wolff K, Goldsmith LA, Katz SI, et al, eds. *Dermatology in general medicine*, 7th ed. New York, NY: McGraw-Hill, 2010:816.

4. Hirai Y, Yamamoto T, Kimura H, et al. Hydroa vacciniforme is associated with increased numbers of Epstein-Barr virus-infected γδT cells. *J Invest Dermatol* 2012;22:380.

5. Verneuil L, Gouarin S, Comoz F, et al. Epstein-Barr virus involvement in the pathogenesis of hydroa vacciniforme: an assessment of seven adult patients with long-term follow-up. *Br J Dermatol* 2010;163:174–182.

6. Clayton R, George S. Haemorrhagic polymorphic light eruption: two cases of a rare variant. *Photodermatol Photoimmunol Photomed* 2006;22:166.

7. Epstein JH. Polymorphous light eruption. *J Am Acad Dermatol* 1980;3:329.

8. Hölzle E, Plewig G, Hofmann C, et al. Polymorphous light eruption-experimental induction of lesions. *J Am Acad Dermatol* 1982;7:111.

9. Norris PG, Morris J, McGibbon DM, et al. Polymorphic light eruption: an immunopathological study of evolving lesions. *Br J Dermatol* 1989;120:173.

10. Su W, Hall BJ IV, Cockerell CJ. Photodermatitis with minimal inflammatory infiltrate: clinical inflammatory conditions with discordant histologic findings. *Am J Dermatopathol* 2006;28:482.

11. van de Pas CB, Hawk JLM, Young AR, et al. Patients with polymorphic light eruption are resistant to UVR-induced suppression of the contact hypersensitivity response. *J Invest Dermatol* 2004;122:295.

12. Hoss D, Berke A, Kerr P, et al. Prominent papillary dermal edema in dermatophytosis (tinea corporis). *J Cutan Pathol* 2010;37:237.

13. Wackernagel A, Massone C, Hoefler G, et al. Plasmacytoid dendritic cells are absent in skin lesions of polymorphic light eruption. *Photodermatol Photoimmunol Photomed* 2007;23:24.

14. Lane PR, Murphy F, Hogan DJ, et al. Histopathology of actinic prurigo. *Am J Dermatopathol* 1993;15:326.

15. Herrera-Geopfert R, Magaña M. Follicular cheilitis: a distinctive histopathologic finding in actinic prurigo. *Am J Dermatopathol* 1995;17:357.

16. Vega-Memije ME, Mosqueda-Taylor A, Irigoyen-Camacho ME, et al. Actinic prurigo cheilitis: clinicopathologic analysis and therapeutic results in 116 cases. *Oral Surg Oral Med Oral Pathol Oral Radiol Endod* 2002;94:83.

17. Menagé HduP, Vaughan RW, Baker CS, et al. HLA-DR4 may determine expression of actinic prurigo in British patients. *J Invest Dermatol* 1996;106:362.

18. Sonnex TS, Hawk JLM. Hydroa vacciniforme: a review of ten cases. *Br J Dermatol* 1988;118:101.

19. Gupta G, Man I, Kemmett D. Hydroa vacciniforme: a clinical and follow-up study of 17 cases. *J Am Acad Dermatol* 2000;42:208.

20. Sangueza M, Plaza JA. Hydroa vacciniforme-like cutaneous T-cell lymphoma: clinicopathologic and immunohistochemical study of 12 cases. *J Am Acad Dermatol* 2013;69:112.

21. Quintanilla-Martinez L, Ridaura C, Nagl F, et al. Hydroa vacciniforme-like lymphoma: a chronic EBV+ lymphoproliferative disorder with risk to develop a systemic lymphoma. *Blood* 2013;122:3101–3110.

22. Hawk JLM, Lim HW. Chronic actinic dermatitis. In: Lim HW, Hönigsmann H, Hawk JLM, eds. *Photodermatology*. New York, NY: Informa Healthcare, 2007:169.

23. Morris SD, Hawk JLM, Russell-Jones R, et al. Severe photosensitivity in four patients with erythrodermic cutaneous T-cell lymphoma. *Br J Dermatol* 2002;147:36.

24. Toonstra J. Actinic reticuloid. *Semin Diagn Pathol* 1991;8:109.

25. Chu AC, Robinson D, Hawk JLM, et al. Immunologic differentiation of the Sézary syndrome due to cutaneous T-cell lymphoma and chronic actinic dermatitis. *J Invest Dermatol* 1986;86:134.

26. Menagé HduP, Harrison GI, Potten CS, et al. The action spectrum for induction of chronic actinic dermatitis is similar to that for sunburn inflammation. *Photochem Photobiol* 1995;62:976.

27. Dawe RS, Crombie IK, Ferguson J. The natural history of chronic actinic dermatitis. *Arch Dermatol* 2000;136:1215.

28. Horio T, Hölzle E. Solar urticaria. In: Lim HW, Hönigsmann H, Hawk JLM, eds. *Photodermatology*. New York, NY: Informa Healthcare, 2007:183.

29. Leiferman K, Norris PG, Murphy GM, et al. Evidence for eosinophil degranulation with deposition of granule major basic protein in solar urticaria. *J Am Acad Dermatol* 1989;21:75.

30. Adamski H, Bedane C, Bonnevalle A, et al. Solar urticaria treated with intravenous immunoglobulins. *J Am Acad Dermatol* 2011;65:336.

第 13 章

物理因素（热、冷、放射及创伤）相关性疾病

Emily Y. Chu

根据暴露因素的种类不同，对皮肤的物理性损伤可导致表皮、真皮和（或）皮下组织的一些疾病。本章将讨论放射线和温度暴露直接损伤皮肤后所产生的不同的皮肤组织病理学改变。直接的物理性损伤和手术相关性损伤也在讨论范围内，但与美容步骤相关的皮肤损害，如注射性材料（如硅胶）引起的反应则在其他章节中予以讨论。本病可能与温度或物理性暴露有关，但属其他发病机制的疾病，如雷诺现象、物理性荨麻疹及寒冷性脂膜炎分别在第 7 章、第 10 章和第 20 章中进行讨论。

热相关性损伤

热对皮肤的影响取决于皮肤厚度及热暴露的程度、范围和持续时间。热源也影响组织损伤的程度。例如，干热可导致皮肤炭化与脱水，而湿热则会产生不透明的凝固。浸没烫伤比闪光烧伤和飞溅烧伤更加严重，而电烧伤可造成深层组织的坏死[1]。若皮肤暴露在极度高温下，可出现一度、二度或三度烧伤，而长期或反复处于强度较弱的热源下，则会引起红斑的表现。手术电灼所致的损伤也有明确的组织病理学特点，将在本章末尾进行讨论。

烧伤

临床概要　皮肤烧伤可以由火焰、热物质（如烫水、热接触）及爆炸产生的闪光烧伤等热损伤引起，也可以是湿水泥[2]或芥子气[3]等引起的化学烧伤及电击伤。所有烧伤的最终结局是相似的，主要依据损伤的深度进行分度[4]。

直接暴露于高温引起的组织损伤最为常见，依据组织损伤的深度（部分或全层）或程度（一度、二度或三度）来界定。由于蛋白质变性和凝固，以及毛细血管通透性增加诱发水肿，导致炎性介质和血管活性物质的释放，从而产生组织损伤[5]。一度烧伤表现为疼痛性红斑与水肿，无水疱形成；浅二度烧伤的特点是起疱并形成水疱，进一步发展则表皮真皮同时受累并出现皮肤苍白和麻木；三度烧伤表现为大片坏死伴炭化、表浅组织裸露、肉芽组织及瘢痕形成[1]。深二度烧伤和三度烧伤的表现可互相重叠。继发细菌感染可使浅二度烧伤的损害向深部蔓延，造成与三度烧伤表现相似的改变。

化学烧伤可由酸或碱引起，后者渗透更深，伴迟发性疼痛。水泥烧伤是其中一种，常累及下肢，与衣物或靴子上的水泥意外渗漏有关[2]。运动场上的标记线也偶尔会引起皮损灼伤，表现为灼热、疼痛、红斑和水疱，水疱在 6～48 小时出现（平均 38 小时），糜烂和坏死与热烧伤后的继发表现类似。芥子气（二氧二乙硫醚）灼伤在化学战争中可以见到，接触后少于 1 小时即可出现症状，潜伏期不超过 6 小时。患者表现为瘙痒、灼热、疼痛、糜烂、红斑、水疱、大疱、溃疡、水肿及皮肤色素改变等，尤其是色素沉着[3]。腹股沟及腋窝受累较常见，与潮湿有关。也可出现中毒性表皮坏死松解症样表现。

在烧伤部位可出现继发炎症或恶性肿瘤（见以下讨论），在极少数情况下，热损伤可诱发嗜中性皮病[6]，亦可出现小汗腺汗孔瘤[7]、结节病、神经鞘黏液瘤和神经鞘瘤[8]。

组织病理　组织病理取决于组织受损的程度。表皮、真皮及附属器结构有不同程度的坏死，真皮坏死最终导致硬化性改变。炎性细胞浸润不一，包括中性粒细胞、淋巴细胞和巨噬细胞。有学者试

图根据中性粒细胞和巨噬细胞的浸润程度来推测烧伤创面的时间[9]。损伤发生后 6 小时至 2 天内，急性炎症往往占优势；然而，晚期损害也可有中性粒细胞，这可能与感染时常发生有关。损伤后第 2～20 天往往可见巨噬细胞，但不少病例则显示巨噬细胞反应轻微或缺失。淋巴细胞通常更晚出现。

烧伤程度更具体的界定是依据以下特点：

一度烧伤：以血管扩张为主要表现。表皮和表皮下水肿可进展为表皮浅层部分坏死。表皮全层坏死则将二度烧伤与一度烧伤区分开。

二度烧伤：浅二度烧伤时，表皮部分或全层坏死，表皮和表皮下基质水肿导致水疱形成。常见表皮坏死和表皮与真皮分离，后者发生于真皮表皮交界处或基底部坏死角质形成细胞处（图 13-1）。尽管损伤最

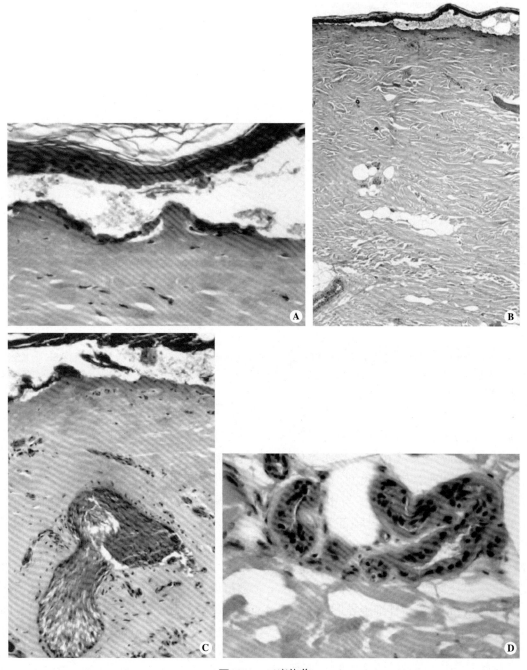

图 13-1 三度烧伤

A. 表皮全层嗜酸性坏死，导致与真皮分离形成大疱，发生初步降解。这类大疱形成可见于二度和三度烧伤。胶原呈均质化坏死，胶原束间难以区分。成纤维细胞无异型性，凭此可与慢性放射性损伤相鉴别。B. 真皮全层胶原呈嗜酸性均质化改变，伴有小汗腺的坏死。表皮显示大疱形成。C. 损伤向下延伸累及毛囊皮脂腺单位，将三度烧伤与浅二度烧伤区分。毛囊皮脂腺单位的烧伤引起上皮的嗜酸性坏死和胞核伸长。外围间质显示胶原凝固和血管内血栓形成。D. 一小汗腺损伤后出现的嗜酸性改变，将三度烧伤与一度、二度烧伤区分开

初发生血管收缩，但活检显示真皮内血管扩张和水肿明显。深二度烧伤时，坏死改变可扩散至下方的真皮网状层，但一般不累及附属器，故以此区分二度烧伤和三度烧伤。在深二度烧伤的附属器和真皮成纤维细胞中可观察到细胞凋亡[10]。

三度烧伤：可见表皮和真皮全层包括附属器在内的凝固性坏死（图13-1）。由此所形成的瘢痕特点是胶原玻璃样变，附属器结构缺如（图13-2）。

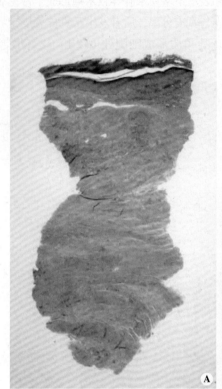
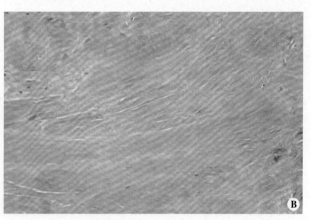

图 13-2　慢性烧伤性瘢痕

A. 真皮和皮下组织弥漫性硬化与均质化，包括立毛肌在内的附属器结构消失，由此可与放射线损伤和硬皮病/硬斑病相鉴别。与其他修复性原因形成的瘢痕不同，慢性烧伤性瘢痕无血管增生，胶原呈均质化增厚。B. 硬化的胶原几乎没有成纤维细胞，尤其是没有非典型性成纤维细胞，由此可与慢性放射线损伤相鉴别

化学烧伤：化学烧伤表现不一，取决于化学物质。真皮和皮肤附属器坏死可与热烧伤类似。硫芥子气灼伤的组织病理学有四种类型。

1. 界面皮炎，伴或不伴坏死，与中毒性表皮坏死松解症或多形红斑类似，其顶部表皮色素沉着。

2. 海绵水肿性皮炎，与急性接触性皮炎类似，常在真皮表皮交界处形成大疱，伴或不伴棘层松解细胞。其顶部表皮成熟障碍伴细胞异形。

3. 表皮基底层色素增加，真皮内有噬黑素细胞。

4. 真皮改变，包括凝固性坏死、低度纤维化伴硬皮病样改变、毛细血管扩张及血管周围炎，未见血管炎[3]。

鉴别诊断　放射性皮炎具有辐射后异型性成纤维细胞，从而与烧伤瘢痕相鉴别。附属器结构的完全缺失支持烧伤瘢痕的诊断，由放射线引起的皮炎，小汗腺可不受累。硬斑病/硬皮病可观察到汗腺螺旋部分的保留和淋巴细胞、浆细胞的浸润。

治疗原则　烧伤的治疗取决于损伤的程度：烧伤程度（一度、二度和三度）、体表受累面积及解剖区域的影响。浅表烧伤可应用冰块、冷水或冷敷得以改善。预防感染是最重要的，尤其是深度烧伤患者。因此，常外用磺胺嘧啶银等抗菌药物。有时需要切除深达真皮网状层深部和皮下脂肪组织的烧伤创面，以预防创面感染及并发症。大面积烧伤（超过体表面积的10%～15%）和（或）深度烧伤患者应密切注意其心肺功能状态，以及皮肤屏障受损导致的水分不经意丢失和败血症风险。这类患者最好在烧伤中心接受治疗。

烧伤瘢痕相关的恶性肿瘤

慢性烧伤瘢痕容易发生营养不良性皮肤钙质沉积[11]和癌（尤其是基底细胞癌），可在烧伤后 2～3 个月急性起病[1]。迟发性癌发生的潜伏期为 10～70 年不等，平均约为 30 年。若存在创面护理不佳的情况，潜伏期可更短（19 年）[12]。肿瘤常发生于四肢，但也可出现在头部和躯干。烧伤瘢痕相关性肿瘤包括鳞状细胞癌较基底细胞癌更多见，也可见到恶性黑素瘤[13]、血管肉瘤[14]和间变性大细胞淋巴瘤[15,16]。鳞状细胞癌更常见于烫伤，而基底细胞癌则与火焰烧伤相关。由于长期暴露在高温和非日光性紫外线辐射环境下，电焊工人罹患基底细胞癌和鳞状细胞癌的风险较高[17,18]。1860 年 Heurteux 注意到烧伤瘢痕上发生癌症，而 1828 年 Marjolin 已报道了由创伤诱发的癌症。这类癌症比日光诱导的癌症侵袭性更强。高达 1/3 的病例可出现肿瘤转移。慢性溃疡基础上的肿瘤复发率更高。肿瘤发生在创面边缘或瘢痕内残留上皮的基础上，因此若创面经过植皮，则其发生率可能不会这样高[1]。

急性紫外线灼伤

轻度紫外线灼伤常被称为晒伤。由此产生的红斑，其组织病理学特点是可见散在的凋亡角质形成细胞，称为晒伤细胞，还可见不同程度的表皮下水肿。严重的紫外线灼伤由于表皮全层坏死和（或）真皮水肿，临床上出现水疱（图 13-3）。因附属器保留表皮得以再生。

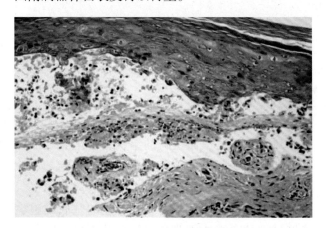

图 13-3　急性紫外线灼伤：本例紫外线灼伤显示表皮角质形成细胞全层性角化不良，伴有表皮下大疱形成

紫外线回忆

临床概要　紫外线回忆是指一种药物诱发急性皮疹的现象，但皮疹局限在以往晒伤或紫外线治疗的区域[19]。这种现象的其他名称包括晒伤再激活、晒伤回忆、光照回忆和光照性皮炎再激活。紫外线回忆可见于应用甲氨蝶呤后，但也可见于其他化疗药物、靶向治疗药物（包括索拉非尼）和抗生素，如氨苄西林及复方新诺明[20]。可出现两种临床表现，取决于紫外线回忆反应是发生在紫外线暴露后数天，如甲氨蝶呤所致；或发生在紫外线暴露后数周至数月，如应用抗生素所致。甲氨蝶呤诱导的记忆现象常发生在晒伤后 1～5 天用药的情况下，晒伤同时或之前用药则不会出现症状。这种紫外线回忆往往伴有疼痛和灼热感，有红色或紫色水疱大疱性皮疹[19]。在大多数情况下比最初的晒伤更严重。抗生素相关的紫外线回忆反应[21,22]与甲氨蝶呤反应不同。前者倾向于间隔更长时间发生（在晒伤数周至数月后），表现为不严重的瘙痒性斑疹、丘疹或麻疹样的药物反应[22]。无论是哪种紫外线回忆表现，均在服药后数小时或数天内发生。再次激发间隔时间较初次发作更短暂，有更严重的水疱反应[23]。有学者提出，甲氨蝶呤诱导的反应是一种紫外线增强反应，而那些与紫外线暴露延迟相关的反应被认为是紫外线再激活[19]。

组织病理　紫外线回忆的组织学特点没有得到很好的记录，因为通常是临床诊断。有篇综述描述了一些组织学特点，特征是水样变性、角质形成细胞凋亡或角化不良、成熟障碍和棘层肥厚，提示出现界面皮炎或细胞毒性皮炎的表现。真皮乳头内血管周围淋巴细胞的浸润不等，有时伴红细胞外渗，亦有描述见中性粒细胞。临床上的水疱与大面积表皮坏死、表皮内大疱形成有关[19]。

治疗原则　紫外线回忆可采用支持治疗。随时间推移，皮损自行消退。外用激素和润肤剂可缓解症状。

火激红斑

临床概要　火激红斑是一种临床独特的皮

肤改变，表现为暗红色至棕色网状斑片（图 13-4）。斑片内可见毛细血管扩张。火激红斑常在皮肤反复直接暴露于某一热源后出现。通常发生于胫骨、臀部和背部，是暴露在开放式壁炉或火炉、蒸汽加热器和热水瓶后的结果[24]。近年来有报道

称笔记本电脑诱发火激红斑，常发生于大腿[25]，加热型汽车座椅和躺椅也是较新的相关因素[26-28]。考虑到精神状态发生改变的患者对长期暴露于热源（包括加热毯）的意识下降，发生火激红斑的风险升高[29]。

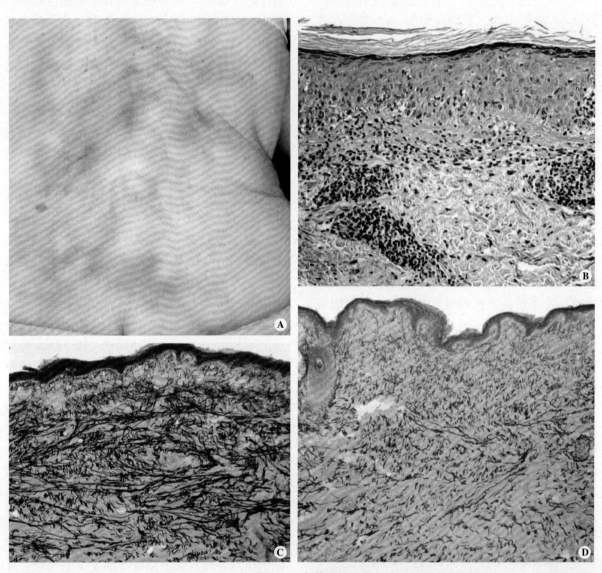

图 13-4 火激红斑

A. 临床上，火激红斑呈褐色网状斑片。此例表现在下背部，可能由频繁使用电热毯导致。B. 火激红斑的组织学特点不一。此 HE 染色标本示真皮浅层血管周围有淋巴细胞浸润，使得真皮表皮交界处发生局灶性破损。常规染色未见到明显的弹性纤维异常。火激红斑缺少成团的嗜碱性弹性纤维组织可与日光性弹力组织变性相鉴别。C. 弹性纤维染色显示，火激红斑的特征是与未受累皮肤相比弹力组织数量增多（见图 D）。D. 未受累皮肤的弹性纤维染色显示，与图 C 相比弹性纤维呈正常分布（图片由 Waine Johnson，MD 提供）

除色素变化外，火激红斑可发生继发性临床改变，特别是大疱形成[30,31]。热角化病（组织学上表现为部分区域表皮的异型性，类似光线性角化病）和鳞状细胞癌可发生在火激红斑基础上[32]。亦有报道称火激红斑上发生梅克尔细胞癌、低分化癌和皮肤边缘区淋巴瘤[33-36]。

组织病理　火激红斑的组织病理学表现常较轻微，在缺乏相关临床信息的情况下可能是非特异性的。表皮可以正常或萎缩，伴表皮突消失。可观察到界面皮炎的特点，如轻度的基底细胞空泡变性、角质形成细胞角化不良及表皮基底层细胞鳞状化，还可见轻度海绵水肿及显著的真皮乳

头水肿[37,38]。常见色素失禁，由噬色素细胞及细胞外黑素颗粒组成[39]。有报道称含铁血黄素沉积可能归因于许多火激红斑的活检标本采自下肢，但更可能提示有红细胞外渗[37]。真皮浅层可见小血管管腔扩张，有时充以红细胞。可见增大的、异型性的内皮细胞，胞核深染，形态不规则[38]。真皮浅层可见以血管为中心、不同程度的混合性炎症浸润，包括淋巴细胞、巨噬细胞、中性粒细胞、浆细胞和肥大细胞等。火激红斑的活检标本经弹性纤维染色示弹性纤维数量增加[24]（图 13-4），可见弹性纤维碎裂[31]。阿新蓝染色发现真皮乳头层和网状层中透明质酸增加[24]。

有报道称在火激红斑上发生热角化病（基底层角质形成细胞具有异型性和原位鳞状细胞癌）均好发于下肢[32,40]。有报道称一例皮肤边缘区淋巴瘤患者的真皮内弥漫性单一 CD20⁺CD5⁻CD10⁻淋巴样细胞增殖，核圆形至轻度不规则状[36]。大疱型火激红斑可见表皮下分离，伴表皮萎缩、表皮突消失、基底细胞水肿变性及噬色素细胞，符合苔藓样组织反应[31]。大疱型火激红斑的病例被认为合并扁平苔藓[41]，但也可能是内源性水疱表现。这些病例的直接免疫荧光可以呈阴性，或真皮乳头层可见 IgM 染色模式，与胶样小体相符[42]。有报道称火激红斑的超微结构改变与基底角质形成细胞凋亡、黑素细胞功能活化及弹性纤维改变一致，上述弹性纤维改变与慢性紫外线辐射引起的光化性弹力组织变性难以区别。角质形成细胞的变化似乎代表热相关性损伤，而非癌前期改变，如血管扩张、数量增加。罕见表现为皮肤反应性血管瘤病，与恶性血管肿瘤或弥漫性真皮血管瘤病相似[43]。

鉴别诊断 日光性弹力组织变性中，紫外线照射引起的弹力组织改变较为明显，HE 染色下呈均质样团块状物质。而火激红斑则相反，常规染色未见明显的弹力组织变化。慢性持久性红斑也可出现轻微的界面皮炎伴色素失禁，但通过其临床表现和无弹性纤维增加可与火激红斑相区别。超敏反应若有界面改变，可能出现一些与火激红斑重叠的特征，但临床病史提示应行弹力组织染色以区分这两种疾病。

治疗原则 远离致病的热源对防止火激红斑加重或复发非常重要。皮肤色素改变可随时间推移缓慢消退。有报道称 Nd-Yag 激光对这种色素改变有效[44]。

放射引起的皮肤改变

放射线常应用于诊断或治疗原发和转移性恶性肿瘤。过去它曾用于治疗炎症性皮肤，包括痤疮和湿疹，但现在已不再是常规手段。放射线引起的皮肤病较为常见，包括急慢性放射性皮炎、放射回忆性皮炎及继发皮肤肿瘤。放射性皮炎是一种常见的炎症性皮肤表现，是暴露于放射线的直接后果，呈剂量依赖性。这种损伤是 X 线穿透的细胞出现生化改变的结果，不伴温度的升高。放射性皮炎的改变发生于射线进入和穿出部位。除照射剂量外，宿主因素在放射性皮炎发病中发挥作用。患共济失调毛细血管扩张（A-T）综合征这一遗传性疾病的患者，比正常人具有更高的辐射敏感性[45]；其他对放射线反应异常的 DNA 修复疾病包括范科尼贫血、Nijmegen 染色体断裂综合征和 DNA 连接酶Ⅳ缺乏[46]。有报道称急性和慢性放射线毒性可发生于患类风湿关节炎、系统性红斑狼疮、混合性结缔组织病、硬皮病、糖尿病和甲状腺功能亢进的个体[47]。同时应用放射线致敏药物如阿霉素和紫杉类抗肿瘤药物，使个体更容易出现急性放射线毒性反应[48]。经长期辐射后放射线可诱发肿瘤形成，此效应为剂量依赖性。透视引导操作导致的放射性皮炎可出现在非辐射口区域的皮肤，常见于背部[49]。放射回忆性皮炎是指应用某一药物后诱导的炎症性反应，局限在非活动性辐射区域。放射线可加重某些炎症性皮肤病如白癜风[50]、扁平苔藓[51]、大疱性类天疱疮[52]和移植物抗宿主病[53]。

急性、亚急性和慢性放射性皮炎

临床概要 放射性皮炎可分为急性期、亚急性期和慢性期。急性放射性皮炎在辐射暴露 90 天内发生（图 13-5）[54]。辐射后 24 小时内可出现一过性红斑，在数小时至数天内消退。在初始暴露后 10～14 天出现第二次更持久的红斑。除红斑外，急性放射性皮炎还可出现其他改变，包括脱屑、脱发、干燥、色素失常、水疱、表真皮萎缩和坏死、糜烂及溃疡。美国国家癌症研究所已详细列出了急性放射性皮炎的各阶段，并提出了其标准[54]。1级放射性皮炎包括泛发的红斑伴干燥性脱屑，可有瘙痒和色素异常。这可以集中发生在毛囊，由于毛囊皮脂腺受损而导致脱发。2级放射性皮炎通常发生于皮肤褶皱处，在接受不小于40Gy剂量治疗4～5周后出现。其表现为持久的水肿性疼痛性红斑，可进展为大疱或局灶表皮坏死，伴纤维素性渗出，称为湿性脱屑。此阶段可发生多重感染。3级放射性皮炎与2级相比，湿性脱屑的范围进一步增大，超越皮肤褶皱处。4级放射性皮炎的特点是溃疡、坏死和出血。未愈的急性放射性皮炎可进展为慢性溃疡、纤维化和（或）深部结构的坏死，称为"晚期"放射性皮炎。亚急性放射性皮炎在辐射暴露数周至数月后出现，但在临床上没有其他特征性表现[55]。

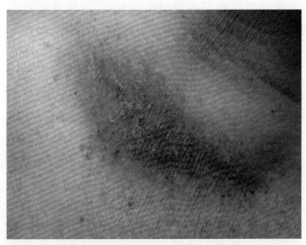

图13-5　急性放射性皮炎：本例临床上表现为鳞屑性红色斑块，伴有由辐射野界定的地图状边界

慢性放射性皮炎在最初遭受辐射后数月至数年才被注意，但因其常进展为急性和亚急性放射性皮炎，所以发作时间可明显提前。慢性放射性皮炎的特征性表现包括表皮萎缩、干燥、色素减退或色素加深、脱发、无汗、皮肤异色病、角化过度、毛细血管扩张、真皮及皮下组织纤维化。晚发型皮肤坏死和慢性放射性皮炎可发生于初始辐射后数年，此前可伴或不伴急性放射性改变，还可见难愈性溃疡。对非皮肤的恶性肿瘤进行深部兆伏级照射可导致皮下组织硬化，并可向下累及骨骼肌[56]。

组织病理　放射性皮炎的组织学改变随所取皮损的阶段不同而异[49]。

急性放射性皮炎见表皮海绵水肿和散在的角化不良细胞。根据辐射的剂量，可见到表皮坏死伴水疱形成和表皮脱落——这与临床上"湿性脱屑"相符。常见角化过度。常见的真皮内表现包括真皮水肿、内皮细胞肿胀、血管扩张、红细胞外渗和血管纤维蛋白血栓形成。真皮全层可见不等的炎症，亦可累及表皮。表皮内所见的急性坏死性改变也可发生于附属器上皮，从而导致毛囊皮脂腺结构缺失。小汗腺结构的完全破坏较为少见。在严重的放射性损伤中，表皮和真皮的坏死可形成持久性溃疡。

晚期或慢性放射性皮炎的特点是真皮内胶原呈嗜酸性均质状增厚，可见大而异型的"放射性成纤维细胞"、毛囊皮脂腺单位缺失和血管改变（图13-6）[57]。真皮浅层水肿性均质状基质内可见薄壁、明显扩张的血管管腔，而深层血管管壁纤维性增厚，有时伴管腔闭塞或再通。上覆表皮可萎缩和角化过度。有时可见界面反应的特点（图13-6），还可见成熟障碍伴核异型和个别细胞角化。萎缩周边可见表皮增生并向下延伸而包绕扩张的毛细血管。

放射性成纤维细胞来源不明。免疫组化结果显示其胞质中XIIIa因子抗体染色阳性，只有一些细胞局灶性CD34染色阳性[58]。然而并非所有研究都观测到XIIIa因子染色阳性结果。放射性成纤维细胞HHF-35（肌肉特异性肌动蛋白）、Ki-67和P53染色阴性[59]。

亚急性放射性皮炎的特点与急性和慢性放射性皮炎相重叠，可呈界面皮炎表现，伴基底细胞空泡化与角化不良细胞（图13-7）[60]。可见卫星状细胞坏死，其特点是角化不良的角质形成细胞和CD8+TIA-1阳性的T淋巴细胞紧密接触，提示细胞毒性淋巴细胞介导的凋亡参与亚急性放射性皮炎的发生[55]。

放射引起的恶性肿瘤最常见为鳞状细胞癌和基底细胞癌[61]，常发生在慢性放射性皮炎的基础上。鳞状细胞癌呈侵袭性和转移性的行为特点，且可有梭形细胞的亚型。放射线加速Gorlin综合征患者基底细胞癌的发生，其致病性 Patched 基因使组织对辐射敏感[62]。真正由放射引起的恶性肉

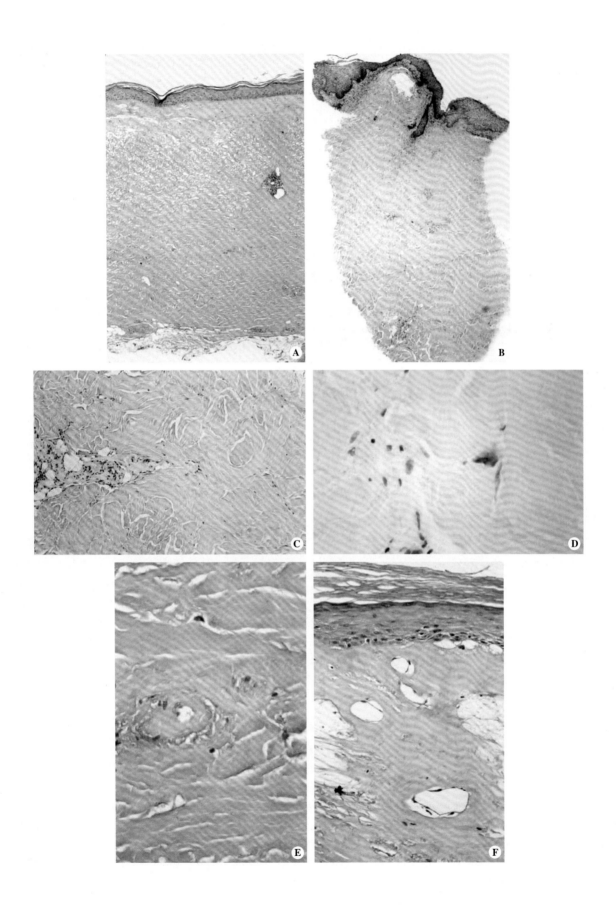

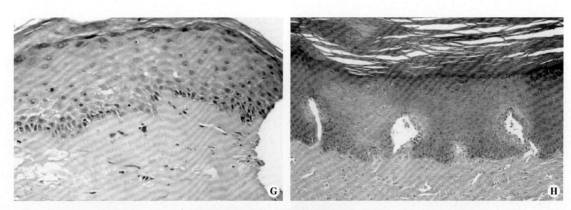

图 13-6   晚期放射性损伤

A. 此活检标本呈慢性放射性皮炎的特点，包括表皮萎缩、真皮全层胶原硬化伴轻度淋巴细胞性炎症反应和毛囊缺失。B. 因胶原硬化而呈矩形、方形轮廓。此活检标本也可见到放射性皮炎表皮增生与萎缩的变化。C. 硬化的胶原束增粗，压迫小汗腺。小汗腺结构的保留可区分本病与烧伤瘢痕。D. 增厚的胶原束间见体积增大、形状奇特的异型性放射性成纤维细胞，据此可与放射性皮炎与硬斑病和三度烧伤相鉴别。这些细胞散在分布，不同于肉瘤的异型性细胞。E. 在增厚硬化的胶原束间可见内皮细胞硬化。F. 真皮上部毛细血管扩张，伴表皮萎缩和真皮乳头层胶原硬化。G. 表皮呈界面皮炎的特点，基底层液化变性、表皮突消失和色素丢失。H. 表皮可有增生，包绕下方位于表皮突间扩张的毛细血管

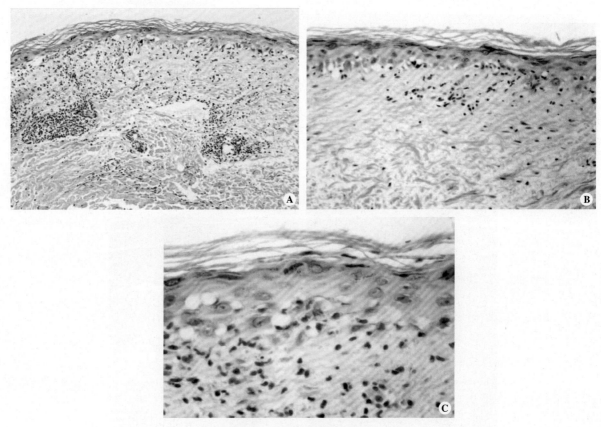

图 13-7   亚急性放射性皮炎

A. 在亚急性放射性皮炎中，炎症浸润累及表皮、真皮乳头和血管，但无胶原硬化改变。表皮因界面皮炎而发生萎缩。B. 亚急性放射性皮炎引起的界面皮炎与其他因素导致的界面皮炎难以区分，如固定型药疹和移植物抗宿主病，需要通过临床资料鉴别这些疾病。淋巴细胞破坏基底细胞层，并伴有基底细胞空泡变性、角化不良及色素失禁。值得注意的是，胶原没有硬化，成纤维细胞没有异型，而相比之下图 13-4 B、C 中所示的那些改变代表疾病的更晚期阶段。C. 在亚急性放射性皮炎、移植物抗宿主病和其他细胞毒性皮肤病中可见卫星状细胞坏死，或者在凋亡的角质形成细胞周围紧靠有淋巴细胞

瘤少见，通常发生于遭受严重辐射的组织，潜伏期为 3～24 年。这些肉瘤包括恶性纤维组织细胞瘤、纤维肉瘤、骨肉瘤、脂肪肉瘤、软骨肉瘤与多能间充质细胞来源的肉瘤[63]。促结缔组织增生性皮肤平滑肌肉瘤也有报道[64]。间质肉瘤多在乳腺癌或霍奇金病放疗后发生于胸壁部位[65]。血管肉瘤可见于先前照射的部位，可有梭形细胞亚型，常伴淋巴细胞水肿改变[66]。可看到邻近组织有慢性放射性的皮炎改变，但并非总存在。

　　鉴别诊断　各种过敏反应初起可局限于放射线照射部位，类似急性放射性皮炎。一些疾病如多形红斑、中毒性表皮坏死松解症有重叠的组织学表现，应通过疾病的临床进展加以鉴别[67]。亚急性放射性皮炎需与移植物抗宿主病和固定型药疹相鉴别[68,69]。后两者与透视引起的亚急性放射性皮炎尤难鉴别，因为这些变化常不发生于辐射部位，临床医师容易忽视其与放射线之间的联系。缺乏放射性成纤维细胞支持硬斑病/硬皮病，而非慢性放射性皮炎。硬化性苔藓可有相似的毛细血管扩张和界面改变，同样有真皮乳头苍白和均质化，但深部增粗的嗜酸性胶原束伴放射性成纤维细胞支持放射性改变，同时需要临床进一步验证。深部烧伤瘢痕显示所有附属器结构完全缺失，不伴异常的成纤维细胞，而放射性硬化常保留有小汗腺。放射性肉瘤应通过免疫组化染色与梭形鳞状细胞癌相鉴别。

　　治疗原则　放射性皮炎主要是对症支持治疗[54]。急性放射性皮炎使用润肤剂，有干燥脱屑表现者偏向使用凡士林油膏。局部外用糖皮质激素有利于减少红斑和缓解症状[70]。放射引起的溃疡需根据创面渗出程度适当地护理创面，包括使用水凝胶、水胶体、海藻盐和泡沫敷料等。亦可采用外用抗菌剂和抗生素预防或治疗感染。

放射回忆性皮炎

　　临床概要　放射回忆性皮炎是指输液或摄入某些药物后，在既往不活动的放射区域发生急性炎症反应的现象[71,72]。常见涉及的药物包括紫杉烷在内的化疗药物、抗代谢药物（吉西他滨、卡培他滨）、甲氨蝶呤和大剂量干扰素 α-2b[73-75]。近年来用于治疗转移性肿瘤的新型激酶抑制剂与这种现象相关，如索拉非尼、苏尼替尼和维罗非尼[76,77]。其他可能引起放射回忆性皮炎的药物包括一些抗生素[78-80]、他汀类药物/HMG-CoA 还原酶抑制剂[81,82]，以及生长抑素类似物如兰瑞肽[83]。该反应可发生于放疗后数天至数周，偶尔是数年，出现反应的中位时间为 40 天[74]，在放射初始可以没有出现过急性毒性反应。

　　临床上，放射回忆性皮炎的早期改变是在先前放射区域出现瘙痒性麻疹样皮损，呈地图状边界（图 13-8A）。有时可见水疱形成和（或）脱屑。若放疗后不久即给予致病药物，尤其容易引起更加严重的反应，可伴有疼痛和坏死。这种皮炎可模拟蜂窝织炎，但罕见有发热[74]。放射回忆性皮炎的晚期改变可以是纤维化坚硬斑块，与慢性放射性皮炎类似。

　　皮肤外的回忆反应可以累及肺、食管、小肠、肌肉骨骼系统、黏膜和中枢神经系统[84]。并非所有先前经放疗过的部位均出现皮肤反应。该反应确切的病理生理学机制尚不明。放射回忆性反应需与放射敏感和放射增强相区别，后者是放疗后 7～10 天用药所诱发的反应[72]。

　　组织病理　放射回忆的组织病理学特点取决于反应的阶段和临床严重度。急性至亚急性放射回忆反应具有与放射性皮炎早期重叠的特征，可表现为苔藓样界面改变，包括淋巴细胞紧靠真皮表皮交界处和基底细胞空泡化（图 13-8B）。其他特征包括表皮银屑病样增生、毛囊角化过度、脓疱，以及角质形成细胞凋亡或坏死[57]。由于有明显的界面皮炎，亦可见水疱形成[85]。真皮改变包括血管扩张，内皮细胞异型，血管周围及间质内可见单核细胞或混合性炎症细胞浸润。放射性皮炎晚期的特点可以表现为胶原纤维增厚、肿胀，反映慢性放射性损伤（图 13-8C，D）。

　　治疗原则　通过停用致病药物控制反应。外用糖皮质激素对急性放射回忆性皮炎有效，可减少红斑及相应的瘙痒。

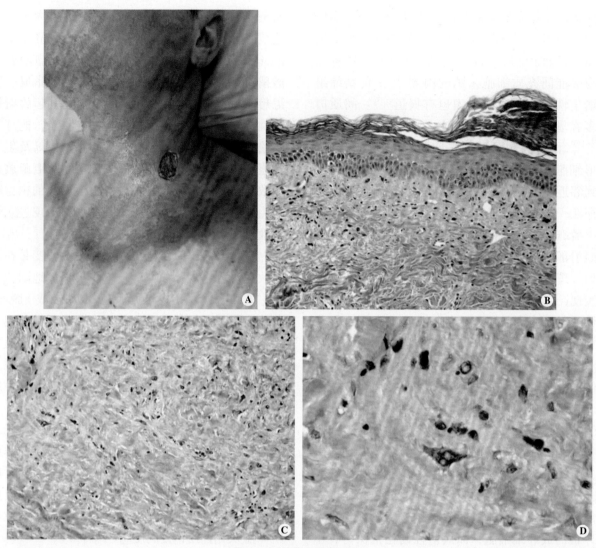

图 13-8 放射回忆性皮炎

A. 维罗非尼诱导的放射记忆性皮炎的临床表现，在先前放射治疗的区域出现界线清晰的红色斑块。B. 界面皮炎，其特点是基底细胞空泡化和散在的角化不良细胞。C. 真皮网状层深部胶原纤维增厚，伴有大而异型的成纤维细胞，此特征提示慢性放射性损伤。D. 高倍视野下的卫星状放射性成纤维细胞

皮肤的冷损伤

低温造成的皮肤损伤分为直接损伤和间接损伤。直接冷损伤是单纯暴露于寒冷温度下的结果，而间接冷损伤由低温加重基础疾病所致。直接冷损伤的类型包括冻伤和战壕足。间接冷损伤包括冻疮、雷诺病、雷诺现象、冷球蛋白血症和网状青斑。冷冻疗法在皮肤科临床中很常用，是一种医源性引起冷损伤的方法，通常用于治疗角化性皮肤病。组织直接冻结，如冻伤和冷冻治疗，引起细胞内冰晶的形成，从而造成组织损伤。血管损伤在直接冷损伤发病机制中起重要作用[86]。具体而言，可见大量循环性血管收缩和过度扩张、内皮细胞渗漏、红细胞淤滞和节段性血管坏死——这可能由毒性物质清除下降导致最终大量血栓形成[86]。

冻伤

临床概要 冻伤最多见于手足、耳朵、鼻子和下巴，是组织冻结的结果。已发现引起冻伤的一些危险因素，包括饮酒、精神病、无家可归及疲劳[87]。通常军人发生冻伤的风险最高，但平民受累也增多[87]。冻伤可以根据损伤深度分类。一度冻伤，又称为霜冻，其特征是皮肤浅层冻结，表现为复温后的红斑、水肿和瘙痒，并不导致永

久性皮肤损伤。二度冻伤，冻结皮肤和皮下组织。复温后 1～2 天出现水疱，伴有发红和疼痛。组织逐渐变黑、坏死和蜕皮，遗留皮肤萎缩。多汗和冷敏感是长期的后遗症。三度和四度冻伤，深部组织结构受到冻结。三度冻伤复温后出现血疱和大疱，导致焦痂形成。焦痂脱落后发生溃疡，露出肉芽组织。与二度冻伤相似，可出现多汗症。四度冻伤的特点是完全坏死和组织缺失，在某些情况下指（趾）自行断离。

治疗原则　通过关注前面所讨论的危险因素来避免冻伤。一旦冻伤，主要的治疗方法是快速复温受累部位，最理想的是用加入温和消毒剂的 40℃ 水进行水浴[87]。应避免冻融循环。辅助治疗包括使用血管扩张剂、溶栓剂、抗凝剂治疗，高压氧治疗及清创和截肢治疗[87]。

冻疮

临床概要　冻疮是由寒冷和湿冷环境条件引起的一种炎症性疾病[88]。常见的临床表现是红斑及紫红色丘疹、斑块和（或）结节，累及身体远端部位，包括手指、脚趾、足跟、耳朵和鼻子。有时严重的炎症反应可导致大疱和糜烂。皮损通常伴有瘙痒、灼热和（或）疼痛等症状。有报道称大腿外侧和臀部的累及可能与骑马有关，被称为"骑马者冻疮"（图 13-9A）[89,90]。冻疮可以是急性自限的病程，或者呈慢性复发的方式。急性冻疮的皮损在寒冷暴露后 12～24 小时出现，持续 10～14 天后消退。慢性冻疮的特点与急性冻疮重叠，由持续性和间歇性暴露在寒冷、潮湿的条件下引起。然而，有雷诺病或动脉粥样硬化等血管基础疾病的老年人更可能受到慢性冻疮的影响，而相比之下急性冻疮多发生在较年轻的患者[88]。一项研究表明，慢性冻疮实际上可能预示潜在的结缔组织疾病[91]。罕见的情况下，冻疮样病变可能与皮肤白血病相关[92]。

冻疮和冻疮样红斑狼疮经常产生混淆。事实上，一些医师认为这类疾病是同一种疾病。冻疮样红斑狼疮是指冻疮发生在具有狼疮组织病理学、临床表现及血清学特点的病例中[91]。冻疮一般是这类疾病的特发性表现形式。冻疮样狼疮患者可表现为狼疮的经典皮损，包括盘状和疣状斑块，

而不仅仅具有冻疮的特点——肢端及其他远端部位红色或紫色的斑块和结节[93]。与特发性冻疮相比，冻疮样狼疮的皮损时间超过 1 个月，在较暖的季节持续存在，女性为主[91]。许多冻疮样狼疮患者在确诊时有活动性系统性红斑狼疮，包括肾脏疾病及脑炎。有些患者也可能没有明显的红斑狼疮表现，但这些患者在 1～10 年后有发展为系统性红斑狼疮的风险[94]。许多冻疮样狼疮患者的 SSA/Ro 抗体阳性，伴相应的雷诺现象和光敏感[91,94]，而其他人则没有发现这种紧密的关联[95]。有报道称家族性冻疮样狼疮由 *TREX1* 或 *SAMHD1* 基因突变引起[96-98]。值得注意的是，这些相同的基因突变也是 Aicardi-Goutières 脑病综合征的基础，40% 的该病患者具有冻疮的表现[97]。近期研究显示，肿瘤坏死因子抑制剂如英夫利昔单抗与新发型冻疮样红斑狼疮有关[99]。

组织病理　真皮及皮下脂肪内可见浅、深丛血管周围淋巴细胞浸润，伴深在的小汗腺周围炎症聚集（图 13-9），亦可见间质炎症，尤其是在真皮浅层。这种浸润常为中等程度，但也可较为致密。真皮浅层的血管常较少有炎症浸润，但可表现为充血。显著的真皮乳头水肿是其特征性表现，但并不一定出现。一些病例中仅有真皮乳头水肿及浅层淋巴细胞性炎症，极少累及真皮网状层深部和皮下组织。可见淋巴细胞性血管炎，其特征是内皮细胞肿胀、水肿、管壁淋巴细胞浸润，缺乏纤维素样坏死（图 13-9）[100]。表皮的变化范围从散在的角质形成细胞坏死至表皮苍白或坏死。

大多数情况下，特发性冻疮的活检标本缺乏典型界面皮炎表现。相比之下，冻疮样红斑狼疮的真皮改变与冻疮类似，但经常（并非总是）表现出狼疮特征性的界面皮炎。狼疮带试验可阳性[101]。尽管无法从组织病理学上可靠地区分冻疮样狼疮和特发性冻疮，但一项研究表明特发性冻疮的小汗腺炎症浸润更加突出[102]。

鉴别诊断　冻疮与红斑狼疮在组织学上存在重叠的特征，可能难以区分。提示冻疮而非红斑狼疮的特点包括真皮显著水肿、小汗腺周围炎症浸润更为突出及棘层海绵水肿[103]。冻疮的丘疹性损害与多形红斑的表现类似，都发生在肢端部位[104]。活检有助于鉴别两者，如冻疮的深在性炎症在多形红斑中通常不出现。一些疾病表现为淋

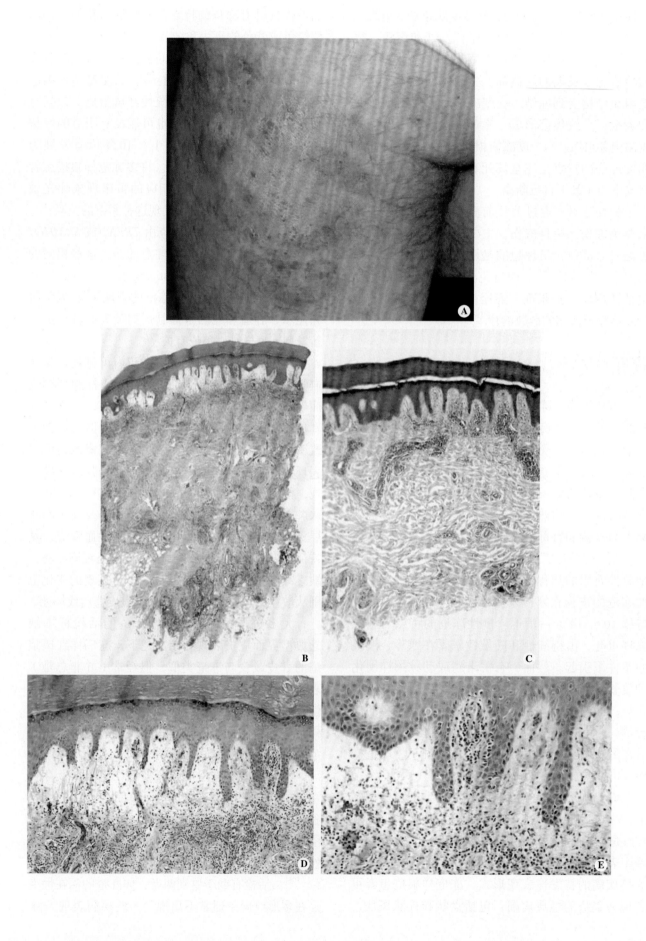

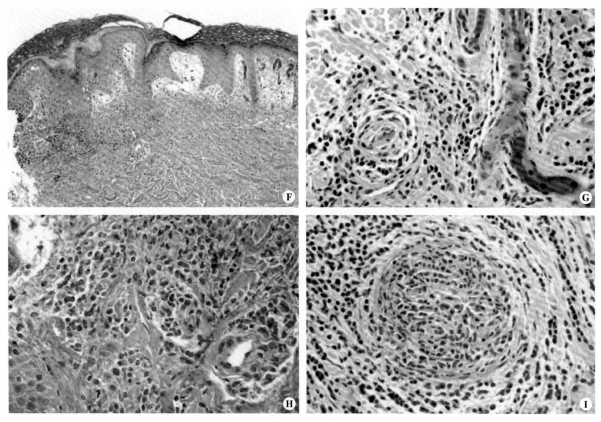

图 13-9　冻疮

A. 大腿外侧的坚实斑块是典型的骑马者冻疮（非肢端表现）。B. 受累的肢端皮肤可见浅层、深层血管和小汗腺周围淋巴细胞浸润，伴显著真皮乳头水肿，是典型的冻疮特征。C. 尽管真皮乳头水肿是冻疮的特征性表现，但一些病例可能缺乏此特征。深部小汗腺周围的炎症浸润有助于与其他疾病如多形红斑相鉴别，后者可能有一些相似的特点。D. 显著的真皮水肿可导致早期的松解性大疱形成。E. 真皮乳头的血管极少受累。可见角化不良，但缺乏明显的界面反应。如界面反应，应考虑红斑狼疮或冻疮样狼疮。F. 真皮乳头的水肿程度不一。淋巴细胞浸润除在血管周围外，也可呈间质性至条带状。真皮乳头内血管可见明显的充血。G. 可见各种程度的血管损伤。此处一小静脉充血，血管闭塞伴早期坏死。邻近血管管壁炎症浸润，符合冻疮的淋巴细胞性血管炎。H. 在冻疮中，血管内皮细胞肿胀且有淋巴细胞浸润，缺乏坏死性血管炎的证据。I. 中等大小的血管有时可见淋巴细胞浸润。常见不到肉芽肿性、中性粒细胞性和嗜酸性粒细胞性成分，有助于将其与其他原因引起的中等大小血管的血管炎区分开

巴细胞性血管周围炎，包括皮肤超敏反应、离心性环形红斑、多形性日光疹、网状红斑黏蛋白沉积症和 Jessner 淋巴细胞浸润症，可作为冻疮的鉴别诊断。淋巴细胞性血管炎的组织病理学改变及临床上寒冷引起的肢端病变支持冻疮的诊断。有时，冻疮的淋巴细胞浸润可以致密到足够考虑皮肤淋巴瘤的可能性，但缺乏细胞异型性及真皮浅层存在水肿则支持冻疮。若见到细胞异型性，需进一步行免疫组化研究以排除白血病或淋巴瘤。

治疗原则　易患冻疮的患者应强调采取预防措施，包括衣物保暖，避免长时间接触寒冷 / 潮湿环境。鉴于尼古丁的缩血管作用，应避免吸烟。无并发症的冻疮在数周内可自行消退。每天给予20 ～ 60mg 硝苯地平已证实可加速现有皮损的消退和预防新皮损发生[105]。血管扩张剂包括烟酰胺和西地那非可能有帮助。

冷冻治疗引起的损伤

临床概要　冷冻治疗是一种常用的方法，用于破坏良性的角化病（疣和疣状角化病）及癌前期的角化病（光线性角化病），偶尔用于鳞状细胞癌和基底细胞癌。此方法也可以在角化病刮除术前应用，以便于刮除。因此，皮肤病理学家此时可能会见到与冷冻相关的改变。用液氮快速冻结可产生具有高破坏性的细胞内冰晶[5]。损伤的程度取决于几个因素，包括角质层厚度、表皮厚度、暴露于液氮的持续时间及施加压力的程度[5]。不同类型的细胞对冷损伤的易感性不同。冷冻治疗后出现色素减退则反映出黑素细胞对这种形式的

损伤易感。

组织病理 显微镜下的表现可能不一，这取决于冷冻治疗与随后活检之间的间隔。通常在快速冷冻损伤下，角质形成细胞轮廓消失，伴表皮鬼影样改变或均质化（图13-10）。这与表皮下大疱形成和表皮下水肿有关。作为失去活性的结构，角质层并不受影响，因此保留有角化不全[5]。先

前行冷冻治疗的部位可能出现黑素细胞或色素缺失，伴邻近皮肤黑素细胞增生或色素缺失[106]。在更强烈的冷冻治疗下，真皮内所见的是凝固而非水肿。这可能导致毛囊和小汗腺凝固性坏死，以及周围胶原瘢痕形成。可见多形性细胞浸润，包括嗜酸性粒细胞浸润[107]。真皮乳头内可见出血及血栓形成。

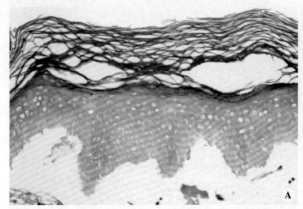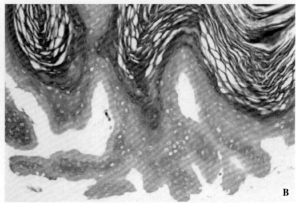

图 13-10　冷冻治疗引起的冷损伤

A. 表皮角质形成细胞苍白，细胞轮廓消失。B. 冷损伤引起表皮下大疱。冷冻治疗此脂溢性角化病，其角质层结构仍保留，可能是因为这部分表皮早已失去活性，而其余的表皮组织则呈均质化，表皮下疱形成，导致真皮表皮分离

物理性创伤所致的皮肤损伤

摩擦引起的水疱

临床概要 显著或重复的剪切应力诱导的损伤导致大疱形成，尤其是在肢端皮肤如手足，可伴或不伴出血。

组织病理 摩擦水疱是表皮内水平的分离，常位于表皮上部颗粒层下（图13-11）。周围的角质形成细胞苍白，细胞轮廓消失。疱腔的边缘呈锯齿状形态。真皮无明显改变或炎症反应。

鉴别诊断 摩擦水疱需与其他原因引起的少细胞性水疱相鉴别。吸吮水疱和迟发性皮肤卟啉症在组织学上表现为表皮下大疱。获得性大疱性表皮松解症常出现在肢端部位，但表现为具有特征性免疫荧光特点的表皮下大疱（参见第9章）。同样，单纯性大疱性表皮松解症表现为穿越表皮基底层的分离，缺少炎症细胞，但裂隙平面在表皮的位置很低以至于在石蜡切片中看似位于表皮下[106]；在电镜下可见角蛋白张力微丝聚集。糖

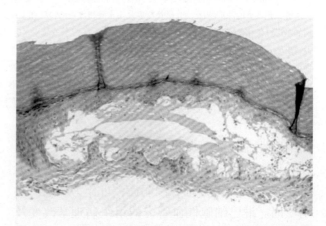

图 13-11　摩擦水疱：摩擦水疱中可见一非炎症性表皮内水疱，周围表皮苍白。角质形成细胞可呈网状变性，或其他细胞溶解和剪切的后遗改变

尿病性大疱也是位于肢端部位的非炎症性水疱，通常表现为显著的表皮下裂隙，不伴表皮内细胞溶解。

治疗原则 摩擦水疱随时间的推移自行消退。

黑踵（黑色脚跟、足跟瘀点）

临床概要 黑踵的典型表现是在肢端角质厚

的部位（如脚跟和脚趾）出现不规则或多发的黑斑。由于临床上很难区分黑踵和黑素瘤及其他非典型性色素性病变，故常行活检进行组织学评估。黑踵的发生常与运动相关，产生的剪切力引起血液停留在角质层内[108]。

组织病理　通常只取样到角质层，在增厚的正角化角质层内有红细胞（图 13-12）。常见角化不全。可伴有浆液样液体和浅表水疱形成。若活检标本中见到真皮，可发现真皮乳头和表皮内有红细胞外渗。铁染色通常为阴性。

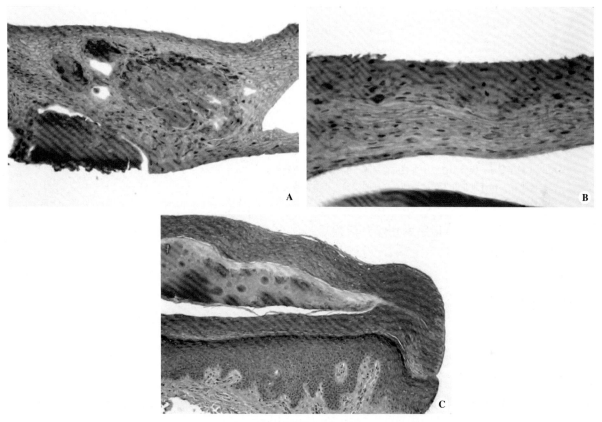

图 13-12　黑踵（足跟瘀点）

A. 由于剪切力或摩擦创伤，黑踵发生于肢端皮肤，所以可见角化过度的角质层，常伴有角化不全。通常只取样到部分角质层。出血的确定是根据被包裹的红细胞和浆液性液体，或者是小灶的角层内红细胞聚集、部分红细胞变性。B. 出血可表现为角层内孤立、完整的或退行性红细胞。在苏木精染色和铁染色中含铁血黄素不明显。C. 可有摩擦水疱的特征，角层内出血伴浆液样液体，形成角层内出血性大疱

治疗原则　无须治疗，可自行消退。

裂隙性棘皮瘤（裂隙性肉芽肿）

临床概要　裂隙性棘皮瘤有时称为"眼镜架"棘皮瘤[109]，常见于眼镜坐落的鼻部或耳部这些慢性轻度受压或摩擦损伤的部位。临床上，裂隙性棘皮瘤表现为中央凹陷的粉红色至肉色斑块或结节，位于鼻梁外侧靠近内眦或颊部，或眼镜脚接触的耳后褶皱处。常需活检排除基底细胞癌或鳞状细胞癌。与裂隙性棘皮瘤相似的病变也可发生于口腔，是义齿不适合的结果，称为裂隙性龈瘤[110]。

组织病理　表皮明显不规则，棘层肥厚，由宽而长的表皮突组成，伴轻度正角化和颗粒层增厚。可见中央表皮突变薄，与临床凹陷相符（图 13-13）。可见海绵水肿和角化不全。其下真皮内可见小血管增生、轻度扩张伴间质纤维化及片状不等的慢性炎症反应。

鉴别诊断　裂隙性棘皮瘤中所见的表皮和真皮纤维血管改变，与耳轮结节性软骨皮炎类似（参见第 18 章）。后者通过位于外耳、纤维素样真皮坏死和软骨的变化加以区分。慢性单纯性苔藓有一部分相似的特点，但真皮纤维化更明显，且真皮乳头层血管呈垂直走向。

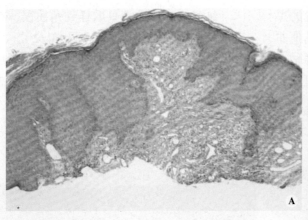
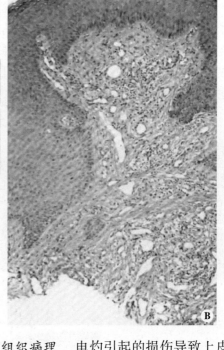

图 13-13　裂隙性棘皮瘤（裂隙性肉芽肿）

A. 表皮棘层肥厚，无异型性，中央表皮突变薄。B. 真皮内小血管增生及轻度扩张，伴纤维化和不等的慢性炎症细胞浸润。"肉芽肿"是一个误称，因为未见肉芽肿性浸润

治疗原则　治疗方法包括手术切除、活检后电灼术或 CO_2 激光磨削。

手术相关的损伤

临床概要　皮肤科医师常通过外科刮除术进行皮肤活检、彻底治疗，或者在切除前确定浅表性基底细胞癌或鳞状细胞癌的边界。刮除术常联合着应用电灼以进一步破坏残余的肿瘤和（或）达到止血目的。

组织病理　电灼引起的损伤导致上皮细胞核伸长和拉伸变形（图 13-14）。新近电灼引起的溃疡或瘢痕下方可以看到胶原嗜碱性坏死。胶原和表皮可呈蕾丝状凝固性坏死。愈合部位活检可发现多核巨细胞吞噬受损的胶原蛋白。新近行刮除后溃疡基底的真皮呈水肿、血管扩张和充血，无凝固性坏死（图 13-15）。真皮内炎症反应通常轻微，除非有残留的活检部位改变。表皮常剥脱，可有部分表皮残留附着，但没有电灼引起的人为拉伸改变。

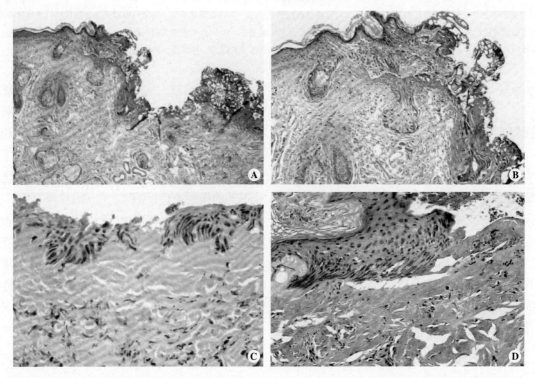

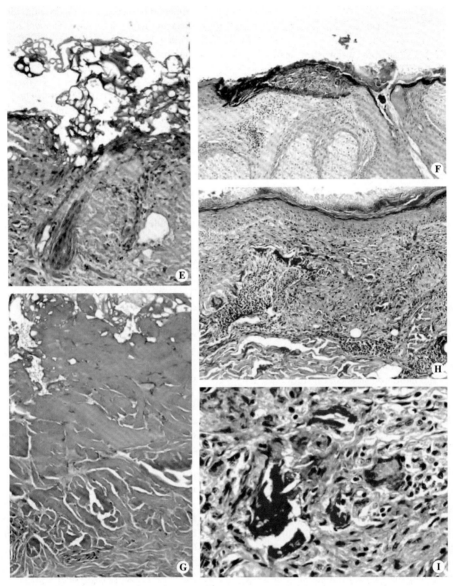

图 13-14　电灼损伤

A. 可见表皮和真皮的溃疡，伴表皮和真皮浅层网状蕾丝样出血性及嗜碱性凝固性坏死。B. 在溃疡的边缘，表皮和毛囊上皮细胞核变细长，伴细胞分离和水疱形成。C. 电灼损伤的上皮细胞通常显示细胞核伸长。可见细胞核深染，与异型性细胞相似，但人为的拉伸和缺少角化不全可与光线性角化病相鉴别。D. 由于电灼的热损伤，可见早期水疱形成，角质形成细胞拉长、溶解和（或）真皮凝固性坏死。E. 电灼对毛囊上皮的拉长效应与表皮类似。一些电灼损伤病例中所见的凝固性坏死在高倍镜下呈蕾丝样图案。F. 电灼损伤的另一种类型，其特点是胶原和上皮不连贯的嗜碱性改变。G. 电灼损伤的真皮变化特点为均质化嗜碱性凝固性坏死，以及胶原束间界线不清。与此相反，深层组织胶原破坏轻微，胶原束分离明显。浅层可见轻度的蕾丝样改变。H. 愈合中的手术活检部位，修复性纤维化下方可见灶性嗜碱性灼伤的胶原。I. 可见针对胶原变化的异物反应，吞噬嗜碱性受损伤的胶原

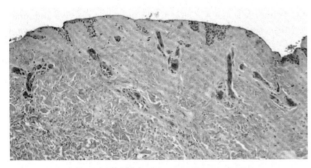

图 13-15　刮除引起的溃疡：与电灼引起的损伤相比，没有真皮胶原的反应。溃疡底部通常表现为血管充血

鉴别诊断　电灼损伤导致的细胞核伸长应与光线性角化病的细胞异型性相鉴别。异型的黑素细胞增生可能显示有重叠的特征，可通过黑素细胞的免疫组化染色加以鉴别（参见第 28 章）。

（王朵勤　李乔　陈连军　译，汪旸　校，

陶娟　审）

参考文献

1. Zalar GL, Harber LC. Reactions to physical agents. In: Moschella SL, Hurley HJ, eds. *Dermatology*. Philadelphia, PA: WB Saunders, 1985:1672–1690.

2. Spoo J, Elsner P. Cement burns: a review 1960–2000. *Contact Dermatitis* 2001;45(2):68–71.

3. Naraghi ZS, Mansouri P, Mortazavi M. A clinicopathological study on acute cutaneous lesions induced by sulfur mustard gas (yperite). *Eur J Dermatol* 2005;15(3):140–145.

4. Benson A, Dickson WA, Boyce DE. Burns. *BMJ* 2006;332 (7542):649–652.

5. Page EH, Shear NH. Temperature-dependent skin disorders. *J AmAcad Dermatol* 1988;18(5, Pt 1):1003–1019.

6. Stransky L, Broshtilova V. Neutrophilic dermatosis of the dorsal hands elicited by thermal injury. *Contact Dermatitis* 2003;49(1):42.

7. Wakamatsu J, Yamamoto T, Minemura T, et al. The occurrence of eccrine poroma on a burn site. *J Eur Acad Dermatol Venereol* 2007;21(8):1128–1129.

8. Usmani N, Akhtar S, Long E, et al. A case of sarcoidosis occurring within an extensive burns scar. *J Plast Reconstr Aesthet Surg* 2007;60(11):1256–1259.

9. Tarran S, Langlois NE, Dziewulski P, et al. Using the inflammatory cell infiltrate to estimate the age of human burn wounds: a review and immunohistochemical study. *Med Sci Law* 2006;46(2):115–126.

10. Gravante G, Palmieri MB, Delogu D, et al. Apoptotic cells in cutaneous adnexa of burned patients. *Burns* 2007; 33(1):129–130.

11. Lee HW, Jeong YI, Suh HS, et al. Two cases of dystrophic calcinosis cutis in burn scars. *J Dermatol* 2005;32(4): 282–285.

12. Copcu E, Aktas A, Sisman N, et al. Thirty-one cases of Marjolin's ulcer. *Clin Exp Dermatol* 2003;28(2):138–141.

13. Bero SM, Busam KJ, Brady MS. Cutaneous melanoma arising in a burn scar: two recent cases and a review of the literature. *Melanoma Res* 2006;16(1):71–76.

14. Nara T, Hayakawa A, Ikeuchi A, et al. Granulocyte colony-stimulating factor-producing cutaneous angiosarcoma with leukaemoid reaction arising on a burn scar. *Br J Dermatol* 2003;149(6):1273–1275.

15. Morihara K, Takenaka H, Morihara T, et al. Primary cutaneous anaplastic large cell lymphoma associated with vascular endothelial growth factor arising from a burn scar. *J Am Acad Dermatol* 2007;57(5 Suppl):S103–S105.

16. Yeung CK, Ma SY, Chan HH, et al. Primary CD30+ve cutaneous T-cell lymphoma associated with chronic burn injury in a patient with longstanding psoriasis. *Am J Dermatopathol* 2004;26(5):394–396.

17. Currie CL, Monk BE. Welding and non-melanoma skin cancer. *Clin Exp Dermatol* 2000;25(1):28–29.

18. Dixon A. Arc welding and the risk of cancer. *Aust Fam Physician* 2007;36(4):255–256.

19. Goldfeder KL, Levin JM, Katz KA, et al. Ultraviolet recall reaction after total body irradiation, etoposide, and methotrexate therapy. *J Am Acad Dermatol* 2007;56(3):494–499.

20. Magne N, Chargari C, Auberdiac P, et al. Ultraviolet recall dermatitis reaction with sorafenib. *Invest New Drugs* 2011;29(5):1111–1113.

21. Garza LA, Yoo EK, Junkins-Hopkins JM, et al. Photo recall effect in association with cefazolin. *Cutis* 2004;73(1):79–80, 85.

22. Krishnan RS, Lewis AT, Kass JS, et al. Ultraviolet recall-like phenomenon occurring after piperacillin, tobramycin, and ciprofloxacin therapy. *J Am Acad Dermatol* 2001;44(6):1045–1047.

23. Shelley WB, Shelley ED, Campbell AC, et al. Drug eruptions presenting at sites of prior radiation damage (sunlight and electron beam). *J Am Acad Dermatol* 1984;11(1):53–57.

24. Johnson WC, Butterworth T. Erythema ab igne elastosis. *Arch Dermatol* 1971;104(2):128–131.

25. Bilic M, Adams BB. Erythema ab igne induced by a laptop computer. *J Am Acad Dermatol* 2004;50(6):973–974.

26. Adams BB. Heated car seat-induced erythema ab igne. *Arch Dermatol* 2012;148(2):265–266.

27. Brodell D, Mostow EN. Automobile seat heater-induced erythema ab igne. *Arch Dermatol* 2012;148(2):264–265.

28. Meffert JJ, Davis BM. Furniture-induced erythema ab igne. *J Am Acad Dermatol* 1996;34(3):516–517.

29. Dellavalle RP, Gillum P. Erythema ab igne following heating/cooling blanket use in the intensive care unit. *Cutis* 2000; 66(2):136–138.

30. Flanagan N, Watson R, Sweeney E, et al. Bullous erythema ab igne. *Br J Dermatol* 1996;134(6):1159–1160.

31. Kokturk A, Kaya TI, Baz K, et al. Bullous erythema ab igne. *Dermatol Online J* 2003;9(3):18.

32. Arrington JH III, Lockman DS. Thermal keratoses and squamous cell carcinoma in situ associated with erythema ab igne. *Arch Dermatol* 1979;115(10):1226–1228.

33. Hewitt JB, Sherif A, Kerr KM, et al. Merkel cell and squamous cell carcinomas arising in erythema ab igne. *Br J Dermatol* 1993;128(5):591–592.

34. Jones CS, Tyring SK, Lee PC, et al. Development of neuroendocrine (Merkel cell) carcinoma mixed with squamous cell carcinoma in erythema ab igne. *Arch Dermatol* 1988;124(1):110–113.

35. Sigmon JR, Cantrell J, Teague D, et al. Poorly differentiated carcinoma arising in the setting of erythema ab igne. *Am J Dermatopathol* 2013;35(6):676–678.

36. Wharton J, Roffwarg D, Miller J, et al. Cutaneous marginal zone lymphoma arising in the setting of erythema ab igne. *J Am Acad Dermatol* 2010;62(6):1080–1081.

37. Hurwitz RM, Tisserand ME. Erythema ab igne. *Arch Dermatol* 1987;123(1):21–23.

38. Shahrad P, Marks R. The wages of warmth: changes in erythema ab igne. *Br J Dermatol* 1977;97(2):179–186.

39. Finlayson GR, Sams WM Jr, Smith JG Jr. Erythema ab igne: a histopathological study. *J Invest Dermatol* 1966;46(1):104–108.

40. Wharton JB, Sheehan DJ, Lesher JL Jr. Squamous cell carcinoma in situ arising in the setting of erythema ab igne. *J Drugs Dermatol* 2008;7(5):488–489.

41. Horio T, Imamura S. Bullous lichen planus developed on erythema ab igne. *J Dermatol* 1986;13(3):203–207.

42. Cavallari V, Cicciarello R, Torre V, et al. Chronic heat-induced skin lesions (erythema ab igne): ultrastructural studies. *Ultrastruct Pathol* 2001;25(2):93–97.

43. Palmer MJ, Lee A, O'Keefe R. Cutaneous reactive angiomatosis associated with erythema ab igne. *Australas J Dermatol* 2013, November 25. doi:10.1111/ajd.12118.

44. Cho S, Jung JY, Lee JH. Erythema ab igne successfully treated using 1,064-nm Q-switched neodymium-doped yttrium aluminum garnet laser with low fluence. *Dermatol Surg* 2011;37(4):551–553.

45. Busch D. Genetic susceptibility to radiation and chemotherapy injury: diagnosis and management. *Int J Radiat Oncol Biol Phys* 1994;30(4):997–1002.

46. Pollard JM, Gatti RA. Clinical radiation sensitivity with DNA repair disorders: an overview. *Int J Radiat Oncol Biol Phys* 2009;74(5):1323–1331.

47. Wagner LK, McNeese MD, Marx MV, et al. Severe skin reactions from interventional fluoroscopy: case report and review of the literature. *Radiology* 1999;213(3):773–776.

48. Hanna YM, Baglan KL, Stromberg JS, et al. Acute and sub-acute toxicity associated with concurrent adjuvant radia-tion therapy and paclitaxel in primary breast cancer therapy. *Breast J* 2002;8(3):149–153.

49. Koenig TR, Wolff D, Mettler FA, et al. Skin injuries from fluoroscopically guided procedures, part 1: characteristics of radiation injury. *AJR Am J Roentgenol* 2001;177(1):3–11.

50. Pajonk F, Weissenberger C, Witucki G, et al. Vitiligo at the sites of irradiation in a patient with Hodgkin's disease. *Strahlenther Onkol* 2002;178(3):159–162.

51. Shurman D, Reich HL, James WD. Lichen planus confined to a radiation field: the "isoradiotopic" response. *J Am Acad Dermatol* 2004;50(3):482–483.

52. Parikh SK, Ravi A, Kuo DY, et al. Bullous pemphigoid mas-querading as acute radiation dermatitis: case report. *Eur J Gynaecol Oncol* 2001;22(5):322–324.

53. Martires KJ, Baird K, Steinberg SM, et al. Sclerotic-type chronic GVHD of the skin: clinical risk factors, laboratory markers, and burden of disease. *Blood* 2011;118(15):4250–4257.

54. Hymes SR, Strom EA, Fife C. Radiation dermatitis: clinical presentation, pathophysiology, and treatment 2006. *J Am Acad Dermatol* 2006;54(1):28–46.

55. Stone MS, Robson KJ, LeBoit PE. Subacute radiation der-matitis from fluoroscopy during coronary artery stenting: evidence for cytotoxic lymphocyte mediated apoptosis. *J Am Acad Dermatol* 1998;38(2 Pt 2):333–336.

56. James WD, Odom RB. Late subcutaneous fibrosis following megavoltage radiotherapy. *J Am Acad Dermatol* 1980;3(6):616–618.

57. Young EM Jr, Barr RJ. Sclerosing dermatoses. *J Cutan Pathol* 1985;12(5):426–441.

58. Moretto JC, Soslow RA, Smoller BR. Atypical cells in radia-tion dermatitis express factor XIIIa. *Am J Dermatopathol* 1998;20(4):370–372.

59. Meehan SA, LeBoit PE. An immunohistochemical analysis of radiation fibroblasts. *J Cutan Pathol* 1997;24(5):309–313.

60. LeBoit PE. Subacute radiation dermatitis: a histologic imita-tor of acute cutaneous graft-versus-host disease. *J Am Acad Dermatol* 1989;20(2 Pt 1):236–241.

61. Totten RS, Antypas PG, Dupertuis SM, et al. Pre-existing roentgen-ray dermatitis in patients with skin cancer. *Cancer* 1957;10(5):1024–1030.

62. Bacanli A, Ciftcioglu MA, Savas B, et al. Nevoid basal cell carcinoma syndrome associated with unilateral renal agenesis: acceleration of basal cell carcinomas following radiotherapy. *J Eur Acad Dermatol Venereol* 2005;19(4):510–511.

63. Seo IS, Warner TF, Warren JS, et al. Cutaneous postirradia-tion sarcoma: ultrastructural evidence of pluripotential mes-enchymal cell derivation. *Cancer* 1985;56(4):761–767.

64. Diaz-Cascajo C, Borghi S, Weyers W. Desmoplastic leiomyo-sarcoma of the skin. *Am J Dermatopathol* 2000;22(3):251–255.

65. Souba WW, McKenna RJ Jr, Meis J, et al. Radiation-induced sarcomas of the chest wall. *Cancer* 1986;57(3):610–615.

66. Kiyohara T, Kumakiri M, Kobayashl H, et al. Spindle cell angiosarcoma following irradiation therapy for cervical car-cinoma. *J Cutan Pathol* 2002;29(2):96–100.

67. Chodkiewicz HM, Cohen PR. Radiation port erythema mul-tiforme: erythema multiforme localized to the radiation port in a patient with non-small cell lung cancer. *Skinmed* 2012;10(6):390–392.

68. Hivnor CM, Seykora JT, Junkins-Hopkins J, et al. Sub-acute radiation dermatitis. *Am J Dermatopathol* 2004;26(3):210–212.

69. Schecter AK, Lewis MD, Robinson-Bostom L, et al. Cardiac catheterization-induced acute radiation dermatitis pre-senting as a fixed drug eruption. *J Drugs Dermatol* 2003;2(4):425–427.

70. Schmuth M, Wimmer MA, Hofer S, et al. Topical cortico-steroid therapy for acute radiation dermatitis: a prospective, randomized, double-blind study. *Br J Dermatol* 2002;146(6):983–991.

71. Azria D, Magne N, Zouhair A, et al. Radiation recall: a well recognized but neglected phenomenon. *Cancer Treat Rev* 2005;31(7):555–570.

72. Camidge R, Price A. Characterizing the phenomenon of radi-ation recall dermatitis. *Radiother Oncol* 2001;59(3):237–245.

73. Ortmann E, Hohenberg G. Treatment side effects, case 1: radiation recall phenomenon after administration of capecitabine. *J Clin Oncol* 2002;20(13):3029–3030.

74. Tan DH, Bunce PE, Liles WC, et al. Gemcitabine-related "pseudocellulitis": report of 2 cases and review of the litera-ture. *Clin Infect Dis* 2007;45(5):e72–e76.

75. Thomas R, Stea B. Radiation recall dermatitis from high-dose interferon alfa-2b. *J Clin Oncol* 2002;20(1):355–357.

76. Boussemart L, Boivin C, Claveau J, et al. Vemurafenib and radiosensitization. *JAMA Dermatol* 2013;149(7):855–857.

77. Chung C, Dawson LA, Joshua AM, et al. Radiation recall der-matitis triggered by multi-targeted tyrosine kinase inhibitors: sunitinib and sorafenib. *Anticancer Drugs* 2010;21(2):206–209.

78. Cho S, Breedlove JJ, Gunning ST. Radiation recall reaction induced by levofloxacin. *J Drugs Dermatol* 2008;7(1):64–67.

79. Vujovic O. Radiation recall dermatitis with azithromycin. *Curr Oncol* 2010;17(4):119–121.

80. Wernicke AG, Swistel AJ, Parashar B, et al. Levofloxacin-induced radiation recall dermatitis: a case report and a review of the literature. *Clin Breast Cancer* 2010;10(5):404–406.

81. Abadir R, Liebmann J. Radiation reaction recall following simvastatin therapy: a new observation. *Clin Oncol (R Coll Radiol)* 1995;7(5):325–326.

82. Taunk NK, Haffty BG, Goyal S. Radiation recall 5 years after whole-breast irradiation for early-stage breast cancer sec-ondary to initiation of rosuvastatin and amlodipine. *J Clin Oncol* 2011;29(22):e661–e663.

83. Bauza A, Del Pozo LJ, Escalas J, et al. Radiation recall der-matitis in a patient affected with pheochromocytoma after treatment with lanreotide. *Br J Dermatol* 2007;157(5):1061–1063.

84. Seidel C, Janssen S, Karstens JH, et al. Recall pneumoni-tis during systemic treatment with sunitinib. *Ann Oncol* 2010;21(10):2119–2120.

85. Castellano D, Hitt R, Cortes-Funes H, et al. Side effects of chemotherapy, case 2: radiation recall reaction induced by gemcitabine. *J Clin Oncol* 2000;18(3):695–696.

86. Kulka JP. Cold injury of the skin: the pathogenic role of microcirculatory impairment. *Arch Environ Health* 1965;11(4):484–497.

87. Murphy JV, Banwell PE, Roberts AH, et al. Frostbite: patho-genesis and treatment. *J Trauma* 2000;48(1):171–178.

88. Goette DK. Chilblains (perniosis). *J Am Acad Dermatol* 1990;23(2 Pt 1):257–262.

89. Stewart CL, Adler DJ, Jacobson A, et al. Equestrian perniosis: a report of 2 cases and a review of the literature. *Am J Derma-topathol* 2013;35(2):237–240.

90. Yang AY, Schwartz L, Divers AK, et al. Equestrian chilblain: another outdoor recreational hazard. *J Cutan Pathol* 2013;40(5):485–490.

91. Viguier M, Pinquier L, Cavelier-Balloy B, et al. Clinical and histopathologic features and immunologic variables in patients with severe chilblains: a study of the relationship to lupus erythematosus. *Medicine (Baltimore)* 2001;80(3):180–188.

92. Affleck AG, Ravenscroft JC, Leach IH. Chilblain-like leukemia cutis. *Pediatr Dermatol* 2007;24(1):38–41.

93. Pock L, Petrovska P, Becvar R, et al. Verrucous form of chilblain lupus erythematosus. *J Eur Acad Dermatol Venereol* 2001;15(5):448–451.

94. Franceschini F, Calzavara-Pinton P, Quinzanini M, et al. Chilblain lupus erythematosus is associated with antibodies to SSA/Ro. *Lupus* 1999;8(3):215–219.

95. Bouaziz JD, Barete S, Le Pelletier F, et al. Cutaneous lesions of the digits in systemic lupus erythematosus: 50 cases. *Lupus* 2007;16(3):163–167.

96. Gunther C, Hillebrand M, Brunk J, et al. Systemic involvement in TREX1-associated familial chilblain lupus. *J Am Acad Dermatol* 2013;69(4):e179–e181.

97. Ravenscroft JC, Suri M, Rice GI, et al. Autosomal dominant inheritance of a heterozygous mutation in SAMHD1 causing familial chilblain lupus. *Am J Med Genet A* 2011;155A(1):235–237.

98. Tungler V, Silver RM, Walkenhorst H, et al. Inherited or de novo mutation affecting aspartate 18 of TREX1 results in either familial chilblain lupus or Aicardi-Goutieres syndrome. Br J Dermatol 2012;167(1):212–214.

99. Sifuentes Giraldo WA, Ahijon Lana M, Garcia Villanueva MJ, et al. Chilblain lupus induced by TNF-alpha antagonists: a case report and literature review. *Clin Rheumatol* 2012;31(3):563–568.

100. Herman EW, Kezis JS, Silvers DN. A distinctive variant of pernio: clinical and histopathologic study of nine cases. *Arch Dermatol* 1981;117(1):26–28.

101. Doutre MS, Beylot C, Beylot J, et al. Chilblain lupus erythematosus: report of 15 cases. *Dermatology* 1992;184(1):26–28.

102. Boada A, Bielsa I, Fernandez-Figueras MT, et al. Perniosis: clinical and histopathological analysis. *Am J Dermatopathol* 2010;32(1):19–23.

103. Cribier B, Djeridi N, Peltre B, et al. A histologic and immunohistochemical study of chilblains. *J Am Acad Dermatol* 2001;45(6):924–929.

104. Wessagowit P, Asawanonda P, Noppakun N. Papular perniosis mimicking erythema multiforme: the first case report in Thailand. *Int J Dermatol* 2000;39(7):527–529.

105. Rustin MH, Newton JA, Smith NP, et al. The treatment of chilblains with nifedipine: the results of a pilot study, a double-blind placebo-controlled randomized study and a long-term open trial. *Br J Dermatol* 1989;120(2):267–275.

106. Eady RA, Tidman MJ. Diagnosing epidermolysis bullosa. *Br J Dermatol* 1983;108(5):621–626.

107. Kee CE. Liquid nitrogen cryotherapy. *Arch Dermatol* 1967;96(2):198–203.

108. Crissey JT, Peachey JC. Calcaneal petechiae. *Arch Dermatol* 1961;83:501.

109. MacDonald DM, Martin SJ. Acanthoma fissuratum—spectacle frame acanthoma. *Acta Derm Venereol* 1975;55(6):485–488.

110. Mohan RP, Verma S, Singh U, et al. Epulis fissuratum: consequence of ill-fitting prosthesis. *BMJ Case Rep* 2013;2013. doi:10.1136/bcr-2013-200054.

第14章

非感染性肉芽肿

Christine J. Ko and Earl J. Glusac

引言

肉芽肿是上皮样组织细胞的聚集。在某些情况下，这些细胞丰富而紧密相依，类似于上皮。它们可在细胞外物质周围形成栅栏状。在其他情况下，细胞聚集的较小，不太明显，呈现出与非肉芽肿性组织细胞病变重叠的组织学特征。一些肉芽肿性浸润是由感染引起的，这些在第 21 ～ 24 章中有描述。肉芽肿的组织学情况也可能与"组织细胞增生病"相似，其中许多可能是肿瘤，这在第 26 章中有所提及。

环状肉芽肿

临床概要　环状肉芽肿是种特发性肉芽肿。它最常见于儿童和年轻人，但任何年龄均可发病。通常女性比男性发病率稍高。环状肉芽肿的临床表现是可变的，最常见的皮损为小的、质硬的、无症状的丘疹，呈肤色或淡红色，通常呈环形排列（图 14-1）。环状肉芽肿通常表现为多发皮疹，但也可能为单发或数个。皮疹最常发生于前臂、手部、下肢和足，躯干也可发生，而手掌、阴茎、耳和眼周处则罕见[1]。尽管病程呈慢性，但皮疹通常在几年后消退。环状肉芽肿的变异类型包括：①泛发型环状肉芽肿，皮损由散在或融合的数百个丘疹组成，可不呈环状排列[2-4]，②穿通型环状肉芽肿，脐凹样皮损，通常呈局限性分布[5,6]，泛发型罕见[7-9]，③红斑性或斑片状环状肉芽肿，表现为大的轻微红斑性斑片，有可触及性边缘，随后可能出现散在的丘疹[10,11]，④皮下／深在型环状肉芽肿，病变为皮下结节，尤其在儿童中，可单独发病或与真皮内病变伴发[12-18]。虽然没有关节

炎病史，但皮下结节的临床表现与类风湿结节相似，常累及下肢、足部，偶尔累及头部[14,19,20]。在成年人中，类似的皮损可在双手的小关节附近出现[21]。一种非常罕见的、深在的、具有破坏性的环状肉芽肿也有报道[22,23]。

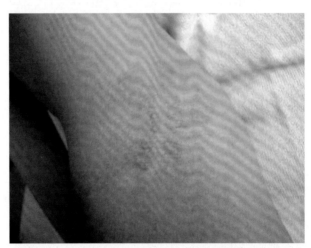

图 14-1　环状肉芽肿：在肘窝呈环状突起的粉红色丘疹

一些学者观察到，泛发型环状肉芽肿与糖尿病和高脂血症有关，另外的几篇报道提示，泛发型环状肉芽肿与甲状腺疾病相关[2,3,24,25]。至少在 60 例 HIV 感染或艾滋病患者中报道了环状肉芽肿，在这一人群中一般性疾病具有更高的发病率[26-30]。据报道，环状肉芽肿样病变也发生在带状疱疹消退的部位[31,32]，有时与文身[33]、类脂质渐进性坏死[34]、结节病[35]有关。

组织病理　组织学上，环状肉芽肿表现为组织细胞浸润，血管周围的淋巴细胞浸润通常是稀疏的。组织细胞可表现为间质性浸润模式，而没有明显的结构或呈栅栏状排列包绕着黏液（图 14-2 ～图 14-5），也可出现介于这两种极端的模式之间的浸润，简单的活检可显示间质性、

略呈栅栏状和明显呈栅栏状排列的组织细胞。尽管可能存在变性的胶原或少量纤维蛋白[36]，但黏蛋白增多是环状肉芽肿的标志。有时，切片不会显示黏液增多，特别是那些缺乏组织细胞栅栏状排列者。在充分发展的明显呈栅栏状排列的活检标本中，中央黏液区通常伴有少数核碎片或中性粒细胞。浆细胞很少存在。近一半的病例中有少量嗜酸性粒细胞浸润，有时活检显示大量嗜酸性粒细胞[37,38]。多核组织细胞通常存在，但数量较少且不易见到。偶尔可见其吞噬了短而粗的蓝灰色弹性纤维[39]。组织细胞浸润通常存在于整个真皮或真皮的中、上部，但有时只有真皮浅层或深层真皮受累[40]。有丝分裂相通常罕见（10个高倍视野中少于1个），但在一些罕见病例中可见到每10个高倍视野内有多达7个有丝分裂相者[41]。

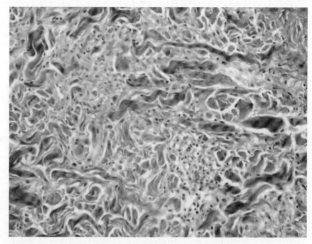

图 14-4　环状肉芽肿：环状肉芽肿的间质模式显示在胶原束间的组织细胞和血管周围淋巴细胞

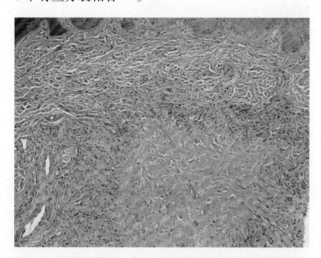

图 14-2　环状肉芽肿：真皮上部见栅栏状组织细胞围绕黏液

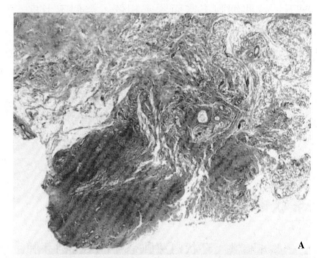

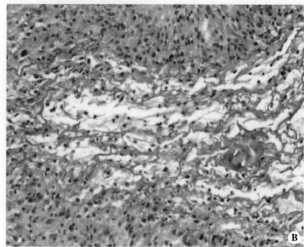

图 14-5　深在型环状肉芽肿
A. 界线清晰的皮下结节，显示栅栏状组织细胞周围黏蛋白和纤维素样物质；B. 栅栏状并围绕着黏液和纤维素样物质的组织细胞

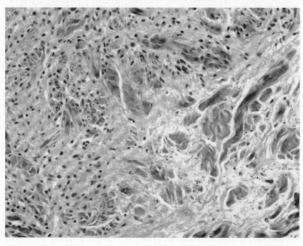

图 14-3　环状肉芽肿：组织细胞围绕黏液，呈现出羽毛般的蓝色外观及一些中性粒细胞的碎片

环状肉芽肿的罕见病例显示上皮样组织细胞聚集，通常有一些巨细胞和周边一圈淋巴样细胞，

类似于结节病的肉芽肿[35,36,40]。然而，环状肉芽肿的肉芽肿与肉样瘤的肉芽肿的不同之处在于，前者的界线不明显和缺乏星状体。环状肉芽肿的血管改变是可变的，但通常不明显[42]。在以上提及的环状肉芽肿不同的变异型中，栅栏状模式和间质模式的组织学图像常见于泛发型[4]。偶尔，在浅层真皮可见组织细胞和巨细胞浸润带及血管周围淋巴细胞[4]。在红斑和斑片型中以间质模式为主[10,11]。在穿通型环状肉芽肿中，至少一部分栅栏状排列的肉芽肿可见于真皮浅层，并伴有表皮的破坏[5,7,8]。

深在型肉芽肿的皮下结节通常表现为较大的栅栏状组织细胞围绕着黏液和变性的胶原（图 14-5）。这些中央变性灶呈现出苍白的外观[43]；然而，黏蛋白不明显或在中心区表现为更倾向于纤维素样改变的病例也有报道[19,20]。因此，皮下型环状肉芽肿在组织学上可能与类风湿结节难以区分，因此称之为假性类风湿结节。

发病机制　环状肉芽肿的病因不明，在小范围的患者中显示，可能的诱发因素包括虫叮咬、疣、多形红斑、带状疱疹、日光暴露、乙肝疫苗、结核菌素皮肤试验等[44-47]。该病在糖尿病患者中的发病率及病情的严重程度均会增加。在一些病例中，血栓或血管病变已经被注意到，这可能使

环状肉芽肿被认为是一些疾病的发展的标志。

电子显微镜检查显示环状肉芽肿胶原和弹性纤维均有变性[36]。巨噬细胞（组织细胞）含有丰富的初级溶酶体且具有较高的胞质活性，可将溶酶体酶释放到细胞外间隙[48]。I 型和 III 型胶原的合成也有发生，可能是作为修复反应[49]。细胞介导的免疫反应可能也参与其中，以显著激活的辅助性 T 淋巴细胞为特征[50-52]。一项关于组织细胞群的免疫过氧化物酶研究显示，溶菌酶染色阳性，而其他巨噬细胞标志物如 HAM56 或 CD68 染色均阴性[53]。另一项研究却显示这两种标志物为阳性[41]。

一些研究者观察到了 IgM 和补体 C3 在血管壁上沉积[51]，而另一些研究者发现仅极少数有这种沉积[54]，甚至没有[55]。因此，环状肉芽肿中的免疫复合物血管炎的存在似乎不太可能[51]。

鉴别诊断　环状肉芽肿和类脂质渐进性坏死在组织学上有相似之处。尽管已经发表过很多关于这两种疾病在组织学上鉴别困难的文章[42]，但大多数情况下，这两种疾病在临床上还是比较容易鉴别的[56]。此外，虽然组织学上的难以鉴别，但使用表 14-1 中的标准通常可以达到鉴别诊断的目的。其他的栅栏状肉芽肿（如外来物质）可以模仿环状肉芽肿（表 14-1）[57]。

表 14-1　环状肉芽肿及其他栅栏状疾病的组织病理鉴别				
病名	模式和分布	栅栏状结构内的物质	炎症细胞	其他特征
环状肉芽肿	真皮浅层 ± 真皮深层 环状栅栏状	丰富的黏液 ± 碎裂的中性粒细胞	血管周围淋巴细胞，很少见巨细胞和浆细胞	栅栏状外有正常的胶原
环状弹性纤维溶解性巨细胞性肉芽肿	常位于真皮上部 中央缺乏弹性纤维，弹性纤维吞噬性巨噬细胞区，日光性弹性纤维变性区	真皮缺乏弹性纤维	吞噬弹性纤维的巨细胞	
类脂质渐进性坏死	真皮全层，线状排列的组织细胞通常呈层级样	渐进性坏死的或硬化的胶原	显著巨细胞和浆细胞	胆固醇裂隙 真皮硬化 血管壁增厚 淋巴样滤泡
类风湿结节	真皮深层（有时在皮下） 环状栅栏状	纤维素	组织细胞和巨细胞	
栅栏状中性粒细胞性和肉芽肿性皮炎	真皮和血管周围	纤维素与核尘	完整的中性粒细胞，中性粒细胞性核尘	早期白细胞碎裂性血管炎样改变
异物肉芽肿	不定的	异物	异物巨细胞	通常可见折光性
渐进坏死性黄色肉芽肿	真皮全层，栅栏状可能很不明显	坏死的真皮	显著的多核巨细胞，泡沫细胞，Touton 巨细胞，浆细胞	胆固醇裂隙，淋巴样滤泡
痛风	环形至不规则形栅栏状	羽毛状无定形物质，结晶轮廓	组织细胞	晶体很少出现折光性

间质型的环状肉芽肿，其组织细胞的栅栏状不典型，不太可能与类脂质渐进性坏死混淆。这种模式更有可能被误认为是浅层和深层淋巴细胞浸润的过程，如硬斑病的炎症期，但间质型模式中少许的组织细胞的存在通常提示环状肉芽肿。蕈样肉芽肿可以出现环状肉芽肿样的肉芽肿性浸润模式[58,59]。这些皮肤 T 细胞淋巴瘤病例可以通过其真皮淋巴细胞浸润在浅层血管丛周围较深层血管丛周围更加致密、苔藓样浸润及偶尔存在有表皮内淋巴细胞而加以识别。环状肉芽肿的间质型也可能与黄瘤相似，主要鉴别在于，泡沫样的组织细胞很少或几乎不出现在环状肉芽肿中；在黄瘤中，多少会出现泡沫样组织细胞。此外，环状肉芽肿通常表现出明显的血管周围淋巴细胞浸润，而多数黄瘤则不会[60]。药物反应也可能模拟环状肉芽肿，但这些反应通常显示界面的变化，这一点可予以鉴别[61]。比较少见的，海鱼分枝杆菌感染的中性粒细胞较少，且可能产生类似间质性环状肉芽肿的组织学表现[62]。间质肉芽肿性皮炎（IGD）可能是环状肉芽肿的一种亚型，也可能是一种与之密切相关的疾病，可能伴有关节炎。IGD 与潜在的类风湿关节炎和炎症性 / 系统性自身免疫疾病的相关性更强。在 IGD 和（或）类似的情况下，有多种临床表现已经被报道。这些表现包括从躯干上的线状和绳索状，到红斑性斑片、斑块和丘疹，有时是环状的[63-68]。

从组织学角度看，皮下型环状肉芽肿与类风湿结节并不总是可以鉴别的，但皮下型环状肉芽肿与类风湿结节相比具有更显著的黏蛋白，但更少见异物巨细胞或显著的基质纤维化或丰富的纤维素[43]。

最后，需要记住的是上皮样肉瘤可以模仿环状肉芽肿和其他栅栏状肉芽肿，这种肿瘤也可能含有黏液。上皮样肉瘤的诊断线索包括溃疡、细胞学异型性、坏死灶（包括坏死性上皮样细胞）和复发史。虽然异型性倾向不明显，但上皮样肉瘤中的上皮样细胞通常表现为细胞核浓染和多形性，具有更多的有丝分裂，细胞体积较大，且细胞质比环状肉芽肿的组织细胞更红[69]。免疫组化上，上皮样肉瘤的上皮膜抗原和角蛋白表达阳性及 INI1 缺失，可将上皮样肉瘤与环状肉芽肿区别开来[70]。虽然上皮样肉瘤中可能存在多种角蛋白，但最常见的是细胞角蛋白 8/CAM 5.2，在 94% 的病例中有表达[71]。

治疗原则　环状肉芽肿，特别是无症状者，无须治疗，因为皮损可能自行消退。如果患者要求治疗，对损害局限者，一线药物包括局部和皮损内皮质类固醇治疗，对于泛发者，可采用光疗、抗疟药物、抗炎抗生素、维 A 酸类药物及系统使用免疫抑制剂治疗。

环状弹性纤维溶解性巨细胞性肉芽肿

临床概要　环状弹性纤维溶解性巨细胞性肉芽肿这一名称目前仍处于不确定的疾病分类，目前尚不清楚它是否真正有别于环状肉芽肿[72-74]。它几乎总是出现在光暴露部位，如面部、颈部、手背、前臂和上肢，因此，从前也被称为光化性肉芽肿[75,76]（图 14-6）。在长期使用晒黑床的人群出现这种皮损的情况已有报道[77]。然而，也有一些类似的皮损累及非曝光部位的报道[78-81]。临床表现类似于环状肉芽肿。其典型表现为大的、一定程度的、环形的斑块。边界可为匐行性，稍微高起，珍珠色到红棕色。中心区可出现色素脱失和（或）萎缩。小的丘疹也可出现，皮损可单发、少数或多发[75,82,83]。这类皮损也曾被描述为面部及头皮非典型性类脂质渐进性坏死[84]、面部 Miescher 肉芽肿[83]、多形性肉芽肿[82] 和 O'Brien 光化性肉芽肿。结膜上可能会发生相关的症状[85]。

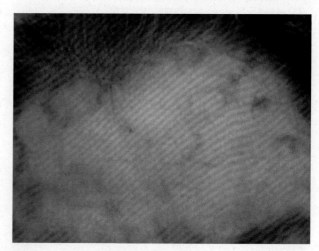

图 14-6　环状弹性纤维溶解性肉芽肿：前额环状粉红色斑块，有一些匐行的边缘

组织病理　包括中央区域、隆起的边缘和周围正常皮肤的径向活检取材能最好地显示其组织

学特征 [75,82,83]。皮损的中央能显示该病的特征，即中央区几乎或完全没有弹性纤维，最好借助弹性纤维染色来观察（如 Verhoeff-van Gieson）（图 14-7 ～图 14-9）。这个区域的胶原可能显示水平方向走向，呈现出稍类似于瘢痕样的表现（图 14-7）。相比之下，该环的周边的区域显示增多增厚的具有弹性组织染色特性的弹性纤维物质。隆起的边缘的过渡带显示肉芽肿性浸润，表现为如同见于环状肉芽肿的模式，即组织细胞在胶原束之间呈间质性排列，或者不常见地呈栅栏状。偶尔，会有相邻的成簇的上皮样组织细胞。多核组织细胞明显，通常体积较大，含有多个细胞核，大多呈随机排列，但有时呈环状排列。弹性纤维存在于巨细胞附近及巨细胞内（图 14-8）。巨细胞中可见到染色像弹性纤维的星状体 [83]。浸润还包括淋巴细胞，常有一些浆细胞，黏液不明显。

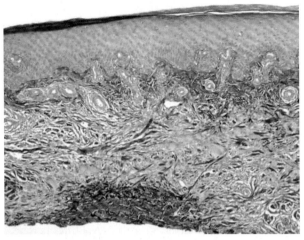

图 14-9　环状弹性纤维溶解性肉芽肿：弹性组织染色显示病变中心缺乏弹性纤维

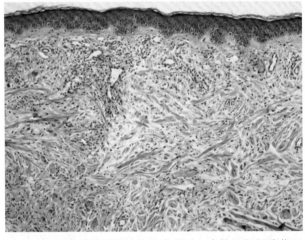

图 14-7　环状弹性纤维溶解性肉芽肿：多核组织细胞位于左侧结缔组织附近，病变中心可见轻度纤维化，黏液不明显

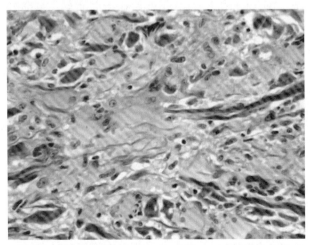

图 14-8　环状弹性纤维溶解性肉芽肿：一些多核组织细胞吞噬了蓝灰色弹性纤维

鉴别诊断　最主要的鉴别诊断是与环状肉芽肿的鉴别，也许实际上就是人为的区分。因为在环状肉芽肿中也可出现异常的弹性纤维被吞噬的现象 [39]，在其他的肉芽肿形成的过程也是如此，因此，有学者认为，环状弹性纤维溶解性巨细胞性肉芽肿的弹性纤维吞噬现象并不能使之成为一种不同的疾病 [73]。虽然在环状肉芽肿中也有弹性组织溶解 [82]，但皮损中央弹性组织的完全缺失是鉴别该病的主要依据。其他的鉴别特点为该病存在着体积较大且数量较多的巨细胞，黏蛋白的缺失 [75,86]，以及无如同瘢痕的弹性组织缺乏的区域 [81]。

类脂质渐进性坏死与之不同的是，缺乏弹性纤维溶解的中央区，而存在有胶原变性、硬化及在某些情况下脂质和血管的变化。此外，环状弹性纤维溶解性巨细胞性肉芽肿大多累及真皮的上部及中部，而类脂质渐进性坏死则更倾向于累及真皮全层，有时还有皮下。异物肉芽肿一般有较明显的上皮样组织细胞聚集，无带状致密弹性纤维，且常伴有可识别的外来物质。

治疗原则　该病的病程呈慢性，且通常对局部 / 病灶内激素和紫外线照射的治疗反应不佳，有个别报道口服羟氯喹和抗炎症性抗生素包括氨苯砜成功的案例 [87]。

类脂质渐进性坏死

临床概要　类脂质渐进性坏死是一种以胫前硬化性斑块为特征的特发性疾病（图 14-10）。在 1966 年的一项大数据中，Muller 和 Winkelman

等[88]报道，2/3 的类脂质渐进性坏死患者在诊断时有显性糖尿病，另外的 1/3 患者中几乎有 10% 的人在 5 年内发展为糖尿病、糖耐量异常或至少一方父母有糖尿病的病史。最近的一系列研究中，只有 11% 的类脂质渐进性坏死患者出现表现时有糖尿病，另外 11% 的患者在 15 年后出现糖尿病或糖耐量降低[89]。在所有糖尿病患者中，只有不到 1% 的人出现了类脂质渐进性坏死[89]。一些报道提示，类脂质渐进性坏死预示着同时患有该病的糖尿病患者的进展更快，并且可能意味着终末器官微血管损伤的可能性增加，包括视网膜病变和早期肾功能不全[90]。

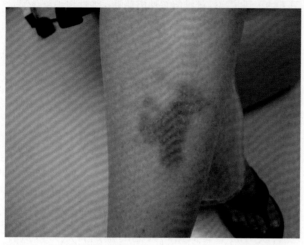

图 14-10　类脂质渐进性坏死：胫部蜡状、红褐色斑块，中央细小毛细血管扩张

在充分发展的类脂质渐进性坏死皮损中，可观察到一个或几个边缘锐利但不规则的斑片或斑块，通常位于胫部[91]，常对称分布，女性多发。病变中心呈黄褐色，边缘为更加活动性炎症性红斑，呈红色、橙色或紫红色。周围可出现轻度硬结，中央逐渐萎缩，出现毛细血管扩张，甚至溃疡。疾病的早期，可观察到红褐色丘疹。除了胫部，病变也可能出现在下肢其他部位，包括踝部、小腿腓部、大腿、腘窝和足。约 15% 的病例中，除腿部以外的部位也有病变，尤其是在手背、手指和前臂。头部和腹部受累者少见。病变仅出现在腿部以外的类脂质渐进性坏死是非常罕见的；据报道，仅 1% 的患者发生在那些部位[88]。

病变位于腿部以外的区域，可呈坚硬的隆起，并可见丘疹、结节或斑块样外观，没有萎缩。临床上类似于环状肉芽肿[88]。偶见大的萎缩性斑片发生于头皮者。这通常与小腿及其他部位的病变

伴发[92,93]，但也有罕见独立发生者[94-96]。

在罕见的情况下，类脂质渐进性坏死的坏死物质经毛囊排出，可在斑块内形成小的角质栓[97,98]。类脂质渐进性坏死偶尔与结节病[99]或环状肉芽肿同时发生[34]。并有在类脂质渐进性坏死的基础上发生鳞状细胞癌的罕见报道[100,101]。

组织病理　通常，真皮的全层或其下 2/3 可见不同程度的肉芽肿性炎症、胶原变性和硬化（图 14-11，图 14-12）。类脂质渐进性坏死的病理改变可见于皮下间隔[102,103]。偶尔只有真皮上部受累[40,42,56,88]。表皮可以正常、萎缩或角化过度。在某些情况下，活检表面显示溃疡。肉芽肿成分通常明显，组织细胞可呈或不呈栅栏状排列，偶尔仅见一些散在的上皮样组织细胞和巨细胞。后一种情况更有可能发生于硬化广泛的切片中，偶尔，在这样的活检中，在肉芽肿成分比较明显之前，需要多检查几张切片。巨细胞通常是郎罕型或异物型的，偶尔可见 Touton 细胞或星状体[104]。如果组织细胞呈栅栏状排列，那么这个栅栏通常是水平方向的和（或）层次模糊。有时，组织细胞可以完全包围改变的结缔组织，特别是变性的胶原，但更常见的是，改变的结缔组织不完全被组织细胞所包围。结缔组织的这种改变被称为"渐进性坏死"。改变后的胶原与正常胶原不同，有更苍白、更灰白的色调，看起来更碎裂，排列更随意；它也可能看起来更紧密或模糊（图 14-12）。硬化区中成纤维细胞数量减少。通过观察活检标本的边缘可发现硬化的线索，它通常是直的，通常与环钻活检取材时真皮向内收缩较少有关（图 14-11）。与环状肉芽肿相反的是，黏液的增加通常不明显或微乎其微。其他表现包括主要以血管周围稀疏到中等密度的淋巴细胞浸润，在一些活检组织的真皮深层有浆细胞（图 14-13），累及皮下的上部伴纤维间隔增厚，脂质可见于泡沫组织细胞内[105]，或可从胆固醇裂隙推测脂质的存在（少于 1% 的病例可见）[106]。多达 10% 的病例在真皮的深部可有淋巴滤泡。陈旧性皮损表现为表浅的毛细血管扩张，常可见增厚的血管壁，尤其是真皮的中下部的血管。增厚的血管壁有过碘酸-雪夫 (PAS) 染色阳性、耐唾液淀粉酶的物质沉积[42]。这种类型的血管改变尤其见于含有增厚的玻璃样变的胶原束病灶附近。血管的改变在下肢病变中常较

明显，但在其他地方通常不明显或缺如[95]。组织学结果可能与糖尿病的临床表现相关，包括围绕变性胶原的红色栅栏样结构[88]和胆固醇裂隙[106]。

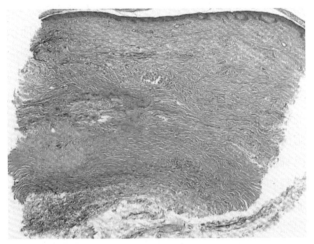

图 14-11 类脂质渐进性坏死：硬化可以通过钻孔活检的边缘相对较直来识别。浸润累及到真皮全层，并呈层叠状排列

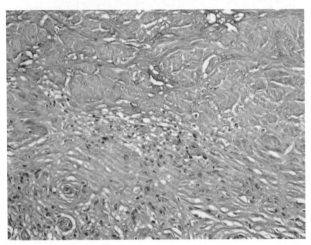

图 14-12 类脂质渐进性坏死：可见组织细胞、淋巴细胞和变性的胶原

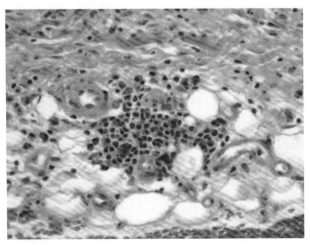

图 14-13 类脂质渐进性坏死：真皮 – 皮下连接处的浆细胞是一个典型的表现

发病机制　类脂质渐进性坏死病因尚不明确，胶原的变性是原发还是继发的也不清楚[91]。一些作者认为，胶原的变性是临床糖尿病或隐匿性糖尿病继发的血管改变的结果[107]。然而，不支持血管性原因的证据是大约 1/3 的活检检查中没有血管病理改变[88]，以及这样一个事实即受累的血管通常位于真皮下部，其直径大于受糖尿病微血管病影响的血管。成纤维细胞葡萄糖转运异常也被证实[108]。

电子显微镜检查显示胶原和弹性蛋白变性改变，胶原原纤维横纹消失，成纤维细胞的胶原合成减少[109]。

直接免疫荧光研究表明，坏死灶含有纤维蛋白原，发现有免疫球蛋白和补体 C3 在血管壁上沉积[110,111]，但这一现象并不是每次都能见到[112]。

鉴别诊断　类脂质渐进性坏死与环状肉芽肿的鉴别见表 14-1。这两者之间的鉴别诊断在环状弹性纤维溶解性肉芽肿的章节已讨论[92]。类脂质渐进性坏死偶尔也会显示类似于结节病的上皮样细胞的聚集[92]。

渐进坏死性黄色肉芽肿伴副蛋白血症可模拟类脂质渐进性坏死，但不同之处在于前者显示更密集、更弥漫和更多的泡沫组织细胞、Touton 巨细胞，皮下组织的炎症更广泛及皮下的正常结构破坏更严重。淋巴样滤泡和胆固醇裂隙在渐进坏死性黄色肉芽肿中比在类脂质渐进性坏死中更常见[113]。

治疗原则　在大型的研究中，无有效治疗。局部或皮损内使用强效糖皮质激素是一线治疗方法[114]。

类风湿结节

临床概要　类风湿结节是发生于有类风湿关节炎患者的深在性实性肿块，尤其是在尺骨近端、鹰嘴突、掌指间关节和近端指间关节等伸侧[115]，也可发生于其他部位，如手背、截肢残端[116]，发生在皮肤外部位罕见，如肺和心脏[117,118]。结节大小不一，从几毫米至 5cm 不等，可以是孤立的，也可以是多发的[119]。罕见情况下，类风湿结节出现中央引流穿孔。类风湿因子几乎总是呈高滴度[115]。很少见的情况下，结节可在有明显的关节疾病前发生。有报道显示，在使用甲氨蝶呤的患者中快速出现了许多小的类风湿结节，而很少发生于其他的改善病情抗风湿药（disease-modifying antirheumatic drug，DMARD），这种表现被称为加速性类风湿结节病（accelerated rheumatoid nodulosis）[120,121]。类风湿结节病这一术语用于临床上表现为手或肘部多发结节，并伴有间歇性关节痛或关节炎，但无系统性类风湿关节炎的证据[122]。类风湿结节也偶尔可出现于不伴类风湿关节炎的系统性红斑狼疮患者[123-125]。

假类风湿结节是指组织学上模拟类风湿结节的皮下结节，但在没有关节疼痛、类风湿关节炎或系统性红斑狼疮的情况下发展的结节[13,20]。其可发生于儿童或成人。随后发生的类风湿关节炎在成人中不常见，在儿童中罕见。因为其中一些结节发生在具有其他典型的皮下型环状肉芽肿的患者身上[13]，这种结节现在通常被认为是环状肉芽肿的皮下型。

组织病理 类风湿结节发生在皮下和真皮深层，表现为一个或多个胶原纤维素样变性区，染色呈均一的红色（图 14-14）。核碎片和嗜碱性物质经常存在，但黏液几乎总是很少或不存在[43]。这些变性灶被组织细胞包围呈栅栏状排列。约50%的活组织切片中存在异物巨细胞[43]。在周围的基质中，可见血管的增生与纤维化。其他炎症细胞的浸润较稀疏并与组织细胞伴随和围绕基质。淋巴细胞和中性粒细胞是最常见的，但肥大细胞、浆细胞和嗜酸性粒细胞也可能存在，偶尔可见脂质[43]。血管炎也有描述[126]，但不常见[43]。在穿通型类风湿结节中，中央纤维素样物质可经表皮排出[119]。

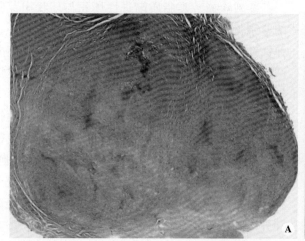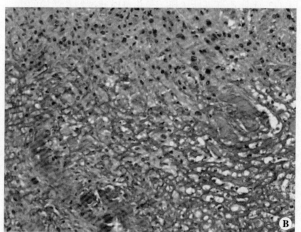

图 14-14　类风湿结节

A. 深在的、局限性的结节，嗜碱性物质在周围呈栅栏状包绕；B. 纤维蛋白被组织细胞包绕，成栅栏状排列

发病机制 与类风湿结节的形成有关的因素包括创伤、血管炎及特异性 T 淋巴细胞介导的免疫反应[115,127]。

鉴别诊断 主要的鉴别诊断是皮下型环状肉芽肿，这个在环状肉芽肿的章节中已讨论过。类风湿结节必须与上皮样肉瘤相鉴别，鉴别要点也在该章节内容中。不可吸收缝线或其他异物可产生类似类风湿结节的关节周围栅栏状肉芽肿[128,129]；这种情况应该有既往的手术史或外伤史，在偏振光下可见双折光材料。风湿热产生的结节（风湿结节），特别是在肘部、膝、头皮、指关节、踝和脊柱处[130]，在 20 世纪初常与类风湿结节相混淆。组织学上，风湿热结节不太可能显示中央均质的纤维素样坏死。组织细胞栅栏状通常不明显，纤维化极少或不存在[117,131]。罕见的是，像隐球菌病感染过程也会产生深在的栅栏状肉芽肿，它能够与类风湿结节区别开来，因为前者的栅栏状主要围绕坏死碎片和有机体（微生物），而不是纤维蛋白样物质。

治疗原则 治疗类风湿关节炎可改善类风湿结节。对于有症状的类风湿结节，皮质类固醇皮损内注射或手术切除均有效。

栅栏状中性粒细胞性和肉芽肿性皮炎

临床概要 栅栏状中性粒细胞性和肉芽肿性皮炎典型的临床表现是发生在肘部和指（趾）伸侧的脐凹状丘疹和结节，常见于合并有胶原血管性疾病患者[132]（图 14-15）。Churg-Strauss（以前称为丘尔格 – 施特劳斯）肉芽肿、皮肤血管外坏死性肉芽肿、类风湿性丘疹[133,134]及浅表溃疡性类风湿性渐进性坏死[135-137]均有类似的病变，可能是同一种病。随着时间的推移，小的病例报道和病例系列报道拓展了栅栏状中性粒细胞性和肉芽肿性皮炎（PNGD）的临床表现，除了经典的 PNGD 外，还有其他的亚型，表现为斑块、斑片和其他非典型形态。这些表现与间质性肉芽肿性皮炎有相当多的重叠。

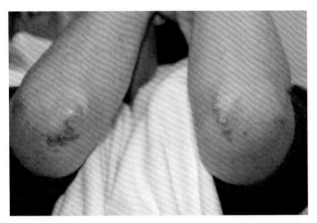

图 14-15　栅栏状中性粒细胞性和肉芽肿性皮炎：肘部可见脐凹状红斑性丘疹

　　组织病理　这种罕见疾病有三种有时会重叠的组织学模式：①早期病变类似于白细胞碎裂性血管炎，但伴有更宽的袖套样的纤维蛋白包绕着血管壁和丰富的真皮嗜碱性核碎片；②充分发展的皮损呈环状肉芽肿样，但伴有明显的中性粒细胞和中性粒细胞核尘（图 14-16，图 14-17）；③晚期——

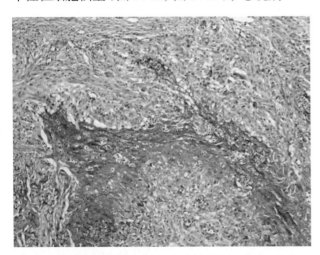

图 14-16　栅栏状中性粒细胞性和肉芽肿性皮炎：这种成熟的皮损显示栅栏状组织细胞，伴有中性粒细胞、嗜碱性粒细胞碎片、黏液和变性的胶原

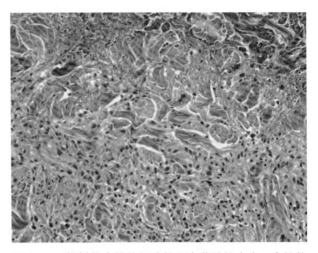

图 14-17　栅栏状中性粒细胞性和肉芽肿性皮炎：中性粒细胞性核尘和完整的中性粒细胞在栅栏状的中央，伴有变性的胶原束、纤维蛋白和黏液

纤维化的类脂质渐进性坏死样，有时可见稀疏的、浅层和深层血管周围淋巴细胞和嗜酸性粒细胞浸润（表 14-2）[137-139]。这些不同的组织学模式可能代表了疾病从早期的和演变的病变到晚期的和成熟的皮损的演变过程。

表 14-2　栅栏状中性粒细胞性和肉芽肿性皮炎的鉴别诊断	
栅栏状中性粒细胞性和肉芽肿性皮炎	鉴别诊断
早期皮损	白细胞碎裂性血管炎 持久性隆起性红斑
充分发展期皮损	环状肉芽肿 嗜酸性肉芽肿病和多血管炎（Churg-Strauss） 肉芽肿病和多血管炎（Wegener 肉芽肿） 肉芽肿性药物反应 感染过程
终末期	类脂质渐进性坏死

　　发病机制　栅栏状中性粒细胞性和肉芽肿性皮炎与多种疾病有关。但大多数是结缔组织疾病，如类风湿关节炎或红斑狼疮，而其他疾病则包括淋巴增生性疾病、炎性肠病、甲状腺疾病、糖尿病和感染，特别是细菌性心内膜炎[137,140]。这种疾病被认为是免疫复合物介导的血管炎。在血管壁上发现有 IgM 和补体 C3 的沉积。充分发展的皮损中组织病理改变被认为是对伴随着血管的缺血改变和中性粒细胞的酶降解的一种反应。

　　鉴别诊断　见表 14-1 和表 14-2。

治疗原则　PNGD通常发生在系统性疾病中，治疗一般是针对基础疾病的治疗。局限性损害外用或皮损内注射糖皮质激素可能有帮助。抗疟药和氨苯砜也有疗效[141]。

结节病

临床概要　结节病是不明原因的多系统的肉芽肿性疾病，分为亚急性暂时性结节病和慢性持续型结节病。

在亚急性暂时性结节病中，结节性红斑同时伴有肺门淋巴结肿大、发热，在某些情况下还伴有移行性多关节炎和急性虹膜炎，称为Löfgren综合征。这种急性发病的结节病几乎在几个月内就会消退，没有后遗症。除结节性红斑外，没有其他皮肤表现[142,143]。有时，可出现皮下淋巴结肿大[143,144]。

在系统性结节病中，约有1/4的患者会出现皮肤病变[35,145-148]。

在美国，这种疾病在非裔美国人中更常见、更严重、病情更呈慢性[149,150]。本病罕见于儿童[151-153]。Blau综合征，一种罕见的遗传病，可出现在儿童时期，类似于结节病。这种常染色体显性遗传病，伴NOD2基因的突变，其特征是皮肤、葡萄膜和关节的肉芽肿性炎症，但无肺部受累[154,155]。

结节病最常见的皮肤病变是棕红色或紫色丘疹和斑块[156]（图14-18）。该病是"模仿大师"之一，几乎每一种皮损类型都可出现。当丘疹或斑块结节病位于鼻子、脸颊和耳朵时，被称为冻疮样狼疮[157]。这种表现与上呼吸道受累和更严重的疾病相关[156,158]。

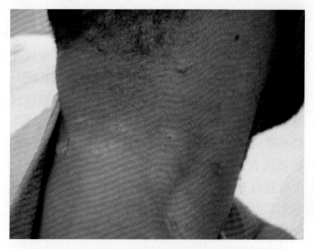

图14-18　结节病：颈部成簇状的粉红色-棕色丘疹

结节病较少见的表现包括环状型、苔藓样型、红皮病型、鱼鳞病样型、萎缩型、溃疡型、疣状型、血管狼疮样型、色素减退型、脱发型和硬斑病样型等。苔藓样型结节病表现为小而扁平的紫红色丘疹[159]。在红皮病型结节病中，红皮病可以是泛发的[160]，也可以是广泛的、界线清晰的、棕红色的、有轻微鳞屑的斑片，极少或没有明显的可触及性浸润[161]。在鱼鳞病样型结节病中，鱼鳞病性改变常见于下肢[162]，但有时它们也可能出现在其他皮肤部位[163,164]。广泛的萎缩型皮损罕见[165]。可能会出现溃疡[166,167]。多发性溃疡在斑块样损害中也有描述[168]。血管狼疮样型结节病的特征是有明显的毛细血管扩张[169]。色素减退型结节病的皮损表现为伴或不伴丘疹或结节成分的斑疹[170]。结节病的皮下结节也很罕见。最初由Darier和Roussy[171]描述，他们可能伴发其他皮肤病变[161,172]或独立发生[173]。结节病在艾滋病患者中已有报道[174]，慢性结节病的暂时型在接受α-干扰素、利巴韦林治疗的丙型肝炎患者中已有报道[175]。干扰素能诱导局部和全身性肉芽肿性炎症。其他药物，特别是肿瘤坏死因子抑制剂，诱发局限性肉芽肿和广泛的药物诱导的结节病样综合征已有报道。

系统性结节病偶可伴发环状肉芽肿[35]。结节病的皮肤病变可局限于瘢痕区，如带状疱疹的瘢痕部位[176,177]。文身[178,179]、外源性褐黄病[180]或皮肤内其他外源性物质[181]均可发展为结节病患者的皮肤结节。两项研究均显示，大约20%的系统性结节病患者的皮肤结节性病变中存在折光性异物[182,183]。

组织病理　亚急性和暂时性结节病中的结节性红斑具有与"特发性"结节性红斑相同的组织学表现[144]。

与其他器官的损害一样，慢性持续性结节病的皮损特点是上皮样组织细胞局限性聚集，所谓的上皮样细胞结节，很少或无坏死（图14-19，图14-20）。

丘疹型、斑块型和冻疮样狼疮型损害病理显示大小不等的上皮样组织细胞聚集，散在而不规则地分布于真皮中，偶尔延伸到皮下[184]。在红皮病型中，真皮上部可见小的肉芽肿与大量淋巴细胞浸润[161,185]，罕见巨细胞[186]。典型的结节病性肉芽肿可见鱼鳞病样损害[163]、溃疡区[168]及萎缩

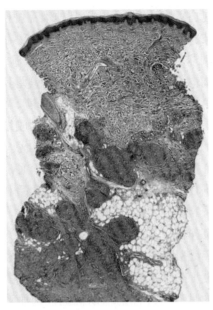

图 14-19　结节病：真皮内可见境界清晰的结节状上皮样组织细胞聚集。这个病例显示了皮下受累，这比单纯的皮肤受累少见

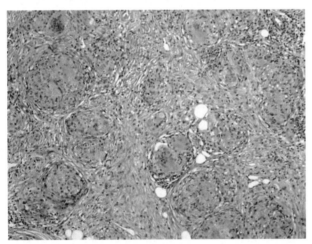

图 14-20　结节病：上皮样组织细胞、若干多核巨细胞和少量淋巴细胞呈境界清晰的圆形聚集

性损害[187,188]。疣状结节病表现为显著的棘层肥厚和角化过度[189,190]。色素减退型结节病的活检显示肉芽肿，其可出现于神经周围或没有肉芽肿[191]。皮下结节型中可见较大的上皮样细胞结节出现在皮下脂肪层[173]。

　　在结节病的典型皮损中，境界清晰的上皮样细胞岛几乎没有巨细胞。那些有巨细胞的通常是郎罕型。陈旧皮损中可见中等量的巨细胞。这些巨细胞体积较大且形态不规则。在少数病例中，巨细胞含有星状体或 Schaumann 小体[192]。星状体（图 14-21）更多见，它是种星形的嗜酸性结构，

经磷钨酸苏木精染色后中央呈棕红色，有放射状蓝色芒刺[193]。Schaumann 小体呈圆形或椭圆形、层状、钙化，尤其在边缘部位。由于钙的存在，它们会被染成深蓝色。两种小体都不是结节病特异性的，在一些其他肉芽肿包括麻风、结核、异物反应、渐进性坏死性黄肉芽肿中均可见[193]。

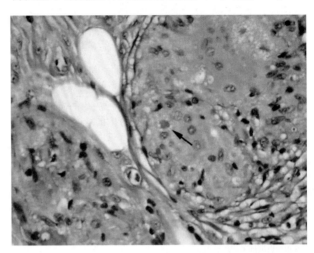

图 14-21　结节病：有三个星状的嗜酸性星状体，一个在箭头处，两个在右上角

　　结节病的典型改变为上皮样细胞肉芽肿周围仅有稀疏的淋巴细胞浸润（图 14-20）。由于淋巴细胞缺乏，该肉芽肿被称为"裸结节"。然而，结节病中的淋巴细胞浸润偶尔可以是密集的，如结核中所见（图 14-22）[194]。偶尔，在一些肉芽肿的中央可见呈嗜伊红染色的小灶状纤维蛋白或坏死（图 14-23）[158,184]。结节病的网状纤维染色显示网状纤维网包绕上皮样细胞肉芽肿并穿插其内。当结节病的肉芽肿消退，纤维化从周围向中

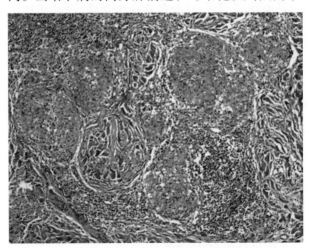

图 14-22　结节病：上皮样组织细胞伴有较密集的淋巴细胞浸润，这是比通常的"裸结节"较少见的表现

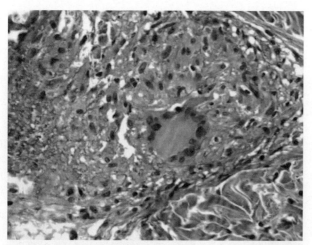

图14-23 结节病:左侧是肉芽肿成分内的纤维蛋白样物质

心延伸,上皮样细胞逐渐消失[184]。然而,在大多数结节病中,纤维化极少,甚至缺如,除了硬斑病样型结节病,其纤维化是显著的[195]。其他特征包括弹性纤维吞噬作用、真皮黏液增加、苔藓样炎症细胞浸润[196]。

系统表现 肺部是慢性持续型结节病中最常受累的器官,约50%的患者有呼吸系统症状[143]。病变可呈结节状或弥漫性,并伴有广泛的实质纤维化。

约25%的患者有眼部症状,最常见的是慢性虹膜睫状体炎。约17%的患者有脾大。约12%的患者可出现骨肉芽肿,最常见于手指和足趾的指趾骨。受累的指趾骨出现肿胀和变形,通常呈香肠状[197]。颅骨可出现局限性的骨质溶解性损害[198]。约8%的患者可有大的唾液腺受累,通常是腮腺。约5%的患者可出现脑神经受累,最常见的是面神经[143]。口腔黏膜很少受累[199]。无症状性肺门淋巴结肿大者有70%,周围淋巴结肿大者有30%,肝大者有20%[143,200]。

结节病虽然通常是良性的,但约5%的患者可出现死亡[143,200]。结节病最常见的死亡原因是右心室衰竭,原因是大面积肺部受累。肺出血合并肺结核是死亡的罕见原因。另一个潜在的致命并发症是由高钙血症和高钙尿症[201]或结节性肾小球肾炎引起的肾功能不全[202]。极其罕见的情况下,是由大量的心肌[203]或肝脏受累[204]导致死亡。垂体或下丘脑受累引起的垂体功能减退也是一种罕见的致命的并发症[205]。

合并系统性疾病的结节病的诊断,需要依据临床表现、病检结果,且排除其他肉芽肿性疾病。一旦有皮损,则最好取皮损组织活检。在没有皮损的情况下,过去经常使用Kveim试验。Kveim试验是指向皮肤内注射从结节病组织尤其是脾或淋巴结中提取的经热灭菌的抗原混悬液。6周后从注射部位取样,阳性结果是注射处形成结节病样肉芽肿[206,207]。该试验的灵敏度约为80%,少于2%的病例可发生假阳性反应[208]。然而,Kveim抗原没有得到广泛使用,也未获得美国食品和药品监督管理局的批准。这个试验很少应用[149]。纤维支气管镜检查和经支气管镜肺活检是诊断系统性结节病最为广泛接受的方法[209]。支气管内活检被证明是有用的[210],无症状腓肠肌活检也是有用的[211]。一些更少具有特异性的辅助检查,如血清血管紧张素转换酶水平检测也可以提供支持性数据。

发病机制 结节病的病因不明,这种疾病可能并不是所有患者都有相同的发病机制。免疫状态的改变早已被人们所认识,包括高伽马球蛋白血症、对皮肤抗原的迟发型超敏反应受损(无反应性),以及辅助T淋巴细胞从外周血转移到疾病活动部位[212]。然而,这些免疫现象可能代表了对某种尚未确定的抗原的反应[213]。分枝杆菌,尤其是细胞壁缺陷型,曾被认为是抗原的来源[213-216]。一些研究认为,结核分枝杆菌是抗原的来源,而另一些研究则认为是非结核分枝杆菌[216,217]。也有学者提出其他感染因素,如痤疮丙酸杆菌和立克次体[218]。其他学者认为肉芽肿是对无机抗原或错误折叠的淀粉样蛋白片段的反应。

对上皮样细胞的电镜检查未能显示任何细菌片段的证据,与由分枝杆菌引起的肉芽肿中所见的巨噬细胞不同,虽然这些细胞含有初级溶酶体、一些自噬空泡和复杂的、层状的残余小体[219]。巨细胞通过上皮样细胞和部分的质膜融合而形成。Schaumann小体可能是由溶酶体的残余小体产生的。星状体由胶原蛋白组成,具有典型的64～70nm周期。很可能在巨细胞形成过程中,这种胶原在上皮样细胞之间被捕获[219]。

鉴别诊断 结节病与寻常狼疮的组织学鉴别可能很困难,有时无法鉴别。目前没有确切的组织学标准能鉴别这两种疾病。然而,一般而言,结节病的浸润分布于真皮全层,而寻常狼疮的浸润位于表皮附近。此外,结节病通常在肉芽肿的周围几乎没有淋巴样细胞，使呈"裸结节"的表现。与之相反，寻常狼疮经常在肉芽肿周围和肉芽肿之间表现出明显的炎症反应。结节病的肉芽肿的中央坏死通常比寻常狼疮的少[220]；然而，并非所有的结核都有坏死，但有些结节病却有坏死。结节病的表皮通常是正常的或萎缩的。在寻常狼疮中，除了萎缩、溃疡、棘层肥厚和假癌性增生的区域并不少见。抗酸染色没有发现分枝杆菌并不能排除结核，因为寻常狼疮中的微生物稀少，很难找到或找不到。

　　异物肉芽肿与结节病也很类似。应对怀疑结节病的活检标本进行偏振光检查，以寻找二氧化硅等双折光物质。异物的存在并不排除结节病同时存在的诊断[192]。丘疹型玫瑰痤疮有时显示"裸结节"，与结节病难以鉴别，但不像结节病，玫瑰痤疮通常是发生于毛囊周围的。

　　结核样型麻风的肉芽肿只伴有稀疏的淋巴细胞浸润，也很难与结节病相鉴别。只有 7% 的结核样型麻风病例查出抗酸杆菌，这是很少的一部分，因此他们很容易被忽视[221]。最有可能找到杆菌的地方是变性的真皮神经（结核样型麻风的肉芽肿包绕正在坏死的真皮神经周围）。结核样型麻风的肉芽肿显示小面积中央坏死灶，通常比结节病多。此外，与结节病不同的是，结核样型麻风的肉芽肿沿神经走向，因此常呈长长的外观[222]。对这两种疾病的鉴别需结合临床。例如，在美国，如果一例患者未曾到过疫区（无论是在国外，还是在地方性犰狳带菌区，如得克萨斯州和路易斯安那州）或者没有与患麻风的患者长期密切接触史就可以排除麻风。

　　治疗原则　局限性皮肤结节病通常用外用或皮损内注射糖皮质激素治疗。对于泛发性的患者，羟氯喹是首选。更严重或顽固性病例可能需要系统使用皮质激素、甲氨蝶呤或者沙利度胺（反应停）。最近的报道提出，四环素类抗生素和其他抗炎抗生素对此病也有帮助。重症患者可能会需要使用 TNF 抑制剂（阿达利莫单抗、英夫利昔单抗）[223,224]。

异物反应

　　临床概要　当外来物质被注射或意外植入皮肤时，会产生非过敏性异物反应，或在对其特别敏感的人身上产生过敏反应[225]。此外，体内形成的某些物质，当沉积在真皮或皮下时，可能会产生非过敏性异物反应。这种内源性异物反应，如痛风中的尿酸盐、毛母质瘤的角化物质，以及表皮样囊肿和毛鞘囊肿破裂都会产生这种异物反应。

　　组织病理　非过敏性异物反应的典型表现为肉芽肿反应，其特征是组织细胞和巨细胞围绕异物。通常，一些巨细胞是异物型的，其中的核呈杂乱无章的排列。此外，淋巴细胞常见，也可见浆细胞和中性粒细胞。巨噬细胞和巨细胞内时常可见到异物，具有诊断意义。异物肉芽肿最常见的原因是毛囊或毛囊囊肿破裂，有时只见囊肿内容物而无残余的囊壁（图 14-24）。产生非过敏性异物反应的外源物质包括丝线和尼龙线（图 14-25）、木材或其他植物材料（图 14-26）、石

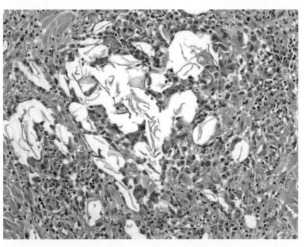

图 14-24　表皮样囊肿破裂：中性粒细胞和组织细胞围绕囊肿中心的角化细胞

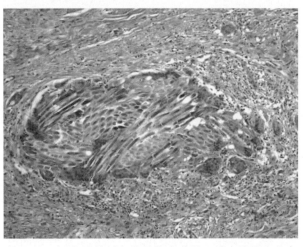

图 14-25　尼龙缝线引起的异物肉芽肿：缝合线是由蓝灰色组成的线状物质，被组织细胞包绕，包括许多多核异物型巨细胞

蜡和其他油性物质、硅凝胶、滑石粉、外科手套的淀粉和仙人掌刺。其中一些物质，如尼龙缝合线、木材、滑石粉、外科手套的淀粉和海胆刺，在偏振光检测时会出现双折光现象。双折光通常对外源物质的定位很有帮助。切片上的刀痕可能是提示存在异物的另一条线索（图 14-27）。

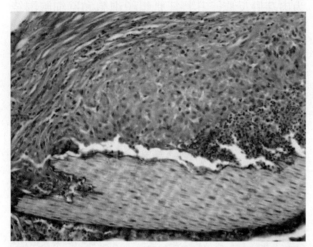

图 14-26　木屑引起的异物反应：木屑表现为长方形细胞呈有序排列，典型的植物材料，周围有结节状浸润的组织细胞，包括多核异物型组织细胞和中性粒细胞

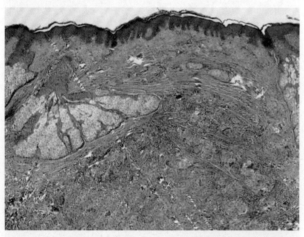

图 14-27　异物反应：上皮样组织细胞呈局限性结节状聚集，类似结节病中所见，伴有刀痕（在这张照片中是对角的），这是存在异物的线索，该异物在此放大倍数下不可见

对异物的超敏反应性肉芽肿反应通常显示由上皮样细胞伴或不伴巨细胞组成的结节病样或结核样模式。对异物的吞噬作用轻微或缺如。在已经致敏的个体产生超敏反应性肉芽肿的物质包括锆、铍和某些文身的染料。一些物质在开始时作为异物，后来在致敏发生后，可能会成为变应原，如海胆刺和二氧化硅。

肉芽肿是异物型还是超敏反应型，并不能总是从组织学上得到鉴别。超敏反应型肉芽肿更容易出现圆形的、境界清晰的上皮样组织细胞聚集，而不太可能有异物型的多核组织细胞。

异物反应的治疗原则（见下文各章节）　异物反应可能最终随着时间的推移而改善。较小的病变可选择手术切除即可治愈。广泛性损害者可以皮损内注射或口服皮质类固醇[226]。

石蜡瘤

临床概要　异物反应可能发生在注射矿物油（石蜡）等油性物质后，通常是因整形的目的而发生在乳房[227]、生殖器或头皮[228]的部位。皮肤和皮下组织可出现不规则的斑块状硬结[229,230]，有时可形成溃疡或脓肿。注射时间与硬结或溃疡的发生时间可间隔数年。

男性生殖器的石蜡瘤曾被错误地命名为"硬化性脂肪肉芽肿"，因为人们认为这是脂肪组织损伤后的局部反应性过程[231,232]。

组织病理　石蜡瘤有着"瑞士奶酪"的外观，因为有大量的大小不一的卵圆形或圆形空洞。这些空腔代表油性物质[233]。空腔之间的间隙部分可见纤维结缔组织，还有巨噬细胞和淋巴细胞的浸润。一些巨噬细胞可呈泡沫细胞样。还可见数量不等的多核异物巨细胞。

在石蜡瘤的冷冻切片中，异物经苏丹Ⅳ或油红O染色后呈橙色，石蜡瘤中的这种反应相比在中性脂肪染色中出现得较少[233]。

硅化物肉芽肿

临床概要　医用硅胶的反应是发生在以美容为目的的注射其液体形式或因隆胸乳房植入物硅胶的渗漏或破裂而引起的反应。硅胶乳房植入物的渗漏可导致皮下结节和斑块的形成[234]。在硅化物的注射或植入区的邻近部位可发生病变，而远离该区域出现病变的很少[235,236]。另有报道称，使用硅化物涂层针头或静脉穿刺针在注射部位发生了局部反应[237,238]。

组织病理　与石蜡瘤一样，组织病理上可以看到许多大小不一的卵圆形或圆形空腔，显示出"瑞士奶酪"的外观（图 14-28）。这些空腔是在处理切片的过程中，硅胶被去除后遗留下的，偶有少许硅胶残留在空腔中，显示为无色、形状不规则、可发生折射、无偏振的物质。组织细胞可能存在于空腔之间，它们可以是泡沫细胞或多核细胞，同时伴有淋巴细胞和嗜酸性粒细胞[234,239]。此外，还存在不同程度的纤维化。通过厚切片、暗视野显微镜和其他技术[240]，可以方便地识别切片中的硅胶。

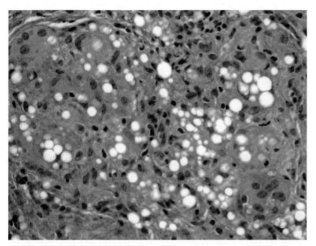

图 14-28　硅胶肉芽肿：用于美容目的的硅胶可产生肉芽肿反应，表现出"瑞士奶酪"的外观（图片由 John Walsh，MD. 提供）

滑石肉芽肿

临床概要　滑石（硅酸镁）进入开放性伤口时，可产生肉芽肿性炎症。从前，滑石粉常使用在手套上，但这种用途已经废弃了很多年，淀粉现在常在外科使用[241]。然而，滑石仍可能会进入伤口，可由外科医生无意中用滑石粉污染了伤口或者因为橡胶手套在生产的过程中加入了滑石所致[242]。滑石也可通过外用药物进入皮肤[243]。

组织病理　组织学检查显示组织细胞和多核巨细胞，部分细胞内可见滑石颗粒。滑石晶体表现为针形，黄棕色或蓝绿色，偏振光下可出现白色双折光颗粒[244]。通过 X 线衍射检查[244] 或能量色散 X 线分析[242] 可证实其存在。

淀粉肉芽肿

临床概要　肉芽肿可能是由用玉米淀粉粉化的外科手套经污染伤口造成的[245]。

组织病理　组织学上可见多核巨细胞的异物反应，浸润中可见散在的境界不清的直径 10 ～ 20μm 的淀粉颗粒，呈卵圆形嗜碱性结构，大多数颗粒见于异物巨细胞内。可与 PAS 和甲基胺银反应，在偏振光下显示呈双折光的马耳他十字结构[245]。

仙人掌肉芽肿

临床概要　在伤后几天或数周内，仙人掌肉芽肿表现为疼痛性丘疹，在丘疹处仙人掌刺仍然可突出来，它们可在几个月内自行突出来。

组织病理　早期丘疹，发生于受伤后几天内，显示真皮中的仙人掌毛刺碎片，这些碎片与血管周围致密的淋巴组织细胞和大量的嗜酸性粒细胞浸润有关。几周后，浸润由淋巴细胞、巨噬细胞和巨细胞组成[246,247]。边界清晰的仙人掌刺可见于巨细胞内或游离于真皮中。仙人掌刺的 PAS 染色阳性[248]。

藏毛窦

临床概要　藏毛窦最常见于男性青年的骶尾部[249]。在理发师中，人发进入指间的皮肤，可能会导致小的、无症状或疼痛性的窦道[250,251]。类似的病变更常见于犬的美容师和其他动物看护者的指间或其他部位[252,253]。

组织病理　组织学检查显示一个含有一根或多根毛发覆盖有鳞状上皮细胞的窦道，类似毛囊。窦道可完全包裹头发，或者毛发比窦道更深，在头发的下端可见混杂有炎症细胞的异物巨细胞反应[250,254]。

海胆肉芽肿

临床概要　最容易被海胆刺刺伤的是手和足。即使那些易碎的刺没有被完全去除，伤口也会在大多数外源物质经自发排出后愈合[255,256]。然而，有些人在 2 ～ 12 个月的潜伏期后，会在损伤部位出现紫红色结节[257]。

组织病理　结节主要由上皮样组织细胞和巨细胞组成[255,258]。少数肉芽肿中存在双折光物质。如果残余的刺仍然存在，它们会被白细胞和许多体积较大的异物巨细胞包围[256]。少数患者呈非肉芽肿表现，其中最常见的是中性粒细胞浸润[259]。

　　发病机制　仅一小部分受伤患者在潜伏数月后出现类似结节病样肉芽肿，提示为迟发型超敏反应[257]。海胆的刺除了钙化的物质外，还含有上皮细胞的残余[257]。肉芽肿中发现的双折光可能是由钙化的刺中存在少量的二氧化硅所致[256]。

硅肉芽肿

　　临床概要　硅石（二氧化硅）存在于岩石、土壤、沙子和玻璃中。伤口常因无意污染后，会在有限的时间内发生异物反应，然后纤维化[260]。在绝大多数情况下，二氧化硅不会引起后遗症。而在特殊情况下，会在陈旧瘢痕部位发生肉芽肿性迟发型超敏反应[261]。这种迟发型超敏反应的平均间隔时间约为10年，但也可能在伤后1年或50年以上发病[262]。当这种反应发生时，在损伤部位会出现硬结性丘疹或结节。

　　组织病理　在硅肉芽肿中，可见群集的上皮样组织细胞伴有稀疏的淋巴浸润[261-265]。异物巨细胞可能很多或缺如，也可有朗汉斯巨细胞。如果多核组织细胞数量不多，就会产生类似于结节病样的改变。然而，结节病的诊断可通过临床资料被排除，特别是在巨细胞内存在有大小不等、几乎看不见100μm长度的晶体颗粒时，它们是硅晶体。当用偏振光检查时，这些颗粒是双折光的（图14-29）。硅的存在可以通过X线光谱或能量色散X线分析来证实[262,263]。

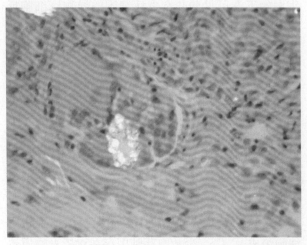

图14-29　二氧化硅：二氧化硅和其他具有晶体结构的外源物质一样，在偏振光下观察时是双折光的

　　发病机制　有证据表明，在最初的损伤后很长一段时间内，对二氧化硅的结节病样肉芽肿反应是一种迟发型超敏反应[261,262,264,266]。

锆肉芽肿

　　临床概要　皮疹发生于用药部位，使用含有乳酸锆的除臭棒和含有氧化锆的乳膏可引起持久性软的淡红褐色丘疹。美国销售的止汗剂中已无乳酸锆的成分；然而，对含铝锆复合物的抑汗珠的反应中，可出现肉芽肿反应[267,268]。

　　组织病理　组织学检查显示上皮样细胞大量聚集，有少量巨细胞，淋巴细胞稀疏或中等密度浸润，与结节病的组织病理表现很类似[269-271]。由于锆颗粒较小，在偏振光检测中无法检测到它们[269]。然而，可以通过光谱分析[270]或能量色散X线分析来证明其存在[267]。

　　发病机制　锆肉芽肿是在对锆过敏的基础上发展起来的，证据如下：①只在对锆敏感的人身上发生[272]；②肉芽肿炎症的模式与其他由迟发型超敏反应引起的肉芽肿性皮肤病相似；③对实验诱导的致敏个体病变的放射自显影分析显示，组织细胞内没有锆[273]。

铝反应

　　临床概要　对铝的反应最常发生在使用氯化铝作为止血剂所造成的外科瘢痕处，虽然这些反应在临床上并不明显。然而，在各种含有铝的疫苗皮下注射部位或脱敏剂提取物的部位，在数月甚至几年后，可出现单发或多发的持续性皮下结节[274]。铝佐剂可延长疫苗或脱敏剂的作用时间，从而增强免疫应答。

　　组织病理　在外科瘢痕中，可见止血剂氯化铝呈颗粒状紫灰色点状沉积于巨噬细胞内（图14-30）。

　　注射部位的皮下结节，在一些活检标本中最引人注目的发现是，真皮和皮下可见结节状淋巴细胞聚集并伴有淋巴滤泡和生发中心。纤维化可呈带状将淋巴细胞性结节分隔开，亦可有显著的嗜酸性粒细胞，这种情况可呈假淋巴瘤样表现[275-277]。肉芽肿的成分包括组织细胞，其胞质丰富，在某

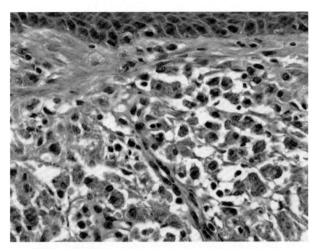

图14-30　氯化铝：此部位先前手术中使用氯化铝止血，可见含有紫红色颗粒的组织细胞

些病例中，可见少许巨细胞或大的嗜酸性坏死区，被栅栏状组织细胞所围绕[276]。早期病变倾向于显示一种更纯粹的肉芽肿性反应[274]。栅栏状肉芽肿反应也有报道[278]。皮下脂肪间隔和小叶可有明显炎症[279]。在任何可能发生的模式中，诊断的关键是找到富含紫红色至灰色颗粒状胞质的组织细胞；这些颗粒含有铝，PAS染色阳性，耐淀粉酶[275]。

发病机制　该病是一种对铝的迟发型超敏反应。电镜检查显示，巨噬细胞内含有不规则的膜被电子致密物质。X线显微分析表明，电子致密物质中含有铝[275]。

钛肉芽肿

临床概要　无论是体内还是皮肤上，钛很少参与肉芽肿的形成，后者通常是身体被刺伤所致[280]。

组织病理　镜下可见组织细胞、淋巴细胞和浆细胞浸润，有的巨噬细胞内含有微小的棕黑色颗粒[280]。

锌肉芽肿

临床概要　局部对胰岛素的过敏反应并不少见。含锌胰岛素制剂可发生肉芽肿反应，但较为罕见，起初可以表现为无菌性疖样病变[281,282]。

组织病理　早期疖样病变显示密集的中性粒细胞浸润和很多双折光的胰岛素锌的菱形晶体，随后，出现纤维化和肉芽肿性炎症[282]。

铍沉着症

临床概要　铍肉芽肿大多具有历史性意义。直至1949年，含铍化合物被广泛应用于荧光灯管的制造。由此引起两种疾病：系统性铍沉着症和局限性铍肉芽肿。在生产荧光管的工厂的一些工人在吸入这些化合物后，发生了系统性铍沉着症。系统性铍沉着症主要表现为肺部受累，导致约1/3的患者死亡[283]。铍可通过血液循环到达皮肤，并引起皮肤肉芽肿。然而，这是一个罕见的事件，已经观察到535例系统性铍沉着症患者中只有4例出现皮肤肉芽肿[283]。肉芽肿仅由少数丘疹组成，其表面的皮肤是完整的。

纯粹的局限性铍肉芽肿发生在那些被含有铍锌硅混合物包被的破裂的荧光灯管割伤的人[284]。割伤引起的皮肤肉芽肿最初表现为伤口愈合不完全，随后表现为肿胀、硬结、疼痛，最后中央溃疡[285]。

组织病理　系统性铍沉着症引起的皮肤肉芽肿类似于结节病，无或有轻微干酪样坏死[283]。割伤引起的皮肤肉芽肿，与系统性铍沉着症的皮肤肉芽肿不同，可出现显著的中央坏死[284]。可有中等密度的淋巴细胞浸润，类似于结核性肉芽肿。表皮显示棘层肥厚，可有溃疡。在组织切片中没有发现铍颗粒，但可通过光谱分析发现铍颗粒[285]。

发病机制　系统性铍沉着症是在迟发型超敏反应的基础上发展起来的[286,287]。

汞肉芽肿

临床概要　汞肉芽肿一般继发于外伤（如温度计的破裂）或有意地自我注射引起的。罕见者，这些肉芽肿与血清和尿汞升高有关者罕见。

组织病理　植入的汞呈深灰色至黑色，大小不一的不透明的球体和球状物，周围常绕以真皮坏死。病理可见肉芽肿性炎症[287 a]。

文身反应

临床概要　永久性文身的临床特征是明显的炎症反应，虽然不常见，但随着文身的流行，这种症状的发生率也随之升高。最常见的是含有硫化汞的红色染料引起的，如朱砂（中国红）。最近，已开始使用其他红色颜料染料来替代含汞的染料，如氢氧化铁（赭色或赭红色）、硒化镉（镉红）和有机染料，但这种无汞的红色染料也可发生不良反应[288,289]。有报道显示，铬绿[290]、钴蓝[291]、紫色锰盐[292]、黄色硫化镉[293]和氧化铁[294]也会出现反应。在某些情况下，斑贴试验阳性，提示是对色素的过敏反应。当看到文身反应时，也需考虑感染，特别是分枝杆菌[295]；感染可能继发于用来稀释文身色素的被污染的自来水。值得注意的是，一些文身反应的临床和组织病理都有显著的被覆上皮增生，而类似鳞状细胞癌[296]。

对"暂时性"文身的反应是罕见的。这种文身材料通常由黑色商品化的褐红色染料组成，这种文身是涂在皮肤表面上的。最常见的反应是变应性接触性皮炎，但苔藓样皮炎、瘢痕反应和色素减退也有报道[297-301]。

文身也可能是由于皮肤中不小心植入色素物质造成的，如石墨或火药，或用于止血的溶液[302,303]，特别是 Monsel 溶液（亚硫酸铁）。

组织病理　永久性文身临床上无炎症者，表现为巨噬细胞内和真皮内细胞外的形状不规则的染料颗粒[304]。

临床上表现为炎症性的永久性文身的炎症反应可能是肉芽肿，也可能不是肉芽肿。对红色颜料[288,289]和黄色颜料[293]的光加重反应已有报道。非肉芽肿性反应包括血管周围淋巴细胞浸润伴有含色素的巨噬细胞[288,304]、苔藓样反应（在某些情况下可能类似扁平苔藓或肥厚性扁平苔藓）[288,289,305,306]及假性淋巴瘤的图像（可见致密的、结节状或弥漫的，以淋巴细胞为主的浸润，同时包含组织细胞和粗糙的文身色素颗粒）[307,308]。感染性文身反应通常不会显示出可检测的病原体[295]，如果有的话，被覆上皮增生一般显示有轻微的细胞异型性[296]。

肉芽肿反应可能是结节病样型[290,309,310]或者异物型[290,294]。结核样模式曾在钴蓝引起的反应中被描述过，但这可能是由分枝杆菌感染引起的[311]。肉芽肿反应显示文身颗粒散布在浸润区。在结节病样型中，浸润含有上皮样组织细胞结节（图14-31，图14-32）；在异物型中，有明显的异物型的多核组织细胞，可有稀疏或密集的淋巴

细胞浸润。在结节病样型反应中，局部淋巴结也可显示文身颗粒[312]。据报道，文身上出现结节病样肉芽肿的患者还患有肺病[178,309,310,313]、葡萄膜炎[291,314]或结节性红斑[309]，提示是对文身的一种系统性的超敏反应或真正的结节病。

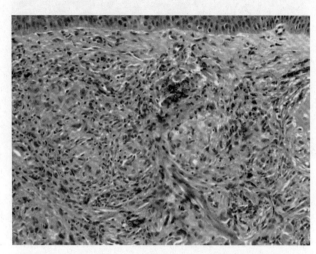

图14-31　装饰文身：对用于文身的色素反应引起的肉芽肿性炎症

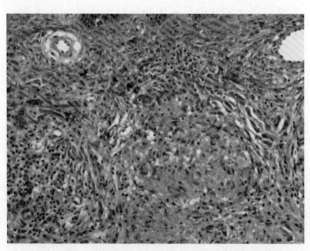

图14-32　装饰文身：对红色文身的肉芽肿反应

外伤性石墨文身显示黑色颗粒游离于真皮，有时在组织细胞内（图14-33）。Monsel 文身，通常也与瘢痕一起出现，显示多核组织细胞，含有粗糙的棕色有折光性的色素（图14-34），铁染色阳性。较大的、棕色、胞外锯齿状聚集的色素提示 Monsel 文身[315]。胶原纤维束的铁质化是典型表现，也可出现梭形纤维组织细胞增生。

无过敏反应的文身的电镜检查显示大多数文身颗粒在巨噬细胞内，通常位于膜被溶酶体内。此外，在真皮中可发现一些游离的文身颗粒[316]。

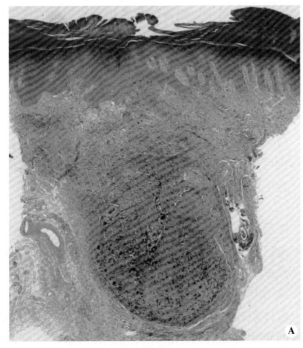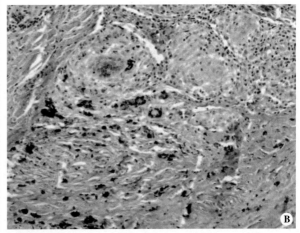

图 14-33　石墨的创伤性文身

A. 真皮内有黑色物质呈局限性聚集；B. 黑色物质的颜色比黑素更黑，且这些团块的形状不规则、大小不一；有些在细胞内，有些在细胞外。还有来自于外源物质的刀痕

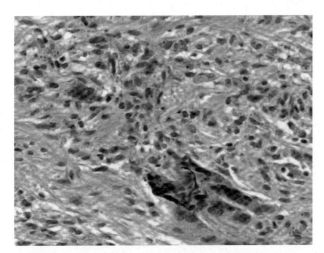

图 14-34　Monsel 文身：Monsel 溶液可产生肉芽肿反应，伴有色素，呈灰褐色，有时色素呈较大的团块

牛胶原植入物和其他组织填充材料

　　临床概要　可注射的牛胶原蛋白用于美容，主要是用于面部减少"皱纹"，如眉间皱褶和明显的鼻唇沟纹。少数患者在注射部位出现过敏性肉芽肿反应。这种反应通常在注射后 1 个月内发生，表现为硬结和红斑，通常在 1 年内自行消退[239,317]。透明质酸也被用于类似的美容用途。虽然它的免疫原性较低，但已有报道，对这种注射材料的反应大约见于 3% 的患者[318,319]，包括肉芽肿性反应。近来使用的软组织填充材料包括合成物质，如聚甲基丙烯酸甲酯（arteFill，arteColl）和聚二甲基硅氧烷（生物塑料，bioplastique）。这些材料的不良反应已有报道[320-322]，聚甲基丙烯酸甲酯和有机硅可能是过敏反应最常见的填充材料。

　　组织病理　牛胶原蛋白不同于天然胶原蛋白，当用偏振光检查时，其颜色较淡，纤维性外观更少，无折光性。它可能位于含有许多异物巨细胞的栅栏状肉芽肿的中心，也可能具有更弥漫性肉芽肿反应。有数量不等的淋巴细胞、嗜酸性粒细胞、浆细胞和中性粒细胞浸润，倾向于分布在植入的胶原周围[239]。

　　玻尿酸注射部位的红斑性隆起区的活检显示，大多数患者呈肉芽肿浸润并可见明显的巨细胞。少量的淋巴组织细胞浸润且无肉芽肿，似乎不常见[318]。聚甲基丙烯酸甲酯肉芽肿有大量界线清晰的、看似空的圆形空洞，大小和形状一致，类似正常脂肪细胞[320]。上皮样组织细胞，偶见巨细胞包绕这些空洞。在其内部，低倍镜视野下，隐约可见圆形、边界清晰、局限性的、半透明的非双折光的异物。聚二甲基硅氧烷肉芽肿有许多不规则的间隙，弥漫性分布于硬化的基质间[320]。在更高的倍数下，这些不规则形状的空洞中，可见明显非双折光的外来物质，由多核巨细胞勾勒出来。其他使用的填充物的组织学发现目前也已有描述[323-326]。

皮质类固醇沉积

临床概要 皮损内注射用的皮质类固醇制剂是不溶性结晶化学品的混悬液；可溶性糖皮质激素在皮损内注射无效。注射曲安奈德或其他类固醇混悬液后，这些混悬液可从组织学上加以鉴别。已描述的沉积的部位包括皮肤（如瘢痕疙瘩）、鼻黏膜和跟腱。这些物质可能会在注射部位持续数月或数年[239,327]。

组织病理 皮质类固醇沉积物表现为无细胞结构的、双染性的、颗粒状外观，伴有透明间隙，可通过这些特点加以识别。这些空隙就是溶解后的结晶所在之处。有时，用偏振光可以看到双折光晶体。可有少许或无炎症反应，但可形成栅栏状肉芽肿[327-330]。

肉芽肿性唇炎（Miescher-Melkersson-Rosenthal 综合征）

临床概要 肉芽肿性唇炎（Miescher-Melkersson-Rosenthal）综合征的经典三联征是反复发作的唇肿胀、复发性面瘫和裂纹舌[331]。然而，并非所有的患者都有典型的三联征。对 220 例患者进行回顾性分析显示，84% 的患者出现唇肿胀，23% 的患者出现面瘫，60% 的患者出现裂纹舌[331]。单纯性唇肿胀被认为是综合征的一部分，而单纯的裂纹舌则不是，因为这在一般人群中并不少见。人们偶尔会观察到，除嘴唇肿胀之外，额头、下巴、脸颊、眼睑或舌头也可出现肿胀[332,333]。下颌下的或颏下的淋巴结可增大[334]。颊、牙龈和腭的肿胀也可能发生[331]。外阴或包皮的慢性肿胀已被描述为生殖器对应的肉芽肿性唇炎[335,336]。

组织病理 肉芽肿性炎症并不存在于所有临床受累嘴唇的活检中[337]。切片可能只是显示水肿，淋巴管扩张，以血管周围淋巴浆细胞浸润为主。浸润通常是稀疏的，但也可是密集的，从而产生结节状外观。如果有肉芽肿，则为非干酪性，通常体积较小且散在（图 14-35）。上皮样组织细胞的聚集可能界线不清，而且常伴有淋巴细胞，有时可见较大结节或"裸结节"，产生与结节病相似的外观[333,334,337-341]。受累淋巴结也可显示肉芽肿性炎症[342]。

发病机制 肉芽肿性唇炎发病原因不明。对外在因素如食品添加剂的特异性反应被认为是某些病例的原因[343,344]。最初有一些学者认为与结节病有关[342]，但似乎没有证据。同样，这种综合征似乎与克罗恩病不同，后者也可能引起唇部的肉芽肿性炎症[344,345]。

治疗原则 据文献报道，皮损内注射和口服皮质类固醇及其他口服抗炎药物在治疗该病上均取得了一定的成功[346]。

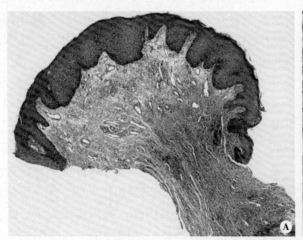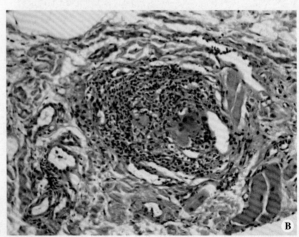

图 14-35 肉芽肿性唇炎

A.唇黏膜活检显示轻度血管扩张、水肿和包括淋巴细胞在内的稀疏的炎性浸润；B.轻微的肉芽肿成分

腺性唇炎

临床概要　腺性唇炎是一种罕见的症状，其特征是下唇的持续性肿胀和外翻。唇唾液管出现扩张，并渗出黏液或清澈的液体，轻微的挤压更加明显[347,348]。可有丘疹[349]。诊断主要基于临床特征[347]。主要发生于成人，但也见于儿童。

组织病理　各种组织学发现均有报道，但不一致，这种情况可能不代表一种特定的疾病（参见发病机制部分）。唾液腺增生、导管扩张、纤维化及由淋巴细胞、浆细胞和组织细胞组成的炎症均已有报道[348,349]。然而，这些特征中的任何一个或全部可能不存在[347]。角化过度也可能发生[347]。

发病机制　腺性唇炎可能是由几种不同的因素引起的，慢性风吹日晒被认为是常见的原因，并认为这并不是一种真正的唾液腺疾病，因为它们可能在组织学上是正常的[347]。特应性体质、人为性唇炎、遗传因素与其也有关联[347,349]。文献中报道，鳞状细胞癌的发病率增加与腺性唇炎相关[350-352]。这可能是光损伤的结果，且通常与这种情况有关，并可能因嘴唇的外翻而加剧[350]。

治疗原则　唇红缘切除术及小唾液腺切除术可能对受累较为严重的患者有帮助[351]。

婴儿臀部肉芽肿

临床概要　1971 年首次描述了婴儿臀部肉芽肿[353]，其表现为无症状的、圆形至椭圆形、光滑的丘疹和结节，不规则地分布在尿布覆盖的区域[353-356]。典型皮损呈红蓝色，直径从几毫米至几厘米不等。该疾病虽然通常发生于婴儿，但在大小便失禁的成年人身上也有报道[356,357]，在广泛使用苯唑卡因的成年人中，也有类似的疾病发生，并伴有糜烂[358]。虽然临床上这种疾病可能出现类似肉芽肿的情况，但组织学上并非如此。

组织病理　通常可见棘层增厚。真皮全层可见致密的混合性浸润，淋巴细胞、组织细胞、浆细胞、中性粒细胞和嗜酸性粒细胞均可见到[355]。此外，还可见由中性粒细胞和嗜酸性粒细胞组成的微脓肿，以及红细胞的外渗和毛细血管的增生[353]。多核组织细胞或充分发展的肉芽肿不是该病的浸润特征。在一些情况下，用 PAS 染色已发现孢子和假菌丝，与角质层中存在白念珠菌相一致[359]，但通常检测不到真菌。

发病机制　几乎所有文献中描述的患者，在婴儿臀部肉芽肿发生之前均有尿布皮炎，其仅在某些情况下与白念珠菌感染相关[354,359]。含氟皮质类固醇制剂的长期局部应用，以及塑料尿布的长期穿着也与其发病有关，但没有确定一个一致的发病原因[360]，很有可能是外在因素，包括刺激物和外伤，从而导致这种皮损[353,358]。

治疗原则　避免外界刺激物刺激和创伤很重要[361]。随着时间的迁移，皮损常自愈。如果有念珠菌感染则进行相应的治疗。

其他肉芽肿性病变

间质肉芽肿性药物反应

临床概要　已研究报道的患者数量有限，皮损表现为前臂内侧、大腿近心端、皱褶部位对称性分布的环状至实性红斑片 / 斑块。涉及的药物包括抗高血压药（特别是钙通道阻滞药）、降脂药、抗组胺药、抗惊厥药、抗抑郁药[61]、肿瘤坏死因子 -α 抑制剂[362]和中草药[363]。

组织病理　淋巴细胞和组织细胞的间质性浸润，胶原轻微断裂，伴数量不等的嗜酸性粒细胞、中性粒细胞和空泡界面改变。

鉴别诊断　临床表现与空泡性界面改变有助于区分该病与环状肉芽肿和间质肉芽肿性皮炎[137]。

治疗原则　停止使用致病药物皮损可自行消退。

带状疱疹相关肉芽肿

临床概要　在带状疱疹痊愈后，患者可出现持续性的红色丘疹，呈带状分布。

组织病理　在带状疱疹的瘢痕中可以发现各种反应模式。最常见的肉芽肿模式是环状肉芽肿样[364]和结节病样模式。

治疗原则　皮损可自愈；局部使用皮质类固

醇可缩短病程[365]。

普通变异型免疫缺陷病

临床特征 普通变异型免疫缺陷病患者通常有多发皮肤疣和全身症状和体征，包括腹泻、慢性/复发性细菌感染、肝脾大和淋巴结肿大。患者还可能有皮肤和其他器官的肉芽肿。

组织病理 结节活检可显示环状肉芽肿样[366]、结核样麻风样[367]、结节病样和（或）结核样肉芽肿[368,369]。

治疗原则 可选择局部或系统性使用皮质类固醇治疗，但大多数患者无或仅有部分效果[370]。

潜在淋巴瘤的非特异性表现

临床概要 淋巴瘤患者有时可能出现肉芽肿性损害。

组织病理 已有研究描述了一系列的组织学表现，包括环状肉芽肿样、环状弹性纤维溶解样、结节病样和结核样模式[371]。

治疗原则 应治疗潜在淋巴瘤，但即便治疗原发病也并不一定能解决皮损的问题[371]。

（袁　婧　译，杨　斌² 校，黄长征　审）

参考文献

1. Gutte R, Kothari D, Khopkar U. Granuloma annulare on the palms: a clinicopathological study of seven cases. *Indian J Dermatol Venereol Leprol* 2012;78:468–474.
2. Dicken CH, Carrington SG, Winkelmann RK. Generalized granuloma annulare. *Arch Dermatol* 1969;99:556.
3. Haim S, Friedman-Birnbaum R, Shafrir A. Generalized granuloma annulare: relationship to diabetes mellitus as revealed in 8 cases. *Br J Dermatol* 1970;83:302.
4. Dabski K, Winkelmann RK. Generalized granuloma annulare: histopathology and immunopathology. *J Am Acad Dermatol* 1989;20:28–39.
5. Owens DW, Freeman RG. Perforating granuloma annulare. *Arch Dermatol* 1971;83:302.
6. Lucky AW, Prose ND, Bove K, et al. Papular umbilicated granuloma annulare. *Arch Dermatol* 1992;128:1375.
7. Duncan WC, Smith JD, Knox JM. Generalized perforating granuloma annulare. *Arch Dermatol* 1973;108:570.
8. Samlaska CP, Sandberg GD, Maggio KL, et al. Generalized perforating granuloma annulare. *J Am Acad Dermatol* 1992;27:319.
9. Penas PF, Jones-Caballero M, Fraga J, et al. Perforating granuloma annulare. *Int J Dermatol* 1997;36(5):340–348.
10. Ogino A, Tamaki E. Atypical granuloma annulare. *Dermatologica* 1978;156:97.
11. Mutasim DF, Bridges AG. Patch granuloma annulare: clinicopathologic study of 6 patients. *J Am Acad Dermatol* 2000;42(3):417–421.
12. Rubin M, Lynch FW. Subcutaneous granuloma annulare. *Arch Dermatol Syphiligr* 1966;93:416.
13. Lowney ED, Simons HM. "Rheumatoid" nodules of the skin. *Arch Dermatol* 1963;88:853.
14. Felner EI, Steinberg JB, Weinberg AG. Subcutaneous granuloma annulare: a review of 47 cases. *Pediatrics* 1997;100(6):965–967.
15. McDermott MB, Lind AC, Marley EF, et al. Deep granuloma annulare (pseudorheumatoid nodule) in children: clinicopathologic study of 35 cases. *Pediatr Dev Pathol* 1998;1(4):300–308.
16. Sandwich JT, Davis LS. Granuloma annulare of the eyelid: a case report and review of the literature. *Pediatr Dermatol* 1999;16(5):373–376.
17. Cronquist SD, Stashower ME, Benson PM. Deep dermal granuloma annulare presenting as an eyelid tumor in a child, with review of pediatric eyelid lesions. *Pediatr Dermatol* 1999;16(5):377–380.
18. Moegelin A, Thalmann U, Haas N. Subcutaneous granuloma annulare of the eyelid: a case report. *Int J Oral Maxillofac Surg* 1995;24:236–238.
19. Salomon RJ, Gardepe SF, Woodley DT. Deep granuloma annulare in adults. *Int J Dermatol* 1986;25:109.
20. Evans MJ, Blessing K, Gray ES. Pseudorheumatoid nodule (deep granuloma annulare) of childhood: clinicopathologic features of twenty patients. *Pediatr Dermatol* 1994;11:6.
21. Barzilai A, Huszar M, Shpiro D, et al. Pseudorheumatoid nodules in adults: a juxta-articular form of nodular granuloma annulare. *Am J Dermatopathol* 2005;27(1):1–5.
22. Dabski K, Winkelmann K. Destructive granuloma annulare of the skin and underlying soft tissues: report of two cases. *Clin Exp Dermatol* 1991;16:218.
23. Bancroft LW, Perniciaro C, Berquist TH. Granuloma annulare: radiographic demonstration of progressive mutilating arthropathy with vanishing bones. *Skeletal Radiol* 1998;27(4):211–214.
24. Romaine R, Rudner EJ, Altman J. Papular granuloma annulare and diabetes mellitus. *Arch Dermatol* 1968;98:152.
25. Wu W, Robinson-Bostom L, Kokkotu E, et al. Dyslipidemia in granuloma annulare: a case-control study. *Arch Dermatol* 2012;148:1131–1136.
26. Calista D, Landi G. Disseminated granuloma annulare in acquired immunodeficiency syndrome: case report and review of the literature. *Cutis* 1995;55:158.
27. Toro JR, Chu P, Yen TS, et al. Granuloma annulare and human immunodeficiency virus infection. *Arch Dermatol* 1999;135(11):1341–1346.
28. Cohen PR. Granuloma annulare: a mucocutaneous condition in human immunodeficiency virus-infected patients. *Arch Dermatol* 1999;135(11):1404–1407.
29. Morris SD, Cerio R, Paige DG. An unusual presentation of diffuse granuloma annulare in an HIV-positive patient—immunohistochemical evidence of predominant CD8 lymphocytes. *Clin Exp Dermatol* 2002;27(3):205–208.
30. O'Moore EJ, Nandawni R, Uthayakumar S, et al. HIV-associated granuloma annulare (HAGA): a report of six cases. *Br J Dermatol* 2000;142(5):1054–1056.
31. Zanolli MD, Powell BL, McCalmont T, et al. Granuloma annulare and disseminated herpes zoster. *Int J Dermatol* 1992;31:55.

32. Friedman JJ, Fox BJ, Albert HL. Granuloma annulare arising in herpes zoster scars. *J Am Acad Dermatol* 1986;14:764.

33. Gradwell E, Evans S. Perforating granuloma annulare complicating tattoos. *Br J Dermatol* 1998;138(2):360–361.

34. Crosby DL, Woodley DT, Leonard DD. Concomitant granuloma annulare and necrobiosis lipoidica. *Dermatologica* 1991;183:225.

35. Umbert P, Winkelmann RK. Granuloma annulare and sarcoidosis. *Br J Dermatol* 1977;97:481.

36. Umbert P, Winkelmann RK. Histologic, ultrastructural, and histochemical studies of granuloma annulare. *Arch Dermatol* 1977;113:1681.

37. Romero LS, Kantor GR. Eosinophils are not a clue to the pathogenesis of granuloma annulare. *Am J Dermatopathol* 1998;20(1):29–34.

38. Silverman RA, Rabinowitz AD. Eosinophils in the cellular infiltrate of granuloma annulare. *J Cutan Pathol* 1985;12:13–17.

39. Burket JM, Zelickson AS. Intracellular elastin in generalized granuloma annulare. *J Am Acad Dermatol* 1986;14:975.

40. Gray HR, Graham JH, Johnson WC. Necrobiosis lipoidica: a histopathological and histochemical study. *J Invest Dermatol* 1965;44:369.

41. Trotter MJ, Crawford RI, O'Connell JX, et al. Mitotic granuloma annulare: a clinicopathologic study of 20 cases. *J Cutan Pathol* 1996;23(6):537–545.

42. Wood MG, Beerman H. Necrobiosis lipoidica, granuloma annulare, and rheumatoid nodule. *J Invest Dermatol* 1960;34:139.

43. Patterson JW. Rheumatoid nodule and subcutaneous granuloma annulare: a comparative histologic study. *Am J Dermatopathol* 1988;10:1.

44. Kakurai M, Kiyosawa T, Ohtsuki M, et al. Multiple lesions of granuloma annulare following BCG vaccination: case report and review of the literature. *Int J Dermatol* 2001;40(9):579–581.

45. Abraham Z, Feuerman EJ, Schafer I, et al. Disseminated granuloma annulare following erythema multiforme minor. *Australas J Dermatol* 2000;41(4):238–241.

46. Beer WE, Wayte DM, Morgan GW. Knobbly granuloma annulare (GA) of the fingers of a milkman—a possible relationship to his work. *Clin Exp Dermatol* 1992;17:63–64.

47. Uenotsuchi T, Imayama S, Furue M. Seasonally recurrent granuloma annulare on sun-exposed areas. *Br J Dermatol* 1999;141:350–392.

48. Wolff HH, Maciejewski W. The ultrastructure of granuloma annulare. *Arch Dermatol Res* 1977;259:225.

49. Kallioinen M, Sandberg M, Kinnunen T, et al. Collagen synthesis in granuloma annulare. *J Invest Dermatol* 1992;98:463.

50. Buechner SA, Winkelmann RK, Banks PM. Identification of cells in the cutaneous infiltrate by immunoperoxidase techniques. *Arch Pathol* 1983;108:379.

51. Modlin RL, Vaccaro SA, Gottlieb B, et al. Granuloma annulare: identification of cells in the cutaneous infiltrate by immunoperoxidase techniques. *Arch Pathol* 1984;108:379.

52. Mempel M, Musette P, Flageul B, et al. T-cell receptor repertoire and cytokine pattern in granuloma annulare: defining a particular type of cutaneous granulomatous inflammation. *J Invest Dermatol* 2002;118(6):957.

53. Mullans E, Helm KF. Granuloma annulare: an immunohistochemical study. *J Cutan Pathol* 1994;21:135.

54. Thyresson HN, Doyle JA, Winkelmann RK. Granuloma annulare: histopathologic and direct immunofluorescence study. *Acta Derm Venereol* 1980;60:261.

55. Nieboer C, Kalsbeek GL. Direct immunofluorescence studies in granuloma annulare, necrobiosis lipoidica and granulomatosis disciformis Mieschner. *Dermatologica* 1979;158:427.

56. Laymon CW, Fischer I. Necrobiosis lipoidica (diabeticorum?). *Arch Dermatol Syph* 1949;59:150.

57. Shanesmith RP, Vogiatzis PI, Binder SW, et al. Unusual palisading and necrotizing granulomas associated with a lubricating agent used in lipoplasty. *Am J Dermatopathol* 2010;32:448–452.

58. Shapiro PE, Pinto FJ. The histologic spectrum of mycosis fungoides/Sezary syndrome (cutaneous T-cell lymphoma). *Am J Surg Pathol* 1994;18:645.

59. Su LD, Kim YH, LeBoit PE, et al. Interstitial mycosis fungoides, a variant of mycosis fungoides resembling granuloma annulare and inflammatory morphea. *J Cutan Pathol* 2002;29:135–141.

60. Cooper PH. Eruptive xanthoma: a microscopic simulant of granuloma annulare. *J Cutan Pathol* 1986;13:207.

61. Magro CM, Crowson AN, Schapiro BL. The interstitial granulomatous drug reaction: a distinctive clinical and pathological entity. *J Cutan Pathol* 1998;25:72–78.

62. Barr KL, Lowe L, Su LD. *Mycobacterium marinum* infection simulating interstitial granuloma annulare: a report of two cases. *Am J Dermatopathol* 2003;25(2):148–151.

63. Dykman CJ, Galen GJ, Good AE. Linear subcutaneous bands in rheumatoid arthritis: an unusual form of rheumatoid granuloma. *Ann Intern Med* 1965;63:134–140.

64. Gottlieb GJ, Duve RS, Ackerman AB. Interstitial granulomatous dermatitis with cutaneous cords and arthritis: linear subcutaneous bands in rheumatoid arthritis revisited. *Ann Intern Med* 1995;1(1):3–6.

65. Long D, Thiboutot DM, Majeski JT, et al. Interstitial granulomatous dermatitis with arthritis. *J Am Acad Dermatol* 1996;34:957–961.

66. Aloi F, Tomasini C, Pippione M. Interstitial granulomatous dermatitis with plaques. *Am J Dermatopathol* 1999;21(4):320–323.

67. Tomasini C, Pippione M. Interstitial granulomatous dermatitis with plaques. *J Am Acad Dermatol* 2002;46:892–899.

68. Peroni A, Colato C, Schena D, et al. Interstitial granulomatous dermatitis: a distinct entity with characteristic histological and clinical pattern. *Br J Dermatol* 2012;166:775–783.

69. Chase DR, Enzinger FM. Epithelioid sarcoma: diagnosis, prognostic indicators, and treatment. *Am J Surg Pathol* 1985;9:241.

70. Orrock JM, Abbott JJ, Gibson LE, et al. INI1 and GLUT-1 expression in epithelioid sarcoma and its cutaneous neoplastic and nonneoplastic mimics. *Am J Dermatopathol* 2009;31:152–156.

71. Miettinen M, Fanburg-Smith JC, Virolainen M, et al. Epithelioid sarcoma: an immunohistochemical analysis of 112 classical and variant cases and a discussion of the differential diagnosis. *Hum Pathol* 1999;30(8):934–942.

72. Dahl MV. Is actinic granuloma really granuloma annulare? *Arch Dermatol* 1986;122:39.

73. Ragaz A, Ackerman AB. Is actinic granuloma a specific condition? *Am J Dermatopathol* 1979;1:43.

74. Hanke CW, Bailin PL, Roenigk HH Jr. Annular elastolytic giant cell granuloma. *J Am Acad Dermatol* 1979;1:413.

75. O'Brien JP. Actinic granuloma. *Arch Dermatol* 1975;111:460.

76. Meadows KP, O'Reilly MA, Harris RM, et al. Erythematous annular plaques in a necklace distribution: annular elastolytic giant cell granuloma. *Arch Dermatol* 2001;137(12):1647–1652.

77. Davies MG, Newman P. Actinic granuloma in a young woman following prolonged sunbed usage. *Br J Dermatol* 1997;136:797–798.

78. Yanagihara M, Kato F, Mori S. Extra- and intra-cellular diges-

tion of elastic fibers by macrophages in annular elastolytic giant cell granuloma. *J Cutan Pathol* 1987;14:303.

79. Sina B, Wood C, Rudo K. Generalized elastophagocytic granuloma. *Cutis* 1992;49:355.

80. Boneschi V, Brambilla L, Fossati S, et al. Annular elastolytic giant cell granuloma. *Am J Dermatopathol* 1988;10:224.

81. Özkaya-Bayazit E, Büyükbabani N, Baykal C, et al. Annular elastolytic giant cell granuloma: sparing of a burn scar and successful treatment with chloroquine. *Br J Dermatol* 1999;140:525–530.

82. Steffen C. Actinic granuloma (O'Brien). *J Cutan Pathol* 1988;15:66.

83. Mehregan AH, Altman J. Miescher's granuloma of the face. *Arch Dermatol* 1973;107:62.

84. Dowling GB, Wilson Jones E. Atypical (annular) necrobiosis lipoidica of the face and scalp. *Dermatologica* 1967;135:11.

85. Steffen C. Actinic granuloma of the conjunctiva. *Am J Dermatopathol* 1992;14:253.

86. Al-Hoqail IA, Al-Ghamdi AM, Martinka M, et al. Actinic granuloma is a unique and distinct entity: a comparative study with granuloma annulare. *Am J Dermatopathol* 2002;24(3):209–212.

87. Can B, Kavala M, Türkoğlu Z, et al. Successful treatment of annular elastolytic giant cell granuloma with hydroxychloroquine. *Int J Dermatol* 2013;52:501–518.

88. Muller SA, Winkelmann RK. Necrobiosis lipoidica diabeticorum. *Arch Dermatol* 1966;93:272.

89. O'Toole EA, Kennedy U, Nolan JJ, et al. Necrobiosis lipoidica: only a minority of patients have diabetes mellitus. *Br J Dermatol* 1999;140(2):283–286.

90. Verrotti A, Chiarelli F, Amerio P, et al. Necrobiosis lipoidica diabeticorum in children and adolescents: a clue for underlying renal and retinal disease. *Pediatr Dermatol* 1995;12(3):220–223.

91. Lowitt MH, Dover JS. Necrobiosis lipoidica. *J Am Acad Dermatol* 1991;25:735.

92. Mehregan AH, Pinkus H. Necrobiosis lipoidica with sarcoid reaction. *Arch Dermatol* 1961;83:143.

93. Mackey JP. Necrobiosis lipoidica diabeticorum involving scalp and face. *Br J Dermatol* 1975;93:729.

94. Gaethe G. Necrobiosis lipoidica diabeticorum of the scalp. *Arch Dermatol* 1964;89:865.

95. Metz G, Metz J. Extracrurale manifestion der necrobiosis lipoidica: isolierter befall des kopfes. *Hautarzt* 1977;28:359.

96. El Sayed F, Elbadir S, Ferrere J, et al. Chronic balanitis: an unusual localisation of necrobiosis lipoidica. *Genitourin Med* 1997;73(6):579–580.

97. Parra CA. Transepithelial elimination in necrobiosis lipoidica. *Br J Dermatol* 1977;96:83.

98. De la Torre C, Losada A, Cruces MJ. Necrobiosis lipoidica: a case with prominent cholesterol clefting and transepithelial elimination. *Am J Dermatopathol* 1999;21(6):575–577.

99. Gudmundson K, Smith O, Dervan P, et al. Necrobiosis lipoidica and sarcoidosis. *Clin Exp Dermatol* 1991;16:287.

100. Gudi VS, Campbell S, Gould DJ, et al. Squamous cell carcinoma in an area of necrobiosis lipoidica diabeticorum: a case report. *Clin Exp Dermatol* 2000;25(8):597–599.

101. Imtiaz KE, Khaleeli AA. Squamous cell carcinoma developing in necrobiosis lipoidica. *Diabet Med* 2001;18(4):325–328.

102. Snow JL, Su WP. Lipomembranous (membranocystic) fat necrosis: clinicopathologic correlation of 38 cases. *Am J Dermatopathol* 1996;18(2):151–155.

103. Requena L, Yus ES. Panniculitis, part I: mostly septal panniculitis. *J Am Acad Dermatol* 2001;45(2):163–183; quiz 184–186.

104. Smith JG Jr, Wansker BA. Asteroid bodies in necrobiosis lipoidica. *Arch Dermatol* 1956;74:276.

105. Nicholas L. Necrobiosis lipoidica diabeticorum with xanthoma cells. *Arch Dermatol* 1943;48:606.

106. Gibson LE, Reizner GT, Winkelmann RK. Necrobiosis lipoidica diabeticorum with cholesterol clefts in the differential diagnosis of necrobiotic xanthogranuloma. *J Cutan Pathol* 1988;15(1):18–21.

107. Bauer MF, Hirsch P, Bullock WK, et al. Necrobiosis lipoidica diabeticorum: a cutaneous manifestion of diabetic microangiopathy. *Arch Dermatol* 1964;90:558.

108. Holland C, Givens V, Smoller BR. Expression of the human erythrocyte glucose transporter Glut-1 in areas of sclerotic collagen in necrobiosis lipoidica. *J Cutan Pathol* 2001;28(6):287–290.

109. Oikarinen A, Mörtenhumer M, Kallioinen M, et al. Necrobiosis lipoidica: ultrastructural and biochemical demonstration of a collagen defect. *J Invest Dermatol* 1987;88:227.

110. Ullman S, Dahl MV. Necrobiosis lipoidica. *Arch Dermatol* 1977;113:1671.

111. Quimby SR, Muller SA, Schroeter AL. The cutaneous immunopathology of necrobiosis lipoidica diabeticorum. *Arch Dermatol* 1988;124:1364.

112. Laukkanen A, Fraki JA, Vaatainen N, et al. Necrobiosis lipoidica: clinical and immunofluorescent study. *Dermatologica* 1986;172:89.

113. Finan MC, Winkelmann RK. Histopathology of necrobiotic xanthogranuloma with paraproteinemia. *J Cutan Pathol* 1987;14(2):92–99.

114. Erfurt-Berge C, Seitz AT, Rehse C, et al. Update on clinical and laboratory features in necrobiosis lipoidica: a retrospective multicenter study of 52 patients. *Eur J Dermatol* 2012;22:770–775.

115. Veys EM, De Keyser F. Rheumatoid nodules: differential diagnosis and immunohistological findings. *Ann Rheum Dis* 1993;52:625.

116. Chalmers IM, Arneja AS. Rheumatoid nodules on amputation stumps: report of three cases. *Arch Phys Med Rehabil* 1994;75:1151.

117. Moore CP, Willkens RF. The subcutaneous nodule: its significance in the diagnosis of rheumatic disease. *Semin Arthritis Rheum* 1977;7:63.

118. Suliani RJ, Lansman S, Konstadt S. Intracardiac rheumatoid nodule presenting as a left atrial mass. *Am Heart J* 1994;127:463.

119. Horn RT Jr, Goette DK. Perforating rheumatoid nodule. *Arch Dermatol* 1982;118:696.

120. Falcini F, Taccetti G, Ermini M, et al. Methotrexate-associated appearance and rapid progression of rheumatoid nodules in systemic-onset juvenile rheumatoid arthritis. *Arthritis Rheum* 1997;40(1):175–178.

121. Williams FM, Cohen PR, Arnett FC. Accelerated cutaneous nodulosis during methotrexate therapy in a patient with rheumatoid arthritis. *J Am Acad Dermatol* 1998;39:359–362.

122. Gomez MT, Polo AM, Romero AM, et al. Rheumatoid nodulosis: report of two cases. *J Eur Acad Dermatol Venereol* 2003;17(6):695–698.

123. Dubois EL, Friou GJ, Chandor S. Rheumatoid nodules and rheumatoid granulomas in systemic lupus erythematosus. *JAMA* 1972;220:515.

124. Schofield JK, Cerio R, Grice K. Systemic lupus erythematosus presenting with "rheumatoid nodules." *Clin Exp Dermatol* 1992;17:53.

125. Hahn BH, Yardley HH, Stevens MD. Rheumatoid "nodules" in systemic lupus erythematosus. *Ann Intern Med* 1970;72:49.

126. Sokoloff L, McCluskey RT, Bunim JJ. Vascularity of the early subcutaneous nodule of rheumatoid arthritis. *Arch Pathol* 1953;55:475.

127. Elewaut D, De Keyser F, De Wever N, et al. A comparative phenotypical analysis of rheumatoid nodules and rheumatoid synovium with special reference to adhesion molecules and activation markers. *Ann Rheum Dis* 1998;57(8):480–486.

128. Alguacil-Garcia A. Necrobiotic palisading suture granulomas simulating rheumatoid nodule. *Am J Surg Pathol* 1993;17:920.

129. Kuhn C, Lima M, Hood A. Palisading granulomas caused by foreign bodies. *J Cutan Pathol* 1997;24:108.

130. Hayes RM, Gibson S. An evaluation of rheumatic nodules in children. *JAMA* 1942;119:554.

131. Kiel H. The rheumatic subcutaneous nodules and simulating lesions. *Medicine (Baltimore)* 1938;17:261.

132. Finan MC, Winkelmann RK. The cutaneous extravascular necrotizing granuloma (Churg-Strauss granuloma) and systemic disease: a review of 27 cases. *Medicine* 1983;62:142–158.

133. Smith ML, Jorizzo JL, Semble E, et al. Rheumatoid papules: lesions showing features of vasculitis and palisading granuloma. *J Am Acad Dermatol* 1989;20(2, Pt 2):348–352.

134. Higaki Y, Yamashita H, Sato K, et al. Rheumatoid papules: a report on four patients with histopathologic analysis. *J Am Acad Dermatol* 1993;28:406–411.

135. Jorizzo JL, Olansky AJ, Stanley RJ. Superficial ulcerating necrobiosis in rheumatoid arthritis. *Arch Dermatol* 1982;118:255–259.

136. Patterson JW, Demos PT. Superficial ulcerating rheumatoid necrobiosis: a perforating rheumatoid nodule. *Cutis* 1985;35:323–327.

137. Chu P, Connolly MK, LeBoit PE. The histopathologic spectrum of palisaded neutrophilic and granulomatous dermatitis in patients with collagen vascular disease. *Arch Dermatol* 1994;130(10):1278–1283.

138. Perrin C, Lacour JP, Castanet J, et al. Interstitial granulomatous drug reaction with a histological pattern of interstitial granulomatous dermatitis. *Am J Dermatopathol* 2001;23(4):295–298.

139. Sangueza OP, Caudell MD, Mengesha YM, et al. Palisaded neutrophilic granulomatous dermatitis in rheumatoid arthritis. *J Am Acad Dermatol* 2002;47(2):251–257.

140. DiCaudo DJ, Connolly SM. Interstitial granulomatous dermatitis associated with pulmonary coccidioidomycosis. *J Am Acad Dermatol* 2001;45:840–845.

141. Bremner R, Simpson E, White CR, et al. Palisaded neutrophilic and granulomatous dermatitis: an unusual cutaneous manifestation of immune-mediated disorders. *Semin Arthritis Rheum* 2004;34:610–616.

142. Putkonen T. Symptomenkomplex der beginnenden Sarkoidose. *Dermatol Wochenschr* 1966;152:1455.

143. James DG, Siltzbach LE, Sharma OP, et al. A tale of two cities: a comparison of sarcoidosis in London and New York. *Arch Intern Med* 1969;123:187.

144. Wood BT, Behlen CH III, Weary PE. The association of sarcoidosis, erythema nodosum and arthritis. *Arch Dermatol* 1966;94:406.

145. Olive KE, Kataria YP. Cutaneous manifestations of sarcoidosis: relationships to other organ system involvement, abnormal laboratory measurements, and disease course. *Arch Intern Med* 1985;145:1811.

146. Hanno R, Needelman A, Eiferman RA, et al. Cutaneous sarcoidal granulomas and the development of systemic sarcoidosis. *Arch Dermatol* 1981;117:203.

147. Veien NK. Cutaneous sarcoidosis treated with levamisole. *Dermatologica* 1977;154:185.

148. Collin B, Rajaratnam R, Lim R, et al. A retrospective analysis of 34 patients with cutaneous sarcoidosis assessed in a dermatology department. *Clin Exp Dermatol* 2010;35:131–134.

149. Newman LS, Rose CS, Maier LA. Sarcoidosis. *N Engl J Med* 1997;336:1224–1234.

150. Johns CJ, Michele TM. The clinical management of sarcoidosis: a 50-year experience at the Johns Hopkins Hospital. *Medicine* 1999;78:65–111.

151. Yotsumoto S, Takahashi Y, Takei S, et al. Early onset sarcoidosis masquerading as juvenile rheumatoid arthritis. *J Am Acad Dermatol* 2000;43:969–971.

152. Seo SK, Yeum JS, Suh JC, et al. Lichenoid sarcoidosis in a 3-year-old girl. *Pediatr Dermatol* 2001;18:384–387.

153. O'Driscoll JB, Beck MH, Lendon M, et al. Cutaneous presentation of sarcoidosis in an infant. *Clin Exp Dermatol* 1990;15:60–62.

154. Scerri L, Cook LJ, Jenkins EA, et al. Familial juvenile systemic granulomatosis (Blau's syndrome). *Clin Exp Dermatol* 1996;21:445–448.

155. Manouvrier-Hanu S, Puech B, Piette F, et al. Blau syndrome of granulomatous arthritis, iritis, and skin rash: a new family and review of the literature. *Am J Med Gen* 1998;76:217–221.

156. Mana J, Marcoval J, Graells J, et al. Cutaneous involvement in sarcoidosis: relationship to systemic disease. *Arch Dermatol* 1997;133:882–888.

157. Spiteri MA, Matthey F, Gordon T, et al. Lupus pernio: a clinical-radiological study of thirty-five cases. *Br J Dermatol* 1985;112:315.

158. Jacyk WK. Cutaneous sarcoidosis in black South Africans. *Int J Dermatol* 1999;38:841–845.

159. Okamoto H, Horio T, Izumi T. Micropapular sarcoidosis simulating lichen nitidus. *Dermatologica* 1985;170:253.

160. Morrison JGL. Sarcoidosis in a child, presenting as an erythroderma with keratotic spines and palmar pits. *Br J Dermatol* 1976;95:93.

161. Lever WF, Freiman DG. Sarcoidosis: a report of a case with erythrodermic lesions, subcutaneous nodes and asteroid inclusion bodies in giant cells. *Arch Dermatol Syph* 1948;57:639.

162. Kelly AP. Ichthyosiform sarcoid. *Arch Dermatol* 1978;114:1551.

163. Kauh YC, Goody HE, Luscombe HA. Ichthyosiform sarcoidosis. *Arch Dermatol* 1978;114:100.

164. Feind-Koopmans AG, Lucker GPH, van de Kerkhof PCM. Acquired ichthyosiform erythroderma and sarcoidosis. *J Am Acad Dermatol* 1996;35:826–828.

165. Bazex J, Dupin P, Giordano F. Sarcoidose cutanée et viscérale. *Ann Dermatol Venereol* 1987;114:685.

166. Albertini JG, Tyler W, Miller OF. Ulcerative sarcoidosis: case report and review of the literature. *Arch Dermatol* 1997;133:215–219.

167. Hruza GJ, Kerdel FA. Generalized atrophic sarcoidosis with ulcerations. *Arch Dermatol* 1986;122:320.

168. Schwartz RA, Robertson DB, Tierney LM, et al. Generalized ulcerative sarcoidosis. *Arch Dermatol* 1982;122:320.

169. Rongioletti F, Bellisomi A, Rebora A. Disseminated angiolupoid sarcoidosis. *Cutis* 1987;40:341.

170. Cornelius CE, Stein KM, Hanshaw WJ, et al. Hypopigmen-

tation and sarcoidosis. *Arch Dermatol* 1973;198:249.

171. Darier J, Roussy G. Un cas de tumeurs benignes multiples: sarcoides sous-cutanees ou tuberculides nodulaires hypodermiques. *Ann Dermatol Syph* 1904;2:144.

172. Carriere M, Loche F, Schwarze HP, et al. Nail dystrophy in association with polydactyly and benign familial hypercalcaemia. *Clin Exp Dermatol* 1999;25:256–259.

173. Vainsencher D, Winkelmann RK. Subcutaneous sarcoidosis. *Arch Dermatol* 1984;120:1028.

174. Mirmirani P, Maurer TA, Herndier B, et al. Sarcoidosis in a patient with AIDS: a manifestation of immune restoration syndrome. *J Am Acad Dermatol* 1999;41:285–286.

175. Wendling J, Descamps V, Grossin M, et al. Sarcoidosis during combined interferon alfa and ribavirin therapy in 2 patients with chronic hepatitis C. *Arch Dermatol* 2002;138:546–547.

176. Corazza M, Bacilieri S, Strumia R. Post-herpes zoster scar sarcoidosis. *Acta Dermatol Venereol (Stockholm)* 1999;79:95.

177. Bisaccia E, Scarborough A, Carr RD. Cutaneous sarcoid granuloma formation in herpes zoster scars. *Arch Dermatol* 1983;119:788.

178. Collins P, Evans AT, Gray W, et al. Pulmonary sarcoidosis presenting as a granulomatous tattoo reaction. *Br J Dermatol* 1994;130:658.

179. Papageorgiou PP, Hongcharu W, Chu AC. Systemic sarcoidosis presenting with multiple tattoo granulomas and an extra-tattoo cutaneous granuloma. *J Eur Acad Dermatol Venereol* 1999;12:51–53.

180. Jacyk WK. Annular granulomatous lesions in exogenous ochronosis are manifestation of sarcoidosis. *Am J Dermatopathol* 1995;17(1):18–22.

181. Walsh NMG, Hanly JG, Tremaine R, et al. Cutaneous sarcoidosis and foreign bodies. *Am J Dermatopathol* 1993;15:203.

182. Marcoval J, Mana J, Moreno A, et al. Foreign bodies in granulomatous cutaneous lesions of patients with systemic sarcoidosis. *Arch Dermatol* 2001;137:427–430.

183. Kim YC, Triffet MK, Gibson LE. Foreign bodies in sarcoidosis. *Am J Dermatopathol* 2000;22:408–412.

184. Barrier HJ, Bogoch A. The natural history of the sarcoid granuloma. *Am J Pathol* 1953;29:451.

185. Wigley JEM, Musso LA. A case of sarcoidosis with erythrodemic lesions. *Br J Dermatol* 1951;63:398.

186. Mittag H, Rupec M, Kalbfleisch H, et al. Zur frage der erythrodermischen sarkoidose. *Z Hautkr* 1986;61:673.

187. Okamoto H. Epidermal changes in cutaneous lesions of sarcoidosis. *Am J Dermatopathol* 1999;21:229–233.

188. Chevrant-Breton J, Revillon L, Pony JC, et al. Sarcoidose à manifestations cutanées extensives ulcéreuses et atrophiantes. *Ann Dermatol Venereol* 1977;104:805.

189. Glass LA, Apisarnthanarax P. Verrucous sarcoidosis simulating hypertrophic lichen planus. *Int J Dermatol* 1989;28:539.

190. Smith HR, Black MM. Verrucous cutaneous sarcoidosis. *Clin Exp Dermatol* 2000;25:96–99.

191. Alexis JB. Sarcoidosis presenting as cutaneous hypopigmentation with repeatedly negative skin biopsies. *Int J Dermatol* 1994;32:44.

192. Mangas C, Fernandez-Figueras MT, Fite E, et al. Clinical spectrum and histological analysis of 32 cases of specific cutaneous sarcoidosis. *J Cutan Pathol* 2006;33(12):772–777.

193. Winkelmann RK, Dahl PM, Perniciaro C. Asteroid bodies and other cytoplasmic inclusions in necrobiotic xanthogranuloma with paraproteinemia. *J Am Acad Dermatol* 1998;38:967–970.

194. Cardoso JC, Cravo M, Reis JP, et al. Cutaneous sarcoidosis: a histopathological study. *J Eur Acad Dermatol Venereol* 2009;23:678–682.

195. Burov EA, Kantor GR, Isaac M. Morpheaform sarcoidosis: report of three cases. *J Am Acad Dermatol* 1998;39:345–348.

196. Ball NJ, Kho GT, Martinka M. The histologic spectrum of cutaneous sarcoidosis: a study of twenty-eight cases. *J Cutan Pathol* 2004;31(2):160–168.

197. Van-Landuyt H, Zultak M, Blanc D, et al. Sarcoidose ostéocutanée chronique multilante. *Ann Dermatol Venereol* 1988;115:587.

198. Bodie BF, Kheir SM, Omura EF. Calvarial sarcoid mimicking metastatic disease. *J Am Acad Dermatol* 1980;3:401.

199. Blinder D, Yahatom R, Taicher S. Oral manifestations of sarcoidosis. *Oral Surg Oral Med Oral Pathol Oral Radiol Endod* 1997;83:458–461.

200. Maycock RL, Bertrand P, Morison CE, et al. Manifestations of sarcoidosis. *Am J Med* 1963;35:67.

201. Longcope WT, Freiman DG. A study of sarcoidosis. *Medicine (Baltimore)* 1952;31:1.

202. McCoy RC, Fisher CC. Glomerulonephritis associated with sarcoidosis. *Am J Pathol* 1972;68:339.

203. Roberts WC, McAllister HA Jr, Ferrans VJ. Sarcoidosis of the heart. *Am J Med* 1977;63:86.

204. Mistilis SP, Green JR, Schiff L. Hepatic sarcoidosis with portal hypertension. *Am J Med* 1964;36:470.

205. Selenkow HA, Tyler HR, Matson DD, et al. Hypopituitarism due to hypothalamic sarcoidosis. *Am J Med Sci* 1959;238:456.

206. Rupec M, Korb G, Behrend H. Feingewebliche untersuchungen zur entwicklung des positiven Kveim-tests. *Arch Klin Exp Dermatol* 1970;237:811.

207. Steigleder GK, Silva A Jr, Nelson CT. Histopathology of the Kveim test. *Arch Dermatol* 1961;84:828.

208. Siltzbach LE, James DG, Neville E, et al. Course and prognosis of sarcoidosis around the world. *Am J Med* 1974;57:847.

209. Koerner SK, Sakowitz AJ, Appelman RI, et al. Transbronchial lung biopsy for the diagnosis of sarcoidosis. *N Engl J Med* 1975;293:268.

210. Shorr AF, Torrington KG, Hnatiuk OW. Endobronchial biopsy for sarcoidosis: a prospective study. *Chest* 2001;120:109–114.

211. Andonopoulos AP, Papadimitriou C, Melachrinou M, et al. Asymptomatic gastrocnemius muscle biopsy: an extremely sensitive and specific test in the pathologic confirmation of sarcoidosis presenting with hilar adenopathy. *Clin Exp Rheumatol* 2001;19:569–572.

212. James DG, Williams WJ. Immunology of sarcoidosis. *Am J Med* 1982;72:5.

213. Weissler JC. Southwestern Internal Medicine Conference. Sarcoidosis: immunology and clinical management. *Am J Med Sci* 1994;307:233.

214. Popper HH, Klemen H, Hoefler G, et al. Presence of mycobacterial DNA in sarcoidosis. *Hum Pathol* 1997;28:796–800.

215. Mitchell DN. Mycobacteria and sarcoidosis. *Lancet* 1996;348(9030):768–769.

216. Ikonomopoulos JA, Gorgoulis VG, Zacharatos PV, et al. Multiplex polymerase chain reaction for the detection of mycobacterial DNA in cases of tuberculosis and sarcoidosis. *Mod Pathol* 1999;12:854–862.

217. Li N, Bajoghli A, Kubba A, et al. Identification of mycobacterial DNA in cutaneous lesions of sarcoidosis. *J Cutan Pathol* 1999;26:271–278.

218. Nilsson K, Pahlson C, Lukinius A, et al. Presence of *Rickettsia helvetica* in granulomatous tissue from patients with sarcoidosis. *J Infect Dis* 2002;185:1128–1138.

219. Azar HA, Lunardelli C. Collagen nature of asteroid bodies of giant cells in sarcoidosis. *Am J Pathol* 1969;57:81.

220. Civatte J. Sarcoidose et infiltrats tuberculoides. *Ann Dermatol Syphiligr* 1963;90:5.

221. Azulay RD. Histopathology of skin lesions in leprosy. *Int J Lepr* 1971;39:244.

222. Wiersema JP, Binford CH. The identification of leprosy among epithelioid cell granulomas of the skin. *Int J Lepr* 1972;40:10.

223. Haimovic A, Sanchez M, Judson MA, et al. Sarcoidosis: a comprehensive review and update for the dermatologist, part I—cutaneous disease. *J Am Acad Dermatol* 2012;66:699.e1–699.e18.

224. Pariser RJ, Paul J, Hirano S, et al. A double-blind, randomized, placebo-controlled trial of adalimumab in the treatment of cutaneous sarcoidosis. *J Am Acad Dermatol* 2013;68:765–773.

225. Epstein WL, Shahen JR, Krasnobrod H. The organized epithelioid cell granuloma: differentiation of allergic (zirconium) from colloidal (silica) types. *Am J Pathol* 1963;43:391.

226. Sanchis-Bielsa JM, Bagan JV, Poveda R, et al. Foreign body granulomatous reactions to cosmetic fillers: a clinical study of 15 cases. *Oral Surg Oral Med Oral Pathol Oral Radiol Endod* 2009;108:237–241.

227. Ho WS, Chan AC, Law BK. Management of paraffinoma of the breast: 10 years' experience. *Br J Plast Surg* 2001;54(3):232–234.

228. Klein JA, Cole G, Barr RJ, et al. Paraffinomas of the scalp. *Arch Dermatol* 1985;121(3):382–385.

229. Behar TA, Anderson EE, Barwick WJ. Sclerosing lipogranulomatosis: a case report of scrotal injection of automobile transmission fluid and literature review of subcutaneous injection of oils. *Plast Reconstr Surg* 1993;91:352.

230. Cohen JL, Keoleian CM, Krull EA. Penile paraffinoma: self-injection with mineral oil. *J Am Acad Dermatol* 2001;45(6 Suppl):S222–S224.

231. Smetana HF, Bernhard W. Sclerosing lipogranuloma. *Arch Pathol* 1950;50:296.

232. Newcomer VD, Graham JH, Schaffert RR, et al. Sclerosing lipogranuloma resulting from exogenous lipids. *Arch Dermatol* 1956;73:361.

233. Oertel VC, Johnson FB. Sclerosing lipogranuloma of male genitalia. *Arch Pathol* 1977;101:321.

234. Mason J, Apisarnthanarax P. Migratory silicone granuloma. *Arch Dermatol* 1981;117:366.

235. Suzuki K, Aoki M, Kawana S, et al. Metastatic silicone granuloma: lupus miliaris disseminatus faciei–like facial nodules and sicca complex in a silicone breast implant recipient. *Arch Dermatol* 2002;138:537–538.

236. Brown SL, Silverman BG, Berg WA. Rupture of silicone-gel breast implants: causes, sequelae, and diagnosis. *Lancet* 1997;350:1531–1537.

237. Yanagihara M, Fujii T, Wakamatu N, et al. Silicone granuloma on the entry points of acupuncture, venepuncture and surgical needles. *J Cutan Pathol* 2000;27(6):301–305.

238. Tang L, Eaton JW. Inflammatory responses to biomaterials. *Am J Clin Pathol* 1995;103:466–471.

239. Morgan AW. Localized reactions to injected therapeutic materials: part 2. *J Cutan Pathol* 1995;22:289–303.

240. Raso DS, Greene WB, Vesely JJ, et al. Light microscopy techniques for the demonstration of silicone gel. *Arch Pathol Lab Med* 1994;118:984–987.

241. Ellis H. Pathological changes produced by surgical dusting powders. *Ann R Coll Surg Engl* 1994;76:5.

242. Kasper CS, Chandler PJ. Talc deposition in skin and tissues surrounding silicone gel-containing prosthetic devices. *Arch Dermatol* 1994;130:48.

243. Lazaro C, Reichelt C, Lazaro J, et al. Foreign body post-varicella granulomas due to talc. *J Eur Acad Dermatol Venereol* 2006;20(1):75–78.

244. Tye MJ, Hashimoto K, Fox F. Talc granulomas of the skin. *JAMA* 1966;198:1370.

245. Leonard DD. Starch granulomas. *Arch Dermatol* 1973;107:101.

246. Snyder RA, Schwartz RA. Cactus bristle implantation. *Arch Dermatol* 1983;119:152.

247. Suzuki H, Baba S. Cactus granuloma of the skin. *J Dermatol* 1993;20:424.

248. Winer LH, Zeilenga RH. Cactus granuloma of the skin. *Arch Dermatol* 1955;72:566.

249. Fazeli MS, Adel MG, Lebaschi AH. Comparison of outcomes in Z-plasty and delayed healing by secondary intention of the wound after excision of the sacral pilonidal sinus: results of a randomized, clinical trial. *Dis Colon Rectum* 2006;49(12):1831–1836.

250. Joseph HL, Gifford H. Barber's interdigital pilonidal sinus. *Arch Dermatol* 1954;70:616.

251. Adams CI, Petrie PW, Hooper G. Interdigital pilonidal sinus in the hand. *J Hand Surg Br* 2001;26(1):53–55.

252. Price SM, Popkin GL. Barber's interdigital hair sinus: a case report in a dog groomer. *Arch Dermatol* 1976;112:523.

253. Mohanna PN, Al-Sam SZ, Flemming AF. Subungual pilonidal sinus of the hand in a dog groomer. *Br J Plast Surg* 2001;54:176–178.

254. Goebel M, Rupec M. Interdigitaler pilonidaler sinus. *Dermatol Wochenschr* 1967;153:341.

255. Rocha G, Fraga S. Sea urchin granuloma of the skin. *Arch Dermatol* 1962;85:406.

256. Haneke E, Kolsch I. Seeigelgranulome. *Hautarzt* 1980;31:159.

257. Kinmont PDC. Sea-urchin sarcoidal granuloma. *Br J Dermatol* 1965;77:335.

258. Suarez-Peñaranda JM, Vieites B, Del Río E, et al. Histopathologic and immunohistochemical features of sea urchin granulomas. *J Cutan Pathol* 2013;40:550–556.

259. De La Torre C, Toribio J. Sea-urchin granuloma: histologic profile: a pathologic study of 50 biopsies. *J Cutan Pathol* 2001;28:223–228.

260. Epstein E, Gerstl B, Berk M, et al. Silica pregranuloma. *Arch Dermatol* 1955;71:645.

261. Eskeland G, Langmark F, Husby G. Silicon granuloma of the skin and subcutaneous tissue. *Acta Pathol Microbiol Scand Suppl* 1974;248:69.

262. Mowry RG, Sams WM Jr, Caulfield JB. Cutaneous silica granuloma. *Arch Dermatol* 1991;127:692.

263. Schwechat-Millet M, Ziv R, Trau H, et al. Sarcoidosis versus foreign-body granuloma. *Int J Dermatol* 1987;26:582.

264. Rank BK, Hick JD. Pseudotoberculoma granulosum siliconticum. *Br J Plast Surg* 1972;25:42.

265. Arzt L. Foreign body granulomas and Boeck's sarcoid. *J Invest Dermatol* 1955;24:155.

266. Epstein WL. Granulomatous hypersensitivity. *Prog Allergy* 1967;11:38.

267. Skelton HG III, Smith KJ, Johnson FB, et al. Zirconium granuloma resulting from an aluminum zirconium complex: a previously unrecognized agent in the development of hypersensitivity granulomas. *J Am Acad Dermatol* 1993;28:874.

268. Montemarano AD, Sau P, Johnson FB, et al. Cutaneous

granulomas caused by an aluminum–zirconium complex: an ingredient of antiperspirants. *J Am Acad Dermatol* 1997;37(3, Pt 1):496–498.

269. Williams RM, Skipworth GB. Zirconium granulomas of the glabrous skin following treatment of Rhus dermatitis. *Arch Dermatol* 1959;80:273.

270. Baler GR. Granulomas from topical zirconium in poison ivy dermatitis. *Arch Dermatol* 1965;91:145.

271. Lopresti PJ, Hambrick GW. Zirconium granuloma following treatment of Rhus dermatitis. *Arch Dermatol* 1965;92:188.

272. Shelley WB, Hurley HJ. The allergic origin of zirconium deodorant granulomas. *Br J Dermatol* 1958;70:75.

273. Epstein WL, Shahen JR, Krasnobrod H. Granulomatous hypersensitivity to zirconium: localization of allergen in tissue and its role in formation of epithelioid cells. *J Invest Dermatol* 1962;38:223.

274. Garcia-Patos V, Pujol RM, Alomar A, et al. Persistent subcutaneous nodules in patients hyposensitized with aluminum-containing allergen extracts. *Arch Dermatol* 1995;131:1421–1424.

275. Slater DN, Underwood JCE, Durrant TE, et al. Aluminum hydroxide granulomas: light and electron microscopic studies and X-ray microanalysis. *Br J Dermatol* 1982; 107:103.

276. Fawcett HA, Smith NP. Injection-site granuloma due to aluminum. *Arch Dermatol* 1984;120:1318.

277. Culora GA, Ramsay AD, Theaker JM. Aluminium and injection site reactions. *J Clin Pathol* 1996;49(10):844–847.

278. Ajithkumar K, Anand S, Pulimood S, et al. Vaccine-induced necrobiotic granuloma. *Clin Exp Dermatol* 1998;23:222–224.

279. Chong H, Brady K, Metze D, et al. Persistent nodules at injection sites (aluminium granuloma)—clinicopathological study of 14 cases with a diverse range of histological reaction patterns. *Histopathology* 2006;48(2):182–188.

280. High WA, Ayers RA, Adams JR, et al. Granulomatous reaction to titanium alloy: an unusual reaction to ear piercing. *J Am Acad Dermatol* 2006;55(4):716–720.

281. Morgan AW. Localized reactions to injected therapeutic materials: part I. *J Cutan Pathol* 1995;22:193.

282. Jordaan HF, Sandler M. Zinc-induced granuloma: a unique complication of insulin therapy. *Clin Exp Dermatol* 1989;14:227.

283. Stoeckle JD, Hardy HL, Weber AL. Chronic beryllium disease. *Am J Med* 1967;46:545.

284. Neave HJ, Frank SB, Tolmach J. Cutaneous granulomas following laceration by fluorescent light bulbs. *Arch Dermatol Syph* 1950;61:401.

285. Dutra FR. Beryllium granulomas of the skin. *Arch Dermatol Syph* 1949;60:1140.

286. Hanifin JM, Epstein WL, Cline MJ. *In vitro* studies of granulomatous hypersensitivity to beryllium. *J Invest Dermatol* 1970;55:284.

287. Henderson WR, Fukuyama K, Epstein WL, et al. *In vitro* demonstration of delayed hypersensitivity in patients with berylliosis. *J Invest Dermatol* 1972;58:5.

287a. Lupton GP, Kao GF, Johnson FB, et al. Cutaneous mercury granuloma: a clinicopathologic study and review of the literature. *J Am Acad Dermatol* 1985;12:296.

288. Bendsoe N, Hansson C, Sterner O. Inflammatory reactions from organic pigments in red tattoos. *Acta Dermatol Venereol (Stockholm)* 1991;71:70.

289. Sowden JM, Byrne JPH, Smith AG, et al. Red tattoo reactions: X-ray microanalysis and patch test studies. *Br J Dermatol* 1991;124:576.

290. Loewenthal LJA. Reactions in green tattoos. *Arch Dermatol* 1960;82:237.

291. Rorsman H, Dahlquist I, Jacobsson S, et al. Tattoo granuloma and uveitis. *Lancet* 1969;2:27.

292. Schwartz RA, Mathias CG, Miller CH, et al. Granulomatous reaction to purple tattoo pigment. *Contact Dermatitis* 1987;16:198.

293. Bjornberg A. Reactions to light yellow tattoos from cadmium sulfide. *Arch Dermatol* 1963;88:267.

294. Rubinanes EI, Sanchez JL. Granulomatous dermatitis to iron oxide after permanent pigmentation of the eyebrows. *J Dermatol Surg Oncol* 1993;19:14.

295. Drage LA, Ecker PM, Orenstein R, et al. An outbreak of *Mycobacterium chelonae* infections in tattoos. *J Am Acad Dermatol* 2010;62:501–506.

296. Fraga GR, Prossick TA. Tattoo-associated keratoacanthomas: a series of 8 patients with 11 keratoacanthomas. *J Cutan Pathol* 2010;37:85–90.

297. Lewin PK. Temporary henna tattoo with permanent scarification. *CMAJ* 1999;160(3):310–311.

298. Chung WH, Chang YC, Yang LJ, et al. Clinicopathologic features of skin reactions to temporary tattoos and analysis of possible causes. *Arch Dermatol* 2002;138:88–92.

299. Le Coz CJ, Lefebvre C, Keller F, et al. Allergic contact dermatitis caused by skin painting (pseudotattooing) with black henna, a mixture of henna and p-phenylenediamine and its derivatives. *Arch Dermatol* 2000;136:1515–1517.

300. Önder M, Atahan CC, Oztas P, et al. Temporary henna tattoo reactions in children. *Int J Dermatol* 2001;40:577–579.

301. Schultz E, Mahler V. Prolonged lichenoid reaction and cross-sensitivity to *para*-substituted amino-compounds due to temporary henna tattoo. *Int J Dermatol* 2002;41:301–303.

302. Elston DM, Bergfeld WF, McMahon JT. Aluminum tatoo: a phenomenon that can resemble parasitized histiocytes. *J Cutan Pathol* 1993;20:326–329.

303. Wood C, Severin GL. Unusual histiocytic reaction to Monsel's solution. *Am J Dermatopathol* 1980;2(3):261–264.

304. Goldstein AP. Histologic reactions to tattoos. *J Dermatol Surg Oncol* 1979;5:896.

305. Winkelmann RK, Harris RB. Lichenoid delayed hypersensitivity reactions in tattoos. *J Cutan Pathol* 1979;6:59.

306. Clarke J, Black MM. Lichenoid tattoo reactions. *Br J Dermatol* 1979;100:451.

307. Blumental G, Okun MR, Ponitch JA. Pseudolymphomatous reaction to tattoos. *J Am Acad Dermatol* 1982;6:485.

308. Zinberg M, Heilman E, Glickman F. Cutaneous pseudolymphoma resulting from a tattoo. *J Dermatol Surg Oncol* 1982;8:955.

309. Sowden JM, Cartwright PH, Smith AG, et al. Sarcoidosis presenting with a granulomatous reaction confined to red tattoos. *Clin Exp Dermatol* 1992;17:446.

310. Weidman AI, Andrade R, Franks AG. Sarcoidosis. *Arch Dermatol* 1966;94:320.

311. Bjornberg A. Allergic reaction to cobalt in light blue tattoo markings. *Acta Dermatol Venereol (Stockholm)* 1961;41:259.

312. Hanada K, Chiyoya S, Katebira Y. Systemic sarcoidal reaction in tattoo. *Clin Exp Dermatol* 1985;10:479.

313. Dickinson JA. Sarcoidal reactions in tattoos. *Arch Dermatol* 1969;100:315.

314. Mansour AM, Chan CC. Recurrent uveitis preceded by swelling of skin tattoos. *Am J Ophthalmol* 1991;111:515.

315. Del Rosario RN, Barr RJ, Graham BS, et al. Exogenous and

endogenous cutaneous anomalies and curiosities. *Am J Dermatopathol* 2005;27(3):259–267.

316. Abel EA, Silberberg I, Queen D. Studies of chronic inflammation in a red tattoo by electron microscopy and histochemistry. *Acta Dermatol Venereol (Stockholm)* 1972;52:453.

317. Heise H, Zimmermann R, Heise P. Temporary granulomatous inflammation following collagen implantation. *J Craniomaxillofac Surg* 2001;29:238–241.

318. Micheels P. Human anti-hyaluronic acid antibodies: is it possible? *Dermatol Surg* 2001;27(2):185.

319. Lupton JR, Alster TS. Cutaneous hypersensitivity reaction to injectable hyaluronic acid gel. *Dermatol Surg* 2000;26: 135–137.

320. Rudolph CM, Soyer HP, Schuller-Petrovic S, et al. Foreign body granulomas due to injectable aesthetic microimplants. *Am J Surg Pathol* 1999;23(1):113–117.

321. Reisberger EM, Landthaler M, Weiest L, et al. Foreign body granulomas caused by polymethylmethacrylate microspheres. Successful treatment with allopurinol. *Arch Dermatol* 2003;139:17.

322. Hoffman C, Schuller-Petrovic S, Soyer HP, et al. Adverse reactions after cosmetic lip augmentation with permanent biologically inert implant materials. *J Am Acad Dermatol* 1999;40:100–102.

323. Requena C, Izquierdo MJ, Navarro M, et al. Adverse reactions to injectable aesthetic microimplants. *Am J Dermatopathol* 2001;23:197–202.

324. Lombardi T, Samson J, Plantier F, et al. Orofacial granulomas after injection of cosmetic fillers: histopathologic and clinical study of 11 cases. *J Oral Pathol Med* 2004;33(2):115–120.

325. Lemperle G, Morhenn V, Charrier U. Human histology and persistence of various injectable filler substances for soft tissue augmentation. *Aesthetic Plast Surg* 2003;27(5): 354–366; discussion 367.

326. Dadzie OE, Mahalingam M, Parada M, et al. Adverse cutaneous reactions to soft tissue fillers—a review of the histological features. *J Cutan Pathol* 2008;35:536–548.

327. Balogh K. The histologic appearance of corticosteroid injection sites. *Arch Pathol Lab Med* 1986;110:1168–1172.

328. Bhawan J. Steroid-induced "granulomas" in hypertrophic scar. *Acta Derm Venereol* 1983;63:560–563.

329. Santa Cruz DJ, Ulbright TM. Mucin-like changes in keloids. *Am J Clin Pathol* 1981;75:18–22.

330. Weedon D, Gutteridge BH, Hockly RG, et al. Unusual cutaneous reactions to injections of corticosteroids. *Am J Dermatopathol* 1982;4:199–203.

331. Zimmer WM, Rogers RS III, Reeve CM, et al. Orofacial manifestations of Melkersson–Rosenthal syndrome. *Oral Surg Oral Med Oral Pathol* 1992;74:610.

332. Wagner G, Oberste-Lehn H. Zur kenntnis der symptomatologie der granulomatosis idiopathica. *Z Hautkr* 1963;32:166.

333. Mahler VB, Hornstein OP, Boateng BI, et al. Granulomatous glossitis as an unusual manifestation of Melkersson–Rosenthal syndrome. *Cutis* 1995;55(4):244–246, 248.

334. Hornstein OP. Melkersson–Rosenthal syndrome. *Curr Probl Dermatol* 1975;5:117.

335. Westemark P, Henriksson TG. Granulomatous inflammation of the vulva and penis: a genital counterpart to cheilitis granulomatosa. *Dermatologica* 1979;158:269.

336. Hoede N, Heidbückel U, Korting GW. Vulvitis granulomatosa chronica: Melkersson–Rosenthal vulvitis. *Hautarzt* 1982;33:218.

337. Greene RM, Rogers R III. Melkersson–Rosenthal syndrome: a review of 36 patients. *J Am Acad Dermatol* 1989;91:57.

338. Miescher G. Über essentielle granulomatöse makrocheilie (cheilitis granulomatosa). *Dermatologica* 1945;91:57.

339. Hornstein O. Uber die pathogenese des sogenannten Melkersson–Rosenthal syndroms (einschliesslich der "cheilitis granulomatosa" Miescher). *Arch Klin Exp Dermatol* 1961;212:570.

340. Allen CM, Camisa C, Hamzeh S, et al. Cheilitis granulomatosa: report of six cases and review of the literature. *J Am Acad Dermatol* 1990;23:444.

341. Cohen HA, Cohen Z, Ashkenasi A, et al. Melkersson–Rosenthal syndrome. *Cutis* 1994;54:327.

342. Hering H, Scheid P. Kritische bemerkungen zum Melkersson–Rosenthal syndrom als teilbild des Morbus Besnier-Boeck-Schaumann. *Arch Dermatol Syph (Berlin)* 1954;197:344.

343. Orofacial granulomatosis [Editorial]. *Lancet* 1991;338:20.

344. Armstrong DK, Biagioni P, Lamey PJ, et al. Contact hypersensitivity in patients with orofacial granulomatosis. *Am J Contact Dermat* 1997;8(1):35–38.

345. Kano Y, Shiohara T, Yasita A, et al. Granulomatous cheilitis and Crohn's disease. *Br J Dermatol* 1990;123:409.

346. Banks T, Gada S. A comprehensive review of current treatments for granulomatous cheilitis. *Br J Dermatol* 2012;166:934—937.

347. Swerlick RA, Cooper PH. Cheilitis glandularis: a re-evaluation. *J Am Acad Dermatol* 1984;10:466.

348. Rada DC, Koranda FC, Katz FS. Cheilitis glandularis: a disorder of ductal ectasia. *J Dermatol Surg Oncol* 1985;11:372.

349. Weir TW, Johnson WC. Cheilitis glandularis. *Arch Dermatol* 1971;103:433.

350. Michalowski R. Cheilitis glandularis, heterotopic salivary glands and squamous cell carcinoma of the lips. *Br J Dermatol* 1962;74:445.

351. Nico MM, Nakano de Melo J, Lourenço SV. Cheilitis glandularis: a clinicopathological study in 22 patients. *J Am Acad Dermatol* 2010;62:233–238.

352. Reiter S, Vered M, Yarom N, et al. Cheilitis glandularis: clinico-histopathological diagnostic criteria. *Oral Dis* 2011;17:335–339.

353. Tappeiner J, Pfleger L. Granuloma glutaeale infantum. *Hautarzt* 1971;22:383.

354. Uyeda K, Nakayasu K, Takaishi Y. Kaposi sarcoma–like granuloma on diaper dermatitis. *Arch Dermatol* 1973;107:605.

355. Simmons IJ. Granuloma gluteale infantum. *Australas J Dermatol* 1977;18:20.

356. Maekawa Y, Sakazaki Y, Hayashibara T. Diaper area granuloma of the aged. *Arch Dermatol* 1978;114:382.

357. Fujita M, Ohno S, Danno K, et al. Two cases of diaper area granuloma of the adult. *J Dermatol* 1991;18:671.

358. Robson KJ, Maughan JA, Purcell SD, et al. Erosive papulonodular dermatosis associated with topical benzocaine: a report of two cases and evidence that granuloma gluteale, pseudoverrucous papules, and Jacquet's erosive dermatitis are a disease spectrum. *J Am Acad Dermatol* 2006;55(5 Suppl):S74–S80.

359. Delarétaz J, Grigoriu D, De Crousaz H, et al. Candidose nodulaire de la région inguino-génitale et des fesses (granuloma glutaeale infantum). *Dermatologica* 1972;144:144.

360. Sweidan NA, Salman SM, Kibbi AG, et al. Skin nodules over the diaper area. *Arch Dermatol* 1989;125:1703.

361. Bonifazi E, Garofalo L, Lospalluti M, et al. Granuloma gluteale infantum with atrophic scars: clinical and histological observations in eleven cases. *Clin Exp Dermatol* 1981;6:23–29.

362. Deng A, Harvey V, Sina B, et al. Interstitial granulomatous

dermatitis associated with the use of tumor necrosis factor alpha inhibitors. *Arch Dermatol* 2006;142(2):198–202.

363. Lee HW, Yun WJ, Lee MW, et al. Interstitial granulomatous drug reaction caused by Chinese herbal medication. *J Am Acad Dermatol* 2005;52(4):712–713.

364. Sanli HE, Kocyigit P, Arica E, et al. Granuloma annulare on herpes zoster scars in a Hodgkin's disease patient following autologous peripheral stem cell transplantation. *J Eur Acad Dermatol Venereol* 2006;20(3):314–317.

365. Kapoor R, Piris A, Saavedra AP, et al. Wolf isotopic response manifesting as postherpetic granuloma annulare: a case series. *Arch Pathol Lab Med* 2013;137:255–258.

366. Abdel-Naser MB, Wollina U, El Hefnawi MA, et al. Non-sarcoidal, non-tuberculoid granuloma in common variable immunodeficiency. *J Drugs Dermatol* 2006;5(4):370–372.

367. Krupnick AI, Shim H, Phelps RG, et al. Cutaneous granulomas masquerading as tuberculoid leprosy in a patient with congenital combined immunodeficiency. *Mt Sinai J Med* 2001;68(4–5):326–330.

368. Siegfried EC, Prose NS, Friedman NJ, et al. Cutaneous granulomas in children with combined immunodeficiency. *J Am Acad Dermatol* 1991;25(5, Pt 1):761–766.

369. Lun KR, Wood DJ, Muir JB, et al. Granulomas in common variable immunodeficiency: a diagnostic dilemma. *Australas J Dermatol* 2004;45(1):51–54.

370. Boursiquot JN, Gérard L, Malphettes M, et al. Granulomatous disease in CVID: retrospective analysis of clinical characteristics and treatment efficacy in a cohort of 59 patients. *J Clin Immunol* 2013;33:84–95.

371. Rongioletti F, Cerroni L, Massone C, et al. Different histologic patterns of cutaneous granulomas in systemic lymphoma. *J Am Acad Dermatol* 2004;51(4):600–605.

第 15 章

退行性疾病和穿通性障碍

Michael K. Miller Robert J. Friedman and Edward R. Heilman

引言

本章节涵盖的疾病主要涉及皮肤结缔组织结构，并被粗略地描述为"退行性"。例如，日光性弹性纤维病，是因长期暴露于日光照射所致，因此病变可以被认为是对损伤的反应，而不是退行性改变。该过程会导致皮肤弹性组织增加，而非正常老化过程中的减少。尽管如此，人们还是会很自然地将这些疾病归于一类，因为它们都倾向于出现正常结缔组织结构的改变，从而引起结构破坏，导致功能与外观的异常。此外，它们当中的许多疾病具有重叠的鉴别诊断。在不同的疾病中，此类皮损所采取的治疗措施有重叠或相类似，尽管大多数情况下这些治疗手段并无循证医学依据，而且多数情况下治疗干预是不必要的，除非出于美容的目的或对患者的心理安慰。

日光性（光线性）弹性纤维病

临床上，未长期暴露于日光的皮肤在衰老变化中仅表现为皮肤变薄和皮下脂肪减少。相比之下，老年人，尤其是肤色白皙者，日光暴露部位皮肤的外观多出现显著改变。然而，这些改变并非内在（年龄）老化的结果，而是长期光暴露（光老化）所引起的。

临床概要　在暴露部位，特别是面部，皮肤容易出现皱纹、变薄，还可出现不规则分布的色素沉着。长期光暴露也可使皮肤更为脆弱，并增加紫癜性瘀斑的面积。

组织病理　随着年龄的增长，在非暴露部位皮肤，真皮乳头层中的弹性组织逐渐减少。真皮乳头层中的弹性纤维主要由前弹性纤维和耐酸纤维组成。前弹性纤维，由微原纤维和少量弹性蛋白组成，与真皮表皮交界相平行。上覆的耐酸纤维，仅由微原纤维组成，以垂直于真皮表皮交界的方式插入基底膜区，形成了菲薄的表面网络结构（参见第 3 章）。中年时，真皮乳头层中的耐酸纤维会出现断裂，并较年轻时减少，而在老年时，它们可以消失[1]。真皮网状层中的成熟弹性纤维也会随着年龄的老化而发生改变，变得破碎、疏松[2]。

在 30 岁之前，面部等日光暴露部位的皮肤，尤其在肤色白皙者中，即使临床上外观正常，在组织学检查中弹性组织增生也是明显的。40 岁以上的白色人种中，几乎没有人面部皮肤的弹性组织完全正常[3]。真皮网状层中的弹性纤维会逐渐增加，并变厚、卷曲和紊乱。

临床上，患者暴露部位皮肤若出现明显的日光性弹性纤维病，则通过苏木精 – 伊红（hematoxylin-eosin，HE）染色可显示，在真皮浅层，胶原发生嗜碱性变性，表皮呈轻度萎缩性改变，两者被一狭窄的正常胶原带所分隔。在嗜碱性变性区域中，嗜酸性胶原束被无定形的嗜碱性颗粒状物质所取代。

日光性弹性纤维病的分级方案（即慢性日光性损伤，CSD）已经制订，经临床验证并确认，其分级定义如下：CSD 0，200 倍放大倍数下没有变性的弹性纤维；CSD 1（轻度），在真皮网状层中，散在变性的弹性纤维呈单根分布，而非束状分布；CSD 2（中度），散在变性的弹性纤维更为密集，主要呈束状分布；CSD 3（重度），可见蓝灰色物质组成的无定形沉积物，丧失纤维结构。上述 CSD 分级方案与黑素瘤中 BRAF 突变频率成负相关，也与 MC1R 或黑皮质素受体在黑素瘤发病风险中的作用相反[4]。

通过弹性组织染色法，嗜碱性变性区域的染色结果类似弹性组织，因此被称为弹性组织变性物质。该弹性组织变性物质在真皮浅层相互交织形成厚层带状分布（图 15-1A）[5]；但在严重的日光性变性的区域中，弹性组织变性物质呈无定形状态，不具有纤维结构（图 15-1B），并可向真皮深层延伸，而不局限于真皮浅层[6]。硝酸银染色法显示，基底层黑素分布不规则，可见色素沉着区与色素减退区相交替[6]。

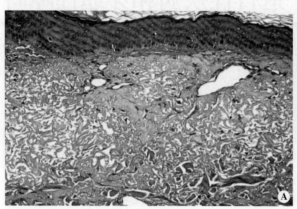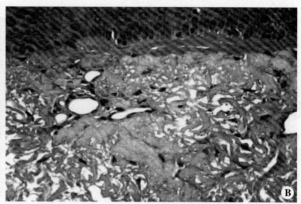

图 15-1　日光性（光线性）变性

A. 真皮浅层与表皮被一狭窄的正常胶原带分隔，真皮浅层中可见厚层带状分布、相互交织的弹性组织变性物质；B. 在弹性纤维和胶原纤维周围和之间可见广泛的无定形物质

发病机制　电子显微镜检查显示，日光性弹性纤维病的皮损区域中，弹性组织变性物质是主要成分（EM 13）。尽管该弹性组织变性物质在化学组成上类似于弹性组织，但在外观上与非暴露部位老化皮肤的老化弹性纤维具有显著性差异。不同于无定形的低电子密度的弹性蛋白和电子致密的微原纤维聚集体（参见第 3 章），弹性组织变性物质的厚纤维显示两个结构组分：中等电子密度的细颗粒基质，以及该基质内的均质、高电子致密、形状不规则的内容物[7]，而在正常或老化弹性纤维中可见的微原纤维消失。免疫电子显微镜显示该弹性组织变性物质保留了弹性蛋白的抗原性，而无微原纤维的抗原性[8]。相对于正常或老化皮肤中的弹性纤维，弹性组织变性纤维的数量和大小显著增加。在弹性组织变性纤维周围和胶原纤维中，均可见广泛的无定形物质。胶原纤维数量减少，并伴有电子密度减低、明暗交叉带对比减弱及末端分裂成丝状[9]。

弹性组织变性纤维并不被认为是弹性纤维退行性变的产物。现有大多数研究表明，弹性组织变性物质主要由弹性组织组成，由于成纤维细胞功能的改变，其中大量弹性组织重新合成。活检组织和光损伤皮肤的成纤维细胞培养物中弹性蛋白基因的转录激活进一步支持了上述观点。在光损伤皮肤中，弹性组织变性物质的额外累积可能继发于弹性蛋白合成与降解间平衡的破坏[10]。

弹性组织变性物质不仅在组织化学染色上类似于弹性组织，在化学组成、物理特性和酶促反应方面两者也相似。因此，弹性组织变性物质的氨基酸组成类似于弹性蛋白，而与胶原蛋白差异明显，尤其是羟脯氨酸含量，较胶原蛋白低得多[11]。此外，在荧光显微镜下，未固定切片中的弹性组织变性物质与弹性纤维具有相同的自发荧光[12]，并且两者都易被弹性蛋白酶所消化[13]。阿新蓝染色显示，弹性组织变性物质含有大量的酸性黏多糖。由于大部分酸性黏多糖可能被硫酸化，因此透明质酸酶预先孵育仅可移除 50% ～ 70% 的阿新蓝阳性染色。但是，弹性组织变性物质的嗜碱性，不受透明质酸酶孵育的影响[14]。

在一些日光性变性的患者中，通过电子显微镜可观察到表皮黑素分布不规则的现象。该现象主要由于黑素细胞不能正常地将黑素转移到角质形成细胞中所引起，造成有些角质形成细胞含有较多黑素小体，而有些中则很少甚至缺乏，其中后者被载有黑素小体的树突所包围[15]。

鉴别诊断　日光性弹性纤维病与弹性纤维假黄瘤的鉴别诊断详见第 3 章。

治疗原则　长期坚持使用防晒霜和（或）穿

光防护服可显著减少日光性弹性纤维病的发生[16]。皮肤磨削术和长期应用维 A 酸可使表皮增厚，这可能可减轻光老化的临床症状[17,18]。在某些部位，激光也可改善一部分累积性光损伤。

日光性弹性纤维病的局部表现

临床上，局部日光性弹性纤维病的几种类型已得到描述。项部皮肤经过多年日光暴露可能增厚、褶皱，这被称为项部菱形皮肤（cutis rhomboidalis nuchae）。耳部弹性纤维性结节，是日光性弹性纤维病引起的局部丘疹和结节，好发于对耳轮[19-22]。严重的日光性弹性纤维病也可发生伴有小囊肿和粉刺的黄色斑块。Favre-Racouchot 综合征（伴囊肿和粉刺的结节性弹性纤维病）好发于双眼两侧

的面部皮肤[23,24]，而发生于手臂的类似皮损则成为光线性粉刺性斑块[25-27]。另外两种好发于上肢的局限性日光性弹性纤维病，分别是前臂日光弹性纤维带[5,28]和手部胶原与弹性组织变性边缘性斑块[29-36]。

耳部弹性纤维性结节

临床概要　弹性纤维性结节通常表现为双侧分布、无症状的浅色小丘疹、结节，好发于耳轮的前嵴，耳轮偶见[19-22]。

组织病理　在显著日光性弹性纤维病变的背景下，可见不规则变性的弹性纤维和弹性组织变性物质团块（图 15-2A）。上述纤维和团块在 Verhoeff-van Gieson 染色下深染（图 15-2B）[21]。

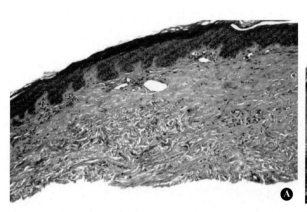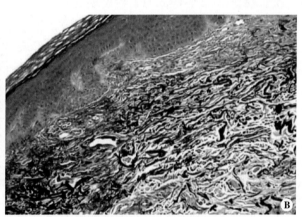

图 15-2　耳部弹性纤维性结节

A. 圆顶状丘疹伴真皮日光性弹性纤维病变，团块状、不规则嗜酸性物质即退行性弹性纤维；B. 团块在弹性染色中深染

鉴别诊断　临床上，本病需与基底细胞癌、淀粉样变性、痛风石和耳轮结节性软骨皮炎相鉴别[19-22]。

Favre-Racouchot 综合征（伴囊肿和粉刺的结节性弹性纤维病）

临床概要　Favre-Racouchot 综合征，临床特征为具有多个开放和囊性扩张的粉刺的黄色斑块，好发于老年男性的双眼两侧皮肤[23,24,27]，但也有发生于肩部的病例报道[38]。通常见于双侧，也可单侧分布[39-41]。

组织病理　扩张的毛囊皮脂腺开口和大的圆形囊状腔隙由扁平上皮围绕，并出现高度扩张的毛囊[23,24]。扩张的毛囊皮脂腺开口和囊状腔隙内

充满层状角质物。腔隙中可见毳毛毛干和细菌，提示囊状腔隙是闭合性粉刺而不是真正的漏斗部囊肿[42]。皮脂腺发生萎缩。日光性弹性纤维变性常显著[23]，但也可轻微或不存在[43]。由于粉刺开口，故不易引发炎症[44]（参见第 18 章，寻常痤疮章节）。

发病机制　目前认为该病主要继发于长期日光暴露和粉刺形成，其中结构完整性受损的细胞外基质能促进粉刺的形成[2]。吸烟也是促进该病发展的一个因素[45]。

光线性粉刺性斑块

临床概要　光线性粉刺性斑块表现为筛状外

观和粉刺样结构的孤立性结节性斑块，多见于单侧上臂或前臂[25-27]。斑块由融合性红色至蓝色丘疹、结节组成。浅肤色并多有慢性日光暴露史的个体易患此病。此病与Favre-Racouchot综合征存在关联，可能实际上是该综合征的异位表现[26]。

组织病理　在无定形的弹性组织变性物质中，可见充满角质细胞的扩张毛囊腔。上覆的表皮可见角化不良和萎缩。组织学表现与Favre-Racouchot综合征相似[25,26]。

前臂日光性弹性纤维带

临床概要　前臂日光性弹性纤维带，由横行于前臂屈侧的柔软带状斑块组成[5,28]，好发于光线性损伤区域，常伴老年性紫癜。

组织病理　显著特征为萎缩表皮下方可见嗜碱性、均质、无定形物质聚集形成的结节，也可见无定形物质中增厚的退行性弹性纤维。星形成纤维细胞、血管周围的浸润淋巴细胞，以及吞噬含铁血黄素的巨噬细胞，与弹性纤维紧密附着。上述结节和增厚弹性纤维Verhoeff-van Gieson染色呈阳性[5]。

手部胶原与弹性组织变性边缘性斑块

手部胶原与弹性组织变性边缘性斑块曾被命名为手部弹性胶原斑[29]、手部退行性胶原斑[30,32]和边缘性角化类弹性纤维病[31]。

临床概要　此病为获得性，进展缓慢，通常在老年男性中出现。在手背侧和掌侧交界线的皮肤上，可见多组线状融合丘疹向手的内外侧延伸，拇指内侧面和示指桡侧面最易受累。该病与遗传性皮肤病、肢端角化性类弹性纤维病高度相似[34]，但无家族聚集倾向，不累及足部[31,46,47]。

组织病理　真皮网状层可见一无细胞区，该区由杂乱排列的胶原组成，部分胶原束垂直于表皮分布[32]。在真皮浅层，胶原束与破碎弹性纤维，以及特殊的有棱角的无定形"嗜碱性弹性组织变性团块"混杂存在。已证实这些团块含有退行性弹性纤维和钙质[33]。

发病机制　光线性损伤和慢性反复压迫或创伤与其发病有关[31,46,47]。

穿通性疾病

穿通性疾病包括一组具有"经表皮排出"（transepidermal elimination，TEE）这一共同特征的疾病。此特征表现为异常真皮组分经表皮排出，有时这些排出物也可为外来物质。

经典的穿通性疾病包括四种疾病：Kyrle病（真皮穿通性毛囊及毛囊旁角化过度症，hyperkeratosis follicularis et parafollicularis in cutem penetrans），穿通性毛囊炎，匍行性穿通性弹性纤维病（elastosis perforans serpiginosa，EPS）和反应性穿通性胶原病（reactive perforating collagenosis，RPC）。而第五种，获得性穿通性皮肤病（acquired perforating dermatosis，APD），其通常与肾脏疾病和（或）糖尿病相关，在临床和组织学表现上均与前四种疾病类似，已被列入穿通性疾病[48]。尽管TEE在上述疾病中均为特征性表现，但在其他疾病中也可作为继发性表现，包括炎症性疾病如环状肉芽肿、弹性纤维假黄瘤的一种变体和耳轮结节性软骨皮炎。弹性纤维可经上覆的创伤愈合处表皮排出，而胶原则可经角化棘皮瘤排出[49]。无须赘言，TEE作为一种相关的反应模式，还会在一系列其他疾病中出现。

Kyrle病

Kyrle病是一种罕见病，1916年由Kyrle首先描述[50]。针对此病存在以下争议：是否是一种独立疾病，或是否是穿通性毛囊炎的进展形式[50,51]；是否实际上是由一组具有相似的表皮-真皮反应模式的疾病组成，并与慢性肾衰竭、糖尿病、结节性痒疹甚至毛囊角化病相关。因此，关于临床和病理学特征的讨论，Kyrle病和慢性肾衰竭和（或）糖尿病患者的穿通性疾病具有广泛重叠。

临床概要　皮损表现为大量丘疹，一些丘疹融合成斑块，数以百计，常分布于四肢。尽管可累及毛囊，但多数病变位于毛囊外。典型患者为青中年，并多有糖尿病病史。丘疹呈圆顶状，直径2～8mm，中央有角质栓。皮损附近常见表皮剥脱，线状皮损可能与同形反应有关。

组织病理　主要的组织病理学表现包括：①在内陷表皮内，有毛囊或毛囊外角质栓伴局灶性角化不全；②角质栓中可见小簇嗜碱性变性物质，而无明显胶原和弹性蛋白；③延伸到基底层的上皮细胞出现异常空泡化和（或）角化不良；④不规则上皮增生；⑤肉芽肿性炎症伴小灶性化脓性炎（图 15-3）。在大多数情况下，采用弹性组织染色甚至三色染色是十分必要的，用以排除穿通的弹性纤维（如 EPS）和穿通的胶原纤维（如 RPC）[52]。

  发病机制 主要发病机制为表皮角化紊乱，其特征为角化不良灶形成和角化进程加速，这导致了角化不全区域中角质栓的形成[53-55]。由于细胞分化和角化速率超过细胞增殖速率，角化不全柱逐渐向更深层的异常表皮延伸，在大多数情况下导致角化不全细胞穿入真皮。因此，穿通性并不是 Kyrle 病的病因[50]，而是角质化异常加速的结果或终末事件。快速生成的异常角蛋白形成了角质栓，角质栓作为一种异物，穿透表皮并引起了肉芽肿性炎症。Kyrle 病的角化不全细胞柱与汗孔角化症（porokeratosis of Mibelli）具有一定的相似性[54]。在上述两种疾病中，角化不良细胞的快速、异常角化均导致了角化不全细胞柱的形成。但在 Kyrle 病中，角化不良细胞常耗竭而出现表皮破坏，

而在汗孔角化症中角化不良细胞克隆通过向四周延伸而维持表皮的完整性。

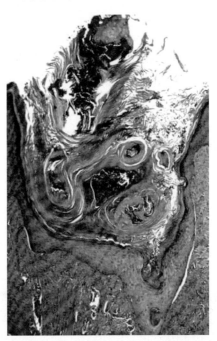

图 15-3 Kyrle 病：在内陷表皮上，有一大的角化不全栓，含嗜碱性碎片。其下方真皮呈急慢性炎症

  鉴别诊断 见表 15-1。

表 15-1 穿通性疾病的鉴别诊断			
疾病	原发性缺陷	显著特征	组织学起源
Kyrle 病	表皮中角化不良的快速增殖细胞	在内陷表皮上出现毛囊或毛囊外角质栓，与上皮增生和胶原及弹性蛋白消失有关	角化紊乱而形成角质栓，角质栓作为异物，穿透表皮并引起肉芽肿性炎症
穿通性毛囊炎	在毛囊单元中出现角化过度的角质栓，含有一根残存毛发	正角化型和角化不全型角质栓，含变性胶原、异常弹性蛋白和混合浸润的炎症细胞如中性粒细胞	初始刺激引起毛囊角化过度，使毛干滞留，导致毛干对毛囊壁产生机械破坏
EPC	在真皮浅层形成大量粗的弹性纤维	通过棘层胞原的表皮中形成的狭窄通道，嗜酸性弹性纤维经此排出	增厚的弹性纤维作为机械刺激物或"异物"
RPC	表皮下异常胶原灶形成，由创伤引起	杯状的垂直通道形成，变性胶原经此发生 TEE	组织化学异常的胶原作为"异物"
APD	因瘙痒引起的慢性摩擦，导致角化过度、角化病，也可能与其他因素有关，如透析不良物质的堆积	上述四种疾病的类似症状的组合	瘙痒性糖尿病、慢性肾病的外源性皮肤改变

治疗原则 若在终末期肾病的基础上发病，通过规律的肾脏替代治疗，患者的瘙痒和皮损症状可减轻。其他治疗方式来自于病例报告和无对照的临床经验，包括外用抗炎或止痒制剂，如外用皮质类固醇，或在某些情况下外用维A酸。局限性皮损可能对局部破坏性疗法（如冷冻疗法）反应良好。

穿通性毛囊炎

穿通性毛囊炎是一种与Kyrle病相重叠的穿通性疾病，同时也具有APD的一些临床和组织学特点。

临床概要 该病相对少见，Mehregan和Cos-

key[56]描述此病患者发病年龄多位于20～40岁，皮损特点为直径2～8mm中央带角质栓的红色毛囊性丘疹，多位于四肢伸侧及臀部。诊断该病的要点是临床和组织学提示炎症发生的原发部位为毛囊。

组织病理 主要的病理学改变为：①扩张的毛囊漏斗部，充满正角化和角化不全的角化细胞（图15-4A）；②由中性粒细胞和其他炎症细胞的核碎片，以及变性胶原组成的嗜碱性物质（图15-4B）；③毛囊上皮可见一处或多处穿通；④毛囊周围包含淋巴细胞、组织细胞和中性粒细胞的炎症细胞浸润。此外，穿通部位附近可见变性的胶原和具有折光性嗜酸性变的弹性纤维。连续切片有时可发现残存的毛干。

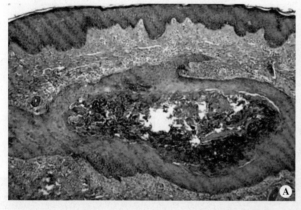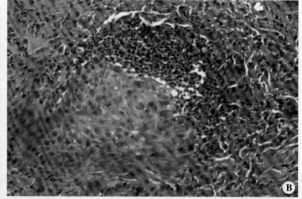

图 15-4 穿通性毛囊炎

A. 显著扩张的毛囊漏斗部内充满角质、嗜碱性碎片、炎症细胞和变性的胶原纤维；B. 破裂的毛囊周围可见毛囊周围炎，以及胶原和弹性纤维改变

发病机制 穿通性毛囊炎可能是由于化学或物理刺激，甚或慢性摩擦导致的毛囊异常角化的终末表现。在穿通部位或附近，甚至真皮内常见卷曲的毛发成分，周围可见异物肉芽肿反应。

鉴别诊断 Kyrle病角质栓可位于毛囊外，穿通常在内陷角质栓的底部，且无嗜酸性变性的弹性纤维。此外，上皮增生为Kyrle病的一个显著特点。穿通性毛囊炎与匍行性穿通性弹性纤维病的鉴别详见于匍行性穿通性弹性纤维病，也可参见表15-1。

治疗原则 治疗方法同Kyrle病，详见上一节。

匍行性穿通性弹性纤维病

匍行性穿通性弹性纤维病（EPS）因充分体现

了经表皮排出现象而成为最具有代表性的穿通性疾病。在EPS中，真皮浅层弹性纤维增多增粗，可见弹性纤维经表皮排出。

临床概要 EPS罕见，主要见于青年人，发病高峰年龄为11～20岁。男性比女性多见。原发性皮疹为局限于一个部位的丘疹性皮损，最常见于颈后部，其次为面部和上肢。典型皮损为直径2～5mm的丘疹，排列成弧形、匍行状或融合，周围轻微炎症性红斑。

值得关注的是EPS可合并系统性疾病，如唐氏（Down）综合征、埃勒斯·当洛斯（Ehlers-Danlos）综合征、成骨不全、弹性纤维假黄瘤和马方（Marfan）综合征。罕见情况下可见于Rothmund-Thompson综合征或其他结缔组织病，也可继发于青霉胺治疗。

组织病理 主要的改变是窄的呈直线状、波浪形或螺旋形穿通表皮的通道，内含粗厚弹性纤维及颗粒状嗜碱性碎片（图 15-5），混合炎症细胞浸润。真皮上部通道附近也可见异常增多增粗的弹性纤维。位于通道下端的弹性纤维仍具有正常的染色特点，但是跨表皮处弹性纤维染色较弱[57]。

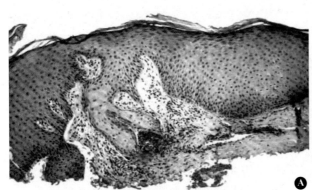
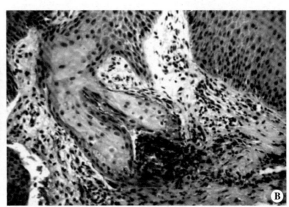

图 15-5 匍行性穿通性弹性纤维病

A. 窄的卷曲状穿通表皮棘层的通道；B. 通道下端可见粗的弹性纤维和嗜碱性碎片

发病机制 EPS 病因不明。真皮内的弹性纤维除了增生并无其他明显异常改变。推测弹性纤维作为机械性刺激或异物诱发表皮增生，随后被表皮包裹并经表皮排出。有可能变性的炎症细胞释放蛋白水解酶导致弹性纤维变性[57]。通道是一种"异物"排出的反应性现象[58]。铜离子代谢对弹性纤维形成至关重要，故推测青霉胺作为一种铜离子螯合剂诱发 EPS 的发病机制源于其导致铜离子代谢障碍[59]。

鉴别诊断，参见表 15-1。 Kyrle 病、穿通性毛囊炎与 EPS 都具有中央角质栓，以及经表皮排出变性物质的特点。虽然在穿通性毛囊炎也可见变性的弹性纤维，但在 EPS 真皮浅层弹性纤维明显增加，尤其弹性纤维染色可显示真皮乳头层弹性纤维显著增多。

治疗原则 治疗方法包括局部冷冻[60]，外用药物如维 A 酸、糖皮质激素或水杨酸，也有少数报道外用咪喹莫特有效[61]。系统可应用维 A 酸治疗[62]。其他局部破坏性治疗也可选择性应用。

反应性穿通性胶原病

反应性穿通性胶原病（RPC）是一种罕见的穿通性疾病，变性的胶原经表皮排出。实际上，经典的 RPC 为常染色体显性或隐性遗传性皮病[63,64]。皮损继发于创伤、节肢动物叮咬、毛囊炎甚或寒冷。RPC 发病年龄轻，男女发病率无差异。成人期发病的获得性 RPC 与糖尿病和慢性肾衰竭相关[65-67]，这种相关性充分诠释了获得性穿通性皮病的发生（见下一节）。

临床概要 皮损初为小丘疹，其后可扩大为直径 5～10mm，中央出现脐凹、内充满角化物。皮疹可自发消退，遗留浅表瘢痕及炎症后色素减退。Koebner 现象常见。

组织病理 典型皮损呈现表皮杯状垂直下陷形成的浅通道（图 15-6A）。通道两边表皮棘层增厚，底部表皮变薄，局灶角质形成细胞破坏。通道内填充致密嗜碱性物质及嗜碱性变的胶原纤维，垂直穿通的胶原插入通道底部变薄的表皮中（图 15-6B），Masson 三色染色可证实为胶原纤维。

发病机制 RPC 的发生过程是经表皮排出变性的胶原纤维。然而电镜下并未发现胶原的形态改变[68]。

鉴别诊断 见表 15-1。

治疗原则 有报道外用维 A 酸和窄波 UVB 光疗成功治疗家族性病例[69]。其治疗原则参见下文获得性穿通性皮病。

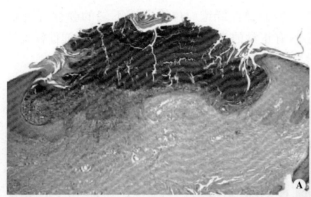
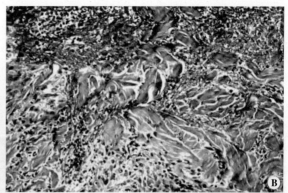

图 15-6 反应性穿通性胶原病

A. 表皮杯状下陷形成的浅通道内填充嗜碱性物质和变性胶原纤维混合物，两侧表皮棘层增厚；B. 垂直穿通的胶原插入内陷表皮底部

获得性穿通性皮病

获得性穿通性皮病（APD）命名由 Rapini 等[48]提出，用于描述肾脏疾病和（或）糖尿病患者出现经表皮排出各种物质病理过程的皮肤病。当临床存在 Koebner 现象，组织学上有毛囊受累、表皮通道内有或无胶原存在时需考虑 Kyrle 病、获得性 RPC 或穿通性毛囊炎。其他类似的命名如继发于慢性肾衰竭和（或）糖尿病的穿通性毛囊炎、血液透析相关性穿通性毛囊炎、Kyrle 样皮损和尿毒症相关性毛囊角化病[70-72]。

临床概要 皮损通常瘙痒，可表现为类似 Kyrle 病的角化性丘疹、结节，或 RPC 样脐凹样丘疹、斑块、结节，甚或穿通性毛囊炎样红色毛囊性丘疹和结节[48,49,72]，也可表现为环状斑块和红斑脓疱，组织学上分别类似 RPC 和穿通性毛囊炎[72]。病变最常好发于肢体伸侧，尤其是下肢，躯干及头部也可累及[48,72]。合并肾脏疾病的 APD 主要继发于慢性肾炎、梗阻性泌尿系病变、无尿症和高血压相关肾硬化症[49]。也有报道本病可发生于淋巴瘤、AIDS、甲状腺功能减退、甲状旁腺功能亢进、肝脏疾病继发的瘙痒症、神经性皮炎、特应性皮炎和恶性肿瘤[48,73]。

组织病理 APD 组织学特征多种多样，甚至同一例患者身上不同皮损也可表现不同。Masson 三色染色证实垂直穿通表皮的物质为胶原纤维时，APD 表现同 RPC。APD 或者类似穿通性毛囊炎，穿通通道为毛囊。然而，慢性摩擦会导致出现结节性痒疹表现，使毛囊结构难以辨认。缺失毛囊性通道，亦无胶原纤维或弹性纤维穿通表现，会误认为是 Kyrle 病。也有报道如 EPS 中所见，在经表皮通道内存在 EVG 阳性弹性纤维[72,74]。Patterson 等[75] 曾报道一例患者不同的皮损活检表现出 RPC、穿通性毛囊炎和 Kyrle 病的病理特征。亦有报道四例合并肾脏疾病患者的皮损发现同时经表皮排出弹性纤维和胶原纤维[48]，而这种现象仅在极少数 Kyrle 病或 RPC 中可见[70]。

发病机制 RPC、EPS 和穿通性毛囊炎未合并肾脏疾病和糖尿病时，是作为独立的穿通性疾病存在的。虽然 APD 可具有不同穿通性疾病的组织学表现，却可能存在共同的发生机制[48]。瘙痒是 APD 显著的临床特点，而且 APD 皮损倾向分布于容易搔抓区域，控制瘙痒有利于皮损消除[73]。糖尿病微血管病变继发的血供障碍合并创伤时，可引起真皮坏死和结缔组织变性，从而出现经表皮排出现象[70、73、76]。另有学者认为，透析是 APD 的另一种潜在的原因[72]。纤连蛋白属于细胞外基质中的一种糖蛋白，在尿毒症和糖尿病患者血清中升高并积聚，推测其是由转化生长因子 -β（TGF-β）和血小板源性生长因子（PDGF）诱导转录生成，而纤连蛋白可促发表皮增殖和穿通[77]。据报道 5% ～ 11% 的血液透析慢性肾衰竭患者出现了 APD[49、78]，而且肾移植后皮损可消除。但也有报道无肾脏疾病的移植后患者也可发生 APD[72]。此外，一些 APD 患者皮损发生于血液透析前，甚至从未接受过透析治疗[49]。Patterson 认为经表皮排出现象代表一系列真皮和表皮独立或同时的穿通性疾病的"终末共同阶段"[70]。

鉴别诊断 见表 15-1。

治疗原则 前述穿通性疾病的局部治疗方法可应用于 APD 患者的局限性皮损。有研究显示，别嘌呤醇、多西环素、系统应用维 A 酸和窄波 UVB 光疗均可用于改善合并系统性疾病的患者[80]。

穿通性钙化弹性纤维病（脐周穿通性弹性纤维假黄瘤）

穿通性钙化弹性纤维病，又称脐周穿通性弹性纤维假黄瘤（PPPXE），皮损表现为位于脐周、逐渐增大的境界清晰的色素沉着性斑片或斑块，多见于肥胖、多产且合并高血压的中年妇女（黑色人种）[81]。

临床概要　大多数患者为非洲裔美国人[82]。部分患者在斑片或斑块边缘可见散在分布的萎缩性角化性丘疹[83]，或疣状边缘[84]，皮损也可呈疣状外观伴裂隙形成[85]。也有报道该疾病发生于乳房者[86-88]。穿通性钙化弹性纤维病最初是命名为 EPS 合并弹性纤维假黄瘤[89-93]，但其后发现和 EPS 有显著差别[84]。

有文献报道了 4 例穿通性钙化弹性纤维病患者合并肾衰竭[82、87、94、95]，其中一例血液透析治疗后皮损消退[82]。

组织病理　真皮网状层可见大量异常的弹性纤维，von Kossa 染色可见其变短、增粗、卷曲，周围被钙盐包绕，明显区别于弹性纤维假黄瘤中弹性纤维的改变[81]。在弹性纤维假黄瘤中，HE 染色切片上即可见嗜碱性变的弹性纤维[83]。穿通性钙化弹性纤维病中变性的弹性纤维可经表皮的宽通道[84]、增生表皮形成的隧道排出，通道最终均形成充满角质的火山口样结构[83]（图 15-7）。

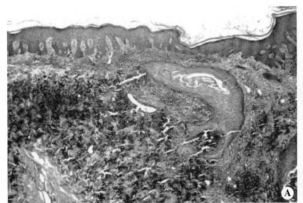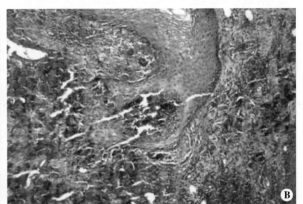

图 15-7　穿通性钙化弹性纤维病
A. 真皮网状层可见变性的弹性纤维和钙盐，以及弯曲的表皮样通道包绕其周围；B. 通道底部可见正被排出的钙化性纤维

发病机制　电镜显示高电子密度的钙主要沉积于弹性纤维，也可观察到胶原纤维钙化[86]。穿通性钙化弹性纤维病的病因一直存在争议。因大部分患者既没有合并系统性疾病也没有家族发病倾向，故有学者推测其为获得性疾病，因肥胖、多胎妊娠、腹水或多次腹部手术等导致局部皮肤创伤从而诱发皮损[81、83、86]。伴发肾衰竭的穿通性钙化弹性纤维病则推测是由于钙磷酸盐生成导致弹性纤维异常钙化，接触硝石（硝酸铵钙盐）[96]和伴发慢性特发性高磷酸酶症[97]的患者可出现弹性纤维假黄瘤样皮疹也支持这一理论。也有理论提出穿通性钙化弹性纤维病可能是系统性弹性纤维假黄瘤的局限性皮肤表现[85]。有报道显示，该病患者中 75% 出现高血压，以及接受检查的 1/3

的患者合并眼底血管样条纹[82]。经典型遗传性弹性纤维假黄瘤也可存在穿通现象。因此，穿通性钙化弹性纤维病可能包括了从无系统受累的获得型到伴有某些系统表现的遗传型的一个谱系。

治疗原则　局部应用氟轻松可能有效。也有文献报道皮损可自发消退[2]。

迟发性局限性皮肤弹性组织变性

临床概要　迟发性局限性皮肤弹性组织变性发生于少数老年人，临床类似弹性纤维假黄瘤[2,98-101]。皮损表现为无症状的、直径 1 ～ 3mm 大小的黄色丘疹，缓慢进展，多见于 70 ～ 90 岁的健康老人。皮损主要好发于颈部、大腿、腹股沟、腋窝、肘

窝和腘窝[2,100,101]。

组织病理　真皮中下层可见形态正常的弹性纤维积聚伴局灶弹性纤维变性[98]，并无弹性纤维假黄瘤的病理改变。

发病机制　与对照组相比，患者弹性纤维和胶原纤维增加。患者成纤维细胞的弹性纤维、Ⅰ型和Ⅲ型胶原 mRNA 含量增加，而弹性蛋白肽分泌未见异常。推测该病可能存在弹性纤维的过表达[102]。

持久性豆状角化过度症（Flegel 病）

持久性豆状角化过度症在 1958 年被首次报道[103]，该病罕见，发病晚且持续终生。部分病例报道呈常染色体显性遗传[104-106]。

临床概要　皮损为直径 1 ～ 5mm 的扁平角化性斑块，无症状，常见于足背和小腿。去除黏着性鳞屑可见点状出血。大的斑块可出现环状领圈样脱屑。也有报道大量丘疹型损害发生于口腔黏膜[107]。其他部位包括大腿、上肢和耳[108,109]。单侧受累可能表明为合子后嵌合体[110]。

组织病理　无特征性组织学改变，角化过度伴局灶角化不全，不规则棘层增厚及马尔匹基层变平，真皮血管扩张和血管周围淋巴细胞浸润[111]。当取材为典型的角化性皮损时，可出现虽非诊断必需，但却具有特征性的组织学表现，显著增厚且致密的嗜伊红染色的角质层，明显区别于周边未受累染色浅的网栏状角质层[108]，其下方马尔匹基层变平，颗粒层变薄或缺如（图 15-8）。

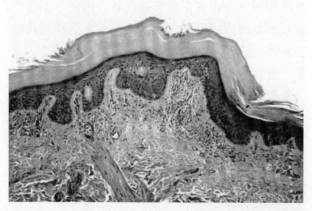

图 15-8　持久性豆状角化过度症：表皮致密的角化过度，局灶马尔匹基层变平。真皮上部淋巴细胞浸润

皮损两侧表皮棘层增厚。有时皮损中央凹陷，周边乳头瘤样增生形成塔尖样结构[103,112,113]。尚可观察到基底层空泡样变及凋亡细胞存在[108,114,115]。邻近表皮的真皮内可见大量淋巴样细胞呈窄带样浸润，下界清晰。免疫组织化学证实浸润的细胞主要为 T 淋巴细胞[116-118]。

发病机制　电镜下观察到部分患者缺乏膜包颗粒，可能为持久性豆状角化过度症的主要病变[107,106]。

但也有学者认为发病原因是膜包颗粒异常所致，因为发现一些患者存在膜包颗粒，但缺乏板层小体而呈泡样小体结构[119,120]，但有一例患者被发现板层小体和泡样小体结构均存在，受累表皮以泡样小体为主而正常表皮主要为板层小体[121]。然而，一项来自 4 例患者皮损的研究并未发现类似板层小体的异常[122]。

Flegel 病的其他异常超微结构改变包括 Sézary 样淋巴细胞[123]、棒状胞质内包涵体[124]和组织细胞内蠕虫样小体[121]。但这些发现在 Flegel 病发生机制中的作用尚不明确。

治疗原则　Flegel 病治疗棘手。局部外用糖皮质激素和角质剥脱剂无效。可以采用皮肤磨削术和削除术。有报道外用氟尿嘧啶和口服维 A 酸治疗有效，但长期疗效不满意。亦有报道外用维 A 酸有效[110]。

膨胀纹

膨胀纹，通常指妊娠纹，是显著困扰患者却无治疗必要的常见皮肤问题[125]。

临床概要　膨胀纹依次好发于乳房、腹部、大腿、臀部和腹股沟。该病主要由妊娠、生长过快、肥胖和举重导致的皮肤过度牵拉所致。系统和局部应用糖皮质激素可促进膨胀纹的发展。皮损初为红色、皱缩的细条纹，其后变为紫色，最终成为轻度萎缩的白色条纹[125]。

组织病理　表皮萎缩，表皮突变平，真皮厚度变薄，真皮上部可见与表皮平行而垂直于条纹方向的直的、变细的胶原束。弹性纤维的排列类似于胶原，在早期皮损以纤细的弹性纤维为主，晚期则变粗[126]。病变处真皮内细胞核少见，汗腺及毛囊缺如[127]。

发病机制　膨胀纹的组织学改变支持其为瘢痕的观点。妊娠、肥胖、青春期或库欣综合征可引起肾上腺分泌糖皮质激素增加，继而发生膨胀纹[128]。肥胖患者肾上腺皮质活性增强，而当体重减轻时糖皮质激素可恢复到正常水平[129]。与此相类似，非肥胖型的青少年也可出现膨胀纹，一项研究显示，35% 的青少年女性和 15% 的青少年男性被检测出 17- 类固醇分泌增加[130]。膨胀纹可发生于长期摄入或外用糖皮质激素的患者。组织培养发现糖皮质激素因其抗代谢效应可抑制成纤维细胞和表皮活性[131]。

治疗原则　外用 0.1% 维 A 酸霜可改善早期皮损。某些激光可用于治疗早期膨胀纹[125,132,133]。据报道 308nm 准分子激光可用于改善白纹的色素减退[133]。总体而言，膨胀纹治疗疗效有限。

线状局灶性弹性组织变性

临床概要　线状局灶性弹性组织变性（弹性组织变性性条纹）是一种少见的易漏诊的疾病，皮疹表现为可触及的条纹状黄色线[2]。本病最初报道于老年男性的腰骶区[134]，后来也有发生在大腿和小腿的报道[135,136]。皮疹发生偶尔会与萎缩纹相关[137-140]。30 岁以下发病的个案报道也有很多[141-143]。

组织病理　真皮网状层中部膨胀的胶原束间可见大量碎片状、成群的波浪形弹性纤维[12,140]。延长的弹性纤维末端分叉，形状类似于"油漆刷"[144]。若本病合并弹性假黄瘤样真皮乳头弹性纤维变性则表现为真皮乳头的弹性纤维减少[136]。与萎缩纹不同，本病无真皮厚度变薄和表皮萎缩。

发病机制　电子显微镜可见真皮大量碎片状的弹性纤维[134]。广泛的弹性纤维微纤维，有时与成纤维细胞胞质内细丝连续，以及排列有序的成熟弹性纤维显示了弹性纤维的产生过程[145]。皮损内可见弹性纤维数量增加[144]。有观点认为本病为萎缩纹的再生过程[137,140]。因有患者的弹性组织变性条纹周边可见萎缩纹，而萎缩纹晚期可见纤细的弹性纤维聚集[126,127,146]。因此，线状局灶性弹性组织变性可能是萎缩纹的过度"瘢痕性"修复过程[140]。

治疗原则　本病目前尚无有效的治疗方法。

弹性假黄瘤样真皮乳头弹性组织溶解

临床概要　真皮乳头弹性组织溶解首先报道于 1992 年[147]，是一种罕见的获得性疾病，好发于老年女性的颈侧和锁骨上，皮疹表现为柔软的融合性黄白色丘疹[136,147-155]。临床表现类似于弹性假黄瘤，但没有弹性假黄瘤的其他系统表现。颈部白色纤维性丘疹病（white fibrous papulosis of the neck）是一种相似和可能相关的疾病，其皮损更加灰白、分散和坚实[156-162]。有学者提出颈部纤维弹性组织溶解性丘疹病（fibroelastolytic papulosis of the neck）一词包含上述两种疾病[162]。

组织病理　真皮乳头层弹性纤维显著减少甚至消失[147]。真皮乳头层下和真皮中部可见局灶弹性组织改变[163]，未见弹性纤维的钙化或碎片化。而颈部白色纤维性丘疹病可见弹性纤维的轻度减少，以及真皮乳头层胶原增厚。这一特点可用于鉴别[158,162]。

发病机制　电子显微镜证实了真皮乳头层弹性纤维的缺失，以及真皮网状层上部不成熟弹性纤维的出现。镜下可见含有较多粗面内质网及大量扩张和延长的树突状突起的成纤维细胞[147,153]。其中一例患者的皮损在超微结构上可见疏松的弹性纤维细丝及弹性组织吞噬现象[151]。由于组织病理上的相似，有学者认为真皮乳头弹性纤维溶解可视为内源性皮肤老化[147]。然而，免疫组织化学研究显示，皮损区域微纤维蛋白 -1 和弹性蛋白均减少，而老化的正常皮肤仅有微纤维蛋白 -1 的减少。弹性蛋白生成缺陷可能导致该病的发生[147,154]。女性多发和家族性发病提示潜在的遗传因素参与[153]。免疫组织化学研究，通过使用抗血清淀粉样 P 物质抗体，特异性的识别成人外周血弹性纤维的微纤维蛋白，结果提示受损真皮乳头区域弹性组织缺失[164]。

治疗原则　本病目前尚无有效的治疗方法[155]。

真皮中部弹性组织溶解

真皮中部弹性组织溶解首先报道于 1977 年，

是一种罕见的好发于中年女性上肢和躯干的疾病[165]。

临床概要　临床上分为三种类型[166]。1 型表现为广泛分布、大面积沿皮纹分布的微细皱纹。2 型表现为以毛囊为中心分布的细小柔软丘疹和毛囊周围突起[167,168]。以上两型可同时存在。3 型表现为持续的网状红斑[166,169]。荨麻疹[165]、红色斑块[170]或环状肉芽肿[171]可能先于某些皮损发生。真皮中部弹性组织溶解的这些炎症后皮损形态类似于炎症后弹性组织溶解及皮肤松弛（postinflammatory elastolysis and cutis laxa），该病首先报道于年轻的南非女性[172-174]，表现为急性紧张性红斑浸润性皮损之后广泛的皱纹。真皮中部弹性组织溶解和播散性无弹性纤维痣(disseminated nevus anelasticus) 存在部分重叠[175]。

组织病理　受累皮肤真皮中部可见弹性组织缺失[165]。毛囊周围薄层弹性组织仍存在，因此临床上形成了以毛囊为中心的毛周突起[167]。镜下可见轻微的以单核细胞为主的血管周围炎症，偶见间质性多核巨细胞，可以见到弹性纤维吞噬[176-178]。电子显微镜可见巨噬细胞内吞噬的外观正常的弹性纤维碎片[176,179]。

发病机制　本病极可能是一种炎症后过程，虽然部分病例表现为亚临床状态。免疫组化显示 T 淋巴细胞和内皮细胞的活化[180]。炎症细胞释放的细胞因子和弹性蛋白酶及巨噬细胞的弹性纤维吞噬作用导致了弹性纤维的减少[176]。由于本病与类风湿关节炎[181]、硅胶隆乳术、增高的自身抗体、莱姆病抗体滴度假阳性[182]、红斑狼疮[183]、桥本甲状腺炎[184]等存在相关性，因此，有学者提出自身免疫机制参与发病。皮损处皮肤成纤维细胞培养显示，与正常皮肤相比，其弹性蛋白 mRNA 增加 80 倍，弹性纤维溶解增加 2 倍[155]。对紫外线的特异反应可能是诱发或加重的原因[185,186]。最近的研究显示，紫外线暴露可导致成纤维细胞样细胞分泌降解弹性蛋白的基质金属蛋白酶 -9(MMP-9) 表达上调[187]。

治疗原则　本病目前尚无特效治疗方法。外用维 A 酸类药物可改善皱纹，但是不能改变疾病的进程。其他治疗如秋水仙碱、外用或系统应用糖皮质激素及氯喹均无明显效果[166]。由于光暴露在发病中的重要作用，因此强烈建议采取光保护措施。

斑状萎缩

临床概要　萎缩斑主要位于躯干上部，表现为薄的蓝白相间的轻微突起，触诊有疝囊感。

一般分为两种类型：Jadassohn-Pellizzari 型，萎缩皮损起初为红色，组织中可见炎症细胞浸润；Schweninger-Buzzi 型，临床起初表现为非炎症性皮损。然而，并非每例患者都可明确归入其中一型，许多临床表现为非炎症性的皮损，组织病理可见炎症细胞浸润[188]。因此，炎症与非炎症类型的鉴别受到质疑[189]。许多病例在几年后仍会出现新发皮损。先天或家族性病例的报道罕见[190-194]。

继发性的斑状萎缩见于多种疾病，如梅毒、红斑狼疮、结核、结节病及麻风[195-198]。斑状萎缩为上述疾病的萎缩期[199]。其他继发因素包括卟啉病[200]、色素性荨麻疹[201,202]、毛母质瘤[203,204]、唐氏综合征[205,206]、慢性萎缩性肢端皮炎[189]、多发性大动脉炎（Takayasu 动脉炎）[207]、Graves 病[208]、系统性硬化症[208]、水痘[209]、抗心磷脂及抗磷脂抗体[210-216]、HIV[217]、干燥综合征[218,219]、α_1 抗胰蛋白酶缺陷[213]、B 细胞淋巴瘤[218,220]、浆细胞瘤[221,222]，皮肤淋巴组织增生[221]、口角唇炎[223]、幼年黄色肉芽肿[224,225]及泛发性环状肉芽肿[226]。本病还见于某些医源性操作之后，如水蛭应用[227]、早产儿监护电极片置放[228,229]、乙型肝炎疫苗接种[230]及长期的青霉胺治疗[231]。

组织病理学　早期，红斑性皮损通常提示中度血管周单核细胞浸润[232]。然而一些病例中，早期的炎症性皮损可见血管周以中性或嗜酸性粒细胞为主的浸润，并且可见核尘，表现为典型的白细胞碎裂性血管炎[233,234]。抗磷脂抗体相关的斑状萎缩可见微血栓形成[221-224]。

红斑性皮损早期弹性组织仍可正常[225]，但通常表现为减少甚至消失[235]。弹性组织减少的区域可见单核细胞位于弹性纤维周围[232]，偶见巨噬细胞和巨细胞内弹性纤维吞噬现象[236]。

非炎症性皮损通常提示真皮乳头层和网状层上部弹性组织完全缺失，或仅真皮网状层上部缺失（图 15-9）。血管周和附属器周围可见不同程度的淋巴细胞浸润，故很难区分炎症型与非炎症型。在某些病例中，受累区域可见细小正常的弹性纤维（可能为重新合成的），或不正常的不规则颗粒状卷曲的细纤维[188]。免疫荧光研究显示，原发性斑状萎缩与红斑狼疮的免疫表型相似，无法区分[237,238]。

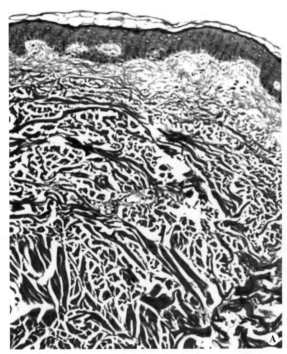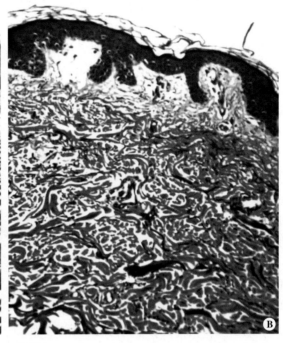

图 15-9 斑状萎缩

A. 弹性纤维减少甚至消失；B. 正常对照

发病机制 电子显微镜下可见受损区域少量细小不规则的弹性纤维，无定形物质弹性蛋白减少或消失，而微纤维相对保留较多。镜下可见巨噬细胞、淋巴细胞和部分浆细胞。巨噬细胞来源的弹性蛋白酶可部分破坏弹性组织，因为弹性蛋白酶可优先破坏弹性纤维的无定形物质[238]。斑状萎缩患者的皮肤组织体外培养显示，两种弹性蛋白酶，明胶酶 A（MMP-2）和明胶酶 B（MMP-9）表达上调[239]。形态学研究显示，耐酸纤维及真皮弹性纤维直径和体积均减小[240]。这一方法可用于鉴别斑状萎缩与其他弹性组织疾病如皮肤松弛症等。

斑状萎缩的免疫学证据日益增多，包括与众多自身免疫性疾病相关、免疫损害发生在真表皮交界和真皮血管[208,237]。抗磷脂抗体与本病的相关性尤其引人关注，虽然具体机制目前仍不清楚。一些学者认为，抗磷脂抗体产生的微血栓，导致真皮组织缺血，从而引起弹性纤维变性[212,215]。另一些学者则认为，抗磷脂抗体改变了弹性纤维酶抑制剂活性，从而导致弹性纤维的破坏[241]。

治疗原则 一些药物如阿司匹林、苯妥英钠、氨苯砜、维生素 E、秋水仙碱和羟氯喹等有短期效果，但长期疗效仍不满意[155]。

毛周弹性组织溶解

临床概要 毛周弹性组织溶解相对常见，表现为面部和躯干上部细小的色素减退性毛囊性丘疹，丘疹可突出或疝出[242-245]。本病与寻常型痤疮密切相关，甚至有学者建议以丘疹性痤疮瘢痕命名（papular acne scars）[245]。

组织病理 受累部位毛囊皮脂腺单位周围弹性纤维缺失[242]。

发病机制 本病可能是与痤疮瘢痕相关的斑状萎缩的一种形式[245]。皮损部位毛囊内发现产弹性纤维酶的表皮葡萄球菌，该菌株可能为致病因素之一[242,244]。

治疗原则 目前尚无特效治疗方法。

肢端骨质溶解

临床概要 肢端骨质溶解是指远端指趾骨的破坏溶解性改变。临床分为三种类型：家族性、特发性（非家族性）和职业性（氯乙烯气体暴露）。另外，本病还可有某些遗传性疾病的表现，如 Haim-Munk 综合征、致密性成骨不全症、Hutchinson-Guilford 综合征，以及 Haidu-Cheney 综合征[246-249]。

家族性主要累及足趾，并与足底复发性溃疡相关[250]。

特发性累及手指要重于足趾，远端指骨受累导致手指缩短。这一改变可能与雷诺现象有关。仅有一篇文献中描述该病皮损表现为上肢线性分布黄色丘疹，直径 2～4mm，部分可融合成斑块[250]。

职业性与特发性类似，因骨质溶解导致手指缩短。这一改变通常与雷诺现象有关，并出现手部和前臂皮肤进行性增厚，类似于硬皮病表现，可出现手部红斑、丘疹和斑块[251]。面部皮肤可出现广泛的硬化[252]。另外，还可出现血小板减少症、门静脉纤维化及肝肺功能受损[253]。职业性的另一变异型见于吉他手，认为是继发于机械应力所致[254,255]。

组织病理 特发性和职业性的丘疹和斑块组织学改变主要为真皮增厚、胶原束水肿和均质化，这一表现很难与硬皮病相鉴别。弹性组织染色显示弹性纤维细小、碎裂，呈无序排列[250-252]。

发病机制 氯乙烯病是一种与高免疫球蛋白血症、冷球蛋白血症及补体内源性活化相关的免疫复合物病[253]。这一疾病的免疫特性可解释为什么暴露于氯乙烯气体的工人中，仅有少于 3% 的工人发病[251]。

治疗原则 目前尚无特效治疗方法，积极寻找和治疗潜在原因。

（蔡绥勃 周 莹 李 伟 译，杨希川 校，
陈思远 审）

参考文献

1. Frances C, Robert L. Elastin and elastic fibers in normal and pathologic skin. *Int J Dermatol* 1984;23:166.

2. Lewis KG, Bercovitch L, Dill SW, et al. Acquired disorders of elastic tissue, part I: increased elastic tissue and solar elastotic syndromes. *J Am Acad Dermatol* 2004;51(1):1.

3. Kligman AM. Early destructive effect of sunlight on human skin. *JAMA* 1969;210:2377.

4. Landi MT, Bauer J, Pfeiffer RM, et al. MC1R germline variants confer risk for BRAF-mutant melanoma. *Science* 2006;313(5786):521–522.

5. Raimer SS, Sanchez RL, Hubler WR, et al. Solar elastic bands of the forearm: an unusual chronic presentation of actinic elastosis. *J Am Acad Dermatol* 1986;15:650.

6. Mitchell RE. Chronic solar dermatosis: a light and electron microscopic study of the dermis. *J Invest Dermatol* 1967;48:203.

7. Nürnberger F, Schober E, Marsch WC, et al. Actinic elastosis in black skin. *Arch Dermatol Res* 1978;262:7.

8. Matsuta M, Izaki S, Ide C, et al. Light and electron microscopic immunohistochemistry of solar elastosis. *J Dermatol* 1987;14:364.

9. Braun-Falco O. Die morphogenese der senil-aktinischen elastose. *Arch Klin Exp Dermatol* 1969;235:138.

10. Bernstein EF, Chen YQ, Tamai K, et al. Enhanced elastin and fibrillin gene expression in chronically photodamaged skin. *J Invest Dermatol* 1994;103(2):182.

11. Smith JG Jr, Davidson E, Sams WM Jr, et al. Alterations in human dermal connective tissue with age and chronic sun damage. *J Invest Dermatol* 1962;39:347.

12. Niebauer G, Stockinger L. Über die senile elastose. *Arch Klin Exp Dermatol* 1965;221:122.

13. Findley GH. On elastase and the elastic dystrophies of the skin. *Br J Dermatol* 1954;66:16.

14. Sams WM Jr, Smith JG Jr. The histochemistry of chronically sun-damaged skin. *J Invest Dermatol* 1961;37:447.

15. Olsen RL, Nordquist J, Everett MA. The role of epidermal lysosomes in melanin physiology. *Br J Dermatol* 1970;83:189.

16. Rabe JH, Mamelak AJ, McElugun JS, et al. Photoaging: mechanisms and repair. *J Am Acad Dermatol* 2006;55:1–19.

17. Nelson BR, Majmudar G, Griffiths CEM, et al. Clinical improvement following dermabrasion of photoaged skin correlates with synthesis of collagen 1. *Arch Dermatol* 1994;130:1136–1142.

18. Bhawan J, Gonzalez-Serva A, Nehal K, et al. Effects of tretinoin on photodamaged skin: a histologic study. *Arch Dermatol* 1991;127:666–672.

19. Carter VH, Constantine VS, Poole WL. Elastotic nodules of the antihelix. *Arch Dermatol* 1969;100:282.

20. Kocsard E, Ofner F, Turner B, et al. Elastotic nodules of the antihelix. *Arch Dermatol* 1970;101:370.

21. Weedon D. Elastotic nodules of the ear. *J Cutan Pathol* 1981;8:429.

22. Requena L, Aguilar A, Sanchez Yus E. Elastotic nodules of the ears. *Cutis* 1989;44:452–454.

23. Favre M, Racouchot J. L'élastéidose cutanée nodulaire à kystes et à comédons. *Ann Dermatol Syphiligr* 1951;78:681.

24. Helm F. Nodular cutaneous elastosis with cysts and comedones: Favre-Racouchot syndrome. *Arch Dermatol* 1961;84:666.

25. Eastern JS, Martin S. Actinic comedonal plaque. *J Am Acad Dermatol* 1980;3:633.

26. John SM, Hamm H. Actinic comedonal plaque—a rare ectopic form of Favre-Racouchot syndrome. *Clin Exp Dermatol* 1993;18:256.

27. Hauptman G, Kopf A, Rabinovitz HS, et al. The actinic comedonal plaque. *Cutis* 1997;60:145.

28. Stanford DG, Georgouroas KE, Killingsworth M. Raimer's bands: case report with a review of solar elastosis. *Acta Derm Venereol* 1995;75:372.

29. Ackerman AB, Guo Y, Vitale PA. *Clues to diagnosis in dermatology.* Chicago, IL: ASCP Press, 1992:353–356.

30. Burks JW, Wise LJ, Clark WH. Degenerative collagenous plaques of the hands. *Arch Dermatol* 1960;82:362.

31. Kocsard E. Keratoelastoidosis marginalis of the hands. *Dermatologica* 1964;131:169.

32. Ritchle EB, Williams HM. Degenerative collagenous plaques of the hands. *Arch Dermatol* 1966;93:202.

33. Jordaan HF, Roussouw DJ. Digital papular calcific elastosis: a histopathological, histochemical and ultrastructural study of 20 patients. *J Cutan Pathol* 1990;17:358.

34. Rahbari H. Acrokeratoelastoidosis and keratoelastoidosis marginalis—any relation? *J Am Acad Dermatol* 1981;5:348.

35. Rahbari H. Collagenous and elastotic marginal plaques of the hands (CEMPH). *J Cutan Pathol* 1991;18:353.

36. Mortimore RJ, Conrad RJ. Collagenous and elastotic marginal plaques of the hands. *Australas J Dermatol* 2001; 42:211.

37. Patterson WM, Fox MD, Schwartz RA. Favre-Racouchot disease [review]. *Int J Dermatol* 2004;43(3):167.

38. Siragusa M, Magliolo E, Batolo D, et al. An unusual location of nodular elastosis with cysts and comedones (Favre-Racouchot's disease). *Acta Derm Venereol* 2000;80:452.

39. Moulin G, Thomas L, Vigneau M, et al. A case of unilateral elastosis with cysts and comedones: Favre-Racouchot syndrome. *Ann Dermatol Venereol* 1994;121:721.

40. Stefanidou M, Ioannidou D, Tosca A. Unilateral nodular elastosis with cysts and comedones (Favre-Racouchot syndrome). *Dermatology* 2001;202:270.

41. Mavilia L, Rossi R, Cannarozzo G, et al. Unilateral nodular elastosis with cysts and comedones (Favre-Racouchot syndrome): report of two cases treated with a new combined therapeutic approach. *Dermatology* 2002;204:251.

42. Sanchez-Yus E, Del Rio E, Simon P, et al. The histopathology of closed and open comedones of Favre-Racouchot disease. *Arch Dermatol* 1997;133:1592.

43. Hassounah A, Piérard EG. Keratosis and comedos without prominent elastosis in Favre-Racouchot disease. *Am J Dermatopathol* 1987;9:15.

44. Fanta D, Niebauer G. Aktinische (senile) komedonen. *Z Hautkr* 1976;51:791.

45. Keough GC, Laws RA, Elston DM. Favre-Racouchot syndrome: a case for smokers' comedones. *Arch Dermatol* 1997;133:796.

46. Sehgal VN, Singh M, Korrane RV, et al. Degenerative collagenous plaque of the hand (linear keratoelastoidosis of the hands): a variant of acrokeratoelastosis. *Dermatologica* 1980;161:200.

47. Todd D, Al-Aboosi M, Hameed O, et al. The role of UV light in the pathogenesis of digital papular calcific elastosis. *Arch Dermatol* 2001;137:379.

48. Rapini RP, Hebert AA, Drucker CR. Acquired perforating dermatosis. *Arch Dermatol* 1989;125(8):1074.

49. Patterson JW. The perforating disorders. *J Am Acad Dermatol* 1984;10(4):561–581.

50. Kyrle J. Hyperkeratosis follicularis et parafollicularis in cutem penetrans. *Arch Dermatol Syphilol* 1916;123:466.

51. Ackerman AB. *Histologic diagnosis of inflammatory skin diseases.* Philadelphia, PA: Lea & Febieger, 1978:685–687.

52. Carter VH, Constantine VS. Kyrle's disease, I: clinical findings in five cases and review of literature. *Arch Dermatol* 1968;97:624.

53. Constantine VS, Carter VH. Kyrle's disease, II: histopathologic findings in five cases and review of the literature. *Arch Dermatol* 1968;97:633.

54. Tappeiner J, Wolff K, Schreiner E. Morbus kyrle. *Hautarzt* 1969;20:296.

55. Bardach H. Dermatosen mit transepithelialer perforation. *Arch Dermatol Res* 1976;257:213.

56. Mehregan AH, Coskey RJ. Perforating folliculitis. *Arch Dermatol* 1968;97:394.

57. Mehregan AH. Elastosis perforans serpiginosa: a review of the literature and report of 11 cases. *Arch Dermatol* 1968;97:381.

58. Tapiero H, Townsend DM, Tew KD. Trace elements in human physiology and pathology: copper. *Biomed Pharmacother* 2003;57(9):386–398.

59. Iozumi K, Nakagawa H, Tamaki K. Penicillamine-induced degenerative dermatoses: report of a case and brief review of such dermatoses. *J Dermatol* 1997;24(7):458–465.

60. Humphry S, Hemmati I, Randhawa R, et al. Elastosis perforans serpiginosa: treatment with liquid nitrogen cryotherapy and review of the literature. *J Cutan Med Surg* 2010;14(1):38–42.

61. Kelly SC, Purcell SM. Imiquimod therapy for elastosis perforans serpiginosa. *Arch Dermatol* 2006;142:829–830.

62. Ratnavel RC, Norris PG. Penicillamine-induced elastosis perforans serpiginosa treated successfully with isotretinoin. *Dermatology* 1994;189(1):81–83.

63. Weiner AL. Reactive perforating collagenosis. *Arch Dermatol* 1970;102:540.

64. Kanan MW. Familial reactive perforating collagenosis and intolerance to cold. *Br J Dermatol* 1974;91:405.

65. Poliak SC, Lebwohl MG, Parris A, et al. Reactive perforating collagenosis associated with diabetes mellitus. *N Engl J Med* 1982;306:81.

66. Cochran RJ, Tucker SB, Wilkin JK. Reactive perforating collagenosis of diabetes mellitus and renal failure. *Cutis* 1983;31:55.

67. Beck HI, Brandrup F, Hagdrup HK, et al. Adult, acquired reactive perforating collagenosis. *J Cutan Pathol* 1988;15:124.

68. Fretzin DF, Beal DW, Jao W. Light and ultrastructural study of reactive perforating collagenosis. *Arch Dermatol* 1980;116:1054.

69. Sehgal VN, Verma P, Bhattacharya SN, et al. Familial reactive perforating collagenosis in a child: response to narrow-band UVB. *Pediatr Dermatol* 2012;30(6):762.

70. Patterson JW. Progress in the perforating dermatoses. *Arch Dermatol* 1989;125:1121.

71. Zelger B, Hintner H, Auböck J, et al. Acquired perforating dermatosis. *Arch Dermatol* 1991;127:695.

72. Saray Y, Seçkin D, Bilezikçi B. Acquired perforating dermatosis: clinicopathological features in twenty-two cases. *J Eur Acad Dermatol Venereol* 2006;20(6):679.

73. Hoque SR, Ameen M, Holden CA. Acquired reactive perforating collagenosis: four patients with a giant variant treated with allopurinol. *Br J Dermatol* 2006;154(4):759.

74. Schamroth JM, Kellen P, Grieve TP. Elastosis perforans serpiginosa in a patient with renal disease. *Arch Dermatol* 1986;122:82.

75. Patterson JW, Graff GE, Eubanks SW. Perforating folliculitis and psoriasis. *J Am Acad Dermatol* 1982;7:369.

76. Kawakami T, Saito R. Acquired reactive perforating collagenosis associated with diabetes mellitus: eight cases that meet Faver's criteria. *Br J Dermatol* 1999;140:521.

77. Morgan MB, Truitt CA, Taira J, et al. Fibronectin and the extracellular matrix in the perforating disorders of the skin.

Am J Dermatopathol 1998;20(2):147.

78. Morton CA, Henderson IS, Jones MC, et al. Acquired perforating dermatosis in a British dialysis population. *Br J Dermatol* 1996;135:671.

79. Haftek M, Euvrard S, Kanitakis J, et al. Acquired perforating dermatosis of diabetes mellitus and renal failure: further ultrastructural clues to its pathogenesis. *J Cutan Pathol* 1993;20(4):350.

80. Karphouzis A, Giatromanolaki A, Sivridis E, et al. Acquired reactive perforating collagenosis: current status. *J Dermatol* 2010;37:585–592.

81. Pruzan D, Rabbin PE, Heilman ER. Periumbilical perforating pseudo-xanthoma elasticum. *J Am Acad Dermatol* 1992;26:642.

82. Sapadin AN, Lebwohl MG, Teich SA, et al. Periumbilical pseudoxanthoma elasticum associated with chronic renal failure and angioid streaks—apparent regression with hemodialysis. *J Am Acad Dermatol* 1998;39:338.

83. Hicks J, Carpenter CL Jr, Reed PJ. Periumbilical perforating pseudo-xanthoma elasticum. *Arch Dermatol* 1979;115:300.

84. Lund HZ, Gilbert CF. Perforating pseudoxanthoma elasticum: its distinction from elastosis perforans serpiginosa. *Arch Pathol Lab Med* 1976;100:544.

85. Schwartz RA, Richfield DF. Pseudoxanthoma elasticum with transepidermal elimination. *Arch Dermatol* 1978;114:279.

86. Neldner KH, Martinez-Hernandez A. Localized acquired cutaneous pseudoxanthoma elasticum. *J Am Acad Dermatol* 1979;1:523.

87. Nickoloff BJ, Noodleman R, Abel EA. Perforating pseudoxanthoma elasticum associated with chronic renal failure and hemodialysis. *Arch Dermatol* 1985;121:1321.

88. Bressan AL, Vasconcelos BN, Silva RS, et al. Periumbilical and periareolar perforating pseudoxanthoma elasticum. *An Bras Dermatol* 2010;85(5):705–707.

89. Smith EW, Malak JA, Goodman RM, et al. Reactive perforating elastosis: a feature of certain genetic disorders. *Bull Johns Hopkins Hosp Med J* 1962;111:235.

90. Schutt DA. Pseudoxanthoma elasticum and elastosis perforans serpiginosa. *Arch Dermatol* 1965;91:151.

91. Caro I, Sher MA, Rippey JJ. Pseudoxanthoma elasticum and elastosis perforans serpiginosa. *Dermatologica* 1975;150:36.

92. Funabashi T, Tsuyuki S. A case of elastosis perforans with pseudoxanthoma elasticum. *Jpn J Dermatol* 1966;75:649.

93. Pai SH, Zak FG. Concurrence of pseudoxanthoma elasticum, elastosis perforans serpiginosa and systemic sclerosis. *Dermatologica* 1970;140:54.

94. Kazakis AM, Parish WR. Periumbilical perforating pseudoxanthoma elasticum. *J Am Acad Dermatol* 1988;19:384.

95. Toporcer MB, Kantor GR. Periumbilical hyperpigmented plaque: periumbilical perforating pseudoxanthoma elasticum (PPPXE). *Arch Dermatol* 1990;126:1639.

96. Nielsen AO, Christensen OB, Hentzer B, et al. Saltpeter-induced dermal changes electron-microscopically indistinguishable from pseudoxanthoma elasticum. *Acta Dermato Venereol* 1978;58:323.

97. Mitsudo SM. Chronic idiopathic hyperphosphatasia associated with pseudoxanthoma elasticum. *J Bone Joint Surg* 1971;53A:303.

98. Tajima S, Shimizu K, Izumi T, et al. Late-onset focal dermal elastosis: clinical and histological features. *Br J Dermatol* 1995;133:303.

99. Limas C. Late onset focal dermal elastosis: a distinct clinicopathologic entity? *Am J Dermatopathol* 1999;21:381.

100. Higgins HJ, Whitworth MW. Late-onset focal dermal elastosis: a case report and review of the literature. *Cutis* 2010;85(4):195–197.

101. Wang AR, Fonder MA, Telang GH, et al. Late-onset focal dermal elastosis: an uncommon mimicker of pseudoxanthoma elasticum. *J Cutan Pathol* 2012;39(10):957–961.

102. Tajima S, Tanaka N, Ohnishi Y, et al. Analysis of elastin metabolism in patients with late-onset focal dermal elastosis. *Acta Derm Venereol* 1999;79:285.

103. Flegel H. Hyperkeratosis lenticularis perstans. *Hautarzt* 1958;9:362.

104. Bean SF. The genetics of hyperkeratosis lenticularis perstans. *Arch Dermatol* 1972;106:72.

105. Beveridge GW, Langlands AO. Familial hyperkeratosis lenticularis perstans associated with tumours of the skin. *Br J Dermatol* 1973;88:453.

106. Frenk E, Tapernoux B. Hyperkeratosis lenticularis perstans: Flegel. *Dermatologica* 1976;153:253.

107. Van de Staak WJBM, Bergers AMG, Bougaarts P. Hyperkeratosis lenticularis perstans: Flegel. *Dermatologica* 1980;161:340.

108. Price ML, Wilson Jones E, MacDonald DM. A clinicopathological study of Flegel's disease: hyperkeratosis lenticularis perstans. *Br J Dermatol* 1987;116:681.

109. Pearson LH, Smith JG, Chalker DK. Hyperkeratosis lenticularis perstans. *J Am Acad Dermatol* 1987;16:190.

110. Miranda-Romero A, Sanchez Sambucety P, Bajo del Pazo C, et al. Unilateral hyperkeratosis lenticularis perstans (Flegel's disease). *J Am Acad Dermatol* 1998;39:655.

111. Bean SF. Hyperkeratosis lenticularis perstans. *Arch Dermatol* 1969;99:705.

112. Raffle EJ, Rogers J. Hyperkeratosis lenticularis perstans. *Arch Dermatol* 1969;100:423.

113. Krinitz K, Schafer I. Hyperkeratosis lenticularis perstans. *Dermatol Monatsschr* 1971;157:438.

114. Ikada J. Hyperkeratosis lenticularis perstans. *Arch Dermatol* 1974;110:464.

115. Hunter GA, Donald GF. Hyperkeratosis lenticularis perstans (Flegel) or dyskeratotic psoriasiform dermatosis: a single dermatosis or two? *Arch Dermatol* 1968;98:239.

116. Jang KA, Choi JH, Sung KJ, et al. Hyperkeratosis lenticularis perstans (Flegel's disease): histologic, immunohistochemical, and ultrastructural features in a case. *Am J Dermatopathol* 1999;21:395.

117. Metze D, Lubke D, Luger T. Hyperkeratosis lenticularis perstans (Flegel's disease)—a complex disorder of epidermal differentiation with good response to synthetic Vitamin D3 derivative. *Hautarzt* 2000;51:31.

118. Blaheta H, Metzler G, Rassner G, et al. Hyperkeratosis lenticularis perstans (Flegel's disease)—lack of response to treatment with tacalcitol and calcipotriol. *Dermatology* 2001;202:255.

119. Squier CA, Eady RAJ, Hopps RM. The permeability of epidermis lacking normal membrane-coating granules: an ultrastructural tracer study of Kyrle-Flegel disease. *J Invest Dermatol* 1978;70:361.

120. Tezuka T. Dyskeratotic process of hyperkeratosis lenticularis perstans: Flegel. *Dermatologica* 1982;164:379.

121. Kanitakis J, Hermier C, Hokayem D, et al. Hyperkeratosis lenticularis: Flegel's disease: a light and electron microscopic study of involved and uninvolved epidermis. *Dermatologica* 1987;174:96.

122. Tidman MJ, Price ML, MacDonald DM. Lamellar bodies in hyperkeratosis lenticularis perstans. *J Cutan Pathol* 1987;14:207.

123. Langer K, Zonzits E, Konrad K. Hyperkeratosis lenticularis perstans (Flegel's disease): ultrastructural study of lesional and perilesional skin and therapeutic trial of topical tretinoin versus 5-fluorouracil. *J Am Acad Dermatol* 1992;27:812.

124. Ikai K, Murai T, Oguchi M, et al. An ultrastructural study of the epidermis in hyperkeratosis lenticularis perstans. *Acta Derm Venereol* 1978;58:363.

125. Kang S. Topical tretinoin therapy for management of early striae. *J Am Acad Dermatol* 1998;39(2, Pt 3):S90–S92.

126. Tsuji T, Sawabe M. Elastic fibers in striae distensae. *J Cutan Pathol* 1988;15:215.

127. Zheng P, Lavker RM, Kligman AM. Anatomy of striae. *Br J Dermatol* 1985;112:185.

128. Epstein NW, Epstein WL, Epstein JH. Atrophic striae in patients with inguinal intertrigo. *Arch Dermatol* 1963; 87:450.

129. Simkin B, Arce R. Steroid excretion in obese patients with colored abdominal striae. *N Engl J Med* 1962;266:1031.

130. Sisson WR. Colored striae in adolescent children. *J Pediatr* 1954;45:520.

131. Klehr N. Striae cutis atrophicae: morphokinetic examinations in vitro. *Acta Derm Venereol Suppl (Stockh)* 1979; 85:105.

132. Jiménez GP, Flores F, Berman B, et al. Treatment of striae rubra and striae alba with the 585-nm pulsed-dye laser. *Dermatol Surg* 2003;29(4):362–365.

133. Alexiades-Armenakas MR, Bernstein LJ, Friedman PM, et al. The safety and efficacy of the 308-nm excimer laser for pigment correction of hypopigmented scars and striae alba. *Arch Dermatol* 2004;140(8):955–960.

134. Burket JM, Zelickson AS, Padilla RS. Linear focal elastosis (elastotic striae). *J Am Acad Dermatol* 1989;20:633.

135. Ramlogan D, Tan BB, Garrido M. Linear focal elastosis. *Br J Dermatol* 2001;145:188.

136. Akagi A, Tajima S, Kawada A, et al. Coexistence of pseudoxanthoma elasticum-like papillary dermal elastolysis and linear focal dermal elastosis. *J Am Acad Dermatol* 2002;47:S189.

137. White GM. Linear focal elastosis: a degenerative or regenerative process of striae distensae. *J Am Acad Dermatol* 1992;27:468.

138. Hagari Y, Norimoto M, Mihara M. Linear focal elastosis associated with striae distensae in an elderly woman. *Cutis* 1997;60:246.

139. Chang SE, Park IJ, Moon KC, et al. Two cases of linear focal elastosis (elastotic striae). *J Dermatol* 1998;25:395.

140. Hashimoto K. Linear focal elastosis: keloidal repair of striae distensae. *J Am Acad Dermatol* 1998;39:309.

141. Moiin A, Hashimoto K. Linear focal elastosis in a young black man: a new presentation. *J Am Acad Dermatol* 1994;30:874.

142. Trueb RM, Fellas AS. Linear focal elastosis (elastotic striae). *Hautarzt* 1995;46:346.

143. Tamada Y, Yokochi K, Ikeya T, et al. Linear focal elastosis: a review of three cases in young Japanese men. *J Am Acad Dermatol* 1997;36:301.

144. Breier F, Trautinger F, Jureck W, et al. Linear focal elastosis (elastotic striae): increased number of elastic fibres determined by a video measuring system. *Br J Dermatol* 1997;137:955.

145. Hagari Y, Mihara M, Morimura T, et al. Linear focal elastosis: an ultrastructural study. *Arch Dermatol* 1991;127:1365.

146. Pinkus H, Keech MK, Mehregan AH. Histopathology of striae distensae with special reference to striae and wound healing in the Marfan syndrome. *J Invest Dermatol* 1966;46:283.

147. Rongioletti F, Rebora A. Pseudoxanthoma elasticum-like papillary dermal elastolysis. *J Am Acad Dermatol* 1992; 26:648.

148. Patrizi A, Neri I, Trevisi P, et al. Pseudoxanthoma elasticum-like papillary dermal elastolysis: another case. *Dermatology* 1994;189:289.

149. Pirard C, Delbrouck-Poot F, Bourlond A. Pseudoxanthoma elasticum-like papillary dermal elastolysis: a new case. *Dermatology* 1994;189:193.

150. El-Charif MA, Mousawi AM, Rubeiz NG, et al. Pseudoxanthoma elasticum-like papillary dermal elastolysis: a report of two cases. *J Cutan Pathol* 1994;21:252.

151. Hashimoto K, Tye MJ. Upper dermal elastolysis: a comparative study with mid-dermal elastolysis. *J Cutan Pathol* 1994;21:533.

152. Vargaz-Diez E, Penas PF, Fraga J, et al. Pseudoxanthoma elasticum-like papillary dermal elastolysis: a report of two cases and review of the literature. *Acta Derm Venereol* 1997;77:43.

153. Orlandi A, Bianchi L, Nini G, et al. Familial occurrence of pseudoxanthoma elasticum-like papillary dermal elastolysis. *J Eur Acad Dermatol Venereol* 1998;10:175.

154. Ohnishi Y, Tajima S, Ishibashi A, et al. Pseudoxanthoma elasticum-like papillary dermal elastolysis: report of four Japanese cases and an immunohistochemical study of elastin and fibrillin-1. *Br J Dermatol* 1998;139:141.

155. Lewis KG, Bercovitch L, Dill SW, et al. Acquired disorders of elastic tissue, part II: decreased elastic tissue. *J Am Acad Dermatol* 2004;51:165.

156. Shimizu H, Kimura S, Harada T, et al. White fibrous papulosis of the neck: a new clinicopathologic entity? *J Am Acad Dermatol* 1989;20:1073.

157. Vermersch-Langlin A, Delaporte E, Pagniez D, et al. White fibrous papulosis of the neck. *Int J Dermatol* 1993;32:442.

158. Joshi RK, Abanmi A, Hafeen A. White fibrous papulosis of the neck. *Br J Dermatol* 1992;127:295.

159. Cerio R, Gold S, Wilson Jones E. White fibrous papulosis of the neck. *Clin Exp Dermatol* 1991;16:224.

160. Zanca A, Contri MB, Carnevali C, et al. White fibrous papulosis of the neck. *Int J Dermatol* 1996;35:720.

161. Siragusa M, Batolo D, Schepis C. White fibrous papulosis of the neck in three Sicilian patients. *Australas J Dermatol* 1996;37:202.

162. Balus L, Amantea A, Donati P, et al. Fibroelastolytic papulosis of the neck: a report of 20 cases. *Br J Dermatol* 1997;137:461.

163. Tajima S, Ohnishi Y, Akagi A, et al. Elastotic change in the subpapillary and mid-dermal layers in papillary dermal elastolysis. *Br J Dermatol* 2000;142:586.

164. Revelles JM, Machan S, Pielasinski U, et al. Pseudoxanthoma elasticum-like papillary dermal elastolysis: immunohistochemical study using elastic fiber cross-reactivity with an antibody against amyloid P component. *Am J Dermatopathol* 2012;34(6):637–643.

165. Shelley WB, Wood MC. Wrinkles due to idiopathic loss of middermal elastic tissue. *Br J Dermatol* 1977;97:441.

166. Gambichler T. Mid-dermal elastolysis revisited. *Arch Dermatol Res* 2010;302(2):85–93.

167. Brenner W, Gschnait F, Konrad K, et al. Non-inflammatory dermal elastolysis. *Br J Dermatol* 1979;99:335.

168. Maghraoui S, Grossin M, Crickx B, et al. Mid-dermal

elastolyis: report of a case with a predominant perifollicular pattern. *J Am Acad Dermatol* 1992;26:490.

169. Bannister MJ, Rubel DM, Kossard S. Mid-dermal elastophagocytosis presenting as a persistent reticulate erythema. *Australas J Dermatol* 2001;42:50.

170. Delacrétaz J, Perroud H, Vulliemin JF. Cutis laxa acquise. *Dermatologica* 1977;155:233.

171. Yen A, Tschen J, Raimer SS. Mid-dermal elastolysis in an adolescent subsequent to lesions resembling granuloma annulare. *J Am Acad Dermatol* 1997;37:870.

172. Marshall J, Heyl T, Weber HW. Post inflammatory elastolysis and cutis laxa. *S Afr Med J* 1966;40:1016.

173. Verhagen AR, Woederman MJ. Post-inflammatory elastolysis and cutis laxa. *Br J Dermatol* 1975;95:183.

174. Lewis PG, Hood AF, Barnett NK, et al. Postinflammatory elastolysis and cutis laxa. *J Am Acad Dermatol* 1992;26:882.

175. Crivellato E. Disseminated nevus anelasticus. *Int J Dermatol* 1986;25:171.

176. Heudes AM, Boullie MC, Thomine E, et al. Élastolyse acquise en nappe du derme moyen. *Ann Dermatol Venereol* 1988;115:1041.

177. Larregue M, Laivre-Mathieu-Thibault M, Titi A, et al. Elastolyse en nappe superficielle acquise et inflammatoire. *J Dermatol (Paris)* 1988;13:38b.

178. Brod BA, Rabkin M, Rhodes AR, et al. Mid-dermal elastolysis with inflammation. *J Am Acad Dermatol* 1992;26:882.

179. Neri I, Patrizi A, Fanti P, et al. Mid-dermal elastolysis: a pathological and ultrastructural study of five cases. *J Cutan Pathol* 1996;23:165.

180. Sterling JC, Coleman N, Pye RJ. Mid-dermal elastolysis. *Br J Dermatol* 1994;130:502.

181. Rudolph RI. Mid dermal elastolysis. *J Am Acad Dermatol* 1990;22:203.

182. Kirsner RS, Falanga V. Features of an autoimmune process in mid-dermal elastolysis. *J Am Acad Dermatol* 1992;27:832.

183. Boyd AS, King LE Jr. Mid dermal elastolysis in two patients with lupus erythematosus. *Am J Dermatopathol* 2001;23:136.

184. Gambichler T, Linhart C, Wolter M. Mid-dermal elastolysis associated with Hashimoto's thyroiditis. *J Eur Acad Dermatol Venereol* 1999;12:245.

185. Kim JM, Su WPD. Mid dermal elastolysis with wrinkling: report of two cases and review of the literature. *J Am Acad Dermatol* 1992;26:169.

186. Snider RL, Lang PG, Maize JC. The clinical spectrum of mid-dermal elastolysis and the role of UV light in its pathogenesis. *J Am Acad Dermatol* 1993;28:938.

187. Patroi I, Annessi G, Girolomoni G. Mid-dermal elastolysis: a clinical, histologic, and immunohistochemical study of 11 patients. *J Am Acad Dermatol* 2003;48:846.

188. Venencie PY, Winkelmann RK. Histopathologic findings in anetoderma. *Arch Dermatol* 1984;120:1040.

189. Venencie PY, Winkelmann RK, Moore BA. Anetoderma: clinical findings, association, and long-term follow-up evaluation. *Arch Dermatol* 1984;120:1032.

190. Friedman SJ, Venencie PY, Bradley RR, et al. Familial anetoderma. *J Am Acad Dermatol* 1987;16:341.

191. Aberer E, Weissenbacher G. Congenital anetoderma by intrauterine infection? *Arch Dermatol* 1997;133:526.

192. Peterman A, Scheel M, Sams WM Jr, et al. Hereditary anetoderma. *J Am Acad Dermatol* 1996;35:999.

193. Zellman GL, Levy ML. Congenital anetoderma in twins. *J Am Acad Dermatol* 1997;36:483.

194. Gerritsen MJ, De Rooij MJ, Sybrandy-Fleuren BA, et al. Familial anetoderma. *Dermatology* 1999;198:321.

195. Deluzenne R. Les anétodermies maculeuses. *Ann Dermatol Syphiligr (Paris)* 1956;83:618.

196. Bechelli LM, Valeri V, Pimenta WP, et al. Schweninger-Buzzi anetoderma in women with or without lepromatous leprosy. *Dermatologica* 1967;135:329.

197. Temime P, Baran LR, Friedmann E. Pseudotumoral anetoderma and chronic lupus erythematosus. *Ann Dermatol Syphiligr* 1971;98:141.

198. Clement M, du Vivier A. Anetoderma secondary to syphilis. *J R Soc Med* 1983;76:223.

199. Edelson Y, Grupper C. Anétodermie maculeuse et lupus érythémateux. *Bull Soc Fr Dermatol Syphiligr* 1970;77:753.

200. Balina LM, Gatti JC, Cardama JE, et al. Congenital poikiloderma and anetoderma in porphyria. *Arch Argent Dermatol* 1966;16:190.

201. Carr RD. Urticaria pigmentosa associated with anetoderma. *Acta Derm Venereol* 1971;51:120.

202. Thivolet J, Cambazard F, Souteyrand P, et al. Mastocytosis evolving into anetoderma: review of the literature. *Ann Dermatol Venereol* 1981;108:259.

203. Moulin G, Bouchet B, Dos Santos G. Anetodermic cutaneous changes above Malherbe's tumors. *Ann Dermatol Venereol* 1978;105:43.

204. Shames BS, Nassif A, Bailey CS, et al. Secondary anetoderma involving a pilomatricoma. *Am J Dermatopathol* 1994;16:557.

205. Kaplan H, Lacentre E, Carabelli S. Changes in the elastic tissue of patients with Down's syndrome. *Med Cutan Ibero Lat Am* 1982;10:79.

206. Schepis C, Siragusa M. Secondary anetoderma in people with Down's syndrome. *Acta Derm Venereol* 1999;79:245.

207. Taieb A, Dufillot D, Pellegrin-Carloz B, et al. Postgranulomatous anetoderma associated with Takayasu's arteritis in a child. *Arch Dermatol* 1987;12:796.

208. Hodak E, Shamai-Lubovitz O, David M, et al. Immunologic abnormalities associated with primary anetoderma. *Arch Dermatol* 1992;128:799.

209. Tousignant J, Crickx B, Grossin M, et al. Post-varicella anetoderma: 3 cases [in French]. *Ann Dermatol Venereol* 1990;117:355.

210. Stephansson EA, Niemi KM, Jouhikainen T, et al. Lupus anticoagulant and the skin: a longterm follow-up study of SLE patients with special reference to histopathologic findings. *Acta Derm Venereol* 1991;71:416.

211. Disdier P, Harle JR, Andrac L, et al. Primary anetoderma associated with the antiphospholipid syndrome. *J Am Acad Dermatol* 1994;30:133.

212. Gibson GE, Su WP, Pittelkow MR. Antiphospholipid syndrome and the skin. *J Am Acad Dermatol* 1997;36:970.

213. Stephansson EA, Niemi KM. Antiphospholipid antibodies and anetoderma: are they associated? *Dermatology* 1995;191:202.

214. Montilla C, Alarcon-Segovia D. Anetoderma in systemic lupus erythematosus: relationship to antiphospholipid antibodies. *Lupus* 2000;9:545.

215. Romani J, Perez F, Llobet M, et al. Anetoderma associated with antiphospholipid antibodies: case report and review of the literature. *J Eur Acad Dermatol Venereol* 2000;15:175.

216. Alvarez-Cuesta CC, Raya-Aguado C, Fernandez-Rippe ML, et al. Anetoderma in a systemic lupus erythematosus patient with anti-PCNA and antiphospholipid antibodies.

Dermatology 2001;203:348.

217. Ruiz-Rodriguez R, Longaker M, Berger TG. Anetoderma and human immunodeficiency virus infection. *Arch Dermatol* 1992;128:661.

218. Jubert C, Cosnes A, Clerici T, et al. Sjogren's syndrome and cutaneous B cell lymphoma revealed by anetoderma. *Arthritis Rheum* 1993;36:133.

219. Herrero-Gonzalez JE, Herrero-Mateu C. Primary anetoderma associated with primary Sjogren's syndrome. *Lupus* 2002;11:124.

220. Kasper RC, Wood GS, Nihal M, et al. Anetoderma arising in cutaneous B cell lymphoproliferative disease. *Am J Dermatopathol* 2001;23:124.

221. Jubert C, Cosnes A, Wechsler J, et al. Anetoderma may reveal cutaneous plasmacytoma and benign lymphoid hyperplasia. *Arch Dermatol* 1995;131:365.

222. Child FJ, Woollons A, Price ML, et al. Multiple cutaneous immunocytoma with secondary anetoderma: a report of two cases. *Br J Dermatol* 2000;143:165.

223. Crone AM, James MP. Acquired linear anetoderma following angular cheilitis. *Br J Dermatol* 1998;138:923.

224. Ang P, Tay YK. Anetoderma in a patient with juvenile xanthogranuloma. *Br J Dermatol* 1999;140:541.

225. Prigent F. Anetoderma secondary to juvenile xanthogranuloma. *Ann Dermatol Venereol* 2001;128:291.

226. Ozkan S, Fetil E, Izler F, et al. Anetoderma secondary to generalized granuloma annulare. *J Am Acad Dermatol* 2000;42:335.

227. Siragusa M, Batolo D, Schepis C. Anetoderma secondary to application of leeches. *Int J Dermatol* 1996;35:226.

228. Prizant TL, Lucky AW, Frieden IJ, et al. Spontaneous atrophic patches in extremely premature infants: anetoderma of prematurity. *Arch Dermatol* 1996;132:671.

229. Colditz PB, Dunster KR, Joy GJ, et al. Anetoderma of prematurity in association with electrocardiographic electrodes. *J Am Acad Dermatol* 1999;41:479.

230. Daoud MS, Dicken CH. Anetoderma after hepatitis B immunization in two siblings. *J Am Acad Dermatol* 1997;36:779.

231. Davis W. Wilson's disease and penicillamine-induced anetoderma. *Arch Dermatol* 1977;113:976.

232. Kossard S, Kronman KR, Dicken CH, et al. Inflammatory macular atrophy: immunofluorescent and ultrastructural findings. *J Am Acad Dermatol* 1979;1:325.

233. Cramer HJ. Zur Histopathogenese der dermatitis atrophicans maculosa. *Dermatol Wochenschr* 1963;147:230.

234. Hellwich M, Nickolay-Kiesthardt J. Kasuistischer beitrag zur anetodermia jadassohn. *Z Hautkr* 1986;61:1638.

235. Miller WM, Ruggles CW, Rist TE. Anetoderma. *Int J Dermatol* 1979;18:43.

236. Zaki I, Scerri L, Nelson H. Primary anetoderma: phagocytosis of elastic fibres by macrophages. *Clin Exp Dermatol* 1994;19:388.

237. Bergman R, Friedman-Birnbaum R, Hazaz B, et al. An immunofluorescence study of primary anetoderma. *Clin Exp Dermatol* 1990;15:124.

238. Venencie PY, Winkelmann RK. Ultrastructural findings in the skin lesions of patients with anetoderma. *Arch Dermatol* 1984;120:1084.

239. Venencie PY, Bonnefoy A, Gogly B, et al. Increased expression of gelatinases A and B by skin explants from patients with anetoderma. *Br J Dermatol* 1997;137:517.

240. Ghomrasseni S, Dridi M, Bonnefoix M, et al. Morphometric analysis of elastic skin fibres from patients with: cutis laxa, anetoderma, pseudoxanthoma elasticum, and Buschke-Ollendorf and Williams-Beuren syndromes. *J Eur Acad Dermatol Venereol* 2001;15:305.

241. Lindstrom J, Smith KJ, Skelton HG, et al. Increased anti-cardiolipin antibodies associated with the development of anetoderma in HIV-1 disease. Military Medical Consortium for the Advancement of Retroviral research (MMCARR). *Int J Dermatol* 1995;34:408.

242. Varadi DP, Saqueton AC. Perifollicular elastolysis. *Br J Dermatol* 1970;83:143.

243. Taafe A, Cunliffe WJ, Clayden AD. Perifollicular elastolysis—a common condition. *Br J Dermatol* 1983;24S:20.

244. Lemarchand-Venencie F, Venencie PY, Foix C, et al. Perifollicular elastolysis: discussion of the role of secretory elastase from Staphylococcus epidermidis. *Ann Dermatol Venereol* 1985;112:735.

245. Wilson BB, Dent CH, Cooper PH. Papular acne scars: a common cutaneous finding. *Arch Dermatol* 1990;126:797.

246. Haim S, Munk J. Periodontosis a part of an unknown familial congenital disorder. *Refuat Hapeh Vehashinayim* 1969;18:2.

247. Lamy M, Maroteaux P. Pycnodysostosis. *Rev Esp Pediatr* 1965;21:433.

248. Jansen T, Romiti R. Progeria infantum (Hutchinson-Gilford syndrome) associated with scleroderma-like lesions and acro-osteolysis: a case report and brief review of the literature. *Pediatr Dermatol* 2000;17:282.

249. Herrmann J, Zugibe FT, Gilbert EF, et al. Arthro-dento-osteo dysplasia (Hajdu-Cheney syndrome): review of a genetic "acro-osteolysis" syndrome. *Z Kinderheilkd* 1973;114:93.

250. Meyerson LB, Meier GC. Cutaneous lesions in acroosteolysis. *Arch Dermatol* 1972;106:224.

251. Markowitz SS, McDonald CJ, Fethiere W, et al. Occupational acroosteolysis. *Arch Dermatol* 1972;106:219.

252. Veltmann G, Lange CE, Stein G. Die Vinyl krankheit. *Hautarzt* 1978;29:177.

253. Fine RM. Acro-osteolysis: vinyl chloride induced "scleroderma." *Int J Dermatol* 1976;15:676.

254. Destouet JM, Murphy WA. Guitar player acro-osteolysis. *Skeletal Radiol* 1981;6:275.

255. Baran R, Tosti A. Occupational acroosteolysis in a guitar player. *Acta Derm Venereol* 1993;73:64.

第 16 章

营养缺乏和胃肠道疾病的皮肤表现

Cynthia Magro, Arthur Neil Crowson, and Martin Mihm JR.

引言

作为新陈代谢活跃和可见的器官，皮肤常是营养缺乏疾病表现较为早期和突出的部位，而这组或者这一类疾病可能和伴随的胃肠疾病有关，如在本章中讨论的肝胆疾病。其发病机制可能包括必需营养素缺乏、代谢紊乱、免疫系统失调和病毒感染。

治疗原则 几乎所有的营养性皮肤疾病都与特定营养素的缺乏相关，处理的原则关键是做出正确的诊断及纠正特定缺乏的营养素，其营养素可能是维生素、酶类、蛋白质和脂类等。这些原则在本书里不会被重复提到，可能在附加的治疗干预措施的讨论中再次提及。

维生素、非必需氨基酸、矿物质的缺乏

坏血病

维生素 C 缺乏症，俗称坏血病，是由于维生素 C（抗坏血酸）的缺乏导致的，早在 3000 年前就已经被人们所熟知。

临床概要 在 1753 年，James Lind 就指出柑橘类水果可有效预防坏血病[1,2]。本病特点是毛囊性紫癜性斑疹，伴或不伴毛囊角化过度和"螺丝钻"发，瘀斑（特别是胫前区），结膜和牙龈出血，而牙龈出血与牙龈增生有关[3]。坏血病患者可出现下肢的皮下出血和非凹性水肿及关节腔积血[4]，常伴有非特异性的不适、疼痛及伤口愈合不良。约 75% 的患者出现贫血，可能与活性叶酸减少和出血有关[4,5]。对于人类来说，维生素 C 的主要来源是水果和蔬菜，其不能经葡萄糖衍生物合成。坏血病常发生在以下人群：选择性地避免食用这类食物的自闭症患者[6]；老年人；慢性酗酒者；肾透析患者；营养不良、流离失所的难民[7]；以及依靠粮食援助、微量元素缺乏的人群[8,9]。

组织病理 毛囊角化过度和毛囊周围红细胞外溢，不伴有血管病变是其特征性组织学改变。广泛的红细胞溢出伴有巨噬细胞内外的含铁血黄素沉积，可见扩张的毛囊口穿出的卷曲状发[10]。

鉴别诊断 需要鉴别的其他炎症反应较少的角化性皮肤病包括毛发角化病、维生素 A 缺乏症、毛发红糠疹、寻常性鱼鳞病及苔藓样毛囊角化性疾病，如毛发扁平苔藓、小棘苔藓、红斑狼疮；亲毛囊性 T 淋巴细胞异常性疾病包括黏蛋白性脱发和真正的亲毛囊性蕈样肉芽肿，其表现为显著的毛囊性角化过度。卷曲的或"螺丝钻"发并不是坏血病所特有的，在特定的外胚叶发育异常综合征中也可以见到[11]。

发病机制 坏血病的大多数临床表现归因于有缺陷的胶原蛋白合成。赖氨酸和脯氨酸羟化酶在反应中需要维生素 C 还原 Fe^{3+}，当维生素 C 缺乏时，终产物羟脯氨（其作用是稳定前胶原胶原域）是不足的[3]。具有结合珠蛋白（其为一种与血红蛋白结合的抗氧化剂）Hp2-2 基因多态性的个体，因潜在遗传影响，尽管有充足的营养供给，体内的维生素 C 也处于显著的低水平[12]。由于 Hp2-2 结合珠蛋白的抗氧化能力受损，使维生素 C 生物氧化超负荷，显著降低了左旋维生素 C 的稳定性[13]及羟化酶的可用性。超微结构表现为真皮成纤维细胞萎缩和粗面内质网数量减少[14]。可以观察到，这些成纤维细胞周围有大量的无法聚合成正常胶原纤维的细胞外丝状物或者无定性物质。小静脉和毛细血管内皮细胞的空泡化变性、相邻内皮细胞的连接分离及与基底膜分离导致红细胞外溢[14]。

维生素 A 缺乏症（蟾皮病）

维生素 A 缺乏症主要发生在亚洲和非洲，美国罕见，但在肥胖患者肠旁路术后[15]或内脏肌病[16]患者可能发生维生素 A 缺乏。

临床概要　皮肤较干燥和粗糙，伴圆锥形的毛囊角质栓，是其特征性的皮肤改变。夜盲症、干眼症及角膜软化症也可发生。法国报道了一例蟾皮病，认为其是由于鞭毛虫慢性肠道感染引起继发性肠道吸收障碍所致严重的内源性维生素 A 和维生素 C 缺乏[17]。此外，减肥手术中胰胆管分流术可能与蟾皮病的发生有关[18]。

组织病理　皮肤表现为中等程度角化过度，毛囊上部扩张，其内有大的角质栓[15]，皮脂腺的大小显著缩小，可有上皮萎缩[19]。在严重的病例，外泌汗腺及皮脂腺出现鳞状上皮化生[20]。

鉴别诊断　其他的炎症反应较少的毛囊间及毛囊角化过度的原因在前一节坏血病的讨论中已经提到过。显著的正角化过度伴有极轻微的角化不全，表皮增生，棘层松解，基底细胞空泡化变性及真皮浅层的淋巴细胞浸润，是毛发红糠疹区别于蟾皮病的组织病理学特征[21]。真皮浅层纤维增生伴有噬黑素细胞浸润是毛发扁平苔藓、红斑狼疮、移植物抗宿主病的特征。皮脂腺萎缩可出现在糙皮病中。外泌汗腺的鳞状化生出现在甲氨蝶呤治疗后和移植物抗宿主病中已有报道，另外，外泌汗腺导管细胞周围淋巴细胞卫星状浸润是诊断移植物抗宿主病另一有用的线索。

获得性维生素 B₃ 缺乏症（糙皮病）

"糙皮病"这个词来源于意大利语 "pelle" 和 "agra" 两个单词，"pelle" 意思是皮肤；"agra" 意思是"锐利的木片"或者"粗糙"。虽然糙皮病主要归因于烟酸（维生素 B₃）的缺乏，但其他维生素缺乏及蛋白质营养不良[22]对糙皮病症候群的发展也是不可缺少的。

临床概要　糙皮病表现为皮肤损害、胃肠道症状及精神改变。糙皮病被总结为 3D：皮炎（dermatitis）、腹泻（diarrhea）和痴呆（dementia）；有的学者增加了第 4 个 D，即死亡（death），因为如果未认识到该病，该病可导致死亡。在美国，

因食用富含烟酸的全麦面粉，几乎消灭了糙皮病。但在墨西哥和一些非洲国家及流离失所的人群，因玉米是其主要的食物，在这些地方糙皮病仍然很流行[8,9]。在美国和欧洲，糙皮病主要见于长期酗酒者[23]、精神性厌食症患者、恶性胃肠道肿瘤及肠道寄生虫感染患者[22]。类癌综合征的表现通常认为是反映了肿瘤细胞抑制内源性烟酸的产生，因色氨酸转变为 5- 羟色胺[24]。也有报道糙皮病出现在接受异烟肼、吡嗪酰胺、乙硫异烟胺、硫唑嘌呤、氯霉素和抗惊厥药物的患者中[25]。异烟肼其化学结构类似于烟酸，可能抑制内源性烟酸的产生。

糙皮病有三种基本皮疹[26,27]。第一种是光诱导的皮疹，表现为显著的红斑，之后片状脱屑，遗留色素沉着；第二种皮疹是疼痛性红斑和糜烂，发生在生殖器和会阴部位，可能是由压力、受热或创伤导致[22]。另外，皮肤脆性增加可能反映了皮肤胶原纤维和弹性纤维含量的异常。糙皮病患者在头皮、面部及颈部可能出现脂溢性皮炎样的皮疹。口腔表现为红色裂纹唇、牛肉舌[28]。神经系统表现有痴呆、精神失常、焦虑、记忆缺失、烧灼感、突发晕厥、眩晕及头痛。猝死可能是中心性脑桥髓鞘溶解所致[22]。

组织病理　银屑病样表皮增生伴角化过度和角化不全，血管周围淋巴细胞浸润是其早期皮损的组织学特点。其他特征包括散在坏死的角质形成细胞，颗粒层消失和表皮细胞成熟障碍及结构紊乱。基底细胞色素脱失伴有脂滴聚集，颗粒层及棘层细胞空泡化[29]。表皮萎缩、色素沉着、血管扩张及皮脂腺萎缩是终末期皮损的表现[29]。脂溢性皮炎样皮疹表现为皮脂腺增生和毛囊扩张。弹性纤维增粗、肿胀、碎裂，胶原纤维肿胀，弹性结缔组织和胶原融合。在形态学上与坏死松解性游走性红斑和肠病性肢端皮炎不易区分，包括表皮生发层上层细胞内水肿伴空泡化改变，角质形成细胞坏死，有时伴有棘层上部中性粒细胞浸润，局部或孤立区域的角层下脓疱形成，以及毛囊炎[22]。

发病机制　组氨酸和组氨酸酶活性的降低引起的尿刊酸的缺乏，被认为是糙皮病患者光敏性增加的可能机制。而尿刊酸通过吸收中波紫外线而保护皮肤使其免受紫外线的伤害[22]。犬尿酸是色氨酸 - 犬尿氨酸 - 烟酸路径的旁代谢产物，由于烟酰胺不足使其堆积，阻断了犬尿酸形成。当

皮肤受到 350～380nm 长波紫外线照射时，犬尿酸将会诱发光毒反应[22]。一些胃肠道症状可能与迷走神经背核的退行性变有关，神经系统症状可能与皮质和脑干核染色质的溶解有关[22]。

鉴别诊断　组织学上糙皮病与营养性皮肤病如肠病性肢端皮炎和坏死松解性游走性红斑相似。此外，表现为表皮角化过度，角质细胞成熟障碍，和（或）散在的变性的角质形成细胞的一些皮肤病，如下述坏死松解性游走性红斑小节的鉴别诊断部分所叙述内容。

先天性维生素 B₃ 缺乏症（Hartnup 病）

Hartnup 病最早在 1956 年被描述，是以一个姓氏命名的疾病。Hartnup 病是罕见的常染色体隐性遗传性综合征，包括糙皮病样皮肤[30,31]、神经系统异常（精神失常、小脑共济失调）、异常的氨基酸尿[32]。

临床概要　周期性皮肤损害，主要出现在夏天，有时阳光暴晒后，出现与血管萎缩性皮肤异色病相似的皮疹[33]，或者以水疱为主时出现与种痘样水疱病相似的皮疹[34]。Hartnup 病不同于糙皮病，其使用烟酸治疗无效[34]。

组织病理　Hartnup 病组织学表现与糙皮病相似。异色病样皮损组织学表现为表皮变平和显著的真皮内噬色素细胞聚集[33]。

发病机制　肠道和肾小管色氨酸吸收缺陷引起内源性烟酸缺乏，导致了糙皮病样的症候群。基因异常涉及 SCL6A19 基因的突变[35,36]，位于 5p15 染色体[37]，为单氨基一元酸转运体基因，主要分布于肾脏和肠。尿液的色谱研究显示持续的氨基酸尿，尤其是色氨酸和由色氨酸衍生而来的吲哚物质[31,33]。

营养性皮肤病的其他类型

坏死松解性游走性红斑（胰高血糖素瘤综合征）

坏死松解性游走性红斑（胰高血糖素瘤综合征）于 1942 年在胰岛细胞癌患者中首次被报道[37]，其特征性的皮肤表现可比胰腺癌的其他临床症状的出现早好几年[38]，其中最常见的是胰高血糖素分泌相关的胰腺 α- 细胞肿瘤。外科摘除肿瘤可能使皮疹消退，输入氨基酸和脂肪酸也可能产生这样的效果[39,40]。有些坏死松解性游走性红斑病例中无胰高血糖素瘤。病变最常伴发的是肝衰竭和糖尿病，因此类似犬的浅表性坏死松解性皮炎，其总是伴有糖尿病和肝衰竭[41]。

临床概要　胰高血糖素瘤综合征的表现包括皮肤和黏膜损害，体重下降，贫血，成人型糖尿病，糖耐量异常，血清胰高血糖素升高和血栓栓塞[42]。皮损主要分布于面部口鼻周围、会阴部、生殖器、胫部、踝部、足部，表现为红斑、糜烂、薄壁松弛性水疱 – 脓疱损害，极易破溃，且常由于向外周扩展而形成环形皮损。快速愈合及不断形成新的损害，导致皮损每天可以不同，有的患者皮损表现不典型，如毛囊角化样丘疹可以先于坏死松解性红斑出现，而后者对于胰高血糖素瘤综合征才具有诊断意义[43]。黏膜症状如唇炎、舌炎、脆甲症和性交困难也有报道[44]。

组织病理　急性期皮损特征性表现为棘层上部的突然坏死，可能与下层正常表皮有不同程度的分离。角质形成细胞变性可以表现为显著水肿、细胞胞质嗜酸性变和细胞核固缩。坏死上皮内中性粒细胞浸润最终形成角层下脓疱。慢性期皮损特征性组织学表现为银屑病样改变。急性期和慢性期皮损均有表皮细胞结构紊乱，反映了角质形成细胞成熟障碍，表现为基底层细胞增生，空泡化改变，颗粒层缺失。当表皮出现广泛的角化不全鳞屑时（图 16-1），要注意念珠菌感染[45,46]。

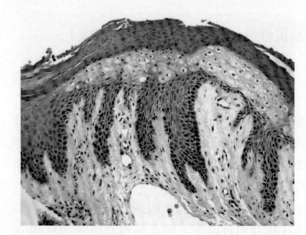

图 16-1　坏死松解性游走性红斑（胰高血糖素瘤综合征）：马尔皮基层的下部细胞显示正常，而上部细胞表现为坏死松解或"突然死亡"。坏死松解部分细胞表现为细胞胞质嗜酸性均质化和细胞核固缩

发病机制　胰高血糖素瘤患者存在持续的糖异生，蛋白质氨基酸不断分解，导致负氮平衡，甚至皮肤的蛋白质也被分解[47]。除了胰高血糖素瘤，坏死松解性游走性红斑被报道还出现在肝硬化患者[48]、肝功能损害的空肠腺癌患者、乙型肝炎[49]、肠绒毛萎缩性吸收障碍[50]、阿片类药物依赖[51,52]、骨髓增生异常综合征[53]患者中，这些疾病血清中胰高血糖素水平通常正常。有糖尿病及肝硬化的犬也会出现类似的综合征[46]。在这些情况下，吸收障碍和腹泻导致一些必需脂肪酸、锌和氨基酸的缺乏。病理生理学上可能部分反映出由于 Δ6- 脱氢酶的缺陷导致细胞内磷脂脂肪酸异常，该酶可因锌缺乏和过量饮酒而被抑制。不能手术切除的胰高血糖素瘤患者表现为坏死松解性游走性红斑，输入氨基酸可快速清除皮损[54]。有一些患者群，其坏死松解性红斑主要局限在足背，这些患者常与丙型肝炎有关，被归为坏死松解性肢端红斑[55]，这类皮炎对抗病毒联合补锌有效。

鉴别诊断　本病组织学与其他的营养性皮肤病，即肠病肢端性皮炎、糙皮病等的组织学表现相似；还有组织学表现为角化过度、成熟障碍和（或）散在的变性的角质形成细胞的其他皮肤病，包括移植物抗宿主病、亚急性皮肤型红斑狼疮、皮肌炎、毛发红糠疹、光毒性或光刺激反应，特别是那些光诱导性皮肤病。

治疗原则　部分患者对胃肠外补充锌剂有效。

肠病性肢端皮炎

肠病性肢端皮炎在 1942 年首次被报道[56]，是一种肠道锌吸收缺陷的常染色体隐性遗传性疾病[57]。

临床概要　肠病性肢端皮炎好发于出生 4 ～ 10 周人工喂养的婴儿，表现为顽固的腹泻、肢端和腔口周围皮疹及弥漫性部分脱发。皮疹主要为湿润性红斑，偶见水疱和（或）脓疱[58]。未经治疗的患儿常死于营养不良和感染，因为锌缺乏导致免疫缺陷，表现为自然杀伤细胞功能下降、迟发型超敏反应受损及胸腺萎缩[59]。此外，还有甲沟炎、口腔炎、畏光、睑缘炎、结膜炎、角膜混浊、声嘶等临床表现。获得性患者常发生在缺乏锌的静脉营养供给者[60]、含锌量较低者的母乳喂养婴儿[61]、克罗恩病患者、鸟氨酸氨甲酰基转移酶缺

乏者[62]、胰十二指肠切除术后[63]及艾滋病肾病患者，因蛋白尿使与蛋白结合的锌大量丢失[59]。

组织病理　表皮上部由于细胞内水肿表现为苍淡，其上方可见较厚的融合性角化不全性鳞屑，其内可见中性粒细胞，颗粒层减少，灶性角化不良。与坏死松解性游走性红斑相似，本病可有表皮角质细胞结构紊乱和成熟障碍，可见角层下水疱。表皮表现为不同程度的银屑病样增生和萎缩，一些病例中可见棘层松解[58,61]，也可发生念珠菌的双重感染（图 16-2）。

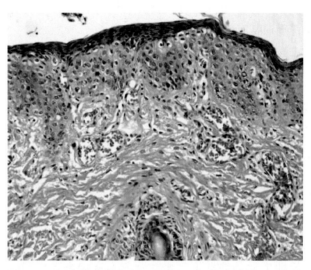

图 16-2　肠病性肢端皮炎：表皮显示银屑病样增生，成熟障碍，颗粒细胞层减少和空泡改变。表皮被致密的角化不全鳞屑所覆盖。血管扩张可见

发病机制　已经证实儿童肠病性肢端皮炎与肠道吸收锌不良有关[64]，导致血浆中锌水平低于正常值 68 ～ 112μg/dl。口服硫酸锌可以快速完全缓解本病。电子显微镜下显示异常角质化，透明角质颗粒减少，细胞间隙内角质小体产生的板层小体的数目增多。角质小体包含多个锌依赖的酶系统，其新陈代谢可能受到影响[65]。

先天性锌缺乏的患儿在出生不久就会出现肠病性肢端皮炎，与 *SLC39A4* 基因异常突变有关，其位于 8q24.3 染色体[66]。*SLC39A4* 基因在胃、小肠、结肠和肾组织中都有表达，其与锌的吸收有关，该基因突变后使得锌吸收蛋白功能异常，导致锌的缺乏[67]。最近的一个病例报道了一名患有肠病性肢端皮炎的 13 岁青春期女孩，大剂量硫酸锌治疗无效，但葡萄糖酸锌和维生素 C 治疗效果较好；该作者检测到一种新的纯合子 c.541_551dup （p.Leu186fsX38）突变，其位于小女孩 *SLC39A4* 基因的外显子 3 上[68]。

鉴别诊断 糙皮病、坏死松解性游走性红斑及肠病性肢端皮炎具有相同的组织学特征，即提示营养性皮肤病诊断的组织学特点：融合性角化不全，颗粒层减少，表皮苍白和灶性浅表性角化不良，表皮浅层苍白，交替性表皮银屑病样增生与表皮变薄，细胞结构紊乱和角质形成细胞成熟障碍，后者有时显示模仿角质形成细胞的发育异常，所以这些表现容易误诊为湿疹和银屑病。

治疗原则 通过饮食和胃肠外营养方式补充锌剂通常有效。

恶性营养不良病

恶性营养不良是一种蛋白质营养不良联合碳水化合物过多，导致体重较正常下降了 20% ～ 40%。

临床概要 恶性营养不良不仅出现在第三世界，其他危险因素除了干旱和饥荒自然灾害，还有干扰蛋白质吸收的以下因素：囊性纤维症、食物过敏所致饮食结构改变、低蛋白饮食（包括素食或者饮食控制）、感染、寄生虫、缺乏教育及长期生活条件低下。恶性营养不良症患者可同时有锌缺乏和维生素缺乏[69]。

主要的临床表现为开始是在口周及胫前区出现泛发性色素减退。随着病情进展，肘部、踝部及易摩擦部位出现色素沉着斑块，伴蜡样变。皮肤干燥、脱屑、弹性下降。病情严重患者可能出现广泛的皮肤脱屑伴有糜烂和皲裂、水疱、大疱，严重脱屑的皮肤被形象地称为"乱石纹路面""油画样皮肤"[70]。严重水肿可能掩盖其下面的肌肉和皮下组织萎缩[71]。头发异常包括弥漫性脱发、正常发和脱色发相间形成了棋盘样观，不寻常的红褐色发被称为毛发色素不足[69]。皮肤外的表现包括脱髓鞘变继发的脑萎缩[72]、腹泻、肝脂肪变性，以及黏膜异常如光面舌、口角炎、肛周和鼻糜烂。

组织病理 该病的组织学表现无诊断意义，但与糙皮病相似[29]。组织学改变包括银屑病样增生伴有角化过度和表皮全层色素增加或萎缩，伴有表皮突的变短和变平[72]。

发病机制 水肿的原因包括毛细血管血流量的减少、低蛋白血症及周边血管收缩加剧[73]。

治疗原则 纠正饮食蛋白缺乏将会改善症状。

胃肠道疾病的皮肤表现

坏疽性脓皮病

坏疽性脓皮病是一种病因及发病机制不明的疾病，表现为组织坏死形成深部溃疡，好发于双腿。

临床概要 1930 年该病首次被报道[74]，坏疽性脓皮病曾被认为是特发性溃疡性结肠炎的特征性表现，但后来被报道可能与很多疾病有关，包括约 5% 的患者与克罗恩病相关。皮损开始为毛囊性脓疱或波动性结节，之后形成溃疡，边缘清晰，呈紫罗兰色，隆起的边缘上可见坏死性脓疱。本病常见于 30 ～ 50 岁的成年人，好发于下肢和躯干；儿童偶见，皮损累及臀部、会阴区及头颈部[75,76]。超敏反应（新皮疹）可能发生在创伤部位，包括静脉穿刺点、手术伤口及造口部位[77]。下肢溃疡有多种病因，绝大多数（＞ 75%）是与动脉和静脉的供血不足有关，仅在 3% 的病例中有坏疽性脓皮病病原学基础[78]。坏疽性脓皮病是排除性诊断性疾病，许多情况下存在坏疽性脓皮病的误诊，经过进一步排查再次被重新分类。约 70% 的病例与炎症性肠病、血液系统疾病（如急性淋巴细胞白血病、急性髓系白血病）、骨髓瘤（特别是 IgA 副蛋白病）、风湿性疾病（类风湿关节炎、红斑狼疮）及肝病[79,80]（慢性活动性肝炎、原发性胆汁性肝硬化和硬化性胆管炎[75,81]）相关。已观察到浅表肉芽肿型[82]和水疱脓疱型（损害包含播散性水疱和坏死性脓疱，部分为毛囊性基底）不伴有系统疾病。水疱脓疱型也有与溃疡性结肠炎和（或）潜在的肝病相关者[80,83]。坏疽性脓皮病可能与治疗药物有关，如治疗慢性粒细胞性白血病的 α- 干扰素（IFN-α）、抗精神病药舒必利[84]、粒细胞克隆集落刺激因子[85]、表皮生长因子 – 酪氨酸激酶抑制剂吉非替尼（Iressa，易瑞沙）[86]、维甲酸类异维 A 酸[87]及丙硫氧嘧啶[88]。近来有案例报道，注射 IFN-a2B 局部出现坏疽性脓皮病。最近也有发现肿瘤坏死因子 -α（TNF-α）抑制剂治疗与坏疽性脓皮病的发生相关。自从使用 TNF-α 抑制剂以来，越来越多的文献报道描述各种各样的自身免疫后遗症发生，可能与其使用有相关性[89]。

组织病理　坏疽性脓皮病有两种组织学反应，一种表现为中央坏死化脓性炎症，常伴有溃疡，外围有淋巴细胞性血管反应，即血管周围和血管壁内淋巴细胞浸润，常不伴纤维素沉积及血管壁坏死（图 16-3，图 16-4），过渡区显示中性粒细胞围绕血管中心淋巴细胞浸润呈轻微的袖套样浸润，定义为混合性淋巴细胞和中性粒细胞血管周围反应，称作 Sweet 样血管反应[90,91]。大疱型损害也可以表现为 Sweet 样血管反应，伴有血管周围中性粒细胞浸润碎裂及出血，无血管管壁坏死及纤维素沉积。其与 Sweet 综合征不同之处表现为结缔组织结构的破坏及相应的组织病理反应[92,93]。尽管组织学绝大部分区域显示白细胞碎裂

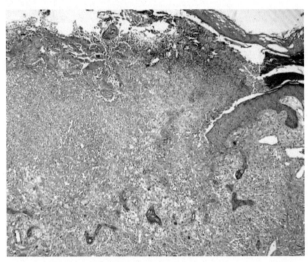

图 16-3　坏疽性脓皮病：损害的中心显示中性粒细胞浸润伴白细胞碎裂和真皮溶解，这一切片来自一名克罗恩病患者，浸润内可见多核组织细胞的存在

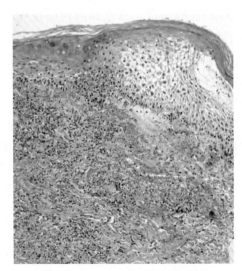

图 16-4　坏疽性脓皮病：潜行性的表皮常显示海绵水肿或脓疱形成

性血管炎，但坏疽性脓皮病并不是原发性血管炎[75]。在一些病例中，坏死性脓疱毛囊反应可能是损害的中心病灶，特别是在水疱脓疱型，其可能与溃疡性结肠炎或者肝胆疾病有关。在浅表肉芽肿型，可见显著的表皮假上皮瘤样增生，伴有表皮内和真皮浅层的混合有浆细胞和嗜酸性粒细胞浸润的化脓性肉芽肿性反应[80]。与克罗恩病有关的坏疽性脓皮病病例，部分区域可能有肉芽肿性炎症[94]。

鉴别诊断　组织中性粒细胞增多伴上皮潜行性和溃疡形成，缺乏白细胞碎裂性血管炎与真菌、细菌或分枝杆菌感染［可以通过培养和特殊染色证实，如过碘酸 – 希夫染色（periodic acid-Schiff）、果莫里乌洛托品银（Gomori methenamine silver）、布朗和布伦（Brown and Brenn）、革兰氏（Gram's）、齐尔 – 尼尔森（Ziehl-Neelson）、金胺罗丹明（auramine-rhodamine）等制剂染色］，当出现相应临床表现时，强烈提示坏疽性脓皮病[75]。坏疽性脓皮病早期皮损与 Sweet 综合征鉴别困难，尽管后者少见毛囊中心性、真皮内嗜中性浸润最严重的区域无真皮胶原溶解或者血管壁坏死；另外，临床特征可以帮助这两者区别。由于突出的毛囊侵犯，鉴别诊断也应包括其他原因的坏死性脓疱性毛囊反应伴血管病变，如混合性冷球蛋白血症、白塞综合征、类风湿血管炎、疱疹性毛囊炎、急性脓疱性细菌疹、脓疱性药物反应等[95]；这些疾病常有以单核细胞或者中性粒细胞浸润为主的坏死性血管炎，不同于坏疽性脓皮病的非坏死性血管反应。其他的组织学有 Sweet 样血管反应的疾病包括肠关节炎皮肤综合征、白塞综合征、特发性脓疱性血管炎、类风湿关节炎、急性脓疱性细菌疹和 Sweet 综合征[89,90]。

发病机制　直接免疫荧光试验显示血管病变，血管周围有免疫反应物的沉积，主要为 IgM 和补体 C3，见于半数以上的患者[96]。这些改变发生在非特异性血管损伤，并不支持体液免疫机制。在部分患者中出现细胞介导免疫缺陷，但并没有体液免疫异常[97]。免疫电泳实验显示，单克隆丙种球蛋白病，以 IgA 型最常见，本病中 10% 的患者可能出现此异常[98]。最近的 PCR 分析表明，坏疽性脓皮病患者皮肤和外周血中有 T 淋巴细胞的克隆性扩增，这两个部位出现 T 淋巴细胞克隆性扩增，可能由于在抗原刺激的影响下，T 淋巴细胞被转运

至皮肤[99]。坏疽性脓皮病患者血液中及皮损部位的白细胞介素-8（IL-8）——强有力的白细胞趋化因子，其水平显著升高，进一步支持潜在的抗原刺激作用[100]。

治疗原则　原发病的诊断及治疗极其重要，特别是潜在的危及生命的恶性肿瘤和炎症性肠病。充分的治疗需要多方式联合：系统抗炎药阻断炎症反应，局部治疗有助于创面愈合和预防继发感染。有关皮损的治疗，有特殊的创面护理指南[101,102]，建议创伤护理和感染性疾病专家密切配合的综合治疗，治疗手段包括避免外伤；局部使用恰当的外用药（抗炎药应用，如类固醇激素和他克莫司，或者有使用指征时局部外用抗生素[101]）；当皮损较为泛发时需系统使用类固醇激素、环孢菌素、英夫利昔单抗，其他药物如霉酚酸酯、氨苯砜或者其他治疗[103]。坏疽性脓皮病诊断具有挑战性和排他性，当适当治疗患者效果差时，一定要进一步调查分析和评估。

肠-关节炎-皮肤综合征（短肠综合征）

肠-关节炎-皮肤综合征，又称短肠综合征，第一次被描述是作为空回肠旁路术的并发症，但在一些肠道疾病，如憩室病、消化性溃疡、特发性炎症性肠病中也可以出现。综合征的表现包括发热、全身乏力、多关节痛、肌痛和皮肤改变。

临床概要　当肥胖症行肠旁路术后和广泛小肠切除术后，部分患者出现周期性皮疹，主要分布在四肢，为紫癜性斑和丘疹，进一步发展为坏死性水疱和脓疱。多发性关节炎、全身不适和发热常同时伴随或先于皮疹[104]。

虽然本病最初称为短肠综合征，但现在有了更适当的名称，即肠-关节炎-皮肤综合征，以便区分有相似表现的其他肠相关疾病[105-108]。

组织病理　特征性表现为血管周围淋巴细胞浸润，外周碎裂的中性粒细胞呈袖套状浸润，红细胞外溢，少量或者无血管纤维素沉积，表现符合Sweet样血管反应。白细胞碎裂性血管炎较少见[107]；真皮乳头可显著水肿，导致表皮下水疱形成[100]。皮损表皮内脓疱形成、不同程度的表皮坏死及真皮浅层大量中性粒细胞浸润（图16-5），定义为脓疱性血管炎[100,109]。部分病例中，皮损的

主要组织病理变化与大疱性脓疱疮和（或）IgA天疱疮（表现为角层下脓疱，而无特征性的真皮血管病变）很相似[110]。

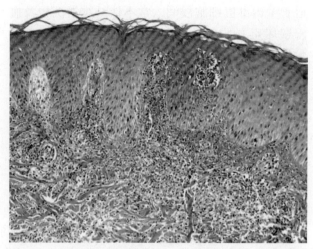

图16-5　肠-关节炎-皮肤综合征：脓疱性血管炎特征性表现为真皮乳头微脓肿形成伴白细胞碎裂性血管炎

发病机制　很多患者中存在循环免疫复合物，包括含有冷球蛋白的循环免疫复合物，抗原触发是因肠道细菌过度生长的肽聚糖[104]，因其与链球菌的肽聚糖的结构和抗原性相似，后者使患者症状加重，并且能导致动物也出现相似的症状。直接免疫荧光试验显示免疫球蛋白和补体沿真表皮交界处和血管呈线状或颗粒状沉积[104]。有研究显示，大肠杆菌抗原在真表皮交界处呈颗粒状沉积。通过间接的方法学，细胞间染色类似天疱疮的表现已经被报道[104]，但其意义并不清楚。

鉴别诊断　肠-关节-皮肤综合征的鉴别诊断包括Sweet综合征、早期坏疽性脓皮病、某些特定的脓疱性血管炎如链球菌感染相关的急性脓疱细菌疹和过敏性紫癜[108]、脑膜炎球菌和淋球菌相关的感染性血管炎、白塞综合征，以及表现为白细胞碎裂性血管炎、脓疱性银屑病样组织学特点的疾病[111]，如特发性脓疱性血管炎、急性泛发性发疹性脓疱病[90,110]。而表现为Sweet样血管反应的疾病则不容易区别[90]，如白塞综合征、Sweet综合征、坏疽性脓皮病、急性脓疱性细菌疹、特发性脓疱性血管炎、类风湿关节炎相关的嗜中性皮病。

治疗原则　一旦明确诊断，类固醇激素、抗生素、益生菌饮食等综合治疗可以缓解症状；然而并没有很好的随机、双盲、对照试验证实的特异性的具有循证医学证据的治疗方案。

特殊疾病

白塞综合征

白塞综合征（Behçet syndrome）是一组主要以口、生殖器溃疡伴虹膜炎为表现的综合征，本病在世界范围内都有分布，但以环太平洋及地中海东部最为常见[112,113]。

临床概要　口腔溃疡加上生殖器溃疡、皮肤损害（如脓疱或结节），或者眼部损害（葡萄膜炎或者视网膜血管炎）后三种中任意两种症状即可诊断本病。部分白塞综合征患者只有反复的口腔溃疡而无其他临床症状。大多数患者常存在所谓的特发性复发性口腔和（或）生殖器溃疡，其中约 1/4 的患者可能有潜在的炎症性肠病[114]。

皮肤损害包括结节性红斑样结节、水疱、脓疱、坏疽性脓皮病、Sweet 综合征、针刺部位脓疱反应、浅表性游走性血栓性静脉炎、溃疡、浸润性红斑、肢端紫癜性丘疹结节样损害、痤疮样毛囊炎或者假性毛囊炎等[115,116]。

皮肤外的临床表现分为口腔和（或）生殖器溃疡；血管 - 白塞综合征、眼部 - 白塞综合征、肠道 - 白塞综合征、神经 - 白塞综合征；肾脏病变；关节炎。12 个月内口腔溃疡复发至少 3 次是诊断的必要条件[105]。在血管性白塞综合征，可发生动脉瘤、静脉闭塞及动脉静脉化等病变。眼部病变包括葡萄膜炎、前房积脓性虹膜炎、视神经炎和脉络膜炎。肠道性白塞综合征表现为腹泻、便秘、腹痛、呕吐和黑便。神经性白塞综合征表现为脑干功能障碍、脑膜脑炎、器质性精神病的症状、多发性单神经炎[114]。肾脏病变表现为无症状性镜下血尿和（或）蛋白尿。少关节炎可累及腕、肘、膝及踝关节。本病土耳其患者群体中发病率和死亡率最多的是年轻男性患者。眼部病变的表现和严重程度在病程的早期最重，提示白塞综合征的疾病病情在早期最重，随着时间的推移逐渐减轻[117]，然而神经系统和血管病变可以在任何时间出现，也可出现在发病后 5 ～ 10 年[116]；机体出现高凝状态和深静脉血栓形成并不少见。

组织病理　皮肤损害的组织学表现可以分为两组：血管的和血管外（有或无血管病变）的组织学表现，包括痤疮样。

皮肤的血管病变组织学表现包括单核细胞性血管炎伴程度不等的血管壁和血管壁内纤维素沉积；乏细胞性血栓性血管病变（图 16-6）；神经性血管反应，累及毛细血管及所有管径的静脉。单核细胞反应可以是肉芽肿性反应或者以淋巴细胞为主的淋巴细胞性血管炎；可以是与 Sweet 综合征相似的中性粒细胞血管反应（图 16-7）[118] 或者是白细胞碎裂性血管炎。真皮和（或）脂膜可见血管周围大量的单核细胞和（或）中性粒细胞为主的炎症细胞浸润，伴或者不伴前面提到的血管改变。组织细胞浸润脂膜可能表现为组织细胞吞噬细胞碎片，痤疮样损害表现为伴或不伴血管炎的化脓性或者混合性化脓性和肉芽肿性毛囊炎。肢端紫癜样丘疹结节样损害病理示淋巴细胞性界面皮炎，伴有淋巴细胞移入表皮、角化不良、血管周围淋巴细胞浸润，类似于黏膜组织学表现[115]。

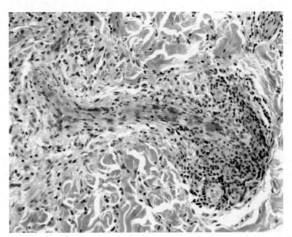

图 16-6　白塞综合征：特征性的血管反应模式是淋巴细胞性血栓性血管炎

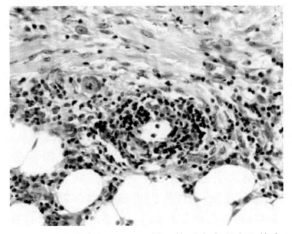

图 16-7　白塞综合征：Sweet 样血管反应表现为血管中心性单核细胞和中性粒细胞浸润，有红细胞外溢和白细胞碎裂，不伴血管管壁和管壁内纤维素沉积

皮肤外损害的组织学改变与皮肤的改变一致。口腔阿弗他溃疡表现为中央弥漫性中性粒细胞浸润伴有上皮坏死，黏膜下层结缔组织超敏反应，周边致密淋巴细胞浸润和淋巴细胞移入表皮及上皮退行性变。生殖器溃疡组织学表现与口腔溃疡相似（图 16-8）[114]。大动脉病变反映了供血血管[119]的单核细胞性血管炎所致的缺血性病变，而静脉血栓形成可能部分是由于血液高凝性。淋巴细胞性血管反应伴或不伴管壁或管壁内纤维素沉积是神经性、肠病性、眼部、关节炎性白塞综合征的组织学改变，伴有其他器官病变如脱髓鞘变和肠溃疡，其反映了缺血的结果[114]。肾脏组织学表现为 IgA 肾病、局灶性和弥漫增生性肾小球肾炎及淀粉样变[120]。

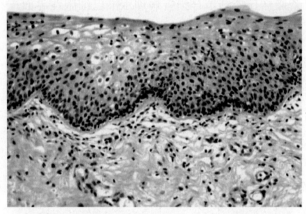

图 16-8　白塞综合征：虽然口腔或外阴阿弗他溃疡中心主要是中性粒细胞浸润；但切片外周表现为血管外和血管中心性的淋巴细胞为主的浸润

鉴别诊断　白塞综合征淋巴细胞性血管炎可能模仿系统性红斑狼疮、类风湿关节炎[121,122]、干燥综合征、复发性多软骨炎、Degos 病和副肿瘤性血管炎等一类淋巴细胞增生性疾病的各种血管炎改变。肉芽肿性血管炎也可见于下述疾病，如伴多血管炎的肉芽肿病（Wegener 肉芽肿）、伴多血管炎的嗜酸性细胞肉芽肿病（Churg-Strauss 变应性肉芽肿）、克罗恩病、结节病、获得性低丙种球蛋白血症、疱疹后皮疹[123]、副肿瘤综合征（与血液恶性肿瘤相关）、类风湿关节炎、梅毒或结核[124]感染引起的超敏反应、硬皮病及显微镜下结节性多动脉炎[90,108,121]的晚期损害等。其他的 Sweet 样血管病变包括 Sweet 综合征、肠 - 关节炎 - 皮肤综合征、坏疽性脓皮病、特发性脓疱性血管炎[89]。同时有血管炎和毛囊炎损害性疾病，包括坏疽性脓皮病、混合性冷球蛋白血症、类风湿性血管炎及细菌疹[94]。

发病机制　本病可能的免疫遗传学基础与 HLA 相关，即 HLA-B5、HLA-B12、HLA-B27 和 HLA-B51[125]。日本、土耳其、韩国、伊朗的患者常与 HLA-B15[126,127]、TNF-α 启动子区的基因多态性[128-131]及这两个基因的微卫星不稳定性有关[118,123,126,132]。其他细胞因子的多态性也已经被认同，包括 IL-1[133] 和 IL-18[134] 因子。白塞综合征患者外周血中 T_{H1} 细胞因子 IL-12、IFN-γ 和 TNF-α[135] 水平升高，与之相应的 T_{H1} 趋化因子受体 CCR5 和 CXCR3[136] 水平也增加，但外周血浆细胞样树突状细胞水平下降[137]，其表明 T_{H1} 参与本病发病。患者表现出对某些抗原成分强的免疫反应，如链球菌[138,139]、结核分枝杆菌[140]、单纯疱疹病毒[141,142]、EB 病毒、HIV 病毒[143]。潜在的 T 淋巴细胞功能异常导致异常的免疫应答，其可能与微生物及哺乳动物组织多肽热休克蛋白家族（HSP）[144,145] 的产生有关。HSP 由细胞受到应激如温度的升高时产生。曾报道在类风湿关节炎患者中有特异性的 65-KD 分枝杆菌 HSP 敏化的 T 淋巴细胞和 T 淋巴细胞克隆[146]。在一项研究中，与正常对照组和其他无关疾病患者比较，白塞综合征患者对 HSP 能产生更大的刺激反应[147]。研究显示，γδT 细胞亚群是对分枝杆菌 65-KDHSP 反应的主要成分，这种观察也说明了在先前有链球菌或分枝杆菌感染(148)的患者及白塞综合征活动期患者循环中 γδT 细胞增多，推测可能是在黏膜溃疡中对微生物产物产生了放大反应[149]。淋巴细胞抵抗 Fas- 介导细胞凋亡，因此，在这些患者中可能促进淋巴细胞介导的组织破坏[150]。最近的一项研究评估了白塞综合征患者皮肤损害中的表型成分，除了脓疱性损害外，其他皮肤损害是由 CD68 阳性的巨噬细胞及淋巴细胞混合浸润组成，主要为 CD8⁺ T 淋巴细胞及少量 CD4⁺T 淋巴细胞[151]。

组织中较多的中性粒细胞可能与 HLA-B51 的存在有关，其导致中性粒细胞的高反应性[152]。白塞综合征中性粒细胞功能增强[153]，可能是由于 Toll 样受体表达的改变，因其是天然和适应性免疫的调节因子，位于粒细胞和单核细胞[154]。

血栓形成与抗体介导的内皮细胞损伤[155]、蛋白质 C 或蛋白质 S 缺乏[156]、因子Ⅻ缺乏、纤溶酶原激活物的抑制、循环狼疮抗凝物有关[157-159]。近来有其与凝血素基因突变有关的描述[160]。进一步的证据是血栓形成的遗传倾向与 HLA-B51 表达相关，在土耳其患者[125]中缺乏 HLA-B35 表达是静脉血栓形成的危险因素，且其与浅表和深静脉血栓形成有统计学联系[161]。血清中基质金属蛋白酶 MMP-2 和 MMP-9 水平升高与血管病性白塞综合征有关，特别是分别与血栓和动脉瘤的形成[162]有关。

一氧化氮（NO）在发病机制中的作用并不清楚。一些研究者发现活动期白塞综合征患者血清中 NO 的水平较复发性口腔阿弗他溃疡患者[163]、非活动期白塞综合征患者、健康对照者[164]显著升高；而另外一些研究者认为，这些不同组的 NO 水平并无显著性差异[165,166]，甚至有学者认为白塞综合征患者中 NO 含量较低[167,168]。已经确定了特异性基因多态性，如日本白塞综合征[169]患者锰超氧化物歧化酶基因多态性，土耳其[170,171]、意大利[172]及韩国[173]白塞综合征患者内皮一氧化氮合酶（eNOS）基因 Glu298Asp 的多态性。但另有一项研究未发现土耳其白塞综合征患者 eNOS 基因的多态性[174]。其他研究者认为 IL-2、IL-6、TNF-α 和 NO 的显著高水平与白塞综合征的发病机制有关[175]。

治疗原则　治疗的主要目的是防止不可逆的器官损伤[176]。大多数严重的临床表现对免疫抑制剂[177]治疗有反应，如类固醇激素、秋水仙碱、硫唑嘌呤、TNF-α 抑制剂和其他药物。2010 年国际白塞综合征协会会议的调查问卷表明多于一半的参与者支持加强免疫抑制剂治疗，以及对最近诊断深静脉血栓形成患者加强抗凝治疗[178]。

炎症性肠病

克罗恩病（局限性肠炎）

克罗恩病于 1932 年首次被报道，是一种胃肠道的特发性慢性炎症性疾病。

临床概要　本病诊断基于放射学、病理学及内镜检查，即深在的黏膜裂隙、瘘管形成、透壁炎症、不连续性结肠和小肠疾病并倾向以右侧受累、黏膜和黏膜下肉样瘤性肉芽肿性及纤维化性炎症[179]。肠外表现包括发热、贫血、狼疮抗凝物、眼部病变（葡萄膜炎和巩膜炎）、单关节性大关节炎、多关节炎、脊柱炎、淀粉样变[180]、肾盂积水伴肾结石[181]、大脑血管闭塞和一系列皮肤损害。

皮肤表现主要限于结肠疾病患者，发生于 14%～44% 的克罗恩病患者，这取决于是否将肛周损害认为是本病的皮肤损害[175]。溃疡、裂隙、窦道、脓肿及增殖性斑块，可自腹内累及部位延伸至会阴、臀部、腹壁、造瘘口和切口瘢痕部位。当无菌性肉芽肿损害出现在与胃肠道不相连的部位时，即称为转移性克罗恩病[182]。临床上转移性克罗恩病表现为单发的或多发结节、斑块、溃疡、苔藓样皮损、紫红色毛囊周围丘疹，累及四肢、间擦部位、腹部皮肤皱褶部位或生殖器[183]。结节性红斑[184]（克罗恩病最常见的皮肤表现）和坏疽性脓皮病分别发生于 15% 和 1.5% 的患者中。另外，掌红斑、对外伤的脓疱反应[183]、常伴有黏膜累及的多形红斑[183,185]、获得性大疱性表皮松解症、化脓性汗腺炎、酒渣鼻、继发性皮肤草酸盐沉着症、吸收不良相关的肠病性肢端皮炎[171,183]、血管损害（如良性皮肤结节性多发性动脉炎和类似点状汗孔角化症的指状角化过度[186]）等都有报道。作为循环狼疮抗凝物并发症的皮肤坏死也可发生。克罗恩病独特表现之一是阴囊水肿。肉芽肿性浸润典型的见于淋巴管的血管腔内，类似 Melkersson-Rosenthal 的浸润形式[187]。

口腔损害：表现为"鹅卵石样"损害、口腔溃疡、口唇肿胀及增殖性脓性口炎——其发生于大约 5% 的克罗恩病患者[170]。

组织病理　肛周的黏膜病变和增殖性脓性口炎口腔病变组织学显示假上皮瘤样增生和表皮及下方的真皮化脓性肉芽肿炎症（图 16-9）。转移性克罗恩病中最常见的组织学模式是非化脓性肉芽肿，表现为肉样瘤样或者弥漫性模式，后者经常出现在邻近表皮处，呈苔藓样和肉芽肿性皮炎[188]及肉芽肿性血管炎。结节性红斑样损害组织学检查显示四种模式：①经典结节性红斑的间隔性脂膜炎；②真皮的肉样瘤样肉芽肿[189]；③真皮内的小血管性肉芽肿[190]或者白细胞碎裂性血管炎；④良性皮肤结节性多动脉炎。后者显示局限于皮下脂肪肌性动脉管壁组织细胞、中性粒细胞浸润和不同程度的管壁纤维素样坏死（图 16-12）。偶尔受累肢体的外周神经和骨骼肌的血管受累会分别导致单发性神经炎和肌炎[142]。乏炎症性血栓性血管病表现为与狼疮抗凝物相关的皮肤梗死。类脂质渐进性坏死样或环状肉芽肿样病灶[191]也可见到，表现为胶原渐进性坏死区同时伴有黏蛋白或纤维素沉积和栅栏状组织细胞浸润。与特发性环状肉芽肿和类脂质渐进性坏死不同，本病常伴有白细胞碎裂性血管炎、血栓形成性或肉芽肿性血管病和灶状血管外中性粒细胞[190]。真皮内致密中性粒细胞伴散在巨噬细胞浸润也有报道[93,192]。我们也可以看到化脓性肉芽肿性炎症模式，其与后面提及的类渐进性坏死和环状肉芽肿组织反应表现相一致。唇部肿胀的组织学表现为非化脓性肉芽肿性炎[171,183]。坏疽性脓皮病样皮损组织学表现已在本章节前述内容讨论过。病变偶见化脓性脂膜炎病理改变[193]。

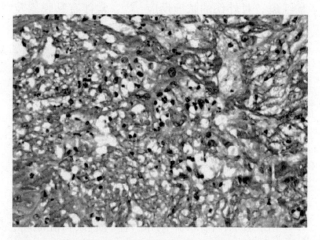

图 16-9 克罗恩病：坏疽性脓皮病。这张切片显示化脓性肉芽肿性炎症，视野中央为双核组织细胞浸润，转移性克罗恩病活检以单核细胞为主的血管病变反应模式显示为坏死性白细胞碎裂性和肉芽肿性血管炎，与皮肤 Wegner 肉芽肿病无法区别，与增殖性脓性口炎类似，也可见到克罗恩病口腔损害的原型

鉴别诊断　皮肤的肉样瘤样肉芽肿性炎症需与以下疾病相鉴别：结节病、前期链球菌或分枝杆菌感染[123]的自身反应、获得性低丙种球蛋白血症、酒渣鼻、副肿瘤性组织细胞病（如低级别的淋巴增殖性疾病）、类风湿关节炎、对摄入或接种的无机化合物（如二氧化硅、锆、铍）导致的肉芽肿性炎症反应。皮损类似于良性皮肤结节性多动脉炎而不同于系统性结节性多动脉炎，其在于血管炎局限于皮下脂肪而无真皮受累[194]。增殖性脓性口炎的改变也应想到伴多血管炎的肉芽肿病（韦格纳肉芽肿病）、分枝杆菌感染、芽生

菌病和组织胞浆菌病的可能性。唇肿胀的组织学可能模仿 Melkersson-Rosenthal 综合征[183]。苔藓样和肉芽肿性皮炎组织学改变需与特发性苔藓样病变如光泽苔藓、某些微生物自身反应状态，以及抗生素、降压药、降脂药及抗组胺药物的药物反应等相鉴别[187]。

发病机制　克罗恩病的发生发展是基因、免疫及环境因素的综合作用，其机制并不清楚，发现至少 10 个基因在本病中起作用。研究最为彻底的是细菌 CARD15/NOD2 基因，该基因在天然免疫中涉及细胞对细菌的识别[195]。三个 CARD15/NOD2 基因突变与克罗恩病易感性相关，杂合子中有 2 ～ 4 倍的风险，而纯合子有 17 ～ 40 倍的风险[194,196,197]。这种剂量效应体现为功能丧失模型，体外研究已证实。推测天然免疫功能丧失使细菌增殖，潜在的细胞因子失衡使适应性免疫炎症反应启动，最终导致组织损伤。体内研究未能证实这些推测和其他假说，包括功能获得模型[194]，更难以说明克罗恩病皮肤损害的发病机制。肉样瘤样肉芽肿性炎症是本病肠道和皮肤损害共同的形态学表现，提示细胞介导免疫参与发病。部分患者体内发现循环免疫复合物[183]，其可能在坏死性血管炎中起作用。一小部分克罗恩病患者有抗中性粒细胞胞浆抗体。利用原位聚合酶链反应方法探针探测寻找克罗恩病常见的各种微生物病原体共有的细菌 16rsRNA，在疾病活动期肠道的脉管系统可以检测到细菌 RNA，而在疾病稳定期则检测不到，但在皮肤损害中均为阴性。因此，克罗恩病的皮肤损害不是细菌自身反应的结果，而是自身免疫现象，可能涉及基于肠道和皮肤抗原间的交叉反应抗体[193]。

治疗原则　因新型免疫调节药物进入市场，炎症性肠病的药物治疗越来越复杂。克罗恩病和溃疡性结肠炎的一线治疗包括以下几类：5- 氨基水杨酸盐、布地奈德、全身和局部使用类固醇激素、硫唑嘌呤、6- 巯基嘌呤、甲氨蝶呤、英夫利昔单抗、阿达木单抗和赛妥珠单抗[198]。TNF-α 拮抗剂适合中度严重的克罗恩病患者，当患者使用两个或两个以上疗程和 8 ～ 12 周的免疫调节剂（如硫唑嘌呤或甲氨蝶呤）治疗效果不佳时使用 TNF-α 拮抗剂；TNF-α 拮抗剂也适用于那些肛周损害治疗效果不佳的患者[199]。改变饮食习惯，如发作期间避免咖啡

因、乙醇和高纤维食物；患者最好少量多餐饮食，并根据经验避免使用使病情加重的食物[200]。

溃疡性结肠炎

溃疡性结肠炎是一种特发性病变累及大肠的慢性炎症性肠病，直肠几乎总是被累及。

临床概要 本病的特点是程度不同的腺体破坏和炎症。在临床病程中，腺体异常增生最终并发癌症，尤其是在儿童时期发病者。黏膜外疾病包括慢性活动性肝炎、原发性硬化性胆管炎(PSC)、肺血管炎[201]、慢性纤维化肺泡炎、肺的局限性伴多血管炎性肉芽肿病（ Wegener 肉芽肿）[202]、肺尖纤维化、大关节单关节炎、多关节炎及强直性脊柱炎。皮肤可表现为一系列损害，包括血管炎、结节性红斑、坏疽性脓皮病、浅表游走性血栓性静脉炎、坏死性中性粒细胞小叶性脂膜炎和皮肤血栓性坏疽[203]；最后两种病变可能与狼疮抗凝物和冷纤维蛋白原血症有关[204,205]。与克罗恩病相比，坏疽性脓皮病常与溃疡性结肠炎更相关，而结节性红斑更常与克罗恩病相关（图 16-10 ）。坏疽性脓皮病的损害还有一种不常见的播散性水疱脓疱性异型[206]。

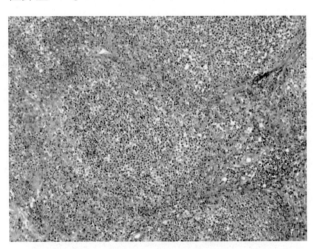

图 16-10 溃疡性结肠炎：坏疽性脓皮病，显示显著的中性粒细胞溶解

组织病理 坏疽性脓皮病和结节性红斑的组织学表现在其他章节进行讨论。与溃疡性结肠炎相关的皮肤血管炎包括 IgA 相关的白细胞碎裂性血管炎[108,207]和良性皮肤结节性多动脉炎（图 16-11 ）。乏炎症性血栓性血管病累及真皮和皮下组织的血管是狼疮抗凝物和（或）冷纤维蛋白原血症相关的组织形态学特点[203]。溃疡性结肠炎的脂膜炎的典型表现为富含中性粒细胞和（或）肉芽肿的小血管炎，并伴有明显的血管外的中性粒细胞和肉芽肿性炎症[204]。

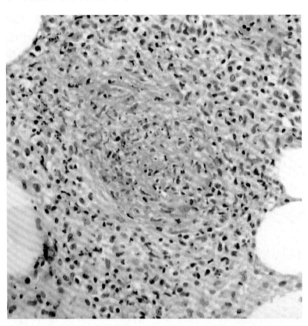

图 16-11 溃疡性结肠炎患者结节性多动脉炎皮损：皮下脂肪层动脉管壁显著纤维素样坏死，血管周围碎裂的中性粒细胞浸润，不伴小血管受累。其为良性皮肤结节性多动脉炎典型表现

治疗原则 有关克罗恩病和溃疡性结肠炎的一线治疗方案有相当多的重叠[198]。另外，轻度左侧溃疡性结肠炎优先考虑的药物是美沙拉嗪[208]。如果需要反复系统使用类固醇激素控制病情，则需考虑使用免疫抑制剂以便类固醇激素药物减量至最小剂量；硫唑嘌呤是一线的免疫抑制剂[208]。泡沫制剂肠道治疗可有效控制远端左侧疾病，在直肠内其比早期的液体肠道治疗更容易控制，其在直肠腔内置入后可以最近地被降结肠吸收[209]。对于局限性溃疡性直肠炎，可以使用 5-氨基水杨酸局部治疗[210]。早期使用抗 TNF 生物制剂如英夫利昔单抗适用于病情严重患者[208]。其他免疫调节药物包括钙调磷酸酶抑制剂环孢菌素和他克莫司，免疫抑制剂如硫唑嘌呤和 6- 巯基嘌呤[210]。许多很严重的病例需行结肠切除术，在这种情况下，可行直肠结肠切除术与回肠肛门吻合术的重建手术治疗[211]。

乳糜泻

乳糜泻是一种吸收不良综合征，在西方国家[212]成年人群中患病率高达1%，大于90%的乳糜泻患者与HLA-DQ2（DQA1*/DQB1*2）有关[213]，其反映了因谷胶摄入引起的体液免疫应答导致小肠黏膜损伤，约25%的患者伴有疱疹样皮炎，可能与其有关（参见第9章）[207,214,215]。膳食中谷胶触发CD4[+]和CD8[+]T淋巴细胞的活化伴外周血中CD8αβ和γδT淋巴细胞的肠归巢[216]。

临床概要 Abenavoli做了相关综合性文献分析[213]，列举了乳糜泻的其他皮肤表现，包括疱疹样皮炎、慢性荨麻疹、遗传性血管神经性水肿、结节性红斑、坏死松解性游走性红斑、银屑病及皮肌炎等。乳糜泻患者也可出现白细胞碎裂性血管炎[217]。IgA或者IgG抗组织谷氨酰胺转移酶和抗肌内膜抗体在80%～90%的有活动性肠道黏膜炎症的患者中存在，其诊断具有较高的特异度[218]。少数选择性IgA缺乏的乳糜泻患者血清学实验证实对其诊断有显著意义，但这些患者血清中IgG抗组织谷氨酰胺转移酶和抗肌内膜抗体仍然是阳性的。潜在的混合性冷球蛋白血症可能发生，还可能出现系膜性肾小球肾炎，后者与循环免疫复合物有关[214,219]。谷氨酰胺转移酶抗体可能是重要的发病机制。免疫荧光检测显示乳糜泻患者血管壁有IgA和表皮谷氨酰胺转移酶（TG3）的沉积，与无皮肤损害患者相比，伴有疱疹样皮炎的乳糜泻患者表现出更强的IgA和TG3沉积[220]。

治疗原则 目前，乳糜泻治疗包括严格的无谷胶饮食[221]，尽管许多患者坚持无谷胶饮食5年或以上仍有持续的症状[222]。除了无谷胶饮食用于长期控制疾病，疱疹样皮炎的损害可以用氨苯砜和砜类药物，但其只对治疗皮肤损害有效[223]。

肝胆疾病的皮肤病理表现

硬化性胆管炎和原发性胆汁性肝硬化

原发性硬化性胆管炎（PSC）是胆管的自身免疫性疾病，其引起胆管炎症，最终使肝内和肝外的胆管梗阻，并可导致原发性胆管纤维硬化。许多患者伴有溃疡性结肠炎。

临床概要 已报道，坏疽性脓皮病尤其是浅表播散性水疱脓疱型[224]和疱疹样皮炎可能与硬化性胆管炎有关[191]。此外，有报道显示，浅表播散性坏疽性脓皮病出现在溃疡性结肠炎患者中，也出现在70%的硬化性胆管炎患者中。个别案例报道匐行性穿通性弹性纤维病与唐氏综合征（Down syndrome）共存[225]。播散性疣伴原发性联合免疫缺陷与进行性多灶性白质脑病在硬化性胆管炎已被报道。曾有报道显示，硬化性胆管炎患者出现甲扁平苔藓[226]和播散性朗格汉斯细胞组织细胞增生症[227]。原发性胆汁性肝硬化的皮肤表现包括扁平苔藓[228]、局限性皮肤系统性硬化症（CREST综合征：即钙质沉着、雷诺现象、食管运动功能障碍、指硬化和毛细血管扩张）、肉瘤样性肉芽肿[229]和白癜风[230]。曾有报道显示，原发性胆汁性肝硬化患者可出现皮肤淀粉样变[231]、脓疱性血管炎[232]和皮肤真菌感染[233]。

组织病理 水疱脓疱型坏疽性脓皮病的组织学特点是坏死性表皮下水疱，显著真皮乳头水肿伴有水疱腔内中性粒细胞片状浸润，以及以毛囊为中心的显著的中性粒细胞浸润。中性粒细胞增多的区域周边表现为血管中心性的单核细胞为主炎症细胞浸润伴轻微血管损伤（图16-12）。

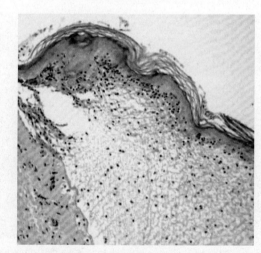

图16-12 水疱脓疱型坏疽性脓皮病：该切片显示明显的表皮下水肿和真皮浅层邻近水肿处致密的中性粒细胞和淋巴细胞浸润伴组织超敏反应

发病机制 虽然本病发病机制不明，但在72%的硬化性胆管炎患者和溃疡性结肠炎患者中检测到核周型抗中性粒细胞胞浆抗体（pANCA）[234,235]。非典型pANCA，称为xANCA，其50-kD髓样包膜蛋白有较高的特异性，在炎症性肠病、自身免疫性肝炎和原发性硬化性胆管炎患者可以检测到该抗体[236,237]。ANCA 也出现在伴多血管炎的肉芽肿病（Wegener 肉芽肿病）、显微镜下结节性多动脉炎、特发性新月体性肾小球肾炎中。原发性硬化性胆管炎伴溃疡性结肠炎的患者[238]体内有结肠上皮细胞的循环抗体[239]。免疫学基础也显示原发性硬化性胆管炎可能与 HLA-B8 和（或）HLA-DR3 抗原有关。

治疗原则　目前没有很好的随机对照试验显示有效的医疗干预措施[240]。换而言之，新的免疫抑制剂靶向发病机制的治疗可能可改善患者的临床症状，提示应该在个案基础上制订个性化治疗方案[241]。

肝炎的皮肤表现

肝炎可以大致分为感染性和非感染性病因。前者大部分是由于甲、乙、丙型肝炎病毒、δ 因子、巨细胞病毒、EB 病毒等感染所致，罕见情况下是由水痘、麻疹、单纯疱疹病毒所致。慢性活动性肝炎是一种病因不明的自身免疫性坏死性炎症疾病，好发于年轻女性[242]，其临床表现和肝脏化学指标可与传染性肝炎相似。丙型肝炎抗体已经被证明在经典的自身免疫性肝炎患者体内可检测到，其被认为代表非特异性反应，在病情缓解时该抗体消失。相反，丙型肝炎患者的自身抗体表型可以模仿慢性活动性肝炎[239]。其他实验室异常包括贫血、高丙种球蛋白血症、红斑狼疮细胞阳性、非组织特异性抗体阳性（如抗核抗体、ANCA 和抗平滑肌抗体及肝/肾微粒体抗体）[239]。

临床概要　病毒性和自身免疫性肝炎主要的皮肤表现为扁平苔藓（参见第 7 章）、冷球蛋白血症和白细胞碎裂性血管炎（参见第 8 章）[243]、迟发性卟啉病（参见第 17 章）[244]、多形红斑（参见第 9 章）[245]、坏疽性脓皮病（本章节前述）[246]、坏死松解性肢端红斑（NAE）和 Gianotti-Crosti 综合征（详见下述）[247]。有研究报道丙型肝炎、病因不明的慢性活动性肝炎、原发性胆汁性肝硬化患者出现扁平苔藓（图 16-13）[248]。丙型肝炎患者皮肤损害的表现包括曝光部位皮疹、可触及的紫癜、毛囊炎、肢端的冻疮样皮疹、坏死松解性肢端红斑、溃疡、结节和荨麻疹[249]。血管炎可出

现在有丙型肝炎病毒感染的混合性冷球蛋白血症的基础上，内皮细胞肿胀常见；混合性冷球蛋白血症有别于传统的白细胞碎裂性血管炎，其血管壁内嗜酸性物质沉积，对 PAS 染色强阳性[242]。卟啉病和多形红斑样皮疹可出现在丙型肝炎患者中。部分患者发生与边缘区淋巴瘤同源的 B 细胞系低级别的淋巴增殖性疾病。在一项研究中，大约 21% 的肝炎患者接受聚乙二醇 IFN-α2b 和利巴韦林治疗后出现口腔黏膜过度色素沉着和获得性纵行黑甲，或者仅有面部色素沉着，而无口腔和指甲累及。皮肤过度色素沉着的危险因素包括患者深色肤质类型和非保护性日光暴露[250]。

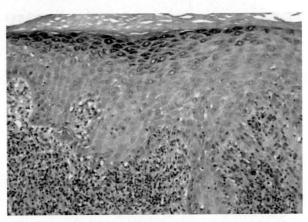

图 16-13　丙型肝炎病毒感染苔藓样组织反应：该丙型病毒性肝炎患者临床表现为扁平苔藓，其组织学显示致密的淋巴细胞在真表皮交界处带状浸润，可见胶样小体

在我们的观察中，丙型肝炎的皮肤损害可以根据主要反应模式进行分类：最常见的是中性粒细胞性血管病和淋巴细胞性血管炎及乏炎症性亚型；栅栏状肉芽肿性炎症；无菌性嗜中性毛囊炎；嗜中性小叶性脂膜炎；良性皮肤结节性多动脉炎；嗜中性皮肤病包括嗜中性荨麻疹和坏疽性脓皮病及界面皮炎[248]。

坏死性松解性肢端红斑

临床概要　坏死性松解性肢端红斑（NAE）是一种最近报道的丘疹鳞屑性皮肤病，其可能与丙型肝炎病毒感染有关[55,251]。很多报道来自于埃及，然而，在美国也可见到。皮损可出现在发现丙型肝炎病毒感染之前[252]。早期皮肤损害可能是糜烂和松弛性水疱；充分发展的皮损是红斑性深

色的过度色素沉着性斑块，周边围绕深色晕，可有显著的角化过度。皮损主要分布于远端肢体，然而，近端四肢和躯干也可累及。

组织病理 NAE的组织病理学显示银屑病样表皮增生，角化过度伴角化不全，颗粒层减少。特征的组织学表现还包括个别角质形成细胞坏死和表皮浅层苍白区形成（图16-14）；可有空泡化

改变；真皮浅层血管周围单核细胞浸润。其组织学表现与银屑病有重叠，但海绵状脓疱的存在倾向于银屑病的诊断，而单个坏死性角质形成细胞有利于NAE的诊断。NAE的组织学表现可能与坏死松解性游走性红斑、脂肪酸缺乏症、锌缺乏症（肠病性肢端皮炎）、糙皮病、生物素缺乏症等疾病不易鉴别，这些疾病必须从临床表现上排除。

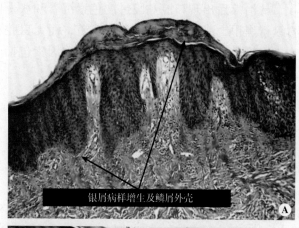

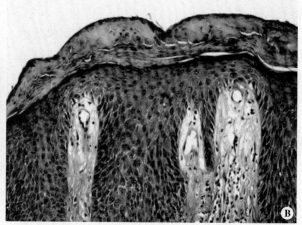

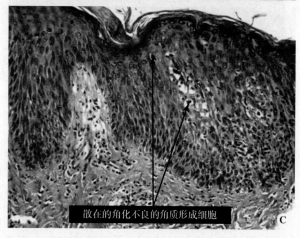

图16-14 A.坏死松解性肢端红斑（中倍镜下）：切片显示银屑病样表皮增生，角质层增厚的正角化和角化不全，真皮浅血管周围轻度混合性炎性细胞浸润；B.坏死松解性肢端红斑（高倍镜下），颗粒层减少和（或）表皮上部苍白，其真皮乳头水肿；C.坏死松解性肢端红斑（中倍镜下），表皮可见散在的角化不良的角质形成细胞（经允许引自 Elder DE，Elenitsas R，Rubin AI，et al. Atlas and synopsis of Lever's histopathology of the skin，3rd ed. Philadelphia，PA：Lippincott Williams & Wilkins，2013：122.）

治疗原则 锌代谢异常可能参与本病，但无论锌水平正常或异常，硫酸锌治疗有一定疗效，皮损消除可能与干扰素和利巴韦林的病毒抑制有关[253]。

丘疹性肢端皮炎（Gianotti-Crosti 综合征）

临床概要 丘疹性肢端皮炎[246]（Gianotti-Crosti 综合征）是通过皮肤或黏膜初次感染乙型肝炎病毒，出现非瘙痒性红斑和丘疹；好发于面部、四肢和臀部；皮损常持续约3周；同时伴发淋巴

结病、急性常为无黄疸型肝炎（持续至少2个月），但很少发展为慢性肝脏疾病。乙型肝炎表面抗原常存在[246]。类似的皮肤损害可能出现在其他病毒感染，如EB病毒、柯萨奇B病毒和巨细胞病毒[254]，在这些情况下，通常无肝炎或淋巴结病。也有报道，Gianotti-Crosti 综合征出现在接种失活的甲型肝炎[255]、乙型肝炎[256]、日本脑炎[257]、白喉/破伤风/百日咳、流感嗜血杆菌B[258]等灭活疫苗和口服减毒活疫苗（如脊髓灰质炎[259]、麻疹/腮腺炎/风疹疫苗[260]）的儿童，也曾报道在成人接种灭活流感疫苗后发生本病[261]。

组织病理 Gianotti-Crosti 综合征的丘疹损害

组织学表现包括在真皮浅中层主要为毛细血管周围有中等量致密的淋巴细胞和组织细胞浸润，血管内皮细胞肿胀，伴有红细胞外溢[250]；灶性海绵形成，角化不全，轻度棘层增厚，可见灶状界面皮炎改变[250]。

发病机制　放射免疫测定所有乙型肝炎病毒感染相关性丘疹性肢端皮炎患者，其血清中乙型肝炎表面抗原阳性。乙型肝炎表面抗原的抗体在疾病早期常检测不到，而只有发病 6 ～ 12 个月后才可检测到。当患者体内出现抗体，乙型肝炎表面抗原转为阴性，表明体液免疫促进病情恢复。关于丙型肝炎病毒感染的皮肤损害，原位逆转录酶聚合酶链反应研究表明，在某些病例中，内皮细胞中有病毒 DNA 的表达[248]。

治疗原则　从长远的角度上看，治疗潜在的病毒感染很重要，首先，防止肝硬化形成；其次，控制皮肤损害。IFN-α 一直被应用在丙型肝炎感染的治疗[262]，而抗病毒药如恩替卡韦在控制迁延性乙型肝炎感染是有效和安全的[263]。不幸的是，治疗停药后复发率可能高达 25%。特拉匹韦（Telaprevir）是一种有效和广泛使用的用于治疗丙型肝炎的药物。然而，超过 50% 的患者出现药物疹，4% 的患者皮疹较为严重，最常见的表现是湿疹样皮炎；需要特别警惕特拉匹韦治疗的患者，其增加了 Stevens-Johnson 综合征（SJS）、DRESS 发生的风险[264]。抗病毒剂拉米夫定的使用可能与抗病毒抵抗突变的出现有关[265]。

肿瘤性肢端角化症（Bazex 综合征）

临床概要　于 1965 年首次报道了本病[266]，是一种罕见但临床独特的皮肤病，最初认为与上消化道的原发性恶性肿瘤（最常见的是鳞状细胞癌）或颈部淋巴结转移性癌相关；随后，其他相关的恶性肿瘤也曾被报道，包括低分化癌、腺癌及小细胞癌等。本病患者 90% 以上是男性，多数年龄大于 40 岁[267]，当肿瘤还处于静止状态时，最初在甲周和甲下出现皮肤增厚及掌跖增厚。随着病情发展，皮疹逐渐累及双耳、鼻、面部、躯干和四肢，表现为紫红色、脱屑和皲裂[268,269]，手掌部皮损与 Reiter 病损害相似。

组织病理　真皮上部境界不清的血管周围淋巴细胞浸润，其中含有少量固缩的中性粒细胞，伴有轻度棘层增厚，角化过度，散在角化不全灶。可见棘细胞层内嗜酸性细胞增多、空泡变性[260]。

治疗原则　主要目的是识别和治疗潜在的恶性肿瘤。

（杨　珍　沈　宏　译，黄长征　校，陈思远　审）

参考文献

1. Statters DJ, Asokan VS, Littlewood SM, et al. Carcinoma of the caecum in a scorbutic patient. *Br J Clin Pract* 1990;44:738.
2. Bartholomew M. James Lind's treatise of the scurvy (1753). *Postgrad Med J* 2002;78:695.
3. Levine M. New concepts in the biology and biochemistry of ascorbic acid. *N Engl J Med* 1986;314:892.
4. Haslock I. Hemarthrosis and scurvy [letter]. *J Rheumatol* 2002;29:1808.
5. Stokes PL, Melikiah V, Leeming RL, et al. Folate metabolism in scurvy. *Am J Clin Nutr* 1975;28:126.
6. Monks GM, Juracek L, Weigand D, et al. A case of scurvy in an autistic boy. *J Drugs Dermatol* 2002;1:67.
7. Ahmad K. Scurvy outbreak in Afghanistan prompts food aid concerns. *Lancet* 2002;359:1044.
8. Mason JB. Lessons on nutrition of displaced people. *J Nutr* 2002;132:2096s.
9. Weise Pronzo Z, de Benoist B. Meeting the challenges of micronutrient deficiencies in emergency-affected popula-tions. *Proc Nutr Soc* 2002;61:251.
10. Ellis CN, Vanderveen EE, Rasmussen JE. Scurvy: a case caused by peculiar dietary habits. *Arch Dermatol* 1984;120:1212.
11. Abramovits-Ackerman W, Bustos T, Simosa-Leon V, et al. Cutaneous findings in a new syndrome of autosomal recessive ectodermal dysplasia with corkscrew hairs. *J Am Acad Dermatol* 1992;27:917.
12. Langlois MR, Delanghe JR, De Buyzere ML, et al. Effect of haptoglobin on the metabolism of vitamin C. *Am J Clin Nutr* 1997;66:606–610.
13. Delanghe JR, Langlois MR, De Buyzere ML, et al. Vitamin C deficiency and scurvy are not only a dietary problem but are codetermined by the haptoglobin polymorphism. *Clin Chem* 2007;53(8):1397–1400.
14. Hashimoto K, Kitabchi AE, Duckworth WC, et al. Ultrastructure of scorbutic human skin. *Acta Derm Venereol (Stockholm)* 1970;50:9.
15. Wechsler HL. Vitamin A deficiency following small-bowel bypass surgery for obesity. *Arch Dermatol* 1979;115:73.
16. Bleasel NR, Stapleton KM, Lee MS, et al. Vitamin A deficiency phrynoderma: due to malabsorption and inadequate diet. *J Am Acad Dermatol* 1999;41:322.
17. Girard C, Dereure O, Blatière V, et al. Vitamin A deficiency phrynoderma associated with chronic giardiasis. *Pediatr Dermatol* 2006;23(4):346–349.
18. Ocón J, Cabrejas C, Altemir J, et al. Phrynoderma: a rare dermatologic complication of bariatric surgery. *JPEN J Parenter Enteral Nutr* 2012;36(3):361–364.
19. Frazier CN, Hu C. Nature and distribution according to age of cutaneous manifestations of vitamin A deficiency. *Arch Dermatol Syph* 1936;33:825.

20. Bessey OA, Wolbach SB. Vitamin A, physiology and pathology. *JAMA* 1938;110:2072.

21. Magro CM, Crowson AN. The clinical and histomorphological features of pityriasis rubra pilaris: a comparative analysis with psoriasis. *J Cutan Pathol* 1997;24(7):416–424.

22. Hendricks WM. Pellagra and pellagralike dermatoses: etiology, differential diagnosis, dermatopathology, and treatment. *Semin Dermatol* 1991;10:282.

23. Wallengren J, Thelin I. Pellagra-like skin lesions associated with Wernicke's encephalopathy in a heavy wine drinker. *Acta Derm Venereol* 2002;82:152.

24. Castiello RJ, Lynch PJ. Pellagra and the carcinoid syndrome. *Arch Dermatol* 1972;105:574.

25. Lyon VB, Fairley JA. Anticonvulsant-induced pellagra. *J Am Acad Dermatol* 2002;46:597.

26. Spivak JL, Jackson DL. Pellagra: an analysis of 18 patients and a review of the literature. *Johns Hopkins Med J* 1977;140:295.

27. Karthikeyan K, Thappa DM. Pellagra and the skin. *Int J Dermatol* 2002;41:476.

28. Hegyi J, Schwartz RA, Hegyi V. Pellagra: dermatitis, dementia, and diarrhea. *Int J Dermatol* 2004;43(1):1–5.

29. Montgomery H. Nutritional and vitamin deficiency. In: *Dermatopathology*, Vol 1. New York, NY: Harper and Row, 1967: 259–266.

30. Dent CE. Hartnup disease: an inborn error of metabolism. *Arch Dis Child* 1957;32:363.

31. Halvorsen L, Halvorsen S. Hartnup disease. *Pediatrics* 1963;31:29.

32. Baron DN, Dent CE, Harris H, et al. Hereditary pellagra like skin rash with temporary cerebellar ataxia, constant renal aminoaciduria and other bizarre chemical features. *Lancet* 1956;2:421.

33. Clodi PH, Deutsch E, Niebauer G. Krankheitsbild mit poikilodermieartigen hautveranderungen, aminoacidurie und Indolaceturie. *Arch Klin Exp Dermatol* 1964;218:165.

34. Ashurst PJ. Hydroa vacciniforme occurring in association with Hartnup disease. *Br J Dermatol* 1969;81:486.

35. Seow HF, Bröer S, Bröer A, et al. Hartnup disorder is caused by mutations in the gene encoding the neutral amino acid transporter SLC6A19. *Nat Genet* 2004;36(9):1003–1007.

36. Kleta R, Romeo E, Ristic Z, et al. Mutations in SLC6A19, encoding B0AT1, cause Hartnup disorder. *Nat Genet* 2004;36(9):999–1002.

37. Nozaki J, Dakeishi M, Ohura T, et al. Homozygosity mapping to chromosome 5p15 of a gene responsible for Hartnup disorder. *Biochem Biophys Res Commun* 2001;284:255.

38. Becker SW, Kahn D, Rothman S. Cutaneous manifestations of internal malignant tumors. *Arch Dermatol Syph* 1942;45:1069.

39. Domen RE, Shaffer MB Jr, Finke J, et al. The glucagonoma syndrome. *Arch Intern Med* 1980;140:262.

40. Alexander EK, Robinson M, Staniec M, et al. Peripheral amino acid and fatty acid infusion for the treatment of necrolytic migratory erythema in the glucagonoma syndrome. *Clin Endocrinol (Oxf)* 2002;57:827.

41. Brenseke BM, Belz KM, Saunders GK. Pathology in practice: superficial necrolytic dermatitis and nodular hepatopathy (lesions consistent with hepatocutaneous syndrome). *J Am Vet Med Assoc* 2011;238(4):445–447.

42. Chastain MA. The glucagonoma syndrome: a review of its features and discussion of new perspectives. *Am J Med Sci* 2001;321:306.

43. Macbeth AE, James A, Rhodes M, et al. Necrolytic migratory erythema with the absence of necrolysis. *Clin Exp Dermatol* 2010;35(7):810–811.

44. Chao SC, Lee JY. Brittle nails and dyspareunia as first clues to recurrences of malignant glucagonoma. *Br J Dermatol* 2002;146:1071.

45. Binnick AN, Spencer SK, Dennison WL Jr, et al. Glucagonoma syndrome. *Arch Dermatol* 1977;113:749.

46. Kasper CS, McMurray K. Necrolytic migratory erythema without glucagonoma versus canine superficial necrolytic dermatitis: is hepatic impairment a clue to pathogenesis? *J Am Acad Dermatol* 1991;25:534.

47. Kaspar CS. Necrolytic migratory erythema: unresolved problems in diagnosis and pathogenesis. A case report and literature review. *Cutis* 1992;49:120.

48. Blackford S, Wright S, Roberts DL. Necrolytic migratory erythema without glucagonoma: the role of dietary essential fatty acids. *Br J Dermatol* 1991;125:460.

49. Kitamura Y, Sato M, Hatamochi A, et al. Necrolytic migratory erythema without glucagonoma associated with hepatitis B. *Eur J Dermatol* 2005;15(1):49–51.

50. Goodenberger DM, Lawley TJ, Strober W, et al. Necrolytic migratory erythema without glucagonoma. *Arch Dermatol* 1977;115:1429.

51. Bencini PL, Vigo GP, Caputo R. Necrolytic migratory erythema without glucagonoma in a heroin-dependent patient. *Dermatology* 1994;189:72–74.

52. Muller FM, Arseculeratne G, Evans A, et al. Necrolytic migratory erythema in an opiate-dependent patient. *Clin Exp Dermatol* 2008;33(1):40–42.

53. Remes-Troche JM, García-de-Acevedo B, Zuñiga-Varga J, et al. Necrolytic migratory erythema: a cutaneous clue to glucagonoma syndrome. *J Eur Acad Dermatol Venereol* 2004;18(5):591–595.

54. Fujita J, Seino Y, Isida H, et al. A functional study of a case of glucagonoma exhibiting typical glucagonoma syndrome. *Cancer* 1986;57:860.

55. el Darouti M, Abu el Ela M. Necrolytic acral erythema: a cutaneous marker of viral hepatitis C. *Int J Dermatol* 1996;35(4):252–256.

56. Danbolt N, Closs K. Akrodermatitis enteropathica. *Acta Derm Venereol (Stockholm)* 1942;23:127.

57. Moynahan EJ. Acrodermatitis enteropathica: a lethal inherited zinc-deficiency disorder. *Lancet* 1974;2:399.

58. Gonzalez JR, Botet MV, Sanchez JL. The histopathology of acrodermatitis enteropathica. *Am J Dermatopathol* 1982;4:303.

59. Reichel M, Mauro TM, Ziboh VA, et al. Acrodermatitis enteropathica in a patient with the acquired immunodeficiency syndrome. *Arch Dermatol* 1992;128:415.

60. Bernstein B, Leyden JL. Zinc deficiency and acrodermatitis enteropathica after intravenous hyperalimentation. *Arch Dermatol* 1978;114:1070.

61. Niemi KM, Anttila PH, Kanerva L, et al. Histopathological study of transient acrodermatitis enteropathica due to decreased zinc in breast milk. *J Cutan Pathol* 1989;16:382.

62. Pascual JC, Matarredona J, Mut J. Acrodermatitis enteropathica–like dermatosis associated with ornithine transcarbamylase deficiency. *Pediatr Dermatol* 2007;24(4):394–396.

63. Yu HH, Shan YS, Lin PW. Zinc deficiency with acrodermatitis enteropathica-like eruption after pancreaticoduodenectomy. *J Formos Med Assoc* 2007;106(10):864–868.

64. Weissman K, Hoe S, Knudsen L, et al. Zinc absorption in patients suffering from acrodermatitis enteropathica and in normal adults assessed by whole-body counting technique. *Br J Dermatol* 1979;101:573.

65. Ortega SS, Cachaza JA, Tovar IV, et al. Zinc deficiency dermatitis in parenteral nutrition: an electron-microscopic study. *Dermatologica* 1985;171:163.

66. Nakano A, Nakano H, Nomura K, et al. Novel SLC39A4 mutations in acrodermatitis enteropathica. *J Invest Dermatol* 2003;120(6):963–966.

67. Küry S, Dréno B, Bézieau S, et al. Identification of SLC39A4, a gene involved in acrodermatitis enteropathica. *Nat Genet* 2002;31:239–240.

68. Kilic M, Taskesen M, Coskun T, et al. A zinc sulphate-resistant acrodermatitis enteropathica patient with a novel mutation in SLC39A4 gene. *JIMD Rep* 2012;2:25–28.

69. Katz KA, Mahlberg MJ, Honig PJ, et al. Rice nightmare: kwashiorkor in 2 Philadelphia-area infants fed Rice Dream beverage. *J Am Acad Dermatol* 2005;52(5)(Suppl 1):S69–S72.

70. Albers SE, Brozena SJ, Fenske NA. A case of kwashiorkor. *Cutis* 1993;51:445.

71. Heath ML, Sidbury R. Cutaneous manifestations of nutritional deficiency. *Curr Opin Pediatr* 2006;18(4):417–422.

72. Househam KC. Computed tomography of the brain in kwashiorkor: a follow up study. *Arch Dis Child* 1991;66:623.

73. Richardson D, Iputo J. Effects of kwashiorkor malnutrition on measured capillary filtration rate in forearm. *Am J Physiol* 1992;262:H496.

74. Brunsting LA, Goeckerman WE, O'Leary PA. Pyoderma (ecthyma) gangrenosum. *Arch Dermatol* 1930;22:655.

75. Graham JA, Hansen KK, Rabinowitz LG, et al. Pyoderma gangrenosum in infants and children. *Pediatr Dermatol* 1994;11:10.

76. Crowson AN, Mihm MC Jr, Magro C. Pyoderma gangrenosum: a review. *J Cutan Pathol* 2003;30(2):97–107.

77. Cairns BA, Herbst CA, Sartor BR, et al. Peristomal pyoderma gangrenosum and inflammatory bowel disease. *Arch Surg* 1994;129:769.

78. Körber A, Klode J, Al-Benna S, et al. Etiology of chronic leg ulcers in 31,619 patients in Germany analyzed by an expert survey. *J Dtsch Dermatol Ges* 2011;9(2):116–121.

79. Schwaegerle SM, Bergfeld WF, Senitzer D, et al. Pyoderma gangrenosum: a review. *J Am Acad Dermatol* 1988;18:559.

80. Callen JP. Pyoderma gangrenosum and related disorders. *Med Clin North Am* 1989;73:1247.

81. Magro CM, Crowson AN. Vesiculopustular lesions in association with liver disease. *Int J Dermatol* 1997;36:837.

82. Wilson-Jones E, Winkelmann RK. Superficial granulomatous pyoderma: a localized vegetative form of pyoderma gangrenosum. *J Am Acad Dermatol* 1988;18:511.

83. Ayres S Jr, Ayres S III. Pyoderma gangrenosum with an unusual syndrome of ulcers, vesicles, and arthritis. *Arch Dermatol* 1958;77:269–280.

84. Srebrnik A, Schachar E, Brenner S. Suspected induction of a pyoderma gangrenosum-like eruption due to sulpiride treatment. *Cutis* 2001;67:253.

85. Ross HJ, Moy LA, Kaplan R, et al. Bullous pyoderma gangrenosum after granulocyte colony-stimulating factor treatment. *Cancer* 1991;68:441.

86. Sagara R, Kitami A, Nakada T, et al. Adverse reactions to gefitinib (Iressa): revealing sycosis- and pyoderma gangrenosum-like lesions. *Int J Dermatol* 2006;45(8):1002–1003.

87. Freiman A, Brassard A. Pyoderma gangrenosum associated with isotretinoin therapy. *J Am Acad Dermatol* 2006;55(5)(Suppl):S107–S108.

88. Gungor K, Gonen S, Kisakol G, et al. ANCA positive propylthiouracil induced pyoderma gangrenosum. *J Endocrinol Invest* 2006;29(6):575–576.

89. Mir-Bonafé JM, Blanco-Barrios S, Romo-Melgar A, et al. Photoletter to the editor: localized pyoderma gangrenosum after interferon-alpha2b injections. *J Dermatol Case Rep* 2012;6(3):98–99.

90. Jorizzo JL, Solomon AR, Zanolli M, et al. Neutrophilic vascular reactions. *J Am Acad Dermatol* 1988;19:983.

91. Magro CM, Crowson AN. The cutaneous neutrophilic vascular injury syndromes: a review. *Semin Diagn Pathol* 2001;18:47.

92. Pye RJ, Choudhury C. Bullous pyoderma as a presentation of acute leukemia. *Clin Exp Dermatol* 1977;2:33.

93. Koester G, Tarnower A, Levisohn D, et al. Bullous pyoderma gangrenosum. *J Am Acad Dermatol* 1993;29:875.

94. Sanders S, Tahan SR, Kwan T, et al. Giant cells in pyoderma gangrenosum. *J Cutan Pathol* 2001;28:98.

95. Magro CM, Crowson AN. Sterile neutrophilic folliculitis with perifollicular vasculopathy: a distinctive cutaneous reaction pattern reflecting systemic disease. *J Cutan Pathol* 1998;25:215.

96. Powell FC, Schroeter AL, Perry HO, et al. Direct immunofluorescence in pyoderma gangrenosum. *Br J Dermatol* 1983;108:287.

97. Holt PJA, Davies MG, Saunders KC, et al. Pyoderma gangrenosum: clinical and laboratory findings in 15 patients with special reference to polyarthritis. *Medicine* 1980;59:114.

98. Powell FC, Schroeter AL, Su D, et al. Pyoderma gangrenosum and monoclonal gammopathy. *Arch Dermatol* 1983;119:468.

99. Brooklyn TN, Williams AM, Dunnill MG, et al. T-cell receptor repertoire in pyoderma gangrenosum: evidence for clonal expansions and trafficking. *Br J Dermatol* 2007;157(5):960–966.

100. Oka M. Pyoderma gangrenosum and interleukin 8. *Br J Dermatol* 2007;157(6):1279–1281.

101. Campbell S, Cripps S, Jewell DP. Therapy insight: pyoderma gangrenosum—old disease, new management. *Nat Clin Pract Gastroenterol Hepatol* 2005;2:587.

102. Ratnagobal S, Sinha S. Pyoderma gangrenosum: guideline for wound practitioners. *J Wound Care* 2013;22:68.

103. Reichrath J, Bens G, Bonowitz A, et al. Treatment recommendations for pyoderma gangrenosum: an evidence-based review of the literature based on more than 350 patients. *J Am Acad Dermatol* 2005;53:273.

104. Morrison JGL, Fourie ED. A distinctive skin eruption following small-bowel bypass surgery. *Br J Dermatol* 1980;102:467.

105. Ely PH. The bowel bypass syndrome: a response to bacterial peptidoglycans. *J Am Acad Dermatol* 1980;2:473.

106. Jorizzo JL, Apisarnthanarax P, Subrt P, et al. Bowel-bypass syndrome without bowel bypass: bowel-associated dermatosis-arthritis syndrome. *Arch Intern Med* 1983;143:457.

107. Dicken CH. Bowel-associated dermatosis-arthritis syndrome: bowel bypass syndrome without bowel bypass. *J Am Acad Dermatol* 1986;14:792.

108. Goldman JA, Casey HL, Davidson ED, et al. Vasculitis associated with intestinal bypass surgery. *Arch Dermatol* 1979;115:725.

109. Magro CM, Crowson AN. The clinical and histological spectrum of IgA-associated vasculitis. *Am J Dermatopathol* 1999;21:234.

110. Atton T, Jukic D, Juhas E. Atypical histopathology in bowel-associated dermatosis-arthritis syndrome: a case report. *Dermatol Online J* 2009;15(3):3.

111. Magro CM, Crowson AN, Peeling R. Vasculitis as the pathogenetic basis of Reiter's disease. *Hum Pathol* 1995;26:633.

112. O'Duffy JD. Behçet's syndrome. *N Engl J Med* 1990;322:326.

113. Main DM, Chamberlain MA. Clinical differentiation of oral ulceration in Behçet's disease. *Br J Rheumatol* 1992;31:767.

114. Letsinger JA, McCarty MA, Jorizzo JL. Complex aphthosis:

a large case series with evaluation algorithm and therapeutic ladder from topicals to thalidomide [review]. *J Am Acad Dermatol*. 2005;52(3, Pt 1):500–508.

115. Magro CM, Crowson AN. Cutaneous manifestations of Behçet's disease. *Int J Dermatol* 1995;34:159.

116. King R, Crowson AN, Murray E, et al. Acral purpuric papulonodular lesions as a manifestation of Behçet's disease. *Int J Dermatol* 1995;34:190.

117. Kural-Seyahi E, Fresko I, Seyahi N, et al. The long-term mortality and morbidity of Behçet syndrome: a 2-decade outcome survey of 387 patients followed at a dedicated center. *Medicine (Baltimore)* 2003;82:60.

118. Oguz O, Serdaroglu S, Turzin Y, et al. Acute febrile neutrophilic dermatosis (Sweet's syndrome) associated with Behçet's disease. *Int J Dermatol* 1992;31:645.

119. Koc Y, Gullu I, Akpek G, et al. Vascular involvement in Behçet's disease. *J Rheumatol* 1992;19:402.

120. Akutsu Y, Itami N, Tanaka M, et al. IgA nephritis in Behçet's disease: case report and review of the literature. *Clin Nephrol* 1990;34:52.

121. Sokoloff L, Bunin JJ. Vascular lesions in rheumatoid arthritis. *J Chronic Dis* 1957;5:668.

122. Magro CM, Crowson AN. The spectrum of cutaneous lesions in rheumatoid arthritis: a clinical and pathological study of 43 cases. *J Cutan Pathol* 2003;30:1.

123. Langenberg A, Yen TS, LeBoit PE. Granulomatous vasculitis occurring after cutaneous herpes zoster despite absence of viral genome. *J Am Acad Dermatol* 1991;24:429.

124. Choudhri S, Magro CM, Nicolle L, et al. A unique id reaction to Mycobacterium leprae: first documented case. *Cutis* 1994;54:282.

125. Lehner T, Batchelor JR, Challacombe SJ, et al. An immunogenetic basis for the tissue involvement in Behçet's syndrome. *Immunology* 1979;37:895.

126. Kaya TI, Dura H, Tersen U, et al. Association of class I HLA antigens with the clinical manifestations of Turkish patients with Behçet's disease. *Clin Exp Dermatol* 2002;27:498.

127. Mizuki N, Yabuki K, Ota M, et al. Analysis of microsatellite polymorphism around the HLA-B locus in Iranian patients with Behçet's disease. *Tissue Antigens* 2002;60:396.

128. Duymaz-Tozkir J, Gül A, Uyar FA, et al. Tumour necrosis factor-alpha gene promoter region −308 and −376 G→A polymorphisms in Behçet's disease. *Clin Exp Rheumatol* 2003;21(4)(Suppl 30):S15–S18.

129. Lee EB, Kim JY, Lee YJ, et al. TNF and TNF receptor polymorphisms in Korean Behçet's disease patients. *Hum Immunol* 2003;64(6):614–620.

130. Ahmad T, Wallace GR, James T, et al. Mapping the HLA association in Behçet's disease: a role for tumor necrosis factor polymorphisms? *Arthritis Rheum* 2003;48(3):807–813.

131. Kamoun M, Chelbi H, Houman MH, et al. Tumor necrosis factor gene polymorphisms in Tunisian patients with Behcet's disease. *Hum Immunol* 2007;68(3):201–205.

132. Mizuki N, Inoko H, Ohno S. Molecular genetics (HLA) of Behçet's disease. *Yonsei Med J* 1997;38(6):333–349.

133. Alayli G, Aydin F, Coban AY, et al. T helper 1 type cytokines polymorphisms: association with susceptibility to Behçet's disease. *Clin Rheumatol* 2007;26(8):1299–1305.

134. Lee YJ, Kang SW, Park JJ, et al. Interleukin-18 promoter polymorphisms in patients with Behçet's disease. *Hum Immunol* 2006;67(10):812–818.

135. Dalghous AM, Freysdottir J, Fortune F. Expression of cytokines, chemokines, and chemokine receptors in oral ulcers of patients with Behcet's disease (BD) and recurrent aphthous stomatitis is Th1-associated, although Th2-association is also observed in patients with BD. *Scand J Rheumatol* 2006;35(6):472–475.

136. Suzuki N, Nara K, Suzuki T. Skewed Th1 responses caused by excessive expression of Txk, a member of the Tec family of tyrosine kinases, in patients with Behcet's disease. *Clin Med Res* 2006;4(2):147–151.

137. Pay S, Simsek I, Erdem H, et al. Dendritic cell subsets and type I interferon system in Behcet's disease: does functional abnormality in plasmacytoid dendritic cells contribute to Th1 polarization? *Clin Exp Rheumatol* 2007;25(4)(Suppl 45): S34–S40.

138. Namba K, Ueno T, Okita M. Behçet's disease and streptococcal infection. *Jpn J Ophthalmol* 1986;30:385.

139. Yokota K, Hayashi S, Fujii N, et al. Antibody response to oral streptococci in Behçet's disease. *Microbiol Immunol* 1992;36:815.

140. Efthimiou J, Hay PE, Spiro SG, et al. Pulmonary tuberculosis in Behçet's syndrome. *Br J Dis Chest* 1988;82:300.

141. Studd M, McCance DJ, Lehner T. Detection of HSV-1 DNA in patients with Behçet's syndrome and in patients with recurrent oral ulcers by the polymerase chain reaction. *J Med Microbiol* 1991;34:39.

142. Hamzaoui K, Kahan A, Ayed K, et al. Cytotoxic T cells against herpes simplex virus in Behçet's disease. *Clin Exp Rheumatol* 1991;9:131.

143. Stein CM, Thomas JE. Behçet's disease associated with HIV infection. *J Rheumatol* 1991;18:1427.

144. Lamb JR, Young DB. T cell recognition of stress proteins: a link between infectious and autoimmune disease. *Mol Biol Med* 1990;7:311.

145. Lehner T, Lavery E, Smith R, et al. Association between the 65 kilodalton heat shock protein, Streptococcus sangui and the corresponding antibodies in Behçet's syndrome. *Infect Immun* 1991;59:1424.

146. Holoshitz J, Koning JE, Coligan JE, et al. Isolation of CD4-CD8- mycobacterial reaction T lymphocyte clones from rheumatoid arthritis synovial fluid. *Nature* 1989;39:226.

147. Pervin K, Childerstone A, Shinnick T, et al. T cell epitope expression of mycobacterial and homologous human 65-kilodalton heat shock protein peptide in short term cell line from patient with Behçet's disease. *J Immunol* 1993;151:2273.

148. Suzuki Y, Hoshi K, Matsuda T, et al. Increased peripheral blood gamma delta+ T cells and natural killer cells in Behçet's disease. *J Rheumatol* 1992;19:588.

149. Bank I, Duvdevani M, Livneh A. Expansion of gammadelta T-cells in Behcet's disease: role of disease activity and microbial flora in oral ulcers. *J Lab Clin Med* 2003;141:33.

150. Yang P, Chen L, Zhou H, et al. Resistance of lymphocytes to Fas-mediated apopotosis in Behçet's diseases and Vogt-Koyangi-Harada syndrome. *Ocul Immunol Inflam* 2002;10:47.

151. Cho S, Kim J, Cho SB, et al. Immunopathogenic characterization of cutaneous inflammation in Behcet's disease. *J Eur Acad Dermatol Venereol* 2014;28(1):51–57.

152. Sensi A, Gavioli R, Spisani S, et al. HLA B51 antigen associated with neutrophil hyperactivity. *Dis Markers* 1991;9:327.

153. Pronai L, Ichikawa Y, Nakazawa H, et al. Enhanced superoxide generation and the decreased superoxide scavenging activity of peripheral blood leukocytes in Behçet's disease: effects of colchicine. *Clin Exp Rheumatol* 1991;9:227.

154. Yavuz S, Elbir Y, Tulunay A, et al. Differential expression of toll-like receptor 6 on granulocytes and monocytes

implicates the role of microorganisms in Behcet's disease etiopathogenesis. *Rheumatol Int* 2008;28(5):401–406.

155. Aydintung AO, Tokgoz G, D'Cruz DP, et al. Antibodies to endothelial cells in patients with Behcet's disease. *Clin Immunol Immunopathol* 1993;67:157.

156. Disdier P, Harle JR, Mouly A, et al. Case report: Behcet's syndrome and factor XII deficiency. *Clin Rheumatol* 1992;11:422.

157. Chafa O, Fischer AM, Meriane F, et al. Behcet's syndrome associated with protein S deficiency. *Thromb Haemost* 1992;67:1.

158. Hampton KK, Chamberlain MA, Menon DK, et al. Coagulation and fibrinolytic activity in Behcet's disease. *Thromb Haemost* 1991;66:292.

159. Al-Dalaan A, Al-Ballaa SR, Al-Janadi S, et al. Association of anti-cardiolipin antibodies with vascular thrombosis and neurological manifestation of Behcet's disease. *Clin Rheumatol* 1993;12:28.

160. Tursen U, Irfan Kaya T, Ikizoglu G. Cardiac complications in Behcet's disease. *Clin Exp Dermatol* 2002;27:651.

161. Tunc R, Keyman E, Melikoglu M, et al. Target organ associations in Turkish patients with Behcet's disease: a cross sectional study by exploratory factor analysis. *J Rheumatol* 2002;29:2393.

162. Pay S, Abbasov T, Erdem H, et al. Serum MMP-2 and MMP-9 in patients with Behcet's disease: do their higher levels correlate to vasculo-Behcet's disease associated with aneurysm formation? *Clin Exp Rheumatol* 2007;25(4) (Suppl 45):S70–S75.

163. Yildirim M, Baysal V, Inaloz HS, et al. The significance of serum nitric oxide levels in Behcet's disease and recurrent aphthous stomatitis. *J Dermatol* 2004;31(12):983–988.

164. Duygulu F, Evereklioglu C, Calis M, et al. Synovial nitric oxide concentrations are increased and correlated with serum levels in patients with active Behcet's disease: a pilot study. *Clin Rheumatol* 2005;24(4):324–330.

165. Gunduz K, Ozturk G, Sozmen EY. Erythrocyte superoxide dismutase, catalase activities and plasma nitrite and nitrate levels in patients with Behcet disease and recurrent aphthous stomatitis. *Clin Exp Dermatol* 2004;29(2):176–179.

166. Aydin E, Sögüt S, Ozyurt H, et al. Comparison of serum nitric oxide, malondialdehyde levels, and antioxidant enzyme activities in Behcet's disease with and without ocular disease. *Ophthalmic Res* 2004;36(3):177–182.

167. Ozkan Y, Yardim-Akaydin S, Sepici A, et al. Assessment of homocysteine, neopterin and nitric oxide levels in Behcet's disease. *Clin Chem Lab Med* 2007;45(1):73–77.

168. Sahin M, Arslan C, Naziroglu M, et al. Asymmetric dimethylarginine and nitric oxide levels as signs of endothelial dysfunction in Behcet's disease. *Ann Clin Lab Sci* 2006;36(4):449–454.

169. Nakao K, Isashiki Y, Sonoda S, et al. Nitric oxide synthase and superoxide dismutase gene polymorphisms in Behcet disease. *Arch Ophthalmol* 2007;125(2):246–251.

170. Oksel F, Keser G, Ozmen M, et al. Endothelial nitric oxide synthase gene Glu298Asp polymorphism is associated with Behcet's disease [erratum in Clin Exp Rheumatol 2007;25(3):507–508]. *Clin Exp Rheumatol* 2006;24(5) (Suppl 42):S79–S82.

171. Karasneh JA, Hajeer AH, Silman A, et al. Polymorphisms in the endothelial nitric oxide synthase gene are associated with Behcet's disease. *Rheumatology (Oxford)* 2005;44(5):614–617.

172. Salvarani C, Boiardi L, Cadsali B, et al. Endothelial nitric

173. oxide synthase gene polymorphisms in Behcet's disease. *J Rheumatol* 2002;29(3):535–540.

173. Kim JU, Chang HK, Lee SS, et al. Endothelial nitric oxide synthase gene polymorphisms in Behcet's disease and rheumatic diseases with vasculitis. *Ann Rheum Dis* 2003;62(11):1083–1087.

174. Kara N, Senturk N, Gunes SO, et al. Lack of evidence for association between endothelial nitric oxide synthase gene polymorphism (glu298asp) with Behcet's disease in the Turkish population. *Arch Dermatol Res* 2006;297(10): 468–471.

175. Akdeniz N, Esrefoglu M, Keleş MS, et al. Serum interleukin-2, interleukin-6, tumour necrosis factor-alpha and nitric oxide levels in patients with Behcet's disease. *Ann Acad Med Singapore* 2004;33(5):596–599.

176. Alpsoy E, Arkman A. Behcet's disease: an algorithmic approach to its treatment. *Arch Dermatol Res* 2009;30:693.

177. Dalvi SR, Yildrim R, Yazici Y. Behcet's disease. *Drugs* 2012;72:2223.

178. Turkstra F, van Vugt RM, Yazici Y, et al. Results of a questionnaire on the treatment of patients with Behcet's disease: a trend for more intensive treatment. *Clin Exp Rheumatol* 2012;30(3)(Suppl 72):S10–S13.

179. Greenstein AJ, Janowitz HD, Sachar DB. The extra-intestinal complications of Crohn's disease and ulcerative colitis: a study of 700 patients. *Medicine (Baltimore)* 1976;55:401.

180. Werther JL, Schapira A, Rubenstein O, et al. Amyloidosis in regional enteritis: a report of 5 cases. *Am J Med* 1960;29:416.

181. Present DH, Rabinowitz JC, Bank PA, et al. Obstructive hydronephropathy. *N Engl J Med* 1969;280:523.

182. Shum D, Guenther L. Metastatic Crohn's disease: case report and review of the literature. *Arch Dermatol* 1990;126:645.

183. Buckley C, Bayoumi A-HM, Sarkany I. Metastatic Crohn's disease. *Clin Exp Dermatol* 1990;15:131.

184. Burgdorf W. Cutaneous manifestations of Crohn's disease. *J Am Acad Dermatol* 1981;5:689.

185. Lebwohl M, Fleischmajer R, Janowitz H, et al. Metastatic Crohn's disease. *J Am Acad Dermatol* 1984;10:33.

186. Aloi FG, Molinero A, Pippione M. Parakeratotic horns in a patient with Crohn's disease. *Clin Exp Dermatol* 1989;14:79.

187. Murphy MJ, Kogan B, Carlson JA. Granulomatous lymphangitis of the scrotum and penis: report of a case and review of the literature of genital swelling with sarcoidal granulomatous inflammation [review]. *J Cutan Pathol* 2001;28(8):419–424.

188. Magro CM, Crowson AN. Lichenoid and granulomatous dermatitis: a novel cutaneous reaction pattern. *Int J Dermatol* 2000;39:126.

189. Witkowski JA, Parish LC, Lewis JE. Crohn's disease, non-caseating granulomas on the legs. *Acta Derm Venereol (Stockholm)* 1977;57:181.

190. Burgdorf W, Orken M. Granulomatous perivasculitis in Crohn's disease. *Arch Dermatol* 1981;117:674.

191. Magro CM, Crowson AN, Regauer S. Granuloma annulare and necrobiosis lipoidica as a manifestation of systemic disease. *Hum Pathol* 1996;27:50.

192. Smoller BR, Weishar M, Gray MH. An unusual cutaneous manifestation of Crohn's disease. *Arch Pathol Lab Med* 1990;114:609.

193. Crowson AN, Magro CM, Nuovo GJ, et al. Cutaneous manifestations of Crohn's disease, its spectrum, and its pathogenesis: intracellular consensus bacterial 16S rRNA is associated with the gastrointestinal but not the cutaneous

manifestations of Crohn's disease. *Hum Pathol* 2003;34(11): 1185–1192.

194. Diaz-Perez JL, Winkelmann RK. Cutaneous polyarteritis nodosa. *Arch Dermatol* 1974;110:407.

195. Hugot JP. CARD15/NOD2 mutations in Crohn's disease. *Ann N Y Acad Sci* 2006;1072:9–18.

196. King K, Bagnall R, Fisher SA, et al. Identification, evolution, and association study of a novel promoter and first exon of the human NOD2 (CARD15) gene. *Genomics* 2007;90:493–501.

197. Van Limbergen J, Russell RK, Nimmo ER, et al. Identification, evolution, and association study of a novel promoter and first exon of the human: the genetics of inflammatory bowel disease. *Am J Gastroenterol* 2007;102(12): 2820–2831.

198. Giardin M, Manz M, Manser C, et al. First-line therapies in inflammatory bowel disease. *Digestion* 2012;86(Suppl 1):6.

199. Thomson AB, Gupta M, Freeman HJ. Use of tumor necrosis factor-blockers for Crohn's disease. *World J Gastroenterol* 2012;18:4823.

200. Brown AC, Rampertab SD, Mullin GE. Existing dietary guidelines for Crohn's disease and ulcerative colitis. *Expert Rev Gastroenterol Hepatol* 2011;5:411.

201. Collins WJ, Bendig DW, Taylor WF. Pulmonary vasculitis complicating childhood ulcerative colitis. *Gastroenterology* 1979;77:1091.

202. Kedziora JA, Wolff M, Chang J. Limited forms of Wegener's granulomatosis in ulcerative colitis. *Am J Roentgenol Radium Ther Nucl Med* 1975;125:127.

203. Stapleton SR, Curley RK, Simpson WA. Cutaneous gangrene secondary to focal thrombosis: an important cutaneous manifestation of ulcerative colitis. *Clin Exp Dermatol* 1989;14:387.

204. Ball GV, Goldman LN. Chronic ulcerative colitis, skin necrosis, and cryofibrinogenemia. *Ann Intern Med* 1976;85:464.

205. Beccastrini E, Emmi G, Squatrito D, et al. Lobular panniculitis with small vessel vasculitis associated with ulcerative colitis. *Mod Rheumatol* 2011;21(5):528–531.

206. Barnes L, Lucky AW, Bucuvales JC, et al. Pustular pyoderma gangrenosum associated with ulcerative colitis in childhood. *J Am Acad Dermatol* 1986;15:608.

207. Peters AJ, van de Waal Bake AW, Daha MR, et al. Inflammatory bowel disease and ankylosing spondylitis with cutaneous vasculitis, glomerulonephritis and circulating IgA immune complexes. *Ann Rheum Dis* 1990;49:638.

208. Lissner D, Siegmund B. Ulcerative colitis: current and future treatment strategies. *Dig Dis* 2013;31:91.

209. Loew BJ, Siegel CA. Foam preparations for the treatment of ulcerative colitis. *Curr Drug Deliv* 2012;9:338–344.

210. Meier J, Sturm A. Current treatment of ulcerative colitis. *World J Gastroenterol* 2011;17:3204.

211. Biondi A, Zoccali M, Costa S, et al. Surgical treatment of ulcerative colitis in the biologic therapy era. *World J Gastroenterol* 2012;18:1861.

212. Collin P, Reunala T. Recognition and management of the cutaneous manifestations of celiac disease: a guide for dermatologists. *Am J Clin Dermatol* 2003;4:13.

213. Abenavoli L, Proietti I, Leggio L, et al. Cutaneous manifestations in celiac disease. *World J Gastroenterol* 2006;12(6):843–852.

214. Scott BB, Young S, Raja SM, et al. Celiac disease and dermatitis herpetiformis: further studies of their relationship. *Gut* 1976;17:759.

215. Moothy AV, Zimmerman SW, Maxim PE. Dermatitis herpetiformis and celiac disease: association with glomerulonephritis, hypocomplementemia and circulating immune complexes. *JAMA* 1978;239:2019.

216. Han A, Newell EW, Glanville J, et al. Dietary gluten triggers concomitant activation of CD4+ and CD8+ $\alpha\beta$ T cells and $\gamma\delta$ T cells in celiac disease. *Proc Natl Acad Sci U S A* 2013;110:13073.

217. Meyers S, Dikman S, Spiera H, et al. Cutaneous vasculitis complicating celiac disease. *Gut* 1981;22:61.

218. Agardh D, Borulf S, Lernmark A, et al. Tissue transglutaminase immunoglobulin isotypes in children with untreated and treated celiac disease. *J Pediatr Gastroenterol Nutr* 2003;36:77.

219. Doe WF, Evans D, Hobb JR, et al. Celiac disease, vasculitis and cryoglobulinemia. *Gut* 1972;13:112.

220. Cannistraci C, Lesnoni La Parola I, Cardinali G, et al. Co-localization of IgA and TG3 on healthy skin of coeliac patients. *J Eur Acad Dermatol Venereol* 2007;21(4):509–514.

221. Freeman HJ. Non-dietary forms of treatment for adult celiac disease. *World J Gastrointest Pharmacol Ther* 2013;4:108.

222. Pulido O, Zarkadas M, Dubois S, et al. Clinical features and symptom recovery on a gluten-free diet in Canadian adults with celiac disease. *Can J Gastroenterol* 2013;27:449.

223. Plotnikova N, Miller JL. Dermatitis herpetiformis. *Skin Therapy Lett* 2013;18:1.

224. Laajam MA, al-Mofarreh MA, al-Zayyani NR. Primary sclerosing cholangitis in chronic ulcerative colitis: report of cases in Arabs and review. *Trop Gastroenterol* 1992;13:106.

225. O'Donnell B, Kelly P, Dervan P, et al. Generalized elastosis perforans serpiginosa in Down's syndrome. *Clin Exp Dermatol* 1992;17:31.

226. Al-Ajroush N, Al-Khenaizan S. Isolated nail lichen planus with primary sclerosing cholangitis in a child. *Saudi Med J* 2007;28(9):1441–1442.

227. Doganci T, Sayli T, Gulderen F, et al. Case of disseminated Langerhans' cell histiocytosis presenting with sclerosing cholangitis. *Int J Dermatol* 2004;43(9):673–675.

228. Graham-Brown RAC, Sarkany I, Sherlock S. Lichen planus and primary biliary cirrhosis. *Br J Dermatol* 1982;106:699.

229. Harrington AC, Fitzpatrick JE. Cutaneous sarcoidal granulomas in a patient with primary biliary cirrhosis. *Cutis* 1992;49:271.

230. Zauli D, Crespi C, Miserocchi F, et al. Primary biliary cirrhosis and vitiligo. *J Am Acad Dermatol* 1986;15:105.

231. Tafarel JR, Lemos LB, Oliveira PM, et al. Cutaneous amyloidosis associated with primary biliary cirrhosis. *Eur J Gastroenterol Hepatol* 2007;19(7):603–605.

232. Koulaouzidis A, Campbell S, Bharati A, et al. Primary biliary cirrhosis associated pustular vasculitis. *Ann Hepatol* 2006;5(3):177–178.

233. Koulentaki M, Ioannidou D, Stefanidou M, et al. Dermatological manifestations in primary biliary cirrhosis patients: a case control study. *Am J Gastroenterol* 2006;101(3):541–546.

234. Snook JA, Chapman RW, Fleming K, et al. Anti-neutrophil nuclear antibody in ulcerative colitis, Crohn's disease and primary sclerosing cholangitis. *Clin Exp Immunol* 1989;76:30.

235. Hardarson S, LaBrecque DR, Mitros FA, et al. Antineutrophil cytoplasmic antibody in inflammatory bowel and hepatobiliary diseases: high prevalence in ulcerative colitis, primary sclerosing cholangitis, and autoimmune hepatitis. *Am J Clin Pathol* 1993;99:277.

236. Terjung B, Spengler U, Sauerbruch T, et al. Atypical p-ANCA in IBD and autoimmune liver disorders reacts

with a myeloid-specific 50 kD nuclear envelope protein [abstract]. *Clin Exp Immunol* 2000;120(Suppl 1):53.

237. Frenzer A, Fierz W, Rundler E, et al. Atypical, cytoplasmic and perinuclear anti-neutrophil cytoplasmic antibodies in patients with inflammatory bowel disease. *J Gastroenterol Hepatol* 1998;13:950.

238. Olsson R, Danielsson A, Jarnerot G, et al. Prevalence of primary sclerosing cholangitis in patients with ulcerative colitis. *Gastroenterology* 1991;100:1319.

239. Chapman RW, Cottone M, Selby WS, et al. Serum autoantibodies, ulcerative colitis and primary sclerosing cholangitis. *Gut* 1990;27:86.

240. Trivedi PJ, Hirschfield GM. Review article: overlap syndromes and autoimmune liver disease. *Aliment Pharmacol Ther* 2012;36:517.

241. Zachou K, Muratori P, Koukoulis GK, et al. Review article: autoimmune heptatitis—current management and challenges. *Aliment Pharmacol Ther* 2013;38:887.

242. Krawitt EL. Autoimmune hepatitis: classification, heterogeneity and treatment. *Am J Med* 1994;96:23S.

243. Durand JM, Lefevre P, Harle JR, et al. Cutaneous vasculitis and cryoglobulinemia type II associated with hepatitis C virus infection. *Lancet* 1991;337:499.

244. Fargion S, Piperno A, Cappellini MD, et al. Hepatitis C virus and porphyria cutanea tarda: evidence of a strong association. *Hepatology* 1995;21:1754.

245. Antinori S, Esposito R, Aliprandi C, et al. Erythema multiforme and hepatitis C. *Lancet* 1991;337:428.

246. Byrne JP, Hewitt M, Summerly R. Pyoderma gangrenosum associated with active chronic hepatitis. *Arch Dermatol* 1976;112:1297.

247. Gianotti F. Papular acrodermatitis of childhood and other papulovesicular acro-located syndromes [review]. *Br J Dermatol* 1979;100:49.

248. Jubert C, Pawlotsky JM, Pouget F, et al. Lichen planus and hepatitis C virus–related chronic active hepatitis. *Arch Dermatol* 1994;130:73.

249. Crowson AN, Magro CM, Nuovo GJ. The dermatopathologic manifestations of hepatitis C infection: a clinical, histological, and molecular assessment of 35 cases. *Hum Pathol* 2003;34(6):573–579.

250. Tsilika K, Tran A, Trucchi R, et al. Secondary hyperpigmentation during interferon alfa treatment for chronic hepatitis C virus infection. *JAMA Dermatol* 2013;149(6):675–677.

251. Abdallah MA, Ghozzi MY, Monib HA, et al. Necrolytic acral erythema: a cutaneous sign of hepatitis C virus infection. *J Am Acad Dermatol* 2005;53:247–251.

252. Halpern AV, Peikin SR, Ferzli P, et al. Necrolytic acral erythema: anexpanding spectrum. *Cutis* 2009;84(6):301–304.

253. Grauel E, Stechschulte S, Ortega-Loayza AG, et al. Necrolytic acral erythema. *J Drugs Dermatol* 2012;11(11):1370–1371.

254. Spear RL, Winkelman RK. Gianotti-Crosti syndrome: a review of 10 cases not associated with hepatitis B infection. *Arch Dermatol* 1984;120:891.

255. Monastirli A, Varvarigou A, Pasmatzi E, et al. Gianotti-Crosti syndrome after hepatitis A vaccination. *Acta Derm Venereol* 2007;87:174–175.

256. Karakaş M, Durdu M, Tuncer I, et al. Gianotti-Crosti syndrome in a child following hepatitis B virus vaccination. *J Dermatol* 2007;34(2):117–120.

257. Kang NG, Oh CW. Gianotti-Crosti syndrome following Japanese encephalitis vaccination. *J Korean Med Sci* 2003;18(3):459–461.

258. Murphy LA, Buckley C. Gianotti-Crosti syndrome in an infant following immunization. *Pediatr Dermatol* 2000;17(3):225–226.

259. Erkek E, Senturk GB, Ozkaya O, et al. Gianotti-Crosti syndrome preceded by oral polio vaccine and followed by varicella infection. *Pediatr Dermatol* 2001;18(6):516–518.

260. Velangi SS, Tidman MJ. Gianotti-Crosti syndrome after measles, mumps and rubella vaccination. *Br J Dermatol* 1998;139(6):1122–1123.

261. Cambiaghi S, Scarabelli G, Pistritto G, et al. Gianotti-Crosti syndrome in an adult after influenza virus vaccination. *Dermatology* 1995;191(4):340–341.

262. Quershi H, Mohamud BK, Alam SE, et al. Treatment of hepatitis B and C through national programme—an audit. *J Pak Med Assoc* 2013;63:220.

263. Ridruejo E, Marciano S, Galdame O, et al. Relapse rates in chronic hepatitis B naïve patients after discontinuation of antiviral therapy with entecavir. *J Viral Hepat* 2013, November 4 [Epub ahead of print].

264. Roujeau JC, Mockenhaupt M, Tahan SR, et al. Telaprevir-related dermatitis. *JAMA Dermatol* 2013;149(2):152–158.

265. Ismail AM, Samuel P, Ramachandran J, et al. Lamivudine monotherapy in chronic hepatitis B patients from the Indian subcontinent: antiviral resistance mutations and predictive factors of treatment response. *Mol Diagn Ther* 2014;18:63–71.

266. Bazex A, Salvador R, Dupre A, et al. Syndrome paraneoplastique à type d'hyperkeratose des extremitiés. *Bull Soc Fr Dermatol Syphiligr* 1965;72:182.

267. Karabulut AA, Sahin S, Sahin M, et al. Paraneoplastic acrokeratosis of Bazex (Bazex's syndrome): report of a female case associated with cholangiocarcinoma and review of the published work. *J Dermatol* 2006;33(12):850–854.

268. Pecora AL, Landsman L, Imgrund SP, et al. Acrokeratosis neoplastica (Basex syndrome). *Arch Dermatol* 1983;119:820.

269. Bazex A, Griffith A. Acrokeratosis paraneoplastica: a new cutaneous marker of malignancy. *Br J Dermatol* 1980;103:301.

第 17 章

代谢性皮肤病

John C. Maize Sr. and Jonathan S. Ralston

引言

新陈代谢被定义为身体利用营养物质（食物）来维持自身结构与功能的化学过程。蛋白质、碳水化合物和脂肪被消化，然后被用作燃料及身体的结构元素，或储存在肝脏、脂肪和肌肉等器官或组织中备用。当这个过程出现问题，导致体内储存过多或过少的代谢产物，会造成机体代谢紊乱。在重要的化学反应中，某种必需的酶或维生素的缺失；阻碍正常代谢过程的异常化学反应；器官特异性疾病，尤其是涉及新陈代谢的肝脏、胰腺、内分泌腺及其他一些器官；以及营养物质的缺失或过剩都会造成机体代谢紊乱。皮肤不作为代谢性疾病的原发部位，偶尔被形容成一个"旁观者"，但有时会作为疾病的靶器官。有些常见代谢性疾病如肥胖、2 型糖尿病、动脉粥样硬化、脂质代谢紊乱、心脏病和代谢综合征与皮肤不直接相关，也不像本章中介绍的代谢性皮肤病有特征性皮肤表现。尽管如此，有时可以通过皮肤病理检查来诊断一个未知的代谢性疾病。

淀粉样变

淀粉样蛋白

术语淀粉样蛋白被用于形容细胞外的蛋白质沉积物，这种物质不能被蛋白酶水解消化，并且有特殊的物理学属性。沉积物可以局限在某个部位或可以"系统性"地累及多个器官和组织。

在光镜下可以看到无定形、嗜酸性玻璃样的淀粉样蛋白。特殊染色可以将它与其他玻璃样、粉红色物质区分开来。刚果红染色可以将淀粉样

蛋白染成砖红色，在偏振光下则可以呈现出"苹果绿"双折射光，淀粉样蛋白在结晶紫和甲基紫特殊染色中的着色也有所不同。这些染色特性是互相交错的 β 折叠结构造成的，这些 β 折叠结构由淀粉样原纤维形成的多肽骨架所构成的。这些原纤维宽度在 8 ～ 12nm，长度不定。已证实有超过 30 种不同的蛋白构成了淀粉样沉积物，建议应尽可能依据原纤维蛋白的不同对淀粉样变进行分类[1,2]。

在组织学上，AL 淀粉样蛋白（由浆细胞病引起的原发性系统性淀粉样变）与 AA 淀粉样蛋白（继发性系统性淀粉样变）常利用后者对高锰酸盐的敏感性来加以鉴别。目前免疫组化、免疫荧光显微技术、免疫电镜技术和 Western blotting 都可用于识别原纤维蛋白[2-5]。最近蛋白组学技术，包括氨基酸序列和质谱法，被用来识别淀粉样蛋白，有时会借助显微切割技术[6]。

皮肤淀粉样蛋白的沉积可由任何一种系统性疾病造成，但也可因局部产生而局限于皮肤。

皮肤受累的系统性淀粉样变：AL（免疫球蛋白轻链）

临床概要 系统性淀粉样变又称原发性系统性淀粉样变，这种疾病不常见，常由浆细胞病产生单克隆轻链 κ 或 λ 型所引起[7]。心脏、平滑肌、骨骼肌、软组织、肾脏、肝脏和脾脏常受累。然而沉积物也可局限于皮肤或肺部[2]。当局限于皮肤时称之为结节性萎缩性皮肤淀粉样变和结节性淀粉样变[8,9]。心力衰竭、胃肠出血和肾衰竭是系统性淀粉样变致命的并发症[10]。瘀点、紫癜和瘀斑是最常见的皮损[11]。这些皮损的发生因皮肤

血管壁受累而引起，主要见于面部，尤其是眼睑和眶周区域（图 17-1A）。微小的创伤即可引起皮损，有学者称其为拧捏性紫癜或"浣熊眼"[12-14]。除此之外，也可以出现散发或融合的丘疹或斑块。这些丘疹和斑块通常有蜡样光泽，因内部出血也可能呈现蓝红色[15]。在少数病例里，会出现坚实的皮肤或皮下结节、斑块，或皮肤硬斑病样硬结[16]，尤其在指尖部位可以发生皮肤松弛症样的改变。微小创伤可以诱发产生大疱，有时也可引起血疱[14]。巨舌是常见的口腔损害，17% 的系统性淀粉样变的患者可伴此症状[10]（图 17-1B）。

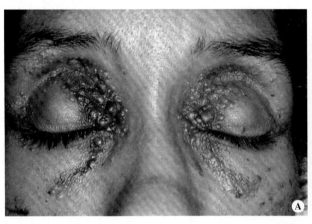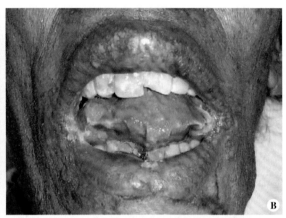

图 17-1　原发性系统型淀粉样变
A.拧捏性紫癜：眶周可出现特征性的丘疹和瘀斑。B.巨舌：患者因巨舌对牙齿产生持续的压力，从而形成明显的齿痕

组织病理　系统性淀粉样变的皮肤活检可见淡染嗜酸性、无定形、裂隙状的淀粉样蛋白团块沉积在真皮和皮下组织，通常在近表皮的部位。这些沉积物与覆盖其上的表皮无分离或可能被一层狭窄的胶原带隔开（图 17-2）。

淀粉样蛋白很少沉积在独立的弹性纤维周围[17]。沉积在血管壁常可引起红细胞外渗。炎症细胞少见或没有[14]。现已提出大疱性皮损形成的几种机制：①大量淀粉样蛋白沉积在真皮所形成的裂隙[18]；②基底角质形成细胞和基底膜带被破坏[14,18]；③继发于炎症细胞的浸润[18]。

皮下组织中可有大量淀粉样蛋白沉积于血管壁，也可围绕单个的脂肪细胞沉积形成所谓的淀粉样蛋白环[19]。脂肪细胞像被淀粉样蛋白黏合在一起。

即使没有皮损，用细针吸取腹部脂肪组织进行活检也可以有效地明确诊断，这种方法分别有 55% ～ 88% 的敏感度和 74% ～ 100% 的特异度[20,21]（图 17-3）。约 40% 的患者外观正常皮肤活检呈阳性，表现为少量淀粉样蛋白沉积在真皮或皮下组织的小血管壁上，偶尔也可沉积于小汗腺和脂肪细胞周围。推荐活检部位为前臂[22]。

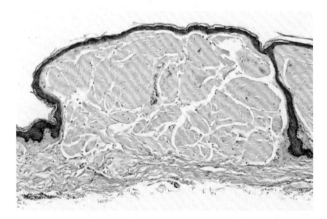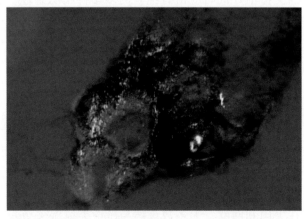

图 17-2　原发性系统性淀粉样变：真皮上部可见无定形、裂隙状淀粉样蛋白团块沉积。这些淀粉样物质与胶样粟丘疹（参见图 17-8）中观察到的极为类似

图 17-3　原发性系统性淀粉样变：淀粉样蛋白沉积于皮下脂肪，腹部脂肪穿刺后行刚果红染色，可以在偏振光下见到苹果绿色的双折射光

当病变局限于皮肤，结节性淀粉样蛋白沉积物的周围可见致密的浆细胞浸润，并认为免疫球蛋白轻链的产物是局限性发生的。

与多发性骨髓瘤的关系 AL 淀粉样变是由单克隆免疫球蛋白的产物和（或）自由轻链，尤其是 λ 轻链产生的。这种单克隆免疫球蛋白是由异常的 B 细胞群产生，高达 98% 的患者的尿液或血清中可检测到单克隆蛋白（本周蛋白）[23]。若发现有已知的恶性浆细胞瘤，则称之为多发性骨髓瘤。5%～15% 的多发性骨髓瘤患者伴有系统性淀粉样变。然而大多数 AL 淀粉样变的患者不伴有多发性骨髓瘤[24]。这些患者有潜在的 B 细胞肿瘤，尽管没有实体肿物，但在骨髓活检中可见增生的浆细胞群。这些患者最终是否会发展成多发性骨髓瘤现在仍不明确。此外，局限性结节性皮肤淀粉样变（见于下文）的患者可能最终会发展成系统性淀粉样变[25]。

发病机制 在系统性淀粉样变中，淀粉样蛋白起源于骨髓中浆细胞产生的单克隆免疫球蛋白轻链。在局限性淀粉样变中，认为淀粉样蛋白是由局部浸润的浆细胞所产生，在系统性淀粉样变中的淀粉样蛋白有 AL 淀粉样变的免疫细胞化学特性[9,11]。

在超微结构中，淀粉样沉积物由不规则排列、连续无分支的纤维丝构成。这些纤维丝的直径在 6～7nm，长度不定，且通常看起来是中空的，因为与中心相比，周围电子密度高[26,27]。

治疗原则 治疗方法旨在根除病变的浆细胞和循环中的自由轻链，包括免疫抑制剂，化疗和外周血干细胞移植。需要对受累器官进行强有力的支持治疗同时应由有经验的多学科团队管理。不可逆的终末器官损害可能需要移植。

AA（血清淀粉样蛋白 A）淀粉样变

临床概要 AA 淀粉样变又称为继发性系统性淀粉样变，可由慢性炎症性疾病或急性炎症的复发引起，如肺结核、支气管扩张和慢性骨髓炎的并发症。随着现代抗生素治疗的发展，由此引起的 AA 淀粉样变在工业化国家已经相对少见了。在美国和西欧，大多数该病与慢性类风湿关节炎或其他炎性疾病相关[28]。少数皮肤病被认为可以引起继发性系统性淀粉样变，包括血管炎、大疱

性表皮松解症[28-31]。在诊断该病时，大多数患者伴有肾功能不全或肾病综合征[28]。尽管有在结节性和出血性大疱性皮损中发现 AA 淀粉样蛋白的少数报道，但典型的继发性系统性淀粉样变是没有皮肤表现的[32,33]。

组织病理 AA 淀粉样蛋白沉积于实体器官，如肾脏、肝脏、脾脏和肾上腺。这些沉积物首先沉积于间质和血管壁上，然后逐渐代替整个器官。沉积在肾小球和肾小管周围组织会引起肾衰竭。

细针穿刺皮下脂肪后刚果红染色是最敏感的诊断方法[20,34]。蛋白质组学技术可被用于穿刺抽出的未固定脂肪组织，可靠地确定 AA 淀粉样蛋白的性质[35]。带有皮下组织的皮肤活检可见 AA 淀粉样蛋白沉积于脂肪细胞周围、血管壁及小汗腺周围，有时也可散在沉积于真皮[22]。

发病机制 AA 淀粉样蛋白起源于血清淀粉样蛋白 A（SAA），是一种急性期的反应物，是由肝脏对炎症的反应而产生，受细胞因子包括 IL-1、IL-6 和肿瘤坏死因子 α 的调控，SAA 的羧基末端裂解形成 AA 淀粉样蛋白[36,37]。在各种慢性疾病中，巨噬细胞受抗原刺激后，其溶酶体内会发生上述过程。淀粉样蛋白就会利用硫酸乙酰肝素沉积在细胞外，后者就像纤维聚集所需的支架[38]。

治疗原则 在 AA 淀粉样变中，治疗方法一般为直接控制潜在的感染或炎症反应。

原发性局限性皮肤淀粉样变

苔藓性淀粉样变和斑状淀粉样变

临床概要 苔藓性淀粉样变和斑状淀粉样变被认为是同一疾病的不同表现，因淀粉样蛋白局限性沉积于皮肤而引起，淀粉样蛋白成分来源于角蛋白（AK 淀粉样蛋白）。苔藓性淀粉样变表现为紧密但不融合的、棕红色的丘疹，表面常有脱屑，可发生于任何部位，但常见于双腿，尤其是胫前（图 17-4）。这些丘疹也可融合成斑块，常表现为疣状外观，有时可类似于肥厚性扁平苔藓或慢性单纯性苔藓。苔藓样淀粉样变常伴有严重瘙痒。有些学者认为瘙痒引起的搔抓会导致角质形成细胞的损伤和之后淀粉样蛋白的产生[39,40]。

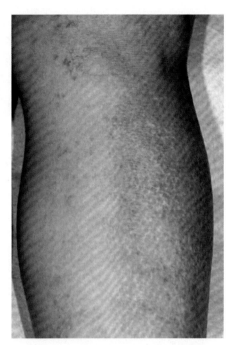

图 17-4 苔藓性淀粉样变：小腿胫前可见细小、棕黄至棕褐色的丘疹融合成一个大斑块

斑状淀粉样变表现为瘙痒性的网状或波纹状色素沉着斑（图 17-5）。斑片状淀粉样变可发生于躯干或四肢的任何部位，但常见于上背部[41]。斑状淀粉样变常发生于东南亚地区，可能与该地区长期使用尼龙毛巾和抓背工具带来的摩擦相关[41]。若对该病不熟悉，医者很容易将其与炎症后色素沉着相混淆。

图 17-5 斑状淀粉样变：患者上背部特写可见波纹状色素沉着，此处为发生斑状淀粉样变的典型部位

发生于耳郭的原发性皮肤淀粉样变是一种少见的来源于角蛋白的淀粉样变的变异型。与苔藓性淀粉样变和斑状淀粉样变相比，其皮疹通常没有瘙痒感[42]。

斑状淀粉样变和苔藓性淀粉样变有时可发生于同一例患者（又称双相性淀粉样变），斑状淀粉样变的基础上可继发苔藓性淀粉样变，这可能与搔抓有关[41,43]。经激素局封治疗后的苔藓性淀粉样变可转变为斑状淀粉样变。高达 10% 的斑状淀粉样变和苔藓性淀粉样变的患者为常染色体显性遗传。从这些患有原发性局限性皮肤淀粉样变病的家系中可以发现位于 5p13.1—q11.2 的 OSMR 基因，这个基因编码 IL-6 细胞因子受体 OSMRβ[44]。

组织病理 苔藓性淀粉样变和斑状淀粉样变可见局限于真皮乳头的淀粉样蛋白沉积。尽管斑状淀粉样变中的沉积物比苔藓性淀粉样变少，但并不能以淀粉样蛋白的沉积多少作为两者的鉴别依据。事实上，两者只有在表皮的改变是不同的，苔藓性淀粉样变会有表皮增生和角化过度[45]。有时，斑状淀粉样变中的淀粉样蛋白沉积太少以至于即使冰冻切片后行特殊染色也会遗漏该诊断。在这样的病例中，需要行多次活检或电镜检查来明确[46]。

无论是苔藓性还是斑状淀粉样变，在淀粉样蛋白充满整个真皮乳头的区域，均呈现出均质化外观。真皮乳头如部分被淀粉样蛋白填充，可呈球状外观，就像扁平苔藓中的胶样小体一样，常见于斑状淀粉样变（图 17-6）。在某些部位，这些淀粉样蛋白小体直接沉积在与表皮基底细胞层相连的位置。在一些切片中表皮内可见胶样小体，但与那些在表真皮交界处的沉积物相比，它们不会像淀粉样蛋白一样被染色。另外在切片中常可见到明显的色素失禁。

发病机制 光镜下发现提示，在苔藓性淀粉样变和斑状淀粉样变中变性的表皮细胞可能掉入真皮，在真皮中转化为淀粉样蛋白。这种原发性局限性皮肤淀粉样蛋白沉积的理论又称丝状体理论，是被电镜下发现所支持的[47,48]。在电镜下，变性的表皮细胞如同扁平苔藓中观察到的胶样小体。它们包含以下几种成分：①张力丝；②变性的、波纹状的张力丝，排列密集，但是与正常的张力丝相比，其电子密度较低；③溶酶体；④淀粉样蛋白独有的丝状体，直径 6～10nm，连续无分支[48]。有种假说是指变性的波纹状张力丝被识别成异己，被溶酶体消化后产生淀粉样丝状体。张力丝至淀粉样丝状体的转换需要将 α 折叠构型的张力丝转

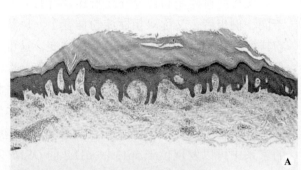
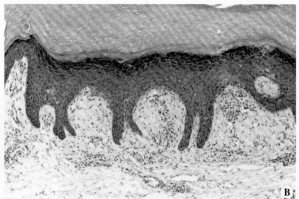
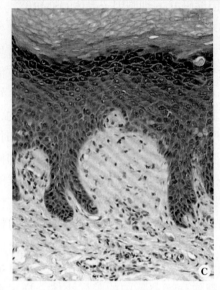

图 17-6 苔藓性淀粉样变：可见角化过度和表皮增生，真皮乳头增宽变圆，其内可见团块状淀粉样蛋白沉积

A. HE 染色，原始放大倍数 ×40；B. HE 染色，原始放大倍数 ×200；C. HE 染色，原始放大倍数 ×200

变为 β 构型的淀粉样蛋白[49]。然而，免疫组化研究提示，致密板与锚丝的成分也与淀粉样蛋白沉积相关。进一步超微结构观察显示，沉积物上方可见致密板的破坏[50]。如此提出了原发性局限性皮肤淀粉样沉积的另一种替代假说：分泌理论。这个理论表明了淀粉样蛋白被损伤的基底细胞分泌后聚集在表皮与真皮交界处，然后从被破坏的致密板掉入真皮乳头层[51]。

在直接免疫荧光下，所有的苔藓性或斑状淀粉样变标本的免疫球蛋白或补体，尤其是免疫球蛋白 M（IgM）、补体 C3 和免疫球蛋白 A（IgA）的免疫荧光均呈阳性[52]。κ 和 λ 轻链阴性[53,54]。

苔藓性淀粉样变和斑状淀粉样变病中淀粉样蛋白来源于表皮的理论是由组织化学和免疫学发现所支持的。与系统性淀粉样变中的淀粉样蛋白相比，苔藓性淀粉样变和斑状淀粉样变中的淀粉样蛋白可以显示像在角质层中二硫键一样的免疫荧光，这表明淀粉样变中可以发生巯基的交联[55]。不仅如此，免疫荧光和免疫组化研究可以利用抗

角蛋白抗体使淀粉样蛋白呈现明显的染色[56,57]。同时，CK5 和 34βE12 在苔藓性和斑状淀粉样变患者中呈现免疫学阳性，这表明淀粉样蛋白主要来源于基底角质形成细胞[57]。其他学者发现在苔藓性淀粉样变病中的基底层活细胞的表面有淀粉样原纤维直接形成[58]。

淀粉样蛋白可在基底细胞癌及其他上皮性肿瘤的基质或周围的结缔组织中沉积，在电镜和直接免疫荧光下有类似于苔藓性淀粉样变和斑状淀粉样变病中淀粉样蛋白的外观。这表明这些淀粉样蛋白也起源于张力丝[59]，其用抗角蛋白抗体染色阳性，此与斑状淀粉样变和苔藓性淀粉样变相似[57]。

治疗原则 治疗方法为直接缓解瘙痒。

局限性结节性皮肤淀粉样变

临床概要 局限性结节性皮肤淀粉样变临床少见，AL 淀粉样蛋白结节状沉积于皮肤，没有明

显的系统受累。通常可以在腿部或脸上发现一个或者几个结节，偶见于其他部位[8,9,60,61]。结节直径从几毫米至几厘米不等，可有特征性的蜡样光泽。中心可有萎缩，呈黄白色[9]。可以见到松弛和大疱性的皮损，极少数情况下可以见到斑块[60,62]。

组织病理　表皮萎缩，淀粉样蛋白大量沉积于整个真皮至脂肪层，也可以沉积于血管壁，汗腺的固有膜和脂肪细胞周围[8,25]。在淀粉样蛋白团块间及其周围可见散在的淋巴浆细胞浸润[8,9,25]。除了致密的浆细胞，也可见到 Russell 小体和吞噬淀粉样蛋白的异物巨细胞[63]。

发病机制　淀粉样蛋白为 AL，认为其起源于局部浆细胞。在某些病例中，可从皮肤浸润的细胞中分离出浆细胞克隆也支持这一理论，有学者建议将这类皮损称为"低恶性程度 B 淋巴细胞增殖性疾病"[60]。在慢性炎症中，有些皮损可以被抗原诱导产生，因其在某些病例中与干燥综合征的紧密联系所证实[8,61]。

鉴别诊断　在组织学上，结节性淀粉样变与原发性系统性淀粉样变无法鉴别。

治疗原则　治疗方法（如激素、手术、电切、激光等）可以帮助改善皮损外观，但常复发。

胶样粟丘疹和结节性胶样变性

临床概要　皮肤胶样变性有四种分型：①儿童胶样粟丘疹；②成人胶样粟丘疹；③结节性胶样变性；④色素性胶样粟丘疹。儿童胶样粟丘疹和结节性胶样变性较少见，色素性胶样粟丘疹更为罕见。

儿童胶样粟丘疹　在青春期前出现症状，表现为多个圆形或多角形、棕色、呈蜡样光泽的丘疹，主要发生于曝光部位，尤其是面部[64,65]。典型皮损首发于面部，随后延及后颈部和手背[65]。近半数已报道的病例有家族史，因此该病有遗传缺陷的可能[64,65]。在一些病例中发现该病可合并木样结膜炎和牙周炎[67]。

成人胶样粟丘疹　成人起病，除了发病年龄上的差异，其临床表现难以和儿童型相鉴别（图 17-7）。光暴露常作为一种直接发病因素[65]。

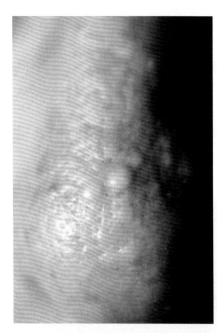

图 17-7　胶样粟丘疹：检查中偶然发现位于鼻部白色、质软的丘疹，无自觉症状（经作者允许，摘自 Elder DE, Elenitsas RE, Rubin AI, et al. Atlas and synopsis of Lever's histopathology of the skin, 3rd ed. Philadelphia, PA: Lippincott Williams & Wilkins, 2013:302）

结节性胶样变性　表现为面部一个单发的大结节，以及面部、颊部或头皮多发结节[68,69]。光暴露不是发病的关键因素，因为在许多病例中，皮损局限于躯干部位，另外有少数皮损累及阴茎部位的报道[69,70]。另外，带状疱疹瘢痕后的胶样粟丘疹也有报道[68]。

色素性胶样粟丘疹　与外源性褐黄病相关。该类型发生于外用氢醌霜的部位，也有因接触化学肥料而发病的个案报道[71]。

组织病理　儿童型的胶状物质来源于表皮，其他两型来源于真皮[64,69,72]。

儿童胶样粟丘疹示裂隙状的胶质团块沉积于真皮乳头。表皮扁平，其下方可见境界带，亦可见基底细胞向胶样小体转化[65,67]。超微结构下，在完整的基底膜上方的基底细胞中可以发现胶样物质，该物质也可在真皮细胞外聚集。这些沉积物包括细胞核膜的残留物、变性的细胞器和桥粒。在超微结构下，其纤维状结构与淀粉样蛋白类似，但刚果红染色后在偏振光下无法显示双折射光，其他淀粉样蛋白染色通常也是阴性的[64,67]。

在成人胶样粟丘疹中，表皮下方可见狭窄的结缔组织带将其与沉积于真皮乳头层的均质状胶质团块分离（图 17-8）。弹性纤维染色示该狭窄的结缔组织带中包含弹性纤维。另外，在背景和胶样沉积物中都可见日光弹性纤维变性。在沉积物中可见裂隙中包含有弹性纤维。成人胶样粟丘疹中，胶样沉积物行刚果红染色通常显示弱阳性，在偏振光下可以显示较弱的绿色双折光[72]。

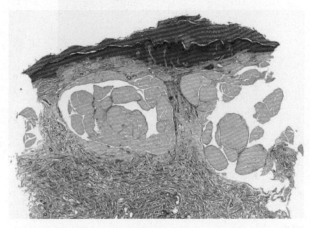

图 17-8　胶样粟丘疹，成人型：真皮上部可见均质、有裂隙的胶质团块沉积。该胶样物质与在原发性系统性淀粉样变中的淀粉样物质极为类似

在结节性胶样变性中，表皮扁平，真皮上 3/4 充满淡粉红色均质物，甚至在有些皮损中可以充满整个真皮[73]。有时可见境界带。胶质中可见散在的成纤维细胞核、散在的裂隙和扩张的毛细血管。毛囊和皮脂腺完好[69]。

色素性胶样粟丘疹与成人胶样粟丘疹类似，但其包含有类似褐黄病中见到的黄褐色色素颗粒[71]。

发病机制　胶质不仅在病理表现，而且在组化染色中极其类似淀粉样蛋白[72]。

胶质如同淀粉样蛋白一样，过碘酸 – 雪夫染色（PAS）阳性且不能被淀粉酶消化。刚果红染色在偏振光下可见绿色的双折光（有时染色较弱），硫黄素 T 染色后胶体产生荧光，然而宝塔红和其他棉染料不能将其染色[9,72]。血清淀粉样 P 物质不仅是正常和异常真皮弹性纤维的组成成分，而且在成人胶样粟丘疹和结节性胶样变性中的该物质可以在免疫细胞化学染色法下着色[74,75]。儿童胶样粟丘疹在多克隆角蛋白抗体的免疫染色中呈阳性反应，这表明了该病的组织发育过程不同于成人型。在儿童胶样粟丘疹中的胶质更有可能起源于角质形成细胞，并且与淀粉样蛋白 K 相关[75]。

在电镜下，儿童型显示胶质由成束紧密排列的丝状体组成，它们直径在 8 ～ 10nm，呈波纹状或螺纹状排列[67,75,76]。胶质因张力丝的丝状变性形成，它保持了真皮内的细胞形状，其内可包含细胞残核[67,76]。

在电镜下，成人型显示胶质团块主要由颗粒纤维、无定形物质构成。在高倍镜下可见极细、分支状、波纹状、直径只有 2nm 的丝状体嵌入这种无定形物质[72,74]。已有多种证据证实胶质源于弹性纤维变性。在皮损的周边可见弹性纤维变性和胶质产生，并且在胶质中可见管状结构的原纤维，其直径 10nm，这与弹性纤维中的微原纤维极为类似[77]。因此认为成人胶样粟丘疹中的胶质为重度日光弹性纤维变性的终产物[72,75]。

结节性胶样变性中的胶质与成人型中的类似，由无定形物质，以及短的、波纹状、不规则排列的丝状体组成[73]。这些丝状体的直径 3 ～ 4nm[68]。电镜下可以排除结节性淀粉样变，因为在结节性淀粉样变中，丝状体的直径为 6 ～ 7nm，并且形状较长且直。

治疗原则　治疗局限性皮损的方式包括皮肤磨削和冷冻等。

类脂蛋白沉积症（皮肤黏膜透明变性 / Urbach-Wiethe 病）

临床概要　类脂蛋白沉积症是一种少见的常染色体隐性遗传病，在 1908 年由 Siebenmann 首先报道。因独特的临床和病理学表现，Urbach 和 Wiethe 在 1929 年将其确立为一个独立的疾病。1932 年，Urbach 将其称为类脂蛋白沉积症[78]。

该病的临床表现为面部的丘疹和结节。肘膝部位及双手可见角化过度和皮肤弥漫性的浸润，偶见于其他部位。面部的丘疹、结节导致凹坑、痘痕样的瘢痕，使皮肤形成猪皮革样外观。在摩擦部位可形成疣状斑块[79]。睑缘可见串珠样的小结节。头皮受累可造成脱发[79,80]。舌头因弥漫性浸润而变得坚实。舌系带的浸润使舌活动受限，声带的浸润使声音嘶哑为两个标志性的发现[81]。癫痫是一种异常感知和对恐惧的反应，癫痫及神经精神症状时有发生[80,81]。

组织病理　毛细血管、汗腺及增宽的真皮乳头层可见大量无定形嗜酸性沉积物（图 17-9）。

真皮深层也可见灶状沉积。在疣状皮损中可见均质的束状沉积物常垂直于皮肤表面。这种玻璃样物质呈现 PAS 染色阳性，并且不能被淀粉酶消化。在 pH2.5 条件下进行阿新蓝染色可呈现弱阳性，且可被透明质酸酶消化。因沉积物内含有脂质，因此可在油红 O 和苏丹黑染色下显色。这些脂质是可变的，其改变原因可能是脂质对糖蛋白的黏附，而非异常脂质产物[82]。

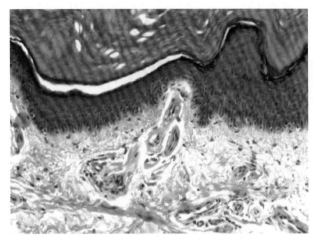

图 17-9 类脂蛋白沉积症：血管壁周围可见厚层透明样物质沉积

系统性损害 类脂蛋白沉积症的患者脑部影像常见颅内钙化灶，这与癫痫发作相关[79,80,82]。尸检发现证实，颞叶海马区的毛细血管壁上有钙质沉积[83]。脱钙以后可以观察到血管内皮细胞外周绕以 PAS 染色阳性物质，这表明玻璃样变的出现早于血管壁的钙化[84]。

病理和尸检已证实毛细血管周围有透明样物质的广泛沉积。在胃肠道黏膜下、上呼吸道和阴道；玻璃体和色素上皮之间的视网膜上；睾丸、胰腺、肺部、肾脏和其他部位都发现了沉积物[80,82,84]。

发病机制 类脂蛋白沉积症皮损中的两种不同物质在光镜下都表现为透明蛋白，因为它们皆由均质红染的物质组成，PAS 染色阳性，并且不被淀粉酶所消化。然而电镜证实了它们不同的表现和起源[82,85]。一种代表由多种细胞产生的大量基膜构成的透明样物质；而另一种是真正的透明蛋白，多种研究证明，这种物质是由成纤维细胞、细胞质液泡或真皮的小汗腺和组织细胞所产生的[79,80,86]。汗腺和组织细胞中异常溶酶体有弧度的管状轮廓反映了糖脂和鞘脂类物质降解途径的缺

陷，这与溶酶体潴留的疾病（如 Faber 病）类似[79,80]。其他学者认为皮肤淋巴管功能缺陷或小血管异常也有可能是病因之一[86]。

脂质沉积不是该病特征性的表现，脂质类型多变且大量存在。它们可被脂溶剂溶解移除而不对真正透明蛋白的蛋白质 – 碳水化合物复合体造成损伤，这表明它们是独立或疏松的结合于透明蛋白的[82,85]。

现在认为细胞外基质蛋白 1（ECM1）基因突变是类脂蛋白沉积症的病因[87]。该基因的糖蛋白产物被认为在皮肤生理和稳态中发挥作用。以前的观点认为 ECM1 基因功能缺失会引起脂质样物质堆积于内脏和皮肤中[82,85]。ECM1 基因有多种功能，其中包括联合真皮内重要成分与调节基质成分（如基质金属蛋白酶 -9）生物活性的功能，该功能的缺失是类脂蛋白沉积症的发病关键因素[79]。

电镜下可见三种主要的皮肤改变：①基膜明显增厚；②大量无定形物质（透明蛋白）的沉积，主要见于真皮上部和血管周围；③胶原纤维数量明显减少，变细[79,80]。小血管周围、皮肤附属器、平滑肌、神经束膜和施万细胞的基膜明显增厚。相反，表皮基膜几乎没有增厚[88]。在血管周围可见多层基膜，呈同心性"洋葱圈"样结构[80,82]。多层增厚的基膜间是无定形的基质，其间含纤细的胶原纤维。增厚的基膜因包含层粘连蛋白和Ⅳ型、Ⅶ型胶原，因此可被染色而显现出来[80,85]。

皮肤黏膜透明变性独有的特点为大量无定形物在真皮内的沉积。这种透明物质的另外一种化学属性现在还不清楚，但这是一种不含层粘连蛋白和纤维连接蛋白的非胶原糖蛋白[89]。

透明样沉积物间的胶原大致正常，除此之外可见正常的原纤维成束或随机排列。正常纤维直径在 70 ～ 140nm，与之相比，大多数原纤维直径小于 50nm。细胞培养研究发现，受累皮肤Ⅰ型胶原（正常皮肤的主要胶原类型）的数量减少 5 倍，Ⅲ型胶原较前减少。按照甘氨酸和羟脯氨酸的数量判断，正常皮肤包含 80% 的胶原，但类脂蛋白沉积症患者的皮损因大量非胶原糖蛋白的积累，其内只含有 20% 的胶原。

取自类脂蛋白沉积症皮损中的成纤维细胞培养显示，非胶原蛋白的合成增多，而胶原合成减少。

类脂蛋白沉积症中的透明样物质来源于非胶原蛋白的过度产生，这些非胶原蛋白大多数都是人类皮肤的正常构成[80,89]。

鉴别诊断　卟啉病病理表现为透明样物质在浅表真皮毛细血管周围的沉积，沉积物通常不那么致密，但仍难以与类脂蛋白沉积症血管周围的透明样沉积物相鉴别。汗腺固有膜较少受累，真皮内没有真正的透明蛋白沉积。另外，卟啉病的皮损局限于光暴露部位。

治疗原则　治疗方式取决于受累的器官系统，若皮肤受累可行磨削术，声带息肉可行外科切除。

卟啉病

临床概要　目前已知的卟啉病有八种类型，每一种类型皆由卟啉合成途径异常造成，临床表现各不相同（表17-1）。在六种类型的卟啉病中，光敏感是因卟啉分子吸收了特定波长的光。这些波长在400nm区域的光包括长波紫外线（UVA）和可见光[90]。

卟啉病	类型；遗传方式；发病年龄	皮肤表现	皮肤外表现	尿液	粪便	红细胞	酶缺乏
红细胞生成性卟啉病	红细胞生成性；AR；婴儿起病	水疱，严重的瘢痕	红色牙齿、溶血性贫血	尿卟啉I	粪卟啉I	尿卟啉I，稳定荧光	尿卟啉原合成酶
红细胞生成性原卟啉病	红细胞生成性；AD；儿童起病	灼热感、水肿、增厚，少量水疱	少数有致死性肝病	阴性	持续性原卟啉	原卟啉，短暂荧光	亚铁螯合酶（亚铁血红素合成）
AIR	肝细胞生成性；AD；青年起病	无	腹痛、神经精神症状	持续性ALA，PBG	阴性	阴性	尿卟啉原合成酶
成人变异性卟啉病	肝细胞生成性；AD；青少年起病	与PCT相同	与AIP相同	发病时ALA，PBG	持续性原卟啉	阴性	卟啉原氧化酶
PCT	肝细胞生成性；AD；中年起病	水疱、瘢痕、增厚	肝功能减退、血铁升高	尿卟啉III，持续荧光	阴性		尿卟啉原脱羧酶
肝性红细胞生成性卟啉病（PCT的纯合子）	红细胞和肝细胞生成性；AD；儿童起病	水疱、严重的瘢痕、增厚	肝功能减退	尿卟啉I，尿卟啉III	粪卟啉I，粪卟啉III	原卟啉	尿卟啉原脱羧酶
遗传性粪卟啉病	肝细胞生成性；AD；青年起病	与PCT相同	与AIP相同	粪卟啉，发病时ALA，PBG	持续性粪卟啉	阴性	粪卟啉原氧化酶
Doss卟啉病	肝细胞生成性；AR；儿童或成人起病	无	腹痛、急慢性神经症状	ALA，粪卟啉III	阴性	原卟啉	δ-氨基乙酰丙酸脱氢酶

表 17-1　卟啉病分类

AIP. 急性间歇性卟啉病；PCT. 迟发性皮肤卟啉病；AR. 常染色体隐性遗传；AD. 常染色体显性遗传；ALA. δ-氨基乙酰丙酸；PBG. 胆色素原

红细胞生成性卟啉病（Günther病）　是一种非常少见的疾病，其特征性的临床表现为婴儿期或儿童期起病，光暴露部位反复发作的水疱大疱性皮损，后期逐渐形成溃疡和瘢痕。这些部位反复的瘢痕和感染可以导致毁容性的改变。部分区域可见色素减退和色素沉着。胚胎期感染会导致胎儿水肿，多毛症、红色荧光尿和有荧光的棕红色牙齿是其特征[90,91]。

红细胞生成性原卟啉病　其光敏反应主要表现为瘙痒性、灼热感的红斑、水肿，后期出现皮肤增厚和浅表的瘢痕。皮肤尤其是面部和双手，可呈现蜡样或皮革样的外观[92,93]。在少数病例可以出现水疱，使其外观类似种痘样水疱病[94,95]。原卟啉是在骨髓中的网织红细胞形成的，然后进入体循环中的红细胞和浆细胞。取患者的血涂片在荧光显微镜下观察，可见大量呈红色荧光的红细胞。原卟啉是经肝脏从血浆中清除，然后经胆汁和粪便排泄[91]，不出现在尿液中[95]。1%～4%的患者通常在中年很快发生致死性的肝病[96]，但也偶见于10多岁的少年[97,98]。

变异性卟啉病　同一家族的不同成员可与迟发性皮肤卟啉病的皮肤表现相同，也可与急性间歇性卟啉病的系统受累表现相同，或两者皆有，又或者其症状比较轻微。该病是因原卟啉原氧化酶的缺乏造成的[99-101]。粪便中原卟啉的存在可以使其与迟发性皮肤卟啉病相鉴别。同时，变异性卟啉病中可以特征性地见到一个 626nm 的血浆荧光放射高峰[102]。

迟发性皮肤卟啉病（porphyria cutanea tarda，PCT）　有三种分型：散发型、遗传型和肝性红细胞生成型[103]。

散发型：Ⅰ型中，仅肝脏中尿卟啉原脱羧酶的活性降低。几乎所有的患者都是成年人，且该患者家族中的其他成员没有迟发性皮肤卟啉病的临床特点。尽管散发型可以没有诱发因素，但在大多数的病例中，除了遗传性酶的缺乏，获得性肝功能损伤也是发病因素之一。引起肝功能损伤最常见的因素是乙醇，但铁剂、雌激素治疗和肝炎也是常见的因素[104]。

遗传型：可以再细分为Ⅱ型和Ⅲ型，是常染色体显性遗传病，且有较低的外显率。在Ⅱ型中，肝内和肝外尿卟啉原脱羧酶的活性均下降至约正常水平的 50%。酶的活性通常取决于红细胞。Ⅲ型非常少见，尿卟啉原脱羧酶的活性降低仅累及肝细胞。遗传型 PCT 可发生于任何年龄段，包括儿童期，并且通常（但不总是）有明显的家族史[104]。卟啉病现多依靠分子基因学的实验室检查来辅助诊断[105,106]。

肝性红细胞生成性卟啉病：非常少见，皮肤损害发生于儿童期，其所有器官中尿卟啉原脱羧酶的活性均降至正常水平的 3%～27%。遗传学研究显示，这些患者的遗传模式为常染色体隐性遗传，且他们的患病基因是造成 PCT 的纯合子或复合杂合子[103,107]。

目前为止，临床上最常见的卟啉病为散发型 PCT，常表现为光暴露部位微小创伤后引起的水疱，主要发生于双手背，有时也可发生于面部（图 17-10）。细微的瘢痕常继发粟丘疹，面部和双手背可见增厚硬化。面部常可见多毛症，铁质沉着引起的肝硬化常见，但通常比较轻微[105]。也有由肝细胞癌或转移性肝癌诱发 PCT 的少数报道[108,109]。遗传型 PCT 的临床表现类似于散发型，但常多变。肝性红细胞生成性卟啉病的临床表现

更严重。在临床表现上，大多数患者的症状类似于红细胞生成性卟啉病，但症状轻微时，其临床上更类似于红细胞生成性原卟啉病[110]。水疱性的皮损可以导致溃疡、严重的瘢痕、局部脱发和硬化[107,111,112]。红细胞和牙齿可以呈现荧光[107]。肝脏损害随年龄加重[90,113,114]。关节炎是少见的并发症[107]。

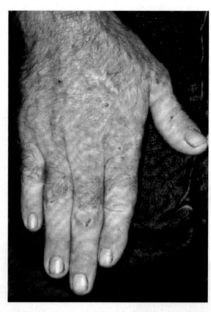

图 17-10　迟发性皮肤卟啉病：手背部可见散在水疱愈合后结痂，手背中部可见瘢痕和粟丘疹

遗传性粪卟啉病　是一种非常罕见的疾病，临床上可表现为偶然出现的腹痛和在急性间歇性卟啉病和变异性卟啉病中类似的神经精神症状[90,115]。在有些病例中，其皮肤表现与迟发性皮肤卟啉病和变异性卟啉病难以鉴别[90,115]。

组织病理　六种有皮肤表现卟啉病的皮损，其皮损的组织学表现都是一样的。组织学上的区别在于疾病的严重程度而不是卟啉病的分型。镜下可见嗜酸性均质物，有时可以见到大疱[90,116,117]。除此之外，在陈旧性皮损中可见到胶原的硬化[117,118]。

皮损较轻时可见局限在真皮乳头血管周围的均质淡染、嗜酸性的沉积物[90,116,117]。这些沉积物在 PAS 染色下显色，呈现 PAS 阳性，且不能被淀粉酶消化[90,117]。

严重的皮损常见于红细胞生成性原卟啉病，真皮乳头层血管周围可见斗篷样的均质物沉积，这些沉积物分布广泛，使邻近血管互相融合。另外，真皮深层血管周围也可见均质沉积物，类似均质

物也偶见于汗腺周围[119]。PAS 染色可将该物质充分显色。在有些病例中的沉积物也包含酸性黏多糖或脂质，特殊染色显示含有酸性黏多糖的区域阿新蓝或胶体铁染色阳性[120]；含脂质的区域苏丹Ⅳ或苏丹黑 B 染色阳性[119,121]。PAS 染色显示基底膜带增厚[117,120]。

胶原硬化常发生于迟发性皮肤卟啉病，在硬化的区域可见胶原束增厚。与硬皮病相比，其PAS 染色阳性、不能被淀粉酶消化的物质一般沉积在真皮血管周围的区域[120]。

大疱性皮损常见于迟发性皮肤卟啉病，红细胞生成性原卟啉病中少见，为表皮下疱（图 17-11）。表皮松解后，在 PAS 染色阳性的基底膜下产生水疱，水疱产生于致密板下层[117]；其他类型的卟啉病水疱形成于透明板和 PAS 染色阳性的基底膜上[117,122]（图 17-12）。许多学者认为

大疱性类天疱疱抗原、层粘连蛋白、Ⅳ型和Ⅶ型胶原分别位于水疱的两侧，因此这并不能显示裂隙的准确位置。然而其他学者认为Ⅳ型胶原位于水疱的顶部，Ⅶ型胶原位于水疱两侧，这说明裂隙的位置在致密下层。其他的一些病例则显示所有抗原均在裂隙平面以下和表皮内[117]。因此，现在并不能明确裂隙的位置。现在认为轻型迟发性皮肤卟啉病患者的水疱起源于交界区，但严重的患者水疱形成在 PAS 染色阳性的基底膜带以下，因此愈后会形成瘢痕[123]。迟发性皮肤卟啉病患者形成大疱皮损的一个典型特点为水疱基底部的真皮乳头向上不规则延伸至疱腔[117]。这种现象被称为"花彩"，真皮乳头血管壁周围和血管壁上嗜酸性物质的沉积所引起的真皮上部的僵硬可以解释该现象。

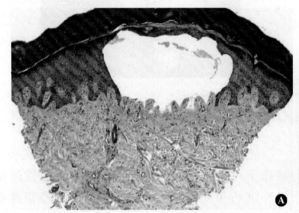
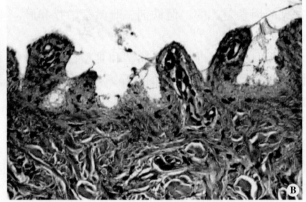

图 17-11　迟发性皮肤卟啉病

A. 可见表皮下疱，真皮乳头结构完整，真皮无明显的炎症细胞浸润（HE 染色）；B. 水疱的基底部可见完整真皮乳头中的血管绕以 PAS 染色阳性，且不被淀粉酶消化的沉积物

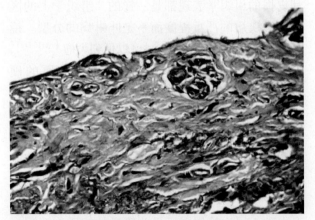

图 17-12　迟发性皮肤卟啉病：淀粉酶消化后行 PAS 染色，可见 PAS 染色阳性的基底膜带位于水疱基底部，PAS 染色阳性的透明样物质沉积于真皮上部的毛细血管壁

表皮构成了水疱的顶部，其内通常包含嗜酸性小体，这些嗜酸性小体连续或分段[124]。这些"毛虫样的小体"PAS 染色阳性且不能被淀粉酶消化。超微结构下，它们有三种构成：①细胞器，如黑素小体、桥粒和线粒体；②位于细胞内或细胞外的胶原；③被认为起源于基膜的电子致密物质[125]。尽管非常特异，但这些结构不是总存在，其他的情况可以被描述成"毛虫小体样"的簇集[124]。

发病机制　真皮血管周围的物质外观类似透明蛋白，因其由均质、嗜酸性、PAS 染色阳性且不被淀粉酶消化的物质构成。然而，就像类脂蛋白沉积症中血管周围物质一样，这只是透明样物

质，由大量基底层物质构成[116]。真正的透明蛋白是缺失的。

在电镜下，真皮血管周围可见类似多层同心性基膜样的结构。多层基膜样结构的外周可见增厚的斗篷状不分层物质，伴有和基膜相同的丝状无定形物质[117]。通常可见从分层到不分层带的逐渐转变[126,127]。成熟的胶原直径为 100nm，与之相比，分散在这些厚且不分层带中，孤立的胶原纤维直径只有 35nm[126,128]。在严重受累的皮损中，其血管受到反复的损伤，真皮上部、甚至真皮中层间可见丝状、无定形物质。

卟啉病中血管周围物质代表了基膜样物质的大量合成，免疫荧光染色可见到抗 IV 型胶原抗体[117]。小胶原纤维类似物的存在与网状纤维相同，代表了 III 型胶原的存在[129]。色氨酸是一种来源于血液的物质，不存在于胶原或弹性组织中，而其在透明样沉积物中存在，这说明透明样沉积物同样起源于血管壁和其渗出物[117]。

直接免疫荧光下可见免疫球蛋白的沉积，尤其是在光暴露部位皮损处免疫球蛋白 G（IgG）和补体 C3（也可能会有 IgA 和 IgM）在血管壁和表皮与真皮交界区的沉积。IgG 存在时间较久，在疾病稳定期和治疗期间也可存在[117]。有些学者认为这些沉积物可以反映该病的免疫学现象，这在当下被认为是不准确的，他们更愿意认为这些沉积物是免疫球蛋白和补体在丝状物质中的"捕获"产物。人们观察到在该病中补体的级联反应不活跃或受到抑制，这说明补体的活性在卟啉病皮损中内皮的损伤起重要作用[117,130]。

各型卟啉病中酶的缺乏是众所周知的（表17-1）。酶的鉴定可用在皮肤成纤维细胞、红细胞或肝组织培养中。

在迟发性皮肤卟啉病中肝脏的损伤通常是轻微的、慢性的。红细胞生成性原卟啉病患者的肝功能通常正常，但微观下常可以发现原卟啉在肝脏中的沉积[92,95]。然而也有早期检测出肝功能不全的患者快速转变为肝衰竭进而死亡的少数报道[131]。肝衰竭患者红细胞内原卟啉水平较高，其死亡时硬化的肝脏内可检出大量的原卟啉沉积物。肝细胞和库普弗细胞内的原卟啉表现为深棕色的颗粒[131]。这些色素颗粒在偏振光下呈现双折光性，未染色的切片在紫外线光照射下呈现红色的自发荧光[131]。肝功能正常的患者，肝脏活检可显示或不显示门静脉及门静脉周围的纤维化[132]。

治疗原则 消除危险因素（乙醇、药物、铁剂等）。氯化高铁血红素可以帮助治疗急性起病的患者。避光和放血疗法是治疗有皮肤损害的主要方法。抗疟药在某些病例中可起到辅助治疗的作用。腹部、心脏和神经系统病变需要对症处理。急性间歇性卟啉病可用氯化高铁血红素进行治疗。

假性迟发性皮肤卟啉病

临床概要 在夏季，慢性肾衰竭接受维持性透析治疗的患者手背及手指可以发生皮肤损害，皮损难以与迟发性皮肤卟啉病相鉴别[133]。少见的皮损如水疱也可以发生于面部，后期可以形成萎缩性瘢痕[134]。1% ～ 18% 接受透析治疗的患者可以表现类似皮损[135-137]。透析患者尿液、粪便及血浆中的卟啉水平正常，皮损可表现为迟发性皮肤卟啉病样的，也可以合并真正的迟发性皮肤卟啉病[137,138]。在这样的患者中，如果持续使用利尿剂，其尿检并不能体现卟啉代谢。因此需要长期进行血浆和粪便卟啉的检查[139]。

服用特殊的药物，如萘普生、呋塞米、萘啶酸、盐酸四环素、氢氯噻嗪、维 A 酸、伏立康唑、环孢素和口服避孕药都可以引起假性迟发性皮肤卟啉病[140-143]。由于许多慢性肾衰竭透析的患者同时服用呋塞米，停药可以判断该病是由透析还是由药物引起的假性迟发性皮肤卟啉病。因为药物诱发的该病，停药后是可以自愈的[144,145]。

组织病理 假性迟发性皮肤卟啉病的组织病理难以与轻型的卟啉病相鉴别。可见浅表的血管壁增厚，PAS 染色阳性的基底膜带也增厚。水疱位于表皮下，真皮乳头呈花彩样。水疱通常位于 PAS 染色的基底膜带上方[134,135,139,141,144]。

发病机制 电镜检查与卟啉病相同[135]。在卟啉病中可见免疫球蛋白沉积于血管壁和表皮与真皮交界区。补体偶尔也会见于上述部位[133-135]。

治疗原则 透析引起的假性迟发性卟啉病可以用 N- 乙酰半胱氨酸治疗。药物引起的病例可以停药。建议避光。

皮肤钙质沉着症

皮肤钙质沉着症有四种亚型：转移性皮肤钙质沉着症、营养不良性皮肤钙质沉着症、特发性皮肤钙质沉着症和表皮下钙化结节。

转移性皮肤钙质沉着症

临床概要　转移性钙化是由高钙血症或高磷血症引起的。高钙血症的原因有以下几点：①原发性甲状旁腺功能亢进；②维生素 D 摄入过量；③牛奶和碱性物质摄入过量；④肿瘤转移引起的骨损害[147]。其他已报道的相关病因包括酒精性肝损伤、系统性红斑狼疮、类风湿关节炎、糖尿病、蛋白质 C/ 蛋白质 S 缺乏症，克罗恩病[147-149]。高磷血症是因慢性肾衰竭导致肾脏对磷酸盐的清除能力下降引起，同时与血清钙的失代偿相关。血清离子钙水平降低可以刺激甲状旁腺素的分泌，引起继发性甲状旁腺功能亢进，从而造成骨钙和磷的重吸收。骨的去矿化引起骨营养不良和转移性钙化[150]。

转移性钙化最常影响动脉的中膜，关节旁区域及肾脏。另外，其他内脏器官，如心肌、胃部和肺部也可受累[151]。现在主要认为，在尿毒症、高磷血症和高钙血症的影响下，成骨细胞向血管平滑肌细胞分化而发生这一现象[150,152]。

皮下组织的转移性钙化　常见于肾性甲状旁腺功能亢进[153]、尿毒症[154]、维生素 D 过多症[146]，以及牛奶与碱性物质摄入过量的人群[146]，但少见于原发性甲状旁腺功能亢进[155,156]。丘疹、质硬结节，偶尔可见较大结节，主要位于近端的大关节[146,157]。随着皮损的增大，结节可有波动感[158]。

钙化防御，或钙性尿毒症性小动脉病是一种危及生命的疾病，通常表现为皮下小中动脉的进行性钙化，常伴有坏死（也可见于第8章），常发生于慢性肾衰竭引起的甲状旁腺功能亢进。钙化防御常与血清钙 / 磷产物升高和其他如糖蛋白（基质 G1a 蛋白和糖蛋白）等因素相关，这几种糖蛋白似乎在血管钙化的发生中起作用[159]。

临床上皮损可以表现为脂膜炎样或血管炎样。

有时也可以表现为大疱、溃疡或网状青斑样皮损（图 17-13）[146,149]。潜在的并发症包括坏疽、败血症、胰腺炎和多系统器官衰竭，由其造成的死亡率在 60% ～ 80%[160,161]。

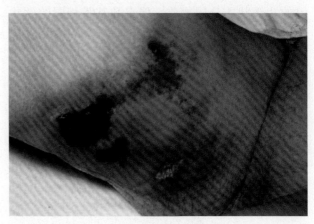

图 17-13　钙化防御

患有终末期肾病的老年女性，升高的甲状旁腺素水平导致下肢广泛硬化，形成紫癜和坏死性溃疡（经作者允许引自 Elder DE, Elenitsas RE, Rubin AI, et al. Atlas and synopsis of Lever's histopathology of the skin, 3rd ed. Philadelphia, PA: Lippincott Williams & Wilkins, 2013:232. ）

转移性皮肤钙质沉着症很少见，报道的病例大多数患者伴有肾性甲状旁腺功能亢进和骨营养障碍。皮损可表现为坚实的白色至红色的斑疹、丘疹、结节或斑块[162,163]。丘疹呈线性排列[158]或对称分布，也可出现结节性斑块[164]。皮损可以形成溃疡，并排出白垩样物质[162]。

真皮深层或皮下组织动脉及小动脉壁的钙化很少见于原发性甲状旁腺功能亢进[147]，但常继发于肾脏疾病的甲状旁腺功能亢进，尤其是继发于慢性肾脏病透析或肾脏移植后[147,165]。动脉壁的钙化会引起血管的闭塞、梗死性溃疡，尤其好发于腿部。

组织病理　钙质沉着在组织切片中比较容易辨认，因为在 HE 染色下钙化灶会被染成深蓝色。von Kossa 染色可将钙磷酸盐染成黑色。通常，发生于皮下脂肪的钙质沉着多表现为大块状的沉积物，而在真皮内的钙质沉着多表现为颗粒状或小的沉积物（图 17-14）。较大的钙质沉积通常会引起异物反应，因此常可以在沉积物周边见巨细胞、炎症细胞浸润和其周围的纤维化[166,167]。

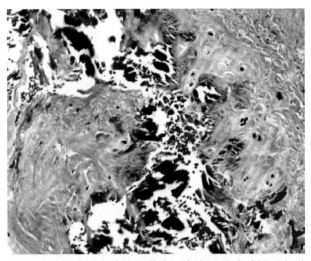

图 17-14　转移性皮肤钙沉着症：真皮可见嗜碱性无定形物质沉积

在真皮或皮下组织动脉或小动脉钙化引起梗塞性坏死的区域，可见受累血管壁的钙化、血管内纤维化和血管再通后形成的腔隙[159,167]。血管壁的钙化常发生于动脉或小动脉的中层弹性膜[167]。

钙化防御的组织学改变包括皮下钙质沉积，主要累及小、中血管的血管壁（图 17-15）。这些沉积物与血管内纤维化、血栓或钙化灶相关（图 17-16）[167]。充分发展的疾病过程显示，坏死区域的背景可以比较干净或有中性粒细胞的浸润[166,168]。

当发现患者有上述改变时应尽快制订合适的治疗方案。

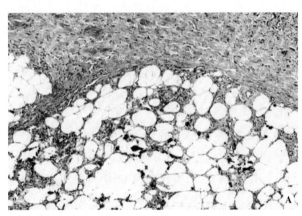
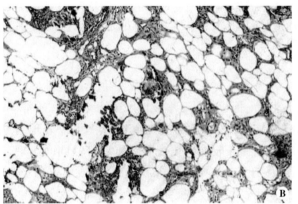

图 17-15　钙化防御：软组织中小血管壁钙化相关的脂膜炎
A. HE 染色，原始放大倍数 ×20；B. HE 染色，原始放大倍数 ×100

治疗原则　治疗方法旨在降低钙磷水平，具体药物包括钙敏感受体调节剂，二磷酸盐和甲状旁腺切除术。静脉应用丙种球蛋白（IVIg）的治疗方法在少数报道的病例中是有益的。高频超声的应用和硫代硫酸钠的应用仍在试验阶段。

营养不良性皮肤钙质沉着症

临床概要　在营养不良性皮肤钙质沉着症中，钙质沉积于已经受到损伤的组织中。血清钙磷水平是正常的，内脏器官正常。钙质沉积可以是大量的（广泛性钙沉着）或只有少量（局限性钙沉着）。

泛发性钙质沉着症　常发生于皮肌炎患者（图 17-17），但也有发生于系统性硬皮病、系统性红斑狼疮和重叠性结缔组织病的患者中，这些患者可继发于感染和创伤[169,170]。极少数的病例发生于潜在结缔组织病的发病前[171]。大片状的钙质沉

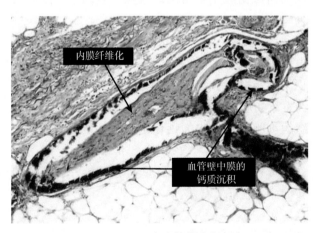

图 17-16　高度钙化防御

内膜纤维化

血管壁中膜的钙质沉积

钙化会累及小动脉中层，在该血管中，因轻微的纤维素增生而导致内膜增厚，管腔缩窄。固定后内膜的纤维化会使僵直的血管壁钙化收缩变形（经作者允许引自 Elder DE, Elenitsas RE, Rubin AI, et al. Atlas and synopsis of Lever's histopathology of the skin, 3rd ed. Philadelphia, PA: Lippincott Williams & Wilkins, 2013:232. ）

着可以发生于皮肤和皮下组织，常见于肌肉和肌腱[172]。在皮肌炎中，若患者病情好转，营养不良性的钙化结节可以逐渐消溶。

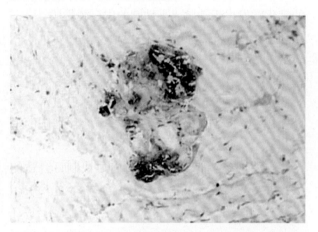

图 17-17　营养不良性皮肤钙沉着症：颗粒和团块状的钙化灶位于表皮下方，该活检取自小儿皮肌炎患者臀部，其肌肉和肌腱有广泛硬化

局限性钙质沉着症　通常发生于系统性硬皮病的患者，但也偶见于多发性硬斑病[173,174]。通常，系统性硬皮病中的钙质沉着，临床上可以表现为肢端硬化症。肢端硬化症和钙质沉着的同时出现被称为 Thibierge-Weissenbach 综合征或 *CREST* 综合征，其表现为皮肤钙化、雷诺现象、食管功能障碍、肢端硬化和毛细血管扩张[146,175]。合并该综合征的患者的预后常好于泛发性硬皮病和系统性硬皮病。临床上，局限性钙质沉着症可以表现为相继出现的皮肤硬结，硬结可以破溃并排出白垩样的物质。

除了发生于结缔组织病，营养不良性钙质沉着症通常见于新生儿的皮下脂肪坏死，较少见于一些遗传病，如 Ehler-Danlos 病，Werner 综合征和弹性纤维假黄瘤[176]。

组织病理　像在转移性皮肤钙质沉着症中的表现一样，营养不良性皮肤钙质沉着症通常表现为钙质在真皮颗粒状或小片状沉积和皮下组织大块状沉积。大块状钙质沉积的周围可见异物巨细胞炎症反应和纤维化[146]。在钙质沉着发生前，疾病会引起胶原或脂肪组织变性，钙化通常发生在这些变性的部位。

治疗原则　治疗旨在缓解疼痛和改善美观。皮损内糖皮质激素注射作用有限，依替磷酸二钠、氧化铝、低剂量抗凝剂、二磷酸盐作用轻微。局

部外用硫代硫酸钠可以使皮损减少。当皮损十分严重、影响到功能时可以手术切除，但复发及新皮损的发生常见。

特发性皮肤钙质沉着症

临床概要　尽管伴有营养不良性皮肤钙质沉着症的潜在结缔组织病程度较轻，若不经仔细检查有时会被忽略，但是仍有一些特发性皮肤钙质沉着症的表现与营养不良性皮肤钙质沉着症类似，却未发现潜在疾病[173,177,178]。

特发性皮肤钙质沉着症表现特殊，称为瘤样钙质沉着，是由孤立或许多较大的皮下钙化团块组成，常发生于大关节伸侧，临床上可表现为钙质沉着引起的丘疹、结节[176,179,180]。牙龈钙化也可以引起相应的口腔改变[179]。该病通常有遗传性，与高磷血症相关[176,179]。近期研究表明，家族性瘤样钙质沉着症的基因学基础为成纤维细胞生长因子 23 功能基因中三个基因的突变：*FGF23*、*KL* 和 *GALNT3*[179,181]。另外，瘤样钙质沉着与广泛观察到的皮肌炎相关营养障碍性钙沉着症非常相似。

组织病理　瘤样钙质沉着表现为皮下或肌肉间团块状钙质沉着，周围可见异物反应[146,176,179,182]。在有些病例中也可见到真皮内钙质聚集[146,179]。钙质可以经溃疡或表皮排出[146,180]。在疾病稳定期，皮损内可见典型致密的纤维隔，其间没有细胞成分[179,183]。

发病机制　特发性皮肤钙质沉着症的皮损在电镜下表现为多形的磷酸钙（羟磷灰石）结晶沉积[182]。这些钙质沉积已在胶原纤维中发现并且作为背景物质存在[184,185]。许多超微结构研究认为，组织细胞线粒体内的钙化是瘤样钙质沉着症钙化过程的主要环节[182,186]。

治疗原则　手术切除联合去磷治疗和乙酰唑胺治疗现已证实有效。

特发性阴囊钙质沉着

临床概要　阴囊部位的特发性钙质沉着由阴囊多个无症状结节构成。结节通常开始出现在 20 多岁青年人，现有报道的病例中年龄最小的患者为 9 岁，年龄最大的患者为 85 岁。结节逐渐增大，

数量增多，基本不痒，有时会破溃并排出白垩样物质[187]。

组织病理　最初，普遍接受的观点认为阴囊部位钙质团块中的某些团块周围会有肉芽肿性的异物反应，而其他团块周围没有[188]。然而，对同一例患者多次进行阴囊结节的病理活检显示，许多小的结节最初是表皮样囊肿，而其他的囊性皮损显示为其角质内容物的钙化，还有一些显示为囊壁的破裂。囊壁最后似乎都会被破坏，使真皮内的钙质沉积逐渐增大。因此依据这个观点，阴囊的钙质沉着即代表了阴囊部位表皮样囊肿营养不良性钙化的最后阶段[188]。可以假定许多早期皮损是囊肿，但是随着逐渐成熟和钙化，则会丢失他们的囊壁。在有些病例中认为最初的改变为汗管粟粒疹，因为其向汗腺分化的标记如 CEA、EMA 等免疫组化反应都是阳性[189]。有些报道还认为肉膜状肌肉变性是一种可能的病因[190]。特发性阴囊钙质沉着的皮损有可能起源于表皮样囊肿，其病因是多因素的，有时找不到明确的发病机制，因此将其命名为特发性钙质沉着。

治疗原则　手术切除。

表皮下钙化结节

临床概要　表皮下钙化结节，又称皮肤结石，通常为一单发的，小而凸起的坚实结节，常发生于面部。偶尔会有两或三个结节，在有些病例中，会有多个或无数个结节。大多数患者为儿童，然而也有新生儿单发结节，或直到成人期才出现皮损的情况发生[191]。男性多发，发生率男女构成比为 2：1[192]。在大多数病例中，结节的表面呈疣状，但也可以是光滑的，临床上类似于寻常疣或传染性软疣[192,193]。

组织病理　钙质沉积位于真皮最上部，在较大的皮损中，钙质沉积可以延伸至真皮深层。钙质沉着较多而紧密的聚集呈抱球状（图 17-18）。在有些病例中，也可以有一个或几个大而均质的钙质团块[192,194]。抱球状或均质的团块内有时会包含保存完好的细胞核[194]。大而均质的钙化团块周围可见淋巴细胞、巨噬细胞和异物巨细胞围绕[192,194]。表皮常有增厚，钙质颗粒可出现在表皮，表明钙质可以经表皮排出[192]。

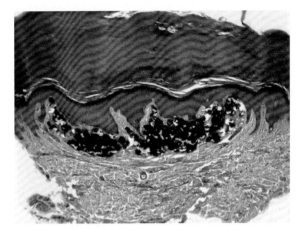

图 17-18　表皮下钙化结节：钙质大块状沉积于真皮，使上方的表皮扭曲（HE 染色）

发病机制　该病形成的主要过程为大而均质团块的钙化，并分解为数个钙化颗粒的过程。初期形成均质团块的过程是比较隐秘的。它们不像是起源于一个已经存在的结构，如之前认为的汗管或痣细胞。有些学者认为肥大细胞脱颗粒后引起继发的钙磷沉积可能是其发病机制[195]。

治疗原则　手术切除。

痛风

临床概要　在痛风的早期，通常有不规律的急性复发性发作性关节炎。在疾病的末期可以出现多关节内或关节周围的尿酸钠盐的沉积，导致慢性关节炎从而引起关节和相邻骨损伤。在疾病末期，尿酸盐沉积物，又称"痛风石"，会沉积于真皮或皮下组织。随着医疗技术的改善，从 1949 ～ 1972 年，尽管痛风的发生率未见改变，但痛风患者痛风石发生率由 14% 降至 3%。然而，痛风的流行和年发病率在近 40 年出现增高，催生了许多现代化研究来应对如此升高的发病率，同时痛风石发生率的减少也增加了该病临床诊断的复杂性[196]。痛风石通常出现于 30% 未经治疗的痛风患者发病的前五年[197]。

皮肤痛风石最常发生于耳轮、鹰嘴的滑囊部、手指和足趾[197,198]（图 17-19）。直径有几厘米，当增大到一定程度，痛风石会排出一些白垩样的物质[197]。在少数病例中，痛风患者可以不合并痛风性关节炎，而以指尖的痛风石或腿部的脂膜炎为表现[199,200]。已有散发粟粒样皮损的个案报道[201,202]。

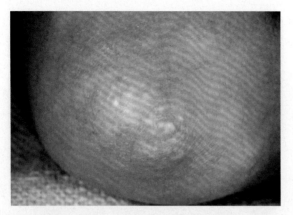

图 17-19　痛风石：肘部可见黄白色尿酸盐沉积物

组织病理　痛风石的组织病理显示，用无水乙醇固定或乙醇基固定液，如 Carnoy 固定液，这比固定于福尔马林中好；现已被证实，水性的固定液如福尔马林，可以溶解尿酸盐结晶，使其只剩余无定形物质[203]。然而，有些学者则认为用福尔马林固定，石蜡包埋组织块切片后使其漂浮于乙醇（与水浴截然相反），然后放置于滑板上不予染色的处理方式，可以在偏振光下看到折光的结晶[204]。约 50% 的病例中，福尔马林固定、石蜡包埋未经染色的厚组织片可见双折光结晶[205]。另一种染色方式可以保存大多数尿酸盐结晶，是使用无水乙醇伊红染色后，用福尔马林固定[206]。

使用乙醇固定后，可见痛风石是由不同大小、界线清晰的针形尿酸盐结晶紧密聚集在一起形成的束状或捆状物（图 17-20）。结晶通常是棕褐色的，在偏振光下可见双折光（图 17-21）。若处理组织保留结晶后，在偏振滤光器下同时使用红色补偿器，会观察到与补偿器方向平行的结晶会呈现黄色，与其垂直的结晶会呈现蓝色[207]。聚集的尿酸盐结晶周围常绕以栅状肉芽肿样的浸润，其中包含许多异物巨细胞（图 17-20）。将切片用 20% 硝酸银溶液染色，尿酸盐结晶可被染成黑色，周围组织被染成黄色[208]。

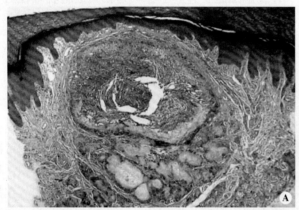
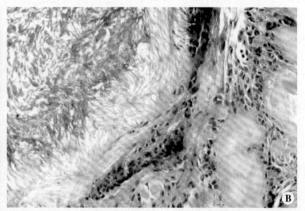

图 17-20　痛风石

A. 尿酸盐结晶在真皮网状层呈放射状排列，透亮的区域为组织处理过程中尿酸盐结晶脱失的部分（HE 染色）；B. 真皮尿酸盐沉积的周边可见巨噬细胞和多核巨细胞（HE 染色）

图 17-21　痛风结节：偏振光使用红色滤光器可以在痛风结节中见到双折光的蓝色尿酸盐结晶

即使标本被福尔马林固定，痛风的诊断也不难。因为无定形物质的边缘可见到异物巨细胞和巨噬细胞。尿酸钠盐聚集的部位可见继发性钙化，偶可见骨化。

发病机制　痛风是因高尿酸血症引起的复杂性疾病。在发展为痛风性关节炎前，可以有多年无症状的高尿酸血症。痛风患者病因复杂，有的患者因肾脏尿酸排出减少而引起高尿酸血症，有的患者因嘌呤生物合成增多而引起尿酸产生过多，还有些痛风患者既有尿酸合成过多，又合并尿酸经肾排出减少。痛风可以是继发的，也可以是原发的。尽管约 60% 的临床病例可以找到遗传学的证据，因其有多种基因参与，这说明该病有遗传因素参与，但环境因素也在发病中起作用。在发达国家，肥胖、饮食和药物是常见的影响因素[196,197]。尿酸盐结晶的沉积会刺激细胞因子的产生，主要是 IL-1β。IL-1β 是中性粒细胞聚集和活化的中介，而中性粒细胞的活化是关节病的特征（而非皮肤病的特征）[197]。

治疗原则 在急性发作期可以口服非甾体抗炎药、激素、秋水仙碱和促肾上腺皮质激素来缓解疼痛和炎症。慢性痛风的治疗依靠口服非甾体抗炎药、秋水仙碱、别嘌呤醇、非布索坦来降低尿酸水平，同时应联合饮食的控制、锻炼，避免应用引起尿酸升高的药物。

（李 曼 杜 娟 译，陈明亮 校，钱 悦 审）

褐黄病

临床概要 褐黄病分为两种类型：内源性褐黄病（黑尿症），常染色体隐性遗传；局灶性外源性褐黄病，典型皮疹见于为使深色皮肤变白而在光暴露皮肤外用氢醌霜所致。

在内源性褐黄病中，由于缺乏尿黑酸氧化酶，尿黑酸逐年沉积在许多组织中，特别是关节软骨、耳软骨和鼻软骨中，韧带和肌腱中及巩膜内。这导致骨性关节炎，巩膜片状色素沉着，以及软骨、韧带、肌腱变黑。在少数情况下，患者因掌跖色素沉着首诊，有时伴过度角化和点状凹坑[209,210]。影像学检查中椎间钙化具有特征性[210-212]。心脏瓣膜钙化、肾及前列腺结石常见[212]。随着时间推移，尿黑酸在真皮内沉积增多，导致皮肤出现褐色片状色素沉着。尿黑酸氧化酶基因定位于 3 号染色体长臂[212]。

在局灶性外源性褐黄病，可见面部外用氢醌霜或其他相关药物的部位出现蓝黑色色素沉着斑（图 17-22）。在更严重的情况，可见蓝黑色丘疹、粟丘疹及结节[213]。褐黄病皮疹伴发皮肤环状结节病已有报道[214]。假性褐黄病（pseudo-ochronosis）用于描述局灶性银中毒的组织病理学改变，该症主要见于首饰加工制造业工人。这些患者出现蓝黑色斑疹（"蓝痣样"），常见于上肢[215]。有罕

见病例报道，一例患者在焰火爆炸伤后由于银之外的其他金属颗粒沉积而致假性褐黄病[216]。

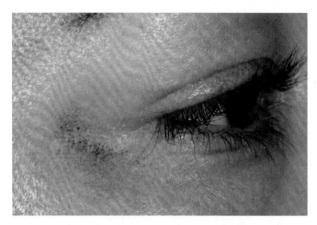

图 17-22 外源性褐黄病：长期外用氢醌霜造成的蓝灰色点彩样色素沉着

组织病理 内源性及外源性褐黄病受累区域皮疹改变基本一致，而外源性褐黄病的病理改变通常更明显[217]。HE 染色中，褐黄病中色素颗粒呈黄褐色或赭石色，因而得名褐黄病。

褐黄病的色素颗粒表现为细小的色素颗粒，游离于组织中、血管内皮细胞中、基底膜带、汗腺分泌细胞中及散在的巨噬细胞内[218]。最醒目的变化是胶原束内沉积的褐黄病色素颗粒，导致胶原束均质化及肿胀。一些胶原束形状奇怪，显得僵硬，并易横断形成锯齿形的或尖锐的断端[219]（图 17-23）。变性胶原崩解后，组织内游离散在不规则、均质化浅褐色团块。变性的真皮结缔组织不像黑素一样能被硝酸银染色，但可被甲酚紫或亚甲基蓝染成黑色[220]。此外，褐黄病色素颗粒可见于弹性纤维中[218]。在结节性及结节病样褐黄病中，这样的物质周围是肉芽肿样反应[213,214]。在严重患者中可见到褐黄病纤维经毛囊排出[213]。

假性褐黄病类似于褐黄病，表现为显著的黄褐色胶原束。此外，多数病例真皮内可见椭圆形黑色银珠[215]。

发病机制 内源性褐黄病中，由于先天缺乏尿黑酸氧化酶，酪氨酸和苯丙氨酸代谢至尿黑酸后不能进一步降解。多数尿黑酸经尿液排泄，由于尿黑酸经氧化和聚合会转化成深色的不可溶性物质，故尿液加入诸如氢氧化钠的还原剂后呈现黑色（尿黑酸尿）。然而，部分尿黑酸逐渐聚集于特定组织中，氧化成苯乙酸后，与胶原纤维不

可逆地结合成聚合物[212]。

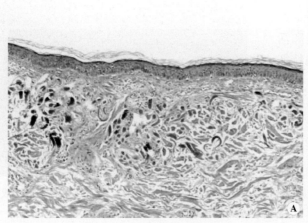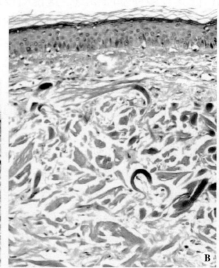

图 17-23　外源性褐黄病：真皮网状层浅层黄橙色胶原束，部分异常增粗
A. HE 染色，原始放大倍数，×100；B. HE 染色，原始放大倍数，×200

在外源性褐黄病中，外用制剂（如氢醌、间苯二酚、苯酚、汞、苦味酸或苯）或系统用药（如奎宁或抗疟药）抑制皮肤中尿黑酸氧化酶的活性，导致局部尿黑酸聚集，进而聚合形成褐黄病色素[221,222]。实际上，这一过程与内源性褐黄病的皮肤改变类似[217]。

假性褐黄病是由于创伤性植入的银沉积于胶原束所致[215]。

早期病变中，电镜检查表现为胶原纤维内单个胶原纤维周边无定形、电子致密的褐黄病色素沉积[223]。这导致胶原纤维失去周期性及变性，逐渐消失并被褐黄病色素取代。最终，褐黄病色素占据整个胶原纤维并融合取代整个胶原束[224]。胶原束的横切面可见大的均质化电子致密的聚合体，有时在其周边可见残余的胶原原纤维及内含褐黄病色素颗粒的巨噬细胞[213,223]。弹性纤维内也可见核黄病色素颗粒，并可见弹性纤维变性[213]。假性褐黄病的扫描电镜检查证实金属银沉积在胶原纤维上[215]。

治疗原则　内源性褐黄病的治疗包括限制富含酪氨酸及苯丙氨酸的饮食，当提示关节病变时进行相应治疗。外源性褐黄病中，最重要的是停用诱发疾病的药物。

黏蛋白病

皮肤黏蛋白病包括六种类型：①泛发性黏液水肿；②胫前黏液水肿；③黏液水肿性苔藓或丘疹性黏蛋白沉积症（包括硬化性黏液水肿）；④网状红斑黏蛋白病或斑块样黏蛋白病；⑤自愈性幼年皮肤黏蛋白病；⑥硬肿病。

仅在胫前黏液水肿、自愈性幼年皮肤黏蛋白病及黏液水肿性苔藓中可常规检测到真皮内黏蛋白沉积，并在多数网状红斑性黏蛋白病例中也可检测到。在泛发性黏液水肿中，沉积的黏蛋白量通常太少以致难以检出，而硬肿病中可能只在疾病早期有黏蛋白沉积。

这六种疾病中发现的黏蛋白表明通常存在于真皮基质中的黏蛋白的增加。黏蛋白为结合于透明质酸的蛋白质，透明质酸是一种酸性黏多糖或称糖胺聚糖。由于透明质酸有强大的结合水分子的能力，故真皮黏蛋白含大量水分。在标本脱水过程中多数水分被移除，所以在常规切片中，黏蛋白由于明显收缩而呈丝状或颗粒样。

经 HE 染色，这六种黏蛋白病中的黏蛋白呈浅蓝色。黏蛋白也可被胶体铁染色。黏蛋白在 pH 2.5 时阿申兰染色阳性，在 pH 1.0 以下时阿申兰染色阴性，在 pH 7.0 和 4.0 时甲苯胺蓝染色呈异染性，在 pH 2.0 以下无异染性[225]；PAS 染色阴性（提示不含中性黏多糖），醛复红染色阴性（提示不含硫酸黏多糖）。组织切片加入睾丸透明质酸酶 37℃孵育 1 小时可完全移除黏蛋白[226]。

泛发性黏液水肿

临床概要 在甲状腺功能减退导致的泛发性黏液水肿中，全身皮肤肿胀、干燥、苍白、蜡样，触诊坚实。皮肤表现为非可凹性水肿。常见特征性的面部改变为宽鼻、嘴唇肿胀、眼睑浮肿。

组织病理 表皮可见轻度正角化亢进及毛囊角质栓。通常常规染色切片中真皮无明显异常，仅在严重病例中，可见胶原束肿胀，分裂成单个纤维，其间穿插蓝染的线状或颗粒状黏蛋白[227,228]。但经胶体铁、阿申兰或甲苯胺蓝的组织化学染色，则有可能或至少在严重病例中，证实以血管和毛囊周边为主的少量黏蛋白沉积。

治疗原则 治疗甲状腺疾病是关键，严重病例可外用激素。

胫前黏液水肿

临床概要 皮疹通常局限于下肢伸侧，但可扩展至足背。其表现为隆起的结节状黄色蜡样斑块，伴明显的毛囊开口，呈橘皮样外观（图17-24）。类似皮疹偶见于前臂桡侧、肩部、面部及腹部[229,230]。

胫前黏液水肿常伴发于甲状腺功能亢进（甲亢），并常在甲亢治疗后加重。几乎所有病例均伴突眼，且15%～20%的患者伴杵状指[231]。约25%的患者可完全缓解[231]。胫前黏液水肿偶见于非甲亢性甲状腺疾病如慢性淋巴细胞性甲状腺炎，

患者可甲状腺功能正常或甲状腺功能减退[232,233]。本病也偶可见于甲状腺功能正常或甲状腺功能减退的、具有其他典型甲状腺外表现的 Graves 病患者[234,235]。

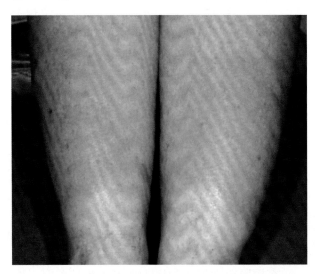

图 17-24 胫前黏液水肿：小腿前蜡样浸润性黄红色斑块

组织病理 表皮及真皮乳头层一般大致正常。黏蛋白大量沉积于真皮，特别是真皮上半部（图17-25），并导致真皮层明显增厚。黏蛋白不仅呈单个丝状或颗粒状沉积，还可大量沉积，导致胶原束内胶原纤维彼此分开远隔。由于黏蛋白在固定和脱水过程中严重收缩，因此在沉积的黏蛋白中可见空隙。成纤维细胞数目不增加，但在黏蛋白大量沉积的地方，部分成纤维细胞呈星状，称作成黏液细胞[231,236]。血管周围可见淋巴细胞浸润，肥大细胞轻度增多[231,236]。

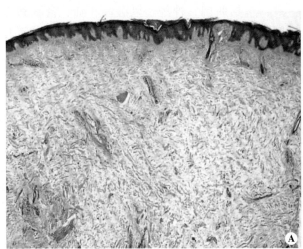
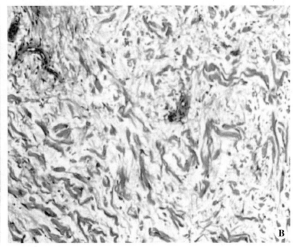

图 17-25 胫前黏液水肿
A. 低倍镜下表皮及真皮乳头层正常，真皮网状层黏蛋白沉积导致胶原纤维彼此分离（HE 染色）；B. 高倍镜下，分离的胶原纤维间见明显的星状成纤维细胞（HE 染色）

发病机制　在电镜下，胶原束及胶原纤维被低电子密度的空隙分隔。产生黏蛋白的成纤维细胞呈星状，胞质细长突起、粗面内质网囊泡扩张。成纤维细胞表面被覆一层无定形、中等电子致密度的物质。这种物质还以小的不规则团块沉积于其他空隙处[237]。在高倍镜下，这些无定形物质表现为微原纤维及颗粒组成的复杂网状结构[238]。

有趣的是，在胫前黏液水肿患者的血清中长效甲状腺刺激素（longacting thyroid stimulator, LATS）持续存在。但皮疹的严重程度与血清 LATS 水平相关性很低；此外，在约半数不伴胫前黏液水肿的有突眼症的甲状腺肿活动期患者中也可检测到LATS。故 LATS 不能视作胫前黏液水肿的病因[239]。抗 LATS IgG 抗体可能代表了甲状腺疾病、特别是甲亢中淋巴细胞产生的自身抗体，是疾病的反应，而非病因[232]。

在用胫前黏液水肿患者血清孵育培养时，取自胫前区域的成纤维细胞产生的透明质酸比其他区域的成纤维细胞多 2 ～ 3 倍，这可能解释了黏液水肿主要集中于胫前的原因[240]。促甲状腺激素受体（receptor for thyroid-stimulating hormone, TSH-R）是 Graves 病、突眼和胫前黏液水肿的常见组织抗原。TSH-R 可在无甲状腺疾病的对照患者的真皮成纤维细胞中检测到，其活化可增加脂肪细胞前体的成纤维细胞生产透明质酸[241]。

鉴别诊断　胫前黏液水肿必须与伴静脉淤滞的胫前黏蛋白病相鉴别。胫前黏蛋白病中过多的黏蛋白局限沉积在增厚的真皮乳头层中，并伴血管增生和噬铁细胞[242]。

治疗原则　胫前黏液水肿的治疗应针对潜在的甲状腺疾病。报道显示，激素局部外用或皮疹内注射对于部分甲状腺疾病治疗后残留的、局限的黏液水肿有一定疗效。

黏液水肿性苔藓

临床概要　黏液水肿性苔藓，又称丘疹性黏蛋白沉积症，其典型皮疹是不同程度泛发的、无症状的柔软丘疹，直径通常为 2 ～ 3mm。皮疹可密集分布，但通常不融合。面部和上肢是最常累及的部位（图 17-26）。在某些情况下，除了丘疹外，也可能出现大的结节[243,244]。虽然为慢性病程，但

有报道显示其可自行消退[243,244]。泛发性几乎都与单克隆丙种球蛋白病相关，其可有系统症状，严重时可致死。局限性通常不伴单克隆丙种球蛋白病或系统症状，一些病例与 HIV 感染相关，极少数病例与丙型肝炎相关。一般来说，该病不伴甲状腺疾病[243]。

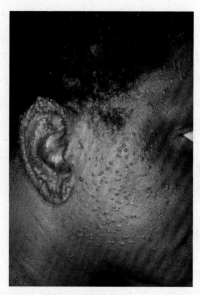

图 17-26　黏液水肿性苔藓：面部、耳部可见多发坚实丘疹。注意下颌角附近丘疹呈线状排列

泛发性黏液水肿性苔藓，也称硬化性黏液水肿，是黏液水肿性苔藓中皮疹泛发的类型。此外，也可观察到皮肤弥漫的硬皮病样的增厚，伴红斑；皮肤褶皱显著加深，尤其是面部。指端硬化和关节活动性降低可能出现。有时可伴发浆细胞增多，偶进展为多发性骨髓瘤，也可发生其他皮肤外表现，包括肌肉、神经、风湿性、肺、肾脏和心血管的并发症[243]。若出现皮肤 - 神经综合征，其包括发热、抽搐、昏迷，通常有流感样前驱症状，则提示预后不良，有时甚至致命[245]。硬化性黏液水肿表现为丘疹，而没有毛细血管扩张，故临床上即可与硬皮病相鉴别。普通的黏液水肿性苔藓是否会转变为硬化性黏液水肿，目前仍不确定[243]。

大多数局限性黏液水肿性苔藓的特点是四肢、躯干对称分布的孤立丘疹。肢端持久性丘疹性黏蛋白沉积症表现为手、前臂伸侧多发的小丘疹，女性多发[243]。有一例报道其伴 IgA 单克隆丙种球蛋白病[246]。婴儿皮肤黏蛋白沉积症也是局限性丘疹性黏蛋白沉积症的一种类型，主要累及上肢，发病与单克隆丙种球蛋白病无关[243]。有两例报道

其可自行消退[247]。结节性黏液水肿性苔藓是指皮疹以结节为主，或无丘疹[243]。

在 Birt-Hogg-Dube 综合征中可见多发圆顶丘疹，病理提示为丘疹性黏蛋白沉积症[248,249]。

组织病理　在局限性黏液水肿性苔藓中，存在相当大量的黏蛋白。与胫前黏液水肿不同，该病的黏蛋白沉积只出现在局限的区域，其在真皮上部最为明显；同时可出现程度不一的成纤维细胞增多，但不伴明显的真皮胶原增多[228,243,250]（图 17-27）。

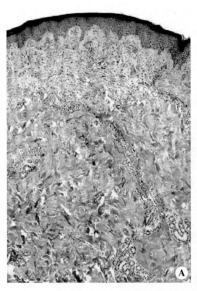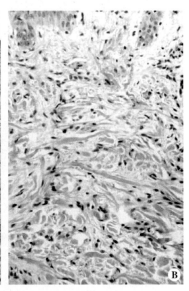

图 17-27　黏液水肿性苔藓

A.低倍镜下可见一明显的圆顶丘疹，真皮乳头层和网状层上部有大量的黏蛋白（HE 染色）；B.除了黏蛋白，真皮浅层可见肥大的成纤维细胞增生（HE 染色）

硬化性黏液水肿中丘疹的病理表现与黏液水肿性苔藓类似。皮肤组织弥漫增厚，真皮全层成纤维细胞显著增生，不规则排列，伴胶原束增生、不规则排列。在许多区域，胶原束被黏蛋白分隔为单根的纤维。弹性纤维可出现断裂，数量减少（图 17-28）。一般而言，真皮上部的黏蛋白数量比下部多。上覆表皮可变薄，毛囊可萎缩。经常可见浅层血管周围淋巴细胞轻度浸润[228,243]。有两篇病例报道其酷似间质性环状肉芽肿，病理可见上皮样组织细胞和巨细胞[251,252]。

如果没有临床与病理的结合，硬化性黏液水肿可能很难与肾源性系统性纤维化区分，其原名为肾源性纤维化皮病。这两个病的特点都是真皮内梭形细胞的浸润，黏蛋白和胶原纤维的增多。两种疾病的梭形细胞均可被 XIIIa 因子或 CD34，和前胶原 1 标记，因此不能据此加以鉴别[253]。然而，硬化性黏液水肿的浸润局限于真皮，肾源性系统性纤维化的浸润通常延伸至皮下间隔[253]。此外，肾源性系统性纤维化的真皮成纤维细胞中经常出现铁沉积，可通过铁染色标记，有时表现为可辨的细黑褐色色素颗粒。而在硬化性黏液水肿中不会出现这样的沉积[254]。虽然最初认为肾源性系统性纤维化只累及皮肤，但现已证明该病可累及其他组织，包括肺、肝、心和骨骼肌[255]，通常不伴副蛋白血症[245]。

黏液水肿性苔藓和硬化性黏液水肿患者的尸检显示，通常没有内脏器官的黏蛋白沉积[256,257]。但是，有一例报道，在肾乳头检测到黏蛋白，其余的在一些器官的血管外膜和血管中层检测到黏蛋白[258-261]。

发病机制　硬化性黏液水肿的电镜检查示成纤维细胞数量增多。它们有显著扩张的粗面内质网和长的胞质突起，提示其相当活跃[262]。在这些细胞中经常可检测到吞噬溶酶体的胞质内含体[263]。这些成纤维细胞产生胶原和细胞基质。与硬皮病类似，该病存在许多直径减小的胶原原纤维，表明其为新生的胶原。在许多区域，有新生的、小的胶原纤维束，每个原纤维都有丰富的细胞基质包绕[262]。弹性组织原纤维稀疏或缺失[263]。

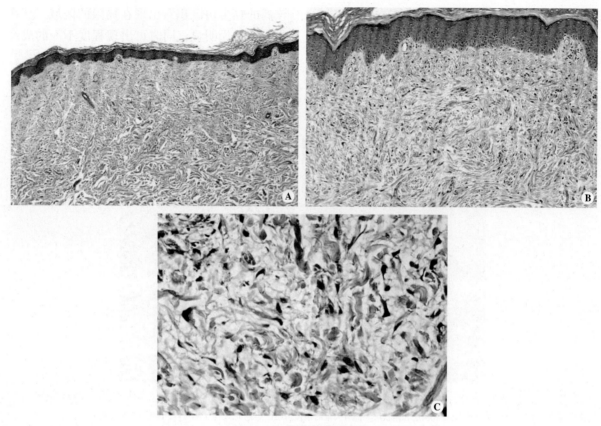

图 17-28　硬化性黏液水肿

A. 低倍镜下可见皮肤弥漫增厚，细胞成分增多；B. 中倍镜下可见细胞成分增多是由于真皮全层成纤维细胞的广泛增多，伴胶原束的不规则排列；C. 高倍镜下可见胶原束被黏蛋白分隔为单根的纤维，一般而言，真皮上部的黏蛋白数量比下部多（经作者允许引自 Elder DE, Elenitsas RE, Rubin AI, et al. Atlas and synopsis of Lever's histopathology of the skin, 3rd ed. Philadelphia, PA: Lippincott Williams & Wilkins, 2013:299.）

　　所有做过充分实验室检查的硬化性黏液水肿患者，血清中几乎都存在单克隆成分（M 蛋白）或副蛋白。几乎所有的副蛋白都是含 λ 轻链的 IgG，而 κ 链和其他类型的免疫球蛋白很罕见[244]。除了单克隆的 IgG，许多黏液水肿性苔藓的病例显示骨髓中浆细胞增生[243]。已有研究证实这些浆细胞合成单克隆 IgG[264]。在某些情况下，骨髓中的浆细胞有异形性[265]，大约有 10% 的患者发展为多发性骨髓瘤[243]。

　　单克隆 IgG 在黏液水肿性苔藓中的作用并不清楚。直接免疫荧光显示其存在于真皮的黏蛋白中[265]。此外，体外实验证实含副蛋白的血清可刺激成纤维细胞产生透明质酸和前列腺素 E。虽然黏液水肿性苔藓患者的血清在体外可刺激成纤维细胞增生，但是纯化的 IgG 副蛋白本身并不能对成纤维细胞增生产生直接作用[244]。

　　最近一些报道显示，硬化性黏液水肿患者在应用可有效抑制恶性浆细胞病的药物后，皮肤表现显著改善甚至完全消退。报道的药物主要是硼替佐米、地塞米松联合沙利度胺，有时联合自体外周血干细胞移植[266-269]。在一些病例中，副蛋白的水平并不与病情缓解直接相关，提示不是副蛋白本身，而是由浆细胞产生的或受其控制的其他因子，是皮肤表现的病因[269]。

　　治疗原则　同上。其他的治疗方法包括维 A 酸、电子束、补骨脂联合 UV-A 和光泳，虽然它们经常无效。治疗硬化性黏液水肿通常需要治疗潜在的恶性浆细胞病和副蛋白血症。

网状红斑黏蛋白病

　　临床概要　本病皮疹特点是网状、不规则但界线清晰的红斑，通常出现在胸部和上背部中部（图 17-29）。该病于 1960 年首次被报道，称为斑块样皮肤黏蛋白病，其特点是融合性丘疹。而在 1974 年，类似的病例报道命名其为网状红斑黏蛋白病，只是其皮疹为融合性斑疹，而不是丘疹[270-273]。此后即认为斑疹和丘疹在该病中可同时出现[274]。少数情况下，皮疹不累及躯干，而出现在四肢和面部[275]。皮疹通常呈慢性病程、无症状，但有时可出现日光暴露后皮疹加重，伴轻度瘙痒。该病可能是系统性红斑狼疮的表现[276]，且已观察到其与肿胀性红斑狼疮有明显重叠[272]，皮疹最常见于中青年女性[272]，尽管有少数报道显示该病同时累及同胞或同卵双胞胎，然而目前并没有证据显示其具有遗传性[277,278]。

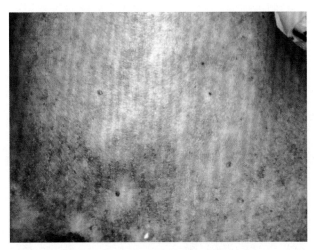

图 17-29　网状红斑黏蛋白病：可见累及颈部、前胸上部的网状红斑

组织病理　通常可见两个组织学特点：①真皮少量黏蛋白的沉积；②血管和毛囊周围为主的、轻或中度的单一核细胞浸润[270-272,279]。浸润细胞为辅助性 T 淋巴细胞[280]。

在丘疹性皮疹中，黏蛋白沉积通常很明显。一般而言，在常规染色切片中即可辨认黏蛋白（图17-30）。阿申蓝可染黏蛋白，胭脂红染色通常也可使其显示，甲苯胺蓝或吉姆萨染色能让黏蛋白出现异染性[270,271]。有双极突起的成纤维细胞位于黏蛋白沉积物中[281]。免疫组化显示网状红斑黏蛋白病患者的皮疹中 XIIIa 因子阳性的树突状细胞数目显著增加，而在患者的非皮疹部位、正常对照组的皮肤组织中该数目并不增加[282]。这些细胞对一种透明质酸合酶也有免疫反应[282]。

对于斑疹性皮疹，常规染色可能不能辨认黏蛋白，只有在阿申蓝染色中黏蛋白才能明显显示。在某些情况下，甚至阿申蓝染色也不能发现黏蛋白[283]。直接免疫荧光的研究表明，某些情况下基底层有细颗粒的 IgM、IgA 和补体 C3 沉积[284]，这可帮助缺乏黏蛋白病变的皮疹进行诊断。当以上结果都不存在的时候，可依据单一核细胞的浸润、临床表现和治疗反应进行诊断。

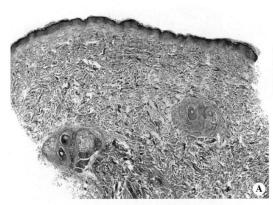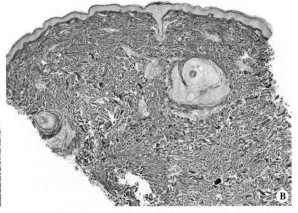

图 17-30　网状红斑黏蛋白病
A. 真皮浅层血管周围和毛囊周围有稀疏的淋巴细胞浸润（HE 染色）；B. 胶体铁染色显示胶原纤维间有大量黏蛋白沉积

鉴别诊断　网状红斑黏蛋白病、Jessner 皮肤淋巴细胞浸润症和红斑狼疮，都可出现血管和毛囊周围的淋巴细胞浸润、胶原束间黏蛋白增多。Jessner 皮肤淋巴细胞浸润症中的淋巴细胞浸润通常比网状红斑黏蛋白病更致密。红斑狼疮通常有表皮和毛囊基底层的空泡样变，但在肿胀性的皮疹中空泡样变可能不明显。因此，通过传统的显微镜阅片，红斑狼疮的肿胀性病变和网状红斑黏蛋白病可能无法鉴别。此外，位于躯干的、病理示真皮黏蛋白增多的皮色丘疹和结节，可先于系统性红斑狼疮或进行性系统性硬化症而发生，或与其伴发[285]。

治疗原则　小剂量 4-氨基喹啉类的抗疟药，如氯喹，通常有效。

自愈性幼年皮肤黏蛋白病

临床概要 自愈性幼年皮肤黏蛋白病是一种突发的、可在几个月内自行缓解的罕见皮肤病。患者躯干表面呈波浪样的浸润性斑块，而结节发生在面部和关节周围，也可能出现线状排列的无痛性象牙色丘疹。该病可伴有发热、关节痛、肌肉痛和乏力[286,287]。

组织病理 大量阿申蓝染色阳性的黏蛋白物质主要存在于真皮网状层上部。有时可见浅层血管周围淋巴细胞浸润。黏蛋白沉积区域肥大细胞和成纤维细胞的数量也可能略有增加。结节性皮疹可能有间隔 - 小叶混合性脂膜炎样改变，在扩张的脂肪小叶中有大量的黏蛋白沉积，有时可见上皮样、神经节细胞样的单一核细胞[288]。免疫组化示，梭形细胞的波形蛋白染色阳性，结蛋白和肌动蛋白染色可能阳性，而上皮样、神经节细胞样的细胞 CD68、CD163 染色阳性[286,289,290]。该病组织病理学变化可能与增生性筋膜炎相混淆。真皮乳头层和网状层黏蛋白的增多支持诊断自愈性幼年皮肤黏蛋白病。

硬肿病

临床概要 硬肿病，有时也称成人硬肿病，虽然该病可发生于儿童和婴幼儿。该病的特点是皮肤弥漫性、非凹陷性肿胀和硬化[291,292]。该病分为三型[268]：一型起病急，二型起病隐匿，三型起病前有糖尿病。一型硬肿病突然起病，可在发热性疾病（典型为链球菌性上呼吸道感染）发生过程中或几周后出现。皮疹可能在数月内消失，也可能病程延长。二型硬肿病起病隐匿，无明显原因，逐渐扩散，呈慢性病程。患者常伴有或随后患单克隆丙种球蛋白病或多发性骨髓瘤。三型大多发生于男性，患糖尿病多年，起病隐匿并持续存在[293]。通常，硬肿病始于面部并扩散至颈部和躯干上部。与硬皮病不同，该病不累及手和足。约 75% 的患者，其病情在数月内完全缓解。剩下25% 的患者，疾病可能会持续长达 40 年[294]。虽然内脏病变可能发生，但硬肿病致死的情况罕见。

糖尿病通常和持续性硬肿病相关，但一般糖尿病治疗药物对硬肿病治疗明显无效[295]。已有观点认为，持续性硬肿病伴成年型糖尿病是硬肿病的一种特殊类型[296]。

组织病理 硬肿病患者的真皮大约比正常患者厚 3 倍（图 17-31），增厚的胶原束被空隙分离，造成胶原的"开窗"（图 17-32）。汗腺卷曲的分泌部位于真皮上部或中部，周围是脂肪组织，而不是位于正常情况下的真皮下部、真皮和皮下脂肪交界处。由于表皮和汗腺之间的距离是不变的，因此可推断在硬肿病中，大多数皮下脂肪被致密的胶原束所取代[297-299]。胶原增生的同时，并不伴成纤维细胞的数量增加。事实上，成纤维细胞的数量可能显著降低[300]。

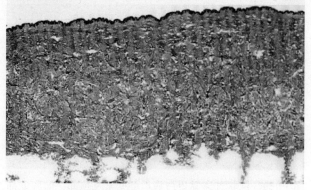

图 17-31　硬肿病：扫视只可见真皮网状层显著增厚，硬肿病不累及皮下脂肪（HE 染色）

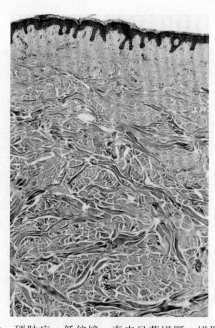

图 17-32　硬肿病：低倍镜，真皮显著增厚，增厚的胶原束被空隙分离，造成胶原的"开窗"（经作者允许引自 Elder DE, Elenitsas RE, Rubin AI, et al. Atlas and synopsis of Lever's histopathology of the skin, 3rd ed. Philadelphia, PA: Lippincott Williams & Wilkins, 2013：298.）

在许多情况下，尤其是早期病例，组织化学染色显示胶原束间有透明质酸的存在，特别是在开窗区（图 17-33）。甲苯胺蓝染色通常显现出异染性，pH 7 时最明显，pH 5 时较弱，pH 1.5 时消失，表明只存在非硫酸化酸性黏多糖[301]。虽然透明质酸通常存在于真皮全层，但它也可能只存在于真皮深部（图 17-34）[302]。

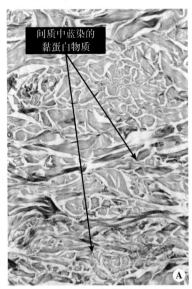
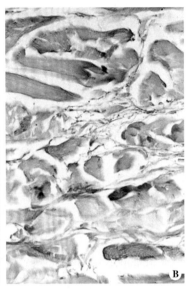

图 17-33　硬肿病

A. 中倍镜，胶体铁染色，胶原束分离，不伴细胞成分的增多；B. 高倍镜，胶体铁染色，本图和前图的间隙清晰可见，因黏蛋白沉积其中，黏蛋白可被胶体铁突出显色（经作者允许引自 Elder DE, Elenitsas RE, Rubin AI, et al. Atlas and synopsis of Lever's histopathology of the skin, 3rd ed. Philadelphia, PA: Lippincott Williams & Wilkins, 2013:298.）

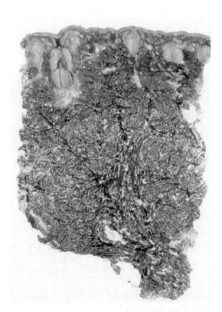

图 17-34　硬肿病：疾病早期胶体铁染色，真皮中层及深层黏蛋白增多

在某些情况下，甚至于冰冻切片，阿申蓝或甲苯胺蓝染色可能阴性[303]。分析原因可能为长病程的病例中，病情达到胶原转变的稳定期，透明质酸染色结果可能阴性[297]。用甲醛固定的硬肿症标本，酸性黏多糖染色阴性，而用 0.05% 西吡氯铵溶液固定、pH 2.5 的阿申蓝染色，酸性黏多糖染色可阳性[304]。有学者认为用含 1% 西吡氯铵溶液的福尔马林固定液固定，结合胶体铁染色，可取得最好的结果[305]。

系统病变　该病偶可累及舌头和骨骼肌。组织学检查示肌肉水肿、纹理减少[303,306]。在少数病例报道中，存在胸腔积液和心包积液[303,307]。在一个病例报道中，因该病致死，尸检发现除了胸腔积液和心包积液，还存在心脏、肝脏、脾脏的弥漫性水肿[308]。在另一个病例报道中，该病累及了骨髓、神经、肝脏和唾液腺[298]。

发病机制　对于很多长病程的硬肿病患者，血清中可发现单克隆丙种球蛋白。通常，副蛋白是 IgG-κ 或 IgG-λ[300,309]。在其他情况下，也可是 IgA-κ、IgA-λ、IgM-κ 或 IgM-λ[309]。多达一半的副蛋白血症患者，可能存在硬肿病伴多发性骨髓瘤[309]。已报道 3 例患者伴淀粉样变，1 例局限于皮肤，但是所累及的皮肤区域没有发现免疫球蛋白沉积[309]。多发性骨髓瘤患者用硼替佐米治疗，其皮肤表现可以完全缓解，提示硬肿病和副蛋白血症相关的恶性浆细胞病存在因果关系[310]。硬肿病中Ⅰ型胶原的基因表达水平明显增加，导致功能障碍的成纤维细胞胶原合成增多[311,312]。

鉴别诊断　终末期硬皮病没有炎症，与硬肿病鉴别困难。但一般而言，硬皮病的真皮网状层胶原和皮下组织均质化、玻璃样变，伊红和马松三色染色淡染，但硬肿病的胶原束增厚，无玻璃样变，伊红和马松三色染色正常[297]。

治疗原则　治疗与黏液水肿性苔藓/硬化性黏液水肿类似，通常是针对潜在的恶性浆细胞病或糖尿病。病例报道提示对于某些病例，静脉免疫球蛋白可能有效。

黏多糖病

临床概要　黏多糖病(mucopolysaccharidosis，MPS）是一组贮积病，因特定的溶酶体酶缺乏，导致黏多糖或糖胺聚糖降解不足。因此，这些物质在许多器官，包括皮肤的各种细胞溶酶体内聚积。血液、血清和尿液中的黏多糖水平显著升高。在黏多糖病7种主要类型的发病中，有11种酶缺陷存在[313]。因此，不仅不同类型间的表现不同，同一类型内的表现也显著不同[314,315]。最常见的特点包括身材矮小、骨骼畸形、肝大、脾大、角膜混浊、心肺并发症导致的进行性精神衰退和过早死亡。上述特点在患者中可能同时出现，或都不出现，或出现一部分。在许多情况下，会出现特殊面容：厚唇，扁平鼻和多毛症，被称为脂质软骨营养障碍。除了Ⅱ型黏多糖病，其余类型均为常染色体隐性遗传。Ⅱ型黏多糖病，也称 Hunter 综合征，是X-连锁隐性遗传。

本章只讨论Ⅰ～Ⅲ型黏多糖病。Ⅰ型黏多糖病有3种变异型，虽然它们由同一种酶缺乏引起。Ⅰ H 型黏多糖病，也称 Hurler 综合征，通常引起患者10岁之前的严重智力缺陷和死亡[313,316,317]。而Ⅰ S 型黏多糖病，也称 Scheie 综合征，患者智力正常，没有侏儒症，预期寿命正常[316,317]。Ⅰ H/S 型黏多糖病，也称 Hurler-Scheie 综合征，是Ⅰ H 和Ⅰ S 型黏多糖病的中间型。Ⅱ型黏多糖病，即 Hunter 综合征，若病情重，有智力缺陷和早期死亡；若病情轻，则智力正常，通常能活至成年[317]。

Ⅲ型黏多糖病，即 Sanfilippo 综合征，躯体改变轻微但存在重度智力缺陷[313]。

在所有类型的黏多糖病中，皮肤通常都增厚、缺乏弹性。但只有在Ⅱ型黏多糖病，即 Hunter 综合征中，通常存在独特的皮肤表现。皮疹包括象牙白色丘疹或小结节，直径通常为 2～10mm，可在躯干上部，尤其是肩胛区融合形成网状的脊状突起[318,319]。这种情况被称为鹅卵石样皮肤。一位 Hurler-Scheie 综合征（Ⅰ H/S 型黏多糖病）患者表现为四肢近端伸侧群集的丘疹[320]。

组织病理　所有类型的黏多糖病，皮肤正常或稍增厚，在吉姆萨染色和甲苯胺蓝染色中，显示出成纤维细胞内的异染颗粒，所以成纤维细胞外观与肥大细胞类似[321]。这种颗粒也可用阿申蓝和胶体铁染出[322]。在某些情况下，无水乙醇固定比福尔马林能更好地显示异染性[323]。此外，异染颗粒偶尔在一些表皮细胞、外分泌腺的分泌细胞和导管细胞中存在[321,324,325]。

只在 Hunter 综合征中观察到的丘疹，不仅有真皮成纤维细胞内的异染颗粒，还有胶原束和纤维间细胞外异染物质的沉积[318,323,326]。

对于所有类型的黏多糖病，外周血淋巴细胞涂片用无水甲醇固定、甲苯胺蓝染色后，可见异染颗粒。这可帮助快速诊断黏多糖病[327]。

发病机制　生化研究表明，由α-L-艾杜糖醛酸酶缺乏引起的Ⅰ型黏多糖病，有硫酸乙酰肝素和硫酸皮肤素（硫酸软骨素）的聚积[328]。硫酸皮肤素的聚积，而不是硫酸乙酰肝素，与弹性纤维的装配受损相关，由此促成了 Hurler 综合征的临床表现[329]。Ⅱ型黏多糖病因艾杜糖醛酸硫酸酯酶的缺乏，导致上述两种物质的过度聚积。Ⅲ型黏多糖病有硫酸乙酰肝素的过度聚积。Hurler 综合征儿童骨髓移植成功后可改善之前的α-L-艾杜糖醛酸酶缺乏[330]。一些黏多糖病已有酶替代疗法，包括 Hurler 综合征和 Hunter 综合征。该疗法可提供量化的和可持续的疗效[330]。

通过酸性磷酸酶染色和电镜，已证实皮肤和淋巴细胞中的异染颗粒为溶酶体，其内包含不能被降解的酸性黏多糖[325,327]。

皮肤电镜检查显示在大多数成纤维细胞中，低密度、显著扩张、有膜包绕的液泡为溶酶体。一些液泡含有颗粒状物质，小部分含有髓鞘样的残体[322]。类似的溶酶体也存在于巨噬细胞中[331]。此外，5% ～ 20% 的表皮细胞含有溶酶体液泡，具有酸性磷酸酶活性。每个细胞可含单个至 20 个或 30 个液泡[324]。

真皮施万细胞也含有低密度溶酶体。此外，一些施万细胞偶尔有层膜样结构（"斑马体"）。这些结构与一些在黏多糖病患者大脑中发现的结构类似。在大脑中，这些结构含有神经节苷脂，是因溶酶体水解酶 β-D- 半乳糖苷酶缺乏所致，并可通过神经元变性和缺失，导致智力下降[324]。

　　治疗原则　目前治疗方法包括上文提到的酶替代疗法或骨髓移植，以及对症治疗。

黑棘皮病

　　临床概要　黑棘皮病可在多种临床情况中出现；如与恶性肿瘤相关，良性、遗传、肥胖相关，综合征，药物诱导及混合原因[332]。恶性型与良性型不同，恶性型的皮疹更广泛、更严重、进展更快，通常在 40 岁之后发病[332,333]。

　　恶性型与恶性肿瘤相关，通常是腹部的腺癌，特别是胃腺癌[332,333]。但是，它也可能伴发于鳞状细胞癌、肉瘤、霍奇金淋巴瘤和非霍奇金淋巴瘤、黑素瘤[334-337]。在某些情况下，皮肤损害先于肿瘤症状出现。手掌累及可表现为天鹅绒样白色增厚，伴深沟纹，这种表现被称为牛肚掌。在某些情况下，它可不伴黑棘皮病的其他皮疹，并常与肺鳞状细胞癌相关，需要特别注意。Leser–Trélat 征，为恶性肿瘤相关的突发的大量脂溢性角化，可能是恶性黑棘皮病的早期阶段或不全型。该脂溢性角化可能伴发黑棘皮病，或之后发生黑棘皮病[338]。黑棘皮病、牛肚掌和 Leser–Trélat 征可同时发生，提示他们可能相关[338,339]。

　　良性遗传型通常在婴儿期或幼儿期起病，为常染色体显性遗传[332]。

　　综合征型黑棘皮病尤其与胰岛素抵抗（insulin resistance，IR）相关的综合征有关[332]。好发于年轻女性的 HAIR-AN 综合征，包含高雄激素血症（hyperandrogenemia，HA）、胰岛素抵抗和黑棘皮病（acanthosis nigricans，AN）[332]。另一亚型见于自身免疫疾病如红斑狼疮合并控制不佳的糖尿病、黑棘皮病和卵巢高雄激素血症[332]。这些患者体内有针对胰岛素受体的抗体[340]。黑棘皮病也与肥胖相关的胰岛素抵抗、甲状腺功能减退、先天泛发的脂肪营养不良相关[332]。

　　黑棘皮病样皮疹可由高剂量烟酸引起[332]。它也可发生于某些药物应用后，包括口服避孕药、己烯雌酚、海洛因、糖皮质激素，也可能是胰岛素的局部反应[332]。

　　临床上，黑棘皮病表现为乳头样的色素沉着斑，主要出现在皱褶部位，如腋下、颈部、生殖器和乳房下区（图 17-35）。在恶性泛发型病例中，黏膜表面如口腔、生殖器黏膜和睑结膜也可能累及[339,341]。肢端型有手、足背侧天鹅绒样的色素沉着。

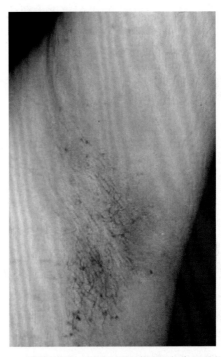

图 17-35　黑棘皮病：腋窝天鹅绒样的色素沉着性斑块

　　组织病理　组织学检查在所有类型中都是类似的，表现为角化过度和乳头瘤样增生，但只有轻微、不规则的棘层肥厚，通常无色素沉着。因此，黑棘皮病这个术语并不完全代表组织学特征。

　　对于典型的病变，真皮乳头指状向上突起。乳头之间的区域有轻至中度的棘层肥厚，并被角质物填充（图 17-36）。角囊肿可能出现[342]。乳头尖端的表皮变薄，乳头两侧的表皮也通常变薄。

　　部分病例中，硝酸银染色可清晰显示基底层

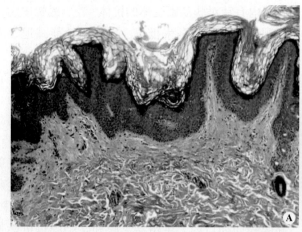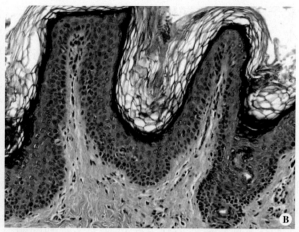

图 17-36　黑棘皮病

A. 真皮乳头瘤样突起（HE 染色）；B. 乳头瘤样突起上部的表皮未增厚，角质层为疏松的网篮状正角化（HE 染色）

轻微色素沉着[343]。皮疹的褐色更多由角化造成，而不是黑素。尽管在某些情况下，它可能是由角质层黑素小体增多造成[332,340]。

多囊卵巢综合征中的黑棘皮病皮疹有显著的真皮乳头层黏多糖沉积，该黏多糖主要由透明质酸组成[344]。

发病机制　遗传型黑棘皮病可归类为表皮痣的一种类型。与胰岛素抵抗有关的病变，高胰岛素水平可能激活胰岛素样生长因子 I 受体，从而调节表皮细胞的增殖[340]。恶性黑棘皮病可能由相关恶性肿瘤分泌的生长因子介导，如转化生长因子 -α，它们作用于表皮生长因子受体[345]。在某些情况下，表皮增殖可能是由成纤维细胞生长因子受体介导的[340]。一例综合征型黑棘皮病患者存在基底细胞罕见异常高表达的角蛋白 18 和角蛋白 19[342]。

鉴别诊断　黑棘皮病与其他良性乳头状瘤，特别是线状表皮痣和角化过度型脂溢性角化的鉴别是困难的。但一般而言，线状表皮痣的棘层肥厚比黑棘皮病更显著，且角质层的正角化更致密。此外，线状表皮痣的毛囊皮脂腺单位萎缩。组织学上，黑棘皮病不能与融合性网状乳头瘤病相鉴别。

治疗原则　治疗需针对原发疾病。

融合性网状乳头瘤病

临床概要　融合性网状乳头瘤病有轻微过度角化的乳头瘤状色素性丘疹，它们在中央融合，在周边呈网状，皮疹通常对称分布[346]。好发部位是胸骨区（图 17-37）。一些学者认为它是黑棘皮病的一个变异型[347]，但其发病部位和网状模式是与众不同的。

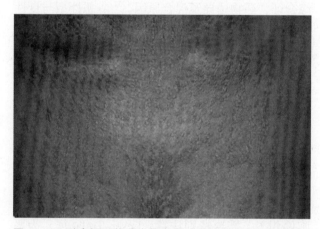

图 17-37　融合性网状乳头状瘤病：胸骨区（特征性部位）孤立的扁平褐色丘疹，注意某些区域丘疹融合为斑块，下方呈网状外观

组织病理　病理显示，轻度角化过度、乳头瘤样增生，主要局限在延长的乳头状突起间的局灶性棘层肥厚[347]。因此，组织学改变与黑棘皮病类似，但更轻微。

发病机制　有研究显示，融合性网状乳头瘤病患者马拉色菌的定植明显，导致一些学者认为该病可能是宿主对马拉色菌的特殊反应[346,348]。然而文献回顾发现，氢氧化钾制剂检查时，10 例患者酵母菌阳性，1 例患者酵母菌和菌丝均阳性，20 例患者酵母菌阴性[349]。还有一例报道示酵母菌和菌丝在两位患病的同胞中为阳性[348]。考虑到酵母菌经常作为非致病菌而存在，外用和口服抗真菌药物及硫化硒治疗皮疹效果不佳，马拉色菌为病因的可能性不大。已有多种抗生素，特别是米诺环素成功治疗该病的报道，更提示细菌在诱发该病中发挥作用，虽然现认为抗生素在治疗该病时可能主要依赖其抗炎作用[346]。一些研究提出了该病的家族遗传因素[348,350]。外皮蛋白、角蛋白 16 和 Ki-67 在颗粒层表达水平增加，移行层细胞数增加，支持角质形成细胞异常分化和成熟的假说[350,351]。

治疗原则　口服抗生素，特别是米诺环素，可能使皮疹消退。

遗传性血色素沉着症

临床概要　在遗传性血色素沉着症中，大量的铁沉积在人体各个器官，特别是肝脏、胰腺的实质细胞和心肌纤维。遗传性血色素沉着症的经典四联征包括肝硬化、糖尿病、皮肤色素沉着和心力衰竭。

除非早期识别并充分放血治疗，否则血色素沉着症是一种致命的疾病，因约 1/3 的晚期患者发生肝衰竭、心脏病或肝细胞癌[352]。

70% ～ 90% 的遗传性血色素沉着症患者在确诊时有皮肤色素沉着，但常因症状轻微而未受关注[353-355]。色素沉着在暴露部位最明显，尤其是面部。颜色通常是棕色或青铜色，但也可能为蓝灰色。色素沉着主要由黑素而不是铁引起。鱼鳞病样改变、匙状甲和脱发也很常见。

组织病理　在色素沉着的皮肤，特别是从暴露部位取材的皮肤，可见表皮基底层黑素数量增加[354,356]。通过铁染色，如波尔斯染色，大多数情况下可见含铁血黄素。它表现为蓝染颗粒，主要存在于血管周围，在巨噬细胞内外均可出现，并可存在于汗腺基底膜区和这些腺体周围的结缔组织细胞内[356]。小汗腺周围的铁质沉积在遗传性血色素沉着症中具有特异性[354]。在罕见的情况下，表皮中有铁存在，特别是在基底层和汗腺上皮细胞中[357]。

不必选择色素沉着区进行活检，因为铁沉积并不局限于色素沉着区域。然而，重要的是不要选择腿部进行活检，因为即使轻微的静脉淤滞也可导致铁沉积，此外之前存在的炎症也可造成下肢铁沉积。

皮肤活检对于诊断遗传性血色素沉着症已不再重要，它仅有验证价值。血清铁、通过转铁蛋白和铁饱和度测定的铁结合力、血浆铁蛋白浓度和肝活检比皮肤活检更重要，目前已取代皮肤活检[358,359]。目前对于筛查结果异常的铁过载患者，在肝活检之前会进行基因分型检查。如果患者是血色素沉着症基因（hemochromatosis gene，HFE）突变中最常见的纯合子突变，并有持续的转氨酶水平升高，需要考虑进行肝脏活检以评估肝纤维化[360]。

发病机制　遗传性血色素沉着症，可由任何能限制铁进入血液的蛋白突变引起。它是常染色体隐性遗传病，80% 以上的病例由 HFE 基因突变引起[361]。其他病例中涉及的基因包括 TfR2（转铁蛋白受体 2）和 HJV（铁调素调节蛋白）。它们和 HFE 类似，都可以影响铁调素蛋白的合成。HAMP 基因编码铁调素，FPN 基因编码铁转运蛋白，为常染色体显性遗传[361]。该病是北欧血统人最常见的遗传性疾病[362]。大约 10% 的美国人是该病的携带者[359]。HFE 基因位于 6 号染色体，HFE 蛋白第 282 位的氨基酸由半胱氨酸变为酪氨酸是最常见的一个点突变[361]。大约 80% 的北欧血统患者为纯合子突变[361]。

大多数病例由氨基酸替换引起，导致 HFE 不能结合 β_2 微球蛋白。这个结合是 HFE 移动至细胞表面的必要步骤，是 HFE 和转铁蛋白相互作用的场所。HFE 在调节铁存储中的确切作用尚不清楚，它可能是通过与 TfR1 和 TfR2 相互作用，从而形成有功能的铁传感单元，调节铁调素的合成[361]。虽然通过十二指肠黏膜的铁吸收过多，但并不知道这是否是主要事件。转铁蛋白与铁的饱和度很高，以至于并不是所有经由肠道的铁都可以与转铁蛋白结合。因此铁可以沉积于各种器官。铁主要在肝脏、胰腺实质和心肌中沉积，通过破坏它所沉积的细胞，可导致肝硬化、糖尿病和心功能不全[360,361]。

两项观察结果表明，遗传性血色素沉着症的皮肤色素沉着是由黑素引起，而不是含铁血黄素。第一个病例除了有血色素沉着症，还有白癜风。完全脱色的白癜风区域组织学检查显示，该区域与色素沉着区有同等程度的铁沉积[356]。第二例患者是黑色人种，有特发性血色素沉着症和 3 个表皮样囊肿。虽然患者没有注意到他的皮肤颜色有变化，但他注意到囊肿进行性变黑，组织学检查示囊壁及其角质性内容物中含有大量的黑素[363]。虽然色素沉着性表皮样囊肿可归因于血色素沉着症，但在 125 个表皮样囊肿印度裔患者中，发现色素沉着 79 人，没有一例是由于血色素沉着症或铁沉积引起的[364]。

血色素沉着症患者皮肤中黑素数量的增加，是由于皮肤中的铁引起。铁可以通过增加氧化过程或与表皮巯基相互作用，降低它们对控制黑素合成的酶系统的抑制作用，从而促进黑素细胞活性[365,366]。

治疗原则　通常包括放血、铁螯合疗法和饮食限制以降低血清铁，以及终末器官损伤的合理治疗。

维生素 A 缺乏症（蟾皮病）

临床概要　维生素 A 缺乏症在美国是非常罕见的，其主要发生在亚洲和非洲。但也有文献显示其可发生在肥胖症小肠旁路手术之后[367]。维生素 A 缺乏症导致的皮肤变化，叫蟾皮病（蟾蜍皮）。症状包括皮肤的干燥和粗糙、通常在肘膝部有明显的圆锥形毛囊角化性皮疹。临床上该病可和穿通性疾病类似[368]。维生素 A 缺乏也可引起夜盲症、干眼症和角膜软化症。

组织病理　皮肤中度角化过度、因大角质栓引起毛囊上部显著扩张[369,370]。角质栓可穿透毛囊上皮[371]。皮脂腺小叶显著变小，也可有汗腺萎缩，如分泌细胞扁平化[372]。在严重病例中，汗腺和皮脂腺可能发生角化化生[373,374]。在一个病例中有管状的角蛋白柱包绕发干[370]。

鉴别诊断　组织学上，蟾皮病与寻常性鱼鳞病、毛发角化病是不可能相鉴别的，除非在重症蟾皮病中存在汗腺和皮脂腺的角化化生。毛发红糠疹与该病不同，它除了角化过度和毛囊角质栓外，还有交替性角化不全、不规则的表皮增生和真皮上部的炎症细胞浸润。

治疗原则　标准治疗是补充维生素 A 和眼科专科治疗。

糙皮病

临床概要　糙皮病是由烟酸或其前体－色氨酸缺乏引起。作为一种膳食缺乏病，其可能在慢性酗酒者和神经性厌食症患者中发生[375]。其也可能发生于类癌综合征患者：肿瘤细胞将色氨酸转化为 5-羟色胺，从而抑制内源性烟酸的产生[375,376]。糙皮病也是一种公认的异烟肼治疗结核病引起的并发症。因为异烟肼是烟酸的结构类似物，它可以抑制内源性烟酸的产生[376]。氟尿嘧啶抑制色氨酸转变为烟酸，其也可导致糙皮病[376]。也有报道显示多种抗癫痫药物可引起糙皮病，虽然准确的机制尚不清楚[377,378]。其他参与烟酸合成或利用过程的维生素（如维生素 B_6 和维生素 B_1）的缺乏，摄入过多的可直接抑制烟酸合成的物质（如亮氨酸），也可出现糙皮病症状[377]。

糙皮病表现为皮肤损害、胃肠道症状和精神症状，三个症状均可用 D 开头的英文表示：皮炎（dermatitis）、腹泻（diarrhea）和痴呆（dementia）。有学者建议再加上一个英文以 D 开头的特征：死亡（death），因为如果糙皮病不能被识别出来、不进行治疗，患者可能会由于烟酸缺乏而死亡。

皮疹对称分布，常伴疼痛，光敏性皮炎主要累及手背、手腕、前臂、面部和项部。早期有红斑，通常红斑的边界清晰；在严重病例中，可伴水疱或大疱。随后，皮肤增厚，覆鳞屑，有色素沉着。

组织病理　皮肤的组织学变化是非特异的。早期皮疹表现为真皮浅层血管周围淋巴细胞浸润。如有水疱，可以是由基底层空泡样变性、真皮乳头层水肿引起的表皮下疱，也可以是由角质形成细胞过度气球样变引起的表皮内疱[376,379]。有时，表皮上部明显苍白，伴或不伴中性粒细胞浸润。这种模式需要和肠病性肢端皮炎（锌缺乏）、胰高血糖素瘤综合征的坏死性游走性红斑相鉴别，偶尔也需与银屑病相鉴别[377,380,381]。有一例报道显示，因外用局麻药共晶混合物（恩纳乳膏）引起接触性皮炎，其组织病理学改变类似糙皮病表现[382]。

陈旧性皮疹可见角化过度、部分区域角化不全，以及明显的、不规则的表皮增生（图 17-38）。表皮基底层黑素数量常增加。晚期皮疹可能表现为表皮和皮脂腺的萎缩，真皮除慢性炎症外，还可能出现纤维化[376]。

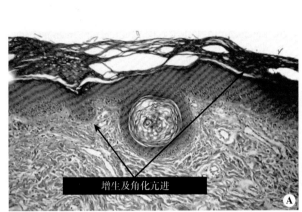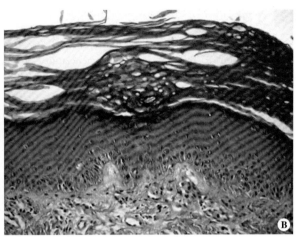

增生及角化亢进

A

B

图 17-38 糙皮病

A. 低倍镜：类癌综合征患者皮肤活检，组织学改变不具有诊断性，包括表皮银屑病样增生和角化过度，可有轻度毛囊角质栓；B. 高倍镜：角化过度由正角蛋白组成，但有时可见角化不全，表皮可排列紊乱（经作者允许引自 Elder DE, Elenitsas RE, Rubin AI, et al. Atlas and synopsis of Lever's histopathology of the skin, 3rd ed. Philadelphia, PA: Lippincott Williams & Wilkins, 2013:123.）

治疗原则 治疗包括补充烟酸或烟酰胺。

Hartnup 病

临床概要 在观察到第一个患病家庭后，Hartnup 病于 1956 年被首次报道，1957 年被命名。该病是常染色体隐性遗传病[383,384]。它在童年早期发病，病情随着时间推移而加重，会出现光敏性皮疹，通常与糙皮病无法鉴别[376,385]。在某些病例中，光暴露后的皮肤反应和血管萎缩性皮肤异色病类似，如果皮疹以水疱为主，也可和种痘样水疱病类似[386,387]。也有报道肠病性肢端皮炎样的皮疹[388,389]。还可能有小脑共济失调和智力低下[390]。

组织病理 Hartnup 病皮疹的组织学改变通常与糙皮病（见上节）相同[380]。在皮肤异色症样变的患者中，可观察到表皮萎缩、慢性炎症细胞浸润和真皮上部的噬黑素细胞[386]。

发病机制 Hartnup 病是由色氨酸转运酶缺陷和由此导致的内源性烟酸产生减少而引起。具体来说，有缺陷的转运酶是单氨基羧酸，它由染色体 5p 上的一个基因编码[391]。色氨酸转运缺陷包括两方面，一是肠道内色氨酸吸收的缺陷，二是肾小管缺陷导致氨基酸，包括色氨酸的重吸收不足。尿色谱分析出现持续的氨基酸尿，特别是色氨酸和色氨酸的衍生物吲哚，可诊断该病[386]。

治疗原则 烟酸或烟酰胺用来治疗 Hartnup 病。

Ⅱ型酪氨酸血症（眼皮肤酪氨酸病）

临床概要 Ⅱ型酪氨酸血症，也称为 Richner-Hanhart 综合征及眼皮肤酪氨酸病，为常染色体隐性遗传。特征性的表现为婴儿期或儿童期掌跖出现明显触痛的角化亢进的丘疹及斑块，常伴多汗、双侧角膜炎，后者可能会导致角膜混浊、智力缺陷。掌跖皮疹开始可表现为水疱、大疱、糜烂，并可呈线状分布[392,393]。约 25% 的患者无眼部改变[394]，约 20% 的患者无皮肤改变[395]。

组织病理 多数情况下，角化性皮疹的病理改变无诊断意义，仅表现为正角化亢进、颗粒层及棘层肥厚[396]。有时可在汗腺开口见到垂直方向的柱状角化不全。棘层内可见多核角质形成细胞及角化不良细胞[392,396,397]。在一位患者中见到的大的表皮内疱可能是刺激的结果[398]。

发病机制 酪氨酸血症的基因定位于染色体 16q 22.1—16q 22.3[395]。由于肝酪氨酸转氨酶的遗传缺陷，血液、尿液和组织中有过量的酪氨酸及其代谢产物[395]。可以认为，过量的细胞内酪氨酸增强了聚合的张力纤维间的交联。电子显微镜下，角质形成细胞内可见聚集的张力纤维，以及针状的酪氨酸结晶包涵体[397]。

治疗原则 低酪氨酸及苯丙氨酸饮食可改善病情。

（冒丹丹 金 江 译，陈明亮 校，钱 悦 审）

参考文献

1. Sipe JD, Benson MD, Buxbaum JN, et al. Nomenclature Committee of the International Society of Amyloidosis. *Amyloid* 2012;19:167.

2. Picken MM. New insights into systemic amyloidosis: the importance of diagnosis of specific type. *Curr Opin Nephrol Hypertens* 2007;16:196.

3. Linke RP. On typing amyloidosis using immunohistochemistry: detailed illustrations, review and a note on mass spectrometry. *Prog Histochem Cytochem* 2012;47:61.

4. Murphy C, Fulitz M, Hrncic R, et al. Chemical typing of amyloid protein contained in formalin-fixed paraffin-embedded biopsy specimens. *Am J Clin Pathol* 2001;116:135.

5. Arbustini E, Verga L, Concardi M, et al. Electron and immuno-electron microscopy of abdominal fat identifies and characterizes amyloid fibrils in suspected cardiac amyloidosis. *Amyloid* 2002;9:108.

6. Vrana JA, Gamez JD, Madden BJ, et al. Classification of amyloidosis by laser microdissection and mass spectrometry-based proteomic analysis in clinical biopsy specimens. *Blood* 2009;114:4957.

7. Rosenzweig M, Landau H. Light chain (AL) amyloidosis: update on diagnosis and management. *J Hematol Oncol* 2011;4:47.

8. Wey SJ, Chen YM, Lai PJ, et al. Primary Sjögren syndrome manifested as localized cutaneous nodular amyloidosis. *J Clin Rheumatol* 2011;17:368.

9. Lai KW, Lambert E, Coleman S, et al. Nodular amyloidosis: differentiation from colloid milium by electron microscopy. *Am J Dermatopathol* 2009;31:472.

10. Kyle RA, Bayrd ED. Amyloidosis: review of 236 cases. *Medicine (Baltimore)* 1975;54:171.

11. Kumar S, Sengupta RS, Kakkar N, et al. Skin involvement in primary systemic amyloidosis. *Mediterr J Hematol Infect Dis* 2013;5:e2013005.

12. Lee HJ, Chang SE, Lee MW, et al. Systemic amyloidosis associated with multiple myeloma presenting as periorbital purpura. *J Dermatol* 2008;35:371.

13. Nicholson JA, Tappin J. Raccoon eyes in systemic AL amyloidosis. *Br J Haematol* 2011;153:543.

14. Wang XD, Shen H, Liu ZH. Diffuse haemorrhagic bullous amyloidosis with multiple myeloma. *Clin Exp Dermatol* 2008;33:94.

15. Natelson EA, Duncan EC, Macossay CR, et al. Amyloidosis palpebrarum. *Arch Intern Med* 1979;125:304.

16. Reyes CM, Rudinskaya A, Kloss R, et al. Scleroderma-like illness as a presenting feature of multiple myeloma and amyloidosis. *J Clin Rheumatol* 2008;14:161.

17. Bocquier B, D'Incan M, Joubert J, et al. Amyloid elastosis: a new case studied extensively by electron microscopy and immunohistochemistry. *Br J Dermatol* 2008;158:858.

18. Asahina A, Hasegawa K, Ishiyama M, et al. Bullous amyloidosis mimicking bullous pemphigoid: usefulness of electron microscopic examination. *Acta Derm Venereol* 2010;90:427.

19. Singh S, Kumar S, Chaudhary R. Fatigue, macroglossia, xanthomatous papules and bullae. *Indian J Dermatol Venereol Leprol* 2010;76:216.

20. Libbey CA, Skinner M, Cohen AS. Use of abdominal fat tissue aspirate in the diagnosis of systemic amyloidosis. *Arch Intern Med* 1983;143:1549.

21. Ansari-Lari MA, Ali SZ. Fine-needle aspiration of abdominal fat pad for amyloid detection: a clinically useful test? *Diagn Cytopathol* 2004;30:178.

22. Rubinow A, Cohen AS. Skin involvement in generalized amyloidosis. *Ann Intern Med* 1978;88:781.

23. Katzmann JA, Kyle RA, Benson J, et al. Screening panels for detection of monoclonal gammopathies. *Clin Chem* 2009;55:1517.

24. Mason AR, Rackoff EM, Pollack RB. Primary systemic amyloidosis associated with multiple myeloma: a case report and review of the literature. *Cutis* 2007;80:193.

25. Lee DY, Kim YJ, Lee JY, et al. Primary localized cutaneous nodular amyloidosis following local trauma. *Ann Dermatol* 2011;23:515.

26. Hashimoto K, Kumakiri M. Colloid: amyloid bodies in PUVA-treated human psoriatic patients. *J Invest Dermatol* 1979;72:70.

27. Goldsbury C, Baxa U, Simon MN, et al. Amyloid structure and assembly: insights from scanning transmission electron microscopy. *J Struct Biol* 2011;173:1.

28. Lachmann HJ, Goodman HJ, Gilbertson JA, et al. Natural history and outcome in systemic AA amyloidosis. *N Engl J Med* 2007;356:2361.

29. Esteve V, Ribera L, Ponz E, et al. Amiloidosis secundaria asociada a vasculitis cutánea localizada. *Nefrologia* 2007;27:634.

30. Farhi D, Ingen-Housz-Oro S, Ducret F, et al. Épidermolyse bulleuse dystrophique récessive d'Hallopeau-Siemens associée à une glomérulonéphrite à dépôts mésangiaux d'IgA: 4 cas. *Ann Dermatol Venereol* 2004;131:963.

31. Csikós M, Orosz Z, Bottlik G, et al. Dystrophic epidermolysis bullosa complicated by cutaneous squamous cell carcinoma and pulmonary and renal amyloidosis. *Clin Exp Dermatol* 2003;28:163.

32. Katsikas GA, Maragou M, Rontogianni D, et al. Secondary cutaneous nodular AA amyloidosis in a patient with primary Sjögren syndrome and celiac disease. *J Clin Rheumatol* 2008;14:27.

33. Grundmann JU, Bonnekoh B, Gollnick H. Extensive haemorrhagic-bullous skin manifestation of systemic AA-amyloidosis associated with IgGlambda-myeloma. *Eur J Dermatol* 2000;10:139.

34. Orifila C, Giraud P, Modesto A, et al. Abdominal fat tissue aspirate in human amyloidosis: light, electron, and immunofluorescence studies. *Hum Pathol* 1986;17:366.

35. Brambilla F, Lavatelli F, Di Silvestre D, et al. Reliable typing of systemic amyloidoses through proteomic analysis of subcutaneous adipose tissue. *Blood* 2012;119:1844.

36. Obici L, Merlini G. AA amyloidosis: basic knowledge, unmet needs and future treatments. *Swiss Med Wkly* 2012;142:w13580.

37. Perfetto F, Moggi-Pignone A, Livi R, et al. Systemic amyloidosis: a challenge for the rheumatologist. *Nat Rev Rheumatol* 2010;6:417.

38. Obici L, Raimondi S, Lavatelli F, et al. Susceptibility to AA amyloidosis in rheumatic diseases: a critical overview. *Arthritis Rheum* 2009;61:1435.

39. Jambrosic J, From L, Hanna W. Lichen amyloidosis. *Am J Dermatopathol* 1984;6:151.

40. Leonforte JF. Sur l'origine de l'amyloidose maculeuse. *Ann Dermatol Venereol* 1987;114:801.

41. Yoshida A, Takahashi K, Tagami H, et al. Lichen amyloidosis induced on the upper back by long-term friction with a nylon towel. *J Dermatol* 2009;36:56.

42. Wenson SF, Jessup CJ, Johnson MM, et al. Primary cutaneous amyloidosis of the external ear: a clinicopathological and immu-

nohistochemical study of 17 cases. *J Cutan Pathol* 2012;39:263.

43. Bedi TR, Datta BN. Diffuse biphasic cutaneous amyloidosis. *Dermatologica* 1979;158:433.

44. Tanaka A, Arita K, Lai-Cheong JE, et al. New insight into mechanisms of pruritus from molecular studies on familial primary localized cutaneous amyloidosis. *Br J Dermatol* 2009;161:1217.

45. Vijaya B, Dalal BS, Sunila, et al. Primary cutaneous amyloidosis: a clinico-pathological study with emphasis on polarized microscopy. *Indian J Pathol Microbiol* 2012;55:170.

46. Schepis C, Siragusa M, Gagliardi ME, et al. Primary macular amyloidosis: an ultrastructural approach to diagnosis. *Ultrastruct Pathol* 1999;23:279.

47. Kumakiri M, Hashimoto K. Histogenesis of primary localized cutaneous amyloidosis: sequential change of epidermal keratinocytes to amyloid via filamentous degeneration. *J Invest Dermatol* 1979;73:150.

48. Hashimoto K, Kobayashi H. Histogenesis of amyloid in the skin. *Am J Dermatopathol* 1980;2:165.

49. Glenner GG. Amyloid deposits and amyloidosis: the betafibrilloses. *N Engl J Med* 1980;302:1283.

50. Horiguchi Y, Fine JD, Leigh IM, et al. Lamina densa malformation involved in histogenesis of primary localized amyloidosis. *J Invest Dermatol* 1992;99:12.

51. Bandhlish A, Aggarwal A, Koranne RV. A clinico-epidemiological study of macular amyloidosis from north India. *Indian J Dermatol* 2012;57:269.

52. Salim T, Shenoi SD, Balachandran C, et al. Lichen amyloidosus: a study of clinical, histopathologic and immunofluorescence findings in 30 cases. *Indian J Dermatol Venereol Leprol* 2005;71:166.

53. Looi LM. Primary localised cutaneous amyloidosis in Malaysians. *Australas J Dermatol* 1991;32:39.

54. Ritter M, Nawab RA, Tannenbaum M, et al. Localized amyloidosis of the glans penis: a case report and literature review. *J Cutan Pathol* 2003;30:37.

55. Mukai H, Kanzaki T, Nishiyama S. Sulfhydryl and disulfide stainings in amyloids of skin-limited and systemic amyloidoses. *J Invest Dermatol* 1984;82:4.

56. Masu S, Hosokawa M, Seiji M. Amyloid in localized cutaneous amyloidosis: immunofluorescence studies with anti-keratin antiserum. *Acta Derm Venereol (Stockh)* 1981;61:381.

57. Chang YT, Liu HN, Wang WJ, et al. A study of cytokeratin profiles in localized cutaneous amyloids. *Arch Dermatol Res* 2004;296:83.

58. Westermark P, Norén P. Two different pathogenetic pathways in lichen amyloidosis and macular amyloidosis. *Arch Dermatol Res* 1986;278:206.

59. Weedon D, Shand E. Amyloid in basal cell carcinomas. *Br J Dermatol* 1979;101:141.

60. Westermark P. Localized AL amyloidosis: a suicidal neoplasm? *Ups J Med Sci* 2012;117:244.

61. Meijer JM, Schonland SO, Palladini G, et al. Sjögren's syndrome and localized nodular cutaneous amyloidosis: coincidence or a distinct clinical entity? *Arthritis Rheum* 2008;58:1992.

62. Criado PR, Silva CS, Vasconcellos C, et al. Extensive nodular cutaneous amyloidosis: an unusual presentation. *J Eur Acad Dermatol Venereol* 2005;19:481.

63. Northcutt AD, Vanover MJ. Nodular cutaneous amyloidosis involving the vulva: case report and literature review. *Arch Dermatol* 1985;121:518.

64. Handfield-Jones SE, Atherton DJ, Black MM, et al. Juvenile colloid milium: clinical, histological and ultrastructural features. *J Cutan Pathol* 1992;19:434.

65. Ekmekci TR, Koslu A, Sakiz D. Juvenile colloid milium: a case report. *J Eur Acad Dermatol Venereol* 2005;19:355.

66. Martorell-Calatayud A, Balmer N, Sanmartin O, et al. Familial juvenile colloid milium: report of a well documented case. *J Am Acad Dermatol* 2011;64:203.

67. Oskay T, Erdem C, Anadolu R, et al. Juvenile colloid milium associated with conjunctival and gingival involvement. *J Am Acad Dermatol* 2003;49:1185.

68. Mittal RR, Singh SP, Gupta S, et al. Nodular colloid degeneration over herpes zoster scars. *Indian J Dermatol Venereol Leprol* 1996;62:181.

69. Choi WJ, Kim BC, Park EJ, et al. Nodular colloid degeneration. *Am J Dermatopathol* 2011;33:388.

70. Toossi P, Shakoei S, Hejazi S, et al. Unilateral colloid milium: a rare presentation. *Dermatol Online J* 2011;17:6.

71. Gönül M, Cakmak SK, Kiliç A, et al. Pigmented coalescing papules on the dorsa of the hands: pigmented colloid milium associated with exogenous ochronosis. *J Dermatol* 2006;33:287.

72. Mehregan D, Hooten J. Adult colloid milium: a case report and literature review. *Int J Dermatol* 2011;50:1531.

73. Kawashima Y, Matsubara T, Kinbara T, et al. Colloid degeneration of the skin. *J Dermatol* 1977;4:115.

74. Hashimoto K, Black M. Colloid milium: a final degeneration product of actinic elastoid. *J Cutan Pathol* 1985;12:147.

75. Muscardin LM, Bellocci M, Balus L. Papuloverrucous colloid milium: an occupational variant. *Br J Dermatol* 2000;143:884.

76. Hashimoto K, Nakayama H, Chimenti S, et al. Juvenile colloid milium: immunohistochemical and ultrastructural studies. *J Cutan Pathol* 1989;16:164.

77. Kobayashi H, Hashimoto K. Colloid and elastic fibre: ultrastructural study on the histogenesis of colloid milium. *J Cutan Pathol* 1983;10:111.

78. Konstantinov K, Kabakchiev P, Karchev T, et al. Lipoid proteinosis. *J Am Acad Dermatol* 1992;27:293.

79. Chan I, Liu L, Hamada T, et al. The molecular basis of lipoid proteinosis: mutations in extracellular matrix protein 1. *Exp Dermatol* 2007;16:881.

80. Hamada T. Lipoid proteinosis. *Clin Exp Dermatol* 2002;27:624.

81. Nasiri S, Sarrafi-Rad N, Kavand S, et al. Lipoid proteinosis: report of three siblings. *Dermatol Online J* 2008;14:6.

82. Nanda A, Alsaleh QA, Al-Sabah H, et al. Lipoid proteinosis: report of four siblings and brief review of the literature. *Pediatr Dermatol* 2001;18:21.

83. Al-Natour SH. Lipoid proteinosis: a report of 2 siblings and a brief review of the literature. *Saudi Med J* 2008;29:1188.

84. Holtz KH. Über gehirn-und augenveränderungen bei hyalinosis cutis et mucosae (lipoid-proteinose) mit autopsiebefund. *Arch Klin Exp Dermatol* 1962;214:289.

85. Navarro C, Fachal C, Rodríguez C, et al. Lipoid proteinosis: a biochemical and ultrastructural investigation of two new cases. *Br J Dermatol* 1999;141:326.

86. Uchida T, Hayashi H, Inaoki M, et al. A failure of mucocutaneous lymphangiogenesis may underlie the clinical features of lipoid proteinosis. *Br J Dermatol* 2007;156:152.

87. Hamada T, McLean WH, Ramsay M, et al. Lipoid proteinosis maps to 1q21 and is caused by mutations in the extracellular matrix protein 1 gene (ECM1). *Hum Mol Genet* 2002;11:833.

88. Ishibashi A. Hyalinosis cutis et mucosae: defective digestion and storage of basal lamina glycoprotein synthesized by smooth muscle cells. *Dermatologica* 1982;165:7.

89. Fleischmajer R, Krieg T, Dziadek M, et al. Ultrastructure and composition of connective tissue in hyalinosis cutis et mucosae skin. *J Invest Dermatol* 1984;82:252.

90. Puy H, Gouya L, Deybach JC. Porphyrias. *Lancet* 2010; 375:924.

91. Balwani M, Desnick RJ. The porphyrias: advances in diagnosis and treatment. *Blood* 2012;120:4496.

92. Morais P, Mota A, Baudrier T, et al. Erythropoietic protoporphyria: a family study and report of a novel mutation in the FECH gene. *Eur J Dermatol* 2011;21:479.

93. Michaels BD, Del Rosso JQ, Mobini N, et al. Erythropoietic protoporphyria: a case report and literature review. *J Clin Aesthet Dermatol* 2010;3:44.

94. Redeker AG, Bronow RS. Erythropoietic protoporphyria presenting as hydroa aestivale. *Arch Dermatol* 1964;89:104.

95. Lecha M, Puy H, Deybach JC. Erythropoietic protoporphyria. *Orphanet J Rare Dis* 2009;4:19.

96. Holme SA, Anstey AV, Finlay AY, et al. Erythropoietic protoporphyria in the U.K.: clinical features and effect on quality of life. *Br J Dermatol* 2006;155:574.

97. Cripps DJ, Goldfarb SS. Erythropoietic protoporphyria: hepatic cirrhosis. *Br J Dermatol* 1978;98:349.

98. Wells MM, Golitz LE, Bender BJ. Erythropoietic protoporphyria with hepatic cirrhosis. *Arch Dermatol* 1980;116:429.

99. Hift RJ, Peters TJ, Meissner PN. A review of the clinical presentation, natural history and inheritance of variegate porphyria: its implausibility as the source of the 'Royal Malady'. *J Clin Pathol* 2012;65:200.

100. Hift RJ, Meissner PN. An analysis of 112 acute porphyric attacks in Cape Town, South Africa: evidence that acute intermittent porphyria and variegate porphyria differ in susceptibility and severity. *Medicine (Baltimore)* 2005;84:48.

101. Borradori L, van Tuyll van Serooskerken AM, Abraham S, et al. Simultaneous manifestation of variegate porphyria in monozygotic twins. *Br J Dermatol* 2008;159:503.

102. Hift RJ, Davidson BP, van der Hooft C, et al. Plasma fluorescence scanning and fecal porphyrin analysis for the diagnosis of variegate porphyria: precise determination of sensitivity and specificity with detection of protoporphyrinogen oxidase mutations as a reference standard. *Clin Chem* 2004;50:915.

103. Méndez M, Rossetti MV, Del C Batlle AM, et al. The role of inherited and acquired factors in the development of porphyria cutanea tarda in the Argentinean population. *J Am Acad Dermatol* 2005;52:417.

104. Ryan Caballes F, Sendi H, Bonkovsky HL. Hepatitis C, porphyria cutanea tarda and liver iron: an update. *Liver Int* 2012;32:880.

105. Bygum A, Christiansen L, Petersen NE, et al. Familial and sporadic porphyria cutanea tarda: clinical, biochemical and genetic features with emphasis on iron status. *Acta Derm Venereol* 2003;83:115.

106. Aarsand AK, Boman H, Sandberg S. Familial and sporadic porphyria cutanea tarda: characterization and diagnostic strategies. *Clin Chem* 2009;55:795.

107. Cantatore-Francis JL, Cohen-Pfeffer J, Balwani M, et al. Hepatoerythropoietic porphyria misdiagnosed as child abuse: cutaneous, arthritic, and hematologic manifestations in siblings with a novel UROD mutation. *Arch Dermatol* 2010;146:529.

108. Mosterd K, Henquet C, Frank J. Porphyria cutanea tarda as rare cutaneous manifestation of hepatic metastases treated with interferon. *Int J Dermatol* 2007;46(Suppl 3):19.

109. Sökmen M, Demirsoy H, Ersoy O, et al. Paraneoplastic porphyria cutanea tarda associated with cholangiocarcinoma: case report. *Turk J Gastroenterol* 2007;18:200.

110. Czarnecki DB. Hepatoerythropoietic porphyria. *Arch Dermatol* 1980;116:307.

111. Phillips JD, Whitby FG, Stadtmueller BM, et al. Two novel uroporphyrinogen decarboxylase (URO-D) mutations causing hepatoerythropoietic porphyria (HEP). *Transl Res* 2007;149:85.

112. Horina JH, Wolf P. Epoetin for severe anemia in hepatoerythropoietic porphyria. *N Engl J Med* 2000;342:1294.

113. Iglesias B, de la Torre C, Cruces MJ. Cytoplasmic birefringent needle-like inclusions in hepatocytes in a patient with hepatoerythropoietic porphyria. *Histopathology* 2004;44:629.

114. Piñol Aguadé J, Herrero C, Almeida J, et al. Porphyrie hépato-érythrocytaire: une nouvelle forme de porphyrie. *Ann Dermatol Syphiligr (Paris)* 1975;102:129.

115. van Tuyll van Serooskerken AM, de Rooij FW, Edixhoven A, et al. Digenic inheritance of mutations in the coproporphyrinogen oxidase and protoporphyrinogen oxidase genes in a unique type of porphyria. *J Invest Dermatol* 2011; 131:2249.

116. Kauppinen R. Porphyrias. *Lancet* 2005;365:241.

117. Vieira FM, Aoki V, Oliveira ZN, et al. Study of direct immunofluorescence, immunofluorescence mapping and light microscopy in porphyria cutanea tarda. *An Bras Dermatol* 2010;85:827.

118. Thomas CL, Badminton MN, Rendall JR, et al. Sclerodermatous changes of face, neck and scalp associated with familial porphyria cutanea tarda. *Clin Exp Dermatol* 2008;33:422.

119. Ozasa S, Yamamoto S, Maeda M, et al. Erythropoietic protoporphyria. *J Dermatol* 1977;4:85.

120. Epstein JH, Tuffanelli DL, Epstein WL. Cutaneous changes in the porphyrias. *Arch Dermatol* 1973;107:689.

121. Ryan EA. Histochemistry of the skin in erythropoietic protoporphyria. *Br J Dermatol* 1966;78:501.

122. Klein GF, Hintner H, Schuler G, et al. Junctional blisters in acquired bullous disorders of the dermal-epidermal junction zone. *Br J Dermatol* 1983;109:499.

123. Nagato N, Nonaka S, Ohgami T, et al. Mechanism of blister formation in porphyria cutanea tarda. *J Dermatol Tokyo* 1987;14:551.

124. Fung MA, Murphy MJ, Hoss DM, et al. The sensitivity and specificity of "caterpillar bodies" in the differential diagnosis of subepidermal blistering disorders. *Am J Dermatopathol* 2003;25:287.

125. Raso DS, Greene WB, Maize JC, et al. Caterpillar bodies of porphyria cutanea tarda ultrastructurally represent a unique arrangement of colloid and basement membrane bodies. *Am J Dermatopathol* 1996;18:24.

126. Anton-Lamprecht I, Meyer B. Zur ultrastruktur der haut bei protoporphyrinämie. *Dermatologica* 1970;141:76.

127. Ryan EA, Madill GT. Electron microscopy of the skin in erythropoietic protoporphyria. *Br J Dermatol* 1968;80:561.

128. Kint A. A comparative electron microscopic study of the perivascular hyaline from porphyria cutanea tarda and from lipoid-proteinosis. *Arch Klin Exp Dermatol* 1970;239:203.

129. Murphy GM, Hawk JLM, Magnus JA. Late-onset erythropoietic protoporphyria with unusual cutaneous features. *Arch Dermatol* 1985;121:1309.

130. Vasil KE, Magro CM. Cutaneous vascular deposition of C5b-9 and its role as a diagnostic adjunct in the setting of diabetes mellitus and porphyria cutanea tarda. *J Am Acad*

Dermatol 2007;56:96.

131. Casanova-González MJ, Trapero-Marugán M, Jones EA, et al. Liver disease and erythropoietic protoporphyria: a concise review. *World J Gastroenterol* 2010;16:4526.

132. Wahlin S, Aschan J, Björnstedt M, et al. Curative bone marrow transplantation in erythropoietic protoporphyria after reversal of severe cholestasis. *J Hepatol* 2007;46:174.

133. Gilchrest B, Rowe JW, Mihm MC Jr. Bullous dermatosis in hemodialysis. *Ann Intern Med* 1975;83:480.

134. Green JJ, Manders SM. Pseudoporphyria. *J Am Acad Dermatol* 2001;44:100.

135. Perrot H, Germain D, Euvrard S, et al. Porphyria cutanea tarda-like dermatosis by hemodialysis. *Arch Dermatol Res* 1977;259:177.

136. Masmoudi A, Ben Hmida M, Mseddi M, et al. Manifestations cutanées chez les hémodialysés chroniques: étude prospective de 363 cas. *Presse Med* 2006;35:399.

137. Kószó F, Földes M, Morvay M, et al. Krónikus hemodialízissel kapcsolatos porphyria/pseudoporphyria. *Orv Hetil* 1994;135:2131.

138. Huang YC, Wang CC, Sue YM. Porphyria cutanea tarda in a hemodialysis patient. *QJM* 2013;106:591.

139. Harlan SL, Winkelmann RK. Porphyria cutanea tarda and chronic renal failure. *Mayo Clin Proc* 1983;58:467.

140. Phung TL, Pipkin CA, Tahan SR, et al. Beta-lactam antibiotic-induced pseudoporphyria. *J Am Acad Dermatol* 2004;51:S80.

141. Kwong WT, Hsu S. Pseudoporphyria associated with voriconazole. *J Drugs Dermatol* 2007;6:1042.

142. Hivnor C, Nosauri C, James W, et al. Cyclosporine-induced pseudoporphyria. *Arch Dermatol* 2003;139:1373.

143. Silver EA, Silver AH, Silver DS, et al. Pseudoporphyria induced by oral contraceptive pills. *Arch Dermatol* 2003;139:227.

144. Judd LE, Henderson DW, Hill DC. Naproxen-induced pseudoporphyria. *Arch Dermatol* 1986;122:451.

145. Breier F, Feldmann R, Pelzl M, et al. Pseudoporphyria aacutanea tarda induced by furosemide in a patient undergoing peritoneal dialysis. *Dermatology* 1998;197:271.

146. Reiter N, El-Shabrawi L, Leinweber B, et al. Calcinosis cutis, part I: diagnostic pathway. *J Am Acad Dermatol* 2011;65:1.

147. Nigwekar SU, Wolf M, Sterns RH, et al. Calciphylaxis from nonuremic causes: a systematic review. *Clin J Am Soc Nephrol* 2008;3:1139.

148. Aliaga LG, Barreira JC. Calciphylaxis in a patient with systemic lupus erythematosus without renal insufficiency or hyperparathyroidism. *Lupus* 2012;21:329.

149. Ng AT, Peng DH. Calciphylaxis. *Dermatol Ther* 2011;24:256.

150. Hruska KA, Choi ET, Memon I, et al. Cardiovascular risk in chronic kidney disease (CKD): the CKD-mineral bone disorder (CKD-MBD). *Pediatr Nephrol* 2010;25:769.

151. Goel SK, Bellovich K, McCullough PA. Treatment of severe metastatic calcification and calciphylaxis in dialysis patients. *Int J Nephrol* 2011;2011:701603.

152. Ketteler M, Rothe H, Krüger T, et al. Mechanisms and treatment of extraosseous calcification in chronic kidney disease. *Nat Rev Nephrol* 2011;7:509.

153. Howe SC, Murray JD, Reeves RT, et al. Calciphylaxis, a poorly understood clinical syndrome: three case reports and a review of the literature. *Ann Vasc Surg* 2001;15:470.

154. Li YJ, Tian YC, Chen YC, et al. Fulminant pulmonary calciphylaxis and metastatic calcification causing acute respiratory failure in a uremic patient. *Am J Kidney Dis* 2006;47:e47.

155. Aso Y, Sato A, Tayama K, et al. Parathyroid carcinoma with metastatic calcification identified by technetium-99m methylene diphosphonate scintigraphy. *Intern Med* 1996;35:392.

156. Hwang GJ, Lee JD, Park CY, et al. Reversible extraskeletal uptake of bone scanning in primary hyperparathyroidism. *J Nucl Med* 1996;37:469.

157. Katz AI, Hampers CL, Merrill JP. Secondary hyperparathyroidism and renal osteodystrophy in chronic renal failure [review]. *Medicine (Baltimore)* 1969;48:333.

158. Putkonen T, Wangel GA. Renal hyperparathyroidism with metastatic calcification of the skin. *Dermatologica* 1959;118:127.

159. Arseculeratne G, Evans AT, Morley SM. Calciphylaxis—a topical overview. *J Eur Acad Dermatol Venereol* 2006;20:493.

160. Weenig RH, Sewell LD, Davis MD, et al. Calciphylaxis: natural history, risk factor analysis, and outcome. *J Am Acad Dermatol* 2007;56:569.

161. Essary LR, Wick MR. Cutaneous calciphylaxis: an under-recognized clinicopathologic entity. *Am J Clin Pathol* 2000;113:280.

162. Tan O, Atik B, Kizilkaya A, et al. Extensive skin calcifications in an infant with chronic renal failure: metastatic calcinosis cutis. *Pediatr Dermatol* 2006;23:235.

163. Posey RE, Ritchie EB. Metastatic calcinosis cutis with renal hyperparathyroidism. *Arch Dermatol* 1967;95:505.

164. Kolton B, Pedersen J. Calcinosis cutis and renal failure. *Arch Dermatol* 1974;110:256.

165. Shapiro C, Coco M. Gastric calciphylaxis in a patient with a functioning renal allograft. *Clin Nephrol* 2007;67:119.

166. Fischer AH, Morris DJ. Pathogenesis of calciphylaxis: study of three cases with literature review. *Hum Pathol* 1995;26:1055.

167. Mwipatayi BP, Cooke C, Sinniah RH, et al. Calciphylaxis: emerging concept in vascular patients. *Eur J Dermatol* 2007;17:73.

168. Daudén E, Oñate MJ. Calciphylaxis. *Dermatol Clin* 2008;26:557.

169. Carocha AP, Torturella DM, Barreto GR, et al. Calcinosis cutis universalis associated with systemic lupus erythematosus: an exuberant case. *An Bras Dermatol* 2010;85:883.

170. Dönmez O, Durmaz O. Calcinosis cutis universalis with pediatric systemic lupus erythematosus. *Pediatr Nephrol* 2010;25:1375.

171. Wananukul S, Pongprasit P, Wattanakrai P. Calcinosis cutis presenting years before other clinical manifestations of juvenile dermatomyositis: report of two cases. *Australas J Dermatol* 1997;38:202.

172. Santili C, Akkari M, Waisberg G, et al. Calcinosis universalis: a rare diagnosis. *J Pediatr Orthop B* 2005;14:294.

173. Terranova M, Amato L, Palleschi GM, et al. A case of idiopathic calcinosis universalis. *Acta Derm Venereol* 2005;85:189.

174. Holmes R. Morphoea with calcinosis. *Clin Exp Dermatol* 1979;4:125.

175. Kaiser H. Ein Dermatologe und ein Rheumatologe definieren ein Syndrom. *Z Rheumatol* 2009;68:594.

176. Olsen KM, Chew FS. Tumoral calcinosis: pearls, polemics, and alternative possibilities. *Radiographics* 2006;26:871.

177. Alabaz D, Mungan N, Turgut M, et al. Unusual idiopathic calcinosis cutis universalis in a child. *Case Rep Dermatol* 2009;1:16.

178. Valdatta L, Buoro M, Thione A, et al. Idiopathic circumscripta calcinosis cutis of the knee. *Dermatol Surg* 2003;

29:1222.

179. Sprecher E. Familial tumoral calcinosis: from characterization of a rare phenotype to the pathogenesis of ectopic calcification. *J Invest Dermatol* 2010;130:652.

180. Pursley TV, Prince MJ, Chausmer AB, et al. Cutaneous manifestations of tumoral calcinosis. *Arch Dermatol* 1979;115:1100.

181. Esapa CT, Head RA, Jeyabalan J, et al. A mouse with an N-ethyl-N-nitrosourea (ENU) induced Trp589Arg Galnt3 mutation represents a model for hyperphosphataemic familial tumoural calcinosis. *PLoS One* 2012;7:e43205.

182. Slavin RE, Wen J, Barmada A. Tumoral calcinosis—a pathogenetic overview: a histological and ultrastructural study with a report of two new cases, one in infancy. *Int J Surg Pathol* 2012;20:462.

183. Polykandriotis EP, Beutel FK, Horch RE, et al. A case of familial tumoral calcinosis in a neonate and review of the literature. *Arch Orthop Trauma Surg* 2004;124:563.

184. Paegle RD. Ultrastructure of mineral deposits in calcinosis cutis. *Arch Pathol* 1966;2:474.

185. Cornelius CE III, Tenenhouse A, Weber JC. Calcinosis cutis. *Arch Dermatol* 1968;98:219.

186. Topaz O, Bergman R, Mandel U, et al. Absence of intraepidermal glycosyltransferase ppGalNac-T3 expression in familial tumoral calcinosis. *Am J Dermatopathol* 2005; 27:211.

187. Lei X, Liu B, Cheng Q, et al. Idiopathic scrotal calcinosis: report of two cases and review of literature. *Int J Dermatol* 2012;51:199.

188. Dubey S, Sharma R, Maheshwari V. Scrotal calcinosis: idiopathic or dystrophic? *Dermatol Online J* 2010;16(2):5.

189. Ito A, Sakamoto F, Ito M. Dystrophic scrotal calcinosis originating from benign eccrine epithelial cysts. *Br J Dermatol* 2001;144:146.

190. Pabuççuoğlu U, Canda MS, Güray M, et al. The possible role of dartoic muscle degeneration in the pathogenesis of idiopathic scrotal calcinosis. *Br J Dermatol* 2003; 148:827.

191. Qader MA, Almalmi M. Diffuse cutaneous calculi (subepidermal calcified nodules): case study. *Dermatol Ther* 2010;23:312.

192. Kim HS, Kim MJ, Lee JY, et al. Multiple subepidermal calcified nodules on the thigh mimicking molluscum contagiosum. *Pediatr Dermatol* 2011;28:191.

193. Tharini GK, Prabavathy D, Daniel SJ, et al. Congenital calcinosis cutis of the foot. *Indian J Dermatol* 2012;57:294.

194. Ahn IS, Chung BY, Lee HB, et al. A case of a subepidermal calcified nodule on the sole without trauma. *Ann Dermatol* 2011;23(Suppl 1):S116.

195. Joo YH, Kwon IH, Huh CH, et al. A case of persistent subepidermal calcified nodule in an adult treated with CO_2 laser. *J Dermatol* 2004;31:480.

196. Bieber JD, Terkeltaub RA. Gout: on the brink of novel therapeutic options for an ancient disease. *Arthritis Rheum* 2004;50:2400.

197. Richette P, Bardin T. Gout. *Lancet* 2010;375:318.

198. Griffin GR, Munns J, Fullen D, et al. Auricular tophi as the initial presentation of gout. *Otolaryngol Head Neck Surg* 2009;141:153.

199. Braun-Falco M, Hofmann SC. Tophaceous gout in the finger pads. *Clin Exp Dermatol* 2010;35:e22.

200. Ochoa CD, Valderrama V, Mejia J, et al. Panniculitis: another clinical expression of gout. *Rheumatol Int* 2011;31:831.

201. Shukla R, Vender RB, Alhabeeb A, et al. Miliarial gout

(a new entity). *J Cutan Med Surg* 2007;11:31.

202. Lo TE, Racaza GZ, Penserga EG. "Golden kernels within the skin": disseminated cutaneous gout. *BMJ Case Rep* 2013;2013. doi:10.1136/bcr-2013-009735.

203. King DF, King LA. The appropriate processing of tophi for microscopy. *Am J Dermatopathol* 1982;4:239.

204. Darby AJ, Harnes NF, Pritchard MS. Demonstration of urate crystals after formalin fixation. *Histopathology* 1998;32:382.

205. Weaver J, Somani N, Bauer TW, et al. Simple non-staining method to demonstrate urate crystals in formalin-fixed, paraffin-embedded skin biopsies. *J Cutan Pathol* 2009;36:560.

206. Shidham V, Shidham G. Staining method to demonstrate urate crystals after formalin-fixed, paraffin-embedded tissue sections. *Arch Pathol Lab Med* 2000;124:774.

207. Courtney P, Doherty M. Joint aspiration and injection and synovial fluid analysis. *Best Pract Res Clin Rheumatol* 2013;27:137.

208. Orzan OA, Simion G, Tudose I, et al. Histopathological study of cutaneous lesions in gout. *Rom J Diabetes Nutr Metab Dis* 2013;20:11.

209. Ramesh V, Avninder S. Endogenous ochronosis with a predominant acrokeratoelastoidosis-like presentation. *Int J Dermatol* 2008;47:873.

210. Vijaikumar M, Thappa DM, Srikanth S, et al. Alkaptonuric ochronosis presenting as palmoplantar pigmentation. *Clin Exp Dermatol* 2000;25:305.

211. Khaled A, Kerkeni N, Hawilo A, et al. Endogenous ochronosis: case report and a systematic review of the literature. *Int J Dermatol* 2011;50:262.

212. Keller JM, Macaulay W, Nercessian OA, et al. New developments in ochronosis: review of the literature. *Rheumatol Int* 2005;25:81.

213. Gil I, Segura S, Martínez-Escala E, et al. Dermoscopic and reflectance confocal microscopic features of exogenous ochronosis. *Arch Dermatol* 2010;146:1021.

214. Moche MJ, Glassman SJ, Modi D, et al. Cutaneous annular sarcoidosis developing on a background of exogenous ochronosis: a report of two cases and review of the literature. *Clin Exp Dermatol* 2010;35:399.

215. Robinson-Bostom L, Pomerantz D, Wilkel C, et al. Localized argyria with pseudo-ochronosis. *J Am Acad Dermatol* 2002;46:222.

216. Shimizu I, Dill SW, McBean J, et al. Metal-induced granule deposition with pseudoochronosis. *J Am Acad Dermatol* 2010;63:357.

217. Penneys NS. Ochronosislike pigmentation from hydroquinone bleaching creams. *Arch Dermatol* 1985;121:1239.

218. Turgay E, Canat D, Gurel MS, et al. Endogenous ochronosis. *Clin Exp Dermatol* 2009;34:e865.

219. Findlay GH, Morrison JGL, Simson IW. Exogenous ochronosis and pigmented colloid milium from hydroquinone bleaching creams. *Br J Dermatol* 1975;93:613.

220. Laymon CW. Ochronosis. *Arch Dermatol* 1953;67:553.

221. Levin CY, Maibach H. Exogenous ochronosis: an update on clinical features, causative agents and treatment options. *Am J Clin Dermatol* 2001;2:213.

222. Ribas J, Schettini AP, Cavalcante Mde S. Exogenous ochronosis hydroquinone induced: a report of four cases. *An Bras Dermatol* 2010;85:699.

223. Touart DM, Sau P. Cutaneous deposition diseases, part II. *J Am Acad Dermatol* 1998;39:197.

224. Attwood HD, Clifton S, Mitchell RE. A histological, histochemical and ultrastructural study of dermal ochronosis. *Pathology* 1971;3:115.

225. Sawada Y, Seishima M, Funabashi M, et al. Papular mucinosis associated with scleroderma. *Eur J Dermatol* 1998;8:497.

226. Johnson WC, Helwig EB. Cutaneous focal mucinosis. *Arch Dermatol* 1966;93:13.

227. Cawley EP, Lupton CH Jr, Wheeler CE, et al. Examination of normal and myxedematous skin. *Arch Dermatol* 1957;76:537.

228. Rongioletti F, Rebora A. Cutaneous mucinoses: microscopic criteria for diagnosis. *Am J Dermatopathol* 2001;23:257.

229. Kohar YM, Tan KC. Preradial myxedema: a case report. *Ann Acad Med Singapore* 1996;25:281.

230. Verma S, Rongioletti F, Braun-Falco M, et al. Preradial myxedema in a euthyroid male: a distinct rarity. *Dermatol Online J* 2013;19:9.

231. Schwartz KM, Fatourechin V, Ahmed DD, et al. Dermatophy of Graves' disease (pretibial myxedema): long-term outcome. *J Clin Endocrinol Metab* 2002;87:438.

232. Lynch PJ, Maize JC, Sisson JC. Pretibial myxedema and nonthyrotoxic thyroid disease. *Arch Dermatol* 1973;107:107.

233. Dharmalingam M, Seema G, Khaitan B, et al. Plaque form of pretibial myxedema in hypothyroidism. *Indian J Dermatol Venereol Leprol* 2001;67:330.

234. Senel E, Güleç AT. Euthyroid pretibial myxedema and EMO syndrome. *Acta Dermatovenerol Alp Panonica Adriat* 2009;18:21.

235. Fatourechi V. Pretibial myxedema: pathophysiology and treatment options. *Am J Clin Dermatol* 2005;6:295.

236. Daumerie C, Ludgate M, Costagliola S, et al. Evidence for thyrotropin receptor immunoreactivity in pretibial connective tissue from patients with thyroid-associated dermopathy. *Eur J Endocrinol* 2002;146:35.

237. Konrad K, Brenner W, Pehamberger H. Ultrastructural and immunological findings in Graves' disease with pretibial myxedema. *J Cutan Pathol* 1980;7:99.

238. Ishii M, Nakagawa M, Hamada T. An ultrastructural study of pretibial myxedema utilizing improved ruthenium red stain. *J Cutan Pathol* 1984;11:125.

239. Schermer DR, Roenigk HH Jr, Schumacher OP, et al. Relationship of long-acting thyroid stimulator to pretibial myxedema. *Arch Dermatol* 1970;102:62.

240. Cheung HS, Nicoloff JT, Kamiel MB, et al. Stimulation of fibroblast biosynthetic activity by serum of patients with pretibial myxedema. *J Invest Dermatol* 1978;71:12.

241. Zhang L, Bowen T, Grennan-Jones F, et al. Thyrotropin receptor activation increases hyaluronan production in preadipocyte fibroblasts: contributory role in hyaluronan accumulation in thyroid dysfunction. *J Biol Chem* 2009;284:26447.

242. Mir M, Jogi R, Rosen T. Pretibial mucinosis in a patient without Graves disease. *Cutis* 2011;88:300.

243. Rongioletti F. Lichen myxedematosus (papular mucinosis): new concepts and perspectives for an old disease. *Semin Cutan Med Surg* 2006;25:100.

244. Rongioletti F, Rebora A. Updated classification of papular mucinosis, lichen myxedematosus, and scleromyxedema. *J Am Acad Dermatol* 2001;44:273.

245. Fleming KE, Virmani D, Sutton E, et al. Scleromyxedema and the dermato-neuro syndrome: case report and review of the literature. *J Cutan Pathol* 2012;39:508.

246. Borradori L, Aractingi S, Blanc F, et al. Acral persistent papular mucinosis and IgA monoclonal gammopathy. *Dermatology* 1992;185:134.

247. Chen CW, Tsai TF, Chang SP, et al. Congenital cutaneous mucinosis with spontaneous regression: an atypical cutaneous mucinosis of infancy? *Clin Exp Dermatol* 2009; 34:804.

248. Lindor NM, Hand J, Burch PA, et al. Birt-Hogg-Dube syndrome: an autosomal dominant disorder with predisposition to cancers of the kidney, fibrofolliculomas, and focal cutaneous mucinosis. *Int J Dermatol* 2001;40:653.

249. Lichte V, Hanneken S, Gerber PA, et al. Faziale papeln und pneumothoraces. Birt-Hogg-Dubé syndrom. *Hautarzt* 2012;63:762.

250. Bragg J, Soldano AC, Latkowski JA. Papular mucinosis (discrete papular lichen myxedematosus). *Dermatol Online J* 2008;14:14.

251. Rongioletti F, Cozzani E, Parodi A. Scleromyxedema with an interstitial granulomatous-like pattern: a rare histologic variant mimicking granuloma annulare. *J Cutan Pathol* 2010;37:1084.

252. Stetsenko GY, Vary JC Jr, Olerud JE, et al. Unusual granulomatous variant of scleromyxedema. *J Am Acad Dermatol* 2008;59:346.

253. Satter EK, Metcalf JS, Maize JC. Can scleromyxedema be differentiated from nephrogenic fibrosing dermopathy by the distribution of the infiltrate? *J Cutan Pathol* 2006;33:756.

254. Miyamoto J, Tanikawa A, Igarashi A, et al. Detection of iron deposition in dermal fibrocytes is a useful tool for histologic diagnosis of nephrogenic systemic fibrosis. *Am J Dermatopathol* 2011;33:271.

255. Basak P, Jesmajian S. Nephrogenic systemic fibrosis: current concepts. *Indian J Dermatol* 2011;56:59.

256. Montgomery H, Underwood LJ. Lichen myxedematosus: differentiation from cutaneous myxedemas or mucoid states. *J Invest Dermatol* 1953;20:213.

257. Braun-Falco O, Weidner F. Skleromyxödem Arndt-Gottron mit knochenmarks-plasmocytose und myositis. *Arch Belg Dermatol Syphiligr* 1970;26:193.

258. Perry HO, Montgomery H, Stickney JM. Further observations on lichen myxedematosus. *Ann Intern Med* 1960; 53:955.

259. McGuiston CH, Schoch EP Jr. Autopsy findings in lichen myxedematosus. *Arch Dermatol* 1956;74:259.

260. Loggini B, Pingitore R, Avvenente A, et al. Lichen myxedematosus with systemic involvement: clinical and autopsy findings. *J Am Acad Dermatol* 2001;45:606.

261. Godby A, Bergstresser PR, Chaker B, et al. Fatal scleromyxedema: report of a case and review of the literature. *J Am Acad Dermatol* 1998;38:289.

262. Hardemeier T, Vogel A. Elektronenmikroskopische befunde beim skleromyxodem Arndt-Gottron. *Arch Klin Exp Dermatol* 1970;237:722.

263. Danielsen L, Kobayasi T. Ultrastructural changes in scleromyxedema. *Acta Derm Venereol* 1975;55:451.

264. Lai A, Fat RFM, Suurmond D, et al. Scleromyxedema (lichen myxedematosus) associated with a paraprotein, IgG1 of the type kappa. *Br J Dermatol* 1973;88:107.

265. McCarthy JT, Osserman E, Lombardo PC, et al. An abnormal serum globulin in lichen myxedematosus. *Arch Dermatol* 1964;89:446.

266. Ataergin S, Arpaci F, Demiriz M, et al. Transient efficacy of double high-dose chemotherapy and autologous peripheral stem cell transplantation, immunoglobulin, thalidomide, and bortezomib in the treatment of scleromyxedema. *Am J Clin Dermatol* 2008;9:271.

267. Fett NM, Toporcer MB, Dalmau J, et al. Scleromyxedema and dermato–neuro syndrome in a patient with multiple myeloma effectively treated with dexamethasone and bortezomib. *Am J Hematol* 2011;86:893.

268. Yeung CK, Loong F, Kwong YL. Scleromyxoedema due

to a plasma cell neoplasm: rapid remission with bort-ezomib, thalidomide and dexamethasone. *Br J Haematol* 2012;157:411.

269. Cañueto J, Labrador J, Román C, et al. The combination of bortezomib and dexamethasone is an efficient therapy for relapsed/refractory scleromyxedema: a rare disease with new clinical insights. *Eur J Haematol* 2012;88:450.

270. Perry HO, Kierland RR, Montgomery H. Plaque-like form of cutaneous mucinosis. *Arch Dermatol* 1960;82:980.

271. Steigleder GK, Gartmann H, Linker U. REM-syndrome: reticular erythematous mucinosis (round-cell erythemato-sis), a new entity? *Br J Dermatol* 1974;91:191.

272. Thareja S, Paghdal K, Lien MH, et al. Reticular erythema-tous mucinosis—a review. *Int J Dermatol* 2012;51:903.

273. Wriston CC, Rubin AI, Martin LK, et al. Plaque-like cutaneous mucinosis: case report and literature review. *Am J Dermatopathol* 2012;34:e50.

274. Quimby SR, Perry HO. Plaque-like cutaneous mucinosis: its relationship to reticular erythematous mucinosis. *J Am Acad Dermatol* 1982;6:856.

275. Morison WL, Shea CR, Parrish JA. Reticular erythematous mucinosis syndrome. *Arch Dermatol* 1979;115:1340.

276. Del Pozo J, Pena C, Almagro M, et al. Systemic lupus erythematosus presenting with a reticular erythematous mucinosis-like condition. *Lupus* 2000;9:144.

277. Caputo R, Marzano AV, Tourlaki A, et al. Reticular erythematous mucinosis occurring in a brother and sister. *Dermatology* 2006;212:385.

278. Fühler M, Ottmann K, Tronnier M. Reticular erythematous mucinosis—(REM syndrome) in twins. *J Dtsch Dermatol Ges* 2009;7:968.

279. Ziemer M, Eisendle K, Müller H, et al. Lymphocytic infiltration of the skin (Jessner-Kanof) but not reticular erythematous mucinosis occasionally represents clinical manifestations of Borrelia-associated pseudolymphoma. *Br J Dermatol* 2009;161:583.

280. Braddock SW, Kay HD, Maennle D, et al. Clinical and immunologic studies in reticular erthematous mucino-sis and Jessner's lymphocytic infiltrate of skin. *J Am Acad Dermatol* 1993;28:691.

281. Herzberg J. Das REM-Syndrom. *Z Hautkr* 1981;56:1317.

282. Tominaga A, Tajima S, Ishibashi A, et al. Reticular erythem-atous mucinosis syndrome with an infiltration of factor XIIIa+ and hyaluronan synthase 2+ dermal dendrocytes. *Br J Dermatol* 2001;145:141.

283. Stephens CJM, Das AK, Black MM, et al. The dermal muci-noses: a clinicopathologic and ultrastructural study. *J Cutan Pathol* 1990;17:319.

284. Gasior-Chrzan B, Husebekk A. Reticular erythematous mucinosis syndrome: report of a case with positive immu-nofluorescence. *J Eur Acad Dermatol Venereol* 2004;18:375.

285. Van Zander J, Shaw JC. Papular and nodular mucinosis as a presenting sign of progressive systemic sclerosis. *J Am Acad Dermatol* 2002;46:304.

286. Cowen EW, Scott GA, Mercurio MG. Self-healing juvenile cutaneous mucinosis. *J Am Acad Dermatol* 2004;50:S97.

287. Carder KR, Fitzpatrick JE, Weston WL, et al. Self-healing juvenile cutaneous mucinosis. *Pediatr Dermatol* 2003; 20(1):35.

288. Nagaraj LV, Fangeman W, White W, et al. Self-healing juve-nile cutaneous mucinosis: cases highlighting subcutane-ous/fascial involvement. *J Am Acad Dermatol* 2006;55:1036.

289. Abbas O, Saleh Z, Kurban M, et al. Asymptomatic papules and nodules on forehead and limbs: self-healing juve-nile cutaneous mucinosis (SHJCM). *Clin Exp Dermatol* 2010;35:e76.

290. Barreau M, Dompmartin-Blanchère A, Jamous R, et al. Nodular lesions of self-healing juvenile cutaneous mucino-sis: a pitfall! *Am J Dermatopathol* 2012;34:699.

291. Kroft EB, de Jong EM. Scleredema diabeticorum case series: successful treatment with UV-A1. *Arch Dermatol* 2008;144:947.

292. Lewerenz V, Ruzicka T. Scleredema adultorum associated with type 2 diabetes mellitus: a report of three cases. *J Eur Acad Dermatol Venereol* 2007;21:560.

293. Mattei P, Templet J, Cusack C. Board stiff. *Am J Med* 2007; 120:854.

294. Fleischmajer R, Raludi G, Krol S. Scleredema and diabetes mellitus. *Arch Dermatol* 1970;101:21.

295. Martín C, Requena L, Manrique K, et al. Scleredema diabeticorum in a patient with type 2 diabetes mellitus. *Case Rep Endocrinol* 2011;2011:560273.

296. Krakowski A, Covo J, Berlin C. Diabetic scleredema. *Dermatologica* 1973;146:193.

297. Fleischmajer R, Perlish JS. Glycosaminoglycans in sclero-derma and scleredema. *J Invest Dermatol* 1972;58:129.

298. Beers WH, Ince A, Moore TL. Scleredema adultorum of Buschke: a case report and review of the literature. *Semin Arthritis Rheum* 2006;35:355.

299. Morais P, Almeida M, Santos P, et al. Scleredema of Buschke following Mycoplasma pneumoniae respiratory infection. *Int J Dermatol* 2011;50:454.

300. Kövary PM, Vakilzadeh F, Macher E, et al. Monoclonal gammopathy in scleredema. *Arch Dermatol* 1981;117:536.

301. Holubar K, Mach KW. Scleredema (Buschke). *Acta Derm Venereol (Stockh)* 1967;47:102.

302. Roupe G, Laurent TC, Malmström A, et al. Biochemical char-acterization and tissue distribution of the scleredema in a case of Buschke's disease. *Acta Derm Venereol (Stockh)* 1987;67:193.

303. Curtis AC, Shulak BM. Scleredema adultorum. *Arch Dermatol* 1965;92:526.

304. Heilbron B, Saxe N. Scleredema in an infant. *Arch Dermatol* 1986;122:1417.

305. Matsuoka LY, Wortsman J, Dietrich JG, et al. Glycosami-noglycans in histologic sections. *Arch Dermatol* 1987; 123:862.

306. Reichenberger M. Betrachtungen zum Skleroedema adulto-rum Buschke. *Hautarzt* 1964;15:339.

307. Isaac A, Costa I, Leal I. Scleredema of Buschke in a child with cardiac involvement. *Pediatr Dermatol* 2010;27:315.

308. Leinwand I. Generalized scleredema: report with autopsy findings. *Ann Intern Med* 1951;34:226.

309. Dziadzio M, Anastassiades CP, Hawkins PN, et al. From scleredema to AL amyloidosis: disease progression or coincidence? Review of the literature. *Clin Rheumatol* 2006;25:3.

310. Szturz P, Adam Z, Vašků V, et al. Complete remission of multiple myeloma associated scleredema after bortezomib-based treatment. *Leuk Lymphoma* 2013;54:1324.

311. Varga J, Gotta S, Li L, et al. Scleredema adultorum: case report and demonstration of abnormal expression of extra-cellular matrix genes in skin fibroblasts in vivo and in vitro. *Br J Dermatol* 1995;132:992.

312. Sansom JE, Sheehan AL, Kennedy CT, et al. A fatal case of scleredema of Buschke. *Br J Dermatol* 1994;130:669.

313. Muenzer J. Overview of the mucopolysaccharidoses. *Rheu-matology (Oxford)* 2011;50(Suppl 5):v4.

314. Maire I. Is genotype determination useful in predicting the

clinical phenotype in lysosomal storage diseases? *J Inherit Metab Dis* 2001;24(Suppl 2):57.

315. Gieselmann V. What can cell biology tell us about heterogeneity in lysosomal storage diseases? *Acta Paediatr Suppl* 2005;94:80.

316. Pastores GM, Meere PA. Musculoskeletal complications associated with lysosomal storage disorders: Gaucher disease and Hurler-Scheie syndrome (mucopolysaccharidosis type I). *Curr Opin Rheumatol* 2005;17:70.

317. Giugliani R, Federhen A, Rojas MV, et al. Mucopolysaccharidosis I, II, and VI: brief review and guidelines for treatment. *Genet Mol Biol* 2010;33:589.

318. Lonergan CL, Payne AR, Wilson WG, et al. What syndrome is this? Hunter syndrome. *Pediatr Dermatol* 2004;21:679.

319. Gajula P, Ramalingam K, Bhadrashetty D. A rare case of mucopolysaccharidosis: Hunter syndrome. *J Nat Sci Biol Med* 2012;3:97.

320. Schiro JA, Mallory SB, Demmer L, et al. Grouped papules in Hurler-Scheie syndrome. *J Am Acad Dermatol* 1996;35:868.

321. Hambrick GW Jr, Scheie HG. Studies of the skin in Hurler's syndrome. *Arch Dermatol* 1962;85:455.

322. Horiuchi R, Ishikawa H, Ishii Y, et al. Mucopolysaccharidosis with special reference to Scheie syndrome. *J Dermatol* 1976;3:171.

323. Freeman RG. A pathological basis for the cutaneous papules of mucopolysaccharidosis, II: the Hunter syndrome. *J Cutan Pathol* 1977;4:318.

324. Belcher RW. Ultrastructure of the skin in the genetic mucopolysaccharidoses. *Arch Pathol* 1972;94:511.

325. Belcher RW. Ultrastructure and function of eccrine glands in the mucopolysaccharidoses. *Arch Pathol* 1973;96:339.

326. Demitsu T, Kakurai M, Okubo Y, et al. Skin eruption as the presenting sign of Hunter syndrome IIB. *Clin Exp Dermatol* 1999;24:179.

327. Belcher RW. Ultrastructure and cytochemistry of lymphocytes in the genetic mucopolysaccharidoses. *Arch Pathol* 1972;93:1.

328. Muenzer J. The mucopolysaccharidoses: a heterogeneous group of disorders with variable pediatric presentations. a*J Pediatr* 2004;144:S27.

329. Hinek A, Wilson SE. Impaired elastogenesis in Hurler disease: dermatan sulfate accumulation linked to deficiency in elastin-binding protein and elastic fiber assembly. *Am J Pathol* 2000;156:925.

330. Giugliani R. Mucopolysacccharidoses: from understanding to treatment, a century of discoveries. *Genet Mol Biol* 2012;35:924.

331. Lasser A, Carter DM, Mahoney MJ. Ultrastructure of the skin in mucopolysaccharidoses. *Arch Pathol* 1975;99:173.

332. Sinha S, Schwartz RA. Juvenile acanthosis nigricans. *J Am Acad Dermatol* 2007;57:502.

333. Krawczyk M, Mykała-Cieśla J, Kołodziej-Jaskuła A. Acanthosis nigricans as a paraneoplastic syndrome: case reports and review of literature. *Pol Arch Med Wewn* 2009;119:180.

334. Serap D, Ozlem S, Melike Y, et al. Acanthosis nigricans in a patient with lung cancer: a case report. *Case Rep Med* 2010;2010. doi:10.1155/2010/412159.

335. McGinness J, Greer K. Malignant acanthosis nigricans and tripe palms associated with pancreatic adenocarcinoma. *Cutis* 2006;78:37.

336. Ellis DL, Chow JC, Nanney LB, et al. Melanoma, growth factors, and cutaneous paraneoplastic syndromes. *Pigment Cell Res* 1988;1:132.

337. Schulmann K, Strate K, Pox CP, et al. Paraneoplastic acan-
thosis nigricans with cutaneous and mucosal papillomatosis preceding recurrence of a gastric adenocarcinoma. *J Clin Oncol* 2012;30:e325.

338. Ramos-E-Silva M, Carvalho JC, Carneiro SC. Cutaneous paraneoplasia. *Clin Dermatol* 2011;29:541.

339. Pentenero M, Carrozzo M, Pagano M, et al. Oral acanthosis nigricans, tripe palms and sign of leser-trélat in a patient with gastric adenocarcinoma. *Int J Dermatol* 2004;43:530.

340. Fareau GG, Maldonado M, Oral E, et al. Regression of acanthosis nigricans correlates with disappearance of anti-insulin receptor autoantibodies and achievement of euglycemia in type B insulin resistance syndrome. *Metabolism* 2007;56:670.

341. Bottoni U, Dianzani C, Pranteda G, et al. Florid cutaneous and mucosal papillomatosis with acanthosis nigricans revealing a primary lung cancer. *J Eur Acad Dermatol Venereol* 2000;14:205.

342. Bonnekuh B, Wevers A, Spangenberger H, et al. Keratin patterns of acanthosis nigricans in syndrome-like association with polythelia, polycystic kidneys, and syndactyly. *Arch Dermatol* 1993;129:1177.

343. Brown J, Winkelmann RK. Acanthosis nigricans: a study of 90 cases [review]. *Medicine (Baltimore)* 1968;47:33.

344. Wortsman J, Matsuoka LY, Kupchella CE, et al. Glycosaminoglycan deposition in the acanthosis nigricans lesions of the polycystic ovary syndrome. *Arch Intern Med* 1983;143:1145.

345. Haase I, Hunzelmann N. Activation of epidermal growth factor receptor/ERK signaling correlates with suppressed differentiation in malignant acanthosis nigricans. *J Invest Dermatol* 2002;118:891.

346. Tamraz H, Raffoul M, Kurban M, et al. Confluent and reticulated papillomatosis: clinical and histopathological study of 10 cases from Lebanon. *J Eur Acad Dermatol Venereol* 2013;27:e119.

347. Kesten BM, James HD. Pseudoatrophoderma colli, acanthosis nigricans, and confluent and reticular papillomatosis. *Arch Dermatol* 1957;75:525.

348. Stein JA, Shin HT, Chang MW. Confluent and reticulated papillomatosis associated with tinea versicolor in three siblings. *Pediatr Dermatol* 2005;22:331.

349. Nordby CA, Mitchell AJ. Confluent and reticulated papillomatosis responsive to selenium sulfide. *Int J Dermatol* 1986;25:194.

350. Inalöz HS, Patel GK, Knight AG. Familial confluent and reticulated papillomatosis. *Arch Dermatol* 2002;138:276.

351. Kanitakis J, Zambruno G, Viac J, et al. Involucrin expression in keratinization disorders of the skin—a preliminary study. *Br J Dermatol* 1987;117:479.

352. Harrison SA, Bacon BR. Relation of hemochromatosis with hepatocellular carcinoma: epidemiology, natural history, pathophysiology, screening, treatment, and prevention. *Med Clin North Am* 2005;89:391.

353. Stulberg DL, Clark N, Tovey D. Common hyperpigmentation disorders in adults, part I: diagnostic approach, café au lait macules, diffuse hyperpigmentation, sun exposure, and phototoxic reactions. *Am Fam Physician* 2003;68:1955.

354. Chevrant-Breton J, Simon M, Bourel M, et al. Cutaneous manifestations of idiopathic hemo-chromatosis: study of 100 cases. *Arch Dermatol* 1977;113:161.

355. Hazin R, Abu-Rajab Tamimi TI, Abuzetun JY, et al. Recognizing and treating cutaneous signs of liver disease. *Cleve Clin J Med* 2009;76:599.

356. Perdrup A, Poulsen H. Hemochromatosis and vitiligo. *Arch Dermatol* 1964;90:34.

357. Weintraub LR, Demis DJ, Conrad ME, et al. Iron excretion by the skin: selective localization of iron-59 in epithelial cells. *Am J Pathol* 1965;46:121.

358. Alexander J, Kowdley KV. HFE-associated hereditary hemochromatosis. *Genet Med* 2009;11:307.

359. Brandhagen DJ, Fairbanks VF, Baldus W. Recognition and management of hereditary hemochromatosis. *Am Fam Physician* 2002;65:853.

360. Fletcher LM, Halliday JW. Haemochromatosis: understanding the mechanism of disease and implications for diagnosis and patient management following recent cloning of novel genes involved in iron metabolism. *J Intern Med* 2002;251:181.

361. Pietrangelo A. Hereditary hemochromatosis: pathogenesis, diagnosis, and treatment. *Gastroenterology* 2010;139:393.

362. Philpott CC. Molecular aspects of iron absorption: insights into the role of HFE in hemochromatosis. *Hepatology* 2002;35:993.

363. Leyden JL, Lockshin NA, Kriebel S. The black keratinous cyst: a sign of hemochromatosis. *Arch Dermatol* 1972; 106:379.

364. Shet T, Desai S. Pigmented epidermal cysts. *Am J Dermatopathol* 2001;23:477.

365. Robert P, Zürcher H. Pigmentstudien, I: Mitteilung: Über den einfluss von schwermetallverbindungen, hämin, vitaminen, mikrobiellen toxinen, hormonen und weiteren stoffen auf die dopamelaninbildung in vitro und die pigmentbildung in vivo. *Dermatologica* 1950;100:217.

366. Buckley WR. Localized argyria. *Arch Dermatol* 1963; 88:531.

367. Ocón J, Cabrejas C, Altemir J, et al. Phrynoderma: a rare dermatologic complication of bariatric surgery. *JPEN J Parenter Enteral Nutr* 2012;36:361.

368. Bleasel NR, Stapleton KM, Lee MS, et al. Vitamin A deficiency phrynoderma: due to malabsorption and inadequate diet. *J Am Acad Dermatol* 1999;41:322.

369. Armstrong AW, Setyadi HG, Liu V, et al. Follicular eruption on arms and legs: phrynoderma. *Arch Dermatol* 2008;144:1509.

370. Girard C, Dereure O, Blatière V, et al. Vitamin A deficiency phrynoderma associated with chronic giardiasis. *Pediatr Dermatol* 2006;23:346.

371. Barr DJ, Riley RJ, Green DJ. Bypass phrynoderma: vitamin A deficiency associated with bowel-bypass surgery. *Arch Dermatol* 1984;120:919.

372. Frazier CN, Hu C. Nature and distribution according to age of cutaneous manifestations of vitamin A deficiency. *Arch Dermatol Syph* 1936;33:825.

373. Bessey OA, Wolbach SB. Vitamin A: physiology and pathology. *JAMA* 1938;110:2072.

374. Maronn M, Allen DM, Esterly NB. Phrynoderma: a manifestation of vitamin A deficiency?. The rest of the story. *Pediatr Dermatol* 2005;22:60.

375. MacDonald A, Forsyth A. Nutritional deficiencies and the skin. *Clin Exp Dermatol* 2005;30:388.

376. Hegyi J, Schwartz RA, Hegyi V. Pellagra: dermatitis, dementia, and diarrhea. *Int J Dermatol* 2004;43:1.

377. Lyon VB, Fairley JA. Anticonvulsant-induced pellagra. *J Am Acad Dermatol* 2002;46:597.

378. Kaur S, Goraya JS, Thami GP, et al. Pellagrous dermatitis induced by phenytoin. *Pediatr Dermatol* 2002;19:93.

379. Moore RA, Spies TD, Cooper ZK. Histopathology of the skin in pellagra. *Arch Dermatol Syph* 1942;46:106.

380. Karthikeyan K, Thappa DM. Pellagra and skin. *Int J Dermatol* 2002;41:476.

381. Nogueira A, Duarte AF, Magina S, et al. Pellagra associated with esophageal carcinoma and alcoholism. *Dermatol Online J* 2009;15:8.

382. Dong H, Kerl H, Cerroni L. EMLA(r) cream-induced irritant contact dermatitis. *J Cutan Pathol* 2002;29:190.

383. Baron DN, Dent CE, Harris H, et al. Hereditary pellagralike skin rash with temporary cerebellar ataxia, constant renal aminoaciduria and other bizarre chemical features. *Lancet* 1956;2:421.

384. Patel AB, Prabhu AS. Hartnup disease. *Indian J Dermatol* 2008;53:31.

385. Wan P, Moat S, Anstey A. Pellagra: a review with emphasis on photosensitivity. *Br J Dermatol* 2011;164:1188.

386. Clodi PH, Deutsch E, Niebauer G. Krankheitsbild mit poikilodermieartigen hautveränderungen, aminoacidurie und indolaceturie. *Arch Klin Exp Dermatol* 1964;218:165.

387. Ashurst PJ. Hydroa vacciniforme occurring in association with Hartnup disease. *Br J Dermatol* 1969;81:486.

388. Seyhan ME, Selimoglu MA, Ertekin V, et al. Acrodermatitis enteropathica-like eruptions in a child with Hartnup disease. *Pediatr Dermatol* 2006;23:262.

389. Orbak Z, Ertekin V, Selimog~lu A, et al. Hartnup disease masked by kwashiorkor. *J Health Popul Nutr* 2010;28:413.

390. Cheon CK, Lee BH, Ko JM, et al. Novel mutation in SLC6A19 causing late-onset seizures in Hartnup disorder. *Pediatr Neurol* 2010;42:369.

391. Nozaki J, Dakeishi M, Ohura T, et al. Homozygosity mapping to chromosome 5p15 of a gene responsible for Hartnup disorder. *Biochem Biophys Res Common* 2001;284:255.

392. Tallab TM. Richner-Hanhart syndrome: importance of early diagnosis and early intervention. *J Am Acad Dermatol* 1996;35:857.

393. Viglizzo GM, Occella C, Bleidl D, et al. Richner-Hanhart syndrome (tyrosinemia II): early diagnosis of an incomplete presentation with unusual findings. *Pediatr Dermatol* 2006;23:259.

394. Macsai MS, Schwartz TL, Hinkle D, et al. Tyrosinemia type II: nine cases of ocular signs and symptoms. *Am J Ophthalmol* 2001;132:522.

395. Bouyacoub Y, Zribi H, Azzouz H, et al. Novel and recurrent mutations in the TAT gene in Tunisian families affected with Richner-Hanhart syndrome. *Gene* 2013;529:45.

396. Al-Ratrout JT, Al-Muzian M, Al-Nazer M, et al. Plantar keratoderma: a manifestation of tyrosinemia type II (Richner-Hanhart syndrome). *Ann Saudi Med* 2005;25:422.

397. Shimizu N, Ito M, Ito K, et al. Richner-Hanhart's syndrome: electron microscopic study of the skin lesions. *Arch Dermatol* 1990;126:1342.

398. Zaleski WA, Hill A, Kushniruk W. Skin lesions in tyrosinosis: response to dietary treatment. *Br J Dermatol* 1973;88:335.

第18章

毛囊、汗腺与软骨的炎症性疾病

Michael D. Ioffreda

毛发、皮脂腺、外泌汗腺、顶泌汗腺及指/趾甲均可发生炎症性疾病（如汗腺炎、毛囊炎），一些肿瘤也可以模拟炎症性改变。

毛囊炎症性疾病：毛囊炎

毛囊炎症（毛囊炎）有诸多病因，部分内容已在本书其他部分所提及。毛囊炎的病因有细菌（参见第21章），病毒（如疱疹病毒，参见第25章），包括皮肤癣菌在内的真菌（如头癣、须癣、Majocchi肉芽肿），以及酵母菌（马拉色菌属，参见第23章）。须部假性毛囊炎、项部瘢痕疙瘩性毛囊炎和毛囊闭锁三联征将在第21章讨论，穿通性毛囊炎在第15章中与其他穿通性疾病一起讨论。本章主要讨论痤疮样毛囊炎、脱发和混杂性毛囊疾病。

寻常痤疮

临床概要 寻常痤疮是一种好发于青少年或成年早期，偶尔也可持续到成年晚期（常见于女性）的疾病[1]。其主要累及面部、上背部和胸部，临床表现为两类皮损，即粉刺和炎症性损害，二者都来源于毛囊。粉刺分为闭合性（白头）粉刺和开放性（黑头）粉刺。在闭合性粉刺中，毛囊口的大小大多正常；当毛囊口变宽就会发展成为开放性粉刺。炎症性损害是由破裂的粉刺或临床上不明显的微粉刺演变而来，其中闭合性粉刺较开放性粉刺常见。一旦成熟，炎症性丘疹会变成脓疱或结节，是由增大、扩张的毛囊转变而成。囊肿性痤疮可能会导致严重瘢痕。暴发性痤疮是主要见于青年男性的罕见类型，皮疹迅速变软、溃疡、结痂，最终形成瘢痕[2]。

组织病理 粉刺的形成过程复杂而且目前仍

不是完全清楚，最终形成毛囊漏斗部扩张，毛囊壁变薄。毛囊角质栓由疏松排列的角化细胞和皮脂构成（图18-1）。皮脂是脂质流入毛囊腔并混以微生物构成，组织处理过程中所用的化学溶剂可去除这些脂质。

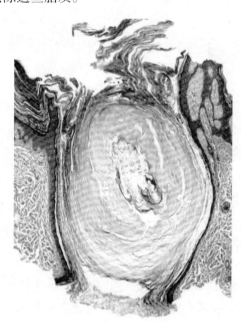

图18-1 开放性痤疮：扩张的毛囊漏斗部，囊壁变薄，塞满角质和皮脂，毛囊口扩张

开放性粉刺和闭合性粉刺都与真皮乳头附近血管周围轻度的单一核细胞炎症反应有关。毛囊壁变薄非常明显，并导致破裂[3]。毛囊内容物释放到真皮中会引起炎症反应，这种炎症反应最初由中性粒细胞，之后由组织细胞和异物巨细胞介导。当毛囊发生浅部破裂，就会形成临床上所见的脓疱（图18-2）；当毛囊破裂发生于深部真皮，就会形成炎性结节（图18-3）。严重的毛囊损伤和炎症反应会导致大的脓肿及瘢痕形成，这种情况见于重型痤疮（囊肿性痤疮和暴发性痤疮）。

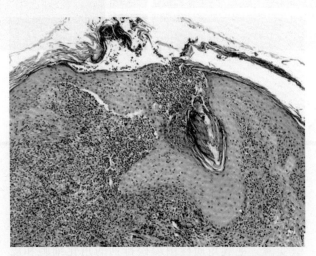

图18-2　寻常痤疮，脓疱：浅表毛囊破裂引起化脓性和肉芽肿性炎症反应，早期皮疹以中性粒细胞浸润为主

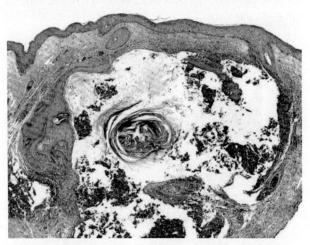

图18-3　寻常痤疮，结节：毛囊呈囊性扩张，伴深部破裂，引起真皮全层的化脓性和肉芽肿性炎症反应

发病机制　数篇综述让我们对痤疮的发病机制有了新的认识[4,5]。寻常痤疮是多因素的疾病，最初需要青春期分泌的性激素释放并且作用于皮脂腺。与痤疮相关的主要因素还包括毛囊过度角化、雄激素、皮脂、痤疮丙酸杆菌和炎症反应。痤疮皮疹的炎症进程十分复杂。炎症过程可能是由皮脂腺脂质在痤疮丙酸杆菌作用下的分解产物引起，或是机体对痤疮丙酸杆菌的免疫反应[6]。

粉刺表现为角化过度，由于细胞间黏性物质增加，使角蛋白结合更加紧密[7]。在超微结构上，粉刺的毛囊角质形成细胞的桥粒和张力丝增多，从而导致角化过度[8]。开放性粉刺（黑头粉刺）的黑色色调可能与位于表面致密填集的角质形成细胞、细菌和细菌产物有关。如果毛囊口不发生扩张，闭合性粉刺的漏斗部毛囊壁很有可能继续

变薄，直至破裂。

有确凿证据表明，皮脂产物的活化与雄激素相关，特别是睾酮和二氢睾酮（DHT）[9]。血液循环中的睾酮在组织中由5α-还原酶转化为作用更强的二氢睾酮。Ⅰ型5α-还原酶主要位于皮脂腺细胞，但也见于表皮、毛囊漏斗部角质形成细胞、真皮乳头细胞、汗腺和成纤维细胞[10]。Ⅰ型5α-还原酶的活性在痤疮好发部位皮脂腺大于痤疮非好发部位，说明不同部位的毛囊皮脂腺单位二氢睾酮产量不同，在痤疮的发生中有着重要作用[11]。

大多数痤疮患者，特别是男性患者，血清中的雄激素水平并不升高，但组织中的雄激素水平上升[12]。有研究表明，女性痤疮患者的血清平均雄激素水平高于非痤疮女性，即使数值均在正常值范围；此外，女性痤疮患者的皮脂腺中Ⅰ型5α-还原酶平均活性增高，但差异并不显著[13]。此研究显示，女性痤疮患者血清雄激素水平升高，可能皮脂腺中产生的二氢睾酮的活性更高。

痤疮患者皮脂产物增多，并且与疾病严重程度相关。异维A酸（13-顺式-维甲酸）的作用主要在于减少皮脂的产生，经过2个月的治疗，可以减少70%皮脂的产生[14]。这些变化在组织学上表现为皮脂腺体积的显著缩小。

在毛囊漏斗部的所有微生物中，只有痤疮丙酸杆菌与痤疮皮疹的发病机制始终相关[15]。不过痤疮皮疹处的痤疮丙酸杆菌的水平并非总是比正常皮肤水平高[16]。机体对该菌的免疫反应可能与痤疮皮疹的炎症反应有关。

鉴别诊断　如果在组织活检中毛囊或是毛囊相关角蛋白并不明显，只是显示中性粒细胞和组织细胞的炎症反应，应考虑感染性疾病。

治疗原则　外用维A酸是寻常痤疮的常用治疗方法，主要作用于早期微粉刺[17]。外用过氧化苯甲酰也具有溶解粉刺和抗菌作用，常与外用抗生素联用。口服抗生素用于患者出现红色丘疹和脓疱时，其中以兼有抗炎性质的四环素类药物最为常用。口服异维A酸用于结节囊肿性或瘢痕性痤疮等严重痤疮患者[18]。

类固醇激素痤疮

临床概要　类固醇激素痤疮是由系统应用、

外用、吸入[19]和鼻部[20]应用类固醇激素引起的毛囊炎。尽管类固醇激素痤疮众所周知，其发病率仍然由于外用药物、癌症治疗方法及器官移植的增多而增高[21]。尽管其他药物可以诱发痤疮样皮疹，类固醇激素痤疮在临床上特征性表现为躯干上部和上肢突然出现的单一性丘疹、脓疱，也可见于面部[22]。粉刺并不明显，由于外用类固醇激素而诱发的潜在皮疹会逐步恶化[23]，只能通过继续外用类固醇激素（躯体依赖）才可控制恶化，皮疹消退后一般不留瘢痕。口周皮炎可能由外用类固醇激素所诱发（见下述"口周皮炎"）。

　　组织病理　不论是局部外用还是系统应用类固醇激素都有共同的组织学特征。尽管类固醇激素痤疮临床上缺少粉刺，但 Hurwitz 认为在组织学上与寻常痤疮类似（图18-4），但病情进展更快[21]。在时间顺序上，约 1mm 大小的肤色丘疹在病理上显示漏斗部海绵水肿、角化过度、毛囊周围水肿、微粉刺形成，漏斗部毛囊壁变薄，有时漏斗部破裂，更常见的是漏斗部扩张，其内充满致密的角化物。而对 2mm 大小或更大的炎性皮疹病理上显示漏斗部破裂、角质形成细胞坏死，周围化脓性或肉芽肿性炎症，可见内有角蛋白碎片的多核巨细胞。可见血管扩张。

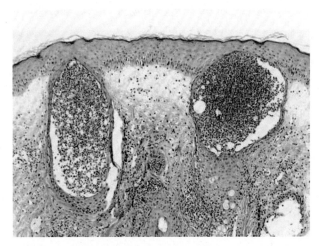

图 18-4　类固醇激素痤疮的脓疱形态单一，与寻常痤疮不易区别

　　发病机制　虽然确切发病机制并不清楚，依据对外用类固醇激素"成瘾性"皮疹分为 3 期[23]：①早期皮疹的改善是由于外用类固醇激素的抗炎作用；②类固醇激素的局部免疫抑制引起细菌增殖；③停用类固醇激素后，继发性细菌增殖再次

加重。除了按照时间顺序的病理学描述，有学者认为类固醇激素痤疮的发病过程与寻常痤疮相反，开始为毛囊炎，之后破裂，最终形成粉刺（继发性粉刺）[24]。一项关于系统应用类固醇激素诱发痤疮的研究发现，80% 的患者（共 125 例）在病变毛囊中都有大量卵形糠秕孢子菌，口服抗真菌药伊曲康唑的疗效优于其他药物[25]。

　　鉴别诊断　需与寻常痤疮和其他类型急性毛囊炎相鉴别。

　　治疗原则　停止口服或是外用类固醇激素可以使皮疹减退，但有可能会引起皮疹的反弹，所以需要逐步减少类固醇激素用量。寻常痤疮的治疗方法同样有益于本病。

口周皮炎

　　临床概要　辨认这些相对常见的面部皮疹十分重要，因为在临床上类似酒渣鼻和脂溢性皮炎，偶尔与红斑狼疮类似。好发人群为欧洲白种女性，年龄为十几岁至中年，临床表现为口周分布的细小毛囊性丘疹，偶见眼周分布（眼周皮炎）[26]。丘疹可以单发、簇集，也可以融合成片，极少瘢痕化。严重患者还会出现针头大小脓疱，唇红周围有 5mm 无皮疹带[22]。一般不伴有显著的毛细血管扩张。该病通常与外用治疗，特别是外用类固醇激素和化妆品，以及吸入和鼻腔内用类固醇激素相关[27]。儿童口周皮炎发生于外用皮质类固醇激素之后，几乎与成年患者一样[28]。

　　儿童肉芽肿性口周皮炎　是一种发生于面部的痤疮样皮疹，类似于肉芽肿性酒渣鼻和儿童口周皮炎，其皮疹有一些鲜明特征[29,30]。该病于 1989 年命名[29]，之后又有其他命名提议，如面部加勒比儿童（黑色人种）皮疹，说明该病好发于儿童（黑色人种）面部[31,32]。儿童肉芽肿性口周皮炎与儿童口周皮炎及寻常痤疮的区别还有只发生于青春期前健康儿童、缺乏脓疱和口周无皮疹区。临床上皮疹可呈肤色、色素减退或黄红色，较小（1～3mm），形态单一，好发于口周、鼻周和眶周。皮疹无症状，并且有自限性，但也可以持续几年，愈后一般不留痕迹，除了少数患者愈后留有小的凹陷性瘢痕[33]。尚有发生于面部以外，以及泛发性皮疹的病例报道[33]。

组织病理　有学者认为口周皮炎是酒渣鼻的变异类型，两者病理上并不容易区别[34,35]，而另有学者认为两者属于不同疾病[36,37]，只是组织学上有部分重叠。2002 年关于酒渣鼻的临床分类中因为证据不足，其中并无类固醇激素痤疮或口周皮炎亚型[37]。

口周皮炎的病理已有报道[36]。完全成熟的皮疹在病理上表现为毛囊漏斗部海绵水肿，伴单个核细胞外渗（图 18-5），邻近病变毛囊的表皮有时候会出现类似变化。表皮显示轻微棘层增厚和角化不全，特别是在毛囊口附近。毛囊周围真皮显示血管周围淋巴组织细胞浸润，极少数情况下以浆细胞浸润为主。未充分发育的皮疹仅表现为真皮炎症。皮疹缺乏真皮水肿和毛细血管扩张等酒渣鼻的特点，而以显著性表皮改变为主。急性毛囊炎并不常见。

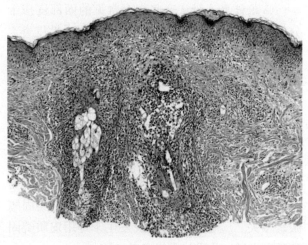

图 18-5　口周皮炎毛囊周围单个核细胞炎症反应，伴毛囊漏斗部海绵水肿和淋巴细胞外渗

儿童肉芽肿性口周皮炎的皮疹常与肉芽肿性酒渣鼻类似，毛囊周围非干酪样肉芽肿及巨细胞浸润[29,33]。其他特征包括表皮改变如轻度角化过度及海绵形成，真皮轻至中度的淋巴细胞和组织细胞围绕血管和毛囊周围浸润。肉芽肿成分变化不一，有时完全缺乏肉芽肿结构或毛囊受累。有些病例出现局部毛囊破裂，以及对释放物产生的炎症反应[29]。真菌和分枝杆菌的特殊染色均为阴性[33]。

发病机制　口周皮炎有多种病因，包括念珠菌、细菌（特别是梭形菌群）、蠕形螨、刺激性或是过敏性接触物（包括化妆品及含氟牙膏）、

激素（包括避孕药）、外用类固醇激素、情绪及系统情况。一项澳大利亚研究发现，粉底与润肤霜和晚霜同时使用会增加口周皮炎的发生风险[38]。

儿童肉芽肿性口周皮炎病因并不明确，部分病例与外源性接触物有关，报道的病因多种多样，包括外用含氟类固醇激素[33]。

鉴别诊断　组织病理与酒渣鼻类似，但常缺乏真皮水肿和毛细血管扩张等酒渣鼻的特征。

治疗原则　首先是发现并且避免刺激物，特别是外用制剂。可以外用及口服抗生素，特别是四环素类抗生素。

酒渣鼻

临床概要　酒渣鼻是一种痤疮样炎症性疾病，好发于 30 岁以上患者的面部[39]。临床特征是在红斑的基础上散在毛细血管扩张、丘疹，偶有脓疱（图 18-6）。一般累及鼻部、面颊、眉间及下巴，皮疹多为对称分布，偶有单侧分布或局限性分布。病情严重时，皮疹可扩散至颈部，偶见泛发。鼻赘，即鼻部软组织球形肥大，是一种仅见于男性的晚期并发症。眼部损害，特别是睑缘炎和结膜炎，临床上在酒渣鼻很常见，5% 的患者会发展成疼痛性角膜炎[40]。酒渣鼻可导致面部持续性淋巴水肿。

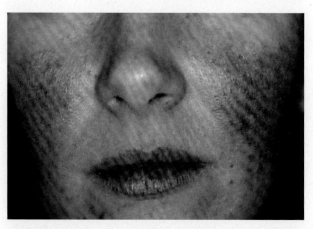

图 18-6　酒渣鼻：在毛细血管扩张基础上散在分布红斑、丘疹，面部呈现"潮红"外观

酒渣鼻最新的临床分型方案中分为 4 型：红斑毛细血管扩张型、丘疹脓疱型、肥大型和眼型[37,41]。

组织病理　所有病例均有真皮中上部血管扩张伴血管周围及毛囊周围淋巴组织细胞炎症（偶有浆细胞）（图 18-7）。淋巴管扩张常见，有时

十分明显。毛囊轻度受累时，漏斗部海绵水肿和淋巴细胞外渗，广泛毛囊受累时，中性粒细胞聚集导致浅表脓疱。与临床表现对应，不同病例可能有不同的病理改变，包括真皮内淋巴细胞呈小结节状聚集[42]。

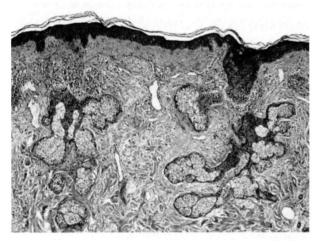

图 18-7　酒渣鼻：毳毛毛囊及部分血管周围散在淋巴细胞炎症反应，并见毛细血管扩张和日光性弹性纤维变性

肉芽肿性浸润见于 10% 的酒渣鼻患者[42]（图18-8），其中 10% 的患者可见干酪样坏死[43]。肉芽肿性酒渣鼻在组织学上可以类似分枝杆菌感染，上皮样组织细胞形成结核样结构（也见于颜面播散性粟粒性狼疮）。这些病例需要做其他的检查，如组织培养。少见情况下，组织病理类似皮肤结节病。从破裂毛囊溢出的内容物周围可见异物多核巨细胞聚集。

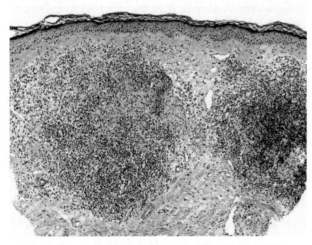

图 18-8　肉芽肿性酒渣鼻：以组织细胞为主的致密的浸润形成肉芽肿，可见毛细血管扩张

经典型鼻赘期酒渣鼻在病理上表现为充分

发展的酒渣鼻组织学特征，除了显著的皮脂腺增生[44]，还有皮脂腺导管扩张，充满角质和皮脂。同一研究发现，严重鼻赘期酒渣鼻组织病理表现为显著的真皮增厚伴有真皮胶原纤维硬化并有大量黏蛋白、毛囊皮脂腺结构缺如、轻度的炎症和毛细血管扩张[44]。XIIIa 因子染色在间质中可见梭形细胞和"奇异"细胞，需要强调的是严重鼻赘期酒渣鼻的组织病理和由慢性下肢淋巴水肿引起的象皮肿类似。

发病机制　虽然酒渣鼻的发病原因众所周知，但发病机制至今未明。酒渣鼻是一种多因素的疾病，其中光损伤是一种持续因素。酒渣鼻与皮脂分泌增多无关。Dahl 提出血管扩张引起真皮水肿，继而促进炎症，最终导致酒渣鼻后遗症[45]。这种情况下，血流增加引起的面部皮温升高会使细菌和（或）蠕形螨改变它们的生物学行为，并改变皮肤角质形成细胞和其他皮肤细胞的酶活性，从而引起代谢改变并诱发炎症。

蠕形螨的作用已经争论了几十年。有报道认为，酒渣鼻与标本中的螨虫有明显相关性[46,47]，但其他研究并不支持这一观点[48]。虽然蠕形螨是否是酒渣鼻的根本原因还有待商榷，但螨虫可能是疾病加重的重要辅助因素[47]。

与胃肠道幽门螺杆菌感染的关系也是研究的热点。有研究显示，部分酒渣鼻患者有胃肠道症状，这些酒渣鼻患者幽门螺杆菌阳性率为 88%，而对照组（非溃疡性消化不良但无酒渣鼻）幽门螺杆菌阳性率为 65%[49]。此外，经过 1 周的抗幽门螺杆菌治疗（包括口服甲硝唑、奥美拉唑、克拉霉素，以及局部口腔应用甲硝唑），2～4 周后，酒渣鼻的症状得到显著改善或消失[50]，但是在皮肤上却检测不出幽门螺杆菌。引起面部潮红的发病机制包括幽门螺杆菌可以分泌出血管扩张因子（如一氧化氮、胃泌素）和炎症细胞因子（如组织坏死因子 α 和 IL-8）[51]。虽然如此，但是幽门螺杆菌与酒渣鼻的确切关系目前尚不明了。

鉴别诊断　口周皮炎在组织病理上与酒渣鼻类似。具有明显肉芽肿成分的皮损，需与感染进行鉴别。

治疗原则　首要因素是避免诱发面部潮红的因素，如日晒。可以选用外用抗生素、磺胺类制剂和壬二酸[52]。四环素类药物用于脓疱性皮疹。

蠕形螨病

临床概要 蠕形螨病是由于蠕形螨属螨虫引起的一种皮肤病。尽管对蠕形螨在人类皮肤病的作用研究已逾 65 年之久，但是问题仍没有解决。抛开在酒渣鼻的争议，蠕形螨与类似酒渣鼻的毛囊性皮肤病有关，尽管具有一些独特表现被认为是一种独立疾病[53]。蠕形螨病至少可分为 3 种临床类型[53]：第一型为毛囊性糠疹，特征为面部红斑伴细小毛囊角质栓和鳞屑，形如"肉豆蔻碎粒"或砂纸样外观。该型多见于女性，伴有瘙痒和灼热感。第二型为酒渣鼻样蠕形螨病，临床上类似酒渣鼻，皮疹以丘疹和脓疱为主。与酒渣鼻不同，酒渣鼻样蠕形螨病会出现毛囊鳞屑、起病骤然、进展迅速，以及没有面部潮红病史。该病眼睑可被累及（蠕形螨性睑缘炎），一般健康状况不佳，如患有糖尿病[53]。最后一型是重型蠕形螨病，临床上类似肉芽肿性酒渣鼻。这些临床分型呈病谱性，其临床表现根据蠕形螨感染的程度和时间、发病年龄、一般健康状况而异[53]。蠕形螨可能在非经典表现如面部红斑伴瘙痒和非特异性痤疮样皮疹的发病机制中起着重要作用[54]。

蠕形螨是哺乳动物毛囊皮脂腺单位的专性寄生虫，可以无症状定植[55]。在人类寄生的螨虫种类主要是毛囊蠕形螨和皮脂蠕形螨。前者体形长，寄生于毛囊漏斗部，几乎仅见于面部[56,57]。皮脂蠕形螨体型小，仅寄生于躯干和面部的皮脂腺中[56,57]。

蠕形螨病分为原发性和继发性，后者继发于患病皮肤[58]。原发性蠕形螨病发生于正常皮肤，由毛囊蠕形螨引起，皮疹好发于面部 T 区（累及 8%～15% 的面部皮肤）。继发性蠕形螨病是由皮脂蠕形螨引起，常对称性发生于双侧颧部区域，累及 30%～40% 的面部皮肤。该病还有其他明显特征，如发生红斑、瘙痒及有季节性[58]。

有研究做连续切片发现，10% 的组织活检及 12% 的毛囊均可检出蠕形螨[56]。该病的发病率随年龄增长而增加，男性好发。在另一项研究中发现，毛囊中蠕形螨的存在和组织学上的毛囊炎存在非逻辑关联[57]。在 42% 的炎症性毛囊和 10% 的非炎症性毛囊中可以检出蠕形螨，83% 的含有蠕形螨的毛囊会有炎症反应。蠕形螨优先选择炎性毛囊寄居，显示两者存在相关性，但不是因果关系。

另外的证据是骤然出现的面部皮疹，以及检出大量蠕形螨，同时按酒渣鼻治疗无效，但抗螨虫治疗有效，药物包括克罗米通、伊维菌素和苄氯菊酯[59]。

有学者认为，蠕形螨只有在数量巨大时才有致病性[59]，但患者的一般健康状况也很重要，如免疫缺陷性儿童[60]、HIV 感染及艾滋病患者，后者皮疹可以累及颈部、躯干上部和四肢[61]。有研究表明，蠕形螨病可以流行于免疫正常的成人[46]，也见于免疫正常的儿童[62]。此时需要免疫反应的相互作用，包括淋巴细胞的亚型和活性，免疫复合物的循环浓度[63]。

人蠕形螨性脱发可能是一种真正存在的疾病，特征为脱发、红斑、鳞屑，以及在受累毛囊中检出大量蠕形螨[64]。该病类似于犬蠕形螨病，苄氯菊酯可有效治愈。蠕形螨可以引起难治性的头皮毛囊炎[65]。

组织病理 诊断依据临床症状、用 40%KOH 检查鳞屑[66]，以及标准化皮肤表面活检（SSSB），此法应用氰基丙烯酸胶对皮肤角质层和毛囊内容物进行检查[67]。KOH 检查于低倍镜下检出 5 只及 5 只以上螨虫或是 SSSB 法超过 5/cm^2 才具有临床意义。

毛囊丘疹活组织检查显示血管周围淋巴细胞浸润及弥漫性真皮淋巴细胞浸润，但不伴有肉芽肿形成[53]。毛囊漏斗部和毛囊皮脂腺单位可见大量蠕形螨，可能与毛囊漏斗部脓疱有关。酒渣鼻样蠕形螨病活组织检查显示（图 18-9）毛囊周围淋巴组织细胞浸润，常伴有中性粒细胞和含有多核巨细胞的肉芽肿性炎症反应[53,68]。螨虫可以存在于真皮炎症中。严重蠕形螨病活组织检查显示伴中央坏死（干酪样）与异物多核巨细胞的肉芽肿反应。

发病机制 蠕形螨相关的疾病发病机制可能与以下因素相关：①反应性表皮增生及过度角化导致毛囊和皮脂腺导管阻塞；②蠕形螨作为细菌载体；③蠕形螨诱发异物反应；④蠕形螨及其代谢产物诱发的宿主免疫[55]。某些螨虫抗原可以诱发迟发型超敏反应[47]。有文章显示，一种由螨虫衍生的脂肪酶可以诱导血清甘油三酯转化成脂肪酸，产生一种刺激反应[69]。

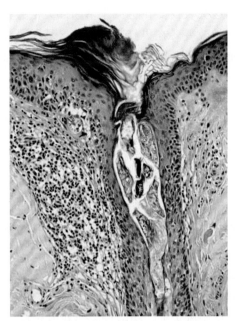

图 18-9　蠕形螨病：毛囊漏斗部可见数条蠕形螨，并有毛囊周围淋巴组织细胞炎症

左侧毛囊上皮与表皮连接处，一条蠕形螨似乎穿过真皮

鉴别诊断　酒渣鼻活组织检查通常会检出病原菌。是否是蠕形螨相关性皮肤病取决于蠕形螨是否是真正致病原，因为蠕形螨常寄生于毛囊内，尤其是头皮。

治疗原则　定期使用克罗米通或苄氯菊酯乳清洗面部，或口服伊维菌素，或甲硝唑以控制螨虫数量。

颜面播散性粟粒性狼疮

临床概要　有学者认为颜面播散性粟粒性狼疮（簇状痤疮）是酒渣鼻的肉芽肿性变异，而另有学者认为该病是一种独特的酒渣鼻样综合征[70]。临床表现具有特点，为散在肉色或是微红色丘疹，孤立或成簇分布，好发于眼睑及上唇等非酒渣鼻好发的部位[71,72]。没有酒渣鼻样的红斑和毛细血管扩张。丘疹持续存在 12 ～ 24 个月，对酒渣鼻治疗抵抗，偶能自愈。不常见的临床表现是腋部皮疹[73]，出现在红斑狼疮妊娠期患者[74]。有研究组提议可命名为"面部特发性肉芽肿伴退行性演化"（facial idiopathic granulomas with regressive evolution，F.I.GU.R.E）[75]。

组织病理　皮疹中央处活组织检查可以展示出典型皮肤组织学特征。中央一般大面积干酪样坏死，

周围绕以上皮样组织细胞及少量多核巨细胞，伴有稀疏的淋巴细胞，形成"结核结节"（图 18-10）。

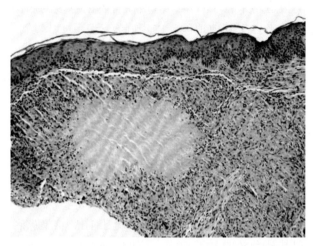

图 18-10　颜面播散性粟粒性狼疮：中央为干酪样坏死，周围包绕着上皮样组织细胞和淋巴细胞，形成类似结核分枝杆菌感染的"结核结节"

有研究显示，该组织学特征仅见于少数患者的成熟皮疹，将早期皮疹、成熟皮疹和晚期皮疹的病理特征分开描述[76,77]。在早期发展的皮疹显示血管和毛囊周围淋巴细胞和一些组织细胞。充分发展的皮疹病理上表现为结节病样肉芽肿（第一期），有时伴有脓肿（第二期），或围绕干酪样坏死（第三期）。肉芽肿可在毛囊周围，累及一根或多根毛发，有时毛囊"破裂"伴有中性粒细胞反应。肉芽肿可以紧凑或是疏松排列，可以累及真皮上部或下部，可以紧贴表皮。晚期皮疹表现为散在淋巴细胞、组织细胞和中性粒细胞，毛囊周围纤维化。另一些特征包括毛囊扩张、角化过度，有时伴毛囊角质栓和色素失禁[76]。

虽然组织学上类似，但是没有直接证据表明该病与结核病相关，包括应用 PCR 检测结核杆菌特异性 DNA[78]。

鉴别诊断　组织学上与皮肤结核很难鉴别。

治疗原则　该病较难治疗，可能在数年后自愈。四环素类抗生素为主要治疗方法，有报道显示难治性病例应用其他方法治疗[79]。

嗜酸性脓疱性毛囊炎

临床概要　嗜酸性脓疱性毛囊炎（EPF）最初由 Ofuji 在免疫正常的日本患者中发现，临床表现

为瘙痒性毛囊性丘疹和脓疱，排列成弧形斑块，中央可自愈并呈离心性扩展[80-82]。尽管大部分病例报道均来自于日本，但现在有越来越多的病例报道来自于其他地区。皮疹好发于脂溢性区域，如面部、躯干和上肢，以及掌跖无毛囊区域[83]。患者也可见外周血白细胞和嗜酸性粒细胞中等量增高。该病常在数月至数年内自愈。并有儿童[84]甚至新生儿发病的[85]报道，该型主要累及头皮，如有报道显示成年人头皮瘢痕性脱发患者[86]。虽然该病病因未明，但有报道药物可以诱发该病[87]。此病还可以合并痣样基底细胞癌综合征[88]、丙型肝炎[89]和其他感染[90]。

有类似组织学的皮疹还可见于 HIV 感染患者和其他免疫缺陷疾病[91]，如骨髓增生异常综合征[92]、非霍奇金淋巴瘤[93]、B 细胞慢性淋巴细胞白血病[94]、真性红细胞增多症[95]、骨髓移植后[96]，以及自体外周血干细胞移植后[97]。并没有足够证据能够区分 Ofuji 描述的该病与 HIV 相关性疾病，两者分别命名为嗜酸性毛囊炎和 HIV 相关性嗜酸性毛囊炎[91]。另一种分类方法分为经典型、婴儿相关型和免疫缺陷相关型（主要是 HIV 感染）[81]。HIV 感染患者皮疹为风团样丘疹，脓疱较少，白细胞增多并不常见[98]。最常见于面部、头皮和躯干上部，常见表皮剥脱。

组织病理　Ofuji 病镜下见外溢的嗜酸性粒细胞进入水肿的毛囊漏斗部及相邻皮脂腺周围，最终形成嗜酸性微脓疱（图 18-11）[86,99]。与受累毛囊毗邻的表皮可见淋巴细胞和嗜酸性粒细胞浸润，嗜酸性粒细胞可以聚集在角层下或真皮内形成小

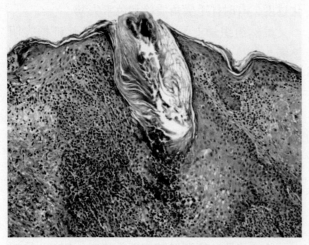

图 18-11　嗜酸性脓疱性毛囊炎：嗜酸性粒细胞和淋巴细胞围绕并浸润毛囊，形成毛囊内嗜酸性微脓肿

脓疱；这些表皮变化也见于掌跖部无毛囊区皮疹的组织学改变。在更红肿的皮疹区域，可见中性粒细胞。真皮中淋巴细胞和较多嗜酸性粒细胞在血管周围和间质浸润，有时也可在小汗腺周围浸润。有报道显示，该病可伴毛囊黏蛋白沉积症[100]。

一项选取 50 例 HIV 感染患者 52 处活检组织标本的研究描述了 HIV 相关性嗜酸性毛囊炎的组织学特征[98]。毛囊周围和毛囊内的淋巴细胞和嗜酸性粒细胞聚积在毛囊峡部，并可累及皮脂腺导管。毛囊上皮可见海绵水肿。嗜酸性粒细胞和淋巴细胞可见在毛发周围管状聚积，中性粒细胞罕见。在早期皮疹，主要是以淋巴细胞浸润为主，并分布于毛囊周围和间质中。随着疾病进展，毛囊和毛囊周围炎症加重而真皮炎症减轻。不常见的表现还有皮脂腺炎症、嗜酸性脓疱和毛囊破裂[98]。有时可见大量嗜酸性粒细胞浸润脱颗粒和火焰征，类似 Wells 综合征；有时可见少量巨噬细胞；有时可在炎症区域外检测出细菌、酵母菌或蠕形螨。该病剧烈瘙痒，常继发表皮剥脱。

HIV 感染患者化脓性毛囊炎和 HIV 相关的嗜酸性毛囊炎的鉴别要点已描述，HIV 感染患者化脓性毛囊炎常以中性粒细胞和巨噬细胞浸润为主，炎症反应中可检出病原微生物，受累毛囊破裂。组织学上毛囊横切片比纵切片诊断敏感度更强，可以更好地显现出 HIV 相关性嗜酸性毛囊炎的组织病理特征[101]。

发病机制　EPF 病因未明。该病在日本高发并不能用 HLA 模式解释，同胞兄弟在新生儿期同患该病则提示该病具有遗传倾向或可能是感染所致[102]。

EPF 血管周围浸润的淋巴细胞主要是 T 淋巴细胞，伴有一些 CD68[+] 髓单核细胞，并且大多数嗜酸性粒细胞的嗜酸性粒细胞阳离子蛋白阳性[103]。类胰酶蛋白阳性、胃促胰酶阴性的肥大细胞中度增多，主要出现在毛囊和皮脂腺周围，该型肥大细胞主要见于肺部和小肠[99]。

在另一项三例 EPF 患者的研究中，经过吲哚美辛的有效治疗前后，检测患者血清干扰素 -γ、IL-2、IL-4 和 IL-6 水平[104]，发现 EPF 患者血清 IL-4 水平升高，治疗后并未变化，疾病缓解后血清干扰素 -γ 水平升高。

超微结构下，EPF 皮疹表现为漏斗部脓肿，

外毛根鞘角质形成细胞棘层松解，桥粒断开伴有微绒毛形成，部分含有皮脂脂滴[105]。同时可见T淋巴细胞和郎格汉斯细胞。

鉴别诊断　在鉴别诊断中，嗜酸性毛囊性脓疱可见于新生儿中毒性红斑，表皮内嗜酸性水疱可见于肢端脓疱病和色素失调症的水疱期。但这些疾病的临床表现和EPF的表现有很大差异，尽管婴儿期EPF和婴儿肢端脓疱病被认为可能是一种疾病的不同表现[106]。同样的嗜酸性脓疱性皮疹被认为与皮肤癣菌引起的真菌感染相关[107]。有时须与毛囊中心性节肢动物叮咬相鉴别。

治疗原则　Ofuji嗜酸性脓疱性毛囊炎治疗首选系统应用类固醇激素或氨苯砜。HIV相关性嗜酸性毛囊炎的治疗包括外用类固醇激素、抗组胺药物、光疗、伊曲康唑、外用苄氯菊酯和异维A酸[22]。

毛囊黏蛋白病和黏蛋白性脱发

临床概要　毛囊黏蛋白病临床表现为成群的红斑、丘疹和（或）斑块，可显著硬化或呈结节状，组织学上为黏蛋白沉积在毛囊（图18-12）[108]。该病分为2型：原发型（特发型）和继发型。原发型病史较短并且病程良性。继发型病史可以与多种良性和恶性疾病有关，包括淋巴瘤，其中主要是蕈样肉芽肿。蕈样肉芽肿的变异型－毛囊蕈样肉芽肿可能和毛囊黏蛋白病相关或无关[109,110]。

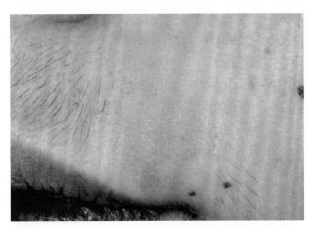

图18-12　毛囊黏蛋白病和黏蛋白性脱发：在青春期男童的圆形轻微隆起的粉色斑块，此处毛发粗糙，临床表现为脱发

原发型好发于儿童或是青年人，可在数月内自愈（急性良性型）或数年内自愈（慢性良性型）。该病好发于头颈，但也可以播散。继发型容易形成更广泛的斑块，好发于成年人。

继发型与其他淋巴增生性疾病相关，包括霍奇金病[111,112]、皮肤B细胞淋巴瘤[113]、急性髓性白血病[114]、慢性淋巴细胞白血病[112]、皮肤T细胞淋巴瘤伴汗管淋巴样增生[115]，以及一些炎症性皮肤病，如慢性盘状红斑狼疮[116]、血管淋巴样增生、斑秃（AA）[117]、嗜酸性脓疱性毛囊炎[100]、棘细胞水肿性皮炎、线状苔藓、节肢动物叮咬、结节病、肺出血肾炎综合征[118]、麻风[119]，以及增生性疾病，如疣[118]、色素痣和舌鳞状细胞癌[120]。诸多疾病与毛囊黏蛋白产物相关，说明该病是一种非特异的反应模式。

组织病理　可否将原发型和继发型区别开来仍有争议。最初认为组织病理提示预后有意义[121]。之后又有研究者提出良性型可以发生向淋巴瘤型转化[122]，但也有学者持有异议[118]。1989年，一项关于59例患者的研究表明，不论临床还是组织病理上都不易预测该病的最终结局[111]。

研究表明，40岁以上泛发性毛囊黏蛋白病患者患蕈样肉芽肿或Sézary综合征的风险增高[118]，尽管Cerroni等[122]声明区别淋巴瘤相关的毛囊黏蛋白病和特发性的标准并无实际意义。一项长期（中位数是10年）随访研究中，7例超过40年病史的原发型毛囊黏蛋白病患者最终没有进展成皮肤T细胞淋巴瘤，尽管其中5例患者出现T细胞克隆增生[123]。

在1957年，Pinkus等[124]提出黏蛋白性脱发的诊断，该病是毛囊黏蛋白增多影响终毛区域引起脱发（图18-13）。该病可以出现丘疹和斑块，也可

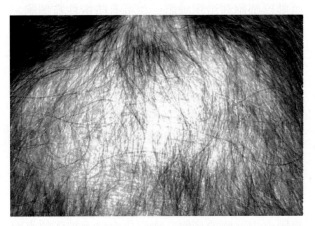

图18-13　黏蛋白性脱发：头皮弥漫性变薄，伴有轻微隆起的鳞屑性斑块。头皮红斑及脱发区域边界不清是其与斑秃的鉴别点

以并不明显，仅表现为脱发。瘢痕主要见于黏蛋白性脱发合并皮肤 T 细胞淋巴瘤。另有学者提出黏蛋白性脱发只是蕈样肉芽肿的一种类型[125]，但是 LeBoit 等[126]提出由于对黏蛋白性脱发的认识不一致，分类仍有争议。

组织病理　外毛根鞘和皮脂腺上皮出现网状上皮变性，有时发展为更广泛的空泡化，主要见于黏蛋白沉积处（图 18-14）。偶可检测出微量黏液，可能是因为黏蛋白在制片过程中被水溶性物质去除。沉积的黏蛋白是一种酸性黏多糖，pH 3.0 甲苯胺蓝染色阳性，同时酸性 pH 时阿新兰染色也阳性。黏蛋白可以被透明质酸酶分解，说明黏蛋白主要是一种透明质酸。胶体铁染色有时也用于检测。

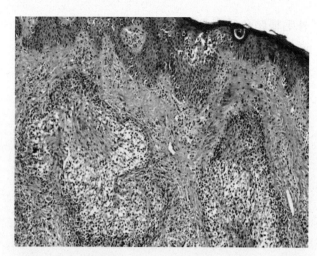

图 18-15　毛囊黏蛋白病合并亲毛囊蕈样肉芽肿。除了毛囊黏蛋白病的改变之外，尚见大量淋巴细胞亲毛囊。同样可见大的淋巴细胞亲表皮

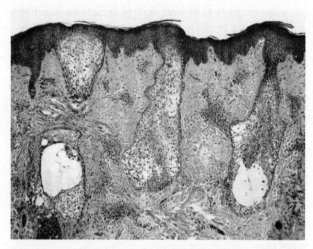

图 18-14　毛囊黏蛋白病：数处毛囊外毛根鞘上皮显示网状变性伴空腔区域。细胞间可见蓝染的黏液

炎症位于血管和毛囊周围，炎症细胞主要是淋巴细胞和组织细胞，也可有嗜酸性粒细胞。炎症细胞可以外溢到毛囊漏斗部的外毛根鞘和皮脂腺上皮。虽然某一个病理标准不能绝对用于诊断毛囊黏蛋白病的亚型（原发型或继发型），但与淋巴瘤相关的皮疹特点包括毛囊周围致密浸润、明显亲毛囊性、异型淋巴细胞呈致密带状浸润、亲表皮、以 CD4+ 淋巴细胞为主（相对于等量 CD4+ 与 CD8+ 细胞）及克隆性基因重排（图 18-15）[127,128]。

发病机制　电子显微镜下显示黏蛋白是外毛根鞘上皮细胞的产物。细胞质内显著扩张的表面粗糙的内质网包含细小、颗粒状细丝状物质，这些物质被分泌到细胞间隙[129]。

鉴别诊断　判断毛囊黏蛋白病是原发的、偶发的，还是继发的是一种挑战。结合临床表现至关重要。

治疗原则　虽然原发型毛囊黏蛋白病具有自愈性，但是外用或系统性应用类固醇激素仍为一线治疗方法。而继发型毛囊黏蛋白病需要治疗相关疾病。

毛发角化病

临床概要　该病常见于上肢、股外侧和臀部。表现为角化性毛囊性丘疹，有时周围绕以红斑，通常并无症状。毛发角化病可以合并寻常性鱼鳞病[130]，更常见于特应性皮炎患者。

类似皮疹见于其他的一些红斑角化性疾病。红色毛发角化病是一种临床上累及更广泛皮肤，且红斑更明显的疾病亚型[131]。萎缩性毛发角化病代表一种谱系改变，包括脱发性棘状毛囊角化病[132,133]，受累毛囊逐渐萎缩、破坏，有时伴有头皮瘢痕性脱发。

组织病理　毛囊口和毛囊漏斗上部扩张，充填正角化角质栓（图 18-16）。角质栓内可见扭曲的毛干，邻近真皮内可见血管周围轻度单个核细胞浸润。

发病机制　遗传因素起到一定作用。泛发性毛发角化病患者染色体 18p 缺失，涉及一个位于 18 号染色体短臂上的基因[134]。

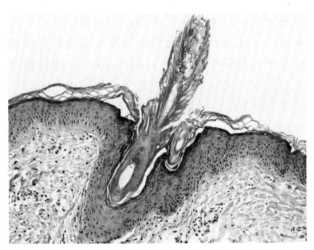

图 18-16　毛发角化病：毛囊被致密的正角化物填塞，突出于皮肤表面

鉴别诊断　类似该病的小棘苔藓[135]在组织学上类似毛发角化病，但是其角质栓更显著地突出于皮肤表面，包含一根或数根毛干。其他类似皮疹还见于维罗非尼治疗后患者[136]、蟾皮病（维生素 A 缺乏，参见第 16 章），后者为角化不全性毛囊角质栓。

治疗原则　毛发角化病的首选治疗方法是外用角质剥脱剂，包括乳酸铵、水杨酸或维 A 酸。临床上伴有红斑的严重病例需要外用糖皮质类固醇激素。

小棘毛壅病

临床概要　小棘毛壅病是相当常见的疾病，临床表现为突出的毛囊性针状物，或是类似于开放性粉刺，或临床上不明显[137]。该病好发于中老年患者面部、鼻部或面颊，也可见于儿童患者[137]，可伴瘙痒。有学者报道了一例合并慢性肾衰竭的泛发性小棘毛壅病患者[138]。

组织病理　受累毛囊显示在扩张的毛囊漏斗部内小毛干残留，有时被包裹在角质鞘内（图 18-17）。其内可含 20 根以上的毛干，经常高出皮肤表面。毛囊周围可见单个核细胞浸润。临床上毛囊角质栓可以用精细的镊子或是粉刺提取器轻易拔出，显微镜下可见一簇毳毛在角质栓内。

发病机制　小棘毛壅病确切病因尚不明确。残存的毛发是正常休止期毛发，提示是正常功能的毛发。其他原因包括毛囊先天性发育不良和一

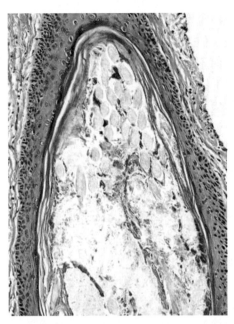

图 18-17　小棘毛壅病：可见含有多个毳毛毛干的扩张毛囊漏斗部。颗粒状蓝色物质显示毛囊内残留细菌

些外部因素，如粉尘、油脂、紫外线、高温和刺激物[137]。毛发残留是因为毛囊漏斗部角化过度，阻碍正常毛囊的脱落。

鉴别诊断　小棘毛壅病临床上类似多发性骨髓瘤的皮肤针刺样外观，但后者的毛囊充满嗜酸性无定形物质，提示其为血清单克隆蛋白，而不是毛干[139]。

治疗原则　用机械方法去除残留的毛干，如镊子、粉刺提取器、蜡、主要针对开放性粉刺的胶粘带。外用角质剥脱剂和维 A 酸可能有效。

毛囊疾病导致的头发减少：脱发

脱发主要是指头发减少，也包括身体其他部位毛发减少，包括斑秃、拔毛癖、休止期脱发和毛发扁平苔藓（LPP）。根据最终是否永久性脱发，脱发可以分为瘢痕性脱发与非瘢痕性脱发。Solomon 在一篇文章中提出了脱发的测量方法[140]。某些同时存在一种以上脱发的患者分类可能较为复杂，如瘢痕性脱发可以出现在雄激素性脱发（AGA）的患者中。

另一些类型的脱发详见本书其他章节，如红斑狼疮（参见第 10 章）、梅毒性脱发（参见第 22 章）、头皮脓肿性穿掘性毛囊周围炎（参见第 21 章）、项部瘢痕疙瘩性毛囊炎（痤疮）（参见第 21 章）

与肿瘤性脱发（参见第 36 章）。虽然毛干疾病引起脱发，但是脱发的诊断更多是依据临床和毛干检查，而不是活组织检查；因此，关于毛干疾病在本章不做讨论，可参见其他文献[141-143]。根据病史、体检及拔发显微镜检查等临床资料容易对脱发做出诊断，因此不需要头皮活组织检查，故也不做讨论；包括术后压力性脱发、颞部三角形脱发和生长期发疏松综合征也不做讨论。

脱发组织学评估总则

头皮活组织检查

脱发的恰当评估需要深达脂肪层的钻孔法或切开法检查。钻孔法在临床上易于操作，适用于大多数头皮活组织检查。普遍认为至少 4mm 环钻才能取得足够的毛囊用于研究。另外，不少文献对于不同类型脱发诊断的定量参数都是基于 4mm 环钻，所以被常规推荐[144]。

钻孔法检查后切片方式一直存在争议：纵向切片，即圆柱状标本被纵向切开，是其他皮肤疾病环钻法取材标本经典的切片方法；水平切片（又称横断面切片），圆柱状的标本被"面包条"一样地切开，该方式被 Headington 所推崇[145]。水平切片能够观察取材标本的所有毛囊（图 18-18），而传统的纵切面切片仅能观察到 10% ~ 15% 的毛囊[145]。皮肤病理专家就哪种切片方法更好尚存在

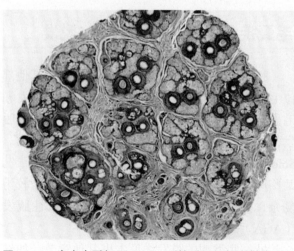

图 18-18　头皮水平切面：4mm 环钻活组织标本做水平切片（又称横断面切片），可见标本中的所有毛囊。在此层面，显示靠近毛囊峡部的整个中部真皮，明显可见毛囊皮脂腺结构排列形成的"毛囊单位"

不同观点。对于推崇纵向切片的皮肤病理学专家来说，一部分专家认为纵向切片可以通过连续切片收集到足够信息，另一部分专家不习惯在横断面上观察毛囊的解剖和病理学结构。横断面切片的一个显著缺点就是无法观察表皮[140]，但当横断面切片被贯穿整个标本，常可见到表皮部分，尽管这些是无关的。

有些学者推荐在患处取两处 4mm 钻孔取材，一处纵向切片，另一处水平切片。后者在取材时被一分为二，一份送常规组织学检查（两份均做横向包埋），另一份做直接免疫荧光检查[146]。在一些非瘢痕性脱发，如休止期脱发或早期雄激素性脱发，组织学变化细微，取材时取两处，一处选取受累的头顶，另一处选取枕部，比较两处标本的组织病理，雄激素源性脱发患者枕部头皮基本正常，而休止期脱发两处基本一致。当然从患者角度来说，更优先选取单处活组织检查[147]。

对于瘢痕性脱发的诊断，推荐选取最近脱发的区域、并且拔发实验阳性，或是炎症区域（临床上表现为红斑）的边缘做 4mm 钻孔取材[148]。如果活组织检查的目的是评估毛发再生长的潜力（预后），那么推荐取材为陈旧区域，即具有"烧毁"样外观的中央区域。2011 年，HoVert 技术被应用于从一处钻孔取标本同时做纵向切片和水平切片，被认为有助于瘢痕性脱发的诊断，特别是毛发扁平苔藓和盘状红斑狼疮[149]。此技术是将一份 4mm 钻孔活组织标本在表皮下 1mm 处横切为两份，制得表皮片，这样便可在纵切面上观察表皮。剩余标本取横断面切片。Tyler 技术同样可以用一处钻孔取标本制作水平切片和纵向切片；标本先被纵行一分为二，其中一半做水平切片[150]。

在过去，连续水平切片需要制作和阅视多张切片，一般需要 12 ~ 20 张[147]。一种比制作水平切片更便捷的方法是将取材组织三等分或四等分，在同一方位用墨水标记每一份组织的一侧，再包埋于一个蜡块中，便可在一张切片中观察到多个显微解剖层面[147]。关于此项技术，笔者个人经验是，虽然方便，但有时候会因为实验室人员在修剪组织片时，为了从所有组织片中取得"好的"切片而丢失一些组织（常为关键组织）。这种情况见于标本包埋在深度稍微不同的蜡块中。

笔者发现一种避免环钻标本丢失组织的方法，

可在表皮表面下大约 1mm 处横切一分为二，然后用墨水染色切缘表面，将两块组织一起包埋，以便染色的表面首先被切，这是一个先前推荐的方法[140,145]。蜡块的深层显示一份组织标本靠近表皮的部分，另一份标本显示的是皮下组织。

理想的横切面钻孔活组织检查法应该使钻孔器平行于毛囊生长方向，以避免毛囊在取材中被横断。结果就是头皮柱形标本的侧面并不与表皮表面完全垂直。考虑到这些，当标本在表皮下 1mm 处被一分为二时，切面需与表皮面呈平行角度（不要垂直于圆柱形组织），从而使每张组织切片中所有毛囊大致处于同一显微解剖层面，这样有利于对它们的解读。因此无论如何，毛囊和毛干在显微镜下显示为卵圆形，而不是圆形。

笔者倾向于无论何时都应该选用水平切片，本章重点讨论此法。头皮横切面活组织检查有以下优点[140]：①可观察到组织标本中的所有毛囊并予以研究；②可以很快对毛发密度和毛囊单位进行评估；③可以准确评估毛囊大小；④容易对不同层面毛囊的病理改变进行评估；⑤有助于活组织检查的定量研究。根据笔者经验，这还是一个灵敏的技术用于检测只有散在毛囊受累的头癣。水平切片对于评估可再生毛囊的数量和预测毛发再生长的预后是一种理想方法。如前所述，水平切片的解读需要对毛囊的显微解剖结构及正常毛囊的生长周期有个全面理解。这些内容在本书第三章和其他文献[140,145,151,152]中都有详述，此处不再重复。

最新的术语包括脱毛期（exogen）——毛囊生长周期中的一个明显的阶段，可能通过蛋白水解机制导致毛干主动脱落[153]，以及空毛期（kenogen）——指经过休止期毛发脱落后的空毛囊[154]，被认为是毛囊新的生长阶段之前一个生理性休眠期。

术语和定义

Solomon 和 Templeton[155] 指出"工作定义"在脱发的镜下评估中"十分重要"，尽管"这些定义随意而存在争论"。虽然不同作者对描述毛囊的定义不同，但以下定义得到公认。终毛的定义源于 Headington[145]，它具有直径 ≥ 0.06mm 的毛干，而毳毛具有直径 ≤ 0.03mm 的毛干。终毛和

毳毛之间被称为中间发（又称未确定发），其发干直径介于 0.03 ～ 0.06mm（图 18-19）。有时需用测微计精确测量毛干直径。实际上即使不做测量，毛囊也可以根据比较毛干大小与内毛根鞘的宽度而分类；毳毛毛干直径应该小于或等于内毛根鞘宽度（图 18-19）。从定性上说，终毛毛球位于皮下脂肪层，而毳毛毛球位于真皮中上部。

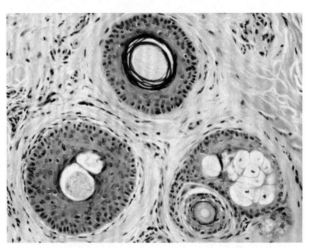

图 18-19 毛发直径的正常变化（水平面）
此图展示的是终毛漏斗部，其毛干直径 ≥ 0.06mm（图上部）。毳毛（图右下）可以通过毛干直径 ≤ 内毛根鞘的宽度（≤ 0.03mm）而识别。中间发（图左下）毛干直径介于以上两者之间

真正的毳毛缺乏黑素，自始至终都很小，然而缩小的毛囊是缩小了尺寸的终毛。它们在组织学上相同，所以在脱发的诊断中不需要对它们进行鉴别；在本章中毳毛这一术语包括真性毳毛和小型终毛。虽然一些学者将中间发与终毛归为一类以便量化，笔者宁愿将中间发与毳毛归为一类，因为它们经常表现为一种逐步向毳毛退化的过渡期毛囊。应用米诺地尔或非那雄胺可以逆转此过程。在漏斗部下部的横断面观察毳毛最佳，可以准确地计算终毛和毳毛毛干的数量，以及终毛/毳毛比值。

在确定休止期头发数量或生长期/休止期比率时，名词休止期实际上包含各阶段的非生长期毛囊，包括休止期、退行期和休止期毛胚单位（图 18-20），因为它们都是代表连续过程的某一阶段：毛囊退化和脱落的不可逆过程。例如，一个退行期毛囊，其在皮下和真皮下部留有上皮细胞柱，常在峡部附近出现一休止期毛发。虽然毳毛也有毛发周期，但只有处于退行期和休止期的终毛大小的毛囊被计入退行期/休止期毛发数量的一部

分。基于以上定义，组织学上休止期的毛发数量与临床上拔发（用带橡胶头的止血钳）所得的数量一致，这种方法不能拔出更小的毳毛[151,156]。

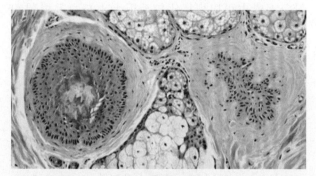

图18-20 正常的休止期毛囊（水平面）

左侧毛囊是一处休止期毛囊，可以根据邻近毛干显著的嗜酸性毛鞘角化而判断。组织学上这种结构与临床上用显微镜观察轻易可移的休止期毛发有关联，即杵状发。右侧是休止期毛胚单位，表现为次级毛芽，这种结构存在于真皮中上部，特征是毛囊上皮呈放射状突起。在纵切面，它有时见于休止期毛囊之下

通过峡部的水平切片是测定休止期、退行期毛发和休止期毛胚单位数量的最佳部位。休止期毛发计数需要在漏斗部水平进行第二次计数以测量终毛和毳毛，因为判断休止期或退行期毛囊主要是根据它们在邻近峡部处的外观，其漏斗部毛干同终毛生长期毛囊看起来相同，换言之，一根直径≥0.06mm的毛干位于毛漏斗管。被内毛根鞘包裹的漏斗部毛干经常因为切片机刀片的原因而丢失。在这种情况下，病理学医生必须依据外毛根鞘口径和空毛管大小推断毛干大小，并获得更精确的数据。

毛囊小型化及向退行期和休止期转化会在皮下组织留有很多坍塌的纤维性毛根鞘（图18-21），又称"石柱"和"纤维带"，见于毛囊微小化时（如雄激素性脱发）或退行期和休止期毛发数量增多时，如休止期脱发和拔毛癖。

正常参数

通过检测头皮活组织标本水平切片而确定的正常参数已在很多文献中发表，主要是基于4mm钻孔取材术。虽然大多数数据来源于对白色人种的研究，但已说明"正常"值的种族差异，当评估头皮活组织检查时必须注意到这些问题。没有脱发的白色人种的头皮一份4mm钻孔活检组织约

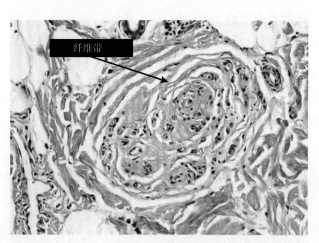

图18-21 纤维带（水平面）：又称石柱，这些坍塌的纤维鞘是毛发曾在皮下组织，并经历毛发微小化或向休止期转化而向上移动的证据。他们由同心性排列的胶原束和大量的毛细血管及增多的肥大细胞构成（经作者允许引自 Elder DE, Elenitsas R, Rubin AI, et al. Atlas and synopsis of Lever's histopathology of the skin, 3rd ed. Philadelphia, PA: Lippincott Williams & Wilkins, 2013.）

含40根毛发，包括20～35根终毛和5～10根毳毛[144,145,156,157]。成人头皮的正常终毛/毳毛是3：1～4：1[145]，最少2：1[158]。另一项研究发现，其正常值为7：1[157]。

非裔美国人的毛发密度显著低于白色人种，4mm钻孔活检组织中平均有18根终毛和3根毳毛[159]，然而毛囊通常体积较大[160]。韩国人的毛发密度显著低于白色人种和黑色人种[161]。

头皮毛囊天然地排列成毛囊单位——发束，形成六角形模块，相互之间被胶原分隔，水平切片的最佳观测部位为邻近峡部的真皮上部（图18-18）[162]。通常在4mm钻孔取材组织中有10～12个毛囊单位[140]，每个毛囊单位通常包含2～5根终毛和0～2根毳毛，伴随皮脂腺和立毛肌[144]。

非瘢痕性脱发

非瘢痕性脱发在临床上表现为毛囊口完好，在病理上表现为毛囊密度正常[163,164]。尽管被归类于"非瘢痕性"脱发，但一些疾病如雄激素性脱发、持久性斑秃和牵拉性脱发会导致不可逆的毛囊丢失。水平切片对非瘢痕性脱发的组织学诊断非常有用，因为生长期/休止期比值和终毛/毳毛比值

对于准确诊断十分关键，特别是弥漫性非瘢痕性脱发的女性患者仅凭临床诊断很难，需要活组织检查协助诊断。在此情况下，可能的诊断包括：①女性型脱发；②急性和慢性休止期脱发；③弥漫性斑秃；④生长期发疏松综合征[165,166]。最常见的非瘢痕性脱发的主要特点见表 18-1。

表 18-1　非瘢痕性脱发（毛囊密度正常）

	临床模式	小型化程度（0-+++）	休止期数量	炎症反应	其他组织学特点
遗传性 / 雄激素性脱发	男性 – 头顶和颞部头发稀疏 女性 – 头顶头发稀疏，保留额部发际线	++	平均 16.8%	淋巴细胞；浅表血管周围（37% 病例）	可出现浅表毛囊周围纤维化
斑秃	圆形脱发斑片，头皮弥漫性脱发（全秃），弥漫性头皮和躯体毛发脱落（普秃）。可见感叹号样发	+++	平均 27%；大于 50% 则支持斑秃	淋巴细胞；毛球周围（"蜂群"）、终毛周围（急性）和毛囊小型化（慢性和复发性）	微小期毛囊，色素管型，色素沉积在纤维束间，母质角质形成细胞内和细胞间水肿
休止期脱发（急性）	头发弥漫性稀疏	无	大于 15%——提示 大于 20%——初步诊断 大于 25%——确定（很少小于 50%）	无	恢复后可以类似正常头皮
休止期脱发（慢性）	头发弥漫性稀疏	无	平均 11%	无	可以类似正常头皮
拔毛癖	斑片或弥漫性。头发长短不一，可见断发	无	升高（大于 15%）	无	扭曲的毛囊结构，空的或撕开的生长期发，毛软化，色素管型，毛球周围出血

斑秃

　　临床概要　斑秃的特征是头皮一处或几处局部区域毛发全部或近乎全部脱落（图 18-22）[167,168]。临床上以红斑为典型表现的炎症并不明显，保留毛囊开口，这可以作为评定为非瘢痕性脱发的一个特征。受累活动性区域可见脱发及一些短而断裂的发干，包括特征性的"惊叹号"发。累及全部头皮（全秃）可以突然发生或呈持久性进行性发展病程。全部或几乎全部的体毛脱落（普秃）有时也会发生。眉毛和睫毛也可被累及，甲表面可见排列整齐的凹点。大多数患者局限发病，可自行缓解。另一些患者持久发病，少数患者永久性的脱发。"关于斑秃发展唯一可预测的事情就是无法预测[169]"，意味着无法预测哪些患者是具有自限性的局限性疾病，哪些患者是复发性、慢性、严重性疾病。

　　组织病理　该病病理特征是毛球周围淋巴细胞炎症（"蜂群样"），累及生长期（图 18-23）或早期退行期毛囊（图 18-24）。炎症可致生长期毛囊向退行期过早转化，因此退行期和休止期毛发

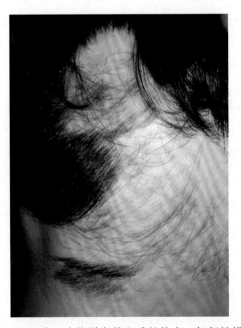

图 18-22　斑秃：片状脱发是斑秃的特点，匐行性模式。尽管有时可见显微镜下淋巴细胞浸润，脱发区域缺乏红斑等炎症累及的临床证据

数量明显，接近 100%（图 18-25）[170]。毛囊可进入持久的休止期阶段，此时毛干早已脱落，表现

为休止期毛胚单位[170]。当毛囊进入退行期，淋巴细胞浸润可在毛囊退化后残留的上皮索周围持续存在，也可在纤维束间或周围（图 18-24）。休止期毛囊周围轻微或者无炎症。

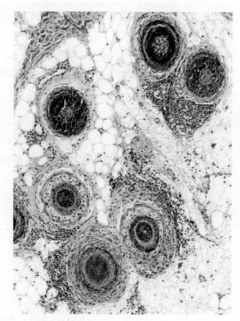

图 18-23　斑秃（水平面）：典型的毛球周围淋巴细胞浸润，类似于"蜂群"

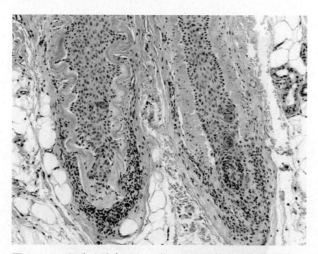

图 18-24　斑秃（垂直面）：淋巴细胞围绕着退行期毛囊，具有特征嗜酸性"玻璃状"膜，毛干缺失

淋巴细胞也可在生长期毛囊上皮基质中稀疏浸润，诱发基质细胞损伤，包括细胞内和细胞间水肿、细胞坏死和微泡形成。最早期表现之一是基质上方毛球中央的毛球角质形成细胞失去结构的完整性，以及毛球皱缩形成棒状[171]。作为毛球黑素细胞和角质形成细胞损伤的结果，色素管型（黑素成团块状出现）可见于真皮乳头、微小化和退行期的毛囊与毛囊上皮和纤维束内[158,172]。色素

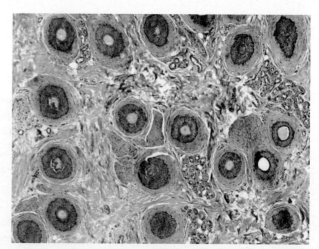

图 18-25　斑秃（水平面）：在亚急性斑秃中，生长期终毛毛囊被炎症累及后会向休止期转化。此时活组织检查会显示接近 100% 的休止期终毛

管型常见于拔毛癖患者；它们出现在斑秃中的一种解释是表明毛发受到了外力作用[35]。色素管型也出现在术后压力性脱发，使得一些学者假设术后压力性脱发患者毛囊突然从生长期向退行期转变，类似于拔毛癖和斑秃[173]。

炎症侵袭可导致异形毛囊和毛干。受到部分损伤的生长期毛囊会提早进入退行期，可以继续产生发干，但发干可能细小和扭曲，并且常是无色的（毛发软化）。毛干逐渐变得极为细小而脆弱，容易折断。小而异常的毛囊被称为微小期（nanogen）毛囊，是一些长期迁延病例的特有表现（图 18-26）[160]。很难将它们归类于生长期、退行期还是休止期，在水平切面中它们仅表现为一种短暂的不完全角化的毛干或根本没有毛干。

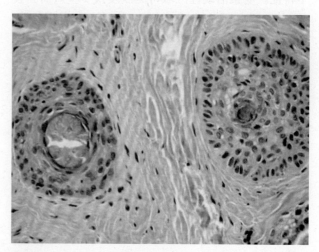

图 18-26　斑秃（水平面）：营养不良毛发。左侧毛囊根本没有毛干；内毛根鞘填满了毛管。右侧的毛囊只是一过性存在，铅笔头样发干很容易被折断

当休止期毛囊重新进入生长期，它们又受到了致病性淋巴细胞的攻击，这将再次促进毛囊向退行期提前转化，因此生长期持续时间越来越短，毛囊开始微小化（图 18-27）。当毛囊变小后位置就变得更为表浅，尽管通常比正常毳毛要深，其毛球位于真皮中下部[158]。当疾病持续进展，大多数头发变小。毛囊微小化及向退行期和休止期转化导致很多坍塌的纤维根鞘遗留在皮下组织。

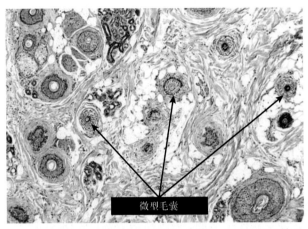

微型毛囊

图 18-27　斑秃（水平面）：在迁延性斑秃，退行期和休止期毛囊数目增多，并且开始出现毛囊微小化。休止期毛发的增加，同时毛囊微小化是斑秃的特征，即使毛球周围无炎症（经作者允许引自 Elder DE, Elenitsas R, Rubin AI, et al. Atlas and synopsis of Lever's histopathology of the skin, 3rd ed. Philadelphia, PA: Lippincott Williams & Wilkins, 2013.）

Whiting 发现在头皮活组织检查水平切片显示的斑秃诊断特征多于纵向切片[174]。他还发表了斑秃头皮水平切面检查的毛囊平均数量。终毛 / 毳毛平均值类似于雄激素性脱发（1.1 ∶ 1），反映出广泛的微小化。生长期 / 休止期平均比为 73% ∶ 27%，毛囊总数（平均为 27 根）比对照组低 33%，更严重的患者（普秃）以上数值更低。其他学者发现严重全秃患者和迁延性（十年或更长）的普秃患者毛囊密度降低，瘢痕替代部分毛鞘[175]。

Whiting 及其他学者强调了当毛球周围炎症消退时，计算毛囊数量有助于斑秃的诊断，此时处于退行期或休止期毛囊比例很高，以及微小化毛囊，这些都是斑秃的强力特征（图 18-24）[172,176]。有研究显示，毛球周围及纤维束间嗜酸性粒细胞浸润也有助于斑秃的诊断，研究中发现在 71 例患者中有 38 例有上述表现。同时发现，嗜酸性粒细胞在纤维束间浸润为 44% ～ 50%[172,177]。浆细胞有

时会出现。扩张的毛囊漏斗部充满了正角化角质蛋白，在水平切面下像"瑞士干酪"，是斑秃诊断的另一个特征，与皮肤镜下的黄点征相关[178,179]。

一些学者声明，在迁延性斑秃中，炎性浸润看似在减少[180]，然而另一些学者认为在活组织检查中得到的炎症程度并不取决于疾病的病程，如迁延性斑秃中有严重的炎症反应[158]。在对斑秃组织学重新评价中，Whiting 建议组织学上的关键因素是炎症的持续时间，在急性病程中淋巴细胞主要围绕终毛毛球，但是在慢性复发性病程中淋巴细胞主要累及微小化毛球[176]。

发病机制　斑秃确切的发病机制未明，但有实质证据表明遗传因素、非特异性免疫和器官特异性自身免疫反应，以及环境因素都与之相关[169,181,182]。自身免疫攻击的抗原刺激物可以是毛囊角质形成细胞、黑素细胞或是真皮乳头。最近 10 年关于斑秃的进展来自于该病动物模型[183]，包括 C3H/HeJ 小鼠[184]、Dundee 实验性秃鼠（experimental bald rat）[185] 和 Smyth 鸡[186]。

斑秃的家族因素得到公认，说明具有遗传素质[187]。据报道具有家族史的斑秃患者有 10% ～ 42%[188]，且早年发病率及同卵双生者共同发病率高[189]。斑秃和 HLA Ⅰ类抗原及 HLA Ⅱ类抗原均相关，不同类型和严重程度的斑秃与某些 HLA 抗原类型相关[169,190]。斑秃和多种疾病相关，包括唐氏综合征、特应症、白癜风、甲状腺疾病、恶性贫血、糖尿病、重症肌无力、红斑狼疮、类风湿关节炎、溃疡性结肠炎、扁平苔藓、风湿性多肌痛症、念珠菌性内分泌综合征和特发性血小板减少性紫癜[169,191]。

有研究用间接免疫荧光技术，在斑秃患者中检测出了针对生长期毛囊不同部分的自身抗体[192]。最常见的靶点是外毛根鞘，之后依次是毛母质、内毛根鞘和毛干。Tobin 等[193] 也在 100% 斑秃患者及 44% 对照组人群的血清中发现针对色素性毛囊的自身抗体。

早期研究表明，毛球周围的浸润细胞主要是 CD4+ 细胞（辅助 T 淋巴细胞）[194]。随后，CD8+ 细胞（抑制 - 细胞毒性 T 淋巴细胞）也被发现与斑秃发病机制相关，且实验提示 CD4+ 细胞及 CD8+ 细胞发挥协同作用[195]。在毛母质上皮、真皮乳头和邻近血管均检测出细胞黏附因子的表达，

提示白细胞黏合的作用机制[196]。

毛囊的免疫系统是独特的，不同于周围的皮肤免疫系统[197]。接近生长期毛发的上皮部分具有免疫豁免特点，内毛根鞘和毛母质并不表达 MHC Ⅰ类抗原[197,198]。Paus 提出了一个"免疫豁免崩溃模型"的理论，认为在斑秃发病后，机体免疫系统在上调 MHC 分子或下调局部免疫抑制因子后开始识别免疫豁免的毛囊抗原[197,198]。研究发现，具有促炎及抑炎特性的神经肽被释放到毛囊的关键部位附近，提示外周神经系统在斑秃发病中起着一定作用[199]。

鉴别诊断　梅毒性脱发可类似于活动性斑秃[200]。有助于梅毒性脱发诊断的特征有毛囊峡部的淋巴细胞浸润、浆细胞浸润、内皮反应、界面皮炎及角质层内出现中性粒细胞[177,200]。斑秃有时和发生在 SLE 患者的片状非瘢痕性脱发类似，后者表现为在终毛和微小化生长期毛球周围单个核细胞炎症，休止期发数目增多，有时甚至接近 100%[160]。支持红斑狼疮的特点包括真皮黏蛋白增多、漏斗部上皮基底细胞灶性空泡状变性、血管及汗腺周围炎症细胞浸润，特别是炎症细胞密集时。虽然雄激素性脱发显示毛囊缩小，该病真皮炎症浸润通常是表浅的，位于血管及毛囊漏斗部周围。通过比较临床及组织学特点，有文章讨论了斑秃的鉴别诊断[201]。

治疗原则　片状脱发可以自愈。对于难治性片状脱发，病灶内应用糖皮质类固醇激素是一种有效治疗方法。对于大面积脱发或是不愿注射的患者，可选择局部外用强效类固醇激素，但药物能否到达毛球水平尚存争议。外用维 A 酸有助于类固醇激素的渗透。当脱发面积较大时（如全秃），可选用方酸二丁醚或二硝基氯苯（DNCB）局部免疫治疗。

拔毛癖

临床概要　拔毛癖是患者牵拉头皮或其他部位毛发所致[202]。举例来说，因头皮局部瘙痒导致持续性搔抓或强迫性牵拉发干引起局部区域脱发，特征为毛发稀疏、参差不齐、碎裂断发。发干破坏和丢失可能与头皮损伤有关，证据是出现糜烂和结痂。拔毛癖最常见于儿童和青春期少女。6 岁

以下患儿病程多呈良性且具有自限性[203]，十几岁及成年拔毛癖患者多与精神疾病有关，其与强迫症有相同特点[204]。有研究显示，大部分拔毛癖患者同时合并自残习惯[205]。拔毛癖属于《精神疾病诊断与统计手册》（第 4 版）（DSM-IV）中的一部分，在精神疾病中的分类是抵抗拔发冲动的反复失败，伴压力升高后通过拔发而缓解压力或得到宽慰[205]。

组织病理　未合并其他类型脱发的拔毛癖水平切面显示毛囊密度及终毛/毫毛比值都正常。其诊断特征是毛囊解剖的扭曲，无炎症反应（图 18-28）[158]。特别是拔出毛发后遗留空的生长期毛囊和"撕开的"毛囊，这是毛干被拔出后遗留部分毛母质和根鞘的结果（图 18-29）。Royer 及 Sperling[206] 提出了外伤的又一显微镜下证据——"汉堡包"征，特点是在毛干的垂直裂隙中含有蛋白质物质和红细胞，类似一个面包中的汉堡包（图 18-30）。扭曲的毛囊类似于其他食物的外形（如热狗）[207]。损伤的毛囊进入休止期，退行期和休止期毛囊比率增加，可以高达 75%（图 18-31）[208]。这种毛发通常不会变成正常的退行期毛发，会显得扭曲和异常[158]。

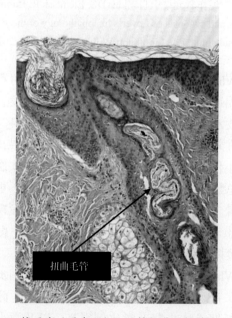

扭曲毛管

图 18-28　拔毛癖（垂直面）：毛管扭曲呈螺旋形，最可能是继发于毛发扭曲，可见色素管型，来源于毛球和发干黑素（经作者允许引自 Elder DE, Elenitsas R, Rubin AI, et al. Atlas and synopsis of Lever's histopathology of the skin, 3rd ed. Philadelphia, PA: Lippincott Williams & Wilkins, 2013.）

色素管型是一簇黑素，可见于毛乳头和毛球周围结缔组织，也常见于毛囊上部（图 18-28），当毛发被拔出后，色素性毛母质细胞在远端堆积形成色素管型。色素管型是由于毛母质的损伤所引起，但是有些学者认为色素管型是因为毛发从生长期向退行期突然转化所致[173]。毛干可以见到改变，称为毛软化，特征是体积变小、扭曲、形状奇怪及毛干不规则色素沉着，毛软化是毛母质损伤的又一证据[158,208]，当毛发被拔出，内毛根鞘坍塌并填补空隙，常导致内毛根鞘呈独特的几何形状（图 18-32）。受伤的毛囊可出现毛球上皮的严重变形和明显出血[208]。

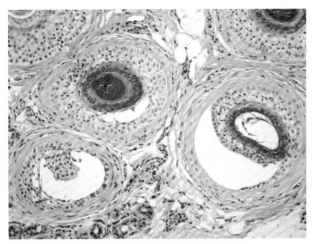

图 18-29　拔毛癖（水平面）：左侧毛囊在毛发被拔出后外毛根鞘上皮边缘仍然存在，随毛发拔出的还有内毛根鞘和部分外毛根鞘。在右侧，毛囊被部分撕开，在正常情况下应该紧紧固定在内毛根鞘的发干消失

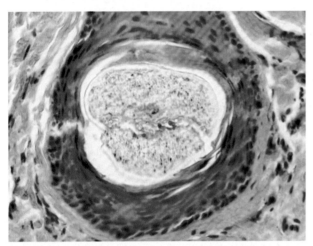

图 18-30　拔毛癖（水平面）：一个罕见但对拔毛癖具有诊断价值的特征是毛干纵向性裂隙。当裂隙中可见血液和蛋白质碎片时，被称为"汉堡包"征

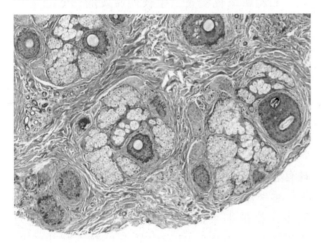

图 18-31　拔毛癖（水平面）：低倍镜下显示"休眠"的毛囊数目增多，伴退行期及休止期发，以及休止期毛胚单位。图中最右侧的毛囊含有一个黑色的色素管型

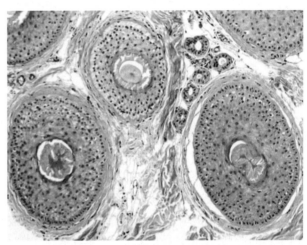

图 18-32　拔毛癖（水平面）：当发干被拔出，内毛根鞘坍塌并填塞空隙，在图中下面两个毛囊中形成几何形状

由于不是病变区域所有毛囊均受累，因此头皮活组织检查横切片可以发现更多的诊断拔毛癖的组织学特征，包括退行期和静止期毛囊（大多数病例）数量增加，毛囊变空或变形（大于 50% 的病例）[158]。在此研究中还发现色素管型和毛软化见于不到 50% 的病例中。如果头皮仍持续受摩擦，在垂直切片就会显示表皮有慢性单纯性苔藓样改变。

鉴别诊断　组织学上须与类似拔毛癖特点，即退行期和休止期毛囊增加的疾病相鉴别，如斑秃和休止期脱发。拔毛癖和早期斑秃有共同特征：毛囊密度正常，以及偶尔毛软化，但拔毛癖没有毛囊微小化和毛球周围炎症。休止期脱发，如前所述，缺乏毛囊损伤的证据。早期牵拉性脱发的组织学特点与拔毛癖类似，但是受累毛囊不多，特点不突出（稍后讨论）[158]。

治疗原则　治疗类似于强迫症，包括药物治疗，首选是选择性5-羟色胺再摄取抑制剂（SSRI）。然而行为治疗可能更有效[209]。该病的治疗通常比较困难，可以尝试传统治疗方法，包括抗抑郁药物和精神药物、局部辅助治疗和心理治疗[203]。

牵拉性脱发

临床概要　牵拉性脱发是另一种机械性脱发，因做各种头发造型所致，尤其常见于非洲裔美国人，包括过紧的辫子、梳成一排排辫子的发式、拉直头发和海绵卷发器的应用等[210,211]。毛囊受损类似于拔毛癖，但是不同的是牵拉性脱发是长期轻微力量的作用[158]。牵拉性脱发在临床上和组织学上常被分类为疾病"早期"及"晚期"。在疾病早期，对毛囊的拉力持续数月至数年之久，有时表现为毛周红斑和脓疱的牵拉性毛囊炎[211]。在疾病晚期，头发已被牵拉了很多年。在疾病早期，头发停止异常外力后毛发会再生长，但在晚期病例，毛囊已经脱落，将产生永久性的脱发。疾病早期和晚期通常会出现在同一例患者；当出现永久性瘢痕区（疾病晚期），其周围的终毛就会被用于新的造型，变成牵拉的新靶点（早期病例）[158]。报道的职业性牵拉性脱发因带护士帽引起，发生部位为固定护士帽别针的部位[212]。

组织病理　牵拉性脱发早期的组织学特征类似于拔毛癖，但更轻微。举例来说，毛囊密度正常，以及毳毛数目正常。生长期毛囊过早向退行期毛囊转化，使退行期和休止期毛囊数目增加。有时可见色素性管型和毛软化，但没有拔毛癖中常见，缺乏炎症反应。

在疾病晚期，发生终毛永久性脱落，毛囊区域被瘢痕取代（图18-33）。这些"毛囊性瘢痕"像纤维组织束，毛囊间的区域不受累。因为毳毛太小，不能用于造型和被牵拉，通常被保留下来，这反映在绝对数量正常但通常超过终毛数目的毳毛。在疾病晚期，病理上表现为"终末期"瘢痕性脱发。

鉴别诊断　疾病晚期显示的组织学特点类似于许多类型的晚期永久性脱发。晚期牵拉性脱发不出现色素性管型和毛软化。

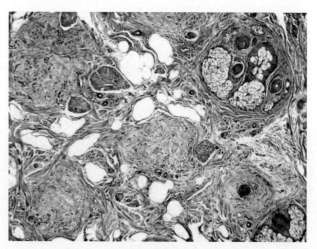

图18-33　牵拉性脱发晚期（水平面）
组织学表现为烧伤瘢痕性脱发。图中可见数个瘢痕化的毛囊及立毛肌，无皮脂腺。在右侧可见一些残存的毳毛，它们比较小，所以可以避免导致毛囊破坏的外力影响

治疗原则　为避免慢性牵拉引起的永久性脱发，早期处理措施就是避免因制作头发造型而引起的对毛囊过度牵拉的外力。

生长期脱发

临床概要　由于严重的损伤扰乱了毛母质分裂细胞的核分裂活性，导致活跃生长（生长期）的头发急性脱落[213]，发干生长受累明显。毛干变得近似锥形，在最细处断裂、脱落。生长期脱发最常见于化疗和放疗后[156]，尽管也见于重金属中毒和其他毒物中毒[213]。快速发展的全秃可以表现为生长期脱发。

毛发显微镜检查　生长期脱发的诊断通常是根据临床特征，结合毛发镜和轻拉头发实验，而头皮活组织检查很少做。休眠（休止期）发不受代谢性损伤影响，当足够多的生长期发脱落后，该病晚期时拔发实验得到的头发几乎都是休止期发；毛发镜检查几乎100%都是休止期发，这是考虑生长期脱发的诊断线索。在早期，轻拉头发实验显示，"铅笔尖"样锥形头发，发末端形状尖且有磨损[156]。

鉴别诊断　相比之下，在生长期发疏松综合征中，拉扯下来的生长期发的近端部分表现为皱褶的毛干小皮，因为内外毛根鞘在拔出毛发时丢失[156]。有报道显示寻常型天疱疮可以出现外观正常、伴完整的内毛根鞘和部分完整的

外毛根鞘的生长期发脱落，其裂隙面位于外毛根鞘[214]。

治疗原则　处理以去除脱发诱因为主。

（钱　悦　译，廖文俊　校，刘业强　审）

休止期脱发

临床概要　Effluvium 是拉丁术语，意为"溢出"[215]。休止期脱发是由于毛干在毛发生长周期中的休止期发生"泻出"或脱落。此概念最初由 Kligman 提出[216]。本病有多种诱发因素及相关疾病，如分娩、严重疾病包括 HIV 感染、高热、致命性创伤、大手术、过度节食、营养不良、甲状腺功能减退、缺铁性贫血、药物（尤其是性激素类药物）、变应性接触性皮炎、雄激素性脱发早期及心理紧张状态等[140,216-219]。整个头皮可发生弥漫性脱发，并且身体其他部位的毛发也可被累及。

休止期毛发置于显微镜下观察，其近端呈杵状（杵状发）。在临床上，结合病史、头皮检查及有时毛发镜检查（即脱落、拉扯或拔毛的显微镜检查），休止期脱发通常可以诊断。然而有些疑难病例，其鉴别诊断包括雄激素性脱发及弥漫性斑秃，可能需做活检。

1996 年，Whiting 等[220,221]在研究了 355 个休止期脱发的患者后提出"慢性休止期脱发"的概念。患者通常为 30～60 岁的中年妇女，脱发量不等，常持续数年。由于头发更替速度与脱落速度相当，患者不会秃顶。该病原因不明（尽管可能存在某些诱因），因此称为"特发性"。在一项长期研究中，4/5 的女性慢性休止期脱发患者病程持续 7 年，仅有一例患者出现女性型脱发[222]。慢性休止期脱发在男性中罕有报道[220,223]。头皮活检的水平切片检查对慢性休止期脱发和雄激素性脱发的鉴别尤其有用[224]。

组织病理　对头皮钻孔活检的标本做纵向切片只能对处于休止期的毛囊所占的比例做出主观评价，水平切片则可得到更客观的分析（图18-34）[145]。除非休止期脱发合并确诊的雄激素性脱发或另一种形式的更年期脱发，镜下通常毛囊数量正常，无毛囊微小化。通常无炎症。

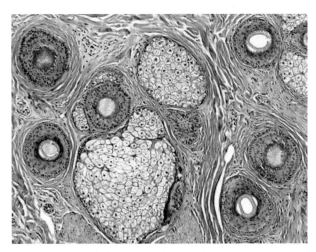

图 18-34　休止期脱发（横切面）：可见休止期毛发数量增多。此视野 7 个毛囊中有 4 个处在休止期

休止期毛囊数量增加，其典型组织学特征为大部分毛干近端发生外毛根鞘式角化（图18-34）。退行期毛囊或休止期生发单位也可能增多（图 18-35）。根据已发表的文献来看，正常头皮休止期毛发所占比例为 0%～25%[216]，平均为 6%～13%[157,216]。休止期毛囊数量＞15% 即可认为异常，若无明显炎症反应和毛囊萎缩，可诊断为休止期脱发[157,217]。有学者提出要确诊休止期脱发，休止期毛囊比例必须达到 25%[158,216]，而达到 20% 则为"推定"证据[216]。Kligman 也提出休止期脱发中休止期毛囊比例＞60% 罕见。如果休止期毛囊比例接近 100%，则要考虑生长期脱发或斑秃[156,158,170]。

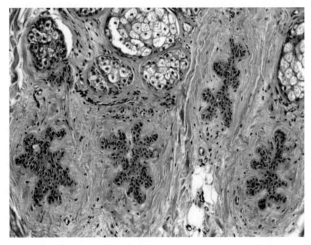

图 18-35　休止期脱发（水平切面）：此视野完全由休止期生发单位组成

因为头皮可被广泛累及，从头顶和枕后取材

的活检结果类似。活检的时机明显影响所观察到的病理变化。应该在脱发恢复的早期阶段进行病理检查，可以发现早期生长期毛囊及升高的休止期毛囊，但是如果恢复得很好，组织病理有可能完全正常。

一项对慢性休止期脱发的研究中发现，在一个直径 4mm 的环钻活检标本中，毛发平均数量为正常 39，终毛 / 毳毛比值正常，平均休止期毛囊计数为 11%[220]。雄激素性脱发休止期毛囊计数平均为 16.8%，正常对照组为 6.5%。仅有 10%～12% 的慢性休止期脱发及对照病例出现明显的炎症反应及纤维化，相比之下，雄激素性脱发可达 37%。Sinclair 等[225] 发现，对直径 4mm 的头皮环钻活检标本进行三次而不是一次水平切片，可以更容易对慢性休止期脱发和女性型脱发进行鉴别诊断。

发病机制 急性脱发在诱发因素出现大约 3 个月后会出现脱发量增多，这个时间段退化的生长期毛囊经过退行期进入休止期。Headington 等[217] 描述了休止期毛发过多脱落可能发生的 5 个过程。简而言之，这些过程取决于生长（增长）期长度的变化及休止期毛干的主动脱落。Teloptosis 是休止期的终末阶段，出现毛发脱落，可能是由于杵状发和周围上皮细胞之间的粘连丧失所致[226]。Headington 等通过毛发镜区分两种休止期的毛发——那些带有上皮鞘的提示在休止期早期，没有上皮鞘的提示在休止期末期或终末脱发。

鉴别诊断 休止期脱发常需与其他类型的弥漫性非瘢痕性脱发相鉴别，如雄激素性脱发或弥漫性斑秃。

治疗原则 在适当的时间范围内确定基本病因依赖于完整的病史，包括用药史、疾病史、住院史、有无高热、有无节食导致的体重减轻、遗传性脱发的家族史等，即使并不总能找到这些依据。实验室检查可能需要排除甲状腺异常及贫血。心理压力可能也起一定的作用。

雄激素性脱发

临床概要 雄激素性脱发的特征是毛囊萎缩，毛干逐渐变得细而短。雄激素性脱发的原因来自于雄激素对头皮一定区域毛囊的影响，由于可累

及不同性别，常用术语"男性型脱发"或"女性型脱发"，比起雄激素性脱发，部分人更喜欢用这个术语，因为雄激素在女性脱发病因中的作用未完全确定[227-229]。雄激素性脱发是男性脱发中最常见的类型，根据一些报道[230]，雄激素性脱发可累及 50% 的 50 岁以上男性及相当数量的女性，因此一些学者支持这是一种生理而非病理过程[231]。雄激素性脱发经常出现家族倾向，但是并没有遵循简单的孟德尔遗传学规律，很可能属于多基因遗传[232]。

男性患者脱发通常从前额两侧头发变薄开始，头顶也出现相似的变化，脱发发展到最后，可能整个前额及头顶几乎全秃。女性脱发最常见的模式是头顶及前额头发弥漫性稀疏，但前额发际线保留。女性脱发程度较轻，所以很少见明显的秃顶。

组织病理 环钻活检标本做横切片可进行定量分析，因此是对雄激素性脱发评估的适宜方法[145,157,233]。另外，直径小于 4mm 的标本毛囊数量不足，价值有限。

雄激素性脱发的组织病理特点是毛囊体积缩小或萎缩。为了充分体现缩小的毛囊，横切片水平应该位于终毛毛囊漏斗部下端，因为在此水平以下的切片会遗漏毛球位于真皮上层的毳毛。低倍镜下大致观察可以发现毛囊直径粗细不一，与毛囊进行性萎缩一致（图 18-36）[234]，缺乏界线清晰的毛囊单位[233]。虽然经常将毛干直径等于

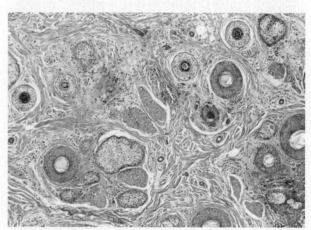

图 18-36 雄激素性脱发（横切面）：疾病早期，毛囊密度仍然正常。毛囊大小不一，未确定类别的毛囊和毳毛毛囊数量增加。有时可见退行期和休止期毛囊比例增加（经作者允许引自 Elder DE, Elenitsas R, Rubin AI, et al. Atlas and synopsis of Lever's histopathology of the skin, 3rd ed. Philadelphia, PA: Lippincott Williams & Wilkins, 2013.）

或大于内毛根鞘厚度的毛囊称为毳毛，但其确切的指标是毛干直径 ≤ 0.03mm[145]。Headington 在 1984 年发表的文章为头皮活检标本水平切片解读奠定了基础，明确终毛毛干直径 ≥ 0.06mm，并认识到一种中间或未确定类别的毛发类型，其毛干直径在 0.03 ～ 0.06mm，即介于毳毛和终毛之间（图 18-37）[145]。如果有必要的话，可能借助光学测微器来测量毛干直径。

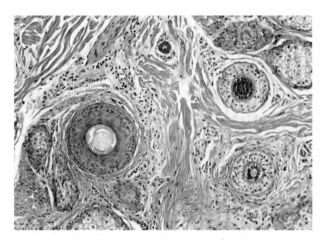

图 18-37　雄激素性脱发（横切面）：高倍镜下显示大小不一的毛囊。可见终末毛囊的内毛根鞘完全角化，但仍保持完整，可证实此横切片刚好在毛囊峡部水平以下。此视野也可见一根中间型毛发和一根毳毛（经作者允许引自 Elder DE, Elenitsas R, Rubin AI, et al. Atlas and synopsis of Lever's histopathology of the skin, 3rd ed. Philadelphia, PA: Lippincott Williams & Wilkins, 2013.）

然而，随后的文章对雄激素性脱发做了稍有不同的定义，特别是关于中间类型的毛发。例如，Whiting[157] 定义终毛为："毛干直径大于 0.03mm，比其内毛根鞘厚度大"，因此将中间型毛发与终毛归为一类。然后他用终毛 / 毳毛比值 3 : 1（或者更小）来诊断男性型雄激素性脱发，尽管平时他和其他学者引用终毛 / 毳毛比值 ≤ 2 : 1 来诊断雄激素性脱发[157,158,235]。Whiting[157] 发现雄激素性脱发中平均终毛 / 毳毛比值为 1.7 : 1。Sperling 及 Winton[233] 使用相似的终毛和毳毛定义，发现终毛 / 毳毛比值平均为 1 : 6.1，解释了为什么在进展期的病例中缩小的毛发数量超过了终毛[158]。依笔者观点，中间型的毛发应该与毳毛归为一类，因为他们更常代表处于体积缩小化并向毳毛转化的过渡期毛囊（除非患者正在使用米诺地尔或者非那雄胺等逆转病程的药物）；遗憾的是，文献

中没有提到正常头皮中，以及把毳毛和中间型毛发归为一类的雄激素性脱发中终毛 / 毳毛比值，这还有待确定。

即使在水平切片下，毳毛的数量也很容易漏记[233]。一些毳毛可能小到被误以为是角蛋白碎片。据报道，要识别最小的毛发，使用甲苯胺蓝染色较苏木精伊红染色更有优势，因为其可以将内毛根鞘染成深蓝色[233]。

雄激素性脱发早期可能表现为休止期脱发[236]。Whiting 发现雄激素性脱发中休止期毛囊占 16.8%，可高达 30%[233]，相比之下，对照组为 6.5%[157]。因为毛囊体积缩小与生长期缩短有关（较小的毛发生长期不会那么长），在既定的时间点（对于一个样本来说，这就是取材活检的时间），会发现更多的毛囊处于休止期。可能有典型的休止期毛囊，或随着严重程度增加，出现休止期生发单位（图 18-20）[145]。休止期生发单位是指休止期毛干脱落后残留的毛囊上皮，它代表次级毛芽。虽然真皮乳头处的毳毛继续从生长期到休止期的循环，但并不把它们计入休止期[162]。毛囊体积缩小及向休止期转变的毛囊增加均伴有终末毛球减少及真皮深层及皮下组织中的纤维束增多[162]。雄激素性脱发中的纤维束较正常毛囊更粗，细胞成分更多，纤维化更明显[237]。

在雄激素性脱发进展期，毛发密度减小伴毛囊永久消失[157,233,238]，Olsen 称之为瘢痕模式脱发[238]。毛囊漏斗部周围纤维组织增生是导致局灶性毛囊性瘢痕的原因[157,239]。在不典型的病例中，从枕部头皮再次取材活检，可能有助于鉴别诊断，因为本病枕部一般不受累。

一项研究发现，淋巴细胞浸润，即活化的 T 淋巴细胞可见于真皮浅层血管、毛囊漏斗部下端及皮脂腺周边，也见于正在向完全微小化转变中的毛囊隆突处[240]。据报道，高达 50% ～ 70% 的病例有炎症反应[239]，并与临床所见的毛周征相关联[241]。然而，在正常头皮毛囊周围及真皮浅层可以见到轻微的炎症反应，其发生率与雄激素性脱发的类似[234]，因此在雄激素性脱发的诊断中没有什么价值。与正常头皮相比，雄激素性脱发更常见到中度炎症反应[157]，炎症细胞主要为淋巴细胞、组织细胞，以及少许中性粒细胞、浆细胞和多核巨细胞。有学者提出，雄激素性脱发中的炎症反应

可能由蠕形螨、脂溢性皮炎、日光性损害、化妆品及美容产品等造成[157]，因此不应认为是病理性的[231]。不过其存在可能会导致潜在的治疗抵抗。一项研究发现，组织学上有炎症反应和纤维化的雄激素性脱发患者，用 2% 的米诺地尔治疗，患者头发再生率较没有炎症反应的患者要低[157]，即使这些数据并未证明有统计学意义。综上所述，虽然雄激素性脱发真皮浅层可见炎症反应，但不能作为支持或排除诊断的依据。

发病机制 雄激素是人类毛发正常生长的主要调控剂。进入青春期后，雄激素将很多部位的毳毛转变为终毛，如腋窝，然而在有雄激素性脱发倾向的个体，与此同时却对其头皮特定区域的毛囊发挥相反的作用[242]。雄激素对毛囊的影响是通过毛乳头的雄激素受体实现。主要发挥作用的雄激素是双氢睾酮（DHT），通过与雄激素受体结合起效[243]。在毛囊中，5α-还原酶将血清睾酮还原为 DHT。一项研究表明，在有雄激素性脱发倾向的头皮中可检出高水平的 DHT 及高表达的雄激素受体[243]。另一项研究表明，前额头皮的毛囊较枕部头皮毛囊更高表达雄激素受体及 5α-还原酶，并且男性表达水平高于女性[244]。

一组研究人员发现人头皮中的 5α-还原酶主要形式是 1 型，主要分布于皮脂腺部位[245]。同时还发现 2 型 5α-还原酶存在于外毛根鞘的内层、靠近内毛根鞘、毛囊漏斗部，还有部分位于皮脂腺导管。2 型同工酶可导致雄激素性脱发。它可被非那雄胺优先抑制，导致头皮产生 DHT 减少，促进男性雄激素性脱发患者的头发生长[245]。

其他血清激素，如肾上腺源性脱氢表雄酮，也可能被一些毛囊转变为二氢睾酮，同时真皮乳头处的类固醇硫酸酯酶也可能起作用[246]。这也许可以解释为什么因缺乏类固醇硫酸酯酶而导致 X-连锁隐性鱼鳞病的男性患者不会患雄激素性脱发或仅症状轻微[247]。

细胞凋亡是毛囊退化中重要的一部分，因此影响细胞凋亡的因素对调节毛囊周期也可能起一定的作用[248]。

一项关于雄激素性脱发中凋亡机制的研究表明，凋亡蛋白酶的水平、程序性细胞死亡的调控剂及凋亡抑制因子可能控制着毛囊的内平衡[249]。另一项研究发现，在正常头皮（枕部）毛囊及雄激素性脱发患者头皮（前额）毛囊中 bcl-2、p53 及其他热休克蛋白表达水平相当，而雄激素性脱发患者毛囊中增殖标记 Ki-67 表达水平降低[250]。作者认为，细胞凋亡的异常调控可能与雄激素性脱发无关，但增殖率降低可能与之有关。这与对发现男性雄激素性脱发尸体头皮较正常头皮毛囊中存在显著差异表达的 bcl-2 及 TUNEL（末端脱氧核苷酸转移酶介导的脱氧尿苷三磷酸生物素缺口末端标记）染色标记的凋亡活性的结论相悖[251]；凋亡"热点"定位在毛囊隆突 – 峡部区域。

Whiting[162] 认为毛囊体积缩小的过程不能简单用循环反复的毛囊周期中生长期缩短来解释。他提出，一些毛囊体积缩小发生迅速，在单个毛囊周期过程中，可能由真皮乳头大小的变化调控，因为毳毛的毛乳头较终毛小[236]。从脱发区头皮毛囊获得的真皮乳头进行细胞培养，发现细胞较小，并且生长没有那些从非脱发区头皮毛囊提取的细胞好[252]。

有证据表明，毛囊周围的结缔组织鞘发生纤维化在雄激素性脱发的发病机制中起重要作用[253]。如前所述，雄激素性脱发患者毛囊较正常毛囊周边更易出现纤维化[158]。一项研究发现，蠕形螨更常出现在雄激素性脱发患者中，推测蠕形螨诱导的炎症反应可能促进这个过程的发生，并可能在其永久性（瘢痕）中发挥作用[254]。

有研究显示，存在一个生理性休眠期，在这期间，休止期后的毛囊仍然没有毛发生长。这个最近被认识的毛发周期阶段被称为空毛期(kenogen)[154]。在雄激素性脱发中，这个阶段可能持续时间更长，发生更频繁。

鉴别诊断 斑秃，主要为弥漫型，是临床上唯一可能与雄激素性脱发混淆的脱发类型，并且组织病理也可发现毛囊体积缩小。在斑秃中，毛球周围的炎性浸润及微小期毛发有助于确诊。但是如果缺乏这些现象，休止期毛囊计数明显升高（尤其大于 30%）也倾向于诊断斑秃。由于其普遍存在，雄激素性脱发可能经常与其他类型的脱发同时发生。

治疗原则 局部外用米诺地尔可治疗男性与女性雄激素性脱发。男性及有些绝经期后的妇女，口服非那雄胺可能有效。药物治疗无效的雄激素性脱发，毛发移植可能是个选择。

瘢痕性脱发

瘢痕性脱发有多种不同的定义。一个与临床相关的定义是永久性脱发，通常表现为查体时发现头皮毛囊口缺失，有时外观呈瓷白色[255]。虽然至少在最初阶段，引起永久性脱发的大部分过程是炎症性的，但是组织病理可能会显示，也可能不会显示真正的瘢痕形成或炎症。根据这个定义，

本病可以包括疾病后期导致不可逆的毛囊缺失的典型的"非瘢痕性的脱发"的病例。这种双相模式可见于雄激素性脱发、持久性的斑秃及牵拉性脱发。

在病程早期，病变即特别针对毛囊的是原发性瘢痕性脱发[256,257]。继发性瘢痕性脱发由炎症或肿瘤累及毛囊引起，继发性瘢痕性脱发，以及皮肤表现主要为非毛囊性的原发性瘢痕性脱发，如慢性皮肤型红斑狼疮，不在这里讨论。下面讨论的瘢痕性脱发指的是本段前面定义的原发性瘢痕性脱发。表 18-2 总结了一些常见瘢痕性脱发的特点。

表 18-2　瘢痕性脱发（毛囊密度减少）				
	临床特点	炎性细胞类型	毛囊炎症反应的部位	其他病理特点	弹性纤维染色（VVG）
毛发扁平苔藓（以及其变异型）	头皮散在不规则片状脱发，毛囊周围鳞屑及红斑	淋巴细胞	毛囊峡部及漏斗部下部：苔藓样或界面的炎症，偶见胶样小体，有时累及毛囊间上皮	漏斗部颗粒层增厚，毛囊上皮及真皮间常见裂隙，血管及汗腺周围炎症少见	楔形瘢痕组织累及毛囊上 1/3
盘状红斑狼疮（DLE）	经典损害为脱发区红斑、萎缩、扩张和堵塞的毛囊漏斗部，中央可见色素减退	淋巴细胞、浆细胞	通常在漏斗部，但可能累及整个毛囊：界面空泡化或苔藓样浸润，相比毛发扁平苔藓胶样小体少见，表皮累及多见	浅表及深部的血管周围及汗腺周围炎症。真皮内黏蛋白通常增加，表皮可能显示增厚的基底膜带	真皮内广泛的瘢痕，伴有毛囊周围弹性组织鞘的破坏
中央离心性瘢痕性脱发	脱发区以头顶为中心，离心性进展	淋巴细胞	毛囊漏斗部下部及峡部，没有界面改变	早期发现内毛根鞘过早脱屑，外毛根鞘离心性变薄及随之而来的向心性层状纤维化	纤维束很宽，被完整的弹性组织鞘包绕，也可见广泛增厚的弹性纤维，是真皮退化"导致的结果
秃发性毛囊炎	多发性的脓疱，头顶较大脱发区，周边伴有红斑、脓疱及结痂	中性粒细胞及淋巴细胞	毛囊内及毛囊周围，包括毛囊漏斗部及峡部	类似于细菌性毛囊炎（可能代表中央离心性瘢痕性脱发的炎症阶段）	不适用
瘢痕疙瘩性痤疮	丘疹、脓疱及小片脱发区，累及颈后及枕后，随病情进展，形成瘢痕性斑块	淋巴细胞、浆细胞（如果取脓疱病检可有中性粒细胞）	毛囊漏斗下部及峡部	因为毛囊被破坏，毛干碎片可能作为刺激物引起纤维化	不适用
头皮分割性蜂窝织炎	固定及波动的结节，伴有脓液排出，主要发生在头顶	淋巴细胞、中性粒细胞及浆细胞	早期，毛囊周围炎症位于真皮下部及皮下脂肪。后期累及毛囊的浅表部分	早期，毛发向退行期/休止期转变导致脱发，晚期毛囊破坏，肉芽组织、窦道、纤维化形成。皮脂腺随后被破坏	不适用

针对原发性瘢痕性脱发已经提出了多种分类方案，包括炎症性或非炎症性的，中性粒细胞介导或淋巴细胞介导的[258]。不同类型的瘢痕性脱发在临床及组织学上的重叠性及临床医师和皮肤病理医师在术语使用上缺乏一致性导致这些方案的使用受限[259]，这就是为什么在解读瘢痕性脱发时临床 – 病理联系很重要的原因。若要提出瘢痕性脱发明确的分类，则有赖于深入了解其发病机制

或疾病的生物标志物，可能需借助分子水平的研究[144,260]。经讨论后于 2000 年提出中央离心性瘢痕性脱发的统一概念[261]。此外，在北美毛发研究学会主办的瘢痕性脱发研讨会的基础上，发布了一项基于临床及病理特征的瘢痕性脱发的分类法，寄希望于期待更多的协作调研以获得分类方案的改进[148]。然而更重要的是，这个研究会通过制订研究瘢痕性脱发的指导方针来揭示病原学因素，最终帮

助治疗，从而为临床-病理联系奠定了有意义的基础，并促进了研究人员之间的合作。毋庸置疑，瘢痕性脱发的分类问题在此章节尚不会解决。本章的目的是对更常见到的疾病和一些罕见的、最近报道的疾病的"经典"特征来进行阐述。

　　一篇已发表的针对脱发分类的分类法中强调纤维化（瘢痕形成）的模式，一个分歧点在于需要将毛囊纤维化和弥漫性真皮纤维化相区分[262]。瘢痕形成的模式在永久性脱发中非常重要，如某种疾病产生的伤害足已完全破坏毛囊，毛囊皮脂腺结构将会被瘢痕组织所替代（图 18-38）[263]。这些"毛囊性瘢痕"可能并无毛囊间纤维化，组织学上，毛囊上皮被增厚的胶原纤维束替代，有时候外周环绕一圈结缔组织，在 HE 染色切片上呈淡蓝色（图 18-38）

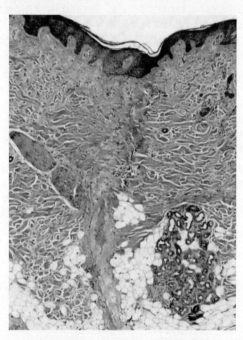

图 18-38　毛囊性瘢痕（纵切面）：纤维束取代毛囊，并延伸至皮下脂肪组织。注意留存的立毛肌

　　不同类型的瘢痕性脱发晚期改变相似，"最后的共同结局"是毛囊密度减少、皮脂腺缺乏、毛囊被可能深及皮下组织的瘢痕替代，有时可见瘢痕成簇（参见后面讨论的丛状毛囊炎）。研究发现，不同类型的永久性脱发中的弹性组织在使用 Verhoeff-van Gieson 染色后会显示不同的染色模式[264,265]。正常毛囊的纤维带显示是一个弹性组织鞘，可能会被瘢痕及炎症破坏或改变（图 18-39）。晚期毛发扁平苔藓的病例显示一个楔形瘢痕，累及毛囊上 1/3，弹性组织鞘被破坏（图

18-40）。另外，在充分发展的红斑狼疮皮损中，贯穿真皮的广泛的瘢痕模式具有特征性，伴有毛囊周围的弹性组织鞘的破坏。在"黑色人种女性中央进行性脱发"（毛囊变性综合征）患者中，纤维带宽大（"树干"），由完整的弹性组织鞘包饶。真皮全层也可见增厚的弹性纤维，被认为是真皮萎缩、透明变性"退化"的结果。"特发性'象牙白'假性斑秃"显示与此相同的变化。在硬斑病中，真皮弹性纤维正常，纤维带（有一个完整的弹性组织鞘）窄。HE 染色的切片在荧光及偏振光显微镜下可见明显的双折射性的瘢痕组织，双折射模式结合弹性组织染色，是诊断此型脱发的线索[266]。

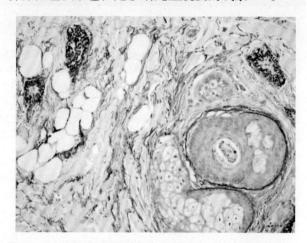

图 18-39　晚期瘢痕性脱发，弹性组织染色（横切面）：围绕正常毛囊的弹性纤维染成紫色（Luna 染色）。三个破坏的毛囊仍遗留弹性组织鞘，呈波纹状紫色戒指样外观

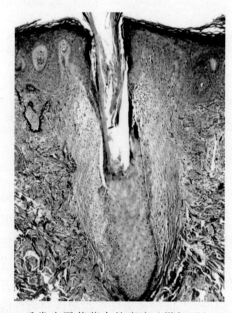

图 18-40　毛发扁平苔藓中的瘢痕（纵切面）：Verhoeff-van Gieson 弹性组织染色示，毛囊周围的楔形瘢痕，缺乏弹性纤维

水平切片在诊断非瘢痕性脱发中的价值是显而易见的，但它们在瘢痕性脱发中的价值不太清楚。虽然皮肤病理医生可能存在个人喜好，但是一项研究发现，当仅有一张组织切片可用时，单靠纵向切片做出的病理诊断与临床诊断的吻合率较单靠水平切片更高，但同时使用水平切片和纵向切片的吻合率最高[267]。一项对原发性瘢痕性脱发的双盲、前瞻性研究显示，在组织病理上仅能区别中性粒细胞性和淋巴细胞性，但不能进一步区分原发性瘢痕性脱发的不同临床类型[268]。

虽然每一种类型的永久性脱发的确切发病机制可能不同，但是已经提出一些共有的致病机制。例如，Headington[269] 认为瘢痕性脱发的基本发病机制是毛囊干细胞的失效。在一篇关于瘢痕性脱发的评论里，强调了皮脂腺的作用，尤其是其在毛干从内毛根鞘分离过程中的重要性[270]。Asebia 鼠就是一种因为皮脂腺缺乏而应用于研究瘢痕性脱发的动物模型[271]。

Brocq 假性斑秃

临床概要　这种不常见的脱发比任何其他类型的脱发存在更多的争议与混乱。许多文献对 Brocq 假性斑秃（PPB）进行了描述，一些学者将其定义为一种具有独特的临床病理特点的疾病（"经典型"或"特发型"PPB）[272]，另一些学者则将其定义为因某些疾病所导致的瘢痕性脱发的终末阶段，如毛发扁平苔藓、盘状红斑狼疮、硬皮病、秃发性毛囊炎（FD）或长期牵拉[273,274]。因此，该术语必须在每次重新使用时说明其定义。虽然存在争议，但争议双方对其显著的临床特征的描述是相似的。

PPB 的经典定义是主要出现在顶骨头皮和头顶部的无症状、孤立、散在或簇集、不规则的象牙白或瓷白色的斑片状脱发[258,275]（图 18-41），很少出现在非头皮区如胡须部位。这些斑片状的病灶有时发生萎缩，其外观常被比作"雪地上的脚印"[269]。毛发扁平苔藓、红斑狼疮、硬皮病的晚期病变也可出现同样的临床表现。特发性 Brocq 假性斑秃多见于白色人种，女性较男性多，儿童偶见。疾病进展"急剧"，最终可形成永久性秃发区。导致特发性瘢痕性脱发与众不同的主要特

征可能是在整个病程中缺乏炎症反应，尽管一些学者推测存在短暂的炎症阶段[276]。

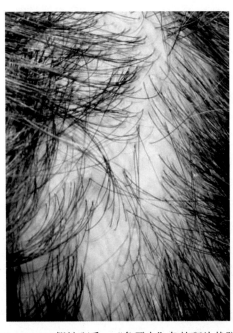

图 18-41　Brocq 假性斑秃："象牙白"色的斑片状脱发区，没有炎症迹象（红斑），可比作"雪地上的脚印"。毛囊口消失，这点可与斑秃相鉴别

1885 年，Brocq[277] 首先使用了"pseudopelade"这个词，其在法语中的字面意思是"假性斑秃"。后来在 1905 年，Brocq 等[278] 将假性斑秃描述为一种独立的疾病。Dawber[279] 所写的一篇题为"什么是假性斑秃？"的文章中记载了"Brocq 假性斑秃"的概念在 20 世纪是怎样变化的。

一篇常被引用来支持 PPB 是一个独立疾病的重要文章是 1978 年 Pinkus[280] 发表的，文中指出采用醋酸地衣红染色可分辨出 PPB 不同于其他形式的瘢痕性脱发中毛囊周围及毛囊间弹性组织的一种独特模式。在 180 例符合由 Brocq 等制订的组织学标准的特发性 PPB 病例中，Pinkus 发现受损毛囊部位（在毛囊隆突水平之上）具有特征性的增粗的胶原纤维及弹性纤维。他进一步将这 180 例细分为经典型 PPB 和纤维化性脱发，后者的特点是毛囊周围的炎症更少见，更重要的是在原有的毛囊下端，即毛囊周期性循环部分的周围存在明显的弹性纤维。Pinkus 研究工作的主要缺陷在于他没有把病例的 PPB 病理诊断标准与临床表现一一对应[144]。

随后，开始使用 Verhoeff-van Gieson 染色观

察各种类型的永久性脱发中弹性组织的染色模式[264]。两例"特发性'象牙白色'假性斑秃"中显示真皮透明样变,伴有增厚的弹性纤维及宽的纤维束,有完整的弹性鞘,这些表现与"黑色人种女性中央进行性脱发"(中央离心性瘢痕性脱发)难以区分,与 Pinkus 的发现有相似之处。

Braun-Falco 等随后研究了 26 例被认为具有代表性的 PPB[273](排除由已知的、明确的病因造成的瘢痕性脱发),并得出结论:他们所提出的临床及组织学标准足够保证将 PPB 命名为一个独立性疾病[281]。

另外,许多报道支持特发性 PPB 是瘢痕性脱发的终末期。在 20 世纪 50 年代,Degos 等[282]指出 70% 的患者可发现 PPB 的前期疾病或基础疾病,所以他称这种典型描述的疾病为一种"假性斑秃"状态。一项研究用 Braun Falco 确立的标准诊断了 33 例 PPB 患者,因为其中 2/3 的患者表现出盘状红斑狼疮或毛发扁平苔藓(LPP)的特征,所以该作者认为 PPB 不能被认为是一个独立的疾病[283]。一些研究团队已经发表文献证据表明,LPP 和 PPB 可能是同一种疾病的不同类型。其中一个研究团队展示了 4 例有 PPB 临床和组织学特征的脱发患者也有扁平苔藓的皮肤和黏膜改变[284]。作者认为 PPB 代表了 LPP 疾病谱中的轻度炎症阶段。

总之,特发性 PPB 是一个排除性诊断,这个专业术语已经变得相当混乱,以至于有的患者无法确定潜在疾病。Sperling 等[261]提出了另一种更具有描述性的术语:"不明原因的斑片状瘢痕性脱发"。

组织病理　由于 PPB 典型皮损的组织学表现是一个"耗毁"性瘢痕性脱发[144],因此要对其精确解读需要与临床相联系。PPB 组织学的经典描述是主要以毛囊被纤维束所替代为特征的显著性毛囊瘢痕形成(图 18-38,图 18-42),有时深达皮下脂肪层,伴皮脂腺消失或数量减少,无广泛的(毛囊间)瘢痕[156,273]。正常立毛肌尚存在,孤立存在于真皮中层或穿插在垂直走行的纤维束间(图 18-38,图 18-42)。表皮可正常或偶尔出现萎缩,汗腺正常,无明显炎症。

该病明显缺乏炎症反应可能是因为其炎症阶段短暂,常被忽略所致。一项针对此类皮损的研究发现,大量以毛囊为中心的淋巴细胞浸润,并

伴有明显的细胞凋亡[285]。在某些病例中存在组织学炎症的事实,让一些学者在组织学的基础上进一步将 PPB 细分为炎症性和非炎症性的亚型[276]。

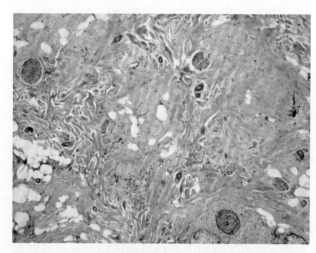

图 18-42　Brocq 假性斑秃(横切面):明显缺乏有活力的毛囊皮脂腺,被毛囊性瘢痕所取代。可见几个未受累的立毛肌

两份资料对早期炎症反应和进展期的 PPB 的皮损进行了详细地描述[140,269]。PPB 早期皮损表现为真皮浅层血管周围或毛囊周围有数量不等的淋巴细胞浸润,围绕在毛囊漏斗部或毛囊正中点。炎症可扩展至毛囊上皮,偶可累及皮脂腺,但是没有发现深部毛囊周围炎症或界面改变。随着疾病进展,皮脂腺先消失。在后期成熟的皮损中,炎症轻微,在血管周围呈片状分布,最终消失。内毛根鞘可能会提前崩解,漏斗部上皮可能出现离心性变薄,也可能存在同心性层状纤维化,并可能见到漏斗部外毛根鞘的融合("丛状")(参见丛状毛囊炎)。同时,毛囊被破坏,残留的裸露毛干会诱发肉芽肿反应,纤维束可以标记破坏的毛囊的位置。而且这些常被忽略的 PPB 炎症阶段的特征,也会出现在其他类型的瘢痕性脱发中[261]。

PPB 直接免疫荧光检测阴性,偶有毛囊漏斗部基底膜带 IgM 沉积[273]。

发病机制　至于 PPB 的理论基础,Sullivan 和 Kossard[274]推测可能发生了一种非炎症性、局灶性的毛囊缺失,可能是由于毛囊提早枯竭或者是进入再循环的毛囊干细胞单位受阻所致。Headington[269]假设 PPB 的发病机制可能与 T 淋巴细胞介导的毛囊隆突区的炎性过程有关。

鉴别诊断　PPB 的组织学是一个"耗毁"性瘢痕性脱发,因此要与其他类型的瘢痕性脱发的

后期阶段相鉴别。

处理原则 所有淋巴细胞介导的瘢痕性脱发的治疗原则相似[286]。首先，医生必须理解患者对脱发区头发再生的期望，并可以同患者讨论假发、假发套的使用。任何治疗的主要目的都是阻止头发进一步脱落。以红斑为主要临床表现的毛囊炎症，治疗目的是防止其被永久性破坏，局部外用强效糖皮质激素是一线治疗方案。有关口服具有抗炎活性的药物，包括四环素类抗生素、环孢素、维A酸、抗疟药及口服糖皮质激素（短期）的报道大多缺乏证据支持。如果有合适的供区毛发，并且脱发是"耗毁"性的，即定义为无炎症或疾病进展至少2年而未治疗[286]，可以考虑毛发移植。

中央离心性瘢痕性脱发

临床概要 由于许多类型的瘢痕性脱发有共同的临床和组织学特征，相互鉴别具有一定难度，因此提出一个统一的概念——中央离心性瘢痕性脱发（CCCA），以反映这类脱发的共性[261]。CCCA是包括几种普遍存在以下特点的瘢痕性脱发的一个类型（图18-43）：①脱发部位主要集中在头顶部；②进行性发展的慢性疾病，最终"耗毁"，受累头皮平滑有光泽，毛囊口消失；③对称性向外周扩展，皮损边缘病变最活跃；④在病变活跃

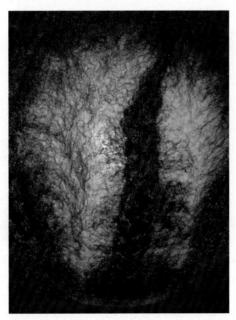

图18-43 中央离心性瘢痕性脱发：头顶永久性脱发区，以毛囊口缺失为特征

区有炎症的临床表现（即红斑丘疹或脓疱），与镜下所见的炎症改变一致[144,261]。临床上，炎性病变可能稀少或缺乏。CCCA包含三种类型的疾病：毛囊变性综合征、假性斑秃模式（一种术语的"现代"用法，并非Brocq假性斑秃）和秃发性毛囊炎。该病几乎仅发生在非洲裔女性，平均发病年龄为38.2岁[287]。相片比例尺被设计用来评估CCCA的严重程度，调查人员可以此进行标准化评估[288]。

组织病理 CCCA最早、最独特的组织病理改变是内根鞘的提前脱落（图18-44）[160]，这种典型改变只见于少数毛囊。内毛根鞘的正常退化发生在峡部，此处是一个分界线，其下是立毛肌附着点，其上是皮脂腺导管入口。毛囊峡部以下，即小汗腺附近的真皮深层或皮下组织平面的内毛根鞘发生缺失或"破碎"，是CCCA特征性的病理改变。有些学者认为这些是继发的现象，而不是在此病理生理条件下的原发事件[289]，这种病理改变在其他类型的瘢痕性脱发中也可见到[269,290]。然而CCCA的特有表现是它出现在病程的早期[291]。

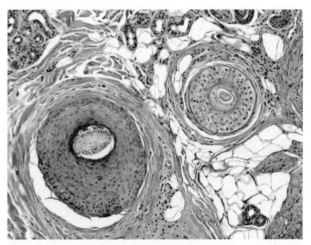

图18-44 中央离心性瘢痕性脱发（横切面）：在皮下组织浅层水平，终毛毛囊内毛根鞘消失。外毛根鞘轻度偏心性变薄

CCCA最可能就是内毛根鞘提前消失的结果，临床上累及的头皮具有以下全部或部分的病理特征（图18-45）[144,261]：①外根鞘毛囊上皮偏心性变薄，在峡部及漏斗部下部最明显；②毛干及真皮内毛囊部分密切相接；③同心性层状纤维增生（类似"洋葱皮"样）；④在纤维组织增生区周围，由淋巴细胞和浆细胞形成的慢性炎性反应；⑤毛干最终突入真皮，引起肉芽肿性炎症，并导致上皮损伤（图

18-46）；⑥受损的毛囊被垂直的结缔组织带所取代，导致"毛囊性瘢痕"。这种淋巴细胞、浆细胞性的炎症反应通常集中在毛干穿透毛囊上皮方向的对侧。这6种组织学特征也能单独出现在其他类型的瘢痕脱发中。如同所有的瘢痕性脱发，皮脂腺也会消失。CK15是干细胞所在的隆突部的标志物[292]，而病变的毛囊中无CK15表达。也可出现多毛症，通过受损毛囊的外根鞘在漏斗部水平融合而成。

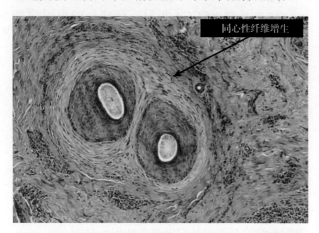

图18-45　中央离心性瘢痕性脱发（横切面）：受累毛囊的毛囊上皮偏心性变薄，同心性层状纤维增生，纤维增生周围及血管周围可见淋巴细胞、浆细胞性炎症，皮脂腺消失（经作者允许引自 Elder DE, Elenitsas R, Rubin AI, et al. Atlas and synopsis of Lever's histopathology of the skin, 3rd ed. Philadelphia, PA: Lippincott Williams & Wilkins, 2013.）

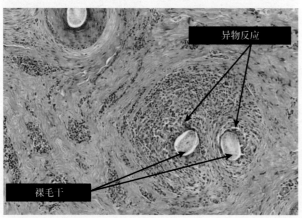

图18-46　中央离心性瘢痕性脱发（横切面）：毛囊上皮可能完全破坏，导致真皮纤维化，裸露在外的毛干引起肉芽肿反应（经作者允许，引自 Elder DE, Elenitsas R, Rubin AI, et al. Atlas and synopsis of Lever's histopathology of the skin, 3rd ed. Philadelphia, PA: Lippincott Williams & Wilkins, 2013.）

　　如果取临床可见的病变边缘的脓疱活检（图18-47），可能会出现以毛囊为中心的中性粒细胞性炎症（图18-48），可以将其归为秃发性毛囊炎

的亚型。那些归为假性斑秃类型的病例，也有以上所描述的组织学特征，但患者通常是白色人种，临床上进展缓慢，并以毛囊周围的鳞屑和一些丘疹为特点[160]。虽然病因不明，但认为高温、漂白、发蜡、电热梳、使用蓬松剂和牵拉（如编辫子和盘发）等可能与发病相关。此外，此病好发于非洲裔美国人，提示环境、文化和遗传因素，以及黑色人种可能存在独特的毛囊结构均可能在致病中发挥作用[293,294]。研究还发现，有头癣史[295]、细菌感染及2型糖尿病史[296]与发病相关。

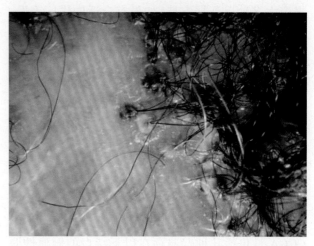

图18-47　秃发性毛囊炎：在瘢痕性脱发斑块的进展期边缘出现了特征性的秃发性毛囊炎皮损，即毛囊基础上的脓疱及结痂（经作者允许，引自 Elder DE, Elenitsas R, Rubin AI, et al. Atlas and synopsis of Lever's histopathology of the skin, 3rd ed. Philadelphia, PA: Lippincott Williams & Wilkins, 2013.）

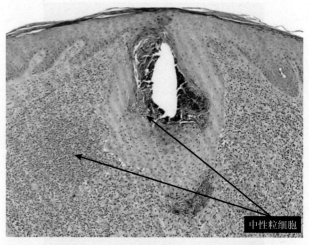

图18-48　秃发性毛囊炎（纵切面）：皮损开始表现为毛囊基础上的脓疱，伴毛囊周围炎症，主要由中性粒细胞及慢性炎性细胞构成（经作者允许，引自 Elder DE, Elenitsas R, Rubin AI, et al. Atlas and synopsis of Lever's histopathology of the skin, 3rd ed. Philadelphia, PA: Lippincott Williams & Wilkins, 2013.）

回顾历史应该要特别提到 CCCA 的亚型——毛囊变性综合征，当时它被认为是一个具有独特临床病理特点的疾病。这种亚型的 CCCA 几乎只发生在非洲裔美国患者中，通常见于女性，20～40 岁多发[293,297]。它最初被描述为"电热梳"脱发[298]，但随后表明，使用电热梳拉直头发不一定与发病相关[293,297]。

鉴别诊断　CCCA 与其他形式的瘢痕性脱发表现出了不同程度的组织学重叠，诊断需要结合临床和组织学特征[261]。

治疗原则　治疗方法类似于其他淋巴细胞介导的瘢痕性脱发[299]，已在 PPB 中讨论。局部外用米诺地尔可以促进恢复中的毛囊再生[300]。

秃发性毛囊炎

临床概要　秃发性毛囊炎（FD）被有些学者认为是 CCCA 一个重度炎症反应的亚型[261]。回顾历史，FD 作为一个独立的疾病曾被称为复发性斑片状脓疱性脱发[269]。晚期皮损显示瘢痕周围有脓疱（图 18-47）[269]。脓疱常可培养出金黄色葡萄球菌。虽然有些学者认为细菌感染是致病原因，但也有学者认为是双重感染的结果[261]。当没有脓疱时，临床表现类似 PPB[301]，丛状发常见[302]。也有报道秃发性毛囊炎可发生在头皮外的区域，包括胡须部位、脸和后颈部[303]。一对 32 岁的同卵双胞胎均患病，表明遗传因素也可能参与发病[304]。

组织病理　早期，脓疱性损害显示脓肿围绕在受累的毛囊漏斗的下部至上部（图 18-48）[269]，可见粉刺性扩张[301]。后期损害的典型表现为毛囊周围炎症，主要由淋巴细胞、少许浆细胞、中性粒细胞、嗜酸性粒细胞和巨细胞组成[305,306]。可能有角化过度、毛囊角质栓及丛状毛的证据。晚期皮损表现为弥漫性皮肤瘢痕后继发毛囊破坏[269]。在这种损害中，炎症反应不明显，主要针对残存毛囊发生反应的淋巴细胞、巨噬细胞和一些巨细胞[306]。

发病机制　许多学者认为，金黄色葡萄球菌参与了 FD 的发病机制（图 18-49）[306]，或许是通过细菌超抗原未经细胞内处理直接刺激免疫系统[307]或在另一种直接感染中对金黄色葡萄球菌毒素的异常宿主反应[306]。其他研究人员认为脓疱的产生是由于继发金黄色葡萄球菌感染或对破坏的毛囊及其内容物的免疫反应[261]。

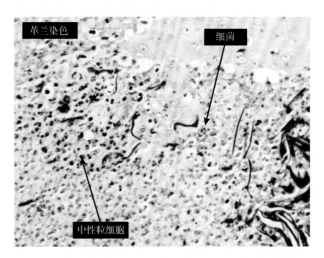

图 18-49　秃发性毛囊炎（革兰氏染色）：脓疱性损害可能是细菌双重感染的结果。革兰氏染色显示毛囊周围中性粒细胞中有成簇的革兰阳性球菌（经作者允许引自 Elder DE, Elenitsas R, Rubin AI, et al. Atlas and synopsis of Lever's histopathology of the skin, 3rd ed. Philadelphia, PA: Lippincott Williams & Wilkins, 2013.）

鉴别诊断　脓疱性损害可能类似于细菌性毛囊炎或分割性蜂窝织炎的早期皮损。非脓疱性损害在病理上则与 CCCA 有重叠。

治疗原则　对脓疱进行细菌培养然后选择敏感性抗生素，初步治疗的目的是清除细菌双重感染，通常是金黄色葡萄球菌[308,309]。一线治疗是口服加外用抗生素，以及细菌定植部位，即鼻孔的局部治疗，但在停用抗生素后可能会复发。后续治疗类似于其他瘢痕性脱发，已在 PPB 中讨论。

丛状毛囊炎

临床概要　"丛状毛囊炎"是指临床表现为"洋娃娃发"改变，类似于儿童玩偶特征的成簇毛发（图 18-50）。该病的另一个名称是"多毛症"[298]。它应该与生理性复合毛发区别，其特点是两根或三根毛发从一个毛囊漏斗部长出，更常见于枕部头皮。

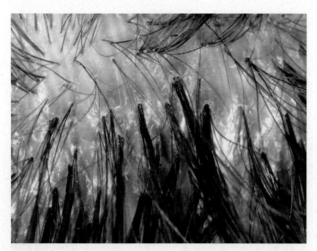

图 18-50　丛状毛囊炎：成簇的头发通过一个开口穿出头皮（多毛症），导致临床出现"洋娃娃发"样外观。可见毛囊间的瘢痕及红斑

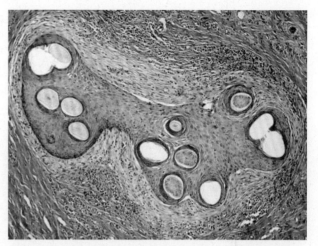

图 18-51　丛状毛囊炎（横切面）：在这个极端的例子，多根毛发共用一个外毛根鞘，最后从一个开口穿出头皮。根据部分学者的观点，一个"六根装"（或者更多）毛发提示中性粒细胞介导的原发性瘢痕性脱发的后期。可见毛周纤维化及单核细胞炎性浸润

丛状毛囊炎可表现为各种形式的瘢痕性脱发，它不应被视为一个独立的疾病，虽然有学者坚持这种观点，但还是将其明确归为秃发性毛囊炎的亚型[302,310]。需要声明的是，该病发生于多种形式的瘢痕性脱发，因此是非特异性的，Sperling 主张"丛状毛囊炎这个术语应该从瘢痕性脱发的词典中去除"[144]。它可见于某些疾病的病变晚期，包括中央离心性瘢痕性脱发、秃发性毛囊炎、炎症性头癣、金黄色葡萄球菌性毛囊炎、LPP、分割性蜂窝织炎、毛囊变性综合征、项部瘢痕疙瘩性痤疮及头皮线状苔藓[289,311,312]。有报道可发生于外伤性头皮裂伤[313]、热烧伤后[312] 及头皮寻常型天疱疮数年后[314]。

组织病理　病理显示一组 3 ~ 5 个毛囊，或几个这样的毛囊组，其受累毛囊的漏斗部上皮细胞融合在一起（图 18-51），导致多个毛干位于漏斗状的毛管中，并通过一个共同的开口穿出皮面，可出现角化过度和角化不全[302]。在真皮浅层有毛囊周围纤维组织增生及毛囊之间纤维化。毛发的下段不受累。表皮可能因纤维组织的收缩而凹陷，在毛发穿出的部位形成一个凹坑。除了对脓疱活检发现有中性粒细胞之外，在毛囊和血管周围可出现由淋巴细胞、组织细胞和浆细胞构成的各种炎症细胞浸润。随着病情发展，丛状发可能最终被破坏，并可见到对游离毛干的异物巨细胞反应。有病例报道，从患处的毛丛中拔发进行检查，发现超过 1/3 的毛发处在休止期[302]。

发病机制　丛状发是由于单个或邻近几个毛囊单位中毛发外毛根鞘上皮的损伤所致，可能是从浅表化脓性毛囊炎发展而来[302]。随着毛囊周围和毛囊间纤维组织增生，导致受累皮肤的收缩和毛囊单位的聚集。在愈合过程中，毛囊的外毛根鞘在漏斗水平一起生长。其他发病机制理论包括休止期毛发的滞留[315] 和金黄色葡萄球菌感染[310]。一些学者认为，当复合毛囊由 4 个或更多的头发融合在一起时，是中性粒细胞介导的原发性瘢痕性脱发稳定期的线索，特别是出现至少 6 个融合毛囊构成的"六根装"时（图 18-51）[316]。相反，丛状毛囊仅由 2 或 3 个融合毛囊漏斗部构成（"两根装"），提示淋巴细胞介导的原发性瘢痕性脱发。

鉴别诊断　因为丛状发可能是个继发现象，应寻找潜在疾病的临床和病理线索（参见上述讨论）。

治疗原则　治疗应针对病因。抗葡萄球菌性抗生素可改善化脓性损害。

毛发扁平苔藓

临床概要　毛发扁平苔藓（LPP）是一种原发性瘢痕性脱发，最常好发于中年女性，高加索人发病率略高。根据头皮和身体其他部位的受累模式可分为数个临床亚型。所有亚型的共同之处是

它们的组织学改变都是毛囊峡部和漏斗部的苔藓样淋巴细胞浸润[160,256,317]。尽管脱发经常是最先出现的症状，但大部分扁平苔藓特征性的皮损是累及身体其他部位。被称为 Graham Little，或 Graham-Little-Piccardi-Lassueur 综合征的罕见综合征，包含 LPP，除了侵犯头皮还可累及身体其他部位的毛囊，特别是会阴部和腋窝。病变导致这些部位的脱发及角化性毛囊性丘疹（主要在躯干和四肢）及典型的皮肤或黏膜扁平苔藓皮损。

　　典型的皮损主要累及头顶和顶骨头皮，呈多发散在性的脱发斑，有时融合成大片脱发，波及整个头皮，可出现红斑和丘疹，特别在毛囊周围，提示毛发的根部周围存在角化过度（图 18-52）。由于受累的毛发被破坏，遗留下不规则白斑样瘢痕，其内的毛囊口消失。病程可能隐匿、缓慢进展，或者暴发性。症状可能包括瘙痒和疼痛。

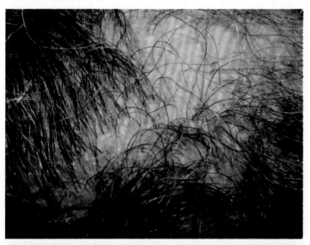

图 18-52　毛发扁平苔藓：瘢痕性脱发区无毛囊开口。在周边，毛囊显示毛发根部的毛周红斑及鳞屑

　　组织病理　对 LPP 的炎性病变活检显示毛囊周围淋巴细胞浸润，炎症累及漏斗部下段和靠近毛隆突的峡部，伴有毛囊上皮基底层液化变性，有时可见坏死角质形成细胞（胶样小体）（图 18-53）[318,319]。因为单一样本中可能只含有少数毛囊，横切面可能比纵切面更常在诊断中用于描述病理改变（图 18-54）。毛囊上段周围呈同心圆样纤维化，最终在浸润的淋巴细胞和毛囊上皮之间产生间隔。毛囊上皮和周围真皮之间可能出现裂隙，相当于一个 Max Joseph 空间。毛囊漏

斗部可以出现颗粒层增厚及由致密正角蛋白堵塞漏斗部所致的角化过度。扁平苔藓的毛囊间改变罕见。随着病变的进展，可见裸露的毛发被异物肉芽肿性炎症包围，皮脂腺消失，可导致多毛症。晚期病变类似耗毁性瘢痕性脱发，非炎症性纤维束取代毛囊并延伸至皮下组织。

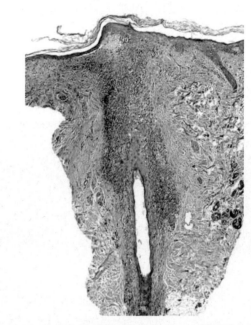

图 18-53　毛发扁平苔藓（纵切面）：毛囊周围有密集的淋巴细胞浸润，主要集中在漏斗部下段和峡部，且毛囊上皮与真皮的交界处界线模糊

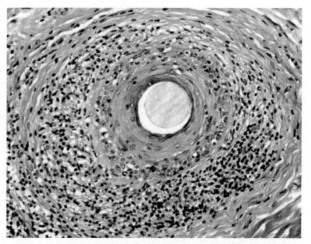

图 18-54　毛发扁平苔藓（横切面）：在毛囊漏斗部下段水平，可见毛囊周围淋巴细胞浸润、基底层液化变性及嗜伊红的角化不良细胞

　　绝经后前额部纤维化性脱发　是 LPP 的一种临床变异，主要发生在绝经后妇女（平均年龄66.8 岁），其特征为前额发际线进行性后退（图

18-55）[320-322]。临床上，病变区域呈苍白色，无硬化或硬结，毛囊口减少，而在过渡区的毛囊显示毛周红斑及角化过度。眉毛明显减少或完全缺失是其特征[323]。虽然在其他部位缺乏典型的扁平苔藓表现，但常有手臂上的体毛缺失及面部丘疹，这代表毳毛毛囊受累[324,325]。这些身体其他部位的活检病理表现为LPP。现在认为绝经后前额部纤维化性脱发是LPP的泛发型，可累及身体多个部位[323]。前额部纤维化性脱发的病理诊断线索是病变累及生长期毛囊、休止期毛囊及毳毛样毛囊，即"毛囊周期的三阶段"[326]。

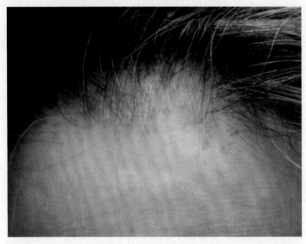

图18-55　绝经后前额部纤维化性脱发：沿前额头皮带中的毛囊最先受累，毛周红斑即是证据。组织病理变化与毛发扁平苔藓一致

特征性模式分布的纤维化性脱发　是另一种类型的LPP，其临床病变区发生雄激素性脱发特征模式的脱发[327]。患者表现为在雄激素性脱发部位的头皮中央发生进行性纤维化性脱发，伴毛周红斑和毛囊角化。没有典型毛发扁平苔藓的多发性损害或扁平苔藓的其他皮肤黏膜受累。女性患者较男性患者多，比例约为4∶1，患者的平均年龄为59岁。组织病理与毛发扁平苔藓合并毛囊萎缩相同[327]。尽管可累及终毛和毳毛，但萎缩性毛囊似乎主要由炎症所致。

发病机制　在LPP，炎症侵犯毛囊的部位是漏斗部下段及峡部，这是毛囊干细胞所在的位置[328]。敲除毛囊隆突部干细胞过氧化物酶体增殖物激活受体-γ的小鼠模型能产生类似人类毛发扁平苔藓样脱发，为潜在的病因学研究提供了线索[326]。有报道显示，部分毛发扁平苔藓是由肿瘤坏死因子α抑制剂所导致，提示还需要调查其他的致病因素[329]。

鉴别诊断　对脱发进行组织学分析时，当出现影响毛囊上皮的苔藓样浸润时，需与LPP和红斑狼疮相鉴别。Max Joseph裂隙和影响毛囊上皮的扁平苔藓样改变支持LPP的诊断；而血管及汗腺周围淋巴细胞性炎性浸润、网状真皮黏蛋白增多及更具有红斑狼疮特征的毛囊间改变，如基底膜带增厚，则更支持慢性皮肤型红斑狼疮的诊断[261]。

治疗原则　治疗与其他淋巴细胞介导的瘢痕性脱发类似，已在PPB中讨论[330]。

其他各种脱发

银屑病性脱发

临床概要　1972首次报道了银屑病脱发[331]。与银屑病相关的头皮脱发有三种临床类型：第一种类型的脱发局限于病灶，特征为头发变细、密度降低，这是最常见的类型（图18-56）；第二种类型是银屑病斑块及未受累区域均出现急性毛发脱落，表现为休止期脱发；第三种类型最少见，临床表现为损毁性脱发。然而，银屑病是否能造成永久性的瘢痕性脱发，这是几十年来一直争论的话题。在1989年的研究中，Headington等[332]并未发现银屑病可造成任何类型脱发的组织学证据。现在普遍认为，发生在头皮或累及身体

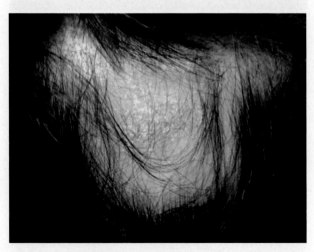

图18-56　银屑病性脱发：脱发区伴有薄的、红斑鳞屑性斑块。病变区使用糖皮质类固醇激素局部注射后有毛发再生

其他有毛发部位的银屑病可出现脱发[333-335]。75%的患者脱发呈局限性，25%的患者脱发为弥漫性脱发[336]。在脱发部位可表现为局部变薄，或在成簇毛发中出现大量脱发。一项对34例银屑病性脱发患者的研究中发现，70%的患者脱发为非瘢痕性，即可见毛发的再生长[337]。

已有报道显示，抗肿瘤坏死因子α治疗导致的银屑病性脱发/斑秃样反应[338]。生物制剂常用于治疗银屑病，但生物疗法可能反而加重银屑病，或导致既往没有银屑病史的患者出现银屑病样损害。在第一次对组织学研究报道中发现，无银屑病既往史的患者在刚开始进行肿瘤坏死因子α治疗后出现银屑病加重[339]。继发于肿瘤坏死因子α治疗的银屑病性脱发/斑秃样反应可导致非瘢痕性脱发，其毛发100%处于静止期（退行期/休止期），伴毛囊萎缩。在萎缩的毛球周边可见到淋巴细胞浸润。药物诱导的银屑病性脱发与普通银屑病性脱发的唯一区别是可见浆细胞和嗜酸性粒细胞[339]。

组织病理　银屑病性脱发活检显示典型的银屑病样表皮增生[339,340]。休止期毛囊数量增多（图18-57），可见萎缩的毛囊比例增加，血管周围及毛囊周围淋巴细胞浸润（图18-58），淋巴细胞可围绕在萎缩毛囊的毛球周围，类似斑秃。发育不全的皮脂腺也是其特征（图18-58）。瘢痕性银屑病性脱发会出现毛囊损伤的早期征象，表现为毛囊周围纤维化及多毛症、漏斗部角化过度、最终毛囊破坏伴肉芽肿形成。

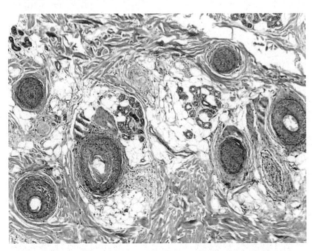

图18-57　银屑病性脱发（横切面）：静止期毛囊数增多；本视野显示6个毛囊中的3个处于退行期。右侧见淋巴细胞，类似斑秃

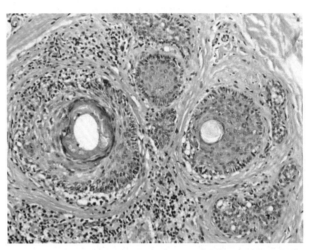

图18-58　银屑病脱发（横切面）：真皮浅层、毛囊周围可见淋巴细胞浸润，可见萎缩的皮脂腺（右边的毛囊）。左边的毛囊显示海绵水肿，但无基底层液化变性和角化不良细胞

发病机制　尽管银屑病相对常见，但与其相关的脱发罕见，这就提出了一个问题，银屑病性脱发和斑块型银屑病的致病因素是否相同？我们可以推测，在组织学上看到的皮脂腺发育不全起到了重要作用，因为文献已有记载小鼠脱发模型中有皮脂腺病理改变，此种改变是这种类型脱发所独有的[270,271]。

鉴别诊断　组织学上，银屑病性脱发的鉴别诊断是斑秃和继发于肿瘤坏死因子α治疗后的银屑病性脱发/斑秃样反应。斑秃缺乏银屑病的特征性表皮改变，所报道的抗肿瘤坏死因子α所致的脱发有浆细胞和嗜酸性粒细胞的浸润[339]。

处理原则　高效糖皮质类固醇外用可作为银屑病性脱发的初始治疗，焦油制剂也可试用。在难治性病例中，可对银屑病进行系统性治疗。

老年性脱发

临床概要　衰老或老年性脱发是指在衰老过程中的正常毛发脱落，出现头皮头发进行性、弥漫性稀疏，从50岁开始，到70岁或80岁时更明显[240,274]。两性均可出现。所有老年人都会出现一定程度的头发稀疏，但严重患者可能会寻求医疗咨询[156]。

组织病理　本病临床上最常见的印象是一个非瘢痕性脱发，横切面粗略的扫视可能显示正常，只有通过头发计数才能发现头发密度的减少。直径 4mm 的头皮环钻活检显示，头发总数减少，从正常的 35～45 根减少到 25～35 根，休止期毛囊数量正常(＜20%)，终毛/毫毛比值至少为 2∶1，且无深部炎性反应[156,158]。横切面非常适合于评估这些参数。毛发直径可能缩小，可见纤维束[274]。枕部显示与其他部位头皮相似的改变[156]。

发病机制 可能是毛囊永久性缺失。有学者推测，毛囊干细胞的再生能力仅限于有限数量的毛发周期。

鉴别诊断 活检显示毛囊缺失，鉴别诊断可能包括瘢痕性脱发，尤其是炎症轻微或无炎症时，如 PPB。然而，瘢痕性脱发通常能表现出足够的组织学证据来与之相鉴别。

治疗原则 无须积极治疗，并且缺乏有效的治疗手段或者无用。

脂肿性脱发

临床概要 脂肿性头皮是指局限性或弥漫性的头皮增厚而不伴脱发，是皮下脂肪层增厚所致[341,342]。这种症状和通常的弥漫性或斑片状脱发合并出现，称为脂肿性脱发[343-345]。这是一种罕见的慢性疾病，病例报道较少，尽管有白色人种女性[346]及男性[347]发病的报道，但最常见于非裔美国女性。这种脱发的特征是短发，头发生长长度不超过 2cm。头皮增厚，触之松软或似海绵样感，与回状头皮不同，脂肿性头皮表面平滑没有沟壑[345]。患者可有头皮瘙痒、疼痛或感觉异常。一例患者合并有盘状红斑狼疮[348]。

根据一项使用颅骨 X 线检测前囟处头皮厚度的研究发现，脂肿性头皮患者头皮厚度为 10～15mm，而正常头皮厚度平均为 5.80±0.12mm[349]。头皮厚度也可用 CT[341]、MRI[350]、B 超[344]或者无菌探针[343]进行测量。

组织病理 典型病理表现为皮下脂肪层增厚[351]。为了便于在标本上评估脂肪层的增厚，样本取材应达到头皮帽状腱膜层，切片必须为且需做垂直纵向切片，取材过浅将无诊断价值。病理上脂肪组织无过度增生或肥大的表现，而表现为脂肪水肿[352]。胶原间隔分隔的正常皮下脂肪小叶结构被破坏，有时间隔缺失[353]。可见脂肪组织变

性为松散相连的胶原束、血管及脂肪细胞聚集[352]。部分病例中还能见到大量黏蛋白沉积，但通常不具有特征性[344,346]。表皮可轻度角化过度伴棘层肥厚，真皮浅表血管周围、间质和毛囊周围稀疏的单核细胞浸润，偶有嗜酸性粒细胞[352]。

尽管一些研究人员指出患者存在毛囊数量减少，以及灶状毛球萎缩，但当头发外观正常时，对相关性脱发的原因尚无合理解释[352]。当毛囊减少时，可见到垂直走向的层状纤维增生[353]。一项对脂肿性头皮和脂肿性脱发的研究发现，仅有 2 例脱发的患者显示有淋巴管扩张，被认为是潜在的致病原因[346]。真皮或皮下组织没有瘢痕形成，但有毛周纤维化[343,344]。毛囊堵塞和萎缩毛囊也有报道[343]。拔出头发在显微镜下检查可显示毛小皮末端缺失、结节性脆发症样改变，伴毛发易碎。

发病机制 病因不明，头皮增厚将近 2 倍主要是由于脂肪层增厚所致。电镜检查可见到各个阶段退化的脂肪细胞及自由移动的脂滴[352]。除了毛囊密度减少外，推测脱发的原因可能是组织渗透压增高压迫毛球部导致异常毛干生成所致[352]。

鉴别诊断 临床需要与回状头皮和脑颅皮肤脂肪过多症相鉴别，尽管这些疾病的临床和组织学表现应该足以明确诊断[353]。

治疗原则 无有效治疗方法[353]。

伴有丘疹性损害的无毛症

临床概要 这是一种罕见的常染色体隐性遗传性疾病，其特征是累及头皮、身体及眉毛的全部毛发脱落[354]，但睫毛可不受影响[355]。出生时毛发正常，但数月至数年后逐渐脱落，且无法再生[356]。患者在 2 岁左右开始出现广泛的毛囊性丘疹。与其他的外胚层发育不良的表现不同，患者没有指甲、汗腺或牙齿的缺陷[354]。

组织病理 从受损的头皮取材活检显示缺乏成熟的毛囊（图 18-59）。有时可见到完整的皮脂腺[355]。毛囊漏斗部存在，而毛囊的下 2/3 缺失，常被不规则的上皮结构或囊肿所替代[357]，因此，毛干已失去再生能力。从这些异常毛囊上发生的囊肿在临床上表现为头皮和其他部位的丘疹，病理表现为角质囊肿，并向毛囊漏斗部（表皮样囊肿，见于真皮上部）及峡部（外毛根鞘囊肿，见于真

皮中、下部）分化[355,357]。囊肿可破裂，导致异物肉芽肿反应。小汗腺外观无异常。

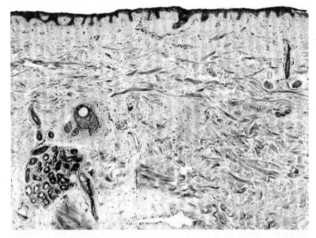

图 18-59　脱毛伴丘疹性损害（纵切面）：在这个头皮活检中，功能性毛囊消失，只能见到一个退化毛囊而无毛干，附近的小汗腺正常

发病机制　尽管有报道显示，1 例患者存在维生素 D 受体基因突变[359]，但位于 8 号染色体短臂 1 区 2 带处的人类无毛（HR）基因发生基因突变才是导致本病的原因[358]。人和鼠的 *HR* 基因是同源基因[358]。人类的 *HR* 基因编码一个锌指转录因子蛋白，表达于脑组织和皮肤组织[358]。

伴有丘疹性损害的无毛症是隐性遗传，需要两个等位基因缺陷。虽然大部分的已知突变在遗传家系内为纯合性，但也发现存在复合的杂合子[356]。一项研究发现，*HR* 基因仅有单个突变的等位基因（携带杂合突变）并不改变 AGA 的表型[360]。

鉴别诊断　临床需与普秃相鉴别。

治疗原则　出现的囊肿可定期去除。

汗腺的炎性疾病

嗜中性小汗腺炎

临床概要　嗜中性小汗腺炎（NEH）临床表现多样（图 18-60）[361]。化疗相关的 NEH 已在第 11 章中讨论。已证实 NEH 和感染性因素有关[362-364]，包括粘质沙雷氏菌、阴沟肠杆菌、金黄色葡萄球菌、链球菌性心内膜炎、诺卡氏菌和 HIV-1[365]，以及其他各种相关因素包括粒细胞集落刺激因子[366]、光化性类网状细胞增多综合

征[367]、白塞综合征[368]、未化疗的急性髓细胞性白血病[369]和健康成人 1 例[370]。

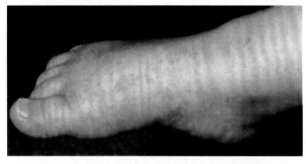

图 18-60　嗜中性小汗腺炎：一例急性淋巴细胞白血病的儿童在维持化疗时出现红斑性丘疹及斑块（经作者允许引自 Elder DE, Elenitsas R, Rubin AI, et al. Atlas and synopsis of Lever's histopathology of the skin, 3rd ed. Philadelphia, PA: Lippincott Williams & Wilkins, 2013.）

一种发生在健康儿童及青少年的 NEH 亚型——掌跖汗腺炎，它曾使用多种名称，包括"特发性掌跖小汗腺炎"、"青少年嗜中性小汗腺炎"、"复发性小汗腺炎"、"特发性跖部汗腺炎"和"创伤性跖部荨麻疹"[95,371-374]。临床表现为手掌和足底部的疼痛性红斑性丘疹及结节，通常没有全身症状。在一项对 22 例患者的研究中发现，皮损最好发于春季和秋季，约半数患者发病超过一次[375]。本病呈良性和自限性。虽然发病机制尚不清楚，但有报道显示，剧烈运动、寒冷刺激、穿潮湿的鞋袜与发病有关[371,373]。

这里还要描述一个相关性疾病，即假单胞菌热足综合征[376]。40 个孩子在接触社区戏水池地板上覆盖的一层磨粒（被认为是重要的致病因素）后 1～2 天内，在脚掌的负重部位出现疼痛性红色、紫红色结节。部分患者皮损取材培养，检测出一种与池中发现的铜绿假单胞菌相同的菌株，并且部分孩子出现假单胞菌性毛囊炎。之前的报道指出，热水浴毛囊炎有类似的足底病变[377]。然而，有研究者否认存在假单胞菌热足综合征，认为其临床表现就是特发性掌跖汗腺炎[378]。

组织病理　发生在儿童的掌跖汗腺炎组织病理与一些化疗引起的 NEH 类似（参见第 11 章），但无汗管鳞状上皮化生[379]。在小汗腺分泌蟠管周边可见中性粒细胞浸润（图 18-61，图 18-62）。在真皮中、下部血管周围，可能有轻度混合性炎症细胞浸润，无白细胞碎裂性血管炎。中性粒细

胞可累及顶端汗管或在真皮网状层呈结节状浸润伴脓肿形成[372,374]。即使在那些皮损细菌培养是阳性的患者，其组织病理真菌和细菌染色均是阴性[361]。

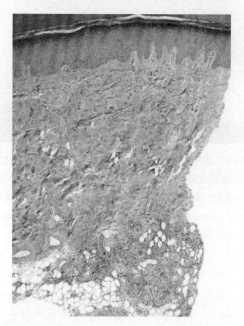

图 18-61　嗜中性小汗腺炎：从足底取材活检可见皮下脂肪内的小汗腺周围有炎症细胞浸润

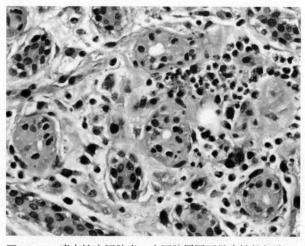

图 18-62　嗜中性小汗腺炎：小汗腺周围可见中性粒细胞

两例假单胞菌热足综合征活检显示：真皮浅层及深部血管周围、间质及小汗腺周围中性粒细胞及淋巴细胞浸润，并蔓延至皮下脂肪小叶。其中一例显示真皮内有微脓肿并蔓延至脂肪层，伴灶状血管炎及血管内血栓形成[376]。作者认为炎症蔓延至皮下脂肪小叶是与儿童特发性 NEH 的一个鉴别点，尽管有些学者并不赞同[378]。

鉴别诊断　除了上面讨论过的疾病外，鉴别诊断还包括病理上表现为以小汗腺为中心的深在性的炎症细胞浸润的感染和嗜中性皮病。

治疗原则　首先治疗相关疾病，在复发病例或必须反复化疗的患者，可试用氨苯砜[380]或秋水仙碱[381]。儿童掌跖汗腺炎是良性经过并有自限性。

Fox-Fordyce 病

临床概要　Fox-Fordyce 病（顶泌汗腺粟丘疹）是一种顶泌汗腺疾病，临床特征是发生在顶泌汗腺部位，即腋下（图 18-63）、乳晕及外生殖器[382]的坚实性、瘙痒性、毛囊性丘疹。几乎只发生在青春期后的女性。

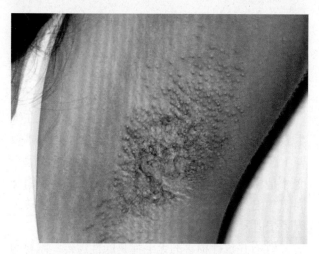

图 18-63　Fox-Fordyce 病：腋下均匀一致散在分布的小丘疹提示了本病来源于附属器

组织病理　通常需要做连续性的纵切面或横切面以显示其特征性的变化。毛囊漏斗部及顶泌汗腺分泌导管穿入毛囊处角化过度（图 18-64）。毛囊角质栓塞导管后形成局部扩张[383]。毛囊漏斗部可出现海绵水疱，可能提示顶泌汗腺汗液排泄受阻所致，有破裂可能。在海绵水肿区可见淋巴细胞外渗，也可出现毛囊漏斗部棘层肥厚，以及相邻真皮浅层血管、附属器周边轻度淋巴细胞浸润[384,385]。综合病理回顾提示存在其他可能的细微变化，包括漏斗部真皮和表皮交界处空泡变性、漏斗部出现角化不良细胞、在充填角质栓的扩张毛囊漏斗部出现锥形板层状角化不全、毛囊漏斗部及顶泌汗腺导管周围有泡沫状巨噬细胞浸润[386]。水平切片有助于发现特征性的组织病理改变，此项技术被推荐为病理诊断 Fox-Fordyce 病最有效的方法[387]。

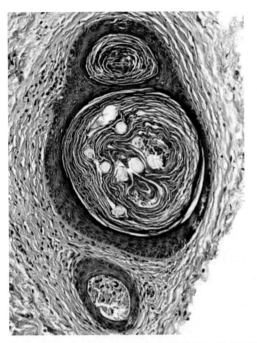

图 18-64　Fox-Fordyce 病：毛囊漏斗部扩张、角化过度，并充满数个毳毛毛干，在毛囊底部可见黄瘤细胞，毛囊周围轻度纤维化

已确认腋窝存在第三种类型的汗腺，其大小介于大的顶泌汗腺和较小的外泌汗腺之间[388]，被称为顶泌外泌汗腺，它的分泌蟠管类似顶浆汗腺，但像外泌汗腺一样开口于表皮表面。最近的一篇文献详细地描述了一例 Fox-Fordyce 病患者，临床上以非毛囊性丘疹为特征，组织病理显示在表皮内的顶泌外泌汗腺导管被从分泌部通过全浆分泌机制释放的细胞所堵塞[389]。

发病机制　可能与顶泌汗腺导管堵塞有关。在受累部位皮下注射肾上腺素可引起顶泌汗腺分泌功能丧失，结果引起顶泌汗腺无汗症[382]。然而，有报道指出，单独的机械性阻塞不足以解释 Fox-Fordyce 病的发病机制[384]。

鉴别诊断　Fox-Fordyce 病的临床表现和腋窝毛囊周围黄瘤病类似，但后者无痒感且局限在腋窝部位[390]。有学者认为这种情况为黄瘤样 Fox-Fordyce 病，伴皮脂衍化的脂质[391]。而其他的观点认为这是疣状黄瘤的毛囊病变[390]，伴角质形成细胞衍化的脂质。

治疗原则　治疗方法包括口服避孕药、局部外用抗生素、局部外用和口服维 A 酸类药、局部和皮损内注射糖皮质类固醇激素、光疗、吸脂结合刮除术及外科手术治疗[22]。

软骨炎症性疾病

结节性耳轮软骨皮炎

临床概要　结节性耳轮软骨皮炎（CNH）临床通常表现为发生在耳轮上缘的单发的、小的、触痛的红斑性结节（图 18-65），且很少发生在对耳轮或耳后[392]。皮损渐渐发展成中间溃疡及结痂、边缘隆起的损害，类似基底细胞癌。CNH 最好发于 40 岁以上的白种人男性。未经治疗皮损可持续存在。

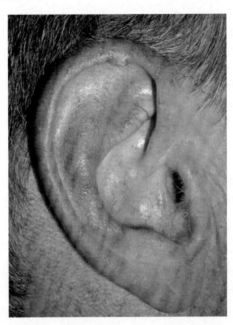

图 18-65　结节性耳轮软骨皮炎：耳轮边缘丘疹，中央结痂。病变通常较少累及对耳轮

组织病理　常表现为表皮溃疡或楔形表皮缺损。邻近未受损的表皮增生，并可见角化不良细胞。缺损表皮被渗出性痂皮、角化不全及皮肤碎片所覆盖[393]，其下方的真皮胶原显示纤维素样变性，HE 染色显示比网状纤维更深的嗜伊红性，胶原均质化、无细胞成分；病变可累及下方的软骨膜组织（图 18-66）。邻近变性区的间质显示血管增生伴淋巴组织样细胞浸润，也可见部分纤维组织增生，偶见浆细胞及中性粒细胞。已有文献描述，血管球细胞可聚集在这些血管肉芽组织样区域[394]。病变区周边常见日光性弹性纤维变性[393]。其下的软骨膜组织可增厚，好似迁移至纤维素样皮肤坏死区的下方。下方软骨可发生变性，伴细

胞核缺失，尽管这种现象较少出现。如果软骨变性严重，有可能出现局灶性钙化及骨化。在 37 例患者中发现有 35 例出现神经增生，可解释皮损有触痛的原因[395]。

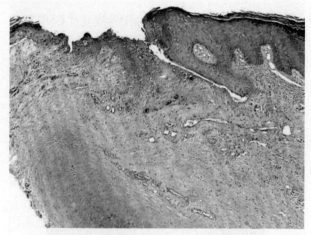

图 18-66　结节性耳轮软骨皮炎：可见一通道穿通表皮伴邻近表皮增生。下方真皮内胶原显示纤维素样变性，染色呈强嗜酸性，并且蔓延至下方软骨膜。周边真皮显示小血管和纤维组织增生

发病机制　顾名思义，这种病最初被认为是源于软骨变性。尽管有一例报道把它归类为与环状肉芽肿类似的胶原纤维渐进性坏死过程[396]，但现在普遍认为它是一种机体尝试经表皮排除受损胶原纤维，是一种穿通性疾病[393]。真皮胶原纤维变性最有可能是血管受损的结果，包括外伤、受压（睡觉侧卧或接听手机[397]）、寒冷、软骨膜小动脉狭窄[398]或者皮肤日射病并发症所致。耳轮解剖区域血管较少及皮下脂肪组织的缺乏也可能是本病的原因。

鉴别诊断　皮损常需要取活检以排除基底细胞癌或鳞状细胞癌。取材过浅常不能显示特征性的胶原纤维素样变性或看到软骨，当皮损表面有溃疡时或可被误诊为神经性皮炎。

治疗原则　除了排除皮肤癌，取活检或者深部刮除软骨是有效的治疗方法。睡觉避免耳部受压将有助于治疗，可在耳后放置泡棉[399]、睡觉时经常翻身或使用"甜甜圈"样凹空枕头来实现。

复发性多软骨炎

临床概要　复发性多软骨炎（RP）是一种罕见的系统性软骨软化症，可影响多个部位的软骨，包括耳、鼻、喉、气管、支气管和关节[400,401]，也能影响富含蛋白多糖的组织，如眼睛、主动脉、心脏、肾脏和皮肤[401]，通常以耳软骨炎为首发症状，呈间断性、进行性破坏过程。尽管一项研究显示，预估改进治疗方法后，8 年的生存率将达到了 94%[401]，但文献报道的死亡率约为 25%，最常见的死亡原因是呼吸道或心脏瓣膜损害[402]。与 RP 有关的疾病包括类风湿关节炎、系统性红斑狼疮，干燥综合征和骨髓增生异常综合征[403]，也可能是一种副肿瘤性疾病，有报道本病可以和非霍奇金淋巴瘤[404]及慢性淋巴细胞白血病[405]合并发生。

病变主要累及耳和鼻，引起间歇性的疼痛性红斑和肿胀，患者可能到皮肤科就诊。仅有一只耳受累罕见。最终，由于软骨破坏，耳部变得柔软松弛，鼻部呈马鞍鼻畸形。

与 RP 有关的非特异性皮肤改变较常见，呈多样性，且最好发于伴有骨髓发育不良的 RP 患者[406]。它们有时类似白塞综合征或炎症性肠病的皮肤损害：口腔溃疡、无菌性脓疱、肢体溃疡或肢端坏死[406]。本病与白塞综合征有关[407]，在"口腔、外阴溃疡伴软骨炎综合征"（缩写为 MAGIC 综合征）中有描述[408]。白细胞碎裂性血管炎并不少见[409]，并且实际上已有学者提出软骨损伤可能继发于原发性血管炎[410]。其他相关的皮肤病变包括紫癜、结节性红斑样损害[409,411]、慢性皮炎、浅静脉炎、网状青斑[406]、间隔及小叶性脂膜炎伴血管炎[412]、持久性隆起性红斑[413]、获得性大疱性表皮松解症[414]和耳部假性囊肿[415]。

组织病理　在早期的软骨损害，只有边缘的软骨细胞出现变性，表现为细胞空泡化、核固缩及嗜碱性丢失，这些改变是由于软骨基质释放的软骨素硫酸盐所致[416]。在软骨膜有致密的炎症细胞浸润，以中性粒细胞为主，但也可有淋巴细胞、嗜酸性粒细胞、浆细胞及巨噬细胞。常见水肿或凝胶状的囊性变，随着病情进展，变性软骨和周围的炎性细胞出现轻微的混合，最终形成肉芽性组织[417]。可能出现软骨的碎裂伴软骨板的坏死及溶解[417]。弹性组织染色可显示软骨弹性纤维的聚集和破坏[418]。反复发作可导致纤维化。

发病机制　RP 患者可检测到针对软骨特有的 Ⅱ 型胶原的循环抗体[419]，且通常只在病情活动时能检测到[420]。这种抗体针对天然及未变性的 Ⅱ 型

胶原，提示该抗体在发病机制中起主要作用（而不是对受损软骨的继发反应）。在发炎的软骨中已检测到免疫球蛋白及补体[415,416]。RP 与 HLA-DR4 密切相关[421]。

鉴别诊断　有大量中性粒细胞浸润时需考虑感染原因。

治疗原则　系统性免疫抑制剂可以用来治疗本病。近年来，有尝试使用 TNF-α 拮抗剂治疗的报道[422]。

耳部假性囊肿

临床概要　本病常见于青年男性（平均年龄 38.9 岁），临床上为耳部正面上方直径大约 1cm 的无症状和波动性的肿块[423]。它是自发的或者有时轻微外伤或感染后所致的一种软骨软化，易复发，很少双耳均受累。假性囊肿是由于耳软骨内的空穴所致，当囊肿被刺破后，仅有少许清晰、深黄色、黏性液体流出。在外耳囊性肿胀的鉴别中，这个特征有助于诊断本病，如果有相当多的液体，囊腔肯定位于软骨外[424]。

组织病理　组织学检查可见软骨内无上皮内衬的小空腔。假性囊肿的囊壁由部分变性的耳软骨构成，外观呈弱嗜酸性的无定形物质（图 18-67）。上方的表皮、网状真皮及软骨膜均正常[424]。直到最近，炎症都不被认为是本病的一个特征，但一项对 16 例样本的研究一致显示在软骨表面的结缔组织存在血管周围淋巴细胞浸润[425]；作者认为这对疾病的进展是至关重要的。

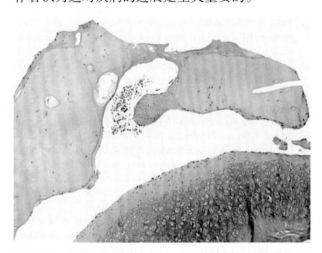

图 18-67　耳部假性囊肿：可见一无上皮内衬的软骨内空腔。耳软骨部分变性，呈弱嗜酸性、污垢样、细胞核缺失

发病机制　已提出软骨内空腔发生于溶酶体酶释放之后[426]，或反复外伤，或机械性刺激后黏多糖合成增多。与正常血清比较，已发现穿刺液含有高水平的乳酸脱氢酶（LDH），尤其是 LDH-4 和 LDH-5 同工酶[427]，以及细胞因子 IL-6 和 IL-1[428]；研究人员推测这些物质是从受损软骨中释放出来的。有报道耳部假性囊肿可与复发性多软骨炎并发[415]。

鉴别诊断　临床和组织病理表现具有独特性。

治疗原则　治疗方法包括穿刺抽液后加压包扎，或囊腔内注射糖皮质类固醇激素、纤维蛋白胶，或米诺环素[422]。

（朱　里　译，廖文俊　校，伍洲炜　审）

参考文献

1. Bergfeld WF. The pathophysiology of acne vulgaris in children and adolescents, part 1. *Cutis* 2004;74(2):92–97.
2. Goldschmidt H, Leyden JJ, Stein KH. Acne fulminans. *Arch Dermatol* 1977;113:444.
3. Strauss JS, Kligman AM. The pathologic dynamics of acne vulgaris. *Arch Dermatol* 1960;82:779.
4. Harper J, Thiboutot D. Pathogenesis of acne: recent research advances. *Adv Dermatol* 2003;19:1–10.
5. Thiboutot D. Acne: 1991–2001. *J Am Acad Dermatol* 2002;47(1):109–117.
6. Leyden JJ. New understandings of the pathogenesis of acne. *J Am Acad Dermatol* 1995;32:15S.
7. Cunliffe WJ, Holland DB, Jeremy A. Comedone formation: etiology, clinical presentation, and treatment. *Clin Dermatol* 2004;22(5):367–374.
8. Toyoda M, Morohashi M. Pathogenesis of acne. *Med Electron Microsc* 2001;34(1):29–40.
9. Imperato-McGinley J, Gautier T, Cal LQ, et al. The androgen control of sebum production: studies of subjects with dihydrotestosterone deficiency and complete androgen insensitivity. *J Clin Endocrinol Metab* 1993;76:524.
10. Thiboutot D, Knaggs H, Gilliland K, et al. Activity of the type 1 5-alpha-reductase is greater in the follicular infrainfundibulum compared to the epidermis. *Br J Dermatol* 1997;136:166–171.
11. Thiboutot D, Harris G, Iles V, et al. Activity of the type 1 5-alpha-reductase exhibits regional differences in isolated sebaceous glands and whole skin. *J Invest Dermatol* 1995;105:209–214.
12. Lookingbill DP, Horton R, Demens LM, et al. Tissue production of androgen in women with acne. *J Am Acad Dermatol* 1985;12:481.
13. Thiboutot D, Gilliland K, Light J, et al. Androgen metabolism in sebaceous glands from subjects with and without acne. *Arch Dermatol* 1999;135:1041–1048.
14. Leyden JJ, McGinley KJ. Effect of 13-cis-retinoic acid on sebum production and *Propionibacterium acnes* in severe nodulocystic acne. *Arch Dermatol Res* 1982;272:331.
15. Bojar RA, Holland KT. Acne and *Propionibacterium acnes*.

Clin Dermatol 2004;22(5):375–379.

16. Leyden JJ, McGinley KJ, Mills OH, et al. Propionibacterium levels in patients with and without acne vulgaris. *J Invest Dermatol* 1975;65:382.

17. Thiboutot DM. Overview of acne and its treatment. *Cutis* 2008;81(1)(Suppl):3–7.

18. Thiboutot D, Gollnick H, Bettoli V, et al. New insights into the management of acne: an update from the Global Alliance to Improve Outcomes in Acne group. *J Am Acad Dermatol* 2009;60(5)(Suppl):S1–S50.

19. Monk B, Cunliffe WJ, Layton AM, et al. Acne induced by inhaled corticosteroids. *Clin Exp Dermatol* 1993;18:148–150.

20. Bong JL, Connell JMC, Lever R. Intranasal betamethasone induced acne and adrenal suppression. *Br J Dermatol* 2000;142(3):579–580.

21. Hurwitz RM. Steroid acne. *J Am Acad Dermatol* 1989;21(6):1179–1181.

22. James WD, Berger TG, Elston DM. *Andrews' diseases of the skin clinical dermatology*, 10th ed. Philadelphia, PA: Saunders Elsevier, 2006.

23. Brodell RT, O'Brien MJ Jr. Topical corticosteroid-induced acne: three treatment strategies to break the "addiction" cycle. *Postgrad Med* 1999;106(6):225–226.

24. Plewig G, Kligman AM. Steroid acne. In: *Acne and rosacea*, 2nd ed. Berlin, Germany: Springer-Verlag, 1993:415–416.

25. Yu HJ, Lee SK, Son SJ, et al. Steroid acne vs. *Pityrosporum* folliculitis: the incidence of *Pityrosporum ovale* and the effect of antifungal drugs in steroid acne. *Int J Dermatol* 1998;37(10):772–777.

26. Hafeez ZH. Perioral dermatitis: an update. *Int J Dermatol* 2003;42(7):514–517.

27. Peralta L, Morais P. Perioral dermatitis—the role of nasal steroids. *Cutan Ocul Toxicol* 2012;31(2):160–163.

28. Nguyen V, Eichenfield LF. Periorificial dermatitis in children and adolescents. *J Am Acad Dermatol* 2006;55(5):781–785.

29. Frieden IJ, Prose NS, Fletcher V, et al. Granulomatous perioral dermatitis in children. *Arch Dermatol* 1989;125:369–373.

30. Knautz MA, Lesher JL. Childhood granulomatous periorificial dermatitis. *Pediatr Dermatol* 1996;13(2):131–134.

31. Williams HC, Ashworth J, Pembroke AC, et al. FACE-Facial Afro-Caribbean childhood eruption. *Clin Exp Dermatol* 1990;15:163–166.

32. Cribier B, Lieber-Mbomeyo A, Lipsker D. Clinical and histological study of a case of Facial Afro-Caribbean childhood eruption (FACE). *Ann Dermatol Venereol* 2008;135(10):663–667.

33. Urbatsch AJ, Frieden I, Williams ML, et al. Extrafacial and generalized granulomatous periorificial dermatitis. *Arch Dermatol* 2002;138(10):1354–1358.

34. Boeck K, Abeck D, Werfel S, et al. Perioral dermatitis in children - clinical presentation, pathogenesis-related factors and response to topical metronidazole. *Dermatology* 1997;195(3):235–238.

35. Ackerman AB. *Histologic diagnosis of inflammatory skin diseases*, 2nd ed. Baltimore, MD: Williams & Wilkins, 1997.

36. Marks R, Black MM. Perioral dermatitis: a histopathological study of 26 cases. *Br J Dermatol* 1971;84:242.

37. Wilkin J, Dahl M, Detmar M, et al. Standard classification of rosacea: report of the National Rosacea Society Expert Committee on the Classification and Staging of Rosacea. *J Am Acad Dermatol* 2002;46(4):584–587.

38. Malik R, Quirk CJ. Topical applications and perioral dermatitis. *Australas J Dermatol* 2000;41(1):34–38.

39. Baldwin HE. Diagnosis and treatment of rosacea: state of the art. *J Drugs Dermatol* 2012;11(6):725–730.

40. Meschig R. Ophthalmological complications of rosacea. In: Marks R, Plewig G, eds. *Acne and related disorders*. London, England: Dunitz, 1989:321.

41. Crawford GH, Pelle MT, James WD. Rosacea, I: etiology, pathogenesis, and subtype classification. *J Am Acad Dermatol* 2004;51(3):327–341; quiz 342–344.

42. Marks R, Harcourt-Webster JN. Histopathology of rosacea. *Arch Dermatol* 1969;100:683.

43. Helm KF, Menz J, Gibson LE, et al. A clinical and histopathologic study of granulomatous rosacea. *J Am Acad Dermatol* 1991;25:1038.

44. Aloi F, Tomasini C, Soro E, et al. The clinicopathologic spectrum of rhinophyma. *J Am Acad Dermatol* 2000;42(3):468–472.

45. Dahl MV. Pathogenesis of rosacea. In: James WD, ed. *Advances in dermatology*, Vol 17. St Louis, MO: Mosby, 2001:29–45.

46. Forton F, Germaux MA, Brasseur T, et al. Demodicosis and rosacea: epidemiology and significance in daily dermatologic practice. *J Am Acad Dermatol* 2005;52(1):74–87.

47. Georgala S, Katoulis AC, Kylafis GD, et al. Increased density of *Demodex folliculorum* and evidence of delayed hypersensitivity reaction in subjects with papulopustular rosacea. *J Eur Acad Dermatol Venereol* 2001;15(5):441–444.

48. Ecker RI, Winkelmann RK. Demodex granuloma. *Arch Dermatol* 1979;115:343.

49. Szlachcic A. The link between *Helicobacter pylori* infection and rosacea. *J Eur Acad Dermatol Venereol* 2002;16(4):328–333.

50. Mayr-Kanhauser S, Kranke B, Kaddu S, et al. Resolution of granulomatous rosacea after eradication of *Helicobacter pylori* with clarithromycin, metronidazole and pantoprazole. *Eur J Gastroenterol Hepatol* 2001;13(11):1379–1383.

51. Rebora A, Drago F, Picciotto A. *Helicobacter pylori* in patients with rosacea. *Am J Gastroenterol* 1994;89:1603–1604.

52. van Zuuren EJ, Kramer SF, Carter BR, et al. Effective and evidence-based management strategies for rosacea: summary of a cochrane systematic review. *Br J Dermatol* 2011;165(4):760–781.

53. Baima B, Sticherling M. Demodicidosis revisited. *Acta Derm Venereol* 2002;82:3–6.

54. Karincaoglu Y, Bayram N, Aycan O, et al. The clinical importance of *Demodex folliculorum* presenting with nonspecific facial signs and symptoms. *J Dermatol* 2004;31(8):618–626.

55. Bonnar E, Eustace P, Powell FC. The *Demodex* mite population in rosacea. *J Am Acad Dermatol* 1993;28(3):443–448.

56. Aylesworth R, Vance JC. *Demodex folliculorum* and *Demodex brevis* in cutaneous biopsies. *J Am Acad Dermatol* 1982;7(6):583–589.

57. Vollmer RT. Demodex-associated folliculitis. *Am J Dermatopathol* 1996;18(6):589–591.

58. Akilov OE, Butov YS, Mumcuoglu KY. A clinico-pathological approach to the classification of human demodicosis. *J Dtsch Dermatol Ges* 2005;3(8):607–614.

59. Forstinger C, Kittler H, Binder M. Treatment of rosacea-like demodicidosis with oral ivermectin and topical permethrin cream. *J Am Acad Dermatol* 1999;41(5):775–777.

60. Castanet J, Monpoux F, Mariani R, et al. Demodicidosis in an immunodeficient child. *Pediatr Dermatol* 1997;14:219–220.

61. Jansen T, Kastner U, Kreuter A, et al. Rosacea-like demodicidosis associated with aquired immunodeficiency syndrome. *Br J Dermatol* 2001;144(1):139–142.

62. Patrizi A, Neri I, Chieregato C. Demodicidosis in immunocompetent young children: report of eight cases. *Dermatology* 1997;195:239–242.

63. Mumcuoglu KY, Akilov OE. The role of HLA A2 and Cw2 in the pathogenesis of human demodicosis. *Dermatology*

2005;210(2):109–114.

64. Elston DM, Lawler KB, Iddins BO. What's eating you? *Demodex folliculorum. Cutis* 2001;68:93–94.

65. Sanfilippo AM, English JC III. Resistant scalp folliculitis secondary to Demodex infestation [see comment]. *Cutis* 2005;76(5):321–324.

66. Ayres SJ. Rosacea and rosacea-like demodicidosis. *Int J Dermatol* 1987;26:198–199.

67. Forton F, Seys B, Marchall JL, et al. *Demodex folliculorum* and topical treatment: acaricidal action evaluated by standardized skin surface biopsy. *Br J Dermatol* 1998;138:461–466.

68. Hsu CK, Hsu MM, Lee JY. Demodicosis: a clinicopathological study. *J Am Acad Dermatol* 2009;60(3):453–462.

69. Jimenez-Acosta F, Planas L, Penneys N. Demodex mites contain immunoreactive lipase. *Arch Dermatol* 1989;125:1436–1437.

70. van de Scheur MR, van der Waal RI, Starink TM. Lupus miliaris disseminatus faciei: a distinctive rosacea-like syndrome and not a granulomatous form of rosacea. *Dermatology* 2003;206(2):120–123.

71. Ukei H, Masuda T. Lupus miliaris disseminatus faciei. *Hautarzt* 1979;30:553.

72. Amiruddin D, Mii S, Fujimura T, et al. Clinical evaluation of 35 cases of lupus miliaris disseminatus faciei. *J Dermatol* 2011;38(6):618–620.

73. Hillen U, Schroter S, Denisjuk N, et al. Axillary acne agminata (lupus miliaris disseminatus faciei with axillary involvement). *J Dtsch Dermatol Ges* 2006;4(10):858–860.

74. Walchner M, Plewig G, Messer G. Lupus miliaris disseminatus faciei evoked during pregnancy in a patient with cutaneous lupus erythematosus. *Int J Dermatol* 1998;37(11):864–867.

75. Skowron F, Causeret AS, Pabion C, et al. F.I.GU.R.E.: facial idiopathic granulomas with regressive evolution—is "lupus miliaris disseminatus faciei" still an acceptable diagnosis in the third millenium? *Dermatology* 2000;201(4):287–289.

76. Sehgal VN, Srivastava G, Aggarwal AK, et al. Lupus miliaris disseminatus faciei, part I: significance of histopathologic undertones in diagnosis. *Skinmed* 2005;4(3):151–156.

77. Sehgal VN, Srivastava G, Aggarwal AK, et al. Lupus miliaris disseminatus faciei part II: an overview. *Skinmed* 2005;4(4):234–238.

78. Hodak E, Trattner A, Feuerman H, et al. Lupus miliaris disseminatus faciei-the DNA of *Mycobacterium tuberculosis* is not detectable in active lesions by polymerase chain reaction. *Br J Dermatol* 1997;137(4):614–619.

79. Al-Mutairi N. Nosology and therapeutic options for lupus miliaris disseminatus faciei. *J Dermatol* 2011;38(9):864–873.

80. Ofuji S, Ogino A, Horio T, et al. Eosinophilic pustular folliculitis. *Acta Derm Venereol (Stockh)* 1970;50:195.

81. Nervi SJ, Schwartz RA, Dmochowski M. Eosinophilic pustular folliculitis: a 40 year retrospect. *J Am Acad Dermatol* 2006;55(2):285–289.

82. Ofuji S. Eosinophilic pustular folliculitis. *Dermatologica* 1987;174:53.

83. Tsuboi H, Niiyama S, Katsuoka K. Eosinophilic pustular folliculitis (Ofuji disease) manifested as pustules on the palms and soles. *Cutis* 2004;74(2):107–110.

84. Duarte AM, Kramer J, Yusk JW, et al. Eosinophilic pustular folliculitis in infancy and childhood. *Am J Dis Child* 1993;147:197.

85. Buckley DA, Munn SE, Higgins EM. Neonatal eosinophilic pustular folliculitis. *Clin Exp Dermatol* 2001;26(3):251–255.

86. Orfanos CE, Sterry W. Sterile eosinophile pustulose. *Dermatologica* 1978;157:193.

87. Ooi CG, Walker P, Sidhu SK, et al. Allopurinol induced generalized eosinophilic pustular folliculitis. *Australas J Dermatol* 2006;47(4):270–273.

88. Kishimoto S, Yamamoto M, Nomiyama T, et al. Eosinophilic pustular folliculitis in association with nevoid basal cell carcinoma syndrome. *Acta Derm Venereol* 2001;81(3):202–204.

89. Gul U, Kilic A, Demiriz M, et al. Eosinophilic pustular folliculitis: the first case associated with hepatitis C virus. *J Dermatol* 2007;34(6):397–399.

90. Opie KM, Heenan PJ, Delaney TA, et al. Two cases of eosinophilic pustular folliculitis associated with parasitic infestations. *Australas J Dermatol* 2003;44(3):217–219.

91. Rosenthal D, LeBoit PE, Klumpp L, et al. Human immunodeficiency virus associated eosinophilic folliculitis. *Arch Dermatol* 1991;127:206.

92. Jang KA, Chung ST, Choi JH, et al. Eosinophilic pustular folliculitis (Ofuji's disease) in myelodysplastic syndrome. *J Dermatol* 1998;25(11):742–746.

93. Parizi A, di Lernia V, Neri I, et al. Eosinophilic pustular folliculitis (Ofuji disease) and non-Hodgkin lymphoma. *Acta Derm Venereol* 1992;72:146–147.

94. Lambert J, Berneman Z, Dockx P, et al. Eosinophilic pustular folliculitis and B-cell chronic lymphatic leukaemia. *Dermatology* 1994;189:58–59.

95. Kimoto M, Ishihara S, Konohana A. Eosinophilic pustular folliculitis with polycythemia vera. *Dermatology* 2005;210(3):239–240.

96. Evans TR, Mansi JL, Bull R, et al. Eosinophilic pustular folliculitis occurring after bone marrow autograft in a patient with non-Hodgkin's lymphoma. *Cancer* 1994;73:2512–2514.

97. Keida T, Hayashi N, Kawashima M. Eosinophilic pustular folliculitis following autologous peripheral blood stem-cell transplantation. *J Dermatol* 2004;31(1):21–26.

98. McCalmont TH, Altemus O, Maurer T, et al. Eosinophilic folliculitis. *Am J Dermatopathol* 1995;17:439.

99. Ishiguro N, Shishido E, Okamoto R, et al. Ofuji's disease: a report on 20 patients with clinical and histopathologic analysis. *J Am Acad Dermatol* 2002;46(6):827–833.

100. Basarab T, Jones RR. Ofuji's disease with unusual histological features. *Clin Exp Dermatol* 1996;21:67–71.

101. Piantanida EW, Turiansky GW, Kenner JR, et al. HIV-associated eosinophilic folliculitis: diagnosis by transverse histologic sections. *J Am Acad Dermatol* 1998;38(1):124–126.

102. Dupond AS, Aubin F, Bourezane Y, et al. Eosinophilic pustular folliculitis in infancy: report of two affected brothers. *Br J Dermatol* 1995;132:296–299.

103. Selvaag E, Thune P, Larsen TE, et al. Eosinophil cationic protein in eosinophilic pustular folliculitis: an immunohistochemical investigation. *Clin Exp Dermatol* 1997;22:255–256.

104. Teraki Y, Imanishi K, Shiohara T. Ofuji's disease and cytokines: remission of eosinophilic pustular folliculitis associated with increased serum concentrations of interferon gamma. *Dermatology* 1996;192:16–18.

105. Horiguchi Y, Mitani T, Ofuji S. The ultrastructural histopathology of eosinophilic pustular folliculitis. *J Dermatol* 1992;19:201–207.

106. Vicente J, Espana A, Idoate M, et al. Are eosinophilic pustular folliculitis of infancy and infantile acropustulosis the same entity? *Br J Dermatol* 1996;135:807–809.

107. Haupt HM, Stern JB, Weber CB. Eosinophilic pustular folliculitis: fungal folliculitis? *J Am Acad Dermatol* 1990;23:1012.

108. Anderson BE, Mackley CL, Helm KF, et al. Alopecia mucinosa: report of a case and review. *J Cutan Med Surg* 2003;7(2):124–128.

109. Van Doorn R, Scheffer E, Willemze R. Follicular mycosis fungoides, a distinct disease entity with or without associated follicular mucinosis: a clinicopathologic and follow-up study of 51 patients. *Arch Dermatol* 2002;138(2):191–198.

110. Bonta MD, Tannous ZS, Demierre MF, et al. Rapidly progressing mycosis fungoides presenting as follicular mucinosis. *J Am Acad Dermatol* 2000;43(4):635–640.

111. Gibson LE, Muller SA, Leiferman KM, et al. Follicular mucinosis: clinical and histopathologic study. *J Am Acad Dermatol* 1989;20:441.

112. Mehregan AD, Gibson EL, Muller AS. Follicular mucinosis: histopathologic review in 33 cases. *Mayo Clin Proc* 1991;66:387.

113. Benchikhi H, Wechsler J, Rethers L, et al. Cutaneous B-cell lymphoma associated with follicular mucinosis. *J Am Acad Dermatol* 1995;33:673.

114. Sumner WT, Grichnik JM, Shea CR, et al. Follicular mucinosis as a presenting sign of acute myeloblastic leukemia. *J Am Acad Dermatol* 1998;38(5):803–805.

115. Tannous Z, Baldassano MF, Li VW, et al. Syringolymphoid hyperplasia and follicular mucinosis in a patient with cutaneous T-cell lymphoma. *J Am Acad Dermatol* 1999;41(2):303–308.

116. Cabré J, Korting GW. Zum symptomatischen charakter der "Mucinosis follicularis": Ihr Vorkommen beim Lupus erythematodes chronicus. *Dermatol Wochenschr* 1964; 149:513.

117. Fanti PA, Tosti A, Morelli R, et al. Follicular mucinosis in alopecia areata. *Am J Dermatopathol* 1992;14:542.

118. Hempstead RW, Ackerman AB. Follicular mucinosis: a reaction pattern in follicular epithelium. *Am J Dermatopathol* 1985;7:245.

119. Lazaro-Medina A, Tianco EA, Avila JM. Additional markers for the type I reactional states in borderline leprosy. *Am J Dermatol* 1990;12:417.

120. Walchner M, Messer G, Rust A, et al. Follicular mucinosis in association with squamous cell carcinoma of the tongue. *J Am Acad Dermatol* 1998;38(4):622–624.

121. Emmerson RW. Follicular mucinosis: a study of forty-seven patients. *Br J Dermatol* 1969;81:395.

122. Cerroni L, Fink-Puches R, Back B, et al. Follicular mucinosis: a critical reappraisal of clinicopathologic features and association with mycosis fungoides and Sezary syndrome. *Arch Dermatol* 2002;138(2):182–189.

123. Brown HA, Gibson LE, Pujol RM, et al. Primary follicular mucinosis: long-term follow-up of patients younger than 40 years with and without clonal T-cell receptor gene rearrangement. *J Am Acad Dermatol* 2002;47(6):856–862.

124. Pinkus H. Alopecia mucinosa: inflammatory plaques with alopecia characterized by root sheath mucinosis. *Arch Dermatol* 1957;76:419.

125. Boer A, Guo Y, Ackerman AB. Alopecia mucinosa is mycosis fungoides. *Am J Dermatopathol* 2004;26(1):33–52.

126. LeBoit PE. Alopecia mucinosa, inflammatory disease or mycosis fungoides: must we choose? And are there other choices? *Am J Dermatopathol* 2004;26(2):167–170.

127. Logan RA, Headington JT. Follicular mucinosis: a histologic review of 80 cases [abstract]. *J Cutan Pathol* 1988;15:324.

128. Rongioletti F, De Lucchi S, Meyes D, et al. Follicular mucinosis: a clinicopathologic, histochemical, immunohistochemical and molecular study comparing the primary

benign form and the mycosis fungoides-associated follicular mucinosis. *J Cutan Pathol* 2010;37(1):15–19.

129. Ishibashi A. Histogenesis of mucin in follicular mucinosis: an electron microscopic study. *Acta Derm Venereol (Stockh)* 1976;56:163.

130. Mevorah B, Marazzi A, Frenk E. The prevalence of accentuated palmoplantar markings and keratosis pilaris in atopic dermatitis, autosomal dominant ichthyosis vulgaris and control dermatological patients. *Br J Dermatol* 1985;112:679.

131. Marqueling AL, Gilliam AE, Prendiville J, et al. Keratosis pilaris rubra: a common but underrecognized condition. *Arch Dermatol* 2006;142(12):1611–1616.

132. Alfadley A, Al Hawsawi K, Hainau B, et al. Two brothers with keratosis follicularis spinulosa decalvans. *J Am Acad Dermatol* 2002;47(5):S275–S278.

133. Romaine KA, Rothschild JG, Hansen RC. Cicatricial alopecia and keratosis pilaris: keratosis follicularis spinulosa decalvans. *Arch Dermatol* 1997;133(3):381–384.

134. Nazarenko SA, Ostroverkhova NV, Vasiljeva EO, et al. Keratosis pilaris and ulerythema ophryogenes associated with an 18p deletion caused by a Y/18 translocation. *Am J Med Genet* 1999;85(2):179–182.

135. Friedman SJ. Lichen spinulosus: a clinicopathologic review of thirty five cases. *J Am Acad Dermatol* 1990;22:261.

136. Wang CM, Fleming KF, Hsu S. A case of vemurafenib-induced keratosis pilaris-like eruption. *Dermatol Online J* 2012;18(4):7.

137. Harford RR, Cobb MW, Miller ML. Trichostasis spinulosa: a clinical simulant of acne open comedones. *Pediatr Dermatol* 1996;13(6):490–492.

138. Sidwell RU, Francis N, Bunker CB. Diffuse trichostasis spinulosa in chronic renal failure. *Clin Exp Dermatol* 2006;31(1):86–88.

139. Miller JJ, Anderson BE, Ioffreda MD, et al. Hair casts and cutaneous spicules in multiple myeloma. *Arch Dermatol* 2006;142(12):1665–1666.

140. Solomon AR. The transversely sectioned scalp biopsy specimen: the technique and an algorithm for its use in the diagnosis of alopecia. *Adv Dermatol* 1994;9:127–157.

141. Whiting DA, Dy LC. Office diagnosis of hair shaft defects. *Semin Cutan Med Surg* 2006;25(1):24–34.

142. Whiting DA. Structural abnormalities of the hair shaft. *J Am Acad Dermatol* 1987;16(1):1–25.

143. Dawber RPR. An update of hair shaft disorders. In: Whiting DA, ed. *Dermatologic clinics*, Vol 14. Philadelphia, PA: WB Saunders, 1996:753–772.

144. Sperling LC. Scarring alopecia and the dermatopathologist. *J Cutan Pathol* 2001;28(7):333–342.

145. Headington JT. Transverse microscopic anatomy of the human scalp. *Arch Dermatol* 1984;120:449–456.

146. Elston DM, McCollough ML, Angeloni VL. Vertical and transverse sections of alopecia biopsy specimens: combining the two to maximize diagnostic yield. *J Am Acad Dermatol* 1995;32(3):454–457.

147. Frishberg DP, Sperling LC, Guthrie VM. Transverse scalp sections: a proposed method for laboratory processing. *J Am Acad Dermatol* 1996;35(2):220–222.

148. Olsen EA, Bergfeld WF, Cotsarelis G, et al. Summary of North American Hair Research Society (NAHRS)—sponsored Workshop on Cicatricial Alopecia, Duke University Medical Center, February 10 and 11, 2001. *J Am Acad Dermatol* 2003;48(1):103–110.

149. Nguyen JV, Hudacek K, Whitten JA, et al. The HoVert tech-

nique: a novel method for the sectioning of alopecia biopsies. *J Cutan Pathol* 2011;38(5):401–406.

150. Elston D. The "Tyler technique" for alopecia biopsies. *J Cutan Pathol* 2012;39(2):306.

151. Sperling LC. Hair anatomy for the clinician. *J Am Acad Dermatol* 1991;25:1–17.

152. Childs JM, Sperling LC. Histopathology of scarring and nonscarring hair loss. *Dermatol Clin* 2013;31(1):43–56.

153. Milner Y, Sudnik J, Filippi M, et al. Exogen, shedding phase of the hair growth cycle: characterization of a mouse model. *J Invest Dermatol* 2002;119(3):639–644.

154. Rebora A, Guarrera M. Kenogen: a new phase of the hair cycle? *Dermatology* 2002;205(2):108–110.

155. Solomon AR, Templeton SF. Alopecia. In: Farmer ER, Hood AF, eds. *Pathology of the skin*, 2nd ed. New York, NY: McGraw-Hill, 2000.

156. Sperling LC. Evaluation of hair loss. *Curr Probl Dermatol* 1996;8:97–136.

157. Whiting DA. Diagnostic and predictive value of horizontal sections of scalp biopsy specimens in male pattern androgenetic alopecia. *J Am Acad Dermatol* 1993;28:755.

158. Sperling LL, Lupton GP. Histopathology of non-scarring alopecia. *J Cutan Pathol* 1995;22:97.

159. Sperling LC. Hair density in African Americans. *Arch Dermatol* 1999;135(6):656–658.

160. Sperling L, Cowper S, Knopp E. *An atlas of hair pathology with clinical correlations.* New York, NY: Informa Healthcare, 2012.

161. Lee HJ, Ha SJ, Lee JH, et al. Hair counts from scalp biopsy specimens in Asians. *J Am Acad Dermatol* 2002;46(2):218–221.

162. Whiting DA. Possible mechanisms of miniaturization during androgenetic alopecia or pattern hair loss. *J Am Acad Dermatol* 2001;45(3):S81–S86.

163. Eudy G, Solomon AR. The histopathology of noncicatricial alopecia. *Semin Cutan Med Surg* 2006;25(1):35–40.

164. Stefanato CM. Histopathology of alopecia: a clinicopathological approach to diagnosis. *Histopathol* 2010;56(1):24–38.

165. Chartier MB, Hoss DM, Grant-Kels JM. Approach to the adult female patient with diffuse nonscarring alopecia. *J Am Acad Dermatol* 2002;47(6):809–818.

166. Werner B, Mulinari-Brenner F. Clinical and histological challenge in the differential diagnosis of diffuse alopecia: female androgenetic alopecia, telogen effluvium and alopecia areata—part I. *An Bras Dermatol* 2012;87(5):742–747.

167. Gilhar A, Etzioni A, Paus R. Alopecia areata. *N Engl J Med* 2012;366(16):1515–1525.

168. Alkhalifah A. Alopecia areata update. *Dermatol Clin* 2013;31(1):93–108.

169. Madani S, Shapiro J. Alopecia areata update. *J Am Acad Dermatol* 2000;42(4):549–566.

170. Headington JT, Mitchell A, Swanson N. New histopathologic findings in alopecia areata studied in transverse section. *J Invest Dermatol* 1981;76:325.

171. Ihm CW, Hong SS, Mun JH, et al. Histopathological pictures of the initial changes of the hair bulbs in alopecia areata. *Am J Dermatopathol* 2004;26(3):249–253.

172. Peckham SJ, Sloan SB, Elston DM. Histologic features of alopecia areata other than peribulbar lymphocytic infiltrates. *J Am Acad Dermatol* 2011;65(3):615–620.

173. Hanly AJ, Jorda M, Badiavas E, et al. Postoperative pressure-induced alopecia: report of a case and discussion of the role of apoptosis in non-scarring alopecia. *J Cutan Pathol* 1999;26(7):357–361.

174. Whiting DA. Histopathology of alopecia areata in horizontal sections of scalp biopsies. *J Invest Dermatol* 1995;104(5):27S–28S.

175. Abell E, Gruber HM. A histopathologic reappraisal of alopecia areata. *J Cutan Pathol* 1987;14:347.

176. Whiting DA. Histopathologic features of alopecia areata: a new look. *Arch Dermatol* 2003;139:1555.

177. Elston DM, McCollough ML, Bergfeld WF, et al. Eosinophils in fibrous tracts and near hair bulbs: a helpful diagnostic feature of alopecia areata. *J Am Acad Dermatol* 1997;37(1):101–106.

178. Muller CS, El Shabrawi-Caelen L. "Follicular Swiss cheese" pattern—another histopathologic clue to alopecia areata. *J Cutan Pathol* 2011;38(2):185–189.

179. Tosti A, Whiting D, Iorizzo M, et al. The role of scalp dermoscopy in the diagnosis of alopecia areata incognita. *J Am Acad Dermatol* 2008;59(1):64–67.

180. Messenger AG, Slater DN, Bleehen SS. Alopecia areata: alterations in the hair growth cycle and correlation with the follicular pathology. *Br J Dermatol* 1986;114:337.

181. Norris D. Alopecia areata: current state of knowledge. *J Am Acad Dermatol* 2004;51(1)(Suppl):S16–S17.

182. Kalish RS, Gilhar A. Alopecia areata: autoimmunity—the evidence is compelling. *J Investig Dermatol Symp Proc* 2003;8(2):164–167.

183. McElwee KJ, Hoffmann R. Alopecia areata—animal models. *Clin Exp Dermatol* 2002;27(5):410–417.

184. Sundberg JP, Cordy WR, King LE. Alopecia areata in aging C3H/HeJ mice. *J Invest Dermatol* 1994;102:847–856.

185. Michie HJ, Jahoda CAB, Oliver RF, et al. The DEBR rat: an animal model of human alopecia areata. *Br J Dermatol* 1991;125:94–100.

186. Smyth JR Jr, McNeil M. Alopecia areata and universalis in the Smyth chicken model for spontaneous autoimmune vitiligo. *J Invest Dermatol* 1999;4(3):211–215.

187. Duvic M, Nelson A, de Andrade M. The genetics of alopecia areata. *Clin Dermatol* 2001;19(2):135–139.

188. Shellow WV, Edwards JE, Koo JY. Profile of alopecia areata: a questionaire analysis of patient and family. *Int J Dermatol* 1992;31:186–189.

189. Scerri L, Pace JL. Identical twins with identical alopecia areata. *J Am Acad Dermatol* 1992;27:766–767.

190. Colombe BW, Price VH, Khoury EL, et al. HLA class II antigen associations help to define two types of alopecia areata. *J Am Acad Dermatol* 1995;33:757.

191. Levin RM, Travis SF, Heymann WR. Simultaneous onset of alopecia areata and idiopathic thrombocytopenic purpura: a potential association? *Pediatr Dermatol* 1999;16(1):31–34.

192. Tobin DJ, Hann SK, Song MS, et al. Hair follicle structures targeted by antibodies in patients with alopecia areata. *Arch Dermatol* 1997;133(1):57–61.

193. Tobin DJ, Orentreich N, Fenton DA, et al. Antibodies to hair follicles in alopecia areata. *J Invest Dermatol* 1994;102:166–171.

194. Todes-Taylor N, Turner R, Wood GS, et al. T cell subpopulations in alopecia areata. *J Am Acad Dermatol* 1984;11:216.

195. Gilhar A, Landau M, Assy B, et al. Mediation of alopecia areata by cooperation between CD4+ and CD8+ T lymphocytes: transfer to human scalp explants on Prkdc(scid) mice. *Arch Dermatol* 2002;138(7):916–922.

196. Nickoloff BJ, Griffiths CEM. Aberrant intercellular adhesion molecule-1 (ICAM-1) expression by hair follicle epithelial cells and endothelial leukocyte adhesion molecule-1

(ELAM-1) by vascular cells are important adhesion molecule alterations in alopecia areata. *J Invest Dermatol* 1991;96:91S.

197. Paus R. Immunology of the hair follicle. In: Bos JD, ed. *The skin immune system.* Boca Raton, FL: CRC Press, 1997:377–398.

198. Paus R, Ito N, Takigawa M, et al. The hair follicle and immune privilege. *J Investig Dermatol Symp Proc* 2003;8(2):188–194.

199. Hordinsky M, Kennedy W, Wendelschafer-Crabb G, et al. Structure and function of cutaneous nerves in alopecia areata. *J Invest Dermatol* 1995;104(Suppl):28S–29S.

200. Lee JYY, Hsu ML. Alopecia syphilitica, a simulator of alopecia areata: histopathology and differential diagnosis. *J Cutan Pathol* 1991;18:87.

201. Hoss DM, Grant-Kels JM. Diagnosis: alopecia areata or not? *Semin Cutan Med Surg* 1999;18(1):84–90.

202. Nuss MA, Carlisle D, Hall M, et al. Trichotillomania: a review and case report. *Cutis* 2003;72(3):191–196.

203. Walsh KH, McDougle CJ. Trichotillomania: presentation, etiology, diagnosis and therapy. *Am J Clin Dermatol* 2001;2(5):327–333.

204. Hautmann G, Hercogova J, Lotti T. Trichotillomania. *J Am Acad Dermatol* 2002;46(6):807–821; quiz 822–826.

205. Du Toit PL, van Kradenburg J, Niehaus DJ, et al. Characteristics and phenomenology of hair-pulling: an exploration of subtypes. *Compr Psychiatry* 2001;42(3):247–256.

206. Royer MC, Sperling LC. Splitting hairs: the "hamburger sign" in trichotillomania. *J Cutan Pathol* 2006;33 (Suppl 2):63–64.

207. Elston DM. What's new in the histologic evaluation of alopecia and hair-related disorders? *Dermatol Clin* 2012;30(4):685–694, vii.

208. Muller SA. Trichotillomania: a histopathologic study in sixty-six patients. *J Am Acad Dermatol* 1990;23:56.

209. Kaur H, Chavan BS, Raj L. Management of trichotillomania. *Indian J Psychiatry* 2005;47(4):235–237.

210. Olsen EA. Androgenetic alopecia. In: Olsen EA, ed. *Disorders of hair growth.* New York, NY: McGraw-Hill, 2003.

211. Fox GN, Stausmire JM, Mehregan DR. Traction folliculitis: an underreported entity. *Cutis* 2007;79(1):26–30.

212. Hwang SM, Lee WS, Choi EH, et al. Nurse's cap alopecia. *Int J Dermatol* 1999;38(3):187–191.

213. Grossman KL, Kvedar JC. Anagen hair loss. In: Olsen EA, ed. *Disorders of hair growth.* New York, NY: McGraw-Hill, 2003.

214. Delmonte S, Semino MT, Parodi A, et al. Normal anagen effluvium: a sign of pemphigus vulgaris. *Br J Dermatol* 2000;142(6):1244–1245.

215. *Dorland's illustrated medical dictionary*, 26th ed. Philadelphia, PA: WB Saunders, 1985.

216. Kligman AM. Pathologic dynamics of human hair loss, I: telogen effluvium. *Arch Dermatol* 1961;83:175.

217. Headington JT. Telogen effluvium. *Arch Dermatol* 1993;129:356.

218. Fiedler VC, Hafeez A. Diffuse alopecia: telogen hair loss. In: Olsen E, ed. *Disorders of hair growth.* New York, NY: McGraw-Hill, 2003.

219. Tosti A, Piraccini BM, van Neste DJ. Telogen effluvium after allergic contact dermatitis of the scalp. *Arch Dermatol* 2001;137(2):187–190.

220. Whiting DA. Chronic telogen effluvium: increased scalp hair shedding in middle-aged women. *J Am Acad Dermatol* 1996;35(6):899–906.

221. Whiting DA. Chronic telogen effluvium. *Dermatol Clin* 1996;14(4):723–731.

222. Sinclair R. Chronic telogen effluvium: a study of 5 patients over 7 years. *J Am Acad Dermatol* 2005;52(2) (Suppl 1):12–16.

223. Thai KE, Sinclair RD. Chronic telogen effluvium in a man. *J Am Acad Dermatol* 2002;47(4):605–607.

224. Rand S. Chronic telogen effluvium: potential complication for clinical trials in female androgenetic alopecia? [comment]. *J Am Acad Dermatol* 1997;37(6):1021.

225. Sinclair R, Jolley D, Mallari R, et al. The reliability of horizontally sectioned scalp biopsies in the diagnosis of chronic diffuse telogen hair loss in women. *J Am Acad Dermatol* 2004;51(2):189–199.

226. Pierard-Franchimont C, Pierard GE. Teloptosis, a turning point in hair shedding biorhythms. *Dermatology* 2001;203(2):115–117.

227. Birch MP, Lalla SC, Messenger AG. Female pattern hair loss. *Clin Exp Dermatol* 2002;27(5):383–388.

228. Olsen EA. Female pattern hair loss. *J Am Acad Dermatol* 2001;45(3):S70–S80.

229. Orme S, Cullen DR, Messenger AG. Diffuse female hair loss: are androgens necessary? *Br J Dermatol* 1999;141(3):521–523.

230. Hoffmann R, Happle R. Current understanding of androgenetic alopecia. Part II: clinical aspects and treatment. *Eur J Dermatol* 2000;10(5):410–417.

231. Rocahel MC, Ackerman AB. Common baldness an inflammatory disease? *Dermatopathol Pract Concept* 1999;5(4):319–322.

232. Ellis JA, Harrap SB. The genetics of androgenetic alopecia. *Clin Dermatol* 2001;19(2):149–154.

233. Sperling LC, Winton GB. The transverse anatomy of androgenetic alopecia. *J Dermatol Surg Oncol* 1990;16:1127.

234. Headington JT, Novak E. Clinical and histologic studies of male pattern baldness treated with topical minoxidil. *Curr Ther Res* 1984;36:1098.

235. Whiting DA. Diagnostic and predictive value of horizontal sections of scalp biopsies in male pattern androgenetic alopecia. *J Cutan Pathol* 1990;17:325.

236. Paus R, Cotsarelis G. The biology of hair follicles. *N Engl J Med* 1999;341(7):491–497.

237. Jaworsky C, Kligman AM, Murphy GF. Characterization of inflammatory infiltrates in male pattern alopecia: implications for pathogenesis. *Br J Dermatol* 1992;127:239–246.

238. Olsen EA. Female pattern hair loss and its relationship to permanent/cicatricial alopecia: a new perspective. *J Investig Dermatol Symp Proc* 2005;10(3):217–221.

239. Abell E. Pathology of male pattern alopecia. *Arch Dermatol* 1984;120:1607.

240. Kligman AM. The comparative histopathology of male-pattern baldness and senescent baldness. *Clin Dermatol* 1988;6:108.

241. Deloche C, de Lacharriere O, Misciali C, et al. Histological features of peripilar signs associated with androgenetic alopecia. *Arch Dermatol Res* 2004;295(10):422–428.

242. Oliveira I, Messenger AG. The hair follicle: a paradoxical androgen target organ. *Horm Res* 2000;54(5–6):243–250.

243. Trueb RM. Molecular mechanisms of androgenetic alopecia. *Exp Gerontol* 2002;37(8–9):981–990.

244. Sawaya ME, Price VH. Different levels of 5alpha-reductase type I and II, aromatase, and androgen receptor in hair follicles of women and men with androgenetic alopecia. *J Invest Dermatol* 1997;109(3):296–300.

245. Bayne EK, Flanagan J, Einstein M, et al. Immunohistochemical localization of types 1 and 2 5alpha-reductase in

human scalp. *Br J Dermatol* 1999;141(3):481–491.

246. Hoffmann R, Rot A, Niiyama S, et al. Steroid sulfatase in the human hair follicle concentrates in the dermal papilla. *J Invest Dermatol* 2001;117(6):1342–1348.

247. Happle R, Hoffmann R. Absence of male-pattern baldness in men with X-linked recessive ichthyosis? A hypothesis to be challenged. *Dermatology* 1999;198(3):231–232.

248. Seiberg M, Marthinuss J, Stenn KS. Changes in expression of apoptosis-associated genes in skin mark early catagen. *J Invest Dermatol* 1995;104:78–82.

249. Sawaya ME, Blume-Peytavi U, Mullins DL, et al. Effects of finasteride on apoptosis and regulation of the human hair cycle. *J Cutan Med Surg* 2002;6(1):1–9.

250. Prieto VG, Sadick NS, Shea CR. Androgenetic alopecia: analysis of proliferation and apoptosis. *Arch Dermatol* 2002;138(8):1101–1102.

251. Cowper SE, Rosenberg AS, Morgan MB. An investigation of apoptosis in androgenetic alopecia. *Am J Dermatopathol* 2002;24(3):204–208.

252. Randall VA, Hibberts NA, Hamada K. A comparison of the culture and growth of dermal papilla cells from hair follicles from non-balding and balding (androgenetic alopecia) scalp. *Br J Dermatol* 1996;134(3):437–444.

253. Whiting DA. Chronic telogen effluvium: increased scalp hair shedding in middle-aged women [comment]. *J Am Acad Dermatol* 1997;37(6):1021.

254. Millikan LE. Androgenetic alopecia: the role of inflammation and Demodex. *Int J Dermatol* 2001;40(7):475–476.

255. Tan E, Martinka M, Ball N, et al. Primary cicatricial alopecias: clinicopathology of 112 cases. *J Am Acad Dermatol* 2004;50(1):25–32.

256. Sperling LC, Cowper SE. The histopathology of primary cicatricial alopecia. *Semin Cutan Med Surg* 2006;25(1):41–50.

257. Sellheyer K, Bergfeld WF. Histopathologic evaluation of alopecias. *Am J Dermatopathol* 2006;28(3):236–259.

258. Wiseman MC, Shapiro J. Scarring alopecia. *J Cutan Med Surg* 1999;3:S45–S48.

259. Olsen E, Stenn K, Bergfeld W, et al. Update on cicatricial alopecia [erratum appears in *J Investig Dermatol Symp Proc* 2004;123(4):805]. *J Investig Dermatol Symp Proc* 2003;8(1):18–19.

260. Harries MJ, Paus R. The pathogenesis of primary cicatricial alopecias. *Am J Pathol* 2010;177(5):2152–2162.

261. Sperling LC, Solomon AR, Whiting DA. A new look at scarring alopecia [comment]. *Arch Dermatol* 2000;136(2):235–242.

262. Modly CE, Wood CM, Burnett JW. Evaluation of alopecia: a new algorithm. *Cutis* 1989;43:148–152.

263. Elston DM, Bergfeld WF. Cicatricial alopecia (and other causes of permanent alopecia). In: Olsen EA, ed. *Disorders of hair growth*. New York, NY: McGraw-Hill, 2003.

264. Elston DM, McCollough ML, Warschaw KE, et al. Elastic tissue in scars and alopecia. *J Cutan Pathol* 2000;27(3):147–152.

265. Fung M, Sharon V, Ratnarathorn M, et al. Elastin staining patterns in primary cicatricial alopecia. *J Am Acad Dermatol* 2013;69(5):776–782.

266. Elston CA, Kazlouskaya V, Elston DM. Elastic staining versus fluorescent and polarized microscopy in the diagnosis of alopecia. *J Am Acad Dermatol* 2013;69(2):288–293.

267. Elston DM. Demodex mites as a cause of human disease [comment]. *Cutis* 2005;76(5):294–296.

268. Mirmirani P, Willey A, Headington JT, et al. Primary cicatricial alopecia: histopathologic findings do not distinguish clinical variants. *J Am Acad Dermatol* 2005;52(4):637–643.

269. Headington JT. Cicatricial alopecia. *Dermatol Clin* 1996;14(4):773–782.

270. Stenn KS, Sundberg JP, Sperling LC. Hair follicle biology, the sebaceous gland, and scarring alopecias. *Arch Dermatol* 1999;135:973–974.

271. Stenn KS. Insights from the asebia mouse: a molecular sebaceous gland defect leading to cicatricial alopecia. *J Cutan Pathol* 2001;28(9):445–447.

272. Salim A, Dawber R. A multiparametric approach is essential to define different clinicopathological entities within pseudopelade of Brocq. *Br J Dermatol* 2003;148(6):1271; author reply 1271–1272.

273. Braun-Falco O, Imai S, Schmoeckel C, et al. Pseudopelade of Brocq. *Dermatologica* 1986;172:18.

274. Sullivan JR, Kossard S. Acquired scalp alopecia, part I: a review. *Australas J Dermatol* 1998;39(4):207–219; quiz 220–221.

275. Alzolibani AA, Kang H, Otberg N, et al. Pseudopelade of Brocq. *Dermatol Ther* 2008;21(4):257–263.

276. Elston DM, Bergfeld WF. Pseudopelade of Brocq. In: Olsen EA, ed. *Disorders of hair growth*. New York, NY: McGraw-Hill, 2003.

277. Brocq L. Alopecia. *J Cutan Vener Dis* 1885;3:49–50.

278. Brocq L, Lenglet E, Ayrignac J. Recherches sur l'alopecie atrophiante, variete pseudopelade. *Ann Dermatol Syphilol (France)* 1905;6(1):209.

279. Dawber R. What is pseudopelade? *Clin Exp Dermatol* 1992;17:305–306.

280. Pinkus H. Differential patterns of elastic fibers in scarring and non-scarring alopecias. *J Cutan Pathol* 1978;5:93.

281. Braun-Falco O, Bergner T, Heilgemeir GP. Pseudopelade Brocq-krankheitsbild oder krankheitsentität. *Hautarzt* 1989;40:77.

282. Degos R, Rabut R, Duperrat B, et al. L'etat pseudopeladique. *Ann Dermatol Syphilol (France)* 1954;81:5.

283. Amato L, Mei S, Massi D, et al. Cicatricial alopecia; a dermatopathologic and immunopathologic study of 33 patients (pseudopelade of Brocq is not a specific clinico-pathologic entity). *Int J Dermatol* 2002;41(1):8–15.

284. Silvers DN, Katz BE, Young AW. Pseudopelade of Brocq is lichen planopilaris: report of four cases that support this nosology. *Cutis* 1993;51:99–105.

285. Pierard-Franchimont C, Pierard GE. Massive lymphocyte-mediated apoptosis during the early stage of pseudopelade. *Dermatologica* 1986;172:254.

286. Otberg N, Wu WY, McElwee KJ, et al. Diagnosis and management of primary cicatricial alopecia: part I. *Skinmed* 2008;7(1):19–26.

287. Shah SK, Alexis AF. Central centrifugal cicatricial alopecia: retrospective chart review. *J Cutan Med Surg* 2010;14(5):212–222.

288. Olsen EA, Callender V, Sperling L, et al. Central scalp alopecia photographic scale in African American women. *Dermatol Ther* 2008;21(4):264–267.

289. Sullivan JR, Kossard S. Acquired scalp alopecia, part II: a review. *Australas J Dermatol* 1999;40(2):61–70; quiz 71–72.

290. Horenstein MG, Simon J. Investigation of the hair follicle inner root sheath in scarring and non-scarring alopecia. *J Cutan Pathol* 2007;34(10):762–768.

291. Sperling LC. Premature desquamation of the inner root sheath is still a useful concept! *J Cutan Pathol* 2007;34(10):809–810.

292. Sperling LC, Hussey S, Wang JA, et al. Cytokeratin 15 ex-

pression in central, centrifugal, cicatricial alopecia: new observations in normal and diseased hair follicles. *J Cutan Pathol* 2011;38(5):407–414.

293. Sperling LC, Sau P. The follicular degeneration syndrome in black patients: "hot comb alopecia" revisited and revised. *Arch Dermatol* 1992;128:68–74.

294. Gathers RC, Lim HW. Central centrifugal cicatricial alopecia: past, present, and future. *J Am Acad Dermatol* 2009;60(4):660–668.

295. Olsen EA, Callender V, McMichael A, et al. Central hair loss in African American women: incidence and potential risk factors. *J Am Acad Dermatol* 2011;64(2):245–252.

296. Kyei A, Bergfeld WF, Piliang M, et al. Medical and environmental risk factors for the development of central centrifugal cicatricial alopecia: a population study. *Arch Dermatol* 2011;147(8):909–914.

297. Sperling LC, Skelton HG, Smith KJ, et al. Follicular degeneration syndrome in men. *Arch Dermatol* 1994;130:763–769.

298. LoPresti P, Papa C, Kligman A. Hot comb alopecia. *Arch Dermatol* 1968;98:234.

299. Summers P, Kyei A, Bergfeld W. Central centrifugal cicatricial alopecia—an approach to diagnosis and management. *Int J Dermatol* 2011;50(12):1457–1464.

300. Whiting DA, Olsen EA. Central centrifugal cicatricial alopecia. *Dermatol Ther* 2008;21(4):268–278.

301. Templeton SF, Solomon AR. Scarring alopecia: a classification based upon microscopic criteria. *J Cutan Pathol* 1994;21:97.

302. Annessi G. Tufted folliculitis of the scalp: a distinctive clinicohistological variant of folliculitis decalvans. *Br J Dermatol* 1999;140(5):975–976.

303. Karakuzu A, Erdem T, Aktas A, et al. A case of folliculitis decalvans involving the beard, face and nape. *J Dermatol* 2001;28(6):329–331.

304. Douwes KE, Landthaler M, Szeimies RM. Simultaneous occurrence of folliculitis decalvans capillitii in identical twins. *Br J Dermatol* 2000;143(1):195–197.

305. Elston DM, Bergfeld WF. Erosive pustular dermatosis and folliculitis decalvans. In: Olsen EA, ed. *Disorders of hair growth*. New York, NY: McGraw-Hill, 2003.

306. Powell JJ, Dawber RPR, Gatter K. Folliculitis decalvans including tufted folliculitis: clinical, histological and therapeutic findings. *Br J Dermatol* 1999;140:328–333.

307. Brooke RCC, Griffiths CEM. Folliculitis decalvans. *Clin Exp Dermatol* 2001;26:120–122.

308. Wu WY, Otberg N, McElwee KJ, et al. Diagnosis and management of primary cicatricial alopecia: part II. *Skinmed* 2008;7(2):78–83.

309. Otberg N, Kang H, Alzolibani AA, et al. Folliculitis decalvans. *Dermatol Ther* 2008;21(4):238–244.

310. Powell J, Dawber RP. Folliculitis decalvans and tufted folliculitis are specific infective diseases that may lead to scarring, but are not a subset of central centrifugal scarring alopecia. *Arch Dermatol* 2001;137(3):373–374.

311. Pujol RM, Garcia-Patos V, Ravella-Mateu A, et al. Tufted hair folliculitis: a specific disease? *Br J Dermatol* 1994;130:259–260.

312. Elston DM. Tufted folliculitis. *J Cutan Pathol* 2011;38(7):595–596.

313. Fernandes JC, Correia TM, Azevedo F, et al. Tufted hair folliculitis after scalp injury. *Cutis* 2001;67(3):243–245.

314. Petroni-Rosi V, Kruni A, Mijuskovi M, et al. Tufted hair folliculitis: a pattern of scarring alopecia? *J Am Acad Dermatol* 1999;41(1):112–114.

315. Dalziel KL, Telfer NR, Wilson CL, et al. Tufted folliculitis: a specific bacterial disease? *Am J Dermatopathol* 1990;12:37–41.

316. Pincus LB, Price VH, McCalmont TH. The amount counts: distinguishing neutrophil-mediated and lymphocyte-mediated cicatricial alopecia by compound follicles. *J Cutan Pathol* 2011;38(1):1–4.

317. Cevasco NC, Bergfeld WF, Remzi BK, et al. A case-series of 29 patients with lichen planopilaris: the Cleveland Clinic Foundation experience on evaluation, diagnosis, and treatment. *J Am Acad Dermatol* 2007;57(1):47–53.

318. Tandon YK, Somani N, Cevasco NC, et al. A histologic review of 27 patients with lichen planopilaris. *J Am Acad Dermatol* 2008;59(1):91–98.

319. Mobini N, Tam S, Kamino H, et al. Possible role of the bulge region in the pathogenesis of inflammatory scarring alopecia: lichen planopilaris as the prototype. *J Cutan Pathol* 2005;32(10):675–679.

320. Kossard S. Postmenopausal frontal fibrosing alopecia: scarring alopecia in a pattern distribution. *Arch Dermatol* 1994;130:770–774.

321. Kossard S, Lee MS, Wilkinson B. Postmenopausal frontal fibrosing alopecia: a frontal variant of lichen planopilaris. *J Am Acad Dermatol* 1997;36(1):59–66.

322. Tosti A, Piraccini BM, Iorizzo M, Misciali C. Frontal fibrosing alopecia in postmenopausal women. *J Am Acad Dermatol* 2005;52(1):55–60.

323. Chew AL, Bashir SJ, Wain EM, et al. Expanding the spectrum of frontal fibrosing alopecia: a unifying concept. *J Am Acad Dermatol* 2010;63(4):653–660.

324. Miteva M, Camacho I, Romanelli P, et al. Acute hair loss on the limbs in frontal fibrosing alopecia: a clinicopathological study of two cases. *Br J Dermatol* 2010;163(2):426–428.

325. Donati A, Molina L, Doche I, et al. Facial papules in frontal fibrosing alopecia: evidence of vellus follicle involvement. *Arch Dermatol* 2011;147(12):1424–1427.

326. Miteva M, Tosti A. The follicular triad: a pathological clue to the diagnosis of early frontal fibrosing alopecia. *Br J Dermatol* 2012;166(2):440–442.

327. Zinkernagel MS, Trueb RM. Fibrosing alopecia in a pattern distribution: patterned lichen planopilaris or androgenetic alopecia with a lichenoid tissue reaction pattern? *Arch Dermatol* 2000;136(2):205–211.

328. Baibergenova A, Donovan J. Lichen planopilaris: update on pathogenesis and treatment. *Skinmed* 2013;11(3):161–165.

329. Garcovich S, Manco S, Zampetti A, et al. Onset of lichen planopilaris during treatment with etanercept. *Br J Dermatol* 2008;158(5):1161–1163.

330. Assouly P, Reygagne P. Lichen planopilaris: update on diagnosis and treatment. *Semin Cutan Med Surg* 2009;28(1):3–10.

331. Shuster S. Psoriatic alopecia. *Br J Dermatol* 1972;87(1):73–77.

332. Headington JT, Gupta AK, Goldfarb MT, et al. A morphometric and histologic study of the scalp in psoriasis: paradoxical sebaceous gland atrophy and decreased hair shaft diameters without alopecia. *Arch Dermatol* 1989;125(5):639–642.

333. Bardazzi F, Fanti PA, Orlandi C, et al. Psoriatic scarring alopecia: observations in four patients. *Int J Dermatol* 1999;38(10):765–768.

334. Kretzschmar L, Bonsmann G, Metze D, et al. Scarring psoriatic alopecia [in German]. *Hautarzt* 1995;46(3):154–157.

335. Wright AL, Messenger AG. Scarring alopecia in psoriasis. *Acta Derm Venereol* 1990;70(2):156–159.

336. Runne U, Kroneisen-Wiersma P. Psoriatic alopecia: acute and chronic hair loss in 47 patients with scalp psoriasis [erratum appears in *Dermatology* 1993;187(3):232]. *Dermatology* 1992;185(2):82–87.

337. Runne U, Kroneisen P. Psoriatic alopecia manifestation, course and therapy in 34 patients. *Z Hautkr* 1989;64(4):302–314.

338. Osorio F, Magro F, Lisboa C, et al. Anti-TNF-alpha induced psoriasiform eruptions with severe scalp involvement and alopecia: report of five cases and review of the literature. *Dermatology* 2012;225(2):163–167.

339. Doyle LA, Sperling LC, Baksh S, et al. Psoriatic alopecia/ alopecia areata-like reactions secondary to anti-tumor necrosis factor-α therapy: a novel cause of noncicatricial alopecia. *Am J Dermatopathol* 2011;33(2):161–166.

340. Silva CY, Brown KL, Kurban AK, et al. Psoriatic alopecia—fact or fiction? A clinicohistopathologic reappraisal. *Indian J Dermatol Venereol Leprol* 2012;78(5):611–619.

341. Lee JH, Sung YH, Yoon JS, et al. Lipedematous scalp. *Arch Dermatol* 1994;130:802–803.

342. Yasar S, Gunes P, Serdar ZA, et al. Clinical and pathological features of 31cases of lipedematous scalp and lipedematous alopecia. *Eur J Dermatol* 2011;21(4):520–528.

343. Coskey RJ, Fosnaugh RP, Fine G. Lipedematous alopecia. *Arch Dermatol* 1961;84:619–622.

344. Kane KS, Kwan T, Baden HP, et al. Women with new-onset boggy scalp. *Arch Dermatol* 1998;134:499.

345. Bridges AG, von Kuster LC, Estes SA. Lipedematous alopecia. *Cutis* 2000;64(4):199–202.

346. Martin JM, Monteagudo C, Montesinos E, et al. Lipedematous scalp and lipedematous alopecia: a clinical and histologic analysis of 3 cases. *J Am Acad Dermatol* 2005;52(1):152–156.

347. Piraccini BM, Voudouris S, Pazzaglia M, et al. Lipedematous alopecia of the scalp. *Dermatol Online J* 2006;12(2):6.

348. High WA, Hoang MP. Lipedematous alopecia: an unusual sequela of discoid lupus, or other co-conspirators at work? *J Am Acad Dermatol* 2005;53(2)(Suppl 1):S157–S161.

349. Garn MS, Selby S, Young R. Scalp thickness and fat-loss theory of balding. *Arch Dermatol Syph* 1954;70:601–608.

350. Ikejima A, Yamashits M, Ikeda S, et al. A case of lipedematous alopecia occurring in a male patient. *Dermatol* 2000;210(2):168–170.

351. Scheufler O, Kania NM, Heinrichs CM, et al. Hyperplasia of the subcutaneous adipose tissue is the primary histopathologic abnormality in lipedematous scalp. *Am J Dermatopathol* 2003;25(3):248–252.

352. Fair KP, Knoell KA, Patterson JW, et al. Lipedematous alopecia: a clinicopathologic, histological and ultrastrucutral study. *J Cutan Pathol* 2000;27(1):49–53.

353. Gonzalez-Guerra E, Haro R, Angulo J, et al. Lipedematous alopecia: an uncommon clinicopathologic variant of nonscarring but permanent alopecia. *Int J Dermatol* 2008;47(6):605–609.

354. Damste J, Prakken JR. Atrichia with papular lesions: a variant of congenital ectodermal dysplasia. *Dermatologica* 1954;108:114–117.

355. Kanzler MH, Rasmussen JE. Atrichia with papular lesions. *Arch Dermatol* 1986;122:565–567.

356. Henn W, Zlotogorski A, Lam H, et al. Atrichia with papular lesions resulting from compound heterozygous mutations in the hairless gene: a lesson for differential diagnosis

357. of alopecia universalis. *J Am Acad Dermatol* 2002;47:519–523.

357. Bergman R, Schein-Goldshmid R, Hochberg Z, et al. The alopecias associated with vitamin D-dependent rickets type IIA and with hairless gene mutations: a comparative clinical, histologic, and immunohistochemical study. *Arch Dermatol* 2,005;141(3):343–351.

358. Ahmad M, ul Haque MF, Brancolini V, et al. Alopecia universalis associated with a mutation in the human hairless gene. *Science* 1998;279:720–724.

359. Miller J, Djabali K, Chen T, et al. Atrichia caused by mutations in the vitamin D receptor gene is a phenocopy of generalized atrichia caused by mutations in the hairless gene. *J Invest Dermatol* 2001;117:612–617.

360. Sprecher E, Shalata A, Dabbah K, et al. Androgenetic alopecia in heterozygous carriers of a mutation in the human hairless gene. *J Am Acad Dermatol* 2000;42(6):978–982.

361. Wenzel FG, Horn TD. Nonneoplastic disorders of the eccrine glands. *J Am Acad Dermatol* 1998;38(1):1–17.

362. Allegue F, Rocamora A, Martin-Gonzalez M, et al. Infectious eccrine hidradenitis. *J Am Acad Dermatol* 1990;22:1119–1120.

363. Takai T, Matsunaga A. A case of neutrophilic eccrine hidradenitis associated with streptococcal infectious endocarditis. *Dermatology* 2006;212(2):203–205.

364. Antonovich DD, Berke A, Grant-Kels JM, et al. Infectious eccrine hidradenitis caused by Nocardia. *J Am Acad Dermatol* 2004;50(2):315–318.

365. Smith KJ, Skelton HG, James WD, et al. Neutrophilic eccrine hidradenitis in HIV-infected patients. *J Am Acad Dermatol* 1990;23:945–947.

366. Bachmeyer C, Chaibi P, Aractingi S. Neutrophilic eccrine hidradenitis induced by granulocyte colony-stimulating factor. *Br J Dermatol* 1998;139(2):354–355.

367. Tojo M, Iwatsuki K, Furukawa H, et al. Neutrophilic eccrine hidradenitis in actinic reticuloid syndrome. *Eur J Dermatol* 2002;12(2):198–200.

368. Bilic M, Mutasim DF. Neutrophilic eccrine hidradenitis in a patient with Behcet's disease. *Cutis* 2001;68:107–111.

369. Roustan G, Salas C, Cabrera R, et al. Neutrophilic eccrine hidradenitis unassociated with chemotherapy in a patient with acute myelogenous leukemia. *Int J Dermatol* 2001;40(2):144–147.

370. Kuttner BJ, Kurban RS. Neutrophilic eccrine hidradenitis in the absence of an underlying malignancy. *Cutis* 1988;41:403–405.

371. Naimer SA, Zvulunov A, Ben-Amitai D, et al. Plantar hidradenitis in children induced by exposure to wet footwear. *Pediatr Emerg Care* 2000;16(3):182–183.

372. Stahr BJ, Cooper PH, Caputo RV. Idiopathic plantar hidradenitis occurring primarily in children. *J Cutan Pathol* 1994;21:289–296.

373. Ben-Amitai D, Hodak E, Landau M, et al. Idiopathic palmoplantar eccrine hidradenitis in children. *Eur J Pediatr* 2001;160(3):189–191.

374. Rabinowitz LG, Cintra ML, Hood AF, et al. Recurrent palmoplantar hidradenitis in children. *Arch Dermatol* 1995;131(7):817–820.

375. Simon M, Cremer H, von den Driesch P. Idiopathic recurrent palmplantar hidradenitis in children. *Arch Dermatol* 1998;134:76–79.

376. Fiorillo L, Zucker M, Sawyer D, et al. The Pseudomonas hot-foot syndrome. *N Engl J Med* 2001;345:335–338.

377. Rasmussen JE, Graves WHI. *Pseudomonas aeruginosa*, hot

tubs, and skin infections. *Am J Dis Child* 1982;136:553–554.

378. Zvulunov A, Trattner A, Naimer S. *Pseudomonas* hot–foot syndrome. *N Engl J Med* 2001;345(22):1643–1644.

379. Buezo GF, Requena L, Fraga Fernandez J, et al. Idiopathic palmoplantar hidradenitis. *Am J Dermatopathol* 1996;18(4):413–416.

380. Shear NH, Knowles SR, Shapiro L, et al. Dapsone in prevention of recurrent neutrophilic eccrine hidradenitis. *J Am Acad Dermatol* 1996;35(5, Pt 2):819–822.

381. Belot V, Perrinaud A, Corven C, et al. Adult idiopathic neutrophilic eccrine hidradenitis treated with colchicine [in French]. *Presse Med* 2006;35(10, Pt 1):1475–1478.

382. Shelley WB, Levy EJ. Apocrine sweat retention in man, II: Fox-Fordyce disease (apocrine miliaria). *Arch Dermatol* 1956;73:38.

383. Helm TN, Chen PW. Fox-Fordyce disease. *Cutis* 2002; 69(5):335–342.

384. Ghislain PD, van Der Endt JD, Delescluse J. Itchy papules of the axillae. *Arch Dermatol* 2002;138(2):259–264.

385. Ranalletta M, Rositto A, Drut R. Fox-Fordyce disease in two prepubertal girls: histopathologic demonstration of eccrine sweat gland involvement. *Pediatr Dermatol* 1996;13(4):294–297.

386. Boer A. Patterns histopathologic of Fox-Fordyce disease. *Am J Dermatopathol* 2004;26(6):482–492.

387. Stashower ME, Krivda SJ, Turiansky GW. Fox-Fordyce disease: diagnosis with transverse histologic sections. *J Am Acad Dermatol* 2000;42(1):89–91.

388. Sato K, Leidal R, Sato F. Morphology and development of an apoeccrine sweat gland in human axillae. *Am J Physiol* 1987;252:166–180.

389. Kamada A, Saga K, Jimbow K. Apoeccrine sweat duct obstruction as a cause for Fox-Fordyce disease. *J Am Acad Dermatol* 2003;48(3):453–455.

390. Kossard S, Dwyer P. Axillary perifollicular xanthomatosis resembling Fox-Fordyce disease. *Australas J Dermatol* 2004;45(2):146–148.

391. Boer A. Axillary perifollicular xanthomatosis resembling Fox-Fordyce disease. *Australas J Dermatol* 2004;45(4):238.

392. Cox NH. Posterior auricular chondrodermatitis nodularis. *Clin Exp Dermatol* 2002;27(4):324–327.

393. Goette DK. Chondrodermatitis nodularis chronica helicis: a perforating necrobiotic granuloma. *J Am Acad Dermatol* 1980;2:148.

394. Haber H. Chondrodermatitis nodularis chronica helicis. *Hautarzt* 1960;11:122.

395. Cribier B, Scrivener Y, Peltre B. Neural hyperplasia in chondrodermatitis nodularis chronica helicis. *J Am Acad Dermatol* 2006;55(5):844–848.

396. Magro CM, Frambach GE, Crowson AN. Chondrodermatitis nodularis helicis as a marker of internal disease associated with microvascular injury [erratum appears in *J Cutan Pathol* 2005;32(9):646]. *J Cutan Pathol* 2005;32(5):329–333.

397. Elgart ML. Cell phone chondrodermatitis. *Arch Dermatol* 2000;136(12):1568.

398. Upile T, Patel NN, Jerjes W, et al. Advances in the understanding of chondrodermatitis nodularis chronica helices: the perichondrial vasculitis theory. *Clin Otolaryngol* 2009;34(2):147–150.

399. Travelute CR. Self-adhering foam: a simple method for pressure relief during sleep in patients with chondrodermatitis nodularis helicis. *Dermatol Surg* 2013;39(2):317–319.

400. Rapini RP, Warner NB. Relapsing polychondritis. *Clin Dermatol* 2006;24(6):482–485.

401. Letko E, Zafirakis P, Baltatzis S, et al. Relapsing polychondritis: a clinical review. *Semin Arthritis Rheum* 2002;31(6):384–395.

402. Jung C, Muller-Hocker J, Rauh G. Relapsing poly(peri)chondritis diagnosed by biopsy during inflammatory free interval: destructive polychondritis versus fibrosing perichondritis. *Eur J Med Res* 1996;1(12):554–558.

403. Enright H, Miller W. Autoimmune phenomena in patients with myelodysplastic syndromes. *Leuk Lymphoma* 1997;24(5–6):483–489.

404. Yanagi T, Matsumura T, Kamekura R, et al. Relapsing polychondritis and malignant lymphoma: is polychondritis paraneoplastic? *Arch Dermatol* 2007;143(1):89–90.

405. Bochtler T, Hensel M, Lorenz HM, et al. Chronic lymphocytic leukaemia and concomitant relapsing polychondritis: a report on one treatment for the combined manifestation of two diseases. *Rheumatol* 2005;44(9):1199.

406. Frances C, el Rassi R, Laporte JL, et al. Dermatologic manifestations of relapsing polychondritis: a study of 200 cases at a single center. *Medicine* 2001;80(3):173–179.

407. Kim MK, Park KS, Min JK, et al. A case of polychondritis in a patient with Behcet's disease. *Korean J Intern Med* 2005;20(4):339–342.

408. Imai H, Motegi M, Mizuki N, et al. Mouth and genital ulcers with inflamed cartilage (MAGIC syndrome): a case report and literature review. *Am J Med Sci* 1997;314(5): 330–332.

409. Weinberger A, Myers AR. Relapsing polychondritis associated with cutaneous vasculitis. *Arch Dermatol* 1979;115:980.

410. Handrock K, Gross W. Relapsing polychondritis as a secondary phenomenon of primary systemic vasculitis. *Ann Rheum Dis* 1993;52:895.

411. McAdam LP, O'Hanlan MA, Bluestone R, et al. Relapsing polychondritis: prospective study of 23 patients and a review of the literature. *Medicine (Baltimore)* 1976;55:193.

412. Disdier P, Andrac L, Swiader L, et al. Cutaneous panniculitis and relapsing polychondritis: two cases. *Dermatology* 1996;193(3):266–268.

413. Bernard P, Bedane C, Delrous JL, et al. Erythema elevatum diutinum in a patient with relapsing polychondritis. *J Am Acad Dermatol* 1992;26:312.

414. Papa CA, Maroon MS, Tyler WB. Epidermolysis bullosa acquisita associated with relapsing polychondritis: an association with eosinophilia? *Cutis* 2000;66(1):65–68.

415. Helm TN, Valenzuela R, Glanz S, et al. Relapsing polychondritis: a case diagnosed by direct immunofluorescence and coexisting with pseudocyst of the auricle. *J Am Acad Dermatol* 1992;26:315.

416. Valenzuela R, Cooperrider PA, Gogate P, et al. Relapsing polychondritis. *Hum Pathol* 1980;11:19.

417. Thompson LD. Relapsing polychondritis. *Ear Nose Throat J* 2002;81(10):705.

418. Feinerman LK, Johnson WC, Weiner J, et al. Relapsing polychondritis. *Dermatologica* 1970;140:369.

419. Terato K, Shimozuru Y, Katayama K, et al. Specificity of antibodies to type II collagen in rheumatoid arthritis. *Arthritis Rheum* 1990;33:1493.

420. Foidart JM, Katz SI. Relapsing polychondritis. *Am J Dermatopathol* 1979;1:257.

421. Zeuner M, Straub RH, Rauh G, et al. Relapsing polychondritis: clinical and immunogenetic analysis of 62 patients. *J Rheumatol* 1997;24(1):96–101.

422. Lahmer T, Treiber M, von Werder A, et al. Relapsing polychondritis: an autoimmune disease with many faces. *Auto-*

immun Rev 2010;9(8):540–546.

423. Lim CM, Goh YH, Chao SS, et al. Pseudocyst of the auricle. *Laryngoscope* 2002;112(11):2033–2036.

424. Kopera D, Soyer HP, Smolle J, et al. "Pseudocyst of the auricle", othematoma and otoseroma: three faces of the same coin? *Eur J Dermatol* 2000;10(6):451–454.

425. Lim CM, Goh YH, Chao SS, et al. Pseudocyst of the auricle: a histologic perspective. *Laryngoscope* 2004;114(7):1281–1284.

426. Cohen PR, Grossman ME. Pseudocyst of the auricle: case report and world literature review. *Arch Otolaryngol Head Neck Surg* 1990;116:1202.

427. Miyamoto H, Okajima M, Takahashi I. Lactate dehydrogenase isozymes in and intralesional steroid injection therapy for pseudocyst of the auricle. *Int J Dermatol* 2001;40(6):380–384.

428. Yamamoto T, Yokoyama A, Umeda T. Cytokine profile of bilateral pseudocyst of the auricle. *Acta Dermatol Venereol* 1996;76:92.

第 19 章

甲炎症性疾病

Adam I. Rubin and Thomas D. Griffin

引言

理解甲的病理改变（参见第 3 章），首先必须要了解正常甲单位的解剖和组织学。甲单位的炎症性病理过程可以累及甲母质、甲床、甲下皮，以及甲皱襞中一个或者多个的解剖结构。甲板的改变可继发于甲单位其他结构的炎症。对出现病理变化的甲单位的部位及其相应的临床症状有基本的了解，可指导医师选择活检部位。正如皮肤病可累及其他皮肤区域一样，了解病灶发生部位及病理类型才能做出更有效的诊断和治疗。

由于甲单位的特殊解剖结构，因此炎症反应的模式有限。这些炎症反应的模式与相应的皮肤疾病不同。甲单位生成甲板，因此甲母质的炎症过程可引起不可逆的损伤，从而导致甲板的异常或者缺如，类似于毛发单位受累导致瘢痕型脱发的过程。另外，当炎症过程累及甲床及甲下皮时，则不会影响甲板的生成，但会影响甲板的形状及其与甲床的黏附性。甲床对损伤的反应表现为化生，即从原来的甲鞘角化（无透明角质颗粒层）转为表皮样角化，表现为增生改变，如角化过度、角化不全和颗粒层增厚。多数甲单位炎症性过程常可见海绵水肿和渗出性结痂。当炎症性疾病累及甲皱襞时可改变甲板的质地。例如，当近端甲皱襞的腹侧受累时，可出现甲小皮的炎症及甲板背侧的改变。手指的特应性皮炎及接触性皮炎可累及近端及外侧甲皱襞。

甲单位的活体组织检查

在大多数情况下，当炎症性疾病的诊断存在疑问或者在开始治疗前需要明确组织病理学诊断时，建议进行甲单位的活检。

反摺近端甲皱襞后（以充分显露甲母质）进行甲母质活检通常是最佳的。甲母质活检前，甲板可完整或已被拔除。在合适的情况下，我们的做法是在远端甲母质处进行 3mm 的钻取活检，以评估甲单位炎症性疾病。要注意避免从最近端的甲母质取材，因为该甲单位生成甲板的背侧面，而此处引起永久性瘢痕及明显术后甲营养不良的风险极高。在近端甲母质区域操作时应注意避免活检过深，因为指 / 趾伸肌腱嵌入末节指 / 趾的近端背部，取材过深可能会横断该肌腱，引起指 / 趾骨下垂畸形。

甲板活检可使用环钻通过甲板直达骨膜进行活检，也可行纵向切除活检。甲板的纵向切除活检需要整体切除一定长度的外侧甲单位，包括近端甲皱襞、甲母质、甲床和甲下皮[1]。该方法非常适用于明确甲单位炎症性疾病的病程。根据经验，多数甲单位炎症性疾病可通过环钻技术进行诊断。然而，如果甲单位病变难以诊断时，外侧纵向切除将具有重要作用，因为该方法可以保证皮肤病理学医师同时检查多个解剖部位的甲单位。

近端甲皱襞区域活检可通过环钻或横向切除获取组织样本，操作时应避免近端甲皱襞的游离端出现切口。

最近报道有一些更精妙的技术，使得甲单位软组织活检前可部分或者选择性地拔甲[2]。通过只去除活检所需甲单位的部分甲板，不但使得操作更简单，而且患者恢复更快，并降低了术后并发症的风险。

湿疹性皮炎

临床概要　大多数湿疹性皮炎会累及甲单位，其中，特应性皮炎最常见。因甲美容或职业暴露引起的接触性皮炎可累及甲单位的所有位置。甲板的改变通常因甲母质或近端甲皱襞受累所致。甲分离可能是因为甲床受累，其始于甲下皮远端，向内扩展累及甲床。甲分离可继发慢性甲沟炎。活检时应着眼于受累部位，常为甲床或甲母质。

组织病理　组织学的改变包括海绵水肿、单一核细胞外渗和棘层肥厚。真菌病原体染色可排除甲真菌病。

发病机制　湿疹性皮炎引起甲单位受累的发病机制取决于许多可能的潜在因素。刺激性皮炎可因手指大范围暴露于水引起。甲美容的接触性变应原可能是首要原因。

鉴别诊断　临床鉴别诊断包括甲单位受累的其他炎症性疾病，如甲银屑病和甲扁平苔藓。上述疾病间的组织学特点常不相同。

治疗原则　治疗湿疹性皮炎引起甲单位受累的有效方法是行为矫正。在潮湿的环境下或为避免接触过敏或刺激性化学物质，使用手套保护双手是长期有效的。局部用糖皮质激素可减少红斑的炎症。润肤剂对预防复发和改善症状至关重要。

甲银屑病

临床概要　高达 50% 的银屑病患者可出现甲受累，而 80% 的关节型银屑病可出现甲改变。有 10% 的银屑病患者仅有甲受累的临床表现。文献报道，1%～5% 的银屑病患者仅局限于甲病变而没有其他皮肤受累[3]。甲银屑病严重程度可用甲银屑病严重指数（NAPSI）分数进行评估[4]。如果患者有甲银屑病，询问有无关节痛非常重要，因为甲银屑病的出现与银屑病性关节炎存在正相关。磁共振成像（MRI）可证实银屑病性关节炎患者的甲受累，即使临床上甲的改变尚不明显[5]。患者 NAPSI 分数越高，在 MRI 上的甲改变越明显[6]。相关性研究认为，甲银屑病是伴随末节指/趾骨损伤和远端指/趾间关节炎而发生的主要病变[7]。甲银屑病和银屑病性关节炎也与附着点炎（肌腱和韧带附着点的炎症）有关，因为甲单位与远端指/趾间关节是通过伸肌肌腱和副韧带相连[8-11]。

银屑病可累及甲单位的任何部分，包括甲母质、甲床、甲下皮和甲皱襞。甲床活检是诊断银屑病甲单位受累的首选方法。银屑病累及近端甲母质可引起甲板点状凹陷和表面粗糙。累及中间和远端甲母质可导致白甲（甲变白）。银屑病性甲的"油滴征"（图 19-1）是指甲床和甲下皮的红棕色改变，其提示早期急性银屑病累及甲床和甲母质。银屑病累及甲床和甲下皮可引起甲剥离

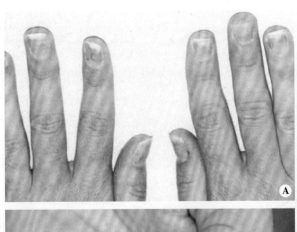
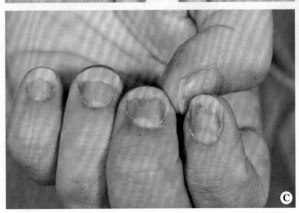
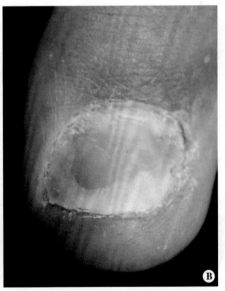

图 19-1　甲银屑病
A. 远端甲板可见甲剥离和"油滴"征。B. 甲银屑病患者踇趾趾甲可见甲剥离，该趾甲处的甲床活检见图 19-2C ～图 19-2E。C. 甲银屑病的典型特征。数个指甲的甲剥离周围有一个红色的边界，裂片出血和点状凹陷

（甲板和甲床分离），从而导致甲床呈现为白色。典型的甲床银屑病可引起甲下角化过度和渗液，进而使甲板从甲床处剥离[12,13]。

组织病理　病理切片应进行苏木精-伊红染色法，同时也应进行 PAS 染色或六胺银染色以排除真菌感染。因为甲银屑病和甲真菌病有着许多相同的临床及组织学特征，真菌染色阳性是从组织学上鉴别甲银屑病和甲真菌病唯一可靠的方法。认识到甲银屑病患者同样可发生甲真菌病是很重要的。甲真菌病的治疗可使潜在的甲银屑病显现出来。

甲板表面可出现局灶性角化不全，当角化不全细胞脱落时，就会在甲板遗留点状凹陷。甲板深处的局灶性角化不全可出现银屑病性白甲。

油滴征的组织学特征是角化过度和角化不全，角质层大量的中性粒细胞聚集形成 Munro 微脓肿及颗粒层出现海绵状脓疱。甲上皮可见颗粒层增

厚伴局灶性的颗粒层减少，真皮乳头上升，伴毛细血管扩张和增生，血管周围有淋巴细胞、组织细胞及偶见的中性粒细胞围绕。

远端甲剥离有着类似的组织学表现，因此组织发生学类似。银屑病性甲剥离的裂隙位于中性粒细胞和角化不全病灶所在的甲板位置及其底下的甲下皮之间。剥离甲的黄色前缘与甲板角质层出现中性粒细胞有关。

伴有甲下角化过度的典型远端甲银屑病可见甲床上皮的银屑病样棘层肥厚、表皮突延长和毛细血管增生，表皮浅层及角质层内可见中性粒细胞。

晚期或慢性外伤性银屑病性甲可出现慢性单纯性苔藓的特点，包括显著致密的正角化过度、颗粒层增厚和以粗胶原呈垂直条带状为特征的真皮乳头层纤维化。甲银屑病的组织学特征可见于图 19-2。

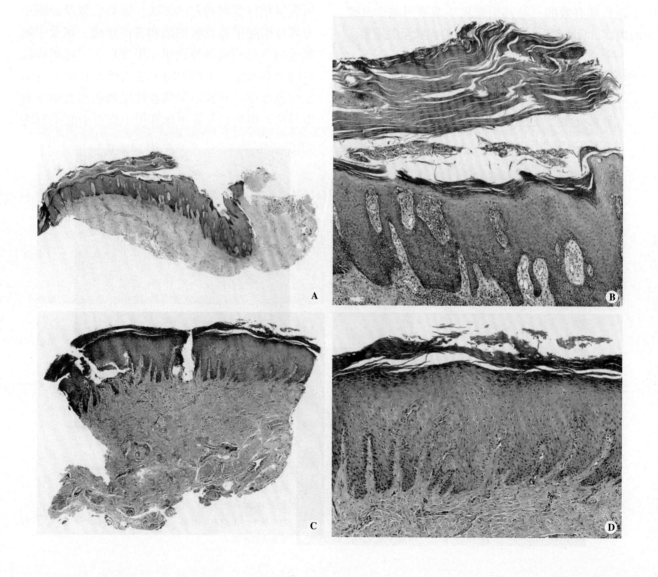

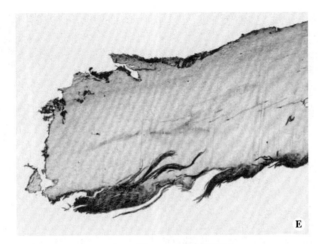

图 19-2　甲银屑病

A. 该纵向切除标本包括盲端、甲母质上皮和部分甲床上皮，可见银屑病样表皮增生；B. 中倍镜视野显示甲母质上皮的表皮增生，颗粒层减少和角化不全的区域内的中性粒细胞聚集；C. 甲床环钻活检示甲银屑病累及甲单位解剖位置的特征：伴有颗粒层增厚和乳头增生的表皮增生，真皮乳头层内可见迂曲的血管；D. 为 C 图中标本的中倍镜视野；E. 覆盖在 C 图中甲床标本的甲板，注意甲板腹侧角化不全区域的中性粒细胞。该活检的甲见于 19-1B

发病机制　甲银屑病的发病机制与皮肤其他部位的银屑病一样。有关全面论述，见第 7 章。

鉴别诊断　甲银屑病的主要鉴别诊断是甲真菌病，因为两者有着常见重叠的临床特征，即甲板增厚、甲下角化过度和甲剥离。将剪下来的甲送组织学检查是鉴别这两种疾病的有效方法。操作时，为了最大可能地鉴别出真菌，尽可能地从甲板游离缘近端剪甲是很重要的。有时湿疹性皮炎累及甲单位引起的甲改变同样可以模仿甲银屑病。

治疗原则　甲银屑病的治疗是令人振奋的。治疗方法的选择取决于甲受累的解剖位置。糖皮质激素皮损内注射对点状凹陷、甲嵴、甲板增厚、甲下角化过度和甲剥离很有效[14]。甲剥离对局部治疗如外用维 A 酸、维生素 D 类似物、地蒽酚、他克莫司和糖皮质激素等有很好的反应[13-17]。最新发现表明，595nm 脉冲染料激光对甲银屑病治疗有效[18]。有新的资料显示，局部外用青黛油提取物对甲银屑病有效[19-21]。针对皮肤银屑病和（或）银屑病性关节炎的系统性治疗同样可改善甲症状，包括环孢素、甲氨蝶呤和维 A 酸[12-14,17,22]。尽管上述治疗选择都是有效的，但是仍需认识到做好步骤简单的甲护理同样有助于控制和减轻甲银屑病。这些操作包括做好甲保护和剪短指甲，以避免出现 Koebner 现象，因为长甲板可充当杠杆引起甲板 – 甲床连接处的外伤[14,17]。确保所有甲银屑病患者进行银屑病性关节炎的评估，一旦发现有银屑病性关节炎，需采取系统性治疗方案。

甲扁平苔藓

临床概要　泛发性扁平苔藓中甲受累的发病率为 1% ～ 10%。最近一项研究发现，316 名中位数年龄为 10.28 岁扁平苔藓儿童患者中，13.9% 患儿有甲受累[23]，90.9% 发生甲扁平苔藓的患儿同时存在其他部位的扁平苔藓[23]。扁平苔藓发病时可无皮肤受累且通常在 50 ～ 70 岁发病。指甲比趾甲受累更常见。扁平苔藓可累及甲母质、甲床、甲下皮和甲皱襞。检查临床改变，以及了解其发病机制将有助于临床医师决定甲单位的取材部位。

近端甲母质受累可导致脆甲（甲板纵沟和嵴）（图 19-3）。如果甲扁平苔藓早期得到治疗，甲改变是可逆的。然而，与其他皮肤附属器如毛发一样，如果病程进展，会出现纤维化和瘢痕而导致永久畸形。若甲扁平苔藓出现瘢痕可导致无甲（甲板完全脱失）。甲扁平苔藓的一个经典临床特征是出现翼状胬肉，其由瘢痕和近端甲皱襞与甲床的粘连形成，最后残余的甲板类似"天使之翼"。

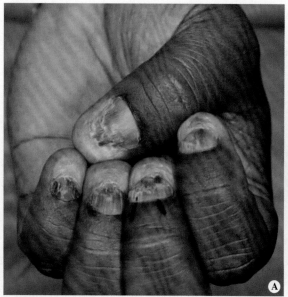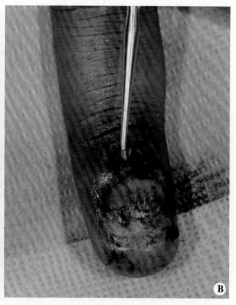

图 19-3　甲扁平苔藓的典型特点：脆甲（甲板纵行条纹）和远端甲床的营养不良。黑墨线标记处为甲母质活检切除部位，见图 19-4（A）。先在近端甲皱襞处开两个切口，然后用皮肤钩把甲皱襞往后翻起，以显露甲母质活检部位，最后在该部位进行甲母质活检（B）

如果甲母质广泛受累可引起甲分裂（甲板分层伴随脆性增加），也可表现为甲粗糙脆裂（粗糙甲）、红甲半月、红甲和甲营养不良[24]。有时可出现只累及甲床的扁平苔藓，临床表现为甲剥离。扁平苔藓的丘疹皮损可出现在甲床的不同位置，引起局灶性营养不良，从而导致上覆的甲板呈局灶性凹状或匙状（凹甲）。甲床扁平苔藓临床也可表现为角化过度[24]。在某些情况下，因为甲床广泛受累，可出现甲板的完全脱落。甲的色素沉着（黑甲）可由甲扁平苔藓所致。

最近一项研究表明，牙科材料中金属与甲扁平苔藓病程之间存在潜在关联[25]，6/10 斑贴试验阳性的扁平苔藓患者在除去含金属的牙科材料或停用系统性色甘酸钠后得到改善。在甲活检组织中可找到牙科材料里的致病金属。

特发性甲营养不良是仅见于儿童的甲扁平苔藓的一种类型，表现为数月间泛发和快速进展的甲破坏[26]。

局限于甲单位的扁平苔藓，也称局限性甲扁平苔藓[24]，临床上可能难以诊断。在这些情况下，活检是非常有用的。在没进行医学评估之前，对该型扁平苔藓的患者进行抗真菌药物治疗常是失败的。一项对 67 例局限性甲扁平苔藓的大规模研究显示，患者平均年龄 47 岁，男性好发（64%），94% 的患者有指甲受累，53.73% 的患者有趾甲受累[24]，只有 4 例患者有只局限于趾甲的扁平苔藓。该项研究有 120 份活检标本，90% 的标本有扁平苔藓的病理特征，这证明了甲单位活检用于明确诊断的有效性[24]。

组织病理　甲扁平苔藓组织病理学与皮肤扁平苔藓类似，可见角化过度、颗粒层增厚、棘层增厚、空泡变性、坏死的角质形成细胞、Civatte 小体和真皮 – 表皮交界处的淋巴细胞、组织细胞带状浸润，可含有噬黑素细胞（图 19-4）。颗粒层增厚的楔形改变通常不如皮肤扁平苔藓。根据我们的经验，甲扁平苔藓炎症的强度比皮肤扁平苔藓中的低。此外，我们注意到典型苔藓样皮炎的其他组织学特征，如角化不良角质形成细胞的数量和空泡变性的程度并不同样明显。虽然不常见，但是累及甲母质的炎症细胞中可富含浆细胞[27]。

发病机制　甲扁平苔藓的发病机制与皮肤扁平苔藓一样。有关全面论述，参见第 7 章。

鉴别诊断　甲扁平苔藓的临床鉴别诊断包括累及甲单位的其他炎症性疾病，如湿疹性皮炎和银屑病，累及甲单位的移植物抗宿主病（GVHD）也应考虑在内。一项包含 14 例慢性皮肤 GVHD 的研究中发现，纵嵴是最常见到的甲改变，其次是甲板粗糙。在该项研究中，甲 GVHD 和甲扁平苔藓的其他重叠临床表现包括脆性增加、翼状胬肉形成、甲营养不良和甲剥离[28]。若在皮肤处发现

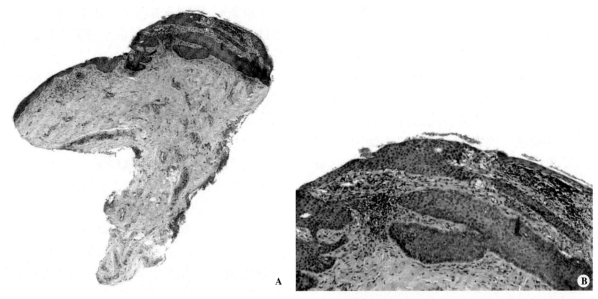

图 19-4　甲母质的活检显示甲扁平苔藓的特征

A. 该甲母质环钻活检的低倍镜视野示邻近表皮的带状淋巴细胞浸润；B. 中倍镜视野示表皮基底层的空泡变化。该标本取自图 19-3A 中的其中一个甲，部分外科操作步骤见图 19-3B

其他皮肤病的典型皮疹是很有帮助的。如果病变局限于甲，会难以明确诊断。典型的甲扁平苔藓其组织病理学特征与累及甲单位的其他炎症性皮肤病是截然不同的。

　　治疗原则　甲扁平苔藓治疗困难。治疗方法应根据甲单位受累的解剖位置进行选择，如脆甲症是炎症累及甲母质引起的，因此该位置导向性的皮损内注射糖皮质激素是有效的[29]。相反地，如果出现甲剥离，可直接在甲床上外用糖皮质激素。有报道显示，局部外用他克莫司也同样有效[30]。如果多个指甲受累，可行系统性糖皮质激素治疗，文献支持口服和肌内注射两种给药途径[31]。病例报道证实，生物制剂依那西普、口服维 A 酸类阿利维 A 酸、局部外用维 A 酸类他扎罗汀和局部外用氯倍他松联合使用对甲扁平苔藓有效[32-34]。考虑到扁平苔藓与丙型肝炎相关，因此应确保甲扁平苔藓患者进行丙型肝炎检测，一旦发现感染证据，患者应就诊肝脏病专家。

感染

甲真菌病

　　临床概要　甲真菌感染是最常见的甲病，占所有甲病的 50%。甲真菌病在普通人群中的发病率为 2% ～ 14%，在 70 岁以上成人中可高达 50%[35]。最近一项在巴西的研究表明，在接受检查的 7852 例患者中，有 28.3% 患者被诊断为甲真菌病[36]。与甲真菌病发病率增高有关的疾病包括糖尿病、外周血管病、HIV 感染、免疫抑制、肥胖、吸烟、甲真菌病家族史和高龄[37,38]。尽管甲真菌病不是一种致命性疾病，但是它可影响生活质量[39]。

　　甲真菌病的主要类型包括远端侧位甲下型甲真菌病、近端甲下型甲真菌病、白色浅表型甲真菌病、全甲营养不良型甲真菌病和念珠菌性甲真菌病。主要为红色毛癣菌和须癣毛癣菌的皮肤癣菌，是引起甲真菌病的最常见真菌，约占甲真菌感染的 90%[40]。非皮肤癣菌霉菌，主要为短帚霉、镰刀菌属、曲霉属、双间柱顶孢和枝顶孢属，占甲真菌感染的 10%[41]。90% 的趾甲感染由毛癣菌属、小孢子菌属和絮状表皮癣菌属等皮肤癣菌引起。应在所有甲活检中进行淀粉酶消化后行 PAS 染色，以排除真菌感染，因为甲真菌病与累及甲的炎症性疾病之间有重叠的特征。

　　远端侧位甲下型甲真菌病（图 19-5）是甲真菌病最常见的类型，常由红色毛癣菌引起。该真菌最先侵犯甲下皮和外侧甲皱襞，引起变黄、甲剥离，最后出现甲下角化过度。在近端甲下型甲真菌病中，感染最先累及近端甲皱襞的区域。近端甲下型甲真菌病在普通人群中罕见，更常见于免疫受损患者。该病最先报道于 HIV 感染患者中，这些患者的近端白色甲下甲真菌病常由红色毛癣菌引起。然而，白色浅表型甲真菌病常由须癣毛癣菌和非皮肤癣菌霉菌引起，这些真菌只位于浅表甲板处。念珠菌性甲真菌病罕见，可发生于免疫受损患者。在慢性皮肤黏膜念珠菌病患者或者 HIV 患者中，念珠菌可累及甲板和甲床（图19-6）。甲内型甲真菌病常由苏丹毛癣菌引起（美国未见），其无甲剥离和甲下角化过度的表现[35,42]。

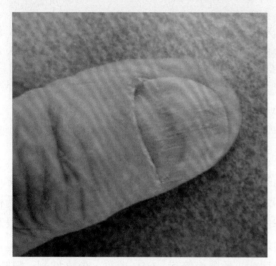

图 19-5　甲真菌病：拇指指甲可见远端甲下型甲真菌病

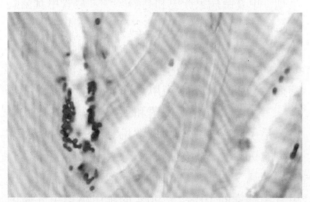

图 19-6　甲板念珠菌病：可见剪下的甲经芽殖酵母培养证实为近平滑念珠菌

最近已经发布新的甲真菌病严重度指数，其通过三种测量方法对甲真菌病进行评分：甲真菌病受累面积、感染与甲母质的接近程度、皮肤癣菌瘤或甲下角化过度的真菌载量[35,43]。甲真菌病治疗反应的不良预后因素包括存在免疫受损、高龄、外周循环差、糖尿病控制不佳、甲下角化过度大于 2mm、严重外侧甲皱襞疾病、皮肤癣菌瘤、有超过 50% 的甲受累、甲生长速度慢、严重甲剥离、

甲母质受累、全甲营养不良型甲真菌病，以及由非皮肤癣菌霉菌、酵母菌及混合感染引起的甲真菌病[40,43-45]。

组织病理　PAS 染色切片显示真菌病原体通常位于甲板下层靠近甲床表皮处。对甲活检标本、剪下的感染甲板或甲下碎片的刮取物进行淀粉酶消化后行 PAS 染色，能比真菌培养更快诊断甲真菌病，但是该方法不能鉴定病原体（图 19-7）。真菌病组织学用于诊断的另一个劣势是无法确定真菌的死活。甲床表皮炎症可见棘层增厚、海绵水肿、淋巴细胞和组织细胞外渗。皮肤癣菌瘤是密集的真菌成分，这在组织学上可见到。如果遇到该病，皮肤病理医师提醒送检医生至关重要，因为清除感染需要物理方法除去皮肤癣菌瘤[46]。皮肤癣菌瘤产生的生物膜可阻止口服和局部药物渗透而降低药物的有效性[47]。对比真菌培养和直接显微镜检查，PAS 染色的组织病理检测出甲真菌病的敏感度最高。在最近一项含 631 份甲标本的研究中，组织学（包括 PAS 染色）敏感度为 82%；其次真菌培养敏感度为 53%；直接显微镜检查敏感度为 48%[48]。

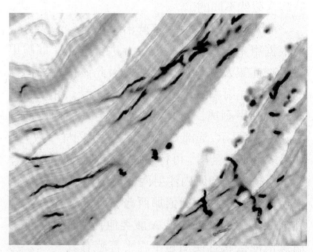

图 19-7　甲板真菌病：剪下的甲经淀粉酶消化后行 PAS 染色，显示在甲板角蛋白内的经培养证实为毛癣菌属的有隔菌丝成分

剪下的甲标本玻片质量经 NaOH 预处理后得到提高，该预处理能减少组织折叠和碎裂，更容易进行组织切割及提高组织对载玻片的黏附[49]。使用荧光显微镜观察 HE 切片常能检测到真菌成分，如果特殊染色费用高或组织不足和不适合进行特殊染色的话，该方法可能很有用[50]。

当比较 PAS 或 GMS（Grocott 六胺银）染色

用于检测甲标本真菌的优势时，科学文献存在很多争议[51-53]。在实验室里 PAS 染色的操作技术更简单，而 GMS 染色更容易体现真菌和背景染色的对比度[53]。总而言之，PAS 染色和 GMS 染色鉴别真菌的能力相当，但是 PAS 染色性价比更高，因此被视为首选方法[51,53]。

发病机制　正如前面提到的，甲真菌病最常见的致病菌是皮肤癣菌。非皮肤癣菌霉菌，以及混合感染越来越常见，且难以治疗。

鉴别诊断　甲真菌病的主要临床鉴别诊断是甲银屑病，因为两者有着重叠的特征，包括甲剥离和甲下角化过度。然而，PAS 染色可用于鉴别真菌病原体且组织病理学可以鉴别这两种疾病。其他应鉴别的疾病包括甲扁平苔藓、钩甲、外伤性甲营养不良、先天性厚甲、黄甲综合征和特发性甲剥离[35]。

治疗原则　甲真菌病的治疗选择取决于许多因素，包括疾病严重程度、甲受累的数目、患者年龄和致病病原体。成人皮肤癣菌性甲真菌病的标准治疗是口服抗真菌药物特比萘芬，该药为杀真菌药。其他口服抗真菌药物包括伊曲康唑或氟康唑［美国食品药品监督管理局（FDA）未批准用于该指征］[54]。如果甲真菌病是由非皮肤癣菌霉菌引起，那么抗真菌治疗应根据致病病原体做出个体化的治疗方案[41]。局部抗真菌治疗对程度较轻的甲有效，已证实其对儿童甲真菌病有效[55]。局部治疗同样可用于不愿意或无法使用口服抗真菌药物的患者。艾氟康唑是新引进的局部应用药物，已证实其真菌完全治愈率与口服伊曲康唑类似[35]。最近证据表明，局部应用两性霉素 B 对非皮肤癣菌霉菌性甲真菌病可能会有帮助[56]。对于不能耐受口服药物治疗的患者，可选择局部光动力治疗[37]。最近，使用激光仪器治疗甲真菌病备受关注。在 2012 年，FDA 批准了多款 Nd：YAG 1064nm 激光设备用于治疗甲真菌病，因其能"暂时性促进病甲的清除"[57]。然而，这些激光设备仅有有限的临床试验支持，其有效性未能与常用的口服和局部抗真菌药物进行比较[57]。

大疱性疾病

一些水疱大疱性疾病可累及甲单位，在此将介绍几种可累及甲单位的疾病。有关该疾病的全面论述，读者可阅读文中相应的章节（参见第 6～9 章）。

毛囊角化病

毛囊角化病的甲改变发生时常伴有该病相关的其他临床表现，很少有只局限于甲单位的受累。甲改变可发生在近端甲皱襞、甲母质、甲床和甲下皮。近端甲皱襞可出现角化性丘疹，其组织学与 Hopf 疣状肢端角化病类似。然而，除表皮乳头状增生外，还可见基底层上方的棘层松解。

毛囊角化病累及甲母质时常位于远端甲半月，临床表现为白色的纵行条纹。在组织学上，因为毛囊角化病累及远端甲母质，表现为基底层上的棘层松解，伴有圆体和谷粒细胞的形成，进而引起甲板下层出现局灶性持续性的角化不全，最后出现白甲。

毛囊角化病常有甲床和甲下皮受累，受累程度可轻微，引起红色和白色纵向条纹。受累程度严重时可引起远端楔形甲下角化伴甲脆性增加，最后甲板可明显增厚。在甲床和甲板之间，甲床表皮高度增生伴角化不全，甲床处无基底层上裂隙。一个有趣的发现是在甲床表皮出现非典型角质形成细胞，其大部分呈多核表现[58,59]。

天疱疮

约有 1/3 寻常型天疱疮患者出现甲受累，可累及近端和外侧甲皱襞，引起慢性甲沟炎（最常见）和浅表性甲板改变[60-62]。在天疱疮复发前或者泛发至全身之前，常会迅速出现甲病变的复发[60,62,63]。甲母质受累可引起甲脱落（甲板从近端分离），甲板改变，包括甲分裂、甲嵴、点状凹陷和甲粗糙脆裂[60,61]，也可出现严重甲营养不良、甲板变色和甲板毁损[60,63]。甲下水疱可引起甲剥离，可出现出血[62]，后者可能与预后不良有关[64]。受累甲皱襞活检可见基底层上棘层松解，直接免疫荧光可见 IgG 和补体 C3 表皮细胞间阳性。寻常型天疱疮引起的甲沟炎有其特定的组织学特征，包括无海绵水肿或细胞外渗的基底层上棘层松解[60]。落叶型天疱疮同样可累及甲单位。

类天疱疮

有报道显示，大疱性类天疱疮和瘢痕性类天疱疮罕见累及甲单位，甲皱襞受累最常见，但甲母质和甲床同样可受累[60]。已报道过的临床体征包括甲沟炎、甲脱落、伴有萎缩的甲瘢痕、甲完全脱失和翼状胬肉[60,65,66]。

大疱性表皮松解症

大疱性表皮松解症的许多表现可累及甲单位。早期甲营养不良和早期甲脱失与大疱性表皮松解症的严重程度相关，尤其是交界性大疱性表皮松解症和隐性营养不良型大疱性表皮松解症[67]。甲也可是大疱性表皮松解症最先累及身体的第一个部位。在单纯性大疱性表皮松解症的严重病例中，可出现甲剥离、甲脱落、厚甲或钩甲[67]。大多交界性大疱性表皮松解症可表现为严重甲营养不良和无甲[67]。营养不良性大疱性表皮松解症的甲改变可轻微或严重，最近新发现只有甲改变症状的显性营养不良型大疱性表皮松解症亚型[67]。交界性大疱性表皮松解症和营养不良型大疱性表皮松解症的常见甲改变包括甲肥厚、甲营养不良、甲萎缩和无甲[67]。甲脱失在获得性大疱性表皮松解症中已有叙述[60,68]。

结缔组织病

大多数类型的结缔组织病可累及甲单位，主要位于近端甲皱襞的小血管。在体毛细血管显微镜显示伴有邻近出血的扩张毛细血管袢或显示无血管区，该模式可见于80%～95%进行性系统性硬皮病患者。然而，皮肌炎、其他结缔组织病和特发性雷诺现象患者可有相同的临床模式。近端甲皱襞的新月形活检显示甲半月的角蛋白内有嗜酸性PAS阳性物质的沉积，在体毛细血管显微镜下病变越严重的结缔组织病患者越易出现广泛的沉积，近端甲皱襞活检标本的直接免疫荧光可见结缔组织病血管壁的沉积。

指/趾甲反向胬肉（PIU）是一种甲病，大约有一半病例与潜在的结缔组织病有关，包括硬皮病和系统性红斑狼疮。临床表现为甲下皮向前伸展与甲板的腹侧（底部）黏附，正常远端甲沟消失。甲下皮和甲板腹侧之间可见甲下角化性增厚。患者的常见症状是疼痛和修甲时出血。指甲比趾甲更常受累，女性比男性更常受累[69]。

家族性、先天性和特发性PIU的病例已有报道。有病例报道与结缔组织病无关的其他PIU的病因，如丙烯酸酯过敏、含甲醛的硬化剂、卒中和甲下外生骨疣。筛查PIU潜在的系统性疾病是明智之举，因为PIU可以是随后进展为某种典型系统性疾病表现出来的体征，所以患者的随访很重要。

目前只有少数关于PIU组织学的描述。有一个病例可见紧贴不明显甲板的明显角化过度，甲床显示轻微的棘层增厚，血管正常[70]。另一项研究发现在远端和内侧甲板出现大量的嗜酸性角化物质，其中含有核晕的角质细胞，该物质同样可出现在甲板游离缘，指尖的角质层同样可见明显的螺旋状嗜酸性物质[71]。有学者认为，PIU的发病机制与甲峡部（解剖位置位于甲床最远端和甲下皮之间）角质层生成调节异常有关[71,72]。

PIU的治疗困难，局部外用角质层分离剂和外用糖皮质激素治疗效果不佳。最近报道表明，局部外用包括羟丙基脱乙酰壳多糖、木贼（马尾草）萃取物和二甲基砜涂剂治疗效果好。治疗潜在的疾病可改善PIU。

（张馨月　陈小红　韩建德　译，陈思远　校，

姜祎群　审）

参考文献

1. Jellinek NJ, Rubin AI. Lateral longitudinal excision of the nail unit. *Dermatol Surg* 2011;37(12):1781–1785.
2. Collins SC, Cordova K, Jellinek NJ. Alternatives to complete nail plate avulsion. *J Am Acad Dermatol* 2008;59(4):619–626.
3. Baran R. The burden of nail psoriasis: an introduction. *Dermatology* 2010;221(Suppl 1):1–5.
4. Rich P, Scher RK. Nail Psoriasis Severity Index: a useful tool for evaluation of nail psoriasis. *J Am Acad Dermatol* 2003;49(2):206–212.
5. Soscia E, Sirignano C, Catalano O, et al. New developments in magnetic resonance imaging of the nail unit. *J Rheumatol Suppl* 2012;89:49–53.
6. Soscia E, Scarpa R, Cimmino MA, et al. Magnetic resonance imaging of nail unit in psoriatic arthritis. *J Rheumatol Suppl* 2009;83:42–45.
7. Scarpa R, Soscia E, Peluso R, et al. Nail and distal interpha-

langeal joint in psoriatic arthritis. *J Rheumatol* 2006;33(7): 1315–1319.

8. McGonagle D. Enthesitis: an autoinflammatory lesion linking nail and joint involvement in psoriatic disease. *J Eur Acad Dermatol Venereol* 2009;23(Suppl 1):9–13.

9. McGonagle DG, Helliwell P, Veale D. Enthesitis in psoriatic disease. *Dermatology* 2012;225(2):100–109.

10. McGonagle D, Tan AL, Benjamin M. The nail as a musculoskeletal appendage—implications for an improved understanding of the link between psoriasis and arthritis. *Dermatology* 2009;218(2):97–102.

11. Ash ZR, Tinazzi I, Gallego CC, et al. Psoriasis patients with nail disease have a greater magnitude of underlying systemic subclinical enthesopathy than those with normal nails. *Ann Rheum Dis* 2012;71(4):553–556.

12. Radtke MA, Beikert FC, Augustin M. Nail psoriasis—a treatment challenge. *J Dtsch Dermatol Ges* 2013;11(3):203–219; quiz 220.

13. Tan ES, Chong WS, Tey HL. Nail psoriasis: a review. *Am J Clin Dermatol* 2012;13(6):375–388.

14. de Berker D. Management of psoriatic nail disease. *Semin Cutan Med Surg* 2009;28(1):39–43.

15. De Simone C, Maiorino A, Tassone F, et al. Tacrolimus 0.1% ointment in nail psoriasis: a randomized controlled open-label study. *J Eur Acad Dermatol Venereol* 2013;27(8): 1003–1006.

16. Edwards F, de Berker D. Nail psoriasis: clinical presentation and best practice recommendations. *Drugs* 2009;69(17): 2351–2361.

17. Oram Y, Akkaya AD. Treatment of nail psoriasis: common concepts and new trends. *Dermatol Res Pract* 2013;2013: 180496.

18. Treewittayapoom C, Singvahanont P, Chanprapaph K, et al. The effect of different pulse durations in the treatment of nail psoriasis with 595-nm pulsed dye laser: a randomized, double-blind, intrapatient left-to-right study. *J Am Acad Dermatol* 2012;66(5):807–812.

19. Liang CY, Lin TY, Lin YK. Successful treatment of pediatric nail psoriasis with periodic pustular eruption using topical indigo naturalis oil extract. *Pediatr Dermatol* 2013;30(1): 117–119.

20. Lin YK. Indigo naturalis oil extract drops in the treatment of moderate to severe nail psoriasis: a small case series. *Arch Dermatol* 2011;147(5):627–629.

21. Lin YK, See LC, Chang YC, et al. Treatment of psoriatic nails with indigo naturalis oil extract: a non-controlled pilot study. *Dermatology* 2011;223(3):239–243.

22. Ricceri F, Pescitelli L, Tripo L, et al. Treatment of severe nail psoriasis with acitretin: an impressive therapeutic result. *Dermatol Ther* 2013;26(1):77–78.

23. Pandhi D, Singal A, Bhattacharya SN. Lichen planus in childhood: a series of 316 patients. *Pediatr Dermatol* 2014;31(1): 59–67.

24. Goettmann S, Zaraa I, Moulonguet I. Nail lichen planus: epidemiological, clinical, pathological, therapeutic and prognosis study of 67 cases. *J Eur Acad Dermatol Venereol* 2012;26(10):1304–1309.

25. Nishizawa A, Satoh T, Yokozeki H. Close association between metal allergy and nail lichen planus: detection of causative metals in nail lesions. *J Eur Acad Dermatol Venereol* 2013;27(2):e231–e234.

26. Tosti A, Piraccini BM, Cambiaghi S, et al. Nail lichen planus in children: clinical features, response to treatment, and long-term follow-up. *Arch Dermatol* 2001;137(8):1027–1032.

27. Hall R, Wartman D, Jellinek N, et al. Lichen planus of the nail matrix with predominant plasma cell infiltrate. *J Cutan Pathol* 2008;35(Suppl 1):14–16.

28. Sanli H, Arat M, Oskay T, et al. Evaluation of nail involvement in patients with chronic cutaneous graft versus host disease: a single-center study from Turkey. *Int J Dermatol* 2004;43(3):176–180.

29. Brauns B, Stahl M, Schon MP, et al. Intralesional steroid injection alleviates nail lichen planus. *Int J Dermatol* 2011;50(5): 626–627.

30. Ujiie H, Shibaki A, Akiyama M, et al. Successful treatment of nail lichen planus with topical tacrolimus. *Acta Derm Venereol* 2010;90(2):218–219.

31. Dehesa L, Tosti A. Treatment of inflammatory nail disorders. *Dermatol Ther* 2012;25(6):525–534.

32. Irla N, Schneiter T, Haneke E, et al. Nail lichen planus: successful treatment with etanercept. *Case Rep Dermatol* 2010;2(3):173–176.

33. Pinter A, Patzold S, Kaufmann R. Lichen planus of nails—successful treatment with Alitretinoin. *J Dtsch Dermatol Ges* 2011;9(12):1033–1034.

34. Prevost NM, English JC III. Palliative treatment of fingernail lichen planus. *J Drugs Dermatol* 2007;6(2):202–204.

35. Elewski BE, Rich P, Tosti A, et al. Onchomycosis: an overview. *J Drugs Dermatol* 2013;12(7):s96–s103.

36. Di Chiacchio N, Suarez MV, Madeira CL, et al. An observational and descriptive study of the epidemiology of and therapeutic approach to onychomycosis in dermatology offices in Brazil. *An Bras Dermatol* 2013;88(Suppl 1):3–11.

37. Gupta A, Simpson F. Device-based therapies for onychomycosis treatment. *Skin Therapy Lett* 2012;17(9):4–9.

38. Gupta AK, Ryder JE, Summerbell RC. Onychomycosis: classification and diagnosis. *J Drugs Dermatol* 2004;3(1): 51–56.

39. Milobratovic D, Jankovic S, Vukicevic J, et al. Quality of life in patients with toenail onychomycosis. *Mycoses* 2013;56(5): 543–551.

40. Shemer A. Update: medical treatment of onychomycosis. *Dermatol Ther* 2012;25(6):582–593.

41. Gupta AK, Drummond-Main C, Cooper EA, et al. Systematic review of nondermatophyte mold onychomycosis: diagnosis, clinical types, epidemiology, and treatment. *J Am Acad Dermatol* 2012;66(3):494–502.

42. Hay RJ, Baran R. Onychomycosis: a proposed revision of the clinical classification. *J Am Acad Dermatol* 2011;65(6): 1219–1227.

43. Carney C, Tosti A, Daniel R, et al. A new classification system for grading the severity of onychomycosis: Onychomycosis Severity Index. *Arch Dermatol* 2011;147(11):1277–1282.

44. Grover C, Khurana A. An update on treatment of onychomycosis. *Mycoses* 2012;55(6):541–551.

45. Shemer A, Scher R, Farhi R, et al. Why there is a wide difference in the clinical and mycological results in different onychomycosis clinical studies. *J Eur Acad Dermatol Venereol* 2103;27(3):e434–e435.

46. Bennett D, Rubin AI. Dermatophytoma: a clinicopathologic entity important for dermatologists and dermatopathologists to identify. *Int J Dermatol* 2013;52(10):1285–1287.

47. Burkhart CN, Burkhart CG, Gupta AK. Dermatophytoma: recalcitrance to treatment because of existence of fungal biofilm. *J Am Acad Dermatol* 2002;47(4):629–631.

48. Wilsmann-Theis D, Sareika F, Bieber T, et al. New reasons for histopathological nail-clipping examination in the diagnosis of onychomycosis. *J Eur Acad Dermatol Venereol*

2011;25(2):235–237.

49. Nazarian RM, Due B, Deshpande A, et al. An improved method of surgical pathology testing for onychomycosis. *J Am Acad Dermatol* 2012;66(4):655–660.

50. Idriss MH, Khalil A, Elston D. The diagnostic value of fungal fluorescence in onychomycosis. *J Cutan Pathol* 2013;40(4): 385–390.

51. Barak O, Asarch A, Horn T. PAS is optimal for diagnosing onychomycosis. *J Cutan Pathol* 2010;37(10):1038–1040.

52. D'Hue Z, Perkins SM, Billings SD. GMS is superior to PAS for diagnosis of onychomycosis. *J Cutan Pathol* 2008;35(8): 745–747.

53. Reza Kermanshahi T, Rhatigan R. Comparison between PAS and GMS stains for the diagnosis of onychomycosis. *J Cutan Pathol* 2010;37(10):1041–1044.

54. Gupta AK, Drummond-Main C, Paquet M. Evidence-based optimal fluconazole dosing regimen for onychomycosis treatment. *J Dermatolog Treat* 2013;24(1):75–80.

55. Friedlander SF, Chan YC, Chan YH, et al. Onychomycosis does not always require systemic treatment for cure: a trial using topical therapy. *Pediatr Dermatol* 2013;30(3):316–322.

56. Lurati M, Baudraz-Rosselet F, Vernez M, et al. Efficacious treatment of non-dermatophyte mould onychomycosis with topical amphotericin B. *Dermatology* 2011;223(4):289–292.

57. Gupta AK, Simpson F. Newly approved laser systems for onychomycosis. *J Am Podiatr Med Assoc* 2012;102(5):428–430.

58. Baran R. The red nail—always benign? *Actas Dermosifiliogr* 2009;100(Suppl 1):106–113.

59. Cohen PR. Longitudinal erythronychia: individual or multiple linear red bands of the nail plate: a review of clinical features and associated conditions. *Am J Clin Dermatol* 2011;12(4):217–231.

60. Tosti A, Andre M, Murrell DF. Nail involvement in autoimmune bullous disorders. *Dermatol Clin* 2011;29(3):511–513, xi.

61. Habibi M, Mortazavi H, Shadianloo S, et al. Nail changes in pemphigus vulgaris. *Int J Dermatol* 2008;47(11):1141–1144.

62. Lee HE, Wong WR, Lee MC, et al. Acute paronychia heralding the exacerbation of pemphigus vulgaris. *Int J Clin Pract* 2004;58(12):1174–1176.

63. Kolivras A, Gheeraert P, Andre J. Nail destruction in pemphigus vulgaris. *Dermatology* 2003;206(4):351–352.

64. Reich A, Wisnicka B, Szepietowski JC. Haemorrhagic nails in pemphigus vulgaris. *Acta Derm Venereol* 2008;88(5):542.

65. Gualco F, Cozzani E, Parodi A. Bullous pemphigoid with nail loss. *Int J Dermatol* 2005;44(11):967–968.

66. Tomita M, Tanei R, Hamada Y, et al. A case of localized pemphigoid with loss of toenails. *Dermatology* 2002; 204(2):155.

67. Tosti A, de Farias DC, Murrell DF. Nail involvement in epidermolysis bullosa. *Dermatol Clin* 2010;28(1):153–157.

68. Meissner C, Hoefeld-Fegeler M, Vetter R, et al. Severe acral contractures and nail loss in a patient with mechanobullous epidermolysis bullosa acquisita. *Eur J Dermatol* 2010;20(4):543–544.

69. Marinho Falcao Gondim R, Bezerra da Trindade Neto P, Baran R. Pterygium inversum unguis: report of an extensive case with good therapeutic response to hydroxypropyl chitosan and review of the literature. *J Drugs Dermatol* 2013;12(3): 344–346.

70. Vadmal M, Reyter I, Oshtory S, et al. Pterygium inversum unguis associated with stroke. *J Am Acad Dermatol* 2005;53(3): 501–503.

71. Oiso N, Narita T, Tsuruta D, et al. Pterygium inversum unguis: aberrantly regulated keratinization in the nail isthmus. *Clin Exp Dermatol* 2009;34(7):e514–e515.

72. Oiso N, Kurokawa I, Kawada A. Nail isthmus: a distinct region of the nail apparatus. *Dermatol Res Pract* 2012;2012:925023.

第 20 章

皮下脂肪炎症性疾病

Maxwell A. Fung and Luis Requena

引言

在炎症性疾病中基于模式的结构病理诊断原则适用于皮下脂肪炎症性疾病（脂膜炎），除此以外，诊断脂膜炎有一些特殊考量。在 Hermann Pinkus，Wallace Clark 和其他一些人的传承下，1978 年 A. Bernard Ackerman 的炎症性皮肤病组织学诊断正式将脂膜炎分为间隔性和小叶内两大模式[1]。这两个模式概念上容易理解，在临床实践中却极难把握。Ackerman 曾说，"炎症主要在小叶间隔还是小叶内有时很难做出精准判断"[1]。事实上，脂膜炎被认为是皮肤病理中最困难的主题之一，是皮肤病理的"丑小鸭"，对临床医生和病理医生都同样容易造成巨大混淆和诊断困难[2,3]。从 Ackerman 分类的发表到现在已经 35 年了，但没有更好的替代分类方法。我们的进步在于知识储备在扩增，包括对各种脂膜炎临床和病理特征的认识、鉴别诊断、发病机制，同时还认识到与既往建立的准则相悖的一些例外存在。本章将在这一领域结合其他学者公开的和我们自己的经验对脂膜炎进行综述，希望能使临床医师受益，同时给皮肤病理学医师一些参考。

表 20-1 是脂膜炎基于模式的病理分类。值得一提的是其他分类中常有"混合性"一组，但我们认为，哪些疾病属于这一组似乎很主观，且各位学者的观点并不一致。实际上，所有脂膜炎都在一定程度上同时有小叶内和小叶间隔的特征，所以这种分类并不完美，这与尝试对人类所有疾病进行分类是类似的，特别是基于单一方式分类（如病理学）。实际操作中，评估占主导地位的模式是诊断脂膜炎最关键的第一步。随后，我们

需用高倍镜评估血管炎、脂肪细胞坏死、炎症细胞的种类及其他特征。

表 20-1　脂膜炎的分类
脂膜炎的分类
Ⅰ. 小叶间隔为主模式 – 同时有血管炎
A. 结节性多动脉炎
B. 浅表性游走性血栓性静脉炎
C. 累及皮下的小血管性白细胞破裂性血管炎
1. ANCA- 相关性血管炎
a. 多血管炎伴肉芽肿病（Wegener）
b. 多血管炎伴嗜酸性肉芽肿病（Churg-Strauss）
c. 显微镜下多血管炎
2. 免疫复合物
冷球蛋白血症，IgA 血管炎（Henoch-Schonlein），荨麻疹性血管炎等
Ⅱ. 小叶间隔为主模式 – 无血管炎
A. 结节性红斑
B. 皮下栅栏状肉芽肿性皮炎
1. 深部 / 皮下型环形肉芽肿
2. 类脂质渐进性坏死
3. 渐进坏死性黄色肉芽肿
C. 硬化性疾病
1. 深部硬斑病
2. 系统性硬皮病
3. 嗜酸性筋膜炎（schulman syndrome）
4. 肾源性系统性纤维化
Ⅲ. 小叶内为主模式 – 同时有血管炎
A. 硬红斑 / 结节性血管炎
B. 深在性红斑狼疮（狼疮性脂膜炎）
C. 皮肌炎
D. 克罗恩病
E. 白塞综合征
Ⅳ. 小叶内为主模式 – 无血管炎
A. 中性粒细胞性 ± 肉芽肿
1. 对破裂的毛囊漏斗部囊肿的反应

续表

2. 感染性脂膜炎

3. 胰腺性脂膜炎

4. α₁ 抗胰蛋白酶缺乏性脂膜炎

B. 淋巴细胞性

1. 狼疮性脂膜炎（深在性狼疮）

2. 皮肌炎

C. 肉芽肿性 / 组织细胞性

1. 硬红斑（结节性血管炎）

2. 脂肪性皮肤硬化症（硬化性脂膜炎）

3. 创伤性脂膜炎

4. 人工性脂膜炎

5. 放疗后硬化性脂膜炎

6. 踝部脂肪萎缩性脂膜炎

7. 新生儿皮下脂肪坏死

8. 新生儿硬化病

9. 痛风

10. 草酸盐沉积症

11. 钙化防御

12. 寒冷性脂膜炎

13. 皮质类固醇激素后脂膜炎

14. 组织细胞性吞噬性脂膜炎

D. 嗜酸性脂膜炎

E. 嗜中性脂膜炎

F. 药物诱导的脂膜炎

V. 脂质缺失

A. 脂肪萎缩和脂肪营养不良

B. 脂肪水肿

　　并不是所有在表 20-1 中列出来的疾病都在本章中逐一讲解，有很多安排在其他章节，如小血管的白细胞碎裂性血管炎在第 8 章讲述；结缔组织疾病和硬化性疾病在第 10 章讲述；非感染性肉芽肿性疾病在第 14 章讲述。

　　与其他炎症性皮肤疾病类似，对脂膜炎的正确诊断需要综合几个方面：临床、实验室和病理特征[4]。在脂膜炎中，诊断难点有很多，以下一个或者几个方面的因素可以造成错误的诊断。

　　1. 标本不够　评估脂膜炎最理想的样本是水平方向的全厚皮肤（图 20-1）。然而，脂膜炎通常在成年人的腿上，有伤口愈合不良的风险。手术医生可以做一个窄的切口来降低风险（如长 1cm，宽几个毫米），与解剖位置相平行，这样可以减少切口两侧的张力和对淋巴回流的干扰。实际工作中，还常应用环钻活检来获得标本。虽然

从环钻活检中作诊断的可能性存在，但是因取材而无法诊断的概率增加；活检样本没有皮下脂肪的情况并不少见。如果在操作过程中，皮下脂肪并没有在大体标本上看见，手术医生需要二次使用活检工具在切口基底去获得更深的组织。除非有其他临床考虑，否则不推荐做小于 4mm 的环钻活检。

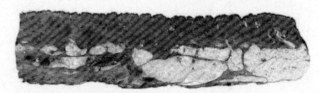

图 20-1　脂膜炎的切取式活检

　　2. 临床特征有限　若脂膜炎没有表皮或者真皮的变化，临床形态就显得无特异性，如下肢的光滑、红色、疼痛的结节。皮损所处位置和分布是有价值的信息，特别是与其他临床特征结合在一起时。

　　3. 病理特征缺乏特殊性　即使样本取得很好，无法诊断的活检样本在脂膜炎中仍然常见。部分是因为取到了晚期或者缓解期的脂膜炎样本，特别是小叶内的脂膜炎最终常会发展为非特异性的嗜脂性坏死。与此相反，晚期的间隔性脂膜炎仍然还能被特异性地诊断［结节性红斑（EN），深在型硬化病］，当然也有一些终末期小叶内脂膜炎（狼疮性脂膜炎、胰腺性脂膜炎）可以被诊断。在做出一个非特异性脂膜炎诊断前，好的做法包括：①继续深切；②与临床特征与疾病阶段相结合。正如嗜酸性粒细胞性脂膜炎，中性粒细胞性脂膜炎或者脂膜性变（脂膜囊性变）脂膜炎这类诊断实际是对识别出的反应模式的一个描述，而不是一个特殊的疾病，每个描述都有一系列鉴别诊断。脂膜炎本身所代表的挑战在于：①某些脂膜炎的变种不再被认为是真正的脂膜炎（如 Weber-Christian 和 Rothmann-Makai 脂膜炎）；②如何将某些深在型狼疮和组织细胞吞噬性脂膜炎（CHP）与皮下 T 细胞淋巴瘤相区别。

皮下组织的解剖学

　　皮下组织可以分为脂肪小叶和胶原性间隔；

脂肪小叶里主要是脂肪细胞，小叶间隔中有血管和神经，包裹并分隔每个脂肪小叶。小叶间隔与其上方的真皮网状层和其下方的筋膜层连成一体。皮下组织的浅层有附属器结构，包括小汗腺、大汗腺单位和生长期终毛的球部。脂肪细胞通常包绕这些结构。

小叶间隔中有动脉、静脉、淋巴管和神经，这些结构不仅支持小叶内组织，也支持其上的真皮层。每一个脂肪小叶直径大概 1cm，还可被进一步划分为微小叶（每个直径大概 1mm）；每个微小叶由独立的环形结构所界定（支持），包括中央微动脉、周围的毛细血管和毛细血管后微静脉。这是终末结构，因为相邻的微小叶血流供应是平行的，无从属性。这种特别的解剖学结构可以作为诊断相关特征的基础，如两种血管炎之间的鉴别诊断：皮肤型结节性多动脉炎和硬红斑（参见相关章节）。淋巴回流起源于其上的真皮，经过小叶间隔时接受静脉回流，取道回流至区域内的淋巴结[1,5]。

脂肪细胞的组织学

脂肪细胞由间充质干细胞分化而来，形成一个运作紧密的代谢储备结构，进行着脂肪合成和储存，脂肪在脂肪细胞中的储存主要以中性脂质和甘油三酯形式存在。成熟的脂肪细胞很大（100μm），其中有一个脂质小泡，在福尔马林固定的标本上，这个小泡看起来是空的，透明的。一个小的圆形／椭圆形或者梭形嗜碱性细胞核分布在细胞周边，核内结构难识别，整体外观像印戒。在福尔马林固定的组织中，S100 蛋白和波形蛋白（vimentin）免疫组织化学染色可以突出显示脂肪细胞。与此相反，亲脂蛋白可以将皮脂腺细胞和和泡沫组织细胞中的多脂质空泡染色，但在脂肪细胞中染色为阴性[6,7]。油红 O 可以直接将冰冻固定组织中的脂肪细胞的胞质脂质染色。

脂膜炎中脂肪细胞坏死的几种形式

坏死的脂肪细胞的表现形式与其他细胞坏死后的常见形式不一样，后者的常见形式是细胞核固缩和浓缩的嗜酸性细胞质。组织病理上脂膜炎中脂肪细胞坏死的几种形式包括噬脂性变、透明性变、微囊性变、脂膜性变（伪膜性变／膜囊性变）和胰腺性／酶性变，在表 20-2 和图 20-2 中有所归纳[5,8]。总之，脂肪细胞坏死的形式对特异性诊断的提示作用有限，噬脂性变和脂膜性变特异性最低，透明性变和胰腺性／酶性变最具有特异性。脂膜组织性的脂肪细胞坏死的形态很特别，具有扭曲的囊状空腔，其囊壁为嗜酸性薄层的脂膜，有细小的羽毛状类似蔓藤花纹状突起伸入囊腔（图 20-2D）。这些脂膜可以进行 PAS、溶酶体和 CD68 染色，显示巨噬细胞里的这些酶可能参与导致脂膜变样坏死；晚期或者陈旧的病变里 CD68 和溶酶体可能表达为阴性或者弱阳性[9]。脂膜性变和微囊性脂肪坏死通常伴随发生，一些作者保留了"膜囊性脂肪坏死（membranocystic fat necrosis）"这一术语来统称这两种变化[10]。

表 20-2	脂膜炎中脂肪细胞坏死的几种形式	
种类	**描述**	**主要鉴别诊断／评论**
噬脂性变	噬脂细胞（泡沫型巨噬细胞）	创伤性，脂肪性皮肤硬化症，任何脂膜炎的晚期
液化性变	颗粒状，双染性	α1 抗胰蛋白酶缺乏，胰腺性
酶性变	鬼影脂肪细胞，钙化	胰腺性，感染
透明性变	嗜酸性，玻璃状，透明，均质	深在性狼疮，原发性皮肤型皮下脂膜炎样 T 细胞淋巴瘤
脂膜性变（膜囊性变，伪膜性变）	嗜酸性或者双染性，蔓藤花纹或者锯齿状囊壁	脂肪性皮肤硬化症，创伤性，任何小叶性脂膜炎晚期
微囊性变	在脂膜性坏死时出现大小不等的脂肪空泡（微囊肿，大囊肿）	脂肪性皮肤硬化症，创伤性，任何小叶性脂膜炎晚期
缺血性变	脂肪细胞苍白，失去细胞核	硬红斑，钙化防御
嗜碱性	颗粒状，嗜碱性，中性粒细胞	感染，胰腺性

资料来源：Segura S, Requena L. Anatomy and histology of normal subcutaneous fat, necrosis of adipocytes, and classification of the panniculitides. DermatolClin 2008;26(4):419–424, v. Diaz Cascajo C, Borghi S, Weyers W. Panniculitis: definition of terms and diagnostic strategy. Am J Dermatopathol 2000; 22(6):530–549.

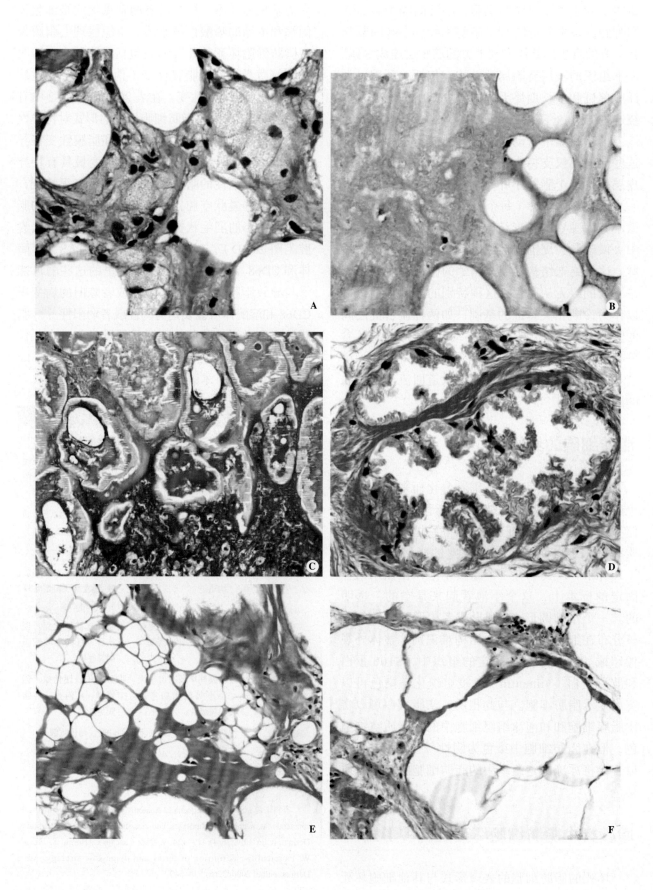

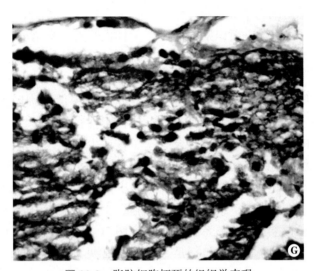

图 20-2　脂肪细胞坏死的组织学表现

A. 噬脂性变；B. 透明性变；C. 酶性变；D. 脂膜性变；E. 微囊性变；F. 缺血性变；G. 嗜碱性变

皮下脂肪的系统性作用

皮下脂肪已进化成为一个重要的能量储存系统，这个系统有内分泌的功能，还参与调节局部及系统性炎症水平。脂肪的代谢简而言之就是在食物过剩时储存能量，在食物稀缺时释放能量。虽然皮下脂肪也有缓冲和保持体温的作用，但脂肪组织的病理改变可以影响总体的代谢状态，与以下的常见疾病非常相关，如肥胖症，2 型糖尿病，动脉粥样硬化，血脂紊乱，心脏病，代谢综合征，以及严重的脂肪营养不良。因此，皮下脂肪可以被认为是一个独立的器官，至少从内分泌这个方面来说。

瘦素（Leptin）是由脂肪细胞产生的激素，它可以长期抑制食欲，并与脂肪细胞的大小和数量相关。瘦素能抑制下丘脑所产生的饥饿和进食欲望。儿童如果出现基因异常驱使其下丘脑失去对高瘦素水平的反应，会出现过度进食、肥胖和其他突出的并发症，其中包括高血压，加速的粥样硬化。在这样的婴儿中血胰岛素水平是升高的，肌肉运动功能是下降的。在普通成人肥胖症患者中，血瘦素水平升高，但下丘脑对瘦素的敏感性降低，导致使用合成瘦素无效。瘦素与正常下丘脑的相互作用可以影响甲状腺素，降低生殖功能，并影响炎症反应和免疫功能。脂肪细胞和前脂肪细胞分泌的瘦素被发现可以调节固有性免疫系统中的 Toll 样受体。有关脂肪组织的研究显示，在

受刺激后，脂肪细胞可以产生肿瘤坏死因子α、白细胞介素 -6 和白细胞介素 -10 等炎症介质。肿瘤坏死因子α可以调节通过降低脂肪生成，增加脂肪降解，诱导胰岛素抵抗，甚至发起脂肪细胞和前脂肪细胞的凋亡来调节脂肪的含量。白细胞介素 -6 可以增加脂肪降解。前脂肪细胞的分化和脂肪细胞的凋亡之间的平衡，会影响脂肪细胞的数量，即使是成人中仍有此作用。

在人脂肪组织中最丰富的转录因子是脂联素（adiponectin），它的功能是抑制与糖尿病、肥胖、动脉粥样硬化、脂肪肝和代谢综合征相关的代谢异常。脂联素具有中枢地位来促进体重减轻，因此与瘦素是补充或者协同作用。然而，在肥胖患者中，脂联素水平降低。

脂肪细胞也分泌刺鼠信号肽（agouti signaling peptide，是黑皮质素受体的拮抗剂，也同时有旁分泌的作用）。这种肽也掌控周围脂肪的代谢。黑皮质素受体基因发生丧失功能的突变时，会出现人单基因性肥胖症。

抵抗素（resistin）是一个肽类激素，其与低密度脂蛋白的升高和心脏病风险的升高相关。其在肥胖和糖尿病中的功能尚有争议；同时也有证据表明抵抗素参与炎症反应。

从脂肪组织中分离的细胞可分类为脂肪细胞和前脂肪细胞，这些细胞表达 Toll 样受体；Toll 样受体是进化的产物，是对致命生物快速产生反应所必须，因为此时适应性免疫系统反应太慢。

大约有 13 种 Toll 样受体在脂肪细胞中被发现，他们可以在细菌包括分枝杆菌和病毒表面识别不同的重复序列。Toll 样受体的激活可以促进促炎症细胞因子和趋化因子的产生，也可以促进激活适应性免疫系统所需要的共刺激因子的表达。这种激活包括对中性粒细胞和巨噬细胞的化学趋化作用。举例来说，Toll 样受体 TLR-4 的激活导致核转录因子 NF-κB 的活化，进而激活编码参与感染防御的蛋白的基因。对于在脂肪组织中需要快速防御系统的原因可以用肠系膜脂肪来解释，细菌病原可以通过小肠通透性屏障的小缝隙穿入肠系膜脂肪。同样的，在其他部位，特别是下肢，包括足和足趾，细菌病原可以通过皮肤通透性屏障的裂隙到达脂肪组织，此时需要快速防御。同时，在脂肪组织里低度的炎症有一定作用，因为其与肥胖型糖尿病患者的胰岛素抵抗相关。

结节性多动脉炎

临床概要　结节性多动脉炎（PAN）用来描述一类抗中性粒细胞胞浆抗体（ANCA）阴性的围绕皮下中等大小动脉，有时是小动脉（直径 100～1000μm）的中性粒细胞性血管炎[11]。皮肤的表现包括疼痛的皮下结节和溃疡，一个或数个聚集在一起，通常在双侧下肢，特别是双腿（图 20-3），周围可以出现坏疽。如果结节与网状青斑或者网状紫癜同时出现，需要高度怀疑 PAN。轻一点的表现似白色萎缩。如果病变大部分或完全局限于皮肤（称为皮肤型 PAN），病理上有典型皮下动脉炎的表现，这些患者一般预后较好[12]。然而，典型的系统性 PAN 是潜在致命的系统性血管炎，除皮肤外，还易累及胃肠道、肾脏、关节和周围神经。肺脏一般不受累。原先 1990 年美国风湿病学会对于 PAN 的诊断标准（诊断需要 ≥ 3/10）包括体重减轻、网状青斑、阴囊疼痛、肌痛或者腿无力，单个或者多个神经病变，舒张压高于 90mmHg，与脱水或者梗阻无关的血尿素氮升高，乙肝病毒感染，动脉瘤或者动脉阻塞，或者中性粒细胞性小至中动脉炎[13]。随着乙肝疫苗的出现，PAN 越来越与丙型肝炎病毒感染相关，而不是乙型肝炎。2012 年修订后的教堂山国际会议共识（CHCC）一致同意用病因相关的命名来取代大多数系统性 PAN，如乙型肝炎和丙型肝炎相关性血管炎、米诺环素相关性血管炎[14]、狼疮性血管炎、类风湿性血管炎等[15]。

组织病理　PAN 病理上的重要特点是皮下小叶间隔内中性粒细胞性小动脉炎（图 20-3B），包括中性粒细胞，白细胞碎裂导致的细胞核碎片（核"尘"），漏出的红细胞，以及纤维素在受损动脉壁中和周围的聚集。通常血管周围的炎症很少渗透至脂肪小叶内。在晚期皮损，中性粒细胞很少或者没有，看起来像是淋巴细胞性血管炎（图 20-3D）。稀少的嗜酸性粒细胞和肉芽肿样变不常见，但并不能排除 PAN 的诊断。受损的动脉因为血管炎可能会不容易辨认，但动脉典型圆形横切面的轮廓，内部的弹性内膜和致密的肌肉层应该能看见。如果活检的太表浅，可能只会见到非特异性组织缺血性变，包括失去细胞核染色和继发性表皮下间隙。直接性免疫荧光［direct immunofluorescence（DIF）］通常可以显示在受损深部真皮和皮下动脉壁上颗粒状 IgG、IgM 和补体 C3 的沉积（图 20-3F）。

鉴别诊断　区别系统性还是皮肤型的 PAN 需要结合临床表现。根据笔者等的经验，系统性 PAN 累及皮肤时通常见到的是小血管性白细胞性血管炎（以毛细血管后静脉为中心），就像在显微镜下多动脉炎中见到的一样，而在皮肤型 PAN，通常能见到真正的动脉炎，且动脉炎是其必要的表现。尽管中等大小的动脉是该病的主要目标，但更小或者更大的动脉，微动脉甚至更少见的静脉都可能被累及。因此，EI（硬红斑/结节性血管炎）、肉芽肿伴多血管炎（GPA/Wegener 肉芽肿）、嗜酸性肉芽肿伴多血管炎（EGPA/ Churg-Strauss 综合征/变应性肉芽肿病）和浅表性血栓性静脉炎可能是 PAN 皮肤活检需要考虑的鉴别诊断。最常见的鉴别诊断大概是 EI，因为两种疾病都可以表现为成年女性腿上的结节，而没有系统性疾病的征兆。与皮肤型 PAN 的典型表现小叶间隔动脉炎相反，在 EI 中，血管炎通常累及小叶内中央静脉（同时累及脂肪微小叶中的终末血管），因此血管外炎症和坏死非常广泛，以此与 PAN 鉴别。GPA 和 EGPA 通常累及小血管，或者出现血管外肉芽肿样改变。在 EGPA 中，嗜酸性粒细胞非常突出。EI 的动脉炎

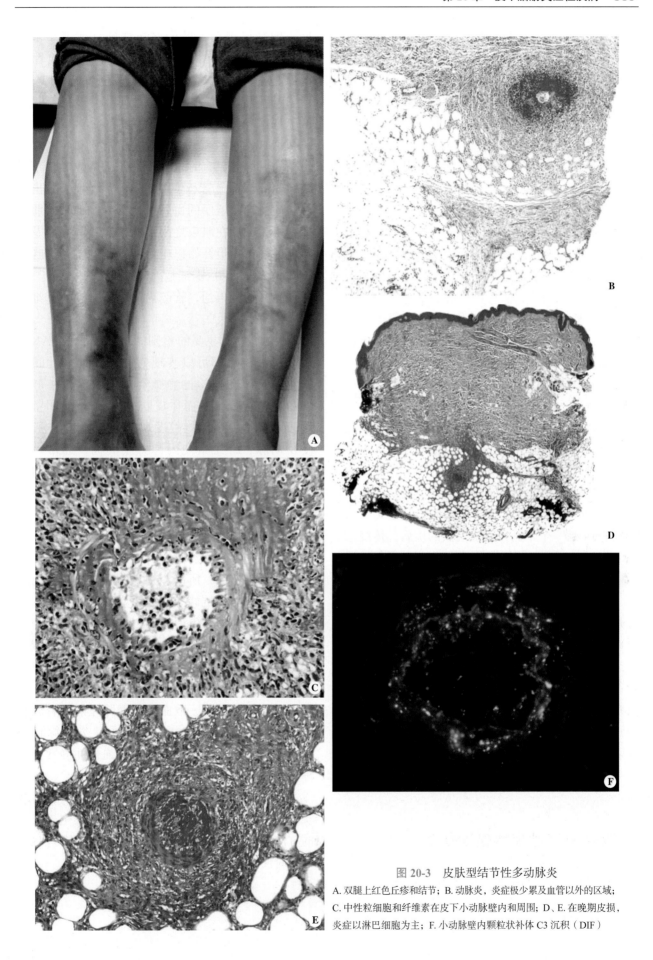

图 20-3　皮肤型结节性多动脉炎

A. 双腿上红色丘疹和结节；B. 动脉炎，炎症极少累及血管以外的区域；
C. 中性粒细胞和纤维素在皮下小动脉壁内和周围；D、E. 在晚期皮损，
炎症以淋巴细胞为主；F. 小动脉壁内颗粒状补体 C3 沉积（DIF）

通常在皮下小叶内，可以见到点状血管外组织坏死和肉芽肿性炎症。浅表性游走性血栓性静脉炎累及静脉，而不是动脉；这个区别将在下面做细致讲解，谨记纤维素性血栓是血栓性静脉炎中独有的特征。斑疹样淋巴细胞性动脉炎和淋巴细胞性血栓性动脉炎描述的是如下表现的患者，患者具有青斑样皮损（通常是斑疹），淋巴细胞性血管炎和明显的血管外纤维素袖套状包绕，加之一个良性病程[16-18]。许多权威人士认为这些病例实际是皮肤型 PAN 病谱中较轻的一端（笔者也同意这个观点）。在这些病例里面，未见中性粒细胞可能是因为已到病理进程的晚期[19-21]。显微镜下多动脉炎常累及小血管（细动脉、毛细血管和微静脉），造成小血管的白细胞碎裂性血管炎。临床上，显微镜下多动脉炎通常侵犯肾脏（坏死性肾小球肾炎）和肺脏（毛细血管炎），并与循环中的 ANCA 相关。

发病机制 PAN 的特征是穿透中型动脉管壁全层的炎症，并局灶 / 节段性侵及动脉分枝及分叉点。与所有血管炎一样，免疫复合物沉积起着关键的作用，可能是对于先前的感染、炎症或者肿瘤性的系统性刺激的一种交叉反应。然而，2012CHCC 的命名方式改变，从本质上定义了系统性 PAN 是一个罕见无明确病因的疾病，传统上认为与 HBV 和 HCV 相关的系统性 PAN 现在被认为是 "可疑病因相关的血管炎"。

治疗原则 系统性 PAN，如果不治疗，通常是致命的，在发病的前几年其死亡风险最高。系统性免疫抑制治疗，通常包括皮质激素和（或）环磷酰胺，可以让大部分初次发病的患者缓过来。皮肤型的 PAN 一般采用更保守的治疗；可用的治疗手段包括泼尼松、甲氨蝶呤、阿司匹林、非甾体抗炎药（NSAID，如布洛芬），或者己酮可可碱。皮肤型 PAN 的患者需要被长期追踪，尽管发展到系统性 PAN 的风险非常低。

浅表性游走性血栓性静脉炎

临床概要 浅表性（游走性）血栓性静脉炎一般是出现在下肢的疼痛性硬结或者结节，但有时候也可能出现在手臂和躯干。线性条索状或者分支状硬结可以沿发炎的静脉被摸到[22]。随着皮损发展，会出现新的结节，其上可出现瘀斑。

组织病理 浅表性血栓性静脉炎可侵及小叶间隔的大静脉，有时也会侵及深部真皮和皮下组织之间的深部血管丛（图 20-4）。受损静脉出现阻塞性血栓，增厚的血管壁常含纤细的平滑肌纤维。相关炎症在肌束之间浸润，但基本不累及静脉之外。炎症最开始以中性粒细胞为主，到晚期可见淋巴细胞和巨噬细胞，包括散在的巨细胞[23]。如果静脉管腔再通，管腔内通常可见含有巨细胞的肉芽肿。

鉴别诊断 主要的鉴别诊断是皮肤型 PAN，因为两种疾病都可以表现为不扩散的小叶间隔内血管炎。在血栓性静脉炎中，血栓阻塞静脉管腔是其特征，然而在皮肤型 PAN 中，闭塞性血栓则只是一个可能的发现。皮肤型 PAN 通常侵及动脉，纤维素使内弹力膜模糊，通常表现出一个靶样嗜酸性纤维素环。动脉有致密的肌层，而下肢静脉管壁的平滑肌层很薄，其外是薄的弹性纤维，其内是不明显的内弹力膜（图 20-4C）。

发病机制 复发性游走性血栓性静脉炎一般与高凝状态有关，所以鉴别诊断非常广泛。原发性高凝状态包括抗磷脂抗体（心磷脂、狼疮抗凝物）、蛋白质 C、蛋白质 S，抗凝血酶Ⅲ，肝素辅因子Ⅱ，Ⅻ因子[24]，组织纤溶酶原激活剂或 V Leiden 因子等的不足。继发性高凝状态包括静脉曲张相关的淤积、副肿瘤（Trousseau 综合征）、妊娠、口服避孕药、败血症、静脉注射或者放置静脉导管，以及 HIV 相关免疫重建炎症综合征（IRIS）[25]等。乳房急性浅表性血栓性静脉炎被称为 Mondor 病[26]。

治疗原则 治疗的关键在于发现并纠正高凝状态，并预防并发症如深静脉血栓的发生。简单的方法包括抬高患肢、卧床休息、加压包扎、热敷，必要时使用肝素和镇痛药[27,28]。

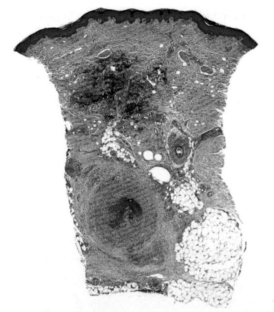

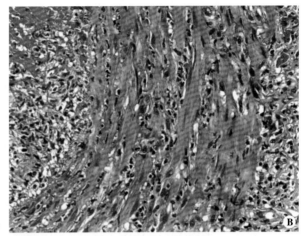

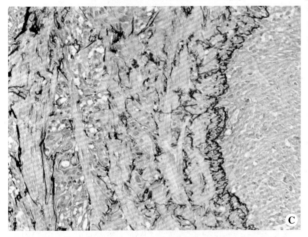

图 20-4 浅表性血栓性静脉炎

A. 血管炎侵及皮下含肌肉的静脉，管腔被纤维素所封闭；B. 混合性的炎性浸润包括中性粒细胞，淋巴细胞和组织细胞出现在管壁平滑肌纤维之间；C. 弹性纤维染色显示带肌肉的管壁的脉管是一个静脉，薄层弹性纤维包绕薄层平滑肌层为其特征。动脉的肌层更致密，其内弹力膜更明显

（杜田锴 宋继权 译，吴 琼 刘业强 校，姜祎群 审）

结节性红斑

临床概要 结节性红斑（EN）是一种急性、自限性疾病，皮疹由数枚 1～10cm 大小不等的非溃疡性、触痛的高出皮面的红色结节及斑块组成。成人及儿童均可发病，胫前为好发部位（图 20-5A），少数情况下可表现为小腿屈侧发病。其他少见发病部位包括大腿、上肢、颈部和面部。结节性红斑皮疹为双侧对称分布，分批出现的或单个皮损，持续数天至数周，消退后遗留淤青，无萎缩及瘢痕。结节性红斑可伴随发热、全身不适、头痛、白细胞增多、结膜炎及关节痛等表现。当 EN 合并肺门淋巴结肿大和关节炎（特别是踝关节）时，即为典型的结节病相关的 Lofgren 综合征[29]。

许多感染性疾病、其他炎症性疾病和肿瘤性系统性疾病也可出现结节性红斑表现，并尤以下列疾病较为多见：链球菌性咽炎，耶尔森鼠疫杆菌、沙门氏菌和志贺杆菌小肠结肠炎，在某些流行地区的深部真菌感染，结节病，炎症性肠病及恶性血液病。药物也可诱发结节性红斑，特别是含有雌激素的药物。

游走性结节性红斑是 EN 的少见类型，又称慢性结节性红斑，历史曾称亚急性结节性游走性脂膜炎（Vilanova and Piñol）。皮疹持续数月至数年不等。游走性结节性红斑好发于老年女性的小腿，皮疹常单侧分布（或双侧发病但分布不对称）、单个或数个、无症状或轻微疼痛。皮下结节离心性扩大，相互融合成环形斑块伴中央消退。相对于经典急性结节性红斑，游走性结节性红斑常无全身症状或很轻微；也通常不合并系统性疾病，尽管有少数关于游走性结节性红斑与乙型肝炎病毒感染[30]及与暴发性痤疮伴肝大有关[31]的病例报道。

组织病理 结节性红斑是典型的间隔性脂膜炎（图 20-5B）。病变通常局限于皮下组织；表皮正常，真皮常表现为血管周围散在的、非特异性的淋巴细胞浸润。早期表现为脂肪间隔水肿与淋巴细胞、中性粒细胞、嗜酸性粒细胞的混合性浸润；随皮疹发展，炎症常集中于脂肪间隔及脂肪小叶的连接处，但脂肪小叶边缘也可被累及，呈现一种间隔旁模式。与大多数脂膜炎相比，以噬脂质细胞、脂膜性变或微囊性变为表现形式的脂肪坏死在结节性红斑中常很轻微（图 20-5C）。Miescher

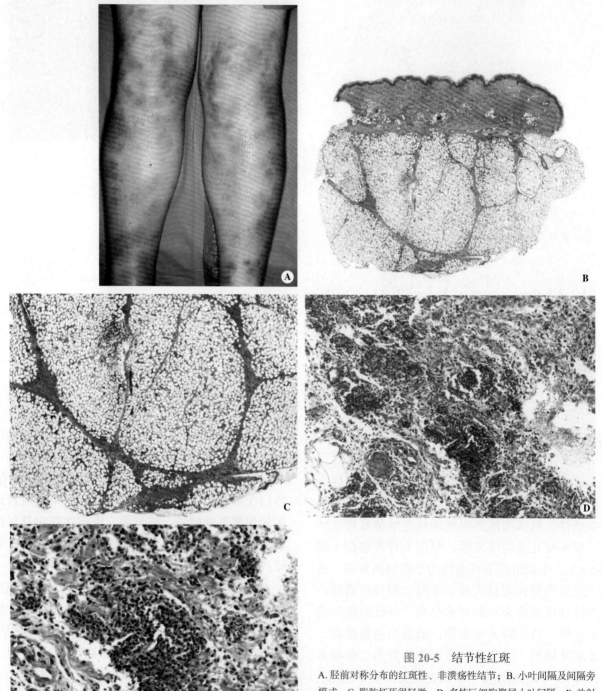

图 20-5 结节性红斑

A.胫前对称分布的红斑性、非溃疡性结节；B.小叶间隔及间隔旁模式；C.脂肪坏死很轻微；D.多核巨细胞聚居小叶间隔；E.放射状肉芽肿由组织细胞围绕中心放射状或裂缝样的细胞外裂隙聚集而成，结节性红斑中的混合浸润细胞还包括淋巴细胞、中性粒细胞和嗜酸性粒细胞

放射状肉芽肿（MRG）是结节性红斑的特征性表现，它由组织细胞聚集而成，中央呈放射状或裂缝样的细胞外裂隙，早期病变常伴中性粒细胞浸润（图 20-5E）。多核巨细胞是结节性红斑晚期皮疹的特征之一，有时这些细胞会出现胞质内的放射状裂隙，有学者推测这些细胞起源于 MRG，但并非 MRG，因为 MRG 有严格的定义[32]。有学者推测 MRG 中的组织细胞以小血管为中心进行围绕，但是迄今为止免疫组化显示 MRG 血管 - 淋巴管标记（CD31）和淋巴管标记（podoplanin，平足蛋白）均为阴性，以及在电子显微镜下也未发现血管结构。经临床及组织病理确诊的结节性红斑中偶尔可见到血管炎改变[33]。晚期皮疹表现为间隔增宽纤维化伴间隔及间隔旁炎症，通常中性粒细胞缺如而组织细胞为主要成分。血管增生也具有特征性，有时难以将此与累及间隔与小叶交界处的肉芽肿区分开。如果为肉芽肿，一般结构较疏松并包含多核巨细胞，后者可为异物巨细胞（胞核不规则分布）或朗汉斯巨细胞（胞核沿细胞边缘排列）。极少数情况下，脂肪小叶间隔可出现个别结节病样肉芽肿。终末期皮疹表现为间隔增宽并纤维化，虽然多核巨细胞占主导，但炎症细胞稀疏。游走性结节性红斑组织学改变与经典结节性红斑的晚期皮疹类似，伴不同程度的间隔增厚纤维化、毛细血管增生及多核巨细胞。

鉴别诊断 结节性红斑通常具有典型的组织学特征。MRG 是结节性红斑的特征性表现，少见于 Sweet 综合征[34]、白塞综合征、类脂质渐进性坏死[35]、结节性血管炎[36]和肾性系统性纤维化症[37]。坏死性血管炎改变在结节性红斑中很少见，但在分析临床相关性及随访过程中不能排除结节性红斑，因为在文献中已确诊的经典结节性红斑早期皮肤活检中可有血管炎，虽然比较少见[33]。另一个较少考虑到的诊断是皮下 Sweet 综合征，该综合征常出现于一系列的髓性疾病中，组织病理模仿早期结节性红斑，表现为中性粒细胞浸润的间隔性脂膜炎模式[38]。中性粒细胞存在时还需和感染性疾病相鉴别。除非存在血管炎，否则不需要直接免疫荧光，结果通常为阴性。

发病机制 结节性红斑被认为是一种临床及组织病理的独特反应模式，有很多先前触发因素或疾病相关因素。病因可分为以下几类：细菌、分枝杆菌、真菌及原虫感染；病毒性疾病；恶性肿瘤；药物；其他各种情况。约 50% 的患者无明确病因。MRG 常包含中性粒细胞，并且是结节性红斑的共同特征，少数情况下也可在另一种皮肤反应模式中见到 MRG，即 Sweet 综合征（急性发热性嗜中性皮病）[34]。

治疗原则 治疗方案主要包括识别潜在的诱因并对其进行治疗，尤其是存在感染时。若患者曾去疫区旅行，那么深部真菌病感染的可能性增加，如美国西南部的球孢子菌病、俄亥俄河谷的组织胞浆菌病。在给予免疫抑制剂治疗如泼尼松或环孢素之前应合理排除感染。对于炎症性肠病相关性结节性红斑，TNF 抑制剂（如英夫利昔单抗、阿达木单抗）可同时改善原发疾病。对症治疗包括减少活动、轻度加压治疗、非甾体抗炎药（NSAID，如塞来昔布、布洛芬、吲哚美辛、萘普生）、秋水仙碱、碘化钾饱和溶液（SSKI）或羟氯喹[39]。建议治疗前进行全面的药物审查，并考虑到结节性红斑与雌激素有关，因此在给予治疗之前应警惕妊娠，因为许多药物有致畸风险。

肉芽肿性皮炎累及皮下组织

许多肉芽肿性皮炎偶尔可从真皮扩散至皮下组织，原发于皮下组织更为少见。皮下型环状肉芽肿（GA）发生在儿童，常累及四肢远端及头皮（图 20-6）。一般情况下，皮下型 GA 的组织病理表现是一种栅栏状渐进性坏死性肉芽肿；即使真皮内为 GA 间质模式，该模式也可向栅栏状肉芽肿发生转换，并波及皮下脂肪间隔。类脂质渐进性坏死（图 20-7）、渐进性坏死性黄色肉芽肿、类风湿结节（图 20-8）、结节病，已在第 14 章讨论。若病变主要位于皮下组织，则皮损表现为轻度红斑或无红斑。结节病样肉芽肿周围明显纤维化已被视为皮下结节病一个与众不同的特征[40,41]。与皮下型 GA 相比，皮下结节病常表现为小叶模式而非间隔模式（图 20-9）。

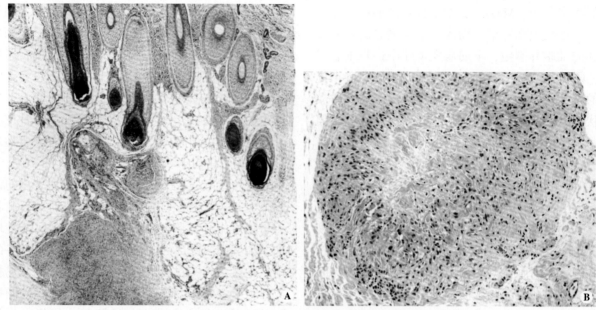

图 20-6　皮下型环状肉芽肿
A. 头皮为好发部位；B. 栅栏状肉芽肿伴中央间质性黏蛋白沉积

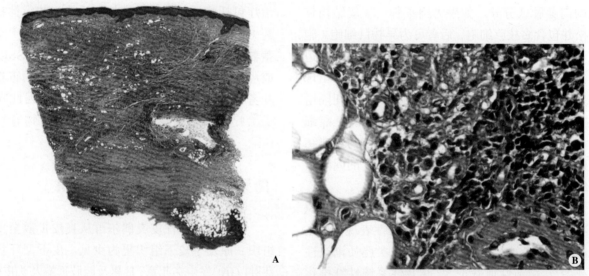

图 20-7　类脂质渐进性坏死
A. 真皮及皮下组织的肉芽肿性皮炎；B. 皮下肉芽肿与浆细胞有关

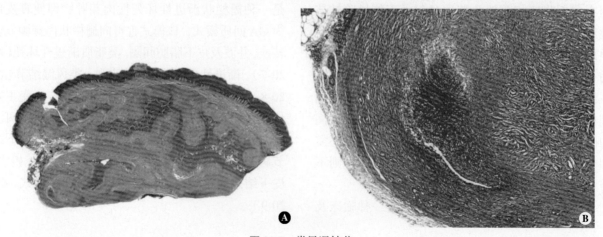

图 20-8　类风湿结节
A. 栅栏状肉芽肿皮炎侵犯皮下组织；B. 栅栏状肉芽肿伴中央纤维蛋白沉积

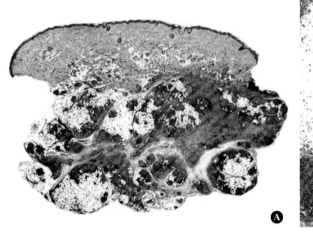
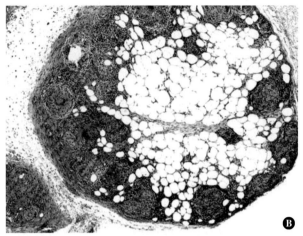

图 20-9 皮下结节病

A.结节病样肉芽肿侵犯小叶及间隔；B.侵犯部位主要为小叶，肉芽肿周围纤维化

硬化性疾病累及皮下

许多以真皮硬化为特征的疾病可向皮下组织扩展，也有原发于皮下组织的病例。皮下组织受累部位为小叶间隔，其与胶原化的真皮网状层相延续。这类疾病包括深部硬斑病（图 20-10）、系统性硬皮病、慢性硬皮病样移植物抗宿主病、肾源性系统性纤维化，均已在本书其他章节讨论。值得注意的是，发生在西班牙 20 世纪 80 年代早期的因将工业油（菜籽油）当作食用油售卖所致的毒油综合征，其病程晚期的临床表现及组织病理均与系统性硬皮病十分相似[42]。

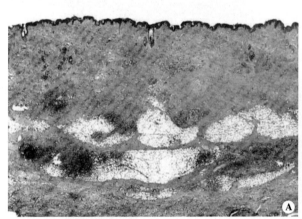
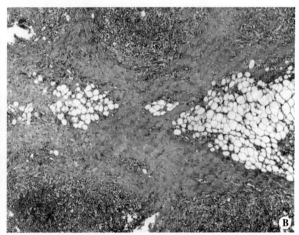

图 20-10 深部硬斑病

A.真皮硬化联合皮下组织受累及；B.增宽硬化的小叶间隔

硬红斑（结节性血管炎）

临床概要 曾有多个术语用于描述这个具有独特临床及病理表现的脂膜炎类型。1885 年，Bazin 引入"硬红斑（EI）"这个术语来描述发生于成年女性腿部的结节，他将其归类为良性"皮肤瘰疬"（仅作为描述性术语，并非结核的一种形式）[43]。自此几十年后，发现 EI 与肺结核有关，并将 EI 归类为 Darier 结核疹的一个类型；到

写本文为止，仍通常将这些病例归类为 Bazin 硬红斑[44,45]。随后，其他一些与 EI 临床表现及组织病理相同但与结核无关的病例被命以不同的名称，包括 Whitfield 硬红斑[46] 和"结节性血管炎"[47]。Bazin 硬红斑与结节性血管炎这两个术语也许可以通用[39,48]，但其他学者认为与结核相关才可诊断 EI，否则应称为结节性血管炎[3,49,50]。为了有效地描述临床表现和组织病理特征，在此将 EI 作为结节性血管炎的同义词。临床上，EI 好发于中青年

女性的小腿屈侧，皮疹表现为坚实的、紫罗兰色的结节和斑块。皮疹也可发生于胫前、大腿、足、臀部和前臂。初期皮疹通常不痛，病程进展多样性，出现溃疡、疼痛、压痛及继发瘢痕形成、色素沉着及萎缩（图 20-11A）。皮疹常成批复发（有时为寒冷的天气所诱发），通常无全身症状。

　　组织病理　与结节性红斑的小叶间隔模式相比，EI 是伴血管炎改变的小叶性脂膜炎或小叶和间隔混合性脂膜炎（图 20-11B）。在某些切片中，可表现为不伴血管炎改变的小叶性脂膜炎。特殊情况下，如果临床表现符合 EI，尽管在一处或多处活检的多个横切面上均无血管炎证据仍然不能排除 EI。EI 是淋巴组织细胞小叶性脂膜炎，但早期皮疹含许多中性粒细胞，成熟的皮疹可出现泡沫组织细胞、上皮样组织细胞和朗汉斯多核巨细胞形成的上皮样或结核样肉芽肿，伴浆细胞和小叶间隔纤维化。明显的噬脂性和缺血性脂肪坏死及嗜酸性坏死（凝固性的、干酪样的、纤维素性的）是 EI 各阶段都具有的标志，也可有稀疏的嗜酸性粒细胞。

　　自《皮肤病理学》出版第一版以来，Lever 就认识到 EI 中的血管炎累及小至中型血管，包括静脉及动脉[51]。一些学者认为动脉炎可能为 EI 的一个标志[1,52]，但一项纳入 100 多例病例的综合分析证实，EI 早期皮疹及成熟皮疹均存在坏死性血管炎，且最常累及小叶中心的小静脉（图 20-11C），次之小叶间隔静脉和（或）动脉不同程度受累及（伴或不伴小叶中心性小静脉炎，图 20-11E）[48]。值得注意的是，下肢静脉管壁相对富含肌纤维，在既往公开报道的一些病例中曾将其误认为是动脉。另外，在多数病例中，EI 受侵犯的血管呈现淋巴细胞性血管炎表现；但是，在 EI 中原发性中性粒细胞性血管炎是公认的发现[36]，并且 EI 已被归类为一种中性粒细胞性血管炎[53]。

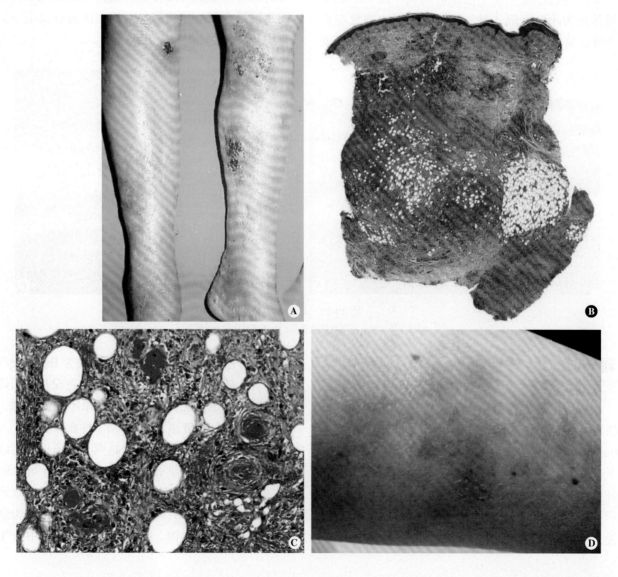

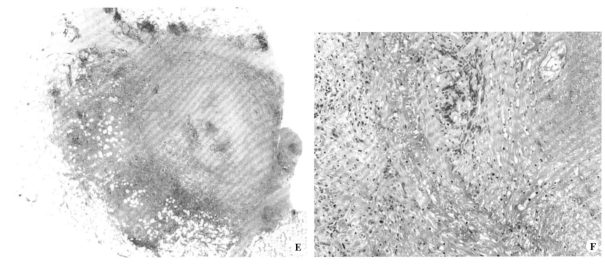

图 20-11　硬红斑（结节性血管炎）

A. 溃疡性结节好发于小腿屈侧；B. 主要为小叶模式；C. 小静脉血管炎伴广泛脂膜炎及坏死；D. 发生于 38 岁女性腓肠肌处的非溃疡性斑块；无结核病证据；E. 该病例中，小叶间隔的动脉或静脉栓塞；F. 血管炎晚期中性粒细胞可缺如

鉴别诊断　EI 典型临床表现为女性腿部屈侧的结痂性结节。显微镜下表现为小叶性脂膜炎伴显著脂肪坏死更支持 EI 诊断而非 EN，即使不伴有血管炎。显著的小叶性脂膜炎同样支持 EI 诊断，而不是皮肤型结节性多动脉炎（PAN）或血栓性静脉炎，因为后两种疾病炎症浸润局限于受累的血管周围。换言之，脂肪小叶受累及程度是一条有帮助的线索，因为在皮肤型结节性多动脉炎中脂肪小叶不受累或仅轻度受累，然而在 EI 中脂肪小叶中心广泛受累并伴有显著脂肪细胞缺血性坏死。小叶中心小静脉炎（其与脂肪微小叶中的解剖学上的血管终端结构结合在一起）可解释显著的管外炎症，坏死可将 EI 与 PAN 区分开来。另外，EI 血管炎的范围广泛，而 PAN 的血管炎通常局限于动脉，血栓性静脉炎通常局限于静脉。弹性组织染色有助于区分多动脉炎中病变的小动脉与血栓性静脉炎中病变的小静脉。然而，若炎症破坏了动脉管壁的弹性纤维或由于下肢静脉高压及血流淤滞导致静脉管壁弹性纤维增加，在此情况下则很难区分动静脉。对于不伴血管炎的中性粒细胞脂膜炎，鉴别诊断还需考虑感染、人工脂膜炎、胰腺性脂膜炎、α_1 抗胰蛋白酶缺陷性脂膜炎、皮下型 Sweet 综合征。

发病机制　EI 被认为是主要由结核病所诱发的皮下型血管炎反应模式，即结核疹的一种（非结核病所诱发的血管炎称为结节性血管炎）。诊断皮肤结核疹的经典标准如下：皮损中无结核病证据、皮损结核杆菌组织化学染色或培养阴性、抗结核治疗皮疹可消退。后期，PCR（聚合酶链反应）技术证明了 EI 中存在人型结核分枝杆菌，不同的案例中灵敏度 0% 至 > 75% 不等[54-57]，这取决于不同地区的发病率及技术原因[58]。显著的小叶脂肪坏死是因小叶中心小静脉炎导致的缺血所引起。结节性血管炎可能是自发的，但已发现与克罗恩病、溃疡性结肠炎[59]、类风湿关节炎、HBV 感染有关。

治疗原则　理想情况下，EI 应针对潜在病因进行治疗。对于每例患者，都应合理地排除结核病或其他感染，若存在上述情况，则必须进行针对性治疗。需要进行下列检查：皮肤结核菌素试验，IFN-γ 释放试验、人型分枝杆菌 PCR 检测、抗酸染色及真菌染色、皮损组织培养。对症治疗与 EN 相似，包括卧床休息、抬高患肢、加压治疗、NSAID、碘化钾饱和溶液及系统免疫抑制治疗[39]。

克罗恩病

临床概要　克罗恩病（CD）侵犯皮肤的范围包括邻近口腔或肛周的 CD、转移性 CD、相关反应如结节性红斑或坏疽性脓皮病及中性粒细胞肉芽肿性小叶性脂膜炎。上述脂膜炎临床上类似结节性红斑，表现为下肢伸侧的压痛性红斑结节，包括大腿和小腿[60,61]。相关的全身症状不一。已报道 1 例患者并发肛周 CD[62]。

组织病理　与 EN 相比，迄今报道的不超过

12 例皮肤 CD 中存在显著的中性粒细胞小叶性脂膜炎模式和境界不清的非干酪样肉芽肿[62]，包括罕见的灶性 Miescher 放射状肉芽肿（MRG），可见小叶间隔水肿。位于其上方的真皮可出现以下改变：非特异性血管周围淋巴组织细胞浸润[60]、白细胞碎裂性或肉芽肿性血管炎、淋巴细胞性外泌汗腺炎[61]。合并肉芽肿性静脉炎的病例已被归类为硬红斑相关性 CD[63]。

鉴别诊断　必须考虑到临床相关性。对于任何显著的中性粒细胞浸润，必须排除感染。若存在血管炎，需排除硬红斑。

发病机制　一些作者认为 CD 相关性脂膜炎属于转移性 CD 范畴。Crowson 等在 CD 相关性皮疹中寻找存在于胃肠道 CD 的胞内共有的细菌 16S rRNA 片段，结果未发现该细菌存在证据。

治疗原则　在至今为止少有的几例报道中，该病可自发缓解。在一些病例中，治疗 CD 可改善脂膜炎。

白塞综合征

临床概要　白塞综合征是一种累及全身多系统的自身炎症性疾病，被归类为可累及各种不同血管的血管炎[64]。复发性口腔、生殖器阿弗他溃疡及一系列皮肤表现是白塞综合征的特征，皮肤表现包括结节性红斑样结节（病理表现为伴血管炎损害的小叶性脂膜炎）、嗜中性皮肤病（Sweet 综合征、坏疽性脓皮病）、肢端及面部的痤疮样（毛囊性）或非毛囊性无菌性脓疱。典型的白塞综合征，首发症状为阿弗他口腔溃疡（有时可单独存在多年），病情可潜在急剧进展，出现多样的皮疹和皮肤外系统损害。严重者可致命，常见于严重的神经系统并发症（无菌性脑膜炎、脑硬膜窦血栓形成）或动脉瘤破裂。结节性红斑样结节好发于小腿伸侧，手臂、面、颈部及臀部也可出现，临床上与结节性红斑难以区分。皮疹通常呈自限性，持续数周后消退。白塞综合征的非特异性表现包括真正的结节性红斑和浅表性血栓性静脉炎。

组织病理　白塞综合征的脂膜炎临床上表现为结节性红斑样损害，但其原发病变为血管炎，随之继发小叶性脂膜炎、间隔 / 小叶混合性脂膜炎或极少见的间隔性脂膜炎模式。多数活检中证实存在淋巴细胞性或白细胞（中性粒细胞）碎裂性

血管炎，但并非所有，血管病变可累及静脉、动脉或小动脉[65]。血管外为混合性炎性浸润，可见中性粒细胞、淋巴细胞、组织细胞和脂肪坏死，包括微囊性脂肪坏死。结构完整的肉芽肿不典型，但有资料显示由组织细胞和中性粒细胞形成的结节状聚集与 MRG 的表现一致。病变上方真皮的血管周围淋巴组织细胞炎症具有特征性，伴数量不等的中性粒细胞及嗜酸性粒细胞浸润[66,67]。

鉴别诊断　虽然典型的临床表现有助于白塞综合征诊断，但结节性红斑样损害是非特异性的。白塞综合征脂膜炎与 EI（结节性血管炎）可能只存在程度上的不同[65]。白塞综合征脂膜炎的脂肪坏死与肉芽肿性炎症可能不及 EI 显著[68]。当存在动脉炎时，需与皮肤多动脉炎相鉴别；当存在静脉炎时，需与浅表性血栓性静脉炎相鉴别；与这两种疾病鉴别时，当存在相应的小叶性脂膜炎或其上方真皮合并炎症，则支持白塞综合征诊断。

发病机制　因为白塞综合征脂膜炎呈现为原发性血管炎伴继发性脂膜炎，所以它很有可能代表不同类型血管炎的一个特殊方面，而不同类型血管炎是白塞综合征的发病特征，该特征遍及所有被累及的器官。一项研究显示，利用免疫组化染色标记黏附分子未能将白塞综合征与 EN 区分开来[69]。虽然白塞综合征病因不明，但全基因组分析已经获得致病的候选敏感基因[70,71]。

治疗原则　因白塞综合征有潜在致命性，故早期识别并积极进行系统性免疫抑制治疗对成功治疗白塞综合征至关重要。治疗药物可考虑系统应用糖皮质激素、TNF 抑制剂、秋水仙碱、氨苯砜及其他药物[72]。

（蒋　思　宋继权　译，吴　琼　刘业强　校，
姜祎群　审）

脂肪皮肤硬化症

临床概要　脂肪皮肤硬化症（lipodermatosclerosis，LDS）又称硬化性脂膜炎（sclerosing panniculitis）[73]、淤滞性脂膜炎（stasis panniculitis）、硬皮病样皮下组织炎（hypodermitis sclerodermiformis）[74]。多见于有静脉淤滞的成年女性，其体重指数大多偏高，表现为单侧或双侧小腿病变区域

皮肤色素沉着、下陷、质地坚硬（图 20-12A）[75,76]。
LDS 在慢性静脉疾病的临床分类中属于 C4b（C6 是
急性静脉性溃疡）[77]。腓部与踝部之间硬化明显时
形似"倒香槟瓶"。急性 LDS（有时也称皮下组织
炎）常表现为疼痛明显的红斑，而无硬结、色素沉着，
尤其仅累及单侧时，在临床上易与细菌性蜂窝织炎
混淆[76]。LDS 临床表现有时很有特异性，无须行
皮肤活检。可出现难愈性溃疡应引起重视[78]。

　　组织病理　急性 LDS 或 LDS 早期的组织病
理学特征为皮下脂肪小叶间隔内稀疏的淋巴组织细
胞浸润，脂肪小叶灶性缺血性脂肪坏死或透明变
性[10,73]。更为人熟知的是成熟皮损的组织病理表现，
以小叶性脂膜炎为主，因小叶间隔增宽、硬化，也

可归为间隔 / 小叶混合性脂膜炎（图 20-12B）。正
常脂肪小叶结构变得紊乱或被完全破坏，代之以微
囊肿性（包括微囊肿、大囊肿）、脂膜性（假膜性）
脂肪坏死（图 20-12D）。有时可见钙化和弹性组织
变性，并可形成虫蛀状外观，类似弹性纤维假黄瘤
（pseudoxanthoma elasticum，PXE）的碎片状、钙
化弹性纤维[79]，这些 PXE 样纤维行 von Kossa（硝
酸银）染色和 Verhoeff van Gieson 染色均阳性。骨
化也有文献报道[80]。上方真皮的典型病变为静脉
淤滞性改变，包括小叶状小血管管壁轻度增厚、红
细胞外溢及含铁血黄素沉积（图 20-12F）。LDS 的
色素沉着归因于含铁血黄素[81]和黑素。LDS 可有
表皮黑素增多，可见噬黑素细胞[82]。

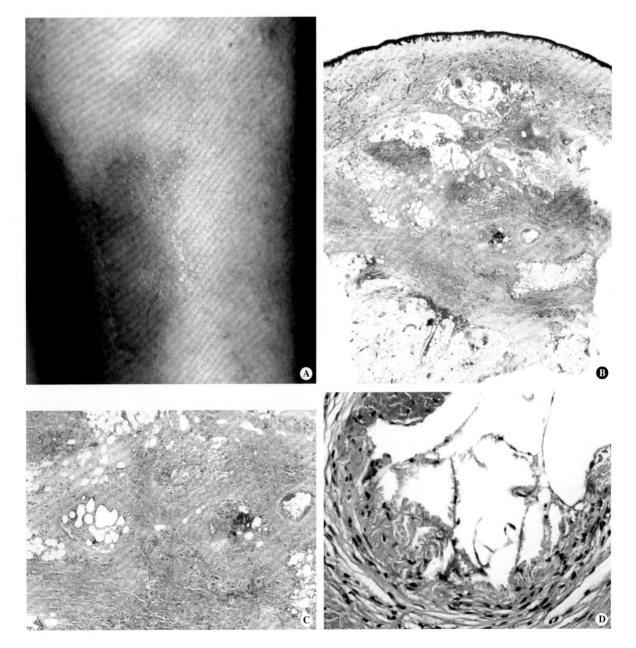

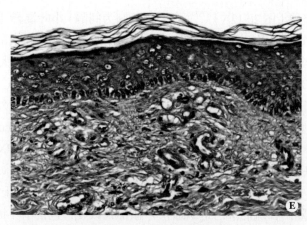

图 20-12　脂肪皮肤硬化症

A. 累及小腿的质硬、色素沉着性斑块；B. 间隔 / 小叶混合性脂膜炎；C. 小叶间隔增宽、硬化，见含铁血黄素沉积；D. 脂膜性脂肪坏死；E. 真皮乳头静脉淤滞改变

鉴别诊断　结合临床表现，一般不难诊断 LDS。事实上，LDS 某些常见的、特征性组织病理学改变如果单独考虑的话，常不具有特异性。若有脂膜性脂肪坏死应考虑 LDS，但其也可见于多种脂膜炎后期，包括几乎所有的小叶性脂膜炎，还有结节性红斑[83]。同样，PXE 样纤维在多种不同疾病中均有描述，包括钙化防御（尿毒症性和非尿毒症性）[84,85]、结节性红斑、环状肉芽肿（GA）、深部硬斑病[79,83]和肾源性系统纤维化[86]。外伤性脂膜炎与 LDS 在组织学上常难以区分，笔者同事曾（Maxwell A. Fung）遇到过一例累及下肢的外伤性脂膜炎患者，是年轻、体型不胖的男性。

发病机制　静脉功能不全被认为是 LDS 的首要病因，同时有以下可能机制，包括纤溶减弱、静脉淤滞区域微循环中蛋白酶积聚、活化，继发蛋白酶过度活动，最终导致内皮受损，血管周围纤维素鞘和纤维素微血栓形成，引起皮下组织缺血和脂肪坏死[76]。其他因素如肥胖、外伤，也可导致部分患者发病。

治疗原则　抬高患肢和加压治疗有助于缓解静脉淤滞。对症处理包括局部外用类固醇霜、辣椒素霜。系统治疗包括应用己酮可碱和促蛋白合成类固醇（增强纤溶活性）[76]。

感染性脂膜炎

临床概要　感染诱导性（感染性）脂膜炎可有不同的临床表现，取决于一个或多个关键因素，包括病原体毒力、侵犯皮下组织的方式（皮肤原发性感染或继发性感染）和机体免疫应答状态（免疫功能正常或免疫功能低下）[87]。原发性皮肤感染通过外伤、注射或封闭敷裹的留置导管等方式直接接种感染。继发性感染包括败血症或邻近组织感染扩散。不同病原体所致感染性脂膜炎均有描述，如细菌、分枝杆菌、真菌、病毒、寄生物（参见后文发病机制）。免疫功能低下者的感染可涉及多种病原体，包括机会致病菌，但不一定临床表现更重。一般来说，感染性脂膜炎的临床表现常无特异性，包括红斑、不同程度的坏死或溃疡。然而，皮损的分布特点有助于诊断：原发性感染常表现为单个皮损或仅局部受累；多发、广泛分布和（或）双侧性皮损多由败血症引起。在少见情况下，败血症会表现为分布于肢端的一个或几个结节。同样，在某些特定情况下，疾病进展情况也可提供诊断线索：迅速、暴发性进展是某些特定病原体和临床情况的特征，如坏死性筋膜炎、鼻脑毛霉菌病[88]。

组织病理　皮下组织原发性感染的组织病理学表现多为坏死性、出血性、中性粒细胞性或中性粒细胞肉芽肿性脂膜炎，属于小叶性或间隔 / 小叶混合性脂膜炎[89]，也可以间隔性脂膜炎为主，但很少见。嗜碱性坏死区主要归因于病原体相关的中性粒细胞核碎片。在急性期取材，炎性浸润以中性粒细胞为主（图 20-13）。感染后期或慢性分枝杆菌、真菌感染则以肉芽肿性炎症为主。炎症也可累及其上方的真皮。败血症所致感染性脂膜炎会有化脓性血管炎的表现：皮下血管管壁内和血管周围见中性粒细胞浸润、白细胞核碎片（核尘）及纤维素沉积，闭塞性纤维素性血栓形成。血栓中含有败血症的病原体，在组织切片中可有所体现，而原发性感染的血栓则不含病原体。文献显示多例曲霉菌病[90]患者和超过 12 例的毛霉菌病[88]患者病变均累及皮下组织，可见类似胰腺炎性脂膜炎的鬼影细胞。有 1 例巨细胞病毒（cytomegalovirus，CMV）继发间隔性脂膜炎的病例报道，在皮下组织的血管内皮细胞中观察到病毒所致细胞病变[91]。

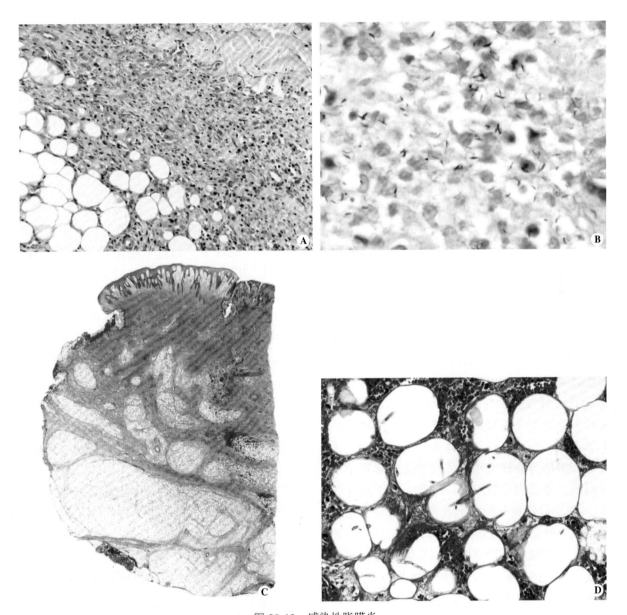

图 20-13 感染性脂膜炎

A、B. 分枝杆菌性脂膜炎见中性粒细胞浸润和抗酸杆菌（抗酸染色）；C、D. 曲霉性脂膜炎间隔 / 小叶混合性脂膜炎，有广泛性出血，免疫功能低下的感染者可出现大量病原体，机体炎性反应稀少

　　为证实感染，常采用组织化学染色，有些情况下还可采用免疫组织化学或分子诊断方法。在这些方法中，组织化学染色具有经济、使用广泛、特异性高等特点。然而，组织化学染色在这些辅助诊断方法中敏感度相对较低，且无法明确菌种。所以，组织化学染色阴性并不能排除感染，皮损组织培养仍是菌种鉴定和特异性诊断的金标准。

　　免疫功能低下者的感染性脂膜炎，病原体数量可能较大。但在大多数病例中，需要多次切片来确认感染，少见病原体可能在 HE 染色切片中观察到，而非特殊染色。尽管病原体在未经特别留意时易被忽略，真菌性病原体常在 HE 染色切片中被识别，PAS、PASD、GMS 组织化学染色可以突出显示真菌。革兰氏染色常用于鉴别细菌性病原体。抗酸染色（包括 Fite、Ziehl-Neelson、Kinyoun）用于鉴别分枝杆菌。抗酸染色的方法中，证实麻风杆菌感染常使用 Fite 抗酸染色，麻风杆菌仅在少数情况下从真皮侵及皮下组织[92]。区分真菌、分枝杆菌的另一方法，是对甲醛固定标本进行牛分枝杆菌（卡介苗，bacillus Calmette–Guérin, BCG）多克隆抗体免疫组织化学染色[93,94]。PCR 法可检测甲醛固定标本中的特定物质（如结核分枝杆菌或其他分枝杆菌），也可分析抗生素耐药模式。间隔性脂膜炎和小叶性脂膜炎在利氏曼原虫病中均有描述，如仔细观察，HE 染色时可见无鞭毛体，Giemsa 染色则可将其突出显示。此外，有文献报道，使用抗 CD1a 单克隆抗体（克隆号 MTB1，而非 010）可对甲醛固定标本中的利氏曼原虫无鞭毛体进行标记[95,96]。

　　鉴别诊断　结合临床、特殊染色和培养对中性粒细胞性小叶性和肉芽肿性脂膜炎的鉴别诊断常极为重要，需要鉴别的疾病包括 α_1- 抗胰蛋白酶缺陷相关性脂膜炎、克罗恩病或类风湿关节炎相关的脂膜炎等。凡是以中性粒细胞浸润为主的脂膜炎都应考虑行细菌、分枝杆菌、真菌的特殊染色。细菌性感染常引起凝固性坏死，而非纤维素性坏死[97]。肉芽肿性脂膜炎需检测分枝杆菌和真菌。分枝杆菌感染不一定形成肉芽肿，如免疫功能低下的患者更易形成溃疡，机体炎性反应稀少且无特异性。溃疡分枝杆菌相关性脂膜炎的坏死始于小叶间隔，可见肉芽组织和巨细胞，无干酪样坏死[87]。中小血管炎一般提示败血症，在诺卡菌、假单胞菌、镰孢菌所致脂膜炎中均有描述[89]。如前所述，类似胰腺炎性脂膜炎的鬼影细胞在多例累及皮下组织的曲霉菌病[90]和毛霉菌病[88]中有所描述。

　　发病机制　致病性细菌包括金黄色葡萄球菌、化脓性链球菌、假单胞菌、诺卡菌、克雷伯菌和布鲁氏菌。文献报道的分枝杆菌性脂膜炎多为非结核性，包括龟分枝杆菌、偶发分枝杆菌、鸟 - 胞内分枝杆菌复合体、溃疡分枝杆菌、堪萨斯分枝杆菌、玛尔摩分枝杆菌、脓肿分枝杆菌，少数为结核分枝杆菌和麻风杆菌。播散性真菌感染通常由念珠菌、曲霉菌（图 20-13C）、镰孢菌或组织胞浆菌引起。在引起脂膜炎的皮下真菌病中，最常见的是孢子丝菌病、真菌足菌肿和着色真菌

病，但实质上，任何皮下真菌病都可能引起脂膜炎。曲霉菌和毛霉菌所致脂膜炎的鬼影细胞归因于其产生的胞外脂肪酶[88]。

　　治疗原则　感染性脂膜炎需要行系统性抗感染治疗。尽可能依据培养和药物敏感试验结果选用抗生素。若无法获得培养结果，推荐使用广谱抗生素覆盖可能感染。双重覆盖耐甲氧西林金黄色葡萄球菌（methicillin-resistant Staph. Aureus, MRSA）和铜绿假单胞菌是怀疑相关感染时的普遍做法。抗分枝杆菌感染的多药联合治疗方案已建立[97]。

胰腺炎性脂膜炎

　　临床概要　胰腺炎性脂膜炎发生于胰腺功能不全时，表现为下肢远端的多发性结节（图 20-14A）。其最常发生于膝部、胫前和踝部。大腿、臀部、腹部、上肢、肘部、头皮也可受累。病情轻、有自限性的病例常表现为无痛性结节。而病情较重或慢性病例表现为疼痛性结节，可形成瘘管，排出无菌性、棕色油性物质。胰腺炎性脂膜炎由 Chiari 在 19 世纪后期首先描述，第一篇英文文献由 Szymanski 和 Bluefarb[98] 在 1961 年发表，报道了 5 例胰腺炎性脂膜炎，4 例（2 例死亡）与慢性胰腺炎有关，1 例与胰腺癌有关。临床上，饮酒或胆石症相关的胰腺炎为最常见病因，但事实上任何造成胰腺功能不全的原因均可导致本病发生。据报道，胰腺炎性脂膜炎、嗜酸性粒细胞增多和多关节炎三联征（Schmid 三联征）提示预后较差，推测关节炎的发生与关节周围脂肪垫脂膜炎性变性有关[99-101]。除了急 / 慢性胰腺炎和特定类型的胰腺癌（多为腺泡细胞癌，少数为腺泡细胞囊腺癌[99]或胰岛细胞内分泌癌[102]）之外，胰腺炎性脂膜炎也与下列情况相关：假性胰腺囊肿[103]、胰腺分裂[104]（其中一例患者与胰腺导管内肿瘤相关[105]）、舒林酸治疗[106]、抗丙肝治疗[107]、同种异体移植性胰腺炎[108]、肝癌[109]、HIV 相关性噬血细胞综合征[110]、狼疮性胰腺炎[111]、癌胚抗原和 MUC1 抗癌疫苗治疗胰腺癌[112]、妊娠急性脂肪肝和 HELLP（hemolysis, elevated liver enzymes, low platelets）综合征相关的胰腺炎[113]。关节病变归结于经循环到达关节周围脂肪组织的

胰酶的作用[114]。类似的脂肪坏死可发生于内脏，包括胰腺自身、胰腺周围脂肪组织，也可发生于网膜、肠系膜、心包、肾周组织，以及纵隔和骨髓[115]。大量游离脂肪酸引起的钙盐沉积可导致危及生命的低钙血症。皮损可在某些潜在胰腺疾病发病前出现，尤其是胰腺癌，可提前数月出现[116]。

　　组织病理　大多数情况下，胰腺炎性脂膜炎的组织学改变具有特征性。胰腺炎性脂膜炎的病变模式为中性粒细胞浸润的小叶性炎症，酶解性脂肪坏死（图 20-14B）几乎是本病所特有的脂肪坏死方式。酶解性脂肪坏死由特征性的鬼影样脂肪细胞组成，其细胞轮廓增厚、染色模糊，嗜碱性的细胞核消失。钙盐沉积可在坏死脂肪细胞的胞质中形成嗜碱性颗粒，有时可在单个脂肪细胞周围形成层状沉积，或在脂肪坏死区域边缘形成斑片状嗜碱性沉积（图 20-14C）。坏死区域周围可见以中性粒细胞为主的混合性炎症细胞浸润，可见淋巴细胞、巨噬细胞、噬脂细胞和异物巨细胞。有时还可见嗜酸性粒细胞。可有广泛性出血，但通常无血管炎征象。早期皮损取材可仅表现为无特异性的坏死性脂膜炎，伴中性粒细胞性炎症反应。超早期皮损通常以间隔性脂膜炎为主，可见淋巴细胞和嗜酸性粒细胞浸润，偶有中性粒细胞[117]。较晚期皮损中可见巨噬细胞、噬脂细胞、淋巴细胞和成纤维细胞，有纤维化和钙盐沉积。

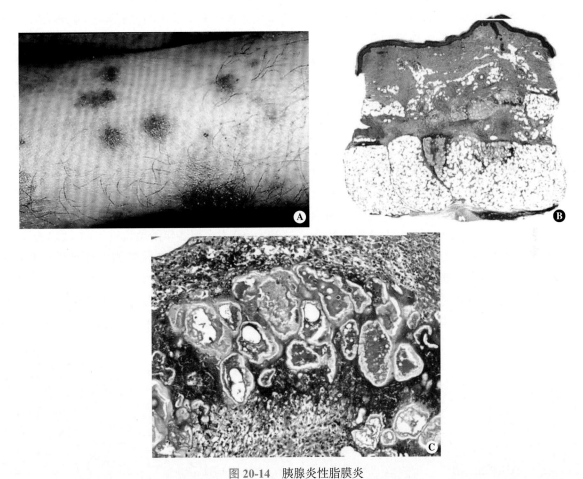

图 20-14　胰腺炎性脂膜炎
A. 小腿的红色结节；B. 小叶性脂膜炎为主，伴中性粒细胞浸润；C. 酶解性脂肪坏死，包括鬼影细胞和钙盐沉积

　　鉴别诊断　酶解性脂肪坏死（即有鬼影样脂肪细胞和钙盐沉积）非常独特，一般提示胰腺炎性脂膜炎。然而，曲霉菌和毛霉菌可产生脂肪酶，其引发的感染性脂膜炎也可见鬼影样脂肪细胞[88,90]，其鬼影细胞伴随着大量病原体。胰腺炎性脂膜炎早期为非特异性的中性粒细胞浸润，需与 α_1- 抗胰蛋白酶缺陷相关性脂膜炎、感染性脂膜炎或其他导致中性粒细胞性小叶性脂膜炎的疾病相鉴别。

中性粒细胞碎核的嗜碱性 DNA 碎片需与钙盐沉积区分。皮下组织注射 β 干扰素导致的脂肪坏死和钙化与胰腺炎性脂膜炎非常相似；但其目前尚无典型鬼影细胞的报道，同时文献描述此病伴随有皮下脂肪萎缩、血管内血栓形成和真皮黏蛋白沉积[118]。

发病机制　虽无明确证据，但几十年来，以下观点已被普遍接受：受损或癌变的胰腺腺泡细胞释放脂肪酶、磷脂酶、胰蛋白酶和淀粉酶进入周围组织，经血液／淋巴循环，引起受累器官系统的中性脂肪发生水解产生甘油和游离脂肪酸（即皂化），从而导致酶解性脂肪坏死。脂肪分解释放的游离脂肪酸与钙相互作用，形成类似肥皂样的嗜碱性钙盐沉积。局部血管通透性增加归因于外伤或循环中的其他酶类（如胰蛋白酶、磷脂酶 A_2），使胰脂肪酶可进入脂肪细胞的胞质中。已通过免疫组织化学染色证实胰腺炎性脂膜炎皮损中含脂肪酶[119]。血清淀粉酶和脂肪酶水平通常会短暂升高。血淀粉酶水平可在胰腺炎起病后数天达到峰值，但总体与胰腺炎的病程相关性较差[102]。酶对血管壁完整性的破坏可引起广泛性出血。然而，目前尚不清楚胰腺的酶原如何被活化，以及为何绝大多数胰腺功能不全的患者未引发胰腺炎性脂膜炎。事实上，支持免疫介导机制的证据尚不存在[120,121]；此外，免疫抑制治疗对胰腺炎性脂膜炎并无作用。

治疗原则　胰腺炎性脂膜炎的治疗首先依赖于基础病因的识别和处理。外科切除胰腺肿瘤或转移灶可缓解临床症状[122]。生长抑素类似物奥曲肽（善宁）可减少胰酶分泌，已被报道对有些患者有效[123,124]，而对另一些患者则无效[125,126]。非甾体抗炎药、皮质类固醇和其他免疫抑制治疗尚未证实有效。

α₁- 抗胰蛋白酶缺陷相关性脂膜炎

临床概要　丝氨酸蛋白酶抑制剂 α₁- 抗胰蛋白酶（α₁-antitrypsin，AAT）缺陷相关性脂膜炎常表现为皮下结节，在某种程度上与胰腺炎性脂膜炎的皮下结节类似[127]。皮损好发于下肢，尤其是下肢近端，较少累及上肢、躯干和面部。皮损可由外伤促发。早期或较轻的皮损类似蜂窝织炎。慢性或反复发作性结节可排出由纤维组织和脂肪的酶化分解产生的黄色油性液体（图 20-15A）[128]，这种溃疡性损害会遗留萎缩性瘢痕。编码 AAT 的基因 SERPINA1 位于 14q32.1，有超过 120 个等位基因，仅少数突变导致严重 AAT 缺陷，引起临床症状。患者常有肝脏疾病，包括肝大、新生儿胆汁淤积性黄疸、儿童肝硬化。肺 AAT 缺陷时，中性粒细胞弹性蛋白酶释放不受抑制，造成泡性肺气肿，细支气管、肺泡管和肺泡被破坏[129]。肺部病变常在青年至中年期加重，吸烟者病程加快。脂膜炎可作为 AAT 缺陷的征象。本病一般起病于 30 ～ 60 岁，但各年龄段均有 AAT 缺陷的报道。

组织病理　AAT 缺陷相关性脂膜炎通常表现为以小叶为主或混合性的脂膜炎，可见大量中性粒细胞浸润，无表皮受累。少数情况下，中性粒细胞浸润主要限于小叶间隔（图 20-15B）。脂肪

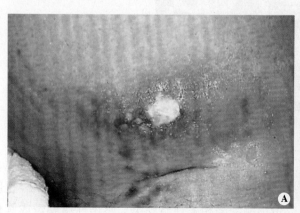
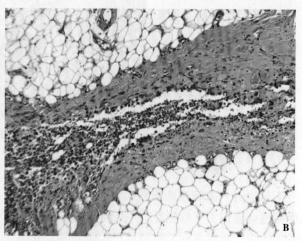

图 20-15　α₁- 抗胰蛋白酶缺陷相关性脂膜炎
A. 溃疡性红色斑块；B. 脂肪小叶间隔的中性粒细胞性脓肿

小叶周围的无菌性中性粒细胞性脓肿将小叶分隔，有时形似脂肪小叶漂浮于间隔中。可能出现继发性白细胞破碎性血管炎或淋巴细胞性血管炎。晚期皮损可见巨噬细胞、淋巴细胞浸润并纤维化，有噬脂细胞。巨噬细胞有吞噬功能，可消化中性粒细胞碎片和管外红细胞。Geller 和 Su[130] 基于单例病例报道，表明可将真皮网状层、皮下脂肪小叶及小叶间隔间质中的中性粒细胞作为诊断 AAT 缺陷相关性脂膜炎的微妙线索（在无其他信息的情况下，此征象是非特异性的孤立性特点；在恰当的临床背景下作为诊断线索才有意义）。在显微镜下，脂膜炎的坏死灶散布在正常脂肪小叶间。

鉴别诊断 虽然 AAT 缺陷相关性脂膜炎的组织病理改变并非本病所特有，但很独特，通常可作为组织学鉴别诊断的依据。血清 AAT 水平检测具有诊断价值。血清 AAT 水平低于正常范围下限（通常小于 $20\mu mol/l$）需通过 PCR 或等电聚焦电泳行等位基因分析。当无明确证据证实诊断时，有大量中性粒细胞浸润和溃疡形成的脂膜炎需要鉴别的疾病有感染性脂膜炎、胰腺炎性脂膜炎和坏疽性脓皮病（属于排除性诊断），当硬红斑皮损局限于四肢时也需鉴别。通过组织染色和（或）组织培养可适当排除感染。目前鬼影细胞在 AAT 缺陷相关性脂膜炎尚未见报道。若有细胞吞噬性病变，需考虑组织细胞吞噬性脂膜炎（cytophagic histiocytic panniculitis，CHP），该病可认为是原发性皮下脂膜炎样 T 细胞淋巴瘤（primary subcutaneouspanniculitis-like T-cell lymphoma）的惰性类型，伴反应性、有吞噬功能的组织细胞。CHP 以淋巴细胞浸润为主，与此相反，AAT 缺陷相关性脂膜炎以中性粒细胞浸润为主。

发病机制 临床表现可反映出 AAT 数量或功能缺陷。组织损伤的可能机制主要是 AAT 功能缺陷导致膜结合的丝氨酸蛋白酶（如弹性蛋白酶）不受抑制，其次是大量中性粒细胞浸润（中性粒细胞中有高含量的丝氨酸蛋白酶）、补体途径激活、中性粒细胞髓过氧化物酶的氧化作用导致 AAT 功能丧失、AAT 聚合体沉积于皮损或非皮损组织中[131]。

治疗原则 从历史上看，AAT 缺陷相关性脂膜炎治疗困难。可能有一定疗效的治疗手段包括秋水仙碱、环磷酰胺、氨苯砜、多西环素[132]、非诺洛芬、静脉补充 AAT、甲泼尼龙、萘夫西林、血浆置换和肝移植等[133,134]。

红斑狼疮性脂膜炎

临床概要 红斑狼疮性脂膜炎（lupus erythematosus panniculitis，LEP）又称深部狼疮、Kaposi Irgang 病，是慢性皮肤红斑狼疮（lupus erythematosus，LE）的一种具有临床和组织学特异性的亚型。LEP 最开始由 Kaposi（1883 年）和 Irgang（1940 年）进行描述[135]，报道称其与盘状 LE 相关。与盘状 LE、肿胀性 LE 等其他慢性皮肤红斑狼疮的亚型一样，仅有部分 LEP 患者伴有系统性 LE，但多数 LEP 患者伴发盘状 LE。与多数脂膜炎不同，下肢不是 LEP 的好发部位。疼痛性结节和斑块常累及面部、躯干、乳房（狼疮性乳腺炎）、臀部和四肢近端（尤其是外侧面）（图 20-16A）。儿童 LEP 相对少见，常累及面部。本病一般呈慢性、反复发作性病程。皮损可为孤立性或成批出现，可由外伤（包括注射和组织活检）诱发或加剧。虽可累及多个区域，但很少泛发全身。通过临床和组织学表现可知，1/2 ~ 2/3 的患者皮损上方的表皮和真皮会发生病变，临床上表现为红斑、毛囊角质栓、鳞屑、色素沉着异常（即周围色素沉着，中央色素减退或脱失）、毛细血管扩张、萎缩、瘢痕或溃疡（即叠加有盘状 LE 的病变）。皮损晚期无表皮和真皮病变，临床上类似脂肪萎缩，仅遗留无炎症性皮面凹陷，可作为临床诊断线索之一。

组织病理 LEP 为典型的小叶性淋巴细胞性脂膜炎（图 20-16B）。活动性皮损可有中等密度的淋巴细胞浸润，但陈旧性皮损则炎性浸润稀少，而脂肪透明性坏死和硬化导致的脂肪小叶间隔增宽更突出。相关病变包括反应性淋巴滤泡和淋巴细胞性血管炎伴淋巴细胞核尘（核碎片）。脂肪透明性坏死常与 LEP 相关，为透明化的、玻璃样、均质嗜伊红的外观，残留圆形脂肪空泡周围的细胞核消失（图 20-16C）。脂膜性脂肪坏死也有报道。皮损上方表皮和真皮病变表现为萎缩性界面改变，真皮浅深层血管和附属器（含汗腺）周围可见中等密度的淋巴细胞浸润，伴浆细胞，真皮网状层间质黏蛋白沉积，真皮乳头层透明样变性。钙化常见于成熟皮损。尽管嗜酸性粒细胞在多数 LE 亚型中少见或缺乏，但可出现于 LEP 中。Peter 和 Su[136] 将浆细胞和嗜酸性粒细胞作为诊断 LEP 的次要标准。中性粒细胞浸润也少见，有一例 LEP 的病例报道，为间隔/小叶混合性脂膜炎，在淋巴滤泡和增宽及纤维化的小叶间隔内可见中性粒细胞浸润，同时病变上方的真皮血管

周围浸润内也可见中性粒细胞[137]。当伴发的盘状 LE 病变达到一定程度，直接免疫荧光检查（direct immunofluorescence testing，DIF）可见狼疮带。DIF 还可能见到真表皮交界、真皮深层[138] 或皮下组织[139] 的免疫球蛋白沉积，以及脂肪细胞周围的 IgG 沉积[140]。

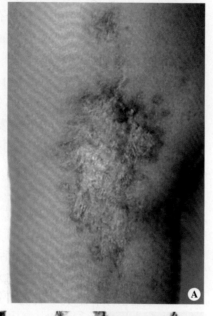

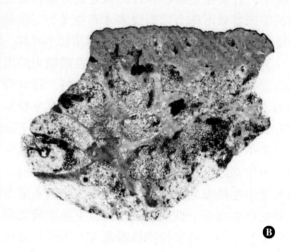

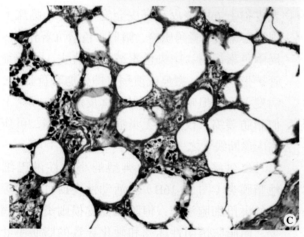

图 20-16 红斑狼疮性脂膜炎

A. 大腿外侧的质硬皮下斑块，伴炎症后色素沉着和色素减退（经作者允许引自 Elder DE, Elenitsas R, Rubin AI, et al. Atlas and synopsis of Lever's histopathology of the skin, 3rd ed. Philadelphia, PA: Lippincott Williams & Wilkins, 2013:501.）；B. 小叶性淋巴细胞性脂膜炎，伴真皮血管周围炎和附属器周围炎；C. 脂肪透明性坏死

鉴别诊断 需要结合临床才能鉴别 LEP 与皮肌炎在罕见情况下引起的脂膜炎。硬红斑有时可见嗜伊红玻璃样脂肪坏死伴淋巴细胞性血管炎，但其特征是有显著的肉芽肿性炎症和中性粒细胞浸润。LEP 的皮下脂肪间隔硬化与深部硬斑病类似，但与 LEP 不同，硬斑病很少累及小叶，而 LEP 则不同程度地累及脂肪小叶。醋酸格拉替雷引起的局部注射反应有时与 LEP 相似[141]，尽管一些病例表现为噬脂细胞性肉

芽肿性脂膜炎伴嗜酸性粒细胞和中性粒细胞浸润[142]。

LEP 最具有挑战性和最重要的鉴别诊断是原发性皮下脂膜炎样 T 细胞淋巴瘤（subcutaneouspanniculitis-like T-cell lymphoma，SPTCL）。多中心来源的病例报道均体现了鉴别这两种疾病的难度，暂用"非典型淋巴细胞性小叶性脂膜炎"来命名不确定的病例[143,144]。虽有综合评价方法，但只有通过长期随访才能对这些病例中的部分病例证实

其淋巴瘤的诊断。SPTCL 的典型病例中可见有明显异型性的增生的淋巴细胞。肿瘤性淋巴细胞环绕的脂肪细胞花环是 SPTCL 的典型组织病理学特征，但不仅局限于本病，尚可见于其他 B 细胞淋巴瘤、T 细胞淋巴瘤及皮肤白血病[145]，在 LEP 和组织细胞吞噬性脂膜炎（CHP）中也可发生[146-148]。一例儿童踝关节脂肪萎缩性脂膜炎（lipoatrophic panniculitis of the ankles，LPA）的病例报道中也描述了 CD3+ T 淋巴细胞形成的局灶性花环结构[149]。一般情况下，表皮和真皮的 LE 病变可支持 LEP 诊断；但 SPTCL 可见 LEP 组织病理学特征也有报道，包括一例缺乏明显细胞异型性的死亡病例[150]和数例有细胞异型性（非脑回状淋巴细胞）的 LEP[147]。LEP 中的 CD4+ T 淋巴细胞数量上一般明显超过 CD8+ T 淋巴细胞，而 SPTCL 的肿瘤性淋巴细胞则表达 CD8 和 βF1。与 SPTCL 相比，LEP 真皮乳头层中的浆细胞样树突状细胞（CD123 免疫反应阳性）增多，这与存在界面皮炎有关[151]。LEP 的细胞增殖指数（依据 Ki-67）常较低，而 SPTCL 增殖指数高。采用 PCR 检测 T 淋巴细胞受体基因重排，SPTCL 可为阳性，而 LEP 则为阴性。其他类型的淋巴瘤，包括 γ/δ T 细胞淋巴瘤、原发性皮肤 CD30+ 间变性大细胞淋巴瘤和原发性皮肤 B 细胞淋巴瘤均可在临床和（或）组织病理学上有脂膜炎表现。

发病机制　LE 不仅是典型的自身免疫性疾病，而且是具有遗传和环境因素倾向性、复杂的多因性疾病。皮肤 LE 的发病与特定遗传变异和环境诱发因素相关，其中最具有特征性的是紫外线辐射[152,153]。目前尚无针对 LEP 病因的具体研究。但相关研究显示，皮肤 LE 中干扰素和干扰素诱导因子如 CD123+ 浆细胞样树突状细胞[154,155]、人黏病毒抵抗蛋白 1（MxA）及 IL-17 增加，可能与 LEP 的发生有关[156-158]。据一例多发性硬化患者的病例报道，LEP 也可与 β-干扰素注射相关[159]。

治疗原则　建议防晒。常局部外用强效类固醇激素治疗，但单纯外用药治疗并不够。系统治疗药物包括羟氯喹、新型抗疟药、沙利度胺、系统性皮质类固醇激素、硫唑嘌呤、吗替麦考酚酯、环磷酰胺和环孢素[160,161]。须对患者的系统性 LE 病情进行评估。

外伤性脂膜炎

临床概要　外伤性脂膜炎是指由物理或化学因素引起的脂膜炎[162]；从定义来看，外伤性脂膜炎与人为性脂膜炎、寒冷性脂膜炎有一定的重叠，在本章节后将对其一一介绍。物理性外伤导致的外伤性脂膜炎常表现为易伤部位的孤立性结节，如胫部、大腿（如撞上桌、椅）或四肢其他部位。累及乳房和皮下脂肪的皮损与局部组织过多有关。下肢的外伤性脂膜炎可与多毛症相关[163,164]。外伤性脂膜炎还可由安全气囊展开引起[165]。然而，患者常不能回忆起此前局部有外伤史。结节性囊性脂肪坏死（mobile encapsulated lipoma，移动性有包膜的脂肪瘤）是一种在组织病理学上有特异性的外伤性脂膜炎亚型[166]。外伤性脂膜炎大多表现为独立性疾病，但少数报道的病例与系统性疾病相关，如糖尿病[167]、硬皮病[168]、Heerfordt 综合征（一种伴有葡萄膜炎和面神经瘫的类肉瘤）[169]、系统性 LE[170]、结节性红斑[171]。这些少见的联系是否是偶然事件尚未可知。电损伤（包括电针治疗）引起的外伤性脂膜炎是一种特殊类型[172]。

组织病理　外伤性脂膜炎通常表现为以小叶为主或混合性的脂膜炎（图 20-17）。典型组织学表现为肉芽肿性炎症伴大量噬脂细胞（即噬脂性脂肪坏死），也可出现脂膜性脂肪坏死、微囊肿性脂肪坏死、营养不良性钙化和骨化。成熟皮损中可有小叶间隔纤维化。管外红细胞、含铁血黄素常见。在结节性囊性脂肪坏死中，皮损常被纤维硬化性囊所包裹（图 20-17C），典型特征为脂肪细胞胞核消失，炎症轻微或无炎症，脂肪空泡的大小和形态几乎无明显破坏（图 20-17D）。脂膜性脂肪坏死、微囊肿性脂肪坏死、钙化和骨化也可发生于结节性囊性脂肪坏死[173,174]。

鉴别诊断　虽然外伤史能强力支持外伤性脂膜炎的诊断，但无外伤史并不能将其排除。有静脉淤滞表现提示脂肪皮肤硬化症，该病可有外伤性脂膜炎的所有组织病理学特征。含铁血黄素沉积能证实皮损内出血，而不是活检操作中造成的人为损伤（通常导致活检组织基底部大量管外红细胞）。在少数情况下，变性的红细胞可形成含有嗜伊红小体的大泡（肌小球体病）[175]或空泡（脂肪肉芽肿）[176]，上述病例中部分患者的发病与局部外用软膏有关，这些病例可归为人为性脂膜炎。

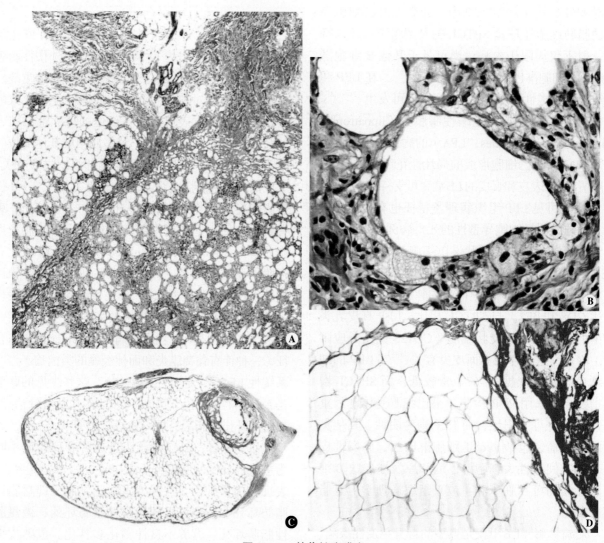

图 20-17　外伤性脂膜炎

A. 以小叶性脂膜炎为主；B. 大量噬脂细胞；C. 结节性囊性脂肪坏死可见纤维硬化性囊；D. 结节性囊性脂肪坏死中脂肪细胞胞核消失

　　发病机制　外伤导致脂肪细胞和相关血管破坏，引起外伤性脂膜炎的非特异性脂肪坏死和含铁血黄素沉积。外伤性脂膜炎的发病机制研究尚无明确报道。术后噬脂性脂膜炎有可能作为研究外伤性脂膜炎的模型[177]。结节性囊性脂肪坏死主要与外伤时急性血管供血不足有关[178]。

　　治疗原则　对小结节来说，皮肤组织活检用于诊断的同时也是治疗手段。外伤性脂膜炎的治疗以支持治疗为主，本病常有自限性[162]。

人为性脂膜炎

　　临床概要　从定义上来说，人为性脂膜炎可视为外伤性脂膜炎的一个亚型，但人为性脂膜炎特指直接注射化学物质所引起的脂膜炎，而不是物理性外伤引起。"人为性"表示人有意识的行为，虽然本意不一定为引起皮损或疾病发生。因此，包括医源性因素及继发获得或精神疾病相关的行为[179]。人为性脂膜炎通常表现为注射部位的皮下结节，可伴有不同程度的红斑、触痛、溃疡和瘢痕。结合临床一般可明确诊断，但因继发获得或精神疾病引起时，即使患者有反复的直接损伤也不一定会联想到本病。上述情况中，皮损数量一般很少，皮损常分布于患者易于自行注射的部位［非常罕见的例外是代理型孟乔森（Munchausen）综合征的患儿］。在临床上有异常分布部位的皮下结节，不能用已知的脂膜炎来解释时，均应考虑人为性脂膜炎的可能性。肌内注射常由医护人员在肩臂或臀部注射。美容填充物引起的脂膜炎可累及面部、乳房或阴茎。在少数情况下，局部外用乳膏与某些皮下肌小球体病患者发病有关，特征为形成含有嗜伊红小体的大疱[175]。

组织病理　依据局部注射的物质不同，人为性脂膜炎的组织病理学表现各异。对注射物质的急性反应通常以小叶性中性粒细胞性脂膜炎为主，可有坏死和脓肿形成。不可溶、长期残留的物质可引起肉芽肿性炎症。油性物质如液体硅酮、植物油、石蜡在组织标本处理时会被清除，因此在偏光显微镜下不可见，但会形成独特的假囊性空腔伴泡沫样组织细胞和多核组织细胞，呈"瑞士干酪"（Swiss cheese）样外观。不同美容性软组织填充材料的组织学表现不同，但可被鉴别，大多是有意被置入皮下[180-182]。偏光显微镜可显示双折光材料，包括聚左旋乳酸（商品名 Sculptra，New-Fill）、硅酮（混合物）、聚四氟乙烯（商品名 Teflon）和膨体聚四氟乙烯（商品名 Gore-Tex）。非双折光材料包括羟基磷灰石钙（商品名 Radiesse，微晶瓷）、聚烯吡酮 – 硅酮填充剂（商品名 Bioplastique）、聚甲基丙烯酸酯微球体 – 羧基葡萄糖酸盐填充剂（商品名 Metacrill）、透明质酸（商品名 Restylane、Hylaform 和 Captique）、丙烯酸水凝胶微粒 – 透明质酸填充剂（商品名 DermaLive/DermaDeep）、聚丙烯酰胺（商品名 Aquamid）和石蜡。有一例罕见病例为自杀倾向患者，其人为性脂膜炎表现为嗜酸性脂膜炎（见后文）[183]。

鉴别诊断　如未识别注射物质，人为性脂膜炎的组织学表现并无特异性，急性期以小叶性脂膜炎为主伴中性粒细胞浸润，慢性期为小叶性或混合性脂膜炎伴肉芽肿性炎症和不同程度的纤维化。需排除感染性脂膜炎。偏光显微镜检查阴性则不能证实人为性脂膜炎的诊断，但也不能排除异物存在。反过来，发现异物也不能完全排除其他疾病，如结节病[184]。

发病机制　医源性原因包括注射哌替啶、植物甲萘醌（维生素 K_1）、普鲁卡因聚烯吡酮[185]、金盐、醋酸格拉替雷[141,142]、鸦片制剂（哌替啶、喷他佐辛、美沙酮），以及破伤风、肝炎或肿瘤治疗的疫苗。自行注射物质可以千奇百怪，包括

麻油[186]、牛奶、尿液、粪便等。

治疗原则　停用致病物质可有治疗效果，但如上所述，致病物质有时很难被确定和清除。软组织填充材料所致的肉芽肿性反应可采用皮损内注射皮质类固醇激素进行处理。Endermology（一种治疗性按摩）也可用于人为性脂膜炎治疗[187]。

寒冷性脂膜炎

临床概要　寒冷性脂膜炎表现为在寒冷刺激后数天内局部发生轻度红斑性的无痛性皮下结节。Hochsinger 首先于 1902 年描述冷天导致儿童颏部出现皮损[188,189]。特征性发病部位包括青春期前儿童的双侧或单侧阴囊[190]、婴儿或爱吸吮冰棒的儿童的面颊部（"冰棒脂膜炎 popsicle panniculitis"）[191]。冰疗法治疗室上性心动过速可引发颈部和上背部的寒冷性脂膜炎[192]。骑马寒冷性脂膜炎（equestrian cold panniculitis）发生于骑马、骑自行车或骑摩托车的女性大腿外侧，尽管部分患者实际上是冻疮或与冻疮有重叠。如有合适的临床病史，诊断寒冷性脂膜炎时一般可避免行有潜在创伤性或损容性的组织活检。

组织病理　寒冷性脂膜炎中，炎性浸润围绕真皮网状层和皮下交界处的深部血管周围，程度不等，有时可呈片状累及皮下脂肪小叶。血管壁可呈厚层"绒毛状水肿"（fluffy edema）。血管炎不是本病特征。可有黏蛋白沉积[188]。早期皮损中可有中性粒细胞浸润，成熟皮损中有淋巴细胞和组织细胞出现[193,194]。有时可见嗜酸性粒细胞[192,195]。

鉴别诊断　如真皮网状层交界处有稀疏的炎性浸润，需考虑炎性硬斑病。皮下脂肪小叶有较密集的炎性浸润需考虑深部狼疮或肿胀性 LE；不过炎性硬斑病和狼疮常可见浆细胞。寒冷性脂膜炎的炎性浸润可与冻疮的组织学表现在真皮深层血管周围及附属器周围淋巴细胞浸润有重叠。

发病机制　儿童皮下脂肪对寒冷刺激的敏感性高于大龄儿童和成人，与成人脂肪相比，在相对较高的温度下就会发生脂肪结晶，这归因于其脂肪中的饱和脂肪酸（软脂酸、硬脂酸）含量高。在皮肤上放置冰块 50 秒，大部分或全部新生儿可发生寒冷性脂膜炎，而在 9 个月大时，这种对寒冷刺激的敏感性就比较少见了[191]。虽然婴儿和幼

龄儿童在生理上更易患寒冷性脂膜炎，成人有严重寒冷暴露史或有易患本病的基础疾病（如冷纤维蛋白原血症）时，也可发生寒冷性脂膜炎。尽管寒冷性脂膜炎和新生儿皮下脂肪坏死均有饱和脂肪酸增加的共同特征，二者不同的临床和组织病理学特征表明其病理机制不同，寒冷性脂膜炎可合并有冻疮。例如，发生于骑马者大腿外侧的结节可同时表现出冻疮和寒冷性脂膜炎的特征；通常与紧身、保暖效果差的马裤引起的局部缺血和受寒有关。有一例系统性类固醇激素治疗过程中发生冰棒脂膜炎的病例报道，这支持免疫系统在寒冷性脂膜炎发病中并不起关键作用的假设[196]。

治疗原则　寒冷刺激移除后，一般无须积极治疗，寒冷性脂膜炎的结节可在数天到数周内自行消退。

放疗后假性硬皮病性脂膜炎

临床概要　放疗后假性硬皮病性脂膜炎（postirradiation pseudosclerodermatous panniculitis，PIPP），又称硬化性放疗后脂膜炎（sclerosing postirradiation panniculitis），常发生于有兆伏级

放疗史的女性乳腺癌患者[197]。皮损见于原放疗部位，于放疗后数月至数年（报道最长为 17 年）发病[198]。因皮损常无临床症状，PIPP 少有报道；组织活检常用于排除晚期转移。PIPP 常表现为硬结或硬斑块，可发生局部溃疡。除乳房外，其他任何放疗部位均可能受累，有一例腹股沟区受累的病例报道[199]。另一病例与闭塞性细支气管炎相关[200]。

组织病理　PIPP 为混合性或以小叶为主的脂膜炎，伴小叶性淋巴组织细胞浸润、缺血性和噬脂性脂肪坏死，以及相关小叶间隔硬化（图 20-18），常可见嗜酸性粒细胞和浆细胞，常有典型的放射性血管病变，表现为血管壁纤维化和透明变性，无明显的血管炎。

鉴别诊断　间隔硬化、小叶性脂肪坏死加上放射性血管病变具有足够特异性，在组织学诊断上需考虑 PIPP。若放疗史未明，皮肤硬化需鉴别其他硬化性疾病，如深部硬斑病、深部狼疮晚期，但脂肪小叶坏死不是深部硬斑病等原发性硬化性疾病的特征。在深部狼疮中，小叶坏死为透明性，而非噬脂性和缺血性，常伴有大量淋巴细胞浸润而非组织细胞浸润。

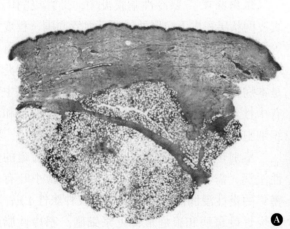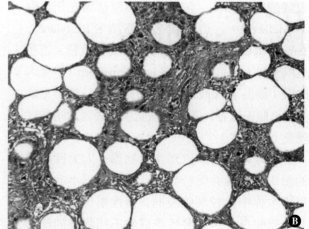

图 20-18　放疗后假性硬皮病性脂膜炎
A. 大部分小叶伴间隔硬化；B. 缺血性脂肪坏死

发病机制　在 PIPP 中，放射性血管病变可导致皮下组织缺血，引起继发性脂肪小叶坏死。间隔硬化直接归因于兆伏级放疗的作用，类似其引起慢性反射性皮炎的真皮改变。

治疗原则　考虑晚期转移的可能，只需要仔细确认这一点通常就够了。目前尚无 PIPP 的特异

性治疗方法。

踝部脂肪萎缩性脂膜炎

临床概要　踝部脂肪萎缩性脂膜炎（lipoatrophic panniculitis of the ankles，LPA）是儿童脂膜炎的

罕见类型。最先由 Shelley 和 Izumi[201] 在 1970 年作为部分性脂肪营养不良的一种亚型进行描述，命名为踝部环状脂肪萎缩（annular atrophy of the ankles）。还有一些病例作为踝部脂肪萎缩（lipoatrophy of the ankles）[202]、脂肪萎缩性脂膜炎（lipoatrophic panniculitis）[203]、踝部环状脂肪萎缩性脂膜炎（annular lipoatrophic panniculitis of the ankles）[204,205] 进行报道。LPA 可发生于踝部外伤后。临床上，LPS 常表现为有环状鳞屑性边缘的红斑块，最后变成永久性脂肪萎缩。如同许多这些术语所提示的那样，皮损好发于踝关节部位。皮损可延及足背、小腿、足底、上肢和躯干[206,207]。

组织病理　在炎症早期，LPA 是以小叶为主的脂膜炎，伴显著的噬脂细胞和反应性的淋巴细胞浸润（图 20-19）。早期皮损以淋巴细胞浸润为主[149]，中性粒细胞可呈局灶性浸润。表皮病变常不明显，真皮血管周围可有轻度淋巴细胞浸润。有报道称，脂肪小叶间隔的中等大小血管周围可见淋巴细胞轻度异型性（无核碎片）。局灶性 CD3+ T 淋巴细胞花环形成也有报道。在这一病例中，其细胞增殖活性较高（MIB-1 在免疫组织化学染色中达 60%），其他特征包括混合性 CD4+ 和 CD8+ T 淋巴细胞浸润，不伴有 CD7 染色的丢失，混杂有极少的 B 淋巴细胞，无细胞毒性 T 淋巴细胞、NK 细胞和 EB 病毒相关证据，无克隆性 T 淋巴细胞受体基因重排的证据[149]。

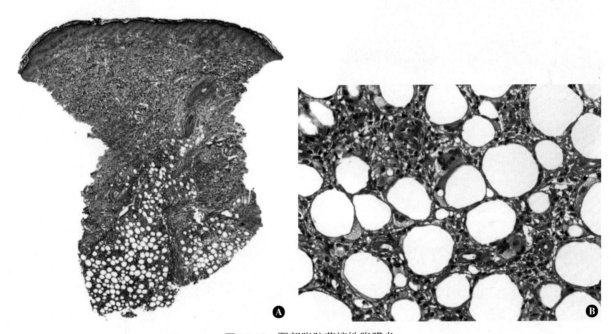

图 20-19　踝部脂肪萎缩性脂膜炎
A. 小叶性脂膜炎伴淋巴细胞和组织细胞浸润，同时有大量噬脂细胞；B. 噬脂性脂肪坏死

鉴别诊断　结合发病年龄、皮损分布特点需考虑 LPA，尤其为环形皮损时。主要问题可能在于缺乏对该病的认识，或在临床信息不足时不易联想到 LPA。仅依靠病理，主要表现为小叶性脂膜炎模式及伴大量噬脂细胞（噬脂性脂膜炎）是相对无特异性的，可能提示需要与外伤性脂膜炎相鉴别。LPA 的中性粒细胞浸润通常不明显，但如有局灶性中性粒细胞浸润，组织学上需要鉴别的疾病有 α₁- 抗胰蛋白酶缺陷相关性脂膜炎和人为性脂膜炎。淋巴细胞环绕脂肪细胞形成花环需考虑皮下脂膜炎样 T 细胞淋巴瘤，该病常见于儿童，但并不好发于关节，且表现为 CD8+ 表型。花环结构形成在深部狼疮中也有少数报道，但深部狼疮更少累及关节。细胞吞噬作用可见于脂膜炎样淋巴瘤、组织细胞吞噬性脂膜炎（cytophagic histiocytic panniculitis，CHP）、深部狼疮、α₁- 抗胰蛋白酶缺陷相关性脂膜炎，但尚未见于 LPA。

发病机制　LPA 病因尚未明确，但考虑与自身免疫性疾病相关，因为部分患者合并有自身免疫性疾病或自身免疫性血清学异常[205,208]。

治疗原则　大部分病例中，遗留的脂肪萎缩会随时间逐渐好转。据病例报道，泼尼松、氨苯砜、甲氨蝶呤和硫唑嘌呤等药物可用于 LPA 治疗[149,203]。

新生儿皮下脂肪坏死

临床概要 新生儿皮下脂肪坏死表现为质硬、红色或紫红色的结节和斑块，发生于出生后数日至数周内（图 20-20A）。新生儿皮下脂肪坏死可发生于早产或足月新生儿，常有复杂产钳助产、会阴切开，或者其他可导致缺氧和（或）低体温的因素，包括全身降温后引起的广泛脂肪坏死[209]，如低温心脏手术[210]或缺血缺氧性脑病的低温疗

法[211]。结节通常在数周或数月后自行消退。在少数情况下，皮损可排出干酪样物质[212]。而另一个极端，一位患儿的皮肤结节非常小，以至于在初次体格检查中被忽略[213]。新生儿皮下脂肪坏死的大多数新生儿体健，但接近 1/3 的病例有高钙血症，通常在皮肤结节发生后一至数月内出现，极少数引起患儿死亡[212,214]。有报道称肾钙质沉着可在皮肤结节消退后遗留数年[215]。本病还可伴发血小板减少、高甘油三酯血症或低血糖。与寒冷性脂膜炎相反，本病确诊常需依靠组织学检查；诊断也可通过触诊定位后经细针穿刺活检技术来确定[216,217]。

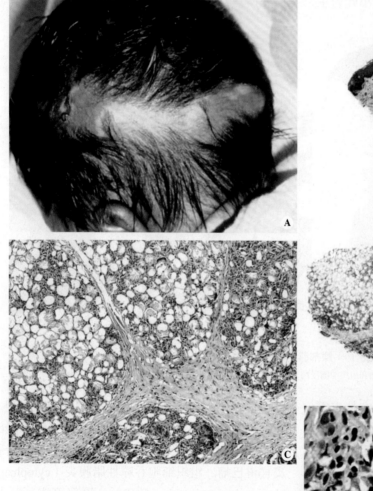

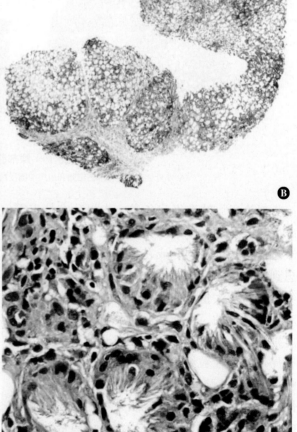

图 20-20 新生儿皮下脂肪坏死

A. 健康足月新生儿头皮见质硬斑块（经作者允许引自 Elder DE, Elenitsas R, Rubin AI, et al. Atlas and synopsis of Lever's histopathology of the skin, 3rd ed. Philadelphia, PA: Lippincott Williams & Wilkins, 2013:507.）；B. 小叶性脂膜炎；C. 大量多核组织细胞；D. 多核组织细胞胞浆中的针状裂隙

组织病理 新生儿皮下脂肪坏死以小叶巨噬细胞炎性浸润为特点，可见独特的含脂肪结晶的异物巨细胞，结晶在组织标本处理后看起来像空的针状裂隙，通常呈放射状排列，从胞质的边缘或中央某处散发（图 20-20D）。结晶见于组织细胞和脂肪细胞。在冰冻切片中，这些裂隙中可见双折光的脂肪结晶。脂肪坏死区中有时可见散在的钙化灶。广泛脂肪坏死常导致大量钙盐沉积，常需数年才能被吸收。多核巨细胞的周边胞质可绕以特征性的细小的嗜酸性颗粒[218]。

鉴别诊断 具有特征性的放射状裂隙的鉴别诊断包括新生儿硬化症和类固醇激素后脂膜炎。与新生儿皮下脂肪坏死相比，新生儿硬化症常缺乏炎症、坏死和钙化，放射状裂隙多限于脂肪细胞而不是组织细胞。外伤性或人为性脂膜炎无脂肪结晶。结合临床对鉴别诊断非常重要，可用于鉴别新生儿皮下脂肪坏死与类固醇激素后脂膜炎。痛风性脂膜炎的甲醛固定标本有时可见类似的非双折光性结晶物，该病通常表现为明显的栅栏状肉芽肿性炎症。毛霉菌病相关性脂膜炎的甲醛固定标本中可见双折光性结晶[88]。还有一例吉西他滨相关性青斑样微血管病的报道也见脂肪细胞含放射状排列的针形裂隙[219]。

发病机制 因新生儿饱和脂肪酸和甘油三酯含量高，脂肪组织的结晶温度或熔点升高，造成脂肪结晶，形成针状裂隙。组织学上，这样的脂肪结晶称为"人造奶油结晶"（margarine crystals），可分为无图案的微小结晶（A 型结晶）和排列成玫瑰花形的大结晶（B 型结晶）。正常新生儿中也有少量关于此种结晶的报道[220]。含 B 型结晶的脂肪细胞的继发性损伤与新生儿皮下脂肪坏死特征性的肉芽肿性炎症相关[220,221]。电镜检查示脂肪结晶的吞噬作用始于巨噬细胞伸出突起侵入脂肪细胞，随后在巨噬细胞及异物巨细胞（由巨噬细胞融合而来）的胞质内可见脂肪结晶[222]。棕色脂肪也可受累[223]。特征性的嗜酸性颗粒可能来源于脱颗粒的嗜酸性粒细胞[218,224]。新生儿皮下脂肪坏死发生于特定新生儿的原因尚不明确。一般认为，导致缺氧和（或）低体温的因素易于引起本病发生。

治疗原则 大部分新生儿皮下脂肪坏死的病例可自行缓解。严重病例可能致死，需尽快行对症支持治疗，包括帕米膦酸二钠治疗高钙血症，可能降低肾钙质沉着的风险[225,226]。

新生儿硬化症

临床概要 在大多数国家，新生儿硬化症是非常罕见的疾病，多见于早产儿，其特点为迅速进展的弥漫性、非凹陷性皮下脂肪硬化，于出生数天内发病，常引起患儿死亡。仅肢端和外生殖器部位不受累。目前本病主要发生于欠发达国家。患儿常有呕吐、腹泻和（或）败血症。已明确的危险因素包括喂养不当、黄疸和败血症[227-229]。受累皮肤呈蜡样外观，紧绷，皮温低，质硬。如不治疗，患儿通常在数周内死亡。通过尸检可见皮下组织明显增厚、硬化：呈猪油样（lardlike）[230]。新生儿硬化症的患儿出生时常有发绀，体温难以维持，有导致虚弱的基础疾病如胎粪吸入综合征。以往的文献将新生儿皮下脂肪坏死作为新生儿硬化症的两种亚型之一，如该处所述，那些临床表现呈暴发性的病例仍保留新生儿硬化症的名称[231]。

组织病理 新生儿硬化症中，皮下脂肪层增厚，主要由于脂肪细胞增大和脂肪小叶间隔纤维化和增宽（图 20-21A）。脂肪细胞中的脂质结晶在组织标本处理过程中会去除脂质，从而形成玫瑰花形分布的细针状裂隙，尽管不如新生儿皮下脂肪坏死中明显，仍反映出有较多 A 型结晶（见后文）（图 20-21B）。如同在新生儿皮下脂肪坏死中，冰冻切片的双折光结晶不会被去除。新生儿硬化症通常极少有或无炎症反应、坏死，无表皮及真皮受累；仅有稀疏的中性粒细胞、嗜酸性粒细胞和组织细胞（包括多核组织细胞，如前所述）浸润[221]。

鉴别诊断 新生儿硬化症的组织学鉴别诊断包括新生儿皮下脂肪坏死和类固醇激素后脂膜炎。结合临床对帮助鉴别诊断非常重要。组织学上，含针状裂隙的组织细胞和脂肪坏死不支持新生儿硬化症的诊断。鉴别新生儿皮下脂肪坏死与类固醇激素后脂膜炎需结合临床。吉西他滨相关性青斑样微血管病的病例报道中也见脂肪细胞含放射状排列的针状裂隙[219]。

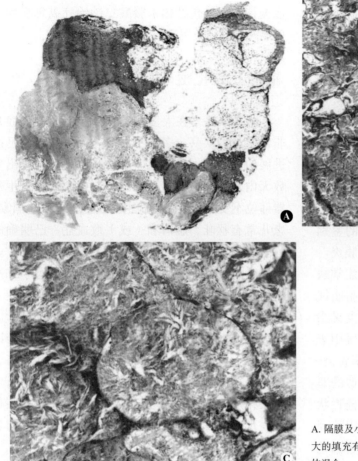

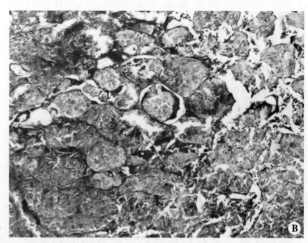

图 20-21　新生儿硬化症

A. 隔膜及小叶脂膜炎，其小叶间隔纤维化增宽；B. 脂肪小叶被增大的填充有结晶的脂肪细胞替代；C. 针状裂缝与无图案的微小晶体混合

发病机制　在新生儿皮下脂肪坏死和多数寒冷性脂膜炎的病例中，新生儿饱和脂肪酸含量高，使脂肪结晶温度升高，对寒冷刺激更敏感。在新生儿硬化症中，新生儿皮下脂肪坏死的上述作用明显增强，导致中性脂肪（甘油三酯）在室温下即发生结晶。与新生儿皮下脂肪坏死的 B 型结晶不同，新生儿硬化症表现为大量 A 型结晶（微细型）积聚[220,221]。但为何新生儿硬化症发生于特定病例尚不明确。除早产之外，败血症或其他严重疾病常伴发于新生儿硬化症。新生儿硬化症发病可能与脂肪代谢缺陷、脂肪细胞或结缔组织先天性异常、严重的全身毒性反应有关[232]。脂质过氧化发生改变（血脂质过氧化增加，过氧化物歧化酶活性减弱），提示自由基可能在新生儿硬化症的发病中起一定的作用[233]。

治疗原则　很容易相信发达国家新生儿硬化症的发病率极低与其对早产儿使用保温箱有关。然而，事后的保温措施尚无明确证据证实有效。

治疗措施包括积极治疗基础的系统性疾病如败血症，以及支持治疗，包括保温和使用润肤剂。血浆置换疗法治疗同时有新生儿硬化症和败血症的患儿已有报道，但疗效尚不确定；此外，报道的病例均为临床诊断，缺乏组织学证据[234]。静脉注射免疫球蛋白（IVIG）治疗本病者也有报道[235]。

类固醇激素后脂膜炎

临床概要　类固醇激素后脂膜炎是一种日益少见的疾病，常发生于儿童系统性应用类固醇激素过程中，在激素停用或快速减量后数天或数周内出现。类固醇激素后脂膜炎常表现为面部（尤其是颊部）对称性分布、直径约 0.5～4cm 的红色质硬结节或斑块。下颌、上肢、躯干和下肢也可受累。大部分皮损特征性地分布于类固醇激素治疗诱导的脂肪重新分布部位，如面部和颈后。事实上，患者常伴有系统性类固醇激素治疗的皮肤表现，如库欣综合征样面容和（或）水牛背。皮损常有瘙痒和触痛。据报道，一例少见的成人患者发生于前臂和下肢的皮损为无痛性[236]。荨麻疹样外观的皮损也有描述，其中一个皮损上方出现水疱[237]。原有结节消退（有时呈浅蓝色外观）后可有新的结节出现，类固醇激素后脂膜炎最终痊愈后不遗留瘢痕或异常色素沉着。在文献报道的严重病例中，重新开始泼尼松治疗，皮损可很快消退[237]。需行系统性皮质类固醇激素治疗的基础疾病各异、互不相关，包括风湿热、白血病[238]、脑干神经胶质瘤[239]、肝性脑病、肾病综合征[240]及干燥综合征[236]等。

　　组织病理　类固醇激素后脂膜炎是以小叶为主的脂膜炎，伴淋巴细胞和组织细胞浸润，可见噬脂细胞。早期和成熟皮损均可见中性粒细胞浸润[237,240-242]。成熟皮损的特征性表现为脂肪细胞和组织细胞中呈放射状排列的针形裂隙。取发生仅数日的皮损行活检，常不能见到这种裂隙。表皮和真皮不受累。

　　鉴别诊断　鉴别类固醇激素后脂膜炎与新生儿皮下脂肪坏死和新生儿硬化症需要结合临床（常足以鉴别）。虽然这几种疾病均累及儿童，但其发病年龄、临床特征和实验室检查各不相同。

　　发病机制　如前所述，皮损常分布于类固醇激素治疗诱导的脂肪重新分布部位，如面部和颈后。尽管确切机制尚不清楚，但有学者指出皮质类固醇激素减量会引起脂肪代谢异常，使这些部位的饱和脂肪酸含量增加，饱和/不饱和脂肪酸比值升高，最终导致本质上类似新生儿皮下脂肪坏死的病变[220,221,242]。

　　治疗原则　类固醇激素后脂膜炎通常无须特殊治疗。如前所述，皮损严重者重新开始泼尼松治疗，皮损可消退[237]。

钙化防御

　　临床概要　钙化防御又称钙化性尿毒症性小动脉病（calcific uremic arteriolopathy）、血管钙化–皮肤坏死综合征（vascular calcification-cutaneous necrosis syndrome），大多发生于终末期肾病和（或）甲状旁腺功能亢进的患者，表现为硬而冷的红色触痛性结节和斑块，伴广泛的干性坏疽（焦痂）（图

20-22A）[243,244]。斑块通常位于皮下注射部位，如大腿和腹部，但也常累及小腿。有累及阴茎和女性外阴的报道[245-248]。行血液透析的终末期肾病患者有不足 5% 出现钙化防御，特征性表现为急性起病的疼痛性、紫色青斑样斑块，迅速发展为大片组织坏死和焦痂，通常引起患者死亡[244]。本病典型表现为急性病程，但隐匿性亚急性病程（持久性钙化防御）也有报道[249]。

　　组织病理　钙化防御的血管钙化累及中等大小动脉的中膜，以及皮下组织的小动脉、静脉和毛细血管管壁（图 20-22B）。皮下脂肪层可能出现小动脉内膜纤维钙化，此种情况也是严重的动脉粥样硬化患者皮肤活检时的偶然发现（参见后文鉴别诊断）。在严重病例的皮下脂肪小叶中有时还可见血管外钙盐沉积。弹性纤维假黄瘤（PXE）样碎片状、钙化的弹性纤维有时可见[84]。相关的闭塞性纤维素性血栓形成和血管内纤维化可导致皮下脂肪层及其上方真皮、表皮的缺血性坏死，细胞核染色消失，常伴稀疏的中性粒细胞浸润和继发性表皮下裂隙形成（图 20-22D）。

　　鉴别诊断　肾衰竭和血管钙化，尤其是伴继发性缺血性坏死时，对钙化防御有诊断价值。然而，很多皮肤疾病和系统性疾病，包括炎症性或肿瘤性疾病，均可发生皮肤钙盐沉积。转移性钙化（metastatic calcification）是指血钙或血磷水平升高，引起钙盐在正常组织中沉积。在大部分病例中，钙化防御可视为转移性钙化的一种特殊类型。有些临床情况下，患者无肾衰竭，皮肤血管钙化需鉴别的疾病有极少数结节病、结节性红斑（EN）、狼疮、Felty 综合征（类风湿关节炎伴脾大和白细胞减少）、结节性血管炎（EI）[250]、肝素钙或低分子量肝素钙注射部位[251,252]，以及动脉粥样硬化偶然发生的钙盐沉积，包括小动脉内膜纤维钙化和大动脉中膜钙化（Mönckeberg 动脉中层钙化性硬化，Mönckeberg medial calcific sclerosis）[253]，还需要鉴别静脉石（血管内血栓钙化）[250]。原发性草酸盐沉积病同时有肾衰竭和血管钙化，可模仿钙化防御。尽管草酸盐沉积病可有钙化，草酸盐沉积在甲醛固定标本中表现为针状或长方形双折光性结晶[254,255]。此外，发生于晚期肾功能不全患者以外（如转移性乳腺癌[256]、克罗恩病[257]）的钙化防御也有报道。在新生儿中，钙盐沉积还

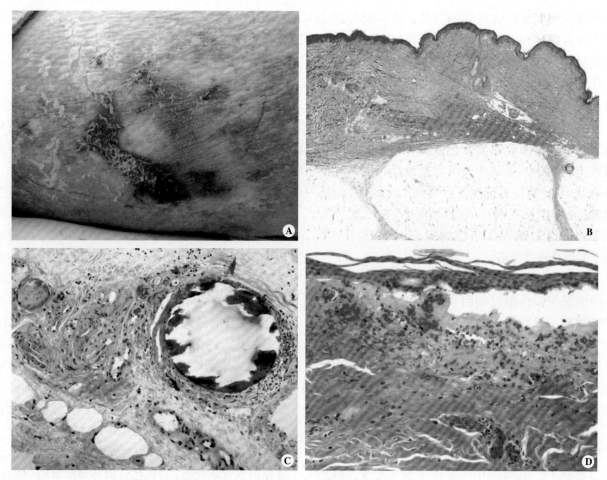

图 20-22 钙化防御

A. 终末期肾病患者大腿部的带焦痂、瘀斑的斑块；B. 皮损内切取活检有助于找出皮下组织血管钙化灶；C. 血管钙化，伴稀疏的中性粒细胞浸润和缺血性脂肪坏死；D. 缺血性坏死继发表皮下裂隙形成

可由新生儿皮下脂肪坏死引起。成人病例中，鉴别诊断还包括胰腺炎性脂肪坏死或感染性脂膜炎前期。弹性纤维假黄瘤（PXE）样钙化可见于很多疾病，包括肾源性系统性纤维化[86]、脂肪皮肤硬化症[80]、结节性红斑（EN）、环状肉芽肿（GA）和深部硬斑病[79]。

发病机制 钙化防御常表现为急性的血管壁磷酸钙沉积。血钙和（或）血磷水平常升高（常表现为磷酸钙生成增加）见于大部分但不是全部病例，表明其仅能作为病理过程的替代指标。绝大多数病例有肾功能不全和继发性甲状旁腺功能亢进相关的高钙血症和高磷酸盐血症，注射抗凝药物如肝素钙或静脉输注过多磷酸盐可引起局部发生钙盐沉积。最近，有证据显示，维生素 K 在钙化防御发病中起作用。具体来说，基质 Gla 蛋白（matrix Gla protein，MGP）是一种维生素 K 依赖性血管钙化抑制剂，一般在动脉血管壁中表达；

小鼠动物模型研究结果显示，超治疗量的华法林（香豆素类，一种维生素 K 抑制剂）会造成血管钙化，饮食补充维生素 K 可降低血管钙化的敏感性[258,259]。其他导致血管钙化的介质如高磷酸盐诱导的骨形态发生蛋白 2（bone morphogenic protein 2，BMP-2）也可能与本病有关。钙化防御发病机制的人体研究结果显示，BMP-2 表达上调，非活性（去羧基化）的 MGP 表达上调及血管腔内 CD31$^+$内皮细胞脱落[260]。

治疗原则 钙化防御的治疗必须依赖早期诊断和多学科、多方位治疗手段[261]。尽管有些研究者不建议早期皮损（非溃疡性）行组织活检[262]，但依据我们的经验和实践并不这么认为，因为恰当的早期皮损活检常可反映出有诊断价值的特征[244]。应优先治疗基础疾病，控制血钙和血磷水平，停用诱发疾病的药物（如华法林、钙基磷酸盐结合剂，也可能是类固醇激素）。双膦酸盐、抗生素、通过药物或甲状旁腺切除术抑制甲状旁腺激素及外科清创术可有一定的疗效。硫代硫酸钠对尿毒症性、非尿毒症性钙化防御均有效[263]。硫代硫酸钠常采用静脉注射，腹膜腔和皮损内注射也有报道[264]。如前所述，补充维生素 K 和拮抗与血管钙化有关的成骨作用相关标志物的措施可能作为未来的治疗选择[258-260]。高压氧治疗可作为辅助治疗方法。

组织细胞吞噬性脂膜炎

临床概要　组织细胞吞噬性脂膜炎（CHP）少见，一般为惰性但有时可为致命性的脂膜炎，最初由 Winkelmann 等[265,266]于 20 世纪 80 年代早期报道。CHP 以皮损处皮下组织的噬血现象为组织学标志；在有些病例中，噬血现象也可见于骨髓、淋巴结、脾脏和（或）肝脏[148,267]。CHP 的皮下结节或斑块可为孤立的、群集的或泛发的，单个或成批皮损可在数周到数月内消退。皮损可呈肤色、红色、紫红色，或有色素沉着，可形成溃疡。最常累及四肢，但臀部、躯干（包括乳房）、肩、颈、面部和黏膜（口腔、肛门、阴道黏膜）均可受累。系统性噬血现象常提示预后不良，其症状和体征为发热和其他全身症状（精神不振、体重下降、盗汗、寒战、关节痛、肌痛），消化系统表现（恶心、呕吐、腹痛、肝脾大），神经系统表现（头痛、精神状态改变、癫痫、昏迷），呼吸系统表现（咳嗽、呼吸困难、胸痛），以及全血细胞减少。在有系统症状的病例中，噬血现象累及骨髓及其他内脏系统可导致患者死亡，主要是由于凝血因子耗竭所致的出血倾向。CHP 中具有吞噬功能的巨噬细胞可破坏几乎所有骨髓组织。部分患者病程进展较快，在 1～2 年内死亡。另一部分患者病情时轻时重，最终在数年后死亡。相比之下，惰性病程的 CHP 病例则很少或无系统症状，这一类患者病情时轻时重，但对治疗反应较好，最终存活[268]。大部分报道的病例为成人，然而儿童病例也越来越多受到重视。有一例 H1N1 疫苗注射后的儿童病例被报道[269]。

组织病理　CHP 是以小叶为主或混合性的脂膜炎，真皮和皮下脂肪层可见巨噬细胞聚集，背景为不同比例的中性粒细胞、嗜酸性粒细胞和浆细胞构成的混合性炎性浸润，可见出血和坏死（图 20-23A）。嗜酸性坏死可以广泛或缺如。巨噬细胞核的形态、大小在良性炎症性病变范围内。部分巨噬细胞胞质中可见红细胞和（或）白细胞（有时也有血小板）的碎片，被称为"豆袋（bean bag）"组织细胞（图 20-23B）[265]。豆袋细胞主要见于脂肪小叶间隔和水肿的间质中，不形成离散的肉芽肿，而是聚集形成合胞体样外观。在有些病例中，中等大小血管的管壁中可见淋巴细胞浸润。随时间推移，炎性浸润的细胞组成保持稳定或发展为以组织细胞或淋巴细胞为主的浸润模式[148]。有时可见异型淋巴细胞形成的花环结构图（20-23C）[270]。真皮血管周围和附属器周围有时可见组织细胞[267]。有吞噬功能的巨噬细胞可见于骨髓、肝、脾、淋巴结、心包、肺、胃肠道和肠系膜。

鉴别诊断　豆袋细胞首先应考虑 CHP 和皮下脂膜炎样 T 细胞淋巴瘤或 γ/δ T 细胞淋巴瘤，无豆袋细胞或 T 细胞异型性则很难与其他小叶性脂膜炎晚期区分开来。此外，良性吞噬性组织细胞（豆袋细胞）也可见于 α1-抗胰蛋白酶缺陷相关性脂膜炎、囊肿破裂、感染，尽管是作为次要特征。豆袋细胞形似 Rosai-Dorfman 病（伴巨大淋巴结病的窦组织细胞增多症，sinus histiocytosis with massivelymphadenopathy）的伸入运动（emperipolesis）。在伸入运动中，组织细胞胞质内是完整的被吞噬的细胞，而不是细胞碎片或核碎片。噬血细胞综合征（噬血细胞性淋巴组织细胞增生症）包括原发性和继发性（如病毒相关性、自身免疫相关性，包括巨噬细胞活化综合征）的一系列临床病症，一般无脂膜炎表现。然而，有文献报道了一例原发性/家族性噬血细胞性淋巴组织细胞增生症（primary/familial hemophagocytic lymphohistiocytosis，FHL）的患儿，由穿孔素基因突变（FHL 多种基因突变之一）所致，发生致命性 CHP[271]。

发病机制　基于 CHP 和 T 细胞淋巴瘤的皮下亚型均有噬血现象，主流观点认为，CHP 是由于反应性的或肿瘤性 T 细胞异常分泌细胞因子，刺激巨噬细胞参与噬血现象形成[272]。与 CHP 相关的原发性皮肤淋巴瘤亚型（某些病例可能由 CHP 发展而来，或与其无法区分）包括 γ/δ T 细胞淋巴瘤、皮下脂膜炎样 T 细胞淋巴瘤[273]和鼻外

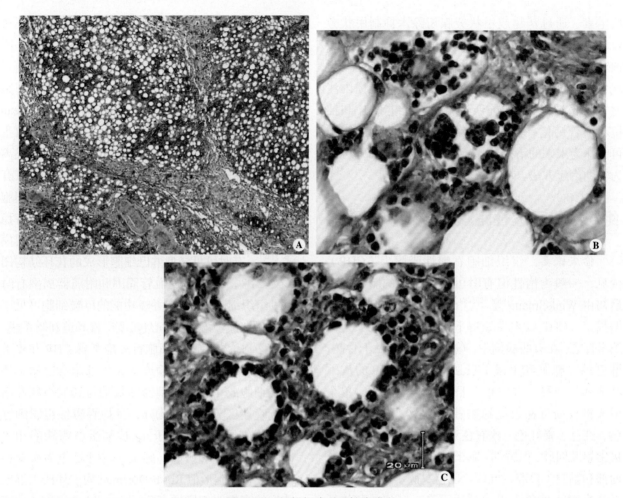

图 20-23 组织细胞吞噬性脂膜炎

A. 脂肪小叶组织细胞、淋巴细胞浸润；B. 具有吞噬功能的巨噬细胞吞噬淋巴细胞和红细胞，形成豆袋组织细胞；C. 异型淋巴细胞环绕脂肪细胞周围呈特征性的环形或玫瑰花形（花环状），提示脂膜炎样 T 细胞淋巴瘤可能

NK/T 细胞淋巴瘤[274]。前文提及的合并有 FHL 和 CHP 的儿童死亡病例，检测到穿孔素基因突变，如对其他 CHP 病例行基因检测，可能发现更多 CHP 病例携带 FHL 相关基因突变[271]。

治疗原则　如排除了 T 细胞淋巴瘤（随时间推移仍需继续排除），治疗诱发 CHP 的基础疾病是最重要的。但仅仅如此，可能还不足以阻断系统性噬血现象的进展。CHP 的系统性免疫抑制和免疫调节药物包括泼尼松、环孢素、硫唑嘌呤、化疗药物和 IL-1 受体拮抗剂阿那白滞素（anakinra）[148]。儿童患者尤其提倡使用环孢素[275]。环孢素治疗失败的患者使用他克莫司可能有效[276]。

嗜酸性脂膜炎

　　嗜酸性脂膜炎是一种组织学反应模式，而非特定的临床疾病或临床病理实体[277,278]。此名称在 1985 年最先被提出，用以描述一例与嗜酸性蜂窝织炎（Wells 综合征）有重叠特征的病例[279]。由于缺乏特征性临床表现，也无明确的组织学标准，因此，已报道的嗜酸性脂膜炎病例见于各种不同的互不相关的局限性或系统性疾病也就不足为奇了。这些疾病包括结节性红斑、白细胞破碎性血管炎、节肢动物叮咬、对自行注射物质的反应[183]、药物（阿扑吗啡）[280]、寄生虫感染引起的皮下组织超敏反应［含颚口线虫病（游走性结节性嗜酸性脂膜炎，nodular migratory eosinophilic panniculitis）][281]、复发性腮腺炎[282]，以及 HIV 感染[283]。因此，嗜酸性脂膜炎无特征性临床表现。组织学上，可见嗜酸性海绵水肿和（或）真皮嗜酸性粒细胞增多，伴或不伴火焰征。嗜酸性脂膜炎通常为小叶性炎症，但抗癌疫苗局部注射反应（尤其是神经节苷脂治疗黑色素瘤、癌胚抗原和 MUC1 抗癌疫苗治疗胰腺炎）可能以间隔性脂膜炎为主，伴大量嗜酸性粒细胞浸润[181]。

嗜中性脂膜炎

与嗜酸性脂膜炎一样，嗜中性脂膜炎也是一种组织学反应模式，而非特定的临床疾病或临床病理实体[284]。此名称最初在 1997 年提出，在已有多例类似临床情况的病例报道后，将一例与骨髓发育不良相关的病例归为此类[285,286]。需排除感染、非医源性因素导致的急性人为性脂膜炎，以及早期胰腺炎性脂膜炎和 α_1- 抗胰蛋白酶缺陷相关性脂膜炎。若核尘明显，还需考虑皮下 Sweet 综合征[284] 或取材无法明确诊断的血管炎。嗜中性脂膜炎发生于接受 BRAF 抑制剂维罗非尼治疗转移性黑素瘤的患者也有报道[287,288]。与嗜中性脂膜炎发生有关的其他药物有粒细胞集落刺激因子（granulocyte colony-stimulating factor，GCSF）、非格司亭和培非格司亭（文献中大多数病例被归为皮下 Sweet 综合征[289]）、IL-2[181]、全反式维 A 酸治疗白血病[290]，以及阿扎胞苷治疗骨髓发育不良[291]。克罗恩病相关的嗜中性脂膜炎可见肉芽肿形成[62]。

药物诱导性脂膜炎

药物诱导的反应可模拟炎症性皮肤病几乎所有已知的炎症模式，包括脂膜炎。此外，同一药物在不同机体内可诱导不同的炎症反应，不同药物也可引起相似的无特异性的组织学反应。在有些病例中，这种组织学反应的差异与皮损持续的时间相关。例如，粒细胞集落刺激因子（GCSF）或 IL-2 引起的反应多为中性粒细胞性小叶性脂膜炎，但持久性反应则表现为淋巴组织细胞性小叶性脂膜炎[292]。前面章节已经提到，药物诱导的炎症反应在组织学上常表现为嗜酸性脂膜炎、嗜中性脂膜炎、外伤性或人为性脂膜炎、血管炎，以及在少数情况下与胰腺炎性脂膜炎或深部狼疮相似。

脂肪萎缩和脂肪营养不良

临床概要　脂肪萎缩和脂肪营养不良在文献中的描述各异，并不一致。有些学者根据具体临床情况，定义脂肪营养不良为脂肪重新分布，而脂肪萎缩为皮下脂肪减少[293]。另一些学者则认为病变局限时为脂肪萎缩，有更广泛或弥漫性皮下脂肪减少时为脂肪营养不良[294]。从病理学角度，皮肤病理学专家将脂肪萎缩定义为炎症性过程导致的皮下脂肪减少，而脂肪营养不良的脂肪减少无炎症表现[178]。然而，如前所述，疾病的病理过程并不总与疾病名称匹配，上述两类疾病中均有炎症性（脂膜炎性）和非炎症性（退化性）的例子归入。例如，一篇关于其中一种临床亚型获得性全身性脂肪营养不良的综述中，对炎症性和非炎症性病例均有报道[295]。另外，脂肪萎缩与脂肪营养不良的皮损具有相似的临床特点，组织学上二者均有皮下脂肪组织减少。最终，这两个名称会时不时交替使用，总存在混乱[296]。或许这就反映了我们无法确定早前是否存在炎症，多数病例缺乏组织学依据，目前的分类体系对这一类少见疾病存在固有的局限性。

脂肪萎缩一般为获得性疾病，病变常局限。脂肪萎缩可以分为原发性与继发性，继发性脂肪萎缩可由不同诱因导致，包括钝伤、紧身衣物、药物注射、感染、恶性肿瘤及原有的脂膜炎。病变部位包括上肢、大腿、小腿腓部、足与踝部、臀部及腹部等（图 20-24A）[297]。皮损可呈环形或半环形[298]；儿童的关节部位脂肪萎缩性脂膜炎是一种特点尤为分明的临床病理类型，皮损形态常为环形，前文已单独描述[149]。广泛的脂肪萎缩很少见，最近有一例下肢弥漫性特发性脂肪萎缩的病例报道[299]。

脂肪营养不良可以是遗传性（先天性），也可以是获得性，范围局限或泛发。在高效抗逆转录病毒治疗（highly active antiretroviral therapy，HAART）广泛应用的国家，HAART 相关性脂肪营养不良可能是脂肪营养不良众多类型中最常见且具有特征性的类型。HAART 相关性脂肪营养不良的特点表现为脂肪重新分布，面部、四肢皮下脂肪减少，向心性脂肪分布增加，可出现双下巴、"水牛背"及内脏脂肪增加。目前，文献报道的局限性和泛发性遗传性脂肪营养不良的类型超过 12 例[296]。最近报道的一种遗传性脂肪营养不良亚型发生于 CANDLE 综合征（慢性非典型性中性粒细胞性皮病伴脂肪营养不良和发热）患者，其特点是表现为复发性环状斑块，面部和躯体脂肪营养不良[300]。获得性局限性脂肪营养不良和获得性泛发性脂肪营养不良（Lawrence 综合征）都可能与自身免疫性疾病或者其他疾病相关[295]。多数脂肪营养不良综合征患者易发生代谢性并发症（可见于肥胖症），包括胰岛素抵抗、肝脂肪变性、糖尿病和血脂异常等[301]。

组织病理　脂肪萎缩与脂肪营养不良的组织学表现可以一起描述，但依据疾病阶段的不同，以及脂膜炎是否存在，其表现不同。早期炎症性皮损常表现为非特异性的小叶性淋巴组织细胞性脂膜炎。发育完全的非炎症性皮损常可见特征性的脂肪小叶皱缩，整个脂肪小叶从周围的胶原纤维

间隔中缩回（图 20-24A）。受累的每个脂肪小叶内，各个脂肪细胞皱缩，与相邻的细胞分离，剩余的毛细血管相对比较突出明显，形似胚胎脂肪组织（因此称为胚胎逆转 reversal of embryogenesis）（图 20-24B）。在局部类固醇激素注射相关的局限性脂肪萎缩中，增生的血管可使脂肪小叶呈血管瘤样外观[178]。脂肪细胞皱缩后形成的间隙被轻度嗜伊红性或黏液性基质所取代。在炎症性的脂肪萎缩中，上述变化可被以小叶为主或间隔 / 小叶混合性的炎性浸润所掩盖，浸润细胞包括淋巴细胞、浆细胞和组织细胞，通常还可见噬脂细胞、嗜酸性坏死和轻度间隔纤维化。脂肪营养不良末期皮下脂肪完全丧失，真皮层直接与筋膜相邻，无炎症表现。

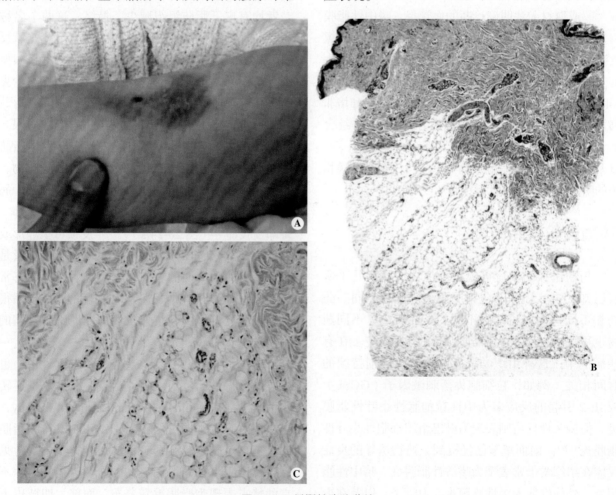

图 20-24　局限性脂肪萎缩

A. 大腿局限性凹陷；B. 脂肪小叶皱缩、分离；C. 脂肪细胞皱缩、分离，可见黏蛋白沉积和明显的毛细血管

发病机制　正常量的脂肪组织是维持最佳的脂质和能量代谢的关键，而肥胖症和脂肪营养不良患者均易患代谢性并发症，如糖尿病、肝脂肪

变性及血脂异常等。在脂肪营养不良中，脂肪减少范围与胰岛素抵抗和血脂异常的严重程度呈正相关[301]。成年女性的脂肪组织受复杂的激素调

节。脂肪细胞表面的胰岛素受体抑制脂质分解，刺激脂质合成，这有助于促进脂肪沉积，而刺激在脂肪细胞膜上的 β 肾上腺素能受体可增加脂质分解。胰高血糖素也能促进脂质分解。尽管皮下组织的脂肪细胞自身无直接神经支配，脂肪层小血管的神经支配可产生去甲肾上腺素性刺激，导致脂质分解。有学者指出，脂质分解加速和脂质沉积障碍与脂肪营养不良、脂肪营养不良并发血脂异常有关[301]。在多种遗传性脂肪营养不良中，已发现多种突变，它们大多与脂质合成、脂肪细胞分化、脂肪细胞死亡及脂质代谢相关[296]。例如，CIDEC，一种抑制脂解作用的蛋白，被报道与家族性部分性脂肪营养不良有关[302]。在 HAART 相关性脂肪营养不良中，脂肪丢失是 ART 直接作用所致，脂肪再分配和脂肪增加归因于抗 HIV 感染治疗[293]。内质网应激（可诱导细胞凋亡）、自噬障碍也与脂肪萎缩和脂肪营养不良的发生有关[303]。

处理原则 目前大部分脂肪萎缩与脂肪营养不良尚无有效治疗措施。局限性脂肪萎缩可自然缓解；因此，不确定口服或外用皮质类固醇激素是否有效。自体脂肪移植和注射填充材料（如聚左旋乳酸）对局限性脂肪萎缩和 HAART 相关性脂肪萎缩有效[304]。瘦素是脂肪细胞合成分泌的细胞因子样激素，严重的脂肪营养不良综合征存在瘦素缺陷；重组瘦素治疗是可行的。

脂肪水肿

临床概要 脂肪水肿不被皮肤科和病理科医生所重视，更多见于外科医生和放射科医生的文献报道，本病首先由 Allen 和 Hines 在 1940 年所报道[305,306]。脂肪水肿的特征是皮下脂肪层突然增厚，最初表现为踝关节上方小腿的质软、非凹陷性、非均匀性水肿环，有时发展为累及成年女性大腿、臀部和髋部的无痛性、双侧对称性皮损[307]。不累及足部。受累下肢的外观常被比作埃及石柱、米其林轮胎、潘达龙裤或火炉烟囱等[305,308]。脂肪水肿可伴有继发性淋巴水肿（脂肪淋巴水肿，lipolymphedema），但与原发性淋巴水肿不同。与淋巴水肿一样，脂肪水肿常隐匿性渐进性起病。但与淋巴水肿不同，脂肪水肿不会因卧床休息而

减轻。脂肪水肿主要通过结合临床进行诊断，患者易被误诊为淋巴水肿。有学者报道了一例多发性脂肪瘤相关的脂肪水肿[309]。另一种脂肪水肿的亚型表现为女性头皮局限性增厚伴脱发，皮损呈生面团样质感，伴局部头痛和灼热感[310]，病变部位皮下脂肪层是正常的 2 ～ 3 倍[311]。

组织病理 脂肪水肿的脂肪大体外观并不起眼，无淋巴水肿典型的纤维化和淋巴引流。显微镜下，脂肪水肿的特征为脂肪细胞间隙增宽，无血管扩张或明显的淋巴管扩张，阿新蓝染色或胶体铁染色未见黏蛋白增加。尽管有组织增厚，事实上皮下脂肪层在显微镜下可能看起来正常[307]。在有些病例中，突出的皮损部位的外伤可形成深凹陷，在组织学上对应为该区域的纤维组织松散，无脂肪细胞，巨噬细胞中可见少量含铁血黄素沉积。脂肪水肿有时可见肥大细胞稍增多。脂肪细胞核无异型性。

类似的是，脂肪水肿性脱发（lipedematous alopecia）的皮下组织明显增厚，可见皮下水肿和淋巴管扩张，伴不等量的单个核细胞浸润和留存的弹性纤维[310]。脂肪的小叶 - 间隔结构可因间隔消失而被破坏[312]。有时血管周围和附属器周围可见少量淋巴细胞和嗜酸性粒细胞浸润[311]。其上方表皮可能出现角化过度。也有文献描述了弥漫性毛囊缺失，代之以纤维束[312]。而另外一些病例毛囊密度正常，但临床上出现脱发时毛囊密度下降。

鉴别诊断 脂肪水肿很少进行组织活检，结合临床一般足以诊断本病。局限性脂肪水肿的组织学需与脂肪瘤相鉴别，有两病并发的病例报道[309]。脂肪水肿不同于脂肪瘤，无结缔组织包裹。有水肿或黏蛋白沉积时，需考虑淋巴水肿、成人硬肿病或硬化性黏液性水肿。阿新蓝染色脂肪水肿无黏蛋白增加，可以与硬肿病、硬化性黏液水肿及黏液样脂肪瘤区分。

发病机制 脂肪水肿被认为是脂肪营养不良中的一种。有学者在脂肪水肿中发现淋巴管的微血管瘤，但其意义尚不明确[313]。脂肪水肿与脂肪团不同，后者常表现为女性大腿和臀部皮肤弥漫性橘皮样、鹅卵石样改变。脂肪团的细胞学基础为脂肪细胞从皮下层扩展到真皮网状层，而非脂肪小叶水肿。男性真皮网状层和皮下交界区域的胶原纤维比女性的更密集，导致女性相对更易发

生脂肪团[314]。迄今为止，头皮脂肪水肿的报道几乎仅见于埃及和非洲裔美国女性，头皮压迫可能与其发病有关，因为所有埃及的患者都包头巾[310]。

治疗原则　脂肪水肿的保守治疗措施侧重于淋巴按摩治疗和加压治疗[315]。负压抽脂术应用于本病也有报道[316]。

（段　铱　曹育春　译，黄长征　校，姜祎群　审）

参考文献

1. Ackerman AB. *Histologic diagnosis of inflammatory skin diseases*, 1st ed. New York City, NY: Lea & Febriger, 1978.
2. Requena L, Yus ES. Panniculitis, part I: mostly septal panniculitis. *J Am Acad Dermatol* 2001;45(2):163–183; quiz 184–186.
3. McKee PH, Calonje E, Brenn T, et al. *McKee's pathology of the skin: with clinical correlations*, 4th ed. Edinburgh, Scotland: Elsevier Saunders, 2012.
4. Borroni G, Giorgini C, Tomasini C, et al. How to make a specific diagnosis of panniculitis on clinical grounds alone: an integrated pathway of general criteria and specific findings. *G Ital Dermatol Venereol* 2013;148(4):325–333.
5. Segura S, Requena L. Anatomy and histology of normal subcutaneous fat, necrosis of adipocytes, and classification of the panniculitides. *Dermatol Clin* 2008;26(4):419–424, v.
6. Muthusamy K, Halbert G, Roberts F. Immunohistochemical staining for adipophilin, perilipin and TIP47. *J Clin Pathol* 2006;59(11):1166–1170.
7. Ostler DA, Prieto VG, Reed JA, et al. Adipophilin expression in sebaceous tumors and other cutaneous lesions with clear cell histology: an immunohistochemical study of 117 cases. *Mod Pathol* 2010;23(4):567–573.
8. Diaz Cascajo C, Borghi S, Weyers W. Panniculitis: definition of terms and diagnostic strategy. *Am J Dermatopathol* 2000;22(6):530–549.
9. Diaz-Cascajo C, Borghi S. Subcutaneous pseudomembranous fat necrosis: new observations. *J Cutan Pathol* 2002;29(1):5–10.
10. Huang TM, Lee JY. Lipodermatosclerosis: a clinicopathologic study of 17 cases and differential diagnosis from erythema nodosum. *J Cutan Pathol* 2009;36(4):453–460.
11. Chen KR. Histopathology of cutaneous vasculitis. In: Amezcua-Guerra LM, ed. *Advances in the diagnosis and treatment of vasculitis*. Rijeka, Croatia: InTech, 2011:19–56.
12. Morgan AJ, Schwartz RA. Cutaneous polyarteritis nodosa: a comprehensive review. *Int J Dermatol* 2010;49(7):750–756.
13. Lightfoot RW Jr, Michel BA, Bloch DA, et al. The American College of Rheumatology 1990 criteria for the classification of polyarteritis nodosa. *Arthritis Rheum* 1990;33(8):1088–1093.
14. Culver B, Itkin A, Pischel K. Case report and review of minocycline-induced cutaneous polyarteritis nodosa. *Arthritis Rheum* 2005;53(3):468–470.
15. Jennette JC, Falk RJ, Bacon PA, et al. 2012 revised International Chapel Hill consensus conference nomenclature of vasculitides. *Arthritis Rheum* 2013;65(1):1–11.
16. Lee JS, Kossard S, McGrath MA. Lymphocytic thrombophilic arteritis: a newly described medium-sized vessel arteritis of the skin. *Arch Dermatol* 2008;144(9):1175–1182.
17. Saleh Z, Mutasim DF. Macular lymphocytic arteritis: a unique benign cutaneous arteritis, mediated by lymphocytes and appearing as macules. *J Cutan Pathol* 2009;36(12):1269–1274.
18. Kossard S, Lee JS, McGrath MA. Macular lymphocytic arteritis. *J Cutan Pathol* 2010;37(10):1114–1115.
19. Al-Daraji W, Gregory AN, Carlson JA. "Macular arteritis": a latent form of cutaneous polyarteritis nodosa? *Am J Dermatopathol* 2008;30(2):145–149.
20. Llamas-Velasco M, Garcia-Martin P, Sanchez-Perez J, et al. Macular lymphocytic arteritis: first clinical presentation with ulcers. *J Cutan Pathol* 2013;40(4):424–427.
21. Macarenco RS, Galan A, Simoni PM, et al. Cutaneous lymphocytic thrombophilic (macular) arteritis: a distinct entity or an indolent (reparative) stage of cutaneous polyarteritis nodosa? Report of 2 cases of cutaneous arteritis and review of the literature. *Am J Dermatopathol* 2013;35(2):213–219.
22. Samlaska CP, James WD. Superficial thrombophlebitis, I: primary hypercoagulable states. *J Am Acad Dermatol* 1990;22(6, Pt 1):975–989.
23. Samlaska CP, James WD. Superficial thrombophlebitis, II: secondary hypercoagulable states. *J Am Acad Dermatol* 1990;23(1):1–18.
24. Samlaska CP, James WD, Simel DL. Superficial migratory thrombophlebitis and factor XII deficiency. *J Am Acad Dermatol* 1990;22(5, Pt 2):939–943.
25. Alcaraz I, Revelles JM, Camacho D, et al. Superficial thrombophlebitis: a new clinical manifestation of the immune reconstitution inflammatory syndrome in a patient with HIV infection. *Am J Dermatopathol* 2010;32(8):846–849.
26. Salemis NS, Merkouris S, Kimpouri K. Mondor's disease of the breast: a retrospective review. *Breast Dis* 2011;33(3):103–107.
27. Di Nisio M, Wichers IM, Middeldorp S. Treatment for superficial thrombophlebitis of the leg. *Cochrane Database Syst Rev* 2013;4:CD004982.
28. Lee JT, Kalani MA. Treating superficial venous thrombophlebitis. *J Natl Compr Cancer Netw* 2008;6(8):760–765.
29. Mana J, Gomez-Vaquero C, Salazar A, et al. Periarticular ankle sarcoidosis: a variant of Lofgren's syndrome. *J Rheumatol* 1996;23(5):874–877.
30. Lazaridou E, Apalla Z, Patsatsi A, et al. Erythema nodosum migrans in a male patient with hepatitis B infection. *Clin Exp Dermatol* 2009;34(4):497–499.
31. Reizis Z, Trattner A, Hodak E, et al. Acne fulminans with hepatosplenomegaly and erythema nodosum migrans. *J Am Acad Dermatol* 1991;24(5, Pt 2):886–888.
32. Sanchez Yus E, Sanz Vico MD, de Diego V. Miescher's radial granuloma: a characteristic marker of erythema nodosum. *Am J Dermatopathol* 1989;11(5):434–442.
33. Thurber S, Kohler S. Histopathologic spectrum of erythema nodosum. *J Cutan Pathol* 2006;33(1):18–26.
34. LeBoit PE. From Sweet to Miescher and back again. *Am J Dermatopathol* 2006;28(4):381–383.
35. White WL, Wieselthier JS, Hitchcock MG. Panniculitis: recent developments and observations. *Semin Cutan Med Surg* 1996;15(4):278–299.
36. Schneider JW, Jordaan HF. The histopathologic spectrum of erythema induratum of Bazin. *Am J Dermatopathol* 1997;19(4):323–333.
37. Naylor E, Hu S, Robinson-Bostom L. Nephrogenic systemic fibrosis with septal panniculitis mimicking erythema nodosum. *J Am Acad Dermatol* 2008;58(1):149–150.
38. Chan MP, Duncan LM, Nazarian RM. Subcutaneous Sweet syndrome in the setting of myeloid disorders: a case series and review of the literature. *J Am Acad Dermatol*

2013;68(6):1006–1015.

39. Gilchrist H, Patterson JW. Erythema nodosum and erythema induratum (nodular vasculitis): diagnosis and management. *Dermatol Ther* 2010;23(4):320–327.

40. Resnik KS. The findings do not conform precisely: fibrosing sarcoidal expressions of panniculitis as example. *Am J Dermatopathol* 2004;26(2):156–161.

41. Resnik KS. Subcutaneous sarcoidosis histopathologically manifested as fibrosing granulomatous panniculitis. *J Am Acad Dermatol* 2006;55(5):918–919.

42. Kaufman LD, Izquierdo Martinez M, Serrano JM, et al. 12-Year followup study of epidemic Spanish toxic oil syndrome. *J Rheumatol* 1995;22(2):282–288.

43. Cribier B, Grosshans E. Bazin's erythema induratum: obsolete concept and terminology [in French]. *Ann Dermatol Venereol* 1990;117(12):937–943.

44. Sharon V, Goodarzi H, Chambers CJ, et al. Erythema induratum of Bazin. *Dermatol Online J* 2010;16(4):1.

45. Mascaro JM Jr, Baselga E. Erythema induratum of bazin. *Dermatol Clin* 2008;26(4):439–445, v.

46. Whitfield A. On the nature of the disease known as erythema induratum scrofulosorum. *Br J Dermatol* 1901;13: 386–387.

47. Montgomery H, O'Leary PA, Barker NW. Nodular vascular diseases of the legs: erythema induratum and allied conditions. *JAMA* 1945;128:335–341.

48. Segura S, Pujol RM, Trindade F, et al. Vasculitis in erythema induratum of Bazin: a histopathologic study of 101 biopsy specimens from 86 patients. *J Am Acad Dermatol* 2008;59(5):839–851.

49. Halpern AV, Heymann WR. Bacterial diseases. In: Bolognia JL, Jorizzo JL, Rapini RP, eds. *Dermatology*, 2nd ed. St Louis, MO: Mosby Elsevier, 2008:1118.

50. James WD, Berger TG, Elston DM. *Andrews' diseases of the skin: clinical dermatology*, 10th ed. Philadelphia, PA: Saunders Elsevier, 2006.

51. Lever WF. *Histopathology of the skin*, 1st ed. Philadephia, PA: JB Lippincott, 1949.

52. Black MM. Panniculitis. *J Cutan Pathol* 1985;12(3–4):366–380.

53. Carlson JA, Chen KR. Cutaneous vasculitis update: neutrophilic muscular vessel and eosinophilic, granulomatous, and lymphocytic vasculitis syndromes. *Am J Dermatopathol* 2007;29(1):32–43.

54. Schneider JW, Jordaan HF, Geiger DH, et al. Erythema induratum of Bazin: a clinicopathological study of 20 cases and detection of Mycobacterium tuberculosis DNA in skin lesions by polymerase chain reaction. *Am J Dermatopathol* 1995;17(4):350–356.

55. Chen YH, Yan JJ, Chao SC, et al. Erythema induratum: a clinicopathologic and polymerase chain reaction study. *J Formos Med Assoc* 2001;100(4):244–249.

56. Baselga E, Margall N, Barnadas MA, et al. Detection of *Mycobacterium tuberculosis* DNA in lobular granulomatous panniculitis (erythema induratum-nodular vasculitis). *Arch Dermatol* 1997;133(4):457–462.

57. Bayer-Garner IB, Cox MD, Scott MA, et al. Mycobacteria other than *Mycobacterium tuberculosis* are not present in erythema induratum/nodular vasculitis: a case series and literature review of the clinical and histologic findings. *J Cutan Pathol* 2005;32(3):220–226.

58. Wang TC, Tzen CY, Su HY. Erythema induratum associated with tuberculous lymphadenitis: analysis of a case using polymerase chain reactions with different primer pairs to differentiate bacille Calmette-Guerin (BCG) from virulent strains of Mycobacterium tuberculosis complex. *J Dermatol* 2000;27(11):717–723.

59. Pozdnyakova O, Garg A, Mahalingam M. Nodular vasculitis— a novel cutaneous manifestation of autoimmune colitis. *J Cutan Pathol* 2008;35(3):315–319.

60. Yosipovitch G, Hodak E, Feinmesser M, et al. Acute Crohn's colitis with lobular panniculitis—metastatic Crohn's? *J Eur Acad Dermatol Venereol* 2000;14(5):405–406.

61. Crowson AN, Nuovo GJ, Mihm MC Jr, et al. Cutaneous manifestations of Crohn's disease, its spectrum, and its pathogenesis: intracellular consensus bacterial 16S rRNA is associated with the gastrointestinal but not the cutaneous manifestations of Crohn's disease. *Hum Pathol* 2003;34(11):1185–1192.

62. Ogawa Y, Aoki R, Harada K, et al. Neutrophilic panniculitis with non-caseating granulomas in a Crohn's disease patient. *Eur J Dermatol* 2012;22(3):404–405.

63. Misago N, Narisawa Y. Erythema induratum (nodular vasculitis) associated with Crohn's disease: a rare type of metastatic Crohn's disease. *Am J Dermatopathol* 2012;34(3):325–329.

64. Jennette JC. L17: what can we expect from the revised Chapel Hill consensus conference nomenclature of vasculitis? *Presse Med* 2013;42(4, Pt 2):550–555.

65. Demirkesen C, Tuzuner N, Mat C, et al. Clinicopathologic evaluation of nodular cutaneous lesions of Behcet syndrome. *Am J Clin Pathol* 2001;116(3):341–346.

66. Kim B, LeBoit PE. Histopathologic features of erythema nodosum—like lesions in Behcet disease: a comparison with erythema nodosum focusing on the role of vasculitis. *Am J Dermatopathol* 2000;22(5):379–390.

67. Babacan T, Onat AM, Pehlivan Y, et al. A case of the Behcet's disease diagnosed by the panniculits after mesotherapy. *Rheumatol Int* 2010;30(12):1657–1659.

68. Azuma N, Natsuaki M, Yamanishi K, et al. Cutaneous necrotizing vasculitis in a patient with Behcet's disease; mimicking polyarteritis nodosa [in Japanese]. *Nihon Rinsho Meneki Gakkai Kaishi* 2010;33(3):149–153.

69. Demirkesen C, Tuzuner N, Senocak M, et al. Comparative study of adhesion molecule expression in nodular lesions of Behcet syndrome and other forms of panniculitis. *Am J Clin Pathol* 2008;130(1):28–33.

70. Horie Y, Meguro A, Kitaichi N, et al. Replication of a microsatellite genome-wide association study of Behcet's disease in a Korean population. *Rheumatology* 2012;51(6):983–986.

71. Lee YH, Choi SJ, Ji JD, et al. Genome-wide pathway analysis of a genome-wide association study on psoriasis and Behcet's disease. *Mol Biol Rep* 2012;39(5):5953–5959.

72. Dalvi SR, Yildirim R, Yazici Y. Behcet's syndrome. *Drugs* 2012;72(17):2223–2241.

73. Jorizzo JL, White WL, Zanolli MD, et al. Sclerosing panniculitis: a clinicopathologic assessment. *Arch Dermatol* 1991;127(4):554–558.

74. Rowe L, Cantwell A Jr. Hypodermitis sclerodermiformis: successful treatment with ultrasound. *Arch Dermatol* 1982;118(5): 312–314.

75. Bruce AJ, Bennett DD, Lohse CM, et al. Lipodermatosclerosis: review of cases evaluated at Mayo Clinic. *J Am Acad Dermatol* 2002;46(2):187–192.

76. Miteva M, Romanelli P, Kirsner RS. Lipodermatosclerosis. *Dermatol Ther* 2010;23(4):375–388.

77. Eklof B, Rutherford RB, Bergan JJ, et al. Revision of the CEAP classification for chronic venous disorders: consensus statement. *J Vasc Surg* 2004;40(6):1248–1252.

78. Kirsner RS, Pardes JB, Eaglstein WH, et al. The clinical spectrum of lipodermatosclerosis. *J Am Acad Dermatol* 1993;28(4):623–627.

79. Bowen AR, Gotting C, LeBoit PE, et al. Pseudoxanthoma elasticum-like fibers in the inflamed skin of patients without pseudoxanthoma elasticum. *J Cutan Pathol* 2007;34(10):777–781.

80. Walsh SN, Santa Cruz DJ. Lipodermatosclerosis: a clinicopathological study of 25 cases. *J Am Acad Dermatol* 2010;62(6):1005–1012.

81. Leu AJ, Leu HJ, Franzeck UK, et al. Microvascular changes in chronic venous insufficiency—a review. *Cardiovasc Surg* 1995;3(3):237–245.

82. Caggiati A, Rosi C, Franceschini M, et al. The nature of skin pigmentations in chronic venous insufficiency: a preliminary report. *Eur J Vasc Endovasc Surg* 2008;35(1):111–118.

83. Snow JL, Su WP. Lipomembranous (membranocystic) fat necrosis: clinicopathologic correlation of 38 cases. *Am J Dermatopathol* 1996;18(2):151–155.

84. Nikko AP, Dunningan M, Cockerell CJ. Calciphylaxis with histologic changes of pseudoxanthoma elasticum. *Am J Dermatopathol* 1996;18(4):396–399.

85. Fernandez KH, Liu V, Swick BL. Nonuremic calciphylaxis associated with histologic changes of pseudoxanthoma elasticum. *Am J Dermatopathol* 2013;35(1):106–108.

86. Lewis KG, Lester BW, Pan TD, et al. Nephrogenic fibrosing dermopathy and calciphylaxis with pseudoxanthoma elasticum-like changes. *J Cutan Pathol* 2006;33(10):695–700.

87. Delgado-Jimenez Y, Fraga J, Garcia-Diez A. Infective panniculitis. *Dermatol Clin* 2008;26(4):471–480, vi.

88. Requena L, Sitthinamsuwan P, Santonja C, et al. Cutaneous and mucosal mucormycosis mimicking pancreatic panniculitis and gouty panniculitis. *J Am Acad Dermatol* 2012;66(6):975–984.

89. Patterson JW, Brown PC, Broecker AH. Infection-induced panniculitis. *J Cutan Pathol* 1989;16(4):183–193.

90. Colmenero I, Alonso-Sanz M, Casco F, et al. Cutaneous aspergillosis mimicking pancreatic and gouty panniculitis. *J Am Acad Dermatol* 2012;67(4):789–791.

91. Ballestero-Diez M, Alvarez-Ruiz SB, Aragues Montanes M, et al. Septal panniculitis associated with cytomegalovirus infection. *Histopathology* 2005;46(6):720–722.

92. Alvarez-Ruiz SB, Delgado-Jimenez Y, Aragues M, et al. Subcutaneous lepromas as leprosy-type presentation. *J Eur Acad Dermatol Venereol* 2006;20(3):344–345.

93. Kutzner H, Argenyi ZB, Requena L, et al. A new application of BCG antibody for rapid screening of various tissue microorganisms. *J Am Acad Dermatol* 1998;38(1):56–60.

94. Byrd J, Mehregan DR, Mehregan DA. Utility of anti-bacillus Calmette-Guerin antibodies as a screen for organisms in sporotrichoid infections. *J Am Acad Dermatol* 2001;44(2):261–264.

95. McCalmont TH. Caveat emptor. *J Cutan Pathol* 2012;39(5):479–480.

96. Karram S, Loya A, Hamam H, et al. Transepidermal elimination in cutaneous leishmaniasis: a multiregional study. *J Cutan Pathol* 2012;39(4):406–412.

97. Morrison LK, Rapini R, Willison CB, et al. Infection and panniculitis. *Dermatol Ther* 2010;23(4):328–340.

98. Szymanski FJ, Bluefarb SM. Nodular fat necrosis and pancreatic diseases. *Arch Dermatol* 1961;83:224–229.

99. Beltraminelli HS, Buechner SA, Hausermann P. Pancreatic panniculitis in a patient with an acinar cell cystadenocarcinoma of the pancreas. *Dermatology* 2004;208(3):265–267.

100. Schmid M. The syndrome of metastasizing, exocrine pancreas adenoma with secretory activity [in German]. *Z Klin Med* 1957;154(5):439–455.

101. Jang SH, Choi SY, Min JH, et al. A case of acinar cell carcinoma of pancreas, manifested by subcutaneous nodule as initial clinical symptom [in Korean]. *Korean J Gastroenterol* 2010;55(2):139–143.

102. Garcia-Romero D, Vanaclocha F. Pancreatic panniculitis. *Dermatol Clin* 2008;26(4):465–470, vi.

103. Lopez A, Garcia-Estan J, Marras C, et al. Pancreatitis associated with pleural-mediastinal pseudocyst, panniculitis and polyarthritis. *Clin Rheumatol* 1998;17(4):335–339.

104. Cabie A, Franck N, Gaudric M, et al. Recurrent nodular panniculitis associated with pancreas divisum [in French]. *Ann Dermatol Venereol* 1993;120(4):299–301.

105. Outtas O, Barthet M, De Troyer J, et al. Pancreatic panniculitis with intraductal carcinoid tumor of the pancreas divisum [in French]. *Ann Dermatol Venereol* 2004;131(5):466–469.

106. Detlefs RL. Drug-induced pancreatitis presenting as subcutaneous fat necrosis. *J Am Acad Dermatol* 1985;13(2, Pt 1):305–307.

107. Pfaundler N, Kessebohm K, Blum R, et al. Adding pancreatic panniculitis to the panel of skin lesions associated with triple therapy of chronic hepatitis C. *Liver Int* 2013;33(4):648–649.

108. Pike JL, Rice JC, Sanchez RL, et al. Pancreatic panniculitis associated with allograft pancreatitis and rejection in a simultaneous pancreas-kidney transplant recipient. *Am J Transplant* 2006;6(10):2502–2505.

109. Corazza M, Salmi R, Strumia R. Pancreatic panniculitis as a first sign of liver carcinoma. *Acta Derm Venereol* 2003;83(3):230–231.

110. Martinez-Escribano JA, Pedro F, Sabater V, et al. Acute exanthem and pancreatic panniculitis in a patient with primary HIV infection and haemophagocytic syndrome. *Br J Dermatol* 1996;134(4):804–807.

111. Cutlan RT, Wesche WA, Jenkins JJ III, et al. A fatal case of pancreatic panniculitis presenting in a young patient with systemic lupus. *J Cutan Pathol* 2000;27(9):466–471.

112. Kaufman HL, Harandi A, Watson MC, et al. Panniculitis after vaccination against CEA and MUC1 in a patient with pancreatic cancer. *Lancet Oncol* 2005;6(1):62–63.

113. Kirkland EB, Sachdev R, Kim J, et al. Early pancreatic panniculitis associated with HELLP syndrome and acute fatty liver of pregnancy. *J Cutan Pathol* 2011;38(10):814–817.

114. Borowicz J, Morrison M, Hogan D, et al. Subcutaneous fat necrosis/panniculitis and polyarthritis associated with acinar cell carcinoma of the pancreas: a rare presentation of pancreatitis, panniculitis and polyarthritis syndrome. *J Drugs Dermatol* 2010;9(9):1145–1150.

115. Cannon JR, Pitha JV, Everett MA. Subcutaneous fat necrosis in pancreatitis. *J Cutan Pathol* 1979;6(6):501–506.

116. Rongioletti F, Caputo V. Pancreatic panniculitis. *G Ital Dermatol Venereol* 2013;148(4):419–425.

117. Ball NJ, Adams SP, Marx LH, et al. Possible origin of pancreatic fat necrosis as a septal panniculitis. *J Am Acad Dermatol* 1996;34(2, Pt 2):362–364.

118. Ball NJ, Cowan BJ, Hashimoto SA. Lobular panniculitis at the site of subcutaneous interferon beta injections for the treatment of multiple sclerosis can histologically mimic pancreatic panniculitis: a study of 12 cases. *J Cutan Pathol* 2009;36(3):331–337.

119. Dhawan SS, Jimenez-Acosta F, Poppiti RJ Jr, et al. Subcutaneous fat necrosis associated with pancreatitis: histochemical and electron microscopic findings. *Am J Gastroenterol* 1990;85(8):1025–1028.

120. Potts DE, Mass MF, Iseman MD. Syndrome and pancreatic disease, subcutaneous fat necrosis and polyserositis: case re-

port and review of literature. *Am J Med* 1975;58(3):417–423.

121. Zellman GL. Pancreatic panniculitis. *J Am Acad Dermatol* 1996;35(2, Pt 1):282–283.

122. Banfill KE, Oliphant TJ, Prasad KR. Resolution of pancreatic panniculitis following metastasectomy. *Clin Exp Dermatol* 2012;37(4):440–441.

123. Hudson-Peacock MJ, Regnard CF, Farr PM. Liquefying panniculitis associated with acinous carcinoma of the pancreas responding to octreotide. *J R Soc Med* 1994;87(6):361–362.

124. Durden FM, Variyam E, Chren MM. Fat necrosis with features of erythema nodosum in a patient with metastatic pancreatic carcinoma. *Int J Dermatol* 1996;35(1):39–41.

125. Preiss JC, Faiss S, Loddenkemper C, et al. Pancreatic panniculitis in an 88-year-old man with neuroendocrine carcinoma. *Digestion* 2002;66(3):193–196.

126. Dauendorffer JN, Ingen-Housz-Oro S, Levy P, et al. Pancreatic panniculitis revealing a pancreaticportal fistula and portal thrombosis [in French]. *Ann Dermatol Venereol* 2007;134(3, Pt 1):249–252.

127. Lyon MJ. Metabolic panniculitis: alpha-1 antitrypsin deficiency panniculitis and pancreatic panniculitis. *Dermatol Ther* 2010;23(4):368–374.

128. McBean J, Sable A, Maude J, et al. Alpha1-antitrypsin deficiency panniculitis. *Cutis* 2003;71(3):205–209.

129. Geraminejad P, DeBloom JR II, Walling HW, et al. Alpha-1-antitrypsin associated panniculitis: the MS variant. *J Am Acad Dermatol* 2004;51(4):645–655.

130. Geller JD, Su WP. A subtle clue to the histopathologic diagnosis of early alpha 1-antitrypsin deficiency panniculitis. *J Am Acad Dermatol* 1994;31(2, Pt 1):241–245.

131. Gross B, Grebe M, Wencker M, et al. New findings in PiZZ alpha1-antitrypsin deficiency-related panniculitis: demonstration of skin polymers and high dosing requirements of intravenous augmentation therapy. *Dermatology* 2009;218(4):370–375.

132. Chng WJ, Henderson CA. Suppurative panniculitis associated with alpha 1-antitrypsin deficiency (PiSZ phenotype) treated with doxycycline. *Br J Dermatol* 2001;144(6):1282–1283.

133. Olson JM, Moore EC, Valasek MA, et al. Panniculitis in alpha-1 antitrypsin deficiency treated with enzyme replacement. *J Am Acad Dermatol* 2012;66(4):e139–e141.

134. Al-Niaimi F, Lyon C. Severe ulcerative panniculitis caused by alpha 1-antitrypsin deficiency: remission induced and maintained with intravenous alpha 1-antitrypsin. *J Am Acad Dermatol* 2011;65(1):227–229.

135. Irgang S. Lupus erythematosus profundus: report of an example with clinical resemblance to Darier-Roussy sarcoid. *Arch Dermatol Syphilol* 1940;42:97–108.

136. Peters MS, Su WP. Lupus erythematosus panniculitis. *Med Clin North Am* 1989;73(5):1113–1126.

137. Brinster NK, Nunley J, Pariser R, et al. Nonbullous neutrophilic lupus erythematosus: a newly recognized variant of cutaneous lupus erythematosus. *J Am Acad Dermatol* 2012;66(1):92–97.

138. Ng PP, Tan SH, Tan T. Lupus erythematosus panniculitis: a clinicopathologic study. *Int J Dermatol* 2002;41(8):488–490.

139. Sanchez NP, Peters MS, Winkelmann RK. The histopathology of lupus erythematosus panniculitis. *J Am Acad Dermatol* 1981;5(6):673–680.

140. McNutt NS, Fung MA. More about panniculitis and lymphoma. *J Cutan Pathol* 2004;31(4):297–299.

141. Ball NJ, Cowan BJ, Moore GR, et al. Lobular panniculitis at the site of glatiramer acetate injections for the treatment of

142. Soares Almeida LM, Requena L, Kutzner H, et al. Localized panniculitis secondary to subcutaneous glatiramer acetate injections for the treatment of multiple sclerosis: a clinicopathologic and immunohistochemical study. *J Am Acad Dermatol* 2006;55(6):968–974.

143. Magro CM, Crowson AN, Byrd JC, et al. Atypical lymphocytic lobular panniculitis. *J Cutan Pathol* 2004;31(4):300–306.

144. Magro CM, Schaefer JT, Morrison C, et al. Atypical lymphocytic lobular panniculitis: a clonal subcutaneous T-cell dyscrasia. *J Cutan Pathol* 2008;35(10):947–954.

145. Lozzi GP, Massone C, Citarella L, et al. Rimming of adipocytes by neoplastic lymphocytes: a histopathologic feature not restricted to subcutaneous T-cell lymphoma. *Am J Dermatopathol* 2006;28(1):9–12.

146. Massone C, Kodama K, Salmhofer W, et al. Lupus erythematosus panniculitis (lupus profundus): clinical, histopathological, and molecular analysis of nine cases. *J Cutan Pathol* 2005;32(6):396–404.

147. Magro CM, Crowson AN, Kovatich AJ, et al. Lupus profundus, indeterminate lymphocytic lobular panniculitis and subcutaneous T-cell lymphoma: a spectrum of subcuticular T-cell lymphoid dyscrasia. *J Cutan Pathol* 2001;28(5):235–247.

148. Aronson IK, Worobec SM. Cytophagic histiocytic panniculitis and hemophagocytic lymphohistiocytosis: an overview. *Dermatol Ther* 2010;23(4):389–402.

149. Santonja C, Gonzalo I, Feito M, et al. Lipoatrophic panniculitis of the ankles in childhood: differential diagnosis with subcutaneous panniculitis-like T-cell lymphoma. *Am J Dermatopathol* 2012;34(3):295–300.

150. Ma L, Bandarchi B, Glusac EJ. Fatal subcutaneous panniculitis-like T-cell lymphoma with interface change and dermal mucin, a dead ringer for lupus erythematosus. *J Cutan Pathol* 2005;32(5):360–365.

151. Liau JY, Chuang SS, Chu CY, et al. The presence of clusters of plasmacytoid dendritic cells is a helpful feature for differentiating lupus panniculitis from subcutaneous panniculitis-like T-cell lymphoma. *Histopathology* 2013;62(7):1057–1066.

152. Oke V, Wahren-Herlenius M. Cutaneous lupus erythematosus: clinical aspects and molecular pathogenesis. *J Intern Med* 2013;273(6):544–554.

153. Yu C, Chang C, Zhang J. Immunologic and genetic considerations of cutaneous lupus erythematosus: a comprehensive review. *J Autoimmun* 2013;41:34–45.

154. McNiff JM, Kaplan DH. Plasmacytoid dendritic cells are present in cutaneous dermatomyositis lesions in a pattern distinct from lupus erythematosus. *J Cutan Pathol* 2008;35(5):452–456.

155. Tomasini D, Mentzel T, Hantschke M, et al. Plasmacytoid dendritic cells: an overview of their presence and distribution in different inflammatory skin diseases, with special emphasis on Jessner's lymphocytic infiltrate of the skin and cutaneous lupus erythematosus. *J Cutan Pathol* 2010;37(11):1132–1139.

156. Oh SH, Roh HJ, Kwon JE, et al. Expression of interleukin-17 is correlated with interferon-alpha expression in cutaneous lesions of lupus erythematosus. *Clin Exp Dermatol* 2011;36(5):512–520.

157. Wang X, Magro CM. Human myxovirus resistance protein 1 (MxA) as a useful marker in the differential diagnosis of

subcutaneous lymphoma vs. lupus erythematosus profundus. *Eur J Dermatol* 2012;22(5):629–633.

158. Wenzel J, Zahn S, Mikus S, et al. The expression pattern of interferon-inducible proteins reflects the characteristic histological distribution of infiltrating immune cells in different cutaneous lupus erythematosus subsets. *Br J Dermatol* 2007;157(4):752–757.

159. Gono T, Matsuda M, Shimojima Y, et al. Lupus erythematosus profundus (lupus panniculitis) induced by interferon-beta in a multiple sclerosis patient. *J Clin Neurosci* 2007;14(10):997–1000.

160. Braunstein I, Werth VP. Update on management of connective tissue panniculitides. *Dermatol Ther* 2012;25(2):173–182.

161. Fraga J, Garcia-Diez A. Lupus erythematosus panniculitis. *Dermatol Clin* 2008;26(4):453–463, vi.

162. Moreno A, Marcoval J, Peyri J. Traumatic panniculitis. *Dermatol Clin* 2008;26(4):481–483, vii.

163. Lee DJ, Kim YC. Traumatic panniculitis with hypertrichosis. *Eur J Dermatol* 2011;21(2):258–259.

164. Lee JH, Jung KE, Kim HS, et al. Traumatic panniculitis with localized hypertrichosis: two new cases and considerations. *J Dermatol* 2013;40(2):139–141.

165. Wong JJ, Greenberg RD. Upper extremity nodules—quiz case. *Arch Dermatol* 2004;140(2):231–236.

166. Hurt MA, Santa Cruz DJ. Nodular-cystic fat necrosis: a re-evaluation of the so-called mobile encapsulated lipoma. *J Am Acad Dermatol* 1989;21(3, Pt 1):493–498.

167. Kubota Y, Nakai K, Moriue T, et al. Nodular cystic fat necrosis in a patient with diabetes mellitus. *J Dermatol* 2009;36(6):353–354.

168. Toritsugi M, Yamamoto T, Nishioka K. Nodular cystic fat necrosis with systemic sclerosis. *Eur J Dermatol* 2004;14(5):353–355.

169. Ueda N, Satoh T, Yamamoto T, et al. Nodular cystic fat necrosis in Heerfordt's syndrome. *J Eur Acad Dermatol Venereol* 2007;21(5):708–709.

170. Demitsu T, Yoneda K, Iida E, et al. A case of nodular cystic fat necrosis with systemic lupus erythematosus presenting the multiple subcutaneous nodules on the extremities. *J Eur Acad Dermatol Venereol* 2008;22(7):885–886.

171. Ahn SK, Lee BJ, Lee SH, et al. Nodular cystic fat necrosis in a patient with erythema nodosum. *Clin Exp Dermatol* 1995;20(3):263–265.

172. Jeong KH, Lee MH. Two cases of factitial panniculitis induced by electroacupuncture. *Clin Exp Dermatol* 2009;34(5):e170–e173.

173. Oh CW, Kim KH. A case of nodular cystic fat necrosis: the end stage lesion showing calcification and lipomembranous changes. *J Dermatol* 1998;25(9):616–621.

174. Hanami Y, Hiraiwa T, Yamamoto T. Nodular cystic fat necrosis with calcification and metaplastic ossification. *Am J Dermatopathol* 2012;34(7):782–784.

175. Waldman JS, Barr RJ, Espinoza FP, et al. Subcutaneous myospherulosis. *J Am Acad Dermatol* 1989;21(2, Pt 2):400–403.

176. Park KY, Choi SY, Seo SJ, et al. Posttraumatic lipogranuloma on the lower leg. *J Dermatol* 2013;40(2):141–142.

177. Grassi S, Rosso R, Tomasini C, et al. Post-surgical lipophagic panniculitis: a specific model of traumatic panniculitis and new histopathological findings. *G Ital Dermatol Venereol* 2013;148(4):435–441.

178. Requena L, Sanchez Yus E. Panniculitis, part II: mostly lobular panniculitis. *J Am Acad Dermatol* 2001;45(3):325–361; quiz 362–364.

179. Sanmartin O, Requena C, Requena L. Factitial panniculitis. *Dermatol Clin* 2008;26(4):519–527, viii.

180. Dadzie OE, Mahalingam M, Parada M, et al. Adverse cutaneous reactions to soft tissue fillers—a review of the histological features. *J Cutan Pathol* 2008;35(6):536–548.

181. Requena L, Cerroni L, Kutzner H. Histopathologic patterns associated with external agents. *Dermatol Clin* 2012;30(4):731–748, vii.

182. Requena L, Requena C, Christensen L, et al. Adverse reactions to injectable soft tissue fillers. *J Am Acad Dermatol* 2011;64(1):1–34; quiz 35–36.

183. Gomez Rodriguez N, Ortiz-Rey JA, de la Fuente Buceta A, et al. Auto-induced eosinophilic panniculitis: a diagnostic dilemma [in Spanish]. *An Med Interna* 2001;18(12):635–637.

184. Diez Morrondo C, Palmou Fontana N, Lema Gontad JM, et al. Facticial panniculitis and Lofgren's syndrome: a case. *Reumatol Clin* 2012;8(6):368–371.

185. Kossard S, Ecker RI, Dicken CH. Povidone panniculitis: polyvinylpyrrolidone panniculitis. *Arch Dermatol* 1980;116(6):704–706.

186. Georgieva J, Assaf C, Steinhoff M, et al. Bodybuilder oleoma. *Br J Dermatol* 2003;149(6):1289–1290.

187. Rubio Fernandez D, Rodriguez Del Canto C, Marcos Galan V, et al. Contribution of endermology to improving indurations and panniculitis/lipoatrophy at glatiramer acetate injection site. *Adv Ther* 2012;29(3):267–275.

188. Quesada-Cortes A, Campos-Munoz L, Diaz-Diaz RM, et al. Cold panniculitis. *Dermatol Clin* 2008;26(4):485–489, vii.

189. Hochsinger C. Über eine akute kongelative Zellgewebsverhärtung in der Submentalregion bei Kindern. *Mschr Kinderheilk* 1902;1:323–327.

190. Versini P, Varlet F, Blanc P, et al. Scrotal panniculitis due to cold: a pseudo-tumoral lesion in the prepubertal child. Report of a case [in French]. *Ann Pathol* 1996;16(4):282–284.

191. Epstein EH Jr, Oren ME. Popsicle panniculitis. *N Engl J Med* 1970;282(17):966–967.

192. Bolotin D, Duffy KL, Petronic-Rosic V, et al. Cold panniculitis following ice therapy for cardiac arrhythmia. *Pediatr Dermatol* 2011;28(2):192–194.

193. Ackerman AB, Chongchitnant N, Sanchez J, et al. Histologic diganosis of inflammatory skin diseases, 2nd ed. Baltimore, MD: Williams & Wilkins, 1997.

194. Duncan WC, Freeman RG, Heaton CL. Cold panniculitis. *Arch Dermatol* 1966;94(6):722–724.

195. Solomon LM, Beerman H. Cold panniculitis. *Arch Dermatol* 1963;88:897–900.

196. Huang FW, Berk DR, Bayliss SJ. Popsicle panniculitis in a 5-month-old child on systemic prednisolone therapy. *Pediatr Dermatol* 2008;25(4):502–503.

197. Requena L, Ferrandiz C. Sclerosing postirradiation panniculitis. *Dermatol Clin* 2008;26(4):505–508, vii–viii.

198. Pielasinski U, Machan S, Camacho D, et al. Postirradiation pseudosclerodermatous panniculitis: three new cases with additional histopathologic features supporting the radiotherapy etiology. *Am J Dermatopathol* 2013;35(1):129–134.

199. Carrasco L, Moreno C, Pastor MA, et al. Postirradiation pseudosclerodermatous panniculitis. *Am J Dermatopathol* 2001;23(4):283–287.

200. Dalle S, Skowron F, Ronger-Savle S, et al. Pseudosclerodermatous panniculitis after irradiation and bronchiolitis obliterans organizing pneumonia: simultaneous onset suggesting a common origin. *Dermatology* 2004;209(2):138–141.

201. Shelley WB, Izumi AK. Annular atrophy of the ankles: a case of partial lipodystrophy. *Arch Dermatol* 1970;102(3):326–329.

202. Jablonska S, Szczepanski A, Gorkiewicz A. Lipo-atrophy of the ankles and its relation to other lipo-atrophies. *Acta Derm Venereol* 1975;55(2):135–140.

203. Shen LY, Edmonson MB, Williams GP, et al. Lipoatrophic panniculitis: case report and review of the literature. *Arch Dermatol* 2010;146(8):877–881.

204. Roth DE, Schikler KN, Callen JP. Annular atrophic connective tissue panniculitis of the ankles. *J Am Acad Dermatol* 1989;21(5, Pt 2):1152–1156.

205. Corredera C, Iglesias M, Hernandez-Martin A, et al. Annular lipoatrophic panniculitis of the ankles. *Pediatr Dermatol* 2011;28(2):146–148.

206. Winkelmann RK, McEvoy MT, Peters MS. Lipophagic panniculitis of childhood. *J Am Acad Dermatol* 1989;21(5, Pt 1): 971–978.

207. Billings JK, Milgraum SS, Gupta AK, et al. Lipoatrophic panniculitis: a possible autoimmune inflammatory disease of fat. Report of three cases. *Arch Dermatol* 1987;123(12): 1662–1666.

208. Martinez A, Malone M, Hoeger P, et al. Lipoatrophic panniculitis and chromosome 10 abnormality. *Br J Dermatol* 2000;142(5):1034–1039.

209. Calisici E, Oncel MY, Degirmencioglu H, et al. A neonate with subcutaneous fat necrosis after passive cooling: does polycythemia have an effect? *Case Rep Pediatr* 2013;2013:254089.

210. Silverman AK, Michels EH, Rasmussen JE. Subcutaneous fat necrosis in an infant, occurring after hypothermic cardiac surgery: case report and analysis of etiologic factors. *J Am Acad Dermatol* 1986;15(2, Pt 2):331–336.

211. Akcay A, Akar M, Oncel MY, et al. Hypercalcemia due to subcutaneous fat necrosis in a newborn after total body cooling. *Pediatr Dermatol* 2013;30(1):120–123.

212. Oswalt GC Jr, Montes LF, Cassady G. Subcutaneous fat necrosis of the newborn. *J Cutan Pathol* 1978;5(4): 193–199.

213. Alaoui K, Abourazzak S, Oulmaati A, et al. An unusual complication of subcutaneous fat necrosis of the newborn. *BMJ Case Rep* 2011;2011. doi:10.1136/bcr.12.2010.3569.

214. Mitra S, Dove J, Somisetty SK. Subcutaneous fat necrosis in newborn-an unusual case and review of literature. *Eur J Pediatr* 2011;170(9):1107–1110.

215. Canpolat N, Ozdil M, Kurugoglu S, et al. Nephrocalcinosis as a complication of subcutaneous fat necrosis of the newborn. *Turk J Pediatr* 2012;54(6):667–670.

216. Schubert PT, Razack R, Vermaak A, et al. Fine-needle aspiration cytology of subcutaneous fat necrosis of the newborn: the cytology spectrum with review of the literature. *Diagn Cytopathol* 2012;40(3):245–247.

217. Lund JJ, Xia L, Kerr S, et al. The utility of a touch preparation in the diagnosis of fluctuant subcutaneous fat necrosis of the newborn. *Pediatr Dermatol* 2009;26(2):241–243.

218. Tajirian A, Ross R, Zeikus P, et al. Subcutaneous fat necrosis of the newborn with eosinophilic granules. *J Cutan Pathol* 2007;34(7):588–590.

219. Mir-Bonafe JM, Roman-Curto C, Santos-Briz A, et al. Gemcitabine-associated livedoid thrombotic microangiopathy with associated sclerema neonatorum-like microscopic changes. *J Cutan Pathol* 2012;39(7):707–711.

220. Proks C, Valvoda V. Fatty crystals in sclerema neonatorum. *J Clin Pathol* 1966;19(2):193–195.

221. Fretzin DF, Arias AM. Sclerema neonatorum and subcutaneous fat necrosis of the newborn. *Pediatr Dermatol* 1987;4(2):112–122.

222. Tsuji T. Subcutaneous fat necrosis of the newborn: light and electron microscopic studies. *Br J Dermatol* 1976;95(4):407–416.

223. Ichimiya H, Arakawa S, Sato T, et al. Involvement of brown adipose tissue in subcutaneous fat necrosis of the newborn. *Dermatology* 2011;223(3):207–210.

224. Farinelli P, Gattoni M, Delrosso G, et al. Eosinophilic granules in subcutaneous fat necrosis of the newborn: what do they mean? *J Cutan Pathol* 2008;35(11):1073–1074.

225. Lombardi G, Cabano R, Bollani L, et al. Effectiveness of pamidronate in severe neonatal hypercalcemia caused by subcutaneous fat necrosis: a case report. *Eur J Pediatr* 2009;168(5):625–627.

226. Alos N, Eugene D, Fillion M, et al. Pamidronate: treatment for severe hypercalcemia in neonatal subcutaneous fat necrosis. *Horm Res* 2006;65(6):289–294.

227. Zeb A, Rosenberg RE, Ahmed NU, et al. Risk factors for sclerema neonatorum in preterm neonates in Bangladesh. *Pediatr Infect Dis J* 2009;28(5):435–438.

228. Chisti MJ, Ahmed T, Faruque AS, et al. Factors associated with sclerema in infants with diarrhoeal disease: a matched case-control study. *Acta Paediatr* 2009;98(5):873–878.

229. Chisti MJ, Saha S, Roy CN, et al. Predictors of mortality in infants with sclerema presenting to the Centre for Diarrhoeal Disease, Dhaka. *Ann Trop Paediatr* 2009;29(1):45–50.

230. Kellum RE, Ray TL, Brown GR. Sclerema neonatorum: report of a case and analysis of subcutaneous and epidermal-dermal lipids by chromatographic methods. *Arch Dermatol* 1968;97(4):372–380.

231. Horsfield GI, Yardley HJ. Sclerema neonatorum. *J Invest Dermatol* 1965;44:326–332.

232. Zeb A, Darmstadt GL. Sclerema neonatorum: a review of nomenclature, clinical presentation, histological features, differential diagnoses and management. *J Perinatol* 2008;28(7): 453–460.

233. Yao Y, Gong F, Xiong Y, et al. Observation on the changes of lipid peroxidation in neonates with sclerema [in Chinese]. *Hua Xi Yi Ke Da Xue Xue Bao* 1997;28(4):440–441.

234. Sadana S, Mathur NB, Thakur A. Exchange transfusion in septic neonates with sclerema: effect on immunoglobulin and complement levels. *Ind Pediatr* 1997;34(1):20–25.

235. Buster KJ, Burford HN, Stewart FA, et al. Sclerema neonatorum treated with intravenous immunoglobulin: a case report and review of treatments. *Cutis* 2013;92:83–87.

236. Marovt M, Miljkovic J. Post-steroid panniculitis in an adult. *Acta Dermatovenerol Alp Panonica Adriat* 2012;21(4):77–78.

237. Taranta A, Mark H, Haas RC, et al. Nodular panniculitis after massive prednisone therapy. *Am J Med* 1958;25(1):52–61.

238. Smith RT, Good RA. Sequelae of prednisone treatment of acute rheumatic fever. *Clin Res Proc* 1956;4:156.

239. Reichel M, Diaz Cascajo C. Bilateral jawline nodules in a child with a brain-stem glioma: poststeroid panniculitis. *Arch Dermatol* 1995;131(12):1448–1449, 1451–1452.

240. Roenigk HH Jr, Haserick JR, Arundell FD. Poststeroid panniculitis: report of a case and review of the literature. *Arch Dermatol* 1964;90:387–391.

241. Kwon EJ, Emanuel PO, Gribetz CH, et al. Poststeroid panniculitis. *J Cutan Pathol* 2007;34(Suppl 1):64–67.

242. Hirokawa K, Nishido T, Okuda M. Post-steroid panniculitis with cerebral vascular and pulmonary complications—report of an autopsy case. *Acta Pathol Jpn* 1972;22(3):565–579.

243. Dahl PR, Winkelmann RK, Connolly SM. The vascular calcification-cutaneous necrosis syndrome. *J Am Acad Dermatol* 1995;33(1):53–58.

244. Essary LR, Wick MR. Cutaneous calciphylaxis: an underrecognized clinicopathologic entity. *Am J Clin Pathol* 2000;113(2):280–287.

245. Muscat M, Brincat M, Degaetano J, et al. An unusual site for calciphylaxis: a case report. *Gynecol Endocrinol* 2013;29(2):91–92.

246. Karpman E, Das S, Kurzrock EA. Penile calciphylaxis: analysis of risk factors and mortality. *J Urol* 2003;169(6):2206–2209.

247. Kumar V, Patel N. Calcific uremic arteriolopathy of the penis. *Vasc Med* 2013;18(4):239.

248. Barbera V, Di Lullo L, Gorini A, et al. Penile calciphylaxis in end stage renal disease. *Case Rep Urol* 2013;2013:968916.

249. Doctoroff A, Purcell SM, Harris J, et al. Protracted calciphylaxis, part I. *Cutis* 2003;71(6):473–475.

250. Kossard S, Winkelmann RK. Vascular calcification in dermatopathology. *Am J Dermatopathol* 1979;1(1):27–34.

251. Campanelli A, Kaya G, Masouye I, et al. Calcifying panniculitis following subcutaneous injections of nadroparin-calcium in a patient with osteomalacia. *Br J Dermatol* 2005;153(3):657–660.

252. Eich D, Scharffetter-Kochanek K, Weihrauch J, et al. Calcinosis of the cutis and subcutis: an unusual nonimmunologic adverse reaction to subcutaneous injections of low-molecular-weight calcium-containing heparins. *J Am Acad Dermatol* 2004;50(2):210–214.

253. Micheletti RG, Fishbein GA, Currier JS, et al. Monckeberg sclerosis revisited: a clarification of the histologic definition of Monckeberg sclerosis. *Arch Pathol Lab Med* 2008;132(1):43–47.

254. Somach SC, Davis BR, Paras FA, et al. Fatal cutaneous necrosis mimicking calciphylaxis in a patient with type 1 primary hyperoxaluria. *Arch Dermatol* 1995;131(7):821–823.

255. Greer KE, Cooper PH, Campbell F, et al. Primary oxalosis with livedo reticularis. *Arch Dermatol* 1980;116(2):213–214.

256. Mastruserio DN, Nguyen EQ, Nielsen T, et al. Calciphylaxis associated with metastatic breast carcinoma. *J Am Acad Dermatol* 1999;41(2, Pt 2):295–298.

257. Barri YM, Graves GS, Knochel JP. Calciphylaxis in a patient with Crohn's disease in the absence of end-stage renal disease. *Am J Kidney Dis* 1997;29(5):773–776.

258. McCabe KM, Booth SL, Fu X, et al. Dietary vitamin K and therapeutic warfarin alter the susceptibility to vascular calcification in experimental chronic kidney disease. *Kidney Int* 2013;83(5):835–844.

259. Schurgers LJ. Vitamin K: key vitamin in controlling vascular calcification in chronic kidney disease. *Kidney Int* 2013;83(5):782–784.

260. Kramann R, Brandenburg VM, Schurgers LJ, et al. Novel insights into osteogenesis and matrix remodelling associated with calcific uraemic arteriolopathy. *Nephrol Dial Transplant* 2013;28(4):856–868.

261. Baldwin C, Farah M, Leung M, et al. Multi-intervention management of calciphylaxis: a report of 7 cases. *Am J Kidney Dis* 2011;58(6):988–991.

262. Latus J, Kimmel M, Ott G, et al. Early stages of calciphylaxis: are skin biopsies the answer? *Case Rep Dermatol* 2011;3(3):201–205.

263. Ning MS, Dahir KM, Castellanos EH, et al. Sodium thiosulfate in the treatment of non-uremic calciphylaxis. *J Dermatol* 2013;40(8):649–652.

264. Strazzula L, Nigwekar SU, Steele D, et al. Intralesional sodium thiosulfate for the treatment of calciphylaxis. *JAMA Dermatol* 2013:1–5.

265. Winkelmann RK, Bowie EJ. Hemorrhagic diathesis associated with benign histiocytic, cytophagic panniculitis and systemic histiocytosis. *Arch Intern Med* 1980;140(11):1460–1463.

266. Crotty CP, Winkelmann RK. Cytophagic histiocytic panniculitis with fever, cytopenia, liver failure, and terminal hemorrhagic diathesis. *J Am Acad Dermatol* 1981;4(2):181–194.

267. Alegre VA, Winkelmann RK. Histiocytic cytophagic panniculitis. *J Am Acad Dermatol* 1989;20(2, Pt 1):177–185.

268. White JW Jr, Winkelmann RK. Cytophagic histiocytic panniculitis is not always fatal. *J Cutan Pathol* 1989;16(3):137–144.

269. Pauwels C, Livideanu CB, Maza A, et al. Cytophagic histiocytic panniculitis after H1N1 vaccination: a case report and review of the cutaneous side effects of influenza vaccines. *Dermatology* 2011;222(3):217–220.

270. Perniciaro C, Winkelmann RK, Ehrhardt DR. Fatal systemic cytophagic histiocytic panniculitis: a histopathologic and immunohistochemical study of multiple organ sites. *J Am Acad Dermatol* 1994;31(5, Pt 2):901–905.

271. Chen RL, Hsu YH, Ueda I, et al. Cytophagic histiocytic panniculitis with fatal haemophagocytic lymphohistiocytosis in a paediatric patient with perforin gene mutation. *J Clin Pathol* 2007;60(10):1168–1169.

272. Hytiroglou P, Phelps RG, Wattenberg DJ, et al. Histiocytic cytophagic panniculitis: molecular evidence for a clonal T-cell disorder. *J Am Acad Dermatol* 1992;27(2, Pt 2):333–336.

273. Willemze R, Jansen PM, Cerroni L, et al. Subcutaneous panniculitis-like T-cell lymphoma: definition, classification, and prognostic factors: an EORTC Cutaneous Lymphoma Group Study of 83 cases. *Blood* 2008;111(2):838–845.

274. Abe Y, Muta K, Ohshima K, et al. Subcutaneous panniculitis by Epstein-Barr virus-infected natural killer (NK) cell proliferation terminating in aggressive subcutaneous NK cell lymphoma. *Am J Hematol* 2000;64(3):221–225.

275. Bader-Meunier B, Fraitag S, Janssen C, et al. Clonal cytophagic histiocytic panniculitis in children may be cured by cyclosporine A. *Pediatrics* 2013;132(2):e545–e549.

276. Miyabe Y, Murata Y, Baba Y, et al. Successful treatment of cyclosporine-A-resistant cytophagic histiocytic panniculitis with tacrolimus. *Mod Rheumatol* 2011;21(5):553–556.

277. Adame J, Cohen PR. Eosinophilic panniculitis: diagnostic considerations and evaluation. *J Am Acad Dermatol* 1996;34(2, Pt 1):229–234.

278. Winkelmann RK, Frigas E. Eosinophilic panniculitis: a clinicopathologic study. *J Cutan Pathol* 1986;13(1):1–12.

279. Burket JM, Burket BJ. Eosinophilic panniculitis. *J Am Acad Dermatol* 1985;12(1, Pt 2):161–164.

280. Pot C, Oppliger R, Castillo V, et al. Apomorphine-induced eosinophilic panniculitis and hypereosinophilia in Parkinson disease. *Neurology* 2005;64(2):392–393.

281. Ollague W, Ollague J, Guevara de Veliz A, et al. Human gnathostomiasis in Ecuador (nodular migratory eosinophilic panniculitis): first finding of the parasite in South America. *Int J Dermatol* 1984;23(10):647–651.

282. Glass LA, Zaghloul AB, Solomon AR. Eosinophilic panniculitis associated with chronic recurrent parotitis. *Am J Dermatopathol* 1989;11(6):555–559.

283. Ustuner P, Dilek N, Saral Y, et al. Eosinophilic panniculitis presenting with Kaposi's sarcoma-like plaques in a patient who is human immunodeficiency virus positive: a case report. *J Med Case Rep* 2012;6(1):387.

284. Guhl G, Garcia-Diez A. Subcutaneous sweet syndrome. *Dermatol Clin* 2008;26(4):541–551, viii–ix.

285. Suzuki Y, Kuroda K, Kojima T, et al. Unusual cutaneous manifestations of myelodysplastic syndrome. *Br J Dermatol* 1995;133(3):483–486.

286. Matsumura Y, Tanabe H, Wada Y, et al. Neutrophilic panniculitis associated with myelodysplastic syndromes. *Br J Dermatol* 1997;136(1):142–144.

287. Monfort JB, Pages C, Schneider P, et al. Vemurafenib-induced neutrophilic panniculitis. *Melanoma Res* 2012;22(5):399–401.

288. Kim GH, Levy A, Compoginis G. Neutrophilic panniculitis developing after treatment of metastatic melanoma with vemurafenib. *J Cutan Pathol* 2013;40(7):667–669.

289. Llamas-Velasco M, Garcia-Martin P, Sanchez-Perez J, et al. Sweet's syndrome with subcutaneous involvement associated with pegfilgrastim treatment: first reported case. *J Cutan Pathol* 2013;40(1):46–49.

290. Jagdeo J, Campbell R, Long T, et al. Sweet's syndrome—like neutrophilic lobular panniculitis associated with all-trans-retinoic acid chemotherapy in a patient with acute promyelocytic leukemia. *J Am Acad Dermatol* 2007;56(4):690–693.

291. Kim IH, Youn JH, Shin SH, et al. Neutrophilic panniculitis following azacitidine treatment for myelodysplastic syndromes. *Leuk Res* 2012;36(7):e146–e148.

292. Assmann K, Nashan D, Grabbe S, et al. Persistent inflammatory reaction at the injection site of Il-2 with lymphoma-like inflammatory infiltrates [in German]. *Hautarzt* 2002;53(8):554–557.

293. De Waal R, Cohen K, Maartens G. Systematic review of antiretroviral-associated lipodystrophy: lipoatrophy, but not central fat gain, is an antiretroviral adverse drug reaction. *PloS One* 2013;8(5):e63623.

294. McNutt NS, Moreno A, Contreras F. Inflammatory diseases of the subcutaneous fat. In: Elder DE, ed. Lever's histopathology of the skin, 10th ed. Philadelphia, PA: Wolters Kluwer, 2004:509–538.

295. Misra A, Garg A. Clinical features and metabolic derangements in acquired generalized lipodystrophy: case reports and review of the literature. *Medicine* 2003;82(2):129–146.

296. Garg A. Clinical review#: lipodystrophies: genetic and acquired body fat disorders. *J Clin Endocrinol Metab* 2011;96(11):3313–3325.

297. Dahl PR, Zalla MJ, Winkelmann RK. Localized involutional lipoatrophy: a clinicopathologic study of 16 patients. *J Am Acad Dermatol* 1996;35(4):523–528.

298. Rongioletti F, Rebora A. Annular and semicircular lipoatrophies: report of three cases and review of the literature. *J Am Acad Dermatol* 1989;20(3):433–436.

299. Camacho D, Pielasinski U, Revelles JM, et al. Diffuse lower limb lipoatrophy. *J Cutan Pathol* 2011;38(3):270–274.

300. Torrelo A, Patel S, Colmenero I, et al. Chronic atypical neutrophilic dermatosis with lipodystrophy and elevated temperature (CANDLE) syndrome. *J Am Acad Dermatol* 2010;62(3):489–495.

301. Simha V, Garg A. Lipodystrophy: lessons in lipid and energy metabolism. *Curr Opin Lipidol* 2006;17(2):162–169.

302. Rubio-Cabezas O, Puri V, Murano I, et al. Partial lipodystrophy and insulin resistant diabetes in a patient with a homozygous nonsense mutation in CIDEC. *EMBO Mol Med* 2009;1(5):280–287.

303. Zha BS, Wan X, Zhang X, et al. HIV protease inhibitors disrupt lipid metabolism by activating endoplasmic reticulum stress and inhibiting autophagy activity in adipocytes. *PloS One* 2013;8(3):e59514.

304. Shuck J, Iorio ML, Hung R, et al. Autologous fat grafting and injectable dermal fillers for human immunodeficiency virus-associated facial lipodystrophy: a comparison of safety, efficacy, and long-term treatment outcomes. *Plast Reconstr Surg* 2013;131(3):499–506.

305. Fife CE, Maus EA, Carter MJ. Lipedema: a frequently misdiagnosed and misunderstood fatty deposition syndrome. *Adv Skin Wound Care* 2010;23(2):81–92; quiz 93–94.

306. Allen EU, Hines EAJ. Lipedema of the legs: a syndrome characterized by fat legs and orthostatic edema. *Proc Staff Meet Mayo Clin* 1940;15:184–187.

307. Rudkin GH, Miller TA. Lipedema: a clinical entity distinct from lymphedema. *Plast Reconstr Surg* 1994;94(6):841–847; discussion 848–849.

308. Bilancini S, Lucchi M, Tucci S. Lipedema: clinical and diagnostic criteria [in Spanish]. *Angiologia* 1990;42(4):133–137.

309. Pascucci A, Lynch PJ. Lipedema with multiple lipomas. *Dermatol Online J* 2010;16(9):4.

310. El Darouti MA, Marzouk SA, Mashaly HM, et al. Lipedema and lipedematous alopecia: report of 10 new cases. *Eur J Dermatol* 2007;17(4):351–352.

311. Fair KP, Knoell KA, Patterson JW, et al. Lipedematous alopecia: a clinicopathologic, histologic and ultrastructural study. *J Cutan Pathol* 2000;27(1):49–53.

312. Gonzalez-Guerra E, Haro R, Angulo J, et al. Lipedematous alopecia: an uncommon clinicopathologic variant of nonscarring but permanent alopecia. *Int J Dermatol* 2008;47(6):605–609.

313. Amann-Vesti BR, Franzeck UK, Bollinger A. Microlymphatic aneurysms in patients with lipedema. *Lymphology* 2001;34(4):170–175.

314. Rosenbaum M, Prieto V, Hellmer J, et al. An exploratory investigation of the morphology and biochemistry of cellulite. *Plast Reconstr Surg* 1998;101(7):1934–1939.

315. Wagner S. Lymphedema and lipedema—an overview of conservative treatment. *Vasa* 2011;40(4):271–279.

316. Peled AW, Slavin SA, Brorson H. Long-term outcome after surgical treatment of lipedema. *Ann Plast Surg* 2012;68(3):303–307.

第 21 章

细菌性疾病

Alvaro C. Laga and Danny A. Milner Jr.

广义的细菌，包括分枝杆菌、立克次体等都能影响皮肤和皮下组织。本章所描述的皮肤细菌感染的组织病理学大部分是诊断病理学专家可能遇到的，所涉及的参考文献也都是根据流行病学、临床特征和病理生理学所制订的。在这样一个特定的疾病类型中，疾病的组织学特征和微生物的种类都是多种多样的，尤其是在免疫抑制的条件下。因此，在大多数情况下，结合皮损特点、细菌培养及分子生物学技术能够保证寻找到最终的诊断。皮损的产生是多因素的，主要包括以下几个方面：

- 毒素的产生
- 化脓性组织和肉芽组织的趋化作用
- 免疫病理改变（补体激活和细胞介导的免疫）
- 血管炎

葡萄球菌和链球菌引起的疾病

脓疱疮

脓疱疮包括两种类型：传染性脓疱疮，也称非大疱性脓疱疮，通常由金黄色葡萄球菌和 A 组链球菌引起；大疱性脓疱疮，由金黄色葡萄球菌引起，可导致葡萄球菌性烫伤样皮肤综合征[1]。

传染性脓疱疮

临床概要 传染性脓疱疮，也称单纯性脓疱疮或非大疱性脓疱疮，主要在学龄前儿童中发病，可出现流行，但是在成年人中也可发生，尤其是在免疫缺陷的人群中[2]。最早期的皮损为迅速破溃的脓疱，之后遗留厚的、金黄色的痂皮。皮损最常好发于头颈部，其次是躯干和四肢[3]。感染所致的急性肾小球肾炎可伴随此病发生。深脓疱疮（臁疮）本质上是一种慢性、溃疡性的传染性脓疱疮，常伴有厚痂，主要表现为膝关节以下被覆多种痂皮的溃疡。皮肤分泌物培养主要是 A 组链球菌阳性，此外凝固酶阳性的葡萄球菌是皮损培养的第二种常见的细菌[4]。

组织病理 脓疱疮早期皮损活检的特征显示为颗粒层上方角质层下表皮裂隙。脓疱发生在表皮的上层，也可表现为颗粒层的上方、内部或下方的裂隙，其内有大量的中性粒细胞（图21-1）。少数情况下，在脓疱的底部可观察到少许棘层松解细胞。偶尔在脓疱内的中性粒细胞内和细胞外可以找到革兰氏染色阳性的球菌[5]。在深脓疱疮，非特异性溃疡的真皮内及溃疡底部浆液性渗出物中均含有大量的中性粒细胞。

大疱下方的表皮生发层海绵水肿，中性粒细胞通常移行至其中。真皮上部见中性粒细胞和淋巴细胞的中等程度炎性细胞浸润。

晚期脓疱破裂后表皮角质层消失，可见由大量浆液性渗出物和中性粒细胞细胞核碎片组成的痂覆盖在表皮生发层上方。

发病机制 在美国，A 组链球菌过去曾被认为是传染性脓疱疮最常见的致病菌，其可单独存在或者与金黄色葡萄球菌并存。然而，目前脓疱疮的致病菌已经发生了改变，在美国和英国，金黄色葡萄球菌成了脓疱疮最常见的致病菌[6]。这些皮损的细菌培养对于鉴别耐甲氧西林的金黄色葡萄球菌（MRSA）是病原体而不是抗生素敏感皮肤上和环境的菌落是非常重要的。

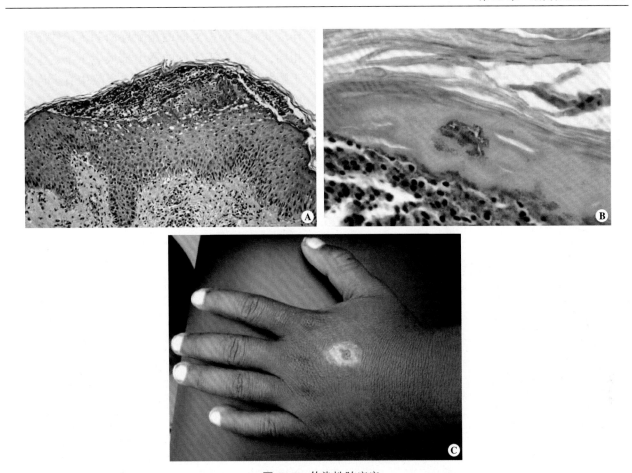

图 21-1　传染性脓疱疮

A. 相对早期的皮损，在表皮上层可见中性粒细胞，并形成一个脓疱，真皮浅层混合性炎症细胞浸润；B. 高倍镜下，在角质层内可见中性粒细胞和细菌；C. 一个小孩手背部覆盖黄色痂皮的脓疱

鉴别诊断　从组织学上鉴别传染性脓疱疮和角层下脓疱病、落叶型天疱疮、IgA 天疱疮非常困难。然而只有脓疱疮在常规革兰氏染色后能够在脓疱腔中发现革兰氏阳性的球菌。此外，红斑型天疱疮通常表现为较少的中性粒细胞，较多的棘层松解细胞，偶尔能发现角化不良细胞。

大疱性脓疱疮和葡萄球菌性烫伤样皮肤综合征

临床概要　噬菌体 II 组葡萄球菌可引起大疱性脓疱疮和葡萄球菌性烫伤样皮肤综合征。

大疱性脓疱疮主要发生在新生儿、婴儿和幼儿。偶尔也发生在成人中，常见于那些有细胞免疫缺陷的人群[7,8]。其特征是水疱可迅速变为松弛的大疱，周围没有或者有轻度的红晕。水疱内容物开始清澈，随后可变为浑浊，可见炎性皮肤表面覆盖特征性的蜂蜜色痂。大疱性脓疱疮可泛发

全身，因此临床上很难与葡萄球菌性烫伤样皮肤综合征区别[9]。一个重要的区别点就是大疱性脓疱疮完整的水疱中可以培养出噬菌体 II 组葡萄球菌，而葡萄球菌性烫伤样皮肤综合征却不能。

葡萄球菌性烫伤样皮肤综合征最早在 100 多年以前就被发现，当时称为 Ritter 病。主要发生在新生儿和 5 岁以下的幼儿，成人及大龄儿童罕有发生[10-12]，除了那些患有严重潜在疾病的人群，如那些有毒素清除障碍的肾功能不全患者[13]。

疾病最初表现为突然发生的弥漫性红斑和发热，皮肤出现松弛性、内容物清澈的大疱，并迅速破裂。表皮的浅层大面积分离并成片脱落。该病起病急，所有患病儿童中有 4% 的患儿可发生死亡[14]。大部分死亡者是皮损广泛的新生儿。相比起来，在少数成人发生的葡萄球菌性烫伤样皮肤综合征中，预后较差，死亡率可超过 50%。死亡主要是由于并发症或者免疫抑制治疗所导致的。大疱性脓疱疮和葡萄球菌性烫伤样皮肤综合征都

具有传染性，并且在托儿所引起流行，有时两者可同时发生[15]。

葡萄球菌性烫伤样皮肤综合征的水疱中找不到噬菌体 II 组葡萄球菌是因为引起皮损的细菌存在于远处的感染灶。通常远处的感染灶在皮肤之外，包括化脓性结膜炎、鼻炎和咽炎。皮肤感染和败血症等远处感染灶罕见。

组织病理 大疱性脓疱疮和葡萄球菌性烫伤

样皮肤综合征中大疱的裂隙层面和传染性脓疱疮相同，大多位于表皮的最上部或者下部，少数位于颗粒层内（图 21-2），表皮裂隙中有少许棘层松解细胞，但是与传染性脓疱疮相反，葡萄球菌性烫伤样皮肤综合征疱腔内几乎没有炎症细胞。大疱性脓疱疮的真皮浅层可出现多种炎症细胞的浸润，而葡萄球菌性烫伤样皮肤综合征通常没有炎症。

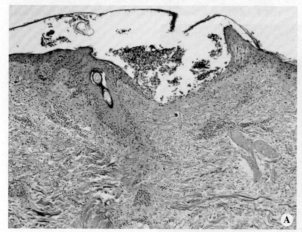
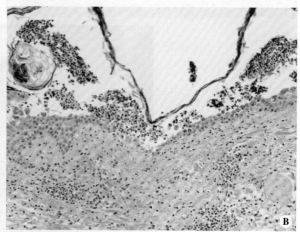

图 21-2 大疱性脓疱疮

A. 角层下脓疱的炎症具有传染性脓疱疮的特点；B. 明显的中性粒细胞浸润但没有角化不良细胞，有助于与落叶型天疱疮相鉴别

发病机制 表皮松解主要是由金黄色葡萄球菌产生的表皮剥脱毒素（ETs）引起。目前已经发现了许多种类的丝氨酸蛋白酶，这些酶的靶点是桥粒芯蛋白 1（一种桥粒糖蛋白），在表皮的浅层细胞间黏附中起作用[16]。

电镜下可观察到，人类及小鼠皮损的裂隙层均存在于棘层和颗粒层之间的交界面，部分可扩展至颗粒层下方，裂隙发生时没有损伤到相邻的棘层松解细胞。表皮剥脱毒素似乎主要作用于细胞间的物质，因为实验发现，新生的小鼠皮肤细胞间桥粒在中间体接触区内裂开前就有细胞间空隙增宽和微绒毛形成[17]。

鉴别诊断 葡萄球菌性烫伤样皮肤综合征和 Lyell 型中毒性表皮松解症临床上均表现为表皮的广泛分离，因此在临床上彼此很像。过去这两种疾病都被称为 Lyell 病和（或）中毒性表皮坏死松解症，导致一时的混乱。因为葡萄球菌毒素的靶点是桥粒芯蛋白 1，所以临床上表现为表皮浅层的剥离，剥离后遗留粉红色的基底面。中毒性表皮坏死松解症发生表皮全层的剥离，遗留潮湿的、

炎症性的、裸露的基底面。同时，葡萄球菌性烫伤样皮肤综合征不累及黏膜，而 Stevens-Johnson 综合征和中毒性表皮坏死松解症几乎总会累及黏膜。此外，病理上这两种疾病很容易鉴别，重症多型红斑性药疹或 Stevens-Johnson 综合征出现表皮全层或者几乎全层的表皮剥离，并且伴随着有相当数量的表皮细胞坏死，而葡萄球菌性烫伤样皮肤综合征表皮的剥离只发生在表皮的最上层，伴随着相对轻微的表皮细胞损伤。这种差异可通过利用裸露区分离皮肤的冰冻切片分析来进行疾病的快速诊断。

治疗原则 传染性脓疱疮治疗（包括大疱性脓疱疮）的目标是减少感染的扩散、减少不适感和保持良好的皮肤外观。口服对 β 溶血性链球菌和金黄色葡萄球菌敏感的抗生素连续 7 天就足够了。典型的治疗方法，如外用莫匹罗星软膏，可以用于皮损数目少，没有水疱的皮损。加强洗手是儿童减少细菌传播的有效方法[18]，葡萄球菌中毒性休克综合征需要积极地多学科治疗，包括营养支持及肠外使用抗生素治疗。

耐甲氧西林金黄色葡萄球菌感染

临床概要　1961 年甲氧西林问世很短的时间之后，耐甲氧西林金黄色葡萄球菌（MRSA）就开始在医疗机构和社区内流行。根据是否在医疗结构内有暴露史，MRSA 皮肤感染目前被分为医院获得性（HA-MRSA）和社区获得性（CA-MRSA）。最新的流行病学研究提示，患者身体某一部位形成 MRSA 定植，在其他部位出现了明显的感染症状和体征，HA-MRSA 和 CA-MRSA 两种分类便没有明显的界限来区分。HA-MRSA 感染发生率随患者社区环境中出现的频率增加而增加。同样的，"社区相关"的菌株感染的发生在住院患者中变得更常见。此外，有研究证实，CA-MRSA 菌株可能已经取代了传统的医院获得性感染的菌株但，重要的临床和分子流行病学差异仍然值得考虑[19]。CA-MRSA 引起的感染代表世界范围内的大流行，经常引起青年人群的皮肤和软组织的感染，而不是所有健康个体。运动员、某些少数民族人群、儿童、无家可归者、男同性恋者、感染患者的家属、HIV 感染者、静脉吸毒者、军事人员、新生儿、妊娠期和产褥期妇女、文身者和生活在拥挤环境中的底层居民都被认为是 CA-MRSA 感染的高风险人群。最近一项在美国得克萨斯州初级保健诊所中开展的调查研究发现，CA-MRSA 是流动环境中皮肤和软组织感染最主要的病原体[20]。金黄色葡萄球菌定植的患者皮肤屏障发生破坏，成为一个潜在的 CA-MRSA 储存器。此外，感染相关风险因子在许多发生皮肤 CA-MRSA 的患者中缺失。CA-MRSA 感染最常见的表现是脓肿、蜂窝织炎或者两者并存，被患者误认为是昆虫咬伤并不罕见。皮肤 CA-MRSA 感染的其他表现包括脓疱、毛囊炎和甲沟炎。

医院相关的 MRSA 感染定义为入院 48 小时或者稍晚发生的感染，或者暴露于医疗保健（如手术）12 个月以内在医院外发生的感染，其比 CA-MRSA 要严重。患者不仅仅是皮肤和软组织有感染的风险，还可以发生菌血症、败血症，以及体内植入物、心脏瓣膜和关节的细菌定植。HA-MRSA 的危险因素包括长期住院、抗生素使用、入住重症监护病房、血液透析等。许多医院都会常规筛查所有患者，确定携带者，并且制订严格的接触限制，以防止 MRSA 在医院内的传播。这种 MRSA 可以表现为不同的耐药特性，需要通过培养来确定药物敏感性以指导治疗。

组织病理　组织学表现非特异性，需要通过微生物学培养来明确诊断。可见广泛的真皮水肿和淋巴管扩张，血管周围弥漫性的炎症细胞浸润，主要是多形核的中性粒细胞。在后期可见肉芽肿伴有淋巴细胞和组织细胞的单一核细胞浸润。在新鲜的感染组织中革兰氏染色可见大量的细菌[19]。

发病机制　甲氧西林耐药性的产生是因为葡萄球菌染色体基因盒（SCCmec）中 *mecA* 基因编码的 PBP-2a 蛋白，一种青霉素结合蛋白，能使细菌在甲氧西林或其他 β 内酰胺抗生素存在的条件下生长和增殖。截至 2004 年，六种主要的 MRSA 已经在世界范围内被发现，标记为 SCCmec Ⅰ - Ⅵ。耐药性的播散是由于 *mecA* 基因发生了水平转移。

治疗原则　CA-MRSA 感染的治疗原则包括脓肿的切开和引流，系统性使用抗生素，辅以局部抗菌治疗。皮肤 CA-MRSA 感染传播的预防，可以通过综合控制人群、环境和卫生保健措施，针对性地消除细菌的获得及传播的诱因[19]。患者可以是慢性携带者，细菌的根除需要采用抗菌药浴，以及鼻腔内、会阴部和甲下局部抗生素治疗。重要的是临床医师要了解到本社区内所发生的 MRSA 耐药菌谱，选择合适的经验性抗生素及依据，这样有助于根据培养结果合理使用抗生素。对于 HA-MRSA 患者通常需要静脉使用抗生素，需要感染病学专家协助选择药物及决定治疗的疗程。

芽生菌病样脓皮病（增殖性脓皮病）

临床概要　增殖性脓皮病和 Hallopeau 型增殖型天疱疮所描述的是完全不同的两种疾病。Hallopeau 型增殖型天疱疮，直接免疫荧光下可发现天疱疮疾病典型的细胞间免疫荧光。而增殖性脓皮病增殖性的组织反应可能继发细菌感染[21]。为了强调这种疾病与 Hallopeau 型增殖型天疱疮的区别，称之为芽生菌病样脓皮病比增殖性脓皮病更为合适[22]。

芽生菌病样脓皮病可表现为单发或多发大的疣状、增殖性斑块，表面有散在的脓疱，周边隆起。这些斑块与真菌性芽生菌病的皮损非常相似，斑块发生的部位个体差异较大，有些病例累及面部和下肢，而另一些发生在间擦部位。部分学者观察到该病与溃疡性结肠炎有关[23]。

组织病理　芽生菌病样脓皮病两个最主要的特征是表皮假癌样增生，以及真皮和增生的表皮中多发脓肿形成。一些患者，脓肿内主要为中性粒细胞；另一些患者，脓肿内主要是嗜酸性粒细胞。

发病机制　芽生菌病样脓皮病中经常能发现细菌，最常见的是金黄色葡萄球菌。尽管细菌与组织增生反应有关，但是不同类型细菌株的定植和患者对抗生素治疗效果的反应都提示细菌感染是继发性的，也观察到了细胞免疫缺陷及中性粒细胞趋化能力下降[24]。

鉴别诊断　对于皮损脓肿中含有大量嗜酸性粒细胞的病例，必须行直接免疫荧光检查排除增殖型天疱疮。如果有明显的表皮假癌样增生，有必要多部位活检以排除真正的皮肤鳞状细胞癌。

治疗原则　增殖性脓皮病没有一个标准的治疗方案，可采用抗菌治疗，但疗效不定。其他的治疗方法包括病灶清除和局部次乙酸铝浸泡，也应该考虑到系统性疾病发生的潜在可能性[21]。

丹毒

临床概要　丹毒，曾经被称为"圣安东尼热"，是一种由 β 溶血性链球菌引起的急性浅表性皮肤蜂窝织炎。临床特点表现为边界清晰、质地略硬、淡的暗红色斑片或者薄的斑块，皮损不断扩大，边界清晰。在有些患者，丹毒有在同一部位反复发作的倾向。最新研究发现，*AGTR1* 基因（血管紧张素受体 Ⅱ 型）启动子区的一些单核苷酸多态性（SNP）与人类丹毒的易感性密切相关[25]。在早期抗生素时代，丹毒的发生率呈下降趋势并且大部分病例发生在面部。然而最近，丹毒的发生又开始呈上升的趋势，面部的病例明显减少而下肢成为最主要的发病部位。抵抗力差和治疗不充分可能导致脓肿形成、软组织广泛坏死，偶尔可发生坏死性筋膜炎和败血症[26]。肾炎和心脏并发

症很少发生，因为丹毒通常由链球菌中非肾炎和非风湿热类的菌株引起。

组织病理　通常是非特异性改变，诊断需要结合临床表现和微生物培养。真皮明显水肿，淋巴管及毛细血管扩张，真皮内弥漫性以中性粒细胞为主的炎症细胞浸润，累及真皮全层，偶尔累及皮下脂肪层。炎症细胞环绕扩张的血管和淋巴管疏松排列。如果使用革兰氏染色或者吉姆萨染色，可以在组织中或者淋巴细胞内发现链球菌。在复发性丹毒，真皮和皮下组织淋巴管发生管壁纤维化增厚，可出现管腔部分或者完全闭塞。

发病机制　丹毒和蜂窝织炎都是细菌突破了皮肤保护屏障引起感染的结果，绝大部分病例是由 β 溶血性链球菌（A、B、C、F 和 F 组）和金黄色葡萄球菌（包括 MRSA）引起的。在少数患者中可分离出革兰氏阴性需氧杆菌，不常见的病原体包括流感嗜血杆菌（颊部蜂窝织炎）、梭状芽孢杆菌和不产芽孢的厌氧菌、肺炎链球菌和脑膜炎球菌。

治疗原则　具有典型表现的丹毒患者应用注射用抗生素治疗最佳，头孢曲松或者头孢唑林都可以达到明显效果。轻度感染或者使用注射用的抗生素治疗后，可考虑口服 β 内酰胺类抗生素。对症支持治疗包括抬高患肢和消除潜在的感染诱因。早期治疗后局部红斑加重可能是病原体破坏和酶的释放所引起的，不要误认为是治疗无效[26]。

中毒性休克综合征

中毒性休克综合征（TSS）是一种通常由 A 组 β 溶血性链球菌和产毒素型金黄色葡萄球菌引起的急性发热性疾病[27]。

临床概要　本病 1978 年首次在 7 例儿童患者的系列研究中被描述[28]。尽管许多后续的病例与月经期妇女使用高吸水性树脂阴道卫生棉条有关，但是也有报道称中毒性休克综合征的发生与皮肤手术伤口感染[29]、脓胸、筋膜炎、骨髓炎、扁桃体周围脓肿和其他感染有关[30]。最初的表现包括发热、低血压休克、像猩红热或者日晒样的广泛皮疹，症状可累及 3 个或者以上的器官系

统，而发病 1～2 周后开始发生皮肤脱屑[31]。在少数病例，皮肤可出现大疱。此外还可以出现结膜炎和咽炎。内脏器官受累可发生中毒性脑病、血小板减少、肾衰竭、肝功能损伤等。病死率为 5%～10%[32]。

组织病理　组织病理学无特异性，表现为浅层血管周围和组织间隙间包含中性粒细胞的混合型炎症细胞浸润，偶尔可见嗜酸性粒细胞，中性粒细胞性灶状海绵水肿，有时可在表皮内见到排列成簇的坏死角质形成细胞[33]。出现水疱者，水疱位于表皮下。

发病机制　尽管金黄色葡萄球菌菌血症罕见发生，但是引起葡萄球菌 TSS 的原因是感染灶内产毒型的细菌所产生的毒素。下述几种毒素参与 TSS 的发生，包括中毒性休克综合征毒素 1（TSST-1）和葡萄球菌肠毒素 B、葡萄球菌肠毒素 C 和葡萄球菌肠毒素 F[34]。疾病的易感性与毒素保护性抗体的缺失有关，而疾病的发生在某些方面与细胞因子的激活有关。如果从疑似患者体内培养出单一的金黄色葡萄球菌，那么针对这种细菌毒素的检测有助于明确诊断。链球菌引起的 TSS 与菌血症和广泛的坏死性筋膜炎有关，而不同于通常与隐匿性的或者微小的感染灶有关的葡萄球菌性综合征。链球菌引起的 TSS 同样与多种毒素有关，包括致热源外毒素 A 和（或）外毒素 B、链球菌超抗原及促有丝分裂因子[35]。与金黄色葡萄球菌一样，从疑似患者体内分离链球菌做毒素检测有助于明确诊断[36]。

鉴别诊断　模拟流行性脑膜炎的瘀斑样皮疹是链球菌引起的 TSS 的一种罕见临床表现。与链球菌性 TSS 相比，葡萄球菌性 TSS 中菌血症少见。在那些出现暴发性症状和怀疑有皮肤感染可能的情况时，应该考虑患者是否有坏死性筋膜炎，此为内外科急症，需要立刻处理。

治疗原则　葡萄球菌性 TSS 主要的治疗是补液支持治疗，及时维持在低血压情况下的灌注，升压药也可使用。体内存在异物时应及时清除，如棉条或者避孕海绵。目前还不清楚是否使用抗生素能改变急性 TSS 的病程，但是大多数患者都接受了广谱的 IV 类抗生素，特别是要求使用抗葡萄球菌性抗生素有助于彻底清除病原体和预防复发[37]。链球菌性 TSS 需要积极地联合使用抗生素，大多数患者使用三代头孢菌素、克林霉素（可能通过削弱核糖体蛋白的产生，从原理上降低毒素的形成）和万古霉素，来覆盖耐药链球菌感染的可能性。静脉注射免疫球蛋白（IVIg）治疗目前尚有争议，可以用来不同程度地降低炎症反应。

分枝杆菌感染

根据分类学，分枝杆菌可分为两大类：快速生长型和缓慢生长型。麻风分枝杆菌不在这个分类体系中，因为它不能在体外培养。在每一个大类中，根据培养条件和生物学特性，各种细菌又被分成很多个亚群。在本章所涉及的感染中，重要的缓慢生长型细菌是结核分枝杆菌复合体，包括卡介苗（BCG）；鸟－胞内分枝杆菌复合体，包括鸟分枝杆菌和胞内分枝杆菌；堪萨斯分枝杆菌复合体；海分枝杆菌；溃疡分枝杆菌和需要特殊生长条件的分枝杆菌，如嗜血分枝杆菌。快速生长的分枝杆菌包括三种临床相关种类：偶发分枝杆菌、龟分枝杆菌、脓肿分枝杆菌[38]。许多其他种类的分枝杆菌偶尔能引起皮肤损害[39-41]。在来自以色列的 25 例感染患者中，16 例为海分枝杆菌感染患者，3 例患者为非结核分枝杆菌感染没有鉴定出种类，龟分枝杆菌、蟾蜍分枝杆菌、脓肿分枝杆菌、戈氏分枝杆菌及偶发分枝杆菌等感染患者各 1 例。分枝杆菌感染缺乏特殊的临床征象及其多变的组织学特点，经常导致非结核分枝杆菌引起的皮肤感染疾病的诊断延迟。非结核分枝杆菌的诊断必须通过组织学和组织培养的细菌学方法来确认。然而，海分枝杆菌感染提供的有力的临床线索可保证早期经验性的治疗以阻止感染向深部发展[42]。

结核分枝杆菌和麻风分枝杆菌都是人体组织中发现的细胞内寄生物，偶尔可在动物中发现。通过接触感染的患者传播。其他种类的分枝杆菌大量存在于土壤和水中，暴露于感染可发生在整个生命周期中，尽管没有明显症状。

分枝杆菌属于革兰氏染色弱阳性的杆菌，组织学上通常利用其抗酸的特性来进行染色，即抗酸染色[43]。除了麻风分枝杆菌之外的所有分枝杆菌均能通过标准的 Ziehl-Neelsen 技术很好的染色。

麻风

临床概要 麻风也称为汉森病，是由麻风分枝杆菌感染引起的慢性肉芽肿性疾病，主要影响皮肤和周围神经。麻风在许多热带和亚热带国家流行，但是由于目前采用联合药物治疗措施，疾病流行程度明显下降。目前发病率最高的区域包括印度次大陆、东南亚、非洲撒哈拉以南的国家和巴西等[44,45]。麻风的传染途径目前还不清楚，但是传染性被认为很低。吸入麻风杆菌是可能的传播机制，这些细菌主要来自于多菌性麻风患者的呼吸道，或者可能是土壤里微生物的植入引起。麻风患者的鼻腔黏膜中含有大量的麻风杆菌（1000万个），而鼻腔内的这些细菌与麻风患者的免疫反应相关[46]。通过皮肤接触导致人与人的直接接触感染很少见。吸入麻风杆菌后，麻风杆菌可进入血液，播散到周围及皮肤神经，引起感染并发生新的宿主反应。

麻风的免疫病理学谱

麻风病的发病机制复杂，是一种非常慢性，取决于宿主与病原体之间免疫相互作用的疾病。麻风杆菌本身没有毒力，其临床病理表现是免疫病理学和被感染细胞进行性累积的结果。麻风病是一个典型的临床病理呈病谱性的疾病，其对感染菌的免疫反应从明显无到显著，而且伴随一系列的临床病理学表现[47,48]。结核样型麻风具有较强的细胞免疫反应（T淋巴细胞和巨噬细胞活化），组织中杆菌数很少；相反，瘤型麻风缺少对麻风分枝杆菌抗原的细胞免疫反应，没有巨噬细胞活化，组织中存在大量的麻风杆菌。麻风的疾病谱是连续的，患者的病情可根据宿主反应和治疗的不同发生双向变化。根据 Ridlry 和 Jopling 对麻风的标准描述，综合临床表现、微生物学、组织病理学和免疫学，将麻风分为以下5种：结核样型麻风（TT）、界线类偏结核样型麻风（BT）、中间界线类麻风（BB）、界线类偏瘤型麻风（BL）和瘤型麻风（LL）。BB 型用来表示具有 LL 型和 TT 型的一些特征的中间类型[45,47]。

TT 型和 LL 型的患者比较稳定，前者通常可以自愈，而后者表现为严重的感染，除非给予适当的化疗。未经治疗的 BT 型患者常降级向 BL 型发展。BB 型患者病情最不稳定，如未经治疗，大多数 BB 型患者会降级向 LL 型发展。"未定类麻风"用来描述那些表现为麻风早期皮损，但根据免疫病理学不能明确分类，并且有自愈倾向或者会向 TT 型、BL 型、LL 型发展的麻风患者。

在麻风的流行区域，感染麻风分枝杆菌的人群比例很高，但是具有完全免疫力的人没有患病或仅出现一个或几个可以自愈的皮损，没有明显高的发病率。麻风感染的发展归纳在图 21-3 中。确诊的大多是 BT 型和 LL 型麻风患者。

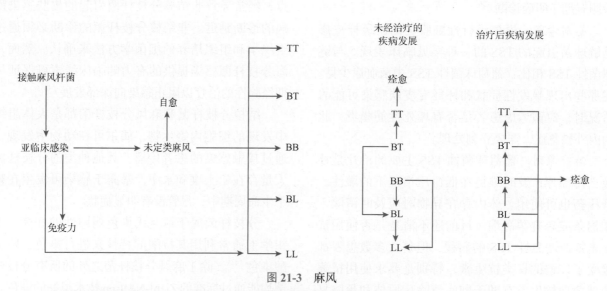

图 21-3 麻风

麻风感染分类的顺序如下，TT：结核样型；BT：界线类偏结核样型；BB：中间界线类；BL：界线类偏瘤型；LL：瘤型

麻风分枝杆菌染色

显示皮损中麻风杆菌最经典的方法是改良的 Ziehl-Neelsen 染色，在此方法中，酸和乙醇去除石炭酸品红的程度比其他分枝杆菌要弱。Fite 染色是最常用的方法[48]，六胺银染色是检测断裂抗酸杆菌最有效的方法。利用组织学方法检测抗酸杆菌的敏感度仍然很低，因为组织中的细菌大约要达到 1000 个 /cm³，才能在切片中寻找到 1 个抗酸杆菌。对于那些杆菌数量较少的组织，在报告阴性之前推荐至少要检查 6 张切片[49]。根据 Ridley 的对数计数方法（适用于皮肤活检标本及皮肤组织液涂片），皮损中麻风杆菌的标准计数采用细菌指数（BI）。

- BI=0：未检出麻风杆菌。
- BI=1：平均每 10～100 个高倍视野（油镜）发现 1～10 条菌。
- BI=2：平均每 1～10 个高倍视野发现 1～10 条菌。
- BI=3：平均每个高倍视野发现 1～10 条菌。
- BI=4：平均每个高倍视野发现 10～100 条菌。
- BI=5：平均每个高倍视野发现 100～1000 条菌。
- BI=6：平均每个高倍视野发现大于 1000 条菌。

染色完整的杆菌提示具有增殖能力，碎裂的（珠状的）和颗粒状的抗酸杆菌提示为死亡菌。1998 年，世界卫生组织麻风病专家委员会认为，在组织涂片和皮肤活检中检测到麻风杆菌之前就应该开始治疗。因此，在全世界建立起来了一种根据皮损数量快速分类的方法。皮损 5 个或 5 个以下定义为"少菌型"[45,50,51]；皮损 6 个或 6 个以上定义为"多菌型"。但是这种方法的准确性目前已经被许多学者所质疑，因为容易把多菌型的患者诊断为少菌型，从而引起治疗的副作用。少菌型治疗只要 6 个月，而多菌型治疗需要至少 12 个月[45,51]。

免疫组化方法检测麻风杆菌目前存在局限性，最常用方法是利用抗 BCG 的多克隆抗体。在未治疗的皮损中，如果常规组织化学方法检测麻风杆菌阴性[52]，免疫组化方法检测不出少量的杆菌。然而，如果麻风杆菌发生碎裂，被巨噬细胞分泌的酶降解或者失去抗酸染色的特性时，利用免疫组化染色的方法来验证麻风杆菌抗原的存在确实有作用。

麻风的临床病理学

关于麻风病的临床和病理的一般性讨论，读者可以参考 Job[53]、Britton 和 Lockwood[45]。

早期未定类麻风

许多麻风患者有明显的皮肤和周围神经损害（后者主要是神经粗大和感觉麻木），这些患者都是确诊的麻风患者。然而，早期可发现的皮损包括一个或数个感觉丧失的色素减退斑。全身任何部位皮肤都可受累。

组织病理　围绕神经血管束、真皮浅深层血管、汗腺及立毛肌周围有轻度淋巴细胞和巨噬细胞浸润，可见局部淋巴细胞侵犯表皮下部及真皮神经，无上皮样细胞肉芽肿形成（如果有，不是未定类麻风而是结核样型麻风）。施万细胞增生是未定类麻风的一个特点，但是带有高度的主观性，并不是每一例患者都具有所有的特征。诊断依据就是在好发部位如神经内、立毛肌、表皮下或血管周围的巨噬细胞内发现 1 条或多条抗酸杆菌。如果没有发现麻风杆菌，诊断可能仅是一个初步的诊断（图 21-4，图 21-5）。

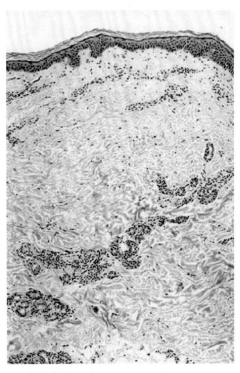

图 21-4　未定类麻风：可见真皮内神经血管周围和附属器周围的慢性炎症（HE 染色）

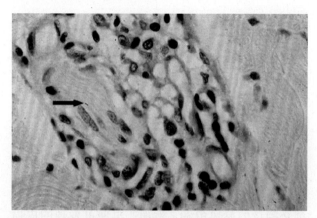

图 21-5　未定类麻风：高倍镜下可见真皮内一个小神经周围淋巴细胞浸润，神经内可见抗酸染色阳性杆菌（箭头所指），无肉芽肿（Wade-Fite 染色）

瘤型麻风

瘤型麻风早期出现皮肤和黏膜损害，而神经系统临床表现出现相对较晚。皮损数目较多而且呈对称排列。临床表现分为三型：斑疹型、浸润性结节型和弥漫型。斑疹型表现为许多边界不清的、融合性的色素减退斑或红斑，通常有轻微的浸润。浸润性结节型是典型的而且最常见的类型，可由斑疹型发展而来，也可以直接呈现结节性皮损。典型皮疹常为暗红色丘疹、结节或者弥漫性浸润。病变累及眉毛及前额，常导致"狮面"，伴随眉毛和睫毛脱落。尽管有较大的周围神经受累，出现进行性感觉丧失和神经瘫痪，但皮损本身并无明显感觉减退，最常受累的神经是尺神经和桡神经及腓总神经。

弥漫型麻风，又称为 Lucio 型麻风，在墨西哥和中美洲最常见，表现为皮肤弥漫性浸润而不伴有皮肤结节。这种类型麻风的皮肤浸润十分不明显，除非发生眉毛和睫毛脱落。肢端对称性麻木比较常见[54]。

瘤型麻风的特殊变异型——组织样型麻风，最早在 1963 年被描述[55]。典型的临床表现为界线清晰的皮肤和皮下结节，很像皮肤纤维瘤。

瘤型麻风可罕见地表现为单一的皮损，而不是多发的皮损[56]。

组织病理　在瘤型麻风常见的斑疹和浸润性结节皮损中，真皮广泛的炎症细胞浸润，与扁平的表皮之间常被一条狭长的正常胶原无浸润带分开（图 21-6，图 21-7）。斑片状皮损表现为轻度至中度浅深层血管周围及附属器周围的泡沫样组织细胞浸润，炎症细胞的浸润可引起皮肤附属器破坏，并且扩展到皮下脂肪层。新鲜皮损中巨噬细胞中具有丰富的嗜酸性胞质，并含有大量完整的和碎裂的麻风杆菌（BI=4 或 BI=5，图 21-4）。在 Wade-Fite 染色下，麻风杆菌约 0.5μm×5μm 大小。完整的麻风杆菌像一根香烟。麻风杆菌在血管内皮细胞内也很常见（图 21-8）。无巨噬细胞活化形成的上皮样肉芽肿，淋巴细胞浸润很不明显，但可能存在大量浆细胞。

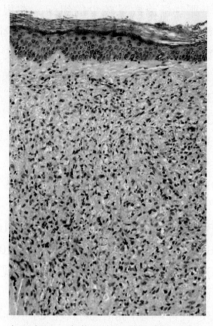

图 21-6　瘤型麻风：多菌型麻风皮肤真皮内有大量巨噬细胞（无肉芽肿形成），表皮下可见清晰的无浸润带（HE 染色）

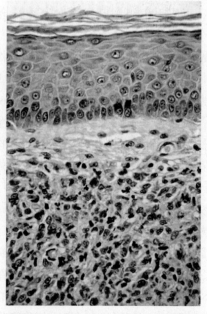

图 21-7　同图 21-37 来自同一个病例，大量抗酸杆菌，大多完整（Wade-Fite 染色）

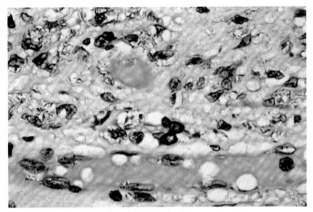

图 21-8　瘤型麻风：巨噬细胞和毛细血管内皮细胞含有完整的抗酸杆菌（Wade-Fite 染色）

随着时间的推移或者经过药物治疗后，变性的杆菌在巨噬细胞内累积，形成所谓的麻风细胞或 Virchow 细胞，这种细胞具有泡沫状或者空泡状的细胞质（图 21-9）。在脂肪染色下很像黄瘤细胞，细胞内充满脂质（大量的中性脂肪或者磷脂）而不是胆固醇。Wade-Fite 染色显示杆菌呈碎裂的或颗粒状的，尤其是在慢性皮损中，残留的嗜碱性团块称为"Globi 小体"。与结核样型麻风相比，瘤型麻风皮肤内的神经尽管含有大量麻风杆菌，但是能维持很长一段时间保持完好，随后慢慢发生纤维化。

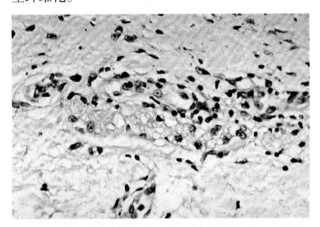

图 21-9　瘤型麻风：陈旧性、治疗过的皮损，有大量的泡沫样巨噬细胞和难以辨认的杆菌（Wade-Fite 染色）

瘤型麻风经治疗后，麻风杆菌在数周至数月之内迅速死亡和裂解，然而宿主巨噬细胞需要几年才能清除这些碎片。麻风杆菌抗原能存留更长时间，甚至已经没有细菌存在时也可以用免疫组化染色（Wade-Fite 染色或银染）方法检测到（图 21-10）。

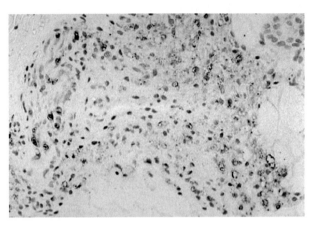

图 21-10　瘤型麻风：陈旧性、治疗过的皮损，有泡沫状的巨噬细胞，但没有抗酸杆菌可见，然而，抗分枝杆菌免疫组化染色显示有麻风抗原存在（抗 BCG 染色）

Lucio（弥漫）型麻风具有类似的组织病理学特点，但是以皮肤小血管中存在大量麻风杆菌为特点[54]。

组织样麻风瘤

组织样麻风瘤杆菌含量高（通常 BI=6），并且大多数是完整染色，成簇排列的像成捆的小麦。巨噬细胞反应不常见，且经常变成梭形，呈席纹状排列，与纤维组织细胞瘤相似（图 21-11）。真皮内膨大结节上方的表皮向下延伸。

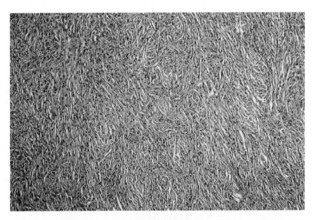

图 21-11　瘤型麻风：一个组织样麻风瘤皮损，巨噬细胞呈梭形细胞样增殖，像一个席纹状的肿瘤，抗酸杆菌染色显示大量杆菌（Wade-Fite 染色）

界线类偏瘤型麻风

BL 型麻风的皮损数量比 LL 型麻风少，并且不那么对称，中心通常有浅凹陷。

组织病理　BL 型麻风与 LL 型麻风组织学最大的区别是 BL 型麻风中淋巴细胞浸润更加显著，有部分巨噬细胞活化，并形成轻至中度的、边界清晰的肉芽肿。神经周围的成纤维细胞增殖，在横断面上形成"洋葱皮样"外观，泡沫细胞不常见，通常没有糖原沉积，BI=4 或 BI=5。

中间界线类麻风

中间界线类麻风的皮损不规则分布，表现为中心凹陷的红色斑块，周围可存在许多卫星灶，皮损处水肿是最显著的特点。

组织病理　在中间界线类麻风中，巨噬细胞均匀地分化成上皮样细胞，但不聚集成典型肉芽肿，淋巴细胞少，无朗汉斯巨细胞，BI=3 或 BI=4。真皮水肿明显。

界线类偏结核样型麻风

BT 型麻风皮损数目少，且分布不对称，皮损干燥，无毛发，表现为伴有中央色素减退的斑块。神经粗大及皮损感觉缺失常见。

组织病理　周围淋巴细胞包绕的肉芽肿沿神经血管束分布，并且浸润汗腺和立毛肌。郎汉斯巨细胞大小及数量不等。通常可见沿血管丛表面分布的肉芽肿，但炎症通常不侵犯表皮。神经侵蚀及闭塞是其典型特征（图 21-12～图 21-14）。抗酸

杆菌稀少（BI=0～BI=2），并且最容易在神经施万细胞内发现。S100 蛋白免疫组化通常能很好地显示神经周围和神经内的肉芽肿（图 21-14B）。

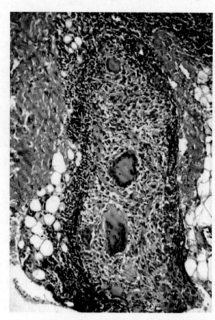

图 21-13　结核样型麻风：肉芽肿性神经炎；致密淋巴细胞环绕，并侵蚀深部真皮神经，其内可见多核巨细胞（HE 染色）

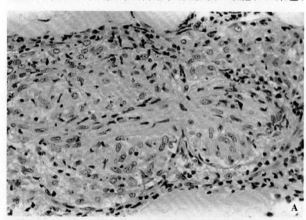

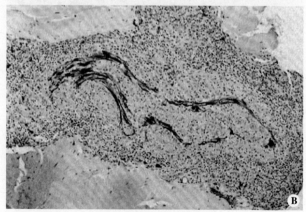

图 21-14　结核样型麻风

A.肉芽肿侵犯神经所致的典型神经内膜炎（HE 染色）；B.肉芽肿性神经炎：真皮神经内肉芽肿破坏施万细胞和轴突（S100 蛋白免疫过氧化酶染色）

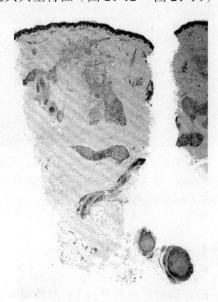

图 21-12　结核样型麻风：一个典型的皮损，皮肤神经血管周围肉芽肿及淋巴细胞浸润（HE 染色）

结核样型麻风

TT 型麻风皮损数目较少，通常为表面干燥的、红色或色素减退的丘疹或斑块，边界清晰，感觉障碍明显（面部除外），皮损的数量为 1 ～ 5 个不等，可见局部神经粗大，皮损经化疗可快速治愈。

组织病理　在原发性 TT 型麻风，真皮内可见体积较大的上皮样细胞，沿神经血管束呈致密的肉芽肿排列，外围有密集的淋巴细胞。郎汉斯巨细胞缺乏具有特征性。真皮神经可以缺失（闭塞）或被密集的淋巴细胞环绕和侵蚀。抗酸杆菌罕有发现，甚至在神经中。TT 型麻风的另一种表现形式可以出现在一些特定的反应状态中。

周围神经

在所有这些麻风病的类型中，主要的周围神经常具有相似的病理改变，且炎症反应也很相似，可以采用相同的分类方法，但是周围神经内的抗酸杆菌的密度对数指数通常高于附近皮肤[57]。

麻风反应

麻风反应分为两种主要类型（Ⅰ型和Ⅱ型）。第三种麻风反应特指 Lucio 多菌性麻风病[58]。

Ⅰ型麻风反应

由于麻风病的免疫病理谱是连续性的，患者可以沿免疫病理谱向两个方向移动。如果这样的移动突然发生，则引起伴有水肿的炎症反应，导致皮损扩大，出现更多的红斑（图 21-15）。病变向 TT 型转化称为升级或逆向反应；向 LL 型的转化称为降级反应。两者都是迟发型超敏反应或Ⅰ型麻风反应。TT 型患者病情稳定。BT 型患者未治疗也可能降级。多菌型麻风患者，特别是 BL 型患者经常在化疗中升级，其中约 1/4 的患者有明显反应。BB 型患者最不稳定，可根据治疗向两种方向转化，常伴随有反应。Ⅰ型麻风反应最重要不在于皮肤，而在于周围神经变化，这些相似的周围神经炎症反应引起破坏性的神经内炎症和水肿。

更坏的情况是外周大神经因为升级反应出现干酪样坏死。

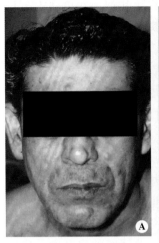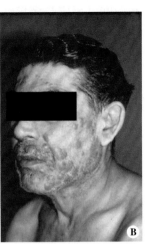

图 21-15　麻风逆向反应
A. 治疗前 BL 型麻风；B. 治疗 3 个月后，由于炎症加剧导致皮损增大

组织病理　Ⅰ型麻风反应的组织病理学仍未有很好的描述[59]。升级和降级反应较难区分，可能需要进行系列的检查。通常，肉芽肿内及周围可见水肿，真皮中可见纤维细胞增生。在升级反应中，肉芽肿变得更加上皮样和活化，郎汉斯巨细胞体积更大（图 21-16）；肉芽肿可浸润至表皮下部，并且在肉芽肿甚至真皮神经内可出现纤维素样坏死。在降级反应中，坏死不常见，并且杆菌的密度随时间增加。治疗中升级的多菌型麻风病患者显示陈旧性的泡沫状巨噬细胞和变性的杆菌与新形成的上皮样肉芽肿混合存在。

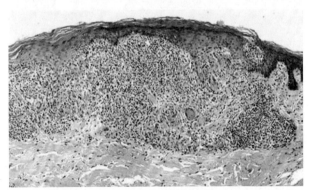

图 21-16　麻风：Ⅰ型反应（迟发型超敏反应）；肉芽肿侵蚀表皮，这个特征通常在非反应性麻风病患者中不常见（HE 染色）

Ⅱ型麻风反应：麻风结节性红斑

麻风结节性红斑（ENL）最常见于 LL 型麻风，

较少见于 BL 型麻风，在治疗中的患者及未治疗的患者中都可观察到。临床上，与结节性红斑相比，Ⅱ型麻风反应与多形红斑更相似。在皮肤上可见淡红色斑块、结节及红斑，偶见紫癜和水疱，但是溃疡罕见。皮损泛发，伴有发烧、乏力、关节痛和白细胞增多。有些病例新发皮损出现仅需几天，另一些病例出现新皮损需要几周甚至几年。Ⅱ型麻风反应是唯一对沙利度胺治疗有反应的类型。

组织病理　在 ENL，皮损是慢性多菌性麻风病变上叠加的急性炎症病灶（图 21-17）。多形性中性粒细胞可稀少或大量，以至于形成伴有溃疡的真皮脓肿[60]。含有碎裂杆菌的泡沫状巨噬细胞很常见，但在部分没有杆菌残留的患者中，通过 Wade-Fite 染色可见巨噬细胞内有粉红色颗粒状物质，提示存在分枝杆菌碎片。抗分枝杆菌免疫细胞化学染色（如抗 -BCG）可显示丰富的抗原。在一些麻风结节性红斑患者中，可见累及小动脉、小静脉和毛细血管的坏死性血管炎；这些患者可出现浅表的溃疡。

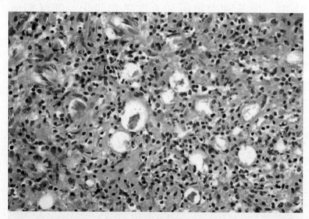

图 21-17　麻风：麻风结节性红斑（Ⅱ型反应），内有空泡及麻风球的巨噬细胞和多形核细胞浸润（HE 染色）

Lucio 反应

Lucio 反应仅发生于弥漫性 LL 型麻风，是此型麻风中一种相当常见的并发症，常在没有治疗或治疗不彻底的患者中发生。与 ENL 相比，Lucio 反应无发热、触痛及白细胞增多，且皮损为几乎不可触及的、出血性的、边界清晰的不规则斑块，皮损逐渐发展形成痂皮，特别是在腿上，形成溃疡，Lucio 反应可反复发作或持续出现新皮损数年，

Lucio 反应的病理过程可能是免疫复合物沉积所致。

组织病理　在 Lucio 反应中，血管病变是关键的[48]，发现引起管腔闭塞的内皮细胞增生与真皮和皮下组织内中等大小血管的血栓形成有关。镜下可见稀疏的以单核细胞为主的浸润。在外观正常和增殖改变的血管管壁和内皮细胞中可见致密的抗酸杆菌聚集体（图 21-18）。由血管闭塞引起的缺血性坏死引起出血性梗死，并导致糜烂结痂或直接形成溃疡。

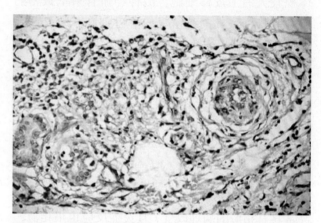

图 21-18　麻风，Lucio 反应：真皮血管可见闭塞性动脉内膜炎和内皮细胞内大量的杆菌（Wade-Fite 染色）

麻风的电镜

在电子显微镜下，麻风分枝杆菌由三维质膜内衬的电子致密胞质组成，其细胞壁位于三维质膜的外围，并被一层射线可透的区域包围，蜡状外壳是分枝杆菌的特征性结构[43]。麻风杆菌见于皮肤中，主要在巨噬细胞和施万细胞内。

麻风的发病机制

在免疫反应性方面，LL 型麻风患者对麻风杆菌存在细胞介导的免疫应答缺陷，因此不能自发从体内清除麻风杆菌[45,61,62]。主要缺陷在于 T 淋巴细胞，仅可轻微或者根本不对麻风杆菌产生应答，从而不能充分激活巨噬细胞吞噬杆菌，这种免疫缺陷对麻风分枝杆菌是特异性的，因为在体内和体外实验中，LL 型麻风病患者对麻风菌素之外的其他抗原显示正常免疫应答。

当从 LL 型麻风患者中获得的 T 淋巴细胞与麻风杆菌共培养时，它们很少甚至基本不产生巨噬细胞迁移抑制因子（MIF），证实了 LL 型麻风患者 T 淋巴细胞对于麻风杆菌这种特异性的无应答现象。相反，TT 型麻风患者的淋巴细胞在接触麻风菌素时则产生大量 MIF。一个现代的观点认为：结核样型患者的淋巴细胞暴露于麻风抗原时将导致以 Th1 分泌为主的细胞因子分泌，从而使巨噬细胞活化。相反，在瘤型患者中，Th2 细胞介导分泌的细胞因子抑制细胞免疫并促进体液免疫，但这无助于宿主防御 [61、63]。在逆向反应中，淋巴细胞对麻风菌素的反应性增强，但在反应后期则减弱。

皮损中 T 淋巴细胞亚群的分析已经表明，在 TT 型麻风中，由于其对麻风杆菌有较高的抵抗性，辅助性 T 淋巴细胞均匀分布在上皮样细胞团块中，而抑制性 T 淋巴细胞则局限于肉芽肿周围。在 LL 型麻风中，辅助性和抑制性 T 淋巴细胞均广泛分布在整个皮损中 [64]。值得注意的是，在 TT 型麻风中，其辅助性和抑制性 T 淋巴细胞的分布特点与在结节病中观察到的相似。

在具有 ENL 或 Lucio 反应的患者中，在真皮病变的血管壁中已经发现 IgG、补体 C3 及循环免疫复合物沉积。这表明两种反应都是由免疫复合物介导的（Gell 和 Coombes Ⅲ 型反应）[52]。

麻风菌素皮肤试验或 Mitsuda 试验皮内注射所用的麻风分枝杆菌制剂，来自高压灭菌的感染患者的人体组织。阳性反应为在 2 ~ 4 周后形成直径为 5mm 或更大的结节。组织学检查中结节显示为上皮样细胞肉芽肿。该反应仅在强抵抗力类型中（TT 和 BT 结核样）显示阳性。在未定类麻风中，麻风菌素试验可以是阳性也可以是阴性的。该试验揭示了位于免疫"光谱"末端的瘤型麻风患者注射麻风分枝杆菌制剂后，不会出现上述上皮样细胞肉芽肿的反应，因此其主要价值是作为对此微生物的特异性细胞介导免疫的标志物，其可随着 HIV 和麻风感染的免疫病理"光谱"而不断变化。

因为 HIV 诱导广泛的免疫抑制状态和正常情况下由 T 淋巴细胞 / 巨噬细胞系统控制的许多细胞内感染因子可能增殖，并引起重大的疾病，由此推测麻风病也可能受到影响。具体来说，该疾病可能在 HIV 和麻风病共流行地区更常流行，并且随着 HIV 疾病的进展，个别患者可能向瘤型麻风降级。然而，流行病学研究表明，在适当的对照研究中 HIV 感染对麻风发病率没有影响 [65,66]，对结核样型麻风与瘤型麻风患者的比例也没有改变 [67]。目前，艾滋病毒感染和非感染的麻风病患者之间的唯一临床病理学差异是 HIV 阳性患者向 Ⅰ 型反应升级的可能性增加 [67,68]。这种相对矛盾的现象有待进一步评估。

组织病理学鉴别诊断

麻风杆菌尚不能体外人工培养。TT 型（结核样型）麻风需要与许多其他类型肉芽肿性皮肤病进行鉴别。作为神经内肉芽肿的证据，神经内抗酸杆菌的存在是诊断麻风病的确凿证据。尽管在临床实践中，普通染色方法检查后对诊断仍有疑问时，S100 染色可能更突显此现象 [69]，但该免疫细胞化学方法通常也不具有诊断性。在麻风病中，裸肉芽肿仅在 BB 型麻风中可以发现，在病变中可以发现抗酸杆菌。结节病很少在周围神经内形成肉芽肿 [70]，但是在真皮神经中几乎也不会出现。在 TT 型麻风中，沿周围神经血管分布的肉芽肿性炎症和汗腺受累对诊断有辅助性。浆细胞或表皮内淋巴细胞的存在或缺乏对诊断并无帮助性。与其他分枝杆菌感染的皮肤病（如结核病和肉芽肿样利什曼病）不同，TT 型麻风病的表皮通常是扁平的、非增生性的。二期晚期和三期皮肤梅毒的特征为真皮上皮样细胞和巨细胞肉芽肿，不直接累及神经，并且上皮通常是增生的。肉芽肿内坏死（纤维素样或干酪样坏死）发生在 Ⅰ 型麻风反应的麻风病患者，有时自然发生，这可能会与渐进性坏死性病变如环状肉芽肿相混淆。神经内肉芽肿性坏死对于麻风病有诊断意义。

早期，未定类麻风与许多特异性和非特异性皮肤病相重叠，表现为神经血管周围淋巴细胞浸润。在关键部位（神经、表皮下、立毛肌或巨噬细胞）中发现杆菌是至关重要的。在没有杆菌和真皮全层浸润存在的情况下，只能怀疑麻风。问题可能出现于染色溶液中和用于漂洗切片的水槽中污染的分枝杆菌，这些病原体通常位于切片层面之上，与细胞核重叠，并且通常染色比麻风分枝杆菌深。应用 PCR（聚合酶链式反应）鉴定皮肤切片和组织中的少菌型麻风，没有曾经想象的那么成功 [71]。

总之，病理科医生对部分可疑的少菌型麻风皮损还不能做出明确诊断，而且观察者个体之间的判断差异可能很大[72]。单一病变麻风的临床诊断也是不完全的[56]。

LL型麻风浸润可能类似黄瘤病，尽管在黄瘤病中细胞质颗粒较粗糙。抗酸杆菌的存在很重要，对于可能引起混淆的长期治疗的皮损，抗分枝杆菌免疫组化检查对其诊断有辅助作用。由于ENL具有慢性和急性炎症浸润的特点，容易被忽视，一旦想到，杆菌或其抗原的存在则具有诊断性价值。在免疫抑制患者中，某些其他分枝杆菌如鸟-胞内分枝杆菌复合体，可能产生组织样麻风瘤样的多菌型皮损[73]；然而，在这些感染中，神经常不受累。

治疗原则

多药联合治疗对于预防耐药形成至关重要。常见的方案包括氨苯砜+利福平治疗TT型麻风，氨苯砜+利福平+氯法齐明治疗LL型麻风，疗程分别为6个月和12个月。治疗方案在某种程度上取决于疾病的严重程度，所有诊断为麻风的患者应接受传染病专家的联合治疗。神经炎和免疫反应可以用皮质类固醇治疗，可以联合或不联合其他抗炎药。HIV患者开始抗逆转录病毒治疗后可以观察到Ⅰ型反应。HIV阳性和HIV阴性患者，对于治疗的反应似乎具有可比性[51]。

结核病

结核病在资源贫乏国家仍然是一个突出的公共健康问题，并且由于全球复苏，结核病重新出现在世界其他国家。导致结核病发病率增加的因素包括来自流行国家（特别是亚洲和非洲）的移民、难民流动增加，艾滋病病毒（人类免疫缺陷病毒）全球流行和贫困[74]。因此，皮肤结核病仍然是一个临床和诊断难题[75,76]。据估计，皮肤结核病占所有结核病感染的一小部分（1%～2%）。鉴于某些地区结核病的高发病率，皮肤结核病的绝对病例数就显得并不重要[77]。

结核分枝杆菌通过以下三种途径感染皮肤和皮下组织：①通过直接接种到皮肤［引起结核性

初疮，或疣状皮肤结核（TVC）或腔口皮肤结核］；②来自体内病灶的血源性扩散（引起寻常性狼疮、粟粒性结核和结核树胶肿）；③通过潜在的结核性淋巴结直接蔓延而来（引起瘰疬性皮肤结核）。为了更好地描述，这些不同的结核性皮肤病按如下划分（使用"Beyt分类"修订版）[40]。但在临床实践中，许多病例不能简单地归入这些临床和组织学类别[41,38,79]。瘰疬性皮肤结核和寻常狼疮是最常见的类型[77]。在来自印度的儿科人群皮肤结核病感染的研究中，根据组织病理学诊断，儿童皮肤结核存在更大的病谱。皮肤结核的不同类型包括瘰疬性皮肤结核（37%）、瘰疬性苔藓（33%）、寻常狼疮（21%）、疣状皮肤结核（4%）、丘疹坏死性结核疹（4%）和结节性红斑（3%）。有53%患者出现系统受累，包括结核性淋巴结炎（30%）、肺结核（13%）、内脏结核（6%）和结核性关节炎（6%）[80]。

人体组织对结核杆菌的基本反应有一个过程，首先是急性非特异性炎症反应，在此过程中杆菌增殖，而且不被中性粒细胞吞噬和杀死。随后，巨噬细胞吞噬这些病原体，但巨噬细胞杀灭微生物的能力主要取决于增强的活性。T淋巴细胞介导的针对结核杆菌抗原的过敏反应，诱导细胞因子分泌，招募和活化巨噬细胞，并变成上皮样细胞，部分融合形成巨细胞，其中在结核病中最典型的为细胞核排列在胞质周围的郎汉斯巨细胞。随着迟发型超敏反应的增强，肉芽肿中出现干酪样坏死，干酪样坏死是一种均质的嗜酸性梗死过程，由巨噬细胞死亡引起。该过程可能由细胞因子（如肿瘤坏死因子）和巨噬细胞蛋白酶所介导。这种坏死过程灭活或杀死病灶中许多分枝杆菌，但不能被完全消除[81,82]。

因此，坏死性肉芽肿是结核病和其他分枝杆菌感染的典型特征，但不是特异性的，也见于许多其他涉及细胞免疫介导的感染中（如组织胞浆菌病、梅毒和利什曼病）。

结核分枝杆菌是一种专性需氧菌，在接近140mmHg的大气氧分压时生长旺盛。这就是为什么在瘰疬性皮肤结核中，当其病灶暴露在空气中，结核分枝杆菌的生长、涂片和切片中检出率高于其他类型皮肤结核的原因。

结核感染发生的决定因素包括微生物毒力（结

核比大多数非结核分枝杆菌毒力更强）、接种量大小、感染途径及患者免疫状态。显然，如果细胞免疫受损，T 淋巴细胞 / 巨噬细胞系统将不能控制感染，结果在病理上，通常肉芽肿少见（较少活化的巨噬细胞），而且有较高密度的分枝杆菌，这些情况包括由 HIV 感染所致的艾滋病，激素治疗和细胞毒性药物。已经提出了皮肤结核细菌载量的概念（以类似汉森疾病描述麻风杆菌的方式），于是皮肤结核可分为多菌型（原发性接种皮肤结核、瘰疬性皮肤结核、腔口周皮肤结核、急性粟粒性肺结核和结核树胶肿）和少菌型（疣状皮肤结核、偶发型寻常狼疮、丘疹坏死性结核疹、Bazin 硬红斑、瘰疬性苔藓）[77]。

多菌型

在多菌型的结核病中，大多数分枝杆菌用 Ziehl-Neelsen 技术常能被证实，并且更容易被培养[83]。

原发性结核

临床概要　结核病原发感染很少发生于皮肤上。儿童或成人可通过微小伤口或接触被污染物体后被感染，如口对口人工呼吸[84]，尸体解剖时接种[85]，针刺损伤[86]，或文身时接种[87]。毫不奇怪，这种类型的皮肤结核病在医疗保健和实验室人员中频繁出现。儿童通常通过接触具有活动性肺结核的家庭成员或护理者而感染。面、手和足是最常被感染的部位。在结核病流行的国家如印度，一些患者是赤脚接触含结核杆菌的痰液，从而导致足底原发性感染（或更多的是继发性）。原发性牙龈炎、肉芽肿性甲沟炎、阴茎下疳被认为是这种原发皮肤结核的变异型。典型的原发皮损是一个丘疹或结节，最后形成溃疡[77]。通常情况下，充分发展的皮损出现在接种后 2 ～ 4 周内。皮损为无症状性溃疡，表面覆盖痂皮，称为结核性下疳。局部淋巴结肿大及压痛，并可化脓及形成窦道。

组织病理　病灶的组织病理学变化，与在豚鼠的皮肤接种实验中观察到的非常相似。在早期阶段，组织病理学显示急性中性粒细胞反应，部分区域坏死形成溃疡，可见较多结核杆菌，特别是在坏死区域[85]。2 周后单核细胞和巨噬细胞浸润为主。发病后 3 ～ 6 周，上皮样细胞和巨细胞肉芽肿形成，随后在肉芽肿内出现干酪样坏死（图 21-19）。随着时间推移，坏死减少，结核杆菌数量减少，直到大幅度减少以致组织学切片中不可能检测到杆菌。在病变中结核杆菌数量减少的同时，用纯化蛋白衍生物（PPD）进行的结核菌素试验可由先前阴性转阳性。淋巴结引流时感染结核杆菌并通过形成干酪样肉芽肿而不断扩大，与肺中的原发感染灶平行发展。值得注意的是，原发性皮肤结核很少进展为播散性结核。

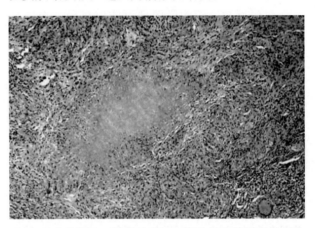

图 21-19　结核病：解剖员手指上的疣是由结核病的尸体接种传染而来，中央有干酪样坏死，周围绕以密集的巨噬细胞和淋巴细胞（HE 染色）

瘰疬性皮肤结核

临床概要　瘰疬性皮肤结核是发展中国家和一些欧洲国家皮肤结核中最常见类型。表现为潜在的结核感染直接蔓延至皮肤，潜在的感染灶常见于淋巴结，其次是关节或骨，皮损首先表现为一个蓝红色无痛性肿胀、破溃后形成边缘不规则、潜行性、边缘蓝色的溃疡，溃疡周围常形成瘢痕疙瘩组织，腋下、颈部、胸壁和腹股沟区最常受累。患者常有典型活动性肺结核或胸膜结核。

组织病理　病灶中心通常为非特异性改变，如脓肿或溃疡形成。如果活检标本足够大，在病灶较深部位和周边，通常可见具有明显坏死的结核性肉芽肿和显著的炎症反应。通常，结核杆菌的数量较多以致于在抗酸染色的组织切片中很容易发现。PPD 通常强阳性[77]。

腔口皮肤结核

临床概要 这种类型皮肤结核相当罕见。腔口皮肤结核（腔口周结核）的病灶是浅表性、疼痛性溃疡（与无痛性皮肤黏膜利什曼病和鼻硬结病相反），底部呈颗粒状，溃疡单发，或少量发生于具有晚期内脏结核病患者黏膜腔口上或其周围。感染通过患者体内排泄杆菌的病灶直接接种传播。大多数患者免疫力低下。溃疡通常疼痛明显，可发生在口腔内、嘴唇上、肛门周围或会阴处[88]。直肠病变必须与恶性肿瘤相鉴别。在泌尿生殖结核病患者，溃疡可发生在外阴部。

组织病理 组织学图像可能仅显示一个非特异性炎性浸润所环绕的溃疡。大多数情况下在真皮深处发现有明显坏死的结核性肉芽肿。即使组织学表现为非特异性的，在切片中通常也很容易发现结核杆菌。

急性粟粒性结核

临床概要 在免疫力正常患者中，粟粒性结核累及皮肤是罕见的，大多发生在儿童和青少年，并且仅偶尔发生在成人中。通常，广泛内脏受累是血源性播散的结果，并且皮疹是广泛的，主要为直径 2～5mm 的红色丘疹和脓疱[89]。结核菌素试验一般阴性。该病具有高死亡率。

然而，在患有结核的母亲娩出的新生儿中存在一种轻型血源播散性结核，这种类型内脏累及轻，并且只有少数散在的红色丘疹，中央结痂[90]。

组织病理 在严重病例，丘疹中心可见含有中性粒细胞、细胞碎片和大量结核杆菌的微脓肿，周围巨噬细胞环绕，偶可见巨细胞。在轻型病例中，除了 Ziehl-Neelsen 染色对于抗酸杆菌病原体为阴性，皮肤组织学图像是相似的。

结核树胶肿

临床概要 结核树胶肿是一种冷脓肿，典型皮损见于患者躯干或四肢，不侵犯皮下组织。目前被认为是处于潜在感染的内脏病灶引起的皮肤血源性感染，并且在适当条件下（营养不良、免疫抑制）可导致真皮或皮下坏死性大结节，并最

终导致表皮破溃。

组织病理 大多数病变为周围绕以上皮样细胞和巨细胞的干酪样坏死灶（图 21-20，图 21-21）。抗酸杆菌稀少，但通常可在组织切片上显示。

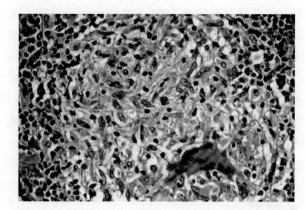

图 21-20 寻常狼疮：与图 21-24 的皮损一样，显示上皮样细胞肉芽肿和郎汉斯巨细胞（HE 染色）

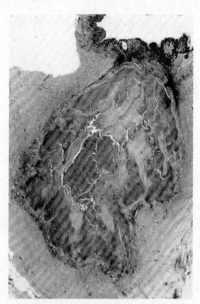

图 21-21 结核病：在真皮中有大量干酪样坏死，呈结核瘤样外观（HE 染色）

少菌型

在少菌型中，使用 Ziehl-Neelsen 染色方法很难或不大可能检测到分枝杆菌，并且不太容易培养出[83]。

疣状皮肤结核

临床概要 疣状皮肤结核为在具有一定免疫

力的患者中皮肤接种外源性结核杆菌感染，这些患者既往有结核病接触史。在疣状皮肤结核中，通常可看到单一的、无痛性、具有炎症性红晕的疣状斑块，并逐渐向四周蔓延，疣状斑块表面有裂隙，脓液流出。最常见部位是手部，在儿童中也常见于膝盖、臀部、大腿和足。

组织病理　组织学特点为有明显角化过度和棘层肥厚的假上皮瘤样增生。表皮下常有淋巴组织细胞的混合浸润，偶见散在的中性粒细胞，可能呈苔藓样外观。在真皮上部或向下延伸的表皮内可见脓肿形成。真皮中部或真皮上部通常可见结核性肉芽肿，尽管在发现肉芽肿之前通常需要重复多次切片（图 21-22）。只有极少数情况下能找到或从培养物中分离出结核杆菌。病变趋于慢性，但可保持对抗结核治疗的敏感性，因此抗结核治疗本身可作为一种诊断辅助方法[77]。

每个直径约 1mm 大小，称为"狼疮结节"。如果用载玻片减少局部充血（玻片压疹法），结节更明显，呈黄棕色斑疹，因它们的颜色，故这些结节也被称为"苹果酱结节"。特征性的充分发展的皮损是一个缓慢扩大的斑块，边缘轻微隆起，疣状边缘，中央萎缩。在萎缩部位发生新的皮损是寻常狼疮的一个典型特征，特别是在短暂免疫抑制治疗后。偶尔会出现皮肤浅表溃疡或皮肤疣状增厚。少数情况下，溃疡边缘可发生鳞状细胞癌。

组织病理　可见由上皮样细胞和巨细胞组成的结核性肉芽肿。结节内干酪样坏死轻微或缺失[92]。虽然巨细胞通常是核沿边缘排列的郎汉斯巨细胞，但有些为核呈不规则排列的异物巨细胞。有淋巴细胞浸润（图 21-23，图 21-24）。有时，淋巴细胞浸润非常明显以至于肉芽肿的部分被遮盖。这在疣状皮肤结核样病灶中常可见到。结核样肉芽肿可引起皮肤附属器的破坏。在病灶愈合区可存在广泛的纤维化。

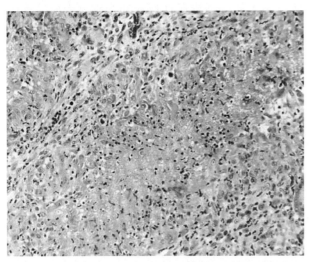

图 21-22　结核病：上皮样细胞肉芽肿和干酪样坏死（HE染色）

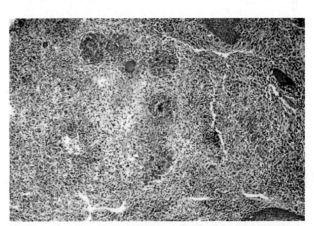

图 21-23　结核病：上皮样细胞肉芽肿，中央急性炎症（"混合性肉芽肿"）。本例患者可见少许抗酸杆菌（HE 染色）

寻常狼疮

临床概要　"Lupus"在拉丁语中翻译为"Wolf"，最初用于描述任何类似狼咬伤的溃疡性病变。在 1808 年，Willan 在他的著作 *On Cutaneous Diseases* 中首次使用狼疮一词来描述面部的晚期皮肤结核。寻常狼疮是印度和巴基斯坦最常见的皮肤结核病类型，而且曾经也是欧洲的主要类型。寻常狼疮皮损好发于面部，鼻部和鼻部周围的皮肤较常受累[91]。原发性损害由一个或多个边界清晰的伴有深部结节的红棕色斑片组成，

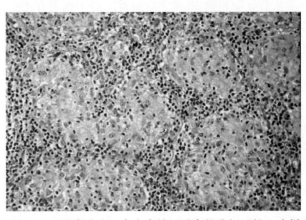

图 21-24　寻常狼疮：真皮中趋于融合的非坏死性上皮样细胞肉芽肿（HE 染色）

表皮的继发性变化是常见的。表皮可发生萎缩并出现破坏，从而引起溃疡，或发生增生性变化，呈棘层肥厚、角化过度和乳头瘤样增生。在溃疡边缘，常存在假上皮瘤样增生。在这种情况下除非进行深层活检，否则只能观察到上皮增生和非特异性炎症，可能导致漏诊。在极少数情况下，可伴发鳞癌[93]。

结核杆菌数量很少，以至于通过染色方法或分枝杆菌培养也很少被发现。单个的病例报道和小样本研究表明，分枝杆菌 DNA 的 PCR 检测更常见阳性[94]。然而，在大样本研究中，比较 PCR 和组织病理切片行 Ziehl-Neelsen 染色两种方法的敏感度时，两者差别很小（分别为 79.4% 和 73.5%），并且无统计学差异[95]。在一些寻常狼疮病例中，当以往的关注点——原发性病灶，未被发现时，阳性的结核菌素试验及抗结核治疗敏感，可作为结核病因学存在的充足证据。

发病机制　寻常狼疮是一种在既往感染或已致敏患者中发生的继发性或再发性皮肤结核病。对 PPD 结核菌素的敏感度高。虽然感染的方式通常不明显，但该疾病似乎很少是由皮肤的外源性再感染所致；通常来自于陈旧性复发性的肺部病灶的血流传播，或来自颈部结核性淋巴结炎经淋巴管蔓延[40]。

结核疹

结核疹是 1896 年首次提出的术语[96]，传统上用于描述三种疾病：丘疹坏死性结核疹、瘰疬性苔藓和 Bazin 硬红斑（Bazin 病，结节性血管炎；参见第 8 章和第 20 章）。最近，对于患者在下肢具有非溃疡性结节的罕见亚型，已经提出了术语结节性结核疹，其组织病理学改变位于真皮和皮下脂肪，因此表现为丘疹坏死性结核疹和 Basin 硬红斑的混合型[97,98]。

结核疹被认为是在结核病患者内的皮肤免疫反应，其通常发生在身体隐匿地方。最常见的感染部位是淋巴结[99]。根据定义，抗酸杆菌染色和分枝杆菌培养都是阴性；对结核病的迟发型超敏反应皮肤试验呈阳性，并且抗结核治疗皮损治愈。最近，利用 PCR 技术已经在一些皮损中鉴定出分枝杆菌 DNA[100]。关于结核疹是否为对已经沉积在皮肤和皮下组织中变性的死亡杆菌或其抗原片段的免疫反应，或是非常难以检测杆菌的少菌型感染，仍存在争议[77]。

丘疹坏死性结核疹

临床概要　丘疹坏死性结核疹被认为是通过血流播散的少菌型结核病。原发性损害由 1 ～ 5mm 红丘疹组成，中央呈脐凹样坏死。通常对称分布在四肢伸侧[101]。下腹部、躯干、臀部和耳垂也可受累。溃疡愈合后出现各种形态的凹陷性瘢痕。该病最常见于任何部位患有活动性结核病的儿童和年轻人。直到治疗时都可能观察到复发。偶可进展为寻常狼疮。

组织病理　早期病变中可见血管受累，可能是白细胞碎裂性血管炎或淋巴细胞性血管炎。所有病例伴有纤维素样坏死和个别血管血栓性闭塞[102]。随后形成楔形坏死区，并广泛累及表皮[101]（图 21-25，图 21-26）。当楔形坏死区脱落，上

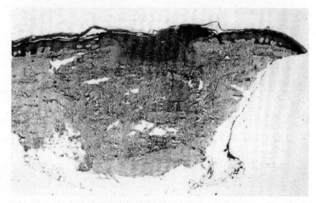

图 21-25　丘疹坏死性结核疹：由血管炎引起的真皮和表皮楔形梗死（HE 染色）

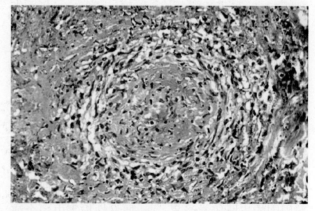

图 21-26　丘疹坏死性结核疹：由肉芽肿包绕的真皮动脉坏死性血管炎（HE 染色）

皮样细胞和巨细胞在其周围聚集，尽管局灶性肉芽肿形成不明显。虽然弥漫性急性炎症细胞少见，但可出现毛囊坏死或化脓。当然，Ziehl-Neelsen 染色是阴性的。

鉴别诊断 许多疾病在临床或组织病理学上容易与丘疹坏死性结核疹相混淆，包括急性苔藓样痘疮样糠疹、梅毒、粟粒性结核、结节病、穿通性环状肉芽肿和化脓性毛囊炎[101]。

瘰疬性苔藓

临床概要 瘰疬性苔藓皮损为躯干黄色或棕色毛囊性或毛周苔藓样丘疹，直径 0.5 ～ 3.0mm。丘疹通常簇集成群，并最常累及躯干。大多数患者是患有肺结核的儿童和青少年，但是高达 1/3 患者可能没有明显病灶。皮损消退后不留瘢痕。

组织病理 真皮浅层肉芽肿，常在毛囊或汗管周围。肉芽肿主要由上皮样细胞组成，伴有郎汉斯巨细胞和周围窄带的淋巴样细胞浸润（图 21-27）。通常无干酪样坏死。肉芽肿部分或完全取代毛囊是瘰疬性苔藓的特征。

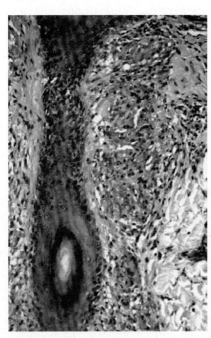

图 21-27 瘰疬性苔藓：沿毛干分布的非坏死性上皮样细胞肉芽肿（HE 染色）

鉴别诊断 有时瘰疬性苔藓与结节病不能单独通过组织学鉴别。鉴别诊断还包括小棘苔藓、光泽苔藓、毛囊角化病、毛发红糠疹。有报道接

种卡介苗后发生瘰疬性苔藓，并与鸟分枝杆菌感染相关[103]。

发病机制 结核疹的发病机制仍不清楚。结核杆菌在结核疹中不存在，要么因为它们以碎片形式通过血液系统播散，要么因为它们已经通过免疫学机制在结核疹部位被破坏。然而，在许多患者中可检测到分枝杆菌 DNA[100,104]。丘疹坏死性结核疹反应包括伴有血管炎的 Arthus 反应和随后伴有肉芽肿的迟发型超敏反应。在瘰疬性苔藓患者中，仅存在引起肉芽肿的迟发型超敏反应[98]。

结核疹样反应也用于描述非结核分枝杆菌（牛分枝杆菌和鸟分枝杆菌）[105,106]。

皮肤结核的鉴别诊断

因为结核病可以产生各种各样的炎症反应——非坏死性肉芽肿、坏死性肉芽肿、非特异性急性炎症和上皮增生，因此许多其他病变有相似的组织学表现则并不奇怪。这些疾病包括结节病、真菌病、利什曼病、非结核分枝杆菌病和麻风病、梅毒、异物植入反应、韦格纳肉芽肿病和酒渣鼻。

结节病与大多数肉芽肿性结核病类型不同，其在肉芽肿周围通常很少有淋巴细胞反应。当结节病性肉芽肿发生坏死时，其通常是纤维蛋白样坏死而不是干酪样坏死。对抗酸杆菌进行全面的检测，并且行 PAS 和银染色检查排除真菌感染，行偏振光检测排除异物对诊断显然十分重要。临床资料和结核菌素试验的结果也是重要的。在大多数病例中，皮损培养可以确立诊断。在最近的一篇综述中，对 37 例不同类型的皮肤结核患者皮肤活检标本进行 PCR 检测，与其他实验室检查方法结果进行比较，PCR 检测结果显示，79% 的最高阳性率，其次组织病理学（73%）、BACTEC 培养（47%）、Lowenstein-Jensen（LJ）培养基（29%）和涂片检查（6%）。将培养作为金标准，PCR 检测的敏感度和特异度分别为 95.2% 和 100.0%。不同试验阳性结果的平均时间：涂片检查超过 24 小时，PCR 试验 1 天，不同的培养方法为 23 ～ 38 天，这表明 PCR 是一个应用皮肤活检标本诊断皮肤结核的快速和灵敏的试验，但并不显著优于

组织病理学（$P > 0.05$）[95]。根据这些作者的建议，PCR 的最佳应用如下：在对于分枝杆菌的抗酸染色阳性患者中，PCR 是快速测定种类的最佳方法；然而，阴性 PCR 结果并不能排除现有的组织学诊断。

皮肤结核的治疗原则

皮肤型结核和系统型结核的治疗相同。联合治疗是目前主要的治疗方案。起始的杀菌方案（四联疗法）持续 8 周，能快速减少结核杆菌载量，之后的长程治疗期（通常持续 4 个月或更长）来杀灭残存的细菌。患者的全面健康状况、并发症及结核杆菌的耐药谱可影响特定药物的选择。预期治疗后 4~6 周应该出现临床缓解，如果未出现缓解，应考虑诊断错误或者耐药性的产生[77]。培养加药物敏感试验对于患者选择合适的治疗方案是很重要的。整形手术对于有破坏性皮损的寻常狼疮患者是必要的。

非结核分枝杆菌感染

在非结核、非麻风分枝杆菌皮肤感染中，由海分枝杆菌所致的感染是免疫力正常人群中最常见的感染类型[107]。不同于人与人之间传播的结核分枝杆菌，非结核分枝杆菌大量存在于自然界土壤和水中，而这些物质在世界上绝大多数地区都是经常接触到的[39,108]。

这些皮肤感染可以通过直接接种进入皮肤，或者从内脏病灶通过血行播散至皮肤获得。免疫抑制剂的应用增加（如移植和癌症化疗）和 HIV/AIDS 的流行，导致更多分枝杆菌皮肤感染。细胞免疫是针对这种病原体的主要防御体系，而在这样的免疫抑制状态下，细胞免疫通常会受到影响甚至被破坏。机体的临床和组织病理学形态也会发生改变，与免疫功能正常的人相比，发现免疫功能受到抑制的人体内病原体密度更大。

非结核分枝杆菌的组织病理学特点与临床特点一样多种多样，可表现为非特异性的急性和慢性炎症，化脓和脓肿形成，以及伴或不伴干酪样变性的结核样肉芽肿[78,109]。在某些情况下，两种组织反应可同时发生。抗酸杆菌的存在与否取决于组织反应类型。在化脓性病变中通常可以发现大量抗酸杆菌。

堪萨斯分枝杆菌感染

临床概要　堪萨斯分枝杆菌感染通常发生在淋巴结和肺部；皮肤感染并不常见。细菌植入会导致慢性皮肤结节，有时还可形成溃疡[39]。皮损常有结痂。可沿肢体向上呈孢子丝菌病样沿淋巴管传播[105]。免疫功能低下的患者，如感染 HIV 的患者，可有多个脏器的病变（肺和骨），通过血行播散至皮肤。

组织病理　皮肤急性脓肿伴大量抗酸杆菌（图 21-28）。

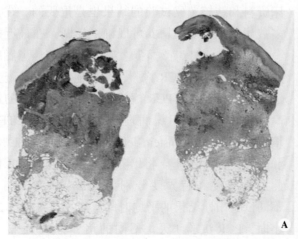

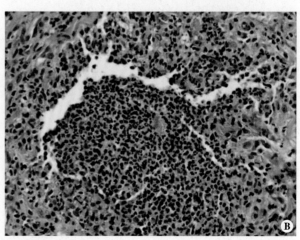

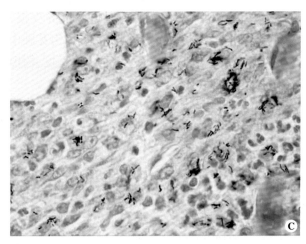

图 21-28　堪萨斯分枝杆菌感染

A. 在扫描放大图中可以见到一个周围有明显炎症浸润的真皮浅表的脓腔（HE 染色）；B. 在堪萨斯分枝杆菌感染中，有时可以见到以中性粒细胞浸润为主的无肉芽肿性炎症，这是非结核分枝杆菌快生长菌的特点（HE 染色）；C. 大量典型的堪萨斯分枝杆菌——细长的抗酸杆菌（Ziehl-Neelsen 染色）

鸟 - 胞内分枝杆菌感染

　　临床概要　鸟 - 胞内分枝杆菌复合体感染是引起正常儿童颈部淋巴结分枝杆菌病和引起先前有肺部损伤的患者发生肺部疾病的一种常见原因[39]。在 HIV 流行之前，皮肤感染罕见，由血行播散所致的皮肤和皮下组织感染，通常发生在患有免疫抑制性疾病的患者中[40]。

　　严重免疫功能低下的患者，如 HIV 感染患者，通常鸟 - 胞内分枝杆菌复合体菌血症发病率较高[110]，并且多数患者会出现一个或多个皮肤丘疹和结节[111,112]。激素治疗也是皮损发生的诱因。

　　组织病理　组织学可表现为肉芽肿或急慢性混合性炎症，如结核病变一样[39]。有时会出现类似瘤型麻风病的组织学改变（图 21-29 ～图 21-31）。巨噬细胞内含有大量分枝杆菌但不会发生坏死，还可出现巨噬细胞梭形样变，形成组织样瘤样皮损（类似于麻风病）[73,113]。

海分枝杆菌感染

　　临床概要　海分枝杆菌可因在游泳池、海里、湖水中游泳，或者在擦洗家庭鱼缸的时候，发生轻微擦伤而感染[114]。受到感染的游泳池曾引起疾病的流行，最大一次流行发生在指甲沙龙，导致了 290 人感染[115]。潜伏期通常为 3 周左右，但也可能更长[107]。

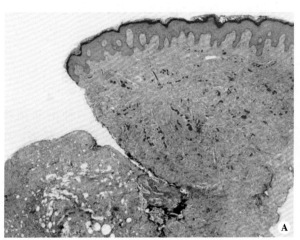
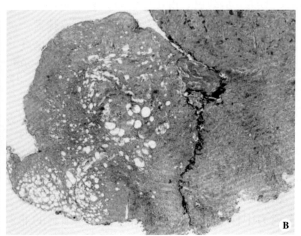

图 21-29　鸟 - 胞内分枝杆菌复合体感染

A、B. 免疫功能低下患者的真皮深层和皮下脓肿（HE 染色）

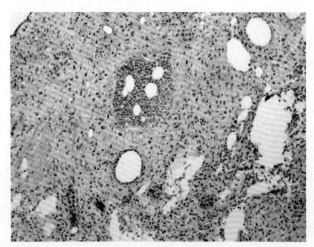

图 21-30 鸟 – 胞内分枝杆菌复合体感染：与图 21-29 中病变相同。这里可见化脓性炎症伴有假性囊肿形成，为快生长菌的感染特点（HE 染色）

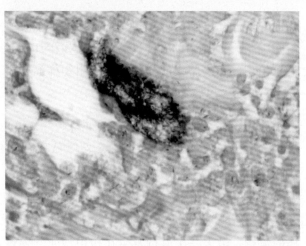

图 21-31 鸟 – 胞内分枝杆菌复合体感染：与图 21-29 中病变相同，显示假性囊肿内大量抗酸杆菌（Ziehl-Neelsen 染色）

临床上，由海分枝杆菌引起的大多数皮损是孤立、无痛、暗红色、角化过度的乳头瘤样丘疹、结节或斑块，偶可观察到浅表溃疡。手指、膝盖、肘部和足是最常受累部位。一些病例可见卫星状分布的丘疹和似孢子丝菌病样上行播散，在多发性损伤的病例中，皮损可发生在不同的部位[116]。虽然大多数患者通常可在一年内自愈，但是仍有一些患者的病变会持续多年。目前已有一些与 HIV 相关的病例报道[117]。致命性播散的海分枝杆菌感染比较少见[118]。

组织病理 2 个月或 3 个月内的早期病变通常表现为中性粒细胞、单核细胞和巨噬细胞的非特异性炎性浸润。4 个月左右的皮损中通常会出现一些多核巨细胞和一些小的上皮样细胞肉芽肿；

6 个月或以上的皮损，可见典型结节或结核样结构[119]。偶尔肉芽肿中心出现坏死。表皮通常表现为明显角化过度并伴有急性炎症细胞浸润和溃疡（图 21-32）。

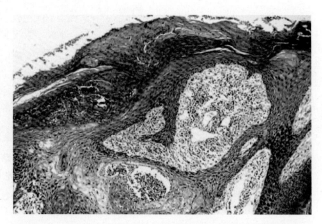

图 21-32 海分枝杆菌感染：明显的假上皮瘤样表皮增生，伴表皮内急性炎性病灶（HE 染色）

抗酸杆菌通常可以在表现为非特异性炎性浸润的早期病变组织切片中找到。相比之下，结核样肉芽肿中通常找不到抗酸杆菌，除非有中央坏死区存在。虽然原发病灶通常需要几个月时间才能形成结核样肉芽肿，但是在孢子丝菌病样结节形成后，即使其仅存在数周，仍可形成缺乏抗酸杆菌的结核样肉芽肿。

鉴别诊断 海分枝杆菌感染引起的肉芽肿反应与在疣状皮肤结核或寻常狼疮中观察到的相似。伴肉芽肿和多形核中性粒细胞浸润的假上皮瘤样增生在一些皮肤真菌病（如孢子丝菌病和着色芽生菌病）中也可见到，所以需要同时进行真菌染色和 Ziehl-Neelsen 染色。为了明确鉴别，微生物培养是很有必要的。

布鲁里溃疡（溃疡分枝杆菌）

临床概要 布鲁里溃疡是一种由非结核分枝杆菌——溃疡分枝杆菌感染引起的溃疡，在非洲西部和中部、美洲中部和南澳大利亚地区流行[120-122]。这种微生物存在于自然界中、内陆水域和河流附近，可以直接植入或在水生昆虫咬伤后感染人体。感染初始为一个可触及的皮肤结节。在一些病例，这种皮肤结节可能会痊愈，但是更常见的情况是进展为广泛表皮破坏的皮肤溃疡并向下累及筋膜甚至骨骼[123]。这些无痛性溃疡通常位于四肢和臀部，但是躯干和面部也可发生溃疡。

组织病理 感染开始以皮下结节出现，表现为"鬼影"样缺血性真皮胶原和脂肪坏死，并伴有纤维蛋白的沉积和由于细胞外分枝杆菌团块的存在而产生的亲苏木精物质的沉积。溃疡随着表皮失去其血供而逐渐加剧。Ziehl-Neelsen 染色显示在坏死的脂肪中有大量抗酸杆菌（图 21-33～图 21-35）；它们的分布通常无规律，也可以观察到不同程度中性粒细胞浸润和血管血栓形成。随着时间推移，病变开始在溃疡深部和边缘产生非特异性肉芽组织或肉芽肿反应，发生愈合和表皮细胞再生的过程中也会产生明显的瘢痕[121-124]。愈合过程中抗酸杆菌的数量会迅速下降。布鲁里溃疡对于研究有意义的组织病理学定义为：典型特点为真皮深层胶原、脂肪和簇集的抗酸杆菌（理论上，但是在有限的样本中并不总能找到）附近发生的梗死样坏死。

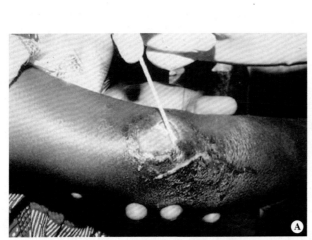
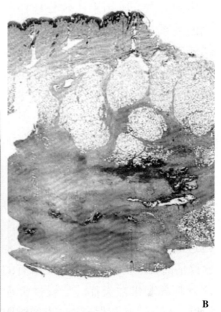

图 21-33 布鲁里溃疡（溃疡分枝杆菌感染）：
A.一个边缘破坏的进展性溃疡；B.早期，溃疡前病变，真皮深层和皮下脂肪坏死（HE 染色）

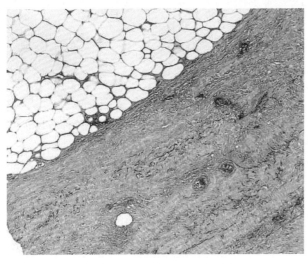

图 21-34 布鲁里溃疡：缺血性脂肪和胶原坏死，不伴有细胞反应；亲苏木紫的分枝杆菌簇（HE 染色）

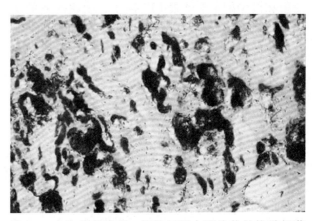

图 21-35 布鲁里溃疡：脂肪坏死中团块状的抗酸杆菌（Ziehl-Neelsen 染色）

发病机制 皮下组织广泛坏死是由溃疡分枝

杆菌分泌的一种毒素引起，这是这类分枝杆菌所特有的发病机制。这种毒素是一种细菌内酯聚酮化合物，并且细菌内酯毒性的菌株和地理差异（这种疾病在澳大利亚没有在非洲中部那么严重，这与不同菌株的细菌内酯不同有关）已明确。将这种毒素接种到豚鼠皮肤和组织培养的巨噬细胞中时，会导致坏死发生[120]。与海分枝杆菌一样，溃疡分枝杆菌显示的最佳培养生长温度是 30～33℃。基因组研究比较提示，溃疡分枝杆菌是由海分枝杆菌进化而来的[125]。

PCR 技术已被用于追踪溃疡分枝杆菌在布鲁里溃疡病变中的分布，也用来比较分枝杆菌与组织病理变化的关系[126]。虽然分枝杆菌峰值 DNA 和在溃疡坏死基底部组织病理学上识别的分枝杆菌标记了原发灶的位置，但是分枝杆菌 DNA（有时是小菌落）也同样存在于溃疡周围的样本，偶尔来自外观和组织学上看起来正常的组织边缘及发生卫星病灶的部位。即使肉芽肿的存在证明机体已启动细胞免疫，但也不能完全阻止因连续扩散而导致卫星病灶的发展。

布鲁里溃疡的愈合与机体对分枝杆菌的迟发型超敏反应一致，很可能取决于细菌内酯产生的中断。在最近的一项研究中，细胞因子的表达与组织病理学评估的炎症反应相关[127]。所有的病例都显示有广泛坏死和慢性炎症。与慢性炎症相关最重要的特点，被认为是与促炎 / 抗炎细胞因子平衡共存的肉芽肿的存在与否有关。在相对早期的溃疡病变中不存在肉芽肿，这一期间包含较多的细菌和极少的 γ 干扰素（IFN-γ），表明疾病的这一阶段对保护性细胞免疫应答的强烈抑制，从而有助于细菌增殖。当肉芽肿存在时，可以发现显著高表达的 γ 干扰素和较低的细菌数。

其他非结核分枝杆菌病

快生长菌如龟分枝杆菌、偶然分枝杆菌、脓肿分枝杆菌引起的皮肤和皮下组织感染与使用未消毒的污染针头和套管进行医疗注射有关，也可能在侵入性的外科手术操作后发生[39,120,128]。孢子丝菌病样传播可发生在龟分枝杆菌感染[129]。当患者在外科操作部位或者导管置入部位有化脓现象，并对传统的抗菌治疗不敏感时，应该及时考虑并评估是否有非结核分枝杆菌感染。这些感染可能会出现多种临床形态，包括多个互相连接的引流窦道，可能形成溃疡的橘红色斑块，以及在医源性操作部位及其周围出现红斑和脓疱。炎症反应通常是急性（中性粒细胞）和慢性（肉芽肿）反应的混合，并且在切片中可见抗酸杆菌[39]（图 21-36，图 21-37）。局限性和播散性的嗜血分枝杆菌感染被报道发生在 HIV 感染患者和其他原因造成免疫抑制的患者中[130-132]。

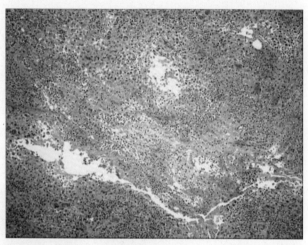

图 21-36　偶然分枝杆菌脓肿：皮肤化脓性和组织细胞性炎症（HE 染色）

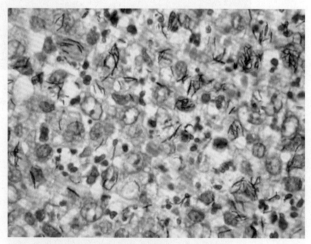

图 21-37　偶然分枝杆菌注射脓肿：与图 21-36 的病变相同。大量抗酸杆菌簇（Ziehl-Neelsen 染色）

卡介苗（BCG）是最常用的疫苗，至今其很少造成明显的皮肤损伤，但可能观察到持续的溃疡病变。病变的组织学特点为真皮内干酪样肉芽肿，与结核病见到的相似，但抗酸杆菌极少见。免疫功能低下患者可能会形成广泛皮肤结节，组织学显示有大量形态不良的杆菌，不同程度的坏死灶或者无坏死灶[133]。在临床上，卡介苗用于治疗某些恶性肿瘤，通常是部分膀胱癌，但也被用来治疗黑素瘤。在黑素瘤治疗中，患者皮内注射卡介苗可能会导致与结核疹反应相似的局灶性肉芽肿反应和更远处的反应。

非结核分枝杆菌感染治疗原则

目前仍缺乏对肺外非结核分枝杆菌感染最佳治疗的数据。由于耐药性的出现，至少应用药物敏感试验后两种有效药物进行治疗。推荐采用恶性肿瘤中"清除边缘"广泛切除手术，用于治疗严重皮肤和软组织感染。除皮肤疾病以外有软组织和骨骼受累时，早期手术干预有可能使肢体得以保留。手术切除一直都是溃疡分枝杆菌感染（布鲁里溃疡）的主要治疗方法。然而，非洲西部的一些研究表明，两个月的利福平和链霉素治疗可能有效，这是目前 WHO 推荐的疗程，建议若有可能最好地咨询分枝杆菌专家[134]。海分枝杆菌感染是较常见的皮肤非结核分枝杆菌感染之一，并且可能对二甲胺四环素、甲氧苄氨嘧啶 – 磺胺甲基异恶唑和（或）克拉霉素这些常用组合的经验性治疗敏感。值得注意的是，大多数非结核分枝杆菌都是缓慢生长的，最好等到细菌培养结果来确定致病微生物，以便根据微生物种类和可能的耐药特点来选择合适的联合疗法。

（罗帅寒天　张桂英　译，陈明亮　校，

廖文俊　审）

菌血症和血管感染的皮肤表现

急性败血症

有数种急性暴发性败血症，其皮肤表现有诊断性意义，即由脑膜炎奈瑟球菌、铜绿假单胞菌、创伤弧菌、犬咬嗜二氧化碳菌所引起的败血症。

急性脑膜炎双球菌血症

临床概要　脑膜炎奈瑟球菌感染所致的暴发性败血症表现为瘀点、瘀斑组成的泛发性紫癜（暴发性紫癜），常可见紫癜融合形成的斑片。瘀斑的中心可有小脓疱。此外可发生休克、发绀和严重的消耗性凝血病[135]，如无治疗，在 12 ～ 24 小时内可导致死亡。尸检发现许多内脏广泛出血，尤其是肺脏、肾脏和肾上腺。

在罕见情况下，其他微生物可引起伴紫癜的急性败血症，如肺炎双球菌、链球菌、金黄色葡萄球菌[136]。

组织病理　皮肤瘀点和瘀斑切片显示真皮内许多血管之中有主要由纤维蛋白组成的血栓（图21-38），此外血管壁严重损伤的急性血管炎可导致组织内大面积和小面积出血，受损的血管内或血管周围可见中性粒细胞和核尘。在多数情况下，管腔血栓中、管壁内及血管周围可见呈革兰氏阴性双球菌形式的脑膜炎球菌，存在于内皮细胞和中性粒细胞的胞质中及细胞外，也可以见到表皮内和表皮下充满中性粒细胞的脓疱[137]。

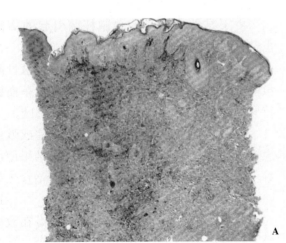
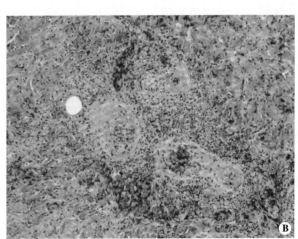

图 21-38　急性脑膜炎球菌血症

A. 暴发性紫癜的表皮缺血坏死；B. 真皮全层血管内的纤维蛋白血栓（HE 染色）

发病机制　脑膜炎奈瑟球菌是腐生菌，常存在于人体鼻咽部，只有在少数人群中细菌进入血液并引起败血症或脑膜炎。为什么某些人受感染而其他人不被感染，其原因不清楚，但人类基因多态性似乎是重要决定因素，尤其对于暴发性紫癜更是如此[138]。主要的致病机制涉及内皮细胞受侵，脑膜炎奈瑟菌通过其Ⅳ型菌毛与内皮细胞尚不明确的黏附受体相互作用而黏附于内皮细胞，黏附后，Ⅳ型菌毛促使一种特殊的细胞质分子复合物（称为皮质斑块）的产生。皮质斑块的形成促使细胞－细胞连接通道打开，细菌能移行通过内皮细胞[139]。以前把循环衰竭和死亡归因于双侧肾上腺的大量出血，称做 Waterhause-Friderichsen 综合征。然而，当时观察到即使肾上腺没有明显损伤也能发生死亡，因此人们提出广泛出血是因血浆凝血因子的大量消耗引起弥漫性血管内凝血造成的[140]。现在看来，急性脑膜炎球菌血症存在两个不同的病理生理学机制[135]。首先，休克样终末期与肺脏微循环广泛血栓形成有关，这些血栓因脑膜炎球菌毒素引起，由含脑膜炎球菌白细胞和纤维蛋白组成。他们可导致严重的肺源性心脏病，且不能用肝素治疗来预防。皮肤、脾脏、心脏、肝脏中也可以找到类似微血栓。其次，脑膜炎球菌的内毒素产生弥漫性血管内凝血造成只含纤维素的血栓，这些血栓可见于肾上腺皮质和肾脏的毛细血管之中，引起肾上腺出血性梗死和肾脏皮质坏死。因为肾上腺和肾脏损害不会立即危及生命，不像肺脏损害会导致休克和死亡，这种疾病再次发生的情况可以用肝素治疗减轻，但不能提高生存率。

鉴别诊断　消耗性凝血病（如弥漫性血管内凝血）的其他原因，如败血症、恶性肿瘤、产科并发症可有类似的临床和病理表现，应该予以考虑。

治疗原则　早期识别和治疗会显著改善脑膜炎球菌败血症的结局。因此，任何有突然发热和瘀斑或脑膜炎症状的患者的鉴别诊断都应该考虑到脑膜炎球菌感染。不必等腰椎穿刺，治疗前做血培养就可以开始抗生素治疗。质疑或培养证实的脑膜炎球菌感染在药物敏感试验结果出来前可以用第三代头孢菌素（如头孢噻肟或头孢曲松）

治疗[141]。

假单胞菌性败血症（坏疽性臁疮）

临床概要　坏疽性臁疮指的是铜绿假单胞菌或洋葱假单胞菌性败血症的经典的和有诊断意义的皮损，近来被报道也与其他革兰氏阴性杆菌、甲氧西林耐药金黄色葡萄球菌和念珠菌血症有关，被认为可在皮肤种植处以任何形式的暴发性菌血症背景上发生。体质虚弱、白血病或严重烧伤患者常发生假单胞菌性败血症，尤其在患者接受几种抗生素治疗之后。皮损可以是单发的，但常为多发，由多角形瘀斑组成，瘀斑可发展为出血性大疱，并进展形成更大的穿凿性溃疡（直径大约 1cm）并有出血性边界[142]。取皮损底部做 Tzanck 涂片可找到革兰氏阴性杆菌，这可以确定诊断。在假单胞菌性败血症等少见情况下，除了皮肤溃疡之外，还可见多发性大而质硬的皮下结节[143,144]。

在没有菌血症的免疫缺陷患者中偶尔可见到坏疽性臁疮，其预后更好[145]。这些皮损被认为发生于直接皮肤种植和感染，而不是血行播散和败血症所致。

组织病理　坏疽性臁疮的特征性表现是表皮坏死，常在一个伴广泛出血的边界清晰的梗死区，有中性粒细胞、淋巴细胞、组织细胞组成的混合炎症细胞浸润，在真皮内或微静脉血管壁中可检出致病菌，常为革兰氏阴性杆菌，相对于皮肤存在大量细菌的情况通常炎症反应却很少，也可见到伴纤维素性血栓的继发性血管炎[146]（图21-39）。

皮下结节为大量假单胞杆菌引起的蜂窝织炎[143]。

鉴别诊断　重要的是要认识到，坏疽性臁疮虽然有特征性，但其并非铜绿假单胞菌菌血症的特异性表现，有记录显示其他感染也可引起。

治疗原则　对于中性粒细胞减少症或败血症患者，推荐根据分离培养的药物敏感结果使用两种不同类型的抗假单胞菌抗生素进行治疗（如排除了肾毒性，其一为氨基糖苷类药物）[147]；通常对严重感染的宿主可按照经验对其他潜在致病菌给予抗生素，包括革兰氏阳性菌和酵母菌／真菌。

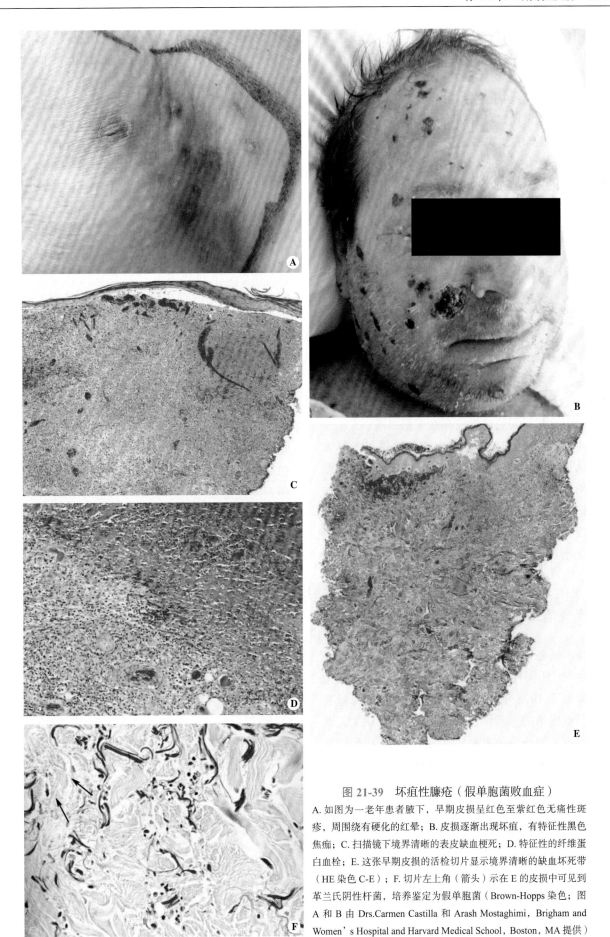

图 21-39　坏疽性臁疮（假单胞菌败血症）

A. 如图为一老年患者腋下，早期皮损呈红色至紫红色无痛性斑疹，周围绕有硬化的红晕；B. 皮损逐渐出现坏疽，有特征性黑色焦痂；C. 扫描镜下境界清晰的表皮缺血梗死；D. 特征性的纤维蛋白血栓；E. 这张早期皮损的活检切片显示境界清晰的缺血坏死带（HE 染色 C-E）；F. 切片左上角（箭头）示在 E 的皮损中可见到革兰氏阴性杆菌，培养鉴定为假单胞菌（Brown-Hopps 染色；图 A 和 B 由 Drs.Carmen Castilla 和 Arash Mostaghimi，Brigham and Women's Hospital and Harvard Medical School，Boston，MA 提供）

创伤弧菌败血症

临床概要 创伤弧菌感染发生在美国沿海区域。吃生海鲜特别是生牡蛎，或者在海洋环境中产生的伤口会引起感染。创伤弧菌是一种剧毒的致病菌，有较高的发病率，如果不治疗会导致死亡，特别是有肝硬化的患者。

显著的皮损是败血症的早期表现，硬斑块呈蓝色改变、水疱、大疱，可发展成大的溃疡[148]。创伤弧菌也可以导致坏死性筋膜炎[149]。

组织病理 由细菌产生的细胞外毒素所导致的真皮坏死引起非炎症性大疱形成，在真皮血管内可见细菌簇而无相应炎症细胞浸润[150]。

发病机制 创伤弧菌是革兰氏阴性杆菌，通过一单极鞭毛移动，可以从被感染患者的血液或大疱中分离出来。创伤弧菌有三种主要毒力：①抗吞噬的多糖荚膜以抵抗吞噬作用；② RtxA 毒素引起活性氧产生，导致肠上皮细胞死亡；③促进细菌生长和复制的铁供应和铁采集系统。

治疗原则 正如其他潜在致命性感染一样，早期认识和处理并在 ICU 进行及时抗菌治疗会改善结局。对小鼠进行体内外研究显示，头孢噻肟和米诺环素之间有协同作用，其联合应用已经成为治疗创伤弧菌导致的伤口严重感染或败血症的规范化治疗。左氧氟沙星也可作为有潜力的替代方案[151]。

犬咬嗜二氧化碳菌败血症

临床概要 犬咬嗜二氧化碳菌（*C. canimorsus*）是一种革兰氏阴性杆菌，常存在于犬的口腔。咬嗜氧化碳菌于 1976 年在被一犬咬、抓或仅仅舔过后发生严重感染的患者中被发现[152]。现在认为，其是人类被犬咬伤后的主要致病菌，最常引起败血症，常伴有表现为暴发性紫癜的血管内消耗性凝血病和败血症休克。犬咬嗜二氧化碳菌为在人类感染中罕见的致病菌，在北欧发病率估计每年大约 0.5/1 000 000。据描述免疫缺陷（如无脾脏）、酗酒为重要危险因素。根据 Janda 等[153] 对 56 例患者的系列报道，最常见症状是发热（85%）、腹泻或腹痛（21%）、呕吐（18%）、头痛（18%）、

意识模糊（12%）、肌痛或全身不适（小于10%）。有报道感染了犬咬嗜二氧化碳菌的人中多达 50% 发展成暴发性紫癜，因此对于暴发性紫癜，犬咬嗜二氧化碳菌应该总被列为潜在致病原因[154]。

认识到这一点很重要，即当无法问出患者最近是否有犬咬伤史，但常可发现跟犬有密切接触史。在犬咬伤后继发的蜂窝织炎，犬咬嗜二氧化碳菌可从血液而非一般地从伤口重获。犬咬嗜二氧化碳菌难以被鉴定，仅 5/18（28）分离菌株送往相应实验室中被准确鉴定至属种[153]。最近，16S rRNA 序列 PCR 扩增已被证明在鉴定生长缓慢、条件苛刻的细菌时的作用越来越大，且可与表型与之相似的 *C. Cynodegmi* 区分开来。有关临床和组织病理学的鉴别诊断包括脑膜炎双球菌血症和创伤弧菌败血症。

组织病理 许多犬咬嗜二氧化碳菌继发的暴发性紫癜病例的外周血涂片中出现细胞内杆菌体[155-157]，皮肤活检发现同那些消耗性凝血病/暴发性紫癜，因此没有特异性。散在显著血管堵塞和纤维蛋白血栓、红细胞外溢（图 21-40），可见到表皮内显著角化不良和小汗腺早期坏死，革兰氏染色常阴性。

预后 犬咬嗜二氧化碳菌可逃避补体结合及人类粒细胞和巨噬细胞的吞噬。整个细菌是 Toll 样受体 4（TLR-4）微弱的激动剂，导致缺乏巨噬细胞的炎症细胞因子反应。其他重要的致病因素包括人 IgG 的去糖基化和由一种强效内毒素——脂多糖引起的外毒素休克[152]。

鉴别诊断 需要考虑脑膜炎球菌血症和其他原因引起的暴发性紫癜，因为他们有相同的临床和组织学。

治疗原则 抗生素治疗采用 β 内酰胺/β 内酰胺酶抑制剂和碳青霉烯治疗犬咬嗜二氧化碳菌通常有效[152-155]。

慢性败血症

脑膜炎球菌血症和淋球菌血症可以发生慢性间歇性良性发作。

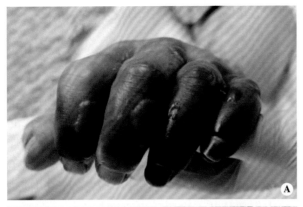

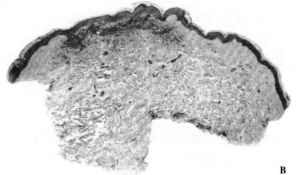

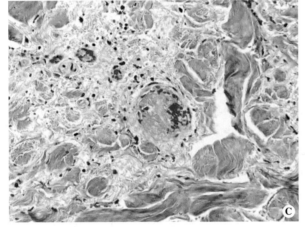

图 21-40 犬咬嗜二氧化碳菌败血症

A. 暴发性紫癜伴特征性的肢端受累是这一罕见而致死性感染的常见表现；B. 扫描镜下见血管栓塞和真皮浅层出血；C. 可见初期微血管纤维蛋白血栓，与其他血栓性凝血病无法区别；这些切片所做革兰氏染色为阴性；乔治亚阿特兰大的疾控中心做 PCR 最终证实为犬咬二氧化碳嗜纤维菌（图片由 A Dr. Ryan Sells，Brigham and Women's Hospital and Harvard Medical School，Boston，MA. 提供）

慢性脑膜炎球菌血症

临床概要 对脑膜炎球菌有部分免疫的患者被感染后会发生慢性脑膜炎球菌血症。以反复发生持续约 12 小时的发热，伴有游走性关节痛、丘疹和瘀点为特征。发热时检查血培养为阳性。

组织病理 与急性脑膜炎球菌血症相反，慢性脑膜炎球菌血症的皮损无细菌、无血管栓塞或坏死，血管周围大量淋巴样细胞浸润，在丘疹性皮损才可见一些中性粒细胞[158,159]。在瘀点的皮损中，除少数区域血管周围出血外，血管壁可见相当多中性粒细胞和纤维素样物质；因此，组织学图像与白细胞碎裂性血管炎相似（图 21-41）。脑膜炎球菌可能难以发现。

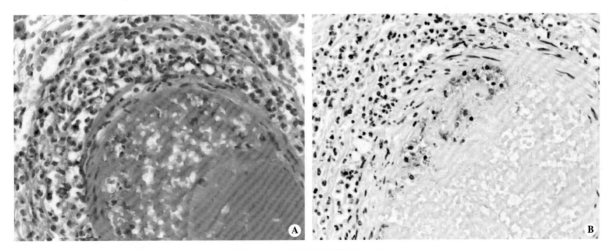

图 21-41 脑膜炎球菌败血症

A. 皮肤血管炎，炎症性真皮血管；B. 皮肤血管炎，Brown-Hopps 革兰氏染色显示单核细胞内及血管壁中的革兰氏阴性球菌

鉴别诊断 除非分离出致病菌，否则慢性脑膜炎球菌血症难以与慢性淋球菌血症相鉴别。

治疗原则 当分离菌敏感时抗生素选择仍然是青霉素 G，也可选择第三代头孢菌素类[160]。

慢性淋球菌血症

临床概要 慢性淋球菌血症，也指播散性淋球菌感染[161]，与慢性脑膜炎球菌血症一样，患者有间歇性发热和多关节疼痛。这两种病的皮肤表现也相似，只是慢性淋球菌血症皮损数量少，主要分布于肢端。与慢性脑膜炎球菌血症相反，慢性淋球菌血症除了丘疹和瘀点外，还常出现水疱和脓疱，伴有晕样出血。罕见出血性大疱，有时集中于关节处。在发热时进行血培养常有奈瑟氏淋球菌阳性。在可能的原发感染部位也应寻找淋球菌。

组织病理 真皮上中部毛细血管周围有中性粒细胞，并混有多少不等的单核细胞和红细胞。与白细胞碎裂性血管炎一样，常有核尘，一些血管的血管壁可出现纤维素样物质，管腔中有纤维蛋白性血栓[137]。表皮内脓疱处及其下方可见中性粒细胞[162]，局部有表皮下大疱[163]。

革兰氏阴性双球菌仅极其偶然在组织切片中的血管壁中见到[164]，从刚裂开的脓疱的脓液直接涂片中更容易找到[165]，直接涂片比培养更常发现细菌[165]。使用荧光标记的抗淋球菌球蛋白、用荧光抗体技术在组织切片中常可鉴定奈瑟氏淋球菌[166]，在血管周围可见双球菌、单球菌和崩解的抗原物质。之所以直接涂片比培养更容易找到双球菌，以及荧光抗体技术对显示淋球菌特别有效，其原因是涂片和荧光抗体技术不像培养那样依赖于活的生物体。

发病机制 尽管淋球菌多数菌株对正常血清的杀菌反应敏感，而那些引起播散性淋球菌感染的菌株是耐药的[161]。

鉴别诊断 如上所述，除非做病原体分离，否则慢性脑膜炎球菌血症不能与慢性淋球菌血症相鉴别。

治疗原则 对于播散性淋球菌感染的治疗首选头孢曲松注射治疗，也可选择头孢噻肟或头孢唑肟。应该用阿奇霉素或多西环素覆盖可能伴发的沙眼衣原体感染[167]。患者应进行 HIV 检查，也要考虑其他性传播疾病（STD）。

立克次体感染

临床概要 立克次体感染从扁虱叮咬而来，传染源是被感染的动物。落基山斑疹热由立氏立克次体引起，一种只存在于细胞内的小的多形性球杆菌，与它的名字相反，这种病最常出现在美国东南部，甚至纽约城也有过[168,169]。南欧斑疹热（地中海斑疹热）由康氏立克次体引起，在非洲也广泛传播。

立氏立克次体感染，经过 1 ~ 2 周潜伏期后出现寒冷、发热，几天后，四肢开始出现皮疹并扩展到躯干。皮损起初为斑疹或丘疹，2 ~ 3 天内变得瘙痒。可能只有瘀点、黑斑，但致死性病例中常有泛发的瘀斑。小血管堵塞可引起坏疽[170]。由于起病初无法诊断而病情进展又快，所以尽管及时给予有效抗生素如四环素和氯霉素，死亡率仍超过 10%。一旦质疑落基山斑疹热的诊断，就应当寻找提示被蜱叮咬的焦痂，可找到直径为 8 ~ 10mm 的出血痂，周围绕有红晕。某些严重系统病变的病例没有明显皮损[171,172]。

南欧斑疹热形成特征性的"黑斑"焦痂。两种感染的组织病理学相似[173]。

组织病理 进展期皮损真皮和表皮坏死，真皮和皮下脂肪组织中小血管表现为坏死性血管炎，血管周围大量淋巴细胞和巨噬细胞浸润（图 21-42，图 21-43）。红细胞外溢，内皮细胞受损导

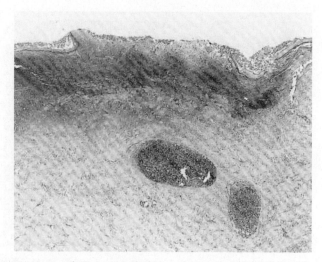

图 21-42 康氏立克次体感染：表皮和真皮浅层的典型焦痂坏死（HE 染色）

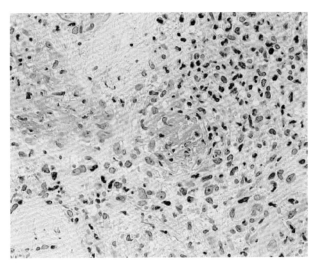

图 21-43　康氏立克次体感染：真皮细动脉的动脉炎和纤维蛋白血栓（HE 染色）

致管腔血栓形成和微小阻塞。病原体太小，只有 0.3μm×1.0μm，在光学显微镜下普通染色看不到；然而，皮损切片的免疫荧光和 PCR 可以检查到立克次体[172]，在血管周有淋巴细胞浸润的血管内皮细胞中可见球菌和杆菌。电子显微镜检查蜱叮咬部位内皮细胞胞质和细胞核中可找到立克次体，表现为电子致密的圆形或椭圆形生物体，其周围电子疏松。整个生物体限定于细胞壁内，最大径为 0.3 ～ 0.5μm。

　　治疗原则　所有"斑疹热组"立克次体的治疗都是多西环素。由于该病严重、死亡率高，一般选择多西环素，甚至那些一般要避免用四环素族的人群也要选多西环素。对于病情严重的患者有必要支持治疗[174]。

毛囊疾病的模式

毛囊炎

　　毛囊炎可因各种病因引起，并非全是感染，累及毛囊浅部、中部和深部。普通葡萄球菌性浅表性毛囊炎最为典型（图 21-44 ～ 图 21-46），并可能是皮肤感染的最常见形式。如前所述，社区获得性耐甲氧西林金黄色葡萄球菌在皮肤感染包括毛囊炎中的作用在近来受到强调。表 21-1 总结了皮肤毛囊性疾病。

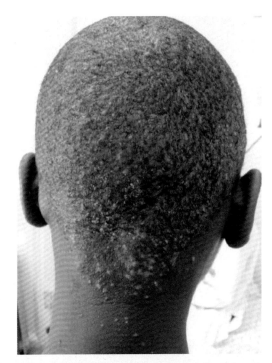

图 21-44　急性毛囊炎：头皮多发性毛囊性脓疱。分泌物证实有革兰氏阳性球菌（图片由 C.Kovarik 提供）

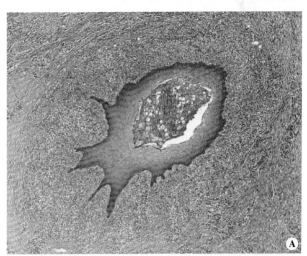

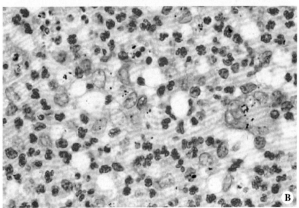

图 21-45　急性毛囊炎
A. 毛干内早期炎症和毛囊周围炎症（HE 染色）；B. 炎症中的革兰氏阳性球菌（革兰氏染色）

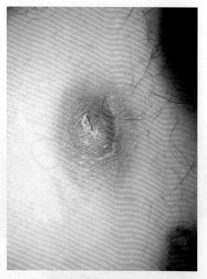

图 21-46 疖：深在性皮肤疼痛、发红、毛周肿胀伴浅表鳞屑，排脓后可好转（图片由 R.Lee 提供）

毛囊闭锁三联征（化脓性汗腺炎、聚合性痤疮和头部脓肿性穿掘性毛囊周围炎）

临床概要 毛囊闭锁三联征包括化脓性汗腺炎、聚合性痤疮、头部脓肿性穿掘性毛囊周围炎，三种疾病的发病机制和组织病理相似。其中两种或三种都常出现在同一例患者身上[182]。三种疾病都是慢性、复发性、深在性毛囊炎，导致脓肿和之后的窦道和瘢痕形成。虽然这些情况的初始病原学并非细菌，但鉴别诊断都包括深在性细菌性毛囊炎，所以放在本章讨论。

表 21-1 以毛囊为中心的感染性疾病的临床病理谱系

疾病	病原体	临床	病理
Bockhart 脓疱疮（急性浅表性）	葡萄球菌	发疹性小脓疱，许多有毛发穿出	毛囊开口处角层下脓肿；毛囊上部炎症浸润（中性粒细胞）
假单胞菌性毛囊炎（急性）[175-177]	假单胞菌（组织中革兰氏阴性杆菌，需培养才能确诊）	在使用热水泳池、涡流浴缸或热水浴池后（接触后 8～48 小时发作，7～10 天内自发消退）瘙痒性斑疹、丘疹、毛囊性脓疱	毛囊膨胀、破坏；毛发管内中性粒细胞；毛囊周围炎，毛囊上皮破坏
疖（急性深在）（图 21-46）[178]	葡萄球菌（革兰氏阳性球菌）	红色、触痛，毛囊周围肿胀，流出脓液和坏死性栓子后缓解	毛囊周围坏死，含纤维蛋白样物质和许多中性粒细胞；大脓肿
痘疮样痤疮/坏死性痤疮（慢性浅表性）[179]	葡萄球菌和丙酸杆菌	前额和头皮的复发性惰性毛囊性小丘疹，中央坏死。通常愈后有凹陷性小瘢痕	毛囊周围显著淋巴细胞浸润伴淋巴细胞进入外毛根鞘；毛囊和毛囊周围表皮坏死；晚期皮损中心坏死组织
胡须毛囊炎（慢性深在）	葡萄球菌	毛囊性丘疹和脓疱；红斑、结痂、皮肤渗出性浸润；和（或）脓肿；瘢痕和永久性脱发	毛囊周围有中性粒细胞、淋巴细胞、组织细胞、浆细胞浸润；毛囊周围脓肿伴毛发和毛囊破坏；慢性肉芽组织（浆细胞、淋巴细胞、成纤维细胞）；围绕毛发/角质物的异物巨细胞；纤维化伴愈合
脱发性毛囊炎（慢性深在）[180]	葡萄球菌？细菌作用不清楚	头皮脱发萎缩区伴周边毛囊性脓疱；可累及胡须、耻骨区、腋下、眉毛、睫毛；萎缩区向四周扩大	毛囊周围中性粒细胞、淋巴细胞、组织细胞、浆细胞浸润；毛囊周围脓肿伴毛发和毛囊破坏；慢性肉芽组织（浆细胞、淋巴细胞、成纤维细胞）；围绕毛发/角质物的异物巨细胞；纤维化伴愈合
颈项瘢痕疙瘩性毛囊炎（慢性深在）	不清楚	男性，颈项增生性瘢痕；早期 = 毛囊性丘疹、脓疱，可有脓肿；逐渐被纤维化硬结取代	慢性毛囊炎，大量粗大的硬化性胶原束
须部假性毛囊炎[181]	角蛋白多态性；非感染性	发生于有卷曲毛发的男性，尤其是紧贴皮肤剃须的黑色人种；类似细菌性毛囊炎的毛囊性丘疹和脓疱，但看不到粉刺	围绕向内生长须发的异物炎症反应；生长的毛发反折内陷 = 真皮内微脓肿；严重炎症反应向下延伸（试图形成上皮鞘套），伴假性毛囊内脓肿形成和异物巨细胞反应

化脓性汗腺炎中，腋下和肛门生殖器部位受累，其急性和慢性情况是不同的[183]。急性化脓性汗腺炎出现红色触痛的结节，变得有波动感，排出脓液后愈合。慢性化脓性汗腺炎有深在性脓肿、从窦道排出脓液，形成严重瘢痕[184]。

聚合性痤疮与寻常痤疮不同，主要发生在背部、臀部、胸部，而面部和四肢少见。除了粉刺，可发生排出脓液或黏液样物质的波动性结节，通过交错的窦道而排脓的深在性脓肿。

头部脓肿性穿掘性毛囊周围炎，头皮发生如同聚合性痤疮一样的结节和脓肿。

藏毛窦道常被看作是这组疾病的一部分（"毛囊闭锁四联症"），藏毛窦道患者常有这组疾病中的其他一个或多个表现。

组织病理　毛囊闭锁三联征的三种疾病早期皮损表现为毛囊角化过度、角质栓、毛囊口扩大，毛囊上皮可增生或被破坏（图 21-47，图 21-48）。起初很少有炎症，但最终毛囊周围发展出现包含中性粒细胞、淋巴细胞和组织细胞的广泛浸润。脓肿形成导致毛囊皮脂腺结构被破坏，而后其他皮肤附属器被破坏，其次化脓性汗腺炎的腋下和腹股沟区域的大汗腺可被炎症过程累及。

由于组织被破坏，残存的毛囊周围出现包含淋巴样细胞和浆细胞的肉芽组织，以及与角质物和内嵌毛碎片有关的异物巨细胞。在愈合区域可见到广泛纤维化[182]。

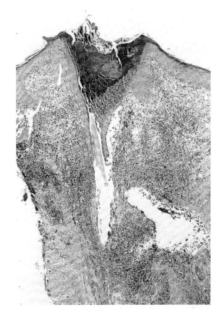

图 21-47　毛囊闭塞性疾病：头皮切割性蜂窝织炎，低倍镜，早期皮损显示毛囊角质栓、毛囊周围急性炎症，最终，毛囊被破坏并被致密混合炎症替代，其表现与化脓性汗腺炎不可区分（HE 染色）

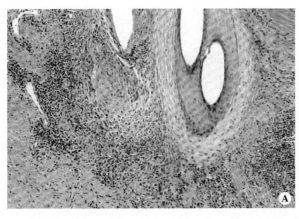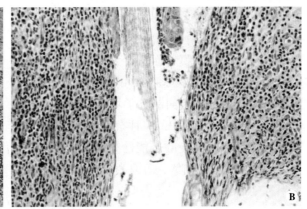

图 21-48　毛囊闭塞性疾病

A. 头皮切割性蜂窝织炎，中倍镜，毛囊周围随后发生纤维化伴随针对毛囊内容物的肉芽肿炎症，晚期皮损显示窦道形成；B. 头皮切割性蜂窝织炎，高倍镜，毛囊上皮几乎完全被破坏，留下毛干裸露在真皮，以及中性粒细胞、淋巴细胞、组织细胞、浆细胞混合浸润（HE 染色）

发病机制　毛囊闭锁三联征通常起始于毛囊角化过度导致毛发潴留，因此化脓性汗腺炎的名称不当，因为大汗腺和小汗腺受累为继发现象，是炎症过程延伸到深部结构的结果。

毛囊闭锁三联征是否起源于细菌感染还不能确定，因为取材于未开放的脓肿做培养通常是阴性的[185]。

口服皮质类固醇有效说明这三种疾病代表抗原－抗体反应造成组织破坏。有的化脓性汗腺炎患者有细胞免疫缺陷。

治疗原则　化脓性汗腺炎的治疗总目标是防止形成新皮损以减少疾病进展的范围和程度，去除慢性窦道，减少瘢痕形成。尽管如此，并没有确切的治疗指南。一般措施包括防止皮肤外伤、每天轻柔地清洗受累部位以减少继发感染的发生，控制体重。病情轻者可以外用克林霉素，对更严重者（炎症结节、窦道或瘢痕）考虑四环素作为一线抗生素治疗。对传统治疗无效的患者可选择克林霉素和利福平，一些病例用 TNF 抑制剂有效，特别是按体重给予剂量时。在有限的病例中使用螺内酯、氨苯砜、口服维 A 酸类有效。外科手术对治疗某些结节或窦道有用，对于严重的晚期患者可以考虑广泛切除治疗[186]。

多种细菌源的疾病模式

坏死性筋膜炎

　　临床概要　坏死性筋膜炎是一种严重的，可能致死的皮下脂肪组织细菌感染，可发生于外科手术、小创伤、貌似很不明显的皮肤擦伤或慢性伤口之后。最初认识到该病是由 A 组 β- 溶血性链球菌引起，但近来研究发现相当多的病例是由多重细菌感染导致的。最常发生于下肢，现在提出糖尿病和免疫抑制为重要的易患因素。临床表现为迅速扩散的红斑、肿胀和疼痛[187]。然而，红斑边界不清晰，沿着筋膜平面进展为疼痛性溃疡、坏死，常有剧烈疼痛，败血症的临床表现远超过所见到的皮肤表现。人们制订了坏死性筋膜炎的实验室风险指标（LRINEC）评分系统来帮助评价感染为坏死性筋膜炎的可能性（表 21-2）。分值≤ 5 分意味着低风险（感染为坏死性筋膜炎的概率＜ 50%）；6 ～ 7 分表明中风险（风险为50% ～ 75%）；分值≥ 8 分表明高风险（风险＞75%）感染为坏死性筋膜炎[188]。丹毒累及皮肤更浅表层，但坏死性筋膜炎延伸至更深层达皮下组织[189]。坏死性筋膜炎有关的病原体更广泛，除了A 组链球菌之外，可能的致病菌还包括金黄色葡萄球菌，少数情况是肺炎葡萄球菌、流感嗜血杆菌，罕见其他细菌如弧菌属（溶藻弧菌、副溶血性嗜血杆菌），革兰氏阴性细菌如假单胞菌，气单胞菌，梭状芽孢菌和其他厌氧菌，军团杆菌，类丹毒杆菌，同性恋螺杆菌。微小创伤常是易患因素，

儿童水痘与该病有显著相关[190]。在这些细菌和A 组链球菌导致的坏死性筋膜炎患者中，可以发生休克和器官衰竭，此为链球菌中毒休克综合征。除非实施广泛清创手术，坏死性筋膜炎常为致命性的[191]。皮下组织探针探查可现广泛坏死和血液血清的渗出物[192]。

表 21-2　坏死性筋膜炎的实验室风险指标		
参数	范围	计分
C 反应蛋白	＞ 150mg/L	4
白细胞计数	＜ 15/mm³	0
	15 ～ 25/mm³	1
	＞ 25/mm³	2
血红蛋白	＞ 13.5g/dl	1
	＜ 11g/dl	2
钠离子	＜ 135mmol/L	2
肌酐	＞ 141μmol/L	2
葡萄糖	＞ 10mmol/L	1

　　资料来源：Wong CH, Khin LW, Heng KS, et al. The LRINEC（Laboratory Risk Indicator for Necrotizing Fasciitis）score: a tool for distinguishing necrotizing fasciitis from other soft tissue infections. Crit Care Med. 2004；32（7）：1535-1541

　　组织病理　组织病理学图像取决于临床上具有明显特征性坏死和各种急性和慢性炎症的取材位置，而损害的前缘仅显示轻微坏死筋膜中的细菌（图 21-49，图 21-50）[193]。常可见到菌团（图21-51），由于炎症过程损伤血管壁，结果导致血管血栓。坏死性筋膜炎与不很危及生命的蜂窝织炎相区分的关键点在于炎症的部位，前者的炎症除了累及真皮之外，还累及皮下脂肪、筋膜和肌

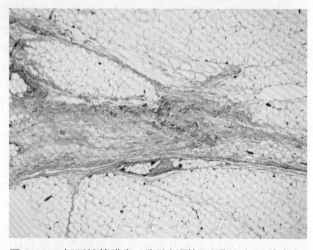

图 21-49　坏死性筋膜炎：脂肪间隔坏死明显（HE 染色）

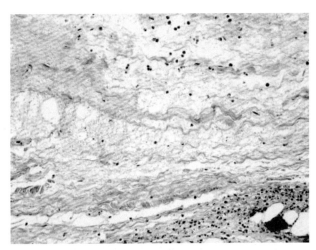

图 21-50　坏死性筋膜炎：大量嗜碱性碎片，请注意相对缺少炎性细胞（HE 染色）

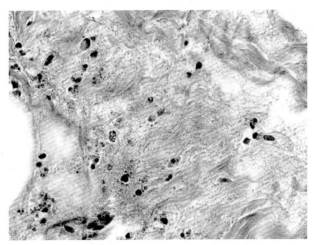

图 21-51　坏死性筋膜炎：高倍镜下见大量杆状细菌，在此例 HE 染色中容易被发现

肉。在外科清创时应该取材做冰冻切片检查。在取材合适的切片中，如深部位置出现水肿和中性粒细胞浸润，则支持诊断；在早期的活检标本中，坏死常不明显，细菌也常不易见到[194]。

　　鉴别诊断　要与病毒性和寄生虫性肌炎、化脓性肌炎、梭状芽孢杆菌蜂窝织炎、气性坏疽相鉴别。微生物的分离和鉴定可能是区别它们的唯一途径。

　　治疗原则　治疗包括及早且积极的手术探查及清创术、广谱抗生素药物治疗和血流动力学支持。关键是通过冰冻切片证实外科清创术达到无菌的边缘。手术的指征包括剧烈疼痛、毒性、发热、肌酸激酶升高，可以有或没有筋膜炎的放射学证据。应该注意仅靠抗生素治疗而没有清创时死亡率高达 100%。抗生素包括碳青霉烯类，或

β- 内酰胺 /β- 内酰胺酶抑制剂加克林霉素，但必须经过细菌革兰氏染色、培养和（或）药物敏感试验结果来决定[195]。

软斑病

　　软斑病是一种罕见的慢性炎症性疾病，可影响各种器官，最常为尿道和生殖道[196]。在极少数情况下累及皮肤，特别是外阴和肛周区域[197,198]。皮损被认为是对细菌感染不太常见的肉芽肿反应，是巨噬细胞不能充分吞噬细菌的结果。组织培养中生长的最常见细菌为大肠埃希菌[199]，但在有些情况下培养出了其他细菌如金黄色葡萄球菌、马红球菌和非结核分枝杆菌[200]。一些出现软斑病皮损的患者是因有癌症、自身免疫系统疾病如系统性红斑狼疮，或因淋巴瘤或肾移植进行免疫抑制治疗而改变了免疫反应[201]。

　　临床概要　皮肤软斑病皮损为慢性的，可能与内脏疾病关联的皮损。皮损表现为非特异性、变化多端。最常见的是一处波动性区域、引流的脓肿或一个溃疡，而有些患者可见一个单发的触痛性结节或者一簇触痛性丘疹。皮肤疾病为良性且具有自愈性。

　　组织病理　可见成片组织细胞，胞质中含有细小、嗜酸性颗粒。除了这种颗粒，很多组织细胞含有椭圆形或圆形嗜碱性包涵体，5 ～ 15μm 大小[70]（图 21-52），称为 Michaelis-Gutmann 小体。这些小体或为均质性，或呈同心圆样“靶形”外观。浸润细胞还包括淋巴细胞、浆细胞和多形核白细胞。

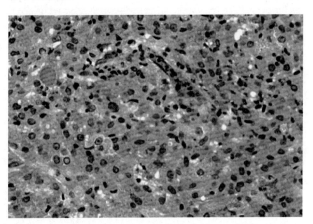

图 21-52　软斑病：大片有嗜酸性胞浆的巨噬细胞，中央几个细胞含 Michaelis-Gutmann 包涵体（HE 染色）

Michaelis-Gutmann 包涵体和胞质颗粒都 PAS 染色阳性、耐淀粉酶、阿新蓝染色阳性。此外，Michaelis-Gutmann 小体的 von Kossa 钙染色阳性、Perl 染色显示含少量铁。革兰氏染色显示有些组织细胞内可见革兰氏阴性细菌，在分枝杆菌引起的罕见病例中，Ziehl-Neelsen 染色显示细菌体。这些小体可在皮损刮屑中见到[202]。

发病机制　电子显微镜检查显示粒细胞胞质含有很多相当于 PAS 阳性颗粒的吞噬溶酶体。一些吞噬溶酶体含有同心圆排列的薄板结构[198]。在吞噬溶酶体中 Michaelis-Gutmann 小体不断有电子致密的钙物质以涡旋或同心圆骨板状沉积直至完全钙化。粒细胞胞质中可见到细菌，吞噬溶酶体内可有各种消化阶段的细菌[200]。

软斑病提示在溶酶体杀死和消化细菌方面有获得性缺陷，已证明缺乏 β- 葡萄糖苷酸酶和 3′, 5′- 鸟苷酸脱氢酶[199,203]。

治疗原则　集中在巨噬细胞中的杀菌剂效果好（如氟喹诺酮类、复方新诺明）。直接针对大肠杆菌的药物治疗结合外科手术，为疾病治愈提供了最好的机会。治疗软斑病常需要停止原来的免疫抑制剂治疗[196]。

注射脓肿

临床概要　注射毒品已经导致许多使用污染的注射器和针头而出现真皮和皮下脓肿的患者。在医疗机构中，注射可能受到污染的溶液也常出现类似脓肿。培养可发现很多种细菌和分枝杆菌，包括葡萄球菌和链球菌。英国最近流行产气荚膜梭菌和诺氏梭菌[205]，如前所述欧洲最近爆发的皮肤炭疽病与使用海洛因有关。这些感染可进展为坏死性筋膜炎、肌炎、菌血症和致死性的感染性休克。

组织病理　一组常规检查包括革兰氏染色、银染（如 Grocott）和抗酸染色（Ziehl-Neelsen）对于鉴定微生物有用，但特异性诊断需要做培养（图 21-53）。组织病理常无特异性，常有急性炎症、水肿和组织坏死，在慢性皮损中多见肉芽组织、纤维化和窦道形成。分枝杆菌的注射皮损中也可有肉芽肿。

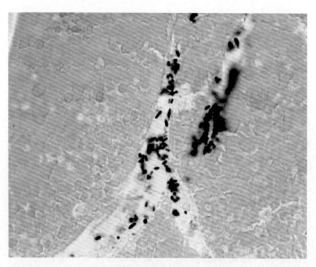

图 21-53　产气荚膜梭菌注射脓肿：成簇的革兰氏阳性宽杆菌，典型的梭状芽孢杆菌

治疗原则　治疗皮肤脓肿需切开排脓，取材要送培养和药物敏感试验以便筛选最佳抗生素治疗。尽管辅助抗生素疗法对治疗脓肿的作用尚不明确，在高流行地区的经验性治疗应包括使用对耐甲氧西林金黄色葡萄球菌有效的药物。对于革兰氏阴性菌和厌氧菌的一线药物有哌拉西林 – 他唑巴坦或头孢曲松加甲硝唑，改进的经验用药包括氟喹诺酮加甲硝唑组合或单用碳青霉烯类[206]。

葡萄状霉菌病

葡萄状霉菌病，虽有此名，却并非真菌感染，而是皮肤（或其他器官，如肺、脑膜）的慢性化脓性感染，有类似足菌肿的化脓性细菌颗粒[207]。虽然葡萄状霉菌病可发生于包括感染 HIV 的免疫抑制患者[208]，但很多患者并没有免疫缺陷。

临床概要　皮损为局部结节、溃疡或连通深部脓肿的窦道，主要发生于四肢。皮损偶尔与另一皮肤病，如毛囊黏蛋白病相关[209]。

组织病理　真皮炎症为显著的中性粒细胞性多形脓肿被肉芽组织和纤维化包绕（图 21-54），在脓肿之中有颗粒（谷粒），形似一串葡萄，由此得名（图 21-55）。颗粒直径从 20μm 至 2mm 不等，他们由紧密聚集的非丝状细菌组成，周边有强嗜伊红物质呈放射状沉积——Heoppli-Splendore（HS）反应。细菌常为金黄色葡萄球菌，有时可发现链球菌和革兰氏阴性菌如变形杆菌、假单胞菌和大肠杆菌。革兰氏染色可以确定这一大类的感染，虽然有时革兰氏阳性菌退化变性失去其革兰氏染色反应（图 21-56）。HS 反应物质包含抗体和纤维蛋白。

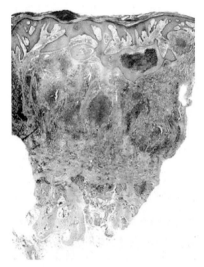

图 21-54　葡萄状霉菌病：表皮假上皮瘤样增生，真皮内小脓肿含成簇细菌（HE 染色）

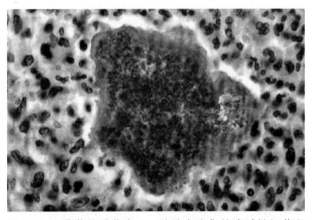

图 21-55　葡萄状霉菌病：一脓肿内聚集的嗜碱性细菌和周边嗜酸性的 HE 反应（HE 染色，高倍镜）

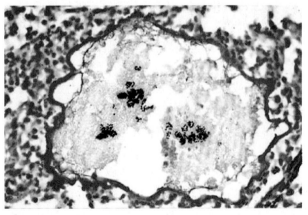

图 21-56　葡萄状霉菌病：一葡萄球菌所致皮损显示革兰氏阳性球菌（大部分有变性且不着色）（革兰氏染色）

被覆表皮常表现出假上皮瘤样增生，可以见到颗粒经表皮排出（如同足菌肿）[210]。

发病机制　一些病例中可能由于感染的局部种植，有异物持续存在。据记载很多患者有菌血症，而其他患者皮损为首发。特征性的细菌周围 HS 反应形成可能防止吞噬作用和细胞内杀菌作用，导致病程慢性。

治疗原则　本病治疗以抗生素和外科清创为基础。对于病原菌已经确定且排除了恶性疾病的浅表性皮损，可单用抗生素治疗。磺胺剂或口服克林霉素，可用于治疗包括金黄色葡萄菌的革兰氏阳性菌感染。头孢他啶、环丙沙星、氨曲南或亚胺培南可用于治疗假单胞菌感染[211]。

治疗原则　对症状顽固的患者应该用长程抗生素和外科干预治疗，第三代头孢加克林霉素有成功范例。硬化的皮损对环丙沙星治疗反应良好[212]。

生物恐怖物质

炭疽

炭疽，由炭疽芽孢杆菌引起，是许多国家的地方性动物病[213]，偶尔发生于制革厂和洗毛厂的工人当中，通过被感染的皮、毛或从亚洲进口的发饰而传播。在 2001 年美国发生生物恐怖主义袭击、2009 年和 2010 年欧洲海洛因使用者中暴发炭疽感染之后，增加了对炭疽的临床相关性和认识。炭疽芽孢杆菌是一种革兰氏阳性杆菌，可在土壤中以孢子形式存在几十年。

临床概要　皮肤炭疽的皮损初始为一丘疹，丘疹扩大成为出血性脓疱[214]。脓疱破裂后被厚厚的黑色痂皮覆盖，皮损周围环绕着明显的红斑和水肿。其特征是疼痛轻微或者不痛。

组织病理　在黑痂区域，表皮破坏，溃疡面覆有坏死组织。真皮显著水肿，可见到血管炎、出血、不同程度的急慢性炎症浸润（图 21-57，图 21-58）。

炭疽杆菌大量存在，革兰氏染色切片中可辨认。细菌体积大、杆状、有荚膜，革兰氏染色阳性，长 6 ～ 10μm，宽 1 ～ 2μm。朝向溃疡表面的坏死组织中尤其能找到炭疽杆菌，真皮中也有（图 21-59）。

缺乏中性粒细胞或组织细胞对细菌的吞噬作用。

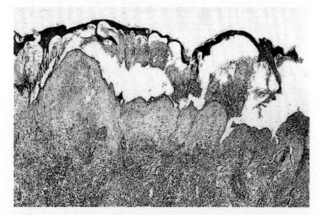

图 21-57　炭疽：急性皮损有表皮坏死和全真皮炎症（HE 染色）

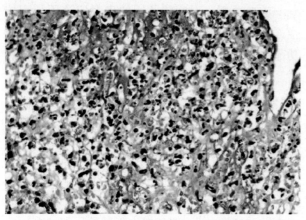

图 21-58　炭疽：急性炎症及真皮水肿（HE 染色）

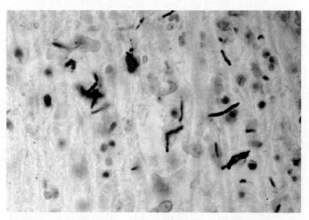

图 21-59　炭疽：急性炎症中许多粗的革兰氏阳性杆菌（革兰氏染色）

发病机制　细菌通过两个机制侵入皮肤。炭疽芽孢杆菌的孢子可入侵毛囊并发芽，也可通过皮肤擦伤进入人体。不像胃肠道或肺部的感染，在皮肤中孢子发芽似乎没有免疫细胞介入。人类接触传染源来自于受感染动物的动物产品，如肉

或兽皮，从孢子出芽至成为繁殖体的过程在宿主的巨噬细胞中发生。出芽后，三个因素对于炭疽发病至关重要：①荚膜；②两种毒素（致命毒素和水肿毒素）；③细菌在受感染的宿主中达到高浓度的能力。荚膜为弱免疫原性，抵制吞噬作用。致死毒素为锌金属蛋白酶，选择性地失活 MAP 激酶 1 至 MAP 激酶 4、MAP 激酶 6、MAP 激酶 7，导致细胞内信号受阻。致命毒素刺激释放 TNF-α 和白细胞介素 1β，被认为可引起有菌血症的动物突然死亡。水肿因素为一种钙调蛋白依赖性腺苷酸环化酶，可增加细胞内 cAMP 至很高浓度，引起水肿，抑制中性粒细胞功能，阻碍 TNF 的产生和单核细胞分泌白细胞介素 6[215,216]。

治疗原则　局限性、无并发症、自然发生的 2 岁以上炭疽病患者可口服环丙沙星或多西环素治疗。对于自然发生炭疽的严重病例或小于 2 岁的患者，推荐静脉用环丙沙星或多西环素。生物恐怖主义相关的皮肤炭疽患者因为可能接触气雾有吸入炭疽的危险，因此，抗生素治疗应当给予 60 天以最大限度地预防对抗吸入性炭疽[217]

兔热病

临床概要　兔热病由土拉热弗朗西斯菌（*Francisella tularensis*）引起，该菌为一种小的、革兰氏阴性、多形性球杆菌属，通常通过人体直接接触啮齿动物而获得，但也可通过昆虫如蚊子、蜱或鹿蝇媒介从啮齿动物传给人类[218]。疾病常在小范围流行，有两种类型：溃疡淋巴结病型（常见类型）和伤寒样型，这些类型反映宿主免疫反应的不同。在溃疡淋巴结病型兔热病中炎症反应激烈，较少发生肺炎，患者预后好。伤寒样型则很少出现局部体征，肺炎更常见，不治疗时死亡率高得多。

溃疡淋巴结病型中，初始皮损是在感染部位出现一个或数个疼痛性溃疡，常位于手部，并沿原发灶的引流淋巴管排列形成疼痛的皮下结节。区域淋巴结明显肿胀，感染与显著的全身症状相关。2 ～ 5 周内皮损痊愈[219,220]。

组织病理　在原发溃疡的底部显示非特异性炎症浸润伴肉芽肿反应。一些病例可见只有中等数量上皮样细胞和一些巨细胞[204]。另一些病例则出现较大的成熟的结核样肉芽肿。这些肉芽肿可

显示中央坏死和核尘。晚期皮损可显示上皮样细胞小结节而无中央坏死，周围仅轻度炎症反应，看上去类似结节病[221]。

沿淋巴管排列的疼痛性结节显示真皮内多发性肉芽肿并向皮下组织延伸，肉芽肿中央坏死区域比原始溃疡中的坏死区要大得多。区域淋巴结显示类似的多发性肉芽肿，其中央为坏死性脓肿或干酪样坏死[218、212]。

治疗原则　虽然有不经特殊治疗而自发消退的记载，但对于质疑或确定的兔热病患者应进行抗生素治疗。链霉素和庆大霉素、四环素、氯霉素、氟喹诺酮对于治疗兔热病有效。链霉素可用于除了脑膜炎外的所有形式的兔热病，也可选庆大霉素，可静脉给药[223]。

性传播感染

尽管每种传染病将分别讨论，医务人员要认识到有某性传播感染（STI）的患者也有感染他人 STI 的危险，混合感染是常见的。很多时候对一种疾病的建议治疗包含经验性治疗其他可能的共同感染。对所有患者都应筛查 HIV 感染，并劝告其进行安全的性生活，这些感染常常值得报告。性伴侣应该做鉴定、筛查或适时治疗。

软下疳

临床概要　软下疳由革兰氏阴性的兼性厌氧的球杆菌杜克雷嗜血杆菌引起，导致一个或数个溃疡的一种性传播疾病，主要发生于生殖器部位[224,225]。溃疡几乎不硬，边缘呈潜行性，常疼痛。常有柔软腹股沟单侧或双侧淋巴结肿大，如果不治疗常出现腹股沟脓肿。在一些非洲、亚洲和加勒比海国家呈流行性，在生殖器溃疡中可高达 50% 为软下疳。虽然在北半球不常见，但 20 世纪 80 ～ 90 年代早期在纽约、新奥尔良和杰克逊市都有软下疳爆发的记载。

组织病理　在很多病例中溃疡下方的组织病理学改变跟预想的软下疳诊断完全不同。皮损由从上至下相覆的三区域组成，显示特征性的血管改变[224,225]（图 21-60）。表面区域为溃疡的底部，相当狭窄，由中性粒细胞、纤维素、红细胞和坏死组织构成；中间区域很宽，含有很多新形成的

血管，内皮细胞增生。内皮增生常引起血管腔堵塞，导致血栓形成。此外还有血管管壁变性。底层区域是浆细胞和淋巴样细胞致密浸润。

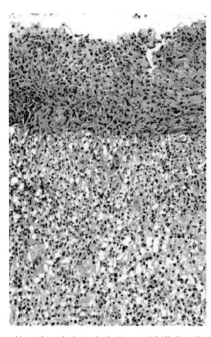

图 21-60　软下疳：溃疡和炎症的三区域模式：浅层坏死带，其下方肉芽组织；深层纤维化和浆细胞

组织切片中的杆菌用吉姆萨染色或革兰氏染色偶尔呈阳性（图 21-61）。细菌最容易在表面区域的细胞之间找到[226]，然而，从溃疡的潜行性边缘所得浆液渗出物进行涂片用吉姆萨或革兰氏染色常可以见到杆菌。杜克雷嗜血杆菌为纤细短小的革兰氏阴性球杆菌，大约 1.5μm×0.2μm，常呈平行链状排列，原位杂交也可明确软下疳病原体[227]。电子显微镜显示杆菌在细胞外，很少见到巨噬细胞的吞噬小体[228]。

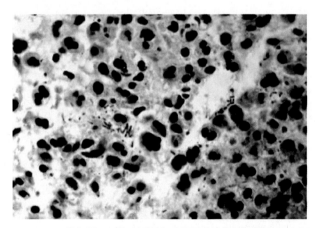

图 21-61　软下疳：平行链状排列的杆菌（在浅层带中）（吉姆萨染色）

软下疳的确诊依靠在选择性的富含血液的琼脂培养基培养的结果[229]。临床上软下疳可以类似腹股沟肉芽肿，表现为不痛或仅轻微疼痛的溃疡，边缘非潜行性[230]。另外，尤其是有数个皮损出现时必须排除单纯疱疹，尽管单纯疱疹的溃疡常不如软下疳位置深，通常疼痛敏感。

发病机制 皮肤在创伤和微小擦伤后，微生物侵入表皮，感染需大约 10 000 个细菌的高浓度接种物。杜克雷嗜血杆菌的毒力主要由超氧化物歧化酶和溶血素决定，超氧化物歧化酶被认为可增加细菌在宿主体内的生存力和持续性，溶血素可促进溃疡形成和表皮受侵。溶血素有免疫原性，使其成为制备疫苗的选择之一[225]。

鉴别诊断 如上所述，鉴别诊断为生殖器溃疡，包括生殖器疱疹、梅毒、硬下疳、腹股沟肉芽肿。

治疗原则 单剂量治疗很好，阿奇霉素、头孢曲松或环丙沙星有效。凭经验用药时，还应考虑到通常有合并感染而治疗可能合并的梅毒螺旋体共感染[231]。

腹股沟肉芽肿（杜诺凡病）

临床概要 腹股沟肉芽肿也称为杜诺凡病，是由肉芽肿荚膜杆菌引起的一种性传播疾病[232,233]。病原体为革兰氏阴性短杆菌，长度 2～3μm，双极染色。该病为热带地方病，但相对不常见[234]。

腹股沟肉芽肿发生于生殖器或会阴部，可为单个或数个皮损[235]。皮损由充满大量肉芽组织的多个溃疡组成，易出血（特征性的牛肉样外观）。溃疡的边界隆起，常有匐行状轮廓。由于皮损向周边扩展，可以变得很大。在一些病例中，溃疡破坏组织导致肢体残毁[236]。另一些病例中，过多肉芽组织导致增生性皮损。偶尔继发鳞状细胞癌[237]。溃疡皮肤的继发感染而发生局部淋巴结病。最近报道了两个腹股沟肉芽肿病婴儿（4 月龄和 6 月龄）通过受感染母亲生殖道分娩而出现外耳道息肉[238]。

组织病理 在溃疡的边缘，表皮显示棘层肥厚达到假癌样增生的比例。真皮为致密浸润，主要是组织细胞和浆细胞（图 21-62），浸润处散在中性粒细胞组成的小脓肿，淋巴样细胞明显减少[239]。

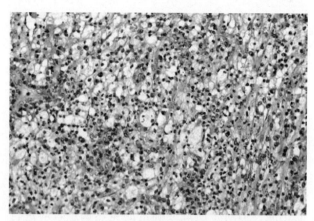

图 21-62　杜诺凡病：混有泡沫样巨噬细胞的急性炎症（HE 染色）

巨噬细胞大，有典型空泡状外观，这些空泡内含有杆菌，形成所谓的杜诺凡小体。肉芽肿荚膜杆菌不被 HE 染色，但 Warthin-Starry 银染法可以显示单个或成群的短杆菌[226,239]（图 21-63）。吉姆萨染色显示两极染色，电子显微镜显示吞噬泡内有细菌[240]。

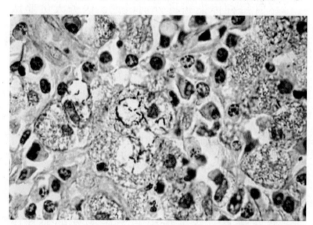

图 21-63　杜诺凡病：巨噬细胞中的银染阳性的杆菌（Warthin-Starry 染色）

鉴别诊断 由于上皮增生，可能被过度诊断为癌。炎症模式跟鼻硬结病所见相似。

治疗原则 推荐首选多西环素治疗腹股沟肉芽肿，治疗几天后临床无改善可以加氨基糖苷类药物。妊娠妇女应使用红霉素治疗。其他可选有效药物包括阿奇霉素、环丙沙星和复方新诺明[241]。

性病性淋巴肉芽肿

临床概要 性病性淋巴肉芽肿是一种由沙眼衣原体引起的性传播疾病。衣原体寄生于细胞内，有独特的双相生命周期[242]。

性病性淋巴肉芽肿的潜伏期从 3 ~ 30 天不等，平均 7 天。原发皮损为小糜烂或 5 ~ 8mm 大小丘疹，几天内愈合且不被注意。在原发皮损出现后的 1 ~ 2 周内，腹股沟淋巴结开始肿大。腹股沟淋巴结病发生于感染该病的多数男性患者，而仅见于部分女性感染者。受累的腹股沟淋巴结起初坚硬，随后多处出现化脓，形成排脓窦道。淋巴结病常于 2 ~ 3 个月内消退。极少情况下出现晚期并发症，阴茎和阴囊橡皮肿或者发生阴茎溃疡[242]。

从阴道下部开始感染的女性患者，排脓是通向髂骨和肛门直肠淋巴结方向而不是腹股沟淋巴结，可导致直肠炎[236]，在这些女性患者中直肠狭窄和会阴部溃疡是十分常见的晚期并发症。淋巴结淤血可导致明显外阴水肿，称为女阴蚀疮。直肠炎和直肠狭窄也发生于男同性恋者[243]。

组织病理　初始丘疹的病理改变没有特异性，有溃疡和非特异性肉芽组织。在淋巴结中，特征性改变是被上皮样细胞和巨噬细胞围绕的星状脓肿，猫抓病的淋巴结也有类似病理改变。普通染色不能发现皮肤或淋巴结切片中的感染病原体，通过皮损或淋巴结培养可以确诊，血清学检查有帮助[244]。

衣原体生长周期在电镜下观察分为两种形式：原体和始体[245]。原体适应细胞外环境并可感染其他细胞，其大小约直径 0.3μm，包含一个电子密度高的圆形内小体，小体外围被电子透明的空晕及膜包绕。原体通过吞噬作用进入宿主细胞后，发育成代谢活跃的直径 0.5 ~ 1.0μm 大小的始体，以二分裂方式繁殖，所形成的两个原体可以离开宿主细胞并感染其他细胞。

治疗原则　抗生素治疗性病性淋巴肉芽肿推荐用多西环素，红霉素为二线选择。腹股沟淋巴结炎需要针吸或切开引流，以避免之后瘢痕和窦道形成。

皮肤感染中的微生物－特定模式

鼻硬结病

鼻硬结病是一种慢性感染性疾病，只有轻度传染性，由一种革兰氏阴性杆菌——鼻硬结克雷伯菌引起。

临床概要　鼻、咽、喉、气管及偶尔上唇的皮肤畸形，并受坚硬的肉芽肿性肿块侵袭，病变总是从鼻开始。虽然以前在中欧流行，但现在主要发生于中美洲和非洲[247-249]。临床上和病理上，鼻硬结病可分为三个阶段：卡他、增生和纤维化阶段。在卡他阶段，出现恶臭、化脓性鼻涕、鼻塞；增生阶段特征为鼻出血、鼻畸形、声嘶、嗅觉丧失，出现红蓝色橡皮样肉芽肿性皮损；在纤维化阶段畸形和狭窄更加重[212]。

组织病理　特征性组织学改变与疾病的增生阶段相关。细胞浸润为慢性肉芽组织，大量浆细胞和 Mikulicz 细胞。可出现多形核细胞（但它们不能杀灭细菌），常可见到 Russell 小体（含有免疫球蛋白小球的浆细胞）。Mikulicz 细胞为特征性细胞，一种直径 10 ~ 100μm 的大组织细胞（图 21-64），细胞苍白，胞质空泡状。在 Mikulicz 细胞胞质中可见到许多杆菌（图 21-65），在 HE 切片中显得微弱，但吉姆萨染色或银染就清楚得多[250]，也可用 PAS 染成红色。细菌是 2 ~ 3μm 长的革兰氏阴性杆菌，横切面呈圆形或椭圆形。免疫细胞化学也可用于确认鼻硬结病[248,251]。

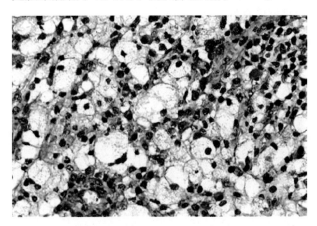

图 21-64　鼻硬结病：泡沫样巨噬细胞（Mikulicz 细胞）和浆细胞；巨噬细胞中隐约可见杆菌（HE 染色）

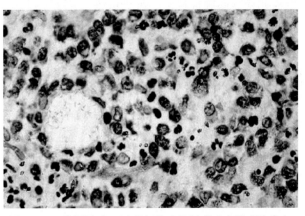

图 21-65　鼻硬结病：巨噬细胞中的杆菌（吉姆萨染色）

长期存在的皮损中可见显著纤维化。覆盖着细胞浸润的黏膜上皮常增生，可能误诊为鳞状细胞癌。

电子显微镜显示在 Mikulicz 细胞中存在大量吞噬体小泡，有些小泡中含有一个或多个最长 4μm 的杆菌。小泡被特征性的以放射状方式排列的细小颗粒状、细丝状物质包绕。这种外裹物质含黏多糖，使得细菌 PAS 染色阳性[249]。

鉴别诊断　鼻硬结病的组织病理学与杜诺凡病（腹股沟肉芽肿）基本相似。泡沫样有空泡的巨噬细胞也能在很多其他慢性炎症性疾病中看到（如麻风、慢性链球菌脓肿、真菌病、利什曼病），但通过特殊染色和相关的临床病理特点常可区分。同样，浆细胞和 Russell 小体也跟很多不同感染的慢性过程有关，如密螺旋体病、阿米巴病、利什曼病、结核病。

治疗原则　治疗应包括长程抗生素治疗和对有阻塞症状的患者进行外科干预。第三代头孢菌素加克林霉素已经成功使用，硬化性皮损对环丙沙星反应良好[212]。

巴尔通体病

猫抓病

临床概要　汉塞巴尔通体（*Bartonella henselae*）（之前称为汉塞罗卡利马体菌，*Rochalimaea henselae*）存在于猫的血液和口腔中，引起猫抓病[252]。在被受感染的猫抓或咬的 2～4 天以后发生皮损。值得注意的是，在与受感染猫的普通接触时病原体也可通过人体之前的伤口而进入。皮损通常在胳膊或手上，可为斑疹、丘疹或结节。2～3 周以后，猫抓处淋巴引流区出现一组淋巴结肿大、疼痛。猫抓伤口以正常方式愈合，但受累淋巴结因化脓而波动。淋巴结肿大平均达 2 个月[253,254]。

组织病理　猫抓处的初发丘疹显示真皮内一个或多个形状不同的坏死无细胞区，呈圆形、三角形和星形，坏死区周围围绕着多层组织细胞和上皮样细胞，最内层呈栅栏状排列，可见到一些巨细胞。上皮样细胞反应的周边围绕着淋巴样细胞带。

淋巴结反应跟皮肤所见相似，只是上皮样细胞肉芽肿的中央坏死区有脓肿形成，许多中性粒细胞聚集，也可见巨噬细胞。脓肿扩大可以融合。

Warthin-Starry 银染可见淋巴结坏死区[255]和皮肤种植初发部位[252]有纤细而多形性革兰氏阴性杆菌。免疫组化也可显示杆菌，血清诊断技术也可采用。PCR 技术和体外培养可用于特异性鉴定[252]。

电子显微镜检查显示细菌总存在于细胞外并形成小簇，长 0.8～1.5μm，宽 0.3～0.5μm，伴均质性细胞壁[256]。

治疗原则　对如何最好地处理免疫力正常者的猫抓病还有争论。一些专家推荐对轻度至中度的患者不治疗，另一些专家建议用阿奇霉素治疗。对于不能耐受阿奇霉素的患者可选择克拉霉素、利福平、复方新诺明、环丙沙星[257]。

杆菌性血管瘤病

临床概要　杆菌性血管瘤病是一相对新的疾病，1983 年第一次被描述为 HIV 感染免疫功能低下患者中的一种皮肤或播散性感染[258]。在其他免疫受损情况如移植的患者甚至在免疫正常的人群中也很少发生[259]。病原体为革兰氏阴性杆菌：昆塔那巴尔通体（*Bartonella quintana*）和汉塞巴尔通体（*B. henselae*）[260]。病理与由杆菌状巴尔通体菌（*B. bacilliformis*）引起的巴尔通体病晚期阶段皮肤相似[261]。与猫抓病一样，与猫接触是获得此感染的主要危险因素[262]。

皮损为身体任何部位的红色或棕色丘疹，通常数目多，类似卡波西（Kaposi）肉瘤。也可表现为皮下肿块但无皮肤受累[263,264]。

组织病理　表皮扁平或增生，真皮中有毛细血管的单个或多个结节性增生，伴有数量不等的多形核中性粒细胞、单核细胞及水肿，常可见白细胞碎裂[264]。杆菌性血管瘤病的特征为细胞外沉积有浅嗜伊红性颗粒物质（图 21-66）。Warthin-Starry 银染显示这些沉积为短杆菌致密团块（图 21-67）。六铵银染色也可发现嗜银杆菌，用改良革兰氏染色如 Brown-Hopps 染色也可找到这些杆菌。

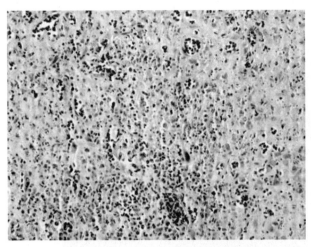

图 21-66 杆菌性血管瘤病：真皮显示血管增生和白细胞碎裂（HE 染色）

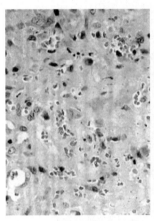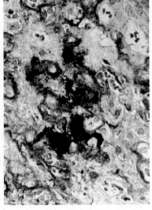

图 21-67 杆菌性血管瘤病：左图示细胞外嗜碱性物质团块和斑点——细菌（HE 染色），右图示细菌银染阳性（Warthin-starry 染色）

鉴别诊断 主要鉴别诊断为卡波西肉瘤、化脓性肉芽肿、上皮样血管瘤[264]。找到杆菌团块显然重要。杆菌性血管瘤病的毛细血管增生不像化脓性肉芽肿那样规律呈树枝状，也没有在卡波西肉瘤可见的梭形细胞增生和细胞内透明小体，而卡波西肉瘤也不含多形核中性粒细胞，但这两种情况难以区别，很多病理医生通过被告知"卡波西肉瘤"皮损在用抗生素后消失而知晓杆菌性血管瘤病。上皮样血管瘤有饱满的（上皮样的）内皮细胞增生和无急性炎症。

治疗原则 尽管缺少随机对照试验来评估 HIV 阳性患者巴尔通体感染的最优治疗，人们普遍接受的观念是患者对红霉素或者多西环素延长疗程的治疗效果好。复方新诺明、环丙沙星、青霉素、头孢菌素等抗菌活性不可靠而不被推荐。

不推荐对巴尔通体预防用药[265]。

秘鲁疣

临床概要 由杆菌状巴尔通体（*B. bacilliformis*）感染所致的一组多种称谓的疾病，包括巴尔通体病（Bartonellosis）、卡里翁病（Carrion disease）、奥罗亚热（Oroya fever）、秘鲁疣（Verruga peruana）。此病在秘鲁、厄瓜多尔和哥伦比亚的安第斯山地区流行。在秘鲁，越来越多的幼儿患上卡里翁病，现已成为一种公共卫生问题。此病由白蛉中的疣肿罗蛉传播，人类是唯一传染源。只有雌白蛉传播疾病，喜好生活在海平面上 500 ～ 3200m 的狭窄河谷。随年龄增长发病率线性减少，说明人体接触后有适应性免疫。本病倾向于在社区内特殊区域集中，很像疟疾和利什曼病，流行病学家称"20/80"定律，即 80% 的患者为 20% 的易感人群中的家庭或个人。

有两个不同的临床阶段：初始急性期，有溶血性贫血、头痛、苍白、肌痛、关节痛和发热（奥罗亚热）；晚期，发生于初始期临床痊愈后的 2 周至数年，表现为头部和四肢远端皮肤发疹性丘疹或结节，称为秘鲁疣。这一慢性阶段可直接发生而没有之前的急性阶段。事实上，最近该病暴发只有少数病例（5%）出现双相过程，出现急性期的为 14%，慢性期的为 17%。有趣的是，大部分人（75%）具有抗杆菌状巴尔通体抗体，表明多数人中该病为亚临床感染。

在发疹期有 3 个不同表现。最常见的为粟粒型，为许多 1 ～ 3mm 红色丘疹。骡型为无蒂结节或肿瘤，常有糜烂（图 21-68A，图 21-68B）。第三种弥漫型，为多发性皮下结节。皮损倾向自行愈合，很少复发。

组织病理 秘鲁疣的特征为显著血管母细胞增生，类似恶性肿瘤如血管肉瘤和淋巴瘤（图 21-68C ～图 21-68E）。它与化脓性肉芽肿相反，见不到小叶被分隔。除了内皮细胞，还有许多皮肤树突状细胞和含有巨噬细胞、淋巴细胞和浆细胞的炎症浸润。Warthin-Starry 银染或吉姆萨染色可找到杆菌状巴尔通体病原体（图 21-68F）。免疫组化抗体也已开发，但只用于如疾控中心这样的转诊中心。微生物可存在于细胞内包涵体或细胞外基质中。粟粒性皮损最为表浅，一般存在于乳头至网状层中部，而骡样皮损会延伸至皮下脂肪，可影响筋膜和肌肉[266-269]。

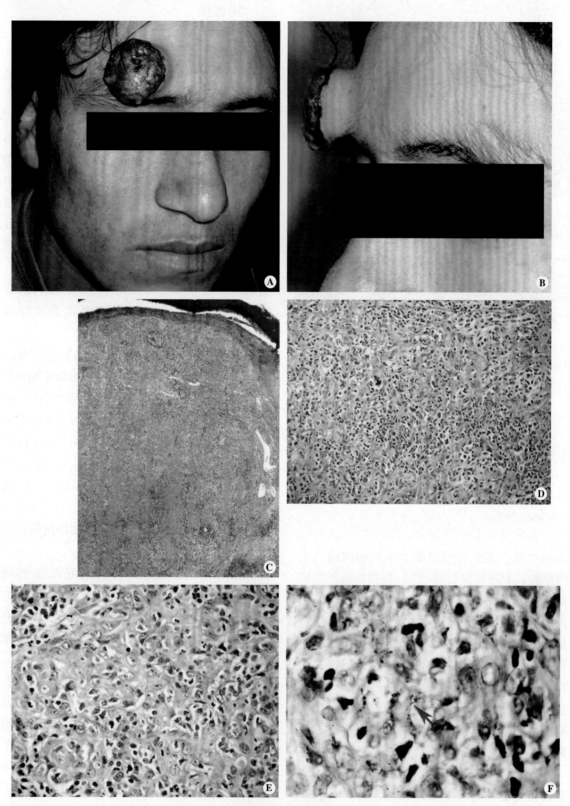

图 21-68　秘鲁疣

A.一青年男性前额一个大的溃疡性肿瘤，是该病骡型皮损的特征；B.可见表皮呈领圈状，与快速生长相一致；C.扫描镜下见一溃疡性、细胞密集肿块；D.仔细观察见皮损血管管形成；E.高倍镜下见大量血管管腔，衬有非典型性大细胞、核仁明显，与恶性肿瘤极为相似；F.极少见的大的杆菌（箭头）为诊断标志，但在组织切片中难以找到（Warthin-Starry 染色）（Dr.Cesar A. Chian，Universidad Peruana Cayetano Heredia，Lima，Peru 提供病例）

　　发病机制　内皮细胞的巴尔通体感染通过血管生成素 Ⅱ 刺激引起内皮细胞增生。血管内皮生长因子（VEGF）由血管肉瘤而非良性肿瘤（血管瘤）产生，在杆菌状巴尔通体实验模型中没有诱导出 VEGF[270]。

　　鉴别诊断　秘鲁疣皮损可模仿杆菌性血管瘤病、化脓性肉芽肿、获得性血管瘤、卡波西肉瘤和其他恶性肿瘤。与杆菌性血管瘤病相反，秘鲁疣的细菌通常散在，而杆菌性血管瘤病细菌常成团块。

　　治疗原则　巴尔通体病（秘鲁疣）的发疹期推荐治疗，依据的是本病流行区秘鲁的回顾性研究系列。抗生素最好选择利福平，其次是链霉素。治疗反应好时皮损常在 1 个月内消退。虽然体外研究提示可能利福平耐药，并没有足够的临床研究推荐联合治疗[271]。

诺卡菌病

　　临床概要　诺卡菌是一种革兰氏阳性、弱抗酸、丝状分枝的杆菌，遍布于土壤中。主要菌种为全球分布的星形诺卡菌（*N. asteroides*）和主要在美洲发现的巴西诺卡菌[272,273]。

　　星形诺卡菌是一种条件致病菌，免疫缺陷的患者如 HIV 感染者[274,275]和器官移植受体容易得诺卡菌病。从环境直接种植、从肺部感染血液播散、或从肺部损害通过胸壁直接扩散，都可以导致皮肤感染。皮损包括红色结节、脓疱溃疡和窦道，可以是单发或多发。

　　巴西诺卡菌既影响免疫正常者又影响免疫抑制者。原发和继发的皮损与星状诺卡菌病相似。孢子丝菌病样沿肢体播散，伴淋巴受累[276]。两种诺卡菌都可引起足菌肿样皮损，出现大量纤维化和组织残毁。

　　组织病理　细菌引起皮肤混合性急性脓肿和肉芽肿反应，伴纤维化。偶尔细菌聚集成团，周围出现 HS 反应（见葡萄状霉菌病和足菌肿章节）。细菌通常疏散分布，类似放线菌病。杆菌在 HE 染色下难以辨认，直径 1μm，丝状、分枝、串珠状，革兰氏染色阳性，Grocott 银染阳性。细菌常呈弱抗酸性，所以可使用麻风杆菌染色的改良 Zeihl-Neelsen 染色方法（图 21-69），这一特性帮助区分诺卡菌和放线菌及有关杆菌。用特异性抗血清做免疫组化也有助于诊断[274]，培养可确诊。细菌形状与分枝杆菌不同，对于诺卡菌而言，最敏感筛选染色是 Grocott 银染。

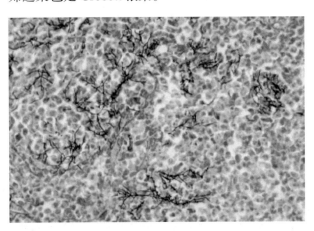

图 21-69　诺卡菌病：星形诺卡菌细小丝状分枝杆菌（Grocott 银染）

　　治疗原则　免疫正常宿主的皮肤感染可用单一治疗。临床分离的诺卡菌对抗生素有不同耐药性，因此，对于严重感染的患者推荐凭经验用 2～3 种抗生素覆盖（肺部感染、播散性感染、中枢神经系统感染和免疫缺陷者）。推荐复方新诺明作为一线治疗[277]。

放线菌病

　　临床概述　衣氏放线菌为革兰氏阳性、有分枝的丝状细菌，作为共生菌存在于口腔和扁桃体隐窝。主要临床病理表现为面颈部、胸部和肠道放线菌病[278]。起初，皮损源于从口腔黏膜延伸至面部皮肤的化脓，窦道形成、排出脓液和硫黄颗粒。胸腔和肠道的感染可从肺部和肠道沿感染性瘘管向外排出至皮肤[279]。在少见情况下发生纯粹皮肤放线菌感染，血行播散可产生多个皮肤窦道。曾报道有阴茎感染性藏毛窦道[280]。

　　组织病理　针对放线菌感染的炎症反应一般为多形核粒细胞的慢性脓肿，周围包绕肉芽组织和纤维化[281]。细菌经常以集落方式缠绕在一起，形成颗粒（像葡萄状菌病和足菌肿）。这些颗粒一般称硫黄颗粒，直径 20～4mm，其中的杆菌为直径 1μm 细丝，嗜苏木素并且革兰氏染色阳性（图 21-70，图 21-71），Grocott 银染阳性。由于内部的细菌变性，革兰氏染色通常只有外围的菌丝阳性。外围菌丝末端呈棒形，在外围可找到针对颗粒中细菌的 HS 反应。诺卡菌病的组织学分化在前一节中已讨论过。

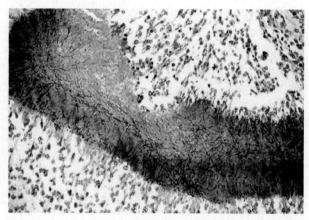

图 21-70　放线菌病：细菌集落的一部分，嗜苏木素的丝状细菌（HE 染色）

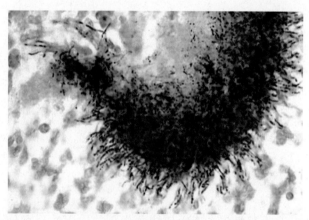

图 21-71　放线菌病：颗粒边缘，显示串珠样革兰氏阳性细菌丝

　　在 Connor 和 Chandler 的著作中有对这些皮肤细菌感染的进一步详细描述 [282]。

　　治疗原则　放线菌病治疗首选高剂量青霉素，面颈部放线菌病治疗需要延长疗程。在复杂的病例中，外科干预也很重要。对青霉素过敏的患者建议选择四环素 [283]。

感谢

　　感谢圣托马斯医院（St.Thomas Hospital）的 Sebastein Lucas 教授，他慷慨允许本书使用他所创作的前面章节的材料，还感谢全印度医学科学院（All India Institute of Medical Sciences）Manoj

Singh 教授审阅了分枝杆菌病的章节。

（周　英　译，陈明亮　校，廖文俊　审）

参考文献

1. Dagan R. Impetigo in childhood: changing epidemiology and new treatments. *Pediatr Ann* 1993;22:235.
2. Donovan B, Rohrsheim R, Bassett I, et al. Bullous impetigo in homosexual men—a risk marker for HIV-1 infection? *Genitourin Med* 1992;68(3):159–161.
3. Kiriakis KP, Tadros A, Dimou A, et al. Case detection rates of impetigo by gender and age. *Infez Med* 2012;20(2):105–107.
4. Kelly C, Taplin D, Allen AM. Streptococcal ecthyma. *Arch Dermatol* 1971;103:306.
5. Kouskoukis CE, Ackerman AB. What histologic finding distinguishes superficial pemphigus and bullous impetigo? *Am J Dermatopathol* 1984;66:179.
6. Peter G, Smith AL. Group A streptococcal infections of the skin and pharynx. *N Engl J Med* 1977;297:311.
7. Levine J, Norden CW. Staphylococcal scalded-skin syndrome in an adult. *N Engl J Med* 1972;287:1339.
8. Reid LH, Weston WL, Humbert JR. Staphylococcal scalded skin syndrome. *Arch Dermatol* 1974;109:239.
9. Elias PM, Levy SW. Bullous impetigo: occurrence of localized scalded skin syndrome in an adult. *Arch Dermatol* 1976;112:856.
10. Ridgway HB, Lowe NJ. Staphylococcal syndrome in an adult with Hodgkin's disease. *Arch Dermatol* 1979;115:589.
11. Diem E, Konrad K, Graninger W. Staphylococcal scalded-skin syndrome in an adult with fatal disseminated staphylococcal sepsis. *Acta Derm Venereol (Stockh)* 1982;62:295.
12. Borchers SL, Gomez EC, Isseroff RR. Generalized staphylococcal scalded skin syndrome in an anephric boy undergoing hemodialysis. *Arch Dermatol* 1984;120:912.
13. Hardwick N, Parry CM, Sharpe GR. Staphylococcal scalded skin syndrome in an adult: influence of immune and renal factors. *Br J Dermatol* 1995;132:468.
14. Elias PM, Fritsch P, Epstein EH Jr. Staphylococcal scalded skin syndrome [review]. *Arch Dermatol* 1977;113:207.
15. Melish ME, Glasgow LA. The staphylococcal scalded-skin syndrome. *N Engl J Med* 1970;282:1114.
16. Ladhani S. Understanding the mechanism of action of the exfoliative toxin of *Staphylococcus aureus*. *FEMS Immunol Med Microbiol* 2003;39:181–189.
17. Dimond RL, Wolff HH, Braun-Falco O. The staphylococcal scalded skin syndrome. *Br J Dermatol* 1977;96:483.
18. Baddour LM. Impetigo. In: Basow DS, ed. *UpToDate*. Waltham, MA: UpToDate, 2013.
19. Anderson DJ. Epidemiology of methicillin-resistant *Staphylococcus aureus* infection in adults. In: Basow DS, ed. *UpToDate*. Waltham, MA: UpToDate, 2013.
20. Forcade NA, Parchman ML, Jorgensen JH, et al. Prevalence, severity, and treatment of community-acquired methicillin-resistant *Staphylococcus aureus* (CA-MRSA) skin and soft tissue infections in 10 medical clinics in Texas: a South Texas Ambulatory Research Network (STARNet) study. *J Am Board Fam Med* 2011;24(5):543–550.
21. Su WPD, Duncan SC, Perry HO. Blastomycosis-like pyoderma. *Arch Dermatol* 1979;115:170.
22. Williams HM Jr, Stone OJ. Blastomycosis-like pyoderma. *Arch Dermatol* 1966;93:226.

23. Brunsting LA, Underwood LJ. Pyoderma vegetans in association with chronic ulcerative colitis. *Arch Dermatol Syphilol* 1949;60:161.

24. Djawari D, Hornstein OP. In vitro studies on microphage functions in chronic pyoderma vegetans. *Arch Dermatol Res* 1978;263:97.

25. Hannula-Jouppi K, Massinen S, Siljander T, et al. Genetic susceptibility to non-necrotizing erysipelas/cellulitis. *PLoS One* 2013;8(2):e56225.

26. Grosshans E. The red face: erysipelas. *Clin Dermatol* 1993;11:307.

27. Bartter T, Dascal A, Carrol K, et al. Toxic strep syndrome. *Arch Intern Med* 1988;148:1421.

28. Todd J, Fishaut M, Kapral F, et al. Toxic shock syndrome caused by phage group I *Staphylococci*. *Lancet* 1978;2:1116.

29. Huntley AC, Tanabe JL. Toxic shock syndrome as a complication of dermatologic surgery. *J Am Acad Dermatol* 1987;16:227.

30. Rheingold AL, Hargrett NT, Dan BB, et al. Non-menstrual toxic shock syndrome: a review of 130 cases. *Ann Intern Med* 1992;96:871.

31. Elbaum DJ, Wood C, Abuabara F, et al. Bullae in a patient with toxic shock syndrome. *J Am Acad Dermatol* 1984;10:267.

32. Findley RF, Odom RB. Toxic shock syndrome [review]. *Int J Dermatol* 1982;21:117.

33. Hurwitz RM, Ackerman AB. Cutaneous pathology of the toxic shock syndrome. *Am J Dermatopathol* 1985;7:563.

34. Smith JH, Krull F, Cohen GH, et al. A variant of toxic shock syndrome: clinical, microbiologic, and autopsy findings. *Arch Pathol* 1983;107:351.

35. Stevens DL, Tanner MH, Winship J, et al. Severe group A streptococcal infections associated with a toxic shock-like syndrome and scarlet fever toxin A. *N Engl J Med* 1989;321:1.

36. Stevens DL. Streptococcal toxic-shock syndrome: spectrum of disease, pathogenesis, and new concepts in treatment. *Emerg Infect Dis* 1995;1(3):69–78.

37. Chu VH. Staphylococcal toxic shock syndrome. In: Basow DS, ed. *UpToDate*. Waltham, MA: UpToDate, 2013.

38. Griffith DE. Rapidly growing mycobacterial infections in HIV-negative patients. In: Basow DS, ed. *UpToDate*. Waltham, MA: UpToDate, 2013.

39. Lucas SB. Mycobacteria and the tissues of man. In: Ratledge C, Stanford J, eds. *The biology of the mycobacteria*, Vol 3. London, England: Academic Press, 1988:107.

40. Beyt BE, Ortbals DW, Santa Cruz DJ, et al. Cutaneous mycobacteriosis: analysis of 34 cases with a new classification of disease. *Medicine (Baltimore)* 1980;60:95.

41. Saxe N. Mycobacterial skin infections. *J Cutan Pathol* 1985;12:300.

42. Dodiuk-Gad R, Dyachenko P, Ziv M, et al. Nontuberculous mycobacterial infections of the skin: a retrospective study of 25 cases. *J Am Acad Dermatol* 2007;57(3):413–420.

43. Draper P. The anatomy of mycobacteria. In: Ratledge C, Stanford J, eds. *The biology of the mycobacteria*. London, England: Academic Press, 1982:9.

44. Noordeen SK. Eliminating leprosy as a public health problem. *Int J Lepr* 1995;63:559.

45. Britton WJ, Lockwood DNJ. Leprosy. *Lancet* 2004;363:1209–1219.

46. Naves Mde M, Ribeiro FA, Patrocinio LG, et al. Bacterial load in the nose and its correlation to the immune response in leprosy patients. *Lepr Rev* 2013;84(1):85–91.

47. Ridley DS, Jopling WH. Classification of leprosy according to immunity: a five-group system. *Int J Lepr* 1966;34:255.

48. Ridley DS. Histological classification and the immunological spectrum of leprosy. *Bull World Health Organ* 1974;51:451.

49. Lowy L. Processing of biopsies for leprosy bacilli. *J Med Lab Technol* 1956;13:558.

50. van Brakel WH, de Soldenhoff R, McDougall AC. The allocation of leprosy patients into paucibacillary and multibacillary groups for multidrug therapy, taking into account the number of body areas affected by skin, or skin and nerve lesions. *Lepr Rev* 1992;63:231.

51. Eichelmann K, González González SE, Salas-Alanis JC, et al. Leprosy: an update—definition, pathogenesis, classification, diagnosis, and treatment. *Actas Dermosifiliogr* 2013;104(7):554–563.

52. Ridley MJ, Ridley DS. The immunopathology of erythema nodosum leprosum: the role of extravascular complexes. *Lepr Rev* 1983;54:95.

53. Job CK. Pathology of leprosy. In: Hastings RC, ed. *Leprosy*. Edinburgh, Scotland: Churchill Livingstone, 1994:193.

54. Rea TH, Ridley DS. Lucio's pheonomenon: a comparative histological study. *Int J Lepr* 1979;47:161.

55. Wade HW. The histoid variety of lepromatous leprosy. *Int J Lepr* 1963;31:129.

56. Pönnighaus JM. Diagnosis and management of single lesions in leprosy. *Lepr Rev* 1996;67:89.

57. Ridley DS, Ridley MJ. The classification of nerves is modified by delayed recognition of *Mycobacterium leprae*. *Int J Lepr* 1986;54:596.

58. Ridley DS. Pathogenesis of leprosy and related diseases. London, England: Wright, 1988.

59. Ridley DS, Radia KB. The histological course of reactions in borderline leprosy and their outcome. *Int J Lepr* 1981;49:383.

60. Hussain R, Lucas SB, Kifayet A, et al. Clinical and histological discrepancies in diagnosis of ENL reactions classified by assessment of acute phase proteins SAA and CRP. *Int J Lepr* 1995;63:222.

61. Ottenhoff THM. Immunology of leprosy: lessons from and for leprosy. *Int J Lepr* 1994;62:108.

62. Choudhuri K. The immunology of leprosy: unravelling an enigma. *Int J Lepr* 1995;63:430.

63. Salgame P, Abrams JS, Clayberger C, et al. Differing lymphokine profiles of functional subsets of human CD4 and CD8 T cell clones. *Science* 1991;254:279.

64. Modlin RL, Hofman FM, Meyer PR, et al. In situ demonstration of T lymphocyte subsets in granulomatous inflammation: leprosy, rhinoscleroma and sarcoidosis. *Clin Exp Immunol* 1983;51:430.

65. Orege PA, Fine PEM, Lucas SB, et al. A case control study of human immunodeficiency virus-1 (HIV-1) infection as a risk factor for tuberculosis and leprosy in western Kenya. *Tubercle Lung Dis* 1993;74:377.

66. Pönnighaus JM, Mwanjasi LJ, Fine PEM, et al. Is HIV infection a risk factor for leprosy? *Int J Lepr* 1991;59:221.

67. Lucas SB. HIV and leprosy [editorial]. *Lepr Rev* 1993;64:97.

68. Blum L, Flageul B, Sow S, et al. Leprosy reversal reaction in HIV-positive patients. *Int J Lepr* 1993;61:214.

69. Fleury RN, Bacchi CE. S-100 protein and immunoperoxidase technique as an aid in the histopathologic diagnosis of leprosy. *Int J Lepr* 1987;55:338.

70. Gainsborough N, Hall SM, Hughes RAC, et al. Sarcoid neuropathy. *J Neurol* 1991;238:177.

71. De Wit MYL, Faber WR, Krieg SR, et al. Application of a polymerase chain reaction for the detection of *Mycobacterium leprae* in skin tissues. *J Clin Microbiol* 1991;29:906.

72. Fine PEM, Job CK, Lucas SB, et al. The extent, origin and implications of observer variation in the histopathological

diagnosis of leprosy. *Int J Lepr* 1993;61:270.

73. Wood C, Nickoloff BJ, Todes-Taylor NR. Pseudotumour resulting from atypical mycobacterial infection: a "histoid" variety of *Mycobacterium avium-intracellulare* complex infection. *Am J Clin Pathol* 1985;83:524.

74. World Health Organization. Fact sheet: Tuberculosis. www.who.int/mediacentre/factsheets/fs104/en/.

75. Farina MC, Gegundez MI, Pique E, et al. Cutaneous tuberculosis: a clinical, histopathologic, and bacteriologic study. *J Am Acad Dermatol* 1995;33:433.

76. Sehgal VN, Jain MK, Srivastava G. Changing pattern of cutaneous tuberculosis: a prospective study. *Int J Dermatol* 1989;28:231.

77. Bravo FG, Gotuzzo E. Cutaneous tuberculosis. *Clin Dermatol* 2007;25(2):173–180.

78. Santa Cruz DJ, Strayer DS. The histopathologic spectrum of the cutaneous mycobacteriosis. *Hum Pathol* 1982;13:485.

79. Kakakhel K, Fritsch P. Cutaneous tuberculosis. *Int J Dermatol* 1989;28:355.

80. Vashisht P, Sahoo B, Khurana N, et al. Cutaneous tuberculosis in children and adolescents: a clinicohistological study. *J Eur Acad Dermatol Venereol* 2007;21(1):40–47.

81. Dannenberg AM. Immune mechanisms in the pathogenesis of pulmonary tuberculosis. *Rev Infect Dis* 1989;11:S369.

82. Rook GAW, Bloom BR. Mechanisms of pathogenesis of tuberculosis. In: Bloom BR, ed. *Tuberculosis: pathogenesis, protection and control*. Washington, DC: American Society for Microbiology Press, 1994:485.

83. Tigoulet F, Fournier V, Caumes E. Clinical forms of the cutaneous tuberculosis [in French]. *Bull Soc Pathol Exot* 2003;96(5):362–367.

84. Helman KM, Muschenheim C. Primary cutaneous tuberculosis resulting from mouth-to-mouth respiration. *N Engl J Med* 1965;273:1035.

85. Goette DK, Jacobson KW, Doty RD. Primary inoculation tuberculosis of the skin. *Arch Dermatol* 1978;114:567.

86. Kramer F, Sasse SA, Simms JC, et al. Primary cutaneous tuberculosis after a needle-stick injury from a patient with AIDS and undiagnosed tuberculosis. *Ann Intern Med* 1993;119:594.

87. Horney DA, Gaither JM, Lauer R, et al. Cutaneous inoculation tuberculosis secondary to "jailhouse tattooing." *Arch Dermatol* 1985;121:648.

88. Regan W, Harley W. Orificial and pulmonary tuberculosis. *Australas J Dermatol* 1979;20:88.

89. Rietbroek RC, Dahlmans RPM, Smedts F, et al. Tuberculosis cutis miliaris disseminata as a manifestation of miliary tuberculosis: literature review and report of a case of recurrent skin lesions. *Rev Infect Dis* 1991;13:265.

90. McCray MK, Esterly NB. Cutaneous eruption in congenital tuberculosis. *Arch Dermatol* 1981;117:460.

91. Warin AP, Wilson-Jones E. Cutaneous tuberculosis of the nose with unusual clinical and histologic features leading to a delay in diagnosis. *Clin Exp Dermatol* 1977;2:235.

92. Marcoral J, Servitje O, Moreno A, et al. Lupus vulgaris: clinical, histologic, and bacteriologic study of 10 cases. *J Am Acad Dermatol* 1992;26:404.

93. Haim S, Friedman-Birnbaum R. Cutaneous tuberculosis and malignancy. *Cutis* 1978;21:643.

94. Serfling U, Penneys NS, Loenardi CL. Identification of *Mycobacterium tuberculosis* DNA in a case of lupus vulgaris. *J Am Acad Dermatol* 1993;28:318.

95. Negi SS, Basir SF, Gupta S, et al. Comparative study of PCR, smear examination and culture for diagnosis of cutaneous tuberculosis. *J Commun Dis* 2005;37(2):83–92.

96. Darier MJ. Des "tuberculides" cutanees. *Arch Dermatol Syph* 1896;7:1431.

97. Jordaan HF, Schneider JW, Abdulla EA. Nodular tuberculid: a report of four patients. *Pediatr Dermatol* 2000;17:183–188.

98. Friedman PC, Husain S, Grossman ME. Nodular tuberculid in a patient with HIV. *J Am Acad Dermatol* 2005;53: S154–S156.

99. Breathnach SM, Black MM. Atypical tuberculide (acne scrofulosorum) secondary to tuberculous lymphadenitis. *Clin Exp Dermatol* 1981;6:339.

100. Victor T, Jordaan HF, van Niekerk DJ, et al. Papulonecrotic tuberculid: identification of *Mycobacterium tuberculosis* DNA by polymerase chain reaction. *Am J Dermatopathol* 1992;14:491.

101. Jordaan HF, van Niekerk DJ, Louw M. Papulonecrotic tuberculid: a clinical, histopathological and immunohistochemical study of 15 patients. *Am J Dermatopathol* 1994;16:474.

102. Wilson-Jones E, Winkelmann RK. Papulonecrotic tuberculid: a neglected disease in Western countries. *J Am Acad Dermatol* 1986;14:815.

103. Tobita R, Sumikawa Y, Imaoka K, et al. Lichen scrofulosorum caused by pulmonary *Mycobacterium avium* complex (MAC) infection. *Eur J Dermatol* 2011;21(4):619–620.

104. Degitz K, Steidl M, Thomas P, et al. Aetiology of tuberculids. *Lancet* 1993;341:239.

105. Iden DL, Rogers RS, Schroeter AL. Papulonecrotic tuberculid secondary to *Mycobacterium bovis*. *Arch Dermatol* 1978;114:564.

106. Williams JT, Pulitzer DR, DeVillez RL. Papulonecrotic tuberculid secondary to disseminated *Mycobacterium avium* complex. *Int J Dermatol* 1994;33:109.

107. Brown BA, Wallace RJ. Infections due to non-tuberculous mycobacteria. In: Mandell GL, Bennett JE, Dolin R, eds. *Principles and practice of infectious diseases*, 5th ed. Philadelphia, PA: Churchill Livingstone, 2000:2630–2636.

108. von Reyn CF, Barber TW, Arbeit RD, et al. Evidence of previous infection with *Mycobacterium avium-Mycobacterium intracellulare* complex among healthy subjects: an international study of dominant mycobacterial skin test reactions. *J Infect Dis* 1993;168:1553.

109. Inwald D, Nelson M, Cramp M, et al. Cutaneous manifestations of mycobacterial infection in patients with AIDS. *Br J Dermatol* 1994;130:111.

110. Nightingale SD, Byrd LT, Southern PM, et al. Incidence of *Mycobacterium avium-intracellulare* complex bacteremia in human immuno-deficiency virus-positive patients. *J Infect Dis* 1992;165:1082.

111. Havlir DV, Ellner JJ. *Mycobacterium avium* complex. In: Mandell GL, Bennett JE, Dolin R, eds. *Principles and practice of infectious diseases*, 5th ed. Philadelphia, PA: Churchill Livingstone, 2000:2616–2629.

112. Barbaro DJ, Orcutt VL, Coldiron BM. *Mycobacterium avium-Mycobacterium intracellulare* infection limited to the skin and lymph nodes in patients with AIDS. *Rev Infect Dis* 1989;11:625.

113. Cole GW, Gebhard J. *Mycobacterium avium* infection of the skin resembling lepromatous leprosy. *Br J Dermatol* 1979;101:71.

114. Huminer D, Pitlik SD, Block C, et al. Aquarium-borne *Mycobacterium marinum* skin infection. *Arch Dermatol* 1986;122:698.

115. Philpott JA, Woodburne AR, Philpott OS, et al. Swimming pool granuloma. *Arch Dermatol* 1963;88:158.

116. Dickey RF. Sporotrichoid mycobacteriosis caused by

M marinum (balnei). *Arch Dermatol* 1969;98:385.

117. Debat-Zoguereh D, Bonnet E, Mars ME, et al. Mycobactériose cutanée à *Mycobacterium marinum* au cours de l'infection par le VIH. *Méd Mal Infect* 1993;23:37.

118. Tchornobay AM, Claudy AL, Perrot JL, et al. Fatal disseminated *Mycobacterium* infection. *Int J Dermatol* 1992;31:286.

119. Travis WD, Travis LB, Roberts GD, et al. The histopathologic spectrum in *Mycobacterium marinum* infection. *Arch Pathol Lab Med* 1985;109:1109.

120. Van der Werf T, Stinear T, Stienstra Y, et al. Mycolactones and *Mycobacterium ulcerans* disease. *Lancet* 2003;362:1062–1064.

121. Heyman J. Out of Africa: observations on the histopathology of *Mycobacterium ulcerans*. *J Clin Pathol* 1993;46:5.

122. Marston BJ, Diallo MO, Horsburgh CR, et al. Emergence of Buruli ulcer disease in the Daloa region of Côte d'Ivoire. *Am J Trop Med Hyg* 1995;52:219.

123. Uganda Buruli Group. Clinical features and treatment of pre-ulcerative Buruli lesions: *Myucobacterium ulcerans* infection. *Br Med J* 1970;2:390.

124. Hayman J, McQueen A. The pathology of *Mycobacterium ulcerans* infection. *Pathology* 1983;17:594.

125. Doig KD, Holt KE, Fyfe JA, et al. On the origin of *Mycobacterium ulcerans*, the causative agent of Buruli ulcer. *BMC Genomics* 2012 ;13:258.

126. Rondini S, Horsfield C, Mensah-Quainoo E, et al. Contiguous spread of *Mycobacterium ulcerans* in Buruli ulcer lesions analysed by histopathology and real-time PCR quantification of mycobacterial DNA. *J Pathol* 2006;208:119–128.

127. Kiszewski AE, Becerril E, Aguilar LD, et al. The local immune response in ulcerative lesions of Buruli disease. *Clin Exp Immunol* 2006;143(3):445–451.

128. Wallace RJ, Swenson JM, Silcox VA, et al. Spectrum of disease due to rapidly growing mycobacteria. *Rev Infect Dis* 1983;5:657.

129. Murdoch ME, Leigh IM. Spirotrichoid spread of cutaneous *Mycobacterium chelonei* infection. *Clin Exp Dermatol* 1989;14:309.

130. McGovern J, Bix BC, Webster G. *Mycobacterium haemophilium* skin disease successfully treated with excision. *J Am Acad Dermatol* 1994;30:269.

131. Rogers PL, Walker RE, Lane HC, et al. Disseminated *Mycobacterium haemophilum* infection in two patients with the acquired immunodeficiency syndrome. *Am J Med* 1988;84:640.

132. Kristjansson M, Bieluch VM, Byeff PD. *Mycobacterium haemophilum* infection in immunocompromised patients: case report and review of the literature. *Rev Infect Dis* 1991;13:906.

133. Abramowsky C, Gonzalez B, Sorensen RU. Disseminated BCG infections with primary immunodeficiencies. *Am J Clin Pathol* 1993;100:52.

134. Kasperbauer S, Huitt G. Management of extrapulmonary mycobacterial infections. *Semin Respir Crit Care Med* 2013; 34:143–150.

135. Dalldorf FG, Jennette JC. Fatal meningococcal septicemia. *Arch Pathol* 1977;101:6.

136. Plaut ME. Staphylococcal septicemia and pustular purpura. *Arch Dermatol* 1969;99:82.

137. Shapiro L, Teisch JA, Brownstein MH. Dermatohistopathology of chronic gonococcal sepsis. *Arch Dermatol* 1973;107:403.

138. Brouwer MC, de Gans J, Heckenberg SG, et al., Host genetic susceptibility to pneumococcal and meningococcal disease: a systematic review and meta-analysis. *Lancet Infect Dis* 2009;9(1):31–44.

139. Coureuil M, Join-Lambert O, Lécuyer H, et al. Pathogenesis of meningococcemia. *Cold Spring Harb Perspect Med* 2013;3(6).

140. Winkelstein A, Songster CL, Caras TS, et al. Fulminant meningococcemia and disseminated intravascular coagulation. *Arch Intern Med* 1969;124:55.

141. Apicella M. Treatment and prevention of meningococcal infection. In: Basow DS, ed. *UpToDate*. Waltham, MA: UpToDate, 2013.

142. Hall JH, Callaway JL, Tindall JP, et al. *Pseudomonas aeruginosa* in dermatology. *Arch Dermatol* 1968;97:312.

143. Schlossberg D. Multiple erythematous nodules as a manifestation of *Pseudomonas aeruginosa* septicemia. *Arch Dermatol* 1980;116:446.

144. Bazel J, Grossman ME. Subcutaneous nodules in pseudomonas sepsis. *Am J Med* 1986;80:528.

145. Huminer D, Siegman-Igra Y, Morduchowicz G, et al. Ecthyma gangrenosum without bacteremia: report of six cases and review of the literature. *Arch Intern Med* 1987;147:299.

146. Mandell JN, Feiner HP, Price NM, et al. *Pseudomonas cepacia* endocarditis and ecthyma gangrenosum. *Arch Dermatol* 1977;113:199.

147. Kanj SS, Sexton DJ. Treatment of *Pseudomonas aeruginosa* infections. In: Basow DS, ed. *UpToDate*. Waltham, MA: UpToDate, 2013.

148. Wickboldt LG, Sanders CV. *Vibrio vulnificus* infection: case report and update since 1970. *J Am Acad Dermatol* 1983;9:243.

149. Chao WN, Tsai SJ, Tsai CF, et al. The laboratory risk indicator for necrotizing fasciitis score for discernment of necrotizing fasciitis originated from *Vibrio vulnificus* infections. *J Trauma Acute Care Surg* 2012;73(6):1576–1582.

150. Tyring SK, Lee PC. Hemorrhagic bullae associated with *Vibrio vulnificus* septicemia. *Arch Dermatol* 1986;122:818.

151. Glenn Morris J. *Vibrio vulnificus* infections. In: Basow DS, ed. *UpToDate*. Waltham, MA: UpToDate, 2013.

152. Ittig S, Lindner B, Stenta M, et al. The lipopolysaccharide from *Capnocytophaga canimorsus* reveals an unexpected role of the core-oligosaccharide in MD-2 binding. *PLoS Pathog* 2012;8(5):e1002667.

153. Janda JM, Graves MH, Lindquist D, et al. Diagnosing Capnocytophaga canimorsus infections. *Emerg Infect Dis* 2006;12(2):340–342.

154. Christiansen CB, Berg RM, Plovsing RR, et al. Two cases of infectious purpura fulminans and septic shock caused by Capnocytophaga canimorsus transmitted from dogs. *Scand J Infect Dis* 2012;44(8):635–639.

155. Eefting M, Paardenkooper T. Capnocytophaga canimorsus sepsis. *Blood* 2010;116(9):1396.

156. Wald K, Martinez A, Moll S. Capnocytophaga canimorsus infection with fulminant sepsis in an asplenic patient: diagnosis by review of peripheral blood smear. *Am J Hematol* 2008;83(11):879.

157. Dudley MH, Czarnecki LA, Wells MA. Fatal capnocytophaga infection associated with splenectomy. *J Forensic Sci* 2006;51(3):664–666.

158. Ognibene AJ, Ditto MR. Chronic meningococcemia. *Arch Intern Med* 1964;114:29.

159. Nielsen LT. Chronic meningococcemia. *Arch Dermatol* 1970;102:97.

160. Apicella M. Clinical manifestations for meningococcal infection. In: Basow DS, ed. *UpToDate*. Waltham, MA: UpToDate, 2013.

161. Schoolnik GK, Buchanan TM, Holmes KK, et al. Gonococci causing disseminated gonococcal infection are resistant to the bactericidal action of normal human sera. *J Clin Invest* 1976;58:163.

162. Björnberg A. Benign gonococcal sepsis. *Acta Derm Venereol (Stockh)* 1970;50:313.

163. Ackerman AB. Hemorrhagic bullae in gonococcemia. *N Engl J Med* 1970;282:793.

164. Ackerman AB, Miller RC, Shapiro L. Gonococcemia and its cutaneous manifestations. *Arch Dermatol* 1965;91:227.

165. Abu-Nassar H, Fred HL, Yow EM. Cutaneous manifestations of gonococcemia. *Arch Intern Med* 1963;112:731.

166. Kahn G, Danielson D. Septic gonococcal dermatitis. *Arch Dermatol* 1969;99:421.

167. Goldenberg DL, Sexton DJ. Disseminated gonococcal infection. In: Basow DS, ed. *UpToDate*. Waltham, MA: UpToDate, 2013.

168. Salgo MP, Telzak EE, Carrie B, et al. A focus of Rocky Mountain spotted fever within New York City. *N Engl J Med* 1985;318:1345.

169. Walker DH, Raoult D. *Rickettsia rickettsii* and other spotted fever group rickettsiae. In: Mandell GL, Bennett JE, Dolin R, eds. *Principles and practice of infectious disease*, 5th ed. Philadelphia, PA: Churchill Livingstone, 2000:2035–2041.

170. Kirkland KB, Marcom P, Sexton DJ, et al. Rocky Mountain spotted fever complicated by gangrene: report of six cases and review. *Clin Infect Dis* 1993;16:629.

171. Sexton DJ, Corey GR. Rocky mountain "spotless" and "almost spotless" fever: a wolf in sheep's clothing. *Clin Infect Dis* 1992;15:439.

172. White WL, Patrick JD, Miller LR. Evaluation of immunoperoxidase techniques to detect *Rickettsia rickettsii* in fixed tissue sections. *Am J Clin Pathol* 1994;101:747.

173. Dujella J, Morovic M, Dzelalija B, et al. Histopathology and immunopathology of skin biopsy specimens in Mediterranean spotted fever. *Acta Virol* 1991;35:566–572.

174. Sexton DJ. Other spotted fever group rickettsial infections. In: Basow DS, ed. *UpToDate*. Waltham, MA: UpToDate, 2013.

175. Silverman AR, Nieland ML. Hot tub dermatitis: a familial outbreak of *Pseudomonas* folliculitis. *J Am Acad Dermatol* 1983;8:153.

176. Fox AB, Hambrick GW Jr. Recreationally associated *Pseudomonas aeruginosa* folliculitis. *Arch Dermatol* 1984;120:1304.

177. Ratnam S, Hogan K, March SB, et al. Whirlpool-associated folliculitis caused by *Pseudomonas aeruginosa*: report of an outbreak and review. *J Clin Microbiol* 1986;23(3):655–659.

178. Pinkus H. Furuncle. *J Cutan Pathol* 1979;6:517.

179. Kossard S, Collins A, McCrossin J. Necrotizing lymphocytic folliculitis. *J Am Acad Dermatol* 1987;16:1007.

180. Laymon CW, Murphy RJ. The cicatricial alopecias. *J Invest Dermatol* 1947;8:99.

181. Strauss JS, Kligman AM. Pseudofolliculitis of the beard. *Arch Dermatol* 1956;74:533.

182. Hyland CH, Kheir SM. Follicular occlusion disease with elimination of abnormal elastic tissue. *Arch Dermatol* 1980;116:925.

183. Dvorak VC, Root RK, MacGregor RR. Host-defensive mechanisms in hidradenitis suppurative. *Arch Dermatol* 1977;113:450.

184. Brunsting HA. Hidradenitis suppurativa: abscess of the apocrine sweat glands. *Arch Dermatol Syphiligr* 1939;39:108.

185. Djawari D, Hornstein OP. Recurrent chronic pyoderma with cellular immunodeficiency. *Dermatologica* 1980;116:116.

186. Margesson LJ, William Danby F. Treatment of hidradenitis suppurativa. In: Basow DS, ed. *UpToDate*. Waltham, MA: UpToDate, 2013.

187. Swain RA, Hatcher JC, Azadian BS, et al. A five-year review of necrotising fasciitis in a tertiary referral unit. *Ann R Coll Surg Engl* 2013;95(1):57–60.

188. Wong CH, Khin LW, Heng KS, et al. The LRINEC (Laboratory Risk Indicator for Necrotizing Fasciitis) score: a tool for distinguishing necrotizing fasciitis from other soft tissue infections. *Crit Care Med* 2004;32(7):1535–1541.

189. Bisno AL, Stevens DL. Streptococcal infections of skin and soft tissues. *N Engl J Med* 1996;334:240.

190. Laupland KB, Davies HD, Low DE, et al. Invasive group A streptococcal disease in children in association with varicella-zoster virus infection. *Pediatrics* 2000;105:E60.

191. Buchanan CS, Haserick JR. Necrotizing fasciitis due to group A beta-hemolytic streptococci. *Arch Dermatol* 1970;101:664.

192. Koehn GS. Necrotizing fasciitis. *Arch Dermatol* 1978;114:581.

193. Hidalgo-Grass C, Dan-Goor M, Maly A, et al. Effect of a bacterial pheromone peptide on host chemokine degradation in group A streptococcal necrotising soft-tissue infections. *Lancet* 2004;363:696–703.

194. Stamenkovic I, Lew PD. Early recognition of potentially fatal necrotizing fasciitis: the use of frozen section biopsy. *N Engl J Med* 1984;310:1689.

195. Stevens DL, Baddour LM. Necrotizing soft tissue infections. In: Basow DS, ed. *UpToDate*. Waltham, MA: UpToDate, 2013.

196. Stanton MJ, Maxted W. Malakoplakia: a study of the literature and current concepts of pathogenesis, diagnosis and treatment. *J Urol* 1981;125:139.

197. McClure J. Malakoplakia. *J Pathol* 1983;140:275.

198. Palou J, Torras H, Baradad M, et al. Cutaneous malakoplakia. *Dermatologica* 1988;176:288.

199. Abou NI, Pombejara C, Sagawa A, et al. Malakoplakia: evidence for monocyte lysosomal abnormality correctable by cholinergic agonist in vitro and in vivo. *N Engl J Med* 1973;297:1413.

200. Sencer O, Sencer H, Uluoglu O, et al. Malakoplakia of the skin. *Arch Pathol* 1979;103:446.

201. Sian CS, McCabe RE, Lattes CG. Malakoplakia of skin and subcutaneous tissue in a renal transplant recipient. *Arch Dermatol* 1981;117:654.

202. Kumar PV, Tabbei SZ. Cutaneous malakoplakia diagnosed by scraping cytology. *Acta Cytol* 1988;32:125.

203. Schwartz DA, Ogden PO, Blumberg HM, et al. Pulmonary malakoplakia in a patient with the acquired immunodeficiency syndrome: differential diagnostic considerations. *Arch Pathol Lab Med* 1990;114:1267.

204. Rodriguez G, Ortegon M, Camargo D, et al. Iatrogenic *Mycobacterium abscessus* infection: histopathology of 71 patients. *Br J Dermatol* 1997;137:214–218.

205. Ebright JR, Peiper B. Skin and soft tissue infections in injection drug users. *Infect Dis Clin North Am* 2002;16:697–712.

206. Baddour LM. Skin abscesses, furuncles, and carbuncles. In: Basow DS, ed. *UpToDate*. Waltham, MA: UpToDate, 2013.

207. Hacker P. Botryomycosis. *Int J Dermatol* 1983;22:455.

208. Toth IR, Kazal HL. Botryomycosis in acquired immunodeficiency syndrome. *Arch Pathol Lab Med* 1987;111:246.

209. Harman RR, English MP, Halford M, et al. Botryomycosis: a complication of extensive follicular mucinosis. *Br J Derma-*

tol 1980;102:215.

210. Goette DK. Transepithelial elimination in botryomycosis. *Int J Dermatol* 1981;20:198.

211. Lalani T, Murray JC. Botryomycosis. In: Basow DS, ed. *UpToDate*. Waltham, MA: UpToDate, 2013.

212. Tan SL, Neoh CY, Tan HH. Rhinoscleroma: a case series. *Singapore Med J* 2012;53(2):e24–e27.

213. Lew D. *Bacillus anthracis*: anthrax. In: Mandell GL, Bennett JE, Dolin R, eds. *Principles and practice of infectious disease*, 5th ed. Philadelphia, PA: Churchill Livingstone, 2000: 2215–2219.

214. Breathnach AF, Turnbull PCB, Eykyn SJ, et al. A labourer with a spot on his chest. *Lancet* 1996;347:96.

215. Swartz MN. Recognition and management of anthrax—an update. *N Engl J Med* 2001;345(22):1621–1626.

216. Friedlander AM. Tackling anthrax. *Nature* 2001;414(6860): 160–161.

217. Wilson KH. Treatment of anthrax. In: Basow DS, ed. *UpToDate*. Waltham, MA: UpToDate, 2013.

218. Cross J, Penn RL. *Francisella tularensis*: tularemia. In: Mandell GL, Bennett JE, Dolin R, eds. *Principles and practice of infectious disease*, 5th ed. Philadelphia, PA: Churchill Livingstone, 2000:2393–2401.

219. Kodama BF, Fitzpatrick JE, Gentry RH. Tularemia. *Cutis* 1994;54:279.

220. Myers SA, Sexton DJ. Dermatologic manifestations of arthropod-borne diseases. *Infect Dis Clin North Am* 1994;8:689.

221. Cerny Z. Skin manifestations of tularaemia. *Int J Dermatol* 1994;33:468.

222. Von Schroeder HP, McDougall EP. Ulceroglandular and pulmonary tularemia: a case resulting from a cat bite to the hand. *J Hand Surg* 1993;18:132.

223. Penn RL. Clinical manifestations, diagnosis, and treatment of tularemia. In: Basow DS, ed. *UpToDate*. Waltham, MA: UpToDate, 2013.

224. Morse SA. Chancroid and *Haemophilus ducreyi*. *Clin Microbiol Rev* 1989;2:137.

225. Hand WL. *Haemophilus* spp. including chancroid. In: Mandell GL, Bennett JE, Dolin R, eds. *Principles and practice of infectious disease*, 5th ed. Philadelphia, PA: Churchill Livingstone, 2000:2378–2382.

226. Freinkel AL. Histological aspects of sexually transmitted genital lesions. *Histopathology* 1987;11:819.

227. Parsons LM, Shayegani M, Waring AL, et al. DNA probe for the identification of *Haemophilus ducreyi*. *J Clin Microbiol* 1989;27:1441.

228. Marsch WC, Haas N, Stuttgen G. Ultrastructural detection of *Haemophilus ducreyi* in biopsies of chancroid. *Arch Dermatol Res* 1978;263:153.

229. Fiumara NJ, Rothman K, Tang S. The diagnosis and treatment of chancroid. *J Am Acad Dermatol* 1986;15:939.

230. Werman BS, Herskowitz LJ, Olansky S, et al. A clinical variant of chancroid resembling granuloma inguinale. *Arch Dermatol* 1983;119:890.

231. Hicks CB. Chancroid. In: Basow DS, ed. *UpToDate*, Waltham, MA: UpToDate, 2013.

232. Ballard RC. *Calymmatobacterium granulomatis*. Donovanosis, granuloma inguinale. In: Mandell GL, Bennett JE, Dolin R, eds. *Principles and practice of infectious disease*, 5th ed. Philadelphia, PA: Churchill Livingstone, 2000:2457–2458.

233. Sehgal VN, Shyam Prasad AL. Donovanosis: current concepts. *Int J Dermatol* 1986;25:8.

234. Mohammed TT, Olumide YM. Chancroid and human immunodeficiency virus infection—a review. *Int J Dermatol* 2008;47(1):1–8.

235. Lucas SB. Tropical pathology of the female genital tract and ovaries. In: Fox H, ed. *Haines and Taylor obstetrical and gynaecological pathology*, 5th ed. Edinburgh, Scotland: Churchill Livingstone, 2003:1133–1156.

236. Spagnolo DV, Coburn PR, Cream JJ, et al. Extragenital granuloma inguinale (donovanosis) diagnosed in the United Kingdom: a clinical, histological, and electron microscopical study. *J Clin Pathol* 1984;37:945.

237. McKay CR, Binch WI. Carcinoma of the vulva following granuloma inguinale. *Am J Syph* 1952;36:511.

238. Ramdial PK, Sing Y, Ramburan A, et al. Infantile donovanosis presenting as external auditory canal polyps: a diagnostic trap. *Am J Dermatopathol* 2012;34(8):818–821.

239. Hirsch BC, Johnson WC. Pathology of granulomatous disease: mixed inflammatory granulomas. *Int J Dermatol* 1984;23:585.

240. Davis CM, Collins C. Granuloma inguinale: an ultrastructural study of Calymmatobacterium granulomatis. *J Invest Dermatol* 1969;53:315.

241. Chimienti SN, Felsenstein D. Approach to the patient with genital ulcers. In: Basow DS, Ed. *UpToDate*. Waltham, MA: UpToDate, 2013.

242. Hopsu-Havu VK, Sonck CE. Infiltrative, ulcerative and fistular lesions of the penis due to lymphogranuloma venereum. *Br J Vener Dis* 1973;49:193.

243. Bolan RK, Sands M, Schachter J, et al. Lymphogranuloma venereum and acute ulcerative proctitis. *Am J Med* 1982;72:703.

244. Barnes RC. Laboratory diagnosis of human chlamydial infections. *Clin Microbiol Rev* 1989;2:119.

245. Jones RE, Batteiger BE. *Chlamydia trachomatis*. In: Mandell GL, Bennett JE, Dolin R, eds. *Principles and practice of infectious disease*, 5th ed. Philadelphia, PA: Churchill Livingstone, 2000:1989–2003.

246. Zenilman JM. Lymphogranuloma venereum. In: Basow DS, ed. *UpToDate*. Waltham, MA: UpToDate, 2013.

247. Okoth-Olende CA, Bjerregaard B. Scleroma in Africa: a review of cases from Kenya. *East Afr Med J* 1990;67:231.

248. Meyer PR, Shum TK, Becker TS, et al. Scleroma (rhinoscleroma): a histologic immunohistochemical study with bacteriologic correlates. *Arch Pathol Lab Med* 1983;107:377.

249. Shum TK, Whitaker CW, Meyer PR. Clinical update on rhinoscleroma. *Laryngoscope* 1982;92:1149.

250. Hoffman E, Loose LD, Harkin JC. The Mikulicz cell in rhinoscleroma. *Am J Pathol* 1973;73:47.

251. Gumprecht TF, Nichols PW, Meyer PR. Identification of rhinoscleroma by immunoperoxidase technique. *Laryngoscope* 1983;93:627.

252. Clarridge JE, Raich TJ, Pirwani D, et al. Strategy to detect and identify *Bartonella* species in routine clinical laboratory yields *Bartonella henselae* from HIV-positive patients and unique *Bartonella* strain from his cat. *J Clin Microbiol* 1995;33:2107.

253. Carithers HA. Cat scratch disease: an overview based on a study of 1,200 patients. *Am J Dis Child* 1985;139:1124.

254. Lucas SB. Cat scratch disease [editorial]. *J Pathol* 1991;163:93.

255. Wear DJ, Margileth AM, Hadfield TL, et al. Cat scratch disease: a bacterial infection. *Science* 1983;221:1403.

256. Kudo E, Sakaki A, Sumitomo M, et al. An epidemiological and ultrastructural study of lymphadenitis caused by Warthin-Starry positive bacteria. *Virchows Arch [A]*

1988;412:563.

257. Spach DH, Kaplan SL. Treatment of cat scratch disease. In: Basow DS, ed. UpToDate. Waltham, MA: UpToDate, 2013.

258. Stoler MH, Bonfiglio TA, Steigbigel RT, et al. An atypical subcutaneous infection associated with AIDS. Am J Clin Pathol 1983;80:714.

259. Milde P, Brunner M, Borchard F, et al. Cutaneous bacillary angiomatosis in a patient with chronic lymphocytic leukaemia. Arch Dermatol 1995;131:933.

260. Chian CA, Arrese JE, Peirrard GE. Skin manifestations of Bartonella infections. Int J Dermatol 2002;41:461–466.

261. Cottell SL, Noskin GA. Bacillary angiomatosis: clinical and histologic features, diagnosis and treatment. Arch Intern Med 1994;154:524.

262. Tappero JW, Mohle-Boetani J, Koehler JE, et al. The epidemiology of bacillary angiomatosis and bacillary peliosis. JAMA 1993;269:770.

263. Schinella RA, Greco MA. Bacillary angiomatosis presenting as a soft-tissue tumour without skin involvement. Hum Pathol 1990;21:567.

264. LeBoit PE, Berger TG, Egbert BM, et al. Bacillary angiomatosis: the histopathology and differential diagnosis of a pseudoneoplastic infection in patients with HIV disease. Am J Surg Pathol 1989;13:909.

265. Spach DH. Diagnosis, treatment, and prevention of Bartonella infections in HIV-infected patients. In: Basow DS, ed. UpToDate. Waltham, MA: UpToDate, 2013.

266. Maguiña C, Guerra H, Ventosilla P. Bartonellosis. Clin Dermatol 2009;27(3):271–280. doi:10.1016/j.clindermatol. 2008.10.006.

267. Maco V, Maguiña C, Tirado A, et al. Carrion's disease (Bartonellosis bacilliformis) confirmed by histopathology in the high forest of Peru. Rev Inst Med Trop Sao Paulo 2004;46(3):171–174.

268. Huarcaya E, Maguiña C, Torres R, et al. Bartonelosis (Carrion's Disease) in the pediatric population of Peru: an overview and update. Braz J Infect Dis 2004;8(5):331–339.

269. Sanchez Clemente N, Ugarte-Gil CA, Solórzano N, et al. Bartonella bacilliformis: a systematic review of the literature to guide the research agenda for elimination. PLoS Negl Trop Dis 2012;6(10):e1819.

270. Cerimele F, Brown LF, Bravo F, et al. Infectious angiogenesis: Bartonella bacilliformis infection results in endothelial production ot angiopoetin-2 and epidermal production of vascular endothelial growth factor. Am J Pathol 2003;163(4):1321–1327.

271. Spach DH. Bartonellosis: Oroya fever and verruga peruana. In: Basow DS, ed. UpToDate. Waltham, MA: UpToDate, 2013.

272. Curry WA. Human nocardiosis: a clinical review with selected case reports. Arch Intern Med 1980;140:818.

273. Berd D. Nocardia brasiliensis infection in the United States: a report of nine cases and a review of the literature. Am J Clin Pathol 1973;59:254.

274. Lucas SB, Hounnou A, Peacock CS, et al. Nocardiosis in HIV-positive patients: an autopsy study in West Africa. Tubercle Lung Dis 1994;75:301.

275. Uttamchandari RB, Daikos GL, Reyes RR, et al. Nocardiosis in 30 patients with advanced human immunodeficiency virus infection: clinical features and outcome. Clin Infect Dis 1994;18:348.

276. Tsuboi R, Takamori K, Ogawa H, et al. Lymphocutaneous nocardiosis caused by Nocardia asteriodes: case report and review of the literature. Arch Dermatol 1986;122:1183.

277. Spelman D. Treatment of nocardiosis. In: Basow DS, ed. UpToDate. Waltham, MA: UpToDate, 2013.

278. Russo TA. Agents of actinomycosis. In: Mandell GL, Bennett JE, Dolin R, eds. Principles and practice of infectious diseases, 5th ed. Philadelphia, PA: Churchill Livingstone, 2000:2645–2654.

279. Brown JR. Human actinomycosis: a study of 181 subjects. Hum Pathol 1973;4:319.

280. Rashid AM, Williams RM, Parry D, et al. Actinomycosis associated with a pilonidal sinus of the penis. J Urol 1992;148:405.

281. Behberhani MJ, Heeley JD, Jordan HV. Comparative histopathology of lesions produced by Actinomyces israelii, Actinomyces naeslundii, and Actinomyces viscosus in mice. Am J Pathol 1983;110:267.

282. Connor DH, Chandler FW. Actinomycosis. In: Connor DH, Chandler FW, eds. Pathology of infectious diseases, Vol I, Pt III (Bacterial infections). Stamford, CT: Appleton and Lange, 1996.

283. Sharkawy AA, Chow AW. Cervicofacial actinomycosis. In: Basow DS, ed. UpToDate. Waltham, MA: UpToDate, 2013.

第 22 章

密螺旋体病

Neil Crowson, Cynthia Magro, and Martin Mihm Jr.

引言

性传播和非性传播密螺旋体病由螺旋体科家族的能动菌引起，包括伯氏疏螺旋体属和钩端螺旋体属。螺旋体感染的准确识别需要把患者提供的旅行史和病史及对每种病原体临床和组织学表现的详细了解联系起来。在暗视野和活检组织检查下，致病的密螺旋体彼此相似：为弯曲状的 $6 \sim 20\mu m$ 或 $0.1 \sim 0.18\mu m$ 大小的银染微生物，且 DNA 序列具有高度同源性[1,2]。一项关于性传播和非性传播密螺旋体病的研究显示两者基因的唯一不同之处是 15kDa 脂蛋白基因 *tpp15* 的 5' 和 3' 侧翼区[3]，有证据表明这些病原体从同一祖先进化而来但引起不同的疾病[4,5]。密螺旋体大小和序列异质性由其他基因决定，如那些控制 TprK 抗原表达的基因，该 TprK 抗原是宿主产生重要保护性免疫抗体的作用靶点，其变异可能在逃逸宿主免疫应答中具有重要作用[6,7]。尚不能用人工培养基培养非性传播苍白密螺旋体亚种，包括苍白密螺旋体极细亚种、苍白螺旋体地方亚种和品他密螺旋体，分别引起雅司病、地方性梅毒和品他病。口腔密螺旋体病可能是引起牙周炎的重要病因[8-10]。

性传播梅毒

临床概要　至少从 15 世纪开始，人类就饱受苍白密螺旋体引起的获得性梅毒的困扰[11]。尽管获得性梅毒是 20 世纪早期发病率和死亡率的主要原因，但到 20 世纪中期前，公共卫生项目和青霉素的出现降低了第一世界国家的发病率，正因如此许多医师开始不熟悉该病的体征和症状[1]。自 1990 年以来，获得性梅毒的发病率再次开始上升，

在美国的发病率为 20/10 万，在非洲地区为 360/10 万，这在一定程度上反映出人类免疫缺陷病毒（human immunodeficiency virus，HIV）感染的流行，其与获得性梅毒的流行是相关的，且常见两者混合感染[12,13]。在 1997 ~ 2002 年，英国的梅毒新发患者增加了 8 倍[14]。在 2003 年，所有报道的梅毒患者中有超过 60% 为发生男男性关系的患者[15,16]；来自泰国的一个性病和 HIV 检测中心的数据显示，该人群中 HIV 感染患病率为 28% 和梅毒患病率为 10%。非洲裔美国人梅毒发病率更高，尤其是低收入群体[17]。

苍白密螺旋体有 3 个含相似抗原的亚种[18]，一般通过接触感染的皮损和性交期间引起小创伤处的破损上皮进行传播，传播率为 10% ~ 60%。早期皮损反映螺旋体诱发的迟发型超敏反应，尽管在某种程度上会有部分细菌逃逸，因其整合外膜蛋白能协助密螺旋体不被宿主免疫系统识别[19]，导致未治疗宿主过去数十年来仍处于持续感染状态。

一期梅毒可出现皮肤损害或硬下疳，在这些皮损中可发现螺旋体。皮损通常在接种部位暴露 21 天后出现，典型表现为无痛性、红棕色、质地坚硬的圆形丘疹、结节或直径为 1 ~ 2cm 的斑块。病变可多发或是溃疡性的，也可出现区域淋巴结肿大。

二期梅毒由螺旋体血源性播散引起，可出现泛发的临床体征伴有全身症状如发热、乏力和全身淋巴结肿大。泛发的皮疹包括红棕色斑疹和丘疹，类似点滴状银屑病的鳞屑性丘疹和罕见的脓疱[20]。皮损尤其是在二期梅毒复发时可以是毛囊性的、环状或匍行性的。其他皮肤体征包括斑秃和扁平湿疣（后者表现为肛门生殖器区泛发扁平

隆起的灰白色融合性丘疹），称为"梅毒点状角化"的掌跖部位点状角化过度性丘疹，在罕见严重病例中可出现溃疡性损害，定义为"恶性梅毒"。部分患者可在黏膜出现无痛性浅表溃疡。

在发病 7 ～ 12 年后，脑膜血管梅毒常可见于三期梅毒[21]，但也可见于二期梅毒且无任何症状。通常，脑膜血管梅毒表现为基底性脑膜炎，且与脑神经麻痹有关[22]。其他不常见的表现包括急性横断性脊髓炎[23]、肾小球肾炎和自限性肝炎。

未经治疗的或者患者未察觉到的一期和二期梅毒可消退，随后进入潜伏期。潜伏梅毒可细分为早期梅毒和晚期梅毒，这有助于指导治疗方法的选择。美国疾病控制与预防中心分别根据感染病期小于 1 年或大于 1 年来区分早期潜伏梅毒（传染性的）和晚期潜伏梅毒（非传染性的）。世界卫生组织则以 2 年病期进行区分。在未知的潜伏时间后，患者进入三期梅毒阶段。

三期梅毒包括树胶肿皮肤和黏膜皮损（良性三期梅毒）、心血管表现和神经表现。皮损可以是孤立的或多发的，可分为浅表性结节型和深在树胶肿型。结节型皮损中央光滑、萎缩，边缘隆起呈匍行状，树胶肿型损害表现为基底有肿胀的溃疡[24]。

先天性梅毒在 20 世纪 80 年代中期逐渐增多[25]。在暗视野检查、免疫荧光、常规组织染色检查或皮损、胎盘和脐带的涂片检查中发现螺旋体有助于先天性梅毒的诊断[26]。疑诊患者包括在产前未经充分梅毒治疗的母亲分娩的婴儿；梅毒螺旋体试验阳性，并存在以下先天性梅毒证据的婴儿或儿童：体格检查、长骨 X 线检查、脑脊液的反应性变化、性病研究实验室试验（VDRL）检测、脑脊液蛋白升高或不明原因的白细胞计数增高，或出生时 RPR 试验滴度比其母亲高出 4 倍[26]。临床体征包括鼻炎、硬下疳或鳞屑性斑丘疹[25]。一期或二期梅毒母亲生出的婴儿中有超过 50% 发生经胎盘感染，早期和晚期潜伏梅毒母亲生出的婴儿经胎盘感染率分别为 40% 和 10%[26]。

组织病理　梅毒两个主要病理改变是内皮细胞肿胀和增生、血管周围淋巴细胞和浆细胞浸润。二期梅毒末期和三期梅毒可出现上皮样组织细胞与巨细胞组成的肉芽肿性浸润。先天性梅毒新生儿尸体解剖显示多器官受累，具有血管侵袭性的

CD68+ 单核细胞浸润血管并呈洋葱皮样形态，以及受累血管存在大量梅毒螺旋体[27]。

一期梅毒

梅毒硬下疳边缘的表皮改变与二期梅毒皮损类似，即可见棘层增厚、海绵水肿、淋巴细胞和中性粒细胞外移。渐近中央部，表皮渐变薄、水肿和炎症细胞弥漫浸润。在中央区域，表皮可缺失，真皮乳头水肿，真皮全层可见致密血管周围和间质的淋巴组织细胞与浆细胞浸润（图 22-1），淋巴细胞主要为辅助性 T 细胞，其间常夹杂中性粒细胞。可见以内皮肿胀和管壁水肿为特征的闭塞性动脉内膜炎（图 22-2）。

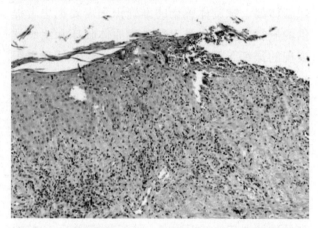

图 22-1　一期梅毒硬下疳：表皮糜烂，真皮可见富含浆细胞的致密细胞浸润，新生血管形成，伴管壁纤维素沉积的继发性坏死性血管炎改变

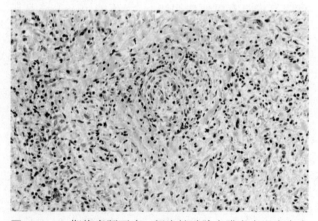

图 22-2　一期梅毒硬下疳：闭塞性动脉内膜炎表现为内皮细胞肿胀、内皮增生、血管壁水肿扩张、淋巴组织细胞浸润导致管腔变窄，血管外可见弥漫富含浆细胞的细胞浸润

通过银染（Levaditi 硝酸银染色法）或 Warthin-Starry 染色和免疫荧光技术，常可在真皮表皮交

界处和血管内及血管周围发现梅毒螺旋体。很少见到螺旋体全长，螺旋体常有 8～12 个螺旋，每个长 1～1.2µm（图 22-3A）。需注意的是，银染同样可使黑素和网状纤维着色，鉴别时有一定的困难，但可根据黑素细胞树突呈颗粒状外观，颗粒比苍白密螺旋体更粗且更深染进行鉴别[28]。尽管网状纤维是波浪形的，但其不呈螺旋状外

观。针对密螺旋体抗原的抗体免疫组化现已应用于石蜡包埋切片（图 22-3B）。此外，进行相关梅毒血清学检查是明智的。除了传统的血清学检查以外，新兴的对血清样本进行梅毒快速筛查的即时检验的敏感度为 75%～90%，特异度为 90%～99%，然而该检验对全血标本的敏感度和特异度均较低[29]。

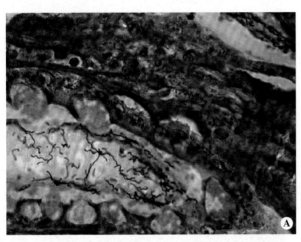 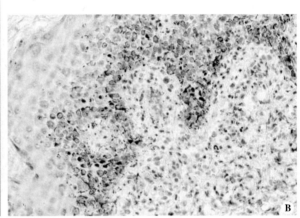

图 22-3 A. 密螺旋体形态，银染显示大量长 8～12µm 的长条卷曲螺旋体。B. 免疫组织化学显示的螺旋体，这是一位表现为播散性丘疹皮损的二期梅毒男性患者，HIV 阳性（图片由 Dr. David Elder 提供）

　　一期梅毒中肿大的淋巴结组织学检查常显示含有许多浆细胞的慢性炎症浸润，内皮细胞增生和淋巴滤泡增生。用 Warthin-Starry 染色常可清楚看见大量螺旋体。有时在淋巴结可见与结节病相似的非坏死性肉芽肿改变[30]。

　　组织发生　苍白螺旋体可用组织化学或免疫组化技术标记，免疫组化技术包括针对冰冻[31]或新鲜标本的免疫荧光方法，以及针对固定组织标本的免疫过氧化物酶方法[32]。通过电子显微镜，可见螺旋体沉积于真皮和表皮的细胞内外[33]及角质形成细胞核内[34]，以及成纤维细胞[34,35]、神经纤维[36]、血管内皮及淋巴管腔内[34]。巨噬细胞的吞噬泡、中性粒细胞及浆细胞的细胞质可含有螺旋体[37]。在超微结构水平，螺旋体长 8～16µm，有波长 0.9µm 和振幅 0.2µm 规则螺旋，直径为 0.13µm 的原生质圆柱体在两端变细，外由三层 7nm 的胞质膜包被[38]。梅毒螺旋体黏附至宿主细胞，其收缩运动由 3～4 条沿着原生质圆柱体长轴缠绕的轴丝介导[39]。这些轴丝在幼龄螺旋体中是由一异常增生的膜包绕的，但是在成龄螺旋体中，该膜会被宿主细胞免疫反应产生的无定型的

电子致密物质取代[36]。

　　鉴别诊断　在临床上，梅毒硬下疳最难与软下疳鉴别。软下疳的特征性组织病理为缺乏浆细胞的致密淋巴组织细胞浸润，伴有肉芽肿性血管炎，可见与梅毒硬下疳相似的表皮反应模式，即银屑病样表皮增生和海绵状脓疱形成。吉姆萨染色或阿新蓝染色可见角质形成细胞间和真皮表皮交界处的球杆菌形态。浸润的细胞主要是辅助性 T 淋巴细胞和包括朗格汉斯细胞的组织细胞[40]。

二期梅毒

　　临床概要　二期梅毒的不同临床表现如斑疹、丘疹和鳞屑性丘疹间有着相当多的组织学重叠[41]。斑疹型皮疹的表皮改变最不明显，然而鳞屑性丘疹的表皮改变最显著。

　　活检组织通常显示表皮银屑病样增生，常伴有海绵水肿和基底层空泡改变及真皮乳头水肿（图 22-4），也可见淋巴细胞外移、海绵状脓疱形成和角化不全[28,41]。角化不全可以是断续的或

广泛的，伴或不伴角层内中性粒细胞脓肿。尽管二期梅毒皮损可模仿银屑病，但罕见真皮乳头上方表皮变薄。可见散在的坏死角质形成细胞，但溃疡不是二期梅毒斑疹、丘疹或鳞屑性丘疹的特点。真皮改变包括真皮乳头显著水肿，血管周和（或）附属器周围以淋巴细胞为主、淋巴细胞和组织细胞为主或明显肉芽肿性浸润，该炎症在真皮乳头层最明显，至真皮网状层可见血管周围散在的炎症细胞聚集。部分病例可观察到轮廓不清的浅表血管和苔藓样改变，有些病例未见明显细胞浸润。在少数病例，当炎症浸润严重时，可出现不典型核，这提示蕈样肉芽肿[42]或非霍奇金淋巴瘤的可能。中性粒细胞可浸润至汗腺导管，从而引起嗜中性小汗腺炎或表现为大量中性粒细胞聚集的结痂（图 22-5）[28]。病程超过 4 个月的皮损几乎都表现为肉芽肿性炎症，有时在早期梅毒中也可见到该表现[43]。常可见到浆细胞成分，但有 25% 病例的浆细胞成分不明显或缺如，嗜酸性粒细胞不常见（图 22-6）[41]。有一半病例可见内皮肿胀和管壁水肿的血管改变，伴有血管中心性炎症浸润[41]，坏死性血管损伤极少见。建议所有疑诊为二期梅毒的患者都做验证染色。约 1/3 二期梅毒病例的银染可见螺旋体，主要位于表皮，其次是浅表血管丛周围。有时，尽管患者皮损的暗视野检查是阴性的，但银染仍为阳性[28]。通过免疫荧光技术，基本上所有病例都是阳性的。浸润的淋巴样细胞群的表型分析显示主要由 T 淋巴细胞组成，细胞毒性 T 淋巴细胞与辅助性 T 淋巴细胞比例相当。

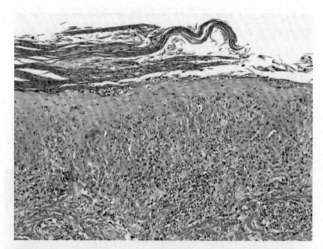

图 22-5　二期梅毒：可见银屑病样表皮增生，伴有基底细胞的空泡变和淋巴细胞性界面皮炎。表皮上有富含中性粒细胞的角化不全性鳞屑。正如该病例所示，浆细胞可不明显

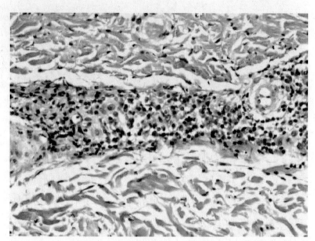

图 22-6　二期梅毒：真皮血管周可见致密淋巴细胞和常富含浆细胞的浸润

二期梅毒有多个组织学类型，即扁平湿疣、梅毒性脱发和脓疱性损害（图 22-5）、梅毒点状角化（梅毒性鸡眼）和恶性梅毒。扁平湿疣可见之前提到的斑疹、丘疹和鳞屑性丘疹的所有改变，但表皮增生和表皮内微脓肿形成更明显[28]。Warthin-Starry 染色显示大量的密螺旋体[36]。

梅毒性脱发活检显示真皮浅、深层血管周围和毛囊周围有淋巴细胞及浆细胞浸润，以及炎症浸润至外毛根鞘上皮，伴有并发的毛囊周围纤维化反应[28]。可观察到以休止期毛囊数量增多为特征的退化趋势，也可见到伴随的毛囊坏死脓疱性反应[20]。

二期梅毒的不常见类型是恶性梅毒[44,45]，是由梅毒累及真皮与皮下连接处的血管而引起的严

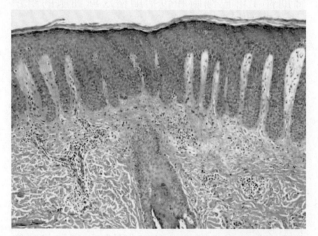

图 22-4　二期梅毒：可见显著银屑病样增生的表皮，其上为正角化过度和角化不全的鳞屑。真皮乳头明显水肿

重血栓闭塞性动脉内膜炎及继发缺血性坏死，最终出现溃疡。可见致密浆细胞浸润，同时混杂数量不等的组织细胞。细胞介导的免疫缺陷在恶性梅毒的发病机制中起到重要作用，尤其是仅少量血管改变的患者[46,47]。已有报道 HIV 患者中出现数例恶性梅毒，主要表现为口腔累及。报道有一例二期梅毒患者其光学显微镜和免疫荧光检查与大疱性类天疱疮类似[48]。

与二期梅毒有关的梅毒性鸡眼/点状角化病表现为表皮内陷，内含成分为层状角化不全细胞的角质栓，伴颗粒层消失，棘细胞层变薄[49]。累及皮肤血管时可见血管周围有中等度致密的浆细胞浸润，伴发毛细血管壁增厚。

在二期梅毒少见的脓疱性皮疹中，其典型组织病理特征是毛囊坏死脓疱性反应伴发非干酪性肉芽肿和淋巴浆细胞浸润[20]。可见脓疱性银屑病样改变，颗粒层消失，角质层明显增厚且含有中性粒细胞（图 22-5）。如果临床皮疹表现为多褶皱且巨大的皮肤增厚时，可称为蛎壳状梅毒[20]。

除了二期梅毒早期的丘疹性损害可表现为小的结节病样肉芽肿的改变外，晚期的二期梅毒也可表现为与结节型三期梅毒相似的广泛淋巴浆细胞和组织细胞浸润[50]。相反，三期梅毒早期可无肉芽肿表现[51]。

尽管常无特异性，二期梅毒性肝炎的肝脏活检可出现肉芽肿或胆汁淤积性改变，也可观察到肝坏死和梅毒螺旋体[52]。梅毒是可逆性肾病综合征的其中一个原因[53]，二期梅毒的肾脏病变显示肾小球的增殖性改变[54]。

组织发生　二期梅毒的肾脏改变与含螺旋体抗原的免疫复合物有关。不仅在直接免疫荧光可见沿肾小球基底膜分布的免疫球蛋白和补体的颗粒状沉积[54,55]，而且在应用兔密螺旋体抗体和羊抗兔免疫球蛋白抗体的间接免疫荧光抗体研究中，也证实密螺旋体抗原沉积于肾小球[54]。

鉴别诊断　二期梅毒的鉴别诊断包括引起苔藓样皮炎的其他疾病，其中包括扁平苔藓、苔藓样超敏反应、苔藓样糠疹和结缔组织病、结节病、银屑病及银屑病样药疹[28]。病理改变中显著的海绵水肿、基底层上角化不良细胞、真皮中深层血管周围细胞浸润和浆细胞的出现都不是扁平苔藓或银屑病的组织学特征[56]。尽管苔藓样糠疹可见

真皮中层血管周围细胞浸润、角质形成细胞坏死和显著的淋巴细胞外渗，但是浸润的细胞是纯单一核细胞，其既无海绵状脓疱形成亦无浆细胞浸润[57]。虽然在苔藓样超敏反应和银屑病样药疹中也可出现血管周围的浆细胞浸润，但通常可见到典型的嗜酸性粒细胞增多。

三期梅毒

三期梅毒可分为局限于皮肤的结节型三期梅毒，主要累及皮肤、骨和肝脏的良性树胶肿型梅毒、心血管梅毒、梅毒性肝硬化和神经梅毒。在皮肤结节型三期梅毒疹中，肉芽肿改变较小，在极少数病例中可以消失[51]。肉芽肿病变局限于真皮，伴有散在上皮样细胞团，其夹杂少数多核巨细胞、淋巴细胞和浆细胞。坏死通常不明显，血管可显示内皮肿胀[47]。

在不考虑受累器官情况下，良性树胶肿型梅毒的主要病理是肉芽肿性炎症伴中心部无细胞成分的坏死。皮肤损害中可见整个真皮和皮下脂肪的血管呈现闭塞性动脉内膜炎，伴以真皮和皮下脂肪中以血管为中心的不同程度的浆细胞浸润。

心血管梅毒可出现弹性组织断裂、新生血管增生和主动脉纤维化。神经梅毒包括无症状、脑膜血管型梅毒和脑实质型梅毒，后者可分为麻痹性痴呆和脊髓痨[58]。在脑膜血管型梅毒中，炎症性动脉内膜炎累及软脑膜血管。麻痹性痴呆可观察到脑组织胶质化伴脑室扩张，50% 患者的脑实质发现螺旋体。脊髓痨为脊髓后索脱髓鞘、脊髓后根萎缩和淋巴浆细胞性软脑膜炎[21,58]。

治疗原则　抗生素治疗是梅毒的主要治疗方法。

非性传播密螺旋体病

雅司病（热带莓疮）

临床概要　雅司病是由苍白密螺旋体极细亚种引起的疾病。显微镜无法鉴别苍白密螺旋体极细亚种和苍白亚种，但可通过 Southern 印迹杂交证实编码 19kDa 多肽的单个核苷酸密码子发生替换来进行鉴别[59]。其他分子技术可确证两者 DNA

序列不同[2,4]。雅司病通过第一期或第二期皮疹和有损伤皮肤的日常接触传染，并流行于温暖湿润热带气候地区。在厄瓜多尔一个省份的研究人群中，95%的人经一系列试验证实为血清学阳性[60]。在2012年，刚果两个地区有40%的儿童被证实血清学阳性[61]。然而，如果患者接受抗生素治疗另一种细菌或多种细菌的感染，他们可能出现血清阳性，但是处于无病状态[62]。估计全球有250万人感染该病，并且在某些地区[63]，该病有复苏的趋势[64]。儿童是主要感染者[65]。受累部位包括臀部、腿部和足部。与梅毒不同，雅司病不会经胎盘传播给新生儿[4]。雅司病感染的积极作用可能是产生抗卵磷脂抗体，抑制动脉粥样硬化形成，起到保护心肌的作用[66]。

一期雅司

初期皮疹或"母雅司"约发生于感染后21天，表现为单个红色斑丘疹，后向周围扩大，形成一个1～5cm大小的结节，周围有脓疱围绕呈卫星状，上覆琥珀色痂。因有红色结痂外观，德国医师们将该病命名为"莓疮"。皮疹愈合后可留下凹陷萎缩性瘢痕。发热、关节疼痛、淋巴结肿大可同时存在。

二期雅司

一期雅司病数周至数月后出现的全身症状预示着该病进展至二期雅司，以累及任何或所有的器官组织如皮肤、骨、关节和脑脊液为特征。皮疹与"母雅司"类似，但较小，数量更多，因此命名为"子雅司"。口周的皮疹可模仿性传播梅毒。麻疹样皮疹和（或）湿疣赘生物可累及腋窝和腹股沟，因此可见到环状外观（"癣雅司"）。斑疹、角化过度和乳头瘤状的皮疹可出现在掌跖表面，导致患者行走时疼痛呈蟹样步态（蟹雅司病）。乳头瘤状甲皱襞皮疹可引起"雅司甲床炎"。5年后可出现皮疹复发，并多累及口周和腋周部位。最终可出现终生非感染潜伏状态。骨损害包括疼痛，有时出现手臂和腿可触及的骨膜增厚，偶伴有手足部受累小骨骼周围的软组织肿胀。

三期雅司

约10%的患者可进展至三期雅司病。该期的皮下脓肿和溃疡皮疹可融合呈匍行性，形成瘢痕疙瘩、皮肤角化和掌跖角化过度。骨骼和关节损害包括骨髓炎、肥厚性或树胶肿性骨膜炎和慢性胫骨骨炎，后者可引起"军刀状"胫骨畸形。上颌骨鼻部两侧肥厚导致少见但有特征性的"根度病"（鼻骨增殖性骨膜炎），该病可阻塞鼻腔通道，如早期不进行抗生素治疗，则需要手术治疗。另一耳鼻喉科的并发症是"毁形性鼻咽炎"，其特点是鼻中隔或腭穿孔。尽管神经和眼部的受累没有得到公认，但是有报道黄斑萎缩和房水培养阳性，提示雅司病可表现出与性传播梅毒类似的眼神经症状。雅司病发病率较低的地区可观察到致病力较弱的类型，称为轻型雅司病，其皮肤症状为皮肤皱褶处的油腻性灰色皮疹。

组织病理 一期皮疹显示棘细胞层增厚，乳头瘤样增生，海绵水肿和中性粒细胞外移伴有表皮内微脓肿形成。真皮可见浆细胞、淋巴细胞、组织细胞和粒细胞弥漫性致密浸润。与梅毒不同，雅司病几乎没有血管表现或无内皮细胞增生（图22-7，图22-8）[67]。二期皮疹显示表皮变化与扁平湿疣有着相同的组织学外观，但真皮呈弥漫性浸润而不是以血管周围为主。三期雅司的溃

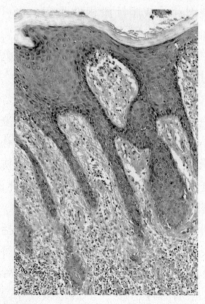

图22-7 雅司病，一期皮疹。活检组织显示表皮银屑病样增生，伴轻度海绵水肿，其下方的真皮可见大量淋巴组织细胞和浆细胞浸润

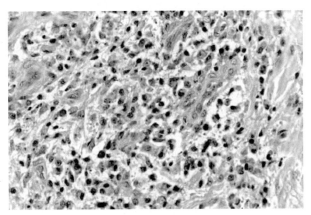

图 22-8　雅司病，一期皮疹。活检组织显示真皮可见大量致密的以血管为中心的淋巴组织细胞和浆细胞浸润，无梅毒特征性闭塞性动脉内膜炎的血管改变

瘀性皮疹的组织学表现与三期梅毒非常类似[67]。通过暗视野检查，一期和二期皮疹可发现螺旋体。银染证实角质形成细胞间存在大量螺旋体。与位于表皮和真皮的苍白密螺旋体苍白亚种不同，苍白密螺旋体极细亚种几乎全部是亲表皮性的[67]。

鉴别诊断　鉴别雅司病和梅毒需依据其临床特点。尽管皮肤活检组织中螺旋体所处的位置有助于鉴别，但是没有能绝对区分这两种疾病的组织学特征或实验室检查[68]。

治疗原则　抗生素治疗是雅司病的主要治疗。从全球消灭雅司病的观点出发，建议在流行区广泛使用阿奇霉素控制雅司病[69]。阿奇霉素单次口服剂量与肌内注射青霉素具有同样的疗效[70]。然而，多达 17% 的患者出现治疗失败[71]。

品他病

临床概要　由品他密螺旋体引起的品他病已被证实是密螺旋体病中唯一一种只有皮肤表现的疾病[72]。该病流行于中美洲，仅限于西半球。任何年龄均可发病，并且品他病是密螺旋体病种中最轻症的，色素脱失是其最明显的后遗症。品他病的发病率正在急剧下降，原因未明。家庭成员常经皮损至皮肤接触进行传播。在亚马孙河流域的原始部落，品他病成年患者和未感染青少年的鞭打仪式是公认的传播途径[72]。

一期皮疹特点为感染 1～8 周后出现单个红色斑丘疹，周围绕以红晕。通过皮疹的直接扩大或卫星状皮疹的融合，一期皮疹直径可增大至12cm，在腿部或其他暴露部位形成一个境界不清的红色斑块。婴儿的一期皮疹常出现在最靠近母亲感染皮疹的部位。二期皮疹，也称"品他疹"，在接种数月后出现，表现为小的红色鳞屑性丘疹，可融合成银屑病样斑块。一期和二期皮疹均具有高度传染性。三期品他病患者可出现腕关节、踝关节和肘关节等骨头突出处皮肤的色素脱失性斑疹。对称的无色素区和正常皮肤或色素沉着可引起斑驳的外观，也可出现萎缩和（或）角化过度。目前无轻型品他病的报道。

组织病理　一期和二期皮疹的组织病理学类似，表现为棘细胞层增厚伴海绵水肿，真皮扩张血管周围可见稀疏的淋巴细胞、浆细胞和中性粒细胞浸润[73]。真皮脉管系统的内皮肿胀不明显[74]，可出现苔藓样炎症，伴有角化过度、颗粒层增厚、基底细胞层的空泡变性和色素失禁。表皮朗格汉斯细胞数目增多[75]。三期品他病皮疹为色素沉着，特点是真皮内可见大量噬黑素细胞；或色素脱失，表现为表皮黑素的完全消失。两种皮疹都可见表皮萎缩和血管周围淋巴细胞浸润。除晚期持久的皮疹外，其他所有皮疹都可发现螺旋体。

组织发生　电子显微镜显示三期或晚期品他病的色素脱失皮疹缺乏黑素细胞[75]。

地方性梅毒（非性病性梅毒）

临床概要　与雅司病不同的是，地方性梅毒由苍白螺旋体地方亚种引起，大部分见于干旱气候的阿拉伯半岛和撒哈拉沙漠南部边界[72]。该区域的半游牧人群称该病为"非性病性梅毒"。2～15岁儿童是该病原体的主要宿主。感染通过皮肤相互接触或使用被污染的共用吸管或饮用容器传播。

一期皮疹罕见，其特征为口腔咽部黏膜或哺乳患病婴儿的母亲乳头处的皮肤出现红色斑丘疹或溃疡。

更常见的是，二期皮疹作为初始皮疹出现，其特点为累及唇部、口腔黏膜、舌部、咽喉或扁桃体的多个浅表无痛性溃疡。这些皮疹可伴有因密螺旋体性喉炎引起的声音嘶哑和区域淋巴结肿大。也可观察到累及腋窝和肛周区域的扁平湿疣。二期地方性梅毒极少表现为红色结痂性斑丘疹、斑疹或环状丘疹鳞屑性皮疹，可伴随全身淋巴结肿大或骨膜炎。

三期地方性梅毒表现为鼻咽部、喉部、皮肤和骨的树胶肿损害，其可进展为溃疡，愈合后遗留色素脱失，有时遗留地图样瘢痕伴有周围色素沉着。骨和关节受累时可以模仿雅司病表现为胫骨骨膜炎，或表现为累及鼻中隔和腭部的毁形性损害。眼部受累表现为葡萄膜炎、脉络膜视网膜炎、脉络膜炎和视神经萎缩。目前已在眼内液中培养出苍白螺旋体。

组织病理　尽管尚未充分了解地方性梅毒早期皮疹的病理，但是晚期皮疹表现为角化不全、棘细胞层增厚、海绵水肿、色素失禁，真皮可见淋巴组织细胞和浆细胞浸润。

莱姆病

临床概要　1975年莱姆病最先报道于来自康涅狄克莱姆地区的患者[76]。该病通过硬蜱传播，是一种系统性螺旋体感染，由狭义伯氏疏螺旋体、阿弗西尼疏螺旋体、伽氏疏螺旋体引起；在欧洲，部分患者由卢西塔尼疏螺旋体、比塞蒂疏螺旋体、斯柏曼疏螺旋体引起[77]。在美国，鼠、兔和蜥蜴是主要宿主。而在欧洲，其他动物包括鸟类是主要宿主。10%～70%流行区域的硬蜱携带螺旋体[77]。尽管该病的原发病例可在皮肤红斑之前出现炎症性关节炎、中枢神经症状和心脏症状[78]，但是其临床表现可多样且令临床医师困惑。在美国，莱姆病是最常见的媒介传播疾病，2005年约有20 000例新发病例[79]。因为人类旅行习惯、媒介栖息地的改变和气候变化[77]，莱姆病的发病率和地理分布正在增加[80]。该病好发于男性，发病年龄具有双峰的现象：5～14岁儿童和60～65岁成人。大部分患者在6～8月发病[79]。已有报道莱姆病经恰当的治疗后可再次出现相同症状，多数患者是因为再次被硬蜱咬伤而被接种螺旋体，而不是该病复发[81]。

尽管达敏硬蜱是主要的媒介[82]，硬蜱属的其他种也可以被螺旋体感染，即篦籽硬蜱[83]、太平洋硬蜱和肩突硬蜱[84-86]。欧洲、北美洲（加拿大）、非洲和亚洲等43个国家已报道过莱姆病[84]。同一个硬蜱可传播多种不同细菌引起不同感染。在人粒细胞埃立克体病和莱姆病两种病的流行区域，已证实硬蜱同时感染伯氏疏螺旋体和可引起人粒细胞埃立克体病的查菲埃立克体[87-91]。巴贝斯虫病是另一种以硬蜱为媒介的感染，其能和莱姆病共存[89,92]。尽管这似乎有悖常理，但是有一个模型证明特定的动物，如五线圆筒蜥（五线石龙子），可充当缓冲的宿主。该宿主功能的欠缺能降低媒介感染的流行和减少人类感染的相关风险[93]。

莱姆病可分为三期。第Ⅰ期，慢性游走性红斑皮疹处的螺旋体可经血源播散至其他器官，出现睾丸炎、脾大、淋巴结病和轻症肺炎等，这些影响通常具有自限性[94]。第Ⅱ期最常累及神经系统和心脏[94]。神经系统受累时的三联征为脑膜炎、脑神经炎和神经根炎[95]。也可出现莱姆病脑炎，精神状态的改变可以是其唯一的起始症状[96]。心脏受累时主要表现为心动过速和心脏传导阻滞，其病理基础是心外膜下心肌炎和透壁性心肌炎。心肌组织活检显示淋巴细胞、浆细胞浸润心肌间质，伴有其特征性的心内膜带状受累。已发现存在非中性粒细胞性心肌血管炎。第Ⅲ期，螺旋体在某个器官持续存在引起慢性病。在欧洲，通常是皮肤和中枢神经系统受累，而在北美洲常是骨骼肌肉系统受累。莱姆病关节炎和滑膜炎的特点是游走性的少关节炎，通常累及膝关节，部分患者伴有肩关节、腕关节、颞下颌关节和踝关节的受累。罕见报道为莱姆病累及其他部位如跖骨头伴有水肿和软组织肿胀[97]。

慢性游走性红斑

临床概要　慢性游走性红斑[84]是出现在硬蜱叮咬接种部位的具有特征性的环状红斑[98]，尽管不是某种疾病的特异性表现。约有一半的莱姆病患者出现该皮疹[79]。在没有皮疹的情况下，诊断需依据伯氏疏螺旋体抗体阳性及相应的临床资料[99]。但是，免疫抑制患者，如有淋巴增生性疾病的患者，可能无法产生可检测抗体的免疫应答[100]。患者常没有留意到硬蜱的无痛性叮咬[101]。在被硬蜱叮咬后3～30天，皮疹初为单个鳞屑性红斑或红色丘疹，数周后离心性扩大伴中央消退，有时直径可达25cm[102]。临床表现可为紫癜、水疱或线状皮疹等不典型皮疹。在欧洲，皮疹平均持续时间为 10 周，在美国则为 4 周。某些患者的皮疹持续时间可长达 12 个月。相对美国，欧洲的女性更容易被感染。皮疹可以单个或多个，后者提示螺旋体的血源性播散，可伴有发热、乏力、头痛、咳嗽和关节痛。鉴别游走性红斑和由美洲钝眼蜱引起的南方蜱媒红疹病（southern tick-associated rash illness，STAR）或称 Master 病时比较困难[103,104]。

组织病理　该病主要的组织病理变化是真皮浅深层以血管为中心的、亲神经的和亲汗腺的致密细胞浸润，细胞成分主要是淋巴细胞夹杂不同程度的浆细胞和嗜酸性粒细胞（图 22-9）。慢性游走性红斑边缘的皮疹可见浆细胞，而皮疹中央可见嗜酸性粒细胞[105]。上述的显著真皮变化常伴有湿疹样表皮改变或界面损伤模式[98]，部分患者可出现血管水肿伴有淋巴细胞、组织细胞和偶见浆细胞穿过血管壁的迁移（图 22-9）、肉芽肿性神经炎或血栓形成性血管炎（个人观察）和真皮网状层间质浸润伴随初期硬化性反应。有报道间质性肉芽肿性皮炎可模仿环状肉芽肿[106]。Warthin-Starry 染色可为阳性。有一项研究证实，通过 Warthin-Starry 染色技术，41% 的患者可发现有螺旋体，每个切面有 1 ～ 2 条螺旋体，大小为 10 ～ 25μm 至 0.2 ～ 0.3μm[105]。螺旋体主要来源于皮疹的进展性边缘。多数患者 IgM 抗体滴度升高[101]。

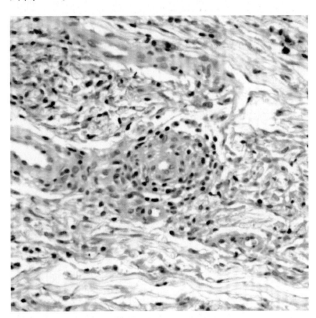

图 22-9　慢性游走性红斑：被叮咬部位的中心病灶显示坏死性肉芽肿性血管炎，而周围主要是以血管为中心的淋巴组织细胞性血管病变

鉴别诊断　鉴别诊断包括引起迟发型超敏反应的其他病因，可能的抗原刺激包括其他节肢动物叮咬、药物和接触性变应原。结缔组织病可见类似分布的真皮浸润。但是，组织中出现嗜酸性粒细胞伴随湿疹样改变并不是结缔组织病的特点。慢性游走性红斑和离心性环状红斑无法鉴别。

莱姆病的真皮萎缩硬化性皮疹表现：慢性萎缩性肢端皮炎

临床概要　本病于 1883 年在德国首次被报道，随后在 1902 年被 Herxheimer 命名为慢性萎缩性肢端皮炎[107]，起初通常是单个肢端的弥漫性或局限性红斑，按压其下方真皮呈生面团感。数月后皮疹开始萎缩。皮肤菲薄，很容易见到血管和皮下组织[108]。附属器结构消失，从而导致脱发，汗液和皮脂生成减少。皮疹主要位于下肢和上肢，通常在关节周围，很少位于掌、跖、面和躯干[108]。晚期皮疹主要表现是硬化，有以下不同的类型：足背假硬皮病性斑块、尺骨和胫骨区上方致密的纤维化线状条带或关节面上方局限性纤维瘤[107]。所有患者都有抗伯氏疏螺旋体的抗体。通常患者有红细胞沉降率升高和高丙种球蛋白血症。在皮疹边缘或远离皮疹处的皮肤都可以出现皮肤松垂、淋巴细胞瘤和硬斑病[108]。

组织病理　在数月至 1 年内，表皮出现萎缩伴表皮突消失，颗粒细胞层减少，表皮上方可见角化过度性鳞屑。在一项研究中，41% 的患者可见稀疏的界面皮炎，特征为淋巴细胞紧贴真皮表皮交界处及基底层破坏（图 22-10）[109]，引起从皮肤白斑到色素沉着之间不同程度的炎症后色素改变[107]。真皮乳头水肿，与表皮平行的胶原纤维浸润带从窄带变成宽带[110]，伴有继发的嗜伊红均质化。真皮上中层可发现淋巴细胞带状浸润，部分患者可出现苔藓样形态，真皮表皮交界处难以辨认。有时细胞浸润可扩展至真皮全层及皮下脂肪层[109]。细胞浸润主要是以血管为中心、亲汗腺和亲毛囊的分布，细胞成分主要是淋巴细胞和组织细胞，伴有散在的嗜酸性粒细胞、中性粒细胞和浆细胞。浸润浅层出现血管破坏[109]；浸润中层可见胶原碎片，弹性组织消失；浸润下层可见胶原结构破坏，伴有弹性纤维增生、断裂和呈嗜碱性。晚期皮疹显示出一系列有特征的改变：表皮萎缩，真皮血管扩张，胶原纤维和弹性纤维破坏与变性，伴有脂肪萎缩。胶原可出现均质化和嗜酸性粒细胞增多，与硬斑病类似（图 22-11）。最终附属器明显萎缩伴附属器周围纤维化。

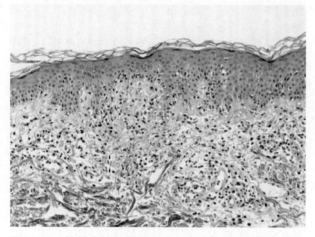

图 22-10　慢性萎缩性肢端皮炎：表皮显示网篮状正角化过度，稀疏的界面皮炎伴淋巴细胞紧贴真皮表皮交界处。真皮乳头水肿，真皮网状层胶原纤维与表皮平行，退化胶原纤维旁间质可见致密的淋巴组织细胞浸润。该图为初期或进展期皮疹，真皮网状层消失形成萎缩

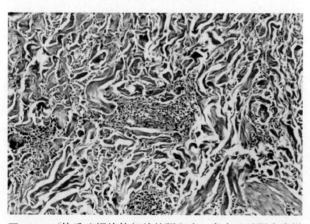

图 22-11　伯氏疏螺旋体相关的硬斑病：真皮显示硬皮病样的组织反应，其特点是胶原纤维可见增宽及嗜酸性粒细胞增多，正常纤维结构消失。变性胶原纤维旁间质可见致密的淋巴组织细胞浸润。特殊染色显示炎症性浸润中间可见螺旋体

组织发生　慢性萎缩性肢端皮炎是欧洲类型莱姆病第Ⅲ期（晚期）的主要皮肤表现，其主要传播媒介是篦仔硬蜱[107]，因此该皮损呈全球性分布，且欧洲中部是发病中心。因为篦仔硬蜱不是北美洲的栖息动物，因此大多数北美洲患者为欧洲移民[107]。免疫表型分析显示大多数淋巴细胞为T 细胞表型及弹性纤维表达 HLA-DR[109]，提示细胞介导免疫在皮疹发展中起作用。

莱姆病相关的其他萎缩硬化性疾病

临床概要　特发性皮肤萎缩、面偏侧萎缩症（Parry-Romberg 综合征）、硬化萎缩性苔藓、嗜酸性筋膜炎和硬斑病（图 22-11）是与伯氏疏螺旋体感染相关的结缔组织萎缩硬化性疾病，诊断依据包括血清抗伯氏疏螺旋体抗体阳性，皮疹培养分离出螺旋体和（或）组织学切片发现螺旋体[84,85,110,111]。另外，慢性萎缩性肢端皮炎可与硬斑病共存。上述 5 种疾病出现硬化的致病基础可能与伯氏疏螺旋体介导 IL-1 增加从而引起成纤维细胞生成过多有关，其既可作为硬斑病和嗜酸性筋膜炎的激发因素，也可以是特发性皮肤萎缩、面偏侧萎缩症和硬化性苔藓的晚期现象。只有进展性的面偏侧萎缩症需进一步考虑其他病因，详见第 10 章。

面偏侧萎缩症是指皮肤、皮下脂肪和骨骼的萎缩性疾病并累及三叉神经分支或半侧面部，有时可以累及整个躯体同侧或躯干四肢萎缩的首发症状。

组织病理　可见模拟硬斑病的硬皮病样组织反应，包括附属器萎缩和皮下组织纤维化。肌肉萎缩伴横纹消失、水肿和空泡形成。眼部和神经的并发症包括虹膜炎、角膜炎、视神经萎缩、三叉神经痛和面瘫[84]。

治疗原则　主要治疗为多西环素、阿莫西林、头孢呋辛或头孢曲松[112]。当并发神经莱姆病时，很少选择多西环素，多以替代抗生素为主[112]。

疏螺旋体性皮肤淋巴细胞瘤

临床概要　皮肤淋巴细胞瘤是一种良性的皮肤淋巴样增生性疾病，在 19 世纪末期最先被 Spiegler 报道，后在 1921 年被 Kaufmann-Wolff 命名为淋巴细胞瘤。许多诱发因素已经查明，如药物、接触性变应原和感染，提示对抗原的过度免疫反应是该病的致病基础。篦仔硬蜱传播的伯氏疏螺旋体是重要的传染源。螺旋体引起皮肤淋巴细胞瘤的支持性证据包括皮肤淋巴细胞瘤皮肤活检银

染切片发现螺旋体样结构和血清中抗伯氏疏螺旋体抗体滴度升高[113]。疏螺旋体瘤（borrelioma）用于形容该类皮疹。伯氏疏螺旋体感染相关的淋巴细胞瘤与其他因素相关的皮疹有着相同的临床表现，即单个或多个紫罗兰色的坚实结节和浸润性斑块[84]。单个皮损好发部位为耳垂、乳头和乳晕。皮肤淋巴细胞瘤的皮损可出现在慢性游走性红斑的部位或出现莱姆病第Ⅱ期患者身上。一些作者认为皮肤淋巴细胞浸润症是一种皮肤淋巴细胞瘤，报道有一例患者组织活检可见螺旋体[84]。

组织病理　皮肤活检组织显示真皮浅深层可见以血管为中心的、亲神经的和亲汗腺的淋巴细胞浸润，常伴有浆细胞和嗜酸性粒细胞，前者常位于皮疹边缘，后者位于皮疹的中央[105]。真皮改变常伴有表皮海绵水肿，部分病例显示血管水肿，淋巴细胞和浆细胞穿血管壁迁移，伴管腔血栓的肉芽肿性血管炎，淋巴组织细胞性神经炎和真皮网状层间质浸润伴有硬化性反应，可见生发中心。硬蜱叮咬处可见明显炎症细胞浸润伴肉芽肿性血管炎和神经炎，但是皮疹边缘 1cm 以内的活检组织显示炎症浸润轻，只有散在单核细胞，无嗜酸性粒细胞或浆细胞，有血管病变伴内皮肿胀和增生，管壁水肿伴黏蛋白沉积[114]。皮疹中央和边缘之间的活检组织显示真皮浅深层可见围绕血管的淋巴细胞、浆细胞和嗜酸性粒细胞，伴有不同程度的湿疹样改变。尽管螺旋体在皮疹边缘的检出率只有 40%[105]，但是大多数患者 IgM 抗体滴度升高[85]，因此诊断在很大程度上依赖于血清学检查。其他学者认为这个时期的诊断主要依赖临床，因为实验室检查存在假阳性和假阴性结果的可能[115]，确证性的分子试验敏感性和特异性不佳，以及组织培养不敏感[116]。流行和非流行区正常人的高血清阳性率背景使得研究者利用双层法对这些阳性血清患者进行更有特异性的免疫印迹分析[117,118]。上述分子检测结果的 Meta 分析显示皮肤和滑膜液检验的敏感性与特异性最高，血浆和脑脊液检验准确率较低[116]。慢性游走性红斑皮疹的聚合酶链反应（PCR）显示阳性率可达 80%，2mm 活检标本中的螺旋体数量从 10 ～ 11 000 不

等。螺旋体数量越多，相对应的皮疹越小且皮肤症状持续时间越短[119]。当患者高度疑诊莱姆病时，应进行分子检测以明确诊断[116,120]。

鉴别诊断　临床鉴别诊断包括环状红斑的其他类型[121]，应把引起皮肤淋巴细胞瘤的其他因素如药物治疗[122]或其他感染（如疱疹病毒和分枝杆菌）考虑在内。应排除高分化的淋巴细胞性淋巴瘤和慢性淋巴细胞性白血病（chronic lymphocytic leukemia，CLL），因为两者可模拟弥漫型皮肤淋巴细胞瘤。因为有 CLL 基础疾病的患者对螺旋体产生的免疫应答主要由 CD5/CD20⁺ 淋巴细胞组成，因此其免疫表型和组织表现可模拟原发性皮肤边缘区 B 细胞淋巴瘤[123]。当出现嗜酸性粒细胞和浆细胞及出现生发中心时，区分莱姆病和其他类型淋巴瘤相对容易。

其他节肢动物叮咬、药物超敏反应、接触性反应和结缔组织病如红斑狼疮、硬皮病、硬斑病、干燥综合征、混合性结缔组织病和复发性多软骨炎都可模仿莱姆病。组织中嗜酸性粒细胞增多和表皮改变有助于区分莱姆病和结缔组织病，但是难以鉴别离心性环状红斑。莱姆病初始接种部位的组织硬化可模仿隐士蜘蛛叮咬[124]。

组织发生　大多数硬蜱通过如白足鼠等小动物喂食时感染伯氏疏螺旋体。伯氏疏螺旋体细长伴有鞭毛[125]，至少有 30 种不同蛋白质，包括在疾病晚期引起抗体反应的两种主要外膜蛋白 Osp A 和 Osp B[125]。有观点认为，巨噬细胞对螺旋体的吞噬作用引起两种不同降解机制：吞噬溶酶体过程和胞内降解。其中吞噬溶酶体过程可引起主要组织相容性复合物（major histocompatibility complex，MHC）Ⅱ 类限制性抗原加工和胞内降解，胞内降解可引起 MHC Ⅰ 类限制性抗原提呈。上述差异可部分解释莱姆病患者的不同免疫状态[126]。

治疗原则　尽管其他一线抗生素如阿莫西林和头孢呋辛酯可以选择，但多西环素是主要治疗药物[127]。

（张馨月　陈小红　韩建德　译，陈思远　校，
廖文俊　审）

参考文献

1. Hook EW, Marra CM. Acquired syphilis in adults. *N Engl J Med* 1992;326:1060.

2. Stamm LV, Greene SR, Bergen HL, et al. Identification and sequence analysis of *Treponema pallidum tprJ*, a member of a polymorphic multigene family. *FEMS Microbiol Lett* 1998; 169:155.

3. Centurion-Lara A, Castro C, Castillo R, et al. The flanking region sequence of the 15kDa lipoprotein gene differentiate pathogenic treponemes. *J Infect Dis* 1998;177:1036.

4. Wicher K, Wicher V, Abbruscato F, et al. *Treponema pallidum* subsp. *pertenue* displays pathogenetic properties different from those of *T. pallidum* subsp. *pallidum*. *Infect Immunol* 2000;68:3219.

5. Smajs D, Norris SJ, Weinstock GM. Genetic diversity in *Treponema pallidum*: implications for pathogenesis, evolution and molecular diagnostics of syphilis and yaws. *Infect Genet Evol* 2012;12:191.

6. Centurion-Lara A, Godornes C, Castro C, et al. The *tprK* gene is heterogeneous among *Treponema pallidum* strains and has multiple alleles. *Infect Immun* 2000;68:824.

7. Hanicova K, Mukherjee P, Ogden G, et al. Multilocus sequence typing of *Borrelia Burgdorferi* suggests existence of lineages with differential pathogenic properties in humans. *PLoS One* 2013;8:e73066.

8. Brissette CA, Simonson LG, Lukehart SA. Resistance to human beta-defensins is common among oral treponemes. *Oral Microbiol Immunol* 2004;19:403.

9. Rôcas IN, Siqueira JR Jr. Occurrence of two newly named oral treponemes—*Treponema parvum* and *Treponema putidum*—in primary endodontic infections. *Oral Microbiol Immunol* 2005;20:372.

10. Moter A, Riep B, Haban V, et al. Molecular epidemiology of oral treponemes in patients with periodontitis and in periodontitis-resistant subjects. *J Clin Microbiol* 2006;44:3078.

11. Sparling PF. Natural history of syphilis. In: Homes KK, Mardh PA, Sparling PF, et al. *Sexually transmitted diseases*, 2nd ed. New York, NY: McGraw-Hill, 1990:213.

12. Kamali A, Nunn AJ, Mulder DW, et al. Seroprevalence and incidence of genital ulcer infections in a rural Ugandan population. *Sex Transm Infect* 1999;75:98.

13. Goh BT. Syphilis in adults. *Sex Transm Infect* 2005;81:448.

14. Rogstad KE, Simms I, Fenton KA, et al. Screening, diagnosis and management of early syphilis in genitourinary medicine clinics in the UK. *Int J STD AIDS* 2005;16:348.

15. Heffelfinger JD, Swint EB, Berman SM, et al. Trends in primary and secondary syphilis among men who have had sex with men in the United States. *Am J Public Health* 2007;97:1076.

16. HIV and syphilis infection among men who have sex with men—Bangkok, Thailand, 2005–2011. *MMWR Morb Mortal Wkly Rep* 2013;62:518.

17. Owusu-Edusei K Jr, Chesson HW, Leichliter JS, et al. The association between racial disparity in income and reported sexually transmitted infections. *Am J Public Health* 2013;103:910.

18. Centurion-Lara A, Molini BJ, Godornes C, et al. Molecular differentiation of *Treponema pallidum* subspecies. *J Clin Microbiol* 2006;44:3377.

19. Lafond RE, Lukehart SA. Biological basis for syphilis. *Clin Microbiol Rev* 2006;19:29.

20. Noppakun N, Dinerart SM, Solomon AR. Pustular secondary syphilis. *Int J Dermatol* 1987;26:112.

21. Stockli HR. Neurosyphilis heute. *Dermatologica* 1982;165:232.

22. Moskovitz BL, Klimek JJ, Goldman RL, et al. Meningovascular syphilis after "appropriate" treatment of primary syphilis. *Arch Intern Med* 1982;142:139.

23. Janier M, Pertuiset EF, Poisson M, et al. Manifestations précoces de la syphilis neuro-méningée. *Ann Dermatol Venereol (Stockholm)* 1985;112:133.

24. Tanabe JL, Huntley AC. Granulomatous tertiary syphilis. *J Am Acad Dermatol* 1986;15:341.

25. Johnson PC, Farnie MA. Testing for syphilis. *Dermatol Clin* 1994;12:9.

26. Sanchez PJ. Congenital syphilis. *Adv Pediatr Infect Dis* 1992;7:161.

27. Guarner J, Greer PW, Bartlett J, et al. Congenital syphilis in a newborn: an immunopathologic study. *Mod Pathol* 1999;12:82.

28. Jeerapaet P, Ackerman AS. Histologic patterns of secondary syphilis. *Arch Dermatol* 1973;107:373.

29. Jafari Y, Peeling RW, Sivkumar S, et al. Are *Treponema pallidum* specific rapid and point-of-care tests for syphilis accurate enough for screening in resource limited settings? Evidence from a meta-analysis. *PLoS One* 2013;8: e54695.

30. Hartsock RJ, Halling LW, King FM. Luetic lymphadenitis. *Am J Clin Pathol* 1970;53:304.

31. Yobs AR, Brown L, Hunter EF. Fluorescent antibody technique in early syphilis. *Arch Pathol* 1964;77:220.

32. Beckett JR, Bigbee JW. Immunoperoxidase localization of *Treponema pallidum*. *Arch Pathol* 1979;103:135.

33. Metz J, Metz G. Elektronenmikroskopischer nachweis von *Treponema pallidum* in hautefflorescenzen der unbehandelten lues I und II. *Arch Dermatol Forsch* 1972;243:241.

34. Sykes JA, Miller JN, Kalan AJ. *Treponema pallidum* within cells of a primary chancre from a human female. *Br J Vener Dis* 1974;50:40.

35. Wecke J, Bartunek J, Stuttgen G. *Treponema pallidum* in early syphilitic lesions in humans during high-dosage penicillin therapy: an electron microscopical study. *Arch Dermatol Res* 1976;257:1.

36. Poulsen A, Kobayasi T, Secher L, et al. *Treponema pallidum* in macular and papular secondary syphilis skin eruptions. *Acta Dermatol Venereol (Stockholm)* 1986;66:251.

37. Azar RH, Pham TD, Kurban AK. An electron microscopic study of a syphilitic chancre. *Arch Pathol* 1970;90:143.

38. Poulsen A, Kobayasi T, Secher L, et al. The ultrastructure of *Treponema pallidum* isolated from human chancres. *Acta Dermatol Venereol (Stockholm)* 1985;65:367.

39. Klingmuller G, Ishibashi Y, Radke K. Der elektronenmikroskopische Aufbau des *Treponema pallidum*. *Arch Klin Exp Dermatol* 1968;233:197.

40. Magro CM, Crowson AN, Alfa M, et al. A comparative histomorphological analysis of chancroid in seronegative and HIV positive African patients. *Hum Pathol* 1996;27:1066.

41. Abell E, Marks R, Wilson Jones E. Secondary syphilis. A clinicopathological review. *Br J Dermatol* 1975;93:53.

42. Cochran RIE, Thomson J, Fleming KA, et al. Histology simulating reticulosis in secondary syphilis. *Br J Dermatol* 1976;95:251.

43. Kahn LE, Gordon W. Sarcoid-like granulomas in secondary syphilis. *Arch Pathol* 1971;92:334.

44. Fisher DA, Chang LW, Tuffanelli DL. Lues maligna. *Arch Dermatol* 1979;99:70.

45. Degos R, Touraine R, Collart P, et al. Syphilis maligne pré-coce d'evolution mortelle (avec examen anatomique). *Bull Soc Fr Dermatol Syphiligr* 1970;77:10.

46. Adam W, Korting GW. Lues maligna. *Arch Klin Exp Dermatol* 1960;210:14.

47. Petrozzi JW, Lockshin NA, Berger RI. Malignant syphilis. *Arch Dermatol* 1974;109:387.

48. Lawrence T, Saxe N. Bullous secondary syphilis. *Clin Exp Dermatol* 1992;17:44.

49. Kerdel-Vegas F, Kopf AW, Tolmach JA. Keratoderma puncta-tum syphiliticum: report of a case. *Br J Dermatol* 1954;66:449.

50. Lantis LR, Petrozzi JW, Hurley HJ. Sarcoid granuloma in sec-ondary syphilis. *Arch Dermatol* 1969;99:748.

51. Matsuda-John SS, McElgunn PST, Ellis CN. Nodular late syphilis. *J Am Acad Dermatol* 1983;9:269.

52. Longstreth P, Hoke AQ, McElroy C. Hepatitis and bone de-struction as uncommon manifestations of early syphilis. *Arch Dermatol* 1976;112:1451.

53. Handoko ML, Duijvestein M, Scheepstra CG, et al. Syphi-lis: a reversible cause of nephritic syndrome). *BMJ Case Rep.* 2013;8:2013.

54. Tourville DR, Byrd LR, Kim DU, et al. Treponemal antigen in immunopathogenesis of syphilitic glomerulonephritis. *Am J Pathol* 1976;82:479.

55. Bansal RC, Cohn H, Fani K, et al. Nephrotic syndrome and granulomatous hepatitis. *Arch Dermatol* 1978;114:1228.

56. Magro CM, Crowson AN. The clinical and histological fea-tures of pityriasis rubra pilaris: a comparative analysis with psoriasis. *J Cutan Pathol* 1997;24:416.

57. Magro, CM, Morrison C, Kovatich A, et al. Pityriasis lichen-oides is a cutaneous T-cell dyscrasia: a clinical, genotypic, and phenotypic study. *Hum Pathol* 2002;33:788.

58. Luxon LM. Neurosyphilis (review). *Int J Dermatol* 1980;19:310.

59. Noordhoek GT, Hermans PWM, Paul AN, et al. *Treponema pallidum* subspecies *pallidum* (Nichols) and *Treponema pal-lidum* subspecies *pertenue* (CDC 2575) differ in at least one nucleotide: comparison of two homologous antigens. *Microb Pathog* 1989;6:29.

60. Guderian RH, Guzman JR, Calvopina M, et al. Studies on a focus of yaws in the Santiago Basin, province of Esmeraldas, Ecuador. *Trop Geogr Med* 1991;43:142.

61. Coldiron M, Obvala D, Mouniaman-Nara I, et al. The preva-lence of yaws among the Aka in the Congo. *Med Sante Trop* 2013;23:231.

62. Guerrier G, Marcon S, Garnotel L, et al. Yaws in Polynesia's Wallis and Fortuna Islands: a seroprevalence study. *N Z Med J* 2011;124:29.

63. Antal GM, Lukehart SA, Meheus AZ. The endemic trepone-matoses. *Microbes Infect* 2002;4:83.

64. Fegan D, Glennon MJ, Thami Y, et al. Resurgence of yaws in Tannu, Vanuatu: time for a new approach? *Trop Doct* 2010;40:68.

65. Engelkens HJH, Judanarso J, Oranje AP, et al. Endemic treponematoses: part 1. Yaws. *Int J Dermatol* 1992;30:77.

66. Agmon-Levin N, Bat-sheva PK, Barzilai O et al. Antitrepo-nemal antibodies leading to autoantibody production and protection from atherosclerosis in Kitavans from Papua New Guinea. *Ann NY Acad Sci* 2009;1173:675.

67. Hasselmann CM. Comparative studies on the histopathol-ogy of syphilis, yaws and pinta. *Br J Vener Dis* 1957;33:5.

68. Greene CA, Harman RRM. Yaws truly: a survey of patients indexed under "Yaws" and a review of the clinical and labo-ratory problems of diagnosis. *Clin Exp Dermatol* 1986;11:41.

69. Mitja O, Bassat Q. Developments in therapy and diagnosis

of yaws and future prospects. *Expert Rev Anti Infect Ther* 2013;11(10):1115–1121.

70. Mitja O, Hays R, Ipai A, et al. Single-dose azithromycin ver-sus benzathine benzylpenicillin for treatment of yaws in chil-dren in Papua New Guinea: an open-label, non-inferiority, randomized trial. *Lancet* 2012;379:342.

71. Mitja O, Hays R, Ipai A, et al. Outcome predictors in treat-ment of yaws. *Emerg Infect Dis* 2011;17:1083.

72. Engelkens HJH, Niemel PLA, van der Sluis JL, et al. Endemic treponematoses: part II. Pinta and endemic syphilis. *Int J Dermatol* 1991;30:231.

73. Pardo-Castello V, Ferrer I. Pinta. *Arch Dermatol Syph* 1942; 45:843.

74. Hasselmann CM. Studien uber die histopathologie von pinta, frambosie und syphilis. *Arch Klin Exp Dermatol* 1955;201:1.

75. Rodriguez HA, Albores-Saavedra J, Lozano MM, et al. Langerhans' cells in late pinta. *Arch Pathol* 1971;91:302.

76. Steere AC, Grodzicki RL, Kornblatt AN, et al. The spiro-chetal etiology of Lyme disease. *N Engl J Med* 1983;308:733.

77. Bhate C, Schwartz RA. Lyme disease part 1. Advances and perspectives. *J Am Acad Dermatol* 2011;64:619.

78. Steere AC, Malawista SE, Snydman DR, et al. Lyme arthritis: an epidemic of oligoarticular arthritis in children and adults in three Connecticut communities. *Arthritis Rheum* 1977;20:7.

79. Kudish K, Sleavin W, Hathcock L. Lyme disease trends: Dela-ware, 2000-2004. *Del Med J* 2007;79:51.

80. Vasuvedan B, Chatterjee M. Lyme borreliosis and the skin. *Indian J Dermatol* 2013;58:167.

81. Krause PJ, Foley DT, Burke GS, et al. Reinfection and relapse in early Lyme disease. *Am J Trop Med Hyg* 2006;75:1090.

82. Benach JL, Bosler EM, Hanrahan JP, et al. Spirochetes iso-lated from the blood of two patients with Lyme disease. *N Engl J Med* 1983;308:740.

83. Barbour AB, Tessier SL, Todd WJ. Lyme disease spirochetes in Ixodid tick spirochetes share a common surface antigenic determinant defined by a monoclonal antibody. *Infect Immun* 1983;41:795.

84. Abele DC, Anders KH. The many faces and phases of bor-reliosis: I. Lyme disease. *J Am Acad Dermatol* 1990;23:167.

85. Asbrink E, Hovmark A. Cutaneous manifestations in *Ixodes*-borne *Borrelia* spirochetosis. *Int J Dermatol* 1987;26:215.

86. Lebech AM. Polymerase chain reaction in diagnosis of *Bor-relia burgdorferi* infections and studies on taxonomic clas-sification. *APMIS Suppl* 2002;105:1.

87. Christova I, Schouls L, van de Pol I, et al. High prevalence of granulocytic Ehrlichiae and *Borrelia burgdorferi* sensu lato in *Ixodes ricinus* ticks from Bulgaria. *J Clin Microbiol* 2001;39:4172.

88. Cao WC, Zhao QM, Zhang PH, et al. Granulocytic Ehrlich-iae in *Ixodes persulcatus* ticks from an areas in China where Lyme disease is endemic. *J Clin Microbiol* 2000;38:4208.

89. Hilton E, deVoit J, Benach JL, et al. Seroprevalence and se-roconversion for tick-borne diseases in a high-risk popula-tion in the northeast United States. *Am J Med* 1999;106:404.

90. Bakken JS, Dumler JS. Human granulocytic ehrlichiosis. *Clin Infect Dis* 2002;31:554.

91. Wormser GP, Horowitz HW, Nowakowski J, et al. Positive Lyme disease serology in patients with clinical and labora-tory evidence of human granulocytic ehrlichiosis. *Am J Clin Pathol* 1997;107:142.

92. Krause PJ, MacKay K, Thompson CA, et al. Disease-specific diagnosis of coinfecting tickborne zoonoses: babesiosis, human granulocytic ehrlichiosis, and Lyme disease. *Clin Infect Dis* 2002;34:1184.

93. Giery ST, Ostfeld RS. The role of lizards in the ecology of

Lyme disease in two endemic zones of the northeastern United States. *J Parasitol* 2007;93:511.

94. Sigel LH, Curran AS. Lyme disease: a multifocal worldwide disease. *Ann Rev Public Health* 1991;12:85.

95. Pachner AR, Steiner I. Lyme neuroborreliosis: infection, immunity, and inflammation. *Lancet Neurol* 2007;6:544.

96. Chabria SB, Lawrason J. Altered mental status, an unusual manifestation of early disseminated Lyme disease: a case report. *J Med Case Rep* 2007;1:62.

97. Endres S, Quante M. Oedema of the metatarsal heads II-IV and forefoot pain as an unusual manifestation of Lyme disease: a case report. *J Med Case Rep* 2007;1:44.

98. Wilson TC, Legler A, Madison KC, et al. Erythema migrans: a spectrum of histopathologic changes. *Am J Dermatopathol* 2012;34:834.

99. Gomes-Solecki MJ, Meirelles L, Glass J, et al. Epitope length, genospecies dependency, and serum panel effect in the IR6 enzyme-linked immunosorbent assay for detection of antibodies to *Borrelia burgdorferi*. *Clin Vaccine Immunol* 2007;14:875.

100. Harrer T, Geissdörfer W, Schoerner C, et al. Seronegative Lyme neuroborreliosis in a patient on treatment for chronic lymphatic leukemia. *Infection* 2007;35:110.

101. Tibbles CD, Edlow JA. Does this patient have erythema migrans? *JAMA* 2007;297:2617.

102. Cote J. Lyme disease. *Int J Dermatol* 1991;30:500.

103. Blanton L, Keith B, Brzezinski W. Southern tick-associated rash illness: erythema migrans is not always Lyme disease. *South Med J* 2008;101:759.

104. Masters EJ, Grigery CH, Masters RW. STARI, or masters disease: lone star tick-vectored Lyme-like illness. *Infect Dis Clin North Am* 2008;22:361.

105. Berger BW. Erythema chronicum migrans of Lyme disease. *Arch Dermatol* 1984;120:1017.

106. Eisendle K, Zelger B. The expanding spectrum of cutaneous borreliosis. *G Ital Dermatol Venereol* 2009;144:157.

107. Burgdorf WHS, Woret WI, Schultes O. Acrodermatitis chronica atrophicans. *Int J Dermatol* 1979;18:595.

108. Kaufman L, Gruber BL, Philips ME, et al. Late cutaneous Lyme disease: acrodermatitis chronica atrophicans. *Am J Med* 1989;86:828.

109. Aberer E, Klade H, Hobisch G. A clinical, histological, and immunohistochemical comparison of acrodermatitis chronica atrophicans and morphea. *Am J Dermatopathol* 1991;13:334.

110. Aberer E, Klade H, Stanek G, et al. *Borrelia burgdorferi* and different types of morphea. *Dermatologica* 1991;182:145.

111. Aberer E, Stanek G, Ertl M, et al. Evidence for spirochetal origin of circumscribed scleroderma (morphea). *Acta Dermatol Venereol (Stockholm)* 1987;67:225.

112. Bhate C, Schwartz RA. Lyme disease: part II. Management and prevention. *J Am Acad Dermatol* 2011;64:639.

113. Hovmark A, Asbrink E, Olsson I. The spirochetal etiology of lymphadenosis benign cutis solitaria. *Acta Dermatol Venereol (Stockholm)* 1986;66:479.

114. Shulman KJ, Melski JW, Reed KD, et al. The characteristic histologic features of erythema chronicum migrans [abstract]. *Lab Invest* 1996;74:46A.

115. Edlow JA. Erythema migrans. *Med Clin North Am* 2002;86:239.

116. Dumler. Molecular diagnosis of Lyme disease: review and meta-analysis. *Mol Diagn* 2001;6:1.

117. Bunikis J, Barbour AG. Laboratory testing for suspected Lyme disease. *Med Clin North Am* 2002;86:311.

118. Pinto DS. Cardiac manifestations of Lyme disease. *Med Clin North Am* 2002;86:285.

119. Liveris D, Wang G, Girao G, et al. Quantitative detection of *Borrelia burgdorferi* in 2-millimeter skin samples of erythema chronicum migrans lesions: correlation of results with clinical and laboratory findings. *J Clin Microbiol* 2002;40:1249.

120. Huppertz HI, Bartmann P. Heinenger U, et al. Rational diagnostic strategies for Lyme borreliosis in children and adolescents: recommendations by the Committee for Infectious Diseases and Vaccinations of the German Academy for Pediatrics and Adolescent Health. *Eur J Pediatr* 2012;171:1619.

121. Grau RH, Allen PS, Cornelison RL Jr. Erythema migrans and the differential diagnosis of annular erythema. *J Okla State Med Assoc* 2002;95:257.

122. Magro CM, Crowson AN. Drug-induced immune dysregulation as a cause of atypical cutaneous lymphoid infiltrates: a hypothesis. *Hum Pathol* 1996;27:125.

123. Kash N, Fink-Puches R, Cerroni L. Cutaneous manifestations of B-cell chronic lymphocytic leukemia associated with *Borrellia burgdoferi* infection showing a marginal zone B-cell lymphoma-like infiltrate. *Am J Dermatopathol* 2011;33:712.

124. Oosterhoudt KC, Zaoutis T, Zorc JJ. Lyme disease masquerading as brown recluse spider bite. *Ann Emerg Med* 2002;39:558.

125. Jantausch BA. Lyme disease, Rocky Mountain spotted fever, ehrlichiosis: emerging and established challenges for the clinician. *Ann Allergy* 1994;73:4.

126. Rittig MG, Haupl T, Krause A, et al. *Borrelia burgdorferi*–induced ultrastructural alterations in human phagocytes: a clue to pathogenicity? *J Pathol* 1994;173:269.

127. Mullegger RR, Glatz M. Skin manifestations of lyme borreliosis: diagnosis and management. *Am J Clin Dermatol* 2008;9:355.

中文翻译版

利弗皮肤组织病理学
Lever's Histopathology of the Skin

原书第 11 版

下 册

主　编　David E. Elder

副主编　Rosalie Elenitsas　　Misha Rosenbach

　　　　George F. Murphy　　Adam I. Rubin

　　　　Xiaowei Xu

主　译　陶　娟　黄长征　刘业强

科学出版社

北 京

图字：01-2019-6839 号

内 容 简 介

本书共 36 章。第 1 章为皮肤病理学诊断绪论。第 2 章至第 4 章详细介绍了学习皮肤病理必备的组织学与胚胎学基本理论知识和皮肤病理实践中所用的取材方法及基本技术。这部分内容既为读者学习皮肤病理知识奠定了良好的基础，也为下文皮肤病理分类做好了相关铺垫。第 5 章以皮肤病理所特有的"部位－模式－细胞"分类依据对种类繁多的皮肤炎症性疾病进行了简单的归类与划分，建立起临床与病理之间简单而快速的联系，以帮助读者快速入门。第 6 章至第 26 章重点阐述了炎症性皮肤病的病理变化，以形态为基础并辅以相关的超微及分子水平的证据，力求帮助读者做出最合适的病理诊断。第 27 章为色素性皮肤病。第 28 章至第 36 章详细介绍了皮肤相关肿瘤疾病，该部分以组织起源将皮肤肿瘤划分为若干小类。书中特别之处在于将各种诊断标准的优势和局限性同时列出，方便读者判断甄别。

本书从"面"切入，再到"点"展开叙述，适合初学者系统学习皮肤病理学；同时，本书除了有"是什么"的阐述，更有"为什么"的探讨与深究，可作为皮肤病理医师的参考工具书。

图书在版编目（CIP）数据

利弗皮肤组织病理学：原书第 11 版：全 2 册 /（美）埃尔德（David E. Elder）主编；陶娟，黄长征，刘业强主译 .—北京：科学出版社，2019.12
书名原文：Lever's Histopathology of the Skin
ISBN 978-7-03-063295-1

Ⅰ.①利… Ⅱ.①埃… ②陶… ③黄… ④刘… Ⅲ.①皮肤病－病理学－教材 Ⅳ.① R751.02

中国版本图书馆 CIP 数据核字（2019）第 255818 号

责任编辑：戚东桂 许红霞 董 婕 王先省 / 责任校对：张小霞
责任印制：肖 兴 / 封面设计：陈 敬

科学出版社 出版
北京东黄城根北街 16 号
邮政编码：100717
http://www.sciencep.com
北京九天鸿程印刷有限责任公司 印刷
科学出版社发行 各地新华书店经销
*
2019 年 12 月第 一 版 开 本：889×1194 1/16
2019 年 12 月第一次印刷 总印张：90 1/4
总字数：2 463 000
定价（上、下册）：798.00 元
（如有印装质量问题，我社负责调换）

《利弗皮肤组织病理学》（原书第11版）
翻译人员

主　译　陶　娟　黄长征　刘业强
副主译　陈思远　姜祎群　廖文俊　陈明亮　汪　旸　杨希川
主　审　孙建方　徐小威
译　者　（按姓氏汉语拼音排序）

蔡绥勍　浙江大学医学院附属第二医院皮肤科
曹双林　南通大学附属医院皮肤科
曹育春　华中科技大学同济医学院附属同济医院皮肤科
陈　浩　中国医学科学院皮肤病医院
陈　佳　同济大学上海市皮肤病医院
陈　雪　北京大学人民医院皮肤科
陈　琢　上海交通大学医学院附属上海儿童医学中心皮肤科
陈爱军　重庆医科大学附属第一医院皮肤科
陈连军　复旦大学附属华山医院皮肤科
陈柳青　武汉市第一医院皮肤科
陈明亮　中南大学湘雅医院皮肤科
陈奇权　陆军军医大学西南医院皮肤科
陈思远　华中科技大学同济医学院附属协和医院皮肤科
陈小红　中山大学附属第一医院皮肤科
党　林　深圳市人民医院皮肤科
董正邦　中国医学科学院皮肤病医院
杜　娟　北京大学人民医院皮肤科
杜田锴　武汉大学中南医院皮肤科
段　铱　华中科技大学同济医学院附属同济医院皮肤科
方　晶　南通大学附属医院皮肤科
甘　璐　中国医学科学院皮肤病医院
高继鑫　空军军医大学西京医院皮肤科
葛　兰　陆军军医大学西南医院皮肤科

耿　怡　中国医学科学院皮肤病医院

耿松梅　西安交通大学第二附属医院皮肤科

顾黎雄　南通大学附属医院皮肤科

郭春燕　福建省龙岩市第一医院皮肤科

韩建德　中山大学附属第一医院皮肤科

何　黎　昆明医科大学第一附属医院皮肤科

何　威　陆军军医大学新桥医院皮肤科

黄晓燕　中南大学湘雅医院皮肤科

黄长征　华中科技大学同济医学院附属协和医院皮肤科

纪　超　福建医科大学附属第一医院皮肤科

坚　哲　空军军医大学西京医院皮肤科

姜祎群　中国医学科学院皮肤病医院

蒋　思　武汉大学中南医院皮肤科

金　江　北京大学人民医院皮肤科

赖　艇　江西省皮肤病专科医院

李　凡　四川大学华西医院皮肤科

李　军　华中科技大学同济医学院附属武汉市中心医院皮肤科

李　凯　空军军医大学西京医院皮肤科

李　曼　北京大学人民医院皮肤科

李　乔　复旦大学附属华山医院皮肤科

李　伟　浙江大学医学院附属第二医院皮肤科

李　云　四川大学华西医院皮肤科

李仲桃　四川大学华西医院皮肤科

廖文俊　空军军医大学西京医院皮肤科

刘　玲　空军军医大学西京医院皮肤科

刘　宇　空军军医大学西京医院皮肤科

刘彤云　昆明医科大学第一附属医院皮肤科

刘业强　同济大学上海市皮肤病医院

罗　娜　陆军军医大学西南医院皮肤科

罗帅寒天　中南大学湘雅二医院皮肤科

马　天　上海中医药大学附属岳阳中西医结合医院皮肤科

冒丹丹　北京大学人民医院皮肤科

牟　妍　吉林大学第二医院皮肤科

钱　悦　华中科技大学同济医学院附属协和医院皮肤科

乔建军　浙江大学医学院附属第一医院皮肤科

渠　涛　北京协和医学院北京协和医院皮肤科

沈　宏　杭州市第三人民医院皮肤科

施　为　中南大学湘雅医院皮肤科

宋　昊　中国医学科学院皮肤病医院

宋　璞　空军军医大学西京医院皮肤科

宋继权　武汉大学中南医院皮肤科

孙建方　中国医学科学院皮肤病医院

孙艳虹　浙江大学医学院附属第二医院皮肤科

唐　言　中南大学湘雅医院皮肤科

陶　娟　华中科技大学同济医学院附属协和医院皮肤科

汪　旸　北京大学第一医院皮肤科

王　琳　四川大学华西医院皮肤科

王白鹤　中国医学科学院皮肤病医院

王朵勤　复旦大学附属华山医院皮肤科

王小坡　中国医学科学院皮肤病医院

王逸飞　中国医学科学院皮肤病医院

温蓬飞　四川大学华西医院皮肤科

吴　飞　同济大学上海市皮肤病医院

吴　琼　上海交通大学医学院附属仁济医院皮肤科

吴银华　浙江大学医学院附属第一医院皮肤科

伍洲炜　上海交通大学附属第一人民医院皮肤科

夏建新　吉林大学第二医院皮肤科

肖　易　中南大学湘雅医院皮肤科

谢　芸　中南大学湘雅医院皮肤科

熊竞舒　中国医学科学院皮肤病医院

徐聪聪　中国医学科学院皮肤病医院

徐明圆　同济大学上海市皮肤病医院

徐秀莲　中国医学科学院皮肤病医院

徐毅跃　同济大学上海市皮肤病医院皮肤科

薛汝增　南方医科大学皮肤病医院皮肤科

杨　斌[1]　南方医科大学皮肤病医院皮肤科

杨　斌[2]　中国人民解放军中部战区总医院皮肤科

杨　柳　华中科技大学同济医学院附属协和医院皮肤科

杨 珍 杭州市第三人民医院皮肤科

杨希川 陆军军医大学西南医院皮肤科

杨仙鸿 中国医学科学院皮肤病医院

姚雪妍 北京大学人民医院皮肤科

游 弋 陆军军医大学西南医院皮肤科

余 佳 陆军军医大学西南医院皮肤科

俞婉婷 中国医学科学院皮肤病医院

袁 婧 华中科技大学同济医学院附属武汉市中心医院皮肤科

曾学思 中国医学科学院皮肤病医院

翟志芳 陆军军医大学西南医院皮肤科

张 韡 中国医学科学院皮肤病医院

张 莹 中国医学科学院皮肤病医院

张东梅 陆军军医大学西南医院皮肤科

张桂英 中南大学湘雅二医院皮肤科

张馨月 中山大学附属第一医院皮肤科

赵梦洁 武汉大学中南医院皮肤科

赵肖庆 上海交通大学医学院附属瑞金医院皮肤科

周 城 北京大学人民医院皮肤科

周 英 中南大学湘雅二医院皮肤科

周 莹 浙江大学医学院附属第二医院皮肤科

周 舟 陆军军医大学西南医院皮肤科

朱 里 华中科技大学同济医学院附属协和医院皮肤科

朱小美 中国医学科学院皮肤病医院

Khadija Aljefri, MBChB, MSc, MRCP(UK)
Department of Dermatology
Royal Victoria Infirmary
Newcastle upon Tyne
United Kingdom

Anne E. Allan, MD
Dermatopathologist
StrataDX
Lexington, Massachusetts

Lisa Arkin, MD
Pediatric Dermatology Fellow
Section of Pediatric Dermatology
University of Pennsylvania
Philadelphia, Pennsylvania

Johanna L. Baran, MD
Pathologist/Dermatopathologist
Western Dermatopathology Services
San Luis Obispo, California

Sarah K. Barksdale, MD
Dermatopathologist
Sullivan Nicolaides Pathology
Brisbane, Australia

Raymond L. Barnhill, MD, MSc
Professor
Département de Biopathologie
Institut Curie
Paris, France
Adjunct Professor
Department of Pathology and Laboratory Medicine
David Geffen School of Medicine
University of California, Los Angeles
Los Angeles, California

Trevor W. Beer, MBChB, FRCPath, FRCPA
Dermatopathologist
Clinipath Pathology
Osborne Park, Western Australia, Australia

Thomas Brenn, MD, PhD, FRCPath
Lead Consultant Dermatopathologist
Department of Pathology
Western General Hospital
The University of Edinburgh
Edinburgh, Scotland

Walter H.C. Burgdorf, MD
Clinical Lecturer
Department of Dermatology
Ludwig Maximilian University
Munich, Germany

Sonia Toussaint Caire, MD
Dermatopathology Section
Dermatology Division
Hospital General
Mexico City, Mexico

Eduardo Calonje, MD, DipRCPath
Consultant Dermatopathologist
Dermatopathology Department
St. John's Institute of Dermatology
London, United Kingdom

Casey A. Carlos, MD, PhD
Assistant Professor of Medicine
Division of Dermatology
University of California, San Diego
San Diego, California

Lianjun Chen, MD, PhD
Associate Professor
Department of Dermatology
Hua Shan Hospital
Fu Dan University
Shanghai, China

Emily Y. Chu, MD, PhD
Assistant Professor
Department of Dermatology
Hospital of the University of Pennsylvania
Philadelphia, Pennsylvania

Arthur Neil Crowson, MD
President
Pathology Laboratory Associates
Chief of Staff
St. John Medical Center
Clinical Professor of Dermatology
Pathology and Surgery
University of Oklahoma
Tulsa, Oklahoma

David E. Elder, MB, CHB, FRCPA
Professor of Pathology and Laboratory
  Medicine
Hospital of the University of Pennsylvania
Philadelphia, Pennsylvania

Rosalie Elenitsas, MD
Professor of Dermatology
Director of Dermatopathology
Department of Dermatology
Hospital of the University of Pennsylvania
Philadelphia, Pennsylvania

Lori A. Erickson, MD
Professor
Department of Laboratory Medicine and Pathology
Mayo Clinic
Rochester, Minnesota

Flavia Fedeles, MD, MS
Dermatology Resident
Department of Dermatology
Warren Alpert Medical School of Brown University
Providence, Rhode Island

Robert J. Friedman, MD, MSc (MEd)
Clinical Professor
Department of Dermatology
New York University School of Medicine
New York, New York

Maxwell A. Fung, MD
Professor of Clinical Dermatology and Pathology
Department of Dermatology
University of California Davis
Sacramento, California

Earl J. Glusac, MD
Professor of Pathology and Dermatology
Departments of Pathology and Dermatology
Yale University School of Medicine
New Haven, Connecticut

Thomas D. Griffin, MD, FAAD, FACP
Assistant Clinical Professor of Dermatology
Hospital of the University of Pennsylvania
Philadelphia, Pennsylvania

Terence J. Harrist, MD
Co-Director of Dermatopathology
StrataDx
Lexington, Massachusetts

John L.M. Hawk, MD
Emeritus Professor of Dermatological Photobiology
Photobiology Unit
St. John's Institute of Dermatology
Guy's, King's and St. Thomas' School of Medicine
King's College
Honorary Consultant Dermatologist
St. John's Institute Hospital
London, United Kingdom

Peter J. Heenan, MB, BS, FRCPath, FRCPA
Clinical Professor
School of Pathology and Laboratory
  Medicine
The University of Western Australia
Crawley, Western Australia, Australia

Edward R. Heilman, MD, FAAD, FCAP
Clinical Associate Professor
Dermatology and Pathology
SUNY Downstate Medical Center
Brooklyn, New York

Kim M. Hiatt, MD
Pathologist
DermLogic, PLLC, PA
North Little Rock, Arkansas

Molly A. Hinshaw, MD
Clinical Associate Professor of Dermatology
University of Wisconsin School of Medicine
  and Public Health
Madison, Wisconsin
Dermatopathologist
Dermpath Diagnostics Troy and Associates
Brookfield, Wisconsin

Stephanie Hu, MD
Fellow in Dermatopathology
Section of Dermatopathology
Ronald O. Perelman Department of Dermatology
NYU Langone Medical Center
New York, New York

Matthew P. Hughes, MD
Resident Physician
Department of Dermatology
University of Arkansas for Medical Sciences
Little Rock, Arkansas

Michael D. Ioffreda, MD
Associate Professor of Dermatology and
    Pathology
Penn State Hershey Medical Center
Hershey, Pennsylvania

Christine Jaworsky, MD
Professor of Dermatology
Case Western Reserve University
Adjunct Associate Professor of Dermatology
University of Pennsylvania
Philadelphia, Pennsylvania
Staff
MetroHealth Medical Center
Cleveland, Ohio

Waine C. Johnson, MD
Clinical Professor
Departments of Dermatology
University of Pennsylvania, School of Medicine
Dermatopathology and Dermatology
Hospital of the University of Pennsylvania
Philadelphia, Pennsylvania

Hideko Kamino, MD
Clinical Associate Professor of Dermatology and Pathology
New York University Langone Medical Center
New York, New York

J.S. Kattampallil, BMBS, FRCPA
Dermatopathologist
Clinipath Pathology
Perth, Western Australia, Australia

Nigel Kirkham, MD, FRCPath
Cellular Pathology
Royal Free Hospital
London, United Kingdom

Christine J. Ko, MD
Associate Professor of Dermatology and Pathology
Departments of Dermatology and Pathology
Yale University School of Medicine
New Haven, Connecticut

Carrie Kovarik, MD
Assistant Professor
Department of Dermatology
University of Pennsylvania
Philadelphia, Pennsylvania

Alvaro C. Laga, MD, MMSc
Associate Dermatopathologist
Instructor of Pathology
Brigham and Women's Hospital
Harvard Medical School
Boston, Massachusetts

Christine G. Lian, MD
Associate Dermatopathologist
Program in Dermatopathology
Department of Pathology
Brigham & Women's Hospital
Harvard Medical School
Boston, Massachusetts

B. Jack Longley, MD
Frederic Mohs Professor
Department of Dermatology
The University of Wisconsin School of Medicine
    and Public Health
Madison, Wisconsin

Cynthia Magro, MD
Professor
Department of Pathology and Laboratory
    Medicine
Weill Cornell Medical College
New York, New York

John C. Maize Sr., MD
Professor of Dermatology and Pathology
Department of Dermatology and
    Dermatologic Surgery
Medical University of South Caroline
Charleston, South Carolina

Martin C. Mihm Jr., MD
Director
Mihm Institute of Dermatopathology
Brigham-Women's Hospital
Harvard Medical School
Boston, Massachusetts

Michael K. Miller, MD
Dermatopathologist
Dermpath Diagnostics
Port Chester, New York
Community Physician
Department of Dermatology
Metropolitan Hospital Center
New York, New York

Danny A. Milner Jr., MD, MSc, FCAP
Pathologist
Brigham and Women's Hospital
Associate Professor of Pathology
Harvard Medical School
Associate Professor
Department of Immunology and Infectious
    Disease
Harvard School of Public Health
Boston, Massachusetts

Michael E. Ming, MD, MSCE
Director, Pigmented Lesion Clinic
Associate Professor of Dermatology
Hospital of the University of Pennsylvania
University of Pennsylvania School of Medicine
Philadelphia, Pennsylvania

Narciss Mobini, MD
Clinical Associate Professor
Departments of Medicine and Pathology
University of Nevada, School of Medicine
Associate Director of Dermatopathology
Associated Pathologists, Chartered
Las Vegas, Nevada

Elizabeth A. Morgan, MD
Instructor
Harvard Medical School
Associate Pathologist
Brigham and Women's Hospital
Department of Pathology
Brigham and Women's Hospital
Boston, Massachusetts

George F. Murphy, MD
Professor of Pathology
Harvard Medical School Director
Program in Dermatopathology
Department of Pathology
Brigham and Women's Hospital
Boston, Massachusetts

Carlos H. Nousari, MD
Medical Director
Institute for Immunofluorescence
DermPath Diagnostics South Florida
Voluntary Professor
Department of Dermatology
University of Florida
Gainesville, Florida

Roberto A. Novoa, MD
Clinical Instructor
Stanford Dermatopathology Service
Department of Pathology
Stanford Medical Center
Stanford, California

Donna M. Pellowski, MD
Assistant Professor
Department of Dermatology
University of Arkansas College for Medical Sciences
Little Rock, Arkansas

Victor G. Prieto, MD, PhD
Chair, ad interim
Professor for Department of Pathology
University of Texas
MD Anderson Cancer Center
Houston, Texas

Bruce D. Ragsdale, MD
Pathologist
Western Dermatopathology
San Luis Obispo, California

Jonathan S. Ralston, MD, MSc
Assistant Professor
Department of Pathology and Laboratory Medicine
Department of Dermatology
Medical University of South Carolina
Attending Physician
Department of Pathology and Laboratory Medicine
Medical University of South Carolina Medical Center
Charleston, South Carolina

Richard J. Reed, MD
Emeritus Professor of Pathology
Department of Pathology
Tulane School of Medicine
New Orleans, Louisiana

Luis Requena, MD
Dermatopathologist
Chairman of Department of Dermatology
Fundación Jiménez Díaz Universidad Autónoma
Madrid, Spain

Leslie Robinson-Bostom, MD
Director
Division of Dermatopathology
Professor of Dermatology
The Warren Alpert Medical School of
    Brown University
Providence, Rhode Island

Misha Rosenbach, MD
Assistant Professor of Dermatology & Internal Medicine
Associate Program Director, Dermatology Residency
Director, Dermatology Inpatient Consult Service
Director, Cutaneous Sarcoidosis Clinic
Perelman School of Medicine
University of Pennsylvania
Philadelphia, Pennsylvania

Adam I. Rubin, MD
Assistant Professor of Dermatology
Assistant Professor of Dermatology in
    Pediatrics
Assistant Professor of Dermatology in
    Pathology and Laboratory Medicine
Hospital of the University of Pennsylvania
The Children's Hospital of Philadelphia
Perelman School of Medicine
University of Pennsylvania
Philadelphia, Pennsylvania

Philip O. Scumpia, MD, PhD
Clinical Instructor
Departments of Dermatology and Pathology
University of California at Los Angeles
Los Angeles, California

John T. Seykora, MD, PhD
Associate Professor
Department of Dermatology and Pathology
University of Pennsylvania Medical School
Philadelphia, Pennsylvania

Campbell L. Stewart, MD
Lake Washington Dermatology
Kirkland, Washington

James Y. Wang, MD, MBA
Physician
Division of Dermatology
University of California, Los Angeles
Los Angeles, California

Lara Wine Lee, MD, PhD
Children's Hospital of Philadelphia
Section of Dermatology
Philadelphia, Pennsylvania

Harry Winfield
Assistant Professor
Case Western Reserve University, School of Medicine
MetroHealth Medical Center
Cleveland, Ohio

Hong Wu, MD, PhD
Instructor
Department of Pathology
Harvard Medical School
Staff Dermatopathologist
Department of Pathology
Beth Israel Deaconess Medical Center
Boston, Massachusetts

Xiaowei Xu, MD, PhD
Associate Professor
Department of Pathology and Laboratory Medicine
University of Pennsylvania
Philadelphia, Pennsylvania

Albert C. Yan, MD
Chief
Section of Dermatology
Children's Hospital of Philadelphia
Departments of Pediatrics and Dermatology
Perelman School of Medicine at the University of
    Pennsylvania
Philadelphia, Pennsylvania

Sook Jung Yun, MD, PhD
Associate Professor
Department of Dermatology
Chonnam National University Medical School
Gwangju, South Korea

Bernhard Zelger, MD
Dermatohistopathological Laboratory
Department of Dermatology & Venereology
Medical University Innsbruck
Innsbruck, Austria

Adam I. Rubin, MD
Assistant Professor of Dermatology
...

Philip R. Cohen, MD, PhD
Clinical Professor
...
University of California at San Diego
Los Angeles, California

John T. Seykora, MD, PhD
Associate Professor
Department of Dermatology and Pathology
...
Philadelphia, Pennsylvania

Campbell L. Stewart, MD
...

James V. Wang, MD, MBA
...

Lu-Ann Way Lee, MD, PhD
...

Harry Winfield
...

Hong Wu, MD, PhD
Professor
...
Harvard Medical School
Department of Dermatology
Beth Israel Deaconess Medical Center
Boston, Massachusetts

Xiaowei Xu, MD, PhD
Associate Professor
Department of Pathology and Laboratory Medicine
University of Pennsylvania
Philadelphia, Pennsylvania

Albert C. Yan, MD
...
Children's Hospital of Philadelphia
Departments of Pediatrics and Dermatology
Perelman School of Medicine at the University of Pennsylvania
Philadelphia, Pennsylvania

Sook Jung Yun, MD, PhD
Associate Professor
Department of Dermatology
Chonnam National University Medical School
Gwangju, South Korea

Bernhard Zelger, MD
Dermatohistopathologist Manager
Department of Dermatology, Venereology
Medical University Innsbruck
Innsbruck, Austria

献　词

　　谨以此书献给支持我们工作的人们，以及内科学、外科学、病理学与皮肤病理学方面的老师和导师。由于人数太多，我们无法一一列出，正是他们致力于发现和传播知识，在病床旁、工作台上和显微镜下工作以指导诊治患者，才使此书顺利完成。

致　谢

　　感谢在此书前几版中做出贡献的人们，尤其是 Walter F. Lever 博士和 Gundula Schaumberg-Lever 博士。

Walter F. Lever（1909—1992）是 20 世纪皮肤病理界的巨匠，是现代皮肤病理学的奠基人。Lever 教授于 1949 年出版了《皮肤组织病理学》（*Histopathology of the Skin*）一书，之后定期再版，生前共出了 7 版（1990 年第 7 版）。此后，Lever 的传人们继续书写着这部不朽的著作。

Lever 教授不仅是一位伟大的皮肤病理学家，也是一位杰出的皮肤临床学家。在自身免疫性大疱性皮肤病上，是 Lever 教授于 1953 年首先描述了大疱性类天疱疮，将它与天疱疮区分开来，并采用糖皮质激素进行治疗，从而大大降低了这一组重症皮肤病的病死率。

我国皮肤病学界对这位皮肤病理大师并不陌生。我院图书馆珍藏的 Lever 教授撰写的 *Histopathology of the Skin* 第 1 版、第 2 版的原著，成为大家学习皮肤病理学的启蒙教材。1958 年我国学者陈尚采翻译了 Lever 教授于 1954 年撰写的第 2 版 *Histopathology of the Skin*，并由上海卫生出版社出版发行。1982 年夏 Lever 教授曾访问我国，本人荣幸担任翻译。

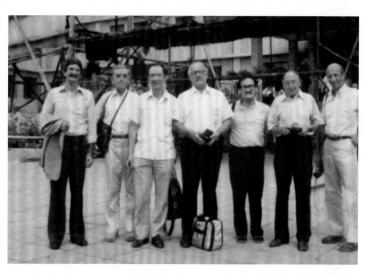

1982 年夏，与 W. F. Lever 教授（右二）在北大医院刚落成的门诊楼前

如今，第 11 版《利弗皮肤组织病理学》由华中科技大学同济医学院附属协和医院皮肤科主任陶娟教授组织全国皮肤病理界的精英们，经过两年多的艰苦努力，正式翻译出版，在此表示衷心的祝贺，相信该书的出版必将推动我国皮肤病理学的进一步发展。

北京大学第一医院

朱学骏

2019 年 5 月

《利弗皮肤组织病理学》这本美国皮肤病理"圣经式"教科书从1949年Walter F. Lever主编的第1版到2015年由David E. Elder主编的第11版，已经历了大半个世纪，这足以证明其经典。Walter F. Lever在其第1版序言中介绍了该书主要是根据其对哈佛大学医学院及麻省总医院皮肤病学研究生授课内容编写而成，可以说从它诞生之初就奠定了其可读性、实用性和权威性。

《利弗皮肤组织病理学》不同于一般的皮肤病理学专著，既兼顾了组织学反应模式，如在第5章单独列出一章根据疾病主要表现部位、模式和细胞学进行组织病理学分类，起到"按图索骥"的效果；又非常注重疾病的病因学和组织学起源，这点无论是Walter F. Lever还是后来的David E. Elder都在序言中进行了强调，因为他们认为掌握组织学起源对理解病理过程极为重要。

医学是在实践中不断发展和完善的科学，皮肤病理学也不例外。最初《利弗皮肤组织病理学》认为天疱疮和大疱性类天疱疮是相同的疾病，到1953年Walter F. Lever又自我否定首先描述了大疱性类天疱疮是表皮下自身免疫性水疱性疾病，其自我否定的开放性和科学严谨的态度由此可见一斑。进入21世纪，随着数码相机和互联网的触手可及，David E. Elder更强调了清晰皮损的临床图片对准确病理诊断的重要性，他认为皮损的临床图像就是皮肤病理的大体病理，因此在第11版中加入了很多精美的反映典型临床特征的图片。

武汉协和医院皮肤科病理室是全国最早成立的皮肤病理室之一，我国皮肤病理知名专家黄忠璋和王椿森教授在指导学生日常学习皮肤病理时，经常提到要认真学习《利弗皮肤组织病理学》。这本经典书籍一直伴随着我们皮肤科医生的职业生涯，也是对大家帮助最大的皮肤病理学著作之一，它让我们能够较为完整地掌握皮肤病理知识的架构，也帮助我们更加有信心地从事皮肤病理日常诊断和教学工作，并加深对疾病的理解，因此我们非常想把这本好书介绍给更多的国内同行。刘业强教授于2003～2008年在武汉协和医院皮肤科涂亚庭教授的指导下获得博士学位，其间打下良好的皮肤病理学基础，2015年冬天刘业强教授趁着在纽约阿克曼皮肤病理学院访学的时机，特意赶到全美排名第一的病理科即位于费城的宾夕法尼亚大学医院病理科拜会David E. Elder教授，向他表达翻译这本书籍的愿望，后来在该书的副主编宾夕法尼亚大学医院病理科徐小威教授的热心帮助和积极引荐下，我们获得了主编的首肯，在这里我们也要向徐教授致敬和感谢！随后我们成立以中华医学会皮肤性病学分会皮肤病理学组和中国医师协会皮肤科医师分会皮肤病理亚专业委员会委员为主要班底的译者团队，邀请孙建方教授和徐小威教授为主审，历时两年余，在大家的共同努力下，《利弗皮肤组织病理学》（第11版）中文翻译版终于要和读者见面了，我们衷心地希望本书的翻译出版能够为中国皮肤病理的普及和发展做出一点贡献。

由于水平和时间有限，翻译版难免出现谬误之处，敬请读者不惜赐教！

陶　娟　黄长征　刘业强

2019 年 5 月 31 日

这本书可以认为是对前三个版本的增量修订和更新，是第一次对 Walter F. Lever 博士从 1949 年开始出版的七个版本进行更广泛的修订，初版共 449 页，包含 221 幅插图，其中 4 个版面 8 个主题是彩色的。本书是其第 11 版，是一本已经连续出版超过 65 年的书。在新版本中，因"Lever"原则长期受欢迎，故继续保留并发扬光大。本书继续按照皮肤病的传统临床病理分类这条主线来组织内容，这使我们能够根据临床和病因的关系来讨论皮损，这与大部分临床书本的思路是一致的。在其他一些皮肤病理学著作中，更多地强调以疾病的组织模式作为章节组织的基础，其优点是，有助于使初学者能够对某一特定的疾病模式做出恰当的鉴别诊断，但也会让人感到困惑，因为病因和临床表现完全不同的疾病往往是并列在一起进行讨论的，而同时具有多种表现的疾病需要在多处讨论。

我们从几个方面考虑了人们对模式识别法的重视。第一，在每一章中，所考虑的疾病将适时围绕着模式识别法进行组织和讨论。第二，跟过去一样，有一章介绍了根据组织学特征对皮肤病进行系统分类。本章可作为对一张未知切片进行鉴别诊断的一种"工具"，并通过其提供的相应页码在本书中的其他处找到讨论该疾病的内容。此外，我们还为本书配套一本姐妹书：《利弗皮肤组织病理图谱与概要》（Synopsis and Atlas of Lever's Histopathology of the Skin），现已是第 3 版。该图谱使我们能够极大地扩展插图的数量，包括大量的临床图片，并完全按照组织学模式来编排。与其他基于组织学类型编排的著作不同，该图谱在炎症性疾病中包含有肿瘤性疾病。因此，读者可以清楚地看到，苔藓样光化性角化病或原位黑素瘤可能与（也可能被误诊为）扁平苔藓的斑块或红斑狼疮的斑片有共同的特征。该图谱将继续更新和扩展，以便将新的信息纳入"Big Lever"的后续版本。

另外，我们继续保留在介绍每组疾病的组织学特征之前提供临床概述，通过为大多数疾病添加特定标题，如"临床概要"，使得对疾病的认识更加清晰。此外，我们还增加了"治疗原则"部分，作为每种疾病或某类疾病治疗方式的概要。这些内容正变得越来越复杂，并面临着迅速的发展和变化。我们认为这些创新将极大地提高这项工作的价值，本书不仅对于病理学工作者和其他接受初级培训而非临床皮肤科的读者，而且对于正在接受培训的皮肤科医师及在该领域有所造诣的人来说都同样具有参考价值。我们增加了临床图片来突出本书的特色，因为我们意识到临床形态学是皮肤病理学的"大病理学"。事实上，在当今无处不在的数码相机和互联网的环境中，我们借此机会鼓励临床医师在提供活检标本时不仅要提供详细的临床鉴别诊断，同时还应提供特定病例的临床图片，以便获得更准确的诊断和改善对患者的治疗效果。

在临床科学的另一面，我们通过强调疾病的潜在机制，继续并更新了经典著作对"组织发生"的重视。对我们来说，"组织发生"一词包括疾病的组织学模式的发生机制，并且很可能等同于（有时是）被贴上"发病机制"的标签。由于知识的爆炸性扩展，大多数疾病都提出了发病的分子机制。然而，有趣的是，在大多数情况下，这些分子机制虽然具有解释性的意义，但还不能取代传统的组织病理学和免疫组织学作为本书中讨论的大多数疾病诊断的"金标准"。

跟过去一样，这本书并不想成为所有已知皮肤病的汇编。我们试图使之成为组织病理学在那些皮肤病的诊断中起重要作用的一本参考书。我们很感激能有这个机会，也很高兴能将这本受人欢迎的著作的另一个版本呈现给新一代的读者。同时，我们希望新版本对使用"Lever"作为主要皮肤病理学培训和参考资料的前辈们在其日常实践和进一步精进中有所裨益。

David E. Elder

费城，2014 年

第1版前言

这本书是根据我近年来给哈佛医学院和麻省总医院的皮肤病学研究生上的皮肤病理学课程来写的，主要是为皮肤科医师而写。但是，我希望它对病理学工作者也有帮助，因为大多数病理学教科书很少考虑皮肤病理学。

我们尽量把本书写得精简，重点放在基本的组织学特征上，对典型的组织学特征之外的细枝末节和罕见差异则省略之。我把更多的篇幅分配给了在组织学检查方面有诊断价值的皮肤病，而不是那些没有组织学特征的疾病。尽管力求简洁，但我还是讨论了一些皮肤病的组织发生，因为了解组织发生通常对理解病理过程具有重要价值。

考虑到那些通常对皮肤病不太熟悉的病理学工作者，我在对每一种疾病的组织学讨论之前，对其临床特征进行了简短的描述。

书中为有兴趣获得更多信息的读者提供了相当广泛的参考文献，并尽可能地优先选择英文文献。

谨此向麻省总医院病理室的 Tracy B. Mallory 博士和 Benjamin Castleman 博士表示深切的感谢，感谢他们为我提供病理学培训。这对我来说是无价之宝。他们的教学内容也体现在这本书中。此外，我要感谢 Richard W. St. Clair 先生，他凭借高超的技巧耐心制作了本书中所有的显微镜照片。

Walter F. Lever

1949 年

第 23 章

真 菌 病

Molly A. Hinshaw and B. Jack Longley

概述

　　真菌是一种真核生物，因其没有叶绿素而区别于植物[1]。希腊语 "mycoses" 字义就是 "真菌"，由 R. Virchow 于 1856 年首次记录，用于描述这类生物引起的感染。在过去，细菌感染、淋巴瘤及其他疾病也曾被称为 "mycoses"，尽管这些疾病与真菌无关。放线菌病、葡萄孢霉菌病、红癣就是曾和真菌性疾病在一起描述的细菌性疾病的例子，这些疾病已在第 21 章中叙述。原藻病是一种由原藻引起的皮肤感染，将在本章中叙述，因为这部分内容没有单独的章节。

　　定义真菌疾病术语有助于保证理解和诊断的一致性（表 23-1）。菌丝是真菌的丝状体，且常常交织成团，称为菌丝体。分隔的菌丝无性繁殖产生节孢子。通常情况下，圆形、箱状或短的圆柱状节孢子容易被辨认。酵母是由出芽方式产生的单细胞圆形真菌（芽生孢子模式）。酵母细胞及它们的后代通过相互黏着形成链状或假菌丝，还可以形成菌丝体；因此，这些假菌丝在光学显微镜下很难与真菌丝相区别。暗色真菌的细胞壁上有类似黑素的色素。癣是临床上描述皮肤浅部真菌感染的术语；常加上解剖部位或其他词语来进一步描述感染的部位或颜色。皮肤癣菌最早由 Sabouraud 进行分类[2]，而由 Emmons 重新定义[3]，包括小孢子菌属、毛癣菌属及表皮癣菌属三个属。因此，皮肤癣菌病还不是一个合适的组织学诊断术语，除非能够明确病原体归于这三个皮肤癣菌属中的哪一类。皮肤真菌病是指皮肤的任何一种真菌感染，可以由皮肤癣菌、酵母菌或其他真菌引起，包括那些不常引起皮肤疾病的真菌。

表 23-1　真菌术语		
术语	定义	举例
皮肤癣菌	无性生殖真菌	毛癣菌、小孢子菌、表皮癣菌
皮肤真菌病	任何皮肤真菌感染，由皮肤癣菌、酵母菌或其他真菌，包括那些不常引起疾病的真菌；皮肤真菌病可以是浅部的或深部的	
霉菌	丝状结构形态的真菌	皮肤癣菌、着色真菌
节孢子	无性真菌孢子由菌丝断裂而成	皮肤癣菌
菌丝	真菌延长而成的丝状形式	皮肤癣菌
菌丝体	交织成团的菌丝	
酵母	圆形至椭圆形的真菌，通过出芽或芽生孢子繁殖	念珠菌、隐球菌、马拉色菌
芽生孢子	酵母的子细胞	
假菌丝	看起来像菌丝的酵母样细胞链	念珠菌
暗色真菌	细胞壁含有黑素的霉菌或酵母菌	暗色丝孢霉、着色真菌
孢子囊	球内含有内生孢子	粗球孢子菌
孢子囊胚	内生孢子的另一种名称	西伯鼻孢子菌
谷粒	真菌或细菌的致密积聚（小菌落）	足菌肿
癣	描述皮肤浅部真菌感染的临床术语	面、股、足、手
双相性	真菌以一种以上的方式生长（霉菌、酵母菌、硬壳、硫黄颗粒、内生孢子囊等）	组织胞浆菌、球孢子菌、芽生菌、副球孢子菌

　　最主要的皮肤致病真菌可以分成两类：引起浅部感染的真菌和引起深部感染的真菌。第三类皮肤致病真菌是那些引起系统疾病后累及皮肤的真菌。皮肤真菌感染的模式是相对一致的，属于这三类之一。这三类真菌感染的炎症反应程度受多种因素影响，特别是机体免疫状态。例如，皮

肤癣菌、念珠菌、糠秕马拉色菌（糠秕孢子菌）、枝孢霉（外瓶霉或暗色丝孢霉）引起的感染一般以表皮角质层和毛囊内菌丝或假菌丝为特征，有时在这些位置出现酵母细胞。表皮及毛发上皮的组织反应多变，从几乎没有反应到中度的海绵水肿，甚至表现为更显著或慢性海绵水肿 – 银屑病样模式。浅部真菌感染能够激发浅部淋巴细胞或混合性真皮炎症性浸润。引起皮肤浅部真菌病的致病菌不会出现在真皮内，除非毛囊破裂。

皮肤深部真菌感染通常表现为真皮混合炎细胞浸润，常伴有假上皮瘤样增生，偶尔还可有真皮纤维化。原发性皮肤曲霉菌病、着色真菌病、暗色丝孢霉病、足菌肿、鼻孢子菌病和瘢痕疙瘩性芽生菌病都是真菌感染深部皮肤组织的例子。

那些通常主要累及其他器官的真菌感染所伴发的皮肤感染的模式与原发性皮肤深部真菌感染类似，如芽生菌病和球孢子菌病，其真皮层伴有多核巨细胞的混合炎细胞浸润及假上皮瘤样增生。然而，有少数病原体如组织胞浆菌、罗布芽生菌通常更易引起表皮变薄而不是增生。其他系统性真菌感染表现为特征性的组织反应模式。例如，播散性念珠菌病会有明显的微脓肿形成，隐球菌病呈凝胶状或肉芽肿性反应模式，而接合菌病和曲霉菌病则更倾向于侵犯血管及造成梗死。

多种特殊染色能够明确真菌成分。这些技术很有帮助，尤其当整个组织模式怀疑真菌感染而真菌在苏木精 – 伊红（HE）染色中不显现。过碘酸希夫（PAS）染色能够将真菌染成红色，还可与淀粉酶合用（PAS-D），能清楚地将富含糖原颗粒的组织与真菌孢子区分开来。真菌 PAS-D 染色阳性，因为它们的细胞壁成分包括纤维素和几丁质，两者都富含中性多糖，且淀粉酶抵抗。六胺银（GMS）硝酸染色也很常用，该方法能将真菌染成黑色，但不能区分含黑素的组织，因为它们也被染成黑色。吉姆萨、革兰氏、银、Fontana-Masson、黏蛋白卡红、阿新蓝、印度墨汁及抗酸染色也能够在一些原发性或继发性皮肤真菌感染中显示各种真菌成分。

皮肤癣菌病

皮肤癣菌属于真菌，通过产生蛋白酶侵入并

消耗角蛋白[4]。它们最初来自于土壤，生长在角质碎片上，但最终被动物或人类带走而成为目前所知的致病菌[5,6]。

皮肤癣菌包括三个无性生殖真菌属：表皮癣菌、小孢子菌和毛癣菌。皮肤癣菌共有 40 多个种，尽管很多对人类不致病。皮肤癣菌可通过其亲人性、亲动物性和亲土性的自然习性进行分类，感染的来源分别是人类、动物和土壤[5]。这三类真菌都可以感染人类。在免疫力正常的宿主中，皮肤癣菌仅引起表皮、毛发和甲的浅部感染。表皮癣菌属，顾名思义，主要感染表皮，尽管偶尔累及甲。小孢子菌属感染表皮和毛发，而毛癣菌属则可感染表皮、毛发和甲。

临床概要　发生在以下 7 个解剖部位的真菌感染已得到公认：头癣（包括黄癣或头皮黄癣）、面癣、须癣、体癣（包括叠瓦癣）、股癣、手癣、足癣及甲癣（表 23-2）。

表 23-2	不同解剖部位常见的致病性皮肤癣菌
临床诊断	常见致病菌
头癣	断发毛癣菌（黑点）、紫色毛癣菌（黑点）、许兰毛癣菌（黄癣）、犬小孢子菌
面癣	疣状毛癣菌、须癣毛癣菌、红色毛癣菌
体癣	红色毛癣菌、须癣毛癣菌、絮状表皮癣菌、同心毛癣菌
手癣	红色毛癣菌
足癣	红色毛癣菌、须癣毛癣菌、絮状表皮癣菌、同心毛癣菌
甲癣	红色毛癣菌、须癣毛癣菌（水疱大疱型）、絮状表皮癣菌

头癣是累及头皮和头发的皮肤癣菌病。临床上，头皮痂屑、刚出头皮或稍微高出头皮水平的断发是十分常见的。在美国，断发毛癣菌是头皮部位最常见的致病菌。因为断发毛癣菌侵入毛干（发内癣菌感染），感染的头发就表现为刚出头皮就折断（黑点癣），在一些患者中会引起明显的炎症反应。黄癣是一种严重的头癣，常由许兰毛癣菌引起，尽管其他真菌也偶尔会引起相似的临床表现。黄癣主要累及头皮，产生的炎症反应会引起毛囊周围角化过度性痂屑，称为"黄癣痂"。毛发的破坏主要发生在感染的后期，皮损能够愈合，但会形成瘢痕及永久性脱发。临床上，犬小孢子菌和奥杜央小孢子菌在伍德灯下均发出亮绿色荧光。犬小孢子菌是亲动物性的，它引起的炎

症反应强于奥杜央小孢子菌，后者是亲人性的。毛癣菌属在伍德灯下无荧光，许兰毛癣菌例外，该菌发出与毛发长轴一致的微弱淡绿色荧光。脓癣表现为严重的炎症反应引起头皮斑块，可由亲动物性皮肤癣菌如犬小孢子菌引起，且常出现颈后淋巴结肿大。面癣是面部无毛皮肤的真菌感染，以顽固性红色斑疹、丘疹及斑片为特征，斑片往往有弓形的边缘。面癣常由红色毛癣菌引起，偶尔也可由须癣毛癣菌或断发毛癣菌引起[7]。

须癣是指局限于男性的发髻络腮胡须区及胡须区的真菌感染。须癣常由疣状毛癣菌（因其来源有时称为牛癣）引起，但也可由须癣毛癣菌引起。须癣毛癣菌和疣状毛癣菌都是亲动物性的，典型表现即引起脓癣样、潮湿、结节状炎症浸润[8]。

体癣是指无毛处皮肤的癣，最常见的致病菌是红色毛癣菌，其次是犬小孢子菌和须癣毛癣菌。在红色毛癣菌引起的病例中，可见大的红斑、斑片，中央无皮损，有弓形或多环形鳞屑性边界。犬小孢子菌引起的感染炎症更明显，环形皮损常伴有丘疹、水疱组成的隆起性边界。须癣毛癣菌典型的表现是形成很少几个环形皮损，中央皮损不消退或消退不明显。疣状毛癣菌偶尔会引起体癣，表现为成群的毛囊性脓疱，称为聚集性毛囊炎（agminate folliculitis）[8]。Majocchi 肉芽肿用于描述因感染的毛囊破裂引起的结节性肉芽肿性毛囊周围炎，常发生于下肢。Majocchi 肉芽肿常由红色毛癣菌引起，且常和足癣和（或）甲真菌病有关。Majocchi 肉芽肿可因不恰当地外用糖皮质激素治疗浅表皮肤癣菌感染而发生，外用糖皮质激素使真菌病原体容易向毛囊播散。

股癣表现为位于腹股沟境界清楚的红色斑片或薄的斑块，有时包括会阴、肛周和阴囊。股癣常由红色毛癣菌引起，偶尔也可由须癣毛癣菌或絮状表皮癣菌引起。

手足癣是皮肤癣菌感染中最常见的，常由红色毛癣菌、絮状表皮癣菌或须癣毛癣菌引起。足癣临床上可表现为指间浸渍，掌跖鳞屑或水疱大疱性皮损。红色毛癣菌是亲人性的，引起足跖部位非炎症性脱屑。须癣毛癣菌引起的感染更易引起炎症性水疱大疱型足癣。

甲癣特指皮肤癣菌引起的甲感染，而甲真菌病则是任何真菌引起的甲感染，包括皮肤癣菌、念珠菌或非皮肤癣菌[9]。高于 90% 的趾甲真菌感染及 50% 的指甲感染由皮肤癣菌引起，但也可由酵母菌（尤其是白念珠菌）和非皮肤癣菌引起[10]。非皮肤癣菌性甲真菌病的诊断标准：①感染的甲下碎屑中出现菌丝；②皮肤癣菌培养总是阴性；③非皮肤癣菌培养阳性[11]。

甲真菌病的 4 种临床类型包括远端侧位甲下型（DLSO）、白色表浅型（SWO）、近端甲下型（PSO）和甲念珠菌感染。通常情况下，甲增厚、甲剥离是甲真菌病常见的临床表现。DLSO 是最常见的类型，包括那些合并 HIV 感染的患者，由皮肤癣菌引起，尤其是红色毛癣菌[12]。SWO 主要由须癣毛癣菌引起，在 HIV 感染的患者中更常见。PSO 常由红色毛癣菌引起，在一般人群中很少见，却是 HIV 感染的线索。AIDS 患者中 PSO 常由须癣毛癣菌引起[13]。甲念珠菌感染表现为甲沟炎、甲增厚和甲剥离。引起甲真菌病的非皮肤癣菌包括念珠菌、小柱孢属（亨德逊属）和曲霉（最常见的是黑曲霉）。甲培养出现的真菌可以认为是污染，但在免疫抑制状态的人群出现以下真菌则例外，如枝孢霉、链格孢、镰刀菌、支顶孢霉和帚霉[14]。如果甲培养出皮肤癣菌的同时还培养出非皮肤癣菌，这时非皮肤癣菌的临床意义尚存争议。

组织病理　在头癣与须癣中，毛囊感染往往起源于毛周表皮角质层的定植（图 23-1）。菌丝向下延伸至毛囊，侵入毛发，首先穿透毛小皮进入毛小皮下的毛皮质层，即毛发表面的下层，然后到毛皮质深层，向上延伸到整个角质区。可在毛干内找到引起发内癣感染的圆形和类箱形的节孢子（断发毛癣菌、紫色毛癣菌），或者在穿透毛干表面形成围绕毛干的发外菌鞘。尽管菌丝在两种感染类型中都能侵入毛干，但在发内感染中拔下的头发中菌丝可能并不明显，因为表浅的菌丝迅速分解为节孢子并破坏毛干的角蛋白。当被拔除时，受损的毛干在相对表浅的部位被拔断，所以只看到节孢子。真皮层表现为毛囊周围单一核细胞不同程度的浸润，很少有真菌。如果有毛囊破坏，真皮层可能出现多核巨细胞和中性粒细胞。在脓癣中，亲动物性真菌会引起显著的组织炎症反应，形成毛囊性脓疱，毛囊间中性粒细胞浸润，毛囊周围致密慢性炎症浸润。

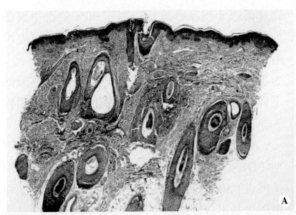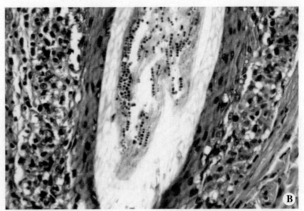

图 23-1　头癣

A.HE 染色显示在大部分毛囊中的节孢子和菌丝成分，毛囊周围有淋巴组织细胞浸润；B.HE 染色显示发内感染的节孢子

无毛皮肤的癣包括面癣、体癣、股癣和手足癣，真菌仅出现在表皮的角质层，不侵及毛发及毛囊。两个例外是红色毛癣菌和疣状毛癣菌，这两者都可侵犯毛发和毛囊，从而引起毛囊周围炎。

角质层的真菌数量变化大，有时候数量少到 PAS 染色或用 GMS 染色都难以找到。少数情况下真菌数量多，可以看到弱嗜碱性、折光性结构，甚至在 HE 染色中都可发现（图 23-2）。在 HE 染色下查找真菌时要调低显微镜集光器，这样可以增强真菌的折射。小孢子菌或毛癣菌感染只能见到菌丝，而絮状表皮癣菌感染可见到孢子链。如果真菌出现在角质层，则通常位于两层角化细胞中间，形成"三明治"，位于上方的为正角化细胞，位于下方的则有部分是角化不全细胞。这种"三明治"征提示要进行真菌染色确认。角质层出现中性粒细胞是另一个有价值的诊断线索[15]。找不到明确的真菌，无毛皮肤真菌感染的组织学表现不足以诊断。根据皮肤对真菌的反应不同，组织学可表现为急性、亚急性和慢性海绵水肿性皮炎（参见第 9 章）。

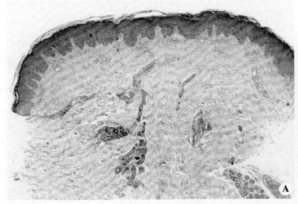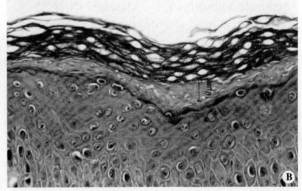

图 23-2　体癣

A.HE 染色显示浅层血管周围显著的淋巴样细胞浸润伴表层中度皮银屑病样增生及致密角化过度；B. 在角化不全的角质层内折射的菌丝横截面清晰可见（HE 染色）

由红色毛癣菌引起的结节性毛囊周围炎（Majocchi 肉芽肿），通过 PAS 或 GMS 染色能在毛囊中见到大量菌丝和孢子，还可出现不同程度的化脓性和肉芽肿性炎症浸润。毛发及毛囊中的孢子直径约为 2μm，但真皮内的孢子直径可达 6μm，尤其是多核巨细胞内的孢子[16]。

PAS 染色能在疣状毛癣菌引起的聚合性毛囊炎的毛发和毛囊中见到菌丝与孢子[10]，而毛囊周围的真皮层内没有真菌。根据炎症反应的严重度和阶段，不管是急性期还是慢性期炎症反应，真皮的炎症浸润都主要分布于毛囊周围。在成熟皮损中，炎症浸润包括浆细胞、微脓肿及小的异物巨细胞团块[8]。

甲板活检是甲癣诊断潜在的手段。尽管加

入氢氧化钾的显微镜检查或甲碎片培养常能明确甲癣的诊断，不恰当地取样可导致假阴性结果，往往是因为没有取到包含真菌的甲床甲下碎屑。剪取甲或通过局麻下环钻或手术刀进行甲活检，PAS-D染色常可发现真菌[17]。到目前为止，红色毛癣菌是最常见的致病真菌，偶尔也可见到须癣毛癣菌。

甲真菌病的甲板活检中通常能见到三种组织学模式[18]。浅表感染的菌丝体常存在于甲板的外层，在PAS和GMS染色中最直观。常规行甲板PAS染色是简单、快速和敏感的真菌检查方法[19]。第二种组织学模式是侵入甲板下方的PAS-D阳性的细长均一的菌丝，常出现在临床表现为甲分离者（图23-3）。第三种常见的组织学模式见于念珠菌感染，菌丝在甲板下方；这部分将在后面的部分讨论。甲床或甲襞上皮活检可表现为银屑病样增生、海绵水肿及角化过度，找到真菌成分对于明确诊断至关重要。

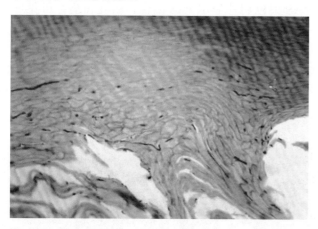

图23-3 甲癣：角化不全的甲板里可见细长均一的菌丝（PAS-D染色）

聚合酶链反应（PCR）扩增甲板活检的DNA技术已用于甲真菌病的诊断，但不作为常规使用手段[20]。PCR非常敏感，但普遍存在的污染真菌可能会造成假阳性结果，这意味着真菌培养或组织学证实有真的菌丝或酵母仍是必要的。

发病机制 个体对于甲真菌病的易感因素存在争论。外伤能促进真菌入侵甲。流行病学数据提示遗传易感性起了作用，发病率随年龄增加，但其他因素如湿度、局部外伤及居住/沐浴地点都不同程度地影响本病的发病[21]。

黄癣主要是许兰毛癣菌的菌丝和少量孢子，真菌在毛发周围的表皮角质层及毛发内。黄癣痂包括致密的角蛋白、角化不全细胞、渗出液和炎症细胞，同时混杂分段的菌丝和孢子，真菌在黄癣痂中央保存完好而在外部则出现变性和颗粒状[22]。在活动区域，真皮出现包括多核巨细胞及大量浆细胞在内的显著炎症浸润伴毛囊变性。在陈旧性病变区域，则出现纤维化并缺少毛囊皮脂腺结构。

治疗原则 根据受累范围，尤其是皮肤受累深度及全身受累的体表面积来决定皮肤癣菌感染的治疗。局部治疗是局部浅表感染［通常是鳞屑性斑疹和（或）斑片］的一线手段。除了SWO型或局限性甲受累，甲真菌病常需要系统治疗。口服治疗通常是组织学表现为Majocchi肉芽肿者的一线疗法。根据患者的合并症、正在使用的其他药物及患者同意系统治疗风险的意愿，采取个体化治疗。

糠秕马拉色菌引起的疾病

马拉色菌是一种亲脂性酵母菌，能引起两种皮肤病：花斑糠疹和马拉色菌（糠秕孢子菌）毛囊炎[23]。经常使用的术语花斑癣是不确切的，因为马拉色菌并非皮肤癣菌。

临床概要 在花斑糠疹中可见多个圆形至椭圆形的粉红色至浅褐色斑片伴白色细小鳞屑，主要见于躯干和上肢。轻轻刮擦斑片可出现鳞屑，可用于检查孢子和短菌丝。马拉色菌（糠秕孢子菌）毛囊炎是位于健康宿主躯干和上肢2～4mm大小瘙痒性痤疮样毛囊性丘疹及脓疱[24]。皮损氢氧化钾检查仅见酵母。

除了这两种疾病外，脂溢性皮炎、特应性皮炎、新生儿头部脓疱病和Gougerot与Carteaud融合性网状乳头瘤病的皮损中也发现了马拉色菌[25,26]。例如，已经报道抗真菌治疗对脂溢性皮炎有效，和糠秕马拉色菌大量定植有关。然而，这些观察结果及其解释尚存争议，还不能完全确定糠秕马拉色菌在脂溢性皮炎发病机制中起作用[27,28]。

组织病理 与其他无毛皮肤上的真菌感染相反，花斑糠疹（癣）皮损的角质层含有大量菌丝，HE染色下呈弱嗜碱性的结构。马拉色菌（糠秕孢子菌）同时出现菌丝和孢子（图23-4），在光学显微镜下的表现常似意大利面和肉丸。花斑糠疹的炎症通常很轻，尽管偶尔可能会有轻度角化过度[29]、轻度海绵水肿或浅层血管周围少量淋巴细胞浸润。

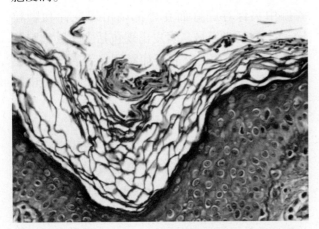

图 23-4　花斑糠疹（癣）：轻度角化过度的角质层含有大量菌丝和孢子（HE 染色）

发病机制　糠秕马拉色菌、糠秕孢子菌及卵圆形糠秕孢子菌这些名字常被互换使用，因为它们在培养时完全相同[30]。在体内，糠秕马拉色菌变成双相型，形成大量真性分隔菌丝和孢子，这时变得有致病性[23]。

花斑糠疹临床上特征性的色素变化有多种理论解释，但还没有一种被证实是非常有说服力的。色素减退可能是由病原菌过滤了紫外线，阻止黑素颗粒向角质形成细胞转移或马拉色菌产生的壬二酸或脂氧合酶抑制了黑素的合成所致[31]。有人认为色素沉着由炎症、角化过度或皮肤上有更多病原菌所引起。

治疗原则　花斑糠疹是一种角质层的感染，因此局部治疗就能很好控制。然而全身体表广泛受累往往首选口服治疗。不管使用何种治疗，要告知患者该病的高复发风险。定期用抗真菌香波洗浴是减少复发常用的一种手段。

马拉色菌（糠秕孢子菌）毛囊炎

受累毛囊皮脂腺表现为角化过度伴随因角质物堵塞漏斗部引起的膨胀。毛囊漏斗内及其周围均有炎症细胞浸润。在一些病例中，毛囊上皮随着漏斗周围脓肿的形成而被破坏[32]（图 23-5）。PAS 染色切片显示 PAS 阳性，耐淀粉酶，可见球形至椭圆形的单出芽酵母，直径为 $2 \sim 4\mu m$。真菌主要存在于漏斗内部及扩大的毛囊口，但偶见于毛囊周围的真皮中。

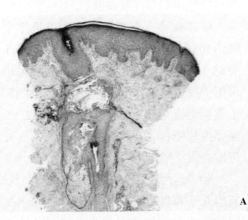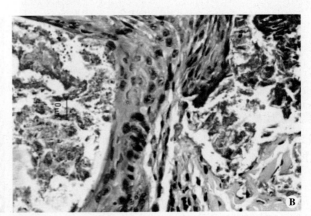

图 23-5　马拉色菌（糠秕孢子菌）毛囊炎
A. 堵塞和破裂的毛囊含有大量圆形酵母结构（HE 染色）。B.HE 染色显示在毛囊及其周围真皮中可见圆形及出芽酵母

组织发生　目前认为马拉色菌引起毛囊口角化过度，继而阻碍了皮脂的正常流出并引起毛囊性、痤疮样皮损。

治疗原则　马拉色菌毛囊炎往往需要口服唑类抗真菌药物治疗。此感染累及至真皮深度，意味着局部治疗收效甚微。

念珠菌病

白念珠菌是一种双相真菌，在皮肤上以酵母和菌丝两种方式生长。它与人体是共生体。

感染谱可分为四组：急性皮肤黏膜念珠菌病、慢性皮肤黏膜念珠菌病（CMC）、播散性念珠菌病及念珠菌性甲病。

急性皮肤黏膜念珠菌病

临床概要　急性皮肤与黏膜念珠菌病是一种良性、自限性念珠菌病，由环境改变引起，局部如热、潮湿，全身治疗如应用抗生素或糖皮质激素。急性皮肤黏膜念珠菌病的临床变异型包括芽生菌性指间糜烂、念珠菌性阴道炎、甲沟炎、念珠菌性间擦疹和鹅口疮。间擦疹表现为剥蚀性红色斑片及细小斑块，周围常有红斑和丘疹，即所谓的卫星皮损。黏膜的念珠菌感染常为淡红色斑片或白色斑块，刮除后下方可以看到光亮的红斑。

念珠菌感染与特定的宿主和环境因素相关。念珠菌是实体器官移植患者中最常见的病原体，念珠菌病往往出现在移植后 6 个月内。年龄（婴儿期、老年）、抗生素使用、恶性肿瘤、化疗、内分泌疾病（糖尿病、Cushing 综合征），以及免疫性疾病包括 HIV/AIDS，都是念珠菌感染的危险因素[33,34]。临床上对 AIDS 有效的治疗能使念珠菌病的发病率降低。

先天性皮肤念珠菌病由阴道念珠菌病上行至宫内感染所致。出生时或数天后出现广泛散在的斑疹、丘疱疹及脓疱。新生儿念珠菌病则表现为出生后 1 周的口腔念珠菌病或尿布皮炎，是经产道获得的[35]。

组织病理　皮肤和黏膜念珠菌感染表现相似。如果初发皮损是一个水疱或脓疱，往往在角质层下，如同脓疱疮（图 23-6A，B）。在一些病例中，脓疱中出现海绵水肿，类似于脓疱型银屑病的 Kogoj 海绵水肿性脓疱（参见第 7 章）。

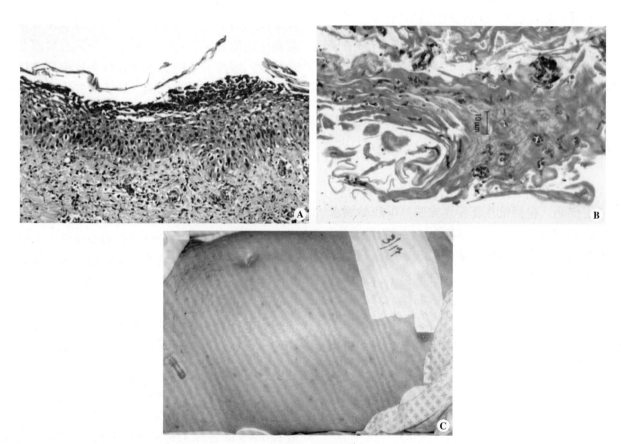

图 23-6　念珠菌病
A.HE 染色示角质层下脓疱伴真皮混合性炎症浸润；B.GMS 染色示角化过度的角质层内的假菌丝和卵圆形酵母；C. 一位白血病患者的播散性念珠菌病的红色至紫红色丘疹结节

角质层中常常仅有少量真菌，主要是假菌丝和卵圆形孢子，后者中的一部分处于出芽阶段。这些有分隔的假菌丝表现为 90° 角的分枝，直径为 2～4μm。假菌丝往往分隔缩窄，且每个分枝处都有分隔[36]。卵圆形孢子大小为 3～6μm 不等（表 23-3）。

表 23-3	浅部皮肤真菌病的组织学表现及相关真菌	
疾病	组织学表现	真菌大小及形态学
皮肤癣菌病	轻微改变到海绵水肿性银屑病样脓疱，或毛囊炎伴真皮炎症浸润	角质层内 1～2μm 折光的、透明有分隔的菌丝，偶尔为孢子链
花斑糠疹（癣）	轻度角化过度	2～8μm 圆形孢子，2～3μm 厚，有时为弯曲的短菌丝
马拉色菌（糠秕孢子菌）毛囊炎	毛囊堵塞，有时破裂，毛囊周围有混合性炎症浸润	毛囊内 2～8μm 圆形孢子，偶见于毛囊周围组织。常无菌丝
念珠菌病	海绵水肿或角层下脓疱性皮炎伴真皮混合炎症浸润，可出现浸渍	3～6μm 圆形至椭圆形的孢子，有时出芽。2～4μm 厚的假菌丝

发病机制　电子显微镜下，大多数菌丝和孢子位于角质层细胞内，这些细胞多数角化不全[37]。

治疗原则　急性皮肤黏膜念珠菌病的治疗包括局部外用制霉菌素，外用或口服唑类抗真菌药。应注意减少引起患者复发的诱发因素。复发的患者可从维持治疗和预防用药中获益。

慢性皮肤黏膜念珠菌病

临床概要　慢性皮肤黏膜念珠菌病（CMC）是一组疾病，包括慢性复发性皮肤、甲和黏膜念珠菌感染。CMC 可通过常染色体显性或隐性遗传，也可由内分泌疾病或免疫缺陷引起。根据定义，CMC 不出现系统受累[38]。CMC 的单个皮损在临床和组织学上均类似于急性皮肤黏膜念珠菌病，必须从临床病程方面进行鉴别[38]。但有一种情况例外，就是儿童期发病的 CMC，这种罕见的临床变异型称为念珠菌性肉芽肿。念珠菌性肉芽肿临床表现为面部及头皮大量角化性鳞屑性斑块，偶尔发生在其他部位[39]。

目前，最常见的 CMC 类型见于 AIDS 患者，常有口腔及肛周的复发性念珠菌病。出现口腔念珠菌病可能是免疫抑制的一种早期表现，早于其他症状[40]，如果持续存在可能提示有食管念珠菌病[41]。此外，念珠菌常出现在口腔毛状黏膜白斑的皮损表面，这是一种由 EB 病毒引起的病毒性黏膜白斑病，可能合并有人乳头瘤病毒（参见第 25 章）。

组织病理　组织学表现和急性皮肤黏膜念珠菌病完全一样，除了念珠菌性肉芽肿。念珠菌性肉芽肿表现为显著的表皮乳头瘤样增生、角化过度及真皮致密的淋巴细胞、中性粒细胞、浆细胞和多核巨细胞浸润。炎症可延及皮下。白念珠菌一般仅存在于角质层[39]。然而在一些病例中，真菌也可存在于毛发、表皮和真皮。

治疗原则　CMC 患者的各种免疫缺陷常导致机体缺少对念珠菌的细胞免疫功能。因此，在直接消灭感染的治疗（三唑类抗真菌药如氟康唑）后必须要系统维持治疗。

播散性念珠菌病

临床概要　念珠菌是美国第四大引起医院获得性血液感染的病原体，但皮肤受累仅出现在 13% 的病例中[42]。播散性念珠菌病主要累及宿主防御机制受损的患者，尤其是那些患有血液恶性肿瘤者。超过一半的念珠菌性败血症由白念珠菌引起，其次是光滑念珠菌，后者的发生率随年龄增长而增加[42,43]。播散性念珠菌病的皮损为红色、紫红色的丘疹结节，中央消退，直径为 0.5～1.0cm（图 23-6C）。免疫不全者出现发热、皮疹及弥漫性肌肉压痛三联征可推测为播散性念珠菌病。然而，临床诊断可能会延迟，因为患者常表现为非特异性症状且目前念珠菌血症的诊断依靠的血培养需要数天。此外，用念珠菌培养确定菌种时需要考虑到一个问题，即在许多实验室中形成芽管及厚壁孢子的酵母菌一般均指白念珠菌[44]。因此，皮肤活检可能是播散性念珠菌病早期诊断的关键。因为弥漫性肌肉压痛是由酵母浸润肌肉组织引起的，压痛处肌肉活检也可能有助于明确播散性念珠菌病的诊断[45]。

组织病理　组织学检查见一簇或多簇菌丝和孢子，主要集中在真皮，常在受损血管处，一般在 PAS 染色或 GMS 染色中可见。部分直径在 3～6μm 的孢子有出芽。菌丝和孢子的簇集可出现在白细胞碎裂性血管炎区域[46]、微脓肿内[44]或轻微炎症区域。簇状分布的念珠菌很小，要发现它们必须对活检标本进行连续切片。表皮常不受累。

治疗原则　念珠菌血症，尤其是粒细胞缺乏

的患者，是一种威胁生命的感染，有多器官功能衰竭甚至死亡的风险。属于急症，需要立刻进行系统性抗真菌及支持治疗。某些念珠菌对标准的一线系统抗真菌药物耐药，可能需要其他替代药物；由感染病专家会诊建议决定选用合适治疗方法及治疗时间。

念珠菌性甲真菌病

临床概要 念珠菌性甲真菌病是一种以甲板与甲床分离为特征的甲感染。甲沟炎及近端甲缺失在甲念珠菌感染中常见。

组织病理 念珠菌常造成甲剥离但组织病理上缺少甲板受累，以此与皮肤癣菌病相鉴别[18]。沿着甲板下方可能见到酵母菌。念珠菌可模仿银屑病样改变和皮肤癣菌引起的甲真菌病的炎症反应。念珠菌属为卵圆形酵母，直径为 $3 \sim 6\mu m$。和皮肤癣菌光滑、细长和规则的菌丝相比，这些假菌丝可能显得粗大，呈球形，口径不规则。

治疗原则 念珠菌性甲真菌病治疗困难，治疗依赖于准确诊断。一般情况下，非皮肤癣菌性甲真菌病的诊断需要两个不同时间点的甲培养有相同的非皮肤癣菌生长，培养无皮肤癣菌生长，且经氢氧化钾或 PAS-D 染色后，受累甲板真菌光学显微镜检查见到真菌。在决定使用口服唑类抗真菌药治疗前需明确诊断，特别重要的是污染酵母及真菌在甲培养中并不少见，且系统抗真菌药有潜在严重的副作用及甲感染复发。如果甲增厚，化学或人工削薄也可作为药物治疗以外的另一种替代治疗或辅助治疗。

曲霉病

曲霉菌属普遍存在于环境中。尽管曲霉很少引起人类致病，但人类持续暴露于含曲霉的环境中，常引起曲霉定植。

临床概要 严重的侵袭性曲霉病往往累及肺，常仅见于免疫功能不全的宿主，尤其是中性粒细胞减少、血液系统恶性肿瘤或长期糖皮质激素或抗生素治疗者[47,47a]。在一些国家的血液系统恶性肿瘤的粒细胞缺乏患者中，曲霉感染已经超过了念珠菌感染，成为最常见的真菌感染。烟曲霉是曲霉定植和侵袭性曲霉病的最常见原因，其次是黄曲霉和黑曲霉[48]。皮肤曲霉病可以是原发感染，也可以是播散性曲霉病的继发感染（表 23-4）。皮肤原发曲霉病的皮损常出现在静脉输注部位：不是在实际进针部位[49]就是在输液器板或胶带固定部位[50]。可出现一个或多个斑疹、丘疹、斑块或出血性大疱，可快速进展成为表面附有大量黑色焦痂的坏死性溃疡（图 23-7A）。在免疫功能不全的患者中，如果不用两性霉素 B、伊曲康唑或新型抗真菌药如卡泊芬净治疗，感染随即播散且往往致命[47]。此外，曲霉菌可定植于烧伤或外科手术伤口，随后侵入有活力的组织。AIDS 患者可发生原发皮肤感染，但播散往往不常见，除非存在一个或更多的上述危险因素[51]。AIDS 相关的病例中有报道，临床上像传染性软疣一样的有脐凹的丘疹及表现为皮肤癣菌样的毛囊受累[50]。继发性皮肤曲霉病常与侵袭性肺病相关，表现为多发散在的皮损，是栓塞性血源性传播的结果，预后差[47,52]。播散性曲霉病常表现为角状紫癜，中央暗色坏死；由于血源性播散，皮疹常在远侧。

表 23-4　深部及继发性皮肤真菌病的组织及真菌病理表现

疾病	组织表现	真菌大小及形态学
曲霉病	原发感染：肉芽肿性浸润。免疫功能受损的宿主（原发及继发感染）：侵袭血管，缺血性坏死及出血	$2 \sim 4\mu m$ 有分隔菌丝，两分支成45°角
接合菌病（毛霉病、藻菌病）	受侵血管伴有血栓形成及梗死、坏死，多有不等的中等量中性粒细胞浸润	$7 \sim 30\mu m$，菌丝分支所成角不规则且分支，细胞壁薄且厚度不均，常塌陷或扭曲
皮下暗色丝孢霉病（暗色丝孢霉囊肿）	深部的聚集性化脓性肉芽肿性病灶，周围绕以纤维包膜	疏松排列，分隔，偶有分支的着色菌丝，直径为 $2 \sim 25\mu m$
链格孢霉病	假癌性上皮增生伴表皮内微脓肿及真皮化脓性肉芽肿性炎症	$5 \sim 7\mu m$ 分隔菌丝伴多变的分支及褐色色素沉着；$3 \sim 10\mu m$ 圆形至椭圆形孢子，常伴双轮廓
北美芽生菌病	上皮假癌性增生伴表皮内微脓肿，真皮伴巨细胞的化脓性肉芽肿性炎症浸润	$8 \sim 15\mu m$ 厚壁孢子，单个宽基芽

续表

疾病	组织表现	真菌大小及形态学
巴西副球孢子菌病	同北美芽生菌病	6～20μm 孢子，窄颈，单个或多个芽。"驾驶盘样"结构直径达 60μm
瘢痕疙瘩性芽生菌病	表皮萎缩伴真皮巨噬细胞及巨细胞浸润。未着色的病原体使真皮呈筛网状外观	9～10μm 柠檬形孢子，单芽，常成串
着色芽生菌病	同北美芽生菌病	6～12μm 厚壁，深棕色孢子，常成簇。部分细胞有横隔
球孢子菌病	原发接种：真皮层粒细胞、淋巴细胞，偶有组织巨细胞混合浸润。系统性：类似于北美芽生菌病，但肉芽肿更像结核样	10～80μm 厚壁孢子伴有颗粒状细胞质。大的孢子含有内生孢子
隐球菌病	"凝胶状反应"伴大量孢子；"肉芽肿样反应"伴少量孢子	"凝胶状反应"中有厚荚膜的 4～12μm 孢子；"肉芽肿性反应"中有 2～4μm 孢子
组织胞浆菌病荚膜变种	溃疡性皮损为化脓性肉芽肿性炎症，口腔皮损中有中性粒细胞及嗜酸粒细胞。组织细胞内有数量不等的病原体	在大的组织细胞胞质中有 2～4μm 圆形、窄颈芽生孢子，有清楚的晕轮（假荚膜）
杜波变种（非洲）	真皮肉芽肿性炎症浸润伴灶性化脓	在巨噬细胞内或游离组织中有 5～8μm 卵圆形孢子
孢子丝菌病	皮肤损害：表皮增生伴表皮内脓肿，真皮化脓性肉芽肿性炎症浸润，偶尔可见星状小体；皮下结节：中央为中性粒细胞，周围为上皮样巨噬细胞和圆形细胞带	4～6μm 圆形至卵圆形孢子
足菌肿	肉芽组织、纤维化和窦道中出现脓肿	由 4～5μm 厚的分隔菌丝组成的 0.5～2.0mm 的硫黄颗粒
鼻孢子菌病	上皮乳头瘤样增生，深度内陷的假性角囊肿，以及"瑞士干酪样"真皮	7～12μm 孢子，孢子囊达 300μm

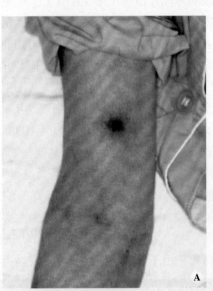

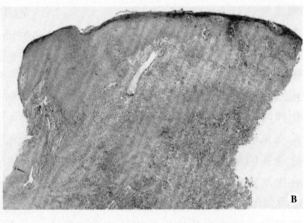

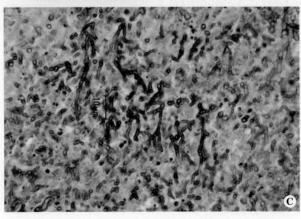

图 23-7　曲霉病

A. 一位伴皮肤曲霉病的白血病患者的坏死性溃疡性斑块；B.HE 染色可见真皮中央坏死伴分支菌丝；C.HE 染色见坏死组织中锐角分支的分隔菌丝

组织病理 不像大部分深部皮肤真菌感染，表皮假上皮瘤样增生不是皮肤曲霉病的特征。在较严重的原发性及继发性播散型中，真皮中可见大量的曲霉菌丝（图23-7B、C）。菌丝可见于 HE 染色切片，但可能需要 PAS 染色或六胺银染色。菌丝直径为 2～4μm[47]，常排列成辐射状，分隔，呈锐角分支，缺少孢子。菌丝可侵入血管[47]，围绕缺血坏死区域伴有不同程度的混合炎症。

在既往健康的皮肤原发性或皮下曲霉病患者中，菌丝数量相对少，伴有肉芽肿反应。

治疗原则 继发性皮肤曲霉病是医疗急症，需要系统抗真菌治疗，必须清创及支持治疗。原发性皮肤曲霉病要求系统抗真菌治疗，常需要清除坏死组织。

接合菌病（毛霉病、藻菌病）

接合菌病是普遍存在的两种真菌引起的感染：毛霉目和虫霉目。术语毛霉病是指由根霉或毛霉引起的感染，它们是毛霉目中有重要医学意义的两个属[53]。

临床概要 接合菌感染具有侵袭性，且发生在糖尿病酮症患者，但也可见于如烧伤、医源性免疫抑制、慢性肾衰竭、血液系统恶性肿瘤及 AIDS 等其他疾病[54,47a]。伏立康唑在血液系统恶性肿瘤患者中的广泛使用可能与这一人群接合菌感染增加有关。虫霉则可引起健康宿主的慢性皮肤及皮下感染。

皮肤接合菌病是直接由真菌植入或血行播散引起的。其有三种主要形式：鼻脑接合菌病、原发皮肤接合菌病和慢性皮下接合菌病。

鼻脑接合菌病是一种暴发的鼻旁窦感染，能快速向皮肤、鼻、眼眶及脑扩散[53]。临床表现包括鼻部分泌物、肿胀、皮肤黏膜溃疡及焦痂形成。

原发皮肤接合菌病可能出现在烧伤后，重大外伤或免疫抑制患者较小的创伤后或糖尿病患者[53]，也有报道是在使用了受感染的胶带后发生[55,56]。个别皮损早期可表现为脓疱或水疱，随后很快溃烂形成焦痂。根据宿主的情况，溃疡不是自愈就是出现致命的系统播散。这些真菌可急性快速进展，免疫功能不全者常为致命性感染。皮肤损害也可能由系统接合菌病患者血栓形成或梗死所致。皮损开始可表现为红斑或结节，并形成水疱及溃疡[57]。坏死组织不断进展，周围环绕紫红斑，形成"牛眼"样皮损[57a]。

慢性皮下接合菌病则出现在热带或亚热带的健康人中。皮损最常出现在面部且慢慢增大，无痛，伴真皮肿胀[53]。

组织病理 接合菌病的组织学变化主要在真皮。接合菌病的特征是大量长而无分隔的丝带状菌丝入侵血管形成血栓及梗死[53,57]（图 23-8A）。也可在周围组织中发现分支成 90° 角的菌丝[58]。菌丝是薄壁的，因此它们可扭曲或塌陷，在横切面或斜切面上呈环形及卵圆形[53]（图 23-8B）。因为真菌非常大，直径可达 30μm，所以常规染色切片中也非常容易找到，但在 PAS 染色或 GMS 染色切片中更直观。

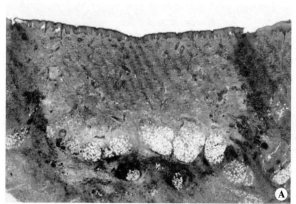
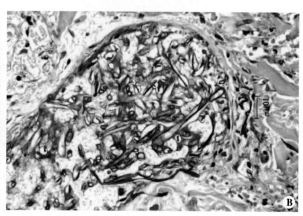

图 23-8 接合菌病（毛霉病）

A. HE 染色显示真皮、表皮及皮下脂肪梗死伴淋巴细胞、组织细胞及中性粒细胞浸润，以及血管内可见宽的无分隔菌丝；B. HE 染色显示不规则分支、扭曲及塌陷的菌丝

治疗原则　接合菌病的治疗需要手术清创，系统抗真菌治疗，常需大剂量两性霉素 B，有时需系统抗真菌药物联合应用，同时最大限度地减少易感因素。

皮下暗色丝孢霉病

暗色丝孢霉病是一种由暗色丝状真菌引起的皮下或系统感染[59]。该名称是一种疾病进程的组织病理定义，本病可由多种不同的病原体引起，可有不同的临床表现。暗色丝孢霉病的病原体是双极霉属、瓶霉属、链格孢属及外瓶霉属[60,61]。暗色丝孢霉病过去被称为着色霉菌病（chromic mycosis），但与着色真菌病（chromomycosis）不同，后者以着色孢子、不形成菌丝为特征。值得一提的是，出于完整性考虑，足菌肿是一个描述由临床慢性皮下真菌感染（包括暗色真菌）的名词，该病最终导致邻近软组织及其他解剖结构破坏[62]。

临床概要　暗色丝孢霉病常感染那些没有明显免疫抑制的人群。然而，免疫抑制可增加少见暗色丝孢霉感染的风险，如浸染链格孢，同时可增加疾病播散风险[47a,63,64]。

皮下暗色丝孢霉病常表现为成年男性肢端的单发脓肿或结节。有时可由创伤或刺伤引起。暗色丝孢霉病的其他主要临床类型包括鼻旁窦及中枢神经系统感染。

组织病理　皮下暗色丝孢霉病的皮损初期常为小的星状灶性化脓性肉芽肿性炎症。炎症区域逐渐增大，常形成单个大脓腔，伴肉芽肿反应及周围纤维包膜，即所谓的暗色丝孢霉结节[65]（图 23-9A）。在腔内或边缘可找到病原体，常在组织细胞内（图 23-9B）。菌丝常有不规则分支，分隔周围收缩，类似假菌丝或酵母，但很少形成真酵母。如果存在菌丝体，则比足菌肿中见到的密集菌丝排列更疏松。色素常不明显，可通过 Fontana-Masson 染色增强[60]。仔细寻找可能会发现色素颗粒。

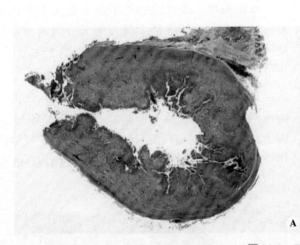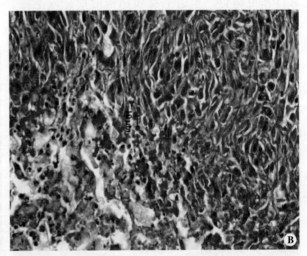

图 23-9　暗色丝孢霉病

A.HE 染色示一个假性囊肿，中央为大空腔，囊壁纤维化；B.HE 染色示空腔边缘有着色菌丝

发病机制　皮下囊肿型暗色丝孢霉病常由高氏瓶霉（*Phialophora gougerotii*）引起［以前称高氏孢子丝菌（*Sporotrichum gougerotii*）］[66]。少数情况下由皮炎外瓶霉（*Fonsecaea*，*Wangiella*）引起[67]。黑素直接参与暗色丝孢霉的致病。巨噬细胞能利用黑素清除自由基从而杀死真菌，且巨噬细胞也能利用黑素结合水解酶以溶解真菌细胞膜。在小鼠模型中发现缺乏色素的真菌菌株毒力下降[68,69]。非暗色菌株对吞噬溶酶体杀真菌作用的抵抗力下降[70]。这些因素也有助于解释暗色丝孢霉在免疫力正常患者中的毒力。

鉴别诊断　暗色丝孢霉病的病原体可与曲霉相鉴别，因为后者有直径相对一致的菌丝及规则的叉状分枝[71]。而且，播散性曲霉病可见侵血管性、缺血性坏死，且炎症较轻。

治疗原则　手术清创对于消除大部分暗色丝

孢霉病是必要的。除此之外，还要用一种唑类系统抗真菌药物治疗，如泊沙康唑，在危及生命的患者中需要用两性霉素 B。

皮肤链格孢霉病

因为链格孢属的菌丝是着色的，链格孢霉病也被认为是一种暗色丝孢霉病。

临床概要 链格孢属常定植于人类皮肤[72]，但通常对人类不致病。皮肤链格孢霉病可出现在外伤后[73]；定植于之前的损伤部位[74]；或血行播散罕见，最常来源于病原体吸入引起的肺部感染。皮肤链格孢霉病的患者常为身体虚弱、免疫功能不全或正在接受免疫抑制治疗者[47a,71,75]。尽管 HIV 感染普遍增多，但本病很少出现在 AIDS 患者中。在形态学上，皮肤链格孢霉病的皮损多种多样，没有特异性，包括结痂性溃疡、疣状或肉芽肿性的多腔口损害[74]和皮下结节[73]。

组织病理 在血源性播散及创伤所致的患者中，真菌主要存在于真皮深层及皮下组织，而原有创伤部位发生的病例，真菌主要存在于表皮[74]。真皮表现为化脓性肉芽肿反应伴表皮不同程度的假上皮瘤样增生及溃疡形成。病原体可以是宽的分支的褐色分隔菌丝，5～7μm 厚[62]（图 23-10），也可以是大的圆形至椭圆形的，常呈双曲线的 3～10μm 的孢子[74]。孢子可游离在组织中[72]，也可存在于巨噬细胞和巨细胞中[76]。表皮的角质层和棘层可形成含有菌丝的微脓肿[72]。菌丝及孢子在 PAS 或六胺银染色中着色深。

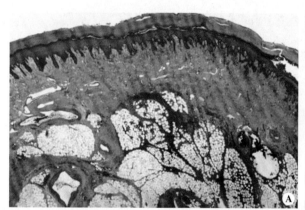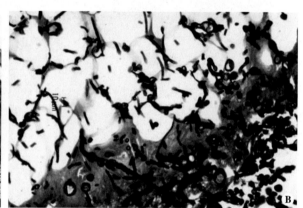

图 23-10 链格孢霉病
A. HE 染色示真皮深部及皮下组织的混合炎症浸润；B. GMS 染色示宽的分支菌丝

治疗原则 治疗通常包括手术清创及使用唑类药物治疗，如伊曲康唑。

北美芽生菌病

临床概要 北美芽生菌病由皮炎芽生菌引起，表现为三种形式：原发性皮肤接种芽生菌病、肺芽生菌病和系统性芽生菌病[77]。

原发性皮肤接种芽生菌病非常罕见，几乎仅会在实验室或尸检房内出现感染。该型始于手或手腕的受伤处，为质硬的溃疡性下疳样单发损害。感染手臂可出现淋巴管炎和淋巴结炎。沿着淋巴管可出现小结节。发生自发愈合需要数周或数月[78]。

肺芽生菌病是最常见感染形式，可无症状或轻度至中度的急性肺部症状，如发热、胸痛、咳嗽和咯血。肺部损害不是消退就是进展为慢性肺芽生菌病伴有空腔形成。少见的情况下，急性肺芽生菌病伴有皮肤结节性红斑[79]。偶尔，皮损是肺部感染后唯一的临床表现。以皮损为表现的良性系统疾病的现象还见于球孢子菌病、隐球菌病、组织胞浆菌病和孢子丝菌病。仅有皮损的良性系统性芽生菌病的损害往往在面部，呈疣状[80]。

肺部是系统芽生菌病的主要感染部位。肉芽肿性、化脓性损害可出现在很多不同的器官，除了肺最常见于皮肤，其次是骨、男性生殖系统、口鼻黏膜和中枢神经系统。未经治疗的系统芽生菌病死亡率超过 80%[81]。对于无并发症的病例，抗真菌治疗能将死亡率降至 10%，但免疫抑制患者系统芽生菌病有侵袭性，即使在治疗的情况下仍有 30% 的死亡率 [82,83]。

系统芽生菌病的皮肤损害很常见，约 70% 的患者有皮肤损害。皮损可单发或多发。皮损表现有两种，较多见的为疣状损害，另一种为溃疡性损害。疣状损害表现为中央自愈形成瘢痕，进展慢，大量的脓疱或小的结痂性脓肿围绕在疣状边缘。溃疡性损害开始为脓疱，很快发展为溃疡，基底粗糙。此外，也可出现皮下脓肿；脓肿常由

骨损害发展而来。口鼻黏膜的损害可表现为溃疡或疏松组织的大量堆积。有时黏膜损害与皮肤损害连续 [81]。系统芽生菌病少见的早期皮肤表现为暴发性脓疱疹，可泛发 [84] 或以肢端为主 [85]（图 23-11A）。

组织病理　芽生菌病的早期损害为真皮层多形核白细胞炎性浸润伴大量病原体。数周后，偶见巨细胞。此后，以伴假上皮瘤样增生的疣状组织模式为特征性表现（图 23-11B）。区域淋巴结内出现含大量巨细胞的肉芽肿性反应，肉芽肿内是病原体主要的聚焦部位。

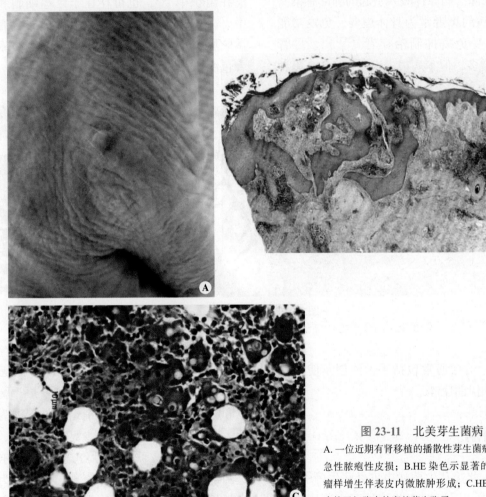

图 23-11　北美芽生菌病
A. 一位近期有肾移植的播散性芽生菌病患者的急性脓疱性皮损；B.HE 染色示显著的假上皮瘤样增生伴表皮内微脓肿形成；C.HE 染色示多核巨细胞内的宽基芽生孢子

在疣状皮损的活动性边缘取材活检能最好地提供病理诊断。该部位向表皮下增生，数量达到假癌性增生。常可见表皮内脓肿。

偶尔多核巨细胞可完全被增殖的表皮包绕。真皮弥漫性多形性浸润。常有大量中性粒细胞，形成小脓肿。真皮中可见散在多核巨细胞，它们

常单独存在，不在成群的上皮样细胞中。偶尔可形成结核样结节，但缺乏干酪样坏死。在溃疡性损害中，真皮改变和疣状损害一样，但表皮缺失。

仔细寻找可在组织切片中发现皮炎芽生菌孢子，往往在中性粒细胞聚集处或在巨细胞内（图 23-11C）。巨细胞内有一个到几个孢子，即

使在 HE 染色切片中也能很容易被发现。不染色的情况下，孢子像从巨细胞胞质中打出来的圆形小洞。在高倍镜下，这些孢子有厚壁，因此它们有双轮廓，直径为 8～15μm（平均 10μm）。孢子偶尔表现为单个宽基芽。像大多数真菌感染一样，PAS 染色或六胺银染色的切片较常规染色切片更易看到病原体。

发病机制 皮炎芽生菌病的诊断依赖于找到病原学证据，因为没有可靠的血清学检测且临床查体无特异性。细针穿刺或用 95% 的乙醇固定伤口渗液，用巴帕尼科拉乌涂片和 HE 染色可快速寻找诊断性宽基芽生孢子[86,87]。在组织切片用直接免疫荧光法[88]或免疫过氧化物酶法[89]显示皮炎芽生菌孢子同样具有重要意义。兔抗血清的制备需要纯化真菌培养，与异硫氰酸荧光素或辣根过氧化物酶共轭。抗血清可用于新鲜的或福尔马林固定的及石蜡固定的组织切片。先用 HE 染色不影响进程。

相应的抗血清对证实申克孢子丝菌、新生隐球菌[89]、白念珠菌、热带念珠菌、克柔念珠菌、曲霉菌及组织胞浆菌的孢子也有价值[90]。

鉴别诊断 系统芽生菌病的疣状损害必须与其他深部真菌感染、疣状皮肤结核、卤素皮疹和鳞状细胞癌相鉴别。黏蛋白卡红染色能染出新生隐球菌的荚膜，使之与皮炎芽生菌相鉴别，荚膜组织胞浆菌的窄颈芽生模式可与皮炎芽生菌没有特殊着色的宽基芽生模式相鉴别。疣状皮肤结核组织中没有孢子，中性粒细胞数量较少，常存在干酪样坏死区域。卤素皮疹可能较难与找不到明显病原体的深部真菌感染相鉴别，但表皮内脓肿的存在，真皮混合型炎症浸润及多核巨细胞通常足以排除鳞状细胞癌。角化棘皮瘤形态学上与芽生菌病有共同特征，包括疣状结构及表皮内脓肿。角化棘皮瘤高度角化，角质细胞胞质透明，皮损与邻近非受累表皮间有明显的过度。

治疗原则 必须评估系统受累的范围包括肺部。治疗基于受累范围，包括系统抗真菌治疗。

巴西副球孢子菌病

巴西副球孢子菌病几乎都发生在南美洲和中美洲，因此也称南美芽生菌病，是一种由巴西副球孢子菌引起的慢性肉芽肿性疾病。

临床概要 巴西副球孢子菌几乎总是通过吸入感染肺部而侵入人体，肺部亚临床感染只能通过副球孢子菌皮试阳性来明确[91]。典型的患者为成年男性，呈惰性慢性病程。最初的临床表现常为口咽及齿龈部位的损害。口腔的损害初为丘疹结节，然后转变为溃疡。随后，在口、鼻、喉、咽部形成广泛的肉芽肿性溃疡性损害。颈部淋巴结广泛肿大，伴部分淋巴结化脓。口腔损害可延及邻近的皮肤，在口周及鼻周形成类似的肉芽肿性溃疡性损害[91]。

通过淋巴及血行播散，该病可随后累及淋巴结、皮下组织、内脏和下消化道。广泛播散的病例肺部均受累，与慢性肺结核的表现非常类似[92]。肾上腺功能不全并不少见，在除组织胞浆菌病外的其他系统真菌病中少见，是由肾上腺腺体受破坏所致[93]。在疾病播散阶段出现血行播散引起的皮肤广泛散发损害较罕见。皮损可以是丘疹、脓疱、结节、乳头瘤状或溃疡[94]。

儿童的疾病发展及播散较快，称为亚急性进行性幼年型[95]。本病似乎对 HIV 感染早期的影响很小，而在严重免疫抑制的 HIV 患者中则病情凶险[96]。

组织病理 皮肤或黏膜检查示肉芽肿性炎症浸润，表现为上皮样细胞及巨细胞伴急性炎症浸润和脓肿形成[97]。孢子可出现在巨细胞内或游离，尤其是在脓肿中。孢子在 PAS 染色或六胺银染色中显示最清楚，可出现显著的假上皮瘤样增生（图 23-12A）。

组织中的大量孢子都仅是单个的，常为窄基芽生或无芽[94]。多芽的孢子罕见，外周的芽分布在整个球形真菌细胞的表面（图 23-12B）。由于外周芽的突出，这些真菌细胞横切面看起来像航海的轮盘。无芽或单芽孢子直径为 6～20μm，多芽孢子可达 60μm。

鉴别诊断 如果仅见到单芽孢子，皮炎芽生菌和新生隐球菌可能较难与副球孢子菌相鉴别。北美芽生菌病可通过折光性的厚壁宽基芽生孢子与本病相鉴别。新生隐球菌的荚膜能被黏蛋白卡红染色，因此能明确鉴别。

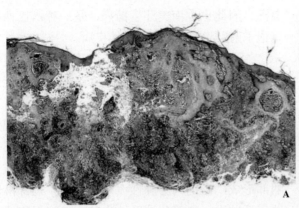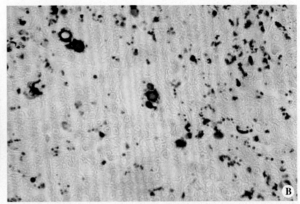

图 23-12 巴西副球孢子菌病

A. HE 染色示显著的假上皮瘤样增生、微脓肿形成和真皮混合性炎症浸润；B. GMS 染色示大小不一的酵母，部分多芽

治疗原则 巴西副球孢子菌病是唯一一种地域性感染，可用磺胺类药物治疗。治疗需持续至临床和真菌学治愈，也可以选择两性霉素 B 和唑类抗真菌药物治疗。患者常有营养不良和（或）贫血，预先纠正这些因素是首要的。

瘢痕疙瘩性芽生菌病

临床概要 瘢痕疙瘩性芽生菌病是一种极其惰性的真菌感染，特征性的表现为耳、面部或肢端无症状的光滑结节性损害，类似瘢痕疙瘩。损害可融合成斑块，但一般局限于某一区域。尽管损害持续，但一般仅限于皮肤，除非偶尔出现区域淋巴结受累[98]。感染可能源于轻微的局部外伤，散发于南美热带及巴拿马[99]。致病真菌确定为罗布芽生菌（*Loboa loboi*）。

组织病理 真皮示巨噬细胞和大量巨细胞的广泛浸润，与通常萎缩的表皮隔以浸润带。可见散在淋巴细胞和浆细胞，常无中性粒细胞。这些细胞内及细胞外可见大量真菌孢子，真菌在 HE 染色下不着色。由于不着色区域较多，切片呈筛网状外观（图 23-13）。

在 PAS 染色或六胺银染色下，真菌孢子平均直径为 10μm。孢子有厚的荚膜，厚约 1μm，有一个尖端，故呈现特殊的柠檬样外观。孢子偶尔会有单芽[99]，且常通过小管状链接形成单链[100]。

发病机制 巨噬细胞含有大量 PAS 阳性的颗粒状物，由真菌荚膜碎片组成，表明宿主巨噬细胞无法消化荚膜中的糖蛋白[101]。

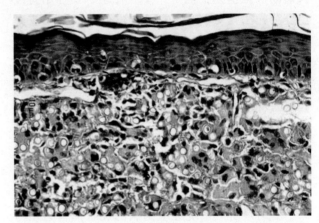

图 23-13 瘢痕疙瘩性芽生菌病：含孢子的多核巨细胞在真皮层呈弥漫浸润，位于平整的表皮下方（HE 染色）

治疗原则 手术清创是必需的治疗。药物治疗作用有限，尽管唑类药物如伊曲康唑可能作为一种辅助手段，尤其在非局限性病例中。

着色真菌病

着色真菌病是一种由着色（暗色）真菌引起的缓慢进展的皮肤真菌病，真菌呈圆形，在组织切片中无芽生模式。因缺乏芽生，着色芽生菌病的名称就有些不恰当。在过去，相关的术语着色真菌病也曾用于暗色真菌引起的皮肤感染及皮下和脑部感染，这些感染以菌丝表现为主。后两种感染临床与组织学都有特异性，常被归类在暗色丝孢霉病中[102]。

最常引起着色真菌病的真菌为下列五类相近的种类之一：疣状瓶霉、裴氏着色霉、紧密着色霉、甄氏外瓶霉（*Fonsecaea*，*Wangiella*）、棘状外瓶霉、播水喙枝孢及卡氏支孢霉[103]。这些真菌都是腐生菌，因此可发现生长在亚热带和热带的土壤、腐烂的蔬菜或朽木中。

临床概要 原发损害被认为是创伤后真菌植入皮肤所引起的[104]。皮肤损害一般出现在下肢，为不同程度的瘙痒性丘疹、结节、疣状或斑块状损害[103,104]。部分损害可愈合形成瘢痕，由于真菌沿着浅表淋巴管播散或通过自体接种，新皮损可在邻近部位出现[102]。淋巴管破坏可出现象皮肿。

血行播散可引起皮损泛发[105]，但非常少见，即使在免疫功能不全的患者中，该病不像其他继发于系统真菌感染的皮肤受累那样那么具有侵袭性[106]。

组织病理 皮肤着色真菌病与北美芽生菌病类似，都表现为苔藓样-肉芽肿性炎症模式。着色真菌病表皮呈假上皮瘤样增生，伴真皮大量上皮样组织细胞浸润[107]。浸润的其他成分还包括多核巨细胞；小脓肿和中性粒细胞聚集及不同程度的淋巴细胞、浆细胞和嗜酸粒细胞。可出现类结核结节，但缺乏干酪样坏死。

可在巨细胞内找到真菌，也可游离于组织中，尤其是在脓肿内。真菌为显著的黑褐色厚壁卵圆形或球形孢子，大小在 6 ～ 12μm，类似铜币，可单个存在或成链状或成簇[102]（图 23-14）。由于有褐色色素沉着，不需要特殊染色就能轻易找到这些孢子。真菌的繁殖是通过细胞内壁形成及分隔，而不是通过芽生，且可在一些孢子中看到横壁。在有显著表皮增生的病例中，真菌孢子可出现在微脓肿或巨细胞中，就像北美芽生菌病一样。可观察到真菌孢子经表皮清除的现象，临床表现为可见的黑点[108,109]。

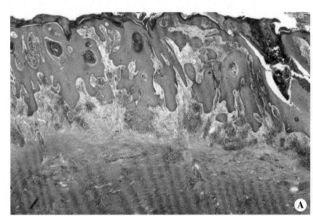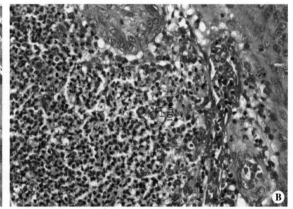

图 23-14 着色真菌病

A. HE 染色示表皮假上皮瘤样增生伴微脓肿形成及混合性炎症浸润；B. 像铜币样的着色孢子（邻近标记处）周围有中性粒细胞浸润（HE 染色）

发病机制 尽管真菌经皮接种是本病感染的方式已经被广泛接受，但事实上临床皮肤表现并不是下疳样症状，而是类似北美芽生菌病的肉芽肿性浸润，这表明着色真菌病的皮肤损害可由隐匿性肺部病灶通过血行播散发生。尽管有个别血行播散的报道及对一位着色芽生菌病患者胸部 X 线检查的多个钙化灶的观察支持这个观点[110]，但目前尚缺乏令人信服的证据。为了证明皮肤接种能引起皮肤着色真菌病，在两位患者发现着色真菌成分在嵌入的碎片上且伴有异物反应[111]，一位患者在树枝外伤后发生了由裴氏着色霉菌引起的典型的皮肤着色真菌病，树枝也有相同的真菌[112]。

治疗原则 大多数着色真菌病病例都是慢性、惰性感染，即使延长治疗消灭真菌可能也比较困难。尽管没有一个标准的治疗策略或普遍有效的方法，但可使用包括手术清创、物理疗法（如冷冻）和系统抗真菌治疗的多重治疗手段。

球孢子菌病

球孢子菌病也称为山谷热，是由双相真菌粗球孢子菌引起的。

临床概要 像芽生菌病一样，球孢子菌病有三种类型：原发皮肤接种球孢子菌病、肺球孢子菌病和系统性球孢子菌病。这种土栖真菌呈地方流行，在美国西南部，尤其是 San Joaquin 和

Sacramento 峡谷，亚利桑那南部及墨西哥[113]。大多数球孢子菌病感染源于雾化的分节孢子吸入。大约 60% 的感染者无症状，在有症状的患者中，90%～99% 的患者只有轻度流感样症状[113]。

原发皮肤接种球孢子菌病非常罕见。在仅有的几个病例中，就像原发皮肤接种芽生菌病一样，在实验室或尸检房被感染[114,115]；但不像原发皮肤接种芽生菌病，本病也可在由受污染的刺或碎片引起的外伤中自然发生[116,117]。1～3 周，接种部位会形成质软的溃疡性结节，可增大成肉芽肿性、溃疡性斑块。就像偶然接种了皮炎芽生菌的病例一样，随后会出现区域淋巴管炎和淋巴结炎。愈合往往需要数月，但在一位报道的病例中发生了脑膜炎，需要长期行鞘内两性霉素 B 治疗[117]。

肺球孢子菌病是最常见的感染形式；流行病学皮肤试验研究表明，美国西南部 30%～90% 的人群有感染史[118-120]。粗球孢子菌生长在这些干旱或半干旱的土壤中，当翻动土壤时，分节孢子被宿主吸入。大部分有免疫活性的被感染者都是无症状的，尽管约 40% 将发生短暂的急性呼吸系统感染的症状。发生结节性红斑并不常见，且大部分患者恢复后无严重后遗症[121]。然而在 2%～8% 的病例中，肺部损害进展为慢性疾病，在愈合前形成空腔。

系统性球孢子菌病继发于原发肺部感染，发生于 1/10 000 的免疫正常的白种人。然而，与白种人相比，墨西哥人发病率高 5 倍，黑种人高 25 倍，菲律宾人则高 175 倍，可能获得系统感染，如果不治疗将有约 50% 的死亡率[113]。这种差异的研究集中于人类白细胞抗原（HLA）基因，它产生了负责 T 细胞抗原呈递的分子，是清除真菌的重要的免疫系统组成。一些研究表明，HLA-A9 和 HLA -B5 及 ABO 血型的 B 型和播散性球孢子菌病相关，都更易出现在黑种人和菲律宾人中。HIV 感染者也更易出现疾病播散的风险及致命的后果，尤其是那些 AIDS 患者[122,123]。播散性球孢子菌病有时可作为 AIDS 的首发表现[122]。免疫抑制治疗可激活潜在肺部球孢子菌感染。医源性免疫抑制后出现的感染播散常为暴发性且致命的。因此，所有在上述多发地域旅行或居住过的患者在免疫抑制治疗开始前都要进行球孢子菌皮肤试验及 X 线检查[124]。在系统性球孢子菌病中，许多器官，尤其是脑膜、肺、骨骼及淋巴结都可累及[125]。球孢子菌性败血症常出现在严重的急性系统球孢子菌病中，往往伴有较高的死亡率[122,125]。

球孢子菌皮肤试验是指皮内注射 0.1ml 的 1：10 稀释的球孢子菌素，对早期感染具有诊断价值。原发肺部感染数周内，试验结果就从阴性变成阳性，甚至在血液学检测阳性之前。有多形红斑或结节性红斑的患者对球孢子菌素异常敏感，甚至推荐在这些患者中使用更高的稀释倍数[126]。这个试验阳性时有帮助，而在那些无反应性疾病或播散性疾病患者中，皮肤试验则持续阴性[115]。

15%～20% 的系统性球孢子菌病患者有皮肤损害，包括疣状丘疹、结节、斑块或皮下脓肿，皮下脓肿可破溃形成窦道。一个或几个皮肤结节或斑块偶尔可作为系统性球孢子菌病的唯一临床表现，预示相对良好的预后[124]。一种少见的表现为红斑基础上突发的泛发性小脓疱[125]，如同北美芽生菌病中所述。

组织病理 在原发皮肤接种球孢子菌病中，真皮层密集炎症细胞浸润，包括中性粒细胞、嗜酸性粒细胞、淋巴细胞及浆细胞，偶尔可见巨细胞。可见小脓肿[114]。出现孢子，有些病例中还有菌丝。区域淋巴结出现发展充分的肉芽肿反应，包括上皮样细胞和巨细胞。可在巨细胞内外发现孢子。

系统性球孢子菌病中的疣状结节和皮肤斑块在组织学上类似于北美芽生菌病的损害（图 23-15A）。然而，它们较少有形成脓肿的趋势，可能出现干酪样坏死。致病菌以孢子的形式出现，游离在组织中及在多核巨细胞内，常大量出现。

皮下脓肿显示中央坏死，周围肉芽肿性浸润呈结核样，由淋巴细胞、浆细胞、上皮样细胞及一些巨细胞组成。巨细胞内外可见大量孢子。在个别病例中可以看到脓疱，内有孢子[127]。

结节样皮损出现在原发肺球孢子菌病，组织病理表现与特发性结节性红斑一样[127]。

粗球孢子菌的孢子大小为 10～80μm（图 23-15B），平均大小约为 40μm。因此，球孢子的真菌比芽生菌、隐球菌或瓶霉菌都要大很多。粗球孢子菌的孢子是圆形厚壁的，含有颗粒状胞质。它们通过形成内生孢子进行繁殖，这些内生孢子可见于大孢子内。孢子壁破裂后，这些内生孢子释放到组织中。内生孢子直径可达 10μm。

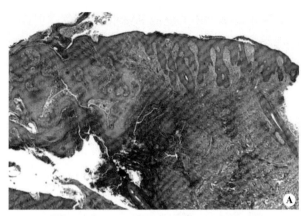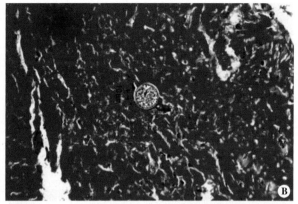

图 23-15　球孢子菌病

A. 低倍镜下的模式类似于北美芽生菌病，伴有表皮假上皮瘤样增生及混合炎症浸润（HE 染色）；B. 在坏死组织内可见一大的圆形厚壁孢子，胞质呈颗粒状（HE 染色）

　　治疗原则　治疗包括界定感染的范围及有加重感染倾向的宿主因素。急性肺部感染的患者如果没有出现并发症的风险可仅需定期评估疾病以保证消退。相反，泛发疾病和（或）免疫抑制治疗或伴有其他易感因素的患者需要系统抗真菌治疗（一般为唑类）、手术清创或两者联合。

隐球菌病

　　隐球菌病是一种由新生隐球菌引起的感染，全球普遍存在。

　　临床概要　在鸟类粪便，主要是鸽子和鸡，以及被这些污染的土壤中发现新型隐球菌。此酵母菌通过气雾传播，呼吸道短暂定植及人类皮肤传播也不少见[128]。原发皮肤（接种）隐球菌病非常罕见[129,130]。病原菌常通过呼吸道进入人体，可有症状或无症状感染，不管有无感染症状，都可能通过血行播散[131]。尽管临床上该疾病可出现在一些貌似正常的个体，但更常发生于免疫功能不全者，尤其是 AIDS 患者（图 23-16A）[132]，但也发生于服用糖皮质激素者[133,134]及血液系统恶性肿瘤患者[135,136]和结节病患者[136-138]。

　　脑膜炎是系统感染最常见的临床表现。起病症状隐匿。患者诉有轻微头痛，直到疾病晚期才有轻度发热。缺少其他脑膜刺激征包括颈项强直等[131]。此外，可伴有骨质破坏及肾脏和前列腺受累。皮肤损害发现于 10% ～ 15% 的系统性隐球菌病患者中[139]。在罕见情况下，也可出现口腔黏膜损害[135]。如未充分治疗，系统性隐球菌

病的死亡率在 70% ～ 80%；未治疗的脑膜隐球菌病几乎都是致命性的。隐球菌血症是预后极差的征兆[131,140]。

　　在一些系统性隐球菌病中可不出现中枢神经系统受累，且皮肤、淋巴结、骨或眼只有一个或几个系统出现损害。也有病例仅出现皮肤损害，这样的病例可能为良性病程，最后皮损可治愈，甚至无须治疗[141,142]。然而，皮损可能是系统性隐球菌病的表现，可出现在疾病广泛播散后，结局致命[131,140]。

　　皮肤损害多种多样，包括丘疹、脓疱、疱疹样水疱、结节、浸润性斑块、皮下肿胀或脓肿，或溃疡[139]。在 AIDS 患者中，皮肤损害类似于传染性软疣（脐凹丘疹）、卡波西肉瘤或痤疮[143-145]（图 23-16A）。局限于皮肤的感染一般仅出现一个或可能出现两个皮损，但广泛系统感染常出现多发皮损[133,139]。

　　隐球菌性蜂窝织炎是一种变异型，偶尔可局限于皮肤。这种类型一般突然起病，播散迅速。常伴有多部位受累。该类型一般仅见于显著免疫抑制者，尤其是肾移植患者[146]。

　　组织病理　在皮肤或其他部位可出现两种组织反应类型的新生隐球菌感染：凝胶状或肉芽肿性。两种类型可出现在同一皮损中[131,134]。凝胶状损害表现为大量病原体聚集，但仅有极轻微的组织反应（图 23-16B）。相反，肉芽肿性损害则组织反应显著，包括组织细胞、巨细胞、淋巴细胞和成纤维细胞。还可看到坏死区域，且病原体数量明显少于凝胶状损害，主要见于巨细胞和组织

细胞内，偶尔游离在组织中[147]。

新生隐球菌是一种圆形至卵圆形孢子，在凝胶反应中直径为 4～12μm，但在肉芽肿性反应中仅有 2～4μm（图 23-16C）[147]。孢子用 PAS 染色或六胺银染色呈深棕色，Fontana-Masson 染色呈黑色，漂白黑素后完全消失[148]。和皮炎芽生菌一样，隐球菌也通过芽生繁殖。在凝胶状反应模式中，真菌周围绕以厚的荚膜，且浸润的炎症细胞很少。

荚膜不能被 HE 染色或 PAS 染色着色，但由于酸性黏多糖的存在，故能被亚甲蓝染成紫色，阿新蓝染成蓝色[149]，黏蛋白卡红染成红色。当阿新蓝染色与 PAS 染色结合使用时，酵母细胞呈红色而周围的荚膜呈蓝色。然而，当酵母细胞不形成荚膜，则会产生强烈的肉芽肿性炎症反应，包括组织细胞、巨细胞、淋巴细胞及诱导产生成纤维细胞[148]。

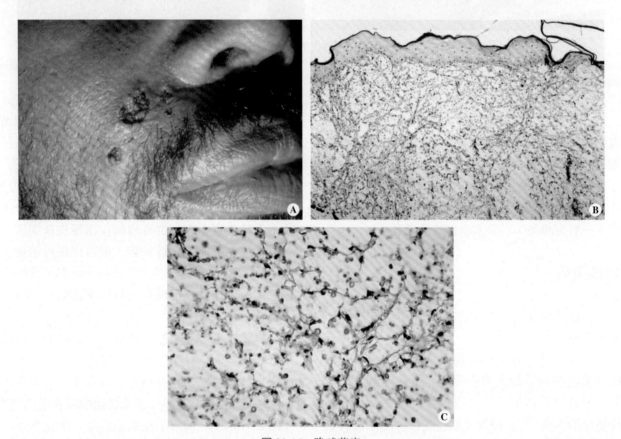

图 23-16　隐球菌病

A. 一位 HIV 阳性男性隐球菌病患者的溃疡性丘疹和斑块；B.HE 染色示孢子被厚的荚膜包绕伴轻微炎症反应；C. 常规染色切片中可见孢子，但看不到荚膜（HE 染色）

隐球菌性蜂窝织炎表现为非特异性急慢性炎症，PAS 染色及黏蛋白卡红染色能显示隐球菌[146]。

发病机制　新生隐球菌吸入人体时是一种相对小且无荚膜的菌体，直径约为 3μm。在人类宿主有利的营养条件下，菌体变大至 12μm，同时形成宽大的荚膜。有荚膜的新生隐球菌缺乏组织反应，此也正好阐释了厚的荚膜能够阻止菌体与宿主接触，因此抑制了菌体的吞噬作用[147]。不能形成荚膜的隐球菌可能是由于其中一条代谢途径有缺陷[148]。

在电子显微镜下，新生隐球菌的黏液荚膜由放射状排列的纤维组成，纤维丝相互交织，呈串

珠状[150]。

自从仅有单个或几个皮肤损害的隐球菌病例被报道以来，一些作者假设存在一种由皮肤接种引起的单纯皮肤型隐球菌病[151]。然而，单纯皮肤损害并没有下疳样表现伴区域淋巴结肿大，不支持原发皮肤接种型的理论[133]。因此，单纯皮肤隐球菌病应该视为播散所致[152]。培养应该包括脑脊液、痰液、前列腺液及尿液以排除疾病播散[153]。需要注意的是，已经有多个报道称在使用凝集试剂盒时出现隐球菌和非相关真菌之间的交叉反应[154,155]。用二次试验确认阳性荚膜抗原试验

有助于控制假阳性。

鉴别诊断 在肉芽肿性反应中，新生隐球菌可以没有荚膜，小到平均直径只有 3μm，大量存在于巨噬细胞和巨细胞内。从组织学上不容易和皮炎芽生菌（也通过芽生繁殖）、荚膜组织胞浆菌及其他真菌相鉴别。然而，只有新生隐球菌 Fontana-Masson 染色呈黑色[148]。

治疗原则 隐球菌感染的治疗具有挑战性，最近开发的新药少，研究有限。然而，如果患者的基础疾病如恶性肿瘤或 HIV 感染能得到控制，调整免疫状态加上抗真菌治疗，大部分患者的感染可以被控制。

组织胞浆菌病

组织胞浆菌病遍及全球，但最大的流行区域为美国中东部，尤其是俄亥俄州和密西西比河谷下游。

临床概要 在流行区域 85%～90% 的人群中组织胞浆菌素皮肤试验阳性。估计目前有 4000 万人发生荚膜组织胞浆菌原发感染，美国每年有 20 万新发病例[156,157]。

像芽生菌病和球孢子菌病，组织胞浆菌病有三种类型：原发皮肤接种型组织胞浆菌病、吸入引起的原发性肺组织胞浆菌病和播散性组织胞浆菌病。

原发皮肤接种型组织胞浆菌病非常罕见，良性且病程自限。这种类型通常发生在实验室感染，典型表现为下疳样，接种部位伴有结节或溃疡及相关淋巴管炎及淋巴结炎[158,159]。

原发性肺组织胞浆菌病为感染的常见类型，往往无症状，尽管很少一部分急性肺组织胞浆菌病患者可伴有类似流感样症状。慢性肺组织胞浆菌病常发生于伴有肺部基础疾病者，最终可形成空洞。约 1/2000 的感染者会发展成此型，典型症状与原发性肺结核相似，如果不治疗后果致命。已有报道英夫利昔单抗治疗后发生肺组织胞浆菌病再发，所以当接受英夫利昔单抗治疗的患者出现发热及肺部症状时应考虑到复发[160]。

在 HIV 出现之前，播散性组织胞浆菌病仅发生在 1/50 000 的感染者中[161]，且常为婴儿、淋巴瘤患者[162]或那些正在接受免疫抑制治疗者[163]。

尽管在 AIDS 人群中没有像球孢子菌病和隐球菌病那样常见[164]，播散性组织胞浆菌病可成为本病高发地区 AIDS 患者的最常见的机会性感染[165,166]。

播散性组织胞浆菌病临床表现多变，取决于感染的程度。重度感染（急性播散型）主要发生于婴儿和免疫抑制患者，且可能致命。常伴有持续高热及网状内皮系统受累，伴有肝脾大；也可见贫血、白细胞减少及血小板减少。中度感染（亚急性播散型）在成人和婴儿中均可发生，若进行适当治疗可存活。发热、肝脾大和骨髓抑制为轻度或中度。肾上腺受累可导致肾上腺功能不全，同样胃肠道溃疡、脑膜炎和心内膜炎也常见。轻度感染（慢性播散型）与多个器官灶性破坏性损害相关，且几乎仅发生于成人。可伴或不伴有发热、肝脾大、骨髓抑制、肾上腺功能不全、脑膜炎或心内膜炎。慢性播散性组织胞浆菌病对治疗的反应一般都是好的[158]。如果没有皮肤或口腔损害，最有效的诊断手段就是骨髓活检，偶尔也可进行肝脏或可触及的淋巴结活检[163]。

皮肤损害仅出现在 6% 的播散性组织胞浆菌病患者中，但很少成为疾病初发的表现[167-169]。皮肤损害表现多样，但没有一种是特征性的。最常见的包括原发溃疡，常伴环状隆起性边缘[168,170]。皮疹还包括丘疹、结节或大的斑块状损害[167,171]。丘疹可有脐凹，类似于传染性软疣的皮损[172]。损害可为紫癜性或结痂性，可形成脓头及溃疡。可因为脂膜炎引起质软红色结节[173]。全身性瘙痒性红皮病是一种罕见的皮肤表现[174,175]。此外，组织胞浆菌病还可出现多种非特异性皮肤表现，包括结节性红斑和多形红斑。

不同于皮肤损害的罕见性，所有播散性组织胞浆菌病中约一半的病例会出现口腔黏膜损害，且常是本病的初发表现[167]。口腔黏膜损害初始常为无痛性丘疹性隆起，常形成溃疡。邻近的皮肤也可受累。黏膜或皮肤损害活检可能成为播散性组织胞浆菌病最快速的特异性诊断方法，从而迅速确立拯救生命的治疗方法。培养可能需要长达 4 周的时间[176]。

组织病理 所有皮肤组织胞浆菌病的诊断特征就是巨噬细胞胞质内出现 2～4μm 的微小孢子，巨细胞内这种孢子数量不等[171,177]。荚膜组织胞浆菌的孢子在 HE、革兰氏和吉姆萨染色的切片中可见（图 23-17）。它们表现为圆形或椭圆形小体，周围有清晰的空隙，这些最初被称为荚膜，故称为荚膜组织胞浆菌。孢子直径为 2 ～ 4μm，不包括周围的空隙。银染色及电子显微镜发现荚膜组织胞浆菌没有荚膜，空隙内部区域为真菌细胞壁，空隙本身充满了颗粒状物，使得真菌细胞壁和巨噬细胞胞质分开[177]。在电子显微镜下，可以看到每一个组织胞浆菌的孢子，包括它的晕轮，都位于有三层膜衬里的吞噬体内[177]。

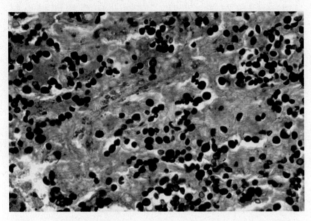

图 23-17　组织胞浆菌病：细胞外和巨细胞内可见荚膜组织胞浆菌杜波变种的大孢子（GMS 染色）

急性播散性组织胞浆菌病的损害常包括寄生了大量组织胞浆菌的组织细胞，周围的组织反应相对较轻。在慢性疾病的皮肤损害往往由更好区分的伴有较少病原体的巨噬细胞组成[167]，也可形成化脓性肉芽肿模式，尤其在溃疡性损害中。中央可出现坏死，也可出现巨细胞。尽管发育成熟的结节是肺组织胞浆菌病的特征，但在皮肤中不常见。口腔损害，尤其是当形成溃疡时，可表现为伴有中性粒细胞和嗜酸性粒细胞的混合炎症浸润。

发病机制　荚膜组织胞浆菌是一种双相真菌，可在低于 35℃ 的培养基中生长，也可以作为丝状真菌变成大孢子（8 ～ 16μm）和小孢子（2 ～ 5μm）存在于自然界的土壤里。吸入时，后者萌芽并变成直径为 2 ～ 5μm 的小芽生酵母。在 37℃ 培养时，真菌也能以酵母样形式生长[178]。

鉴别诊断　组织胞浆菌病的组织学表现以慢性炎症浸润中出现含真菌的巨噬细胞为特征，非常类似于鼻硬结病、腹股沟肉芽肿和皮肤利什曼病的组织学表现。荚膜组织胞浆菌是唯一一种寄

生于巨噬细胞的病原菌，能被包括 PAS 染色及六胺银染色在内的常规真菌染色着色。组织胞浆菌病没有真正的荚膜，因此可区别于新型隐球菌，当后者被 Fontana-Masson 染成黑色时最显著。

治疗原则　某些类型的组织胞浆菌病会造成危及生命的后果，而另外一些患者则无症状或呈自限性。因此，抗真菌治疗取决于疾病的程度和患者的免疫状态。推荐部分免疫抑制患者采取组织胞浆菌病的预防措施，尤其是生活在流行区域者。

非洲组织胞浆菌病

除了由荚膜组织胞浆菌引起的经典型组织胞浆菌病外，还有一种由荚膜组织胞浆菌杜波变种引起的组织胞浆菌病称为非洲组织胞浆菌病，因为它几乎只出现在中非。

临床概要　病原菌入侵途径目前尚不清楚。本病往往以一种相对惰性的形式出现，累及皮肤和皮下组织、骨和淋巴结[179,180]。这种真菌相对很少累及多个内脏器官且致命的播散性疾病，因此更类似于经典型播散性组织胞浆菌病[181]。

皮肤损害可能只有一个、几个或多个，包括丘疹、结节及常发生溃疡的斑块[182]。可形成大的皮下肉芽肿，发展成为大的波动性无痛性脓肿[178]。骨的化脓性损害可导致引流的窦道延伸至皮肤[180]。

组织病理　皮肤损害表现为密集的、混合性细胞浸润，包括数目众多的巨细胞和散在的组织细胞、淋巴细胞和浆细胞，也可以出现中性粒细胞形成的小脓肿灶性聚集[182]。大量直径为 8 ～ 15μm 的酵母细胞主要在巨细胞内，也可出现在组织细胞内和细胞外[180]。

发病机制　尽管非洲组织胞浆菌病的临床特征及菌体大小和经典型组织胞浆菌病不同，但可以明确的是荚膜组织胞浆菌和杜波组织胞浆菌都是同一个菌种的变种，37℃ 长时间体外培养，荚膜组织胞浆菌的小酵母细胞可长到和杜波组织胞浆菌的一样大[180]。

治疗原则　药物治疗即抗真菌药物治疗。已有关于 HIV 感染者的报道，包括一些伴有播散性感染者。治疗仅对少数患者有效。

孢子丝菌病

孢子丝菌素皮肤试验调查发现，某些地区人群中有高达 10% 的人呈阳性反应，这提示很多申克孢子丝菌感染症状轻微或无症状，临床上无法确立诊断[183,184]。

临床概要 孢子丝菌病常以两种原发皮肤类型之一出现：皮肤固定型或皮肤淋巴型。两种均由局部轻微外伤直接接种而致。尽管两种形式的感染都很少通过自体接种至皮肤其他部位或通过血行播散[185-187]，而系统性孢子丝菌病则更常继发于肺部感染。系统性孢子丝菌病少见，主要出现在淋巴瘤或正在接受长期系统糖皮质激素的患者。申克孢子丝菌不是 HIV 感染者常见的机会性致病菌，但已在一些 AIDS 患者中发现了播散性孢子丝菌病[188]。

皮肤淋巴型孢子丝菌病开始为一个无痛性丘疹，逐渐形成溃疡，常出现在手指或手部。随后，沿着淋巴管引流区域出现了一条无症状的链状排列的结节（孢子丝菌病样播散）。这些淋巴结可发生化脓性改变，然后变成溃疡。

皮肤固定型表现为单发斑块，偶尔为簇集性皮损，最常出现在手臂或面部。可出现浅表性痂皮或疣状表面[189-191]。没有淋巴蔓延的趋势。

系统性孢子丝菌病可以是单个病灶或多个病灶且常继发于肺部感染。单发系统性孢子丝菌病可累及肺、单个或对称关节、泌尿生殖道，罕见情况下发生在脑部[192]。慢性肺部孢子丝菌病类似于肺结核[193]。多灶性系统性孢子丝菌病几乎总是表现为广泛散在的皮肤损害，开始为结节或皮下脓肿且形成溃疡。此外，常可见肺部[187]或四肢多关节受累。申克孢子丝菌容易感染机体相对偏冷的位置，如皮肤、肺及四肢关节，这是由于该病原体在 37℃ 以下生长最佳。

组织病理 孢子丝菌病的早期原发皮肤损害表现为非特异性炎症浸润，由中性粒细胞、淋巴细胞、浆细胞和组织细胞组成[194]。随着时间的延长，疣状损害表现为表皮增生和表皮内及真皮淋巴浆细胞浸润伴小脓肿、嗜酸性粒细胞、巨细胞和小肉芽肿（常和星状体相关）[190,194]。接着，通过融合形成三带浸润的特征性排列：中央由中性粒细胞组成的"化脓性"带；围绕中央区的是一个上皮样细胞和多核组织细胞组成的"结核样"带；以及外围的一个有淋巴细胞和浆细胞组成的"圆形细胞"带。

皮肤淋巴型孢子丝菌病的淋巴结和多发系统性孢子丝菌病的皮肤结节最初表现为散在的肉芽肿性炎症浸润，主要在真皮深层和皮下脂肪中[190,195]。这些肉芽肿扩大融合成不规则的化脓性肉芽肿，最终形成一个大脓肿，周围绕以组织细胞和淋巴细胞带，如同原发损害中所述[190]。

在很多病例中，在组织切片中找不到申克孢子丝菌病原体，尤其是在皮肤淋巴型和皮肤固定型中。事实应该如此，尤其是在美国[196]和欧洲[195]报道的孢子丝菌病病例。在这些地区，阴性结果是普遍的，即使采用糖原颗粒淀粉酶消化后再进行 PAS 染色切片，阴性结果也很普遍。六胺银染色也不能提高结果的阳性率[195]。即使结果阳性，也是要通过阅读大量切片才能找到一个或几个病原体。用抗申克孢子丝菌的一抗进行免疫组化染色能将发现病原体的百分比提高到 83%，这比传统的组织化学方法高两倍[197]。此外，还存在非常显著的地域差异，因为在一系列来自日本的皮肤孢子丝菌病报道中，98% 的病例在 PAS 染色的组织切片中发现了孢子[198]。申克孢子丝菌的孢子直径为 4～6μm，呈圆形至椭圆形，周围染色较中央更深[195]（图 23-18）。单芽或偶尔出现多芽。在少数的病例中还可见到达 8μm 长的雪茄样小体[186,194]。仅在少数病例中可见到丛状分支、无分隔菌丝[196,198]。

孢子丝菌病、其他各种感染及结节病中可见星状体。星状体在 HE 染色的切片中可见，且在孢子丝菌病中可见由中央直径为 10μm 的孢子绕以外围的呈放射状延伸的嗜酸性均质物。Splendore[199]首次报道了在孢子丝菌病的病原体周围出现放射状嗜酸性物质的现象，在血吸虫病中这一现象由 Hoeppli[200]报道。这种现象被称为 Splendore-Hoeppli 现象，认为是抗原－抗体复合物及宿主免疫细胞碎片的沉积导致[201]。孢子丝菌病中最大的星状体直径为 7～25μm，平均为 20μm[190]。美国孢子丝菌病中仅有几例观察到了星状体，且较难显示中央孢子。然而，南非、日本和澳大利亚的孢子丝菌病则常可见星状体，发现率为 39%～65%[202]。

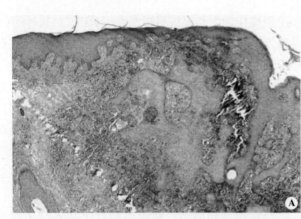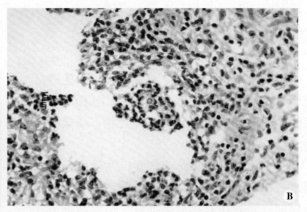

图 23-18　孢子丝菌病

A. HE 染色示表皮假上皮瘤样增生伴微脓肿形成；B. HE 染色示一个圆形孢子，周围较中央染色更深，周围有中性粒细胞浸润

发病机制　申克孢子丝菌遍及全球，尽管有报道称本病是通过昆虫和动物传播的，但往往是通过暴露于有刺或棘的植物发病，如玫瑰[203]。几乎所有孢子丝菌病的病例在沙堡培养基中容易培养出申克孢子丝菌，即使是那些没有在组织中明确发现真菌的病例。孢子丝菌是双相真菌：室温下以菌丝相生长，通过分生孢子梗产生分生孢子，在顶端形成"花束"；在 37℃ 则以酵母相生长[196]。在 39℃ 则不生长，这是局部温热疗法的基础[195,198]。

鉴别诊断　如果在切片中找不到真菌，孢子丝菌病只能是可疑诊断；然而，可通过皮肤孢子丝菌素试验阴性排除可疑病例，该试验除了在播散型外几乎都是阳性的[195]。土拉菌病（tularemia）的皮下脓肿及海分枝杆菌感染与孢子丝菌病的皮肤和皮下结节及脓肿具有同样的组织学表现，必须排除。

治疗原则　孢子丝菌病自愈非常罕见，大部分患者必须采取抗真菌治疗。播散型并不常见，除非是免疫抑制和酗酒的患者。皮肤和皮下感染使用抗真菌治疗，如伊曲康唑很容易控制。然而，累及内脏或骨关节结构的播散型感染的治疗具有挑战性，即使应用了抗真菌治疗，一些患者仍需要接受终生抑制治疗，尤其是免疫抑制状态无法恢复者。

真足菌肿（真菌性足菌肿）

许多真菌和丝状细菌可引起一种惰性局灶性感染，以与引流窦道相关的结节为特征。这些不同病原体可引起相同的临床表现，被共同称为足菌肿[204]。放线菌性足菌肿是指由丝状细菌引起的这种感染，将在第 21 章中进一步讨论。然而，真足菌肿是由一组有厚分隔菌丝的真菌引起的感染，包括波氏假阿利什霉、灰色马杜拉分枝菌和足菌肿马杜拉分枝菌[205]。尽管真足菌肿在热带更常见，偶尔也可见于美国，在那里最常见的致病菌是波氏假阿利什霉[206]。放线菌性足菌肿和真足菌肿之间的鉴别很重要，因为它们的治疗不同。

临床概要　真足菌肿是一种持久、稳定、进行性的局部感染，没有系统蔓延的趋势。和免疫抑制之间没有明显关系。感染开始为皮下结节（一个或数个），常常在足部外伤部位；过去在印度马德拉斯（Madras）这些感染并不少见，因此术语马德拉斯足（Madura foot）就是指足菌肿[205]。结节最终变为脓肿及引流窦道（图 23-19A）。肌肉和肌腱逐渐被破坏，发展成为骨髓炎。肉眼可见的菌体紧密交织成簇形成的"硫黄颗粒"或"谷粒"，通过引流窦道排出。由暗色真菌灰色马杜拉分枝菌和足菌肿马杜拉分枝菌引起的真足菌肿病例中，这些颗粒是黑色的[207,208]，而由波氏假阿利什霉引起的病例则是无色的[209]。

组织病理　浸润性皮肤的组织学检查显示广泛的肉芽组织形成，内含可导致窦道的脓肿。肉芽组织外观无特异性。在疾病早期，脓肿周围的组织由淋巴细胞、浆细胞、组织细胞和成纤维细胞组成。而在疾病晚期，成纤维细胞为主要成分。只发现"硫黄颗粒"就能确立诊断（图 23-19B）。因为硫黄颗粒几乎广泛存在于脓肿或窦道中，应选择含化脓性物质的部位进行活检。

大部分颗粒直径为 0.5 ～ 2.0mm，因此能被肉眼识别[207]。真足菌肿和放线菌性足菌肿的颗粒都能被 PAS 染色和六胺银染色着色（图 23-19C）。真足菌肿的颗粒由 4 ～ 5μm 厚的分隔菌丝组成，而放线菌性足菌肿的颗粒则往往由分支细丝或仅

有 1μm 厚的杆状形态构成[208]。革兰氏染色有助于细菌性和真菌性足菌肿的鉴别；放线菌性足菌肿的丝状物革兰氏染色阳性[210]。将排出的颗粒在载玻片上压碎进行乳酸酚蓝染色也能鉴别放线菌性足菌肿的细丝和真足菌肿的厚菌丝[210]。

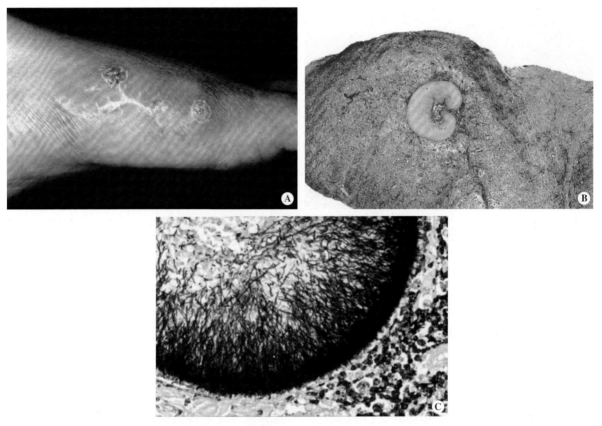

图 23-19 真足菌肿

A.足部真菌性足菌肿的质硬溃疡性斑块；B.HE 染色示肉芽组织化脓区域的"硫黄颗粒"；C.硫黄颗粒由大量波氏假阿利什霉的分隔菌丝组成（GMS 染色）

治疗原则 治疗是困难的，包括手术清创和抗真菌治疗。获得致病菌可以鉴别菌种并可以进行药敏试验。目前还没有关于真足菌肿治疗的随机对照试验，治疗依照感染病专家的建议。

鼻孢子菌病

鼻孢子菌病是由西伯鼻孢子菌引起的一种慢性感染。

临床概要 鼻孢子菌病常累及黏膜表面，最常见的为鼻黏膜，且可累及邻近的皮肤。该病主要见于印度和锡兰，但有一些病例出现在南美，美国也有少量病例[211]。

该病的传播方式尚不清楚。皮损最初常为

一处瘙痒性丘疹，后发展为红色息肉样肿物，可造成鼻及鼻咽部堵塞。小囊肿和假囊肿形成，可排出由黏液、脓液和病原菌组成的混合物，形成微小的白点，损害有特征性的草莓样外观。眼黏膜损害趋于扁平，皮肤损害呈疣状[211]。也有报道称生殖器黏膜受累[212]。病原菌播散是非常罕见的[213]。

组织病理 表皮乳头瘤样增生并突向深部，部分形成假囊肿（图 23-20A）。大量形状不一的球形囊肿，为不同发育时期的孢子囊，使得真皮具有特殊的"瑞士干酪样"外观。周围是致密的淋巴细胞和组织细胞炎症浸润，包括偶见的巨细胞、浆细胞、中性粒细胞和嗜酸性粒细胞。

西伯鼻孢子菌是一种大的内生孢子微生物，

有特征性的形态学表现，常能在 HE 染色切片中被识别（图 23-20B）。孢子囊由约红细胞大小的单个孢子发育而成[214]。孢子发育成小的单核囊，后者扩大并产生角化性、嗜酸性壁。伴随着体积增大，核分裂导致孢子囊内产生多达 16 000 个孢子。这些特别的结构直径为 300μm。囊破裂或通过孔释放囊壁内的孢子致使单个孢子进入周围组织。该菌体各个时期 PAS 染色均阳性，但直径小于 100μm 的菌体 GMS 染色和黏蛋白卡红染色阴性[215]。

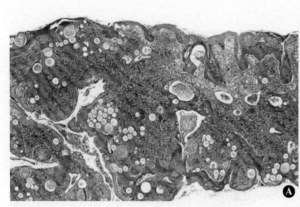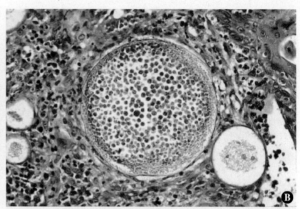

图 23-20　鼻孢子菌病
A. HE 染色示显著的乳头瘤状和鼻黏膜突入深部；B. 孢子囊内含有大量单个孢子（HE 染色）

鉴别诊断　球孢子菌病与本病临床表现不同，且球形的球孢子菌孢子囊更小（直径小于 60μm），所以鉴别球孢子菌病与鼻孢子菌病很简单。

治疗原则　鼻孢子菌病的治疗要选择手术清创。播散型少见。

皮肤无绿藻病

无绿藻是能引起人类皮肤感染的一种藻类。因为无绿藻可在沙堡培养中培养出来，所以无绿藻病在本章讨论。传统上本病在真菌学部分讨论，因为没有关于藻类引起疾病的单独章节。

临床概要　尽管有一例 HIV 感染者皮肤感染的报道[216]，但皮肤无绿藻病常发生在健康人外伤和伤口受水污染后[217]。皮损发展很慢，可以是单个或多个丘疹、斑块或结节，表面光滑、疣状或形成溃疡[217-221]。

组织病理　同临床表现一样，组织学表现也是非特异性的，因此诊断需要找到病原体。往往有混合性炎症浸润伴区域性坏死和相当多的巨细胞（图 23-21）。在 HE 染色的切片中，菌体着色不清或几乎没有。PAS 染色或六胺银染色时菌体着色佳，可见菌体位于巨细胞内或游离于组织中[218]。

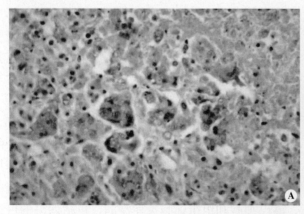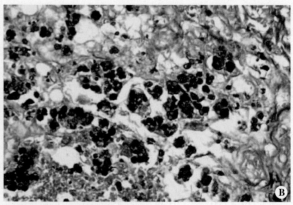

图 23-21　无绿藻病
A. HE 染色示巨细胞内的单个细胞和成簇菌体；B. 采用镀银法，多核巨细胞内的桑葚胚样簇状物更加显著（GMS 染色）

单个菌体是球形的，直径为 6 ~ 10μm[221]。然而，由于分隔导致许多病原体含有内生孢子而且变得相当大。母细胞内的子细胞进一步分裂可形成"孢子囊"，后者包含像桑葚样结构的成簇分布，可多达 50 个细胞[217]。最终，这种孢子囊破裂释放出单个菌体。

发病机制　无绿藻是一种腐生的无色素藻类。这些生物通过内分裂进行无性繁殖，产生和母细胞一样的似亲孢子。无绿藻在 25 ~ 37℃的沙堡培养基中形成乳酪状、酵母样菌落。这些菌落生长 48 小时内即可见[216-222]。

治疗原则　无绿藻病很少自愈。治疗包括手术清创和系统抗真菌治疗。播散性和感染引起的致死可发生在干细胞或实体器官移植者中。

（乔建军　吴银华　译，刘业强　校，杨希川　审）

参考文献

1. Kirk PM, Cannon PF, David JC, et al. *Ainsworth & Biby's dictionary of the fungi*, 9th ed. Wallingford, England: CABI Publishing, 2001.
2. Sabouraud R. *Les teignes*. Paris: Masson et Cie, 1910.
3. Emmons CW. Dermatophytes: natural groupings based on the form of spores and accessory organs. *Arch Dermatol Syphilol* 1934;30:337.
4. Okafor JI, Ada N. Keratinolytic activity of five human isolates of the dermatophytes. *J Commun Dis* 1999;32:300–305.
5. Lesher JL. *An atlas of microbiology of the skin*. New York, NY: Parthenon Publishing Group, 2000.
6. Weitzman I, Summerbell RC. The dermatophytes. *Clin Microbiol Rev* 1995;8(2):240–259.
7. Pravda DJ, Pugliese MM. Tinea faciei. *Arch Dermatol* 1978; 114:250.
8. Birt AR, Wilt JC. Mycology, bacteriology, and histopathology of suppurative ring-worm. *Arch Dermatol* 1954;69:441.
9. Ellis DH. Diagnosis of onychomycosis made simple. *J Am Acad Dermatol* 1999;40:S3–S8.
10. Ellis DH, Watson AB, Marley JE, et al. Non-dermatophytes in onychomycosis of the toenails. *Br J Dermatol* 1997;136: 490–493.
11. Zaias N. *The nail in health and disease*, 2nd ed. Norwalk, CT: Appleton & Lange, 1990.
12. Gupta AK, Taborda P, Taborda V, et al. Epidemiology and prevalence of onychomycosis in HIV-positive individuals. *Intern J Dermatol* 2000;39:746–753.
13. Garcia HP, DeLucas R, Gonzalez J, et al. Toenail onychomycosis in patients with acquired immune deficiency syndrome: treatment with terbinafine. *Br J Dermatol* 1997;137:577–580.
14. Gupta AK, Jain HC, Lynde CW, et al. Prevalence and epidemiology of unsuspected onychomycosis in patients visiting dermatologists' offices in Ontario, Canada—a multicenter survey of 2001 patients. *Int J Dermatol* 1997;36:783–787.
15. Gottlieb GJ, Ackerman AB. The "sandwich sign" of dermatophytosis. *Am J Dermatopathol* 1986;8:347.
16. Mikhail GR. *Trichophyton rubrum* granuloma. *Int J Dermatol* 1970;9:41.
17. Scher RK, Ackerman AB. The value of nail biopsy for demonstrating fungi not demonstrable by microbiologic techniques. *Am J Dermatopathol* 1980;2:55.
18. Longley BJ, Scher RK. Anatomy and growth of the normal nail. In: *Pathology of the skin*, 3rd ed. Philadelphia, PA: Mosby, 2005.
19. Machler BC, Kirsner RS, Elgart GW. Routine histologic examination for the diagnosis of onychomycosis: an evaluation of sensitivity and specificity. *Cutis* 1998;61:217–219.
20. Baek S, Chae H, Houh D, et al. Detection and differentiation of causative fungi of onychomycosis using PCR amplification and restriction enzyme analysis. *Int J Dermatol* 1998;37:682–686.
21. Tosti A, Piraccini BM, Mariani R, et al. Are local and systemic conditions important for the development of onychomycosis? *Eur J Dermatol* 1998;1:41–44.
22. Dvoretzky I, Fisher BK, Movshovitz M, et al. Favus. *Int J Dermatol* 1980;19:89.
23. Ashbee HR, Evans EGV. Immunology of diseases associated with Malessezia species. *Clin Microbiol Rev* 2002;15:21–57.
24. Bäck O, Faergemann J, Hörnqvist R. *Pityrosporum* folliculitis: a common disease of the young and middle-aged. *J Am Acad Dermatol* 1985;12:56.
25. Broberg A, Faergemann J. Infantile seborrhoeic dermatitis and *Pityrosporum ovale*. *Br J Dermatol* 1989;120:359–362.
26. Sugita T, Takashima M, Shinoda T, et al. New yeast species, Malassezia dermati, isolated from patients with atopic dermatitis. *J Clin Microbiol* 2002;40:1363–1367.
27. Heng MCY, Henderson CL, Barker DC, et al. Correlation of *Pityrosporum ovale* density with clinical severity of seborrheic dermatitis as assessed by a simplified technique. *J Am Acad Dermatol* 1990;23:82.
28. Leyden JJ, McGinley KJ, Kligman AM. Role of microorganisms in dandruff. *Arch Dermatol* 1976;112:333.
29. Galadari I, el Komy M, Mousa A, et al. Tinea versicolor: histologic and ultrastructural investigation of pigmentary changes. *Int J Dermatol* 1992;31:253.
30. Porro MN, Passi S, Caprilli F, et al. Induction of hyphae in cultures of *Pityrosporum* by cholesterol and cholesterol esters. *J Invest Dermatol* 1977;69:531.
31. Nazzaro-Porro M, Passi S, Picardo M, et al. Lipoxygenase activity of *Pityrosporum* in vitro and in vivo. *J Invest Dermatol* 1986;87:108–112.
32. Potter BS, Burgoon CFJ, Johnson WC. *Pityrosporum* folliculitis: report of seven cases and review of the *Pityrosporum* organism relative to cutaneous disease. *Arch Dermatol* 1973;107:388.
33. Jautova J, Baloghova J, Dorko E, et al. Cutaneous candidosis in immunosuppressed patients. *Folia Microbiol* 2001; 46:359–360.
34. Jautova J, Viragova S, Ondrasovic M, et al. Incidence of Candida species from human skin and nails: a survey. *Folia Microbiol* 2001;46:333–337.
35. Chapel TA, Gagliardi C, Nichols W. Congenital cutaneous candidiasis. *J Am Acad Dermatol* 1982;6:926.
36. Kwon-Chung KJ, Bennett JE. Candidiasis. In: Kwong-Chung KJ, Bennett JE, eds. *Medical mycology*. Philadelphia, PA: Lea & Febiger, 1992:280.
37. Scherwitz C. Ultrastructure of human cutaneous candiosis. *J Invest Dermatol* 1982;78:200.
38. Kirkpatrick CH. Chronic mucocutaneous candidiasis. *J Am Acad Dermatol* 1994;31:S14.
39. Kugelman TP, Cripps DJ, Harrell ER Jr. *Candida* granuloma

with epidermophytosis: report of a case and review of the literature. *Arch Dermatol* 1963;88:150.

40. Conant MA. Hairy leukoplakia: a new disease of the oral mucosa. *Arch Dermatol* 1987;123:585.

41. Tavitian A, Raufman J-P, Rosenthal LE. Oral candidiasis as a marker for esophageal candidiasis in the acquired immunodeficiency syndrome. *Ann Intern Med* 1986;104:54.

42. Edmond MB, Wallace SE, McClish DK, et al. Nosocomial bloodstream infections in United States hospitals: a three-year analysis. *Clin Infect Dis* 1999;29:239–244.

43. Kao AS, Brandt ME, Pruitt WR, et al. The epidemiology of candidemia in two United States cities: results of a population-based active surveillance. *Clin Infect Dis* 1999;29:1164–1170.

44. Jacobs MI, Magid MS, Jarowski CI. Disseminated candidiasis: newer approaches to early recognition and treatment. *Arch Dermatol* 1980;116:1277.

45. Kressel B, Szewczyk C, Tuazon CU. Early clinical recognition of disseminated candidiasis by muscle and skin biopsy. *Arch Int Med* 1978;138:429.

46. Grossman ME, Silvers DN, Walther RR. Cutaneous manifestations of disseminated candidiasis. *J Am Acad Dermatol* 1980;2:111.

47. Kontoyiannis DP, Bodey GP. Invasive aspergillosis in 2002: an update. *J Clin Microbiol Infect Dis* 2002;21:161–172.

47a. Perusquía-Ortiz AM, Vázquez-González D, Bonifaz A. Opportunistic filamentous mycoses: aspergillosis, mucormycosis, phaeohyphomycosis and hyalohyphomycosis. *J Dtsch Dermatol Ges* 2012;10(9):611–621.

48. Kwon-Chung KJ, Bennett JE. Aspergillosis. In: Kwong-Chung KJ, Bennett JE, eds. *Medical mycology*. Philadelphia, PA: Lea & Febiger, 1992:201.

49. Allo MD, Miller J, Townsend T, et al. Primary cutaneous aspergillosis associated with Hickman intravenous catheters. *N Engl J Med* 1987;317:1105.

50. Hunt SJ, Nagi C, Gross KG, et al. Primary cutaneous aspergillosis near central venous catheters in patients with the acquired immunodeficiency syndrome. *Arch Dermatol* 1992;128:1229.

51. Pursell KJ, Telzak EE, Armstrong D. *Aspergillus* species colonization and invasive disease in patients with AIDS. *Clin Infect Dis* 1992;14:141.

52. Findlay GH, Roux HF, Simson IW. Skin manifestations in disseminated aspergillosis. *Br J Dermatol* 1971;85:94.

53. Kwon-Chung KJ, Bennett JE. Mucormycosis. In: Kwon-Chung KJ, Bennett JE, eds. *Medical mycology*. Philadelphia, PA: Lea & Febiger, 1992:524.

54. Adam RD, Hunter G, DiTomasso J, et al. Mucormycosis: emerging prominence of cutaneous infections. *Clin Infect Dis* 1994;19:67.

55. Hammond DE, Winkelmann RK. Cutaneous phycomycosis: report of three cases with identification of *Rhizopus*. *Arch Dermatol* 1979;115:990.

56. Gartenberg G, Bottone EJ, Keusch GT, et al. Hospital-acquired mucormycosis (*Rhizopus rhizopodiformis*) of skin and subcutaneous tissue. *N Engl J Med* 1978;299:1115.

57. Meyer RD, Kaplan MH, Ong M, et al. Cutaneous lesions in disseminated mucormycosis. *JAMA* 1973;225:737.

57a. Rubin AI, Grossman ME. Bull's-eye cutaneous infarct of zygomycosis: a bedside diagnosis confirmed by touch preparation [review]. *J Am Acad Dermatol* 2004;51(6):996–1001.

58. Rabin ER, Lundberg GD, Mitchell ET. Mucormycosis in severely burned patients: report of two cases with exten-sive destruction of the face and nasal cavity. *N Engl J Med* 1961;264:1286.

59. Ajello L. The gamut of human infections caused by dematiaceous fungi. *Jpn J Med Mycol* 1981;22:1.

60. Fothergill AW. Identification of dematiaceous fungi and their role in human disease. *Clin Infect Dis* 1996;22(Suppl 2): S179–S184.

61. Pec J, Palencarova E, Plank L, et al. Phaeohyphomycosis due to Alternaria spp. and Phaeosclera dermatioides: a histopathological study. *Mycoses* 1996;39:217–221.

62. McGinnis MR. Chromoblastomycosis and phaeohyphomycosis: new concepts, diagnosis, and mycology. *J Am Acad Dermatol* 1983;8:1.

63. Gerdsen R, Uerlich M, DeHoog GS, et al. Sporotrichoid phaeohyphomycosis due to *Alternaria infectoria*. *Br J Dermatol* 2001;145:484–486.

64. Revankar SG, Patterson JE, Sutton DA, et al. Disseminated phaeohyphomycosis: review of an emerging mycosis. *Clin Infect Dis* 2002;34:467–476.

65. Ziefer A, Connor DH. Phaeomycotic cyst: a clinicopathologic study of twenty-five patients. *Am J Trop Med Hyg* 1980;29:901.

66. Young JM, Ulrich E. Sporotrichosis produced by *Sporotrichum gougeroti*. *Arch Dermatol* 1953;67:44.

67. Greer KE, Gross GP, Cooper PH, et al. Cystic chromomycosis due to Wangiella dermatitidis. *Arch Dermatol* 1979; 115:1433.

68. Jacobson ES. Pathogenic roles for fungal melanins. *Clin Microbiol Rev* 2000;13:708–713.

69. Feng B, Wang X, Hauser M, et al. Molecular cloning and characterization of WdPKS1, a gene involved in dihydroxynaphthalene melanin biosynthesis and virulence in Wangiella (Exophiala) dermatitidis. *Infect Immun* 2001; 69:1781–1794.

70. Schnitzler N, Peltroche-Llacsahuanga H, Bestier N, et al. Effect of melanin and carotenoids of Exophilia (Wangiella) dermatitis on phagocytosis, oxidative burst, and killing by human neutrophils. *Infect Immun* 1999;67:94–101.

71. Kwon-Chung KJ, Bennett JE. Phaeohyphomycosis. In: Kwon-Chung KJ, Bennett JE, eds. *Medical mycology*. Philadelphia, PA: Lea & Febiger, 1992:620.

72. Pedersen NB, Mardh PA, Hallberg T, et al. Cutaneous alternariosis. *Br J Dermatol* 1976;94:201.

73. Mitchell AJ, Solomon AR, Beneke ES, et al. Subcutaneous alternariosis. *J Am Acad Dermatol* 1983;8:673.

74. Male O, Pehamberger H. Sekundäre kutanmykosen durch alternariaarten. *Hautarzt* 1986;37:94.

75. Chevrant-Breton J, Boisseau-Lebreuil M, Fréour E, et al. Les alternarioses cutanées humaines: a propos de 3 cas. Revue de la littérature. *Ann Dermatol Venereol* 1981;108:653.

76. Bourlond A, Alexandre G. Dermal alternariosis in a kidney transplant recipient. *Dermatologica* 1984;168:152.

77. Lemos LB, Guo M, Baliga M. Blastomycosis: organ involvement and etiologic diagnosis. A review of 123 patients from Mississippi. *Ann Diagn Pathol* 2000;4(6):391–406.

78. Larson DM, Eckman MR, Alber RL, et al. Primary cutaneous (inoculation) blastomycosis: an occupational hazard to pathologists. *Am J Clin Pathol* 1983;79:253.

79. Miller DD, Davies SF, Sarosi GA. Erythema nodosum and blastomycosis. *Arch Int Med* 1982;142:1839.

80. Klapman MH, Superfon NP, Solomon LM. North American blastomycosis. *Arch Dermatol* 1970;101:653.

81. Witorsch P, Utz JP. North American blastomycosis: a study of 40 patients. *Medicine (Baltimore)* 1968;47:169.

82. Witzig RS, Hoadley DJ, Greer DL, et al. Blastomycosis and human immunodeficiency virus: three new cases and review. *South Med J* 1994;87:715.

83. Pappas PG, Threlkeld MG, Bedsole GD, et al. Blastomycosis in immunocompromised patients. *Medicine (Baltimore)* 1993;72:311.

84. Hashimoto K, Kaplan RJ, Daman LA, et al. Pustular blastomycosis. *Int J Dermatol* 1977;16:277.

85. Henchy FP III, Daniel CR III, Omura EF, et al. North American blastomycosis: an unusual clinical manifestation. *Arch Dermatol* 1982;118:287.

86. Desai AP, Pandit AA, Gupte PD. Cutaneous blastomycosis: report of a case with diagnosis by fine needle aspiration cytology. *Acta Cytologica* 1997;41:1317–1319.

87. Sen SK, Talley P, Zua M. Blastomycosis: report of a case with noninvasive, rapid diagnosis of dermal lesions by the papanicolaou technique. *Acta Cytologica* 1997;41:1399–1401.

88. Kaplan W, Kraft DE. Demonstration of pathogenic fungi in formalin-fixed tissues by immunofluorescence. *Am J Clin Pathol* 1969;52:420.

89. Russell B, Beckett JH, Jacobs PH. Immunoperoxidase localization of *Sporothrix schenckii* and *Cryptococcus neoformans*. *Arch Dermatol* 1979;115:433.

90. Moskowitz LB, Ganjei P, Ziegels-Weissman J, et al. Immunohistologic identification of fungi in systemic and cutaneous mycoses. *Arch Pathol Lab Med* 1986;110:433.

91. Londero AT, Ramos CD. Paracoccidioidomycosis: a clinical and mycologic study of forty-one cases observed in Santa Maria, RS, Brazil. *Am J Med* 1972;52:771.

92. Salfelder K, Doehnert G, Doehnert H-R. Paracoccidioidomycosis: anatomic study with complete autopsies. *Virchows Arch* 1969;348:51.

93. Murray HW, Littman ML, Roberts RB. Disseminated paracoccidioidomycosis (South American blastomycosis) in the United States. *Am J Med* 1974;56:209.

94. Hirsh BC, Johnson WC. Pathology of granulomatous diseases: mixed inflammatory granulomas. *Int J Dermatol* 1984;23:585–598.

95. Borges-Walmsley IM, Chen D, Shu X, et al. The pathobiology of paracoccidiodes brasiliensis. *Trends Microbiol* 2002;10(8):80–87.

96. Bakos L, Kronfeld M, Hampe S, et al. Disseminated paracoccidioidomycosis with skin lesions in a patient with acquired immunodeficiency syndrome. *J Am Acad Dermatol* 1989;20:854.

97. Götz H. Klinische und experimentelle studien über das granuloma paracoccidioides. *Arch Dermatol Syphiligr* 1954;198:507.

98. Azulay RD, Carneiro JA, Cunha MDG, et al. Keloidal blastomycosis (Lobo's disease) with lymphatic involvement: a case report. *Int J Dermatol* 1976;15:40.

99. Tapia A, Torres-Calcindo A, Arosemena R. Keloidal blastomycosis (Lobo's disease) in Panama. *Int J Dermatol* 1978;17:572.

100. Burns RA, Roy JS, Woods C, et al. Report of the first human case of lobomycosis in the United States. *J Clin Microbiol* 2000;38(3):1283–1285.

101. Bhawan J, Bain RW, Purtilo DT, et al. Lobomycosis: an electronmicroscopic, histochemical and immunologic study. *J Cutan Pathol* 1976;3:5.

102. Milam CP, Fenske NA. Chromoblastomycosis. *Dermatol Clin* 1989;7(2):219–225.

103. Bayer C, Fuhrmann E, Coelho CC, et al. Expression of heat shock protein 27 in chromomycosis. *Mycosis* 1998;41:447–452.

104. Bansal AS, Prabhakar P. Chromomycosis: a twenty-year analysis of histologically confirmed cases in Jamaica. *Trop Geogr Med* 1987;41:222–226.

105. Azulay RD, Serruya J. Hematogenous dissemination in chromoblastomycosis. *Arch Dermatol* 1967;95:57.

106. Wackym PA, Gray GF Jr, Richie RE, et al. Cutaneous chromomycosis in renal transplant recipients: successful management in two cases. *Arch Intern Med* 1985;145:1036.

107. Nödl F. Zue histologie der chromomykose. *Z Hautkr* 1963;35:305.

108. Batres E, Wolf JE Jr, Rudolph AH, et al. Transepithelial elimination of cutaneous chromomycosis. *Arch Dermatol* 1978;114:1231.

109. Goette DK, Robertson D. Transepithelial elimination in chromomycosis. *Arch Dermatol* 1984;120:400.

110. Caplan RM. Epidermoid carcinoma arising in extensive chromoblastomycosis. *Arch Dermatol* 1968;97:38.

111. Tschen JA, Knox JM, McGavran MH, et al. Chromomycosis: the association of fungal elements and wood splinters. *Arch Dermatol* 1984;120:107.

112. Rubin HA, Bruce S, Rosen T, et al. Evidence for percutaneous inoculation as the mode of transmission for chromoblastomycosis. *J Am Acad Dermatol* 1991;25:951.

113. Louie L, Ng S, Hajjeh R, et al. Influence of host genetics on the severity of coccidiomycosis. *Emerg Infect Dis* 2000;5(5):1–15.

114. Trimble JR, Doucette J. Primary cutaneous coccidioidomycosis: report of a case of a laboratory infection. *Arch Dermatol* 1956;74:405.

115. Carroll GF, Haley LD, Brown JM. Primary cutaneous coccidioidomycosis. *Arch Dermatol* 1977;113:933.

116. Levan NE, Huntington RW Jr. Primary cutaneous coccidioidomycosis in agricultural workers. *Arch Dermatol* 1965;92:215.

117. Winn WA. Primary cutaneous coccidioidomycosis: reevaluation of its potentiality based on study of three new cases. *Arch Dermatol* 1965;92:221.

118. Drutz DJ, Catanzaro A. Coccidioidomycosis: part I. *Am Rev Respir Dis* 1978;117:559.

119. Drutz DJ, Catanzaro A. Coccidioidomycosis: part II. *Am Rev Respir Dis* 1978;117:727.

120. Dodge RR, Lebowitz MD, Barbee R, et al. Estimates of C. immitis infection by skin test reactivity in an endemic community. *Am J Public Health* 1985;75:863.

121. Medoff G, Kobayashi GS. Strategies in the treatment of systemic fungal infections. *N Engl J Med* 1980;302:145.

122. Ampel NM, Dols CL, Galgiani JN. Coccidioidomycosis during human immunodeficiency virus infection: results of a prospective study in a coccidioidal endemic area. *Am J Med* 1993;94:235.

123. Wheat J. Histoplasmosis and coccidioidomycosis in individuals with AIDS: a clinical review. *Infect Dis Clin North Am* 1994;8:467.

124. Schwartz RA, Lamberts RJ. Isolated nodular cutaneous coccidioidomycosis: the initial manifestation of disseminated disease. *J Am Acad Dermatol* 1981;4:38.

125. Bayer AS, Yoshikawa TT, Galpin JE, et al. Unusual syndromes of coccidioidomycosis: diagnostic and therapeutic considerations. *Medicine (Baltimore)* 1976;55:131.

126. Kwon-Chung KJ, Bennett JE. Coccidioidomycosis. In: Kwon-Chung KJ, Bennett JE, eds. *Medical mycology*. Philadelphia, PA: Lea & Febiger, 1992:356.

127. Winer LH. Histopathology of the nodose lesion of acute coccidioidomycosis. *Arch Dermatol Syphilol* 1950;61:1010.

128. Randhawa HS, Paliwal DK. Occurrence and significance

of *Cryptococcus neoformans* in the oropharynx and on the skin of a healthy human population. *J Clin Microbiol* 1977;6:325.

129. Glaser JB, Garden A. Inoculation of cryptococcosis without transmission of the acquired immunodeficiency syndrome. *N Engl J Med* 1985;313:266.

130. Ng WF, Loo KT. Cutaneous cryptococcosis—primary versus secondary disease: report of two cases with review of literature. *Am J Dermatopathol* 1993;15:372.

131. Hajjeh RA, Brandt ME, Pinner RW. Emergence of cryptococcal disease: epidemiologic perspectives 100 years after its discovery. *Epidem Rev* 1995;17:303–320.

132. Dismukes WE. Cryptococcal meningitis in patients with AIDS. *J Infect Dis* 1988;157:624.

133. Schupbach CW, Wheeler CE Jr, Briggaman RA, et al. Cutaneous manifestations of disseminated cryptococcosis. *Arch Dermatol* 1976;112:1734.

134. Chu AC, Hay RJ, MacDonald DM. Cutaneous cryptococcosis. *Br J Dermatol* 1980;103:95.

135. Cawley EP, Grekin RH, Curtis AC. Torulosis: a review of the cutaneous and adjoining mucous membrane manifestations. *J Invest Dermatol* 1950;14:327.

136. Frieden TR, Bia FJ, Heald PW, et al. Cutaneous cryptococcosis in a patient with cutaneous T cell lymphoma receiving therapy with photopheresis and methotrexate. *Clin Infect Dis* 1993;17:776.

137. Diamond RD, Bennett JE. Prognostic factors in cryptococcal meningitis: a study of 111 cases. *Ann Intern Med* 1974;80:176.

138. Kaplan MH, Rosen PP, Armstrong D. Cryptococcosis in a cancer hospital: clinical and pathological correlates in forty-six patients. *Cancer* 1977;39:2265.

139. Pema K, Diaz J, Guerra LG, et al. Disseminated cutaneous cryptococcosis: comparison of clinical manifestations in the pre-AIDS and AIDS eras. *Arch Intern Med* 1994;154:1032.

140. Perfect JR, Durack DT, Gallis HA. Cryptococcemia. *Medicine (Baltimore)* 1983;62:98.

141. Sussman EJ, McMahon F, Wright D, et al. Cutaneous cryptococcosis without evidence of systemic involvement. *J Am Acad Dermatol* 1984;11:371.

142. Gordon PM, Ormerod AD, Harvey G, et al. Cutaneous cryptococcal infection without immunodeficiency. *Clin Exp Dermatol* 1993;19:181.

143. Penneys NS, Hicks B. Unusual cutaneous lesions associated with acquired immunodeficiency syndrome. *J Am Acad Dermatol* 1985;13:845.

144. Manrique P, Mayo J, Alvarez JA, et al. Polymorphous cutaneous cryptococcosis: nodular, herpes-like, and molluscum-like lesions in a patient with the acquired immunodeficiency syndrome. *J Am Acad Dermatol* 1992;26:122.

145. Blauvelt A, Kerdel FA. Cutaneous cryptococcosis mimicking Kaposi's sarcoma as the initial manifestation of disseminated disease. *Int J Dermatol* 1992;31:279.

146. Carlson KC, Mehlmauer M, Evans S, et al. Cryptococcal cellulitis in renal transplant recipients. *J Am Acad Dermatol* 1987;17:469.

147. Gutierrez F, Fu YS, Lurie HI. Cryptococcosis histologically resembling histoplasmosis: a light and electron microscopical study. *Arch Pathol* 1975;99:347.

148. Ro JY, Lee SS, Ayala AG. Advantage of Fontana-Masson stain in capsule-deficient cryptococcal infection. *Arch Pathol Lab Med* 1987;111:53.

149. Ruiter M, Ensink GJ. Acute primary cutaneous cryptococcosis. *Dermatologica* 1964;128:185.

150. Collins DN, Oppenheim IA, Edwards MR. Cryptococcosis associated with systemic lupus erythematosus: light and electron microscopic observations on a morphologic variant. *Arch Pathol* 1971;91:78.

151. Miura T, Akiba H, Saito N, et al. Primary cutaneous cryptococcosis. *Dermatologica* 1971;142:374.

152. Noble RC, Fajardo LF. Primary cutaneous cryptococcosis: review and morphologic study. *Am J Clin Pathol* 1972;57:13.

153. Sarosi GA, Silberfarb PM, Tosh FE. Cutaneous cryptococcosis: a sentinel of disseminated disease. *Arch Dermatol* 1971;104:1.

154. Ruchel R. False-positive reaction of a Cryptococcus antigen test owing to Pseudallescheria mycosis. *Mycoses* 1994;37:69.

155. Hamilton JR, Noble A, Denning DW, et al. Performance of cryptococcal antigen latex agglutination kits on serum and cerebrospinal fluid specimens of AIDS patients before and after pronase treatment. *J Clin Microbiol* 1991;29:333–339.

156. Kwon-Chung KJ, Bennett JE. Histoplasmosis. In: Kwon-Chung KJ, Bennett JE, eds. *Medical mycology*. Philadelphia, PA: Lea & Febiger, 1992:464.

157. U.S. National Communicable Disease Center. Morbidity and mortality weekly report annual supplement: summary. 1968. *MMWR* 1969;17.

158. Tosh FE, Balhuizen J, Yates JL, et al. Primary cutaneous histoplasmosis. *Arch Intern Med* 1964;114:118.

159. Tesh RB, Schneidau JD Jr. Primary cutaneous histoplasmosis. *N Engl J Med* 1966;275:597.

160. Nakelchik M, Mangino JE. Reactivation of histoplasmosis after treatment with infliximab. *Am J Med* 2002;112:78.

161. Goodwin RA Jr, Owens FT, Snell JD, et al. Chronic pulmonary histoplasmosis. *Medicine (Baltimore)* 1976;15:413–452.

162. Ende N, Pizzolato P, Ziskind J. Hodgkin's disease associated with histoplasmosis. *Cancer* 1952;5:763.

163. Kauffman CA, Israel KS, Smith JW, et al. Histoplasmosis in immunosuppressed patients. *Am J Med* 1978;64:923.

164. Bonner JR, Alexander WJ, Dismukes WE, et al. Disseminated histoplasmosis in patients with the acquired immune deficiency syndrome. *Arch Intern Med* 1984;144:2178.

165. Wheat LJ. Histoplasmosis in Indianapolis. *Clin Infect Dis* 1992;14:S91.

166. Neubauer MA, Bodensteiner DC. Disseminated histoplasmosis in patients with AIDS. *South Med J* 1992;85:1166.

167. Goodwin RA Jr, Shapiro JL, Thurman GH, et al. Disseminated histoplasmosis: clinical and pathologic correlations. *Medicine (Baltimore)* 1980;59:1.

168. Studdard J, Sneed WF, Taylor MR Jr, et al. Cutaneous histoplasmosis. *Am Rev Respir Dis* 1976;113:689.

169. Curtis AC, Grekin JN. Histoplasmosis: a review of the cutaneous and adjacent mucous membrane manifestations with a report of three cases. *JAMA* 1947;134:1217.

170. Miller HE, Keddie FM, Johnstone HG, et al. Histoplasmosis: cutaneous and mucomembranous lesions, mycologic and pathologic observations. *Arch Dermatol Syphilol* 1947;56:715.

171. Chanda JJ, Callen JP. Isolated nodular cutaneous histoplasmosis: the initial manifestation of recurrent disseminated disease. *Arch Dermatol* 1978;114:1197.

172. Barton EN, Ince RWE, Patrick AL, et al. Cutaneous histoplasmosis in the acquired immune deficiency syndrome: a report of three cases from Trinidad. *Trop Geogr Med* 1988;40:153.

173. Abildgaard WH Jr, Hargrove RH, Kalivas J. *Histoplasma* panniculitis. *Arch Dermatol* 1985;121:914.

174. Samovitz M, Dillon TK. Disseminated histoplasmosis pre-

senting as exfoliative erythroderma. *Arch Dermatol* 1970; 101:216.

175. Cramer HJ. Erythrodermatische hauthistoplasmose. *Dermatologica* 1973;146:249.

176. Zarabi CM, Thomas R, Adesokan A. Diagnosis of systemic histoplasmosis in patients with AIDS. *South Med J* 1992;85:1171.

177. Dumont A, Piché C. Electron microscopic study of human histoplasmosis. *Arch Pathol* 1969;87:168.

178. Rippon JW. *Medical mycology.* Philadelphia, PA: Saunders, 1974.

179. Lucas AO. Cutaneous manifestations of African histoplasmosis. *Br J Dermatol* 1970;82:435.

180. Nethercott JR, Schachter RK, Givan KF, et al. Histoplasmosis due to *Histoplasma capsulatum* var *duboisii* in a Canadian immigrant. *Arch Dermatol* 1978;114:595.

181. Williams AO, Lawson EA, Lucas AO. African histoplasmosis due to *Histoplasma duboisii. Arch Pathol* 1971;92:306.

182. Flegel H, Kaben U, Westphal H-J. Afrikanische histoplasmose. *Hautarzt* 1980;31:50.

183. Schneidau JD Jr, Lamar LM, Hairston MA Jr. Cutaneous hypersensitivity to sporotrichin in Louisiana. *JAMA* 1964;188:371.

184. Ingrish FM, Schneidau JD Jr. Cutaneous hypersensitivity to sporotrichin in Maricopa county, Arizona. *J Invest Dermatol* 1967;49:146.

185. Urabe H, Honbo S. Sporotrichosis. *Int J Dermatol* 1986;25:255.

186. Shelley WB, Sica PA Jr. Disseminate sporotrichosis of skin and bone cured with 5-fluorocytosine: photosensitivity as a complication. *J Am Acad Dermatol* 1983;8:229.

187. Smith PW, Loomis GW, Luckasen JL, et al. Disseminated cutaneous sporotrichosis: three illustrated cases. *Arch Dermatol* 1981;117:143.

188. Shaw JC, Levinson W, Montanaro A. Sporotrichosis in the acquired immunodeficiency syndrome. *J Am Acad Dermatol* 1989;21:1145.

189. Dellatorre DL, Lattanand A, Buckley HR, et al. Fixed cutaneous sporotrichosis of the face: successful treatment of a case and review of the literature. *J Am Acad Dermatol* 1982;6:97.

190. Lurie HI. Histopathology of sporotrichosis: notes on the nature of the asteroid body. *Arch Pathol* 1963;75:421.

191. Carr RD, Storkan MA, Wilson JW, et al. Extensive verrucous sporotrichosis of long duration: report of a case resembling cutaneous blastomycosis. *Arch Dermatol* 1964;89:124.

192. Wilson DE, Mann JJ, Bennett JE, et al. Clinical features of extracutaneous sporotrichosis. *Medicine (Baltimore)* 1967;46:265.

193. Baum GL, Donnerberg RL, Stewart D, et al. Pulmonary sporotrichosis. *N Engl J Med* 1969;280:410.

194. Fetter BF. Human cutaneous sporotrichosis due to *Sporotrichum schenckii:* technique for demonstration of organisms in tissues. *Arch Pathol* 1961;71:416.

195. Male O. Diagnostische und therapeutische probleme bei der kutanen sporotrichose. *Z Hautkr* 1974;49:505.

196. Segal RJ, Jacobs PH. Sporotrichosis. *Int J Dermatol* 1979; 18:639.

197. Marques MEA, Coelho KIR, Sotto MN, et al. Comparison between histochemical and immunohistochemical methods for diagnosis of sporotrichosis. *J Clin Pathol* 1992;45:1089.

198. Kariya H, Iwatsu T. Statistical survey of 100 cases of sporotrichosis. *J Dermatol* 1979;6:211.

199. Splendore A. Sobre a cultura d'uma nova especiale de cogumello pathogenico (sporotrichose de Splendore). *Revista de Sociedade Scientifa de São Paulo* 1908;3:62.

200. Hoeppli R. Histological observations in experimental schistosomiasis Japonica. *Chin Med J* 1932;46:1179.

201. Hiruma M, Kawada A, Ishibashi A. Ultrastructure of asteroid bodies in sporotrichosis. *Mycoses* 1991;34:103.

202. Auld JC, Beardsmore GL. Sporotrichosis in Queensland: a review of 37 cases at the Royal Brisbane Hospital. *Australas J Dermatol* 1979;20:14.

203. Reed KD, Moore FM, Geiger GE, et al. Zoonotic transmission of sporotrichosis: case report and review. *Clin Infect Dis* 1993;16:384.

204. Palestine RF, Rogers RS III. Diagnosis and treatment of mycetoma. *J Am Acad Dermatol* 1982;6:107.

205. Hay RJ, MacKenzie DWR. Mycetoma (Madura foot) in the United Kingdom: a survey of forty-four cases. *Clin Exp Dermatol* 1983;8:553.

206. Green WO Jr, Adams TE. Mycetoma in the United States: a review and report of seven additional cases. *Am J Clin Pathol* 1964;42:75.

207. Butz WC, Ajello L. Black grain mycetoma: a case due to *Madurella grisea. Arch Dermatol* 1971;104:197.

208. Taralakshmi VV, Pankajalakshmi VV, Arumugam S, et al. Mycetoma caused by *Madurella mycetomii* in Madras. *Australas J Dermatol* 1978;19:125.

209. Barnetson RSC, Milne LJR. Mycetoma. *Br J Dermatol* 1978;99:227.

210. Zaias N, Taplin D, Rebell G. Mycetoma. *Arch Dermatol* 1969;99:215.

211. Karunaratne WAE. *Rhinosporidiosis in man.* London: Athlone Press of the University of London, 1964.

212. Kwon-Chung KJ, Bennett JE. Rhinosporidiosis. In: Kwon-Chung KJ, Bennett JE, eds. *Medical mycology.* Philadelphia, PA: Lea & Febiger, 1992:695.

213. Rajam RV, Viswanathan GS, Rao A, et al. Rhinosporidiosis: a study with report of a fatal case of systemic dissemination. *Ind J Surg* 1955;17:269.

214. Mayhall CG, Miller CW, Eisen AZ, et al. Cutaneous protothecosis: successful treatment with amphotericin B. *Arch Dermatol* 1976;112:1749.

215. Easley JR, Meuten DJ, Levy MG, et al. Nasal rhinosporidiosis in the dog. *Vet Pathol* 1986;23:50.

216. Woolrich A, Koestenblatt E, Don P, et al. Cutaneous protothecosis and AIDS. *J Am Acad Dermatol* 1994;31:920.

217. Nabai H, Mehregan AH. Cutaneous protothecosis: report of a case from Iran. *J Cutan Pathol* 1974;1:180.

218. Wolfe ID, Sacks HG, Samorodin CS, et al. Cutaneous protothecosis in a patient receiving immunosuppressive therapy. *Arch Dermatol* 1976;112:829.

219. Venezio FR, Lavoo E, Williams JE, et al. Progressive cutaneous protothecosis. *Am J Clin Pathol* 1982;77:485.

220. Tindall JP, Fetter BF. Infections caused by achloric algae: protothecosis. *Arch Dermatol* 1971;104:490.

221. Mars PW, Rabson AR, Rippey JJ, et al. Cutaneous protothecosis. *Br J Dermatol* 1971;85:76.

222. Nelson AM, Neafie RC, Connor DH. Cutaneous protothecosis and chlorellosis, extraordinary "aquatic-borne" algal infections. *Clin Dermatol* 1987;5:76.

第 24 章

原虫疾病和寄生虫感染

Carrie Kovarik and Casey Carlos

随着流行地区国际旅游人数的增加，曾经认为仅存在于热带地区的一些流行病也传播到了北美及欧洲。而且，HIV 感染和其他原因所致的免疫抑制已成为一些原本在发达国家罕见疾病的重要致病因素。而来自亚洲、非洲、南美洲的移民作为另一群体，也常常罹患一些在美国和西欧通常并不流行的疾病。

利什曼病

临床概要 利什曼原虫是一种细胞内的原生动物，隶属于锥体虫科。这类原虫侵袭组织内的巨噬细胞，并以无鞭毛的无鞭毛体形式存在于组织中。通过白蛉亚科昆虫（白蛉属、罗蛉属和毛蛉属）进行传播[1]，值得注意的是，它以其他哺乳动物作为保虫宿主，而人类只是偶然宿主[2,3]。尽管特征多样的利什曼的分类问题仍存在争论，但一般将其分成 3 组：皮肤利什曼病（CL）、黏膜皮肤利什曼病（ML）和内脏利什曼病（VL）。同时也有多个由其他学者提出的分类系统[4,5]。据世界卫生组织统计，皮肤利什曼病在 98 个国家和地区流行，但 90% 以上的患者在阿富汗、伊朗、巴西、沙特阿拉伯、叙利亚和秘鲁这 6 个国家。90% 以上的内脏利什曼病患者在印度、孟加拉、尼泊尔、苏丹和巴西这 5 个国家。90% 以上的黏膜皮肤利什曼病发生在玻利维亚、巴西和秘鲁。经典利什曼原虫亚型是根据疫源地、传播媒介和所致疾病类型进行分类[6,7]。在旧大陆如亚洲、非洲和地中海区域，利什曼原虫最常见的是通过白蛉属白蛉传播，而新大陆如加勒比海、中美洲和南美洲则主要通过罗蛉属白蛉传播。然而，PCR 的出现使得"只有某些特定的利什曼原

虫亚类才能引起特定的临床表现"这一观点受到质疑[7-10]。

每年新报道的皮肤利什曼病病例约有 150 万例。该病急性期皮损通常表现为丘疹或结节，1～3 个月后形成溃疡（图 24-1）。局限性皮肤利什曼病可以自愈，遗留色素异常和瘢痕，但也可以迁延不愈发展成慢性疾病。皮损可以局限或泛发全身[11]。也有一种弥散性（假麻风样）皮肤利什曼病，表现为围绕接种部位的对称性、渐进性浸润性的斑块，此时易误诊为瘤型麻风（图24-2）。尽管一些文献中"播散性"和"弥散性"在概念上有所混淆，但已经注意到播散性皮肤利什曼病与弥漫性皮肤利什曼病两者之间的不同，后者类似于经典的瘤型麻风样表现，前者表现为皮下结节[4]。在原发性皮肤利什曼病愈合后的瘢痕边缘复发的损害称为赘生性或狼疮样皮肤利什曼病[12-15]。也有几种特殊的地区性的皮肤利什曼病，如由墨西哥利什曼原虫引起的皮肤利什曼病称为

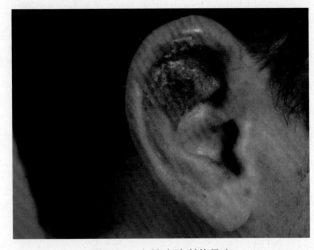

图 24-1 急性皮肤利什曼病

发生在一位自哥斯达黎加归来的旅行者耳部的溃疡伴结痂（照片由费城宾夕法尼亚大学 Dr. Misha Rosenbach 惠赠）

胶工溃疡病，主要表现为外耳溃疡；由圭亚那利什曼原虫引起的孢子丝菌病样损害称为美洲利什曼病。非典型表现包括特殊发病部位如甲周、手掌、足底、唇部、眼睑和生殖器等和少见的临床表现如带状疱疹样、湿疹样、类丹毒样、疣样、银屑病样损害等[16-27]。有 1 例发生在痊愈的皮肤利什曼病瘢痕上的盘状红斑狼疮曾被作为同位反应报道[28]。

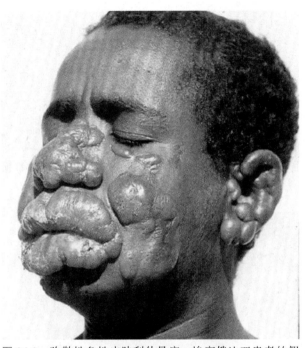

图 24-2　弥散性急性皮肤利什曼病：埃塞俄比亚患者的假瘤型麻风样皮损

经允许引自 Schaller KF, ed. Colour atlas of tropical dermatology and venerology. Berlin, Germany: Springer, 1994: 113.

黏膜皮肤利什曼病，也称为鼻咽黏膜利什曼病或美洲利什曼病，一种几乎完全是南美洲特有的疾病，在美国罕见[29,30]。它约占新大陆利什曼病病例的 5%，主要由巴西利什曼原虫和巴拿马利什曼原虫引起。皮肤利什曼病患者在数月至数年后可发展为黏膜皮肤利什曼病[31]。然而，也有文献报道皮肤利什曼病可同时合并黏膜皮肤利什曼病[32,33]。黏膜皮肤利什曼病主要临床表现为慢性鼻阻塞、鼻出血、溃疡和鼻中隔肉芽肿，除鼻黏膜之外，口唇、上腭、口腔、咽喉和中耳也可受累[34-37]。黏膜皮肤利什曼病是一种具有侵袭性的利什曼病，常常导致鼻咽部组织破坏。

内脏利什曼病，也称黑热病，根据世界卫生组织统计，本病每年可导致超过 5 万人死亡。本病临床以不规则发热、体重减轻、肝脾大、淋巴结病、全血细胞减少为特征[38]。除 HIV 阳性患者，除了南亚次大陆患者的皮肤发黑和面部的蝶形红斑外，此类患者很少有其他皮损。HIV 阳性患者皮损表现多样，包括梭形细胞假瘤、卡波西肉瘤和带状疱疹感染部位的共感染[39-42]。骨髓涂片可作为内脏利什曼病诊断的参考方法，可通过分子检测证实该诊断。有些没有条件做骨髓涂片的地区，有时可用血清学检查。黑热病患者经过治疗后有可能出现皮肤损害，这种类型称为黑热病后皮肤利什曼病（post-kala azar dermal leishmaniasis，PKDL），其发病主要与杜氏利什曼原虫相关。这些患者皮损表现为色素减退性斑片，可逐渐发展为肤色或红色丘疹、结节。这种类型易与瘤型麻风相混淆。根据 PKDL 患者既往治疗史或黑热病病情缓解史可将 PKDL 与播散性皮肤利什曼病相鉴别。在给予高效联合抗逆转录病毒治疗（HAART）的 HIV 感染患者和移植患者中，PKDL 可以是免疫重建炎性综合征（immune reconstitution inflammatory syndrome，IRIS）的一种表现[43,44]。

利什曼病患病人数逐年增加，目前认为与以下因素有关：全球气候变化、白蛉活动范围扩大、国际旅游人数增加、武装冲突、全球艾滋病流行和医源性免疫抑制患者增加[45]。有报道称利什曼病可通过血液传播[46]，HIV 可使利什曼病病情更加严重且变得更加不典型。已有几例正在使用肿瘤坏死因子抑制剂治疗的患者感染利什曼病的文献报道[47-49]。

利什曼病辅助诊断方法很多。世界上有些地区采用利什曼素进行皮内试验（蒙特尼格罗试验，Montenegro test），利什曼原虫可通过三 N 培养基（Novy-MacNeal-Nicolle）或动物接种进行培养。病原体可通过同工酶分析或其他分子生物学方法进行鉴定。PCR 检测技术的引进使得致病病原体的鉴别变得更容易[50]，这一技术对于利什曼原虫数量很低的一些皮肤利什曼病和黏膜利什曼病的诊断极其有用。这一方法可使用新鲜组织或福尔马林固定后的石蜡包埋组织标本进行检测。以微环动基体 DNA（minicircle kinetoplast，kDNA）为靶标进行的 PCR 检测是最敏感的 PCR 技术方法之一[51,52]。

组织病理　所有不同种类的利什曼原虫在显微镜下形态表现相同。病原体大小为 2 ～ 4μm，外形呈圆形或椭圆形。值得注意的是核和动基体。动基体是一种杆状的细胞器，包括大环、小环的核外 DNA。原虫通常见于巨噬细胞内，但也可见于细胞外，尤其是在原虫数量多的病例中。在组织细胞内，原虫常以一种"遮篷"样的模式衬于内膜。吉姆萨染色可以使无鞭毛体胞质呈浅蓝色，核和动基体呈粉红色或紫色。六胺银染色和 PAS 染色不着色。

在皮肤利什曼病，真皮内可见密集的以组织细胞、淋巴细胞和浆细胞为主构成的混合性浸润（图 24-3），也可见多核巨细胞和嗜酸性粒细胞。有溃疡形成时也可见中性粒细胞分布。被寄生的组织细胞（parasitized histiocyte）在炎症中很明显（图 24-4A，图 24-4B）[53-55]。早期损害，可有棘层肥厚或萎缩，后期损害，可见溃疡和假上皮瘤

样增生，但由于病原体数目减少，原虫很难被发现。结核样肉芽肿数量增加，但是周围神经受累和干酪样坏死罕见[56,57]。复发性或狼疮样疾病中可见明显结核样肉芽肿。

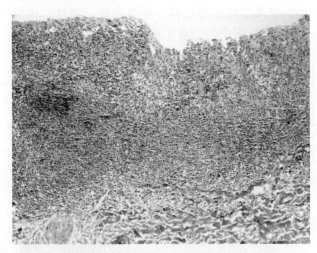

图 24-3　利什曼病：低倍镜下可见皮肤利什曼病溃疡性损害，真皮内密集的混合性炎性浸润

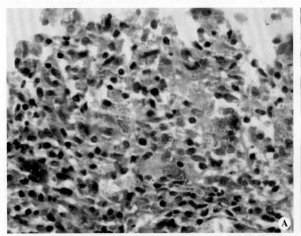

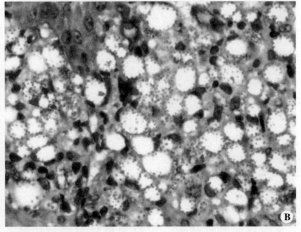

图 24-4　利什曼病

A. 高倍镜下可见皮肤利什曼病溃疡性损害、混合性炎性浸润和寄生性组织细胞；B. 皮肤利什曼病吉姆萨染色，衬于组织细胞内膜的病原体呈"遮篷"样表现

黏膜皮肤利什曼病的组织病理特征与皮肤利什曼病的早期和晚期组织学改变相似。Sangueza[58] 等根据组织学特征将其分为三期：水肿期、肉芽肿期和坏死性肉芽肿期。与皮肤利什曼病相比，黏膜皮肤利什曼病更常见化脓和坏死[58]。病程长的皮损真皮可见纤维化。

内脏利什曼病皮肤损害罕见，损害以血管周围淋巴组织细胞伴寄主的组织细胞浸润为特征[59]。有病例报道[39-41]认为原虫可见于小汗腺，或定植于卡波西肉瘤，或诱发形成梭形细胞假瘤。很少

有关于 PKDL 组织病理特征的文献报道。在一个有关 PKDL 皮肤结节的大型病例系列报道中，组织学改变可见表皮萎缩、显著毛囊角质栓形成、密集的淋巴组织细胞浸润和胶原改变[60]，该文章的作者强调了 Fite 染色阴性对于排除瘤型麻风的重要性。其他不同研究组也报道了类似结果，在皮肤结节损害中，真皮内可见密集的淋巴组织细胞浸润，而在色素减退性皮损中，真皮浅层血管周围可见淋巴组织细胞浸润等[61-64]。

发病机制　如上所述，利什曼病不仅取决于

所感染的利什曼原虫的种类，同时也取决于宿主。寄生在巨噬细胞内的无鞭毛体抑制了巨噬细胞的活化，使得无鞭毛体持续存在[65]。在感染利什曼原虫的小鼠模型和人类中的研究发现，人类白细胞抗原和感染相关的细胞因子和趋化因子在其发病中起重要作用[66-67]。通常认为，抵抗疾病进展的过程与Th1应答相关，而易感性与Th2应答有关。此外，Th17及调节性T细胞的重要作用很可能使得这一问题更为复杂[68]。

鉴别诊断　利什曼病主要应与寄生于巨噬细胞内的其他感染性疾病相鉴别，包括组织胞浆菌病、克雷伯菌性肉芽肿病（腹股沟肉芽肿）、克雷伯菌性鼻硬结病（鼻硬结病）及青霉病。特殊染色和动基体的识别有助于确定利什曼原虫。利什曼原虫缺乏在荚膜组织胞浆菌中见到的荚膜。随着肉芽肿性病变的形成和增多，利什曼病还应与其他肉芽肿性疾病相鉴别，如结核、结节病、肉芽肿性玫瑰痤疮等，PCR对上述疾病的鉴别尤其有效。

治疗原则　治疗取决于宿主状况、寄生虫种类和利什曼病的临床表现。提倡在制订最佳治疗方案时采纳专家建议。已报道的有良好疗效的系统治疗包括米替福新、两性霉素B脂质体、传统的两性霉素B及五价锑（葡萄糖酸锑钠）。替代药物包括巴龙霉素、唑类抗真菌药和喷他脒[69]。局部治疗包括冷冻、热疗、局部外用巴龙霉素及皮损内注射葡萄糖酸锑钠[70]。黏膜皮肤利什曼病和内脏利什曼病常要求治疗，皮肤利什曼病经治疗可以加快病情缓解、减少瘢痕形成、降低复发率及预防黏膜疾病的发生。通常在美国，感染皮肤利什曼病的患者会接受治疗[69]。患者应该知晓：疾病治疗存在失败的风险，同时，即使临床疗效令人满意，也有复发的可能，包括在最初感染后的几个月复发甚至数年后的延迟复发。

阿米巴病

临床概要　人皮肤阿米巴病主要分为两类：一类由溶组织内阿米巴感染引起；另一类由自由生活阿米巴（棘阿米巴属、福氏耐格里属和狒狒巴拉姆希阿米巴）感染引起[71]。阿米巴是一种单细胞生物，它要么以包囊形式稳定存在于环境中，要么以致病性滋养体形式存在。与人类兼性寄生

虫的自由生活阿米巴相反，溶组织内阿米巴流行于非洲、亚洲和南美洲的一些地区。据报道，全世界约10%的人口感染过阿米巴，这个数目可能会更低一些，因为通过分子诊断技术确定了新的溶组织内阿米巴亚种。

溶组织内阿米巴主要侵犯胃肠道。皮肤损害通常由潜在的胃肠道溶组织内阿米巴直接扩展至肛周和生殖器皮肤引起，或者由潜在的胃肠道溶组织内阿米巴或肝脓肿通过瘘管侵犯皮肤所致。原发性的皮肤损害已有文献报道，但罕见[72]。典型的皮损呈灰白色的溃疡、基底坏死、恶臭并伴有疼痛[73]。肛周及生殖器的皮损常呈疣状，可能会被误诊为生殖器疣或鳞状细胞癌[74]。有报道称阿米巴病可通过性传播。HIV感染与更严重的病情相关。

自由生活阿米巴通常与致死性中枢神经系统感染有关，棘阿米巴和狒狒巴拉姆希阿米巴可导致肉芽肿性脑炎，而福氏耐格里阿米巴可引起脑膜脑炎，棘阿米巴是角膜炎的一种致病病原体，可引起棘阿米巴角膜炎，尤其是在佩戴隐形眼镜的人群中[71]。自由生活阿米巴所致的皮损表现为脓疱、慢性溃疡和结节。在南美洲，感染狒狒巴拉姆希阿米巴的患者，皮损主要表现为面中部的慢性斑块和溃疡[75]。也有报道皮损呈孢子丝菌样的蔓延。HIV阳性和免疫抑制患者易感性增加[76,77]。自由生活阿米巴所引起的皮肤损害是直接种植或潜在内脏疾病所致的结果。

组织病理　溶组织内阿米巴感染可见坏死性溃疡和混合性炎性浸润，常可见渗出的红细胞[78]。溶组织内阿米巴大小为20～50μm，呈圆形，嗜碱性，核偏于一侧，染色体居中[79]，胞质内常见红细胞。PAS染色可以使溶组织内阿米巴更易于观察。如上所述，在皮损边缘或溃疡处病灶可呈假上皮瘤样增生，易与疣状癌相混淆。

自由生活阿米巴通常在真皮深部和皮下组织中呈肉芽肿性浸润。肉芽肿形态可从界线不清至似结核样肉芽肿，周围常伴淋巴浆细胞浸润。肉芽肿内可以找到滋养体。在滋养体阶段，棘阿米巴、狒狒巴拉姆希阿米巴和福氏耐格里阿米巴大小分别为8～40μm、50～60μm和10～25μm[71]。棘阿米巴具有位于中心的核与核仁，胞质内无红细胞或红细胞碎片（图24-5）[80]。与溶组织内阿米

巴感染相反，棘阿米巴感染常见血管炎改变[80]。在中枢神经系统疾病中，在血管壁上可发现滋养体，提示滋养体可能直接导致血管炎。需要注意的是，艾滋病（AIDS）或免疫抑制的患者可能不会形成肉芽肿。比较少见的情况下，自由生活阿米巴感染可以表现为溃疡和中性粒细胞性脓肿。有研究指出，化脓性脂膜炎与棘阿米巴相关[80-82]。与溶组织内阿米巴感染形成的溃疡类似，狒狒巴拉姆希阿米巴感染所致皮肤溃疡也可见到溃疡伴坏死及周围的假上皮瘤样增生。目前已经有免疫荧光和免疫组织化学染色方法可用于检测这些阿米巴滋养体，但是检验一般只能在美国疾病控制与预防中心（CDC）（美国佐治亚州亚特兰大，Atlanta，GA，USA）进行。

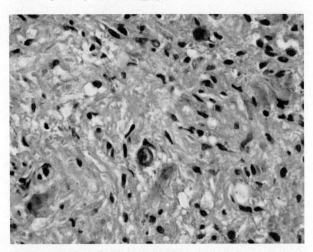

图 24-5　棘阿米巴病：在纤维化和炎性浸润的组织内可通过中央的核和明显的核仁鉴定出滋养体

鉴别诊断　由于溶组织内阿米巴感染可见假上皮瘤样增生，因此，它有可能会被误诊为疣状癌。

自由生活阿米巴感染相关的炎性肉芽肿同其他感染性疾病所致肉芽肿很相似，尤其是利什曼病、结核病，以及其他肉芽肿性疾病如肉芽肿病合并多血管炎（以前称为韦格纳病）、结节病和淋巴瘤。如果不能辨别出特征性的偏心核和核仁，则阿米巴原虫可能被误认为巨噬细胞或真菌病原体。

治疗原则　甲硝唑可用于治疗溶组织内阿米巴感染。也可选用其他药物包括二氯尼特、替硝唑和戊烷脒。有许多种药物被尝试用于治疗自由生活阿米巴感染，但没有一种药物疗效确切。米替福新的出现可能会改变这一现状，它治疗棘阿米巴和狒狒巴拉姆希阿米巴感染病例是有效

的[83,84]。因为它还没有得到 FDA 批准用于治疗自由生活阿米巴感染，所以目前由 CDC 统一供应。此外，对于自由生活阿米巴感染，CDC 建议联合其他药物治疗如两性霉素 B、阿奇霉素和利福平[85]。

疥疮

临床概要　疥螨（acarid mites）可在人类中引起多种皮肤表现，其中最具代表性的是疥疮，疥疮是由八足疥螨人疥螨变种，即疥螨科人疥螨引起。寄生于动物的疥螨也可以影响人皮肤，但常常是通过叮咬后反应而不是通过在人体大量繁殖造成侵扰引起[1]。

隧道是雌疥螨为产卵所潜行经过的一种通道，为疥疮的病理性损害，大多见于红色丘疹水疱损害中（图 24-6A）。其主要发生在指、趾掌面和侧缘及指间、腕屈侧、女性乳头、男性生殖器，其次为臀部和腋窝。除婴幼儿、老年人及免疫功能受损者外[86]，头部不受累，这是疥疮的特征性表现。隧道犹如一条几毫米长的、弯曲的、灰色纤细线条。在隧道的盲端附近可以看到水疱。疥螨、卵或粪便可能位于隧道的末端，通过皮肤镜检查有时可以观察到[87]。在结痂型疥疮中，使用反射共聚焦显微镜已经可以轻易地将螨虫和它们的副产物识别出来，同时也观察到他们相对均一地分布于全身皮肤表面[88]。尽管隧道是疥疮的病理性损害，但它并不是最常见的皮肤损害。被抓破的红色小丘疹相对更为常见[86]。

在一些患者中，瘙痒性结节在成功治疗后可能会持续数月，因此被称为结节性疥疮或持久性结节，最常见于阴囊，多认为是机体对持续存在的疥疮抗原的延长应答所致[89]。在儿童，这些结节可能会长得比较大，有时易被误认为传染性或恶性损害。

有一种罕见的变异，称为结痂型疥疮（以前称为挪威疥疮），可有无数疥螨。这种疥疮患者可出现泛发性红斑、角化过度、结痂、指甲增厚和甲下角化过度，但无明显的隧道。

组织病理　疥疮的确诊只能依靠检出疥螨或其产物（卵或粪便）。进行非常浅表的皮肤活检，使用 15 号手术刀片刮取早期丘疹或最好刮取整个完整的隧道[90]。将所取样品放于载玻片上，并在上面滴一滴浸油（图 24-6B）。

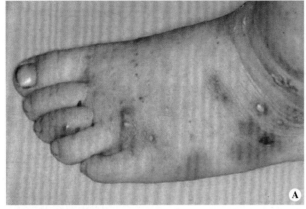

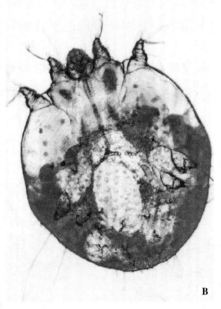

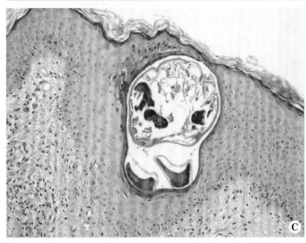

图 24-6　疥疮

A. 在这个被感染儿童的足背及足趾伸侧见许多脓疱和丘疹; B. 刮下的皮屑中可见成年雌疥螨; C. 雌疥螨位于角质层下方的表皮上部

含有整个隧道的活检结果显示隧道几乎全部位于角质层内[91]。只有雌疥螨所在隧道盲端的末端可能延伸至表皮基底层[92]。疥螨的身体呈圆形，长 350 ~ 450μm，宽 250 ~ 350μm（图 24-6C）[1]。在角质层隧道内的粉红色猪尾巴样结构可能是卵壳残余物，据此可以推断疥疮的存在（图 24-7）[93]。由于附着和分离的脊和粪便是可极化的，因此偏振光镜检查也有可能对本病诊断有帮助[94]。

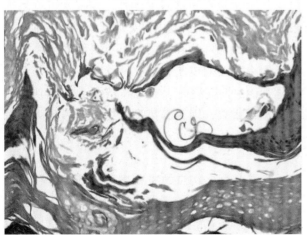

图 24-7　疥疮：疥疮可通过粉红色的猪尾巴样结构推定，这很可能是卵壳残余物

在丘疹水疱型疥疮中，海绵水肿常位于疥螨附近的表皮基底层，在一定程度上可诱发水疱形成。如果在切片中未发现疥螨，发现包含幼虫的卵、卵壳或者疥螨的粪块也提示疥疮[91,95]。在含有疥螨的切片中，真皮常见数量不等的嗜酸性粒细胞浸润。

结节性或持久性结节性疥疮可见致密的慢性炎性浸润，且通常为含有较多嗜酸性粒细胞的假性淋巴瘤样浸润。有人认为血管炎很常见[95]，而另外有些人认为血管炎相当罕见[89]。这些不同的结果可能与疥疮结节的持续时间和活检时机不同有关[89]。由于疥疮结节中含有许多未定类细胞，有时单纯依靠光学显微镜和免疫组化技术可能会将其误诊为朗格汉斯细胞组织细胞增生症[96]。此外，还有可能见到非典型的 CD30[+] 单核细胞[97]，而且在一些特殊情况下，与持续性节肢动物叮咬或蜇伤（参见稍后的讨论）相似，结节损害在组织病理上可类似于淋巴瘤的组织学表现[98]。结节中几乎从未发现过活螨，但在高达 22% 的病例中可以见到疥螨的组成部分[89]。

还有一些其他的炎症模式现与疥疮感染有关，包括一种类似于环状肉芽肿的间质性组织细胞模式[99]。

在结痂型疥疮中，增厚的角质层中含有无数的疥螨，几乎每个切面都见到数个寄生虫（图24-8）[95]。

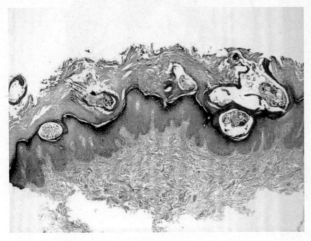

图 24-8　结痂型疥疮：增厚的角质层含有无数疥螨，几乎每个切面均显示有数个寄生虫

发病机制　早期的扫描电子显微镜研究揭示隧道周围的角质形成细胞被挤压，提示疥螨不是依靠咀嚼而是以物理性方式在角质形成细胞间强行通过[92]。然而，通过使用透射电子显微镜，最近的研究也发现，除了单纯的挤压之外，由螨虫分泌的细胞溶解性物质也是促进虫体通过皮肤的一种因素[100]。虫体周围细胞的损伤是最大的，特别是疥螨头部附近。

在疥疮中，细胞免疫和体液免疫应答均被激活。表皮中的急性湿疹样反应提示细胞介导的超敏反应。而存在于血管壁中的免疫球蛋白 M 和补体 C3 则提示体液超敏反应也在起作用[89,101]。结痂型疥疮通常发生在免疫应答严重受损的患者中，如白血病、淋巴瘤和获得性免疫缺陷综合征的患者[102]。结痂型疥疮表现为一种与 HIV 相关的免疫重建炎性综合征（IRIS）也已被报道[103]。

治疗原则　最佳治疗方案的选择取决于疾病的类型、患者年龄及并发症。经临床证实：局部外用药物，包括 5% 苄氯菊酯和 0.5% 马拉硫磷，经临床证实疗效极佳。此外，口服伊维菌素 200μg/kg 是一种非常有效的治疗，尤其是对于病情严重或结痂型疥疮患者。对于泛发性感染或免疫功能低下的患者而言，有时需要联合治疗和重复治疗。

钩虫相关的皮肤幼虫移行症

临床概要　皮肤幼虫移行症是由皮肤内潜行的线虫幼虫所致，以猫犬线虫巴西钩口线虫、犬钩口线虫、猫钩虫、狭头钩虫和牛仰口线虫最常见[1,104-107]。皮肤幼虫移行症的其他形式是由人型和动物型类圆线虫属种类引起，被称为肛周匐行疹（见后面的讨论）。棘颚口线虫不属于钩虫家族，而是属于旋毛目，也可以引起皮肤幼虫移行症样皮疹[1]。

钩虫相关的皮肤幼虫移行症是最常见的形式。接触幼虫污染的土壤易被侵入感染。身体暴露部位如足部最常受累，但任何接触沙或土壤的身体部位均可受累。匐行疹是皮肤幼虫移行症的临床表现，皮损为不规则线性、纤细的、匐形性、隆起性隧道，宽 2～3mm（图 24-9A）。临床使用皮肤镜或反射共聚焦显微镜可以更清晰地观察到幼虫和隧道[108]。幼虫每天移行几毫米。由于人是偶然宿主，所以皮疹具有自限性，遗留不具有性成熟能力的钩虫。

组织病理　肉眼可见的皮疹一般与幼虫实际所在处无联系，而是表皮和浅表真皮内淋巴细胞和许多嗜酸性粒细胞组成的混合性炎症反应的表现[1,105,106]。寄生虫常位于表皮上部的隧道内，一般距离肉眼可见的皮疹 1～2cm（图 24-9B）[109]。除了幼虫常常不能被观察到外，皮损常可见海绵形成和表皮内水疱，其内可见坏死角质形成细胞。在浅表和深部网状真皮内常可见多数嗜酸性粒细胞。钩虫相关的皮肤幼虫移行症的一种特殊亚型被称为钩虫性毛囊炎[110]，常局限于臀部。认识该变异型很重要，因为其典型的组织学表现为毛囊周围炎，病原体常位于毛囊深部，而且其治疗更为困难[111]。

发病机制　钩虫幼虫在表皮内的穿透和移行部分是寄生虫分泌的蛋白酶和活性产物作用的结果[112]。然而，除了钩虫性毛囊炎以外，这些蛋白酶的活性不足以让幼虫穿透至真皮，因此，幼虫只位于表皮上部[113]。

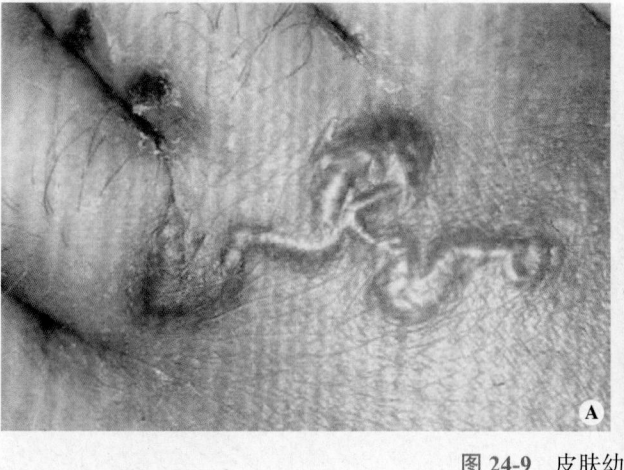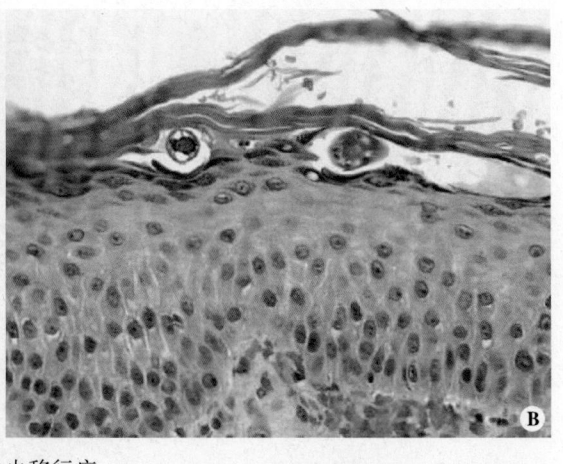

图 24-9　皮肤幼虫移行症

A. 这种曲折性的浅表隧道是典型的临床表现；B. 可见疥螨位于角质层下方，基底层上部（标本由俄亥俄州克利夫兰医学中心的 Mandi Sachdeva 博士及 Rajiv Patel 博士惠赠）

　　治疗原则　皮肤幼虫移行症常呈自限性，但存在严重瘙痒和浅表感染的风险常需要进行治疗。可以口服噻苯达唑或伊维菌素治疗。

类圆线虫病

　　临床概要　粪类圆线虫为一种小肠线虫，主要流行于热带和亚热带地区。但也见于美国东南部（尤其是肯塔基州、田纳西州、弗吉尼亚州南部和卡罗来纳州西北部和南部）[114]。它是一种土源性蠕虫，丝状幼虫通过皮肤侵入而感染人类。其经由静脉系统穿行至肺，被患者咳出并吞入消化道，寄生虫在小肠找到其最终寄居地，这构成一独特的周期[1]。类圆线虫病临床可分三种形式[114]：无明确特征的急性型、慢性型和播散型。慢性型表现为胃肠道和肺部症状及肛周匐行疹。后者表现为线状或匐行性荨麻疹样皮疹，以每小时 5 ～ 15cm 的速度移行，由快速移动的幼虫引起，也是一种皮肤幼虫移行症的亚型（见前面讨论）。此种情况被认为是小肠内的幼虫在会阴区的自体接种所致。播散型类圆线虫病发生于严重免疫抑制的情况下，通常是致死性的。自身免疫性疾病的免疫抑制治疗、移植患者的医源性免疫抑制、人类 T 细胞淋巴细胞病毒（HTLV）和艾滋病容易导致播散性感染[115]。进展期重度感染患者表现为紫癜性皮疹，常位于脐周[116,117]。本病还可表现为慢性荨麻疹、结节性痒疹和慢性单纯性苔藓[116-118]。

　　组织病理　被认为代表幼虫移行的匐行性荨麻疹样损害基本上找不到虫体[116]。与钩虫相关的皮肤幼虫移行症相反，肛周匐行疹的幼虫移行通道不是位于表皮，而是在真皮[1]。只有播散性粪类圆线虫病才有可能在表皮内找到虫体。它们以丝状蚴的形态出现，直径为 9 ～ 15μm，可见于真皮各层。幼虫常与血管破坏有关，很可能是丝状幼虫移行通过血管壁所致，可引起紫癜和瘀点（图 24-10A ～ C）[116,117,119,120]。可能是由于患者严重的免疫抑制，这些改变通常不会引起明显的炎症反应[116,117,121]（图 24-10A）。也见不到白细胞碎裂性血管炎的改变[119-121]。然而，粪类圆线虫周围的富于嗜酸性粒细胞的肉芽肿偶尔有报道[114,120]。

　　治疗原则　口服药物包括噻苯达唑、阿苯达唑或伊维菌素治疗肠道粪类圆线虫病是非常成功的。全身感染或免疫功能低下患者的感染可能需要更长时间的治疗和（或）肠外用药[115]。

皮下恶丝虫病

　　临床概要　恶丝虫病是一种人畜共患病，是由犬恶丝虫感染引起，动物是终宿主。人类通过蚊叮咬而被感染，人类是终宿主，因为幼虫在人类宿主中不能发育成熟。目前为止没有人与人之间传播的报道[122]。皮肤恶丝虫病很罕见，在欧洲、非洲、亚洲地区更常见。恶丝虫属的犬恶丝虫在北美洲部分地区流行，特别是美国东南部，感染犬、猫、浣熊和其他各种动物。由于蚊子数量和活动范围的增加，人和动物感染该病的风险也相应增

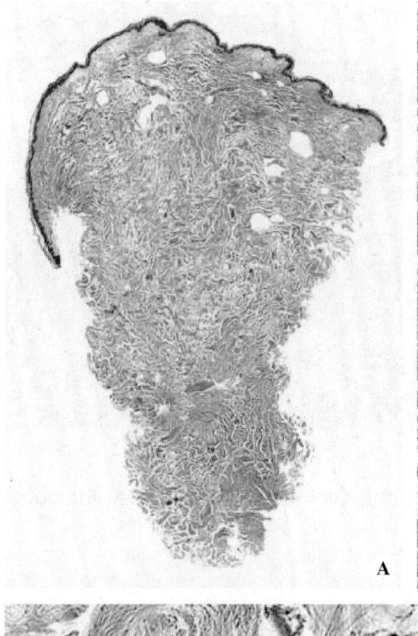

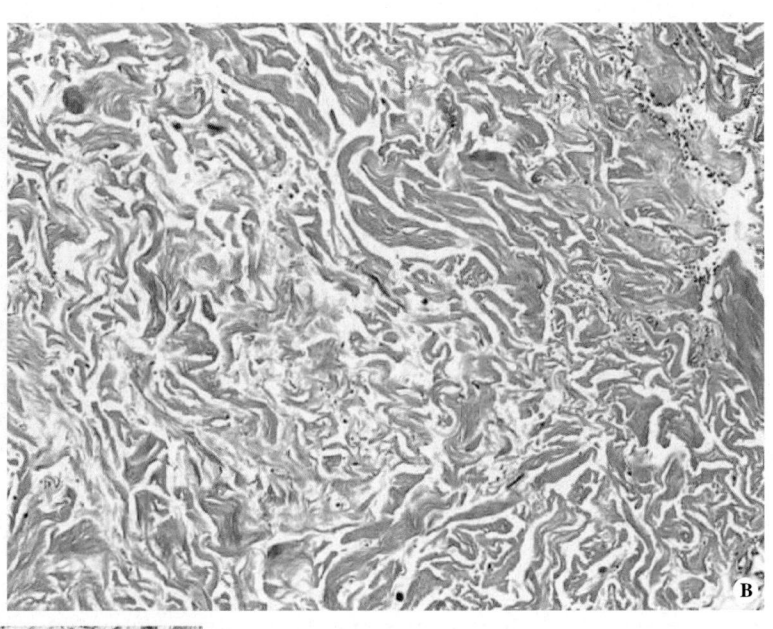

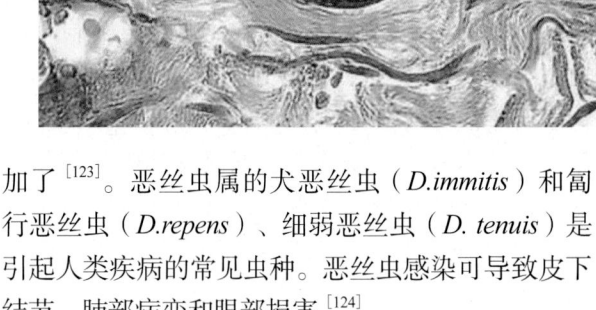

图 24-10 类圆线虫病

A. 在扫视镜下，脐周紫癜的钻孔活检未发现明显组织病理改变。该患者死于类圆线虫病。B. 中倍镜下，可见外渗的红细胞（图片右上角）和明显的线状、圆形嗜碱性结构。C. 罕见情况下可以看到胶原间切成直角形状的完整线虫，注意图片上方外渗的红细胞（A、B. 该病理图片由俄亥俄州克利夫兰 MetroHealth 医疗中心的 S.Arlene 及 Rosenberg 提供。C. 该病理图片由英国伦敦的圣约翰皮肤病研究所 Catherine M. Stefanato 医学士和 Eduardo Calonje 医学士提供）

加了[123]。恶丝虫属的犬恶丝虫（*D.immitis*）和匍行恶丝虫（*D.repens*）、细弱恶丝虫（*D. tenuis*）是引起人类疾病的常见虫种。恶丝虫感染可导致皮下结节、肺部病变和眼部损害[124]。

恶丝虫病皮下结节通常始发于皮肤的蚊虫叮咬处。特殊的是这些结节通常被描述为游走性结节，1～2天结节可在一个位置出现、消退，随后在另一个位置再次出现，对这些结节进行活检可以显示幼虫，然后在矿物油制片上可以检查[125]。

组织病理 在密集的炎症反应区域中间可以找到虫体，这形成了皮下结节。恶丝虫可以通过层叠的嗜酸性表皮、大的横脊、发达的肌层来分辨（图24-11）。它通常单个存在。炎症反应主要是由中性粒细胞、嗜酸性粒细胞、组织细胞和淋巴细胞组成的肉芽肿性炎[126,127]。多个连续切片有助于虫体的鉴定[124]，恶丝虫属很难单独通过组织学进

行鉴别，必要时可通过分子生物学检查进行种类鉴定。

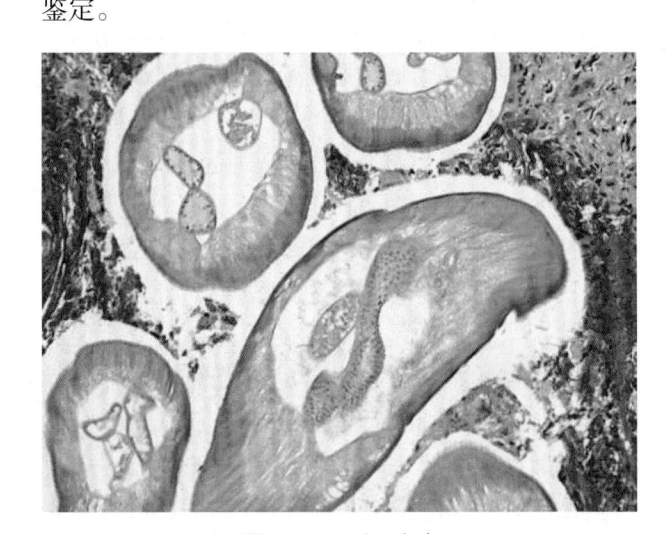

图 24-11 恶丝虫病

在纤维化和肉芽肿性炎性区域可见虫体多个断面，具有厚肌层、横脊及厚的嗜酸性外皮

发病机制　可以通过 PCR 技术对福尔马林固定、石蜡包埋的组织进行分析来证实恶丝虫属[128,129]。

鉴别诊断　临床上，皮下恶丝虫病需要与其他良性和恶性的真皮结节相鉴别[126]。组织学上，恶丝虫属可与其他盘尾线虫属尤其是盘尾丝虫相混淆。在镜下恶丝虫的肌肉层比盘尾丝虫更厚，并且通常是孤立的虫体，而后者常可见多个虫体。

治疗原则　治疗是手术切除皮下结节。对于可能存在全身感染或手术不能完全切除的患者可以口服阿苯达唑、伊维菌素和其他抗蠕虫药[127]。

盘尾丝虫病

临床概要　盘尾丝虫病常见于中美洲和南美洲的某些地区及非洲的热带地区。该病由在流动的河水中繁殖的蚋属黑蝇所传播；通过它们的喙叮咬，盘尾丝虫（一种丝状线虫）的感染性幼虫可以进入人类的皮肤。它们在皮下组织内可以发育到成虫阶段。成虫寄生于真皮深层及皮下组织，形成没有临床症状的皮下结节，称为盘尾丝虫瘤，通常只有少数几个，直径为 0.5 ～ 2cm（图 24-12A）。成虫一般不造成明显的机体损害，但它们的后代，由数以万计的微丝蚴构成，微丝蚴寄生于皮肤和眼的房水中，数年后可引起炎性改变。在眼部，微丝蚴可引起角膜炎、虹膜睫状体炎、视网膜脉络膜炎、视神经萎缩，最终导致失明[130]。通过裂隙灯检查，可以在眼前房中看到活动的微丝蚴[130]。

临床上，由微丝蚴引起的盘尾丝虫性皮炎主要以皮肤瘙痒、水肿、苔藓样变和色素改变（"豹皮样"）为特征（图 24-12B）[131,132]。随着病情进展，

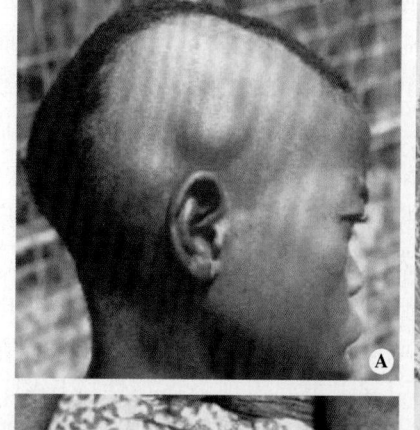
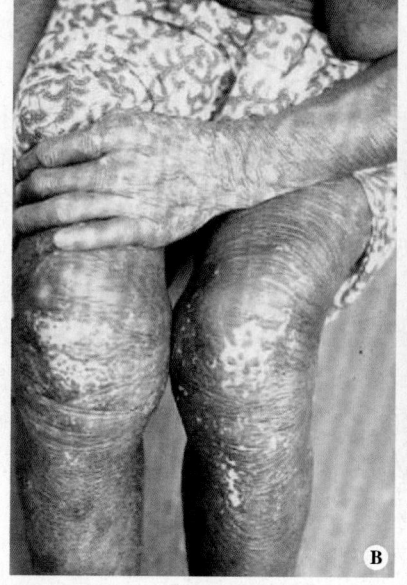
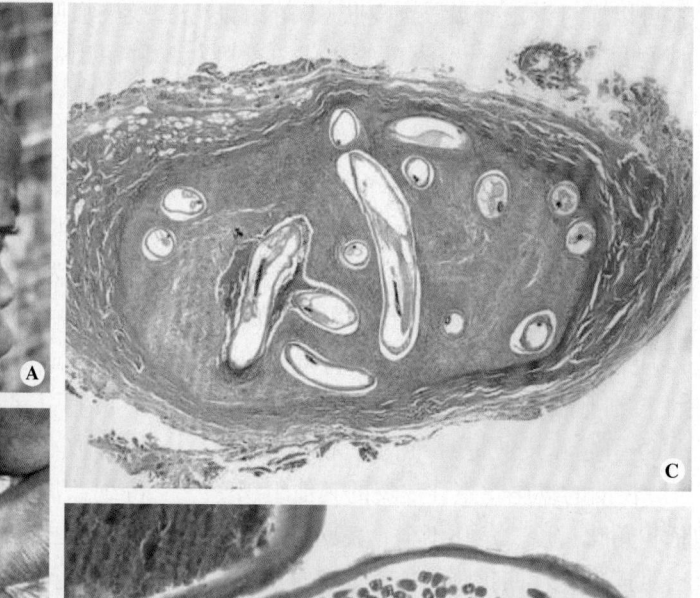
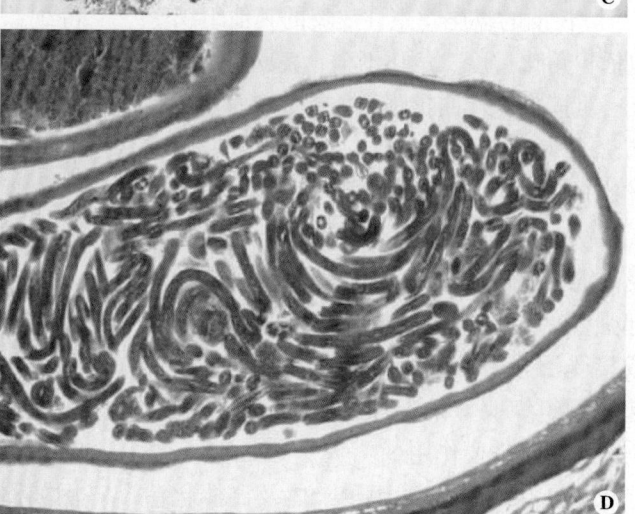

图 24-12　盘尾丝虫病

A. 非洲患者的头部皮损；B. 非洲患者四肢的皮疹；C. 可见由致密纤维化组织包绕的多个成虫横切面；D. 高倍镜下可见雌虫体内含有明显的微丝蚴，当这些微丝蚴被释放出来，可以引起在盘尾丝虫皮炎见到的改变（A、B. 经允许引自 Schaller KF, ed. Colour atlas of tropical dermatology and venerology. Berlin,Germany: Springer, 1994:127；D. 图片由俄亥俄州克利夫兰医学中心基金会 Yezid Gutierrez 博士提供）

皮肤可出现萎缩，目前已经有人提出了盘尾丝虫病皮肤表现的临床分类和分级系统，但尚未被普遍接受[131]。盘尾丝虫也可以与班氏丝虫一样导致淋巴丝虫病，大量微丝蚴可以阻塞淋巴管引起象皮肿[133]。本病还可以引起淋巴结肿大及所谓的腹股沟悬垂（淋巴结囊肿）等其他表现[133]。

组织病理 盘尾丝虫病组织学显示慢性炎症浸润，包括嗜酸性粒细胞和肥大细胞，以及外周纤维化改变[134]。中心可见由致密的胶原纤维包裹的成虫虫体的横切面和斜切面，横切面直径为125～450μm，其中雌性最大长度可至500mm，雄性最大长度可至42mm（图24-12C，图24-12D）[133]。在活体组织标本中，其中一些虫体仍然存活。死去的虫体周围可见包含有异物巨细胞的炎症反应。微丝蚴的直径为5～9μm，长220～360μm，偶尔在盘尾丝虫病的淋巴管内可以见到，它可以通过淋巴管播散到皮肤[133]。有证据表明，成虫周围可见血管及淋巴管生成，这可能是成虫释放促血管及淋巴管生成因子所致的结果[135]。

在未治疗的盘尾丝虫性皮炎早期，靠近表皮的真皮内可见很多波纹状的微丝蚴，但随着时间的推移，微丝蚴数量会大大减少，因此在陈旧的损害内很难再找到虫体[132]。在盘尾丝虫感染的早期，真皮反应性改变轻微，但在数年的时间里，包括嗜酸性粒细胞在内的慢性炎性细胞聚集在血管周围，最终引起真皮胶原纤维化，尤其是在血管周围[132]。长期的盘尾丝虫性皮炎的其他组织学特征还包括正角化过度、角化不全、表皮增生（晚期变薄）、真皮血管迂曲扩张和色素失禁[132]。

发病机制 皮肤和眼部改变缓慢发展表明，随着微丝蚴的逐渐崩解，他们成为一种异种蛋白质来源，皮炎和眼部各种形式的受累则是细胞和体液免疫系统协调反应的结果[132,133]。活的微丝蚴并不引起强烈的炎症反应。只有在自然生活周期过程中或接受治疗后微丝蚴接近死亡或死亡后，可以引起周围组织明显的炎性反应，在此过程中嗜酸性粒细胞起着重要作用[132,133]。

治疗原则 伊维菌素可用于个体及群体化治疗。由于其抗共生细菌（沃尔巴克氏体，立克次体的一个菌属）和广谱抗丝虫活性，最近多西环素也用于治疗盘尾丝虫病[136]。

血吸虫病

临床概要 血吸虫病是由血吸虫属吸虫引起，影响70多个国家18000万～20000万人口，是全世界人类最主要的致病性吸虫[137]。它是尾蚴（血吸虫生命周期中的一个阶段）通过暴露部位侵入人体而获得。淡水螺可以作为血吸虫尾蚴的专性中间宿主，尾蚴自淡水螺中逸出。尾蚴穿透皮肤移行至静脉丛，并在那里发育成熟。

对人类具有致病性的血吸虫有三种。曼氏血吸虫主要分布在加勒比群岛和南美洲东北部，日本血吸虫见于东亚，埃及血吸虫常见于中东和非洲。曼氏血吸虫通常寄生于门静脉循环系统和大肠肠系膜静脉，虫卵通过大便排出。日本血吸虫通常寄生于小肠，虫卵也经大便排出。埃及血吸虫寄生于盆腔和膀胱小静脉，虫卵经尿液排出。曼氏血吸虫和日本血吸虫通过在肝脏中形成肉芽肿可引起门静脉高压和食管静脉曲张，而埃及血吸虫则可通过在膀胱中形成肉芽肿而导致血尿和肾积水[138]。非洲可见曼氏血吸虫和埃及血吸虫的混合感染[139,140]。

依据血吸虫的生命周期，其引起的皮肤表现可以分为三种类型[137,141]。

第一种血吸虫皮炎（游泳痒），是由寄生于人体的或非寄生于人体的血吸虫尾蚴最初侵入人皮肤所引起，主要表现为瘙痒性斑丘疹，通常可持续数小时，有时可持续数日，罕见情况下可以持续数周，取决于既往致敏状况。非寄生于人体的血吸虫尾蚴（主要是鸟类，通常是鸭和其他水禽）侵入人体皮肤后很快死亡，寄生于人体的（亲人性的）血吸虫尾蚴所引起的皮炎较非寄生于人体的血吸虫尾蚴所引起者轻微[137]。

第二种血吸虫皮炎的表现是血吸虫过敏反应，是一过性的。在侵入人体数周后，尾蚴发育成熟为15～25mm的成虫，随后雌性成虫排出大量虫卵至血液，虫卵的释放可能引起机体过敏反应，表现为发热、荨麻疹，有时可出现紫癜，在日本被称为片山综合征（Katayama syndrome）及在中国被称为长江热（Yangtze fever）[137,141]。

第三种血吸虫病的皮肤表现是一种特殊的皮肤受累（又称为迟发型血吸虫皮炎），主要是虫卵从自然寄居的静脉循环中脱离而沉积于皮肤引

起，多见于埃及血吸虫感染。临床罕见，通常见于生殖器及肛周，表现为丘疹、疣状、溃疡性或肉芽肿样损害[137,141,142]。胸部、腹部少见，面部和头皮更少受累[139,143,144]。

目前本病诊断通常是通过临床病史、显微镜观察和（或）血清学检测来进行。但近来分子生物学检测已经有报道，如果在组织学检测中发现虫卵，那么随后可以从石蜡固定包埋组织中提取及扩增 RNA 后，血吸虫 28S rRNA 序列能被检测到[145]。

组织病理 迟发型血吸虫皮炎是该病主要的慢性皮肤损害，其病理特征为真皮内栅栏状坏死性肉芽肿性炎，坏死中央可见完整或变性的血吸虫虫卵，周围可见组织细胞、淋巴细胞、浆细胞浸润，偶尔可见多核巨细胞（图 24-13）[139,142,143]。同时也可以看到大量的嗜酸性粒细胞浸润[142,144]。在陈旧性的损害中，虫卵可钙化并被纤维组织包绕，周围炎性浸润稀疏或缺如[137]，其上表皮常呈假上皮瘤样增生[142,143,146,147]。也有报道虫卵可经表皮排出[147]。

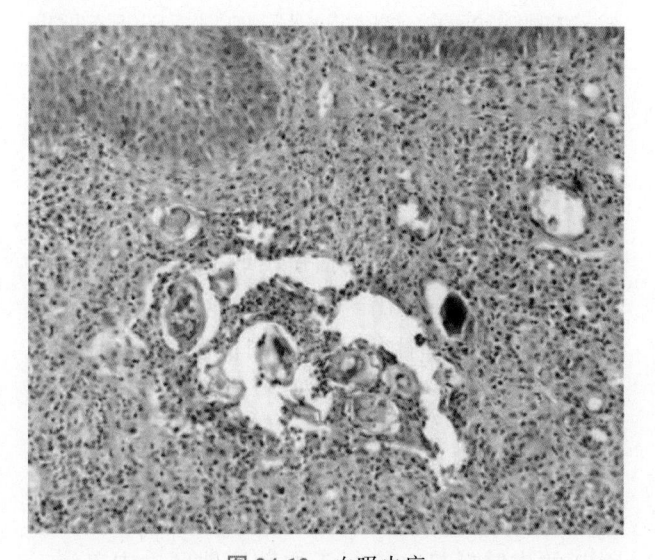

图 24-13 血吸虫病
在迟发型血吸虫皮炎中，可见真皮中血吸虫虫卵引起的肉芽肿反应（图片由 Yezid Gutierrez 博士提供，俄亥俄州克利夫兰医学中心）

虫卵最大可达 1mm，有几丁质外壳，可通过 PAS 染色显色。然而，抗酸染色只有曼氏血吸虫阳性，而日本血吸虫和埃及血吸虫阴性[139,143,144]。在组织中，虫卵外壳上棘的存在和位置有助于其分类，埃及血吸虫的虫卵有一个位于顶端的棘，

曼氏血吸虫的棘位于侧面，日本血吸虫外壳没有棘。但是，极少数情况下，在真皮肿胀的血管内可以见到成虫[143]。

发病机制 据报道虫卵和幼虫（embryos）可以作为外来抗原激活 T 淋巴细胞，而 T 淋巴细胞释放的细胞因子可以吸引巨噬细胞和嗜酸性粒细胞聚集并引起肉芽肿形成[137]。

治疗原则 所有种类的血吸虫药物治疗均可选用吡喹酮，根据疾病分期和病情的严重程度，可以加用糖皮质激素，大的肉芽肿或肿块可行外科手术切除[148]。

皮下囊尾蚴病（皮肤囊虫病）

临床概要 囊尾蚴病（也称囊虫病）是由有钩绦虫（猪肉绦虫）及其他种类的绦虫幼虫阶段所致的疾病。人类是这种全球性感染的终宿主；据估计，全世界范围内有超过 5000 万人口被感染[149]。通过经口摄入虫卵或通过逆蠕动可以感染全身。在皮下组织中，幼虫可形成 1～3cm 大小的囊肿。囊肿可孤立、多发或播散[150]。本病好发于躯干上部和四肢。X 线、超声或其他影像学检测可以发现囊肿[149]。在 X 线平片上可见沿肌纤维长轴方向分布的"米粒"状钙化影[151]。皮下囊肿无自觉症状，但应注意是否有中枢神经系统疾病，尤其是对于癫痫发作的患者[152]。

组织病理 皮下结节具有厚的纤维化包膜。在纤维化组织内，绦虫可见于充满透明液体的囊腔内，通过其包含吸盘或小钩的头部（也称头节）可以确定为绦虫（图 24-14）。为了确定绦虫，连续切片可能是必要的[153]。纤维化包膜内常可见嗜酸性粒细胞。缺乏干酪样坏死[154]。周围组织中可见混合性慢性炎性浸润，可伴有或无巨细胞。

鉴别诊断 临床上这些囊肿可被误认为更常见的良性囊性结构如脂肪瘤[155]。

治疗原则 皮肤损害无须药物治疗。有症状的皮损可以手术切除。对于全身性感染，可以使用口服抗寄生虫药如阿苯达唑和吡喹酮[149,150,152]。由于强烈的炎症反应和可能导致的中枢神经系统损伤，当需要对疑似脑囊尾蚴病的患者使用口服抗寄生虫药时需要特别谨慎。

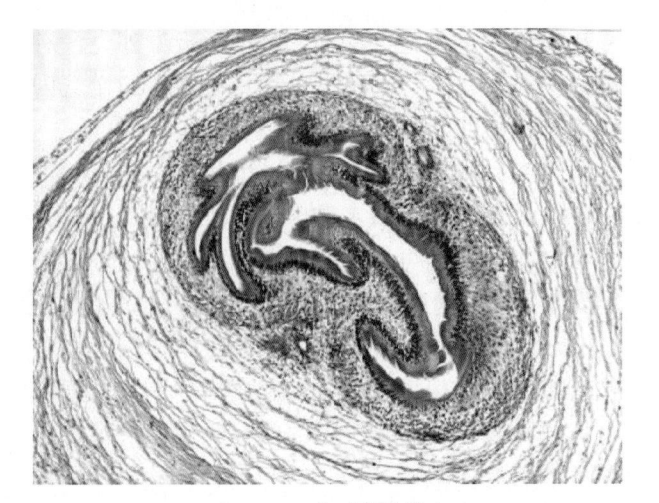

图 24-14　皮下囊尾蚴病

皮下组织一囊腔内可见囊尾蚴，周围由肉芽组织及坏死组织碎片包绕（标本由德国海德堡皮肤病理研究所的 Dieter Krahl 博士提供）

蝇蛆病

临床概要　昆虫纲双翅目（两个翅膀的节肢动物）包括蝇、蚋、蚊。蝇类幼虫直接寄生于人体所致疾病称为蝇蛆病（来自希腊字词，对应 fly，myia）。蝇蛆病呈世界性分布；在热带地区，病例数量和致病种类更多。

临床上，蝇蛆病的皮肤表现可分为已得到公认的三类：创口蝇蛆病、疖肿型蝇蛆病和匐行疹型蝇蛆病（不要误认为皮肤幼虫移行症引起的匐行疹）[156-158]。

创口蝇蛆病可由许多不同种类的蝇引起，包括常见的普通苍蝇（家蝇），其幼虫（蛆）寄生于腐肉中。

疖肿型蝇蛆病主要发生在热带地区，在非洲由嗜人瘤蝇引起，在美洲热带地区由人皮蝇引起。后者具有独特的生命周期。雌蝇捕获吸血昆虫，如蚊或其他蝇类，并在其腹部产卵。当这些媒介与人体接触后，蝇的幼虫孵化，并侵入皮肤，引起疖肿样损害，称为"鞍瘤"。暴露部位最常见，包括头皮、面部和四肢[159]。这些疖肿性损害直径可超过 3cm，宿主可有疼痛和波动感。皮肤镜可用于识别幼虫尾部及呼吸孔[160]。在 5 ～ 10 周幼虫发育的第三阶段，通过其呼吸孔离开人类宿主，落到地上进入土壤中化蛹。

匐行疹型蝇蛆病，是由胃蝇属或皮蝇属（寄生于马或牛的苍蝇）幼虫侵入皮肤而引起的移行性皮疹。与幼虫移行症中的匐行疹相比，本病移行更受限，行进速度更缓慢。

组织病理　在创口蝇蛆病中，幼虫通常位置表浅，且是存活的，可在活检的大体上得到确认[157]。在疖肿型蝇蛆病中，幼虫位于囊腔内，周围可见明显的混合性炎性浸润，包括中性粒细胞、嗜酸性粒细胞、淋巴细胞、浆细胞和朗格汉斯巨细胞（图 24-15）[156,161,162]。由于皮蝇引起的匐行疹型蝇蛆病，炎症反应轻微[157]。

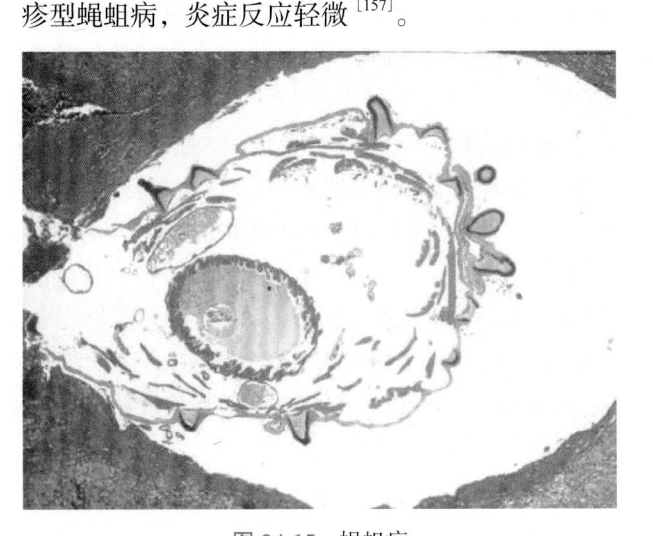

图 24-15　蝇蛆病

在一例疖肿型蝇蛆病中，幼虫周围可见强烈的炎症反应（标本由德国海德堡皮肤病理研究所的 Dieter Krahl 博士提供）

发病机制　嗜人瘤蝇和人皮蝇均可分泌抑菌液体以防止幼虫所在囊腔出现继发性细菌感染[156,163]。

治疗原则　治疗包括挤出或手术移除幼虫，幼虫可能会自发排出。使用厚的润肤剂或浸没于水中时，幼虫有时因气孔堵塞可能会被迫逸出。

潜蚤病

临床概要　潜蚤病是由受精的雌性穿皮沙蚤引起的皮肤感染，流行于加勒比地区、中美洲、南美洲、非洲的撒哈拉以南和印度次大陆[164,165]。

只有受精的雌蚤能穿透皮肤。它们用头部掘穴潜入真皮，寄生于宿主。受精的雌蚤通过巢穴顶端的开口排卵于宿主体外，此后很快死亡，并从皮肤脱落；雌虫总的生命周期约为 1 个月[164]。

本病通常是由于赤脚行走而感染，常好发于足趾、趾间隙、足底和足跟。病变初起无症状，但很快就变为炎性丘疹。最终发展为一个中央凹陷的软性结节，直径可达 5 ～ 10mm，皮损中央黑

色至褐色的小点提示虫体后端。可通过皮肤镜见到寄生虫的头部和因受精而隆起的腹部，在临床上证实本病[166]。

组织病理 蚤位于表皮和真皮上部的穴腔内（图 24-16）。顶端被增生的表皮包绕。在无双重感染的情况下，皮损周围可见轻微的炎性浸润，由淋巴细胞、中性粒细胞和嗜酸性粒细胞构成[164]。在穴腔内，常可以辨认出部分节肢动物组成部分，包括嗜酸性外皮、黄褐色几丁质、皮下层、气管软骨环和消化道[167]。正在发育中的、均一的卵对于区分穿皮沙蚤和其他寄生虫可能最有用[168]。

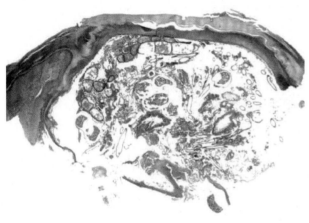

图 24-16 潜蚤病
在 HE 染色切片中，典型可见蚤位于真皮浅层

治疗原则 治疗包括手术取出蚤，尽管蚤可能会自行排出。

节肢动物的叮咬反应

临床概要 节肢动物叮咬和蜇伤是人类常见的疾病。根据攻击的节肢动物种类和机体反应的能力不同，可以诱发局部、泛发性和（或）全身性反应，大多数由蚊、蜜蜂、黄蜂、大胡蜂或臭虫引起的蜇伤，最初在叮咬部位表现为特征性的局部荨麻疹样反应，继而出现丘疹、丘疱疹，并伴有剧烈瘙痒。通常中央可见一凹陷。反应更强烈时，可发展为大疱，常见于小腿（图 24-17A）[169]。皮疹一般在数天内缓解，不遗留后遗症。然而，在少数情况下，皮损可能会持续数周或数月，这时被称为持久性节肢动物叮咬反应[170,171]。

在美国中南部，棕色隐斜蛛、褐皮斜蛛叮咬很常见。最初常常是无痛的，它们可诱导明显的皮肤坏死（坏死性蜘蛛毒中毒）[172]。

昆虫叮咬引起的过敏反应，特别是蚤、蚋、蚊和臭虫，可导致丘疹性荨麻疹。其特点是群集性丘疹及丘疱疹，通常泛发。一般在几天内自发消退[173]。该病与其他种类的节肢动物叮咬所致者不能明确区分开[174]。

组织病理 节肢动物叮咬的典型组织病理学特点是真皮内浅深层血管和附属器周围及间质内炎性浸润呈楔形，由淋巴细胞和嗜酸性粒细胞组成，其上表皮常见灶性海绵水肿，有时演变成水疱，甚至发展成表皮坏死（图 24-17B）[175]。表皮海绵

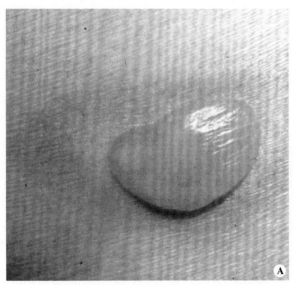

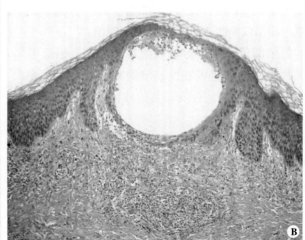

图 24-17 节肢动物的叮咬反应
A. 有时对节肢动物叮咬的临床反应很强烈，可引起水疱；B. 组织切片上，在节肢动物叮咬的中心常可见表皮内水疱

水肿或嗜酸性海绵形成、毛囊漏斗部上皮和末端汗管海绵水肿是诊断的一个重要线索[176]。另一个有用的线索是在低倍镜下观察间质的改变，包括胶原纤维束间间隙变窄、胶原束间稀疏嗜碱性物质沉积[177]。已有人报道，在蜱叮咬反应中，血管内可见均一嗜酸性沉积物，该表现类似于冷球蛋白血症的血管内改变[178]。节肢动物叮咬所致类Sweet综合征样反应也已有报道，表现为广泛的真皮乳头水肿、间质内密集的中性粒细胞浸润和纤维蛋白沉积，未发现嗜酸性粒细胞[179]。

蚊虫叮咬最初主要表现为以血管为中心的中性粒细胞浸润，后期是淋巴细胞和浆细胞为主的单核细胞浸润。嗜酸性粒细胞很少或无[180,181]。

臭虫咬伤表现为荨麻疹样反应，可见真皮水肿和混合的真皮间质内混合性的炎性浸润。明显的张力性大疱性损害可能显示富含中性粒细胞的白细胞碎裂性血管炎改变，进一步发展可演变为一种破坏性的嗜酸性粒细胞性坏死性血管炎[182]。

棕色隐斜蛛叮咬的最初表现为伴有出血的中性粒细胞性血管周围炎。之后，在坏死性溃疡病例中，可见动脉壁坏死和多数嗜酸性粒细胞浸润[183]。

一些持久性节肢动物叮咬反应可诱发产生密集的淋巴细胞浸润，常伴有淋巴滤泡形成，应注意与淋巴瘤相区别[184]。与淋巴瘤相比，持续性节肢动物叮咬反应中的淋巴滤泡经常具有生发中心，而无单克隆性的证据。可见大细胞转化，即伴有细胞核深染的CD30+淋巴样细胞，但这不是恶性肿瘤的标志[171]。有报道在节肢动物叮咬反应中也可见大量的CD1a+朗格汉斯细胞浸润，组织学上可能与朗格汉斯组织细胞增生症相混淆[185]。

偶尔部分叮咬口器可残留在真皮内，引起慢性炎症反应，常有嗜酸性粒细胞浸润，并伴有表皮假癌性增生[186]。叮咬口器的残留在蜱叮咬中更为常见（图24-18）。

一种被称为"蜱叮咬性脱发"的疾病已被报道，临床特征表现为在蜱叮咬反应处出现脱发性结节。组织学上，可见淋巴细胞浸润侵犯毛囊峡部，伴有纤维鞘增生和少部分毛发被破坏[187]。

发病机制　棕色隐斜蛛蜇入体内的主要毒素是鞘磷脂酶D，它可与红细胞、内皮细胞和血小板胞膜外层相互作用。蜘蛛咬伤中所见的严重皮肤坏死是血管损伤的结果[188]。

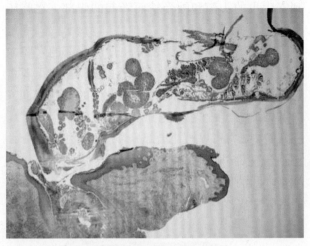

图24-18　蜱叮咬反应
在横截面中可见蜱，其口部延伸至真皮浅层

治疗原则　典型的节肢动物叮咬反应通常是自限性的，但局部反应和皮肤瘙痒可使用外用糖皮质激素和（或）抗组胺药物来治疗。

（刘彤云　何　黎　译，朱　里　校，杨希川　审）

参考文献

1. Guiterrez Y. *Diagnostic pathology of parasitic infections with clinical correlations*, 2nd ed. Oxford, England: Oxford University Press, 2000.
2. Ashford RW. The leishmaniases as model zoonoses. *Ann Trop Med Parasitol* 1997;91:693–701.
3. Ashford RW. Leishmaniasis reservoirs and their significance in control. *Clin Dermatol* 1996;14:523–532.
4. Akilov OE, Khachemoune A, Hasan T. Clinical manifestations and classification of Old World cutaneous leishmaniasis. *Int J Dermatol* 2007;46:132–542.
5. Kubba R, el-Hassan AM, Al-Gindan Y, et al. Dissemination in cutaneous leishmaniasis. I. Subcutaneous nodules. *Int J Dermatol* 1987;26:300–304.
6. Pratt DM, David JR. Monoclonal antibodies that distinguish between New World species of Leishmania. *Nature* 1981;291:581–583.
7. Antinori S, Schifanella L, Corbellino M. Leishmaniasis: new insights from an old and neglected disease. *Eur J Clin Microbiol Infect Dis* 2012;31:109–118.
8. Gradoni L, Gramiccia M. Leishmania infantum tropism: strain genotype or host immune status? *Parasitol Today* 1994;10:264–267.
9. del Giudice P, Marty P, Lacour JP, et al. Cutaneous leishmaniasis due to Leishmania infantum. Case reports and literature review. *Arch Dermatol* 1998;134:193–198.
10. Gállego M, Pratlong F, Riera C, et al. Cutaneous leishmaniasis due to Leishmania infantum in the northeast of Spain: the isoenzymatic analysis of parasites. *Arch Dermatol* 2001;137:667–668.

11. Ceyhan AM, Yildirim M, Basak PY, et al. Unusual multifocal cutaneous leishmaniasis in a diabetic patient. *Eur J Dermatol* 2009;19:514–515.

12. Momeni AZ, Yotsumoto S, Mehregan DR, et al. Chronic lupoid leishmaniasis. Evaluation by polymerase chain reaction. *Arch Dermatol* 1996;132:198–202.

13. Bittencourt AL, Costa JM, Carvalho EM, et al. Leishmaniasis recidiva cutis in American cutaneous leishmaniasis. *Int J Dermatol* 1993;32:802–805.

14. Landau M, Srebrnik A, Brenner S. Leishmaniasis recidivans mimicking lupus vulgaris. *Int J Dermatol* 1996;35:572–573.

15. Gündüz K, Afsar S, Ayhan S, et al. Recidivans cutaneous leishmaniasis unresponsive to liposomal amphotericin B (AmBisome). *J Eur Acad Dermatol Venereol* 2000;14:11–13.

16. Gomes CM, Morais OO, Leite AS, et al. Periungual leishmaniasis. *An Bras Dermatol* 2012;87:148–149.

17. Ceyhan AM, Basak PY, Yildirim M, et al. A case of cutaneous leishmaniasis presenting as facial cellulitis. *J Dermatol* 2010;37:565–567.

18. Ceyhan AM, Yildirim M, Basak PY, et al. A case of erysipeloid cutaneous leishmaniasis: atypical and unusual clinical variant. *Am J Trop Med Hyg* 2008;78:406–408.

19. Veraldi S, Bottini S, Currò N, et al. Leishmaniasis of the eyelid mimicking an infundibular cyst and review of the literature on ocular leishmaniasis. *Int J Infect Dis* 2010;14 (Suppl 3):e230–e232.

20. Veraldi S, Bottini S, Persico MC, et al. Case report: Leishmaniasis of the upper lip. *Oral Surg Oral Med Oral Pathol Oral Radiol Endod* 2007;104:659–661.

21. Veraldi S, Galloni C, Cremonesi R, et al. Psoriasiform cutaneous leishmaniasis. *Int J Dermatol* 2006;45:129–130.

22. Veraldi S, Rigoni C, Gianotti R. Leishmaniasis of the lip. *Acta Derm Venereol* 2002;82:469–470.

23. Omidian M, Mapar MA. Chronic zosteriform cutaneous leishmaniasis. *Indian J Dermatol Venereol Leprol* 2006;72:41–42.

24. Bari A, Bari A, Ejaz A. Fissure leishmaniasis: a new variant of cutaneous leishmaniasis. *Dermatol Online J* 2009;15:13.

25. Bari AU, Rahman SB. Many faces of cutaneous leishmaniasis. *Indian J Dermatol Venereol Leprol* 2008;74:23–27.

26. Iftikhar N, Bari I, Ejaz A. Rare variants of cutaneous leishmaniasis: whitlow, paronychia, and sporotrichoid. *Int J Dermatol* 2003;42:807–809.

27. Jafari AK, Akhyani M, Valikhani M, et al. Bilateral cutaneous leishmaniasis of upper eyelids: a case report. *Dermatol Online J* 2006;12:20.

28. Bardazzi F, Giacomini F, Savoia F, et al. Discoid chronic lupus erythematosus at the site of a previously healed cutaneous leishmaniasis: an example of isotopic response. *Dermatol Ther* 2010;23(Suppl 2):S44–S446.

29. Murray HW, Berman JD, Davies CR, et al. Advances in leishmaniasis. *Lancet* 2005;366:1561–1577.

30. den Boer M, Argaw D, Jannin J, et al. Leishmaniasis impact and treatment access. *Clin Microbiol Infect* 2011;17:1471–1477.

31. Amato VS, Tuon FF, Bacha HA, et al. Mucosal leishmaniasis. Current scenario and prospects for treatment. *Acta Trop* 2008;105:1–9.

32. Lawn SD, Whetham J, Chiodini PL, et al. New world mucosal and cutaneous leishmaniasis: an emerging health problem among British travellers. *QJM* 2004;97:781–788.

33. Harms G, Schonian G, Feldmeier H. Leishmaniasis in Germany. *Emerg Infect Dis* 2003;9:872–875.

34. Casero R, Laconte L, Fraenza L, et al. Recidivant laryngeal leishmaniasis: an unusual case in an immunocompetent patient treated with corticosteroids [in Spanish]. *Rev Argent Microbiol* 2010;42:118–121.

35. Lessa HA, Carvalho EM, Marsden PD. Eustachian tube blockage with consequent middle ear infection in mucosal leishmaniasis. *Rev Soc Bras Med Trop* 1994;27:103.

36. Motta AC, Arruda D, Souza CS, et al. Disseminated mucocutaneous leishmaniasis resulting from chronic use of corticosteroid. *Int J Dermatol* 2003;42:703–706.

37. Motta AC, Lopes MA, Ito FA, et al. Oral leishmaniasis: a clinicopathological study of 11 cases. *Oral Dis* 2007;13:335–340.

38. Herwaldt BL. Leishmaniasis. *Lancet* 1999;354:1191–1199.

39. Perrin C, Michiels JF, Bernard E, et al. Cutaneous spindle-cell pseudotumors due to *Mycobacterium gordonae* and *Leishmania infantum*. An immunophenotypic study. *Am J Dermatopathol* 1993;15:553–558.

40. Perrin C, Taillan B, Hofman P, et al. Atypical cutaneous histological features of visceral leishmaniasis in acquired immunodeficiency syndrome. *Am J Dermatopathol* 1995;17:145–150.

41. Taillan B, Marty P, Schneider S, et al. Visceral leishmaniasis involving a cutaneous Kaposi's sarcoma lesion and free areas of skin. *Eur J Med* 1992;1:255.

42. Barrio J, Lecona M, Cosin J, et al. Leishmania infection occurring in herpes zoster lesions in an HIV-positive patient. *Br J Dermatol* 1996;134:164–166.

43. Antinori S, Longhi E, Bestetti G, et al. Post-kala-azar dermal leishmaniasis as an immune reconstitution inflammatory syndrome in a patient with acquired immune deficiency syndrome. *Br J Dermatol* 2007;157:1032–1036.

44. Simon I, Wissing KM, Del Marmol V, et al. Recurrent leishmaniasis in kidney transplant recipients: report of 2 cases and systematic review of the literature. *Transpl Infect Dis* 2011;13:397–406.

45. Pavli A, Maltezou HC. Leishmaniasis, an emerging infection in travelers. *Int J Infect Dis* 2010;14:e1032–e1039.

46. Mestra L, Lopez L, Robledo SM, et al. Transfusion-transmitted visceral leishmaniasis caused by leishmania (Leishmania) mexicana in an immunocompromised patient: a case report. *Transfusion* 2011;51:1919–1923.

47. Mueller MC, Fleischmann E, Grunke M, et al. Relapsing cutaneous leishmaniasis in a patient with ankylosing spondylitis treated with infliximab. *Am J Trop Med Hyg* 2009;81:52–54.

48. Cascio A, Iaria M, Iaria C. Leishmaniasis and biologic therapies for rheumatologic diseases. *Semin Arthritis Rheum* 2010;40:e3–e5.

49. De Leonardis F, Govoni M, Lo Monaco A, et al. Visceral leishmaniasis and anti-TNF-alpha therapy: case report and review of the literature. *Clin Exp Rheumatol* 2009;27:503–506.

50. Andrade RV, Massone C, Lucena MN, et al. The use of polymerase chain reaction to confirm diagnosis in skin biopsies consistent with American tegumentary leishmaniasis at histopathology: a study of 90 cases. *An Bras Dermatol* 2011;86:892–896.

51. Noyes HA, Chance ML, Croan DG, et al. Leishmania (sauroleishmania): a comment on classification. *Parasitol Today* 1998;14:167.

52. de Bruijn MH, Barker DC. Diagnosis of New World leishmaniasis: specific detection of species of the *Leishmania braziliensis* complex by amplification of kinetoplast DNA. *Acta Trop* 1992;52:45–58.

53. Andrade-Narvaez FJ, Medina-Peralta S, Vargas-Gonzalez A, et al. The histopathology of cutaneous leishmaniasis due to Leishmania (Leishmania) mexicana in the Yucatan peninsula, Mexico. *Rev Inst Med Trop Sao Paulo* 2005;47:191–194.

54. Botelho AC, Tafuri WL, Genaro O, et al. Histopathology of human American cutaneous leishmaniasis before and after treatment. *Rev Soc Bras Med Trop* 1998;31:11–18.

55. Kurban AK, Malak JA, Farah FS, et al. Histopathology of cutaneous leishmaniasis. *Arch Dermatol* 1966;93:396–401.

56. Peltier E, Wolkenstein P, Deniau M, et al. Caseous necrosis in cutaneous leishmaniasis. *J Clin Pathol* 1996;49: 517–519.

57. Satti MB, el-Hassan AM, al-Gindan Y, et al. Peripheral neural involvement in cutaneous leishmaniasis: a pathologic study of human and experimental animal lesions. *Int J Dermatol* 1989;28:243–247.

58. Sangueza OP, Sangueza JM, Stiller MJ, et al. Mucocutaneous leishmaniasis: a clinicopathologic classification. *J Am Acad Dermatol* 1993;28:927–932.

59. Postigo C, Llamas R, Zarco C, et al. Cutaneous lesions in patients with visceral leishmaniasis and HIV infection. *J Infect* 1997;35:265–268.

60. Singh N, Ramesh V, Arora VK, et al. Nodular post-kala-azar dermal leishmaniasis: a distinct histopathological entity. *J Cutan Pathol* 1998;25:95–99.

61. Mukherjee A, Ramesh V, Misra RS. Post-kala-azar dermal leishmaniasis: a light and electron microscopic study of 18 cases. *J Cutan Pathol* 1993;20:320–325.

62. Ramesh V, Misra RS, Saxena U, et al. Post-kala-azar dermal leishmaniasis: a clinical and therapeutic study. *Int J Dermatol* 1993;32:272–275.

63. Ramesh V, Mukherjee A. Post-kala-azar dermal leishmaniasis. *Int J Dermatol* 1995;34:85–91.

64. Ramesh V, Saxena U, Misra RS, et al. Post-kala-azar dermal leishmaniasis: a case report strikingly resembling lepromatous leprosy. *Lepr Rev* 1991;62:217–221.

65. Kane MM, Mosser DM. Leishmania parasites and their ploys to disrupt macrophage activation. *Curr Opin Hematol* 2000;7:26–31.

66. Sakthianandeswaren A, Foote SJ, Handman E. The role of host genetics in leishmaniasis. *Trends Parasitol* 2009;25:383–391.

67. Fakiola M, Strange A, Cordell HJ, et al. Common variants in the HLA-DRB1-HLA-DQA1 HLA class II region are associated with susceptibility to visceral leishmaniasis. *Nat Genet* 2013;45:208–213.

68. Nylen S, Gautam S. Immunological perspectives of leishmaniasis. *J Glob Infect Dis* 2010;2:135–146.

69. Murray HW. Leishmaniasis in the United States: treatment in 2012. *Am J Trop Med Hyg* 2012;86:434–440.

70. Ben Salah A, Ben Messaoud N, Guedri E, et al. Topical paromomycin with or without gentamicin for cutaneous leishmaniasis. *N Engl J Med* 2013;368:524–532.

71. Trabelsi H, Dendana F, Sellami A, et al. Pathogenic free-living amoebae: epidemiology and clinical review. *Pathol Biol (Paris)* 2012;60:399–405.

72. Parshad S, Grover PS, Sharma A, et al. Primary cutaneous amoebiasis: case report with review of the literature. *Int J Dermatol* 2002;41:676–680.

73. Fernandez-Diez J, Magana M, Magana ML. Cutaneous amebiasis: 50 years of experience. *Cutis* 2012;90:310–314.

74. Majmudar B, Chaiken ML, Lee KU. Amebiasis of clitoris mimicking carcinoma. *JAMA* 1976;236:1145–1146.

75. Bravo FG, Alvarez PJ, Gotuzzo E. Balamuthia mandrillaris infection of the skin and central nervous system: an emerging disease of concern to many specialties in medicine. *Curr Opin Infect Dis* 2011;24:112–117.

76. May LP, Sidhu GS, Buchness MR. Diagnosis of Acanthamoeba infection by cutaneous manifestations in a man seropositive to HIV. *J Am Acad Dermatol* 1992;26:352–355.

77. Paltiel M, Powell E, Lynch J, et al. Disseminated cutaneous acanthamebiasis: a case report and review of the literature. *Cutis* 2004;73:241–248.

78. Magaña M, Magaña ML, Alcántara A, et al. Histopathology of cutaneous amebiasis. *Am J Dermatopathol* 2004;26:280–284.

79. Fujita WH, Barr RJ, Gottschalk HR. Cutaneous amebiasis. *Arch Dermatol* 1981;117:309–310.

80. Rosenberg AS, Morgan MB. Disseminated acanthamoebiasis presenting as lobular panniculitis with necrotizing vasculitis in a patient with AIDS. *J Cutan Pathol* 2001;28:307–313.

81. Murakawa GJ, McCalmont T, Altman J, et al. Disseminated acanthamebiasis in patients with AIDS: a report of five cases and a review of the literature. *Arch Dermatol* 1995;131:1291–1296.

82. Tan B, Weldon-Linne CM, Rhone DP, et al. Acanthamoeba infection presenting as skin lesions in patients with the acquired immunodeficiency syndrome. *Arch Pathol Lab Med* 1993;117:1043–1046.

83. Martínez DY, Seas C, Bravo F, et al. Successful treatment of *Balamuthia mandrillaris* amoebic infection with extensive neurological and cutaneous involvement. *Clin Infect Dis* 2010;51:e7–e11.

84. Aichelburg AC, Walochnik J, Assadian O, et al. Successful treatment of disseminated *Acanthamoeba* sp. infection with miltefosine. *Emerg Infect Dis* 2008;14:1743–1746.

85. Available from: http://www.cdc.gov/parasites/naegleria/treatment-hcp.html.

86. Orkin M, Maibach HI. This scabies pandemic. *N Engl J Med* 1978;298:496.

87. Haliasos EC, Kerner M, Jaimes-Lopez N, et al. Dermoscopy for the pediatric dermatologist part I: dermoscopy of pediatric infectious and inflammatory skin lesions and hair disorders. *Pediatr Dermatol* 2013;30(2):163–171.

88. Cinotti E, Perrot JL, Labeille B, et al. Reflectance confocal microscopy for quantification of *Sarcoptes scabiei* in Norwegian scabies. *J Eur Acad Dermatol Venereol* 2013;27(2):e176–e178.

89. Liu HN, Sheu WJ, Chu TL. Scabietic nodules: a dermatopathologic and immunofluorescent study. *J Cutan Pathol* 1992;19:124.

90. Martin WE, Wheeler CE Jr. Diagnosis of human scabies by epidermal shave biopsy. *J Am Acad Dermatol* 1979;1:335.

91. Head ES, Macdonald EM, Ewert A, et al. Sarcoptes scabiei in histopathologic sections of skin in human scabies. *Arch Dermatol* 1990;126:1475.

92. Shelley WB, Shelley ED. Scanning electron microscopy of the scabies burrow and its contents, with special reference to the *Sarcoptes scabiei* egg. *J Am Acad Dermatol* 1983;9:673.

93. Reinig EF, Albertson D, Sarma D. Pink pigtail in a skin biopsy: what is your diagnosis? *Dermatol Online J* 2011;17(1):12.

94. Foo CW, Florell SR, Bowen AR. Polarizable elements in scabies infestation: a clue to diagnosis. *J Cutan Pathol* 2013;40(1):6–10.

95. Fernandez N, Torres A, Ackerman AB. Pathological findings in human scabies. *Arch Dermatol* 1977;113:320.

96. Hashimoto K, Fujiwara K, Punwaney J, et al. Post-scabietic nodules: a lymphohistiocytic reaction rich in indeterminate cells. *J Dermatol* 2000;27:181.

97. Gallardo F, Barranco C, Toll A, et al. CD30 antigen expression in cutaneous inflammatory infiltrates of scabies: a dynamic immunophenotypic pattern that should be distinguished from lymphomatoid papulosis. *J Cutan Pathol* 2002;29:368.

98. Thomson J, Cochrane T, Cochran R, et al. Histology simulating reticulosis in persistent nodular scabies. *Br J Dermatol* 1974;90:421.

99. Piana S, Pizzigoni S, Tagliavini E, et al. Generalized granu-

loma annulare associated with scabies. *Am J Dermatopathol.* 2010;32(5):518–520.

100. Fimiani M, Mazzatenta C, Alessandrini C, et al. The behaviour of Sarcoptes scabiei var. hominis in human skin: an ultrastructural study. *J Submicrosc Cytol Pathol* 1997;29:105.

101. Hoefling KK, Schroeter AL. Dermatoimmunopathology of scabies. *J Am Acad Dermatol* 1980;3:237.

102. Brites C, Weyll M, Pedroso C, et al. Severe and Norwegian scabies are strongly associated with retroviral (HIV-1/HTLV-1) infection in Bahia, Brazil. *AIDS* 2002;16:1292.

103. Fernández-Sánchez M, Saeb-Lima M, Alvarado-de la Barrera C, et al. Crusted scabies-associated Immune reconstitution inflammatory syndrome. *BMC Infect Dis.* 2012;12:323.

104. Jelinek T, Maiwald H, Nothdurft HD, et al. Cutaneous larva migrans in travelers: synopsis of histories, symptoms, and treatment of 98 patients. *Clin Infect Dis* 1994;19:1062.

105. Park JW, Kwon SJ, Ryu JS, et al. Two imported cases of cutaneous larva migrans. *Korean J Parasitol* 2001;39:77.

106. Caumes E, Danis M. From creeping eruption to hookworm-related cutaneous larva migrans. *Lancet Infect Dis* 2004;4:659.

107. Purdy KS, Langley RG, et al. Cutaneous larva migrans. *Lancet* 2011;377(9781):1948.

108. Zalaudek I, Giacomel J, Cabo H, et al. Entodermoscopy: a new tool for diagnosing skin infections and infestations. *Dermatology* 2008;216(1):14–23.

109. Balfour E, Zalka A, Lazova R. Cutaneous larva migrans with parts of the larva in the epidermis. *Cutis* 2002;69:368.

110. Caumes E, Ly F, Bricaire F. Cutaneous larva migrans with folliculitis: report of seven cases and review of the literature. *Br J Dermatol* 2002;146:314.

111. Veraldi S, Persico MC, Francia C, et al. Follicular cutaneous larva migrans: a report of three cases and review of the literature. *Int J Dermatol* 2013;52(3):327–330.

112. Hawdon JM, Jones BF, Perregaux MA, et al. Ancylostoma caninum: metalloprotease release coincides with activation of infective larvae in vitro. *Exp Parasitol* 1995;80:205.

113. Guimaraes LC, Silva JH, Saad K, et al. Larva migrans within scalp sebaceous gland. *Rev Soc Bras Med Trop* 1999;32:187.

114. Ly MN, Bethel SL, Usmani AS, et al. Cutaneous Strongyloides stercoralis infection: an unusual presentation. *J Am Acad Dermatol* 2003;49(2 Suppl):S157.

115. Basile A, Simzar S, Bentow J, et al. Disseminated Strongyloides stercoralis: hyperinfection during medical immunosuppression. *J Am Acad Dermatol* 2010;63(5):896–902.

116. Von Kuster LC, Genta RM. Cutaneous manifestations of strongyloidiasis. *Arch Dermatol* 1988;124:1826.

117. Chaudhary K, Smith RJ, Himelright IM, et al. Case report: purpura in disseminated strongyloidiasis. *Am J Med Sci* 1994;308:186.

118. Jacob CI, Patten SF. Strongyloides stercoralis infection presenting as generalized prurigo nodularis and lichen simplex chronicus. *J Am Acad Dermatol* 1999;41:357.

119. Purvis RS, Beightler EL, Diven DG, et al. Strongyloides hyperinfection presenting with petechiae and purpura. *Int J Dermatol* 1992;31:169.

120. Gordon SM, Gal AA, Solomon AR, et al. Disseminated strongyloidiasis with cutaneous manifestations in an immunocompromised host. *J Am Acad Dermatol* 1994;31:255.

121. Salluh JI, Bozza FA, Pinto TS, et al. Cutaneous periumbilical purpura in disseminated strongyloidiasis in cancer patients: a pathognomonic feature of potentially lethal disease? *Braz J Infect Dis* 2005;9:419.

122. Simón F, Siles-Lucas M, Morchón R, et al. Human and ani-mal dirofilariasis: the emergence of a zoonotic mosaic. *Clin Microbiol Rev* 2012;25:507–544.

123. Simón F, Morchón R, González-Miguel J, et al. What is new about animal and human dirofilariosis? *Trends Parasitol* 2009;25:404–409.

124. Joseph E, Matthai A, Abraham LK, et al. Subcutaneous human dirofilariasis. *J Parasit Dis* 2011;35:140–143.

125. Parks A, May J, Antonovich D, et al. Migratory nodules caused by raccoon heartworms in an otherwise healthy adult male. *J Am Acad Dermatol* 2011;64:e88–e89.

126. D'Amuri A, Senatore SA, Carlà TG, et al. Cutaneous dirofilariasis resulting in orchiectomy. *J Cutan Pathol* 2012;39:304–305.

127. Böckle BC, Auer H, Mikuz G, et al. Danger lurks in the Mediterranean. *Lancet* 2010;376:2040.

128. Favia G, Tringali R, Cancrini G. Molecular diagnosis of human dirofilariasis. *Ann Trop Med Parasitol* 1997;91:961–962.

129. Hrčkova G, Kuchtová H, Miterpáková M, et al. Histological and molecular confirmation of the fourth human case caused by Dirofilaria repens in a new endemic region of Slovakia. *J Helminthol* 2013;87:85–90.

130. Font RL, Guiterrez Y, Semba RD, et al. Ocular onchocerciasis. In: Meyers WM, Neafie RC, Marty AM, et al., eds. *Pathology of infectious diseases.* Vol 1: helminthiases. Washington, DC: Armed Forces Institute of Pathology, 2000:307.

131. Murdoch ME, Hay RJ, Mackenzie CD, et al. A clinical classification and grading system of the cutaneous changes in onchocerciasis. *Br J Dermatol* 1993;129:260.

132. Stingl P. Onchocerciasis: clinical presentation and host parasite interactions in patients of Southern Sudan. *Int J Dermatol* 1997;36:23.

133. Neafie RC, Marty AM, Duke BOL. Onchocerciasis. In: Meyers WM, Neafie RC, Marty AM, et al, eds. Pathology of infectious diseases. Vol. 1: helminthiases. Washington, DC: Armed Forces Institute of Pathology, 2000:287.

134. Fernandez-Flores A, Alija A. Cutaneous onchocerciasis: immunohistochemical detection of mast cell population. *Appl Immunohistochem Mol Morphol* 2009;17(1):88–91.

135. Attout T, Hoerauf A, Dénécé G, et al. Lymphatic vascularisation and involvement of Lyve-1+ macrophages in the human onchocerca nodule. *PLoS One* 2009;4(12):e8234.

136. Taylor MJ, Hoerauf A, Bockarie M. Lymphatic filariasis and onchocerciasis. *Lancet* 2010;376(9747):1175–1185.

137. Amer M. Cutaneous schistosomiasis. *Dermatol Clin* 1994; 12:713.

138. Mahmoud AA. Schistosomiasis. *N Engl J Med* 1977; 297:1329.

139. Wood MG, Srolovitz H, Schetman D. Schistosomiasis. Paraplegia and ectopic skin lesions as admission symptoms. *Arch Dermatol* 1976;112:690.

140. Harries AD, Fryatt R, Walker J, et al. Schistosomiasis in expatriates returning to Britain from the tropics: a controlled study. *Lancet* 1986;1(8472):86.

141. Farrell AM, Woodrow D, Bryceson ADB, et al. Ectopic cutaneous schistosomiasis: extragenital involvement with progressive upward spread. *Br J Dermatol* 1996;135:110.

142. Uthman MAE, Mostafa WZ, Satti MB. Cutaneous schistosomal granuloma. *Int J Dermatol* 1990;29:659.

143. Torres VM. Dermatologic manifestations of schistosomiasis mansoni. *Arch Dermatol* 1976;112:1539.

144. Jacyk WK, Lawande RV, Tulpule SS. Unusual presentation of extragenital cutaneous Schistosomiasis mansoni. *Br J Dermatol* 1980;103:205.

145. Van Dijk K, Starink M, Bart A, et al. Case report: the poten-

tial of molecular diagnosis of cutaneous ectopic schistosomiasis. *Am J Trop Med Hyg* 2010;83(4):958–959.

146. Kick G, Schaller M, Korting HC. Late cutaneous schistosomiasis representing an isolated skin manifestation of *Schistosoma mansoni* infection. *Dermatology* 2000;200:144.

147. Ramdial PK. Transepithelial elimination of late cutaneous vulvar schistosomiasis. *Int J Gynecol Pathol* 2001;20:166.

148. Fenwick A, Rollinson D, Southgate V. Implementation of human schistosomiasis control: challenges and prospects. *Adv Parasitol.* 2006;61:567–622.

149. Brunetti E, White AC Jr. Cestode infestations: hydatid disease and cysticercosis. *Infect Dis Clin North Am* 2012;26:421–435.

150. De N, Le TH. Images in clinical medicine: multiple palpable cysts. *N Engl J Med* 2013;368:2125.

151. Ferreira IR, Magalhaes SP. Images in clinical medicine: cysticercosis. *N Engl J Med* 2011;365:e41.

152. Evans C, Garcia HH, Gilman RH, et al. Controversies in the management of cysticercosis. *Emerg Infect Dis* 1997;3:403–405.

153. Falanga V, Kapoor W. Cerebral cysticercosis: diagnostic value of subcutaneous nodules. Report of two cases. *J Am Acad Dermatol* 1985;12:304–307.

154. Amatya BM, Kimula Y. Cysticercosis in Nepal: a histopathologic study of sixty-two cases. *Am J Surg Pathol* 1999;23:1276–1279.

155. Miura H, Itoh Y, Kozuka T. A case of subcutaneous cysticercosis (Cysticercus cellulosae cutis). *J Am Acad Dermatol* 2000;43:538–540.

156. Hausdörfer-Scheiff S, Bourlond A, Pirard C. Histopathological aspects of myiasis. *Dermatology* 1993;186:298.

157. Noutsis C, Millikan LE. Myiasis. *Dermatol Clin* 1994;12:729.

158. Guse ST, Tieszen ME. Cutaneous myiasis from Dermatobia hominis. *Wilderness Environ Med* 1997;8:156.

159. Robbins K, Khachemoune A. Cutaneous myiasis: a review of the common types of myiasis. *Int J Dermatol* 2010; 49:1092–1098.

160. Abraham L, Azulay-Abulafia L, Aguiar D, et al. Dermoscopy features for the diagnosis of furuncular myiasis. *An Bras Dermatol.* 2011;86(1):160–162.

161. Grogan TM, Payne CM, Payne TB, et al. Cutaneous myiasis. Immunohistologic and ultrastructural morphometric features of a human botfly lesion. *Am J Dermatopathol* 1987;9:232.

162. Norwood C, Smith KJ, Neafie R, et al. Are cutaneous reactions to fly larvae mediated by CD4+, TIA+ NK1.1 T cells? *J Cutan Med Surg* 2001;5:400.

163. Lane RP, Lovell CR, Griffiths WAD, et al. Human cutaneous myiasis: a report of three cases due to *Dermatobia hominis*. *Clin Exp Dermatol* 1987;12:40.

164. Veraldi S, Schianchi R. Guess what? Tungiasis. *Eur J Dermatol* 1999;9:57.

165. Grunwald MH, Shai A, Mosovich B, et al. Tungiasis. *Australas J Dermatol* 2000;41:46.

166. Dunn R, Asher R, Bowling J. Dermoscopy: ex vivo visualization of fleas head and bag of eggs confirms the diagnosis of Tungiasis. *Australas J Dermatol* 2012;53:120–122.

167. Maco V, Maco V, Tantalean M, et al. Case report: histopathological features of Tungiasis in Peru. *Am J Trop Med Hyg* 2013;88(6):1212–1216.

168. Smith MD, Procop GW. Typical histologic features of Tunga penetrans in skin biopsies. *Arch Pathol Lab Med* 2002;126:714.

169. Blum RR, Phelps RG, Wei H. Arthropod bites manifesting as recurrent bullae in a patient with chronic lymphocytic leukemia. *J Cutan Med Surg* 2001;5:312.

170. Rantanen T, Reunala T, Vuojolhahti P, et al. Persistent pruritic papules from deer ked bites. *Acta Dermatol Venereol* 1982;62:307.

171. Hwong H, Jones D, Prieto VG, et al. Persistent atypical lymphocytic hyperplasia following tick bite in a child: report of a case and review of the literature. *Pediatr Dermatol* 2001;18:481.

172. Blackman JR. Spider bites. *J Am Board Fam Pract* 1995;8:288.

173. Heng MCY, Loss SG, Haberfelde GC. Pathogenesis of papular urticaria. *J Am Acad Dermatol* 1984;10:1030.

174. Jordaan HF, Schneider JW. Papular urticaria: a histopathologic study of 30 patients. *Am J Dermatopathol* 1997; 19:119.

175. Ackerman AB, Chongchitnant N, Sanchez J, et al. Histologic diagnosis of inflammatory skin diseases. An algorithmic method based on pattern analysis. 2nd ed. Baltimore, MD: Williams & Wilkins, 1997:202.

176. Miteva M, Elsner P, Ziemer M. A histopathologic study of arthropod bite reactions in 20 patients highlights relevant adnexal involvement. *J Cutan Pathol* 2009;36:26–33.

177. Krahl D, Sellhayer K. A scanning microscopic clue to the diagnosis of arthropod assault reaction: alteration of interstitial tissue is more common than a wedge-shaped inflammatory infiltrate. *J Cutan Pathol* 2009;36:308–313.

178. Resnik K. Intravascular Eosinophilic deposits—when common knowledge is insufficient to render a diagnosis. *Am J Dermatopathol* 2009;31:211–217.

179. Battistella M, Bourrat E, Fardet L, et al. Sweet-like reaction due to arthropod bites: a histopathologic pitfall. *Am J Dermatopathol* 2012;34:442–445.

180. Bandmann HJ, Bosse K. Histologie des Mückenstiches (Aedes aegypti). *Arch Klin Exp Dermatol* 1967;231:59.

181. Künzig M, Steigleder GK. Histopathologische Untersuchungen des Mückenstich-infiltrates bei Patienten mit verschiedenen Grunderkrankungen und unterschiedlicher Medikation. *Z Hautkr* 1977;52:37.

182. DeShazo R, Feldlaufer M, Mihm M, et al. Bullous reactions to Bedbug bites reflect cutaneous vasculitis. *Am J Med* 2012;125:688–694.

183. Pucevich MV, Chesney TMcC. Histopathologic analysis of human bites by the brown recluse spider. *Arch Dermatol* 1983;119:851.

184. Gilliam AC, Wood GS. Cutaneous lymphoid hyperplasias. *Semin Cutan Med Surg* 2000;19:133.

185. Kim S, Kim D, Lee K. Prominent Langerhans' cell migration in the arthropod bite reactions simulating Langerhans' cell histiocytosis. *J Cutan Pathol* 2007;34:899–902.

186. Hur W, Ahn SK, Lee SH, et al. Cutaneous reaction induced by retained bee stinger. *J Dermatol* 1991;18:736.

187. Castelli E, Caputo V, Morello V, et al. Local reactions to tick bites. *Am J Dermatopathol* 2008;30:241–248.

188. Rees RS, Nanney LB, Yates RA, et al. Interaction of brown recluse spider venom on cell membranes: the inciting mechanism? *J Invest Dermatol* 1984;83:270.

第 25 章

病毒性疾病

Xiaowei Xu, Sook Jung Yun, Lori Erickson, and Lianjun Chen

引言

许多病毒性感染有显著的皮肤表现，特征性皮损提示特异的病毒感染，通过适当的检测方法，可以确定这些病毒感染性疾病的诊断。在免疫力低下的患者中皮肤病毒性感染显著增高。病毒是核酸和蛋白的复合物，在动物、植物和细菌的细胞中具有复制能力。它们是专性细胞内生物，缺乏如核糖体和线粒体之类的细胞器，病毒利用宿主细胞的代谢系统进行自我复制。病毒诱导细胞功能和抗原性改变，诱导细胞死亡，同时宿主对感染病毒的反应导致病毒性疾病的各种临床表现[1]。病毒入侵细胞前，它们必须将自身黏附在细胞表面的特异性受体上，因此病毒感染是一个受体介导的、种属和细胞型特异性的病理生理过程[2]。病毒通过获得细胞膜的一部分形成外被包膜，从而进入细胞质内，这一过程称为内吞作用。病毒一旦进入细胞内，由于核内体 pH 的变化，会触发脱衣壳，随着外被包膜和衣壳被消化，暴露的核苷酸失去了其特征性结构[3]。病毒此时处于"隐蔽阶段"而无法显现，直到病毒开始复制出现新的病毒颗粒或病毒时才会显现。在病毒复制过程中，病毒蛋白的合成是由特定的病毒核酸遗传密码编码的，而且合成的蛋白具有病毒的特征而非宿主细胞的特征。病毒颗粒在受感染的宿主细胞中装配，通过细胞裂解或从细胞表面出芽的方式释放。

感染皮肤的病毒直径大小不一，从直径 20nm 的埃可病毒至直径 300nm 的痘病毒。在合适的条件下，痘病毒可在光学显微镜下被识别，如天花病毒可通过 Paschen 小体识别。然而，通常情况下病毒只有在聚集成包涵体时才能通过光学显微镜被识别。包涵体大致呈球形，它们的平均直径约为 7μm，相当于红细胞的大小。电子显微镜观察发现，包涵体是病毒正在复制或已经复制的场所，在三类病毒中可以观察到包涵体，包括疱疹类病毒、乳头瘤病毒和痘病毒。前两类病毒包涵体存在于细胞核中；在痘病毒中，包涵体则位于细胞质内。在细胞核中，由于核染色质的边缘化，它们被明显的空晕所包围。在一些病毒感染（如传染性软疣）中，包涵体中含有大量病毒颗粒，因而 HE 染色时呈嗜碱性，Feulgen 反应阳性；相反，在其他病毒感染如疱疹病毒感染中，病毒已离开了包涵体，包涵体内除了少数残留的核苷酸外并没有病毒颗粒，因而 HE 染色时呈嗜酸性，Feulgen 反应阴性。

共有 5 个病毒家族影响皮肤或邻近的黏膜表面：①疱疹病毒科，属于 DNA 病毒，其在宿主细胞的细胞核内繁殖，包括 1 型和 2 型单纯疱疹病毒、水痘带状疱疹病毒（VZV）、巨细胞病毒（CMV）、玫瑰疹病毒［人疱疹病毒（HHV）6］、EB 病毒（淋巴滤泡病毒）、HHV-7 和 HHV-8；②痘病毒科，系在细胞质内进行复制的 DNA 病毒，包括天花病毒、挤奶人结节病毒、羊痘病毒和传染性软疣病毒；③乳头瘤病毒科，其含有 DNA 并在细胞核中复制，包括各种类型的疣病毒；④小核糖核酸病毒科，其核质中含有 RNA，包括可引起手足口病的柯萨奇病毒 A 组；⑤逆转录病毒科，其遗传物质是 RNA，包括可引起获得性免疫缺陷综合征（AIDS）的人免疫缺陷病毒（HIV）。除了以上 5 个病毒家族，人体被其他许多病毒家族感染后也可能出现皮疹，这些病毒家族包括腺病毒科、披膜病毒科、呼肠孤病毒科、细小病毒科、副黏液病毒科、黄热病毒科和肝 DNA 病毒科。前三个 DNA 病毒家族感染的病变中含有诊断价值的病毒包涵体。来自其他病毒家族的感染通常产生非特异性组织病理学改变，表现为以浅表性、血管周围炎症为主的皮炎，表皮中偶见凋亡细胞。

除组织学检查外，还可以应用另外两种实验室方法进行病毒检测：病毒学方法和血清学方法。病毒学方法包括在细胞培养物中分离病毒，通过免疫学方法或电子显微镜观测病毒颗粒及通过基于 PCR（聚合酶链反应）测定或标记的互补 DNA 探针检测病毒核酸。血清学方法包括使用急性期和恢复期两份血清对比，如抗病毒 IgG 抗体呈 4 倍或以上的升高，或单份急性晚期或恢复期早期血清中存在抗病毒特异性 IgM 抗体，均表明存在某种病毒的感染。目前，血清学方法仍用于检测某些病毒感染，如传染性单核细胞增多症（IM）和肝炎的诊断。然而，病毒学方法比以前应用更为普遍，标本采集的时间、质量和处理对于使用病毒学方法进行准确诊断来说是至关重要的，最好在病毒感染的急性期获得感染部位标本以应用于病毒检测。用于病毒培养的标本的储存和运输的最佳温度为 4℃，可置于冰箱或湿冰上，大多数病毒在此温度下能稳定成活 3～5 天；如果样品需要储存超过 3～4 天，应使用 –70℃冰箱进行保存，样品应当使用干冰运输。随着分子生物学的发展，基于 PCR 的快速病毒检测手段已经开发并用于临床实验室诊断。

疱疹病毒科

疱疹病毒科是具有三个亚家族的双链 DNA 病毒。人疱疹病毒感染包括单纯疱疹病毒（1 型和 2 型）、水痘病毒、CMV、玫瑰疹病毒（HHV-6）、EB 病毒（淋巴滤泡病毒）、HHV-7 和 HHV-8。

单纯疱疹

临床概要　导致单纯疱疹的病毒包括两种不同的免疫学类型：1 型单纯疱疹病毒（口面型）和 2 型单纯疱疹病毒（生殖器型），通常分别称为 HSV-1 和 HSV-2[4]。HSV 通过唾液、精液、宫颈液或来自活动性皮损疱液的接触而传播。儿童期 HSV-1 的原发性感染通常是亚临床感染，约 10% 的患者会发生急性牙龈炎，而且通常在儿童期发生，极少数在成人早期发生。罕见情况下，原发性感染也可作为呼吸道感染、卡波西水痘样疹、角膜结膜炎或致命性新生儿内脏疾病而发生。复发性 HSV-1 感染最常发生在嘴唇边缘或附近（唇疱疹——"感冒疮"，图 25-1A）。复发可能由阳光、生理或精神压力、免疫抑制、月经、热或冷及发热性疾病所诱发[5]。除了口唇，HSV-1 可累及皮肤或口腔黏膜的任何部分。生殖器疱疹是世界上最常见的性传播疾病之一（图 25-1B）[6]。HSV-2 血清型是生殖器疱疹的最常见原因，其很少发生在性活动开始之前，偶尔婴儿在子宫内感染或在产道中直接接触 HSV-2 而感染[7]。生殖器和邻近皮肤的大多数感染是由 HSV-2 引起的，少数也可由 HSV-1

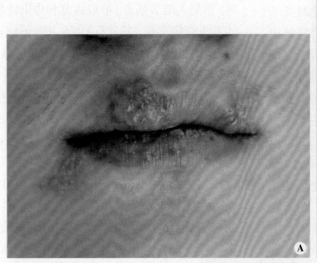
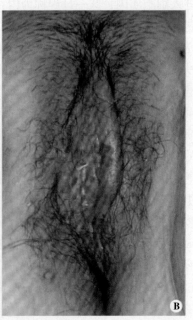

图 25-1　单纯疱疹

A. 复发性 HSV-1 感染表现为红斑基础上簇集性水疱，最常发生于唇红区或其周边；B. 生殖器疱疹，HSV-2 感染表现为生殖器区域簇集性糜烂和少许水疱

引起。生殖器 HSV-1 感染与 HSV-2 感染相比不易复发，HSV-1 感染的复发率为 14%，而 HSV-2 感染的复发率为 60%[8]。只有 10%～25% 的 HSV-2 血清阳性个体报道生殖器疱疹史[9]。在疾病最早阶段，原发性和复发性单纯疱疹表现为水肿性红斑基础上一簇或多簇细小透明水疱，如果在黏膜表面，水疱很快破裂；而如果在皮肤上，水疱可能在结痂前变成脓疱。除了继发细菌感染，皮损通常痊愈后不留瘢痕。以下是皮肤单纯疱疹的特殊形式：疱疹性湿疹（卡波西水痘样疹）、疱疹性毛囊炎和疱疹性瘭疽。

疱疹性湿疹 是一种潜在的威胁生命的疱疹感染，发生于先前存在皮肤病的个体[10]，最常见于患有特应性皮炎的患者，也可能发生于其他皮肤病，如脂溢性皮炎、毛发红糠疹、落叶型天疱疮、Darier 病和口周皮肤磨削术后患者[11]。疱疹性湿疹常表现为弥漫性皮疹伴细小黄色疱液的小水疱和高热（图 25-2），这与特应性皮炎患者的 IL-4 水平升高、自然杀伤细胞和 IL-2 受体减少相关[12,13]。

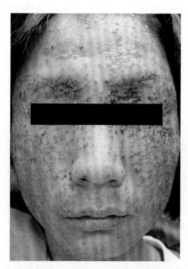

图 25-2　疱疹性湿疹：面部广泛性水疱和痂。损害常发生于特应性皮炎患者

疱疹性毛囊炎 通常发生在胡须部位和头皮，表现为疼痛性、红斑基础上集簇性毛囊周围水疱，对抗细菌药或抗真菌药治疗无效[14]，典型的疱疹性毛囊炎皮损通常在数周内愈合。疱疹性瘭疽表现为疼痛性、深在性水疱，局限于远端指骨的甲沟或腹侧。

疱疹性瘭疽 主要发生于受轻微外伤的医务人员或牙科工作人员，可由 HSV-1 或 HSV-2 感染

引起[15]。其他形式的 HSV 感染包括 HSV 性角膜结膜炎，这是美国角膜性失明的第一原因[16]，另一种罕见的 HSV 感染是坏死性包皮龟头炎[17]。发生于非皮肤部位的单纯疱疹感染包括疱疹性口咽炎、肺炎、脑炎、食管炎和直肠炎。

免疫受损宿主的单纯疱疹

免疫受损患者可发生系统受累的严重的原发性或继发性疱疹病毒感染，HSV 和 HIV 共感染经常发生，这可能由它们相互加强彼此的传播所致。大约 70% 的 HIV 阳性患者有 HSV-2 血清阳性[18]。细胞免疫受损的儿童或成人中可出现三种特征性单纯疱疹，其中最常见的是慢性溃疡性单纯疱疹，另两种是急性泛发性皮肤黏膜单纯疱疹和系统性单纯疱疹。

慢性溃疡性单纯疱疹 表现为持久性溃疡和糜烂，通常初发于面部或会阴部[19]。假如不经过治疗，该病会逐渐扩展。一些患者可能在持久性溃疡内和溃疡周围发生慢性疣状改变，特别是在对抗病毒抵抗的疱疹感染情况下，感染可进展为系统性单纯疱疹。*急性泛发性皮肤黏膜单纯疱疹* 初始表现为局部水疱性发疹，一旦发生播散并伴发热则提示天花或水痘感染[20]。*系统性单纯疱疹* 通常发生在口腔或生殖器单纯疱疹之后（图 25-3），某些内脏部位的坏死（特别是肝脏、

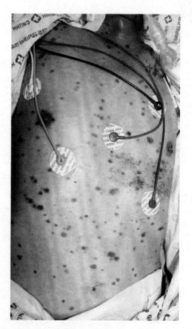

图 25-3　泛发性单纯疱疹：免疫受损患者，泛发性单纯疱疹感染表现为全身散发性坏死糜烂性水疱

肾上腺、胰腺和脑）会迅速导致死亡，一些患者也存在少数单纯疱疹的皮损。

先天性单纯疱疹

产前诊所的患者通过阴道细胞培养，几乎有1%的患者可以发现HSV-2感染，而且其中1/3具有活动性损害，因此胎儿具有先天性单纯疱疹感染的可能。在考虑对胎儿的影响时，区分孕妇的HSV-2感染系原发性还是复发性感染显得十分重要。在孕产妇HSV-2复发性感染时，由于抗HSV-2的中和抗体的存在，胎儿受侵袭率较低[21]。在孕产妇HSV-2原发性感染时，婴儿的感染模式也很重要，在妊娠8周内通过胎盘的感染，可导致胎儿产生严重的先天性畸形，如果感染在妊娠8周后发生，胎儿畸形的严重程度降低，可产生生长迟缓、精神运动发育延迟、小头畸形及泛发性复发性水疱性发疹，后者类似机械摩擦性大疱性皮肤病。

如果是通过产道而获得的感染，那么最初表现为分娩后数天内出现局部疱疹性损害。在头先露分娩中，头皮是初发疱疹性水疱的常见受累部位。通过胎盘或新生儿感染HSV，病变很少仅局限于皮肤，随着病情的发展，可出现系统性疱疹感染，如疱疹性脑炎、肝及肾上腺坏死和肺炎[7]。

多形红斑相关性单纯疱疹

HSV是复发性多形红斑能确定的最常见病因[22]。分子诊断方法（主要是PCR）已被用于检测成人和儿童的复发性多形红斑皮损中的疱疹DNA[23]，通过抗HSV治疗能够抑制复发性多形红斑皮损的发生，进一步支持了这种相关性，而且患者临床表现为疱疹时，多形红斑的靶形损害对称性分布于远离疱疹病变本身的肢端。

单纯疱疹组织病理学

单纯疱疹皮损最早病理改变是角质形成细胞的核肿胀，HE染色时这些细胞核呈现均匀的蓝灰色，并且核染色质边集（图25-4A），表皮内也可见散在坏死角质形成细胞。这些变化通常从基底

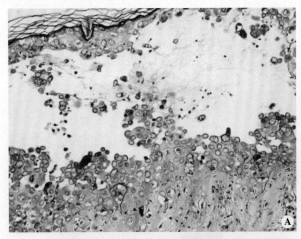

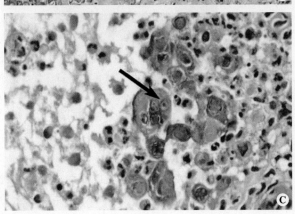

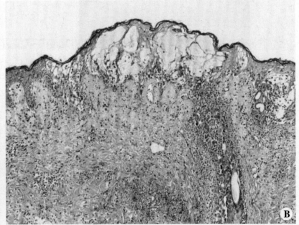

图25-4　单纯疱疹

A.高倍镜下，水疱底部出现气球细胞，这些细胞表现为特征性钢灰色核的气球样变性，细胞核具有苍白均匀的染色质并呈模样。B.表皮内水疱性损害具有标志性表皮细胞棘突松解和网状变性，毛囊上皮有许多坏死细胞（低倍镜）。C.水疱底部的气球样细胞，气球样细胞核中央见嗜酸性包涵体，包涵体周边由晕包绕（箭头所指为核内包涵体）。其他细胞大多表现为没有包涵体的具有苍白均匀染色质的特征性图像

层角质形成细胞开始，然后逐渐累及整个表皮，最终皮肤单纯疱疹产生角质形成细胞的明显变性，导致棘层松解和水疱形成（图 25-4B）。表皮角质形成细胞的变性有两种形式：气球样变性和网状变性。气球变性是表皮角质形成细胞的肿胀，气球细胞具有均匀的嗜酸性胞质，可以有多个核（Tzanck 细胞），气球细胞失去其细胞间桥与彼此分离（继发性棘层松解），可产生单房水疱；气球样变性主要在病毒性水疱的底部发生，使得在表皮内形成的水疱最终表现为表皮下水疱。气球样变性可以影响毛囊上皮细胞、皮脂腺和小汗腺导管细胞（图 25-4B），其中累及小汗腺导管细胞罕见。网状变性是表皮细胞进行性水肿肿胀，使得气球细胞破裂所致，一般发生在病毒性水疱的上部和外周；网状变性对于病毒性水疱并不特异，因为它也发生在接触性皮炎的水疱中；随着网状变性细胞的增多、聚结，可以产生多房性水疱，其隔膜由残留的细胞膜形成。陈旧性水疱中的细胞壁消失，最初的多房性水疱可以变成单房性水疱。

在气球样细胞增大的圆形细胞核中央可见包涵体，包涵体呈嗜酸性，周边有清晰透明的晕环绕（图 25-4C），其直径为 3 ～ 8μm。水疱底部的大多数气球细胞显示出特征性苍白均匀的染色质和没有包涵体的模具样细胞核（图 25-4A）。水疱内常有中性粒细胞，在疱疹性癔疽的损害处中性粒细胞更为明显。病毒性水疱下方的真皮上部有不同程度的炎症细胞浸润，有些单纯疱疹存在血管损伤，表现为血管壁坏死、微血栓形成和水疱下出血（图 25-5B）。此外，内皮细胞和成纤维细胞中可发现嗜酸性包涵体。晚期皮损中，表皮坏死常伴有大量中性粒细胞浸润（图 25-5A），真皮上部致密混合性炎症细胞浸润，同时伴有蓝灰色核的坏死多核棘层松解细胞的影子。与所有水疱大疱性皮肤病相同，单纯疱疹也应选择早期皮损进行活检，否则继发性改变（特别是炎症细胞的浸润）可能会掩盖有诊断价值的组织病理改变。

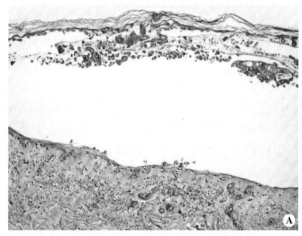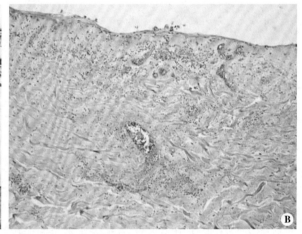

图 25-5　单纯疱疹（活检来自图 25-3 的患者）

A. 影子细胞的表皮坏死细胞、出血和真皮内炎症细胞浸润是晚期单纯疱疹感染的标志。B. 真皮内明显出血和血管损伤，表现为血管壁纤维素样坏死和明显的核尘，血管周围大量炎症细胞浸润

复发性单纯疱疹累及毛囊、毛皮脂腺单位并不少见[24]。实际上，毛皮脂腺单位的坏死是寻找具有特征性蓝灰色核的多核细胞的线索。在疱疹性毛囊炎中，毛皮脂腺单位受累是一个主要特征。罕见有病毒累及小汗腺导管和腺体。疱疹性湿疹组织学改变类似于单纯疱疹的水疱，但通常中性粒细胞浸润更为致密。

慢性溃疡性单纯疱疹　如果表皮缺失，可能难于诊断为病毒感染所致。然而，溃疡边缘的角质形成细胞中可以观察到病毒感染所致的细胞病理改变。病毒培养或 HSV-1 和 HSV-2 分型检测可用于确定诊断，应用直接免疫荧光或免疫过氧化物酶技术可进行病毒分型。然而，最快速而又准确的方法可能还是分子生物学诊断方法，如 PCR[25]。

Tzanck 涂片　打开早期新鲜水疱，从疱底部

取材涂片，吉姆萨染色，涂片的细胞学检查通常对诊断很有帮助，因为疱底的气球样变性最显著（图25-6），所以涂片中可见到许多气球样细胞的存在。单纯疱疹、水痘和带状疱疹中均可见许多具有一个或多个细胞核的棘突松解性气球样细胞，因此 Tzanck 涂片不能区分 HSV-1、HSV-2 和 VZV。

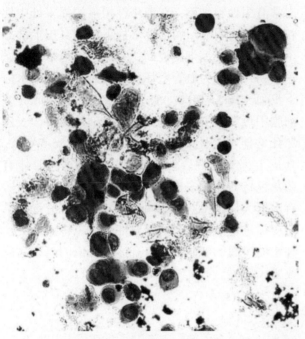

图25-6　Tzanck 涂片：单纯疱疹水疱底部的 Tzanck 涂片显示多核巨细胞和气球样细胞，也有感染细胞的核染色质边集（Wright-Giemsa 染色）

组织发生和病毒鉴定　HSV 可以通过病毒培养、直接免疫荧光、原位杂交、免疫过氧化物酶染色检查或分子诊断试验直接鉴定，而诊断的金标准是病毒培养。将取自疱底或其他感染物的样本接种到 HeLa 细胞、人羊膜细胞或成纤维细胞上进行培养，病毒可引起培养细胞产生细胞病理学改变，然后在感染 HSV 的细胞上进行直接免疫荧光检查以检测病毒抗原。从染色或未染色的 Tzanck 涂片、痂、新鲜组织和疑似病变的石蜡切片中可以提取 DNA，通过 PCR 扩增单纯疱疹 DNA，使用适当的引物可对各型疱疹病毒加以特异性鉴定。在慢性感染治疗耐药时病毒培养特别重要，因为病毒培养是目前鉴定抗病毒药物耐药的金标准。

为了区分两种类型的 HSV，可以分别使用针对 HSV-1 和 HSV-2 的单克隆抗体对皮损切片进行免疫过氧化物酶染色。原位杂交也可用于组织中

病毒基因的检测[26]。患者血清中的抗体效价测定，通常使用补体结合反应。HSV 的血清学检测有助于确认具有可疑的疱疹病史的患者和无法识别的或亚临床感染的人群中的 HSV 感染，使其意识到他们具有传播病毒的可能。

电镜下，HSV 呈球形，其含 DNA 核心的直径约为 40nm，病毒直径约为 100nm，加上外壳直径约为 135nm[27]。在超微结构上，单纯疱疹病毒与水痘病毒无法区分。

鉴别诊断　由 HSV 和 VZV 产生的病毒性水疱形态相同，此外，不全型带状疱疹病例在临床和组织学上均可以模拟单纯疱疹感染。在免疫抑制的情况下，两种病毒均存在皮肤慢性感染状态，并且通过临床形态学或光镜检查无法对它们进行特异性鉴定，分子生物学诊断方法是在这些情况下分离和鉴定特定病毒的最快及最可靠的方法。

卡波西水痘样疹

临床概要　卡波西水痘样疹是在先前存在的皮肤病[28]，通常是在特应性皮炎[29]的基础上，感染 HSV-1、HSV-2、牛痘病毒和柯萨奇 A16 病毒引起的特异性发疹的皮肤病。偶尔的情况下脂溢性皮炎或其他皮肤病，如 Darier 病、家族性慢性良性天疱疮、落叶型天疱疮、蕈样肉芽肿、Sezary 综合征或寻常性鱼鳞病，这些皮肤病为本病的发生提供了"土壤"[11]，在此基础上发生卡波西水痘样疹。

疱疹性湿疹通常由 HSV-1 引起，罕见的情况下由 HSV-2 引起。疱疹性湿疹既可以是原发性感染，也可为复发性感染。原发性 HSV-1 的感染发生在没有循环抗 HSV-1 抗体的人群，绝大多数原发感染性疱疹性湿疹患者是婴儿和儿童。复发感染性疱疹性湿疹发生在具有循环抗 HSV-1 抗体的患者中，无论是原发性还是复发性感染，疱疹性湿疹的第一次发作都可能是外源性感染的结果，而以后的发作可能由再感染或再活化引起。原发感染性疱疹性湿疹病情严重，可产生病毒血症和潜在的内脏器官受累，严重者可导致死亡。相比之下，除了免疫受损患者，复发感染性疱疹性湿疹通常没有病毒血症和内脏器官受累，偶尔继发细菌感染伴发败血症可能导致患者死亡。疱疹性

湿疹的死亡率约为 10%，大多数死亡发生于原发性疱疹感染的婴儿和儿童及细胞免疫功能不全的成人。

临床上所有形式的疱疹性湿疹和种痘性湿疹看起来很相似，但是由于直到最近几年不再使用病毒疫苗预防天花，种痘性湿疹在现代医学实践中鲜有遇见[30]。两者均可发生或多或少的广泛性皮疹，皮疹表现为水疱和脓疱，可伴有脐凹，这些水疱和脓疱主要发生在先前存在皮肤病的部位，但也发生于正常皮肤，面部通常受累最严重，可能出现水肿，可有发热和虚脱。

组织病理　疱疹性湿疹和种痘性湿疹都表现为病毒性水疱与脓疱，即使在脓疱中央仅有坏死的表皮，仍可在其周围见到网状变性和气球变性。在疱疹性湿疹中常存在多核上皮巨细胞，而在种痘性湿疹中不出现这种细胞。

鉴别诊断　疱疹性湿疹和种痘性湿疹在临床上看起来很相似，而且在不出现包涵体和多核上皮细胞的情况下，组织学上也很相似，因此两种疾病的鉴别诊断可能需要非组织学手段，如根据可能的痘病毒暴露史鉴别。鉴定病毒的最有效和快速的方法是使用 DNA 扩增方法和合适的探针检测。

治疗原则　对于所有单纯疱疹感染，主要的治疗是抗病毒药物治疗，通常阿昔洛韦、伐昔洛韦或泛昔洛韦作为一线治疗药物。阿昔洛韦是核苷类似物，是病毒聚合酶的竞争性抑制剂，能提前终止病毒 DNA 合成。泛昔洛韦和伐昔洛韦是前体药物，它们分别在体内代谢为活性药物喷昔洛韦和阿昔洛韦。局部抗病毒药也能用于 HSV-1和 HSV-2 感染。免疫抑制患者或泛发感染患者可以从胃肠外给药中获益。一旦水疱扩展并出现糜烂时，患者就有继发感染的风险；细心的皮肤护理是瘢痕最小化和防止细菌感染的基础。对一线抗病毒药物耐药时可选择二线药物治疗，包括膦甲酸钠和在某些情况下使用的西多福韦。免疫抑制患者出现慢性、疣状耐药性 HSV 感染时，可能需要局部或系统应用西多福韦以彻底清除病毒感染[31,32]。

水痘 - 带状疱疹

水痘和带状疱疹由相同的水痘 - 带状疱疹病毒（VZV）引起。VZV 在人群中呈区域性发病，在晚冬和早春易流行[33]。水痘发生在对该病毒无免疫的人群，而带状疱疹发生在先前临床或亚临床已感染过水痘的人群中。带状疱疹是由脊髓或颅脑感觉神经节中潜伏感染的病毒再活化引起的，再活化时病毒从神经节沿着相应的感觉神经传播到皮肤。

水痘

临床概要　水痘潜伏期约为 2 周，主要发生于儿童，90% 的病例发生于 14 岁及以下的儿童[34]。急性水痘家庭中易感个体接触后感染的概率估计高达 80% ～ 90%，这使其成为人类最具传染性的病毒性疾病之一。VZV 通过与原发性水痘或带状疱疹患者的感染性疱液直接接触或吸入其雾化的呼吸道分泌物而感染。最近的研究表明 VZV 具有嗜淋巴细胞性，特别是嗜 T 细胞，在最初的病毒血症和病毒复制期之后，第二阶段更高滴度的病毒血症导致病毒的广泛播散。VZV 感染的单核细胞侵入血管内皮细胞后侵犯皮肤组织，最终导致皮损的发生。原发性水痘感染消退后，VZV 进入神经节背根而转入潜伏状态[35]。瘙痒性皮损是水痘的标志，典型表现为皮损始发于头部，然后蔓延至躯干，最后发展至四肢，呈向心性分布。水痘的皮损开始为红斑，之后成小丘疹，然后发展为水疱（图 25-7），轻症病例大多数水疱干枯结痂而不形成脓疱，重症病例水疱可有轻微出血的基底（像"玫瑰花瓣上的露珠"），在开始发病的数天内不断有新的皮损出现，因此可观察到不同阶段的皮损，包括丘疹、水疱、脓疱和结痂性损害。现在随着儿童水痘疫苗接种被广泛接受，偶尔水痘发病的情况下，先前接种过水痘疫苗的患者其病程会缩短。通常情况下，水痘的皮损因为其基底形成新的上皮细胞，愈合后不留瘢痕，然而也可能导致色素减退、皮肤点状凹陷和瘢痕疙瘩形成，尤其是在深色皮肤人群中更易发生。成人水痘通常皮损更多、系统症状更重、发生严重并发症（如肺炎、脑炎和死亡）的风险更大。依据暴露于病毒后抗体滴度的升高判断，估计亚临床水痘感染人群发生率为 5%左右[36]。

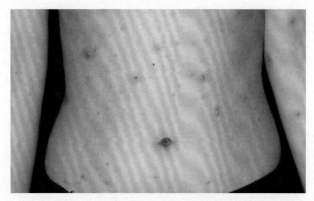

图 25-7 水痘：水疱性发疹具有"玫瑰花瓣上的露珠"的外观

没有免疫抑制的水痘患者可发生三种系统性合并症：原发性水痘肺炎、Reye 综合征及胎儿和新生儿水痘。约 14% 的成人水痘患者发生原发性水痘肺炎，具有较高的死亡率。Reye 综合征是一种与内脏（特别是肝脏）的脂肪变性相关的急性重症致死性脑病，主要发生于水痘感染后，但也发生于其他病毒感染后，流行病学总结了 Reye 综合征与阿司匹林应用的关系后，其发病率迅速降低[37]。水痘在妊娠的前 20 周有 2% 的风险产生胚胎病变或其他先天性畸形[38]。妊娠后期的孕妇水痘可经胎盘或产道分娩时感染胎儿，从而导致新生儿水痘。

免疫受损宿主水痘

细胞免疫系统受损的患者中，持续的病毒复制可导致病程延长并播散至全身各器官，特别是肺和肝。水痘肺炎并非罕见，甚至发生在儿童，水痘播散可导致死亡。在艾滋病患者中，VZV 感染可能产生特别严重的后果，播散性水疱性损害会不断出现，并形成慢性增殖性损害和巨大的坏死性损害[39]。

带状疱疹

临床概要 众所周知 VZV 在原发性感染（水痘）后潜伏在神经节中，并且该病毒在潜伏多年后可以再活化而产生带状疱疹。目前普遍接受的观点是病毒主要潜伏在神经元细胞中，只有小部分潜伏在非神经元细胞，最常受累的是腰椎和胸椎神经节神经。当病毒再次活化时，新合成的病毒沿感觉神经传播并侵犯至皮肤。诱发因素包括创伤、压力、老年体衰和免疫抑制。带状疱疹的发病率随年龄的增长而增加[40]。尽管带状疱疹主要发生在成年人，特别是年龄较大人群，仍有约 5% 的带状疱疹患者发病年龄小于 15 岁，没有免疫缺陷的儿童通常病情较轻。带状疱疹的皮疹表现为炎症基础上群簇性水疱，沿感觉神经分布（图 25-8），皮损的基底常有出血，其中部分可演变为坏死和溃疡。散在的非皮肤性损害并不少见，而全身性发疹（包括黏膜损害）罕见，后者与水痘很难鉴别。最常受累部位包括胸腰部（$T_3 \sim L_2$）和面部（V_1）区域皮肤。常见的症状是严重神经炎导致的急性疼痛、感觉迟钝和皮肤敏感性增高，60 岁以上的人群和免疫功能低下的患者症状更为严重。无疱疹性带状疱疹或"无皮疹性疼痛"是一种罕见的带状疱疹表现，皮痛存在而不产生皮疹，可能由神经炎症和病毒再活化引起的损伤所致。现已有带状疱疹疫苗批准用于 60 岁及以上的患者，其可能提供某种程度的保护。妊娠期间的带状疱疹不像妊娠期间感染原发性水痘那样严重，不会导致严重并发症或宫内 VZV 感染。母亲带状疱疹不会发生病毒经胎盘传播，母体自身存在的正常免疫能保护胎儿。

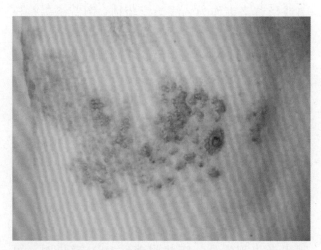

图 25-8 带状疱疹：右侧胸背部具有特征性皮区分布的水疱

免疫受损宿主带状疱疹

带状疱疹在细胞免疫受损患者中发病率和严重程度明显增加，在接受化疗或放射的晚期霍奇金病患者和感染 HIV 的人群中，带状疱疹的发病率特别高。在 HIV 感染的情况下，带状疱疹可能不能痊愈，或可能播散，或可能产生不典型的增殖性和溃疡性损害[41]。尽管无严重基础疾病的播散性带状疱疹预后良好，但细胞免疫受损的患者仍可能产生广泛的致死性系统表现，如肺炎、胃肠炎或脑炎。

组织病理　水痘和带状疱疹的损害在组织病理上难以和单纯疱疹相鉴别（图 25-4）。然而在水痘，特别是带状疱疹中，血管损伤、微血栓和出血的程度通常比在单纯疱疹中更明显。带状疱疹血管炎可模拟巨细胞性动脉炎[42]。在重症水痘和播散性带状疱疹中，真皮内毛细血管内皮细胞和受感染血管周边的成纤维细胞的细胞核内可见嗜酸性包涵体。与之相反的是，在局限性带状疱疹中，因为病毒通过皮神经而不是毛细血管到达表皮，所以在水疱下方的真皮内末梢神经的神经鞘细胞发现有包涵体。应用特异性单克隆抗体的免疫组织化学法在区分 VZV 与 HSV 时具有一定实用性。Nikkels 等使用特异性抗包膜糖蛋白的抗体已经证实，VZV 在皮脂腺细胞、内皮细胞、单核吞噬细胞和 XIII a 因子阳性的树突状细胞中有阳性反应[43]。

Tzanck 涂片　与单纯疱疹中采用的方法相同，对水痘和带状疱疹的水疱内容物可进行细胞学检查，这是一种非常有用的诊断性试验，能确诊 80% ～ 100% 的病例，而病毒培养只能确诊 60% ～ 64% 的患者[44]。

组织发生和病毒鉴定　病毒培养仍是病毒学确诊的金标准，在出现症状后 5 天内或皮损结痂之前疱液中很容易培养出病毒，然而与单纯疱疹病毒不同的是，VZV 的培养并不十分敏感，且在常规组织培养中不生长，仅在人胎儿二倍体肾细胞或人包皮成纤维细胞中生长。特异性抗体可用于血清学或免疫组织化学病毒鉴定，并且在许多实验室中也用快速定性 PCR 检测临床标本中 VZV DNA。水痘和带状疱疹皮损的电子显微镜检查显示，在水痘中病毒颗粒位于毛细血管内皮中，在带状疱疹中病毒颗粒散在分布在真皮神经轴突中，HSV 和 VZV 无法通过电子显微镜区分。

治疗原则　水痘感染可以通过适龄接种疫苗进行预防或减少发生，接种疫苗可在儿童期或 60 岁及以上人群接种带状疱疹疫苗。一旦发生水痘感染，主要的治疗是应用抗病毒药物和对症性缓解疼痛。通常使用阿昔洛韦或伐昔洛韦作为一线药物治疗，口服或静脉系统应用抗病毒药物是成人水痘和带状疱疹的基础治疗[45]。最近已被证明，在老年人群中应用带状疱疹疫苗可以减少带状疱疹和带状疱疹后遗神经痛的发病率[46]。免疫抑制或播散性感染的患者可胃肠外给药，给药时应评估肝或肺的受累情况。活动性水痘感染的患者是有传染性的，应该避免与妊娠和免疫抑制者接触。活动性带状疱疹的住院患者应接触隔离，播散性带状疱疹因为 VZV 可以播散至肺部并雾化而使得病毒传播，所以患者需要空气隔离和接触隔离。

巨细胞病毒

临床概要　巨细胞病毒（CMV）是人群中普遍存在的疱疹病毒。据估计，1% 的新生儿经胎盘感染，另有约 5% 以上在出生时获得感染。随着年龄的增长，血清中具有抗体的人群会逐渐增加，而且在青春期时会显著增加，这可能是病毒通过口腔途径传播的[47]。CMV 也可通过性传播。由于 CMV 能潜伏于外周血白细胞，CMV 也可以通过输血传播。大多数个体在初次感染时具有轻度感冒样症状，随后病毒进入潜伏状态并持续存在于机体许多组织。在免疫受损的个体中，病毒在体内再次活化并累及几乎所有器官，从而产生广泛的、潜在致命性的系统感染[48]。

CMV 感染的皮肤表现在免疫功能正常的人群中罕见。已报道的免疫受损患者的皮损表现差异很大，从生殖器溃疡到胸部溃疡、或多或少的紫癜性斑丘疹、边缘陡峭的溃疡、荨麻疹、水疱大疱性损害、角化性损害和表皮松解等[49]。在 HIV 感染的情况下，CMV 相关病毒感染细胞病变可以作为皮肤活检附带现象来观察，因为它们不是标本中的主要病原体和导致皮损发作的原因。

先天性 CMV 感染的新生儿，出生时呈"蓝莓松饼婴儿"状，表现为瘀点和紫癜性品红色斑疹、丘疹和斑块及蓝莓色瘀斑；出血性（紫癜性）皮损反映髓外造血。超微结构研究发现，患者皮肤中存在各个成熟阶段的红细胞复合体，类似于骨髓中的成红细胞造血岛[50]。CMV 经胎盘传播是导致 TORCH 先天性感染的原因之一，TORCH 感染包括弓形体、风疹、巨细胞病毒或疱疹病毒感染，其损伤发育中的大脑，导致脉络膜视网膜炎和肺炎[51]。

组织病理 真皮内血管扩张，在正常内皮细胞中间有大而不规则形状的内皮细胞，后者具有

大的、染色质丰富的、嗜碱性的核内包涵体，直径约为 10μm，以及有小的胞质内包涵体（直径约为 3μm，参见图 25-9）。有些包涵体被清晰的空晕所包绕，也可有混合炎症细胞浸润伴局灶性白细胞碎裂改变。在合并 HIV 感染时，其他病理改变也可在同一组织切片中呈现出来。

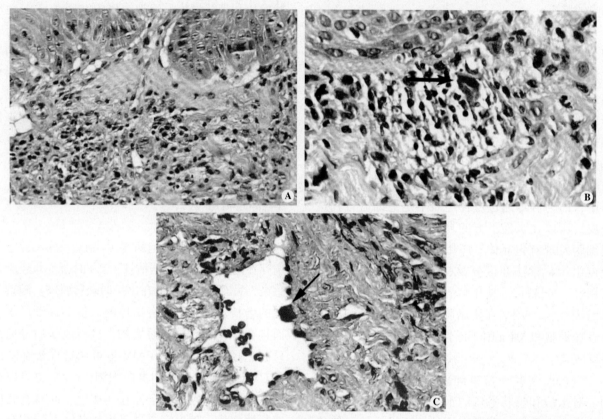

图 25-9　巨细胞病毒感染
A. 低倍镜下显示浅层血管周围炎症细胞浸润和明显的血管改变，血管内皮细胞明显肿大。B. 高倍镜下，位于中央的感染真皮细胞显示增大的染色质丰富的嗜碱性核内包涵体，真皮内有混合性炎症细胞浸润。C. 扩张的真皮内血管，其内皮细胞变大，形状不规则。增大的内皮细胞内含染色质丰富的嗜碱性核内包涵体（箭头所指为包涵体），也可有嗜碱性胞质内包涵体

组织发生和病毒鉴定 可以用人成纤维细胞培养 CMV。PP65 是一种 CMV 病毒蛋白，在感染的外周单核细胞中可检测出该蛋白，是评估系统性病毒载量的敏感方法[52]。免疫组织化学应用针对 CMV 抗原的单克隆或多克隆抗体，可在石蜡包埋的组织切片中显示病毒蛋白，确定病毒感染的存在。应用 CMV 特异性引物通过 PCR 法可从皮肤活检标本中扩增 CMV DNA，或者可通过原位杂交来鉴定。电子显微镜检测显示核内病毒颗粒直径约为 110nm，CMV 结构非常类似单纯疱疹病毒。

治疗原则 免疫功能低下的患者 CMV 感染的后果可能是灾难性的，一般需要与感染性疾病专家联手处理，治疗通常使用更昔洛韦。更昔洛韦

是一种脱氧鸟核苷类似物，也是一种 DNA 聚合酶抑制剂，单一疗法或与免疫球蛋白联合使用，用于治疗 CMV 感染。磷卡奈替被批准用于治疗免疫缺陷综合征患者 CMV 性视网膜炎[53]。

EB 病毒

临床概要 EB 病毒（Epstein-Barr virus，EBV）可造成许多疾病，如传染性单核细胞增生症（infectious mononucleosis，IM）、口腔毛状白斑、皮肤淋巴细胞增生症及 Burkett 淋巴瘤和鼻咽癌等[54]。EBV 感染首先发生在唾液腺中，大量病毒随唾液释放，使其能够在人与人之间传播，人

感染 EBV 后将终生携带病毒，且大多数无症状。据估计，在发展中国家几乎所有人都感染 EBV，在发达国家超过 80% 的人感染 EBV。大多数人在儿童期感染该病毒，而且通常是在无症状下感染；相反，在青春期或青春期后首次感染的人（10% ～ 20% 发达国家人群）中约有 50% 的机会出现 IM 表现。尽管感染性病毒也能从口咽的感染细胞中释放到唾液中，但持续存在的病毒主要位于潜伏感染的淋巴细胞内[55]。

IM 是一种自限性急性 EBV 感染的表现，在接受抗生素治疗的 IM 患者中常出现暂时性皮损，表现为红斑、斑丘疹，常位于躯干和上肢，偶尔也可累及掌跖和口腔黏膜。目前认为皮损的发病机制是在 EBV 感染过程中继发多克隆性 B 细胞活化，活化的 B 细胞产生多克隆抗体，这种抗体能够结合补体形成免疫复合物[56]，最终导致皮疹发生。

口腔毛状白斑是 EBV 感染的另一种表现，发生于免疫抑制的 HIV 阳性和 HIV 阴性的个体。在 HIV 阳性个体中，口腔毛状白斑的出现提示疾病严重，并快速进展到 AIDS。出现口腔毛状白斑时应该引起临床医师的重视，对患者进行详尽的病史采集和免疫状态检查。这些皮损的特征表现为

疣状或丝状不规则表面白斑，其不能刮掉，主要位于舌头单侧或双侧的侧面，通常无症状，但在某些情况下，可出现烧灼感，这最有可能合并了念珠菌感染[57]。与 EBV 相关的淋巴增生性疾病在文献中有详细记载。

慢性 EBV 感染与主要发生于儿童的种痘水疱病样皮肤 T 细胞淋巴瘤相关的疾病[58]。另外，移植后淋巴增殖性疾病、结外 NK/T 细胞淋巴瘤和亲血管性皮肤淋巴瘤也与 EBV 感染相关[59,60]。

组织病理 组织学上 IM 相关的斑块性皮损为非特异性炎症，常表现为真皮浅层血管周围淋巴 – 组织细胞浸润。典型口腔毛状白斑的组织学特征包括表皮不规则增生伴角化不全和棘层肥厚（图 25-10A），可出现气球状角质形成细胞，细胞核固缩伴核内包涵体，核周有空晕，细胞质呈毛玻璃样（图 25-10B），真皮浅层有轻度炎症细胞浸润，上皮中缺乏朗格汉斯细胞。大多数口腔毛状白斑患者的黏膜上皮浅层可见念珠菌菌丝，菌丝可能在口腔毛状白斑黏膜上皮增生的发展中起作用。也有慢性 EBV 感染相关的白细胞碎裂性血管炎和神经病变的报道。EBV 可通过原位杂交检测（图 25-10C）。

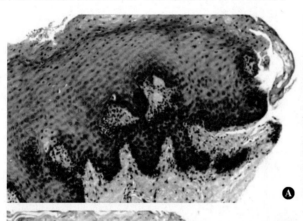

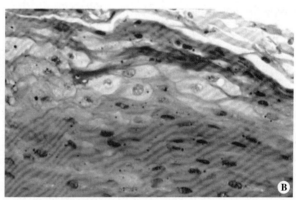

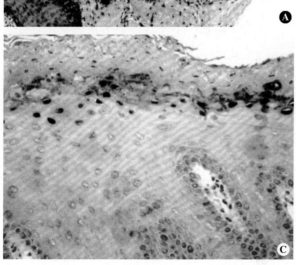

图 25-10 口腔毛状白斑
A. 低倍镜下显示舌上皮特征性复杂的网状图像，伴有角化过度和角化不全，可有角层内中性粒细胞，灶性浅层角质形成细胞明显苍白。B. 水肿苍白的浅层角质形成细胞伴苍白的细胞核，但没有特异性病毒性细胞病变，浅表固有层散在炎症。C. 原位杂交下，浅层角质形成细胞显示 EBV

治疗原则　EBV 感染的急性病症常需要进行支持治疗；EBV 相关的继发性疾病需要根据疾病类型选择对应的治疗手段。

人疱疹病毒 6、7 和 8

临床概要　人疱疹病毒 6、7 和 8 可导致原发感染、慢性持续性感染或维持数年潜伏状态，病毒在宿主免疫状态低下时再活化感染[61]。HHV-6 于 1986 年首先从淋巴增殖性疾病患者中分离，分为两种亚型：HHV-6A 和 HHV-6B。HHV-6B 是幼儿急疹的致病因素，儿童在 6 个月龄后开始感染 HHV-6，到 2 岁时几乎都具有抗 HHV-6 抗体。HHV-6 基本上通过唾液途径传播[62]，HHV-6 在初次感染后进入潜伏状态，在免疫抑制时再活化。与 HHV-6 相关的皮肤病有在同种异体骨髓移植第 1 个月内出现的皮疹[63]、同种异体骨髓移植后泛发性水疱大疱性发疹[64]、丘疹性紫癜性"手套和袜套"综合征[65]、Gianotti-Crosti 综合征[66] 及药物超敏反应综合征，后者是对某些药物产生严重系统反应皮肤病[67]。据报道伴嗜酸性粒细胞增多和系统症状的药物反应综合征（drug reaction with eosinophilia and systemic symptom，DRESS）（也称为药物诱导的超敏反应综合征）与疱疹病毒特别是 HHV-6 的再活化有关；另外也有报道称其与 CMV、EBV 和 HHV-7 相关[68]。有研究表明，遗传易感宿主暴露于药物下触发潜伏病毒复制，然后患者出现剧烈的宿主抗病毒反应，从而导致 DRESS 的临床表型和一些迟发性自身免疫后遗症。移植物抗宿主病、玫瑰糠疹和淋巴增殖性恶性肿瘤患者的皮肤活检标本中也可检测到 HHV-6。

HHV-7 是一种从健康人外周血 CD_4 阳性 T 淋巴细胞中分离出来的病毒，被认为是一种新的嗜淋巴细胞性疱疹病毒。健康成人常将病毒侵入唾液，并且儿童在幼时感染，但稍晚于 HHV-6B 感染。该病毒在外周血 T 细胞中潜伏，并在唾液腺中持续感染，这是最可能的传播方式。HHV-7 的原发感染与发热性疾病有关，类似于幼儿急疹，病程中伴或不伴皮疹。玫瑰糠疹被认为与 HHV-7 相关，然而其相关性仍有争议[69]。

1994 年首次在 AIDS 相关的卡波西肉瘤（Kaposi sarcoma，KS）患者的组织标本中鉴定出 HHV-8，血清学研究表明，与其他人疱疹类病毒不同，HHV-8 感染并不普遍存在，相反其感染率与区域内 KS 的发生率平行。HHV-8 通过唾液交换和其他性活动传播。无论是否与 HIV 有关，所有类型的 KS 均可发现 HHV-8。HHV-8 可能的转化特性似乎类似于 EBV，HHV-8 明显与 KS、多中心 Castleman 病和原发性渗出性淋巴瘤相关[70]。HIV-1 Tat 蛋白和 HHV-8 感染之间可能存在协同关系，Tat 促进 KS 梭形细胞的生长。像其他疱疹类病毒一样，HHV-8 存在潜伏感染和持续感染，只有少数感染细胞产生传染性病毒颗粒，而且 HHV-8 在 KS 和其他相关疾病发生中的作用目前尚不明了。病毒存在于外周血单核细胞、皮损组织的内皮细胞和梭形细胞。

组织病理　幼儿急疹与 HHV-6 感染有关，表现为浅层血管周围炎伴真皮乳头水肿，淋巴细胞常存在胞吐现象，缺乏类似于单纯疱疹感染的包涵体。KS 的组织病理学将在第 34 章中描述。

治疗原则　HHV-6 和 HHV-7 引起的皮肤病只需要对症和支持处理，目前没有对于它们的针对性治疗方法[71]。

痘病毒科

痘病毒科为双链 DNA 病毒，具有两个亚家族和 11 个族。人的痘病毒感染包括天花、牛痘、种痘反应、传染性软疣、副牛痘（挤奶人结节）和羊痘（传染性深脓疱疮）。

天花

临床概要　天花是世界上最具传染性和致命性的疾病之一，在 1977 年消除天花之前，每年都有数百万人受本病折磨，无论感染者的年龄、种族或社会经济状况如何[72]。天花有两种类型：天花和副天花。天花的病死率约为 25%，而副天花的毒性较小，其病死率低于 1%，虽然这两种类型导致的疾病严重程度不同，但是它们彼此之间无法区分。天花通过呼吸道传播，其病毒存在于感染个体口咽分泌物中，病毒通常先进入呼吸道和局部淋巴结，然后进入血液（原发性病毒血症），内脏器官受到病毒感染，然后病毒再次进入血液

（继发性病毒血症）并播散到皮肤。天花呈急性发病，伴有发热、全身不适、头痛和背痛。初始的毒血症期持续 4～5 天，在第 3 天或第 4 天出现特征性皮疹，首先出现在颊黏膜和咽黏膜、面部和前臂，在一天之内蔓延至躯干和下肢。皮疹开始为斑疹，很快演变成丘疹，然后发展成脓疱，皮损通常凸出于皮肤表面，坚韧可触及。14 天左右皮损干涸、结痂；3 周后，除了掌跖部以外，大多数痂脱落[73]。整个病程持续 3～4 周，皮疹区域可留下永久性瘢痕。免疫受损个体可出现罕见的出血型天花，该型天花通常在皮损出现之前出现结膜和黏膜出血、非常严重的毒血症并可导致早期死亡。接种疫苗的人群可出现变异型天花，通常发生在疫苗接种多年后的个体，其皮损发展迅速，皮疹大小变化更大。

组织病理 表皮明显的气球样变性和网状变性，在光学显微镜下，胞质中可发现天花病毒颗粒的聚集物，称为 Guarnieri 小体，偶尔也可发现核内包涵体。在种痘结节、猴痘或牛痘中可以发现类似的变化。

种痘反应

临床概要 种痘病毒作为疫苗，通过上臂浅层皮肤接种以预防天花，然而随着天花的消灭，虽然常规接种痘病毒已停止了多年，但出于安全原因，常规接种也可能很快变得常见。在种痘病毒疫苗接种后 4～5 天，接种部位出现丘疹，再经过 2～3 天，丘疹变成水疱，到第 9 天或第 10 天其达到最大直径，病灶从中心开始向外逐渐干涸，大约 3 周后棕色痂脱落，留下瘢痕，这种瘢痕可作为识别先前种痘的标记[74]。种痘的并发症非常罕见，包括以下情况：进行性种痘（坏死性种痘），这是一种严重的、潜在致命的疾病，其特征为疫苗接种部位的进行性坏死；种痘性湿疹，这与疱疹性湿疹相似，发生在慢性湿疹患者；泛发性种痘，其特征为水疱性皮疹，有时可泛发全身；种痘后脑炎，这是一种痘病毒疫苗接种后发生的最严重神经系统并发症[75]。接种部位出现其他局部皮损也有报道，如瘢痕疙瘩、隆突性皮肤纤维肉瘤和恶性纤维组织细胞瘤，这些并发症非常罕见。

组织病理 组织学变化类似于单纯疱疹、带状疱疹和水痘的组织学改变。然而，不同于疱疹病毒感染，在种痘反应中可见胞质内包涵体。

人牛痘感染

临床概要 虽然命名为牛痘病毒，但该病毒的储存宿主是啮齿动物，它偶尔可以传播到猫、牛、人类和动物园动物，包括大型猫科动物和大象身上。这些动物的感染通常表现为单一小的结痂性损害。传统的传播到人的方式是通过挤奶时与感染的奶牛乳头接触而发生感染，而现代的传播方式更常见于家猫，病毒从家猫可以传播给人类。患者表现为疼痛性、出血性脓疱或黑色焦痂，通常位于手部或面部，另外还可伴有水肿、红斑、淋巴结肿大和系统性受累[76]。类似于炭疽和孢子丝菌感染的结痂性损害也有报道。

组织病理 牛痘病毒感染引起的皮损的病理学改变类似于天花，表皮有明显的气球样变性和网状变性，不同的是表皮增厚更为明显，细胞坏死的出现并不十分迅速，人牛痘感染的早期损害显示显著的网状变性，胞质内存在嗜酸性包涵体，这是区分痘病毒与疱疹病毒的有价值的特征。电镜下，病毒呈矩形，形态上无法与天花病毒区分。

副痘病毒感染（挤奶人结节和羊痘）

临床概要 挤奶人结节、羊痘和牛丘疹性口炎在人类中的临床表现相同，由无法区分的副牛痘病毒感染所导致。挤奶人结节由接触感染假牛痘或副牛痘（副痘）的奶牛乳房而感染，当感染的来源是由于小牛通过吸吮感染的乳房而获得口腔溃疡时，该病称为牛丘疹性口炎。羊痘（传染性深脓疱疮）是通过接触感染的绵羊或山羊而获得的，这些羊的口唇或口腔内有结痂性损害。

羊痘最常见的表现是手指或手部境界清楚的单发结节或丘疹[77]，挤奶人结节通常表现为多发性损害，经过 3～7 天的潜伏期后，副痘病毒感染在手指上产生 1～3 个（罕见更多）直径为 1～2cm 的疼痛性损害，偶尔由于自身接种而在其他部位发生皮损。病程转归约为 6 周，经过 6 个临床阶段，每个阶段约 1 周：①斑丘疹期；

②靶形期，其损伤中央呈红色，绕以白色环和红晕；③急性渗出期；④结节期，表现为无触痛的硬结节；⑤乳头状瘤期，表现为不规则表面的结节；⑥消退期，损害消退，不伴瘢痕形成。

组织病理　在斑丘疹期和靶形期，在棘细胞层上1/3出现细胞空泡样变性，导致多房水疱形成，空泡样表皮细胞胞质内见嗜酸性包涵体，这是区别于疱疹病毒感染的显著特点（图25-11C），有些病例核内也可见嗜酸性包涵体。在靶形期，仅在周围的白色环中存在伴有包涵体的空泡样表皮细胞。受影响的角质形成细胞发生气球样变性后破裂，导致残留的胞膜聚结形成网状水疱（图25-11A，B），表皮突延长，真皮内见大量扩张的新生毛细血管和单核细胞浸润。

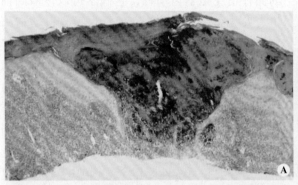
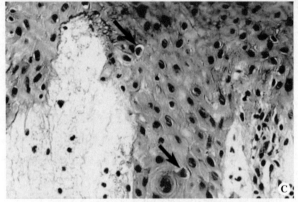
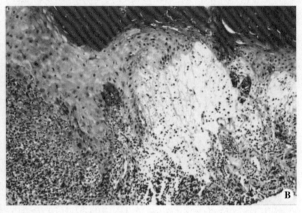

图25-11　羊痘
A. 靶形期，低倍镜下中央出血和组织坏死伴外周网状变性和致密炎症细胞浸润；B. 网状水疱（病毒感染影响表皮的特征性改变）和真皮内许多新生扩张的毛细血管及单一核细胞浸润；C. 空泡化表皮细胞质内嗜酸性包涵体（箭头所指为包涵体），与疱疹病毒感染不同，某些病例也可见核内嗜酸性包涵体

在急性渗出期，表皮完全坏死，真皮全层大量单核细胞浸润，在某些损害中，单核细胞浸润可主要由大的变形的淋巴母细胞组成，如果不仔细观察角质形成细胞中的变化，这样的损伤可能被误诊为淋巴系统肿瘤。还可见到含有大量组织细胞的苔藓样反应，这是皮肤对病毒感染的常见反应。在后期阶段，表皮棘层肥厚伴表皮突延长，真皮内血管扩张和慢性炎症细胞浸润，最后消退。羊痘和挤奶人结节的组织病理学表现相同。

组织发生和病毒鉴定　在2周以内的损害中，病毒可以在多种类型细胞的组织培养物中生长，这些细胞包括牛或猕猴肾细胞和人羊膜细胞或成纤维细胞。在陈旧性损害中，病毒鉴定只能依赖于血清学检查或病变组织中病毒抗原的检测。电镜观察副痘病毒呈圆柱状，其末端凸出，核心为致密的DNA，包绕一个不太致密的宽衣壳和两个较狭窄的电子致密的外层，病毒平均大小为140nm×310nm。

治疗原则　挤奶人结节和羊痘的治疗是对症处理。病变具有自限性，因此没有必要进行手术引流和病变切除[78]。

传染性软疣

临床概要　传染性软疣世界各地均有发生，儿童中最常见，但也可发生于任何年龄。病毒通过微小擦伤的体表身体直接接触传染，或通过污染物间接传播，在年轻人中通常是性传播疾病。由志愿者接种确定的该病毒潜伏期为14～50天。

传染性软疣可发生于身体任何部位，但罕见发生在掌跖。它表现为数目不等的小的圆顶形肤色丘疹，散在分布，具有蜡样光泽，中央凹陷/脐凹状，通常大小为 2 ～ 5mm（图 25-12A）。传染性软疣的丘疹可能出现炎症。在免疫功能正常患者中，病变可自发消退，在消退期间，可伴轻度炎症和压痛。

自 1980 年以来，美国报道了在感染 HIV 的患者中出现的严重的传染性软疣，传染性软疣在免疫抑制情况下病变大并且广泛播散。在免疫受损的患者，特别是 AIDS 患者中，可以出现成百上千个传染性软疣的损害，很少有消退的趋势。此外，HIV 感染者的传染性软疣损害附近的临床外观正常的皮肤也可被软疣病毒感染[79]。感染传染性软疣后很少产生免疫防御能力，特别是在免疫受损个体中再感染相当常见。在 AIDS 患者中，包括新型隐球菌病、组织胞浆菌病和马尔尼菲青霉病在内的各种系统性真菌病可以播散并产生类似于传染性软疣的皮损。

组织病理 传染性软疣表皮呈棘层肥厚，许多表皮细胞胞质内含大的包涵体，即所谓的软疣小体（图 25-12B）。这些小体开始表现为单个微小、卵圆形嗜酸性结构，位于基底层上方 1 ～ 2 层的棘细胞中。当感染细胞向表面移行时，软疣小体变大，表皮上层的软疣小体取代并压缩细胞核，使其在细胞外围呈薄的新月状。在颗粒层，传染性软疣小体的染色从嗜酸性到嗜碱性。在角质层中，直径约 35μm 的嗜碱性软疣小体弥散在嗜酸性角质纤维网中。在损害中心，角质层最终崩解并释放软疣小体，因此形成中心的火山口状，可发生继发感染和溃疡。

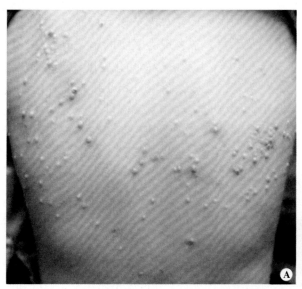
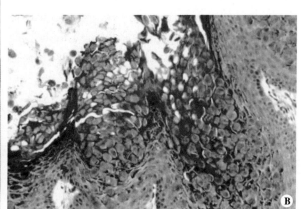

图 25-12 传染性软疣

A. 多发性损害，某些有特征性中央脐凹，一些损害出现炎症；B. 表皮下部可见大量胞质内包涵体，即所谓的软疣小体，从表皮下部开始形成，向表面推移时体积变大

周围的真皮通常很少或没有炎症反应，除非传染性软疣破裂并将软疣小体和角质物排入真皮。在自发性消退期，感染的表皮细胞间可见单一核细胞浸润。

电子显微镜检查显示，软疣包涵体包括大量传染性软疣病毒镶嵌在蛋白基质中。传染性软疣病毒属于痘病毒科，像天花、种痘和牛痘病毒一样，传染性软疣病毒呈砖形，大小约为 300mm×240nm。传染性软疣病毒在组织培养中无法生长，但可用原位杂交直接在组织标本中检测传染性软疣病毒[80]。

治疗原则 传染性软疣是良性的，通常具有自限性。然而，如炎症、瘙痒、皮炎和继发细菌感染这些并发症需要治疗。当需要对传染性软疣进行治疗时，可用刮除术、冷冻治疗、激光和光动力治疗等方法清除。此外也可以使用 10% 苯酚或 100% 三氯乙酸、0.9% 斑蝥素、12% 水杨酸凝胶、10% 过氧苯甲酰霜、0.5% 维 A 酸和 5% ～ 10% 氢氧化钾溶液等化学药物，也可试用 5% 咪喹莫特霜、西咪替丁和联苯丙酮（diphencyprone）免疫调节剂及抗病毒剂（如西多福韦乳膏）。然而，目前就传染性软疣的最佳治疗方案还没有达成循证医学共识[81]。

乳头瘤病毒科

人乳头瘤病毒属于乳头瘤病毒科家族，是无包膜的双链 DNA 病毒，是皮肤疣的病原体，于 1891 年首次确认，并在 1949 年从皮肤乳头瘤皮损中分离出了病毒颗粒。从那以后，已有超过 80 个完整测序的人乳头瘤病毒基因型而确认，并有另外 70 个额外基因型通过 PCR 分析而发现[82]。遗传基因的异质性体现在 HPV 感染后具有不同的临床表现，HPV 感染皮肤和黏膜后可表现为普通的寻常疣、生殖器部位的尖锐湿疣，以及一些相对少见的疾病，包括疣状表皮发育不良（EV）和口腔灶状上皮增生（Heck 病）。人乳头瘤病毒被认为是一种致癌病毒，并已知与宫颈癌和肛门生殖器癌相关[83]。HPV 感染也与口咽部鳞状细胞癌[84]、肺癌[85]、食管癌[86] 及非黑素瘤性皮肤癌[87] 密切相关，尤其是免疫抑制患者[88]。特定的病毒基因型与下列临床表现高度相关，尽管存在一定的重叠。

寻常疣：1 型、2 型、4 型、7 型、49 型

扁平疣：3 型、10 型、28 型、49 型

掌跖疣：1 型、2 型、3 型、4 型、27 型、29 型、57 型

尖锐湿疣（高危型）：16 型、18 型、31 型、33 型、51 型

灶状上皮增生（Heck 病）：13 型、32 型

鲍温样丘疹病：16 型、18 型、31 型、33 型、51 型

屠夫疣：7 型

疣状表皮发育不良：3 型、5 型、8 ～ 10 型、12 型、14 型、17 型、19 ～ 29 型、36 型、38 型、47 型、50 型

喉癌：30 型

头颈部（口咽部）鳞状细胞癌：16 型

Bushke-Loewenstein 巨大尖锐湿疣：6 型

宫颈和外阴发育不良：16 型、18 型、31 型、33 型、51 型

特定的 HPV 分型与疣的种类之间有一定相关性，但并不绝对，通过 DNA 杂交和 PCR 扩增技术可以获得明确的 HPV 分型，然而阳性结果不能确定性预测病变发展结果，采样误差可导致高危

HPV 漏检，密切随访在处理 HPV 感染时十分重要，尤其是患者临床暴露于潜在的高危型 HPV 时[89]。

所有类型的 HPV 亚型均侵犯鳞状上皮细胞，包括宫颈处化生的鳞状上皮细胞。进入鳞状上皮细胞的 HPV 感染表现为三种不同的感染状态：潜在感染，缺乏肉眼或显微镜下疾病证据；亚临床感染，无临床表现，但阴道镜或显微镜下显示疾病证实和临床感染出现疾病。早期 HPV 基因在基底层上皮细胞中表达，HPV 感染的临床和组织学证据常在初次暴露后 1 ～ 8 个月才会出现。如未经治疗，皮损可自行消退或呈良性病变长期存在，或逐渐进展为癌前期病变，并最终转变为癌[90]。

寻常疣

临床概要　寻常疣又称为普通疣，好发生于手指及手背，常表现为坚实的单发或簇集性乳头瘤样（疣样）丘疹，表面角化过度，隆起于皮面，界线清楚，无痛（图 25-13A）。掌跖部位比手指及手背部少见，疣体呈镶嵌性生长称为镶嵌疣。口腔黏膜的寻常疣罕见。面部和头皮是丝状疣最常累及的部位。丝状疣是寻常疣的变异型，表现为自角质底部开始出现的丝状角质突起。

寻常疣是高出皮面的具有乳头瘤样角化性表面的丘疹，界线清楚、质地坚实，可单发或簇集性生长，通常没有或有轻度压痛。寻常疣最常发生于指背和手背，其次为足底，再次为手掌，后二者呈镶嵌性生长。寻常疣罕见发生于口腔黏膜。丝状疣是寻常疣的变异型，表现为自角质底部开始出现的丝状角质突起。创伤处可出现新的疣体（Koebner 现象）。寻常疣常与 HPV2 感染相关，但也可由 HPV1 型、HPV4 型、HPV7 型和 HPV49 型导致。

组织病理　寻常疣表现为棘层肥厚、乳头瘤样增生和角化过度（图 25-13B），表皮突延长，且在疣体边缘的表皮向内弯曲，呈向心性模式（分枝状）。寻常疣区别于其他乳头瘤的特征性改变，包括空泡样细胞（也称为挖空细胞）、角化不全细胞呈垂直柱状排列及大量透明角质颗粒（图 25-13C），上述三种改变在新发疣体中十分明显，但在陈旧性疣体中则很轻微甚至消失，这些病例常进行描述性诊断，如"疣状角化"。挖空细胞位

于棘细胞层上部和颗粒层，细胞体积较小、圆形，细胞核深嗜碱性并绕以透明晕，胞质淡染，挖空细胞即使位于颗粒层也只含有很少的透明角质颗粒或是缺如。垂直（或柱状）排列的角化不全细胞通常位于挖空细胞的上方的乳头瘤样突起的顶尖部，与普通的角化不全细胞相比，病毒疣体中的角化不全细胞的细胞核较大且呈深嗜碱性，核

常呈圆形而非细长形。尽管颗粒细胞在乳头瘤样顶部突起处消失，但在突起的角质物之间的"谷底"处其数量和大小则增加，内含较多不规则团块样透明角质颗粒。垂直排列的角化不全细胞下方真皮乳头内毛细血管扩张、顶端增厚的角质层可见点状出血（图 25-13C）。丝状疣中的真皮乳头延长较寻常疣更为明显（图 25-13D）。

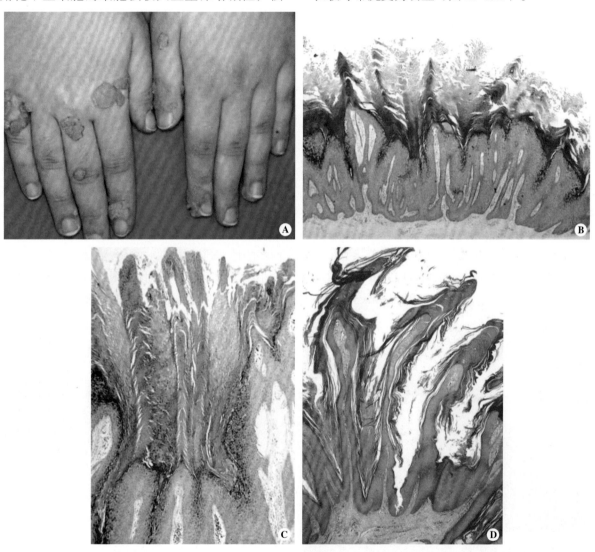

图 25-13　寻常疣

A. 多发性皮损最常见于手及手指；B. 低倍镜下见角化过度、棘层肥厚和乳头瘤样增生，表皮突延长，两侧边缘均向内弯曲并呈向心性排列；C. 高倍镜下，棘层上部及颗粒层可见大量群集空泡化细胞；D. 丝状疣，乳头瘤样增生

虽然病毒疣十分常见，尤其在儿童和青少年中，但某些类型的疣则因细胞免疫缺陷易发，病毒疣发病率在接受免疫抑制治疗的肾移植患者中明显高于普通人群[91]。已有报道，在 HIV 感染的基础上可出现各种类型的病毒疣感染，免疫抑制程度越大，去除皮肤疣感染则越困难。

组织发生和病毒鉴定　在电子显微镜下，不同类型的 HPV 病毒颗粒形态无明显差异，但其数量存在变化。通常寻常疣在电子显微镜下无法找到病毒颗粒，病毒颗粒检查的阴性结果并不能排除 HPV 感染。可以使用免疫组化的方法检测病毒抗原，如乳头瘤病毒共同抗原，也可用合适的引物通过 PCR 扩增 HPV DNA，原位杂交也可用于鉴定病毒基因成分。病毒 DNA 的复制发生在基底

细胞增殖过程中，结构衣壳蛋白则在表皮中部形成，所以成熟的 HPV 病毒结构仅可见于表皮上部。

病毒颗粒为直径约 50nm 的球状体，每个病毒颗粒包含具有斑点状外观的高电子密度的核，周边为低密度衣壳包绕。疣病毒在细胞核内复制，表现为晶体状排列的致密聚合物。寻常疣中罕见嗜酸性核内包涵体。疣病毒在组织培养中无法生长，对任何动物也并不致病。

深在性掌跖疣

临床概要 深在性掌跖疣可出现疼痛，偶尔出现红肿，虽然可为多发性皮损，但不会像寻常疣中的镶嵌疣样融合。深在性掌跖疣不仅发生在掌跖部，也可发生于指趾尖及其侧缘。与表浅镶嵌型掌跖疣不同，深在性掌跖疣表面通常覆盖一层较厚的胼胝（图 25-14A），用刀片去除胼胝后，疣体变得更加明显。

与 HPV60 型感染相关的跖疣可呈结节状生长，通常出现在足底承重部位，结节表面光滑，伴明显皮嵴，也可出现角化过度。HPV60 型感染还与跖部表皮样囊肿发生相关，如切开表皮样囊肿，内可见奶酪样物质。还有报道，HPV65 型与色素异常性疣亚型相关，HPV63 型与白色角化型疣相关。

组织病理 浅表的镶嵌型掌跖疣组织学改变与寻常疣相似，与 HPV2 型或 HPV4 型感染相关，深在性掌跖疣常与 HPV1 型感染相关，也可与 HPV60 型、HPV63 型和 HPV65 型有关，这类病变称为蚁冢状疣（蚁丘疣）或包涵体疣，以其内含有大量嗜酸性透明角质颗粒为特征，这与正常的透明角质颗粒不同。病理改变有显著角化过度，从表皮下部开始，许多角质形成细胞的胞质含有大量嗜酸性颗粒，颗粒逐渐增大，至棘细胞层上部增大并融合成大的不规则形状的均质性"包涵体"，这些"包涵体"可以围绕在挖空细胞的细胞核周围或是被细胞核周围的空泡分隔。角质层中的细胞仍可见细胞核，细胞核呈深嗜碱性，周边见有宽的透明带（图 25-14B）。除了胞质中大的嗜酸性包涵体外，一些位于棘细胞层上部具有空泡状核的细胞内含有小的核内嗜酸性"包涵体"，这些包涵体呈圆形，与核仁大小相当，但是呈嗜碱性（图 25-14C）。跖疣的消退常与浅表血管的血栓、出血和表皮坏死相关。

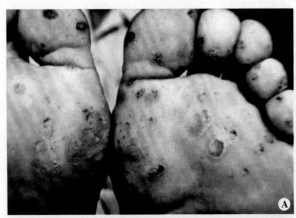
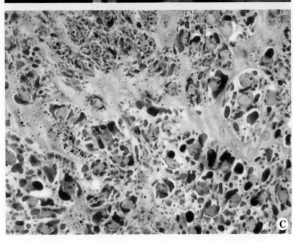
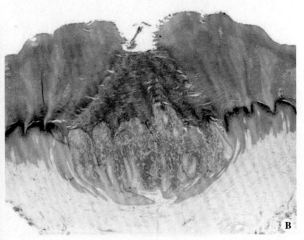

图 25-14 掌跖疣（蚁丘疣）
A. 皮损扁平伴显著角化过度，部分皮损可见有血栓形成；B. 疣体是由病毒诱导的角质形成细胞的增生所致，表皮突平行延长，在深部呈向心性生长，疣体表面覆盖有很厚的角质层，导致疣体更倾向于向深部生长而不是向表面生长；C. 表皮鳞状细胞内含多边形的折光性胞质内嗜酸性"包涵体"，胞核内也有圆形嗜酸性小体

组织发生和病毒鉴定　电镜检查显示，病毒颗粒首先出现在棘细胞层上部的细胞核内或核周围，随着细胞向表面移行，细胞内病毒颗粒数目逐渐增多，至角质层下方细胞内不再能检测出细胞核。在许多情况下，细胞核的内容物几乎完全被病毒颗粒所替代，仅残留很少的染色质呈环状贴附于核膜。病毒颗粒通常排列规则或呈结晶体排列。在角质层中，没有正常的细胞结构可以辨认，但仍可见被角质物所包绕的紧密聚集在一起的大的病毒颗粒。

扁平疣

临床概要　扁平疣表现为轻度隆起性、扁平光滑的丘疹，颜色稍深，最常累及面部及手背（图 25-15A），少数情况下，皮损可泛发累及躯干及四肢。这种泛发性扁平疣如果发生于儿童并且家族中多人患病时曾被误诊为疣状表皮发育不良。但扁平疣没有红色"花斑癣样"斑片，且暴露部位损害不会出现恶变，这有助于与疣状表皮发育不良相鉴别。

组织病理　扁平疣表现为角化过度和棘层肥厚，与寻常疣不同的是不出现乳头瘤样增生，仅有轻度表皮突延长，无角化不全，包括颗粒层在内的棘细胞层上部可见大量空泡样细胞（图 25-15B），一些空泡化细胞体积可增大为正常细胞的 2 倍，细胞核位于细胞中央，呈深嗜碱性（图 25-15C）。颗粒层均匀增厚，角质层因细胞空泡化表现为明显的网篮样外观。真皮正常，在自行消退性疣中可见真皮浅层淋巴细胞浸润，表皮内可见胞吐现象细胞及凋亡细胞。

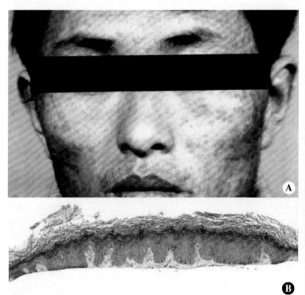
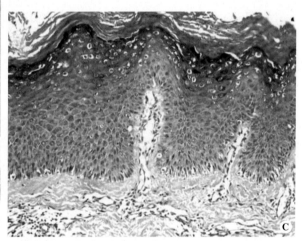

图 25-15　扁平疣

A.扁平光滑皮色丘疹，多见于手和面部。B.角化过度、棘层肥厚，但无乳头瘤样增生和角化不全，颗粒层和棘层上部大量空泡化细胞；由于角质层细胞的空泡化改变，角质层呈显著网篮状外观。C.空泡化细胞的核位于细胞中央，呈猫头鹰眼样外观

组织发生　扁平疣由 HPV3 型和 HPV10 型感染所致。电镜下可见明显细胞内水肿，张力原纤维被推移向细胞边缘，透明角质颗粒正常，空泡样细胞核内有大量病毒颗粒。

疣状表皮发育不良

临床概要　疣状表皮发育不良（epidermodysplasia verruciformis，EV）是一种以特殊类型 HPV 感染为特征的遗传性疾病，其他健康人群不会感染这些 HPV 亚型。患者通常在童年起病，其特征为泛发性 HPV 感染，常伴发皮肤肿瘤，存在细胞免疫异常[92]。目前 EV 分两型，一型为 HPV3 型和 HPV10 型感染所致，表现为持续泛发的类似扁平疣样表现的皮损，有融合成斑块的倾向（图 25-16A），部分病例有家族性。另一型主要与 HPV5 型和 HPV8 型感染相关，常有常染色体隐性遗传或 X 连锁隐性遗传的家族史，遗传性 EV 患者中

已证实 *EVER1* 和 *EVER2* 为其致病性突变基因。皮损除扁平疣以外，还可出现边缘不规则、色泽不一的棕色、红色和白色的花斑癣样轻度鳞屑性斑疹，脂溢性角化样皮损也曾有报道[93]。儿童期即可出现皮疹，暴露部位皮损常合并出现鲍温病（原位鳞状细胞癌），偶可出现侵袭性鳞状细胞癌，25% 的 EV 患者会出现恶变，HPV5 型的致癌潜能最大，其次为 HPV8 型。EV 样皮损可出现在实体器官移植的患者[94] 和 HIV 感染者中[95]。

组织病理　表皮的改变与扁平疣相似，但变化更为明显、更为广泛，受累及的角质形成细胞肿胀而形态不规则，胞质丰富，呈灰蓝色，内含有大量圆形嗜碱性透明角质颗粒（图 25-16B，C），表皮下部可见散在角化不良细胞，部分细胞核固缩，另一些细胞核因染色质边缘分布而表现为大而圆形的空泡样。在免疫功能低下的患者中，EV 常缺乏扁平疣的组织学特征，局灶性颗粒层增厚是检测病毒感染的一个标志，且该处皮损出现发育不良的风险要高于免疫功能正常的 EV 患者[96]。

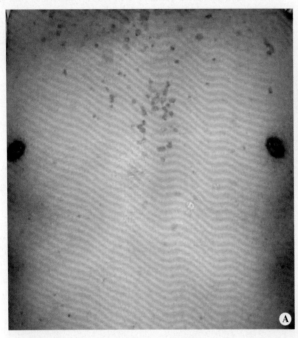

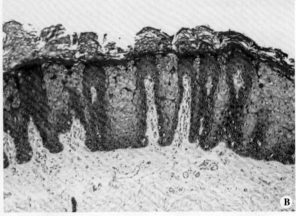

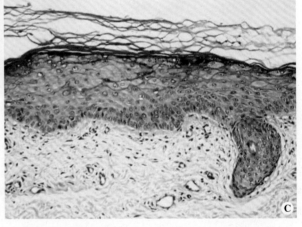

图 25-16　疣状表皮发育不良

A. 胸部棕红色大小不一的扁平斑疹；B. 表皮角化过度伴棘层肥厚，棘层及颗粒层见肿胀的空泡化细胞，胞质丰富呈灰蓝色；C. 大的感染的角质形成细胞的胞质丰富，呈灰蓝色，颗粒层见显著的透明角质颗粒

组织发生　EV 的皮损中已经发现多种 HPV 亚型感染，某些患者可同时感染多种类型 HPV[97]。电子显微镜检查显示病毒颗粒位于颗粒层的细胞核内，常呈半结晶状态。相反，仅在少数病例中，肿胀的棘层细胞的核内病毒颗粒呈小块状聚集，大多数病例中则没有。

EV 基础上出现的鲍温病或鳞状细胞癌的皮损中没有病毒颗粒，但在有恶变的皮损表皮上部偶见病毒颗粒。然而，HPV5 型和 HPV8 型的特异性DNA 已多次被证实与 EV 相关鳞状细胞癌有关。EV 的潜在性缺陷尚不清楚，但也许与癌基因或免疫功能异常相关。

尖锐湿疣

临床概要　尖锐湿疣或肛门生殖器疣可发生在阴茎、女性生殖器和肛门部位。尖锐湿疣通过性接触传播，HPV 感染是世界上最常见的病毒性性传播疾病之一，在美国的性活跃人群中发病率约为 1%。估计年轻女性中 HPV DNA 或 HPV 抗原的检出率可高达 10%～11%。通过 PCR 的方法可在超过 99.7% 的宫颈癌中检测出 HPV 感染，HPV 感染是宫颈癌发展中最重要的高危因素[98]，是否出现恶变与感染 HPV 的亚型有关。肛门生殖器处 HPV6 型和 HPV11 型感染很少出现侵袭性病变，因此被认为是低危型。HPV16 型、HPV18 型、HPV31 型、HPV33 型和 HPV51 型与男女生殖器区域及女性阴道和宫颈部位原位与侵袭性病变相关，其他与恶变相关的类型为 HPV35 型、HPV39 型、HPV42～HPV45 型、HPV52 型和 HPV56 型。然而，即使感染了高危型 HPV，这些病变往往可以自行消退，而没有远期的不良后果[99]。疾病的进展为谱系变化，从鲍温病到鳞状细胞癌，有广泛转移的潜能。

尖锐湿疣多发于男性阴茎和肛周，女性常见的感染部位包括外阴、阴道口、会阴部、肛周和宫颈。皮损为质软疣状丘疹，偶可聚集形成菜花样肿块（图 25-17A），黏膜部位的尖锐湿疣表面平坦。

组织病理　尖锐湿疣的角质层轻度增厚，黏膜表面的损害表现为角化不全。表皮棘细胞层乳头瘤样增生、棘层肥厚及表皮突延长，延长的表皮突外观在尖锐湿疣表面偏圆，而在寻常疣中偏尖，可见有丝分裂象。通常由于上皮细胞排列有序，且增生表皮和真皮间界线清晰，可以排除浸润性鳞状细胞癌（图 25-17B）。不同区域中上皮细胞的显著核周空泡化是该病的重要病理特征，也是重要的诊断依据，这些空泡化上皮细胞体积相对较大，其细胞核与寻常疣表皮上部所见的细胞核类似，呈圆形，具有丰富的染色质（图 25-17C）。然而需要强调的是，所有黏膜上皮上部的细胞空泡化是正常现象，因此只有当棘细胞层深部出现空泡化时才能认为是病毒感染所致。可出现挖空细胞（"葡萄干"）核、双核和凋亡的角质形成细胞，但这些改变在子宫颈病变上更加明显。

外阴 HPV 感染的诊断因缺乏挖空细胞而复杂化，在典型病变部位取材，通过原位杂交或其他分子检测方法可检测出 HPV（图 25-17D）。有一项研究表明，25 例外阴脂溢性角化皮损中有 18 例检测出 HPV DNA（72%），主要是 HPV6 型，而在非生殖器部位脂溢性角化皮损中其阳性率仅为 15%，因此可认为大部分外阴脂溢性角化病可能是陈旧性尖锐湿疣[100]。

巨大尖锐湿疣

临床概要　Buschke-Loewenstein 瘤又称为巨大尖锐湿疣，常见于男性。最常累及的部位为龟头和包皮（因此常导致尿道瘘），也可见于女性外阴和肛周。临床上表现为菜花状的肿瘤，尤其在早期与聚集的尖锐湿疣类似。该病的特征包括体积巨大、有溃烂倾向并向深部组织浸润，这有别于良性病变的镜下改变。该病复发率高（66%）且易恶变（56%），远处转移罕见，总死亡率为 20%，均发生于复发患者[101]。

组织病理　皮损呈良性乳头瘤样增生，表现为高度上皮细胞增生、角化过度和棘层增厚（图 25-17E）。与尖锐湿疣相反，角质形成细胞空泡样变一般较少或缺如，表皮显著增生而替代表皮下组织，但细胞的核质比较低。浸润性生长的肿瘤细胞条索通常具有完整的基底层（疣状癌进一步讨论参见第 30 章）。

组织发生　乳头瘤病毒可引起人类多种增生性病变，在众多已确定的 HPV 亚型中，与肛门生殖器癌相关的为 HPV16、HPV18、HPV31、HPV33 和 HPV51 亚型[102]，癌前期病变包括位于外生殖器的尖锐湿疣、阴道上皮内瘤变（VIN）和宫颈上皮内瘤变（CIN）。病毒复制可在低度分化的损害中出现，且该皮损处的细胞分化与正常细胞仅有轻度差异，但尖锐湿疣中成熟病毒颗粒浓度较低。病毒颗粒的生产、基因扩增、衣壳蛋白合成和病毒颗粒组装均依赖于细胞分化，且局限于基底层上细胞，在更为非典型增生的皮损中，病毒 DNA 通常被整合进入宿主染色体内而无病毒产生。病毒 DNA 编码 9 组相互重叠的基因是早期基因（E1～E7）和后期基因（L1～L2），早期基因特别是 E6 和 E7 参与了高危型 HPV 的癌变过程，其机制是 HPV 通过捕获角质形成细胞分化过程和使细胞周期调节因子，如 P53 和视网膜母细胞瘤蛋白（Rb）失活，利用细胞蛋白进行持续的病毒复制，从而启动恶变过程[103]。

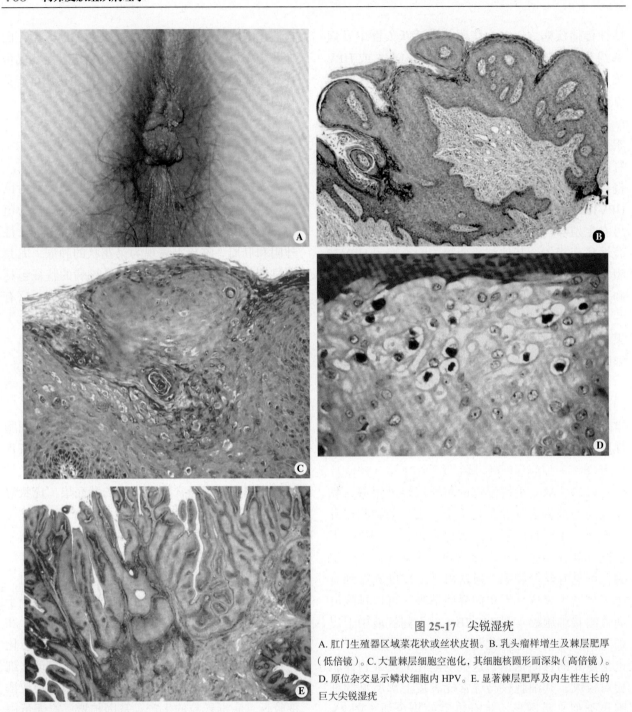

图 25-17　尖锐湿疣

A. 肛门生殖器区域菜花状或丝状皮损。B. 乳头瘤样增生及棘层肥厚（低倍镜）。C. 大量棘层细胞空泡化，其细胞核圆形而深染（高倍镜）。D. 原位杂交显示鳞状细胞内 HPV。E. 显著棘层肥厚及内生性生长的巨大尖锐湿疣

生殖器鲍温样丘疹病

　　临床概要　鲍温样丘疹病是位于生殖器的红色小丘疹，部分皮损在外观上明显呈疣状，病变可累及男性龟头和阴茎干，女性则累及会阴及外阴（图 25-18A）。临床上易诊断为生殖器疣，这与组织学上呈现"鲍温病"的改变不一致。

　　病变有一定自愈倾向，部分皮损自行消退同时也有部分新皮疹发生，最终亦依次消退。有一部分患者皮损可长时间存在，在罕见的病例中，

有报道称在鲍温样丘疹病基础上发生浸润性鳞状细胞癌的情况。

　　有些学者认为，鲍温样丘疹病为良性病变，特别是不同于鲍温病[56]，但也有学者认为该病是一种癌前期病变，是导致女性患者和男性患者性伴侣宫颈癌的高危因素[104]。少数患者可发展为浸润性鳞状细胞癌，超过 40 岁的女性风险最大。

　　组织病理　鲍温样丘疹病表现为典型的鲍温病的病理学改变（参见第 10 章）。这些特征包括表皮全层不典型增生，伴密集而不规则的细胞核，

呈"风吹草"（一边倒）排列，其中大部分呈核大、深染和多形性改变（图 25-18B，C），可见角化不良细胞、多核角质形成细胞和不典型核分裂象。基底膜完整，真正的挖空细胞少见。鲍温样丘疹病在组织病理上与Ⅲ级外阴上皮内瘤变（VIN Ⅲ）不易区别，VIN Ⅲ等同于原位鳞状细胞癌或鲍温病。一些研究学者认为，鲍温样丘疹病不同于鲍温病，因前者的细胞异型性较小。少数情况下，鲍温样丘疹病和尖锐湿疣并存于同一患者中。

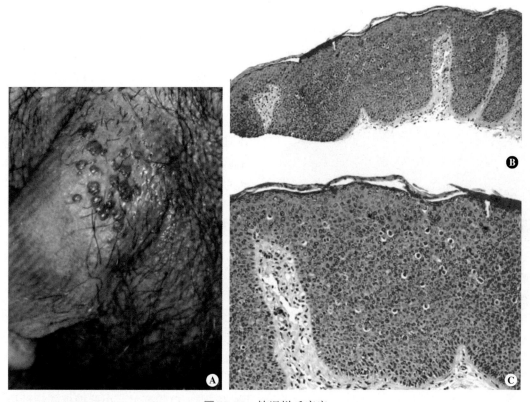

图 25-18　鲍温样丘疹病

A. 生殖器区域内多发性散在性棕色丘疹，丘疹有时可融合。B. 表皮不规则增厚及无序成熟，扫视或中倍镜下可呈"风吹草"样排列。C. 角质形成细胞的细胞核排列致密，部分细胞成熟受阻，基底层上细胞可见有丝分裂象及不规则深染的细胞核，有时可见核仁

组织发生　鲍温样丘疹病感染的 HPV 亚型为具有致癌倾向的高危亚型，包括 HPV16、HPV18、HPV31、HPV33 和 HPV51 型，如上所述，这些 HPV 亚型精确合成癌基因蛋白，从而干扰正常细胞的自身稳定。

鉴别诊断　通常情况下，生殖器鲍温样丘疹病与鲍温病根据临床资料即可鉴别，临床上前者发病年龄较早，皮损多发、体积较小、部分皮损呈疣状外观，且有自行消退倾向。因此，大多数病例，单独依靠病理活检不能排除鲍温病或原位鳞状细胞癌（VIN Ⅲ）时，也需要与近期应用鬼臼毒素所致的改变进行鉴别，这些改变包括出现坏死的角质形成细胞、怪异的核分裂象，尤其是在使用鬼臼毒素后的 72 小时内最为明显。

口腔灶性上皮增生

临床概要　口腔灶性上皮增生（Heck 病）是一种罕见的疾病，首先在美国土著人中发现，后来发现许多国家和不同种族的人群中也有该病发生，但最常见于格陵兰岛上的因纽特[105]。主要发病人群为儿童，在小范围内流行，也可发生于年轻人和中年人，无性别差异。最常累及的部位包括唇、颊、舌黏膜，牙龈和扁桃体也有报道。

病变表现为多发性直径 2 ~ 10mm 的柔软的白色丘疹，单个皮损基底较宽或呈局限性轻微隆起性斑块，丘疹和斑块多为正常黏膜颜色，但也可为苍白色，极个别为白色。大多数皮损呈散在性，

也有部分呈融合性生长。损害无任何症状。虽然该病为慢性病变，亦可自行缓解。有报道称口腔局灶性上皮增生可能与 HIV 感染有关[106]。

组织病理 口腔上皮增生表现为棘层肥厚，皮突增宽、延长，增厚的黏膜向上生长，不会向下生长至其下结缔组织，因此病变处的皮突与邻近的正常皮肤的皮突在同一水平。皮突自身变宽融合，有时可形成球棒状，这有别于银屑病和其他疾病中又细又长的皮突。上皮细胞中部分细胞明显空泡化，染色较淡，空泡化在上皮细胞的上部最为明显，但可延伸至宽大的皮突处（图 25-19）。

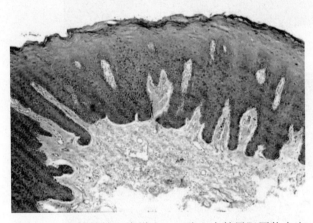

图 25-19 口腔灶性上皮增生：口腔上皮棘层肥厚伴表皮突增宽延长，增宽的表皮突常融合成球棒状，上皮细胞上部显著空泡化

组织发生 电镜检查显示人乳头瘤病毒的病毒颗粒，排列成晶体状，HPV13 型和 HPV32 型是该病主要致病亚型[107]。

鉴别诊断 口腔灶性上皮增生中受累的口腔上皮组织学改变与口腔上皮痣或白色海绵痣相同，需要与本病相鉴别。

乳头瘤病毒科感染的治疗原则

HPV 感染没有特效的治疗方法。一项荟萃分析和回归分析的综述显示，水杨酸是皮肤疣的一线治疗方法，而冷冻，尤其是深度冷冻治疗应为二线或替代治疗方法，若上述治疗失败，则考虑三线治疗方案，如博来霉素、二硝基氯苯和氟尿嘧啶治疗[108]。生殖器疣的治疗方法众多，局部药物外用，如鬼臼毒素、5% 咪喹莫特霜、3.75% 咪喹莫特霜、15% 赛儿茶素（sinecatechins）软膏、

鬼臼脂、强效外用维 A 酸制剂和氟尿嘧啶外用。破坏性治疗和手术治疗包括三氯乙酸、冷冻、电凝、组织剪切除、CO_2 激光和光动力疗法等。2006 年和 2009 年，FDA 通过批准了 HPV 疫苗，该疫苗用于预防由 HPV6、HPV11、HPV16、HPV18 型引起的生殖器疣和宫颈癌[109]。治疗方法的选择需根据病变部位、皮损大小、患者自身状态和是否为高危型 HPV 感染而定。HPV 感染可致癌，尤其在诸如器官移植受体、HIV 患者和 EV 患者这些免疫抑制的患者中。慢性、不典型或大而泛发的病变需评估是否可能出现恶变。有些 HPV 亚型为性接触传播，当发现有生殖器 HPV 感染存在时，应及时评估有无合并其他性传播疾病，如 HIV，并建议患者告知其性伴侣以确保他们进行适当的筛查。

小核糖核酸病毒科

小核糖核酸病毒科是 10 ～ 30nm 的无包膜二十面体的单链 RNA 病毒，仅包含 4 ～ 6 个基因，它们是最小的 RNA 病毒，在人类疾病中有着重要作用。感染人的小核糖核酸病毒分为 5 个属：肠道病毒（脊髓灰质炎）、嗜肝 DNA 病毒（甲型肝炎）、心肌炎病毒（心肌炎）、鼻病毒（普通感冒）和口蹄疫病毒（口蹄疫）。小核糖核酸病毒是引起病毒疹的最常见的致病病毒之一，除了一些非特异性表现，肠道病毒感染也可出现一些独特的症状，如手足口病、疱疹性咽峡炎和出血性结膜炎等[110]。

手足口病

临床概要 手足口病是由柯萨奇病毒所致，该病毒是一种肠道病毒，常见的致病病毒为柯萨奇病毒 A16 型，少数为 A5 型和 A9 型[111]。手足口病通常小规模流行，主要感染儿童，病程通常小于 1 周。最近也有报道称，该病亦可发生于群居的成年人，且表现为急进性病程，出现发热、关节痛和泛发性皮疹。传播途径主要为粪口传播，少数为飞沫传播[112]。症状通常在接触后 3 ～ 5 天出现，病初 1 ～ 2 天出现低热、咽喉痛、萎靡等前驱症状，口腔黏膜出现小红斑，然后逐渐变成直径为 1 ～ 3mm 的小疱，最终形成小溃疡。有

25%～65% 的患者的手、足会出现典型的水疱，表现为双手掌（图 25-20A）、足底、手指及足趾的腹面和侧缘处出现小水疱，周边绕以红晕[113]，其他部位皮肤也可出现类似皮疹。

组织病理 早期水疱位于表皮内，而晚期水疱位于表皮下，表皮明显网状变性，最终形成多房性水疱，表皮深部可见气球样变性，无包涵体和多核巨细胞发现（图 25-20B，C）。

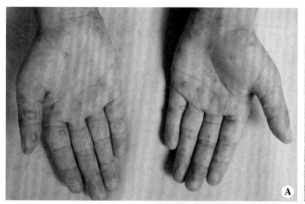
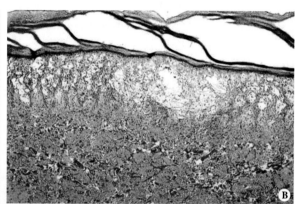
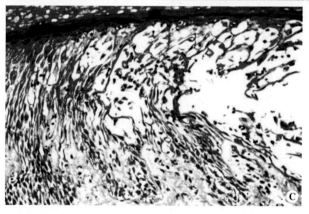

图 25-20 手足口病

A.手掌见有小水疱，周围绕以红晕；B.低倍镜下见表皮内水疱伴明显网状变性；C.明显的网状变性和气球样变性，无包涵体和多核细胞

组织发生和诊断 病毒培养是诊断的金标准，PCR 技术已成为快速、准确诊断肠道病毒感染的新方法，而且 PCR 的敏感性几乎是病毒培养的两倍[114]。电镜检查发现一些角质形成细胞的胞质内聚集成晶体状的病毒颗粒[115]。柯萨奇病毒可从粪便，偶尔也可从皮肤水疱中培养出来。该病毒可在人上皮细胞和猴肾细胞中进行培养，且生长良好。

治疗原则 对症和支持治疗。

甲型肝炎病毒

甲型肝炎病毒是全球肝炎的常见病因，通过粪口传播。甲型肝炎在发展中国家流行，大多数居民在童年期就已经暴露；与此相反，由于卫生条件的改善，在发达国家成人全体中甲型肝炎病毒的暴露率已经降低。甲型肝炎通常表现为发热、

黄疸、肝大，罕见有甲型肝炎感染的肝外表现，有报道称该病毒感染后出现荨麻疹、猩红热样红斑，少数报道称可出现皮肤血管炎和冷球蛋白血症[116]。

治疗原则 对症和支持治疗。

逆转录病毒科

逆转录病毒科是 RNA 病毒，目前被分为包括导致 AIDS 的 HIV 和人类嗜 T 淋巴细胞病毒（HTLV）在内的 7 个种属。

人类免疫缺陷病毒感染

临床概要 HIV 主要感染以辅助性 T 细胞为主的 CD4[+] 细胞，导致人体免疫功能显著改变，使患者易出现机会性感染、恶性肿瘤和神经系统疾

病。该病毒几乎完全通过血液和精液传播。

HIV 患者常出现皮肤表现，包括病毒性皮肤病、细菌性皮肤病、真菌性皮肤病和非感染性皮肤病[117]，其他一些感染由于失去原有的被认知的形态特征，在临床上易被忽略。此外，系统感染也可出现皮损，尽管皮肤不是通常被累及的器官。在一般人群中常见一些皮肤病，如脂溢性皮炎，在 HIV 患者中发病率更高，症状更为严重[118]。有一些皮肤病仅在 HIV 感染的患者中出现，如口腔毛状白斑、杆菌性血管瘤病和卡波西肉瘤。

感染 HIV 后不久自身即可产生皮肤改变，另外免疫系统的逐渐破坏使得 HIV 感染者容易感染许多病毒性皮肤疾病，包括疱疹病毒、人乳头瘤病毒和传染性软疣感染[119]。HIV 暴露后 2～6 周，患者表现为与 HIV 复制和宿主反应相关的暂时性疾病，超过 50% 的患者有急性 HIV 感染的症状；急性 HIV 感染患者中 40%～80% 出现累及躯干的斑疹或麻疹样红斑，急性 HIV 感染出现血清学阳性时常见口腔溃疡[120]。因为标准免疫检测和免疫印迹检查通常在急性感染时呈阴性，所以对高度怀疑的患者应进一步进行检测或进行急性与恢复期抗体滴度对照测定。p24 抗原测定很少出现假阳性，可能是诊断原发性 HIV 感染更具成本效益的方法[121]。

瘙痒性丘疹（PPE）　是 HIV 感染患者最常见的皮肤表现，累及皮肤和黏膜的机会性病毒感染也很常见[39]，疱疹病毒感染是 HIV 感染者最重要的机会性感染之一，且常出现皮肤表现。健康个体感染后可自愈，但免疫受损的患者感染疱疹病毒后可出现明显的慢性病程，随着免疫功能逐渐降低，疱疹性损害可发展成慢性，形成疼痛性溃疡。带状疱疹变得复杂化，疾病反复发作、累及多个神经节段、出现慢性疣状带状疱疹，甚至出现播散性带状疱疹。CMV 感染与 CD4$^+$T 细胞的绝对计数小于 100/mm^3 相关，可出现谱系病变并累及一系列器官，如肺、眼、胃肠道和神经系统，但罕见皮肤病变[122]。虽然大多数成年人处于 EB 病毒潜伏感染状态，但口腔毛状白斑十分罕见，几乎仅见于 HIV 感染者，大约 25% 的 HIV 患者可出现口腔毛状白斑，其特征表现为舌体侧缘的白色疣状融合性斑块，且无法用压舌板刮除[123]。EB 病毒感染是产生口腔毛状白斑的首要因素，HPV 和念珠菌感染也是常见原因，皮损形成的原因是上皮

细胞感染 EB 病毒后增生角化过度所致。当 CD4$^+$ 细胞绝对计数小于 100/mm^3 时才出现传染性软疣，免疫功能正常的宿主，该病可自行消退，而在 HIV 感染者中该病通常泛发且进行性加重，可出现所谓的巨大传染性软疣，直径可达 1～6cm[124]。

细菌感染在艾滋病患者中也很常见，金黄色葡萄球菌是 HIV 血清阳性患者最常见的皮肤细菌感染病原体。HIV 感染者也容易发生链球菌性脓疱疮和腋窝淋巴结炎。另一个独特的感染性疾病杆菌性血管瘤首先在感染 HIV 的患者中发现，该病是由革兰氏阴性的巴尔通体或 *B.quintana* 感染所致的系统性感染性疾病[125]。患者可表现为类似于卡波西肉瘤或血管瘤样的可触性皮下结节，但抗生素对其治疗有效，结节常伴有疼痛，这一点与卡波西肉瘤不同。HIV 感染者也易感染分枝杆菌，有时临床上会出现与众不同的皮肤表现。梅毒在 HIV 患者中十分常见，通常是同时感染[126]。二期梅毒在 HIV 患者感染中临床表现多样，包括口腔糜烂、结节、丘疹、水疱、角化性斑块、丘疹鳞屑性或斑丘疹性发疹，HIV 合并感染梅毒的患者早期 RPR 试验结果可能为阴性，有时因前带现象需要将血样连续稀释后才能获得阳性结果。

HIV 患者也容易受真菌、原虫和节肢动物感染而出现皮肤黏膜的表现。口腔念珠菌感染是艾滋病常见的早期临床表现，可进展成为疼痛性食管炎。其他感染如隐球菌、组织胞浆菌、球孢子菌病、花斑癣、暗色丝孢霉病、诺卡菌和毛霉菌病在这些患者中也不少见[127]。疥螨是 HIV 感染者最常见的寄生虫感染[128]。疥螨在 HIV 患者中具有高度传染性，且通过直接接触传播。有报道称 HIV 感染患者因毛囊皮脂腺单位中蠕形螨的数目增多而产生蠕形螨病[129]；也有报道称这些患者合并播散性棘阿米巴病，皮肤表现为脓疱、皮下及真皮深部结节和溃疡，最常见于四肢和面部。

非感染性皮肤病在 HIV 感染者也十分常见，而且可以发生于 HIV 感染的各个阶段，暴发性银屑病或严重的脂溢性皮炎可能是 HIV 感染者就诊时的主要症状。脂溢性皮炎在正常人群中的发病率为 2%～4%，但在 HIV 阳性患者的某些阶段这一比例可高达 85%，且病情重，其严重程度与患者的临床状态和 CD4$^+$T 细胞计数呈正相关[130]。皮损常累及包括前胸、后背、腋窝和腹股沟在内

的非好发部位，这些皮疹的组织学特征与特发性脂溢性皮炎类似，但也有学者认为存在独特的组织学模式[131]。虽然 HIV 患者银屑病的发病率与正常人相近，但往往病情更为严重、更加难治，且合并银屑病关节炎的发生率高。以关节炎、尿道炎和结膜炎为表现的反应性关节炎（Reiter 综合征）可能与 HIV 感染者的银屑病相关[132]。高达 30% 的 HIV 感染者合并有皮肤干燥症或获得性鱼鳞病，表现为无红斑基础上的细小白色鳞屑和皮肤干裂，皮损弥漫性分布，尤其累及胫前、手背和前臂[133]。组织病理上，干燥症表现为轻微炎症改变，获得性鱼鳞病与寻常性鱼鳞病相似，常伴有角化过度、颗粒层减少或消失。许多 HIV 感染者会出现非特异性毛囊性发疹，称为嗜酸性脓疱性毛囊炎[134]，本病病情慢性伴瘙痒。一项针对 25 名艾滋病患者的观察研究发现，该病表现为或多或少的粉色或红色斑疹、丘疹或斑块，病理上表现为交界性皮炎，或者就是类似于某种类型的药疹或多形红斑[135]。

皮肤药物不良反应　HIV 感染者十分常见，使用抗菌药和抗病毒药很容易出现相关的副作用[136]。例如，在使用甲氧苄啶 – 磺胺甲噁唑治疗肺孢子菌病后 1 ～ 2 周，有高达 50% ～ 60% 的 HIV 感染患者可出现麻疹样皮疹。HIV 感染患者也非常容易出现严重的药疹，如 Stevens-Johnson 综合征、中毒性表皮坏死松解症。HIV 感染者中光敏性疾病发病率也升高，慢性光化性皮炎这种少见的光敏性疾病有时也发生于 HIV 血清阳性的患者身上[137]。慢性 HIV 感染者可以出现非特异性光过敏和暴光部位的苔藓样皮炎。HIV 感染者的迟发性皮肤卟啉病（PCT）比正常人群更加常见。有报道称 HIV 感染者合并的其他皮肤病包括毛发红糠疹、汗孔角化症、黄甲综合征、斑秃、皮脂缺乏症、血管炎、肠病性肢端皮炎和中性粒细胞性汗腺炎。

卡波西肉瘤是美国最常见的艾滋病相关性肿瘤，超过 95% 的卡波西肉瘤与 HHV-8 相关[138]。典型的卡波西肉瘤皮损表现为无症状紫红色斑片，可进展为隆起性斑块或结节，1/3 患者出现以红色或紫红色斑块或结节为特征的口腔病变。其他已报道的肿瘤包括黑素瘤[139]、鳞状细胞癌和基底细胞癌。

组织病理　急性期 HIV 感染的皮疹病理改变无特异性，表现为真皮血管周围致密的淋巴细胞浸润，表皮改变轻微，可出现海绵水肿、空泡样变性和（或）角质形成细胞凋亡[140,141]；或可表现为伴轻度表皮改变的非特异性淋巴细胞浸润，表皮改变主要为海绵水肿[118]。

口腔毛状白斑表现为不规则的角质突起、角化不全和棘层肥厚，表皮特征性改变为浅层角质形成细胞的空泡样变性（图 25-10A ～ C），可见念珠菌菌体。艾滋病患者脂溢性皮炎处为非特异性改变，包括角质形成细胞灶性坏死、白细胞碎裂和真皮浅层血管周围浆细胞浸润[129]。艾滋病瘙痒性丘疹病理改变为非特异性血管周围嗜酸性粒细胞浸润伴轻度毛囊炎，也有表现为上皮样肉芽肿的报道[142]。界面皮炎，顾名思义为基底层细胞空泡化、散在性角质形成细胞坏死和浅层血管周围淋巴组织细胞浸润，其空泡样变性和坏死性角质形成细胞数通常比药疹更明显[133]。虽然这些改变是非特异性的，但具有移植物抗宿主病的特征，且在该病晚期更加明显。嗜酸性脓疱性毛囊炎病理改变为毛囊上皮细胞间出现嗜酸性粒细胞，类似于 Ofuji 病中所见，但在很多病例中，组织病理改变很少有特异性，可仅表现为多形性炎症反应和轻度毛囊炎[139,143]。皮肤棘阿米巴病表现为脓疱和血管炎，由于常规切片中病原体的外观类似于巨噬细胞，因此镜下难以辨认病原体[144]，PAS 染色有助于显示病原体。

逆转录病毒相关性皮肤病的治疗原则

逆转录病毒相关性皮肤病的治疗原则与上述的相关性皮肤病治疗相似，而与逆转录病毒感染本身无关，当然对 HIV 感染的治疗是其关键，但不在本书讨论范围之内。

其他病毒相关性疾病

乙型肝炎病毒

临床概要和组织病理　乙型肝炎病毒（HBV）是一种双链 DNA 病毒，属嗜肝 DNA 病毒家族。传播途径为静脉吸毒、性行为和母婴传播[145]。15% 的患者急性期可出现荨麻疹、发热和乏力[146]。结节性多动脉炎（PAN）是 HBV 感染后一种较为

严重和常见的并发症[147]，每 500 名 HBV 患者中有两名合并有 PAN，但 PAN 患者中 HBsAg 阳性比例高达 50%，10%～20% 的 PAN 患者可出现皮肤受累，表现为可触性紫癜，并可发展为巨大溃疡，也可出现紫色压痛性皮下结节和青斑样血管炎[148]。病理上出现中等大小血管的管壁纤维素样坏死，伴以 CD8[+]T 细胞和巨噬细胞为主的炎症细胞浸润，以及血管壁免疫复合物、IgM、C3 和 HBsAg 沉积。

　　儿童丘疹性肢端皮炎（Gianotti-Crosti 综合征）发生于儿童感染 HBV 后，但在成人中并不常见[149]。临床表现包括局限于面部和肢端的非复发性红斑 – 丘疹性发疹（图 25-21）、淋巴结病和急性肝炎（多数为非黄疸肝炎），皮损不累及黏膜。该病多见于南欧和日本，美国少见。本病也可与 CMV、EBV、呼吸道合胞病毒和肠道病毒感染相关[150]。组织病理表现为海绵水肿性皮炎和苔藓样皮炎伴血管周围致密炎症细胞浸润。

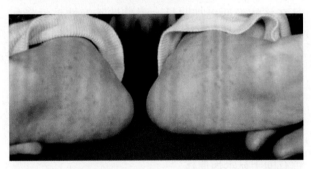

图 25-21　儿童丘疹性肢端皮炎：患儿足部可见大量红色丘疹

　　血清病样综合征是最常见的 HBV 相关性皮肤表现，发生于 20%～30%HBV 感染者的前驱期，表现为荨麻疹、血管性水肿和其他皮疹。荨麻疹的病理改变表现为红细胞外渗、血管内皮细胞肿胀和不同程度的毛细血管后静脉纤维素样变性[151]，这种改变是由 HBsAg、IgG、IgM 和 C3 的免疫复合物沉积所致。

　　HBV 病毒感染也与混合性冷球蛋白血症相关[152]，但更多发生于丙型肝炎病毒（HCV）感染。也有报道称接种乙肝疫苗后的儿童和成人可出现躯干与四肢复发性丘疹[153]和扁平苔藓（LP）[154]。

丙型肝炎病毒

临床概要和组织病理　丙型肝炎病毒（HCV）是一种单链 RNA 病毒，属于黄病毒科第三属的肝炎病毒。接触 HCV 患者的血液或其血液制品有被感染的风险。美国丙型肝炎的患病率为 0.5%～2%。混合型冷球蛋白血症是 HCV 感染最常见的肝外表现[155]，临床上皮肤表现为炎症性、可触性紫癜，通常局限于下肢，可进展为溃疡。据估计既往诊断的原发性混合型冷球蛋白血症现在认为大多数（约 80%）与慢性 HCV 感染相关[156]。尽管混合型冷球蛋白血症患者有较高的 HCV 感染率，但估计只有 13%～54% 的慢性 HCV 感染者可发展为混合型冷球蛋白血症。目前认为其发生机制是 HCV IgG 抗体和 HCV 脂蛋白复合物作为超抗原诱导 B 细胞合成具有类风湿因子样活性、无 HCV 反应性的 IgM，从而导致免疫复合物的形成。混合型冷球蛋白血症患者中肝功能异常的发生率较高，因此必须首先排除是否合并嗜肝病毒感染。混合型冷球蛋白血症的病理特点包括真皮内中小血管的急性血管炎，血管壁纤维素样变性少见，仅在溃疡下方的血管内可见。

　　HCV 患者常合并 LP，LP 患者中 HCV 的感染率为 16%～55%，而对照组中仅为 0.17%～4.8%[157]。HCV 相关 LP 的皮损与经典 LP 相似，然而已有报道称大多数 HCV 相关 LP 常有口腔损害。组织病理上 LP 的特征为表皮下带状淋巴细胞 – 组织细胞浸润、界面皮炎、锯齿样皮突及色素失禁。

　　HCV 患者合并 PCT 的患病率高而差异较大，南欧高达 67%～91%，但在北欧仅为 8%～10%，在美国其患病率为 50%～75%[158]。大多数情况下，HCV 感染出现肝功能异常后，再出现 PCT，这提示易感者 HCV 感染后可致卟啉代谢异常。组织病理上，PCT 特征性表现为很少炎症细胞浸润的表皮下大疱，耐淀粉酶的 PAS 染色阳性的透明物质沉积于血管壁和基底膜。

　　与 HCV 感染相关的其他皮肤病包括多形红斑、结节性红斑[159]、过敏性紫癜（HSP）[160]、Behcet 综合征[161]、肢端坏死松解型红斑[162]、PAN[163]，结节性痒疹[164]、坏疽性脓皮病[165]和荨麻疹性血管炎[166]。

　　治疗原则　HBV 和 HCV 相关的 PAN 及混合型冷球蛋白血症的治疗与非病毒相关的 PAN 及混合型冷球蛋白血症治疗相同，但是联合抗病毒治疗更为有效[167]，而抗病毒治疗在其他大多数

HBV 和 HCV 相关皮肤病的治疗中存在争议，认为应该与非病毒相关性皮肤病的处理相同[168]。

细小病毒

临床概要和组织病理　细小病毒是一种单链 DNA 病毒，属于微小病毒科，细小病毒 B19 是目前明确的导致人类患病的唯一细小病毒[169]。该病毒高度嗜红系祖细胞，因此归属于红细胞病毒属。B19 的细胞受体为红细胞糖苷酯，也被称为血型 P 抗原[39]。细小病毒感染较为普遍，在世界范围内发生，大多数情况下，病毒通过呼吸道途径传播。两种皮肤病与该病毒感染相关，分别为传染性红斑和表现为丘疹紫癜性的"手套-袜子"综合征[169,170]。感染也可以为非特异性改变，如网状红斑、斑丘疹性发疹、紫癜性发疹、可触性紫癜和血管性水肿。其他皮肤病包括多形红斑[171]、Gianotti-Crosti 综合征[172]和近期出现的血管炎综合征，如 HSP、嗜酸性肉芽肿病（韦格纳肉芽肿）、显微镜下多血管炎，这些已被证实与 B19 感染相关[173]。

细小病毒 B19 感染最为熟知的皮肤表现为传染性红斑，也称为第五病，表现为特征性拍颊样外观（图 25-22）。丘疹紫癜性"手套-袜子"综合征也与细小病毒 B19 感染相关。临床上，皮疹包括对称性红斑和手足水肿，并逐渐进展为瘀点和紫癜，临床特征之一就是皮疹界清晰，止于手腕和足踝。1～2 周后消退而无后遗症。然而在免疫受损患者中，丘疹紫癜性"手套-袜子"综合征可出现严重的并发症，如持续性贫血。组织病理

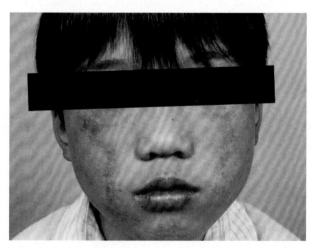

图 25-22　传染性红斑（第五病）：特征性拍颊样外观，仅有面颊部的鲜红斑，而不累及鼻、口周和眶周

学无特异性改变，大多数表现为伴胶原碎片形成的间质性组织细胞浸润和以单核细胞为主的血管损伤模式，这种血管损伤模式表现为真皮内血管扩张和呈不规则形态伴血管内皮细胞肿胀，血管周围可见轻度至中度单核细胞浸润[174]。

治疗原则　细小病毒 B19 相关性皮肤病无须特殊治疗，支持治疗是该病的主要治疗方法[175]。

麻疹

临床概要和组织病理　麻疹病毒是单链 RNA 病毒，属副黏病毒科属。该病为世界性的流行性疾病，通过呼吸道分泌物传播，主要为空气中浮粒传播，也可为直接接触传播。疾病通常持续 10 天，无后遗症，但免疫受损患者合并严重并发症的概率增高，可出现重症肺炎或脑炎[176]。患者通常开始在发际线处出现弥漫性红斑和细小丘疹，逐渐向下蔓延，伴有发热、结膜炎和口腔内蓝白色斑点（Koplik 斑）。组织病理学改变无特异性，表现为表皮海绵水肿、轻度水疱形成，其间散在变性的角质形成细胞[177]。艾滋病合并麻疹的患者组织病理表现为棘层上部和颗粒层簇集性坏死的角质形成细胞，这与多形红斑的基底层角质形成细胞的坏死不同，多核角质形成细胞可有可无，即使只有很少的多核细胞存在，也可能见到颗粒层细胞的胞质肿胀[178]。

治疗原则　支持治疗。

风疹

临床概要和组织病理　风疹病毒是有包膜的单链 RNA 病毒，属披膜病毒科。风疹是一种儿童病毒疹，又称为德国麻疹，常为亚临床感染且无后遗症，但妊娠期妇女感染可致胎儿畸形，尤其是孕早期。病毒血症 1 周后出现皮疹，此时已经产生循环抗体。皮疹表现为散在痒性斑丘疹和红斑，首先累及面部，然后蔓延至四肢，通常 1 天内可累及全身，次日面部皮疹消退，通常第 3 天全身皮疹可消失。组织病理学改变无特异性，可表现为轻度血管周围淋巴细胞浸润[179,180]。

治疗原则　支持治疗。

梅克尔细胞多瘤病毒

临床概要和组织病理　多瘤病毒科家族共有三属 22 种，均为无包膜、20 面体环状双链 DNA 病毒，含有大约 5000 个碱基对。2008 年，Feng 等发现了一种新型多瘤病毒，其 DNA 序列整合在梅克尔细胞癌（MCC）的肿瘤基因组中，这种新发现的病毒被称为梅克尔细胞多瘤病毒（MCV 或 MCPyV），并可在 80% 的 MCC 中检测到[181]。到目前为止，共确认 11 种人多瘤病毒，而 MCPyV 是唯一可引起人类恶性肿瘤的多瘤病毒[182]。MCC 是一种起源于表皮梅克尔细胞的高度恶性的皮肤癌。1875 年，梅克尔细胞由 Friedrich Sigmund Merkel 最初命名为"触觉细胞"，位于表皮的基底层、毛囊、特定的黏膜组织，且在皮肤触觉敏感部位最为丰富。MCC 通常发生于白种人老年男性的头颈部，其组织学表现为蓝色小圆形细胞肿瘤，MCC 详述参见第 35 章。

病毒相关性毛发发育不良是一种发生于免疫抑制患者的少见皮损，临床上表现为累及面中部的光泽性毛囊性丘疹，组织病理上表现为过度内毛根鞘细胞分化的异常生长期毛囊，该病的致病病毒也被确认为多瘤病毒[183]。

治疗原则　得益于对肿瘤免疫学的最新认识和 MCV 检测手段的进步，与传统的手术和肿瘤内科治疗一样，MCC 免疫治疗成为可能[184]。病毒相关性毛发发育不良可局部使用西多福韦[183]。

（曹双林　顾黎雄　方　晶　译，陈思远　校，
刘业强　审）

参考文献

1. Murray N, McMichael A. Antigen presentation in virus infection. *Curr Opin Immunol* 1992;4:401.
2. Poranen MM, Daugelavicius R, Bamford DH. Common principles in viral entry. *Annu Rev Microbiol* 2002;56:521.
3. Sieczkarski SB, Whittaker GR. Dissecting virus entry via endocytosis. *J Gen Virol* 2002;83:1535.
4. Riley LE. Herpes simplex virus. *Semin Perinatol* 1998;22:284.
5. Whitley RJ, Roizman B. Herpes simplex virus infections. *Lancet* 2001;357:1513.
6. Nahmias AJ, Lee FK, Beckman-Nahmias S. Sero-epidemiological and -sociological patterns of herpes simplex virus infection in the world. *Scand J Infect Dis Suppl* 1990;69:19.
7. Kohl S. Neonatal herpes simplex virus infection. *Clin Perina-tol* 1997;24:129.
8. Reeves WC, Corey L, Adams HG, et al. Risk of recurrence after first episodes of genital herpes: relation to HSV type and antibody response. *N Engl J Med* 1981;305:315.
9. Wald A, Zeh J, Selke S, et al. Reactivation of genital herpes simplex virus type 2 infection in asymptomatic seropositive persons. *N Engl J Med* 2000;342:844.
10. Mackley CL, Adams DR, Anderson B, et al. Eczema herpeticum: a dermatologic emergency. *Dermatol Nurs* 2002;14:307.
11. Yeung-Yue KA, Brentjens MH, Lee PC, et al. Herpes simplex viruses 1 and 2. *Dermatol Clin* 2002;20:249.
12. Raychaudhuri SP, Raychaudhuri SK. Revisit to Kaposi's varicelliform eruption: role of IL-4. *Int J Dermatol* 1995;34:854.
13. Goodyear HM, McLeish P, Randall S, et al. Immunological studies of herpes simplex virus infection in children with atopic eczema. *Br J Dermatol* 1996;134:85.
14. Jang KA, Kim SH, Choi JH, et al. Viral folliculitis on the face. *Br J Dermatol* 2000;142:555.
15. Giacobetti R. Herpetic whitlow. *Int J Dermatol* 1979;18:55.
16. Sieczkarski SB, Whittaker GR. Dissecting virus entry via endocytosis. *J Gen Virol* 2002;83:1535.
17. Powers RD, Rein MF, Hayden FG. Necrotizing balanitis due to herpes simplex type 1. *JAMA* 1982;248:215.
18. Hook EW III, Cannon RO, Nahmias AJ, et al. Herpes simplex virus infection as a risk factor for human immunodeficiency virus infection in heterosexuals. *J Infect Dis* 1992;165:251.
19. Salvini F, Carminati G, Pinzani R, et al. Chronic ulcerative herpes simplex virus infection in HIV-infected children. *AIDS Patient Care STDS* 1997;11:421.
20. Lopyan L, Young AW Jr, Menegus M. Generalized acute mucocutaneous herpes simplex type 2 with fatal outcome. *Arch Dermatol* 1977;113:816.
21. Prober CG, Hensleigh PA, Boucher FD, et al. Use of routine viral cultures at delivery to identify neonates exposed to herpes simplex virus. *N Engl J Med* 1988;318:887.
22. Schofield JK, Tatnall FM, Leigh IM. Recurrent erythema multiforme: clinical features and treatment in a large series of patients. *Br J Dermatol* 1993;128:542.
23. Darragh TM, Egbert BM, Berger TG, et al. Identification of herpes simplex virus DNA in lesions of erythema multiforme by the polymerase chain reaction. *J Am Acad Dermatol* 1991;24:23.
24. Weinberg JM, Mysliwiec A, Turiansky GW, et al. Viral folliculitis: atypical presentations of herpes simplex, herpes zoster, and molluscum contagiosum. *Arch Dermatol* 1997;133:983.
25. Nahass GT, Goldstein BA, Zhu WY, et al. Comparison of Tzanck smear, viral culture, and DNA diagnostic methods in detection of herpes simplex and varicella-zoster infection. *JAMA* 1992;268:2541.
26. Wang JY, Montone KT. A rapid simple in situ hybridization method for herpes simplex virus employing a synthetic biotin-labeled oligonucleotide probe: a comparison with immunohistochemical methods for HSV detection. *J Clin Lab Anal* 1994;8:105.
27. Morecki R, Becker NH. Human herpesvirus infection: its fine structure identification in paraffin-embedded tissue. *Arch Pathol* 1968;86:292.
28. Mooney MA, Janniger CK, Schwartz RA. Kaposi's varicelliform eruption. *Cutis* 1994;53:243.
29. Moss EM. Atopic dermatitis. *Pediatr Clin North Am* 1978;25:225.
30. Moses AE, Cohen-Poradosu R. Images in clinical medicine: eczema vaccinatum—a timely reminder. *N Engl J Med*

2002;346:1287.

31. Martinez CM, Luks-Golger DB. Cidofovir use in acyclovir-resistant herpes infection. *Ann Pharmacother* 1997; 31:1519–1521.

32. Castelo-Soccio L, Bernardin R, Stern J, et al. Successful treatment of acyclovir-resistant herpes simplex virus with intralesional cidofovir. *Arch Dermatol* 2010;146:124–126.

33. Lin F, Hadler JL. Epidemiology of primary varicella and herpes zoster hospitalizations: the pre-varicella vaccine era. *J Infect Dis* 2000;181:1897.

34. Preblud SR. Varicella: complications and costs. *Pediatrics* 1986;78:728.

35. McCrary ML, Severson J, Tyring SK. Varicella zoster virus. *J Am Acad Dermatol* 1999;41:1.

36. Pitel PA, McCormick KL, Fitzgerald E, et al. Subclinical hepatic changes in varicella infection. *Pediatrics* 1980; 65:631.

37. Belay ED, Bresee JS, Holman RC, et al. Reye's syndrome in the United States from 1981 through 1997. *N Eng J Med* 1999;340:1377–1382.

38. Pastuszak AL, Levy M, Schick B, et al. Outcome after maternal varicella infection in the first 20 weeks of pregnancy. *N Engl J Med* 1994;330:901.

39. Gnann JW Jr. Varicella-zoster virus: atypical presentations and unusual complications. *J Infect Dis* 2002;186(Suppl 1):S91.

40. Schmader K. Herpes zoster in older adults. *Clin Infect Dis* 2001;32:1481.

41. Garman ME, Tyring SK. The cutaneous manifestations of HIV infection. *Dermatol Clin* 2002;20:193.

42. Al Abdulla NA, Rismondo V, Minkowski JS, et al. Herpes zoster vasculitis presenting as giant cell arteritis with bilateral internuclear ophthalmoplegia. *Am J Ophthalmol* 2002; 134:912.

43. Nikkels AF, Debrus S, Sadzot-Delvaux C, et al. Comparative immunohistochemical study of herpes simplex and varicella-zoster infections. *Virchows Arch A Pathol Anat Histopathol* 1993;422:121.

44. Solomon AR, Rasmussen JE, Weiss JS. A comparison of the Tzanck smear and viral isolation in varicella and herpes zoster. *Arch Dermatol* 1986;122:282.

45. Zamora MR. DNA viruses (CMV, EBV, and the herpesviruses). *Semin Respir Crit Care Med* 2011;32(4):454–470.

46. Langan SM, Smeeth L, Marqolis DJ, et al. Herpes zoster vaccine effectiveness against incident herpes zoster and postherpetic neuralgia in an older US population: a cohort study. *PLoS Med* 2013;10(4):e1001420.

47. Khoshnevis M, Tyring SK. Cytomegalovirus infections. *Dermatol Clin* 2002;20:291.

48. Vancikova Z, Dvorak P. Cytomegalovirus infection in immunocompetent and immunocompromised individuals—a review. *Curr Drug Targets Immune Endocr Metabol Disord* 2001;1:179.

49. Lee JY. Cytomegalovirus infection involving the skin in immunocompromised hosts: a clinicopathologic study. *Am J Clin Pathol* 1989;92:96.

50. Hodl S, Aubock L, Reiterer F, et al. Blueberry muffin baby: the pathogenesis of cutaneous extramedullary hematopoiesis [in German]. *Hautarzt* 2001;52:1035.

51. Stegmann BJ, Carey JC. TORCH infections: toxoplasmosis, other (syphilis, varicella-zoster, parvovirus B19), rubella, cytomegalovirus (CMV), and herpes infections. *Curr Womens Health Rep* 2002;2:253.

52. Arribas JR, Arrizabalaga J, Mallolas J, et al. Advances in the diagnosis and treatment of infections caused by herpesvirus and JC virus [in Spanish]. *Enferm Infecc Microbiol Clin* 1998;16(Suppl 1):11.

53. Wu JJ, Pang KR, Huang DB, et al. Advances in antiviral therapy. *Dermatol Clin* 2005;23(2):313–322.

54. Iwatsuki K, Xu Z, Ohtsuka M, et al. Cutaneous lymphoproliferative disorders associated with Epstein-Barr virus infection: a clinical overview. *J Dermatol Sci* 2000;22:181.

55. Steven NM. Epstein-Barr virus latent infection in vivo. *Rev Med Virol* 1997;7:97.

56. Morrison LK, Ahmed A, Madkan V, et al. General considerations of viral diseases. In: Goldsmith LA, Katz SI, Gilchrest BA, et al., eds. *Fitzpatrick's dermatology in general medicine*, 8th ed. New York, NY: McGraw-Hill, 2012:2347.

57. Ikediobi NI, Tyring SK. Cutaneous manifestations of Epstein-Barr virus infection. *Dermatol Clin* 2002;20:283.

58. Sangueza M, Plaza JA. Hydroa vacciniforme-like cutaneous T-cell lymphoma: clinicopathologic and immunohistochemical study of 12 cases. *J Am Acad Dermatol* 2013;69: 112–119.

59. Li S, Feng X, Li T, et al. Extranodal NK/T-cell lymphoma, nasal type: a report of 73 cases at MD Anderson cancer center. *Am J Surg Pathol* 2013;37:14–23.

60. Asano N, Yamamoto K, Tamaru J, et al. Age-related Epstein-Barr virus (EBV)-associated B-cell lymphoproliferative disorders: comparison with EBV-positive classic Hodgkin lymphoma in elderly patients. *Blood* 2009;113:2629–2636.

61. De Araujo T, Berman B, Weinstein A. Human herpesviruses 6 and 7. *Dermatol Clin* 2002;20:301.

62. Ranger-Rogez S, Venot C, Denis F. Human herpesviruses 6 and 7 (HHV-6 and HHV-7) [in French]. *Rev Prat* 1999;49:2227.

63. Yoshikawa T, Ihira M, Ohashi M, et al. Correlation between HHV-6 infection and skin rash after allogeneic bone marrow transplantation. *Bone Marrow Transplant* 2001;28:77.

64. Yokote T, Muroi K, Kawano C, et al. Human herpesvirus-6-associated generalized vesiculobullous eruptions after allogeneic bone marrow transplantation. *Leuk Lymphoma* 2002;43:927.

65. Ruzicka T, Kalka K, Diercks K, et al. Papular-purpuric 'gloves and socks' syndrome associated with human herpesvirus 6 infection. *Arch Dermatol* 1998;134:242.

66. Yasumoto S, Tsujita J, Imayama S, et al. Case report: Gianotti-Crosti syndrome associated with human herpesvirus-6 infection. *J Dermatol* 1996;23:499.

67. Fujino Y, Nakajima M, Inoue H, et al. Human herpesvirus 6 encephalitis associated with hypersensitivity syndrome. *Ann Neurol* 2002;51:771.

68. Husain Z, Reddy BY, Schwartz RA. DRESS syndrome: part I. Clinical perspectives. *J Am Acad Dermatol* 2013;68:693. e1–e14.

69. Rebora A, Drago F, Broccolo F. Pityriasis rosea and herpesviruses: facts and controversies. *Clin Dermatol* 2010; 28:497–501.

70. Hengge UR, Ruzicka T, Tyring SK, et al. Update on Kaposi's sarcoma and other HHV8 associated diseases. Part 1: epidemiology, environmental predispositions, clinical manifestations, and therapy. *Lancet Infect Dis* 2002;2:281.

71. Wolz MM, Sciallis GF, Pittelkow MR. Human herpesviruses 6, 7, and 8 from a dermatologic perspective. *Mayo Clin Proc* 2012;87(10):1004–1014.

72. Breman JG, Henderson DA. Diagnosis and management of smallpox. *N Engl J Med* 2002;346:1300.

73. Klainer AS. Smallpox. *Clin Dermatol* 1989;7:19.

74. Copeman PW, Banatvala JE. The skin and vaccination against

smallpox. *Br J Dermatol* 1971;84:169.

75. Goldstein JA, Neff JM, Lane JM, et al. Smallpox vaccination reactions, prophylaxis, and therapy of complications. *Pediatrics* 1975;55:342.

76. Baxby D, Bennett M, Getty B. Human cowpox 1969-93: a review based on 54 cases. *Br J Dermatol* 1994;131:598.

77. Leavell UW Jr, McNamara MJ, Muelling R, et al. Orf. Report of 19 human cases with clinical and pathological observations. *JAMA* 1968;203:657.

78. Georgiades G, Katsarou A, Dimitroqlou K. Human ORF (ecthyma contagiosum). *J Hand Surg Br* 2005;30(4):409–411.

79. Smith KJ, Skelton HG III, Yeager J, et al. Molluscum contagiosum: ultrastructural evidence for its presence in skin adjacent to clinical lesions in patients infected with human immunodeficiency virus type 1: military medical consortium for applied retroviral research. *Arch Dermatol* 1992;128:223.

80. Forghani B, Oshiro LS, Chan CS, et al. Direct detection of Molluscum contagiosum virus in clinical specimens by in situ hybridization using biotinylated probe. *Mol Cell Probes* 1992;6:67.

81. Chen X, Anstey AV, Bugert JJ. Molluscum contagiosum virus infection. *Lancet Infect Dis* 2013;13(10):877–888.

82. Jenkins D. Diagnosing human papillomaviruses: recent advances. *Curr Opin Infect Dis* 2001;14:53.

83. Crum CP. Contemporary theories of cervical carcinogenesis: the virus, the host, and the stem cell. *Mod Pathol* 2000;13:243.

84. Mork J, Lie AK, Glattre E, et al. Human papillomavirus infection as a risk factor for squamous-cell carcinoma of the head and neck. *N Engl J Med* 2001;344:1125.

85. Syrjanen KJ. HPV infections and lung cancer. *J Clin Pathol* 2002;55:885.

86. Astori G, Merluzzi S, Arzese A, et al. Detection of human papillomavirus DNA and p53 gene mutations in esophageal cancer samples and adjacent normal mucosa. *Digestion* 2001;64:9.

87. Jenson AB, Geyer S, Sundberg JP, et al. Human papillomavirus and skin cancer. *J Investig Dermatol Symp Proc* 2001;6:203.

88. Meyer T, Arndt R, Nindl I, et al. Association of human papillomavirus infections with cutaneous tumors in immunosuppressed patients. *Transpl Int* 2003;16:146.

89. Rock B, Shah KV, Farmer ER. A morphologic, pathologic, and virologic study of anogenital warts in men. *Arch Dermatol* 1992;128:495.

90. Brentjens MH, Yeung-Yue KA, Lee PC, et al. Human papillomavirus: a review. *Dermatol Clin* 2002;20:315.

91. Leigh IM, Glover MT. Skin cancer and warts in immunosuppressed renal transplant recipients. *Recent Results Cancer Res* 1995;139:69.

92. Pereira De Oliveira WR, Carrasco S, Neto CF, et al. Nonspecific cell-mediated immunity in patients with epidermodysplasia verruciformis. *J Dermatol* 2003;30:203.

93. Tomasini C, Aloi F, Pippione M. Seborrheic keratosis-like lesions in epidermodysplasia verruciformis. *J Cutan Pathol* 1993;20:237.

94. Tieben LM, Berkhout RJ, Smits HL, et al. Detection of epidermodysplasia verruciformis-like human papillomavirus types in malignant and premalignant skin lesions of renal transplant recipients. *Br J Dermatol* 1994;131:226.

95. Berger TG, Sawchuk WS, Leonardi C, et al. Epidermodysplasia verruciformis-associated papillomavirus infection complicating human immunodeficiency virus disease. *Br J Dermatol* 1991;124:79.

96. Morrison C, Eliezri Y, Magro C, et al. The histologic spectrum of epidermodysplasia verruciformis in transplant and AIDS patients. *J Cutan Pathol* 2002;29:480.

97. Nuovo GJ, Ishag M. The histologic spectrum of epidermodysplasia verruciformis. *Am J Surg Pathol* 2000;24:1400.

98. Munoz N. Human papillomavirus and cancer: the epidemiological evidence. *J Clin Virol* 2000;19:1.

99. Nobbenhuis MA, Helmerhorst TJ, van den Brule AJ, et al. Cytological regression and clearance of high-risk human papillomavirus in women with an abnormal cervical smear. *Lancet* 2001;358:1782.

100. Bei H, Cviko A, Yuan L, et al. *Seborrheic keratosis of the vulva: a unique subset of vulvar condyloma distinct from cutaneous seborrheic keratosis and fibroepithelial stromal polyp.* Washington DC: USCAP annual meeting, 2003:928.

101. Watanabe T, Kawamura T, Jacob SE, et al. Pityriasis rosea is associated with systemic active infection with both human herpesvirus-7 and human herpesvirus-6. *J Invest Dermatol* 2002;119:793.

102. Della TG, Donghi R, Longoni A, et al. HPV DNA in intraepithelial neoplasia and carcinoma of the vulva and penis. *Diagn Mol Pathol* 1992;1:25.

103. Munger K, Howley PM. Human papillomavirus immortalization and transformation functions. *Virus Res* 2002;89:213.

104. von Krogh G, Horenblas S. Diagnosis and clinical presentation of premalignant lesions of the penis. *Scand J Urol Nephrol Suppl* 2000;201.

105. Archard HO, Heck JW, Stanley JR. Focal epithelial hyperplasia. *Oral Surg* 1965;20:201.

106. Viraben R, Aquilina C, Brousset P, et al. Focal epithelial hyperplasia (Heck disease) associated with AIDS. *Dermatology* 1996;193:261.

107. Henke RP, Guerin-Reverchon I, Milde-Langosch K, et al. In situ detection of human papillomavirus types 13 and 32 in focal epithelial hyperplasia of the oral mucosa. *J Oral Pathol Med* 1989;18:419.

108. Kwok CS, Holland R, Gibbs S. Efficacy of topical treatments for cutaneous warts: a meta-analysis and pooled analysis of randomized controlled trials. *Br J Dermatol* 2011;165(2):233–246.

109. Yanofsky VR, Patel RV, Goldenberg G. Genital warts: a comprehensive review. *J Clin Aesthet Dermatol* 2012;5(6):25–36.

110. Lopez-Sanchez AF, Guijarro-Guijarro B, Hernandez-Vallejo G. Human repercussions of foot and mouth disease and other similar viral diseases. *Med Oral* 2003;8:26.

111. Ellis AW, Kennett ML, Lewis FA, et al. Hand, foot and mouth disease: an outbreak with interesting virological features. *Pathology* 1973;5:189.

112. Potbart HA, Kirkegarrd K. Picornavirus pathogenesis: viral access, attachement, and entry into susceptible cells. *Semin Virol* 1992;3:483.

113. Fields JP, Mihm MC Jr, Hellreich PD, et al. Hand, foot, and mouth disease. *Arch Dermatol* 1969;99:243.

114. Tsao KC, Chang PY, Ning HC, et al. Use of molecular assay in diagnosis of hand, foot and mouth disease caused by enterovirus 71 or coxsackievirus A 16. *J Virol Methods* 2002;102:9.

115. Haneke E. Electron microscopic demonstration of virus particles in hand, foot and mouth disease. *Dermatologica* 1985;171:321.

116. Schiff ER. Atypical clinical manifestations of hepatitis A. *Vaccine* 1992;10(Suppl 1):S18.

117. Nunley JR. Cutaneous manifestations of HIV and HCV. *Dermatol Nurs* 2000;12:163.

118. Kaplan MH, Sadick N, McNutt NS, et al. Dermatologic

findings and manifestations of acquired immunodeficiency syndrome (AIDS). *J Am Acad Dermatol* 1987;16:485.

119. Costner M, Cockerell CJ. The changing spectrum of the cutaneous manifestations of HIV disease. *Arch Dermatol* 1998;134:1290.

120. Hulsebosch HJ, Claessen FA, van Ginkel CJ, et al. Human immunodeficiency virus exanthem. *J Am Acad Dermatol* 1990;23:483.

121. Chandwani S, Moore T, Kaul A, et al. Early diagnosis of human immunodeficiency virus type 1-infected infants by plasma p24 antigen assay after immune complex dissociation. *Pediatr Infect Dis J* 1993;12:96.

122. Cavert W. Viral infections in human immunodeficiency virus disease. *Med Clin North Am* 1997;81:411.

123. Birnbaum W, Hodgson TA, Reichart PA, et al. Prognostic significance of HIV-associated oral lesions and their relation to therapy. *Oral Dis* 2002;8(Suppl 2):110.

124. Williams LR, Webster G. Warts and molluscum contagiosum. *Clin Dermatol* 1991;9:87.

125. Koehler JE, Tappero JW. Bacillary angiomatosis and bacillary peliosis in patients infected with human immunodeficiency virus. *Clin Infect Dis* 1993;17:612.

126. Blocker ME, Levine WC, St Louis ME. HIV prevalence in patients with syphilis, United States. *Sex Transm Dis* 2000;27:53.

127. Cohen PR, Grossman ME. Recognizing skin lesions of systemic fungal infections in patients with AIDS. *Am Fam Physician* 1994;49:1627.

128. Czelusta A, Yen-Moore A, Van der SM, et al. An overview of sexually transmitted diseases: part III. sexually transmitted diseases in HIV-infected patients. *J Am Acad Dermatol* 2000;43:409.

129. Patrizi A, Neri I, Chieregato C, et al. Demodicidosis in immunocompetent young children: report of eight cases. *Dermatology* 1997;195:239.

130. Lifson AR, Hessol NA, Buchbinder SP, et al. The association of clinical conditions and serologic tests with CD4+ lymphocyte counts in HIV-infected subjects without AIDS. *AIDS* 1991;5:1209.

131. Soeprono FF, Schinella RA, Cockerell CJ, et al. Seborrheic-like dermatitis of acquired immunodeficiency syndrome: a clinicopathologic study. *J Am Acad Dermatol* 1986;14:242.

132. Smith KJ, Skelton HG, Yeager J, et al. Cutaneous findings in HIV-1-positive patients: a 42-month prospective study: Military medical consortium for the advancement of retroviral research (MMCARR). *J Am Acad Dermatol* 1994;31:746.

133. Farthing CF, Staughton RC, Rowland Payne CM. Skin disease in homosexual patients with acquired immune deficiency syndrome (AIDS) and lesser forms of human T cell leukaemia virus (HTLV III) disease. *Clin Exp Dermatol* 1985;10:3.

134. Buchness MR, Lim HW, Hatcher VA, et al. Eosinophilic pustular folliculitis in the acquired immunodeficiency syndrome: treatment with ultraviolet B phototherapy. *N Engl J Med* 1988;318:1183.

135. Rico MJ, Kory WP, Gould EW, et al. Interface dermatitis in patients with the acquired immunodeficiency syndrome. *J Am Acad Dermatol* 1987;16:1209.

136. Coopman SA, Stern RS. Cutaneous drug reactions in human immunodeficiency virus infection. *Arch Dermatol* 1991;127:714.

137. Gregory N, DeLeo VA. Clinical manifestations of photosensitivity in patients with human immunodeficiency virus infection. *Arch Dermatol* 1994;130:630.

138. Martinelli PT, Tyring SK. Human herpesvirus 8. *Dermatol Clin* 2002;20:307.

139. McGregor JM, Newell M, Ross J, et al. Cutaneous malignant melanoma and human immunodeficiency virus (HIV) infection: a report of three cases. *Br J Dermatol* 1992;126:516.

140. Smith KJ, Skelton HG III, Angritt P. Histopathologic features of HIV-associated skin disease. *Dermatol Clin* 1991;9:551.

141. Hevia O, Jimenez-Acosta F, Ceballos PI, et al. Pruritic papular eruption of the acquired immunodeficiency syndrome: a clinicopathologic study. *J Am Acad Dermatol* 1991; 24:231.

142. Goodman DS, Teplitz ED, Wishner A, et al. Prevalence of cutaneous disease in patients with acquired immunodeficiency syndrome (AIDS) or AIDS-related complex. *J Am Acad Dermatol* 1987;17:210.

143. Holmes RB, Martins C, Horn T. The histopathology of folliculitis in HIV-infected patients. *J Cutan Pathol* 2002;29:93.

144. Murakawa GJ, McCalmont T, Altman J, et al. Disseminated acanthamebiasis in patients with AIDS. A report of five cases and a review of the literature. *Arch Dermatol* 1995;131:1291.

145. Holland PV, Alter HJ. The clinical significance of hepatitis B virus antigens and antibodies. *Med Clin North Am* 1975;59:849.

146. Befeler AS, Di Bisceglie AM. Hepatitis B. *Infect Dis Clin North Am* 2000;14:617.

147. Willson RA. Extrahepatic manifestations of chronic viral hepatitis. *Am J Gastroenterol* 1997;92:3.

148. Parsons ME, Russo GG, Millikan LE. Dermatologic disorders associated with viral hepatitis infections. *Int J Dermatol* 1996;35:77.

149. Gianotti F. HBsAg and papular acrodermatitis of childhood. *N Engl J Med* 1978;298:460.

150. Nelson JS, Stone MS. Update on selected viral exanthems. *Curr Opin Pediatr* 2000;12:359.

151. Rosen LB, Rywlin AM, Resnick L. Hepatitis B surface antigen positive skin lesions: two case reports with an immunoperoxidase study. *Am J Dermatopathol* 1985;7:507.

152. Gower RG, Sausker WF, Kohler PF, et al. Small vessel vasculitis caused by hepatitis B virus immune complexes: small vessel vasculitis and HBsAG. *J Allergy Clin Immunol* 1978;62:222.

153. Pyrsopoulos NT, Reddy K. Extrahepatic manifestations of chronic viral hepatitis. *Curr Gastroenterol Rep* 2001;3:71.

154. Limas C, Limas CJ. Lichen planus in children: a possible complication of hepatitis B vaccines. *Pediatr Dermatol* 2002;19:204.

155. Jackson JM. Hepatitis C and the skin. *Dermatol Clin* 2002;20:449.

156. Jones AM, Warken K, Tyring SK. The cutaneous manifestations of viral hepatitis. *Dermatol Clin* 2002;20:233.

157. Pawlotsky JM, Dhumeaux D, Bagot M. Hepatitis C virus in dermatology a review. *Arch Dermatol* 1995;131:1185.

158. Chuang TY, Brashear R, Lewis C. Porphyria cutanea tarda and hepatitis C virus: a case-control study and meta-analysis of the literature. *J Am Acad Dermatol* 1999;41:31.

159. Calista D, Landi G. Lichen planus, erythema nodosum, and erythema multiforme in a patient with chronic hepatitis C. *Cutis* 2001;67:454.

160. Madison DL, Allen E, Deodhar A, et al. Henoch-Schonlein purpura: a possible complication of hepatitis C related liver cirrhosis. *Ann Rheum Dis* 2002;61:281.

161. Akaogi J, Yotsuyanagi H, Sugata F, et al. Hepatitis viral infection in Behcet's disease. *Hepatol Res* 2000;17:126.

162. Khanna VJ, Shieh S, Benjamin J, et al. Necrolytic acral ery-

thema associated with hepatitis C: effective treatment with interferon alfa and zinc. *Arch Dermatol* 2000;136:755.

163. Cacoub P, Maisonobe T, Thibault V, et al. Systemic vasculitis in patients with hepatitis C. *J Rheumatol* 2001;28:109.

164. Neri S, Raciti C, D'Angelo G, et al. Hyde's prurigo nodularis and chronic HCV hepatitis. *J Hepatol* 1998;28:161.

165. Keane FM, MacFarlane CS, Munn SE, et al. Pyoderma gangrenosum and hepatitis C virus infection. *Br J Dermatol* 1998;139:924.

166. Daoud MS, Gibson LE, Daoud S, et al. Chronic hepatitis C and skin diseases: a review. *Mayo Clin Proc* 1995;70:559.

167. Zignego AL, Piluso A, Giannini C. HBV and HCV chronic infection: autoimmune manifestations and lympoproliferation. *Autoimmun Rev* 2008;8:107–111.

168. Berk DR, Mallory SB, Keeffe SB, et al. Dermatologic disorders associated with chronichepatitis C: effect of interferon therapy. *Clin Gastroenterol Hepatol* 2007;52:142–151.

169. Katta R. Parvovirus B19: a review. *Dermatol Clin* 2002; 20:333.

170. Grilli R, Izquierdo MJ, Farina MC, et al. Papular-purpuric "gloves and socks" syndrome: polymerase chain reaction demonstration of parvovirus B19 DNA in cutaneous lesions and sera. *J Am Acad Dermatol* 1999;41:793.

171. Garcia-Tapia AM, Fernandez-Gutierrez dA, Giron JA, et al. Spectrum of parvovirus B19 infection: analysis of an outbreak of 43 cases in Cadiz, Spain. *Clin Infect Dis* 1995;21:1424.

172. Boeck K, Mempel M, Schmidt T, et al. Gianotti-Crosti syndrome: clinical, serologic, and therapeutic data from nine children. *Cutis* 1998;62:271.

173. Cioc AM, Sedmak DD, Nuovo GJ, et al. Parvovirus B19 associated adult Henoch Schonlein purpura. *J Cutan Pathol* 2002;29:602.

174. Magro CM, Dawood MR, Crowson AN. The cutaneous manifestations of human parvovirus B19 infection. *Hum Pathol* 2000;31:488.

175. Chakrabarty A, Beutner K. Therapy of other viral infections: herpes to hepatitis. *Dermatol Ther* 2004;17:465–490.

176. Stalkup JR. A review of measles virus. *Dermatol Clin* 2002;20:209.

177. Ackerman AB, Suringa DW. Multinucleate epidermal cells in measles. *Arch Dermatol* 1971;103:180.

178. McNutt NS, Kindel S, Lugo J. Cutaneous manifestations of measles in AIDS. *J Cutan Pathol* 1992;19:315.

179. Vander Straten MR, Tyring SK. Rubella. *Dermatol Clin* 2002;20:225.

180. Cherry JD. Viral exanthems. *Dis Mon* 1982;28:1.

181. Feng H, Shuda M, Chang Y, et al. Clonal integration of a poluomavirus in human Merkel cell carcinoma. *Science* 2008;319:1096–1100.

182. Spurgeon ME, Lambert PF. Merkel cell polyomavirus: a newly discovered human virus with oncogenic potential. *Virology* 2013;435:118–130.

183. Wanat KA, Holler PD, Dentchev T, et al. Viral-associated trichodysplasia : characterization of a novel polyomavirus infection with theraputic insights. *Arch Dermatol* 2012;148:219–223.

184. Miller NJ, Bhatia S, Parvathaneni U, et al. Emerging and mechanism-based therapies for recurrent or metastatic Merkel cell carcinoma. *Curr Treat Options Oncol* 2013;14:249–263.

第 26 章

组织细胞增多症

Walter H.C. Burgdorf and Bernhard Zelger

组织细胞增多症（histiocytosis）包括了一系列良性及恶性的疾病，其中大部分并不常见，并且对这些疾病的认识尚不充分。组织细胞增多症X（histiocytosis X）中的"X"，由 Lichtenstein[1]最初提出，以反映其未知性；尽管我们离其命名时代已远，但在某种程度上，它仍然反映了我们的知识状态。"组织细胞"（histiocyte）一词本身并不是特别准确、宽泛地翻译为"组织的细胞"。医学辞典将组织细胞定义为"组织内的巨噬细胞"，但是，许多组织细胞增多性疾病并不是巨噬细胞的疾病，而是涉及了树突状细胞或其他一些分化细胞。尽管存在这些顾虑，但和其他教材[2,3]及文献[4,5]一样，我们依旧保留了"组织细胞增多症"这一术语。

组织细胞增多症是一个谱系的疾病，其中巨噬细胞疾病和树突状细胞疾病是最主要的两类。这两种细胞均起源于骨髓，并来源于共同的干细胞。表 26-1 所列的标记有助于鉴定这些细胞类别。

1. 骨髓来源的单核细胞迁移至组织，在组织中分化为巨噬细胞或专职吞噬细胞，根据其所在的部位不同而具有不同的名称，如肝脏中的库普弗细胞。目前有许多单克隆抗体可用于鉴定巨噬细胞，大多数为标记 CD68 的单抗，标记 CD14 和 CD163 的单抗也有应用。针对 fascin 和 XIII a 的单抗也可标记这些细胞，但特异性略差。

表 26-1　"组织细胞"的标记	
细胞类型	可用的标记
单核细胞（所有其他细胞的来源）	CD14
巨噬细胞	CD14、CD68、CD163
窦组织细胞增多症的巨噬细胞	CD14、CD68、CD163、S100 蛋白、fascin
朗格汉斯细胞	CD1a、Langerin、S100 蛋白

2. 树突状细胞大部分来源于骨髓，定居于皮肤、淋巴结或其他器官。

（1）朗格汉斯细胞（LC）是一种抗原提呈细胞，具有 Birbeck 颗粒，以表达 S100 蛋白、CD1a 和 Langerin（CD207）为特征。LC 在表皮捕获抗原，经真皮迁移至淋巴管，然后至淋巴结，在此将把与主要组织相容性复合体分子结合的抗原呈递给 T 细胞。更为成熟的类型是指突状树突状细胞（interdigitating dendritic cell，IDC），其缺乏 Birbeck 颗粒、CD1a 和 Langerin。

（2）近年又发现了多种新的树突状细胞亚型，但它们与人类疾病的关系仍待阐明。Langerin 阳性和 Langerin 阴性的真皮树突状细胞均伴随着 LC 存在。

3. "未定类细胞"这一名称很容易引起混淆，但也准确地反映了对其认识的现状。其定义尚未得到统一，根据近年文献中的报道，可能性包括下面几种情况：

（1）隐蔽细胞（veiled cell）为迁移至真皮的 LC。

（2）LC 前体细胞（与隐蔽细胞相反）。

（3）兼有巨噬细胞和 LC 特征的细胞。在真皮树突状细胞和巨噬细胞之间有明显的重叠，即使在发育晚期，两者的标记都可能相互转化。

需要注意的是，诊断应该依据临床病理特征及联系，而不应该依据某单个抗原的存在或缺失。巨噬细胞和树突状细胞均经历成熟过程，它们的表型可能发生变化。此外，因为单核细胞和大部分树突状细胞起源于相似的骨髓干细胞，因而与巨噬细胞（表达 S100 蛋白，不表达 CD1a 或 Langerin）存在一些重叠。与之相似，真皮树突状细胞可表达巨噬细胞的标记。

组织细胞性病变通常可根据其光镜下的模式和有限几种特殊染色进行诊断（表26-2）。详细分类见表26-3。组织细胞协会（Histiocyte Society）的分类最初是为儿童疾病设定的[6]，而 WHO 分类则关注于成人恶性肿瘤，却忽略了皮肤黄色肉芽肿[7]。

表 26-2 确定组织细胞损害的简化标记方法

	S100 蛋白	CD1a 或 Langerin	CD68
朗格汉斯细胞疾病	+	+	-
Rosai-Dorfman 病	+	-	+
幼年黄色肉芽肿	-	-	+

表 26-3 组织细胞增多症的分类

朗格汉斯细胞疾病	
黄色肉芽肿谱系	幼年黄色肉芽肿
	丘疹性黄瘤
	扇贝样细胞黄色肉芽肿
	播散性黄瘤
	网状组织细胞瘤
	多中心网状组织细胞增多症
	梭形细胞黄色肉芽肿
	进行性结节性组织细胞增多症
	良性头部组织细胞增多症
	泛发性发疹性组织细胞增多症
其他组织细胞疾病	未定类组织细胞增多症
	Rosai-Dorfman 病
	Erdheim-Chester 病
伴脂质异常的黄瘤	发疹性黄瘤
	结节性黄瘤
	腱黄瘤
	扁平黄瘤
血脂正常的黄瘤	睑黄瘤
	渐进性坏死性黄色肉芽肿
	血脂正常的弥漫性扁平黄瘤
	疣状黄瘤

肉芽肿性改变是巨噬细胞病变的基本组织学模式。一种亚型是含有脂质和巨噬细胞的黄色肉芽肿。除本章讨论的疾病外，很多其他疾病可有相似的组织学模式，其中大部分疾病将在本书其他部分讨论。

1. 代谢性疾病 除了高脂蛋白血症（hyperlip-oproteinemias）和其他脂肪代谢的疾病外，许多溶酶体疾病和其他贮积性疾病可能以皮肤黄瘤或其他浸润为特征。这些疾病的诊断不属于皮肤病理医师的工作范畴，在此不进行讨论。

2. 感染性疾病 结核、瘤型麻风、其他分枝菌感染和利什曼病可产生肉芽肿。

3. 增生性疾病 某些淋巴瘤表现为皮肤肉芽肿性浸润，包括霍奇金淋巴瘤和某些类型的 T 细胞淋巴瘤。许多过去诊断为组织细胞恶性肿瘤的疾病后来被证实是淋巴瘤。恶性纤维组织细胞瘤和其较表浅的皮肤亚型，即非典型纤维黄瘤是已明确的诊断，但其细胞分化的方向仍有争议。在临床和组织学上，黑素细胞性病变可与巨噬细胞疾病相混淆。黄色肉芽肿与 Spitz 痣的红棕色色调很相似。Touton 巨细胞有时可与黑素细胞痣中的多核花环状排列的细胞相混淆。

4. 创伤 多数皮肤纤维瘤和一些疣状黄瘤是创伤、昆虫叮咬、毛囊炎或其他刺激的结果。某些黄瘤可继发于光照后的皮肤损伤或在严重炎症后发生。外来异物，如玻璃碎屑、硅和其他多种成分，可产生皮肤肉芽肿，常表现为结节病型。破裂的毛囊囊肿也伴有巨噬细胞反应。

5. 特发性疾病 遗憾的是，多数组织细胞疾病为特发性，很难界定哪种属于巨噬细胞疾病，哪种不属于。例如，环状肉芽肿有巨噬细胞浸润，但被归为渐进性坏死性疾病。类风湿关节炎和结节病均以皮肤和其他器官的巨噬细胞浸润为特征，但并不将它们归为"组织细胞增多症"。

朗格汉斯细胞疾病

临床概要 朗格汉斯细胞疾病（Langerhans cell disease，LCD）的临床谱系相当广泛，以皮肤受累为常见表现。虽然 LCD 已被分为若干临床类型，但事实上存在着重叠，将其综合考虑比分别考虑更为合适。急性播散性 LCD（Abt-Letterer-Siwe disease）通常发生于婴儿，但也可见于较大的儿童或成人。最常见的表现是发热、贫血、血小板减少、肝脾大和淋巴结肿大。溶骨性损害不常见，偶可发生在颞骨乳突区导致中耳炎[8]。肺 LCD 常发生于成人吸烟者，但肺受累也可见于具有广泛病变的儿童，此种情况是一个预后不佳征象。

皮肤损害见于约 80% 的病例，常为首发症状。

表现为大量覆有鳞屑或结痂的密集分布的红棕色丘疹，并可伴有瘀点。这种发疹可广泛分布，尤其好发于头皮、面部和躯干，与脂溢性皮炎非常相似。皮肤 LCD 皮损非常多形性，可为水疱、溃疡、风团，或罕见情况下呈黄瘤性。在老年患者中肛门生殖器部位受累常见。如果存在弥漫性皮肤发疹，需必须警惕多器官受累。

先天性自愈性网状组织细胞增多症（congenital self-healing reticulohistiocytosis, CSHRH）（Hashimoto-Pritzker 病）[9] 是 LCD 的一个亚型，而不是一种独立的疾病。它通常在出生时即有，但也可在出生后数天或数周后出现，表现为散在的丘疹和结节。大结节通常可有糜烂或溃疡。皮损的数目从数个至十余个不等；少数情况下，大量皮损可广泛分布于整个皮肤。约 25% 的病例表现为单个孤立性结节。皮损在 2～3 个月时开始消退，通常在 12 个月内完全消退，但患者需密切随访，可有复发，包括骨受累，偶有病例可进展为急性播散性疾病[10,11]。尽管急性播散性 LCD 可见于出生时，但很少表现为结节。

在慢性多灶性 LCD 中，尿崩症、突眼和多发性骨缺陷，特别是颅骨受累是 Hand-Schüller-Christian 病的三联征。基本症状中的任何一种甚至三种均可能缺失，而且完全可累及其他不同器官。例如，可发现肝脏、脾脏或淋巴结肿大或肺受累。长骨的溶骨性损害可导致自发性骨折。在 Hand-Schüller-Christian 病中，下丘脑－垂体轴的肉芽肿性浸润可引起尿崩症；突眼是由于肉芽肿组织在眼球后的积聚形成；颅骨的多发性缺损是因肉芽肿浸润引起溶骨所致。皮肤损害发生于大约 1/3 的病例，可见三种类型的皮肤损害。首先，最常见的是浸润性结节和斑块，并逐渐发生溃疡，尤其多见于腋下、肛门生殖器区和口腔。其次，与婴儿发病相同的广泛性发疹，但通常不如前者严重。最后，罕见情况下也可见黄瘤。

慢性局灶性 LCD 或嗜酸性肉芽肿代表了第四种或最轻的亚型。损害常为孤立性或数目较少。最常见的是骨损害；但皮肤或口腔黏膜偶有受累，可伴或不伴骨损害。下颌骨受累导致牙齿松动或漂浮牙是相当典型的表现。虽然损害通常为慢性，有时也可自愈，但是单纯外科手术通常可治愈。罕见情况下，最初诊断为慢性局灶性疾病的病例

可进展为多灶性甚至播散性疾病。

LCD 还有许多不常见的皮肤表现。黏膜受累，如唇部受累已有报道[12]。指甲改变也可见到，并与系统受累相关[13]。还有一些病例中，LCD 与幼年黄色肉芽肿同时存在[14]。

LCD 的临床病程和预后很难预测。目前推荐用于分期的指标是判断预后最重要的指标，如患者年龄、受累器官数目和器官功能受影响程度。骨髓、脾脏、肝脏或肺的异常提示预后不良。单纯皮肤受累提示预后较好。令人困惑的是，出生时即有皮损（CSHRH 结节）提示预后良好，而 2 岁前皮肤受累（Letterer-Siwe 病）则提示预后不良。组织学特征与疾病的预后无密切关系。患有 LCD 的成年人系统性肿瘤的发病风险增加，包括淋巴瘤、白血病和肺肿瘤[15]。此外，这些患者可能发生继发性巨噬细胞活化综合征，也称为反应性嗜血细胞性淋巴组织细胞增多症，通常是致命性的。总之，约 10% 多灶性疾病患者死亡，30% 患者逐渐完全消退，剩余的 60% 患者发展为慢性迁延性病程[5]。

组织病理　组织学表现将 LCD 的不同类型联系在一起。诊断的关键是鉴定典型的 LCD 细胞。该细胞具有特征性的有核沟的或分叶状、肾形的核。核仁不明显，胞质不明显，呈嗜酸性。多种方法可用来证实这些细胞的表型特征。多年来，金标准是电镜下发现典型 Birbeck 颗粒或朗格汉斯细胞颗粒。目前 S100 蛋白、CD1a 和 Langerin（CD207）可在用石蜡包埋的组织中被鉴定。Langerin 与 Birbeck 颗粒具有相同的特异性。

尽管 Lever 强调了 LCD 的三种组织学反应——增殖性、肉芽肿性和黄瘤性反应，但仅前两种较为常见。组织学反应类型与疾病临床类型之间存在联系。LCD 内脏损害存在与皮肤相同的三种组织学反应类型。总体而言，具有单一 LC 浸润的增殖性反应是急性播散性 LCD 的典型表现；肉芽肿性反应是慢性局灶性或多灶性 LCD 的典型表现。黄瘤性反应见于 Hand-Schüller-Christian 病，但原发于其他器官，特别是脑膜和骨骼。发生于皮肤的黄瘤性损害十分罕见。

增殖性反应见于皮肤瘀点样损害呈半透明的、出血性或结痂性丘疹，以 LC 广泛浸润为特征。浸润通常接近或累及表皮，导致溃疡形成和结痂（图 26-1A）。大的肾形细胞可见于表皮下方甚至

侵及表皮（图 26-1B ～ D）。S100 蛋白、CD1a 或 Langerin 染色（图 26-1E）显示正常或异常 LC。

虽然 CHRSH 在显微镜下不能与其他类型的 LCD 明确区分，但仍有一些有价值的线索。CHRSH 结节常表现为致密聚集的常具有丰富嗜酸性胞质的 LC（图 26-1F）和嗜酸性粒细胞。

肉芽肿性反应主要常见于生殖器部位、腋下或头皮的浸润性斑块和结节，也可见于软组织和骨骼病变中。LC 的广泛聚集常延伸至真皮。嗜酸性粒

细胞数量不等（图 26-1F）。总体而言，其呈簇状而不呈弥散分布，并可形成微脓肿。偶见形状不规则的多核巨细胞。此外，还可见一些中性粒细胞、淋巴细胞和浆细胞。常见红细胞外溢。

不常见的黄瘤反应表现为真皮内有大量泡沫细胞，还有数量不等的 LC 和一些嗜酸性粒细胞。多核巨细胞常可见。它们主要为异物巨细胞样，但偶尔可表现为 Touton 巨细胞样。泡沫细胞 S100 蛋白和 CD1a 染色可能很弱，甚至呈阴性。

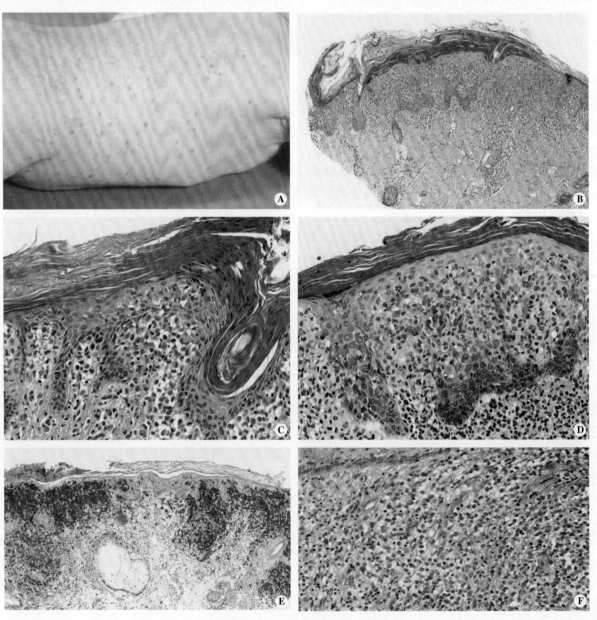

图 26-1　朗格汉斯细胞（LC）疾病

A. 婴儿出现广泛分布的覆有鳞屑的出血性丘疹。B. 发生于婴儿的结痂性丘疹皮损。痂下可见有致密的细胞浸润。C. 高倍镜下显示 LC 沿表皮真皮交界处聚集。D. 另一处病变显示广泛的 LC 外渗。E. 抗 CD1a 和 Langerin 抗体可鉴定正常的表皮 LC 和肿瘤性 LC。F. 一个深在性结节性皮肤浸润，富有嗜酸性粒细胞及簇集的典型的大 LC（图 A 由德国 Düsseldorf 的 Wilfried Neuse 惠赠）

恶性朗格汉斯细胞疾病　急性播散性 LCD 因其进行性、破坏性、潜在致死性及克隆性的特点，有理由认为其为恶性。虽然在一些病例中发现核分裂等明显的细胞异型及预后不良，但细胞形态通常并不能判断预后。朗格汉斯细胞肉瘤是指孤立或多发性皮肤病变，具有明显的细胞异型，核分裂增多[16,17]，偶尔可见仅对 LCD 标记阳性的软组织和淋巴结肿瘤[18]。

发病机制　尽管 LCD 传统上被界定为 LC 增殖性病变，但是越来越多的证据表明其他树突状细胞也可能参与其发生[19,20]。LCD 细胞并非树突状，并且它们也不迁移。与正常表皮 LC 相比，LCD 细胞具有不同的基因表达谱[21]。LCD 通常是一个克隆过程。不同学者在针对女性 LCD 患者的研究中采用多种 X 连锁多态性检测证实其为克隆性[22,23]。尽管如此，许多学者仍将 LCD 视为一种反应性过程，因为其具有自发消退倾向，且对温和、非毒性的治疗措施有良好反应。在一篇经典综述中，将组织细胞增多症 X 的细胞鉴定为 LC 的 Nezelof 和 Basset。这样的事实表明虽然发现了此种联系，但对疾病的发生机制并未提供更多的线索[24]。

鉴别诊断　LCD 的鉴别诊断根据组织学模式的不同而变化。最困难的情况是早期增生性皮病性损害，这些损害几乎不具有亲表皮性，特征性细胞也很少。没有足够的临床资料，LCD 很容易被误诊为浅层血管周围炎或苔藓样皮炎。在对婴儿皮炎进行活检时，应当将 LCD 牢记于心，并采用 S100 蛋白染色进行筛查。当存在结节或肿块时，嗜酸性粒细胞及大片特征性细胞通常可做出诊断。皮肤黄瘤不具有特异性，并且泡沫细胞对于 S100 蛋白或 CD1a 着色很弱，通常周围浸润细胞中有足够多的阳性细胞时有助于做出诊断。临床上一些 CSHRH 病例可与蓝莓松饼综合征、先天性白血病性浸润或肥大细胞疾病相混淆，但显微镜下组织像可使诊断明确。

治疗原则　由于 LCD 有自愈倾向，通常不需治疗。单纯皮肤损害的治疗不应过于激进。孤立性损害可手术切除。外用糖皮质激素是皮肤病变的首选治疗；替代方案包括外用钙调神经磷酸酶抑制剂和外用氮芥，还可系统使用甲氨蝶呤和沙利度胺。所有系统受累的患者应考虑研究治疗方案。标准治疗是长春新碱和泼尼松，儿童较成人有更好的耐受性。6- 疏基嘌呤是最有效的巩固和维持药物。骨髓移植的疗效正在研究中。对皮肤、骨骼或淋巴结受累的疗程为 6 个月；对其他器官受累的疗程则需要 12 个月。

黄色肉芽肿家族

黄色肉芽肿家族是最大的一组皮肤组织细胞性疾病。黄色肉芽肿细胞的来源尚不清楚，来源于巨噬细胞或树突状细胞的可能性较大。基于 CD68 染色阳性和黄瘤化倾向，巨噬细胞似乎更有可能[25]。另一解释是巨噬细胞的替代活化导致 stabilin 1 表达，其作为一种受体，将外源性信号与多种细胞内小泡功能相联系。与系统性巨噬细胞疾病相比，stabilin 1 可用抗 MS-1 抗体鉴定，可能是皮肤巨噬细胞疾病的标记[26]。我们在本章的其他部分使用巨噬细胞的术语，充分认识到在某些情况下它可能是不正确的。

黄色肉芽肿含有多种形态特征的细胞，包括空泡状、泡沫性（黄瘤化）、梭形、扇贝形和嗜酸性细胞（图 26-2）。一个经典的黄色肉芽肿包含了这些不同细胞类型的混合存在，但在某些疾病中一种细胞类型占优势。这些疾病可进一步分为孤立性和多发性，如图 26-2 所示[27]。许多损害显示 2 ～ 3 种模式，如梭形和泡沫细胞区的混合。色素失禁和巨噬细胞吞噬被定名为黄色含铁组织细胞增多症（xanthosiderohistiocytosis）[28]，但这并不是一种特定疾病，因为它可见于所有慢性型中。以非特征性的泡状细胞占优势的早期损害包括良性头部组织细胞增多症和播散性发疹性组织细胞增多症。它们有消退倾向，如同儿童中的多数幼年黄色肉芽肿一样。所有的其他的损害则倾向于永久存在。

幼年黄色肉芽肿

临床概要　幼年黄色肉芽肿（juvenile xanthogranuloma，JXG）是一种良性疾病，表现为一个、数个或偶尔大量的黄红色丘疹甚至结节（图 26-3A）。由于皮损也见于成人，JXG 被公认为是一个不完美的术语。因为我们已采用黄色肉芽肿描

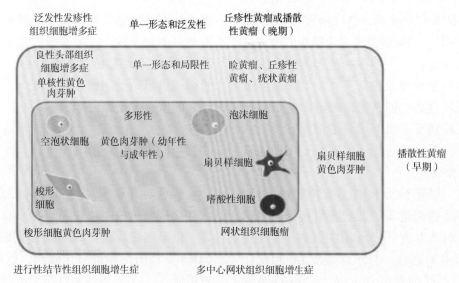

图 26-2　黄色肉芽肿家族的整体概念

述损害类型和疾病谱系，所以我们保留 JXG 的命名用于这些特定的损害。

通常丘疹和结节的直径为 0.5 ～ 1.0cm。多数损害出现于出生后第 1 年；20% 见于出生时。在儿童中，损害可快速生长，但几乎总是在 1 年内消退。成人的皮损并不少见，但通常为孤立性和持续性。JXG 在临床上可细分为以下几种类型：小结节型最常见，患者为发生多数丘疹和小结节的婴儿；偶尔可见巨结节型，只有少数皮损，但其直径常为数厘米；孤立性巨大黄色肉芽肿可大于 5cm[29]；苔藓样丘疹[30]、大斑块[31]，甚至伴有鼻腔受累（Cyrano 征）的破坏性损害[32]也可见到；还有皮下或深在性 JXG[33]。如前所述，JXG 可在 LCD 患者中发生，这可能代表了对 LCD 炎症的黄色肉芽肿性反应。

许多系统性并发症与 JXG 有关。眼受累最常见，包括青光眼和前房积血；发生于不到 10% 的年轻患者[34]。口腔损害也可发生。在 JXG、牛奶咖啡斑、I 型神经纤维瘤病和幼年慢性粒细胞白血病之间的关系已有报道，但确属罕见[35]。JXG 在许多其他器官系统中也被确定，包括中枢神经系统、肾脏、肺、肝脏、睾丸和心包。

在儿科病理转诊中心的包括 300 余名患者的两个大的系列研究中，5% 的患者有广泛的系统病变[36,37]。这些患者有发生感染和巨噬细胞活化综合征的风险，一些患者可能死亡。尽管一些患儿有皮肤病变[38]，但大多数并无皮肤病变。对于每次所见孤立性皮肤 JXG 的婴儿或儿童，增加对其系统受累的担忧，既无必要，也不明智。黄色肉芽肿还与成人血液系统恶性肿瘤有关[39]，并且可继发于电离辐射[40]。成人患黄色肉芽肿并有系统问题，可能是 Erdheim-Chester 病，将在后面讨论。

组织病理　典型的 JXG 含有具多种细胞学特征的巨噬细胞。在低倍镜下可见一个界线清楚的结节，常为外生性，表皮呈领圈样包绕（图 26-3B）。巨噬细胞的许多典型的形态学变异可以见到。当损害成熟时，通常有特征性改变。早期损害可显示为空泡状细胞的大量积聚，无显著的脂质沉积，只混有少数淋巴细胞和嗜酸性粒细胞（图 26-3C）。当未见泡沫细胞或巨细胞时，JXG 可能被漏诊[41]。这种 JXG 的单核变异与良性头部组织细胞增多症和播散性发疹性组织细胞增多症中所见的病变相同。

通常可见不同程度的脂质吞噬，甚至见于非常早期的病变，表现为苍白细胞。在成熟损害中，常见有肉芽肿性浸润，含有泡沫细胞、异物巨细胞和 Touton 巨细胞，还有淋巴细胞和嗜酸性粒细胞。巨细胞的存在，多数为 Touton 巨细胞，显示花环状排列的细胞核，周围为泡沫状胞质所环绕，是 JXG 的典型特征（图 26-3D），但这并非诊断性的，因为花环状的巨细胞还可见于其他疾病，包括一些色素细胞痣。偶尔，Touton 巨细胞甚至在成熟病变中缺失。较陈旧的消退性损害显示纤维化替代了部分浸润区。偶有病变有丝分裂活跃，但这并无临床意义[42]；有丝分裂可见于非泡沫细 胞，泡沫细胞为终末分化，不再分裂。

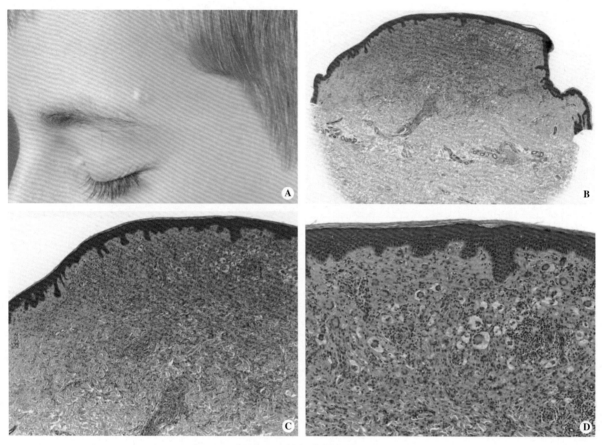

图 26-3 幼年黄色肉芽肿

A.儿童面部典型的黄棕色结节。B.隆起的、表皮呈领圈样包绕的结节。低倍镜下即可见到巨细胞。C.富含 Touton 巨细胞的浸润，还可见外周胶原的包绕，就像皮肤纤维瘤中所见一样。D.高倍镜下大量 Touton 巨细胞；巨噬细胞花环中央的胞质，较其外周略呈轻度嗜酸性（图 A 由德国 Düsseldorf 的 Wilfried Neuse 惠赠）

发病机制 JXG 的病因不明。如前所述，起源的细胞是有争议的。

鉴别诊断 临床鉴别诊断包括 Spitz 痣、肥大细胞瘤和皮肤纤维瘤。JXG 典型组织学表现是不容易被误诊的。多种变异导致一大堆令人困惑的诊断可能性，这被视为个体差异。

治疗原则 儿童中的多数损害可自行消退；成人损害则不会自行消退。孤立性或少数损害可行手术切除。如果损害边缘足够宽，常不需要再次手术切除。

丘疹性黄瘤

临床概要 丘疹性黄瘤（PX）是小的肉色或黄至红棕色的丘疹，表现为一个、数个或大量丘疹[43]。尽管皮损可泛发，但它们既无播散性黄瘤

（XD）的分布模式，也无血脂正常的弥漫性扁平黄瘤（DNPX）的融合性表现。无斑块。患者无脂质代谢异常。多数患者为成人，但偶发病例可见于儿童。口腔黏膜可受累。PX 是进行性结节性组织细胞增多症的两种特征性损害之一。

组织病理 真皮内可见含有泡沫细胞的结节，有大量 Touton 巨细胞。细胞外脂质未见。即使早期皮损也可见以泡沫细胞为主的浸润，只有少量单核空泡状巨噬细胞或其他细胞类型（图 26-4）。

发病机制 尚不清楚为什么在正常血脂水平的情况下一些巨噬细胞成为泡沫细胞。尽管丘疹性黄瘤的早期定义是将其视为一种无巨噬细胞前体阶段的巨噬细胞疾病，但最初必定有巨噬细胞快速摄取脂质。具有中性粒细胞的 PX 在正常血脂的 HIV/AIDS 患者中已有报道[44]。

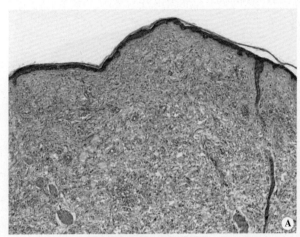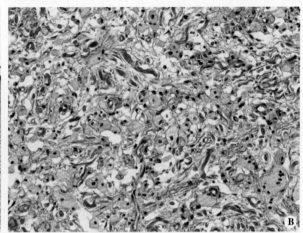

图 26-4　丘疹性黄瘤

A. 无表皮反应或裂纹的苍白丘疹。B. 大量泡沫状巨噬细胞含有典型的颗粒状胞质。细胞外脂质未见

　　鉴别诊断　由占优势的泡沫细胞构成的丘疹可与血脂水平升高有关，像在 DNPX 中一样，其也可为副肿瘤性标志物。孤立性损害在临床上可误诊为皮肤纤维瘤、Spitz 痣和其他多种良性增生。

　　治疗原则　孤立性或少数损害可手术切除。

扇贝样细胞黄色肉芽肿

　　临床概要　扇贝样细胞黄色肉芽肿在临床上并无特征。我们确定了许多损害，其中占优势的巨噬细胞为扇贝样，一旦我们意识到这是 XD 的形态学变异，就开始寻求将此孤立性损害置于我们统一的示意图中[45]。损害通常位于年轻人的头部、颈部或背部，可能被诊断为幼年黄色肉芽肿，或在少数情况下被诊断为黑素细胞痣或基底细胞癌。

　　组织病理　扇贝样巨噬细胞占优势（图 26-5B），其他一些巨噬细胞类型的混合存在也可见到。

　　治疗原则　孤立性或少数损害可行手术切除。

播散性黄瘤

　　临床概要　播散性黄瘤（XD）是罕见却又独特的疾病，以广泛播散，但常群集分布甚至集聚在一起的圆形或卵圆形、橘黄色或黄棕色丘疹和结节为特征[46,47]。本病损害主要见于屈侧，如颈部、腋下、肘屈侧、腹股沟区和肛周区，可见特有的

靶损害。损害常常环绕于眼周。40% ～ 60% 的病例中有黏膜受累。除了有口腔损害外，还可有咽喉部受累。三种模式已被确定：最典型的是持续型；偶尔损害可自发消退；还有更不常见的进展型，存在显著的内脏器官受累。最大的综述[46]提示，儿童的多数病例是良性的，但以具有黏膜和垂体损害的婴儿为例，诊断可能成为问题。我们只在成人中见过此病。

　　尿崩症可见于约 40% 的病例，但与 LCD 相关的尿崩症相比通常不严重。具有特征性的是，尿崩症之外的内脏损害是不存在的。在少数情况下，可见多发性溶骨性损害，特别是在长骨，还有肺和中枢神经系统的浸润。

　　组织病理　早期损害组织学上以扇贝样巨噬细胞为主，仅有少量泡沫细胞（图 26-5A，B）。多数充分发展的损害中扇贝样细胞、泡沫细胞和炎症细胞混合存在，还有 Touton 巨细胞和异物巨细胞（图 26-5C）[48]。另一个罕见的特征是在真皮上部的含铁血黄素巨噬细胞，即黄色含铁血黄素组织细胞增多症[28]。

　　发病机制　尽管在 XD 和 LCD 中均可发生黄瘤性损害和尿崩症，但二者不应被混淆。XD 发生于成年患者，常有黏膜受累，只在罕见情况下累及骨骼。最后，黄瘤性损害可见于 XD，但罕见于 LCD。

　　治疗原则　尚无有效治疗。多种细胞生长抑制剂虽常被使用，但该病仍常有进展。

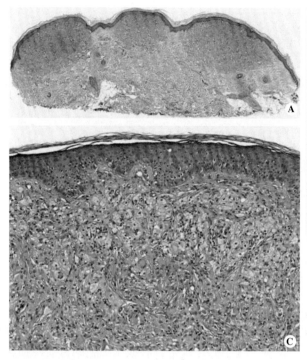

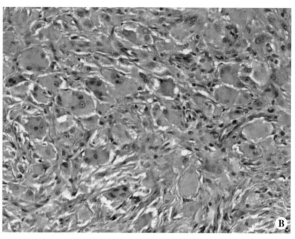

图 26-5　播散性黄瘤

A. 具有形态单一浸润细胞的早期损害；B. 高倍镜显示有扇贝样细胞和嗜酸性细胞；C. 晚期损害显示有泡沫细胞，偶尔还有 Touton 巨细胞

网状组织细胞瘤和多中心网状组织细胞增多症

网状组织细胞增多症传统上分为巨细胞网状组织细胞瘤（giant cell reticulohistiocytoma，GCRH）和多中心网状组织细胞增多症（multicentric reticulohistiocytosis，MRH）。这两种疾病几乎只发生于成人。在这两型中，组织学表现非常相似，但也有一些不同。

临床概要　GCRH 只是一种黄色肉芽肿，其中嗜酸性巨噬细胞和巨细胞占优势。它在临床上绝非独特，易被诊为 JXG 或皮肤纤维瘤。其临床特征、分布和病程与 JXG 一致。在多于 90% 的病例中，损害为单个，但偶见多发性损害[49]。即使多发性损害的患者，也并未显示系统受累的征象。

多中心网状组织细胞增多症首先由 Goltz 和 Laymon[50] 命名。患者多为女性，通常为 50 岁或 60 岁，表现为广泛分布的皮肤受累和毁损性关节炎[51-53]。结节大小从数毫米至数厘米，常位于肢端。面部的多发性丘疹可聚集，产生狮面外观。许多小丘疹沿甲皱排列，产生"珊瑚珠征"。在约一半的患者中，结节也见于口腔或鼻腔黏膜。最后，约 25% 的患者还有睑黄瘤。

多关节炎可轻可重，但几乎总是存在。因关节软骨和关节下骨的破坏，它可为毁损性，尤其好发于手部。一些患者表现为类似皮肌炎的特征[54]。此外，其还与高脂血症（30% ～ 50%）、多种内脏恶性肿瘤（15% ～ 30%）和自身免疫病

（5% ～ 15%）相关。该病在很多年内倾向于出现加剧与缓解的交替变化。

组织病理　在 GCRH 和 MRH 中，特征性组织学表现是存在大量多核巨细胞和嗜酸性巨噬细胞，显示丰富的嗜酸性、细颗粒状胞质，常呈毛玻璃样外观（图 26-6）。在孤立性和多发性损害之间存在着细微的镜下差异[55]。在陈旧性损害中，巨细胞和纤维化较常见。

多关节炎几乎存在于 MRH 的所有病例中，由皮肤损害中的同类型的浸润引起。在早期或轻度病例中，肉芽肿性浸润限于滑膜。尽管相似的浸润也在其他器官中发现，但其临床意义尚不清楚。

发病机制　超微结构检查显示丰富的线粒体和溶酶体，这与光镜下所见的毛玻璃样外观有关。相似的变化还见于嗜酸性甲状腺和肾脏肿瘤中。如同 JXG，孤立性损害的原因不明。

鉴别诊断　尝试区分一个孤立性的 GCRH 和 JXG 是徒劳的。两种损害是疾病谱系的一部分，并有重叠发生。具有毛玻璃样胞质的单个巨噬细胞损害并不能做出 MRH 的诊断，然而应视为如 JXG 一样具有相同的临床意义。巨细胞可显示伸入运动，由此可与 Rosai-Dorfman 病（RDD）相混淆。MRH 的临床鉴别诊断冗长，但是皮肤活检有助于指示正常的诊断方向。需要与痛风、类风湿关节炎、结节病、皮肌炎，甚至瘤型麻风相鉴别。

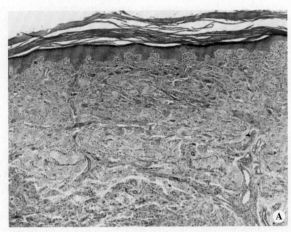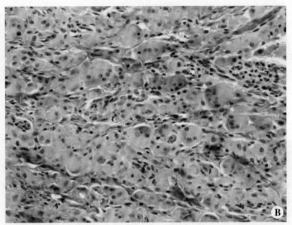

图 26-6 多中心网状组织细胞增多症

A. 弥漫性真皮巨细胞浸润，具有稀疏的炎症细胞和菲薄的表皮。B. 具有纤细颗粒状胞质（"毛玻璃"样外观）的相对透明的巨细胞分布于真皮上部。巨细胞体积大且不规则，含有许多随意排列的细胞核。这些显微镜图像采集于 2013 年，取自 Goltz 和 Laymon 在 1954 年报道的患者的原始切片

治疗原则 无有效治疗。曾用于类风湿关节炎治疗的抗肿瘤坏死因子制剂的应用一直令人失望。

梭形细胞黄色肉芽肿

临床概要 梭形细胞黄色肉芽肿临床上无特征[56]。通常发生于年轻成年者的头部或颈部，并常被当作 JXG 或皮肤纤维瘤。深在性梭形细胞黄色肉芽肿可引起困惑；在一个病例中，一位表现为皮肤 JXG 的妇女以后发展为乳腺梭形细胞黄色肉芽肿[57]。

组织病理 在显微镜下，它们甚至很可能被误诊为皮肤纤维瘤或蓝痣。显微镜下，缺乏色素并且没有典型的皮肤纤维瘤中上方表皮的反应性变化或两侧的胶原小球（图 26-7A，B）。巨噬细胞标记染色阳性，ⅩⅢa 因子和平滑肌肌动蛋白染色也阳性。

治疗原则 孤立性或少数损害可手术切除。

进行性结节性组织细胞增多症

临床概要 进行性结节性组织细胞增多症是一种罕见的具有临床特征的疾病。患者通常有上百个皮损，皮损可分为两种类型：浅表黄瘤性丘疹和结节，直径为 2～10mm；深在性纤维性肿块，直径为 1～3cm。诊断的关键在于这两类独特的皮损[58]。较大损害内常见出血，由此存在吞噬含铁血黄素的巨噬细胞（黄色含铁血黄素组织细胞增多症）可发生结膜、口腔或咽部损害，罕有系统损害发生[59,60]。损害罕有消退。家族性或先天

性病例尚未报道过。

组织病理 与临床损害相关的两种模式可被识别。较小的丘疹是具有泡沫细胞的黄瘤性损害，偶见 Touton 巨细胞，它们是丘疹性黄瘤（图 26-4A，B）；较大结节是梭形细胞黄色肉芽肿（图 26-7A，B），它们可有黄瘤性区域（图 26-7C）。

鉴别诊断 当进行性结节性组织细胞增多症表现为独特的临床表现时，其诊断应予以考虑，但即使患者被诊为多发性 JXG，也并无妨碍。

治疗原则 较大的梭形细胞损害常发生坏死和疼痛，需手术切除。

良性头部组织细胞增多症

临床概要 良性头部组织细胞增多症是一种自愈性皮疹，通常限于皮肤[61]。皮疹通常在出生后前 3 年发生，并且几乎总是位于面部，尽管它也可泛发（图 26-8A）。损害由红黄色丘疹组成，若干年后皮损变扁平有色素沉着，最终消退[62]。与多发性 JXG 有重叠[63]。系统受累罕见。

组织病理 浸润倾向于散发，由含有形状规则的核和稀疏胞质的巨噬细胞组成。在真皮上部通常存在巨噬细胞的密集浸润。细胞通常较大并且有嗜酸性胞质。泡沫细胞和亲表皮性罕见；嗜酸性粒细胞常可见到。有时可见苔藓样模式，这样的病例容易与 LCD 混淆，但并不存在于后者中所见的细胞核变化。结痂和溃疡形成也不常见（图 26-8B，C）。

发病机制 良性头部组织细胞增多症的病因不清。

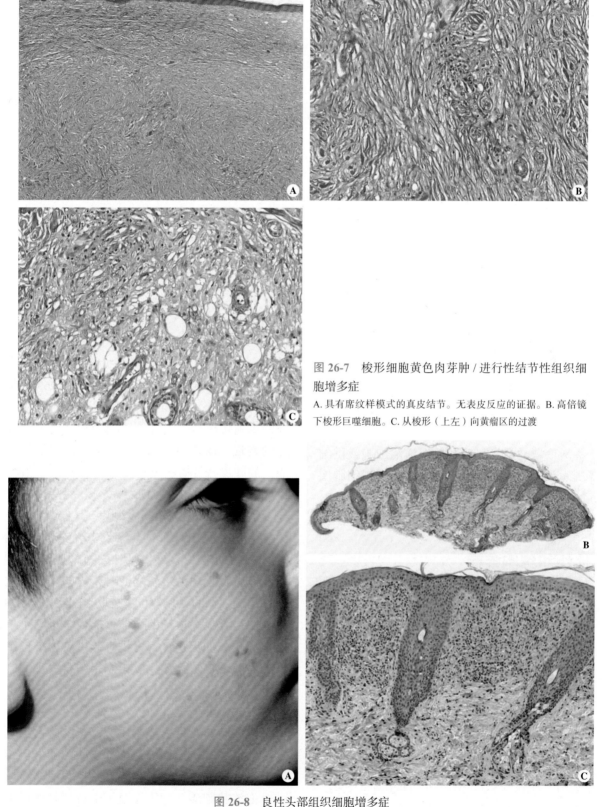

图 26-7　梭形细胞黄色肉芽肿 / 进行性结节性组织细胞增多症

A. 具有席纹样模式的真皮结节。无表皮反应的证据。B. 高倍镜下梭形巨噬细胞。C. 从梭形（上左）向黄瘤区的过渡

图 26-8　良性头部组织细胞增多症

A. 年轻患者在颊部典型部位有若干黄棕色丘疹。B. 中等程度的苔藓样浸润，无泡沫细胞。C. 表皮正常，巨噬细胞小而圆。此组织学表现并非特异。这种早期巨噬细胞浸润的原型可见于发疹性组织细胞瘤、早期幼年黄色肉芽肿和良性头部组织细胞增多症

鉴别诊断　尽管该病特征明显较易做出诊断，但仍需除外 LCD。镜下特征与泛发性发疹性组织细胞增多症和早期 XD 相同。

治疗原则　无须治疗。皮损终会消退。

泛发性发疹性组织细胞增多症

临床概要　泛发性发疹性组织细胞增多症可能代表了包括 JXG、XD、MRH 和进行性结节性组织细胞增多症在内的巨噬细胞疾病的早期阶段[64]。临床上它以无数肉色至红色斑疹和丘疹为特征，成批发生并可自发消退。该病病程长短不定，可接续存在、缓解或复发。随着浸润消退，损害可演变为色素沉着斑。尽管多数患者为成人，但该病可发生于婴儿。在罕见情况下，可见口腔病变。还可能存在相关的潜在疾病，如恶性肿瘤，当恶性肿瘤经治疗后皮疹可改善[65,66]。

组织病理　组织学检查显示由不同类型巨噬细胞构成的浸润；经常可见小的空泡状细胞在血管周围排列，但其他形态变异也可出现甚至占优势。通常无多核巨细胞。

发病机制　病因学不明。这些细胞迅速出现，因此常是未分化的。陈旧损害可显示纤维化或巨细胞。巨噬细胞在有些情况下出现于对肿瘤释放细胞因子发生反应时，但总体而言，其出现仍难以解释。

鉴别诊断　突然起病和缺乏泡沫细胞或巨细胞应提示诊断。组织学上，良性头部组织细胞增多症的损害在早期是相同的。

治疗原则　无有效治疗。

其他组织细胞疾病

未定类细胞组织细胞增多症

临床概要　未定类细胞组织细胞增多症的诊断首先由 Wood 等[67] 在重新回顾一个既往报道的病例[68] 时提出。临床上，多数患者显示大量持续存在的红棕色丘疹或结节，可聚集分布。

组织病理　组织学表现各异。较常见空泡状细胞浸润混杂有嗜酸性粒细胞、散在的巨细胞和泡沫细胞。细胞对 S100 蛋白和 CD68 染色阳性，还显示有局灶性 CD1a 反应性[69]。总体而言，S100 蛋白染色阳性的浸润也倾向于含有嗜酸性粒细胞。一种梭形细胞的异型也被描述[70]。其他变异型是 LCD 的一型，无 Langerin 阳性或 Birbeck

颗粒。使用这些标准，皮肤和结节性损害均也被报道[71,72]。我们的方法是试图把这些损害分类为 LCD 或黄色肉芽肿。

发病机制　在报道为 ICH 的病例中，对于被描述为未定类细胞的若干种不同细胞知之甚少。我们怀疑多数病例是巨噬细胞疾病——黄色肉芽肿的异型，其中优势细胞衍生于早期或异常的细胞系[73]。其他病例，如那些与 CSHRH 相似者，显然是 LCD 的变异型。ICH 的某些病例可能是反应性的，这样的浸润在疥疮结节中[74]和玫瑰糠疹后已被报道[75]。

鉴别诊断　需要与其他所有黄色肉芽肿亚型进行鉴别。

治疗原则　无有效治疗。

Rosai-Dorfman 病

临床概要　"伴淋巴结肿大的窦组织细胞增多症"的术语由 Rosai 和 Dorfman 在 1969 年首次使用[76]，尽管 Destombes 既往已描述过发生于非洲的这种疾病[77]。巨大的颈部淋巴结肿大是最常见的表现，通常为双侧性和无痛性。尽管存在形成大的肿块并可播散至其他淋巴结和结外的倾向，但 Rosai-Dorfman 病（RDD）总体是一种良性疾病。在多数患者中，疾病可自发缓解，其他患者则可持续存在，极少数患者死亡[78]。约 10% 具有淋巴结病变的患者有皮肤受累[79]。典型皮损常为丘疹或结节。

当患者表现为结外病变时，皮肤和皮下软组织也是最常见的受累部位。皮肤 RDD 在亚洲和成年人中最常见。这样的个体可能代表了一个单独但密切相关的疾病，因为极少数进展为淋巴结或系统病变[80-84]。偶尔，软组织损害可表现为乳腺肿块或脂膜炎。

组织病理　皮肤损害含有多形性浸润，其中淋巴细胞和具有透亮胞质的巨噬细胞占绝大多数。低倍镜下所见已被比作"皮肤中的淋巴结"（图 26-9A，B）。偶尔，巨噬细胞可为多核或有一个泡沫状胞质。标志性组织学特征是淋巴细胞的伸入现象（图 26-9C）。伸入现象与吞噬现象有轻微不同，其中淋巴细胞被巨噬细胞吞噬，但不被消化酶破坏。因此，它们看上去是完整的。我们发现这种差别在某种程度上仅是理论性的。

有时，红细胞可被吞噬。还常有 IgG4 阳性的浆细胞会偶尔引起免疫球蛋白结晶沉积[85]。在淋巴结中，窦性结构显著扩张，炎症细胞特别是巨噬细

胞密集。它们倾向于含有丰富的泡沫状胞质并且也显示有伸入现象。

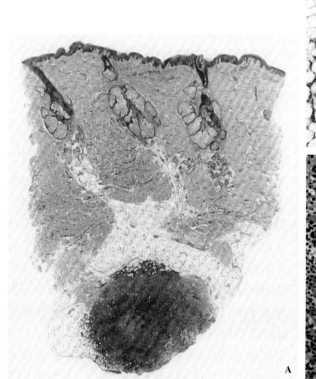

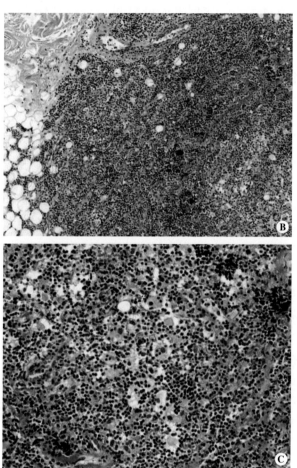

图 26-9 伴淋巴结肿大的窦组织细胞增多症

A. 皮下结节性浸润（"皮肤中的淋巴结"）富含中央着色苍白的细胞。B. 苍白的窦样巨噬细胞与较深着色的淋巴细胞相混的经典模式。C. 多数大的巨噬细胞，其中几个细胞已摄入淋巴细胞，显示了伸入运动现象

发病机制 这些细胞是异常的活化巨噬细胞，CD68、fascin 染色阳性，其他巨噬细胞标志物如 S100 蛋白也呈阳性，CD1a 和 Langerin 阴性。多年来，多种病毒被视为诱发因素参与发病，但没有一种病毒被确定。组织细胞增多症伴淋巴结肿大综合征（也称为家族性 RDD）包括 Faisalabad 组织细胞增多症、H 综合征、伴有胰岛素依赖糖尿病综合征的色素性多毛症的病例；所有这些疾病以伸入运动为特征，可由 *SLC29A3* 基因突变引起，这是编码核苷转运蛋白的基因[86]。这些病例与常见 RDD 的关系尚不明确。

鉴别诊断 鉴于皮肤损害可与结节病、黄瘤、黄色肉芽肿、肥大细胞瘤和恶性浸润相混淆，对淋巴结肿大的临床鉴别诊断过程是漫长的。窦组

织细胞与网状组织细胞瘤的嗜酸性巨噬细胞相似，但 S100 蛋白明显阳性的免疫学特点通常有利于将它们区别开来。

治疗原则 孤立性或极少数损害可手术切除。对系统性病变无有效治疗。

Erdheim-Chester 病

临床概要 Erdheim-Chester 病是一种罕见的巨噬细胞疾病，几乎总是见于成年人（平均年龄大于 50 岁），以长骨的骨硬化性损害为特征（与 LCD 中的溶骨性损害不同），50% 的病例伴有骨骼外病变[87,88]。偶尔，也可见患本病的儿童。系统受累包括肾脏、肺和中枢神经系统，还有尿崩

症和腹膜后纤维化。皮肤是肾脏和腹膜后腔之后第三常见受累部位。一些患者表现有皮肤病变[89]，典型表现包括睑黄瘤、偶呈红棕色的丘疹或提示为 JXG 的结节。同时患有 LCD 和 Erdheim-Chester 病的患者已有报道[90]。

组织病理　损害通常比常规的 JXD 更富有纤维性，常有含铁血黄素沉积；Touton 巨细胞也可见。这些细胞对巨噬细胞标记染色呈阳性。

发病机制　尚不清楚。

治疗原则　具有骨骼外病变的患者的治疗前景不佳，多数患者因肾脏、心脏或肺部疾病在 3～5 年死亡。尚无确切疗法。

噬血细胞性淋巴组织细胞增多症

噬血细胞性淋巴组织细胞增多症是一种伴有细胞因子增多的，进展迅速、难以控制的系统性炎症反应综合征（SIRS），常以发热、倦怠、肝脾大、黄疸和血细胞减少为特征[91]。可能与 NK/T 细胞的细胞毒通路中重要基因的先天突变有关，或继发于感染（病毒、细胞、真菌、寄生虫）、肿瘤（原发性造血性）或风湿性疾病。后者常指巨噬细胞活化综合征，在系统型幼年特发性关节炎、成人 Still 病和系统性红斑狼疮中非常多见，但也有报道在 LCD[92] 和系统性黄色肉芽肿性疾病[93] 的患者中出现。皮肤受累常见，通常以出血性斑疹为特征，但不可作为诊断依据[94]。显微镜下的标志性表现之一是嗜血细胞现象，但既不敏感，又非巨噬细胞活化所特有，其偶见于皮肤，但皮肤病理学在确定诊断时无用。在 LCD 和黄色肉芽肿性疾病的病例中，噬血细胞性淋巴组织细胞增生综合征的过程常为可逆性，并且应当不会与其潜在疾病的加剧相混淆，其偶有凶险结局。

巨噬细胞的恶性增生

巨噬细胞系的恶性病变罕见，偶可见于皮肤。最常见的情况是髓系白血病和髓系肉瘤患者中的皮肤浸润作为白血病的原发性皮肤表现。其他类型非常罕见。大的国际淋巴瘤研究组确诊了 18 例，3 例有皮肤受累，既有孤立性皮损，也有多发性皮损[18]。还有 3 例有广泛的系统病变，对应于恶性组织细胞增多症的旧时术语。病变包含有丝分裂象增多和不同程度多形性的大细胞。多核巨细胞、泡沫细胞和梭形细胞可见到。吞噬红细胞现象缺如或不明显，而伸入运动甚至更罕见。诊断必须有 CD68 阳性的支持，这在 90% 病例中也伴有溶酶体酶染色阳性。其他巨噬细胞标记也可阳性，S100 蛋白也可阳性。树突状细胞、T 细胞和 B 细胞的标记必定为阴性。具有重叠表型的罕见病例已有报道。电镜下，溶酶体可见，但无 Birbeck 颗粒和桥粒。组织细胞性肉瘤是一种侵袭性疾病；只有孤立性结外病变的患者，如单个皮肤损害，偶被治愈。

伴脂质代谢异常的黄瘤

临床概要　尽管我们把黄瘤置于巨噬细胞疾病中，但我们已将它们作为一类独立的范畴，与脂质代谢异常相关，因为它们总体上既被临床医师也被病理学家视为独立疾病。黄瘤是可能存在高脂血症的一种皮肤线索。高脂血症被定义为空腹时血胆固醇水平大于 200mg/dl 或空腹血三酰甘油水平大于 180mg/dl。高密度脂蛋白（HDL）胆固醇也被检测，并用于计算低密度脂蛋白（LDL）胆固醇水平。所希望的 LDL 胆固醇水平应低于 130mg/dl。如果发现异常，脂蛋白分析通常也须进行。高脂血症可在常规体检时被意外发现，或因为脂质代谢异常、心血管疾病或存在多种继发性原因之一的家族史而被意外查见。

一旦高脂血症被确定，首先必须除外那些继发性原因，包括糖尿病、甲状腺功能减退症、肾病综合征、胆囊疾病、酗酒、胰腺疾病和多种治疗药物，如雌激素、糖皮质激素和维 A 酸类药物。在 1960 年，Frederickson 以脂蛋白电泳表型为基础，对原发性高脂血症进行分类，他并不只考虑胆固醇和三酰甘油，还考虑了可转运通过机体的主要脂蛋白类别——乳糜微粒、极低密度脂蛋白（VLDL）、低密度脂蛋白和高密度脂蛋白（HDL）。这种传统方案仍作为初步诊断方向，但常未考虑脂蛋白紊乱的病理生理学分类，这可能需要进行载脂蛋白分析和遗传学研究。

许多脂蛋白异常的患者并无黄瘤，但黄瘤的存在，尤其是根据皮损组织学检查确定的细胞外脂质应提醒临床医师，需要进行内脏器官评估[95]。黄瘤的类型主要是临床诊断，可提供确切的脂质异常的线索。考虑到这些限制，表 26-4 给予了一个简便的系统方法用于皮肤黄瘤分类。

表 26-4　皮肤黄瘤的分类方法
当发现泡沫细胞浸润时：
1. 细胞外脂质是否存在？
如回答"是"，意味着是潜在高脂血症的标志
2. 检查血脂水平
（1）如果异常，黄瘤诊断可以确定
（2）如果血脂正常，考虑以下几种情况：
1）黄色肉芽肿（丘疹性黄瘤、播散性黄瘤）
2）非胆固醇性脂质疾病（植物固醇血症、胆甾烷醇血症）
3）副肿瘤疾病
4）炎症后或创伤后损害
5）贮积性疾患或其他罕见综合征

黄瘤在临床上可分为发疹性黄瘤、结节性黄瘤、腱黄瘤、扁平黄瘤和睑黄瘤。发疹性黄瘤通常与乳糜微粒血症有关，主要见于高脂蛋白血症的继发型。发疹性黄瘤由小的、柔软的黄色丘疹组成，好发于臀部和大腿后部（图 26-10A）。它们的出现和消退根据血浆中乳糜微粒的水平而变化。这些皮损中的脂质主要是三酰甘油。三酰甘油比胆固醇代谢更快。这可解释发疹性黄瘤较其他黄瘤更为短暂的性质。

结节性和结节发疹性黄瘤主要见于 LDL 和 VLDL 等增加的病例。其为大的结节或斑块，常位于肘部、膝部、手指和臀部。在这些黄瘤中，大部分脂质是以胆固醇形式存在的。

腱黄瘤发生于具有过高 LDL 血浆水平的患者，如家族性高胆固醇血症和家族性载脂蛋白 B100 蛋白缺陷，还见于植物固醇血症和胆甾烷醇血症（脑腱黄瘤病）。跟腱和手指伸肌腱最常被累及。

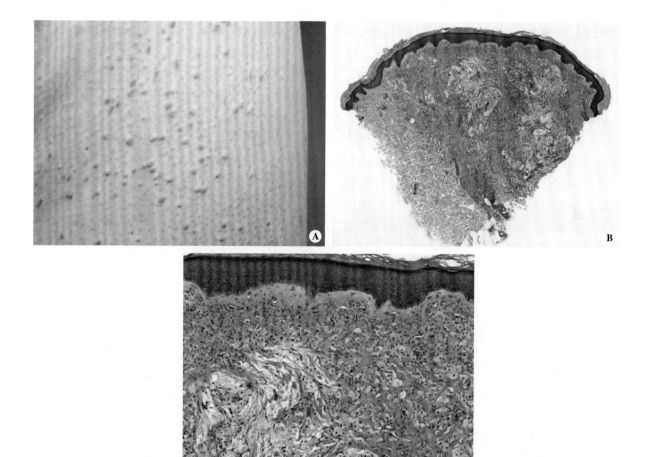

图 26-10　发疹性黄瘤

A. 位于躯干的多发性突发性红黄色丘疹。B. 含有泡沫细胞的苍白区散布于真皮。C. 在高倍镜下可见细胞外脂质。这些图提供了一个可靠的指征，即此黄瘤是近期发生的，并可能与脂质代谢异常有关（图 A 引自 Wilfried Neuse，Düsseldorf，Germany）

扁平黄瘤通常发生于皮肤皱折区，特别是掌纹处，其被诊为异常β脂蛋白血症。弥漫性扁平黄瘤在非高血脂的患者中常表现为多组丘疹和界线不清的淡黄色斑块，常具有副蛋白血症、淋巴瘤或白血病。另外，间擦部位扁平黄瘤提示纯合子家族高胆固醇血症。伴有胆汁淤积症（原发性胆汁性肝硬化和胆道闭锁）的掌黄瘤为斑块样，并倾向于扩展过掌纹。

睑黄瘤由眼睑上轻微隆起的黄色柔软斑块构成。尽管睑黄瘤是最常见的皮肤黄瘤，然而它也是最无特征性的，因为它们经常见于正常脂蛋白水平的人中。我们质疑睑黄瘤属于巨噬细胞疾病家族，因为其很少显示有细胞外脂质，常有巨细胞，并且不随适当的降脂治疗而自然消失。

组织病理　皮肤黄瘤和腱黄瘤的组织学表现以泡沫细胞，即吞噬了脂滴的巨噬细胞为特征[96]。大多数黄瘤细胞是单核的，但巨细胞尤其是拥有花环状排列核的 Touton 巨细胞也可见到。最有诊断价值的发现是有游离脂质存在，即尚未被巨噬细胞吞噬的脂质，这提示黄瘤性损害反映了潜在脂质代谢异常。如果对冰冻或福尔马林固定切片进行脂肪染色如猩红或苏丹红染色，脂滴能更好地显示。不同程度的纤维化、巨细胞和裂隙取决于取材黄瘤的类型和部位，但大多数都惊人的相似。所有黄瘤在一定程度上以标本固定人工现象为特征。福尔马林固定和石蜡包埋去除了脂质以致仅留下其影子。胆固醇和其他固醇的较大细胞外沉积则遗留有裂隙。

在过去，更多的关注在于黄瘤沉积物的折光性。在偏振光下可检视冰冻或福尔马林固定的冰冻切片。胆固醇脂是双折射的，而其他脂质则不是双折射的。因此，腱黄瘤和结节性黄瘤倾向于双折射，而其他黄瘤并非如此。慢性损害更可能显示纤维化。

不同类型黄瘤在组织学上存在一些差异。发疹性黄瘤，当其近期发生时，常显示有相当多的非泡沫细胞的混杂，其中有淋巴细胞、空泡化的巨噬细胞和中性粒细胞，而发育完善的泡沫细胞数量仍少（图 26-10B）。由于脂质特别是三酰甘油快速转运至组织，超出了巨噬细胞的吞噬能力，常可见到细胞外脂质（图 26-10C）。巨噬细胞包绕的这些脂质池在组织学上类似于环状肉芽肿。充分发育的发疹性黄瘤富含泡沫细胞。有些发疹性黄瘤可显示尿酸样结晶，由此引发与痛风的混淆。

结节性黄瘤由大小不一的泡沫细胞聚集区组成。在早期损害中，通常有非泡沫细胞的轻度混杂，其中包括淋巴细胞、空泡化的巨噬细胞和中性粒细胞。在充分发育的病变里，浸润几乎完全由泡沫细胞组成。最终，胶原束替代了许多这些细胞。胆固醇裂隙可见（图 26-11）。腱黄瘤在组织学表现上与结节性黄瘤一样，但可能更大并且送检组织经常没有上方皮肤。

当上方表皮厚而且角化过度并有透明层，提示为手掌部位时，应想到扁平黄瘤（图 26-12）。其他部位的扁平黄瘤并无特殊性。

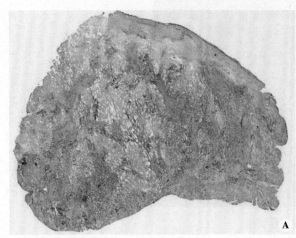
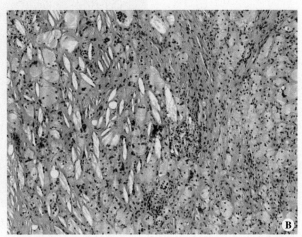

图 26-11　结节性黄瘤
A. 低倍镜下显示伴有裂隙的浸润侵及表皮和皮下组织。B. 高倍镜下显示左侧的胆固醇裂隙伴右侧泡沫样的黄瘤细胞

位于眼睑的睑黄瘤因泡沫细胞相当表浅并且几乎完全缺少纤维化而不同于结节性黄瘤。表浅的横纹肌、毫毛和菲薄的表皮均提示眼睑部位可作为组织学诊断的线索（图 26-13）。转移至眼

睑的腺癌，大多数为乳腺来源，还有原发性附属器癌（皮脂腺和印戒细胞癌）可能会被误认为睑黄瘤。

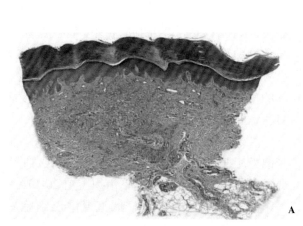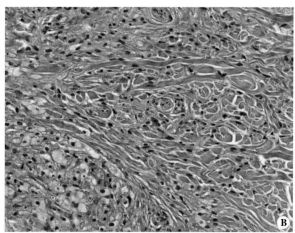

图 26-12　扁平黄瘤

A. 肢端皮肤的真皮被多个苍白的球根状浸润所取代；B. 高倍镜下可见大量泡沫性巨噬细胞，在许多细胞中胞核移位于细胞周边

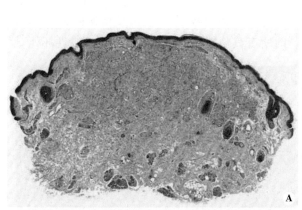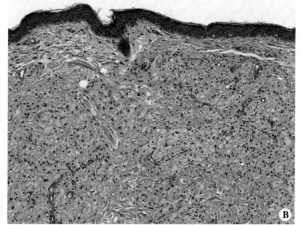

图 26-13　睑黄瘤

A. 薄的表皮和基底部的肌肉纤维是确定眼睑部位的线索；B. 在此部位的泡沫细胞小叶可考虑睑黄瘤的特定诊断

发病机制　多种类型高脂血症的发病机制已有很好的了解，黄瘤形成是巨噬细胞固醇通量失调的一个复杂过程。富含胆固醇的 LDL 和 VLDL 残基的水平升高倾向于引发黄瘤。在生理情况下，约 80% 的 LDL 胆固醇通过特定 LDL 受体介导的内吞作用被摄取。剩余的 LDL 通过巨噬细胞的清道夫受体途径被从循环中清除。在家族性高胆固醇血症和家族性异常 β 脂蛋白血症中，积聚的 LDL 和 VLDL 残基主要被巨噬细胞清除，这是一种无反馈调节的途径，导致持续性细胞内脂质积聚和泡沫细胞形成。因此，这些黄瘤因富含固醇

的脂蛋白载荷增加而形成。

另外，巨噬细胞胆固醇回流机制紊乱也可引发黄瘤。特定的 ATP 结合模块（ATP-binding cassette，ABC）转运蛋白在巨噬细胞的固醇外流、HDL 代谢的调节和胆固醇逆向转运中发挥关键作用。缺陷的 ABCA1 转运蛋白已显示是 Tangier 病和家族性 HDL 缺乏症的病因分子。巨噬细胞中改变和老化的脂蛋白过载（清道夫途径增强）和缺陷性胆固醇从巨噬细胞中外流（异常转运蛋白）似乎在黄瘤形成中起关键作用。

治疗原则　当潜在的高脂血症经过适当治疗

后，许多黄瘤可改善或消退。个别损容性损害可通过切除或被烧灼去除。

正常血脂的黄瘤

如果在一个正常血脂患者中确定有黄瘤，应考虑有多种疾病的可能。这些疾病可发生于以下情况：

1. 睑黄瘤是迄今正常血脂性黄瘤的最常见形式，但常被纳入脂质相关黄瘤的病谱中。

2. 过多固醇的另外来源（如脑腱黄瘤病中的胆甾烷醇或植物固醇血症中的谷固醇）。在这两种情况下，结节性黄瘤和腱黄瘤很常见，具有大量细胞外脂质。

3. 淋巴增生性疾病（弥漫性扁平黄瘤和渐进性坏死性黄色肉芽肿）。

在某些情况下，正常血脂的黄瘤存在着非脂蛋白异常或相关的淋巴增生性疾病；许多为特发性，而其他一些则见于创伤后。除了黄色肉芽肿谱系（播散性黄瘤和丘疹性黄瘤）和偶见于 LCD 的那些黄瘤外，还应考虑疣状黄瘤、炎症后和创伤后黄瘤及其他一些罕见综合征。

伴副蛋白血症的渐进性坏死性黄色肉芽肿

临床概要　伴副蛋白血症的渐进性坏死性黄色肉芽肿由 Kossard 和 Winkelmann 在 1980 年首先报道[97]。它通常根据临床和组织学被确定[98-100]，但可与 DNPX 重叠。可见巨大、常为黄色的硬性斑块，表面有萎缩、毛细血管扩张，偶有溃疡形成，最常见的部位是眼眶周围。在一篇综述中，22 例患者中有 21 例在眼眶周围均有皮肤表现[101]。喉部的皮肤也常受累。系统受累包括巨细胞浸润心肌和恶性血液系统疾病。

组织病理　常见包括巨噬细胞、泡沫细胞和其他炎症细胞的混合浸润，呈局灶性聚集或呈大的交叉条带，占据真皮和皮下组织（图 26-14A）。一个特征性表现是淋巴样滤泡或淋巴细胞聚集（图 26-14B）。受累组织有显著广泛的渐进性坏死（胶原变性呈现独特的染色特征）。更为突出的特征是众多大的巨细胞存在，包括具有泡沫样胞质中胞核花环状排列的 Touton 巨细胞和异物巨细胞（图 26-14C）[102]。胆固醇裂隙也很常见。有时所有其他特征都存在，但没有渐进性坏死[103]。

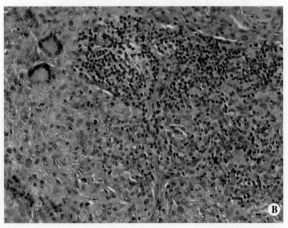

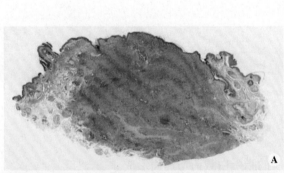

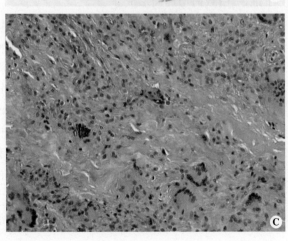

图 26-14　渐进性坏死性黄色肉芽肿
A. 低倍镜显示大片渐进性坏死区有弥漫浸润，细胞区中富含巨细胞和结节状淋巴细胞浸润；B. 高倍镜下显示明显的淋巴样滤泡和苍白色的渐进性坏死区；C. 在另外的视野中见有大量大的巨细胞、Touton 巨细胞和广泛的渐进性坏死

发病机制　在许多患者中，血清蛋白电泳显示有免疫球蛋白 G 单克隆丙种球蛋白血症，其通常由 κ 轻链组成。骨髓检查显示多发性骨髓瘤。见于 POEMS 综合征（多发性神经病变、器官肥大、内分泌病、M 蛋白和可能包括黄瘤与血管瘤的皮肤改变）的黄瘤可能有一个相似的病因学。当治疗潜在的丙种球蛋白血症后，皮肤改变可无改善，甚至可能恶化[104]。一项研究表明在损害中存在螺旋体[105]。

鉴别诊断　其他渐进性坏死性疾病，特别是糖尿病性类脂质渐进性坏死和皮下环状肉芽肿或类风湿结节应被考虑。在渐进性坏死性黄色肉芽肿中，渐进性坏死更加广泛，并常呈宽带状存在，伴随 Touton 巨细胞、泡沫样巨噬细胞和淋巴细胞的广泛浸润。血管受累罕见，但脂膜炎常见。因此，在常见的眼眶周围部位，渐进性坏死的细胞成分和程度通常作为可靠的线索。

治疗原则　即使治疗潜在的丙种球蛋白病也难以影响皮肤损害。

血脂正常的弥漫性扁平黄瘤

临床概要　另一罕见疾病，即血脂正常的弥漫性扁平黄瘤（diffuse normolipemic plane xanthoma, DNPX），可见丘疹、斑片或常见橘黄色皮肤颜色异常的较大的弥漫性区域[106]。较小的损害边界清晰，而弥漫性区域的边界不清。面部，特别是眼眶周围区域和躯干上部是好发部位。此病最初可模仿睑黄瘤，但进而累及皮肤的较大区域。损害通常持续存在。根据定义，患者无脂质异常。DNPX 的一些病例伴有血液系统疾病[107]，常见有副蛋白血症，包括多发性骨髓瘤、良性单克隆丙种蛋白病（常为免疫球蛋白 A）、Castleman 病和冷球蛋白血症。皮肤病变可发生于血液学问题之前许多年。在儿童中该病不常见，但通常与血液疾病无关[108]。

泛发性 PX 和发疹性血脂正常性黄瘤很可能是同种疾病的变异型，均有报道称两者伴有与 DNPX 相关的疾病。此外，DNPX 有许多常见于渐进性坏死性黄色肉芽肿的特征，包括大的斑片或斑块、眶周受累和伴有副球蛋白症。

组织病理　组织学检查显示大片或成堆的泡沫细胞，弥漫散布于整个真皮，也可呈单个或小片存在。在某些区域，泡沫细胞呈细条纹状排列于胶原束间，偶尔可见其排列于血管周围。还可见巨噬细胞和淋巴细胞混合存在，偶尔可见有 Touton 巨细胞。散在的泡沫细胞甚至可见于临床上外观正常的皮肤。

发病机制　黄瘤形成的机制不明。可能的解释包括潜在淋巴增生导致的细胞因子或免疫球蛋白分泌，由此可刺激巨噬细胞或改变脂蛋白活性。这种理论不能解释为什么皮肤受累如此常见且早发。巨噬细胞的免疫组化表型呈不同的结果。

鉴别诊断　单个损害难以与其他小的黄瘤鉴别。如果有显著的渐进性坏死或巨细胞存在，渐进性坏死性黄色肉芽肿的诊断应被考虑。

治疗原则　孤立性或少数损害可行手术切除。弥漫性损害难以处理。表浅的破坏性措施可以尝试。

疣状黄瘤

临床概要　疣状黄瘤（verruciform xanthoma, VX）最常发生于口腔，这最早被 Shafer 所描述[109]。损害通常为孤立的、无症状的角化过度性乳头瘤性结节。多数情况下累及齿龈或牙槽黏膜，尽管口腔其他部位也可累及[110]。

此外，VX 在某些情况下可见于皮肤[111,112]。最常见于 CHILD 综合征，即表皮痣的一种类型（先天性单侧发育不良伴鱼鳞病样红皮病和肢体缺陷，参见第 6 章）。特发性皮肤 VX 通常位于肛周或外阴；创伤可能是诱因。类似的变化也见于日光损害的皮肤，有时伴有原位癌。VX 已被报道继发于多种炎症性损害，包括盘状红斑狼疮、扁平苔藓和大疱性疾病，还见于 AIDS 中的银屑病样炎症[113]。

组织病理　低倍镜图像为疣状，常致误诊。表皮突显著伸长，在真皮中呈一致的水平（图 26-15A）。泡沫细胞浸润局限在表皮突之间伸长的真皮乳头处（图 26-15B）。有时，黄瘤细胞可呈颗粒状。真皮乳头内的血管也较为明显。其上表皮呈角化不全，可检出念珠菌的菌丝或细菌。

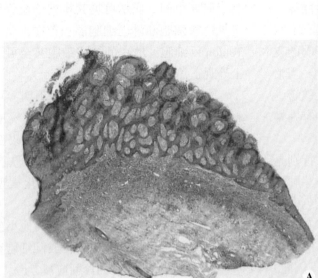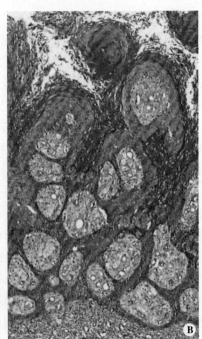

图 26-15　疣状黄瘤

A.乳头瘤具有真皮乳头显著伸长和变细。有显著角化过度，在基底部具有中度淋巴细胞浸润。B.高倍镜下显示真皮乳头内的泡沫细胞及邻近结痂中的中性粒细胞

发病机制　创伤和炎症是两种已明确的诱因[113]。变性的角质形成细胞或许甚至是黑素细胞被认为是脂质成分的来源。泡沫细胞可呈巨噬细胞标记阳性。尽管已对人乳头瘤病毒进行了检测，但除少数散发病例外，大多数病例中并未明确检出其阳性。

治疗原则　影响美观的损害可以切除。

（何　威　译，刘业强　校，杨希川　审）

参考文献

1. Lichtenstein L, Histiocytosis X. Integration of eosinophilic granuloma, Letterer-Siwe disease and Hand-Schüller-Christian disease as related manifestations of a single nosologic entity. *Arch Pathol* 1953;56:84–102.

2. Jaffe R, Chikwava KR. Disorders of histiocytes. In: Hsi ED, ed. *Hematopathology*. Philadelphia, PA: Saunders; 2012:19-13–19-40.

3. Weitzman S, Egeler RM. *Histiocytic disorders of children and adults*. Cambridge, England: Cambridge University Press, 2005.

4. Newman CC, Raimer SS, Sanchez RL. Nonlipidized juvenile xanthogranuloma: a histologic and immunohistochemical study. *Pediatr Dermatol* 1997;14(2):98–102.

5. Satter EK, High WA. Langerhans cell histiocytosis: a review of the current recommendations of the Histiocyte Society. *Pediatr Dermatol* 2008;25(3):291–295.

6. Favara BE, Feller AC, Pauli M, et al. Contemporary classi-fication of histiocytic disorders. The WHO Committee on Histiocytic/Reticulum Cell Proliferations. Reclassification Working Group of the Histiocyte Society. *Med Pediatr Oncol* 1997;29(3):157–166.

7. Swerdlow SH, Campo E, Harris NL, et al. WHO classification of tumours of haematopoietic and lymphoid tissue. In: Bosman FT, Jaffe ES, Lakhani SR, et al, eds. *World Health Organization Classification of Tumours*. Lyon, France: IARC, 2008.

8. Lieberman PH, Jones CR, Steinman RM, et al. Langerhans cell (eosinophilic) granulomatosis. A clinicopathologic study encompassing 50 years. *Am J Surg Pathol* 1996;20(5):519–552.

9. Hashimoto K, Pritzker MS. Electron microscopic study of reticulohistiocytoma. An unusual case of congenital, self-healing reticulohistiocytosis. *Arch Dermatol* 1973;107(2):263–270.

10. Battistella M, Fraitag S, Teillac DH, et al. Neonatal and early infantile cutaneous langerhans cell histiocytosis: comparison of self-regressive and non-self-regressive forms. *Arch Dermatol* 2010;146(2):149–156.

11. Kapur P, Erickson C, Rakheja D, et al. Congenital self-healing reticulohistiocytosis (Hashimoto-Pritzker disease): ten-year experience at Dallas Children's Medical Center. *J Am Acad Dermatol* 2007;56(2):290–294.

12. Val-Bernal JF, Gonzalez-Vela MC, Sanchez-Santolino S, et al. Localized eosinophilic (Langerhans' cell) granuloma of the lower lip. A lesion that may cause diagnostic error. *J Cutan Pathol* 2009;36(10):1109–1113.

13. Mataix J, Betlloch I, Lucas-Costa A, et al. Nail changes in Langerhans cell histiocytosis: a possible marker of multisystem disease. *Pediatr Dermatol* 2008;25(2):247–251.

14. Tran DT, Wolgamot GM, Olerud J, et al. An "eruptive" variant of juvenile xanthogranuloma associated with Langerhans cell histiocytosis. *J Cutan Pathol* 2008;35 Suppl 1:50–54.

15. Edelbroek JR, Vermeer MH, Jansen PM, et al. Langerhans cell

histiocytosis first presenting in the skin in adults: frequent association with a second haematological malignancy. *Br J Dermatol*. Dec 2012;167(6):1287–1294.

16. Ferringer T, Banks PM, Metcalf JS. Langerhans cell sarcoma. *Am J Dermatopathol* 2006;28(1):36–39.

17. Sagransky MJ, Deng AC, Magro CM. Primary cutaneous Langerhans cell sarcoma: a report of four cases and review of the literature. *Am J Dermatopathol* 2013;35(2):196–204.

18. Pileri SA, Grogan TM, Harris NL, et al. Tumours of histiocytes and accessory dendritic cells: an immunohistochemical approach to classification from the International Lymphoma Study Group based on 61 cases. *Histopathology* 2002;41(1):1–29.

19. Badalian-Very G, Vergilio JA, Degar BA, et al. Recent advances in the understanding of Langerhans cell histiocytosis. *Br J Haematol* 2012;156(2):163–172.

20. Egeler RM, van Halteren AG, Hogendoorn PC, et al. Langerhans cell histiocytosis: fascinating dynamics of the dendritic cell-macrophage lineage. *Immunol Rev* 2010;234(1):213–232.

21. Allen CE, Li L, Peters TL, et al. Cell-specific gene expression in Langerhans cell histiocytosis lesions reveals a distinct profile compared with epidermal Langerhans cells. *J Immunol* 15 2010;184(8):4557–4567.

22. Willman CL, Busque L, Griffith BB, et al. Langerhans'-cell histiocytosis (histiocytosis X)—a clonal proliferative disease. *N Engl J Med* 1994;331(3):154–160.

23. Yu RC, Chu C, Buluwela L, et al. Clonal proliferation of Langerhans cells in Langerhans cell histiocytosis. *Lancet* 1994;343(8900):767–768.

24. Nezelof C, Basset F. From histiocytosis X to Langerhans cell histiocytosis: a personal account. *Int J Surg Pathol* 2001;9(2):137–146.

25. Zelger BW, Cerio R. Xanthogranuloma is the archetype of non-Langerhans cell histiocytoses. *Br J Dermatol* 2001;145(2):369–371.

26. Kzhyshkowska J, Gratchev A, Goerdt S. Stabilin-1, a homeostatic scavenger receptor with multiple functions. *J Cell Mol Med* 2006;10(3):635–649.

27. Zelger BW, Sidoroff A, Orchard G, et al. Non-Langerhans cell histiocytoses. A new unifying concept. *Am J Dermatopathol* 1996;18(5):490–504.

28. Battaglini J, Olsen TG. Disseminated xanthosiderohistiocytosis, a variant of xanthoma disseminatum, in a patient with a plasma cell dyscrasia. *J Am Acad Dermatol* 1984;11(4 Pt 2):750–755.

29. Zelger BG, Zelger B, Steiner H, et al. Solitary giant xanthogranuloma and benign cephalic histiocytosis—variants of juvenile xanthogranuloma. *Br J Dermatol* 1995;133(4):598–604.

30. Torrelo A, Juarez A, Hernandez A, et al. Multiple lichenoid juvenile xanthogranuloma. *Pediatr Dermatol* 2009;26(2):238–240.

31. Mowbray M, Schofield OM. Juvenile xanthogranuloma en plaque. *Pediatr Dermatol* 2007;24(6):670–671.

32. Caputo R, Grimalt R, Gelmetti C, et al. Unusual aspects of juvenile xanthogranuloma. *J Am Acad Dermatol* 1993;29(5 Pt 2):868–870.

33. Sanchez Yus E, Requena L, Villegas C, et al. Subcutaneous juvenile xanthogranuloma. *J Cutan Pathol* 1995;22(5):460–465.

34. Chang MW, Frieden IJ, Good W. The risk of intraocular juvenile xanthogranuloma: survey of current practices and assessment of risk. *J Am Acad Dermatol* 1996;34(3):445–449.

35. Zvulunov A, Barak Y, Metzker A. Juvenile xanthogranuloma, neurofibromatosis, and juvenile chronic myelogenous leukemia. World statistical analysis. *Arch Dermatol* 1995;131(8):904–908.

36. Dehner LP. Juvenile xanthogranulomas in the first two decades of life: a clinicopathologic study of 174 cases with cutaneous and extracutaneous manifestations. *Am J Surg Pathol* 2003;27(5):579–593.

37. Janssen D, Harms D. Juvenile xanthogranuloma in childhood and adolescence: a clinicopathologic study of 129 patients from the Kiel pediatric tumor registry. *Am J Surg Pathol* 2005;29(1):21–28.

38. Azorin D, Torrelo A, Lassaletta A, et al. Systemic juvenile xanthogranuloma with fatal outcome. *Pediatr Dermatol* 2009;26(6):709–712.

39. Shoo BA, Shinkai K, McCalmont TH, et al. Xanthogranulomas associated with hematologic malignancy in adulthood. *J Am Acad Dermatol* 2008;59(3):488–493.

40. Cohen PR, Prieto VG. Radiation port xanthogranuloma: solitary xanthogranuloma occurring within the irradiated skin of a breast cancer patient-report and review of cutaneous neoplasms developing at the site of radiotherapy. *J Cutan Pathol* 2010;37(8):891–894.

41. Shapiro PE, Silvers DN, Treiber RK, et al. Juvenile xanthogranulomas with inconspicuous or absent foam cells and giant cells. *J Am Acad Dermatol* 1991;24(6 Pt 1):1005–1009.

42. Ngendahayo P, de Saint Aubain N. Mitotically active xanthogranuloma: a case report with review of the literature. *Am J Dermatopathol* 2012;34(3):e27–e30.

43. Breier F, Zelger B, Reiter H, et al. Papular xanthoma: a clinicopathological study of 10 cases. *J Cutan Pathol* 2002;29(4):200–206.

44. Smith KJ, Yeager J, Skelton HG. Histologically distinctive papular neutrophilic xanthomas in HIV-1 + patients. *Am J Surg Pathol* 1997;21(5):545–549.

45. Zelger BG, Orchard G, Rudolph P, et al. Scalloped cell xanthogranuloma. *Histopathology* 1998;32(4):368–374.

46. Caputo R, Veraldi S, Grimalt R, et al. The various clinical patterns of xanthoma disseminatum. Considerations on seven cases and review of the literature. *Dermatology* 1995;190(1):19–24.

47. Park HY, Cho DH, Kang HC, et al. A case of xanthoma disseminatum with spontaneous resolution over 10 years: review of the literature on long-term follow-up. *Dermatology* 2011;222(3):236–243.

48. Zelger B, Cerio R, Orchard G, et al. Histologic and immunohistochemical study comparing xanthoma disseminatum and histiocytosis X. *Arch Dermatol* 1992;128(9):1207–1212.

49. Miettinen M, Fetsch JF. Reticulohistiocytoma (solitary epithelioid histiocytoma): a clinicopathologic and immunohistochemical study of 44 cases. *Am J Surg Pathol* 2006;30(4):521–528.

50. Goltz RW, Laymon CW. Multicentric reticulohistiocytosis of the skin and synovia. *Arch Dermatol* 1954;69:717–730.

51. Barrow MV, Holubar K. Multicentric reticulohistiocytosis. A review of 33 patients. *Medicine (Baltimore)* 1969;48(4):287–305.

52. Luz FB, Kurizky PS, Ramos-e-Silva M. Reticulohistiocytosis. *Dermatol Clin* 2007;25(4):625–632, x.

53. Tajirian AL, Malik MK, Robinson-Bostom L, et al. Multicentric reticulohistiocytosis. *Clin Dermatol* 2006;24(6):486–492.

54. Fett N, Liu RH. Multicentric reticulohistiocytosis with dermatomyositis-like features: a more common disease presentation than previously thought. *Dermatology* 2011;222(2):102–108.

55. Zelger B, Cerio R, Soyer HP, et al. Reticulohistiocytoma and multicentric reticulohistiocytosis. Histopathologic and immunophenotypic distinct entities. *Am J Dermatopathol* 1994;16(6):577–584.

56. Zelger BW, Staudacher C, Orchard G, et al. Solitary and generalized variants of spindle cell xanthogranuloma (progressive nodular histiocytosis). *Histopathology* 1995;27(1):11–19.

57. Shin SJ, Scamman W, Gopalan A, et al. Mammary presentation of adult-type "juvenile" xanthogranuloma. *Am J Surg Pathol* 2005;29(6):827–831.

58. Burgdorf WH, Kusch SL, Nix TE Jr, et al. Progressive nodular histiocytoma. *Arch Dermatol* 1981;117(10):644–649.

59. Glavin FL, Chhatwall H, Karimi K. Progressive nodular histiocytosis: a case report with literature review, and discussion of differential diagnosis and classification. *J Cutan Pathol* 2009;36(12):1286–1292.

60. Hilker O, Kovneristy A, Varga R, et al. Progressive nodular histiocytosis. *J Dtsch Dermatol Ges* 2013;11(4):301–307.

61. Gianotti F, Caputo R, Ermacora E, et al. Benign cephalic histiocytosis. *Arch Dermatol* 1986;122(9):1038–1043.

62. Jih DM, Salcedo SL, Jaworsky C. Benign cephalic histiocytosis: a case report and review. *J Am Acad Dermatol* 2002;47(6): 908–913.

63. Sidwell RU, Francis N, Slater DN, et al. Is disseminated juvenile xanthogranulomatosis benign cephalic histiocytosis? *Pediatr Dermatol* 2005;22(1):40–43.

64. Winkelmann RK, Muller SA. Generalized eruptive histiocytoma. *Arch Dermatol* 1963;88:586–596.

65. Larson MJ, Bandel C, Eichhorn PJ, et al. Concurrent development of eruptive xanthogranulomas and hematologic malignancy: two case reports. *J Am Acad Dermatol* 2004; 50(6):976–978.

66. Seward JL, Malone JC, Callen JP. Generalized eruptive histiocytosis. *J Am Acad Dermatol* 2004;50(1):116–120.

67. Wood GS, Hu CH, Beckstead JH, et al. The indeterminate cell proliferative disorder: report of a case manifesting as an unusual cutaneous histiocytosis. *J Dermatol Surg Oncol* 1985; 11(11):1111–1119.

68. Winkelmann RK, Hu CH, Kossard S. Response of nodular non-X histiocytosis to vinblastine. *Arch Dermatol* 1982;118(11):913–917.

69. Sidoroff A, Zelger B, Steiner H, et al. Indeterminate cell histiocytosis—a clinicopathological entity with features of both X- and non-X histiocytosis. *Br J Dermatol* 1996;134(3):525–532.

70. Rosenberg AS, Morgan MB. Cutaneous indeterminate cell histiocytosis: a new spindle cell variant resembling dendritic cell sarcoma. *J Cutan Pathol* 2001;28(10):531–537.

71. Deng A, Lee W, Pfau R, et al. Primary cutaneous Langerhans cell sarcoma without Birbeck granules: indeterminate cell sarcoma? *J Cutan Pathol* 2008;35(9):849–854.

72. Rezk SA, Spagnolo DV, Brynes RK, et al. Indeterminate cell tumor: a rare dendritic neoplasm. *Am J Surg Pathol* 2008;32(12):1868–1876.

73. Ratzinger G, Burgdorf WH, Metze D, et al. Indeterminate cell histiocytosis: fact or fiction? *J Cutan Pathol* 2005;32(8):552–560.

74. Hashimoto K, Fujiwara K, Punwaney J, et al. Post-scabetic nodules: a lymphohistiocytic reaction rich in indeterminate cells. *J Dermatol* 2000;27(3):181–194.

75. Wollenberg A, Burgdorf WH, Schaller M, et al. Long-lasting "christmas tree rash" in an adolescent: isotopic response of indeterminate cell histiocytosis in pityriasis rosea? *Acta Derm Venereol* 2002;82(4):288–291.

76. Rosai J, Dorfman RF. Sinus histiocytosis with massive lymphadenopathy. A newly recognized benign clinicopathological

77. entity. *Arch Pathol* 1969;87(1):63–70.

77. Destombes P. Adénites avec surcharge lipidique, de l'enfant ou de l'adulte jeune, observées aux Antilles et au Mali. (Quatre observations) Adenitis with lipid excess, in children or young adults, seen in the Antilles and in Mali. (4 cases) [in French]. *Bull Soc Pathol Exot Filiales* 1965;58(6): 1169–1175.

78. Foucar E, Rosai J, Dorfman R. Sinus histiocytosis with massive lymphadenopathy (Rosai-Dorfman disease): review of the entity. *Semin Diagn Pathol* 1990;7(1):19–73.

79. Thawerani H, Sanchez RL, Rosai J, et al. The cutaneous manifestations of sinus histiocytosis with massive lymphadenopathy. *Arch Dermatol* 1978;114(2):191–197.

80. Brenn T, Calonje E, Granter SR, et al. Cutaneous Rosai-Dorfman disease is a distinct clinical entity. *Am J Dermatopathol* 2002;24(5):385–391.

81. Frater JL, Maddox JS, Obadiah JM, et al. Cutaneous Rosai-Dorfman disease: comprehensive review of cases reported in the medical literature since 1990 and presentation of an illustrative case. *J Cutan Med Surg* 2006;10(6):281–290.

82. Kong YY, Kong JC, Shi DR, et al. Cutaneous Rosai-Dorfman disease: a clinical and histopathologic study of 25 cases in China. *Am J Surg Pathol* 2007;31(3):341–350.

83. Lu CI, Kuo TT, Wong WR, et al. Clinical and histopathologic spectrum of cutaneous Rosai-Dorfman disease in Taiwan. *J Am Acad Dermatol* 2004;51(6):931–939.

84. Wang KH, Chen WY, Liu HN, et al. Cutaneous Rosai-Dorfman disease: clinicopathological profiles, spectrum and evolution of 21 lesions in six patients. *Br J Dermatol* 2006;154(2):277–286.

85. Kuo TT, Chen TC, Lee LY, et al. IgG4-positive plasma cells in cutaneous Rosai-Dorfman disease: an additional immunohistochemical feature and possible relationship to IgG4-related sclerosing disease. *J Cutan Pathol* 2009;36(10):1069–1073.

86. Colmenero I, Molho-Pessach V, Torrelo A, et al. Emperipolesis: an additional common histopathologic finding in H syndrome and Rosai-Dorfman disease. *Am J Dermatopathol* 2012;34(3):315–320.

87. Shamburek RD, Brewer HB Jr, Gochuico BR. Erdheim-Chester disease: a rare multisystem histiocytic disorder associated with interstitial lung disease. *Am J Med Sci* 2001;321(1):66–75.

88. Skinner M, Briant M, Morgan MB. Erdheim-Chester disease: a histiocytic disorder more than skin deep. *Am J Dermatopathol* 2011;33(2):e24–e26.

89. Volpicelli ER, Doyle L, Annes JP, et al. Erdheim-Chester disease presenting with cutaneous involvement: a case report and literature review. *J Cutan Pathol* 2011;38(3):280–285.

90. Tsai JW, Tsou JH, Hung LY, et al. Combined Erdheim-Chester disease and Langerhans cell histiocytosis of skin are both monoclonal: a rare case with human androgen-receptor gene analysis. *J Am Acad Dermatol* 2010;63(2):284–291.

91. Rosado FG, Kim AS. Hemophagocytic lymphohistiocytosis: an update on diagnosis and pathogenesis. *Am J Clin Pathol* 2013;139(6):713–727.

92. Favara BE, Jaffe R, Egeler RM. Macrophage activation and hemophagocytic syndrome in Langerhans cell histiocytosis: report of 30 cases. *Pediatr Dev Pathol* 2002;5(2):130–140.

93. Hu WK, Gilliam AC, Wiersma SR, et al. Fatal congenital systemic juvenile xanthogranuloma with liver failure. *Pediatr Dev Pathol* 2004;7(1):71–76.

94. Morrell DS, Pepping MA, Scott JP, et al. Cutaneous manifestations of hemophagocytic lymphohistiocytosis. *Arch Dermatol* 2002;138(9):1208–1212.

95. Cruz PD Jr, East C, Bergstresser PR. Dermal, subcutaneous, and tendon xanthomas: diagnostic markers for specific

lipoprotein disorders. *J Am Acad Dermatol* 1988;19(1 Pt 1): 95–111.

96. Braun-Falco O, Eckert F. Macroscopic and microscopic structure of xanthomatous eruptions. *Curr Probl Dermatol* 1991;20:54–62.

97. Kossard S, Winkelmann RK. Necrobiotic xanthogranuloma with paraproteinemia. *J Am Acad Dermatol* 1980;3(3): 257–270.

98. Fernandez-Herrera J, Pedraz J. Necrobiotic xanthogranuloma. *Semin Cutan Med Surg* 2007;26(2):108–113.

99. Flann S, Wain EM, Halpern S, et al. Necrobiotic xanthogranuloma with paraproteinaemia. *Clin Exp Dermatol* 2006;31(2):248–251.

100. Wood AJ, Wagner MV, Abbott JJ, et al. Necrobiotic xanthogranuloma: a review of 17 cases with emphasis on clinical and pathologic correlation. *Arch Dermatol* 2009;145(3):279–284.

101. Finan MC, Winkelmann RK. Necrobiotic xanthogranuloma with paraproteinemia. A review of 22 cases. *Medicine (Baltimore)* 1986;65(6):376–388.

102. Finan MC, Winkelmann RK. Histopathology of necrobiotic xanthogranuloma with paraproteinemia. *J Cutan Pathol* 1987;14(2):92–99.

103. Ferrara G, Palombi N, Lipizzi A, et al. Nonnecrobiotic necrobiotic xanthogranuloma. *Am J Dermatopathol* 2007;29(3): 306–308.

104. Ziemer M, Wedding U, Sander CS, et al. Necrobiotic xanthogranuloma-rapid progression under treatment with melphalan. *Eur J Dermatol* 2005;15(5):363–365.

105. Zelger B, Eisendle K, Mensing C, et al. Detection of spi-

rochetal micro-organisms by focus-floating microscopy in necrobiotic xanthogranuloma. *J Am Acad Dermatol* 2007;57(6):1026–1030.

106. Altmann J, Winkelmann RK. Diffuse normolipemic plane xanthoma. *Arch Dermatol* 1962;85:633–640.

107. Marcoval J, Moreno A, Bordas X, et al. Diffuse plane xanthoma: clinicopathologic study of 8 cases. *J Am Acad Dermatol* 1998;39(3):439–442.

108. Huang HY, Liang CW, Hu SL, et al. Normolipemic papuloeruptive xanthomatosis in a child. *Pediatr Dermatol* 2009;26(3):360–362.

109. Shafer WG. Verruciform xanthoma. *Oral Surg Oral Med Oral Pathol* 1971;31(6):784–789.

110. Shahrabi Farahani S, Treister NS, Khan Z, et al. Oral verruciform xanthoma associated with chronic graft-versus-host disease: a report of five cases and a review of the literature. *Head Neck Pathol* 2011;5(2):193–198.

111. Blankenship DW, Zech L, Mirzabeigi M, et al. Verruciform xanthoma of the upper-extremity in the absence of chronic skin disease or syndrome: a case report and review of the literature. *J Cutan Pathol* 2013;40(8):745–752.

112. Mohsin SK, Lee MW, Amin MB, et al. Cutaneous verruciform xanthoma: a report of five cases investigating the etiology and nature of xanthomatous cells. *Am J Surg Pathol* 1998;22(4):479–487.

113. Cumberland L, Dana A, Resh B, et al. Verruciform xanthoma in the setting of cutaneous trauma and chronic inflammation: report of a patient and a brief review of the literature. *J Cutan Pathol* 2010;37(8):895–900.

第 27 章

色素性皮肤病

Flavia Fedeles and Leslie Robinson-Bostom

引言

本章主要关注一组皮肤色素的深度和模式出现变化的疾病。其中许多疾病由先天遗传因素所致，其他的病因包括炎症、退行性变、内分泌、毒性物质及免疫因素。肿瘤和其他一些局限性黑素细胞增生性疾病将在第 28 章中进行探讨。

先天性弥漫性黑变病

临床概要 先天性弥漫性黑变病（congenital diffuse melanosis）也称为 melanosis diffusa congenita[1] 或泛发性皮肤黑变病[2,3]，是一种罕见的隐性遗传病，在出生时或出生后不久出现，表现为进行性弥漫性的色素增加。曾有一例青春期发病的病例报道[4]。色素沉着在腹部和背部最重，在腋窝和腹股沟可为网状。薄甲[3] 及黄-白色发[1] 也有报道。

组织病理 基底层及表皮中部角质形成细胞黑素增加，伴真皮浅层噬黑素细胞。

发病机制 Braun-Falco 及其同事[1] 发现电镜下可见角质形成细胞中数量增加的单一黑素小体，Kint 及其同事[3] 描述为黑素小体弥散在角质形成细胞的胞质中[4]。

鉴别诊断 遗传性泛发性色素异常症、家族性进行性色素沉着症、Riehl 黑变病。

治疗原则 可考虑对症治疗及美容治疗。

网状色素异常症

临床概要 一些遗传性的色素性疾病表现为色素减退和色素增加，排列呈网状。这些疾病均表现为表皮黑素增加，需排除炎症后色素沉着及继发于血管疾病所形成的网状色素沉着，如网状青斑等。临床上，可根据皮疹的分布及受累的范围（肢端、关节、局部或广泛分布）对网状色素性疾病进行分类[5]。

先天性角化不良包括一个疾病谱，典型表现是获得性网状褐色色素沉着，10 岁前发病，累及面部、颈部、上胸部及上肢。常伴有甲营养不良、黏膜白斑和骨髓衰竭[6]。该综合征具有遗传和临床的异质性[7]。其他表现包括溢泪、肺部疾病、广泛性龋齿、身材矮小及易发生恶性肿瘤[6]。

进行性筛状和带状疱疹样色素沉着常发生于 10～20 岁，表现为躯干下部或大腿处沿皮节分布的淡褐色网状色素沉着[8,9]。无相关的内脏异常[10]。线状和漩涡状痣样过度色素沉着病在临床表现上与本病相似，但其色素沉着一般在出生后 1 年以内出现，且沿 Blaschko 线分布。

部分疾病表现为发生在肢端的色素沉着。Dohi 对称性肢端色素沉着症（遗传性对称性色素异常症）是一种进行性加重的常染色体显性遗传病，儿童时期开始出现面部及手足背部的网状色素沉着和色素减退斑，逐渐进展至覆盖肢端[11,12]。Kitamura 网状肢端色素沉着症是一种常染色体显性遗传性疾病，表现为手足背部界线清楚的、轻度凹陷的色素沉着斑，逐渐发展成为网状形态，速度因人而异。皮疹可逐步累及四肢、颈侧，偶有躯干和面部受累，手掌和足底受累罕见。可能与掌跖点状凹陷有关[13]。

Kitamura 肢端网状色素沉着症及 Dowling-Degos 病（屈侧网状色素异常）可能同时存在[14]，提示着二者可能是同一疾病的不同表现。Dowling-Degos 病是显性遗传性皮肤病，表现为排列成网状的重度的色素沉着斑，在皱褶部位常倾向于融合，如腋下、颈侧、乳房下、腹股沟褶皱、肘窝、腘窝和臀沟。其他可能受累的部位包括生殖器、大腿内侧、胸部、面部、腹部。皮肤可以广泛受累。可伴有口周点状瘢痕、色素沉着性粉刺、化脓性汗腺炎、多发囊肿和脓肿、角化棘皮瘤、鳞状细胞癌等[15]。色素减退性损害在泛发性 Dowling-Degos 病患者中少有报道[16]。Galli-Galli 病是棘层松解型的 Dowling-Degos 病，但它们在临床上难以区分[17]。

Naegeli-Franceschetti-Jadassohn 综合征（Naegeli 网状色素性皮病）和网状色素性皮病（dermatopathia pigmentosa reticularis）是常染色体显性遗传疾病，具有共同的主要临床特征，包括皮肤网状色素沉着、皮纹消失、掌跖角化症、少汗症及其他毛发及甲的异常。网状色素性皮病与 Naegeli-Franceschetti-Jadassohn 综合征的区别在于前者具有持续终生的皮肤色素沉着、多汗症、甲营养不良、局限性秃发，而没有牙齿异常[18]。

组织病理　该类疾病多数表现为基底层角质形成细胞色素增加，黑素细胞数量正常或轻度增加。先天角化不良症特征为偶有表皮萎缩、轻度界面空泡化伴真皮浅层的噬黑素细胞，以及浅表毛细血管扩张[19]。Kitamura 肢端网状色素沉着，尤其是 Dowling-Degos 病表现为表皮突呈指状伸长伴色素沉着，常不累及真皮乳头上部的表皮。在 Dowling-Degos 病中的细的分枝状的重度色素沉着向下增生的表皮突也累及毛囊的漏斗，有时可见角囊肿[15]。Galli-Galli 病可表现为类似的细的分枝状的色素沉着的表皮突，但伴有局灶的棘层松解[17]。虽然网状色素性皮病没有前期的炎症反应，但是真皮乳头可见片状分布的噬黑素细胞，其上表皮无色素沉着[20]。

发病机制　通常认为这些疾病是遗传性的，但是它们的致病基因并未全部被找到。先天性角化不良为端粒稳定性存在缺陷性疾病，具有遗传异质性，可表现为 X 连锁、常染色体隐性或常染色体显性遗传等遗传方式[21]。缺陷基因包括 dyskerin、TERC、TERT、NHP2、TIN2、TCAB1、C16orf57 和 NOP10[7]。Dowling-Degos 病和 Galli-Galli 病与角蛋白 5 基因突变有关[22,23]。遗传性对称性色素异常症的突变基因为 RNA 编辑基因（ADAR1[24] 和 DSRAD）[24-27]。Naegeli-Franceschetti-Jadassohn 综合征和网状色素性皮病患者存

在角蛋白 14 的突变[18]。

治疗原则　治疗方式包括维 A 酸、漂白剂、UVB 光疗、壬二酸剥脱。剥脱激光对 Dowling-Degos 病[28,29] 和 Galli-Galli 病有效[30]。

线状和漩涡状痣样过度黑素沉着病

临床概要　线状和漩涡状痣样过度黑素沉着病（LWHN）非常罕见，偶可见家族性聚集，以多发的沿着 Blaschko 线以线状或涡轮状分布的色素沉着斑为特征[31,32]。患者在出生后数周内发病，逐步进展 1～2 年至稳定[33,34]。重新修订的命名法将 Ito 色素减退症与 LWHN 归为同一疾病[33,35]。

组织病理　基底层角质形成细胞色素增加，黑素细胞显著，表皮突延长[32-34]。可见程度不一的色素失禁伴真皮乳头噬黑素细胞[34,36]。

发病机制　体细胞基因嵌合体增生和迁移产生两群嵌合在一起的黑素细胞，两群黑素细胞产生色素的能力不同，在临床上表现为该病特殊的色素沉着模式[32,34]。已报道的染色体异常还包括三体嵌合，包括 7 号[37]、14 号、18 号[38]、20 号[39]染色体、X 染色体等的嵌合异常[40]。

鉴别诊断　Ito 色素减退症[32]、色素失调症第三期和表皮痣[32,34]。

治疗原则　包括化学剥脱术及激光治疗，目前尚无满意的治疗方法。

黄褐斑

临床概要　黄褐斑是一种发生在面部的获得性、局限性、呈对称分布的色素沉着斑，尤其好发于额部、颧骨部、上唇部和颏部。女性患者多见，特别是 Fitzpatrick 皮肤分型Ⅲ型及Ⅳ型的皮肤。该病常与妊娠、外源性激素、紫外线暴露等因素有关。最近研究表明，伍德灯检查并不能准确区分色素沉着是在表皮还是在真皮[41]，体内反射式共聚焦显微镜可以用来确定黄褐斑中的色素位置[42,43]。

组织病理　病理可以分为表皮型及真皮型，二者合并存在的情形也很常见。在表皮型中，黑素沉着主要发生在基底层和基底层上方，黑素细胞树突丰富，充满色素。在真皮型中，表皮无明显色素，真皮浅、深层血管周围可见噬黑素细胞及

散在游离黑素颗粒沉积[44,45]。Mel-5 免疫组化证实黑素细胞活性增加[46]。可伴有日光弹性纤维变性和毛细血管扩张。

发病机制 本病具有遗传易感性。患处紫外线暴露后，黑素细胞刺激素（melanocyte-stimulating hormone，MSH）过度表达也可能有一定作用[41]。激素与黄褐斑之间的确切关系尚不完全明确。干细胞因子、c-kit、神经和生长因子等被认为与黄褐斑的发病有关[41]。

鉴别诊断 炎症后色素沉着、药物引起的色素沉着、艾迪生病、色素性接触性皮炎、Civatte皮肤异色症、外源性褐黄病、面颈毛囊红斑黑变病、Hori痣、色素性扁平苔藓。

治疗原则 治疗方式包括严格的防晒，局部漂白剂包括氢醌类、维A酸类、糖皮质激素（单独使用或与维A酸类或氢醌类一同使用）、壬二酸、曲酸类、乙醇酸和水杨酸等化学剥脱、维生素C、表皮磨削或剥脱激光治疗[47]。

艾迪生病

临床概要 艾迪生病由肾上腺皮质功能低下所致，常伴进行性加重的乏力、萎靡、体重减轻、低血压、关节及背部疼痛、皮肤黏膜颜色加深[48]。部分病例中，色素沉着是首发的临床症状[49]。色素沉着为泛发性的，但在日光暴露部位、摩擦部位、掌纹、新发瘢痕和生殖器部位的皮肤最为显著[48]。口腔黏膜常见斑片状色素沉着。

组织病理 组织学上，本病与正常深色皮肤的表现相似，因此没有诊断特异性。在基底层和棘层上部的角质形成细胞中可见黑素颗粒增多，但黑素细胞数量正常。真皮乳头层可见数量不等的噬黑素细胞[50]。

发病机制 艾迪生病最常见的病因是自身免疫反应引起的肾上腺破坏，进而导致皮质醇及醛固酮合成不足。艾迪生病常伴发其他自身免疫性疾病，如自身免疫性多腺体综合征、胰岛素依赖性糖尿病、白癜风及甲状腺疾病等[48]。其他导致肾上腺功能衰退的原因包括肾结核、转移癌、深部真菌感染。自身免疫性艾迪生病与特定的MHC单倍型如 DR3-DQ2 和 DR4-DQ8 及 T 细胞介导的自身免疫调节基因突变有关[51、52]。

艾迪生病中的色素沉着是由于腺垂体过度释放 MSH。垂体中促肾上腺皮质激素（ACTH）与MSH 合成和分泌是相关的。艾迪生病中 ACTH 和MSH 的过度产生由机体对肾上腺功能低下的正反馈作用所致。

鉴别诊断 药物引起的色素沉着、血色素病、黄褐斑、炎症后色素沉着、色素性接触性皮炎。

治疗原则 治疗潜在的激素缺乏。

炎症后色素沉着

临床概要 临床上，皮肤炎症后导致的色素改变可以是色素减退、色素加深或二者均存在。所有破坏皮肤表皮与真皮界面的疾病，如固定型药疹、扁平苔藓、良性苔藓样角化症、多形红斑等，是最常出现炎症后色素沉着的。感染（晶他病、梅毒、盘尾丝虫病）和包括刺激、烧灼在内的皮肤操作性损伤也可以造成皮肤色素改变。部分患者，这种皮肤色素改变可以非常显著，可产生类似原发黑素细胞性病变的深色素沉着或类似白癜风的显著色素减退。伍德灯检测可突出显示表皮黑素，临床上对于区分色素的深浅和范围非常有价值。共聚焦激光显微镜可用于评估不同色素减退性疾病的黑素含量及范围[53]。

组织病理 临床上色素增加和色素减退的损害，病理上表皮的黑素分别有增多和减少；在这两种临床色素改变中，真皮浅层均可见到噬黑素细胞，伴有真皮浅层血管周围及真皮乳头不同程度的淋巴细胞浸润[54]（图27-1）。偶见坏死角质形成细胞及真皮乳头粗大的胶原纤维[54,55]。

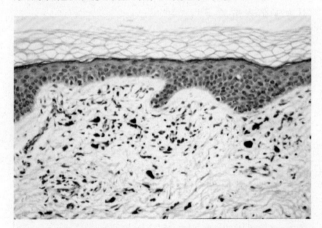

图 27-1 炎症后色素沉着：真皮乳头处可见大量的噬黑素细胞，血管周围有少量淋巴细胞浸润，表皮正常

发病机制 炎症介质如 IL-1、内皮素 1、干细胞生长因子[56] 及成纤维细胞来源的黑素生长因子直接刺激黑素细胞被认为是造成炎症后色素沉着的主要原因[57]。

鉴别诊断 白癜风、特发性点滴状色素减退、进行性斑状色素减退、感染（花斑癣、麻风、盘尾丝虫病、品他病）、无色素痣、药物诱发的色素沉着、系统性疾病（艾迪生病、血色素病、甲状腺功能亢进、肝肾衰竭、系统性红斑狼疮、皮肌炎）、营养性疾病（烟酸缺乏症、吸收不良）、褐黄病、淋巴瘤。

治疗原则 积极治疗潜在的原发病。除此之外，对于色素沉着局部可使用漂白剂如氢醌类、维 A 酸类、局部糖皮质激素、化学剥脱、壬二酸剥脱、激光治疗、化妆品修饰[58,59]。关于色素减退皮疹，可局部使用糖皮质激素、外用钙调磷酸酶抑制剂，光疗、皮肤移植等[60]。

香料皮炎和植物日光性皮炎

临床概要 由香水中呋喃香豆素的香柠檬油引起的局限性色素沉着斑具有特殊的临床表现。该斑片外观呈滴状，类似吊坠（法语 "berloque"），常位于颈部及耳后。接触含有呋喃香豆素的植物，如酸橙、欧洲防风草、白芷属、野胡萝卜、无花果等，也会产生类似色素沉着斑[61]。

组织病理 同炎症后色素沉着的病理表现类似，包括表皮黑素增加，真皮浅层可见噬黑素细胞。可见程度不等的慢性炎症反应。

鉴别诊断 炎症后色素沉着。

治疗原则 避免接触刺激物，外用糖皮质激素、漂白剂。

化学性色素减退

化学性白斑是一种获得性的白癜风样的色素减退，遗传易感的个人反复暴露于黑素细胞破坏性物质后出现。氢醌、酚类、儿茶酚类及巯基复合物是最常见的原因，常见于漂白剂、黏合剂、化妆品、染发剂、照片处理材料、偶氮染料处理的纺织品及人工橡胶生产中使用的抗氧化剂等[62-65]。色素减退可以发生在远离接触化学物质

的部位，可能与系统吸收或吸入有关。也有系统使用药物（氟奋乃静、氯喹和甲磺酸伊马替尼），眼科药物和含有水银、肉桂醛和肉桂醛等的复合物引起色素减退的报道。

组织病理 与白癜风的病理表现无法区分[62]。黑素细胞减少或消失，伴浅表血管周围淋巴细胞浸润。

鉴别诊断 白癜风，感染（花斑癣、麻风、盘尾丝虫病、品他病），遗传综合征（斑驳病、Ito 色素减退症、结节性硬化、Waardernburg 综合征、Vogt-Koyanagi-Harada 综合征），炎症后色素减退，无色素痣，特发性滴状色素减退，进行性斑状色素减退。

治疗原则 避免接触刺激物，治疗同白癜风（参见"白癜风"部分）。

特发性滴状色素减退

临床表现 特发性滴状色素减退是常见的良性获得性疾病，病因不明，表现为数个至大量无症状的、边界清晰的、大小为 2 ～ 6mm 的白色斑点。好发于 30 岁以上人群，主要发病部位为双腿、双前臂[66,67]。

组织病理 Fontana-Masson 染色显示皮损处黑素较皮损周围减少。皮损边界清晰。色素减退部位的表皮中可见黑素细胞变性和黑素小体减少。黑素颗粒分布不规则，黑素细胞的数量明显减少[68-70]。

发病机制 电镜检查显示皮损处散在残留的黑素细胞呈圆形，树突少，黑素小体少，且黑素化不完全[71]。慢性日光暴露、创伤、自身免疫及遗传因素如 HLA-DQ3 被认为与本病的发病机制有关。

鉴别诊断 炎症后色素减退、进行性斑状色素减退、花斑癣、白癜风。

治疗原则 局部外用钙调磷酸酶抑制剂[72]、皮肤磨削术、冷冻疗法[73]、激光治疗[74]。

进行性斑状色素减退

临床概要 进行性斑状色素减退的病因不明，特征性表现为边界不清、无症状的色素减退性斑片，常见于躯干中部、可扩展至面颈部，主要发

生于年轻人（图 27-2）[75]。皮疹可散在或最终相互融合[76]，无前期炎症和皮肤疾病。有皮疹完全缓解的报道[77]。

　　组织病理　病理上皮损处及非皮损处的表现

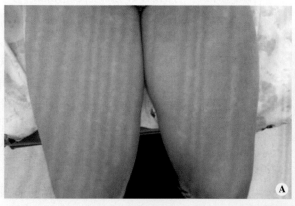

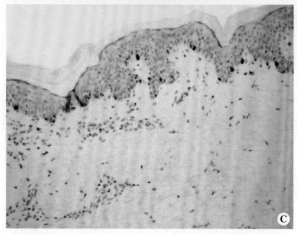

可能无法区分（图 27-2）。皮损处黑素含量可略减少，Fontana-Masson 染色可见基底层黑素减少[76,78]。电子显微镜研究发现，皮损部位的黑素密度及成熟度都比正常部位低[79,80]。

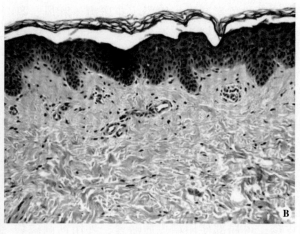

图 27-2　进行性斑状色素减退
A. 边界不清的色素减退斑；B. 表皮和真皮外观正常；C.Melan-A 染色显示交界黑素细胞数量正常

　　发病机制　不同亚型的痤疮丙酸杆菌被认为参与了该病发生[81]。组织培养和病理检查发现皮损处毛囊痤疮丙酸杆菌阳性，而正常皮肤处的毛囊及毛囊间皮肤为阴性。这提示痤疮丙酸杆菌影响了皮损处的黑素合成[78]。

　　鉴别诊断　特发性滴状色素减退、炎症后色素减退、花斑癣、白癜风。

　　治疗原则　光疗[82]，应用过氧化苯甲酰、克林霉素治疗[83]。

补骨脂素和 UVA 引起的色素改变

　　临床概要　补骨脂素结合 UVA 治疗（PUVA），即口服或局部外用含呋喃香豆素的补骨脂素复合物后暴露于可控强度的高强度的紫外线中。常被用于治疗银屑病或皮肤 T 细胞淋巴瘤，有时也用

于其他皮肤病包括白癜风的复色治疗。

　　在 PUVA 治疗中可观察一系列的皮肤临床和组织学的变化。急性的光毒性红斑在 48～72 小时达到高峰。色素沉着在接下来的数天出现，且较 UVB 照射诱发的色素沉着持续时间更长[84]。长期治疗将导致光老化，包括皮肤萎缩、细小皱纹、点状色素沉着及色素减退、毛细血管扩张、皮肤弹性下降[85]。星状雀斑样痣或 PUVA 雀斑常在长期治疗以后出现[86]。诱发 PUVA 雀斑样痣的因素包括皮肤类型、治疗次数、性别（男性多于女性）。黑素瘤和鳞状细胞癌的发生风险与照射剂量呈正相关[87]，特别是生殖器部位[88]。

　　组织病理　PUVA 引起的急性光毒性组织学改变类似于晒伤，可见许多粉红色的凋亡细胞（"晒伤细胞"）分散在表皮中。在治疗过程的早期，表皮基底层的黑素细胞和棘层角质形成细胞明显

黑素化。长期治疗使表皮突变平、毛细血管扩张、真皮乳头层酸性黏多糖沉积、弹性纤维变细和嗜碱性变性、弹性纤维增生和断裂[89]。皮肤色素沉着而无其他临床变化时病理上常可见到角质形成细胞的胞核形态不典型，失去正常成熟模式[90]。可发生光线性角化病、鲍温病、鳞状细胞癌和黑素瘤。PUVA 雀斑或雀斑样痣皮损中黑素细胞增生，可见表皮突延长伴灶性不典型增生的黑素细胞[91]。

发病机制　电子显微镜可见黑素小体广泛均匀分布在整个表皮层[92]。基底膜增厚伴局灶溶解破坏。真皮弹性纤维均质化和碎裂[93]。真皮深层毛细血管的基底层复制和内皮细胞胞饮作用增加[94]。

鉴别诊断　对 PUVA 雀斑样痣来说，要鉴别单纯性黑子、日光性黑子和色素性光线性角化病。

治疗原则　停止 PUVA 治疗。

药物引起的色素改变

临床概要　药物引起的色素改变很常见，包括非甾体抗炎药、抗疟药、四环素类药物，精神类药物如吩噻嗪类药物，抗肿瘤性药物如细胞毒性药物，重金属类包括金、胺碘酮、阿米替林、丙咪嗪、氯法齐明[95,96]。其发病机制各不相同，包括黑素生成增多致基底层角质形成细胞色素增加，真皮表皮交界处空泡化伴色素失禁，可见真皮噬黑素细胞，药物与黑素结合形成复合物后这种稳定复合物或药物自身形成颗粒在真皮细胞外基质沉积或被吞噬细胞吞噬。此外，药物可能诱导特殊色素合成，如脂褐素，或损害血管导致红细胞外渗，形成含铁血黄素[95,96]。临床特征因不同药物作用，色素沉着的模式可以从泛发的色素沉着到一些特殊的分布模式，如博来霉素导致的鞭样条纹[97]。

组织病理　米诺环素可引起三种模式色素沉着[98]。第一种模式是痤疮或瘢痕中蓝黑色素沉着，因黑素被巨噬细胞吞噬或游离在真皮中所致。第二种模式为灰蓝色素沉着，常见部位为双腿前面及双臂，因药物复合物和蛋白质沉积在真皮的细胞间，常累及小汗腺导管和其他附件。第三种模式是棕色色素改变，发生于日光暴露部位，由基底层角质形成细胞黑素增加所致。

抗疟药是在真皮细胞外或巨噬细胞内有黄色或深褐色的色素颗粒沉积[95]。氯喹和羟氯喹均可结合黑素[99]。吩噻嗪类药物所致色素沉着为真皮巨噬细胞内的电子致密物，该颗粒由药物代谢物和黑素组成，在阳光暴露部位呈渐进性加深的蓝色素沉着[100]。胺碘酮可能引发光敏反应，同时可见在真皮浅层血管周围巨噬细胞吞噬脂褐素颗粒沉积形成的蓝灰色素沉着。PAS 染色可显示。脂褐质沉积症也可以因抗生素引起[95]。丙咪嗪可有金棕色颗粒在真皮内游离沉积或被巨噬细胞吞噬，该颗粒可能为药物异常代谢物与黑素的复合物[101]。电子显微镜显示溶酶体内或真皮内游离的富含铜、硫的电子致密物[102]。

化疗药物常引起泛发或局部基底层角质形成细胞的色素沉着，如博来霉素、白消安、阿霉素、柔红霉素、氟尿嘧啶、环磷酰胺、卡莫司汀等，此外真皮浅层可见噬黑素细胞[97]。口服摄入汞后，可在真皮或皮下脓肿中发现汞微滴[103]。

鉴别诊断　炎症后色素沉着，光毒性色素沉着，系统性疾病（艾迪生病、血色素沉着症、甲状腺功能亢进、肝肾衰竭、系统性红斑狼疮、皮肌炎），营养性疾病（糙皮病、吸收不良），褐黄病，淋巴瘤。

治疗原则　停用相关药物，防晒，激光治疗。

系统性病变引起的皮肤色素改变

临床概要　许多皮肤和系统性疾病可有色素改变。病因包括营养、自身免疫、代谢、内分泌、肿瘤或感染。这些疾病可有局部或泛发的色素变化。蕈样肉芽肿可出现色素减退[104,105]或色素加深[106]的损害。前者常发生于儿童和青年人，呈缓慢渐进性发展，通常在诊断前病史已有数年。结节病[107]可表现为色素减退，但通常有不同程度的浸润。Darier 病[108]也可以出现色素减退。色素性基底细胞癌不少见，而色素性鲍温病[109]、色素性 Paget 病[110]、无色素性乳房外 Paget 病[111]在临床上较难识别。乳腺癌皮肤转移也可见色素改变，甚至可以模仿恶性黑素瘤[112]。另外，泛发的色素沉着可能提示转移性恶性黑素瘤及原发性垂体肿瘤。

组织病理　组织病理学上主要是原发性皮肤

病组织学改变。在色素减退性蕈样肉芽肿中，可见程度不同黑素的色素失禁[105]。而色素沉着性蕈样肉芽肿可见基底层显著的黑素沉积，整个棘层可见巨大的黑素颗粒色素沉积[106]。色素减退性结节病中黑素细胞没有变化，也没有明显的黑素改变[107]。色素减退型 Darier 病基底层可见黑素减少[108]。色素型鲍温病可见基底层角质形成细胞有大量的黑素，黑素细胞大量树突，以及很多噬黑素细胞[109]。色素型 Paget 病和皮肤嗜表皮的色素性转移性乳腺癌在真皮表皮交界处可见树突状黑素细胞及转移肿瘤细胞的胞质中有数量不等的黑素[110]。在无色素型乳房外 Paget 病中可以见到正常数量的黑素细胞，但其表皮黑素化显著降低[111]。转移性黑素瘤或内分泌疾病出现广泛的色素沉着，可见不同程度的表皮色素改变及真皮噬黑素细胞。

发病机制　电子显微镜可观察到色素减退型蕈样肉芽肿中黑素细胞有退行性改变，包括黑素细胞粗面内质网扩张，线粒体肿胀，不完全黑素化的黑素小体，细胞质空泡化及分解[113]。在色素沉着型蕈样肉芽肿的角质形成细胞中可见巨大的黑素小体，在肿瘤细胞和朗格汉斯细胞的胞质中也存在黑素颗粒[106]。在色素减退性结节病中，角质形成细胞的黑素小体较少，黑素细胞存在不同程度的变性[107]。

鉴别诊断　药物引起的色素沉着。

治疗原则　治疗原发皮肤病或系统病。

白化病

临床概要　白化病是一种遗传性疾病，导致皮肤、毛发和眼部广泛的色素缺失。只有眼受累者称为眼白化病，为 X 连锁隐性遗传疾病。眼皮肤白化病（oculocutaneous albinism，OCA）同时累及眼和皮肤，为常染色体隐性遗传疾病。OCA 的诊断主要依靠临床表现，如与家族成员比较皮肤色素减少及眼部改变。

根据酪氨酸酶活性强度、毛发颜色、相关的系统性疾病等不同，OCA 至少有十种类型。酪氨酸酶是一种含铜的酶，负责黑素的生物合成。酪氨酸酶基因的突变导致酶活性丧失（酪氨酸酶阴性 OCA），引起病情最严重的亚型[114,115]。酪氨酸酶阳性的 OCA 患者,黑素合成减少,患者的毛发、

皮肤和眼部从年幼时开始获得部分色素。头发的颜色可以从黄色（黄色突变 OCA）到红色（红褐色 OCA）到铂色（Pt OCA）到棕色（棕色 OCA）到黑色（黑斑 – 白化病 – 耳聋综合征，blacklocks-albinism- deafness syndrome，BADS）。相关的系统性病变包括轻度凝血障碍、炎症性肠病和（或）肺纤维化，蜡样脂沉积（Hermansky-Pudlak 综合征），免疫缺陷（Chédiak-Higashi 和 Griscelli 综合征），小眼征和精神发育迟滞（Cross 综合征）。光敏感和皮肤恶性肿瘤，特别是鳞状细胞癌，常见于各种类型的白化病。

OCA 可通过羊膜腔穿刺术行胎儿皮肤活检，进而分析胎儿细胞的酪氨酸酶基因来进行产前诊断[116]。

组织病理　组织学检查显示 OCA 患者皮肤表皮和毛球的基底层存在黑素细胞，然而 Fontana-Masson 染色显示无黑素。在黑素细胞酪氨酸酶阳性的白化病患者中，当皮肤切片与多巴共同孵育时，表皮黑素细胞可产生黑素。

Hermansky-Pudlak 综合征是黑素小体形成障碍，病理可见表皮巨大的黑素小体，伴有真皮噬黑素细胞[117-119]。该综合征的诊断是根据电镜下血小板致密颗粒的缺乏。有 9 个 Hermansky-Pudlak 致病基因已被确定[119,120]。

发病机制　OCA 为黑素小体内黑素合成障碍。电镜结果显示表皮内存在结构正常的黑素细胞；然而，黑素小体的黑素化降低[121]。例如，在酪氨酸酶阳性的白化病中，黑素化III期和IV期的黑素小体减少，而在酪氨酸酶阴性的白化病中，黑素小体中不含黑素，表达 I 期、II 期黑素小体。黑素小体从黑素细胞到角质形成细胞的转运没有变化。

酪氨酸酶基因位于染色体 11q14.3[122,123]，其蛋白编码区的基因突变导致酪氨酸酶阴性 OCA。而酪氨酸酶阳性 OCA 的致病基因定位于 15 号染色体的 *P* 基因，该基因突变与多种临床表现相关[123,124]。

治疗原则　避免日晒，使用广谱防晒霜，经常筛查皮肤癌，需要时转诊眼科医师[125]。

斑驳病

临床概要　斑驳病是一种常染色体显性遗传

疾病，特点是出生时即存在形状不规则的色素脱失斑，85% 的患者可见前额中部的白斑，其上可见白色毛发。该病色素脱失斑好发于腹侧皮肤，即面、胸、腹的中部。白斑区内常见大小为 1～5cm 的岛状色素沉着。该病由 *KIT* 基因突变导致其功能丧失，导致胚胎的黑素母细胞的迁移异常[126]。该病过去称为部分性白化病，但已不再使用，因为 OCA 和斑驳病的发病机制明显不同。

Waardenburg 综合征是一种常染色体显性或隐性遗传疾病，其特点是斑驳病，眼睛的内眦侧位移（眼角变位），宽鼻根，虹膜异色及先天性耳聋。大约一半的患者有白色额部毛发，约 12% 出生时即有色素脱失斑。

组织病理 白斑的皮肤和毛发中黑素细胞显著降低甚至消失[127,128]。在白斑中的色素沉着小岛中黑素细胞是正常的[128]。一些病例中，白色额部毛发处的表皮可见少量多巴阳性黑素细胞[129]。

发病机制 电镜检查常可发现白斑处皮肤黑素细胞完全消失[129]。一些情况下可偶见具有不完全黑素化的椭圆形或球形黑素小体的黑素细胞。电镜下可见拔取的额部毛发的皮质、毛小皮和内毛根鞘中黑素缺失[129]。色素沉着的小岛部可见大量异常的球形黑素小体。

负责编码胚胎发育过程中黑素细胞迁移到毛囊和表皮的 *KIT* 基因突变导致斑驳病[122,126]。Waardenburg 综合征有四种亚型，与 5 个转录因子突变相关：MITF、Sox-10、EDN3（内皮素 3）、EDNRB（内皮素受体 B 型）和 PAX-3，这些转录因子均可影响 *KIT* 基因的表达[118,130,131]。

鉴别诊断 白癜风、无色素痣、Waardenburg 综合征、结节性硬化、进行性斑状色素减退症。

治疗原则 防晒，使用广谱防晒霜，皮肤移植[132,133]，遮盖。

白癜风

临床概要 白癜风是一种后天的、影响容貌的、片状且完全的皮肤色素脱失。稳定期的斑片通常具有不规则的边界，但与周围皮肤的分界非常清晰。周围可绕以色素沉着。在进展期皮损中，边缘罕见轻微的红斑和较窄的色素部分减退的过渡带。白癜风皮损处毛发通常是白色的（白发）。头发和睫毛少有受累。在泛发型白癜风中，面部、躯干上部、手背部、腔口周围和生殖器部位最常受累且呈对称分布。局限型白癜风可表现为线状且沿皮肤节段分布的斑片（节段型白癜风）。创伤后继发（Koebner 现象）、晕痣及转移性黑素瘤常与泛发型白癜风伴发，而非节段型白癜风。白癜风可能与自身免疫性疾病如甲状腺炎，恶性贫血、艾迪生病、糖尿病、斑秃及药物有关，常见的药物有干扰素、咪喹莫特和 BRAF 抑制剂。

在 Vogt-Koyanagi-Harada 综合征中，无菌性脑膜炎往往是首发症状，接着出现葡萄膜炎和听觉异常。可出现累及皮肤、睫毛和头皮的白癜风。常与斑秃相关。

组织病理 白癜风最显著的特征是真皮表皮交界处黑素细胞的改变。用银染色或免疫组化染色，如 Melan-A 或 MART-1，充分发展的白癜风皮损黑素细胞完全缺失。过去也曾使用多巴反应。进展期病变周围的色素减退区域而非完全脱色的部位，病理显示存在少量黑素细胞，基底层可见部分黑素颗粒[134]。在白癜风的更外侧边缘部位，黑素细胞往往更明显，且具有充满黑素颗粒的树突。本病早期皮损边缘可见真皮浅层血管周围单一核细胞浸润，偶见苔藓样浸润。在与白癜风病变周围外观正常的皮肤处也可见真皮表皮交界处局灶的空泡改变及轻度单一的核细胞浸润[135,136]。有报道称在长期的皮损中可出现皮肤神经和附属器结构的退行性改变[137]。

发病机制 电子显微镜[136,138]和免疫组化使用针对黑素细胞的 17 种单克隆抗体的研究[139]证实，长期的白癜风皮损处黑素细胞完全缺失（图 27-3）。在进展期皮损病变周围的色素减退区域，大多数黑素细胞出现变性。一些研究表明，角质形成细胞和黑素细胞外周损伤[140]。结合毛囊半侧多巴染色及半侧扫描电镜发现，在正常的毛囊外根鞘部存在不活跃的、多巴阴性的黑素细胞。这些不活跃的黑素细胞在白斑处皮肤的毛囊外根鞘也可见到。在白癜风的治疗中，刺激这些毛囊外根鞘中部和下部的不活跃的黑素细胞，使其分裂增殖，并迁移到其上皮肤的真皮表皮交界处，黑素细胞向周围辐射形成皮损复色过程中的色素岛[141,142]。

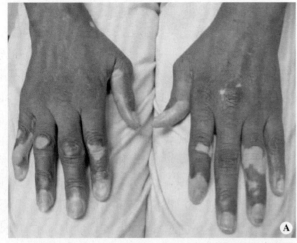

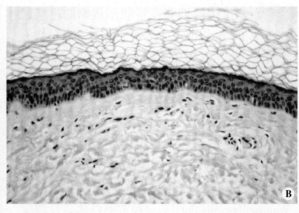

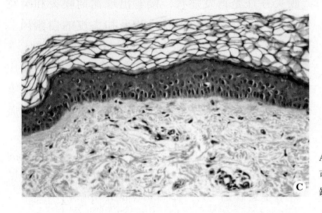

图 27-3 白癜风

A. 白癜风患者的斑状色素脱失。B. 在邻近皮损周边的色素脱失部位可见黑素细胞的完全缺失。C. S100 蛋白免疫组化染色证实黑素细胞缺失，但朗格汉斯细胞及树突状细胞呈阳性

自身免疫机制和潜在的遗传易感性是白癜风最有可能的病因，此外神经体液学说和自身细胞毒性假说也是可能的发病机制。使用免疫沉淀法在白癜风患者血清中发现针对黑素细胞的抗体，而在正常血清中未发现该抗体[143]。同时，白癜风患者的血清会导致培养的黑素细胞的损伤，这提示患者血清中的抗体可能参与了白癜风发病[144]。转移性恶性黑素瘤患者可能出现白癜风，猜测可能是机体产生了自身抗体，交叉抗原性[145]导致这些抗体与黑素细胞和黑素瘤细胞均可出现反应。白癜风患者与其他一些已知的自身免疫性疾病的关联性增加。最近的一项研究表明，天然免疫系统的调节基因，NALP1 基因的变异与自身免疫和自身炎症性疾病的易感性有关，这些疾病与白癜风相关[146]。在细胞学水平的发病机制研究中发现，在白癜风皮损的边缘发现由 T 细胞表达的皮肤淋巴细胞相关抗原，这是皮肤归巢 T 细胞的典型抗原。关于究竟是皮损处 T 细胞还是循环中抗黑素细胞抗体是皮损破坏最初始的原因还存在争议[147]。一些研究表明，与白癜风稳定期斑片[148,149]和外周

血[150]相比，白癜风活跃皮损区域 T 细胞亚群有显著的不同。

鉴别诊断　化学性白斑、感染（花斑癣、麻风病、盘尾丝虫病、品他病）、遗传综合征（斑驳病、Ito 色素减退症、结节性硬化症、Waardernburg 综合征、Vogt-Koyanagi-Harada 综合征）、炎症后色素减退、无色素痣、特发性滴状色素减退、进行性斑状色素减退。

治疗原则　局部治疗[151]（皮质醇激素、钙调磷酸酶抑制剂、维生素 D3 类似物）、系统性应用糖皮质激素、光疗、光化学疗法、激光治疗、皮肤移植、黑素细胞移植、遮盖、脱色素治疗及心理治疗[152]。

Chédiak-Higashi 综合征

临床概要　Chédiak-Higashi 综合征是一种罕见的常染色体隐性遗传疾病。特点是不同类型的 OCA、免疫缺陷、凝血障碍和神经系统异常。对细菌感染高度易感，而且存在独特的"加速期"，

往往导致患者在 7 岁之前死亡[153,154]。加速期表现为发热、黄疸、肝脾大、淋巴结肿大、全血细胞减少和广泛的淋巴组织细胞器官浸润（噬血综合征）。病毒，尤其是 EB 病毒，与加速期的启动有关。Chédiak-Higashi 综合征的诊断特征是在所有类型的细胞中囊泡扩大（与溶酶体相关的细胞器），包括溶酶体、黑素小体、血小板致密颗粒、细胞毒性颗粒及其他[155]。

Chédiak-Higashi 综合征是 OCA 的一个亚型，特点包括全身皮肤变白，易发生严重晒伤，银色毛发，苍白虹膜，畏光和震颤。常见呼吸道和皮肤反复的严重感染。

组织病理　皮肤切片光镜下正常[156]。Fontana-Masson 染色显示黑素颗粒稀疏，部分聚集成堆，部分较正常大小更大[156]。这种大的、形状不规则的黑素颗粒散布在真皮上部的噬黑素细胞中。发干中也可见异常的黑素聚集[157]。

巨大的溶酶体颗粒可在包括外周血、皮肤（黑素细胞和朗格汉斯细胞）及其他器官中观察到。血涂片吉姆萨染色或瑞氏染色显示该颗粒嗜苯胺蓝。这些颗粒通常存在于所有白细胞中，在中性粒细胞中最容易见到。

发病机制　在黑素细胞内，电镜检查可见形状不规则的、有界膜的巨大黑素小体。它们通过与其他大颗粒的融合而进一步变大。在巨大的黑素小体内，颗粒基质和纤维呈现周期性变化的不同程度的色素。最大体积的黑素小体中可观察到变性导致的空泡和残体。此外，黑素细胞仍存在正常的黑素小体，并可转移到角质细胞中，但他们被包在异常大的溶酶体中。类似异常大的膜溶酶体在毛发中也可见到。黑素细胞中巨大的黑素小体及角质形成细胞中巨大的溶酶体的形成是由膜结构或微管功能缺陷造成的。色素减退的发生是因为黑素在角质形成细胞的少数大型溶酶体中聚集，而不是均匀分散在整个细胞质中。

在白细胞胞质中的巨大颗粒是由初级溶酶体相互融合及与胞质中其他物质融合而成。尽管微生物可通过正常吞噬途径进入吞噬空泡，但空泡中溶菌酶的缺失导致其胞内杀伤缺陷。同时，中性粒细胞中强有力的抗菌蛋白，即酶组织蛋白酶 G，在 Chédiak-Higashi 综合征患者中缺失。

在 染 色 体 1q42.1—42.2 位 置 的 CHS1/LYST 突变基因与本病相关。CHS1/LYST 基因编码一种可调节溶酶体相关细胞器大小和运动的蛋白[118,158,159]。

鉴别诊断　OCA 2 型、Hermansky-Pudlak 综合征、慢性肉芽肿病、Griscelli 综合征。

治疗原则　骨髓移植，化疗，防晒[154]。

致谢

感谢 Dr. Lionel Bercovitch 和 Dr. Erin O'Leary 提供图 27-2。感谢本章前版本作者 Carrie L. Kovarik，Richard L. Spielvogel 及 Gary R. Kantor 所做出的贡献。

（周　城　姚雪妍　译，朱　里　校，陈明亮　审）

参考文献

1. Braun-Falco O, Burg G, Selzle D, et al. Diffuse congenital melanosis [in German]. *Hautarzt* 1980;31(6):324–327.
2. Platin P, Sassolas B, Gavanou J, et al. What is your diagnosis? Generalized cutaneous melanosis [in French]. *Ann Dermatol Venereol* 1990;117(10):739–740.
3. Kint A, Oomen C, Geerts ML, et al. Congenital diffuse melanosis [in French]. *Ann Dermatol Venereol* 1987;114(1):11–16.
4. Wang SY, Meng HM, Zhang L, et al. A novel case of delayed congenital diffuse melanosis: immune dysfunction? *J Eur Acad Dermatol Venereol* 2012;26(4):523–524.
5. Sardana K, Goel K, Chugh S. Reticulate pigmentary disorders. *Indian J Dermatol Venereol Leprol* 2013;79(1):17–29.
6. Marrone A, Walne A, Dokal I. Dyskeratosis congenita: telomerase, telomeres and anticipation. *Curr Opin Genet Dev* 2005;15(3):249–257.
7. Dokal I. Dyskeratosis congenita. *Hematology Am Soc Hematol Educ Program* 2011;2011:480–486.
8. Rower JM, Carr RD, Lowney ED. Progressive cribriform and zosteriform hyperpigmentation. *Arch Dermatol* 1978;114(1):98–99.
9. Choi JC, Yang JH, Lee UH, et al. Progressive cribriform and zosteriform hyperpigmentation—the late onset linear and whorled nevoid hypermelanosis. *J Eur Acad Dermatol Venereol* 2005;19(5):638–639.
10. Cho E, Cho SH, Lee JD. Progressive cribriform and zosteriform hyperpigmentation: a clinicopathologic study. *Int J Dermatol* 2012;51(4):399–405.
11. Kim NI, Park SY, Youn JI, et al. Dyschromatosis symmetrica hereditaria affecting two families. *Korean J Dermatol* 1980;18(6):585–591.
12. Oyama M, Shimizu H, Ohata Y, et al. Dyschromatosis symmetrica hereditaria (reticulate acropigmentation of Dohi): report of a Japanese family with the condition and a literature review of 185 cases. *Br J Dermatol* 1999;140(3):491–496.
13. Kanwar AJ, Kaur S, Rajagopalan M. Reticulate acropigmentation of Kitamura. *Int J Dermatol* 1990;29(3):217–219.
14. Al Hawsawi K, Al Aboud K, Alfadley A, et al. Reticulate

acropigmentation of Kitamura-Dowling Degos disease overlap: a case report. *Int J Dermatol* 2002;41(8):518–520.

15. Kim YC, Davis MD, Schanbacher CF, et al. Dowling-Degos disease (reticulate pigmented anomaly of the flexures): a clinical and histopathologic study of 6 cases. *J Am Acad Dermatol* 1999;40(3):462–467.

16. Pickup TL, Mutasim DF. Dowling-Degos disease presenting as hypopigmented macules. *J Am Acad Dermatol* 2011;64(6): 1224–1225.

17. El Shabrawi-Caelen L, Rutten A, Kerl H. The expanding spectrum of Galli-Galli disease. *J Am Acad Dermatol* 2007;56(5, Suppl):86–91.

18. Lugassy J, Itin P, Ishida-Yamamoto A, et al. Naegeli-Franceschetti-Jadassohn syndrome and dermatopathia pigmentosa reticularis: two allelic ectodermal dysplasias caused by dominant mutations in KRT14. *Am J Hum Genet* 2006;79(4):724–730.

19. Costello MJ, Buncke CM. Dyskeratosis congenita. *AMA Arch Derm* 1956;73(2):123–132.

20. Schnur RE, Heymann WR. Reticulate hyperpigmentation. *Semin Cutan Med Surg* 1997;16(1):72–80.

21. Vulliamy T, Dokal I. Dyskeratosis congenita. *Semin Hematol* 2006;43(3):157–166.

22. Liao H, Zhao Y, Baty DU, et al. A heterozygous frameshift mutation in the V1 domain of keratin 5 in a family with Dowling-Degos disease. *J Invest Dermatol* 2007;127(2):298–300.

23. Betz RC, Planko L, Eigelshoven S, et al. Loss-of-function mutations in the keratin 5 gene lead to Dowling-Degos disease. *Am J Hum Genet* 2006;78(3):510–519.

24. Kono M, Suganuma M, Ito Y, et al. Novel ADAR1 mutations including a single amino acid deletion in the deaminase domain underlie dyschromatosis symmetrica hereditaria in Japanese families. *Int J Dermatol* 2014;53(3):e194–e196.

25. Lai ML, Yang LJ, Zhu XH, et al. A novel mutation of the DSRAD gene in a Chinese family with dyschromatosis symmetrica hereditaria. *Genet Mol Res* 2012;11(2):1731–1737.

26. Zhang JY, Chen XD, Zhang Z, et al. ADAR1 p150 isoform is involved in the pathogenesis of dyschromatosis symmetrica hereditaria. *Br J Dermatol* 2013;169(3):637–644.

27. Zhang GL, Shi HJ, Shao MH, et al. Mutations in the ADAR1 gene in Chinese families with dyschromatosis symmetrica hereditaria. *Genet Mol Res* 2013;12(3):2794–2799.

28. Yun JH, Kim JH, Choi JS, et al. Treatment of Dowling-Degos disease with fractional Er:YAG laser. *J Cosmet Laser Ther* 2013;15(6):336–339.

29. Wenzel G, Petrow W, Tappe K, et al. Treatment of Dowling-Degos disease with Er:YAG-laser: results after 2.5 years. *Dermatol Surg* 2003;29(11):1161–1162.

30. Voth H, Landsberg J, Reinhard G, et al. Efficacy of ablative laser treatment in Galli-Galli disease. *Arch Dermatol* 2011;147(3):317–320.

31. Kalter DC, Griffiths WA, Atherton DJ. Linear and whorled nevoid hypermelanosis. *J Am Acad Dermatol* 1988;19(6):1037–1044.

32. Akiyama M, Aranami A, Sasaki Y, et al. Familial linear and whorled nevoid hypermelanosis. *J Am Acad Dermatol* 1994;30(5, Pt 2):831–833.

33. Di Lernia V. Linear and whorled hypermelanosis. *Pediatr Dermatol* 2007;24(3):205–210.

34. Mendiratta V, Sharma RC, Arya L, et al. Linear and whorled nevoid hypermelanosis. *J Dermatol* 2001;28(1):58–59.

35. Nehal KS, PeBenito R, Orlow SJ. Analysis of 54 cases of hypopigmentation and hyperpigmentation along the lines of Blaschko. *Arch Dermatol* 1996;132(10):1167–1170.

36. Hofmann U, Wagner N, Grimm T, et al. Linear and whorled

37. Verghese S, Newlin A, Miller M, et al. Mosaic trisomy 7 in a patient with pigmentary abnormalities. *Am J Med Genet* 1999;87(5):371–374.

38. Komine M, Hino M, Shiina M, et al. Linear and whorled naevoid hypermelanosis: a case with systemic involvement and trisomy 18 mosaicism. *Br J Dermatol* 2002;146(3): 500–502.

39. Hartmann A, Hofmann UB, Hoehn H, et al. Postnatal confirmation of prenatally diagnosed trisomy 20 mosaicism in a patient with linear and whorled nevoid hypermelanosis. *Pediatr Dermatol* 2004;21(6):636–641.

40. Taibjee SM, Bennett DC, Moss C. Abnormal pigmentation in hypomelanosis of Ito and pigmentary mosaicism: the role of pigmentary genes. *Br J Dermatol* 2004;151(2):269–282.

41. Sheth VM, Pandya AG. Melasma: a comprehensive update, part I. *J Am Acad Dermatol* 2011;65(4):689–697; quiz 698.

42. Funasaka Y, Mayumi N, Asayama S, et al. In vivo reflectance confocal microscopy for skin imaging in melasma. *J Nippon Med Sch* 2013;80(3):172–173.

43. Liu H, Lin Y, Nie X, et al. Histological classification of melasma with reflectance confocal microscopy: a pilot study in Chinese patients. *Skin Res Technol* 2011;17(4):398–403.

44. Sanchez NP, Pathak MA, Sato S, et al. Melasma: a clinical, light microscopic, ultrastructural, and immunofluorescence study. *J Am Acad Dermatol* 1981;4(6):698–710.

45. Kang WH, Yoon KH, Lee ES, et al. Melasma: histopathological characteristics in 56 Korean patients. *Br J Dermatol* 2002;146(2):228–237.

46. Grimes PE, Yamada N, Bhawan J. Light microscopic, immunohistochemical, and ultrastructural alterations in patients with melasma. *Am J Dermatopathol* 2005;27(2):96–101.

47. Rivas S, Pandya AG. Treatment of melasma with topical agents, peels and lasers: an evidence-based review. *Am J Clin Dermatol* 2013;14(5):359–376.

48. Nieman LK, Chanco Turner ML. Addison's disease. *Clin Dermatol* 2006;24(4):276–280.

49. Clerkin EP, Sayegh S. Melanosis as the initial symptom of addison's disease: a case report. *Lahey Clin Found Bull* 1967; 16(1):173–176.

50. Montgomery H, O'Leary P. Pigmentation of the skin in Addison's disease, acanthosis nigricans and hemochromatosis. *Arch Derm Syphilol* 1930;21(6):970–984.

51. Husebye E, Lovas K. Pathogenesis of primary adrenal insufficiency. *Best Pract Res Clin Endocrinol Metab* 2009;23(2): 147–157.

52. Gombos Z, Hermann R, Kiviniemi M, et al. Analysis of extended human leukocyte antigen haplotype association with Addison's disease in three populations. *Eur J Endocrinol* 2007;157(6):757–761.

53. Xiang W, Xu A, Xu J, et al. In vivo confocal laser scanning microscopy of hypopigmented macules: a preliminary comparison of confocal images in vitiligo, nevus depigmentosus and postinflammatory hypopigmentation. *Lasers Med Sci* 2010;25(4):551–558.

54. Ackerman AB. *Histologic diagnosis of inflammatory skin diseases.* Philadelphia, PA: Lea & Febiger, 1978:178.

55. Murphy GF. *Dermatopathology: a practical guide to common disorders.* Philadelphia, PA: WB Saunders, 1995:322.

56. Ortonne JP, Bissett DL. Latest insights into skin hyperpigmentation. *J Investig Dermatol Symp Proc* 2008;13(1): 10–14.

57. Cardinali G, Kovacs D, Picardo M. Mechanisms underlying

post-inflammatory hyperpigmentation: lessons from solar lentigo [in French]. *Ann Dermatol Venereol* 2012;139(Suppl 3): S96–S101.

58. Lynde CB, Kraft JN, Lynde CW. Topical treatments for melasma and postinflammatory hyperpigmentation. *Skin Therapy Lett* 2006;11(9):1–6.

59. Callender VD, St Surin-Lord S, Davis EC, et al. Postinflammatory hyperpigmentation: etiologic and therapeutic considerations. *Am J Clin Dermatol* 2011;12(2):87–99.

60. Vachiramon V, Thadanipon K. Postinflammatory hypopigmentation. *Clin Exp Dermatol* 2011;36(7):708–714.

61. Stoner JG, Rasmussen JE. Plant dermatitis. *J Am Acad Dermatol* 1983;9(1):1–15.

62. Fisher AA. Differential diagnosis of idiopathic vitiligo, part III: occupational leukoderma. *Cutis* 1994;53(6):278–280.

63. Fisher AA. Differential diagnosis of idiopathic vitiligo from contact leukoderma, part II: leukoderma due to cosmetics and bleaching creams. *Cutis* 1994;53(5):232–234.

64. Boissy RE, Manga P. On the etiology of contact/occupational vitiligo. *Pigment Cell Res* 2004;17(3):208–214.

65. Ghosh S, Mukhopadhyay S. Chemical leucoderma: a clinico-aetiological study of 864 cases in the perspective of a developing country. *Br J Dermatol* 2009;160(1):40–47.

66. Cummings KI, Cottel WI. Idiopathic guttate hypomelanosis. *Arch Dermatol* 1966;93(2):184–186.

67. Shin MK, Jeong KH, Oh IH, et al. Clinical features of idiopathic guttate hypomelanosis in 646 subjects and association with other aspects of photoaging. *Int J Dermatol* 2011;50(7): 798–805.

68. Ortonne JP, Perrot H. Idiopathic guttate hypomelanosis. Ultrastructural study. *Arch Dermatol* 1980;116(6):664–668.

69. Wallace ML, Grichnik JM, Prieto VG, et al. Numbers and differentiation status of melanocytes in idiopathic guttate hypomelanosis. *J Cutan Pathol* 1998;25(7):375–379.

70. Kim SK, Kim EH, Kang HY, et al. Comprehensive understanding of idiopathic guttate hypomelanosis: clinical and histopathological correlation. *Int J Dermatol* 2010;49(2):162–166.

71. Ploysangam T, Dee-Ananlap S, Suvanprakorn P. Treatment of idiopathic guttate hypomelanosis with liquid nitrogen: light and electron microscopic studies. *J Am Acad Dermatol* 1990;23(4, Pt 1):681–684.

72. Rerknimitr P, Disphanurat W, Achariyakul M. Topical tacrolimus significantly promotes repigmentation in idiopathic guttate hypomelanosis: a double-blind, randomized, placebo-controlled study. *J Eur Acad Dermatol Venereol* 2013;27(4):460–464.

73. Kumarasinghe SP. 3-5 second cryotherapy is effective in idiopathic guttate hypomelanosis. *J Dermatol* 2004;31(5): 437–439.

74. Goldust M, Mohebbipour A, Mirmohammadi R. Treatment of idiopathic guttate hypomelanosis with fractional carbon dioxide lasers. *J Cosmet Laser Ther* 2013 May 8.

75. Perman M, Sheth P, Lucky AW. Progressive macular hypomelanosis in a 16-year old. *Pediatr Dermatol* 2008;25(1):63–65.

76. Kumarasinghe SPW, Tan SH, Thng S, et al. Progressive macular hypomelanosis in Singapore: a clinico-pathological study. *Int J Dermatol* 2006;45(6):737–742.

77. Guillet G, Helenon R, Gauthier Y, et al. Progressive macular hypomelanosis of the trunk: primary acquired hypopigmentation. *J Cutan Pathol* 1988;15(5):286–289.

78. Westerhof W, Relyveld GN, Kingswijk MM, et al. Propionibacterium acnes and the pathogenesis of progressive macular hypomelanosis. *Arch Dermatol* 2004;140(2):210–214.

79. Wu XG, Xu AE, Song XZ, et al. Clinical, pathologic, and ultrastructural studies of progressive macular hypomelanosis.

80. Relyveld GN, Dingemans KP, Menke HE, et al. Ultrastructural findings in progressive macular hypomelanosis indicate decreased melanin production. *J Eur Acad Dermatol Venereol* 2008;22(5):568–574.

81. Relyveld GN, Westerhof W, Woudenberg J, et al. Progressive macular hypomelanosis is associated with a putative Propionibacterium species. *J Invest Dermatol* 2010;130(4): 1182–1184.

82. Kim MB, Kim GW, Cho HH, et al. Narrowband UVB treatment of progressive macular hypomelanosis. *J Am Acad Dermatol* 2012;66(4): 598–605.

83. Relyveld GN, Kingswijk MM, Reitsma JB, et al. Benzoyl peroxide/clindamycin/UVA is more effective than fluticasone/UVA in progressive macular hypomelanosis: a randomized study. *J Am Acad Dermatol* 2006;55(5):836–843.

84. Abel EA. Acute and chronic side effects of PUVA therapy: clinical and histologic changes. In: Abel EA, ed. *Photochemotherapy in psoriasis.* New York, NY: Igaku-Shoin, 1992.

85. Pfau RG, Hood AF, Morison WL. Photoageing: the role of UVB, solar-simulated UVB, visible and psoralen UVA radiation. *Br J Dermatol* 1986;114(3):319–327.

86. Miller RA. Psoralens and UV-A-induced stellate hyperpigmented freckling. *Arch Dermatol* 1982;118(8):619–620.

87. Stern RS, Laird N, Melski J, et al. Cutaneous squamous-cell carcinoma in patients treated with PUVA. *N Engl J Med* 1984;310(18):1156–1161.

88. Stern RS. Genital tumors among men with psoriasis exposed to psoralens and ultraviolet A radiation (PUVA) and ultraviolet B radiation. The photochemotherapy Follow-up Study. *N Engl J Med* 1990;322(16):1093–1097.

89. Bergfeld WF. Histopathologic changes in skin after photochemotherapy. *Cutis* 1977;20(4):504–507.

90. Abel EA, Cox AJ, Farber EM. Epidermal dystrophy and actinic keratoses in psoriasis patients following oral psoralen photochemotherapy (PUVA). Follow-up study. *J Am Acad Dermatol* 1982;7(3):333–340.

91. Rhodes AR, Harrist TJ, Day CL, et al. Dysplastic melanocytic nevi in histologic association with 234 primary cutaneous melanomas. *J Am Acad Dermatol* 1983;9(4):563–574.

92. Hashimoto K, Kohda H, Kumakiri M, et al. Psoralen-UVA-treated psoriatic lesions: ultrastructural changes. *Arch Dermatol* 1978;114(5):711–722.

93. Zelickson AS, Mottaz JH, Zelickson BD, et al. Elastic tissue changes in skin following PUVA therapy. *J Am Acad Dermatol* 1980;3(2):186–192.

94. Torras H, Bombi JA. PUVA therapy: long-term degenerative effects, II: study of ultrastructural changes in the skin induced by PUVA therapy [in Spanish]. *Med Cutan Ibero Lat Am* 1987;15(3):179–184.

95. Crowson NA, Magro MC. The dermatopathology of drug eruptions. *Curr Probl Dermatol* 2002;14(4):117–146.

96. Dereure O. Drug-induced skin pigmentation: epidemiology, diagnosis and treatment. *Am J Clin Dermatol* 2001;2(4): 253–262.

97. Weedon D. *Skin pathology.* Melbourne, Australia: Churchill Livingstone, 1997.

98. Bowen AR, McCalmont TH. The histopathology of subcutaneous minocycline pigmentation. *J Am Acad Dermatol* 2007;57(5):836–839.

99. Puri PK, Lountzis NI, Tyler W, et al. Hydroxychloroquine-induced hyperpigmentation: the staining pattern. *J Cutan Pathol* 2008;35(12):1134–1137.

100. MacMorran WS, Krahn LE. Adverse cutaneous reactions to psychotropic drugs. *Psychosomatics* 1997;38(5):413–422.

101. D'Agostino ML, Risser J, Robinson-Bostom L. Imipramine-induced hyperpigmentation: a case report and review of the literature. *J Cutan Pathol* 2009;36(7):799–803.

102. Sicari MC, Lebwohl M, Baral J, et al. Photoinduced dermal pigmentation in patients taking tricyclic antidepressants: histology, electron microscopy, and energy dispersive spectroscopy. *J Am Acad Dermatol* 1999;40(2, Pt 2):290–293.

103. Jun JB, Min PK, Kim DW, et al. Cutaneous nodular reaction to oral mercury. *J Am Acad Dermatol* 1997;37(1):131–133.

104. Zackheim HS, Epstein EH, Grekin DA, et al. Mycosis fungoides presenting as areas of hypopigmentation: a report of three cases. *J Am Acad Dermatol* 1982;6(3):340–345.

105. Whitmore SE, Simmons-O'Brien E, Rotter FS. Hypopigmented mycosis fungoides. *Arch Dermatol* 1994;130(4): 476–480.

106. David M, Shanon A, Hazaz B, et al. Diffuse, progressive hyperpigmentation: an unusual skin manifestation of mycosis fungoides. *J Am Acad Dermatol* 1987;16(1, Pt 2):257–260.

107. Clayton R, Breathnach A, Martin B, et al. Hypopigmented sarcoidosis in the negro: report of eight cases with ultrastructural observations. *Br J Dermatol* 1977;96(2):119–125.

108. Peterson CM, Lesher JL, Sangueza OP. A unique variant of Darier's disease. *Int J Dermatol* 2001;40(4):278–280.

109. Krishnan R, Lewis A, Orengo IF, et al. Pigmented Bowen's disease (squamous cell carcinoma in situ): a mimic of malignant melanoma. *Dermatol Surg* 2001;27(7):673–674.

110. Requena L, Sangueza M, Sangueza OP, et al. Pigmented mammary Paget disease and pigmented epidermotropic metastases from breast carcinoma. *Am J Dermatopathol* 2002;24(3):189–198.

111. Chen YH, Wong TW, Lee JY. Depigmented genital extramammary Paget's disease: a possible histogenetic link to Toker's clear cells and clear cell papulosis. *J Cutan Pathol* 2001;28(2):105–108.

112. Shamai-Lubovitz O, Rothem A, Ben-David E, et al. Cutaneous metastatic carcinoma of the breast mimicking malignant melanoma, clinically and histologically. *J Am Acad Dermatol* 1994;31(6):1058–1060.

113. Breathnach SM, McKee PH, Smith NP. Hypopigmented mycosis fungoides: report of five cases with ultrastructural observations. *Br J Dermatol* 1982;106(6):643–649.

114. Spritz RA, Strunk KM, Giebel LB, et al. Detection of mutations in the tyrosinase gene in a patient with type IA oculocutaneous albinism. *N Engl J Med* 1990;322(24):1724–1728.

115. King RA, Olds DP. Hairbulb tyrosinase activity in oculocutaneous albinism: suggestions for pathway control and block location. *Am J Med Genet* 1985;20(1):49–55.

116. Shimizu H, Niizeki H, Suzumori K, et al. Prenatal diagnosis of oculocutaneous albinism by analysis of the fetal tyrosinase gene. *J Invest Dermatol* 1994;103(1):104–106.

117. Biswas S, Lloyd IC. Oculocutaneous albinism. *Arch Dis Child* 1999;80(6):565–569.

118. Tomita Y, Suzuki T. Genetics of pigmentary disorders. *Am J Med Genet C Semin Med Genet* 2004;131C(1):75–81.

119. Wei AH, He X, Li W. Hypopigmentation in Hermansky-Pudlak syndrome. *J Dermatol* 2013;40(5):325–329.

120. Wei AH, Li W. Hermansky-Pudlak syndrome: pigmentary and non-pigmentary defects and their pathogenesis. *Pigment Cell Melanoma Res* 2013;26(2):176–192.

121. Hishida H, Electronmicroscopic studies of melanosomes in oculo-cutaneous albinismus [in Japanese]. *Nihon Hifuka Gakkai Zasshi* 1973;83(3):119–132.

122. Tomita Y. The molecular genetics of albinism and piebaldism. *Arch Dermatol* 1994;130(3):355–358.

123. Simeonov DR, Wang X, Wang C, et al. DNA variations in oculocutaneous albinism: an updated mutation list and current outstanding issues in molecular diagnostics. *Hum Mutat* 2013;34(6):827–835.

124. Lee ST, Nicholls RD, Bundey S, et al. Mutations of the P gene in oculocutaneous albinism, ocular albinism, and Prader-Willi syndrome plus albinism. *N Engl J Med* 1994;330(8): 529–534.

125. Gronskov K, Ek J, Brondum-Nielsen K. Oculocutaneous albinism. *Orphanet J Rare Dis* 2007;2:43.

126. Oiso N, Fukai K, Kawada A, et al. Piebaldism. *J Dermatol* 2013;40(5):330–335.

127. Winship I, Young K, Martell R, et al. Piebaldism: an autonomous autosomal dominant entity. *Clin Genet* 1991;39(5): 330–337.

128. Thomas I, Kihiczak GG, Fox MD, et al. Piebaldism: an update. *Int J Dermatol* 2004;43(10):716–719.

129. Chang T, McGrae JD, Hashimoto K. Ultrastructural study of two patients with both piebaldism and neurofibromatosis 1. *Pediatr Dermatol* 1993;10(3):224–234.

130. Yang T, Li X, Huang Q, et al. Double heterozygous mutations of MITF and PAX3 result in Waardenburg syndrome with increased penetrance in pigmentary defects. *Clin Genet* 2013;83(1):78–82.

131. Zhang H, Luo H, Chen H, et al. Functional analysis of MITF gene mutations associated with Waardenburg syndrome type 2. *FEBS Lett* 2012;586(23):4126–4131.

132. Garg T, Khaitan BK, Manchanda Y. Autologous punch grafting for repigmentation in piebaldism. *J Dermatol* 2003;30(11):849–850.

133. Njoo MD, Nieuweboer-Krobotova L, Westerhof W. Repigmentation of leucodermic defects in piebaldism by dermabrasion and thin split-thickness skin grafting in combination with minigrafting. *Br J Dermatol* 1998;139(5): 829–833.

134. Brown J, Winklemann RK, Wolff K. Langerhans cells in vitiligo: a qualitative study. *J Invest Dermatol* 1967;49(4): 386–390.

135. Moellmann G, Klein-Angerer S, Scollay DA, et al. Extracellular granular material and degeneration of keratinocytes in the normally pigmented epidermis of patients with vitiligo. *J Invest Dermatol* 1982;79(5):321–330.

136. Galadari E, Mehregan AH, Hashimoto K. Ultrastructural study of vitiligo. *Int J Dermatol* 1993;32(4):269–271.

137. Gokhale BB, Mehta LN. Histopathology of vitiliginous skin. *Int J Dermatol* 1983;22(8):477–480.

138. Birbeck MS Breathnach AS, Everall JD. An electron microscope study of basal melanocytes and high-level clear cells (Langerhans cells) in vitiligo. *J Invest Dermatol* 1961;37: 51–64.

139. Le Poole IC, van den Wijngaard RM, Westerhof W, et al. Presence or absence of melanocytes in vitiligo lesions: an immunohistochemical investigation. *J Invest Dermatol* 1993;100(6):816–822.

140. Bhawan J, Bhutani LK. Keratinocyte damage in vitiligo. *J Cutan Pathol* 1983;10(3):207–212.

141. Cui J, Shen LY, Wang GC. Role of hair follicles in the repigmentation of vitiligo. *J Invest Dermatol* 1991;97(3):410–416.

142. Arrunategui A, Arroyo C, Garcia L, et al. Melanocyte reservoir in vitiligo. *Int J Dermatol* 1994;33(7):484–487.

143. Naughton GK, Eisinger M, Bystryn JC. Detection of antibodies to melanocytes in vitiligo by specific immunoprecipitation. *J Invest Dermatol* 1983;81(6):540–542.

144. Norris DA, Kissinger RM, Naughton GM, et al. Evidence for immunologic mechanisms in human vitiligo: patients' sera induce damage to human melanocytes in vitro by complement-mediated damage and antibody-dependent cellular cytotoxicity. *J Invest Dermatol* 1988;90(6):783–789.

145. Merimsky O, Shoenfeld Y, Baharav E, et al. Melanoma-associated hypopigmentation: where are the antibodies? *Am J Clin Oncol* 1996;19(6):613–618.

146. Jin Y, Mailloux CM, Gowan K, et al. NALP1 in vitiligo-associated multiple autoimmune disease. *N Engl J Med* 2007;356(12):1216–1225.

147. Badri AM, Todd PM, Garioch JJ, et al. An immunohistological study of cutaneous lymphocytes in vitiligo. *J Pathol* 1993;170(2):149–155.

148. Mozzanica N, Frigerio U, Finzi AF, et al. T cell subpopulations in vitiligo: a chronobiologic study. *J Am Acad Dermatol* 1990;22(2, Pt 1):223–230.

149. Sanchez-Sosa S, Aguirre-Lombardo M, Jimenez-Brito G, et al. Immunophenotypic characterization of lymphoid cell infiltrates in vitiligo. *Clin Exp Immunol* 2013;173(2):179–183.

150. Dwivedi M, Laddha NC, Arora P, et al. Decreased regulatory T-cells and CD4(+)/CD8(+) ratio correlate with disease onset and progression in patients with generalized vitiligo. *Pigment Cell Melanoma Res* 2013;26(4):586–591.

151. Bacigalupi RM, Postolova A, Davis RS. Evidence-based, non-surgical treatments for vitiligo: a review. *Am J Clin Dermatol* 2012;13(4):217–237.

152. Felsten LM, Alikhan A, Petronic-Rosic V. Vitiligo: a comprehensive overview part II: treatment options and approach to treatment. *J Am Acad Dermatol* 2011;65(3):493–514.

153. Barak Y, Nir E. Chediak-Higashi syndrome. *Am J Pediatr Hematol Oncol* 1987;9(1):42–55.

154. Kaplan J, De Domenico I, Ward DM. Chediak-Higashi syndrome. *Curr Opin Hematol* 2008;15(1):22–29.

155. De Chadarevian JP. Renal giant cytoplasmic inclusions in Chediak-Higashi syndrome: first ultrastructural demonstration in a human biopsy. *Ultrastruct Pathol* 2011;35(4):172–175.

156. Carrillo-Farga J, Gutierrez-Palomera G, Ruiz-Maldonado R, et al. Giant cytoplasmic granules in Langerhans cells of Chediak-Higashi syndrome. *Am J Dermatopathol* 1990;12(1):81–87.

157. Anderson LL, Paller AS, Malpass D, et al. Chediak-Higashi syndrome in a black child. *Pediatr Dermatol* 1992;9(1):31–36.

158. Nagle DL, Karim MA, Woolf EA, et al. Identification and mutation analysis of the complete gene for Chediak-Higashi syndrome. *Nat Genet* 1996;14(3):307–311.

159. Masliah-Planchon J, Darnige L, Bellucci S. Molecular determinants of platelet delta storage pool deficiencies: an update. *Br J Haematol* 2013;160(1):5–11.

第 28 章

良性色素性疾病及恶性黑素瘤

David E. Elder, Rosalie Elenitsas, George F. Murphy, and Xiaowei Xu

引言

黑素细胞增生性疾病是由黑素细胞、痣细胞或黑素瘤细胞这三种类型中的一种或多种细胞组成的，它们可位于表皮、真皮，有时甚至位于皮下组织中。黑素细胞为孤立的树突状细胞，通常被其他细胞（角质形成细胞或成纤维细胞）彼此分开。黑素细胞的局部增生产生良性或恶性黑素细胞肿瘤，特征在于黑素细胞彼此接触形成肿瘤。黑素细胞的良性肿瘤通常称为"黑素细胞痣"，而恶性肿瘤称为"恶性黑素瘤"，这些病变的细胞分别被称为"痣细胞"或"黑素瘤细胞"。虽然"黑素瘤"这个术语一度被认为包括良性色素性疾病，但是现在认为其与"恶性黑素瘤"同义，并且这两个术语在本章中可以互换使用。黑素细胞、痣细胞和黑素瘤细胞的主要形态学差异在表 28-1 中总结。

表 28-1	黑素细胞、痣细胞和黑素瘤细胞	
黑素细胞	痣细胞	黑素瘤细胞
树突状轮廓	圆形或梭形轮廓	圆形或梭形轮廓
细胞孤立	细胞成巢状分布	细胞成巢状或大片状分布
细胞核小，规则	大多数细胞核小且规则	大多数细胞核大，不规则，染色质深
核分裂象罕见	核分裂象罕见	核分裂象常见

黑素细胞性疾病的重要性在于恶性黑素瘤，一种最常见的潜在致死性皮肤肿瘤。黑素瘤的发病率在过去几十年中急剧上升。然而，与发病率相比死亡率并无显著增加，可能归因于更早期的诊断。黑素瘤的发病率存在很大的地理差异，与日光暴露和人群易感性有关。因此，全球黑素瘤发病率最高的是澳大利亚热带地区，但在非易感

人群的其他大多数热带国家，发病率非常低。

尽管有证据表明良性黑素细胞痣与黑素瘤有共同的致病因素，但良性黑素细胞痣可发生于所有种族人群，生活在阳光充足地区的对光线敏感的人群发病率更高。痣和其他良性色素性疾病有时具有美容意义，特别是在巨痣或所谓的"衣样"先天性痣的情况下。除了美容上的重要性，痣与黑素瘤的关系也需特别重视。因此，痣的重要性在于它可模拟黑素瘤，也是黑素瘤的潜在癌前病变和发展为黑素瘤的风险标记。由于痣在临床和组织学上可模拟黑素瘤，所以区分痣和黑素瘤的标准至关重要。两者的鉴别诊断，特别是在组织学水平的鉴别是本章讨论的重点。

色素性疾病的治疗原则

正如近期所述[1]，黑素瘤的组织学诊断尚存在不一致性，导致诊断的不确定性及为寻求合理治疗所做出的复杂方案[2,3]。这是因为从良性到明确的恶性黑素细胞疾病在组织学上的连续性十分复杂，并且在完全良性和明确恶性病变之间的灰色区域非常明显[4]。在已建立诊断术语和信息交流模式的机构，诊断的困难性可能不那么明显。主观上，术语的变化在持有不同观点的机构之间特别麻烦。特别是在专业知识和经验有差异的机构，诊断不一致的程度可能较高[5]。

缺乏标准化并非黑素细胞病理学所特有，也影响到其他临床领域。为了提高乳腺成像的精度，由美国 FDA 授权并在美国放射学会的支持下开发了 BI-RADS（乳房成像报告和数据系统），该系统按照 5 点量表标准化乳房 X 线片解释和报告结果，目的是根据需要和治疗方式使模糊性最小

化。针对黑素细胞肿瘤的类似系统正在开发中，如 MPATH-Dx 模式（黑素细胞病理学评估工具和分级诊断），包括组织学报告形式和诊断 – 治疗绘图工具[1]。应用在组织学报告表中的术语是"诊断"，已在文本和其他文献中讨论过。当把治疗影响纳入诊断过程的主要结果时，在不同分类系统中对于诊断精准用词差异性的影响便会降低。分类工具本质上是一个词库，旨在包含当前使用的所有术语，并将其绘制成 5 个 M-Path Dx 分类。该分类的目的是希望通过标本边缘的表现提供一种针对皮损临床治疗的可能方法。该方法根据每个诊断分类系统中预期侵袭性程度的不同而有所差异，具体如下[1]：

1. MPATH-Dx 分类 0　由标本和（或）技术限制而导致的不完整研究。临床结局：重复检测或短期随访。

2. MPATH-Dx 分类 1　良性病变，基本上没有不良预后的可能性，如普通痣（包括轻度发育不良痣）、雀斑和类似疾病。临床结局：无须进一步治疗。

3. MPATH-Dx 分类 2　认为病变不可能发生侵袭性发展，但不排除有继续增生和将来可能不良预后的风险，如 Spitz 痣、深部穿通痣和中度发育不良痣。临床结局：考虑小范围完全切除（＜ 5mm）。

4. MPATH-Dx 分类 3　很可能发生局部肿瘤侵袭的皮损，需要积极干预，如原位黑素瘤和大多数重度发育不良痣。临床结局：完全切除包括至少 5mm 边界（但＜ 1cm）。

5. MPATH-Dx 分类 4　损害具有局部区域侵袭的风险，如侵袭性黑素瘤，美国癌症联合委员会(AJCC)分期为 T1a。临床结局：扩大切除（≥ 1cm 边界）。

6. MPATH-Dx 分类 5　损害具有局部区域侵袭的高度风险，如侵袭性黑素瘤，AJCC 分期为 Tb 或以上。临床结局：扩大切除（≥ 1cm 边界）；考虑前哨淋巴结分期，可能需要其他辅助治疗。

与其他肿瘤系统类似，大量的卫生保健资源用于筛选被认为具有高风险黑素瘤的人群。常见模棱两可的诊断报告，而且有选择性地治疗可疑病变的趋势。筛选研究使黑素瘤的诊断增多，但死亡率并未相应增高，表明与其他癌症一样，黑素瘤在生物学水平上被过度诊断，即使在做出的诊断存在良好一致性的情况下[6]，这是因为可能有许多病例从未进展到临床恶变。如果不切除皮损，现有技术尚无法确定哪些良性皮损会进展，尽管正在发展中的基因组研究精尖技术［如荧光原位杂交（FISH）］可能改善这种情况[4]。对患者可能的伤害不仅来自治疗不足，而且还来自对于可疑病例的过度治疗、患者错误地对癌症产生的恐惧、不需治疗患者的发病率及卫生保健资源的误导。导致这些问题的原因不仅来源于诊断过程的内在局限性，而且也反映出医疗诉讼的压力和对患者安全问题的关注。MPATH-Dx 诊断治疗分类工具可以帮助减少黑素细胞病理报告中的不确定性和模糊性，有助于在色素性疾病的治疗中获得更高的一致性，并且还能促进在人群和医疗保健系统中对预后和资源分配的研究[1]。

良性黑素细胞增生性疾病

黑素细胞增生性疾病通常表现为色素沉着，又称为"色素性损害"。然而，并非所有黑素细胞增生都表现为色素沉着，也并非所有色素沉着性损害都是由黑素细胞增生所致。由表皮黑素细胞引起的良性病变包括雀斑、日光性黑子（"光化性"或以前所称的老年性黑子）、Albright 综合征的黑素斑和 Becker 黑变病。神经纤维瘤病的咖啡牛奶斑已在相关章节中描述。真皮黑素细胞的良性病变包括蒙古斑、太田痣、伊藤痣和蓝痣。痣细胞的良性肿瘤称为黑素细胞痣，分为交界痣（包括单纯性黑子）、复合痣和皮内痣。黑素细胞痣存在某些特殊变异，其中最重要的包括 Spitz 痣、色素性梭形细胞痣、先天性黑素细胞痣和发育不良痣。

真皮黑素细胞疾病和错构瘤

错构瘤

真皮黑变病（指仅有真皮黑素增加）是由真皮的黑素细胞产生的黑素所致（黑素细胞疾病），而不是由真皮内非黑素细胞（如巨噬细胞）内的黑素引起，鉴别两者至关重要。这两类不同的疾病可能具有非常相似的临床表现[7]。在本节中，我们关注前者。与转移性黑素瘤相关的皮肤黑变病将在后面的部分中讨论，而炎症性疾病相关的色素性改变在第 27 章中讨论。

蒙古斑

临床概要 典型的蒙古斑发生于婴儿的骶尾区域，为均匀的蓝色斑，类似瘀斑。皮损呈非浸润性的圆形或卵圆形，大小不一，界线不清。在亚洲和非洲种族的婴儿中更常见。本病在婴儿出生时即有，通常在 3 ～ 4 年自行消退[8]。

偶尔，蒙古斑发生于腰骶区域以外的部位，称为异位蒙古斑，如发生在背中部或背上部，可以多发，双侧分布并且持续存在。广泛和持续存在的蒙古斑最常见于患有双侧太田痣的患者[9]。

组织病理 蒙古斑表现为真皮下部或下 2/3 处见明显拉长、纤细且常略呈波浪状的树突状黑素细胞，因其树突中含有黑素颗粒，容易识别。这些黑素细胞稀疏、广泛散布于胶原束间，类似胶原束，它们通常平行于皮肤表面。病变中无噬黑素细胞。

治疗原则 适合做患者教育并消除患者顾虑。

太田痣、伊藤痣和颧部褐青色痣；真皮黑素细胞错构瘤

临床概要 与蒙古斑不同，太田痣、伊藤痣和真皮黑素细胞错构瘤属于真皮黑素细胞增多性疾病，与蒙古斑不同之处在于它们通常呈斑点状，而不是均一的蓝色外观，且真皮黑素细胞的数量更多，位于真皮上部而非真皮下部[9,10]。

太田痣 通常位于一侧面部，为蓝褐色斑，部分融合。常累及眶周、颞部、前额、颧部和鼻部。由于常见于这些区域，太田痣也被称为"眼上腭部褐青色痣"，常累及同侧巩膜，偶尔累及结膜、角膜和视网膜。有时口腔和鼻黏膜也有类似皮损。在约 10% 的病例中，皮损为双侧分布。皮损可发生于出生时、1 岁内或青春期，但罕见于儿童期。皮损呈逐渐扩大的趋势。太田痣皮损恶变极为罕见[9]。

太田痣皮损表现为褐色至石蓝色均匀或斑驳状色素斑，通常触之不硬，但偶尔部分区域可略

微隆起。有的患者在色斑区可有数毫米至数厘米不等的散在结节，外观似蓝痣。太田痣合并持久性蒙古斑十分常见。也有泛发性蒙古斑合并双侧太田痣的报道[9]。

与太田痣不同，伊藤痣位于锁骨上、肩胛区和三角肌区。伊藤痣可以单独发生或与同侧或双侧的太田痣同时发生[11]。与太田痣相似，皮损呈斑驳、斑点状。

颧部褐青色痣 为获得性真皮黑素细胞增生症的一种，也称为"获得性双侧太田痣样斑"和"获得性对称性真皮黑素细胞增生症"[12-14]。皮损位于双侧颧部，为斑点状蓝褐色或灰色斑。大多数报道的病例为亚洲女性。组织学显示含有色素的树突状黑素细胞位于真皮中上部。Fontana-Masson 染色提示真皮色素阳性，含黑素的细胞为 DOPA 染色阳性。电子显微镜可显示IV期黑素小体，黑素细胞的树突被弹性纤维包绕。

真皮黑素细胞错构瘤 可能为单个、非常广泛的灰蓝色色素沉着，出生即有。组织学和超微结构检查显示真皮大量黑素细胞[15]。皮损可泛发全身[16]。此外，有的皮损从儿童期开始在某些区域可逐渐扩大形成融合性蓝色斑[17]。

组织病理 太田痣、伊藤痣和真皮黑素细胞错构瘤的非浸润区域的组织病理表现与蒙古斑类似，表现为细长的、含有色素的树突状黑素细胞散在分布于胶原束间。但这三种真皮黑素细胞增生症的黑素细胞数量通常比蒙古斑更多且更表浅。虽然大多数树突状黑素细胞位于网状真皮的上 1/3 处，但也可出现在乳头层，并可延伸至皮下组织。少数病例可见噬黑素细胞[15,16]。根据真皮黑素细胞从浅层到深层的分布部位，已提出太田痣的组织学分类。组织学分类与太田痣的颜色和位置相关，并可能影响治疗效果[18,19]。

略微隆起和浸润区皮损比非浸润区皮损具有更多的细长树突状黑素细胞，类似蓝痣的组织学改变，结节性皮损在组织学上与蓝痣无法区分[20]。

已有少数病例报道太田痣发生恶性变[21]。病理表现可以是恶性蓝痣或细胞型蓝痣（CBN）[22]。在少数情况下，脉络膜、虹膜、眼眶或大脑的原发性黑素瘤出现在累及眼睛的太田痣患者中[23,24]。通过比较基因组杂交技术发现一例眼窝黑素瘤的基因拷贝数变化，该例患者不同区域皮损的组织

学分别表现为太田痣、蓝痣、细胞型蓝痣和黑素瘤的特点，也可能发生了一种称为脑膜黑素细胞瘤的良性或低级别病变[25]。

一项对 17 例太田痣和 46 例葡萄膜黑素瘤的研究发现，细胞表面信号 G 蛋白 GNAQ 中的活化突变分别为 6% 和 46%，为太田痣作为葡萄膜黑素瘤的低级别危险因素和罕见的潜在癌前病变提供了遗传学基础[26]。

真皮黑素细胞疾病的组织发生 真皮黑素细胞的蓝色取决于光穿过皮肤撞击暗粒子如黑素时的散射现象，这种散射现象称为丁达尔效应（Tyndall effect），有色光如红光、橙光和黄光的波长较长，散射较少，因此可持续向一个方向行进。但波长较短的蓝色、靛蓝色和紫色光则散射到侧面，并返回到皮肤表面。这种现象也是造成蓝痣和静脉血具有独特颜色的原因。

蒙古斑被认为是胚胎发生期间真皮黑素细胞延迟消失的结果。在电子显微镜下，可观察到真皮黑素细胞内含有大量完全黑素化的黑素小体。只有少数黑素细胞显示前黑素小体，提示正在进行黑素生成[8]。

太田痣、伊藤痣和真皮黑素细胞错构瘤中黑素细胞的数量较蒙古斑多，提示它们是痣样或错构瘤样病变，而非反应性或肿瘤性。虽然皮损处细胞被认为是黑素细胞，但 DOPA 反应可能为阴性，可能由于大量色素性黑素细胞中所有的黑素生成酶已消耗殆尽[15]。

治疗原则 完全切除真皮黑素细胞增生症通常是不可行的。定期随访可能恰当，特别是累及眼睛或中枢神经系统的患者。

蓝痣

蓝痣为良性局限性色素性皮损，常见于皮肤，偶可累及黏膜[27]。皮肤的良性蓝痣分为三种类型：普通蓝痣、细胞型蓝痣及联合痣。此外，恶性蓝痣详见后述。

组织学上，蓝痣的共同特征是网状真皮的局部出现色素性梭形和树突状黑素细胞，与真皮胶原结构的变化相关（不同于真皮黑素细胞疾病）。与获得性色素痣中典型的浅表性色素不同，这种深在性色素呈蓝色，由光散射的丁达尔效应所致。

普通蓝痣

临床概要 普通蓝痣为体积小、边界清、圆顶状深蓝色或蓝黑色结节（图 28-1A）。皮损直径很少超过 1cm。普通蓝痣常见于手、足背及其附近，以及头皮。通常为单发，也可多发。斑块型蓝痣罕见，表现为界线清楚的大量斑疹和丘疹，这种类型的皮损可出生即有或以后发生[28]。尚无普通蓝痣恶变的报道。

组织病理 普通蓝痣的黑素细胞外观类似于蒙古斑和太田痣，但是它们通常更大，数量更多。明显伸长、细长且常略呈波浪状的黑素细胞分布在真皮不规则胶原束中，黑素细胞可见长、偶尔呈分枝状的树突（图 28-1B ～ D）。细胞束可以延伸到皮下组织或邻近表皮，但表皮正常，联合痣除外。大量伸长的黑素细胞其长轴多与表皮平行。大多数细胞内含有大量黑素颗粒，以至于细胞核完全不能辨认。黑素颗粒还可特征性地充填于长长的、常呈波浪状的、偶尔呈分枝状的黑素细胞树突。可见类似于神经的波状纤维束时，提示向施万细胞分化[29]。偶尔，在神经的神经束膜内可见病变细胞，并不提示是恶性肿瘤。束状黑素细胞附近可见噬黑素细胞，通常较稀少。噬黑素细胞与黑素细胞的不同之处在于其形态更圆或卵圆、无树突状突起、含更大的色素颗粒。蓝痣的黑素细胞 S100、HMB-45[30] 和 Melan-A 阳性[31]。蓝痣中成纤维细胞和胶原的数量通常增加，导致结缔组织的正常结构被破坏。有的皮损中胶原异常明显，此时被称为结缔组织增生性蓝痣（或细胞型蓝痣）[31,32]。尽管称为蓝痣，但其颜色不一，可为蓝色、淡蓝色、黑色和褐色，一定程度上与病变细胞的深度和密度及细胞的黑素化程度有关[33]。

如果黑素细胞非常稀疏，并且色素很少，可能被误诊为纤维组织细胞疾病，如皮肤纤维瘤。少数蓝痣可为色素减退，甚至无色素[34,35]，需要免疫组化确认，HMB-45 阳性是最有价值的辅助检查。有时，特别是在小标本中，结缔组织增生性黑素瘤需要与无色素性蓝痣进行鉴别，后者 HMB-45 阳性，但前者 HMB-45 阴性，有助于鉴别[36]。有时 S100 和 HMB-45 染色可为弱阳性或阴性[34]，可考虑使用其他标志物（免疫组织化学）。虽然蓝痣常限于真皮，但有罕见的"复合性蓝痣"的报道，其色素性树突状黑素细胞位于真皮表皮交界处附近的表皮中[37]。交界处的黑素细胞也见于"联合痣"（见下文）。已有良性蓝痣切除后复发的报道，虽然复发提示可能恶变，且复发皮损中的细胞成分比原发灶中更多，但缺少恶变的确凿标志，如坏死、高度异型性和有丝分裂象，所以可能仍属良性[38]。

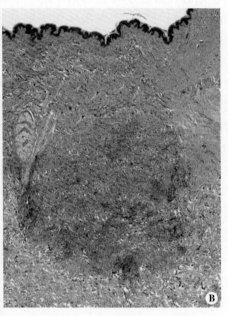

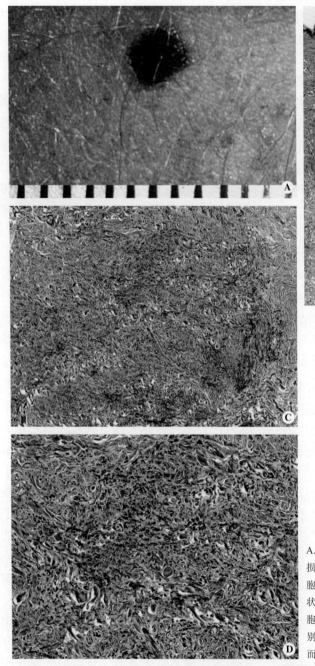

图 28-1　蓝痣
A. 比较小、边界清楚、轻度隆起的蓝黑色色素性皮损。B. 另一个更深在的皮损。梭形或树突状黑素细胞位于网状真皮轻度增厚的胶原束间。C. 与累及网状真皮的普通痣或先天性痣的细胞不同，蓝痣的细胞通常色素很深，具有粗大、分离的黑素颗粒。D. 特别是在皮损的周边，细胞呈单个排列于胶原束之间，而不是成片或成簇分布

　　治疗原则　虽不强求治疗，但完整切除是恰当的，特别是已做活检，或临床上增生活跃或不典型，或组织学上出现"细胞"区或有丝分裂象的皮损。一项研究对蓝痣的持久性和复发性进行了讨论，显示所有组织学类型和联合蓝痣可以持久存在并复发[38]。持久性皮损在组织学上通常类似于原发皮损，但有时更常见"细胞型"和（或）异型性。这些病例在有限的随访期内并没有明确表现出恶性生物学行为。临床复发也可能与蓝痣样皮损的恶性转化有关，该研究表明肿瘤并不一定会进展为恶性病变。如果无大片坏死、明显的细胞异型性和大量有丝分裂象，蓝痣或细胞型蓝

痣的复发可能还是一个良性现象[38]。然而，对这种复发性病变我们建议完全切除并随访。

细胞型蓝痣

临床概要 细胞型蓝痣为蓝色结节，通常比普通蓝痣大，直径一般为 1～3cm，也可更大。表面光滑或不规则。约半数的细胞型蓝痣位于臀部或骶尾区域[39-41]。细胞型蓝痣可发生恶变，但罕见[40]。

组织病理 低倍镜下细胞型蓝痣的轮廓具有特征性，表现为大片色素加深的肿瘤细胞常满布网状

真皮，且上方的表皮没有原位黑素瘤（图 28-2）。进入皮下组织的病变，基底部常有细胞性结节，呈哑铃状与其上面的肿瘤相连。色素较深的树突状黑素细胞（也可见于普通蓝痣）混杂于细胞岛中，细胞岛由紧密聚集、相当大的梭形细胞或较多的上皮样细胞构成，他们具有卵圆形核和丰富淡染的细胞质，通常几乎不含或无黑素。具有丰富黑素的噬黑素细胞可见于细胞岛之间。细胞型蓝痣通常色素明显，但无色素性细胞型蓝痣已有报道[36]。本病可分为四种组织学亚型：混合双相、肺泡状、束状或神经痣样（也称为单相梭形细胞型）和非典型变异[40]。在常见的混合-双相型中，具有透

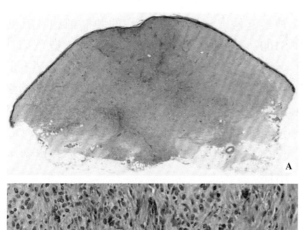
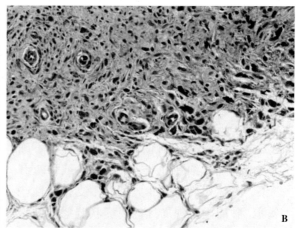
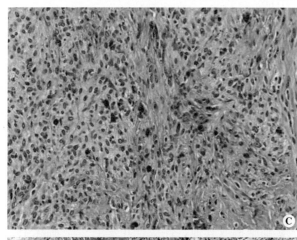
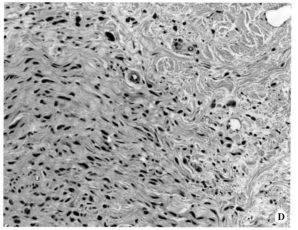
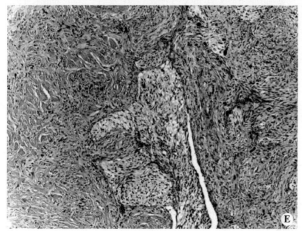

图 28-2 细胞型蓝痣

A. 通常其表面比基底部更宽，累及整个网状真皮，常累及浅部皮下脂肪。常见多细胞区域，在基底部可形成球状扩展。B. 细胞型蓝痣中通常以梭形细胞为主，相互毗连，不同于普通蓝痣，后者的细胞大部分被胶原束分开。损害的基底部肿瘤细胞浸润到脂肪层。C. 在多"细胞"区，立方形细胞的胞质淡染，形成片状和巢状，常被梭形细胞分隔。多数标本中有丝分裂非常罕见。D. 边缘的改变可能与普通蓝痣无法鉴别，尽管常有少量色素。E. 另一个皮损显示特征性"混合-双相"模式，是许多细胞型蓝痣的特征。胞质略透明的多边形细胞形成卵圆形岛，与梭形细胞交互排列，后者常具有色素

明胞质的上皮样细胞成簇排列，其间可有梭形细胞束（图 28-2E），后者的色素常更明显。肺泡型比较独特，特征为圆形透明梭形细胞巢镶嵌于树突状和梭形、富含色素、类似于混合 – 双相型的黑素细胞基质中。单相梭形细胞型的疑问更多，并且可能与色素性上皮样黑素细胞瘤、梭形细胞来源的黑素瘤和恶性蓝痣重叠。上方表皮缺乏原位黑素瘤有助于排除前者。细胞型蓝痣发生恶变的特征将在"恶性蓝痣"中讨论（包括极多的核分裂象、高度细胞异型性和自发性肿瘤坏死或溃疡）。

所谓的"不典型"细胞型蓝痣被认为是细胞型蓝痣的变异，特征在于其与众不同的表现，包括结构异型性［浸润性边缘和（或）不对称性］和（或）细胞学异型性［大细胞、核多形性、染色质加深、偶见核分裂象和（或）轻微坏死］[39,40,42]。虽然大多数皮损为良性过程，但少数细胞型蓝痣（不一定都是"非典型"）可发生局部侵袭[43,44]或至少转移至区域淋巴结[45,46]，数个以上有丝分裂象的皮损，适宜做预后随访观察（参见"不确定恶性潜能的黑素细胞肿瘤"）。缺少或稀疏有丝分裂象、无坏死或高度非典型性不支持恶性蓝痣的诊断，肿瘤内出现局灶性树突状蓝痣型细胞及缺乏特征性的表皮内肿瘤（原位黑素瘤）也不支持黑素瘤的诊断。这些标准有些不明确，有时诊断很难达成共识[47]。

有些细胞型蓝痣做区域淋巴结切除可能被误诊为黑素瘤，或"非典型性"或"不确定"的诊断，或在区域淋巴结中，通常在边缘窦或被膜下发现中度或重度不典型的细胞型蓝痣细胞[48]，但有时淋巴结受累更广泛[46]。有时认为这些细胞不代表真正的转移，而是被动转移到淋巴结，作为一种惰性沉积物停滞在此。然而，我们的经验显示，细胞型蓝痣如果具有高度一致的非典型性、坏死和相当多的有丝分裂象，这些特点提示为活跃增长性肿瘤。这类病变最好诊断为"不确定恶性潜能的转移性肿瘤"。

蓝痣和相关疾病的基因组研究越来越多。在 29 例蓝痣病例中，发现 83% 的病例存在 G 蛋白信号分子 GNAQ 的体细胞突变，表明在这些皮损中存在 MAP 激酶活化的替代途径，这与普通获得性色素痣和许多先天性色素痣中常见的 BRAF 或 NRAS 激活不同[26]。对 12 例明确诊断为细胞型蓝痣的四个染色体标记进行 FISH 研究时并未发现符合黑素瘤标准的改变[49]。应用比较基因组杂交研究 10 例细胞型蓝痣（缺乏可疑的组织学特征），没有发现染色体异常[50]。

尽管这些基因组研究未发现异常，但在一些罕见病例中，细胞型蓝痣与明确的恶性黑素细胞增生非常类似，这种现象被称为"恶性蓝痣"或"发生于细胞型蓝痣的黑素瘤"，提示这些病变具有低度、有限的进展和恶性转化潜能。

蓝痣的组织发生　普遍认为普通蓝痣的细胞是黑素细胞，具有向施万细胞分化的证据。这种偶尔与神经肿瘤的相似性导致曾经认为蓝痣为神经起源[51]。然而，蓝痣的肿瘤细胞及其变异 S100、HMB-45 和 Melan-A / MART-1 染色阳性，后两者对黑素细胞分化非常特异，并且还有助于将这些病变与对这些标记通常为阴性的结缔组织增生性黑素瘤区分开[31,52]。此外，通过电子显微镜（EM 48）发现黑素小体，电子显微镜 DOPA 反应提示细胞型蓝痣的梭形细胞具有黑素生成潜能[53]。

治疗原则　普通型皮损至少应该完全切除，除保证可对皮损做全面的组织学检查外，还可使皮损持续、复发和进展的机会最小化[47]。对于局部皮损持续性的问题，值得注意的是，这种在瘢痕组织中复发的皮损可能导致诊断的复杂性，如增加黑素瘤过度诊断的潜在风险。

联合痣

临床概要　联合痣指蓝痣或深部穿通痣与黑素细胞痣或其他良性痣合并发生[54]。临床上，联合痣常表现为局部色素加深。

组织病理　联合痣的一部分成分常为先天性痣，色素性梭形细胞在普通痣细胞巢中呈灶性成簇聚集。"克隆痣"这一术语已用于描述这类损害。细胞簇具有沿蓝痣或者更常见的深部穿通痣排列的趋势[55]。另一种细胞成分可能是其上和（或）邻近的交界痣、复合痣、皮内痣或很少见的 Spitz 痣[54]。后者的部分皮损在 Spitz 痣样细胞中抑癌基因 BAP1 丢失，但在周围痣细胞中有表达[56]。通常，真皮细胞成分具有"先天性痣模式特征"（累及网状真皮和皮肤附属器）。对 220 例患者的研究发现，178 例有"普通痣"成分（伴或不伴发育不良痣或先天性痣模式特征），147 例中有"蓝痣"成分（树突状，细胞蓝色或深部穿通痣），37 例有 Spitz 痣成分。最常见的联合是普通获得性痣合并深部穿通痣，有 57 例（31.3%）。Spitz 痣与蓝痣联合为 6 例[57]。

在背景痣中出现非常深的色素斑时临床上可模拟黑素瘤。组织学上，蓝痣中色素性梭形细胞如果色素分布明显不对称，可能怀疑为黑素瘤，但是缺乏有丝分裂象和高度非典型性，并且梭形细胞通常与背景中的痣细胞混杂，而非取代或破坏它。此外，对于黑素瘤而言，发生于痣的真皮成分，但缺乏表皮内特征性改变的黑素瘤是极其罕见的。

治疗原则　虽然通常不考虑强制性切除，我们认为完全切除联合痣是恰当的，特别是皮损已做活检，或临床表现活跃或不典型，或组织学上存在"细胞型"区域或有丝分裂象活跃时。

雀斑及色素沉着过度

雀斑定义为小而平的褐色或棕色斑，组织学表现为角质形成细胞中的色素增加，但黑素细胞数量并无增加。色素沉着过度即较大的色素斑，皮损的角质形成细胞中黑素增多，但无黑素细胞增生。黑子为斑点状色素沉着过度，与雀斑和色素沉着过度不同之处在于其表皮基底层黑素细胞的数量增加。然而，一般来说，术语"雀斑"通常用于指黑子和日光性黑子，以及其他形式的斑点状色素沉着过度。黑子出现在儿童早期，与白皙皮肤类型和红发相关。日光性黑子随年龄增长而出现，是光损伤的征象。这两种病变都是黑素瘤和非黑素瘤性皮肤癌的高风险指标。雀斑受到黑皮质素 -1 受体（*MC1R*）基因的强烈影响，该基因被称为"雀斑基因"，且还与白皙皮肤、红发、黑素瘤和非黑素瘤性皮肤癌相关。大样本病例对照研究发现，*MC1R* 基因变异可明显增加雀斑的风险，而发生严重日光性黑子的风险也相对增加，表明 *MC1R* 是调控这类斑点状色素沉着过度的主要易感基因[58]。

雀斑的治疗原则　雀斑一般不需积极治疗。

如上所述，雀斑是皮肤发生黑素瘤的风险标志，因此建议皮肤监测。在某些情况下，如 Albright 综合征，雀斑可能在诊断全身性疾病中具有重要意义。

单纯性雀斑

临床概要　雀斑为红褐色小斑点，散在分布于光暴露部位皮肤，日晒后雀斑颜色加深。相比之下，单纯性黑子因其已有很深的色素沉着，日晒后变化不明显。雀斑、单纯性黑子和日光性黑子在临床上较难区分，在大多数临床和流行病学研究中一并分析。总之，这些病变是发生黑素瘤的重要危险因素[59]。

组织病理　雀斑表现为基底细胞层的色素沉着过度，但与黑子不同，没有表皮突延长，从定义上讲，黑素细胞数量无明显增加。然而，一项对儿童雀斑的定量研究显示，雀斑中黑素细胞的数量显著多于相邻非色素性皮肤。在某些雀斑中可观察到黑素细胞的异型性及黑素细胞 HMB-45 染色阳性[60]。雀斑可能代表黑素细胞对紫外线光的过度增生和过度反应。

组织发生　电子显微镜下，雀斑中的黑素细胞基本上与深色皮肤中的黑素细胞类似。相反，雀斑易感个体皮损周围表皮的黑素细胞内几乎没有和仅有少量黑素化的黑素小体，其中许多为圆形，而不是细长形[61]。这些圆形黑素小体（所谓的 pheomelanosomes）是红发和（或）蓝眼人群肤色较浅的特征，也是易发雀斑的皮肤表型。如上所述，发生雀斑的倾向似乎与 *MC1R* 基因多态性密切相关[58]。

Albright 综合征的黑素斑

临床概要　Albright 综合征的常见特征为单侧多骨纤维发育不良、女性性早熟和黑素斑。斑片通常很大且数量很少，仅位于中线的一侧，通常与骨病变同侧发生，并且具有锯齿状、不规则的边缘，类似于"缅因海岸"，而神经纤维瘤病的咖啡牛奶斑的光滑边缘类似于"加利福尼亚海岸"。

组织病理　除了基底层色素沉着过度外，没有其他异常，黑素细胞的数量和大小正常[62]。

鉴别诊断　Albright 综合征的黑素斑很少显示"巨大的"黑素颗粒（巨大黑素小体），后者常见于神经纤维瘤病的牛奶咖啡斑中的黑素细胞及角质形成细胞。组织学上，如果没有相关的临床资料，黑素斑与雀斑很难鉴别。

黏膜黑素斑（黏膜黑子）

临床概要　良性皮损表现为黏膜上的色素斑。常见部位包括下唇的唇红缘、口腔和外阴，阴茎少见。临床上这些皮损可以模拟黑素瘤，但在组织学上并没有毗邻的黑素细胞增生及明显的细胞异型性。虽然不形成细胞巢，但黑素细胞数目可能略有增加，建议对累及生殖器黏膜旁的病变命名为"生殖器黑子病"[63]，也被称为"黏膜黑子"或"黏膜黑素斑"。

发生于常见部位如外阴（"外阴黑子"）的皮损，可能会引起临床上的高度警觉，因为皮损表现为较大、不规则、不对称的褐色至蓝黑色色素沉着过度，常符合下述黑素瘤的"ABCD"标准[64]。类似皮损也可见于阴茎皮肤[63]。皮损可多发，正常黏膜与色素性黏膜交互共存，类似黑素瘤部分消退的区域。皮损完全为斑疹，这在侵袭性黑素瘤中非常少见。

所谓的"唇黑子"（也称为"唇黑素斑"或"唇部黑变病"），为唇部的色素过度沉着斑，与生殖器部位的皮损非常相似。本病的临床外观有特征性但无恶性肿瘤特点，因此很少做活检。皮损为均匀的浅至深棕色色素沉着，通常为斑疹，直径一般小于 6mm。色素斑呈惰性生物学行为[65]。

组织病理　初期皮损活检标本可能大致正常，可见包括轻度棘层肥厚但表皮突无延长，基底层色素增加，与周围皮肤形成对比，真皮可见散在的噬黑素细胞。虽然黑素细胞的数量可能正常，但在大多数情况下，数量略有增加[63,66]。由于黑素细胞数量轻微增加，按照严格的组织学标准将皮损称为黑子（与雀斑不同）[63]。与真正的黑素细胞肿瘤（痣或黑素瘤）不同，皮损处的黑素细胞被角质形成细胞分开，即无毗邻的黑素细胞增生。偶尔，特别是在阴茎和外阴皮损中，黑素细胞可见明显树突，呈分枝状伸入色素沉着过度的角质形成细胞之间。可伴轻度角质形成细胞增生，以及因色素失禁引起的真皮乳头散在的噬黑素细胞正是皮损呈蓝黑色和色素性色斑且在临床上类似黑素瘤的原因。

鉴别诊断　与放射状生长期（RGP）黑素瘤的组织学容易鉴别，因为缺乏肿瘤性（连续性）黑素细胞增生和黑素细胞异型性[67]。

组织发生　可能是一种反应性增生，伴炎症后色素沉着过度的一些特征，而不是肿瘤[68]。属于良性现象，随时间延长，皮损发展趋于稳定。

治疗原则　皮损需做活检以排除黑素瘤。如果有黑素细胞异型性，应考虑完全切除并随访。

Becker 黑变病

临床概要　Becker 黑变病也称为 Becker 色素性毛表皮痣，好发于成年男性的肩部、背部或胸部，常表现为大片色素沉着过度伴多毛，单侧分布[69]。斑片边界清楚，但不规则。有时也可表现为聚合性斑疹，而不是孤立的斑片。皮损通常发生于 20 岁以内。有时 Becker 黑变病累及肩和胸部以外的区域。此外，可以多发和双侧分布，偶可见于女性。

一篇文献报道了 9 例黑素瘤伴发 Becker 痣[70]，其中 5 例与 Becker 痣在同一部位。这些报道是否表明 Becker 痣伴发黑素瘤的机会更大而不是偶然现象尚待确定。

多毛出现在色素沉着之后，不伴多毛也较多见。因此，所谓的进行性筛状和带状色素沉着过度可能是不伴多毛的 Becker 黑变病的变异型[71]。

有趣的是毛发平滑肌错构瘤伴发 Becker 黑变病。这些患者 Becker 黑变病的区域可能出现轻微的毛囊周围丘疹性突起或轻微硬结[72]。

组织病理　表皮轻微棘层肥厚，表皮突融合、变平、不规则延长。基底层色素增加，在真皮上部可见噬黑素细胞。应用图像分析和黑素细胞标志物 S100 和 MART-1 的染色证明基底细胞层黑素细胞的数量增加，在同一研究中，表皮中雄激素受体表达增强[73]，表明可能的致病机制。毛发结构可正常或数量增加。

几乎所有病例伴有平滑肌纤维的增加，尽管可能是轻度增加。在合并平滑肌错构瘤的病例中，真皮中可见不规则排列的增厚平滑肌束[72]。Becker痣综合征是一种特殊类型的器官样表皮痣，特征性表现为色素过度沉着、多毛、平滑肌纤维错构性增生（平滑肌错构瘤）及其他发育缺陷，如同侧乳房发育不全及骨骼异常，包括脊柱侧凸、隐性脊柱裂或同侧肢体发育不全[74]。

文献报道中极少数黑素瘤与Becker痣伴发，系表皮来源的浅表扩散性黑素瘤[70]。

治疗原则　如果认为需要排除黑素瘤，皮损可做活检。

黑子

黑子是一种斑状色素沉着，其表皮内黑素细胞的数量增加，但不成巢，根据定义，痣中存在黑素细胞巢。"雀斑"这一术语源自拉丁语"lenz"，意指晶状体或扁豆[75]。因此，该术语最初用于指临床上小的卵形或晶状色素斑。目前该术语已经被应用于更大的色素性病变，特别是那些或多或少具有单纯性黑子组织学特征的疾病：基底层增生的黑素细胞单个排列而不成巢，通常但不总是具有延长的表皮突。这种黑素细胞增生的模式被称为"黑子样"。黑子样黑素细胞增生见于日光性黑子和单纯性黑子的斑状皮损、交界痣和复合痣的斑疹与斑块样皮损、黑子样发育不良痣及雀斑样黑素瘤，如恶性雀斑样痣、肢端及黏膜的雀斑样黑素瘤。

日光性黑子（光化性黑子）

临床概要　日光性黑子通常为多发，好发于光暴露部位如面部及前臂伸侧，但最常发生于手背。皮损数量随年龄增长而增加，但痣的数量则随年龄增长而下降[76]。因此，日光性黑子也被称为老年性黑子。然而，诱发因素为阳光暴露而不是年龄[77]。因此，即使在老年人中皮损也不会出现在非暴光部位。日光性黑子常见于高加索人的光暴露部位。皮损质地不硬，为均匀一致的深褐色斑，边界不规则，直径可很小，或大于1cm，可融合。与雀斑类似，日光性黑子是发生黑素瘤的高风险标志物[78]，并且在黑素瘤的周围皮肤常见大量日光性黑子，与黑素瘤再切除的标本中

所见类似。一些医师提出的"晒伤雀斑"与日光性黑子在临床和组织学上有重叠，均为斑点状棕褐色色素沉着斑，通常直径最大为1cm，常见于发生严重晒伤后的年轻人的肩部或其他光暴露部位[79]。其他潜在的伴发损害是深黑色、完整的网状斑片，曾被称为网状黑子[80]或墨点黑子[81]。

日光性黑子不同于雀斑之处在于其更常见，发病率及皮损数量随年龄增长而增加（雀斑的数量则趋于减少），躯干最常见。男性明显多于女性，而雀斑分布更均匀，且与日光暴露不相关[82,83]。

日光性黑子和比较平坦的脂溢性角化病临床表现类似，均常被称为"肝斑"或"老年斑"。脂溢性角化病在临床上常显示出更明显的角化过度。相反，恶性雀斑样痣在临床表现上与日光性黑子的不同之处在于前者色素分布不均匀，常呈鲜明的网状模式，不对称性和边界不规则更明显。

最近有关日光性黑子的微阵列分析证实了其与炎症、脂肪酸代谢、黑素细胞相关基因上调及角质化包膜相关基因下调有关。作者认为日光性黑子可能由反复紫外线暴露引起的诱变效应所致，慢性炎症导致黑素产生增加，伴皮损处角质形成细胞增生与分化下降[84]。有假说认为角质形成细胞中异常的色素滞留可能是日光性黑子的主要病变[85]。

用补骨脂素和紫外线A（PUVA）的长期治疗可以在照射区域诱导色素斑（"PUVA斑点"）的形成。这些类似于日光性黑子，但是它们的颜色更深，并且它们的色素更不规则地分布[86]。

组织病理　日本最近的一项研究报道了面部皮肤日光性黑子的两种模式，这两种模式均表现为基底层色素增加及基底层单个黑素细胞数量增加。在一种模式中，表皮突变平、基底层色素沉着；而另一种模式是表皮增生，延长的表皮突内有含较深色素的基底样细胞[87]。在后者或"出芽"模式中，表皮突轻微或明显延长，呈棒状或扭曲状，呈细小的芽状延伸。细长的表皮突由含有深色素的基底样细胞（尤其在下部）及主要为单细胞排列的黑素细胞组成。一些皮损的表皮成熟现象可能被轻微打乱。有时黑素细胞数量显著增加，而其他皮损则略微增加或不增加（图28-3）。黑素细胞产生黑素的能力增加，可通过DOPA染色证

实，与对照皮肤相比，皮损处的黑素细胞具有更多、更长和更粗的树枝状突起[88]。真皮上部弹性纤维变性，常见散在的噬黑素细胞，偶见血管周围轻度淋巴样细胞浸润。在"扁平表皮"模式中，与出芽模式相比，表皮明显变薄，日光性弹性组织变性更严重，表皮中朗格汉斯细胞更少。有的皮损，表皮突显著延伸导致基底样细胞条索形成吻合支，类似于网状色素型脂溢性角化病的网状模式。然而，与脂溢性角化病不同的是，日光性黑子不形成假角质囊肿。

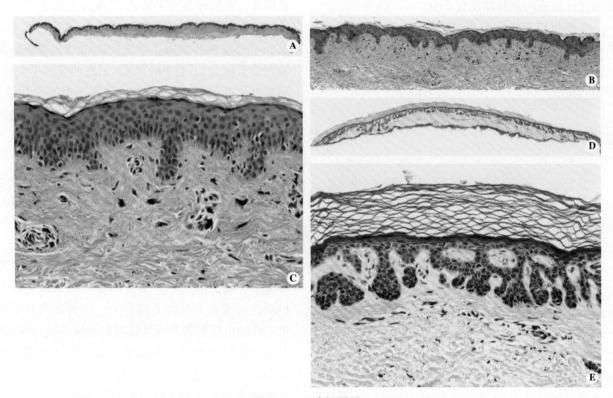

图 28-3　日光性黑子

A. 低倍镜显示在日光性弹性纤维变性的受损皮肤中，局部表皮突延长；B. 高倍镜显示基底层色素沉着过度，轻、中度黑素细胞增生，无连续性增生；C. 有时，随处散布的黑素细胞可见轻度异型性（轻度随处异型性）；D. 另一个标本显示大范围、更明显的表皮突改变；E. 日光性黑子的特征为基底层角质形成细胞的色素沉着过度、表皮突延长和黑素细胞增生，黑素细胞增生在本例中并不特别明显

日光性弹性纤维变性是慢性日光损伤（CSD）的标志，与日光性黑子和其他光线相关性疾病（如恶性黑素瘤）的流行及分布有关。用于评估日光性弹性纤维变性程度的评分系统已确立。使用以下评分系统：CSD 0，放大倍数 200 时未见弹性纤维变性；CSD 1，在胶原束之间散布单一变性的弹性纤维，不呈束状；CSD 2，密集散布的弹性纤维主要为束状而非单一弹性纤维；CSD 3，无定形蓝灰色物质沉积，纤维结构丢失[89]。日光性弹性组织变性也在第 12 章中讨论和阐述。

根据定义，日光性黑子与雀斑在组织学上不同，前者表皮黑素细胞数量增加。然而，在一些皮损中，黑素细胞增生可能只有通过正式计数才能证明[90]。与单纯性黑子、雀斑样痣和雀斑样黑素瘤相比，黑素细胞增生不连续，且不成巢。

PUVA 诱导的色素斑也是一种日光性黑子，基于其不规则的表皮突延长，表现为大的黑素细胞数量增加，可能出现轻微异型性[91]。

大细胞棘皮瘤表现为在光损伤皮肤上略微脱屑的黄褐色斑，病理表现为表皮角质形成细胞的胞核约为相邻角质形成细胞大小的两倍，但核多形性极少。大细胞棘皮瘤在临床、组织学和免疫组织化学上与日光性黑子有重叠，提示两者具有相关性[92]。与光线性角化病的鉴别要点是缺少角质形成细胞异型性和角化不全（细胞核增大除外）。

在网状或"墨点"黑子中，组织学评价包括电子显微镜和 DOPA 孵育的垂直切片显示表皮呈黑子样增生，基底层明显的色素增加，伴累及表皮突的"跳跃"区域。黑素细胞数量轻度增加[81]。

组织发生　电子显微镜下，角质形成细胞的

基底层含增多的黑素小体和黑素小体复合物，黑素小体复合物比未受累皮肤中的更大。即使在表皮的上层，包括角质层，大量黑素小体主要为散在分布，而不是形成复合物[85]。

鉴别诊断 单纯性黑子（参见下文）的表皮突延长，相反，皮损处黑素细胞的数量明显增加，灶性分布的黑素细胞在表皮突的顶端和侧面（而非表皮突之间）彼此相连。恶性黑子常表现为表皮突变平或消失，伴相邻黑素细胞的连续性增生，黑素细胞明显异型性；与单纯性黑子类似，可伴真皮淋巴细胞浸润。在日光性黑子中，表皮突延长，尽管皮损处黑素细胞数量增加，但彼此并不相连，细胞学异型性很轻微，且基底层上方无黑素细胞呈 Paget 样扩展。与色素型光线性角化病相反，无角质形成细胞异型性，通常没有角化不全。

治疗原则 黑子通常不需要积极治疗。如上所述，黑子是发生黑素瘤的风险标志，因此提供皮肤监测的决策具有重要意义。偶发临床表现异常的皮损需做活检以排除黑素瘤。

单纯性黑子及相关疾病

临床概要 单纯性黑子为色素过度沉着斑，其表皮黑素细胞数量增加。如上所述，日光性黑子的黑素细胞散在分布于角质形成细胞之间，增生可被称为"不连续性"。如果黑素细胞至少在局部彼此接触，增生则可被描述为"连续性"，如在单纯性黑子中所见（也见于雀斑样痣和雀斑样痣黑素瘤）。

单纯性黑子 最常发生于儿童，亦可发生于任何年龄[93]。单纯性黑子常为少数散在皮损，并不好发于光暴露部位。皮损为小的对称的界线清楚的斑疹，色素分布均匀，颜色从褐色到黑色不等（图28-4A）。皮损不硬，直径通常只有数毫米。临床上，单纯性黑子与交界痣难以区分。单纯性黑子的特殊类型是泛发性黑子病、多发性黑子综合征或豹综合征及斑点状雀斑样痣，也称为斑痣。

泛发性黑子病 表现为无数小的色素斑，可发生于出生时、儿童期或刚成年。无任何其他异常，不累及黏膜，可有家族史[94,95]。簇集性黑子或节段性黑子是指一组呈小片状或大片状排列的小色素斑，常为节段分布，每个色素斑内黑素细胞在表皮内呈黑子样增生[96,97]。斑点样雀斑样痣或斑痣为出生时即有的浅褐色斑或带状斑，儿童期在褐色斑上出现小的深褐色斑疹[98]。

多发性黑子综合征 为显性遗传，特征性表现为皮肤上出现数千个平坦、深褐色的斑点，但不累及黏膜。黑子始发于婴儿期，数量逐渐增加。虽然大多数斑点的直径为从针尖到 5mm 大小，但一些深色斑点可很大，直径可达 5cm。这种罕见综合征也被称为豹综合征，除黑子（L）外，还包括心电图传导异常（E）、眼距过宽（O）、肺动脉狭窄（P）和生殖器异常（A），如性腺或卵巢发育不全、生长迟缓（R）和神经性耳聋（D）。并非每个病例均出现所有这些表现。本病可能伴

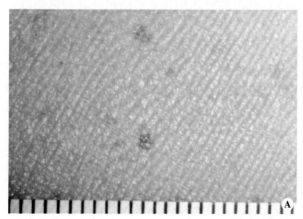
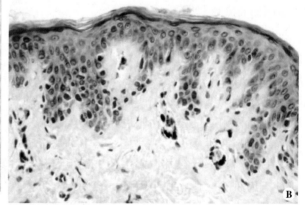

图 28-4 单纯性黑子

A. 临床上，皮损小，通常小于 2mm，对称性好，界线清楚。临床上难与雀斑、单纯性黑子和黑子样交界痣鉴别（临床图片由 Peter Wilson 提供）。
B. 延长的表皮突顶端及侧面可见黑素细胞彼此相连，即"黑子样增生"。在表皮突之间无"连续性"增生。如果出现至少一个痣细胞巢需命名为黑子样交界痣（交界性黑子痣）

有心肌病，与死亡率增高有关[99]。另一种黑子相关综合征为缩写的 NAME 或 LAMB 或黏液瘤综合征［雀斑样痣、心房和（或）黏膜皮肤黏液瘤、黏液样神经纤维瘤、雀斑、蓝痣］。建议弃用这些名称，因为在该综合征中所包含的独有特征并不明确，"伴心房黏液瘤的皮肤黑子病"这一术语即可对该综合征进行充分描述[100]。Carney 综合征是一种家族性多发性肿瘤综合征，包括点状皮肤色素沉着（黑子和蓝痣）、黏液瘤（心脏、皮肤和乳腺）、内分泌"过度活跃"，通常表现为内分泌肿瘤（肾上腺皮质、垂体、睾丸和甲状腺）、神经鞘瘤和两种不常见的色素性肿瘤、上皮样蓝痣（皮肤）和砂粒体型黑素性神经鞘瘤（累及皮肤、内脏或神经组织）。Carney 综合征与染色体 2p16 和 17q22—q24 上的 *PRKAR1A* 基因有关[101]。

Peutz-Jeghers 综合征（*PJS*）　表现为口周的深褐色斑点，临床类似于黑子。在唇红缘、口腔黏膜及指背可见类似斑点。虽然这种显性遗传性疾病的少数病例仅表现为色素异常，但在胃肠道中通常存在多发息肉，主要在小肠[102]。虽然以前的文献报道尚未表明这种综合征的患者发生癌症的倾向，但近来的研究已证明患者罹患胃肠道和胃肠外癌症的风险增高。女性 PJS 患者发生乳腺和妇科癌症的风险极高。最近已鉴定出该综合征中编码丝氨酸苏氨酸激酶 STK11（也称为 LKB1）的 PJS 易感基因[103]。最近描述的不合并多发性息肉的 PJS 样色素沉着综合征被称为孤立性黏膜皮肤黑素性色素沉着（IMMP），似乎也伴有不同器官癌症增加的风险[104]。

组织病理　黑子通常表现为表皮突轻度或中度延长，基底层黑素细胞数量增加，黑素细胞和基底层角质形成细胞中的黑素增加，真皮浅层可见噬黑素细胞[93]。表皮中的黑素细胞在延长的表皮突尖端和侧面呈局灶性毗连，但在表皮突之间增生的细胞并不呈连续性（图 28-4B）。根据定义不形成细胞巢。有时在表皮的上层也可见黑素，包括角质层。真皮乳头内可见轻度炎症浸润与噬黑素细胞混杂。此外，具有单纯性黑子临床特征的皮损，常在表皮真皮交界处可见小的痣细

胞巢，特别是在表皮突的最低处。这种皮损同时具有单纯性黑子和交界痣的特征，因此诊断为"交界性黑子痣"[105]或"黑子样交界痣"。由于存在这种过渡形式，认为单纯性黑子可能是黑素细胞痣的潜在前体，并在本节后面讨论。

在泛发性黑子病和多发性黑子综合征中皮损通常为"单纯"的黑子，而不形成痣细胞巢。但在较大的斑片中，可能存在交界痣细胞巢，甚至在真皮上部可见痣细胞巢[106]。

在斑点状雀斑样痣或斑痣中，浅褐色斑片或带状斑片组织学表现为单纯性黑子。斑点区表现为表皮突的最低处可见交界痣细胞巢、弥漫性黑子样黑素细胞增生及真皮痣细胞聚集。随时间改变，各种类型的痣（如交界痣、蓝痣和 Spitz 痣）可出现在同一皮损中，并且在斑点内可出现先天性黑素细胞痣的组织学特征，提示这些皮损可能是先天性色素痣的变异[98]。

在 PJS 的皮损中，基底细胞层显示明显的色素沉着过度。虽然黑素细胞的数量似乎稍增多，但在 DOPA 染色的切片中未发现黑素细胞增加[107]。肠息肉可能是错构瘤，因为在平滑肌束中混杂有腺体[103]。

在各种类型的黑子和雀斑样痣及其他与色素沉着过度相关的疾病，如神经纤维瘤的咖啡斑、无神经纤维瘤病的咖啡斑甚至偶尔在健康人的正常皮肤中，偶尔可出现巨大的黑素颗粒[108]，但无诊断特异性。巨大黑素颗粒的大小从 $1 \sim 6\mu m$ 不等。由于它们的大小和明显的黑素化，较大的黑素颗粒在光学显微镜下容易被识别。尽管主要位于黑素细胞内，它们也可被转运到角质形成细胞和噬黑素细胞中，但太大的颗粒则不能被转运。在电子显微镜下，巨大黑素颗粒被称为"巨大黑素小体"，被认为是一种自噬溶酶体或"黑素巨球蛋白"，代表溶酶体介导的黑素小体聚集以形成大量圆形至椭圆形黑素小体[109]。

表 28-2 总结了多种色素沉着过度性疾病和黑子的主要临床及组织学特点。

治疗原则　单纯性黑子和相关病变通常不需要积极治疗。

疾病	临床表现	基底层表现	黑素细胞表现	特征
雀斑	光暴露部位 随年龄减少 日晒后加深	黑素增加	常规组织学不增加	HMB-45[+]，圆形黑素小体
Albright 综合征黑素斑	纤维发育异常 性早熟	黑素增加	数量及大小正常	
黏膜黑子	下唇、外阴皮肤	黑素增加	接近正常或稍增加	轻度棘层肥厚；色素失禁
Becker 黑变病	单侧分布，多毛	黑素增加	增加	表皮突延长，真皮平滑肌纤维
日光性黑子	暴光部位，随年龄增加	黑素增加	正常或增加，不连续	表皮突延长，日光性弹性组织变性
单纯性黑子	发病早，与光照无光	色素增加	增加，局部连续	表皮突延长
泛发性黑子病	出生时或儿童期大量皮损	黑素增加	增加，局部连续	表皮突延长，某些皮损可有痣细胞巢
多发性黑子综合征（豹综合征）	大量皮损，显性遗传	黑素增加	增加，局部连续	表皮突延长，某些皮损可有痣细胞巢
斑点状雀斑样痣	出生时斑疹，变为斑点	黑素增加	增加，局部连续	表皮突延长，斑点处可有痣细胞巢
PJS 黑子	口周、显性遗传，胃肠道息肉	黑素增加（明显）	DOPA 染色无增加	

表 28-2 色素过度沉着疾病和黑子相关疾病

黑素细胞痣

虽然"痣"这一术语可用于皮肤中的各种错构瘤和（或）肿瘤性病变，但是这个平时无限定使用的术语在本章中仅指黑素细胞痣，一般认为是一种黑素细胞的良性肿瘤性增生，导致局部出现色素性或非色素性皮损，直径通常小于 5mm。

普通色素痣

临床概要 痣在临床上形态多样，除了病理不同，临床上可分为以下五种类型：①扁平皮损；②皮损轻微隆起，常伴中央突起、周围平坦；③乳头瘤状皮损；④圆顶状皮损；⑤蒂状皮损。前三种类型多有色素沉着，后两种则可有或无色素沉着。隆起性皮损的周边常平坦，通过组织学检查可观察到其内的黑素细胞发育异常（"发育不良痣"）。圆顶状痣常见数根粗大毛发。一般从临床表现上可以大致判断是交界痣（位于表皮内）、复合痣（真、表皮内）或皮内痣。许多较小的扁平皮疹可能是单纯性黑子或交界痣；临床上发育不良痣表现为直径 5mm 或以上的扁平皮损，或具有平坦边缘的皮损，伴不规则模糊边界和色素不均。如果这些表现显著，需排除黑素瘤的可能；许多轻微隆起的皮损及部分乳头瘤状皮损多为复合痣（尤其是含有色素时）；多数乳头瘤状

皮损、几乎所有的圆顶状皮损和蒂状皮损，如果无色素，多为皮内痣。

色素痣很少为先天性（参见"先天性色素痣"），多发于青少年及成年早期，可偶然发生，罕见播散性发疹性痣[110-112]。偶尔在中年期可出现新发的痣，但罕见于老年期。除了特殊场合在美容上的意义外，痣的唯一重要性就是与黑素瘤的关系，因为痣是发生黑素瘤的风险标志和潜在前体病变，还可模拟黑素瘤[78,93,113]。

一般而言，痣的临床重要性与呈进行性发展的黑素瘤不同，痣增大到一定程度便可稳定，然后退化。因此，老年人比青年人少见[76]。基于这一特性，当一个以前稳定的色素痣出现增大或色素变化时需高度警惕。

组织病理 诊断色素痣的依据为是否存在痣细胞。虽然也是黑素细胞，但与普通黑素细胞在形态学上有三点不同：至少部分聚集成簇或成巢；趋于圆形，而非树突状细胞的形态；色素颗粒主要位于胞质中，而不向周围角质形成细胞中转运[114]。痣细胞形态多样，常无色素，所以常根据其呈簇状或巢状排列特点而非细胞学特征来辨认痣细胞。由于其特征性的收缩现象，部分痣细胞巢常与周围间质形成分隔，有些痣如梭形细胞痣和上皮样细胞痣可与周围上皮分隔。

虽然组织病理学将色素痣分为交界痣、复合痣及皮内痣，但需认识到，它们是色素痣的"生

命周期"中的一个过渡阶段，从交界痣到复合痣再到皮内痣，直至最终消退。因发现 *BEAF* 基因突变在复合痣和皮内痣中比在交界痣中高，而不发生于单纯性黑子，所以以前认为从单纯性黑子发展为交界痣、复合痣的观点受到质疑，但也有可能 *BEAF* 基因突变是痣的发病机制中的后期事件[115]。

单纯性黑子 在前部分"单纯性黑子及相关疾病"中已有所描述[93]。组织学上，皮损较小（一般＜2mm），特征为痣样黑素细胞的数量增多，

在延长的表皮突顶端和侧面彼此邻接。这种模式是黑子的特点，因此被描述为"黑子样黑素细胞增生"。组织学上缺少黑素细胞巢可将黑子与痣相鉴别。但也常见单纯性黑子和黑子样交界痣（黑子伴少许细胞巢）之间的过渡阶段，这两种组织学"类型"在临床上很难区分，因此命名为"痣样黑子"[116] 或"交界性黑子痣"[96]。对这种非常常见的皮损，我们多称为"黑子样交界痣"[80]（图 28-5）。

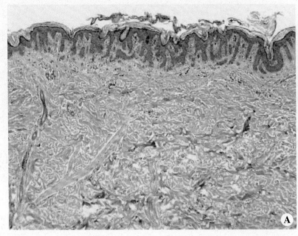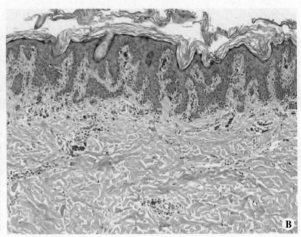

图 28-5　黑子样交界痣

A. 许多标本直径小于 4mm，多为 2～3mm。真皮内成分位于皮损中央，表皮内成分延伸超过其"肩部"。B. 表皮内单个黑素细胞及黑素细胞巢分布于延伸的表皮突顶端及侧面附近的真皮表皮交界处（"黑子样"模式），极少或无异型性。表皮突之间的乳头上方表皮内无黑素细胞"连续性"增生。这些结构特征也可见于发育不良痣且更显著，同时伴有轻至中度异型性及非常明显的间质反应

交界痣 交界痣中的痣细胞呈边界清楚的巢状分布，可完全位于表皮下部或向下突入真皮，但仍与表皮相连，可能是形成复合痣的"滴落"过程。黑素细胞巢中的痣细胞多呈均一的圆形或立方形，偶为梭形。此外，数量不等的单个痣细胞弥漫分布于表皮底部，特别是基底细胞层。许多皮损中，单个细胞与细胞巢一样常见，很像单纯性黑子的病理表现，我们将其称为"黑子样交界痣"（图 28-5）。痣细胞中可见数量不等的黑素颗粒，有的痣细胞经银染色后可见树枝状突起中含黑素颗粒，使其和黑素细胞难以鉴别。但总体而言，痣细胞的树枝状分化程度显著低于黑素细胞。细胞巢及单个黑素细胞主要位于表皮突的顶部及侧面。表皮突之间单个细胞"连续性"增生、融合成巢或向基底上层表皮内呈 Paget 样扩展，这些结构特点均提示黑素细胞发育不良或发展为原位黑素瘤。

虽然痣细胞偶可浸入表皮上部（"Paget 样散

布"），但在一些颜色较深的交界痣的角质层中也可见黑素颗粒聚集。和单纯性黑子一样，常见表皮突延长，单个痣细胞及痣细胞巢主要分布于表皮突的底部，真皮上部出现噬黑素细胞及单一核细胞并不少见。同时具有单纯性黑子和交界痣共同特征的皮损很常见，如上所述，可称为"黑子样交界痣"。这类皮损如果临床上大于 5mm，或在病理切片中为 4～5mm，常有细胞异型性，可能是发育不良痣。

在儿童交界痣中，有时可见明显的细胞形态改变，基底层上的痣细胞体积增大、多形性及见到 Paget 样细胞，也常见到细尘样黑素颗粒及致密炎细胞浸润[117]。这类皮损有的可能是 Spitz 痣或发育不良痣，其他的皮损可能与年轻人普通交界痣细胞发生增大、上皮样细胞样变的趋势有关。皮损较小、边界非常清楚、缺乏重度异型性及核丝分裂象，且儿童黑素瘤极为罕见，这些特点有助于与黑素瘤相鉴别。但如符合上述标准，即使是儿童，

也应考虑黑素瘤。

复合痣　在临床中表现为色素性丘疹（图 28-6A）或斑块。大多数非发育不良复合痣的周围无斑状皮损。组织学上，复合痣具有交界痣和皮内痣的特征。痣细胞巢位于表皮，并从表皮"滴落"入真皮浅层，许多皮损中可进入真皮网状层（图 28-6B）。很早以前由 Unna 提出的"痣细胞下移"或"滴落"学说已受到质疑，因为发现交界痣在成人和儿童中同样常见[118]。位于真皮上型、中型和下部的痣细胞具有形态学差异，分别称为 A 型、B 型、C 型三种类型[51,119]。通常 A 型痣细胞位于真皮浅层，呈圆形或立方形，胞质丰富，内含数量不等的黑素颗粒，多成巢分布。含特别丰富胞质的 A 型细胞当发生于儿童和年轻人时，可称为"上皮样细胞"（图 28-6C），周围间质中偶见噬黑素细胞。B 型细胞位于真皮中层，体积明显小于 A 型细胞，胞质及黑素颗粒也较少，呈边界清楚的簇状或索状排列，在某种程度上类似于淋巴样细胞（图 28-6D）。C 型细胞位于真皮深层，细胞细长，具有梭形细胞核，因此类似成纤维细胞或施万细胞。常呈条索状排列，极少有黑素（图 28-6E）。偶尔聚集成簇，类似触觉小体。偶尔良性 A 型痣细胞在真皮深层异常分布，称为"倒置 A 型细胞痣"。

真皮由浅至深痣细胞体积逐渐缩小、色素颗粒逐渐减少、细胞巢逐渐变为条索状甚至神经样梭形细胞，称为黑素细胞的成熟现象，被认为是良性的征象，因为黑素瘤细胞的大小并不随深度的增加而变小。黑素细胞的成熟过程也被认为是一种细胞衰老或萎缩[120]，可能由抑癌基因 p16 驱动，该抑癌基因被活化癌基因如 BRAF 或 NRAS 激活，该现象即"癌基因诱导的衰老"[121]。如果真

皮痣细胞局限于真皮乳头层，常与间质之间形成不连续的"挤压"状边界。但进入真皮网状层的痣细胞则以单个细胞或细长单行排列散在分布于胶原纤维束之间，真皮的这种浸润模式与黑素瘤不同，后者为细胞团分割，取代胶原束，呈一种更"扩张"的模式[122]。当痣细胞扩展到真皮网状层下部及皮下脂肪层，或位于神经、毛囊、汗腺及皮脂腺周围时，称为"先天性痣模式"，它与先天性痣具有相似的形态学特征，但不一定出生即有[123]。

皮内痣　一般无交界活性，真皮上部见痣细胞巢或细胞条索，可见多核痣细胞，其细胞核较小，呈玫瑰花样排列，或在细胞中央紧密毗连。这些痣巨细胞在形态上与 Spitz 痣或偶见于黑素瘤中的不规则甚至奇形怪状的巨细胞完全不同。由于制片过程中组织收缩，某些痣细胞巢与周围表皮及与间质之间可出现裂隙，后者可形成一空隙，类似淋巴间隙，易被误认为淋巴管侵袭（图 28-6F）[124]。

位于真皮上部的痣细胞巢常含中量黑素（特别是 A 型细胞），真皮中部和下部的 B 型和 C 型痣细胞罕有黑素。C 型细胞呈梭形，排列成束，包埋于疏松、淡染、波浪形的胶原纤维之中，类似神经纤维瘤中的纤维，形成"神经样痣"，这样的结构也被称为神经样管。其他区域，痣细胞分布于呈同心圆排列的松散、层状纤维丝组织中，形成类似于 Meissner 触觉小体的所谓的痣样小体（图 28-6G）。神经样痣细胞表达了 S100 A6 蛋白标记，一种存在于施万细胞中的 S100 蛋白。支持了这类皮损的形成具有某些施万细胞分化特征这一假说[125]。

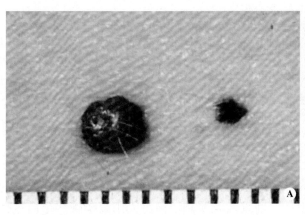

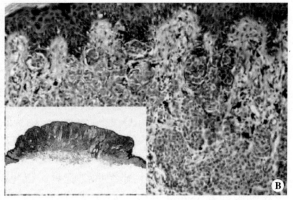

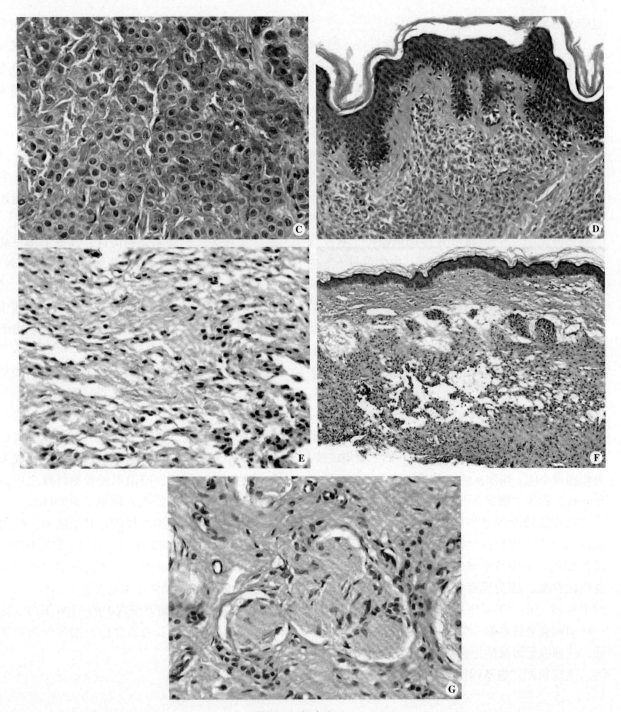

图 28-6　复合痣

A.皮损为单纯丘疹，周围无色素斑。右侧皮损为色素性复合痣；左侧皮损色素较少，临床上明显为皮内痣。B.组织学上，皮损为单纯丘疹，周围无色素斑（插图）。痣细胞巢位于真皮表皮交界处，可以确定这些痣细胞巢位于真皮内，与表皮隔离，呈"积累"状增生模式相互堆积，结果导致表皮逐渐增高，形成丘疹。色素常见于交界处及真皮浅层痣细胞中。C.皮内痣的 A 型痣细胞。与周围痣细胞不同，A 型细胞具有丰富胞质，细胞核较小，无异型性及明显核仁，无有丝分裂象。D.黑子样复合痣。该例与许多痣类似，真皮表皮交界处可见痣细胞巢与单个细胞混合，呈黑子样模式。真皮内可见小淋巴细胞样的 B 型细胞。E.C 型皮内痣细胞位于痣的底部，细胞呈梭形，单个细胞间可见胶原。若 C 型细胞位于真皮网状层，可见单个细胞"散在"分布于浅层胶原纤维间，这种模式也是 Spitz 痣的特征。F.具有"假淋巴间隙"的皮内痣。位于皮损顶端的 B 型痣细胞的细胞核小、胞质少，形态与淋巴细胞相似。皮内痣和复合痣的间隙常为人工现象，很像黑素瘤侵入淋巴管，但完全良性。皮损底部的细胞主要是 C 型细胞。G.皮内痣底部的神经化皮内痣细胞。"神经化"皮内痣底部的痣细胞形态类似神经纤维或神经器官，如触觉小体

　　偶尔皮内痣在真皮上部无痣细胞巢，仅见梭形痣细胞散在分布于丰富、松散排列的胶原组织中，称为神经痣。常规染色切片难与孤立的神经纤维瘤相鉴别，但可采用髓鞘碱性蛋白免疫组化

进行鉴别，该蛋白只有神经纤维瘤阳性[126]（见组织发生）。神经纤维瘤含有细小神经枝和轴突，可被胶质纤维酸性蛋白（GFAP）染色标记[127]，可与神经样痣相鉴别。

部分皮内痣及少许复合痣可见角化过度及乳头瘤样增生，可伴表皮突呈花边状向下生长及角质囊肿，使其表皮结构类似脂溢性角化病。有时可见较大毛囊结构，当毛囊破裂时，临床表现为色素痣增大，伴炎症反应，此时易与黑素瘤混淆。这种皮损在组织病理上可见部分破坏的毛囊，周围有明显炎症浸润，见异物巨细胞，系对真皮中角蛋白产生的反应。偶尔，皮内痣的痣细胞巢周围散在分布较大的脂肪细胞，代表脂肪细胞替代退行的痣细胞的一种退化现象，或在色素痣间质中脂肪细胞化生。

有些皮内痣，包括梭形细胞痣和上皮样细胞痣中可出现明显的粗大、有时透明变性的胶原沉积，称为硬化型。这些特殊表现可能会影响诊断，但不具有生物学意义。

偶尔，在一些典型的皮内痣（或复合痣的真皮部分）中，真皮内可罕见有丝分裂象，在儿童患者中已有报道[117]，与妊娠也有相关性[128]。近期的一项纳入 1041 例良性痣的综合研究发现，82 例（7.9%）的复合痣可见一个或多个细胞的有丝分裂象，多位于真皮乳头层；仅 3 例见到 3 个有丝分裂象[129]。如果无其他恶变的指征，我们将这些病例描述为"痣伴有丝分裂"，一般建议完全切除。这类皮损需认真排除痣样黑素瘤的可能性[130]。

获得性黑素细胞痣的组织发生　多年来，Masson 提出的痣细胞双重来源学说被广泛认可[151]，他认为，真皮上部的痣细胞由表皮黑素细胞发育而来，而真皮下部的痣细胞由施万细胞发育而来，因为后者中常见神经样结构。事实上，黑素细胞和施万细胞均来源于神经嵴，似乎支持 Masson 的观点，因为真皮深层的痣细胞和施万细胞中均存在非特异性胆碱酯酶反应，且真皮深层痣细胞中不含色素[131]。但是，支持真皮深层痣细胞来源于黑素细胞的依据是，在光学显微镜下，即使位置很深，类似神经形态的痣细胞也存在多巴氧化酶活性的黑素小体[132]。对痣的神经样结构进行电子显微镜观察发现，这些"痣样小体"中未见施万细胞或轴突，而完全由在其核周体中含前黑素小体样致密小体的细胞组成[133]。此外，免疫过氧化物酶方法发现，髓鞘碱性蛋白常见于施万细胞中，而在各类痣细胞中缺乏[126]，且"黑素细胞特异性标志物"如 Melan-A/ MART-1、HMB-45、酪氨酸酶等在色素痣中通常为阳性，而在神经细胞及神经纤维瘤中为阴性[134]。

支持痣细胞单一来源的另一观点是痣的生长周期特征。虽然并非所有，但大多数痣出现在儿童期、青春期和成年早期。随着年龄的增长，痣的数量逐渐减少[135]。痣的消长与组织学表现相关。儿童患者几乎每个痣均可见到痣细胞的交界性增生，但随年龄增长而减少。相反，皮内痣则少见于 10 岁前，但随年龄增长而逐渐增加。纤维化、脂肪浸润 / 化生及神经样变随年龄增长而增加。因此，圆柱形的神经元结构的形成代表痣细胞分化的终末期，而非皮内痣的起源[136]。

关于表皮黑素细胞和痣细胞之间的关系，一些学者认为这两种类型的细胞具有不同的胚胎起源，痣细胞来源于神经嵴前体细胞，即成痣细胞[137]。然而，大多数学者认为两种细胞属同一类型[138]，因为痣细胞与黑素细胞具有不同的形态学特征，如光学显微镜下痣细胞无树突结构、成巢分布，细胞更大，常含色素，这些特征属于细胞的继发性改变。电子显微镜下发现痣细胞的细微结构与表皮黑素细胞有所不同[139]（EM46，47）。体外培养的痣细胞，不论是先天性还是获得性皮损，均可见与表皮黑素细胞一样的树突结构[138]。MITF 等免疫组化标志物在两类细胞中均有表达[140]。总之，痣细胞不同于施万细胞，是一种黑素细胞的良性增生。

色素痣的分子病理学已逐渐被揭示。曾发现在转移性黑素瘤中 *BRAF* 癌基因突变率较高[141]，近期研究发现，突变导致的 V600E 氨基酸替换见于 68% 的转移性黑素瘤患者、80% 的原发性黑素瘤患者及 82% 的色素痣患者[142]。也有研究发现，黑素瘤相关性痣和先天性痣中癌基因 *NRAS*（与 *BRAF* 突变相互独立）发生激活突变[143-146]。通过敏感的遗传学方法和应用突变基因特异性抗体证实 *BRAF* 突变为克隆性的，提示这些基因突变可能是黑素细胞增生的早期事件[147]。以上数据表明，色素痣中 RAS、RAF、MAPK 细胞分裂途径的突变激活是启动黑素细胞增生的关键环节，但尚不足以引发黑素瘤[142]。良性色素痣中高水平的抑癌基因产物p16INK4，提示即使存在激活的癌基因突变，痣也可维持细胞周期的调控[121,148-150]。

色素痣的治疗原则　普通色素痣及相关皮损一般不需积极治疗，为美观需要可切除皮损。临床上不典型的皮损为排除黑素瘤而行手术切除。痣的数量增加，尤其是体积较大的痣，可能是发展为黑素瘤的风险标志，应密切观察。

气球状细胞痣

气球状细胞痣是一种组织学现象，临床表现与其他色素痣无差异，非常罕见。

组织病理　气球状细胞可单个或成群分布于表皮内，表皮中也可缺少气球状细胞。细胞在真皮内排列成大小不一的小叶状，常与普通痣细胞混杂，在两种细胞之间常有过渡形式（图28-7）。气球状细胞可为多核，比普通痣细胞明显增大。细胞核小、圆形、居中、胞质淡染，呈细颗粒状或空泡状，一般仅含少量黑素颗粒。可见噬黑素细胞，内含大量色素颗粒。气球状细胞中无脂质、糖原及酸性或中性黏多糖。电镜下可见气球状细胞中由退化的黑素小体增大及聚集形成的许多大空泡[151]。一般认为，气球状细胞痣来源于气球状黑素瘤。在某些皮内痣中出现较大的脂肪细胞是脂肪浸润或间质化生的结果，在常规组织学染色下与气球状细胞不同，其为扁平的细胞核，位于细胞周边。气球状细胞中缺失PAS染色阳性的糖原及角蛋白，

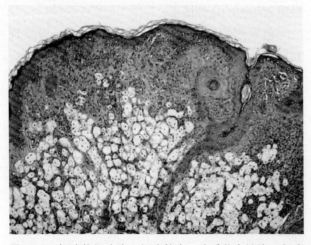

图28-7　气球状细胞痣：细胞较大，胞质苍白淡染，与成熟的痣细胞混杂，无高度异型性或有丝分裂象

以此与透明细胞汗腺瘤及其他透明细胞肿瘤进行鉴别；气球状痣细胞S100染色阳性，虽然一些外泌汗腺肿瘤（以及脂肪细胞）也可表达S100，但气球状痣细胞Melan-A/（MART-1）常阳性，而角蛋白标记为阴性。

特殊部位色素痣

不同部位的色素痣形态多样。澳大利亚一项对学龄儿童的研究显示，背部及下肢痣的数量存在性别差异，与黑素瘤的性别差异类似，其中男性皮损多位于背部，女性则多见于下肢。小痣（2～4mm）多见于双上肢，而大痣（≥5mm）主要分布于腰背部，且与年龄、男性及是否有雀斑相关。上述研究结果支持色素痣的增生潜能具有部位特异性差异这一假说[152]。有些部位的色素痣与绝大多数位于躯干、四肢、面部或头皮的普通痣的形态特征存在差异。

临床概要　这些"特殊部位色素痣"一般被定义为位于肢端（掌跖部及甲下痣）和生殖器的皮损。皮肤褶皱部位的痣（耳垂、腋窝、脐、腹股沟、耻骨、阴囊和肛周）也有不同的形态特征，类似于下述的肢端色素痣[153]。近年来青少年的耳部、乳房及头皮部位的皮肤也被界定为"特殊部位"[154-157]。一般来说，这些部位的色素痣仅有少数具有特殊特征，大多数痣无特别之处。特殊部位色素痣的其他命名包括非典型生殖器痣（AGN）、生殖器型非典型黑素细胞痣（AMNGT）、伴上皮内细胞攀升的黑素细胞肢端色素痣（MANIACs）、跖部肢端雀斑样痣、头皮非典型痣及特殊部位痣[158]。对伴有丝分裂象的痣进行研究发现，一些特殊部位痣出现有丝分裂象的比率较高（10.9%），包括生殖器、会阴、腹股沟及肢端等，支持了这些部位的痣较其他部位的痣"活性"程度更高这一观点[129]。

肢端色素痣

临床概要　发生于掌跖部的色素痣占4%～9%[159]，通常为较小、对称、边界清晰的棕色斑疹，常见沿皮纹分布的黑嵴，临床上很明显，看似边界不规则。皮损较稳定，与躯干部位的痣相比多为交界痣。

组织病理　与普通色素痣相比，肢端色素痣

中可见较多的痣细胞，主要在表皮中以雀斑样痣的模式生长，并不成巢分布。皮损处痣细胞于表皮基底层上呈 Paget 样增生（Paget 样黑素细胞增生）在良性肢端色素痣中相当常见[160-163]。正因为这些特点，在早期文献中因怀疑黑素瘤而建议切除肢端色素痣。然而，如无真正的异型性，并无证据表明这类皮损为肢端黑素瘤的风险标志或前体病变。

肢端色素痣具有模拟性，需与黑素瘤相鉴别，但若标本过小，则难以鉴别。Clemente 等对一系列肢端色素痣进行了研究，并确定了一组肢端雀斑样痣[161]。与其他肢端非雀斑样痣相比，这组

痣具有的显著特征包括肢端雀斑样痣黑素瘤的几个特征，如边界不清、表皮突延长、交界处见黑素细胞，其胞质苍白淡染，胞核呈圆形或椭圆形，有时深染，核仁明显。大部分掌跖部的肢端色素痣细胞无明显异型性。与肢端黑素瘤相比，肢端色素痣中的痣细胞增生主要限于表皮突水平，即皮纹下方的表皮突，导致在皮纹下方形成规则的黑素柱[164]。

肢端复合痣的痣细胞位于真皮，与黑素瘤不同的是，皮损基底部亦为成熟的痣细胞，无明显细胞异型性，表皮中无水平扩展及大量 Paget 样黑素细胞增生，无有丝分裂象（图 28-8）。真皮中可见片状淋巴细胞，偶见噬黑素细胞。

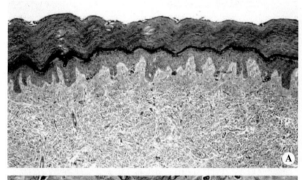
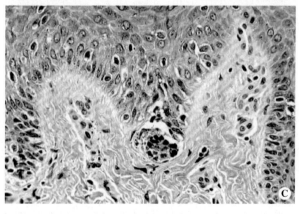
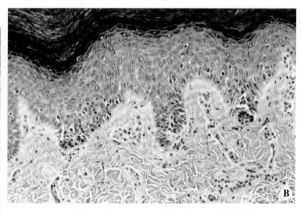

图 28-8　肢端雀斑样痣
A. 皮损较小，边界清楚，完整切除。B. 真皮表皮交界处可见痣样、上皮样黑素细胞巢。细胞较小，均匀、散在分布。C. 虽然少许细胞在交界处之上呈"Paget 样"模式，但细胞无明显的异型性及有丝分裂象，细胞巢之间未见单个黑素细胞连续性增生

某些肢端色素痣具有发育不良痣的特征，但大多数肢端色素痣的表皮突并无均一的延长伴明显表皮突交织融合等发育不良痣的特征，发育不良痣中间质的完整排列在大多数肢端色素痣中缺如，黑素细胞异型性少或无。

对有疑问的患者，最好对患者的其他痣予以评估，尤其是有黑素瘤家族史或个人史的患者。对于扩展到标本边缘的肢端雀斑样皮损应仔细检查，必须与临床病理情况相联系，以保证标本并不是取材于较大皮损的边缘，这类皮损建议完全

切除以排除其他病理改变，防止皮损的持续存在和复发。同样也建议对所有除了具有部位相关性分布特征外对在病理上有明显细胞异型性的肢端痣予以完整切除。最后，位于肢端的痣并不能排除偶也可能是发育不良痣的情况，诊断除了根据肢端部位痣的常见表现外必须根据发育不良痣的细胞学表现和间质标准。

甲下色素痣及甲黑线（纵行甲黑线）

临床概要　甲黑线（参见第 19 章）指沿指甲

长轴纵行延伸的色素带（斑片），在黑种人及亚裔人群中常见，因此常被认为是一种正常现象[165]。但是，对于突然出现的甲黑线需予以关注，尤其是发生于白种人时常需做甲床钻孔活检[166]，除非为 Laugier-Hunziker 综合征的甲黑线。这种疾病可累及一个或多个甚至所有指甲，伴唇、颊黏膜色素斑，这类黑甲多为良性病变[165,167]。

在进行活检时，需沿后甲襞内外侧行纵向双边取材，使整个后甲壁充分暴露并能观察到色素纹的最末端，常位于甲床内。然后使用 3mm 或 4mm 的钻孔器取材，包括甲板及甲床，向下直至指（趾）骨[168]。

组织病理　组织学检查多数病例仅显示基底细胞层色素增加，而黑素细胞数目未见明显增加。这种皮损称为"黑素斑"[169]或"甲床色素活跃"，即黑素产生增加但黑素细胞数量正常[170]。研究显示，18 例甲黑线患者中，10 例为黑素斑，1 例为原位黑素瘤，另 1 例表现为角质形成细胞异型性，3 例为甲下出血[171]。其他患者中还有上述肢端交界痣或复合痣、肢端雀斑样痣黑素瘤（原位或浸润性）。交界痣或复合痣常出现上述肢端雀斑样痣的表现。纵行甲黑线也可能与色素性鲍温病相关[166]。如要排除具有生物学意义的皮损，取材需包括足够的甲床。如果不能确定标本中含有原发皮损邻近的组织时，需考虑重新取材。儿童的纵行甲黑线几乎全为良性，对 40 例 16 岁以下患儿的研究显示，19 例组织学诊断为色素痣（交界痣 17 例，复合痣 2 例），12 例为黑子，9 例为单纯性色素沉着斑（"功能性"甲黑线），无黑素瘤[172]。甲下黑素瘤虽然罕见，但偶尔可发生于儿童，如诊断的一例 13 岁男孩通过比较基因组杂交技术以确认[173]。

耳部色素痣

耳部皮肤常被认为属于肢端，耳部受日光强烈辐射的强度在男性中是不同的，但不常见于女性。按单位面积算，男性的耳部是发生黑素瘤最常见的部位。耳部色素痣与肢端色素痣有相似的特征，但细胞异型性更为多见[158]。一项研究发现，21 例耳部色素痣中，50%～60% 出现 Paget 样增生，中至重度细胞异型性及明显核仁等表现，但

未见有丝分裂象或凋亡黑素细胞[156]。另一项研究显示，101 个皮损中，多数在表皮突之间见形态、大小各异的细胞巢，约 40% 边界不清，真皮上方交界处水平扩展，表皮突延长，表皮突相互连接。约 25% 的皮损中可见均一增大的黑素细胞，伴空泡状细胞核，但无明显核仁，胞质丰富淡染，呈细颗粒状[155]。部分特征与黑素瘤明显重叠，与黑素瘤相鉴别的特征包括皮损对称，无细胞核多形性，无 Paget 样散在分布的黑素细胞，复合痣中真皮痣细胞有成熟现象。该研究未见皮损复发，但如出现一定程度的上述特征，特别是发生于老年人光损伤部位皮肤，建议完全切除。

生殖器色素痣

临床概要　生殖器及其附近的色素痣可出现黑素瘤的某些组织学特征，除了可能误诊，并无特别临床意义。这种皮损被称为"AMNGT"（生殖器非典型黑素细胞痣），常见于年轻（绝经前）妇女的外阴部，也可见于会阴部[174-176]，类似皮损偶见于男性生殖器[177]。典型皮损为对称性丘疹，直径小于 1cm，色素均一，边界较清晰，少数外阴痣可出现组织学异型性特征。对外阴及普通色素痣做对比组织病理研究发现[178]，大部分外阴色素痣并无特殊之处；外阴痣本身相当少见，妇科体检中发病率仅为 2.3%[179]。有趣的是外阴痣合并硬化萎缩性苔藓，常见于外阴、会阴部皮肤。这些痣具有持久性（"复发性"）黑素细胞痣的特征，可以模拟恶性黑素瘤。这种见于硬化萎缩性苔藓相关性黑素细胞痣的"活化"黑素细胞表型提示发生间质诱导性改变[175]。非典型生殖器痣的临床鉴别诊断还包括上述早期"生殖器黑子"。

组织病理　扫描镜下可见较小的边界清楚的丘疹，真皮乳头层可见成簇分布的痣细胞，表皮内常见黑素细胞巢，表皮内痣细胞不会延伸超过真皮肩部，类似于发育不良复合痣（图 28-9）。表皮偶可不规则增生，导致皮损范围不对称。痣细胞可为大细胞，伴明显核仁，丰富胞质内见细碎（"粉尘"）样黑素。黑素细胞巢的大小、形状及位置不定，起始于表皮突侧面及顶端，常与表面平行分布，有时融合。一项研究对 55 例平均

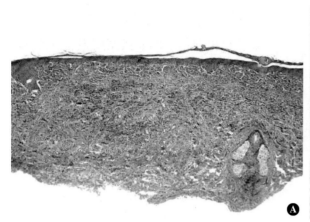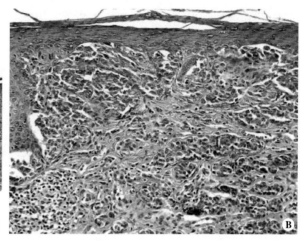

图 28-9　生殖器色素痣

A. 生殖器色素痣高倍镜下可见细胞异型性特征，但通常较小、对称，因此低倍镜及临床表现为良性病变。B. 生殖器色素痣的异型性特征包括较大并融合的细胞巢，大小及形态不一，细胞体积较大，巨大核仁，细胞相互分离。有丝分裂象罕见或无。邻近部位无原位或微侵袭的放射状生长期细胞

年龄为 26 岁的女性患者共计 56 个皮损进行观察，主要的组织病理学特征为交界处雀斑样及巢状痣细胞，细胞巢多呈圆形或梭形，常见人工收缩裂隙和（或）细胞离散[180]。11 例（20%）具有轻度细胞异型性，中度异型性 34 例（60%），重度 11 例（20%）。10 例（18%）在表皮下部可见局灶性 Paget 样扩展。26 例（46%）显示交界处黑素细胞不典型增生伴大量普通真皮痣细胞。累及附属器（46%）、真皮浅层黑素细胞核异型性（39%）相当常见，但真皮有丝分裂象少见（7%），所有皮损均见黑素细胞成熟现象。真皮浅层常见宽大的致密嗜酸性纤维化条带（41%）。仅有一处皮损切除后复发，重新切除后未见复发。

不典型外阴痣的某些特征类似黑素瘤。但皮损相对较小、边界较清楚、无明显交界处异型黑素细胞增生等黏膜黑素瘤的表现。此外，表皮内极少或无单个黑素细胞及黑素细胞巢呈 Paget 样扩展，无细胞坏死及溃疡，更重要的是真皮中极少或几乎无有丝分裂象[178]。皮损中缺乏黑素瘤（弥漫性纤维增生）或发育不良（同心性纤维增生）的间质模式[176]。对于绝经前女性外阴部黑素瘤的诊断应谨慎（有时不可避免）。偶尔外阴部色素痣会出现高度细胞异型性，然而，虽然对青年至中年女性患者中出现的这种生物学表现尚未做深入探讨，但是建议切除皮损，以避免局部持久存在或瘢痕处复发。

一种显然无关的现象是非典型痣与硬化萎缩性苔藓合并，这些皮损类似持久性、复发性黑素

细胞痣（所谓的"假性黑素瘤"），参见"复发痣（假黑素瘤）"[175]。

褶皱部及乳房部色素痣

根据组织学表现，褶皱部位的痣在组织学上与其他部位的痣不同，通常类似于生殖器部位痣或黑素瘤。一项对 40 例褶皱部黑素细胞痣（腋窝、脐、腹股沟、耻骨、阴囊及肛周）的研究显示，22 例具有生殖器色素痣的"成巢及离散模式"，其特点为真皮表皮交界处见大小、形态、位置各异的大片细胞巢融合，黑素细胞互不相连[153]。

乳房部位色素痣具有类似特征，如表皮内基底层上方可见黑素细胞、黑素细胞异型性及真皮纤维增生[157]。细胞异型性比其他特殊部位痣更明显[158]，与年轻女性生殖器痣的表现类似（见上文）。

褶皱部位及乳房部位的色素痣与其他"特殊部位"的色素痣一样，并不提示为黑素瘤。出于同样原因，真正的发育不良痣和黑素瘤也可能发生在这些部位，应注意避免漏诊[181]。

头皮色素痣

一项纳入不同年龄段共计 229 例头皮色素痣患者的研究显示，青少年患者中约 10% 的色素痣存在细胞及结构异型性，如交界处散乱分布大而奇异的细胞巢并累及毛囊，交界处上方痣细胞呈

Paget 样扩展及细胞巢中黑素细胞相互离散。可见轻度细胞异型性，但无意义。而在成年人或幼儿的头皮色素痣中则无这些异型性特征。虽然认为这些皮损是良性病变，但建议完整切除[154]。另一项对 59 个皮损的研究认为，典型的头皮色素痣应具有以下表现，表皮突侧面及表皮突之间松散连接的黑素细胞排列形成较大细胞巢，周围见散乱分布的黑素细胞，细胞核大，胞质丰富淡染，整个真皮层黑素细胞围绕附属器并向外扩展。与 Clark 痣具有以下共同特征：交织的表皮突处痣细胞巢水平扩展超过真皮内痣细胞的范围，真皮乳头层纤维化等[182]。

具有复杂特征的特殊部位色素痣

上述特殊部位的色素痣如出现年龄相关性良性痣细胞增大（也被称为上皮样细胞改变，多见于儿童色素痣的浅表部位细胞）、炎症（如晕痣消退期）及创伤时，则诊断可能有疑问。因此，既不能忽略色素痣中真正的发育不良现象的重要性，也应考虑到细胞异型性可能导致对发育不良痣和黑素瘤的过度诊断。组织学改变与临床表现（年龄、晕痣样改变、曾经的外伤史或活检）的紧密联系有助于诊断。

特殊部位色素痣的处理原则

建议对所有特殊部位痣行完全切除，以便于做全面病理检查，降低皮损持续性、复发或发展的可能性[158]。部分患者应予以随访。

大多数对特殊部位色素痣的研究显示，与其他临床病理相关因素的联系（如家族史、其他黑素细胞皮损的性质和特征）尚无可靠依据。黑素瘤及发育不良痣均可发生于这些部位，常见于成人，年龄较大的儿童或青少年中罕见。对不同部位的特殊部位色素痣的描述有助于做出更为谨慎的诊断。对有的患者，特别是区分特殊部位色素痣和发育不良痣或黑素瘤时，临床医师的诊断不宜太绝对。如果不能确定是特殊部位痣或是发育不良痣，但可排除黑素瘤时则可以描述为"具有非典型表现的复合痣或交界痣"，在报告中，需阐明鉴别诊断。

对皮损做诊断时，应做全面的皮肤检查，同时应询问详细的家族史，特别是存在其他非典型痣和（或）黑素瘤家族史或个人史时，应定期随访，如果仅出现单一的非典型皮损，可能无临床意义，有时可模拟黑素瘤。有的患者，如果在真皮出现异型性细胞，需与黑素瘤相鉴别，可描述为"具有不确定意义的浅表非典型黑素细胞增生"（SAMPUS）；如果非典型增生仅局限于表皮内，可描述为"不确定意义的表皮内非典型黑素细胞增生"（IAMPUS）。临床医师可对不确定性程度进行评估，从而确定治疗方案。

Spitz 痣 / 瘤

Spitz 痣是 Sophie Spitz 在 1948 年首次描述并命名[183]，也被称为良性幼年黑素瘤（这个旧称已不再使用）、梭形和（或）上皮样细胞痣。

临床概要　曾认为皮损主要发生于儿童，目前发现在中年人、青年人甚至老年人中也可发病[184,185]，偶见于出生时[186]。一些患者其生物学行为不可预测，特别是发生于成年人，因此建议用"Spitz 瘤"，此比"Spitz 痣"更为合适，除非是典型的患者，特别是少儿患者[187,188]。

皮损通常为单发，常见于下肢及面部[189]。一项研究显示，Spitz 痣多发生于 40 岁以下患者的大腿，而黑素瘤则多见于 40 岁或 40 岁以上患者的躯干[190]。多数皮损为圆顶状、无毛的粉红色小结节，Spitz 痣大多较小，约 95% 的患者肿瘤小于 1cm，75% 约 6mm 或更小[191]。由于黑素颗粒较少，皮损通常为粉红色，部分皮损伴间质血管形成，临床上易误诊为化脓性肉芽肿、血管瘤或皮内痣。皮损有时可为褐色、棕色甚至黑色。溃疡罕见，多发生于少儿患者。经过初期生长阶段后，大多数 Spitz 痣趋于稳定。

多发性肿瘤罕见，可簇集（群簇）于某一区域[192]或泛发[193]（图 28-10A），偶发于斑痣中。一例簇集性 Spitz 痣，皮损处成纤维细胞中发现染色体异位的镶嵌模式，提示为胚胎发育的局部事件[192]。组织病理学表现可为典型的 Spitz 痣或非典型 Spitz 样瘤，后者与 Spitz 样黑素瘤难以鉴别。近期的一项研究显示，9 例患者中，53% 的皮损无非典型的组织病理特征，无一例出现切除后复发[194]。

组织病理　Ackerman 命名的"大的梭形和（或）上皮样细胞痣"[185] 代表了细胞学特征，也为这种皮损提供了基本定义。由于皮损细胞较大，核大、胞质多形性，常见炎细胞浸润，组织学表现类似结节性黑素瘤。毫无疑问，在认识 Spitz 痣为一独立疾病之前，许多病例被误诊为黑素瘤。即使在今天，与黑素瘤的鉴别也非常困难，甚至不可能。有助于鉴别的特征详见结构模式或细胞特征（图 28-10B ～ G）。

在基本结构模式方面，Spitz 痣与普通色素痣相似，多为复合痣，也可为交界痣或皮内痣。体积较小、对称、边界清楚。偶见表皮内细胞扩展至真皮上方，应注意伴发育不良痣或黑素瘤的可能。表皮内可见呈垂直方向的梭形细胞排列成巢，虽然细胞较大，但形状和大小较一致，也不融合。这种在真皮表皮交界处细胞巢中梭形细胞平行排列的细胞结构具有特征性，基于此，对细胞巢可描述为"雨滴状"或"香蕉串"。伴交界活性的 Spitz 痣，常在真皮表皮交界处出现半月形人工裂隙，将细胞巢中的痣细胞与周围及上方表皮细胞分离，这一特点在黑素瘤中不常见，有助于诊断。

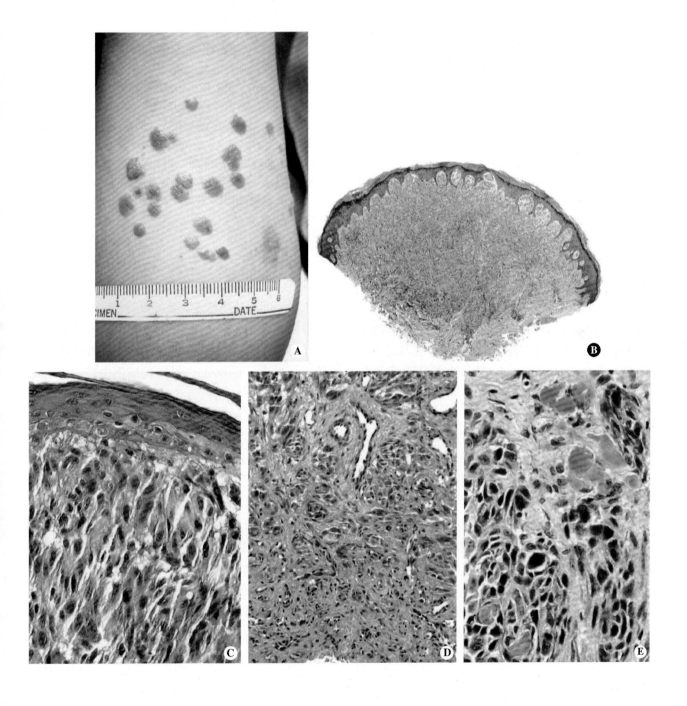

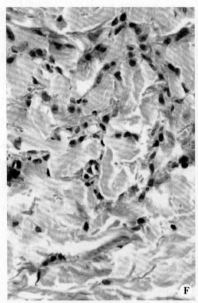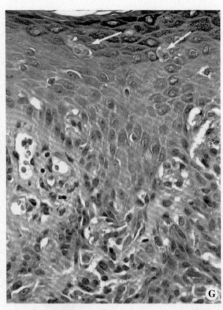

图 28-10　A. 簇集性 Spitz 痣，大部分 Spitz 痣为单一皮损，本例为簇集性或群簇性 Spitz 痣。每个皮损均为典型 Spitz 痣——皮损相对较小、对称性、边界清楚的褐色丘疹。B. Spitz 痣，扫描镜下及临床上，大部分 Spitz 痣为较小、边界清楚、对称的丘疹。该皮损较大部分标本大。C. Spitz 痣的定义是出现大细胞，具有丰富且呈双染性的细胞质，细胞呈梭形或多边形［大的梭形和（或）上皮样黑素细胞］。Spitz 痣的细胞核比大多数黑素瘤的细胞核更均匀，通常较大，具有开放的染色质和平滑的核膜，核仁明显。D. 从接近表面的大细胞向下逐渐变为基底部的小细胞的成熟现象是 Spitz 痣的重要特征。E. Spitz 痣伴球状嗜酸性胶样小体（Kamino 小体），虽然无特异性，但这种结构是 Spitz 痣的显著特征。F. Spitz 痣的底层，皮损细胞变小，在网状真皮胶原纤维中"散在"分布。该皮损与图 D 为同一例，可观察到基底部皮损细胞逐渐变小（"成熟现象"）。G. Paget 样黑素细胞增生，如箭头所示，Spitz 痣中一些细胞在表皮内呈 Paget 样扩展。若无其他黑素瘤的表现，不能诊断为黑素瘤。这种 Paget 样黑素细胞增生在少儿皮损的某些局部并不罕见

虽然有弥漫交界活性，但肿瘤细胞侵入表皮（Paget 样黑素细胞增生）较轻微。如果出现这种现象，多为单个痣细胞或小群细胞，常局限于表皮的下半部（图 28-10G）[185]。少数 Spitz 痣的皮损细胞可明显呈 Paget 样浸润至表皮，尤其是少儿患者。这些"Paget 样 Spitz 痣"在临床上常为较小的色素斑（＜ 0.4cm），见于年轻患者。趋向于痣而非黑素瘤的特征包括皮损小、边界清楚、对称、细胞分布均匀、无明显细胞异型性[195]。基底层上表皮内 Paget 样扩展并非成人 Spitz 痣的常见特征，此时应考虑黑素瘤的可能[196]。偶可见痣细胞巢穿过表皮，称为痣细胞经表皮消退[197,198]。

Spitz 痣累及表皮时常见表皮突增生延长，偶尔，增生程度足以描述为假性上皮瘤样增生，容易与鳞状细胞癌混淆，特别是较浅的标本[199]。但是，表皮也可变薄，甚至发生溃疡，特别是幼童。一种"表皮消耗"模式，即与肿瘤黑素细胞直接接触的部位表皮变薄，伴基底层和基底上层变薄、表皮突消失，被认为是鉴别黑素瘤和痣的附加标准。

这一特征常见于多数黑素瘤，但在大部分 Spitz 瘤中缺乏[200]。少于半数的患者，真皮乳头可见弥漫性水肿、间质透明样变、毛细血管扩张，具有一定的诊断意义。水肿可能会引起痣细胞巢排列疏松。

诊断 Spitz 痣时一种常用的但不具特征性的细胞学标准是，在 60% ～ 80% 的病例中表皮内出现类似胶样小体的暗粉红色球状体，可融合形成较大的小体。这种"Kamino 小体"常见于真皮乳头顶端的基底层（图 28-10E）。仅有 2% 的黑素瘤和 0.9% 的普通色素痣可见类似的嗜酸性球状体，但由于不融合，并不明显[201,202]。虽然这些小体类似于凋亡细胞，但研究表明无活动性凋亡的证据，嗜酸性物质可能与透明变性的胶原或基底膜样物质有关[203]。

Spitz 痣的重要细胞学特征　为体积较大的梭形细胞和上皮样细胞（图 28-10C），可能以梭形细胞或上皮样细胞为主，或二者混杂分布［大的梭形细胞和（或）上皮样细胞］[185]。除了细胞形态外，所有 Spitz 痣中的梭形细胞和上皮样细胞的

细胞核及细胞质结构类似，提示二者可能系同一类型细胞的双相表现。细胞具有丰富胞质，呈双染性，可含少量分离的细小色素颗粒或大部分细胞中常无色素颗粒。仔细观察，细胞质有时见细微的空泡或双染性网状结构。细胞核较大，染色质苍白、细微、甚至分散。核膜规则、平滑、淡染。核仁呈嗜酸性或双染性。皮损细胞的体积比任何其他特征都重要，可将 Spitz 痣与普通痣及大多数黑素瘤相鉴别[185]。黑素瘤和 Spitz 痣中均可见奇异巨细胞，区别在于后者具有大小一致的细胞核，而黑素瘤的细胞核常具多形性。

约半数的皮损无有丝分裂象，有助于排除黑素瘤。但常见少许有丝分裂象，甚至偶可见表皮内较多有丝分裂象。真皮内有丝分裂率大于 2 个 /mm^2、异常有丝分裂象、有丝分裂象出现在紧邻真皮瘤细胞的底部（位于真皮的下半部），这些表现罕见于 Spitz 痣，可能会诊断为黑素瘤或描述为 "不确定潜能的黑素细胞肿瘤"[204]。非典型有丝分裂象罕见，如果出现，应予以特别关注[204,205]。约 50% 的 Spitz 痣无有丝分裂象，有助于排除黑素瘤。

尤为重要的是随深度的增加而出现的细胞成熟现象，细胞体积逐渐变小，与普通色素痣细胞相似（图 28-10D ～ F）。同样重要的是，从皮损的一端到另一端，细胞形态均一，即从表皮至皮损的基底部，细胞外观相同。虽然多数浅表部细胞较大，但大多数 Spitz 痣基底部的细胞较小，呈单个细胞散在分布或单个细胞位于真皮网状层胶原纤维束之间。真皮网状层受累对于 Spitz 痣具有高度特异性，其内的细胞常呈单个细胞散在分布，有时被明显的边界分隔，形成 "离群细胞"[191]，可通过 S100 抗体等标记来识别。其他良性色素痣如果累及真皮，也可出现这种浸润模式[206]。相反，黑素瘤中肿瘤细胞常形成实性舌状或束状团块，在真皮网状层中被胶原纤维束分隔并替代胶原，但不形成离群细胞。

多数 Spitz 痣完全或几乎无色素颗粒，少数患者可有中度或致密色素颗粒，这种 "色素性 Spitz 痣" 的部分病例最好被分类为色素性梭形细胞痣，相关病变将在以下内容中讨论。许多 Spitz 痣中可见炎细胞带状浸润，甚至很重，主要位于基底部。类似炎症浸润也见于部分黑素瘤，但通常为血管周围小片状炎细胞浸润，贯穿整个皮损[191,205,207]。

结缔组织增生性 Spitz 痣　有的 Spitz 痣及一些细胞较小的色素痣，达不到 Spitz 痣的诊断标准，可有弥漫性纤维化[208-210]。这种结缔组织增生性 Spitz 痣通常无交界活性，无成巢现象或色素沉着，痣细胞主要呈梭形，并被周围结缔组织间质挤压，但与皮肤纤维瘤不同的是可见上皮样细胞，常有多核细胞。结缔组织增生性黑素瘤常伴原位雀斑样增生，与结缔组织增生性 Spitz 痣极少出现交界活性不同。此外，结缔组织增生性黑素瘤的黑素细胞中 HMB-45 和 Melan-A（MART-1）标记几乎全为阴性（梭形细胞区）。相反，Spitz 痣则常为阳性[211,212]。某些结缔组织增生性色素痣可见大量成群淋巴细胞，容易考虑结缔组织增生性黑素瘤的可能；然而，一项对 6 例患者的研究发现，皮损缺乏黑素瘤的其他特征，并表达 Melan-A 和抑癌蛋白 P16，黑素瘤 FISH 检查结果阴性[213]。在另一项研究中发现，5 例结缔组织增生性色素痣高表达 P16；而 22 例结缔组织增生性黑素瘤中 6 例也呈弥漫阳性，提示该标记对于鉴别诊断并不可靠[194,214]。

透明样变 Spitz 痣　有的皮损表现为梭形或上皮样细胞包埋于细胞稀少的透明变性胶原间质中，有时在组织学上被误诊为转移癌[215]。

血管瘤样 Spitz 痣　组织学表现为较大的梭形细胞和（或）上皮样细胞，位于 "血管瘤样" 致密排列、内衬肿胀内皮细胞的小血管之间，周边围绕胶原间质。有时很难在血管间发现 Spitz 痣细胞。目前尚无切除后复发或转移的病例报道[216]。

特殊部位的 Spitz 痣　Spitz 痣偶尔可出现在特殊部位（如肢端）。对于这类 Spitz 痣，可能会出现部位相关性结构特征，应仔细辨认 Spitz 痣的基本结构和细胞学特征（如前文所述）。一开始就能确定为 Spitz 痣对于避免过度诊断非常关键，因为细胞学异型性，结合发生部位，可能会误诊为黑素瘤。

组织发生　电镜下，Spitz 痣的皮损上部可见含大量黑素小体的黑素细胞，皮损下部黑素细胞中的黑素小体数量减少，大多数黑素小体黑素化不完全，黑素小体复合中可见溶酶体降解[217]，正是多数 Spitz 痣中色素颗粒较少的原因。生物标志物研究并未清楚阐明 Spitz 痣在真皮中快速扩展及呈肿瘤样增生但却不发生转移的机制。

Spitz 肿瘤的遗传学基础已逐渐明确，与普通色素痣和黑素瘤具有明显差别。Bastian 等的一项开创性研究应用基因组杂交和 FISH 技术，发现约 10% 的 Spitz 痣患者在 11 号染色体短臂上的 *HRAS* 基因的与癌基因突变相关的拷贝数增加，伴 11p 拷贝数增加的肿瘤较大，主要位于真皮中，有显著的结缔组织增生、特征性的细胞学表现并呈浸润性生长模式。突变或拷贝数增加所导致的 *HRAS* 基因激活可出现与黑素瘤重叠的一些组织学特征。推测在无其他遗传学改变参与的情况下，*HRAS* 的激活可引起这些"非典型"Spitz 痣中部分黑素细胞衰老或生长停滞[218]，可能与"癌基因诱导的衰老"过程中 *p16* 的激活所导致的结果一样[219]。目前没有证据表明 *HRAS* 基因激活的 Spitz 痣是发展为黑素瘤的风险标志，但这些皮损的生物学特性尚未被充分了解。

近期发现抑癌蛋白 BAP1 的丢失与一些 Spitz 样肿瘤有关，该蛋白与眼部黑素瘤也有关。一项研究对 32 例非典型 Spitz 肿瘤（AST）*BRAF* 基因突变及 BAP1 表达进行了检测，显示 9 例 BAP1 表达缺失，其中 8 例伴有 *BRAF* 的突变（罕见于大多数 Spitz 肿瘤）。*BRAF* 突变，同时 BAP1 阴性的肿瘤多位于真皮，主要由具有丰富双染性胞质、边界清楚的上皮样黑素细胞构成。胞核常见空泡状、多形性，核仁明显[220]。皮损常位于"先天性模式色素痣"内，BAP1 表达阳性，为复合痣的一种类型，生物学行为呈良性。

一般情况下，除上文提及的极少数 *HRAS* 和 *BRAF* 突变的 Spitz 肿瘤外，这些肿瘤中很少出现传统的癌基因突变。近来 Bastian 的小组选择了 20 例良性 Spitz 痣和 8 例非典型 Spitz 肿瘤，其形态学特征与 *HRAS* 或 *BRAF/BAP1* 突变不一致，他们对已知的致癌基因和激酶融合基因进行了筛查，发现仅有 1 个病例存在 *HRAS* 基因的点突变，但并未发现其他已知基因发生熟知的改变。19 例发现基因组重排，这些重排与 ROS1（36%）、ALK（14%）、RET（7%）、NTRK1（7%）和 BRAF（4%）的完整激酶结构域融合成大范围的新型 5′ 端伴侣，形成构成性激活的嵌合癌基因，以相互排斥的模式发生融合，常见于年轻患者。2/3 的 Spitz 肿瘤出现这些基因融合可作为诊断标志

物，也是少数可能发生转移肿瘤的一个潜在治疗靶点[221]。

诊断和预后标志　形态学和免疫组化研究显示了 Spitz 痣与黑素瘤之间的不同，但这些辅助检查并不是诊断的金标准。免疫组化显示 Spitz 痣不仅可与黑素细胞分化标志如 S100 抗原发生反应，也可与 HMB-45 和 Melan-A/MART-1 发生反应，其中前者为黑素小体抗原，常表达于增生性黑素细胞疾病中（包括黑素瘤）；后者为黑素细胞系的高度特异性标志[134,211,212]。与黑素瘤不同，Spitz 痣中 HMB-45 阳性细胞从浅至深常呈更规整的"上重"模式[211]。近期的一项研究发现，S100 A6 蛋白的表达在 Spitz 痣和黑素瘤之间具有差异[222]。与黑素瘤不同却与普通色素痣类似的是，Spitz 痣的胞核和（或）DNA 含量逐渐缩小 / 减少[223,224]，与一些抗原的反应也随着皮损由浅至深而逐渐减弱[211]。这种分层现象被认为是细胞成熟 / 衰老的表现，具有诊断价值。毫无疑问，在 Spitz 痣与黑素瘤的鉴别中也具有重要的生物学意义。一项对 121 例 Spitz 样肿瘤的研究认为，S100 A6、HMB-45 及 MIB-1/Ki-67 的免疫染色对于最后诊断具有特别意义，与 HE 切片观察及患者年龄同样重要[225]。

细胞增殖和细胞周期的标志是区别良性、不典型增生及恶性 Spitz 样肿瘤的重要鉴别点，其中最简单的方法是确定细胞有丝分裂率。Crotty 及其同事的研究表明，出现异常有丝分裂象、真皮的有丝分裂率大于 2 个 /mm^2 及有丝分裂象在皮损底部边界的 0.25mm 以内，倾向于诊断为黑素瘤[204]。使用增生标记 Ki-67 / Mib-1，曾发现同组患者阳性着色细胞核的最高（即热点）数量在 Spitz 肿瘤中约为 10 个，而在黑素瘤中为 32 个，提示这是很好的鉴别点[226]。Vollmer 强调年龄和增殖活性之间具有重要的相互作用，从 Meta 分析和文献报道表明 Ki-67 的增殖率大于 10% 支持黑素瘤的诊断，而低于 2% 则支持 Spitz 痣的诊断，为 2% ～ 10% 对于 Spitz 痣有不同的诊断意义，取决于结合其他因素（即临床表现、组织学、标志物）做出诊断的先验概率[227]。一般来说，黑素瘤罕见于青春期前儿童，尤其是两岁以内的儿童。

细胞周期及抑癌分子 p16 可能是良性 Spitz 痣及普通色素痣的重要标志物。一项研究发现，6 例

Spitz 样恶性黑素瘤表达 p16，而 18 例 Spitz 痣及 12 例复合痣中表达 p16（患者年龄小于 18 岁），所有的儿童黑素瘤伴 p16 丢失，而所有 Spitz 痣及其他良性痣的细胞核和细胞质 p16 均呈强阳性表达，提示这一标志物对于鉴别诊断具有重要价值[228]。

在过去的几年中，比较基因组杂交技术（CGH）及荧光原位杂交技术（FISH）已经应用于一系列 Spitz 样肿瘤及其他肿瘤中。在一个比较基因组杂交技术研究中发现，在 Spitz 痣中有限种类的拷贝数畸变包括 11p 的增多及罕见的 7q 的增多。相反，伴有 Spitz 样特征的黑素瘤则涉及一系列位点的多个染色体拷贝数畸变[229]。来自 CGH 的标志物被应用于一个 64 例 AST 历经 5 年随访的大型研究中，结果 11 例 AST 出现晚期局部疾病、远处转移或死亡。6p25 或 11q13 的增加及 9p21 内的纯合子缺失与临床侵袭行为的相关性具有统计学上的显著意义，P 值分别是 0.02、0.02 及 < 0.000 1。多变量分析显示，纯合子 9p21 缺失与临床侵袭行为（$P < 0.0001$）及疾病导致的死亡（$P =0.003$）高度相关[230]。另一项对 31 处 Spitz 样皮损的研究发现，9p21 缺失仅出现在一例致死性 Spitz 样黑素瘤中（一位 41 岁男性），但通过荧光原位杂交技术发现，5 例 9p21 缺失的患者存活，随访 6 ～ 135 个月依然良好，表明仅有 9p21 缺失并不能预测致死性预后[231]。

染色体基因位点 9p21 包括抑癌基因 *p16* 位点，其在所有黑素瘤中表达下调，还包括上文提及应用荧光原位杂交技术研究发现的纯合子缺失。在这项研究中，有丝分裂率增加和纯合子 9p21 缺失是唯一可预测 Spitz 样病变死亡率的独立因素。这一发现增强了 p16 免疫染色在评估 Spitz 样肿瘤时的潜在价值。如果 p16 免疫标记阳性，则 9p21 缺失不可能发生，多为良性预后；如果 p16 染色阴性，需进行 CGH 及 FISH 检测，如果确定 9p21 纯合子缺失，这一证据提示对皮损的合理治疗需按具有潜在系统转移的情况来对待，但需认识到 Spitz 样黑素瘤的预后比普通黑素瘤好，仅有 9p21 缺失并不能预测致死性预后[231]。

鉴别诊断　除发育不良痣外，Spitz 痣或肿瘤与良性痣的区别并不显著，而发育不良痣则有发展为黑素瘤的风险。对仍存诊断疑惑的患者，我们在病理报告中会添加一个注解，大意是鉴别诊断可能包括发育不良痣，并建议对患者的其他危险因素进行评估，如多个发育不良痣、黑素瘤家族史或个人史。随后根据患者的整体风险状况给予治疗。

偶尔，组织细胞肿瘤，如上皮样组织细胞瘤或幼年黄色肉芽肿可能会与上皮样 Spitz 痣或黑素瘤混淆，特别是泡沫细胞或 Touton 巨细胞不明显时[232]。已经证实 Melan-A 和酪氨酸酶标志物对于黑素细胞皮损的诊断具有敏感性和特异性，而组织细胞标志物如 CD68 和 XⅢa 因子在组织细胞性皮损中可能呈阳性[233-235]。

黑素瘤的鉴别诊断当然很重要。Spitz 痣和结节性黑素瘤的区别很困难，有的病例甚至无法鉴别，因为在 Spitz 痣中出现的所有改变都可能出现在黑素瘤中。关于鉴别诊断，上文已做了充分讨论。Crotty 及同事认为，对称性、Kamino 小体及两侧细胞巢或细胞片的均一性支持 Spitz 痣的诊断，而异常的有丝分裂象、真皮有丝分裂率大于 2 个 /mm^2 及有丝分裂象位于皮损底部边缘 0.25mm 以内时则支持黑素瘤的诊断[204]。这个表格中我们添加了基底部单个细胞特征性的散在分布模式，支持 Spitz 痣或其他良性痣的诊断（表 28-3）。

表 28-3　Spitz 痣 / 肿瘤与黑素瘤

Spitz 痣 / 肿瘤	黑素瘤
模式特征	
直径常 < 6mm	常 > 6mm
常对称	常不对称，但非所有
单个细长细胞位于基底部网状真皮胶原束之间	巢状或束状排列，而非网状真皮单个细胞
表皮增生、角化过度、颗粒层增厚可能明显	表皮反应很轻，可称为 "表皮消耗"
病变细胞在表皮内很少或无 Paget 样分布	明显的 Paget 样扩展进入表皮
表皮内细胞通常不横向扩展超过外侧缘	常见横向扩展（放射状生长阶段），结节性黑素瘤除外
病变细胞形成的卵圆形细胞巢垂直于表皮	细胞巢大小、形状、方向不一
不连续的交界处增生	可能连续性增生
少或无色素	皮损内常有明显色素沉着或不规则散在分布的色素细胞
真皮基底部有小而均一的细胞巢	基底部有大而不均一的细胞巢

续表

Spitz 痣 / 肿瘤	黑素瘤
细胞学特征	
细胞核染色质开放，有明显的核仁	细胞核浓染、聚集
核膜规整	核膜不规整
表皮和真皮浅层有单个或融合的嗜酸性球状体	如果有，球状"Kamino"小体常不明显，且单个分布
无有丝分裂象或有丝分裂率低	有丝分裂象多见，比率高
不典型有丝分裂象极少或无	常见不典型有丝分裂象
皮损的下 1/3 罕见有丝分裂象	皮损的下 1/3 常见有丝分裂象
皮损两侧的细胞均一	细胞的变异性更明显
随着位置下延的细胞有成熟现象	极少或无细胞有成熟现象

非典型 Spitz 肿瘤和 Spitz 样黑素瘤

鉴于幼年时已发生转移的患者，Spatz 和 Barnhill 已提出了一套 AST 的风险分级标准，这些标准包括诊断时年龄大于 10 岁、皮损直径大于 10mm、出现溃疡、累及皮下脂肪（Ⅴ级）及有丝分裂活性至少 6 个 /mm^2[188]。如上所述，不可能每次都能明确区分黑素瘤或 Spitz 肿瘤 / 痣之间的差别，对于这些有疑问的患者，我们常使用描述性术语，即具有不确定潜能的黑素细胞（或 Spitz 样）肿瘤（MELTUMP 或 STUMP），并提出鉴别诊断。高度怀疑的病变会注明如果这个肿瘤是黑素瘤的话，这个黑素瘤在显微镜下的分期特征以方便临床医师妥善治疗这个肿瘤[236]。Cerroni 等研究了 57 例 MELTUMP 患者，并进行了至少 5 年的随访。在符合诊断和不符合诊断的患者之间，仅有三个具有统计学差异的组织病理学标准是存在有丝分裂象、基底部附近有丝分裂象和炎症反应，认为这些病变作为一个群体存在，它们在生物学上与常见的黑素瘤和良性黑素细胞痣具有差异。描述性的术语反映出这些非典型黑素细胞肿瘤的分类和预后尚不确定[237]。

应用 FISH 进行基因组检测能为少数患者确定积极、合理的治疗方案。一项对从数个机构收集的 75 例 AST 的研究发现，所有的肿瘤均有一个或多个染色体拷贝数畸变，纯合子 9p21 缺失及前哨淋巴结（SLN）阳性，以及肿瘤扩展超过 SLN 有关。两例纯合子 9p21 缺失的 AST 患者出现脑转移，其中一例死于该疾病[238]。如上文所述，9p21 基因位点包含 *p16* 抑癌基因，提示对 AST 的第一个合理检查方法是 p16 的免疫组织化学染色。如果 p16 阴性，则建议 FISH 和（或）CGH 检测。如上文

所述的具有"不典型"特征、具有 9p21 纯合子缺失的肿瘤，有理由认为是"Spitz 样黑素瘤"。然而，特别是少儿，Spitz 样肿瘤发生急进性发展并导致死亡的病例罕见。

Spitz 肿瘤的治疗方案

由于与黑素瘤鉴别困难，我们认为，作为预防措施，诊断为 Spitz 肿瘤 / 痣的皮损应予以完整切除，尤其是青春期或成年患者，这种皮损通常较小，尽管这个问题尚存在争议[239]。上述一般规则的例外情况包括手术切除的美容顾虑或其他方面的禁忌证，以及活检标本的局限性，但可明确诊断良性 Spitz 痣[240]。此外，仅根据年龄不能排除黑素瘤的诊断，因为黑素瘤可发生于儿童，虽然非常罕见。

有报道曾诊断为 Spitz 痣但后来证实为致死性黑素瘤的病例，也有报道转移至但未超过区域淋巴结的病例[241,242]。这些病例皮损通常较大，形成溃疡，浸润较深且有丝分裂活跃，可以描述为"具有不确定恶性潜能的黑素细胞肿瘤"。考虑到这些肿瘤的预后较具有类似显微镜下特征的普通黑素瘤要好，也有学者认为这些病变是"Spitz 样黑素瘤"[187]。Spitz 痣 / 肿瘤的诊断取决于多种形态学特征的评估，见表 28-3。鉴于所谓的转移性的 Spitz 痣 / 肿瘤通常至少有中、长期生存[243-247]，将这种转移认为是"具有不确定潜能的转移性黑素细胞肿瘤"可能更合适，而非绝对的转移性恶性黑素细胞瘤。然而，许多机构会建议对这些患者使用针对转移性黑素瘤的辅助治疗。

已考虑对 AST 和 Spitz 样黑素瘤进行前哨淋巴结分期。数篇系列病例分析报道，约 30% 的病

例出现阳性的前哨淋巴结[243-248]。但急进性病情的发生率和死亡率都很低，特别是儿童和青年人。因此，前哨淋巴结分期不能作为这些皮损的治疗标准[249]。

色素性梭形细胞痣

该肿瘤由 Richard Reed 于 1973 年首次报道[250]，可被看作 Spitz 痣的变异型[177,185] 或一个独特的临床病理类型[251]。以我们和其他人的经验来看，大部分病例和经典 Spitz 痣有显著差异，但存在一些重叠的特征，表明两种类型之间存在紧密联系[252-254]。尽管两者之间的差异没有临床意义，均为良性病变，但对于排除黑素瘤是很重要的，也有助于理解这两种常见的黑素瘤模拟病变的差别。

临床概要　病变直径通常 3～6mm、色素深、平坦或略突出皮面。大多数患者是年轻人，最常见的部位是下肢。色素性梭形细胞痣少见于 35 岁之后。经典表现是在年轻女性大腿上出现逐渐增大的新发黑色斑块。由于色素较深并突然出现，临床上常怀疑黑素瘤。相反，Spitz 痣临床上常考虑良性疾病，如血管瘤或皮肤色素痣。与 Spitz 痣相似，皮损突然出现并经历一个短暂的生长期后，多会保持稳定。

组织病理　色素性梭形细胞痣的特点是相对较小且对称，增生均匀，真皮表皮交界处见细长、梭形、色素较深的黑素细胞[251-253,255]。梭形细胞巢呈垂直方向，易与相邻的角质形成细胞混杂，而不是像 Spitz 痣一样形成裂隙。可见嗜酸性球状胶样小体（Kamino 小体）[256]（图 28-11）。肿瘤细

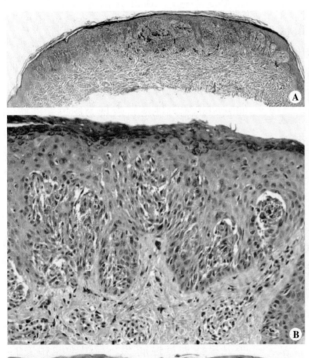

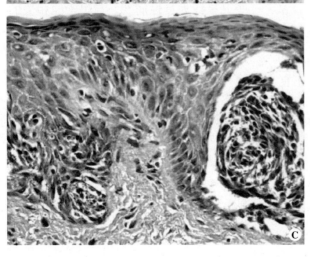

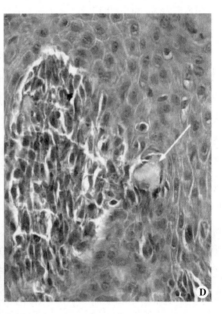

图 28-11　色素性梭形细胞痣

A. 皮损的典型形态是小斑块，宽度远大于高度。病变细胞通常位于交界处或仅限于表皮和真皮乳头。B. 与经典 Spitz 痣一样，病变细胞排列成巢，呈垂直方向分布。不同于 Spitz 痣的是，细胞细长呈梭形，无上皮样细胞，通常含有丰富的粗大黑素。C. 与 Spitz 痣一样，一定（通常是轻度的）程度的 Paget 样黑素细胞增生多并不意外。表皮内可见大量有丝分裂象，但真皮内的病变细胞倾向于成熟，伴有极少或无有丝分裂象。细胞巢与邻近角质形成细胞之间可见人工裂隙，但与 Spitz 痣相比较轻微。D. 色素性梭形细胞痣中的 Kamino 小体，这种痣在表皮内有明显的嗜酸性球状胶样 Kamino 小体（箭头所示）

胞常呈束状，并被延长的表皮突分隔。真皮乳头痣细胞成簇紧密排列，将结缔组织挤向一边。皮损下方真皮乳头见大量噬色素细胞呈特征性弥漫分布。真皮受累很少见于色素性梭形细胞痣，但常见于 Spitz 痣。一些病变显示交界处黑素细胞巢向表皮上方延伸，可见单个细胞呈 Paget 样向上侵入表皮，但不明显[163,252]。色素减退型的病例已有报道，其具有所有传统色素性梭形细胞痣的典型特征，但不含丰富的黑素[257]。

导致诊断为"不典型色素性梭形细胞痣"的特征包括结构异常，如界线不清及 Paget 样黑素细胞增生、明显的细胞异型性或明显的上皮样细胞成分[252]，可能与发育不良痣有较多重叠[252]。这种"不典型"变异的重要性在于有可能被误诊为黑素瘤，因为所有对色素性梭形细胞痣的报道均强调手术切除后该病的良性行为。

鉴别诊断 最重要的鉴别诊断是浅表扩散性黑素瘤。与这些黑素瘤相比，色素性梭形细胞痣更小、对称、外侧缘具有锐利的边界和两侧的肿瘤细胞高度均一。如果色素性梭形细胞痣的病变细胞进入真皮乳头，可见沿痣线的成熟现象，这点与黑素瘤不同。任何色素性梭形细胞痣皮损的表皮内均可见有丝分裂象，但真皮少见。异常的有丝分裂象罕见。Paget 样黑素细胞增生并不明显，梭形细胞的细胞学与上皮样细胞不同，后者见于大部分浅表扩散性黑素瘤（SSM）。恶性雀斑样痣黑素瘤（LMM）在其垂直生长期（VGP）可能有梭形细胞，但表皮内通常为更小的痣样异型性细胞。有的色素性梭形细胞痣可能与发育不良痣具有重叠的特征，但根据其不规则增厚的表皮、垂直分布的细胞巢、一致的细胞类型、缺乏细胞学发育不良及缺乏典型的间质改变（如层状纤维化）来区分，常可鉴别。对极端疑惑的患者，可以将皮损归类为"浅表不典型黑素细胞增生"（SAMPUS），并提出与原位黑素瘤或发育不良痣的鉴别诊断。对于前者，建议再次切除，而后者则建议对黑素瘤的危险因素进行评估，可能需做随访，特别是临床表现还有其他不典型痣的特点或有黑素瘤家族史或个人史者[236]。一些罕见病例具有较大的浸润性皮内结节，可能较难与黑素瘤鉴别，适宜于做描述性诊断（不确定潜能的黑素细胞肿瘤，MELTUMP）。

治疗原则 色素性梭形细胞痣及相关病变通常不需要积极治疗。常因美容需要和排除黑素瘤而切除皮损。出现这种皮损并不是将来发展为黑素瘤的危险因素。

先天性黑素细胞痣

先天性黑素细胞痣（CMN）可以定义为出生即有、含有痣细胞的皮损。

临床概要 先天性黑素细胞痣可以定义为出生即有，含有痣细胞的皮损。先天性痣见于 1% ～ 2% 的新生儿[258,259]，虽然这种皮损与所有非先天性痣的总数相比属于罕见，但在临床上相对常见。在许多情况下，先天性痣比获得性痣要大，直径达 1.5cm 以上，但只有极少数皮损相当大。最大直径超过 20cm 者被称为先天性巨痣（图 28-12A）[260]。非先天性巨痣通常轻微凸起，常有色素，可能伴有毛发的轻度增生，可被分类为"小"（直径＜ 1.5cm）或"中等"（直径＞ 1.5cm 但＜ 20cm，或需要局部切除）[260,261]。已报道有许多变异型，如脑回状先天性痣，表现为皮色卷曲状团块[262]；斑点状集簇性色素痣表现为紧密排列的褐色至黑色丘疹[263]；先天性肢端黑素细胞痣表现为足底或手指末端蓝黑色斑疹，临床表现类似肢端雀斑样痣黑素瘤[264]；结缔组织增生性无毛性色素减退性痣临床表现为坚硬、木质样、逐渐发展的色素减退和斑秃样先天性巨痣，组织学特点为致密的真皮纤维化，几乎无痣细胞，毛囊退化或毛囊缺乏[265]。先天性巨痣分布像一件衣服（"衣服样痣"），常色素较深，覆盖轻度增生的毛发，常见许多具有类似表现的散在"卫星"病灶[266]。这些卫星痣为良性病变，与黑素瘤相关的卫星状转移不同。脑膜黑素细胞增生可能会发生于一些累及颈部和头皮的先天性巨痣中，不仅可能出现癫痫和智力障碍，也可能是原发性脑膜黑素瘤[267]。一项研究应用磁共振检查发现，在 43 例无症状的先天性巨痣患儿中，14 例具有脑膜黑素沉着。该发现支持中枢神经系统黑素瘤终生风险可能会增加的观点[268]。

皮肤黑素瘤的发病率 一项综合性 Meta 分析显示，从大型著作中选出 14 篇文献进行进一步分析，黑素瘤的发生率为 0.05% ～ 10.7%，明显高于小样本研究。一项对 6571 例先天性色素痣的研究中，对患者进行了平均 3.4 ～ 23.7 年的随访，其中 46 例（0.7%）出现了 49 处黑素瘤，这比预想的数目要少，可能是小样本研究出现的选择性偏倚所致。诊断黑素瘤的平均年龄为 15.5 岁（中位数为 7），提示在儿童期和青春期患黑素瘤的风险最大。与年龄校正后的人群数据相比，患先天性色素痣的患者在儿童期和青春期发展为黑素瘤的风险要增加近 465 倍。49 例中有 33 例（67%）在色素痣内出现原发性黑素瘤。7 例（14%）转移性黑素瘤没有找到原发灶；4 例（8%）黑素瘤转移到了皮肤以外的部位[269]。

值得注意的是，大多数先天性色素痣的患者甚至是很大的皮损，最终并没有发展为黑素瘤。一项研究显示，卫星灶逐渐增多及直径较大的皮损与黑素瘤和神经皮肤色素沉着症有关[270]。黑素瘤可发生于出生时或婴儿期，或之后的任何时候（图 28-12B）。这类黑素瘤的死亡率很高。在一项队列研究中，对 33 例先天性巨痣患者进行了随访，有 2 例发展为致死性黑素瘤，显示罹患风险比普通人群高出 1000 倍以上[271]，然而在另一项 80 例儿童患者中，平均随访了 5 年后有 4 例出现黑素瘤（3 例死亡）[272]。在纽约大学登记的 170 例先天性巨痣的随访数据中，4 例发展为黑素瘤，包括中枢神经系统的皮肤外黑素瘤和 1 例腹膜后黑素瘤[270,271,273]。因此，现在普遍认为，如果可行，先天性巨痣予以切除是很有必要的。然而，完全切除常难做到，黑素瘤可以出现在皮肤以外的部位。因此，这种情况下予以临床监测是一种可行方案[273,274]。

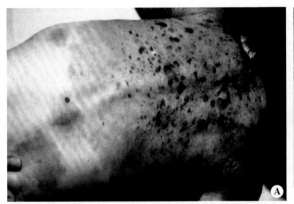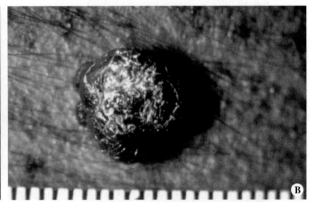

图 28-12　A. 先天性巨痣（临床），这些皮损也被称为"衣服样痣"，因为它们覆盖大面积的皮肤。局部色素加深，有时可触及明显结节，在先天性巨痣中并不罕见。这种病灶需密切随访，任何呈进行性发展的皮损均应切除，以排除黑素瘤。B. 发生于先天性巨痣中的黑素瘤，图 A 中展示的是 1 例 4 岁患者的背部结节。患者于 2 年内死于转移性黑素瘤

最大直径 < 20cm 的非先天性巨痣发生黑素瘤的概率尚不清楚，但可能比正常皮肤上的发生率要高。黑素瘤的发生风险很可能与皮损的大小有关[275]。

组织病理　先天性巨痣与后天性色素痣在组织学表现方面的不同之处在于它更大和更深，以及累及附属器，甚至有时累及更深部组织（如头皮的皮损可延伸至帽状腱膜及脑神经）（图 28-13）。非先天性巨痣可能与后天性色素痣具有相同的组织学表现，也可以表现为先天性痣的特点（图 28-14）[123,276,277]。非先天性巨痣的特点对于真正先天来源的色素痣而言既无敏感性，也无特异性。近期一项组织学研究与临床数据相比显示，32 例具有先天性色素痣组织学特征，179 例出生即有的色素痣并不符合这些标准。这一研究使问题复杂化，因为有可能一些先天性痣在出生时未被发现，并被认为是后天的。相反，那些又大又深的先天性色素痣，临床和病理的关联是 100%[278]。从细胞学来看，先天性痣的细胞与后天性痣的细胞相似，痣细胞表达黑素细胞标记 S100、HMB-45 和 Melan-A，其中 Melan-A 的敏感性和特异性最好[134]。

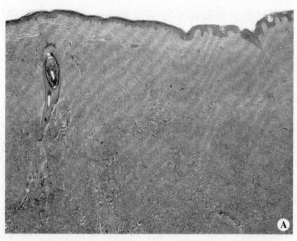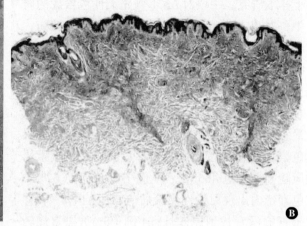

图 28-13   先天性巨痣

A.这个痣非常宽（数厘米，已经超出图片的边缘），较深，即皮损从表皮贯穿网状真皮，并延伸到脂肪层。B.另一个先天性巨痣，在真皮网状层胶原束之间可见片状痣细胞。先天性巨痣的真皮内常见各样细胞，除了痣样分化外，还可能有施万细胞甚至异位成分的证据

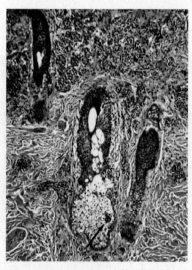

图 28-14   具有先天性色素痣模式特征的复合痣

痣细胞扩展至皮肤附属器周围和网状真皮纤维之间。在皮肤附属器"内"出现痣细胞（如这个皮脂腺单位中）是真正的先天发生的色素痣的特征。痣细胞延伸到真皮网状层上部和皮肤附属器周围是先天性痣的一个明显特点。然而，后天性色素痣也可以有这种"深在性"模式；相反，先天性色素痣并不总是"深在"

非（小到中等大小）先天性巨痣   曾经认为这类色素痣在出生时较表浅，之后逐渐累及深层。然而，一系列研究表明在随访的标本中其病理模式没有发生变化[279]。该项和其他研究均显示痣细胞的分布模式可以多种多样，与患者的年龄无关。因此，非先天性巨痣可以是交界痣、复合痣或皮内痣，在真皮中的位置可以较浅，如交界处受累，也可累及浅层和深层[279,280]。其与后天性色素痣的区别在于以下特点：①黑素细胞通常成巢，累及毛囊周围或毛囊内、汗腺导管及腺体、皮脂腺，

或者紧贴血管壁、立毛肌和神经束膜；②胶原束间可见散在的黑素细胞或双行排列的黑素细胞；③黑素细胞可以向下扩展至网状真皮最深处和皮下组织（图 28-14）[281]。然而，许多非先天性巨痣并无上述特点。例如，一些文献报道的先天性痣完全位于交界处[279]，而皮损越大，真皮深层受累的可能性越大[282]，但直径< 3cm 的皮损很少见真皮深层受累[277]。相反，据文献报道，上述的许多特征也见于那些确实在出生后才出现的色素痣中（因此称为迟发型先天模式的色素痣）[283]。因此，具有一系列上述特点的痣可能特征性地表现为具有先天模式特点的痣，但并非所有这类皮损均是真正的先天发生。大多数先天性痣具有 NRAS 的突变，不同于大多数后天性痣的是 BRAF 基因突变。与后天性痣相似，这种皮损似乎经历了癌基因诱导的衰老[284]。另一个不同之处是，许多实际上是后天性的"先天模式"痣发生 BRAF 基因突变，可能与日光暴晒有关[285]。这类色素痣是否是黑素瘤的风险标志或潜在前体病变尚有待观察[286]。

在非先天性巨痣的特殊类型中，脑回状先天性痣通常表现为神经样改变的皮内痣，与神经纤维瘤类似[262]。斑点状集簇性色素痣也是皮内痣，可围绕汗腺或围绕毛囊分布。如果围绕汗腺分布，每一个汗腺导管周围都会有紧密排列的痣细胞，而毛囊周围很少[263]。如果围绕毛囊分布，则主要在毛囊周围见到大量痣细胞巢。肢端的先天性色素痣通常为混合痣，真皮浅层可见大量的色素，真皮下部血管和汗腺周围可见到无色素的痣细胞

成簇分布[264]。在一种称为结缔组织增生性无毛发色素减退性色素痣中，真皮有致密的纤维增生，少量痣细胞，无色素或无毛囊。在后续随访的病理切片中报道了这种纤维化和痣细胞缺失的侵袭性[265]。

有的先天性色素痣的病理改变类似黑素瘤。最近的研究发现，先天性色素痣类似恶性黑素瘤的特点包括：①不对称、边界不清；②高倍视野下，成巢的黑素细胞中可见到显著的单个黑素细胞；③单个黑素细胞之间的间距不等；④真皮表皮交界处之上可见散在的单个黑素细胞；⑤黑素细胞巢融合，所有这些特点均与恶性黑素瘤类似[287]。以笔者的经验来看，这些改变通常较轻，未见到明显均一的细胞异型性和有丝分裂，偶尔在婴儿的先天性色素痣的真皮表皮交界处和（或）真皮内可见细胞和结构异型性；然而，笔者观察的几例类似病例，皮损最终变得逐渐成熟，与良性的先天性痣没什么区别。所以，婴儿的先天痣在诊断黑素瘤时一定要谨慎。

先天性巨痣 先天性巨痣通常比非先天性巨痣更为复杂。一般包括三种模式：复合痣或皮内痣、"神经痣"及蓝痣[267]。大多数情况下，以复合痣和皮内痣为主，然而有时以"神经痣"的成分为主，后者可见神经管和痣样小体，这些区域与神经纤维瘤极其相似。有的巨大色素痣中可见类似蓝痣或细胞型蓝痣的成分，通常较少。极少数病例中整个先天性皮损就是一个巨大型蓝痣，曾报道一例患者的头皮皮损深达硬脑膜[43]，而另一例浸润到脑组织内[44]。痣细胞可出现于先天性巨痣受累皮肤的引流淋巴结中，这种现象不应该被误诊为黑素瘤的淋巴结转移。一般而言，淋巴结内痣细胞位于淋巴结被膜和淋巴结窦的间隔胶原中，无细胞异型性[288]。

组织发生 作为普通的痣，提出了先天性痣的双重起源，很可能皮损的真皮部分直接来源于神经嵴前体，而非表皮痣细胞"下移"或"滴落"，也有证据表明这些皮损和普通的痣在遗传学上是不同的。已报道个别先天性痣中有 *NRAS*、*BRAF* 及 *Tp53* 的癌基因突变。然而，同一患者出现多发性先天性巨痣的发病机制仍不明确。Kinsler 等发现，在 15 例累及神经和皮肤的患者中，12 例具有相同的 *NRAS* 基因 61 密码子的突变，但是不在正

常组织，符合 *NRAS* 镶嵌性突变。尽管在中枢神经肿瘤中很少报道 *NRAS* 突变，但从 5 例患者中取材的 11 份非黑素细胞和黑素细胞的中枢神经标本中均检测出阳性突变。这些结果说明，在大多数患者中，单合子 *NRAS* 突变是多发性先天性巨痣的原因，并与神经系统病变有关[289,290]。

Kinsler 等应用黑素细胞及干细胞标志物研究先天性巨痣的细胞分化，观察了两组病例：一组表现为痣细胞成巢分布，一组为痣细胞在真皮中弥漫分布。黑素细胞成巢分布的皮损表达黑素细胞分化标志物更明显，并随着深度的增加表达逐渐降低，常共表达干细胞标志物。真皮皮损常和其上的正常黑素细胞共存，说明这些皮损可能仅仅来源于皮肤干细胞，而不是正常黑素细胞的迁移，或在正常黑素细胞迁移后遗留，以及浅层黑素细胞具有一定程度的分化能力[291]。

先天性痣中的黑素瘤及其他肿瘤

先天性色素痣可发生一系列良性和恶性肿瘤，其中最重要的是恶性黑素瘤。

临床概要 一篇综述阐述了先天性巨痣中黑素瘤的发生模式，有 34 例患者在痣内出现原发性皮肤黑素瘤，还有 2 例患者黑素瘤出现在正常皮肤上而不是在痣内。所有在痣内出现黑素瘤的患者均具有轴向位置的色素痣，然而，只有 91% 的痣呈轴向分布。在 26 例四肢的痣中没有发现 1 例发展为黑素瘤。此外，在数以千计的卫星样痣中无 1 例出现黑素瘤[292]。如果在先天性痣中出现黑素瘤，通常来源于真皮表皮交界处，并且和普通的黑素瘤模式一样，常为浅表扩散性或结节性黑素瘤。大多数伴这种黑素瘤的先天性痣都很小并且表浅[293]。然而，在先天性巨痣中的黑素瘤，偶尔与其他几乎所有的皮肤黑素瘤不同，可以出现在真皮深部或皮下组织中[294-297]。

组织病理 据笔者的经验，一些先天性巨痣中的黑素瘤主要由类似淋巴母细胞的未分化"母"细胞组成，仅有少量或无黑素，而其他病例则由类似黑素瘤细胞的较大上皮样细胞组成。先天性色素痣中其他的恶性类型包括类似神经肉瘤的肿物[298]、恶性蓝痣样皮损[299-301]、伴不同间质成分如横纹肌母细胞[302]和脂肪母细胞的肿瘤、未分

化梭形细胞癌、被称为最小异型黑素瘤的高分化肿瘤[301]。曾已强调，先天性巨痣中的肿瘤中可见到特有的分化，令人恐惧的细胞形态可能并不表现出侵袭性[301]。因此，病理学并不总能预测预后。以笔者的经验，在刚出生数月幼儿中出现的黑素瘤确实也是如此。

先天性痣中偶尔可见细胞和结构异型性，这种皮损和黑素瘤的鉴别要点与后面章节中要谈到的发育不良痣和浅表扩散性黑素瘤的鉴别诊断类似，在一项有趣的研究中发现，异常的 DNA 含量与先天性巨痣中细胞异型性有关[303]，有可能这种不典型病灶的出现增加了恶变的风险。

先天性小痣中发生的黑素瘤为典型的浅表扩散性黑素瘤。近期的研究发现，190 例黑素瘤患者中有 40 例与之前的色素痣有关，其中 15 例有先天性色素痣的特点，最大直径为 1.5cm，这是"先天性小痣的模式"。该 15 例为浅表性黑素瘤，肿瘤的平均厚度比那些与色素痣无关的黑素瘤要浅（0.33 vs 1.50）。因此，笔者发现相当高比例的先天性小痣发展为黑素瘤，说明它们可能是潜在的黑素瘤前体，尽管这种风险很低[286]。

先天性痣中的细胞性和（或）增生性结节　虽然黑素瘤可发生于先天性痣的真皮部分，但是这些痣中的细胞增生性结节在临床上通常没有侵袭性行为[304]，这类皮损有时在原有的先天性痣内快速出现一个或多个相当小的结节，尤其是婴儿和幼儿。一项对 26 例患者的病理研究发现，16 例做了平均 5 年的随访，皮损始终为良性过程。细胞增生性结节和黑素瘤的鉴别特征如下：①缺乏高度一致的细胞异型性；②结节内无坏死；③罕见有丝分裂；④有结节内的细胞与邻近痣细胞之间具有混合的成熟细胞或过渡细胞的证据；⑤缺少 Paget 样扩散至上方表皮的表现；⑥无破坏性扩张性生长[305]。如果仅有轻度上述特点，用描述性诊断"具有不确定潜能的黑素细胞肿瘤"可能更合适。先天性痣的细胞性结节患者显示有染色体缺失，而这种模式与真正的黑素瘤不同[306]，大多数这类皮损有 NRAS 突变，而不是 BRAF 突变，这被认为是那些非暴露部位皮损的特征[285]。

软脑膜黑素细胞增多症　黑素细胞在软脑膜中弥漫性浸润，大脑和脊髓的血管周围也可见黑素细胞，大脑和脊髓中也可有黑素细胞浸润区。软脑膜黑素瘤可浸润软脑膜，并在大脑中形成多个结节[307,308]。

先天性痣的治疗原则　一些医院建议切除先天性巨痣，但通常需复杂的手术程序，因此美观改善可能会受到质疑。由于切除常不完全，并且有皮肤神经黑素沉着症的风险，因此，即使尽力切除皮损，终身随访也是很有必要的。一项对 301 个注册家庭的研究发现，小到中等大小的面部皮损在手术后得到了很高的满意度，但随着皮损的增大，满意度会显著降低。没有证据表明外科手术可以降低儿童患者不良预后的发生率。大多数未治疗的先天性痣的自然病程为逐渐减轻，但一些治疗可能会出现不良反应[290]。基于上述考虑，很多医院选择随访，而非手术切除。

如果可行，所有的非先天性巨痣都可考虑切除[260,309]，但是，这些皮损发展为黑素瘤的风险很小，而且也不仅限于儿童期[310]。如果仅有一个小或中等大的先天性色素痣，切除可能比随访更简单，或者可以二选一，同时需指导患者如何自我检查。前述的小"先天模式色素痣"可按照普通的获得性色素痣一样处理，即仅对皮损有变化或有异型性的皮损做手术切除，以排除黑素瘤。

深部穿通性痣（丛状梭形细胞痣）

深部穿通性痣是一种具有复合痣、蓝痣和 Spitz 痣特点的独立的疾病[311,312]。首次报道的 70 例患者来自一个转诊中心，很多病例之前在组织学上被误诊为黑素瘤。类似皮损还被描述为丛状梭形细胞痣[54,55,313]。

临床概要　大多数皮损发生在 20～30 岁（3～63 岁）。头、颈和肩部最易受累，未见发生于手、足的病例。皮损直径为 2～9mm，表现为深黑色的色素性丘疹和结节，临床上常诊断为蓝痣或细胞型蓝痣。经平均 7 年的随访，没有一例复发或转移。曾报道偶有复发的病例，但无转移[314]。横切面上，皮损至少延伸到真皮中部，表皮形成光滑的圆顶形突起，被称为"痣伴局部异型上皮样成分"、"克隆性"或"联合"痣的皮损，可能是其浅表性[314]。这些鉴别都无足轻重，最重要的是和黑素瘤鉴别。

组织病理　扫描镜下，皮损边界清楚，呈锥

形,与表皮宽幅相邻,其顶端向下扩展到脂肪层(图28-15)。真皮表皮交界处常见痣细胞巢,真皮内由疏松排列的细胞巢,或丛状成簇的较大色素性梭形和上皮样细胞及散在噬黑素细胞构成。痣细胞巢周围有形成窄带状梭形细胞的趋势,提示支

持细胞分化。许多病例可混杂更小、更常见的痣细胞。细胞巢通常围绕在皮肤附属器周围,并可浸润至皮损边缘的胶原内。随着向真皮下蔓延,细胞没有逐渐"成熟"的趋势,有些皮损有片状轻度淋巴细胞浸润。

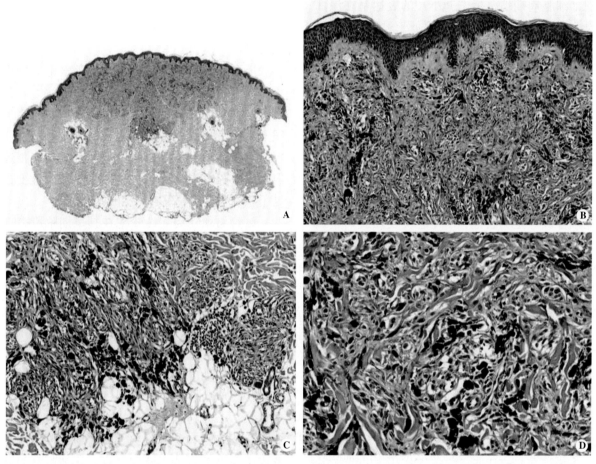

图28-15　A.深部穿通性痣,扫描镜下,皮损呈锥形,基底部朝向表皮,顶端位于真皮网状层;B.病变细胞在真皮内排列成巢,或呈丛状成簇分布,可有明显色素沉着,可见散在较大、浓染、多形性细胞核,形成"随机"细胞异型性,无或很少有有丝分裂象;C.皮损可跨越网状真皮,并累及皮下组织;D.散在病变细胞可能较大、不规则、浓染,形成"随机"细胞异型性,可能提示在有的细胞巢边缘有支持细胞分化。大多数皮损中无或极少见有丝分裂象

高倍镜下,有些皮损中细胞核多形性可能非常显著,表现为形态、大小不一,深染,核内假包涵体。异型性多见于随机散在分布的细胞,而非"均一"的细胞,或出现于大多数细胞中。核仁通常不明显,但可见少数较大的嗜酸性核仁。重要的是,缺乏或极少见有丝分裂象,在任何皮损的多张切片中不会存在多于 1 ~ 2 个有丝分裂象。细胞质丰富,含微细、分散的棕色黑素。病变细胞对 S100 蛋白和 HMB-45 抗原呈阳性反应[313]。

一些总体分类为深部穿通性痣的皮损具有与

黑素瘤重叠的组织学特征,包括成片分布而非成巢簇状分化、出现较多的罕见有丝分裂象、均一的异型性程度更重更明显。一些皮损在局部复发,转移到区域淋巴结,罕见病例可能发生全身转移。这类皮损被分类到"交界性黑素细胞肿瘤"[315]或者被认为是"不确定潜能的黑素细胞肿瘤"[316]。

鉴别诊断　深部穿通性痣与结节性黑素瘤的鉴别要点是结构和细胞学特征,许多体积较大的致瘤性黑素瘤表现出更明显的表皮受累,异型细胞扩散入表皮,常见溃疡。黑素瘤的宽度常大于

深度，而深部穿通性痣常呈垂直方向生长，类似 Spitz 痣。致瘤性黑素瘤常表现为更具破坏性的浸润、取代和压缩间质，常伴坏死，多见较多明显核异型性及有丝分裂象，少数结节性梭形细胞黑素瘤具有低度核异型性，这些患者中出现几个以上的有丝分裂象可能即具有诊断意义。一项研究发现，细胞周期增殖标志 PCNA 的表达率在深部穿通性痣要比普通痣高，但明显低于黑素瘤[317]。

与深部穿通性痣一样具有重叠特征的良性皮损包括普通或细胞型蓝痣、梭形或上皮样细胞痣及克隆痣或联合痣[314]。虽然深部穿通性痣常可与这类良性或低度恶性皮损相鉴别，但与黑素瘤的鉴别最重要。神经受累并不提示这类皮损发生恶变。

治疗原则 虽然多数深部穿通性痣在临床上具有良性病程，但我们认为，尚无足够数量的研究能确保其一定为良性，对于这类皮损我们建议完全切除[47]。正如 Spitz 痣，手术切除还可降低瘢痕组织内出现少见特征变异的痣发生局部复发的可能，这种情况可能会有按真正的黑素瘤做出过度诊断和过度治疗的风险。

晕痣

晕痣又称为萨顿痣（Sutton nevus）或离心性脱色素痣，表现为色素痣周围环绕色素脱失带或晕（图 28-16A）。

临床概要 色素痣可以是之前章节中描述过的任何类型，类似的晕样反应也可偶见于原发性黑素瘤或转移性黑素瘤。普通晕痣的组织学特征为炎性细胞浸润，所以也称为炎症性晕痣，中央的色素痣很少表现出红斑或结痂。然而，多数晕痣发生退化，该过程可持续数年[318]。色素减退区无炎症的临床表现，尽管色素可持续数月至数年，但绝大多数患者最终会恢复正常颜色。晕痣的发展经历多个阶段，典型的早期皮损表现为棕色的色素痣，周围围绕均匀白癜风样色素减退，中央的色素痣失去色素，呈粉红色，周围围绕白晕；中央的丘疹可能会逐渐消失，最终形成圆形色素脱失斑或色素脱失区，可复色，使之前的皮损毫无踪迹。少数患者中央色素痣变黑而非变淡[319]。晕痣主要发生于儿童或年轻人，最常见于背部，

常多发，可同时发生或相继出现。

常见的炎症性晕痣在组织学上表现为明显的炎症浸润，也有非炎症性晕痣的报道，组织学上并无炎症浸润[320]。这类皮损，色素痣不会消退。此外，还有一种晕痣现象，或称为无晕的晕痣，这类皮损，色素痣可见类似晕痣的炎性细胞浸润的病理表现，但临床上并不出现白晕[321]。这种痣可或不能消退，有报道与 Turner 综合征相关[322]。

黑素细胞痣周围晕皮炎是指色素痣周围出现暂时性炎症反应（Meyerson 湿疹样痣）[323]，临床表现为丘疹性复合痣周围被湿疹样白晕包绕。组织学上可见邻近色素痣的表皮海绵水肿。在"痣中心性"多形红斑中出现的类似现象已有报道，但以细胞毒性和界面改变为主[324]，类似改变也可见于非典型性或发育不良痣的周围[325]。

组织病理 炎症性晕痣在其早期阶段表现为真皮上部及真皮表皮交界处痣细胞巢周围致密炎性细胞浸润（图 28-16B ～ D）；晚期主要以散在痣细胞为主，多于痣细胞巢。即使痣细胞中仍有黑素，这些痣细胞也常出现细胞核或细胞质破坏的表现，常见一些明确凋亡的痣细胞。有些细胞，特别是浅层痣细胞可表现出增大的卵圆形核仁，这种改变可能是一种"反应性异型性"。未见细胞高度核异型性。重要的是，病变细胞表现出"成熟现象"，即随着位置从浅层到深层，细胞逐渐变小。痣细胞有丝分裂象罕见，但如果出现，要考虑黑素瘤的可能。就此而言，痣细胞有丝分裂象与反应性单一核细胞之间的鉴别可能存在困难，这个问题可通过联合（双标记）应用 Mib-1（Ki-67）和 Melan-A/MART-1 染色来解决。致密炎性细胞浸润中的多数细胞是淋巴细胞，有时为巨噬细胞，内含数量不等的黑素颗粒。当炎性细胞浸润到痣细胞巢内时，有时很难区别是浸润的淋巴样细胞还是真皮中的 B 型痣细胞，因为两者的外形均类似淋巴样细胞。免疫组织化学染色如 S100 或更具特异性的标记如 Melan-A 非常有助于确定浸润区的痣细胞[326]。浸润细胞可向上进入表皮下部。大多数情况下，浸润的特征为致密炎性细胞填充，但无血管扩张或细胞间水肿，下缘有明显边界。

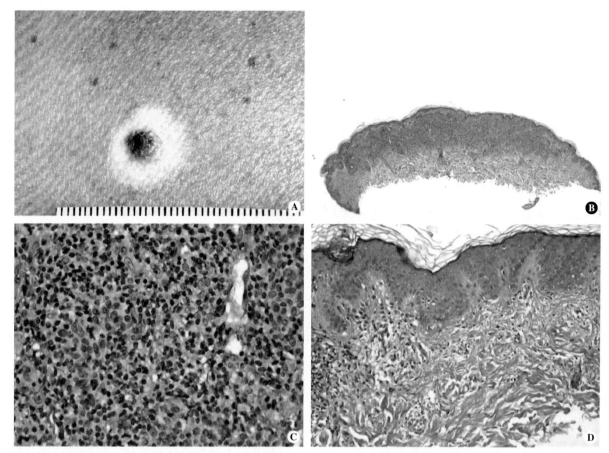

图 28-16　A.晕痣临床表现，以前并不明显的复合痣周围出现白晕；B.晕痣，扫描镜下致密淋巴细胞浸润使真皮痣细胞轮廓模糊不清；C.晕痣，小淋巴细胞弥漫分布于真皮痣细胞之间，痣细胞可肿胀及轻度异型性（"反应性"异型性），重度或均一的异型性，或有丝分裂活性提示可能是黑素瘤；D.晕痣，痣细胞边缘，白晕区域的色素和黑素细胞减少或消失，真皮表皮交界处可见少量淋巴细胞浸润

在晚期阶段，仅有少数痣细胞是最终无法识别的痣细胞，当所有痣细胞消失后，逐渐被炎症浸润取代。即使临床上皮损消退，仍见炎症浸润，主要由 T 细胞组成[327]，纤维化不是突出的特征[328]。偶尔会出现炎症肉芽肿[329]。

在炎症性和非炎症性晕痣中，白晕的表皮首先出现色素颗粒减少，可通过银染色确定，多巴染色阳性的黑素细胞较正常表皮减少，最终表现为黑素颗粒消失，多巴染色阴性。特别是在早期皮损，白晕处淋巴细胞呈玫瑰花瓣样围绕在破坏的黑素细胞周围。

在 Meyerson 湿疹样痣中，交界痣或复合痣常伴对称性表皮棘层肥厚，海绵水肿，角化不全及淋巴细胞、组织细胞和嗜酸性粒细胞浸润。免疫组织化学分析显示这些淋巴细胞是 CD3[+]，主要是 CD4[+] 细胞，少数是 CD8[+] 细胞[330]。

组织发生　S100 蛋白免疫组化染色有助于区分炎性细胞浸润中的痣细胞，因为痣细胞数目较少，并且与浸润的淋巴细胞鉴别有困难[326]。然而朗格汉斯细胞及一些组织细胞也表现为 S100 染色阳性，因此，更特异的标志物如 Melan-A 更有利于鉴别。电子显微镜研究发现，炎症浸润区内的痣细胞及黑素细胞被破坏，最终消失。在色素痣中，许多痣细胞表现为空泡化，仅含极少的黑素小体，而在巨噬细胞中可以见到大量聚集的黑素小体[331,332]。

在色素脱失的白晕处，黑素细胞表现为多种退行性改变，如空泡化、胞质凝固及黑素小体自噬[333]。有人认为黑素细胞和痣细胞均受抑制的初始无细胞阶段可能是导致色素脱失性白晕的原因，这种改变早于真皮内淋巴–巨噬细胞浸润最终引起的痣细胞破坏[331]。在晕痣及白癜风中，色素脱失均发生于黑素细胞消失处。然而，除了少数患者表现为两种皮损，晕痣可能与白癜风无关[334]。色素脱失部位退化的色素痣中可见大量潜在的抗原提呈细胞及淋巴细胞（包括 CD8[+] T 细胞），提示这些细胞参与破坏白晕中的痣细胞和黑素细胞

[335]。在一项研究中发现，所有淋巴样细胞浸润的晕痣患者均观察到 T 细胞的寡克隆扩增，1 例患者应用相同的 TCR β 链观察到不同晕痣中的 T 细胞，提示常见克隆的局部扩增最可能是被痣内的共享抗原激活[336]。

鉴别诊断 早期炎症性晕痣与黑素瘤的鉴别困难，两种皮损都表现为在真皮致密炎性细胞浸润，晕痣中的痣细胞巢，作为炎性细胞浸润的结果可出现异型性，我们认为属"反应性"。无白晕的晕痣，即晕痣现象最可能被误诊，但在晕痣中炎性细胞浸润比黑素瘤中更明显，且弥漫扩散至整个皮损，而在许多致瘤性黑素瘤，浸润集中在边缘。对于一些复杂的皮损，如出现邻近的原位或微侵袭，可能会诊断黑素瘤，而不是晕痣。无论是否存在这样的相邻成分，我们都应考虑黑素瘤的结节本身特征包括体积大、不对称、细胞成分增多、细胞缺乏成熟、高度一致的核异型性和有丝分裂活性。

如果不能确定痣细胞的存在，诊断晕痣可能需要在致密炎性细胞浸润中发现噬色素细胞，以及通过银染色确定表皮中缺少黑素颗粒。然而，还需考虑退行性鳞状细胞皮损或黑素瘤的可能。

治疗原则 晕痣及其相关皮损一般不需要积极治疗。基于美容角度考虑，并为了排除黑素瘤，常可切除皮损。晕痣并不是发展成黑素瘤的危险因素。

复发痣（假黑素瘤）

复发痣临床表现为色素增加，组织病理常提示黑素瘤[337-341]。

临床概要 复发通常出现于色素痣不完全去除时，尤其是刮除活检或电凝治疗后，或色素痣看似被完全切除后。类似现象在 Spitz 肿瘤中也有描述[342]。有时用"持久痣"这个术语，认为临床"复发"是由于前期的治疗未能将痣细胞完全清除干净。然而，我们认为"复发"的色素沉着也有可能是由愈合的活检部位表皮黑素细胞反应性增生及痣样转化所致，是瘢痕组织产生黑素细胞生长因子的结果（如 c-kit 配体或成纤维生长因子）。无论哪种原因，从临床上看，看似完全切除的色素痣发生复发很常见。在一项前瞻性随访研究中发现，28% 的各类色素痣及 41% 的毛痣在刮除后

12 个月内出现复发[343]。复发痣中的色素沉着限于瘢痕区域，多出现在手术后数周内[337]。在迅速出现后，色素区趋于稳定。与之相反，复发性黑素瘤并不仅限于瘢痕内，还可逐渐扩展至邻近皮肤，矛盾的是，复发性黑素瘤的发生更缓慢，常出现在数月或数年之后，但呈进行性发展。

组织病理 虽然多数复发痣无细胞学异型性，但少数病例可见异型黑素细胞，可以单个或成巢出现，主要分布于真皮表皮交界处，偶可进入真皮上部，或呈 Paget 样侵入表皮[163]（图 28-17）。交界处痣细胞巢主要由含色素的上皮样黑素细胞组成，形成不规则细胞巢，可能是细胞局限在与瘢痕组织交接的萎缩表皮层内生长所致。表皮突可保留或消失[344]，瘢痕下方网状真皮内可见深部残留的痣细胞[341]，真皮上部可见淋巴细胞浸润和噬黑素细胞。瘢痕的纤维化类似于黑素瘤的"退行性纤维化"，容易被误诊，尤其是浅表刮除的标本，不能观察到瘢痕基底部的变化。真皮内的痣细胞具有成熟现象，Ki-67 增殖率低[345]。如无相关病史，复发痣很难与黑素瘤鉴别。但是，根据真皮上部瘢痕样纤维化，成纤维细胞、肌成纤维细胞及胶原束与表皮层平行排列，纤维化下方残留的痣细胞及黑素细胞增生区两侧有明显的边界，而不横向扩展超过瘢痕之上，常可做出正确诊断。临床上也是如此，复发痣常局限于瘢痕上方的表皮，而复发性黑素瘤可能会延伸至邻近表皮。然而，持久痣在局部活检后也可累及瘢痕相邻皮肤。在这种情况下，需参考黑素瘤和痣鉴别诊断的普通标准，详见下述。在诊断有疑问时，需对最初活检标本进行复查。考虑到真正的发育不良性原发皮损在最初的活检后可能会表现为复发痣样改变，复查非常重要。

组织发生 一些复发皮损中的痣细胞可能来源于皮损边缘或毛发外根鞘周围的残留痣细胞。完全切除后复发的皮损可能是由于黑素细胞的激活，这可能与原发皮损周围亚临床区域的黑素细胞发生痣细胞转化的阈值降低有关，也可能是愈合反应时释放黑素细胞刺激因子所致。这些反应性改变可限制活检瘢痕上面的表皮再生，提示该过程与伤口愈合时产生的生长因子有关，其中如成纤维细胞生长因子和 c-kit 配体是众所周知的对体外培养的黑素细胞具有营养作用的因子[346]。

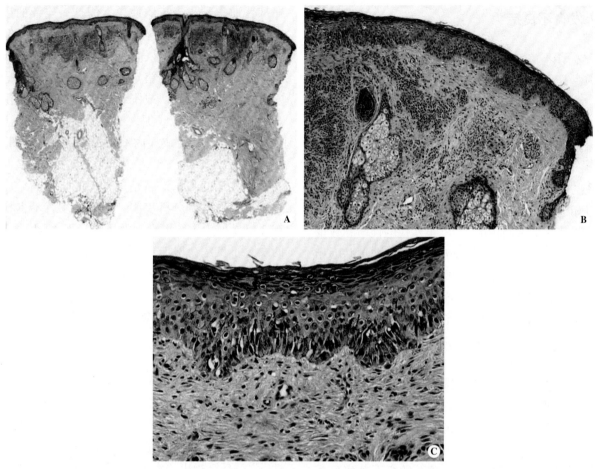

图 28-17　A.复发和持久黑素细胞痣，复发性色素沉着可发生于完全切除痣之后，或发生于不完全去除后的瘢痕上。例如，该标本，复发痣仅显示瘢痕上的病理改变，下方可见持久痣残留的真皮痣细胞。B.表皮增生不超过标本中瘢痕的边缘；C.表皮中的复发痣细胞不同程度增大，可为单个细胞灶状排列，也可向上呈 Paget 样侵入表皮，如图所示，相当稀少。明显的均一性异型性伴广泛 Paget 样增生提示可能是复发性黑素瘤。如可能，需对以前的标本做复查

特别需要注意的是，虽然之前的活检是复发痣的最常见原因，但皮损处的外伤可能未被患者注意，也可能产生类似的改变。因此，只要在痣的真皮部分形成外伤性瘢痕，伴上方表皮内黑素细胞异常增生，应考虑这种可能性。

鉴别诊断　最主要的鉴别诊断是黑素瘤的退行性变或"退行性纤维增生"。近期的一项研究将 357 例复发痣患者与 34 例退行性黑素瘤患者进行比较，确定复发痣的真皮瘢痕上方的表皮发生四种组织学改变。类型 1：交界处黑素细胞增生伴表皮突消失；类型 2：复合痣黑素细胞增生伴表皮突消失；类型 3：交界处黑素细胞的增生，保留表皮突；类型 4：复合痣黑素细胞增生，保留表皮突[344]。值得注意的是，残留的黑素瘤或痣可出现在活检瘢痕之上的表皮和（或）真皮中，不应与复发痣现象相混淆，后者的不典型表皮痣细胞群仅限于瘢痕上方的表皮内。

做出诊断的关键是瘢痕与黑素瘤的局部退行性变之间的鉴别。瘢痕通常具有更致密的胶原，程度取决于其发展阶段，可见巨细胞及血管增多，但在黑素瘤退行性变中此情况并不常见。组织学上，绝大多数复发痣容易辨认，然而，部分活检组织中瘢痕延伸到标本的边缘，或没有原始活检信息，可能会导致误诊。结合临床资料如近期复发的色素性皮损，并限于陈旧性瘢痕内的表皮，需积极寻找以前的活检资料并复查，高度警惕性将有助于最终的正确诊断。

治疗原则　复发痣和相关皮损通常不需要积极治疗，因为美容原因和为了排除黑素瘤可切除皮损。复发痣不是发展为黑素瘤的危险因素。

发育不良痣

发育不良痣首次被描述为 B-K 痣综合征或非典型痣综合征，因为在罹患一个或多个黑素瘤的患者及其亲属中出现多发性皮损[347,348]。之后很快认识到，多发痣除了家族性发病外，也可在黑素瘤患者中偶然出现，被称为发育不良痣综合征[349]。随后又报道了不伴黑素瘤的多发性发育不良痣的病例[350]。后来认识到发育不良痣常单发，并且相当普遍，在各种人群的发病率为 5%～20%，取决于使用的诊断标准[351]。虽然痣的性质和数量似乎受遗传控制[352]，但发育不良痣并非单基因相关的遗传综合征。就目前的惯例，我们认为对发育不良痣的患者进行简单描述，并对其数量及临床非典型性的程度予以一定的评估，可能比将其认为是发育不良痣综合征的特殊类型更为合适。

临床概要　像色素痣一样，发育不良痣的重要性在于可模拟黑素瘤、黑素瘤的风险标记和潜在前体病变。即使相当多的黑素瘤发生于以前的色素痣，但绝大多数痣（包括发育不良痣）在一生中是稳定的，甚至可消退，所以，不应该将其看作高风险前体病变予以治疗。发育不良痣可模拟黑素瘤，与黑素瘤的鉴别诊断非常重要，将是讨论的主要焦点。最近有文献对发育不良痣的历史和治疗观点进行了综述[353,354]。

从临床和组织学上看，发育不良痣可以放在从普通痣到浅表扩散性黑素瘤这一连续的谱系中[355]，它们可以发生于身体的任何部位，但最常见于躯干。临床上发育不良痣（也称临床非典型痣）比较合适的严格定义包括：①斑疹部分可以分布于整个皮损，或围绕在中心的丘疹周围；②皮损较大，5mm 或更大；③形状不规则或边界"模糊"不清；④皮损内不规则色素沉着（图 28-18A，图 28-18B）[78,356]。当以这种方式定义时，发育不良痣的临床诊断是黑素瘤的主要高危因素之一，大型病例分析表明，单发的发育不良痣伴有 2 倍发展为皮肤黑素瘤的风险，而 10 个或更多的发育不良痣会增加 12 倍的风险[78]。对 46 项研究的 Meta 分析得出的结论是：多个数（101～120个）的普通色素痣是一个重要的危险因素，和少于 15 个的色素痣比增加了 6.9 的相对风险。而和仅有 5 个（vs 0 个）非典型（发育不良）痣相比，相对风险是 6.4[357]。

组织病理　当首先描述与黑素瘤相关的发育不良痣时，认为发育不良痣一定会有细胞学异型性的黑素细胞[351]。后来有人认为，雀斑样黑素细胞生长的异常模式足以诊断，不一定需要异型性[358]。甚至指出"大多数局限于表皮和真皮乳头的复合痣就是发育不良痣"[358]。随后，提出了"Clark痣"这一术语，包含了所有伴真皮表皮交界处雀斑样细胞成分（单独或与真皮成分邻接）的痣，而不考虑皮损大小或是否有细胞学异型性[359]。这个

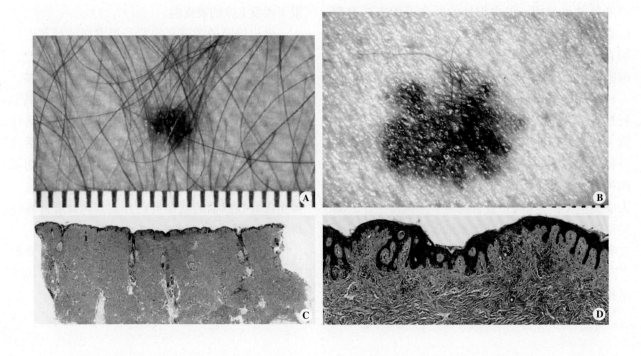

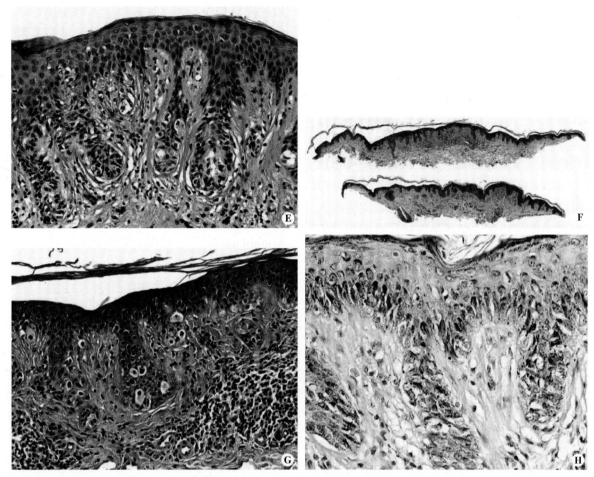

图 28-18　A. 交界性发育不良痣，符合最低临床标准的皮损。直径恰好为 5mm，皮损完全平坦，有轻度色素斑，边界"模糊"不清。B. 复合发育不良痣，皮损相当宽，轮廓非常不规则，伴斑驳的褐色和棕色色素沉着。近中心部位见一丘疹样皮疹，边缘平坦，有的区域边界"模糊"不清，但在其他区域边界更不连续。这种形态学改变与浅表扩散性黑素瘤放射状生长期的表现有重叠，这类皮损需考虑切除以排除黑素瘤的可能。C. 复合痣伴中度发育不良，扫描镜下，皮疹宽而对称。如果有真皮痣细胞，表皮中的痣细胞（从定义上讲总是会出现）扩展超过其"肩部"，或（如此例患者）皮损完全在交界处。D. 痣的交界处区域（上述"肩部"），表皮突非常均匀地延长、变细，痣细胞巢与表面平行排列，在相邻的延长的表皮突之间形成桥连。E. 与大多数 A 型痣细胞相比，病变细胞核中度增大，少数可见不规则的细胞核，可为核深染，或有明显核仁（"随机"中度细胞异型性）。F. 复合痣伴严重发育不良，广泛交界处增生，伴表皮突延长和致密淋巴细胞浸润，真皮内见痣细胞成分。G. 交界处见较大的上皮样黑素细胞，部分有中度到重度的细胞核异型性，表现为核增大、核形状有些不规则和核深染。Paget 样散在分布的痣细胞通常不会扩散到下 1/3 之上。真皮带状淋巴细胞浸润。该皮损诊断为"严重"发育不良的依据是结构模式和细胞学标准。H. 严重的交界性黑素细胞发育不良伴提示发展为原位黑素瘤样改变。趋于融合，但缺少细胞巢，表皮突之间真皮乳头上方增生细胞呈"连续性"扩展，细胞异型性表现为核不规则，可见核仁，虽然程度较轻，但相当一致

定义将包括很常见的小雀斑样交界痣和复合痣。因此，"Clark 痣"与最早由 Clark 描述的"发育不良痣"并非同义词[347,349]，由于在应用及定义上存在争议，"发育不良痣"这一概念被 NIH 专业组否定，并提出"痣伴结构紊乱和黑素细胞异型性"这个同义词[360]，这一笨拙的术语只有少数皮肤病理学专家使用，大部分专家仍然喜欢发育不良痣这个术语[361]。发育不良痣与非发育不良痣的鉴别

特征可能较多，包括诊断标准中的细胞大小及细胞学异型性，正如最初的报道一样。以笔者的经验，皮损较小或具有结构特征，但无细胞学异型性的发育不良痣，可称为复合痣、雀斑样复合痣，或使用 NIH 提出的术语。

黑素细胞发育不良评估标准可总结为两类，即结构学特性和细胞学特性[351]，这两类特性相近，但不完全一致[362]（图 28-18）。

在发育不良痣的结构学特性中，皮损或完全在交界处，或于"肩部"有显著的对称性交界分布，或在中央真皮部分上方呈交界性侧向延伸（图 28-18C）。在高倍显微镜下，交界部分主要特征表现为痣细胞的成巢分布和雀斑样增生，表皮突延伸，交界区域黑素细胞数目增多、成巢且平行于表皮沿长轴分布。成巢的痣细胞主要分布于表皮突的顶端及两侧，并通过巢间融合于相邻表皮突形成桥连（图 28-18D）。同时，也存在呈雀斑样分布的零散细胞，该情况相对较少，而且表皮突间无零散细胞的连续增生。交界巢内的黑素细胞通常为体积较大的梭形上皮样细胞，细胞质丰富，伴完整或粉尘状黑素颗粒（图 28-18E）。如果为混合痣样皮损，真皮乳头层黑素细胞巢形态一致，且可见类似普通混合痣中的成熟现象。在混合性发育不良痣中，表皮内部分实质上超过了真皮部分的外侧缘，组织学上形成"肩部"模式，临床表现为"靶样"或"煎蛋样"模式。表皮中黑素细胞 Paget 样分布少见，且局限分布于最底层。交界活动区下方的真皮中可见少量或中等量的淋巴细胞及噬黑素细胞混合浸润。真皮乳头层特征性纤维化，表现为薄层胶原纤维包绕受累表皮突的同心圆样纤维增生和（或）乳头层中成堆分布的层状纤维增生。该特征本身虽然不能用于诊断，但在本文所讨论的结构学与细胞学特性中，对识别发育不良痣具有很大帮助。真皮中痣细胞是成熟的，常为 B 型淋巴样细胞，某些情况下，它们可进入真皮网状层上方（具有先天性痣特征的混合性发育不良痣）[363]。大多数发育不良痣在临床中是稳定的[364]，因此它们在持续的生长过程中不被激活。

细胞学特性中，除了雀斑样黑素细胞增生，诊断发育不良痣必须有核异型性。异型性特征表现为部分黑素细胞中有形态不规则、体积大、深染的细胞核。大多数异型性黑素细胞呈单个或者小群分布，仅累及皮损处少量细胞，构成无规律性细胞异型性（图 28-18E）。棘层下部也可见到局灶性异型性黑素细胞扩展，如果以这种"Paget 样分布"模式为主，则有可能转换为原位黑素瘤，需要重视。临界皮损可能是严重的发育不良痣，也可能是处于原位或微浸润的早期浅表性黑素瘤。由于早期黑素瘤在完全切除后可治愈[365]，只要皮损被完全切除，那么这种差别不增加死亡率。因此对于考虑严重发育不良痣不排除早期黑素瘤的皮损，需对最小切除或部分切除的皮损再次切除。

黑素细胞发育不良的分级

黑素细胞发育不良呈量化性状，多个学者提出了发育不良痣等级分类指南。近期，McNutt 团队详细描述了从无细胞异型性的痣至黑素瘤的不同等级分级，指出患者痣组织活检有更多异型性生物学表现的更可能是早期黑素瘤。表 28-4 源于 Arumi-Uria 等[366]，以图表形式展现关键分级特性。更为详细的鉴别痣与黑素瘤的关键评价标准见表 28-5。该研究中，严重发育不良特性包括：表皮中以黑素细胞巢为主，而非单个黑素细胞；仅有皮损中央而非边缘的细胞极少数向上迁移；真皮组织中存在大量的痣细胞巢。细胞学特性中，相较于角质形成细胞，黑素细胞核更大，常为包含大体积异型浓染细胞核的细胞混合。未见同质异型性。核仁常显著。皮损的分级基于结构学与细胞学特性的有机结合[366]。其他学者也提出了相似的发育不良痣分级标准[363,367-369]。一般来讲，依据笔者的观点，那些符合多条黑素瘤诊断标准的皮损应当被分级为严重发育不良，并注明不排除可能发展为原位黑素瘤（图 28-18F）。在一些极度可疑病理中，可使用描述性诊断，如"SAMPUS"，提出鉴别诊断并对治疗提出建议[236]。这类皮损应当完全切除，并至少包括瘢痕和残余皮损周围的正常皮肤。如不能排除原位黑素瘤，当前的指导方针建议扩大 5mm 切除。

发育不良痣的诊断已被两个国际多学科组基于共识标准证实其可重复性[370,371]。另一项研究中，参与者基于异型性和体积大小提出过不同标准，结果显示参与的病理学家虽然使用不同的诊断标准，但结论是一致的[372]。对较大皮损，组织学诊断更特异，细胞学异型性对于皮损的识别及意义具有关键作用。轻度黑素细胞异型性可能极轻微且较难再生，不具有显著临床意义；另外，较高级别发育不良（严重发育不良）可能会更易再生，具有更大的生物学意义[356,373]。以笔者的经验，为了管理皮损本身，更倾向于区分"轻至中度"与至少局部表现为"重度"（如中至重度或重度）

的发育不良。严重发育不良与黑素瘤具有明显的共性特征（表 28-4），提示该皮损有复发潜能，需完全切除且保证有不受累边缘。通过这种方法，发育不良痣本质上可分为低级别和高级别两种皮损，提供了一种简单的诊断及治疗方法。另外，近期 Piepkorn 的病例对照研究中[374]（另一章节中将详细阐述），任何发育不良超过"轻度"的皮损其黑素瘤风险均增加，建议诊断中度或重度发育不良，而非轻度发育不良（不存在其他风险因素）的患者，需进行随访。上述研究将对发育不良痣的诊断进一步完善提供帮助。

表 28-4 发育不良痣的分级标准					
异型性	无	轻度	中度	重度	黑素瘤
横向界限	+++	++	+	+	+/-
对称性	+++	+++	+++	+/-	+/-
连接扩展	+/-	+++	+++	+++	++++
表皮突变形	+/-	+/-	++	+++	++++
同心性纤维化	+/-	+	++	++	+/-
弥漫性纤维化	+/-	+/-	+/-	+/-	+++
淋巴细胞	+/-	+	++	+++	++++
向上迁移	+/-	+/-	+/-	+/-	++++
累及真皮乳头层上	-	-	-	+/-	++++
核大小	+	+	++	++	+++
核仁	-	+/-	+/-	+++	++++
染色质凝集	-	-	+/-	++	++++
真皮有丝分裂	-	-	-	-	+++

引自：Based on Arumi-Uria M, McNutt NS, Finnerty B. Grading of atypia in nevi: correlation with melanoma risk. Mod Pathol 2003;16:764–771.

发育不良痣的意义

由于发育不良痣的病理形态可类似黑素瘤，这个综述侧重于其形态学特点，通常需要考虑和黑素瘤进行鉴别诊断。此外，这些皮损偶尔是黑素瘤前体，除了鉴别诊断外，其重要意义还在于它是黑素瘤风险因素增高的指标。

发育不良痣作为黑素瘤前体 虽然发育不良痣患者可能在原有发育不良痣部位发生黑素瘤，但是大部分黑素瘤是新生的。20%～30%[93,293,375-378]黑素瘤周围组织中能看到相关的发育不良痣组织学改变，支持至少部分皮肤黑素瘤起源于发育不良痣的观点。即便如此，大多数发育不良痣在临床上是稳定的，并且不会发展成黑素瘤[364]。在人群中发育不良痣比黑素瘤更常见的事实印证了这个观点，并且为反对无差别切除临床上稳定的发育不良痣来预防黑素瘤提供了论据。

事实上任何原有的痣转变为黑素瘤的风险是非常低的[379]。然而，发育不良痣，尤其是严重发育不良痣有更高的恶性转化率。此外，鉴于重叠标准，可能任何送检标本的一个区域为严重发育不良改变，而另一个区域可能有诊断黑素瘤的特征性改变。轻度和中度发育不良痣局部复发率非常低，并且通常都是良性的[380,381]。在近期一项有意思的研究中，再切除组织的表现也与原始标本中的此类特征相关。研究发现切除活检诊断为轻度或中度发育不良的痣不太可能导致临床诊断上显著的变化，转化为黑素瘤的风险似乎非常低。另外，中至重度和严重发育不良痣往往与黑素瘤相关，提示完全切除皮损可能有利于黑素瘤的监测和预防[380-382]。

发育不良痣作为风险指标 在早期把发育不良痣描述为家族遗传性黑素瘤的高风险指标之后，人们普遍认为社区黑素瘤高风险个体需要色素痣活检来"排除发育不良痣"。随后的研究表明，患者整体皮肤表型评价是最好的风险评估，但是活检能增加有用信息。痣的总数量和巨痣数量[383]、浅肤色和高密度雀斑[384]都是发展为黑素瘤的高风险因素，但是最强的单一风险因素是发育不良痣及其数量[78]，如同既往黑素瘤个人史[386]，黑素瘤家族史是另一个重要危险因素[365,385]。遗传性黑素瘤家族的成员中，临床有发育不良痣的成员一生中黑素瘤风险接近100%，相对于一般人群风险程度高了接近100倍[386-388]。没有黑素瘤家族史的人群，根据皮肤上发育不良痣（临床不典型）的数量，不同地区多中心队列分析和病例对照研究确定相对风险在3～10倍[78,357,383,389-411]。这些数据基于痣的临床评价并不一定和组织学特异性相吻合[412]。即使可以行活检，但通常只有一个或两个痣样本，而临床上要考虑整体表型。

　　然而，发育不良痣中的组织学异型明确与黑素瘤风险相关。在一项研究中，组织学证实了临床发育不良痣发生黑素瘤的相对危险度为4.6[391]。在一项多观察者研究中，24例黑素瘤和21例随机对照组织活检，6位观察者（各自使用不同标准）中有4位发现，观察组较对照组的组织发育不良率增加了3.5倍[372]。在一项有趣的研究中，Sagebiel及其同事发现，痣活检中发育不良程度与患者年龄增加相关，其中最老年龄组发生了Frank黑素瘤[363]。McNutt和同事最近在一个非常大的单一机构研究中已经证明，提交活检的临床非典型（发育不良）痣的非典型程度与发现黑素瘤的概率有明确关系，表明组织学高度不典型痣倾向于黑素瘤罹患风险更大（表28-4）[366]。在这项研究中，发育不良痣和个人黑素瘤病史相互关系的比值，重度较轻度为4.08，重度较中度为2.81，中度较轻度发育不良为1.45[366]。最终，这个长期有争议的问题似乎已由Piepkorn进行的病例对照研究得到解决，他研究了80个黑素瘤病例和配对对照，发现具有中度或重度组织学发育异常的发育不良痣是黑素瘤危险因素，校正风险比为3.99[374]。未来，这个小组将有机会确定最合理的风险标准，提供循证医学方法来改进"发育不良痣"的组织学诊断。

　　McNutt的研究无法计算轻度组织学发育不良与黑素瘤风险的相关性，但是通过检验数据，上述重度和中度发育不良发生黑素瘤的风险趋于一致（如相对风险1）。Piepkorn的数据显示轻度发育不良与黑素瘤发病风险不相关。这些发现表明，轻度发育不良应该被视为相对常见的病变，作为风险指标或肿瘤前体几乎没有意义。中度发育不良是重要的风险指标，而严重发育不良不仅是风险指标，还可能是黑素瘤前体，和（或）黑素瘤可能经常会发生这些皮损处，因此它们都应该被完全切除。

　　发育不良痣作为肿瘤发展的中间过程　作为潜在的黑素瘤前体和黑素瘤拟体，发育不良痣在实验室研究中也处于痣和黑素瘤的中间阶段。在细胞周期增殖标记研究中，发育不良痣反应性居中，相较黑素瘤更接近普通痣[413,414]。电子显微镜显示发育不良痣类似浅表扩散性黑素瘤，表现异常球体和局部黑变的黑素小体[415,416]。尽管大多数原位杂交和免疫组织化学研究表明发育不良痣反应类似于普通痣，但部分标志物为中性反应[417-419]，而另外一些标志物倾向于黑素瘤[420]，或痣[421]。有研究表明，发育不良痣中红色褐黑素数量多于普通痣或正常皮肤[422]。UV照射可能诱导褐黑素产生毒性自由基，可能增加此类皮损中基因突变风险，这可能导致持续肿瘤进展[423]。痣和发育不良痣的基因改变已经开始编录。例如，64%发育不良痣和50%良性痣中发现9p基因座杂合性丢失（包含p16/CDKN2A肿瘤抑制基因），而29%发育不良痣存在p16纯合子缺失，但良性痣中没有这种情况[424]。最近的研究证实发育不良痣存在DNA修复通路畸变[425]，黑素瘤和包括发育不良痣的痣中存在微卫星不稳定性[426,427]。这些发现与发育不良痣患者存在DNA修复缺陷一致，并与黑素瘤风险度增加的患者群相关[427]。

发育不良痣的鉴别诊断

　　对发育不良痣患者进行活检的主要意义是在有疑问的皮损中排除黑素瘤。表28-5列举了鉴别的关键指标，并在黑素瘤部分进行了进一步讨论。

表28-5　发育不良痣与放射生长期黑素瘤	
发育不良痣	放射生长期黑素瘤
模式特征	
直径可能＜6mm，通常不＞10mm	通常＞6mm，较常＞10mm
有些对称	通常高度不对称

续表

发育不良痣	放射生长期黑素瘤
通常对称排列成成熟真皮痣的"肩"状	如果有真皮痣，往往不对称
均匀细长狭窄，纤细的表皮突	不规则表皮增厚，常伴有表皮突消失
角质层无改变	可能有过度角化
表皮中细胞巢较单个细胞占优势	除晚期病变外，单个细胞占优势
很少或没有皮损细胞向表皮 Paget 样扩展	表皮内常有明显的 Paget 样扩展，可达角质层
淋巴细胞呈片状浸润真皮乳头层	淋巴细胞活跃，呈带状浸润
不消退	常消退
最外侧缘的皮损细胞在细胞巢中（良好局限性）	最外侧细胞常单个分布，位于基底层上
细胞学特征	
有尘状黑素、核仁和核大小不一的异型上皮样细胞散在分布（"随机不典型性"）	有尘状黑素、核仁和核大小不一的异型上皮样细胞占主导（"均一不典型性"）
大多数细胞无异型性	大多数细胞有异型性
真皮或表皮中无有丝分裂	约 1/3 的病例表皮见有丝分裂；真皮中无有丝分裂
真皮中的细胞比表皮内异型细胞小（"成熟性"）	真皮与表皮中的细胞相似

其他需要与发育不良痣鉴别诊断的情况，其重要性都低于黑素瘤。不同之处在于这些情况通常不是未来黑素瘤风险的强风险标志。需要与发育不良痣鉴别的情况在前面已经讨论过，包括交界痣、特殊部位痣和色素梭形细胞痣。具有部分发育不良痣特征但尚不足以诊断（或低于诊断阈值）的皮损，可报告为"雀斑样痣（交界痣或混合痣）"或"结构异常痣"，并进行解释说明，提示患者可能需要额外评估来评价其黑素瘤风险，并需要定期监测，尤其有其他临床不典型（发育不良）痣，或家族史或个人史中有黑素瘤的患者[428]。

发育不良痣的治疗原则

对发育不良痣在内的痣进行活检和组织学检查主要作用是在临床可疑或变化的皮损中排除黑素瘤。然而组织学不典型性也与患者未来发生黑素瘤的风险相关。这些皮损中不典型性为异质性（与大部分黑素瘤中特征性的均一不典型性相比），因此推荐全部切除活检（但只要标本中包含所有

皮损，也可采用刮除或环钻法）[429]。活检显示严重发育不良或可能发展为原位黑素瘤改变的皮损（表 28-5），如果其边缘很接近或受累，应考虑保守性再次切除[428]。

定期监测发育不良痣患者和评估其一级亲属可能有助于黑素瘤早期诊断，尤其是有多个发育不良痣和（或）发育不良痣显著不典型性，个人史或家族史中有黑素瘤的患者。有证据表明，对黑素瘤风险增加患者进行监测和（或）教育能够在早期可治愈阶段确诊黑素瘤[430]。

恶性黑素瘤

大多数恶性黑素瘤起源于表皮，可能是原位肿瘤（完全在表皮），或者可能呈侵袭性（从表皮扩展至真皮）。侵袭性黑素瘤偶可完全在真皮内。侵袭性黑素瘤可能是致瘤性［垂直生长期（VGP）］，或非致瘤性［放射生长期（RGP）］。原位黑素瘤和非致瘤性侵袭性黑素瘤可分为以下几种类型：①恶性雀斑样痣黑素瘤；②浅表扩散性黑素瘤；③肢端雀斑样痣黑素瘤；④黏膜雀斑样痣黑素瘤。致瘤性黑素瘤的发生可能与上述几种非致瘤性类型相关，称其为相关性黑素瘤。另外，致瘤性黑素瘤可能为"原发的"，发现肿瘤时没有毗邻原位黑素瘤或微侵袭的证据，这种情况被称为"结节性黑素瘤"。然而此类肿瘤中有部分可能起源于表皮内非致瘤性皮损，但没有发展为累及表皮的致瘤性肿瘤。致瘤性黑素瘤的重要变异类型包括结缔组织增生性黑素瘤和亲神经性黑素瘤。其他特殊类型的致瘤性黑素瘤在后边的章节进行讨论。

黑素瘤所有主要类型的来源几乎都是真皮表皮交界的黑素细胞。尽管这些病变常与既往的色素痣相关，但也有一半以上为新发皮损，或者发现时已完全替代既往色素痣。大部分皮肤黑素瘤被认为由日晒引起，浅表扩散性黑素瘤多由于间断性晒伤，恶性雀斑样痣黑素瘤由于慢性晒伤。肢端雀斑样痣黑素瘤和黏膜雀斑样痣黑素瘤的诱因尚不明确。

黑素瘤分类

黑素瘤主要有两类，代表肿瘤逐步发展的连

续阶段或时期[431]。在非致瘤性放射或水平生长期（RGP），肿瘤细胞（黑素瘤细胞）局限于表皮（原位黑素瘤），或位于表皮和真皮乳头层，但不伴有真皮内增生证据，也不会形成"微侵袭性黑素瘤"的扩张性肿瘤团块。这一阶段进展以后出现局灶性有丝分裂性和（或）致瘤性VGP，该时期为真皮侵袭，肿瘤细胞在真皮内具有存活和增生能力，常形成扩张性肿瘤团块。因此，已经完全进展的黑素瘤有两种主要的组织学区域：非致瘤性原位或微侵袭性RGP和在其中有进展为致瘤性VGP的部分。另外，部分黑素瘤中可见到相关色素痣的真皮和（或）表皮部分。表28-6列举并讨论了每个区域的变异形式[431-435]。

在不同分类系统中5%～10%的黑素瘤被列为"未分类"或"其他"类别[434,435]。说明了肿瘤厚度和部位后，偶尔出现无法分类病例的事实并不意味着黑素瘤分类没有价值[439]。即使在致瘤性VGP，四种类型黑素瘤预后相似，主要取决于肿瘤浸润的深度，通常来讲，恶性雀斑样痣黑素瘤的原位期持续时间较浅表扩散性黑素瘤长[440]。此外，不同类型的黑素瘤在病因学及分子生物学上都有差异[441,442]。

在一个表型基因型相关性研究中，传统黑素瘤临床病理亚型分类所采用属性与肿瘤突变状态密切相关。一项基于黑素瘤细胞成巢或分散状态进行初始分类，后考虑细胞大小和年龄预测 *BRAF* 突变存在13%估计误差的运算法则，证实了常规可获得并被病理学家传统使用的参数可以很好地预测 *BRAF* 突变状态。由此得出结论："基因变异和形态学表现的密切联系，进一步支持黑素瘤存在不同生物学类型，以及可应用遗传因素改进和改良临床适用的分类系统"[443,444]。

表28-6 黑素瘤的分类（基于1996年和2006年WHO分类[436,437]）

放射生长期（RGP）
非致瘤性黑素瘤
原位或微侵袭性黑素瘤
浅表扩散性黑素瘤（SSM），占所有黑素瘤的67%[434]
恶性雀斑样痣黑素瘤（LMM），9%[434]
肢端雀斑样痣黑素瘤（ALM），4%[434]
未分类放射生长期（URGP），5%[434]
垂直生长期（VGP）

续表

致瘤性黑素瘤
非RGP部分
结节性黑素瘤（NM），占所有黑素瘤的10%[434]
RGP部分（可能是SSM、LMM、ALM、URGP），90%[434]
通常的VGP，96%[438]
结缔组织增生性，3%，大部分也是亲神经性[438]
亲神经性、非结缔组织增生性，1%[438]
其他类型（痣样/微小偏差、"气球细胞"、"无色素性"、"梭形细胞"、恶性蓝痣、先天性色素痣中的黑素瘤、透明细胞肉瘤、恶性黑素细胞神经鞘瘤等），低概率，没有明确发病率

最后，在笔者看来，形态学改变的单独描述具有疾病分类学意义和教学价值，可识别变异类型，从而有利于正确诊断。当前分类基于部位/病因学和基因组因素，Bastian 提出了有别于此的另一种分类[445]。在这个演化模式中，非眼部黑素瘤的主要类别如下：①皮肤低CSD黑素瘤，大致相当于SSM；②皮肤高CSD黑素瘤，大致相当于LMM；③肢端雀斑样痣黑素瘤；④黏膜雀斑样痣黑素瘤；⑤发生于蓝痣和其他病变中黑素瘤的混合类型。

致瘤性和非致瘤性黑素瘤形态学

如同临床上看到的那样，在非致瘤阶段，黑素瘤大致沿着不规则圆的辐射线扩展。临床衍生的术语"放射状"生长没有直观的组织学意义，建议用组织学术语"放射生长期"替代。

临床总结 主要的临床诊断标准总结为"ABCD标准"[446]，包括皮损不对称（一半皮损的形状或颜色与另一半不匹配）、病灶边缘不规则（皮损往往有锯齿状边缘，类似一个小岛地图）、皮损颜色不均匀（表面颜色多样，可能包括棕褐色、褐色、蓝黑色、灰白色和其他颜色），并且皮损直径一般大于6mm（尽管一些黑素瘤较小）（图28-19）。这些标准虽然有用但是并不完善，最近的指南强调了在皮肤自检中"丑小鸭征"改变或异于寻常痣外观的价值[447]。鉴于此原因，字母"E"可以被添加到标准中，指变化中黑素细胞疾病的"演变"性质。

临床上，致瘤性VGP与斑块样RGP有质的不同。肿瘤表现为既往惰性斑块之中出现扩张性丘疹，以气球样方式三维生长形成结节（图 28-19B）。通常，"ABCD 标准"不适用于肿瘤结节本身，因为结节本身通常是对称的、边界平滑、颜色常均匀一致，可能是粉红色而非蓝黑色，即使风险相当高的皮损，肿瘤结节本身的直径也常

不超过 6mm。由于这些原因，临床诊断缺乏邻近非致瘤区域的结节性黑素瘤不太容易，建议目前广泛应用的"ABCD 标准"增加"EFG"（凸起的、坚实的和生长 1 个月的）来提高这些危险性黑素瘤的检出率[448]（图 28-19C）。

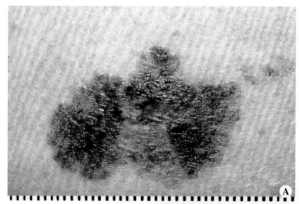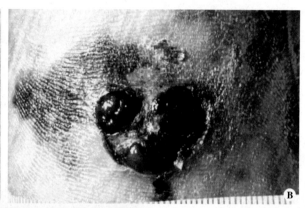

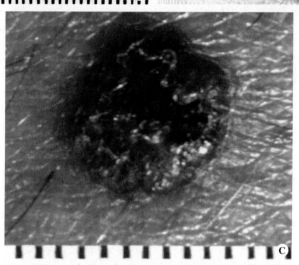

图 28-19　A. 浅表扩散性黑素瘤，非致瘤性，只有放射生长期（微侵袭性），灶性消退，表现为皮损面积大、不对称、边界不规则、颜色多样，包括红棕色和局灶蓝黑色，部分放射生长期消退期呈局灶性灰色（靠近皮损中央）。这种形态学与图 28-18B 中严重发育不良痣有重叠。所有这类皮损都有足够不典型性的表现，应考虑切除行病理诊断。B. 肢端雀斑样痣黑素瘤，致瘤性，广泛放射生长期，放射生长期出现部分消退和大团伴溃疡的垂直生长期结节。C. 结节性黑素瘤，致瘤性垂直生长期结节，缺少明确的相邻放射生长期，相对小、对称、颜色一致。局部溃疡表面可能导致出血和渗出症状，是相对进展期黑素瘤的特征

组织病理　从组织病理学上看，非致瘤性黑素瘤的大部分肿瘤细胞位于表皮内。本章定义的微侵袭指真皮乳头层少量肿瘤细胞，不伴有"致瘤性增生"。微侵袭皮损与原位黑素瘤在临床上不容易鉴别。这些微侵袭或原位的非致瘤性黑素瘤缺乏转移能力，对 624 例临床 I 期侵袭性黑素瘤患者随访 10 年或更长，161 例微侵袭或原位（单纯 RGP）黑素瘤 8 年生存率为（100±1）%。在同一个数据库中，单纯 RGP 患者比伴有 VGP 的患者年轻 4.3 岁，这与 RGP 较先发生及相对惰性

的假设一致[365,449]。

辨别致瘤性黑素瘤的主要组织学特征是黑素瘤细胞在真皮的细胞外基质中具有增生能力而形成扩张性团块。相反，非致瘤性黑素瘤细胞可以在表皮内增生，并且有可能侵入真皮但并不增生（图 28-20）。非致瘤性黑素瘤缺乏转移能力，或可用转移肿瘤必须有远隔部位细胞外基质的细胞增生来解释。因此，如果肿瘤在其本身起源部位不能增生，也就不可能在转移部位增生。对致瘤性和非致瘤性黑素瘤及 RGP 和 VGP 的定义如下[449-450]。

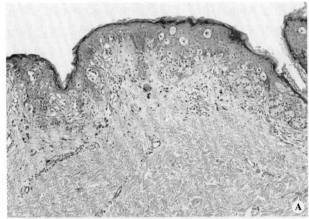

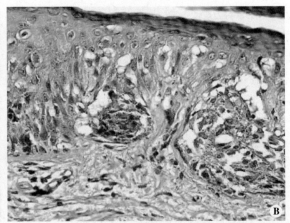

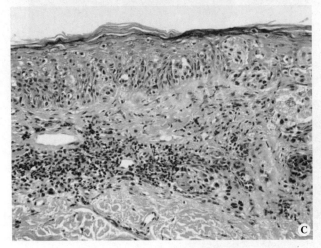

图 28-20 A.浅表扩散性黑素瘤，侵袭性。扫描镜下可见宽幅区域，肿瘤细胞分布及反应性淋巴细胞和角质形成细胞均不对称。B.肿瘤细胞呈均一异型性，至少在局部以单个细胞浸润为主，并在表皮内 Paget 样向上扩展。在这个视野，基底膜完整（原位放射生长期）。C.在皮损的另外一部分，真皮散在的细胞簇比表皮内最大的细胞簇体积小，没有有丝分裂。这些特性定义为局灶性"微侵袭"非致瘤性黑素瘤（侵袭性放射生长期）

致瘤性黑素瘤 真皮内黑素瘤细胞团块，至少有一个真皮内黑素瘤细胞簇（巢）大于表皮内最大的黑素瘤细胞簇（提示肿瘤可在真皮内扩展性生长）（图 28-21）。

非致瘤性黑素瘤 真皮内没有黑素细胞瘤团，或者真皮内细胞簇均不大于表皮内最大黑素瘤细胞簇（表 28-20C）。

垂直生长期 如果病灶呈致瘤性，或者虽然缺少致瘤性生长模式，但真皮内可见黑素瘤细胞有丝分裂象，可分类为垂直生长期。黑素瘤真皮

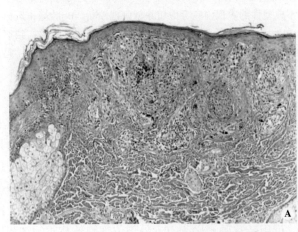

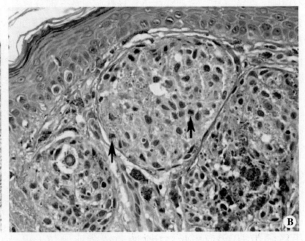

图 28-21 A.早期致瘤性垂直生长期黑素瘤，这个皮损分级为 Clark Ⅱ级，因为真皮乳头层扩大，但未被增生细胞填满，Breslow 厚度大概为 0.5mm。真皮内部分细胞簇比表皮内最大的细胞簇稍大，提示真皮内细胞致瘤性增生。表皮内肿瘤细胞比真皮内相应细胞要小，早期黑素瘤"放射生长期"中主要在原位侧扩展。B.高倍镜下，早期垂直生长期的肿瘤细胞表现为均一异型性，散在有丝分裂象（箭头），黑素颗粒细碎或呈"尘状"

部分出现有丝分裂提示肿瘤侵袭性生长，即使没有明显肿瘤团块，也可认为是典型的垂直生长期。

　　放射生长期　如果病灶为非致瘤性且没有真皮内有丝分裂，分类为单纯放射生长期（"完全放射生长期"或者"局限性放射生长期"）。另外，放射生长期可以作为复杂原发性黑素瘤的一个"区域"，用上述组织学标准来鉴定垂直生长期相邻肿瘤（图 28-21）。"完全放射生长"可被定义为"没有垂直生长的原发性黑素瘤"（图 28-20）。

　　在一些病例中，真皮内瘤团是由细胞簇"增生"堆积而成，并没有某个细胞簇大于表皮内最大的细胞簇（图 28-22）。这种病灶被 Reed 描述为"变异的垂直生长"[250]。这些病灶都是非肿瘤性的。然而，在这种病灶中如果发现有丝分裂，则符合前面定义的垂直生长期标准。变异垂直生长期的预后意义不确定。大多数病例细胞簇较薄，按预后模型判断其预后良好。根据笔者的个人经验，极少数转移病例和变异垂直生长期相关；与其他的非致瘤性黑素瘤相比，其整体转移率非常低。

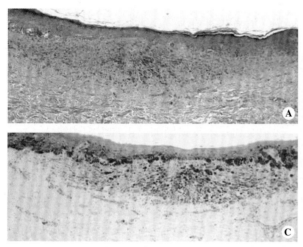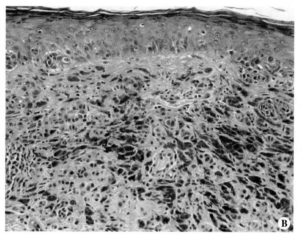

图 28-22　A. 变异垂直生长期黑素瘤（"增生"垂直生长期）。皮损中央可见真皮乳头层因小团块浸润而扩张。B. 这些细胞团块由许多小的细胞巢增生而成，没有一个细胞巢大于表皮内最大的细胞巢。C.Melan-A 染色显示真皮内细胞巢较小，而表皮内细胞巢较大

　　在英国癌症研究委员会的病理学小组的一项研究中，正规 Kappa 分析支持对垂直生长期的共识为"良好"，并在小组成员间规范化标准讨论后被进一步改进[451]。随后的两项额外研究证实了这一发现[452,453]。我们认为，垂直生长期的概念有助于更好理解黑素瘤生物学行为，然而其预后意义与其他属性相关，尤其是 Breslow 厚度，且不属于黑素瘤管理中目前所用分期系统的部分。

黑素瘤分子病理学

　　自从 2001 年在原发性及转移性黑素瘤中发现癌基因 *BRAF* 突变率高以来，对黑素瘤分子病理学的认识有了显著地扩展[141]。在一项研究中，68% 的转移性黑素瘤、80% 的原发性黑素瘤中检测到导致 V600E 氨基酸替代的基因突变，出乎意料的是 82% 的色素痣中也发现了类似基因突变[142]。

在随后的研究中，这个概率普遍降低，但仍相当可观。在黑素瘤、肿瘤相关性和先天性色素痣中还发现了癌基因 *NRAS* 突变[143-145]，在相当一部分病例中发现了 *KIT* 基因突变，尤其是黏膜雀斑样痣黑素瘤、肢端雀斑样痣黑素瘤和光损伤性皮肤黑素瘤中，大部分为 LMM[454]。发生 *NRAS* 基因突变的病例，多不发生 *BRAF* 或 *KIT* 基因突变，反之亦然[455]。这些数据提示色素痣中 RAS/RAF/MAPK 促有丝分裂通路的基因突变是黑素瘤开始形成的关键步骤，但基因突变本身不足以引起黑素瘤发生[142]。由于新一代测序技术的出现，黑素瘤中确定突变的癌基因数大大增加。对 BRAF/NRAS 野生型肿瘤的研究发现，靶基因和潜在的靶基因分布于不同信号通路[456]。除了激活癌基因突变外，现在发现基因融合是激活黑素瘤的另一种方式[457]。

CDKN2A 抑癌基因产物 p16 在很多色素痣中高表达[458,459]，尽管激活了癌基因突变，但推测其在这些病变中抑制增生压力，该现象称为"癌基因诱导的衰老"[284]。在激活有丝分裂信号通路的情况下，黑素瘤缺乏此类抑制，代表了黑素瘤发展的一个重要机制[148]。之前 Spitz 肿瘤中提到的 *BAP1* 基因，是另一个在黑素瘤中肿瘤抑制缺失的例子，尤其是葡萄膜黑素瘤[460]。

除了基因突变外，最近表观遗传学异常也成为黑素瘤研究中感兴趣的话题。在一项研究中显示，黑素瘤患者缺失 5- 羟甲基胞嘧啶（5-hmC），通过 TET2 通路过表达在动物模型中重建 5- 羟甲基胞嘧啶，从而抑制黑素瘤生长和发展[461]。由于与黑素瘤表型相关并影响基因转录的表观遗传学异常（DNA 甲基化、组蛋白修饰）可能是可逆的，这一领域成为近期新生物学标记和新型治疗的关注焦点。

黑素瘤处理原则 包括美国国家综合癌症网络（NCCN）在内的许多协会编撰了黑素瘤管理指南[462]。

原发性恶性黑素瘤的非致瘤性部分（RGP）

在下面的章节中，将描述不同类型黑素瘤非致瘤性部分的形态，接下来还会讨论致瘤性垂直生长期的形态，这一特征在不同类型黑素瘤中趋于一致。一般来说，约 90% 的黑素瘤有非致瘤性部分，其中约一半有一个致瘤性部分；大约有 10% 的黑素瘤，称为"结节性黑素瘤"，仅有致瘤性部分而没有原位或侵袭性非致瘤性部分。

非致瘤性黑素瘤有两大截然不同的类型，即 Paget 样和雀斑样。雀斑样增生模式概括为最简单黑素细胞肿瘤（单纯性雀斑样痣）中的痣细胞局灶性连续扩增。然而更多可见基底膜均一、完全、连续性破坏，因此至少部分相邻表皮突间的扩增是连续性的。Paget 样分布，形象描述为表皮内黑素细胞"铅弹样"分布，是黑素瘤中单个最常见分布模式。然而许多黑素瘤，包括不少雀斑样黑素瘤，都完全或部分缺乏 Paget 样增生。许多黑素瘤类似色素痣中的表现，黑素细胞巢分布于真皮表皮交界处，构成了第三种扩散模式，该模式在 Paget 样型和雀斑样型均可看到。这些细胞巢与色素痣细胞巢不同，它们在大小、形状和扩展方向

上差异较大，与真皮表皮交界处间隙不规则[463]。

并非所有浅表性黑素细胞增生均能可靠并可重复性区分是浅表性黑素瘤或色素痣。在这种情况下，笔者提供一个描述性名称，如"IAMPUS"或"不确定意义的浅表不典型黑素细胞增生（SAMPUS）"，用于鉴别诊断。在许多情况下，可以给出一个更明确的鉴别诊断。例如，伴有发育不良痣特征且表皮内轻度异型黑素细胞小灶性 Paget 样扩展的可疑皮损，可以被描述为"交界痣伴重度发育不良，局部改变提示进展中的原位黑素瘤"。由于这些皮损的鉴别诊断包括原位黑素瘤，后者可能在局部长期存在、复发及不可逆生长，尽管诊断时没有转移潜能，仍建议切除病变组织，一定程度上控制皮损在局部的长期生存和复发。类似操作可遵循原位黑素瘤指南（皮损边缘 5mm），或至少应与患者讨论，且切除范围包括瘢痕和残余皮损周围的正常组织边缘。

浅表扩散性黑素瘤

浅表扩散性黑素瘤（SSM），又称为 Paget 样黑素瘤[433]，是黑素瘤中最常见的类型（约占全部病例 70%），也因此被认为是普通型或原型黑素瘤。这些病变过去曾被描述为"黑素细胞的不典型增生"[464] 或"癌前黑变病"，这一术语起源于 1912 年 Dubreuilh 关于黑素瘤的最早描述[465]。

临床概要 此类皮损发生于相对年轻至中年人群，可能会出现于光暴露皮肤，但更常见于间歇性暴露皮肤，罕见于非暴露部位。与恶性雀斑样痣不同，SSM 被认为与急性间歇性而非慢性持续性日照有关，通常被认为是休闲病而非职业病[466]。最常累及部位是上背部（尤其男性患者）及小腿（特别是女性患者）。通过比较 LMM 和 SSM 发病危险因素的流行病学研究，易发生雀斑倾向于发展为 LMM，而突出皮面的痣更倾向于发展为 SSM。皮肤癌病史与 LMM 风险有关，而一生中晒伤数量则与 SSM 有关。通用危险因素包括日光性角化的数量及光敏感肤色，即眼和发色、晒伤的倾向及雀斑[467]。

SSM 的皮损略微或完全突出皮面，有明显边界，轮廓不规则。颜色可多种多样，不仅可呈现棕褐色、棕色、黑色，也可呈现粉色、蓝色或灰色。

自发消退部位可见到白色区域（图 28-19A）。微侵袭可能在临床上不明显，但丘疹及后续结节的发生及有时出现溃疡提示致瘤性垂直生长期的开始，而溃疡通常是晚期特征。罕见情况下，皮损表面呈疣状，很难与脂溢性角化病区分[468]。在发病的早期，临床上难以鉴别 SSM 与发育不良痣。尽管皮肤镜可以提高临床诊断特异性[469]，但组织学检查仍然是黑素瘤诊断"金标准"，对确诊必不可少[469,470]。

组织病理 诊断中具有重要意义的结构模式特征包括皮损直径大、边界模糊（病变最外缘细胞倾向小体积、单一、分散）及不对称性（皮损两边不一致）[463]。不同于发育不良痣中均一狭长表皮突，肿瘤中表皮不规则增厚及变薄（图 28-20A）。相对圆形、大的黑素细胞在表皮全层内 Paget 样分布。大细胞在表皮下部主要成巢分布，在表皮上部多单个分布。细胞巢大小形状差异很大，并倾向融合。常见真皮噬黑素细胞和真皮浸润。淋巴细胞可能会像发育不良痣一样表现为片状或血管周围浸润，但通常呈密集带状分布，尤其是侵袭性损害中。局部消退及皮损中缺乏黑素瘤的区域，常伴有纤维增生、淋巴细胞浸润和噬黑素细胞，更常见于放射生长期黑素瘤而非色素痣。常伴日光性雀斑的中度光线性弹力组织变形提示慢性日光损伤，常见于邻近皮肤，而重度慢性日光损伤常见于雀斑样黑素瘤。

细胞学上，皮损中的细胞多形态一致，胞质丰富，含有小的"尘状"颗粒组成的数量不等黑素，它们几乎完全缺乏明显树突。细胞核大、深染，伴有不规则核膜及不均匀聚集的染色质（图 28-20B）。这种均一细胞学异型性具有诊断重要价值，不同于发育不良痣中的随机异型性。

原位黑素瘤基底膜完整（图 28-20B），真皮内无肿瘤细胞。在侵袭性但非致瘤性损害中（侵袭性放射生长期或"微侵袭"黑素瘤），与表皮内肿瘤细胞类似的细胞在真皮聚集成小巢，较表皮内细胞巢小，且无真皮内有丝分裂（图 28-20C）。出现致瘤性垂直生长期时，至少一个，或常不止一个真皮细胞巢大于表皮内最大的细胞巢，和（或）有真皮内的有丝分裂（图 28-21A，图 28-21B）。

在一个 WHO 黑素瘤分类相关显微特征的半定量研究中，区分 SMM 和 LMM 的主要特征包括：较高的界限值、表皮增厚、Paget 样分布、成巢性和色素及更低的 CSD[444]。这些特征在后续研究中具有可重复性[443]。

组织发生 在电子显微镜下，大的 Paget 样肿瘤细胞中有大量黑素小体。不同于正常黑素细胞及恶性雀斑样痣细胞中的椭圆形，它们的形状大多为圆形[471]。它们还常显示出其他异常，如缺乏黑素小体内的细丝交联。黑素小体内黑化作用具有差异性，往往不完整[472]，可以解释许多黑素瘤细胞中特征性的"尘状"细碎色素。正如前面提到的，大部分 SSM 可能有 BRAF 激活突变，较少有 NRAS 或其他癌基因突变。在基因表型的相关研究中，肿瘤细胞成巢状和 Paget 样分布，类似 SMM 诊断标准的黑素瘤，较其他黑素瘤与 BRAF 突变关联性更大[443,444]。这些不断演进的基因数据将在未来促进黑素瘤临床病理分类系统的优化。

鉴别诊断 交界痣与放射生长期 SSM 的不同点在于肿瘤细胞缺乏异型性，尤其是细胞核，缺乏肿瘤细胞 Paget 样向上扩展的特性及真皮上层显著炎性细胞浸润的现象，常常（但并非总是）具有锐利的侧向边界。回顾与交界性发育不良痣鉴别的主要特征（表 28-5），包括 SSM 在扫描镜下表现细胞体积更大、不对称性、表皮不规则增厚和变薄及淋巴细胞带状浸润。高倍镜下，黑素瘤指标包括高水平及广泛 Paget 样黑素细胞增生（大的肿瘤细胞在良性角质形成细胞中扩散）、高级别和（或）均一细胞异型性及皮损细胞有丝分裂（约 1/3 病例中出现）。交界部位 Spitz 痣，尤其是罕见的 Paget 样 Spitz 痣与 SSM 非常相似。鉴别要点：一般体积较小、存在大的梭形或上皮样细胞、Kamino 小体、皮损上方表皮缺乏"消耗性"或变薄征象，在前面已经讨论过。所谓"特殊部位痣"，包括身体屈侧、耳郭、头皮及乳腺，可能类似于黑素瘤特定类型，于这些部位取组织进行病理检查时应慎重考虑。如果第一眼看上去为局限于手术或创伤瘢痕上方的原位黑素瘤，应小心谨慎，必须与复发痣鉴别，可用的特征还包括表皮内异型性细胞严格限制于瘢痕上方区域（没有超过区域的水平扩展）、残存痣细胞一般出现重度均一异型性的情况较少。只要有可能，应重新检查这些病例的初始活检组织。由于处理原则相似，鉴别雀斑样黑素瘤的价值较小。LMM 中，表皮萎缩，较少有 Paget 样黑素细胞增生，异型性黑素细胞连续性增生替代基底细胞层为主要模式。可疑病例可报告为未定类恶性黑素瘤（原位或微侵袭等）。

除相邻放射生长期外，致瘤性垂直生长期与其他任何类型黑素瘤没有差别（图 28-23）。此型中上皮样形态和大量黑素更常见。此种"复杂致瘤性"原发黑素瘤的分类基于放射生长期形态学。

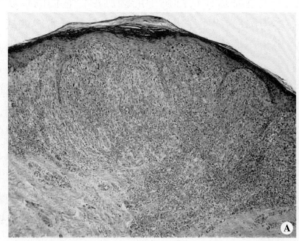
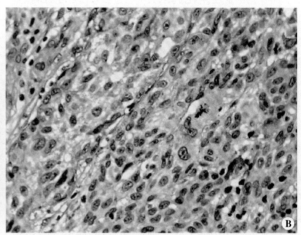

图 28-23　A.恶性黑素瘤，致瘤性，扫描倍率下，显示大团溃疡性肿瘤结节，邻近部分被宽幅非致瘤性放射生长期区域取代(图片右侧，未显示)；B.肿瘤结节由均一异型分裂活跃的完全恶性黑素细胞组成（黑素瘤细胞）

非黑素细胞肿瘤中，原位 SSM 需要与 Paget 病和 Paget 样鲍温病（原位鳞状细胞癌）相鉴别。Paget 病（在第 30 章详细讨论）通常可见肿瘤细胞下残存的压缩基底细胞，而 SSM 中肿瘤细胞侵入基底膜。Paget 病中，肿瘤细胞癌胚抗原和角蛋白 7 阳性，HMB-45 和 Melan-A 阴性，偶可见 S100 阳性。Paget 样鲍温病（参见第 29 章）中，除部分区域发生真皮侵袭，基底细胞层常保存完好，异型细胞抗角蛋白抗体免疫组化染色阳性（如 AE1/AE3）[473]，S100、Melan-A 及 HMB-5 阴性。值得提出的是，Paget 病和鲍温病细胞中可能含色素，是由邻近组织中黑素细胞转运而来，因此色素相关抗原 Melan-A/Mart1、酪氨酸酶和 HMB-45 染色可能出现部分阳性。

评估类似于表皮内黑素瘤的非黑素细胞性皮损时，还应警惕一点，表皮最上层角质形成细胞，可能由于胞质糖原及组织处理表现为核周收缩的变异趋势。一些身体部位（如乳晕和乳腺沿线等）尤其容易出现这种变化，部分原因为"Toker 透明细胞"。这些细胞出现于良性或发育不良痣黑素细胞损害中，呈现类似 Paget 样扩散的假阳性表现，从而极易被诊断为 SSM。然而，发生这种改变的角质形成细胞在高倍镜下表现为核周空隙（核固缩），有清晰的胞质环，桥粒连接。而 Paget 样黑素瘤细胞，缺乏桥粒，核被相对透明的细胞质直接包裹，周围覆盖薄而透明的收缩包膜而使细胞与邻近的角质形成细胞分离。

恶性雀斑样痣黑素瘤

恶性雀斑，以前被称为 Dubreuilh 局限性前母细胞瘤黑变病，或 Hutchinson 黑素雀斑（或 HMF，澳大利亚人目前所用术语），约占所有黑素瘤的 10%，但在阳光充足地区光敏感性人群中高发[474]。大多数情况下，恶性雀斑样痣等同于原位恶性雀斑样痣黑素瘤。是否将所有恶性雀斑样痣视为原位黑素瘤的一种形式尚存在争议，有部分恶性雀斑样痣应视为原位黑素瘤（原位黑素瘤，恶性雀斑样痣黑素瘤）的癌前病变（恶性雀斑样痣）[475]。不完全切除可能导致皮损持续存在和复发，如同其他原位黑素瘤一样，此类损害在完全切除后不会发生转移。

临床概要　皮损通常发生于长期日光暴露的老年人，多见于面部，偶尔可发生于背部、前臂、小腿。此型黑素瘤往往持续多年、进展缓慢，从一个不均匀的小色斑，逐渐向周围扩展，直径可达数厘米。边界不规则，仍然在原位或微侵袭时，没有硬结。部分区域向外扩展时，其他区域可出现自发消退，形成不规则无色素区。颜色从浅褐色至褐色，伴有小的深褐色或黑色斑点。常见细网状线，并有助于鉴别日光性黑子。与 SSM 不同，恶性雀斑样痣边界模糊不清，有些皮损甚至是无色素性。基于这些原因，临床对 LMM 边界的准确描述存在疑问，常造成活检标本意外阳性结果或切除边缘过窄。恶性雀斑样痣如果缺乏黑素沉着，其临床表现可类似光线性角化病或鲍温病，或炎症斑块，如红斑狼疮[476,477]。

有数据表明，虽然部分病例可能快速进展[479]，但从恶性雀斑样痣发展为侵袭性 LMM 的风险约为 5%[478]。结合肿瘤的厚度及其他因素校正后，LMM 预后与其他黑素瘤相同[480]。然而其统计学特征与黑素瘤最常见形式 SSM 存在差异，如与 SSM 患者相比，LMM 患者色素痣数量较少，而光线性角化病较多，与 LMM 长期光暴露的发病假说一致[481]。此外，尤其在年长患者中，类似上述 LMM 标准的描述，但缺乏成巢性和 Paget 样播散

的损害，不太可能伴有 *BRAF* 突变，而具有这些特征的 SSM 则较常出现 *BRAF* 突变[444]。与此相反，慢性光损伤皮肤处发生的黑素瘤约 28% 存在癌基因 *KIT* 突变[454]。这些不断更新的基因数据将在不久的将来促进黑素瘤临床病理分类系统的优化。

组织病理

结构特征 在最早期阶段，恶性雀斑样痣边缘仅有色素沉着，伴主要在基底层的轻度黑素细胞增生。接近皮损中心，基底黑素细胞显著增加，排列略不规则。直到肿瘤黑素细胞连续增生之前，这些变化都是非特异性的，并可能与日光性雀斑的改变有重叠。LMM 的表皮常扁平，不同于 SSM 表皮不规则增厚和变薄，也不同于日光性雀斑，日光性雀斑有表皮突延长。这个特征虽有诊断价值，但没有 SSM 显著（图 28-24）。值得注意的是，恶性雀斑样痣中异型黑素细胞雀斑样增生可累及毛囊漏斗部。

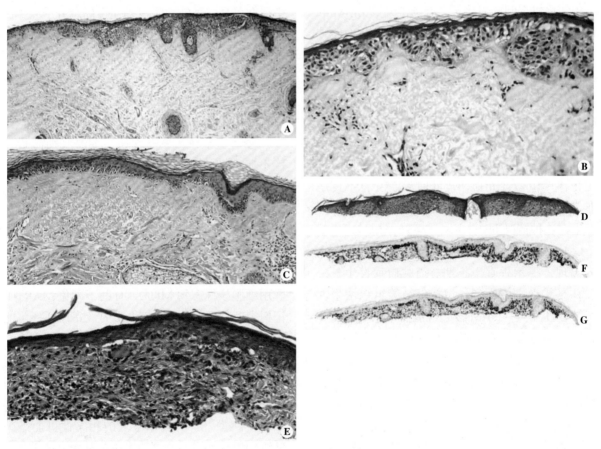

图 28-24 A. 恶性雀斑样痣黑素瘤，原位，低倍镜下，皮损广泛，肿瘤细胞和宿主反应性细胞分布均不对称。B. 表皮萎缩，真皮常有严重的光线性弹性纤维变性；C. 如同浅表扩散性黑素瘤，LMM 肿瘤细胞呈现中度至重度的均一细胞异型性。但异型性不如 SSM 明显，特别在皮损周围，且细胞体积小于 SSM。D. 雀斑型恶性黑素瘤，呈侵袭性，发生于严重慢性光损伤皮肤处的广泛中度到高度病变皮损。E. 高倍镜显示基底层连续性增生的均一异型性黑素细胞，真皮内为混合浸润细胞，包括淋巴细胞、组织细胞和异型梭形细胞。F. Melan-A 染色显示基底层连续增生的细胞及真皮内许多梭形细胞。G. MITF 染色可作为 Melan-A 染色的补充，因为细胞核染色能更清晰显示单个细胞

基底层可能看到部分黑素细胞巢，但直到发展为真皮侵袭时才比较明显[482]。巢内异型黑素细胞多为梭形，常如雨滴般从交界处"滴落"[434]。除了成巢区域，黑素细胞仍保留其树突形状。如果黑素细胞含有大量色素，切片 HE 染色即有可能发现部分树突，反之需要银染色显示树突。

真皮上部常有重度或至少中度日光性弹性纤维变性，可见许多噬黑素细胞及更为显著的炎性细胞带状浸润。真皮炎症区域可见肿瘤侵袭。由于 LMM 侵袭为局灶性病变（类似其他黑素瘤），取材时应避免遗漏此类区域。应用前面提到的标准来判断是否存在致瘤性垂直生长期。促结缔组织增生性垂直生长期（参见后面章节）的表现可能不明显，应保持警惕。S100 染色在诊断可疑病例时至关重要。

部分 LMM 病例，原位部分可能与发育不良痣部分特征重叠，包括成巢区域较单个细胞占优势，相邻表皮突间的连接等。有助于确诊 LMM 的指标包括体积更大、形态更多样、结构对称性较少，一般有更为严重且均一的异型性。常见局部 Paget 样扩散。真皮内常有严重的光线性弹性纤维变性。具有这些改变被描述为伴发育不良痣样形态的 LMM[483]。一些类似病变被称为雀斑样黑素瘤，其特点通常与雀斑样痣类似[484]。可用恶性雀斑样痣涵盖这些皮损模式[485]，作为一般规则，笔者主张伴严重慢性光损伤皮肤时诊断发育不良痣应非常谨慎，发育不良痣和不典型雀斑样痣都可以发生在这种情况下。

LMM 表皮部分不常出现有丝分裂象，若在真皮内出现，提示垂直生长期。当肿瘤垂直生长，它往往是梭形细胞类型，包括促结缔组织增生性和亲神经性亚类。LMM 侵袭可能非常微小，尤其侵袭细胞表现为结缔组织增生性或小细胞（痣样）特征时。密切关注微小但均一的异型性，借助免疫组化方法（如 S100 和 Melan-A/MART-1）确定黑素细胞来源（而非成纤维细胞），有助于确诊类似可疑皮损。

细胞学总结　充分发展的恶性雀斑样痣皮损中，表皮内黑素细胞数目明显增多，因此肿瘤细胞间彼此相连，部分区域数目甚至超过基底层角质形成细胞。黑素细胞大多呈狭长梭形，细胞核不典型、体积大、深染和多形性。但染色质结构不同于 SSM，后者放射生长期上皮样细胞中的染色质开放或呈"泡状"。异型黑素细胞经常沿毛囊基底层扩展，常为相当长距离，并常扩展至刮取活检组织基底部。增生黑素细胞中常含有中等量黑素，角质形成细胞中也能见到黑素。常有部分向上 Paget 样扩散的异型黑素细胞。

发病机制　为解释恶性雀斑样痣较为特异的生物学行为，有观点认为其起源于交界区梭形黑素细胞，因此表现为黑素细胞源性黑素瘤；而 SSM 起源于圆形交界痣细胞，因此被视为痣细胞源性黑素瘤[486]。电子显微镜的发现支持这一观点。恶性雀斑样痣黑素细胞大，合成活跃，树突多。黑素小体基本正常，与正常黑素细胞黑素小体相比，似乎仅表现为形态略细长[471,486]。SSM 则完全不同，其黑素小体有明显异型性。利用多个免疫组化标记比较恶性雀斑样痣和 SSM，PCNA 标记、bFGF 表达水平升高及血管数目增加均提示后者黑素细胞增生活性更高。另外，慢性光损伤标志分子 p53 在恶性雀斑样痣中表达水平显著高于 SSM[487]。这些结果与浅表扩散性黑素瘤和 LMM 的生物学行为一致，即后者原位期更长[442]。尽管恶性雀斑样痣进展通常缓慢，但部分病例可迅速发展，建议对这类损害完全切除以预防其发展为危险性更高的黑素瘤[488]。

恶性雀斑样痣鉴别诊断　主要鉴别诊断包括伴不典型性的日光性黑子、不典型雀斑样痣及发育不良痣。日光性雀斑样痣是由 3 个特征组成，即表皮突延长、基底角质形成细胞色素增加和黑素细胞增多。缺乏黑素细胞连续性增生，虽然可能有异型性，但是表现为随机性而非均一性。Melan-A/MART-1 染色有助于显示融合性增生，常联用细胞核标志物 MITF，有助于避免 MART-1 标记树突时误差[489]。老年人交界性雀斑样痣可能颜色非常深，而在恶性雀斑样痣中相对少见[490]。

还应该记住，伴随慢性光损伤的患者可能表现为弥漫、临床隐匿的不连续雀斑样增生，其基底层黑素细胞有轻度异型性，这一过程称为"光化性不典型"。与临床表现的相关性可能是决定低级别黑素细胞不典型增生生物学意义的关键。

如前面讨论过的痣样恶性雀斑样痣，伴有交界区细胞巢的恶性雀斑样痣可能被误诊为浅表发育不良痣，尤其在不完全活检标本中。值得注意的是，此类皮损范围更大、不对称性更明显，在缺少细长表皮突的萎缩表皮中常伴局灶性不典型增生，皮损细胞异型性均一（而非随机性），有可能出现异型黑素细胞累及毛囊。

前面已经讨论过恶性雀斑样痣与 SSM 的鉴别诊断，但并不太重要，因为两者的管理本质上相同。在宽幅、边界不清的皮损中，连续增生和均一细胞异型性的特征对诊断原位或侵袭性 LMM 非常重要。这些特征也见于 SSM，虽有局灶性 Paget 样黑素细胞增生，但相对并不明显。

肢端黑素瘤（肢端雀斑样痣黑素瘤）

肢端黑素瘤定义为发生于掌跖无毛皮肤、甲及甲周区域的黑素瘤，其中足底为最好发部位[435,491]。

临床概要 所有人群中肢端黑素瘤均不常见，在深肤色人中这是主要发生类型。在黑素瘤整体发病率较低的亚洲人、西班牙人、波利尼西亚人和黑种人中，最主要类型为肢端黑素瘤，其肢端黑素瘤的绝对发病率与黑素瘤高发的高加索人群相似[492]，提示肢端型病因学不同于其他部位，可能和日晒无关。肢端黑素瘤患者生存率相对较低[493,494]。尽管生存率主要依赖于典型镜下分期和（或）诊断分期，但肢端型生存率低于同一分级的四肢非肢端黑素瘤，可能反映了不同的生物学特征[495]。

临床上，原位或微侵袭性肢端雀斑样痣黑素瘤色素不均，边界不规则，常模糊不清。足底多发。如果肿瘤位于甲母质，则甲及甲床可见纵向色素带（Hutchinson 征）。结节及溃疡形成提示可能有致瘤性垂直生长（图 28-19B）。但是一些肢端黑素瘤可能深在浸润时仍保持扁平，因为厚厚的角质层阻碍了肿瘤外向性生长。

组织病理 有证据显示肢端黑素瘤有特殊基因改变，与其组织学特征无关[496]，因此 2006 年WHO 分类中将其划分为"肢端型黑素瘤"，而不考虑其经常表现出来的雀斑样模式[497]。大多数皮损称为"雀斑样"，因其细胞趋于在真皮表皮交界区附近孤立存在，特别是皮损周边（图 28-25）。但部分肿瘤细胞也出现于表皮上层，尤其接近皮损中央浸润处，导致其组织学分类不确定，缺少共识。组织学表现不同于恶性雀斑样痣，有不规则棘层增厚，缺乏真皮内弹性纤维变性，肿瘤细胞常呈树突状。早期原位或微侵袭性黑素瘤组织学改变

具有迷惑性，尤其在皮损周边，表现为基底黑素细胞增生、色素增加，仅有灶性黑素细胞异型性。但在皮损中央，常常很容易找到均一严重异型性细胞。可有苔藓样淋巴细胞浸润，破坏真皮表皮交界处，部分病例中密集浸润类似于炎症病程。大多数皮损中同时可见到梭形和圆形 Paget 样肿瘤细胞，而部分病例中色素性树突状细胞居多。色素沉着明显，导致真皮上层噬黑素细胞及角质层广泛的黑素大量沉积。如同恶性雀斑样痣，出现致瘤性垂直生长期时，常见梭形细胞，也常见促结缔组织增生性和（或）亲神经性。有些病例中，真皮侵袭性和致瘤性细胞可能类似于痣细胞样分化。

组织发生 Bastian 等利用比较基因组杂交技术分析黑素瘤和色素痣拷贝数变化，发现掌跖及甲下黑素瘤可以通过多基因扩增来鉴别，且约50% 肿瘤为存在细胞周期蛋白 D1（cyclin D1）基因位点。这些基因扩展在其他皮肤黑素瘤中明显减少，即使发生，也是在后期出现。可以很容易鉴别出紧邻黑素瘤皮损、组织学正常但具有相似基因扩增的单个基底黑素细胞。这些"区域细胞"可能代表隐匿的原位黑素瘤和极小残余皮损，如果切除不完全可能导致局部复发。如果能够确定这些细胞在局部复发中的生物学意义，那么未来管理此类皮损时可以建议鉴定此群细胞[445]。肢端黑素瘤通常不表达 SSM 中常见的 *BRAF* 突变。相反，大规模研究显示，约 25% 肢端黑素瘤有癌基因 *KIT* 激活突变，KIT 抗原过表达也更为常见。而原发性和转移性肿瘤表达不一致，对治疗具有价值。KIT 抗原和突变状态间具有统计学意义，但并非单一关联性的表现，肿瘤组织中不超过 10%的侵袭性部分表达 *KIT* 高度提示该组织不存在 *KIT*突变[498]。肢端黑素瘤中 *NRAS* 突变和增生相对较少，但仍有相当比例[499]。

肢端黑素瘤鉴别诊断 肢端雀斑样痣黑素瘤应考虑的主要鉴别诊断为肢端雀斑样痣[161,162]。不考虑黑素瘤的特征包括较小体积、更显著对称性、缺乏 Paget 样侧方扩展、缺乏高级别均一异型性（但部分黑素瘤中也缺乏此类表现）、缺乏有丝分裂活性（特别是真皮部分）及真皮内痣样分化特征。日本的研究显示，角层中的黑素颗粒呈柱状规律分布于皮沟下方高度提示为良性肢端痣，而黑素瘤中黑素分布更随意，没有规律性[164]。

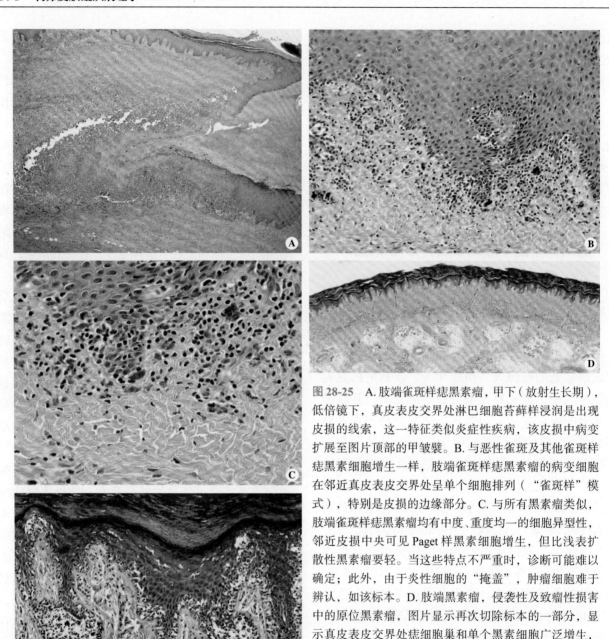

图 28-25　A. 肢端雀斑样痣黑素瘤，甲下（放射生长期），低倍镜下，真皮表皮交界处淋巴细胞苔藓样浸润是出现皮损的线索，这一特征类似炎症性疾病，该皮损中病变扩展至图片顶部的甲皱襞。B. 与恶性雀斑及其他雀斑样痣黑素细胞增生一样，肢端雀斑样痣黑素瘤的病变细胞在邻近真皮表皮交界处呈单个细胞排列（"雀斑样"模式），特别是皮损的边缘部分。C. 与所有黑素瘤类似，肢端雀斑样痣黑素瘤均有中度、重度均一的细胞异型性，邻近皮损中央可见 Paget 样黑素细胞增生，但比浅表扩散性黑素瘤要轻。当这些特点不严重时，诊断可能难以确定；此外，由于炎性细胞的"掩盖"，肿瘤细胞难于辨认，如该标本。D. 肢端黑素瘤，侵袭性及致瘤性损害中的原位黑素瘤，图片显示再次切除标本的一部分，显示真皮表皮交界处痣细胞巢和单个黑素细胞广泛增生，肢端皮肤。E. 高倍镜下，除了类似发育不良痣的巢状增生，还可见基底层均一的异型性细胞广泛、连续性增生。表皮内散在"Paget"样增生相对较轻，与"雀斑样"增生一致

黏膜雀斑样痣黑素瘤

继皮肤和眼之外，黑素瘤最好发于邻近皮肤的黏膜部位，如口腔黏膜[500]、鼻和鼻窦[501]、阴道[502]和肛门直肠黏膜[503]。黏膜黑素瘤与肢端黑素瘤在组织学和侵袭性方面有相似性，因而称其为黏膜雀斑样痣黑素瘤[504]。25% 以上的黏膜黑素瘤有 KIT 突变和（或）增生，提示较好治疗反应性[505]。同常见的皮肤黑素瘤一样，笔者常根据黑素瘤镜下分期来治疗。黏膜缺少颗粒层，常测量从上皮最高处至肿瘤细胞浸润最深处的厚度，但由于黏膜黑素瘤中对 Breslow 厚度的研究很少，测量厚度对预后的实际意义不清楚。

不确定意义的浅表不典型黑素细胞增生

虽然病理是黑素瘤诊断的"金标准"，但由于诊断标准本身的矛盾性、不确定性和不可靠性，并非总能通过病理来明确区分一个主要分

布于交界部位的黑素瘤和表现类似的良性交界痣。鉴别严重发育不良痣与早期原位黑素瘤或侵袭性但无致瘤性的黑素瘤时常遇到困难，尤其"特殊部位"受累时难度更大。如果病变完全是原位的，笔者常使用描述性术语"不典型表皮内黑素细胞增生（AIMP）"或者其他类似措辞[506-508]。但真皮内也有不典型细胞时，这一术语不再适用或不完全适用，部分皮损可使用描述性术语"不确定意义的浅表不典型黑素细胞增生"或"SAMPUS"[236,462]。而对于原位皮损，可传统地称为"AIMP"，或称为"不确定意义的表皮内不典型黑素细胞增生"或"IAMPUS"。任一情况均为描述性诊断，而非确诊，必须伴随鉴别诊断。例如，对于一个胸部皮肤的可疑皮损，笔者描述为"SAMPUS"，备注中说明可能需要与下列疾病鉴别：伴严重真皮及表皮发育不良的色素痣、非致瘤性黑素瘤或异常表现的特殊部位色素痣。其中第一个疾病可能是黑素瘤的危险标志，第二个疾病可能局部复发但不具转移潜能，最后一个对患者而言完全没有意义。如果黑素瘤需要鉴别，我们会提供足够信息用于 AJCC 分期及指导治疗。如果病变具有潜在致瘤性和（或）真皮部分存在有丝分裂，可能具有转移性，则使用"不确定恶性程度的黑素细胞肿瘤"，下文会进一步阐述。

原发性黑素瘤的致瘤部分

上文已讨论了各种非致瘤性黑素瘤的形态学特征。致瘤性垂直生长期可以与上述任一类型组成"复合型"原发性黑素瘤。在这些病例中，病理上致瘤性部分可以紧邻非致瘤部分，或者包绕。结节性黑素瘤与此类病例不同，为致瘤性黑素瘤，临床或组织学上均无邻近的非致瘤部分[434]。"寻常型"或者"普通型"垂直生长期，形态学上可被描述为"包含结节性黑素瘤的普通致瘤性黑素瘤"。

有时黑素瘤的表现变异，更类似非黑素细胞肿瘤，会造成诊断困难。这部分黑素瘤有些至少被描述为结缔组织增生性、亲神经性、息肉样、疣状、气球细胞、印戒细胞、黏液性、"动物型"、痣样和微偏差性黑素瘤。其他类型不在此赘述，包括小细胞、腺样 / 乳头状、多形性（纤维组织细胞型）[509]、伴横纹肌样细胞[510,511]及"成骨型"黑素瘤[512]。

包括结节性黑素瘤的普通致瘤性黑素瘤

与肿瘤细胞局限于表皮形成斑片或斑块样皮疹的非致瘤性黑素瘤（放射生长期）不同的是，致瘤性黑素瘤真皮内肿瘤细胞扩增形成结节。需要澄清的是，结节性黑素瘤仅指不包括非致瘤性放射生长期成分的垂直生长期，下文会进一步描述其在临床和组织学上的意义。

临床概要　从定义上讲，结节性黑素瘤仅有致瘤性垂直生长（有时候会有先导病变），因而一般预后较 SSM 差[513]。然而，如果厚度等其他危险因素得到控制，其预后并不比其他类型黑素瘤差[514]。与 SSM 相比，结节性黑素瘤发病年龄略高，男性相对更为多见[434]。结节性黑素瘤初起为隆起性、颜色深浅不一的丘疹，进而迅速增大形成结节，常常出现溃疡。部分罕见的仅包括细胞学上恶性的黑素细胞而缺乏原位成分的原发真皮黑素瘤也被归为此类[515]。前述"ABCD 标准"不适用于结节性黑素瘤，因为结节性黑素瘤通常表现为较小的、对称性的、境界清楚的丘疹或结节（图 28-19C），可表现为显著黑色、少色素甚至无色素。来自结节性黑素瘤和发生于非致瘤性黑素瘤的致瘤性结节在临床和病理上没有区别。实际上结节性黑素瘤代表了一类"压缩"式生长的肿瘤进程，其前驱期短到几乎观察不到[516]。近期其临床重要性受到了进一步重视，因为其临床病史相对较短，却表现出晚期肿瘤的生物学行为[448,517]，较之其他类型黑素瘤，结节性黑素瘤的突变模式更接近 SSM，常发生 *BRAF*、*NRAS* 突变[518]。

结节性黑素瘤和一般致瘤性黑素瘤（垂直生长期）的组织病理学

结构特征　典型的致瘤性黑素瘤，真皮肿瘤性黑素细胞连续性扩增形成瘤团，体积大于（通常远大于）其上方表皮内最大的黑素细胞巢。细胞水平的不对称性也很明显，如细胞体积、形状、色素深浅等，炎症反应分布也有差异性，导致病变一侧往往不是另一侧的镜像。然而，整个病变的大轮廓可以是对称的，尤其是没有非致瘤性成致的结节性黑素瘤（图 28-26A）。相反，存在非致瘤性放射生长时，临床和组织学都会表现出明显不对称性。肿瘤团块由均一异型性细胞组成，细胞学表现为高度恶性，有丝分裂活跃，成巢或片状生长（图 28-26B）。通常瘤团充满真皮乳头并致真皮乳头扩张（Ⅲ级），或者侵袭真皮网状层的胶原束间（Ⅳ级）。大多数Ⅲ级或者厚度超过 0.75mm 的

黑素瘤为致瘤性，与此相反，大多数Ⅱ级或者"薄"黑素瘤真皮内瘤团直径不超过表皮内最大的瘤巢，通常为非致瘤性。表皮常出现溃疡伴黏着性鳞屑。结节性黑素瘤常常出现"表皮消耗"，即引起表皮变薄、拉伸，这一现象在 Spitz 痣中不常见[200]。有时候正相反，表皮不规则增生甚至假上皮瘤样增生，此模式被称为疣状黑素瘤[519]。

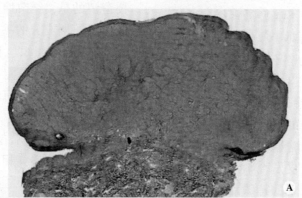

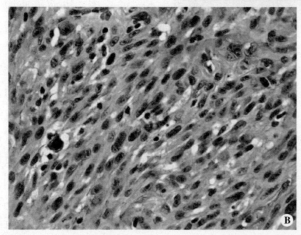

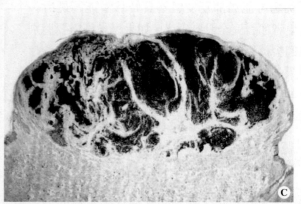

图 28-26　A. 致瘤性黑素瘤，结节性（垂直生长期，无放射生长期）。低倍镜下致瘤性黑素瘤的结节对称性较好，但很多皮损伴有不均匀色素和淋巴免疫反应。如本图所示，不伴有毗邻的非致瘤性放射状生长，即称为"结节性黑素瘤"。如果包含非致瘤性放射状生长成分，则根据所含成分归类为某型黑素瘤（如浅表扩散性黑素瘤或肢端雀斑样痣黑素瘤等）伴致瘤性垂直生长期。B. 结节性黑素瘤细胞表现均一的高度异型性，常伴明显有丝分裂象。高倍镜下与其他伴垂直生长期成分的黑素瘤（如浅表扩散性黑素瘤、恶性雀斑样痣黑素瘤、肢端黑素瘤或转移性黑素瘤等）没有明显区别（对比图 28-23B、图 28-26B、图 28-29C、图 28-34 及图 28-37B）。C. 结节性黑素瘤，S100 免疫组化染色。即使在低倍镜下也可观察到明显的阳性分布。注意相邻皮肤中无 S100 阳性细胞

最熟知的黑素瘤单项鉴别要点为黑素瘤上方表皮内的肿瘤细胞向上"Paget 样"扩散。然而，"Paget 样"黑素细胞增生或者"Paget 样"扩散并非黑素瘤独有[163]。在结节性黑素瘤中，肿瘤细胞不向表皮扩展或者仅限于真皮瘤团上方局部表皮内，而真皮肿瘤边界外真皮乳头层内出现肿瘤细胞，则为复合性原发黑素瘤（SSM、LMM、

ALM）的相邻非致瘤部分。这一现象极大帮助了此类肿瘤的病理诊断，而结节性黑素瘤缺乏这些特征时，诊断就变得困难。因此，结节性黑素瘤有时与皮肤转移性黑素瘤难鉴别；而肿瘤为无色素型时，不借助免疫组化甚至无法与其他皮肤肿瘤相鉴别。

致瘤性黑素瘤的炎症浸润程度轻重不一。通

常来说，早期浸润性黑素瘤或者很多原位黑素瘤在肿瘤基底部出现带状炎性浸润，常伴噬黑素细胞。当肿瘤进一步浸润入真皮时，炎性浸润变得轻重不一，但一般是轻到中度，很少有重度浸润。淋巴细胞浸润部位常伴有肿瘤细胞损伤（凋亡）。这些肿瘤浸润淋巴细胞（TIL）具有独立的有利预后的意义[514]。这种浸润主要是 T 细胞反应[520]。提取自黑素瘤（多为转移性黑素瘤）的 TIL 多具有细胞毒性，且可能直接针对黑素瘤相关抗原[521]。

细胞学特征　真皮肿瘤细胞的体积及形状差异很大，但大致可以分为两种类型，即上皮样细胞和梭形细胞。很多黑素瘤同时有这两种形态的细胞，但通常以其中一种为主。一般来说，雀斑样痣黑素瘤（如 LMM 和 ALM）的真皮侵袭性成分中通常以梭形细胞为主，而浅表扩散性黑素瘤或者结节性黑素瘤则主要由上皮样细胞组成[514]。上皮样细胞易成巢分布，而梭形细胞则更倾向于呈不规则分枝状分布。成巢的上皮样细胞可被包含少量成纤维细胞的纤细胶原纤维所包裹。梭形细胞为主的黑素瘤可能类似肉瘤或其他梭形细胞肿瘤，但绝大多数可以通过真皮表皮交界处活跃的黑素细胞进行鉴别。

肿瘤细胞的细胞核大于正常黑素细胞或痣细胞，具有均一异型性，核膜不规则，染色质丰富，其核仁明显且体积、形状及数目不规则。当具有上述特征的细胞超过 50% 时，称为"均一异型性"，而实际上大多数情况是全部细胞或绝大多数细胞都具有异型性。除了中重度的均一异型性之外，黑素瘤细胞的另一特征是真皮深部肿瘤细胞不会逐渐变小（缺乏"成熟现象"）（图 28-21）。然而，黑素瘤下方出现皮内痣也比较常见。黑素瘤细胞模拟痣细胞的成熟现象并不少见（称为"伪成熟现象"），但即使在这些情况下，瘤团底部的较小的细胞仍会表现出恶性细胞的核异型性特征，在痣样细胞和异型性明显的肿瘤细胞间具有细胞学"延续性"。

有丝分裂象在致瘤性黑素瘤的表皮和真皮成分中较为常见，约 1/3 的非致瘤性黑素瘤可以观察到表皮内肿瘤细胞的有丝分裂象，而 85% 的致瘤性黑素瘤可以观察到真皮成分的有丝分裂象[514,522]（图 28-23）。肿瘤周边增生的角质形成细胞也可出现有丝分裂象。这些增生活跃的角质形成细

胞也可出现胞核增大及核仁明显，但一般不出现核不规则或染色质增多。相比之下，色素痣中很少见到有丝分裂象，Spitz 痣中更少甚至观察不到[191]。

鉴别诊断　有时鉴别结节性黑素瘤与不典型皮内痣或混合痣相当困难，尤其是当黑素瘤出现痣样成熟现象，细胞异型性较低及有丝分裂象较少时。极端情况下会出现"痣样黑素瘤"，详见下文。如果存在疑问，必须记录不确定性并提示鉴别诊断，以便安排适当的治疗干预。切取活检术是引起诊断困难的常见原因，因为无法全面判断尺寸、边界和对称性特征。曾行刮除或环钻活检的部位，如诊断存在任何疑问，也应进一步完整切除。

致瘤性垂直生长期与色素痣最重要的鉴别特征包括不对称性、真皮内成熟现象缺失、有丝分裂象和均一细胞异型性。出现在有丝分裂活跃皮损中的凋亡肿瘤细胞也有帮助。晚期皮损的溃疡和卫星灶也是有价值的特征。

厚度较薄的黑素瘤与发育不良痣的鉴别在表 28-5 中已作阐述。最需要与结节性黑素瘤进行鉴别诊断是 Spitz 痣，鉴别标准见表 28-3。

有时高度未分化的黑素瘤也难于鉴别。识别一个肿瘤是否为黑素瘤，依赖黑素含量和适当的免疫组化标记组合。黑素瘤的黑素含量千差万别。有时大量黑素不仅见于黑素瘤细胞本身，也见于基质中的噬黑素细胞。另一些情况下，HE 染色甚至无法发现黑素。过去 Fontana 染色、DOPA 染色和电镜会用于部分疑难病例，目前也偶有使用，不过这些方法基本上已为免疫组化所取代。

免疫组化　依靠免疫组化可以鉴别绝大多数少色素或无色素致瘤性黑素瘤，可使用 S100、Sox10、Melan-A/MART 1 和（或）HMB-45，有时还会用到角蛋白抗体（低、中分子量角蛋白抗体，如 AE1/3）和 LCA[52,523-527]。S100 在黑素瘤中基本总是阳性[526]，联合角蛋白染色可用于排除不太少见的 S100 阳性癌[528]，但如果使用了更特异性的黑素瘤标记就没有太大必要了。Sox10 对于黑素瘤比 S100 更敏感，但也像 S100 一样在部分其他癌中表现为阳性，同时也在绝大多数或全部良性黑素细胞肿瘤中阳性[527]。也有报道部分黑素瘤中角蛋白染色阳性，但在石蜡切片标准操作的条件下

并不常见[528-530]。黑素瘤，尤其是大多数转移性黑素瘤可呈多克隆而非单克隆的 CEA 阳性，有时还表达上皮标志物 EMA[530]。与大多数癌不同的是，黑素瘤表达波形蛋白，这是一种通常与间质组织相关的中间丝蛋白[531]。淋巴瘤通常 LCA 阳性，而 S100 及 HMB45 阴性。间变大细胞非霍奇金淋巴瘤也可原发于皮肤，很容易与黑素瘤混淆，但这类肿瘤通常 CD30（Ki-1）及 CD45（LCA）阳性[532]。少数情况下上皮样组织细胞瘤及幼年黄色肉芽肿等组织细胞肿瘤也会与结节性黑素瘤混淆，尤其是泡沫细胞或 Touton 巨细胞不明显时[232]。Melan-A 和酪氨酸酶标志物对于黑素细胞皮损诊断的敏感性和特异性都足够可靠[235]。

像 S100 和 Sox10 一样，HMB-45（gp100）在许多良性黑素细胞肿瘤中阳性，因而并非黑素瘤特异性。其整体敏感度约为 70%，低于 S100，后者敏感度接近 100%，但特异性低[528,529]。HMB-45 在结缔组织增生性黑素瘤中一般阴性，其他梭形细胞黑素瘤中阳性率也较低[533]。HMB-45 抗原的特异性取决于使用的背景。可出现 HMB-45 阳性的良性黑素细胞皮损包括含有大部分色素痣的交界部分、发育不良痣的真皮成分、蓝痣、细胞型蓝痣、深部穿通性痣及 Spitz 痣。因此，尽管"头重"的着色模式支持良性诊断，但 HMB-45 不作为区分良恶性黑素细胞肿瘤的标准。一项有趣的自动定量分析法显示，HMB-45 的核 / 质着色比例在色素痣的真皮成分中会升高，使得区分良性色素痣和恶性黑素瘤的敏感度达 92%，特异度达 80%[534]。

如果黑素瘤与癌、淋巴瘤或肉瘤相鉴别，尽管不是 100%，但 HMB-45 阳性结果的诊断特异性非常高。最重要的 HMB-45 阳性的非黑素细胞肿瘤是"血管周上皮样细胞肿瘤（PEComa）"家族。这类细胞共表达肌肉及黑素细胞标志物，可与结节性硬化症相关，也可散发。这类肿瘤包括血管肌脂肪瘤、肺透明细胞瘤、淋巴血管肌瘤病及其他一些极罕见的肿瘤。虽然其典型的染色模式是 SMA 及 HMB-45 阳性、S100 阴性，但也有 1/3 的病例可表达 S100、Melan-A 及 MITF[535]。

Melan-A（MART-1）最早是在黑素瘤患者中被 T 细胞识别的抗原，与 HMB-45 一样与色素系统相关，其敏感度略高于 HMB-45，而特异度相当。

Melan-A 抗体阳性反应强而清晰，但梭形细胞黑素瘤敏感度低，且结缔组织增生性黑素瘤的梭形细胞常阴性[525,526]。需要注意的是虽然 Melan-A 检测黑素细胞系的特异性高于 HMB-45，但正常黑素细胞和痣细胞也是强阳性，因而也不能作为判断良恶性的标志物。

也有人研究了 MAGE 系列抗原[537]、MITF[538-540] 等其他标志物。Xu 等评估了 14 例 HMB-45 阴性的非结缔组织增生性黑素瘤对这些标志物的反应性，其中 9 例 MITF 阳性，9 例 Melan-A 阳性，6 例酪氨酸酶阳性，11 例 MAGE-1 阳性。在 8 个结缔组织增生性黑素瘤中有 3 例 MAGE 阳性，其他标志物均阴性。这五种标志物在施万细胞瘤中几乎都是阴性，但其中一例表达黑素细胞特异性转录因子，另一例酪氨酸酶阳性而 MAGE-1 弱阳性。Xu 等得出结论认为 MAGE-1、MITF、酪氨酸酶和 Melan-A 可用于诊断 HMB-45 阴性的恶性黑素细胞肿瘤[541]。上文提到 Sox10 对于包括梭形细胞黑素瘤在内的黑素瘤均高度敏感，但像 S100 一样并非黑素瘤特异性标志物[527]。

在另一研究中，研究者使用混合了 HMB-45、MART-1 及酪氨酸酶的"全黑素瘤鸡尾酒"标记抗体，发现 98% 的黑素瘤阳性，但结缔组织增生性黑素瘤仅 60% 阳性，而 S100 均阳性。而被标记阳性的结缔组织增生性黑素瘤也通常是混合性结缔组织增生性黑素瘤的上皮样成分。"全黑素瘤鸡尾酒"比 S100 特异性更强，常被用为除结缔组织增生性黑素瘤之外的补充标志物[542]，对于结缔组织增生性黑素瘤，Sox10 是除 S100 之外的另一有价值标志物[543]。

上述标志物对于区分良恶性均帮助不大，但 HMB-45 的染色模式较有帮助——不同于良性皮疹的"头重"模式反映成熟或衰老现象，黑素瘤着色较弥散[544]。此外，S100 亚单位 S100A6 被用于 Spitz 痣和黑素瘤的鉴别，前者阳性更强且分布弥散[222]。最后，一些增生标志物和核标志物也得到了评估，如 p53[545]、细胞周期蛋白 D[546]、倍性标志物[547]、"核组织区域"结构[418]，以及标记有丝分裂相关组蛋白的抗体[548]。其中最有用的是 Ki-67（Mib-1）。"高"Ki-67 比例（10% 或以上细胞阳性）倾向于恶性诊断，而"低"阳性率（2% 甚至阴性）倾向于良性诊断[227]。虽然 Ki-67

常被用于评估增殖活性，但部分诊断不明的肿瘤在 Ki-67 阳性率上常常位于灰色地带而无法明确区分良恶性。肿瘤抑制因子 p16 及其在染色体 9p21 等位基因的纯合缺失，与肿瘤侵袭性相关，尤其是 Spitz 样皮疹[228,230]。其他标志物目前还没有充分的研究数据支持。

结缔组织增生性黑素瘤及亲神经性黑素瘤

结缔组织增生性黑素瘤表现为黑素细胞、成纤维细胞及施万细胞样分化，其常混合出现于同一皮损中[549]。

临床概要 皮损见于慢性光损伤皮肤，患者常年龄较大。下唇相对好发，有时可见于青年患者[550]。其他病例常与肢端或黏膜部位的雀斑样痣黑素瘤相关[551-554]。一项 280 例患者的系列研究显示，男女比例为 1.75 : 1，中位年龄为 61 岁，中位肿瘤厚度为 2.5mm，44% 的病例为无色素型的，5 年生存率为 75%。有丝分裂比例和肿瘤厚度对生存期影响最为显著。所有的结缔组织增生性黑素瘤厚度均超过 1.5mm，Clark Ⅳ级或 Ⅴ级。有亲神经现象肿瘤的局部复发率显著升高。但结缔组织增生性黑素瘤的局部复发率并不高于其他皮肤黑素瘤[555]。

组织病理 LMM、肢端或黏膜雀斑样痣黑素瘤梭形细胞垂直生长期中结缔组织增生也很常见。然而，在圆形或未分化黑素瘤细胞中也可偶见结缔组织增生性改变。结缔组织增生性黑素瘤中的胶原呈细丝状排列，穿插至肿瘤细胞间使肿瘤细胞彼此分隔。这种肿瘤与间质的关系类似于肉瘤，

而其他类型的黑素瘤中则不同，通过网织纤维染色等方式发现胶原纤维包裹成簇肿瘤细胞呈上皮样改变。有趣的是，神经元样分化的色素痣也会出现这种单个细胞被胶原包绕的模式。结缔组织增生性黑素瘤中被波浪状胶原束包绕的肿瘤细胞呈 S 形或蛇形，类似于神经纤维瘤、神经元样色素痣和恶性施万细胞瘤中的施万细胞样模式。

对于结缔组织增生性黑素瘤，低倍镜扫视通常可发现细微至显著程度的真皮结构改变。通常这种结构改变贯穿网状层全层甚至皮下脂肪。典型皮疹在肿瘤团块内或肿瘤周边常伴有结节状淋巴细胞浸润，偶伴浆细胞浸润，可作为低倍镜下的诊断线索（图 28-27A）。需要注意的是，在部分结缔组织增生性色素痣中也可以看到类似表现[213]。高倍镜可见黑素瘤细胞变长、色素减少，且被包绕在显著纤维化基质中，以至于常常难以区分肿瘤细胞和成纤维细胞。更为困难的是，许多梭形肿瘤细胞还缺乏核异型性，不过高倍镜下仔细观察还是常可发现核染色质增多、细胞轮廓不规则和常见的静息或激活的良性间充质细胞不同（图 28-27B）。由于常常缺乏黑素，其与纤维组织细胞或神经纤维病变也难于鉴别。

结缔组织增生性黑素瘤表达成纤维相关细胞因子、神经营养因子及神经营养因子受体，这些可能共同引起其结缔组织增生和亲神经性的发生[556-558]。有时使用"成骨性结缔组织增生性黑素瘤"的描述性诊断，病损很难与骨肉瘤鉴别[559]。这些不同分化类型会引起诊断困难，同时也提示了内在可塑性的黑素瘤干细胞的存在，从而解释了其具有导致进展性皮损的致瘤能力。

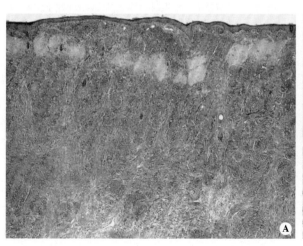

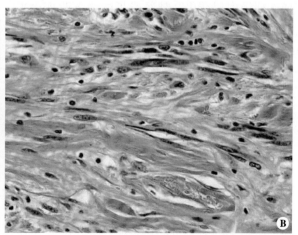

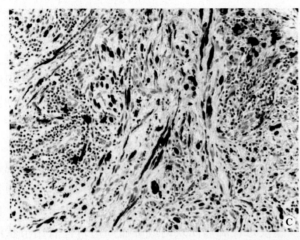
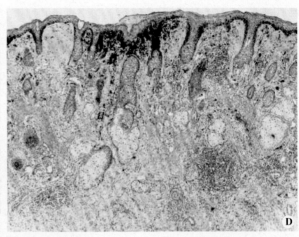

图 28-27　结缔组织增生性黑素瘤

A. 低倍镜见结节性浸润的淋巴细胞导致真皮网状层结构改变，类似于炎性浸润。B. 不典型梭形细胞疏松束状排列在上皮样细胞下方，延伸至真皮深部及皮下。这些比较细微的增生很容易被忽视，造成诊断或镜下分期错误。C. 梭形细胞 S100 阳性。S100 染色对于确定结缔组织增生性黑素瘤的侵袭范围很有价值，但需要警惕其特异性不高。D.Melan-A 主要是原位或真皮浅层的上皮样黑素瘤细胞成分阳性，深部的梭形细胞均为阴性

　　组织学上结缔组织增生性黑素瘤分为两类：显著纤维化为主的"单纯型"及同时有高纤维化成分和非纤维化成分（如上皮样型）的"混合型"。单纯型患者 5 年生存率为 90%，而混合型为 70%[560]。这两型的标志物近似，但混合型的 c-Kit、Ki-67 表达明显升高[561]。252 例患者的前哨淋巴结活检研究显示，淋巴结阳性率低于一般黑素瘤，存活率与淋巴结状态及原发肿瘤厚度相关[562]。另一项 205 例患者的研究显示，混合型前哨淋巴结受累率（24.6%）远高于单纯型（9.0%），提示两型均应重视前哨淋巴结分期，尤其是混合型[563]。

　　亲神经性黑素瘤　通常是结缔组织增生性黑素瘤的亚型[555,564-568]。可见成束的梭形黑素瘤细胞侵犯神经，且与其他亲神经癌特征性"神经周浸润"不同的是，亲神经性黑素瘤常常是侵袭神经纤维本身（神经内侵袭）。神经受累的镜下改变通常识别困难，初期线索通常表现为神经束内细胞成分轻度增多。亲神经性通常出现在伴有纤维化的梭形细胞垂直生长部分（图 28-28）。然而部分亲神经性黑素瘤缺乏结缔组织增生性黑素瘤的这些晚期阶段表现。

　　多数这种梭形细胞致瘤性黑素瘤是肢端雀斑样痣黑素瘤或恶性雀斑样痣黑素瘤，也有一些是上皮样细胞型。结缔组织增生性和梭形细胞性黑素瘤常高表达 p75 神经营养因子受体抗原，以及其他神经营养因子及其受体，这可能是梭形细胞

黑素瘤好扩展至神经周围的原因[557,558]，具有诊断价值。原发黑素瘤的亲神经性也与局部复发高风险相关，即使经过"确定性"标准治疗，也与高致死率相关[438]。

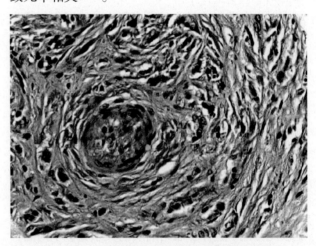

图 28-28　结缔组织增生性黑素瘤的亲神经性

图中央见一神经纤维，不典型梭形细胞增生既见于神经纤维内（神经内侵袭），也见于神经周围（神经周围侵袭）。相邻基质中包含被结缔组织间质所分隔的梭形肿瘤细胞

　　虽然早期文献报道结缔组织增生性黑素瘤生存率低，但可能是由于很多这种病例都是复发时才诊断。现在的系列研究则显示当厚度、有丝分裂比例、免疫反应及其他危险因素一致时，经早期诊断及正确治疗的结缔组织增生性黑素瘤，其生存率与一般黑素瘤无异。实际上经早期诊断及正确治疗的结缔组织增生性黑素瘤甚至预后会更好一些，即使部分皮损的厚度较大，但有丝分裂

比例和淋巴细胞反应常较理想[438]。

再次切除标本　评估二次切除的结缔组织增生性和亲神经性黑素瘤较为困难。因为需要评估瘢痕周围正常组织边缘，而很难排除瘢痕中很细微的肿瘤浸润。残余黑素瘤好发于瘢痕周围，或累及邻近正常组织。因此二次切除的组织应进行充分的墨汁/染料包埋，并在着色的边界上仔细检视黑素瘤组织及小神经的受累。神经或基质中存在黑素瘤成分的线索之一是淋巴细胞的簇集，有时浸润的淋巴细胞甚至会掩盖肿瘤细胞。此时 S100 染色会有帮助，但是良性瘢痕中也会有 S100 阳性细胞[569-571]。另外需要注意的是，瘢痕组织可包含造血系统来源的树突状细胞，这些细胞也呈 S100 阳性，但常常散在分布，而梭形细胞黑素瘤细胞的 S100 着色则通常成簇或成团着色。下文还会涉及一些其他有帮助的标志物。

免疫组化　如上文所说，免疫组化表现上，结缔组织增生性或者其他梭形细胞黑素瘤，与倾向于上皮样细胞形态的黑素瘤有所不同。虽然 S100 也都是阳性的，但是其他特异性更高的标志物如 HMB-45 和 Melan-A/ MART-1 却常常是阴性的，或者仅仅是肿瘤表皮或真皮浅层内一小部分上皮样黑素瘤细胞阳性（图 28-27D）。一项 20 例结缔组织增生性黑素瘤研究显示，S100 均阳性，其中 7 例 MITF 阳性，6 例 HMB-45 阳性，11 例酪氨酸酶阳性。正常皮肤中 MITF 阳性不仅见于黑素细胞，也见于巨噬细胞、淋巴细胞、成纤维细胞、施万细胞、平滑肌细胞等，以及源于这些细胞的肿瘤[540]。另一项研究显示 13 例梭形细胞及结缔组织增生性黑素瘤均 S100 阳性、HMB-45 阴性，但仅有 4 例 Melan-A/MART-1 阳性，其中 2 例局灶性阳性，2 例弥漫性阳性[525]。因此，S100 是与成纤维细胞相关疾病相鉴别的关键标志物，但无法鉴别神经肿瘤或发育不良痣。Melan-A/MART-1 虽不具有诊断特征性，但因其阳性常见于包括硬化性蓝痣在内的结缔组织增生痣，所以有助于在此类皮损中排除结缔组织增生性黑素瘤[31,572]。类似的，HMB-45 阳性有助于诊断深部梭形黑素细胞良性增生（如良性的无色素性蓝痣），而排除结缔组织增生性黑素瘤。

HMB-45、Melan-A 和酪氨酸酶抗原通常不表达于结缔组织增生性黑素瘤的梭形细胞，但是可以表达于真皮浅层或原位上皮样黑素细胞（图 28-27D），尤其是在混合型病例之中。

SOX10、MITF 及 p75NGF 对于诊断结缔组织增生性黑素瘤也有价值。一项比较研究发现 SOX10 在结缔组织增生性黑素瘤中强阳性，而且不像 S100 和 MITF 那样会在瘢痕中的成纤维细胞及组织细胞中表达[573]。对比其他类似结缔组织增生性黑素瘤的梭形细胞肿瘤，SOX10 对于结缔组织增生性黑素瘤敏感度达 100%，而在梭形细胞鳞状细胞癌、AFX 及肉瘤中阴性。和 S100 一样，SOX10 呈弥散分布，而在部分恶性周围神经鞘瘤中散在阳性[543]。神经生长因子受体 p75NGFR 标记结缔组织增生性黑素瘤敏感度较好[574]，但在瘢痕中同样可标记神经束、施万细胞和（或）活化的肌成纤维细胞[575]。

鉴别诊断　结缔组织增生性黑素瘤首先要与良性肿瘤鉴别，包括良性黑素细胞肿瘤、神经肿瘤、成纤维细胞及纤维组织细胞肿瘤，还要与其他梭形细胞恶性肿瘤鉴别。神经分化的色素痣和神经纤维瘤也具有类似的弯曲梭形细胞及编织状排列的施万细胞样分化，但缺乏原位黑素瘤成分，也缺乏异型性及真皮内细胞异型性、有丝分裂活性、淋巴细胞浸润等特征。根据 Harris 等的研究，结缔组织增生痣和结缔组织增生性黑素瘤相似之处包括皮损浅部异型性细胞和 HMB-45 表达。而如存在不常见于面颈部、缺乏有丝分裂象、Ki-67 阳性率低、深部 HMB-45 阳性等特征则倾向于结缔组织增生痣[208]。当真皮梭形细胞成分 Melan-A 阳性时，诊断结缔组织增生性黑素瘤要十分谨慎[572]。结缔组织痣等纤维肿瘤[576]及细胞型皮肤纤维瘤等可通过 S100 阴性等免疫组化特征进行鉴别。

被误诊为上述良性皮损的结缔组织增生性黑素瘤并不少见，因为其间变或有丝分裂象常常并不显著。不过，其较大的直径及不对称的轮廓还是和大多数良性皮疹不同。另一个重要但可能比较细微的诊断线索是常出现淋巴细胞浸润，这些常常呈结节状浸润的淋巴细胞遍布肿瘤内，但一般不见于神经纤维瘤、色素痣或大多数纤维组织细胞瘤。在亲神经性黑素瘤中，淋巴细胞可在肿瘤细胞侵袭的神经周围浸润。其他诊断线索如不先行怀疑及仔细观察则很可能忽视，如表皮内不典型的黑素细胞成分，这些变化可非常细微，并不总是能够支持黑素瘤诊断；其他线索还有真皮内成分通过仔细检视可以发现少量的有丝分裂象等。

其他需鉴别的还包括低度恶性的纤维瘤病、隆凸性皮肤纤维肉瘤、不典型平滑肌肿瘤及恶性的外周神经鞘膜瘤（MPNST）等。这些肿瘤与结缔组织增生性黑素瘤在生物学和形态学特点上都有重叠，治疗上也很类似，即都需要完整切除及随访。梭形细胞黑素瘤可与其他梭形细胞肿瘤混淆，如神经细胞、平滑肌、纤维组织细胞来源的恶性肿瘤及梭形细胞型鳞状细胞癌等，尤其是即使仔细检视仍未揭示原位生长的，免疫组化标记的组合使用就变得很有必要。

在一些罕见情况下，梭形细胞黑素瘤可出现管腔样结构，当这类皮损发生于老年人头皮时，会与血管肉瘤混淆。S100 阳性和 CD31 阴性会有助于诊断[577]。

本病与神经源性肉瘤的鉴别十分困难，尤其是无色素且无浅表放射生长成分的病例，几乎无法鉴别[565]。这样的皮损可以被当作浅表恶性上皮样施万细胞瘤，且不论使用哪个诊断，预后都是很接近的。当这样的皮损呈现 S100 弥散强阳性时，我们往往更倾向于诊断结缔组织增生性黑素瘤，哪怕是无色素或缺乏原位成分的病例。

息肉样黑素瘤

息肉样黑素瘤又称带蒂黑素瘤，得名于其外观呈外生性结节，与下方皮肤相连处有蒂[578]，其表面常伴糜烂或溃疡[579]。由于体积较大，其预后常较差，但如果与其他相关危险因素评估相比，也不会太差[580]。一般来说，即使肿瘤细胞尚未完全填充真皮乳头，息肉样黑素瘤也常常达到Ⅲ级侵袭，而如果累及真皮网状层，就意味着达Ⅳ级。

病理上，结节部位会充满肿瘤细胞，但下方的蒂或者柄中可无肿瘤浸润，或可浸润至柄内或者柄邻近真皮中。

疣状黑素瘤

这类黑素瘤表现为显著角化过度、致瘤性的结节，临床上可类似疣、良性的疣状角化病或疣

状癌等[432,519,581]。在组织学表现上这类黑素瘤也会出现显著角化过度和角质形成细胞疣状增生，可形成假上皮瘤样成分，如果不看深部的黑素细胞肿瘤成分，会造成鳞状细胞癌的假象[582]。有些病例会误诊为良性的色素痣或脂溢性角化病[519]，高度提示了对可疑色素痣或角化性皮肤病进行活检的必要性。在肢端尤其是甲下黑素瘤有时可观察到邻近的角质形成细胞的"疣状"改变，如果色素不够显著，临床上可与疣混淆。有时如果活检取材不当未涉及深部肿瘤组织，则浅部表现可与疣基本一致。

气球细胞黑素瘤

除了典型的上皮样黑素瘤细胞之外，部分黑素瘤还包含"气球样细胞"[583]。这些细胞表现为丰富透明胞质，核异型性可能相对不明显，因此更像气球细胞色素痣。透明胞质是由累及黑素小体的空泡样变性引起的，可挤压细胞核，甚至使其可以体现恶性特征的表现变得模糊，如细胞核大小等。然而，皮损的宏观形态、至少局部存在的细胞异型性、有丝分裂活性提示其为黑素瘤。免疫组化［Melan-A、HMB-45 和（或）酪氨酸酶］有助于鉴别肾鳞状细胞癌等其他透明细胞肿瘤或黄瘤等泡沫样细胞肿瘤[584]。

常可见从黑素瘤细胞向气球细胞转化。气球细胞黑素瘤转移灶可包含或不包含大量气球细胞；而且转移灶为气球细胞黑素瘤的，其原发灶可不包含气球细胞[585]。未查见原发灶的转移性气球细胞黑素瘤病例也曾见报道[586]，因而转移性透明细胞肿瘤鉴别诊断时要纳入考虑。这些细胞的免疫病理仍为黑素瘤特征。

印戒细胞黑素瘤

包含明显印戒细胞的黑素瘤具有迷惑性，易与腺癌、血管内皮瘤、脂肪组织肿瘤、淋巴瘤及上皮样平滑肌肿瘤混淆[587-589]。印戒细胞可见于原发灶或仅见于转移灶。类似的细胞可见于良性色素痣及可为冰冻处理造成的假象等[588]。免疫组化被用于诊断及排除诊断，需要注意的是 CEA（仅多克隆抗体可阳性）[590,591] 及角蛋白[530]在黑素瘤

中也可能表达。

黏液性黑素瘤

部分原发或转移性黑素瘤可出现黏液性基质[592,593]。此外还有黏液性透明细胞肉瘤[594]。鉴别诊断十分宽泛，包括各种带有黏液性基质的脂肪来源、肌细胞来源、成纤维细胞来源、神经来源或软骨来源的肿瘤[592]。如果诊断困难可借助免疫组化。Fontana 染色可显示黑素，部分病例可通过电镜发现黑素小体。

动物型黑素瘤（黑素合成型黑素瘤，PSM）

动物型黑素瘤罕见，真皮内非对称性的大量富含色素成分的真皮内细胞团，与马及实验室动物中见到的黑素细胞肿瘤表现类似，因而被称为动物型黑素瘤[595]。这些细胞内包含大量色素颗粒，常常使细胞核难以分辨，因此这类黑素瘤被称为"噬黑素细胞样"[596]。此型黑素瘤的生物学行为难以预测。在两项共包括 20 例的系列研究中[595,597]，肿瘤为边界不规则蓝黑色结节，直径为 1 ～ 4cm[595,597]，部位涉及头皮、下肢肢端、背部及骶部。切片显示真皮内弥漫的圆形或短梭形富黑素的细胞，细胞核（如果可辨识）大而核膜不规则增厚，染色质粗糙丰富，核仁常为针状。有丝分裂象不见于。4 例累及表皮。1 例死于引流淋巴结、肝、肺转移，其余存活者随访时间不等，但其中 5 例出现淋巴结转移，1 例肝转移，3 例出现卫星灶。另一项 14 例患者的研究推荐使用"黑素合成型黑素瘤（PSM）"这一名称，认为其是一种独特的、低度恶性的黑素瘤[597]。此外，很多过去被称为"动物型黑素瘤"的病例，现在更适合被归类为"色素性上皮样黑素细胞肿瘤"，详见下文。

色素性上皮样黑素细胞肿瘤（PEM）

这类黑素丰富的黑素细胞肿瘤类似动物型黑素瘤及 Carney 综合征中的上皮样蓝痣[598]。这类肿瘤可与动物型黑素瘤高度一致，也可以说与 Carney 综合征中的上皮样蓝痣无法鉴别。超过一半的 Carney 综合征患者存在蛋白激酶 A 调节亚单位 1α（R1α，由 *PRKAR1A* 基因编码）基因突变。在免疫组化研究中，8 例 Carney 综合征患者的上皮样蓝痣中发现了 R1α 丢失，34 例 PEM 患者中有 28 例 R1α 丢失，但是在 297 例人类其他类型黑素细胞肿瘤及 5 例马黑素瘤中未见异常。这提示 PEM 是一类独立的黑素细胞肿瘤，可散发，也可作为 Carney 综合征的表现之一，且与马的黑素细胞疾病不同。因此，称之为动物型黑素瘤看来不恰当。R1α 丢失可用来鉴别在组织学上与 PEM 易混淆的病例[599]。

临床概要 男女发病比例均等，中位发病年龄为 27 岁，但年龄跨度大（0.6 ～ 78 岁）。皮疹呈蓝色或黑色结节，外观接近脂溢性角化病、先天性色素痣、蓝痣或黑素瘤。本病可累及身体多个部位，但肢端最常受累。

组织病理 组织学上本病表现为深着色的上皮样或梭形黑素细胞形成的真皮深部团块（图 28-29），有些皮疹与复合痣伴发。偶尔可见溃疡，而上皮样蓝痣不会出现溃疡。典型细胞表现为胞质丰富、色素量不等，核大而染色质苍白，核膜呈规则卵圆形，核仁显著嗜酸性着色（图 28-29D）。可夹杂富色素的噬黑素细胞。尽管肿瘤细胞看上去较正常，有丝分裂象和坏死灶少见，但约 46% 的病例引流淋巴结受累。然而目前无致死病例报道。在 Carney 综合征相关上皮样蓝痣病例中也未观察到转移。Carney 综合征是一种多发肿瘤性增生疾病，可出现多发心血管系统、内分泌系统、皮肤和神经肿瘤，在皮肤黏膜还可出现多发色素性皮疹，包括雀斑样痣、上皮样蓝痣及沙粒状黑素细胞神经鞘瘤[600]。类似皮损命名为 "PSM"，认为本病是"低度恶性"黑素瘤，与类似体积的其他黑素瘤相比，缺乏有丝分裂象丰富、溃疡及高度异型性等侵袭性特征[597]。2009 年的一项 26 例 PEM 的长期随访研究显示，8 例患者出现淋巴结转移，然而继续随访 67 个月显示均存活。这些研究进一步支持"PEM 是一种低度恶性肿瘤，具有很有限的向淋巴结转移的能力，但远期预后良好"[601]。

治疗原则 完整切除。不建议常规前哨淋巴结分期，因为即使前哨淋巴结出现转移，也不提示预后不佳。

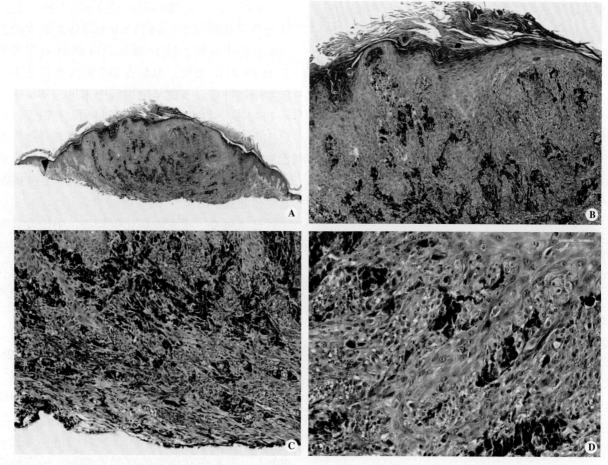

图 28-29　A. 色素性上皮样黑素细胞肿瘤 /PEM/ 上皮样蓝痣。富含色素的肿瘤团块自表皮累及至真皮网状层。B. 表皮高度增生。C. 胞内见色素，轻于其他一些病例，有丝分裂象少见或观察不到。可见噬黑素细胞。D. 典型的圆形细胞核、苍白染色质及明显的核仁表现，有丝分裂象少见或观察不到

微偏差黑素瘤

　　只有少数学者提到该类黑素瘤，该类肿瘤包括仅累及真皮乳头的界限型黑素瘤及已累及真皮网状层的微偏差黑素瘤[250,602]。这类肿瘤细胞异型性轻于一般黑素瘤，但具备一般黑素瘤的宏观特征。因此，这类肿瘤被认为形态学上介于不典型色素痣和典型异型性黑素瘤的重叠特征。皮损在垂直生长期表现为均一扩展的结节，结节中的细胞呈均一模式排列。如果由上皮样细胞组成，该类肿瘤会类似普通的获得性色素痣。而梭形细胞亚型则更像 Spitz 痣，如果呈束状排列则更像色素性梭形细胞痣。由于像痣细胞，所以该类肿瘤也曾被称为痣样黑素瘤。然而，真正意义上的痣样黑素瘤有痣样结构，但组成细胞有丝分裂活跃，这与大多数界限型 / 微偏差黑素瘤有所不同。一项研究显示界限型 / 微偏差黑素瘤的 Ki-67 阳性率在色素痣和 SSM 之间[603]。虽然也可能出现复发、转移甚至致死病例，但大多数微偏差黑素瘤侵袭性弱于一般黑素瘤。然而，笔者仍建议根据多变量预测模型进行准确预后评估。

痣样黑素瘤

　　虽然和微偏差黑素瘤相关，但痣样黑素瘤的含义略有不同。痣样黑素瘤曾用于命名组织学上或多或少接近良性色素痣的黑素瘤，尤其强调总体结构（对应于总体结构上仍然是黑素瘤模式的微偏差黑素瘤）[604,605]。通常在低倍镜下两者相似度更高，皮损对称、成巢、缺少放射状生长，如果不仔细观察细胞学或细微结构特征则易造成误诊[606]。鉴别要点包括细胞成分丰富的片状生长、细胞异型性、有丝分裂象、附属器浸润、真皮深部浸润性生长及缺乏成熟现象等（图 28-30）。

肿瘤厚度是最重要的预后评估指标[605]。痣样黑素瘤与相似镜下分期的其他黑素瘤预后基本持平[130,605]。鉴别痣样黑素瘤的关键在于要有高度警惕性，以及辨认真皮成分中有丝分裂象、细胞异型性等[130,605,606]。根据 McNutt 的观点，不经抗原修复的真皮内 HMB-45 阳性或者 Ki-67 阳性可提示真皮细胞激活及高增生状态，结合组织学特征可支持痣样黑素瘤的诊断[607]。在一项 FISH 研究中，全部 10 例痣样黑素瘤（4 例已转移）发现拷贝数异常，而全部 10 例伴随有丝分裂象的色素痣均阴性[608]。

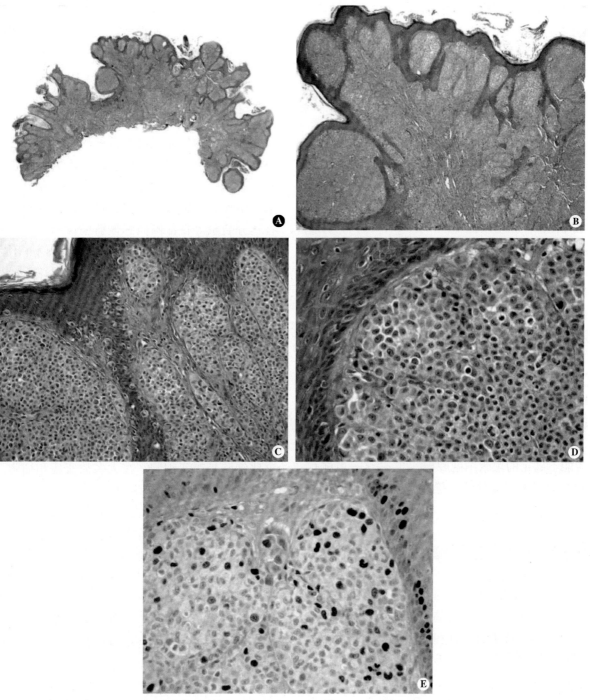

图 28-30　A.痣样黑素瘤，取材自 44 岁男性面部的"痣样疣状黑素瘤"；B.虽然很像色素痣，但细胞趋于向"疣状"乳头层扩展；C.表皮可有轻度的 Paget 样增生，如果该特征更明显，就不宜称为"痣样"；D.真皮内有丝分裂象对诊断必不可少；E.图示的 Ki-67 阳性率升高也支持诊断

儿童黑素瘤（包括 Spitz 痣样黑素瘤）

黑素瘤主要发生于成人。幼年黑素瘤发生概率很低。在很少一些情况下，多发转移来自跨胎盘扩散[609]。婴幼儿或儿童黑素瘤发生于先天性巨痣（图 28-12B）[274,310,610,611]。除此之外，还有 3 种见于儿童的原发性黑素瘤[612]。大多数情况下这些黑素瘤与成人黑素瘤组织学表现类似，预后取决于肿瘤厚度及"镜下分期"指标。在第二类较少见的病例中存在一些小的"母细胞性"恶性细胞，尽管有时无法预测，但其常侵袭性强，尤其继发于先天性痣的情况。

第三类病例组织学表现更像 Spitz 痣[612-614]，部分转移局限于引流淋巴结，患儿经充分治疗可存活[242,612]。然而，儿童 Spitz 痣样黑素瘤致死的病例报道非常少[612]。这类病例被归类为"儿童 Spitz 痣样黑素瘤"，具有较高的局部转移性，而远距离转移性相对较低（但不是没有）[615]。其诊断参见 Spitz 痣 / 肿瘤章节。

儿童黑素瘤常见类型的诊断标准与成人无异，只是儿童黑素瘤呈 Paget 样分布、有丝分裂活性等指标要求相对更高一些。请教同事及经验丰富的顾问非常重要。

儿童黑素瘤临床特征不遵循传统"ABCD 原则"，而通常代之以无色素性（Amelanotic）、颜色均匀性（Color Uniformity）、新发（De novo）、直径不限（any Diameter）及演变（Evolution）[616]。由于良恶性划分界限不明，部分病例会诊断为"恶性潜能不确定的黑素细胞肿瘤"[236]。这一名称有时甚至被用于明显的儿童黑素瘤，因为儿童黑素瘤预后通常好于成人。

恶性蓝痣（"蓝痣样黑素瘤"）

有些特殊的恶性黑素细胞肿瘤无法通过垂直生长指标来评估预后，这其中就包括恶性蓝痣及另一类生物学行为或恶性程度不确定的肿瘤（详见下文）。实际上运用标准预后评估指标时，恶性蓝痣的预后并无特殊，因而其又可称为"蓝痣样黑素瘤"，其治疗也和其他类型黑素瘤一样由临床及病理分期指标决定[617]。

临床概要　恶性蓝痣罕见，可继发于蓝痣、CBN[617,618]、先天性巨痣[301]、太田痣[20]，或者一开始就是恶性的[619]。恶性蓝痣累及真皮，可引起溃疡或深在浸润团块[619]。部分出现引流淋巴结转移的恶性蓝痣患者，经切除原发肿瘤及受累淋巴结即可存活[620]。部分病例可与带有局部转移的细胞型蓝痣重叠，而另一些病例却死于广泛转移[53,619,621,622]。不幸的是，无法区分这两种情况。

组织病理　考虑为恶性蓝痣而非常见类型黑素瘤的表现有缺乏真皮表皮交界活动性及双极肿瘤细胞的存在，这些双极细胞常有富含黑素颗粒的分枝性树突，提示其蓝痣或 CBN 起源（图 28-31，前者）[53,619,622]。部分病例色素可稀少。

除了表现出侵袭性、染色质丰富、多形性、核不规则、有丝分裂象等常见的恶性特征之外，恶性蓝痣还会出现局灶性坏死，体现出其恶性本质[619,620]。有蓝痣相关特征的皮损中，结合均一细胞异型性、高等级异型性、自发性坏死灶、较多有丝分裂象等特征倾向恶性蓝痣诊断。类似皮损有些容易识别为恶性肿瘤，但部分病例并不完全满足这些特征，如有些病例并未出现坏死灶却已经发生转移[618]。如果总体呈细胞性蓝痣结构而只有以上部分特征，而且这些特征还较轻微，则通常描述性诊断为"MELTUMP"。

组织发生　虽然有学者认为这些肿瘤细胞与施万细胞相关[620]，但电镜显示其胞内含有黑素小体，且不缺乏施万细胞肿瘤中可见到的无髓轴突胞质。虽然很多细胞中的黑素小体中不含黑素[619]，但是 DOPA 染色强阳性[53]，因此很显然这些细胞是黑素细胞。在大多数蓝痣和细胞型蓝痣中可发现的癌基因 GNAQ 突变[623]，在恶性蓝痣中也可检测到，提示其区别于其他黑素瘤。

鉴别诊断　恶性蓝痣与其他原发性黑素瘤可通过真皮表皮交界处受累及与蓝痣和（或）细胞型蓝痣伴发而鉴别；但与转移性黑素瘤鉴别困难，因为有些转移性黑素瘤无法发现原发灶。原发灶也可能已经消失或位于内脏隐蔽部位。发现树突状细胞提示有相关蓝痣或细胞型蓝痣成分，更有助于诊断恶性蓝痣而不是转移性黑素瘤。对于有争议的病例，应提醒医师不排除为转移性黑素瘤并建议临床追溯原发灶。

治疗原则　类似皮损应视为"蓝痣样黑素瘤"，并像其他类型黑素瘤一样处理[617]。

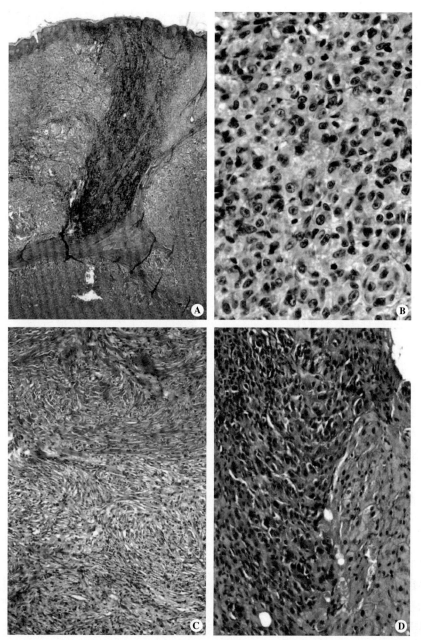

图 28-31　A.恶性蓝痣，真皮内见一巨大瘤团，结构及色素模式多样，与表皮无明确联系；B.该视野见明显均一异型性及大量有丝分裂象；C.上端为蓝痣样模式，而底部更接近细胞型蓝痣模式；D.恶性蓝痣肝转移，穿刺活检见左侧为肿瘤性黑素细胞，右侧为肝组织

不确定恶性潜能的黑素细胞肿瘤（MELTUMP）

　　这一描述性术语用于一组异质性黑素细胞肿瘤，这类黑素细胞肿瘤具有提示可疑恶性的特征，如核异型性、核仁增大、有丝分裂、坏死灶、溃疡，但其数目和程度不足以确诊恶性的病例[236,624]。同时这也意味着这些无法完全满足黑素瘤诊断标准的病例也不能 100% 的保证属于良性肿瘤。

　　组织病理　这类肿瘤通常体积较大，常常直径或厚度达数厘米，由含色素的梭形细胞组成，与真正的黑素瘤相比，其细胞成分相对较少。偶见有丝分裂象，但每切片仅有一至数处。如果出现不正常的有丝分裂则提示真正的黑素瘤。这类肿瘤可见局部的单个细胞坏死，但如果呈片灶状分布或者形成溃疡则提示真正的黑素瘤。表皮内可以出现少量增大的黑素细胞，但如果表皮内可鉴定为放射生长或其他黑素瘤类型，则需诊断为黑素瘤。

　　另一部分这类黑素细胞肿瘤浅层更接近普通

的色素痣，但还包含部分（而非全部）恶性特征。如复合痣或皮内痣真皮部分有明显异型性、带有一定不对称性及深部有丝分裂活性的 Spitz 样增生或者具有不典型特征的深部穿通痣等则均可归入此类。一般而言，恶性程度不确定意味着真皮内结构具有致瘤性生长的部分特征（即与垂直生长黑素瘤部分有所重叠），这个与 SAMPUS 相反，SAMPUS 不具备真皮内致瘤性成分，所以不具备转移潜能（虽有部分不完全切除病例可发展或复发）。

鉴别诊断　这个描述性的诊断是一种排除性诊断，鉴别诊断包括本章涉及的特定肿瘤，包括不典型及 Spitz 痣 / 肿瘤、微偏差黑素瘤、深部穿通痣、神经鞘黏液瘤（详见神经肿瘤章节）、不典型细胞型蓝痣及一些痣样黑素瘤亚型。

如前文所说，部分归入此类诊断的病例表现为真皮内富含粗糙色素颗粒的树突状或上皮样细胞增生，可以使细胞核边界模糊[595]。有时这些细胞与噬黑素细胞难以鉴别，也对应于有些脊椎动物体内的载黑素细胞，后者偶可引起动物类似于恶性蓝痣的恶性肿瘤。部分病例也可伴有明显的表皮受累，表现为表皮内大量富色素的肿瘤细胞呈 Paget 样延伸，真皮成分在乳头层宽度超过网状层。这些病例除了细胞学层面的异常之外，结构特征方面也具有一定的黑素瘤特征，因而也就与"PEM"的范畴有一定重叠，而后者又与上皮样蓝痣[598]及"PSM"[597]的范畴各有一定重叠。还有一些无法完全满足恶性判定的病例会被归类为"不确定恶性潜能"[236]。更为罕见的病例可出现结节状真性噬黑素细胞浸润（"致瘤性黑变病"）[625]。这类病例可能属于色素性垂直生长结节非常罕见的完全退化结果，这与常常在放射生长黑素瘤中观察到的不完全退化现象明显不同。

MELTUMP 的治疗原则　正如 2014 年 NCCN指南[462]中曾提到的，不少"疑难"或"不确定"病例，即使有经验的专家也无法达成共识，提示有必要基于患者最大利益进行处理。关于这一点，有两个基本原则：第一，不确定的肿瘤鉴别诊断时，处理方法应保证临床最明显瘤体的充分治疗；第二，患者及其医师应知道，目前可行手段尚无法做出特异性诊断。类似病例的病理报告不可在任何既定诊断上盲目自信。处理此类病例，笔者一

般推荐要重视黑素瘤的鉴别诊断，并提供足够的镜下分期特征，至少可满足 AJCC 黑素瘤分期[626]。再切除范围应遵循 AJCC 黑素瘤分期指南，或至少与患者讨论，并包括瘢痕及残余肿瘤周围正常组织边缘。

另外，前哨淋巴结抽样检测可能需要与患者讨论。前哨淋巴结抽样在很多中心可能回报"不典型"或"不确定"黑素瘤[243,246,627,628]，部分病例已发现与淋巴结转移有关。这种情况倾向于修订原诊断为"恶性黑素瘤"。但前面也讨论过，部分表现 Spitz 痣特征的皮损也可发生局部淋巴结转移，有时生存期延长或不确定[242,629,630]。细胞型蓝痣中也曾报道过类似情况[40,631]。因此，发现"不确定恶性潜能的黑素细胞肿瘤"存在局部淋巴结转移时，笔者将转移报告为"不确定恶性潜能的转移性黑素细胞肿瘤"，此处的恶性指疾病持续不可逆进程的临床过程，而非简单指肿瘤转移至引流淋巴结的能力，提示该转移性肿瘤的生物学特性仍不明确。然而，有此类转移时，肿瘤预后显然更为谨慎，并需要考虑包括干扰素在内的联合治疗[246]。

转移性黑素瘤

转移是原发部位不连续扩展的结果，常借助淋巴管或血管。转移性扩展，在薄的黑素瘤中不多见，而厚度超过 2mm 的肿瘤中经常发生。

临床概要　局部皮肤及淋巴结转移常早于血行转移。虽然转移多于疾病初发 5 年内发生，但也可能推迟，尤其在"薄"的黑素瘤中[632]。晚期转移，如超过 10 年的也有报道，但相对罕见[633,634]。

临床明显的皮肤转移被划分为两类：原发肿瘤周围 5cm 内为"卫星灶"，超过 5cm 但仍在局部的为"过境转移"。此两类转移生存期长，但常与远端区域的复发有关[635]，有远端转移的患者预后很差。有研究显示，总体中位生存期为 7.5 个月，而皮肤、淋巴结或胃肠道转移的患者中位生存期为 12.5 个月，5 年生存率约为 14%[636]。近期的一项研究表明，黑素瘤肺转移的患者切除转移灶后，生存优势为 10 ～ 12 个月[637,638]。切除孤立转移灶（如肺、脑、肝或消化道）偶尔可显著改善预后，但此类病例极其罕见[639,640]。

4%～10%的患者首发为转移性黑素瘤，找不到原发肿瘤。未知原发灶的转移性黑素瘤患者群，其性别比率、发病年龄、家族史、生存率、复发模式及进一步转移与其未知的皮肤原发病灶有关[641]。尽管部分患者原发肿瘤可能位于内脏器官或继发于皮肤外残余痣细胞恶变（如淋巴结包膜），但大部分病例原发灶位于皮肤并自发消退。回顾 40 例未知原发灶的病例，发生淋巴结转移的患者生存期显著长于原发皮肤黑素瘤明确的淋巴结转移患者。发育不良痣在此类患者中的发生率介于原发黑素瘤患者和正常对照人群之间，提示此类转移病灶原发皮肤[642]。部分病例有色素性皮损自发消退的病史，可能是色素减退区或不规则、扁平的色素沉着区，推测为该区域原发黑素瘤完全消退导致[643]。

组织病理　黑素瘤皮肤转移的组织病理学类似原发黑素瘤的致瘤性垂直生长阶段，但缺少炎性浸润和交界活性（图 28-32）。然而，原发性黑素瘤偶尔不累及表皮，也没有炎性浸润，特别是深度侵袭的肿瘤。此外，极少数情况下，即使病例转移灶也有显著的淋巴细胞浸润[644]，并伴随界面活动累及上方表皮，表皮内见不典型黑素细胞巢。部分转移性黑素瘤为痣样表现，有必要联系临床病理（如随访）以鉴别原发痣样黑素瘤甚至是色素痣[645]。对于后一种情况，仔细检查切片可在痣样转移灶中发现有丝分裂象和凋亡细胞。

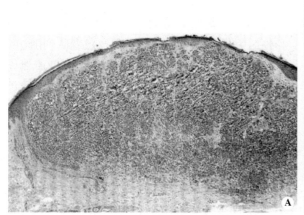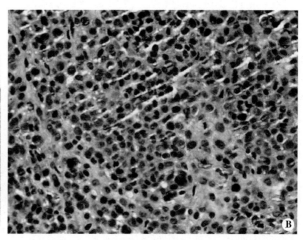

图 28-32　A. 真皮转移性黑素瘤，转移性黑素瘤经常表现为真皮网状层和皮下组织对称性细胞结节。此类皮损在初次诊断为转移性扩展并切除时通常较小。B. 肿瘤细胞为均一的不典型性，类似原发性黑素瘤（可与图 28-23B、图 28-26B、图 28-31A 和图 28-32C 比较）。有时不典型性较轻微，尤其在浅表或亲表皮性皮肤转移中，确认有丝分裂活性和淋巴细胞浸润对诊断可能非常有帮助

微卫星灶　定义为直径超过 0.05mm，被正常组织（如网状真皮胶原）与原发灶分离开的肿瘤[646]，属于 AJCC 分期系统，应被鉴定并报告[647]。在一项应用免疫组化提高检测敏感性的研究中，265 例黑素瘤中有 12.4% 被发现了小卫星灶的微小转移，并与前哨淋巴结阳性有关[648,649]。

亲表皮性转移黑素瘤　指最初位于真皮乳头层并累及上方表皮的转移灶。此类病例大部分发生于四肢至远端原发黑素瘤。亲表皮性转移有如下特征：①不典型黑素细胞真皮内聚集导致表皮变薄；②皮损边缘表皮突向内包绕；③真皮转移灶上方的表皮内通常不出现非典型黑素细胞侧方扩展[650]。然而，这种差别有时分辨非常困难，也有病例出现真皮转移灶上方表皮中发生侧方扩展[651,652]。部分病例中，转移的肿瘤细胞体积小、呈痣样、有丝分裂象很少或没有，这些分化型或痣样亲表皮性转移黑素瘤或伴成熟性的亲表皮性转移黑素瘤，可能会被误诊为混合痣[606]。

转移性黑素瘤生物学　黑素瘤出现转移时，其是所有肿瘤中发生脑转移风险最高的。这不仅是临床挑战（脑转移通常提示预后极差），而且也有可能深入地了解转移路径的生物学行为。普遍认为，黑素瘤在原发部位垂直生长时，肿瘤细胞已准备浸润和向淋巴管及血管侵袭，同时发展为组织特异性归巢的分子程序[653]。黑素瘤脑转移中可检测到的分子修饰常包括：①趋化因子或细

胞因子通路增强脑微环境趋向性；②接合、黏附及蛋白水解调节剂增强血脑屏障渗透性；③抗凋亡通路提高肿瘤细胞在脑基质中的生存[654]。最初定植入脑的肿瘤细胞可能伴随休眠期，这可解释临床上完全去除原发损害数年后才发现延迟转移。

黑素瘤脑转移（如同肺和肝转移）存在如下问题：转移肿瘤单一来自原发皮肤损害，还是有可能来自其他转移灶。当患者出现孤立转移灶并可能成为进一步系统播散源头时，这个问题就显得尤为有意义。Sugarbaker 等的前瞻性研究认为[655]，早先的实验证据不支持黑素瘤转移灶本身再发生转移这一观点，该观点没有被废弃，部分是由于缺少强有力的反面证据。理解这一机制有望区分原发黑素瘤和转移灶的相对有能力或失能，以及后者持续产生远处肿瘤时的增生性，有助于洞悉恶性黑素瘤的生物学行为和破坏力。

转移性黑素瘤中的泛发性黑变病

这种现象很少见，可能与广泛黑素瘤转移有关[656]，特征为全部皮肤、结膜、口腔及咽黏膜弥漫暗灰蓝色，常伴有黑尿症。血涂片中性粒细胞和单核细胞中可找到黑素颗粒，尸检在大动脉内膜及许多内脏器官中发现类似颜色改变。

组织学上，真皮全层可见吞噬黑素颗粒的巨噬细胞，尤其在毛细血管周围，Fontana-Masson 染色和 DOPA 染色阳性。另外，真皮部分血管腔被黑色、无定形 DOPA 阳性物质堵塞。大多数病例中仅见噬黑素细胞，推测为远处黑素瘤细胞产生黑素，经血管运输至皮肤后沉积于真皮噬黑素细胞。少数病例真皮内可见两种色素细胞（半薄切片中尤为明显）：噬黑素细胞和个别散在的色素重于或轻于噬黑素细胞的黑素瘤细胞。尸检可在多种组织和细胞中发现黑素吞噬现象，尤其是肝脏库普弗细胞、沿淋巴结窦排列的细胞、脾脏和肾上腺。

转移性疾病的治疗原则[462]　局部皮肤及皮下黑素瘤转移应切除，并保证切缘干净。切除的样本需用墨水标记以便于评估切缘。也可采用非手术方法，如放疗。

切除至干净边缘的方法也适用于其他部位的局限性转移。

广泛转移需要系统治疗。目前可用方案已极大扩展，包括基于特定癌基因突变的靶向治疗，如针对 *BRAF* 突变的维罗非尼，免疫应答调节剂，如伊匹单抗和程序性死亡蛋白 -1（PD-1），以及传统化疗。

许多机构中的病理部门涉及针对黑素瘤和其他恶性肿瘤的基因检测，用于基因分析的组织选择需要负责黑素细胞相关损害的解剖病理学家参与。

黑素瘤流行病学、预后和处理

黑素瘤发展的表型危险因素可为病因和发病机制提供线索。基于大样本数据经验的预后因素有助于预测黑素瘤患者个体发展结局。危险因素和预后因素经过病例对照研究及患者队列随访（常为临床高风险黑素瘤患者）验证，有助于制定循证医学指南，为黑素瘤患者提供最有效的处理策略。

黑素瘤发展的危险因素

黑素瘤发展的主要危险因素包括年龄、家族史，或既往黑素瘤的个人史，如色素痣和发育不良痣等潜在肿瘤前病变史、日光暴露史、光损伤的皮肤易感性、CSD 标记。易于光晒伤且色素沉着较少的 I 型皮肤是危险因素，行为因素如居住于光线充足地区、既往周末和假期光暴晒史、光晒伤史等也为危险因素。存在日光暴露或易于光损伤的标记，如雀斑和光化性皮肤改变，与黑素瘤风险显著相关[59,657]。更为相关的是潜在的肿瘤前病变，包括色素痣的属性，如寻常痣的数量，大的色素痣，尤其是发育不良痣及其数量[357]。所有危险因素中，色素痣和急性/间断性光暴露标记与浅表扩散性黑素瘤和结节性黑素瘤关系更为密切[658,659]，而皮肤类型、种族背景、蓄积性光暴露（慢性、连续性光暴露）与 LMM 关系更密切[660]。年龄也是一项显著的危险因素，LMM 中为持续性进展性方式，肢端和黏膜黑素瘤中可能是同样方式，但在浅表扩散性黑素瘤和结节性黑素瘤中作用模式更为复杂[492]。许多危险因素受基因调控，黑素瘤家族史是另一主要危险因素，尤其家族中黑素瘤患者人数增加时。仅有一小部分家族性黑素瘤与某一高外显率黑素瘤危险基因有关，如 *CDKN2A* 或 *CDK4*，这两个抑癌基因均通过视网膜母细胞瘤（Rb）通路发挥作用[661-663]。其他危险相关基因虽然外显率较低，但人群中表达个体较多，实质上可导致更多病例发生（即更高的可归因危险性）。这类基因的代表包括调控皮肤色素的黑皮质素受体 MC1R[664] 及 DNA 修复基因[665]。

已存在的色素痣

众所周知，黑素瘤可发生于先天性痣或发育不良痣。组织学上，相当一部分黑素瘤中可见到残余的寻常痣，为 10% ～ 35%，多达 40% 的病例中可能伴随黑素细胞发育异常[93,293,375-378,666-668]。研究证实，这一相关性并不是随机的[669]。应用表

28-3 可以区分临近放射生长期（RGP）肿瘤（常为浅表扩散性黑素瘤）的残余发育不良痣。深达黑素瘤瘤体的色素痣真皮残余部分，借助下列标准可与黑素瘤鉴别（图 28-33）：①真皮痣细胞更小；②痣细胞排列成小巢，且大小形态一致；③痣内部可见从浅表到深层的成熟现象，而黑素瘤细胞无此现象；④从肿瘤浅表明显恶性部分到基底痣样细胞部分缺少连续分化证据；⑤真皮痣细胞中没有高分化异型性和有丝分裂象；⑥如进入真皮网状层，痣细胞多为散在单个细胞，而黑素瘤细胞倾向于片状或簇状浸润（图 28-34）。这一看似矛盾的低"侵袭"模式与黑素瘤细胞更强的增生能力有关——侵袭初期可能为单个细胞，然后在真皮网状层增生形成片状或簇状的最终模式。同样的原因，皮肤转移性黑素瘤趋于边界锐利，形成"膨胀性"损害[122]。偶有分化较好的真皮黑素瘤细胞可满足这些条件，因此造成判断困难（参见痣样黑素瘤部分）。

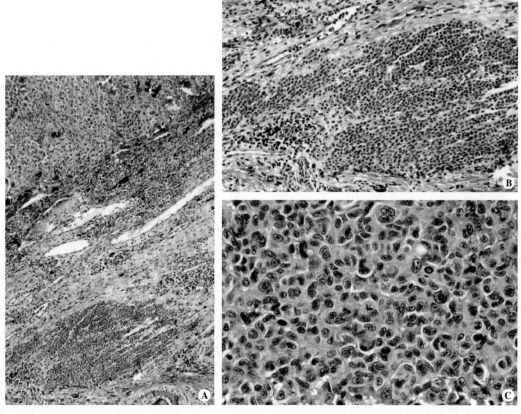

图 28-33　A. 深至黑素瘤瘤体的痣细胞，真皮乳头层和网状层交界处深达垂直生长期黑素瘤瘤体部分的小细胞群；B. 痣细胞比黑素瘤细胞小；C. 黑素瘤细胞核大、深染，染色质不规则且见有丝分裂

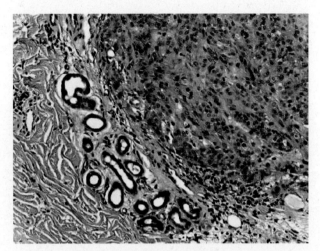

图 28-34　肿瘤底部肿瘤细胞浸润
细胞趋于簇状或片状排列。良性痣中，乳头层细胞可能成簇，但进入真皮网状层后，趋于单个细胞散在分布（与图 28-6F 比较）

部分病例中已证实，9p21 位点（细胞周期调控基因 CDKN2A 所在位点）异质性缺失可同时见于黑素瘤及其相关的色素痣[670]。近期利用显微切割研究发现，癌基因 NRAS 在黑素瘤及其相关色素痣中也存在同样突变[671]。这些结果支持黑素瘤发生于已有的色素痣，也支持基因变异在部分早期黑素瘤发展中扮演重要、必需但非充分角色的假设，因其在良性的黑素瘤相关色素痣中也可见到[670]。

除发育不良痣和真皮寻常痣外，浅表和深在先天性痣也常与黑素瘤有关[293]。有一种例外是发生于真皮表皮交界的黑素瘤偶与先天性痣有关，后者常于真皮深部发生黑素瘤。然而，这些增生应与先天性痣中良性的细胞性 / 增生性结节区别开[672]。极罕见的情况下，黑素瘤发生于皮内痣内部或下方，形成真皮内不典型细胞结节[673]。

多发性原发性黑素瘤

皮肤黑素瘤患者可能发生新的黑素瘤，初次诊断后的第一个 10 年内发生率约为 5%[674]。多发及家族性黑素瘤已证实与发育不良痣有关[675]。既往黑素瘤是后续黑素瘤的高危因素，尤其是青年患者及有家族性黑素瘤背景的患者[386,388]。鉴别额外新发黑素瘤与转移性黑素瘤非常重要，特别是亲表皮性转移[606,652]，因为独立原发的黑素瘤比转移性黑素瘤预后可能要好得多。由于部分亲表皮性转移酷似原发性黑素瘤，这种鉴别可能会很困难，因此结合临床指征（如超过一个皮损）鉴别第二个原发性肿瘤和转移性肿瘤至关重要。多发性原发性黑素瘤患者其黑素瘤家族史、发育不良痣及基底细胞癌的发生率轻度升高，发病年龄较早，且 CDKN2A 突变发生率相对较低[676-679]。因此，除多发性原发性黑素瘤先证者，其他家族成员也可从筛查及定期皮肤检查中获益。

多变量预后模型

衡量任一假定具有临床重要性预后标记的"金标准"，是其可否作为独立变量纳入多变量分析。许多针对传统组织病理学和临床变量的类似研究在前面已经讨论过。基于这些多变量分析，构建了部分预后模型，或需要计算机推算回归函数，或利用图表提供更为简单的定量概率估算[514,680-697]。尽管这些模型有助于制订治疗计划，尤其是临床研究的开发及执行，但厚度和溃疡仍在 I 期黑素瘤治疗方案确定中占主导地位。预后建模可认为是原发性肿瘤分期的一种形式（所谓的"镜下分期"）。

黑素瘤分期

分期目的是确定具有相似预后性的肿瘤亚类，以便处理和调查研究。AJCC 五期（0～Ⅳ）临床病理分期系统最初是考虑基于肿瘤特征（T）、淋巴结转移及大小（N）、远处转移及其部位（M）这三项指标（TNM）确定分期。新诊断的局限性原发性黑素瘤（0～Ⅱ期）5 年生存率约为 80%，而淋巴结受累（Ⅲ期）的只有 35%。利用下面讨论的预后模型，可以确定疾病亚型及其预后特征。如果发生远处转移，5 年生存率约为 10%[647,689]。

黑素瘤 TNM 分期系统

肿瘤 – 淋巴结 – 转移（TNM）肿瘤分期系统考虑了与原发肿瘤、局部淋巴结（其他区域软组织）及远隔部位转移相关的因素，得到有关生存率的分级系统。原发肿瘤（T）部分包括前面讨论过的部分镜下分期内容，因此 TNM 分级在一个系统内联合了分期和镜下分期信息。

最新的 AJCC 分期系统由 Balch 等 2009 年发表[698]。TNM 和分期标准的主要变化是增加细胞有丝分裂作为 AJCC I 期原发性黑素瘤的分期修正。来自 16 个国际团队的超过 59 000 例黑素瘤研究提示，原发性黑素瘤的有丝分裂率可作为独立因素，且有丝分裂率＞1 为分期系统中的 T1b 分期修正，取代了 Clark Ⅳ 级。另外，规定了免疫组化检测可用于淋巴结转移，并对确定 N⁺ 不要求体积下限。正在进行的临床观察和最近的报道均关注更小体积下限（如＜ 0.1mm 的超显微微小转移）的可能性[699]。另外，病理学家应坚信免疫组化阳性细胞是黑素瘤细胞，而非痣细胞、施万细胞或人为现象。

AJCC 第 7 版，2009

最新版本（2009）的 TNM 分类见表 28-7，最终的分期见表 28-8。临床分期包括原发性黑素瘤的镜下分期和转移性黑素瘤的临床 / 放射学评估。按照惯例，应在原发性黑素瘤完全切除及区域性和远处转移临床评估后进行临床分期。病理分期包括原发性黑素瘤镜下分期及部分或完全淋巴结切除术后局部淋巴结的病理信息。病理 0 期或 Ⅰ A 期患者不需要对淋巴结进行淋巴结评估。对临床分期而言，Ⅲ 期不存在亚类。这些定义经 AJCC 黑素瘤分期委员会推荐，并同时得到了 AJCC 执行委员会和国际抗癌协会（UICC）TNM 委员会的认可。同既往黑素瘤分期分类版本（1983、1997 和 2001）相比，这些新定义有实质修订[647,700,701]。

表 28-7　黑素瘤 TNM 分级

T 分级

	厚度（mm）	溃疡
T1	＜ 1.0	a：没有溃疡且有丝分裂＜ 1 个 /mm²
		b：有溃疡或有丝分裂≥ 1 个 /mm²
T2	1.01 ～ 2.0	a：没有溃疡
		b：有溃疡
T3	2.01 ～ 4.0	a：没有溃疡
		b：有溃疡
T4	＞ 4.0	a：没有溃疡
		b：有溃疡

N 分级

	淋巴结转移个数	淋巴结转移团块
N1	1 个淋巴结	a：微小转移*
		b：宏转移†
N2	2 ～ 3 个淋巴结	a：微小转移*
		b：宏转移
		c：没有淋巴结转移的过境转移 / 卫星灶
N3		4 个或 4 个以上转移淋巴结，或固定淋巴结，或有淋巴结转移的过境转移 / 卫星灶

M 分级

	部位	血清乳酸脱氢酶
M1a	远处皮肤、皮下或淋巴结转移	正常
M1b	肺转移	正常
M1c	所有其他内脏转移	正常
	任一远处转移	升高

*SLN 活检和淋巴结切除术（如果已执行）后诊断微小转移

† 宏转移定义为临床可触及的淋巴结转移并在发生毛囊外转移时经治疗性淋巴结切除术确认

经许可引自 Edge SB，Byrd DR，Compton CC，et al. Melanoma of the skin. In：Edge SB，Byrd DR，Compton CC，eds. AJCC cancer staging manual，7th ed. New York，NY：Springer，2010：325-344.

表 28-8　皮肤黑素瘤分期							
	临床分期*				病理分期†		
	T	N	M		T	N	M
0 期	Tis	N0	M0	0 期	Tis	N0	M0
ⅠA 期	T1a	N0	M0	ⅠA 期	T1a	N0	M0
ⅠB 期	T1b	N0	M0	ⅠB 期	T1b	N0	M0
	T2a	N0	M0		T2a	N0	M0
ⅡA 期	T2b	N0	M0	ⅡA 期	T2b	N0	M0
	T3a	N0	M0		T3a	N0	M0
ⅡB 期	T3b	N0	M0	ⅡB 期	T3b	N0	M0
	T4a	N0	M0		T4a	N0	M0
ⅡC 期	T4b	N0	M0	ⅡC 期	T4b	N0	M0
Ⅲ 期	任何 T	≥ N1	M0	ⅢA 期	T1 ~ 4a	N1a	M0
					T1 ~ 4a	N2a	M0
				ⅢB 期	T1 ~ 4b	N1a	M0
					T1 ~ 4b	N2a	M0
					T1 ~ 4a	N1b	M0
					T1 ~ 4a	N2b	M0
					T1 ~ 4a	N2c	M0
				ⅢC 期	T1 ~ 4b	N1b	M0
					T1 ~ 4b	N2b	M0
					T1 ~ 4b	N2c	M0
					任何 T	N3	M0
Ⅳ 期	任何 T	任何 N	M1	Ⅳ 期	任何 T	任何 N	任何 M1

*临床分期包括原发性黑素瘤镜下分期和转移病灶的临床/放射学评估，通常应先完全切除原发性黑素瘤并对区域性和远处转移进行临床评估
†病理分期包括原发性黑素瘤镜下分期和部分或完全淋巴结切除术后局部淋巴结的病理信息

经允可引自 Edge SB，Byrd DR，Compton CC，et al. Melanoma of the skin. In：Edge SB，Byrd DR，Compton CC，eds. AJCC cancer staging manual，7th ed.
New York，NY：Springer，2010：325-344.

　　TNM 分期系统不同于以往使用的简单、基本临床分期系统（局限性、区域性和转移性）之处在于原发肿瘤的病理特征（镜下分期特征），即对"分期组"中前三个分期的定义。Ⅰ期和Ⅱ期肿瘤为非转移性（表 28-7），Ⅳ期始终是跨区域转移。

　　定义"分期组"时，TNM 分期系统包含原发肿瘤临床和病理特征（镜下分期特征）。Ⅰ期和Ⅱ期肿瘤是非转移性，Ⅱ期与远处转移可能相关，也可能不相关（表 28-8）。Ⅳ期始终代表转移。既然这些分期不同于既往使用的其他分期系统，当以分期作为治疗或预后判断基础时，应明确所使用的分期系统（如 AJCC×期）。

　　该分期系统最初来源于几个合作机构已完成的生存研究结果。

　　AJCC 黑素瘤分期委员会提出了下列指南，用于制定适用于 TNM 分级和分期分类的标准。第一，分期系统应实用、可重复、并适用所有学科的不同需求；第二，基于多国家多机构治疗患者的一致结果，标准应准确反映黑素瘤的生物学特征；第三，标准应是循证的，且可反映经过 Cox 多变量回归分析确认的主要预后因素；第四，标准应与当前临床实践有关，并定期纳入临床试验；第五，所需数据应足够简单，方便肿瘤登记者在临床记录中确认及编码分期信息[647]。

　　鉴于目前分期系统的复杂性，AJCC 构建了初步的电脑模型用于生存预测，可访问 www.melanomaprognosis.org[702]。该模型基于 2008 年 AJCC 黑素瘤数据库中 25 734 例局限型黑素瘤患

者。预测模型基于 9 个主要团队的发展数据集（n=14 760），并在另一黑素瘤中心的独立验证数据集（n=10 974）中得到验证。针对前哨淋巴结活检的患者，近期构建的类似模型，可提供比 AJCC 模型更好的生存预测[703]。这一在线工具（www.melanomacalculator.com）可能提供有用信息，指导未来临床研究中辅助治疗的决策和分层

常用的镜下分期特征的病理学

如上面讨论的，目前国际通用的 2002 年 AJCC 分期系统包含原发和转移性黑素瘤的特征，如 Breslow 厚度、Clark 浸润水平及原发肿瘤是否有溃疡。这些及其他可能有助预后评估的特征会在下面进行讨论。

肿瘤 Breslow 厚度

肿瘤厚度是 I 期患者生存预测的单个最重要因素。1970 年，Breslow 首次用千分尺客观测量了肿瘤厚度[704,705]。浸润深度的测量范围从顶部颗粒层到肿瘤最深部位；溃疡性损害，测量范围从溃疡底部至浸润最深处。在初步报告中，最大厚度 0.76mm 以下的肿瘤没有转移。此后，也有报道薄的黑素瘤也可发生转移，但并不多见[706,707]发生于薄黑素瘤或 II 级黑素瘤的转移，部分原因是存在促瘤和（或）促有丝分裂垂直生长[452,697]。计算机模拟研究进展期肿瘤生长的生物学，肿瘤厚度不仅与时间有关（最重要因素），也与肿瘤细胞能动性、肿瘤细胞损失减少、肿瘤细胞显著增生有关，这些指标也与肿瘤侵袭性有关[708]。在这点上，认识到单独的黑素瘤随时间生长速率有极大变异性相当重要，基于体外培养黑素瘤细胞或黑素瘤终末转移期的生物学行为和"倍增时间"，用于推断和概括体内黑素瘤生长特点可能不够准确。尽管最新的 AJCC 分期系统将低风险肿瘤的临界值定为 1mm，"Breslow 数值"仍然有效，目前 NCCN 指南仍将其作为临界值，薄的促有丝分裂黑素瘤如超过临界值，需要进行前哨淋巴结分期[462]。

确定穿透深度时，不管是借助浸润水平还是测量，Lever 建议遵循以下原则[709]：①交界细胞巢内的黑素细胞不考虑侵袭，即使可能"挤压"进真皮乳头层；②如果黑素瘤深部细胞巢来源于皮肤附属器上皮，不可用于从表面开始的测量；

③从肿瘤下部边界几乎以直角伸展入深部真皮的细胞队列不要测量，这些细胞很可能来自于附属器，这一推测常可通过连续切片或角蛋白染色证实[710]（图 28-35）。

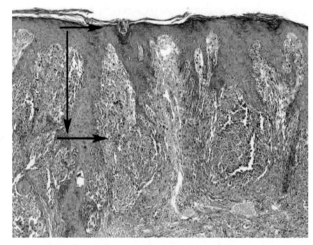

图 28-35　黑素瘤向毛囊下扩展
恶性雀斑样痣黑素瘤中，右侧毛囊大部分被黑素瘤细胞替代，被毛囊表皮和外膜真皮组织包裹。这个黑素瘤是非致瘤性的。毛囊基底的浸润细胞不能用于厚度测量。箭头指示应从颗粒层顶部至肿瘤细胞浸润最深处垂直测量

溃疡

溃疡定义为肿瘤表面上皮连续性缺失（图 28-36）。应有宿主对溃疡反应的证据，以排除活检创伤造成的上皮缺失[711]。即使有宿主反应，可能也很难或不可能确定溃疡是继发于肿瘤，还是搔抓或环境创伤所致。但是，这一表征在大部分多变量分析中有重要的预后意义[683,688,689,712-722]。其

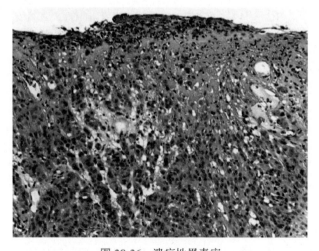

图 28-36　溃疡性黑素瘤
溃疡定义为损害表面上皮连续性的区域缺失，并有宿主反应证据。该病例显示溃疡表面的中性粒细胞和纤维蛋白性渗出

他研究中，特别是将有丝分裂率作为独立变量的研究，并没有将溃疡列为独立的重要预后表征[514,684,723-725]。AJCC 分期数据中，溃疡导致 I 期患者 5 年生存率从 88% 降至 83%[689]。有预测推算法已将溃疡作为基本的分层变量[514,685]。溃疡是最新版 AJCC 黑素瘤分期系统中的关键亚分层变量（表 28-7，表 28-8）[689]。观察者间对溃疡的预后意义已达成共识[711,726]。

有丝分裂率和丝裂原活性

包括最新版 AJCC 模型的多个研究中，有丝分裂率均与预后有关[727-729]。然而，其他设计良好的大型研究在多个模型中并没有确认这一关联性[688,722,730-732]。这些研究的差别可能与有丝分裂率测定差异，或有丝分裂率与其他变量（如溃疡）的相互作用有关。计数有丝分裂时应包括看起来最活跃的区域（"热点"）。笔者仍在使用的 1989 年 Clark 预后模型中，有丝分裂率为 0 时预后最好，而有丝分裂率超过 6 个 /mm² 时预后最差[514]。发现有丝分裂有助于确定薄的黑素瘤是否发生转移（图 28-21B）[728,729,733]。观察者间对肿瘤有丝分裂率的预后意义也达成了共识。

丝裂原活性，即任何真皮有丝分裂活性，已在数个研究中列为 AJCC I 期"薄"黑素瘤患者重要的独立预后因素，包括 2009 年 AJCC 分期系统[693,697,726,734]。丝裂原活性是决定垂直生长的表征之一[735]，尤其在薄的肿瘤中，真皮内容物厚度很小，难以准确测量，这一特性更为可靠。

记录有丝分裂率和丝裂原活性指南已经纳入最新版 AJCC 分期手册[736]。确定有丝分裂率应首先扫描切片寻找有丝分裂最活跃区域，即所谓"热点"区，从此区开始，计数 1mm² 区域。大部分显微镜约为 3 个或 4 个高倍视野，并应用比例尺（推荐高分辨率蚀刻玻璃校准尺）校正个人视野后计算高倍视野区。1mm² 内的有丝分裂数目即为有丝分裂率，表达为整数。如果损害区 < 1mm，肿瘤细胞中的有丝分裂数作为有丝分裂率，仍为整数。尽管 2009 年 AJCC 分期系统首次出版时有提及，但"< 1"的表达还是不建议使用。这一表达用起来很含糊，有时用于校正因子后，有时代表没有观察到有丝分裂活动。大部分肿瘤登记员将"< 1"等同于"0"。如果没有观察到有丝分裂，则有丝分裂率为"0"。

垂直生长期

垂直生长形态学已经展示过，在此，我们讨论有垂直生长的相对薄的黑素瘤和表面上没有垂直生长的 II 级黑素瘤中，垂直生长作为预后表征的重要性。有系列研究显示，厚度不超过 0.76mm 的肿瘤有 2% 发生转移，转移病例均有致瘤性垂直生长期。厚度 < 0.76mm 的致瘤性黑素瘤，其转移率为 15%，而任意厚度的非致瘤性（放射生长期）黑素瘤（大多 < 1mm），转移率为 0[365,449]。少数转移性薄黑素瘤，缺少垂直生长期；根据笔者的经验及文献报道，这类病例绝大多数有广泛的部分或完全消退（参见下文）[514,737-740]。如前面提到的，有两项重复性研究关注了薄黑素瘤中的垂直生长期，并提示这一表征具有可信性[453,741]。一项针对 II 级薄黑素瘤预后因素的研究认为，垂直生长期（即局部致瘤性或促有丝分裂性生长）是唯一有统计学意义的因素。建议将生长期评估加入黑素瘤组织报告中，至少在 II 级 SSM 中很有意义[452]。尽管垂直生长期是转移性薄黑素瘤的最常用"解释"[365,452]，但并非所有此类肿瘤都有垂直生长期[742]。

Clark 侵袭水平

尽管目前认为肿瘤厚度是单个最重要的预后特征，但 Clark 侵袭水平[432,743]至少在部分特定亚类中也具有预后价值[744,745]，或基于数据库研究可能有广泛应用价值[697,746]。不同侵袭水平可能反映肿瘤发展中后续的诸多特性，应纳入病例报告中[746,747]。分级定义如下，括号内显示临床 I 期病例经正确诊断及彻底治疗后的生存率[748]。

浸润水平 I 级（10 年无瘤生存率 100%）：黑素瘤细胞局限于表皮和附属器。原位黑素瘤（AJCC 0 期）似乎缺乏突破基底膜带浸润生长的能力。浸润水平 II 级（生存率 96%）：肿瘤浸润真皮乳头层，最多仅有少部分黑素瘤细胞侵入乳头层和网状层交界部位。这些黑素瘤为"微浸润"，但绝大多数病例无法形成瘤体。如前讨论，几乎所有发生转移的 II 级肿瘤都有小的致瘤性丘疹（垂直生长）。浸润水平 III 级（生存率 86%）：肿瘤细胞遍布真皮乳头层并挤压网状层，但并无细胞侵入其中。这些黑素瘤可在真皮乳头层形成瘤体，有疏松间质支撑上皮。浸润水平Ⅳ级（生存率66%）：不仅有侵袭性和致瘤性，还能侵入真皮网状层中含少量稀疏血管的致密间质部分。浸润水平Ⅴ（生存率53%）：肿瘤侵入皮下脂肪。观察者间认为Clark浸润水平的预后意义一般至良好[726]。

为了避免混乱，必须强调的是，Clark及其同事在最早描述分级时，认为Ⅱ级相当于放射生长，Ⅲ级、Ⅳ级和Ⅴ级相当于垂直生长。而基于目前的认识，Ⅱ级偶可发生局灶性致瘤性或促有丝分裂性生长（相当于垂直生长早期，有些具有潜在转移性），Clark模式也承认并非所有Ⅱ级肿瘤都是单纯的放射生长。此外，这一系统也考虑了非常少见的情况，较深浸润水平肿瘤（如薄的Ⅳ级肿瘤）可能缺少致瘤性或促有丝分裂性生长，因而其预后表征更倾向于非转移性肿瘤。

当乳头层和网状层交界处出现粗大胶原束包绕少量恶性细胞时，用分级依据界定是否真正的Ⅳ级浸润时可能有潜在问题。这不仅是理论层面，

部分厚度不超过1mm的皮损有Ⅳ级表现时可能需要前哨淋巴结取样。对于这一困境尚无明确解决办法，在实际操作中，笔者常推荐诊断时注明"Ⅳ级浸润不能排除"的描述。

黑素瘤部分及完全消退

黑素瘤常发生部分消退，通常发生在非致瘤性放射生长部分（"放射生长消退"）。消退发生在局灶区域，该区域内真皮乳头层存在细长的纤维增生，多有水肿，常伴血管增生扩张，有少量噬黑素细胞和淋巴细胞，一侧或双侧表皮和（或）真皮乳头层有黑素瘤，但不累及消退区（图28-37）。这些消退区可有成纤维细胞因子[328]。矛盾的是，放射生长部分消退（"放射生长消退"）伴有较差预后[514,738-740,749]，或许由于消退前已有更显著的真皮瘤体并发生转移。将消退作为预后表征在几个研究中无法达成共识[750,751]，或许因为其缺少一致的标准。

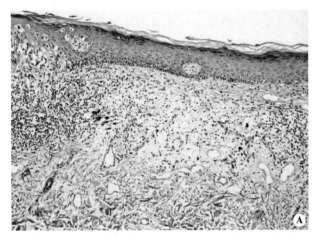
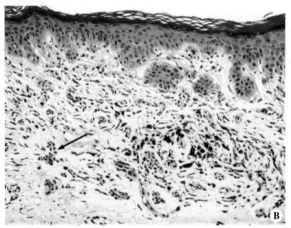

图28-37 A.放射生长期的部分消退。左侧为表皮和真皮乳头层黑素瘤细胞，右侧为真皮乳头层纤维化伴淋巴细胞和噬黑素细胞浸润。B.另一放射生长部分消退区，成纤维细胞、淋巴细胞和噬黑素细胞浸润造成真皮乳头层增宽。在退行性纤维增生中可见残存痣组织，似乎不受消退进程影响

不同于放射生长消退与预后负相关，垂直生长中的TIL被认为是免疫消退（"垂直生长消退"）的潜在不同形式，与生存期改善有关[514,752-754]（图28-38A）。垂直生长尚没有详细描述。有时观察到纤维化和噬黑素细胞部分替代肿瘤结节区，极罕见情况下，完全替代肿瘤组织，仅有成群噬黑素细胞提示曾有瘤体存在。这一现象称为"肿瘤性黑变病"（图28-38B）[625]。并非所有病例均由黑素瘤消退引起，色素性基底细胞癌或其他色素

性皮肤肿瘤也可发生消退，产生类似表现[755]。

部分缺少确定原发肿瘤的转移性黑素瘤，在淋巴结引流区，皮肤可能有色素减退或不规则色素沉着性萎缩斑[756]。部分看起来已消退的原发性黑素瘤，表现为色素性斑驳皮损，临床上疑似黑素瘤。这些病例部分伴有转移，但根据笔者的观察，部分与转移无关。尽管后面这些病例无法明确诊断转移性黑素瘤，但笔者长期随访后发现至少有1例发生了转移性黑素瘤。无色素性皮损组织学检

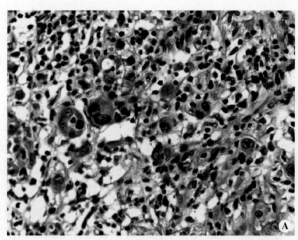
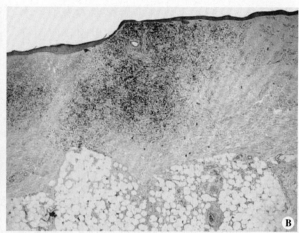

图 28-38　A.原发性黑素瘤垂直生长期基底部的肿瘤浸润淋巴细胞。肿瘤细胞中间的淋巴细胞，常伴随细胞凋亡，提示预后良好。B.肿瘤性黑变病。真皮内噬黑素细胞局部聚集，与致瘤性黑素瘤或其他色素性肿瘤消退一致

查显示毛细血管扩张和真皮乳头层部分色素性巨噬细胞，而色素性皮损中，真皮上部有不规则噬黑素细胞和炎性细胞群。部分病例连续切片可能在真皮或皮下组织发现少数黑素瘤细胞。无确定原发损害的转移性黑素瘤患者，尽管缺少监测证据，推测其原发部位发生了类似的完全消退。这种情况下，不要错误地将监测到的黑素细胞病变（如发育不良痣、原位黑素瘤）当作转移灶的原发损害。

肿瘤浸润淋巴细胞

垂直生长期肿瘤细胞间及周围的肿瘤浸润淋巴细胞（TIL），是极重要的独立预后因素[514,720,752,757,758]（图 28-38A）。淋巴结转移也与较好生存率有关[644]。预后最好的是伴有"活跃"TIL反应的肿瘤，即淋巴细胞在肿瘤下方连续带状浸润或广泛分布于肿瘤组织内。缺乏 TIL 的肿瘤预后最差，而"不活跃"TIL 反应（不连续带状）的肿瘤预后介于两者中间。大规模研究显示，TIL 反应是生存期和前哨淋巴结受累的强有力独立预测因素[759,760]。肿瘤周围非浸润淋巴细胞多在肿瘤底部，与预后无关[514]。随着原发性黑素瘤厚度增加，淋巴细胞浸润趋于减弱，且深部浸润性肿瘤中常显著减少。组织学测定 TIL 反应被证实有可重复性[761]。

血管或淋巴管侵袭

尽管血管或淋巴管侵袭在判断预后时常作为单独变量[514]，但多变量分析大规模研究中也常将血管或淋巴管侵袭纳入预后指标[762,763]。血管侵袭有两种形式：血管侵袭伴有血管或淋巴管腔内肿瘤细胞（图 28-39），或"不确定"性血管侵袭，管壁可见黑素瘤细胞，紧密毗邻内皮。任一形式的血管侵袭都会显著降低黑素瘤相关的生存率。血管趋向性指肿瘤细胞套层样沿血管外膜表面迁移，又称为"血管外迁徙性转移"，也与侵袭性行为有关[764]。一项多变量研究显示，血管侵袭是预测原发性黑素瘤生存期的第二重要因素（继肿瘤厚度之后）[765]。血管侵袭也是预测阳性 SLN[766] 及随访中发生过境转移[767] 可能性的有力指标。转移性损害中也可见到淋巴血管侵袭，提示该转移模拟原发性黑素瘤亲表皮转移[768]。

分子标记可以区分石蜡切片中的血管和淋巴管，提高了淋巴管侵袭检测的敏感性。应用淋巴管标记 D2-40 显示，与痣组织相比，黑素瘤中淋巴管数量增加，可用于提高黑素瘤中淋巴管侵袭监测的频率和特异性[769]，与生存期也有关系[770,771]。

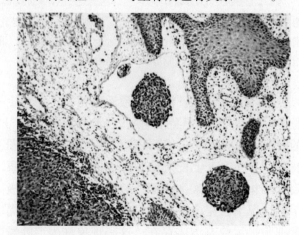

图 28-39　淋巴管侵袭
放射生长期的部分消退。尽管除非常厚的肿瘤外，淋巴管侵袭并不常见，但其仍被认为可能是不良预后指标

卫星灶

卫星灶指原发性黑素瘤 5cm 范围内不连续的肿瘤灶，而过境转移指超过 5cm 范围但仍在同一区域。当前 AJCC 分期系统中卫星灶是重要的分期表征，提示损害为Ⅳ期且预后不良[647,689,763,772]。

微卫星则与更差的预后独立相关[646,773]，指直径超过 0.05mm 的肿瘤巢，可位于主要瘤体下方的真皮网状层、脂膜层或管腔，但与瘤体 Breslow 测量边缘间隔至少 0.3mm 正常组织（图 28-40）。近期研究表明，微卫星提示前哨淋巴结阳性的可能性更大[648]。

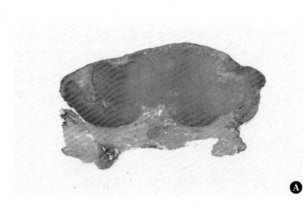
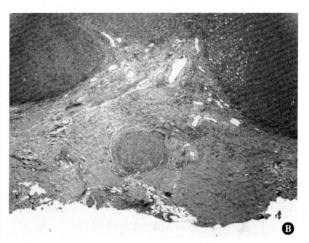

图 28-40　A. 大团块致瘤性垂直生长期肿瘤基底的微卫星灶；B. 卫星灶位于真皮网状层

其他临床病理预后因素

除肿瘤厚度外，还有不同因素影响临床Ⅰ期黑素瘤的预后，但许多与厚度直接相关。在不同的临床病理数据库中，多变量分析构建的预后模型略有不同，体现在具有独立意义的预测变量方面，但部分表征可出现在两个或者两个以上研究中。

组织发生学类型　尽管部分研究中提示恶性雀斑样痣黑素瘤预后轻度优于其他类型[775]，但大部分研究显示，在所有组织学因素中，肿瘤类型究竟是结节性还是浅表扩散性并不能独立影响预后[480,514,774]。一般说来，结节性黑素瘤比浅表扩散性黑素瘤厚，因此总体预后较差。但结节性和相似厚度的其他类型黑素瘤相比，预后是一样的。在多变量分析中，结节性并非独立预测变量[514,684,720,775]。肿瘤细胞中色素稀少或缺失，提示分化不良，负向影响其预后，但这种影响大部分与肿瘤厚度和其他变量相关[514]。如前面讨论的，"组织发生学类型"的不同更多体现在病因和发病机制，而非预后或生物学行为。但越来越多证据显示，不同临床病理类型的癌基因型可能在一定程度上造成预后不同，且研发了针对癌基因的治疗方法后，评估肿瘤基因型特征可能与未来的

病理改变密切相关[443-445,454]。

皮损部位　与躯干、颈部、头部或掌跖部位不同，四肢被毛区域是临床有利因素[514,688,715,720,776-779]。有研究表明，躯干下部、股部、小腿下部、足部、上肢远端、手和面部是中度风险区，而其余部位风险更高[776]。但另一项研究显示，掌跖和四肢远端末梢是更高风险区[514,779]。

性别　女性预后优于男性已有共识，部分原因是女性更好发于肢端，这些区域的预后优于躯干[514,688,720,778,780-782]。在部分区域，患者年龄是不利的预后影响因素[688,690,720,778,780,783]。

生物学标志物

生物学标志物来自于原发性肿瘤或宿主特性研究，被期望增加现有预测模型的精确性。迄今可能最有用的标志物是增生标志物 Mib-1（Ki-67），它在许多项研究中与死亡风险显著相关[733,784-790]。其他标志物没有经过足够的大规模病例检验，或无法在其他数据集中重复。没有标志物被广泛用于提高精确度。

黑素瘤治疗原则

包括 NCCN 在内的很多机构已将黑素瘤处理

纳入指南[462]，将在下面简要介绍。

黑素瘤活检

对高度怀疑黑素瘤的皮损是否进行切取活检已经被广泛讨论。部分学者反对切取活检，主要由于操作可能导致转移扩散[791]。另外一些研究则显示，之前的活检并没有明显的不良影响[792-795]。此类研究很难控制其他危险因素，尤其在需要考虑切取活检的较大肿瘤中，这些危险因素更为普遍。

分析整个肿瘤更容易得到准确诊断和精确预后分期，因此无论是否可行，切除活检都是适宜的，只有在诸如巨大肿瘤等极少数情况下才考虑切取活检[796]。如果有致瘤性垂直生长期，可能的话，活检应切除该部分组织。刮取活检或刮匙不是最佳选择，由于此操作获取组织可能无法满足诊断要求，也可能无法正确判断肿瘤浸润深度，而这对于预后和手术范围选择非常重要（见预后）。如果刮取或钻取活检能够完全去除损害也是可以接受的，然而刮取活检的深部边缘常见肿瘤细胞，可能对正确诊断和分期造成影响[797]。

局部切除

大部分学者以前都赞成原发性肿瘤理想切除范围应在肿瘤边缘 5cm 左右[798]，但现在更窄的边缘也可以。1992 年 NIH 共识会议回顾了边缘宽度建议[360]，0.5 ～ 1.0cm 宽度适用于原位黑素瘤切除，1cm 宽度适用厚度不超过 1.0mm 的黑素瘤，更厚的损害需要 2 ～ 3cm 边缘[799-801]。一项全球合作研究表明，厚度不超过 2mm 的肿瘤，切除 1mm 边缘的结果同切除 3mm 边缘一样好[802]。有综述显示，没有证据证实切除边缘缩小至 1mm 会对生存期产生不良影响。部分研究提示局部复发率有轻度增加，尤其是较厚的原发性黑素瘤。有分析不支持对任何厚度的侵袭性黑素瘤切除边缘超过 1cm[803]。其余研究也倾向于接近 1cm 或更小的边缘[804,805]。这一假设值得在未来的随机试验中进行检验[806]。从 NCCN 网站（http://www.nccn.org）可获得目前使用的黑素瘤治疗指南细则[462]。

检查黑素瘤切除标本时，笔者通常连续包埋活检瘢痕区域，并以垂直切片方式在活检边缘采

样。标本先用墨水标记真正的边缘表面，获得最初的边缘组织后，标本沿横断面连续取材，任何怀疑为卫星灶的剩余组织也送病理检查。上面讨论的边缘宽度是从黑素瘤肉眼可见边缘开始测量的临床边缘，因此，必须对切除肿瘤及其边缘进行仔细的组织学检查，边缘组织可能包含临床看起来正常的部分。实际操作中，如果切除标本的边缘宽度少于 0.1cm（＜ 1mm），我们常会提醒临床医师。真皮及皮下组织也应仔细检查（卫星灶对预后有重要意义，可能出现在边缘，应从大体和显微镜下仔细查找）。卫星灶在薄的肿瘤中很少见，但一项研究显示，厚度超过 2.25mm 的黑素瘤，再次切除标本中有 22% 发现了卫星灶[807]。亲神经性黑素瘤也应仔细寻找和报告，尤其神经侵袭可能扩展至标本边缘的情况。

治疗性和选择性淋巴结切除

原发性皮肤黑素瘤患者的临床阳性淋巴结应做活检，如果组织学上也证实为阳性，需要切除区域内全部淋巴结作为治愈性治疗（"治疗性局部淋巴结切除"，TRLND）及达到局部控制目的[808]。对于临床阴性淋巴结，"选择性淋巴结切除"（ERLND）已被前哨淋巴结分期技术（见下一部分）所替代。理论上讲，局部淋巴结是必要的过滤器，所有发生系统转移的黑素瘤一定绕过了淋巴结。许多经血运转移到远处组织的黑素瘤从不累及局部淋巴结，因此许多病例中淋巴结受累仅仅是黑素瘤已经发生转移的标志。

黑素瘤患者如有可触及的淋巴结转移（"宏观转移"）则发生远处转移的风险较高。受累淋巴结数量和肿瘤深度是重要的危险因素。切除的局部淋巴结阳性率低于 20% 及肿瘤厚度少于 3.5mm 的患者 5 年无瘤生存率为 80%，而肿瘤厚度超过 3.5mm 或切除的局部淋巴结阳性率高于 20% 的患者 5 年无瘤生存率仅为 18%[809]。奇怪的是，受累淋巴结体积与生存期并不相关[810]。淋巴结转移中有活跃的 TIL 是有利的预后指标，生存率约为 83%，而缺乏 TIL 的淋巴结转移生存率只有 29%。多变量分析证实了 TIL 在预测局部淋巴结转移患者无瘤生存时的预后价值[644]。

选择性淋巴结切除（SLN 切除）

Morton 发展的选择性淋巴结切除是局部淋巴结采样的一种方式，避免了选择性切除的大部分并发症[811]。这一操作适用于没有临床阳性淋巴结的患者。临床阴性而组织学有阳性肿瘤灶称为"微转移"。通过在黑素瘤区域注射放射性胶体和植物染料（"蓝染"）可以确定前哨淋巴结。由于这些标志物（"热及蓝色"）的存在，可以首先从局部淋巴结中确定前哨淋巴结。研究显示，如果前哨淋巴结为阴性，则局部剩余淋巴结出现肿瘤转移的可能性非常小。早年研究应用冰冻切片快速 S100 染色评估前哨淋巴结[812]。目前的标准操作是石蜡切片 HE 染色检查淋巴结，S100 为敏感性标记，HMB45 或 Melan-A/Mart-1 是敏感性较低但特异性较高的标记[813]。MART-1、Melan-A 及酪氨酸酶混合抗体"鸡尾酒"已被推荐用于临床[814]。大部分前哨淋巴结中有反应性树突状细胞，评估 S100 染色时，必须与转移性黑素瘤鉴别。被膜内神经细胞巢也必须鉴别，这些细胞巢位于被膜内或窦内胶原而非窦腔内，缺乏显著细胞异型性，S100 和 Melan-A 着色，但 HMB45 常阴性，是鉴别真正黑素瘤转移的诊断性标记[815]。

真正的黑素瘤微转移常伴随淋巴结缘窦和（或）淋巴结实质内免疫反应性细胞，常与相应 HE 染色中组织学恶性细胞有关。检测免疫反应性细胞可提供肿瘤团块的部分线索，肿瘤突破淋巴结被膜更值得关注。如果免疫组化怀疑为恶性细胞但反复尝试无法在 HE 切片中证实，应在报告中采用描述性语句，提示其可疑但尚未定论。分离鉴定的 MART-1 或 HMB45 阳性细胞，常在淋巴结实质中只是 1 个或 2 个细胞，就很难判定是否为真正的微转移。最近的一项报道显示，即使这些细胞被认定为真正的单个细胞微转移，经过平均 38.1 个月的随访，有这类细胞的患者与前哨淋巴结阴性的患者生存期并无差别[816]。另外，并非淋巴结实质内的所有 MART-1/Melan-A 阳性细胞都是转移黑素瘤，有研究强调，行乳腺癌淋巴结切除的部分非黑素瘤患者也可以在淋巴结内发现这类细胞[817]。

前哨淋巴结阳性的患者均推荐淋巴结完全清扫。部分研究证实，极小淋巴结受累（"亚微转移"）可能与完全性阳性淋巴结清扫风险极低有关。联合体积及部位进行研究，认为"转移灶＜ 0.1mm，尤其局限于被膜下区的患者，黑素瘤相关生存期与淋巴结阴性患者几乎没有差别"[699]。完全淋巴结切除增加了包括淋巴水肿在内的并发症风险，目前有临床研究正在评估超声细致随访的替代方案。

选择性淋巴结切除术大规模多中心试验的第三个中期报告提示，原发性黑素瘤厚度为 1.2 ～ 3.5mm 的患者，两组间黑素瘤相关生存率没有显著差异（活检组 5 年无瘤生存率为 78%，而观察组为 73%）。然而，单纯考虑淋巴结转移患者，发现阳性前哨淋巴结后立即行淋巴结切除的，生存率明显高于临床阳性后才切除淋巴结的患者（72% vs 52%）。这一差别是由于前哨淋巴结阳性患者的肿瘤负荷要小于淋巴结临床阳性患者。由此得出结论："SLNB 具有预后价值，这一操作能鉴定低负荷淋巴结转移的患者，其生存期优于临床检查中才发现淋巴结转移的患者"[818]。2014 年 NCCN 指南规定："SLNB 是重要的分期工具，但对整体生存的影响尚不明确"[462]。

美国解剖和外科病理指导者协会（ADASP）出版了淋巴结处理指南，包括前哨淋巴结处送交转移灶评估，推荐小结节整个送病理，较大结节间隔 3 ～ 4mm 切割后全部送病理。术中检查应局限于操作可能影响肿瘤处理的病例（如证实临床和大体阳性的淋巴结，以便完全清扫）。ADASP 推荐每个前哨淋巴结组织块应做 1 张以上切片。目前尚不清楚切片数量和深度的最佳选择[819]。尽管 ADASP 委员会没有推荐免疫染色，或明确支持这一操作，但大部分中心目前均对每一份前哨淋巴结做 S100（敏感性高，特异性低）、和 HMB45 或 Melan-A（特异性好，敏感性差）染色[815]。

（刘　宇　宋　璞　李凯坚哲　高继鑫　刘　玲　廖文俊译，朱　里　校，钱　悦　审）

参考文献

1. Piepkorn MW, Barnhill RL, Elder DE, et al. The MPATH-Dx reporting schema for melanocytic proliferations and melanoma. *J Am Acad Dermatol* 2014;70(1):131–141.

2. Farmer ER, Gonin R, Hanna MP. Discordance in the histopathologic diagnosis of melanoma and melanocytic nevi between expert pathologists. *Hum Pathol* 1996;27:528–531.

3. Braun RP, Gutkowicz-Krusin D, Rabinovitz H, et al. Agreement of dermatopathologists in the evaluation of clinically difficult melanocytic lesions: how golden is the "gold standard"? *Dermatology* 2012;224(1):51–58.

4. Gerami P, Barnhill RL, Beilfuss BA, et al. Superficial melanocytic neoplasms with pagetoid melanocytosis: a study of interobserver concordance and correlation with FISH. *Am J Surg Pathol* 2010;34(6):816–821.

5. Shoo BA, Sagebiel RW, Kashani-Sabet M. Discordance in the histopathologic diagnosis of melanoma at a melanoma referral center. *J Am Acad Dermatol* 2010;62(5):751–756.

6. Welch HG, Black WC. Overdiagnosis in cancer. *J Natl Cancer Inst* 2010;102(9):605–613.

7. Chan HH, Lam LK, Wong DS, et al. Nevus of Ota: a new classification based on the response to laser treatment. *Lasers Surg Med* 2001;28(3):267–272.

8. Kikuchi I, Inoue S. Natural history of the Mongolian spot. *J Dermatol* 1980;7(6):449–450.

9. Hidano A, Kajima H, Ikeda S, et al. Natural history of nevus of Ota. *Arch Dermatol* 1967;95:187.

10. Zembowicz A, Mihm MC. Dermal dendritic melanocytic proliferations: an update. *Histopathology* 2004;45(5):433–451.

11. Dekio S, Koike S, Jidoi J. Nevus of ota with nevus of Ito—report of a case with cataract. *J Dermatol* 1989;16(2):164–166.

12. Ee HL, Wong HC, Goh CL, et al. Characteristics of Hori naevus: a prospective analysis. *Br J Dermatol* 2006;154(1):50–53.

13. Murakami F, Soma Y, Mizoguchi M. Acquired symmetrical dermal melanocytosis (naevus of Hori) developing after aggravated atopic dermatitis. *Br J Dermatol* 2005;152(5):903–908.

14. Hori Y, Kawashima M, Oohara K, et al. Acquired, bilateral nevus of Ota-like macules. *J Am Acad Dermatol* 1984;10(6):961–964.

15. Burkhart CG, Gohara A. Dermal melanocyte hamartoma. A distinctive new form of dermal melanocytosis. *Arch Dermatol* 1981;117(2):102–104.

16. Bashiti HM, Blair JD, Triska RA, et al. Generalized dermal melanocytosis. *Arch Dermatol* 1981;117(12):791–793.

17. Mevorah B, Frenk E, Delacretaz J. Dermal melanocytosis. Report of an unusual case. *Dermatologica* 1977;154(2):107–114.

18. Hirayama T, Suzuki T. A new classification of Ota's nevus based on histopathological features. *Dermatologica* 1991;183(3):169–172.

19. Rho NK, Kim WS, Lee DY, et al. Histopathological parameters determining lesion colours in the naevus of Ota: a morphometric study using computer-assisted image analysis. *Br J Dermatol* 2004;150(6):1148–1153.

20. Dorsey CS, Montgomery H. Blue nevus and its distinction from mongolian spot and the nevus of Ota. *J Invest Dermatol* 1954;22:225–236.

21. Patel BC, Egan CA, Lucius RW, et al. Cutaneous malignant melanoma and oculodermal melanocytosis (nevus of Ota): report of a case and review of the literature. *J Am Acad Dermatol* 1998;38:862–865.

22. Kopf AW, Bart RS. Malignant blue (Ota's?) nevus. *J Dermatol Surg Oncol* 1982;8:442–445.

23. Balmaceda CM, Fetell MR, O'Brien JL, et al. Nevus of Ota and leptomeningeal melanocytic lesions. *Neurology* 1993;43(2):381–386.

24. Arunkumar MJ, Ranjan A, Jacob M, et al. Neurocutaneous melanosis: a case of primary intracranial melanoma with metastasis. *Clin Oncol (R Coll Radiol)* 2001;13(1):52–54.

25. Piercecchi-Marti MD, Mohamed H, Liprandi A, et al. Intracranial meningeal melanocytoma associated with ipsilateral nevus of Ota. Case report. *J Neurosurg* 2002;96(3):619–623.

26. van Raamsdonk CD, Bezrookove V, Green G, et al. Frequent somatic mutations of GNAQ in uveal melanoma and blue naevi. *Nature* 2009;457(7229):599–602.

27. Buchner A, Leider AS, Merrell PW, et al. Melanocytic nevi of the oral mucosa: a clinicopathologic study of 130 cases from northern California. *J Oral Pathol Med* 1990;19(5):197–201.

28. Busam KJ, Woodruff JM, Erlandson RA, et al. Large plaque-type blue nevus with subcutaneous cellular nodules. *Am J Surg Pathol* 2000;24(1):92–99.

29. Misago N. The relationship between melanocytes and peripheral nerve sheath cells (part II): blue nevus with peripheral nerve sheath differentiation. *Am J Dermatopathol* 2000;22(3):230–236.

30. Sun J, Morton TH, Gown AM. Antibody HMB-45 identifies the cells of blue nevi. *Am J Surg Pathol* 1990;14:748–751.

31. Kucher C, Zhang PJ, Pasha T, Elenitsas R, Wu H, Ming ME, Elder DE, Xu X. Expression of Melan-A and Ki-67 in desmoplastic melanoma and desmoplastic nevi. *Am J Dermatopathol* 2004;26(6):452–457.

32. Michal M, Kerekes Z, Kinkor Z, et al. Desmoplastic cellular blue nevi. *Am J Dermatopathol* 1995;17(3):230–235.

33. Ferrara G, Soyer HP, Malvehy J, et al. The many faces of blue nevus: a clinicopathologic study. *J Cutan Pathol* 2007;34(7):543–551.

34. Bhawan J, Cao SL. Amelanotic blue nevus: a variant of blue nevus. *Am J Dermatopathol* 1999;21(3):225–228.

35. Carr S, See J, Wilkinson B, et al. Hypopigmented common blue nevus. *J Cutan Pathol* 1997;24(8):494–498.

36. Zembowicz A, Granter SR, McKee PH, et al. Amelanotic cellular blue nevus: a hypopigmented variant of the cellular blue nevus: clinicopathologic analysis of 20 cases. *Am J Surg Pathol* 2002;26(11):1493–1500.

37. Ferrara G, Argenziano G, Zgavec B, et al. "Compound blue nevus": a reappraisal of "superficial blue nevus with prominent intraepidermal dendritic melanocytes" with emphasis on dermoscopic and histopathologic features. *J Am Acad Dermatol* 2002;46(1):85–89.

38. Harvell JD, White WL. Persistent and recurrent blue nevi. *Am J Dermatopathol* 1999;21(6):506–517.

39. Tran TA, Carlson JA, Basaca PC, et al. Cellular blue nevus with atypia (atypical cellular blue nevus): a clinicopathologic study of nine cases. *J Cutan Pathol* 1998;25(5):252–258.

40. Temple-Camp CR, Saxe N, King H. Benign and malignant cellular blue nevus. A clinicopathological study of 30 cases. *Am J Dermatopathol* 1988;10(4):289–296.

41. Rodriguez HA, Ackerman LV. Cellular blue nevus. Clinicopathologic study of forty-five cases. *Cancer* 1968;21(3):393–405.

42. Avidor I, Kessler E. "Atypical" blue nevus—a benign variant of cellular blue nevus. Presentation of three cases. *Dermatologica* 1977;154(1):39–44.

43. Marano SR, Brooks RA, Spetzler RF, et al. Giant congenital cellular blue nevus of the scalp of a newborn with an underlying skull defect and invasion of the dura mater. *Neurosurgery* 1986;18(1):85–89.

44. Silverberg GD, Kadin ME, Dorfman RF, et al. Invasion of the brain by a cellular blue nevus of the scalp. A case re-

port with light and electron microscopic studies. *Cancer* 1971;27(2):349–355.

45. Aloi F, Pich A, Pippione M. Malignant cellular blue nevus: a clinicopathological study of 6 cases. *Dermatology* 1996;192(1):36–40.

46. Gonzalez-Campora R, Diaz-Cano S, Vazquez-Ramirez F, et al. Cellular blue nevus with massive regional lymph node metastases. *Dermatol Surg* 1996;22(1):83–87.

47. Barnhill RL, Cerroni L, Cook M, et al. State of the art, nomenclature, and points of consensus and controversy concerning benign melanocytic lesions: outcome of an international workshop. *Adv Anat Pathol* 2010;17(2):73–90.

48. Bortolani A, Barisoni D, Scomazzoni G. Benign "metastatic" cellular blue nevus. *Ann Plast Surg* 1994;33(4):426–431.

49. Gammon B, Beilfuss B, Guitart J, et al. Fluorescence in situ hybridization for distinguishing cellular blue nevi from blue nevus-like melanoma. *J Cutan Pathol* 2011;38(4):335–341.

50. Maize JC, Jr, McCalmont TH, Carlson JA, et al. Genomic analysis of Blue Nevi and related dermal melanocytic proliferations. *Am J Surg Pathol* 2005;29(9):1214–1220.

51. Masson P. My conception of cellular nevi. *Cancer* 1951;4:19–38.

52. Skelton H III, Smith KJ, Barrett TL, et al. HMB-45 staining in benign and malignant melanocytic lesions. A reflection of cellular activation. *Am J Dermatopathol* 1991;13:543–550.

53. Mishima Y. Cellular blue nevus. Melanogenic activity and malignant transformation. *Arch Dermatol* 1970;101(1):104–110.

54. Pulitzer DR, Martin PC, Cohen AP, et al. Histologic classification of the combined nevus: analysis of the variable expression of melanocytic nevi. *Am J Surg Pathol* 1991;15:1111–1122.

55. Cooper PH. Deep penetrating (plexiform spindle cell) nevus. A frequent participant in combined nevus. *J Cutan Pathol* 1992;19(3):172–180.

56. Busam KJ, Wanna M, Wiesner T. Multiple epithelioid Spitz nevi or tumors with loss of BAP1 expression: a clue to a hereditary tumor syndrome. *JAMA Dermatol* 2013;149(3):335–339.

57. Murali R, McCarthy SW, Thompson JF, et al. Melanocytic nevus with focal atypical epithelioid components (clonal nevus) is a combined nevus. *J Am Acad Dermatol* 2007;56(5):889–890.

58. Bastiaens M, ter Huurne J, Gruis N, et al. The melanocortin-1-receptor gene is the major freckle gene. *Hum Mol Genet* 2001;10(16):1701–1708.

59. Bliss JM, Ford D, Swerdlow AJ, et al. Risk of cutaneous melanoma associated with pigmentation characteristics and freckling: systematic overview of 10 case-control studies. *Int J Cancer* 1995;62:367–376.

60. Rhodes AR, Albert LS, Barnhill RL, et al. Sun-induced freckles in children and young adults. A correlation of clinical and histopathologic features. *Cancer* 1991;67(7):1990–2001.

61. Breathnach AS, Wyllie LM. Electron microscopy of melanocytes and melanosomes in freckled human epidermis. *J Invest Dermatol* 1964;42:389–394.

62. Benedict PH, Szabo G, Fitzpatrick TB, et al. Melanotic macules in Albright's syndrome and in neurofibromatosis. *JAMA* 1968;205(9):618–626.

63. Barnhill RL, Albert LS, Shama SK, et al. Genital lentiginosis: a clinical and histopathologic study. *J Am Acad Dermatol* 1990;22:453–460.

64. Maize JC. Mucosal melanosis. *Dermatol Clin* 1988;6:283–293.

65. Gupta G, Williams REA, MacKie RM. The labial melanotic macule: a review of 79 cases. *Br J Dermatol* 1997;136:772–775.

66. Sexton FM, Maize JC. Melanotic macules and melanoacanthomas of the lip. A comparative study with census of the basal melanocyte population. *Am J Dermatopathol* 1987;9:438–444.

67. Saida T, Kawachi S, Takata M, et al. Histopathological characteristics of malignant melanoma affecting mucous membranes: a unifying concept of histogenesis. *Pathology* 2004;36(5):404–413.

68. Horlick HP, Walther RR, Zegarelli DJ, et al. Mucosal melanotic macule, reactive type: a simulation of melanoma. *J Am Acad Dermatol* 1988;19(5 Pt 1):786–791.

69. Becker SW. Concurrent melanosis and hypertrichosis in distribution of nevus unius lateris. *Arch Dermatol Syph* 1949;60:155–160.

70. Fehr B, Panizzon RG, Schnyder UW. Becker's nevus and malignant melanoma. *Dermatologica* 1991;182:77–80.

71. Rower JM, Carr RD, Lowney ED. Progressive cribriform and zosteriform hyperpigmentation. *Arch Dermatol* 1978;114(1):98–99.

72. Urbanek RW, Johnson WC. Smooth muscle hamartoma associated with Becker's nevus. *Arch Dermatol* 1978;114(1):104–106.

73. Kim YJ, Han JH, Kang HY, et al. Androgen receptor overexpression in Becker nevus: histopathologic and immunohistochemical analysis. *J Cutan Pathol* 2008;35(12):1121–1126.

74. Happle R, Koopman RJ. Becker nevus syndrome. *Am J Med Genet* 1997;68(3):357–361.

75. *Dorland's Illustrated Medical Dictionary*. 27th ed. Philadelphia, PA: W. B. Saunders Co, 1988.

76. Schafer T, Merkl J, Klemm E, et al. The epidemiology of nevi and signs of skin aging in the adult general population: results of the KORA-survey 2000. *J Invest Dermatol* 2006;126(7):1490–1496.

77. Derancourt C, Bourdon-Lanoy E, Grob JJ, et al. Multiple large solar lentigos on the upper back as clinical markers of past severe sunburn: a case-control study. *Dermatology* 2007;214(1):25–31.

78. Tucker MA, Halpern A, Holly EA, et al. Clinically recognized dysplastic nevi. A central risk factor for cutaneous melanoma. *JAMA* 1997;277:1439–1444.

79. McLean DI, Gallagher RP. "Sunburn" freckles, cafe-au-lait macules, and other pigmented lesions of schoolchildren: the Vancouver Mole Study. *J Am Acad Dermatol* 1995;32(4):565–570.

80. Elder DE, Murphy GF. Benign melanocytic tumors (nevi). In: Elder DE, Murphy GF, eds. *Melanocytic tumors of the skin*. Washington, DC: Armed Forces Institute of Pathology, 1991:5–81.

81. Bologna JL. Reticulated black solar lentigo ("ink spot" lentigo). *Arch Dermatol* 1992;128:934–940.

82. Bastiaens MT, Westendorp RG, Vermeer BJ, et al. Ephelides are more related to pigmentary constitutional host factors than solar lentigines. *Pigment Cell Res* 1999;12:316–322.

83. Bastiaens M, Hoefnagel J, Westendorp R, et al. Solar lentigines are strongly related to sun exposure in contrast to ephelides. *Pigment Cell Res* 2004;17(3):225–229.

84. Aoki H, Moro O, Tagami H, et al. Gene expression profiling analysis of solar lentigo in relation to immunohistochemical characteristics. *Br J Dermatol* 2007 156(6):1214–1223.

85. Cario-Andre M, Lepreux S, Pain C, et al. Perilesional vs. lesional skin changes in senile lentigo. *J Cutan Pathol* 2004;31(6):441–447.

86. Rhodes AR, Harrist TJ, Momtaz T. The PUVA-induced pigmented macule: a lentiginous proliferation of large, sometimes cytologically atypical, melanocytes. *J Am Acad*

Dermatol 1983;9(1):47–58.

87. Yonei N, Kaminaka C, Kimura A, et al. Two patterns of solar lentigines: a histopathological analysis of 40 Japanese women. *J Dermatol* 2012;39(10):829–832.

88. Hodgson C. Lentigo senilis. *Arch Dermatol* 1963;87:197–207.

89. Landi MT, Bauer J, Pfeiffer RM, et al. MC1R germline variants confer risk for BRAF-mutant melanoma. *Science* 2006;313(5786):521–522.

90. Andersen WK, Labadie RR, Bhawan J. Histopathology of solar lentigines of the face: a quantitative study. *J Am Acad Dermatol* 1997;36(3 Pt 1):444–447.

91. Abel EA, Reid H, Wood C, et al. PUVA-induced melanocytic atypia: is it confined to PUVA lentigines? *J Am Acad Dermatol* 1985;13(5 Pt 1):761–768.

92. Mehregan DR, Hamzavi F, Brown K. Large cell acanthoma. *Int J Dermatol* 2003;42(1):36–39.

93. Clark WH Jr, Elder DE, Guerry DIV, et al. A study of tumor progression: the precursor lesions of superficial spreading and nodular melanoma. *Hum Pathol* 1984;15:1147–1165.

94. Ryu HJ, Jeong JT, Kye YC, et al. Generalized lentiginosis with strabismus. *Int J Dermatol* 2002;41(11):780–782.

95. Zahorcsek Z, Schneider I. Generalized lentiginosis manifesting through three generations. *Int J Dermatol* 1996;35(5):357–359.

96. Marchesi L, Naldi L, Di Landro A, et al. Segmental lentiginosis with "jentigo" histologic pattern. *Am J Dermatopathol* 1992;14(4):323–327.

97. Micali G, Nasca MR, Innocenzi D, et al. Agminated lentiginosis: case report and review of the literature. *Pediatr Dermatol* 1994;11(3):241–245.

98. Schaffer JV, Orlow SJ, Lazova R, et al. Speckled lentiginous nevus: within the spectrum of congenital melanocytic nevi. *Arch Dermatol* 2001;137(2):172–178.

99. Coppin BD, Temple IK. Multiple lentigines syndrome (LEOPARD syndrome or progressive cardiomyopathic lentiginosis). *J Med Genet* 1997;34:582–586.

100. Reed OM, Mellette JR Jr, Fitzpatrick JE. Cutaneous lentiginosis with atrial myxomas. *J Am Acad Dermatol* 1986;15(2 Pt 2):398–402.

101. Carney JA, Stratakis CA. Epithelioid blue nevus and psammomatous melanotic schwannoma: the unusual pigmented skin tumors of the Carney complex. *Semin Diagn Pathol* 1998;15(3):216–224.

102. Jeghers H, McKusick BA, Katz KH. Generalized intestinal polyposis and melanin spots of the oral mucosa, lips and digits. *N Engl J Med* 2003;241:993–1005.

103. Choi HS, Park YJ, Park JG. Peutz-Jeghers syndrome: a new understanding. *J Korean Med Sci* 1999;14(1):2–7.

104. Boardman LA, Pittelkow MR, Couch FJ, et al. Association of Peutz-Jeghers-like mucocutaneous pigmentation with breast and gynecologic carcinomas in women. *Medicine (Baltimore)* 2000;79(5):293–298.

105. Ackerman AB, Ragaz A. The lives of lesions. *Chronology in dermatopathology*. New York, NY: Masson Publishing USA, 1984.

106. Selmanowitz VJ, Orentreich N, Felsenstein JM. Lentiginosis profusa syndrome (multiple lentigines syndrome). *Arch Dermatol* 1971;104(4):393–401.

107. Yamada K, Matsukawa A, Hori Y, et al. Ultrastructural studies on pigmented macules of Peutz-Jeghers syndrome. *J Dermatol* 1981;8(5):367–377.

108. Jimbow K, Horikoshi T. The nature and significance of macromelanosomes in pigmented skin lesions: their morphological characteristics, specificity for their occurrence, and possible mechanisms for their formation. *Am J Dermatopathol* 1982;4(5):413–420.

109. Horikoshi T, Jimbow K, Sugiyama S. Comparison of macromelanosomes and autophagic giant melanosome complexes in nevocellular nevi, lentigo simplex and malignant melanoma. *J Cutan Pathol* 1982;9(5):329–339.

110. Shoji T, Cockerell CJ, Koff AB, et al. Eruptive melanocytic nevi after Stevens-Johnson syndrome. *J Am Acad Dermatol* 1997;37:337–339.

111. Richert S, Bloom EJ, Flynn K, et al. Widespread eruptive dermal and atypical melanocytic nevi in association with chronic myelocytic leukemia: case report and review of the literature. *J Am Acad Dermatol* 1996;35(2 Pt 2):326–329.

112. Bovenschen HJ, Tjioe M, Vermaat H, et al. Induction of eruptive benign melanocytic naevi by immune suppressive agents, including biologicals. *Br J Dermatol* 2006;154(5):880–884.

113. Kanzler MH, Mraz-Gernhard S. Primary cutaneous malignant melanoma and its precursor lesions: diagnostic and therapeutic overview. *J Am Acad Dermatol* 2001;45(2):260–276.

114. Whimster IW. Recurrent pigment cell naevi and their significance in the problem of endogenous carcinogenesis. *Ann Ital Dermatol Clin Sper* 1965;19:168–191.

115. Hafner C, Stoehr R, van Oers JM, et al. The absence of BRAF, FGFR3, and PIK3CA mutations differentiates lentigo simplex from melanocytic nevus and solar lentigo. *J Invest Dermatol* 2009;129(11):2730–2735.

116. Stewart DM, Altman J, Mehregan AH. Speckled lentiginous nevus. *Arch Dermatol* 1978;114(6):895–896.

117. Eng AM. Solitary small active junctional nevi in juvenile patients. *Arch Dermatol* 1983;119(1):35–38.

118. Worret WI, Burgdorf WH. Which direction do nevus cells move? Abtropfung reexamined. *Am J Dermatopathol* 1998;20:135–139.

119. Miescher G, von Albertini A. Histologie de 100 cas de naevi pigmentaires d'apres les methodes de Masson. *Bull Soc Franc Dermatol Syph* 1935;42:1265–1273.

120. Goovaerts G, Buyssens N. Nevus cell maturation or atrophy. *Am J Dermatopathol* 1988;10:20–27.

121. Gray-Schopfer VC, Cheong SC, Chong H, et al. Cellular senescence in naevi and immortalisation in melanoma: a role for p16? *Br J Cancer* 2006;95(4):496–505.

122. Smolle J, Smolle-Juettner FM, Stettner H, et al. Relationship of tumor cell motility and morphologic patterns, part 1: melanocytic skin tumors. *Am J Dermatopathol* 1992;14(3):231–237.

123. Rhodes AR, Silverman RA, Harrist TJ, et al. A histologic comparison of congenital and acquired nevomelanocytic nevi. *Arch Dermatol* 1985;121:1266–1273.

124. Sagebiel RW. Histologic artifacts of benign pigmented nevi. *Arch Dermatol* 1972;106:691–693.

125. Fullen DR, Reed JA, Finnerty B, et al. S100A6 preferentially labels type C nevus cells and nevic corpuscles: additional support for Schwannian differentiation of intradermal nevi. *J Cutan Pathol* 2001;28(8):393–399.

126. Penneys NS, Mogollon R, Kowalczyk A, et al. A survey of cutaneous neural lesions for the presence of myelin basic protein. An immunohistochemical study. *Arch Dermatol* 1984;120(2):210–213.

127. Gray MH, Smoller BR, McNutt NS, et al. Neurofibromas and neurotized melanocytic nevi are immunohistochemically distinct neoplasms. *Am J Dermatopathol*

1990;12(3):234–241.

128. Foucar E, Bentley TJ, Laube DW, et al. A histopathologic evaluation of nevocellular nevi in pregnancy. *Arch Dermatol* 1985;121:350–354.

129. O'rourke EA, Balzer B, Barry CI, et al. Nevic mitoses: a review of 1041 cases. *Am J Dermatopathol* 2013;35(1):30–33.

130. Zembowicz A, McCusker M, Chiarelli C, et al. Morphological analysis of nevoid melanoma: a study of 20 cases with a review of the literature. *Am J Dermatopathol* 2001;23(3):167–175.

131. Winkelmann RK. Cholinesterase in the cutaneous nevus. *Cancer* 1960;13:626–630.

132. Thorne EG, Mottaz JH, Zelickson AS. Tyrosinase activity in dermal nevus cells. *Arch Dermatol* 1971;104(6):619–624.

133. Niizuma K. Electron microscopic study of nevic corpuscle. *Acta Derm Venereol* 1975;55(4):283–289.

134. Evans MJ, Sanders DS, Grant JH, et al. Expression of Melan-A in Spitz, pigmented spindle cell nevi, and congenital nevi: comparative immunohistochemical study. *Pediatr Dev Pathol* 2000;3(1):36–39.

135. Lund HZ, Stobbe GD. The natural history of the pigmented nevus: factors of age and anatomic location. *Am J Pathol* 1949;6:1117–1147.

136. Maize JC, Foster G. Age-related changes in melanocytic naevi. *Clin Exp Dermatol* 1979;4(1):49–58.

137. Mishima Y. Macromolecular changes in pigmentary disorders. *Arch Dermatol* 1965;91(519):557.

138. Gilchrest BA, Treloar V, Grassi AM, et al. Characteristics of cultivated adult human nevocellular nevus cells. *J Invest Dermatol* 1986;87:102–107.

139. Gottlieb B, Brown AL Jr, Winkelmann RK. Fine structure of the nevus cell. *Arch Dermatol* 1965;92(1):81–87.

140. King R, Googe PB, Weilbaecher KN, et al. Microphthalmia transcription factor expression in cutaneous benign, malignant melanocytic, and nonmelanocytic tumors. *Am J Surg Pathol* 2001;25(1):51–57.

141. Davies H, Bignell GR, Cox C, et al. Mutations of the BRAF gene in human cancer. *Nature* 2002;417(6892):949–954.

142. Pollock PM, Harper UL, Hansen KS, et al. High frequency of BRAF mutations in nevi. *Nat Genet* 2003;33(1):19–20.

143. Omholt K, Karsberg S, Platz A, et al. Screening of N-ras Codon 61 mutations in paired primary and metastatic cutaneous melanomas: mutations occur early and persist throughout tumor progression. *Clin Cancer Res* 2002;8(11):3468–3474.

144. Demunter A, Stas M, Degreef H, et al. Analysis of N- and k-ras mutations in the distinctive tumor progression phases of melanoma. *J Invest Dermatol* 2001;117(6):1483–1489.

145. Jafari M, Papp T, Kirchner S, et al. Analysis of ras mutations in human melanocytic lesions: activation of the ras gene seems to be associated with the nodular type of human malignant melanoma. *J Cancer Res Clin Oncol* 1995;121(1):23–30.

146. Papp T, Pemsel H, Zimmermann R, et al. Mutational analysis of the N-ras, p53, p16INK4a, CDK4, and MC1R genes in human congenital melanocytic naevi. *J Med Genet* 1999;36:610–614.

147. Yeh I, von DA, Bastian BC. Clonal BRAF mutations in melanocytic nevi and initiating role of BRAF in melanocytic neoplasia. *J Natl Cancer Inst* 2013;105(12):917–919.

148. Keller-Melchior R, Schmidt R, Piepkorn M. Expression of the tumor suppressor gene product p16INK^4 in benign and malignant melanocytic lesions. *J Invest Dermatol* 1998;110:932–938.

149. Cachia AR, Indsto JO, McLaren KM, et al. CDKN2A mutation and deletion status in thin and thick primary melanoma. *Clin Cancer Res* 2000;6(9):3511–3515.

150. Sharpless E, Chin L. The INK4a/ARF locus and melanoma. *Oncogene* 2003;22(20):3092–3098.

151. Hashimoto K, Bale GF. An electron microscopic study of balloon nevus cells. *Cancer* 1972;30:530.

152. MacLennan R, Kelly JW, Rivers JK, et al. The Eastern Australian Childhood Nevus Study: site differences in density and size of melanocytic nevi in relation to latitude and phenotype. *J Am Acad Dermatol* 2003;48(3):367–375.

153. Rongioletti F, Ball RA, Marcus R, et al. Histopathological features of flexural melanocytic nevi: a study of 40 cases. *J Cutan Pathol* 2000;27(5):215–217.

154. Fabrizi G, Pagliarello C, Parente P, et al. Atypical nevi of the scalp in adolescents. *J Cutan Pathol* 2007;34(5):365–369.

155. Lazova R, Lester B, Glusac EJ, et al. The characteristic histopathologic features of nevi on and around the ear. *J Cutan Pathol* 2005;32(1):40–44.

156. Saad AG, Patel S, Mutasim DF. Melanocytic nevi of the auricular region: histologic characteristics and diagnostic difficulties. *Am J Dermatopathol* 2005;27(2):111–115.

157. Rongioletti F, Urso C, Batolo D, et al. Melanocytic nevi of the breast: a histologic case-control study. *J Cutan Pathol* 2004;31(2):137–140.

158. Mason AR, Mohr MR, Koch LH, et al. Nevi of special sites. *Clin Lab Med* 2011;31(2):229–242.

159. MacKie RM, English J, Aitchison TC, et al. The number and distribution of benign pigmented moles (melanocytic nevi) in a healthy British population. *Br J Dermatol* 1985;113:167–174.

160. Boyd AS, Rapini RP. Acral melanocytic neoplasms: a histologic analysis of 158 lesions. *J Am Acad Dermatol* 1994;31:740–745.

161. Clemente C, Zurrida S, Bartoli C, et al. Acral-lentiginous naevus of plantar skin. *Histopathology* 1995;27:549–555.

162. Han KH, Cho KH. Acral lentiginous nevus. *J Dermatol* 1998;25:23–27.

163. Haupt HM, Stern JB. Pagetoid melanocytosis: histologic features in benign and malignant lesions. *Am J Surg Pathol* 1995;19:792–797.

164. Saida T, Koga H, Goto Y, et al. Characteristic distribution of melanin columns in the cornified layer of acquired acral nevus: an important clue for histopathologic differentiation from early acral melanoma. *Am J Dermatopathol* 2011;33(5):468–473.

165. Baran R, Barriere H. Longitudinal melanonychia with spreading pigmentation in Laugier-Hunziker syndrome: a report of two cases. *Br J Dermatol* 1986;115(6):707–710.

166. Baran R, Eichmann A. Longitudinal melanonychia associated with Bowen's disease: two new cases. *Dermatology* 1993;186:159–160.

167. Kemmett D, Ellis J, Spencer MJ, et al. The Laugier-Hunziker syndrome—a clinical review of six cases. *Clin Exp Dermatol* 1990;15(2):111–114.

168. Rich P. Nail biopsy. Indications and methods. *J Dermatol Surg Oncol* 1992;18(8):673–682.

169. Scher RK, Silvers DN. Longitudinal melanonychia striata. *J Am Acad Dermatol* 1991;24(6 Pt 1):1035–1036.

170. Jellinek N. Nail matrix biopsy of longitudinal melanonychia: diagnostic algorithm including the matrix shave biopsy. *J Am Acad Dermatol* 2007;56(5):803–810.

171. Molina D, Sanchez JL. Pigmented longitudinal bands of the nail. A clinicopathologic study. *Am J Dermatopathol* 1995;17(6):539–541.

172. Goettmann-Bonvallot S, Andre J, Belaich S. Longitudinal

melanonychia in children: a clinical and histopathologic study of 40 cases. *J Am Acad Dermatol* 1999;41(1):17–22.

173. Takata M, Maruo K, Kageshita T, et al. Two cases of unusual acral melanocytic tumors: illustration of molecular cytogenetics as a diagnostic tool. *Hum Pathol* 2003;34(1):89–92.

174. Friedman RJ, Ackerman AB. Difficulties in the histologic diagnosis of melanocytic nevi on the vulvae of premenopausal women. In: Ackerman AB, ed. *Pathology of Malignant Melanoma*. New York, NY: Masson, 1981:119–127.

175. Carlson JA, Mu XC, Slominski A, et al. Melanocytic proliferations associated with lichen sclerosus. *Arch Dermatol* 2002;138(1):77–87.

176. Clark WHJ, Hood AF, Tucker MA, et al. Atypical melanocytic nevi of the genital type with a discussion of reciprocal parenchymal-stromal interactions in the biology of neoplasia. *Hum Pathol* 1998;29(Suppl 1):S1–S24.

177. Maize JC, Ackerman AB. Pigmented lesions of the skin. *Clinicopathologic correlations*. Philadelphia, PA: Lea & Febiger, 1987.

178. Christensen WN, Friedman KF, Woodruff JD, et al. Histologic characteristics of vulvar nevocellular nevi. *J Cutan Pathol* 1987;14:87–91.

179. Rock B, Hood AF, Rock JA. Prospective study of vulvar nevi. *J Am Acad Dermatol* 1990;22:104–106.

180. Gleason BC, Hirsch MS, Nucci MR, et al. Atypical genital nevi: a clinicopathologic analysis of 56 cases. *Am J Surg Pathol* 2008;32(1):51–57.

181. Elder DE. Precursors to melanoma and their mimics: nevi of special sites. *Mod Pathol* 2006;19(Suppl 2):S4–S20.

182. Fisher KR, Maize JC Jr, Maize JC Sr. Histologic features of scalp melanocytic nevi. *J Am Acad Dermatol* 2013;68(3):466–472.

183. Spitz S. Melanomas of childhood. *Am J Pathol* 1948;24:591–609.

184. Cesinaro AM, Foroni M, Sighinolfi P, et al. Spitz nevus is relatively frequent in adults: a clinico-pathologic study of 247 cases related to patient's age. *Am J Dermatopathol* 2005;27(6):469–475.

185. Paniago-Pereira C, Maize JC, Ackerman AB. Nevus of large spindle and/or epithelioid cells (spitz's nevus). *Arch Dermatol* 1978;114(12):1811–1823.

186. Harris MN, Hurwitz RM, Buckel LJ, et al. Congenital spitz nevus. *Dermatol Surg* 2000;26(10):931–935.

187. Barnhill RL. The spitzoid lesion: rethinking spitz tumors, atypical variants, "spitzoid melanoma" and risk assessment. *Mod Pathol* 2006;19(Suppl 2):S21–S33.

188. Spatz A, Calonje E, Handfield-Jones S, et al. Spitz tumors in children: a grading system for risk stratification. *Arch Dermatol* 1999;135(3):282–285.

189. Dal Pozzo V, Benelli C, Restano L, et al. Clinical review of 247 case records of spitz nevus (epithelioid cell and/or spindle cell nevus). *Dermatology* 1997;194:20–25.

190. Schmoeckel C, Wildi G, Schafer T. Spitz nevus versus malignant melanoma: spitz nevi predominate on the thighs in patients younger than 40 years of age, melanomas on the trunk in patients 40 years of age or older. *J Am Acad Dermatol* 2007;56(5):753–758.

191. Weedon D, Little JH. Spindle and epithelioid cell nevi in children and adults. A review of 211 cases of the spitz nevus. *Cancer* 1977;40:217–225.

192. Hulshof MM, Van Haeringen A, Gruis NA, et al. Multiple agminate spitz naevi. *Melanoma Res* 1998;8:156–160.

193. Fass J, Grimwood RE, Kraus E, et al. Adult onset of eruptive widespread Spitz's nevi. *J Am Acad Dermatol* 2002;46(5 Suppl):S142–S143.

194. Zayour M, Bolognia JL, Lazova R. Multiple spitz nevi: a clinicopathologic study of 9 patients. *J Am Acad Dermatol* 2012;67(3):451–458, 458.e1–458.e12.

195. Busam KJ, Barnhill RL. Pagetoid spitz nevus. Intraepidermal spitz tumor with prominent pagetoid spread. *Am J Surg Pathol* 1995;19(9):1061–1067.

196. Merot Y, Frenk E. Spitz nevus (large spindle cell and/or epithelioid cell nevus). Age-related involvement of the suprabasal epidermis. *Virchows Arch A Pathol Anat Histopathol* 1989;415(2):97–101.

197. Merot Y. Transepidermal elimination of nevus cells in spindle and epithelioid cell (Spitz) nevi [letter]. *Arch Dermatol* 1988;124:1441–1442.

198. Kantor G, Wheeland RG. Transepidermal elimination of nevus cells. A possible mechanism of nevus involution. *Arch Dermatol* 1987;123:1371–1374.

199. Scott G, Chen KTK, Rosai J. Pseudoepitheliomatous hyperplasia in spitz nevi: a possible source of confusion with squamous cell carcinoma. *Arch Pathol Lab Med* 1989;113:61–63.

200. Hantschke M, Bastian BC, LeBoit PE. Consumption of the epidermis: a diagnostic criterion for the differential diagnosis of melanoma and spitz nevus. *Am J Surg Pathol* 2004;28(12):1621–1625.

201. Arbuckle S, Weedon D. Eosinophilic globules in the Spitz nevus. *J Am Acad Dermatol* 1982;7:324–327.

202. Kamino H, Flotte TJ, Misheloff E, et al. Eosinophilic globules in spitz's nevi. New findings and a diagnostic sign. *Am J Dermatopathol* 1979;1:319–324.

203. Wesselmann U, Becker LR, Brocker EB, et al. Eosinophilic globules in spitz nevi: no evidence for apoptosis. *Am J Dermatopathol* 1998;20:551–554.

204. Crotty KA, Scolyer RA, Li L, et al. Spitz naevus versus spitzoid melanoma: when and how can they be distinguished? *Pathology* 2002;34(1):6–12.

205. McGovern VJ. Spitz nevus. In: McGovern VJ, ed. *Melanoma. Histological diagnosis and prognosis*. New York, NY: Raven Press, 1983:37–44.

206. Smolle J, Taniguchi S, Kerl H. Relationship of tumor cell motility and morphologic patterns. Part 2. Analysis of tumor cell sublines with different motility in vitro. *Am J Dermatopathol* 1992;14(4):315–318.

207. Allen AC. Juvenile melanomas of children and adults and melanocarcinomas of children. *Arch Dermatol* 1960;82:325–335.

208. Harris GR, Shea CR, Horenstein MG, et al. Desmoplastic (sclerotic) nevus: an underrecognized entity that resembles dermatofibroma and desmoplastic melanoma. *Am J Surg Pathol* 1999;23(7):786–794.

209. MacKie RM, Doherty VR. The desmoplastic melanocytic naevus: a distinct histological entity. *Histopathology* 1992;20:207–211.

210. Barr RJ, Morales RV, Graham JH. Desmoplastic nevus: a distinct histologic variant of mixed spindle cell and epithelioid cell nevus. *Cancer* 1980;46:557–564.

211. Lazzaro B, Rebers A, Herlyn M, et al. Immunophenotyping of compound and spitz nevi and vertical growth phase melanomas using a panel of monoclonal antibodies reactive in paraffin sections. *J Invest Dermatol* 1993;313S–317S.

212. Bergman R, Azzam H, Sprecher E, et al. A comparative immunohistochemical study of MART-1 expression in spitz nevi, ordinary melanocytic nevi, and malignant melano-

mas. *J Am Acad Dermatol* 2000;42(3):496–500.

213. Kiriu M, Patel RM, Busam KJ. Desmoplastic melanocytic nevi with lymphocytic aggregates. *J Cutan Pathol* 2012;39(10):940–944.

214. Blokhin E, Pulitzer M, Busam KJ. Immunohistochemical expression of p16 in desmoplastic melanoma. *J Cutan Pathol* 2013;40(9):796–800.

215. Suster S. Hyalinizing spindle and epithelioid cell nevus. A study of five cases of a distinctive histologic variant of spitz's nevus. *Am J Dermatopathol* 1994;16(6):593–598.

216. Diaz-Cascajo C, Borghi S, Weyers W. Angiomatoid spitz nevus: a distinct variant of desmoplastic spitz nevus with prominent vasculature. *Am J Dermatopathol* 2000;22(2):135–139.

217. Schreiner E, Wolff K. Die Ultrastruktur des benignen juvenilen Melanoms. *Arch Klin Exp Dermatol* 1970;237:749–768.

218. Bastian BC, LeBoit PE, Pinkel D. Mutations and copy number increase of HRAS in Spitz nevi with distinctive histopathological features. *Am J Pathol* 2000;157(3):967–972.

219. Maldonado JL, Timmerman L, Fridlyand J, et al. Mechanisms of cell-cycle arrest in spitz nevi with constitutive activation of the MAP-kinase pathway. *Am J Pathol* 2004;164(5):1783–1787.

220. Wiesner T, Murali R, Fried I, et al. A Distinct subset of atypical spitz tumors is characterized by BRAF mutation and loss of BAP1 expression. *Am J Surg Pathol* 2012;36(6): 818–830.

221. Wiesner T, He J, Yelensky R, et al. Kinase fusions are frequent in Spitz tumours and spitzoid melanomas. *Nat Commun* 2014;5:3116.

222. Ribe A, McNutt NS. S100A6 protein expression is different in Spitz nevi and melanomas. *Mod Pathol* 2003;16(5):505–511.

223. LeBoit PE, Van Fletcher H. A comparative study of Spitz nevus and nodular malignant melanoma using image analysis cytometry. *J Invest Dermatol* 1987;88:753–757.

224. Leitinger G, Cerroni L, Soyer HP, et al. Morphometric diagnosis of melanocytic skin tumors. *Am J Dermatopathol* 1990;12:441–445.

225. Puri PK, Ferringer TC, Tyler WB, et al. Statistical analysis of the concordance of immunohistochemical stains with the final diagnosis in spitzoid neoplasms. *Am J Dermatopathol* 2011;33:72–77.

226. Li LX, Crotty KA, McCarthy SW, et al. A zonal comparison of MIB1-Ki67 immunoreactivity in benign and malignant melanocytic lesions. *Am J Dermatopathol* 2000;22(6):489–495.

227. Vollmer RT. Use of Bayes rule and MIB-1 proliferation index to discriminate Spitz nevus from malignant melanoma. *Am J Clin Pathol* 2004;122(4):499–505.

228. Al DR, Agoumi M, Gagne I, et al. p16 Expression: a marker of differentiation between childhood malignant melanomas and Spitz nevi. *J Am Acad Dermatol* 2011;65(2):357–363.

229. Ali L, Helm T, Cheney R, et al. Correlating array comparative genomic hybridization findings with histology and outcome in spitzoid melanocytic neoplasms. *Int J Clin Exp Pathol* 2010;3(6):593–599.

230. Gerami P, Scolyer RA, Xu X, et al. Risk assessment for atypical spitzoid melanocytic neoplasms using FISH to identify chromosomal copy number aberrations. *Am J Surg Pathol* 2013;37(5):676–684.

231. Cesinaro AM, Schirosi L, Bettelli S, et al. Alterations of 9p21 analysed by FISH and MLPA distinguish atypical spitzoid melanocytic tumours from conventional spitz's nevi

but do not predict their biological behaviour. *Histopathology* 2010;57(4):515–527.

232. Busam KJ, Rosai J, Iversen K, et al. Xanthogranulomas with inconspicuous foam cells and giant cells mimicking malignant melanoma: a clinical, histologic, and immunohistochemical study of three cases. *Am J Surg Pathol* 2000;24:864–869.

233. Miettinen M, Fetsch JF. Reticulohistiocytoma (solitary epithelioid histiocytoma): a clinicopathologic and immunohistochemical study of 44 cases. *Am J Surg Pathol* 2006;30(4):521–528.

234. Silverman JS, Glusac EJ. Epithelioid cell histiocytoma—histogenetic and kinetics analysis of dermal microvascular unit dendritic cell subpopulations. *J Cutan Pathol* 2003;30(7):415–422.

235. Busam KJ, Granter SR, Iversen K, et al. Immunohistochemical distinction of epithelioid histiocytic proliferations from epithelioid melanocytic nevi. *Am J Dermatopathol* 2000;22(3):237–241.

236. Elder DE, Xu X. The approach to the patient with a difficult melanocytic lesion. *Pathology* 2004;36(5):428–434.

237. Cerroni L, Barnhill R, Elder D, et al. Melanocytic tumors of uncertain malignant potential: results of a tutorial held at the XXIX Symposium of the International Society of Dermatopathology in Graz, October 2008. *Am J Surg Pathol* 2010;34(3):314–326.

238. Gerami P, Cooper C, Bajaj S, et al. Outcomes of atypical Spitz tumors with chromosomal copy number aberrations and conventional melanomas in children. *Am J Surg Pathol* 2013;37:1387–1394.

239. Casso EM, Grin-Jorgensen CM, Grant-Kels JM. Spitz nevi. *J Am Acad Dermatol* 1992;27(6 Pt 1):901–913.

240. Shapiro PE. Spitz nevi. *J Am Acad Dermatol* 1993;29(4): 667–668.

241. De Wit PEJ, Kerstens HMJ, Poddighe PJ, et al. DNA *in situ* hybridization as a diagnostic tool in the discrimination of melanoma and Spitz naevus. *J Pathol* 1994;173:227–233.

242. Smith KJ, Barett TL, Skelton HG, et al. Spindle cell and epithelioid cell nevi with atypia and metastasis (malignant Spitz tumor). *Am J Surg Pathol* 1989;13:931–939.

243. Urso C, Borgognoni L, Saieva C, et al. Sentinel lymph node biopsy in patients with "atypical spitz tumors." A report on 12 cases. *Hum Pathol* 2006;37(7):816–823.

244. Roaten JB, Partrick DA, Pearlman N, et al. Sentinel lymph node biopsy for melanoma and other melanocytic tumors in adolescents. *J Pediatr Surg* 2005;40(1):232–235.

245. Roaten JB, Partrick DA, Bensard D, et al. Survival in sentinel lymph node-positive pediatric melanoma. *J Pediatr Surg* 2005;40(6):988–992.

246. Su LD, Fullen DR, Sondak VK, et al. Sentinel lymph node biopsy for patients with problematic spitzoid melanocytic lesions: a report on 18 patients. *Cancer* 2003;97(2): 499–507.

247. Lohmann CM, Coit DG, Brady MS, et al. Sentinel lymph node biopsy in patients with diagnostically controversial spitzoid melanocytic tumors. *Am J Surg Pathol* 2002;26(1):47–55.

248. Berk DR, Labuz E, Dadras SS, et al. Melanoma and melanocytic tumors of uncertain malignant potential in children, adolescents and young adults-the stanford experience 1995-2008. *Pediatr Dermatol* 2010;27(3): 244–254.

249. Cerrato F, Wallins JS, Webb ML, et al. Outcomes in pediatric atypical spitz tumors treated without sentinel lymph

node biopsy. *Pediatr Dermatol* 2012;29(4):448–453.

250. Reed RJ, Ichinose H, Clark WH Jr, et al. Common and uncommon melanocytic nevi and borderline melanomas. *Semin Oncol* 1975;2:119–147.

251. Sau P, Graham JH, Helwig EB. Pigmented spindle cell nevus: a clinicopathologic analysis of ninety-five cases. *J Am Acad Dermatol* 1993;28:565–571.

252. Barnhill RL, Barnhill MA, Berwick M, et al. The histologic spectrum of pigmented spindle cell nevus: a review of 120 cases with emphasis on atypical variants. *Hum Pathol* 1991;22:52–58.

253. Sagebiel RW, Chinn EK, Egbert BM. Pigmented spindle cell nevus. Clinical and histologic review of 90 cases. *Am J Surg Pathol* 1984;8:645–653.

254. Ferrara G, Argenziano G, Soyer HP, et al. The spectrum of Spitz nevi: a clinicopathologic study of 83 cases. *Arch Dermatol* 2005;141(11):1381–1387.

255. Smith NP. The pigmented spindle cell tumor of Reed: and underdiagnosed lesion. *Semin Diagn Pathol* 1987;4:75–87.

256. Wistuba I, Gonzalez S. Eosinophilic globules in pigmented spindle cell nevus. *Am J Dermatopathol* 1990;12:268–271.

257. Requena C, Requena L, Sanchez-Yus E, et al. Hypopigmented Reed nevus. *J Cutan Pathol* 2008;35(Suppl 1):87–89.

258. Walton RG, Jacobs AH, Cox AJ. Pigmented lesions in newborn infants. *Br J Dermatol* 1976;95:389–396.

259. Rivers JK, MacLennan R, Kelly JW, et al. The eastern Australian childhood nevus study: prevalence of atypical nevi, congenital nevus-like nevi, and other pigmented lesions. *J Am Acad Dermatol* 1995;32(6):957–963.

260. Kopf AW, Bart RS, Hennessey P. Congenital nevocytic nevi and malignant melanomas. *J Am Acad Dermatol* 1979;1:123–130.

261. Rhodes AR. Melanocytic precursors of cutaneous melanoma. Estimated risks and guidelines for management. *Med Clin North Am* 1986;70:3–37.

262. Orkin M, Frichot BC III, Zelickson AS. Cerebriform intradermal nevus. A cause of cutis verticis gyrata. *Arch Dermatol* 1974;110(4):575–582.

263. Morishima T, Endo M, Imagawa I, et al. Clinical and histopathological studies on spotted grouped pigmented nevi with special reference to eccrine-centered nevus. *Acta Derm Venereol* 1976;56(5):345–352.

264. Botet MV, Caro FR, Sanchez JL. Congenital acral melanocytic nevi clinically stimulating acral lentiginous melanoma. *J Am Acad Dermatol* 1981;5(4):406–410.

265. Ruiz-Maldonado R, Orozco-Covarrubias L, Ridaura-Sanz C, et al. Desmoplastic hairless hypopigmented naevus: a variant of giant congenital melanocytic naevus. *Br J Dermatol* 2003;148(6):1253–1257.

266. Slaughter JC, Hardman JM, Kempe LG, et al. Neurocutaneous melanosis and leptomeningeal melanomatosis in children. *Arch Pathol* 1969;88(3):298–304.

267. Reed WB, Becker SW, Becker SW Jr, et al. Giant pigmented nevi, melanoma, and leptomeningeal melanosis. *Arch Dermatol* 1965;91:100–119.

268. Foster RD, Williams ML, Barkovich AJ, et al. Giant congenital melanocytic nevi: the significance of neurocutaneous melanosis in neurologically asymptomatic children. *Plast Reconstr Surg* 2001;107(4):933–941.

269. Krengel S, Hauschild A, Schafer T. Melanoma risk in congenital melanocytic naevi: a systematic review. *Br J Dermatol* 2006;155(1):1–8.

270. Hale EK, Stein J, Ben-Porat L, et al. Association of mela-noma and neurocutaneous melanocytosis with large congenital melanocytic naevi—results from the NYU-LCMN registry. *Br J Dermatol* 2005;152(3):512–517.

271. Swerdlow AJ, Green A. Melanocytic naevi and melanoma: an epidemiological perspective. *Br J Dermatol* 1987;117:137–146.

272. Ruiz-Maldonado R, Tamayo L, Laterza AM, et al. Giant pigmented nevi: clinical, histopathologic, and therapeutic considerations. *J Pediatr* 1992;120:906–911.

273. Bittencourt FV, Marghoob AA, Kopf AW, et al. Large congenital melanocytic nevi and the risk for development of malignant melanoma and neurocutaneous melanocytosis. *Pediatrics* 2000;106(4):736–741.

274. Marghoob AA, Schoenbach SP, Kopf AW, et al. Large congenital melanocytic nevi and the risk for the development of malignant melanoma —A prospective study. *Arch Dermatol* 1996;132:170–175.

275. Rhodes AR, Melski JW. Small congenital nevocellular nevi and the risk of cutaneous melanoma. *J Pediatr* 1982;100:219–224.

276. Illig L, Weidner F, Hundeiker M, et al. Congenital nevi less than or equal to 10 cm as precursors to melanoma. 52 cases, a review, and a new conception. *Arch Dermatol* 1985;121:1274–1281.

277. Everett MA. Histopathology of congenital pigmented nevi. *Am J Dermatopathol* 1989;11:11–12.

278. Cribier BJ, Santinelli F, rosshans E. Lack of clinical-pathological correlation in the diagnosis of congenital naevi. *Br J Dermatol* 1999;141(6):1004–1009.

279. Stenn KS, Arons M, Hurwitz S. Patterns of congenital nevocellular nevi. *J Am Acad Dermatol* 1983;9:388–393.

280. Kuehnl-Petzoldt C, Kunze J, Mueller R, et al. Histology of congenital nevi during the first year of life. A study by conventional and electron microscopy. *Am J Dermatopathol* 1984;6(Suppl):81–88.

281. Mark GJ, Mihm MC Jr, Liteplo MG, et al. Congenital melanocytic nevi of the small and garment type. Clinical, histologic, and ultrastructural studies. *Hum Pathol* 1973;4:395–418.

282. Barnhill RL, Fleischli M. Histologic features of congenital melanocytic nevi in infants 1 year of age or younger. *J Am Acad Dermatol* 1995;33(5 Pt 1):780–785.

283. Clemmensen OJ, Kroon S. The histology of "congenital features" in early acquired melanocytic nevi. *J Am Acad Dermatol* 1988;19:742–746.

284. Michaloglou C, Vredeveld LC, Soengas MS, et al. BRAFE600-associated senescence-like cell cycle arrest of human naevi. *Nature* 2005;436(7051):720–724.

285. Bauer J, Curtin JA, Pinkel D, et al. Congenital melanocytic nevi frequently harbor NRAS mutations but no BRAF mutations. *J Invest Dermatol* 2007;127(1):179–182.

286. Betti R, Inselvini E, Vergani R, et al. Small congenital nevi associated with melanoma: case reports and considerations. *J Dermatol* 2000;27(9):583–590.

287. Hurwitz RM, Buckel LJ. Superficial congenital compound melanocytic nevus. Another pitfall in the diagnosis of malignant melanoma. *Dermatol Surg* 1997;23(10):897–900.

288. Fontaine D, Parkhill W, Greer W, et al. Nevus cells in lymph nodes: an association with congenital cutaneous nevi. *Am J Dermatopathol* 2002;24(1):1–5.

289. Kinsler VA, Thomas AC, Ishida M, et al. Multiple congenital melanocytic nevi and neurocutaneous melanosis are caused by postzygotic mutations in codon 61 of NRAS. *J Invest Dermatol* 2013;133(9):2229–2236.

290. Kinsler VA, Birley J, Atherton DJ. Great Ormond Street

Hospital for children registry for congenital melanocytic naevi: prospective study 1988-2007. Part 2—evaluation of treatments. *Br J Dermatol* 2009;160(2):387–392.

291. Kinsler VA, Anderson G, Latimer B, et al. Immunohistochemical and ultrastructural features of congenital melanocytic naevus cells support a stem cell phenotype. *Br J Dermatol* 2013;169(2):374–383.

292. DeDavid M, Orlow SJ, Provost N, et al. A study of large congenital melanocytic nevi and associated malignant melanomas: review of cases in the New York University Registry and the world literature. *J Am Acad Dermatol* 1997;36:409–416.

293. Kaddu S, Smolle J, Zenahlik P, et al. Melanoma with benign melanocytic naevus components: reappraisal of clinicopathological features and prognosis. *Melanoma Res* 2002;12(3):271–278.

294. Rhodes AR, Wood WC, Sober AJ, et al. Nonepidermal origin of malignant melanoma associated with a giant congenital nevocellular nevus. *Plast Reconstr Surg* 1981;67: 782–790.

295. Paull WH, Polley D, Fitzpatrick JE. Malignant melanoma arising intradermally in a small congenital nevus of an adult. *J Dermatol Surg Oncol* 1986;12(11):1176–1178.

296. Padilla RS, McConnell TS, Gribble JT, et al. Malignant melanoma arising in a giant congenital melanocytic nevus. A case report with cytogenetic and histopathologic analyses. *Cancer* 1988;62(12):2589–2594.

297. Sharpe RJ, Salasche SJ, Barnhill RL, et al. Nonepidermal origin of cutaneous melanoma in a small congenital nevus. *Arch Dermatol* 1990;126(12):1559–1561.

298. Weidner N, Flanders DJ, Jochimsen PR, et al. Neurosarcomatous malignant melanoma arising in a neuroid giant congenital melanocytic nevus. *Arch Dermatol* 1985;121:1302–1306.

299. Pack GT, Davis J. Nevus giganticus pigmentosus with malignant transformation. *Surgery* 1961;49:347–354.

300. Aroni K, Georgala S, Papachatzaki E, et al. Coexistence of plaque-type blue nevus and congenital melanocytic nevi. *J Dermatol* 1996;23(5):325–328.

301. Hendrickson MR, Ross JC. Neoplasms arising in congenital giant nevi: morphologic study of seven cases and a review of the literature. *Am J Surg Pathol* 1981;5(2):109–135.

302. Hoang MP, Sinkre P, Albores-Saavedra J. Rhabdomyosarcoma arising in a congenital melanocytic nevus. *Am J Dermatopathol* 2002;24(1):26–29.

303. Fromont HG, Fraitag S, Wolter M, et al. DNA content and cell proliferation in giant congenital melanocytic naevi (GCMN). An analysis by image cytometry. *J Cutan Pathol* 1998;25(8):401–406.

304. Lowes MA, Norris D, Whitfeld M. Benign melanocytic proliferative nodule within a congenital naevus. *Australas J Dermatol* 2000;41(2):109–111.

305. Xu X, Bellucci KS, Elenitsas R, et al. Cellular nodules in congenital pattern nevi. *J Cutan Pathol* 2004;31:153–159.

306. Bastian BC, Xiong J, Frieden IJ, et al. Genetic changes in neoplasms arising in congenital melanocytic nevi : differences between nodular proliferations and melanomas. *Am J Pathol* 2002;161(4):1163–1169.

307. Williams HI. Primary malignant meningeal melanoma associated with benign hairy naevi. *J Pathol* 1969; 99(2):171–172.

308. Chang CS, Hsieh PF, Chia LG, et al. Leptomeningeal malignant melanoma arising in neurocutaneous melanocytosis: a case report. *Zhonghua Yi Xue Za Zhi (Taipei)* 1997;60(6):316–320.

309. Berg P, Lindelof B. Congenital nevocytic nevi: follow-up of a Swedish birth register sample regarding etiologic factors, discomfort, and removal rate. *Pediatr Dermatol* 2002;19(4):293–297.

310. Illig L. Small and giant congenital melanocytic nevi as precursors to melanoma in children and adults. *Pediatr Pol* 1986;61:475–483.

311. Mehregan DA, Mehregan AH. Deep penetrating nevus. *Arch Dermatol* 1993;129:328–331.

312. Seab JA Jr, Graham JH, Helwig EB. Deep penetrating nevus. *Am J Surg Pathol* 1989;13:39–44.

313. Barnhill RL, Mihm MC Jr, Magro CM. Plexiform spindle cell naevus: a distinctive variant of plexiform melanocytic naevus. *Histopathology* 1991;18(3):243–247.

314. High WA, Alanen KW, Golitz LE. Is melanocytic nevus with focal atypical epithelioid components (clonal nevus) a superficial variant of deep penetrating nevus? *J Am Acad Dermatol* 2006;55(3):460–466.

315. Magro CM, Crowson AN, Mihm MC Jr, et al. The dermal-based borderline melanocytic tumor: a categorical approach. *J Am Acad Dermatol* 2010;62(3):469–479.

316. Abraham RM, Ming ME, Elder DE, et al. An atypical melanocytic lesion without genomic abnormalities shows locoregional metastasis. *J Cutan Pathol* 2012;39(1):21–24.

317. Mehregan DR, Mehregan DA, Mehregan AH. Proliferating cell nuclear antigen staining in deep-penetrating nevi. *J Am Acad Dermatol* 1995;33:685–687.

318. Aouthmany M, Weinstein M, Zirwas MJ, et al. The natural history of halo nevi: a retrospective case series. *J Am Acad Dermatol* 2012;67(4):582–586.

319. Huynh PM, Lazova R, Bolognia JL. Unusual halo nevi—darkening rather than lightening of the central nevus. *Dermatology* 2001;202(4):324–327.

320. Brownstein MH, Kazam BB, Hashimoto K. Halo congenital nevus. *Arch Dermatol* 1977;113(11):1572–1575.

321. Happle R, Echternacht K, Schotola I. Halonaevus ohne Halo. *Hautarzt* 1975;26:44–46.

322. Cui Z, Willingham MC. Halo naevus: a visible case of immunosurveillance in humans? *Lancet Oncol* 2004;5(7): 397–398.

323. Meyerson LB. A peculiar papulosquamous eruption involving pigmented nevi. *Arch Dermatol* 1971;103(5): 510–512.

324. Pariser RJ. "Nevocentric" erythema multiforme. *J Am Acad Dermatol* 1994;31:491–492.

325. Elenitsas R, Halpern AC. Eczematous halo reaction in atypical nevi. *J Am Acad Dermatol* 1996;34:357–361.

326. Penneys NS, Mayoral F, Barnhill R, et al. Delineation of nevus cell nests in inflammatory infiltrates by immunohistochemical staining for the presence of S100 protein. *J Cutan Pathol* 1985;12(1):28–32.

327. Bayer-Garner IB, Ivan D, Schwartz MR, et al. The immunopathology of regression in benign lichenoid keratosis, keratoacanthoma and halo nevus. *Clin Med Res* 2004;2(2):89–97.

328. Moretti S, Spallanzani A, Pinzi C, et al. Fibrosis in regressing melanoma versus nonfibrosis in halo nevus upon melanocyte disappearance: could it be related to a different cytokine microenvironment? *J Cutan Pathol* 2007;34(4):301–308.

329. Denianke KS, Gottlieb GJ. Granulomatous inflammation in nevi undergoing regression (halo phenomenon): a report of 6 cases. *Am J Dermatopathol* 2008;30(3):233–235.

330. Cook-Norris RH, Zic JA, Boyd AS. Meyerson's naevus: a clinical and histopathological study of 11 cases. *Australas J Dermatol* 2008;49:191–195.

331. Gauthier Y, Surleve-Bazeille JE, Gauthier O, et al. Ultrastructure of halo nevi. *J Cutan Pathol* 1975;2(2):71–81.

332. Swanson JL, Wayte DM, Helwig EB. Ultrastructure of halo nevi. *J Invest Dermatol* 1968;50(6):434–450.

333. Hashimoto K. A case of halo nevus with effete melanocytes. *Acta Derm Venereol* 1975;55(2):87–95.

334. de Vijlder HC, Westerhof W, Schreuder GM, et al. Difference in pathogenesis between vitiligo vulgaris and halo nevi associated with vitiligo is supported by an HLA association study. *Pigment Cell Res* 2004;17(3):270–274.

335. Zeff RA, Freitag A, Grin CM, et al. The immune response in halo nevi. *J Am Acad Dermatol* 1997;37:620–624.

336. Musette P, Bachelez H, Flageul B, et al. Immune-mediated destruction of melanocytes in halo nevi is associated with the local expansion of a limited number of T cell clones. *J Immunol* 1999;162:1789–1794.

337. Kornberg R, Ackerman AB. Pseudomelanoma. Recurrent melanocytic nevus following partial surgical removal. *Arch Dermatol* 1975;111:1588–1590.

338. Duray PH, Livolsi VA. Recurrent dysplastic nevus following shave excision. *J Dermatol Surg Oncol* 1984;10(10):811–815.

339. Trau H, Orenstein A, Schewach-Miller M, et al. Pseudomelanoma following laser therapy for congenital nevus. *J Dermatol Surg Oncol* 1986;12(9):984–986.

340. Sexton M, Sexton CW. Recurrent pigmented melanocytic nevus: a benign lesion, not to be mistaken for malignant melanoma. *Arch Pathol Lab Med* 1991;115:122–126.

341. Park HK, Leonard DD, Arrington JHI, et al. Recurrent melanocytic nevi: clinical and histologic review of 175 cases. *J Am Acad Dermatol* 1987;17:285–292.

342. Harvell JD, Bastian BC, LeBoit PE. Persistent (recurrent) spitz nevi: a histopathologic, immunohistochemical, and molecular pathologic study of 22 cases. *Am J Surg Pathol* 2002;26(5):654–661.

343. Bong JL, Perkins W. Shave excision of benign facial melanocytic naevi: a patient's satisfaction survey. *Dermatol Surg* 2003;29(3):227–229.

344. King R, Hayzen BA, Page RN, et al. Recurrent nevus phenomenon: a clinicopathologic study of 357 cases and histologic comparison with melanoma with regression. *Mod Pathol* 2009;22(5):611–617.

345. Hoang MP, Prieto VG, Burchette JL, et al. Recurrent melanocytic nevus: a histologic and immunohistochemical evaluation. *J Cutan Pathol* 2001;28(8):400–406.

346. Alanko T, Rosenberg M, Saksela O. FGF expression allows nevus cells to survive in three-dimensional collagen gel under conditions that induce apoptosis in normal human melanocytes. *J Invest Dermatol* 1999;113:111–116.

347. Clark WH Jr, Reimer RR, Greene MH, et al. Origin of familial melanomas from heritable melanocytic lesions. "The B-K mole syndrome". *Arch Dermatol* 1978;114:732–738.

348. Lynch HT, Frichot BCI, Lynch JF. Familial atypical multiple mole-melanoma syndrome. *J Med Genet* 1978;15:352-6.

349. Elder DE, Goldman LI, Goldman SC, et al. Dysplastic nevus syndrome: a phenotypic association of sporadic cutaneous melanoma. *Cancer* 1980;46:1787–1794.

350. Rahbari H, Mehregan AH. Sporadic atypical mole syndrome. A report of five nonfamilial B-K mole syndrome-like cases and histopathologic findings. *Arch Dermatol* 1981;117(6):329–331.

351. Elder DE, Clark WH Jr, Elenitsas R, et al. The early and intermediate precursor lesions of tumor progression in the melanocytic system: common acquired nevi and atypical (dysplastic) nevi. *Semin Diagn Pathol* 1993;10:18–35.

352. Falchi M, Spector TD, Perks U, et al. Genome-wide search for nevus density shows linkage to two melanoma loci on chromosome 9 and identifies a new QTL on 5q31 in an adult twin cohort. *Hum Mol Genet* 2006;15(20):2975–2979.

353. Duffy K, Grossman D. The dysplastic nevus: from historical perspective to management in the modern era: part II. Molecular aspects and clinical management. *J Am Acad Dermatol* 2012;67(1):19.

354. Duffy K, Grossman D. The dysplastic nevus: from historical perspective to management in the modern era: part I. Historical, histologic, and clinical aspects. *J Am Acad Dermatol* 2012;67(1):1.

355. National Institutes of Health. Consensus development conference. Precursors to malignant melanoma. *JAMA* 1984;251:1864–1866.

356. Kelly JW, Crutcher WA, Sagebiel RW. Clinical diagnosis of dysplastic melanocytic nevi. A clinicopathologic correlation. *J Am Acad Dermatol* 1986;14:1044–1052.

357. Gandini S, Sera F, Cattaruzza MS, et al. Meta-analysis of risk factors for cutaneous melanoma: I. Common and atypical naevi. *Eur J Cancer* 2005;41(1):28–44.

358. Ackerman AB, Mihara I. Dysplasia, dysplastic melanocytes, dysplastic nevi, the dysplastic nevus syndrome, and the relation between dysplastic nevi and malignant melanomas. *Hum Pathol* 1985;16:87–91.

359. Ackerman AB, Briggs PL, Bravo F. Dysplastic nevus, compound type vs. Clark's nevus, compound type. In: Ackerman AB, Briggs PL, Bravo F, eds. *Differential diagnosis in dermatopathology III*. 1st ed. Philadelphia, PA: Lea & Febiger, 1993:158–161.

360. National Institutes of Health. National Institutes of Health Consensus Development Conference Statement on Diagnosis and Treatment of Early Melanoma, January 27-29, 1992. *Am J Dermatopathol* 1993;15(1):34–43.

361. Shapiro M, Chren MM, Levy RM, et al. Variability in nomenclature used for nevi with architectural disorder and cytologic atypia (microscopically dysplastic nevi) by dermatologists and dermatopathologists. *J Cutan Pathol* 2004;31(8):523–530.

362. Shea CR, Vollmer RT, Prieto VG. Correlating architectural disorder and cytologic atypia in Clark (dysplastic) melanocytic nevi. *Hum Pathol* 1999;30:500–505.

363. Sagebiel RW, Banda PW, Schneider JS, et al. Age distribution and histologic patterns of dysplastic nevi. *J Am Acad Dermatol* 1985;13:975–982.

364. Halpern AC, Guerry D, Elder DE, et al. Natural history of dysplastic nevi. *J Am Acad Dermatol* 1993;29(1):51–57.

365. Guerry DIV, Synnestvedt M, Elder DE, et al. Lessons from tumor progression: the invasive radial growth phase of melanoma is common, incapable of metastasis, and indolent. *J Invest Dermatol* 1993;100:342S–345S.

366. Arumi-Uria M, McNutt NS, Finnerty B. Grading of atypia in nevi: correlation with melanoma risk. *Mod Pathol* 2003;16(8):764–771.

367. Rudolph PO. Atypical melanocyte hyperplasia [in German]. *Z Hautkr* 1986;61(10):724–726.

368. Bruijn JA, Berwick M, Mihm MC Jr, et al. Common acquired melanocytic nevi, dysplastic melanocytic nevi and malignant melanomas: an image analysis cytometric study. *J Cutan Pathol* 1993;20(2):121–125.

369. Duncan LM, Berwick M, Bruijn JA, et al. Histopathologic recognition and grading of dysplastic melanocytic nevi: an interobserver agreement study. *J Invest Dermatol*

1993;100:318S–321S.

370. Clemente C, Cochran A, Elder DE, et al. Histopathologic diagnosis of dysplastic nevi. Concordance among pathologists convened by the WHO melanoma programme. *Hum Pathol* 1991;22:313–319.

371. De Wit PEJ, Van't Hof-Grootenboer B, Ruiter DJ, et al. Validity of the histopathological criteria used for diagnosing dysplastic naevi. An interobserver study by the pathology subgroup of the EORTC malignant melanoma cooperative group. *Eur J Cancer [A]* 1993;29A:831–839.

372. Piepkorn MW, Barnhill RL, Cannon-Albright LA, et al. A multiobserver, population-based analysis of histologic dysplasia in melanocytic nevi. *J Am Acad Dermatol* 1994;30(5 Pt 1):707–714.

373. Weinstock MA. Dysplastic nevi revisited. *J Am Acad Dermatol* 1994;30:807–810.

374. Shors AR, Kim S, White E, et al. Dysplastic naevi with moderate to severe histological dysplasia: a risk factor for melanoma. *Br J Dermatol* 2006;155(5):988993.

375. Gruber SB, Barnhill RL, Stenn KS, et al. Nevomelanocytic proliferations in association with cutaneous malignant melanoma: a multivariate analysis. *J Am Acad Dermatol* 1989;21:773–780.

376. Sagebiel RW. Melanocytic nevi in histologic association with primary cutaneous melanoma of superficial spreading and nodular types: effect of tumor thickness. *J Invest Dermatol* 1993;100:322S–325S.

377. Skender-Kalnenas TM, English DR, Heenan PJ. Benign melanocytic lesions: risk markers or precursors of cutaneous melanoma? *J Am Acad Dermatol* 1995;33(6):1000–1007.

378. Rhodes AR, Harrist TJ, Day CL, et al. Dysplastic melanocytic nevi in histologic association with 234 primary cutaneous melanomas. *J Am Acad Dermatol* 1983;9:563–574.

379. Tsao H, Bevona C, Goggins W, et al. The transformation rate of moles (melanocytic nevi) into cutaneous melanoma: a population-based estimate. *Arch Dermatol* 2003;139(3):282–288.

380. Tallon B, Snow J. Low clinically significant rate of recurrence in benign nevi. *Am J Dermatopathol* 2012;34(7):706–709.

381. Goodson AG, Florell SR, Boucher KM, et al. Low rates of clinical recurrence after biopsy of benign to moderately dysplastic melanocytic nevi. *J Am Acad Dermatol* 2010;62(4):591–596.

382. Reddy KK, Farber MJ, Bhawan J, et al. Atypical (dysplastic) nevi: outcomes of surgical excision and association with melanoma. *JAMA Dermatol* 2013;1–6.

383. Holly EA, Kelly JW, Shpall SN, et al. Number of melanocytic nevi as a major risk factor for malignant melanoma. *J Am Acad Dermatol* 1987;17(3):459–468.

384. Evans RD, Kopf AW, Lew RA, et al. Risk factors for the development of malignant melanoma—I: review of case-control studies. *J Dermatol Surg Oncol* 1988;14:393–408.

385. Ford D, Bliss JM, Swerdlow AJ, et al. Risk of cutaneous melanoma associated with a family history of the disease. The International Melanoma Analysis Group (IMAGE). *Int J Cancer* 1995;62(4):377–381.

386. Carey WP Jr, Thompson CJ, Synnestvedt M, et al. Dysplastic nevi as a melanoma risk factor in patients with familial melanoma. *Cancer* 1994;74:3118–3125.

387. Greene M, Clark WH Jr, Tucker MA, et al. High risk of malignant melanoma in melanoma-prone families with dysplastic nevi. *Ann Intern Med* 1985;102:458–465.

388. Halpern AC, Guerry D, Elder DE, et al. A cohort study of melanoma in patients with dysplastic nevi. *J Invest Derma-*

tol 1993;100:346S–349S.

389. Albert LS, Rhodes AR, Sober AJ. Dysplastic melanocytic nevi and cutaneous melanoma: markers of increased melanoma risk for affected persons and blood relatives. *J Am Acad Dermatol* 1990;22(1):69–75.

390. Augustsson A. Melanocytic naevi, melanoma and sun exposure. *Acta Derm Venereol Suppl (Stockh)* 1991;166:1–34.

391. Augustsson A, Stierner U, Rosdahl I, et al. Common and dysplastic naevi as risk factors for cutaneous malignant melanoma in a Swedish population. *Acta Derm Venereol (Stockh)* 1991;71:518–524.

392. Baccarelli A, Landi MT. Risk factors of malignant skin melanoma in Italian population: review of results of a case-control study [in Italian]. *Epidemiol Prev* 2002;26(6):293–299.

393. Bakos L, Wagner M, Bakos RM, et al. Sunburn, sunscreens, and phenotypes: some risk factors for cutaneous melanoma in southern Brazil. *Int J Dermatol* 2002;41(9):557–562.

394. Bataille V, Bishop JAN, Sasieni P, et al. Risk of cutaneous melanoma in relation to the numbers, types and sites of naevi: a case-control study. *Br J Cancer* 1996;73:1605–1611.

395. Bauer J, Garbe C. Acquired melanocytic nevi as risk factor for melanoma development. A comprehensive review of epidemiological data. *Pigment Cell Res* 2003;16(3):297–306.

396. Bergman W, Voorst Vader PC, Ruiter DJ. Dysplastic nevi and the risk of melanoma: a guideline for patient care. Nederlandse Melanoom Werkgroep van de Vereniging voor Integrale Kankercentra [in Dutch]. *Ned Tijdschr Geneeskd* 1997;141(42):2010–2014.

397. Byles JE, Hennrikus D, Sanson-Fisher R, et al. Reliability of naevus counts in identifying individuals at high risk of malignant melanoma. *Br J Dermatol* 1994;130:51–56.

398. Garbe C, Büttner P, Weiss J, et al. Risk factors for developing cutaneous melanoma and criteria for identifying persons at risk: multicenter case-control study of the Central Malignant Melanoma Registry of the German Dermatological Society. *J Invest Dermatol* 1994;102:695–699.

399. Grulich AE, Bataille V, Swerdlow AJ, et al. Naevi and pigmentary characteristics as risk factors for melanoma in a high-risk population: a case-control study in New South Wales, Australia. *Int J Cancer* 1996;67:485–491.

400. Halpern AC, Guerry DIV, Elder DE, et al. Dysplastic nevi as risk markers of sporadic (non-familial) melanoma: a case-control study. *Arch Dermatol* 1991;127:995–999.

401. Jackson A, Wilkinson C, Ranger M, et al. Can primary prevention or selective screening for melanoma be more precisely targeted through general practice? A prospective study to validate a self administered risk score. *Br Med J* 1998;316:34–38.

402. Kang S, Barnhill RL, Mihm MC Jr, et al. Melanoma risk in individuals with clinically atypical nevi. *Arch Dermatol* 1994;130:999–1001.

403. Kroon BB, Bergman W, Coebergh JW, et al. Consensus on the management of malignant melanoma of the skin in The Netherlands. Dutch Melanoma Working Party. *Melanoma Res* 1999;9:207–212.

404. Landi MT, Baccarelli A, Tarone RE, et al. DNA repair, dysplastic nevi, and sunlight sensitivity in the development of cutaneous malignant melanoma. *J Natl Cancer Inst* 2002;94(2):94–101.

405. MacKie RM. Incidence, risk factors and prevention of melanoma. *Eur J Cancer* 1998;34(Suppl 3):S3–S6.

406. Nordlund JJ, Kirkwood J, Forget BM, et al. Demographic study of clinically atypical (dysplastic) nevi in patients

with melanoma and comparison subjects. *Cancer Res* 1985;45:1855–1861.

407. Roush GC, Nordlund JJ, Forget B, et al. Independence of dysplastic nevi from total nevi in determining risk for nonfamilial melanoma. *Prev Med* 1988;17:273–279.

408. Schneider JS, Moore DH II, Sagebiel RW. Risk factors for melanoma incidence in prospective follow-up: the importance of atypical (dysplastic) nevi. *Arch Dermatol* 1994;130:1002–1007.

409. Slade J, Salopek TG, Marghoob AA, et al. Risk of developing cutaneous malignant melanoma in atypical-mole syndrome: New York University experience and literature review. *Recent Results Cancer Res* 1995;139:87–104.

410. Swerdlow AJ, English J, MacKie RM, 'et al. Benign melanocytic naevi as a risk factor for malignant melanoma. *Br Med J* 1986;292:1555–1559.

411. Titus-Ernstoff L, Perry AE, Spencer SK, et al. Pigmentary characteristics and moles in relation to melanoma risk. *Int J Cancer* 2005;116(1):144–149.

412. Annessi G, Cattaruzza MS, Abeni D, et al. Correlation between clinical atypia and histologic dysplasia in acquired melanocytic nevi. *J Am Acad Dermatol* 2001;45(1 Pt 1):77–85.

413. Takahashi H, Strutton GM, Parsons PG. Determination of proliferating fractions in malignant melanomas by anti-PCNA/cyclin monoclonal antibody. *Histopathology* 1991;18(3):221–227.

414. Urso C, Bondi R, Balzi M, et al. Cell kinetics of melanocytes in common and dysplastic nevi and in primary and metastatic cutaneous melanoma. *Pathol Res Pract* 1992;323:329.

415. Jimbow K, Horikoshi T, Takahashi H, et al. Fine structural and immunohistochemical properties of dysplastic melanocytic nevi: comparison with malignant melanoma. *J Invest Dermatol* 1989;92:304S–309S.

416. Rhodes AR, Seki Y, Fitzpatrick TB, et al. Melanosomal alterations in dysplastic melanocytic nevi. A quantitative, ultrastructural investigation. *Cancer* 1988;61:358–369.

417. Elder DE, Rodeck U, Thurin J, et al. Antigenic profile of tumor progression stages in human melanocytic nevi and melanomas. *Cancer Res* 1989;49:5091–5096.

418. Fogt F, Vortmeyer AO, Tahan SR. Nucleolar organizer regions (AgNOR) and Ki-67 immunoreactivity in cutaneous melanocytic lesions. *Am J Dermatopathol* 1995;17(1):12–17.

419. Hussein MR. Melanocytic dysplastic naevi occupy the middle ground between benign melanocytic naevi and cutaneous malignant melanomas: emerging clues. *J Clin Pathol* 2005;58(5):453–456.

420. Gao K, Dai DL, Martinka M, et al. Prognostic significance of nuclear factor-kappaB p105/p50 in human melanoma and its role in cell migration. *Cancer Res* 2006;66(17):8382–8388.

421. Ding Y, Prieto VG, Zhang PS, et al. Nuclear expression of the antiapoptotic protein survivin in malignant melanoma. *Cancer* 2006;106(5):1123–1129.

422. Yamada K, Salopek T, Jimbow K, et al. An extremely high content of pheomelanin in dysplastic nevi. *J Invest Dermatol* 1989;92:544a.

423. Pavel S, van Nieuwpoort F, Van Der MH, et al. Disturbed melanin synthesis and chronic oxidative stress in dysplastic naevi. *Eur J Cancer* 2004;40(9):1423–1430.

424. Tran TP, Titus-Ernstoff L, Perry AE, et al. Alteration of chromosome 9p21 and/or p16 in benign and dysplastic nevi suggests a role in early melanoma progression (United States). *Cancer Causes Control* 2002;13(7):675–682.

425. Korabiowska M, Brinck U, Kellner S, et al. Relation between two independent DNA-repair pathways in different groups of naevi. *In Vivo* 1999;13:243–245.

426. Hussein MR, Sun M, Tuthill RJ, et al. Comprehensive analysis of 112 melanocytic skin lesions demonstrates microsatellite instability in melanomas and dysplastic nevi, but not in benign nevi. *J Cutan Pathol* 2001;28(7):343–350.

427. Birindelli S, Tragni G, Bartoli C, et al. Detection of microsatellite alterations in the spectrum of melanocytic nevi in patients with or without individual or family history of melanoma. *Int J Cancer* 2000;86:255–261.

428. Tripp JM, Kopf AW, Marghoob AA, et al. Management of dysplastic nevi: a survey of fellows of the American Academy of Dermatology. *J Am Acad Dermatol* 2002;46(5): 674–682.

429. Barr RJ, Linden KG, Rubinstein G, et al. Analysis of heterogeneity of atypia within melanocytic nevi. *Arch Dermatol* 2003;139(3):289–292.

430. Masri GD, Clark WH Jr, Guerry DIV, et al. Screening and surveillance of patients at high risk for malignant melanoma result in detection of earlier disease. *J Am Acad Dermatol* 1990;22:1042–1048.

431. Clark WH Jr, From L, Bernardino EA, et al. The histogenesis and biologic behavior of primary human malignant melanomas of the skin. *Cancer Res* 1969;29:705–727.

432. Clark WH Jr. A classification of malignant melanoma in man correlated with histogenesis and biologic behavior. In: Montagna W, Hu F, eds. *Advances in the biology of the skin volume VIII.* New York, NY: Pergamon Press, 1967:621–647.

433. McGovern VJ. The classification of melanoma and its relationship with prognosis. *Pathology* 1970;2:85–98.

434. Clark WH Jr, Elder DE, Van Horn M. The biologic forms of malignant melanoma. *Hum Pathol* 1986;5:443–450.

435. McGovern VJ, Cochran AJ, Van der EEP, et al. The classification of malignant melanoma, its histological reporting and registration: a revision of the 1972 Sydney classification. *Pathology* 1986;18:12–21.

436. Heenan PJ, Elder DE, Sobin LH. Histological classification of skin tumors. In: Heenan PJ, Elder DE, Sobin LH, eds. *Histological typing of skin tumors.* Berlin, Germany: Springer, 1996:3–10.

437. de Vries E, Elder DE, Bray F, et al. Malignant melanoma: introduction. In: LeBoit PE, Burg G, Weedon D, et al, eds. *Pathology and genetics of skin tumors.* Lyon, France: IARC Press, 2006:52–65.

438. Baer SC, Schultz D, Synnestvedt M, et al. Desmoplasia and neurotropism - Prognostic variables in patients with stage I melanoma. *Cancer* 1995;76:2242–2247.

439. Ackerman AB. Malignant melanoma. A unifying concept. *Am J Dermatopathol* 1980;2:309–313.

440. Flotte TJ, Mihm MC Jr. Melanoma: the art versus the science of dermatopathology. *Hum Pathol* 1986;17: 441–442.

441. Bastian BC. Understanding the progression of melanocytic neoplasia using genomic analysis: from fields to cancer. *Oncogene* 2003;22(20):3081–3086.

442. Auslender S, Barzilai A, Goldberg I, et al. Lentigo maligna and superficial spreading melanoma are different in their in situ phase: an immunohistochemical study. *Hum Pathol* 2002;33(10):1001–1005.

443. Broekaert SM, Roy R, Okamoto I, et al. Genetic and morphologic features for melanoma classification. *Pigment Cell Melanoma Res* 2010;23(6):763–770.

444. Viros A, Fridlyand J, Bauer J, et al. Improving melanoma classification by integrating genetic and morphologic features. *Plos Med* 2008;5(6):e120.

445. Curtin JA, Fridlyand J, Kageshita T, et al. Distinct sets of genetic alterations in melanoma. *N Engl J Med* 2005;353(20):2135–2147.

446. Rigel DS, Friedman RJ. The rationale of the ABCDs of early melanoma. *J Am Acad Dermatol* 1993;29:1060–1061.

447. Gachon J, Beaulieu P, Sei JF, et al. First prospective study of the recognition process of melanoma in dermatological practice. *Arch Dermatol* 2005;141(4):434–438.

448. Mar V, Roberts H, Wolfe R, et al. Nodular melanoma: a distinct clinical entity and the largest contributor to melanoma deaths in Victoria, Australia. *J Am Acad Dermatol* 2013;68(4):568–575.

449. Elder DE, Guerry DIV, Epstein MN, et al. Invasive malignant melanomas lacking competence for metastasis. *Am J Dermatopathol* 1984;6:55–62.

450. Elder DE, Murphy GF. *Melanocytic tumors of the skin, vol 12.* Washington, DC: American Registry of Pathology, in collaboration with the Armed Forces Institute of Pathology, 2011.

451. Cook MG, Clarke TJ, Humphreys S, et al. The evaluation of diagnostic and prognostic criteria and the terminology of thin cutaneous melanoma by the CRC melanoma pathology panel. *Histopathology* 1996;28:497–512.

452. Lefevre M, Vergier B, Balme B, et al. Relevance of vertical growth pattern in thin level II cutaneous superficial spreading melanomas. *Am J Surg Pathol* 2003;27(6):717–724.

453. McDermott NC, Hayes DP, al-Sader MH, et al. Identification of vertical growth phase in malignant melanoma. A study of interobserver agreement. *Am J Clin Pathol* 1998;110:753–757.

454. Curtin JA, Busam K, Pinkel D, et al. Somatic activation of KIT in distinct subtypes of melanoma. *J Clin Oncol* 2006;24(26):4340–4346.

455. Mercer KE, Pritchard CA. Raf proteins and cancer: B-Raf is identified as a mutational target. *Biochim Biophys Acta* 2003;1653(1):25–40.

456. Mar VJ, Wong SQ, Li J, et al. BRAF/NRAS wild-type melanomas have a high mutation load correlating with histological and molecular signatures of UV damage. *Clin Cancer Res* 2013;19(17):4589–4598.

457. Giacomini CP, Sun S, Varma S, et al. Breakpoint analysis of transcriptional and genomic profiles uncovers novel gene fusions spanning multiple human cancer types. *PLoS Genet* 2013;9(4):e1003464.

458. Mihic-Probst D, Saremaslani P, Komminoth P, et al. Immunostaining for the tumour suppressor gene p16 product is a useful marker to differentiate melanoma metastasis from lymph-node nevus. *Virchows Arch* 2003;443(6):745–751.

459. Radhi JM. Malignant melanoma arising from nevi, p53, p16, and Bcl-2: expression in benign versus malignant components. *J Cutan Med Surg* 1999;3:293–297.

460. Murali R, Wiesner T, Scolyer RA. Tumours associated with BAP1 mutations. *Pathology* 2013;45(2):116–126.

461. Lian CG, Xu Y, Ceol C, et al. Loss of 5-hydroxymethylcytosine is an epigenetic hallmark of melanoma. *Cell* 2012;150:1135–1146.

462. National Comprehensive Cancer Network. NCCN clinical practice guidelines in oncology. Melanoma. 2013. NCCN.org. https://www.nccn.org/store/login/login.aspxReturnURL= http://www.nccn.org/professionals/physician_gls/pdf/melanoma.pdf.

463. Price NM, Rywlin AM, Ackerman AB. Histologic criteria for the diagnosis of superficial spreading melanoma: formulated on the basis of proven metastatic lesions. *Cancer* 1976;38:2434–2441.

464. Sagebiel RW. Histopathology of borderline and early malignant melanomas. *Am J Surg Pathol* 1979;3:543–552.

465. Dubreuilh MW. De la melanose circonscrite precancereuse. *Ann Dermatol Syphiligr (Paris)* 1912;3:129.

466. Lea CS, Scotto JA, Buffler PA, et al. Ambient UVB and melanoma risk in the United States: a case-control analysis. *Ann Epidemiol* 2007;17(6):447–453.

467. Kvaskoff M, Siskind V, Green AC. Risk factors for lentigo maligna melanoma compared with superficial spreading melanoma: a case-control study in Australia. *Arch Dermatol* 2012;148(2):164–170.

468. Steiner A, Konrad K, Pehamberger H, et al. Verrucous malignant melanoma. *Arch Dermatol* 1988;124:1534–1537.

469. Henning JS, Dusza SW, Wang SQ, et al. The CASH (color, architecture, symmetry, and homogeneity) algorithm for dermoscopy. *J Am Acad Dermatol* 2007;56(1):45–52.

470. Malvehy J, Puig S, Argenziano G, et al. Dermoscopy report: Proposal for standardization results of a consensus meeting of the International Dermoscopy Society. *J Am Acad Dermatol* 2007;57(1):84–95.

471. Mishima Y. Melanocytic and nevocytic malignant melanomas. Cellular and subcellular differentiation. *Cancer* 1967;20:632–649.

472. Clark WH Jr, Ainsworth AM, Bernardino EA, et al. The developmental biology of primary human malignant melanomas. *Semin Oncol* 1975;2:83–103.

473. Guldhammer B, Nrgaard T. The differential diagnosis of intraepidermal malignant lesions using immunohistochemistry. *Am J Dermatopathol* 1986;8:295–301.

474. Clark WH Jr, Mihm MC Jr. Lentigo maligna and lentigo-maligna melanoma. *Am J Pathol* 1969;55:39–67.

475. Flotte TJ, Mihm MCJ. Lentigo maligna and malignant melanoma in situ, lentigo maligna type. *Hum Pathol* 1999;30:533–536.

476. Rocamora V, Puig L, Romani J, et al. Amelanotic lentigo maligna melanoma: report of a case and review of the literature. *Cutis* 1999;64(1):53–56.

477. Rahbari H, Nabai H, Mehregan AH, et al. Amelanotic lentigo maligna melanoma: a diagnostic conundrum—presentation of four new cases. *Cancer* 1996;77(10):2052–2057.

478. Weinstock MA, Sober AJ. The risk of progression of lentigo maligna to lentigo maligna melanoma. *Br J Dermatol* 1987;116:303–310.

479. Michalik EE, Fitzpatrick TB, Sober AJ. Rapid progression of lentigo maligna to deeply invasive lentigo maligna melanoma. Report of two cases. *Arch Dermatol* 1983;119(10):831–835.

480. Koh HK, Michalik E, Sober AJ, et al. Lentigo maligna melanoma has no better prognosis than other types of melanoma. *J Clin Oncol* 1984;2:994–1001.

481. Whiteman DC, Watt P, Purdie DM, et al. Melanocytic nevi, solar keratoses, and divergent pathways to cutaneous melanoma. *J Natl Cancer Inst* 2003;95(11):806–812.

482. Cramer SF, Kiehn CL. Sequential histologic study of evolving lentigo maligna melanoma. *Arch Pathol Lab Med* 1982;106(3):121–125.

483. Farrahi F, Egbert BM, Swetter SM. Histologic similarities between lentigo maligna and dysplastic nevus: importance of clinicopathologic distinction. *J Cutan Pathol* 2005;32(6):405–412.

484. King R, Page RN, Googe PB, et al. Lentiginous mela-

noma: a histologic pattern of melanoma to be distinguished from lentiginous nevus. *Mod Pathol* 2005;18(10): 1397–1401.

485. Kossard S, Wilkinson B. Small cell (naevoid) melanoma: a clinicopathologic study of 131 cases. *Australas J Dermatol* 1997;38(Suppl 1):S54–S58.

486. Mishima Y, Matsunaka M. Pagetoid premalignant melanosis and melanoma: differentiation from Hutchinson's melanotic freckle. *J Invest Dermatol* 1975;65:434–440.

487. Purdue MP, From L, Kahn HJ, et al. Etiologic factors associated with p53 immunostaining in cutaneousmalignant melanoma. *Int J Cancer* 2005;117(3):486–493.

488. Kelly JW. Following lentigo maligna may not prevent the development of life- threatening melanoma. *Arch Dermatol* 1992;128(5):657–660.

489. Hillesheim PB, Slone S, Kelley D, et al. An immunohistochemical comparison between MiTF and MART-1 with Azure blue counterstaining in the setting of solar lentigo and melanoma in situ. *J Cutan Pathol* 2011;38(7): 565–569.

490. Martinka M, Bruecks AK, Trotter MJ. Histologic spectrum of melanocytic nevi removed from patients > 60 years of age. *J Cutan Med Surg* 2007;11(5):168–173.

491. Arrington JH III, Reed RJ, Ichinose H, et al. Plantar lentiginous melanoma: a distinctive variant of human cutaneous malignant melanoma. *Am J Surg Pathol* 1977;1:131–143.

492. Elder DE. Skin cancer: melanoma and other specific nonmelanoma skin cancers. *Cancer* 1995;75(Suppl): 245–256.

493. Coleman WP III, Loria PR, Reed RJ, et al. Acral lentiginous melanoma. *Arch Dermatol* 1980;116:773–776.

494. Phan A, Touzet S, Dalle S, et al. Acral lentiginous melanoma: a clinicoprognostic study of 126 cases. *Br J Dermatol* 2006;155(3):561–569.

495. Bello DM, Chou JF, Panageas KS, et al. Prognosis of acral melanoma: a series of 281 patients. *Ann Surg Oncol* 2013;20(11):3618–3625.

496. Bastian BC, Kashani-Sabet M, Hamm H, et al. Gene amplifications characterize acral melanoma and permit the detection of occult tumor cells in the surrounding skin. *Cancer Res* 2000;60:1968–1973.

497. LeBoit P, Burg G, Weedon D, et al. Melanocytic tumors. In: LeBoit PE, Burg G, Weedon D, et al, eds. *Pathology and genetics of skin tumors*. Lyon, France: IARC Press, 2006:49–120.

498. Torres-Cabala CA, Wang WL, Trent J, et al. Correlation between KIT expression and KIT mutation in melanoma: a study of 173 cases with emphasis on the acral-lentiginous/ mucosal type. *Mod Pathol* 2009;22(11):1446–1456.

499. Puig-Butille JA, Badenas C, Ogbah Z, et al. Genetic alterations in RAS-regulated pathway in acral lentiginous melanoma. *Exp Dermatol* 2013;22(2):148–150.

500. Rapini RP, Golitz LE, Greer RO, et al. Primary malignant melanoma of the oral cavity. A review of 177 cases. *Cancer* 1985;55:1543–1551.

501. Gal TJ, Silver N, Huang B. Demographics and treatment trends in sinonasal mucosal melanoma. *Laryngoscope* 2011;121(9):2026–2033.

502. Hu DN, Yu GP, McCormick SA. Population-based incidence of vulvar and vaginal melanoma in various races and ethnic groups with comparisons to other site-specific melanomas. *Melanoma Res* 2010;20(2):153–158.

503. Wanebo HJ, Woodruff JM, Farr GH, et al. Anorectal melanoma. *Cancer* 1981;47:1891–1900.

504. Elder DE, Jucovy PM, Tuthill RJ, et al. The classification of malignant melanoma. *Am J Dermatopathol* 1980;2:315–320.

505. Hodi FS, Corless CL, Giobbie-Hurder A, 'et al. Imatinib for melanomas harboring mutationally activated or amplified KIT arising on mucosal, acral, and chronically sun-damaged skin. *J Clin Oncol* 2013;31(26):3182–3190.

506. Urso C, Giannini A, Bartolini M, et al. Histological analysis of intraepidermal proliferations of atypical melanocytes. *Am J Dermatopathol* 1990;12(2):150–155.

507. Kossard S. Atypical lentiginous junctional naevi of the elderly and melanoma. *Australas J Dermatol* 2002;43(2): 93–101.

508. Wick MR, Patterson JW. Cutaneous melanocytic lesions: selected problem areas. *Am J Clin Pathol* 2005;124(Suppl): S52–S83.

509. Nakhleh RE, Wick MR, Rocamora A, et al. Morphologic diversity in malignant melanomas. *Am J Clin Pathol* 1990;93:731–740.

510. Borek BT, McKee PH, Freeman JA, et al. Primary malignant melanoma with rhabdoid features: a histologic and immunocytochemical study of three cases. *Am J Dermatopathol* 1998;20:123–127.

511. Chang ES, Wick MR, Swanson PE, et al. Metastatic malignant melanoma with "rhabdoid" features. *Am J Clin Pathol* 1994;102:426–431.

512. Lucas DR, Tazelaar HD, Unni KK, et al. Osteogenic melanoma: a rare variant of malignant melanoma. *Am J Surg Pathol* 1993;17:400–409.

513. Pollack LA, Li J, Berkowitz Z, et al. Melanoma survival in the United States, 1992 to 2005. *J Am Acad Dermatol* 2011;65(5 Suppl 1):S78–S86.

514. Clark WH Jr, Elder DE, Guerry DIV, et al. Model predicting survival in stage I melanoma based on tumor progression. *JNCI* 1989;81:1893–1904.

515. Swetter SM, Ecker PM, Johnson DL, et al. Primary dermal melanoma: a distinct subtype of melanoma. *Arch Dermatol* 2004;140(1):99–103.

516. Heenan PJ, Holman CD. Nodular malignant melanoma: a distinct entity or a common end stage? *Am J Dermatopathol* 1982;4:477–478.

517. Shaikh WR, Xiong M, Weinstock MA. The contribution of nodular subtype to melanoma mortality in the United States, 1978 to 2007. *Arch Dermatol* 2012;148(1):30–36.

518. Lang J, MacKie RM. Prevalence of exon 15 BRAF mutations in primary melanoma of the superficial spreading, nodular, acral, and lentigo maligna subtypes. *J Invest Dermatol* 2005;125(3):575–579.

519. Blessing K, Evans AT, Al-Nafussi A. Verrucous naevoid and keratotic malignant melanoma: a clinico-pathological study of 20 cases. *Histopathology* 1993;23:453–458.

520. Kornstein MJ, Brooks JS, Elder DE. Immunoperoxidase localization of lymphocyte subsets in the host response to melanoma and nevi. *Cancer Res* 1983;43:2749–2753.

521. Spagnoli GC, Schaefer C, Willimann TE, et al. Peptide-specific CTL in tumor-infiltrating lymphocytes from metastatic melanomas expressing *MART-I/Melan-A, gp100* and *tyrosinase* genes: a study in an unselected group of HLA-A2.1-positive patients. *Int J Cancer* 1995;64:309–315.

522. Stolz W, Schmoeckel C, Welkovich B, et al. Semiquantitative analysis of histologic criteria in thin malignant melanomas. *J Am Acad Dermatol* 1989;20:1115–1120.

523. DeLellis RA, Dayal Y. The role of immunohistochemistry in the diagnosis of poorly differentiated malignant neoplasms. *Semin Oncol* 1987;14:173–192.

524. Sheffield MV, Yee H, Dorvault CC, et al. Comparison of five antibodies as markers in the diagnosis of melanoma in cytologic preparations. *Am J Clin Pathol* 2002;118(6): 930–936.

525. Busam KJ, Chen YT, Old LJ, et al. Expression of melan-A (MART1) in benign melanocytic nevi and primary cutaneous malignant melanoma. *Am J Surg Pathol* 1998;22: 976–982.

526. Argenyi ZB, Cain C, Bromley C, et al. S-100 protein-negative malignant melanoma: fact or fiction? A light microscopic and immunohistochemical study. *Am J Dermatopathol* 1994;16:233–240.

527. Mohamed A, Gonzalez RS, Lawson D, et al. SOX10 expression in malignant melanoma, carcinoma, and normal tissues. *Appl Immunohistochem Mol Morphol* 2013;21(6):506–510.

528. Drier JK, Swanson PE, Cherwitz DL, et al. S100 protein immunoreactivity in poorly differentiated carcinomas. Immunohistochemical comparison with malignant melanoma. *Arch Pathol Lab Med* 1987;111:447–452.

529. Zarbo RJ, Gown AM, Nagle RB, et al. Anomalous cytokeratin expression in malignant melamoma: one- and two- dimensional Western blot analysis and immunohistochemical survey of 100 melanomas. *Modern Pathology* 1990;3:494–501.

530. Ben-Izhak O, Stark P, Levy R, et al. Epithelial markers in malignant melanoma. A study of primary lesions and their metastases. *Am J Dermatopathol* 1994;16:241–246.

531. Puches R, Smolle J, Rieger E, et al. Expression of cytoskeletal components in melanocytic skin lesions. An immunohistochemical study. *Am J Dermatopathol* 1991;13:137–144.

532. Domagala W, Chosia M, Bedner E, et al. Immunocytochemical criteria in the differential diagnosis of malignant melanoma versus carcinoma, lymphoma and sarcoma in fine needle aspirates. *Patol Pol* 1991;42(3):73–78.

533. Wick MR, Stanley SJ, Swanson PE. Immunohistochemical diagnosis of sinonasal melanoma, carcinoma and neuroblastoma with monoclonal antibodies HMB-45 and antisynaptophysin. *Arch Pathol Lab Med* 1988;112:616–620.

534. Rothberg BE, Moeder CB, Kluger H, et al. Nuclear to nonnuclear Pmel17/gp100 expression (HMB45 staining) as a discriminator between benign and malignant melanocytic lesions. *Mod Pathol* 2008;21(9):1121–1129.

535. Folpe AL, Mentzel T, Lehr HA, et al. Perivascular epithelioid cell neoplasms of soft tissue and gynecologic origin: a clinicopathologic study of 26 cases and review of the literature. *Am J Surg Pathol* 2005;29(12):1558–1575.

536. Chen YT, Stockert E, Jungbluth A, et al. Serological analysis of melan-A(MART-1), a melanocyte-specific protein homogeneously expressed in human melanomas. *Proc Natl Acad Sci USA* 1996;93:5915–5919.

537. Busam KJ, Iversen K, Berwick M, et al. Immunoreactivity with the anti-MAGE antibody 57B in malignant melanoma: frequency of expression and correlation with prognostic parameters. *Mod Pathol* 2000;13:459–465.

538. King R, Weilbaecher KN, McGill G, et al. Microphthalmia transcription factor. A sensitive and specific melanocyte marker for melanoma diagnosis. *Am J Pathol* 1999;155(3):731–738.

539. Salti GI, Manougian T, Farolan M, et al. Micropthalmia transcription factor: a new prognostic marker in intermediate-thickness cutaneous malignant melanoma. *Cancer Res* 2000;60(18):5012–5016.

540. Busam KJ, Iversen K, Coplan KC, et al. Analysis of microph-thalmia transcription factor expression in normal tissues and tumors, and comparison of its expression with S-100 protein, gp100, and tyrosinase in desmoplastic malignant melanoma. *Am J Surg Pathol* 2001;25(2):197–204.

541. Xu X, Chu AY, Pasha TL, et al. Immunoprofile of MITF, tyrosinase, melan-A, and MAGE-1 in HMB45-negative melanomas. *Am J Surg Pathol* 2002;26(1):82–87.

542. Orchard G. Evaluation of melanocytic neoplasms: application of a pan-melanoma antibody cocktail. *Br J Biomed Sci* 2002;59(4):196–202.

543. Palla B, Su A, Binder S, et al. SOX10 expression distinguishes desmoplastic melanoma from its histologic mimics. *Am J Dermatopathol* 2013;35(5):576–581.

544. Bergman R, Dromi R, Trau H, et al. The pattern of HMB-45 antibody staining in compound spitz nevi. *Am J Dermatopathol* 1995;17(6):542–546.

545. Kaleem Z, Lind AC, Humphrey PA, et al. Concurrent Ki-67 and p53 immunolabeling in cutaneous melanocytic neoplasms: an adjunct for recognition of the vertical growth phase in malignant melanomas? *Mod Pathol* 2000;13:217–222.

546. Yamaura M, Takata M, Miyazaki A, et al. Specific dermoscopy patterns and amplifications of the cyclin D1 gene to define histopathologically unrecognizable early lesions of acral melanoma in situ. *Arch Dermatol* 2005;141(11):1413–1418.

547. Pilch H, Gunzel S, Schaffer U, et al. Evaluation of DNA ploidy and degree of DNA abnormality in benign and malignant melanocytic lesions of the skin using video imaging. *Cancer* 2000;88(6):1370–1377.

548. Hale CS, Qian M, Ma MW, et al. Mitotic rate in melanoma: prognostic value of immunostaining and computer-assisted image analysis. *Am J Surg Pathol* 2013;37(6):882–889.

549. Conley J, Lattes R, Orr W. Desmoplastic malignant melanoma (a rare variant of spindle cell melanoma). *Cancer* 1971;28:914–935.

550. Hui JI, Linden KG, Barr RJ. Desmoplastic malignant melanoma of the lip: A report of 6 cases and review of the literature. *J Am Acad Dermatol* 2002;47(6):863–868.

551. Prasad ML, Jungbluth AA, Iversen K, et al. Expression of melanocytic differentiation markers in malignant melanomas of the oral and sinonasal mucosa. *Am J Surg Pathol* 2001;25(6):782–787.

552. Mulvany NJ, Sykes P. Desmoplastic melanoma of the vulva. *Pathology* 1997;29(2):241–245.

553. Rogers RS III, Gibson LE. Mucosal, genital, and unusual clinical variants of melanoma. *Mayo Clin Proc* 1997;72:362–366.

554. Kilpatrick SE, White WL, Browne JD. Desmoplastic malignant melanoma of the oral mucosa —an underrecognized diagnostic pitfall. *Cancer* 1996;78:383–389.

555. Quinn MJ, Crotty KA, Thompson JF, et al. Desmoplastic and desmoplastic neurotropic melanoma: experience with 280 patients [see comments]. *Cancer* 1998;83:1128–1135.

556. Kubo M, Kikuchi K, Nashiro K, et al. Expression of fibrogenic cytokines in desmoplastic malignant melanoma. *Br J Dermatol* 1998;139(2):192–197.

557. Innominato PF, Libbrecht L, Van den Oord JJ. Expression of neurotrophins and their receptors in pigment cell lesions of the skin. *J Pathol* 2001;194(1):95–100.

558. Iwamoto S, Burrows RC, Agoff SN, et al. The p75 neurotrophin receptor, relative to other Schwann cell and melanoma markers, is abundantly expressed in spindled melanomas. *Am J Dermatopathol* 2001;23(4):288–294.

559. Emanuel PO, Idrees MT, Leytin A, et al. Aggressive osteo-

genic desmoplastic melanoma: a case report. *J Cutan Pathol* 2007;34(5):423–426.

560. Hawkins WG, Busam KJ, Ben-Porat L, et al. Desmoplastic melanoma: a pathologically and clinically distinct form of cutaneous melanoma. *Ann Surg Oncol* 2005;12(3):207–213.

561. Miller DD, Emley A, Yang S, et al. Mixed versus pure variants of desmoplastic melanoma: a genetic and immunohistochemical appraisal. *Mod Pathol* 2012;25(4):505–515.

562. Murali R, Shaw HM, Lai K, et al. Prognostic factors in cutaneous desmoplastic melanoma: a study of 252 patients. *Cancer* 2010;116(17):4130–4138.

563. Han D, Zager JS, Yu D, et al. Desmoplastic melanoma: is there a role for sentinel lymph node biopsy? *Ann Surg Oncol* 2013;20(7):2345–2351.

564. Reed RJ, Leonard DD. Neurotropic melanoma. A variant of desmoplastic melanoma. *Am J Surg Pathol* 1979;3:301–311.

565. Jain S, Allen PW. Desmoplastic malignant melanoma and its variants. A study of 45 cases. *Am J Surg Pathol* 1989;13:358–373.

566. Carlson JA, Dickersin GR, Sober AJ, et al. Desmoplastic neurotropic melanoma: a clinicopathologic analysis of 28 cases. *Cancer* 1995;75:478–494.

567. Reed RJ, Martin P. Variants of melanoma. *Semin Cutan Med Surg* 1997;16(2):137–158.

568. Tsao H, Sober AJ, Barnhill RL. Desmoplastic neurotropic melanoma. *Semin Cutan Med Surg* 1997;16(2):131–136.

569. Chorny JA, Barr RJ. S100-positive spindle cells in scars: a diagnostic pitfall in the re-excision of desmoplastic melanoma. *Am J Dermatopathol* 2002;24(4):309–312.

570. Kamath NV, Ormsby A, Bergfeld WF, et al. A light microscopic and immunohistochemical evaluation of scars. *J Cutan Pathol* 2002;29(1):27–32.

571. Robson A, Allen P, Hollowood K. S100 expression in cutaneous scars: a potential diagnostic pitfall in the diagnosis of desmoplastic melanoma. *Histopathology* 2001;38(2):135–140.

572. Kucher C, Zhang PJ, Pasha T, et al. Melan-A and Ki-67 as useful markers to discriminate desmoplastic melanoma from sclerotic nevi. *USCAP Abstracts*; 2004.

573. Ramos-Herberth FI, Karamchandani J, Kim J, et al. SOX10 immunostaining distinguishes desmoplastic melanoma from excision scar. *J Cutan Pathol* 2010;37(9):944–952.

574. Lazova R, Tantcheva-Poor I, Sigal AC. P75 nerve growth factor receptor staining is superior to S100 in identifying spindle cell and desmoplastic melanoma. *J Am Acad Dermatol* 2010;63(5):852–858.

575. Otaibi S, Jukic DM, Drogowski L, et al. NGFR (p75) expression in cutaneous scars; further evidence for a potential pitfall in evaluation of reexcision scars of cutaneous neoplasms, in particular desmoplastic melanoma. *Am J Dermatopathol* 2011;33(1):65–71.

576. Cesinaro AM, Morgan MB, Morgan MB. "Connective Tissue Nevus" and a serendipitous s-100 discovery. *Am J Dermatopathol* 2003;25(1):86–87.

577. Baron JA, Monzon F, Galaria N, et al. Angiomatoid melanoma: a novel pattern of differentiation in invasive periocular desmoplastic malignant melanoma. *Hum Pathol* 2000;31(12):1520–1522.

578. Kiene P, Petres-Dunsche C, Fölster-Holst R. Pigmented pedunculated malignant melanoma. A rare variant of nodular melanoma. *Br J Dermatol* 1995;133:300–302.

579. McGovern VJ, Shaw HM, Milton GW. Prognostic significance of a polypoid configuration in malignant melanoma. *Histopathology* 1983;7:663–672.

580. Plotnick H, Rachmaninoff N, VandenBerg HJ Jr. Polypoid melanoma: a virulent variant of nodular melanoma. Report of three cases and literature review. *J Am Acad Dermatol* 1990;23:880–884.

581. Hanly AJ, Jorda M, Elgart GW. Cutaneous malignant melanoma associated with extensive pseudoepitheliomatous hyperplasia. Report of a case and discussion of the origin of pseudoepitheliomatous hyperplasia. *J Cutan Pathol* 2000;27:153–156.

582. Kamino H, Tam ST, Alvarez L. Malignant melanoma with pseudocarcinomatous hyperplasia—an entity that can simulate squamous cell carcinoma. A light-microscopic and immunohistochemical study of four cases. *Am J Dermatopathol* 1990;12:446–451.

583. Kao GF, Helwig EB, Graham JH. Balloon cell malignant melanoma of the skin: a clinicopathologic study of 34 cases with histochemical, immunohistochemical, and ultrastructural observations. *Cancer* 1992;69:2942–2952.

584. Northcutt AD. Epidermotropic xanthoma mimicking balloon cell melanoma. *Am J Dermatopathol* 2000;22:176–178.

585. Mowat A, Reid R, MacKie R. Balloon cell metastatic melanoma: an important differential in the diagnosis of clear cell tumours. *Histopathology* 1994;24:469–472.

586. Baehner FL, Ng B, Sudilovsky D. Metastatic balloon cell melanoma: a case report. *Acta Cytol* 2005;49(5):543–548.

587. Sheibani K, Battifora H. Signet-ring cell melanoma: a rare morphologic variant of malignant melanoma. *Am J Surg Pathol* 1988;12:28–34.

588. Livolsi VA, Brooks JJ, Soslow R, et al. Signet cell melanocytic lesions. *Mod Pathol* 1992;5:515–520.

589. Bastian BC, Kutzner H, Yen T, et al. Signet-ring cell formation in cutaneous neoplasms. *J Am Acad Dermatol* 1999;41(4):606–613.

590. Sanders DSA, Evans AT, Allen CA, et al. Classification of CEA-related positivity in primary and metastatic malignant melanoma. *J Pathol* 1994;172:343–348.

591. Selby WL, Nance KV, Park HK. CEA immunoreactivity in metastatic malignant melanoma. *Mod Pathol* 1992;5:415–419.

592. Bhuta S, Mirra JM, Cochran AJ. Myxoid malignant melanoma. A previously undescribed histologic pattern noted in metastatic lesions and a report of four cases. *Am J Surg Pathol* 1986;10:203–211.

593. Hitchcock MG, McCalmont TH, White WL. Cutaneous melanoma with myxoid features: twelve cases with differential diagnosis. *Am J Surg Pathol* 1999;23(12):1506–1513.

594. Kim YC, Vandersteen DP, Jung HG. Myxoid clear cell sarcoma. *Am J Dermatopathol* 2005;27(1):51–55.

595. Crowson AN, Magro CM, Mihm MCJ. Malignant melanoma with prominent pigment synthesis: "animal type" melanoma—a clinical and histological study of six cases with a consideration of other melanocytic neoplasms with prominent pigment synthesis. *Hum Pathol* 1999;30:543–550.

596. Elder DE, Murphy GF. Malignant tumors (melanomas and related lesions). In: Elder DE, Murphy GF, eds. *Melanocytic tumors of the skin*. Washington, DC: Armed Forces Institute of Pathology, 1991:103–206.

597. Antony FC, Sanclemente G, Shaikh H, et al. Pigment synthesizing melanoma (so-called animal type melanoma): a clinicopathological study of 14 cases of a poorly known distinctive variant of melanoma. *Histopathology* 2006;48(6):754–762.

598. Zembowicz A, Carney JA, Mihm MC. Pigmented epithe-

lioid melanocytoma: a low-grade melanocytic tumor with metastatic potential indistinguishable from animal-type melanoma and epithelioid blue nevus. *Am J Surg Pathol* 2004;28(1):31–40.

599. Zembowicz A, Knoepp SM, Bei T, et al. Loss of expression of protein kinase a regulatory subunit 1alpha in pigmented epithelioid melanocytoma but not in melanoma or other melanocytic lesions. *Am J Surg Pathol* 2007;31(11):1764–1775.

600. Stratakis CA, Kirschner LS, Carney JA. Clinical and molecular features of the Carney complex: diagnostic criteria and recommendations for patient evaluation. *J Clin Endocrinol Metab* 2001;86(9):4041–4046.

601. Mandal RV, Murali R, Lundquist KF, et al. Pigmented epithelioid melanocytoma: favorable outcome after 5-year follow-up. *Am J Surg Pathol* 2009;33(12):1778–1782.

602. Muhlbauer JE, Margolis RJ, Mihm MC Jr, et al. Minimal deviation melanoma: a histologic variant of cutaneous malignant melanoma in its vertical growth phase. *J Invest Dermatol* 1983;80:63s–65s.

603. Chorny JA, Barr RJ, Kyshtoobayeva A, et al. Ki-67 and p53 expression in minimal deviation melanomas as compared with other nevomelanocytic lesions. *Mod Pathol* 2003;16(6):525–529.

604. Levene A. On the histological diagnosis and prognosis of malignant melanoma. *J Clin Pathol* 1980;33:101–124.

605. Schmoeckel C, Castro CE, Braun-Falco O. Nevoid malignant melanoma. *Arch Dermatol Res* 1985;277:362–369.

606. Ruhoy SM, Prieto VG, Eliason SL, et al. Malignant melanoma with paradoxical maturation. *Am J Surg Pathol* 2000;24(12):1600–1614.

607. McNutt NS. "Triggered trap": nevoid malignant melanoma. *Semin Diagn Pathol* 1998;15:203–209.

608. Gerami P, Wass A, Mafee M, et al. Fluorescence in situ hybridization for distinguishing nevoid melanomas from mitotically active nevi. *Am J Surg Pathol* 2009;33(12):1783–1788.

609. Skov-Jensen T, Hastrup J, Lambrethsen E. Malignant melanoma in children. *Cancer* 1966;19:620–626.

610. Egan CL, Oliveria SA, Elenitsas R, et al. Cutaneous melanoma risk and phenotypic changes in large congenital nevi: a follow-up study of 46 patients. *J Am Acad Dermatol* 1998;39:923–932.

611. Swerdlow AJ, English JS, Qiao Z. The risk of melanoma in patients with congenital nevi: a cohort study. *J Am Acad Dermatol* 1995;32(4):595–599.

612. Barnhill RL, Flotte TJ, Fleischli M, et al. Cutaneous melanoma and atypical spitz tumors in childhood. *Cancer* 1995;76:1833–1845.

613. Crotty KA, McCarthy SW, Palmer AA, et al. Malignant melanoma in childhood: a clinicopathologic study of 13 cases and comparison with spitz nevi. *World J Surg* 1992;16:179–185.

614. Wong TY, Duncan LM, Mihm MC Jr. Melanoma mimicking dermal and Spitz's nevus ("nevoid" melanoma). *Semin Surg Oncol* 1993;9(3):188–193.

615. Pol-Rodriquez M, Lee S, Silvers DN, et al. Influence of age on survival in childhood spitzoid melanomas. *Cancer* 2007;109(8):1579–1583.

616. Cordoro KM, Gupta D, Frieden IJ, et al. Pediatric melanoma: results of a large cohort study and proposal for modified ABCD detection criteria for children. *J Am Acad Dermatol* 2013;68(6):913–925.

617. Martin RC, Murali R, Scolyer RA, et al. So-called "malig-

nant blue nevus": a clinicopathologic study of 23 patients. *Cancer* 2009;115(13):2949–2955.

618. Granter SR, McKee PH, Calonje E, et al. Melanoma associated with blue nevus and melanoma mimicking cellular blue nevus: a clinicopathologic study of 10 cases on the spectrum of so-called "malignant blue nevus". *Am J Surg Pathol* 2001;25(3):316–323.

619. Hernandez FJ. Malignant blue nevus. A light and electron microscopic study. *Arch Dermatol* 1973;107(5):741–744.

620. Merkow LP, Burt RC, Hayeslip DW, et al. A cellular and malignant blue nevus: a light and electron microscopic study. *Cancer* 1969;24(5):888–896.

621. Goldenhersh MA, Savin RC, Barnhill RL, et al. Malignant blue nevus. Case report and literature review. *J Am Acad Dermatol* 1988;19:712–722.

622. Kwittken J, Negri L. Malignant blue nevus. Case report of a Negro woman. *Arch Dermatol* 1966;94(1):64–69.

623. Held L, Eigentler TK, Metzler G, et al. Proliferative activity, chromosomal aberrations, and tumor-specific mutations in the differential diagnosis between blue nevi and melanoma. *Am J Pathol* 2013;182(3):640–645.

624. McGinnis KS, Lessin SR, Elder DE, et al. Pathology review of cases presenting to a multidisciplinary pigmented lesion clinic. *Arch Dermatol* 2002;138(5):617–621.

625. Barr RJ. The many faces of completely regressed malignant melanoma. In: LeBoit PE, ed. *Malignant melanoma and melanocytic neoplasms*. Philadelphia, PA: Hanley & Belfus, Inc., 1994:359–370.

626. Balch CM, Buzaid AC, Soong SJ, et al. New TNM melanoma staging system: linking biology and natural history to clinical outcomes. *Semin Surg Oncol* 2003;21(1):43–52.

627. Kelley SW, Cockerell CJ. Sentinel lymph node biopsy as an adjunct to management of histologically difficult to diagnose melanocytic lesions: a proposal. *J Am Acad Dermatol* 2000;42:527–530.

628. Gamblin TC, Edington H, Kirkwood JM, et al. Sentinel lymph node biopsy for atypical melanocytic lesions with spitzoid features. *Ann Surg Oncol* 2006;13(12):1664–1670.

629. Mihic-Probst D, Zhao J, Saremaslani P, et al. Spitzoid malignant melanoma with lymph-node metastasis. Is a copy-number loss on chromosome 6q a marker of malignancy? *Virchows Arch* 2001;439(6):823–826.

630. Barnhill RL, Argenyi ZB, From L, et al. Atypical Spitz nevi/tumors: lack of consensus for diagnosis, discrimination from melanoma, and prediction of outcome. *Hum Pathol* 1999;30:513–520.

631. Hoos A, Berho M, Blumencranz PW, et al. Giant cellular blue nevus of the anterior chest wall mimicking metastatic melanoma to the breast: a case report. *J Surg Oncol* 2000;74(4):278–281.

632. Rogers GS, Kopf AW, Rigel DS, et al. Hazard-rate analysis in stage 1 malignant melanoma. *Arch Dermatol* 1986;122:999–1002.

633. Steiner A, Wolf C, Pehamberger H, et al. Late metastases of cutaneous malignant melanoma. *Br J Dermatol* 1986;114(6):737–740.

634. Raderman D, Giler S, Rothem A, et al. Late metastases (beyond ten years) of cutaneous malignant melanoma. Literature review and case report. *J Am Acad Dermatol* 1986;15(2 Pt 2):374–378.

635. Hayes AJ, Clark MA, Harries M, et al. Management of in-transit metastases from cutaneous malignant melanoma. *Br J Surg* 2004;91(6):673–682.

636. Barth A, Wanek LA, Morton DL. Prognostic factors in 1,521 melanoma patients with distant metastases. *J Am Coll Surgeons* 1995;181:A193–A201.

637. Kato N, Tamura A, Yamanaka Y, et al. Malignant blue nevus: case report of a Japanese man with a distant cutaneous metastasis. *Am J Dermatopathol* 2007;29(1):88–91.

638. Petersen RP, Hanish SI, Haney JC, et al. Improved survival with pulmonary metastasectomy: an analysis of 1720 patients with pulmonary metastatic melanoma. *J Thorac Cardiovasc Surg* 2007;133(1):104–110.

639. Crook TB, Jones OM, John TG, et al. Hepatic resection for malignant melanoma. *Eur J Surg Oncol* 2006;32(3):315–317.

640. Curry WT Jr, Cosgrove GR, Hochberg FH, et al. Stereotactic interstitial radiosurgery for cerebral metastases. *J Neurosurg* 2005;103(4):630–635.

641. Baab GH, McBride CM. Malignant melanoma: the patient with an unknown site of primary origin. *Arch Surg* 1975;110(8):896–900.

642. Anbari KK, Schuchter LM, Bucky LP, et al. Melanoma of unknown primary site: presentation, treatment, and prognosis—a single institution study. University of Pennsylvania Pigmented Lesion Study Group. *Cancer* 1997;79(9):1816–1821.

643. Bottger D, Dowden RV, Kay PP. Complete spontaneous regression of cutaneous primary malignant melanoma. *Plast Reconstr Surg* 1992;89:548–553.

644. Mihm MC Jr, Clemente CG, Cascinelli N. Tumor infiltrating lymphocytes in lymph node melanoma metastases: a histopathologic prognostic indicator and an expression of local immune response. *Lab Invest* 1996;74:43–47.

645. McNutt NS, Urmacher C, Hakimian J, et al. Nevoid malignant melanoma: morphologic patterns and immunohistochemical reactivity. *J Cutan Pathol* 1995;22(6):502–517.

646. Harrist TJ, Rigel DS, Day CL Jr, et al. "Microscopic satellites" are more highly associated with regional lymph node metastases than is primary melanoma thickness. *Cancer* 1984;53:2183–2187.

647. Balch CM, Buzaid AC, Soong SJ, et al. Final version of the American Joint Committee on Cancer staging system for cutaneous melanoma. *J Clin Oncol* 2001;19(16):3635–3648.

648. Claessens N, Pierard GE, Pierard-Franchimont C, et al. Immunohistochemical detection of incipient melanoma micrometastases. Relationship with sentinel lymph node involvement. *Melanoma Res* 2005;15(2):107–110.

649. Shaikh L, Sagebiel RW, Ferreira CM, et al. The role of microsatellites as a prognostic factor in primary malignant melanoma. *Arch Dermatol* 2005;141(6):739–742.

650. Kornberg R, Harris M, Ackerman AB. Epidermotropically metastatic malignant melanoma. Differentiating malignant melanoma metastatic to the epidermis from malignant melanoma primary in the epidermis. *Arch Dermatol* 1978;114:67–69.

651. Heenan PJ, Clay CD. Epidermotropic metastatic melanoma simulating multiple primary melanomas. *Am J Dermatopathol* 1991;13:396–402.

652. Abernethy JL, Soyer HP, Kerl H, et al. Epidermotropic metastatic malignant melanoma simulating melanoma in situ: a report of 10 examples from two patients. *Am J Surg Pathol* 1994;18:1140–1149.

653. Nguyen DX, Bos PD, Massague J. Metastasis: from dissemination to organ-specific colonization. *Nat Rev Cancer* 2009;9:274–284.

654. Gaziel-Sovran A, Osman I, Hernando E. In vivo modeling and molecular characterization: a path toward targeted therapy of melanoma brain metastasis. *Front Oncol* 2013;3:127.

655. Sugarbaker EV, Cohen AM, Ketcham AS. Do metastases metastasize? Ann Surg 1971;174:161–166.

656. Sebaratnam DF, Venugopal SS, Frew JW, et al. Diffuse melanosis cutis: a systematic review of the literature. *J Am Acad Dermatol* 2013;68(3):482–488.

657. Armstrong BK, Kricker A. The epidemiology of UV induced skin cancer. *J Photochem Photobiol B* 2001;63(1–3):8–18.

658. Hemminki K, Zhang H, Czene K. Incidence trends and familial risks in invasive and in situ cutaneous melanoma by sun-exposed body sites. *Int J Cancer* 2003;104(6):764–771.

659. Nelemans PJ, Groenendal H, Kiemeney LA, et al. Effect of intermittent exposure to sunlight on melanoma risk among indoor workers and sun-sensitive individuals. *Environ Health Perspect* 1993;101(3):252–255.

660. Elwood JM, Gallagher RP, Worth AJ, et al. Etiological differences between subtypes of cutaneous malignant melanoma: Western Canada Melanoma Study. *J Natl Cancer Inst* 1987;78(1):37–44.

661. De Snoo FA, Kroon MW, Bergman W, et al. From sporadic atypical nevi to familial melanoma: risk analysis for melanoma in sporadic atypical nevus patients. *J Am Acad Dermatol* 2007;56(5):748–752.

662. Berwick M, Orlow I, Hummer AJ, et al. The prevalence of CDKN2A germ-line mutations and relative risk for cutaneous malignant melanoma: an international population-based study. *Cancer Epidemiol Biomarkers Prev* 2006;15(8):1520–1525.

663. Chudnovsky Y, Adams AE, Robbins PB, et al. Use of human tissue to assess the oncogenic activity of melanoma-associated mutations. *Nat Genet* 2005;37(7):745–749.

664. Kanetsky PA, Rebbeck TR, Hummer AJ, et al. Population-based study of natural variation in the melanocortin-1 receptor gene and melanoma. *Cancer Res* 2006;66(18):9330–9337.

665. Povey JE, Darakhshan F, Robertson K, et al. DNA repair gene polymorphisms and genetic predisposition to cutaneous melanoma. *Carcinogenesis* 2007;28(5):1087–1093.

666. Marks R, Dorevitch AP, Mason G. Do all melanomas come from "moles"? A study of the histological association between melanocytic naevi and melanoma. *Australas J Dermatol* 1990;31:77–80.

667. Urso C, Giannotti V, Reali UM, et al. Spatial association of melanocytic naevus and melanoma. *Melanoma Res* 1991;1(4):245–249.

668. Bevona C, Goggins W, Quinn T, et al. Cutaneous melanomas associated with nevi. *Arch Dermatol* 2003;139(12):1620–1624.

669. Smolle J, Kaddu S, Kerl H. Non-random spatial association of melanoma and naevi--a morphometric analysis. *Melanoma Res* 1999;9:407–412.

670. Bogdan I, Smolle J, Kerl H, et al. Melanoma ex naevo: a study of the associated naevus. *Melanoma Res* 2003;13(2):213–217.

671. Eskandarpour M, Hashemi J, Kanter L, et al. Frequency of UV-inducible NRAS mutations in melanomas of patients with germline CDKN2A mutations. *J Natl Cancer Inst* 2003;95(11):790–798.

672. Xu X, Weber KS, Elenitsas R, et al. Clinical and histological features of cellular nodules in congenital nevi. *Am J Surg Pathol* 2003.

673. Tajima Y, Nakajima T, Sugano I, et al. Malignant melanoma within an intradermal nevus. *Am J Dermatopathol* 1994;16(3):301–306.

674. Slingluff CL Jr, Vollmer RT, Seigler HF. Multiple primary melanoma: Incidence and risk factors in 283 patients. *Surgery* 1993;113:330–339.

675. Stam-Posthuma JJ, Duinen C, Scheffer E, et al. Multiple primary melanomas. *J Am Acad Dermatol* 2001;44(1):22–27.

676. Blackwood MA, Holmes R, Synnestvedt M, et al. Multiple primary melanoma revisited. *Cancer* 2002;94(8): 2248–2255.

677. Casula M, Colombino M, Satta MP, et al. Factors predicting the occurrence of germline mutations in candidate genes among patients with cutaneous malignant melanoma from South Italy. 2007;43(1):137–143.

678. Goldstein AM, Chan M, Harland M, et al. Features associated with germline CDKN2A mutations: a GenoMEL study of melanoma-prone families from three continents. *J Med Genet* 2007;44(2):99–106.

679. Ferrone CR, Ben PL, Panageas KS, et al. Clinicopathological features of and risk factors for multiple primary melanomas. *JAMA* 2005;294(13):1647–1654.

680. Day CL Jr, Sober AJ, Kopf AW, et al. A prognostic model for clinical stage I melanoma of the upper extremity. The importance of anatomic subsites in predicting recurrent disease. *Ann Surg* 1981;193:436–440.

681. Day CL Jr, Sober AJ, Kopf AW, et al. A prognostic model for clinical stage I melanoma of the lower extremity. Location on foot as independent risk factor for recurrent disease. *Surgery* 1981;89:599–603.

682. Day CL Jr, Sober AJ, Kopf AW, et al. A prognostic model for clinical stage I melanoma of the trunk location near the midline is not an independent risk factor for recurrent disease. *Am J Surg* 1981;142:247–251.

683. MacKie RM, Aitchison T, Sirel JM, et al. Prognostic models for subgroups of melanoma patients from the Scottish Melanoma Group database 1979-86, and their subsequent validation. *Br J Cancer* 1995;71:173–176.

684. Barnhill RL, Fine JA, Roush GC, et al. Predicting five-year outcome for patients with cutaneous melanoma in a population-based study. *Cancer* 1996;78:427–432.

685. MacKie RM, Hole DJ. Incidence and thickness of primary tumours and survival of patients with cutaneous malignant melanoma in relation to socioeconomic status. *BMJ* 1996;312:1125–1128.

686. Schuchter L, Schultz DJ, Synnestvedt M, et al. A prognostic model for predicting 10-year survival in patients with primary melanoma. *Ann Intern Med* 1996;125: 369–375.

687. Soong SJ, Weiss HL. Predicting outcome in patients with localized melanoma. In: Balch CM, Houghton AN, Sober AJ, et al, eds. *Cutaneous melanoma*. 3rd ed. St. Louis, MO: Quality Medical Publishing, Inc., 1998:51–64.

688. Cochran AJ, Elashoff D, Morton DL, et al. Individualized prognosis for melanoma patients. *Hum Pathol* 2000;31:327–331.

689. Balch CM, Soong SJ, Gershenwald JE, et al. Prognostic factors analysis of 17,600 melanoma patients: validation of the american joint committee on cancer melanoma staging system. *J Clin Oncol* 2001;19(16):3622–3634.

690. Ferrone CR, Panageas KS, Busam K, et al. Multivariate prognostic model for patients with thick cutaneous melanoma: importance of sentinel lymph node status. *Ann Surg Oncol* 2002;9(7):637–645.

691. Gimotty PA, Guerry D, Elder DE. Validation of prognostic models for melanoma. *Am J Clin Pathol* 2002;118(4): 489–491.

692. Gimotty PA, Botbyl J, Soong SJ, et al. A population-based validation of the American Joint Committee on cancer melanoma staging system. *J Clin Oncol* 2005;23(31): 8065–8075.

693. Gimotty PA, Van BP, Elder DE, et al. Biologic and prognostic significance of dermal Ki67 expression, mitoses, and tumorigenicity in thin invasive cutaneous melanoma. *J Clin Oncol* 2005;23(31):8048–8056.

694. Buettner PG, Leiter U, Eigentler TK, et al. Development of prognostic factors and survival in cutaneous melanoma over 25 years: an analysis of the Central Malignant Melanoma Registry of the German Dermatological Society. *Cancer* 2005;103(3):616–624.

695. Barnhill RL, Katzen J, Spatz A, et al. The importance of mitotic rate as a prognostic factor for localized cutaneous melanoma. *J Cutan Pathol* 2005;32(4):268–273.

696. Ranieri JM, Wagner JD, Wenck S, et al. The prognostic importance of sentinel lymph node biopsy in thin melanoma. *Ann Surg Oncol* 2006;13(7):927–932.

697. Gimotty PA, Elder DE, Fraker DL, et al. Identification of high-risk patients among those diagnosed with thin cutaneous melanomas. *J Clin Oncol* 2007;25(9):1129–1134.

698. Balch CM, Gershenwald JE, Soong SJ, et al. Final version of 2009 AJCC melanoma staging and classification. *J Clin Oncol* 2009;27(36):6199–6206.

699. van der Ploeg AP, van Akkooi AC, Rutkowski P, et al. Prognosis in patients with sentinel node-positive melanoma is accurately defined by the combined rotterdam tumor load and dewar topography criteria. *J Clin Oncol* 2011;29(16): 2206–2214.

700. Beahrs OH, Myers MH. *Manual for staging of cancer*. Philadelphia, PA: Lippincott, 1983.

701. Buzaid AC, Ross MI, Balch CM, et al. Critical analysis of the current American Joint Committee on Cancer staging system for cutaneous melanoma and proposal of a new staging system. *J Clin Oncol* 1997;15(3):1039–1051.

702. Soong SJ, Ding S, Coit D, et al. Predicting survival outcome of localized melanoma: an electronic prediction tool based on the AJCC melanoma database. *Ann Surg Oncol* 2010;17(8):2006–2014.

703. Callender GG, Gershenwald JE, Egger ME, et al. A novel and accurate computer model of melanoma prognosis for patients staged by sentinel lymph node biopsy: comparison with the American Joint Committee on Cancer model. *J Am Coll Surg* 2012;214(4):608–617.

704. Breslow A. Thickness, cross-sectional areas and depth of invasion in the prognosis of cutaneous melanoma. *Ann Surg* 1970;172:902–908.

705. Breslow A. Tumor thickness, level of invasion and node dissection in stage I cutaneous melanoma. *Ann Surg* 1975;182:572–575.

706. Oliveira Filho RS, Ferreira LM, Biasi LJ, et al. Vertical growth phase and positive sentinel node in thin melanoma. *Braz J Med Biol Res* 2003;36(3):347–350.

707. Bedrosian I, Faries MB, Guerry D, et al. Incidence of sentinel node metastasis in patients with thin primary melanoma (< or = 1 mm) with vertical growth phase [see comments]. *Ann Surg Oncol* 2000;7(4):262–267.

708. Smolle J. Biological significance of tumor thickness. Theoretical considerations based on computer simulation. *Am J Dermatopathol* 1995;17(3):281–286.

709. Lever WF, Schauber-Lever G. Melanocytic tumors. In: Lever WF, Schauber-Lever G, eds. *Histopathology of the skin*. 7th ed. Philadelphia, PA: Lippincott, 2005.

710. Breslow A. Prognostic factors in the treatment of cutaneous melanoma. *J Cutan Pathol* 1979;6:208–212.

711. Spatz A, Cook MG, Elder DE, et al. Interobserver reproducibility of ulceration assessment in primary cutaneous melanomas. *Eur J Cancer* 2003;39(13):1861–1865.

712. Larsen TE, Grude TH. A retrospective histological study of 669 cases of primary cutaneous malignant melanoma in clinical stage I. 4. The relation of cross- sectional profile, level of invasion, ulceration and vascular invasion to tumour type and prognosis. *Acta Pathol Microbiol Scand [A]* 1979;87A(2):131–138.

713. Balch CM, Wilkerson JA, Murad TM, et al. The prognostic significance of ulceration of cutaneous melanoma. *Cancer* 1980;45:3012–3017.

714. Tan GJ, Baak JP. Evaluation of prognostic characteristics of stage I cutaneous malignant melanoma. *Anal Quant Cytol* 1984;6(3):147–154.

715. Sondergaard K, Schou G. Survival with primary cutaneous malignant melanoma, evaluated from 2012 cases. A multivariate regression analysis. *Virchows Arch A Pathol Anat Histopathol* 1985;406(2):179–195.

716. Mraz-Gernhard S, Sagebiel RW, Kashani-Sabet M, Miller JR, Leong SP. Prediction of sentinel lymph node micrometastasis by histological features in primary cutaneous malignant melanoma. *Arch Dermatol* 1998;134:983–987.

717. Balch CM, Buzaid AC, Atkins MB, et al. A new American Joint Committee on Cancer staging system for cutaneous melanoma. *Cancer* 2000;88:1484–1491.

718. Balch CM, Soong S, Ross MI, et al. Long-term results of a multi-institutional randomized trial comparing prognostic factors and surgical results for intermediate thickness melanomas (1.0 to 4.0 mm). Intergroup Melanoma Surgical Trial [see comments]. *Ann Surg Oncol* 2000;7:87–97.

719. Massi D, Borgognoni L, Franchi A, et al. Thick cutaneous malignant melanoma: a reappraisal of prognostic factors. *Melanoma Res* 2000;10(2):153–164.

720. Masback A, Olsson H, Westerdahl J, et al. Prognostic factors in invasive cutaneous malignant melanoma: a population-based study and review. *Melanoma Res* 2001;11(5):435–445.

721. Retsas S, Henry K, Mohammed MQ, et al. Prognostic factors of cutaneous melanoma and a new staging system proposed by the American Joint Committee on Cancer (AJCC): validation in a cohort of 1284 patients. *Eur J Cancer* 2002;38(4):511–516.

722. Zettersten E, Sagebiel RW, Miller JR III, et al. Prognostic factors in patients with thick cutaneous melanoma (> 4 mm). *Cancer* 2002;94(4):1049–1056.

723. Azzola MF, Shaw HM, Thompson JF, et al. Tumor mitotic rate is a more powerful prognostic indicator than ulceration in patients with primary cutaneous melanoma: an analysis of 3661 patients from a single center. *Cancer* 2003;97(6):1488–1498.

724. Niezabitowski A, Czajecki K, Rys J, et al. Prognostic evaluation of cutaneous malignant melanoma: a clinicopathologic and immunohistochemical study. *J Surg Oncol* 1999;70:150–160.

725. Ostmeier H, Fuchs B, Otto F, et al. Can immunohistochemical markers and mitotic rate improve prognostic precision in patients with primary melanoma? *Cancer* 1999;85:2391–2399.

726. Scolyer RA, Shaw HM, Thompson JF, et al. Interobserver reproducibility of histopathologic prognostic variables in primary cutaneous melanomas. *Am J Surg Pathol* 2003;27(12):1571–1576.

727. Larsen TE, Grude TH. A retrospective histological study

728. of 669 cases of primary cutaneous malignant melanoma in clinical stage I. 2. The relation of cell type, pigmentation, atypia and mitotic count to histological type and prognosis. *Acta Pathol Microbiol Scand [A]* 1978v;86A(6):513–522.

728. Schmoeckel C, Bockelbrink A, Bockelbrink H, et al. Low- and high-risk malignant melanoma—I. Evaluation of clinical and histological prognosticators in 585 cases. *Eur J Cancer Clin Oncol* 1983;19(2):227–235.

729. Schmoeckel C, Bockelbrink A, Bockelbrink H, et al. Low- and high-risk malignant melanoma—II. Multivariate analyses for a prognostic classification. *Eur J Cancer Clin Oncol* 1983;19(2):237–243.

730. Talve LA, Collan YU, Ekfors TO. Nuclear morphometry, immunohistochemical staining with Ki-67 antibody and mitotic index in the assessment of proliferative activity and prognosis of primary malignant melanomas of the skin. *J Cutan Pathol* 1996;23(4):335–343.

731. Bentzen JK, Hansen HS, Nielsen HW. The prognostic importance of volume-weighted mean nuclear volume, mitotic index, and other stereologically measured quantitative parameters in supraglottic laryngeal carcinoma [In Process Citation]. *Cancer* 1999;86:2222–2228.

732. Cherpelis BS, Haddad F, Messina J, et al. Sentinel lymph node micrometastasis and other histologic factors that predict outcome in patients with thicker melanomas. *J Am Acad Dermatol* 2001;44(5):762–766.

733. Frahm SO, Schubert C, Parwaresch R, et al. High proliferative activity may predict early metastasis of thin melanomas. *Hum Pathol* 2001;32(12):1376–1381.

734. Gimotty PA, Guerry D, Ming ME, et al. Thin primary cutaneous malignant melanoma: a prognostic tree for 10-year metastasis is more accurate than American Joint Committee on Cancer staging. *J Clin Oncol* 2004;22:3668–3676.

735. Elder DE, Gimotty PA, Guerry D. Cutaneous melanoma: estimating survival and recurrence risk based on histopathologic features. *Dermatol Ther* 2005;18(5):369–385.

736. Edge SB, Byrd DR, Compton CC, et al. Melanoma of the skin. In: *AJCC cancer staging manual*, 7th ed. New York, NY: Springer, 2013:325–344.

737. Abramova L, Slingluff L, Patterson JW. Problems in the interpretation of apparent 'radial growth phase' malignant melanomas that metastasize. *J Cutan Pathol* 2002;29(7):407–414.

738. Sondergaard K, Hou-Jensen K. Partial regression in thin primary cutaneous malignant melanomas clinical stage I. A study of 486 cases. *Virchows Arch [A]* 1985;408:241–247.

739. Ronan SG, Eng AM, Briele HA, et al. Thin malignant melanomas with regression and metastases. *Arch Dermatol* 1987;123:1326–1330.

740. Prehn RT. The paradoxical association of regression with a poor prognosis in melanoma contrasted with a good prognosis in keratoacanthoma. *Cancer Res* 1996;56:937–940.

741. Cook MG, Clarke TJ, Humphreys S, et al. A nationwide survey of observer variation in the diagnosis of thin cutaneous malignant melanoma including the MIN terminology. *J Clin Pathol* 1997;50:202–205.

742. Cook MG, Spatz A, Brocker EB, et al. Identification of histological features associated with metastatic potential in thin (<1.0 mm) cutaneous melanoma with metastases. A study on behalf of the EORTC Melanoma Group. *J Pathol*

2002;197(2):188–193.

743. Mihm MC Jr, Clark WH Jr, From L. The clinical diagnosis, classification and histogenetic concepts of the early stages of cutaneous malignant melanomas. *N Engl J Med* 1971;284:1078–1082.

744. Morton DL, Davtyan DG, Wanek LA, et al. Multivariate analysis of the relationship between survival and the microstage of primary melanoma by Clark level and Breslow thickness. *Cancer* 1993;71:3737–3743.

745. Kelly JW, Sagebiel RW, Clyman S, et al. Thin level IV malignant melanoma. A subset in which level is the major prognostic indicator. *Ann Surg* 1985;202:98–103.

746. Marghoob AA, Koenig K, Bittencourt FV, et al. Breslow thickness and clark level in melanoma: support for including level in pathology reports and in American Joint Committee on Cancer Staging [see comments]. *Cancer* 2000;88:589–595.

747. Kaur MR, Colloby PS, Martin-Clavijo A, et al. Melanoma histopathology reporting—are we complying with the National Minimum Dataset? *J Clin Pathol* 2007;60(10):1121–1123.

748. Büttner P, Garbe C, Bertz J, 'et al. Primary cutaneous melanoma: Optimized cutoff points of tumor thickness and importance of Clark's level for prognostic classification. *Cancer* 1995;75:2499–2506.

749. Guitart J, Lowe L, Piepkorn M, et al. Histological characteristics of metastasizing thin melanomas: a case-control study of 43 cases. *Arch Dermatol* 2002;138(5):603-8.

750. Corona R, Mele A, Amini M, et al. Interobserver variability on the histopathologic diagnosis of cutaneous melanoma and other pigmented skin lesions. *J Clin Oncol* 1996;14:1218–1223.

751. Lock-Andersen J, Hou-Jensen K, Hansen JPH, et al. Observer variation in histological classification of cutaneous malignant melanoma. *Scand J Plast Reconstr Surg Hand Surg* 1995;29:141–148.

752. Clemente CG, Mihm MG, Bufalino R, et al. Prognostic value of tumor-infiltrating lymphocytes in the vertical growth phase of primary cutaneous melanoma. *Cancer* 1996;77:1303–1310.

753. Håkansson A, Gustafsson B, Krysander L, et al. Tumour-infiltrating lymphocytes in metastatic malignant melanoma and response to interferon alpha treatment. *Br J Cancer* 1996;74:670–676.

754. Massi D, Franchi A, Borgognoni L, et al. Thin cutaneous malignant melanomas (< or =1.5 mm): identification of risk factors indicative of progression. *Cancer* 1999;85:1067–1076.

755. Flax SH, Skelton HG, Smith KJ, et al. Nodular melanosis due to epithelial neoplasms: a finding not restricted to regressed melanomas. *Am J Dermatopathol* 1998;20: 118–122.

756. Jonk A, Kroon BBR, Rümke P, et al. Lymph node metastasis from melanoma with an unknown primary site. *Br J Surg* 1990;77:665–668.

757. Hernberg M, Turunen JP, Muhonen T, et al. Tumor-infiltrating lymphocytes in patients with metastatic melanoma receiving chemoimmunotherapy. *J Immunother* 1997;20:488–495.

758. Tuthill RJ, Unger JM, Liu PY, et al. Risk assessment in localized primary cutaneous melanoma: a Southwest Oncology Group study evaluating nine factors and a test of the Clark logistic regression prediction model. *Am J Clin Pathol* 2002;118(4):504–511.

759. Azimi F, Scolyer RA, Rumcheva P, et al. Tumor-infiltrating lymphocyte grade is an independent predictor of sentinel lymph node status and survival in patients with cutaneous melanoma. *J Clin Oncol* 2012;30(21):2678–2683.

760. Taylor RC, Patel A, Panageas KS, et al. Tumor-infiltrating lymphocytes predict sentinel lymph node positivity in patients with cutaneous melanoma. *J Clin Oncol* 2007;25(7): 869–875.

761. Busam KJ, Antonescu CR, Marghoob AA, et al. Histologic classification of tumor-infiltrating lymphocytes in primary cutaneous malignant melanoma. A study of interobserver agreement. *Am J Clin Pathol* 2001;115(6):856–860.

762. Straume O, Akslen LA. Independent prognostic importance of vascular invasion in nodular melanomas. *Cancer* 1996;78:1211–1219.

763. Nagore E, Oliver V, Botella-Estrada R, et al. Prognostic factors in localized invasive cutaneous melanoma: high value of mitotic rate, vascular invasion and microscopic satellitosis. *Melanoma Res* 2005;15(3):169–177.

764. Lugassy C, Vernon SE, Busam K, et al. Angiotropism of human melanoma: studies involving in transit and other cutaneous metastases and the chicken chorioallantoic membrane: implications for extravascular melanoma invasion and metastasis. *Am J Dermatopathol* 2006;28(3): 187–193.

765. Kashani-Sabet M, Sagebiel RW, Ferreira CM, et al. Vascular involvement in the prognosis of primary cutaneous melanoma. *Arch Dermatol* 2001;137(9):1169–1173.

766. Paek SC, Griffith KA, Johnson TM, et al. The impact of factors beyond Breslow depth on predicting sentinel lymph node positivity in melanoma. *Cancer* 2007;109(1):100–108.

767. Borgstein PJ, Meijer S, Van Diest PJ. Are locoregional cutaneous metastases in melanoma predictable? *Ann Surg Oncol* 1999;6:315–321.

768. Gerami P, Shea C, Stone MS. Angiotropism in epidermotropic metastatic melanoma: another clue to the diagnosis. *Am J Dermatopathol* 2006;28(5):429–433.

769. Giorgadze TA, Zhang PJ, Pasha T, et al. Lymphatic vessel density is significantly increased in melanoma. *J Cutan Pathol* 2004;31(10):672–677.

770. Fohn LE, Rodriguez A, Kelley MC, et al. D2-40 lymphatic marker for detecting lymphatic invasion in thin to intermediate thickness melanomas: association with sentinel lymph node status and prognostic value-a retrospective case study. *J Am Acad Dermatol* 2011;64(2): 336–345.

771. Xu X, Chen L, Guerry D, et al. Lymphatic invasion is independently prognostic of metastasis in primary cutaneous melanoma. *Clin Cancer Res* 2011;18(1):229–737.

772. Keilholz U, Martus P, Punt CJ, et al. Prognostic factors for survival and factors associated with long-term remission in patients with advanced melanoma receiving cytokine-based treatments. second analysis of a randomised EORTC Melanoma Group trial comparing interferon-alpha2a (IFNalpha) and interleukin 2 (IL-2) with or without cisplatin. *Eur J Cancer* 2002;38(11):1501–1511.

773. León P, Daly JM, Synnestvedt M, et al. The prognostic implications of microscopic satellites in patients with clinical stage I melanoma. *Arch Surg* 1991;126:1461–1468.

774. Langford FP, Fisher SR, Molter DW, et al. Lentigo maligna melanoma of the head and neck. *Laryngoscope* 1993;103(5):520–524.

775. O'Brien CJ, Coates AS, Petersen-Schaefer K, et al. Experience with 998 cutaneous melanomas of the head and neck

over 30 years. *Am J Surg* 1991;162(4):310–314.

776. Garbe C, Büttner P, Bertz J, 'et al. Primary cutaneous melanoma: prognostic classification of anatomic location. *Cancer* 1995;75:2492–2498.

777. Huang X, Soong SJ, McCarthy WH, et al. Classification of localized melanoma by the exponential survival trees method. *Cancer* 1997;79:1122–1128.

778. Sahin S, Rao B, Kopf AW, et al. Predicting ten-year survival of patients with primary cutaneous melanoma —corroboration of a prognostic model. *Cancer* 1997;80:1426–1431.

779. Hsueh EC, Lucci A, Qi K, et al. Survival of patients with melanoma of the lower extremity decreases with distance from the trunk. *Cancer* 1999;85:383–388.

780. Averbook BJ, Fu P, Rao JS, et al. A long-term analysis of 1018 patients with melanoma by classic Cox regression and tree-structured survival analysis at a major referral center: Implications on the future of cancer staging. *Surgery* 2002;132(4):589–604.

781. Måsbäck A, Westerdahl J, Ingvar C, et al. Cutaneous malignant melanoma in southern Sweden 1965, 1975, and 1985 —prognostic factors and histologic correlations. *Cancer* 1997;79:275–283.

782. Stidham KR, Johnson JL, Seigler HF. Survival superiority of females with melanoma: a multivariate analysis of 6383 patients exploring the significance of gender in prognostic outcome. *Arch Surg* 1994;129:316–324.

783. Averbook BJ, Russo LJ, Mansour EG. A long-term analysis of 620 patients with malignant melanoma at a major referral center. *Surgery* 1998;124:746–755.

784. Moretti S, Spallanzani A, Chiarugi A, et al. Correlation of Ki-67 expression in cutaneous primary melanoma with prognosis in a prospective study: Different correlation according to thickness. *J Am Acad Dermatol* 2001;44(2):188–192.

785. Korabiowska M, Brinck U, Middel P, et al. Proliferative activity in the progression of pigmented skin lesions, diagnostic and prognostic significance. *Anticancer Res* 2000;20(3A):1781–1785.

786. Straume O, Sviland L, Akslen LA. Loss of nuclear p16 protein expression correlates with increased tumor cell proliferation (Ki-67) and poor prognosis in patients with vertical growth phase melanoma. *Clin Cancer Res* 2000;6(5):1845–1853.

787. Vlaykova T, Talve L, Hahka-Kemppinen M, et al. MIB-1 immunoreactivity correlates with blood vessel density and survival in disseminated malignant melanoma. *Oncology* 1999;57:242–252.

788. Sparrow LE, English DR, Taran JM, et al. Prognostic significance of MIB-1 proliferative activity in thin melanomas and immunohistochemical analysis of MIB-1 proliferative activity in melanocytic tumors. *Am J Dermatopathol* 1998;20:12–16.

789. Böni R, Doguoglu A, Burg G, et al. MIB-1 immunoreactivity correlates with metastatic dissemination in primary thick cutaneous melanoma. *J Am Acad Dermatol* 1996;35:416–418.

790. Ramsay JA, From L, Iscoe NA, et al. MIB-1 proliferative activity is a significant prognostic factor in primary thick cutaneous melanomas. *J Invest Dermatol* 1995;105:22–26.

791. Rampen FH, Van der Esch EP. Biopsy and survival of malignant melanoma. *J Am Acad Dermatol* 1985;12(2 Pt 1):385–388.

792. Lederman JS, Sober AJ. Does biopsy type influence survival in clinical stage I cutaneous melanoma? *J Am Acad Dermatol* 1985;13:983–987.

793. Sondergaard K, Schou G. Therapeutic and clinico-pathological factors in the survival of 1,469 patients with primary cutaneous malignant melanoma in clinical stage I. A multivariate regression analysis. *Virchows Arch [A]* 1985;408:249–258.

794. Landthaler M, Braun-Falco O, Leitl A, et al. Excisional biopsy as the first therapeutic procedure versus primary wide excision of malignant melanoma. *Cancer* 1989;64:1612–166.

795. Bong JL, Herd RM, Hunter JA. Incisional biopsy and melanoma prognosis. *J Am Acad Dermatol* 2002;46(5):690–694.

796. Hauschild A, Rosien F, Lischner S. Surgical standards in the primary care of melanoma patients. *Onkologie* 2003;26(3):218–222.

797. Stell VH, Norton HJ, Smith KS, et al. Method of biopsy and incidence of positive margins in primary melanoma. *Ann Surg Oncol* 2007;14(2):274–275.

798. Ringborg U, Andersson R, Eldh J, et al. Resection margins of 2 versus 5 cm for cutaneous malignant melanoma with a tumor thickness of 0.8 to 2.0 mm—a randomized study by the Swedish melanoma study group. *Cancer* 1996;77:1809–1814.

799. Lens MB, Dawes M, Goodacre T, et al. Excision margins in the treatment of primary cutaneous melanoma: a systematic review of randomized controlled trials comparing narrow vs wide excision. *Arch Surg* 2002;137(10):1101–1105.

800. Balch CM, Soong SJ, Smith T, et al. Long-term results of a prospective surgical trial comparing 2 cm vs. 4 cm excision margins for 740 patients with 1-4 mm melanomas. *Ann Surg Oncol* 2001;8(2):101–108.

801. Balch CM, Urist MM, Karakousis CP, et al. Efficacy of 2-cm surgical margins for intermediate-thickness melanomas (1 to 4 mm). Results of a multi-institutional randomized surgical trial. *Ann Surg* 1993;218(3):262–267.

802. Veronesi U, Cascinelli N, Adamus J, et al. Thin stage I primary cutaneous malignant melanoma. Comparison of excision with margins of 1 or 3 cm. *N Engl J Med* 1988;318:1159–1162.

803. Piepkorn M. Melanoma resection margin recommendations, unconventionally based on available facts. *Semin Diagn Pathol* 1998;15:230–234.

804. Heenan PJ. Melanoma: margins for error. *ANZ J Surg* 2002;72(4):300–303.

805. Ackerman AB, Scheiner AM. How wide and deep is wide and deep enough? A critique of surgical practice in excisions of primary cutaneous malignant melanoma. *Hum Pathol* 1983;14(9):743–744.

806. Balch CM. Surgical margins for melanoma: is 2 cm too much? *ANZ J Surg* 2002;72(4):251–252.

807. Elder DE, Guerry DIV, Heiberger RM, et al. Optimal resection margin for cutaneous malignant melanoma. *Plast Reconstr Surg* 1983;71:66–72.

808. Serpell JW, Carne PW, Bailey M. Radical lymph node dissection for melanoma. *ANZ J Surg* 2003;73(5):294–299.

809. Day CL Jr, Sober AJ, Lew RA, et al. Malignant melanoma patients with positive nodes and relatively good prognoses: microstaging retains prognostic significance in clinical stage I melanoma patients with metastases to regional nodes. *Cancer* 1981;47:955–962.

810. Buzaid AC, Tinoco LA, Jendiroba D, et al. Prognostic value of size of lymph node metastases in patients with cutane-

ous melanoma. *J Clin Oncol* 1995;13:2361–2368.

811. Morton DL, Thompson JF, Essner R, et al. Validation of the accuracy of intraoperative lymphatic mapping and sentinel lymphadenectomy for early-stage melanoma: a multicenter trial. Multicenter Selective Lymphadenectomy Trial Group. *Ann Surg* 1999;230:453–463.

812. Morton DL, Wen DR, Foshag LJ, et al. Intraoperative lymphatic mapping and selective cervical lymphadenectomy for early-stage melanomas of the head and neck. *J Clin Oncol* 1993;11(9):1751–1756.

813. Shidham VB, Qi DY, Acker S, et al. Evaluation of micrometastases in sentinel lymph nodes of cutaneous melanoma: higher diagnostic accuracy with melan-a and mart-1 compared with s-100 protein and hmb-45. *Am J Surg Pathol* 2001;25(8):1039–1046.

814. Shidham VB, Qi D, Rao RN, et al. Improved immunohistochemical evaluation of micrometastases in sentinel lymph nodes of cutaneous melanoma with "MCW Melanoma Cocktail"—a mixture of monoclonal antibodies to MART-1, melan-A, and tyrosinase. *BMC Cancer* 2003;3(1):15.

815. Kucher C, Zhang PJ, Acs G, et al. Can Melan-A replace S-100 and HMB-45 in the evaluation of sentinel lymph nodes from patients with malignant melanoma? *Appl Immunohistochem Mol Morphol* 2006;14(3):324–327.

816. Satzger I, Volker B, Meier A, et al. Prognostic significance of isolated HMB45 or melan A positive cells in melanoma sentinel lymph nodes. *Am J Surg Pathol* 2007;31(8):1175–1180.

817. Yan S, Brennick JB. False-positive rate of the immunoperoxidase stains for MART1/MelanA in lymph nodes. *Am J Surg Pathol* 2004;28(5):596–600.

818. Morton DL, Thompson JF, Cochran AJ, et al. Sentinel-node biopsy or nodal observation in melanoma. *N Engl J Med* 2006;355(13):1307–1317.

819. Association of Directors of Anatomic and Surgical Pathology. ADASP recommendations for the processing and reporting of lymph node specimens submitted for evaluation of metastatic disease. *Modern Pathol* 2001;14:629–632.

第 29 章

表皮肿瘤与囊肿

Nigel Kirkham and Khadija Aljefri

表皮的肿瘤分类

表皮的肿瘤分为表皮肿瘤和表皮附属器肿瘤，两者又有良恶性之分。

良性肿瘤的特点通常如下：①结构对称、边界清楚；②组织起源一致且分化良好；③肿瘤细胞核大小均等；④肿瘤细胞核排列规整；⑤生长受一定限制；⑥不发生转移。

与之相反，恶性肿瘤的特点通常如下：①结构不对称、边界不清楚；②分化水平不一致且低分化型为主；③肿瘤细胞核出现不典型改变，表现为多形性（即大小、形态不一）和间变（即畸形增生、核深染）；④肿瘤细胞之间排列不规则、失去极性；⑤生长迅速，可见异常核分裂象；⑥可发生转移。

刚才提到的恶性肿瘤的标准中，发生转移是诊断恶性肿瘤的决定性证据。为了达到转移的目的，肿瘤细胞必须具备非恶性细胞不具有的自主性。这种自主性使得恶性肿瘤细胞诱导外来组织以提供它们可以增殖的必要基质。

除了恶性肿瘤，在表皮肿瘤中还发现一种癌前期肿瘤，多数为原位癌改变。尽管其细胞学上呈恶性，但其生物学行为仍然为良性。世界卫生组织（WHO）将其归类于表皮肿瘤[1]。

治疗原则：一般原则

表皮的肿瘤与囊肿从影响外观的良性损害到伴有局部或远处转移的真正的恶性肿瘤间存在一系列谱系生物学行为。多数情况下，治疗主要是切除原发病灶，最常见的手术方式有削切、钻孔、单纯的椭圆形切除法甚至更广泛的切除手术。本章介绍的常见肿瘤如鳞状细胞癌、基底细胞癌、鲍温病及黑素瘤均有明确的治疗指南[2-5]。治疗成功与否与原发病灶的切除是否完整及充分密切相关，但是对于手术切缘的范围仍存在分歧。一些侵袭性或高危亚型肿瘤存在局部复发的巨大风险，Mohs 显微外科手术因其可明确肿瘤切除的边缘，已被越来越多的人所接受，特别适用于发生在特殊解剖部位及存在周围神经浸润高风险的肿瘤，可减少其局部复发[6]。

线状表皮痣

临床概要　线状表皮痣或疣状痣，有局限型或系统型。

局限型常于出生时或以后发病，呈线状损害，表现为密集的乳头状角化性丘疹，病变可位于全身各部位，如头部、躯干或四肢。如只位于身体一侧，也称为单侧痣（图 29-1，图 29-2）。从形

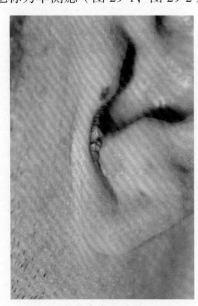

图 29-1　表皮痣
位于外耳的褶皱中且具有乳头状外观

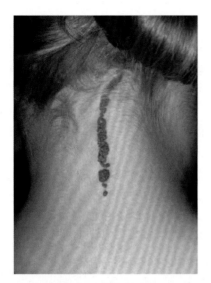

图 29-2　线状表皮痣
后颈部正中色素性皮疹

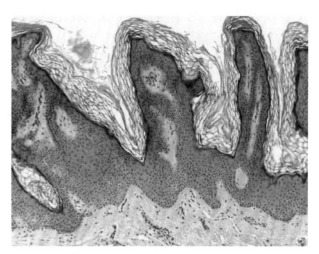

图 29-3　表皮痣，病理显示高度角化过度，平顶状乳头瘤样增生

态上看，局限型线状表皮痣类似于炎性线状疣状表皮痣（ILVEN），但后者临床表现常伴有红斑或瘙痒，组织学上存在角化不全及炎症表现[7,8]（参见第 7 章）。

系统型表现为线状分布的乳头状角化过度性丘疹，和局限型不同的是，其线状损害不是一条，而是很多条，通常平行排列，尤其在躯干部位。皮损可局限于一侧或双侧、对称分布。当皮损为双侧，本病呈泛发性表现，也称为豪猪状鱼鳞病[9]。

线状表皮痣，尤其是系统型，可以伴发骨骼畸形和中枢神经系统缺陷（如智力低下、癫痫和神经性耳聋）[10]。

偶见线状表皮痣伴发基底细胞上皮瘤，尤其是发生于头部同时伴发皮脂腺痣或乳头状汗管囊腺瘤者（参见第 30 章）[11]，而发生在头部以外其他部位，则较罕见。伴发鳞状细胞癌罕见，有报道 1 例伴发鳞状细胞癌的患者局部已发生淋巴结转移[15]。

组织病理　几乎所有的局限型和部分系统型线状表皮痣镜下显示乳头瘤样增生[9,16]。也可以表现为表皮角化过度，乳头瘤样增生，棘层肥厚，表皮突延长，类似脂溢性角化病（图 29-3）。

系统型尤其是泛发性皮损，病理上常可见表皮松解性角化过度[17]，或称为表皮颗粒变性[18]。先天性大疱性红皮病样鱼鳞病也有相同的病理表现（参见第 6 章），它还可见于其他几种情况（孤立型和播散型表皮松解性棘皮瘤）。

表皮松解性角化过度的典型病理改变如下：①颗粒层及棘层细胞核周空泡变性；②边界不规则；③形态不规则、大的透明角质颗粒数量增多；④角质层致密角化过度[18,19]。

有时，单侧线性皮损组织学表现为棘层松解性角化不良，类似毛囊角化病（参见第 6 章）。部分此类皮损患者可在新生儿或婴儿期起病[20]，但成人起病占多数[21]。基于棘层松解性角化不良改变并非毛囊角化病的特征性改变，因此通常情况不考虑毛囊角化病，而是诊断棘层松解性角化不良性表皮痣[21]。

鉴别诊断　良性乳头瘤样增生的病理改变还可见于脂溢性角化病、寻常疣和黑棘皮病。尽管这 4 种病变均存在角化过度和乳头瘤样增生，但因其各自特征性改变较易鉴别。偶尔情况下，只能给出良性乳头瘤病或者疣状角化病的诊断，而不能加以甄别。以下 3 种情况要结合临床与线状表皮痣相鉴别：①角化过度型脂溢性角化病，该病病理上缺乏基底样细胞及角囊肿结构，而表皮呈规则的乳头状向上延伸；②陈旧性寻常疣一般不会看到表皮细胞空泡化改变及塔尖样角化不全（参见第 25 章）；③黑棘皮病（参见第 17 章），伴有更明显的棘层增厚改变及表皮嵴延长。

痣样乳头乳晕角化过度症

临床概要　痣样乳头乳晕角化过度症表现为

长期不变的，好发于青春期或妊娠期女性的，境界清楚的丘疹或斑块，无其他皮肤改变及系统累及，主要与脂溢性角化病相鉴别[22]。

组织病理　本病表现为角化过度，表皮乳头瘤样增生，伴部分区域角质栓形成[23]，这种情况称为痣样型角化过度[24]。

黑头粉刺样痣

临床概要　黑头粉刺样痣表现为密集、稍隆起的丘疹，中央可见黑色、坚实的角质栓，类似粉刺样皮损。通常为单发的线性皮损，类似线状表皮痣，也可多发或皮损随机分布，不呈线性[25,26]。除其他部位外，皮损也可发生于掌跖部[27,28]，这种情况可能为汗孔角化性小汗腺导管痣与黑头粉刺样痣的共同表现。

组织病理　每个黑头粉刺表现为充满角蛋白的表皮呈宽且深的凹陷（图29-4）。这些凹陷类似于扩张的毛囊。其实，它们代表初级毛囊，偶尔在凹陷下部可见一个或几个毛干[25]，还可看

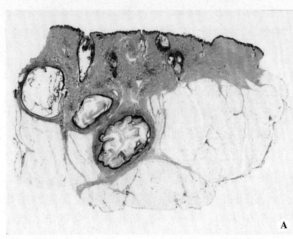
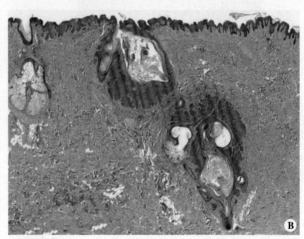

图 29-4　黑头粉刺样痣

A. 包含角蛋白的表皮深入真皮，且真皮中可见几个角囊肿结构。此为较大病变的分期切除（在图右侧可见瘢痕）。B. 标本中心附近见两个填充角蛋白的囊腔样扩张毛囊结构。这些囊样结构毛囊上皮错构性增厚，上覆的表皮中真皮乳头延长

到1个或2个小的皮脂腺小叶开口于凹陷的底部[26]。有时，构成毛囊上皮壁的角质形成细胞出现典型的表皮松解性角化过度（参见下面的部分）[29]，提示痣样黑头粉刺与系统型疣状痣的关系（参见第30章）。

汗孔角化性小汗腺孔和真皮导管痣

临床概要　汗孔角化性小汗腺孔和真皮导管痣可单侧或双侧发生于手掌或足底部位[30,31]，也可见于其他部位[32,33]，它不仅累及汗腺导管，还可累及毛发覆盖区的毛囊[34]。

组织病理　汗孔角化性小汗腺孔和真皮导管痣的每个凹陷都代表着一个扩张的小汗腺导管，包含一个角化不全栓，其下方表皮颗粒层消失，角质形成细胞空泡化改变，类似汗孔角化症病理改变（参见第6章）[30-32]。

孤立型和播散型表皮松解性棘皮瘤

临床概要　孤立型表皮松解性棘皮瘤特征性改变为表皮松解性角化过度，无特殊临床表现及发病部位，通常为直径＜1cm的孤立性乳头状皮损[35-38]。偶尔局部可见多发皮损[38,39]。有描述其发生可能继发于创伤[40]。

播散型表皮松解性棘皮瘤为无数散在、扁平的褐色丘疹，直径为2～6mm，类似于脂溢性角化病，多见于躯干上部，尤其好发于背部[41,42]。

组织病理　除表皮角化过度、乳头瘤样增生，还可见显著的表皮松解性角化过度，也称为颗粒变性，如在具有表皮松解变化的线状表皮痣中所见，颗粒变性可累及整个表皮颗粒层和棘层，仅部分基底层不累及，还可见表皮细胞内及细胞间水肿，透明角质颗粒更粗糙，并可延伸到更深部

的表皮生发层[35]。

鉴别诊断　由人乳头状瘤病毒 1 型（HPV1）引起的蚁冢状疣也显示核周空泡化和密集的透明角质颗粒浓集，典型特征类似于在表皮松解性角化过度症所见的"颗粒变性"。然而蚁冢状疣中透明角质颗粒为嗜酸性，且在表皮上部聚集形成大的、均质的、嗜酸性包涵体。在由人乳头状瘤病毒 2 型（HPV2）引起的寻常疣中可见局限于表皮上部的核周空泡化和嗜碱性透明角质颗粒浓集。此外，两者不同于表皮松解性角化过度症中的正角化改变，均有表皮局灶性角化不全（参见第 25 章）。

偶发的表皮松解性角化过度症

临床概要　表皮松解性角化过度不仅可见孤立型和播散型表皮松解性棘皮瘤（参见上文），而且也常见于表皮松解性角化过度性或者先天性大疱性红皮病样鱼鳞病（参见第 6 章）、表皮松解性掌跖角皮病，偶见于线状表皮痣及粉刺样痣。此外，表皮松解性角化过度也偶见于其他类型皮损中，其中绝大多数为肿瘤性皮损，少数为非肿瘤性皮损，还可见鳞状细胞癌和基底细胞上皮瘤损伤邻近正常口腔黏膜[43]。

组织病理　表皮松解性角化过度可见于光线性角化病整个病变[44]及外毛根鞘囊肿的全部囊壁[45]。而更为常见的是表皮松解性角化过度作为小灶性改变仅仅局限发生于某个单一的表皮嵴，如在皮脂腺增生[46]、皮内痣、增生性瘢痕[47]、浅表型基底细胞上皮瘤[48,49]、脂溢性角化病、鳞状细胞癌边缘、苔藓样淀粉样变和环状肉芽肿[17]等病变中。在某些情况下，其可局限于 1 个或 2 个表皮内汗管单位[47]。相较于普通的黑素细胞痣，发育不良痣中更常见。

孤立型和播散型棘层松解性棘皮瘤

临床概要　此病常表现为孤立的丘疹或小结节[50]，也可为多发病变[51,52]。一般无特殊的临床表现及特定的发病部位，多见于生殖器部位[31,53]。

组织病理　棘层松解是最突出的特征。该模式与寻常型天疱疮、增生型天疱疮、落叶型天疱

疮或良性家族性天疱疮类似[50]。棘层松解可与角化不良同时存在，组织学改变类似于 Darier 病，可见圆体和谷粒[17,51,52]，基于此，有人建议将其命名为角化不良性棘皮瘤[54]。

偶发的局灶性棘层松解性角化不良

临床概要　类似于表皮松解性角化过度，棘层松解性角化不良最常见于 Darier 病（参见第 6 章）、暂时性棘层松解性皮病（Grover 病）和疣状角化不良瘤，也可偶见于棘层松解性角化不良性表皮痣及线状表皮痣变异型，此外，同样类似于表皮松解性角化过度，局灶性棘层松解性角化不良也偶见于各种病变，如血管痣[55]。

组织病理　活检可见局灶性基底层上裂隙，其上可见角化不良细胞，部分可见圆体（图 29-5），这种表皮内的局灶性改变可见于不同皮损，如皮肤纤维瘤、基底细胞上皮瘤、黑素细胞痣、结节性耳轮软骨炎[45]及玫瑰糠疹[56]和恶性肢端雀斑样痣黑素瘤（图 29-2）[57]。

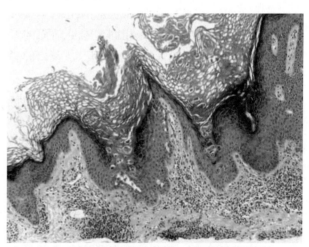

图 29-5　偶发的局灶性棘层松解性角化不良
活检可见局灶性基底层上裂隙形成，其上可见角化不良细胞[48]

口腔白色海绵状痣

临床概要　口腔白色海绵状痣是一种良性的常染色体显性遗传病，可影响非角化的复层鳞状上皮，1935 年被首次描述[58]，可在出生时、婴儿期、儿童期或青春期发病[59]。本病表现为大部分或全部口腔黏膜增厚、折叠，呈乳白色外观。有时，直肠黏膜[58]、阴道[60]、鼻黏膜[61]、食管[62]

等部位也可发病。这种损伤的分布提示角蛋白 K4 和（或）K13 突变对发病起到一定作用，有报道两个患病家系中发现 K4 肽链起始段螺旋状区域存在 3 个碱基对的缺失[63]。还有一个大家系的研究提示相关基因是 K13[64]。

先天性厚甲症的口腔病变在临床及组织学上都需与白色海绵状痣相鉴别（参见第 6 章）[61]。临床白色海绵状痣需与黏膜白斑和口腔扁平苔藓相鉴别。

组织病理　相较于正常口腔黏膜上皮细胞，病变处上皮增生，明显水肿，表皮广泛肿胀，病灶局限[65]，延伸至表皮嵴，基底层未累犯[66]，胞核小[59]，同正常口腔黏膜一样表面角化不全，罕见少许透明角质颗粒聚集[60]。

发病机制　电镜下，上皮细胞的胞质区域几乎是空的，或含有细小的颗粒物质，张力丝局限于核周或周边区域，细胞间隙不规则扩张，胞质内可见大量不规则空泡[67]，可能的主要障碍是细胞内存在大量 Odland 小体或被膜的颗粒（参见第 3 章），但不突入细胞间隙[68]。

鉴别诊断　口腔白色海绵状痣的组织学特征与先天性厚甲症的口腔改变相同（参见前面的章节），还可见于口腔局灶性上皮增生[67]及口腔黏膜白色水肿（参见下文）。

治疗原则　此病无标准治疗方法，有使用抗真菌药和抗生素治疗成功的案例。

口腔黏膜白色水肿

临床概要　口腔黏膜白色水肿是一种常见的良性病变，在非洲裔加勒比个体中更常见，特点为口腔黏膜呈蓝色、灰色或白色外观，尤其发生于颊黏膜的病变。典型病变与口腔白色海绵状痣的临床和组织学相似。而口腔黏膜白色水肿与白色海绵状痣不同之处在于其分布呈片状而不是弥漫性，可加重或缓解，成年发病，无遗传性[69]。该病的确切病因未知，但认为与局部刺激有关，如吸烟。仔细的临床检查可将白色水肿与白斑病、扁平苔藓和口腔白色海绵状痣相区别[70]。

组织病理　口腔黏膜白色水肿与口腔白色海绵状痣相同，基底层的上皮细胞内明显水肿，胞核小。

治疗原则　此为良性病变，无需治疗。

地图舌

临床概要　地图舌也称浅表性游走性舌炎，是临床常见但病因不明的良性病变。本病通常发生于舌背部，为形状不规则的红色斑块，周围环绕几毫米宽的微隆起白色边界[71]。临床常见，发病率为 2%～3%[72]。常无任何症状。丝状乳头出现局部缺失可导致溃疡样病变发展，其颜色和大小也可快速改变[73]。

组织病理　正常舌背上皮可见颗粒层和角质层，而地图舌的红色斑片中颗粒层与角质层缺失。在白色边界，表皮不规则增厚，并可见中性粒细胞浸润，上皮细胞变性形成的海绵状网络间隙内可见中性粒细胞聚集[74,75]，从而形成 Kogoj 海绵状微脓肿，很难与脓疱型银屑病相鉴别。

发病机制　海绵状微脓肿常被认为是脓疱型银屑病的特异性诊断线索（参见第 7 章），但极少数情况下也见于其他脓疱性疾病，如白念珠菌感染[76]，因此有人认为地图舌为脓疱型银屑病的局部改变[77]。然而，尽管脓疱型银屑病和地图舌均表现为舌部环形皮损，但脓疱型银屑病还可在口部其他部位看到脓疱，因此最好把地图舌作为一个独立的疾病来诊断。

治疗原则　地图舌通常不需要任何治疗。若出现不适，可使用皮质类固醇软膏或含漱液治疗。

脂溢性角化病

临床概要　脂溢性角化病临床非常常见，可单发，常多发，好发于躯干和面部，除外手掌和足底，也可见于肢端。中年之前少见，老年人多见，发病率约为 20%[77]。皮损边界清楚，呈褐色，颜色不均匀，略隆起，通常看起来像黏在皮肤表面（图 29-6，图 29-7）。多数为疣状外观，柔软易碎，还可见伴有角质栓的光滑外观。多数病变直径几毫米，偶尔也可达几厘米。如病变受到创伤则可见结痂及炎症。偶见小的带蒂皮损，尤其位于颈部和上胸部，可类似软纤维瘤（参见第 32 章）。癌变罕见，曾有过报道，可能与脂溢性角化病的特殊临床表现有关[78]。

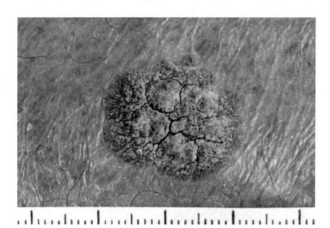

图 29-6　脂溢性角化病：皮损可见灰色、蜡状外观

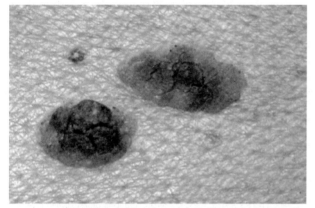

图 29-7　脂溢性角化病：两个病变同时存在并可见不同程度的色素沉着

　　组织病理　脂溢性角化病可出现不同类型的组织学改变，目前主要分七型：刺激型、腺样或网状型、棘层肥厚型、克隆型、黑素棘皮瘤型、倒置性毛囊角化病、良性鳞状角化病型（图 29-6 ～图 29-14）。通常，同一病变中可出现多种类型。

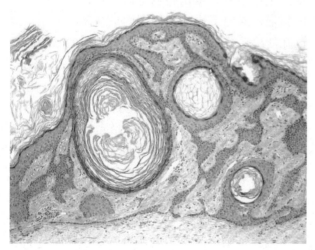

图 29-8　脂溢性角化病：低倍镜下脂溢性角化病呈水平对称，基底部平坦，可见数个角囊肿

　　此外，脂溢性角化病的两个临床变异型称为黑色丘疹性皮病和灰泥角化病（图 29-15）。

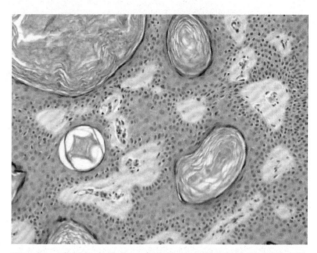

图 29-9　脂溢性角化病：高倍镜下见较多基底样细胞，散在的角囊肿中可见角蛋白

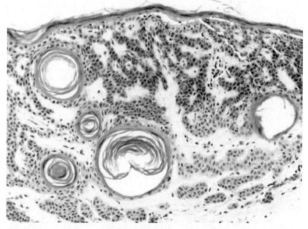

图 29-10　色素型脂溢性角化病：基底样细胞相互交联，胞质内可见色素沉着和角囊肿

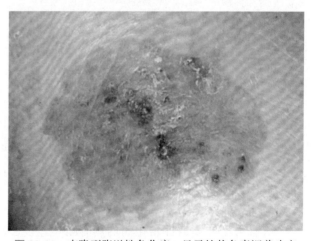

图 29-11　克隆型脂溢性角化病：显示灶状色素沉着改变

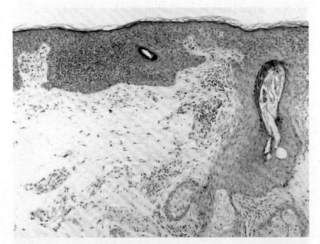

图 29-12　克隆型脂溢性角化病：显示基底样细胞周边围绕较多嗜酸性鳞状细胞

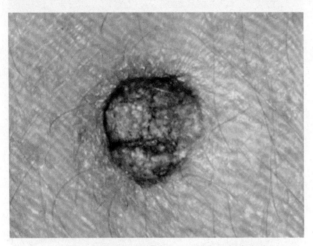

图 29-13　刺激型脂溢性角化病：显示周边皮肤炎症

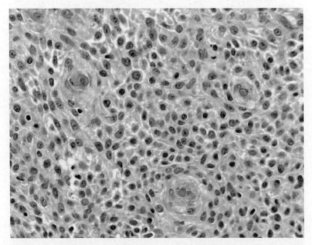

图 29-14　倒置性毛囊角化病：可见鳞状涡，由鳞状细胞螺旋排列，无实质性细胞学不典型改变

所有类型的脂溢性角化病均具有角化过度、

棘层肥厚、乳头瘤样增生的特征。多数情况下，棘层肥厚是由于肿瘤向上延伸，从而肿瘤底部平齐，从肿瘤一端的正常表皮到另一端的正常表皮是一条直线（图 29-8）。通常棘层内可见两种类型的细胞，即鳞状细胞和基底样细胞。前者具有表皮内鳞状细胞的外观；后者细胞小且均等，具有相对大的胞核，轻度细胞间水肿，可见细胞间桥[79]，它们类似于表皮基底层中常见的基底细胞。

刺激型和倒置性毛囊角化病

临床概要　刺激型脂溢性角化病常出现炎症反应，炎症可蔓延至周边皮肤（图 29-13）[①]。

组织病理　鳞状细胞常大于基底样细胞，特征为可见较多以洋葱皮样方式排列的嗜酸性扁平鳞状细胞组成的漩涡状结构，类似低分化角珠（图 29-14）。这些鳞状涡数量大、体积小且较局限，从而易与鳞状细胞癌中的角珠相鉴别。此外，刺激型脂溢性角化病可向下增殖突破典型脂溢性角化病的下界[80,81]。往往有人认为这些增殖起源于充满了角蛋白的内陷的上皮。刺激型脂溢性角化病中无炎症或伴轻度炎症，此与炎症性脂溢性角化病不同。

少数情况下，由鳞状细胞组成的肿瘤巢内可见棘层松解[82]。其改变与偶发的局灶性棘层松解性角化不良不同，松解部位不在基底层或未见类似圆体的角化不良细胞[83]。

发病机制　多数鳞状涡的形成是静息的基底样细胞"激活"成鳞状细胞的结果，这是刺激型或活化型脂溢性角化病独特且具有高度诊断意义的特征，同向下增殖一样，均是刺激的结果。这已在活检后[84]或用巴豆油[85]刺激后的脂溢性角化病中得以证实。

刺激型脂溢性角化病与倒置性毛囊角化病[86,87]及毛囊性汗孔瘤[88,89]具有相同的组织学特征。如命名所述，笔者认为充填角蛋白的内陷是毛囊漏斗部结构，且细胞从毛囊漏斗部发生增殖。毛囊漏斗部的细胞和表皮细胞一致，有证据表明脂溢性角化病含有部分毛囊漏斗部细胞，且有部分细胞可衍生自这些细胞。脂溢性角化病如倒置性毛囊角化病仅发生于有毛皮肤，一些甚至可在

①原著图序有误，现译者已做修改。

角蛋白内陷处看到毳毛结构，类似小棘毛壅病（参见第 18 章）[90]。有学者认为刺激型脂溢性角化病和倒置性毛囊角化病在组织学上不可区分[81,91,92]，其他人则认为两种疾病是相同的[80,90,93]。由于其组织学相似性，且特别是两者鳞状涡的高度特异性外观，认为两者相同较好。

腺样或网状型

在腺样或网状型脂溢性角化病中，多数细窄的上皮细胞束自表皮延伸且在真皮内出现分支、交联。许多上皮细胞束仅由两层基底样细胞组成，在单纯的网状型脂溢性角化病中未见角囊肿及假性角囊肿，而在网状型脂溢性角化病部分区域可呈棘层肥厚型改变，这些区域可见角囊肿及假性角囊肿。网状型脂溢性角化病中基底样细胞可见明显色素增加。

网状型脂溢性角化病与日光性及老年性黑子有相似的临床及组织学特点，日光性黑子通过色素性基底样细胞芽蕾样向下延伸可转变为网状型脂溢性角化病（参见第 28 章）[94]。

棘层肥厚型

棘层肥厚型脂溢性角化病最常见，表现为轻度角化过度及乳头瘤样增生，表皮明显增生，尽管一些增厚的表皮中仅可见狭窄的真皮乳头，但一些表皮增厚呈网状，上皮细胞束交织排列，其周围由结缔组织包绕。由于角质物内陷，在横断面上可以看到许多假性角囊肿结构，另外还可以见到类似假性角囊肿的真性角囊肿，表现为突然角化或完全角化，颗粒层非常薄。

真性角囊肿在皮损内以灶状正角化开始[95]，且随时间逐渐扩展，由当前的表皮细胞移向皮损表面，并在此聚集形成角蛋白内陷。在特别增厚的表皮中，基底样细胞通常多于鳞状细胞。

棘层肥厚型脂溢性角化病中可见较多黑素，HE 染色约 1/3 的病例中可见[96]，而银染时约 2/3 的病例中可见[97]，多巴染色中，黑素细胞局限于真皮表皮交界处的肿瘤基底部或是肿瘤团块与真皮内间质连接处[85]，黑素一般存在于角质形成细胞内，且多位于其真皮表皮交界处。仅深色损害

色素分布广泛，在整个肿瘤的基底样细胞内均可见较多黑素[98]。

脂溢性角化病真皮内常见单一核炎性细胞浸润，模式呈苔藓样或湿疹样。苔藓样浸润模式中，可看到肿瘤基底层下炎性细胞呈带状浸润；湿疹样浸润模式中，炎性细胞外渗导致海绵形成，典型刺激型脂溢性角化病中可见到鳞状涡结构，而在炎症性脂溢性角化病中极少见到[99]。

棘层肥厚型脂溢性角化病中偶见原位癌改变，即鲍温样改变[78,100]，好发于皮肤光暴露部位，因此光损伤可能是一个致病因素[101]。有报道称见到区域淋巴结转移[102]，偶见棘层肥厚型脂溢性角化病伴发基底细胞上皮瘤，并延伸至真皮内[103,104]。

发病机制　电镜下证实了光镜下的改变，棘层肥厚型脂溢性角化病中见到的小基底样细胞与表皮基底层细胞相关，而与基底细胞上皮瘤中的肿瘤细胞无关。与基底层细胞不同的是，小基底样细胞拥有更多桥粒及张力丝结构[105]。

角化过度型

角化过度型脂溢性角化病也称指状型或锯齿型，表皮角化过度和乳头瘤样增生明显，无明显棘层肥厚，真皮乳头指状向上延伸如"教堂塔尖"样，类似 Hopf 疣状肢端角化症（参见第 6 章），表皮内主要为鳞状细胞，可见少数小的基底样细胞聚集，无明显黑素增多。

克隆型

克隆型或巢样型脂溢性角化病，在表皮内可见境界清楚的细胞巢。这种细胞巢类似于表皮基底细胞，同样具有小的、深染的核，少数可见细胞间桥（图 29-11，图 29-12）[106]，这种情况下，有人将其错认为 Borst-Jadassohn 表皮内上皮瘤（参见第 30 章）[107]。此外，克隆型脂溢性角化病还可见由相对较大的细胞组成的细胞巢，细胞间桥明显，细胞巢通过一串核小而深染的细胞相互分隔。

黑素棘皮瘤

黑素棘皮瘤是一种罕见的色素型脂溢性角化

病的变异型[98]，与常见的色素型脂溢性角化病不同，主要为黑素细胞数目增多，肿瘤团块中黑素细胞散在分布，而不是仅局限于基底层[98,108]。有时肿瘤内分界清楚的基底样细胞可与黑素细胞混杂分布[109]。黑素细胞较大，呈树突状，含大量黑素。一般情况下几乎所有黑素均存在于黑素细胞中[108]，但部分可从黑素细胞转移到角质形成细胞中[110]。

　　发病机制　黑素棘皮瘤是黑素细胞和角质形成细胞共同组成的良性混合性肿瘤[98]。

　　治疗原则　病变无症状时治疗主要是出于美容需要，有症状时可采用冷冻治疗、刮除或削切等方法，还可用激光或电烧灼治疗。

黑色丘疹性皮病

　　临床概要　黑色丘疹性皮病是一种良性病变，有人认为是脂溢性角化病的一种类型，在成年黑种人中发病率约为35%，常青春期发病[111]，也有3岁起病的报道[112]。亚洲人也可发病，但具体发病率尚不可知。病变好发于面部，特别是颧骨部，也可见于颈部及躯干。皮损通常为小的光滑的色素性丘疹，发生于颈部和躯干部的皮损可带蒂。本病的发生可能与遗传因素有关，40%～50%的患者具有家族史，多认为其由于毛囊痣样突变产生[111]。

　　组织病理　本病具有脂溢性角化病的组织学表现，但相对较小。多数病变是棘层肥厚型的特点，增厚的上皮细胞束相互交织，细胞主要为鳞状细胞，可见少数基底样细胞[111]，角囊肿常见，偶尔可呈网状型，其内上皮细胞束由两层基底样细胞组成。所有皮损中均可见色素沉着。

　　治疗原则　黑色丘疹性皮病的治疗通常是出于美容需要，治疗后出现色素减退是一个值得关注的问题，建议可从小面积治疗开始。常见治疗方法有手术切除、刮除及激光治疗。

灰泥角化病

　　临床概要　此病最早于1965年由Kocsard和Ofner[113]描述，随后又被进一步阐述[113a]。灰泥角化病类似脂溢性角化病，为良性病变，主要表现为小的灰白色皮疹，直径为1～3mm，对称分布于四肢远端，特别是脚踝部（图29-15）。病变

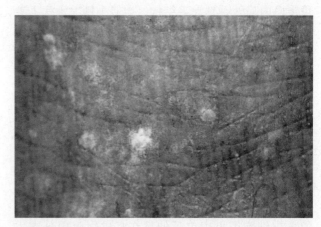

图29-15　灰泥角化病：多个小的、白色和灰白色的脂溢性角化病样的皮疹

易刮除，但不出血。

　　灰泥角化病的命名来自于皮损"黏着"的外观，目前疾病发展的原因未知，且与遗传无关。然而，对一位75岁泛发的灰泥角化病患者进行巢式聚合酶链反应（PCR）检测而检测到HPV类型9、16、23b、DL322和HPV 37变体的DNA[114]。

　　组织病理　灰泥角化病似角化过度型脂溢性角化病，真皮乳头向上延伸呈塔尖样改变[113,113a,115,116]。本病常无角囊肿和基底样细胞增殖[113,113a]。

　　治疗原则　同脂溢性角化病，治疗通常是出于美容需要。本病可采用冷冻、刮除疗法，也可进行单纯手术切除。

Leser-Trélat 征

　　临床概要　Leser-Trélat征是伴有恶性肿瘤的脂溢性角化病，特点为突然出现较多脂溢性角化病皮损。虽然近年来关于此病有许多报道，且其存在已被认可，但具体哪种情况应该包括在内并不了解。有时在已有炎症的皮肤上可发生许多脂溢性角化病，这不代表Leser-Trélat征[99]。40例诊断为Leser-Trélat征[117]的病例综述显示30%的病例可伴随出现[118]或随后出现[119]恶性黑棘皮病（参见第17章）。因此，Leser-Trélat征被认为是"不完全类型的黑棘皮病"[120]或"潜在的代表黑棘皮病的早期阶段"[119]。

　　伴发的恶性肿瘤中67%为腹部腺癌[117,121]，其余33%包括许多不同类型的恶性肿瘤，如白血病[122]和蕈样肉芽肿[123]。更具争议的是，病例对

照研究未能证明发疹性脂溢性角化病与内脏癌症风险之间有一定相关性[124]。

组织病理　Leser-Trélat 征中的脂溢性角化病与其他脂溢性角化病相同。角化过度型与恶性黑棘皮病难以区分[117,125]。

大细胞棘皮瘤

临床概要　大细胞棘皮瘤为轻度角化、边界清楚的斑片，通常发生于头部或四肢等日光暴露的皮肤，直径常小于1cm，皮损单发为主，偶尔可见多发[126-128]。

组织病理　表皮内可见一边界清楚的区域，肿瘤细胞大小为正常角质形成细胞的 2 倍，散在分布，细胞核也增大，排列紊乱（图 29-16）。不同于光线性角化病，该病未见角化不全。

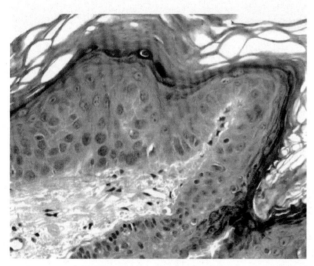

图 29-16　大细胞棘皮瘤：角质形成细胞增大且排列紊乱

发病机制　病变为非整倍体，且处在不同的发展阶段，可能与灰泥角化病相关[126,128]。

治疗原则　治疗这种良性病变可选择破坏性治疗或切除。

透明细胞棘皮瘤

临床概要　透明细胞棘皮瘤是一种临床及组织学截然不同的肿瘤，首次于 1962 年被描述[129]，临床并不罕见，典型病变孤立存在且好发于腿部，通常为生长缓慢、边界清楚的红色结节或斑块，直径为 1～2cm，常覆薄痂及少许渗出，边缘呈领圈状。临床上皮损如粘贴于皮肤上，类似于脂溢性角化病，当伴随血管增生时，类似于化脓性肉芽肿（图 29-17）[130,131]。

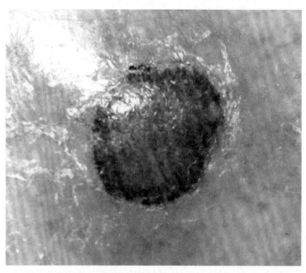

图 29-17　透明细胞棘皮瘤：高起且边界清楚的红色斑片

组织病理　表皮内可见清晰分界区，在此区域内除基底细胞外，所有表皮细胞均大而透明（图 29-18，图 29-19），细胞核正常，PAS 染色细胞内显示大量糖原[129,132]。透明细胞间轻度海绵水肿，表皮嵴延长并相互交联[133]，表皮角化不全伴颗粒层减少或消失，肿瘤内末端汗管及毛孔保持正常着色，肿瘤细胞内无黑素[132]，偶尔可见含有黑素的树突状黑素细胞散布在透明细胞之间[132,134]。

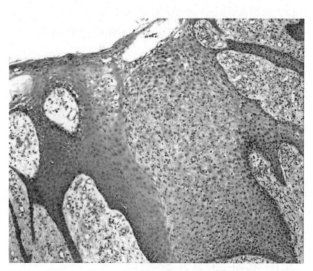

图 29-18　透明细胞棘皮瘤：与邻近正常表皮相比，病变内的细胞显得苍白

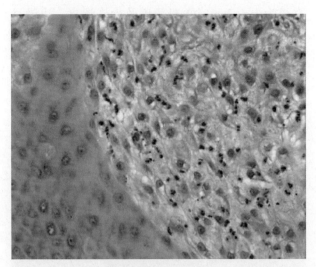

图 29-19　透明细胞棘皮瘤：高倍放大，透明细胞损害内散在中性粒细胞及核尘

多数病变的显著特征为表皮中可见较多中性粒细胞及核尘（图 29-19）。中性粒细胞通常在角化不全的角质层中形成微脓肿[135,136]。肿瘤下方真皮乳头毛细血管扩张[132]。此外，真皮内存在轻度至中度淋巴样细胞为主的细胞浸润。某些可呈乳头瘤状外观，故临床类似脂溢性角化病[137]。

某些情况下肿瘤下方表现为汗腺导管增生[135]或汗管瘤样增生[138]。

发病机制　组织化学检查，透明细胞棘皮瘤除了基底层均缺乏磷酸化酶。这种酶通常存在于表皮且为糖原降解所必需[139]。

电镜观察发现，除基底层细胞外，肿瘤细胞内可见糖原颗粒。在肿瘤下部，糖原颗粒主要位于细胞核周围，然而在上部，糖原含量增加，颗粒渗透于张力丝之间[139]。

尽管黑素细胞，包括树突状黑素细胞，含有黑素小体，但肿瘤细胞内几乎没有任何黑素小体存在，这表明黑素小体从黑素细胞到肿瘤细胞的转移受阻[140]。

治疗原则　单纯的破坏或切除足以去除，病变通常不复发。

（徐明圆　刘业强　译，姜祎群　校，陈思远　审）

表皮囊肿或漏斗部囊肿

临床概要　表皮囊肿是一种生长缓慢、表浅、圆形、坚实、皮内或皮下的肿瘤，一般直径达 1～1.5cm 后停止生长，病变好发于面部、头皮、颈部和躯干部（图 29-20）。虽然绝大多数表皮囊肿多出现在毛发生长区，但是偶尔它们也会出现在手掌、足底部[141,142]，或者是在创伤后形成[143]。通常情况下，皮损多为单发或数个，很少出现很多个。多个皮损的存在常提示存在 Gardner 综合征，其皮损多集中在头皮和面部（参见第 32 章）。

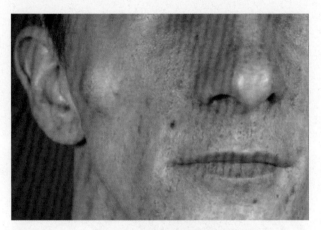

图 29-20　表皮囊肿：颊部的囊肿使皮肤表面鼓起

组织病理　表皮囊肿的囊壁由表皮样上皮构成，如同皮肤表面和毛囊漏斗部的结构，后者是毛囊最上部的结构，向下延伸至皮脂腺开口。早期损害可见多层的鳞状上皮细胞和颗粒细胞（图 29-21）。陈旧损害在部分区域可见明显的囊壁萎缩，由单层或双层的扁平细胞组成，这种表现有时累及整个囊肿。板层状角质物充满整个囊肿。通过 HE 染色观察，黑种人的表皮囊肿常见有黑素细胞

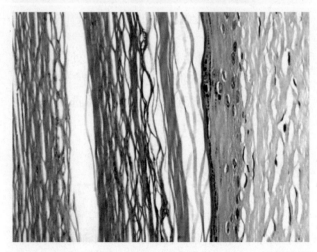

图 29-21　表皮囊肿：囊肿由复层鳞状上皮和一层颗粒层包绕，囊肿内富含角蛋白

和含有黑素的角质形成细胞，白种人较少见。通过银染色观察，大多数黑素集中在囊壁的基底部，但有时内容物中也可见黑素[144]。

表皮囊肿破裂，其内容物释放进入真皮，引发明显的异物巨细胞反应，从而形成肉芽肿（图29-22，图29-23）。异物反应通常会导致囊壁不完整，而在残余的囊壁会出现类似鳞状细胞癌的假性增生[145]。有报道，在部分印度[146]和日本患者中[147]，表皮囊肿囊壁可出现黑素细胞、黑素及噬黑素细胞。

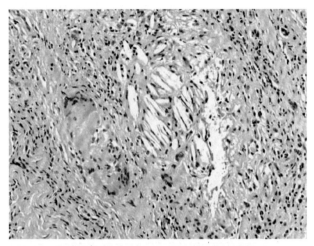

图 29-22　角蛋白肉芽肿：在部分破裂的囊肿边缘，可见胆固醇结晶形成

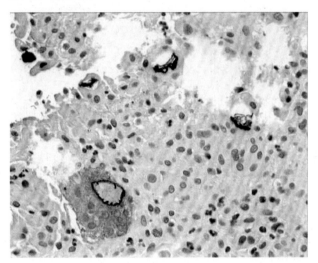

图 29-23　角蛋白肉芽肿：角蛋白染色提示巨细胞内含有角蛋白

表皮囊肿偶发基底细胞上皮瘤[148]、鲍温病[149]或鳞状细胞癌[150]等。这种鳞状细胞癌呈现出低度恶性，且不发生转移。一些过去被认为是表皮囊肿恶变的病例，很有可能是表皮囊肿破裂引起

的假癌性增生[145]，或者是增生性毛鞘肿瘤（参见第 30 章）[151]。

发病机制　目前广泛认为大多数自发性的表皮囊肿与毛囊漏斗部有关。杂合囊肿内衬部分为表皮样，部分为外毛根鞘可支持该假说[152]。而在无毛囊区域的表皮囊肿，如手掌、足底部，可能是皮肤穿通性创伤后，鳞状上皮向真皮或皮下组织植入所导致[141,142]。

电子显微镜下观察，表皮囊肿的角质化与表皮及毛囊皮脂腺漏斗部结构相类似，角质细胞的角蛋白，由相对透亮的张力细丝嵌于相对致密的细丝间质组成，后者来源于透明角质颗粒。表皮囊肿的角化细胞形状扁平而狭长，其由较厚的边缘带包绕，而并非质膜，同时桥粒缺失[153]。

人乳头瘤病毒相关囊肿（疣状囊肿）

临床概要　该囊肿好发于足底，也有报道发生于头皮、面部、背部及四肢。其可能表现为典型的囊肿外观，也可能类似于皮肤纤维瘤或基底细胞瘤。

组织病理　囊壁为鳞状上皮，呈现出空泡化改变及颗粒层增厚，这些均提示有疣状改变。

发病机制　通过分子生物学方法已经证实，HPV 感染上皮细胞是本病的发病原因。然而这些囊肿的发生是否因为疣体创伤性的植入或表皮囊肿基础上继发 HPV 感染[154]尚不明确。

粟丘疹

临床概要　粟丘疹常为多发、表浅、触之坚实的白色球状损害，直径仅有 1 ~ 2mm。原发性粟丘疹好发于易感人群的面部，而继发性与表皮下大疱相关，如大疱性类天疱疮、营养不良性大疱性表皮松解症[155,156]、迟发性皮肤卟啉病，或是发生于磨削术[157]及其他外伤后。

组织病理　面部原发性粟丘疹起源于皮脂腺导管开口水平处毛囊漏斗部的最下部，与毳毛毛囊之间有上皮细胞条束相连。原发性粟丘疹仅在大小上与表皮囊肿相区别。它们都由复层上皮包绕，并包含板层状角质物[157]。

继发性粟丘疹的组织病理学改变与原发性相类似[157]。继发性粟丘疹可以从任何上皮结构发生，通过连续切片可以见到它和相关结构的联系，包括毛囊、汗腺导管、皮脂腺导管或表皮[158]。继发性粟丘疹，若出现水疱，大多数情况下来源于外泌汗腺导管，极少来源于毛囊。然而在一部分病例中，笔者并没有发现其与皮肤附属器有任何联系，这表明这些粟丘疹来源于游离的表皮[159]。由外泌汗腺分化而来的粟丘疹，其汗腺导管通常从底部进入囊壁[157,159]。

发病机制　面部原发性粟丘疹是角化型良性肿瘤[157]。相反，继发性粟丘疹则是上皮损伤后增生导致的潴留性囊肿[160]。

治疗原则　粟丘疹是良性病变，故不需要治疗。如患者有美容需要，可采用手术治疗。应用针头挑破同时配合手法挤压，是一种简单经济的办法。也可采用电干燥法、激光、冷冻疗法及磨削术。

毛发或外毛根鞘囊肿

临床概要　毛发或外毛根鞘囊肿在临床上难以与表皮囊肿相区分，但是它们在发病率及分布上是不同的。本病较表皮囊肿少见，约占25%，90%发生见于头皮（图29-24）。本病多为常染色体显性遗传，30%为单发，大约10%的患者出现10个以上的囊肿[161]。而且，与表皮囊肿相比，其更易于剥出，呈现出坚实、光滑、白色囊壁样外观的囊肿（图29-25）[162]。

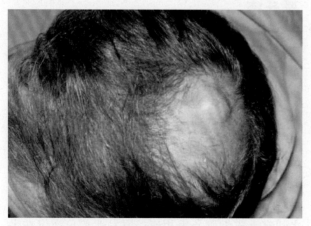

图29-24　毛发或外毛根鞘囊肿：临床上与表皮囊肿类似，多见于头皮

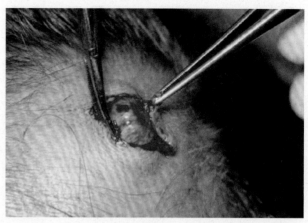

图29-25　毛发或外毛根鞘囊肿：囊肿具有明确的边缘，切除手术时尤为明显

组织病理　外毛根鞘囊肿的囊壁由上皮细胞构成，无明显可见的细胞间桥。与表皮囊肿不同，外毛根鞘囊肿外周层的细胞表现出特征性的栅栏状排列。靠近囊腔的上皮细胞肿胀，并充满苍白的细胞质（图29-26）。肿胀的细胞不产生颗粒层，随着细胞成熟，会突然发生角质化，偶尔会看到核残留在部分细胞。囊肿的内容物由均匀一致的嗜酸性物质组成[153]。

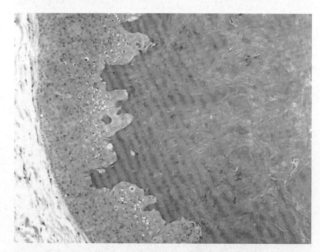

图29-26　毛发或外毛根鞘囊肿：囊壁由鳞状上皮组成，缺乏颗粒层。靠近囊腔的细胞肿大，含有丰富的均一化角蛋白

约1/3的外毛根鞘囊肿会出现局灶性钙化，这种现象在表皮囊肿中不常见[146]。外毛根鞘囊壁破裂时，会出现剧烈的异物反应，导致囊壁不完整或完全破坏。外毛根鞘囊肿的囊壁经常会出现小的、灶性的上皮增生，类似于增生性毛鞘囊肿中所见[163]，偶尔和增生性外毛根鞘囊肿相关（参见

第 30 章）[161]。

　　发病机制　毛发囊肿最初被称为皮脂腺囊肿。而后，发现其角质化模式类似于毛发的外毛根鞘，故更名[164]。任何一处覆盖内毛根鞘的外毛根鞘都不发生角化。只有在生发期毛囊的峡部及退行期和休止期的毛囊才出现外毛根鞘角化，因为在这两个区域，不存在内毛根鞘。峡部是生长期毛囊中部很短的一部分，从立毛肌附着点向上延伸到皮脂腺导管的入口。在毛囊峡部下端，内毛根鞘消失，露出外毛根鞘，在这部分可见一种特殊的无颗粒层的均匀角化。退行期和休止期的毛囊也可以出现这种类型的无颗粒层的均匀角化，因为此时内毛根鞘消失。免疫组化染色证实外毛根鞘囊肿向毛发角蛋白方向分化，毛发抗角蛋白抗体染色阳性，而表皮囊肿则被来自人胼胝的抗角蛋白抗体所染色[165]。

　　通过电镜观察外毛根鞘囊肿的上皮细胞内衬，随着从外周层向中心迁移，其上皮细胞细胞质中出现越来越多的细丝，并伴随细胞核的突然消失，以及所有细胞器的消失，其正在角化和已经完成角化的细胞相互嵌合[166]。已经角化的细胞富含张力丝，与表皮囊肿所不同，其保留了桥粒连接[153]。

　　鉴别诊断　尽管外毛根鞘囊肿和增生性外毛根鞘囊肿均表现出外毛根鞘的角化模式，并可同时发生，但是前者本质上是一个囊肿，后者本质上是实性的肿瘤样增生。因此，后者在第 30 章向毛囊成分分化的肿瘤部分进行进一步讨论。

多发性脂囊瘤

　　临床概要　多发性脂囊瘤为常染色体显性遗传。皮损可见多个小的、圆形、中等硬度的囊性结节附着在皮肤表面，通常直径达 1 ～ 3cm（图 29-27）。当被刺破时，囊肿会流出油脂或乳脂，在部分情况下，还有小的毛发[167-170]。皮损最常见于腋下，也可以出现在胸部和手臂。脂囊瘤偶尔也可以单发，非遗传性，被称为单发性脂囊瘤[171]。

　　组织病理　囊壁常常折叠，由复层鳞状上皮组成，在萎缩区域只有 2 ～ 3 层扁平细胞。其他各处可见一层呈栅栏状排列的基底层，其上是 2 ～ 3 层肿大的细胞，缺乏细胞间桥。这些细胞的中心可见致密、均匀、嗜酸性且缺乏颗粒层的角

质层，不规则地凸向管腔，并模仿大汗腺断头分泌的模式（图 29-28）[172]。

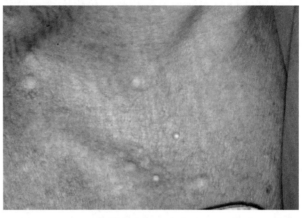

图 29-27　多发性脂囊瘤：在腋窝部可见多发的、小的、圆形囊肿

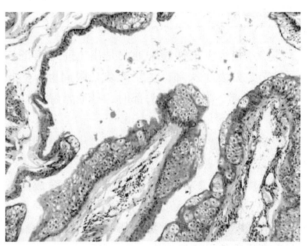

图 29-28　多发性脂囊瘤：囊壁折叠，内壁由复层鳞状上皮构成，并可见皮脂腺小叶

　　囊壁内或周围可见扁平的皮脂腺小叶，是该病的一个特征性表现[173]。有时囊壁可见类似于毛囊的内陷，甚至形成毛干，这提示之前的内陷是毛囊的外毛根鞘。在一些囊肿的囊腔中，可见成簇的毛发，大部分为毳毛，有时为中等毛发[174]。通过 PAS 染色，可观察到囊壁细胞含有丰富的糖原。

　　发病机制　电子显微镜观察可见囊壁由逐渐角化的细胞组成。在靠近囊腔的一面，囊壁由数层扁平、狭长的角质化细胞组成，其间由桥粒相互连接。

　　多发性脂囊瘤囊壁很大程度上是向皮脂腺导管方向分化[175,176]。皮脂腺导管和外毛根鞘是由相似的细胞所组成，但是囊壁处出现的薄薄的、波

浪状的角质层及皮脂腺细胞是皮脂腺导管的典型特点[176]。如同外毛根鞘细胞，皮脂腺导管细胞包含丰富的糖原和淀粉磷酸化酶，角化后无透明角质蛋白颗粒，在电镜下观察可发现其在角化后保留了桥粒结构[172]。

色素性毛囊囊肿

临床概要　这是一个少见的色素性病变，临床上类似于色素痣。

组织病理　囊壁同漏斗部表皮。除了板层状角蛋白外，囊肿还包含大量的含有色素的毛干。囊壁内可见1或2个生长的毛囊[177]。

皮样囊肿

临床概要　皮样囊肿通常是出生时即有的皮下结节，好发于头部，主要围绕在眼周围，偶尔发生在颈部。当出现在头部时，其通常黏附在骨膜上。其直径大多为1～4cm。

组织病理　相比于表皮囊肿，皮样囊肿的囊壁实质是附着各种完全成熟的附属器结构的表皮（图29-29，图29-30）。毛囊结构有发育成熟的毛发，后者常常突入囊腔。此外，皮样囊肿真皮通常含有皮脂腺，常常见到小汗腺，20%的病例可见到成熟的大汗腺[178]。

发病机制　皮样囊肿是沿胚胎闭合线由分离的表皮细胞形成的囊肿。

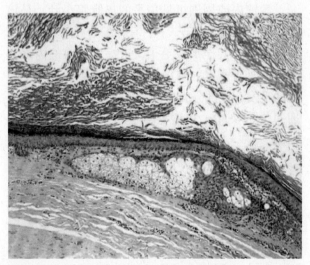

图29-29　皮样囊肿：囊壁为复层鳞状上皮，含有附属器结构

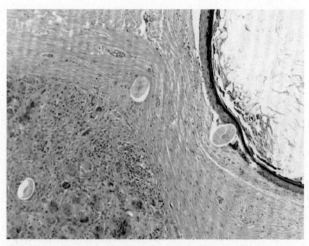

图29-30　皮样囊肿：在此例中，囊肿破裂产生肉芽肿，其包含毛干，来自于囊肿

支气管和甲状舌管囊肿

临床概要　支气管源性囊肿罕见，常单发于胸骨切迹上方的皮肤或皮下组织，很少发生于颈前或下颏，往往出生时即存在，可表现为引流窦道。

甲状舌管囊肿临床上难以与支气管源性囊肿相区分，但甲状舌管囊肿通常发生于颈前侧。

组织病理　支气管源性囊肿内衬由假复层纤毛柱状上皮黏膜组成（图29-31）。其间可见散在的高脚杯细胞。囊壁通常含有平滑肌、黏液腺，少数病例可见软骨[160]。

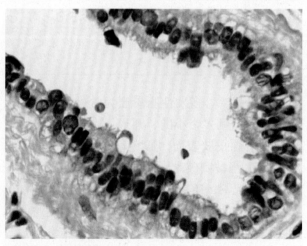

图29-31　支气管源性囊肿：高倍放大，囊壁内衬为假复层纤毛柱状上皮

与支气管源性囊肿不同的是，甲状舌管囊肿不含平滑肌，通常可见甲状腺滤泡结构[179]。

发病机制 电镜下观察发现，纤毛显示两个中央微管，其被 9 个配对微管所包绕[180]。

皮肤纤毛囊肿

临床概要 皮肤纤毛囊肿是一种罕见的、发生于女性下肢的单一损害，在男性中更为罕见，发生于背部[181-184]。通常来说，直径为几厘米。皮损多为单房或多房，内含有清澈或琥珀色液体。有人报道了 1 例会阴部的皮损，因此提出该囊肿可能为原始尾肠起源，可能来源于泄殖腔膜的胚胎残留[185]。

组织病理 皮肤纤毛囊肿显示许多乳头状突起，衬以单层立方或纤毛柱状上皮，缺少黏液分泌细胞[183]。

发病机制 囊壁上皮内衬类似于正常的输卵管上皮。在电子显微镜下，纤毛显示有 2 条中央微管，周围环绕 9 组放射状排列的微管[186]。

阴茎中缝囊肿

临床概要 阴茎中缝囊肿通常发生于年轻人，位于阴茎腹侧，最常见于龟头部，多单发，直径只有几毫米[187]。然而，它们可以以一种线性的模式延展而超过几厘米[188]。所以在某些病例中，阴茎中缝囊肿曾被错误地报道为阴茎顶泌汗腺囊腺瘤（图 29-32）（参见第 31 章）[189,190]。

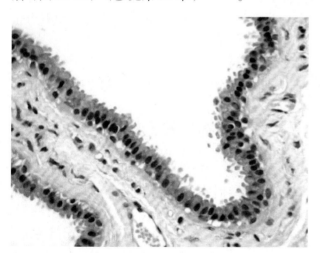

图 29-32 顶泌汗腺囊腺瘤：在这个小的真皮囊肿中，内衬以单层的上皮细胞，可见顶浆分泌

组织病理 囊肿内衬由假复层纤毛柱状上皮

构成，厚度为 1 ～ 4 层细胞，类似尿道移行上皮。部分上皮细胞有明显的胞质，少有黏液细胞，有病例报道囊肿内衬由纤毛上皮构成[191]。

发病机制 阴茎中缝囊肿并不是由中缝的关闭缺陷导致，而是由不规则的尿道芽蕾和尿道柱状上皮分离所致[192]。

治疗原则 本病为良性，当出现症状或出于美容需求时，可采用手术治疗。

发疹性毳毛囊肿

临床概要 发疹性毳毛囊肿首先报道于 1977 年[193]，表现为直径为 1 ～ 2mm、无症状的毛囊性丘疹，多见于胸部，但也可发生于其他位置。部分丘疹可见结痂或脐凹。本病多发生于儿童和青年人，但也可以发生于任何年龄。在若干年后，皮损可能会自行消退。部分病例显示为常染色体显性遗传[194,195]。不同的角蛋白表达有助于鉴别诊断，表皮囊肿表达 CK10，而发疹性毳毛囊肿表达 CK17，外毛根鞘囊肿和多发性脂囊瘤则同时表达 CK10 和 CK17。这也是为什么发疹性毳毛囊肿与多发性脂囊瘤是不同的疾病，而不是同一种疾病的变种[196]。

组织病理 特征性的组织学改变是在真皮中部，可见由鳞状上皮组成的内衬。内含板层角化物及横断面和斜向的毳毛[193]。部分囊肿中，在囊壁毛囊样内陷处可见毳毛的发生[197]。有时可见休止期的毛囊从囊肿的下部延伸至皮下组织[193]。结痂或脐凹可能是由于囊肿与表皮相连，同时其内容物被挤出[195,198]，也可能是部分囊肿破裂伴随肉芽肿浸润，其毳毛经表皮排出的通道[199]。

发病机制 发疹性毳毛囊肿是由于毳毛毛囊的发育异常，毳毛漏斗部容易发生阻塞，导致了毛发的滞留、毛囊近端部分的囊性扩张及继发性毛球萎缩[193,198]。发疹性毳毛囊肿与多发性皮脂腺瘤有着密切的关系[200]。两者曾经被称为多发性毛囊皮脂腺囊肿[201]。

疣状角化不良瘤

临床概要 疣状角化不良瘤于 1957 年第一次被报道[202]，通常以孤立的损害发生于头皮、面部、颈部，偶有多发皮损[203]。也有报道损害发生于非曝光部位，包括口腔黏膜，通常是硬腭和齿槽嵴[204,205]。通常本病病灶是一个轻度凸起的丘疹或结节，中心呈角化性脐凹[206]。当皮损达到一定大小后，便持续存在。

组织病理　皮损的中心是一个极度扩张的、杯状的瘤体，通过一个充满角质物的通道与外界相连（图29-33～图29-35）。在这个瘤体中，其上部充满了大量的棘层松解和角化不良细胞，其下部则由绒毛形成，显著拉长的真皮乳头通常被单层的基底细胞包绕，从杯状瘤体的底部伸出（图29-33①）[202,207-209]，在瘤体的开口处，通道内衬处增厚的颗粒层可以看到典型的圆体（图29-34，图29-35）[206,210]。

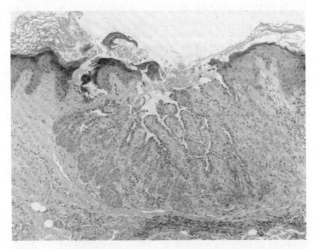

图29-33　疣状角化不良瘤：低倍镜显示一个巨大瘤体通过一个通道与外界相连

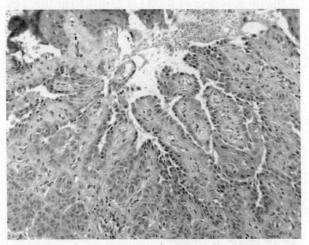

图29-34　疣状角化不良瘤：在瘤体基底部的绒毛被单层细胞所覆盖，其上部可见棘层松解和角化不良细胞

①原版图序有误，现改为图29-33。

发病机制　许多病例的皮损与一个扩张的毛囊口相连续，有时可以看到皮脂腺[207]，所以有人认为其中央杯状瘤体实际上是巨大的扩张的毛囊，有时可影响到相邻的2～3个毛囊[206]。然而，如同毛囊角化症一样，出现在口腔黏膜的疣状角化不良瘤提示了角化不良、棘层松解的过程并不是总是来源于毛囊皮脂腺结构。

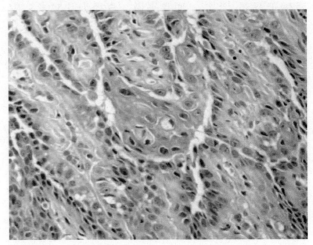

图29-35　疣状角化不良瘤：高倍镜显示棘层松解及角化不良细胞位于上皮细胞基底层以上

虽然很多人尝试着将疣状角化不良瘤与毛囊角化病相联系，但是如今我们普遍认为，疣状角化不良瘤是一种镜下结构与毛囊角化病相类似的皮肤良性肿瘤[202]。事实上，它更应该被认为是一种良性的毛囊附属器肿瘤，被称为"毛囊角化不良瘤"[211]。

治疗原则　本病一般不需要治疗。如需治疗或者为了组织学诊断，可手术切除。

（马　天　刘业强　译，姜祎群　校，陈思远　审）

光线性角化病（日光性角化病）

临床概要　日光性角化病也称光线性角化病。"日光性"一词更为精确，因为它指出该病的病因是阳光，而"光线性"一词指的是各种射线[212]。光谱分析表明在太阳光线中，紫外线B（UVB）（290～320nm）是最具破坏性的（"致癌"）射线，但紫外线A（UVA）（320～400nm）可以增强 UVB 射线的破坏力[213]。光线性角化病常发生于皮肤白皙的中老年人曝光部位，通常多发（图 29-36，图 29-37）。长期过度曝光和防护不足是最主要的诱发因素。光线性角化病最常见于脸部、手背部和男性秃发部分头皮[214]。

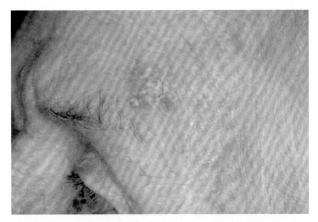

图 29-36　光线性角化病：额头损害的表面可见红斑鳞屑

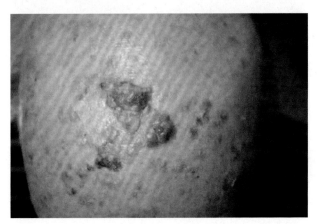

图 29-37　光线性角化病：头皮曝光部位的多发性皮损

皮损一般为直径 < 1cm 的红斑，表面通常覆有黏着的鳞屑，除肥厚型外，其他类型光线性角化病几乎无浸润感。部分光线性角化病有色素沉着且向周围扩散，使得与恶性雀斑样痣鉴别困难[215]。皮损偶尔有显著的角化过度，临床表现为皮角。类似的皮损发生在下唇唇红边缘，称为日光性唇炎，可伴有溃疡或角化过度[216-218]。

光线性角化病和日光性唇炎可进展为鳞状细胞癌，但发生率很难统计，主要原因是光线性角化病和鳞状细胞癌的组织学表现无明确界限（参见"组织病理"）。据估计，20% 的光线性角化病患者中，至少有一处皮损发展为鳞状细胞癌[219]。由光线性角化病进展而来的鳞状细胞癌或曝光部位原发的鳞状细胞癌通常不转移。转移发生率为 0.5%[220] ~ 3%[221]，但唇红边缘的皮肤恶性肿瘤转移率可达 11%[221]。

组织病理　光线性角化病组织学特征是角质形成细胞异型增生或原位鳞状细胞癌改变，将其称为癌前病变并不合理，因为大多数光线性角化病并不会进展为侵袭性癌，在生物学上，病变仍为良性。即使病变侵犯至真皮，也只局限于最浅表的真皮乳头层（参见"鉴别诊断"）[222-235]。

从组织学上光线性角化病可以分为五种类型：肥厚型、萎缩型、鲍温样型、棘层松解型和色素型（图 29-38 ～图 29-47）。五种类型可相互转变或同时出现。此外，许多临床上的皮角经组织学检查证明是光线性角化病。

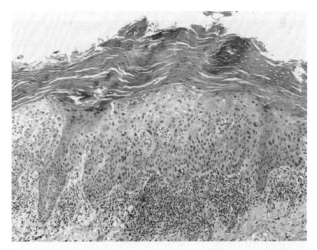

图 29-38　光线性角化病：柱状角化不全与角化过度交替出现，其下的角质形成细胞中度异型

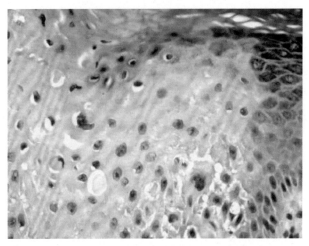

图 29-39　光线性角化病：角质层增厚，角化不全，其下方表皮细胞有异型性

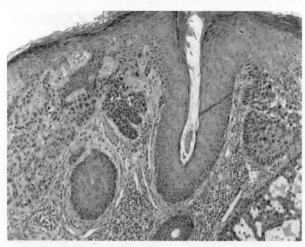

图 29-40　肥厚型光线性角化病：角化过度，乳头瘤样增生，伴有显著的细胞异型性。真皮乳头层下方可见中等量淋巴细胞带状浸润

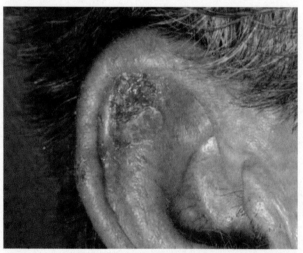

图 29-41　鲍温样型光线性角化病：耳郭可见一鳞屑性皮损

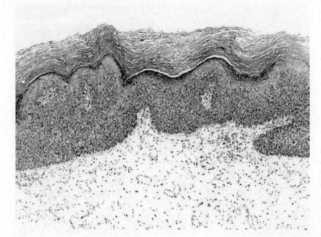

图 29-42　鲍温样型光线性角化病：低倍镜下可见在增厚的角化不全下方表皮细胞有异型性

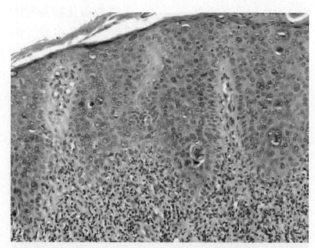

图 29-43　鲍温样型光线性角化病：中倍镜视野下可见细胞和细胞核显著的多形性，非典型有丝分裂象明显增多（原位鳞状细胞癌）

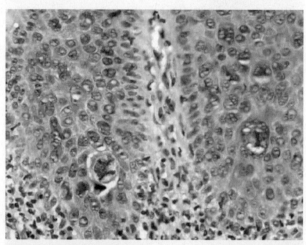

图 29-44　鲍温样型光线性角化病：高倍镜视野下大量非典型有丝分裂象

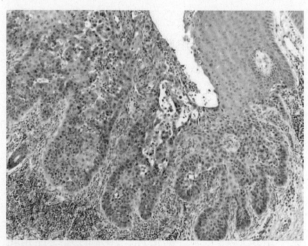

图 29-45　棘层松解型光线性角化病：低倍镜视野下表皮显著角化过度，真皮浅层炎性细胞苔藓样浸润，局部可见灶性棘层松解

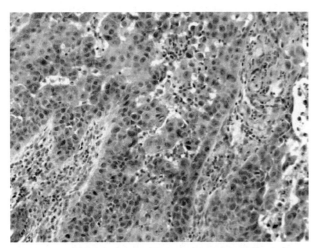

图 29-46 棘层松解型光线性角化病：高倍镜视野下基底层的角质形成细胞排列拥挤，核质比增加，局部细胞分离，形成圆形的棘层松解细胞。当发生"继发性棘层松解"时，可出现假腺腔样结构

肥厚型光线性角化病，存在显著角化过度，且通常伴有角化不全[222]，容易被错误地过度诊断为侵袭性鳞状细胞癌，可有轻到中度乳头瘤样增生。表皮在大多数区域增厚，并且不规则地向下增生，仅限于真皮上层，这并不表明已发生侵袭性生长（图 29-40）。表皮生发层的角质形成细胞不同程度地失去极性而排列紊乱。细胞核表现为多形性和非典型性（"间变"）：核大、不规则、深染。基底层的细胞核通常紧密排列。表皮中部的一些细胞角化异常，出现角化不良细胞或凋亡小体，其特征是均质化、嗜酸性胞质且伴或不伴有胞核。与表皮中的角质形成细胞相比，光线性角化病中穿透表皮的毛囊和外分泌腺导管的细胞保持着正常外观和角化[223,224]。偶见正常附属器上皮细胞上方覆以非典型性表皮，形成伞样的外观，在这些病例中增生的附属器上皮细胞上方角质层可以是正角化的，导致形成角化不全（相对于发育不良的细胞克隆），以及正角化交替的特征性模式。在一些情况下，异常角质形成细胞沿毛囊漏斗外侧向下延伸到皮脂腺导管的水平，相对少见地沿着外分泌导管延伸[224]。

苔藓样光线性角化病是肥厚型光线性角化病的一种亚型，其表现为不规则棘层增厚和角化过度，核不典型，基底层细胞液化变性，真皮浅层紧靠表皮区域存在带状苔藓样浸润[225]。在真皮上部可见很多嗜酸性、均质化的凋亡小体（即胶样

小体）。除了核异型性之外，本病与扁平苔藓和良性苔藓样角化病有许多相似点，一个区别点就是本病的苔藓样炎性浸润带中存在浆细胞（参见第 7 章）。

肥厚型光线性角化病中更罕见的情况是，除了在表皮下层找到间变核，有人报道在表皮上层见到表皮松解性角化过度改变。这些病理改变常见于先天性大疱性鱼鳞病样红皮病、线性表皮痣等疾病，也可偶见于其他多种疾病。在表皮松解性角化过度区域，表皮上层可见核周空晕和增厚的颗粒层，颗粒层上具有大而形状不规则的角质透明蛋白颗粒[44]。表皮松解性角化过度也可见于日光性唇炎的病理表现中[226]。

萎缩型光线性角化病通常可见轻度角化过度，表皮变薄、表皮突消失。异型性细胞主要在基底层，其由聚集的核大深染的细胞组成。异型性基底层可呈芽蕾状和管状结构增殖进入真皮，还可围绕毛囊皮脂腺和汗腺导管排列，附属器上皮细胞却显示正常[203]。

鲍温样型光线性角化病在组织病理上需与鲍温病（原位鳞状细胞癌）鉴别。鲍温病表皮内可见明显的细胞核排列紊乱，胞核聚集和角化不良（图 29-41～图 29-44）。

棘层松解型光线性角化病，在基底层不典型细胞上方可见裂隙和空腔，这与毛囊角化病（参见第 6 章）所见到的相似[227]，这些裂隙是表皮最下层间变性变化的结果，导致角化不良和细胞间桥消失（图 29-45）。棘层松解细胞可出现于裂隙内（图 29-46）。因为这种棘层松解是以细胞变化为先导，所以其被称为继发性棘层松解，这与在"棘层松解"性疾病如寻常型天疱疮和毛囊角化病中原发性棘层松解不同。在棘层松解裂隙之上，表皮显示出不同程度的非典型性，但是通常比在基底细胞层中看到的非典型性更低。基底层的间变细胞常呈芽蕾状和短管状结构延伸至真皮上部。在真皮上部的毛囊和汗管周围也可见基底层上方的棘层松解。当异型性在全层出现或者程度较高时本型需与棘层松解型原位鳞状细胞癌相鉴别。

色素型光线性角化病，可出现大量黑素，尤其是在基底层。一些病例中，非典型性角质形成细胞也可被黑素化[228]。除此之外，大部分黑素都

被保存于黑素细胞的胞体和树突中，表明黑素转运受阻。大多数情况在真皮浅层可见大量噬黑素细胞[215]。

在这五型光线性角化病中，真皮上部通常可见一个相对致密的慢性炎性浸润带，主要有淋巴细胞浸润，通常还可见浆细胞。日光性唇炎比光线性角化病更容易见到以浆细胞浸润为主的炎性浸润[216]。尽管真皮上部通常表现为日光性嗜碱性变，但在有显著炎性反应的区域其反而可不出现，这可能是因为炎症刺激导致了胶原再生。

在那些临床诊断为鳞状细胞癌，病理却诊断为光线性角化病的病例中，应将组织块深切，因为部分区域可能已经进展为鳞状细胞癌。但是因为这两种疾病并不存在严格的界限，所以并不是总能够根据一个病理改变就决定诊断为早期鳞状细胞癌或是光线性角化病。因此，一些学者认为当真皮乳头不典型角质形成细胞形成不规则团块，而且不和上方表皮相连，可视为鳞状细胞癌[229]。也有人认为只要异型性细胞不延伸至真皮网状层就可诊断为光线性角化病[229]。这个看法并不是最重要的，因为光线性角化病基础上的早期鳞状细胞癌很少发生转移，尽管它经过生长可表现为深度侵袭性和破坏性。日光性唇炎基础上的肿瘤比光线性角化病基础上的肿瘤有更大的转移倾向，由于日光性唇炎的真皮累及可能是局灶性的，所以要求将日光性唇炎皮损组织块进行连续切片以便彻底检查[217]。

发病机制　电镜下光线性角化病和鳞状细胞癌只有程度上的差异[231]。借助血型抗原可以标记光线性角化病中的恶性区域，结果发现阳性染色区域与阴性染色区域交替出现，阴性染色区域提示细胞间变。不规则向下增殖的区域或是早期侵袭的区域始终标记阴性[232]。

鉴别诊断　光线性角化病中异型性或间变性很轻的病例诊断可能是困难的。具有苔藓样炎性浸润的肥厚型光线性角化病与良性苔藓样角化病具有组织学相似性，还曾经被认为是一个特殊亚型[233]。然而，良性苔藓样角化病表现为基底细胞破坏，类似于扁平苔藓（参见第7章），而光线性角化病则表现为基底层细胞非典型性[234,235]。

萎缩型光线性角化病可能与红斑狼疮非常类似，因为这两种疾病都可表现为表皮扁平。尽管红斑狼疮表现为空泡化而光线性角化病表现为基底层细胞异型性，但是这两种改变并不总是那么易于区分。因此其他发现如毛囊角质栓和皮肤附属器周围的炎性浸润有助于两者的鉴别（参见第10章）。

色素型光线性角化病可能与恶性雀斑样痣类似，尤其当黑素细胞中可见大量黑素[235]。但是恶性雀斑样痣的表皮相较于光线性角化病通常表现得更为扁平，更重要的是，存在黑素细胞的大量增生，同时伴随黑素细胞不典型性，而基底层的角质形成细胞并不会出现异型性（参见第28章）。

治疗原则　光线性角化病有数种可供选择的治疗方法。在英国进行的关于该疾病的自然病程研究表明，并非所有病例都需要积极地预防其转变为鳞状细胞癌[236]。然而也有许多学者认为治疗的主要目的就是预防鳞状细胞癌。治疗可以分为局部治疗和外科治疗。局部治疗常用免疫调节剂如氟尿嘧啶、5%咪喹莫特及双氯芬酸凝胶。轻型光线性角化病可不治疗或外用润肤剂。应该推荐始终使用防晒用品。外科治疗包括冷冻、刮除术和手术切除。据报道，相对于光动力疗法，冷冻手术在75%的病例中有效[2]。虽然没有关于刮除术和手术切除的研究，但是它们在明确组织学诊断方面仍有非常重要的价值，尤其是一般治疗不见效或是非典型的病例。光动力疗法也是一种治疗光线性角化病的有效手段[237,238]。

皮角

临床概要　皮角是一个临床术语，用于描述局限的、锥形、明显角化过度的皮损，其高度至少相当于半径大小[239]（图29-47）。其实质是一种组织反应模式，而不是一种特定的诊断[240]。

组织病理　组织学检查发现锥形角化过度的皮角底部可见各种病变。最常见的是光线性角化病（图29-48）[241]。也可见到丝状疣、脂溢性角化病或鳞状细胞癌[239]。毛根鞘瘤和基底细胞瘤罕见[240,242]。关于毛根鞘瘤皮角的描述可见第30章。

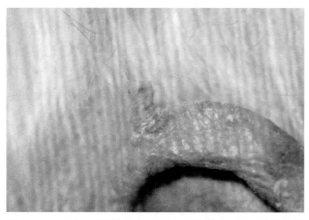

图 29-47　皮角：耳部曝光皮肤上的柱状角质物所形成的皮角

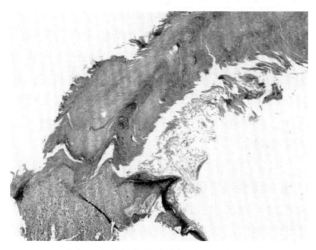

图 29-48　皮角：光线性角化病产生的柱状角质物形成皮角

口腔黏膜白斑

　　临床概要　白斑病这个术语在过去由皮肤科医师和妇产科医师[243]用于描述口腔黏膜或女阴的白斑，并且表现出早期、原位、间变性改变，白斑角化病描述的是组织学良性的损害。然而，黏膜白斑病已经被口腔病理学家[244]在原有基础上重新定义，并且这一新概念已被 WHO 所采用[245]。

　　根据该概念，黏膜白斑病不具有组织学意义而仅用于临床描述，它指的是不能擦去的白斑或斑块，临床或病理上不能诊断为任何其他特定疾病（如扁平苔藓、红斑狼疮、念珠菌病、白色海绵状斑痣）[246]。黏膜白斑病只是一个纯粹的临床名称，因为仅仅通过临床表现不能区分良性黏膜白斑病和发育不良型黏膜白斑病。因此，所有特发性白色斑块和去除外界因素刺激后持续 3～4

周不消退的白斑都需要行组织学检查[247]。许多口腔白斑病和烟草化学刺激、牙科相关医源性机械刺激或不合适义齿有关。部分病例在解除刺激因素后，黏膜白斑可消退，但在其他病例中黏膜白斑却持续存在。黏膜白斑病可以说是口腔中最常见的癌前病变[248]。因此，任何外观有增大或改变的黏膜白斑病需重复活检。低风险的原位黏膜白斑病如颊黏膜和硬腭白斑需要临床定期规律随访并远离致癌物如烟草。中度或重度发育不良的黏膜白斑病需要完成手术或烧灼（CO_2 激光）切除和随访[249]。

　　临床上，口腔黏膜白斑病皮损表现为单个或数个白斑，当皮损不隆起时，边缘通常比较模糊，但当边缘隆起时，边缘则通常清楚而不规整。

　　口腔黏膜红斑病通常表现为红色、大小不一、边界锐利的斑块。有些皮损上混合着黏膜白斑病的斑块，被称为点状黏膜红斑病[250]。黏膜红斑病发病率远低于黏膜白斑病，其组织学改变提示细胞发育不良的程度更高。

　　通过组织学检查、刮皮屑或培养发现，黏膜白斑病和黏膜红斑病经常提示白念珠菌的继发性感染，可能会导致误诊为念珠菌病[251]。确实，白念珠菌感染引起的口腔病变临床有可能难以与黏膜白斑病鉴别[252]。

　　口腔黏膜白斑病和口腔浸润性癌中 HPV 相关 DNA 的分析表明，大部分病变与乳头瘤病毒抗体相关，因此可以说是乳头状瘤病毒导致上述两种疾病的发生，特别是 HPV11 和 HPV16（参见第 25 章）[253,254]。

　　外阴部位黏膜白斑的讨论参见相关部分，口腔毛状白斑病参见第 25 章。

　　组织病理　黏膜白斑病之所以发白是增厚的角质层水合的结果。组织学检查发现约 80% 的口腔黏膜白斑病是良性的[246,251]。这些病例显示角质层增厚（可以角化过度或者角化不全）、棘层肥厚和慢性炎性浸润（图 29-49）。剩余的 20% 病例，其中 17% 可见不同程度的发育不良或原位癌表现，另外 3% 可见浸润型鳞状细胞癌的表现[246]。7%～13% 的黏膜白斑病病例最终会发展成肿瘤[245]。黏膜白斑病发生位置似乎对恶性肿瘤是否出现有重大影响。96% 发生于颊黏膜部位的黏膜白斑病是良性的，然而在口底部，只有 32% 的黏膜白斑病是良性的，而 31% 呈现原位癌改变，37% 呈现浸润性癌改变[255]。

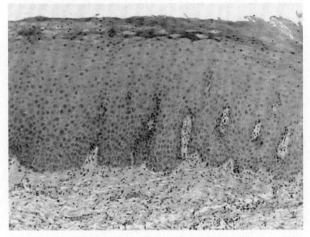

图 29-49 口腔黏膜白斑病：在这个病例中，鳞状上皮是过度角化和棘层增厚，但没有发育不良的证据

原位癌，也称癌前黏膜白斑病，与肥厚型光线性角化病有相似的组织学表现。因此，对于轻中度增生的上皮来说，主要关注两个方面，首先是细胞核的多形性和异型性，是否表现为核大、边界不规则、深染，其次是细胞极性消失，导致细胞排列紊乱。在某些情况下，也可能伴随其他特征，如上皮中部不成熟的角质化导致角化不良细胞出现，基底层细胞核排列拥挤，上皮细胞不规则向下增生。总之，口腔部位的高度发育不良和原位癌，其逻辑上、组织学上及生物学行为上和其他黏膜部位的高度发育不良或者原位癌是一样的。

口腔黏膜的黏膜红斑病与黏膜白斑病相比，一定有核异型性。有人做过研究，发现一半的黏膜红斑病有原位癌改变，另一半则为浸润性癌变[250]。红色的外观是缺乏由正角化和角化不全覆盖的正常皮肤造成的。

鉴别诊断 判断黏膜白斑病是否出现原位癌有时是很困难的，因为核多形性和去极性细胞也偶见于其他炎性疾病，包括良性黏膜白斑病[247]。如有疑问，需将组织块连续切片观察，必要时进行再次活检以获得更多的组织块来检查。判断黏膜白斑病是良性、低度发育不良、高度发育不良或原位癌是非常重要的。与光线性角化病进展来的鳞状细胞癌相比，伴有原位癌的口腔黏膜白斑病进展成的鳞状细胞癌更容易发生转移。

鉴别黏膜白斑病与口腔扁平苔藓，不管是临床还是组织学都是有难度的。扁平苔藓通常看不到细胞异型性，往往有基底细胞的部分缺失。此外，扁平苔藓中具有朗格汉斯细胞也有助于鉴别诊断[256]。

治疗原则 积极治疗是否可以预防鳞状细胞癌的发展尚不明确。因此无论是否接受治疗，建议终生密切随访。一般建议患者避免加重因素，如吸烟。治疗方法包括药物治疗如维 A 霜或外科干预，如简单切除，可用 CO_2 激光和光动力疗法。若皮损发生变化，则活检就是必需的。

口腔黏膜疣状增生和疣状癌

临床概要 口腔黏膜疣状增生表现为疣状的白色斑块，可继发于黏膜白斑病。临床上疣状增生和疣状癌并没有明确界限，他们可能共存，有时疣状癌可由疣状增生进展而来。但是在某些情况下，疣状增生也可直接进展为鳞状细胞癌，而不是疣状癌[257]。

口腔黏膜疣状癌也称为口腔菜花状乳头瘤病。临床上观察到皮损为白色菜花状结构，可累及大面积的口腔黏膜且逐渐扩展和融合。可能对局部组织产生广泛破坏。罕见转移，转移时仅限于区域淋巴结[258-260]。

组织病理 疣状增生表现为皮损表面及周边邻近的上皮细胞外生性增生[257]。

口腔黏膜疣状癌（口腔菜花状乳头瘤病）早期表现不同于疣状增生，除了表面疣状突起，病变可累及下方的结缔组织[257]，向下扩展的上皮呈圆形或杆状，与周围的基质有明显分界线，无核多形性、核深染和角珠形成。部分疣状癌会多年处于这个时期，但最终在病变底部会出现中等程度失去极性、胞质嗜碱性、核深染和大量有丝分裂象。然而，这些特性并不足以诊断为鳞状细胞癌[261]。在另一些皮损中表皮向下增生，细胞排列失去极性，并有明显的核异型性，提示高分化鳞状细胞癌[262]。大约 10% 的疣状癌会转化为典型的鳞状细胞癌[259,260]。

关于疣状癌更详细的讨论参见"疣状癌"部分。

治疗原则 手术切除是口腔疣状癌首选的治疗方式。肿瘤彻底切除对于减少复发率是很重要的。合并有口腔白斑、黏膜下纤维化、上齿腭联合体部位肿瘤时预后更差[263]。在一些病例中有必要进行颈部淋巴结清扫。

坏死性涎腺化生病

临床概要　皮损常发生于硬腭，表现为单个，偶为 2 个，直径为 1 ~ 2cm，边缘隆起的溃疡，少见于软腭。硬腭部位皮损溃疡底部可见暴露的骨质。6 ~ 12 周可自愈。坏死性涎腺化生病较罕见，1973 年首次报道[193,264]，因其临床和组织学表现易误诊为恶性肿瘤而被重视[193]。

组织病理　唾液腺小叶凝固性坏死，相邻小叶鳞状上皮化生。坏死的腺体周围结缔组织框架结构仍完整，从而保留了唾液腺的小叶结构。在坏死的腺体内可见轻度嗜碱性的物质如唾液黏蛋白。用糖原染色和阿新蓝染色皆可见阳性。坏死腺体附近可以看到正常外观的唾液腺腺泡。其他唾液腺结构也可见部分鳞状上皮化生，有的是外围边缘由鳞状细胞构成，有的则完全为鳞状上皮所替代。唾液腺导管也可见鳞状上皮化生[265,266]。

发病机制　急性起病和迅速自愈的临床特征表明本病的发病机制为急性血管损害，从而导致梗死形成和唾液腺腺泡的凝固性坏死[265]。

鉴别诊断　因为本病病理表现有鳞状上皮细胞显著不规则增殖和深度进展，所以经常导致被错误诊断为恶性肿瘤。然而，重要的诊断线索是细胞学良性的鳞状上皮细胞只局限于原有的唾液腺小叶[267]。

治疗原则　坏死性涎腺化生是一种良性疾病，通常可自愈，不需要治疗。

舌嗜酸性溃疡

临床概要　舌嗜酸性溃疡表现为舌部突然出现 1 或 2 个直径为 0.8 ~ 2.0cm 的无症状性溃疡，几周内可自行愈合。

组织病理　溃疡的底部见致密的细胞浸润，通过黏膜下层伸入舌部的横纹肌束。大多数细胞是嗜酸性粒细胞，但也有淋巴细胞和组织细胞[268,269]。曾有报道局部出现白细胞破碎性血管炎的病例[270]。

鉴别诊断　该病不同于组织细胞增生症 X 的嗜酸性肉芽肿（参见第 26 章），本病发生及愈合迅速，组织学上组织细胞的数目较少，形态更小[268]。

治疗原则　由于溃疡通常在 1 个月内自愈，因此不需要特殊治疗。如有疼痛可应用镇痛剂。皮损切除方式有手术切除和刮除。

（徐毅跃　吴　飞　刘业强　译，姜祎群　校，
陈思远　审）

鲍温病

临床概要　鲍温病皮损一般为单发，可见于曝光或非曝光部位，发生于曝光部位者可能与日光照射有关，而发生于非曝光部位者则可能与砷剂有关（参见"砷角化病和癌变"部分）。本病还可继发于 HPV5 所致的疣状表皮发育不良（参见第 25 章）。手指发病也不少见，主要累及甲皱襞和甲床[271]。

鲍温病表现为缓慢增大的红色斑片，边界清楚但不规则，浸润感较轻，有时甚至无浸润感。红斑表面常伴有鳞屑和结痂（图 29-50）。在临床上，鲍温病可与浅表型基底细胞癌表现相似，但无基底细胞癌特征性的珍珠状边缘，也没有中央萎缩性自愈倾向。发生于阴茎、龟头部的鲍温病，也称为 Queyrat 增殖性红斑。

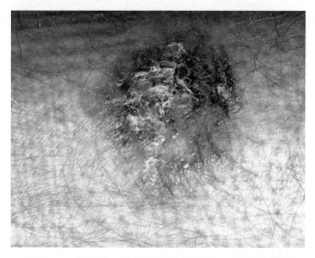

图 29-50　鲍温病：边界不清楚的红斑，表面覆有鳞屑

生殖器部位鲍温样丘疹病可能与生殖器部位病毒疣有关，已在第 25 章讨论。

组织病理　鲍温病即表皮内鳞状细胞癌，又称原位鳞状细胞癌，这一概念是在 1912 年首次提出，它描述的是生物学意义上的癌前期病变，而非形态学上的[272]。

表皮棘层增生肥厚，表皮突延长增宽，其间的真皮乳头挤压成狭窄的条索状。全层表皮细胞排列紊乱，呈现一种"风吹样"的外观（图 29-51，图 29-52），大量显著异型的细胞核大而深染，并常可见一些含有簇集状的多核角质形成细胞。在增厚的角质层内存在许多含非典型、核深染的角化不良细胞[273]。

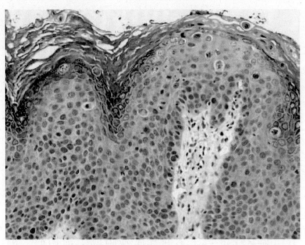

图 29-51　鲍温病：表皮不规则增生肥厚，失去正常的分化模式

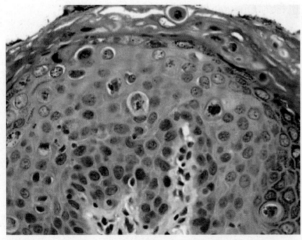

图 29-52　鲍温病：全层表皮细胞排列紊乱，非典型性有丝分裂象增多

角质形成细胞的异常角化是鲍温病的常见特征，这种角化不良细胞大而圆，均质化的强嗜酸性胞质，核深染。肿瘤细胞通常累及毛囊漏斗部，并不断向下方皮脂腺导管蔓延，从而取代毛囊上皮[212]。

尽管鲍温病全层表皮细胞有着显著的异型性，但病变仅限于表皮，与真皮分界清楚，基底膜带完整。真皮浅层中等量的慢性炎性细胞浸润。

在鲍温病中偶然可以看到一些空泡化细胞，特别是在表皮上部[274]。另外，在一些特殊的病例中，正常表皮之间可以看到杂乱的成巢分布的非典型细胞团块，周边围绕未受累的基底层，这种病理现象曾被称为 Borst-Jadassohn 表皮内上皮瘤变（参见第 31 章）[212,275]。

有小部分鲍温病会发展为侵袭性鳞状细胞癌，文献报道 3% ~ 5%[276]，最高达 11%[277]。也就是说绝大部分鲍温病患者始终表现为原位癌[278]。即使鲍温病发展为侵袭性鳞状细胞癌，一般也需要多年时间。当其发展为侵袭性鳞状细胞癌时，肿瘤细胞形态学上并没有变化，而且侵袭往往是从某个区域开始。因此，必须对送检组织块进行全面病理检查才能避免漏诊。一旦发生侵袭性生长，预后也会发生改变。鲍温病病变仅限于表皮内，不会发生转移，但是一旦向真皮内侵袭，就可能发生局部转移，甚至内脏转移[277]。

发病机制　目前关于鲍温病患者合并内脏肿瘤的发生率尚没有统一的结论，最早将两者关联的研究发现 35 例患有鲍温病的死者中有 20 例（57%）合并内脏肿瘤[277]。后续研究发现，发生于非曝光部位的鲍温病合并内脏肿瘤有较高的发生率（33%），而曝光部位的鲍温病合并内脏肿瘤发生率则比较低（5%）[258]。再后来，也有人得出另外的结论[279]，他们的研究结果显示鲍温病并没有增加患内脏恶性肿瘤的风险[212,280-282]。

电镜下可以观察到鲍温病皮损中有大量角化不良细胞，这些角化不良细胞核周张力丝聚集凝结，类似于毛囊角化病中的角化不良细胞，但是前者聚集更加显著[283]。有一些显著角化不良的细胞会发生崩解，碎裂的角化物和桥粒被其他表皮细胞吞噬[283,284]。另外，还有一些细胞间桥粒连同聚合的张力丝一起被卷入角化不良细胞内[285]。胞质内桥粒不是鲍温病特有的现象，在毛囊角化病[286]、鳞状细胞癌[287]和角化棘皮瘤[288]的角化不良细胞中也可以见到，在非角化不良细胞的乳房外 paget 病[289]、恶性黑素瘤[290]，甚至正常的皮肤[291]或口腔黏膜[292]的上皮细胞中也能见到。这可能是由于角质形成细胞质膜偶然内陷，被自身吞噬的质膜含有大量桥粒结构，而桥粒结构比质膜更能耐相关酶的降解，就导致了胞质内出现大量的游离桥粒结构[292]。

在鲍温病中还发现两种上皮巨细胞。第一种是一些角质形成细胞完整吞噬角化不良细胞在胞质内形成[293]。第二种细胞拥有多个细胞核，位于细胞中央，核周有张力丝聚集。可能是由于张力丝缠绕有丝分裂器的纺锤体，从而细胞在分裂时出现胞核分裂而胞体不能一分为二[283,284]。

鉴别诊断　在组织学上鲍温病无法与鲍温样型光线性角化病相鉴别，可能仅仅是皮损大小不同。一般来说，光线性角化病皮损比鲍温病更小一些。

有些鲍温病中可以见到单个的非典型细胞散在分布于表皮内，成为 Paget 样鲍温病或 Paget 样原位鳞状细胞癌，此时必须与浅表播散型原位黑素瘤相鉴别，必要时可采用免疫组织化学染色的方法标记角蛋白抗体和 S100 和（或）Melan-A/MART-1（参见第 28 章）。Paget 病和鲍温病都可以出现空泡样细胞在表皮内 Paget 样分布，但是 Paget 病无角化不良现象，另外，上述的黑素瘤标志物、癌胚抗原和角蛋白标志物都可用于鉴别，此外 Paget 病中的空泡样细胞所含的物质 PAS 染色阳性，而且可以耐受淀粉酶的消化作用，而鲍温病中的空泡样细胞所含的物质为糖原，会被淀粉酶消化分解[294]。

治疗原则　鲍温病有很多种治疗方式，选择时应当根据各种因素综合考虑，包括患者的年龄、合并症、皮损大小、部位和数目，以及复发情况、治疗可行性等，有时也需要考虑治疗费用。治疗方式可以分为非外科治疗和外科治疗两种，非外科治疗方法有外用氟尿嘧啶或咪喹莫特霜剂、冷冻治疗和光动力治疗等。外科治疗方法有切除术、刮除术和灼烧术等[4,295]。对于小腿发病，皮损菲薄而进展缓慢的老年体弱患者，有学者认为密切观察即可，无须积极干预。最近 Cochrane 评估系统对皮肤鲍温病治疗评估时发现，对于该病治疗的高质量研究几乎没有，因此也没有令人信服的证据表明外科治疗优于或劣于局部治疗[296]。

Queyrat 增殖性红斑（龟头鲍温病，龟头原位鳞状细胞癌）

临床概要　Queyrat 红斑是指发生于龟头部位的原位鳞状细胞癌，临床和病理表现与鲍温病完全相同。"Queyrat 红斑"这种命名只是为了简洁起见，它沿用到现在的唯一原因可能就是它是在 1911 年被发现并命名的[297]，比鲍温病早 1 年[272]。

增殖性红斑或龟头鲍温病几乎均发生于未受割礼的男性患者，发病部位通常位于龟头，一般无自觉症状，表现为边界清楚的鲜红色光亮的斑块，有轻度浸润感，少数出现在冠状沟或者包皮内板[298]。Queyrat 增殖性红斑可能与 HPV 感染有关，尤其是 8 型和 16 型[299]。但有的研究无法在皮损检测到病毒 DNA，所以这一观点还存在争议[300]。

组织病理　Queyrat 增殖性红斑组织学表现与鲍温病完全相同，但发展为侵袭性鳞状细胞癌者比例达 30%[301]，发生侵袭后转移率为 20%[302]，这说明发生于龟头部位的鲍温病比其他部位更具有侵袭和转移倾向[301]。

鉴别诊断　由于 Queyrat 增殖性红斑从临床上不能与局限性浆细胞性龟头炎鉴别，所以必须正确取材行组织病理学检查才能确诊。

治疗原则　在注重治愈率的同时，应当考虑保护功能和外观，局部应用免疫调节剂也有效，常用的有 5% 咪喹莫特[303]。

ZOON 浆细胞性龟头炎

临床概要　本病最初由 Zoon 于 1952 年描述报道[304]，局限性浆细胞性龟头炎在临床上与 Queyrat 增殖性红斑或龟头鲍温病相同（图 29-53），可伴有糜烂，易出血[305]。与增殖性红斑一样，本病几乎均见于未受割礼的男性患者[306,307]。两者鉴别的重要意义在于 Zoon 浆细胞性龟头炎属于良性炎性疾病，而增殖性红斑属于癌前病变。罕见发生于女性外阴部的类似皮损，称为浆细胞性局限性外阴炎[308,309]。本病病因不明，可能与创伤、摩擦、高温、局部卫生和慢性耻垢分枝杆菌感染有关，目前还没有证据表明本病与 HPV 感染有关[310]。

组织病理　表皮变薄，上层往往缺失[311]。真皮表皮之间的裂隙形成，可导致表皮部分分离甚至缺失[305,312]，此时表皮呈现一种特有的表现。另外表皮变薄、变平，扁平的钻石形或菱形的角质形成细胞之间因为细胞间水肿而分离[306]。红细胞渗入表皮，部分病例可出现表皮变性或坏死[311]。

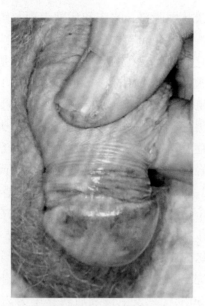

图 29-53　Zoon 浆细胞性龟头炎：患者包皮过长，阴茎存在边界清楚的红色斑块，表面光亮而潮湿

真皮上部大量浆细胞呈带状浸润[304,311]。然而浆细胞的数量在某些病例中可以不多，甚至很少[312]。常伴有毛细血管扩张，红细胞外溢和含铁血黄素沉积[313]。

发病机制　如前所述，浆细胞为主的炎性细胞在皮肤和黏膜交界处浸润可以为炎症性也可以为肿瘤。因此，局限性浆细胞炎用来表示发生于龟头、外阴、口唇部浆细胞浸润性疾病[314-316]。这些疾病的临床和组织学表现都是相同的，应该视为同一性质疾病。

治疗原则　局部应用糖皮质激素有效，可明显缓解症状，内服药物无明显效果。包皮环切术可以治疗本病[306,308,311]。

外阴上皮内瘤变

临床概要　外阴黏膜白斑是一个单纯的临床诊断名词，现在通常被外阴上皮内瘤变（VIN）所取代，而且需要组织病理学检查证实。重点要关注的是表皮细胞是否存在不典型性。相比于口腔黏膜白斑，外阴黏膜白斑皮损更具有多形性，除了单纯的白色斑疹之外，还可以表现为丘疹性的或疣状损害（图 29-54）。这是因为外阴白斑存在一个特殊的病因——HPV 感染，HPV 感染导致的尖锐湿疣可以表现为扁平的丘疹[317]，与 HPV 感染宫颈部相似。另外，前面介绍的鲍温样丘疹病，当皮损多发聚合后就可以表现为疣状黏膜白斑（参见第 25 章）[318]。如果没有足够的临床资料，很难依靠组织病理学表现做出明确的诊断。

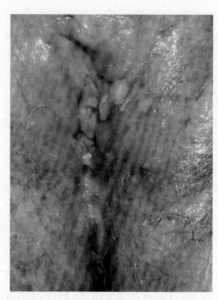

图 29-54　外阴上皮内瘤变（VIN）：外阴黏膜异常的白斑，周围绕有红晕

根据对皮损的深入研究，可将 VIN 分为两种类型[319]。第一类为未分化型 VIN，该型与致癌性 HPV 感染有关（包括 16、18、31 和 33 型），主要发生于年轻女性患者，有多中心性倾向，病变细胞呈未分化形态或类似鲍温病样。这种类型 VIN 可能就是既往所谓的鲍温样丘疹病。第二类为分化型 VIN，该型与 HPV 感染无关，好发于老年女性，皮损一般单发，常伴有硬化性萎缩性苔藓或者鳞状上皮不典型增生，而且具有发展为侵袭性鳞状细胞癌的风险。

组织病理　部分尖锐湿疣无明显增生，皮损不凸起，这种 VIN 表皮内可见一些异型性空泡细胞，成为非典型性空泡细胞，有时与真正的非典型性上皮细胞很难鉴别[317]。在未分化型 VIN 中，病变细胞为基底细胞样或鲍温病样的细胞。在分化型 VIN 中，表皮增厚，角化不全，表皮突延长交联。其特征性表现为大的基底样的嗜酸性角质形成细胞，异常的泡状核，细胞间桥明显。表皮突中可出现角珠。表皮细胞无异型性，或仅在基底层上部有轻度的异型性。

治疗原则　VIN 的治疗目标是切除异常组织，

尽量降低发展为外阴侵袭性肿瘤的风险，同时还要尽量保存外阴的解剖结构和功能，具体治疗形式有外阴全切术、广泛局部切除术、激光灼烧术、激光切除术和咪喹莫特局部治疗。较小皮损（＜2cm）伴浅表浸润（＜1mm），且无淋巴结转移风险者，沿皮损边缘广泛局部切除就足够了。一项包含四个随机对照试验的 Meta 分析表明局部应用咪喹莫特治疗 VIN 有效，但需要进一步评估其副作用[320]。患者需要长期强制随访以防进一步恶变。

HPV 疫苗可以降低 VIN、宫颈癌和生殖器疣的风险。

砷角化病和癌变

临床概要 无机砷一度作为许多皮肤科疾病常用的口服治疗药物，直至 20 世纪 30 年代，才有足够的证据表明，无机砷不但可以引起众所周知的掌跖部角化过度，还可以经常诱发皮肤肿瘤[321]。20 世纪 50 年代发现无机砷可以诱发内脏肿瘤。最为常见的含砷物为福勒溶液，其中含有 1%的亚砷酸钾。

含砷的工业废弃物污染居民用水可导致砷角化病和皮肤肿瘤的流行[322,323]。

长期慢性砷中毒最常见的表现为掌跖部砷角化，表现为疣状丘疹，周围无炎症反应。有学者随访了 262 名服用福勒溶液 6～26 年的患者，发现发生掌跖砷角化病的概率为 40%，发生砷相关的皮肤肿瘤的概率为 8%[324]。另一项台湾地区的研究发现，428 名患者发生掌跖砷角化病和皮肤肿瘤率达 80%[325]。自开始服用砷剂到出现掌跖砷角化病最短潜伏期为 2.5 年，平均潜伏期为 6 年[324]。

砷中毒相关的皮肤肿瘤种类多样，其中约 3/4 发生于躯干[305]。表现为红斑、鳞屑，偶尔为覆有痂皮的斑块，缓慢增大。有些肿瘤也可在掌跖部砷角化的基础上发生[324,325]。肿瘤潜伏期平均为 18 年，跨度为 3～40 年[326]。

内服砷剂可以导致内脏肿瘤，但由于潜伏期长，13～50 年，平均 24 年，所以难以统计准确的发生率[327]，最常见的为支气管肿瘤和泌尿生殖系统肿瘤[324,327]。

目前至少有两起事件证明长期摄入砷剂可以导致肺癌患病率增高。一则为葡萄园工人接触含砷杀虫剂[328]，另一则为村民饮用含砷的水[329]。之后还有研究表明，砷暴露 30 年后可导致肺癌。

由于砷剂诱发的皮肤肿瘤中鲍温病是最为常见的一种，它与内脏肿瘤之间的关系也引起了很多学者的兴趣。早在 1957 年就有人指出这些鲍温病与曝光无关，因为皮损大多发生于非曝光部位[277]。有一份研究报告称约有 1/3 的砷相关鲍温病合并内脏肿瘤[330]。这些说明砷是鲍温病和内脏肿瘤公共发病因素。然而，随后也有很多研究表明两者之间无明显相关性[280]，或者两者即便并发，大多数患者也没有砷摄入史[279]。

组织病理 掌跖部砷角化，在一些病例中仅表现为角化过度和棘层肥厚，细胞无异型性[325]。但是若取到更深的组织块，就有可能发现一些异型性细胞。异型性一般较轻微，表现类似原位鳞状细胞癌、鲍温病或者光线性角化病，细胞排列紊乱，核深染，染色质浓集，可见到一些角化不良细胞[331]。也可以有光线性角化病一样表皮萎缩，真皮浅层胶原嗜碱性变。部分砷角化可以发展为侵袭性鳞状细胞癌[324,325,331]。

砷剂所致的皮肤肿瘤可以为鳞状细胞癌或者基底细胞癌，通常多发，鳞状细胞癌多为原位的，即鲍温病，基底细胞癌多为浅表型，但是侵袭性鳞状细胞癌或者其他类型基底细胞癌也偶尔可见，这些侵袭性肿瘤可以是原发的也可以继发于鲍温病或者浅表型基底细胞癌。

最为常见的继发于砷中毒的肿瘤是鲍温病还是基底细胞癌，经过近年来的争论，逐渐被大家接受的是鲍温病[274]。但目前有两部著作认为浅表型基底细胞癌比鲍温病常见得多[324,332]，同样也有两部著作认为鲍温病远比基底细胞癌常见[325,331]。最合理的解释就是有许多鲍温病被误认为浅表型基底细胞癌[331]。有时两者的鉴别十分困难，有学者发现大多数浅表型基底细胞癌中有 25% 出现鳞状上皮化生[332]，还有一位学者提出"联合形态"的新概念，即浅表型基底细胞癌和鲍温病上皮内瘤变联合出现[325]，鲍温病有可能就是浅表型基底细胞癌中出现的鳞状上皮化生或联合形态（鲍温病和浅表型基底细胞癌将在本章相关部分分别介绍）。

发病机制 体外试验表明砷剂对人表皮细胞

有丝分裂前的 DNA 复制有抑制作用。后来还发现，暴露于砷剂中培养的细胞，在受到紫外线照射后会干扰细胞内酶的"暗修复机制"。另外，砷剂还可以附着于 DNA 聚合酶的巯基之上而抑制其功能。砷剂对于 DNA 的损伤作用可能与其致癌性有关[333]。一些含砷的中药，当服用时间足够长时，同样有发病的风险[334]。

（吴　飞　刘业强　译，姜祎群　校，陈思远　审）

鳞状细胞癌

临床概要　鳞状细胞癌可发生于任何皮肤和黏膜的鳞状上皮，很少发生于外观正常的皮肤，最常继发于日光损害，或者光线性角化病（图 29-55），其次，常发生于称为 Marjolin 溃疡[335]的烧伤瘢痕和淤积性溃疡。关于转移，起源于光损害皮肤的鳞状细胞癌转移倾向性很低，发生率总计仅约 0.5%[220]。而皮肤鳞状细胞癌的总体转移率为 2% ～ 3%，其中 3/4 患者可致死[221,336]。下唇的鳞状细胞癌，虽然绝大多数也由日晒引起，但转移率却更高，约 16%。其中约一半患者死于转移[337]。此外，腺样的和产黏液的皮肤鳞状细胞癌较普通型转移率更高。

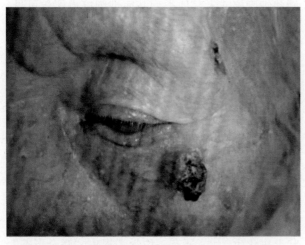

图 29-55　鳞状细胞癌：肿瘤表面角化过度形成皮角，基底部呈现肉质外观

皮肤鳞状细胞癌的直径和厚度与发生转移的可能性相关。转移最常见于以下情况：原发灶直径至少 15mm，垂直（Breslow）厚度至少 2mm。分化级别降低，结缔组织增生，以及包括嗜酸性粒细胞和浆细胞浸润的炎症反应，也更常见于转移的肿瘤[338]。

继发于炎症性和退行性病变的皮肤鳞状细胞癌发生转移的概率较继发于日光损伤者高得多。据统计，发生于骨髓炎窦道的鳞状细胞癌转移率为 31%[339]，放射诱发者为 20%[317]，继发于烧伤瘢痕者为 18%[340]。此外，某些特定部位的皮肤，如阴茎龟头、女阴和口腔黏膜，转移率相当高，除非早期诊断并充分治疗。

和其他恶性肿瘤一样，鳞状细胞癌的发生率在免疫抑制患者中显著增加[341]。据调查，肾移植和免疫抑制患者中皮肤鳞状细胞癌的发生率较一般人群高 18 倍[342]。这些患者的鳞状细胞癌也更具侵袭性[343]。

临床上，皮肤鳞状细胞癌最常表现为浅表溃疡，溃疡周围边缘宽、隆起、坚硬。溃疡底部呈红色颗粒状，其上常有痂皮覆盖。有时，皮损可表现为凸起、蕈样、疣状，不出现溃疡（图 29-56）。对于鳞状细胞癌患者的多学科的管理指南已有报道[2]。

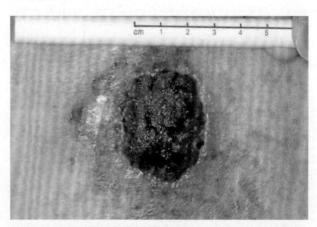

图 29-56　鳞状细胞癌：肿瘤无色素，表面呈现肉质外观

稍后将讨论鳞状细胞癌的四种亚型——基底鳞状细胞癌、腺样鳞状细胞癌、产黏液的鳞状细胞癌和疣状癌。

组织病理　皮肤鳞状细胞癌是真性、侵袭性的表皮癌。组织学检查显示肿瘤由不规则增生的表皮细胞团块组成，并向真皮内生长（图 29-57 ～图 29-65）。该侵袭性肿瘤由不同比例的正常鳞状细胞和不典型（间变的）鳞状细胞组成。分化差的肿瘤中不典型鳞状细胞数量更多。鳞状细胞的异型性表现为细胞大小和形态明显不一、细

胞核增生、染色深、细胞间桥消失、个别细胞角
化及出现不典型核分裂象。

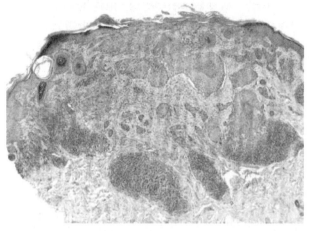

图 29-57　光线性角化病基础上发生的鳞状细胞癌：低倍，
表皮显示光线性角化病的特征性表现，并向真皮内侵袭性
生长。真皮内有明显的炎症反应

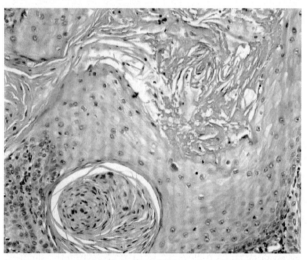

图 29-58　鳞状细胞癌：分化中等，25% ～ 75% 的肿瘤出
现角化

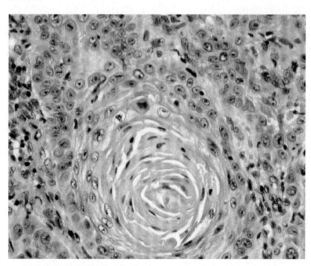

图 29-59　鳞状细胞癌：分化差，小于 75% 的肿瘤出现角化

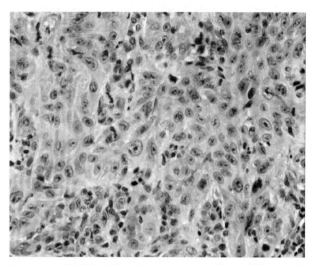

图 29-60　鳞状细胞癌：分化良好，75% 以上的肿瘤出现
角化

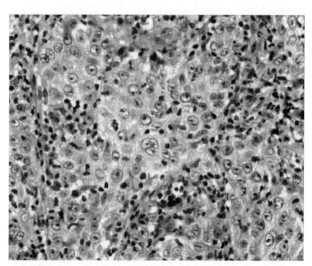

图 29-61　淋巴上皮瘤样癌：与低分化鳞状细胞癌表现相
似，但是肿瘤上皮细胞呈现更多合胞体样外观，更富于淋
巴细胞浸润

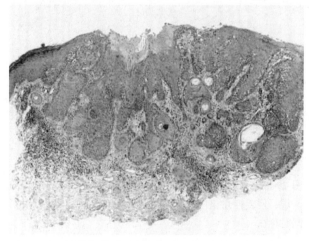

图 29-62　鳞状细胞癌，棘层松解型：病变深部的侵袭性
细胞团块角化程度较高分化鳞状细胞癌中明显要低

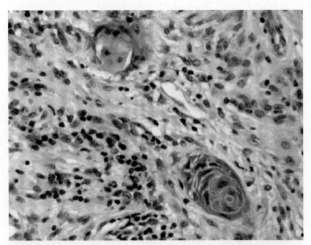

图 29-63　鳞状细胞癌：高倍，真皮内恶性鳞状细胞浸润，细胞有异型性，染色深

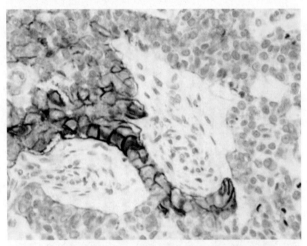

图 29-64　基底鳞状细胞癌：高倍，Ber-EP4 染色细胞膜强阳性，胞质染色较浅，而典型的基底细胞癌胞质强阳性

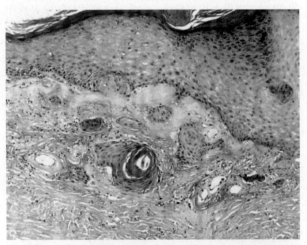

图 29-65　放疗后鳞状细胞癌：病变发生于多年前放疗的区域，侵袭性角化性鳞状细胞癌和继发于放疗的间质损伤同时存在

　　鳞状细胞癌的分化是指细胞向着角化形成方

向的过程。角化通常以角珠的形式发生。角珠是很有特征性的结构，由一层层同心圆排列的鳞状细胞组成，从外围到中央，角化程度逐渐递增。角珠中央的角化通常不完全，仅很少数情况下出现完全角化。角珠内透明角质颗粒稀疏或缺如。人们曾尝试制定鳞状细胞癌分级体系，但在描述鳞状细胞癌显微镜下表现时，采用最广泛且可重复性最高的分类方法是分为高分化、中分化和低分化（图 29-58～图 29-60）[1]。

　　Marjolin 溃疡是指瘤体发生于慢性溃疡周边或瘢痕[335] 者。瘢痕可由多年前烧伤或放射引起，或可能存在慢性炎症如骨髓炎窦道引流。肿瘤一般分化良好，并且可发生于假上皮瘤样（假癌性）增生的背景上，对诊断造成困难。

　　梭形细胞鳞状细胞癌尤其可与非典型纤维黄瘤非常相似[344]。有时候，梭形细胞鳞状细胞癌包含了一些区域，这些区域里的细胞或可出现细胞间桥和初始角化，或呈现表皮起源的依据。然而有些病例看不到这些区域，梭形细胞与胶原混合交织，可呈涡轮状排列[345]。异型巨细胞也不少见[344]。在这种情况下，与非典型纤维黄瘤鉴别比较困难，需要通过免疫组化检查进行鉴别诊断（参见"发病机制"）。

　　高起、疣状的鳞状细胞癌皮损组织学表现可与角化棘皮瘤有很强的相似性，中央呈火山口状，充满角质物，周围有壁。典型的角化棘皮瘤向真皮内生长的深度一般不超过汗腺水平，所以当肿瘤向真皮内侵袭性生长超过这个深度时，即可考虑描述为癌。有些病理医师不太愿意做出角化棘皮瘤的诊断，他们认为并不存在这个病，故而将边界清楚且分化良好的肿瘤称为"分化良好的角化棘皮瘤样鳞状细胞癌"。

　　发病机制　和正常表皮鳞状细胞比较，电子显微镜下鳞状细胞癌的细胞表面桥粒数量减少。在这些地方，微绒毛伸入加宽的细胞间隙。桥粒可见于部分肿瘤细胞胞质内，孤立存在或附着于成束的张力丝上[287]。它们位于胞质内可能是由于胞饮作用或质膜内陷。然而，这并不是鳞状细胞癌特异性的发现；胞质内桥粒可见于数种不相关的表皮增生性疾病甚至正常的角质形成细胞，此外也可见于角化棘皮瘤和鲍温病。

　　真皮表皮交界处出现散在的基底膜不连续灶，

胞质长突起从这里穿出，提示表皮角质形成细胞向真皮内侵袭[346]。

早期鳞状细胞癌常可见到与肿瘤细胞紧密接触的淋巴细胞，部分肿瘤细胞呈现退行性变，如质膜破坏及碎裂，随后释放细胞器到细胞间隙中。这可以解释为针对肿瘤细胞的细胞免疫反应[347]。

电子显微镜检查显示，梭形细胞鳞状细胞癌的肉瘤样细胞含有张力丝，有时还有桥粒样结构，这支持其上皮性质[345,348]。电子显微镜（同免疫组化）也表明，经光镜诊断非典型纤维黄瘤的病例代表了一组异质性肿瘤，有些实际上是梭形细胞鳞状细胞癌[344,349]。

免疫组化方法在鳞状细胞癌和间叶肿瘤如非典型纤维黄瘤与恶性纤维组织细胞瘤（多形性肉瘤），以及恶性黑素瘤的鉴别诊断中颇具价值。对角质形成细胞的识别，可用针对高分子量角蛋白的一级抗体，如CK13或总角蛋白（pancytokeratin）标记。与之不同，非典型纤维黄瘤和恶性纤维组织细胞瘤对波形蛋白起反应（参见第32章），恶性黑素瘤对S100蛋白和Melan-A/MART-1起反应（参见第28章）。有时，鳞状细胞癌甚至难以与淋巴瘤进行鉴别，单克隆抗白细胞抗体（LCA、CD45）阳性反应将有利于淋巴瘤的诊断[350]（参见第31章）。使用角蛋白标记的免疫组化也可确认炎症浸润灶中鳞状细胞癌的肿瘤细胞，因此有助于确定手术切除标本的边缘是否有游离的肿瘤细胞[351]。皮肤梭形细胞肿瘤的免疫组化鉴别诊断也在第4章、第28章、第32章、第34章进行了讨论。

鉴别诊断　鳞状细胞癌的诊断，虽然典型者比较容易，但有时候也有困难。

原位鳞状细胞癌和光线性角化病的差别在于病变的程度和类型。两种疾病均可见到细胞异型性，伴单个细胞角化不良，表皮向真皮内生长。但只有明确的鳞状细胞癌才侵袭至真皮网状层，两者之间并没有清晰的界限，而且连续切片在光线性角化病出现一个或多个区域病理改变已达到鳞状细胞癌的也不少见。转移性鳞状细胞癌，如来源于其他皮肤原发灶，或黏膜，或内脏病变，往往呈现更明显的细胞异型性，位于真皮或皮下更深的位置，并且缺乏上方原位鳞状细胞癌的改变（图 29-66）。

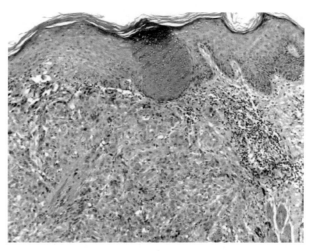

图 29-66　转移性鳞状细胞癌：一个鳞状细胞癌结节在真皮内浸润性生长，被覆表皮没有发育不良。肿瘤从支气管原发灶转移

鳞状细胞癌与假癌性增生的鉴别，参见"假癌性增生"部分；与角化棘皮瘤的鉴别，参见"角化棘皮瘤"部分；与基底细胞癌的鉴别，参见"基底细胞癌"部分。

基底鳞状细胞癌

临床概要　基底鳞状细胞癌是一个令人困惑的术语[352,353]。仅从名字来看，难以体现这是基底细胞癌伴鳞状分化，还是鳞状细胞癌呈现基底细胞癌表现，或是介于两者之间。下述这些情况适用这个名称，包括在基底细胞癌中出现恶性鳞状细胞成分或者出现转移。另外由于鳞状细胞癌的回顾性分析发现2%～5%的病例有基底细胞分化的区域，这种情形也是完全适用基底鳞状细胞癌名称的。这些肿瘤应按鳞状细胞癌来处理，可采用Mohs显微外科手术确保切缘干净[6,353-359]。

组织病理　基底鳞状细胞癌这个术语，假如仍在诊断中占有一席之地，应保留用于小部分在真皮上部出现灶状基底细胞分化的鳞状细胞癌，通常延伸到上覆的表皮。Ber-EP4被提倡用于鉴别诊断，它在纯鳞状细胞癌表达阴性，而在纯基底细胞癌呈胞质强阳性（图 29-78）[360]。在基底鳞状细胞癌，基底样成分Ber-EP4阳性表达，但不是胞质强阳性，而是典型的胞膜强阳性，胞质弱阳性（图 29-64）[361]。变异型基底细胞癌，其特征为肿瘤进展性，侵袭性生长的深部边缘出现鳞状分化，边缘清晰而生物学行为具有侵袭性；因此，从临床处理的角度而言，这理所当然同样应按鳞状细胞癌亚型来处理（图 29-95）。

棘层松解性（腺样）鳞状细胞癌

临床概要　由于角化不良及继而发生的棘层松解，鳞状细胞癌在组织学检查时偶尔呈现有导管和腺泡形成。这种病变被称为腺样（adenoid）或假腺样（pseudoglandular）鳞状细胞癌，但称为棘层松解性会更合适。临床上，其几乎全见于老年患者的日光损伤皮肤，尤其是面部和耳部[362,363]，也可见于下唇的唇红缘[364]。已经报道了在口腔黏膜上发生的 2 个病例，但是两者都是在放射治疗后复发的病例[365]。

在曝光部位皮肤，棘层松解性鳞状细胞癌可以从棘层松解型光线性角化病发展而来[51,363]。在大多数情况下，它们在临床外观上与寻常型鳞状细胞癌没有不同，通常表现为中央溃疡，边缘坚硬隆起。有时，它们的临床表现与角化棘皮瘤非常像[366]。转移率各异，在一个系列研究中，转移率只有 2%[363]，但在另一个系列研究中，14% 的患者有致命的转移[338,367]。肿瘤 > 15mm 与不良结果的风险相关[338]。

组织病理　腺样变化可以仅见于鳞状细胞癌的一部分，也可见于整个病变。病变上方覆以棘层松解型光线性角化病的情况也不少见。存在衬有一层或几层上皮的管状和腺泡腔（图 29-59，图 29-60）。在管腔内衬单层上皮的区域，上皮细胞类似于腺细胞，但是在具有数层上皮的区域中，内层通常由鳞状和部分角化细胞形成。管腔内充满脱落的棘层细胞，其中许多呈部分或完全角质化[363,366,368]。有时，这些肿瘤周围的外分泌管显示出扩张和增生的迹象[362,368]。这些导管变化可能由周围炎症浸润诱导而成。

发病机制　这些肿瘤代表小叶式生长的鳞状细胞癌，其中存在相当多的角化不良与单个细胞角化，导致小叶中心的棘层松解。这个过程类似于在一些日光性角化病中见到的基底裂隙[366]。棘层松解性鳞状细胞癌不同于汗腺癌（参见第 30 章），汗腺癌中内衬于管腔内的单排立方形细胞是真正的腺细胞[369,370]。在某些情况下，汗腺癌可以是高度恶性的。

产黏液的鳞状细胞癌

临床概要　这种罕见的鳞状细胞癌亚型与大多数皮肤鳞状细胞癌相比具有更侵袭的临床过程[371]。已有 11 例病例以其他名称报道，如黏液表皮样癌[372] 和皮肤腺鳞状细胞癌[371]。后一种名称容易与腺样鳞状细胞癌相混淆。

组织病理　肿瘤具有鳞状细胞癌表现，瘤体内发现不同数量的产黏液细胞。这些细胞通常大而苍白，并且 PAS 和黏蛋白染色阳性[371,373]。切片用唾液酸酶处理后黏蛋白染色消失，而用透明质酸酶处理不能转阴。因此，这些物质是上皮黏蛋白（唾液酸黏蛋白）[371]。偶尔，可见真性腺腔[371,374]。有些管腔类似扭曲的小汗腺导管，并且癌胚抗原染色阳性[374]。

鳞状细胞癌处理原则

在选择鳞状细胞癌的治疗方式时，必须考虑多个患者和病变特异性因素。治疗的目标是完全清除。手术切除是大多数皮肤鳞状细胞癌的标准治疗。手术后可对肿瘤和手术切缘（肿瘤周围正常组织）进行完整的组织学检查[2,375]。Mohs 显微外科手术通常优于标准手术切除，因为它可实现更高的治愈率和更低的复发率，特别推荐用于复发性和侵袭性病例[376]。刮除术和烧灼术在原位鳞状细胞癌和体积小、边界清楚的鳞状细胞癌有成功使用的报道，但较大的肿瘤不行[377,378]。放疗在侵袭性或高风险鳞状细胞癌中作为手术切除的辅助治疗，然而，没有对照研究证实其有效性。头颈部的皮肤鳞状细胞癌发生腮腺和颈淋巴结转移的概率较高，这与其预后差有关。在这些情况下常常联合使用手术切除，颈部淋巴结清扫和放疗。口服维 A 酸类药物已被用作预防性治疗，以预防高危患者如移植患者中鳞状细胞癌和其他非黑素瘤皮肤癌的发展[379]。

疣状癌

临床概要　疣状癌，首次描述于 1948 年[323]，是一个临床病理概念，指的是外生性、低级别、缓慢生长、局部侵袭、分化良好、具有最小转移潜力的鳞状细胞癌。疣状癌的诊断需要整体评价肿瘤的临床表现和镜下表现及生物学行为。肿瘤缓慢生长，起初呈外生性、疣状、蕈样，有时最终可深入组织到达骨中（图 29-67）。然而，即使发生转移，它只在晚期出现局部转移。因为其组织学分化程度高，长期以来通常不被认为是癌。根据解剖位置，疣状癌可分为三种主要形式，都发生在浸润部位。

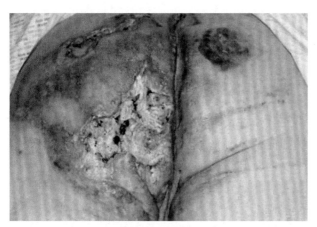

图 29-67　疣状癌：病变广泛累及，主要在左臀，有多个外生性角化疣状肿瘤

口腔疣状癌，也称为口腔菜花样乳头状瘤病，显示白色花菜样病变，可累及大面积口腔黏膜。

生殖区疣状癌，也称 Buschke-Loewenstein 巨大尖锐湿疣，最常见于龟头和未受割礼的包皮，由乳头瘤样增生组成。最终，它可能穿入尿道。也可发生在女性的外阴和肛门区域（参见第 25 章）。

足底疣状癌，也被称为隧道型上皮瘤 [344]，起初与难治性跖疣极其相似。随着生长，这个外生性肿物出现明显的向纵深穿透性生长的趋势，形成大量充满角质物和脓液的深隐窝。隐窝像兔洞穴，故称隧道型。肿瘤最终穿透足底筋膜 [345]，甚至可能破坏跖骨并侵入足背皮肤 [346]。

偶有报道疣状癌发生在许多其他部位，如面部 [347] 和背部 [348]，以及发生在预先存在的病变上，如慢性溃疡和化脓性汗腺炎的引流窦道 [349]。它还与口腔扁平苔藓有关 [380,381]。

组织病理　对于疣状癌的诊断，大而深的活检是必要的。浅表部分通常显示角化过度、角化不全、棘层肥厚、类似疣。角质形成细胞分化良好，轻微伊红染色，并具有小核。肿瘤呈宽大的条索状侵袭性生长，中心常含有充满角蛋白的囊肿。大的、球茎状下行性增生团块，挤压胶原束并将

其推到一边。因此，肿瘤通常被称为"推进而不是刺入"的方式侵袭性生长 [350]。即使在肿瘤的深部，也没有核异型、单个细胞角化和角珠 [351]。

然而，有时疣状癌可最终显示足够的核异型性和极性丧失，发展为真性鳞状细胞癌，特别是在口腔 [235,241]，但偶尔也在生殖器部位 [362] 和足跖表面 [363,364]。在罕见的情况下，在口腔 [239]、生殖器 [362] 和足底 [364] 疣状癌中观察到区域淋巴结转移。在有些口腔疣状癌，已有出现放疗导致间变转化和广泛的转移 [365]。

发病机制　疣状癌确切的发病机制仍不清楚。HPV 感染、慢性炎症和咀嚼烟草被认为是可能因素 [382,383]。虽然长期以来怀疑病毒是疣状癌的原因，但是通过电子显微镜检查，仅在少数疣状癌可看到病毒样颗粒。病毒样颗粒曾在 1 例可能与跖疣相关的足底疣状癌 [51]、在 13 例足底疣状癌之其中5 例表皮中 [366] 和 1 例阴道疣状癌中被检出。DNA 杂交成功地证明了 HPV 与部分疣状癌的关联。已经在男女外生殖器 Buschke-Loewenstein 肿瘤中发现 HPV6、HPV11 和 HPV16，后两者相对较少 [384]。

治疗原则　主张早期完全切除疣状癌。手术切除，特别是 Mohs 显微外科手术是治疗选择。对于小的边界清楚的疣状癌，沿着正常组织边缘行常规切除术可能就够了。然而，Mohs 显微外科手术的主要优势是可以对临床上看似正常，但组织学上受累的疣状癌的边缘进行检测 [385,386]。放疗通常对组织学边缘是盲目的，并且远远低于手术切除的治愈率。因此，对原发性疣状癌使用放疗应仅限于不能耐受手术的老年患者 [387]。其他治疗如博来霉素、氟尿嘧啶、顺铂、甲氨蝶呤、CO_2 激光和光动力学治疗（PDT）都已有使用，并作为治疗疣状癌治疗的个案和系列研究进行了报道 [388]。

假癌性增生

临床概要　假癌性增生或假上皮瘤样增生，顾名思义，指表皮向真皮中显著下行性增生。在临床和组织学上，这种下行性增生可能提示鳞状细胞癌。它偶尔发生在慢性增生性炎症过程中，如溴疹、芽生菌病、芽生菌病样脓皮病（增殖性脓皮病）[389] 或化脓性汗腺炎 [390]，以及慢性溃疡的边缘，见于烧伤后或淤积性皮炎 [11]、坏疽性脓皮病、

基底细胞上皮瘤[391]、寻常狼疮、骨髓炎、瘰疬性皮肤结核、树胶肿和腹股沟肉芽肿。此外，颗粒细胞瘤经常引起假癌样增生。

组织病理　组织学上，假癌性增生显示上皮增生，通常与中度或分化良好的鳞状细胞癌非常相似。虽然鳞状细胞癌可发生于慢性溃疡的边缘，但是有些病例很可能实际上是假癌性增生。然而，始发于溃疡边缘的假癌性增生病变可能最终发展为鳞状细胞癌甚至转移[392,393]。

假癌性增生的组织学表现为表皮向真皮内不规则侵袭性生长，呈不均匀锯齿状，通常边缘呈尖锐的表皮细胞团块和条索，有角珠形成，并且通常有许多有丝分裂象（图29-68，图29-69）。表皮的这些不规则增生可以延伸到汗腺水平以下，在切片中呈孤岛状表皮组织[390]。然而，鳞状细胞

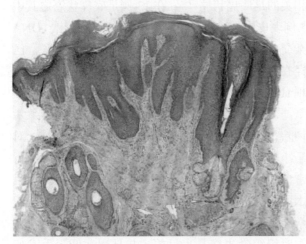

图29-68　慢性单纯性苔藓：这个钻孔活检标本显示表皮增生如何主要累及毛囊，产生增生性病变，类似侵袭性生长过程

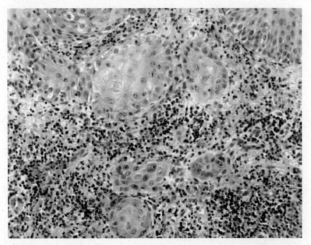

图29-69　假癌性增生：这个刮除标本显示增生的鳞状上皮病变，无明显异型性，类似侵袭性病变

通常是高度分化的，具有非典型性，如单个细胞角化、核增生和深染，不明显或缺如。此外，假癌性增生中经常可以看到白细胞移入增生的表皮和部分表皮细胞彼此分离，这在鳞状细胞癌中通常见不到[11]。上皮细胞条索浸润部位的真皮通常表现异常，出现炎症并且伴有坏死。一般不易看到其入侵正常组织。然而，即使考虑到所有这些标准，仅通过观察一张组织学切片仍可能难以鉴别鳞状细胞癌与假性癌症增生[390]。有时随着时间的推移进行多次活检和详细的临床资料（包括治疗反应）可能是鉴别所必需的。

对于每张考虑鳞状细胞癌诊断的切片，值得研究其炎性浸润，如可能存在肉芽肿，像在结核病和深部真菌病中所见，或者如在溴疹中所见的表皮内脓肿。如果发现这样的证据，应按假癌性增生而不是鳞状细胞癌来处理。在黏膜，特别是舌，在颗粒细胞肿瘤上方可以看到相当程度的假上皮瘤样增生，与鳞状细胞癌非常像。

鉴别诊断　假癌性增生与疣状癌鉴别一般不难，因为疣状癌不但呈疣状向上增生，还向下增生。此外，疣状癌的下行性扩展角化更明显，边缘呈球形而并不尖锐。

（陈　佳　刘业强　译，姜祎群　校，陈思远　审）

基底细胞癌

临床概要　基底细胞癌（BCC）是皮肤癌中最常见的非黑素细胞性上皮肿瘤，且大部分预后极好。如果不治疗，它们可进行性生长，导致局部破坏。BCC几乎只见于有毛皮肤，特别是面部。除了在痣样基底细胞癌综合征中，发生在掌[394,395]跖[396,397]部罕见。在黏膜部发生的BCC，是存在争议的，文献报道的发生在口腔黏膜部的BCC[398]很可能是釉母细胞瘤[399]。

尽管BCC数个损害同时或先后发生并不罕见，但通常是单发。约40%的已有过一个BCC的患者在10年内将再有一个或更多BCC[400]。尽管BCC可见于儿童[401-403]，但通常发生在成人。然而，有3种早发罕见型BCC。在线状单侧基底细胞痣中，所有损害出生即有。在痣样基底细胞癌综合征和Bazex综合征中，某些患者青春期前出现损害。

诱发因素　尽管 BCC 的发生可无明显原因，但有数个易感因素，其中最常见的是浅肤色伴长期的强日光暴露[404]。日光暴露的诱病效应在着色性干皮病患者中特别明显，他们发生 BCC 和鳞状细胞癌都常见（参见第 6 章）。手和指背侧罕见 BCC 提示仅仅长期的日光暴露不足以引起[400]。其他诱使某人发生 BCC 和鳞状细胞癌的因素是大剂量或多剂量的伦琴射线[405,406]，其他不常见的因素还有烧伤瘢痕[407,408]和其他瘢痕[409]。相反，大多数由于长期摄入无机砷导致的皮肤癌是鳞状细胞癌，如鲍温病一样，通常是原位的[274,331]。然而，偶尔可发生 BCC，特别是浅表型 BCC[324,325]（见砷角化病和癌变部分）。

转移的发生　BCC 一般不发生转移。然而总有例外，转移率不同部门统计数据不同，病理科 0.01%[410]，皮肤科 0.028%[411]，外科 0.1%[412]。1984 年发表的一篇综述报道了 175 例有组织学证据的转移[413]。

尽管经历了反复手术或放疗处理[414-416]，典型的转移性 BCC 为原发损害复发，其病史为大的、溃疡性的，有局部侵袭及组织破坏。然而，巨大尺寸、溃疡、多次复发病史并不是转移的绝对先决条件[417]。大部分研究者发现并没有更容易发生转移的特定 BCC 组织学类型[418-420]。此外，没有提示宿主的免疫防御有严重抑制的证据[413]。然而，某些学者称变异型或基底鳞状型 BCC 最易发生转移[421]。这一观点可能提示从临床治疗的角度来说这些变异型被认为鳞状细胞癌的变异型更佳。

不同于皮肤转移性鳞状细胞癌表现出的 80%～90% 的病例通过淋巴源性转移至淋巴结，在转移性 BCC 中，血源性和淋巴源性转移概率大致相等[413]。尽管约 50% 的伴转移性 BCC 的患者转移至淋巴结是他们最初播散到的部位，肺和骨也通常是最早受累部位。转移至肝脏、其他内脏和皮肤或皮下组织也可发生。然而，这些部位通常仅在至少这三种主要转移部位中有一种受累后被累及[422]。转移至肺、骨或内脏器官后平均存活时间约为 10 个月[423]。

发病机制　尽管 BCC 形成的确切机制尚未明，但认为其与毛囊皮脂腺单元相关，因为 BCC 通常发生在有毛皮肤。肿瘤一般发生于表皮且偶尔发生于毛囊的外根鞘。特别是，在 BCC 中最常出现改变的基因是 Patched 基因（PTCH）。2/3 的 BCC 表现出 PTCH 基因中杂合和（或）删除突变。Patched-Hedgehog 细胞内信号通路在散发性 BCC 及常染色体显性痣样 BCC 综合征发生中至关重要。在胎儿发育中，Patched-Hedgehog 通路影响了各种组织的分化。胚胎形成后，它的功能是调节细胞生长及分化。该通路抑制的丢失与恶性肿瘤相关，包括 BCC 的发生[424,425]。Hedgehog 基因编码一种结合至细胞膜受体复合物来开启导致细胞增殖细胞事件级联反应的细胞外蛋白。有 3 种已知的人类类似型。Sonic Hedgehog（SHH）蛋白与 BCC 最相关。Patched（PTCH）蛋白是细胞膜上 Hedgehong 受体复合物的配体结合成分。第 3 种蛋白是 Smoothened（SMO），负责转导 Hedgehog 信号下调基因，在约 20% 的 BCC 中突变。BCC 中第二常见的突变是 p53 抑癌基因的点突变，绝大多数的这类突变为错意突变，携带 UV 信号[426,427]。

Vismodegib 是一种新的被批准用于转移性 BCC 的口服生物治疗药物。此药被设计为选择性抑制 Hedgehog 通路中的异常信号传导。Vismodegib 结合并抑制 Smoothened[428,429]。

临床表现　BCC 在临床上分为 5 型：①浅表型 BCC；②结节型 BCC；③微小结节型 BCC；④浸润型 BCC；⑤纤维上皮瘤。此外，有 3 种 BCC 为重要参与者的综合征。它们是痣样 BCC 综合征、线状单侧基底细胞痣和 Bazex 综合征，表现为毛囊真皮萎缩性皮病伴多发性 BCC。

浅表型 BCC 由一或数片红斑、鳞屑组成，仅有轻度浸润性的斑片，向周围延伸缓慢增大。斑片通常，最少也有一部分，周边环绕以细小的、细长的、珍珠状的边缘（图 29-70）。斑片上常常有小灶性的浅表溃疡和结痂。此外，中央可以表现为平滑、萎缩性的瘢痕。与前三型常常发生在面部的 BCC 不同，浅表型 BCC 主要发生于躯干。

结节型 BCC 初发为一个小的、蜡样光泽的结节，表面常伴一些小的扩张的血管（图 29-71）。结节常缓慢增大且中央常发生溃疡。典型损害为缓慢增大的溃疡周边绕以珍珠状、卷曲的边缘。此即所谓的侵蚀性溃疡（图 29-72）。

部分（图 29-73，图 29-74）。

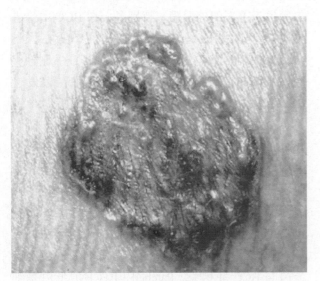

图 29-70 浅表型基底细胞癌：肿瘤显示边缘境界清楚

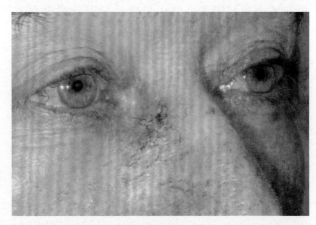

图 29-73 微小结节型基底细胞癌：临床边界不清，Mohs 显微外科的适应证

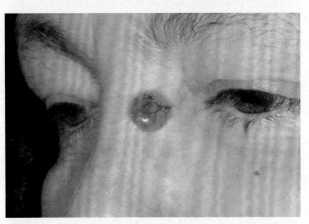

图 29-71 结节型基底细胞癌：皮损境界清楚

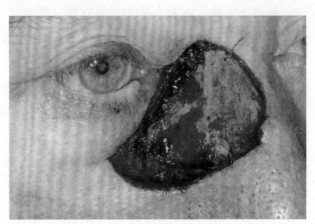

图 29-74 微小结节型基底细胞癌：通过 Mohs 显微外科，需要扩大切除实现清除手术边缘

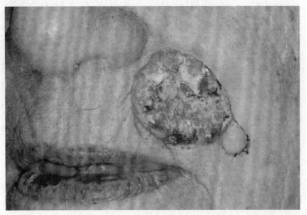

图 29-72 基底细胞癌：此例被忽视，导致"侵蚀性溃疡"

大多数的侵蚀性溃疡侵蚀的能力有限；然而，偶尔它们可以浸润并侵袭至相当程度的大小及深度。在面部，它们可以致眼、鼻毁形[430]，或它们可穿透颅骨侵及硬脑膜[431]。随后可发生死亡（此型毁损性 BCC 偶尔也可见于痣样 BCC 综合征，见下方内容）。

色素型 BCC 区别于结节型，本型仅在于皮损的棕色色素沉着。

硬斑病样或纤维化性 BCC 表现为孤立的、扁平或轻度凹陷的、质硬的、黄色斑块，表面平滑有光泽，边界常不清楚（图 29-75）。在很长的一段时间内其皮肤可保持完整，但最终会发生溃疡。这一命名是因为其临床类似局限性硬皮病或硬斑病。不论浸润的有多深，这种肿瘤可在临床上被误诊为硬斑病或瘢痕。

微小结节型 BCC 通过组织学诊断，可有弥漫性浸润性生长模式，范围超过临床上肿瘤可见边界。这一亚型比其他亚型有较高局部复发率。推荐应用 Mohs 显微外科手术来确保完全切除浸润

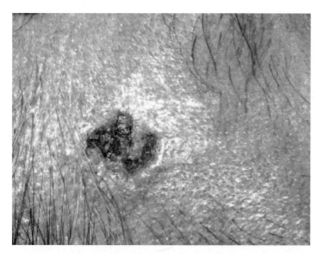

图 29-75　基底细胞癌，硬斑病样型：瘤体中央显而易见，但边界不清

纤维上皮瘤　常常仅单个，但偶尔可以数个、高起的、中等硬度的、微有蒂的结节，表面光滑、轻度发红。临床上，它们类似于纤维瘤。最常见于背部。

痣样 BCC 综合征　又称为 Gorlin 综合征和 Gorlin-Goltz 综合征，为常染色体显性遗传，由位于 9 号染色体长臂的 *PTCH* 基因突变造成[424,425]。此突变完全外显伴不同程度表达，因此有各种不同表型。约 1/3 的病例由新突变造成。此综合征为多系统受累的疾病，影响皮肤、骨、中枢神经系统、内分泌系统和泌尿生殖系统。临床上，小结节在青春期至 35 岁间出现，可以成百上千[432]。在"痣样"期，结节缓慢增大增多。它们随意地分布在面部和躯干。在成人期，许多 BCC 发生溃疡，在随后的人生中，此病有时可演进为肿瘤期，此期的某些 BCC，特别是面部的，变成侵袭性、损毁性、致残性的。偶尔，侵犯眼球和脑的甚至可以发生死亡[433-435]。它们也可转移至肺[433]。

半数痣样 BCC 综合征的成人患者表现有大量的掌跖直径 1 ～ 3mm 的小凹。这些小凹通常在 10 ～ 20 岁发生，且代表顿挫的 BCC（参见"组织病理"）[436]。此外，表皮样囊肿也相当常见[437]。

大多数患者表现为多发性骨骼肌和中枢神经系统异常[434]，尚有下颌牙源性角化性囊肿、肋骨异常、脊柱侧凸、智力发育迟缓和大脑镰钙化。也有几个病例报道，也有小脑髓母细胞瘤[438] 或上下颌骨纤维肉瘤[439]。在颌骨囊肿中，可发生成釉细胞瘤[440]。

线状单侧基底细胞痣　首次报道于 1985 年，是一种非常罕见的，定义为广泛单侧线状或带状疱疹样发疹，倾向于优先在一个方向伴有直的边界，长度远大于宽度（3：1），常常出生即有[441]，由密集分布的 BCC 结节组成。其内可散在粉刺[442,443] 和线状萎缩区[444]。皮损不随患者年龄增长而增大。大部分的病例发生在下睑和颊部，第二常见部位为颈部，其后为躯干和外阴皱褶处。

Bazex 综合征　首次报于 1966 年[445]，显性遗传且显示出它的主要特征为毛囊性皮肤萎缩，特征性表现为主要发生在四肢的类似于"冰锥状"的毛囊开口增宽及面部多发性、小的 BCC，常常初发于青春期或成年早期[446]，但偶尔发生于儿童晚期[447]。此外，可以有局灶性无汗症或泛发性少汗症，以及头皮或其他部位的先天性少毛症[447]。

组织病理　BCC 的共同特征为基底样细胞为主、损害外周细胞核栅栏状排列、特征性的间质及上皮与间质间的人工裂隙。此外，有不同程度的细胞异型和有丝分裂活性。事实上总是存在不同程度的后一种改变（图 29-75 ～图 29-96）。在结节型 BCC 中，基底样细胞的瘤团延伸至真皮内伴有一种纤细的、特征性的肿瘤间质（图 29-80 ～图 29-82）。囊样腔隙可能是肿瘤坏死或细胞间失黏附造成。通常，BCC 的细胞核呈很均一的表现。它们常常表现为无明显的大小或染色强度差异及无异常有丝分裂象，甚至在罕见伴转移的 BCC 中亦是。在有人发现的一例特殊的 BCC 中，普通的 BCC 细胞中夹杂大而深染的核、多核及怪异的"星暴"样有丝分裂细胞，临床过程与普通型 BCC 无差别[106,448]。

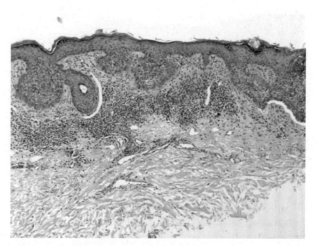

图 29-76　浅表型基底细胞癌：肿瘤显示与表皮下端相连的芽蕾和不规则的肿瘤组织增生

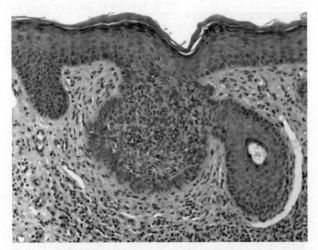

图 29-77　浅表型基底细胞癌：高倍，肿瘤显示毛囊隆突区的细胞芽蕾，类似于胚胎皮肤中的初级上皮胚芽蕾，同时可见与真皮交界处的裂隙

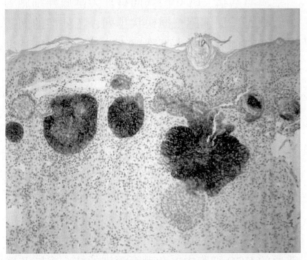

图 29-78　浅表型基底细胞癌：胞质 Ber-EP4 阳性而显示出肿瘤，正常表皮结构未着色

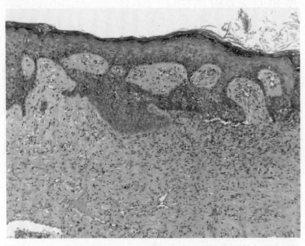

图 29-79　皮肤纤维瘤：基层基底样细胞增殖类似浅表型基底细胞癌的表现

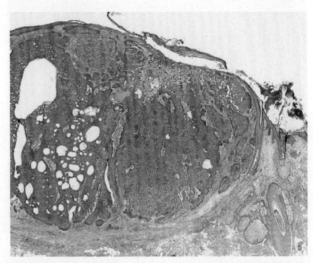

图 29-80　基底细胞癌，结节型：此切除标本显示结节性肿瘤伴外周栅栏状排列

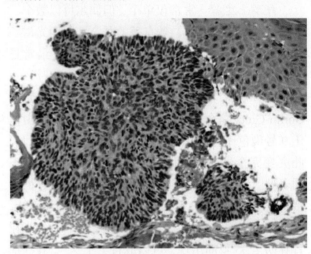

图 29-81　基底细胞癌，结节型：此刮匙标本中，来自一个结节型基底细胞癌的细胞巢显示外周栅栏状排列

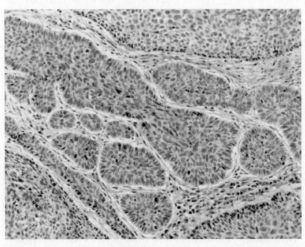

图 29-82　结节型基底细胞癌：中倍，肿瘤细胞岛显示外周栅栏状排列及有丝分裂象和凋亡

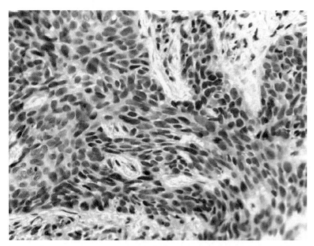

图 29-83 基底细胞癌，实性型：高倍，基底样肿瘤细胞真皮内流线状排列伴不同程度的外周栅栏状排列

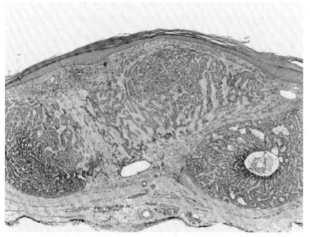

图 29-84 腺样基底细胞癌：扫视，上皮样细胞条索形成结节，伴有结节内细胞蕾丝花边样模式

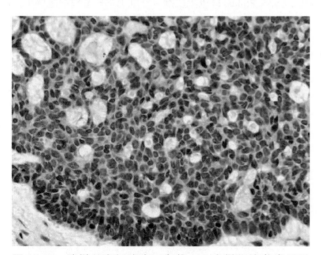

图 29-85 腺样基底细胞癌：高倍，上皮样细胞条索显示为蕾丝花边样模式，间质有黏液样外观

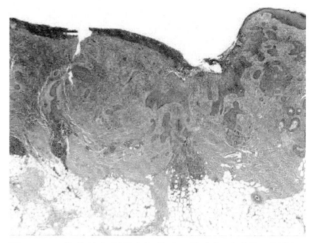

图 29-86 微小结节型基底细胞癌：肿瘤相对对称且局限，但底部更具浸润性

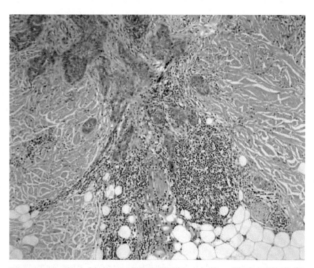

图 29-87 微小结节型基底细胞癌：中倍，肿瘤细胞底部浸润穿过全层真皮达脂肪

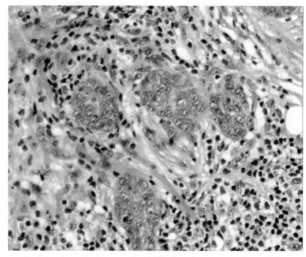

图 29-88 微小结节型基底细胞癌：高倍，肿瘤微小结节浸润深部真皮

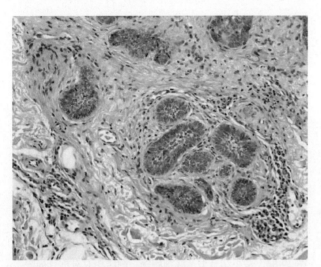

图 29-89　微小结节型基底细胞癌：高倍，一个少炎症的病例显示侵袭性基底细胞癌的微小结节

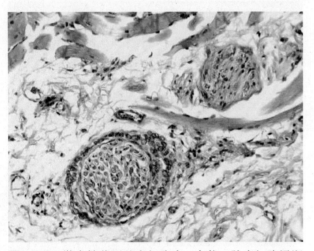

图 29-90　微小结节型基底细胞癌：高倍，肿瘤细胞浸润围绕邻近切缘的真皮内神经

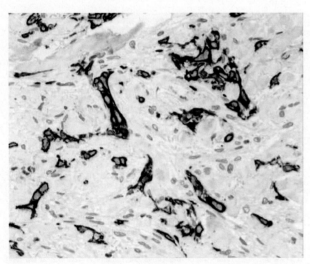

图 29-91　基底细胞癌，硬斑病样：基底样细胞被角蛋白染色显出，浸润真皮伴特征性的间质

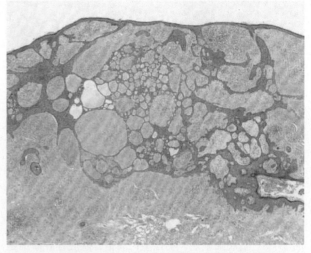

图 29-92　Pinkus 纤维上皮瘤（纤维上皮样基底细胞癌）：肿瘤有高起的结节外观

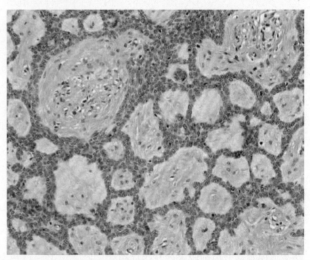

图 29-93　Pinkus 纤维上皮瘤（纤维上皮样基底细胞癌）：基底细胞癌互相交联的长、薄、分枝状条索，包埋在纤维基质中

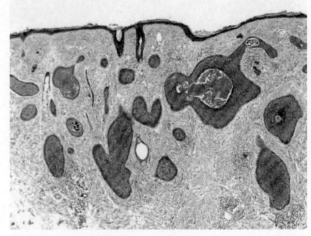

图 29-94　基底细胞癌显示毛囊分化：上皮和间质形成类似毛胚结构，角囊肿的形成类似毛囊结构

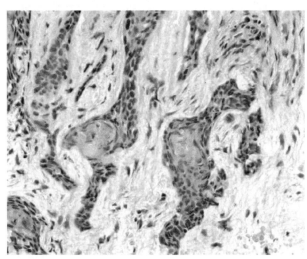

图 29-95　基底细胞癌，浸润，化生性：基底样细胞的浸润性条索内出现局灶性鳞状细胞分化

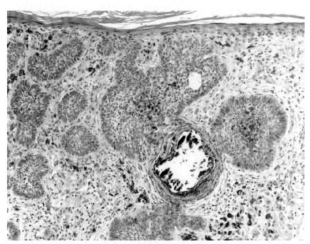

图 29-96　色素性基底细胞癌：基底细胞癌瘤岛中及肿瘤细胞岛间的巨噬细胞中出现黑素

肿瘤伴有结缔组织间质增生，且围绕瘤团呈平行束状排列，故肿瘤实质与间质间可能存在一种相互关系[449,450]。邻近瘤团的间质常有许多新生的成纤维细胞；此外，可表现为黏液性的[451,452]。经常的，瘤岛与间质间出现收缩间隙，引起围瘤团的裂隙（图 29-76）。裂隙曾经被认为是由人工固定产生，但也可见于冰冻切片。层粘连蛋白、Ⅳ 型胶原、大疱性类天疱疮抗体免疫染色提示裂隙间质面存在层粘连蛋白和Ⅳ型胶原，但没有大疱性类天疱疮抗原[453]。甚至在 BCC 的其他区域，大疱性类天疱疮抗原也减少[454]，很可能这一抗原的丢失是产生围瘤团裂隙的原因[453]。因为这些裂隙在某些 BCC 中很典型，它们的出现有助于 BCC 鉴别于其他肿瘤，如鳞状细胞癌。此外，间质或肿瘤

瘤中淀粉样物质的沉积相当常见（参见"发病机制"）[455]。非溃疡性 BCC 的间质中常可见轻度的炎性浸润，但可以完全缺乏。如果溃疡形成，炎性反应通常非常明显。

从组织学的观点来看，BCC 可以分为两组：未分化的和分化的。后一组表现出程度轻微的向皮肤附属器毛、皮脂腺、大小汗腺的分化。这两组间无法存在严格的分界，因为很多未分化的 BCC 在某些区域表现出分化，且大部分分化的 BCC 也有缺乏分化的区域。通过关联组织学分类及临床分类，可阐明结节型 BCC 及痣样 BCC 综合征的损害，线状单侧基底细胞痣和 Bazex 综合征可以表现出分化或未分化，但其他四型 BCC（色素型、纤维化型、浅表型及纤维上皮瘤型）通常很少或没有分化（图 29-92，图 29-93）。

从临床的观点来看，更相关的分类为将 BCC 分为低复发风险组（结节型、结节囊型和 Pinkus 纤维上皮瘤）和高局部复发风险组（浅表型、微小结节型、浸润型、硬斑病样型、化生型）。在这些型别中，微小结节型 BCC 被关注的最少，但可能它的局部复发风险与高复发组内的其他型一样（图 29-82～图 29-90）。微小结节型 BCC 组织形态学变化介于对称性、局限性病例和其他不对称性伴胶原束间浸润的病例之间。局部复发的风险可与出现神经周围侵犯（同样也可发生于其他型 BCC）（图 29-90）及局灶性特征相关，后者中肿瘤可浸润至真皮深层涉及切除边缘（图 29-87）。微小结节型 BCC 不伴其他型 BCC 分化罕见。更典型的是，微小结节型的分化见于肿瘤基底部。当 BCC 深浸润至真皮或达皮下脂肪时，微小结节的分化常常可出现在肿瘤深部。硬斑病样型和微小结节型 BCC 的表现间有重叠。在决定亚型处理时，需要优先考虑超过整个瘤体 50% 的表现型。

BCC 表现出向毛囊结构的分化（图 29-94），被称为角化型；向皮脂腺分化，称 BCC 伴皮脂腺分化；向腺管分化，称腺样型 BCC（图 29-84，图 29-85）。也有报道印戒细胞变异型[456]。在许多分化的 BCC 中，分化方向不止一种皮肤附属器。例如，肿瘤中可以出现角化区域的同时出现腺样结构。未分化和分化的 BCC 中没有生长速度的差异。

超过 90% 的 BCC 中，可见肿瘤细胞形成与其

上表皮连接[457]。偶尔，瘤团可见连于外毛根鞘。瘤团外围细胞层常表现为栅栏状排列，内部细胞核排列杂乱。浸润型 BCC，又称侵袭性 BCC，表现为基底样细胞以长条索状排列为主，仅数层厚，且很少或没有栅栏状排列的外围细胞。这种条索可以浸润得很深。肿瘤与间质的分界不清[458]。角蛋白免疫组化染色有助于标出浸润的肿瘤细胞（图 29-91）。这些细胞团表现为无规则的钉桩外形[459]。这些细胞及核大小及形态变异性较大[460]，可以有灶性鳞状细胞分化（图 29-95）。炎性细胞数量某种程度上取决于溃疡的程度。常有神经周围浸润[458]，且在面部可以侵及骨[431]。

角化型 BCC　表现有角化不全细胞和角囊肿及未分化的细胞。不同于未分化细胞的深嗜碱性胞质，角化不全细胞有长的核及轻度嗜酸性胞质。角化不全细胞可以排列成条状、同心涡纹状或围绕在角囊肿周围。可能这些伴有初期角化的细胞多少类似于正常毛干角化区的有核细胞。由完全角化的细胞组成的角囊肿代表尝试毛干形成[461]。就像毛干的角化一样，角囊肿的形成不伴有颗粒细胞介入。某些角化型 BCC 有相当大的角囊肿。

角化型 BCC 与毛发上皮瘤都表现有角囊肿，有时很难决定损害到底代表角化型 BCC 还是毛发上皮瘤（参见第 30 章）。临床数据可能是做判断所必需的。角囊肿一定不能与发生在鳞状细胞癌中的角珠混淆（参见"鉴别诊断"）。

BCC 伴皮脂腺分化　表现为本质为 BCC，其中散在皮脂腺细胞团。因为存在移行，有时难以与皮脂腺瘤（皮脂腺上皮瘤）明确区分。大部分伴有皮脂腺分化的 BCC 很可能实际上是皮脂腺瘤[462]。

腺样型 BCC　表现出导管、腺样结构形成。细胞排列为交织的条索且放射状围绕结缔组织岛，导致肿瘤呈蕾丝花边样模式（图 29-84，图 29-85）。罕见情况下，管腔周围可围绕分泌细胞样的细胞。管腔内可充有胶样物质或无定型颗粒状物质，但不能找到确切的腔内衬细胞有分泌活性的证据，甚至通过组织化学的方法。类似的，因为细胞分化程度低，致使大汗腺或者小汗腺分化的组织化学反应阴性[463]。最初被描述为基底细胞肿瘤伴小汗腺分化的肿瘤[464]现在认为是小汗腺癌，且是指汗管样小汗腺癌（参见第 30 章）。

四种不常见的 BCC 组织学变异型分别为釉质样型、颗粒型、透明细胞型和伴母质分化型。釉质样型 BCC 组织学表现非常类似于牙釉母细胞瘤或釉质瘤[465]。有人观察到基底样细胞实性瘤团伴周边栅栏状排列。此层内，细胞表现有长的核及星形的胞质，拉伸为瘦长形，空隙内有连接桥，如釉质瘤内所见的。颗粒型 BCC 中，某些肿瘤细胞有常规的基底样细胞外形，而其他表现为逐渐向颗粒细胞移行。颗粒细胞质内有大量的伴融合倾向的嗜酸性颗粒[466,467]。这种嗜酸性溶酶体样颗粒十分类似于颗粒细胞瘤中所见（参见第 35 章）。在透明细胞型 BCC 中，透明细胞模式可以累及全部或部分瘤岛。透明细胞内充满含有糖原的大小不等的空泡[468]。空泡常将细胞核挤到周边，细胞呈现印戒细胞外观[469]。在伴母质分化的 BCC 中，如同见于毛母质瘤中的影细胞岛出现在 BCC 中[470]。

尽管通过多巴或免疫染色发现约 75% 的 BCC含有黑素细胞，但黑素出现率约 25%[471]，出现大量黑素仅是罕见情况（图 29-96）。黑素是由瘤团中定植的良性的黑素细胞产生的。这些肿瘤即称色素性 BCC。

浅表型 BCC　表现出相连于表皮的芽蕾样及不规则的肿瘤组织增生（图 29-76，图 29-77）。肿瘤形成的外围细胞常表现为栅栏状，在大多数病例中，很少向真皮内穿插。上方表皮常萎缩。纤维细胞在肿瘤细胞增殖的外围环绕排列，通常量很多。此外，真皮上部出现轻到中等的非特异性慢性炎症浸润。

纤维上皮瘤　在 1953 年由 Pinkus 初次报道[449]，表现为长而细的互相连通的枝状 BCC 条索包裹在纤维性间质中（图 29-92，图 29-93）。许多条索显示与表面表皮相连。随处可见，小群的、外层细胞栅栏状排列的深染细胞沿着上皮样条索分布，类似于枝条上的芽蕾。通常，肿瘤很浅表且下缘境界清楚。纤维上皮瘤联合了乳房管内纤维腺瘤、网状型脂溢性角化病和浅表型 BCC 的特征[449]。纤维上皮瘤可进展为侵袭性和溃疡性 BCC[471]。

痣样 BCC 综合征　中所见的多发性 BCC 没有区别于普通 BCC 的特征，甚至在它们尚未转变成侵袭性和残毁性痣样期的早期，或稍后的肿瘤期内也是如此[472]。如实性型、腺样型、囊样型、

角化型、浅表型及纤维化形成，所有各型 BCC 的特征，可见于痣样 BCC 综合征的损害中[473]。通常痣样 BCC 综合征和典型毛发上皮瘤的组织学区别是简单的，因为后者中角囊肿更明显。然而，某些毛发上皮瘤的损害表现出相对少的角囊肿，区别这些病例中的组织学差异几乎不可能[474]，因此必须要结合相关的临床信息（参见第 30 章）。

掌跖小凹是角质层大量过早剥脱造成[472]。组织学检查显示凹陷下方的表皮突细胞排列拥挤类似于 BCC。这些表皮突上方颗粒层显著变薄，其上是非常薄的一层疏松角质[436]。在某些患者，这些小凹实际上显示它们基底处有小的 BCC[475]。罕见的情况下，有掌跖小凹的患者掌跖部可发生临床可见的一个或数个 BCC[472,476,477]。

下颌囊肿代表牙源性角化囊肿。它们内衬彩饰样的上皮，由 2～5 层形成角蛋白的鳞状细胞组成，无颗粒细胞层[478]。每个下颌囊肿可以由一个大囊肿或多个微小囊肿构成[473]。某些皮肤囊肿，不是表皮样囊肿，有下颌囊肿的外观且类似于多发性脂囊瘤中见到的囊肿，但不伴有皮脂腺小叶[478]。

单侧线状基底细胞痣 中的 BCC 组织学表现各异。肿瘤可以是实质性、腺样型、角化型或囊性[442,443]。此外，其可以有类似于毛发上皮瘤[441]或小汗腺螺旋腺瘤[479]的区域。粉刺的壁显示有大量的 BCC 芽蕾伸入周围的真皮中[442,444]。

Bazex 综合征 中的 BCC 组织学表现各异。有些无法与毛发上皮瘤区别[446,447]。毛囊萎缩区显示毛囊口扩张导致扭曲的发育不全的毛囊皮脂腺单位[447]。

1926 年 Jadassohn 描述的肿瘤，他认为是一种表皮内上皮瘤，与此前 Borst 报道的类似，此瘤被称为 Borst-Jadassohn 上皮瘤。在很长的时间里，这种肿瘤及类似的肿瘤随后被认为是一种表皮内 BCC，因为组成表皮内岛的细胞常常小而含有深嗜碱性胞质[480]。然而，仔细检查发现，所谓的表皮内 BCC 组成表皮内岛的细胞有细胞间桥，是克隆型脂溢性角化病[84,481]。表皮内 BCC 不太可能存在的另一个原因是，BCC 中肿瘤和间质之间有密切的关联，因为缺少与间质的连接[482]，这排除了表皮内巢的形成。

然而，有几种类型肿瘤，包括良性和恶性，偶尔表现出表皮内境界清楚的细胞岛与周围表皮细胞形态不同[107]，此即 Jadassohn 现象。以下为可以偶尔有表皮内肿瘤的情况：

克隆型脂溢性角化 这种肿瘤有些表现为表皮内基底样细胞聚集，提示原位 BCC（图 29-11，图 29-12）[84]，另外一些表现为表皮内刺激性脂溢性角化的细胞岛，类似于原位鳞状细胞癌。

鲍温病 偶尔观察到表皮内有鲍温病克隆性聚集[106]。晚期可有真皮侵犯[483]。

表皮内汗孔瘤 即单纯性汗腺棘皮瘤（参见第 30 章）[484,485]。

表皮内恶性小汗腺汗孔瘤[486] 在恶性小汗腺汗孔瘤的表皮内转移中，瘤团通过浅表淋巴管自真皮内转移入表皮（参见第 31 章）[487]。

表皮内肿瘤的概念同样也包括了乳房 Paget 病、乳房外 Paget 病（参见第 30 章），表皮内交界痣（参见第 28 章）和恶性原位黑素瘤（参见第 28 章）[107]。

一些学者仍然认为 Jadassohn 表皮内上皮瘤是一种独立的疾病，可以侵及真皮且偶尔可转移[488]。推测这种肿瘤起源自末端汗管角质形成细胞或多潜能附属器细胞，且代表一种附属器癌[488]。

最早于 1922 年首次有报道假设[489]BCC 中有鳞状细胞癌的特征。人们认识的两型基底鳞状细胞上皮瘤，所谓化生性上皮瘤：混合型和中间型。混合型描述为伴有角珠及胶样或角化不良中心的局灶性角化，中间型表现为窄条索网中两种细胞，外排深染基底样细胞，内层表现为大的、淡染的、比基底样细胞界限更清楚的细胞，被认为是同时有基底样及鳞状细胞特征的中间型。

数个学者认可基底鳞状细胞上皮瘤或化生性上皮瘤的存在[421,490-492]。他们认为这些代表了 BCC 到鳞状细胞癌的转化，并且认为从 BCC 的一端到鳞状细胞癌的另一端间有连续性[492]。BCC 中出现基底样鳞状细胞癌的概率为 3%[492]、8%[491]甚至 12%[490]。也有论述认为基底鳞状细胞上皮瘤比 BCC 更倾向于转移[421,490,492]。

然而，很多人质疑基底鳞状细胞上皮瘤的存在[450,493-497]。看起来它们的发生是完全不同的——鳞状细胞癌是真性的表皮间变性的肿瘤，而 BCC 是更不成熟的细胞而非间变细胞构成的肿瘤——使得这种移行型的出现很不可能（参见"发病机制"）。可以假设这种所谓的混合型基底鳞状细胞上皮瘤代表一种角化性 BCC（图 29-91），且这种中间型代表 BCC 伴两型细胞分化（BCC 伴鳞状细胞分化）。这种形式的分化常见于溃疡区域的深部。其他认为是基底鳞状细胞分化的例子被解释为 BCC 伴毛囊分化更佳（图 29-94）。然而，因为此型肿瘤可能比典型 BCC 行为更具侵袭性，所以它们应被视为鳞状细胞癌的变异型（参见上文基底鳞状细胞癌部分）。

混合癌 表现出鳞状细胞癌与 BCC 邻接，即所谓的冲突瘤。很可能，在大多数情况下，鳞状细胞癌继发于 BCC。像其他的慢性溃疡性损害一样，如烧伤和淤积性溃疡，BCC 可刺激鳞状细胞癌的发生。然而，在作混合癌诊断前，必须要除外发生在 BCC 中的假癌性增生的可能。

基底细胞癌的发病机制

Krompecher，BCC 的发现者，他在 1903 年的阐述认为这种肿瘤是表皮基底细胞的癌，且这些肿瘤表现出的腺体形成的倾向，模仿了基底细胞形成皮肤腺体的能力[498]。据 Geschickter 和 Koehler 所言，只有这些具有形成腺样细胞潜能的基底细胞产生 BCC。他们建议将其命名为附属器细胞癌[499]。Mallory 坚持 BCC 是毛母质细胞癌的观点[500]。1947 年，Foot 表达观点认为 BCC 是真皮附属器扭曲的原基发展来的癌，而不是来自普通的表皮基底细胞[461]。他认为肿瘤模拟胚胎一种或全部三种附属器原基发育，即毛、皮脂腺和汗腺。

第一位表示怀疑 BCC 是癌的是 Adamson。1914 年，他阐述观点认为 BCC 是起源于"从他们生命后期休眠状态中唤醒的潜在的胚胎灶"[501]。他相信潜在的胚胎灶常常是胚胎毛皮脂腺毛囊，但偶尔是胚胎汗腺。几个其他的学者有类似的结论，其中 Wallace 和 Halpert，1950 年发表观点称 BCC 是发生于注定要形成毛囊的细胞的良性肿瘤[502]。他们提出了"毛茸"这一词。

1948 年，Lever 表示他认为 BCC 不是癌且不是来源于基底细胞的，而是痣样肿瘤或错构瘤，来自于原始上皮胚细胞。换言之，BCC 来源于未完全分化的、未成熟的细胞，且不是来源于间变细胞[503]。尽管被观察到在鳞状细胞癌、鲍温病和光线性角化病中的非典型细胞内 γ- 谷氨酰转肽酶

活跃，但 BCC 的细胞中未见这种活跃性出现[504]。此观点认为，BCC 代表附属器肿瘤的最少分化。

最初认为，类似于 Adamson 的观点，发生 BCC 的原始上皮生发细胞是在所有情况下的胚胎细胞，它们保持静止直到肿瘤的发生。尽管这种观点适用于通常出生即有的线状单侧基底细胞痣，很可能如 Pinkus 所提出的观点，BCC 发生在生命的后期，不是从静止的胚胎原始上皮样生发细胞而来，而是来自生命中形成持续不断的多潜能细胞，像胚胎原始上皮样生发细胞一样，具有形成毛、皮脂腺和大汗腺的潜能[449]。BCC 可能出现在曝光区域及放射性皮炎的区域的事实支持这一观点。尽管在大多数情况下它们很少或没有转移的能力，但它们局部侵袭和组织损毁的倾向，局部持续存在及如果没有清除干净局部复发的能力，以及偶尔转移的能力支持这种皮损是癌的观点。

现今已被广泛认可的 Hedgehog- Patched 通路的破坏是基底细胞癌发展的关键事件。除了 *Patched* 基因改变，*p53* 基因突变也常出现[505-514]。

Lever 的观点是 BCC 来源于原始上皮生发细胞，随着对上皮干细胞的重新认识和鉴定，这一观点已成熟。

毛分化 BCC 中的分化主要朝向毛的角蛋白。在角化的结构中出现瓜氨酸提示角蛋白的起源是毛母质，因为表皮角蛋白不含这种瓜氨酸[495]。利用单克隆细胞角蛋白抗体的研究支持 BCC 中毛分化的推论。因此，细胞角蛋白抗体结合到毛囊上皮，但不结合至毛囊间上皮，却可以染出所有 BCC 细胞[515]。更进一步的，抗 BCC 角蛋白单克隆抗体染色，除了 BCC 的细胞，所有正常生长期毛囊峡部以下部分的毛囊细胞也着色[516]。这些发现有助于 BCC 应被认作毛囊肿瘤而不是表皮肿瘤的总体观点。

间质因素 在 BCC 的发展过程中，间质的重要性已经由自体移植的 BCC 仅在包含结缔组织间质时才能存活被证实[517]。此外，在罕见掌跖部位的 BCC 及痣样 BCC 综合征中，掌跖小凹非常罕见地可以出现充分发育的 BCC 提示掌跖部不具有拥有形成 BCC 所必要的间质因素[518]。

缺乏自主性 BCC 不同于鳞状细胞癌，当其与结缔组织间质一起被移植到兔眼前房内时不能生长[519]。此外，BCC 不同于许多人类肿瘤，BCC 被皮下移植到无胸腺裸鼠体内无法生长[520]。这些

观察研究提示至少某些 BCC 的细胞缺乏自主性。因肿瘤细胞的自主性是其转移形成的必要条件，且代表恶性肿瘤的一种特征[521]，BCC 中自主性的缺乏与其在大多数情况下无法转移是一致的。

起源部位　通常的 BCC 起源部位似乎是表面的表皮。相反，肿瘤也可能起源于毛囊外毛根鞘，且在 2006 年的 WHO 分类中，BCC 被分类于皮肤附属器肿瘤中[1,496,497]。

特别有趣的是浅表型 BCC 的生长方式。常规垂直于皮肤表面的切片显示似乎相互独立的 BCC 巢，这同时意味着在胚胎皮肤中原始上皮样胚芽的生长。因此，它曾被一度认为浅表型 BCC 中所见的向外周扩展是基于一个"多中心的"生长方式，其特征性地表现为外围肿瘤组织通过形成新的芽蕾而生长。然而，基于连续切片及注蜡重建所发现的浅表型 BCC 组织学特点，Madsen 更喜欢"单中心性"起源的理论[522,523]。Madsen 展示肿瘤条索是连续的，但它们与其上的表皮连接是像拉花样间断性的。Madsen 发现不仅在他的注蜡重建中，且在平行于皮肤表面的切片中，独立的肿瘤岛是相互交联的。Oberste-Lehn[524] 通过利用浸渍使表皮、真皮分离的技术，无法发现这种相互连接，但这种肿瘤岛相互交联可能性不能被除外，如 Madsen 所指出的，这种相互交联在浸渍过程中被破坏了。随后有显示，当使用胰蛋白酶分离表皮、真皮时，这种相互交联存在于浅表型 BCC 的肿瘤细胞巢间。类似的，通过连续水平方向的显微切片和一种特殊的计算机进行的三维重建证实了单中心性起源[525]。

电子显微镜　未分化的 BCC 中主要的细胞特征性表现为核大，桥粒发育不良，且张力微丝十分稀疏。因此，肿瘤细胞不同于正常表皮基底细胞。它们类似于未分化的毛母质细胞[526]或不成熟的胚胎表皮基底细胞，特别是这些原始上皮胚芽[527,528]。除了普遍的大而亮的细胞，同时也可发现一些小而深染且形状更不规则的细胞[457,528]。后者细胞色深是因为它们胞质内含有大量的核糖核蛋白颗粒。一个充分发展的基底膜带将肿瘤与真皮分隔开[526]。BCC 中肿瘤细胞的突触通常不穿透基底膜，不同于鳞状细胞癌，后者突触穿透碎片状的基底膜浸润间质[529]。

电镜中经常观察到角化 BCC，特别是在角化型中。除了发育完全的桥粒外，许多厚的张力微丝束、致密的均质化团块、角化不良物质也可出现在许多角化的细胞中。少量透明角质颗粒可被观察到。它们可能代表发生在内毛根鞘和鞘小皮角化过程中的毛透明颗粒[528]。

某些 BCC 出现腺样分化的区域，细胞聚集围绕着腺样管腔。如同正常小汗腺导管细胞中所见[530]，这些细胞可以出现明显的外侧缘胞质膜内折。

在色素型 BCC 中，大多数黑素被发现在肿瘤内的黑素细胞内和结缔组织间质中的噬黑素细胞内。尽管大量的黑素小体出现在黑素细胞的树突内，但由于肿瘤细胞通常不吞噬含黑素的树突，从而黑素从黑素细胞到肿瘤细胞的转运阻塞[531,532]。这类似于某些称为黑素棘皮瘤的色素性脂溢性角化病中的黑素细胞到肿瘤细胞间转运阻塞。然而在色素性 BCC 中，某些黑素小体偶见转运到肿瘤细胞。肿瘤细胞随后含黑素小体，大量地以黑素小体复合物的形式位于溶酶体中[528]。

淀粉样物质的出现　BCC 中的细胞增殖是相当快的。实验确定的细胞倍增时间是 9 天，然而，这不符合临床观察到的 BCC，一般地，BCC 是一种生长非常缓慢的肿瘤[533]。这提示了一定存在细胞死亡。除了附近肿瘤细胞和巨噬细胞的吞噬外，肿瘤细胞的凋亡也常见，细胞转化为胶样小体，随后变成淀粉样物质[530,534]。这种上皮样细胞转化成淀粉样物质类似于苔藓样淀粉样和斑状淀粉样变。胶样小体，在 89% 的 BCC 可发现[530]，可通过直接免疫荧光免疫球蛋白 M 证实。在多达 65% 的 BCC 中，通过组化和电镜观察到在间质和肿瘤细胞岛内有淀粉样物质[530,535]。这种淀粉样物质抗角蛋白抗血清染色阳性，提示它们由张力微丝衍化来[536]。淀粉样物质高锰酸盐抵抗提示它们本身是次级淀粉样物质[536]。淀粉样物质的出现可能导致对放疗敏感的明显缺乏[537]。

基底细胞癌的鉴别诊断

鉴别 BCC 和鳞状细胞癌有时困难——甚至困难到以致某些学者相信中间型（基底鳞状细胞上皮瘤）存在。但一般来说，两者的鉴别还是相对简单的。最佳鉴别点之一就是大部分 BCC 的细胞染色深嗜碱性，而大部分鳞状细胞癌的细胞，至少包括低级别鳞状细胞癌病变因为有部分角化所以是嗜酸性。而高级别鳞状细胞癌的细胞因为缺少角化可显示嗜碱性。然而，他们不同于 BCC 的在于显示出更多的核异型性及有丝分裂象。很重要的是要记住角化并不是鳞状细胞癌特有的，也可发生在 BCC 伴向毛结构分化中。BCC 中的角化可以是部分性的，且可导致角化不全带和鳞状涡，或者可以完全角化出现角囊肿。出现在角囊肿中的角化与鳞状细胞癌中所见角珠不同，完全而突然，而不是渐进的和不完全的。BCC 中相当常见的是肿瘤细胞核周围结缔组织间出现收缩间隙，这也有助于帮助其与鳞状细胞癌的鉴别，后者中这种现象十分罕见。

BCC 与毛发上皮瘤的鉴别在第 31 章讨论。尤其重要的是硬化性 BCC 与相对近期描述的结缔组织增生性毛发上皮瘤的鉴别。这两种肿瘤都有共同的小的基底样细胞细条索被包裹在致密的纤维性间质中，但结缔组织增生性毛发上皮瘤还有大量的角囊肿。很多在过去儿童和青少年中诊断为 BCC 的肿瘤可以重新归类为结缔组织增生性毛发上皮瘤[538]。

在做活检诊断时，很重要的是需要有能够反映皮损的足够充分的切片组织。值得注意的是在钻孔活检中，初始切片可能没有显示出肿瘤。此时，如果临床诊断怀疑是 BCC，就应该继续深切[539]。这也是一种推荐有限手术切缘的最有效和最经济的证据基础。在大部分 BCC 病例中，3mm 的边距似乎可能是足够的，但在高危型 BCC 中，这可能不够[540-543]。

基底细胞癌治疗原则

治疗 BCC 有数种有效的办法。为了选择合适的疗法，需考虑个体患者和肿瘤因素的评估。肿瘤因素的评估包括肿瘤大小、肿瘤部位（耳、鼻、唇、眼周围的 BCC 复发风险高）、临床边界清晰（临床边界不清的复发风险高）、组织学特征包括提示侵袭性行为（神经周围和血管周围受累）、前次治疗失败和免疫抑制状态。一般来说，治疗可分为手术或非手术治疗。近期，口服 Vismodigeb 生物治疗，被批准用于转移性疾病[3]。

手术治疗包括切除周围和深部的边缘及损毁

性方法。手术切除是治疗原发性 BCC 的一种非常有效的办法，5 年复发率报道＜ 2%[544]。肿瘤范围和深度边缘的界定取决于肿瘤的型别和部位。对边界清晰的小皮损（＜ 20mm），推荐的临床外缘切除边界是 4 ～ 5mm——据报道可使清除率超过 95%[545,546]。硬斑病样和大的 BCC 需要更宽的外围切除边界来增大完全组织学清除的概率。很少有数据关于最佳深度切缘的，建议切除至皮下脂肪，且这是大多数中心最常见的做法。

Mohs 显微外科是一种可控的、步骤性的手术，旨在切除所有的肿瘤且最大可能地保留正常组织。手术中，每阶段的组织移除后，使用冰冻切片来进行组织学检查，此时患者需等待。如果切缘未净，需进行进一步的组织切除。在所有的治疗形式中，Mohs 显微外科手术获得治愈率最高。一篇研究综述报道了总的 5 年治愈率，原发性 BCC 是 99%，复发性 BCC 为 94.4%[547,548]。

复发性 BCC 比原发性的更难治疗。现今获得的数据显示治愈率比原发性 BCC 的差。复发性损害手术切除的范围应更大或在理想的情况下使用 Mohs 显微外科手术[548]。

毁损性手术方法包括刮除术或烧灼术、冷冻和 CO_2 激光治疗。刮除术或烧灼术是继手术切除后第二常用的办法。治疗的成功与否取决于选择合适的损害及操作者的经验和技巧。对于低风险的病变此治疗是一种合适的办法，但因它的高复发率，高风险的面部病变是禁忌的。一篇文献综述报道了对有选择的 BCC 的 5 年治愈率是 92.3%[547]。对低风险 BCC，液氮冷冻治疗是一种好的治疗办法。它使用低温作用（-50℃～ -60℃）来引起肿瘤细胞及周围组织的深部破坏。一般推荐两次冻融周期。相比于其他治疗方式，CO_2 激光治疗仍是一种不常见的治疗，它的治疗应用数据只有少量报道。

非手术方法最好用于低风险的疾病或不能耐受手术操作的患者。治疗包括以 5% 咪喹莫特、氟尿嘧啶、PDT 和放疗来进行的局部免疫治疗。5% 咪喹莫特是一种通过刺激 toll 样受体起作用的免疫调节剂。一些使用 5% 咪喹莫特（与基质对照）的随机对照试验报道了其有效性[549-551]。欧洲药品管理局核准的方案是每周 5 次使用 6 周。当其他方法难以实施时，氟尿嘧啶是唯一被推荐用于治疗小的浅表型 BCC 的药物。它被认为是通过抑制脱氧尿苷酸合成的甲基化来干扰 DNA 合成及随后的细胞分化来起作用。PDT 通过口服或非肠道性或局部给药，从而在光源激发活化前进入肿瘤细胞，这种治疗常常是姑息治疗。放疗治疗在原发性 BCC、外科复发的 BCC 和辅助治疗中是有效的，是不愿或不能耐受手术的高危疾病患者的治疗选择[552]。

Vismodigeb，如前面提到的，是一种新的口服生物治疗药物，近期已被批准使用于转移性 BCC。它选择性抑制 Hedgehog 通路中异常的信号[428,429]。

（陈 琢 刘业强 译，姜祎群 校，陈思远 审）

宿主免疫抑制相关表皮肿瘤

临床概要 在部分器官移植患者或某些免疫介导相关疾病的治疗中，需要广泛应用免疫抑制。免疫抑制导致了宿主迅速出现各种病毒疣或者表皮肿瘤的现象[553,554]。病变类型由典型的病毒疣到异型或者不典型病毒疣，再到分化程度极低的鳞状细胞癌，呈一连续性的疾病谱系（图 29-97）。尽管宿主缺乏正常患者的免疫应答反应[555]，但是患者的鳞状细胞癌细胞的增殖潜能与免疫力正常的患者的鳞状细胞癌细胞相差无几[556]。两者在肿瘤大量增殖状态中均早期表达角蛋白 17[557]。p53 基因突变可能在肿瘤的发展中

起一定作用[558]。慢性粒细胞白血病合并多发的快速进展的鳞状细胞癌也有报道[559]。免疫抑制患者的 BCC 的侵袭性生长模式相对于结节性生长模式更为常见[560]。肝或肾移植后的卡波西肉瘤也可表现为暴发性生长[561,562]，而且在采用环孢素 A 治疗后可能复发[563]。HIV 阳性患者的黑素瘤发病风险也会增高[564]。

（吴 飞 刘业强 译，姜祎群 校，陈思远 审）

角化棘皮瘤

角化棘皮瘤是一种常见的，起源于毛囊皮脂腺单位的皮肤肿瘤，临床和病理上与鳞状细胞癌都有很多相似之处。角化棘皮瘤可分为孤立性和多发性两种。

孤立性角化棘皮瘤

临床概要 孤立性角化棘皮瘤由 Hutchinson 在 1889 年首先报道，当时被描述为"面部火山口样溃疡"。角化棘皮瘤在临床和病理上与鳞状细胞癌都极为类似，1950 年之后才与鳞状细胞癌进行区分，成为一种独立的疾病[565-567]。孤立性角化棘皮瘤好发于老年人，通常为单个损害，但偶尔也可以有多个损害或有新损害不断发生。皮损表现为直径 1.0～2.5cm 的坚实、圆顶状结节，中央凹陷充满角质物（图 29-98）。孤立性角化棘皮瘤可发生于任何有毛皮肤部位，但 95% 发生于暴露部位[568,569]。发生于甲下的病例偶有报道（见下文），但尚无发生于掌跖或黏膜表面的报道。发生于唇

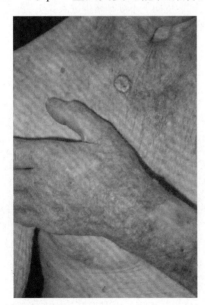

图 29-97 肾移植受者的鳞状细胞癌：患者胸壁有一癌肿，手背及前臂伸侧有多个角化物

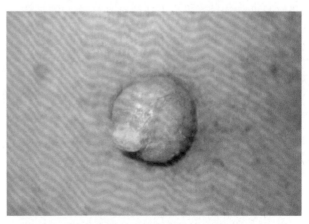

图 29-98 角化棘皮瘤：病变对称，角质物从中央突起

红缘的角化棘皮瘤可能起源于邻近部位的毛囊上皮[570]。角化棘皮瘤通常在 6～8 周增至最大，然后在 6 个月内逐渐自发消退，愈合后可遗留轻度凹陷性瘢痕。据报道，有些角化棘皮瘤的生长期可超过 2 个月，消退期可长达 1 年[569]。

角化棘皮瘤在免疫抑制的患者中发病率增加[571]。此外，角化棘皮瘤常常是伴随皮脂腺肿瘤的 Muir-Torre 综合征的表现，并与内脏恶性肿瘤相关（参见第 30 章）。角化棘皮瘤有时是该综合征唯一的皮肤肿瘤表现[572,573]。

孤立性角化棘皮瘤有 3 个少见的临床亚型。巨大性角化棘皮瘤和边缘离心性角化棘皮瘤 2 个亚型的皮损范围都很大。巨大性角化棘皮瘤生长快，直径可达 5cm 甚至更大，破坏周围组织，数月后可自行消退，常伴有较大的角质斑块脱落。鼻部[574,575]和眼睑[571,576,577]是最好发的部位。边缘离心性角化棘皮瘤皮损直径可达 20cm，没有自行消退的倾向，而是向外周扩展，边缘卷曲，中央萎缩。边缘离心性角化棘皮瘤最常发生于手背[578,579]和小腿[580,581]。第 3 个少见的亚型是甲下角化棘皮瘤，表现为食指远端伴有角质赘生物的毁损性火山口样损害。病变伴有疼痛，不能自行消退。X 线检查显示压力性侵蚀可造成末端指骨破坏[582-584]。有观点认为，角化棘皮瘤可自发[567,578]或在免疫抑制状态下转变为鳞状细胞癌[568,571,585]，但更有可能的是，这些病例从一开始就是鳞状细胞癌（参见"鉴别诊断"）[568,586]。

组织病理 对于角化棘皮瘤的诊断，病变的整体结构和细胞学特征同样重要。因此，如果病变不能完整切除，建议取梭形标本送检，即送检标本要包括病变的中央，至少包括病变一侧边缘，最好是两侧边缘[587]。不建议削切活检，因为病变底部的组织学特征对于鉴别鳞状细胞癌尤为重要。对于刮除标本，要清楚地区分角化棘皮瘤或者鳞状细胞癌有时是不可能的。

增生早期可见表皮内陷，其中充满角质物。表皮增生形成上皮条索伸向真皮中。这些上皮条索在许多部位与周围间质界线不清，有些细胞可见核异型[588]及有丝分裂[589]，甚至偶可见病理性核分裂[590]。早期阶段，病变的某些区域可出现相当显著的角化，表现为嗜酸性、玻璃样外观，在角化不明显的区域，可能看到角化不良细胞，即单个细胞角化的现象。真皮中出现相当明显的炎性细胞浸润[589]。角化棘皮瘤在增生期偶可见神经周围浸润，但不应作为诊断恶性的决定性证据[591,592]。

完全发展的病变表现为中央大的、不规则的凹陷，其中充满角质物（图 29-99）。表皮像唇样或护翼样延伸覆盖火山口边缘。凹陷底部的表皮同时向上及向下不规则增生。这些增生的表皮仍可出现异型，但异型与早期比相对较小。病变呈广泛的高度角化，周边仅有 1～2 层嗜碱性、非角化的细胞。病变中央的细胞均由于角化而表现为嗜酸性、玻璃样改变（图 29-100）。病变中可

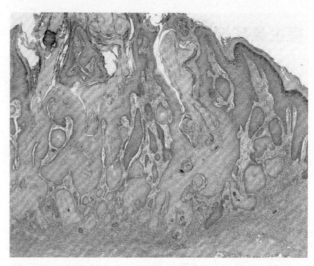

图 29-99 角化棘皮瘤：低倍下可见中央充满角质物的火山口样凹陷。病变右侧可见表皮呈护翼样包绕火山口样边缘。病变底部表皮向下不规则增生进入真皮。肿瘤相当大，浸润也相对较深，"角化棘皮瘤样鳞状细胞癌"是个合理的名称

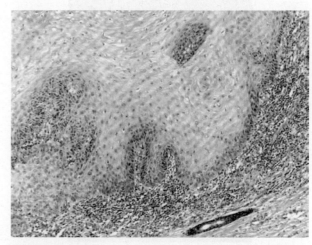

图 29-100 角化棘皮瘤：中倍下显示病变底部的细胞增生一定程度上与鳞状细胞癌类似，但比鳞状细胞癌角化更为显著，使瘤团呈玻璃样外观。病变不超过汗腺水平

见许多角珠，大部分中央均完全角化。这些角质物附近常可见明显的中性粒细胞浸润。完全发展的角化棘皮瘤的底部比较规则，界线清楚，基本不超过汗腺水平。而鳞状细胞癌则正好相反，常常超过汗腺水平。角化棘皮瘤底部常可见明显的炎性细胞浸润[568,593]。

消退期的角化棘皮瘤停止增生。凹陷底部的大部分细胞都已角化。肿瘤团块中最接近间质处及在间质内可以看到皱缩的、嗜酸性细胞。这些细胞类似于胶样小体或 Civatte 小体，提示细胞退行性变继而凋亡是角化棘皮瘤消退的机制[581]。在愈合过程中火山口样凹陷逐渐变平，最终消失。

发病机制　通常认为，角化棘皮瘤起源于一个或数个邻近毛囊漏斗部的上皮增生及相关皮脂腺的鳞状化生[594]。在动物皮肤上应用皮肤致癌物刺激常可诱导出现组织学类似角化棘皮瘤的病变，这些病变同样起源于一个或数个毛囊漏斗部上皮[569]。

角化棘皮瘤病因不明。病毒感染的学说尚未被认可。电镜观察的结果大部分是非特异性的。但是，和鳞状细胞癌及鲍温病一样，角化棘皮瘤常出现大量的胞质内桥粒[595,596]。

鉴别诊断　典型、成熟的角化棘皮瘤与鳞状细胞癌鉴别不困难。出现以下特征更倾向于角化棘皮瘤：火山口样凹陷，周围上皮呈唇样包绕及大量高度角化、嗜酸性、玻璃样改变的肿瘤细胞。临床信息也非常重要：快速生长的外生性病变，中央火山口样凹陷，其中充满角质物，这些特征都倾向于角化棘皮瘤而非鳞状细胞癌。

与鳞状细胞癌最难鉴别的是非常早期的病变，因为鳞状细胞癌中同样可以见到充满角质物的内陷，而角化棘皮瘤中也可以见到细胞异型。偶尔，早期的角化棘皮瘤细胞异型甚至大于鳞状细胞癌[597]。此外，角化棘皮瘤中也能看到单个细胞的角化。在少数情况下，由于角化不良和棘层松解，角化棘皮瘤中甚至可以看到腺样结构[598]。因此，在一个关于鳞状细胞癌和角化棘皮瘤的回顾性研究中发现，仅 81% 的角化棘皮瘤可以完全排除鳞状细胞癌，反过来仅 86% 的鳞状细胞癌能明确排除角化棘皮瘤。这些研究数据解释了为什么偶有角化棘皮瘤发生转移的报道[586]。诊断巨大性角化棘皮瘤时需要非常谨慎。不少诊断为巨大性角化棘皮瘤的病例发生转移[599]或深部浸润累及肌肉[600]后才最终被确诊为鳞状细胞癌。此外，有些角化棘皮瘤在消退前能造成局部组织毁损。

目前广泛认可的观点是，鳞状细胞癌可以在临床和组织学上类似角化棘皮瘤[568,601]。因此，出于安全考虑，对于有疑问的病例宁可按鳞状细胞癌处理。对于分化良好，具有角化棘皮瘤结构特点的肿瘤，可以称为角化棘皮瘤样鳞状细胞癌。

组织化学及免疫组织化学方法研究发现，对于典型病例，角化棘皮瘤和鳞状细胞癌有明显的区别，但对于交界性病例帮助不大。

多发性角化棘皮瘤

多发性角化棘皮瘤分为两个经典的亚型：多发性自愈性皮肤上皮瘤（Ferguson-Smith 型）及发疹性角化棘皮瘤（Grzybowski 型）。两种亚型发病率比孤立性角化棘皮瘤低得多。此外，在针对 *BRAF* 及其他癌基因靶向治疗的患者中，可出现角化棘皮瘤样损害[602]。

多发性自愈性皮肤上皮瘤在儿童或青春期发病，可发生于包括掌跖在内的任何部位，但最好发于面部和肢端，甲下型也有报道[583]。一般来说，每一批皮损数目一般不超过 12 个[603]。病变可以长至类似孤立性角化棘皮瘤大小，数月后消退遗留凹陷性瘢痕[604,605]。但有些病例，皮损不愈合[567]。有些患者存在遗传性[606,607]。

发疹性角化棘皮瘤，于成年期发病，表现为数百个直径 2～3mm 的毛囊性丘疹[608,609]。口腔黏膜及喉部也可受累[610,611]。

组织病理　多发性自愈性皮肤上皮瘤的组织学特征与孤立性相同[603,605]。与孤立性角化棘皮瘤相比，在多发性自愈性皮肤上皮瘤中，增生上皮与毛囊上皮相连的情况更为常见[612]。发疹性角化棘皮瘤火山口样凹陷不如孤立性明显。黏膜部位损害缺乏火山口样改变，很容易被误诊为鳞状细胞癌[611,612]。

发病机制　多发性角化棘皮瘤的发病机制基本上与孤立性类似，易感因素及基因背景造成大量皮损形成[613]。多发性和孤立性角化棘皮瘤一样，对于发生在有毛皮肤的病变，皮损起源于毛囊上部，而对于发生在掌跖及黏膜部位的，其起源不明确[610]。

治疗原则　首选手术切除，并扩大 3 ～ 5mm 切缘。必须进行充分的组织病理学评估，排除侵袭性鳞状细胞癌。

（伍洲炜　刘业强　译，姜祎群　校，陈思远　审）

Paget 病

临床概要　乳房 Paget 病几乎无一例外地发生于女性。仅有一小部分男性病例报道[614]。有意思的是，在应用雌激素治疗前列腺癌之后的男性乳房可发生该病[615]。乳房 Paget 病的皮损初发于乳头或乳晕，缓慢向周围皮肤延伸。该病常单侧发生，表现为边界清楚、轻度浸润性红斑，伴鳞屑、渗出及结痂。溃疡或乳头回缩可有可无。鉴别诊断有良性炎症性皮肤病，如湿疹。尽早治疗的前提是早期发现 Paget 病及任何潜在的恶性可能。

皮肤损害几乎总是与乳腺癌伴随，超过半数患者的乳房可触及肿块。有研究发现，腋窝淋巴结转移 67% 来自有可触及乳房肿块的患者，33% 来自无可触及肿块者[616]。这与另一组研究者的经验相反，他们没有遇到过无可触及乳房肿块者发生腋窝转移的病例[617]。

早期乳头 Paget 病难与乳头糜烂性腺瘤病区分，后者是乳头主导管的良性改变（参见第 30 章）[618]。

Paget 病的预后与疾病分期相关；这与女性其他类型乳腺癌相似。临床表现有潜在可触及乳房肿块的患者 5 年生存率为 38% ～ 40%，10 年生存率为 22% ～ 33%。无可触及乳房肿块的患者 5 年生存率为 92% ～ 94%，10 年生存率为 82% ～ 91%。

组织病理　乳房 Paget 病的早期皮损，表皮通常仅有少许播散的 Paget 细胞。这些细胞大而圆，缺乏细胞间桥，核大且胞质丰富。Paget 细胞的胞质较相邻鳞状细胞染色淡很多（图 29-101）。随着 Paget 细胞数量增多，它们严重挤压鳞状细胞使其形成网状，网格中填充着单个或成群的 Paget 细胞。尤其是常可见被压扁的基底细胞位于 Paget 细胞和下方真皮之间。

Paget 病的真皮可见轻度慢性炎症反应。尽管 Paget 细胞不会从表皮直接侵袭向真皮，但可见从表皮向毛囊上皮延伸[619]。

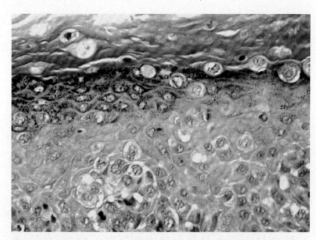

图 29-101　Paget 病：高倍镜下大而圆的 Paget 细胞富含丰富淡染的胞质，缺乏细胞间桥，散在分布于表皮中

仔细检查乳腺导管及腺体几乎总能找到部分乳腺导管和腺体受累。肿瘤起初局限在导管及腺体中，但肿瘤细胞最终将侵入结缔组织。从那时起，淋巴扩散及转移开始发生，如同其他类型乳腺癌一样。乳房 Paget 病的肿瘤起源自泌乳管并由此延伸向表皮，但也有少见病例恶性细胞局限于乳头的表皮或者仅仅累及一条输乳管的最远端[620]。

发病机制　电子显微镜检查分析乳头 Paget 病细胞起源及分化方向时不能明确判断构成的细胞是角质形成细胞还是腺体细胞。相邻 Paget 细胞间及 Paget 细胞与角质形成细胞间桥粒的存在似乎支持是起源于角质形成细胞[621]。另外，散在的桥粒常被发现连接泌乳导管的细胞[622]，并且 Paget 细胞的胞突与基底膜接触的部位均没有半桥粒，而角质形成细胞与基底膜接触部位存在半桥粒[622]。而且，在成群 Paget 细胞聚集的区域，Paget 细胞可围成小的腔隙[621-623]。

免疫学研究　已经证实乳房及乳房外 Paget 病的 Paget 细胞明确起源于腺体。因此 Paget 细胞常发现癌胚抗原。癌胚抗原在正常的大小汗腺细胞表达，而在角质形成细胞和黑素细胞不表达[624]。此外，Paget 细胞表达腺上皮特征性细胞角蛋白，但不与表皮角蛋白抗体反应[625]。Paget 细胞常表达模仿下方乳腺癌的细胞标志物，包括腺上皮细胞标志物（如低分子量细胞角蛋白或细胞黏附分子 CAM5.2，后者阳性率为 70% ～ 90%）。

细胞角蛋白 7 是 Paget 病敏感度几乎 100% 的标志物；然而并不特异。除了标记 Paget 细胞外，也能标记表皮内梅克尔细胞及 Toker 细胞；因此解读切片的阳性染色需要联系形态学[626]。另外，细胞角蛋白 20 在乳房 Paget 病中为阴性，且在乳房外 Paget 病中阳性率仅 30%。

主流观点认为大部分乳房 Paget 病起源于原位或侵袭性导管癌。Paget 细胞和下方导管癌细胞均显示癌基因 HER2/neu 阳性。Heregulin-α 被认为是由正常角质形成细胞产生和释放的机动因子。Heregulin-α 与 Paget 细胞上的 HER2/neu 受体结合形成受体复合物，趋化乳腺导管细胞从下方导管结构依次向表皮层迁移及浸润。这一机动因子被认为在 Paget 病的发病机制中起到重要的作用，至少部分解释了 Paget 细胞向上方乳头及相邻乳晕的表皮层浸润的机制[627]。

酶组织化学　在乳房 Paget 病中显示出表皮内 Paget 细胞存在顶浆分泌酶的模式，包括酸性磷酸酶和酯酶的强反应，以及氨肽酶和琥珀酸脱氢酶的弱阳性反应[628]。这些发现表明乳房 Paget 病的表皮内 Paget 细胞起源于乳腺细胞，因为乳腺是一种变异的顶浆分泌腺体。

鉴别诊断　乳房 Paget 病须与鲍温病及浅表播散性或 Paget 样型原位恶性黑素瘤鉴别。虽然空泡化细胞均可出现在 Paget 病和鲍温病中，但是仅在鲍温病中可观察到空泡化细胞与表皮细胞间明确的过渡。并且在鲍温病中能观察到多核表皮细胞中的团块状核及单个细胞角化，而在 Paget 病则观察不到。此外，鲍温病的细胞不含癌胚抗原，但与兔抗人前角蛋白抗血清反应[629]。

在浅表播散性或 Paget 样型原位恶性黑素瘤中，如同乳房 Paget 病的表皮一样有大的空泡化细胞散播在表皮中。鉴别两种细胞的难度因 Paget 细胞偶尔含黑素而加大。最重要的鉴别两种细胞的要点如下：①在许多区域 Paget 细胞与真皮隔有扁平的基底细胞，而黑素瘤细胞直接与真皮相邻；② Paget 细胞往往不会侵袭真皮，而黑素瘤细胞则常会；③恶性黑素瘤细胞包含大量胞质 S100 蛋白，而 Paget 病的组织中，肿瘤细胞往往（也不总是）缺如 S100 蛋白，尽管其在肌上皮细胞、朗格汉斯细胞及皮肤神经的施万细胞中可见表达[630]；④ Paget 细胞多巴阴性，而黑素瘤细胞相反；⑤黑素瘤细胞可阳性表达 HMB-45，Melan-A 及其他黑素细胞标志物，而 Paget 细胞则不然。

治疗原则　Paget 病的主要治疗是手术，辅助治疗根据下方乳腺癌的性质及分期而定。改良根治性乳房切除术被认为是乳房 Paget 病的标准治疗[631,632]。在某些病例，可能适宜提供保守治疗，如局部切除乳头、楔形或锥形切除下方的乳腺及放疗。然而，一些研究报道保守治疗方案的复发率更高[633,634]。

乳房外 Paget 病

临床概要　在乳房 Paget 病被描述 10 余年后，乳房外 Paget 病被认识到是一种独立疾病。两种疾病显示出临床病理的相似性，但在发病机制，与潜在恶性肿瘤的关系及解剖部位上有所不同[635]。Paget 病不是常见疾病，但患者表现生殖器慢性皮炎需要考虑到该病。乳房外 Paget 病最常累及女阴[319]，其次是男性生殖器区[636]或肛周[567]，少见情况下累及腋窝[637]，盯聍腺区或 Moll 腺区[638]。在腋窝受累的病例，生殖器区可能同时受累[639]。因此，乳房外 Paget 病常累及大汗腺所在区域。仅有极少病例报道乳房 Paget 病联合外阴 Paget 病[640]。极少情况下，乳房外 Paget 病继发于腺癌的扩散，从直肠到肛周区，从宫颈到外阴区[641]，或者从膀胱到尿道和龟头[642]或到腹股沟[643]。另外，长期存在的生殖器 Paget 病可向内侵袭宫颈及尿道[644]。

乳房外 Paget 病临床表现为缓慢扩大的红色斑片，伴渗出及结痂。斑片类似于湿疹样损害，但有清楚的不规则边界。乳房外 Paget 病不同于乳房 Paget 病，瘙痒是常见的。

组织病理　乳房外 Paget 病与乳房 Paget 病一样，表皮内有数量不等的 Paget 细胞。在某些病例，Paget 细胞仅限于表皮内。Paget 细胞可经常见于某些毛囊上皮或小汗腺导管[645]。这些伴发于乳房外 Paget 病的原位恶性改变同限于表皮内的乳房外 Paget 病一样预后良好。然而，在 Paget 细胞已经从表皮或从下方汗腺癌向真皮侵袭的病例，预后则相对较差[645,646,647]。这一点不同于乳房 Paget 病，后者不会发生从上方表皮向真皮侵袭[619]。中央腔隙形成的腺样聚集可见于乳房外 Paget 病的下方表皮，而乳房 Paget 病则没有[645,648]。

Paget 病与乳房外 Paget 病的免疫组化染色相似。细微的差别提示两者细胞起源不同[626]。典型地在原发 Paget 病，Paget 细胞的细胞角蛋白 7 阳性，而在继发者,这些细胞可能细胞角蛋白 20 阳性[626]。

在"继发的"乳房外 Paget 病,来自直肠的黏膜分泌腺癌扩至肛周皮肤[649,650],或来自黏膜分泌性宫颈内癌扩至外阴[641],或来自膀胱移行细胞癌扩至尿道[642,643]。继发性乳房外 Paget 病的预后差。

原发的乳房外 Paget 病预后通常较乳房 Paget 病好。在两个联合大样本队列的 123 例外阴 Paget 病研究中,仅 26 例患者(21%)在手术时显示有潜在真皮内侵袭性癌[645,646]。另外 79% 的患者,Paget 细胞仅局限于表皮及皮肤附属器上皮,因此仍然是原位的。一名学者在 100 多例乳房外 Paget 病中仅观察到 2 例侵袭性汗腺癌[647],另一名学者在 12 例中则未发现[625]。然而,在似乎足够的切除后,局部复发率仍很高。原因:①组织学可证实病变的范围常远比临床可见皮损广泛得多;②相比乳房 Paget 病,乳房外 Paget 病可多灶起病,即使是在临床上外观正常的皮肤[651]。

发病机制 曾经,原发乳房外 Paget 病表皮中的 Paget 细胞是由原位汗腺腺癌沿着小汗腺或大汗腺导管向上原位播散而来的观点被广泛认可[648,652]。这一观点与后一个被普遍接受的观点相似,即继发性乳房外 Paget 病代表直肠、宫颈或膀胱腺癌的蔓延,乳房 Paget 病是由亲表皮输乳管癌播散发展而来。实际上在乳房外 Paget 病的下方常常找不到原位腺癌的证据,但这一点似乎可以用乳房与生殖器皮肤之间的解剖差异来解释,前者仅有 20 个大的明显的输乳管,后者有上千个顶泌及外泌汗腺,这使得要定位被腺癌侵犯的特殊小腺体有技术上的困难[648]。抗角蛋白单克隆抗体染色表明起源于汗腺管恶性分泌细胞的原位腺癌向上播散是可以发生的[653]。

即使某些病例乳房外 Paget 病是由下方顶泌或外泌汗腺癌播散至上方表皮所致,但大部分病例是起源于表皮[646]。连续切片仔细观察女阴 Paget 病切除标本显示在表皮内及附属器内的皮损是多灶起源[651]。另一个相关的观点也支持表皮病灶独立于任何附属器病灶,也就是说,在表皮广泛累及的皮损,小汗腺导管及腺体受累却很少,大汗腺导管及腺体受累几乎找不到,尽管某些 Paget 细胞在表皮形成顶泌汗腺样结构[645]。即使表皮及导管的病灶存在连续性,也没有明确的方法判断是向上还是向下播散。明确支持乳房外 Paget 病表

皮病灶自主性的事实是,本病真皮的侵袭通常源自于表皮而不是导管或腺体组织,这一点和乳房 Paget 病不同[645,646]。

在起源于表皮内的乳房外 Paget 病、后期自表皮延伸至附属器及后期自表皮延伸至真皮的情况下是哪一种细胞形成了 Paget 细胞?两种可能已被提出,虽然证据均不足。一种认为 Paget 细胞起源于顶泌汗腺导管的开口部分[654]。第二种则认为疾病倾向在富于顶泌汗腺的区域发生,并且因为在某些病例有表皮内顶泌汗腺分化的明确证据,表皮内 Paget 细胞可能由表皮内多能生发细胞形成,这些细胞向顶浆分泌结构分化[629,645,655,656]。

免疫组化 研究表明乳房外 Paget 病的顶泌汗腺起源,癌胚抗原仅提示乳房外 Paget 细胞是腺体来源而不是表皮细胞,并不能明确是顶泌汗腺或外泌腺体[624,625]。然而,顶浆分泌腺体的两种免疫反应物 – 巨大囊肿病液体蛋白[657] 及顶泌上皮抗原[625] 已被显示与乳房外 Paget 病的 Paget 细胞反应,证明其向顶浆分泌模式分化。

大部分乳房及乳房外 Paget 病细胞角蛋白 7 阳性。少部分阴性者被报道更易合并潜在的恶性肿瘤。与之相反的是,细胞角蛋白 20 在合并潜在恶性肿瘤的乳房外 Paget 病则更常见。因此细胞角蛋白的表达模式可被用来预测是否有合并内脏恶性肿瘤的可能[626]。

鉴别诊断 乳房外 Paget 病,同乳房 Paget 病一样,必须与鲍温病、特别是浅表播散性或 Paget 样原位恶性黑素瘤鉴别(参见 Paget 病章节及"鉴别诊断")。

治疗原则 外科切除是首选治疗,尤其是切缘控制性手术即 Mohs 显微外科手术。但即使用 Mohs 显微外科手术,完全切除病灶也是很有挑战性的,因为该病在显微镜下的范围更大,而且具有多灶的特性。尽管如此,用 Mohs 显微外科手术切除原发肿瘤后的复发率低于标准大范围局部切除,分别是 8%～26% 和 30%～60%[635,658,659]。当出现手术禁忌时,有报道可局部使用氟尿嘧啶及 5% 咪喹莫特乳膏治疗[660-662]。术后 2 年每 3 个月进行 1 次密切随访。采用临床查体、影像学检查或内镜来彻底体检或检查潜在恶性肿瘤非常关键。

(吴 琼 刘业强 译,姜祎群 校,陈思远 审)

参考文献

1. LeBoit PE, Burg G, Weedon D, eds. *Pathology and genetics of skin tumours.* Lyon, France: IARC Press, 2006.

2. Motley R, Kersey P, Lawrence C. Multiprofessional guidelines for the management of the patient with primary cutaneous squamous cell carcinoma. *Br J Dermatol* 2002;146:18.

3. Telfer NR, Colver GB, Morton CA. Guidelines for the management of basal cell carcinoma. *Br J Dermatol* 2008; 159:35.

4. Cox NH, Eedy DJ, Morton CA. Guidelines for management of Bowen's disease: 2006 update. *Br J Dermatol* 2007; 156:11.

5. Marsden JR, Newton-Bishop JA, Burrows L, et al. Revised UK guidelines for the management of cutaneous melanoma 2010. *J Plast Reconstr Aesthet Surg* 2010;63:1401.

6. Leibovitch I, Huilgol SC, Selva D, et al. Basosquamous carcinoma: treatment with Mohs micrographic surgery. *Cancer* 2005;104:170.

7. Lee SH, Rogers M. Inflammatory linear verrucous epidermal naevi: a review of 23 cases. *Australas J Dermatol* 2001;42:252.

8. Miteva LG, Dourmishev AL, Schwartz RA. Inflammatory linear verrucous epidermal nevus. *Cutis* 2001;68:327.

9. Basler RS, Jacobs SI, Taylor WB. Ichthyosis hystrix. *Arch Dermatol* 1978;114:1059.

10. Solomon LM, Fretzin DF, Dewald RL. The epidermal nevus syndrome. *Arch Dermatol* 1968;97:273.

11. Winer LH, Levin GH. Pigmented basal-cell carcinoma in verrucous nevi: report of 2 cases. *Arch Dermatol* 1961;83: 960–964.

12. Horn MS, Sausker WF, Pierson DL. Basal cell epithelioma arising in a linear epidermal nevus. *Arch Dermatol* 1981; 117:247.

13. Dogliotti M, Frenkel A. Malignant change in a verrucous nevus. *Int J Dermatol* 1978;17:225.

14. Cramer SF, Mandel MA, Hauler R, et al. Squamous cell carcinoma arising in a linear epidermal nevus. *Arch Dermatol* 1981;117:222.

15. Levin A, Amazon K, Rywlin AM. A squamous cell carcinoma that developed in an epidermal nevus: report of a case and a review of the literature. *Am J Dermatopathol* 1984;6:51.

16. Su WP. Histopathologic varieties of epidermal nevus: a study of 160 cases. *Am J Dermatopathol* 1982;4:161.

17. Ackerman AB. Histopathologic concept of epidermolytic hyperkeratosis. *Arch Dermatol* 1970;102:253.

18. Braun-Falco O, Petzoldt O, Christophers E. Die granulöse degeneration bei naevus verrucosus bilateralis. *Arch Klin Exp Dermatol* 1969;235:115.

19. Zeligman I, Pomeranz J. Variations of congenital Ichthyosiform erythroderma: report of cases of ichthyosis hystrix and nevus unis lateris. *Arch Dermatol* 1965;91:120.

20. Demetree JW, Lang PG, St Clair JT. Unilateral, linear, zosteriform epidermal nevus with acantholytic dyskeratosis. *Arch Dermatol* 1979;115:875.

21. Starink TM, Woerdeman MJ. Unilateral systematized keratosis follicularis: a variant of Darier's disease or an epidermal naevus (acantholytic dyskeratotic epidermal naevus)? *Br J Dermatol* 1981;105:207.

22. Baykal C, Buyukbabani N, Kavak A, et al. Nevoid hyperkeratosis of the nipple and areola: a distinct entity. *J Am Acad Dermatol* 2002;46:414.

23. Mehregan AH, Rahbari H. Hyperkeratosis of nipple and areola. *Arch Dermatol* 1977;113:1691.

24. Ortonne JP, el Baze P, Juhlin L. Nevoid hyperkeratosis of the nipple and areola mammae: ineffectiveness of etretinate therapy. *Acta Derm Venereol* 1986;66:175.

25. Fritsch P, Wittels W. A case of bilateral naevus comedonicus: a contribution on histogenesis. *Hautarzt* 1971;22:409.

26. Paige TN, Mendelson CG. Bilateral nevus comedonicus. *Arch Dermatol* 1967;96:172.

27. Wood MG, Thew MA. Nevus comedonicus: a case with palmar involvement and review of the literature. *Arch Dermatol* 1968;98:111.

28. Harper KE, Spielvogel RL. Nevus comedonicus of the palm and wrist: case report with review of five previously reported cases. *J Am Acad Dermatol* 1985;12:185.

29. Barsky S, Doyle JA, Winkelmann RK. Nevus comedonicus with epidermolytic hyperkeratosis: a report of four cases. *Arch Dermatol* 1981;117:86.

30. Marsden RA, Fleming K, Dawber RP. Comedo naevus of the palm—a sweat duct naevus? *Br J Dermatol* 1979;101:717.

31. Abell E, Read SI. Porokeratotic eccrine ostial and dermal duct naevus. *Br J Dermatol* 1980;103:435.

32. Aloi FG, Pippione M. Porokeratotic eccrine ostial and dermal duct nevus. *Arch Dermatol* 1986;122:892.

33. Sassmannshausen J, Bogomilsky J, Chaffins M. Porokeratotic eccrine ostial and dermal duct nevus: a case report and review of the literature. *J Am Acad Dermatol* 2000;43:364.

34. Coskey RJ, Mehregan AH, Hashimoto K. Porokeratotic eccrine duct and hair follicle nevus. *J Am Acad Dermatol* 1982;6:940.

35. Shapiro L, Baraf CS. Isolated epidermolytic acanthoma: a solitary tumor showing granular degeneration. *Arch Dermatol* 1970;101:220.

36. Sanchez-Carpintero I, Espana A, Idoate MA. Disseminated epidermolytic acanthoma probably related to trauma. *Br J Dermatol* 1999;141:728.

37. Gebhart W, Kidd RL. Solitary epidermolytic acanthoma. *Z Haut Geschlechtskr* 1972;47:1.

38. Niizuma K. Isolated epidermolytic acanthoma: a histological study. *Dermatologica* 1979;159:30.

39. De Coninck A, Willemsen M, De Dobbeleer G, et al. Vulvar localisation of epidermolytic acanthoma: a light- and electron-microscopic study. *Dermatologica* 1986;172:276.

40. Zina AM, Bundino S, Pippione MG. Acrosyringial epidermolytic papulosis neviformis. *Dermatologica* 1985;171:122.

41. Hirone T, Fukushiro R. Disseminated epidermolytic acanthoma: nonsystematized multiple verrucoid lesions showing granular degeneration. *Acta Derm Venereol* 1973;53:393.

42. Miyamoto Y, Ueda K, Sato M, et al. Disseminated epidermolytic acanthoma. *J Cutan Pathol* 1979;6:272.

43. Goette DK, Lapins NA. Epidermolytic hyperkeratosis as an incidental finding in normal oral mucosa: report of two cases. *J Am Acad Dermatol* 1984;10:246.

44. Ackerman AB, Reed RJ. Epidermolytic variant of solar keratosis. *Arch Dermatol* 1973;107:104.

45. Ackerman AB. Focal acantholytic dyskeratosis. *Arch Dermatol* 1972;106:702.

46. Nagashima M, Matsuoka S. So-called granular degeneration as incidental histopathological finding. *Jpn J Dermatol Ser B* 1971;81:494.

47. Mehregan AH. Epidermolytic hyperkeratosis: incidental findings in the epidermis and in the intraepidermal eccrine sweat duct units. *J Cutan Pathol* 1978;5:76.

48. Conlin PA, Rapini RP. Epidermolytic hyperkeratosis associated with melanocytic nevi: a report of 53 cases. *Am J Dermatopathol* 2002;24:23.

49. Gonzalez SB. Epidermolytic hyperkeratosis associated

with superficial basal cell carcinoma. *Arch Dermatol* 1983; 119:186.

50. Brownstein MH. Acantholytic acanthoma. *J Am Acad Dermatol* 1988;19:783.

51. Chorzelski TP, Kudejko J, Jablonska S. Is papular acantholytic dyskeratosis of the vulva a new entity? *Am J Dermatopathol* 1984;6:557.

52. Coppola G, Muscardin LM, Piazza P. Papular acantholytic dyskeratosis. *Am J Dermatopathol* 1986;8:364.

53. Megahed M, Scharffetter-Kochanek K. Acantholytic acanthoma. *Am J Dermatopathol* 1993;15:283.

54. Roten SV, Bhawan J. Isolated dyskeratotic acanthoma: a variant of isolated epidermolytic acanthoma. *Am J Dermatopathol* 1995;17:63.

55. Gambichler T, Rapp S, Sauermann K, et al. Uncommon vascular naevi associated with focal acantholytic dyskeratosis. *Clin Exp Dermatol* 2002;27:195.

56. Stern JK, Wolf JE Jr, Rosen T. Focal acantholytic dyskeratosis in pityriasis rosea. *Arch Dermatol* 1979;115:497.

57. Botet MV, Sanchez JL. Vesiculation of focal acantholytic dyskeratosis in acral lentiginous malignant melanoma. *J Dermatol Surg Oncol* 1979;5:798.

58. Cannon AB. White sponge nevus of the mucosa: naevus spongiosus albus mucosae. *Arch Derm Syphilol* 1935;31:365.

59. Jorgenson RJ, Levin S. White sponge nevus. *Arch Dermatol* 1981;117:73.

60. Zegarelli EV, Everett FG, Kutscher AH, et al. Familial white folded dysplasia of the mucous membranes. *AMA Arch Derm* 1959;80:59.

61. Witkop CJ Jr, Gorlin RJ. Four hereditary mucosal syndromes: comparative histology and exfoliative cytology of Darier-White's disease, hereditary benign intraepithelial dyskeratosis, white sponge nevus, and pachyonychia congenita. *Arch Dermatol* 1961;84:762–771.

62. Haye KR, Whitehead FI. Hereditary leukokeratosis of the mucous membranes. *Br J Dermatol* 1968;80:529.

63. Rugg EL, McLean WH, Allison WE, et al. A mutation in the mucosal keratin K4 is associated with oral white sponge nevus. *Nat Genet* 1995;11:450.

64. Terrinoni A, Rugg EL, Lane EB, et al. A novel mutation in the keratin 13 gene causing oral white sponge nevus. *J Dent Res* 2001;80:919.

65. Cooke BE. Oral epithelial naevi. *Br J Dermatol* 1959;71:134.

66. Stuettgen G, Berres HH, Will W. Leukoplakic epithelial nevi of the oral mucosa and their keratinization form. *Arch Klin Exp Dermatol* 1965;221:433–446.

67. Kuhlwein A, Nasemann T, Janner M, et al. Detection of papilloma virus in Heck's focal epithelial hyperplasia and the differential diagnosis of white-sponge nevus. *Hautarzt* 1981;32:617.

68. Metz J, Metz G. Naevus spongiosus albus mucosae: review and personal observations. *Z Hautkr* 1979;54:604.

69. Duncan SC, Su WP. Leukoedema of the oral mucosa: possibly an acquired white sponge nevus. *Arch Dermatol* 1980;116:906.

70. Martin JL. Leukoedema: a review of the literature. *J Natl Med Assoc* 1992;84:938.

71. Sigal MJ, Mock D. Symptomatic benign migratory glossitis: report of two cases and literature review. *Pediatr Dent* 1992;14:392.

72. Neville BW, Damm DD, Allan CM. *Oral and maxillofacial pathology*. Philadelphia, PA: WB Saunders, 2002.

73. Assimakopoulos D, Patrikakos G, Fotika C, et al. Benign migratory glossitis or geographic tongue: an enigmatic oral lesion. *Am J Med* 2002;113:751.

74. Dawson TA. Microscopic appearance of geographic tongue. *Br J Dermatol* 1969;81:827.

75. Marks R, Radden BG. Geographic tongue: a clinico-pathological review. *Australas J Dermatol* 1981;22:75.

76. Degos R, Garnier G, Civatte J. Pustulosis by *Candida albicans* with psoriasiform lesions reminiscent of pustular psoriasis. *Bull Soc Fr Dermatol Syphiligr* 1962;69:231–233.

77. O'Keefe E, Braverman IM, Cohen I. Annulus migrans: identical lesions in pustular psoriasis, Reiter's syndrome, and geographic tongue. *Arch Dermatol* 1973;107:240.

78. Baer RL, Garcia RL, Partsalidou V, et al. Papillated squamous cell carcinoma in situ arising in a seborrheic keratosis. *J Am Acad Dermatol* 1981;5:561.

79. Andrade R, Steigleder GK. Contribution à l'étude histologique et histochimique de la verrue seborrhéique (papillome basocellulaire). *Ann Dermatol Syphiligr (Paris)* 1959;86:495.

80. Sim-Davis D, Marks R, Wilson-Jones E. The inverted follicular keratosis: a surprising variant of seborrheic wart. *Acta Derm Venereol* 1976;56:337.

81. Indianer L. Controversies in dermatopathology. *J Dermatol Surg Oncol* 1979;5:321.

82. Uchiyama N, Shindo Y. An acantholytic variant of seborrheic keratosis. *J Dermatol* 1986;13:222.

83. Tagami H, Yamada M. Seborrheic keratosis: an acantholytic variant. *J Cutan Pathol* 1978;5:145.

84. Morales A, Hu F. Seborrheic verruca and intraepidermal basal cell epithelioma of Jadassohn. *Arch Dermatol* 1965;91:342.

85. Mevorah B, Mishima Y. Cellular response of seborrheic keratosis following croton oil irritation and surgical trauma with special reference to melanoacanthoma. *Dermatologica* 1965;131:452.

86. Helwig EB. Inverted follicular keratosis. In: Proceedings of the 20th Seminar of the American Society of Clinical Pathologists, Washington, DC, 1954. Washington, DC: American Society of Clinical Pathologists, 1955:38.

87. Mehregan AH. Inverted follicular keratosis. *Arch Dermatol* 1964;89:229–235.

88. Duperrat B, Mascaro JM. Une tumeur développée aux dépens de l'acrotrichium ou partie intraépidermique du follicule pilaire: porome folliculaire. *Dermatologica* 1963;126:291.

89. Grosshans E, Hanau D. The infundibular adenoma: a follicular poroma with sebaceous and apocrine differentiation. *Ann Dermatol Venereol* 1981;108:59.

90. Kossard S, Berman A, Winkelmann RK. Seborrheic keratoses and trichostasis spinulosa. *J Cutan Pathol* 1979;6:492.

91. Headington JT. Tumors of the hair follicle: a review. *Am J Pathol* 1976;85:479.

92. Brownstein MH, Shapiro L. The pilosebaceous tumors. *Int J Dermatol* 1977;16:340.

93. Lever WF. Inverted follicular keratosis is an irritated seborrheic keratosis. *Am J Dermatopathol* 1983;5:474.

94. Mehregan AH. Lentigo senilis and its evolutions. *J Invest Dermatol* 1975;65:429.

95. Sanderson KV. The structure of seborrhoeic keratoses. *Br J Dermatol* 1968;80:588.

96. Becker SW. Seborrheic keratosis and verruca, with special reference to the melanotic variety. *AMA Arch Derm Syphilol* 1951;63:358.

97. Lennox B. Pigment patterns in epithelial tumors of the skin. *J Pathol Bacteriol* 1949;61:587.

98. Mishima Y, Pinkus H. Benign mixed tumor of melanocytes and malpighian cells: melanoacanthoma: its relationship to Bloch's benign non-nevoid melanoepithelioma. *Arch*

Dermatol 1960;81:539–550.

99. Berman A, Winkelmann RK. Inflammatory seborrheic keratoses with mononuclear cell infiltration. *J Cutan Pathol* 1978;5:353.

100. Rahbari H. Bowenoid transformation of seborrhoeic verrucae (keratoses). *Br J Dermatol* 1979;101:459.

101. Booth JC. Atypical seborrhoeic keratosis. *Australas J Dermatol* 1977;18:10.

102. Christeler A, Delacretaz J. Seborrheic warts and their malignant degeneration. *Dermatologica* 1966;133:33.

103. Mikhail GR, Mehregan AH. Basal cell carcinoma in seborrheic keratosis. *J Am Acad Dermatol* 1982;6:500.

104. Goette DK. Basal cell carcinomas arising in seborrheic keratoses. *J Dermatol Surg Oncol* 1985;11:1014.

105. Braun-Falco O, KINT A, Vogell W. On the histogenesis of verruca seborrhoica, II: electron microscope findings. *Arch Klin Exp Dermatol* 1963;217:627–651.

106. Okun MR, Blumental G. Basal cell epithelioma with giant cells and nuclear atypicality. *Arch Dermatol* 1964;89:598–600.

107. Mehregan AH, Pinkus H. Intraepidermal epithelioma: a critical study. *Cancer* 1964;17:609–636.

108. Schlappner OL, Rowden G, Philips TM, et al. Melanoacanthoma: ultrastructural and immunological studies. *J Cutan Pathol* 1978;5:127.

109. Prince C, Mehregan AH, Hashimoto K, et al. Large melanoacanthomas: a report of five cases. *J Cutan Pathol* 1984;11:309.

110. Delacretaz J. Melanoacanthoma. *Dermatologica* 1975;151:236.

111. Hairston MA Jr, Reed RJ, Derbes VJ. Dermatosis papulosa nigra. *Arch Dermatol* 1964;89:655–658.

112. Babapour R, Leach J, Levy H. Dermatosis papulosa nigra in a young child. *Pediatr Dermatol* 1993;10:356.

113. Kocsard E, Ofner F. Keratoelastoidosis verrucosa of the extremities (stucco keratoses of the extremities). *Dermatologica* 1966;133(3):225–235.

113a. Kocsard E, Carter JJ. The papillomatous keratoses: the nature and differential diagnosis of stucco keratosis. *Australas J Dermatol* 1971;12:80.

114. Stockfleth E, Rowert J, Arndt R, et al. Detection of human papillomavirus and response to topical 5% imiquimod in a case of stucco keratosis. *Br J Dermatol* 2000;143:846.

115. Willoughby C, Soter NA. Stucco keratosis. *Arch Dermatol* 1972;105:859.

116. Braun-Falco O, Weissmann I. Stuccokeratoses: review and own observations. *Hautarzt* 1978;29:573.

117. Stieler W, Plewig G. Acanthosis nigricans maligna and Leser-Trelat sign in double malignancy of the breast and stomach. *Z Hautkr* 1987;62:344.

118. Schwartz RA, Burgess GH. Florid cutaneous papillomatosis. *Arch Dermatol* 1978;114:1803.

119. Ronchese F. Keratoses, cancer and "the sign of Leser-Trelat". *Cancer* 1965;18:1003–1006.

120. Sneddon IB, Roberts JB. An incomplete from of acanthosis nigricans. *Gut* 1962;3:269–272.

121. Liddell K, White JE, Caldwell IW. Seborrhoeic keratoses and carcinoma of the large bowel: three cases exhibiting the sign of Lester-trelat. *Br J Dermatol* 1975;92:449.

122. Kechijian P, Sadick NS, Mariglio J, et al. Cytarabine-induced inflammation in the seborrheic keratoses of Leser-Trelat. *Ann Intern Med* 1979;91:868.

123. Lambert D, Fort M, Legoux A, et al. The Leser-Trelat symptom: report of two cases. *Ann Dermatol Venereol* 1980;107:1035.

124. Lindelof B, Sigurgeirsson B, Melander S. Seborrheic kerato-ses and cancer. *J Am Acad Dermatol* 1992;26:947.

125. Venencie PY, Perry HO. Sign of Leser-Trelat: report of two cases and review of the literature. *J Am Acad Dermatol* 1984;10:83.

126. Argenyi ZB, Huston BM, Argenyi EE, et al. Large-cell acanthoma of the skin: a study by image analysis cytometry and immunohistochemistry. *Am J Dermatopathol* 1994;16:140.

127. Rabinowitz AD, Inghirami G. Large-cell acanthoma: a distinctive keratosis. *Am J Dermatopathol* 1992;14:136.

128. Sanchez Yus E, del Rio E, Requena L. Large-cell acanthoma is a distinctive condition. *Am J Dermatopathol* 1992;14:140.

129. Degos R, Civatte J. Clear-cell acanthoma: experience of 8 years. *Br J Dermatol* 1970;83:248.

130. Fine RM, Chernosky ME. Clinical recognition of clear-cell acanthoma (Degos'). *Arch Dermatol* 1969;100:559.

131. Innocenzi D, Barduagni F, Cerio R, et al. Disseminated eruptive clear cell acanthoma—a case report with review of the literature. *Clin Exp Dermatol* 1994;19:249.

132. Wells GC, Wilson-Jones E. Degos' acanthoma (acanthome a cellules claires): a report of 5 cases with particular reference to the histochemistry. *Br J Dermatol* 1967;79:249.

133. Kerl H. Clear-cell acanthoma. *Hautarzt* 1977;28:456.

134. Pierard GE. Clear cell melanoacanthoma. *Ann Dermatol Venereol* 1986;113:253.

135. Wilson-Jones E, Wells RS. Degos' acanthoma: acanthome à cellules claires. *Br J Dermatol* 1967;94:286.

136. Trau H, Fisher BK, Schewach-Millet M. Multiple clear cell acanthomas. *Arch Dermatol* 1980;116:433.

137. Fukushiro S, Takei Y, Ackerman AB. Pale-cell acanthosis: a distinctive histologic pattern of epidermal epithelium. *Am J Dermatopathol* 1985;7:515.

138. Cramer HJ. Pale cell acanthoma (Degos) with syringomateous and nevus-sebaceous-like formation. *Dermatologica* 1971;143:265.

139. Desmons F, Breuillard F, Thomas P, et al. Multiple clear-cell acanthoma (Degos): histochemical and ultrastructural study of two cases. *Int J Dermatol* 1977;16:203.

140. Hu F, Sisson JK. The ultrastructure of the pale cell acanthoma. *J Invest Dermatol* 1969;52:185.

141. Leonforte JF. Palmoplantar epidermal cyst. *Hautarzt* 1978;29:657.

142. Fisher BK, Macpherson M. Epidermoid cyst of the sole. *J Am Acad Dermatol* 1986;15:1127.

143. Onuigbo WI. Vulval epidermoid cysts in the Igbos of Nigeria. *Arch Dermatol* 1976;112:1405.

144. Fieselman DW, Reed RJ, Ichinose H. Pigmented epidermal cyst. *J Cutan Pathol* 1974;1:256.

145. Raab W, Steigleder GK. Misdiagnosis of horny cysts: simulation of a prickle-cell carcinoma or a deep mycosis. *Arch Klin Exp Dermatol* 1961;212:606–615.

146. Shet T, Desai S. Pigmented epidermal cysts. *Am J Dermatopathol* 2001;23:477.

147. Akasaka T, Imamura Y, Kon S. Pigmented epidermal cyst. *J Dermatol* 1997;24:475.

148. Delacretaz J. Keratotic basal-cell carcinoma arising from an epidermoid cyst. *J Dermatol Surg Oncol* 1977;3:310.

149. Shelley WB, Wood MG. Occult Bowen's disease in keratinous cysts. *Br J Dermatol* 1981;105:105.

150. McDonald LW. Carcinomatous change in cysts of skin. *Arch Dermatol* 1963;87:208.

151. Wilson-Jones E. Proliferating epidermoid cysts. *Arch Dermatol* 1966;94:11.

152. Brownstein MH. Hybrid cyst: a combined epidermoid and trichilemmal cyst. *J Am Acad Dermatol* 1983;9:872.

153. McGavran MH, Binnington B. Keratinous cysts of the skin: identification and differentiation of pilar cysts from epidermal cysts. *Arch Dermatol* 1966;94:499.

154. Hardin J, Gardner JM, Colome MI, et al. Verrucous cyst with melanocytic and sebaceous differentiation: a case report and review of the literature. *Arch Pathol Lab Med* 2013;137:576.

155. McGrath JA, Schofield OM, Eady RA. Epidermolysis bullosa pruriginosa: dystrophic epidermolysis bullosa with distinctive clinicopathological features. *Br J Dermatol* 1994;130:617.

156. Wolfe SF, Gurevitch AW. Eruptive milia. *Cutis* 1997;60:183.

157. Epstein W, Kligman AM. The pathogenesis of milia and benign tumors of the skin. *J Invest Dermatol* 1956;26:1.

158. Leppard B, Sneddon IB. Milia occurring in lichen sclerosus et atrophicus. *Br J Dermatol* 1975;92:711.

159. Tsuji T, Sugai T, Suzuki S. The mode of growth of eccrine duct milia. *J Invest Dermatol* 1975;65:388.

160. Pinkus H. The pathogenesis of milia and benign tumors of the skin. *J Invest Dermatol* 1956;26:10.

161. Leppard BJ, Sanderson KV. The natural history of trichilemmal cysts. *Br J Dermatol* 1976;94:379.

162. Leppard BJ, Sanderson KV, Wells RS. Hereditary trichilemmal cysts: hereditary pilar cysts. *Clin Exp Dermatol* 1977;2:23.

163. Brownstein MH, Arluk DJ. Proliferating trichilemmal cyst: a simulant of squamous cell carcinoma. *Cancer* 1981;48:1207.

164. Pinkus H. "Sebaceous cysts" are trichilemmal cysts. *Arch Dermatol* 1969;99:544.

165. Cotton DW, Kirkham N, Young BJ. Immunoperoxidase anti-keratin staining of epidermal and pilar cysts. *Br J Dermatol* 1984;111:63.

166. Kimura S. Trichilemmal cysts: ultrastructural similarities to the trichilemmal sac. *Dermatologica* 1978;157:164.

167. Contreras MA, Costello MJ. Steatocystoma multiplex with embryonal hair formation; case presentation and consideration of pathogenesis. *AMA Arch Derm* 1957;76:720.

168. Cho S, Chang SE, Choi JH, et al. Clinical and histologic features of 64 cases of steatocystoma multiplex. *J Dermatol* 2002;29:152.

169. Hohl D. Steatocystoma multiplex and oligosymptomatic pachyonychia congenita of the Jackson-Sertoli type. *Dermatology* 1997;195:86.

170. Setoyama M, Mizoguchi S, Usuki K, et al. Steatocystoma multiplex: a case with unusual clinical and histological manifestation. *Am J Dermatopathol* 1997;19:89.

171. Brownstein MH. Steatocystoma simplex: a solitary steatocystoma. *Arch Dermatol* 1982;118:409.

172. Hashimoto K, Fisher BK, Lever EF. Steatocystoma multiplex: case reports and electron microscopic studies. *Hautarzt* 1964;15:299–305.

173. Oyal H, Nikolowski W. *Arch Klin Exp Dermatol* 1957; 204:361.

174. Kligman AM, Kirschbaum JD. Steatocystoma multiplex: a dermoid tumor. *J Invest Dermatol* 1964;42:383–387.

175. Plewig G, Wolff HH, Braun-Falco O. Steatocystoma multiplex: anatomic reevaluation, electron microscopy, and autoradiography. *Arch Dermatol Res* 1982;272:363.

176. Kimura S. An ultrastructural study of steatocystoma multiplex and the normal pilosebaceous apparatus. *J Dermatol* 1981;8:459.

177. Sandoval R, Urbina F. Pigmented follicular cyst. *Br J Dermatol* 1994;131:130.

178. Brownstein MH, Helwig EB. Subcutaneous dermoid cysts. *Arch Dermatol* 1973;107:237.

179. Ambiavagar PC, Rosen Y. Cutaneous ciliated cyst of the chin: probable bronchogenic cyst. *Arch Dermatol* 1979;115:895.

180. van der Putte SC, Toonstra J. Cutaneous "bronchogenic" cyst. *J Cutan Pathol* 1985;12:404.

181. Ashton MA. Cutaneous ciliated cyst of the lower limb in a male. *Histopathology* 1995;26:467.

182. Sickel JZ. Cutaneous ciliated cyst of the scalp: a case report with immunohistochemical evidence for estrogen and progesterone receptors. *Am J Dermatopathol* 1994;16:76.

183. Tresser NJ, Dahms B, Berner JJ. Cutaneous bronchogenic cyst of the back: a case report and review of the literature. *Pediatr Pathol* 1994;14:207.

184. Fontaine DG, Lau H, Murray SK, et al. Cutaneous ciliated cyst of the abdominal wall: a case report with a review of the literature and discussion of pathogenesis. *Am J Dermatopathol* 2002;24:63.

185. Sidoni A, Bucciarelli E. Ciliated cyst of the perineal skin. *Am J Dermatopathol* 1997;19:93.

186. Clark JV. Ciliated epithelium in a cyst of the lower limb. *J Pathol* 1969;98:289.

187. Cole LA, Helwig EB. Mucoid cysts of the penile skin. *J Urol* 1976;115:397.

188. Dupre A, Lassere J, Christol B, et al. Canals and dysembryoplastic cysts of the genitoperineal raphe. *Ann Dermatol Venereol* 1982;109:81.

189. Ahmed A, Jones AW. Apocrine cystadenoma: a report of 2 cases occurring on the prepuce. *Br J Dermatol* 1969;81:899.

190. Powell RF, Palmer CH, Smith EB. Apocrine cystadenoma of the penile shaft. *Arch Dermatol* 1977;113:1250.

191. Romani J, Barnadas MA, Miralles J, et al. Median raphe cyst of the penis with ciliated cells. *J Cutan Pathol* 1995;22:378.

192. Paslin D. Urethroid cyst. *Arch Dermatol* 1983;119:89.

193. Esterly NB, Fretzin DF, Pinkus H. Eruptive vellus hair cysts. *Arch Dermatol* 1977;113:500.

194. Stiefler RE, Bergfeld WF. Eruptive vellus hair cysts—an inherited disorder. *J Am Acad Dermatol* 1980;3:425.

195. Piepkorn MW, Clark L, Lombardi DL. A kindred with congenital vellus hair cysts. *J Am Acad Dermatol* 1981;5:661.

196. Tomkova H, Fujimoto W, Arata J. Expression of keratins (K10 and K17) in steatocystoma multiplex, eruptive vellus hair cysts, and epidermoid and trichilemmal cysts. *Am J Dermatopathol* 1997;19:250.

197. Lee S, Kim JG. Eruptive vellus hair cyst: clinical and histologic findings. *Arch Dermatol* 1979;115:744.

198. Burns DA, Calnan CD. Eruptive vellus hair cysts. *Clin Exp Dermatol* 1981;6:209.

199. Bovenmyer DA. Eruptive vellus hair cysts. *Arch Dermatol* 1979;115:338.

200. Redondo P, Vazquez-Doval J, Idoate M, et al. Multiple pilosebaceous cysts. *Clin Exp Dermatol* 1995;20:328.

201. Ohtake N, Kubota Y, Takayama O, et al. Relationship between steatocystoma multiplex and eruptive vellus hair cysts. *J Am Acad Dermatol* 1992;26:876.

202. Szymanski FJ. Warty dyskeratoma; a benign cutaneous tumor resembling Darier's disease microscopically. *AMA Arch Derm* 1957;75:567.

203. Azuma Y, Matsukawa A. Warty dyskeratoma with multiple lesions. *J Dermatol* 1993;20:374.

204. Gorlin RJ, Peterson WC Jr. Warty dyskeratoma: a note concerning its occurrence on the oral mucosa. *Arch Dermatol* 1967;95:292.

205. Harrist TJ, Murphy GF, Mihm MC Jr. Oral warty dyskeratoma. *Arch Dermatol* 1980;116:929.

206. Tanay A, Mehregan AH. Warty dyskeratoma. *Dermatologica* 1969;138:155.

207. Graham JH, Helwig EB. Isolated dyskeratosis follicularis. *AMA Arch Derm* 1958;77:377.

208. Delacretaz J. Verrucose dyskeratomas and dyskeratotic senile keratosis. *Dermatologica* 1963;127:23–32.

209. Metz J, Schropl F. Zur nosologie des dyskeratoma segregans: "Warty dyskeratoma". *Arch Klin Exp Dermatol* 1970;238:21.

210. Furtado TA, Szymanski FJ. Histological study of verrucous dyskeratoma. *Ann Dermatol Syphiligr (Paris)* 1961;88:633–640.

211. Kaddu S, Dong H, Mayer G, et al. Warty dyskeratoma—"follicular dyskeratoma": analysis of clinicopathologic features of a distinctive follicular adnexal neoplasm. *J Am Acad Dermatol* 2002;47:423.

212. Brownstein MH, Rabinowitz AD. The precursors of cutaneous squamous cell carcinoma. *Int J Dermatol* 1979;18:1.

213. Epstein JH. Photocarcinogenesis, skin cancer, and aging. *J Am Acad Dermatol* 1983;9:487.

214. Sober AJ, Burstein JM. Precursors to skin cancer. *Cancer* 1995;75:645.

215. James MP, Wells GC, Whimster IW. Spreading pigmented actinic keratoses. *Br J Dermatol* 1978;98:373.

216. Koten JW, Verhagen AR, Frank GL. Histopathology of actinic cheilitis. *Dermatologica* 1967;135:465.

217. Cataldo E, Doku HC. Solar cheilitis. *J Dermatol Surg Oncol* 1981;7:989.

218. Picascia DD, Robinson JK. Actinic cheilitis: a review of the etiology, differential diagnosis, and treatment. *J Am Acad Dermatol* 1987;17:255.

219. Montgomery H, Dorffel J. Verruca senilis und keratoma senile. *Arch Derm Syphilol* 1932;166:286.

220. Lund HZ. How often does squamous cell carcinoma of the skin metastasize? *Arch Dermatol* 1965;92:635.

221. Moller R, Reymann F, Hou-Jensen K. Metastases in dermatological patients with squamous cell carcinoma. *Arch Dermatol* 1979;115:703.

222. Billano RA, Little WP. Hypertrophic actinic keratosis. *J Am Acad Dermatol* 1982;7:484.

223. Halter K. A few observed histological signs in senile keratosis. *Hautarzt* 1952;3:215.

224. Pinkus H. Keratosis senilis; a biologic concept of its pathogenesis and diagnosis based on the study of normal epidermis and 1730 seborrheic and senile keratoses. *Am J Clin Pathol* 1958;29:193.

225. Tan CY, Marks R. Lichenoid solar keratosis—prevalence and immunologic findings. *J Invest Dermatol* 1982;79:365.

226. Vakilzadeh F, Happle R. Epidermolytic leukoplakia. *J Cutan Pathol* 1982;9:267.

227. Carapeto FJ, Garcia-Perez A. Acantholytic keratosis. *Dermatologica* 1974;148:233.

228. Braun-Falco O, Schmoeckel C, Geyer C. Pigmented actinic keratoses. *Hautarzt* 1986;37:676.

229. Kerl H. What is the boundary that separates a thick solar keratosis and a thin squamous cell carcinoma? *Am J Dermatopathol* 1984;6:305.

230. Ackerman AB. What is the boundary that separates a thick solar keratosis and a thin squamous cell carcinoma? *Am J Dermatopathol* 1984;6:306.

231. Mahrle G, Thiele B. Epidermal dysplasia in solar keratosis. *J.Cutan Pathol.* 1983;10:295.

232. Schaumburg-Lever G, Gavris V, Lever WF, et al. Cell-surface carbohydrates in proliferative epidermal lesions: distribution of A, B, and H blood group antigens in benign and malignant lesions. *Am J Dermatopathol* 1984;6:583.

233. Hirsch P, Marmelzat WL. Lichenoid actinic keratosis. *Dermatol Int* 1967;6:101.

234. Shapiro L, Ackerman AB. Solitary lichen planus-like keratosis. *Dermatologica* 1966;132:386.

235. Scott MA, Johnson WC. Lichenoid benign keratosis. *J Cutan Pathol* 1976;3:217.

236. de Berker D, McGregor JM, Hughes BR. Guidelines for the management of actinic keratoses. *Br J Dermatol* 2007;156:222.

237. Szeimies RM, Karrer S, Radakovic-Fijan S, et al. Photodynamic therapy using topical methyl 5-aminolevulinate compared with cryotherapy for actinic keratosis: a prospective, randomized study. *J Am Acad Dermatol* 2002;47:258.

238. Freeman M, Vinciullo C, Francis D, et al. A comparison of photodynamic therapy using topical methyl aminolevulinate (Metvix) with single cycle cryotherapy in patients with actinic keratosis: a prospective, randomized study. *J Dermatolog Treat* 2003;14:99.

239. Bart RS, Andrade R, Kopf AW. Cutaneous horns: a clinical and histopathologic study. *Acta Derm Venereol* 1968;48:507.

240. Brownstein MH, Shapiro EE. Trichilemmomal horn: cutaneous horn overlying trichilemmoma. *Clin Exp Dermatol* 1979;4:59.

241. Cramer HJ, Kahlert G. Cornu cutaneum: independent disease of clinical symptom? *Dermatol Wochenschr* 1964;150:521–530.

242. Sandbank M. Basal cell carcinoma at the base of cutaneous horn (cornu cutaneum). *Arch Dermatol* 1971;104:97.

243. McAdams AJ Jr, Kistner RW. The relationship of chronic vulvar disease, leukoplakia, and carcinoma in situ to carcinoma of the vulva. *Cancer* 1958;11:740.

244. Shklar G. Oral leukoplakia—studies in enzyme histochemistry. *J Invest Dermatol* 1967;48:153.

245. Pindborg JJ. Pathology of oral leukoplakia. *Am J Dermatopathol* 1980;2:277.

246. Waldron CA, Shafer WG. Leukoplakia revisited: a clinicopathologic study 3256 oral leukoplakias. *Cancer* 1975;36:1386.

247. Hornstein OP. Clinical picture, etiology and therapy of oral leukoplakias. *Hautarzt* 1979;30:40.

248. Lee JJ, Hong WK, Hittelman WN, et al. Predicting cancer development in oral leukoplakia: ten years of translational research. *Clin Cancer Res* 2000;6:1702.

249. van der Hem PS, Nauta JM, van der Wal JE, et al. The results of CO2 laser surgery in patients with oral leukoplakia: a 25 year follow up. *Oral Oncol* 2005;41:31.

250. Shafer WG, Waldron CA. Erythroplakia of the oral cavity. *Cancer* 1975;36:1021.

251. Grassel-Pietrusky R, Hornstein OP. Histologic studies on the frequency of Candida invasion in precancerous oral leukoplakia. *Hautarzt* 1980;31:21.

252. Cawson RA, Lehner T. Chronic hyperplastic candidiasis—candidal leukoplakia. *Br J Dermatol* 1968;80:9.

253. Loning T, Ikenberg H, Becker J, et al. Analysis of oral papillomas, leukoplakias, and invasive carcinomas for human papillomavirus type related DNA. *J Invest Dermatol* 1985;84:417.

254. Gassenmaier A, Hornstein OP. Presence of human papillomavirus DNA in benign and precancerous oral leukoplakias and squamous cell carcinomas. *Dermatologica* 1988;176:224.

255. Schell H, Schonberger A. Site-specific incidence of benign and precancerous leukoplakias and cancers of the oral cavity [in German]. *Z Hautkr* 1987;62:798.

256. Rich AM, Reade PC. A quantitative assessment of Langerhans cells in oral mucosal lichen planus and leukoplakia. *Br J Dermatol* 1989;120:223.

257. Shear M, Pindborg JJ. Verrucous hyperplasia of the oral mucosa. *Cancer* 1980;46:1855.

258. Kraus FT, Perezmesa C. Verrucous carcinoma: clinical and pathologic study of 105 cases involving oral cavity, larynx and genitalia. *Cancer* 1966;19:26.

259. Samitz MH, Ackerman AB, Lantis LR. Squamous cell carcinoma arising at the site of oral florid papillomatosis. *Arch Dermatol* 1967;96:286.

260. Grinspan D, Abulafia J. Oral florid papillomatosis (verrucous carcinoma). *Int J Dermatol* 1979;18:608.

261. Wechsler HL, Fisher ER. Oral florid papillomatosis: clinical, pathological and electron microscopic observations. *Arch Dermatol* 1962;86:480–492.

262. Kanee B. Oral florid papillomatosis complicated by verrucous squamous carcinoma: treatment with methotrexate. *Arch Dermatol* 1969;99:196.

263. Walvekar RR, Chaukar DA, Deshpande MS, et al. Verrucous carcinoma of the oral cavity: a clinical and pathological study of 101 cases. *Oral Oncol* 2009;45:47.

264. Abrams AM, Melrose RJ, Howell FV. Necrotizing sialometaplasia: a disease simulating malignancy. *Cancer* 1973;32:130.

265. Raugi GJ, Kessler S. Necrotizing sialometaplasia: a condition simulating malignancy. *Arch Dermatol* 1979;115:329.

266. Piette F, Sauque E, Pellerin P, et al. Necrotizing sialometaplasia. *Ann Dermatol Venereol* 1980;107:821.

267. Fechner RE. Necrotizing sialometaplasia: a source of confusion with carcinoma of the palate. *Am J Clin Pathol* 1977;67:315.

268. Shapiro L, Juhlin EA. Eosinophilic ulcer of the tongue report of two cases and review of the literature. *Dermatologica* 1970;140:242.

269. Burgess GH, Mehregan AH, Drinnan AJ. Eosinophilic ulcer of the tongue. *Arch Dermatol* 1977;113:644.

270. Borroni G, Pericoli R, Gabba P, et al. Eosinophilic ulcers of the tongue. *J Cutan Pathol* 1984;11:322.

271. Baran RL, Gormley DE. Polydactylous Bowen's disease of the nail. *J Am Acad Dermatol* 1987;17:201.

272. Bowen JT. Centennial paper. May 1912 (*J Cutan Dis Syph* 1912;30:241–255). Precancerous dermatoses: a study of two cases of chronic atypical epithelial proliferation. By John T. Bowen, M.D., Boston. *Arch Dermatol* 1983;119:243.

273. Montgomery H. Precancerous dermatosis and epithelioma in situ. *Arch Derm Syphilol* 1939;39:287.

274. Montgomery H, Waisman M. Epithelioma attributable to arsenic. *J Invest Dermatol* 1941;4:365.

275. Strayer DS, Santa Cruz DJ. Carcinoma in situ of the skin: a review of histopathology. *J Cutan Pathol* 1980;7:244.

276. Kao GF. Carcinoma arising in Bowen's disease. *Arch Dermatol* 1986;122:1124.

277. Graham JH, Helwig EB. Bowen's disease and its relationship to systemic cancer. *AMA Arch Derm* 1959;80:133.

278. Ackerman AB. Reply to Mascaro JM: bowenoid papulosis. *J Am Acad Dermatol* 1981;4:608.

279. Callen JP, Headington J. Bowen's and non-Bowen's squamous intraepidermal neoplasia of the skin: relationship to internal malignancy. *Arch Dermatol* 1980;116:422.

280. Andersen SL, Nielsen A, Reymann F. Relationship between Bowen disease and internal malignant tumors. *Arch Dermatol* 1973;108:367.

281. Reymann F, Ravnborg L, Schou G, et al. Bowen's disease and internal malignant diseases: a study of 581 patients. *Arch Dermatol* 1988;124:677.

282. Chuang TY, Reizner GT. Bowen's disease and internal malignancy: a matched case-control study. *J Am Acad Dermatol* 1988;19:47.

283. Seiji M, Mizuno F. Electron microscopic study of Bowen's disease. *Arch Dermatol* 1969;99:3.

284. Olson RL, Nordquist RE, Everett MA. Dyskeratosis in Bowen's disease. *Br J Dermatol* 1969;81:676.

285. Sato A, Seiji M. Electron microscopic observations of malignant dyskeratosis in leukoplakia and bowen's disease. *Acta Derm Venereol Suppl (Stockh)* 1973;73:101–110.

286. Arai H, Hori Y. An ultrastructural observation of intra-cytoplasmic desmosomes in Darier's disease. *J Dermatol* 1977;4:223.

287. Klingmuller G, Klehr HU, Ishibashi Y. Desmosomes in the cytoplasm of dedifferentiated keratinocytes of squamous cell carcinoma. *Arch Klin Exp Dermatol* 1970;238:356.

288. Fisher ER, McCoy MM, Wechsler HL. Analysis of histopathologic and electron microscopic determinants of keratoacnthoma and squamous cell carcinoma. *Cancer* 1972;29:1387.

289. Ishibashi Y, Niimura M, Klingmuller G. Electron microscopy study on the morphology of Paget cells. *Arch Dermatol Forsch* 1972;245:402.

290. Klug H, Haustein UF. Occurrence of intracytoplasmic desmosomes in keratinocytes. *Dermatologica* 1974;148:143.

291. Komura J, Watanabe S. Desmosome-like structures in the cytoplasm of normal human keratinocyte. *Arch Dermatol Res* 1975;253:145.

292. Schenk P. Desmosomal structures in the cytoplasm of normal and abnormal keratinocytes. *Arch Dermatol Res* 1975;253:23.

293. Olson RL, Nordquist R, Everett MA. An electron microscopic study of Bowen's disease. *Cancer Res* 1968;28:2078.

294. Raiten K, Paniago-Pereira C, Ackerman AB. Pagetoid Bowen's disease vs. extramammary Paget's disease. *J Dermatol Surg* 1976;2:24.

295. Cox NH, Eedy DJ, Morton CA. Guidelines for management of Bowen's disease: british association of dermatologists. *Br J Dermatol* 1999;141:633.

296. Bath-Hextall FJ, Matin RN, Wilkinson D, et al. Interventions for cutaneous Bowen's disease. *Cochrane Database Syst Rev* 2013;6:CD007281.

297. Queyrat L. Erythroplasie du gland. *Bull Soc Fr Dermatol Syphiligr* 1911;22:378.

298. Goette DK. Erythroplasia of Queyrat. *Arch Dermatol* 1974;110:271.

299. Wieland U, Jurk S, Weissenborn S, et al. Erythroplasia of queyrat: coinfection with cutaneous carcinogenic human papillomavirus type 8 and genital papillomaviruses in a carcinoma in situ. *J Invest Dermatol* 2000;115:396.

300. Nasca MR, Potenza MC, Alessi L, et al. Absence of PCR-detectable human papilloma virus in erythroplasia of Queyrat using a comparative control group. *Sex Transm Infect* 2010;86:199.

301. Mikhail GR. Cancers, precancers, and pseudocancers on the male genitalia. A review of clinical appearances, histopathology, and management. *J Dermatol Surg Oncol* 1980;6:1027.

302. Graham JH, Helwig EB. Erythroplasia of Queyrat. In: Graham JH, Johnson WC, Helwig EB, eds. *Dermal pathology*. Hagerstown, MD: Harper & Row, 1972:597.

303. Arlette JP. Treatment of Bowen's disease and erythroplasia of Queyrat. *Br J Dermatol* 2003;149(Suppl 66):43.

304. Zoon JJ. Chronic benign circumscript plasmocytic balanoposthitis. *Dermatologica* 1952;105:1.

305. Eberhartinger C, Bergmann M. Balanoposthitis chronica circumscripta plasmacellularis ZOON and phimosis. *Z Haut Geschlechtskr* 1971;46:251.

306. Souteyrand P, Wong E, MacDonald DM. Zoon's balanitis (balanitis circumscripta plasmacellularis). *Br J Dermatol* 1981;105:195.

307. Mallon E, Hawkins D, Dinneen M, et al. Circumcision and genital dermatoses. *Arch Dermatol* 2000;136:350.

308. Mensing H, Janner M. Vulvitis plasmacellularis Zoon. *Z Hautkr* 1981;56:728.

309. Davis J, Shapiro L, Baral J. Vulvitis circumscripta plasmacellularis. *J Am Acad Dermatol* 1983;8:413.

310. Kiene P, Folster-Holst R. No evidence of human papillomavirus infection in balanitis circumscripta plasmacellularis Zoon. *Acta Derm Venereol* 1995;75:496.

311. Brodin MB. Balanitis circumscripta plasmacellularis. *J Am Acad Dermatol* 1980;2:33.

312. Jonquieres ED, de Lutzky FK. Chronic pseudo-erythroplasic balanitis and vulvitis: histological study. *Ann Dermatol Venereol* 1980;107:173.

313. Nodl F. Clinic and histology of the balanoposthitis chronica circumscripta benigna plasmacellularis-Zoon. *Arch Klin Exp Dermatol* 1954;198:557.

314. Moldenhauer E. Cheilitis plasmacellularis—a contribution to plasmocytosis circumorificialis. *Dermatol Wochenschr* 1966;152:636.

315. Baughman RD, Berger P, Pringle WM. Plasma cell cheilitis. *Arch Dermatol* 1974;110:725.

316. Schuermann H. Plasmocytosis circumorificialis. *Dtsch Zahnarztl Z* 1960;15:601.

317. Crum CP, Liskow A, Petras P, et al. Vulvar intraepithelial neoplasia (severe atypia and carcinoma in situ): a clinico-pathologic analysis of 41 cases. *Cancer* 1984;54:1429.

318. Ulbright TM, Stehman FB, Roth LM, et al. Bowenoid dysplasia of the vulva. *Cancer* 1982;50:2910.

319. Fox H, Wells M. Recent advances in the pathology of the vulva. *Histopathology* 2003;42:209.

320. Pepas L, Kaushik S, Bryant A, et al. Medical interventions for high grade vulval intraepithelial neoplasia. *Cochrane Database Syst Rev* 2011;(4):CD007924.

321. Montgomery H. Arsenic as an etiologic agent in certain types of epithelioma. *Arch Derm Syphilol* 1935;32:218.

322. Mazumder DN, Das GJ, Chakraborty AK, et al. Environmental pollution and chronic arsenicosis in south Calcutta. *Bull World Health Organ* 1992;70:481.

323. Das D, Chatterjee A, Mandal BK, et al. Arsenic in ground water in six districts of West bengal, India: the biggest arsenic calamity in the world, part 2: arsenic concentration in drinking water, hair, nails, urine, skin-scale and liver tissue (biopsy) of the affected people. *Analyst* 1995;120:917.

324. Fierz U. Follow-up studies of the side-effects of the treatment of skin diseases with inorganic arsenic. *Dermatologica* 1965;131:41.

325. Yeh S. Skin cancer in chronic arsenicism. *Hum Pathol* 1973;4:469.

326. Neubauer O. Arsenical cancer; a review. *Br J Cancer* 1947;1:192.

327. Sommers SC, McManus RG. Multiple arsenical cancers of skin and internal organs. *Cancer* 1953;6:347.

328. Roth F. Chronic arsenic poisoning of Moselle vineyard-workers, with special reference to arsenic cancer. *Z Krebsforsch* 1956;61:287.

329. Miki Y, Kawatsu T, Matsuda K, et al. Cutaneous and pulmonary cancers associated with Bowen's disease. *J Am Acad Dermatol* 1982;6:26.

330. Peterka ES, Lynch FW, Goltz RW. An association between Bowen's disease and internal cancer. *Arch Dermatol* 1961;84:623–629.

331. Hundeiker M, Petres J. Morphogenesis and variety of pre-cancerous lesions induced by arsenic. *Arch Klin Exp Dermatol* 1968;231:355.

332. Ehlers G. Clinical and histological studies on the problem of drug-induced arsenic tumors. *Z Haut Geschlechtskr* 1968;43:763.

333. Jung EG, Trachsel B. Molecular biology of arsenic carcinogenesis. *Arch Klin Exp Dermatol* 1970;237:819.

334. Wong SS, Tan KC, Goh CL. Cutaneous manifestations of chronic arsenicism: review of 17 cases. *J Am Acad Dermatol* 1998;38:179.

335. Barr LH, Menard JW. Marjolin's ulcer: the LSU experience. *Cancer* 1983;52:173.

336. Epstein E, Epstein NN, Bragg K, et al. Metastases from squamous cell carcinomas of the skin. *Arch Dermatol* 1968;97:245.

337. Frierson HF Jr, Cooper PH. Prognostic factors in squamous cell carcinoma of the lower lip. *Hum Pathol* 1986;17:346.

338. Quaedvlieg PJ, Creytens DH, Epping GG, et al. Histopathological characteristics of metastasizing squamous cell carcinoma of the skin and lips. *Histopathology* 2006;49:256.

339. Sedlin ED, Fleming JL. Epidermal carcinoma arising in chronic osteomyelitic foci. *J Bone Joint Surg* 1963;45:827.

340. Arons MS, Lynch JB, Lewis SR, et al. Scar tissue carcinoma, I: a clinical study with special reference to burn scar carcinoma. *Ann Surg* 1965;161:170–188.

341. Hoxtell EO, Mandel JS, Murray SS, et al. Incidence of skin carcinoma after renal transplantation. *Arch Dermatol* 1977;113:436.

342. Gupta AK, Cardella CJ, Haberman HF. Cutaneous malignant neoplasms in patients with renal transplants. *Arch Dermatol* 1986;122:1288.

343. Turner JE, Callen JP. Aggressive behavior of squamous cell carcinoma in a patient with preceding lymphocytic lymphoma. *J Am Acad Dermatol* 1981;4:446.

344. Evans HL, Smith JL. Spindle cell squamous carcinomas and sarcoma-like tumors of the skin: a comparative study of 38 cases. *Cancer* 1980;45:2687.

345. Manglani KS, Manaligod JR, Ray B. Spindle cell carcinoma of the glans penis: a light and electron microscopic study. *Cancer* 1980;46:2266.

346. Kobayasi T. Dermo-epidermal junction in invasive squamous cell carcinoma: an electron microscopic study. *Acta Derm Venereol* 1969;49:445.

347. Boncinelli U, Fornieri C, Muscatello U. Relationship between leukocytes and tumor cells in pre-cancerous and cancerous lesions of the lip: a possible expression of immune reaction. *J Invest Dermatol* 1978;71:407.

348. Battifora H. Spindle cell carcinoma: ultrastructural evidence of squamous origin and collagen production by the tumor cells. *Cancer* 1976;37:2275.

349. Barr RJ, Wuerker RB, Graham JH. Ultrastructure of atypical fibroxanthoma. *Cancer* 1977;40:736.

350. Gatter KC, Alcock C, Heryet A, et al. The differential diagnosis of routinely processed anaplastic tumors using monoclonal antibodies. *Am J Clin Pathol* 1984;82:33.

351. Robinson JK, Gottschalk R. Immunofluorescent and immunoperoxidase staining of antibodies to fibrous keratin: improved sensitivity for detecting epidermal cancer cells. *Arch Dermatol* 1984;120:199.

352. Lopes de Faria J. Basal cell carcinoma of the skin with areas of squamous cell carcinoma: a basosquamous cell carci-

noma? *J Clin Pathol* 1985;38:1273.

353. Costantino D, Lowe L, Brown DL. Basosquamous carcinoma-an under-recognized, high-risk cutaneous neoplasm: case study and review of the literature. *J Plast Reconstr Aesthet Surg* 2006;59:424.

354. Archbald E, Garcia C. Letter: Re: metastatic basosquamous carcinoma: report of two cases. *Dermatol Surg* 2010;36:426.

355. Lopes de Faria J, Nunes PH. Basosquamous cell carcinoma of the skin with metastases. *Histopathology* 1988;12:85.

356. Brantsch K, Sotlar K, Brod C, et al. Metastatic basosquamous carcinoma: report of two cases. *Dermatol Surg* 2008;34:1738.

357. Tarallo M, Cigna E, Sorvillo V, et al. Metatypical carcinoma: a review of 327 cases. *Ann Ital Chir* 2011;82:131.

358. Ting PT, Kasper R, Arlette JP. Metastatic basal cell carcinoma: report of two cases and literature review. *J Cutan Med Surg* 2005;9:10.

359. Farmer ER, Helwig EB. Metastatic basal cell carcinoma: a clinicopathologic study of seventeen cases. *Cancer* 1980;46:748.

360. Beer TW, Shepherd P, Theaker JM. Ber EP4 and epithelial membrane antigen aid distinction of basal cell, squamous cell and basosquamous carcinomas of the skin. *Histopathology* 2000;37:218.

361. Kirkham N, Too JX. Ber EP4 in the differential diagnosis of non-melanoma skin cancer. Summer Meeting 2013. Abstracts of the 7th Joint Meeting of the British Division of the International Academy of Pathology and the Pathological Society of Great Britain & Ireland. *J Pathol* 2013;231(Suppl 1):1.

362. Lever WF. Adenocanthoma of sweat glands; carcinoma of sweat glands with glandular and epidermal elements: report of four cases. *Arch Derm Syphilol* 1947;56:157.

363. Johnson WC, Helwig EB. Adenoid squamous cell carcinoma (adenoacanthoma): a clinicopathologic study of 155 patients. *Cancer* 1966;19:1639.

364. Borelli D. Aspetti pseudoglandolari nell'epitelioma discheratosico: "Adenoacanthoma of sweat glands" di Lever. *Dermatologica* 1948;97:193.

365. Takagi M, Sakota Y, Takayama S, et al. Adenoid squamous cell carcinoma of the oral mucosa: report of two autopsy cases. *Cancer* 1977;40:2250.

366. Muller SA, Wilhelmj CM Jr, Harrison EG Jr, et al. Adenoid squamous cell carcinoma (adenoacanthoma of lever): report of seven cases and review. *Arch Dermatol* 1964;89:589–597.

367. Wick MR, Pettinato G, Nappi O. Adenoid (acantholytic) squamous carcinoma of the skin. *J Cutan Pathol* 1988;15:351.

368. Delacretaz J, Majedi AS, Loretan RM. Epithelioma spinocellulare segregans; the so-called adenoacanthoma of the sweat glands (lever). *Hautarzt* 1957;8:512.

369. Lasser A, Cornog JL, Morris JM. Adenoid squamous cell carcinoma of the vulva. *Cancer* 1974;33:224.

370. Underwood JW, Adcock LL, Okagaki T. Adenosquamous carcinoma of skin appendages (adenoid squamous cell carcinoma, pseudoglandular squamous cell carcinoma, adenocanthoma of sweat gland of Lever) of the vulva: a clinical and ultrastructural study. *Cancer* 1978;42:1851.

371. Weidner N, Foucar E. Adenosquamous carcinoma of the skin: an aggressive mucin- and gland-forming squamous carcinoma. *Arch Dermatol* 1985;121:775.

372. Gallager HS, Miller GV, Grampa G. Primary mucoepidermoid carcinoma of the skin: report of a case. *Cancer* 1959;12:286.

373. Fulling KH, Strayer DS, Santa Cruz DJ. Adnexal metaplasia in carcinoma in situ of the skin. *J Cutan Pathol* 1981;8:79.

374. Friedman KJ. Low-grade primary cutaneous adenosqua-

mous (mucoepidermoid) carcinoma: report of a case and review of the literature. *Am J Dermatopathol* 1989;11:43.

375. Motley RJ, Preston PW, Lawrence CM. Multi-professional guidelines for the management of the patient with primary cutaneous squamous cell carcinoma. British Association of Dermatologists 2009. Available from http://www.bad.org.uk/Portals/_Bad/Guidelines/Clinical%20Guidelines/SCC%20Guidelines%20Final%20Aug%2009.pdf.

376. Holmkvist KA, Roenigk RK. Squamous cell carcinoma of the lip treated with Mohs micrographic surgery: outcome at 5 years. *J Am Acad Dermatol* 1998;38:960.

377. Rowe DE, Carroll RJ, Day CL Jr. Prognostic factors for local recurrence, metastasis, and survival rates in squamous cell carcinoma of the skin, ear, and lip: iImplications for treatment modality selection. *J Am Acad Dermatol* 1992;26:976.

378. de Graaf YG, Basdew VR, van Zwan-Kralt N, et al. The occurrence of residual or recurrent squamous cell carcinomas in organ transplant recipients after curettage and electrodesiccation. *Br J Dermatol* 2006;154:493.

379. Brewster AM, Lee JJ, Clayman GL, et al. Randomized trial of adjuvant 13-cis-retinoic acid and interferon alfa for patients with aggressive skin squamous cell carcinoma. *J Clin Oncol* 2007;25:1974.

380. Castano E, Lopez-Rios F, Alvarez-Fernandez JG, et al. Verrucous carcinoma in association with hypertrophic lichen planus. *Clin Exp Dermatol* 1997;22:23.

381. Warshaw EM, Templeton SF, Washington CV. Verrucous carcinoma occurring in a lesion of oral lichen planus. *Cutis* 2000;65:219.

382. Aroni K, Lazaris AC, Ioakim-Liossi A, et al. Histological diagnosis of cutaneous "warty" carcinoma on a pre-existing HPV lesion. *Acta Derm Venereol* 2000;80:294.

383. Mirbod SM, Ahing SI. Tobacco-associated lesions of the oral cavity, part II: malignant lesions. *J Can Dent Assoc* 2000;66:308.

384. Miyamoto T, Sasaoka R, Hagari Y, et al. Association of cutaneous verrucous carcinoma with human papillomavirus type 16. *Br J Dermatol* 1999;140:168.

385. Alkalay R, Alcalay J, Shiri J. Plantar verrucous carcinoma treated with Mohs micrographic surgery: a case report and literature review. *J Drugs Dermatol* 2006;5:68.

386. Padilla RS, Bailin PL, Howard WR, et al. Verrucous carcinoma of the skin and its management by Mohs' surgery. *Plast Reconstr Surg* 1984;73:442.

387. Ferlito A, Rinaldo A, Mannara GM. Is primary radiotherapy an appropriate option for the treatment of verrucous carcinoma of the head and neck? *J Laryngol Otol* 1998;112:132.

388. Nikkels AF, Thirion L, Quatresooz P, et al. Photodynamic therapy for cutaneous verrucous carcinoma. *J Am Acad Dermatol* 2007;57:516.

389. Su WP, Duncan SC, Perry HO. Blastomycosis-like pyoderma. *Arch Dermatol* 1979;115:170.

390. Sommerville J. Pseudo-epitheliomatous hyperplasia. *Acta Derm Venereol* 1953;33:236.

391. Freeman RG. On the pathogenesis of pseudoepitheliomatous hyperplasia. *J Cutan Pathol* 1974;1:231.

392. Ju DM. Pseudoepitheliomatous hyperplasia of the skin. *Dermatol Int* 1967;6:82.

393. Wagner RF Jr, Grande DJ. Pseudoepitheliomatous hyperplasia vs. squamous cell carcinoma arising from chronic osteomyelitis of the humerus. *J Dermatol Surg Oncol* 1986;12:632.

394. Johnson DE. Basal-cell epithelioma of the palm: a report of a case. *Arch Dermatol* 1960;82:253–256.

395. Hyman AB, Barsky AJ. Basal cell epithelioma of the palm.

Arch Dermatol 1965;92:571.

396. Hyman AB, Michaelides P. Basal-cell epithelioma of the sole: report of a case with features of the fibroepithelial tumor. *Arch Dermatol* 1963;87:481–485.

397. Lewis HM, Stensaas CO, Okun MR. Basal cell epithelioma of the sole. *Arch Dermatol* 1965;91:623–624.

398. Williamson JJ, Cohney BC, Henderson BM. Basal cell carcinoma of the mandibular gingiva. *Arch Dermatol* 1967;95:76.

399. Urmacher C, Pearlman S. An uncommon neoplasm of the oral mucosa. *Am J Dermatopathol* 1983;5:601.

400. Schubert H, Wolfram G, Guldner G. Recidives of basal cell epitheliomas after treatment. *Dermatol Monatsschr* 1979;165:89.

401. Murray JE, Cannon B. Basal-cell cancer in children and young adults. *N Engl J Med* 1960;262:440–443.

402. Maron H. Basal cell carcinoma in children. *Dermatol Wochenschr* 1963;147:545–550.

403. Milstone EB, Helwig EB. Basal cell carcinoma in children. *Arch Dermatol* 1973;108:523.

404. Gellin GA, Kopf AW, Garfinkel L. Basal cell epithelioma: a controlled study of associated factors. *Arch Dermatol* 1965;91:38–45.

405. Anderson NP, Anderson HE. Development of basal cell epithelioma as a consequence of radiodermatitis. *AMA Arch Derm Syphilol* 1951;63:586.

406. Schwartz RA, Burgess GH, Milgrom H. Breast carcinoma and basal cell epithelioma after x-ray therapy for hirsutism. *Cancer* 1979;44:1601.

407. Gaughan LJ, Bergeron JR, Mullins JF. Giant basal cell epithelioma developing in acute burn site. *Arch Dermatol* 1969;99:594.

408. Margolis MH. Superficial multicentric basal cell epithelioma arising in thermal burn scar. *Arch Dermatol* 1970;102:474.

409. Wechsler HL, Krugh FJ, Domonkos AN, et al. Polydysplastic epidermolysis bullosa and deelopment of epidermal neoplasms. *Arch Dermatol* 1970;102:374.

410. Weedon D, Wall D. Metastatic basal cell carcinoma. *Med J Aust* 1975;2:177.

411. Paver K, Poyzer K, Burry N, et al. Letter: the incidence of basal cell carcinoma and their metastases in Australia and New Zealand. *Australas J Dermatol* 1973;14:53.

412. Cotran RS. Metastasizing basal cell carcinomas. *Cancer* 1961;14:1036–1040.

413. von Domarus H, Stevens PJ. Metastatic basal cell carcinoma report of five cases and review of 170 cases in the literature. *J Am Acad Dermatol* 1984;10:1043.

414. Amonette RA, Salasche SJ, Chesney TM, et al. Metastatic basal-cell carcinoma. *J Dermatol Surg Oncol* 1981;7:397.

415. Jones VS, Chandra S, Smile SR, et al. A unique case of metastatic penile basal cell carcinoma. *Indian J Pathol Microbiol* 2000;43:465.

416. Ribuffo D, Alfano C, Ferrazzoli PS, et al. Basal cell carcinoma of the penis and scrotum with cutaneous metastases. *Scand J Plast Reconstr Surg Hand Surg* 2002;36:180.

417. Dzubow LM. Metastatic basal cell carcinoma originating in the supra-parotid region. *J Dermatol Surg Oncol* 1986;12:1306.

418. Assor D. Basal cell carcinoma with metastasis to bone: report of two cases. *Cancer* 1967;20:2125.

419. Wermuth BM, Fajardo LF. Metastatic basal cell carcinoma: a review. *Arch Pathol* 1970;90:458.

420. Soffer D, Kaplan H, Weshler Z. Meningeal carcinomatosis due to basal cell carcinoma. *Hum Pathol* 1985;16:530.

421. Farmer ER, Helwig EB. Metastatic basal cell carcinoma: a clinicopathologic study of seventeen cases. *Cancer* 1980; 46:748.

422. Mikhail GR, Nims LP, Kelly AP Jr, et al. Metastatic basal cell carcinoma: review, pathogenesis, and report of two cases. *Arch Dermatol* 1977;113:1261.

423. Safai B, Good RA. Basal cell carcinoma with metastasis: review of literature. *Arch Pathol Lab Med* 1977;101:327.

424. Gorlin RJ. Nevoid basal cell carcinoma (Gorlin) syndrome. *Genet Med* 2004;6:530.

425. Hahn H, Wicking C, Zaphiropoulous PG, et al. Mutations of the human homolog of Drosophila patched in the nevoid basal cell carcinoma syndrome. *Cell* 1996;85:841.

426. Zhang H, Ping XL, Lee PK, et al. Role of PTCH and p53 genes in early-onset basal cell carcinoma. *Am J Pathol* 2001; 158:381.

427. Brash DE, Rudolph JA, Simon JA, et al. A role for sunlight in skin cancer: UV-induced p53 mutations in squamous cell carcinoma. *Proc Natl Acad Sci U S A* 1991;88:10124.

428. LoRusso PM, Rudin CM, Reddy JC, et al. Phase I trial of hedgehog pathway inhibitor vismodegib (GDC-0449) in patients with refractory, locally advanced or metastatic solid tumors. *Clin Cancer Res* 2011;17:2502.

429. De Smaele E, Ferretti E, Gulino A. Vismodegib, a small-molecule inhibitor of the hedgehog pathway for the treatment of advanced cancers. *Curr Opin Investig Drugs* 2010;11:707.

430. Dvoretzky I, Fisher BK, Haker O. Mutilating basal cell epithelioma. *Arch Dermatol* 1978;114:239.

431. Gormley DE, Hirsch P. Aggressive basal cell carcinoma of the scalp. *Arch Dermatol* 1978;114:782.

432. Gorlin RJ. Nevoid basal-cell carcinoma syndrome. *Medicine (Baltimore)* 1987;66:98.

433. Taylor WB, Anderson DE, Howell JB, et al. The nevoid basal cell carcinoma syndrome: autopsy findings. *Arch Dermatol* 1968;98:612.

434. Southwick GJ, Schwartz RA. The basal cell nevus syndrome: disasters occurring among a series of 36 patients. *Cancer* 1979;44:2294.

435. Berendes U. Clinical significance of the oncotic phase in the basal cell nevus syndrome. *Hautarzt* 1971;22:261.

436. Howell JB, Mehregan AH. Pursuit of the pits in the nevoid basal cell carcinoma syndrome. *Arch Dermatol* 1970; 102:586.

437. Leppard BJ. Skin cysts in the basal cell naevus syndrome. *Clin Exp Dermatol* 1983;8:603.

438. Hermans EH, Grosfeld JC, Spaas JA. The fifth phacomatosis. *Dermatologica* 1965;130:446.

439. Reed JC. Nevoid basal cell carcinoma syndrome with associated fibrosarcoma of the maxilla: report of a case. *Arch Dermatol* 1968;97:304.

440. Happle R. Nevobasalioma and ameloblastoma. *Hautarzt* 1973;24:290.

441. Anderson TE, Best PV. Linear basal-cell naevus. *Br J Dermatol* 1962;74:20–23.

442. Carney RG. Linear unilateral basal-cell nevus with comedones; report of a case. *AMA Arch Derm Syphilol* 1952;65:471.

443. Horio T, Komura J. Linear unilateral basal cell nevus with comedo-like lesions. *Arch Dermatol* 1978;114:95.

444. Bleiberg J, Brodkin RH. Linear unilateral basal cell nevus with comedones. *Arch Dermatol* 1969;100:187.

445. Bazex A, Dupre A, Christol B. Follicular atrophoderma, baso-cellular proliferations and hypotrichosis. *Ann Dermatol Syphiligr (Paris)* 1966;93:241.

446. Viksnins P, Berlin A. Follicular atrophoderma and basal

cell carcinomas: the Bazex syndrome. *Arch Dermatol* 1977; 113:948.

447. Plosila M, Kiistala R, Niemi KM. The Bazex syndrome: follicular atrophoderma with multiple basal cell carcinomas, hypotrichosis and hypohidrosis. *Clin Exp Dermatol* 1981;6:31.

448. Rupec M, Vakilzadeh F, Korb G. The presence of giant cells with multiple nuclei in basalioma. *Arch Klin Exp Dermatol* 1969;235:198.

449. Pinkus H. Premalignant fibroepithelial tumors of skin. *AMA Arch Derm Syphilol* 1953;67:598.

450. Pinkus H. Epithelial and fibroepithelial tumors. *Arch Dermatol* 1965;91:24–37.

451. Fanger H, Barker BE. Histochemical studies of some keratotic and proliferating skin lesions, I: metachromasia. *AMA Arch Pathol* 1957;64:143.

452. Moore RD, Stevenson J, Schoenberg MD. The response of connective tissue associated with tumors of the skin. *Am J Clin Pathol* 1960;34:125–130.

453. Merot Y, Faucher F, Didierjean L, et al. Loss of bullous pemphigoid antigen in peritumoral lacunas of basal cell carcinomas. *Acta Derm Venereol* 1984;64:209.

454. Stanley JR, Beckwith JB, Fuller RP, et al. A specific antigenic defect of the basement membrane is found in basal cell carcinoma but not in other epidermal tumors. *Cancer* 1982;50:1486.

455. Weedon D, Shand E. Amyloid in basal cell carcinomas. *Br J Dermatol* 1979;101:141.

456. Aroni K, Lazaris AC, Nikolaou I, et al. Signet ring basal cell carcinoma: a case study emphasizing the differential diagnosis of neoplasms with signet ring cell formation. *Pathol Res Pract* 2001;197:853.

457. Hundeiker M, Berger H. On the morphogenesis of basaliomas. *Arch Klin Exp Dermatol* 1968;231:161.

458. Mehregan AH. Aggressive basal cell epithelioma on sunlight-protected skin: report of eight cases, one with pulmonary and bone metastases. *Am J Dermatopathol* 1983;5:221.

459. Jacobs GH, Rippey JJ, Altini M. Prediction of aggressive behavior in basal cell carcinoma. *Cancer* 1982;49:533.

460. Lang PG Jr, Maize JC. Histologic evolution of recurrent basal cell carcinoma and treatment implications. *J Am Acad Dermatol* 1986;14:186.

461. Foot NC. Adnexal carcinoma of the skin. *Am J Pathol* 1947;23:1.

462. Troy JL, Ackerman AB. Sebaceoma: a distinctive benign neoplasm of adnexal epithelium differentiating toward sebaceous cells. *Am J Dermatopathol* 1984;6:7.

463. Wood MG, Pranich K, Beerman H. Investigation of possible apocrine gland component in basal cell epithelioma. *J Invest Dermatol* 1958;30:273.

464. Freeman RG, Winkelmann RK. Basal cell tumor with eccrine differentiation (eccrine epithelioma). *Arch Dermatol* 1969;100:234.

465. Lerchin E, Rahbari H. Adamantinoid basal cell epithelioma: a histological variant. *Arch Dermatol* 1975;111:586.

466. Barr RJ, Graham JH. Granular cell basal cell carcinoma: a distinct histopathologic entity. *Arch Dermatol* 1979;115:1064.

467. Mrak RE, Baker GF. Granular cell basal cell carcinoma. *J Cutan Pathol* 1987;14:37.

468. Barnadas MA, Freeman RG. Clear cell basal cell epithelioma: light and electron microscopic study of an unusual variant. *J Cutan Pathol* 1988;15:1.

469. Cohen RE, Zaim MT. Signet-ring clear-cell basal cell carcinoma. *J Cutan Pathol* 1988;15:183.

470. Aloi FG, Molinero A, Pippione M. Basal cell carcinoma with matrical differentiation: matrical carcinoma. *Am J Dermatopathol* 1988;10:509.

471. Degos R, Hewitt J. Premalignant fibroepithelial tumors of Pinkus and basal cell epithelioma: two new cases. *Ann Dermatol Syphiligr (Paris)* 1955;82:124.

472. Howell JB, Freeman RG. Structure and significance of the pits with their tumors in the nevoid basal cell carcinoma syndrome. *J Am Acad Dermatol* 1980;2:224.

473. Mason JK, Helwig EB, Graham JH. Pathology of the nevoid basal cell carcinoma syndrome. *Arch Pathol* 1965;79:401.

474. Jablonska S. Basalioma of nevoid origin (nevobasalioma or basal cell nevi). *Hautarzt* 1961;12:147–157.

475. Holubar K, Matras H, Smalik AV. Multiple palmar basal cell epitheliomas in basal cell nevus syndrome. *Arch Dermatol* 1970;101:679.

476. Ward WH. Naevoid basal celled carcinoma associated with a dyskeratosis of the palms and soles: a new entity. *Aust J Dermatol* 1960;5:204–208.

477. Taylor WB, Wilkins JW Jr. Nevoid basal cell carcinoma of the palm. *Arch Dermatol* 1970;102:654.

478. Barr RJ, Headley JL, Jensen JL, et al. Cutaneous keratocysts of nevoid basal cell carcinoma syndrome. *J Am Acad Dermatol* 1986;14:572.

479. Blanchard L, Hodge SJ, Owen LG. Linear eccrine nevus with comedones. *Arch Dermatol* 1981;117:357.

480. Sims CF, Parker RL. Intraepidermal basal cell epithelioma. *Arch Derm Syphilol* 1949;59:45.

481. Steffen C, Ackerman AB. Intraepidermal epithelioma of Borst-Jadassohn. *Am J Dermatopathol* 1985;7:5.

482. Holubar K, Wolff K. Intra-epidermal eccrine poroma: a histochemical and enzyme-histochemical study. *Cancer* 1969;23:626.

483. Berger P, Baughman R. Intra-epidermal epithelioma: report of case with invasion after many years. *Br J Dermatol* 1974;90:343.

484. Coburn JG, Smith JL. Hidroacanthoma simplex: an assessment of a selected group of intraepidermal basal cell epitheliomata and of their malignant homologues. *Br J Dermatol* 1956;68:400.

485. Mehregan AH, Levson DN. Hidroacanthoma simplex: a report of 2 cases. *Arch Dermatol* 1969;100:303.

486. Bardach H. Hidroacanthoma simplex with in situ porocarcinoma: a case suggesting malignant transformation. *J Cutan Pathol* 1978;5:236.

487. Pinkus H, Mehregan AH. Epidermotropic eccrine carcinoma: a case combining features of eccrine poroma and Paget's dermatosis. *Arch Dermatol* 1963;88:597–606.

488. Graham JH, Johnson WC, Helwig EB, eds. *Dermal pathology.* Hagerstown, MD: Harper & Row, 1972.

489. Darier J, Ferrand M. L'épithéliome pavimenteux mixte et intermédiaire. *Ann Dermatol Syphiligr (Paris)* 1955;82:124.

490. Montgomery H. Basal squamous cell epithelioma. *Arch Derm Syphilol* 1928;82:124.

491. Gertler W. Zur epithelverbundenheit der basaliome. *Dermatol Wochenschr* 1965;151:673.

492. Borel DM. Cutaneous basosquamous carcinoma: review of the literature and report of 35 cases. *Arch Pathol* 1973;95:293.

493. Welton DG, Elliott JA, Kimmelstiel P. Epithelioma; clinical and histologic data on 1,025 lesions. *Arch Derm Syphilol* 1949;60:277.

494. Lennox B, Wells AL. Differentiation in the rodent ulcer group of tumours. *Br J Cancer* 1951;5:195.

495. Holmes EJ, Bennington JL, Haber SL. Citrulline-containing basal cell carcinomas: differentiation toward hari structures

with induction of dermal hair papillae. *Cancer* 1968;22:663.

496. Smith OD, Swerdlow MA. Histogenesis of basal-cell epithelioma. *AMA Arch Derm* 1956;74:286.

497. Freeman RG. Histopathologic considerations in the management of skin cancer. *J Dermatol Surg* 1976;2:215.

498. Krompecher E. *Der Basalzellenkrebs*. Jena, Germany: Gustav Fischer, 1903.

499. Geschickter CF, Koehler HP. Ectodermal tumors of the skin. *Am J Cancer* 1935;23:804.

500. Mallory FB. Recent progress in the microscopic anatomy and differentiation of cancer. *J Am Med Assoc* 1910;55:1513.

501. Adamson HG. On the nature of rodent ulcer: its relationship to epithelioma adenoides cysticum of Brooke and to other trichoepitheliomata of benign nevoid character: its distinction from malignant carcinoma. *Lancet* 1914;1:810.

502. Wallace SA, Halpert B. Trichoma: tumor of hair anlage. *Arch Pathol (Chic)* 1950;50:199.

503. Lever WF. Pathogenesis of benign tumors of cutaneous appendages and of basal cell epithelioma. *Arch Derm Syphilol* 1948;57:679.

504. Chiba M, Jimbow K. Expression of gamma-glutamyl transpeptidase in normal and neoplastic epithelial cells of human skin: a marker for distinguishing malignant epithelial tumours. *Br J Dermatol* 1986;114:459.

505. Bale AE, Yu KP. The hedgehog pathway and basal cell carcinomas. *Hum Mol Genet* 2001;10:757.

506. Bonifas JM, Pennypacker S, Chuang PT, et al. Activation of expression of hedgehog target genes in basal cell carcinomas. *J Invest Dermatol* 2001;116:739.

507. Ling G, Ahmadian A, Persson A, et al. PATCHED and p53 gene alterations in sporadic and hereditary basal cell cancer. *Oncogene* 2001;20:7770.

508. Saldanha G, Shaw JA, Fletcher A. Evidence that superficial basal cell carcinoma is monoclonal from analysis of the Ptch1 gene locus. *Br J Dermatol* 2002;147:931.

509. Saldanha G. The Hedgehog signalling pathway and cancer. *J Pathol* 2001;193:427.

510. Toftgard R. Hedgehog signalling in cancer. *Cell Mol Life Sci* 2000;57:1720.

511. Wicking C, McGlinn E. The role of hedgehog signalling in tumorigenesis. *Cancer Lett* 2001;173:1.

512. Sardi I, Piazzini M, Palleschi G, et al. Molecular detection of microsatellite instability in basal cell carcinoma. *Oncol Rep* 2000;7:1119.

513. Tojo M, Kiyosawa H, Iwatsuki K, et al. Expression of a sonic hedgehog signal transducer, hedgehog-interacting protein, by human basal cell carcinoma. *Br J Dermatol* 2002;146:69.

514. Zedan W, Robinson PA, Markham AF, et al. Expression of the Sonic Hedgehog receptor "PATCHED" in basal cell carcinomas and odontogenic keratocysts. *J Pathol* 2001;194:473.

515. Kariniemi AL, Holthofer H, Vartio T, et al. Cellular differentiation of basal cell carcinoma studied with fluorescent lectins and cytokeratin antibodies. *J Cutan Pathol* 1984;11:541.

516. Shimizu N, Ito M, Tazawa T, et al. Anti-keratin monoclonal antibody against basal cell epithelioma keratin: BKN-1. *J Dermatol* 1987;14:359.

517. Van Scott EJ, Reinertson RP. The modulating influence of stromal environment on epithelial cells studied in human autotransplants. *J Invest Dermatol* 1961;36:109–131.

518. Covo JA. The pits in the nevoid basal cell carcinoma syndrome. *Arch Dermatol* 1971;103:568.

519. Gerstein W. Transplantation of basal cell epithelioma to the rabbit. *Arch Dermatol* 1963;88:834–836.

520. Grimwood RE, Johnson CA, Ferris CF, et al. Transplantation of human basal cell carcinomas to athymic mice. *Cancer* 1985;56:519.

521. Greene HSN. The heterologous transplantation of embryonic mammalian tissue. *Cancer Res* 1943;3:809.

522. Madsen A. Studies on basal-cell epithelioma of the skin: the architecture, manner of growth, and histogenesis of the tumours: whole tumours examined in serial sections cut parallel to the skin surface. *Acta Pathol Microbiol Scand* 1965;Suppl 177:3–63.

523. Madsen A. De l'épithélioma baso-cellulaire superficiel. *Acta Derm Venereol Suppl (Stockh)* 1941;7:1.

524. Oberste-Lehn H. The histogenesis of basalioma. *Z Haut Geschlechtskr* 1954;16:334.

525. Lang PG Jr, McKelvey AC, Nicholson JH. Three-dimensional reconstruction of the superficial multicentric basal cell carcinoma using serial sections and a computer. *Am J Dermatopathol* 1987;9:198.

526. Zelickson AS. Electron microscope study of the basal cell epithelioma. *J Invest Dermatol* 1962;39:183–187.

527. Kumakiri M, Hashimoto K. Ultrastructural resemblance of basal cell epithelioma to primary epithelial germ. *J Cutan Pathol* 1978;5:53.

528. Lever WF, Hashimoto K. Electron microscopic and histochemical findings in basal cell epithelioma, squamous cell carcinoma and some appendage tumors. In: Jadassohn W, Schirren CG, eds. *Proceedings, XIIIth International Congress of Dermatology*, Vol 1. Berlin, Germany: Springer-Verlag, 1968:3.

529. Cutler B, Posalaky Z, Katz HI. Cell processes in basal cell carcinoma. *J Cutan Pathol* 1980;7:310.

530. Reidbord HE, Wechsler HL, Fisher ER. Ultrastructural study of basal cell carcinoma and its variants with comments on histogenesis. *Arch Dermatol* 1971;104:132.

531. Zelickson AS. The pigmented basal cell epithelioma. *Arch Dermatol* 1967;96:524.

532. Bleehen SS. Pigmented basal cell epithelioma: light and electron microscopic studies on tumours and cell cultures. *Br J Dermatol* 1975;93:361.

533. Weinstein GD, Frost P. Cell proliferation in human basal cell carcinoma. *Cancer Res* 1970;30:724.

534. Hashimoto K, Kobayashi H. Histogenesis of amyloid in the skin. *Am J Dermatopathol* 1980;2:165.

535. Hashimoto K, Brownstein MH. Localized amyloidosis in basal cell epitheliomas. *Acta Derm Venereol* 1973;53:331.

536. Masu S, Hosokawa M, Seiji M. Amyloid in localized cutaneous amyloidosis: immunofluorescence studies with anti-keratin antiserum especially concerning the difference between systemic and localized cutaneous amyloidosis. *Acta Derm Venereol* 1981;61:381.

537. Cox NH, Nicoll JJ, Popple AW. Amyloid deposition in basal cell carcinoma: a cause of apparent lack of sensitivity to radiotherapy. *Clin Exp Dermatol* 2001;26:499.

538. Rahbari H, Mehregan AH. Basal cell epithelioma (carcinoma) in children and teenagers. *Cancer* 1982;49:350.

539. Haupt HM, Stern JB, Dilaimy MS. Basal cell carcinoma: clues to its presence in histologic sections when the initial slide is nondiagnostic. *Am J Surg Pathol* 2000;24:1291.

540. Bisson MA, Dunkin CS, Suvarna SK, et al. Do plastic surgeons resect basal cell carcinomas too widely? a prospective study comparing surgical and histological margins. *Br J Plast Surg* 2002;55:293.

541. Dieu T, Macleod AM. Incomplete excision of basal cell carcinomas: a retrospective audit. *ANZ J Surg* 2002;72:219.

542. Kumar P, Watson S, Brain AN, et al. Incomplete excision of

basal cell carcinoma: a prospective multicentre audit. *Br J Plast Surg* 2002;55:616.

543. Robinson JK, Fisher SG. Recurrent basal cell carcinoma after incomplete resection. *Arch Dermatol* 2000;136:1318.

544. Marchac D, Papadopoulos O, Duport G. Curative and aesthetic results of surgical treatment of 138 basal-cell carcinomas. *J Dermatol Surg Oncol* 1982;8:379.

545. Wolf DJ, Zitelli JA. Surgical margins for basal cell carcinoma. *Arch Dermatol* 1987;123:340.

546. Kimyai-Asadi A, Alam M, Goldberg LH, et al. Efficacy of narrow-margin excision of well-demarcated primary facial basal cell carcinomas. *J Am Acad Dermatol* 2005;53:464.

547. Rowe DE, Carroll RJ, Day CL Jr. Long-term recurrence rates in previously untreated (primary) basal cell carcinoma: implications for patient follow-up. *J Dermatol Surg Oncol* 1989;15:315.

548. Rowe DE, Carroll RJ, Day CL Jr. Mohs surgery is the treatment of choice for recurrent (previously treated) basal cell carcinoma. *J Dermatol Surg Oncol* 1989;15:424.

549. Marks R, Gebauer K, Shumack S, et al. Imiquimod 5% cream in the treatment of superficial basal cell carcinoma: results of a multicenter 6-week dose-response trial. *J Am Acad Dermatol* 2001;44:807.

550. Geisse JK, Rich P, Pandya A, et al. Imiquimod 5% cream for the treatment of superficial basal cell carcinoma: a double-blind, randomized, vehicle-controlled study. *J Am Acad Dermatol* 2002;47:390.

551. Geisse J, Caro I, Lindholm J, et al. Imiquimod 5% cream for the treatment of superficial basal cell carcinoma: results from two phase III, randomized, vehicle-controlled studies. *J Am Acad Dermatol* 2004;50:722.

552. Caccialanza M, Piccinno R, Grammatica A. Radiotherapy of recurrent basal and squamous cell skin carcinomas: a study of 249 re-treated carcinomas in 229 patients. *Eur J Dermatol* 2001;11:25.

553. Berg D, Otley CC. Skin cancer in organ transplant recipients: epidemiology, pathogenesis, and management. *J Am Acad Dermatol* 2002;47:1.

554. Veness MJ, Quinn DI, Ong CS, et al. Aggressive cutaneous malignancies following cardiothoracic transplantation: the Australian experience. *Cancer* 1999;85:1758.

555. Hoyo E, Kanitakis J, Euvrard S, et al. Proliferation characteristics of cutaneous squamous cell carcinomas developing in organ graft recipients: comparison with squamous cell carcinomas of nonimmunocompromised hosts by counting argyrophilic proteins associated with nucleolar organizer regions. *Arch Dermatol* 1993;129:324.

556. Viac J, Chardonnet Y, Euvrard S, et al. Langerhans cells, inflammation markers and human papillomavirus infections in benign and malignant epithelial tumors from transplant recipients. *J Dermatol* 1992;19:67.

557. Proby CM, Churchill L, Purkis PE, et al. Keratin 17 expression as a marker for epithelial transformation in viral warts. *Am J Pathol* 1993;143:1667.

558. McGregor JM, Farthing A, Crook T, et al. Posttransplant skin cancer: a possible role for p53 gene mutation but not for oncogenic human papillomaviruses. *J Am Acad Dermatol* 1994;30:701.

559. Angeli-Besson C, Koeppel MC, Jacquet P, et al. Multiple squamous-cell carcinomas of the scalp and chronic myeloid leukemia. *Dermatology* 1995;191:321.

560. Oram Y, Orengo I, Griego RD, et al. Histologic patterns of basal cell carcinoma based upon patient immunostatus. *Dermatol Surg* 1995;21:611.

561. Hertzler G, Gordon SM, Piratzky J, et al. Case report: fulminant Kaposi's sarcoma after orthotopic liver transplantation. *Am J Med Sci* 1995;309:278.

562. Abouna GM, Kumar MS, Samhan M. Kaposi's sarcoma in renal transplant recipients: a case report. *Transplant Sci* 1994;4:20.

563. al-Sulaiman MH, Mousa DH, Dhar JM, et al. Does regressed posttransplantation Kaposi's sarcoma recur following reintroduction of immunosuppression? *Am J Nephrol* 1992;12:384.

564. McGregor JM, Newell M, Ross J, et al. Cutaneous malignant melanoma and human immunodeficiency virus (HIV) infection: a report of three cases. *Br J Dermatol* 1992;126:516.

565. Hutchinson J. The crateriform ulcer of the face: a form of epithelial cancer. *Trans Pathol Soc London* 1889;40:275.

566. Musso L. Spontaneous resolution of a molluscum sebaceum. *Proc R Soc Med* 1950;43:838.

567. Rook A, Whimster I. Keratoacanthoma—a thirty year retrospect. *Br J Dermatol* 1979;100:41.

568. Ghadially FN. Keratoacanthoma. In: Fitzpatrick TB, Eisen AZ, Wolff K, eds. *Dermatology in general medicine.* New York, NY: McGraw-Hill, 1979:383.

569. Ghadially FN. The role of the hair follicle in the origin and evolution of some cutaneous neoplasms of man and experimental animals. *Cancer* 1961;14:801–816.

570. Silberberg I, Kopf AW, Baer RL. Recurrent keratoacanthoma of the lip. *Arch Dermatol* 1962;86:44–53.

571. Sullivan JJ, Colditz GA. Keratoacanthoma in a sub-tropical climate. *Australas J Dermatol* 1979;20:34.

572. Muir EG, Bell AJ, Barlow KA. Multiple primary carcinomata of the colon, duodenum, and larynx associated with kerato-acanthomata of the face. *Br J Surg* 1967;54:191.

573. Poleksic S. Keratoacanthoma and multiple carcinomas. *Br J Dermatol* 1974;91:461.

574. Rapaport J. Giant keratoacanthoma of the nose. *Arch Dermatol* 1975;111:73.

575. Bart RS, Popkin GL, Kopf AW, et al. Giant keratoacanthoma: a problem in diagnosis and management. *J Dermatol Surg* 1975;1:49.

576. Kallos A. Giant keratoacanthoma. *AMA Arch Derm* 1958;78:207.

577. Obermayer ME. Keratoakanthoma: its tissue destroying growth capacity. *Hautarzt* 1964;15:628–630.

578. Belisario JC. Brief review of keratoacanthomas and description of keratoacanthoma centrifugum marginatum, another variety of keratoacanthoma. *Aust J Dermatol* 1965;8:65.

579. Miedzinski F, Kozakiewicz J. Keratoacanthoma centrifugum—a special variety of keratoacanthoma. *Hautarzt* 1962;13:348–352.

580. Weedon D, Barnett L. Keratoacanthoma centrifugum marginatum. *Arch Dermatol* 1975;111:1024.

581. Heid E, Grosshans E, Lazrak B, et al. Keratoacanthoma centrifugum marginatum. *Ann Dermatol Venereol* 1979;106:367.

582. Macaulay WL. Subungual keratoacanthoma. *Arch Dermatol* 1976;112:1004.

583. Stoll DM, Ackerman AB. Subungual keratoacanthoma. *Am J Dermatopathol* 1980;2:265.

584. Keeney GL, Banks PM, Linscheid RL. Subungual keratoacanthoma: report of a case and review of the literature. *Arch Dermatol* 1988;124:1074.

585. Poleksic S, Yeung KY. Rapid development of keratoacanthoma and accelerated transformation into squamous cell carcinoma of the skin: a mutagenic effect of polychemotherapy in a patient with Hodgkin's disease? *Cancer* 1978;41:12.

586. Kern WH, McCray MK. The histopathologic differentiation of keratoacanthoma and squamous cell carcinoma of the skin. *J Cutan Pathol* 1980;7:318.

587. Popkin GL, Brodie SJ, Hyman AB, et al. A technique of biopsy recommended for keratoacanthomas. *Arch Dermatol* 1966;94:191.

588. Wade TR, Ackerman AB. The many faces of keratoacanthomas. *J Dermatol Surg Oncol* 1978;4:498.

589. De Moragas JM, Montgomery H, McDonald JR. Keratoacanthoma versus squamous-cell carcinoma. *AMA Arch Derm* 1958;77:390.

590. Giltman LI. Tripolar mitosis in a keratoacanthoma. *Acta Derm Venereol* 1981;61:362.

591. Janecka IP, Wolff M, Crikelair GF, et al. Aggressive histological features of keratoacanthoma. *J Cutan Pathol* 1977;4:342.

592. Lapins NA, Helwig EB. Perineural invasion by keratoacanthoma. *Arch Dermatol* 1980;116:791.

593. Levy EJ, Cahn MM, Shaffer B, et al. Keratoacanthoma. *J Am Med Assoc* 1954;155:562.

594. Calnan CD, Haber H. Molluscum sebaceum. *J Pathol Bacteriol* 1955;69:61.

595. Takaki Y, Masutani M, Kawada A. Electron microscopic study of keratoacanthoma. *Acta Derm Venereol* 1971;51:21.

596. von Bulow M, Klingmuller G. Electron microscopical studies on keratoacanthoma: occurrence of intracytoplasmic desmosomes. *Arch Dermatol Forsch* 1971;241:292.

597. Chalet MD, Connors RC, Ackerman AB. Squamous cell carcinoma vs. keratoacanthoma: criteria for histologic differentiation. *J Dermatol Surg* 1975;1:16.

598. Stevanovic DV. Keratoacanthoma dyskeratoticum and segregans. *Arch Dermatol* 1965;92:666.

599. Piscioli F, Boi S, Zumiani G, et al. A gigantic, metastasizing keratoacanthoma: report of a case and discussion on classification. *Am J Dermatopathol* 1984;6:123.

600. Goldenhersh MA, Olsen TG. Invasive squamous cell carcinoma initially diagnosed as a giant keratoacanthoma. *J Am Acad Dermatol* 1984;10:372.

601. Nikolowski W. Keratoacanthoma. *Dermatol Monatsschr* 1970;156:148.

602. Chu EY, Wanat KA, Miller CJ, et al. Diverse cutaneous side effects associated with BRAF inhibitor therapy: a clinicopathologic study. *J Am Acad Dermatol* 2012;67(6):1265–1272.

603. Sullivan JJ, Donoghue MF, Kynaston B, et al. Multiple keratoacanthomas: report of four cases. *Australas J Dermatol* 1980;21:16.

604. Ferguson Smith J. A case of multiple primary squamous-celled carcinomata of the skin in a young man with spontaneous healing. *Br J Dermatol* 1934;46:267.

605. Tarnowski WM. Multiple keratoacanthomata: response of a case to systemic chemotherapy. *Arch Dermatol* 1966;94:74.

606. Hilker O, Winterscheidt M. Familial multiple keratoacanthomas. *Z Hautkr* 1987;62:280.

607. Sommerville J, Milne JA. Familial primary self-healing squamous epithelioma of the skin (Ferguson Smith type). *Br J Dermatol* 1950;62:485.

608. Grzybowski M. A case of peculiar generalized epithelial tumours of the skin. *Br J Dermatol* 1950;62:310.

609. Sterry W, Steigleder GK, Pullmann H, et al. Eruptive keratoacanthoma. *Hautarzt* 1981;32:119.

610. Rossman RE, Freeman RG, Knox JM. Multiple keratoacanthomas: a case study of the eruptive type with observations on pathogenesis. *Arch Dermatol* 1964;89:374–381.

611. Winkelmann RK, Brown J. Generalized eruptive keratoacanthoma: report of cases. *Arch Dermatol* 1968;97:615.

612. Wright AL, Gawkrodger DJ, Branford WA, et al. Self-healing epitheliomata of Ferguson-Smith: cytogenetic and histological studies, and the therapeutic effect of etretinate. *Dermatologica* 1988;176:22.

613. Moffat JL, Rook A. Multiple self-healing epithelioma of Ferguson Smith type: report of a case of unilateral distribution. *AMA Arch Derm* 1956;74:525.

614. Lancer HA, Moschella SL. Paget's disease of the male breast. *J Am Acad Dermatol* 1982;7:393.

615. Hadlich J, Goring HD, Linse R. Paget's disease in the male after estrogen therapy. *Dermatol Monatsschr* 1981;167:305.

616. Ashikari R, Park K, Huvos AG, et al. Paget's disease of the breast. *Cancer* 1970;26:680.

617. Paone JF, Baker RR. Pathogenesis and treatment of Paget's disease of the breast. *Cancer* 1981;48:825.

618. Lewis HM, Ovitz ML, Golitz LE. Erosive adenomatosis of the nipple. *Arch Dermatol* 1976;112:1427.

619. Orr JW, Parish DJ. The nature of the nipple changes in Paget's disease. *J Pathol Bacteriol* 1962;84:201–208.

620. Lagios MD, Westdahl PR, Rose MR, et al. Paget's disease of the nipple: alternative management in cases without or with minimal extent of underlying breast carcinoma. *Cancer* 1984;54:545.

621. Sagebiel RW. Ultrastructural observations on epidermal cells in Paget's disease of the breast. *Am J Pathol* 1969;57:49.

622. Ebner H. On the ultrastructure of Paget's disease of the mamillae. *Z Haut Geschlechtskr* 1969;44:297.

623. Caputo R, Califano A. Ultrastructural features of extramammary Paget's disease. *Arch Klin Exp Dermatol* 1970;236:121.

624. Nadji M, Morales AR, Girtanner RE, et al. Paget's disease of the skin: a unifying concept of histogenesis. *Cancer* 1982;50:2203.

625. Kariniemi AL, Forsman L, Wahlstrom T, et al. Expression of differentiation antigens in mammary and extramammary Paget's disease. *Br J Dermatol* 1984;110:203.

626. Lloyd J, Flanagan AM. Mammary and extramammary Paget's disease. *J Clin Pathol* 2000;53:742.

627. Schelfhout VR, Coene ED, Delaey B, et al. Pathogenesis of Paget's disease: epidermal heregulin-alpha, motility factor, and the HER receptor family. *J Natl Cancer Inst* 2000;92:622.

628. Belcher RW. Extramammary Paget's disease: enzyme histochemical and electron microscopic study. *Arch Pathol* 1972;94:59.

629. Penneys NS, Nadji M, Morales A. Carcinoembryonic antigen in benign sweat gland tumors. *Arch Dermatol* 1982;118:225.

630. Glasgow BJ, Wen DR, Al-Jitawi S, et al. Antibody to S-100 protein aids the separation of pagetoid melanoma from mammary and extramammary Paget's disease. *J Cutan Pathol* 1987;14:223.

631. Marcus E. The management of Paget's disease of the breast. *Curr Treat Options Oncol* 2004;5:153.

632. Sakorafas GH, Blanchard K, Sarr MG, et al. Paget's disease of the breast. *Cancer Treat Rev* 2001;27:9.

633. Kawase K, Dimaio DJ, Tucker SL, et al. Paget's disease of the breast: there is a role for breast-conserving therapy. *Ann Surg Oncol* 2005;12:391.

634. Siponen E, Hukkinen K, Heikkila P, et al. Surgical treatment in Paget's disease of the breast. *Am J Surg* 2010;200:241.

635. Kanitakis J. Mammary and extramammary Paget's disease. *J Eur Acad Dermatol Venereol* 2007;581.

636. Murrell TW Jr, McMullan FH. Extramammary Paget's disease: a report of two cases. *Arch Dermatol* 1962;85:600–613.

637. Fligiel Z, Kaneko M. Extramammary Paget's disease of the external ear canal in association with ceruminous gland carcinoma: a case report. *Cancer* 1975;36:1072.

638. Whorton CM, Patterson JB. Carcinoma of Moll's glands with extramammary Paget's disease of the eyelid. *Cancer* 1955;8:1009.

639. Duperrat B, Mascaro JM. Abdomino-scrotal Paget's disease (3d report): appearance of an apocrine epithelioma of the axilla and Paget's disease lesions on the subjacent axillary skin. *Bull Soc Fr Dermatol Syphiligr* 1964;71:176–177.

640. Fetissoff F, Arbeille-Brassart B, Lansac J, et al. Associated Paget's disease of the vulva and of the nipple in the same patient: pathology with ultrastructural study. *Ann Dermatol Venereol* 1982;109:43.

641. McKee PH, Hertogs KT. Endocervical adenocarcinoma and vulval Paget's disease: a significant association. *Br J Dermatol* 1980;103:443.

642. Metcalf JS, Lee RE, Maize JC. Epidermotropic urothelial carcinoma involving the glans penis. *Arch Dermatol* 1985;121:532.

643. Ojeda VJ, Heenan PJ, Watson SH. Paget's disease of the groin associated with adenocarcinoma of the urinary bladder. *J Cutan Pathol* 1987;14:227.

644. Powell FC, Bjornsson J, Doyle JA, et al. Genital Paget's disease and urinary tract malignancy. *J Am Acad Dermatol* 1985;13:84.

645. Jones RE Jr, Austin C, Ackerman AB. Extramammary Paget's disease: a critical reexamination. *Am J Dermatopathol* 1979;1:101.

646. Hart WR, Millman JB. Progression of intraepithelial Paget's disease of the vulva to invasive carcinoma. *Cancer* 1977;40:2333.

647. Wick MR, Goellner JR, Wolfe JT III, et al. Vulvar sweat gland carcinomas. *Arch Pathol Lab Med* 1985;109:43.

648. Lee SC, Roth LM, Ehrlich C, et al. Extramammary Paget's disease of the vulva: a clinicopathologic study of 13 cases. *Cancer* 1977;39:2540.

649. Yoell JH, Price WG. Paget's disease of the perineal skin with associated adenocarcinoma. *Arch Dermatol* 1960;82:986–991.

650. Wood WS, Culling CF. Perianal Paget disease: histochemical differentiation utilizing the borohydride-KOH-PAS reaction. *Arch Pathol* 1975;99:442.

651. Gunn RA, Gallager HS. Vulvar Paget's disease: a topographic study. *Cancer* 1980;46:590.

652. Koss LG, Brockunier A Jr. Ultrastructural aspects of Paget's disease of the vulva. *Arch Pathol* 1969;87:592.

653. Tazawa T, Ito M, Fujiwara H, et al. Immunologic characteristics of keratins in extramammary Paget's disease. *Arch Dermatol* 1988;124:1063.

654. Pinkus H, Mehregan AH. Adenocarcinoma and metastatic carcinoma. In: *A guide to dermatopathology*. New York, NY: Appleton-Century-Crofts, 1981:471.

655. Toker C. Glandular Paget's disease of the nipple. *Histopathology* 2008;52:767.

656. Toker C. Some observations on Paget's disease of the nipple. *Cancer* 1961;14:653–672.

657. Merot Y, Mazoujian G, Pinkus G, et al. Extramammary Paget's disease of the perianal and perineal regions: evidence of apocrine derivation. *Arch Dermatol* 1985;121:750.

658. De Magnis A, Checcucci V, Catalano C, et al. Vulvar paget disease: a large single-centre experience on clinical presentation, surgical treatment, and long-term outcomes. *J Low Genit Tract Dis* 2013;17:104.

659. Hendi A, Brodland DG, Zitelli JA. Extramammary Paget's disease: surgical treatment with Mohs micrographic surgery. *J Am Acad Dermatol* 2004;51:767.

660. Beleznay KM, Levesque MA, Gill S. Response to 5-fluorouracil in metastatic extramammary Paget disease of the scrotum presenting as pancytopenia and back pain. *Curr Oncol* 2009;16:81.

661. Ho SA, Aw DC. Extramammary Paget's disease treated with topical imiquimod 5% cream. *Dermatol Ther* 2010;23:423.

662. Qian Z, Zeitoun NC, Shieh S, et al. Successful treatment of extramammary Paget's disease with imiquimod. *J Drugs Dermatol* 2003;2:73.

表皮附属器肿瘤

Campbell L. Stewart, Roberto A. Novoa, and John T. Seykora

附属器肿瘤的分类

传统上，附属器肿瘤基于其组织学结构类似于毛囊、皮脂腺、顶泌汗腺或小汗腺分成4类。通常，基于附属器结构显微属性的诊断学分类方法对于附属器病变分类是有用的。

然而，附属器肿瘤的诊断具有特有的难度，部分是由于此类肿瘤的种类繁多、一个损害常常可以表现出两种或两种以上附属器类型的组织学特点及历来复杂的命名[1-5]。组织发生学是联系肿瘤组织学表现和肿瘤起源（细胞来源）的完全分化的器官/结构组织学的概念。如今，这些描述附属器肿瘤发生的概念因为新的关于肿瘤发展中多能干细胞增殖、分化的实验数据而改变。

附属器肿瘤并不像是来源于成熟（已分化的、分裂后的）细胞，而是来源于位于表皮或附属器结构的多能干（未分化）细胞[6,7]。形成肿瘤时，多能干细胞可能会异常地向一种或多种附属器不同程度地分化。重要的是，具有某一获得性肿瘤表型的多能干细胞可能表现为异常的分化，并不局限于某一附属器类型。总之，这些观点表明一种肿瘤的组织学特征与形成成熟附属器结构的分子通路活化有关。向小汗腺、顶泌汗腺、皮脂腺及毛囊分化的程序被激活及倾向性的程度不同形成了其中某类肿瘤自身的组织学特点。因此，附属器肿瘤可能不完全类似于相应的成熟附属器，因而，在同一肿瘤中可同时见到多向分化的表现[6,8]。鉴于肿瘤细胞的生理学不同于分裂后的已分化细胞，显著特征是大部分附属器肿瘤表现为主要向某种附属器分化（表 30-1）。

表 30-1 表皮附属器肿瘤分类

皮损类型	毛囊分化	皮脂腺分化	顶泌汗腺分化	小汗腺分化
增生，错构瘤	毛囊痣 扩张孔 泛发性毛囊错构瘤 基底细胞样毛囊错构瘤	皮脂腺痣 皮脂腺增生	顶泌汗腺痣	小汗腺痣
良性肿瘤	毛囊瘤 毛鞘棘皮瘤 纤维毛囊瘤 毛盘瘤 毛发上皮瘤 毛母细胞瘤 毛发腺瘤 毛母质瘤 毛鞘瘤 毛囊漏斗部肿瘤 外毛根鞘皮角 增生性毛鞘囊肿	皮脂腺腺瘤 皮脂腺瘤	顶泌汗腺囊瘤 乳头状汗腺腺瘤 乳头状汗管囊腺瘤 管状顶泌汗腺腺瘤 乳头糜烂性腺瘤病 顶泌汗腺圆柱瘤	小汗腺汗囊瘤 汗管瘤 小汗腺圆柱瘤 小汗腺汗孔瘤 小汗腺汗管纤维腺瘤 黏液样小汗腺化生 小汗腺螺旋腺瘤 乳头状小汗腺腺瘤 结节性汗腺瘤 软骨样汗管瘤

续表

皮损类型	毛囊分化	皮脂腺分化	顶泌汗腺分化	小汗腺分化
恶性肿瘤	毛母质癌 恶性增生性毛鞘瘤 毛鞘癌 毛母细胞癌	皮脂腺癌	恶性顶泌汗腺圆柱瘤	汗孔癌 恶性小汗腺螺旋腺瘤 恶性结节性汗腺瘤 恶性软骨样汗管瘤 小汗腺腺癌 微囊肿性附属器癌 侵袭性肢端乳头状腺癌 腺样囊性癌 黏液样小汗腺癌 汗管样小汗腺癌 恶性小汗腺圆柱瘤

良性附属器肿瘤伴随有其他特征有时会混淆诊断，如皮脂腺单元伴随有小汗腺和（或）顶泌汗腺成分。分化不仅受肿瘤发生的多能干细胞内在基因因素影响，还受外在基质因素如局部血供及表皮、基底膜、真皮、皮下组织的分子的影响[7]。在人类皮肤，具有干细胞特性的角质形成细胞位于"隆突"（毛囊隆突）和表皮基底层[9]。具有向附属器增殖和分化能力的细胞（祖细胞）由这些部位向表皮基底层、皮脂腺和毛囊的生发层迁移[6,8,10]。

表皮附属器的癌有发生转移的可能。已确认的有3种腺癌：皮脂腺、小汗腺、顶泌汗腺来源的癌。其他伴有不同程度向毛囊分化的上皮性癌也有报道，如毛母质癌、恶性增生性毛鞘瘤、毛鞘癌、毛母细胞癌（表30-1）。

如上所述，肿瘤的组织病理学通常可以通过将其与正常皮肤附属器的组织学进行比较来理解。例如，胞质糖原引起的透明或苍白细胞变化可以表现在结节性汗腺瘤的末端汗管或毛鞘瘤富含糖原的毛囊外根鞘。胞内脂肪空泡、核固缩是皮脂腺分化的特征，这一特征可见于皮脂腺、皮脂腺瘤和皮脂腺癌。许多附属器肿瘤具有与上皮成分相关的特殊的嗜酸性透明间质。这种间质有助于基底细胞样附属器肿瘤与基底细胞癌的鉴别。小汗腺肿瘤通常表现为几乎无细胞的透明嗜酸性间质并伴有扩张的薄壁管腔（如结节性汗腺瘤、小汗腺汗孔瘤）。见于小汗腺肿瘤的导管、小管形成和局灶性角化能有助于将其与肾细胞癌或其他转移性透明细胞癌鉴别。

一直以来，认为免疫组化对于明确鉴别附属器肿瘤类型价值不大[11]。但是，随着对附属器肿瘤特异性基因突变的认识，免疫组化显得越来越有用[12]。应用最新技术对附属器肿瘤的进一步研究，特别是基因组测序和蛋白质组学，有望提供新的有助于这类病变分类的分子标志物。

病变的组织学表现随着时间及局部因素的影响而演变。外毛根鞘囊肿在炎症介质刺激下可能转变为增生性外毛鞘囊肿并最终转变为恶性增生性毛鞘瘤。几乎可以肯定的是，附属器肿瘤的进展，即"肿瘤从不好到更糟糕的过程"，和大部分肿瘤类型的表现差不多。但是，从临床的角度而言，通常不应将附属器肿瘤看作是恶性肿瘤的前体。

附属器肿瘤的分类

附属器肿瘤根据向毛发、皮脂腺、顶泌汗腺、小汗腺分化可以分为4类，在此基础上根据分化程度逐渐降低的方式可以进一步细分为3个主要的亚型：①增生、错构瘤和囊肿；②良性肿瘤；③恶性肿瘤（表30-1）。这种分类方法类似于世界卫生组织国际肿瘤组织学分类[13]。

增生、错构瘤和囊肿由成熟或接近成熟的结构组成。良性肿瘤相较增生通常表现为更少的完全分化，但是存在发育良好的、分化的或部分分化的结构。恶性肿瘤表现为低度分化，这些病变可能没有分化的细胞或形成良好的附属器结构。虽然大部分附属器肿瘤比较符合表30-1中所列的分类中的某一种，但是表现为中间程度分化的肿瘤偶尔也会遇到，且很难归类[14]。

附属器肿瘤的发生

附属器肿瘤起源于原始的上皮胚、多能干细胞或先前结构中的细胞。1948 年，曾提出向毛发、皮脂腺或顶泌汗腺分化的皮肤肿瘤来源于原始的上皮胚，是上皮胚肿瘤。增生、腺瘤和良性上皮瘤因此被认为是来源于瘤变前的已分化的原始上皮胚细胞[15]。

考虑到多能干细胞能形成皮肤附属器结构并存在于皮肤，附属器肿瘤可能起源于具有向表现为毛发、皮脂腺、小汗腺或顶泌汗腺结构肿瘤分化潜能的干细胞[6]。附属器肿瘤伴遗传性综合征，如多发性圆柱瘤、多发性毛发上皮瘤和痣样基底细胞癌综合征，可能起源于异常的多能干细胞，这种多能干细胞在基因上容易导致增殖和形成肿瘤并引起附属器的结构发生改变。这种肿瘤形成的猜想可能适用于同种附属器肿瘤的散发病例。在某些情况下，多能干细胞可能表现出不止一种分化模式，如最常见的发生于头皮的汗管囊腺瘤可以表现为 3 种不同的附属器分化。

命名

附属器肿瘤分类中的痣（nevus）、错构瘤（hamartoma）和癌（carcinoma）有必要加以定义。

痣（nevus）这一术语在文献中用于两个不同的方面，主要是指：①由来源于黑素细胞的痣细胞构成的肿瘤（痣细胞痣、黑素细胞痣、色素痣）；②一种皮损，通常出生即有，由成熟或基本成熟的结构组成，如皮脂腺痣、小汗腺痣、疣状痣、鲜红斑痣。为了避免混淆，在使用痣这个术语时应当带有限定的形容词，且默认没有限定形容词修饰的"痣"指的是由黑素痣细胞构成的肿瘤。

错构瘤适用于没有黑素细胞性痣细胞，由成熟或基本成熟结构构成的痣，如先天性增生。错构瘤（hamartoma）来源于希腊语 hamartanein（失败，错误），指的是形成器官的正常成分发生错误的组合形成的肿瘤样畸形[16]。

许多学者把上皮瘤（epithelioma）当作癌（carcinoma）的同义词。然而，因为上皮瘤的字面意思是"上皮的肿瘤"，在有限定形容词的情况下，这一术语可能会被用作表示上皮的良性和

恶性肿瘤[17]。因此，尽量避免使用这一术语是明智的，除非是在一个明确定义的上下文中。癌（carcinoma）用于恶性上皮性肿瘤，包括局部侵袭并引起组织破坏和具有远处转移能力者。和之前的版本一样，我们选择了广泛认可和使用的术语，而不是那些需要语义剖析的术语[18]。

向毛囊分化的肿瘤

毛囊痣

临床概要 毛囊痣，又称先天性毳毛错构瘤，通常出生时即有，表现为面部小结节。本病是罕见的小肿瘤[19-22]。少数报道的病例显示毛囊痣可能是一种新的神经皮肤综合征[23,24]。毛囊痣的特征可能出现在汗孔角化性附属器开口痣中[25-27]。毛囊痣的黏液样型也有过报道[28]。

组织病理 表现为毳毛毛囊的局灶性增生，偶伴少量小的皮脂腺。病变缺乏副耳屏的软骨结构和毛囊瘤的中央扩张孔结构（图 30-1）[19,29,30]。

鉴别诊断 位于面中部的小的毳毛毛囊类似于毛囊痣的毛囊。其他需要考虑的鉴别诊断有副耳屏和毛囊错构瘤[19,23,29,31]。有的学者认为这几个病属于错构瘤的同一病谱[29,32]。

治疗原则 本病主要因美容原因而需去除[19,20]。尚没有生物学上表现为侵袭性的报道。

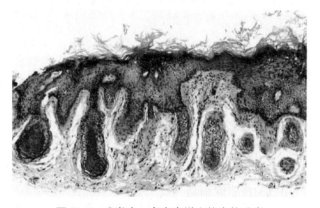

图 30-1 毛囊痣：真皮内增生的小的毛囊

毛囊瘤

临床概要 毛囊瘤发生于成人，表现为单个皮损，通常发生在面部，偶见于头皮或颈部[33]。

皮损多发或发生于四肢、外阴很少见[34]。毛囊瘤表现为一肤色、圆顶状小结节。通常可见到中央孔。如果该中央孔存在,从中央孔中穿出一丛不成熟、通常为白色的毛发具有较高的临床诊断意义[33]。

组织病理 组织学检查可见真皮内一鳞状上皮围绕的囊腔,囊腔内含角化物和毛干碎片,后者用偏振光显微镜检查显示双折光(图30-2)[35]。可见中央孔的病例中,囊腔与表皮相连,损害类似于扩大、扭曲的毛囊。有些病例真皮中可见多发的囊腔。

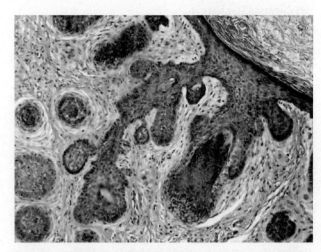

图30-3 毛囊瘤:从囊壁放射状发出许多小的次级毛囊,部分显示除有毛发、外毛根鞘外,还有含毛透明蛋白颗粒的内根鞘

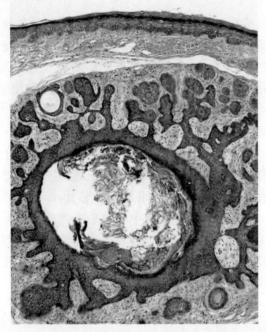

图30-2 毛囊瘤:真皮内可见一填充角蛋白的囊肿,囊壁覆盖有鳞状上皮并伴有毛囊结构

许多小的分化良好的毛囊呈放射状从囊壁发出(图30-3)。发育良好的次级毛囊通常具有毛乳头(图30-3)。这些毛囊常具有外毛根鞘和内毛根鞘,后者可能具有嗜酸性毛透明蛋白颗粒和中央小的毛干(图30-3)。这些细小的毛发在次级毛囊横断面显示得最清楚。次级毛囊囊壁可能伴小群的皮脂腺细胞[36]。

在一些低级的次级毛囊中,中央角囊肿替代了毛发,这一现象也见于毛发上皮瘤[37]。糖原可见于次级毛囊外毛根鞘,正如其在成熟毛囊的表现[35]。次级毛囊的大小可介于毳毛和终毛。可见与复杂的次级毛囊相伴随的异常三级毛囊[38]。

毛囊瘤原发的囊性结构和次级毛囊CK16和CK17染色阳性,证实属于外毛根鞘分化。初级毛囊和次级毛囊的基底层CK15阳性,CK15是毛囊干细胞标志物[38]。所有的毛囊瘤其上皮索都与次级毛囊相连。因为这些上皮索向外毛根鞘分化,所以外周细胞排列成栅栏状,且由于其含有糖原成分,索内的细胞大而且空泡化[39]。

毛囊瘤的基质富含CD34阳性的成纤维细胞。这些细胞呈平行的束状包绕类似于正常纤维根鞘的上皮性增生[38]。S100阳性细胞可见于基质成分中[38]。毛囊瘤的基质也可罕见地呈显著的黏液样表现[40]。有报道毛囊瘤与血管黏液瘤、基底细胞癌和浅表脂肪瘤样痣伴发[41-43]。

其他研究 实验证据表明,毛囊瘤形态学变化与正常毛囊周期一致[44]。毛囊瘤被认为是起源于一个单一的扩张孔,随后在毛囊周围基质的诱导下向毛囊的下段分化[45]。稳定地过表达β-连环蛋白(β-catenin)的转基因小鼠发生了毛囊瘤[46]。因此,增强的β-连环蛋白信号通路可能在人毛囊瘤发生中起一定作用。Noggin基因表达产物是骨形态发生蛋白信号抑制剂,可能通过Wnt和Shh信号通路使在表皮过表达的转基因小鼠发生类似毛囊瘤的附属器肿瘤[47-49]。

治疗原则 本病不需要治疗。出于美容原因,皮损常用切除法、电干燥法或刮除法去除。完全去除即治愈。

毛囊皮脂腺囊性错构瘤

毛囊皮脂腺囊性错构瘤具有毛囊瘤的许多特征。尽管两种损害可能具有类似的发病机制即通过异常的上皮 – 间充质相互作用，但毛囊皮脂腺囊性错构瘤并不起源于毛囊瘤[50,51]。毛囊皮脂腺囊性错构瘤由毛囊皮脂腺增生构成，伴有囊样漏斗部扩张和间质不同程度的纤维增生。相较于毛囊瘤，本病通常表现为皮脂腺分化和周围间质更明显[52]。毛囊皮脂腺囊性错构瘤可有少见的局灶的毛囊分化，但通常缺乏见于毛囊瘤和皮脂腺毛囊瘤的次级毛囊和三级毛囊[45,51]。

皮脂腺毛囊瘤

临床概要 皮脂腺毛囊瘤具有毛囊皮脂腺囊性错构瘤和毛囊瘤的特征[51]，通常发生于皮脂腺丰富的解剖部位，如鼻部。其表现为有终毛和毳毛穿出的中央凹陷、瘘管样开口[53]。

组织病理 其组织病理表现为一非常大而不规则的鳞状上皮围绕位于中央的囊腔，许多放射状分布的毛囊皮脂腺与囊腔相连。这些毛囊具有皮脂腺导管、许多分化良好的大的皮脂腺小叶、部分终毛和毳毛[53]。

鉴别诊断 不同于毛囊皮脂腺囊性错构瘤表现为一个孤立的丘疹或结节，皮脂腺毛囊瘤临床表现为一个有毛发穿出的中央孔样开口。组织病理学上，毛囊皮脂腺囊性错构瘤有显著的间质成分，这在已报道的皮脂腺毛囊瘤病例中尚未见到[54]。

治疗原则 这种良性损害不需要去除，除非有症状或美容需求。单纯的手术切除损害即可。

扩张孔和毛鞘棘皮瘤

临床概要 临床上扩张孔和毛鞘棘皮瘤具有类似毛囊瘤和皮脂腺毛囊瘤的中央孔表现。组织学上，其中央孔表现为一大的囊腔，与表皮相连，囊壁由鳞状上皮构成，囊内填充角化物质。

扩张孔最初由 Winer 于 1954 年描述，好发于成年男性面部，常为单发[55]，也可发生于眼睑[56]。外观如一大的粉刺，通常无可触及的硬结[55]。

毛鞘棘皮瘤于 1978 年首次被描述，好发于成人上唇，较少见于面部其他部位[57]。皮损表现为一单发的皮色结节，中央有孔样开口[58]。

组织病理 扩张孔在形态学和细胞学上都表现为向毛囊漏斗部分化[59]，表现为一显著扩张的毛囊漏斗部，包绕的上皮近开口处萎缩，囊腔深部增生肥厚。囊腔深部有许多棘突和不规则的轻度增生伸入周围基质（图 30-4，图 30-5）。角蛋白填充的囊腔延伸入皮下脂肪。小的皮脂腺小叶和毳毛毛囊可与囊壁上皮相连，特别是在囊腔深部[55]。

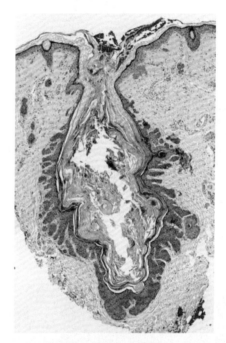

图 30-4 Winer 扩张孔：真皮内一含有角蛋白的不规则囊腔

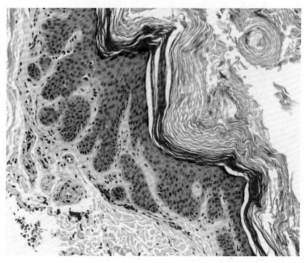

图 30-5 Winer 扩张孔：囊壁延伸出的上皮细胞突起伸入周围真皮

毛鞘棘皮瘤不同于扩张孔的是表现为一更大的不规则分枝状囊腔。在轻度增生处（如扩张孔中所见），从囊壁放射状发出许多分叶状细胞团块伸入真皮和皮下脂肪（图 30-6）[58]。毛鞘棘皮瘤显示出一些外毛根鞘的特征，病变的分叶状团块可能表现为周边细胞栅栏状排列和含有多少不等的糖原（图 30-7）[60]。虽然中央囊腔没有毛干，但仍可能见到发育不全的毛囊[57]。有的指出毛鞘棘皮瘤可以表现出向毛囊皮脂腺单位的各种成分分化。

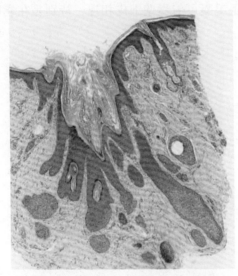

图 30-6　毛鞘棘皮瘤：囊腔延伸出分叶状细胞团块伸入周围真皮

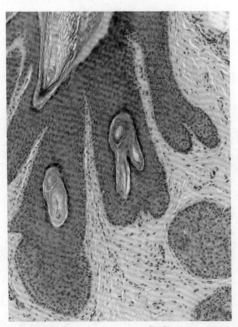

图 30-7　毛鞘棘皮瘤：分叶状团块细胞淡染，类似于毛囊漏斗部角质形成细胞

治疗原则　单纯切除皮损即可。

纤维毛囊瘤和毛盘瘤

临床概要　纤维毛囊瘤和毛盘瘤表现为直径 2～4mm、黄白色、光滑、圆顶状皮损，好发于面部。过去这些病变被认为是独立的疾病，现在认为是同一损害而表现不同，与切片切面、解剖学位置和病变所处时期有关[61]。

皮损可单发或多发。多发性纤维毛囊瘤见于伴肾脏肿瘤、肺囊肿和自发性肺气肿的 Birt-Hogg-Dubé 综合征[62]。Birt-Hogg-Dubé 综合征的患者皮损多发，主要位于面颈部。其他少见的 Birt-Hogg-Dubé 综合征皮肤黏膜特征包括多发性表皮囊肿、严重的面部皮脂腺增生和口腔丘疹[63]。多发性纤维毛囊瘤也可发生在 Birt-Hogg-Dubé 综合征以外的疾病。有报道在 1 例大的结缔组织痣患者的皮损内及皮损周围发生许多纤维毛囊瘤[64]。

不伴纤维毛囊瘤的多发性毛盘瘤也表现为小丘疹，分布广泛或局限于一个部位[65,66]。家族性多发性盘状纤维瘤过去称为家族性多发性毛盘瘤，是一个与毛囊素（folliculin）基因突变无关的不同的综合征，患者年幼时耳周出现皮损，缺少见于 Birt-Hogg-Dubé 综合征的系统特征。盘状纤维瘤缺少常见于 Birt-Hogg-Dubé 综合征纤维毛囊瘤的毛囊上皮细胞条索的特征[67,68]。

组织病理　纤维毛囊瘤表现为中央扭曲的毛囊，周围包绕嗜碱性纤维基质套（图 30-8）[64,69]。许多小的相互吻合的毛囊上皮条索伸入间质（图 30-9）。

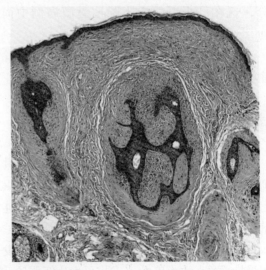

图 30-8　纤维毛囊瘤：真皮内扭曲的毛囊结构，伴有上皮细胞条索和纤维基质

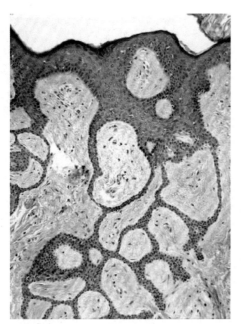

图 30-9　纤维毛囊瘤：从中央囊性结构延伸出许多小的相互吻合的毛囊上皮条索伸入淡染的纤维基质

毛盘瘤真皮内可见疏松的纤维结缔组织区，内含扩张的血管（图 30-10，图 30-11）。类似毛囊结构（包括那些见于纤维毛囊瘤中的结构）的上皮增生很常见。毛囊常见于病变边缘[64,69]。毛盘瘤被认为是毛盘中胚层成分的错构瘤[65]。有报道毛盘瘤的一种变异型可见梭形细胞增加，细胞呈多核化和"古老性改变"[70]。

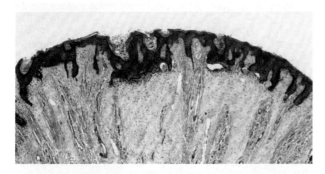

图 30-10　毛盘瘤：真皮内可见疏松的纤维结缔组织区

其他研究　纤维毛囊瘤/毛盘瘤的伴发综合征型和散发型的免疫表型特征是一样的，毛囊周围梭形细胞的波形蛋白和 CD34 染色阳性，Ⅷa 因子染色阴性。这些发现提示纤维毛囊瘤/毛盘瘤来源于毛囊蔓套[71]。

Birt-Hogg-Dubé 综合征与染色体 17p 上的毛囊素（folliculin）基因突变有关。毛囊素基因产物被认为是肿瘤抑制因子，能延缓细胞周期进展到 S

期和 G2/M 期[72]。异常的毛囊素基因表达也可能会直接影响细胞连接，使上皮细胞完整性失调[73]。

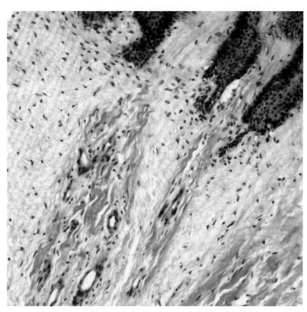

图 30-11　毛盘瘤：变性的结缔组织内可见扩张的血管，黏液样表现，成熟的成纤维细胞增生和基底细胞样毛囊上皮增生

有报道 Birt-Hogg-Dubé 综合征病例与结节性硬化症有重叠，因此伴发肾脏血管肌脂肪瘤和血管纤维瘤。同样地，有报道结节性硬化症的患者伴发纤维毛囊瘤[74]。这种表型的重叠被认为是由于毛囊素蛋白和结节性硬化症复合体蛋白都是通过哺乳动物雷帕霉素靶蛋白这一通路起作用[75,76]。

治疗原则　虽然复发很常见，但是多种方法可用于治疗，包括切除、皮肤磨削术、激光、电干燥法。

毛发上皮瘤

临床概要　毛发上皮瘤可单发或多发。毛发上皮瘤这一名称好于囊性腺样上皮瘤和多发性良性囊性上皮瘤，因为毛发上皮瘤提示了肿瘤向毛结构分化。

多发性毛发上皮瘤为常染色体显性遗传[77]，通常儿童期起病，数量逐渐增多[78]。其表现为多发的圆形、肤色丘疹或结节，质坚实，直径 2 ～ 8mm，主要分布于鼻唇沟，也可见于鼻部、前额和上唇。皮损也可偶发于头皮、颈部和躯干上部。

皮损发生溃疡较少见，可能提示潜在的恶性。有少数多发性毛发上皮瘤继发基底细胞癌的病例报道[79-82]。多发性家族性毛发上皮瘤可以罕见地发生恶性转化，形成毛母细胞癌[83,84]。有报道色素性病变包括恶性黑素瘤和蓝痣伴发毛发上皮瘤[85]。

毛发上皮瘤可同时伴发圆柱瘤，后者也是常染色体显性遗传（参见"圆柱瘤"）。

单发性毛发上皮瘤较多发性常见[78]，非遗传性，表现为一坚实、隆起、肤色的结节，通常直径＜2cm，常发病于儿童和成人早期[86]。皮损最常见于面部，但可以发生在任何部位包括外阴[87,88]。有报道同一肿瘤内同时有单发性毛发上皮瘤和顶泌汗腺腺瘤的表现[89]。单发性毛发上皮瘤也可发生于面部瘢痕上[90]。

巨大单发性毛发上皮瘤，直径有数厘米，是毛发上皮瘤的一种不同的变异型。其发病较晚，最常发生于大腿和肛周，也有发生于面部的报道[91]。

组织病理 通常，多发性毛发上皮瘤病变位于真皮浅层。组织学表现境界清楚、病变小、对称。角囊肿是最典型的组织学特征，虽然一些病变可能缺少角囊肿。病变中心完全角化，外周有与基底细胞癌的肿瘤细胞表现一样的嗜碱性细胞围绕。毛发上皮瘤中的嗜碱性细胞缺少高度的核异型性和核分裂象，这些表现在恶性肿瘤中较为显著（图30-12，图30-13）。不同于鳞状细胞癌的角珠，毛发上皮瘤的角化骤然而完全，为外毛根鞘式角化。嗜碱性细胞和角囊肿之间经常可以观察到一层或数层细胞，这些细胞胞质呈嗜酸性、核大、卵圆形、苍白呈泡状[78]。

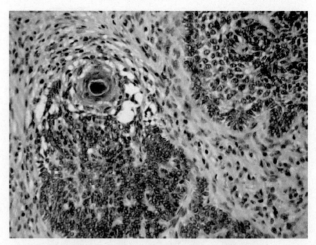

图30-13 毛发上皮瘤：成纤维细胞紧密包绕基底样上皮细胞肿瘤岛，缺少基底细胞癌典型的人工收缩间隙

多发性毛发上皮瘤第二个主要的组成成分是肿瘤岛，由嗜碱性细胞构成，这些细胞与表皮或皮肤附属器的基底细胞表现一致。肿瘤岛通常排列成花边状或腺样网状，偶尔可能呈实体性团块样聚集（图30-13）。肿瘤岛周边细胞栅栏状排列，外周间质成纤维细胞增生。成纤维细胞紧密包绕肿瘤岛，缺少基底细胞癌典型的收缩间隙（图30-13）。腺样和实体性团块样结构内陷，包含有许多成纤维细胞，类似毛乳头，也称为乳头间质体（图30-14）[92]。

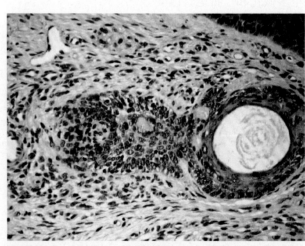

图30-14 毛发上皮瘤：一些嗜碱性细胞岛形成乳头间质体，类似毛乳头

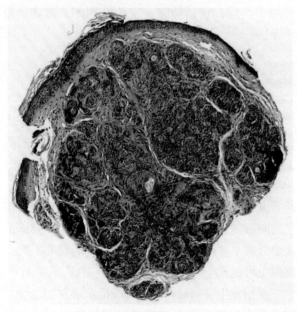

图30-12 毛发上皮瘤：真皮内肿瘤，伴有显著的基质、大小不等的角囊肿和基底细胞样上皮团块

另外，还发现某些毛发上皮瘤（尽管不是所有病例），在破裂的角囊肿周围可见异物巨细胞反应，异物反应中央或完整的角囊肿内可见钙质沉积，可有淀粉样物质[78,93]。偶尔，有些多发性

毛发上皮瘤向毛结构分化相对很少，只有少量角囊肿，许多区域类似基底细胞癌[78]，因而，在组织学上，将多发性毛发上皮瘤和基底细胞癌明确地鉴别开来可能很困难（参见"鉴别诊断"）。

单发性毛发上皮瘤通常向毛结构高度分化。单发性损害伴有相对较少毛结构分化可以归类为角化型基底细胞癌。一个病变要符合单发性毛发上皮瘤的诊断，它应该具有许多角囊肿和发育不全的毛乳头，而基底细胞癌的表现较少[86]。有丝分裂象少见或缺乏，病变不应过大、不对称或浸润性生长。

其他研究　有观点认为角囊肿周围的嗜碱性细胞类似于毛母质细胞，角囊肿则表现为毛干形成的趋向。偶见于角囊肿周围的嗜酸性细胞，可能是初始的角化细胞，类似于正常毛干角化区的有核细胞。使用一系列抗角蛋白单克隆抗体进行的免疫组化分析显示毛发上皮瘤向外毛根鞘分化[94]。CK15 在毛发上皮瘤的表达表明肿瘤中的细胞与毛囊隆突的毛囊干细胞有关[95]。

多达 88% 的 Brooke-Spiegler 综合征患者发现有 CYLD 基因的多种突变，CYLD 基因表达一种泛素特异性蛋白酶[77]。Brooke-Spiegler 综合征的特点是发生多种皮肤附属器肿瘤，包括螺旋腺瘤、圆柱瘤、螺旋圆柱瘤和毛发上皮瘤。多发性家族性毛发上皮瘤病是 Brooke-Spiegler 综合征的一个亚型，44% ～ 72% 的病例有 CYLD 基因突变[77,96-101]。

毛发上皮瘤和基底细胞癌关系密切，有理论认为两者起源于共同的向毛结构分化的多能干细胞，类似于原始上皮胚细胞[102]。两种肿瘤中均检测到了 PTCH 基因突变，这一发现支持上述理论[103]。此外，有报道在一个 Brooke-Spiegler 综合征患者毛发上皮瘤中发生了基底细胞癌[82]。

鉴别诊断　前面提到从组织学上鉴别多发性毛发上皮瘤和角化型基底细胞癌有时会很困难。临床资料有助于诊断，如皮损数量和分布、遗传表现。结构良好的角囊肿、乳头间质体、缺少高度异型性和有丝分裂象支持毛发上皮瘤的诊断[92]。其他支持基底细胞癌诊断的组织学特征包括黏液样基质、基底样细胞团块周边的收缩间隙或裂隙[93]。

几种免疫组化染色标志可用于鉴别毛发上皮瘤和基底细胞癌。一项使用基因芯片技术关于毛发上皮瘤和基底细胞癌的研究发现鉴别两者最可靠的免疫组化染色有 CD10、CK15、CK20 和 D2-40[102]。毛发上皮瘤中 CD10 染色间质细胞，上皮细胞不着色，而基底细胞癌中，CD10 表达于上皮细胞，很少在间质细胞表达[104,105]。用于标记梅克尔细胞的 CK20 在毛发上皮瘤中更常表达，也可使用[106]。PHLDA1（pleckstrin homology-like domain，family A，member 1，普列克底物蛋白同源样结构域家族 A 成员 1 蛋白）染色特征性地显著标记毛发上皮瘤，而在基底细胞癌中为阴性或染色阳性细胞少于 25%[107,108]。

在组织学上鉴别多发性毛发上皮瘤和痣样基底细胞癌综合征也很困难。诊断同样需要临床信息。虽然两个疾病都是常染色体显性遗传且皮损多发，但多发性毛发上皮瘤的皮损主要位于鼻唇沟，损害较小，极少形成溃疡，而痣样基底细胞癌综合征的皮损分布无规律性，特别是在后期肿瘤阶段皮损可以发展得较大，形成深的溃疡，呈严重的破坏性生长。此外，痣样基底细胞癌综合征的患者通常表现出多发性的骨骼和中枢神经系统异常，以及多发性掌跖点状凹陷[109]。

治疗原则　单发性毛发上皮瘤可以切除。多发性毛发上皮瘤可用冷冻、激光或皮肤磨削方法治疗。

结缔组织增生性毛发上皮瘤

临床概要　结缔组织增生性毛发上皮瘤通常散发，有足够的临床和组织学特征可以认为其是毛发上皮瘤的一种不同的变异型。结缔组织增生性毛发上皮瘤这一术语优于硬化性上皮错构瘤，因为其强调了与单发性毛发上皮瘤的关系[110,111]。

临床上，肿瘤几乎总是位于面部，直径为 3 ～ 8mm，明显坚硬。在许多病例中，皮损的环形边缘高起，中央凹陷无破溃，类似于环状肉芽肿[110]。皮损最常发生于成人早期，但也可发生于 20 ～ 30 岁[111]。女性较男性更常见。家族性结缔组织增生性毛发上皮瘤较少报道[112,113]。

组织病理　3 个典型的组织学特征是狭窄的肿瘤细胞条索、角囊肿和结缔组织增生的基质（图 30-15，图 30-16）[110]。肿瘤条索有 1 ～ 3 层细胞，由小的基底样细胞构成，有显著的卵圆形的胞核，胞质少。本病通常有许多角囊肿，有些病例中角囊肿可以很大[114]。基质有相当多的致密的胶原纤维，细胞成分较少。肿瘤细胞未见大量聚集。角囊肿破裂引起的异物肉芽肿和一些角囊肿中的钙化灶很常见[114]。

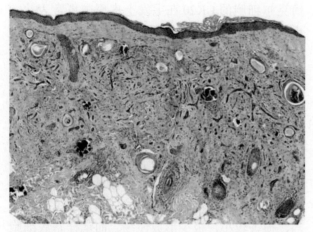

图 30-15　结缔组织增生性毛发上皮瘤：角囊肿和狭窄的上皮细胞条索嵌于纤维基质中

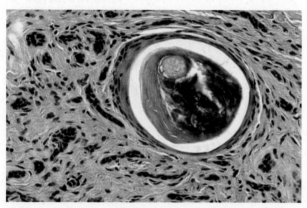

图 30-16　结缔组织增生性毛发上皮瘤：肿瘤细胞条索由小的基底样细胞构成，通常为 1～3 层细胞

鉴别诊断　本病与微囊肿性附属器（小汗腺）癌和汗管瘤有很大的相似之处，特别是活检所取标本很表浅时。类似于结缔组织增生性毛发上皮瘤，微囊肿性附属器癌有角囊肿、基底样细胞条索和致密的结缔组织增生性基质。一些组织学特征如骨骼肌和皮下脂肪组织的侵犯、神经周围的侵犯、导管分化、有丝分裂象明显更常见于微囊肿性附属器癌。CK19 阳性也更常见于微囊肿性附属器癌[114]。诸如角质囊肿、角蛋白肉芽肿和钙化则更常见于结缔组织增生性毛发上皮瘤。然而需要注意的是，结缔组织增生性毛发上皮瘤可以少见地表现出神经周围的侵犯[115,116]。

任何类似于毛发上皮瘤或汗管瘤的肿瘤，其病变细胞伸入到标本基底部时，微囊肿性附属器癌的诊断都需要考虑。汗管瘤常见于眶周，较少见角囊肿、异物肉芽肿和钙化[110]。

结缔组织增生性毛发上皮瘤也可类似于硬斑病样（纤维化）基底细胞癌。但硬斑病样基底细胞癌缺少角囊肿。排除基底细胞癌特别是硬斑病样基底细胞癌有价值的表现是缺少有丝分裂象、个别细胞的坏死、黏液样基质和缺少由组织固定引起的病变上皮与基质的分离[110]。向毛囊漏斗部、毛囊或皮脂腺分化，钙化，骨化，伴发黑素细胞痣和缺少皮损下方的日光弹性纤维变性等，这些征象更支持结缔组织增生性毛发上皮瘤的诊断[117]。

已报道许多免疫组化标记有助于鉴别结缔组织增生性毛发上皮瘤和硬斑病样基底细胞癌。目前认为结缔组织增生性毛发上皮瘤是类似外毛根鞘的一种毛囊错构瘤，因为其与毛囊发育的晚期一样可见强的 p75NTR 基因表达。相反，硬斑病样基底细胞癌通常缺少或呈微弱的 p75NTR 基因表达，因此，其更像是一种原始的毛囊损害性肿瘤[118]。硬斑病样基底细胞癌表现有基质金属蛋白酶基质溶解素 -3（ST-3）的表达，而结缔组织增生性毛发上皮瘤则没有[119]。

CK20 的表达可用来识别梅克尔细胞，也可表达于结缔组织增生性毛发上皮瘤而未见于硬斑病样基底细胞癌[120]。结合雄激素受体（AR）和 CK20 染色显著有助于诊断。对于结缔组织增生性毛发上皮瘤，AR 阴性和 CK20 阳性的免疫表型敏感度为 87%、特异度为 100%，而对于硬斑病样基底细胞癌，AR 阳性和 CK20 阴性的免疫表型特异度为 100%、敏感度为 61%[106,121]。PHLDA1（普列克底物蛋白同源样结构域家族 A 成员 1 蛋白）通常在结缔组织增生性毛发上皮瘤中阳性，而在硬斑病样基底细胞癌中阴性，这个区别同样有助于诊断[122]。最后，成纤维细胞活化蛋白在硬斑病样 / 浸润性基底细胞癌的肿瘤周围成纤维细胞中表达，但是不表达于结缔组织增生性毛发上皮瘤[123]。

治疗原则　虽然结缔组织增生性毛发上皮瘤被认为是良性病变，病变进程缓慢，但是其病理特征和微囊肿性附属器癌部分相同，也类似于硬斑病样型基底细胞癌，且其自身有罕见的恶变可能，因此在诊断后应行 Mohs 显微外科手术治疗[124]。

毛母细胞瘤

临床概要 毛母细胞瘤是良性皮肤损害，具有某些发育中的毛囊的特点。其不同于毛发上皮瘤的是皮损大小、部位和缺少角囊肿[125]。毛母细胞瘤通常直径约为1cm，最常见于头皮（图30-17）[126]。虽然此肿瘤常为单发，但是多发性皮损也有报道[127,128]。如前所述，皮损是良性的，如呈侵袭性生长模式则称为毛母细胞癌，其可能是基底细胞癌的一种亚型[129,130]。有报道毛母细胞瘤和少见的毛母细胞癌发生于放疗后的数十年[131]。

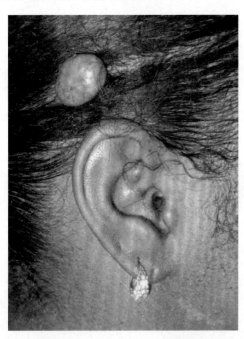

图 30-17 毛母细胞瘤：头皮可见一界线清楚的色素性结节

色素性、囊性、巨大黑素性毛母细胞瘤及波纹状毛母细胞瘤和皮肤淋巴腺瘤[128,132-139]。有报道在毛母细胞瘤基础上发生神经内分泌癌和黑素瘤[140,141]。

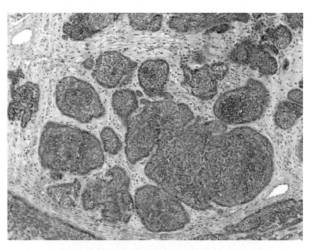

图 30-18 毛母细胞瘤：真皮内可见大的基底细胞样肿瘤细胞团块，团块周边细胞呈栅栏状排列，伴有纤维化基质

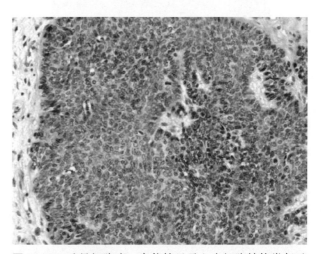

图 30-19 毛母细胞瘤：高倍镜显示上皮细胞结构类似毛囊胚，偶见有丝分裂象

组织病理 毛母细胞瘤由毛囊胚细胞增生形成，表现为不同比例的间充质和上皮细胞的混合。根据间充质和上皮成分的不同比例，可见谱系损害。谱系的一端是主要为间充质成分的变异型，称为毛母细胞性纤维瘤，另一端是传统的毛母细胞瘤，主要由基底细胞样上皮岛组成[126]。

传统的大的毛母细胞瘤损害由基底样细胞岛组成，位于真皮层，偶延伸入皮下脂肪（图30-18）。这些基底样细胞岛表现为周边细胞栅栏状排列和类似于围绕毛囊的纤维细胞性间质，可见有丝分裂象（图30-19）。损害不与上方表皮相连。已报道过的少见类型包括巨大性、透明细胞性、

毛母细胞性纤维瘤这一变异型表现为小的基底细胞样上皮岛，呈毛囊分化，分布于纤维基质中（图30-20，图30-21）。有报道一种少见的毛母细胞肉瘤发生于毛母细胞性纤维瘤[142]。

病变浸润周围组织，显示明显细胞异型性或多的有丝分裂象，可称为毛母细胞癌，但是这些损害可能和基底细胞癌有病理上的重叠（图30-22，图30-23）。这些比较难以鉴别的损害可以给予描述性的诊断，如恶性附属器肿瘤伴显著的某种分化。有助于将毛母细胞瘤与基底细胞癌鉴别开来的标准为前者病变对称、边缘光滑的界限、"推挤"正常组织、病变细胞呈毛囊性和"串花状"模式、

间质和上皮间无人工收缩间隙、无间质水肿和淋巴细胞、形成类似于未成熟的毛囊周围的纤细的间质、无溃疡[143]。

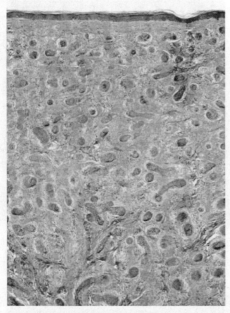

图 30-20　毛母细胞性纤维瘤：病变表现为小的基底样细胞岛位于显著的纤维化间质中

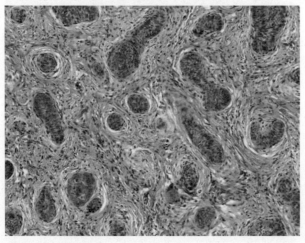

图 30-21　毛母细胞性纤维瘤：上皮 – 间质结构类似于毛囊

　　免疫组化染色有助于鉴别毛母细胞瘤和基底细胞癌。巢蛋白（Nestin）通常在毛母细胞瘤的基质细胞呈阳性，同样的表现也见于皮脂腺痣，而基底细胞癌的基质细胞巢蛋白（Nestin）阴性[144]。PHLDA1（普列克底物蛋白同源样结构域家族 A成员 1 蛋白）阳性可用于将透明细胞毛母细胞瘤与透明细胞基底细胞癌区别开来[145]。此外，层粘连蛋白 -332（laminin-332）通常在毛母细胞瘤中阴性，而在各型基底细胞癌中始终为阳性[146]。

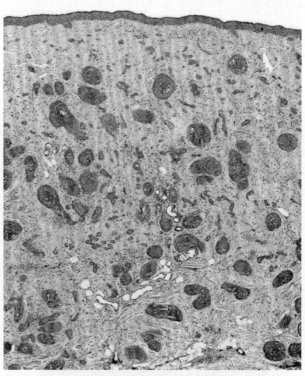

图 30-22　毛母细胞癌：由不规则上皮细胞岛构成的大的真皮内肿瘤

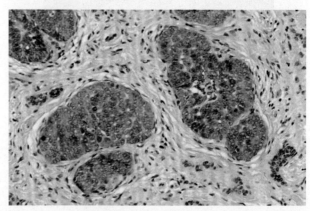

图 30-23　毛母细胞癌：高倍镜显示细胞异型性、许多有丝分裂象和纤维细胞性基质

　　其他研究　毛母细胞瘤的分子病理基础还不清楚。对一些散发的毛母细胞瘤基因测序显示经典的 PTCH 基因突变，但 PTCH 基因突变并没有参与其发病机制，这一点不同于毛发上皮瘤和基底细胞癌[147]。偶有毛母细胞瘤可能表现出CTNNB1 基因突变[148]。

　　治疗原则　毛母细胞瘤是良性的，出于美容原因或对残余皮损可能转化成毛母细胞癌的担忧，可通过 Mohs 显微外科手术切除或去除。

毛发腺瘤

　　临床概要　毛发腺瘤是少见的单发性肿瘤，首次被描述于 1958 年，通常表现为发生于面部或臀部的结节，直径为 3～15mm[149,150]。毛发腺瘤的其他少见表现可发生于甲床和骨性外耳道[151,152]。其更常见于男性，通常可发生于成人任何时期[153]。然而，毛发腺瘤也可为先天性或发生于婴儿期[154,155]。临床上毛发腺瘤类似于基底细胞癌或皮脂腺癌[156]。

　　组织病理　真皮内可见许多角囊肿（图 30-24）。角囊肿周围由嗜酸性细胞包绕，这种细胞类似于毛发上皮瘤中位于基底样细胞和中央角囊肿之间的嗜酸性细胞（图 30-25）。有些病例中角囊肿和周围的嗜酸性细胞之间有一层扁平的颗粒层细胞[150,157]。有些团块仅由嗜酸性上皮细胞组成，没有中央角化。嗜酸性细胞之间可见稀疏的细胞间桥。破裂的角囊肿处可见异物肉芽肿灶[149]。

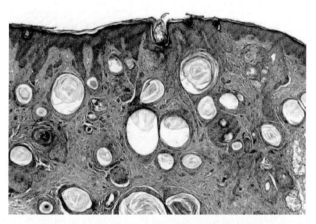

图 30-24　毛发腺瘤：真皮内可见许多角囊肿

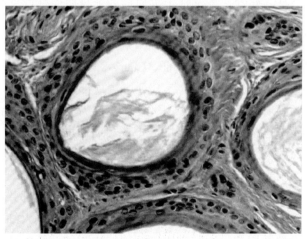

图 30-25　毛发腺瘤：角囊肿由嗜酸性细胞包绕，内含角蛋白

　　有报道一种变异型为疣状毛发腺瘤，临床上类似于脂溢性角化病或深部真菌肉芽肿[158,159]。毛发腺瘤可发生于黑素细胞性真皮痣内，看上去类似恶性转化[160]。

　　其他研究　形态学分化方面，毛发腺瘤介于毛囊瘤和毛发上皮瘤之间[161]。毛发腺瘤的大体结构非常类似于毛发上皮瘤，因此提示其可能发生不成熟的毛囊结构。然而，因为囊壁由表皮样细胞构成且角化可能伴有透明角质颗粒形成，有观点认为肿瘤主要向毛囊皮脂腺单位的毛囊漏斗部分化[150]。事实上，毛发腺瘤的角蛋白表达模式类似于毛囊漏斗部和毛囊隆突[162]。毛发腺瘤和结缔组织增生性毛发上皮瘤具有一些共同的形态学特征，然而免疫组化上毛发腺瘤和结缔组织增生性毛发上皮瘤截然不同，其通常缺少 Ber-EP4 阳性表达[153]。

　　治疗原则　不需要治疗，但因美容原因或引起症状时可切除皮损。

基底细胞样毛囊错构瘤

　　临床概要　基底细胞样毛囊错构瘤的皮损最初是在泛发性毛囊错构瘤中被描述的。这一特殊的疾病特征是始于成人期的进行性脱发、面部弥漫性丘疹和斑块及伴有斑秃、重症肌无力或系统性红斑狼疮[163]。由于最初的描述，泛发性毛囊错构瘤被重新归类为基底细胞样毛囊错构瘤的诸多临床表现之一[164]。基底细胞样毛囊错构瘤有不同的临床表现，可表现为斑疹、斑片、丘疹或结节，都伴有不同程度的色素沉着[165]。

　　基底细胞样毛囊错构瘤可单发或多发，可为先天性或获得性。先天性者包括伴有囊性纤维化和弥漫性脱发的常染色体显性遗传的泛发型、局限线状和单侧型、单发斑块或结节型[164,166,167]。伴有脑部和眼部发育异常的先天性线状和单侧基底细胞样毛囊错构瘤称为 Happle-Tinschert 综合征[165,168,169]。获得性通常是泛发性的，可能伴有系统损害如重症肌无力、弥漫性脱发[163]。

　　组织病理　不同临床表现的基底细胞样毛囊错构瘤组织学稍有差异。泛发型毛囊错构瘤中，在无丘疹或斑块的脱发区皮损显示向毛囊分化的基底样细胞形成的花边状网络或多或少的代替了毛囊，类似毛发上皮瘤[170]。面部的丘疹和斑块完全缺少毛结构，基底样细胞大量增生，嵌于含细胞的基质中，偶有角囊肿形成。组织学表现与毛发上皮瘤难以区别[171]。

其他临床表现的基底细胞样毛囊错构瘤常常显示从毛囊漏斗部发出的小的基底样细胞条索（图30-26，图30-27）[170]。肿瘤基质呈轻度的纤维细胞性。肿瘤和基质间没有明显的间隙，有丝分裂象少见（图30-27）。这类损害可能和漏斗部囊性基底细胞癌表现类似，但它们通常可以通过临床和组织学鉴别[172,173]。

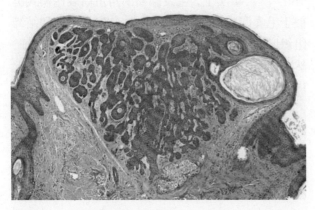

图30-26　基底细胞样毛囊错构瘤：表现为一小的界线清楚的损害，由上皮细胞条索构成，伴有散在的囊性结构

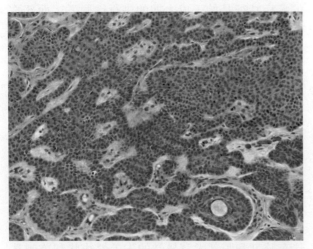

图30-27　基底细胞样毛囊错构瘤：损害表现为小的基底样细胞，无坏死和有丝分裂象。可见轻度纤维细胞性基质

鉴别诊断　由*PTCH*基因突变引起的基底细胞痣综合征（Gorlin综合征）的镶嵌型可能表现为基底细胞样毛囊错构瘤，但是通常还具有附属器肿瘤和基底细胞癌[168]。线状单侧基底细胞样毛囊错构瘤综合征通常无*PTCH*基因突变[169]。基底细胞样毛囊错构瘤可以通过免疫组化与基底细胞癌

鉴别。基底细胞样毛囊错构瘤通常标记梅克尔细胞的CK20阳性，基质细胞CD34阳性，雄激素受体和Ber-EP4阴性[174]。

其他研究　表皮过表达*smoothened*的转基因小鼠显示出Shh信号通路的活化，并表现出类似基底细胞样毛囊错构瘤的皮损[175]。PTCH信号异常与基底细胞样毛囊错构瘤有关，然而，与基底细胞癌相比，其强度和分布不同[172]。

治疗原则　通常这类皮损除美容原因外不需要切除。皮损近期有发展则应该切除，因为基底细胞癌可偶发于此类皮损。弥漫性皮损可局部外用5-氨基酮戊酸后联合过滤卤钨灯（590～700nm）或氩离子染料激光治疗[176]。

毛母质瘤

临床概要　毛母质瘤又名Malherbe钙化上皮瘤，是一种向毛发细胞特别是毛皮质细胞分化的肿瘤。皮损通常单发，然而5%的儿童毛母质瘤为多发性皮损[177]。头颈、上肢为最常发生的部位。肿瘤直径通常为0.5～3.0cm，但也可达5cm[178]。此肿瘤可发生于任何年龄，但是约40%的发病年龄＜16岁，平均发病年龄为32岁[179]。

毛母质瘤通常表现为一个坚实、深在的结节，表面皮肤正常。皮损位置偶可表浅，引起被覆皮肤蓝红色改变，也可突出呈一个界线清楚、暗红色的结节。

虽然单发性毛母质瘤不是遗传性的，但是有些家族性病例为多发性皮损，常伴有肌强直营养不良。此外，多发性毛母质瘤和毛母质瘤样改变可见于Gardner综合征的表皮囊肿[180]。多发性毛母质瘤也可少见伴发结节病、颅骨发育不全、Rubinstein-Taybi综合征、Churg-Strauss综合征、Turner综合征、Soto综合征、额顶部脱发、脑神经胶质瘤病和9-三体综合征[177]。少见的临床变异型包括巨大的突出性大疱或穿通性皮损、多发性发疹性皮损和家族性病例[181,182]。

组织病理　肿瘤界线清楚，通常由结缔组织被膜包绕（图30-28）。肿瘤通常位于真皮下部并延伸至皮下脂肪。不规则的上皮细胞团块嵌入细胞性基质中。通常肿瘤细胞团块由嗜碱性细胞和影细胞两种类型细胞构成（图30-29）[183]。但是

有些肿瘤也可能没有嗜碱性细胞。嗜碱性细胞的胞核为圆形或细长形，深嗜碱性，胞质较少，因此胞核排列紧密（图 30-29）。嗜碱性细胞的细胞界线模糊，因此细胞核就像嵌入连续的团块中。嗜碱性细胞排列于肿瘤团块的一侧或外周。在某些区域，嗜碱性细胞骤然转化为影细胞，而在其他区域，转化是渐进的。在渐进转化区，细胞核逐渐消失，并最终表现为轻度嗜酸性角化的影细胞。影细胞界线清楚，中央有未着色空白区，类似于消失的胞核的影子。早期形成的肿瘤通常表现有许多嗜碱性细胞区域。随着皮损的成熟，嗜碱性细胞因转化为影细胞而数量减少，在长期存在的肿瘤中，很少或没有嗜碱性细胞存在[183]。

在许多肿瘤中，小而圆的嗜酸性角化中心可见于嗜碱性细胞区或影细胞聚集区。这些中心的角化是骤然而完全的[184]。在有些肿瘤中，存在有黑素，这在向毛球分化的肿瘤中是可预见的，其通常见于影细胞或基质的噬色素细胞内。有报道毛母质瘤的一种变异型，其嗜碱性细胞岛中可见许多树突状黑素细胞，命名为黑素细胞性母质瘤[185]。

钙质沉积在 HE 染色的切片中通常表现为深嗜碱性的聚集灶。使用 von Kossa 染色时，钙质沉积见于约 75% 的肿瘤[186]。大多数有钙化的肿瘤由大量影细胞组成。钙化可为影细胞胞质中小的嗜碱性颗粒或取代了影细胞的大片无定形嗜碱性物质。钙化灶也偶见于肿瘤基质。15% ～ 20% 的病例可见骨化区[187]。骨化发生于影细胞区旁边的基质，其形成可能是通过成纤维细胞向成骨细胞化生。骨形成蛋白 -2（BMP-2）见于影细胞的胞质中，而嗜碱性细胞中则没有，表明其在骨形成中可能发挥作用[188]。毛母质瘤的基质中经常显示有明显的异物反应，在邻近影细胞处含有许多巨细胞（图 30-30）。

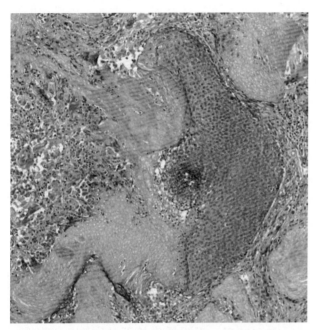

图 30-28 毛母质瘤：肿瘤通常界线清楚，由嵌入细胞性基质的上皮细胞团块构成。肿瘤团块包含 2 种细胞：嗜碱性细胞和影细胞。嗜碱性细胞类似于毛母质细胞。影细胞胞核消失，中央呈未染色阴影。视野中央可见嗜碱性细胞向影细胞转化

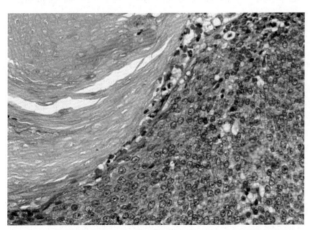

图 30-29 毛母质瘤：嗜碱性细胞向影细胞转化伴随细胞核的消失

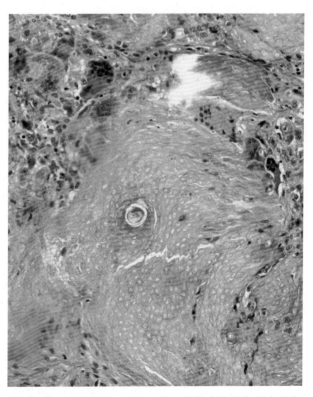

图 30-30 毛母质瘤：基质通常含有许多肿瘤角蛋白引起的多核巨细胞

其他研究　毛母质瘤于 1880 年最初被描述为皮脂腺钙化上皮瘤，然而到 1942 年才认识到肿瘤细胞是向毛皮质细胞分化，随后这一发现被电子显微镜研究证实[189,190]。在此基础上，提出了毛母质瘤这一名称[187]。

采用不同的细胞角蛋白及毛特异性角蛋白的多项免疫组化和原位杂交研究均支持毛母质瘤在成熟过程中向正常毛干成分分化的观点[191,192]。对毛母质瘤中角蛋白和丝聚蛋白表达的进一步研究表明肿瘤不仅向毛母质和毛皮质分化，还可向毛囊漏斗部、外毛根鞘和毛囊隆突分化。毛母质瘤中嗜碱性细胞、过渡细胞和影细胞上皮角蛋白和丝聚蛋白抗体阴性，同样的毛母质和毛皮质角蛋白也是阴性。然而，类似漏斗部的上皮 K1、K10 和丝聚蛋白阳性，表现为外根鞘角化的上皮 K14、K16 阳性。最后，K19 在毛囊隆突样结构呈明显阳性。角蛋白和丝聚蛋白表达的异质性表明毛母质瘤的分化是多样性的[193]。

有报道显示毛母质瘤中有 β- 连环蛋白（CTNNB1）的基因突变[148]。突变使得 β- 连环蛋白稳定性增加，蛋白易位到细胞核内，并通过 Lef/Tcf 家族成员激活基因转录[194]。

鉴别诊断　外毛根鞘囊肿的囊壁也含有嗜碱性细胞，它们在角化时细胞核逐渐消失并通常有钙化。但外毛根鞘囊肿嗜碱性细胞外层细胞呈栅栏状排列，而毛母质瘤的嗜碱性细胞则没有这一表现。此外，影细胞的特点是在碎裂的细胞核处呈现出中央无染色区，这种细胞只见于毛母质瘤和基底细胞癌伴母质分化区域[195]。毛母质瘤还需与增生性毛母质瘤鉴别（参见"增生性毛母质瘤"）。

治疗原则　治疗方法为手术切除。

增生性毛母质瘤

临床概要　增生性毛母质瘤少有报道，通常表现为头颈部单发结节，直径为 1.5 ～ 5.5cm，可能伴发脱发[196]。最常见于老年人，平均发病年龄为 66 岁[197]。肿瘤切除后可局部复发，但未见转移的报道[196,197]。

组织病理　增生性毛母质瘤表现为一个大的叶状基底样细胞增生，伴有小的嗜酸性影细胞灶。基底样细胞可有核异型性，有丝分裂象每高倍镜视野可达 15 个[196,197]。

鉴别诊断　增生性毛母质瘤需要与毛母质瘤鉴别，后者通常表现为大片的影细胞和较少的基底样细胞。增生性毛母质瘤相比毛母质瘤具有大量的有丝分裂象和核异型。基于损害对称、相对较小、界线清楚和缺少大量基底样细胞聚集，增生性毛母质瘤也可与毛母质癌鉴别。增生性毛母质瘤也缺少见于毛母质癌的淋巴管和周围神经侵犯。基底细胞癌伴母质分化通常与表皮相连，在肿瘤小叶和基质间可见收缩间隙[197]。增生性毛母质瘤是否是早先存在的毛母质瘤向毛母质癌的转化目前还不清楚。

治疗原则　治疗方法为手术切除[198]。

毛母质癌

临床概要　毛母质癌是毛母质瘤罕见的恶性类型。皮损男性多见，发生于老年患者。有些毛母质瘤表现出明显的向毛母质癌转化。其他病例起初就是恶性的。毛母质癌并不一定比毛母质瘤大，临床上可能误诊为表皮囊肿[199]。如果没有广泛切除，皮损局部复发者超过 60%。肿瘤在免疫抑制的患者中更具侵袭性[200]。超过 10% 的病例可发生肺和骨转移，确诊转移后的预期寿命为 3 个月到 2 年[201]。

组织病理　毛母质癌是不对称的、细胞性、侵袭性肿瘤（图 30-31）。许多区域，特别是肿瘤外周，显示有大的间变性深染的嗜碱性细胞增生，伴有许多有丝分裂象（图 30-32）。接近肿瘤中央，可有嗜碱性细胞向嗜酸性影细胞转化，这种转化模式也见于良性毛母质瘤，或者可见含有坏死碎片的大的囊性中心[199]。有助于做出诊断的特征包括不对称和模糊的界线，数个大的、形状不同的基底细胞样肿瘤细胞聚集，基底样细胞与表皮相连，广泛的坏死区，侵袭性生长模式，存在溃疡[202]。

鉴别诊断　见上文关于增生性毛母质瘤和毛母质瘤章节。

其他研究　毛母质癌表达 K5、K14 和 K17，而毛母质瘤通常缺少这些角蛋白[203]。毛母质癌中基底样肿瘤细胞显示胞核 β- 连环蛋白阳性，且检测到 CTNNB1 外显子 3 基因突变[148,204]。

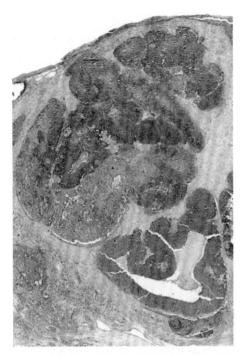

图 30-31 毛母质癌：真皮可见一细胞性、非对称、溃疡性肿瘤浸润

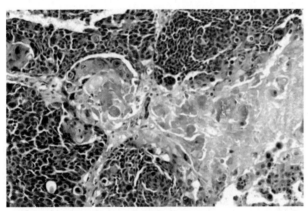

图 30-32 毛母质癌：深染的间变性细胞显示有丝分裂活跃并转化为影细胞

治疗原则 推荐的治疗方法是手术切除，切除范围为皮损边缘外 5mm ～ 2cm[202,205]。体外电子束照射治疗可作为有用的辅助治疗[206]。

增生性毛鞘瘤

临床概要 增生性毛鞘瘤，也称为增生性毛鞘囊肿或增生性毛发囊肿（瘤），通常是一单发皮损，偶也可为多发性皮损[207]。约 85% 的病例发生于头皮，其余的病例主要发生于背部。有报道皮损发生于外阴和头皮以外的其他有毛部位[208]。超过 80% 的病例是女性，平均发病年龄

为 62 岁（21 ～ 88 岁）[209]。

肿瘤初起为一类似囊肿的皮下结节，逐渐增大形成一大的高起、分叶状团块，可有溃疡，因此类似于鳞状细胞癌[210]。肿瘤可能伴发一个或数个头皮毛鞘囊肿[211]。有证据表明增生性毛鞘瘤可能从普通的毛鞘囊肿发展而来。但是，肿瘤也可能发生一个或数个毛鞘囊肿，并最终与肿瘤分离[212]。头部结节快速增大常预示恶性转化[213,214]。

组织病理 增生性毛鞘瘤通常与周围组织界线清楚，由多发的、不同大小的鳞状上皮小叶构成，内衬上皮通常比毛发囊肿的要厚（图 30-33）。有些小叶由一透明层包绕，小叶外周细胞呈栅栏状排列[212]。小叶中心上皮特征性地骤然变成嗜酸性无定形角蛋白（图 30-34）。无定形角蛋白与见于毛鞘囊肿囊腔内角蛋白是同样的类型。除了显示外毛根鞘式角化外，一些增生性毛鞘瘤显示有类似毛囊漏斗部角化的改变。这种改变由类似于角珠的表皮样角化构成，有的类似于"鳞状涡"[209,215]。

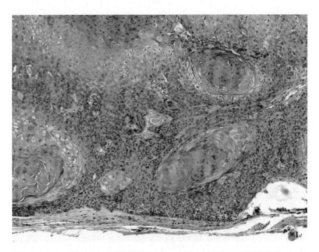

图 30-33 增生性毛鞘囊肿：肿瘤由不规则形的鳞状上皮小叶构成，骤然形成无定形的角蛋白。小叶中央呈现无定形的角蛋白

许多区域的肿瘤细胞呈不同程度的核异型性，以及个别细胞角化，第一眼提示鳞状细胞癌（图 30-34）。肿瘤不同于鳞状细胞癌的是与周围基质界线相当清楚，以及骤然角化的模式。钙化灶虽然通常较小，但常出现于无定形角蛋白区域[216]。有些肿瘤的肿瘤细胞内显示有空泡化或透明细胞形成，因为这些细胞内含糖原[215]。

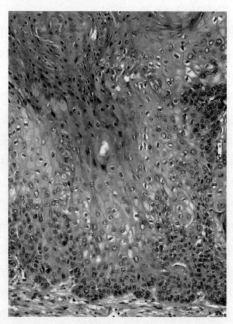

图 30-34　增生性毛鞘囊肿：大的苍白淡染的角质形成细胞骤然角化，无透明角质颗粒

鉴别诊断　除了其分界清楚的特征外，在肿瘤条索和小叶中心有许多界线清楚的无定形嗜酸性角蛋白区域及缺少严重的异型性和对周围组织的侵袭这些表现使得增生性毛鞘瘤可与恶性增生性毛鞘瘤和鳞状细胞癌区别开[209]。不论其异型性和侵袭性如何，大部分增生性毛鞘瘤显示 AE13 和 AE14 染色阳性。这些单克隆抗体针对的是毛发型角蛋白多肽，而鳞状细胞癌这些标志始终阴性[209]。

其他研究　增生性毛鞘瘤中的角化与普通的毛鞘瘤是同一类型。钙化灶也可见于这两种病变。类似于外毛根鞘，增生性毛鞘瘤显示：①鳞状上皮形成无定形角蛋白的改变是骤然的；②空泡化细胞含有糖原，类似于外毛根鞘的细胞；③有些肿瘤外周有明显的胶原透明层[217]。因为其与恶性增生性毛鞘瘤的密切关系且有转化为后者的可能，建议局部扩大切除和密切的临床随访[209,215,218]。

治疗原则　建议切缘带有一部分正常组织以确认完全切除，然而，尚没有确定关于正常组织边缘大小的标准。

恶性增生性毛鞘瘤

临床概要　增生性毛鞘瘤的恶性转化要比之前认为的更普遍。最近基于其临床和组织学特征，它们被归类为低度或高度恶性增生性毛鞘瘤。低度恶性病变常表现为局部复发，而高度病变更可能表现为区域性转移[209]。广泛转移可有发生而且可能是致命性的[209,219]。总体上，有报道局部复发率为 3% ～ 6%。淋巴结转移发生于 1% ～ 2% 的患者[209]。肿瘤侵入脑静脉窦也有发生并致死[218,220]。

组织病理　低度恶性增生性毛鞘瘤显示其周围真皮有不规则浸润，这一表现在增生性毛鞘瘤中则无。这种生长模式可能导致真皮内不连续的病灶，这有可能是切除后频繁局部复发的根本原因。低度恶性增生性毛鞘瘤缺少见于高度恶性的显著间变。高度恶性增生性毛鞘瘤表现为显著的细胞异型性和间变，可能使其具有转移能力。因为这种侵袭性特征，将高度恶性增生性毛鞘瘤与鳞状细胞癌区别开可能只能通过其 AE13 和 AE14 阳性的表现[209]。

其他研究　不同于增生性毛鞘瘤，恶性增生性毛鞘瘤 CD34 的表达丢失[221]。有检测到 DNA 的非整倍性和高的增殖指数[221]。恶性增生性毛鞘瘤属于增生性毛鞘瘤疾病谱[209,222]。此外，类似于鳞状细胞癌，有发现恶性增生性毛鞘瘤中 17p 染色体杂合性缺失和 p53 免疫反应性增强[223,224]。

治疗原则　由于其恶性转化的可能，所有的增生性毛鞘瘤均应局部扩大切除和进行足够的随访[222]。病变有高度转移可能者可采用放疗和（或）化疗。

毛鞘瘤

毛鞘瘤是一种相当常见的单发性肿瘤。多发性面部毛鞘瘤特征性地伴发 Cowden 病。

单发性毛鞘瘤

临床概要　单发性毛鞘瘤作为一个病种于 1962 年被首次认识到，通常是一小的肿瘤，直径为 3 ～ 8mm，常发生于面部[225]。直径偶可达数厘米[226]。没有特征性的临床表现。有时发现其位于皮角基底部[227]。

组织病理　一个或数个小叶从表皮往下伸入

真皮。有时小叶起源于一中心含有毛发的毛囊。不同数量的肿瘤细胞因含有糖原成分而呈透明细胞外观（图 30-35，图 30-36）。肿瘤小叶周边通常可见柱状细胞呈栅栏状排列，有一层清晰的、常增厚的基底膜带，类似正常毛囊下部周围的透明层（图 30-36）[225]。反常的是，毛鞘瘤并没有显示出见于毛鞘囊肿和增生性毛鞘囊肿的毛鞘式角化。相反，在浅层，毛鞘瘤时常显示显著的表皮样角化，常伴有疣状增生，甚至引起上方皮角的形成[228]。

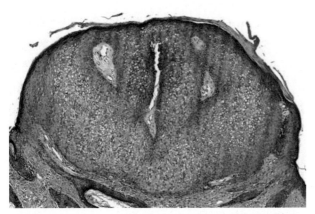

图 30-35 毛鞘瘤：肿瘤显示疣状增生，伴伸入真皮浅层的小叶形成。由于向外毛根鞘分化，许多细胞表现为透明样

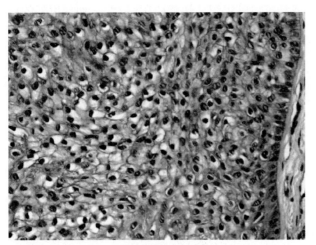

图 30-36 毛鞘瘤：许多细胞胞质呈透明样。外周的上皮细胞呈栅栏状排列

结缔组织增生性毛鞘瘤有外毛根鞘型细胞不规则地伸入硬化的胶原束，类似侵袭性癌（图 30-37，图 30-38）[229]。在浅表部位，病变表现类似毛鞘瘤，有助于与侵袭性癌鉴别。此外，不同于基底细胞癌，结缔组织增生性毛鞘瘤 CD34 染色阳

性[230]。虽然结缔组织增生性毛鞘瘤是良性肿瘤，但其有可能与基底细胞癌共存，因此建议完全手术切除且通过组织学确认边缘已经切净[231]。与大多数附属器肿瘤一样，不同于皮肤转移癌，结缔组织增生性毛鞘瘤免疫组化 p63 和 D2-40 阳性[232]。

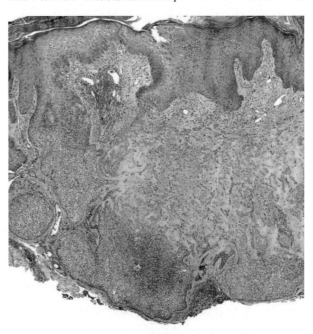

图 30-37 结缔组织增生性毛鞘瘤：病变显示毛鞘瘤的特征，真皮内局灶性浸润生长

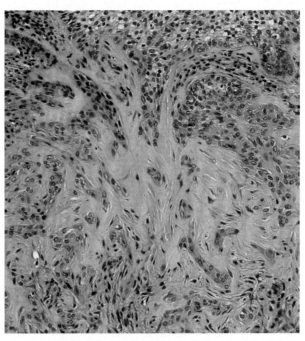

图 30-38 结缔组织增生性毛鞘瘤：淡染的上皮细胞条索浸润真皮，类似侵袭性癌

鉴别诊断 在透明细胞较少和显著角化过度及颗粒层增厚的病例中，其与寻常疣的鉴别可能

会很困难。能显示糖原的 PAS 染色有助于鉴别这两种病变。然而，陈旧性疣，通常缺少病毒引起的细胞病理改变，可能具有胞质糖原及类似毛鞘瘤的许多特征。毛鞘瘤不同于寻常疣的是其为分叶状而不是乳头状（疣状）结构、毛囊漏斗部的位置、肿瘤小叶外周基底样细胞呈栅栏状排列、PAS 染色可显示增厚的透明样基底膜。分子学研究并不支持所有的毛鞘瘤都源于人乳头瘤病毒（HPV）感染这一观点[233,234]。

治疗原则　本病不需要治疗。出于美容原因，皮损可完全切除或应用二氧化碳激光去除。

Cowden 综合征中的多发性毛鞘瘤

临床概要　Cowden 综合征又称为多发性错构瘤综合征，是一种常染色体显性遗传性皮肤病，伴有特异性的皮肤黏膜和系统性表现。该综合征的特征是具有许多器官系统的多发性错构瘤，包括皮肤、乳腺、甲状腺、胃肠道、子宫内膜和脑[235]。皮肤黏膜的皮损表现基本不变，包括毛鞘瘤、纤维瘤、口腔乳头瘤病、肢端和掌跖角化病。最常见的系统表现包括纤维囊性乳腺病、乳腺纤维腺瘤、甲状腺腺瘤、甲状腺肿、肠息肉。个体风险最高的是发生乳腺癌，但是其他内脏恶性肿瘤包括甲状腺癌和子宫内膜癌也可发生[236]。少见情况下，某些 Cowden 综合征患者会发生免疫抑制，伴有反复的化脓性和真菌性皮肤感染，T 细胞和 B 细胞总数减少，辅助性 T 细胞与抑制性 T 细胞比例异常[235]。

多发性毛鞘瘤几乎发生于所有的 Cowden 综合征患者，最常发生于二三十岁。毛鞘瘤主要局限于面部，好发于口、鼻及耳，但也可发生于褶皱部位[235]。其表现为肤色、粉红色或棕色丘疹，类似寻常疣[234]。多发性毛鞘瘤发生于乳腺癌之前，因此这有助于发现发生这种癌症风险较高的女性。因此，对 Cowden 综合征的认识是很重要的，因为其女性患者乳腺癌的发病率高且发生较早[237]。此外，可发生紧密排列的口腔丘疹，使得唇、牙龈、舌呈现特征性的"鹅卵石"外观，以及多发性小的肢端角化。小的角化过度性乳头瘤常发生于四肢远端[236]。

Cowden 病的易患基因位于染色体 10q22—23，随后确认为 PTEN（10 号染色体同源缺失性

磷酸酶 – 张力蛋白）[238]。Cowden 综合征是 PTEN 错构瘤综合征的一种，此外还有 Lhermitte-Duclos 病（发育不良性小脑神经节细胞瘤）和 Bannayan-Riley-Ruvalcaba 综合征（巨头畸形、脂肪瘤病、血管瘤病、斑点状阴茎）[239-241]。PTEN 基因编码的一种双特异性磷酸酶，是磷酸肌醇 3- 激酶（PI3K）通路重要的 3- 磷酸酶，抑制了 PI3K/ 蛋白激酶 B（AKT）信号通路，PI3K 通路是一种抗凋亡通路。因此，PTEN 功能缺失导致 PI3K/AKT 通路抗凋亡信号增强[242]。突变分析显示 Cowden 病家系多个成员基因有胚系突变[243,244]。

对 Cowden 综合征的毛鞘瘤的免疫组化研究显示大多数肿瘤 PTEN 表达缺失。虽然大多数达不到 Cowden 综合征临床诊断标准的单发性或自发性毛鞘瘤的 PTEN 表达正常，但约 13% 的病例显示 PTEN 表达减少。因此，毛鞘瘤 PTEN 染色的缺失并不能诊断 Cowden 综合征[245]。

组织病理　找到面部毛鞘瘤诊断性组织学图像可能需要多个活检标本。因此，在一个系列报道中，53 个面部皮损患者中具有毛鞘瘤诊断性表现的只有 29 人[228]。

口腔损害可表现为纤维瘤性结节，由细胞相对少的纤维成分构成，形成涡旋状（硬化性纤维瘤）或纤维血管组织，伴棘层肥厚[228]。面部以外的皮肤损害可能类似于寻常疣或疣状肢端角化症（参见第 6 章和第 25 章）。有些纤维瘤标本显示见于毛鞘瘤的轻度的毛囊增生[235]。

鉴别诊断　见单发性毛鞘瘤鉴别诊断部分。

治疗原则　Cowden 综合征的治疗是复杂的，患者最好进行遗传咨询，必要时应由有经验的医师和恰当的专科医师治疗。原则包括乳腺癌的早期诊断筛查、个体化的预防性乳房切除。每年进行 1 次皮肤检查，并采用合适的随访检测对子宫内膜癌的风险进行评估，包括子宫内膜盲性活检。必要时，可对个别皮损进行治疗。

毛囊漏斗部肿瘤

临床概要　毛囊漏斗部肿瘤最常表现为头颈部单发、扁平的角化性丘疹，通常为斑块，也可少见地表现为色素增加或减少的斑疹。偶尔，毛囊漏斗部肿瘤表现为多发性损害，有报道可表现

为发疹型和泛发网状变异型[246-248]。男性稍多发，平均发病年龄为 67 岁（24 ～ 92 岁）[246]。约 25% 的毛囊漏斗部肿瘤伴发其他原发性损害。这些损害包括基底细胞癌、光线性角化病、鳞状细胞癌、结缔组织增生性恶性黑素瘤、交界黑素细胞痣、毛鞘瘤、皮脂腺痣和表皮包涵囊肿[246,249]。这种伴发现表明毛囊漏斗部肿瘤可能为一种反应过程。

组织病理 真皮上部上皮细胞呈板样增生和延伸，与表皮平行，并与表皮下缘多处相连（图30-39）。肿瘤团块外周细胞层呈栅栏状排列，中央的细胞因其含有糖原成分而显示苍白淡染的胞质；常可见小的类似于毛囊漏斗部的囊肿（图30-40）。小的毛囊从底部进入肿瘤团块，失去其特征，最终难以辨认[250]。其他毛囊漏斗部肿瘤的常见组织学特征包括嗜酸性护膜、导管分化、角质样板（柱状板层）和结缔组织增生[246]。

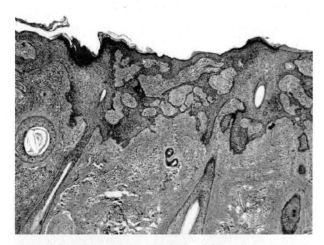

图 30-39 毛囊漏斗部肿瘤：真皮上部相互吻合的上皮条索呈板样增生和延伸，与表皮平行，并与表皮多处相连

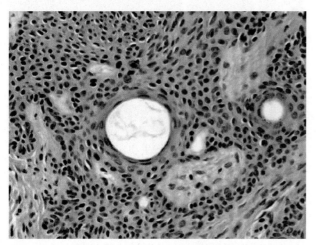

图 30-40 毛囊漏斗部肿瘤：病变细胞显示局部的胞质透明化，并有角囊肿形成

鉴别诊断 板样增生及与表皮多处相连类似于浅表型基底细胞癌，外周细胞也可显示栅栏状排列。某些学者认为毛囊漏斗部肿瘤是基底细胞癌的一种类型[251]。然而，毛囊漏斗部肿瘤通常缺少异型性、坏死和有丝分裂活性[246]。不同于基底细胞癌的还有其 Ber-EP4 染色阴性[252]。如前所述，毛囊漏斗部肿瘤主要的组织学表现是与表皮多处相连的上皮细胞板样增生。

治疗原则 单发性损害可单纯切除。

外毛根鞘皮角和毛鞘瘤皮角

临床概要 外毛根鞘皮角和毛鞘瘤皮角临床上有皮角的外观，同样的也可见于其他疾病（参见第 29 章）。两种增生都是单发性的。更常见的外毛根鞘皮角可见于许多不同部位，毛鞘瘤皮角发生于面部或头皮[227,253]。

组织病理 外毛根鞘皮角中有外毛根鞘式角化发生。病变底部有明显的基底膜带，伴栅栏状排列的基底细胞层，可见上皮细胞变大而淡染的趋势。外毛根鞘细胞发生角化，没有颗粒层[254]。脂溢性角化病或寻常疣伴有明显的外毛根鞘式角化时可能类似于外毛根鞘皮角[255]。免疫组化显示 CD34 着色，证实为外毛根鞘来源[256]。有报道外毛根鞘皮角发生于烧伤瘢痕[257]。

毛鞘瘤皮角损害的底部可见毛鞘瘤。在毛鞘的表面显示皮角，常表现为显著的表皮样角化，伴厚的颗粒层和显著的角化过度（图 30-37，顶部）[227]。

治疗原则 单发性损害可单纯切除。

毛鞘癌

临床概要 毛鞘癌大多发生于面部或耳，表现为一缓慢生长的表皮丘疹、浸润性斑块或结节，可有溃疡[258]。发病机制还不清楚，但是日光暴露可能是一个诱发因素。其可发生于其他皮肤肿瘤内，如脂溢性角化病[259]。不同于毛鞘瘤，毛鞘癌并不常见于 Cowden 病[260]。有报道 1 例伴神经内分泌分化的病例[261]。复发和转移并不常见，偶有损害局部侵袭性者。

组织病理 组织学上肿瘤具有侵袭性，由异型性的透明细胞构成，这些细胞类似于外毛根鞘细胞[21]。病变细胞具有丰富的含有糖原的透明胞质。病变细胞形成团块、小叶或小梁状生长模式，伴有毛发型角化灶。周边细胞显示栅栏状排列，伴核下方空泡化。细胞异型性明显，病变细胞可在表皮内呈 Paget 样扩散，类似黑素瘤。细胞核大、浓染、多形。胞质含有糖原，PAS 染色阳性和淀粉酶敏感[262]。毛鞘癌偶可发生围神经性浸润。免疫组化 CK17 阳性可将毛鞘癌和侵袭性鳞状细胞癌鉴别开[263]。

鉴别诊断　毛鞘癌可表现为小叶状结构而与毛鞘瘤相似，或取代表皮而类似于"毛囊漏斗部肿瘤"[262]。毛鞘癌与其他具有透明细胞特征的癌如鳞状细胞癌、基底细胞癌、皮脂腺癌的鉴别可能比较困难。这些癌的典型特征通常见于透明细胞成分附近。

其他研究　毛鞘癌的发病机制还不清楚。皮损的分布表明日光可能起一定作用。有报道少数病例与烧伤瘢痕、射线和着色性干皮病有关[258,264,265]。1 例发生于增生性毛鞘囊肿的毛鞘癌中显示 p53 的缺失[266]。和许多皮肤附属器癌一样，毛鞘癌 D2-40 染色阳性，相反，转移性腺癌为阴性[267]。

治疗原则　保守的手术切除至边缘切净通常是根治性的，但任何复发性肿瘤都应扩大切除或行 Mohs 显微外科手术[268]。

向皮脂腺分化的肿瘤

皮脂腺痣

临床概要　Jadassohn 皮脂腺痣为单发性皮损，通常位于头皮或面部，出生时即有。儿童期皮损由界线清楚、稍隆起、没有毛发的斑块构成，通常为线状，但也可为圆形或不规则形。青春期皮损形成疣状和结节状。少数皮脂腺痣由多发和泛发的皮损构成，见于面部、颈部或躯干。通常，至少有部分皮损是线状或沿 Blaschkoid 线分布[269]。巨大的皮脂腺痣也有报道[270]。

某些泛发性皮脂腺痣的患者可伴发癫痫、智力低下、其他神经系统缺陷或骨骼畸形，形成一种神经外胚层综合征，称为 Shimmelpenning 综合征或皮脂腺痣综合征[271]。该综合征和角质形成细胞性表皮痣和表皮痣综合征有明显重叠，这些综合征可能是起源于 HRAS 和 KRAS 基因突变的不同表型（参见第 6 章）[271,272]。

皮脂腺痣、中枢神经系统畸形、先天性皮肤发育不全、角膜皮样囊肿、色素痣共同构成了 SCALP 综合征[273]。皮脂腺痣综合征偶可伴发低磷性佝偻病。低磷血症的发病机制尚不清楚，可能与成纤维细胞生长因子 -23 水平升高有关[274,275]。还有一种罕见的皮脂腺痣综合征 / 表皮痣综合征的单侧巨脑性变异型，包括重症癫痫、智力迟钝 / 发育迟缓、眼 / 视觉受累和面部异常[276]。

皮脂腺痣也可伴发斑点状雀斑样痣、骨骼和神经异常，这是表皮痣综合征的一部分，称为色素角化性斑痣性错构瘤病。这些皮肤损害偶可同时存在而不伴有系统异常[277]。

组织病理　皮脂腺痣中的皮脂腺遵循婴儿期、儿童期、成人期正常皮脂腺模式。在最初的数月里，这些皮脂腺发育良好。儿童期或第一阶段，皮脂腺痣中的皮脂腺可能发育不完全，大小和数量都显著减小[192,278]。因此，皮脂腺痣的诊断可能会漏掉。但是，皮脂腺痣的不完全分化的毛发结构是很典型的。通常可见未分化细胞条索，类似于毛囊胚胎期[279]。有些毛发结构由扩张的充有角蛋白的漏斗部构成，显示多个未分化细胞的芽蕾（图 30-41）。

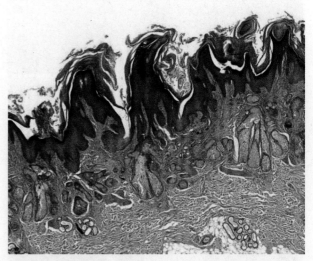

图 30-41　皮脂腺痣：表皮增生和乳头瘤样改变。扩张的顶泌汗腺位于真皮，缺少生长期毛囊

青春期或第二阶段，损害出现有诊断意义的组织学表现。可见大量成熟或接近成熟的皮脂腺和上方表皮乳头瘤样增生。毛发结构仍然很小，除了偶见的扩张的毛囊漏斗部。异位的顶泌汗腺发生于 2/3

的青春期患者，有时也发生于更小的年龄（图 30-41）。本病通常可见未分化细胞芽蕾，类似基底细胞癌病灶，表现为畸形的毛胚（图 30-42）。顶泌汗腺位于真皮深层皮脂腺小叶团块下方[192,278]。

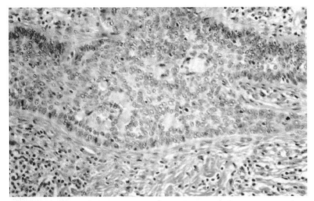

图 30-42　皮脂腺痣：基底细胞样上皮增生常类似于基底细胞癌。但是，增生显示附属器肿瘤的特征，病变内可见玻璃样物质

15%～20% 的成人期或第三阶段皮脂腺痣可伴发附属器肿瘤。2 个大型病例系列报道中，最常伴发的附属器肿瘤是基底细胞样肿瘤，其中最常

见的是毛母细胞瘤和乳头状汗管囊腺瘤（SCAP）（图 30-43）[192,278]。较少伴发的良性附属器肿瘤包括结节性汗腺瘤、汗管瘤、皮脂腺上皮瘤、软骨样汗管瘤、毛鞘瘤、毛发腺瘤和圆柱瘤[279-283]。某些皮脂腺痣损害可能含有几种继发肿瘤，良性和恶性肿瘤可同时存在[281,283]。

过去认为发生于皮脂腺痣的基底细胞样肿瘤是基底细胞癌。但是，这个观点在几个重要的综述中被修正，这些被认为是基底细胞癌的大多数其实是毛母细胞瘤[192,278]。发生于皮脂腺痣的基底细胞样肿瘤可能是基底细胞癌或毛母细胞瘤，只通过组织学证据鉴别它们会很困难。有趣的是，大多数发生于皮脂腺痣的基底细胞样肿瘤标记毛囊干细胞的 PHLDA1 阴性。毛发上皮瘤和毛母细胞瘤 PHLDA1 通常阳性，而原发性基底细胞癌为阴性。这些发现表明许多基底细胞样肿瘤可能是基底细胞癌而不是毛母细胞瘤[284]。对这些损害进一步研究以完全确定是基底细胞癌或毛母细胞瘤是很有必要的。

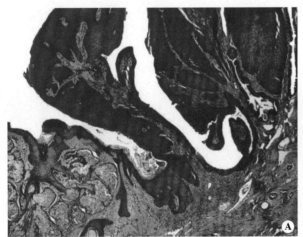
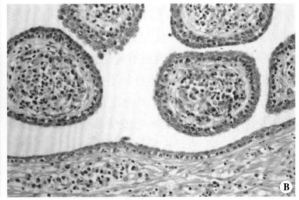

图 30-43　皮脂腺痣：还显示有乳头状汗管囊腺瘤

临床上类似于基底细胞癌的基底细胞样上皮增生明显发生于 5%～7% 的皮脂腺痣病例[285-287]。然而，许多病例中发现基底细胞癌很小，临床上不明显，呈非侵袭性生长模式[287]。在组织学上鉴别基底细胞癌和发生于皮脂腺痣的"基底样细胞增生"并不是很容易，有达一半的皮脂腺痣可发生"基底样细胞增生"[285]。因为许多病例中的基底细胞癌样增生并不是真的基底细胞癌的原始证据，一些增生含有提示皮脂腺分化的苏丹染色阳

性的颗粒或提示毛发分化的糖原[288]。其他增生显示毛囊分化伴毛乳头和毛球形成[289]。采用 Ber-EP4、p53、Ki-67、bcl-2、CD34 和 ⅩⅢa 因子的免疫组化研究支持基底细胞样增生是毛囊分化区域而不是真正的基底细胞癌这一观点[286]。

除了基底细胞癌，少数情况下，恶性肿瘤也可发生于皮脂腺痣，包括鳞状细胞癌[290]。发生于皮脂腺痣的鳞状细胞癌可伴发局部淋巴结转移或广泛转移。有报道发生于皮脂腺痣的梭形细胞鳞

状细胞癌[283,291]。其他恶性肿瘤包括顶泌汗腺癌、恶性小汗腺汗孔瘤、角化棘皮瘤、增生性毛鞘瘤、平滑肌肉瘤、微囊肿性附属器癌、皮脂腺癌和黏液表皮样癌[291-299]。此外，有报道发生于皮脂腺痣的原发性皮肤腺癌出现了转移[300]。

其他研究　根据全基因组测序，角质形成细胞性表皮痣和皮脂腺痣都与活化的 HRAS p.Gly13Arg 和 KRAS p.Gly12Asp 基因突变有关[269,271]。突变可能发生于合子后[272,301,302]。有趣的是，在皮脂腺痣中生殖器型和疣状表皮发育不良型 HPV 的 DNA 均可检测到，虽然发病机制和这些感染的影响还不清楚[303]。

不同时期的皮脂腺痣患者显示不同的细胞角蛋白表达。在婴儿期，CK1 和 CK10 减少，CK14 增加。青春期，CK17 有额外的较强表达。在成人期，CK14、CK17 和 CK19 都有表达。基于这些发现，皮脂腺痣可能更符合错构瘤生长而不是过度增生[304]。

皮脂腺痣常伴发其他附属器肿瘤和顶泌汗腺表明皮脂腺痣起源于原始上皮胚[305]。而且，如基底细胞癌中报道的一样，皮脂腺痣也显示果蝇修补基因（Ptch）的人同源物的杂合性缺失[306-308]。这可以部分解释皮脂腺痣伴发基底细胞癌和其他基底细胞样附属器肿瘤。然而，一项对 11 例皮脂腺痣损害独立的研究发现没有明显的杂合性缺失。这些研究结果不一致的原因还不清楚，但这可能是由其他细胞总体显微分析时取样的不同所引起[309]。

皮脂腺痣常因缺失终毛而表现有明显的脱发。皮脂腺痣的皮脂腺细胞显示毛发生长抑制生物活性因子包括 FGF-5 的表达增加，且毛发生长刺激因子表达减少，从而导致损害处终毛减少[310]。

治疗原则　非手术方法为局部外用氨基酮戊酸的光动力疗法。考虑到其低度恶性的可能，皮脂腺痣切除的严格的指南还没有制定。不过，文献综述显示大多数皮损应当于儿童期去除，理想情况是在皮脂腺痣扩大期之前。没有建议的时间点，理想情况是在家长、儿童和医师都同意治疗方案时即执行[311,312]。

皮脂腺增生

临床概要　皮脂腺增生的皮损大多发生于面部，主要位于额部和颊部，常发生于老年人。也有报道其发生于女阴、阴茎和乳晕[313-318]。临床上表现为一个或数个高起的、小的、柔软、黄色、轻度脐凹样丘疹，直径常为 2～3mm。皮脂腺增生较少发生于青春期或年轻人，更少见于青春期前的儿童[319,320]。新生儿一过性皮脂腺增生很常见，并持续至出生后数周[321]。明显的家族性发病也有报道[322]。药物特别是环孢素可引起皮脂腺增生[323]。

组织病理　大部分损害由一个单发的扩大的皮脂腺构成，许多小叶成簇围绕中央宽的皮脂腺导管（图 30-44）。位于表皮的开口与皮损中央的脐凹相对应。连续切片显示所有成簇围绕中央导管的皮脂腺小叶都与导管相连。大的损害可由数个扩大的皮脂腺构成，含有数个导管，皮脂腺小叶成簇围绕着这些导管。虽然有些皮脂腺小叶表现为完全成熟，其他小叶显示不止一排未分化的生发细胞，这些细胞含有较少或没有脂滴[324]。

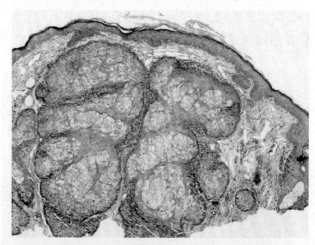

图 30-44　皮脂腺增生：损害由一接近表皮的增大的皮脂腺构成

其他研究　用氚标记胸腺嘧啶脱氧核糖核苷显示皮脂腺增生患者的皮脂腺细胞从基底细胞区迁移至皮脂腺小叶中央并进入皮脂腺导管这一过程要明显慢于正常皮脂腺[324]。与其他皮脂腺肿瘤相比，仅在极少数皮脂腺增生的病例中检测到了微卫星不稳定性（参见"Muir-Torre 综合征"）[325,326]。

相比基底细胞癌、鳞状细胞癌和透明细胞棘皮瘤，雄激素受体免疫组化染色对于皮脂腺病变相当有特异性[327]。雄激素影响皮脂腺的生长和分化，皮脂腺细胞雄激素受体染色阳性[328]。但是，皮脂腺增生患者中未观察到血液循环中雄激素的增加[329]。皮脂腺增生可发生于外伤后，如烧伤，或发生于皮肤纤维瘤之上。这种皮脂腺细胞的增生被认为是由于 EGF-EGFR（表皮生长因子受体）信号通路和 Hedgehog-PTCH 信号通路上调引起的[330,331]。需要注意的是，皮脂腺增生和许多皮脂腺肿瘤中的皮脂腺 D2-40 染色阳性[332]。

　　鉴别诊断　酒渣鼻的鼻赘同样显示大的皮脂腺和导管，但是没有围绕导管的葡萄样成群的皮脂腺小叶，且损害界线不清。皮脂腺痣的导管结构没有皮脂腺增生中的明显，顶泌汗腺通常位于皮脂腺下方。

　　偶尔地，皮脂腺增生可能难以和皮脂腺腺瘤或其他皮脂腺肿瘤鉴别，α- 甲酰基辅酶 A 消旋酶（α-methylacyl-CoA racemase）（AMACR，P504S）的免疫组化有助于鉴别。AMACR 是一种在线粒体和过氧化物酶体支链脂肪酸和胆汁酸中间体的 β 氧化中起重要作用的蛋白质。AMACR 染色在正常皮脂腺细胞和皮脂腺增生中强阳性。AMACR 在分化更差的皮脂腺肿瘤中阳性程度下降，在皮脂腺癌中很少或无阳性染色。因此，AMACR 染色可能有助于鉴别难以归类的皮脂腺肿瘤，并将其与一般的皮脂腺增生区别开[333]。

　　治疗原则　本病不需要治疗。为了美容，治疗选择包括光动力疗法、激光消融、冷冻疗法、腐蚀烧灼、三氯乙酸局部疗法或切除。

　　（赖　艇　黄长征　译，杨　斌[2]　校，陈思远　审）

Fordyce 斑和 Montgomery 结节

　　临床概要　Fordyce 斑表现为在唇部的唇红缘或口腔黏膜可见由异位皮脂腺构成的成群小的、黄色球形皮损。本病的发病率随年龄的增长而增加，因此有 70%～84% 的老年人可出现这种病变[334]。Montgomery 结节是位于乳房乳晕上的异位的成熟皮脂腺。少数情况下，在青春期，这些腺体可形成囊性结构并从乳晕排出非乳液性液体。这些情况无须干预即可趋于缓解[335]。

　　组织病理　每一皮损由一组小而成熟的皮脂腺小叶构成，这些小叶围绕着一个通向上皮表面的小的皮脂腺导管（图 30-45）[334]。因皮脂腺导管较小，可能需要连续切片才能显示导管。

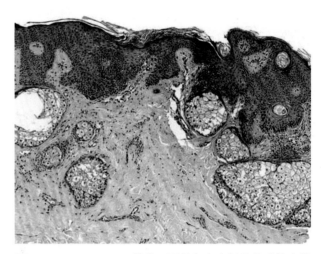

图 30-45　Montgomery 结节：可见与表皮相连的成熟皮脂腺小叶

　　其他研究　有报道称，在面部偏瘫的颊黏膜上可出现单侧 Fordyce 斑，表明皮脂腺增生可能由神经内分泌信号传导的失调所介导[336]。

　　治疗原则　本病无须治疗。为美容目的，可选择光动力疗法、激光消融、烧灼，或用三氯乙酸或维 A 酸局部治疗。

皮脂腺腺瘤

　　临床概要　皮脂腺腺瘤表现为位于面部或头皮的黄色局限性结节，也有极少数发生在口腔和外阴部[337-339]。在 1968 年以前，皮脂腺腺瘤被认为是一种罕见的单发性肿瘤，几乎没有对它的报道[340]。但从那以后，在患有 Muir-Torre 综合征的患者中，单发和多发皮损都有很好的记载（见部分"Muir-Torre 综合征"）。

　　组织病理　组织学检查可见皮脂腺腺瘤与周围组织分界清楚，由大小和形态不规则的不完全分化的皮脂腺小叶构成（图 30-46）。皮脂腺小叶中有两种类型的细胞：小叶边缘的细胞是未分化的基底样细胞，其形态与正常的皮脂腺中的相同（图 30-47），小叶中央的细胞则为成熟的皮脂腺细胞（图 30-47）。小叶中的基底样细胞与皮脂腺细胞的分布可以有所变化，成熟皮脂腺细胞的比例常常超过其周围的基底样细胞（图 30-47）。一些小叶中主要为皮脂腺细胞，所以其形态与成熟的皮脂腺小叶相似。这两种细胞分布比例最多接近相等，两者间通常有过渡细胞[341]。

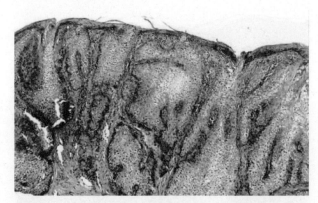

图 30-46　皮脂腺腺瘤：肿瘤由增大的大小和形态不一的皮脂腺小叶构成

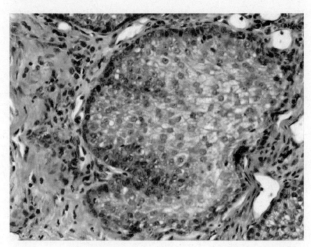

图 30-47　皮脂腺腺瘤：在小叶中可以看到两种类型的成熟细胞，即基底样细胞和皮脂腺细胞，而大部分主要是皮脂腺细胞。未见细胞异型性

　　对妥善保存的样本行脂肪染色，显示皮脂腺细胞和过渡细胞中都存在脂质物质。一些大的小叶中央可见由瓦解的成熟皮脂腺细胞形成的囊性结构。另外，还可能存在伴有角化的鳞状上皮病灶，这些病灶可能代表向漏斗部细胞分化的区域。囊性皮脂腺腺瘤似乎仅发生于有 Muir-Torre 综合征的患者[342]。

　　鉴别诊断　皮脂腺腺瘤的分化介于皮脂腺增生和皮脂腺上皮瘤之间（参见"皮脂腺上皮瘤"）。在皮脂腺增生中，皮脂腺小叶完全或几乎完全成熟；而在皮脂腺上皮瘤中，大部分为形态不规则的细胞，皮脂腺分化成熟的肿瘤细胞的比例＜ 50%。皮脂腺腺瘤和皮脂腺上皮瘤不具有核异型性和侵袭性及不对称生长的模式，这些是皮脂腺癌的特征。但在皮脂腺腺瘤和皮脂腺上皮瘤的基底样细胞区域都可能出现大量的有丝分裂象。

　　治疗原则　完全切除可治愈。

皮脂腺上皮瘤

　　临床概要　皮脂腺上皮瘤（以前称皮脂腺瘤）临床上表现为孤立的局限性结节或界线不清的斑块，颜色常为黄色[343]。大多数病变位于面部和头部，尽管也有发生于耳部和眼睑的罕见报道[344-346]。皮脂腺上皮瘤可在皮脂腺痣的基础上发生[281]。皮脂腺上皮瘤可多发，在 Muir-Torre 综合征中可合并其他皮脂腺肿瘤和多种内脏肿瘤（参见"Muir-Torre 综合征"）。

　　组织病理　组织学呈病谱性改变，从在皮脂腺腺瘤中见到的病变到可能难以与皮脂腺癌区分的病变。结构上，皮脂腺上皮瘤可以是真皮内的局限性结节，也可以是不规则的细胞团块。一半以上的细胞是未分化的基底样细胞，但仍有明显的成熟皮脂腺细胞和过渡细胞的聚集（图 30-48，图 30-49）。可见皮脂腺细胞崩解[343]。近乎皮脂腺癌的病变显示一定程度的不规则排列的细胞团块[348]。皮脂腺上皮瘤的上部很少模拟疣或脂溢性角化病[349]。此外，皮脂腺上皮瘤很少显示有皮脂腺和顶泌汗腺分化[350]。

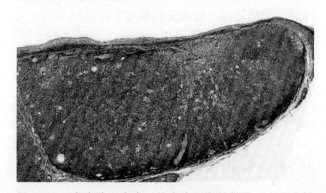

图 30-48　皮脂腺上皮瘤：肿瘤为局限性结节，由基底样上皮细胞构成。可见散在分布的更淡染的细胞区域（皮脂腺细胞）

　　鉴别诊断　帮助鉴别皮脂腺腺瘤和皮脂腺上皮瘤的标准包括后者更大更深，且缺乏类似正常皮脂腺小叶的结构。与皮脂腺腺瘤不同，皮脂腺上皮瘤可见核异型，且常出现更多有丝分裂象[351]。

　　波纹状皮脂腺瘤（*Rippled-Pattern Sebaceoma*）波纹状皮脂腺瘤是皮脂腺上皮瘤的一种变异型，多见于男性，常好发于头皮[352]。这种变异型表现为小的、单一形态、雪茄状的基底样细胞呈独特的线状成排平行排列，类似 Verocay 小体，形成水波

纹状的排列模式（图 30-50）。且常可见散在分布的皮脂腺细胞和导管（图 30-51）[352]。

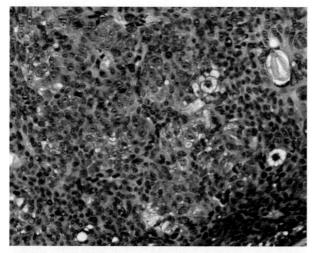

图 30-49　皮脂腺上皮瘤：损害的大部分由未分化的基底样细胞构成，伴皮脂腺细胞岛，偶可见皮脂腺导管

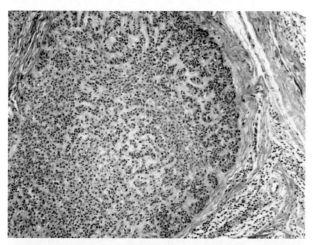

图 30-50　波纹状皮脂腺瘤：低倍镜下可见细胞与核平行排列

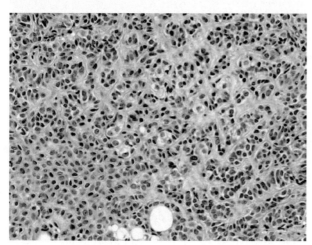

图 30-51　波纹状皮脂腺瘤：病变由未分化的基底样细胞构成，偶见皮脂腺细胞和皮脂腺管

治疗原则　建议完全切除。

Muir-Torre 综合征

临床概要　Muir-Torre 综合征被定义为同一患者患有至少一种皮肤皮脂腺肿瘤合并一种内脏恶性肿瘤。自从 1967 年 Muir 首次报道患者同时患有多种皮脂腺肿瘤和内脏肿瘤以来，此后便有许多此类病例报道[353]。这些患者也可发生角化棘皮瘤，有些患者并没有皮脂腺病变，这些症状与患有内脏恶性肿瘤有关[354,355]。伴皮脂腺分化的网状棘皮瘤也可能与 Muir-Torre 综合征有关[356]。皮损数量从 1 个到 100 多个不等，可以是首发症状先于内脏恶性肿瘤表现出来[357,358]。

结肠癌是 Muir-Torre 综合征最常见的内脏恶性肿瘤。最常见的恶性肿瘤发生部位其次是泌尿生殖道（包括膀胱、肾、骨盆、卵巢和子宫），再依次为乳腺、头颈部、小肠及淋巴瘤[358]。腺瘤性结肠息肉也很常见。因此，建议密切监测皮脂腺肿瘤患者是否有胃肠道和泌尿系恶性肿瘤的发生[359]。多形性胶质母细胞瘤偶可发生于 Muir-Torre 综合征患者，此与 Turcot 综合征有重叠[360,361]。Muir-Torre 综合征可能是惰性的，但免疫抑制可暴露其特征[362]。此外，患者若采取局部放疗，放射区有进一步发展为皮脂腺癌和软组织肉瘤的风险[363,364]。

组织病理　皮脂腺腺瘤是 Muir-Torre 综合征最独特的皮肤标志，它们可以是实性的、囊性的或角化棘皮瘤样的[341]。囊性皮脂腺腺瘤似乎只发生于 Muir-Torre 综合征患者[342,365]。尽管普通的角化棘皮瘤也见于 Muir-Torre 综合征，但它常常伴随皮脂腺增生[366]。

除了经典的皮脂腺腺瘤、皮脂腺上皮瘤及向皮脂腺分化的基底细胞癌外，还有难以分类的肿瘤。因此，无法明确诊断的皮脂增生应考虑 Muir-Torre 综合征[366]。皮脂腺癌也可发生于 Muir-Torre 综合征，但还没有癌症转移的报道[357,367]。

遗传学　当与微卫星不稳定性相关时，Muir-Torre 综合征是遗传性非息肉病性结直肠癌综合征的变异型[359]。微卫星不稳定性发生在许多 Muir-Torre 综合征患者身上，近 90% 的患者中编码 MSH-2 的基因存在胚系突变。大约 10% 的患者有

MLH-1 突变, 较少患者有 *MSH-6* 或 *PMS-2* 突变[368]。*MYH* 基因的突变也与 Muir-Torre 综合征相关[369]。皮脂腺肿瘤中的微卫星不稳定性有助于检测到潜在的遗传 DNA 错配修复缺陷。通过免疫组织化学染色检测到的 MLH-1、MSH-2、MSH-6 蛋白表达的缺失, 有助于筛选出微卫星不稳定性和可能存在的 Muir-Torre 综合征[370,371]。在无微卫星不稳定性的皮脂腺肿瘤中, p53 的过表达可能发挥了作用[372]。

皮脂腺癌

临床概要　皮脂腺癌传统上分为眼型和眼外型。眼型最常发生于眼睑, 通常起源于睑板腺 (the meibomian gland), 少数起源于睑缘腺 (the glands of Zeis)。眼外皮脂腺癌最常见的部位为头部和颈部, 也可发生于外阴和阴茎, 其他部位少见[373,374]。眼睑部位的皮脂腺癌可能很容易被误认为慢性睑结膜炎或睑板腺囊肿[375]。眼外皮脂腺癌通常表现为结节, 可发生也可能不发生溃疡。巨大的眼外皮脂腺癌可以长到 20cm 大小[376]。眼外皮脂腺癌与患另一种原发性癌症高度相关。皮脂腺癌好发于老年白种人, 但它也可以发生于青少年[377]。眼部皮脂腺癌的男女发病率相等, 而眼外皮脂腺癌男性更多见。在过去的几十年中, 眼外皮脂腺癌的发生率似乎有所增加, 但其原因不明[378]。

眼部皮脂腺癌常发生局部转移, 此外, 还可能发生眼窝侵袭, 在一项研究中, 22% 的病例是死于内脏转移[379]。虽然以前认为眼外皮脂腺癌无侵袭性, 但它可引起广泛转移, 导致的死亡率与眼型一样高[380]。在 Muir-Torre 综合征患者中, 与多发性内脏肿瘤相关的多发性皮脂腺肿瘤中发生的皮脂腺癌不发生转移, 这与内脏恶性肿瘤不同[381]。在某些情况下, 皮脂腺癌是 Muir-Torre 综合征的唯一皮肤表现[382]。

组织病理　皮脂腺小叶不规则, 且小叶的大小差异很大 (图 30-52)。尽管许多细胞为未分化的细胞, 但大多数小叶中央可见明显的具有泡沫状胞质的皮脂腺细胞 (图 30-52, 图 30-53)。许多未分化细胞和皮脂腺细胞显示非典型性、有明显的核及核仁的多形性 (图 30-53)[383]。此外,

许多未分化细胞有嗜酸性胞质, 当冰冻切片采取脂肪染色时, 可发现这些细胞内含有细小的脂质小球[375]。一些大的皮脂腺小叶含有不典型的角质细胞, 正如鳞状细胞癌中所见[348]。

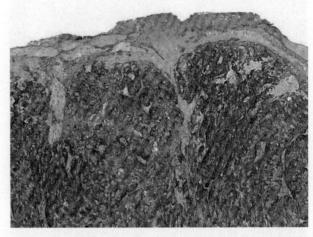

图 30-52　皮脂腺癌: 不规则的上皮小叶伴表皮溃疡和真皮中的浸润性生长模式

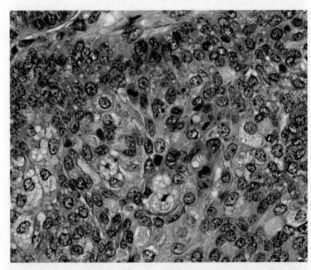

图 30-53　皮脂腺癌: 病变部位细胞显示明显的细胞异型性、有丝分裂活性和局灶性皮脂腺分化

超过一半的眼部皮脂腺癌可见恶性细胞在结膜上皮、眼睑皮肤表皮, 或两者兼有发生 Paget 样扩散[379]。这些变化很少在眼外皮脂腺癌出现[384]。Paget 样细胞不含黏多糖, 但采用油红 O 脂肪染色呈阳性[379]。在活检切片中观察到 Paget 样增长模式对于诊断潜在的皮脂腺癌十分关键[385]。皮脂腺癌最初被认为是原发 (de novo) 的, 但它可以由皮脂腺腺瘤发展而来, 且原位皮脂腺癌可以进展为侵袭性癌[386]。

其他研究　有研究显示, 某些 HPV 株与皮脂

腺癌的发病机制有关[387]。侵袭性皮脂腺癌有 *p53* 基因突变，而原位皮脂腺癌没有，对增殖细胞核抗原和 *p53* 进行免疫组织化学染色似乎有一定的预后价值[388,389]。有趣的是，在皮脂腺痣上发生的皮脂腺癌中，*p53* 的过表达很常见，但这种皮损较原发的皮脂腺癌更为惰性[390]。*C-Myc* 也可能在皮脂腺癌的发展中起作用，它可以诱导皮脂腺分化。雄激素受体缺失或 *p53* 异常表达所致的 *C-Myc* 信号调节异常，可能会导致缺乏分化并进展为皮脂腺癌[391]。与 Muir-Torre 综合征不相关的眼外皮脂腺癌 *EGFR* 的表达明显增加，且 EGFR 抑制剂可有效靶向至 EGFR[392]。

在眼部皮脂腺癌中，*Shh*、*ABCG2* 和 *Wnt* 的高表达与更具侵袭性的病程及更高的转移性疾病发生率相关[393]。

鉴别诊断　皮脂腺癌的肿瘤细胞有时看起来很大且形似鳞状细胞，或仅仅表现出伴不明显脂化的基底细胞样分化。在后一种情况下，皮脂腺癌必须与向皮脂腺分化的基底细胞癌鉴别，而前一种情况的鉴别诊断包括伴水肿性改变的鳞状细胞癌[394-395]。还应该考虑其他有透明细胞的恶性肿瘤，包括转移性病变[380]。

皮脂腺癌不显示基底细胞癌中所见的典型改变，取而代之的是，皮脂腺癌的未分化细胞表现为含有更明显的嗜酸性胞质、更显著的细胞异型性及侵袭性[396]。透明细胞鳞状细胞癌常可见角化不良细胞和鳞状角化不全涡。采用上皮膜抗原（EMA）、抗 BCA-255（BRST-1）和 CAM5.2 进行免疫组化，有助于鉴别皮脂腺癌、基底细胞癌和鳞状细胞癌[397]。

透明细胞恶性肿瘤无皮脂腺的分化，其胞质透明是由于糖原积聚所致，并导致细胞核偏离中心。相反，伴皮脂腺分化的肿瘤细胞则呈扇形，细胞核位于中央，胞质因脂质沉积出现微小空泡。当在冰冻切片中发现皮脂腺癌或疑似皮脂腺癌时，应进行脂肪染色。皮脂腺导管分化由嗜酸性波纹状小皮被覆的导管结构所构成，其与正常皮脂腺导管相似。最后，由透明细胞构成的恶性肿瘤（即肾癌、乳腺癌、膀胱癌、前列腺癌或者黑素瘤）转移到皮肤上，也可能类似皮脂腺癌。组织化学和免疫组织化学方法可以适当地帮助鉴别[397]。

与其他恶性附属器肿瘤一样，坏死区、明显

核异型性及异常的有丝分裂象在皮脂腺癌中都是常见的（图 30-53）。肿瘤细胞在表皮或结膜中的 Paget 样增殖可广泛扩展并且预后较差。其他不良预后包括多中心受累、低分化（如稀疏的脂质）、坏死、反应性淋巴细胞稀少、广泛的局部浸润及血管或骨浸润[389]。转移首先累及耳周、颌下和颈椎链的区域淋巴结，还可能发生内脏转移并导致死亡。

皮脂腺癌与皮脂腺上皮瘤的鉴别十分具有挑战性。皮脂腺癌较大且不对称、具有浸润性、界线不清，虽然皮脂腺上皮瘤可延伸到皮下，但是是局限性的且对称的。皮脂腺癌可使表皮发生溃疡，并可出现广泛坏死（"大片坏死"）。分化的（空泡化的）与未分化的（非空泡化的）皮脂腺细胞的比例是变化的，但在皮脂腺瘤中此比例更高。皮脂腺癌中的核异型常常非常明显，有大量的有丝分裂象，且有时是非典型的有丝分裂。相反，皮脂腺上皮瘤缺乏明显的核异型，但可能几乎没有或有许多有丝分裂象[351]。在 Muir-Torre 综合征和移植患者中，可能发生具有皮脂腺癌特征的交界性皮脂腺肿瘤，这使得鉴别更具挑战性[398]。

治疗原则　治疗上，通过手术完全切除肿瘤，建议扩大手术切除范围。淋巴结受累的评估也是必要的。如果眼睑广泛受累，可能有必要进行剜除术。

（孙艳虹　黄长征　译，杨　斌²　校，陈思远　审）

顶泌汗腺分化肿瘤

顶泌汗腺痣

临床概要　大量成熟的顶泌汗腺组织常见于皮脂腺痣和乳头状汗管囊腺瘤损害。然而，单纯的顶泌汗腺痣是一种罕见的肿瘤。顶泌汗腺痣可表现为丘疹、面部结节，最常见的是表现为腋窝部软组织肿块[399-403]。

组织病理　损害内可见数量增多的顶泌汗腺，通常位于真皮网状层内，偶尔累及皮下组织[399-407]。

免疫组织化学　顶泌汗腺痣表达 CEA、GCDFP、EMA 和低分子量角蛋白[403,406,407]，而不表达 S100 和高分子量角蛋白。

治疗原则　顶泌汗腺痣是良性的，无须治疗。

顶泌汗腺囊瘤

临床概要　顶泌汗腺囊瘤通常表现为一个孤立的、半透明的囊性结节[399,400,402-410]。术语"顶泌汗腺囊腺瘤"也被用于描述这种皮损[409]。皮损直径通常为 1～15mm，但也有文献报道直径达 20mm 的巨大损害[411]。损害常表现为蓝色，类似蓝痣（图 30-54）。顶泌汗腺囊瘤通常发生于面部，但也偶尔发生于耳部、头皮、胸部、肩部或外阴[408,412-417]。多发性顶泌汗腺囊瘤罕见报道[418,419]。损害发生于阴茎已重新分类为中缝囊肿（参见第 29 章）[413]。

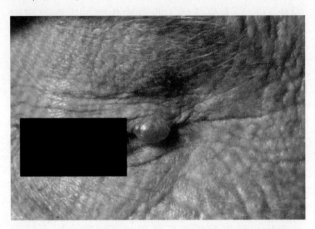

图 30-54　顶泌汗腺囊瘤：一个半透明淡蓝色的囊性损害

部分囊肿的蓝色表现原因不明。大多数学者认为，原理类似于丁达尔效应（Tyndall effect），由胶体物质中散射光与反射的蓝光混合而引起[417,419]。

组织病理　真皮内可见一个或多个大的囊腔，常见乳头状突起伸入囊腔内（图 30-55）。囊壁内层和乳头表面由一层断头分泌的柱状细胞构成，提示这是顶浆分泌（图 30-56）。分泌细胞层周围是细长的肌上皮细胞，其长轴平行于囊-壁[417]。在某些病例，囊壁内层除了分泌细胞，囊肿浅表部分腔内还可见双层的导管上皮细胞[409]。

其他研究　顶泌汗腺内层分泌细胞内被证实含有大量 PAS 阳性-耐淀粉酶的颗粒状物质。电子显微镜检查显示顶泌汗腺囊瘤的分泌细胞具有顶浆分泌的证据。特别是在管腔内层部分细胞内有丰富的中等密度和均一结构分泌颗粒[420-422]。顶泌汗腺囊瘤 S100 A2 蛋白染色阳性[423]。

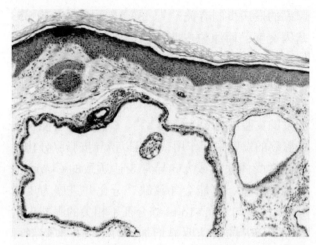

图 30-55　顶泌汗腺囊瘤：真皮内多房性囊腔，内衬上皮细胞，偶见乳头状突起

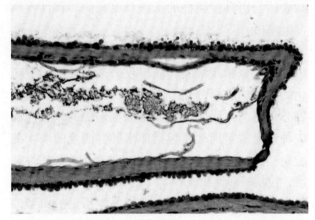

图 30-56　顶泌汗腺囊瘤（囊腺瘤）：囊腔内衬单层的柱状细胞并显示断头分泌。分泌细胞周边为扁平的肌上皮细胞

顶泌汗腺囊瘤被认为是一种囊性腺瘤，而不是潴留囊肿，因为内层分泌细胞不是潴留囊肿中的扁平细胞形态，并可见乳头状突起延伸到囊腔内[409]。

鉴别诊断　小汗腺汗囊瘤，不同于顶泌汗腺囊瘤，内层为导管上皮细胞，而缺乏断头分泌。然而，某些顶泌汗腺囊瘤部分囊腔内衬导管上皮，类似于小汗腺汗囊瘤囊腔，但小汗腺汗囊瘤通常是单房的，而顶泌汗腺囊瘤常为多房的。阴茎中缝囊肿，曾被误认为顶泌汗腺囊瘤，呈假复层柱状囊腔，囊壁无断头分泌的证据或肌上皮细胞[413]。

治疗原则　本病可以切开引流，电灼破坏囊壁可预防复发。多发病变可用二氧化碳激光治疗。

乳头状汗腺腺瘤

临床概要　乳头状汗腺腺瘤通常发生于女性

的大阴唇、会阴或肛周区[424-427]。有报道发生于男性的会阴区或前臂[428,429]。也有发生于上眼睑和外耳道的报道[430,431]。肿瘤表面皮肤正常，直径通常只有几毫米。有报道乳头状汗腺腺瘤可发生恶变，表现为侵袭性的腺鳞状细胞癌或鳞状细胞癌[432,433]。

组织病理　乳头状汗腺腺瘤是一种顶泌汗腺分化的腺瘤[434]，位于真皮内，边界清楚，有纤维组织包绕，与上覆表皮不相连（图 30-57）。肿瘤中可见管样和囊性结构（图 30-58），可见折叠状乳头状结构突入囊腔内。囊腔内衬一层柱状细胞，胞核靠近细胞的基底部，卵圆形，淡染色，胞质嗜伊红。本病可见断头分泌，显示顶泌汗腺分化（图 30-58）[434]。通常囊腔可见两层细胞，内层为分泌细胞，外层为胞核深嗜碱性的小立方形肌上皮细胞（图 30-58）[435]。

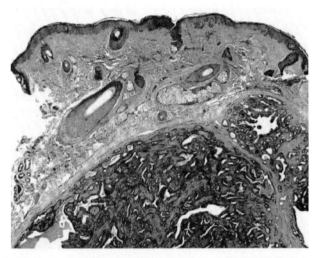

图 30-57　乳头状汗腺腺瘤：真皮内一边界清楚的结节，其内可见囊腔样及分枝状空隙结构

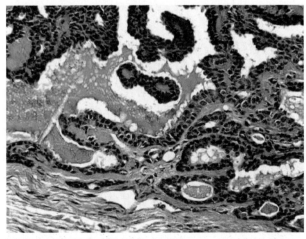

图 30-58　乳头状汗腺腺瘤：损害内见大量乳头状突起。折叠的乳头壁内衬一层高圆柱细胞，显示类似顶泌汗腺的断头分泌。基底层为小立方细胞

其他研究　乳头状汗腺腺瘤中大汗腺分化已经被组织化学、酶组织化学和电镜检查证实。

组织化学表明，囊腔内层分泌细胞内含有大量类似于顶泌汗腺分泌细胞中的 PAS 阳性耐淀粉酶的颗粒状物质。此外，管腔细胞阳性表达一些所谓的顶泌汗腺酶，包括非特异性酯酶和酸性磷酸酶，而阴性表达典型的小汗腺酶，如磷酸化酶。此外，通常为肌上皮细胞表达的碱性磷酸酶在外层细胞中阳性表达[434]。

电子显微镜检查证实囊腔内层细胞具有顶浆分泌细胞的两个特征。第一，这些细胞顶部有许多和细胞膜融合的大小和密度不等含有脂质的分泌颗粒。第二，细胞顶端胞质部分含有大的分泌颗粒被释放到管腔内，这是顶浆分泌的证据[435]。外层细胞内含有大量肌丝。分子检测证实这些损害中存在 HPV16、31、33、53 和 56 的 DNA[436,437]。

治疗原则　大多数病例单纯手术切除可以治愈。

乳头状汗管囊腺瘤

临床概要　乳头状汗管囊腺瘤（SCAP）大多数通常发生于头皮或面部，然而，约 1/4 的患者可以发生于其他部位[438-441]，通常出生时即有或儿童早期发生，表现为单发丘疹，线性排列的多个丘疹或斑块。病变在青春期增大，可呈乳头状，通常表面结痂[442]。在头皮上，乳头状汗管囊腺瘤经常出现在青春期，发生在出生时即有的皮脂腺痣内。

组织病理　表皮呈不同程度的乳头状瘤改变。一个或多个囊性内陷从表皮向下延伸（图 30-59）。在某些情况下，囊性内陷上部的大部分囊壁内衬有类似于表皮的鳞状角化细胞[443]。囊性内陷的深部可见大量乳头状结构突入内陷的囊腔内。乳头状突起和囊性内陷的深部内衬通常排列着由两层细胞构成的腺上皮（图 30-60）。管腔内层细胞是椭圆形核和嗜酸性胞质的高柱状细胞。偶尔，有些细胞表现出断头分泌，管腔中可见细胞碎片[444]。外层细胞是核圆形胞质较少的小立方形细胞。在某些区域，腔壁由多层细胞构成，形成花边样结构而出现多发小的管腔样结构[440]。

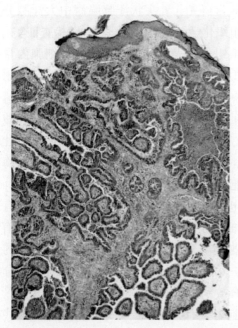

图 30-59　乳头状汗管囊腺瘤：损害显示大量乳头状突起延伸到真皮的内陷囊腔

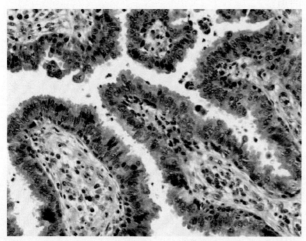

图 30-60　乳头状汗管囊腺瘤：乳头状突起由两层细胞构成。管腔内层细胞是具有断头分泌特征的高柱状细胞，外层细胞是小立方形细胞。乳头间质内常见浆细胞

在许多病例中，囊性内陷的下部及真皮深部，可以发现大的管腔样腺体结构。管腔内衬细胞常显示断头分泌，表明它们是顶泌汗腺（图 30-60）[442]。当连续切片时，可以发现真皮深层的顶泌汗腺和浅层的囊性内陷之间的联系[15]。

一个具有高度诊断价值的特点是肿瘤间质中，特别是在乳头状突起间质内，有密集的以浆细胞为主的炎性细胞浸润（图 30-60）。这些细胞通常分泌免疫球蛋白 G（IgG）和免疫球蛋白 A（IgA）[445,446]。

乳头状汗管囊腺瘤内常可以发现不成熟的皮脂腺及毛囊结构[442]。约 1/3 的病例与皮脂腺痣相关。约 10% 的病例显示有类似基底细胞癌的基底样上皮细胞增生，但这只是在伴有皮脂腺痣的损害中见到[440]。已有报道少数情况下，乳头状汗管囊腺瘤可以发展为腺癌并伴有局部淋巴结转移[447]。

其他研究　乳头状汗管囊腺瘤可以同时表现出顶泌汗腺和小汗腺分化。例如，阳性表达 GCDFP-15、GCDFP-24 和锌 α_2 糖蛋白，这些表示顶泌汗腺分化[407,448]。另外，免疫组化分析显示乳头状汗管囊腺瘤中有和小汗腺汗孔瘤及小汗腺导管类似的细胞角蛋白成分[449]。乳头状汗管囊腺瘤很可能来自具有顶泌汗腺和小汗腺分化潜能的未分化细胞。大多数乳头状汗管囊腺瘤损害可表现出顶泌汗腺分化；然而，某些损害具有小汗腺分化特征[442]。研究表明乳头状汗管囊腺瘤中存在与负性调节细胞周期有关的 Patched 和 p16 杂合性丢失，提示这些分子在这些病变的发病中可能发挥作用[450]。

治疗原则　治疗方式选择完整切除。

管状顶泌汗腺腺瘤

临床概要　该病在 1972 年首次被描述，此后以管状顶泌汗腺腺瘤命名的病例陆续被报道[451-456]。肿瘤通常表现为一个边界清楚位于头皮的结节。尽管有头皮损害达 7cm×4cm 的病例报道，但大多数肿瘤直径很少超过 2cm[453]。

组织病理　这种肿瘤由大量形状不规则的通常内衬两层上皮细胞的管状结构构成（图 30-61）。外层细胞是立方体形或扁平的细胞，内层细胞是柱状细胞[453]。可见乳头状结构突入一些扩张管状结构内（图 30-61）。许多区域内层细胞可见断头分泌。此外，在某些管腔可见细胞碎片和嗜酸性颗粒碎片。在某些病例，管状顶泌汗腺腺瘤可与乳头状汗管囊腺瘤同时出现，而且常常是乳头状汗管囊腺瘤位于"混合"损害的表浅部分[452,455,457]。

其他研究　电子显微镜可显示管腔内层细胞分泌颗粒和顶泌汗腺的断头分泌[453,456]。与乳头状汗腺腺瘤相比，外层细胞内不含有肌丝。

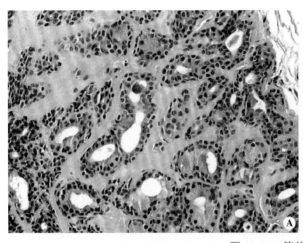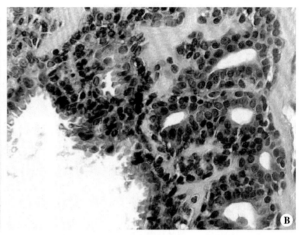

图 30-61　管状顶泌汗腺腺瘤

A. 真皮中有许多形状不规则的管状结构。B. 小管通常内衬两层上皮细胞——良性标志。外层由立方形或扁平细胞组成，管腔层由柱状细胞组成。一些管状结构有扩张的管腔，并有乳头状突起。管腔内可见嗜酸性颗粒碎片

鉴别诊断　管状顶泌汗腺腺瘤若有明显的乳头状增生，并且有核多形性，提示有汗腺癌或转移性腺癌的可能。但外周出现扁平的或立方形的肌上皮细胞则表明肿瘤仍然是良性的[454]。

管状顶泌汗腺腺瘤与乳头状小汗腺腺瘤类似，这两个肿瘤曾经被视为同一肿瘤[452]。因为存在断头分泌、酶组织化学和电子显微镜特点的差异，目前建议将它们分别命名为管状乳头状汗腺瘤，伴大汗腺或小汗腺分化[458]。术语管状乳头状汗腺瘤可以被认为是一种病谱性疾病，包括管状顶泌汗腺腺瘤与乳头状小汗腺腺瘤，并且这些疾病也与乳头状汗管囊腺瘤密切相关[459,460]。

治疗原则　治疗方式选择完整切除。有些病例可以选择 Mohs 显微外科手术治疗。

顶泌汗腺腺瘤和顶泌汗腺纤维腺瘤

临床概要　此两类肿瘤罕见，主要发生于有顶泌汗腺的部位，如腋下或肛周区域[461-463]。

组织病理　此两类肿瘤存在断头分泌，顶泌汗腺腺腔容易识别。此外，可有扩张囊腔[462,463]。基质成分类似于乳腺纤维腺瘤[461]。

治疗原则　损害是良性的，治疗方式选择完整切除。

乳头糜烂性腺瘤病

临床概要　乳头糜烂性腺瘤病（乳头状腺瘤病，红色乳头瘤病）（EAN）代表乳头主导管发生的腺瘤[464-467]。在早期病变，乳头出现糜烂和炎性改变，常伴有浆液性分泌物。早期糜烂阶段，临床上与乳房 Paget 病鉴别困难。后期，乳头出现结节状增厚，容易与乳房 Paget 病相鉴别。其发病高峰年龄是 50 多岁，但也有 8 岁女孩发病的报道[468]。

组织病理　其组织病理表现为从表皮向下延伸不规则扩张的管状结构，类似于管状顶泌汗腺腺瘤（图 30-62）[467]。这些管状结构内衬两层细胞，外层为立方细胞，内层为柱状细胞，管腔侧有时可见断头分泌[467]。一些管状结构内可见柱状细胞形成的乳头状增生突入到管腔，这些增生明显时几乎填满整个管腔。部分区域管腔内可见部分坏死脱落的细胞。某些损害中，表皮鳞状上皮延伸至表浅的管状结构内，可见表皮棘层松解现象。

鉴别诊断　乳头糜烂性腺瘤病必须与导管内癌鉴别，导管内癌显示较大的立方形上皮细胞和一致的核异型性，常有坏死。免疫组化研究表明乳头糜烂性腺瘤病损害内有肌上皮细胞，这有助于与导管内癌区分[469]。与乳头糜烂性腺瘤病相反，乳头状汗腺腺瘤的管状结构与表皮不相连[470]。

治疗原则　乳头糜烂性腺瘤病如果未完全切除常常复发。为了减少正常组织的切除，常选择 Mohs 显微外科手术治疗。

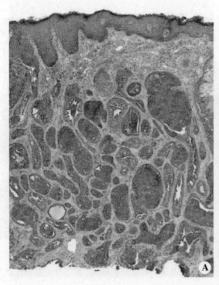
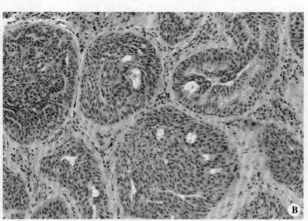

图 30-62 乳头糜烂性腺瘤病

A.真皮表皮交界处及整个真皮内可见扩张的管腔结构；B.扩张的管腔内衬外层立方细胞和内层柱状细胞，偶见断头分泌。部分管腔显示增殖的实性团块，类似乳腺导管上皮"乳头瘤病"

圆柱瘤

临床概要 圆柱瘤中单发损害常常多于多发损害[471]。多发损害的病例具有显性遗传特点，表现为头皮多发大小不等圆顶状光滑的结节。有时，面部也可有散在结节，在极少数情况下，躯干和四肢也可发生[472]。损害出现于成年的早期，在随后一生中，皮损的数量和大小逐渐增加。头皮肿瘤结节大小不等，可数毫米至数厘米（图 30-63）。头皮上的结节数目较多时可呈头巾样覆盖整个头皮，因此，它们被称为头巾瘤。

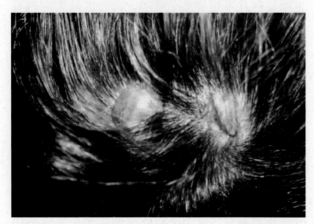

图 30-63 圆柱瘤：典型损害表现为头皮结节

多发性圆柱瘤和多发性毛发上皮瘤关系密切[471,473-476]。这些病例中，头皮损害是圆柱瘤，其他部位的损害部分是圆柱瘤，部分是毛发上皮瘤。Brooke-Spiegler 综合征是一种显性遗传性疾病，患者表现出多发性圆柱瘤、小汗腺螺旋腺瘤和毛发上皮瘤[473,476-479]。在某些情况下，多发性圆柱瘤与小汗腺螺旋腺瘤相关[471,480,481]。

散发的孤立的圆柱瘤没有遗传性，发生于成人，可位于头皮和面部。组织学特征与多发性圆柱瘤相同[471]。

组织病理 圆柱瘤是一种既具有顶泌汗腺分化特征，也具有小汗腺分化特征的肿瘤。但是，顶泌汗腺分化的特征通常更显著[471]。肿瘤是由许多大小和形状不一的上皮细胞小叶构成。小叶之间由透明带和窄的胶原带分隔，上皮细胞小叶像拼图玩具样排列在一起（图 30-64，图 30-65）。小叶周围的透明带像圆筒一样，厚薄不一。此外，许多小叶中可出现透明均质物质，有些小叶含有大量的透明均质物质而只有少许细胞。这些透明均质物质呈 PAS 阳性并且耐淀粉酶消化[444]。

肿瘤小叶由两种类型的细胞构成：小叶周边是核深染的小细胞，常呈栅栏状排列，小叶中心是核淡染的大细胞（图 30-65）。此外，常出现管腔结构。有些病例可以出现较多的管腔结构，而有些病例仔细观察也只能发现少许管腔结构。管腔内衬细胞，通常具有导管细胞的外观[482]。管腔细胞有时显示有主动分泌功能，类似顶泌汗腺的分泌细胞[15]。

通常，管腔内可发现无定形物质，它含有中性和酸性黏多糖，PAS 染色和阿新蓝染色阳性[444]。

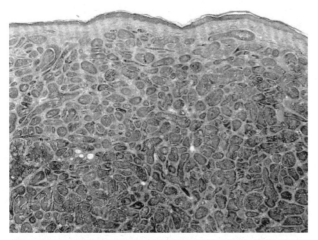

图 30-64　圆柱瘤：肿瘤由不规则形状的小叶呈拼图玩具状排列而成，小叶被透明带包绕

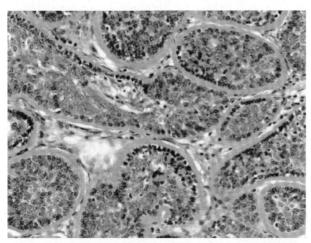

图 30-65　圆柱瘤：肿瘤小叶由两种类型的上皮细胞构成，小的核深染细胞代表未分化细胞，大的核淡染细胞代表向导管或分泌细胞有一定程度分化的细胞。小叶内可见滴状的透明物质

其他研究　超微结构和免疫组化特征有助于区别真皮内小汗腺卷曲的导管结构[483-485]，同时伴有肌上皮细胞[486]。

电镜检查，类似光学显微镜所见，显示了两种主要类型细胞：小的核深染的未分化基底细胞和大的核淡染的已分化细胞。大多数分化细胞仍然表现为未成熟的"未定型细胞"，但有些细胞表现出一定程度的向分泌细胞或导管细胞分化，部分排列在管腔周围[482,487,488]。

有意思的是，早期一个对于两个大家系的研究认为圆柱瘤和毛发上皮瘤是同一疾病的不同表现，而不仅仅是遗传连锁导致的[476]。家族性圆柱瘤病综合征（Brooke-Spiegler 综合征）的遗传研究发现位于 16q12—q13 的单基因 CYLD1 发生改变[12]。已经证实在家族性圆柱瘤病和散发的圆柱瘤中存在 16q12—q13 基因的杂合性丢失[12]。CYLD1 基因已克隆，其分子中含有细胞骨架结合域和类似泛素水解酶结构域[489]。CYLD1 基因移码突变也与家族圆柱瘤病相关[490]。与家族性圆柱瘤病相关的各种肿瘤可能由不同类型的 CYLD1 基因突变而导致，但这尚未得到证实[490]。

圆柱瘤肿瘤小叶周围厚厚的透明带主要由无定形物质构成，类似于表皮下致密层，它通过半桥粒与肿瘤细胞相连。透明带内聚集有锚原纤维和薄的胶原纤维[14]。透明膜和肿瘤小叶内细胞之间的透明颗粒抗 Ⅳ 型胶原和层粘连蛋白抗体染色阳性，类似于表皮下致密层。这些透明物质是肿瘤细胞合成的，类似于皮肤黏膜透明变性时基底膜内的沉积蛋白[491]。

治疗原则　治疗主要是手术切除。也可使用电干燥 / 刮除、冷冻疗法。多发肿瘤需整形手术治疗。

恶性圆柱瘤

临床概要　圆柱瘤很少发生恶变，然而也有许多恶性圆柱瘤的病例报道[492-498]。在这些患者中，有许多是头皮的多发圆柱瘤，但有一些是单发的圆柱瘤[492-500]。通常只有一个肿瘤是恶性的，但在某些病例中多个肿瘤为恶性[501,502]。

死亡通常发生于内脏转移的患者，有些患者侵袭颅骨导致出血或脑膜炎。

组织病理　肿瘤小叶恶变区域可见显著的核间变和多形性，许多非典型核分裂象，突破周围的透明膜，小叶周边细胞栅栏状排列消失，并侵入周围组织。

治疗原则　治疗方法是手术切除。在某些病例可使用 Mohs 显微外科手术治疗。

小汗腺分化肿瘤

小汗腺痣

临床概要　小汗腺痣非常罕见，它们可表现为一多汗的区域[503,504]，单个孤立的排汗孔[505]，或线状排列的丘疹性损害[506]。

所谓的小汗腺血管瘤样错构瘤，可能表现为一个或多个结节[507]，或孤立的大斑块[508]。病变一般发生于出生时的四肢。患者可出现多汗和（或）疼痛[509]。

组织病理 小汗腺痣显示小汗腺分泌部的大小增大，或小汗腺分泌部的大小增大和数量增多。在有些病例，可见小汗腺导管增生、管壁增厚和管腔扩张。有些病例真皮内见明显的黏蛋白沉积[510]。

小汗腺血管瘤样错构瘤通常位于真皮深层，小汗腺数量增多，有较多的毛细血管围绕周围或混杂于小汗腺结构之间（图30-66，30-67）[511]。这些错构瘤也可包含一些脂肪组织和毛发结构[512,513]。

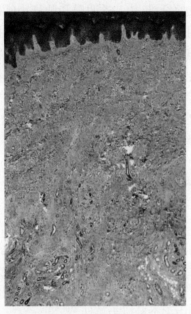

图30-66 小汗腺血管瘤样错构瘤：真皮深部可见增多的小汗腺结构和毛细血管

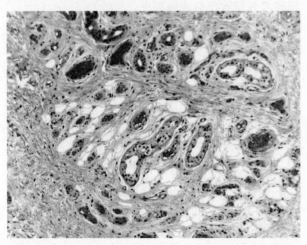

图30-67 小汗腺血管瘤样错构瘤：小汗腺分泌部和毛细血管之间可见脂肪组织

治疗原则 无症状的损害不需要治疗。多汗的损害可以用氯化铝、肉毒杆菌毒素，或切除治疗。

小汗腺汗囊瘤

临床概要 小汗腺汗囊瘤表现为发生于面部孤立的或多发的损害，通常位于眶周或颧部皮肤[514]。类似于顶泌汗腺囊瘤，病变表现为小的、半透明囊性结节，直径为1～3mm，有时带有蓝色。有些患者可出现多发损害，天气温暖时，囊肿的数量会增多[515]。多发性损害与Graves病相关[516,517]。这些变化可能是膨胀和扩张导致，而不是真正的肿瘤增生。

组织病理 小汗腺汗囊瘤表现为真皮内一单个的囊腔（图30-68），囊壁通常由两层小的立方形上皮细胞构成（图30-69）[514]。在某些区域只见一层扁平的上皮细胞，其扁平的核与囊壁平行。罕见小的乳头状突起伸入囊腔[516]。囊肿下方靠近囊肿处可见小汗腺分泌部及导管，在连续切片中可以发现小汗腺导管从下方延伸至囊腔内[487]。通

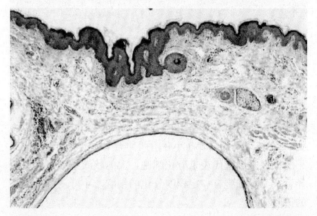

图30-68 小汗腺汗囊瘤：真皮内见一单发的囊性损害

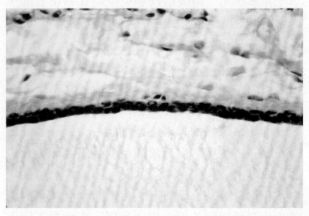

图30-69 小汗腺汗囊瘤：囊壁内衬单层立方形上皮细胞

常囊肿与表皮之间不相连。关于小汗腺汗囊瘤和顶泌汗腺囊瘤两者之间的区别存在一些争议，既往认为小汗腺汗囊瘤连续切片中可显示顶泌汗腺的特征[518]，并且大多数眼睑小汗腺汗囊瘤免疫组化染色结果与顶泌汗腺更一致[519]。

其他研究 电子显微镜检查已证实小汗腺汗囊瘤的囊壁由导管细胞构成，因为管腔细胞膜可显示大量的微绒毛，并无分泌颗粒[520]。管腔处细胞内可见张力微丝和细胞之间的桥粒连接[521]。小汗腺汗囊瘤很可能是小汗腺导管阻塞导致临时或永久性汗液滞留引起。

鉴别诊断 本病主要和顶泌汗腺囊瘤相鉴别，见于顶泌汗腺囊瘤鉴别讨论部分。

治疗原则 小汗腺汗囊瘤可切开引流，但建议应用电灼术破坏囊壁以防止复发。

汗管瘤

临床概要 组织化学和电子显微镜发现，汗管瘤是一种表皮内汗腺导管腺瘤。它主要发生在青春期及青春期后的女性。虽然偶尔单发，皮损通常多发并可能大量存在，表现为小的、肤色或淡黄色柔软丘疹，直径通常只有 1～2mm。许多患者的损害局限于下眼睑。其他好发部位包括面颊、大腿、腋窝、腹部和外阴[522-525]。所谓的发疹性汗腺瘤或汗管瘤，是指青年人的躯干前部连续性出现大量皮损[526]，但最近的研究认为，某些发疹性汗管瘤可能是末端汗管炎症后继发的反应性增生[527,528]。发生于上唇的一种斑块型变异临床上可能被误诊为微囊肿附属器癌[529]。偶尔汗管瘤可表现为单侧线性排列的损害[530]。罕见的情况下，头皮隐匿性汗管瘤与毛发的弥散变稀[531]或瘢痕性秃发相关。

组织病理 许多小导管结构嵌入纤维基质（图30-70），管壁通常由两排上皮细胞构成（图30-71）。在大多数病例中这些细胞是扁平的。偶尔内层细胞可出现空泡。导管管腔含有无定形碎片物质（图30-71）。有些管腔具有上皮细胞形成的蝌蚪尾巴状特征。此外，还可见独立于导管的嗜碱性细胞形成的单个实体团块。

靠近表皮，可见充满角蛋白和内衬含有角质颗粒细胞的囊性导管管腔[526]。这些角质囊肿类似于粟丘疹。有时它们破裂产生异物反应。

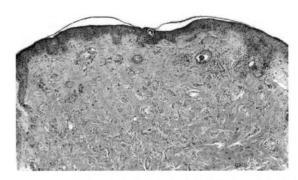

图 30-70 汗管瘤：真皮中大量管腔样结构嵌入致密的胶原间质

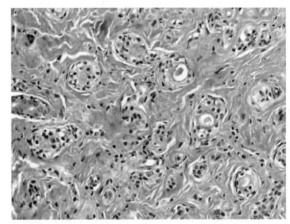

图 30-71 汗管瘤：管壁主要由两层上皮细胞构成。部分管腔可见嗜酸性角质层，有些可见蝌蚪状尾巴。部分管腔内可见嗜酸性颗粒状物质

罕见的情况下，许多肿瘤细胞出现因糖原堆积而形成的透明细胞改变[532]。通常情况下，只见少数导管结构和上皮细胞索，主要是形状不规则及大小不一的细胞团块。除了偶尔存在外周细胞层，这些细胞团块通常完全由透明细胞组成，细胞层数多于普通汗管瘤（图30-72）[533]。

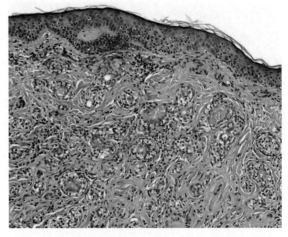

图 30-72 透明细胞汗管瘤：这是罕见类型，肿瘤团块内有大量糖原堆积形成的透明细胞

其他研究　酶组织化学与电子显微镜研究已证实汗管瘤是一种向表皮内小汗腺导管分化的肿瘤[487,534]。汗管瘤细胞主要表达小汗腺酶，如琥珀酸脱氢酶、磷酸化酶和亮氨酸氨基肽酶[535,536]。与顶泌汗腺结构不同，汗管瘤中除了管腔周围溶酶体丰富的狭窄区域细胞，其他细胞只微弱表达顶泌汗腺溶酶体酶，如酸性磷酸酶和 β- 葡萄糖醛酸苷酶[487,526]。

电子显微镜检查显示管腔内衬不是分泌细胞而是导管细胞，表现出许多短绒毛，细胞间由桥粒相连，管腔周围细胞有张力微丝和许多溶酶体。在一些肿瘤细胞中，胞质内空腔由溶酶体形成。几个这样的空腔聚结形成细胞间腔隙，最后形成汗管瘤的导管管腔；这和胚胎中和再生表皮形成小汗腺导管的模式相同[526]。

接近表皮充满角蛋白的囊性导管管腔与表皮内小汗腺导管管腔细胞靠近表皮处自然形成角化现象相一致[526]。

鉴别诊断　表现为嗜碱性上皮细胞实性团块嵌入纤维性基质的汗管瘤，看起来类似纤维性基底细胞癌。但是纤维性基底细胞癌缺少含无定形物质的导管结构。汗管瘤表皮附近的角质囊肿类似于毛发上皮瘤，由于它们的存在，其之前曾被误认为一个损害中同时发生汗管瘤和毛发上皮瘤两种肿瘤。虽然毛发上皮瘤（包括结缔组织增生性毛发上皮瘤）可见嗜碱性上皮细胞实体团块和角质囊肿，但缺乏导管结构。根据汗管瘤较小的皮损、明显的对称性、肿瘤位于真皮浅部、缺少显著的角质囊肿和不常见的单一细胞条索的特点，可以与微囊肿附属器癌相鉴别。此外，微囊肿附属器癌是一种比汗管瘤大得多的肿瘤，可以延伸至皮下组织[537]。任何活检取材表浅的表现为汗管瘤样或毛发上皮瘤样的肿瘤，都应考虑到微囊肿附属器癌的诊断。

治疗原则　汗管瘤是一种良性病变，且不需要去除。为了美容目的，病变可以切除或使用冷冻技术、激光、三氯乙酸或磨削治疗。

小汗腺汗孔瘤

临床概要　小汗腺汗孔瘤是一种常见的孤立性肿瘤，于 1956 年初次被描述[538]。它常发生于足底或足的两侧，以及手和手指，但也有报道可发生于许多其他部位，如头部、颈部、胸部、鼻部和眼睑[539-543]。小汗腺汗孔瘤一般发生于中年人。肿瘤通常无症状，稍突起或有蒂，具有一定的硬度，直径通常小于 2cm。

多发性小汗腺汗孔瘤被发现于淋巴组织增生性疾病和辐射暴露的患者中[544-546]。其中一个不常见的临床类型是小汗腺汗孔瘤病，手掌和足底可见 100 多个丘疹[547]，有报道 1 例有汗性外胚层发育不良患者发生广泛弥漫性分布的皮损[548]。

组织病理　典型的小汗腺汗孔瘤发生于表皮下部并延伸至真皮，形成网带状上皮细胞肿瘤团块（图 30-73）。由于肿瘤细胞的独特外观，表皮与肿瘤之间的边界很明显。肿瘤细胞比表皮角质形成细胞小，具有均匀立方形外观，圆形，深嗜碱性的核和细胞间桥（图 30-74）。肿瘤细胞无角化倾向，但是肿瘤团块表浅部分可以出现角化并替代上覆的表皮。尽管肿瘤和间质的边界清楚，但团块周围的细胞不呈栅状排列。

特征性的肿瘤细胞含有大量的糖原，导致细胞胞质透亮，但通常分布不均[549]。尽管不同种族患者的肿瘤中可以出现黑素细胞和黑素，但通常它们不存在[550-552]。

大多数小汗腺汗孔瘤的肿瘤条带内可见狭窄的导管管腔，偶尔可见囊腔[549]。它们内衬与小汗腺导管相同的嗜酸性、PAS 阳性、耐淀粉酶的护膜。

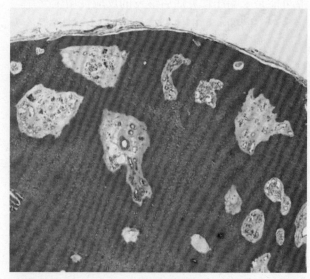

图 30-73　小汗腺汗孔瘤：肿瘤是由表皮向下增生形成宽的相互吻合的网状条带

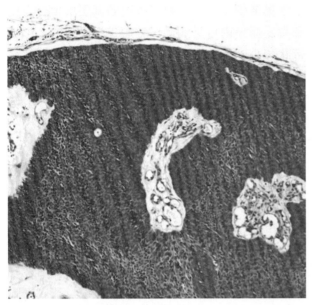

图 30-74　小汗腺汗孔瘤：肿瘤细胞是均一的小立方形细胞，并通过细胞间桥相互连接

汗孔瘤可以完全位于表皮内，病变处表现为一些不同于角质形成细胞的细胞聚集在一起。约在首次描述小汗腺汗孔瘤的同时，这种表皮汗孔瘤以"单纯性汗腺棘皮瘤"被描述（图 30-75）[538,553]。这些病变代表了一种被称为 Borst-Jadassohn 现象的表皮内上皮瘤变。在表皮内的肿瘤细胞团块内往往可见一些内衬嗜酸性护膜的导管管腔[554]。小汗腺汗孔瘤也可能很大部分或完全位于真皮内，其中形成各种不同形状含有导管管腔的肿瘤团块，这些病变被称为真皮内导管瘤[555]。

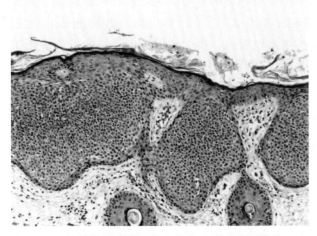

图 30-75　单纯性汗腺棘皮瘤：表皮内明显的聚集在一起的汗孔细胞团块，形成一种被称为 Borst-Jadassohn 现象的表皮内上皮瘤变

汗管棘皮瘤　是 Rahbari 报道的一种变异型小汗腺汗孔瘤，表现为棘状表皮内大小不等的肿瘤细胞巢，肿瘤细胞为小的深嗜碱性、卵圆形或立方形汗管样细胞[556]。

其他研究　酶组织化学染色小汗腺汗孔瘤显著表达小汗腺相关的酶，特别是磷酸化酶和丁二脱氢酶[557-559]。免疫组化染色，肿瘤细胞角蛋白 K14 阳性，这种角蛋白存在于较低部位的末端汗腺导管的角质形成细胞中[560,561]。

电子显微镜检查显示除了管腔细胞外，肿瘤细胞含有中等数量的张力细丝，细胞间通过桥粒相互连接，细胞类似于表皮内小汗腺导管外层细胞（汗孔上皮细胞）[558]。管腔细胞有一个管腔周围的丝状区，延伸到管腔，许多覆有无定形物质的扭曲的微绒毛，形成的光镜下看到的嗜酸性护膜。有些肿瘤细胞还表现出真皮导管分化的特征[487,562]。

鉴别诊断　小汗腺汗孔瘤必须和基底细胞癌、脂溢性角化病相鉴别。基底细胞癌细胞没有明显的细胞间桥，细胞大小不均一，往往显示周边栅栏状排列，并很少含有或根本没有糖原。小汗腺汗孔瘤细胞高度类似脂溢性角化病中小的基底样细胞，主要是因为它们都有清晰可见细胞间桥。然而，脂溢性角化病底部有一明显的界线；它的细胞有角化能力，并可形成假性角囊肿。基底细胞癌和脂溢性角化病均缺乏衬有嗜酸性护膜的导管管腔。这两种肿瘤很少发生在足底。

治疗原则　汗孔瘤的治疗方法是完整手术切除。

恶性小汗腺汗孔瘤（汗孔癌）

临床概要　恶性小汗腺汗孔瘤，或汗孔癌，可能发生时即为恶性[563,564]；但它通常由一个长期存在的小汗腺汗孔瘤发展而来[552,565-567]。肿瘤好发于四肢，特别是腿和足部，通常发生于成人，无性别差异，但也可发生在面部。在某些情况下，恶性小汗腺汗孔瘤是局部性的，表现为结节、斑块或溃疡性肿瘤[564,565,567,568]；在有些病例，可以出现多发性皮肤转移，通常伴有内脏转移，可导致死亡[552,566-568]。多发性皮肤转移在恶性小汗腺汗孔瘤并不常见。

组织病理 恶性小汗腺汗孔瘤可伴发于小汗腺汗孔瘤或单纯性汗腺棘皮瘤[565,567]。在这些病例中，可观察到未分化细胞的相邻区域有呈良性外观的小汗腺汗孔瘤细胞。恶性肿瘤细胞有大而深染的不规则核，并可见多核（图30-76，图30-77）[567]。病变区域的细胞富含糖原[567]。

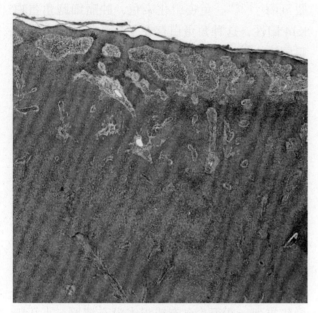

图30-76 汗孔癌：可见大的肿瘤细胞团块

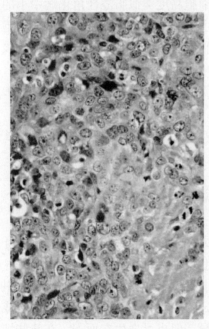

图30-77 汗孔癌：肿瘤细胞明显异型性，核分裂活跃，可见坏死

在原发肿瘤中，恶性细胞可局限于表皮或延伸到真皮层（图30-76）。有些肿瘤团块散在分布于真皮内。由于表皮内大量界线清楚的肿瘤

细胞巢增生，表皮有相当程度的棘层增生。表皮和真皮瘤巢内可见囊腔。肿瘤是不对称的，可见带状和小叶状的多角形肿瘤细胞，通常呈筛状结构。核异型性明显，常见有丝分裂和坏死（图30-77）。提示汗腺分化的线索包括螺旋状的导管结构、护膜内衬的导管，细胞质富含糖原的区域，以及表皮内散在分布的细胞团，常沿着末端汗腺导管周围分布，基质可以是纤维化的、透明样化的、高度黏液样的或者有明显黏蛋白沉积。

鉴别诊断 鳞状分化灶可能与高分化鳞状细胞癌相似[569]，但导管结构的存在及某种程度上表现为 CK19 阳性，可以很好地帮助鉴别[570]。鉴于一些汗孔癌可显示人工收缩间隙和局灶性阳性表达 Ber-EP4，在部分活检标本中汗孔癌与基底细胞癌相鉴别具有挑战性[571]。汗孔癌也可以类似于转移性腺癌，尤其是乳腺和肺来源[572]。含有 PAS 阳性护膜的导管分化可以证明不是转移癌。p63 和 D2-40 表达也可有助于鉴别原发性附属器肿瘤和转移性的肿瘤[232,267]。

小汗腺导管癌被用来指真皮内浸润性汗孔瘤（汗孔癌）或中分化腺癌[573]。大约有 1/3 的小汗腺导管癌是致命的，通常由于发生远处转移[574]。

恶性小汗腺汗孔瘤，类似于良性的汗孔瘤，未分化的末端汗管细胞可以显示克隆性（"上皮内瘤"）细胞模式。表皮内这种恶性汗管棘皮瘤克隆可保持原位或进展为侵袭性[556]。

小汗腺汗孔癌皮肤转移，表皮和真皮均可能出现许多肿瘤细胞巢。表皮中，界线清楚的大小肿瘤细胞巢被增生的表皮鳞状细胞包绕，形成 Paget 样模式[552,563]。真皮内一些肿瘤巢可位于扩张淋巴管内，说明皮肤淋巴系统内发生肿瘤扩散[563]。因肿瘤细胞亲表皮性，肿瘤细胞可从淋巴管侵犯上方的表皮。

治疗原则 汗孔癌的治疗是手术切除，治愈率约为 80%。有些病例进行了前哨淋巴结活检，但是没有数据证明对生存有积极的影响。

小汗腺汗管纤维腺瘤

临床概要 小汗腺汗管纤维腺瘤在 1963 年首次被描述，通常是一个单发的、表皮过度角化的结节状斑块，直径几厘米，发生在老年患者的四

肢[575-577]。小汗腺汗管纤维腺瘤（ESFA）和肢端汗管痣有许多相似之处，一些研究者认为它们是同一病变[575-578]。在一个报道的病例中，损害沿下肢线状排列[579]。小汗腺汗管纤维腺瘤与遗传性掌跖角化性皮肤病有关，包括有汗性外胚层发育不良和 Schopf 综合征[580-583]。癌变很罕见，但也有报道[584-586]。反应性小汗腺汗管纤维腺瘤有报道发生于鳞状细胞癌、大疱性类天疱疮、扁平苔藓和创伤邻近部位[587-590]。

组织病理　纤维血管性基质中可见末端汗管细胞构成纤细的网状上皮索，可有或无管腔形成（图 30-78，图 30-79）[576]。本病可有明显透明细胞改变[586,591]。

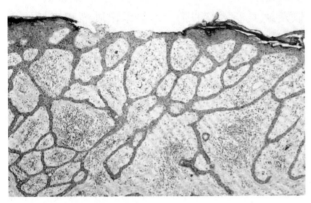

图 30-78　小汗腺汗管纤维腺瘤：肿瘤由纤细的网状上皮细胞索构成，伴有明显的纤维间质

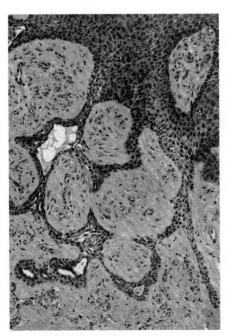

图 30-79　小汗腺汗管纤维腺瘤：嵌入纤维血管基质中的上皮细胞索，由成熟的末端汗管细胞构成，可形成管腔

其他研究　免疫组化和电子显微镜研究证明小汗腺汗管纤维腺瘤向末端汗管分化[592-596]。

治疗原则　小汗腺汗管纤维腺瘤可以采用冷冻治疗、放射治疗和脉冲染料激光治疗[597]。

黏液样小汗腺化生

临床概要　黏液样小汗腺化生是 1974 年首次描述的罕见病变，常为孤立性病变，有两种不同的表现：发生于肢端足底或手指的疣状损害，或躯干中线部位类似基底细胞癌的斑块[598-600]。挤压时常有浆液流出[598]。

组织病理　覆盖鳞状上皮的表皮内陷延伸到真皮，与一个或多个汗腺导管相连。它们部分内衬有含黏蛋白的杯状细胞[598]。此外其深部的小汗腺可以发生黏液腺化生[600,601]。腔内表层细胞表达癌胚抗原（CEA）和上皮膜抗原（EMA），杯状细胞表达 CAM5.2[602]。上皮黏蛋白 PAS 和阿新蓝染色阳性，这表明是唾液黏蛋白。

治疗原则　黏液样小汗腺化生的治疗是完整手术切除。

螺旋腺瘤

临床概要　螺旋腺瘤通常表现为单发皮内结节，直径为 1～2cm。螺旋腺瘤有时可出现其他表现，如带状分布的多发小结节，也可呈线状排列的直径达 5cm 的大结节[603-606]。在大多数情况下，螺旋腺瘤出现于成年早期。病变可发生在多个部位，结节通常柔软，偶尔疼痛。

组织病理　螺旋腺瘤组织病理表现为真皮内一大的边界清楚的肿瘤小叶，但更多见的是表现为真皮内多个肿瘤小叶，与表皮不相连（图 30-80）。肿瘤小叶边界清晰，周围可见纤维囊[607]。低倍镜下，肿瘤小叶因为核紧密堆积常显示出深嗜碱性。

高倍镜下，肿瘤小叶内上皮细胞形成交织的条索[608,609]。这些条索可包围小的不规则岛屿状水肿性结缔组织[610]。条索内可见两种胞质均较少的上皮细胞（图 30-81）。第一种细胞核小、深染，位于条索的周边；第二种细胞核大、淡染，位于条索的中央，在超过半数的肿瘤中，可见这种细胞围绕肿瘤内小的管腔排列[607]。管腔内通常含有少量 PAS 阳性和耐淀粉酶的颗粒状嗜酸性物质[608]。在无管腔的区域，这种核淡染的细胞可能会呈花环状排列。肿瘤细胞不含或很少含有糖原。

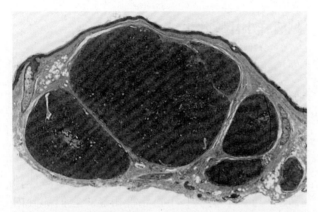

图 30-80　小汗腺螺旋腺瘤：真皮内见边界清楚的蓝色肿瘤细胞团块

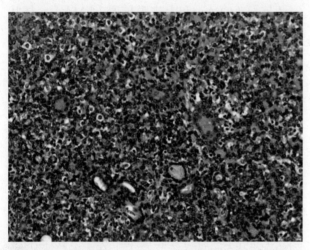

图 30-81　小汗腺螺旋腺瘤：上皮细胞交织成条索状。可见两型细胞。条索外周是小而深染核的细胞，它们代表未分化细胞。条索中央和管腔周围可见核大而淡染的细胞。基质中可见聚集的透明物质

　　在一些螺旋腺瘤病例中，肿瘤细胞条索包绕的基质中可见灶性透明物质（图 30-81）。此外，在一些肿瘤细胞条索内可见透明小滴[608]。肿瘤小叶围绕的间质偶尔出现淋巴水肿并可见扩张的血管或淋巴管[608]。可见以 T 细胞为主的弥漫性密集淋巴细胞浸润[611]。恶变可以发生，但罕见。

　　其他研究　电镜检查所见类似光镜，可显示两种类型细胞：细胞小核深染的未分化基底细胞和细胞大核淡染的分化细胞。大多数分化细胞并不成熟（未定类细胞），在某些肿瘤中，细胞可

能不再进一步分化[610]。然而，在大多数情况下，可见肿瘤细胞一定程度地向真皮内汗腺导管细胞分化或向小汗腺分泌细胞分化。同一管腔内，部分细胞可能会出现大量微绒毛和一个分化好的管周张力原纤维区域，这些细胞类似于导管上皮细胞，而其他细胞只有少数的细微绒毛，因此类似于分泌细胞[487,605]。所有的分泌细胞表现出浆液细胞（透明细胞）的特点[612]。在管状结构的周围偶尔可出现一些典型含肌丝的肌上皮细胞[605]。

　　酶组织化学染色显示螺旋腺瘤主要表达一些小汗腺酶，但反应强度不如汗管瘤和小汗腺汗孔瘤[605,610,613]。螺旋腺瘤同时具有真皮内小汗腺导管及小汗腺分泌部的特征。但微弱的和不一致的酶组织化学反应，大量未分化和未定类细胞的存在，以及缺少暗黏液细胞，均显示出肿瘤相当低的分化程度。细胞角蛋白免疫组化研究表明，大的淡染上皮细胞表达的角蛋白类似于小汗腺分泌部和导管部移行段的管腔细胞[614]。小的深染细胞表达的角蛋白类似于小汗腺分泌部移行部分的基底细胞。然而其他发现使螺旋腺瘤来源于小汗腺被质疑。圆柱瘤通常被归类为顶泌汗腺肿瘤，和螺旋腺瘤密切相关，一些病变同时可见这两种肿瘤的特征[77,615]。螺旋腺瘤和圆柱瘤也有非常相似的免疫组化和分子标志物，管腔细胞都可以表达顶泌汗腺标志物[616]。伴随着圆柱瘤和其他毛囊皮脂腺肿瘤及顶泌汗腺肿瘤，Brooke-Spiegler 综合征患者也常发生螺旋腺瘤[617]。有些螺旋腺瘤也显示明显的断头分泌，免疫组织化学染色提示顶泌汗腺分化[618]。

　　治疗原则　螺旋腺瘤首选治疗是完整手术切除。

螺旋腺癌

　　临床概要　螺旋腺瘤偶尔可以发生恶变，通常这种损害已存在多年[499,619,620]。但是，有报道临床病史只有 7 个月的螺旋腺瘤发生恶变[620-622]。螺旋腺癌可以发生区域淋巴结和远处转移[621,623,624]。显著的临床特征可能包括疼痛及先前稳定的损害增大。

　　组织病理　恶性病变通常可见两种不同的组成部分：良性小汗腺螺旋腺瘤和相关移行的癌变区域[621,623]。但是，螺旋腺瘤和螺旋腺癌区域也可界线清楚[621]。癌性病变可显示导管形成、鳞状分化、肉瘤样变或无明显的分化[621,623,625-629]。虽然良

性小汗腺螺旋腺瘤可见有丝分裂，螺旋腺癌通常显示更高的有丝分裂率（图 30-82）[621,623]。其他显示恶性的组织学特征包括两种细胞群的特点不明显，核质比增大，核深染（图 30-82）[621]。因为螺旋腺瘤中恶性病变可能是局灶的，如果组织标本不足，恶性改变可能会被漏诊[630]。

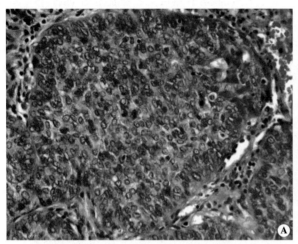
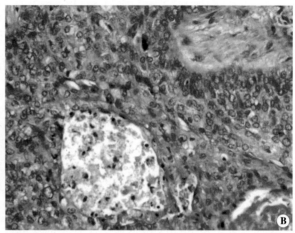

图 30-82 螺旋腺癌

A、B. 细胞显示显著的非典型性，主要是一些大的非典型细胞。可见细胞坏死和核分裂

治疗原则 螺旋腺癌首选治疗是完整手术切除。在完整切除几年后可出现转移[621]。

乳头状小汗腺腺瘤

临床概要 乳头状小汗腺腺瘤是一种明显小汗腺分化的良性肿瘤，具有类似于管状顶泌汗腺腺瘤的组织特点。它于 1977 年首次被描述，它通常表现为发生于四肢远端的孤立性小结节[631]。

组织病理 类似管状顶泌汗腺腺瘤，肿瘤边界清楚，对称分布，由扩张的内衬两层上皮细胞的管状结构组成，偶尔有分支（图 30-83，图 30-84）。可见乳头状突起伸入管腔[631]。导管内含有无定形嗜酸性物质（图 30-83）[632]。但是，缺乏断头分泌的证据[458]。可见代表扩张管腔的微囊肿[458,633-635]。低倍镜下给人的印象可能是良性乳腺病变，如导管内增生，特别是肿瘤位于真皮浅深部而与上覆的表皮不相连时。许多导管内可见无定形颗粒状嗜酸性物质，偶尔可见充满角化物的小囊肿。腺瘤性区域可见不同形状的导管和腺体，内衬一层或多层立方形上皮细胞。肿瘤中有致密的纤维血管间质组织，可区别于皮肤子宫内膜异位症，后者有更丰富的细胞性间质。肿瘤可局部复发，但不发生系统转移。

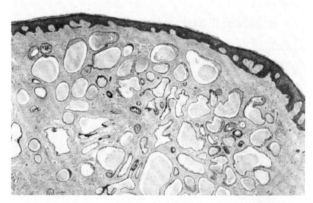

图 30-83 乳头状小汗腺腺瘤：肿瘤边界清楚，对称分布，由扩张的管状结构组成，偶有分支

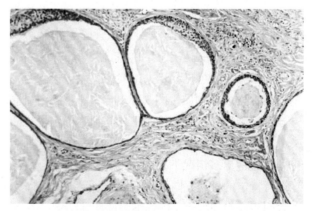

图 30-84 乳头状小汗腺腺瘤：扩张的管状结构内衬两层细胞并含有嗜酸性无定形物质

其他研究 淀粉磷酸化酶反应阳性表明小汗腺分化明显，但顶泌汗腺中的酸性磷酸酶，在肿瘤中几乎没有染色[458]。免疫组化染色 S100、CEA 和 EMA 通常阳性，与向汗腺的分泌上皮分化相一致[632,634,635]。

鉴别诊断 肢端乳头状汗腺癌通常有更多的细胞和囊性结节结构，可以和乳头状小汗腺腺瘤相鉴别，但有些肢端乳头状汗腺癌可能缺乏细胞非典型性。

治疗原则 乳头状小汗腺腺瘤首选治疗是完整手术切除。

结节性汗腺瘤

临床概要 结节性汗腺瘤是一种常见的皮肤肿瘤，曾被称为透明细胞肌上皮瘤、透明细胞汗腺瘤、透明细胞型小汗腺腺瘤、囊实性汗腺腺瘤和小汗腺腺瘤[613,636-639]。结节性汗腺瘤可以发生在多种部位。

根据其酶组织化学和电子显微特征，结节性汗腺瘤显示向小汗腺分化[640]。肿瘤通常是孤立的，但有罕见多发性病变的报道[640]。肿瘤表现为真皮内结节，多数情况下直径为 0.5～2.0cm，也可能更大。他们通常覆盖有完整皮肤，但有些肿瘤可发生浅溃疡和有浆液性物质渗出[638]。虽然临床上肿瘤很少给人以囊性的印象，但大体标本检查常显示囊肿的存在[637,639]。

组织病理 肿瘤边界清楚，可见包膜。由真皮内上皮细胞组成肿瘤小叶，可以延伸到皮下脂肪。在分叶状肿瘤团块内，可见不同大小的管腔结构（图 30-85，30-86）。但是，有时这些管腔结构很少或缺如，为了找到这些管腔结构有必要连续切片。在某些情况下，这些管腔可有分支。囊性结构常见，并可见相当大的囊腔，腔内可含有少量嗜酸性均质性物质（图 30-85）[638]。管腔内衬立方导管细胞或柱状分泌细胞。分泌细胞偶尔可见断头分泌[637,640]。大的囊腔只有很少的一排导管细胞排列；通常更多情况下，它们与肿瘤细胞相连，显示没有特定的排列方向，偶尔可见退行性变化[637]。这表明囊性空间可能是肿瘤细胞变性的结果。

在肿瘤的实体部分，可见两种类型的细胞[637,638,641,642]。不同的肿瘤这两种类型细胞的比例差别很大。一种细胞为多角形，核圆形，细胞质略嗜碱性。这些细胞可呈梭形，核细长（图 30-85）。另一种细胞通常是圆形的，细胞质非常透亮，使细胞膜清晰可见，细胞核小而深染（图 30-85）。有些细胞同时具有上述两种细胞的特点，这些细胞胞质通常呈轻度嗜酸性。透明细胞含有大量的糖原，沿着透明细胞的周围可见明显的 PAS 阳性耐淀粉酶的物质[641]。在某些肿瘤中，可见鳞状分化，细胞呈大而多角形，嗜酸性胞质（图 30-86）[643]。甚至可见角化细胞形成角珠（图 30-86）[636,637]。在其他一些肿瘤中，可见成群的鳞状细胞围绕着内衬有明显嗜酸性护膜的小管腔排列，类似于表皮内的小汗腺导管[639,641]。

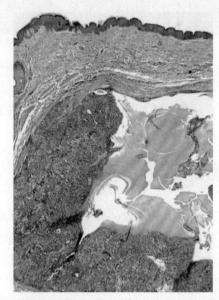

图 30-85 结节性汗腺瘤：真皮内可见多个肿瘤细胞小叶，可见灶性囊性改变

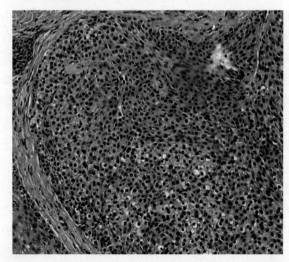

图 30-86 结节性汗腺瘤：肿瘤由透明细胞和多角形细胞构成，部分细胞呈梭形，可见灶性嗜酸性物质和小的管腔

在大多数情况下，肿瘤小叶和上面的表皮不相连，然而，在一些病例，肿瘤以中央取代表皮，肿瘤的外围融合入表皮棘层细胞[636,637,639]。肿瘤结节常伴有灶性嗜酸性透明基质（图 30-86）。

其他研究　多角形细胞和梭形细胞，因为它们位于管腔周围和其形状，最初被视为有肌上皮细胞分化的细胞[637,640]。然而，碱性磷酸酶的缺乏及肌丝的超微结构研究，否定了它们与肌上皮细胞的关系。

酶组织化学染色显示结节性汗腺瘤中有高浓度的小汗腺酶，特别是磷酸化酶和呼吸酶，包括琥珀酸脱氢酶和二磷酸吡啶核苷酸酶[613,642]。免疫组织化学反应常见角蛋白、EMA、CEA、S100 蛋白和波形蛋白阳性[644]。一部分透明细胞汗腺瘤表达[11, 19]TORC1-MAML2 融合蛋白，并发现这种蛋白在有些唾液黏液表皮样癌也表达[645]。

电子显微镜显示，多角形细胞和梭形细胞中可见张力丝，透明细胞含有丰富的糖原。这些肿瘤细胞类似于那些小汗腺汗孔瘤和表皮内的小汗腺导管外层细胞[642]。此外，管腔细胞可以分辨出四种类型：分泌型、真皮导管型、表皮导管型和不成熟型[642]。因此可以得出结论，结节性汗腺瘤可以向小汗腺表皮内汗孔段至真皮内分泌段分化[636,642]。因此，在超微结构上，结节性汗腺瘤似乎介于主要向表皮内导管分化的小汗腺汗孔瘤和向真皮导管及分泌部分化的小汗腺螺旋腺瘤两者之间。从这一点来看，透明细胞代表未成熟的汗孔上皮细胞，角珠形成可以被视为汗孔上皮细胞角化所致。

鉴别诊断　结节性汗腺瘤和毛根鞘瘤均可有糖原丰富的透明细胞，两者均可见灶性角化，但是只有结节性汗腺瘤可见大的囊腔或管腔结构，只有毛根鞘瘤肿瘤团块周围细胞呈栅状排列。螺旋腺瘤也可表现为真皮内致密的结节，但是缺乏大的囊腔结构，并可见少量的管腔结构内透明粉红色物质。

尽管肿瘤细胞核深染并可有粗的染色质，但未见明显的细胞多形性、有丝分裂及病理性核分裂。出现上述表现提示肿瘤有潜在的侵袭性。带状或弥漫性坏死也提示恶变，但是恶变最重要的表现是肿瘤出现浸润、不清晰的边界和不对称性。

结节性汗腺瘤局部切除术后偶尔可能复发。当缺乏原发灶病史或无原发灶标本时，由于术后的组织破坏和纤维化，很难做出诊断。

治疗原则　结节性汗腺瘤首选治疗是完整切除。对于有较多有丝分裂象或核异型性但缺乏明确非对称性浸润性生长证据的非典型性肿瘤，可以考虑再次手术以确保其完整切除。已有几例轻度非典型性汗腺瘤发生淋巴结转移，淋巴结切除术后表现为惰性行为特征的病例报道，这些"良性转移"病例的长期自然病史进展是未知的[646]。

汗腺癌

临床概要　汗腺癌，也称恶性结节性汗腺瘤，罕见，通常从一开始即为恶性。但是，其也可来自良性结节性汗腺瘤[647,648]。汗腺癌一般表现为头部、躯干或肢体远端的孤立结节。尽管汗腺癌在任何年龄均可发生，但大多数病例发生于 50 岁以上。这些病变容易转移并可能导致死亡。虽然文献证据不足，复发率估计为 50% 左右，且可发生远处淋巴结、骨、内脏和皮肤转移[648-651]。

组织病理　虽然结节性汗腺瘤通常边界清楚，而汗腺癌通常表现为大的、不对称的、向周围组织浸润性生长的模式（图 30-87）。此外，有可能累及深部，侵犯血管和淋巴管[651]。有丝分裂易见，有的是病理性核分裂。在一些病例中，可见肿瘤坏死，细胞密集区，以及局灶性或弥漫性分布的明显细胞异型性（图 30-88）[652]。在这些情况下，恶性诊断可能是显而易见的，但分辨出附属器来源和精确的分型可能有困难。此时汗腺癌透明基质的特征对诊断可能有些帮助。在某些情况下，原发灶和转移灶中只有轻到中度的核间变，甚至没有核间变[652,653]。如果存在核间变，可能仅限于透明细胞或多角形细胞和透明细胞中。某些肿瘤可能包含其他类型的细胞，包括上皮细胞、黏液细胞、印戒细胞和高度肉瘤样变的细胞[652]。汗腺癌通常表达 AE1/AE3、CK5 和 CK6[654]，Ki-67 高表达可帮助区分非典型汗腺瘤[655]。偶尔透明细胞汗腺瘤可出现明显的（11；19）易位[652]。透明细胞汗腺癌可能与甲状腺、肺、肾转移性透明细胞癌相混淆，TTF-1 可帮助区分汗腺癌和肺癌、甲状腺癌[656]。

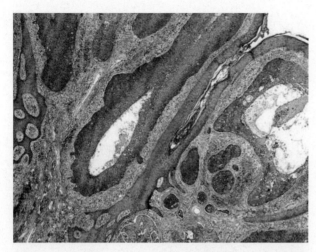

图 30-87 汗腺癌：可见一大的细胞肿瘤团块，有形状不规则的侵袭性边界

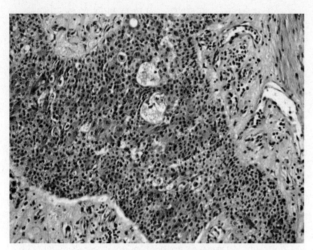

图 30-88 汗腺癌：可见非典型细胞有明显的有丝分裂

治疗原则 恶性结节性汗腺瘤的主要治疗方法是手术切除和选择性淋巴结清扫术。辅助放疗和化疗的价值尚未得到证实[657]。

皮肤混合瘤（软骨样汗管瘤）

临床概要 1961 年本肿瘤被描述为"软骨样汗管瘤"，又称为皮肤混合瘤，因为肿瘤是上皮性，同时伴有间叶性改变，肿瘤可同时向小汗腺和顶泌汗腺分化[658,659]。混合瘤表现为坚实的皮内或皮下结节。虽然上覆皮肤可能附着在肿瘤上，但它外观正常。混合瘤最常见于头颈部[658,659]。大小通常为 0.5 ～ 3.0cm。

组织病理 组织学上，肿瘤高度类似于涎腺多形性腺瘤。该肿瘤看起来像肌上皮肿瘤，但形态差异很大[660]。可见两种类型的混合瘤：一种表现为管状、囊状及部分分支管腔，另一种是有小

的管腔[658,659]。前者比后者更常见。

软骨样汗管瘤伴有管状及分支管腔 显示明显的不同大小和形状的管腔；还可见囊性扩张和分支管腔（图 30-89，图 30-90）。嵌入在丰富的基质中。管腔内衬两层上皮细胞：管腔立方形细胞和外周扁平细胞（图 30-90）。此外还可见大小不一的无管腔结构的上皮细胞团，也可见基质中广泛散在分布的单个上皮细胞。看起来，管状结构外周细胞和实性团块内的细胞增生扩散到基质中。大多数情况下，管腔内含有小量 PAS 阳性和耐淀粉酶消化的无定形嗜酸性物质。管状结构可同时向顶泌汗腺和小汗腺分化[658,659,661-663]。

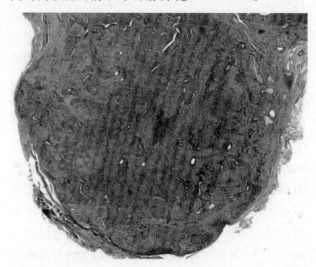

图 30-89 软骨样汗管瘤：真皮内嗜碱性基质中分支管状上皮形成的结节性肿瘤

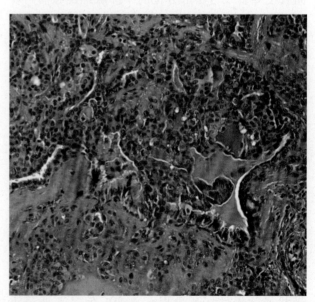

图 30-90 软骨样汗管瘤：管腔由两层细胞构成，管腔侧是立方形细胞，外周是扁平细胞。黏液基质中的细胞外观类似软骨细胞

在丰富的基质区可含有黏液，显示出轻微的嗜碱性外观并可随时间而变化。最初，明显的星形细胞、成纤维细胞样的肌上皮细胞悬浮在阿新蓝染色阳性抗透明质酸酶的黏液样基质中。这些肌上皮细胞可能表现为不同的形态，从透明细胞到上皮样细胞及浆细胞样细胞[660,664,665]。由于黏液物质收缩，成纤维细胞和上皮细胞周围有透亮的晕包围着，使它们像软骨细胞（图 30-90）。黏液基质阿新蓝染色、黏蛋白胭脂红染色和醛品红染色阳性。透明质酸酶消化后阿新蓝物质没有明显减少[658]。此外，用甲苯胺蓝染色和 Giemsa 染色，有明显的异染性。因此，可以得出结论，黏蛋白主要含有硫酸酸性黏多糖或硫酸软骨素。基质组织学类似于正常软骨[658]。在一些病变中，腔隙中的细胞具有真正软骨细胞的超微结构特征和 S100 阳性，可以合成透明软骨，也可有钙化及真骨形成[666-668]。在一些区域，基质可能出现均质嗜酸性透明改变，PAS 阳性和耐淀粉酶[658,662]。基质细胞胞质内可有脂质聚集，形成黏液样背景中散在印戒状的成熟脂肪细胞。顶泌汗腺皮肤混合瘤可以显示不同程度灶状的从毛囊漏斗部细胞、毛母质细胞到皮脂腺细胞的毛囊皮脂腺分化[664]。

软骨样汗管瘤伴有小的管腔 黏液基质中散布有许多小管腔、实性上皮细胞团和单个的上皮细胞（图 30-91）。管腔通常由单层扁平上皮细胞排列而成，往往从蝌蚪样增生延伸到基质内，类似汗管瘤（图 30-92）[659]。黏液样基质中含有酸性黏多糖，甲苯胺蓝染色可显示异染性。

其他研究 免疫组化染色，内层细胞表达细胞角蛋白、CEA 和 EMA。外细胞层，可辨认出表达 Vimentin、S100 蛋白、神经元特异性烯醇化酶、钙结合蛋白，偶尔表达胶质细胞原纤维酸性蛋白[663,669-672]。细胞也可表达 SOX10 和 PLAG1，酷似涎腺肌上皮瘤的阳性表达[673-675]。某些肿瘤中荧光原位杂交显示有 *EWSR1* 基因重排[676]。

电子显微镜观察表明，导管及分泌腔都存在，分泌腔衬有和小汗腺分泌部一样的明细胞和暗细胞[672]。导管外层肌上皮细胞含有大量的纤维并延伸到软骨基质中，它们显然能产生基质[662]。

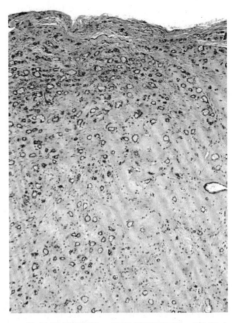

图 30-91 软骨样汗管瘤，小的管腔类型：真皮内，肿瘤是由分布于丰富基质中非分支管腔上皮构成

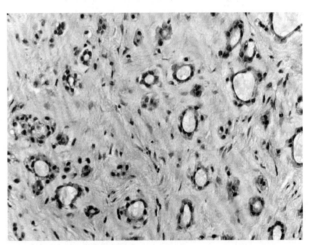

图 30-92 软骨样汗管瘤，小的管腔类型：管腔内层有 1～2 层细胞，散布于嗜碱性基质中

鉴别诊断 虽然大多数混合瘤手术切除后不复发，种植、间质和上皮成分的再生可能发生，特别是不完全切除后。缺乏对称性和浸润生长模式是区分良性混合瘤与罕见的恶性混合瘤的重要特征[677]。

治疗原则 良性皮肤混合瘤首选治疗是完整手术切除。

恶性混合瘤（恶性软骨样汗管瘤）

临床概要 恶性混合瘤大多数情况下，从一

开始就存在间变的改变[678]。罕见的情况下，多年的混合瘤可突然发生恶变，并伴广泛转移[679,680]。恶性软骨样汗管瘤可以侵袭性不同，如有些肿瘤可能只有局部复发，但部分病例可侵犯骨，发生局部淋巴结转移，或骨转移[681-683]。有些病例可发生致命的内脏转移[679,684-686]。当肿瘤发生转移，一般表现为腺癌，往往失去形成软骨样基质的倾向。肿瘤可发生于不同的部位，包括四肢、躯干和面部[681-683]。

　　组织病理　　组织学上，恶性软骨样汗管瘤是由黏液样基质中分布的具有癌变特征的腺体分化上皮组织构成，基质中可见梭形间叶细胞，部分区域可见软骨样分化（图30-93，30-95）。也可见非典型细胞和较多的有丝分裂（图30-94）。与双相滑膜肉瘤中成分都表达细胞角蛋白不同，恶性软骨样汗管瘤中只有上皮结构细胞角蛋白阳性。通过软骨样基质和管状结构可以识别恶性软骨样汗管瘤及其转移灶（图30-95）。但是管状分化明显少于良性损害[684]。恶性肿瘤中大多数上皮细胞呈不规则的条索或团块分布（图30-94）[683]。肿瘤细胞呈不典型性和核深染[687]。此外，还可见高的有丝分裂率、血管侵犯及周围组织浸润和坏死[678]。

　　鉴别诊断　　恶性软骨样汗管瘤鉴别诊断包括黏液癌和腺样囊性癌。前者依据缺少导管分化和有细小间隔的黏液湖可鉴别，后者依据筛状外观和常见的嗜神经侵袭可鉴别。浅表的活检偶尔可导致恶性软骨样汗管瘤误诊为基底细胞癌[682]。

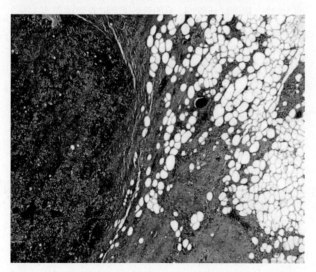

图30-93　恶性软骨样汗管瘤：真皮和皮下见一非对称性细胞性肿瘤

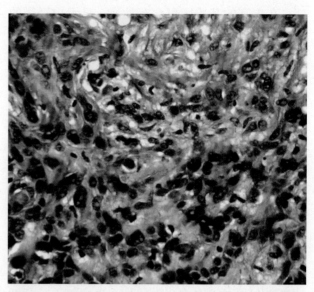

图30-94　恶性软骨样汗管瘤：可见片状分布的间变细胞

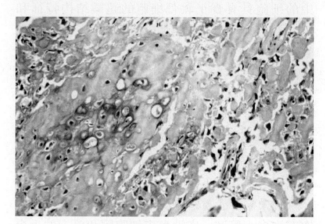

图30-95　恶性软骨样汗管瘤：局部可见类似软骨样汗管瘤的细胞嵌入黏液基质表现

　　治疗原则　　恶性混合瘤首选治疗是完全切除。这些肿瘤有较高的转移发生率。

顶泌汗腺和小汗腺癌

　　顶泌汗腺和小汗腺癌表现为顶泌汗腺和小汗腺分化的癌，可以有几种不同的分类方式。一个有逻辑的分类方案是基于这些癌是否通常从良性病变发展而来。事实上，一组肿瘤既可能从以前的良性肿瘤进展而来，也可能刚发生时即为恶性病变。这组肿瘤中，恶性圆柱瘤、汗孔癌、螺旋腺癌、汗腺癌和恶性软骨样汗管瘤已经讨论过。第二组顶泌汗腺和小汗腺癌没有良性肿瘤。本组肿瘤包括顶泌汗腺癌、小汗腺汗腺癌、汗管样小汗腺癌、微囊肿附属器癌、黏液（腺样囊性）癌和侵袭性肢端乳头状腺癌。

　　治疗原则　这些附属器癌的治疗是完全切除。Mohs 显微外科手术已被用于治疗这些病变，很多情况下是有用的。

顶泌汗腺癌

　　临床概要　顶泌汗腺癌是一种罕见的肿瘤[462,688-692]。肿瘤主要发生在腋窝、头部、颈部、乳头和生殖器区域[462,689,693]，也可发生在其他部位的皮肤[688,692]。顶泌汗腺癌也可发生在外耳道的耵聍腺，它代表变异的大汗腺区域[694,695]。这些肿瘤可累及耳和耳前皮肤[696]。

　　一些顶泌汗腺癌病例仅表现局部侵袭，但其他病例可转移到局部淋巴结，并可能广泛转移导致死亡[462,689,692,693]。在一个回顾性队列研究中，中位生存期为 51 个月，疾病特异性生存率为 85%[693]。

　　组织病理　组织学可以表现为分化程度好的、中等的和低的腺癌。

　　分化程度好的顶泌汗腺癌，核异型性和侵袭力是有限的，存在发育好的腺腔，这些管腔可能是囊性的和有分支的[462]。肿瘤细胞胞质强嗜酸性。一些区域可见断头分泌和典型的顶泌汗腺。此外，肿瘤细胞的胞质含有 PAS 阳性耐淀粉酶的颗粒，并常见含铁阳性颗粒[462]。肌上皮细胞很少见到[692]。

　　在中度或低分化顶泌汗腺癌，顶泌汗腺的组织病理特征可能难以识别，即使分化差的肿瘤中一些区域也可表现出明显的顶泌汗腺分化[462]。肿瘤可出现溃疡和延伸到皮下组织[697]。

　　其他研究　酶组织化学测定在确定顶泌汗腺来源中是有价值的。顶泌汗腺癌显示分泌强活性的顶泌汗腺酶，如酸性磷酸酶、β- 葡萄糖醛酸苷酶和吲哚乙酸酯酶。小汗腺酶低活性或无分泌，如磷酸化酶和琥珀酸脱氢酶[688,692]。免疫组织化学染色，肿瘤细胞几乎总是雄激素受体阳性，但表现出雌激素受体和孕激素受体混合阳性[697-699]。此外，细胞 CK5/6 和 GATA3 表达阳性，而脂肪分化相关蛋白阴性[699]。D2-40 染色通常是阳性的[700]，但与其他主要附件肿瘤不同，皮肤顶泌汗腺癌 p63 可能阴性[699,701]。

　　鉴别诊断　皮肤顶泌汗腺癌必须与转移性乳腺来源的或原发性异位乳腺来源的顶泌汗腺癌相鉴别。有利于皮肤顶泌汗腺癌诊断的特征是肿瘤存在于真皮，肿瘤附近有正常的顶泌汗腺和胞质内存在铁颗粒[462]。不像皮肤顶泌汗腺癌，乳腺顶泌汗腺癌倾向阳性表达脂肪分化相关蛋白，强阳性表达 HER2/neu 蛋白[699]。需要注意的是，皮肤和乳腺顶泌汗腺癌都可能 CK5/6 阳性和 p63 阴性，这是潜在的诊断陷阱[699,701]。

经典型小汗腺汗腺癌

　　临床概要　少数原发性小汗腺汗腺癌损害的一些临床表现可提示其是小汗腺恶性肿瘤。虽然它们可发生在手掌或足底，但更常见于其他部位，特别是头部和颈部区域[702-705]。经典型小汗腺汗腺癌具有高的转移发生率。68 例患者随访 5 年以上，其中 29 例有区域淋巴结转移，26 例有内脏转移[703]。最近的病例人群研究报道转移率低和 5 年生存率为 81%[706]。

　　组织病理　经典型小汗腺汗腺癌组织形态可表现为从分化相当好的管状区域到本身不能辨认出小汗腺结构的间变细胞区[702-705]。管状结构通常显示只是小管腔，内衬单层或双层的细胞[702-705]。在一些地区，管腔内衬分泌细胞大而且空泡化，是由于存在糖原并常含有 PAS 阳性耐淀粉酶的颗粒[707]。肿瘤常表现出深的浸润性生长和侵犯神经。

　　其他研究　导管细胞表达 EMA 和 CEA。一组免疫组化染色，包括 P63、CK5/14/17 和乳腺珠蛋白，可以很大程度帮助我们鉴别小汗腺癌和转移癌[708]。

　　鉴别诊断　通常很难鉴别经典型小汗腺汗腺癌和转移性腺癌。因此，在做出小汗腺汗腺癌的诊断前，应认真考虑转移性腺癌的诊断。

　　小汗腺癌的一个亚型表现出明显的鳞状分化，并可能被误诊为鳞状细胞癌[709,710]。CD15 和 CEA 阳性可能有助于诊断[709]。

汗管样小汗腺癌

　　临床概要　这个肿瘤 1969 年以"基底细胞瘤

伴小汗腺分化"首先被描述[711]，随后以"小汗腺上皮瘤"[712]描述。因为肿瘤细胞形态不同于基底细胞癌，最好采用术语"汗管样小汗腺癌"。它是一种相对高分化的小汗腺癌[649]。虽然首次报道的为深度侵犯并破坏头皮的肿瘤[711]，但它也可发生在其他部位，很少发生转移[649]。

组织病理　汗管样小汗腺癌类似汗管瘤，可见导管、囊性结构和蝌蚪状上皮结构，含有小汗腺酶如磷酸化酶和琥珀酸脱氢酶（图30-96，图30-97）[711]。通过细胞构成、间变和深部浸润性生长可以区别于汗管瘤（图30-96）。这个不常诊断的肿瘤可能与微囊肿附属器癌相关。汗管样小汗腺癌的透明细胞变异型也有报道[713,714]。

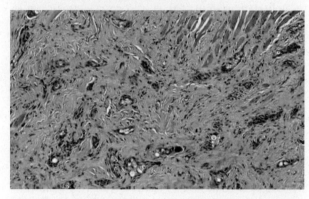

图30-96　汗管样小汗腺癌：可见向导管分化的浸润性肿瘤

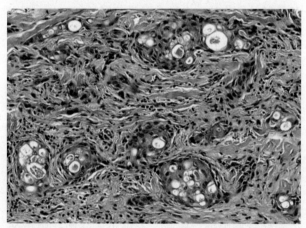

图30-97　汗管样小汗腺癌：见类似汗管瘤的浸润性生长上皮成分

其他研究　免疫组织化学分析显示大多数肿瘤细胞表达简单的上皮细胞角蛋白（细胞角蛋白7、8、18、19），与汗腺分泌部分化相一致[715]，也表达EMA和CEA[716]。尽管免疫组化模式可能与原发性皮肤腺样囊性癌相似，但汗管样小汗腺癌缺乏这些肿瘤的黏液基质和筛孔结构。

微囊肿附属器癌

临床概要　微囊性附属器癌，或硬化性汗腺导管癌，被视为小汗腺导管癌的硬化性变异型[717,718]。这种肿瘤最常见于上唇皮肤，但偶尔也可发生于颏部、鼻唇沟或面颊[537,718]，发生在女性更常见[719]。罕见的多发性原发性微囊肿附属器癌有报道[720]。微囊性附属器癌是可侵犯深部的局部侵袭性肿瘤。局部复发常见，然而，转移相当罕见，患者5年总生存率似乎达到90%[706]。

组织病理　微囊性附属器癌是一界线不清的皮肤肿瘤，可累及皮下组织和骨骼肌（图30-98）。可与表皮或毛囊上皮的相连。在纤维性间质中可见明显的两种成分。在一些区域，可见基底样角质形成细胞，其中包含一些角囊肿或破坏的毛囊；在其他一些区域，以内衬两层细胞的管状和腺体样结构为主（图30-99，图30-100）[537]。肿瘤细胞团块的大小随着侵犯真皮的深度而显著变小。有报道可见透明胞质细胞和皮脂腺分化，提示毛囊皮脂腺起源的可能性较大[721,722]。细胞学上，肿瘤细胞形态温和，无明显异型性，有丝分裂罕见或缺乏。病变可以侵犯神经，这可能是其高发率的原因。肿瘤细胞周围可偶见嗜酸性粒细胞浸润[723]。

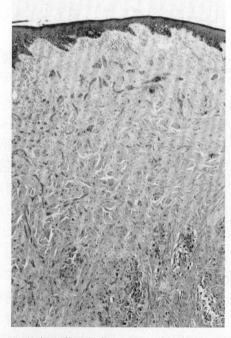

图30-98　微囊肿附属器癌：可见一大的边界不清的由上皮细胞条索构成的肿瘤，侵犯真皮深部

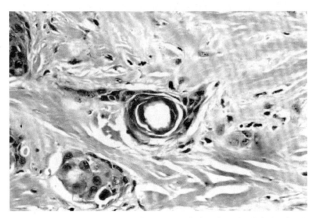

图 30-99 微囊肿附属器癌：从浅表部看，充满角蛋白的囊性腺体的存在可能被误认为毛发上皮瘤的囊肿，但病变侵犯真皮深部

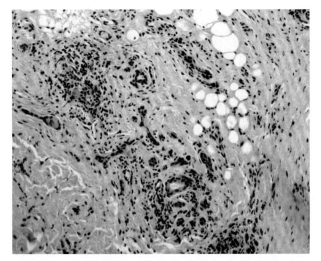

图 30-100 微囊肿附属器癌：真皮深部，扁平上皮细胞条索表现为灶性导管分化，有明显的结缔组织增生性反应

其他研究 免疫组化染色，癌胚抗原在腺体结构而不是毛发结构中表达[718]。毛囊和小汗腺结构同时存在提示结缔组织增生性毛发上皮瘤和汗管瘤分化。虽然细胞学类似于良性附属器肿瘤，但本病可出现肿瘤界线不清、侵犯真皮深层和神经累及。汗管瘤样或毛发上皮瘤样增生累及活检标本的基底部时，尤其在老年患者中，微囊肿附属器癌的诊断应该考虑。免疫组化研究显示 CD23、CK15 和 CK19 可能有助于区分微囊肿附属器癌和结缔组织增生性毛发上皮瘤[122,724]。硬化性基底细胞癌也与微囊肿附属器癌相似，但角囊肿和导管的存在，以及不表达 Ber-EP4，不支持硬化性基底细胞癌的诊断[122,725]。

黏液小汗腺癌

临床概要 黏液小汗腺癌于 1971 首先报道，是一种少见的肿瘤，通常发生在头颈部，特别是眶周皮肤[726]。偶尔转移至邻近淋巴结[727,728]。广泛转移的报道非常少见[729]。

组织病理 黏液小汗腺癌的组织表现很有特征[730]。肿瘤被纤维组织间隔分成很多肿瘤小叶，每个小叶内见大量淡染的黏液物质围绕中等分化的上皮细胞团块或条索，可见管腔（图 30-101，图 30-102）和肌上皮细胞[727,731]。黏液 PAS 和胶体铁染色都表现出强烈的阳性反应。黏液性物质耐淀粉酶和透明质酸酶消化，而对唾液酸酶消化敏感。阿新蓝染色 pH 2.5 时是阳性的，而在 pH 1 和 pH 0.4 时是阴性的，这表明黏蛋白是非硫酸化的[732]。可以得出结论，黏蛋白代表唾液黏蛋白，一种上皮黏蛋白[727,731]。

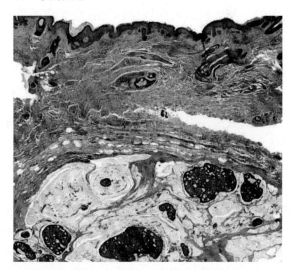

图 30-101 黏液小汗腺癌：肿瘤被分隔成许多小叶，每个小叶内可见大量黏液围绕小的肿瘤细胞岛

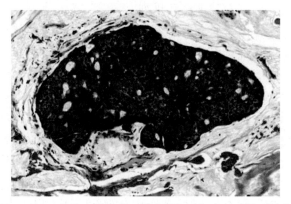

图 30-102 黏液小汗腺癌：肿瘤岛显示轻度细胞异型性和灶性导管形成

其他研究　酶组织化学研究显示这些肿瘤主要表达小汗腺分泌酶[731]。电子显微镜可显示肿瘤存在类似于正常汗腺分泌部所见的暗细胞和明细胞两种类型的分泌细胞。唾液黏蛋白是由暗细胞分泌[733]。免疫组化结果也提示其向小汗腺分泌部分化[734]。然而，有几例黏液腺癌显示断头分泌，提示顶泌汗腺分化[726]。肿瘤通常CK7阳性和偶尔ER、PR、CK5/6阳性[735]。

鉴别诊断　这种肿瘤重要的是要和转移性黏液腺癌相鉴别，后者大多数来源于肠道或乳腺[727]。在原发性和转移性黏液腺癌中，可见肿瘤细胞岛都似乎漂浮在黏蛋白湖中，但在转移性肿瘤中，细胞非典型可能更明显，并可侵犯肿瘤结节边缘的胶原束[736]。肠转移性腺癌中更可能显示CK-20阳性和"脏"的坏死，可见核碎片、嗜酸性坏死灶和杯状细胞[726]。肿瘤CK7和ER常常阳性，使得与转移性乳腺癌区别是非常具有挑战性的，仅依据组织病理排除转移性疾病通常是不可能的。

内分泌黏液分泌性汗腺癌

临床概要　内分泌黏液分泌性汗腺癌是一种罕见发生于眶周的低度恶性癌，可能与乳腺实性乳头状癌类似[737]。这种肿瘤通常发生于老年女性，常表现为囊肿或半透明结节[738]。有几例不完全手术切除后复发的病例报道[739,740]。

组织病理　内分泌黏液分泌性汗腺癌以伴有囊性和乳头区的实性结节为特征。常见排列成假玫瑰花状的纤维血管束，细胞和间质内均可见黏蛋白。细胞大于小汗腺导管细胞，核呈圆形斑点状，并可有周围栅状排列[738,741]。这些肿瘤可能发生在内衬非典型细胞的囊肿周围，可能提示原位的表现，也可能包含"经典"黏液癌的部分，表现为漂浮在黏蛋白中的非典型细胞岛[738]。内分泌黏液分泌性汗腺癌突触素或嗜铬粒蛋白至少有局灶性阳性，并且往往神经元特异性烯醇化酶阳性。肿瘤细胞也阳性表达雌激素受体或孕激素受体、CK7、CAM5.2和EMA[738]。鉴别诊断包括汗腺瘤、顶泌汗腺腺瘤、恶性混合瘤和转移癌，但部分活检囊性成分偶尔会误诊为汗囊瘤[739,738,742]。

黏液表皮样（低度恶性腺鳞）癌

这种肿瘤包含有分化较好的鳞状上皮和腺上皮成分，组织学类似于唾液腺，是一种可原发于皮肤的恶性肿瘤[743-745]或转移性肿瘤[746,747]。肿瘤是由大的多边形鳞状细胞、黏液分泌细胞和中间细胞混合构成，伴有不同程度的囊性结构和细胞异型。局部或浅表活检可能导致误诊为良性囊肿或黏液样小汗腺化生[747]。

腺样囊性癌

临床概要　这种罕见的附属器癌在1975年首次被报道[748]。转移的病例已有报道，但不常见[749,750]。类似于更具侵袭性的发生在唾液腺和泪腺的同类肿瘤，原发腺样囊性癌病例中可侵犯神经周围，因此有20%～46%的病例可复发[749,751,752]。它往往发生在头颈部，并似乎与随后发生的血液系统恶性肿瘤相关[752]。

组织病理　显微镜检查显示病变由许多腺样或筛状结构的小上皮岛组成（图30-103）。恶性上皮细胞可形成圆形空腔，筛状和管状结构内可见嗜酸性基底膜样物质（图30-104）[753]。由于黏蛋白的积累，腺样空隙可形成多发性囊腔，内衬一扁平立方形细胞。腺样囊性空间含淡染黏

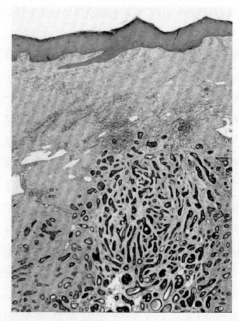

图30-103　小汗腺腺样囊性癌：一个呈腺样或筛状结构的大的细胞团块。此外，可见许多小的实性上皮细胞岛

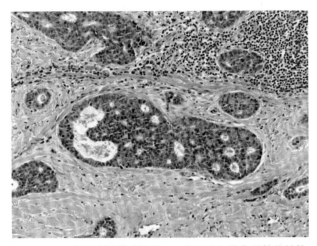

图 30-104　小汗腺腺样囊性癌：一些上皮细胞岛呈筛状结构

蛋白，在某些病例中，透明质酸酶敏感，但在其他一些病例中耐透明质酸酶消化并且 pH 2.5 和 pH 0.5 时阿新蓝染色阳性[754,755]。常有神经周围侵犯。

其他研究　腺样囊性癌阳性表达癌胚抗原、EMA、AE1/AE3、淀粉酶、S100 蛋白和 CD117[755,756]。

鉴别诊断　小汗腺腺样囊性癌腺体必须与腺样型基底细胞癌鉴别，前者不与表皮相连或缺少毛鞘结构，周围细胞无栅状排列[754]。此外，腺样型基底细胞癌不表达癌胚抗原、淀粉酶和 S100 蛋白[755]。应排除从邻近的腮腺肿瘤及瘢痕复发扩展而来。腺样囊性癌可发生在乳腺、肺和前列腺。内脏肿瘤转移至皮肤罕有报道，它们与原发性皮肤肿瘤鉴别非常难[750]。

肢端乳头状汗腺癌

临床概要　这个肿瘤最初于 1987 年报道，发生在手指、足趾和手掌及足底相邻的皮肤，尤其是成年男性。它可表现为单个囊性肿块，很少形成溃疡，但可侵犯软组织[757]。有些病变可能表现为持续性甲沟炎[758]。

组织病理　肢端乳头状汗腺癌具有一些乳头状小汗腺腺瘤的组织学特征。这些肿瘤通常表现为真皮内有囊腔的肿瘤细胞结节（图 30-105）。这种肿瘤特征性的组织学表现包括管泡状和导管结构，有乳头状突起突入囊状扩张管腔（图 30-

106，图 30-107）[757]。突入微囊腔的微乳头结构内衬非典型上皮细胞。这些区域可能和中等分化腺癌表现的多细胞区混合存在。即使在侵袭性肿瘤中，腺体周围也可见肌上皮细胞[758]。有些肿瘤中可出现 $p53$ 基因突变[698]。有丝分裂活跃和细胞异型性常见（图 30-107）。组织学上本病需和乳腺、肺、甲状腺和卵巢转移性乳头状癌相鉴别。最初，根据腺癌细胞多形性的程度、有丝分裂率和坏死，描述了一个低度分化的亚型——"侵袭性肢端乳头状腺癌"[757]。然而，随后的研究表明单独的组织学特征不能可靠地预测肿瘤的临床行为，因此，所有的病变应考虑诊断为"肢端乳头状腺癌"[758-760]。原发肿瘤的转移可能迟至 20 年后发生，通常累及局部淋巴结和肺[758]。

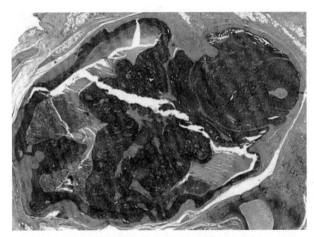

图 30-105　肢端乳头状腺癌：肢端皮肤真皮内见一大的分叶状肿瘤，伴局部囊性改变

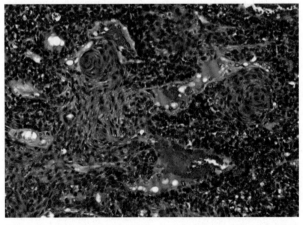

图 30-106　肢端乳头状腺癌：可见腺体形成和灶性鳞状分化

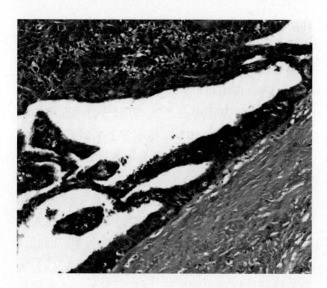

图 30-107 肢端乳头状腺癌：可见微乳头状结构和有丝分裂

（陈思远 赵梦洁 译，杨希川 校，陈明亮 审）

参考文献

1. Buchi ER, Peng Y, Eng AM, et al. Eccrine acrospiroma of the eyelid with oncocytic, apocrine and sebaceous differentiation. Further evidence for pluripotentiality of the adnexal epithelia. *Eur J Ophthalmol* 1991;1(4):187–193.

2. Massa MC, Medenica M. Cutaneous adnexal tumors and cysts: a review, part I: tumors with hair follicular and sebaceous glandular differentiation and cysts related to different parts of the hair follicle. *Pathol Annu* 1985;20(Pt 2):189–233.

3. Sanchez Yus E, Requena L, Simon P, et al. Complex adnexal tumor of the primary epithelial germ with distinct patterns of superficial epithelioma with sebaceous differentiation, immature trichoepithelioma, and apocrine adenocarcinoma. *Am J Dermatopathol* 1992;14(3):245–252.

4. Weyers W, Nilles M, Eckert F, et al. Spiradenomas in Brooke-Spiegler syndrome. *Am J Dermatopathol* 1993;15(2):156–161.

5. Wong TY. Benign cutaneous adnexal tumors with combined folliculosebaceous, apocrine, and eccrine differentiation. Clinicopathologic and immunohistochemical study of eight cases [comment]. *Am J Dermatopathol* 1996;18(2):165–171.

6. Oshima H, Rochat A, Kedzia C, et al. Morphogenesis and renewal of hair follicles from adult multipotent stem cells. *Cell* 2001;104(2):233–245.

7. Perez-Losada J, Balmain A. Stem-cell hierarchy in skin cancer. *Nat Rev Cancer* 2003;3(6):434–443.

8. Lyle S, Christofidou-Solomidou M, Liu Y, et al. Human hair follicle bulge cells are biochemically distinct and possess an epithelial stem cell phenotype. *J Investig Dermatol Symp Proc* 1999;4(3):296–301.

9. Plikus MV, Gay DL, Treffeisen E, et al. Epithelial stem cells and implications for wound repair. *Semin Cell Dev Biol* 2012;23(9):946–953.

10. Taylor G, Lehrer MS, Jensen PJ, et al. Involvement of follicular stem cells in forming not only the follicle but also the epidermis. *Cell* 2000;102(4):451–461.

11. Penneys NS. Immunohistochemistry of adnexal neoplasms. *J Cutan Pathol* 1984;11(5):357–364.

12. Biggs PJ, Chapman P, Lakhani SR, et al. The cylindromatosis gene (cyld1) on chromosome 16q may be the only tumour suppressor gene involved in the development of cylindromas. *Oncogene* 1996;12(6):1375–1377.

13. Heenan P, Elder, DE, Sobin LH. *Histologic typing of skin tumors*, Vol 3. Berlin, Germany: Springer, 1996.

14. Hashimoto K, Lever, WF. *Appendage tumors of the skin*, Vol 47. Springfield, IL: Charles C Thomas, 1968.

15. Lever WF. Pathogenesis of benign tumors of cutaneous appendages and of basal cell epithelioma. *Arch Derm Syphilol* 1948;57(4):679–724.

16. Albrecht E. Uber hamartome. *Verh Dtsch Ges Pathol* 1904;7:153.

17. Jadassohn J. Die benignen epitheliome. *Arch Derm Syphilol* 1914;117:705.

18. Murphy GaE DE. *Nonmelanocytic tumors of the skin*, Vol 1. Washington, DC: Armed Forces Institute of Pathology, 1990.

19. Motegi S, Amano H, Tamura A, et al. Hair follicle nevus in a 2-year old. *Pediatr Dermatol* 2008;25(1):60–62.

20. Davis DA, Cohen PR. Hair follicle nevus: case report and review of the literature. *Pediatr Dermatol* 1996;13(2):135–138.

21. Headington JT. Tumors of the hair follicle: a review. *Am J Pathol* 1976;85(2):479–514.

22. Labandeira J, Peteiro C, Toribio J. Hair follicle nevus: case report and review. *Am J Dermatopathol* 1996;18(1):90–93.

23. Germain M, Smith KJ. Hair follicle nevus in a distribution following Blaskho's lines. *J Am Acad Dermatol* 2002;46(5 Suppl):S125–S127.

24. Ikeda S, Kawada J, Yaguchi H, et al. A case of unilateral, systematized linear hair follicle nevi associated with epidermal nevus-like lesions. *Dermatology* 2003;206(2):172–174.

25. Goddard DS, Rogers M, Frieden IJ, et al. Widespread porokeratotic adnexal ostial nevus: clinical features and proposal of a new name unifying porokeratotic eccrine ostial and dermal duct nevus and porokeratotic eccrine and hair follicle nevus. *J Am Acad Dermatol* 2009;61(6):1060.e1–1060.e4.

26. Criscione V, Lachiewicz A, Robinson-Bostom L, et al. Porokeratotic eccrine duct and hair follicle nevus (PEHFN) associated with keratitis-ichthyosis-deafness (KID) syndrome. *Pediatr Dermatol* 2010;27(5):514–517.

27. Martorell-Calatayud A, Colmenero I, Hernandez-Martin A, et al. Porokeratotic eccrine and hair follicle nevus. *Am J Dermatopathol* 2010;32(5):529–530.

28. Tadini G, Boldrini MP, Brena M, et al. Nevoid follicular mucinosis: a new type of hair follicle nevus. *J Cutan Pathol* 2013;40(9):844–847.

29. Nagase K, Nagase K, Misago N, et al. A preauricular hairy papule in an infant: hair follicle nevus closely similar to accessory tragus. *Arch Dermatol* 2012;148(2):266–268.

30. Pippione M, Aloi F, Depaoli MA. Hair-follicle nevus. *Am J Dermatopathol* 1984;6(3):245–247.

31. Ban M, Kamiya H, Yamada T, et al. Hair follicle nevi and accessory tragi: variable quantity of adipose tissue in connective tissue framework. *Pediatr Dermatol* 1997;14(6):433–436.

32. Asahina A, Mitomi H, Sakurai N, et al. Multiple accessory tragi without cartilage: relationship with hair follicle naevi? *Acta Derm Venereol* 2009;89(3):316–317.

33. Pinkus H, Sutton RL Jr. Trichofolliculoma. *Arch Dermatol* 1965;91:46–49.

34. Choi CM, Lew BL, Sim WY. Multiple trichofolliculomas on unusual sites: a case report and review of the literature. *Int J Dermatol* 2013;52(1):87–89.

35. Gray H, Helwig E. Trichofolliculoma. *Arch Dermatol* 1962;86:619.

36. Hyman AB, Clayman SJ. Hair-follicle nevus; report of a case

and a review of the literature concerning this lesion and some related conditions. *AMA Arch Dermatol* 1957;75(5):678–684.

37. Sanderson K. Hair follicle nevus. *Trans St Johns Hosp Dermatol Soc* 1961;47:154.

38. Misago N, Kimura T, Toda S, et al. A revaluation of trichofolliculoma: the histopathological and immunohistochemical features. *Am J Dermatopathol* 2010;32(1):35–43.

39. Kligman AM, Pinkus H. The histogenesis of nevoid tumors of the skin. The folliculoma—a hair-follicle tumor. *Arch Dermatol* 1960;81:922–930.

40. Lim P, Kossard S. Trichofolliculoma with mucinosis. *Am J Dermatopathol* 2009;31(4):405–406.

41. Boran C, Parlak AH, Erkol H. Collision tumour of trichofolliculoma and basal cell carcinoma. *Australas J Dermatol* 2007;48(2):127–129.

42. Bancalari E, Martinez-Sanchez D, Tardio JC. Nevus lipomatosus superficialis with a folliculosebaceous component: report of 2 cases. *Pathol Res Int* 2011;2011:105973.

43. Perez Tato B, Saez AC, Fernandez PR. Superficial angiomyxoma with trichofolliculoma. *Ann Diagn Pathol* 2008;12(5):375–377.

44. Schulz T, Hartschuh W. The trichofolliculoma undergoes changes corresponding to the regressing normal hair follicle in its cycle. *J Cutan Pathol* 1998;25(7):341–353.

45. Wu YH. Folliculosebaceous cystic hamartoma or trichofolliculoma? A spectrum of hamartomatous changes inducted by perifollicular stroma in the follicular epithelium. *J Cutan Pathol* 2008;35(9):843–848.

46. Gat U, DasGupta R, Degenstein L, et al. De Novo hair follicle morphogenesis and hair tumors in mice expressing a truncated beta-catenin in skin. *Cell* 1998;95(5):605–614.

47. Kan L, Liu Y, McGuire TL, et al. Inhibition of BMP signaling in P-Cadherin positive hair progenitor cells leads to trichofolliculoma-like hair follicle neoplasias. *J Biomed Sci* 2011;18:92.

48. Sharov AA, Mardaryev AN, Sharova TY, et al. Bone morphogenetic protein antagonist noggin promotes skin tumorigenesis via stimulation of the Wnt and Shh signaling pathways. *Am J Pathol* 2009;175(3):1303–1314.

49. Sharov AA, Mardaryev AN, Shrova T, et al. Noggin overexeprssion promotes skin tumorigenesis via stimulation of Shh signaling pathway. Manuscript submitted 2007.

50. Cole P, Kaufman Y, Dishop M, et al. Giant, congenital folliculosebaceous cystic hamartoma: a case against a pathogenetic relationship with trichofolliculoma. *Am J Dermatopathol* 2008;30(5):500–503.

51. Misago N, Kimura T, Toda S, et al. A revaluation of folliculosebaceous cystic hamartoma: the histopathological and immunohistochemical features. *Am J Dermatopathol* 2010;32(2):154–161.

52. Schulz T, Hartschuh W. Folliculo-sebaceous cystic hamartoma is a trichofolliculoma at its very late stage. *J Cutan Pathol* 1998;25(7):354–364.

53. Plewig G. Sebaceous trichofolliculoma. *J Cutan Pathol* 1980;7(6):394–403.

54. El-Darouty MA, Marzouk SA, Abdel-Halim MR, et al. Folliculo-sebaceous cystic hamartoma. *Int J Dermatol* 2001;40(7):454–457.

55. Winer L. The dilated pore, a trichoepithelioma. *J Invest Dermatol* 1954;23(3):181–188.

56. Jakobiec FA, Bhat P, Sutula F. Winer's dilated pore of the eyelid. *Ophthal Plast Reconstr Surg* 2009;25(5):411–413.

57. Bavikar RR, Gaopande V, Deshmukh SD. Postauricular pilar sheath acanthoma. *Int J Trichol* 2011;3(1):39–40.

58. Mehregan AH, Brownstein MH. Pilar sheath acanthoma. *Arch Dermatol* 1978;114(10):1495–1497.

59. Steffen C. Winer's dilated pore: the infundibuloma. *Am J Dermatopathol* 2001;23(3):246–253.

60. Bhawan J. Pilar sheath acanthoma. A new benign follicular tumor. *J Cutan Pathol* 1979;6(5):438–440.

61. Schulz T, Hartschuh W. Birt-Hogg-Dube syndrome and Hornstein-Knickenberg syndrome are the same. Different sectioning technique as the cause of different histology. *J Cutan Pathol* 1999;26(1):55–61.

62. Toro JR, Wei MH, Glenn GM, et al. BHD mutations, clinical and molecular genetic investigations of Birt-Hogg-Dube syndrome: a new series of 50 families and a review of published reports. *J Med Genet* 2008;45(6):321–331.

63. Kluger N, Giraud S, Coupier I, et al. Birt-Hogg-Dube syndrome: clinical and genetic studies of 10 French families. *Br J Dermatol* 2010;162(3):527–537.

64. Weintraub R, Pinkus H. Multiple fibrofolliculomas (Birt-Hogg-Dube) associated with a large connective tissue nevus. *J Cutan Pathol* 1977;4(6):289–299.

65. Pinkus H, Coskey R, Burgess GH. Trichodiscoma. A benign tumor related to haarscheibe (hair disk). *J Invest Dermatol* 1974;63(2):212–218.

66. Grosshans E, Dungler T, Hanau D. Le trichodiscome de Pinkus. *Ann Dermatol Venereol* 1981;108(11):837–846.

67. Starink TM, Houweling AC, van Doorn MB, et al. Familial multiple discoid fibromas: a look-alike of Birt-Hogg-Dube syndrome not linked to the FLCN locus. *J Am Acad Dermatol* 2012;66(2):259.e251–259.e 259.

68. Wee JS, Chong H, Natkunarajah J, et al. Familial multiple discoid fibromas: unique histological features and therapeutic response to topical rapamycin. *Br J Dermatol* 2013;169(1):177–180.

69. Birt AR, Hogg GR, Dube WJ. Hereditary multiple fibrofolliculomas with trichodiscomas and acrochordons. *Arch Dermatol* 1977;113(12):1674–1677.

70. Battistella M, Van Eeckhout P, Cribier B. Symplastic trichodiscoma: a spindle-cell predominant variant of trichodiscoma with pseudosarcomatous/ancient features. *Am J Dermatopathol* 2011;33(7):e81–e83.

71. Collins GL, Somach S, Morgan MB. Histomorphologic and immunophenotypic analysis of fibrofolliculomas and trichodiscomas in Birt-Hogg-Dube syndrome and sporadic disease. *J Cutan Pathol* 2002;29(9):529–533.

72. Laviolette LA, Wilson J, Koller J, et al. Human folliculin delays cell cycle progression through late S and G2/M-phases: effect of phosphorylation and tumor associated mutations. *PloS One* 2013;8(7):e66775.

73. Medvetz DA, Khabibullin D, Hariharan V, et al. Folliculin, the product of the Birt-Hogg-Dube tumor suppressor gene, interacts with the adherens junction protein p0071 to regulate cell-cell adhesion. *PloS One* 2012;7(11):e47842.

74. Misago N, Narisawa Y. Fibrofolliculoma in a patient with tuberous sclerosis complex. *Clin Exp Dermatol* 2009;34(8):892–894.

75. Byrne M, Mallipeddi R, Pichert G, et al. Birt-Hogg-Dube syndrome with a renal angiomyolipoma: further evidence of a relationship between Birt-Hogg-Dube syndrome and tuberous sclerosis complex. *Australas J Dermatol* 2012;53(2):151–154.

76. Baba M, Hong SB, Sharma N, et al. Folliculin encoded by the BHD gene interacts with a binding protein, FNIP1, and AMPK, and is involved in AMPK and mTOR signaling. *Proc Natl Acad Sci USA* 2006;103(42):15552–15557.

77. Grossmann P, Vanecek T, Steiner P, et al. Novel and recurrent germline and somatic mutations in a cohort of 67 patients

from 48 families with Brooke-Spiegler syndrome including the phenotypic variant of multiple familial trichoepitheliomas and correlation with the histopathologic findings in 379 biopsy specimens. *Am J Dermatopathol* 2013;35(1):34–44.

78. Gray HR, Helwig EB. Epithelioma adenoides cysticum and solitary trichoepithelioma. *Arch Dermatol* 1963;87:102–114.

79. Pariser RJ. Multiple hereditary trichoepitheliomas and basal cell carcinomas. *J Cutan Pathol* 1986;13(2):111–117.

80. Johnson SC, Bennett RG. Occurrence of basal cell carcinoma among multiple trichoepitheliomas. *J Am Acad Dermatol* 1993;28(2, Pt 2):322–326.

81. Wallace ML, Smoller BR. Trichoepithelioma with an adjacent basal cell carcinoma, transformation or collision? *J Am Acad Dermatol* 1997;37(2, Pt 2):343–345.

82. Melly L, Lawton G, Rajan N. Basal cell carcinoma arising in association with trichoepithelioma in a case of Brooke-Spiegler syndrome with a novel genetic mutation in CYLD. *J Cutan Pathol* 2012;39(10):977–978.

83. Kirby JS, Siebert Lucking SM, Billingsley EM. Trichoblastic carcinoma associated with multiple familial trichoepithelioma. *Dermatol Surg* 2012;38(12):2018–2021.

84. Lee KH, Kim JE, Cho BK, et al. Malignant transformation of multiple familial trichoepithelioma: case report and literature review. *Acta Derm Venereol* 2008;88(1):43–46.

85. Martin R, Emanuel P. Combined cellular blue nevus and trichoepithelioma. *J Clin Aesthet Dermatol* 2013;6(8):35–38.

86. Zeligman I. Solitary trichoepithelioma. *Arch Dermatol* 1960;82:35–40.

87. Baker GM, Selim MA, Hoang MP. Vulvar adnexal lesions: a 32-year, single-institution review from Massachusetts General Hospital. *Arch Pathol Lab Med* 2013;137(9):1237–1246.

88. Heller J, Roche N, Hameed M. Trichoepithelioma of the vulva: report of a case and review of the literature. *J Low Genit Tract Dis* 2009;13(3):186–187.

89. Muller-Hess S, Delacretaz J. Trichoepithelioma with features of apocrine adenoma [in German]. *Dermatologica* 1973;146(3):170–176.

90. Yong LJ, Jin KD, Ho K, et al. Trichoepithelioma arising from facial scar tissue. *J Craniofac Surg* 2013;24(3):e292–294.

91. Genc S, Sirin Ugur S, Arslan IB, et al. A giant solitary trichoepithelioma originating from the auricle. *Dermatol Surg* 2012;38(9):1527–1528.

92. Brooke JD, Fitzpatrick JE, Golitz LE. Papillary mesenchymal bodies: a histologic finding useful in differentiating trichoepitheliomas from basal cell carcinomas. *J Am Acad Dermatol* 1989;21(3, Pt 1):523–528.

93. Bettencourt MS, Prieto VG, Shea CR. Trichoepithelioma: a 19-year clinicopathologic re-evaluation. *J Cutan Pathol* 1999;26(8):398–404.

94. Ohnishi T, Watanabe S. Immunohistochemical analysis of cytokeratin expression in various trichogenic tumors. *Am J Dermatopathol* 1999;21(4):337–343.

95. Jih DM, Lyle S, Elenitsas R, et al. Cytokeratin 15 expression in trichoepitheliomas and a subset of basal cell carcinomas suggests they originate from hair follicle stem cells. *J Cutan Pathol* 1999;26(3):113–118.

96. Espana A, Garcia-Amigot F, Aguado L, et al. A novel missense mutation in the CYLD gene in a Spanish family with multiple familial trichoepithelioma. *Arch Dermatol* 2007;143(9):1209–1210.

97. Young AL, Kellermayer R, Szigeti R, et al. CYLD mutations underlie Brooke-Spiegler, familial cylindromatosis, and multiple familial trichoepithelioma syndromes. *Clin Genet* 2006;70(3):246–249.

98. Liang YH, Gao M, Sun LD, et al. Two novel CYLD gene mutations in Chinese families with trichoepithelioma and a literature review of 16 families with trichoepithelioma reported in China. *Br J Dermatol* 2005;153(6):1213–1215.

99. Zheng G, Hu L, Huang W, et al. CYLD mutation causes multiple familial trichoepithelioma in three Chinese families. *Hum Mutat* 2004;23(4):400.

100. Almeida S, Maillard C, Itin P, et al. Five new CYLD mutations in skin appendage tumors and evidence that aspartic acid 681 in CYLD is essential for deubiquitinase activity. *J Invest Dermatol* 2008;128(3):587–593.

101. Zhao XY, Huang YJ, Liang YH, et al. Multiple familial trichoepithelioma: report of a Chinese family not associated with a mutation in the CYLD gene and CYLD protein expression in the trichoepithelioma tumor tissue. *Int J Dermatol* 2014;53(4):e279–e281.

102. Tebcherani AJ, de Andrade HF Jr, Sotto MN. Diagnostic utility of immunohistochemistry in distinguishing trichoepithelioma and basal cell carcinoma: evaluation using tissue microarray samples. *Mod Pathol* 2012;25(10):1345–1353.

103. Vorechovsky I, Unden AB, Sandstedt B, et al. Trichoepitheliomas contain somatic mutations in the overexpressed PTCH gene: support for a gatekeeper mechanism in skin tumorigenesis. *Cancer Res* 1997;57(21):4677–4681.

104. Pham TT, Selim MA, Burchette JL Jr, et al. CD10 expression in trichoepithelioma and basal cell carcinoma. *J Cutan Pathol* 2006;33(2):123–128.

105. Sari Aslani F, Akbarzadeh-Jahromi M, Jowkar F. Value of CD10 expression in differentiating cutaneous basal from squamous cell carcinomas and basal cell carcinoma from trichoepithelioma. *Iran J Med Sci* 2013;38(2):100–106.

106. Katona TM, Perkins SM, Billings SD. Does the panel of cytokeratin 20 and androgen receptor antibodies differentiate desmoplastic trichoepithelioma from morpheaform/infiltrative basal cell carcinoma? *J Cutan Pathol* 2008;35(2):174–179.

107. Sellheyer K, Nelson P. Follicular stem cell marker PHLDA1 (TDAG51) is superior to cytokeratin-20 in differentiating between trichoepithelioma and basal cell carcinoma in small biopsy specimens. *J Cutan Pathol* 2011;38(7):542–550.

108. Yeh I, McCalmont TH, LeBoit PE. Differential expression of PHLDA1 (TDAG51) in basal cell carcinoma and trichoepithelioma. *Br J Dermatol* 2012;167(5):1106–1110.

109. Titinchi F, Nortje CJ, Parker ME, et al. Nevoid basal cell carcinoma syndrome: a 40-year study in the South African population. *J Oral Pathol Med* 2013;42(2):162–165.

110. Brownstein MH, Shapiro L. Desmoplastic trichoepithelioma. *Cancer* 1977;40(6):2979–2986.

111. Macdonald DM, Jones EW, Marks R. Sclerosing epithelial hamartoma. *Clin Exp Dermatol* 1977;2(2):153–160.

112. Dervan PA, O'Hegarty M, O'Loughlin S, et al. Solitary familial desmoplastic trichoepithelioma. A study by conventional and electron microscopy. *Am J Dermatopathol* 1985;7(3):277–282.

113. Shapiro PE, Kopf AW. Familial multiple desmoplastic trichoepitheliomas. *Arch Dermatol* 1991;127(1):83–87.

114. Tse JY, Nguyen AT, Le LP, et al. Microcystic adnexal carcinoma versus desmoplastic trichoepithelioma: a comparative study. *Am J Dermatopathol* 2013;35(1):50–55.

115. Jedrych J, Leffell D, McNiff JM. Desmoplastic trichoepithelioma with perineural involvement: a series of seven cases. *J Cutan Pathol* 2012;39(3):317–323.

116. McCalmont TH, Humberson C. Neurotropism in associa-

tion with desmoplastic trichoepithelioma. *J Cutan Pathol* 2012;39(3):312–314.

117. Costache M, Bresch M, Boer A. Desmoplastic trichoepithelioma versus morphoeic basal cell carcinoma: a critical reappraisal of histomorphological and immunohistochemical criteria for differentiation. *Histopathology* 2008;52(7):865–876.

118. Krahl D, Sellheyer K. p75 Neurotrophin receptor differentiates between morphoeic basal cell carcinoma and desmoplastic trichoepithelioma: insights into the histogenesis of adnexal tumours based on embryology and hair follicle biology. *Br J Dermatol* 2010;163(1):138–145.

119. Thewes M, Worret WI, Engst R, et al. Stromelysin-3: a potent marker for histopathologic differentiation between desmoplastic trichoepithelioma and morphealike basal cell carcinoma. *Am J Dermatopathol* 1998;20(2):140–142.

120. Hartschuh W, Schulz T. Merkel cells are integral constituents of desmoplastic trichoepithelioma: an immunohistochemical and electron microscopic study. *J Cutan Pathol* 1995;22(5):413–421.

121. Arits AH, Van Marion AM, Lohman BG, et al. Differentiation between basal cell carcinoma and trichoepithelioma by immunohistochemical staining of the androgen receptor: an overview. *Eur J Dermatol* 2011;21(6):870–873.

122. Sellheyer K, Nelson P, Kutzner H, et al. The immunohistochemical differential diagnosis of microcystic adnexal carcinoma, desmoplastic trichoepithelioma and morpheaform basal cell carcinoma using BerEP4 and stem cell markers. *J Cutan Pathol* 2013;40(4):363–370.

123. Abbas O, Richards JE, Mahalingam M. Fibroblast-activation protein: a single marker that confidently differentiates morpheaform/infiltrative basal cell carcinoma from desmoplastic trichoepithelioma. *Mod Pathol* 2010;23(11):1535–1543.

124. Singh S, Rapini R, Schwartz M, et al. Challenging the dogma of "watchful waiting" for desmoplastic trichoepithelioma. *Dermatol Surg* 2013;39(3 Pt 1):483–486.

125. Gilks CB, Clement PB, Wood WS. Trichoblastic fibroma: a clinicopathologic study of three cases. *Am J Dermatopathol* 1989;11(5):397–402.

126. Headington JT, French AJ. Primary neoplasms of the hair follicle: histogenesis and classification. *Arch Dermatol* 1962;86:430–441.

127. Cohen C, Davis TS. Multiple trichogenic adnexal tumors. *Am J Dermatopathol* 1986;8(3):241–246.

128. Wang L, Wang G, Yang L, et al. Multiple clear cell trichoblastoma. *J Cutan Pathol* 2009;36(3):370–373.

129. Cowen EW, Helm KF, Billingsley EM. An unusually aggressive trichoblastoma [see comment]. *J Am Acad Dermatol.* 2000;42(2, Pt 2):374–377.

130. Helm KF, Cowen EW, Billingsley EM, et al. Trichoblastoma or trichoblastic carcinoma? [comment]. *J Am Acad Dermatol* 2001;44(3):547.

131. Fazaa B, Cribier B, Zaraa I, et al. Low-dose X-ray depilatory treatment induces trichoblastic tumors of the scalp. *Dermatology* 2007;215(4):301–307.

132. Diaz-Cascajo C, Borghi S, Rey-Lopez A, et al. Cutaneous lymphadenoma: a peculiar variant of nodular trichoblastoma. *Am J Dermatopathol* 1996;18(2):186–191.

133. Kanitakis J, Brutzkus A, Butnaru AC, et al. Melanotrichoblastoma: immunohistochemical study of a variant of pigmented trichoblastoma. *Am J Dermatopathol* 2002;24(6):498–501.

134. Yamamoto O, Hisaoka M, Yasuda H, et al. A rippled-pattern trichoblastoma: an immunohistochemical study. *J Cutan Pathol* 2000;27(9):460–465.

135. Tronnier M. Clear cell trichoblastoma in association with a nevus sebaceus. *Am J Dermatopathol* 2001;23(2):143–145.

136. Requena L, Barat A. Giant trichoblastoma on the scalp. *Am J Dermatopathol* 1993;15(5):497–502.

137. Juarez A, Rutten A, Kutzner H, et al. Cystic trichoblastoma (so-called trichoblastic infundibular cyst): a report of three new cases. *J Cutan Pathol* 2012;39(6):631–636.

138. Kim DW, Lee JH, Kim I. Giant melanotrichoblastoma. *Am J Dermatopathol* 2011;33(3):e37–e40.

139. Swick BL, Baum CL, Walling HW. Rippled-pattern trichoblastoma with apocrine differentiation arising in a nevus sebaceus: report of a case and review of the literature. *J Cutan Pathol* 2009;36(11):1200–1205.

140. Battistella M, Durand L, Jouary T, et al. Primary cutaneous neuroendocrine carcinoma within a cystic trichoblastoma: a nonfortuitous association? *Am J Dermatopathol* 2011;33(4):383–387.

141. Juarez A, Diaz JL, Schaerer L, et al. Trichoblastomelanoma. *Am J Dermatopathol* 2013;35(7):e119–e123.

142. Rosso R, Lucioni M, Savio T, et al. Trichoblastic sarcoma: a high-grade stromal tumor arising in trichoblastoma. *Am J Dermatopathol* 2007;29(1):79–83.

143. Ackerman AB, de Viragh P, Chonchitnant N. Trichoblastoma: trichoepithelioma. In: *Tumors with follicular differentiation*, Vol 359. Philadelphia, PA: Lea&Febiger, 1993.

144. Misago N, Mori T, Narisawa Y. Nestin expression in stromal cells of trichoblastoma and basal cell carcinoma. *J Eur Acad Dermatol Venereol* 2010;24(11):1354–1358.

145. Battistella M, Peltre B, Cribier B. PHLDA1, a follicular stem cell marker, differentiates clear-cell/granular-cell trichoblastoma and clear-cell/granular cell basal cell carcinoma: a case-control study, with first description of granular-cell trichoblastoma. *Am J Dermatopathol.* May 28, 2013. (Epub ahead of print)

146. Hamasaki H, Koga K, Hamasaki M, et al. Immunohistochemical analysis of laminin 5-gamma2 chain expression for differentiation of basal cell carcinoma from trichoblastoma. *Histopathology* 2011;59(1):159–161.

147. Hafner C, Schmiemann V, Ruetten A, et al. PTCH mutations are not mainly involved in the pathogenesis of sporadic trichoblastomas. *Human Pathol* 2007;38(10):1496–1500.

148. Kazakov DV, Sima R, Vanecek T, et al. Mutations in exon 3 of the CTNNB1 gene (beta-catenin gene) in cutaneous adnexal tumors. *Am J Dermatopathol* 2009;31(3):248–255.

149. Nikolowski W. Tricho-Adenom (Organoides Follikel-Hamartom) [in German]. *Arch Klin Exp Dermatol* 1958;207(1):34–45.

150. Rahbari H, Mehregan A, Pinkus H. Trichoadenoma of Nikolowski. *J Cutan Pathol* 1977;4(2):90–98.

151. Matos TO, Linthicum FH Jr. Trichoadenoma of the external auditory canal. *Otol Neurotol* 2011;32(9):e36–e37.

152. Miyazaki-Nakajima K, Hara H, Terui T. Subungual trichoadenoma showing differentiation toward follicular infundibulum. *J Dermatol* 2011;38(11):1118–1121.

153. Shimanovich I, Krahl D, Rose C. Trichoadenoma of Nikolowski is a distinct neoplasm within the spectrum of follicular tumors. *J Am Acad Dermatol* 2010;62(2):277–283.

154. Lee WS, Oh ST, Lee JY, et al. Congenital trichoadenoma with an unusual clinical manifestation. *J Am Acad Dermatol* 2007;57(5):905–906.

155. Lee JH, Kim YY, Yoon SY, et al. Unusual presentation of trichoadenoma in an infant. *Acta Derm Venereol* 2008;88(3):291–292.

156. Lever JF, Servat JJ, Nesi-Eloff F, et al. Trichoadenoma of an

eyelid in an adult mimicking sebaceous cell carcinoma. *Ophthal Plast Reconstr Surg* 2012;28(4):e101–e102.

157. Brownstein MH. Basaloid follicular hamartoma: solitary and multiple types. *J Am Acad Dermatol* 1992;27(2 Pt 1): 237–240.

158. Jaqueti G, Requena L, Sanchez Yus E. Verrucous trichoadenoma. *J Cutan Pathol* 1989;16(3):145–148.

159. Arora S, Kaur J, Kaur H. Verrucous trichoadenoma - presenting as discharging sinus on face. *Indian Dermatol Online J* 2013; 4(3):251–252.

160. Gonzalez-Vela MC, Val-Bernal JF, Garcia-Alberdi E, et al. Trichoadenoma associated with an intradermal melanocytic nevus: a combined malformation. *Am J Dermatopathol* 2007;29(1):92–95.

161. Reibold R, Undeutsch W, Fleiner J. Das Trichoadenom (Nikolowski). Übersicht von vier Jahrzehnten und sieben eigene Falle. *Hautarzt* 1998;49(12):925–928.

162. Kurokawa I, Mizutani H, Nishijima S, et al. Trichoadenoma: cytokeratin expression suggesting differentiation towards the follicular infundibulum and follicular bulge regions. *Br J Dermatol* 2005;153(5):1084–1086.

163. Tsuru K, Ohashi A, Ueda M. A case of generalized hair follicle hamartoma associated with systemic lupus erythematosus. *J Dermatol* 2004;31(7):573–576.

164. Lee MW, Choi JH, Moon KC, et al. Linear basaloid follicular hamartoma on the Blaschko's line of the face. *Clin Exp Dermatol* 2005;30(1):30–34.

165. Boccaletti V, Accorsi P, Pinelli L, et al. Congenital systematized basaloid follicular hamartoma with microphthalmia and hemimegalencephaly. *Pediatr Dermatol* 2011;28(5):555–560.

166. Mascaro JM Jr, Ferrando J, Bombi JA, et al. Congenital generalized follicular hamartoma associated with alopecia and cystic fibrosis in three siblings. *Arch Dermatol* 1995;131(4):454–458.

167. Huang SH, Hsiao TF, Lee CC. Basaloid follicular hamartoma: a case report and review of the literature. *Kaohsiung J Med Sci* 2012;28(1):57–60.

168. Happle R, Tinschert S. Segmentally arranged basaloid follicular hamartomas with osseous, dental and cerebral anomalies: a distinct syndrome. *Acta Derm Venereol* 2008;88(4): 382–387.

169. Itin PH. Happle-Tinschert syndrome. Segmentally arranged basaloid follicular hamartomas, linear atrophoderma with hypo- and hyperpigmentation, enamel defects, ipsilateral hypertrichosis, and skeletal and cerebral anomalies. *Dermatology* 2009;218(3):221–225.

170. Mehregan AH, Baker S. Basaloid follicular hamartoma: three cases with localized and systematized unilateral lesions. *J Cutan Pathol* 1985;12(1):55–65.

171. Ridley CM, Smith N. Generalized hair follicle hamartoma associated with alopecia and myasthenia gravis: report of a second case. *Clin Exp Dermatol* 1981;6(3):283–289.

172. Jih DM, Shapiro M, James WD, et al. Familial basaloid follicular hamartoma: lesional characterization and review of the literature. *Am J Dermatopathol* 2003;25(2):130–137.

173. Walsh N, Ackerman AB. Basaloid follicular hamartoma: solitary and multiple types. *J Am Acad Dermatol* 1993; 29(1):125–129.

174. Jakobiec FA, Zakka FR, Kim N. Basaloid follicular hamartoma of the eyelid. *Ophthal Plast Reconstr Surg* 2012;28(5):e127–e130.

175. Grachtchouk V, Grachtchouk M, Lowe L, et al. The magnitude of hedgehog signaling activity defines skin tumor phenotype. *EMBO J* 2003;22(11):2741–2751.

176. Oseroff AR, Shieh S, Frawley NP, et al. Treatment of diffuse basal cell carcinomas and basaloid follicular hamartomas in nevoid basal cell carcinoma syndrome by wide-area 5-aminolevulinic acid photodynamic therapy. *Arch Dermatol* 2005;141(1):60–67.

177. Hassan SF, Stephens E, Fallon SC, et al. Characterizing pilomatricomas in children: a single institution experience. *J Pediatr Surg* 2013;48(7):1551–1556.

178. Souto MP, Matsushita Mde M, Matsushita Gde M, et al. An unusual presentation of giant pilomatrixoma in an adult patient. *J Dermatol Case Rep* 2013;7(2):56–59.

179. Abdeldayem M, Mekhail P, Farag M, et al. Patient profile and outcome of pilomatrixoma in district general hospital in United kingdom. *J Cutan Aesthet Surg* 2013;6(2): 107–110.

180. Trufant J, Kurz W, Frankel A, et al. Familial multiple pilomatrixomas as a presentation of attenuated adenomatosis polyposis coli. *J Cutan Pathol* 2012;39(4):440–443.

181. Do JE, Noh S, Jee HJ, et al. Familial multiple pilomatricomas showing clinical features of a giant mass without associated diseases. *Int J Dermatol* 2013;52(2):250–252.

182. Bhushan P, Hussain SN. Bullous pilomatricoma: a stage in transition to secondary anetoderma? *Indian J Dermatol Venereol Leprol* 2012;78(4):484–487.

183. Solanki P, Ramzy I, Durr N, et al. Pilomatrixoma. Cytologic features with differential diagnostic considerations. *Arch Pathol Lab Med* 1987;111(3):294–297.

184. Lever WF, Griesemer RD. Calcifying epithelioma of Malherbe; report of 15 cases, with comments on its differentiation from calcified epidermal cyst and on its histogenesis. *Arch Derm Syphilol* 1949;59(5):506–518.

185. Ishida M, Okabe H. Pigmented pilomatricoma: an underrecognized variant. *Int J Clin Exp Pathol* 2013;6(9):1890–1893.

186. Peterson WC Jr, Hult AM. Calcifying epithelioma of malherbe. *Arch Dermatol* 1964;90:404–410.

187. Forbis RJ, Helwig E. Pilomatrixoma (calcifying epithelioma). *Arch Dermatol* 1961;83:606–618.

188. Kurokawa I, Kusumoto K, Bessho K, et al. Immunohistochemical expression of bone morphogenetic protein-2 in pilomatricoma. *Br J Dermatol* 2000;143(4):754–758.

189. Turhan B, Krainer L. Bemerkungen über die sogenannten verkalkenden epitheliome der haut und ihre genese. *Dermatologica* 1942;85:73.

190. Malherbe A, Chenantais J. Note sur l'épithéliome calcifié des glandes sebacées. *Prog Med* 1880(8):826.

191. Cribier B, Peltre B, Langbein L, et al. Expression of type I hair keratins in follicular tumours. *Br J Dermatol* 2001;144(5):977–982.

192. Cribier B, Scrivener Y, Grosshans E. Tumors arising in nevus sebaceus: a study of 596 cases [see comment]. *J Am Acad Dermatol* 2000;42(2, Pt 1):263–268.

193. Kurokawa I, Yamanaka K, Senba Y, et al. Pilomatricoma can differentiate not only towards hair matrix and hair cortex, but also follicular infundibulum, outer root sheath and hair bulge. *Exp Dermatol* 2009;18(8):734–737.

194. Behrens J, von Kries JP, Kuhl M, et al. Functional interaction of beta-catenin with the transcription factor LEF-1. *Nature* 1996;382(6592):638–642.

195. Aloi FG, Molinero A, Pippione M. Basal cell carcinoma with matrical differentiation: matrical carcinoma. *Am J Dermatopathol* 1988;10(6):509–513.

196. Shirai M, Fujimoto N, Nakanishi G, et al. Proliferating type pilomatricoma presenting with alopecia. *Eur J Dermatol* 2012;22(4):564–565.

197. Byun JW, Bang CY, Yang BH, et al. Proliferating pilomatricoma. *Am J Dermatopathol* 2011;33(7):754–755.

198. Kaddu S, Soyer HP, Wolf IH, et al. Proliferating pilomatricoma: a histopathologic simulator of matrical carcinoma. *J Cutan Pathol* 1997;24(4):228–234.

199. Cornejo KM, Deng A. Pilomatrix carcinoma: a case report and review of the literature. *Am J Dermatopathol* 2013;35(3):389–394.

200. Agaiby S, Iyer K, Honda K, et al. Giant pilomatrix carcinoma in an immunosuppressed patient. *J Am Acad Dermatol* 2011;65(2):e50–e51.

201. Autelitano L, Biglioli F, Migliori G, et al. Pilomatrix carcinoma with visceral metastases: case report and review of the literature. *J Plast Reconstr Aesthet Surg* 2009;62(12): e574–e577.

202. Hardisson D, Linares MD, Cuevas-Santos J, et al. Pilomatrix carcinoma: a clinicopathologic study of six cases and review of the literature [see comment]. *Am J Dermatopathol* 2001;23(5):394–401.

203. Cribier B, Asch PH, Regnier C, et al. Expression of human hair keratin basic 1 in pilomatrixoma: a study of 128 cases. *Br J Dermatol* 1999;140(4):600–604.

204. Nishioka M, Tanemura A, Yamanaka T, et al. Pilomatrix carcinoma arising from pilomatricoma after 10-year senescent period: immunohistochemical analysis. *J Dermatol* 2010;37(8):735–739.

205. Lazar AJ, Calonje E, Grayson W, et al. Pilomatrix carcinomas contain mutations in CTNNB1, the gene encoding beta-catenin. *J Cutan Pathol* 2005;32(2):148–157.

206. Aherne NJ, Fitzpatrick DA, Gibbons D, et al. Recurrent malignant pilomatrixoma invading the cranial cavity: improved local control with adjuvant radiation. *J Med Imaging Radiat Oncol* 2009;53(1):139–141.

207. Satyaprakash AK, Sheehan DJ, Sangueza OP. Proliferating trichilemmal tumors: a review of the literature. *Dermatol Surg* 2007;33(9):1102–1108.

208. Falleti J, Cuccuru A, Mignogna C. Proliferating trichilemmal cyst of the vulva. *Clin Exp Dermatol* 2009;34(7):e459–e460.

209. Ye J, Nappi O, Swanson PE, et al. Proliferating pilar tumors: a clinicopathologic study of 76 cases with a proposal for definition of benign and malignant variants. *Am J Clin Pathol* 2004;122(4):566–574.

210. Brownstein MH, Arluk DJ. Proliferating trichilemmal cyst: a simulant of squamous cell carcinoma. *Cancer* 1981;48(5):1207–1214.

211. Holmes EJ. Tumors of lower hair sheath: common histogenesis of certain so-called "sebaceous cysts," acanthomas and "sebaceous carcinomas". *Cancer* 1968;21(2):234–248.

212. Hanau D, Grosshans E. Trichilemmal tumor undergoing specific keratinization: "keratinizing trichilemmoma". *J Cutan Pathol* 1979;6(6):463–475.

213. Mehregan AH, Lee KC. Malignant proliferating trichilemmal tumors—report of three cases. *J Dermatol Surg Oncol* 1987;13(12):1339–1342.

214. Bronfenbrener R, Regan T, Lawrence N. Proliferating pilar tumor of the scalp. *Dermatol Surg* 2012;38(8):1375–1377.

215. Sau P, Graham JH, Helwig EB. Proliferating epithelial cysts: clinicopathological analysis of 96 cases. *J Cutan Pathol* 1995;22(5):394–406.

216. Korting GW, Hoede N. The so-called pilar tumor of the scalp [in German]. *Arch Klin Exp Dermatol* 1969;234(4):409–419.

217. Reed RJ, Lamar LM. Invasive hair matrix tumors of the scalp: invasive pilomatrixoma. *Arch Dermatol* 1966;94(3):310–316.

218. Harris T, Meyer E, Lubbe DE, et al. Malignant proliferating trichilemmal tumor involving the sinuses. *Ear Nose Throat J* 2011;90(7):E5–E8.

219. Amaral AL, Nascimento AG, Goellner JR. Proliferating pilar (trichilemmal) cyst: report of two cases, one with carcinomatous transformation and one with distant metastases. *Arch Pathol Lab Med* 1984;108(10):808–810.

220. Hodl S, Smolle J, Scharnagl E. Importance of the proliferating trichilemmal cyst [in German]. *Hautarzt* 1984;35(12):640–644.

221. Herrero J, Monteagudo C, Ruiz A, et al. Malignant proliferating trichilemmal tumours: an histopathological and immunohistochemical study of three cases with DNA ploidy and morphometric evaluation [see comment]. *Histopathology* 1998;33(6):542–546.

222. Sau P, Graham JH, Helwig EB. Proliferating epithelial cysts: clinicopathological analysis of 96 cases. *J Cutan Pathol* 1995;22(5):394–406.

223. Fernandez-Figueras MT, Casalots A, Puig L, et al. Proliferating trichilemmal tumour: p53 immunoreactivity in association with p27Kip1 over-expression indicates a low-grade carcinoma profile. *Histopathology* 2001;38(5):454–457.

224. Takata M, Quinn AG, Hashimoto K, et al. Low frequency of loss of heterozygosity at the nevoid basal cell carcinoma locus and other selected loci in appendageal tumors. *J Invest Dermatol* 1996;106(5):1141–1144.

225. Brownstein MH, Shapiro L. Trichilemmoma: analysis of 40 new cases. *Arch Dermatol* 1973;107(6):866–869.

226. Mehregan AH, Medenica M, Whitney D, et al. A clear cell pilar sheath tumor of scalp: case report. *J Cutan Pathol* 1988;15(6):380–384.

227. Brownstein MH, Shapiro EE. Trichilemmomal horn: cutaneous horn overlying trichilemmoma. *Clin Exp Dermatol* 1979;4(1):59–63.

228. Brownstein MH, Mehregan AH, Bikowski JB, et al. The dermatopathology of Cowden's syndrome. *Br J Dermatol* 1979;100(6):667–673.

229. Crowson AN, Magro CM. Basal cell carcinoma arising in association with desmoplastic trichilemmoma. *Am J Dermatopathol* 1996;18(1):43–48.

230. Illueca C, Monteagudo C, Revert A, et al. Diagnostic value of CD34 immunostaining in desmoplastic trichilemmoma. *J Cutan Pathol* 1998;25(8):435–439.

231. Afshar M, Lee RA, Jiang SI. Desmoplastic trichilemmoma— a report of successful treatment with Mohs micrographic surgery and a review and update of the literature. *Dermatol Surg* 2012;38(11):1867–1871.

232. Plaza JA, Ortega PF, Stockman DL, et al. Value of p63 and podoplanin (D2-40) immunoreactivity in the distinction between primary cutaneous tumors and adenocarcinomas metastatic to the skin: a clinicopathologic and immunohistochemical study of 79 cases. *J Cutan Pathol* 2010;37(4): 403–410.

233. Leonardi CL, Zhu WY, Kinsey WH, et al. Trichilemmomas are not associated with human papillomavirus DNA. *J Cutan Pathol* 1991;18(3):193–197.

234. Stierman S, Chen S, Nuovo G, et al. Detection of human papillomavirus infection in trichilemmomas and verrucae using in situ hybridization. *J Cutan Pathol* 2010;37(1):75–80.

235. Amer M, Mostafa FF, Attwa EM, et al. Cowden's syndrome: a clinical, immunological, and histopathological study. *Int J Dermatol* 2011;50(5):516–521.

236. Eng C. Will the real Cowden syndrome please stand up: revised diagnostic criteria. *J Med Genet* 2000;37(11):828–830.

237. Agrawal S, Eng C. Differential expression of novel naturally occurring splice variants of PTEN and their functional consequences in Cowden syndrome and sporadic breast cancer. *Hum Mol Genet* 2006;15(5):777–787.

238. Nelen MR, Padberg GW, Peeters EA, et al. Localization of the gene for Cowden disease to chromosome 10q22-23. *Nat Genet* 1996;13(1):114–116.

239. Lima EU, Soares IC, Danilovic DL, et al. New mutation in the PTEN gene in a Brazilian patient with Cowden's syndrome. *Arq Bras Endocrinol Metabol* 2012;56(8):592–596.

240. Zhou XP, Marsh DJ, Morrison CD, et al. Germline inactivation of PTEN and dysregulation of the phosphoinositol-3-kinase/Akt pathway cause human Lhermitte-Duclos disease in adults. *Am J Hum Genet* 2003;73(5):1191–1198.

241. Pilarski R, Stephens JA, Noss R, et al. Predicting PTEN mutations: an evaluation of Cowden syndrome and Bannayan-Riley-Ruvalcaba syndrome clinical features. *J Med Genet* 2011;48(8):505–512.

242. Waite KA, Eng C. Protean PTEN: form and function. *Am J Hum Genet* 2002;70(4):829–844.

243. Liaw D, Marsh DJ, Li J, et al. Germline mutations of the PTEN gene in Cowden disease, an inherited breast and thyroid cancer syndrome. *Nat Genet* 1997;16(1):64–67.

244. Nelen MR, van Staveren WC, Peeters EA, et al. Germline mutations in the PTEN/MMAC1 gene in patients with Cowden disease. *Hum Mol Genet* 1997;6(8):1383–1387.

245. Jin M, Hampel H, Pilarski R, et al. Phosphatase and tensin homolog immunohistochemical staining and clinical criteria for Cowden syndrome in patients with trichilemmoma or associated lesions. *Am J Dermatopathol* 2013;35(6):637–640.

246. Abbas O, Mahalingam M. Tumor of the follicular infundibulum: an epidermal reaction pattern? *Am J Dermatopathol* 2009;31(7):626–633.

247. Martin JE, Hsu MY, Wang LC. An unusual clinical presentation of multiple tumors of the follicular infundibulum. *J Am Acad Dermatol* 2009;60(5):885–886.

248. Kolivras A, Moulonguet I, Ruben BS, et al. Eruptive tumors of the follicular infundibulum presenting as hypopigmented macules on the buttocks of two Black African males. *J Cutan Pathol* 2012;39(4):444–448.

249. MacGregor JL, Campanelli C, Friedman PC, et al. Basal cell and squamous cell carcinoma occurring within a field of multiple tumors of the follicular infundibulum. *Dermatol Surg* 2008;34(11):1567–1570.

250. Mehregan AH, Butler JD. A tumor of follicular infundibulum: report of a case. *Arch Dermatol* 1961;83:924–927.

251. Weyers W, Horster S, Diaz-Cascajo C. Tumor of follicular infundibulum is basal cell carcinoma. *Am J Dermatopathol* 2009;31(7):634–641.

252. Cardoso JC, Reis JP, Figueiredo P, et al. Infundibulomatosis: a case report with immunohistochemical study and literature review. *Dermatol Online J* 2010;16(1):14.

253. Brownstein MH. Trichilemmal horn: cutaneous horn showing trichilemmal keratinization. *Br J Dermatol* 1979;100(3):303–309.

254. Nakamura K. Two cases of trichilemmal-like horn. *Arch Dermatol* 1984;120(3):386–387.

255. DiMaio DJ, Cohen PR. Trichilemmal horn: case presentation and literature review. *J Am Acad Dermatol* 1998;39(2, Pt 2):368–371.

256. Poblet E, Jimenez-Reyes J, Gonzalez-Herrada C, et al. Trichilemmal keratosis: a clinicopathologic and immunohistochemical study of two cases. *Am J Dermatopathol* 1996;18(5):543–547.

257. Kudo M, Uchigasaki S, Baba S, et al. Trichilemmal horn on

258. Roismann M, Freitas RR, Ribeiro LC, et al. Trichilemmal carcinoma: case report. *An Bras Dermatol* 2011;86(5):991–994.

259. Oyama N, Kaneko F. Trichilemmal carcinoma arising in seborrheic keratosis: a case report and published work review. *J Dermatol* 2008;35(12):782–785.

260. O'Hare AM, Cooper PH, Parlette HL III. Trichilemmomal carcinoma in a patient with Cowden's disease (multiple hamartoma syndrome). *J Am Acad Dermatol* 1997;36(6, Pt 1):1021–1023.

261. Pozo L, Diaz-Cano SJ. Trichilemmal carcinoma with neuroendocrine differentiation. *Clin Exp Dermatol* 2008;33(2):128–131.

262. ten Seldam RE. Tricholemmocarcinoma. *Australas J Dermatol* 1977;18(2):62–72.

263. Allee JE, Cotsarelis G, Solky B, et al. Multiply recurrent trichilemmal carcinoma with perineural invasion and cytokeratin 17 positivity. *Dermatol Surg* 2003;29(8):886–889.

264. Mane DR, Kale AD, Hallikerimath S, et al. Trichilemmal carcinoma associated with xeroderma pigmentosa: report of a rare case. *J Oral Sci* 2010;52(3):505–507.

265. Ko T, Tada H, Hatoko M, et al. Trichilemmal carcinoma developing in a burn scar: a report of two cases. *J Dermatol* 1996;23(7):463–468.

266. Takata M, Rehman I, Rees JL. A trichilemmal carcinoma arising from a proliferating trichilemmal cyst: the loss of the wild-type p53 is a critical event in malignant transformation [see comment]. *Hum Pathol* 1998;29(2):193–195.

267. Liang H, Wu H, Giorgadze TA, et al. Podoplanin is a highly sensitive and specific marker to distinguish primary skin adnexal carcinomas from adenocarcinomas metastatic to skin. *Am J Surg Pathol* 2007;31(2):304–310.

268. Kulahci Y, Oksuz S, Kucukodaci Z, et al. Multiple recurrence of trichilemmal carcinoma of the scalp in a young adult. *Dermatol Surg* 2010;36(4):551–554.

269. Levinsohn JL, Tian LC, Boyden LM, et al. Whole-exome sequencing reveals somatic mutations in HRAS and KRAS, which cause nevus sebaceus. *J Invest Dermatol* 2013;133(3):827–830.

270. Chepla KJ, Gosain AK. Giant nevus sebaceus: definition, surgical techniques, and rationale for treatment. *Plast Reconstr Surg* 2012;130(2):296e–304e.

271. Sun BK, Saggini A, Sarin KY, et al. Mosaic activating RAS mutations in nevus sebaceus and nevus sebaceus syndrome. *J Invest Dermatol* 2013;133(3):824–827.

272. Happle R. Nevus sebaceus is a mosaic RASopathy. *J Invest Dermatol* 2013;133(3):597–600.

273. Lam J, Dohil MA, Eichenfield LF, et al. SCALP syndrome: sebaceous nevus syndrome, CNS malformations, aplasia cutis congenita, limbal dermoid, and pigmented nevus (giant congenital melanocytic nevus) with neurocutaneous melanosis: a distinct syndromic entity. *J Am Acad Dermatol* 2008;58(5):884–888.

274. Sethi SK, Hari P, Bagga A. Elevated FGF-23 and parathormone in linear nevus sebaceous syndrome with resistant rickets. *Pediatr Nephrol* 2010;25(8):1577–1578.

275. Narazaki R, Ihara K, Namba N, et al. Linear nevus sebaceous syndrome with hypophosphatemic rickets with elevated FGF-23. *Pediatr Nephrol* 2012;27(5):861–863.

276. Pavlidis E, Cantalupo G, Boria S, et al. Hemimegalencephalic variant of epidermal nevus syndrome: case report and literature review. *Eur J Paediatr Neurol* 2012;16(4):332–342.

277. Chantorn R, Shwayder T. Phacomatosis pigmentokeratotica:

a further case without extracutaneous anomalies and review of the condition. *Pediatr Dermatol* 2011;28(6):715–719.

278. Jaqueti G, Requena L, Sanchez Yus E. Trichoblastoma is the most common neoplasm developed in nevus sebaceus of Jadassohn: a clinicopathologic study of a series of 155 cases. *Am J Dermatopathol* 2000;22(2):108–118.

279. Mehregan AH, Pinkus H. Life history of organoid nevi: special reference to Nevus Sebaceus of Jadassohn. *Arch Dermatol* 1965;91:574–588.

280. De D, Jain N, Kanwar AJ, et al. Cylindroma appearing in a pre-existing nevus sebaceous. *Int J Dermatol* 2012;51(7):872–873.

281. Wang Y, Bu WB, Chen H, et al. Basal cell carcinoma, syringocystadenoma papilliferum, trichilemmoma, and sebaceoma arising within a nevus sebaceus associated with pigmented nevi. *Dermatol Surg* 2011;37(12):1806–1810.

282. Rahbari H, Mehregan AH. Development of proliferating trichilemmal cyst in organoid nevus: presentation of two cases. *J Am Acad Dermatol* 1986;14(1):123–126.

283. Miller CJ, Ioffreda MD, Billingsley EM. Sebaceous carcinoma, basal cell carcinoma, trichoadenoma, trichoblastoma, and syringocystadenoma papilliferum arising within a nevus sebaceus. *Dermatol Surg* 2004;30(12 Pt 2):1546–1549.

284. Sellheyer K, Cribier B, Nelson P, et al. Basaloid tumors in nevus sebaceus revisited: the follicular stem cell marker PHLDA1 (TDAG51) indicates that most are basal cell carcinomas and not trichoblastomas. *J Cutan Pathol* 2013;40(5):455–462.

285. Brownstein MH, Shapiro L. The pilosebaceous tumors. *Int J Dermatol* 1977;16(5):340–352.

286. Barrett TL, Smith KJ, Williams J, et al. Immunohistochemical staining for Ber-EP4, p53, proliferating cell nuclear antigen, Ki-67, bcl-2, CD34, and factor XIIIa in nevus sebaceus. *Mod Pathol* 1999;12(5):450–455.

287. Jones EW, Heyl T. Naevus sebaceus: a report of 140 cases with special regard to the development of secondary malignant tumours. *Br J Dermatol* 1970;82(2):99–117.

288. Morioka S. The natural history of nevus sebaceus. *J Cutan Pathol* 1985;12(3-4):200–213.

289. Alessi E, Wong SN, Advani HH, et al. Nevus sebaceus is associated with unusual neoplasms: an atlas. *Am J Dermatopathol* 1988;10(2):116–127.

290. Aguayo R, Pallares J, Casanova JM, et al. Squamous cell carcinoma developing in Jadassohn's sebaceous nevus: case report and review of the literature. *Dermatol Surg* 2010;36(11):1763–1768.

291. Wu ZW, Shi WM, Sun Y, et al. Cutaneous spindle cell squamous cell carcinoma in nevus sebaceous. *Int J Dermatol* 2010;49(12):1429–1431.

292. Domingo J, Helwig EB. Malignant neoplasms associated with nevus sebaceus of Jadassohn. *J Am Acad Dermatol* 1979;1(6):545–556.

293. Tarkhan, II, Domingo J. Metastasizing eccrine porocarcinoma developing in a sebaceous nevus of Jadassohn: report of a case. *Arch Dermatol* 1985;121(3):413–415.

294. Kazakov DV, Calonje E, Zelger B, et al. Sebaceous carcinoma arising in nevus sebaceus of Jadassohn: a clinicopathological study of five cases. *Am J Dermatopathol* 2007;29(3):242–248.

295. Lountzis N, Junkins-Hopkins J, Uberti-Benz M, et al. Microcystic adnexal carcinoma arising within a nevus sebaceus. *Cutis* 2007;80(4):352–356.

296. Manonukul J, Omeapinyan P, Vongjirad A. Mucoepidermoid (adenosquamous) carcinoma, trichoblastoma, trichilemmoma, sebaceous adenoma, tumor of follicular infundibulum and syringocystadenoma papilliferum aris-

ing within 2 persistent lesions of nevus sebaceous: report of a case. *Am J Dermatopathol* 2009;31(7):658–663.

297. Premalata CS, Kumar RV, Malathi M, et al. Cutaneous leiomyosarcoma, trichoblastoma, and syringocystadenoma papilliferum arising from nevus sebaceus. *Int J Dermatol* 2007;46(3):306–308.

298. Ujiie H, Kato N, Natsuga K, et al. Keratoacanthoma developing on nevus sebaceous in a child. *J Am Acad Dermatol* 2007;56(2 Suppl):S57–S58.

299. Takeda H, Ikenaga S, Kaneko T, et al. Proliferating trichilemmal tumor developing in nevus sebaceous. *Eur J Dermatol* 2010;20(5):664–665.

300. Kantrow SM, Ivan D, Williams MD, et al. Metastasizing adenocarcinoma and multiple neoplastic proliferations arising in a nevus sebaceus. *Am J Dermatopathol* 2007;29(5):462–466.

301. Rijntjes-Jacobs EG, Lopriore E, Steggerda SJ, et al. Discordance for Schimmelpenning-Feuerstein-Mims syndrome in monochorionic twins supports the concept of a postzygotic mutation. *Am J Med Genet A* 2010;152A(11):2816–2819.

302. Groesser L, Herschberger E, Sagrera A, et al. Phacomatosis pigmentokeratotica is caused by a postzygotic HRAS mutation in a multipotent progenitor cell. *J Invest Dermatol* 2013;133(8):1998–2003.

303. Carlson JA, Cribier B, Nuovo G, et al. Epidermodysplasia verruciformis-associated and genital-mucosal high-risk human papillomavirus DNA are prevalent in nevus sebaceus of Jadassohn. *J Am Acad Dermatol* 2008;59(2):279–294.

304. Kurokawa I, Nishimura K, Yamanaka K, et al. Immunohistochemical study of cytokeratin expression in nevus sebaceous. *Int J Dermatol* 2010;49(4):402–405.

305. Jones EW, Heyl T. Naevus sebaceus: a report of 140 cases with special regard to the development of secondary malignant tumours. *Br J Dermatol* 1970;82(2):99–117.

306. Gailani MR, Stahle-Backdahl M, Leffell DJ, et al. The role of the human homologue of Drosophila patched in sporadic basal cell carcinomas [see comment]. *Nat Genet* 1996;14(1):78–81.

307. Shen T, Park WS, Boni R, et al. Detection of loss of heterozygosity on chromosome 9q22.3 in microdissected sporadic basal cell carcinoma. *Hum Pathol* 1999;30(3):284–287.

308. Xin H, Matt D, Qin JZ, et al. The sebaceous nevus: a nevus with deletions of the PTCH gene. *Cancer Res* 1999;59(8):1834–1836.

309. Takata M, Tojo M Hatta N, et al. No evidence of deregulated patched-hedgehog signaling pathway in trichoblastomas and other tumors arising within nevus sebaceous. *J Invest Dermatol* 2001;117(6):1666–1670.

310. Lee WJ, Cha HW, Lim HJ, et al. The effect of sebocytes cultured from nevus sebaceus on hair growth. *Exp Dermatol* 2012;21(10):796–798.

311. Rosen H, Schmidt B, Lam HP, et al. Management of nevus sebaceous and the risk of basal cell carcinoma: an 18-year review. *Pediatr Dermatol* 2009;26(6):676–681.

312. Moody MN, Landau JM, Goldberg LH. Nevus sebaceous revisited. *Pediatr Dermatol* 2012;29(1):15–23.

313. Ortiz-Rey JA, Martin-Jimenez A, Alvarez C, et al. Sebaceous gland hyperplasia of the vulva. *Obstet Gynecol* 2002;99(5, Pt 2):919–921.

314. Rocamora A, Santonja C, Vives R, et al. Sebaceous gland hyperplasia of the vulva: a case report. *Obstet Gynecol* 1986;68(3 Suppl):63S–65S.

315. Carson HJ, Massa M, Reddy V. Sebaceous gland hyperplasia of the penis. *J Urol* 1996;156(4):1441.

316. Belinchon I, Aguilar A, Tardio J, et al. Areolar sebaceous hyperplasia: a case report. *Cutis* 1996;58(1):63–64.

317. Ju HY, Kim HS, Kim HO, et al. Sebaceous hyperplasia of the penile shaft. *J Eur Acad Dermatol Venereol* 2009;23(4):443–444.

318. Krause W. Diseases of the male nipple and areola. *J Dtsch Dermatol Ges* 2011;9(12):1004–1009.

319. Wang Q, Liu JM, Zhang YZ. Premature sebaceous hyperplasia in an adolescent boy. *Pediatr Dermatol* 2011;28(2):198–200.

320. Oh ST, Kwon HJ. Premature sebaceous hyperplasia in a neonate. *Pediatr Dermatol* 2007;24(4):443–445.

321. Kanada KN, Merin MR, Munden A, et al. A prospective study of cutaneous findings in newborns in the United States: correlation with race, ethnicity, and gestational status using updated classification and nomenclature. *J Pediatr* 2012;161(2):240–245.

322. Boonchai W, Leenutaphong V. Familial presenile sebaceous gland hyperplasia. *J Am Acad Dermatol* 1997;36(1):120–122.

323. McDonald SK, Goh MS, Chong AH. Successful treatment of cyclosporine-induced sebaceous hyperplasia with oral isotretinoin in two renal transplant recipients. *Australas J Dermatol* 2011;52(3):227–230.

324. Luderschmidt C, Plewig G. Circumscribed sebaceous gland hyperplasia: autoradiographic and histoplanimetric studies. *J Invest Dermatol* 1978;70(4):207–209.

325. Kruse R, Rutten A, Schweiger N, et al. Frequency of microsatellite instability in unselected sebaceous gland neoplasias and hyperplasias. *J Invest Dermatol* 2003;120(5):858–864.

326. Popnikolov NK, Gatalica Z, Colome-Grimmer MI, et al. Loss of mismatch repair proteins in sebaceous gland tumors. *J Cutan Pathol* 2003;30(3):178–184.

327. Bayer-Garner IB, Givens V, Smoller B. Immunohistochemical staining for androgen receptors: a sensitive marker of sebaceous differentiation. *Am J Dermatopathol* 1999;21(5):426–431.

328. Zouboulis CC, Chen WC, Thornton MJ, et al. Sexual hormones in human skin. *Horm Metab Res* 2007;39(2):85–95.

329. Tagliolatto S, Alchorne MM, Enokihara M. Sebaceous hyperplasia: a pilot study to correlate this skin disease with circulating androgen levels. *An Bras Dermatol* 2011;86(5):917–923.

330. Yoneda K, Demitsu T, Matsuda Y, et al. Possible molecular pathogenesis for plate-like sebaceous hyperplasia overlying dermatofibroma. *Br J Dermatol* 2008;158(4):840–842.

331. Yin Z, Xu J, Luo D, et al. Sebaceous hyperplasia within epidermis after scald. *J Cutan Pathol* 2012;39(1):75–77.

332. Gomaa AH, Yaar M, Bhawan J. Cutaneous immunoreactivity of D2-40 antibody beyond the lymphatics. *Am J Dermatopathol* 2007;29(1):18–21.

333. Halsey MA, Calder KB, Mathew R, et al. Expression of alpha-methylacyl-CoA racemase (P504S) in sebaceous neoplasms. *J Cutan Pathol* 2010;37(4):446–451.

334. Daley T. Pathology of intraoral sebaceous glands. *J Oral Pathol Med* 1993;22(6):241–245.

335. Watkins F, Giacomantonio M, Salisbury S. Nipple discharge and breast lump related to Montgomery's tubercles in adolescent females. *J Pediatr Surg* 1988;23(8):718–720.

336. Mansur AT, Aydingoz IE. Unilateral buccal fordyce spots with ipsilateral facial paralysis: a sign of neuro-sebaceous connection? *Acta Derm Venereol* 2012;92(2):177–178.

337. Azevedo RS, Almeida OP, Netto JN, et al. Comparative clinicopathological study of intraoral sebaceous hyperplasia and sebaceous adenoma. *Oral Surg Oral Med Oral Pathol Oral Radiol Endod* 2009;107(1):100–104.

338. Somashekara KG, Lakshmi S, Priya NS. A rare case of sebaceous adenoma of the palate, with literature review. *J Laryngol Otol* 2011;125(7):750–752.

339. Terrell S, Wetter R, Fraga G, et al. Penile sebaceous adenoma. *J Am Acad Dermatol* 2007;57(2 Suppl):S42–S43.

340. Essenhigh DM, Jones D, Rack JH. A sebaceous adenoma: histological and chemical studies. *Br J Dermatol* 1964;76:330–340.

341. Banse-Kupin L, Morales A, Barlow M. Torre's syndrome: report of two cases and review of the literature. *J Am Acad Dermatol* 1984;10(5 Pt 1):803–817.

342. Rutten A, Burgdorf W, Hugel H, et al. Cystic sebaceous tumors as marker lesions for the Muir-Torre syndrome: a histopathologic and molecular genetic study. *Am J Dermatopathol* 1999;21(5):405–413.

343. Troy JL, Ackerman AB. Sebaceoma. A distinctive benign neoplasm of adnexal epithelium differentiating toward sebaceous cells. *Am J Dermatopathol* 1984;6(1):7–13.

344. Yonekawa Y, Jakobiec FA, Zakka FR, et al. Sebaceoma of the eyelid. *Ophthalmology* 2012;119(12):2645.e1–2645.e4.

345. Jacobson JP, Weisstuch A, Hajdu C, et al. Sebaceoma of the auricle. *J Laryngol Otol* 2012;126(8):830–832.

346. El Demellawy D, Escott N, Salama S, et al. Sebaceoma of the external ear canal: an unusual location: case report and review of the literature. *J Cutan Pathol* 2008;35(10):963–966.

347. Hori M, Egami K, Maejima K, et al. Electron microscopic study of sebaceous epithelioma. *J Dermatol* 1978;5(4):139–147.

348. Urban FH, Winkelmann RK. Sebaceous malignancy. *Arch Dermatol* 1961;84:63–72.

349. Misago N, Mihara I, Ansai S, et al. Sebaceoma and related neoplasms with sebaceous differentiation: a clinicopathologic study of 30 cases. *Am J Dermatopathol* 2002;24(4):294–304.

350. Kazakov DV, Calonje E, Rutten A, et al. Cutaneous sebaceous neoplasms with a focal glandular pattern (seboapocrine lesions): a clinicopathological study of three cases. *Am J Dermatopathol* 2007;29(4):359–364.

351. Steffen C, Ackerman A. Sebaceoma. In: Steffen C, Ackerman AB, ed. *Neoplasms with sebaceous differentiation*. Philadelphia, PA: Lea & Febiger, 1994:385.

352. Ansai S, Kimura T. Rippled-pattern sebaceoma: a clinicopathological study. *Am J Dermatopathol* 2009;31(4):364–366.

353. Muir EG, Bell AJ, Barlow KA. Multiple primary carcinomata of the colon, duodenum, and larynx associated with kerato-acanthomata of the face. *Br J Surg* 1967;54(3):191–195.

354. Poleksic S. Keratoacanthoma and multiple carcinomas. *Br J Dermatol* 1974;91(4):461–463.

355. Fathizadeh A, Medenica MM, Soltani K, et al. Aggressive keratoacanthoma and internal malignant neoplasm. *Arch Dermatol* 1982;118(2):112–114.

356. Shon W, Wolz MM, Newman CC, et al. Reticulated acanthoma with sebaceous differentiation: another sebaceous neoplasm associated with Muir-Torre syndrome? *Australas J Dermatol*. May 8, 2013.

357. Torre D. Multiple sebaceous tumors. *Arch Dermatol* 1968;98(5):549–551.

358. Schwartz RA, Torre DP. The Muir-Torre syndrome: a 25-year retrospect. *J Am Acad Dermatol* 1995;33(1):90–104.

359. Lee BA, Yu L, Ma L, et al. Sebaceous neoplasms with mismatch repair protein expressions and the frequency of coexisting visceral tumors. *J Am Acad Dermatol* 2012;67(6):1228–1234.

360. Binder ZA, Johnson MW, Joshi A, et al. Glioblastoma mul-

tiforme in the Muir-Torre syndrome. *Clin Neurol Neurosurg* 2011;113(5):411–415.

361. Grandhi R, Deibert CP, Pirris SM, et al. Simultaneous Muir-Torre and Turcot's syndrome: a case report and review of the literature. *Surg Neurol Int* 2013;4:52.

362. Landis MN, Davis CL, Bellus GA, et al. Immunosuppression and sebaceous tumors: a confirmed diagnosis of Muir-Torre syndrome unmasked by immunosuppressive therapy. *J Am Acad Dermatol* 2011;65(5):1054–1058.e1051.

363. Becker-Schiebe M, Hannig H, Hoffmann W, et al. Muir-Torre syndrome—an uncommon localization of sebaceous carcinomas following irradiation. *Acta Oncol* 2012;51(2): 265–268.

364. Yozu M, Symmans P, Dray M, et al. Muir-Torre syndrome-associated pleomorphic liposarcoma arising in a previous radiation field. *Virchows Arch* 2013;462(3):355–360.

365. Abbott JJ, Hernandez-Rios P, Amirkhan RH, et al. Cystic sebaceous neoplasms in Muir-Torre syndrome. *Arch Pathol Lab Med* 2003;127(5):614–617.

366. Burgdorf WH, Pitha J, Fahmy A. Muir-Torre syndrome: histologic spectrum of sebaceous proliferations. *Am J Dermatopathol* 1986;8(3):202–208.

367. Worret WI, Burgdorf WH, Fahmy A, et al. Torre-Muir syndrome. Sebaceous gland neoplasms, keratoacanthomas, multiple internal cancers and heredity [in German]. *Hautarzt* 1981;32(10):519–524.

368. Kacerovska D, Cerna K, Martinek P, et al. MSH6 mutation in a family affected by Muir-Torre syndrome. *Am J Dermatopathol* 2012;34(6):648–652.

369. Guillen-Ponce C, Castillejo A, Barbera VM, et al. Biallelic MYH germline mutations as cause of Muir-Torre syndrome. *Fam Cancer* 2010;9(2):151–154.

370. Abbas O, Mahalingam M. Cutaneous sebaceous neoplasms as markers of Muir-Torre syndrome: a diagnostic algorithm. *J Cutan Pathol* 2009;36(6):613–619.

371. Fernandez-Flores A. Considerations on the performance of immunohistochemistry for mismatch repair gene proteins in cases of sebaceous neoplasms and keratoacanthomas with reference to Muir-Torre syndrome. *Am J Dermatopathol* 2012;34(4):416–422.

372. Shalin SC, Sakharpe A, Lyle S, et al. p53 staining correlates with tumor type and location in sebaceous neoplasms. *Am J Dermatopathol* 2012;34(2):129–135; quiz 136–128.

373. Escalonilla P, Grilli R, Canamero M, et al. Sebaceous carcinoma of the vulva. *Am J Dermatopathol* 1999;21(5):468–472.

374. Oppenheim AR. Sebaceous carcinoma of the penis. *Arch Dermatol* 1981;117(5):306–307.

375. Dixon RS, Mikhail GR, Slater HC. Sebaceous carcinoma of the eyelid. *J Am Acad Dermatol* 1980;3(3):241–243.

376. Torres JS, Amorim AC, Hercules FM, et al. Giant extraocular sebaceous carcinoma: case report and a brief review of a literature. *Dermatol Online J* 2012;18(11):7.

377. Mirzamani N, Sundram UN. A case of sebaceous carcinoma diagnosed in an adolescent male. *J Cutan Pathol* 2011; 38(5):435–438.

378. Kuzel P, Metelitsa AI, Dover DC, et al. Epidemiology of sebaceous carcinoma in Alberta, Canada, from 1988 to 2007. *J Cutan Med Surg* 2012;16(6):417–423.

379. Rao NA, Hidayat AA, McLean IW, et al. Sebaceous carcinomas of the ocular adnexa: a clinicopathologic study of 104 cases, with five-year follow-up data. *Hum Pathol* 1982; 13(2):113–122.

380. Moreno C, Jacyk WK, Judd MJ, et al. Highly aggressive extraocular sebaceous carcinoma. *Am J Dermatopathol*

2001;23(5):450–455.

381. Leonard DD, Deaton WR Jr. Multiple sebaceous gland tumors and visceral carcinomas. *Arch Dermatol* 1974;110(6):917–920.

382. Graham R, McKee P, McGibbon D, et al. Torre-Muir syndrome: an association with isolated sebaceous carcinoma. *Cancer* 1985;55(12):2868–2873.

383. Rulon DB, Helwig EB. Cutaneous sebaceous neoplasms. *Cancer* 1974;33(1):82–102.

384. Wick MR, Goellner JR, Wolfe JT III, et al. Adnexal carcinomas of the skin, II: extraocular sebaceous carcinomas. *Cancer* 1985;56(5):1163–1172.

385. Russell WG, Page DL, Hough AJ, et al. Sebaceous carcinoma of meibomian gland origin: the diagnostic importance of pagetoid spread of neoplastic cells. *Am J Clin Pathol* 1980;73(4):504–511.

386. Arits A, van Marion AM, Thissen CA, et al. Development and progression of a periorbital sebaceous gland carcinoma in situ. *Acta Derm Venereol* 2010;90(5):529–530.

387. Hayashi N, Furihata M, Ohtsuki Y, et al. Search for accumulation of p53 protein and detection of human papillomavirus genomes in sebaceous gland carcinoma of the eyelid. *Virchows Arch* 1994;424(5):503–509.

388. Gonzalez-Fernandez F, Kaltreider SA, Patnaik BD, et al. Sebaceous carcinoma: tumor progression through mutational inactivation of p53. *Ophthalmology* 1998;105(3):497–506.

389. Hasebe T, Mukai K, Yamaguchi N, et al. Prognostic value of immunohistochemical staining for proliferating cell nuclear antigen, p53, and c-erbB-2 in sebaceous gland carcinoma and sweat gland carcinoma: comparison with histopathological parameter. *Mod Pathol* 1994;7(1):37–43.

390. Izumi M, Tang X, Chiu CS, et al. Ten cases of sebaceous carcinoma arising in nevus sebaceus. *J Dermatol* 2008;35(11):704–711.

391. Cottle DL, Kretzschmar K, Schweiger PJ, et al. c-MYC-induced sebaceous gland differentiation is controlled by an androgen receptor/p53 axis. *Cell Rep* 2013;3(2):427–441.

392. Ivan D, Prieto VG, Esmaeli B, et al. Epidermal growth factor receptor (EGFR) expression in periocular and extraocular sebaceous carcinoma. *J Cutan Pathol* 2010;37(2):231–236.

393. Kim N, Kim JE, Choung HK, et al. Expression of Shh and Wnt signaling pathway proteins in eyelid sebaceous gland carcinoma: clinicopathologic study. *Invest Ophthalmol Vis Sci* 2013;54(1):370–377.

394. Friedman KJ, Boudreau S, Farmer ER. Superficial epithelioma with sebaceous differentiation. *J Cutan Pathol* 1987;14(4):193–197.

395. Kuo T. Clear cell carcinoma of the skin. A variant of the squamous cell carcinoma that simulates sebaceous carcinoma. *Am J Surg Pathol* 1980;4(6):573–583.

396. Prioleau PG, Santa Cruz DJ. Sebaceous gland neoplasia. *J Cutan Pathol* 1984;11(5):396–414.

397. Sinard JH. Immunohistochemical distinction of ocular sebaceous carcinoma from basal cell and squamous cell carcinoma. *Arch Ophthalmol* 1999;117(6):776–783.

398. Kaminska EC, Iyengar V, Tsoukas M, et al. Borderline sebaceous neoplasm in a renal transplant patient without Muir-Torre syndrome. *J Cutan Pathol* 2013;40(3):336–340.

399. Ando K, Hashikawa Y, Nakashima M, et al. Pure apocrine nevus: a study of light-microscopic and immunohistochemical features of a rare tumor. *Am J Dermatopathol* 1991;13(1):71–76.

400. Civatte J, Tsoitis G, Preaux J. Apocrine nevus: study of 2 cases [in French]. *Ann Dermatol Syphiligr (Paris)* 1974;101(3):251–261.

401. Perez-Oliva N, del Pozo Hernando LJ, Tejerina JA, et al. Apocrine nevus [in Spanish]. *Med Cutan Ibero Lat Am* 1990;18(1):67–69.

402. Rabens SF, Naness JI, Gottlieb BF. Apocrine gland organic hamartoma (apocrine nevus). *Arch Dermatol* 1976;112(4):520–522.

403. Schwartz RA, Rojas-Corona R, Lambert WC. The polymorphic apocrine nevus: a study of a unique tumor including carcinoembryonic antigen staining. *J Surg Oncol* 1984;26(3):183–186.

404. Kim JH, Hur H, Lee CW, et al. Apocrine nevus. *J Am Acad Dermatol* 1988;18(3):579–581.

405. Mori O, Hachisuka H, Sasai Y. Apocrine nevus. *Int J Dermatol* 1993;32(6):448–449.

406. Neill JS, Park HK. Apocrine nevus: light microscopic, immunohistochemical and ultrastructural studies of a case. *J Cutan Pathol* 1993;20(1):79–83.

407. Mazoujian G. Immunohistochemistry of GCDFP-24 and zinc alpha2 glycoprotein in benign sweat gland tumors. *Am J Dermatopathol* 1990;12(5):452–457.

408. Benisch B, Peison B. Apocrine hidrocystoma of the shoulder. *Arch Dermatol* 1977;113(1):71–72.

409. Mehregan AH. Apocrine cystadenoma: a clinicopathologic study with special reference to the pigmented variety. *Arch Dermatol* 1964;90:274–279.

410. Mehregan AH, Rahbari H. Benign epithelial tumors of the skin, IV: benign apocrine gland tumors. *Cutis* 1978;21(1):53–56.

411. Schewach-Millet M, Trau H. Congenital papillated apocrine cystadenoma: a mixed form of hidrocystoma, hidradenoma papilliferum, and syringocystadenoma papilliferum. *J Am Acad Dermatol* 1984;11(2, Pt 2):374–376.

412. Adeloye A, Aghadiuno PU, Adesina MA, et al. A large apocrine hidrocystoma located over the thoracic spine in a Nigerian. *Cent Afr J Med* 1987;33(3):74–76.

413. Asarch RG, Golitz LE, Sausker WF, et al. Median raphe cysts of the penis. *Arch Dermatol* 1979;115(9):1084–1086.

414. De Fontaine S, Van Geertruyden J, Vandeweyer E. Apocrine hidrocystoma of the finger. *J Hand Surg Br* 1998;23(2):281–282.

415. Glusac EJ, Hendrickson MS, Smoller BR. Apocrine cystadenoma of the vulva. *J Am Acad Dermatol* 1994;31(3 Pt 1):498–499.

416. Shields JA, Eagle RC Jr, Shields CL, et al. Apocrine hidrocystoma of the eyelid. *Arch Ophthalmol* 1993;111(6):866–867.

417. Smith JD, Chernosky ME. Apocrine hidrocystoma (cystademnoma). *Arch Dermatol* 1974;109(5):700–702.

418. Alessi E, Gianotti R, Coggi A. Multiple apocrine hidrocystomas of the eyelids. *Br J Dermatol* 1997;137(4):642–645.

419. Kruse TV, Khan MA, Hassan MO. Multiple apocrine cystadenomas. *Br J Dermatol* 1979;100(6):675–681.

420. Gross BG. The fine structure of apocrine hidrocystoma. *Arch Dermatol* 1965;92(6):706–712.

421. Hassan MO, Khan MA, Kruse TV. Apocrine cystadenoma: an ultrastructural study. *Arch Dermatol* 1979;115(2):194–200.

422. Schaumburg-Lever G, Lever WF. Secretion from human apocrine glands: an electron microscopic study. *J Investig Dermatol* 1975;64(1):38–41.

423. Zhu L, Okano S, Takahara M, et al. Expression of S100 protein family members in normal skin and sweat gland tumors. *J Dermatol Sci* 2013;70(3):211–219.

424. Goette DK. Hidradenoma papilliferum. *J Am Acad Dermatol* 1988;19(1 Pt 1):133–135.

425. Ioannides G. Hidradenoma papilliferum. *Am J Obstet Gynecol* 1966;94(6):849–853.

426. Virgili A, Marzola A, Corazza M. Vulvar hidradenoma papilliferum: a review of 10.5 years' experience. *J Reprod Med* 2000;45(8):616–618.

427. Vortel V, Kraus Z, Andrys J. Hidradenoma papilliferum vulvae [in Czech]. *Cesk Gynekol* 1972;37(1):58–59.

428. Loane J, Kealy WF, Mulcahy G. Perianal hidradenoma papilliferum occurring in a male: a case report. *Ir J Med Sci* 1998;167(1):26–27.

429. Vang R, Cohen PR. Ectopic hidradenoma papilliferum: a case report and review of the literature. *J Am Acad Dermatol* 1999;41(1):115–118.

430. Nissim F, Czernobilsky B, Ostfeld E. Hidradenoma papilliferum of the external auditory canal. *J Laryngol Otol* 1981;95(8):843–848.

431. Santa Cruz DJ, Prioleau PG, Smith ME. Hidradenoma papilliferum of the eyelid. *Arch Dermatol* 1981;117(1):55–56.

432. Bannatyne P, Elliott P, Russell P. Vulvar adenosquamous carcinoma arising in a hidradenoma papilliferum, with rapidly fatal outcome: case report. *Gynecol Oncol* 1989;35(3):395–398.

433. Shenoy Y. Malignant perianal papillary hidradenoma. *Arch Dermatol* 1961;83:965.

434. Meeker J, Neubecker R, Helwig E. Hidradenoma papilliferum. *Am J Clin Pathol* 1962;37:182–195.

435. Hashimoto K. Hidradenoma papilliferum: an electron microscopic study. *Acta Derm Venereol* 1973;53(1):22–30.

436. Vazmitel M, Spagnolo DV, Nemcova J, et al. Hidradenoma papilliferum with a ductal carcinoma in situ component: case report and review of the literature. *Am J Dermatopathol* 2008;30(4):392–394.

437. Kazakov DV, Mikyskova I, Kutzner H, et al. Hidradenoma papilliferum with oxyphilic metaplasia: a clinicopathological study of 18 cases, including detection of human papillomavirus. *Am J Dermatopathol* 2005;27(2):102–110.

438. de Bliek JP, Starink TM. Multiple linear syringocystadenoma papilliferum. *J Eur Acad Dermatol Venereol* 1999;12(1):74–76.

439. Goldberg NS, Esterly NB. Linear papules on the neck of a child. Syringocystadenoma papilliferum. *Arch Dermatol* 1985;121(9):1198–1201.

440. Helwig EB, Hackney VC. Syringadenoma papilliferum; lesions with and without naevus sebaceous and basal cell carcinoma. *AMA Arch Derm* 1955;71(3):361–372.

441. Rostan SE, Waller JD. Syringocystadenoma papilliferum in an unusual location. Report of a case. *Arch Dermatol* 1976;112(6):835–836.

442. Pinkus H. Life history of naevus syringadenomatosus papilliferus. *AMA Arch Derm Syphilol* 1954;69(3):305–322.

443. Hashimoto K. Syringocystadenoma papilliferum. An electron microscopic study. *Arch Dermatol Forsch* 1972;245(4):353–369.

444. Fusaro RM, Goltz RW. Histochemically demonstrable carbohydrates of appendageal tumors of the skin. *J Investig Dermatol* 1962;38:137–142.

445. Mambo NC. Immunohistochemical study of the immunoglobulin classes of the plasma cells in papillary syringadenoma. *Virchows Arch A Pathol Anat Histol* 1982;397(1):1–6.

446. Vanatta PR, Bangert JL, Freeman RG. Syringocystadenoma papilliferum: a plasmacytotropic tumor. *Am J Surg Pathol* 1985;9(9):678–683.

447. Numata M, Hosoe S, Itoh N, et al. Syringadenocarcinoma papilliferum. *J Cutan Pathol* 1985;12(1):3–7.

448. Mazoujian G, Margolis R. Immunohistochemistry of gross cystic disease fluid protein (GCDFP-15) in 65 benign sweat gland tumors of the skin. *Am J Dermatopathol*

1988;10(1):28–35.

449. Noda Y, Kumasa S, Higashiyama H, et al. Immunolocalization of keratin proteins in sweat gland tumours by the use of monoclonal antibody. *Pathol Res Pract* 1988;183(3):284–291.

450. Boni R, Xin H, Hohl D, et al. Syringocystadenoma papilliferum: a study of potential tumor suppressor genes. *Am J Dermatopathol* 2001;23(2):87–89.

451. Burket JM, Zelickson AS. Tubular apocrine adenoma with perineural invasion. *J Am Acad Dermatol* 1984;11(4, Pt 1): 639–642.

452. Civatte J, Belaich S, Lauret P. Adenome tubulaire apocrine (quatre cas). *Ann Dermatol Venereol* 1979;106(8–9):665–669.

453. Landry M, Winkelmann RK. An unusual tubular apocrine adenoma. *Arch Dermatol* 1972;105(6):869–879.

454. Okun MR, Finn R, Blumental G. Apocrine adenoma versus pocrine carcinoma: report of two cases. *J Am Acad Dermatol* 1980;2(4):322–326.

455. Toribio J, Zulaica A, Peteiro C. Tubular apocrine adenoma. *J Cutan Pathol* 1987;14(2):114–117.

456. Umbert P, Winkelmann RK. Tubular apocrine adenoma. *J Cutan Pathol* 1976;3(2):75–87.

457. Ansai S, Watanabe S, Aso K. A case of tubular apocrine adenoma with syringocystadenoma papilliferum. *J Cutan Pathol* 1989;16(4):230–236.

458. Falck VG, Jordaan HF. Papillary eccrine adenoma: a tubulopapillary hidradenoma with eccrine differentiation. *Am J Dermatopathol* 1986;8(1):64–72.

459. Fox SB, Cotton DW. Tubular apocrine adenoma and papillary eccrine adenoma: entities or unity? *Am J Dermatopathol* 1992;14(2):149–154.

460. Ishiko A, Shimizu H, Inamoto N, et al. Is tubular apocrine adenoma a distinct clinical entity? *Am J Dermatopathol* 1993;15(5):482–487.

461. Assor D, Davis JB. Multiple apocrine fibroadenomas of the anal skin. *Am J Clin Pathol* 1977;68(3):397–399.

462. Warkel RL, Helwig EB. Apocrine gland adenoma and adenocarcinoma of the axilla. *Arch Dermatol* 1978;114(2): 198–203.

463. Weigand DA, Burgdorf WH. Perianal apocrine gland adenoma. *Arch Dermatol* 1980;116(9):1051–1053.

464. Lewis HM, Ovitz ML, Golitz LE. Erosive adenomatosis of the nipple. *Arch Dermatol* 1976;112(10):1427–1428.

465. Pratt-Thomas HR. Erosive adenomatosis of the nipple. *J S C Med Assoc* 1968;64(2):37–40.

466. Smith EJ, Kron SD, Gross PR. Erosive adenomatosis of the nipple. *Arch Dermatol* 1970;102(3):330–332.

467. Smith NP, Jones EW. Erosive adenomatosis of the nipple. *Clin Exp Dermatol* 1977;2(1):79–84.

468. Albers SE, Barnard M, Thorner P, et al. Erosive adenomatosis of the nipple in an eight-year-old girl. *J Am Acad Dermatol* 1999;40(5, Pt 2):834–837.

469. Diaz NM, Palmer JO, Wick MR. Erosive adenomatosis of the nipple: histology, immunohistology, and differential diagnosis. *Mod Pathol* 1992;5(2):179–184.

470. Brownstein MH, Phelps RG, Magnin PH. Papillary adenoma of the nipple: analysis of fifteen new cases. *J Am Acad Dermatol* 1985;12(4):707–715.

471. Crain RC, Helwig EB. Dermal cylindroma (dermal eccrine cylindroma). *Am J Clin Pathol* 1961;35:504–515.

472. Baden H. Cylindromatosis simulating neurofibromatosis. *N Eng J Med* 1962;267:296.

473. Gottschalk HR. Proceedings: dermal eccrine cylindroma, epithelioma adenoides cysticum of Brooke, and ecrine spiradenoma. *Arch Dermatol* 1974;110(3):473–474.

474. Headington JT, Batsakis JG, Beals TF, et al. Membranous basal cell adenoma of parotid gland, dermal cylindromas, and trichoepitheliomas: comparative histochemistry and ultrastructure. *Cancer* 1977;39(6):2460–2469.

475. Lausecker H. Beitrag zu den naevo-epitheliomen. *Arch Dermatol Syph* 1952;194:639.

476. Welch JP, Wells RS, Kerr CB. Ancell-Spiegler cylindromas (turban tumours) and Brooke-Fordyce trichoepitheliomas: evidence for a single genetic entity. *J Med Genet* 1968;5(1):29–35.

477. Berberian BJ, Sulica VI, Kao GF. Familial multiple eccrine spiradenomas with cylindromatous features associated with epithelioma adenoides cysticum of Brooke. *Cutis* 1990;46(1):46–50.

478. Burrows NP, Jones RR, Smith NP. The clinicopathological features of familial cylindromas and trichoepitheliomas (Brooke-Spiegler syndrome): a report of two families. *Clin Exp Dermatol* 1992;17(5):332–336.

479. Delfino M, D'Anna F, Ianniello S, et al. Multiple hereditary trichoepithelioma and cylindroma (Brooke-Spiegler syndrome). *Dermatologica* 1991;183(2):150–153.

480. Ferrandiz C, Campo E, Baumann E. Dermal cylindromas (turban tumour) and eccrine spiradenomas in a patient with membranous basal cell adenoma of the parotid gland. *J Cutan Pathol* 1985;12(1):72–79.

481. Goette DK, McConnell MA, Fowler VR. Cylindroma and eccrine spiradenoma coexistent in the same lesion. *Arch Dermatol* 1982;118(4):274–274.

482. Urbach F, Graham JH, Goldstein J, et al. Dermal eccrine cylindroma: a histochemical, electron microscopic, and therapeutic (X-ray) study. *Arch Dermatol* 1963;88:880–894.

483. Cotton DW, Braye SG. Dermal cylindromas originate from the eccrine sweat gland. *Br J Dermatol* 1984;111(1):53–61.

484. Kallioinen M. Immunoelectron microscope demonstration of the basement membrane components laminin and type IV collagen in the dermal cylindroma. *J Pathol* 1985;147(2):97–102.

485. Penneys NS, Kaiser M. Cylindroma expresses immunohistochemical markers linking it to eccrine coil. *J Cutan Pathol* 1993;20(1):40–43.

486. Tellechea O, Reis JP, Ilheu O, et al. Dermal cylindroma: an immunohistochemical study of thirteen cases. *Am J Dermatopathol* 1995;17(3):260–265.

487. Hashimoto K, Lever WF. Histogenesis of skin appendage tumors. *Arch Dermatol* 1969;100(3):356–369.

488. Munger BL, Graham JH, Helwig EB. Ultrastructure and histochemical characteristics of dermal eccrine cylindroma (turban tumor). *J Invest Dermatol* 1962;39:577–595.

489. Bignell GR, Warren W, Seal S, et al. Identification of the familial cylindromatosis tumour-suppressor gene. *Nat Genet* 2000;25(2):160–165.

490. Gutierrez PP, Eggermann T, Holler D, et al. Phenotype diversity in familial cylindromatosis: a frameshift mutation in the tumor suppressor gene CYLD underlies different tumors of skin appendages. *J Invest Dermatol* 2002;119(2): 527–531.

491. Weber L, Wick G, Gebhart W, et al. Basement membrane components outline the tumour islands in cylindroma. *Br J Dermatol* 1984;111(1):45–51.

492. Bondeson L. Malignant dermal eccrine cylindroma. *Acta Derm Venereol* 1979;59(1):92–94.

493. Durani BK, Kurzen H, Jaeckel A, et al. Malignant transformation of multiple dermal cylindromas. *Br J Dermatol* 2001;145(4):653–656.

494. Gerretsen AL, van der Putte SC, Deenstra W, et al. Cutaneous cylindroma with malignant transformation. *Cancer*

1993;72(5):1618–1623.

495. Hammond DC, Grant KF, Simpson WD. Malignant degeneration of dermal cylindroma. *Ann Plast Surg* 1990;24(2):176–178.

496. Lin PY, Fatteh SM, Lloyd KM. Malignant transformation in a solitary dermal cylindroma. *Arch Pathol Lab Med* 1987;111(8):765–767.

497. Lotem M, Trattner A, Kahanovich S, et al. Multiple dermal cylindroma undergoing a malignant transformation. *Int J Dermatol* 1992;31(9):642–644.

498. Ma A, Goldberg R, Medenica M, et al. Malignant cylindroma of the scalp. *J Am Acad Dermatol* 1991;25(5, Pt 2):960–964.

499. Galadari E, Mehregan AH, Lee KC. Malignant transformation of eccrine tumors. *J Cutan Pathol* 1987;14(1):15–22.

500. Urbanski SJ, From L, Abramowicz A, et al. Metamorphosis of dermal cylindroma: possible relation to malignant transformation: case report of cutaneous cylindroma with direct intracranial invasion. *J Am Acad Dermatol* 1985;12(1, Pt 2):188–195.

501. Beideck MKA. Maligne entartung bei kutanen zylindromen. *Z Hautkr* 1985;60:73.

502. Luger A. Das cylindrom der haut und seine maligne degeneration. *Arch Dermatol Syph* 1949;188:155.

503. Goldstein N. Ephidrosis (local hyperhidrosis): nevus sudoriferus. *Arch Dermatol* 1967;96:67.

504. Arnold H. Nevus seborrheicus et sudoriferus. *Arch Dermatol* 1945;51:370.

505. Herzberg J. Ekkrines syringocystadenom. *Arch Klin Exp Dermatol* 1962;214:600.

506. Imai S, Nitto H. Eccrine nevus with epidermal changes. *Dermatologica* 1983;166(2):84–88.

507. Hyman AB, Harris H, Brownstein MH. Eccrine angiomatous hamartoma. *N Y State J Med* 1968;68(21):2803–2806.

508. Zeller DJ, Goldman RL. Eccrine-pilar angiomatous hamartoma: report of a unique case. *Dermatologica* 1971;143(2):100–104.

509. Challa VR, Jona J. Eccrine angiomatous hamartoma: a rare skin lesion with diverse histological features. *Dermatologica* 1977;155(4):206–209.

510. Tempark T, Shwayder T. Mucinous eccrine naevus: case report and review of the literature. *Clin Exp Dermatol* 2013;38(1):1–4; quiz 5–6.

511. Sanmartin O, Botella R, Alegre V, et al. Congenital eccrine angiomatous hamartoma. *Am J Dermatopathol* 1992;14(2):161–164.

512. Velasco JA, Almeida V. Eccrine-pilar angiomatous nevus. *Dermatologica* 1988;177(5):317–322.

513. Donati P, Amantea A, Balus L. Eccrine angiomatous hamartoma: a lipomatous variant. *J Cutan Pathol* 1989;16(4):227–229.

514. Smith JD, Chernosky ME. Hidrocystomas. *Arch Dermatol* 1973;108(5):676–679.

515. Cordero A, Montes LF. Eccrine hidrocystoma. *J Cutan Pathol* 1976;3:292.

516. Hassan MO, Khan MA. Ultrastructure of eccrine cystadenoma: a case report. *Arch Dermatol* 1979;115(10):1217–1221.

517. Kim YD, Lee EJ, Song MH, et al. Multiple eccrine hidrocystomas associated with Graves' disease. *Int J Dermatol* 2002;41(5):295–297.

518. Simon RS, Sanches Yus E. Does eccrine hidrocystoma exist? *J Cutan Pathol* 1998;25(3):182–184.

519. Jakobiec FA, Zakka FR. A reappraisal of eyelid eccrine and apocrine hidrocystomas: microanatomic and immunohistochemical studies of 40 lesions. *Am J Ophthalmol* 2011;151(2):358–374.e2.

520. Sperling LC, Sakas EL. Eccrine hidrocystomas. *J Am Acad Dermatol* 1982;7(6):763–770.

521. Ebner H, Erlach E. Ekkrine hidrozystome. *Dermatol Wochenschr* 1975;161(9):739–744.

522. Brown SM, Freeman RG. Syringoma limited to the vulva. *Arch Dermatol* 1971;104(3):331.

523. Goyal S, Martins CR. Multiple syringomas on the abdomen, thighs, and groin. *Cutis* 2000;66(4):259–262.

524. Lo JS, Dijkstra JW, Bergfeld WF. Syringomas on the penis. *Int J Dermatol* 1990;29(4):309–310.

525. Thomas J, Majmudar B, Gorelkin L. Syringoma localized to the vulva. *Arch Dermatol* 1979;115(1):95–96.

526. Hashimoto K, DiBella RJ, Borsuk GM, et al. Eruptive hidradenoma and syringoma: histological, histochemical, and electron microscopic studies. *Arch Dermatol* 1967;96(5):500–519.

527. Guitart J, Rosenbaum MM, Requena L. "Eruptive syringoma": a misnomer for a reactive eccrine gland ductal proliferation? *J Cutan Pathol* 2003;30(3):202–205.

528. Chandler WM, Bosenberg MW. Autoimmune acrosyringitis with ductal cysts: reclassification of case of eruptive syringoma. *J Cutan Pathol* 2009;36(12):1312–1315.

529. Suwattee P, McClelland MC, Huiras EE, et al. Plaque-type syringoma: two cases misdiagnosed as microcystic adnexal carcinoma. *J Cutan Pathol* 2008;35(6):570–574.

530. Yung CW, Soltani K, Bernstein JE, et al. Unilateral linear nevoidal syringoma. *J Am Acad Dermatol* 1981;4(4):412–416.

531. Shelley WB, Wood MG. Occult syringomas of scalp associated with progressive hair loss. *Arch Dermatol* 1980;116(7):843–844.

532. Headington JT, Koski J, Murphy PJ. Clear cell glycogenosis in multiple syringomas: description and enzyme histochemistry. *Arch Dermatol* 1972;106(3):353–356.

533. Feibelman CE, Maize JC. Clear-cell syringoma: a study by conventional and electron microscopy. *Am J Dermatopathol* 1984;6(2):139–150.

534. Asai Y, Ishii M, Hamada T. Acral syringoma: electron microscopic studies on its origin. *Acta Derm Venereol* 1982;62(1):64–68.

535. Winkelmann RK, Muller SA. Sweat gland tumors, I: histochemical studies. *Arch Dermatol* 1964;89:827–831.

536. Mustakallio KK. Succinic dehydrogenase activity of syringomas. *Acta Derm Venereol* 1959;39:318–323.

537. Goldstein DJ, Barr RJ, Santa Cruz DJ. Microcystic adnexal carcinoma: a distinct clinicopathologic entity. *Cancer* 1982;50(3):566–572.

538. Pinkus HR Jr, Goldman, P. Eccrine poroma. *Arch Dermatol* 1956;74:511.

539. Hyman AB, Brownstein MH. Eccrine poroma: an analysis of forty-five new cases. *Dermatologica* 1969;138(1):29–38.

540. Moore TO, Orman HL, Orman SK, et al. Poromas of the head and neck. *J Am Acad Dermatol* 2001;44(1):48–52.

541. Vu PP, Whitehead KJ, Sullivan TJ. Eccrine poroma of the eyelid. *Clin Exp Ophthalmol* 2001;29(4):253–255.

542. Okun MA, Ansell HB. Eccrine poroma. *Arch Dermatol* 1963;88:561.

543. Penneys NS, Ackerman AB, Indgin SN, et al. Eccrine poroma: two unusual variants. *Br J Dermatol* 1970;82(6):613–615.

544. Mahlberg MJ, McGinnis KS, Draft KS, et al. Multiple eccrine poromas in the setting of total body irradiation and immunosuppression. *J Am Acad Dermatol* 2006;55(2, Suppl):S46–S49.

545. Kurokawa M, Amano M, Miyaguni H, et al. Eccrine poro-

mas in a patient with mycosis fungoides treated with electron beam therapy. *Br J Dermatol* 2001;145(5):830–833.

546. Fujii K, Aochi S, Takeshima C, et al. Eccrine poromatosis associated with polychemotherapy. *Acta Derm Venereol* 2012;92(6):687–690.

547. Goldner R. Eccrine poromatosis. *Arch Dermatol* 1970;101(5):606–608.

548. Wilkinson RD, Schopflocher P, Rozenfeld M. Hidrotic ectodermal dysplasia with diffuse eccrine poromatosis. *Arch Dermatol* 1977;113(4):472–476.

549. Freeman RG, Knox JM, Spiller WF. Eccrine poroma. *Am J Clin Pathol* 1961;36:444–450.

550. Yasuda T, Kawada A, Yoshida K. Eccrine poroma: a Japanese case showing melanin granules and melanocytes in the tumor. *Arch Dermatol* 1964;90:428–431.

551. Knox J, Spiller W. Eccrine poroma. *Arch Dermatol* 1958;77:726.

552. Krinitz K. Malignes itraepidermales ekkrines Porom. *Z Haut Geschlechtskr* 1972;47(1):9–17.

553. Coburn JG, Smith JL. Hidroacanthoma simplex. *Br J Dermatol* 1956;68:400.

554. Mehregan AH, Levson DN. Hidroacanthoma simplex: a report of two cases. *Arch Dermatol* 1969;100(3):303–305.

555. Winkelmann RM, WA. The dermal duct tumor. *Arch Dermatol* 1966;94:50.

556. Rahbari H. Syringoacanthoma: acanthotic lesion of the acrosyringium. *Arch Dermatol* 1984;120(6):751–756.

557. Winkelmann RK, McLeod WA. The dermal duct tumor. *Arch Dermatol* 1966;94(1):50–55.

558. Hashimoto KL, Lever WF. Eccrine poroma: histochemical and electron microscopic studies. *J Invest Dermatol* 1964;43:237.

559. Sanderson KV, Ryan EA. The histochemistry of eccrine poroma. *Br J Dermatol* 1963;75:86–88.

560. Langbein L, Cribier B, Schirmacher P, et al. New concepts on the histogenesis of eccrine neoplasia from keratin expression in the normal eccrine gland, syringoma and poroma. *Br J Dermatol* 2008;159(3):633–645.

561. Battistella M, Langbein L, Peltre B, et al. From hidroacanthoma simplex to poroid hidradenoma: clinicopathologic and immunohistochemic study of poroid neoplasms and reappraisal of their histogenesis. *Am J Dermatopathol* 2010;32(5):459–468.

562. Hu CH, Marques AS, Winkelmann RK. Dermal duct tumor: a histochemical and electron microscopic study. *Arch Dermatol* 1978;114(11):1659–1664.

563. Pinkus H, Mehregan AH. Epidermotropic eccrine carcinoma: a case combining features of eccrine poroma and paget's dermatosis. *Arch Dermatol* 1963;88:597–606.

564. Mishima Y, Morioka S. Oncogenic differentiation of the intraepidermal eccrine sweat duct: eccrine poroma, poroepithelioma and porocarcinoma. *Dermatologica* 1969;138(4):238–250.

565. Bardach H. Hidroacanthoma simplex with in situ porocarcinoma: a case suggesting malignant transformation. *J Cutan Pathol* 1978;5(5):236–248.

566. Gschnait F, Horn F, Lindlbauer R, et al. Eccrine porocarcinoma. *J Cutan Pathol* 1980;7(6):349–353.

567. Mohri S, Chika K, Saito I, et al. A case of porocarcinoma. *J Dermatol* 1980;7(6):431–434.

568. Ishikawa K. Malignant hidroacanthoma simplex. *Arch Dermatol* 1971;104:529.

569. Pena J, Suster S. Squamous differentiation in malignant eccrine poroma. *Am J Dermatopathol* 1993;15(5):492–496.

570. Mahalingam M, Richards JE, Selim MA, et al. An immunohistochemical comparison of cytokeratin 7, cytokeratin 15, cytokeratin 19, CAM 5.2, carcinoembryonic antigen, and nestin in differentiating porocarcinoma from squamous cell carcinoma. *Hum Pathol* 2012;43(8):1265–1272.

571. Afshar M, Deroide F, Robson A. BerEP4 is widely expressed in tumors of the sweat apparatus: a source of potential diagnostic error. *J Cutan Pathol* 2013;40(2):259–264.

572. Cangelosi JJ, Nash JW, Prieto VG, et al. Cutaneous adnexal tumor with an unusual presentation—discussion of a potential diagnostic pitfall. *Am J Dermatopathol* 2009; 31(3):278–281.

573. Urso CP, Paglierani M, Bondi, R. Histologic spectrum of carcinomas with eccrine ductal differentiation: sweat-gland ductal carcinomas. *Am J Dermatopathol* 1993;15:435.

574. Kolde G, Macher E, Grundmann E. Metastasizing eccrine porocarcinoma: report of two cases with fatal outcome. *Pathol Res Pract* 1991;187(4):477–481.

575. Weedon D, Lewis J. Acrosyringeal nevus. *J Cutan Pathol* 1977;4(3):166–168.

576. Mehregan AH, Marufi M, Medenica M. Eccrine syringofibroadenoma (Mascaro): report of two cases. *J Am Acad Dermatol* 1985;13(3):433–436.

577. Mascaro J. Considérations sur les tumeurs fibroépithéliales: Le syringofibroadénome eccrine. *Ann Dermatol Syphilgr* 1963;90:143.

578. Weedon D. Eccrine syringofibroadenoma versus acrosyringeal nevus. *J Am Acad Dermatol* 1987;16(3 Pt 1):622–623.

579. Ogino A. Linear eccrine poroma. *Arch Dermatol* 1976;112(6):841–844.

580. Gkolfinopoulos T, Ingen-Housz-Oro S, Cavelier-Balloy B, et al. Syndrome de Schopf-Schulz-Passarge: 2 observations. *Dermatology* 1997;195(4):309–310.

581. Simpson EL, Styles AR, Cockerell CJ. Eccrine syringofibroadenomatosis associated with hidrotic ectodermal dysplasia. *Br J Dermatol* 1998;138(5):879–884.

582. Poonawalla T, Xia L, Patten S, et al. Clouston syndrome and eccrine syringofibroadenomas. *Am J Dermatopathol* 2009;31(2):157–161.

583. Starink TM. Eccrine syringofibroadenoma: multiple lesions representing a new cutaneous marker of the Schopf syndrome, and solitary nonhereditary tumors. *J Am Acad Dermatol* 1997;36(4):569–576.

584. Bjarke T, Ternesten-Bratel A, Hedblad M, et al. Carcinoma and eccrine syringofibroadenoma: a report of five cases. *J Cutan Pathol* 2003;30(6):382–392.

585. Katane M, Akiyama M, Ohnishi T, et al. Carcinomatous transformation of eccrine syringofibroadenoma. *J Cutan Pathol* 2003;30(3):211–214.

586. Fretzin DF, Sloan JB, Beer K, et al. Eccrine syringofibroadenoma: a clear-cell variant. *Am J Dermatopathol* 1995;17(6):591–593.

587. Duffy KL, Bowen AR, Tristani-Firouzi P, et al. Eccrine syringofibroadenoma-like change adjacent to a squamous cell carcinoma: potential histologic pitfall in Mohs micrographic surgery. *Dermatol Surg* 2009;35(3):519–522.

588. Schadt CR, Boyd AS. Eccrine syringofibroadenoma with co-existent squamous cell carcinoma. *J Cutan Pathol* 2007;34 (Suppl 1):71–74.

589. French LE, Masgrau E, Chavaz P, et al. Eccrine syringofibroadenoma in a patient with erosive palmoplantar lichen planus. *Dermatology* 1997;195(4):399–401.

590. Nomura K, Kogawa T, Hashimoto I, et al. Eccrine syringofibroadenomatous hyperplasia in a patient with bullous

pemphigoid: a case report and review of the literature. *Dermatologica* 1991;182(1):59–62.

591. Fouilloux B, Perrin C, Dutoit M, et al. Clear cell syringofibroadenoma (of Mascaro) of the nail. *Br J Dermatol* 2001;144(3):625–627.

592. Kanitakis J, Zambruno G, Euvrard S, et al. Eccrine syringofibroadenoma: immunohistological study of a new case. *Am J Dermatopathol* 1987;9(1):37–40.

593. Ishida-Yamamoto A, Iizuka H, Eady RA. Filaggrin immunoreactive composite keratohyalin granules specific to acrosyringia and related tumours. *Acta Derm Venereol* 1994;74(1):37–42.

594. Ohnishi T, Suzuki T, Watanabe S. Eccrine syringofibroadenoma: report of a case and immunohistochemical study of keratin expression. *Br J Dermatol* 1995;133(3):449–454.

595. Ishida-Yamamoto A, Iizuka H. Eccrine syringofibroadenoma (Mascaro): an ultrastructural and immunohistochemical study. *Am J Dermatopathol* 1996;18(2):207–211.

596. Sueki H, Miller SJ, Dzubow LM, et al. Eccrine syringofibroadenoma (Mascaro): an ultrastructural study. *J Cutan Pathol* 1992;19(3):232–239.

597. Morganti AG, Martone FR, Macchia G, et al. Eccrine syringofibroadenoma radiation treatment of an unusual presentation. *Dermatol Ther* 2010;23(Suppl 1):S20–S23.

598. King DT, Barr RJ. Syringometaplasia: mucinous and squamous variants. *J Cutan Pathol* 1979;6(4):284–291.

599. Kwittken J. Muciparous epidermal tumor. *Arch Dermatol* 1974;109(4):554–555.

600. Scully K, Assaad D. Mucinous syringometaplasia. *J Am Acad Dermatol* 1984;11(3):503–508.

601. Mehregan AH. Mucinous syringometaplasia. *Arch Dermatol* 1980;116(9):988–989.

602. Bergman R, David R, Friedman-Birnbaum R, et al. Mucinous syringometaplasia: an immunohistochemical and ultrastructural study of a case. *Am J Dermatopathol* 1996;18(5):521–526.

603. Shelley W, Wood, MG. A zosteriform network of spiradenoma. *J Am Acad Dermatol* 1980;2:59.

604. Munger BB, Berghorn BM, Helwig EB. A light and electron-microscopic study of a case of multiple eccrine spiradenoma. *J Invest Dermatol* 1962;38:289.

605. Hashimoto K, Gross BG, Nelson RG, et al. Eccrine spiradenoma. Histochemical and electron microscopic studies. *J Invest Dermatol* 1966;46(4):347–365.

606. Tsur H, Lipskier E, Fisher BK. Multiple linear spiradenomas. *Plast Reconstruct Surg* 1981;68(1):100–102.

607. Mambo NC. Eccrine spiradenoma: clinical and pathologic study of 49 tumors. *J Cutan Pathol* 1983;10(5):312–320.

608. Kersting D, Helwig EB. Eccrine spiradenoma. *Arch Dermatol Syph* 1956;73:199.

609. Lever W. Myoepithelial sweat gland tumor: myoepithelioma. *Arch Dermatol Syph* 1948;57:332.

610. Castro C, Winkelmann RK. Spiradenoma: histochemical and electron microscopic study. *Arch Dermatol* 1974;109:40.

611. van den Oord JJ, De Wolf-Peeters C. Perivascular spaces in eccrine spiradenoma: a clue to its histological diagnosis. *Am J Dermatopathol* 1995;17(3):266–270.

612. Hashimoto K, Kanzaki T. Appendage tumors of the skin: histogenesis and ultrastructure. *J Cutan Pathol* 1984;11(5):365–381.

613. Winkelmann RK, Wolff K. Histochemistry of hidradenoma and eccrine spiradenoma. *J Invest Dermatol* 1967;49(2):173–180.

614. Watanabe S, Hirose M, Sato S, et al. Immunohistochemical

analysis of cytokeratin expression in eccrine spiradenoma: similarities to the transitional portions between secretory segments and coiled ducts of eccrine glands. *Br J Dermatol* 1994;131(6):799–807.

615. Rajan N, Burn J, Langtry J, et al. Transition from cylindroma to spiradenoma in CYLD-defective tumours is associated with reduced DKK2 expression. *J Pathol* 2011;224(3):309–321.

616. Meybehm M, Fischer HP. Spiradenoma and dermal cylindroma: comparative immunohistochemical analysis and histogenetic considerations. *Am J Dermatopathol* 1997;19(2):154–161.

617. Rajan N, Langtry JA, Ashworth A, et al. Tumor mapping in 2 large multigenerational families with CYLD mutations: implications for disease management and tumor induction. *Arch Dermatol* 2009;145(11):1277–1284.

618. Kazakov DV, Magro G, Kutzner H, et al. Spiradenoma and spiradenocylindroma with an adenomatous or atypical adenomatous component: a clinicopathological study of 6 cases. *Am J Dermatopathol* 2008;30(5):436–441.

619. Cooper PH, Frierson HF Jr, Morrison AG. Malignant transformation of eccrine spiradenoma. *Arch Dermatol* 1985;121(11):1445–1448.

620. Wick MR, Swanson PE, Kaye VN, et al. Sweat gland carcinoma ex eccrine spiradenoma. *Am J Dermatopathol* 1987; 9(2):90–98.

621. Granter SR, Seeger K, Calonje E, et al. Malignant eccrine spiradenoma (spiradenocarcinoma): a clinicopathologic study of 12 cases. *Am J Dermatopathol* 2000;22(2):97–103.

622. Dabska M. Malignant transformation of eccrine spiradenoma. *Pol Med J* 1972;11(2):388–396.

623. Evans HL, Su D, Smith JL, et al. Carcinoma arising in eccrine spiradenoma. *Cancer* 1979;43(5):1881–1884.

624. Andreoli MT, Itani KM. Malignant eccrine spiradenoma: a meta-analysis of reported cases. *Am J Surg* 2011; 201(5):695–699.

625. Herzberg A, Elenitsas R, Strohmeyer CR. Unusual case of early malignant transformation of spiradenoma. *Dermatol Surg Oncol* 1995;21:1.

626. McKee PH, Fletcher CD, Stavrinos P, et al. Carcinosarcoma arising in eccrine spiradenoma: a clinicopathologic and immunohistochemical study of two cases. *Am J Dermatopathol* 1990;12(4):335–343.

627. Saboorian MH, Kenny M, Ashfaq R, et al. Carcinosarcoma arising in eccrine spiradenoma of the breast: report of a case and review of the literature. *Arch Pathol Lab Med* 1996;120(5):501–504.

628. Itoh T, Yamamoto N, Tokunaga M. Malignant eccrine spiradenoma with smooth muscle cell differentiation: histological and immunohistochemical study. *Pathol Int* 1996;46(11):887–893.

629. Kazakov DV, Zelger B, Rutten A, et al. Morphologic diversity of malignant neoplasms arising in preexisting spiradenoma, cylindroma, and spiradenocylindroma based on the study of 24 cases, sporadic or occurring in the setting of Brooke-Spiegler syndrome. *Am J Surg Pathol* 2009;33(5):705–719.

630. Argenyi ZB, Nguyen AV, Balogh K, et al. Malignant eccrine spiradenoma: a clinicopathologic study. *Am J Dermatopathol* 1992;14(5):381–390.

631. Rulon DB, Helwig EB. Papillary eccrine adenoma. *Arch Dermatol* 1977;113(5):596–598.

632. Urmacher C, Lieberman PH. Papillary eccrine adenoma: light-microscopic, histochemical, and immunohistochemical studies. *Am J Dermatopathol* 1987;9(3):243–249.

633. Sexton M, Maize JC. Papillary eccrine adenoma: a light microscopic and immunohistochemical study. *J Am Acad Dermatol* 1988;18(5, Pt 1):1114–1120.

634. Megahed M, Holzle E. Papillary eccrine adenoma: a case report with immunohistochemical examination. *Am J Dermatopathol* 1993;15(2):150–155.

635. Aloi F, Pich A. Papillary eccrine adenoma: a histopathological and immunohistochemical study. *Dermatologica* 1991;182(1):47–51.

636. O'Hara J, Bensch K. Fine structure of eccrine sweat gland adenoma, clear cell type. *J Invest Dermatol* 1967;49:261.

637. Lever W, Castleman B. Clear cell myoepithelioma of the skin. *Am J Pathology* 1952;28:691.

638. Winkelmann RK, Wolff K. Solid-cystic hidradenoma of the skin: clinical and histopathologic study. *Arch Dermatol* 1968;97(6):651–661.

639. Johnson BL Jr, Helwig EB. Eccrine acrospiroma: a clinicopathologic study. *Cancer* 1969;23(3):641–657.

640. Efskind J, Eker R. Myo-epitheliomas of the skin. *Acta Derm Venereol (Stockh)* 1954;34:279–283.

641. Kersting DW. Clear cell hidradenoma and hidradenocarcinoma. *Arch Dermatol* 1963;87:323–333.

642. Hashimoto K, DiBella RJ, Lever WF. Clear cell hidradenoma: histological, histochemical, and electron microscopic studies. *Arch Dermatol* 1967;96(1):18–38.

643. Stanley RJ, Sanchez NP, Massa MC, et al. Epidermoid hidradenoma: a clinicopathologic study. *J Cutan Pathol* 1982;9(5):293–302.

644. Haupt HM, Stern JB, Berlin SJ. Immunohistochemistry in the differential diagnosis of nodular hidradenoma and glomus tumor. *Am J Dermatopathol* 1992;14(4):310–314.

645. Behboudi A, Winnes M, Gorunova L, et al. Clear cell hidradenoma of the skin-a third tumor type with a t(11;19)—associated TORC1-MAML2 gene fusion. *Gene Chromosome Canc* 2005;43(2):202–205.

646. Stefanato CM, Ferrara G, Chaudhry IH, et al. Clear cell nodular hidradenoma involving the lymphatic system: a tumor of uncertain malignant potential or a novel example of "metastasizing" benign tumor? *Am J Surg Pathol* 2012;36(12):1835–1840.

647. Biddlestone LR, McLaren KM, Tidman MJ. Malignant hidradenoma—a case report demonstrating insidious histological and clinical progression. *Clin Exp Dermatology* 1991;16(6):474–477.

648. Mambo NC. The significance of atypical nuclear changes in benign eccrine acrospiromas: a clinical and pathological study of 18 cases. *J Cutan Pathol* 1984;11(1):35–44.

649. Mehregan AH, Hashimoto K, Rahbari H. Eccrine adenocarcinoma: a clinicopathologic study of 35 cases. *Arch Dermatol* 1983;119(2):104–114.

650. Keasbey L, Hadley G. Clear-cell hidradenoma: report of three cases with widespread metastases. *Cancer* 1954;7:934.

651. Headington JT, Niederhuber JE, Beals TF. Malignant clear cell acrospiroma. *Cancer* 1978;41(2):641–647.

652. Kazakov DV, Ivan D, Kutzner H, et al. Cutaneous hidradenocarcinoma: a clinicopathological, immunohistochemical, and molecular biologic study of 14 cases, including Her2/neu gene expression/amplification, TP53 gene mutation analysis, and t(11;19) translocation. *Am J Dermatopathol* 2009;31(3):236–247.

653. Stromberg BV, Thorne S, Dimino-Emme L, et al. Malignant clear cell hidradenoma: a case report and literature review. *Nebr Med J* 1991;76(6):166–170.

654. Ko CJ, Cochran AJ, Eng W, et al. Hidradenocarcinoma: a histological and immunohistochemical study. *J Cutan Pathol* 2006;33(11):726–730.

655. Nazarian RM, Kapur P, Rakheja D, et al. Atypical and malignant hidradenomas: a histological and immunohistochemical study. *Mod Pathol* 2009;22(4):600–610.

656. Obaidat NA, Alsaad KO, Ghazarian D. Skin adnexal neoplasms—part 2: an approach to tumours of cutaneous sweat glands. *J Clin Pathol* 2007;60(2):145–159.

657. Souvatzidis P, Sbano P, Mandato F, et al. Malignant nodular hidradenoma of the skin: report of seven cases. *J Eur Acad Dermatol Venereol* 2008;22(5):549–554.

658. Hirsch P, Helwig EB. Chondroid syringoma: mixed tumor of skin, salivary gland type. *Arch Dermatol* 1961;84:835–847.

659. Headington J. Mixed tumors of skin: eccrine and apocrine types. *Arch Dermatol* 1961;84:989–996.

660. Mentzel T, Requena L, Kaddu S, et al. Cutaneous myoepithelial neoplasms: clinicopathologic and immunohistochemical study of 20 cases suggesting a continuous spectrum ranging from benign mixed tumor of the skin to cutaneous myoepithelioma and myoepithelial carcinoma. *J Cutan Pathol* 2003;30(5):294–302.

661. Tsoitis G, Brisou B, Destombes P. Mummified cutaneous mixed tumor. *Arch Dermatol* 1975;111(2):194–196.

662. Varela-Duran J, Diaz-Flores L, Varela-Nunez R. Ultrastructure of chondroid syringoma: role of the myoepithelial cell in the development of the mixed tumor of the skin and soft tissues. *Cancer* 1979;44(1):148–156.

663. Dominguez Iglesias F, Fresno Forcelledo F, Soler Sanchez T, et al. Chondroid syringoma: a histological and immunohistochemical study of 15 cases. *Histopathology* 1990;17(4):311–317.

664. Kazakov DV, Belousova IE, Bisceglia M, et al. Apocrine mixed tumor of the skin ("mixed tumor of the folliculosebaceous-apocrine complex"): spectrum of differentiations and metaplastic changes in the epithelial, myoepithelial, and stromal components based on a histopathologic study of 244 cases. *J Am Acad Dermatol* 2007;57(3):467–483.

665. Kazakov DV, Kacerovska D, Hantschke M, et al. Cutaneous mixed tumor, eccrine variant: a clinicopathologic and immunohistochemical study of 50 cases, with emphasis on unusual histopathologic features. *Am J Dermatopathol* 2011;33(6):557–568.

666. Tirumalae R, Boer A. Calcification and ossification in eccrine mixed tumors: underrecognized feature and diagnostic pitfall. *Am J Dermatopathol* 2009;31(8):772–777.

667. Jun HJ, Cho E, Cho SH, et al. Chondroid syringoma with marked calcification. *Am J Dermatopathol* 2012;34(8):e125–e127.

668. Awasthi R, Harmse D, Courtney D, et al. Benign mixed tumour of the skin with extensive ossification and marrow formation: a case report. *J Clin Pathol* 2004;57(12):1329–1330.

669. Banerjee SS, Harris M, Eyden BP, et al. Chondroid syringoma with hyaline cell change. *Histopathology* 1993;22(3):235–245.

670. Hassab-el-Naby HM, Tam S, White WL, et al. Mixed tumors of the skin: a histological and immunohistochemical study. *Am J Dermatopathol* 1989;11(5):413–428.

671. Kanitakis J, Zambruno G, Viac J, et al. Expression of neural-tissue markers (S-100 protein and Leu-7 antigen) by sweat gland tumors of the skin: an immunohistochemical study. *J Am Acad Dermatol* 1987;17(2, Pt 1):187–191.

672. Hernandez FJ. Mixed tumors of the skin of the salivary gland type: a light and electron microscopic study. *J Invest Dermatol* 1976;66(1):49–52.

673. Naujokas A, Charli-Joseph Y, Ruben BS, et al. SOX-10 expression in cutaneous myoepitheliomas and mixed tumors. *J Cutan Pathol* 2014;41(4):353–363.

674. Matsuyama A, Hisaoka M, Hashimoto H. PLAG1 expression in cutaneous mixed tumors: an immunohistochemical and molecular genetic study. *Virchows Arch* 2011;459(5):539–545.

675. Antonescu CR, Zhang L, Shao SY, et al. Frequent PLAG1 gene rearrangements in skin and soft tissue myoepithelioma with ductal differentiation. *Gene Chromosome Canc* 2013;52(7):675–682.

676. Flucke U, Palmedo G, Blankenhorn N, et al. EWSR1 gene rearrangement occurs in a subset of cutaneous myoepithelial tumors: a study of 18 cases. *Mod Pathol* 2011;24(11):1444–1450.

677. Trown K, Heenan PJ. Malignant mixed tumor of the skin (malignant chondroid syringoma). *Pathology* 1994;26(3):237–243.

678. Harrist TJ, Aretz TH, Mihm MC Jr, et al. Cutaneous malignant mixed tumor. *Arch Dermatol* 1981;117(11):719–724.

679. Shvili D, Rothem A. Fulminant metastasizing chondroid syringoma of the skin. *Am J Dermatopathol* 1986;8(4):321–325.

680. Metzler G, Schaumburg-Lever G, Hornstein O, et al. Malignant chondroid syringoma: immunohistopathology. *Am J Dermatopathol* 1996;18(1):83–89.

681. Takahashi H, Ishiko A, Kobayashi M, et al. Malignant chondroid syringoma with bone invasion: a case report and review of the literature. *Am J Dermatopathol* 2004;26(5):403–406.

682. Requena C, Brotons S, Sanmartin O, et al. Malignant chondroid syringoma of the face with bone invasion. *Am J Dermatopathol* 2013;35(3):395–398.

683. Botha JB, Kahn LB. Aggressive chondroid syringoma: report of a case in an unusual location and with local recurrence. *Arch Dermatol* 1978;114(6):954–955.

684. Matz LR, McCully DJ, Stokes BA. Metastasizing chondroid syringoma: case report. *Pathology* 1969;1(1):77–81.

685. Redono C, Rocamora A, Villoria F, et al. Malignant mixed tumor of the skin: malignant chondroid syringoma. *Cancer* 1982;49(8):1690–1696.

686. Ishimura E, Iwamoto H, Kobashi Y, et al. Malignant chondroid syringoma: report of a case with widespread metastasis and review of pertinent literature. *Cancer* 1983;52(10):1966–1973.

687. Hilton JM, Blackwell JB. Metastasising chondroid syringoma. *J Pathol* 1973;109(2):167–170.

688. Baes H, Suurmond D. Apocrine sweat gland carcinoma: report of a case. *Br J Dermatol* 1970;83(4):483–486.

689. Futrell JW, Krueger GR, Chretien PB, et al. Multiple primary sweat gland carcinomas. *Cancer* 1971;28(3):686–691.

690. Nishikawa Y, Tokusashi Y, Saito Y, et al. A case of apocrine adenocarcinoma associated with hamartomatous apocrine gland hyperplasia of both axillae. *Am J Surg Pathol* 1994;18(8):832–836.

691. Paties C, Taccagni GL, Papotti M, et al. Apocrine carcinoma of the skin: a clinicopathologic, immunocytochemical, and ultrastructural study. *Cancer* 1993;71(2):375–381.

692. Sakamoto F, Ito M, Sato S, et al. Basal cell tumor with apocrine differentiation: apocrine epithelioma. *J Am Acad Dermatol* 1985;13(2, Pt 2):355–363.

693. Hollowell KL, Agle SC, Zervos EE, et al. Cutaneous apocrine adenocarcinoma: defining epidemiology, outcomes, and optimal therapy for a rare neoplasm. *J Surg Oncol* 2012;105(4):415–419.

694. Michel RG, Woodard BH, Shelburne JD, et al. Ceruminous gland adenocarcinoma: a light and electron microscopic study. *Cancer* 1978;41(2):545–553.

695. Neldner KH. Ceruminoma. *Arch Dermatol* 1968;98(4):344–348.

696. Lynde CW, McLean DI, Wood WS. Tumors of ceruminous glands. *J Am Acad Dermatol* 1984;11(5, Pt 1):841–847.

697. Robson A, Lazar AJ, Ben Nagi J, et al. Primary cutaneous apocrine carcinoma: a clinico-pathologic analysis of 24 cases. *Am J Surg Pathol* 2008;32(5):682–690.

698. Le LP, Dias-Santagata D, Pawlak AC, et al. Apocrine-eccrine carcinomas: molecular and immunohistochemical analyses. *PloS One* 2012;7(10):e47290.

699. Piris A, Peng Y, Boussahmain C, et al. Cutaneous and mammary apocrine carcinomas have different immunoprofiles. *Hum Pathol* 2014;45(2):320–326.

700. Fernandez-Flores A. Immunohistochemical and morphologic evaluation of primary cutaneous apocrine carcinomas and cutaneous metastases from ductal breast carcinoma. *Rom J Morphol Embryol* 2012;53(4):879–892.

701. Mahalingam M, Nguyen LP, Richards JE, et al. The diagnostic utility of immunohistochemistry in distinguishing primary skin adnexal carcinomas from metastatic adenocarcinoma to skin: an immunohistochemical reappraisal using cytokeratin 15, nestin, p63, D2-40, and calretinin. *Mod Pathol* 2010;23(5):713–719.

702. Grant R. Sweat gland carcinoma with metastases. *JAMA* 1960;173:490–492.

703. el-Domeiri AA, Brasfield RD, Huvos AG, et al. Sweat gland carcinoma: a clinico-pathologic study of 83 patients. *Ann Surg* 1971;173(2):270–274.

704. Swanson PE, Cherwitz DL, Neumann MP, et al. Eccrine sweat gland carcinoma: an histologic and immunohistochemical study of 32 cases. *J Cutan Pathol* 1987;14(2):65–86.

705. Teloh HA, Balkin RB, Grier JP. Metastasizing sweat-gland carcinoma; report of a case. *AMA Arch Derm* 1957;76(1):80–86.

706. Avraham JB, Villines D, Maker VK, et al. Survival after resection of cutaneous adnexal carcinomas with eccrine differentiation: risk factors and trends in outcomes. *J Surg Oncol* 2013;108(1):57–62.

707. Dave VK. Eccrine sweat gland carcinoma with metastases. *Br J Dermatol* 1972;86(1):95–97.

708. Rollins-Raval M, Chivukula M, Tseng GC, et al. An immunohistochemical panel to differentiate metastatic breast carcinoma to skin from primary sweat gland carcinomas with a review of the literature. *Arch Pathol Lab Med* 2011;135(8):975–983.

709. Chhibber V, Lyle S, Mahalingam M. Ductal eccrine carcinoma with squamous differentiation: apropos a case. *J Cutan Pathol* 2007;34(6):503–507.

710. Terushkin E, Leffell DJ, Futoryan T, et al. Squamoid eccrine ductal carcinoma: a case report and review of the literature. *Am J Dermatopathol* 2010;32(3):287–292.

711. Freeman R, Winkelmann RK. Basal cell tumor with eccrine differentiation. *Arch Dermatol* 1969;100:234.

712. Sanchez N, Winkelmann RK. Basal cell tumor with eccrine differentiation: eccrine epithelioma. *J Am Acad Dermatol* 1982;6:514.

713. Sanchez Yus E, Requena Caballero L, Garcia Salazar I, et al. Clear cell syringoid eccrine carcinoma. *Am J Dermatopathol* 1987;9(3):225–231.

714. Ramos D, Monteagudo C, Carda C, et al. Clear cell syringoid carcinoma: an ultrastructural and immunohistochemical study. *Am J Dermatopathol* 2000;22(1):60–64.

715. Ohnishi T, Kaneko S, Egi M, et al. Syringoid eccrine carcinoma: report of a case with immunohistochemical analysis of cytokeratin expression. *Am J Dermatopathol* 2002;24(5):409–413.

716. Sidiropoulos M, Sade S, Al-Habeeb A, et al. Syringoid eccrine carcinoma: a clinicopathological and immunohistochemical study of four cases. *J Clin Pathol* 2011;64(9):788–792.

717. Cooper PH. Sclerosing carcinomas of sweat ducts (microcystic adnexal carcinoma). *Arch Dermatol.* 1986;122(3):261–264.

718. Nickoloff BJ, Fleischmann HE, Carmel J, et al. Microcystic adnexal carcinoma: immunohistologic observations suggesting dual (pilar and eccrine) differentiation. *Arch Dermatol* 1986;122(3):290–294.

719. Chiller K, Passaro D, Scheuller M, et al. Microcystic adnexal carcinoma: forty-eight cases, their treatment, and their outcome. *Arch Dermatol* 2000;136(11):1355–1359.

720. Page RN, Hanggi MC, King R, et al. Multiple microcystic adnexal carcinomas. *Cutis* 2007;79(4):299–303.

721. Nelson BR, Lowe L, Baker S, et al. Microcystic adnexal carcinoma of the skin: a reappraisal of the differentiation and differential diagnosis of an underrecognized neoplasm. *J Am Acad Dermatol* 1993;29(5, Pt 2):840–845.

722. Pujol RM, LeBoit PE, Su WP. Microcystic adnexal carcinoma with extensive sebaceous differentiation. *Am J Dermatopathol* 1997;19(4):358–362.

723. McCalmont TH, Ye J. Eosinophils as a clue to the diagnosis of microcystic adnexal carcinoma. *J Cutan Pathol* 2011;38(11):849–850.

724. Carvalho J, Fullen D, Lowe L, et al. The expression of CD23 in cutaneous non-lymphoid neoplasms. *J Cutan Pathol* 2007;34(9):693–698.

725. Krahl D, Sellheyer K. Monoclonal antibody Ber-EP4 reliably discriminates between microcystic adnexal carcinoma and basal cell carcinoma. *J Cutan Pathol* 2007;34(10):782–787.

726. Kazakov DV, Suster S, LeBoit PE, et al. Mucinous carcinoma of the skin, primary, and secondary: a clinicopathologic study of 63 cases with emphasis on the morphologic spectrum of primary cutaneous forms: homologies with mucinous lesions in the breast. *Am J Surg Pathol* 2005;29(6):764–782.

727. Mendoza S, Helwig EB. Mucinous (adenocystic) carcinoma of the skin. *Arch Dermatol* 1971;103(1):68–78.

728. Santa-Cruz DJ, Meyers JH, Gnepp DR, et al. Primary mucinous carcinoma of the skin. *Br J Dermatol* 1978;98(6):645–653.

729. Yeung KY, Stinson JC. Mucinous (adenocystic) carcinoma of sweat glands with widespread metastasis: case report with ultrastructural study. *Cancer* 1977;39(6):2556–2562.

730. Snow SN, Reizner GT. Mucinous eccrine carcinoma of the eyelid. *Cancer* 1992;70(8):2099–2104.

731. Headington JT. Primary mucinous carcinoma of skin: histochemistry and electron microscopy. *Cancer* 1977;39(3):1055–1063.

732. Baandrup U, Søgaard H. Mucinous (adenocystic) carcinoma of the skin. *Dermatologica* 1982;164:338–342. doi:10.1159/000250112.

733. Wright J, Font RL. Mucinous sweat gland adenocarcinoma of the eyelid. *Cancer* 1979;44:1757.

734. Hein R, Kuhn A, Landthaler M, et al. Cytokeratin expression in mucinous sweat gland carcinomas: an immunohistochemical analysis of four cases. *Br J Dermatol* 1994;130(4):432–437.

735. Levy G, Finkelstein A, McNiff JM. Immunohistochemical techniques to compare primary vs. metastatic mucinous carcinoma of the skin. *J Cutan Pathol* 2010;37(4):411–415.

736. Schmid U, Hardmeier T, Altmannsberger M, et al. Mucinous carcinoma. *Histopathology* 1992;21(2):161–165.

737. Flieder A, Koerner FC, Pilch BZ, et al. Endocrine mucin-producing sweat gland carcinoma: a cutaneous neoplasm analogous to solid papillary carcinoma of breast. *Am J Surg Pathol* 1997;21(12):1501–1506.

738. Zembowicz A, Garcia CF, Tannous ZS, et al. Endocrine mucin-producing sweat gland carcinoma: twelve new cases suggest that it is a precursor of some invasive mucinous carcinomas. *Am J Surg Pathol* 2005;29(10):1330–1339.

739. Emanuel PO, de Vinck D, Waldorf HA, et al. Recurrent endocrine mucin-producing sweat gland carcinoma. *Ann Diag Pathol* 2007;11(6):448–452.

740. Koike T, Mikami T, Maegawa J, et al. Recurrent endocrine mucin-producing sweat gland carcinoma in the eyelid. *Australas J Dermatol* 2013;54(2):e46–e49.

741. Dhaliwal CA, Torgersen A, Ross JJ, et al. Endocrine mucin-producing sweat gland carcinoma: report of two cases of an under-recognized malignant neoplasm and review of the literature. *Am J Dermatopathol* 2013;35(1):117–124.

742. Bulliard C, Murali R, Maloof A, et al. Endocrine mucin-producing sweat gland carcinoma: report of a case and review of the literature. *J Cutan Pathol* 2006;33(12):812–816.

743. Landman G, Farmer ER. Primary cutaneous mucoepidermoid carcinoma: report of a case. *J Cutan Pathol* 1991;18(1):56–59.

744. Wenig BL, Sciubba JJ, Goodman RS, et al. Primary cutaneous mucoepidermoid carcinoma of the anterior neck. *Laryngoscope* 1983;93(4):464–467.

745. Friedman KJ. Low-grade primary cutaneous adenosquamous (mucoepidermoid) carcinoma: report of a case and review of the literature. *Am J Dermatopathol* 1989;11(1):43–50.

746. Abbas O, Reddy K, Demierre MF, et al. Epidermotropic metastatic mucoepidermoid carcinoma. *Am J Dermatopathol* 2010;32(5):505–508.

747. Lehmer LM, Ragsdale BD, Crawford RI, et al. Mucoepidermoid carcinoma of the parotid presenting as periauricular cystic nodules: a series of four cases. *J Cutan Pathol* 2012;39(7):712–717.

748. Boggio R. Letter: adenoid cystic carcinoma of scalp. *Arch Dermatol* 1975;111(6):793–794.

749. Seab JA, Graham JH. Primary cutaneous adenoid cystic carcinoma. *J Am Acad Dermatol* 1987;17(1):113–118.

750. Rocas D, Asvesti C, Tsega A, et al. Primary adenoid cystic carcinoma of the skin metastatic to the lymph nodes: immunohistochemical study of a new case and literature review. *Am J Dermatopathol* 2014;36(3):223–228. doi:10.1097/DAD.0b013e31829ae1e7.

751. Cooper PH, Adelson GL, Holthaus WH. Primary cutaneous adenoid cystic carcinoma. *Arch Dermatol* 1984;120(6):774–777.

752. Dores GM, Huycke MM, Devesa SS, et al. Primary cutaneous adenoid cystic carcinoma in the United States: incidence, survival, and associated cancers, 1976 to 2005. *J Am Acad Dermatol* 2010;63(1):71–78.

753. Fukai K, Ishii M, Kobayashi H, et al. Primary cutaneous adenoid cystic carcinoma: ultrastructural study and immunolocalization of types I, III, IV, V collagens and laminin. *J Cutan Pathol* 1990;17(6):374–380.

754. Headington JT, Teears R, Niederhuber JE, et al. Primary adenoid cystic carcinoma of skin. *Arch Dermatol*

1978;114(3):421–424.

755. Wick MR, Swanson PE. Primary adenoid cystic carcinoma of the skin: a clinical, histological, and immunocytochemical comparison with adenoid cystic carcinoma of salivary glands and adenoid basal cell carcinoma. *Am J Dermatopathol* 1986;8(1):2–13.

756. Ramakrishnan R, Chaudhry IH, Ramdial P, et al. Primary cutaneous adenoid cystic carcinoma: a clinicopathologic and immunohistochemical study of 27 cases. *Am J Surg Pathol* 2013;37(10):1603–1611.

757. Kao GF, Helwig EB, Graham JH. Aggressive digital papillary adenoma and adenocarcinoma: a clinicopathological study of 57 patients, with histochemical, immunopathological,

and ultrastructural observations. *J Cutan Pathol* 1987;14(3): 129–146.

758. Suchak R, Wang WL, Prieto VG, et al. Cutaneous digital papillary adenocarcinoma: a clinicopathologic study of 31 cases of a rare neoplasm with new observations. *Am J Surg Pathol* 2012;36(12):1883–1891.

759. Duke WH, Sherrod TT, Lupton GP. Aggressive digital papillary adenocarcinoma (aggressive digital papillary adenoma and adenocarcinoma revisited). *Am J Surg Pathol* 2000;24(6):775–784.

760. Jih DM, Elenitsas R, Vittorio CC, et al. Aggressive digital papillary adenocarcinoma: a case report and review of the literature. *Am J Dermatopathol* 2001;23(2):154–157.

第 31 章

皮肤淋巴瘤和白血病

Elizabeth A. Morgan and George F. Murphy

皮肤淋巴瘤和白血病这一类疾病一直以来存在概念混乱且诊断困难的问题。在皮肤中除了鉴别是增生性还是肿瘤性造血细胞困难外，原发性和继发性浸润的肿瘤细胞的鉴别诊断同样困难，但对临床有重要意义。而且，解决这一问题的传统方法通常提供的信息太过复杂，以致忽略了一个实用的、有效的、精确的诊断方法在皮肤淋巴增生性疾病中的必要性。

本章所应用的皮肤淋巴瘤分类方式依据最新的世界卫生组织（WHO）2008 年版淋巴造血组织分类[1]，该分类方式在 2005 年 WHO 和欧洲癌症研究和治疗协作组（WHO-EORTC）分类方式[2,3]基础上有所扩展。此外，为了跟进最新的观点，2011 年欧洲血液病理学协会血液病学研讨会（皮肤淋巴瘤及其类似者）的讨论结果也被纳入本章[4-7]。2005 年 WHO-EORTC 分类方式的扩展强调了原发性皮肤淋巴瘤的临床行为、预后和治疗策略与其组织学上类似的淋巴结内疾病不同，制订了不同的临床病理名称，为病理学家、皮肤科医师、肿瘤学家、遗传学家提供了系统的皮肤淋巴瘤/白血病分类。在这方面，常常需要综合临床、组织病理、免疫组织化学、分子技术和（或）细胞遗传学等各方面的特征来定义一种单独的疾病。

皮肤淋巴增生性疾病主要包含两类，即原发性皮肤肿瘤、结内或结外系统性淋巴瘤累及皮肤。在某些病例中，系统性淋巴瘤可能在诊断之初仅仅累及皮肤而无系统受累的证据[2]。其他造血系统肿瘤可能会继发性地累及皮肤组织，如髓系淋巴瘤或经典霍奇金淋巴瘤（后者较少见）。随后的具体疾病将根据以下方案分组，以包括更广泛的具有皮肤表现的淋巴瘤（表 31-1）。

表 31-1　原发性和继发性皮肤淋巴瘤 / 白血病分类
原发性皮肤淋巴瘤
成熟的 B 细胞来源
黏膜相关淋巴样组织结外边缘区淋巴瘤（MALT 淋巴瘤）
原发皮肤滤泡中心性淋巴瘤
原发皮肤弥漫大 B 细胞淋巴瘤，腿型
成熟的 T/NK 细胞来源
蕈样肉芽肿，包括变异型 / 亚型
Sézary 综合征
原发性皮肤 CD30+ 淋巴增生性疾病
淋巴瘤样丘疹病
原发性皮肤间变性大细胞淋巴瘤
皮下脂膜炎样 T 细胞淋巴瘤
原发性皮肤 γδ T 淋巴瘤
原发性皮肤侵袭性亲表皮 CD8+ 细胞毒性 T 细胞淋巴瘤
原发性皮肤 CD4+ 小 / 中等多形性 T 细胞淋巴瘤
种痘样水疱病样淋巴瘤
系统性白血病 / 淋巴瘤累及皮肤
髓系来源
髓样肉瘤
慢性粒单核细胞白血病
浆细胞样树突状细胞来源
母细胞性浆细胞样树突状细胞肿瘤
B 细胞来源
B 淋巴细胞白血病 / 淋巴瘤
慢性淋巴细胞白血病 / 小淋巴细胞淋巴瘤
套细胞淋巴瘤
滤泡性淋巴瘤
浆细胞肿瘤
弥漫大 B 细胞淋巴瘤
浆母细胞淋巴瘤
血管内大 B 细胞淋巴瘤
淋巴瘤样肉芽肿病
T/NK 细胞来源
T 淋巴母细胞白血病 / 淋巴瘤
间变性大细胞淋巴瘤
血管免疫母细胞性 T 细胞淋巴瘤
成人 T 细胞白血病 / 淋巴瘤
结外 NK/T 细胞淋巴瘤，鼻型
外周 T 细胞淋巴瘤，未分类
T 幼淋巴细胞白血病
经典霍奇金淋巴瘤

本章对造血系统疾病的研究方法在很大程度上归功于本书之前的各版本。LeBoit 和 McCalmont[8]、Murphy 和 Schwarting[9]、Hsu 和 Murphy[10] 提供的分类、图像和相关评论是本章的重要组成部分，其主要优势在于针对这类诊断困难且飞速进展的疾病的治疗有独特的见解。

皮肤造血细胞浸润：概述和一般概念

造血细胞谱系：与皮肤免疫监视和谱系分化的相关性

皮肤的主要功能之一是防御环境危害，抵御微生物感染。人类的免疫系统早已进化为高效的双层防御机制：快速的"天然免疫"和持续的"适应性免疫"。天然免疫由巨噬细胞、白细胞、自然杀伤（NK）细胞、γδ T 细胞和树突状细胞介导，其主要监测由不同病原体所共有的非特异性表位（如糖脂、脂蛋白、肽聚糖和双链 RNA），启动即刻应答。相比之下，皮肤的适应性免疫系统主要识别效应细胞（如 αβ T 细胞和 B 细胞），以主要组织相容性限制的方式提供特定蛋白质抗原。大多数皮肤淋巴瘤具有可推定的谱系来源，其生物学行为可能与来源的免疫细胞及其成熟阶段有关。恶性 T 细胞倾向于重现胸腺内/胸腺后发育时的形态特征和抗原特征，髓系细胞则倾向于重现在骨内发育成熟过程中的形态特征和抗原特征。恶性 B 细胞也与正常 B 细胞在骨髓和淋巴器官内的发育过程具有明确的关系。

T 细胞和 B 细胞浸润模式

尽管存在许多例外，但淋巴细胞浸润皮肤常常形成基本且可重复的模式（表 31-2）[11]。基于 B 细胞和 T 细胞之间黏附配体的不同，其对皮肤不同部位的亲和力不同。此外，趋化因子和趋化信号可以以不同的方式影响各种类型淋巴细胞的迁移，如诱导良性/恶性 T 细胞浸润上皮组织，包括表皮及其附属器，但却不诱导 B 细胞。这常常导致"细胞外溢现象"（通常用于良性病变中）或"亲表皮现象"（通常用于肿瘤病变中）和"亲毛囊现象"，这些现象表明 T 细胞在表皮聚集的倾向，并且通常在真皮乳头层形成带状浸润（图 31-1A）。偶尔，如在蕈样肉芽肿亲表皮阶段，T 细胞可以沿着真皮表皮交界的基底膜呈带状分布，这一现象可能是由于这些细胞表达特殊的膜表面整合素受体[12]。这种 T 细胞的浸润模式并非一成不变的，随着肿瘤向浸润性更强、分化更差的阶段进展，亲表皮现象常常被削弱。与 T 细胞不同的是，B 细胞没有表现出对表皮及附属器的亲和性，很少在表皮或真皮乳头内检测到大量的 B 细胞。这一点导致在皮肤 B 细胞浸润的模式中常常看到特征性的无浸润带。此外，由于 B 细胞先天聚集成滤泡结构的倾向，皮肤中的 B 细胞浸润常常（但不总是）显示出结节状结构（图 31-1B）。

表 31-2　T 细胞和 B 细胞迁移模式比较		
	T 细胞	B 细胞
总体结构	带状	结节状
浸润模式	血管周围	血管周围和间质浸润
表皮受累（细胞外溢现象/亲表皮现象/亲毛囊现象）	有	无
无浸润带	无	有

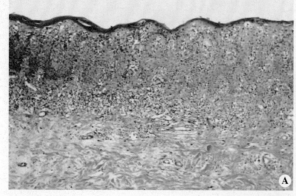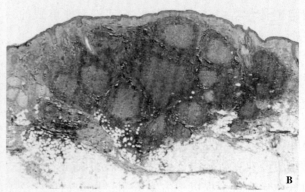

图 31-1　T 细胞和 B 细胞的浸润模式

A. T 细胞浸润累及表皮；B. B 细胞浸润形成无浸润带和生发中心

T 细胞和 B 细胞的浸润模式有助于推测可能的浸润细胞，但这并非是一成不变的，其并不能取代谱系相关抗原免疫组化检查的可靠性，也不能区分良性病变和恶性病变。尽管良性和恶性的区别通常取决于细胞学、免疫表型和基因型，但是皮肤中造血细胞的结构或浸润模式也可以提供对其侵犯性生物潜力的线索。

病理性迁移：与炎症的区别

皮肤是一种淋巴器官，表皮与真皮层均存在交互式的免疫系统，可一定程度上协助调节炎性细胞迁徙[13,14]。在皮肤的 T 细胞和 B 细胞反应中，循环淋巴细胞最初黏附于皮肤毛细血管后静脉上活化的内皮细胞。跨血管壁的迁移导致血管或血管中心性皮炎(图 31-2A)。如果进一步的迁移受阻，这种独特的以血管为中心的模式结合临床表现可能会涉及几个特殊的鉴别诊断（如慢性游走性红斑）。在其他情况下，除了持续的血管中心性浸润外，远离血管壁的迁移足以导致 T 细胞在真皮乳头层积聚并移入表皮。然而，在接触性超敏反应、银屑病或细胞毒性皮炎的情况下，免疫活化 T 细胞可通过其分泌的细胞因子和生长因子改变表皮。因此，反应性 T 细胞外渗常伴有上皮细胞水肿、棘层肥厚、细胞凋亡。相反，在恶性亲表皮性 T 细胞浸润的情况下，表皮的反应倾向于是"被动的"，其中 T 细胞浸润可导致表皮内非典型淋巴细胞聚集（图 31-2B），有时也许只在附属器上皮。这种浸润模式中表皮通常不表现为海绵水肿或凋亡，而是表现为以局部黏液变性为特征的表皮损伤，这种局部黏液变性可能促发了蕈样肉芽肿（MF）中 Pautrier 微脓肿和毛囊黏蛋白病[15]。此外，随着表皮浸润更加明显，临床表现也更加明显。因此，许多 T 淋巴细胞增生性疾病可表现为表皮角化过度，在临床的早期阶段可能类似皮炎（图 31-2C）。

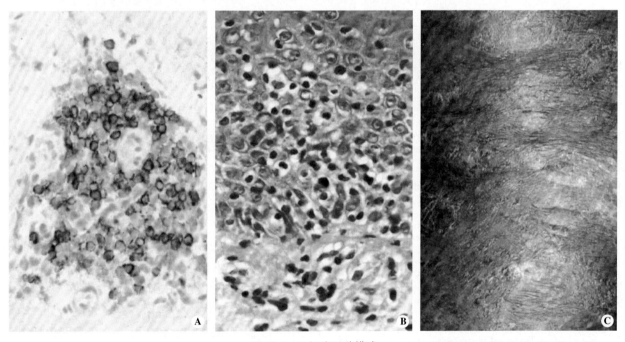

图 31-2　T 细胞迁移模式

A. CD3 免疫组化显示血管周围 T 细胞; B. 异常的亲表皮现象进入"被动的"表皮; C. T 细胞的亲表皮现象改变了表皮的成熟度而导致脱屑性斑片或斑块（MF）

皮肤反应性 B 细胞的浸润通常导致细胞在血管周围聚集，而无明显的真皮乳头层或表皮受累，从而在真皮乳头层产生明显的无浸润带。在抗原持久性刺激的情况下，如昆虫叮咬反应中，B 细胞可在真皮内聚集成结节，出现生发中心（图 31-3A）。恶性 B 细胞浸润通常破坏原来的结构（图 31-3B）。因此，恶性 B 细胞常以间质（而非血管周围）模式浸润，导致真皮网状层内的胶原束和间充质细胞（如立毛肌的平滑肌细胞）分离张开。此外，恶性 B 细胞的结节性聚集趋向于置换附属器上皮，导致它们扭曲变形，偶尔也参与它们的缺血性破坏过程。值得注意的是，恶性 B 细胞也可形成结节模糊的生发中心，甚至诱导相关的反应性 B 细胞的浸润。

循环性白血病细胞像炎性细胞一样，在初始浸润皮肤时可能呈现血管周围模式。这些细胞避开上皮结构，随着时间演变它们将演化成真皮间质模式。其他非恶性疾病中也可显示为间质模式，如间质性肉芽肿性皮炎的某些进展阶段中的组织细胞，或早期硬斑病炎性病变中的淋巴细胞，或髓外造血中的髓系细胞。在 B 细胞和许多白血病恶性肿瘤中，进行性真皮浸润而不累及表皮的趋势常常导致薄的、有光泽的（非角化的）、表皮覆盖的红到棕红色皮损（图 31-3C）。

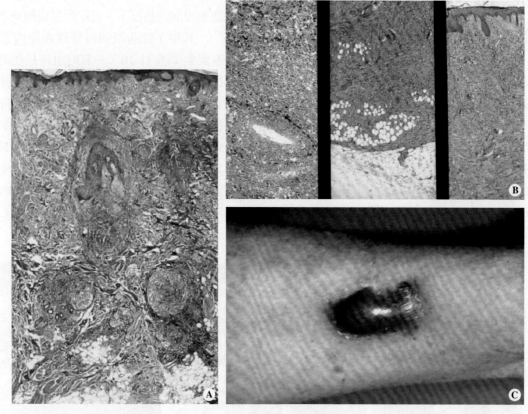

图 31-3　B 细胞迁移模式

A. B 细胞显示了表面和深层真皮的非破坏性浸润模式；B. 恶性 B 细胞显示血管浸润（左）、替换皮下组织（中）和弥漫性间质浸润（右）；C. B 细胞浸润真皮导致棕红色结节，表皮变薄、发亮

原发性皮肤淋巴瘤

成熟的 B 细胞来源

黏膜相关淋巴样组织结外边缘区淋巴瘤（MALT 淋巴瘤）

在 2008 年 WHO 分类系统中，皮肤边缘区淋巴瘤（MZL）被归类于更广泛的黏膜相关淋巴样组织结外边缘区淋巴瘤，也称为 MALT 淋巴瘤[1]。这个范畴包括在所有结外部位如胃肠道（最常见）、唾液腺、肺、头部、颈部、眼附属器、皮肤、甲状腺、乳腺上发生的 MALT 淋巴瘤。在 2005 年 WHO-EORTC 皮肤淋巴瘤分类中，皮肤病变被明确分类为原发性皮肤边缘区 B 细胞淋巴瘤（PCMZL）[2]。许多人仍然喜欢这个名称，为了方便起见，本章中继续使用术语"PCMZL"。这个类别包括以前被命名为原发性皮肤免疫细胞瘤的浆细胞富集变异体，具有单型浆细胞的滤泡淋巴样增生和无潜在多发性骨髓瘤的皮肤髓外浆细胞瘤。在原发性皮肤淋巴瘤中，PCMZL 的发病率接近 7%[2]。由于缺乏特异性形态特征，同时混有许多反应性淋巴细胞，且缺乏诊断性免疫表型，PCMZL 的诊断非常具有挑战性。

临床概要　通常，PCMZL 表现为单个或多个聚集的红色到棕红色的丘疹、斑块或结节。病变最常好发于躯干、上肢，偶尔见于头颈部。值得注意的是，老年患者的头颈部病变可能是潜在淋巴结内 MZL 的预兆，需要进行系统性检查[16]。男女发病比例约为 2：1，中位发病年龄为 55 岁，本病也可发生于儿童[17]。富含浆细胞的变异型更常见于老年患者和下肢病变。在流行地区，富含浆细胞的 PCMZL 可能与蜱相关布氏疏螺旋体相关[18-24]。一般来说，PCMZL 是一种惰性淋巴瘤，

5 年生存率接近 100%。在自发消退或治疗后，约 40% 的患者可观察到在相同或远隔部位的复发，但通常保留低级别形态。皮肤外转移罕见。也有文章报道了非常罕见的转化为弥漫大 B 细胞淋巴瘤（DLBCL）的病例[25]。

组织病理　在 PCMZL 中，肿瘤细胞在真皮形成结节性或弥漫性浸润，而不累及表皮（图 31-4A，图 31-4B）。浸润细胞通常包绕反应性（非肿瘤性）滤泡，其中可能含有生发中心（图 31-5A，图 31-5B）。与其他结外 MALT 淋巴瘤不同，

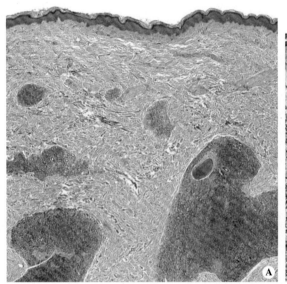
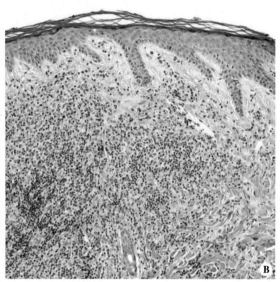

图 31-4　原发性皮肤边缘区淋巴瘤

A. 恶性 B 细胞结节浸润网状真皮，形成致密不规则的团块；B. 小的恶性 B 细胞弥漫性浸润真皮，与表皮之间形成明显的无浸润带

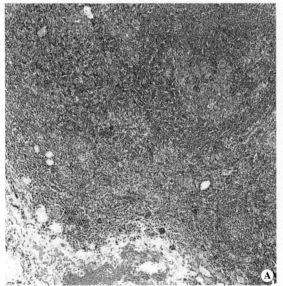
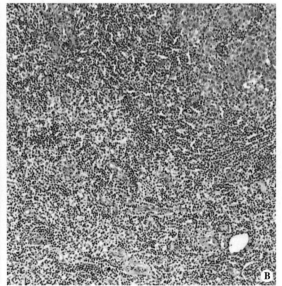

图 31-5　原发性皮肤边缘区淋巴瘤

A. 低倍镜下反应性生发中心，其套区被肿瘤细胞包绕；B. 高倍镜下显示生发中心的大细胞（右上角），周围同心圆形排列的套区，以及间质性肿瘤浸润

淋巴上皮病变并不是 PCMZL 的特征。肿瘤细胞也可累及皮下组织。肿瘤细胞核为小到中等大小，核仁不规则且不明显，因此类似于中心细胞（图31-6A）。细胞质苍白淡染，细胞质较少的细胞类似于小淋巴细胞样外观，而具有较多细胞质的细胞类似于单核细胞样外观（图 31-6B）。各种浆细胞分化也可以以淋巴浆细胞样细胞或浆细胞的形式存在（图 31-7A），在这种情况下，Dutcher 小体（苍白核假性包涵体）或胞质内 Russell 小体的存在有助于识别肿瘤（图 31-7B）。在肿瘤细胞浸润的边缘常常可见反应性浆细胞。肿瘤中也可见少量中心母细胞和免疫母细胞，有时这些细胞数量较多。当存在许多反应性 T 细胞和 B 细胞时，甚至超过恶性 B 细胞时，易对诊断造成困难[26]。

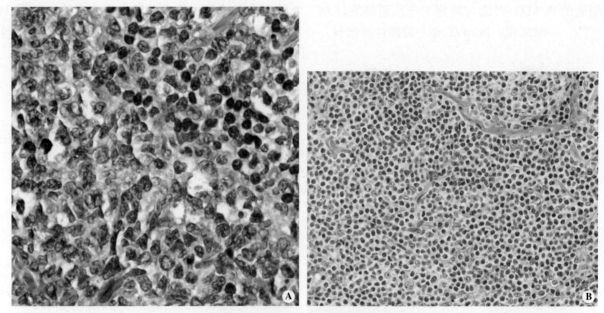

图 31-6　原发性皮肤边缘区淋巴瘤

A. 非典型肿瘤细胞核具有不规则的细胞核轮廓，染色质疏松，与之相比混合的非肿瘤性淋巴细胞核呈圆形，染色质浓缩（见图中上半部分）；B. 一些肿瘤细胞具有丰富透明的细胞质，类似于单核细胞形态

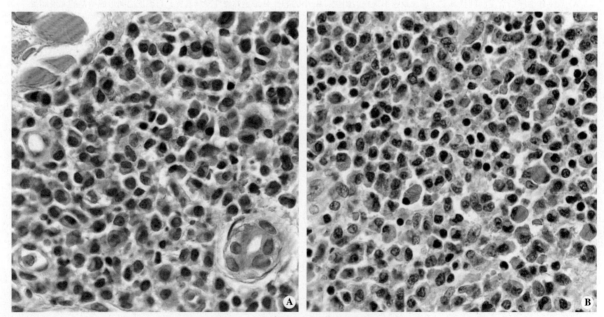

图 31-7　原发性皮肤边缘区淋巴瘤

A. 浆细胞样分化的形态，核偏心，在一些细胞中有核周空晕；B. 在一些富含免疫球蛋白细胞的胞质中可见大的嗜酸性小体（Russell 小体）

肿瘤细胞免疫球蛋白轻链限制性表达。如今，这可以通过流式细胞学证明，如果肿瘤中混有单一型的淋巴浆细胞样细胞或浆细胞，mRNA 的原位杂交可能也有帮助（图 31-8A，图 31-8B）。原位杂交技术只适用于胞质中含丰富免疫球蛋白 mRNA 的细胞（即浆细胞或淋巴浆细胞样细胞）。如果反应性 B 细胞的数目掩盖了较少的肿瘤细胞，则流式细胞学结果可能呈假阴性；类似地，如果反应性浆细胞掩盖了肿瘤性浆细胞则原位杂交检测可能阴性。PCMZL 中的 B 细胞 CD20 阳性，而 CD79a 可用于识别淋巴浆细胞样 / 浆细胞样细胞的类型。结外组织中存在致密的 B 细胞浸润是诊断肿瘤的良好线索。PCMZL 不存在特异性诊断标志物，B 细胞表达 BCL2，但不表达 CD5、CD10 和 BCL6（图 31-9A ～ F）。与其他 MALT 淋巴瘤不同，CD43 异常表达不常见（图 31-10A，图 31-10B）。CD21 可以显示破坏的滤泡树突状细胞网状结构。

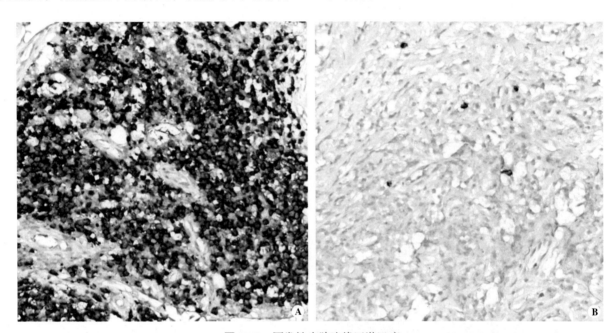

图 31-8 原发性皮肤边缘区淋巴瘤

A. 细胞质免疫球蛋白 κ 轻链 mRNA 的原位杂交证明了 κ 轻链表达；B. 在同一病例中细胞质免疫球蛋白 λ 轻链 mRNA 原位杂交只显示极少的 λ 限制性浆细胞，这些细胞代表极少的反应性浆细胞，而非肿瘤细胞

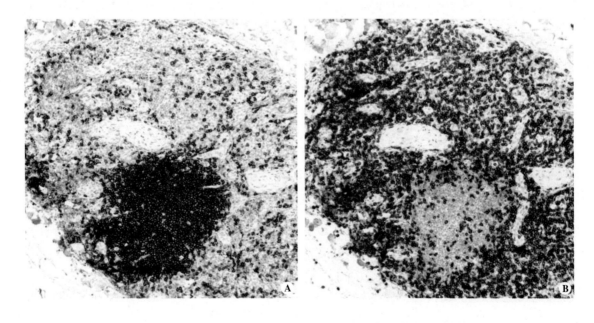

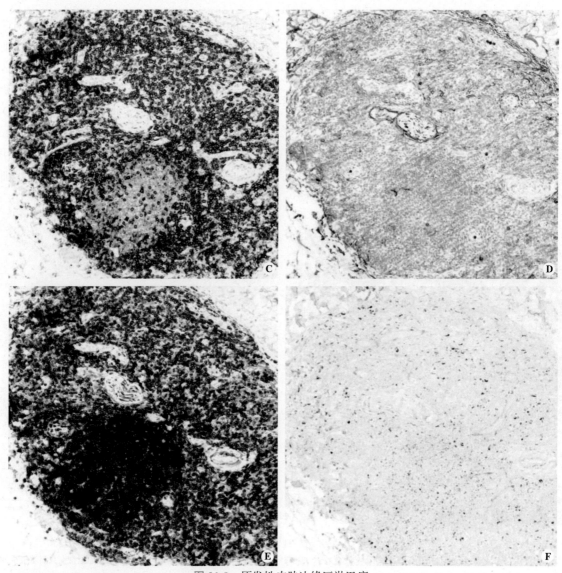

图 31-9　原发性皮肤边缘区淋巴瘤

A ～ F. 免疫组化显示 CD20⁺ B 细胞团块（A），周围包绕着 CD3⁺ T 细胞（B）；B 细胞不表达 CD5（C）或 CD10（D），表达 BCL2（E），并且不表达 BCL6（F）

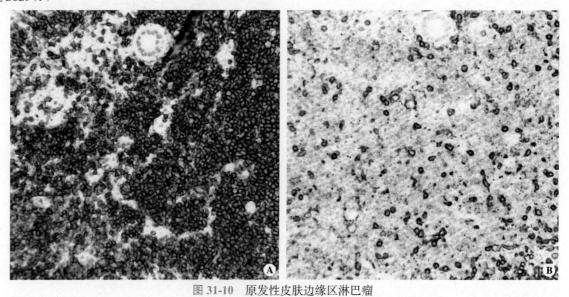

图 31-10　原发性皮肤边缘区淋巴瘤

CD43 通常在结外 MALT 淋巴瘤中异常表达，但在 PCMZL 中不表达。A、B. 免疫组织化学显示 CD20⁺ B 细胞（A）不共表达 CD43（B）。在该区域中见到的少数混合 CD43⁺ 细胞是反应性小 T 细胞（强染色）和巨噬细胞（弱染色）

组织发生学　该病的起源细胞推测是生发中心边缘区 B 细胞。约 85% 的病例可检测到免疫球蛋白基因的克隆重排，克隆 B 细胞群也可以在非肿瘤性增殖病变中检测到[27]。此外，在高达 35% 的包括 PCMZL 在内的 MALT 淋巴瘤中发现了 T 细胞受体（TCR）基因的克隆重排[28]。最近对 MALT 淋巴瘤中遗传学异常的了解增加。少数 PCMZL 病例中显示了染色体异常，包括 t（3；14）（p14.1；q32）、t（14；18）（q32；q21）和 t（11；18）（q21；q21），但是均无特异性，在其他部位的 MALT 淋巴瘤中也可检测到[29-35]。T（14；18）包括 *IGH@* 和 *MALT1* 及 *IGH@* 和 *BCL2* 之间的易位。在 t（3；14）病例中，3 号染色体上的 *FOXP1* 与 *IGH@* 易位，只见于约 10% 的 PCMZL 患者。

鉴别诊断　PCMZL 可以显示与肿瘤性或非肿瘤性皮肤 B 细胞浸润的重叠特征（表 31-3）。PCMZL 有时缺乏单核细胞样外观，因此在形态

上可类似慢性淋巴细胞白血病 / 小淋巴细胞淋巴瘤（CLL/SLL）或套细胞淋巴瘤（MCL）的继发性病变，通过免疫表型很容易区分。PCMZL 的肿瘤细胞有时可以有反应性滤泡的增殖和（或）中心母细胞数量增加，尽管滤泡外肿瘤细胞表达 BCL6 和 CD10 有利于原发皮肤滤泡中心性淋巴瘤（PCFCL）的诊断，但此时这两种病易于混淆[36]。鉴于注射抗原（如节肢动物叮咬）或药物等良性浸润性病变中可与 PCMZL 有重叠的形态特征及免疫球蛋白基因重排，PCMZL 与这些疾病的鉴别非常具有挑战性。在组织学上区分两者非常困难，这时必须紧密结合临床。尽管克隆性浆细胞的存在是诊断 PCMZL 的有用指标，但同时必须认识到 T 细胞淋巴瘤如血管免疫母细胞性 T 细胞淋巴瘤（AITL）等也可能存在克隆性浆细胞[37]。这就导致反应性 T 细胞浸润很多的 PCMZL 诊断困难。

表 31-3　皮肤 B 细胞浸润的鉴别诊断									
	克隆性增生*	细胞学	浸润模式	B 细胞免疫组化					
				BCL2	BCL6	CD10	CD5	Cyclin D1	IRF4/MUM1
反应性增生									
B-CLH	多克隆	小淋巴细胞，无异型	结节性或弥漫性浸润；反应性滤泡†	滤泡内（-）	滤泡内（+）	滤泡内（+）	（-）	（-）	（-）
原发皮肤									
PCMZL	单克隆	单核样细胞 / 伴有浆细胞分化	结节性或弥漫性浸润，+/- 反应性滤泡†	反应性滤泡（-）；浸润细胞（+）	反应性滤泡（+）；浸润细胞（-）	反应性滤泡（+）；浸润细胞（-）	（-）	（-）	（-）
PCFCL	单克隆	中心细胞，中心母细胞	滤泡样或弥漫性浸润	通常弱（+）或（-）	（+）	滤泡样浸润通常（+）	（-）	（-）	（-）
PCLBCL-LT	单克隆	中心母细胞，免疫母细胞	弥漫性浸润	（+）	（-）		（-）	（-）	（-）
继发									
B-LBL	单克隆	母细胞	弥漫性浸润	（+）	（-）	（+/-）			（-/+）
CLL/SLL	单克隆	小淋巴细胞，圆核	多形性；可能出现生发中心	（+）	（-）	（-）	（+）	（-）	（-/+）
MCL	单克隆	通常是母细胞样细胞	弥漫性浸润	（+）	（-）	（-）	（+）	（+）	（-/+）
FL	单克隆	中心细胞，中心母细胞	滤泡样或弥漫性浸润	（+）	（+）	（+）	（-）	（-）	（-）
DLBCL	单克隆	中心母细胞，免疫母细胞	弥漫性浸润	（+/-）	（+/-）	（+/-）	（-）	（-）	（+/-）
LYG	单克隆	多形性改变	血管破坏性	伴有 CD20+，EB 病毒阳性 B 细胞					

注：B-CLH.B 细胞皮肤淋巴组织增生症；PCMZL. 原发性皮肤边缘区淋巴瘤；PCFCL. 原发皮肤滤泡中心性淋巴瘤；PCLBCL-LT. 原发性皮肤弥漫大 B 细胞淋巴瘤，腿型；B-LBL.B 淋巴母细胞性淋巴瘤；CLL/SLL. 慢性淋巴细胞白血病 / 小淋巴细胞淋巴瘤；MCL. 套细胞淋巴瘤；FL. 滤泡性淋巴瘤；DLBCL. 弥漫大 B 细胞淋巴瘤；LYG. 淋巴瘤样肉芽肿病

* 表中所列为最常见的结果；存在例外；在 LYG，其 2 级和 3 级病变中可以检测到单克隆性增生

† 反应性滤泡的特征为生发中心可见包含有 tingible 小体的巨噬细胞和大量的有丝分裂，周围是界线清晰的套区细胞

治疗原则 该病可以自发消退，通常对各种治疗方式反应良好，包括放射治疗，在存在感染时可去除慢性抗原刺激，和（或）应用抗 CD20 单克隆抗体利妥昔单抗治疗。

（朱小美 孙建方 译，陶 娟 校，汪 旸 审）

原发皮肤滤泡中心性淋巴瘤

原发皮肤滤泡中心性淋巴瘤（PCFCL）起源于滤泡中心 B 细胞，包括中心细胞（有切迹的滤泡中心细胞）和中心母细胞（无切迹的滤泡中心细胞）。PCFCL 约占皮肤淋巴瘤的 10%[2,38]，通常为惰性病程。

临床概要 PCFCL 主要见于成人头部或躯干，表现为单发或数个红色到紫红色的斑块、结节或肿块（图31-11），无性别差异。PCFCL 通常局限于皮肤，常采用放射治疗[39]。虽然其临床及组织形态学特征多种多样（可局限，也可呈多灶状；可呈滤泡状，也可呈弥漫性分布模式；中心母细胞的数量可多可少）[2]，但预后良好（5 年生存率＞95%）。

组织病理 淋巴样细胞浸润通常位于真皮而不累及其上方的表皮。恶性 B 细胞可呈滤泡状（图31-12A）或弥漫性（图31-12B）分布模式，或者也可出现两者间的过渡模式。肿瘤性滤泡缺乏极

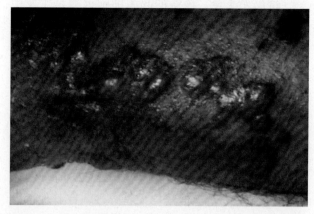

图31-11 原发皮肤滤泡中心性淋巴瘤：群集性紫红色结节，覆以薄而有光泽的表皮层

性，通常缺乏套区，并可见单核样肿瘤细胞，不出现星空现象[40]。弥漫性浸润的区域中可见肿瘤细胞在胶原纤维间穿插，并伴有胶原纤维硬化。浸润的肿瘤细胞中可见中等到大的中心细胞，其表现为核成角、折叠或扭曲，核仁不显著，缺乏胞质，以及大的中心母细胞，其表现为圆形到卵圆形核，泡状染色质，多个核仁，由淋巴细胞转化而来。病变组织中通常以中心细胞为主，有时可以中心细胞和中心母细胞混合出现，甚至以中心母细胞为主（图 31-12C，图 31-12D）。偶尔可见梭形肿瘤细胞。与结内的滤泡淋巴瘤不同的是，PCFCL 并不进行组织学分级，其生长方式、母细

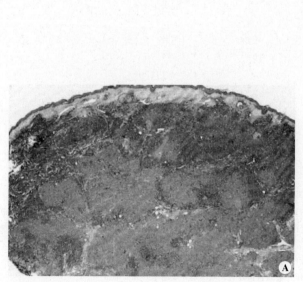

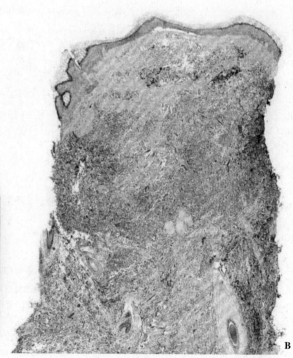

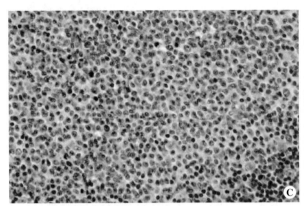
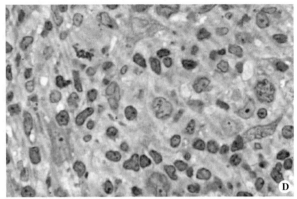

图 31-12　原发皮肤滤泡中心性淋巴瘤

A. 扫视下，融合性结节形成滤泡样结构；B.扫视下，可见弥漫性浸润结构；C.高倍镜下观察中心细胞和中心母细胞；D.1μm 厚切片，甲苯胺蓝染色显示中心细胞和中心母细胞的细胞学特征

胞数量和预后不具有相关性[41-43]。如果肿瘤组织呈现弥漫性浸润，中心母细胞或免疫母细胞呈一致性、成片浸润时则通常划分为原发皮肤弥漫大 B 细胞淋巴瘤，腿型（PCLBCL-LT）[1]。

　　肿瘤细胞表达 B 细胞相应标志物 CD20、CD19、CD22 和 CD79a，但通常不表达免疫球蛋白，表达 BCL6；CD10 在滤泡状浸润模式中更常表达；而干扰素调节因子 -4 / 多发性骨髓瘤 -1 因子（IRF4/MUM1）通常不表达（图 31-13A ～ F）。BCL2 在 PCFCL 中通常弱表达或不表达（图 31-13G），但在一小部分病例报道中出现强而显著的表达，尤其是组织学上呈现出滤泡状浸润模式[44-46]。滤泡树突细胞标志物（如 CD21 或 CD35）可以至少用来标记部分滤泡结构中潜在存在的滤泡树突网（图 31-13H），而在弥漫性浸润模式中，它们可标

记出少量残存的滤泡树突细胞，或者全部都不表达（图 31-14A ～ C）。Ki-67 增殖指数可能很高，尤其在弥漫性浸润模式伴有大的中心细胞时明显[47]。

　　组织发生学　生发中心起源的 B 细胞被认为是 PCFCL 的细胞起源。仅有少部分病例中可以检测到 t（14；18）（q32；q21）核易位，且与聚合酶链反应（PCR）相比，荧光原位杂交（FISH）技术的检测结果总是更具一致性[46,48,49]。然而，在没有 t（14；18）核易位的病例中，免疫组化技术仍然可以检测到 BCL2 的表达[46,50]。总的来说，这些研究结果显示出 IGH-BCL2 易位及遗传改变在 PCFCL 发病中的作用。存在或缺乏 BCL2 表达，和（或）t（14；18）核易位并不影响预后。免疫球蛋白基因常常能发现克隆性重排。

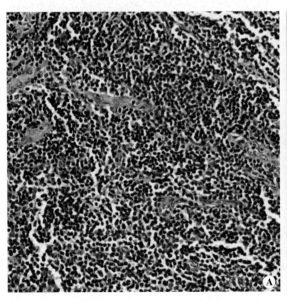
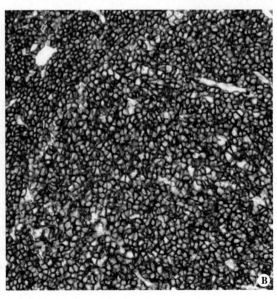

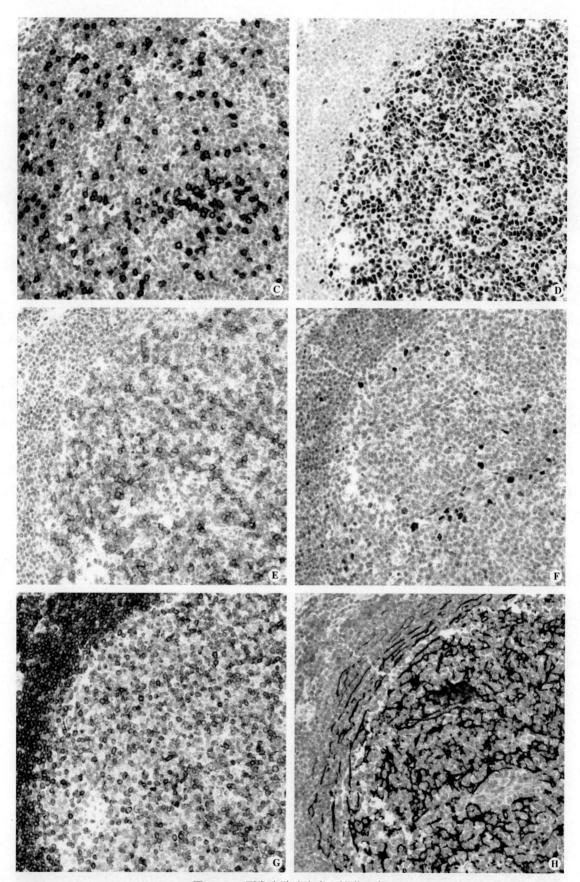

图 31-13　原发皮肤滤泡中心性淋巴瘤

A～C.免疫组化检查显示肿瘤性滤泡组织（A），滤泡组织由CD20⁺B细胞构成（B），伴有少量反应性CD3⁺T细胞浸润（C）；D～F.B细胞共表达BCL6（D）、CD10（E），不表达IRF4/MUM1（F）；G.异质性弱阳性表达BCL2，可见于滤泡B细胞；H.CD21将潜在的滤泡树突细胞网显示出来

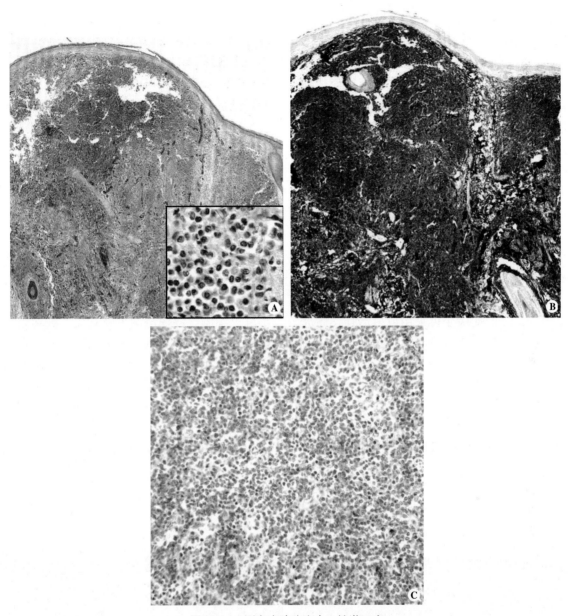

图 31-14　原发皮肤滤泡中心性淋巴瘤

A.扫视下，弥漫性浸润模式的 PCFCL，小框显示高倍镜视野下细胞形态小；B.CD20 显示弥漫性浸润的 B 细胞；C.与图 31-13 相反，CD21 呈非特异性、弱阳性表达，且不能将潜在的滤泡树突细胞网显示出来

　　鉴别诊断　PCFCL 需要和有相似特征的肿瘤性和非肿瘤性皮肤 B 细胞浸润性疾病鉴别（表 31-3）。例如，B 细胞皮肤淋巴组织增生症（B-CLH），此病具有类似的临床特征，需要鉴别。B-CLH 中可见反应性增生的滤泡结构［存在形态完整的套区，生发中心具有极性，并可见含有 tingible 小体的巨噬细胞（细胞质内含有嗜碱性颗粒碎片的巨噬细胞）和许多有丝分裂象］，此形态学上的特征可以和 PCFCL 中单克隆性增生的滤泡组织相鉴别。克隆检测通常可以在 B-CLH 中检测到多克隆 B 细胞，而 PCFCL 中通常为单克隆 B 细胞。由于存在

例外现象，因此诊断时必须结合形态学和免疫表型的结果。此外，PCFCL 需要与继发性皮肤受累的结内滤泡性淋巴瘤鉴别。虽然没有绝对可靠的形态学和免疫表型特征可以区分两者，但 BCL2 和 CD10 均强阳性表达，和（或）检测 t（14；18）核易位更支持诊断系统性滤泡性淋巴瘤。疾病的分级信息缺乏时，两者间的鉴别是非常必要的。另一个诊断的难点在于鉴别具有克隆性增生性滤泡或伴有反应性滤泡的 PCMZL。评估滤泡间细胞的免疫表型可能有帮助；PCFCL 显示为 BCL2$^{-/+}$/CD5$^-$/CD10$^{+/-}$/BCL6$^+$ 表型，而 PCMZL 显示为 BCL2$^+$/

CD5⁻/ CD10⁻/ BCL6⁻ 表型 [51]。最后，PCFCL 与具有单纯性弥漫性浸润模式的 PCLBCL-LT 间鉴别困难，尤其是当 PCFCL 以中心母细胞为主时鉴别更为困难。在这种情况下，免疫组化检查可能帮助鉴别，但必须认识到例外情况总是存在。两者都表达 BCL6，而 PCLBCL-LT 中 CD10 往往不表达。此外，PCFCL 不出现 BCL2 强阳性表达，且不表达 IRF4/MUM1 和 forkhead box P1（FOXP1），而以上标记在 PCLBCL-LT 中都呈强阳性 [2,52,53]。此外，PCLBCL-LT 中细胞质常表达 IgM（也表达 IgD，不太常用），而 PCFCL 中很少检测到这些重链的表达 [54,55]。

治疗原则　PCFCL 通常是一个缓慢进展的疾病，孤立性或局限性病变可采用放射治疗或手术切除治疗，多灶性病变可采用放射治疗、局部用药或类固醇注射治疗，全身化疗很少采用。约 30% 的病例中发生皮肤复发，但并不意味着预后较差 [39]。值得注意的是，发生于腿部的病变预后似乎较差，需要临床密切观察与处理 [52,56]。

原发皮肤弥漫大 B 细胞淋巴瘤，腿型

原发皮肤弥漫大 B 细胞淋巴瘤，腿型（PCLBCL-LT）是一种原发于皮肤的浸润性大 B 细胞淋巴瘤，其组织学特点为大量免疫母细胞或中心母细胞弥漫性浸润，而背景的反应性细胞很少；免疫组化强阳性表达 IRF4/MUM1 和 BCL2 [57,58]。

临床表现　PCLBCL-LT 往往表现为单发或数个局限性分布的红至棕红色的肿块，通常发生于腿部，但也可在身体其他部位出现类似病变。本型好发于老年人及女性。预后中等至差，5 年生存率为 55%，并倾向于向皮肤外组织播散。发生溃疡、原发于腿部或出现多发性皮损提示预后不良 [53,59,60]。

组织病理　PCLBCL-LT 表现为致密、单一的中等至大细胞弥漫性浸润，其核圆，核仁显著（免疫母细胞和中心母细胞）（图 31-15A，图 31-15B）。核分裂象常见，仅见稀疏的反应性小淋巴细胞。浸润范围累及真皮，破坏附属器结构，并通常蔓延至皮下组织。局部可出现亲表皮改变，可见 Pautrier 微脓肿。肿瘤细胞强阳性表达 IRF4/MUM1 和 BCL2，但不表达 CD10（图 31-16A ～ E）。大部分的病例表达 B 细胞生发中心分化标志物 BCL6 及 IgM（图 31-17）[54,55]，还常常出现 FoxP1 强阳性表达。Ki-67 增殖指数通常很高（大约 70%）[52]。CD30 可出现阳性表达，但如果形态学及免疫组化上符合本病，则对分类没有影响 [61]。

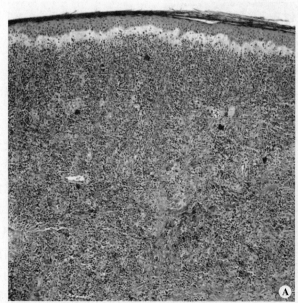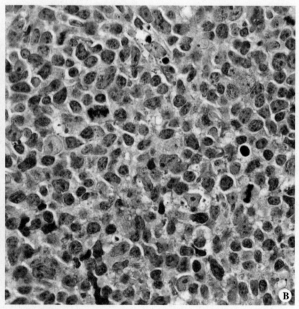

图 31-15　原发皮肤弥漫大 B 细胞淋巴瘤，腿型

A. 扫视下可见弥漫性浸润的淋巴样细胞侵犯真皮全层，但不累及其上方的表皮，形成无浸润带；B. 浸润的肿瘤组织由大细胞构成，其染色质开放，核仁清晰，核分裂象多见

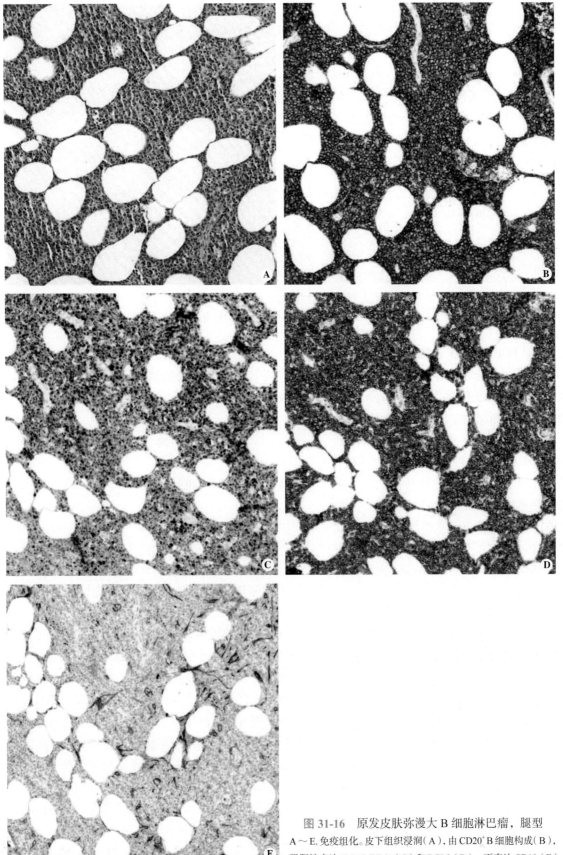

图 31-16　原发皮肤弥漫大 B 细胞淋巴瘤，腿型
A～E. 免疫组化。皮下组织浸润（A），由 CD20⁺ B 细胞构成（B），
强阳性表达 IRF4/MUM1（C）和 BCL2（D），不表达 CD10（E）

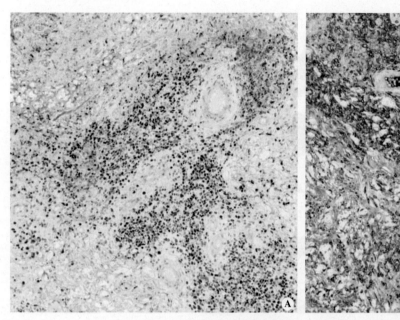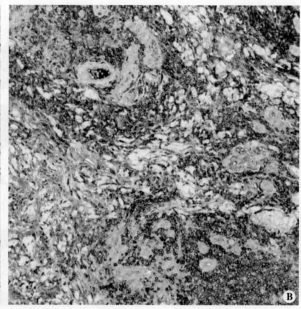

图 31-17 原发皮肤弥漫大 B 细胞淋巴瘤，腿型
A ～ B. 免疫组化显示强阳性表达 BCL6（A）和 IgM（B）

组织发生学 PCLBCL-LT 起源自生发中心后（活化的）B 细胞[62]。分子标记显示其与其他皮肤 B 细胞淋巴瘤具有显著差异[62-64]。此病未发现涉及 IGH 基因重排和 BCL2 的 t（14；18）核易位。其他的皮肤 B 细胞淋巴瘤在遗传学方面通常与其结内对应的病变不具有相关性，而 PCLBCL-LT 中细胞遗传学研究却显示其有多种核易位，并与系统性弥漫大 B 细胞淋巴瘤（DLBCL）类似：涉及 IGH 基因重排，MYC 及 BCL6 位点[31]，还可出现 MYD88 中 L265P 突变[65,66]。大约 75% 的病例中通过促进过甲基化导致 9p21.3/CDKN2A 失活，提示预后不佳[64,67,68]。

鉴别诊断 鉴别诊断包括 PCFCL、弥漫性或系统性 DLBCL 继发累及皮肤（表 31-3）。细胞形态学可以提供诊断线索（PCFCL 中细胞为有切迹的中等大小中心细胞，其核仁不显著，而 PCLBCL-LT 为大而圆形的中心母细胞，伴有显著的核仁）。偶尔，PCFCL 中也可以混合出现中心细胞和中心母细胞，甚至以中心母细胞为主，此时免疫组化检查对诊断至关重要。PCLBCL-LT 强阳性表达 BCL2、IRF4/MUM1 和 IgM，而弥漫性 PCFCL 中以上标志物均阴性。老年人 EB 病毒（EBV）阳性 DLBCL 可以累及皮肤，但其原位杂交可检测 EB 病毒编码的 RNA（EBER）阳性，而在 PCLBCL-LT 中则为阴性。

治疗原则 放射治疗、系统化疗和（或）应用利妥昔单抗是主要的治疗方法。如果老年人频繁发作，则需要个体化治疗。

（张 鞾 译，陶 娟 校，汪 旸 审）

成熟的 T/NK 细胞来源

蕈样肉芽肿

蕈样肉芽肿（mycosis fungoides，MF）是皮肤 T 细胞淋巴瘤原型，通常开始为缓慢进展皮炎样斑片和斑块，可进一步发展为结节或肿瘤。小部分患者最终发生系统播散[69]。MF 斑片 / 斑块期是由小至中等大小具有特征性脑回状核的肿瘤性 T 细胞浸润表皮和真皮浅层引起。更晚期是由细胞学上更具非典型性的 T 细胞累及真皮或皮肤外引起。因为早期 MF 与其他（主要是反应性）疾病形态学重叠，所以仅依靠组织学诊断具有挑战性，需要结合临床与病理诊断。采用国际皮肤淋巴瘤协会提出的经过验证的临床病理公式对早期可疑的 MF 的诊断可能有帮助[70,71]（表 31-4）。多次活检对诊断很有必要。MF 可出现或不出现 TCR 基因克隆性重排，一些反应性疾病也可以出现克隆性 TCR 基因重排，因此限制了该项辅助研究在早期疾病中应用。然而，在不同解剖部位或疾病发展不同时期出现相同克隆　则支持肿瘤性进程的诊断。

表 31-4　早期蕈样肉芽肿诊断公式	
标准	分数（诊断需要≥4分）
临床	
基本标准：持久性和（或）进展性斑片/薄斑块	基本 +1 项其他 =1 分
其他标准：非曝光部位；大小/形状多样；异色性皮肤	基本 +2 项其他 =2 分
组织病理	
基本标准：浅层淋巴细胞浸润	基本 +1 项其他 =1 分
其他标准：不伴有海绵水肿的亲表皮性；淋巴细胞非典型性	基本 +2 项其他 =2 分
分子	
发现 TCR 基因克隆性重排	1 分
免疫表型	
< 50% CD2+、CD3+ 和（或）CD5+ T 细胞；< 10% CD7+ T 细胞；局限于表皮的 T 细胞抗原丢失	1 分（符合 1 个或多个标准）

引自 Song SX，Willemze R，Swerdlow SH，et al. Mycosis fungoides：report of the 2011 Society forHematopathology/European Association forHaematopathology workshop. Am J ClinPathol 2013；139：466-490 和 Pimpinelli N，Olsen EA，Santucci M，et al. Defining early mycosis fungoides.J Am AcadDermatol 2005；53：1053-1063.

临床概要　MF 相对罕见，占非霍奇金淋巴瘤 1% 以下。然而，它是最常见的主要起源于皮肤的淋巴瘤，约占皮肤淋巴瘤 44%[72]。该病主要发生于成年人，男女比例约为 2：1，偶尔也可发生于儿童。MF 具有多种多样临床病理表现。典型皮损最初表现为大的、弓形或多环形红色鳞屑性斑片和斑块，一般对抗炎治疗抵抗（图 31-18A）。多种不同变异型将在下面描述。随着疾病进展，尽管仍然常存在斑片和斑块，但将出现更大斑块和结节甚至肿瘤，并常伴发溃疡（图 31-18B）。如果发生皮肤外播散，除了外周血受累外，淋巴结、脾、肝和肺均常受累。晚期淋巴结肿大必须与受累部位慢性引流引起的淋巴结增生（皮病性淋巴结病）鉴别。本病也可以出现红皮病样表现，但不是很常见。

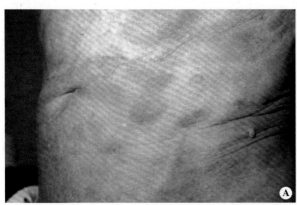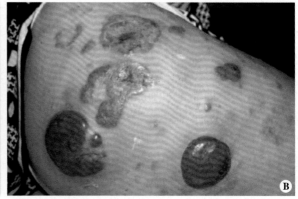

图 31-18　蕈样肉芽肿临床特点
A. 早期疾病为红色脱屑性斑片和斑块；B. 晚期疾病为斑块和结节

临床分期遵循 MF 特有标准，该标准也用于 Sézary 综合征（Sézary syndrome，SS）。该标准纳入皮肤、淋巴结和内脏部位及外周血的组织学、免疫表型和（或）分子参与证据[73]。患者并非不可避免经历所有分期。例如，在最近一项大型研究中发现 71% 患者为早期阶段，34% 的患者发生疾病进展[74]。对于那些进展患者，分期越高预后越差。ⅠA 期患者［局限的斑片、丘疹和（或）

斑块，累及＜10% 体表面积，合并或不合并低血液肿瘤负荷〕预期寿命与年龄匹配的健康对照相同。ⅠB 期患者（≥10% 体表面积）中位生存期为 10～12 年。肿瘤期或红皮病患者中位生存期为 4～5 年。皮肤外内脏受累患者中位生存期为 1～2 年[69,72,74-80]。不良预后指标包括乳酸脱氢酶水平升高、男性、高龄[74]及黑种人[81]。

组织病理 细胞学上，MF 恶性 T 细胞为小至中等大小具有特征性致密异染色质和精细锯齿（脑回状）形核的淋巴细胞（图 31-19A，图 31-19B）。这些亲表皮的肿瘤性 T 细胞主要或全部表现为脑回状核和明显核周空晕，但这些细胞与细胞因子激活的炎性 T 细胞难以区分。

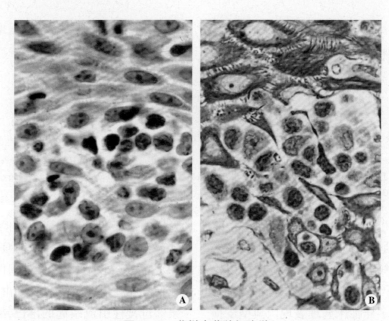

图 31-19 蕈样肉芽肿细胞学
A. 表皮层非典型淋巴细胞常规油镜组织学；B. 亲表皮恶性淋巴细胞 1μm 甲苯胺蓝染色切片表现出特征性折叠核轮廓

MF 临床表现（斑片、斑块或肿瘤期）与显微镜下特征性表现一致。MF 早期皮损表现为真皮乳头成片的、带状淋巴细胞浸润，常伴有粗纤维化(图 31-20A，图 31-20B)。真皮只有少量非典型 T 细胞，并且常常被许多小的（反应性）T 细胞及混杂的嗜酸性粒细胞、浆细胞和组织细胞的背景掩盖。这使早期 MF 诊断非常具有挑战性，实际上某些情况下不可能明确诊断。诊断 MF 的有用线索包括非典型淋巴细胞沿着表皮基底膜带线状排列（雀斑样痣样排列模式）（图 31-21A，图 31-21B）或者单一非典型淋巴细胞 Paget 样侵入表皮（亲表皮性）（图 31-21C）。MF 中淋巴细胞亲表皮不同于皮炎中淋巴细胞外渗，通常不伴有明显表皮海绵水肿或细胞毒性现象（基底细胞空泡化或凋亡）。相反，表皮表现"被动"，导致非典型淋巴细胞在角质细胞分离形成的腔隙内聚集。当然也存在例外。MF 中偶尔也可见到明显海绵水肿或界面皮炎。

聚集的亲表皮非典型淋巴细胞（Pautrier 微脓肿）（图 3-21D）在早期斑片期 MF 中不常见，但在斑块期 MF 中常见。这些表皮内聚集的恶性 T 细胞必须与类似的更大的朗格汉斯细胞聚集鉴别，它也常表现出不规则、锯齿状核特点。这些所谓朗格汉斯细胞微肉芽肿通常与皮炎有关（表 31-5）[14]。在斑块期，真皮内带状浸润比斑片期更密集，并且非典型性 T 细胞丰富。也可见到间质样模式。

疾病更晚期，淋巴细胞通常丧失亲表皮性。真皮浸润特征表现为细胞学非典型的 T 细胞呈结节状至弥漫性浸润，甚至可累及皮下组织（图 31-22A）。这些细胞仍可保留早期阶段小/中等大小（图 31-22B），或表现为向大的、高度非典型细胞转化（大细胞转化，large-cell transformation，LCT）（图 31-22C）。LCT 定义为具有明显核仁的大细胞，其占浸润细胞 25% 或更多，或者形成微结节[82]，并且出现在 > 50% 的肿瘤期皮损中[83]。LCT 与侵袭性生物学进程相关[84,85]，但也有人认为一部分病例可能表现为更惰性的生物学行为[86]。

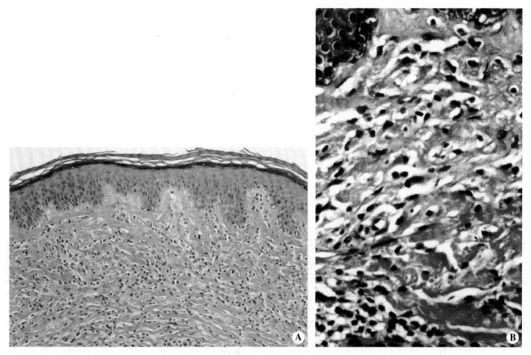

图 31-20　蕈样肉芽肿早期疾病组织学特征
A、B. 真皮乳头间质淋巴样细胞浸润伴粗纤维化

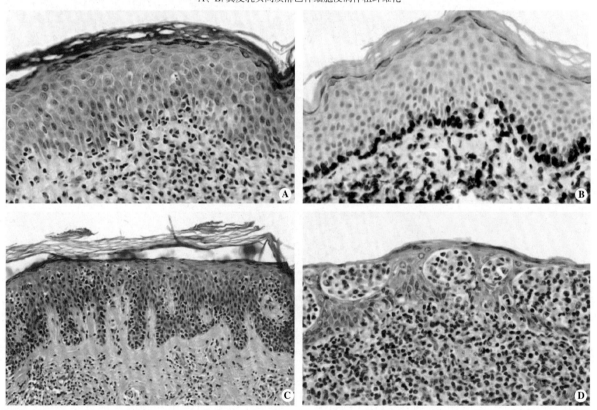

图 31-21　蕈样肉芽肿亲表皮结构模式
A. 真皮乳头间质浸润伴恶性淋巴细胞沿着真皮表皮交界处线状聚集；B. 相邻切片 CD4 染色突出这种早期亲表皮线状模式；C. 早期斑块期疾病伴非典型淋巴细胞进入被动表皮层的单细胞亲表皮性；D. 斑块期疾病特征表现为表皮内非典型淋巴细胞明显聚集（Pautrier 微脓肿）

表 31-5 蕈样肉芽肿和反应性皮炎鉴别点

	蕈样肉芽肿	反应性皮炎
浸润结构	早期 / 斑片期：片状；斑块期：苔藓样；肿瘤期：结节 / 弥漫	浅表深部血管周围（+/−）
浸润模式	伴 Pautrier 微脓肿的亲表皮性	伴朗格汉斯细胞微肉芽肿的细胞外渗
浸润成分	主要为非典型淋巴细胞	混合淋巴细胞、组织细胞、嗜酸性粒细胞、肥大细胞和浆细胞
表皮改变	银屑病样增生不伴有相关海绵水肿或凋亡的角质形成细胞	伴海绵水肿和凋亡角质形成细胞；慢性疾病可见银屑病样增生
真皮乳头改变	粗纤维化	如果长期 / 以前存在创伤可能出现纤维化
淋巴样细胞细胞学	小到中等大小；脑回状深染色核；核周空晕	小；圆形核
T 细胞免疫表型	CD2$^{+/-}$、CD3$^+$、CD4$^+$、CD5$^{+/-}$ 和 CD8$^-$，常丢失 CD7（CD8$^+$ 变异型不常见）	CD4$^+$ 和 CD8$^+$ 混杂
TCR 基因重排	单克隆性	多克隆性（罕见单克隆性）

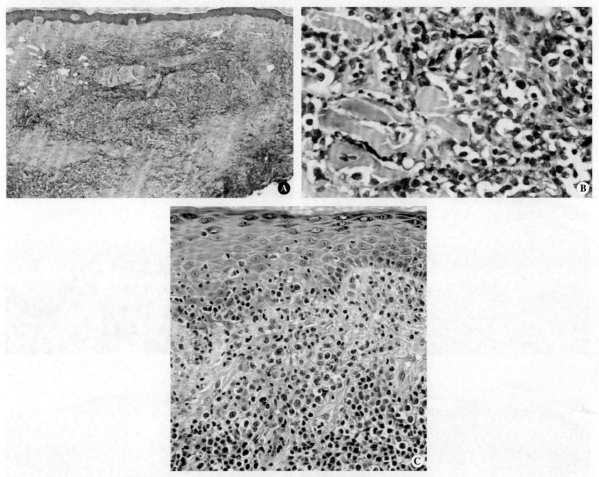

图 31-22 蕈样肉芽肿晚期

A. 真皮结节至弥漫性浸润，表皮和浅表真皮相对不受累；B. 一些病例，非典型淋巴细胞保留早期阶段小 / 中等大小；C. 其他一些病例，转化为大的高度非典型细胞（大细胞转化）

MF 细胞最常见免疫表型为 CD3$^+$、CD4$^+$、CD5$^+$、CD8$^-$ 的 αβ 辅助性 T 细胞（图 31-23A～F），但偶尔也出现 CD8$^+$αβ 免疫表型[87]。所有阶段皮损均可出现 CD7 表达缺失，但这个发现不能绝对地用于鉴别 MF 细胞和反应性 T 细胞[87]。皮损内 T 细胞 CD3、CD2 和（或）CD5 表达缺失支持肿瘤性浸润，但这个有意义的特征在早期阶段并不常见。早期阶段，由于真皮内混杂反应性 T 细胞浸润，从而非常有必要仔细评价表皮内细胞标记的表达（或缺失）。斑片 / 斑块期 MF 细胞毒性标记 [T 细胞内抗原（TIA-1）、穿孔素、颗粒酶 B] 阴性，但肿瘤期可出现部分表达[88]。大部分病例表达皮肤归巢抗原皮肤淋巴细胞相关抗原（cutaneous lymphocyte-associated antigen，CLA）。尽管真皮浸润淋巴细胞中偶尔有 CD30+ 细胞，但是构成恶性克隆的大部分细胞不表达。然而，晚期肿瘤期，尤其伴有 LCT，细胞可获得 CD30 表达（图 31-24A，图 31-24B）。认识到 CD30 表达不是 LCT 诊断的必要条件是很重要的，因为并非所有 LCT 病例均表达 CD30。

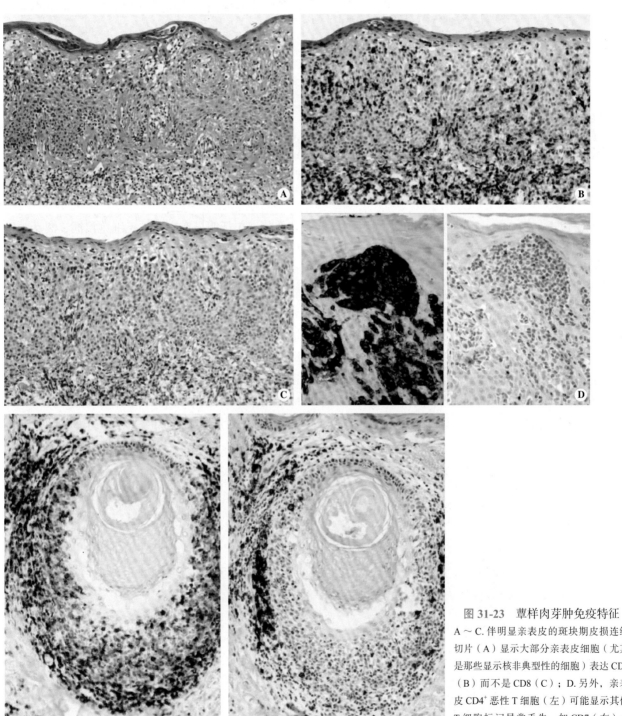

图 31-23　蕈样肉芽肿免疫特征
A ~ C. 伴明显亲表皮的斑块期皮损连续切片（A）显示大部分亲表皮细胞（尤其是那些显示核非典型性的细胞）表达 CD4（B）而不是 CD8（C）；D. 另外，亲表皮 CD4+ 恶性 T 细胞（左）可能显示其他 T 细胞标记异常丢失，如 CD7（右）；E、F. 亲毛囊性 T 细胞也有相似发现，T 细胞表达 CD4（E），而不是 CD8（F）

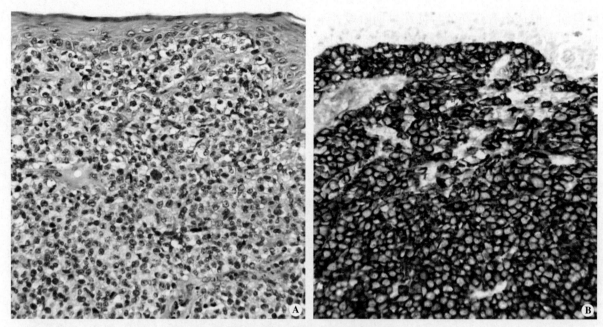

图 31-24　蕈样肉芽肿伴大细胞转化
A、B. 免疫组化发现大的肿瘤细胞（A）弥漫浸润可出现均一的 CD30 强表达（B）

　　除了以上经典 MF，还有一些 MF 临床病理变异型和亚型。2008 年 WHO 分类[1] 认可的临床重要变异型如下。

　　亲毛囊性蕈样肉芽肿（MF）　与经典 MF 相比，亲毛囊性 MF 诊断提示疾病预后差及进展风险增加[74,76]。亲毛囊性 MF 特征表现为非典型 T 细胞侵入毛囊伴轻度或无亲表皮性，因此当取材太表浅时，诊断可能被忽略。伴发的毛囊黏蛋白病通常但并非总是继发于角质形成细胞产生的细胞内黏液[89]。这些细胞最终退化，产生黏蛋白性脱发（图 31-25A～C）。

其他特点包括明显反应性淋巴细胞浸润、肉芽肿反应、丰富的嗜酸性粒细胞或浆细胞，或囊肿形成[90,91]。临床上除了斑片状脱发，亲毛囊性 MF 还可出现毛囊性丘疹和斑块或粉刺，并且可合并剧烈瘙痒。虽然面部、头部和日光暴露的四肢皮肤常常受累，但该病可累及身体任何部位。亲毛囊性 MF 肿瘤细胞浸润较深，可使对皮肤靶向治疗的反应降低。虽然没有正式包含在这类疾病中，累及汗腺的 MF（亲汗腺性 MF）也曾被报道，可以伴或不伴毛囊性皮损[91]。汗腺累及可能伴汗腺化生而非黏液变（图 31-25D）。

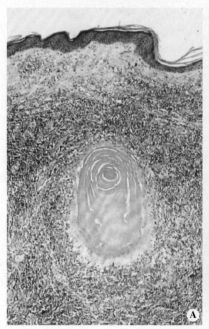

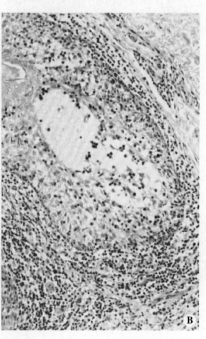

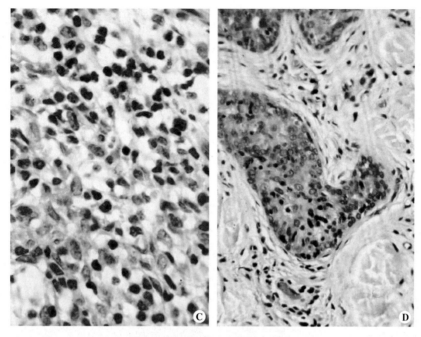

图 31-25　亲附属器蕈样肉芽肿

A. 浸润与结构变形和毛囊结构破坏有关；B. 毛囊黏蛋白病特征在于浅蓝色黏蛋白池；C. 在黏蛋白背景下的非典型 T 细胞；D. 非典型淋巴细胞累及小汗腺，与汗管鳞状化生有关

局限性 Paget 样网状细胞增生症（Woringer-Kolopp 病）　局限性 Paget 样网状细胞增生症（Woringer-Kolopp 病）是一种罕见的 MF 变异型，其特征性表现为具有丰富透明胞质的中等至大的恶性 T 细胞表皮内浸润。它常表现为肢端孤立性皮损，其伴发的表皮棘层肥厚和角化过度导致临床上看起来像鳞状上皮增生性疾病如寻常疣或湿疹。恶性 T 细胞 Paget 样生长模式可能是黏附分子强表达所致，尤其是 CLA 和 αEβ7，它们分别促进与内皮细胞和角质形成细胞的相互作用[92]。肿瘤性 T 细胞表达 CD4+ 或 CD8+，也可表达 CD30[93]。组织病理学上，由于明显亲表皮性，Paget 样网状细胞增生症能够类似浅表扩散性黑素瘤、Paget 样原位鳞状细胞癌或乳房外 Paget 病。然而，根据细胞形态学和免疫表型特点很容易做出诊断。局限性 Paget 样网状细胞增生症预后非常好。早前描述的泛发型 Paget 样细胞增生症病例（Ketron-Goodman 病）通常并不属于这一类疾病，而大部分为侵袭性 CD8+ T 细胞淋巴瘤。

肉芽肿性皮肤松弛症（granulomatous slack skin，GSS）　这种罕见亚型的特征是真皮淋巴瘤成分伴发弹性纤维溶解性肉芽肿，它们通常很密集并可延伸至皮下组织（图 31-26A，图 31-26B）。临床上，间擦部位易受累。由于弹性纤维缺失，皮肤皱褶增加及弹性纤维减少，并逐渐发展。组织病理上，非典型淋巴细胞浸润与组织细胞和多核巨细胞（图 31-26C）形成的非干酪坏死性真皮肉芽肿密切伴发。多核巨细胞内含有吞噬的弹性纤维（弹性纤维吞噬现象）或淋巴细胞（淋巴细胞吞噬现象）[94]。在病变皮损处，弹性纤维明显减少（图 31-26D）。GSS 临床呈惰性过程，并可与早先的 MF 或 CHL 伴发。

除外上述列出的那些，MF 其他变异型也有描述。尽管组织学特点可将其分为不同类型，但这些变异型与经典 MF 具有相似临床过程和预后，因此预后不具有统计学差异。尽管如此，由于其临床和组织病理学类似于反应性皮炎，诊断这些变异型很有挑战性，并且也有必要熟悉他们临床和组织病理学表现[95]。下面描述这些变异型。

黑棘皮病样（增殖/乳头瘤样）蕈样肉芽肿　顾名思义，临床皮损通常类似黑棘皮病或脂溢性角化病，并且易累及身体屈侧部位（腋窝和腹股沟）、颈部、乳头和乳晕[96,97]。组织病理学同时具有脂溢性角化病和典型 MF 特点（如亲表皮性非典型淋巴细胞带状浸润、细长互相连接的表皮突和假性角囊肿）。

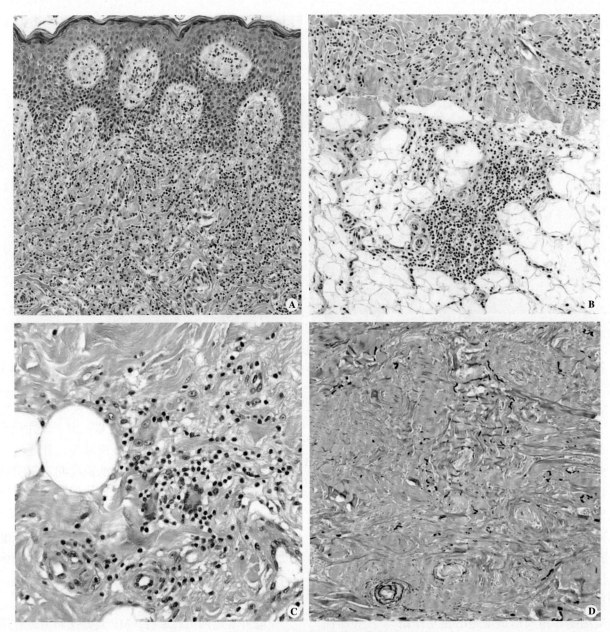

图 31-26　肉芽肿性皮肤松弛症

A、B.真皮淋巴细胞浸润（A）扩展到皮下组织（B）；C.大的多核巨细胞在淋巴细胞和组织细胞之间混杂；D.弹性纤维染色显示弹性纤维明显减少

大疱（水疱）性蕈样肉芽肿　临床上大疱性 MF 表现为正常皮肤或在 MF 典型斑块和肿瘤上发生水疱[98-101]。该变异型可能与预后有重要联系。例如，在一项研究中，近 50% 患者在水疱发生后 1 年内死亡[99]。除了典型 MF 常见组织学特征外，还可见发生在不同平面的相关裂隙（角层下、表皮内和表皮下）。虽然水疱形成确切机制还不清楚，但推测角层下和表皮内分离来自于 Pautrier 微脓肿融合，表皮下水疱可能继发于淋巴瘤细胞产生的细胞因子引起角质形成细胞与基底膜带黏附性减

少[102]。与自身免疫性大疱病不同，大疱性 MF 免疫荧光均为阴性。

肉芽肿性蕈样肉芽肿　临床上肉芽肿性 MF 与经典 MF 不能区分，皮损表现为丘疹、斑块和肿瘤[103]。肉芽肿性 MF 组织病理学特征表现为经典 MF 伴各种肉芽肿性炎症，如间质样、结核样/结节病样，或让人想到环状肉芽肿和（或）类脂质渐进性坏死的栅栏状肉芽肿样[104-106]。可见多核巨细胞，通常为异物巨细胞（也有朗汉斯细胞和 Touton 巨细胞）（图 31-27A～C）伴或不伴局部

弹性纤维吞噬现象^[103,107,108]。微生物特殊染色有助于排除经典 MF 患者伴发感染。临床上肉芽肿性

MF 缺乏悬垂状皮损，从而与 GSS 鉴别。吞噬淋巴细胞和吞噬弹性纤维现象不如 GSS 常见^[109]。

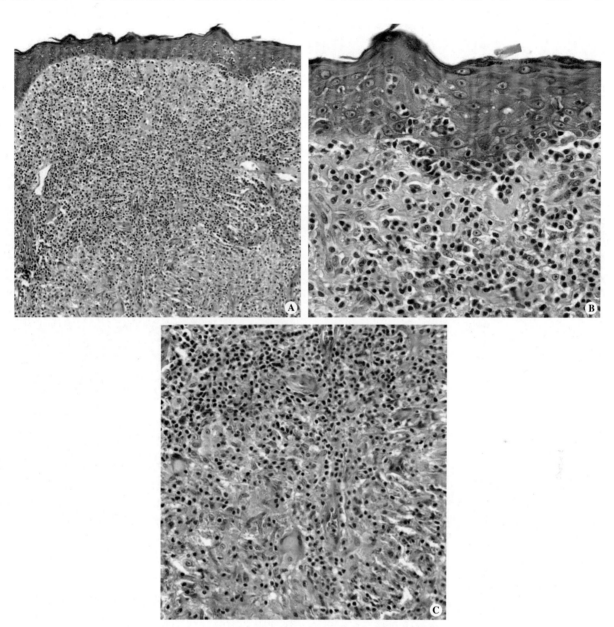

图 31-27 肉芽肿性蕈样肉芽肿

A ~ C.该变异型患者活组织检查高倍镜视图显示非典型 T 细胞亲表皮性及浸润中混杂的多灶性巨细胞

色素沉着型蕈样肉芽肿 这是一种罕见变异型，临床特征为弥漫性斑片状色素沉着^[110]。组织病理上，在经典 MF 特点上通常可见表皮突明显延长伴基底层色素增多和真皮内噬色素细胞。超微结构研究发现肿瘤细胞、角质形成细胞、朗格汉斯细胞和巨噬细胞内存在巨大黑素颗粒。

色素减退型蕈样肉芽肿 这种变异型主要见

于深肤色年轻患者^[111,112]。皮损无症状或轻微瘙痒。色素减退性斑片可伴或不伴经典 MF 斑片和斑块。导致色素减退的潜在机制仍存在争议。一些研究发现非特异性细胞损伤导致黑素细胞退行性变，而其他研究发现其是受损黑素小体转移至角质形成细胞所致。除了明显色素缺失（图 31-28），组织病理上色素减退型 MF 不能与经典 MF 鉴别。虽然色素减退型 MF 中常见 CD8⁺ 表型，但这两个

变异型临床过程及预后相似[113]。虽然有人认为某些组织学特征能够鉴别色素减退型 MF 和白癜风，但是这两种疾病鉴别困难，只能通过长期临床随访来鉴别[114]。

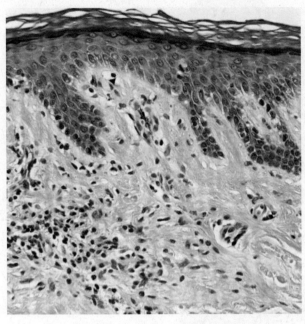

图 31-28　色素减退型蕈样肉芽肿
该变异型特征显示真皮色素失禁及存在非典型 T 细胞浸润（本例不明显）

鱼鳞病型蕈样肉芽肿　鱼鳞病型 MF 是 MF 另外一种罕见变异型，皮损为鱼鳞病样，皮损瘙痒，并常伴表皮剥脱，可伴粉刺样区域和（或）毛囊角化性丘疹。显微镜下，鱼鳞病样皮损表现为 MF 典型特点，并伴致密角化过度和颗粒层增厚，而毛囊性丘疹表现为毛囊囊性扩张伴毛囊角质栓和亲毛囊非典型淋巴细胞[115]。

掌跖蕈样肉芽肿　这个变异型定义为 MF 皮损局限于、主要累及或最初发生于掌跖[116]。皮损可表现为环状色素沉着性斑片和斑块[117]、水疱、脓疱[118,119]、角化过度 / 疣状斑块[120,121]、银屑病样斑块、溃疡[122] 和甲营养不良。不管伴发的各种继发性表皮变化如何使临床鉴别和组织病理解释复杂化，经典 MF 组织病理学表现存在和 *TCR* 基因克隆性重排将有助于正确诊断。

血管萎缩性皮肤异色症　这可能是 MF 皮损一种反应模式，而不是 T 细胞淋巴瘤同义词，它也可见于其他疾病。早期皮损可能包括网状排列的大斑块或小丘疹。皮损表现为红斑、轻度脱屑、表皮变薄、斑驳的色素减退和色素沉着及毛细血

管扩张。临床皮损类似放射性皮炎。组织病理学显示表皮萎缩，非典型淋巴细胞浸润表皮，真皮乳头淋巴细胞、组织细胞和嗜黑素细胞带状浸润，真皮浅层血管扩张（图 31-29）。发现非典型淋巴细胞（可能由 MF 特征性免疫表型和分子方面支持）有助于这种罕见变异型和获得性皮肤异色症的其他原因鉴别，包括皮肌炎和红斑狼疮。

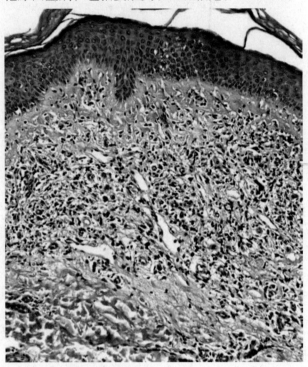

图 31-29　血管萎缩性皮肤异色症
该反应模式可以在 MF 中发生，特征为表皮萎缩，非典型淋巴细胞表皮浸润，淋巴细胞、组织细胞和真皮乳头黑素细胞变化多样的带状浸润

脓疱型蕈样肉芽肿　脓疱型 MF 表现为脓疱样皮疹，可局限于掌跖部位（掌跖 MF）或泛发全身。组织病理特征表现为非典型淋巴细胞伴中性粒细胞和嗜酸性粒细胞表皮内聚集[123]。淋巴瘤细胞产生高水平白介素 -8 参与脓疱皮损形成[124]。

疣状（角化过度）型蕈样肉芽肿　典型皮损表现为下肢、面部和躯干角化过度 / 疣状皮损[125]，可伴或不伴 MF 典型斑片和斑块。组织病理特征是在表皮增生伴角化过度背景下合并 MF 典型特征[126,127]。

组织发生学　推测 MF 起源细胞是表达皮肤归巢分子 CLA 记忆性 T 细胞。研究未能发现淋巴细胞形成单一遗传通路，表明该疾病是遗传异质性的。例如，一项大规模肿瘤期 MF mRNA 基因表达数据 Meta 分析显示，与正常或炎性皮肤相比，

MF 中 718 个基因表达在统计学上显著升高[128]。许多通路参与疾病发病机制，包括参与凋亡、细胞周期进程和基因转录调节通路。

　　鉴别诊断　经典亲表皮性 MF 的主要鉴别诊断包括反应性 T 细胞浸润伴细胞外渗或异常真皮乳头归巢模式（表 31-5）。真正的皮炎可能出现淋巴细胞外渗和朗格汉斯细胞微肉芽肿形成。朗格汉斯细胞微肉芽肿表面上可能类似 Pautrier 微脓肿，然而，其一般伴有海绵水肿或细胞毒性表皮损伤证据，并且免疫组化 CD1a 阳性[129]。亲附属器皮损必须与主要以毛囊和汗腺为中心的皮炎鉴别。单一非典型亲上皮淋巴细胞及免疫组化以CD4[+] 表达为主的浸润有助于鉴别。需要仔细结合临床病史来排除继发于免疫失调的药疹可能，因为其在形态学、免疫表型甚至基因型上很难与 MF鉴别。停止服用相关药物后皮疹消失或多灶性皮损缺乏 *TCR* 基因克隆性重排关联也有助于鉴别。MF 其他常见组织学相似者包括持久性节肢动物叮咬反应、二期梅毒、疥疮结节、光线性类网状组织细胞增生症、真菌感染、早期炎症阶段硬化性苔藓、线状苔藓、苔藓样角化病、色素性紫癜性皮病、结缔组织病、白癜风炎症期和退行性黑素瘤[130]。

　　MF 在非常早期可能存在着一个异常增生的肿瘤进展阶段。这些皮损可能满足一些但不是所有斑片期 MF 的特点。笔者通常认为这样的皮损可能符合进展性 T 细胞发育异常，建议密切随访和间隔活检以评估疾病进展。晚期 MF 表皮累及轻微或缺失，其细胞学特征可能更具非典型性，因此必须与 B 细胞淋巴瘤累及皮肤尤其是富 T 细胞亚型相鉴别。

　　MF 和原发皮肤 CD30[+] 淋巴细胞增殖性疾病[包括淋巴瘤样丘疹病（LyP）或原发性皮肤间变性大细胞淋巴瘤（cALCL）]的鉴别存在困难。纯组织学角度看，B 型 LyP 模拟了 MF 中小淋巴细胞带状浸润和亲表皮性。D 型 LyP 表现出明显亲表皮性，其形态学上与局限性 Paget 样网状细胞增生症相似。MF 伴 LCT 和 cALCL 均可见大的间变性 CD30[+] 细胞。结合临床病史对诊断至关重要，这一点再怎么强调都不过分。最近在近 1/4 cALCL病例中发现 6p25.3 *IRF4/DUSP22* 重排，而在 MF大细胞转化中罕见[131,132]。

　　治疗原则　尽管许多 MF 患者呈惰性过程，但通常认为 MF 不可治愈。应根据疾病分期选择治疗方案。早期皮损治疗包括局部制剂（皮质类固醇激素、化疗药物、贝沙罗汀）、光疗（PUVA或 UVB 照射）、系统性贝沙罗汀和（或）放射治疗。更晚期 MF（高阶段或转化）或对治疗无反应的早期 MF 需要其他治疗，如系统化疗、体外光化学疗法、α 干扰素和（或）免疫制剂。对于侵袭性 MF 也可以考虑同种异体造血干细胞移植[133]。

（王小坡　孙建方　译，陶　娟　校，汪　旸　审）

Sézary 综合征

　　Sézary 综合征（SS）是一种罕见的以泛发性皮肤红斑鳞屑(红皮病)、淋巴结病及皮肤、淋巴结、外周血中存在单克隆相关的恶性 T 细胞三种改变为典型特征的侵袭性疾病。然而，近期有关 MF和 SS 的国际共识中为 SS 提出了新的诊断标准，这一标准特别指出不再将淋巴结病作为诊断的必要条件，具体标准如下：①皮肤红斑总面积达到或超过体表面积的 80%；②外周血中存在单克隆性 T 细胞；③血中高肿瘤负荷，即 Sézary 细胞绝对计数至少为 1000 个 /μl，或 CD4/CD8 比例大于或等于 10 : 1，或血中 CD4[+] 的异型细胞达到一定比例（CD4[+]CD7[-] 细胞 ≥ 40% 或 CD4[+]CD26[-] 细胞 ≥ 30%）[73,134]。MF 和 SS 是两种不同的疾病，推测两者具有不同的细胞来源[135]和细胞遗传学改变[136]。Sézary 综合征限于先前没有 MF 皮损的病例。

　　临床概要　患者通常表现为弥漫性皮肤红斑和淋巴结病，此外可能伴有瘙痒、脱发、甲营养不良、眼部病变、掌跖角化过度。恶性 T 淋巴细胞除了累及淋巴结、皮肤和血液外，疾病晚期也可侵犯内脏，但骨髓通常不受累[137]。本病预后差，中位生存期只有 2 ~ 4 年[2]。值得注意的是，已确诊 MF 的患者发生红皮病时应考虑为红皮病性 MF，而不是 SS，虽然两者均归类于红皮病性CTCL[138]。

　　组织病理　受累皮肤的组织病理学改变与斑片或斑块期 MF 类似，但浸润的肿瘤细胞常常稀疏，亲表皮性不明显（图 31-30A）。与 MF 一样，恶性 T 细胞通常是 CD4[+] T 细胞，CD7 表达缺失。常见其他的 T 细胞表型异常，通常是 T 细胞标记缺失，如 CD2、CD3、CD5 阴性，CD8$^+$ 亚型罕见。一项研究表明，滤泡辅助性 T 细胞标志物程序性死亡蛋白 -1（PD-1）在 SS 和 MF 中表达存在差异，标记结果显示 27 例 SS 中 24 例 PD-1 细胞阳性率超过 50%，而 60 例 MF 中仅有 8 例[139]。受累淋巴结特征为异型淋巴细胞浸润，原有淋巴结结构破坏。

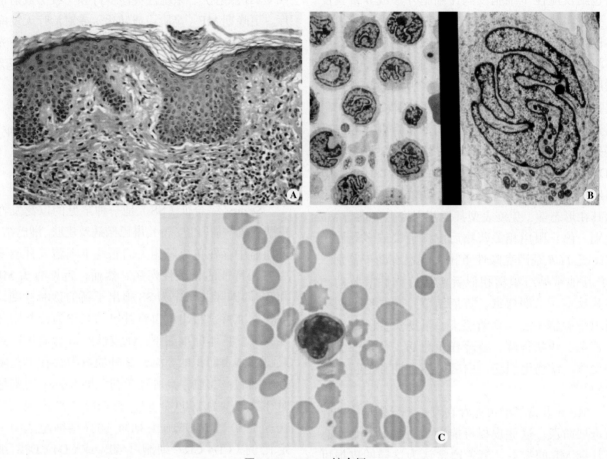

图 31-30　Sézary 综合征

A. 真皮乳头可见带状淋巴样细胞浸润，少数细胞亲表皮；B. 外周血白细胞超微检查可见大量 Sézary 细胞；C. 外周血瑞氏染色高倍镜下可见异型淋巴细胞具有分叶状或脑回状核

外周血可见脑回状核的异型淋巴细胞，组织学上称为 Lutzner 细胞和大 Sézary 细胞（图 31-30B，图 31-30C）。然而在有些正常人或炎症性皮肤病患者的外周血中也可能找到脑回状核的异型淋巴细胞，在某些健康老年人或自身免疫性疾病患者的外周血中也可能检测到单克隆性 T 细胞群，因此单是外周血中细胞的形态学特征或单克隆性不足以诊断 SS[138,140-142]。同时发现血液中存在免疫表型异常的 T 细胞群（如上所述）和在血液与皮肤中证实存在相同的 T 细胞克隆才能有助于诊断。

组织发生学　认为肿瘤细胞起源于中心型记忆性 T 细胞，此细胞表达促进淋巴结归巢和外周血液循环的表面标记[135]，但是潜在病因不明。

鉴别诊断　SS 需要与其他可能引起红皮病的皮肤病鉴别，如特应性皮炎、脂溢性皮炎、毛发红糠疹、银屑病及药物反应。仅根据组织学形态不容易鉴别，因为 SS 受累皮肤的组织病理学改变可能是很轻微的，当伴有其他特征如外周血累及，则支持 SS 的诊断。SS 与红皮病性 MF 鉴别需要临床与病理相结合。成人 T 细胞白血病 / 淋巴瘤（ATLL）患者也有循环的异型 T 细胞，也可能伴有皮疹，但是循环中淋巴细胞的细胞核往往是分叶的（花瓣状）而不是脑回状，皮损表现为多发性结节而不是弥漫性红斑。

治疗原则　红皮病性 CTCL 的治疗与进展期

MF 类似，但是体外光化学疗法对红皮病性 CTCL 的疗效优于 MF[143-145]。

原发性皮肤 CD30+ 淋巴增生性疾病

原发性皮肤 CD30+ 淋巴增生性疾病是以细胞表达 CD30，临床表现惰性为特征的一组疾病谱系，包括淋巴瘤样丘疹病（LyP）和原发性皮肤间变性大细胞淋巴瘤（cALCL）[146]。如果病变在最初诊断时不能归于这两类疾病之一，则考虑为中间界限类型[1]。仅依据组织学改变来明确诊断具有一定难度，需要与临床紧密结合。

淋巴瘤样丘疹病

临床概要　淋巴瘤样丘疹病（LyP）典型皮损为躯干、四肢泛发红棕色丘疹和结节，数周或数月可自然消退（图 31-31），遗留浅瘢痕[147]。丘疹或结节直径通常 < 1cm，可发生溃疡。皮损在同一时间通常处在不同的发展阶段，因此临床表现多种多样。病程缓慢，可持续数月到数年。LyP 多发生于中年人［男女发病率为（2 ～ 3）：1］，儿童也可发生。5% ～ 10% 的病例有局部引流淋巴结的受累[148]。高达 20% 的病例伴发其他淋巴增生性疾病，如 CHL、cALCL、系统性 ALCL 或 MF[148-152]。尽管 LyP 的皮损中常检测到单克隆性增生，但是在临床上不将其视为一种恶性疾病。

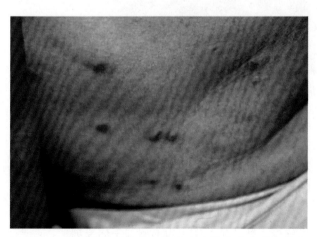

图 31-31　淋巴瘤样丘疹病：临床上皮损为多发的红棕色丘疹和结节

组织病理　LyP 的组织病理学特征为皮肤中有大而异型的 CD30+ 淋巴细胞浸润，细胞通常具有免疫母细胞或间变大细胞的形态。本病具有多种组织学模式，而且可以同时出现在同一患者。LyP A 型为经典型，表现为真皮浅层至中下层的楔形浸润（图 31-32A）。浸润细胞由炎性细胞构成，如小淋巴细胞、组织细胞、中性粒细胞和嗜酸性粒细胞，其间混有散在或簇状分布的异型大淋巴细胞，有些细胞可呈 R-S 样（图 31-32B ～ D）。B 型类似 MF，表现为真皮乳头层小或中等大小脑回状核细胞呈带状浸润，部分有亲表皮性。C 型由单一的大细胞组成，无明显炎性细胞浸润，组织学表现类似 cALCL，但其临床表现为 LyP，因此其可作为 LyP 的一个亚型。D 型特征为类似 Paget 样网状细胞增生症，具有明显亲表皮性，表达原发性皮肤侵袭性亲表皮 CD8+ 细胞毒性 T 细胞淋巴瘤的细胞毒性免疫表型［CD8+、TCR βF1+、TIA-1+ 和（或）颗粒酶 B+][153-155]。然而其细胞均匀地高表达 CD30，结合临床特征支持 LyP 诊断[6]。近来，提出 E 型，其为亲血管性类型，特征是由于小或中等大小异型淋巴细胞呈血管中心性浸润和血管破坏，从而导致溃疡坏死性病变，异型淋巴细胞常表达 CD8[156,157]。总的来说，本病 CD30+ 异型细胞表达 CD4，可不同程度丢失 CD2、CD3 或 CD5。CD8+ 的病例罕见，主要见于小儿或者 D 型、E 型患者。CD30+ 细胞可表达细胞毒性分子如颗粒酶 B 和 TIA-1[158]。在 B 型 LyP 中，小或中等大小异型淋巴细胞可表达或不表达 CD30。

组织发生学　目前认为细胞起源于皮肤归巢 T 细胞。至今仍未发现 LyP 存在再现性基因异常，而且也未发现能够将组织病理学的 A 型至 E 型区别开的染色体异常。有一个小样本的报道发现，在老年患者中某些能自发缓解的局部皮损存在 6p25.3 上 IRF4-DUSP22 基因的重排[159]。这些病例完全符合 LyP 中的 CD30 强阳性表达和自发缓解的临床病程，但是不能归类于上述 5 种组织学类型。以往发现，6p25.3 重排是 cALCL 特异的但非敏感性指标，存在于近 25% 的病例中[6,131,132,160]。因此，LyP 和 cALCL 中均出现这一重排更加证明了惰性的原发性皮肤 CD30+ 淋巴增生性疾病是一组相关的疾病谱系。研究表明，LyP 的自发缓解可能继发于细胞凋亡增强[161-164]。约 60% 的 LyP 中检测到 TCR 基因重排[152]。

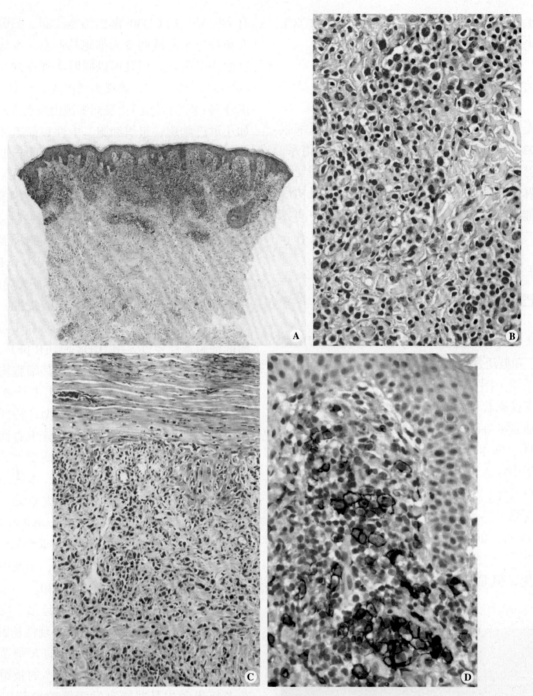

图 31-32　淋巴瘤样丘疹病

A. 低倍镜下见真皮浅层至中层细胞局灶性浸润，围绕血管形成楔形分布；B. 真皮内见异型程度不一的淋巴样细胞；C. 表皮内浸润伴痂屑内异形淋巴细胞和中性粒细胞浸润；D. 真皮浅层较多的 CD30⁺ 细胞浸润

　　鉴别诊断　要想将不同类型的 LyP 与组织学形态上类似的其他疾病及 CD30⁺ 细胞转换的 MF 相鉴别，必须与临床紧密联系。有趣的是，偶有报道有些病例同时发生 MF 和原发性皮肤 CD30⁺ 淋巴增生性疾病[148,150,165]，两者同时发生患者的预后可能好于只发生 MF 的病例[74]。另一个需要鉴别的疾病是急性痘疮样苔藓样糠疹（PLEVA），这一疾

病临床表现为丘疹坏死性皮损，当病变中具有较多 CD30⁺ 细胞时鉴别十分困难[166]。其他反应性、自愈性疾病如昆虫叮咬、药疹、病毒感染（如单纯疱疹病毒 1 和 2 型感染）也需要与本病鉴别[167-169]。

　　治疗原则　LyP 可以不需要治疗，尤其是皮损局限的病例。具有播散性或破坏性皮损的患者可给予光疗或小剂量甲氨蝶呤[146]。系统性化疗只能

产生短期效果，不推荐用于本病。因为 LyP 与其他淋巴增生性疾病如 MF 具有相关性，建议进行长期临床随访。

原发性皮肤间变性大细胞淋巴瘤

临床概要　原发性皮肤间变性大细胞淋巴瘤（cALCL）皮损表现为局部单发或多发，生长迅速，常伴溃疡的红棕色结节，有时为丘疹[72,148]。皮损未经治疗可出现部分消退，但像 LyP 的自发性完全消退不常见。多部位发生皮损不常见，并且可能与治疗后复发有关。然而，cALCL 预后较好，5 年生存率超过 90%[170-172]。本病可累及局部引流淋巴结，但不影响预后[148]。近 10% 的患者发生皮肤外播散，而且常见于多发性皮损的患者[173]。

组织病理　真皮中大的间变性细胞呈结节状或弥漫性浸润，偶尔累及皮下组织（图 31-33 A，图 31-33B）。组织学形态上，本病与系统性 ALCL 继发皮肤受累的表现类似，但是 R-S 样细胞和明显多形的多核巨细胞在后者更多见。浸润细胞大部分为大的异型细胞，可见继发的炎性背景，偶尔嗜酸性粒细胞浸润可以很明显。也可见坏死和（或）侵袭血管。病变中常见明显的表皮增生，甚至呈角化棘皮瘤样，并见异型细胞侵入表皮，常形成溃疡。依据本病的定义，75% 的浸润细胞 CD30 阳性（图 31-33C）。肿瘤细胞通常 CD4 阳性，而且常表达细胞毒颗粒蛋白（颗粒酶 B 和 TIA-1）[158,174]。异常的 T 细胞表型可表现为 CD2、CD3、CD5 或 CD7 缺失，甚至细胞表达 CD8 而不表达 CD4。EMA 和 ALK1 均阴性。

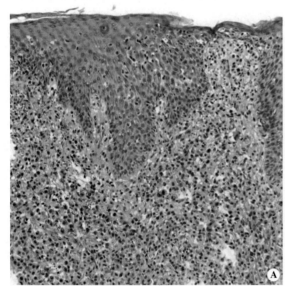

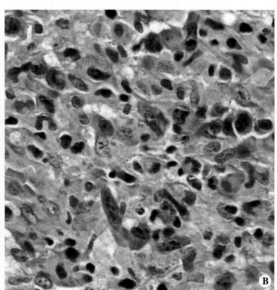

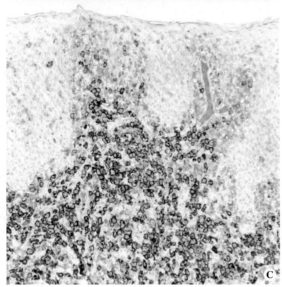

图 31-33　原发性皮肤间变性大细胞淋巴瘤
A. 大的异型淋巴细胞浸润，伴早期表皮糜烂；B. 高倍镜下见大的间变淋巴细胞；C. 异型淋巴细胞 CD30 强阳性表达

组织发生学　目前认为所有类型的原发性皮肤 CD30⁺ 淋巴增生性疾病都起源于活化的皮肤归巢 T 细胞。大多数 cALCL 病例存在 *TCR* 基因的单克隆性重排。与系统性 ALCL 的病例比较，本病检测不到 *ALK*（间变性淋巴瘤激酶）基因的易位[175]。染色体 6p25.3 的重排是 cALCL 中一项特异的但非敏感性指标，发生于约 25% 的病例中[6,131,132,160]。这一位点的重排也出现在外周 T 细胞淋巴瘤[160]，近期也在一部分 LyP 中发现[159]。

鉴别诊断　通常，在具有间变细胞形态的皮肤 CD30⁺ T 细胞淋巴瘤中出现 ALK1 表达支持 ALK⁺ 系统性 ALCL 继发性皮肤受累的诊断。但是，极少数 CD30⁺ 皮肤肿瘤中出现免疫组化 ALK1 表达和（或）存在 *ALK* 基因易位，甚至长期随访未发现系统疾病[6,176-178]。但这只是例外，在对 CD30⁺ 和 ALK1⁺ 皮肤肿瘤患者进行分期时仍要慎重。同样，cALCL 要与其他预后不良的 CD30⁺ 肿瘤鉴别，如 ALK1⁻ 系统性 ALCL 继发性皮肤受累、MF 大细胞转化及其他可能表达 CD30 的高级别大细胞淋巴瘤，包括肿瘤的分期在内都需要与临床紧密联系。cALCL 可累及区域引流淋巴结，此时通过组织学形态与 CHL 淋巴结受累难以区别[179]。因此，在单个淋巴结中检测到 CD30⁺ 间变性大细胞时要对皮肤进行详细检查以评估是否存在 cALCL。

治疗原则　局部皮损可以外科手术切除或采取放射治疗，但是多部位皮损可能需要系统化疗。

皮下脂膜炎样 T 细胞淋巴瘤

皮下脂膜炎样 T 细胞淋巴瘤（SPTCL）是一种少见的淋巴瘤，主要浸润皮下脂肪组织，T 细胞为 αβ 表型，本病少数情况下与嗜血综合征有关[180]。

临床概要　SPTCL 男女发病率相当，多发生于成人，也有儿童病例报道[181]。患者通常表现为单发或多发大小不一的深在的红斑性皮下结节，常累及四肢和（或）躯干。溃疡不常见，皮肤外受累罕见。约 60% 的患者伴有系统性症状，如发热、乏力和体重下降。少数患者，约 20% 可出现嗜血综合征。本病病程较长，呈惰性，5 年生存率为 82%。尤其是不伴嗜血综合征患者的总生存率达 91%，但出现嗜血综合征的患者总生存率仅有 46%[180]。

组织病理　皮下组织包括脂肪小叶和间隔中弥漫性数量不等的细胞浸润（图 31-34A），而上方的表皮及真皮不受累。因此，当临床怀疑本病时需要取较大的活检标本或进行手术切除以评估受累情况。浸润细胞由小到中等大小、可见胞质的淋巴细胞组成，夹杂少数核深染的大细胞。早期病变活检时可能由于细胞异型的不明显，所见没有特异性。细胞围绕单个脂肪细胞呈环状排列是本病的一个特征，但非特异性（图 31-34B）。也可注意到脂肪坏死、核碎裂及反应性组织细胞浸润。有时可见血管损伤、坏死及核尘。尽管可见到非肿瘤性的小淋巴细胞，但是浆细胞和嗜酸性粒细胞不常见。肿瘤细胞表达成熟的 CD3⁺CD4⁻CD8⁺ T 细胞表型。CD30 和 CD56 阴性。EBER 原位杂交通常阴性。细胞表达 αβ T 细胞表型，怀疑 SPTCL 时需要应用 TCRβF1 和 γ 链恒定区的抗体标记来明确细胞表型。

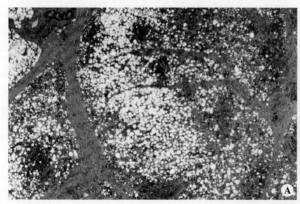
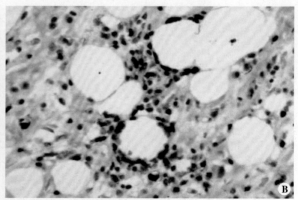

图 31-34　皮下脂膜炎样 T 细胞淋巴瘤
A. 皮下脂肪小叶及间隔性浸润模式；B.TIA-1 免疫组化显示阳性细胞特征性围绕单个脂肪细胞呈环状排列

组织发生学　和细胞毒性 T 细胞的来源假说相一致，肿瘤细胞也表达颗粒酶 B、穿孔素及 TIA-1。*TCR* 基因重排为单克隆性。但是嗜血综合征和 SPTCL 的相关机制尚未明确。

鉴别诊断　SPTCL 需要与良性脂膜炎进行鉴别，如狼疮性脂膜炎。组织病理出现浆细胞和淋巴滤泡样结构伴有生发中心及 *TCR* 基因重排非单克隆性支持后者诊断。结外 NK/T 细胞淋巴瘤，鼻型（ENKTCL）通常累及真皮及皮下组织，但它存在 CD56 阳性、EBER 原位杂交阳性表达，而且通常没有 *TCR* 基因重排。检测到 γδ T 细胞表型可排除 SPTCL，最可能的诊断是原发性皮肤 γδ T 细胞淋巴瘤，可表达或不表达 CD8，CD56 阳性，预后较差[180,182]。

治疗原则　目前 SPTCL 的治疗尚未达成共识。根据疾病的严重程度，包括是否出现嗜血综合征，选择治疗方案，可能的治疗包括系统应用糖皮质激素或其他免疫抑制剂（如环孢素）；单发皮损可以采取放射治疗；联合化疗；联合化疗结合自体或异基因造血干细胞移植。

原发性皮肤 γδ T 细胞淋巴瘤

原发性皮肤 γδ T 细胞淋巴瘤（PCGD-TCL）之前被认为是具有 γδ T 细胞表型的 SPTCL[183]。WHO-EORTC 分类将本病定义为起源于成熟活化 γδ T 细胞的单克隆增生性皮肤淋巴瘤，具有细胞毒性表型及侵袭性临床行为。

临床概要　PCGD-TCL 发生于成人，没有性别差异。典型皮损包括播散性硬化斑块、溃疡坏死性结节或肿瘤，好发于四肢、躯干，鳞屑性斑片不常见[184]。黏膜和其他结外部位容易受累，但淋巴结、脾、骨髓很少受到侵犯[184,185]。50% 患者发生嗜血综合征[180]。即使应用系统化疗，本病的预后仍很差，伴或不伴嗜血综合征患者的 5 年总生存率为 11%[180]。但是有一小部分患者病程表现较惰性[186]。有报道有皮下组织受累的患者比仅有表皮或真皮浸润的患者预后差[187]，但是在随后的研究中发现伴或不伴脂膜炎的患者 2 年生存率没有显著统计学差异[184]。

组织病理　病理上 PCGD-TCL 可表现为亲表皮性、弥漫性真皮浸润、脂膜炎模式或以上病理模式的组合（图 31-35A，图 31-35B）[187,188]。肿瘤细胞形态单一，大小不等，细胞核不规则甚至多形，染色质呈粗颗粒状（图 31-35C）。常见血管浸润，但是不常见血管破坏导致的大片坏死[189]。皮下受累可见肿瘤细胞围绕单个脂肪细胞分布，类似于 SPTCL。伴嗜血综合征的病例可见组织细胞吞噬血细胞现象[185]。肿瘤细胞表型通常为 CD3⁺、CD2⁺、CD4⁻、CD5⁻、CD7⁺/⁻、CD8⁻、CD56⁺，有时可见 CD8⁺ 的病例[184]。EBER 原位杂交通常阴性，有极少数阳性报道[184,190,191]。根据本病的定义，肿瘤细胞表现为 γδ T 细胞表型，可应用针对 TCRγ 链恒定区的有关抗体反应来证明，这一方法以前只能用于冰冻切片的免疫组化，现在也能通过石蜡切片完成（图 31-36A，图 31-36B）。

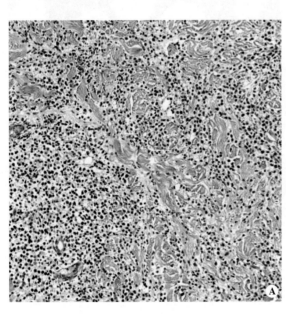

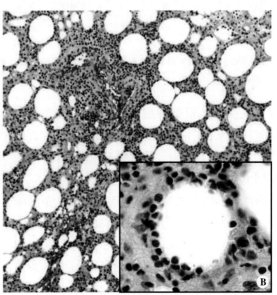

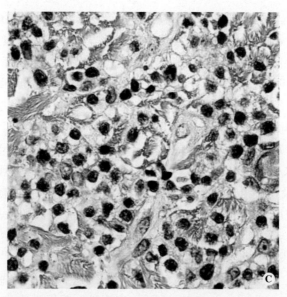

图 31-35　原发性皮肤 γδ T 细胞淋巴瘤（PCGD-TCL）

A.PCGD-TCL 的浸润模式之一：恶性 T 细胞在真皮中弥漫性浸润；B.PCGD-TCL 也可表现为与 SPTCL 类似的浸润模式，脂膜炎样模式伴肿瘤细胞围绕单个脂肪细胞分布；C. 肿瘤细胞可以大而多形，通常染色质浓集，而母细胞样染色质不是本病的常见特征

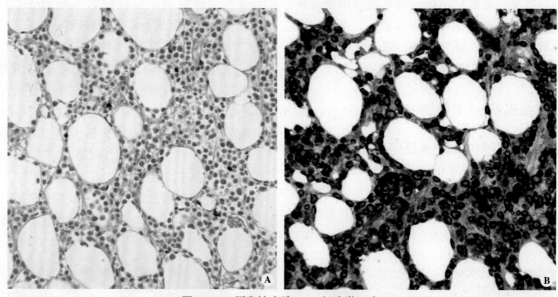

图 31-36　原发性皮肤 γδ T 细胞淋巴瘤

A. 石蜡切片组织化染色显示 TCR βF1 抗体在浸润的肿瘤细胞呈阴性而少数反应性 T 细胞阳性；B.TCR γ 链恒定区单克隆抗体免疫组化染色显示浸润肿瘤细胞呈强阳性反应

　　组织发生学　根据肿瘤细胞起源于成熟或活化的细胞毒性 γδ T 细胞的假说，细胞强阳性表达细胞毒性蛋白（TIA-1、颗粒酶 B 和穿孔素）。*TCR* 基因重排显示单克隆性。

　　鉴别诊断　极少数 MF 或 LyP D 型表达 γδ T 细胞表型，需要联系临床与本病进行鉴别诊断[192]。ENKTCL 和 PCGD-TCL 有相同的临床表现、细胞形态及免疫表型，其鉴别诊断有时困难。多数情况下，可直接选用有关抗体以证明 γδ T 细胞

表型来进行鉴别。此外，*TCR* 基因重排常见于 PCGD-TCL，而 EBER 原位杂交弥漫阳性及血管栓塞导致的大片坏死常见于 ENKTCL。但是，仍然有少数病例兼有两者的特征[193]，并且两者确实有相似的细胞遗传学特征[194]。因此，在极少数病例中，无法进行确切区分。SPTCL 和原发性皮肤侵袭性亲表皮 CD8⁺ 细胞毒性 T 细胞淋巴瘤都表达 αβ T 细胞表型，并且 CD56 阴性，借此可与本病鉴别。

治疗原则　本病常采用系统化疗，但通常治疗抵抗。

原发性皮肤侵袭性亲表皮 CD8$^+$ 细胞毒性 T 细胞淋巴瘤（暂时分类）

此病（PCCD8AC-TCL）的实质是亲表皮性 CD8$^+$ 细胞毒性 T 细胞的增殖，临床病程呈侵袭性[195-197]，之前被认为是泛发的 Paget 样网状细胞增生症（Ketron-Goodman 病）或侵袭性 MF。

临床概要　患者通常是中老年人，中位年龄为 53 岁，男女比例为 1.4 ： 1[195]。本病临床表现为局限性或播散性发疹性丘疹、结节或肿瘤，中央发生溃疡和坏死，也可表现为角化性斑片或斑块[195,198]。肿瘤可累及其他部位如肺、睾丸、中枢神经系统、口腔黏膜，而淋巴结受累少见[195]。本病临床病程呈侵袭性，进展快，中位生存时间不到 32 个月[2,195]。

组织病理　PCCD8AC-TCL 皮损的组织病理学特征为大小不等的多形性 T 淋巴细胞形成多种浸润模式，如苔藓样、结节样或弥漫性浸润，通常具有显著的亲表皮性（图 31-37A，图 31-37B）。在晚期的皮损中亲表皮性可能不明显。表皮增厚或萎缩，并见数量不等的凋亡角质形成细胞及海绵水肿。可见溃疡、坏死或水疱形成。常见皮肤附属器受累或破坏，而血管受累不常见。异型淋巴细胞浸润中常伴有一定数量的反应性组织细胞、树突状细胞及少量嗜酸性粒细胞和浆细胞[195,199]。肿瘤细胞表达 CD3$^+$、CD4$^-$、CD8$^+$、CD7$^{-/+}$、CD45RA$^+$、CD45RO$^-$、颗粒酶 B$^+$、穿孔素$^+$ 及 TIA-1$^+$，具有细胞毒性 T 细胞的特征，并具有 αβ T 细胞表型。CD2 和 CD5 的表达常丢失（图 31-38A ～ D）。肿瘤细胞 CD56 和 CD30 通常阴性，EBER 原位杂交阴性。Ki-67 增殖指数高。

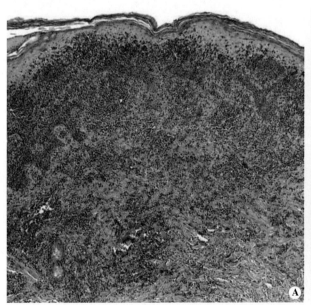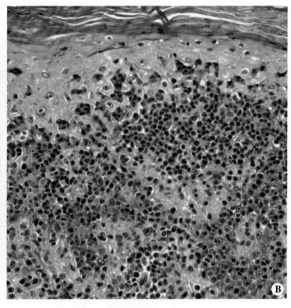

图 31-37　原发性皮肤侵袭性亲表皮 CD8$^+$ 细胞毒性 T 细胞淋巴瘤

A. 低倍镜下可见肿瘤细胞在真皮内呈间质性浸润模式伴上方表皮的致密浸润；B. 高倍镜可见小到中等大小的异型淋巴细胞以 Paget 样模式侵入表皮

组织发生学　肿瘤细胞被认为起源于皮肤归巢的 CD8$^+$ 细胞毒性 αβ T 细胞。TCR 基因重排阳性。

鉴别诊断　PCCD8AC-TCL 需要与亲表皮性、表达 CD8$^+$ 细胞毒性 T 细胞表型的其他 CTCL 鉴别，如 LyP D 型和少数 MF（尤其肿瘤期或大细胞转化类型），鉴别主要依赖临床表现和疾病病程。此外，LyP 表达 CD30，而 PCCD8AC-TCL 极少表达[6]。

本病临床表现与 PCGD-TCL 有相似之处，但是本病肿瘤细胞表达 αβ T 细胞表型。

值得注意的是，近期有几例病例报道，描述的是小到中等大小的多形性非活化的细胞毒性 CD8$^+$ T 细胞的惰性增殖[200,201]，发生于耳面部或肢端。尽管这些皮损与 PCCD8AC-TCL 具有重叠的细胞形态和免疫表型（CD8$^+$、TIA-1$^+$），但是

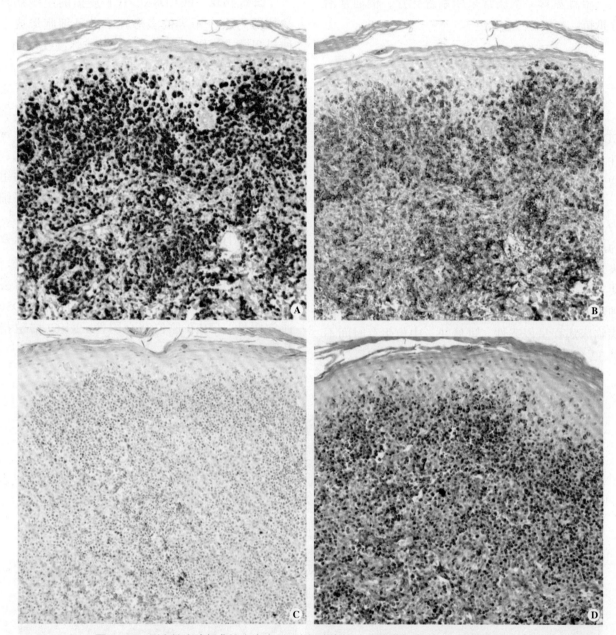

图 31-38　原发性皮肤侵袭性亲表皮 CD8⁺ 细胞毒性 T 细胞淋巴瘤（PCCD8AC-TCL）
A ～ D. 免疫组化显示 PCCD8AC-TCL 的特征性免疫表型为 CD3（A）、CD8（B）表达，CD2 丢失（C），以及表达细胞毒性分子穿孔素（D）

两者的病理特征有明显不同，前者缺乏明显的亲表皮性（通常可见到无浸润带），不同程度表达穿孔素和颗粒酶 B，这和肿瘤细胞处于非活化状态、Ki-67 增殖指数低相一致。

治疗原则　本病罕见，目前尚无治疗指南。

原发性皮肤 CD4⁺ 小 / 中等大小 T 细胞淋巴瘤（暂时分类）

原发性皮肤 CD4⁺ 小 / 中等大小（多形性）T

细胞淋巴瘤（PCSM-TCL）是一种暂时分类，是皮肤小至中等大小 CD4⁺ 的多形性 T 细胞的浸润，并伴有大量的炎性成分，最常表现为头颈部的孤立性皮损，临床预后良好^[202-204]。本病和假性 T 细胞淋巴瘤^[205] 之间的区别存在争议，两者在临床表现、形态学、免疫表型和遗传学特征方面具有重叠。部分学者主张采用概括性术语来替代，如"意义不明确的皮肤多形性 T 淋巴细胞结节状增生"^[206] 或"假性 T 细胞淋巴瘤 /PCSM-TCL"^[139]。

临床概要　患者为成年人或老年人。皮损可表现为多发性红色丘疹到孤立性斑块/结节，好发于躯干上半部（尤其是头部和颈部），而病程中无类似 MF 的斑片或斑块期。此病预后良好，尤其是孤立性皮损的病例[139,207,208]。

组织病理　小到中等大小多形性 T 细胞在真皮内致密浸润，呈弥漫性或结节状分布，通常延伸至皮下组织上部（图 31-39A）。局部区域可见亲表皮现象。在浸润细胞中大的多形性细胞＜30%（图 31-39B）[209]，混杂有大量小的反应性 B 细胞和 CD8⁺ T 细胞、组织细胞和浆细胞。部分病例可出现多核巨细胞和（或）肉芽肿样改变，附属器（汗腺、毛囊）的浸润也比较常见[206]。肿瘤细胞具有 α β 辅助 T 细胞表型，表达 CD3 和 CD4，不表达 CD8（图 31-40A，图 31-40 B）、TIA-1、颗粒酶 B 或 CD30。部分病例可丢失全 T 细胞标志物[202]。增殖指数一般＜30%[206]。异型的 CD4⁺ T 细胞可表达滤泡 T 细胞标记 PD-1（图 31-40C）、BCL6 和 CXCL13，不表达 CD10[6,139,208]。

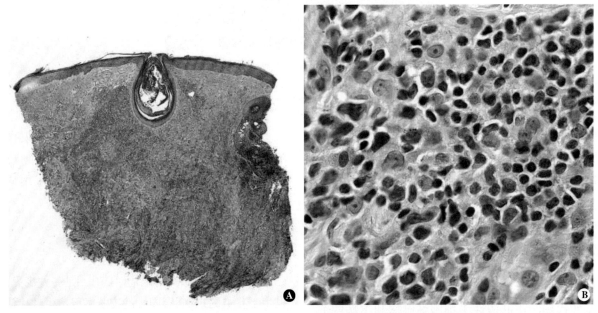

图 31-39　原发性皮肤 CD4⁺ 小/中等大小（多形性）T 细胞淋巴瘤（PCSM-TCL）

A.低倍镜显示 PCSM-TCL 典型的真皮浸润模式；B.高倍镜显示小到中等大小淋巴细胞浸润，细胞核不规则，染色质浓缩，以及混杂少许多形性大细胞，这些大细胞染色质更分散，核仁明显

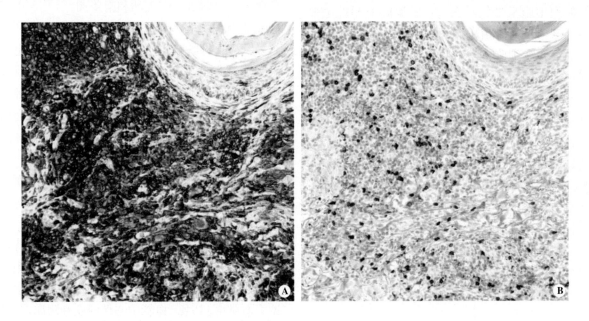

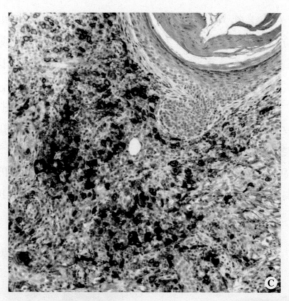

图 31-40　原发性皮肤 CD4$^+$ 小 / 中等大小（多形性）T 细胞淋巴瘤

A ～ C. 免疫组化研究显示 PCSM-TCL 中的浸润细胞由 CD4$^+$ T 细胞组成（A），这些细胞不表达 CD8（B），同时表达 PD-1（C）。由于混杂有表达 CD4 的组织细胞（A）和存在散在的反应性 CD8$^+$ T 细胞（B），从而判断具有挑战性

组织发生学　认为起源细胞是皮肤归巢的具有滤泡辅助 T 细胞表型的 CD4$^+$ T 细胞。*TCR* 基因重排呈克隆性。

鉴别诊断　本病伴明显的反应性 B 细胞浸润，并混有浆细胞时可能误诊为 PCMZL，进一步的鉴别需要依靠免疫表型甚至基因重排检测。因为本病和 MF 的形态学和免疫表型均有部分重叠，所以只有依据临床病史排除 MF 后才能做出 PCSM-TCL 的诊断。皮肤假性 T 细胞淋巴瘤和本病的关系尚待阐明。皮肤假性 T 细胞淋巴瘤是 20 世纪 90 年代提出的概念，描述的是一种惰性的损害，具有非典型细胞呈带状浸润特点，类似于 MF 或淋巴瘤样药疹（通常由抗癫痫药物引起），也可是孤立的损害，细胞呈结节状或弥漫性浸润，这些皮损在形态学上类似于后来提出的 PCSM-TCL。最初的 Southern 印迹杂交方法在皮肤假性 T 细胞淋巴瘤中并没有检测到克隆性 *TCR* 基因重排，但现今的研究发现，这些皮损（无论何种浸润方式）都具有克隆性 *TCR* 基因重排[6,139]。进一步的研究表明，这些皮损（无论何种浸润方式）和 PCSM-TCL 具有相同的免疫学表型[6,139]。因此，有人指出皮肤假性 T 细胞淋巴瘤和 PCSM-TCL 代表的是同一种疾病，临床预后极好，尤其是单发患者[139]。但假如损害快速增长或呈播散性，可能属于其他疾病[206,210]，这仍需进一步的研究。

治疗原则　总的来说，孤立性皮损建议保守治疗。本病可以随访观察，或者皮损内注射皮质类固醇、局部切除[207]，一些病例可以采用局部放疗。

种痘样水疱病样淋巴瘤

种痘样水疱病样淋巴瘤（HVLL）是一种少见的、发生于儿童的 EB 病毒阳性的皮肤淋巴增生性疾病，以丘疱疹、系统症状和不同的临床过程为特点。

临床表现　HVLL 主要发生于儿童，大多来自亚洲、墨西哥、中美洲和南美洲[211,212]。患者出现丘疱疹伴瘢痕形成，类似于非肿瘤性的紫外线超敏反应，即种痘样水疱病（HV）。皮损也可以表现为硬化性斑块或大肿块，通常会发生溃疡。皮损可发生于曝光部位和非曝光部位，患者对昆虫叮咬，特别是蚊子叮咬高度敏感。通常会出现系统性症状如发热、体重下降、肝脾大和淋巴结肿大，有时在初发皮损出现很久后才发生。病变最终可能播散并表现为系统性淋巴瘤。然而，临床症状、形态学、免疫表型或分子学特征均不能预测预后[213]。

组织病理　皮损以致密的真皮浸润为特征，可以延伸至皮下组织，浸润的细胞为不典型的 αβ T 细胞或 γδ T 细胞，少数情况下为 NK 细胞。可见表面溃疡、坏死、血管中心性浸润和附属器受累。

这些细胞表现为 CD2、CD3 弱阳性，CD8 弱阳性，表达细胞毒分子。以 NK 细胞浸润为特征的病例可以检测到 CD56 表达。EBER 原位杂交阳性。

组织发生学　EB 病毒在发病中可能起到一定作用。尽管在早期阶段从形态学方面很难区分 HVLL 和 HV，但是具有 *TCR* 基因重排的病例归类到 HVLL[214,215]，而以 NK 细胞浸润为特征的病例不显示 *TCR* 基因克隆性重排。

鉴别诊断　儿童期系统性 EB 病毒阳性 T 细胞淋巴组织增生性疾病是一种暴发性疾病，存在内脏器官、淋巴结、骨髓和皮肤的广泛受累。

治疗原则　本病少见，预后不一，尚未建立统一的治疗指南。

系统性白血病 / 淋巴瘤累及皮肤

皮肤白血病指的是髓系或淋巴系白血病累及皮肤的过程，其中急性髓系白血病（AML）最常见[216]。一般来说，皮损常在骨髓和（或）外周血受累的同时或之后出现，偶尔皮损可能是疾病的首发症状（非白血病性皮肤白血病），但这些患者通常在随后的数周或数月出现系统受累的证据[217,218]。除了皮肤白血病，一些淋巴结或其他结外部位的淋巴瘤如 DLBCL 或 AITL，也可以累及皮肤。皮肤病变常继发于系统受累；皮肤作为首发部位或疾病累及的仅有部位是比较少见的。继发性皮肤受累是指在形态学上和免疫表型方面类似但临床进展迥异的系统性淋巴瘤累及皮肤，它们和原发性皮肤淋巴瘤（尤其是三种原发性皮肤 B 细胞淋巴瘤和原发性 cALCL）之间可能有部分组织学重叠。因此，作为病理医师时刻警惕系统性白血病和淋巴瘤继发皮肤受累的可能性非常重要。本部分重点介绍这组疾病累及皮肤后的临床特征、形态学和免疫表型，而有关系统性白血病和淋巴瘤的更详细的讨论不在本部分阐述。值得注意的是，白血病患者可能出现一些非肿瘤性皮肤表现（白血病反应），如贫血引起的苍白、血小板减少引起的瘀点或紫癜、机会感染、白细胞破碎性血管炎、结节性红斑、多形红斑和嗜中性皮病。这些疾病在本书其他章节讨论。

髓系来源

髓系肉瘤

根据 2008 年 WHO 分类，髓系肉瘤是指一种发生于骨髓以外任何解剖部位的由髓系原始细胞构成的肿块，既往也称髓外髓细胞瘤、粒细胞或单核细胞肉瘤或绿色瘤。成年人最常见的髓外发病部位是皮肤[219]。WHO 将髓系肉瘤定义为实性肿瘤团块，并会破坏原有组织结构，但在皮肤科，我们用"皮肤髓系肉瘤（CMS）"这一术语来描述髓系白血病细胞引起的临床可触及的皮肤浸润，而不管肿瘤累及的结构或模式[220-222]。CMS 和 AML 最相关，也可能代表潜在的骨髓增生异常综合征或骨髓增生性肿瘤（包括慢性粒细胞白血病的原始细胞危象）发生急性白血病转化，或骨髓增殖性 / 骨髓增生异常性肿瘤累及皮肤[218]。髓系肉瘤最常在骨髓受累的同时或之后发生，或者在复发阶段出现，不到 10% 的患者皮肤受累出现在系统受累数周到数月之前（非白血病性皮肤白血病）[221,223,224]。

AML 分为数种亚型（表 31-6）。总的来说，近 3% 的 AML 患者会有皮肤受累[225]。伴单核细胞分化的 AML 患者（急性粒 - 单核细胞白血病或急性原单核细胞 / 单核细胞白血病）[226] 概率更高（多达 30%），因此急性粒 - 单核细胞白血病和急性原单核细胞 / 单核细胞白血病是 CMS 患者最常见的 AML 亚型[222]。AML 伴粒细胞分化的（通常 AML 伴有或不伴有成熟迹象）亚型皮肤受累次之。急性早幼粒细胞白血病、急性红白血病和急性巨核细胞白血病累及皮肤者极其罕见[227-229]。仅有少数与治疗相关的髓系肿瘤出现皮损的报道[230]。

表 31-6　WHO 急性髓系白血病分类

急性髓系白血病伴重现性遗传学异常

急性髓系白血病伴 t（8；21）（q22；q22）；*RUNXI-RUNXT1*

急性髓系白血病伴 inv（16）（p13.1q22）或 t（16；16）（p13.1；q22）；*CBFB-MYH11*

急性早幼粒细胞白血病伴 t（15；17）（q24；q21）；*PML-RARA*

急性髓系白血病伴 t（9；11）（p22；q23）；*MLLT3-MLL* 及其亚型

急性髓系白血病伴 t（6；9）（p23；q34）；*DEK-NUP214*

急性髓系白血病伴 inv（3）（q21q26.2）或 t（3；3）（q21；q26.2）；*RPN1-EVI1*

续表

急性髓系白血病（原巨核细胞性）伴（1；22）（p13；q13）；
RBM15-MKL1
急性髓系白血病伴 *NPM1* 突变
急性髓系白血病伴 *CEBPA* 突变
急性髓系白血病伴骨髓增生异常相关改变
治疗相关的髓系肿瘤
急性髓系白血病，非特异型
急性髓系白血病微分化型
急性髓系白血病无成熟迹象型
急性髓系白血病有成熟迹象型
急性粒 – 单核细胞白血病
急性原单核细胞 / 单核细胞白血病
急性红白血病
急性巨核细胞白血病
急性嗜碱性粒细胞白血病
急性全髓增殖症伴骨髓纤维化
髓系肉瘤
Down 综合征相关骨髓增殖症

引自 Swerdlow S，Campo E，Harris NL，et al，eds. WHO classificationof tumours of haematopoietic and lymphoid Tissues. Lyon，France：IARC，2008.

临床概要 皮肤浸润可以表现为红棕色到紫色的斑片、斑块、丘疹或结节，很少发生溃疡[223]（图 31-41）。皮损可单发，更常见的是局部多发或泛发全身。任何部位都可以受累（四肢、躯干、头部和颈部）[224]，有人注意到，白血病细胞更易出现在先前或现有的炎性部位[231]。非白血病性皮肤白血病常表现为泛发性皮损[221,232]。高达 30% 的先天性白血病婴儿有皮肤受累，表现为"蓝莓松饼样婴儿"，此术语用来形容婴儿泛发性灰蓝色皮肤结节，其见于良性、感染性或恶性疾病[233,234]。

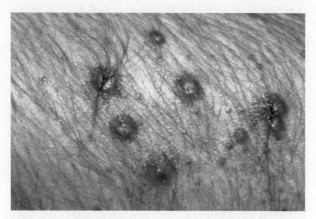

图 31-41 急性髓系白血病患者的皮肤髓系肉瘤：可见多发的红斑、出血性斑块和结节

组织病理 皮肤白血病浸润发生于真皮，常累及其下方的皮下组织。表皮不受累，与真皮浸润区之间通常存在无浸润带。表现形式为浸润细胞疏密不一，呈间质性、围绕血管 / 附属器、结节状和（或）弥漫性浸润模式（图 31-42A）[224]。这些细胞可以在真皮网状层胶原束间以"列队哨兵"形式排列，或围绕血管和附属器呈同心圆样结构（图 31-42B，图 31-42C）。浸润的肿瘤细胞形态学较一致，可出现较多的有丝分裂象、凋亡小体和混合性的炎性浸润。不同 AML 亚型之间细胞学和免疫表型特征可能存在差异，但总的来说，细胞中等偏大，染色质松散，核仁小（图 31-42D）。伴单核细胞分化的 AML（急性粒 – 单核细胞白血病和急性原单核细胞 / 单核细胞白血病）细胞体积通常较大，核折叠扭曲，胞质中等量。伴或不伴有成熟迹象的 AML 通常表现为细胞核圆形或轻度不规则，细胞中等偏大。通常情况下，由于在形态学上与非髓系皮肤白血病及非肿瘤性浸润常有重叠，所以诊断时需要免疫组化标记。然而，没有一种标志物始终是敏感和特异的，所以诊断时必须选用一组标志物并结合临床和形态学特征。有趣的是，无论潜在的白血病亚型或免疫表型是什么，皮肤浸润细胞中不成熟细胞标志物 CD34 和 CD117 常阴性[222,224]。此外，由于 CD117 还可以标记肥大细胞（强阳性）、浆细胞和 T-LBL 的一种亚型，这可能会干扰结果的判断[216]。CD68（KP-1 克隆）被认为是一种高度敏感的标志物（＞95% 病例阳性表达），可以标记粒细胞或单核细胞的分化，当然良性单核组织细胞也表达 CD68。溶菌酶标记与之类似。CD43 高度敏感，但特异性不够，T 细胞和粒细胞都表达阳性。粒细胞和单核细胞浸润中可检测到髓过氧化物酶和 CD33 的表达。CD14 被认为是相对敏感和特异的单核细胞分化的指标[220]。约 20% 的病例表达 CD56，特别是伴单核细胞分化的白血病（图 31-43A ～ D）。Ki-67 增殖指数不一，常＜30%[224]。

组织发生学 据推测，皮肤受累是由于骨髓原始细胞亚群具有皮肤归巢属性，尽管潜在的分子学机制尚不明确[216]。在非白血病性皮肤白血病病例中，还不能确定原始细胞是起源于皮肤，或者其他未知的系统性白血病的克隆性皮肤归巢细胞。细胞遗传学研究发现，伴有皮肤受累的 AML 患者与无皮肤白血病的 AML 患者相比，8 号染色

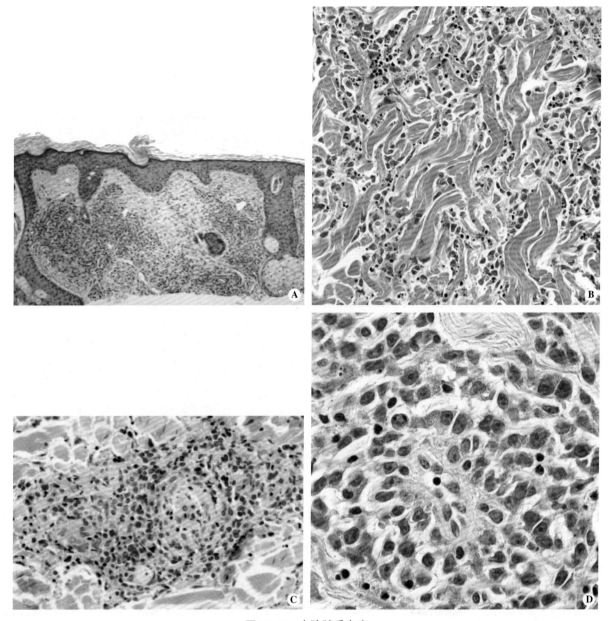

图 31-42　皮肤髓系肉瘤

A. 真皮内混合的血管中心性和间质性浸润；B. 真皮胶原束间白血病细胞间质性浸润，可见"列队哨兵"模式；C. 血管周围见单一并形态相同的原始粒细胞浸润；D. 高倍镜显示不成熟的染色质和明显的原始细胞样核仁

体畸变的概率增加[222,225,235-237]。有多个研究还发现了有关 11q23 基因位点的异常[220-222]。

鉴别诊断　需要和 CMS 鉴别的疾病较多。细胞浸润稀疏及单核细胞分化的病例很难和良性组织细胞浸润相鉴别，两者具有重叠的免疫表型，并且都缺乏不成熟标志物的表达（CD34 和 CD117 阴性）。在细胞浸润更加致密的病例中，形态学诊断上需要考虑其他疾病引起的皮肤受累，包括未成熟的造血系统肿瘤[B 细胞或 T 细胞淋巴母细胞淋巴瘤或母细胞性浆细胞样树突状

细胞肿瘤（BPDCN）]及其他造血和非造血系统肿瘤（如 B 细胞和 T 细胞非霍奇金淋巴瘤、低分化癌或梅克尔细胞癌、肥大细胞增多症、黑素瘤、尤因肉瘤和朗格汉斯细胞组织细胞增生症）。选用一组免疫组化标志物可以区分大部分疾病，但是 CMS 和 BPDCN 之间的鉴别仍具有挑战性（可参见"母细胞性浆细胞样树突状细胞肿瘤"），特别是对于非白血病性皮肤白血病患者。两者均表达 CD43。BPDCN 通常表达 CD4 和 CD56，但是这些标记也可出现于（但不常见）

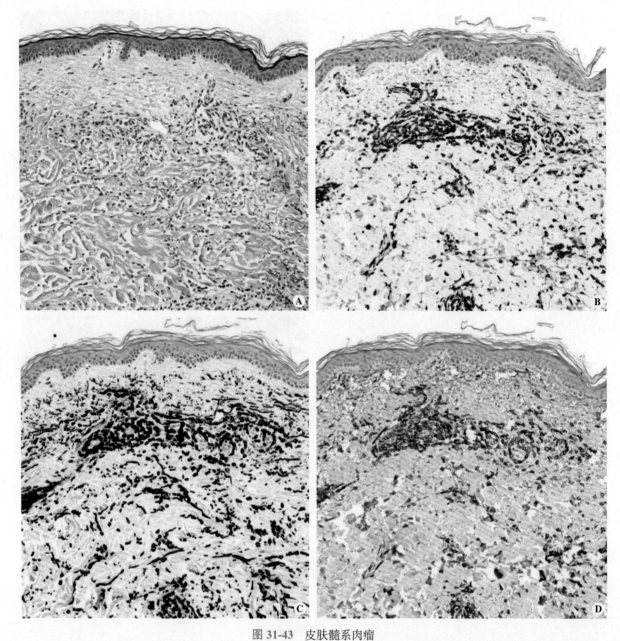

图 31-43 皮肤髓系肉瘤

A. 单核细胞浅表浸润，看似较温和；B～D. 免疫组化显示浸润细胞由髓系原始细胞组成，细胞表达 CD33（B）、溶菌酶（C）和 CD56（D）

伴有单核细胞分化的 CMS。此外，CMS 常表达 CD68 和 CD33，但是 BPDCN 也可以出现这些标记表达（但不常见）。总的来说，BPDCN 表达 CD4、CD56、CD123（强阳性）和 TCL-1，不表达髓过氧化物酶、溶菌酶、CD117 和 CD34。尽管伴有单核细胞分化的 CMS 也可以不表达髓过氧化物酶、CD117 和 CD34，但对于大多数病例，存在溶菌酶反应并且缺乏 CD123 和 TCL-1 的强阳性表达更支持 CMS 的诊断。总的来说，明确诊断需要更全面的标志物分析。

治疗原则　总体来说，CMS 被认为是一种侵袭性疾病，且预后差[222,223,235]，尽管有对照研究认为有无皮肤受累对 AML 患者的预后没有影响[225]。伴有皮肤受累的系统性白血病患者按照系统性白血病治疗。非白血性皮肤白血病研究尚不深入，但通常和髓系肉瘤的治疗方法相似[238]，多数情况下这些患者将会在数周到数月内出现系统受累。

慢性粒单核细胞白血病

慢性粒单核细胞白血病（CMML）是一种骨髓增殖性 / 骨髓增生异常性肿瘤。外周血单核细胞持续＞ $1×10^9$/L，外周血或骨髓中原始细胞＜ 20%，有骨髓异常增生的形态学依据。其诊断具有挑战性，需要综合考虑临床表现、组织形态学、免疫组化、细胞遗传学和分子学结果，同时需要除外其他原因引起的外周血单核细胞增多。CMML 患者在 CMML 确诊时及确诊后出现皮损的概率不到 10%，往往预示着疾病向急性白血病进展[239]。近期的分类将皮肤病变分为四种临床病理亚型，即粒单核细胞肿瘤、成熟的浆细胞样树突状细胞（PDC）聚集、BPDCN 和一种新的 / 暂定类疾病（即"原始未确定的树突状细胞肿瘤"）。成熟 PDC 聚集的发生与淋巴结或骨髓 CMML 之间的关系已详细阐明[241,242]。

临床概要　CMML 多见于老年人，老年男性好发。本病通常表现为多发性红色丘疹或结节，广泛分布。成熟 PDC 聚集形成播散性红斑和丘疹，可伴瘙痒，而 BPDCN 表现为淤青色斑块和结节。皮疹的发生可能预示着 AML 转化。出现皮肤浸润的 CMML 患者总中位生存期小于皮肤未受累者[239]。在最近提出的四种临床病理分型中，从进展为系统性的 CMML 到死亡和（或）最终随访的时间，其总的生存期无差异，与其他类型相比，成熟 PDC 聚集的患者从出现初发皮疹到疾病进展的过程更慢。

组织病理　浸润的粒单核细胞大部分或全部都表现为原始细胞的形式，细胞中等偏大，染色质细腻。形态学和免疫表型特征和上述 CMS 相同。成熟 PDC 具有温和的单核细胞样形态，形成多个真皮结节伴有混合性炎性细胞浸润，在常规固定的组织切片中难以辨认出浆细胞样特点（图 31-44A，图 31-44B）。成熟的 PDC 表达 CD4、CD123、TCL-1、BDCA-2/CD303 和颗粒酶 B，不表达 CD56、髓过氧化物酶或溶菌酶，Ki-67 增殖指数较低（图 31-44C ～ G）。BPDCN 的形态学和其他特征将在下文中介绍。

组织发生学　CMML 患者皮肤中出现不同皮损的遗传学基础尚不清楚。推测肿瘤起源于共同的干细胞或向浆细胞样树突状细胞分化的粒单核细胞[240]。

鉴别诊断　CMML 患者皮损的诊断需鉴别上述提到的疾病。

治疗原则　尚缺乏足够的数据来指导个体化治疗。

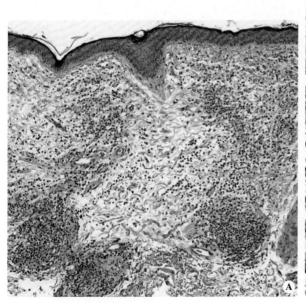
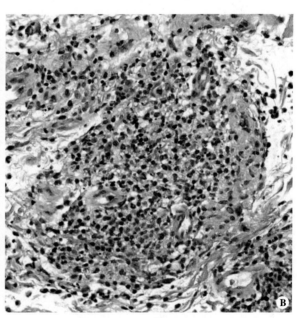

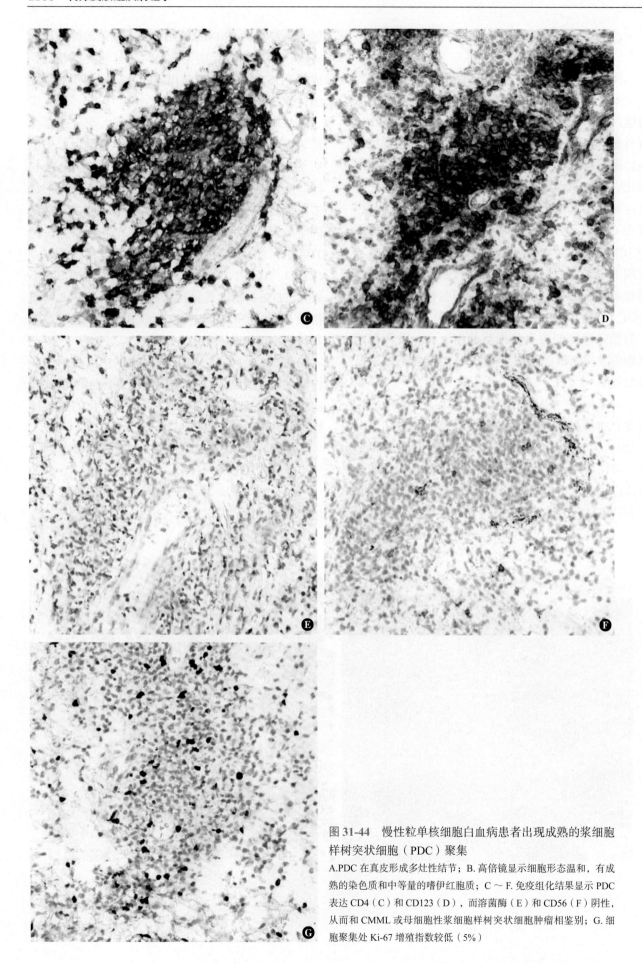

图 31-44　慢性粒单核细胞白血病患者出现成熟的浆细胞样树突状细胞（PDC）聚集

A.PDC 在真皮成多灶性结节；B. 高倍镜显示细胞形态温和，有成熟的染色质和中等量的嗜伊红胞质；C ～ F. 免疫组化结果显示 PDC 表达 CD4（C）和 CD123（D），而溶菌酶（E）和 CD56（F）阴性，从而和 CMML 或母细胞性浆细胞样树突状细胞肿瘤相鉴别；G. 细胞聚集处 Ki-67 增殖指数较低（5%）

浆细胞样树突状细胞来源

母细胞性浆细胞样树突状细胞肿瘤

母细胞性浆细胞样树突状细胞肿瘤（BPDCN，既往称为母细胞性 NK 细胞淋巴瘤或 CD4⁺/CD56⁺ 血液皮肤肿瘤等）是一种罕见的侵袭性肿瘤，起源于浆细胞样树突状细胞的前体细胞[243]。通常患者在皮肤受累时就诊，同时或相继发生系统受累。肿瘤细胞特征性表达 CD4 和 CD56，不表达 B 细胞、T 细胞和 NK 细胞或髓系特异性标志物。本病罕见，占急性白血病的比例不到 1%[243]。

临床概要　肿瘤易发生于中年人和老年人，男女比例为 3：1，有关儿童病例也有报道。80% 以上的病例出现皮肤损害，表现为局限性或多发性紫红色或淤青色斑块或肿瘤，其上方表皮萎缩发亮。数周到数月之后出现系统播散，累及骨髓和（或）外周血、淋巴结、脾、肝或其他结外器官[244,245]。可能会出现血细胞减少，提示骨髓受累。常有口腔黏膜损害。尽管患者可能对初始治疗有效，但复发常见，特别是成年人。

组织病理　真皮内单一细胞弥漫性浸润，细胞中等大小，细胞核不规则，染色质分散，核仁小而明显（图 31-45A，图 31-45B）。病变不侵犯表皮，浸润可扩展至皮下组织。局灶性坏死或血管

中心性浸润不常见。红细胞渗出对应着临床上常见的瘀青样皮损。肿瘤细胞缺乏 B 细胞、T 细胞及髓系特异性抗原。细胞通常表达 CD4、CD56、CD123、TCL-1、CD2AP 和 BDCA-2/CD303 及非特异性标志物 CD43。末端脱氧核苷酸转移酶（TdT）、CD7、CD33 和 CD68 的表达情况不一，CD3、CD20、CD79a、CD34、CD117、髓过氧化物酶和溶菌酶表达阴性（图 31-46A ～ F）[245-247]。由于本病和其他有关疾病在形态学和免疫表型有重叠，明确诊断需要全面的免疫表型标记分析。

组织发生学　BPDCN 起源于 PDC 的前体细胞，PDC 是外周血中少见的细胞类型，可能是 α 干扰素的最早来源[248]。分子学和（或）细胞遗传学研究显示本病是一个独立的疾病。首先，基因表达谱和基于阵列的比较基因组杂交研究证实 BPDCN 在遗传学方面和 CMS 不同[249]。其次，EBER 原位杂交阴性，这和一些 NK 细胞恶性肿瘤不同。通常也检测不到免疫球蛋白或 TCR 基因克隆性重排。有趣的是，BPDCN 可以出现在患有潜在骨髓增生异常综合征、CMML 的患者中，或作为治疗相关的肿瘤[240,245]，反过来，BPDCN 的患者也可能发展为急性髓系或粒单核系白血病，不管患者有没有潜在的骨髓增生异常综合征[250,251]。由此反映出不同的克隆群体可能来自具有多向分化潜能的同一起源细胞[248]。

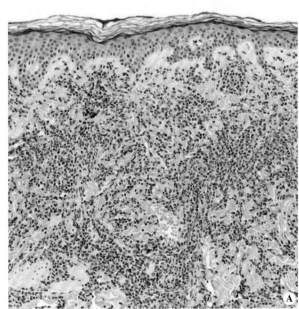
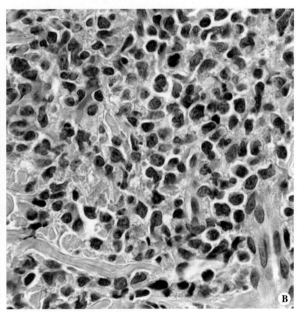

图 31-45　母细胞性浆细胞样树突状细胞肿瘤

A. 肿瘤细胞呈弥漫性间质性浸润模式；B. 高倍镜显示细胞中等大小，细胞核不规则，染色质轻度分散，核仁小而明显

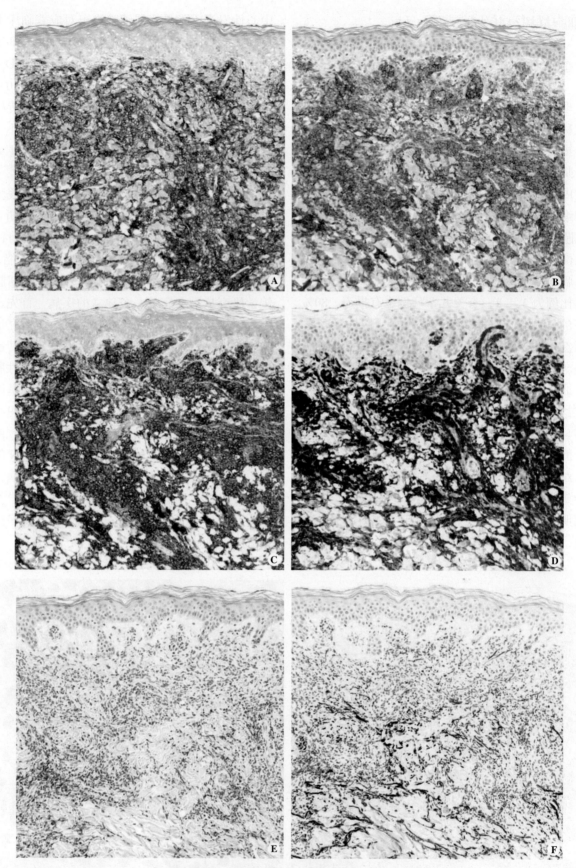

图 31-46　母细胞性浆细胞样树突状细胞肿瘤

A～F. 确诊常需要全面的免疫表型标记，肿瘤细胞显示 CD4（A）、CD56（B）、CD123（C）、TCL-1（D）阳性，髓过氧化物酶（E）、溶菌酶（F）阴性。间质可见溶菌酶非特异性着色

鉴别诊断 形态学方面，BPDCN 的浸润细胞很难和髓系或淋巴母细胞皮肤白血病区别。BPDCN 常显示出至少局灶性地表达 TdT，不表达 CD3 和 CD19，从而可分别区分 T 和 B 淋巴母细胞白血病。本病和 CMS 有重叠的（部分相同）免疫表型，特别是伴有单核细胞分化且表达 CD4 和 CD56 者。溶菌酶表达阴性、CD123 和 TCL-1 强阳性支持 BPDCN 的诊断。表达 CD4 和 CD56 及血管中心性浸润（虽然在 BPDCN 偶尔发生）提示 ENKTCL 累及皮肤，而 BPDCN 的 EBER 原位杂交是阴性的。除此之外，因炎性疾病、自身免疫性疾病或肿瘤的原因，在皮损或淋巴结中也可出现非肿瘤性的 PDC 聚集[248]。与 BPDCN 相反，PDC 不表达 CD56 或 TdT，表达颗粒酶 B，Ki-67 增殖指数较低[252,253]。

治疗原则 常规化疗预后较差，大剂量化疗后进行异基因造血干细胞移植可能会提高预后[254]。鉴于几乎所有病例均会出现系统性疾病，所以即使在就诊时疾病的表现仅见于皮肤，患者也应给予积极治疗[248]。

（宋 昊 熊竞舒 曾学思 译，陶 娟 校，
汪 旸 审）

B 细胞来源

B 淋巴母细胞白血病 / 淋巴瘤

B 淋巴母细胞或 T 淋巴母细胞来源的前体淋巴细胞肿瘤通常是高度恶性的。这部分肿瘤可以分为急性淋巴母细胞白血病［ALL，病变累及骨髓和（或）外周血］和淋巴母细胞淋巴瘤（LBL，病变累及淋巴结或结外组织）。白血病和淋巴瘤病变可同时存在。大部分 ALL 是 B 淋巴母细胞来源的，而多数 LBL 起源于 T 淋巴母细胞。典型的 T-LBL 累及淋巴结和纵隔，而 B-LBL 更易于侵犯骨和皮肤[255]。

临床概要 B-LBL 好发于儿童和 35 岁以下的青年人，男女发病比例为 1：1[255]。皮损可晚于 B-ALL 或结内 B-LBL 出现，也可同时出现[256,257]。有报道在部分皮肤 B-LBL 患者中，未发现其他组织中存在病变的证据（不累及血液的皮肤白血病 / 原发皮肤 B-LBL）[258]。在已诊断为 B-ALL 的患者中，皮损通常是治疗后复发的早期征象。皮损常为单发的红斑、丘疹或结节，少见多发。有学者报道头颈部为好发部位[257,259]，但其他研究不支持该观点[260]。

组织病理 病变表现为真皮内结节状或弥漫性单一细胞致密浸润，浸润细胞为有丝分裂活跃的淋巴母细胞，具有圆形或不规则的细胞核，核内为细腻、颗粒状的染色质和小的核仁（图 31-47A，图 31-47B）。细胞胞质少，在 HE 切片中可能不易观察到。病变上方的表皮不受累，在表皮和真皮受累区域之间常出现无浸润带，真皮内浸润性病变可侵犯至皮下组织。进一步的分类，如 T 淋巴母细胞与 B 淋巴母细胞的鉴别，则需要借助免疫组化方法进行分析。B-LBL 的肿瘤细胞对 B 系标志物 CD19、CD79a、CD22 和 PAX5 呈阳性表达，CD10 常呈阳性，CD20 表达不一（图 31-47C）。

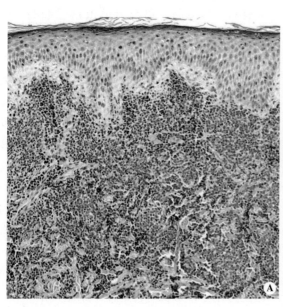

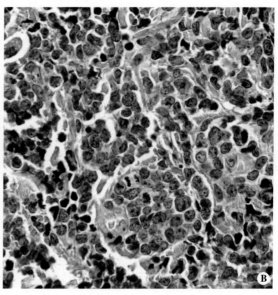

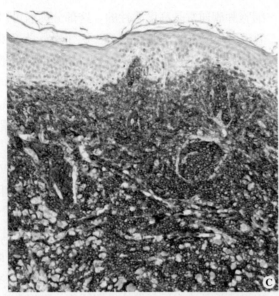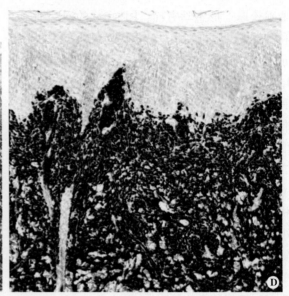

图 31-47　B 淋巴母细胞淋巴瘤

A. 真皮内淋巴母细胞弥漫性浸润，病变与表皮之间存在无浸润带；B. 高倍镜下可见单一的淋巴母细胞浸润，浸润细胞具有圆形或不规则的核，核内见细颗粒状的染色质和小的核仁；C、D. 免疫组化分析可发现淋巴母细胞呈 CD19（C）和 TdT（D）强阳性表达

不成熟细胞最稳定的标志物是 TdT（图 31-47D），而 CD34 和 CD99 表达不稳定。CD45 通常在造血细胞中广泛表达，但在淋巴母细胞白血病 / 淋巴瘤中可呈弱阳性甚至阴性表达。细胞表面免疫球蛋白和髓过氧化物酶的染色呈阴性为淋巴母细胞白血病 / 淋巴瘤特征性表现。

　　组织发生学　目前 WHO 分类将白血病和淋巴瘤统称为 B 淋巴母细胞白血病 / 淋巴瘤，并进一步分为伴或不伴重现性遗传学异常的 B 淋巴母细胞白血病 / 淋巴瘤（表 31-7）。一些小样本研究提示，任何部位发生的 B-LBL，均能表现出多倍体（≥ 50 条染色体）发生率增高的遗传学特点，而其他研究表明，B-LBL 中存在 21 号染色体部分重复的现象，但不具有 B-ALL 特征性的染色体易位，如 t（9；22）、t（1；19）和 t（4；11）[259,261,262]。特别是有两个皮肤型病例，分别报道了 1 个 *MLL* 基因重排和 1 个超二倍体，2 例均为成年患者[263]。所有肿瘤均表现出免疫球蛋白基因克隆性重排。

表 31-7　B 淋巴母细胞白血病 / 淋巴瘤的 WHO 分类

B 淋巴母细胞白血病 / 淋巴瘤，非特指

B 淋巴母细胞白血病 / 淋巴瘤伴重现性遗传学异常

　B 淋巴母细胞白血病 / 淋巴瘤伴 t（9；22）（q34；q11.2）；*BCR-ABL1*

　B 淋巴母细胞白血病 / 淋巴瘤伴 t（v；11q23）；*MLL* 重排

　B 淋巴母细胞白血病 / 淋巴瘤伴 t（12；21）（p13；q22）；*TEL-AML1*（*ETV6-RUNX1*）

　B 淋巴母细胞白血病 / 淋巴瘤伴超二倍体

续表

　B 淋巴母细胞白血病 / 淋巴瘤伴亚二倍体

　B 淋巴母细胞白血病 / 淋巴瘤伴 t（5；14）（q31；q32）；*IL3-IGH*

　B 淋巴母细胞白血病 / 淋巴瘤伴 t（1；19）（q23；p13.3）；*E2A-PBX1*（*TCF3-PBX1*）

　　引自 Swerdlow S，Campo E，Harris NL，et al，eds. WHO classification of tumours of haematopoietic and lymphoid tissues. Lyon，France：IARC，2008.

　　鉴别诊断　病变必须通过分析其免疫表型，与其他组织病理同样表现为不成熟肿瘤细胞（T 淋巴母细胞、原始粒细胞、原始浆细胞样树突状细胞）浸润的疾病进行鉴别。B-LBL 儿童病变中出现较多有丝分裂象时，可与 Burkitt 淋巴瘤的"星空"模式相似，但 Burkitt 淋巴瘤 TdT 为阴性、BCL6 为阳性。成人患者可与 MCL 的母细胞样变异型有相似表现，与 B-LBL 不同的是，MCL 来源的肿瘤 CD5、cyclin D1 阳性，而 TdT 阴性（表 31-3）。梅克尔细胞癌、转移性小细胞性肿瘤等也可出现弥漫性浸润和颗粒状染色质，在形态学上与 B-LBL 相似，但前者免疫组化表达角蛋白、神经内分泌来源标志物阳性。在儿童，尤因肉瘤也是一个重要的鉴别诊断，而且 T-LBL 或 B-LBL 和尤因肉瘤均可表达 CD99，因此需要全面的免疫标记来证实最终诊断（图 31-48）。

　　治疗原则　B-LBL 的治疗原则与 B-ALL 相同，即全身化疗，必要时行造血干细胞移植[260]。

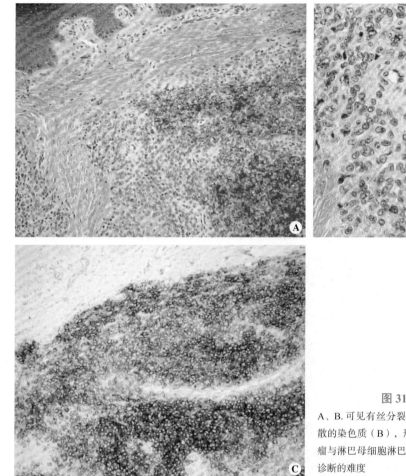

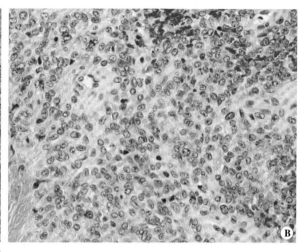

图 31-48　尤因肉瘤的皮肤表现
A、B. 可见有丝分裂活跃的小细胞弥漫性浸润（A），细胞具有弥散的染色质（B），形态学上与淋巴母细胞淋巴瘤相似；C. 尤因肉瘤与淋巴母细胞淋巴瘤一样常呈 CD99 阳性表达，因而增加了鉴别诊断的难度

慢性淋巴细胞白血病 / 小淋巴细胞淋巴瘤

　　慢性淋巴细胞白血病 / 小淋巴细胞淋巴瘤（CLL/SLL）是一组 B 细胞淋巴瘤，肿瘤细胞为小淋巴细胞，病变可累及骨髓和外周血（CLL），也可累及淋巴结等组织（SLL）。CLL/SLL 是最常累及皮肤的成熟 B 细胞肿瘤，4% ～ 20% 的患者出现皮肤受累，被称为皮肤白血病[216]。CLL/SLL 患者也常伴有非肿瘤性皮肤病变（白血病发疹性反应），如感染、血管炎、紫癜、全身皮肤瘙痒、剥脱性红皮病和副肿瘤性天疱疮[264]。

　　临床概要　CLL/SLL 好发于老年人，男女发病比例为 2：1。典型的皮肤白血病发生于已确诊的 CLL/SLL 患者，首发皮肤者相对少见[265,266]。皮肤受累可表现为局部或播散性分布的红色斑丘疹、斑块或结节，皮损可累及头颈部、躯干、四肢。偶尔皮肤浸润会造成皮肤不规则增厚和形成沟槽，若面部出现这种变化一般称为"狮面征"[265]。

　　白血病细胞可在单纯疱疹、带状疱疹或布氏疏螺旋体感染等引起的活动性炎症或炎症后区域浸润[265]。该病虽然难以治愈，但病程呈惰性，除非转化为高级别大 B 细胞淋巴瘤。后者又称为 Richter 综合征，在 3% ～ 10% 的 CLL/SLL 患者中发生，皮损可表现为短时间内出现并迅速增大的孤立性或多发的皮下结节或肿块[267,268]。出现皮肤 Richter 综合征的患者可伴或不伴 CLL/SLL 累及皮肤的病史[269]。

　　组织病理　典型的病理表现为数量不等的细胞围绕附属器或血管周围致密地浸润，或呈真皮内结节状或弥漫性浸润模式，累及下方的皮下脂肪组织（图 31-49A，图 31-49B）[265]。有时表现为真皮浅层带状浸润模式。具有典型的 B 细胞浸润模式，表皮和毛囊上皮不受累，真皮乳头通常也不受累，出现典型的无浸润带。浸润细胞为一致的小淋巴细胞，细胞核呈圆形，染色质致密，核仁可有可无，胞质少（图 31-49C）。结内病变，偶尔在其他部位，细胞增殖中心常同时存在大小不一的淋巴细胞，包括前淋巴细胞和副免疫母细胞，低倍镜下可见规律分布的结节状淡染区。弥漫浸润的大免疫母细胞和中心母细胞是 Richter 综合征的特点。

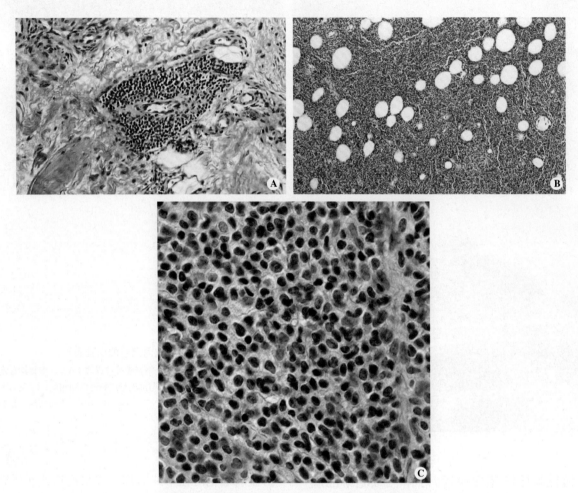

图 31-49　慢性淋巴细胞白血病 / 小淋巴细胞淋巴瘤

A. 早期真皮内以血管为中心的小而均一的淋巴样细胞浸润；B. 细胞进一步浸润至皮下组织；C. 弥漫性细胞浸润由均一小淋巴细胞组成，细胞核呈圆形，染色质深染，核仁不明显

肿瘤细胞表达 B 细胞标志物 CD19、CD79a、PAX5 和 CD23，异常表达 T 细胞标志物 CD5 和 CD43，弱阳性表达 CD20，不表达 CD10 和 cyclin D1。接受 CD20 单克隆抗体治疗的患者可完全不表达 CD20，此时需要其他 B 系标志物来确定细胞来源。CLL/SLL 中轻链的限制性局限于细胞表面的免疫球蛋白，因此，流式细胞检测法优于固定切片的免疫组化标记。

组织发生学　采用 PCR 进行分子学分析，可发现免疫球蛋白基因克隆性重排。

鉴别诊断　当 CLL/SLL 的小淋巴细胞表现出轻度的核不规则，需将套细胞淋巴瘤（MCL）作为鉴别诊断。出现假滤泡、前淋巴细胞和副免疫母细胞，免疫组化表达 CD23 阳性、cyclin D1 阴性支持 CLL/SLL 的诊断（表 31-3）。CLL/SLL 中出现的血管周围浸润模式，易与一些以血管为中心的炎性模式混淆，这类需鉴别的疾病包括多形性日光疹、皮肤型红斑狼疮、口服或注射药物引起的迟发型超敏反应和一组表现为环状红斑的疾病（如离心性环状红斑和慢性游走性红斑）。虽然上述疾病中都可出现小淋巴细胞，但 CLL/SLL 中的小淋巴细胞在高倍镜下形态更趋均一，且大多数炎性病灶以 T 细胞浸润为主，而不是 B 细胞。

治疗原则　皮肤是否累及不影响本病预后，但若有 LCT 的证据，则预示着不良的预后。皮肤受累的 CLL/SLL 患者须根据系统累及情况确定合适的治疗方案。

套细胞淋巴瘤

套细胞淋巴瘤（MCL）是一种 B 细胞淋巴瘤，肿瘤细胞为小到中等大小淋巴细胞，核型不规则，通常比 CLL/SLL 更具侵袭性。本病好发于淋巴结，其他造血器官（骨髓、外周血、脾）也可受累，皮肤受累少见。

临床概要　本病好发于中老年人，男女比例为 2 : 1。如累及皮肤，皮损常为单发或多发的斑疹、结节或斑块[270]。

组织病理　病变以真皮至皮下组织弥漫性小到中等大淋巴细胞浸润为特点，但表皮不受累（图 31-50A）。低倍镜下看不到类似 CLL/SLL 病变的增殖中心。细胞核型有程度不等的不规则，染色质致密，核仁不明显。MCL 不会向大细胞淋巴瘤转化，但可呈现出母细胞样或多形性变型，提示其更具侵袭性。实际上皮损活检常能发现肿瘤向母细胞样细胞转化，提示疾病进展[270,271]。这时浸润的肿瘤细胞为中等大小，染色质呈母细胞样（分布），核仁清晰可见（图 31-50B）。有丝分裂象常见（每 10 个高倍镜视野至少 20 ～ 30 个）。

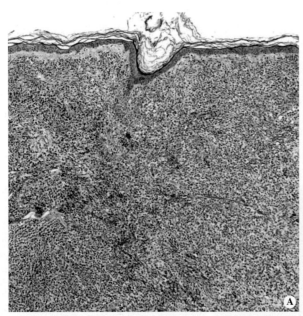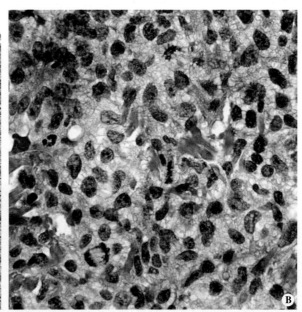

图 31-50　套细胞淋巴瘤

A. 真皮内小到中等大小淋巴细胞弥漫性浸润，表皮不受累；B. 皮损活检常能发现肿瘤向母细胞样细胞转化的证据（有丝分裂活跃的中等大小细胞，具有弥散的染色质和清晰的核仁），提示疾病进展

肿瘤细胞表达 B 细胞标志物 CD19、CD20、CD79a 和 PAX5，可出现 T 细胞标志物 CD5 异常表达和核蛋白标志物 cyclin D1 表达，CD10 和 CD23 均不表达。接受 CD20 单克隆抗体治疗的患者可不表达 CD20，此时需要其他 B 系标志物来确定细胞来源。MCL 中轻链的限制性局限于细胞表面的免疫球蛋白，因此，流式细胞检测法优于固定切片的免疫组化标记。应用 MCL 的组织标本常规进行 Ki-67 增殖指数的检测，以提示预后，在母细胞样变型的标本中常升高。

组织发生学　目前认为 MCL 来源于淋巴滤泡内套区外周的 B 细胞。通过免疫球蛋白基因重排可发现肿瘤的克隆性增殖特性。MCL 细胞遗传学特征是 t（11；14）（q13；q32）易位，以及 cyclin D1 基因和免疫球蛋白重链位点的参与[272,273]。cyclin D1 是一种重要的细胞周期调控蛋白，在 G1 期和 S 期之间的调控点起作用。遗传学异常可通过传统的细胞遗传学检测发现，如荧光原位杂交（FISH）或 PCR；使用抗核 cyclin D1 蛋白抗体，通过免疫组化染色，即可评估基因产物的过度表达。

鉴别诊断　MCL 需与其他累及皮肤的小细胞型 B 细胞淋巴增殖性疾病鉴别（表 31-3）。MCL 中可发现 CD5 和 cyclin D1 共表达。MCL 的母细胞样变型在组织学上可出现与 LBL 或 CMS 相似的浸润模式，因而免疫组化在鉴别中起到重要作用。

治疗原则 MCL 伴皮肤累及的患者，须根据系统累及情况确定合适的治疗方案。

滤泡性淋巴瘤

滤泡性淋巴瘤（FL）是一种 B 细胞淋巴瘤，肿瘤细胞包括中心细胞和中心母细胞，FL 好发于淋巴结，也可累及其他造血器官（骨髓、脾、外周血）。少数情况下，FL 累及皮肤、胃肠道、眼附属器、乳腺、睾丸等结外或髓外部位。原发性皮肤滤泡中心淋巴瘤（PCFCL）具有不同的临床病理特点和预后，转移至皮肤的 FL 需与其鉴别[46]。

临床概要 FL 好发于老年人，中位发病年龄为 59 岁，男女比例为 1：1[274]。在所有淋巴结来源的 FL 中，约 4% 出现皮肤转移。皮肤病变可与淋巴结损害同时出现，也可在淋巴结损害之后出现[46,275]。头颈部是最常累及的部位，病变常为单发。疾病复发时，皮肤及其他部位均可能出现病灶。

组织病理 FL 的皮肤病灶，以真皮中层到皮下组织的结节状或弥漫性浸润为特点[275]，病变上方的表皮不受累。在低倍镜下，浸润结节类似生发中心，但高倍镜下可见滤泡样结构是由混杂的中心细胞和中心母细胞构成，不具有极性、着色小体巨噬细胞、较多核分裂象等反应性生发中心的特点（图 31-51A，图 31-51B）[276]。滤泡样结构周围是变薄的套区。有时病变呈现出更加弥漫性的浸润模式，可伴或不伴间质硬化。淋巴结 FL 可根据浸润模式［结节状和（或）弥漫性］、中心细胞和中心母细胞比例进一步分级，结外 FL 一般不予分级。但是，弥漫性的大片中心母细胞浸润必须考虑弥漫大 B 细胞淋巴瘤（DLBCL）（参见"弥漫大 B 细胞淋巴瘤"），不应归为 FL。

FL 特征性地表达 B 细胞相关标志物（CD19、CD20、CD79a、PAX5）、生发中心细胞标志物（CD10、BCL6），异常表达 BCL2 标志物（图 31-51C）。FL 不表达 CD5、cyclin D1 和 CD43。在滤泡结构中，借助 CD21 和 CD23 标志物能够显示滤泡树突状细胞网。

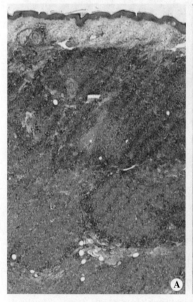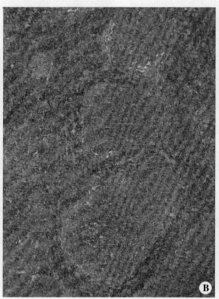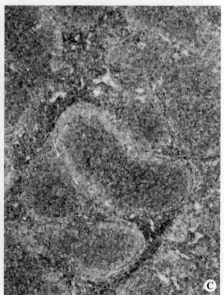

图 31-51 系统性滤泡淋巴瘤累及皮肤

A、B. 真皮的正常结构被肿瘤结节所取代，形态似生发中心结构，但套区变薄，因缺少着色小体巨噬细胞，而不会呈现反应性增生中的"星空"现象；C. 免疫组化发现滤泡呈 BCL2 强阳性表达，此乃系统性 FL 的特征，而在 PCFCL 中较少见

组织发生学 FL 细胞来源于生发中心 B 细胞。本病患者均存在免疫球蛋白基因克隆性重排，细胞遗传学异常也几乎都存在[277]，以 BCL2 基因 t（14；18）（q32；q21）易位重排最为常见。BCL2 蛋白位于线粒体膜上，起到拮抗细胞程序性死亡的作用。BCL2 在淋巴结 FL 的表达，使得肿瘤细胞与相对应的良性生发中心细胞（有凋亡发生）相比，具有明显的生存优势。

鉴别诊断 淋巴结 FL 累及皮肤时，必须与 B-CLH 和其他具有反应性滤泡增生的疾病如

PCMZL 相鉴别（表31-3）。BCL2 在 FL 中的高表达，在与良性反应性滤泡增生鉴别时起到重要作用，良性病变不表达 BCL2。此外，FL 累及皮肤的形态学特点与 PCFCL 相似，但两者临床预后不同，鉴别诊断尤为重要。两者都好发于头面部，都表现程度不等的弥漫性和（或）结节状浸润模式。应该说没有绝对的形态学标准或免疫学标记来区分两者，但 BCL2 高表达和 t（14；18）易位的检出更支持 FL 累及皮肤的诊断。在缺少分期信息的情况下，必须注意鉴别诊断。

治疗原则　FL 伴皮肤累及的患者，治疗方案取决于其系统累及的情况。

浆细胞肿瘤

浆细胞肿瘤是一组以浆细胞异常克隆增生为特点的疾病。这组疾病包括意义未明的单克隆免疫球蛋白血症（MGUS）、浆细胞骨髓瘤（临床上称为多发性骨髓瘤）和浆细胞瘤（骨外/髓外浆细胞瘤或骨孤立性浆细胞瘤）。浆细胞肿瘤的皮肤病变多是系统性病变（骨髓瘤）的继发表现，一般发生在疾病的晚期出现高肿瘤负荷时[278]。皮肤病变也可由潜在的骨病变直接侵袭形成。

临床概要　本病好发于中年男性（男女比例为 2：1）。皮损可表现为多发、广泛分布的紫罗蓝色丘疹、结节。据报道，部分患者皮损出现在曾发生创伤的区域（如静脉导管进入部位）[279]。

浆细胞骨髓瘤患者出现皮肤受累，提示疾病晚期和预后不佳[278]。

组织病理　组织学检查可发现累及真皮全层甚至皮下组织的结节状或弥漫性浸润（图31-52A），表皮不受累。结节由致密的浆细胞来源的肿瘤细胞组成，而弥漫性病变由浆细胞的间质性浸润形成，伴有真皮胶原纤维增生。肿瘤性浆细胞具有一定特征：圆形、偏位的核，成簇的染色质及丰富的双嗜性的胞质伴可辨认的晕，也可出现带有明显核仁的更为多形性或不成熟的核，常见双核甚至多核（图31-52B）。肿瘤性浆细胞的胞质可见多种包涵体样结构，这常与免疫球蛋白的异常积聚有关，如圆形、嗜酸性的（Russel）小体。但这种现象并不是肿瘤性浆细胞特有的，在向浆细胞分化的 B 细胞淋巴瘤中也可存在。免疫组化可证实浆细胞呈 CD138 强阳性表达（表皮作为阳性自身对照）。免疫组化或原位杂交即可发现胞质内单克隆免疫球蛋白轻链聚集。约 70% 的浆细胞骨髓瘤，出现 CD56 的异常阳性表达，提示浸润细胞的肿瘤性质。CD20、CD19 和 CD45 呈特征性阴性表达。

组织发生学　肿瘤细胞最可能来源于发生克隆性增殖的外周血浆细胞。分子学研究常可发现免疫球蛋白基因重排。浆细胞归巢至皮肤的分子学基础仍有待阐明，目前有研究认为黏附分子的差异性表达，可促使浆细胞向皮肤组织迁移[280]。

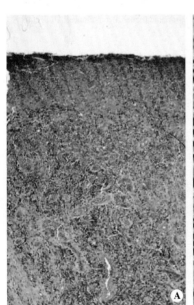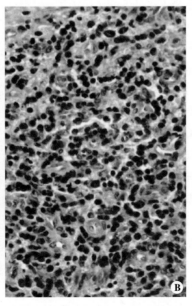

图 31-52　浆细胞肿瘤
A. 图示真皮内弥漫性间质性浸润，伴浅表糜烂；B. 高倍镜下可见浸润由浆细胞浸润组成，细胞具有特征性的偏位的核。部分细胞具有双核

鉴别诊断 反应性浆细胞为主的浸润可作为免疫反应的一部分出现在皮肤中，但反应性浆细胞不会出现不成熟或多形性的核，一般不会出现单克隆免疫球蛋白轻链限制。在需要鉴别的肿瘤性病谱中，其一是具有显著浆细胞分化的 PCMZL，此时需要相关的临床信息来辅助鉴别。

浆母细胞淋巴瘤是另一种向浆细胞分化的 B 细胞淋巴瘤，可出现皮肤病变[281]。本病好发于免疫抑制人群（HIV 感染、移植后状态），疾病呈侵袭性进展。大而异形的细胞向浆细胞分化，呈 CD138 阳性表达，出现轻链限制性，这些特点都提示需要和间变性浆细胞骨髓瘤鉴别。鉴别可借助 CD56 标记（浆细胞骨髓瘤中常呈阳性表达；浆母细胞淋巴瘤则阴性）、EBER 原位杂交（浆母细胞淋巴瘤常呈阳性表达；浆细胞骨髓瘤中阴性）及相关的临床信息。

治疗原则 浆细胞肿瘤伴皮肤累及的患者，治疗方案取决于其系统累及的情况。局部放疗可能起到一定效果[282]。

（俞婉婷 姜祎群 译，陶 娟 校，汪 旸 审）

弥漫大 B 细胞淋巴瘤

弥漫大 B 细胞淋巴瘤（diffuse large B-cell lymphoma，DLBCL）是一类以组织内大的 B 细胞弥漫浸润为特点的肿瘤。大部分 DLBCL 归类为未定类 DLBCL，即 DLBCL，非特殊类型（NOS）。部分病例因有独特的临床病理特点，进一步划分为多种亚型：富于 T 淋巴细胞 / 组织细胞的大 B 细 胞 淋 巴 瘤（T-cell/histiocyte-rich large B-cell lymphoma，THRLBCL）；原发性中枢神经系统弥漫大 B 细胞淋巴瘤；原发性皮肤弥漫大 B 细胞淋巴瘤，腿型（primary cutaneous DLBCL，leg type，PCLBCL）（如前所述）；老年人 EB 病毒阳性的 DLBCL（表 31-8）。其他的大 B 细胞淋巴瘤也根据其特殊的临床表现、形态学、免疫表型和（或）细胞学特点分为若干亚型（表 31-8）。DLBCL 最常累及的部位是淋巴结，但也有约 1/3 的患者有结外受累。其中，约 15% 的患者累及皮肤或软组织[283]。这部分患者皮肤病变表现为大的 B 细胞浸润，常由系统性病变累及，不符合

PCLBCL-LT 的诊断标准[284]。此类病变在 2005 年 WHO/EORTC 的分类中曾被称为"原发皮肤弥漫大 B 细胞淋巴瘤，其他型"，这包括 THRLBCL、浆母细胞淋巴瘤和血管内大 B 细胞淋巴瘤所引起的皮损[2]。在这里，我们介绍 DLBCL 皮损特点及其两个亚型——THRLBCL 和老年人 EB 病毒阳性 DLBCL。另外三种也可累及皮肤的大 B 细胞淋巴瘤（浆母细胞淋巴瘤、血管内大 B 细胞淋巴瘤和淋巴瘤样肉芽肿病）将在后续章节叙述。

表 31-8 弥漫大 B 细胞淋巴瘤的 WHO 分类
弥漫大 B 细胞淋巴瘤，非其他特殊类型*
弥漫大 B 细胞淋巴瘤，亚型
T 细胞 / 组织细胞丰富性大 B 细胞淋巴瘤*
原发中枢神经系统的弥漫大 B 细胞淋巴瘤
原发皮肤弥漫大 B 细胞淋巴瘤，腿型*
老年 EB 病毒阳性的大 B 细胞淋巴瘤*
其他大 B 细胞淋巴瘤
原发纵隔大 B 细胞淋巴瘤
血管内大 B 细胞淋巴瘤*
慢性炎症相关的弥漫大 B 细胞淋巴瘤
淋巴瘤样肉芽肿病*
ALK 阳性的弥漫大 B 细胞淋巴瘤
浆母细胞淋巴瘤*
发生于 HHV8 相关的多中心 Castleman 病的大 B 细胞淋巴瘤
原发渗出性淋巴瘤

* 多数伴有皮肤受累

引自 Swerdlow S, Campo E, Harris NL, et al, eds. WHO classification of tumours of haematopoietic and lymphoid tissues. Lyon, France:IARC, 2008.

临床概要 DLBCL 各年龄段均可发病，包括儿童，成人和老年人更易受累。皮损可表现为红色至紫色的丘疹、结节和浸润性斑块，常单发，易累及头颈部或躯干。由于患者临床表现、组织学及遗传学特点不同，疾病结局也不同。淋巴结 THRLBCL，无论有无皮肤受累，常为进展性病变，极少数仅有皮肤受累的 THRLBCL，其病程呈相对惰性[285]。老年 EB 病毒阳性 DLBCL 患者发病年龄＞50 岁，常引起包括皮肤在内的结外器官受累，无论有无淋巴结受累，均为侵袭性病变。

组织病理 肿瘤细胞浸润常造成局部组织和原有结构破坏（图 31-53A）。真皮呈弥漫性或结节状浸润。通常真皮深部受累更显著，呈一个"下

重上轻"的模式。细胞学上，可见形态一致、单一的、类似中心母细胞和免疫母细胞转化的大淋巴细胞（图 31-53B）。胞质少，核大，染色质空泡化，核仁明显。本病表达 B 细胞表型（CD19、CD20、CD79a 和 PAX5），Ki-67 增殖指数显示升高（图 31-53C，图 31-53D）。不同程度地表达 CD10、BCL2、BCL6 和 CD30，提示病变可能是系统性淋巴瘤累及皮肤所致。

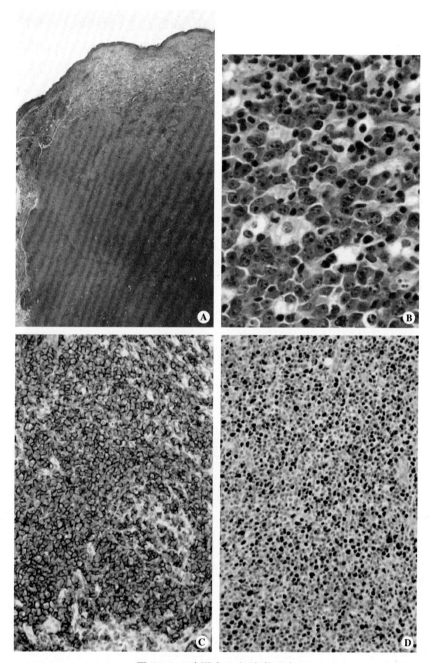

图 31-53　弥漫大 B 细胞淋巴瘤
A.真皮内肿瘤细胞浸润致结构广泛破坏；B.高倍镜下见浸润细胞为大的恶性淋巴细胞；C、D.免疫组化显示肿瘤细胞表达 CD20（C），Ki-67 增殖指数显示升高（D）

　　THRLBCL 组织学特点为真皮内结节状或弥漫性浸润的背景中可见较少的散在的异型大 B 细胞，背景细胞主要为 T 细胞和组织细胞。肿瘤性大细胞表达全 B 细胞标记；BCL6 和 IRF4/MUM1 也阳性；BCL2 和 EMA 表达不一。CD15、CD30、CD138 和原位杂交 EBER 阴性。

　　老年 EB 病毒阳性的 DLBCL 表现为真皮内有多形性或大细胞浸润，结构破坏。多形性亚型，特点为混合性炎性细胞背景中可见异型大细胞；大淋巴细胞亚型，则可见片状转化细胞。EBER 均阳性。虽然 CD20 和 CD79a 通常阳性，但部分病例中，肿瘤细胞呈浆母细胞样，可不表达 CD20。IRF4/MUM1 强阳性表达，CD30 表达不定。

组织发生学　免疫球蛋白基因常呈克隆性重排。免疫功能的老化被认为是发生老年 EB 病毒阳性 DLBCL 的原因。

鉴别诊断　细胞呈间变形态的 DLBCL 需与间变性癌、无色素型黑素瘤相鉴别，可选用组织来源相关的免疫组化标志物（如 CD45、全 B 细胞抗原、细胞角蛋白、Melan-A）来区分。如果明确肿瘤为 B 细胞，需要根据临床与病理的联系来鉴别是系统性 DLBCL 累及皮肤，还是 PCLBCL-LT。BCL2 和 IRF4/MUM1 同时强阳性表达在 PCLBCL-LT 中最常见[52]。与母细胞亚型 MCL 不同，DLBCL 不表达细胞周期蛋白 D1（cyclin D1）。老年 EB 病毒阳性 DLBCL 需与其他有皮肤受累的 EB 病毒阳性的 B 淋巴细胞增殖性疾病相鉴别，后者包括浆母细胞性淋巴瘤及淋巴瘤样肉芽肿病（详见后续章节）。

治疗原则　根据是否存在潜在的系统疾病来确定治疗方案。

浆母细胞淋巴瘤

浆母细胞淋巴瘤是一种少见的大 B 细胞淋巴瘤，发生于免疫功能缺陷患者，常继发于人类免疫缺陷病毒（human immunodeficiency virus, HIV）感染者，也可发生于移植后个体。病变常发生于口腔（尤其是 HIV 感染的患者），少数可发生于其他的结外部位如皮肤。淋巴结受累不常见。

临床概要　典型皮损为局限性，单发或多发的红色丘疹或结节，常无明显症状。虽然与皮损继发于系统性病变的患者相比，仅有皮损的患者预后较好，但浆母细胞淋巴瘤的预后一般较差[281]。

组织病理　病变由弥漫浸润的大细胞构成，形态类似于免疫母细胞（核圆形，染色质空泡化，核仁明显），有时表现为浆细胞样，核偏位。表皮不受累。核分裂象、凋亡小体和吞噬细胞形成的可染色小体很常见。肿瘤细胞免疫表型类似浆细胞，即表达 CD138 和 IRF4/MUM1，而 CD45 和 B 细胞相关表型（如 CD20、PAX5）呈阴性或弱阳性。

EBER 常阳性。Ki-67 增殖指数较高。

组织发生学　大部分病例中可检测到免疫球蛋白基因重排。其可能的细胞来源为浆母细胞。

鉴别诊断　基于形态学特点和 CD138 阳性，本病需与继发于浆细胞性恶性肿瘤的皮损相鉴别。CD56 的表达（浆细胞骨髓瘤常阳性，浆母细胞淋巴瘤常阴性）、原位杂交 EBER（浆母细胞淋巴瘤常阳性，浆细胞骨髓瘤常阴性）及临床特点有助于鉴别。EBER 阳性需要考虑老年 EB 病毒阳性弥漫大 B 细胞淋巴瘤的可能，尤其是老年患者且肿瘤细胞形态呈浆母细胞样时，此时需结合临床表现来鉴别。

治疗原则　合并 HIV 感染者给予抗逆转录病毒治疗，移植后患者要停用或减少使用免疫抑制剂，其他治疗包括系统性化疗和（或）局部放疗。

血管内大 B 细胞淋巴瘤

血管内（嗜血管性）大 B 细胞淋巴瘤呈侵袭性进程，其典型表现为受累组织中，大的 B 细胞聚集于血管内[286-289]。长期以来，肿瘤细胞局限在血管内生长被认为与淋巴细胞归巢受体的缺陷和（或）内皮细胞黏附分子缺乏有关。但其确切的发病机制至今尚未明确。

临床概要　血管内大 B 细胞淋巴瘤多发生于成人，常广泛累及多个结外部位，包括皮肤、肺、中枢神经系统、肾及肾上腺。单独累及皮肤者罕见。本病由于血管闭塞，临床表现多种多样。皮损常表现为质地较硬的红色或紫色斑块和结节，好发于躯干或大腿。本病也可见由缺血所致，呈现毛细血管扩张及表皮的改变，如鳞屑及溃疡形成等。部分亚洲患者可表现为噬血细胞综合征[290,291]。相比于器官广泛受累者，仅发生于皮肤者预后较好[292]。

组织病理　受累血管（尤其是毛细血管）腔完全或部分被纤维素包绕的大的恶性淋巴细胞填充导致闭塞（图 31-54A）。管腔部分闭塞时，肿瘤细胞黏附于细长、不明显的血管内皮细胞上，易被误诊为异型和恶变的内皮细胞（图 31-54B）。肿瘤细胞核大，染色质空泡化，核仁明显。CD20 阳性证明其来源于 B 细胞（图 31-54C）。IRF4/MUM1 和 BCL2 常阳性，而 CD5、CD10 和 BCL6 常有不同程度的表达。也有报道发现少数病例肿瘤细胞表达 T 细胞或 NK 细胞抗原[293,294]。

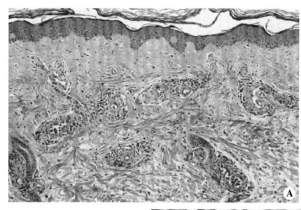
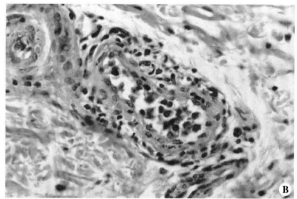
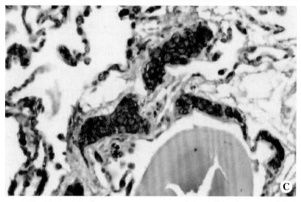

图 31-54　血管内大 B 细胞淋巴瘤

A. 真皮浅层血管部分闭塞，管腔内为深染的肿瘤细胞；B. 高倍镜下可见部分肿瘤细胞黏附于血管内皮表面；C.1 例有广泛皮肤外器官受累的患者，其肺小血管腔内见 CD20 阳性的恶性 B 细胞

组织发生学　目前认为肿瘤细胞表达有缺陷的归巢受体（如 CD11a/CD18），从而导致其不能渗出血管，而在管腔内聚集[295,296]。

鉴别诊断　因为典型特征为肿瘤细胞局限于管腔内，所以主要鉴别诊断包括从恶性到反应性内皮细胞增生的一系列疾病（如血管肉瘤和真皮内弥漫的血管瘤病 / 血管内皮细胞增生症[297,298]）。与其他来源的血管内恶性肿瘤细胞（如炎性乳腺癌）的鉴别需依靠相关免疫组化标志物。

治疗原则　目前系统性化疗用于治疗本病，但反应较差。

淋巴瘤样肉芽肿病

淋巴瘤样肉芽肿病（lymphomatoid granulomatosis，LYG）是一种罕见的、侵袭性不定的淋巴增生性疾病，病变由 EB 病毒阳性的 B 细胞和反应性 T 细胞组成，其特点为血管中心性和血管破坏性浸润，好发于包括皮肤在内的结外部位[299-301]。

临床概要　本病好发于成年男性（男女之比为 2∶1），也可发生于免疫功能缺陷的儿童。虽然本病可累及多个器官，但肺部受累最常见，即使首次发作时尚无肺部受累表现，肺部受累也会在疾病自然进程中出现。皮肤受累也较常见，占 25% ~ 50%。皮损多形性可表现为多发的红色丘疹、斑块、结节，常累及躯干、四肢，淋巴结和脾很少受累[301-303]。

组织病理　与大部分非霍奇金性淋巴瘤不同，本病的特征为多形性淋巴细胞呈血管为中心性浸润，并破坏血管（图 31-55）[301,302]。浸润细胞以数量不等的 EB 病毒阳性的大 B 细胞为主，伴有混合性炎性细胞背景[304]。B 细胞形态可类似淋巴母细胞，也可呈多形性改变。其病变的分级（Ⅰ ~ Ⅲ）与 EB 病毒阳性的 B 细胞所占比例及异型程度相关；部分患者出现的坏死可能与疾病生物学行为相关[305]。成片的、大的 B 细胞浸润而无炎性细胞背景时可归为 DLBCL。可见血管壁单一核细胞浸润、血管壁灶状坏死和纤维素样变性[306]，从而导致血管周围缺血坏死。部分病例可见亲表皮现象。EB 病毒阳性的 B 细胞可 CD20 阳性，不同程度表达 CD30，CD15 阴性。背景细胞 CD3 阳性（CD4 > CD8）。

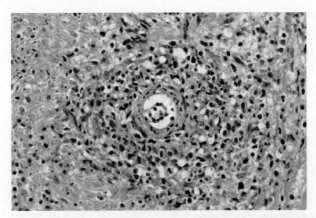

图 31-55　淋巴瘤样肉芽肿病：可见异型的淋巴细胞浸润血管，从而导致血管壁部分被破坏

组织发生学　本病潜在病因可能是 EB 病毒导致免疫缺陷个体中 B 淋巴细胞异常增殖[307,308]。高级别病变更易检出免疫球蛋白基因的克隆性重排[303]。

鉴别诊断　淋巴瘤样肉芽肿病需与其他表现为血管中心性、破坏性浸润的造血系统恶性肿瘤相鉴别，如结外 NK/T 细胞淋巴瘤[309]。本病 EB 病毒阳性的细胞表达 CD20，有助于鉴别。有时本病可见多形或多核细胞，需与经典霍奇金淋巴瘤（classical Hodgkin lymphoma，CHL）鉴别，但本病无典型的 R-S（Reed-Sternberg）细胞。

治疗原则　其预后取决于皮肤外脏器受累程度及疾病分级。治疗包括抗 CD20 的单克隆抗体利妥昔单抗、干扰素和系统性化疗，可根据病变程度及分级单用或联合使用。

T/NK 细胞来源

T 淋巴母细胞白血病 / 淋巴瘤

T 淋巴母细胞白血病（T lymphoblastic leukemia，T-ALL）/ 淋巴瘤（T lymphoblastic lymphoma，T-LBL）是一种高度恶性的肿瘤，来源于前体 T 淋巴细胞。T-LBL 常累及纵隔和淋巴结，少有皮肤受累。

临床概要　皮损可表现为红斑、出血性丘疹和结节或皮下肿块。尽管相比于成年人，T-LBL 在儿童和青少年中发病率更高，但皮肤受累在成年患者中更常见[256,258,310]。

组织病理　肿瘤细胞弥漫状分布于真皮，穿插于胶原纤维束间，亲表皮现象无或少见，其形态学与 B -LBL 无法区分。肿瘤细胞异型程度一致，胞质较少，核轻度不规则，有时可伴核沟和核固缩，染色质细腻，可见小核仁。病变中偶见嗜酸性粒细胞。肿瘤细胞 TdT 常阳性，此外不同程度表达 CD1a、CD2、CD3、CD4、CD5、CD7 和（或）CD8。其中，CD3 胞质阳性，同时 TdT 和（或）CD1a 阳性，对诊断有重要意义[216]。这些原始细胞可能出现分化尚不明确的情况，如肿瘤细胞可表达 B 淋巴细胞抗原 CD79a 或髓系抗原 CD33。

组织发生学　肿瘤细胞来源于前体 T 淋巴细胞，常规可检测到 TCR 基因克隆性重排。

鉴别诊断　从形态学上需要与本病鉴别的疾病包括 B-LBL，两者肿瘤细胞形态相似，如前文所述。免疫组化可有助于明确诊断。

治疗原则　T-LBL 与 T-ALL 的患者治疗相同，即系统化疗，或联合造血干细胞移植。

间变性大细胞淋巴瘤

间变性大细胞淋巴瘤（anaplastic large-cell lymphoma，ALCL）是一种以强阳性表达 CD30 的多形性、大细胞浸润为特点的系统性 T 细胞肿瘤。ALCL 在成人非霍奇金淋巴瘤中约占 3%，而在儿童中比例更高（10% ～ 30%）。可根据是否表达酪氨酸激酶受体间变性淋巴瘤激酶（activin-anaplastic lymphoma kinase，ALK）将本病分为两类[311]：ALK 阳性的 ALCL，主要见于 20 ～ 30 岁的男性，预后好于 ALK 阴性的 ALCL，后者常发生于老年人，男女比例大致相同。这两类 ALCL 均可累及淋巴结和结外部位，尤其是皮肤、骨骼、软组织、肺及肝。系统性 ALCL（ALK 阳性或阴性）累及皮肤需要与原发性皮肤 ALCL 鉴别，相较而言，后者预后远好于前者。

临床概要　患者常为进展期，伴有 B 症状，包括发热、体重下降及夜间盗汗等。累及皮肤时，皮损从丘疹至溃疡性肿物均可呈现。系统性 ALCL 累及皮肤者，较不累及皮肤者，预后更差[148,312]。

组织病理　系统性 ALCL 累及皮肤的典型表现为真皮内结节（图 31-56A）。在形态学上，肿瘤细胞体积较大，核呈间变性改变，胞质丰富。细胞核显示多种形状，可以是圆形至椭圆形、肾形或马蹄形（所谓的"标志性细胞"），或表现为多核细胞（所谓的"花环状细胞"），或出现核内假包涵体（所谓的"甜甜圈细胞"）（图31-56B，图31-56C）。有时可见双核细胞，类似于CHL中的R-S细胞。染色质较细腻，核仁常多个，可明显或不明显。其形态学表现变化多，呈谱系改变[313-318]。病变可以大细胞为主（普通型），或大细胞与组织细胞混合（淋巴组织细胞型），或表现为形态类似的，但体积更小的非典型淋巴细胞（小细胞型）。

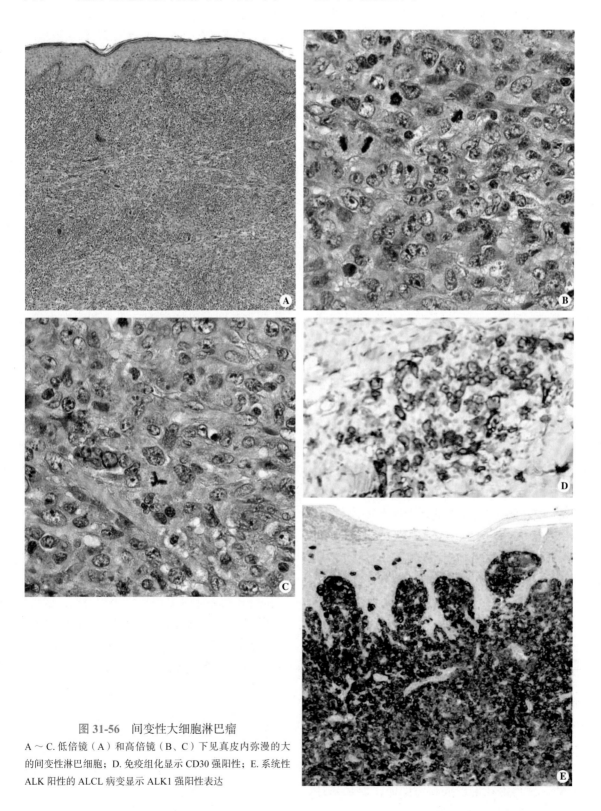

图 31-56　间变性大细胞淋巴瘤

A～C. 低倍镜（A）和高倍镜（B、C）下见真皮内弥漫的大的间变性淋巴细胞；D. 免疫组化显示 CD30 强阳性；E. 系统性ALK 阳性的 ALCL 病变显示 ALK1 强阳性表达大部分肿瘤表达 T 细胞抗原，部分可丢失 T 细胞抗原（"裸细胞"表型），后者可在基因水平上证明其是 T 细胞来源[319]。成熟的全 T 细胞标记通常是阴性的（如 CD3、CD5、CD7），显示肿瘤细胞 T 细胞表型表达异常。细胞膜及高尔基体区域 CD30 呈强阳性（图 31-56D）。另外，大多数病例表达细胞毒性相关蛋白，包括 TIA-1、颗粒酶 B 和（或）穿孔素[319,320]。表达 ALK1 即为 ALK 阳性 ALCL（图 31-56E）。大多数病例表达 EMA，ALK-ALCL 通常不表达 EMA。

组织发生学 目前认为 ALCL 起源于成熟的细胞毒性 T 细胞。多数情况下，无论是否表达 T 细胞抗原，肿瘤均出现克隆性 TCR 基因重排。ALCL 不表达 EB 病毒基因，可与 EB 病毒阳性 CHL 相鉴别。

ALK 蛋白过表达是 2 号染色体上 ALK 基因的异位造成的。最常见的类型是 2 号染色体的 ALK 基因和 5 号染色体上的核仁磷酸蛋白（NPM）基因出现 t（2；5）（p23；q35）。然而，其他染色体也可与 ALK 基因发生异位。经典的 t（2；5）导致 ALK 蛋白过表达，可通过免疫组化在肿瘤细胞质和细胞核中显示。

鉴别诊断 系统性 ALCL 累及皮肤应与原发性皮肤 ALCL 进行鉴别（参见"原发性皮肤间变性大细胞淋巴瘤"）。实际上，无论 ALK1 阳性或阴性皮肤 ALCL，都应及时对系统受累情况进行评估[321]。肿瘤细胞强阳性表达 CD30，需要鉴别的是 CHL 累及皮肤，尤其是有 R-S 样细胞时。在 ALK 阳性 ALCL 中，ALK1 的表达足以鉴别，需要注意的是，真正的 R-S 细胞通常弱阳性表达 PAX-5，而在 ALCL 中不表达（无论 ALK 阳性或阴性）。

治疗原则 因皮损为系统性淋巴瘤所引起，所以应按照相应的系统病变进行治疗。

（甘　璐　陈　浩 译，陶　娟 校，汪　旸 审）

血管免疫母细胞性 T 细胞淋巴瘤

血管免疫母细胞性 T 细胞淋巴瘤（AITL）作为一种淋巴组织性 T 细胞淋巴瘤，占成人非霍奇金淋巴瘤（NHL）的 1% ～ 2%，占外周 T 细胞淋巴瘤 15% ～ 20%[322]。该病临床和组织学表现缺乏特异性，使得潜在淋巴瘤较为隐匿，但是高达 50% 的患者有皮肤受累。因此，在缺乏特征性组织改变的患者，利用分子学来确定其异常克隆群的存在十分必要。AITL 罕见皮肤受累，这给正确的疾病诊断带来一定难度。

临床概要 AITL 多见于中老年人，表现为全身性淋巴结病及系统症状（如高热、盗汗和体重减轻）。实验室检查发现溶血性贫血、白细胞增多和多克隆高丙种球蛋白血症。结外受累很常见，受累部位包括肝、脾、皮肤和骨髓。高达 50% 的病例可见皮肤受累，经常在躯干部表现为不典型的斑丘疹[323]。患者常有瘙痒症状。皮肤损害偶见紫癜、浸润性或荨麻疹斑块、丘疱疹、结节和红皮病[324]。AITL 具有侵袭性的演变过程，中位生存期 < 3 年。

组织病理 部分或全部受累的淋巴结结构破坏，小至中等大小的多形性 T 淋巴细胞浸润，异形淋巴细胞胞质淡或透明，伴浆细胞、嗜酸性粒细胞、上皮样组织细胞、免疫母细胞及高内皮细胞小静脉树枝状增生。皮肤损害不明显，但组织学特征差异很大。模式包括浅层血管周围有或不具有非典型淋巴样浸润；浅表和深在血管周围弥漫性不典型淋巴细胞浸润（图 31-57A），常见血管增生、血管炎（图 31-57B）或坏死性肉芽肿[323-325]。表皮大致正常。典型的组织学出现时，肿瘤细胞由 CD3+/CD4+ T 细胞组成，可混合反应性 CD8+ T 细胞（图 31-57C）。在 AITL 中经常见到滤泡辅助性 T 细胞表型标志物（CD10、PD-1、CXCL-13）共表达（图 31-57D）。可见散在的 EB 病毒阳性 B 细胞表达（图 31-57E）。

组织发生学 皮损的 TCR 基因重排通常显示肿瘤细胞克隆与淋巴结中检测到的细胞克隆一致[324,326,327]。有趣的是，约 1/4 的结节性 AITL 病例中可检测到克隆性免疫球蛋白基因重排，和增生的 EB 病毒阳性 B 淋巴细胞相对应，这些 B 淋巴细胞克隆也可以通过分子学方法在皮损中检测到[323]。

鉴别诊断 由于组织病理学改变轻微而且差异很大，累及皮肤的 AITL 的诊断很困难。需要鉴别的疾病很多，包括具有深浅血管周围炎模式的炎性皮肤病、白细胞碎裂性血管炎、感染、结节病和其他原发性肉芽肿性皮肤病。运用免疫组化技术检测到滤泡辅助性 T 细胞的免疫表型，并结合分子病理分析来比较皮肤和淋巴结部位的克隆性增生，有助于诊断。

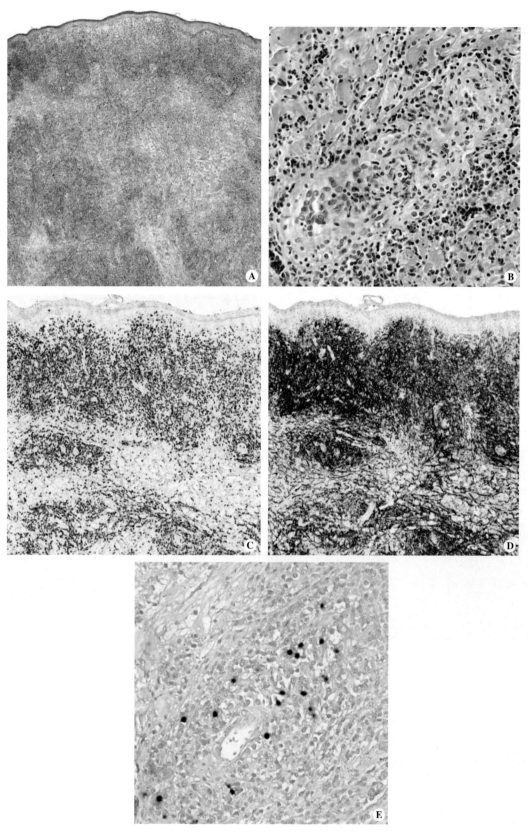

图 31-57　血管免疫母细胞性 T 细胞淋巴瘤

A. 深浅层血管周围致密的异型淋巴样细胞浸润；B. 血管炎改变；C、D. 免疫组化显示 CD3+ 细胞（C），同时表达 CD10（D）；E. 混合的 EB 病毒阳性 B 细胞

治疗原则　根据患者的潜在系统性淋巴瘤进行治疗。

成人 T 细胞白血病 / 淋巴瘤

成人 T 细胞白血病 / 淋巴瘤（ATLL）是由人类逆转录病毒，即人类 T 细胞白血病病毒 1（HTLV-1）引起的高级别 T 细胞肿瘤。

临床概要　本病作为一种地方病，主要分布在日本、加勒比盆地、中非和部分南美洲地区。本病分布与人群中 HTLV-1 的流行密切相关[328]。在美国东南部某些 HTLV-1 血清阳性率高的人群中也检测到该疾病。病毒可能是由血液和体液传播，约 5% 的感染患者发展为相关性疾病，包括 ATLL、HTLV-1 相关性脊髓病 / 热带痉挛性截瘫（HAM / TSP）及与 HTLV-1 相关的感染性皮炎

（IDH）。虽然儿童也有发病，但 ATLL 绝大部分发生在成人（中位年龄为 55 岁），反映了该病较长的潜伏期[329]。根据 2008 年 WHO 分类标准，本病分为四种亚型，即急性型、慢性型、隐匿型和淋巴瘤型。

该病可累及淋巴结、外周血、骨髓或其他结外 / 髓外区域，其分型主要根据疾病的严重程度及相关症状和体征。不管是哪种亚型，患者常有多种多样的皮肤表现，从多发、局限性至播散性的红斑、丘疹、斑块、结节、肿瘤再到红皮病（图 31-58A）。所以说，它的临床表现与 MF 相似。一般来说，急性型和淋巴瘤型预后较差[330]。惰性形式（慢性型和隐匿型）转化为急性型或淋巴瘤型后则具有侵袭性。急性型患者 4 年生存率为 5%，淋巴瘤型为 5% ~ 7%，慢性型为 27%，隐匿型为 63%[331]。

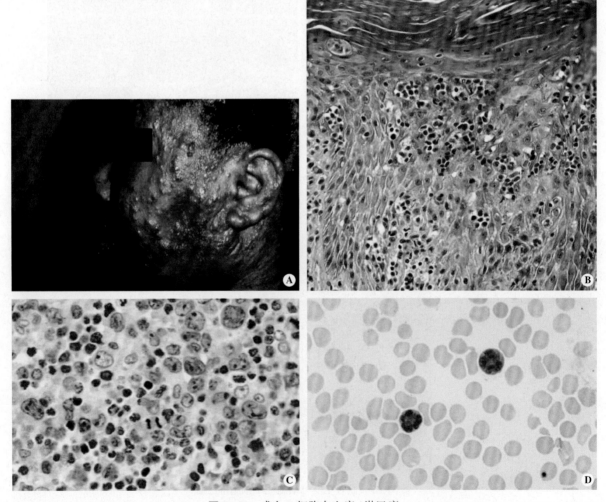

图 31-58　成人 T 细胞白血病 / 淋巴瘤

A. 临床表现，该高钙血症患者在几周内暴发性出现多个结节；B. 常规石蜡切片显示表皮内有不典型淋巴细胞，与蕈样肉芽肿无法区分；C. 染色质致密程度不等的和扭曲样核的肿瘤细胞浸润；D. 外周血见具有特征性多叶核轮廓的大淋巴样细胞

组织病理 结节状或弥漫性异型淋巴细胞浸润，可以累及真皮乳头层，有亲表皮现象和（或）形成 Pautrier 微脓肿，类似于 MF（图 31-58B）。细胞学上，肿瘤性淋巴细胞胞核大、深染、外形不规则、扭曲（图 31-58C）。有时可见到粗块状染色质和明显核仁的间变细胞 [329,332]。外周血内可见特征性多叶状核（"花朵样"）的肿瘤细胞，这个特征可以用来区分 ATLL 细胞与 Sézary 综合征和系统性弥漫性 MF（图 31-58D）。CD4+ T 肿瘤细胞表达 T 细胞相关抗原 CD2、CD3 和 CD5，但通常不表达 CD7 和 CD8。极少数病例细胞表达 CD8+CD4-，甚至双阴性（CD4-/CD8-），有时也会表达 CD25 和 FoxP3。肿瘤细胞还可能表达 CD30。

组织发生学 所有病例都可发现 T 细胞受体基因的克隆性重排。肿瘤细胞可检测到 HTLV-1 克隆性整合到肿瘤基因中，同时其他基因学变化也是肿瘤发生所必需的 [333,334]。HTLV-1 的反式激活因子——Tax，一直被认为是病毒癌抗原 [335]。

鉴别诊断 本病主要与 MF 和 Sézary 综合征相鉴别，但仅通过组织学进行区分是不够的。大多数 ATLL 患者不表现红皮病，所以该临床特征可以用于区分 Sézary 综合征。同时，ATLL 患者外周血细胞学改变有鉴别诊断意义，肿瘤细胞具有特征性的多叶状、花朵样核型，这一点和具有脑回状核的 Sézary 细胞不同。如疑有 ATLL，需进一步做血液学检查。最终诊断要找到皮肤或血液中肿瘤细胞具有整合的 *HTLV-1* 基因这一证据。一些表达 CD30 的间变性病例需要和 ALCL 鉴别，前者不表达细胞毒性分子如穿孔素和颗粒酶 B。

治疗原则 患者通常需要系统性化疗，仅有孤立性皮肤损害的患者可采用相对温和的针对皮肤的治疗 [336]。放射治疗可能对皮损局部控制有效 [337]。

结外 NK/T 细胞淋巴瘤，鼻型

鼻型结外 NK/T 细胞淋巴瘤（ENKTCL）是一种侵袭性淋巴瘤，其特征在于具有 NK 细胞的 EB 病毒阳性肿瘤细胞呈现血管中心性和血管破坏性浸润，肿瘤细胞表型符合 NK 细胞，极少数表达细胞毒性 T 细胞表型。浸润最常累及鼻腔组织 [198,338-340]，还可见于皮肤、软组织、胃肠道和睾丸等结外 / 鼻外部位 [341,342]。皮肤受累可以原发（"原发性皮肤 NK / T 细胞淋巴瘤，鼻型"），也可继发。

临床概要 ENKTCL 常见于成年男性，主要见于亚洲、墨西哥、中美洲和南美洲地区。皮损为快速生长的红色斑块或肿瘤，常伴有溃疡。原发性皮肤损害是指疾病分期时没有皮肤以外组织受累的证据，但典型的病例后期还是在皮肤以外的部位出现损害 [343]。所以，无论皮肤受累是原发性还是继发性，疾病都会发生侵袭性演变过程 [343,344]。

组织病理 真皮内 / 皮下见弥漫性肿瘤细胞浸润，可见灶性围绕血管和破坏血管生长的肿瘤细胞，细胞大小不等，有丝分裂活跃（图 31-59A）。偶见亲表皮现象。最常见的是，细胞中等大小，具有不规则或细长的细胞核，粗染色质，核仁不明显，胞质少而淡染（图 31-59B）。

有些病例可伴有混合性的反应性炎性细胞浸润，包括活化的淋巴细胞、浆细胞和嗜酸性粒细胞。特征性的改变包括受累血管壁发生纤维素样坏死和肿瘤细胞浸润、凝固性坏死和细胞凋亡（图 31-59C）。表皮或鳞状上皮黏膜可能发生溃疡，偶可见假上皮瘤样增生。典型的免疫表型是 CD3-，胞质 CD3ε+、CD2+ 和 CD56+。免疫组化可检测到细胞毒性颗粒相关蛋白（TIA-1、颗粒酶 B 和穿孔素）。其他包括 CD4、CD5、CD8、CD16、CD57、TCRβF1 均阴性。TCRγ 链恒定区通常为阴性。EBER 原位杂交提示 EB 病毒阳性，但免疫组化检测潜伏膜蛋白 -1（LMP-1）结果不一致。

组织发生学 本病可能起源于活化的 NK 细胞，偶尔为细胞毒性 T 细胞。大多数病例的 *TCR* 基因和免疫球蛋白基因为胚系构型。尽管尚未发现明确的病理学改变，但多种细胞遗传学异常已被检测到。该肿瘤与 EB 病毒感染密切相关，可能是重要的致病因素 [345]。少数 CD56 阴性的病例，EBER 原位杂交阳性和细胞毒性相关蛋白表达对于诊断有帮助。

鉴别诊断 有些皮肤 ENKTC 的病理特征与其他一些肿瘤的病理特征有重叠之处。例如，灶状亲表皮现象可提示 MF，明显的皮下组织受累可能提示 SPTCL，血管侵犯可能提示 PCGD-TCL 或 LYG。然而，对大多数病例进行全面的免疫分型有助于正确的诊断。此外，肿瘤期 MF 可能表达细胞毒性蛋白，但 EB 病毒不会阳性。CD56 表达对 ENKTCL 的诊

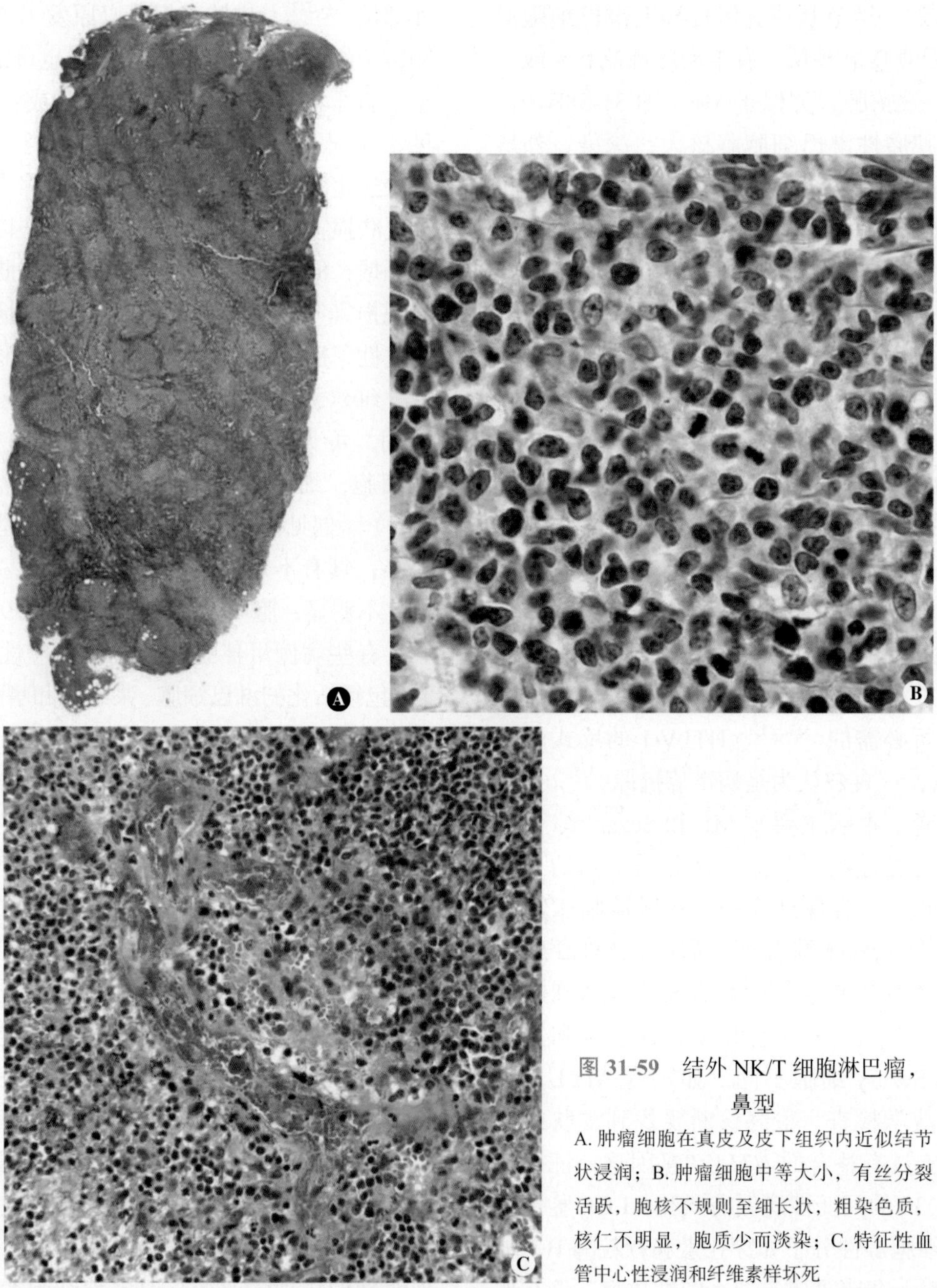

图 31-59　结外 NK/T 细胞淋巴瘤，
鼻型

A. 肿瘤细胞在真皮及皮下组织内近似结节
状浸润；B. 肿瘤细胞中等大小，有丝分裂
活跃，胞核不规则至细长状，粗染色质，
核仁不明显，胞质少而淡染；C. 特征性血
管中心性浸润和纤维素样坏死

断不具特异性，它还可见于 BPDCN、骨髓肉瘤、原发性皮肤 CD30[+] T 细胞淋巴增殖性疾病、MF、外周 T 细胞淋巴瘤、非特指 PTCL（PTCL，NOS）和 SPTCL 中。

治疗原则　对于局限性非鼻部的病例或播散性病例需要系统化疗，必要时采取放射治疗[346]。

外周 T 细胞淋巴瘤，非分类

外周 T 细胞淋巴瘤，非分类（PTCL，NOS）是指按照当前分类方案，不能满足其他 T 细胞恶性肿瘤诊断标准的一组异质性结内和结外的 T 细胞肿瘤。皮损可能是首发症状，但几乎都是继发于系统性疾病。

临床概要　大多数患者是成年人，没有性别差异，少数儿童受累。临床表现包括全身症状和淋巴结病。皮损为单发的、局限性或泛发的湿疹样斑块、结节或红色肿块，可伴有瘙痒、外周嗜酸性细胞增多和噬血综合征。该病预后不良；即使标准化疗，5 年生存率仅为 30%～35%[347]。

组织病理　真皮和皮下组织内见弥漫性或结节状中至大的多形性或免疫母细胞样 T 细胞浸润，

细胞数目不等。病变中央可见溃疡。亲表皮现象缺乏或轻度。大多数病例为 CD4$^+$ T 细胞表型，全 T 细胞标志物如 CD5 和 CD7 可程度不等地缺失。

组织发生学 T 细胞受体基因发生重排，但由于该肿瘤的异质性，细胞遗传学改变还未明确。

鉴别诊断 本病的诊断需要全面的临床和免疫表型分析以除外其他已知的原发性或继发性 CTCL 疾病。

治疗原则 根据患者潜在的系统性淋巴瘤进行治疗。

T 幼淋巴细胞白血病

T 幼淋巴细胞白血病（T-PLL）是一种相对罕见的侵袭性肿瘤，由成熟的胸腺后表型的 T 细胞组成。除了外周血和骨髓，本病还可累及淋巴结、肝、脾和皮肤（20% 的病例）[348]。

临床概要 绝大多数患者是成年人，表现为广泛的淋巴结病和肝脾大。患者可见贫血、血小板减少和非典型淋巴细胞增多症（通常 > 100×10^9/L），HTLV-1 血清学阴性。与 Sézary 综合征不同，皮损不表现为红皮病，而呈浸润性表现。白血病性皮肤浸润形成斑块和结节，呈红色至出血性外观。

组织病理 肿瘤细胞在真皮内浸润的模式可以是围血管性、围附属器性或弥漫性（图 31-

60A）。外周血中细胞学改变最明显。肿瘤细胞为小到中等大小的淋巴样细胞，圆形或不规则核型，常见核仁。核型可类似于 Sézary 细胞的脑回状轮廓[349]，但典型的 T-PLL 细胞胞质可见空泡（图 31-60B）。肿瘤细胞常表达全 T 细胞抗原（CD2、CD5 和 CD7），CD3 弱阳性。25% 的病例表达 CD4 和 CD8，细胞通常是 CD4 阳性，这一点有别于其他成熟 T 细胞肿瘤（图 31-60C，图 31-60D）。单独表达 CD8 不太常见。T-PLL 患者可通过免疫组织化学检测到癌基因 TCL1 的表达。

组织发生学 T 细胞受体基因可发生重排。80% 的患者显示 14 号染色体倒位，其断裂点位于 q11 和 q32[350,351]。其他的细胞遗传学改变还有 3 条 8 号染色体和 cMyc 扩增[352]。

鉴别诊断 T-PLL 必须与其他类型的伴有皮肤累及和出现白血病期表现的 T 细胞淋巴瘤（如 Sézary 综合征、ATLL 和 T-ALL）进行鉴别。皮损的临床特征、缺乏亲表皮现象、缺乏 HTLV-1 阳性表达、外周血中特征性的胞质内空泡和 CD4、CD8 的共表达（这一点区别于其他成熟 T 细胞肿瘤）有助于 T-PLL 的诊断。与 T-ALL 不同，T-PLL 细胞不表达 TdT、CD34 或 CD1a[353]。

治疗原则 T-PLL 是一种侵袭性疾病，对常规化疗抵抗。患者通常采用 CD52 抗体（alemtuzumab）靶向治疗，随后行自体或同种异体干细胞移植。

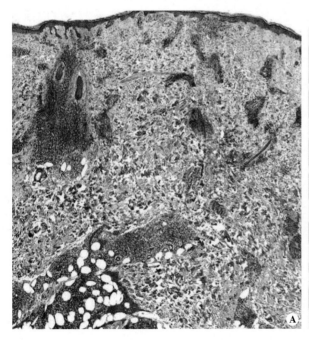

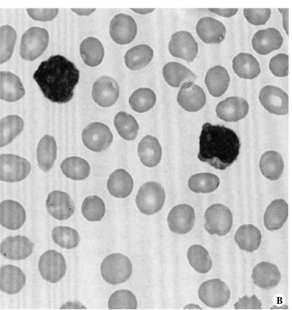

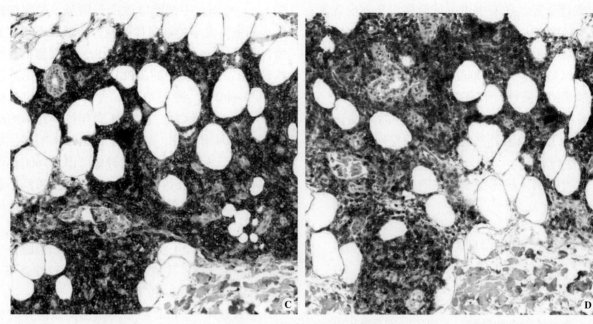

图 31-60 T 幼淋巴细胞白血病

A.真皮内血管周围肿瘤细胞浸润，无亲表皮现象；B.外周血细胞显示：核呈圆形至不规则形，核仁明显，可见胞质内空泡；C、D.免疫组化研究发现，25% 的病例 CD4、CD8 双阳性，这在成熟 T 细胞肿瘤的诊断中有特异性

（王白鹤 徐秀莲 译，陶 娟 校，汪 旸 审）

经典霍奇金淋巴瘤

经典霍奇金淋巴瘤皮肤累及非常少见，见于疾病晚期，提示预后不良[354]。有证据表明从 20 世纪早期第一次描述以来其发生率逐渐下降，这可能是治疗干预水平提高的结果。

临床概要 经典霍奇金淋巴瘤皮肤累及表现为无症状的红斑和结节，常发生溃疡。另外，经典霍奇金淋巴瘤患者也会出现非肿瘤性皮损，如色素沉着、风团、红皮病和脱发。

组织病理 经典霍奇金淋巴瘤皮肤累及组织病理表现为真皮内结节状或弥漫性细胞浸润，无亲表皮性。肿瘤细胞称为 Reed-Sternberg 细胞（R-S 细胞），其体积较大，胞质丰富，至少双叶核，每个均含有明显的嗜酸性核仁（图 31-61A）。单核变异称为霍奇金细胞。这些细胞总称为霍奇金 /Reed-Sternberg（HRS）细胞。由小淋巴细胞、浆细胞、嗜酸性粒细胞和组织细胞构成的混合的非肿瘤细胞炎性浸润中，肿瘤细胞只占少部分。HRS 细胞表达 CD30，CD15 也常阳性，PAX5 核表达较弱。CD45 和 CD20 阴性（图

31-61B）。部分病例中 HRS 细胞 EBER 原位杂交阳性。

组织发生学 HRS 细胞来源于成熟的原始中心 B 细胞。由于浸润细胞中肿瘤细胞较少，很难通过单克隆免疫球蛋白基因重排证实。认为皮肤累及有 3 个途径，分别是血液播散、淋巴播散及潜在的淋巴结直接扩散[354]。

鉴别诊断 经典霍奇金淋巴瘤很少累及皮肤，常常继发于淋巴结病。富含 T 细胞的大 B 细胞淋巴瘤（THRLBCL）、弥漫大 B 细胞淋巴瘤（DLBCL）、间变性大细胞淋巴瘤（ALCL）及反应性淋巴细胞增生都是需要考虑的鉴别诊断。临床表现、组织学和免疫组化三者特征的仔细联系有助于区分经典霍奇金淋巴瘤与这些鉴别诊断疾病。值得注意的是，除了经典霍奇金淋巴瘤，间变性大细胞淋巴瘤、蕈样肉芽肿和淋巴瘤样丘疹病也会出现 CD30 阳性细胞。事实上，确诊经典霍奇金淋巴瘤的患者偶尔也会出现这些疾病，从而推测它们之间可能存在生物学关联[355]。

治疗原则 根据潜在的系统性淋巴瘤治疗患者。

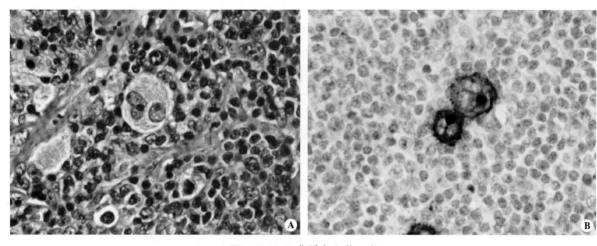

图 31-61 经典霍奇金淋巴瘤

A.经典霍奇金淋巴瘤呈多形性浸润和存在特征性 RS 细胞；B.RS 细胞表现 CD30 抗原阳性

非肿瘤性增生

皮肤 B 细胞淋巴样增生

诊断皮肤 B 细胞恶性肿瘤时，有关 B 细胞为主的皮肤淋巴样增生模式和内在组成成分的理解非常重要。因为这些皮损常与真正的淋巴瘤性浸润混淆，便提出假性淋巴瘤这个不准确的词语。但因其语义明显不建议使用。

临床概要 皮肤 B 细胞淋巴样增生（B-CLH）特征性皮损是单个或多个群集的斑块和结节，没有累及表皮的证据（如鳞屑）[356,357]。皮损常呈红色或紫色。临床表现与真正的 B 细胞淋巴瘤可能有重叠（图 31-62A）。任何部位都可发生，面部、头皮及躯干的皮肤更易被累及。皮损可持续数月。据报道本病偶尔会进展为淋巴瘤。

组织病理 本病呈结节状或弥漫性浸润模式。许多皮损主要局限于真皮的较浅层，但也可见到真皮深部和皮下组织同种程度甚至更严重程度的浸润(图 31-62B,图 31-62C)。依照惯例，这种"底重"的浸润模式曾与 B 细胞恶性肿瘤相关，但目前不能完全排除 B 细胞淋巴样增生。与真正的 B 细胞淋巴瘤不同，增生性 B 细胞浸润模式不出现破坏共存的结构（如血管、附属器）。当毛囊出现变性时，毛囊原来部位增生性病理过程可能激发了 B 细胞增殖性反应（故称为假性淋巴瘤样毛囊炎），这也与真正淋巴瘤中可能出现的继发性毛囊损伤不同。

皮肤 B 细胞淋巴样增生的特征是形成真正的淋巴滤泡（图 31-63A）。这些滤泡包含 B 细胞成熟的各个阶段，以及淋巴细胞、免疫母细胞和含有染色小体的巨噬细胞。淋巴细胞胞核可大可小，轮廓可裂开或完整（图 31-63B，图 31-63C）。滤泡内可见大量的核分裂象和凋亡细胞，这是免疫活化的明显证据（图 31-63D）。中心母细胞和含染色小体的巨噬细胞倾向聚集于增生滤泡的一极，中心细胞在另一极，形成对应的暗区和明区（极化）。反应性滤泡套区宽广，而部分 B 细胞淋巴瘤形成的滤泡样结构套区薄甚至缺失。不出现诸如 CD20+ B 细胞表达 CD43、生发中心 B 细胞表达 BCL2 的异常抗原表达[7]。因为反应性滤泡一般都是多克隆的，免疫组化提示 κ 链和 λ 链均表达。尽管 B 细胞淋巴样增生中有报道克隆性增殖[358]，但免疫球蛋白基因重排常常阴性，而且单独这一特征也不能区分 B 细胞反应性浸润和恶性浸润。

组织发生学 病因常不清。曾报道这可能是针对注射或挤压抗原的持续局部免疫反应，也可能与节肢动物叮咬、布氏疏螺旋体 B 局部感染，甚至是毛囊破坏后的成分有关。某些药物也可导致 B 细胞模式和 T 细胞模式的皮肤浸润，这个无论是临床上还是病理上都与淋巴瘤相似[362,363]。

鉴别诊断 皮肤 B 细胞淋巴样增生必须借助形态学、免疫表型和分子学特征与皮肤滤泡中心淋巴瘤（PCFCL）鉴别。值得注意的是，皮肤浸润细胞中出现反应性生发中心不能完全排除淋巴

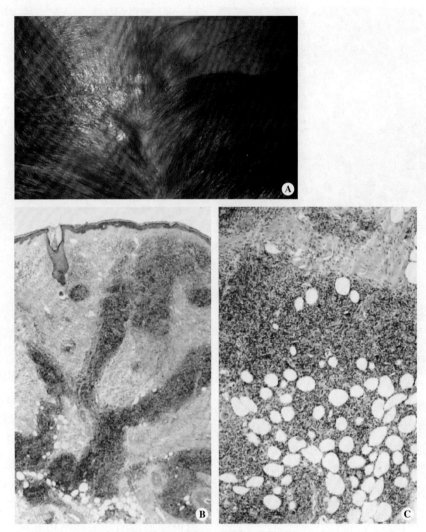

图 31-62 皮肤 B 细胞淋巴样增生

A. 临床皮损形态；B. 真皮浸润的低倍镜扫视表现；C. 累及真皮深部和皮下

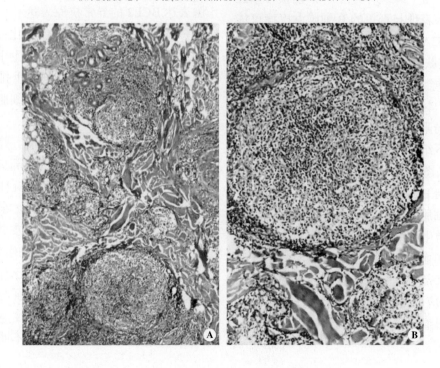

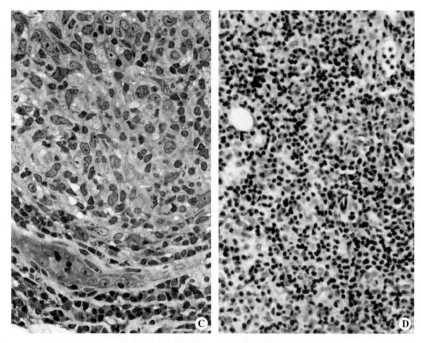

图 31-63 皮肤 B 细胞淋巴样增生

A. 淋巴样细胞真皮内结节状浸润，并形成生发中心；B. 生发中心高倍表现；C.1μm 切片甲苯胺蓝染色显示由不同成熟阶段的淋巴细胞混合构成的生发中心；D. 反应性生发中心特征性地由具有有丝分裂活性的滤泡中心淋巴细胞构成

瘤，因为诸如原发性皮肤边缘区淋巴瘤（PCMZL）的某些 B 细胞淋巴瘤通常会出现混合的反应性滤泡。另外，如前所述，这个表现有时预示着最终将发展为克隆性 B 细胞恶性肿瘤，因此，皮肤 B 细胞淋巴样增生患者必须监测一段时间[51,364]。部分皮肤 B 细胞淋巴样增生可观察到大量嗜酸性粒细胞，包括血管淋巴样增生伴嗜酸性粒细胞增多症及其局限性变异的皮损。

治疗原则 根据潜在的情况治疗患者。

皮肤 T 细胞淋巴样增生

皮肤 T 细胞淋巴样增生是指由活化 / 增殖 T 细胞构成的亲表皮性皮肤免疫反应，形成与蕈样肉芽肿及其变异型类似的模式。

临床概要 因为这些疾病都具有上皮趋化的特征，与各种类型的蕈样肉芽肿一样，本病也形成鳞屑性红斑和不同程度硬化的斑片和斑块，偶尔也会出现灶性脱发。有时，亚急性到慢性的海绵水肿或苔藓样皮炎与淋巴细胞亲表皮性有关，但相对缺乏细胞间水肿或凋亡，因此考虑可能存在 T 细胞失调。在药物引起的免疫失调中某些免疫反应也可能呈 T 细胞模式，因此也可模拟 T 细胞失调或淋巴瘤。

组织病理 本病出现伴有细胞外移的皮炎，却相对缺乏海绵水肿或细胞毒性损伤证据，更深入切片一般会出现更具特征性的表现。为了更好地持续评估皮损和明确以更具特征性炎症改变为主的皮损分期，有时需要多次活检。朗格汉斯细胞微肉芽肿[129]更倾向是一种反应性过程，但需仔细观察，避免与真正的 Pautrier 微脓肿混淆（图 31-64A）。重要的是，许多 T 细胞模式淋巴瘤样皮炎亲表皮成分中缺乏一致的细胞学异型，而这在蕈样肉芽肿中更具特征性。除了上述情况，免疫功能改变患者及某些淋巴瘤样药物反应（图 31-64B）也会出现 T 细胞模式反应性浸润[365]。这些病例中，细胞学异型的细胞亲表皮浸润与蕈样肉芽肿极其类似，甚至可出现免疫表型异常（如 CD7 表达减弱）或基因型异常（如 T 细胞受体基因重排），这些改变停药后可恢复[366]。

组织发生学 药物引起 T 细胞模式淋巴样失调，与同时发生的药物引起的皮肤超敏反应相关，这些药物能够诱发不同水平的免疫失调。这些药物包括抗惊厥药、抗抑郁药、吩噻嗪类药物、钙通道阻滞剂和血管紧张素转化酶抑制剂。

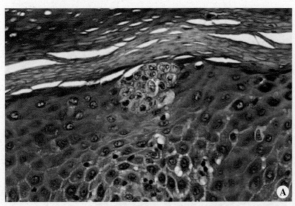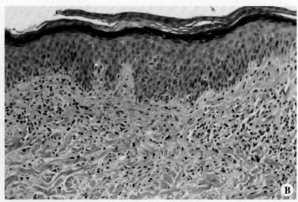

图 31-64 皮肤 T 细胞淋巴样增生

A.T 细胞免疫反应相关的朗格汉斯细胞微肉芽肿类似 Pautrier 微脓肿；B. 淋巴瘤样药物反应，特征性 T 细胞模式表现为不同活化的淋巴细胞在真皮乳头间质浸润，并呈灶状亲表皮

鉴别诊断　免疫失调中的 T 细胞模式免疫反应是主要的鉴别诊断。首先必须仔细评估临床因素，如皮损的病程、既往治疗的反应及与影响淋巴细胞功能的药物的潜在联系，之后才能完全排除与亲表皮性 T 细胞恶性肿瘤鉴别诊断的淋巴瘤样药物反应。

治疗原则　根据潜在的情况治疗患者。

髓外造血

髓外造血是指骨髓以外的组织里出现成熟的三系造血要素。在皮肤这个过程曾被称为真皮造血。有时髓外造血也局限于红细胞系细胞，这个现象命名为真皮红细胞生成。新生儿在各种病毒感染或血红蛋白病的压力下可能代偿性生成红细胞[367,368]。成人这种现象最常见于骨髓增殖性肿瘤。曾认为这提示肿瘤已累及皮肤[369]。

临床概要　典型皮损为斑片、丘疹，偶尔也会出现红蓝色的钝圆结节。新生儿真皮造血常累及头颈部（故称蓝莓松糕样儿）。成人皮肤髓外造血表现为坚实的、紫红色、突出的丘疹和结节，病变常累及躯干。

组织病理　真皮内可见多形细胞勉强形成微小结节，这种模式最初类似皮肤白血病或少见的真皮炎性反应。成熟的红细胞形成群集状"克隆"，这些细胞胞质嗜酸性，包绕圆形、嗜碱性胞核。常见由髓母细胞、晚幼粒细胞及含有明显多叶核的巨核细胞构成混合浸润。这些后期细胞 CD61 反应阳性，这一标志物有助于进一步明确它们的谱系来源。

组织发生学　正常造血见于骨髓，皮肤和其他组织发生髓外造血突显了一个事实，那就是髓外组织含有恰当的前驱细胞和生长因子，在一定条件下可以替代骨髓微环境发挥作用。

鉴别诊断　皮肤的髓外造血必须与反应性和发育不良的多形细胞浸润及皮肤白血病相鉴别，多形细胞浸润含有大的异形细胞，皮肤白血病细胞具有原始的髓样特征。临床信息有助于明确患者是否具有倾向髓外造血的因素。形态学证明红细胞生成，存在巨核细胞并借助 CD61 免疫组化进一步证实，这些都有助于诊断少见的皮肤髓外造血情况。

治疗原则　根据潜在情况治疗患者。

（董正邦　孙建方　译，陶　娟　校，汪　旸　审）

参考文献

1. Swerdlow S, Campo E, Harris NL, et al, eds. *WHO classification of tumours of haematopoietic and lymphoid tissues.* Lyon, France: IARC, 2008.

2. Willemze R, Jaffe ES, Burg G, et al. WHO-EORTC classification for cutaneous lymphomas. *Blood* 2005;105:3768–3785.

3. LeBoit PE, Burg G, Weedon D, et al, eds. *Pathology & genetics of skin tumours.* Lyon, France: IARC Press, 2006.

4. Swerdlow SH, Quintanilla-Martinez L, Willemze R, et al. Cutaneous B-cell lymphoproliferative disorders: report of the 2011 society for hematopathology/European association for haematopathology workshop. *Am J Clin Pathol* 2013;139:515–535.

5. Song SX, Willemze R, Swerdlow SH, et al. Mycosis fungoides: report of the 2011 society for hematopathology/European association for haematopathology workshop. *Am J Clin*

Pathol 2013;139:466–490.

6. Quintanilla-Martinez L, Jansen PM, Kinney MC, et al. Non-mycosis fungoides cutaneous T-cell lymphomas: report of the 2011 society for hematopathology/European association for haematopathology workshop. *Am J Clin Pathol* 2013;139:491–514.

7. Sarantopoulos GP, Palla B, Said J, et al. Mimics of cutaneous lymphoma: report of the 2011 society for hematopathology/European association for haematopathology workshop. *Am J Clin Pathol* 2013;139:536–551.

8. LeBoit PE, McCalmont TH. Cutaneous lymphomas and leukemias. In: Elder ED, Elenitsas R, Jaworsky C, et al, eds. *Lever's histopathology of the skin.* Philadelphia, PA: Lippincott-Raven, 1995:805–846.

9. Murphy GF, Schwarting R. Cutaneous lymphomas and leukemias. In: Elder DE, Elenitsas R, Johnson BL, et al, eds. *Lever's histopathology of the skin.* Philadelphia, PA: Lippincott Williams & Wilkins, 2005:927–978.

10. Hsu MY, Murphy GF. Cutaneous lymphomas and leukemias. In: Elder DE, Elenitsas R, Johnson BL, et al, eds. *Lever's histopathology of the skin.* Philadelphia, PA: Lippincott Williams & Wilkins, 2009:911–968.

11. Murphy GF, Mihm MCJ. Benign, dysplastic and malignant lymphoid infiltrates of skin: an approach based on pattern analysis. In: Murphy GF, Mihm MCJ, eds. *Lymphoproliferative disorders of the skin.* Boston, MA: Butterworths, 1986:123–138.

12. Wayner EA, Gil SG, Murphy GF, et al. Epiligrin, a component of epithelial basement membranes, is an adhesive ligand for alpha 3 beta 1 positive T lymphocytes. *J Cell Biol* 1993;121:1141–1152.

13. Murphy GF, Liu V. The dermal immune system. In: Bos JD, ed. *The skin immune system (SIS): cutaneous immunology and clinical immunodermatology.* Boca Raton, FL: CRC Press, 1997:347–364.

14. Murphy GF. The secret of "NIN": a novel neural immunological network potentially integral to immunologic function in human skin. In: Nickoloff BJ, ed. *Mast cells, macrophages and dendritic cells in skin disease.* Boca Raton, FL: CRC Press, 1993:227–244.

15. Nickoloff BJ. Epidermal mucinosis in mycosis fungoides. *J Am Acad Dermatol* 1986;15:83–86.

16. Gerami P, Wickless SC, Querfeld C, et al. Cutaneous involvement with marginal zone lymphoma. *J Am Acad Dermatol* 2010;63:142–145.

17. Suarez AL, Pulitzer M, Horwitz S, et al. Primary cutaneous B-cell lymphomas, part I: clinical features, diagnosis, and classification. *J Am Acad Dermatol* 2013;69:329.e1–e13; quiz 341–342.

18. Garbe C, Stein H, Dienemann D, et al. Borrelia burgdorferi-associated cutaneous B cell lymphoma: clinical and immunohistologic characterization of four cases. *J Am Acad Dermatol* 1991;24:584–590.

19. Cerroni L, Zochling N, Putz B, et al. Infection by *Borrelia burgdorferi* and cutaneous B-cell lymphoma. *J Cutan Pathol* 1997;24:457–461.

20. Goodlad JR, Davidson MM, Hollowood K, et al. Borrelia burgdorferi-associated cutaneous marginal zone lymphoma: a clinicopathological study of two cases illustrating the temporal progression of *B. burgdorferi*-associated B-cell proliferation in the skin. *Histopathology* 2000;37:501–508.

21. Slater DN. *Borrelia burgdorferi*-associated primary cutaneous B-cell lymphoma. *Histopathology* 2001;38:73–77.

22. Wood GS, Kamath NV, Guitart J, et al. Absence of *Borrelia burgdorferi* DNA in cutaneous B-cell lymphomas from the United States. *J Cutan Pathol* 2001;28:502–507.

23. Li C, Inagaki H, Kuo TT, et al. Primary cutaneous marginal zone B-cell lymphoma: a molecular and clinicopathologic study of 24 Asian cases. *Am J Surg Pathol* 2003;27:1061–1069.

24. Goteri G, Ranaldi R, Simonetti O, et al. Clinicopathological features of primary cutaneous B-cell lymphomas from an academic regional hospital in central Italy: no evidence of *Borrelia burgdorferi* association. *Leuk Lymphoma* 2007;48:2184–2188.

25. Magro CM, Yang A, Fraga G. Blastic marginal zone lymphoma: a clinical and pathological study of 8 cases and review of the literature. *Am J Dermatopathol* 2013;35:319–326.

26. Edinger JT, Kant JA, Swerdlow SH. Cutaneous marginal zone lymphomas have distinctive features and include 2 subsets. *Am J Surg Pathol* 2010;34:1830–1841.

27. Felcht M, Booken N, Stroebel P, et al. The value of molecular diagnostics in primary cutaneous B-cell lymphomas in the context of clinical findings, histology, and immunohistochemistry. *J Am Acad Dermatol* 2011;64:135–143, 143.e1–143.e4.

28. Evans PA, Pott C, Groenen PJ, et al. Significantly improved PCR-based clonality testing in B-cell malignancies by use of multiple immunoglobulin gene targets: report of the BIOMED-2 concerted action BHM4-CT98-3936. *Leukemia* 2007;21:207–214.

29. Streubel B, Lamprecht A, Dierlamm J, et al. T(14;18)(q32;q21) involving IGH and MALT1 is a frequent chromosomal aberration in MALT lymphoma. *Blood* 2003;101:2335–2339.

30. Streubel B, Simonitsch-Klupp I, Mullauer L, et al. Variable frequencies of MALT lymphoma-associated genetic aberrations in MALT lymphomas of different sites. *Leukemia* 2004;18:1722–1726.

31. Hallermann C, Kaune KM, Gesk S, et al. Molecular cytogenetic analysis of chromosomal breakpoints in the IGH, MYC, BCL6, and MALT1 gene loci in primary cutaneous B-cell lymphomas. *J Invest Dermatol* 2004;123:213–219.

32. Streubel B, Vinatzer U, Lamprecht A, et al. T(3;14)(p14.1;q32) involving IGH and FOXP1 is a novel recurrent chromosomal aberration in MALT lymphoma. *Leukemia* 2005;19:652–658.

33. Schreuder MI, Hoefnagel JJ, Jansen PM, et al. FISH analysis of MALT lymphoma-specific translocations and aneuploidy in primary cutaneous marginal zone lymphoma. *J Pathol* 2005;205:302–310.

34. Wongchaowart NT, Kim B, Hsi ED, et al. t(14;18)(q32;q21) involving IGH and MALT1 is uncommon in cutaneous MALT lymphomas and primary cutaneous diffuse large B-cell lymphomas. *J Cutan Pathol* 2006;33:286–292.

35. Palmedo G, Hantschke M, Rutten A, et al. Primary cutaneous marginal zone B-cell lymphoma may exhibit both the t(14;18)(q32;q21) IGH/BCL2 and the t(14;18)(q32;q21) IGH/MALT1 translocation: an indicator for clonal transformation towards higher-grade B-cell lymphoma? *Am J Dermatopathol* 2007;29:231–236.

36. de Leval L, Harris NL, Longtine J, et al. Cutaneous b-cell lymphomas of follicular and marginal zone types: use of Bcl-6, CD10, Bcl-2, and CD21 in differential diagnosis and classification. *Am J Surg Pathol* 2001;25:732–741.

37. Bayerl MG, Hennessy J, Ehmann WC, et al. Multiple cutaneous monoclonal B-cell proliferations as harbingers of systemic angioimmunoblastic T-cell lymphoma. *J Cutan Pathol* 2010;37:777–786.

38. Bradford PT, Devesa SS, Anderson WF, et al. Cutaneous lymphoma incidence patterns in the United States: a population-

based study of 3884 cases. *Blood* 2009;113:5064–5073.

39. Senff NJ, Noordijk EM, Kim YH, et al. European Organization for research and treatment of cancer and international society for cutaneous lymphoma consensus recommendations for the management of cutaneous B-cell lymphomas. *Blood* 2008;112:1600–1609.

40. Goodlad JR, Krajewski AS, Batstone PJ, et al. Primary cutaneous follicular lymphoma: a clinicopathologic and molecular study of 16 cases in support of a distinct entity. *Am J Surg Pathol* 2002;26:733–741.

41. Willemze R, Meijer CJ, Sentis HJ, et al. Primary cutaneous large cell lymphomas of follicular center cell origin: a clinical follow-up study of nineteen patients. *J Am Acad Dermatol* 1987;16:518–526.

42. Willemze R, Meijer CJ, Scheffer E, et al. Diffuse large cell lymphomas of follicular center cell origin presenting in the skin: a clinicopathologic and immunologic study of 16 patients. *Am J Pathol* 1987;126:325–333.

43. Pimpinelli N, Santucci M, Bosi A, et al. Primary cutaneous follicular centre-cell lymphoma—a lymphoproliferative disease with favourable prognosis. *Clin Exp Dermatol* 1989;14:12–19.

44. Aguilera NS, Tomaszewski MM, Moad JC, et al. Cutaneous follicle center lymphoma: a clinicopathologic study of 19 cases. *Mod Pathol* 2001;14:828–835.

45. Mirza I, Macpherson N, Paproski S, et al. Primary cutaneous follicular lymphoma: an assessment of clinical, histopathologic, immunophenotypic, and molecular features. *J Clin Oncol* 2002;20:647–655.

46. Kim BK, Surti U, Pandya A, et al. Clinicopathologic, immunophenotypic, and molecular cytogenetic fluorescence in situ hybridization analysis of primary and secondary cutaneous follicular lymphomas. *Am J Surg Pathol* 2005;29:69–82.

47. Gulia A, Saggini A, Wiesner T, et al. Clinicopathologic features of early lesions of primary cutaneous follicle center lymphoma, diffuse type: implications for early diagnosis and treatment. *J Am Acad Dermatol* 2011;65:991–1000.

48. Vergier B, Belaud-Rotureau MA, Benassy MN, et al. Neoplastic cells do not carry bcl2-JH rearrangements detected in a subset of primary cutaneous follicle center B-cell lymphomas. *Am J Surg Pathol* 2004;28:748–755.

49. Streubel B, Scheucher B, Valencak J, et al. Molecular cytogenetic evidence of t(14;18)(IGH;BCL2) in a substantial proportion of primary cutaneous follicle center lymphomas. *Am J Surg Pathol* 2006;30:529–536.

50. Cerroni L, Volkenandt M, Rieger E, et al. Bcl-2 Protein expression and correlation with the interchromosomal 14;18 translocation in cutaneous lymphomas and pseudolymphomas. *J Invest Dermatol* 1994;102:231–235.

51. Leinweber B, Colli C, Chott A, et al. Differential diagnosis of cutaneous infiltrates of B lymphocytes with follicular growth pattern. *Am J Dermatopathol* 2004;26:4–13.

52. Kodama K, Massone C, Chott A, et al. Primary cutaneous large B-cell lymphomas: clinicopathologic features, classification, and prognostic factors in a large series of patients. *Blood* 2005;106:2491–2497.

53. Grange F, Beylot-Barry M, Courville P, et al. Primary cutaneous diffuse large B-cell lymphoma, leg type: clinicopathologic features and prognostic analysis in 60 cases. *Arch Dermatol* 2007;143:1144–1150.

54. Koens L, Vermeer MH, Willemze R, et al. IgM expression on paraffin sections distinguishes primary cutaneous large B-cell lymphoma, leg type from primary cutaneous follicle center lymphoma. *Am J Surg Pathol* 2010;34:1043–1048.

55. Demirkesen C, Tuzuner N, Esen T, et al. The expression of IgM is helpful in the differentiation of primary cutaneous diffuse large B cell lymphoma and follicle center lymphoma. *Leuk Res* 2011;35:1269–1272.

56. Senff NJ, Hoefnagel JJ, Neelis KJ, et al. Results of radiotherapy in 153 primary cutaneous B-Cell lymphomas classified according to the WHO-EORTC classification. *Arch Dermatol* 2007;143:1520–1526.

57. Santucci M, Pimpinelli N. Primary cutaneous B-cell lymphomas: current concepts, I. *Haematologica* 2004;89:1360–1371.

58. Pimpinelli N, Santucci M, Giannotti B. Cutaneous B-cell lymphomas: facts and open issues. *J Eur Acad Dermatol Venereol* 2004;18:126–128.

59. Zinzani PL, Quaglino P, Pimpinelli N, et al. Prognostic factors in primary cutaneous B-cell lymphoma: the Italian Study Group for Cutaneous Lymphomas. *J Clin Oncol* 2006;24:1376–1382.

60. Hallermann C, Niermann C, Fischer RJ, et al. New prognostic relevant factors in primary cutaneous diffuse large B-cell lymphomas. *J Am Acad Dermatol* 2007;56:588–597.

61. Herrera E, Gallardo M, Bosch R, et al. Primary cutaneous CD30 (Ki-1)-positive non-anaplastic B-cell lymphoma. *J Cutan Pathol* 2002;29:181–184.

62. Hoefnagel JJ, Dijkman R, Basso K, et al. Distinct types of primary cutaneous large B-cell lymphoma identified by gene expression profiling. *Blood* 2005;105:3671–3678.

63. Dijkman R, Tensen CP, Buettner M, et al. Primary cutaneous follicle center lymphoma and primary cutaneous large B-cell lymphoma, leg type, are both targeted by aberrant somatic hypermutation but demonstrate differential expression of AID. *Blood* 2006;107:4926–4929.

64. Dijkman R, Tensen CP, Jordanova ES, et al. Array-based comparative genomic hybridization analysis reveals recurrent chromosomal alterations and prognostic parameters in primary cutaneous large B-cell lymphoma. *J Clin Oncol* 2006;24:296–305.

65. Pham-Ledard A, Cappellen D, Martinez F, et al. MYD88 somatic mutation is a genetic feature of primary cutaneous diffuse large B-cell lymphoma, leg type. *J Invest Dermatol* 2012;132:2118–2120.

66. Pham-Ledard A, Prochazkova-Carlotti M, Andrique L, et al. Multiple genetic alterations in primary cutaneous large B-cell lymphoma, leg type support a common lymphomagenesis with activated B-cell-like diffuse large B-cell lymphoma. *Mod Pathol* 2013;27:402–411.

67. Belaud-Rotureau MA, Marietta V, Vergier B, et al. Inactivation of p16INK4a/CDKN2A gene may be a diagnostic feature of large B cell lymphoma leg type among cutaneous B cell lymphomas. *Virchows Arch* 2008;452:607–620.

68. Senff NJ, Zoutman WH, Vermeer MH, et al. Fine-mapping chromosomal loss at 9p21: correlation with prognosis in primary cutaneous diffuse large B-cell lymphoma, leg type. *J Invest Dermatol* 2009;129:1149–1155.

69. Kim YH, Liu HL, Mraz-Gernhard S, et al. Long-term outcome of 525 patients with mycosis fungoides and Sezary syndrome: clinical prognostic factors and risk for disease progression. *Arch Dermatol* 2003;139:857–866.

70. Pimpinelli N, Olsen EA, Santucci M, et al. Defining early mycosis fungoides. *J Am Acad Dermatol* 2005;53:1053–1063.

71. Ferrara G, Di Blasi A, Zalaudek I, et al. Regarding the algorithm for the diagnosis of early mycosis fungoides proposed by the International Society for Cutaneous Lymphomas: suggestions from routine histopathology practice. *J Cutan Pathol* 2008;35:549–553.

72. Willemze R, Kerl H, Sterry W, et al. EORTC classification for primary cutaneous lymphomas: a proposal from the Cutaneous Lymphoma Study Group of the European Organization for Research and Treatment of Cancer. *Blood* 1997;90:354–371.

73. Olsen E, Vonderheid E, Pimpinelli N, et al. Revisions to the staging and classification of mycosis fungoides and Sezary syndrome: a proposal of the International Society for Cutaneous Lymphomas (ISCL) and the cutaneous lymphoma task force of the European Organization of Research and Treatment of Cancer (EORTC). *Blood* 2007;110: 1713–1722.

74. Agar NS, Wedgeworth E, Crichton S, et al. Survival outcomes and prognostic factors in mycosis fungoides/Sezary syndrome: validation of the revised International Society for Cutaneous Lymphomas/European Organisation for Research and Treatment of Cancer staging proposal. *J Clin Oncol* 2010;28:4730–4739.

75. Kim YH, Hoppe RT. Mycosis fungoides and the Sezary syndrome. *Semin Oncol* 1999;26:276–289.

76. van Doorn R, Van Haselen CW, van Voorst Vader PC, et al. Mycosis fungoides: disease evolution and prognosis of 309 Dutch patients. *Arch Dermatol* 2000;136:504–510.

77. Kamarashev J, Theler B, Dummer R, et al. Mycosis fungoides—analysis of the duration of disease stages in patients who progress and the time point of high-grade transformation. *Int J Dermatol* 2007;46:930–935.

78. Zackheim HS, Amin S, Kashani-Sabet M, et al. Prognosis in cutaneous T-cell lymphoma by skin stage: long-term survival in 489 patients. *J Am Acad Dermatol* 1999;40:418–425.

79. Sausville EA, Eddy JL, Makuch RW, et al. Histopathologic staging at initial diagnosis of mycosis fungoides and the Sezary syndrome: definition of three distinctive prognostic groups. *Ann Intern Med* 1988;109:372–382.

80. Kim YH, Chow S, Varghese A, et al. Clinical characteristics and long-term outcome of patients with generalized patch and/or plaque (T2) mycosis fungoides. *Arch Dermatol* 1999;135:26–32.

81. Imam MH, Shenoy PJ, Flowers CR, et al. Incidence and survival patterns of cutaneous T-cell lymphomas in the United States. *Leuk Lymphoma* 2013;54:752–759.

82. Salhany KE, Cousar JB, Greer JP, et al. Transformation of cutaneous T cell lymphoma to large cell lymphoma: a clinicopathologic and immunologic study. *Am J Pathol* 1988;132:265–277.

83. Cerroni L, Rieger E, Hodl S, et al. Clinicopathologic and immunologic features associated with transformation of mycosis fungoides to large-cell lymphoma. *Am J Surg Pathol* 1992;16:543–552.

84. Vergier B, de Muret A, Beylot-Barry M, et al. Transformation of mycosis fungoides: clinicopathological and prognostic features of 45 cases. French Study Group of Cutaneious Lymphomas. *Blood* 2000;95:2212–2218.

85. Diamandidou E, Colome-Grimmer M, Fayad L, et al. Transformation of mycosis fungoides/Sezary syndrome: clinical characteristics and prognosis. *Blood* 1998;92:1150–1159.

86. Benner MF, Jansen PM, Vermeer MH, et al. Prognostic factors in transformed mycosis fungoides: a retrospective analysis of 100 cases. *Blood* 2012;119:1643–1649.

87. Ralfkiaer E. Immunohistological markers for the diagnosis of cutaneous lymphomas. *Semin Diagn Pathol* 1991;8: 62–72.

88. Vermeer MH, Geelen FA, Kummer JA, et al. Expression of cytotoxic proteins by neoplastic T cells in mycosis fungoides increases with progression from plaque stage to tumor stage disease. *Am J Pathol* 1999;154:1203–1210.

89. van Doorn R, Scheffer E, Willemze R. Follicular mycosis fungoides, a distinct disease entity with or without associated follicular mucinosis: a clinicopathologic and follow-up study of 51 patients. *Arch Dermatol* 2002;138:191–198.

90. Gerami P, Guitart J. The spectrum of histopathologic and immunohistochemical findings in folliculotropic mycosis fungoides. *Am J Surg Pathol* 2007;31:1430–1438.

91. Pileri A, Facchetti F, Rutten A, et al. Syringotropic mycosis fungoides: a rare variant of the disease with peculiar clinicopathologic features. *Am J Surg Pathol* 2011;35: 100–109.

92. Drillenburg P, Bronkhorst CM, van der Wal AC, et al. Expression of adhesion molecules in pagetoid reticulosis (Woringer-Kolopp disease). *Br J Dermatol* 1997;136:613–616.

93. Haghighi B, Smoller BR, LeBoit PE, et al. Pagetoid reticulosis (Woringer-Kolopp disease): an immunophenotypic, molecular, and clinicopathologic study. *Mod Pathol* 2000;13:502–510.

94. LeBoit PE. Granulomatous slack skin. *Dermatol Clin* 1994;12:375–389.

95. Kazakov DV, Burg G, Kempf W. Clinicopathological spectrum of mycosis fungoides. *J Eur Acad Dermatol Venereol* 2004;18:397–415.

96. Puig L, Musulen E, Fernandez-Figueras MT, et al. Mycosis fungoides associated with unusual epidermal hyperplasia. *Clin Exp Dermatol* 1996;21:61–64.

97. Willemze R, Scheffer E, Van Vloten WA. Mycosis fungoides simulating acanthosis nigricans. *Am J Dermatopathol* 1985;7:367–371.

98. Lund KA, Parker CM, Norins AL, et al. Vesicular cutaneous T cell lymphoma presenting with gangrene. *J Am Acad Dermatol* 1990;23:1169–1171.

99. McBride SR, Dahl MG, Slater DN, et al. Vesicular mycosis fungoides. *Br J Dermatol* 1998;138:141–144.

100. Turner CC, Assaad D, Shear NH. Bullae on the legs of an elderly man: mycosis fungoides bullosa. *Arch Dermatol* 1994;130:1551–2, 1554–5.

101. Kartsonis J, Brettschneider F, Weissmann A, et al. Mycosis fungoides bullosa. *Am J Dermatopathol* 1990;12:76–80.

102. Bowman PH, Hogan DJ, Sanusi ID. Mycosis fungoides bullosa: report of a case and review of the literature. *J Am Acad Dermatol* 2001;45:934–939.

103. Fischer M, Wohlrab J, Audring TH, et al. Granulomatous mycosis fungoides: report of two cases and review of the literature. *J Eur Acad Dermatol Venereol* 2000;14:196–202.

104. LeBoit PE. Variants of mycosis fungoides and related cutaneous T-cell lymphomas. *Semin Diagn Pathol* 1991;8:73–81.

105. Maillard H, Croue A, Francois S, et al. Granulomatous mycosis fungoides histologically simulating cutaneous sarcoidosis. *Ann Dermatol Venereol* 1998;125:912–915.

106. Woollons A, Darvay A, Khorshid SM, et al. Necrobiotic cutaneous T-cell lymphoma. *J Am Acad Dermatol* 1999;41:815–819.

107. Scarabello A, Leinweber B, Ardigo M, et al. Cutaneous lymphomas with prominent granulomatous reaction: a potential pitfall in the histopathologic diagnosis of cutaneous T- and B-cell lymphomas. *Am J Surg Pathol* 2002;26: 1259–1268.

108. LeBoit PE, Zackheim HS, White CR Jr. Granulomatous variants of cutaneous T-cell lymphoma: the histopathology of granulomatous mycosis fungoides and granulomatous slack skin. *Am J Surg Pathol* 1988;12:83–95.

109. Kempf W, Ostheeren-Michaelis S, Paulli M, et al. Granulomatous mycosis fungoides and granulomatous slack skin: a multicenter study of the cutaneous lymphoma histopathology task force group of the European Organization for Research and Treatment of Cancer (EORTC). *Arch Dermatol* 2008;144:1609–1617.

110. David M, Shanon A, Hazaz B, et al. Diffuse, progressive hyperpigmentation: an unusual skin manifestation of mycosis fungoides. *J Am Acad Dermatol* 1987;16:257–260.

111. Akaraphanth R, Douglass MC, Lim HW. Hypopigmented mycosis fungoides: treatment and a 6(1/2)-year follow-up of 9 patients. *J Am Acad Dermatol* 2000;42:33–39.

112. Choe YB, Park KC, Cho KH. A case of hypopigmented mycosis fungoides. *J Dermatol* 2000;27:543–546.

113. El-Shabrawi-Caelen L, Cerroni L, Medeiros LJ, et al. Hypopigmented mycosis fungoides: frequent expression of a CD8+ T-cell phenotype. *Am J Surg Pathol* 2002;26:450–457.

114. El-Darouti MA, Marzouk SA, Azzam O, et al. Vitiligo vs. hypopigmented mycosis fungoides (histopathological and immunohistochemical study, univariate analysis). *Eur J Dermatol* 2006;16:17–22.

115. Marzano AV, Borghi A, Facchetti M, et al. Ichthyosiform mycosis fungoides. *Dermatology* 2002;204:124–129.

116. Resnik KS, Kantor GR, Lessin SR, et al. Mycosis fungoides palmaris et plantaris. *Arch Dermatol* 1995;131:1052–1056.

117. Spieth K, Grundmann-Kollmann M, Runne U, et al. Mycosis-fungoides-type cutaneous T cell lymphoma of the hands and soles: a variant causing delay in diagnosis and adequate treatment of patients with palmoplantar eczema. *Dermatology* 2002;205:239–244.

118. Tagami H, Aiba S, Ohkouchi K. Palmoplantar pustular lesions in mycosis fungoides. *J Am Acad Dermatol* 1991;25:733–734.

119. Camisa C, Aulisio A. Pustular mycosis fungoides. *Cutis* 1994;54:202–204.

120. Stasko T, Vander Ploeg DE, De Villez RL. Hyperkeratotic mycosis fungoides restricted to the palms. *J Am Acad Dermatol* 1982;7:792–796.

121. Tomsick RS. Hyperkeratosis in mycosis fungoides. *Cutis* 1982;29:621–623.

122. Sheehan-Dare RA, Goodfield MJ, Williamson DM, et al. Ulceration of the palms and soles: an unusual feature of cutaneous T-cell lymphoma. *Acta Derm Venereol* 1990;70:523–525.

123. Ackerman AB, Miller RC, Shapiro L. Pustular mycosis fungoides. *Arch Dermatol* 1966;93:221–225.

124. Poszepczynska E, Martinvalet D, Bouloc A, et al. Erythrodermic cutaneous T-cell lymphoma with disseminated pustulosis: production of high levels of interleukin-8 by tumour cells. *Br J Dermatol* 2001;144:1073–1079.

125. Nicolis GD, Stratigos JD, Tosca AD, et al. Mycosis fungoides with verrucous lesions. *Acta Derm Venereol* 1979;59:80–82.

126. Wakelin SH, Stewart EJ, Emmerson RW. Poikilodermatous and verrucous mycosis fungoides. *Clin Exp Dermatol* 1996;21:205–208.

127. Jang JG, Sim HJ, Kim SH, et al. Mycosis fungoides mimicking inflammatory linear verrucous epidermal nevus. *J Eur Acad Dermatol Venereol* 2004;18:218–220.

128. van Kester MS, Borg MK, Zoutman WH, et al. A meta-analysis of gene expression data identifies a molecular signature characteristic for tumor-stage mycosis fungoides. *J Invest Dermatol* 2012;132:2050–2059.

129. Burkert KL, Huhn K, Menezes DW, et al. Langerhans cell microgranulomas (pseudo-pautrier abscesses): morphologic diversity, diagnostic implications and pathogenetic mechanisms. *J Cutan Pathol* 2002;29:511–516.

130. Reddy K, Bhawan J. Histologic mimickers of mycosis fungoides: a review. *J Cutan Pathol* 2007;34:519–525.

131. Pham-Ledard A, Prochazkova-Carlotti M, Laharanne E, et al. IRF4 gene rearrangements define a subgroup of CD30-positive cutaneous T-cell lymphoma: a study of 54 cases. *J Invest Dermatol* 2010;130:816–825.

132. Wada DA, Law ME, Hsi ED, et al. Specificity of IRF4 translocations for primary cutaneous anaplastic large cell lymphoma: a multicenter study of 204 skin biopsies. *Mod Pathol* 2011;24:596–605.

133. Prince HM, Whittaker S, Hoppe RT. How I treat mycosis fungoides and Sezary syndrome. *Blood* 2009;114:4337–4353.

134. Olsen EA, Whittaker S, Kim YH, et al. Clinical end points and response criteria in mycosis fungoides and Sezary syndrome: a consensus statement of the International Society for Cutaneous Lymphomas, the United States Cutaneous Lymphoma Consortium, and the Cutaneous Lymphoma Task Force of the European Organisation for Research and Treatment of Cancer. *J Clin Oncol* 2011;29:2598–2607.

135. Campbell JJ, Clark RA, Watanabe R, et al. Sezary syndrome and mycosis fungoides arise from distinct T-cell subsets: a biologic rationale for their distinct clinical behaviors. *Blood* 2010;116:767–771.

136. van Doorn R, van Kester MS, Dijkman R, et al. Oncogenomic analysis of mycosis fungoides reveals major differences with Sezary syndrome. *Blood* 2009;113:127–136.

137. Sibaud V, Beylot-Barry M, Thiebaut R, et al. Bone marrow histopathologic and molecular staging in epidermotropic T-cell lymphomas. *Am J Clin Pathol* 2003;119:414–423.

138. Vonderheid EC, Bernengo MG, Burg G, et al. Update on erythrodermic cutaneous T-cell lymphoma: report of the International Society for Cutaneous Lymphomas. *J Am Acad Dermatol* 2002;46:95–106.

139. Cetinozman F, Jansen PM, Willemze R. Expression of programmed death-1 in primary cutaneous CD4-positive small/medium-sized pleomorphic T-cell lymphoma, cutaneous pseudo-T-cell lymphoma, and other types of cutaneous T-cell lymphoma. *Am J Surg Pathol* 2012;36:109–116.

140. Vonderheid EC, Pena J, Nowell P. Sezary cell counts in erythrodermic cutaneous T-cell lymphoma: implications for prognosis and staging. *Leuk Lymphoma* 2006;47:1841–1856.

141. Marie I, Cordel N, Lenormand B, et al. Clonal T cells in the blood of patients with systemic sclerosis. *Arch Dermatol* 2005;141:88–89.

142. Morice WG, Katzmann JA, Pittelkow MR, et al. A comparison of morphologic features, flow cytometry, TCR-Vbeta analysis, and TCR-PCR in qualitative and quantitative assessment of peripheral blood involvement by Sezary syndrome. *Am J Clin Pathol* 2006;125:364–374.

143. Oliven A, Shechter Y. Extracorporeal photopheresis: a review. *Blood Rev* 2001;15:103–108.

144. Scarisbrick JJ, Taylor P, Holtick U, et al. U.K. consensus statement on the use of extracorporeal photopheresis for treatment of cutaneous T-cell lymphoma and chronic graft-versus-host disease. *Br J Dermatol* 2008;158:659–678.

145. Dani T, Knobler R. Extracorporeal photoimmunotherapy-photopheresis. *Front Biosci (Landmark Ed)* 2009;14:4769–4777.

146. Kempf W, Pfaltz K, Vermeer MH, et al. EORTC, ISCL, and USCLC consensus recommendations for the treatment of primary cutaneous CD30-positive lymphoproliferative disorders: lymphomatoid papulosis and

primary cutaneous anaplastic large-cell lymphoma. *Blood* 2011;118:4024–4035.

147. Macaulay WL. Lymphomatoid papulosis: a continuing self-healing eruption, clinically benign—histologically malignant. *Arch Dermatol* 1968;97:23–30.

148. Bekkenk MW, Geelen FA, van Voorst Vader PC, et al. Primary and secondary cutaneous CD30(+) lymphoproliferative disorders: a report from the Dutch Cutaneous Lymphoma Group on the long-term follow-up data of 219 patients and guidelines for diagnosis and treatment. *Blood* 2000;95:3653–3661.

149. Kaudewitz P, Stein H, Plewig G, et al. Hodgkin's disease followed by lymphomatoid papulosis: immunophenotypic evidence for a close relationship between lymphomatoid papulosis and Hodgkin's disease. *J Am Acad Dermatol* 1990;22:999–1006.

150. Beljaards RC, Willemze R. The prognosis of patients with lymphomatoid papulosis associated with malignant lymphomas. *Br J Dermatol* 1992;126:596–602.

151. Basarab T, Fraser-Andrews EA, Orchard G, et al. Lymphomatoid papulosis in association with mycosis fungoides: a study of 15 cases. *Br J Dermatol* 1998;139:630–638.

152. Kadin ME. Pathobiology of CD30+ cutaneous T-cell lymphomas. *J Cutan Pathol* 2006;33(Suppl 1):10–17.

153. Saggini A, Gulia A, Argenyi Z, et al. A variant of lymphomatoid papulosis simulating primary cutaneous aggressive epidermotropic CD8+ cytotoxic T-cell lymphoma: description of 9 cases. *Am J Surg Pathol* 2010;34:1168–1175.

154. Cardoso J, Duhra P, Thway Y, et al. Lymphomatoid papulosis type D: a newly described variant easily confused with cutaneous aggressive CD8-positive cytotoxic T-cell lymphoma. *Am J Dermatopathol* 2012;34:762–765.

155. Bertolotti A, Pham-Ledard AL, Vergier B, et al. Lymphomatoid papulosis type D: an aggressive histology for an indolent disease. *Br J Dermatol* 2013;169:1157–1159.

156. Kempf W, Kazakov DV, Scharer L, et al. Angioinvasive lymphomatoid papulosis: a new variant simulating aggressive lymphomas. *Am J Surg Pathol* 2013;37:1–13.

157. Sharaf MA, Romanelli P, Kirsner R, et al. Angioinvasive lymphomatoid papulosis: another case of a newly described variant. *Am J Dermatopathol* 2013;36(3):75–77.

158. Kummer JA, Vermeer MH, Dukers D, et al. Most primary cutaneous CD30-positive lymphoproliferative disorders have a CD4-positive cytotoxic T-cell phenotype. *J Invest Dermatol* 1997;109:636–640.

159. Karai LJ, Kadin ME, Hsi ED, et al. Chromosomal rearrangements of 6p25.3 define a new subtype of lymphomatoid papulosis. *Am J Surg Pathol* 2013;37:1173–1181.

160. Feldman AL, Law M, Remstein ED, et al. Recurrent translocations involving the IRF4 oncogene locus in peripheral T-cell lymphomas. *Leukemia* 2009;23:574–580.

161. Kikuchi A, Nishikawa T. Apoptotic and proliferating cells in cutaneous lymphoproliferative diseases. *Arch Dermatol* 1997;133:829–833.

162. Paulli M, Berti E, Boveri E, et al. Cutaneous CD30+ lymphoproliferative disorders: expression of bcl-2 and proteins of the tumor necrosis factor receptor superfamily. *Hum Pathol* 1998;29:1223–1230.

163. Nevala H, Karenko L, Vakeva L, et al. Proapoptotic and antiapoptotic markers in cutaneous T-cell lymphoma skin infiltrates and lymphomatoid papulosis. *Br J Dermatol* 2001;145:928–937.

164. Greisser J, Doebbeling U, Roos M, et al. Apoptosis in CD30-positive lymphoproliferative disorders of the skin. *Exp Dermatol* 2005;14:380–385.

165. Gallardo F, Costa C, Bellosillo B, et al. Lymphomatoid papulosis associated with mycosis fungoides: clinicopathological and molecular studies of 12 cases. *Acta Derm Venereol* 2004;84:463–468.

166. Kempf W, Kazakov DV, Palmedo G, et al. Pityriasis lichenoides et varioliformis acuta with numerous CD30(+) cells: a variant mimicking lymphomatoid papulosis and other cutaneous lymphomas: a clinicopathologic, immunohistochemical, and molecular biological study of 13 cases. *Am J Surg Pathol* 2012;36:1021–1029.

167. Leinweber B, Kerl H, Cerroni L. Histopathologic features of cutaneous herpes virus infections (herpes simplex, herpes varicella/zoster): a broad spectrum of presentations with common pseudolymphomatous aspects. *Am J Surg Pathol* 2006;30:50–58.

168. Kempf W. CD30+ lymphoproliferative disorders: histopathology, differential diagnosis, new variants, and simulators. *J Cutan Pathol* 2006;33(Suppl 1):58–70.

169. Guitart J, Querfeld C. Cutaneous CD30 lymphoproliferative disorders and similar conditions: a clinical and pathologic prospective on a complex issue. *Semin Diagn Pathol* 2009;26:131–140.

170. Beljaards RC, Kaudewitz P, Berti E, et al. Primary cutaneous CD30-positive large cell lymphoma: definition of a new type of cutaneous lymphoma with a favorable prognosis: a European Multicenter Study of 47 patients. *Cancer* 1993;71:2097–2104.

171. Benner MF, Willemze R. Applicability and prognostic value of the new TNM classification system in 135 patients with primary cutaneous anaplastic large cell lymphoma. *Arch Dermatol* 2009;145:1399–1404.

172. Vergier B, Beylot-Barry M, Pulford K, et al. Statistical evaluation of diagnostic and prognostic features of CD30+ cutaneous lymphoproliferative disorders: a clinicopathologic study of 65 cases. *Am J Surg Pathol* 1998;22:1192–1202.

173. Liu HL, Hoppe RT, Kohler S, et al. CD30+ cutaneous lymphoproliferative disorders: the Stanford experience in lymphomatoid papulosis and primary cutaneous anaplastic large cell lymphoma. *J Am Acad Dermatol* 2003;49:1049–1058.

174. Boulland ML, Wechsler J, Bagot M, et al. Primary CD30-positive cutaneous T-cell lymphomas and lymphomatoid papulosis frequently express cytotoxic proteins. *Histopathology* 2000;36:136–144.

175. Herbst H, Sander C, Tronnier M, et al. Absence of anaplastic lymphoma kinase (ALK) and Epstein-Barr virus gene products in primary cutaneous anaplastic large cell lymphoma and lymphomatoid papulosis. *Br J Dermatol* 1997;137:680–686.

176. Su LD, Schnitzer B, Ross CW, et al. The t(2;5)-associated p80 NPM/ALK fusion protein in nodal and cutaneous CD30+ lymphoproliferative disorders. *J Cutan Pathol* 1997;24:597–603.

177. Sasaki K, Sugaya M, Fujita H, et al. A case of primary cutaneous anaplastic large cell lymphoma with variant anaplastic lymphoma kinase translocation. *Br J Dermatol* 2004;150:1202–1207.

178. Oschlies I, Lisfeld J, Lamant L, et al. ALK-positive anaplastic large cell lymphoma limited to the skin: clinical, histopathological and molecular analysis of 6 pediatric cases: a report from the ALCL99 study. *Haematologica* 2013;98:50–56.

179. Eberle FC, Song JY, Xi L, et al. Nodal involvement by cutaneous CD30-positive T-cell lymphoma mimicking classical Hodgkin lymphoma. *Am J Surg Pathol* 2012;36:716–725.

180. Willemze R, Jansen PM, Cerroni L, et al. Subcutaneous panniculitis-like T-cell lymphoma: definition, classification, and prognostic factors: an EORTC Cutaneous Lymphoma Group Study of 83 cases. *Blood* 2008;111:838–845.

181. Medhi K, Kumar R, Rishi A, et al. Subcutaneous panniculitislike T-cell lymphoma with hemophagocytosis: complete remission with BFM-90 protocol. *J Pediatr Hematol Oncol* 2008;30:558–561.

182. Jaffe ES, Krenacs L, Kumar S, et al. Extranodal peripheral T-cell and NK-cell neoplasms. *Am J Clin Pathol* 1999;111:S46–55.

183. Willemze R, Meijer CJ. Classification of cutaneous T-cell lymphoma: from Alibert to WHO-EORTC. *J Cutan Pathol* 2006;33(Suppl 1):18–26.

184. Guitart J, Weisenburger DD, Subtil A, et al. Cutaneous gammadelta T-cell lymphomas: a spectrum of presentations with overlap with other cytotoxic lymphomas. *Am J Surg Pathol* 2012;36:1656–1665.

185. Toro JR, Beaty M, Sorbara L, et al. gamma delta T-cell lymphoma of the skin: a clinical, microscopic, and molecular study. *Arch Dermatol* 2000;136:1024–1032.

186. Endly DC, Weenig RH, Peters MS, et al. Indolent course of cutaneous gamma-delta T-cell lymphoma. *J Cutan Pathol* 2013;40:896–902.

187. Toro JR, Liewehr DJ, Pabby N, et al. Gamma-delta T-cell phenotype is associated with significantly decreased survival in cutaneous T-cell lymphoma. *Blood* 2003;101:3407–3412.

188. Jaffe ES, Krenacs L, Raffeld M. Classification of cytotoxic T-cell and natural killer cell lymphomas. *Semin Hematol* 2003;40:175–184.

189. Berti E, Cerri A, Cavicchini S, et al. Primary cutaneous gamma/delta T-cell lymphoma presenting as disseminated pagetoid reticulosis. *J Invest Dermatol* 1991;96:718–723.

190. Garcia-Herrera A, Song JY, Chuang SS, et al. Nonhepatosplenic gammadelta T-cell lymphomas represent a spectrum of aggressive cytotoxic T-cell lymphomas with a mainly extranodal presentation. *Am J Surg Pathol* 2011;35:1214–1225.

191. Caudron A, Bouaziz JD, Battistella M, et al. Two atypical cases of cutaneous gamma/delta T-cell lymphomas. *Dermatology* 2011;222:297–303.

192. Rodriguez-Pinilla SM, Ortiz-Romero PL, Monsalvez V, et al. TCR-gamma expression in primary cutaneous T-cell lymphomas. *Am J Surg Pathol* 2013;37:375–384.

193. Yu WW, Hsieh PP, Chuang SS. Cutaneous EBV-positive gammadelta T-cell lymphoma vs. extranodal NK/T-cell lymphoma: a case report and literature review. *J Cutan Pathol* 2013;40:310–316.

194. Iqbal J, Weisenburger DD, Chowdhury A, et al. Natural killer cell lymphoma shares strikingly similar molecular features with a group of non-hepatosplenic gammadelta T-cell lymphoma and is highly sensitive to a novel aurora kinase A inhibitor in vitro. *Leukemia* 2011;25:348–358.

195. Berti E, Tomasini D, Vermeer MH, et al. Primary cutaneous CD8-positive epidermotropic cytotoxic T cell lymphomas: a distinct clinicopathological entity with an aggressive clinical behavior. *Am J Pathol* 1999;155:483–492.

196. Agnarsson BA, Vonderheid EC, Kadin ME. Cutaneous T cell lymphoma with suppressor/cytotoxic (CD8) phenotype: identification of rapidly progressive and chronic subtypes. *J Am Acad Dermatol* 1990;22:569–577.

197. Lu D, Patel KA, Duvic M, et al. Clinical and pathological spectrum of CD8-positive cutaneous T-cell lymphomas. *J Cutan Pathol* 2002;29:465–472.

198. Santucci M, Pimpinelli N, Massi D, et al. Cytotoxic/natural killer cell cutaneous lymphomas: report of EORTC cutaneous lymphoma task force workshop. *Cancer* 2003;97:610–627.

199. Marzano AV, Ghislanzoni M, Gianelli U, et al. Fatal CD8+ epidermotropic cytotoxic primary cutaneous T-cell lymphoma with multiorgan involvement. *Dermatology* 2005;211:281–285.

200. Petrella T, Maubec E, Cornillet-Lefebvre P, et al. Indolent CD8-positive lymphoid proliferation of the ear: a distinct primary cutaneous T-cell lymphoma? *Am J Surg Pathol* 2007;31:1887–1892.

201. Wobser M, Petrella T, Kneitz H, et al. Extrafacial indolent CD8-positive cutaneous lymphoid proliferation with unusual symmetrical presentation involving both feet. *J Cutan Pathol* 2013;40(11):955–961.

202. von den Driesch P, Coors EA. Localized cutaneous small to medium-sized pleomorphic T-cell lymphoma: a report of 3 cases stable for years. *J Am Acad Dermatol* 2002;46:531–535.

203. Sterry W, Siebel A, Mielke V. HTLV-1-negative pleomorphic T-cell lymphoma of the skin: the clinicopathological correlations and natural history of 15 patients. *Br J Dermatol* 1992;126:456–462.

204. Friedmann D, Wechsler J, Delfau MH, et al. Primary cutaneous pleomorphic small T-cell lymphoma: a review of 11 cases. The French Study Group on Cutaneous Lymphomas. *Arch Dermatol* 1995;131:1009–1015.

205. Rijlaarsdam JU, Scheffer E, Meijer CJ, et al. Cutaneous pseudo-T-cell lymphomas: a clinicopathologic study of 20 patients. *Cancer* 1992;69:717–724.

206. Beltraminelli H, Leinweber B, Kerl H, et al. Primary cutaneous CD4+ small-/medium-sized pleomorphic T-cell lymphoma: a cutaneous nodular proliferation of pleomorphic T lymphocytes of undetermined significance? A study of 136 cases. *Am J Dermatopathol* 2009;31:317–322.

207. Grogg KL, Jung S, Erickson LA, et al. Primary cutaneous CD4-positive small/medium-sized pleomorphic T-cell lymphoma: a clonal T-cell lymphoproliferative disorder with indolent behavior. *Mod Pathol* 2008;21:708–715.

208. Rodriguez Pinilla SM, Roncador G, Rodriguez-Peralto JL, et al. Primary cutaneous CD4+ small/medium-sized pleomorphic T-cell lymphoma expresses follicular T-cell markers. *Am J Surg Pathol* 2009;33:81–90.

209. Beljaards RC, Meijer CJ, Van der Putte SC, et al. Primary cutaneous T-cell lymphoma: clinicopathological features and prognostic parameters of 35 cases other than mycosis fungoides and CD30-positive large cell lymphoma. *J Pathol* 1994;172:53–60.

210. Garcia-Herrera A, Colomo L, Camos M, et al. Primary cutaneous small/medium CD4+ T-cell lymphomas: a heterogeneous group of tumors with different clinicopathologic features and outcome. *J Clin Oncol* 2008;26:3364–3371.

211. Magana M, Sangueza P, Gil-Beristain J, et al. Angiocentric cutaneous T-cell lymphoma of childhood (hydroa-like lymphoma): a distinctive type of cutaneous T-cell lymphoma. *J Am Acad Dermatol* 1998;38:574–579.

212. Chen HH, Hsiao CH, Chiu HC. Hydroa vacciniforme-like primary cutaneous CD8-positive T-cell lymphoma. *Br J Dermatol* 2002;147:587–591.

213. Quintanilla-Martinez L, Ridaura C, Nagl F, et al. Hydroa vacciniforme-like lymphoma: a chronic EBV+ lymphoproliferative disorder with risk to develop a systemic lymphoma. *Blood* 2013;122:3101–3110.

214. Cohen JI, Kimura H, Nakamura S, et al. Epstein-Barr

virus-associated lymphoproliferative disease in non-immunocompromised hosts: a status report and summary of an international meeting, 8–9 September 2008. *Ann Oncol* 2009;20:1472–1482.

215. Kimura H, Ito Y, Kawabe S, et al. EBV-associated T/NK-cell lymphoproliferative diseases in nonimmunocompromised hosts: prospective analysis of 108 cases. *Blood* 2012;119:673–686.

216. Cho-Vega JH, Medeiros LJ, Prieto VG, et al. Leukemia cutis. *Am J Clin Pathol* 2008;129:130–142.

217. Baer MR. Management of unusual presentations of acute leukemia. *Hematol Oncol Clin North Am* 1993;7:275–292.

218. Longacre TA, Smoller BR. Leukemia cutis. Analysis of 50 biopsy-proven cases with an emphasis on occurrence in myelodysplastic syndromes. *Am J Clin Pathol* 1993;100:276–284.

219. Pileri SA, Ascani S, Cox MC, et al. Myeloid sarcoma: clinico-pathologic, phenotypic and cytogenetic analysis of 92 adult patients. *Leukemia* 2007;21:340–350.

220. Amador-Ortiz C, Hurley MY, Ghahramani GK, et al. Use of classic and novel immunohistochemical markers in the diagnosis of cutaneous myeloid sarcoma. *J Cutan Pathol* 2011;38:945–953.

221. Aboutalebi A, Korman JB, Sohani AR, et al. Aleukemic cutaneous myeloid sarcoma. *J Cutan Pathol* 2013;40:996–1005.

222. Hurley MY, Ghahramani GK, Frisch S, et al. Cutaneous myeloid sarcoma: natural history and biology of an uncommon manifestation of acute myeloid leukemia. *Acta Derm Venereol* 2013;93:319–324.

223. Su WP, Buechner SA, Li CY. Clinicopathologic correlations in leukemia cutis. *J Am Acad Dermatol* 1984;11:121–128.

224. Benet C, Gomez A, Aguilar C, et al. Histologic and immunohistologic characterization of skin localization of myeloid disorders: a study of 173 cases. *Am J Clin Pathol* 2011;135:278–290.

225. Agis H, Weltermann A, Fonatsch C, et al. A comparative study on demographic, hematological, and cytogenetic findings and prognosis in acute myeloid leukemia with and without leukemia cutis. *Ann Hematol* 2002;81:90–95.

226. Tobelem G, Jacquillat C, Chastang C, et al. Acute monoblastic leukemia: a clinical and biologic study of 74 cases. *Blood* 1980;55:71–76.

227. Macfarlane AW, Parry DH, Caslin AW, et al. Cutaneous lesions in a case of acute megakaryoblastic leukaemia. *Clin Exp Dermatol* 1996;21:201–204.

228. Janier M, Raynaud E, Blanche P, et al. Leukaemia cutis and erythroleukaemia. *Br J Dermatol* 1999;141:372–373.

229. Shvartsbeyn M, Pandey S, Mercer SE, et al. Leukemia cutis presenting clinically as disseminated herpes zoster in a patient with unrecognized acute promyelocytic leukemia. *J Clin Aesthet Dermatol* 2012;5:40–43.

230. Weinel S, Malone J, Jain D, et al. Therapy-related leukaemia cutis: a review. *Australas J Dermatol* 2008;49:187–190.

231. Diaz-Cascajo C, Bloedern-Schlicht N. Cutaneous infiltrates of myelogenous leukemia in association with pre-existing skin diseases. *J Cutan Pathol* 1998;25:185–186.

232. Tomasini C, Quaglino P, Novelli M, et al. "Aleukemic" granulomatous leukemia cutis. *Am J Dermatopathol* 1998;20:417–421.

233. Resnik KS, Brod BB. Leukemia cutis in congenital leukemia: analysis and review of the world literature with report of an additional case. *Arch Dermatol* 1993;129:1301–1306.

234. Torrelo A, Madero L, Mediero IG, et al. Aleukemic congenital leukemia cutis. *Pediatr Dermatol* 2004;21:458–461.

235. Baer MR, Barcos M, Farrell H, et al. Acute myelogenous leukemia with leukemia cutis: eighteen cases seen between 1969 and 1986. *Cancer* 1989;63:2192–2200.

236. Ferrara F, Cancemi D, Friso P, et al. Tetrasomy 8 and t(1;11) (p32;q24) in acute myelo-monocytic leukemia with extensive leukemic cutaneous involvement. *Leuk Lymphoma* 1996;20:513–515.

237. Sen F, Zhang XX, Prieto VG, et al. Increased incidence of trisomy 8 in acute myeloid leukemia with skin infiltration (leukemia cutis). *Diagn Mol Pathol* 2000;9:190–194.

238. Bakst RL, Tallman MS, Douer D, et al. How I treat extramedullary acute myeloid leukemia. *Blood* 2011;118:3785–3793.

239. Mathew RA, Bennett JM, Liu JJ, et al. Cutaneous manifestations in CMML: indication of disease acceleration or transformation to AML and review of the literature. *Leuk Res* 2012;36:72–80.

240. Vitte F, Fabiani B, Benet C, et al. Specific skin lesions in chronic myelomonocytic leukemia: a spectrum of myelomonocytic and dendritic cell proliferations: a study of 42 cases. *Am J Surg Pathol* 2012;36:1302–1316.

241. Vermi W, Facchetti F, Rosati S, et al. Nodal and extranodal tumor-forming accumulation of plasmacytoid monocytes/interferon-producing cells associated with myeloid disorders. *Am J Surg Pathol* 2004;28:585–595.

242. Orazi A, Chiu R, O'Malley DP, et al. Chronic myelomonocytic leukemia: the role of bone marrow biopsy immunohistology. *Mod Pathol* 2006;19:1536–1545.

243. Jacob MC, Chaperot L, Mossuz P, et al. CD4+ CD56+ lineage negative malignancies: a new entity developed from malignant early plasmacytoid dendritic cells. *Haematologica* 2003;88:941–955.

244. Brody JP, Allen S, Schulman P, et al. Acute agranular CD4-positive natural killer cell leukemia: comprehensive clinicopathologic studies including virologic and in vitro culture with inducing agents. *Cancer* 1995;75:2474–2483.

245. Pagano L, Valentini CG, Pulsoni A, et al. Blastic plasmacytoid dendritic cell neoplasm with leukemic presentation: an Italian multicenter study. *Haematologica* 2013;98:239–246.

246. Pileri SA, Grogan TM, Harris NL, et al. Tumours of histiocytes and accessory dendritic cells: an immunohistochemical approach to classification from the International Lymphoma Study Group based on 61 cases. *Histopathology* 2002;41:1–29.

247. Cronin DM, George TI, Reichard KK, et al. Immunophenotypic analysis of myeloperoxidase-negative leukemia cutis and blastic plasmacytoid dendritic cell neoplasm. *Am J Clin Pathol* 2012;137:367–376.

248. Gera S, Dekmezian MS, Duvic M, et al. Blastic plasmacytoid dendritic cell neoplasm: evolving insights in an aggressive hematopoietic malignancy with a predilection of skin involvement. *Am J Dermatopathol* 2014;36(3):244–251.

249. Dijkman R, van Doorn R, Szuhai K, et al. Gene-expression profiling and array-based CGH classify CD4+CD56+ hematodermic neoplasm and cutaneous myelomonocytic leukemia as distinct disease entities. *Blood* 2007;109:1720–1727.

250. Khoury JD, Medeiros LJ, Manning JT, et al. CD56(+) TdT(+) blastic natural killer cell tumor of the skin: a primitive systemic malignancy related to myelomonocytic leukemia. *Cancer* 2002;94:2401–2408.

251. Herling M, Jones D. CD4+/CD56+ hematodermic tumor: the features of an evolving entity and its relationship to dendritic cells. *Am J Clin Pathol* 2007;127:687–700.

252. Facchetti F, Vermi W, Santoro A, et al. Neoplasms derived from plasmacytoid monocytes/interferon-producing cells: variability of CD56 and granzyme B expression. *Am J Surg*

Pathol 2003;27:1489–1492; author reply 1492–1493.

253. Jegalian AG, Facchetti F, Jaffe ES. Plasmacytoid dendritic cells: physiologic roles and pathologic states. *Adv Anat Pathol* 2009;16:392–404.

254. Roos-Weil D, Dietrich S, Boumendil A, et al. Stem cell transplantation can provide durable disease control in blastic plasmacytoid dendritic cell neoplasm: a retrospective study from the European Group for Blood and Marrow Transplantation. *Blood* 2013;121:440–446.

255. Lin P, Jones D, Dorfman DM, et al. Precursor B-cell lymphoblastic lymphoma: a predominantly extranodal tumor with low propensity for leukemic involvement. *Am J Surg Pathol* 2000;24:1480–1490.

256. Chimenti S, Fink-Puches R, Peris K, et al. Cutaneous involvement in lymphoblastic lymphoma. *J Cutan Pathol* 1999;26:379–385.

257. Boccara O, Laloum-Grynberg E, Jeudy G, et al. Cutaneous B-cell lymphoblastic lymphoma in children: a rare diagnosis. *J Am Acad Dermatol* 2012;66:51–57.

258. Vezzoli P, Novara F, Fanoni D, et al. Three cases of primary cutaneous lymphoblastic lymphoma: microarray-based comparative genomic hybridization and gene expression profiling studies with review of literature. *Leuk Lymphoma* 2012;53:1978–1987.

259. Millot F, Robert A, Bertrand Y, et al. Cutaneous involvement in children with acute lymphoblastic leukemia or lymphoblastic lymphoma: the children's leukemia cooperative group of the European Organization of Research and Treatment of Cancer (EORTC). *Pediatrics* 1997;100:60–64.

260. Ducassou S, Ferlay C, Bergeron C, et al. Clinical presentation, evolution, and prognosis of precursor B-cell lymphoblastic lymphoma in trials LMT96, EORTC 58881, and EORTC 58951. *Br J Haematol* 2011;152:441–451.

261. Maitra A, McKenna RW, Weinberg AG, et al. Precursor B-cell lymphoblastic lymphoma: a study of nine cases lacking blood and bone marrow involvement and review of the literature. *Am J Clin Pathol* 2001;115:868–875.

262. Schraders M, van Reijmersdal SV, Kamping EJ, et al. High-resolution genomic profiling of pediatric lymphoblastic lymphomas reveals subtle differences with pediatric acute lymphoblastic leukemias in the B-lineage. *Cancer Genet Cytogenet* 2009;191:27–33.

263. Shafer D, Wu H, Al-Saleem T, et al. Cutaneous precursor B-cell lymphoblastic lymphoma in 2 adult patients: clinicopathologic and molecular cytogenetic studies with a review of the literature. *Arch Dermatol* 2008;144:1155–1162.

264. Robak E, Robak T. Skin lesions in chronic lymphocytic leukemia. *Leuk Lymphoma* 2007;48:855–865.

265. Cerroni L, Zenahlik P, Hofler G, et al. Specific cutaneous infiltrates of B-cell chronic lymphocytic leukemia: a clinicopathologic and prognostic study of 42 patients. *Am J Surg Pathol* 1996;20:1000–1010.

266. Maughan C, Kolker S, Markus B, et al. Leukemia cutis co-existing with dermatofibroma as the initial presentation of B-cell chronic lymphocytic leukemia/small lymphocytic lymphoma. *Am J Dermatopathol* 2013;36(1):e14–e15.

267. Trump DL, Mann RB, Phelps R, et al. Richter's syndrome: diffuse histiocytic lymphoma in patients with chronic lymphocytic leukemia: a report of five cases and review of the literature. *Am J Med* 1980;68:539–548.

268. Zarco C, Lahuerta-Palacios JJ, Borrego L, et al. Centroblastic transformation of chronic lymphocytic leukaemia with primary skin involvement—cutaneous presentation of Richter's syndrome. *Clin Exp Dermatol* 1993;18:263–267.

269. Duong T, Grange F, Auffret N, et al. Cutaneous Richter's syndrome, prognosis, and clinical, histological and immunohistological patterns: report of four cases and review of the literature. *Dermatology* 2010;220:226–233.

270. Sen F, Medeiros LJ, Lu D, et al. Mantle cell lymphoma involving skin: cutaneous lesions may be the first manifestation of disease and tumors often have blastoid cytologic features. *Am J Surg Pathol* 2002;26:1312–1318.

271. Cao Q, Li Y, Lin H, et al. Mantle cell lymphoma of blastoid variant with skin lesion and rapid progression: a case report and literature review. *Am J Dermatopathol* 2013;35:851–855.

272. Williams ME, Swerdlow SH, Meeker TC. Chromosome t(11;14)(q13;q32) breakpoints in centrocytic lymphoma are highly localized at the bcl-1 major translocation cluster. *Leukemia* 1993;7:1437–1440.

273. Bosch F, Jares P, Campo E, et al. PRAD-1/cyclin D1 gene overexpression in chronic lymphoproliferative disorders: a highly specific marker of mantle cell lymphoma. *Blood* 1994;84:2726–2732.

274. Glass AG, Karnell LH, Menck HR. The National Cancer Data Base report on non-Hodgkin's lymphoma. *Cancer* 1997;80:2311–2320.

275. Franco R, Fernandez-Vazquez A, Mollejo M, et al. Cutaneous presentation of follicular lymphomas. *Mod Pathol* 2001;14:913–919.

276. Dabski K, Banks PM, Winkelmann RK. Clinicopathologic spectrum of cutaneous manifestations in systemic follicular lymphoma: a study of 11 patients. *Cancer* 1989;64:1480–1485.

277. Tilly H, Rossi A, Stamatoullas A, et al. Prognostic value of chromosomal abnormalities in follicular lymphoma. *Blood* 1994;84:1043–1049.

278. Requena L, Kutzner H, Palmedo G, et al. Cutaneous involvement in multiple myeloma: a clinicopathologic, immunohistochemical, and cytogenetic study of 8 cases. *Arch Dermatol* 2003;139:475–486.

279. Gaba RC, Kenny JP, Gundavaram P, et al. Subcutaneous plasmacytoma metastasis precipitated by tunneled central venous catheter insertion. *Case Rep Oncol* 2011;4:315–322.

280. Tsutani H, Sugiyama T, Shimizu S, et al. Discordant LFA-1/ICAM-1 expression in a case of secondary plasma cell leukemia associated with subcutaneous plasmacytoma. *Am J Hematol* 1993;42:299–304.

281. Black CL, Foster-Smith E, Lewis ID, et al. Post-transplant plasmablastic lymphoma of the skin. *Australas J Dermatol* 2013;54:277–282.

282. Nguyen SK, Dagnault A. Radiotherapy for multiple myeloma with skin involvement. *Curr Oncol* 2010;17:74–77.

283. Castillo JJ, Winer ES, Olszewski AJ. Sites of extranodal involvement are prognostic in patients with diffuse large B-cell lymphoma in the rituximab era: an analysis of the surveillance, epidemiology and end results database. *Am J Hematol* 2013;89(3):310–314.

284. Plaza JA, Kacerovska D, Stockman DL, et al. The histomorphologic spectrum of primary cutaneous diffuse large B-cell lymphoma: a study of 79 cases. *Am J Dermatopathol* 2011;33:649–655; quiz 656–658.

285. Vezzoli P, Fiorani R, Girgenti V, et al. Cutaneous T-cell/histiocyte-rich B-cell lymphoma: a case report and review of the literature. *Dermatology* 2011;222:225–230.

286. Asagoe K, Fujimoto W, Yoshino T, et al. Intravascular lymphomatosis of the skin as a manifestation of recurrent B-cell lymphoma. *J Am Acad Dermatol* 2003;48:S1–S4.

287. Eros N, Karolyi Z, Kovacs A, et al. Intravascular B-cell lymphoma. *J Am Acad Dermatol* 2002;47:S260–S262.

288. Yegappan S, Coupland R, Arber DA, et al. Angiotropic lymphoma: an immunophenotypically and clinically heterogeneous lymphoma. *Mod Pathol* 2001;14:1147–1156.

289. Chang A, Zic JA, Boyd AS. Intravascular large cell lymphoma: a patient with asymptomatic purpuric patches and a chronic clinical course. *J Am Acad Dermatol* 1998;39:318–321.

290. Murase T, Nakamura S. An Asian variant of intravascular lymphomatosis: an updated review of malignant histiocytosis-like B-cell lymphoma. *Leuk Lymphoma* 1999;33:459–473.

291. Murase T, Nakamura S, Kawauchi K, et al. An Asian variant of intravascular large B-cell lymphoma: clinical, pathological and cytogenetic approaches to diffuse large B-cell lymphoma associated with haemophagocytic syndrome. *Br J Haematol* 2000;111:826–834.

292. Ferreri AJ, Campo E, Seymour JF, et al. Intravascular lymphoma: clinical presentation, natural history, management and prognostic factors in a series of 38 cases, with special emphasis on the "cutaneous variant". *Br J Haematol* 2004;127:173–183.

293. Theaker JM, Gatter KC, Esiri MM, et al. Neoplastic angioendotheliosis—further evidence supporting a lymphoid origin. *Histopathology* 1986;10:1261–1270.

294. Sepp N, Schuler G, Romani N, et al. "Intravascular lymphomatosis" (angioendotheliomatosis): evidence for a T-cell origin in two cases. *Hum Pathol* 1990;21:1051–1058.

295. Ferry JA, Harris NL, Picker LJ, et al. Intravascular lymphomatosis (malignant angioendotheliomatosis): a B-cell neoplasm expressing surface homing receptors. *Mod Pathol* 1988;1:444–452.

296. Ponzoni M, Arrigoni G, Gould VE, et al. Lack of CD 29 (beta1 integrin) and CD 54 (ICAM-1) adhesion molecules in intravascular lymphomatosis. *Hum Pathol* 2000;31:220–226.

297. Lazova R, Slater C, Scott G. Reactive angioendotheliomatosis: case report and review of the literature. *Am J Dermatopathol* 1996;18:63–69.

298. McMenamin ME, Fletcher CD. Reactive angioendotheliomatosis: a study of 15 cases demonstrating a wide clinicopathologic spectrum. *Am J Surg Pathol* 2002;26:685–697.

299. Culhaci N, Levi E, Sen S, et al. Pulmonary lymphomatoid granulomatosis evolving to large cell lymphoma in the skin. *Pathol Oncol Res* 2002;8:280–282.

300. Minars N, Kay S, Escobar MR. Lymphomatoid granulomatosis of the skin: a new clinocopathologic entity. *Arch Dermatol* 1975;111:493–496.

301. Katzenstein AL, Carrington CB, Liebow AA. Lymphomatoid granulomatosis: a clinicopathologic study of 152 cases. *Cancer* 1979;43:360–373.

302. Koss MN, Hochholzer L, Langloss JM, et al. Lymphomatoid granulomatosis: a clinicopathologic study of 42 patients. *Pathology* 1986;18:283–288.

303. McNiff JM, Cooper D, Howe G, et al. Lymphomatoid granulomatosis of the skin and lung: an angiocentric T-cell-rich B-cell lymphoproliferative disorder. *Arch Dermatol* 1996;132:1464–1470.

304. Jambrosic J, From L, Assaad DA, et al. Lymphomatoid granulomatosis. *J Am Acad Dermatol* 1987;17:621–631.

305. Guinee DG Jr, Perkins SL, Travis WD, et al. Proliferation and cellular phenotype in lymphomatoid granulomatosis: implications of a higher proliferation index in B cells. *Am J Surg Pathol* 1998;22:1093–1100.

306. Teruya-Feldstein J, Jaffe ES, Burd PR, et al. The role of Mig, the monokine induced by interferon-gamma, and IP-10, the interferon-gamma-inducible protein-10, in tissue necrosis and vascular damage associated with Epstein-Barr virus-positive lymphoproliferative disease. *Blood* 1997;90:4099–4105.

307. Wilson WH, Kingma DW, Raffeld M, et al. Association of lymphomatoid granulomatosis with Epstein-Barr viral infection of B lymphocytes and response to interferon-alpha 2b. *Blood* 1996;87:4531–4537.

308. Sordillo PP, Epremian B, Koziner B, et al. Lymphomatoid granulomatosis: an analysis of clinical and immunologic characteristics. *Cancer* 1982;49:2070–2076.

309. Jaffe ES, Chan JK, Su IJ, et al. Report of the workshop on nasal and related extranodal angiocentric T/natural killer cell lymphomas: definitions, differential diagnosis, and epidemiology. *Am J Surg Pathol* 1996;20:103–111.

310. Sander CA, Medeiros LJ, Abruzzo LV, et al. Lymphoblastic lymphoma presenting in cutaneous sites: a clinicopathologic analysis of six cases. *J Am Acad Dermatol* 1991;25:1023–1031.

311. Falini B, Pileri S, Zinzani PL, et al. ALK+ lymphoma: clinico-pathological findings and outcome. *Blood* 1999;93:2697–2706.

312. Paulli M, Berti E, Rosso R, et al. CD30/Ki-1-positive lymphoproliferative disorders of the skin—clinicopathologic correlation and statistical analysis of 86 cases: a multicentric study from the European Organization for Research and Treatment of Cancer Cutaneous Lymphoma Project Group. *J Clin Oncol* 1995;13:1343–1354.

313. Stein H, Mason DY, Gerdes J, et al. The expression of the Hodgkin's disease associated antigen Ki-1 in reactive and neoplastic lymphoid tissue: evidence that Reed-Sternberg cells and histiocytic malignancies are derived from activated lymphoid cells. *Blood* 1985;66:848–858.

314. Delsol G, Al Saati T, Gatter KC, et al. Coexpression of epithelial membrane antigen (EMA), Ki-1, and interleukin-2 receptor by anaplastic large cell lymphomas. diagnostic value in so-called malignant histiocytosis. *Am J Pathol* 1988;130:59–70.

315. Chan JK, Buchanan R, Fletcher CD. Sarcomatoid variant of anaplastic large-cell Ki-1 lymphoma. *Am J Surg Pathol* 1990;14:983–988.

316. Kinney MC, Collins RD, Greer JP, et al. A small-cell-predominant variant of primary Ki-1 (CD30)+ T-cell lymphoma. *Am J Surg Pathol* 1993;17:859–868.

317. Pileri SA, Pulford K, Mori S, et al. Frequent expression of the NPM-ALK chimeric fusion protein in anaplastic large-cell lymphoma, lympho-histiocytic type. *Am J Pathol* 1997;150:1207–1211.

318. Benharroch D, Meguerian-Bedoyan Z, Lamant L, et al. ALK-positive lymphoma: a single disease with a broad spectrum of morphology. *Blood* 1998;91:2076–2084.

319. Foss HD, Anagnostopoulos I, Araujo I, et al. Anaplastic large-cell lymphomas of T-cell and null-cell phenotype express cytotoxic molecules. *Blood* 1996;88:4005–4011.

320. Krenacs L, Wellmann A, Sorbara L, et al. Cytotoxic cell antigen expression in anaplastic large cell lymphomas of T- and null-cell type and Hodgkin's disease: evidence for distinct cellular origin. *Blood* 1997;89:980–989.

321. Yang S, Khera P, Wahlgren C, et al. Cutaneous anaplastic large-cell lymphoma should be evaluated for systemic involvement regardless of ALK-1 status: case reports and re-

view of literature. *Am J Clin Dermatol* 2011;12:203–209.

322. Rudiger T, Weisenburger DD, Anderson JR, et al. Peripheral T-cell lymphoma (excluding anaplastic large-cell lymphoma): results from the non-Hodgkin's lymphoma classification project. *Ann Oncol* 2002;13:140–149.

323. Balaraman B, Conley JA, Sheinbein DM. Evaluation of cutaneous angioimmunoblastic T-cell lymphoma. *J Am Acad Dermatol* 2011;65:855–862.

324. Martel P, Laroche L, Courville P, et al. Cutaneous involvement in patients with angioimmunoblastic lymphadenopathy with dysproteinemia: a clinical, immunohistological, and molecular analysis. *Arch Dermatol* 2000;136:881–886.

325. Jayaraman AG, Cassarino D, Advani R, et al. Cutaneous involvement by angioimmunoblastic T-cell lymphoma: a unique histologic presentation, mimicking an infectious etiology. *J Cutan Pathol* 2006;33(Suppl 2):6–11.

326. Mahendran R, Grant JW, Hoggarth CE, et al. Angioimmunoblastic T-cell lymphoma with cutaneous involvement. *J Eur Acad Dermatol Venereol* 2001;15:589–590.

327. Murakami T, Ohtsuki M, Nakagawa H. Angioimmunoblastic lymphadenopathy-type peripheral T-cell lymphoma with cutaneous infiltration: report of a case and its gene expression profile. *Br J Dermatol* 2001;144:878–884.

328. Broder S, Bunn PA Jr, Jaffe ES, et al. NIH conference: T-cell lymphoproliferative syndrome associated with human T-cell leukemia/lymphoma virus. *Ann Intern Med* 1984; 100:543–557.

329. Yamaguchi K. Human T-lymphotropic virus type I in Japan. *Lancet* 1994;343:213–216.

330. Yamamura M, Yamada Y, Momita S, et al. Circulating interleukin-6 levels are elevated in adult T-cell leukaemia/lymphoma patients and correlate with adverse clinical features and survival. *Br J Haematol* 1998;100:129–134.

331. Nicot C. Current views in HTLV-I-associated adult T-cell leukemia/lymphoma. *Am J Hematol* 2005;78:232–239.

332. Manabe T, Hirokawa M, Sugihara K, et al. Angiocentric and angiodestructive infiltration of adult T-cell leukemia/lymphoma (ATLL) in the skin: report of two cases. *Am J Dermatopathol* 1988;10:487–496.

333. Ohshima K, Mukai Y, Shiraki H, et al. Clonal integration and expression of human T-cell lymphotropic virus type I in carriers detected by polymerase chain reaction and inverse PCR. *Am J Hematol* 1997;54:306–312.

334. Ohshima K, Suzumiya J, Sato K, et al. Nodal T-cell lymphoma in an HTLV-I-endemic area: proviral HTLV-I DNA, histological classification and clinical evaluation. *Br J Haematol* 1998;101:703–711.

335. Liu B, Liang MH, Kuo YL, et al. Human T-lymphotropic virus type 1 oncoprotein tax promotes unscheduled degradation of Pds1p/securin and Clb2p/cyclin B1 and causes chromosomal instability. *Mol Cell Biol* 2003;23: 5269–5281.

336. Takemori N, Hirai K, Onodera R, et al. Satisfactory remission achieved by PUVA therapy in a case of crisis-type adult T-cell leukaemia/lymphoma with generalized cutaneous leukaemic cell infiltration. *Br J Dermatol* 1995;133:955–960.

337. Simone CB II, Morris JC, Stewart DM, et al. Radiation therapy for the management of patients with HTLV-1-associated adult T-cell leukemia/lymphoma. *Blood* 2012;120:1816–1819.

338. Chan JK, Ng CS, Ngan KC, et al. Angiocentric T-cell lymphoma of the skin: an aggressive lymphoma distinct from mycosis fungoides. *Am J Surg Pathol* 1988;12:861–876.

339. Tsai TF, Su IJ, Lu YC, et al. Cutaneous angiocentric T-cell lymphoma associated with Epstein-Barr virus. *J Am Acad Dermatol* 1992;26:31–38.

340. Kanavaros P, Lescs MC, Briere J, et al. Nasal T-cell lymphoma: a clinicopathologic entity associated with peculiar phenotype and with Epstein-Barr virus. *Blood* 1993;81:2688–2695.

341. Kern WF, Spier CM, Hanneman EH, et al. Neural cell adhesion molecule-positive peripheral T-cell lymphoma: a rare variant with a propensity for unusual sites of involvement. *Blood* 1992;79:2432–2437.

342. Chan JK, Sin VC, Wong KF, et al. Nonnasal lymphoma expressing the natural killer cell marker CD56: a clinicopathologic study of 49 cases of an uncommon aggressive neoplasm. *Blood* 1997;89:4501–4513.

343. Assaf C, Gellrich S, Whittaker S, et al. CD56-positive haematological neoplasms of the skin: a multicentre study of the cutaneous lymphoma project group of the European Organisation for Research and Treatment of Cancer. *J Clin Pathol* 2007;60:981–989.

344. Bekkenk MW, Jansen PM, Meijer CJ, et al. CD56+ hematological neoplasms presenting in the skin: a retrospective analysis of 23 new cases and 130 cases from the literature. *Ann Oncol* 2004;15:1097–1108.

345. Chan JK, Yip TT, Tsang WY, et al. Detection of Epstein-Barr viral RNA in malignant lymphomas of the upper aerodigestive tract. *Am J Surg Pathol* 1994;18:938–946.

346. Tse E, Kwong YL. How I treat NK/T-cell lymphomas. *Blood* 2013;121:4997–5005.

347. Savage KJ, Chhanabhai M, Gascoyne RD, et al. Characterization of peripheral T-cell lymphomas in a single North American institution by the WHO classification. *Ann Oncol* 2004;15:1467–1475.

348. Matutes E, Brito-Babapulle V, Swansbury J, et al. Clinical and laboratory features of 78 cases of T-prolymphocytic leukemia. *Blood* 1991;78:3269–3274.

349. Pawson R, Matutes E, Brito-Babapulle V, et al. Sezary cell leukaemia: a distinct T cell disorder or a variant form of T prolymphocytic leukaemia? *Leukemia* 1997;11:1009–1013.

350. Brito-Babapulle V, Catovsky D. Inversions and tandem translocations involving chromosome 14q11 and 14q32 in T-prolymphocytic leukemia and T-cell leukemias in patients with ataxia telangiectasia. *Cancer Genet Cytogenet* 1991;55:1–9.

351. Maljaei SH, Brito-Babapulle V, Hiorns LR, et al. Abnormalities of chromosomes 8, 11, 14, and X in T-prolymphocytic leukemia studied by fluorescence in situ hybridization. *Cancer Genet Cytogenet* 1998;103:110–116.

352. Magro CM, Morrison CD, Heerema N, et al. T-cell prolymphocytic leukemia: an aggressive T cell malignancy with frequent cutaneous tropism. *J Am Acad Dermatol* 2006;55:467–477.

353. Chen X, Cherian S. Immunophenotypic characterization of T-cell prolymphocytic leukemia. *Am J Clin Pathol* 2013;140:727–735.

354. Introcaso CE, Kantor J, Porter DL, et al. Cutaneous Hodgkin's disease. *J Am Acad Dermatol* 2008;58:295–298.

355. LeBoit PE. Lymphomatoid papulosis and cutaneous CD30+ lymphoma. *Am J Dermatopathol* 1996;18:221–235.

356. Torne R, Roura M, Umbert P. Generalized cutaneous B-cell pseudolymphoma: report of a case studied by immunohistochemistry. *Am J Dermatopathol* 1989;11:544–548.

357. Smolle J, Torne R, Soyer HP, et al. Immunohistochemical classification of cutaneous pseudolymphomas: delineation of distinct patterns. *J Cutan Pathol* 1990;17:149–159.

358. Nihal M, Mikkola D, Horvath N, et al. Cutaneous lymphoid hyperplasia: a lymphoproliferative continuum with lymphomatous potential. *Hum Pathol* 2003;34:617–622.

359. Blumental G, Okun MR, Ponitch JA. Pseudolymphomatous reaction to tattoos: report of three cases. *J Am Acad Dermatol* 1982;6:485–488.

360. Hovmark A, Asbrink E, Olsson I. The spirochetal etiology of lymphadenosis benigna cutis solitaria. *Acta Derm Venereol* 1986;66:479–484.

361. Iwatsuki K, Yamada M, Takigawa M, et al. Benign lymphoplasia of the earlobes induced by gold earrings: immunohistologic study on the cellular infiltrates. *J Am Acad Dermatol* 1987;16:83–88.

362. Mutasim DF. Lymphomatoid drug eruption mimicking digitate dermatosis: cross reactivity between two drugs that suppress angiotensin II function. *Am J Dermatopathol* 2003;25:331–334.

363. Ploysangam T, Breneman DL, Mutasim DF. Cutaneous pseudolymphomas. *J Am Acad Dermatol* 1998;38:877–895; quiz 896–897.

364. Wood GS, Ngan BY, Tung R, et al. Clonal rearrangements of immunoglobulin genes and progression to B cell lymphoma in cutaneous lymphoid hyperplasia. *Am J Pathol* 1989;135:13–19.

365. Brady SP, Magro CM, Diaz-Cano SJ, et al. Analysis of clonality of atypical cutaneous lymphoid infiltrates associated with drug therapy by PCR/DGGE. *Hum Pathol* 1999;30:130–136.

366. Magro CM, Crowson AN, Kovatich AJ, et al. Drug-induced reversible lymphoid dyscrasia: a clonal lymphomatoid dermatitis of memory and activated T cells. *Hum Pathol* 2003;34:119–129.

367. Brough AJ, Jones D, Page RH, et al. Dermal erythropoiesis in neonatal infants: a manifestation of intra-uterine viral disease. *Pediatrics* 1967;40:627–635.

368. Bowden JB, Hebert AA, Rapini RP. Dermal hematopoiesis in neonates: report of five cases. *J Am Acad Dermatol* 1989;20:1104–1110.

369. Fraga GR, Caughron SK. Cutaneous myelofibrosis with JAK2 V617F mutation: metastasis, not merely extramedullary hematopoiesis! *Am J Dermatopathol* 2010;32: 727–730.

第 32 章

涉及皮肤的纤维组织肿瘤

Trevor W. Beer, Joseph Kattampallil, and Peter J. Heenan

根据临床行为对纤维组织及相关肿瘤进行分类

对纤维组织细胞肿瘤与软组织肿瘤进行准确识别及分类的重要性是预测其生物学行为,从而给予恰当的治疗。根据某些肿瘤的预期临床行为对这些病种分类系统做了相应的修改[1,2]。尽管某些损害尚不能明确地归入这个分类中,但本章运用了这些系统的分类原则,并总结于表32-1。

表 32-1　根据临床行为的软组织肿瘤分类
良性
良性行为常见,但有时这些肿瘤可发生转移(如纤维组织细胞瘤、弥漫性腱鞘巨细胞瘤)
交界性生物学潜能
(1)局部侵袭:复发伴组织浸润、破坏,但一般不转移(如腹部韧带样纤维瘤)
(2)罕见转移:少部分(<2%)病例可发生转移,但并不能依靠组织检查预测(如丛状纤维组织细胞瘤、血管瘤样纤维组织细胞瘤)

恶性
可预测恶性行为

引自 Fletcher CDM. The evolving classification of soft tissue tumours: an update based on the new WHO classification. Histopathology 2006;48:3-12; Fletcher CDM, Rydholm A, Singer S, et al. Soft tissue tumours: epidemiology, clinical features, histopathological typing and grading. In: Fletcher CDM, Unnik K, Mertens F, eds. World Health Organisation classification of tumours. Pathology and genetics of tumours of soft tissue and bone. Lyons, France: IARC Press, 2002:9-18.

本章中描述的大部分肿瘤可根据苏木精-伊红染色的组织特征做出诊断。但有时免疫组织化学检查是必要的(表32-2),其可作为常规病理检查及临床资料分析的辅助手段。其他技术如细胞遗传学技术、电子显微镜检查在对一些肿瘤进行分类时也具有一定价值。在本章中,某些疾病常伴的染色体异常总结于表32-3。另外,必须始终考虑到恶性病变代表着转移的可能性。

	非典型纤维黄瘤	隆凸性皮肤纤维肉瘤	细胞型纤维组织细胞瘤(皮肤纤维瘤)	梭形细胞鳞状细胞癌	结缔组织增生性黑素瘤	平滑肌肉瘤
S100	-	-	-	-	+	-
Desmin	-	-	-	-	-	+
CD34	不定	+	不定	-	-	罕见
因子 XIIIa	不定	罕见	+	-	-	-
细胞角蛋白	-	-	-	+	-	罕见
EMA	罕见	-	-	不定	-	-
SMA	不定	不定	不定	罕见	不定	+

表 32-2　有助于诊断皮肤梭形细胞肿瘤的可选组化染色

注:免疫组织化学检查应该作为常规病理检查及临床资料的辅助分析手段。-. 阴性;+. 阳性;EMA. 上皮细胞膜抗原;SMA. 平滑肌肌动蛋白

肿瘤	染色体异常	基因
滑膜肉瘤	t（X；18）	SYT-SSX 融合
隆凸性皮肤纤维肉瘤及巨细胞成纤维细胞瘤	t（17；22）及部分肿瘤有环形染色体	COL1A1-PDGFB
腱鞘巨细胞瘤	t（1；2）	COL6A3-CSF1
腱鞘纤维瘤	t（2；11）易位	
胶原纤维瘤	t（2；11）易位	
血管瘤样纤维组织细胞瘤	t（12；22）； t（2；22）； t（12；16）	EWSR1-ATF； EWSR1-CREB1； FUS-ATF1 基因融合（EWSR1-CREB1 也可见于透明 　细胞肉瘤）
炎性成纤维细胞瘤	t（2；5）	ALK
结节性筋膜炎	17p13	MHY6-USP6 基因融合
孤立性纤维瘤	12q13 染色体内倒位	NAB2-STAT6

表 32-3　累及皮肤的纤维组织肿瘤常伴的染色体异常的选择性总结 [264,461,467]

注：表中所列改变的发生率是不定的，在某些皮损内可见多种不同的异常

所谓的纤维组织细胞肿瘤

"纤维组织细胞"的术语存在某些争议并在 WHO 软组织肿瘤分类中受到批评 [1]，部分损害最好被认为成纤维细胞 / 肌成纤维细胞分化更为恰当。然而，这些肿瘤细胞显示出组织细胞分化的特征（如泡沫细胞、巨细胞、表达 CD68），同时合成胶原（提示成纤维细胞分化）。因此，"纤维组织细胞"术语用于这些皮肤损害被保留。

良性

该类肿瘤极少有或无转移潜能。然而也有例外，如细胞型皮肤纤维瘤（下文讨论）。部分损害表现为局部持续存在，偶尔可复发或进展。对大多数损害而言，局部切除是大部分肿瘤恰当的治疗方式（如普通的皮肤纤维瘤），即使仅去除部分损害，大多数也倾向于消退。对其他损害而言，推荐全切。

皮肤纤维瘤（纤维组织细胞瘤 / 硬化性血管瘤）

临床概要　皮肤纤维瘤（纤维组织细胞瘤）是常见的皮肤肿瘤，主要发生于青年人的四肢或躯干。皮损表现为小的、坚固的、孤立的结节，呈红色或褐色，其颜色通常由表皮内增加的黑素或肿瘤的含铁血黄素决定，这提示了临床可表现出黑素细胞样的损害。皮肤纤维瘤罕见于掌跖 [3]，面部的损害相对不常见且易复发 [4]。有多发性肿瘤的报道，其发生与免疫抑制治疗 [5]、妊娠 [6]、HIV 感染 [7] 及抗逆转录病毒治疗有关 [8]。大多数皮损通常直径仅数毫米，偶尔可达 2～3cm。依据所含纤维组织、脂质、含铁血黄素的比例不同，皮损切面的颜色可呈白色至黄色或棕色（图 32-1A）。皮肤纤维瘤通常持续存在，但有自行消退的报道 [9]。

组织病理　表皮常增生伴基底层色素增加、表皮突延长，表皮与真皮肿瘤之间由无浸润带分隔（图 32-1B）。肿瘤由不同比例的成纤维细胞样梭形细胞、组织细胞、血管组成（图 32-1C～E），常存在泡沫细胞和含脂质或含含铁血黄素的多核巨细胞，有时数量很多，形成黄瘤样结构。大量脂质聚集见于脂质化的皮肤纤维瘤（踝关节型）。间质中可有丰富的毛细血管，使损害呈血管瘤样表现，当伴有硬化时，称为硬化性血管瘤。部分皮肤纤维瘤细胞少而不明显，梭形细胞伸入胶原束间，形成胶原纤维被包绕的现象。细胞型皮肤纤维瘤呈编织席纹状模式，梭形细胞成束。通常肿瘤边界不清。

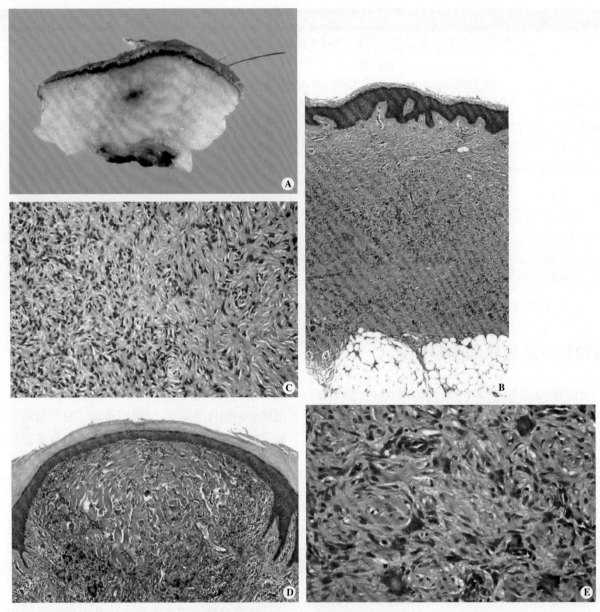

图 32-1　皮肤纤维瘤（纤维组织细胞瘤）

A. 大体标本。肿瘤位于真皮内，边界不清，其上方的表皮色素增加、棘层肥厚。肿瘤切面呈黄色，中间有灶性出血；B. 表皮增生，真皮内中等量成纤维细胞样梭形细胞肿瘤伸入真皮深层，两者之间由狭窄的无浸润带分隔；C. 肿瘤位于胶原纤维间质内，由大小不等的梭形细胞构成，肿瘤细胞胞质淡染、嗜酸性；D. 此皮肤纤维瘤表现为明显的玻璃样变性及色素沉着；E. 另一个皮肤纤维瘤的这一区域内有明显的含铁血黄素及多核巨细胞

　　超过 80% 的皮肤纤维瘤存在肿瘤上方的表皮显著增生[10]，这有助于诊断，并且有助于鉴别非典型变异型与非典型纤维黄瘤[11]。表皮增生通常表现为表皮突规则延长伴基底层角质形成细胞色素增加。部分病例中可见到类似于脂溢性角化病的改变，偶尔向下生长的表皮显示出毛母质分化[12]。可达 5% 的皮肤纤维瘤表皮向下生长表现出十分类似于浅表型基底细胞癌的区域[13]。有文献记载，在罕见的病例中确实发生了侵袭性基底细胞癌[14,15]。

治疗原则　局部切除是恰当的治疗方式。即便仅切除部分损害，大多数损害倾向于消退。由于面部损害的复发风险增加，建议全切[4]。

皮肤纤维瘤变异型

细胞型纤维组织细胞瘤（皮肤纤维瘤）

临床概要及组织病理　本病少见，为致密细胞型变异型，表现为束状至涡纹状生长模式，通常延伸至皮下组织（图 32-2A，图 32-2B）。肿瘤

发生于头颈部或躯干，组织学上可类似隆凸性皮肤纤维肉瘤（DFSP）。注意识别较典型的皮肤纤维瘤区域有助于鉴别[16,17]。矛盾的是，细胞型皮肤纤维瘤的细胞异型性比 DFSP 明显，因子 XIIIa

染色常为阴性[16]。可能会出现 CD34 阳性的区域，但仅局限于肿瘤边缘的灶性区域。平滑肌肌动蛋白（SMA）染色常局灶阳性，但 desmin 着色罕见[18]。

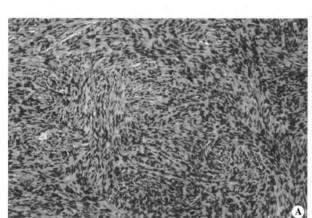
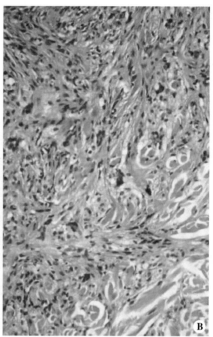

图 32-2　细胞型皮肤纤维瘤（纤维组织细胞瘤）

A.肿瘤由梭形细胞构成，排列为致密的细胞束伴区域的涡纹状改变；B.皮损边缘见梭形细胞围绕单个胶原纤维束

治疗原则　由于本病具有高复发风险，且罕有转移至局部淋巴结及肺部的报道，推荐完整手术切除[16-20]。

动脉瘤样纤维组织细胞瘤

组织病理　聚集的毛细血管、局灶性出血、噬含铁血黄素细胞及泡沫细胞位于该肿瘤中心的充满血液的裂隙样及海绵状腔隙周围。肿瘤最常发生于四肢，可数厘米大小。假血管区域可能非常明显，类似血管肿瘤，但其间的区域显示皮肤纤维瘤的典型特征[21,22]（图 32-3）。皮下组织局限性受累或不受累。为了避免与血管瘤样纤维组织细胞瘤（一种中间界限类肿瘤，见后面的讨论）相混淆，建议将这些肿瘤称为皮肤纤维瘤伴动脉瘤样改变[23]。有一病例显示了染色体 t（12；19）易位[24]。

治疗原则　由于少数皮损会复发，全切是适当的治疗方式[18]。

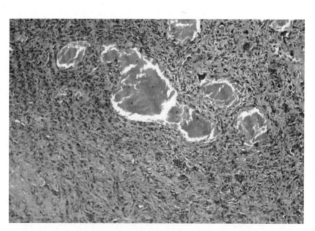

图 32-3　动脉瘤样纤维组织细胞瘤（皮肤纤维瘤）

该型肿瘤中，扩张的充满血液的腔隙很明显，并伴有出血。其周围组织中可见温和的梭形细胞及噬含铁血黄素细胞

非典型（假肉瘤样）纤维组织细胞瘤

组织病理　皮肤纤维瘤中偶见非典型细胞，这可能导致误诊为非典型纤维黄瘤[11,25]，并且此类型在组织学上与细胞型纤维组织细胞瘤有部分重叠。肿瘤通常较小，直径偶可达 2.5cm 或更大[26]。

非典型细胞有大而多形性的核，有时被称为"怪异细胞"（皮肤纤维瘤伴怪异细胞）[26,27]。正常形态的核分裂象多见，非典型核分裂象也有报道。也可出现多核巨细胞，核大而怪异，深染，胞质少，或者不规则、空泡状核伴丰富的泡沫状细胞质（图 32-4A，图 32-4B）[11]。肿瘤延伸至皮下组织浅层，可见灶性坏死。在这种肿瘤的背景中存在较典型的皮肤纤维瘤表现对于正确诊断非常有帮助[28]。据报道，SMA 及 CD34 染色结果不确定，因子ⅩⅢa 染色阴性。

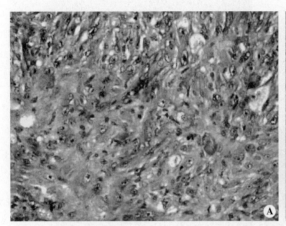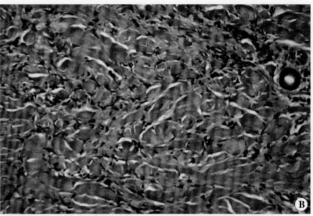

图 32-4　非典型纤维组织细胞瘤（皮肤纤维瘤）

A.该肿瘤显示组织细胞样，瘤细胞大、核多形性、核仁明显；B.在肿瘤边缘肿瘤细胞位于胶原纤维束间，这种模式常出现于普通的皮肤纤维瘤

治疗原则　由于本病有明显的高复发风险及非常罕见的转移，要求手术全切[28]。

上皮样纤维组织细胞瘤

组织病理　该变异型颇具特点，最初被称为上皮样细胞组织细胞瘤[29]，由含嗜酸性胞质的细胞构成，偶有多核巨细胞存在。伴有泡沫细胞存在的梭形细胞区域也可出现。肿瘤形成外生性结节伴表皮呈领圈样，类似于化脓性肉芽肿或真皮内 Spitz 痣（图 32-5）[30,31]。肿瘤通常边界清楚。

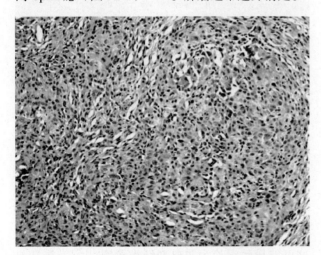

图 32-5　上皮样纤维组织细胞瘤（皮肤纤维瘤）

该损害显示成片的上皮样细胞伴嗜酸性细胞质。某些病例需要通过免疫组织化学标志物与黑素细胞来源的损害如 Spitz 痣鉴别

需要运用免疫组织化学检查与其他肿瘤鉴别，如黑素细胞增生性疾病。该肿瘤的免疫组化染色表达模式与普通的皮肤纤维瘤一致。

治疗原则　作为更常见的纤维组织细胞瘤形式，局部切除为恰当的治疗方式。

深在性纤维组织细胞瘤

临床概要及组织病理　这是一种罕见类型，仅发生于皮下组织、深部软组织或实质器官[32]。与典型的皮肤纤维瘤不同，深在性纤维组织细胞瘤倾向于边界清楚，有假包膜和灶性出血，由单一形态的梭形细胞组成，类似细胞型亚型[33]。近期细胞遗传学研究显示 7 个病例中仅 1 例有染色体 t（16；17）易位，提示这种现象在深在性纤维组织细胞瘤中为散发或罕见事件[34]。迄今为止，最大的 69 例病例系列研究中，20% 复发、2 例转移[35]，这 2 例转移病例的损害均是大的肿瘤伴致死性结局。

治疗原则　由于本病复发的风险或罕见的转移情况，建议全切。

其他少见的变异型包括透明细胞型[36]、颗粒细胞型[37]、脂质型[38]、黏液样[39]、肌成纤维细胞型[40]、破骨细胞型[41]、瘢痕样[42]、萎缩型[43]及栅栏状类型[44]。罕见情况下，可见骨形成伴破骨细胞样巨细胞[45]。

肿瘤与反应性增生

仍不清楚皮肤纤维瘤是真的肿瘤还是微小创伤后的反应性增生，如昆虫叮咬。这导致了"结节性表皮下纤维化"术语的产生[41]，一些学术权威认为即便存在怪异细胞，损害仍是纤维化的炎性过程[26,47]。然而，在部分皮肤纤维瘤病例中显示出的克隆性及转移性皮肤纤维瘤的报道（见后面）提示至少部分类型为真性肿瘤[48,49,34]。在 31例皮肤纤维瘤中 X 染色体失活的分析显示出不同的模式，提示损害具有异质性，部分为反应性增生，其他可能本质上是肿瘤[50-53]。

发病机制　酶组织化学、电子显微镜、免疫组织化学研究显示组织细胞、肌成纤维细胞、成纤维细胞分化，提示其可能为原始间叶细胞来源[54]。基于利用因子 XIIIa 抗体（一种正常真皮树突状细胞的标志物）及组织细胞标志物 MAC 387抗体的免疫组织化学研究，提出了"真皮树突状细胞瘤"的术语[55,56]。这些肿瘤中的大部分细胞因子 XIIIa 阳性，而仅少数 MAC 387 阳性。然而其他研究者认为纤维组织细胞瘤中的因子 XIIIa 阳性细胞代表反应性的间质细胞而不是真正的肿瘤细胞[54,57]，而后者通常表达 vimentin 和 SMA[57]。电子显微镜研究对纤维组织细胞瘤的细胞描述为成纤维细胞、组织细胞和肌成纤维细胞，差异很大[58-60]。

酶组织化学　皮肤纤维瘤的酶研究结果显示了多样的反应。溶解酶及 α$_1$- 抗胰蛋白酶染色阳性被解释为提示组织细胞分化[61,62]，这些酶的阴性结果则推测为肿瘤中成纤维细胞及组织样细胞来源于原始间叶细胞[63]。皮肤纤维瘤中大多数细胞存在 HLA-DR 抗原同样被认为是支持组织细胞来源的证据[64]。

鉴别诊断　细胞型皮肤纤维瘤必须与隆凸性皮肤纤维肉瘤（DFSP）相鉴别。鉴别要点为皮肤纤维瘤表现为上方的表皮增生，异质性肿瘤细胞群，通常表现更多形性，损害边缘的肿瘤细胞延伸进入透明变性的胶原束之间[65]。细胞型纤维组织细胞瘤也沿着小叶间隔伸入皮下脂肪内，或者以凸起、膨胀的模式进入皮下脂肪，而非 DFSP 特征性的呈蜂巢样浸润模式[17]。DFSP 在诊断时通常损害较大，含多个结节。细胞型纤维组织细胞

瘤也可与平滑肌肉瘤混淆，但后者的梭形细胞较肥胖、胞质嗜酸性、核末端钝圆，desmin 及 α-SMA染色阳性[54]。值得注意的是，有些皮肤纤维瘤可表达 CD34，尤其是在损害的边缘处，某些 DFSP也可表达因子 XIIIa[66]。这提示纤维组织细胞瘤与DFSP 间的生物学谱系关系，在交界性损害内可同时存在两种不同的细胞群[67]。免疫组织化学染色结果显示腱生蛋白（tenascin，一种细胞外基质糖蛋白）表达于纤维组织细胞瘤上方的真皮表皮交界处，而不表达于 DFSP[68,69]。

伴有动脉瘤样改变的纤维组织细胞瘤（动脉瘤样纤维组织细胞瘤）可与血管来源的肿瘤相混淆，对比于真正的血管性损害，区别在于因子 VIII、CD31、CD34 在纤维组织细胞瘤内不能勾勒出明显的血管腔。卡波西肉瘤表现为含有红细胞的裂隙样腔隙，单一形态的 CD34 阳性梭形细胞群[54]。而血管瘤样纤维组织细胞瘤的特征如下：发生在较年轻的人群（有时伴有系统症状），损害位于皮下，有嗜酸性组织细胞样细胞、大量的淋巴细胞浸润及厚的假包膜[70,71]。

上皮样皮肤纤维瘤（上皮样细胞组织细胞瘤）可在临床表现及组织形态上类似于 Spitz 痣及化脓性肉芽肿[31]。与化脓性肉芽肿不同的是上皮样皮肤纤维瘤在血管间存在上皮样细胞、血管不呈小叶状排列、炎性成分不明显、内皮细胞也无突起。真皮内 Spitz 痣的浅表部分为梭形细胞和上皮样细胞组成的巢状结构，核内可见胞质包涵体，随深度有成熟现象，表皮内通常有 Kamino 小体。Spitz痣免疫染色显示 S100 及其他黑素细胞标记阳性，因子 XIIIa 阴性。

非典型纤维黄瘤与非典型皮肤纤维瘤的不同之处在于前者典型皮损位于老年患者的头颈等曝光部位，通常有溃疡形成，细胞有明显的多形性，核分裂象多见，包括非典型核分裂象，缺乏常见皮肤纤维瘤的背景。

转移性纤维组织细胞瘤

临床概要及组织病理　多篇文献中有转移性纤维组织细胞瘤的散发报道[16,17,19,20]，2013 年有 2篇病例系列报道[72,73]。在这 2 篇重要的报道中，总共描述了 22 例转移性纤维组织细胞瘤，其中 8例死亡。转移行为相关的因素包括皮损大、坏死、

明显的核分裂活性及某些病例中浸润至皮下组织。大多数原发的纤维组织细胞瘤显示出细胞型、动脉瘤样型及非典型的特点。然而，对于某些皮损，单从组织特征很难预测其侵袭性行为[20,72]。通过CGH序列（比较基因组杂交）对染色体异常的分析可能在鉴别高风险肿瘤上具有一定价值[73]。

治疗原则　反复复发或早期复发的肿瘤建议密切随访[72]。对于转移性肿瘤，手术切除、化疗、放疗均被使用，但最佳方法有待确定[72]。

斑块样CD34⁺真皮纤维瘤（徽章样真皮树突状细胞错构瘤）

临床概要　这是一种近期被描述的罕见损害，通常为先天性，为好发于颈部、躯干、四肢坚硬的斑块[75-77]。

组织病理　表皮通常萎缩伴真皮上部温和的梭形细胞增生，可以向皮下组织局限性延伸[75-77]，可伴细小血管和黏液样间质。有丝分裂活性不是其特征。

发病机制　目前认为这些损害的本质是错构瘤或反应性，与真皮树突状细胞无关[76]。损害中CD34表达强阳性，因子ⅩⅢa可能阳性但不确定，后者被认为是否定该损害来源于真皮树突状细胞的证据。

鉴别诊断　S100阴性有助于本病与神经纤维瘤鉴别。与皮肤肌纤维瘤不同的是本病不表达actin。主要的鉴别诊断之一为先天性萎缩性隆凸性皮肤纤维肉瘤，斑块样CD34⁺真皮纤维瘤缺乏

染色体t（17；22）易位改变有助于区别两者[76]。

治疗原则　局部切除是恰当的治疗方式。

腱鞘巨细胞瘤

临床概要　腱鞘巨细胞瘤最常发生于青年或中年患者手指、手掌、腕背侧的腱鞘，也可发生于足、踝关节、膝关节周围。肿瘤常固定，切面呈黄色至棕褐色，直径为1～3cm，无自发消退倾向。肿瘤可侵蚀相邻的骨，极少情况下可扩展至其上覆盖的皮肤[78,79]。虽然它的复发率达30%，但损害为良性[80]。局部切除可治愈复发损害[81]。虽然有学者认为该肿瘤为炎性增生[82]，但目前认为该损害更可能是肿瘤性的，因为部分病例具有单克隆异常的证据，尤其是累及1号染色体[80]。

组织病理　肿瘤被纤维性假包膜所包绕，由多个小叶组成，肿瘤细胞多少不等（图32-6A）。在多细胞区域，大多数细胞为巨噬细胞样单核细胞，核折叠、呈肾形或呈有核沟卵圆形，有丰富的嗜酸性细胞质。肿瘤内有多少不等的泡沫样巨噬细胞，可伴胆固醇裂隙及吞噬含铁血黄素细胞。少细胞区域由梭形细胞伴纤维样或透明样变基质构成[78,83]。特征性的破骨细胞样巨细胞散在分布于多细胞区和纤维化区域内[84]，其胞质染色较深，嗜酸性，常伴有大量杂乱分布的细胞核（图32-6B）。虽然在一大部分病例中核分裂象常见[85]，但并无非典型核分裂。尚无证据表明有丝分裂的活跃程度与转移相关，转移是十分罕见的事件，但有丝分裂活性可能与复发风险增高有关[86]。

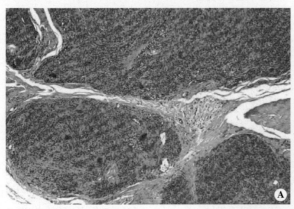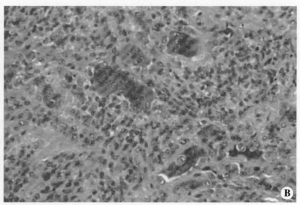

图32-6　腱鞘巨细胞瘤

A. 肿瘤由界线清楚的、由纤维组织包绕的致密多细胞性小叶组成；B. 类似于破骨细胞的多核巨细胞散在分布于肥胖的上皮样细胞及梭形细胞之中

发病机制 超微结构[84,87]、酶[83]、免疫组织化学[83,88-90]研究显示肿瘤细胞来源有差异，可能与滑膜细胞、单核细胞及破骨细胞有关。值得注意的是，树突状细胞偶尔出现 desmin 阳性，但并不显示其他的骨骼肌标志物如 myogenin[80]。

治疗原则 推荐局部切除。部分未完全切除的病例存在复发。

（李仲桃 王 琳 译，钱 悦 校，
陈 琢 刘业强 审）

交界性生物学潜能（局部侵袭性）

具有交界性生物学潜能的损害可局部侵袭伴有持续性、损毁性生长，但极少转移。推荐完整切除病灶并仔细评估最佳切缘宽度。

隆凸性皮肤纤维肉瘤

临床概要 隆凸性皮肤纤维肉瘤（dermatofib-rosarcoma protuberans，DFSP）是一种交界恶性的缓慢生长的真皮内梭形细胞肿瘤。它的典型表现为在质硬的斑块上出现多个充血的硬结节，有时有溃疡形成（图 32-7A）。本病好发于年轻人的躯干和四肢近端，偶尔累及头颈部及其他部位[91,92]。偶尔出现萎缩性损害。有不少发生于儿童的病例报道，先天性病例罕见[92-95]。本病虽然很少转移，但局部复发常见，且可能转化为纤维肉瘤[96,97]。

组织病理 DFSP 由密集成束的、形态单一的梭形细胞组成，排列成席纹状。肿瘤境界不清，弥漫性地浸润于真皮和皮下脂肪层，形成蜂巢状结构（图 32-7B ～ D）[17]。晚期病变向筋膜层和肌肉浸润[97]。肿瘤细胞形态看似温和，很难界定病变的边界。核分裂象少见，每 10 个高倍视野一般不超过 5 个。可见黏液区域，特别在复发性肿瘤中。有时可见到细小吻合的血管形成"鸡笼铁丝"样外观，与黏液样脂肪肉瘤相似（图 32-8）[98]。

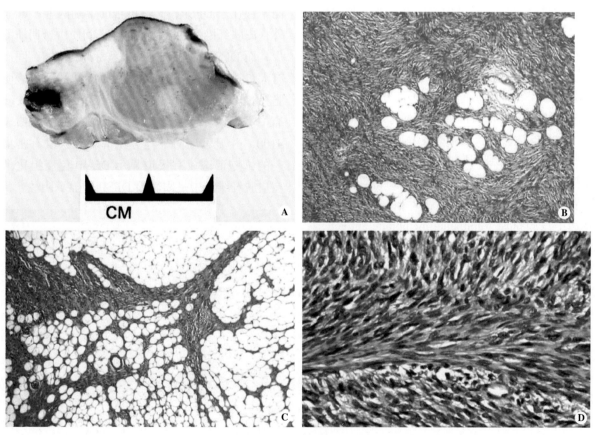

图 32-7 隆凸性皮肤纤维肉瘤（DFSP）

A. 黏液样 DFSP 的大体标本，其境界比典型的 DFSP 清楚，可见中央结节向皮下组织延伸，两侧坚固的白色组织在真皮中向两侧延伸；B. 密集的梭形细胞排列成席纹状向脂肪细胞周围延伸；C. 成束的温和的梭形细胞浸润于皮下组织，形成蜂巢状外观；D. 此例 DFSP 展示了一个典型的纤维肉瘤样改变的区域，现在认为这种特点与预后不良有关（详见正文）

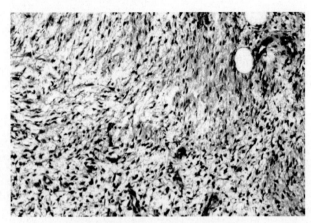

图 32-8 黏液样隆凸性皮肤纤维肉瘤
该黏液样隆凸性皮肤纤维肉瘤显示黏液样改变延伸至皮下组织。黏液样改变在复发性肿瘤中更常见

有色的含黑素小体的细胞可在极少数情况下见到——*Bednar* 瘤（色素性 DFSP、席纹状神经纤维瘤）[99-101]。有较多该亚型肿瘤为先天性表现的报道[102]。

纤维肉瘤样区域可在少数 DFSP 中见到，特征性地表现为束状或鱼骨样结构[103-105]。关于该变异的意义一直有争论，但近期的研究显示，该变异型有更高的转移风险，且与 p53 突变及细胞增殖活性升高有关[106]。此外，巨细胞在典型的 DFSP 中罕见，但在青少年变异型 DFSP 中具有特征性，即巨细胞成纤维细胞瘤（详见下文）[107-112]。

发病机制 电镜研究显示肿瘤细胞为成纤维细胞，因其发达的内质网中胶原合成活跃[113,114]。在一些肿瘤中可见到间断的基底膜样的物质沿细胞膜排列，提示这些修饰的成纤维细胞具有神经周细胞和神经内膜细胞的特点[115]。少数病例肿瘤表达上皮膜抗原（epithelial membrane antigen，EMA），而 CD34 总是阳性，提示肿瘤可能起源于神经周细胞[116]。虽然通常认为 DFSP 是纤维组织细胞肿瘤，但免疫组化和超微结构证据提示它更可能来源于成纤维细胞[98,117-119]。在少数病例中，尤其是纤维肉瘤样 DFSP 中，可见到成束的嗜酸性的 SMA 阳性的梭形细胞与局部的肌成纤维细胞分化一致。在 DFSP 和皮肤纤维瘤中，CD117 均特征性地表达缺失[120]。

细胞遗传学研究已发现超过 90% 的 DFSP 患者存在 t（17；22），导致部分肿瘤中环状染色体的形成[121]。该染色体易位与 17 号染色体上的 *COL1A1* 基因和 22 号染色体上血小板源生长因子 B 基因有关。虽然该病的首选治疗方式为手术切除，但在不能切除或已有转移的 DFSP 患者中使用伊马替尼来抑制血小板源生长因子受体已取得了较高的临床有效率[122,123]。

鉴别诊断 与皮肤纤维瘤相比，DFSP 由形态更加均一的梭形细胞组成，并排列成更加典型的席纹状。活检组织过小可能导致无法评估肿瘤结构，因此这些病例的诊断需要慎重。与细胞型皮肤纤维瘤相反，DFSP 的表皮常常变薄或形成溃疡，而不是增生，且表皮与肿瘤之间的无浸润带可能缺如。DFSP 有更加侵袭性的生长模式，而细胞型皮肤纤维瘤的深部边缘界线清楚，呈膨胀性，虽然有可能向皮下组织延伸，但主要沿小叶间隔发展[17,65]。CD34 在 DFSP 中通常呈弥漫阳性，而在大多数皮肤纤维瘤中阴性[124-126]（图 32-9），但其表达在两者中仍有部分重叠[67]。部分皮肤纤维瘤中 CD34 的表达有一种颇具特点的模式，即肿瘤外周优势表达，而肿瘤中央不表达。证实腱糖蛋白（tenascin）存在于皮肤纤维瘤的真表皮交界处而不存在于 DFSP，此点可帮助鉴别两者[68,69]。此外，皮肤纤维瘤强表达 CD44 且间质中透明质酸较少，而 DFSP 中 CD44 常表达减弱或缺如，间质中有大量透明质酸沉积[127]。免疫组化研究已表明载脂蛋白 D 在大多数 DFSP 中表达，而在皮肤纤维瘤中不表达[128]。与 DFSP 相比，神经纤维瘤表达 S100，并显示出向神经分化的特点，没有密集均一的细胞形态。有报道显示 D2-40 免疫组化染色在皮肤纤维瘤中呈阳性而 DFSP 中显示阴性[129]。

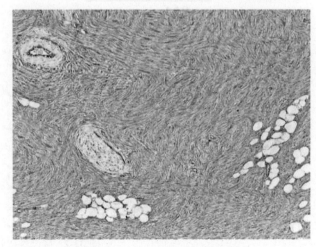

图 32-9 隆凸性皮肤纤维肉瘤
免疫组化显示损害中 CD34 均匀强阳性（图片由美国加州大学旧金山分校 E.-C. Jung 博士提供）

治疗原则　由于该病的复发率较高，推荐局部广泛切除病灶且切缘至少 2cm[123]。本病也可考虑采用 Mohs 显微外科手术，但鉴别再次切除时瘢痕中的成纤维细胞与残留的肿瘤细胞非常困难且需要在石蜡切片上做 CD34 的免疫组化染色（慢 Mohs）。尽管 CD117 在 DFSP 中表达缺如，但如前所述，在局部侵袭性或转移性 DFSP 患者中使用甲磺酸伊马替尼治疗有益[122,123,120]。肿瘤可能对放疗敏感，但放疗在该病中的作用还有待阐明[123]。

巨细胞成纤维细胞瘤

临床概要　巨细胞成纤维细胞瘤是 DFSP 的青少年变异型，于 1989 年首次正式报道[107]。本病罕见，主要发生于儿童，75% 以上的患者发病年龄 < 20 岁[130]。损害单发，好发于躯干或大腿。不完整切除常导致局部复发[131]，但迄今尚无转移的报道[132]。纤维肉瘤样改变非常罕见[130]。

组织病理　肿瘤位于真皮和皮下组织，常有 DFSP 典型的蜂巢样结构区域（图 32-10A）。但不同的是，该病变组织中多核巨细胞周围多伴有小的裂隙（图 32-10B），并可见出血灶及血管周围淋巴细胞浸润[130]。此外，黏液样至透明样基质带也存在，有时会很明显。电镜下显示这些巨细胞并不是真正意义上的多核巨细胞，而是单个核的多个分叶[107]。

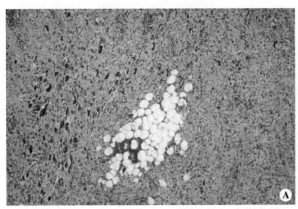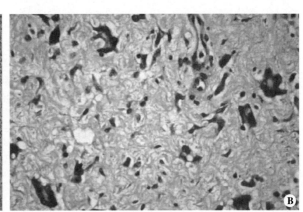

图 32-10　巨细胞成纤维细胞瘤

A. 该病生长模式类似于 DFSP，皮下脂肪层有形态单一的梭形细胞浸润，另外的特点是有大量巨细胞（图片由澳大利亚阿德莱德儿童医院 I. Strungs 博士和澳大利亚贝德福德公园弗林德斯医疗中心 P. W. Allen 博士提供）；B. 高倍镜下可见大量多核巨细胞，部分有多形性的多叶核

发病机制　超微结构显示肿瘤细胞类似于成纤维细胞。免疫组化显示 CD34 阳性（包括巨细胞），S100、SMA、desmin 均阴性[130,133]。

在部分病例的单个损害中可同时见到巨细胞成纤维细胞瘤和 DFSP 两种肿瘤的成分，两者的免疫遗传学和细胞遗传学谱相同，DFSP 复发后成为巨细胞成纤维细胞瘤，反之亦然，以上结果支持巨细胞成纤维细胞瘤是 DFSP 的一种变异型[107-112]。如同在 DFSP 中一样，已反复证实存在 t（17；22），有时会导致一个额外的环状染色体形成[121,134]，因此，对不能手术的患者使用伊马替尼治疗可能是有前景的[122]。

该病的鉴别诊断包括婴儿纤维错构瘤（见后文）。主要的区别在于发病年龄、纤维错构瘤的三"带"现象及无多核巨细胞存在。

治疗原则　本病采用扩大手术切除方法治疗。

若切除不完全则易导致复发[131]。复发后可能呈 DFSP 样改变。

交界性生物学潜能（极少转移）

这些损害常常局部复发，但转移至淋巴结或内脏器官罕见。

丛状纤维组织细胞瘤

临床概要　丛状纤维组织细胞瘤是一种罕见的多结节性肿瘤，累及真皮和皮下组织，主要由组织细胞样细胞、成纤维细胞及多核巨细胞构成丛状结构[135]。这种独特的肿瘤表现为缓慢生长的肿块，常累及年轻人的上臂，尤其是女性，偶见于婴儿[136]。通常认为本病具有交界性生物学潜能，局部复发常见，但极少转移至淋巴结或其他内脏器官[137]。至今还未发现能够预测复发或转移的特征性标志。

组织病理　在丛状结构的背景上可见成束的梭形细胞与间质交叉包绕组织细胞结节。大多数病例中可见破骨细胞样巨细胞，但并非全部（图32-11A）[138-140]。不同病例中不同的细胞成分所占比例不同。本病可能存在有丝分裂象、轻度的核异型性及多形性。

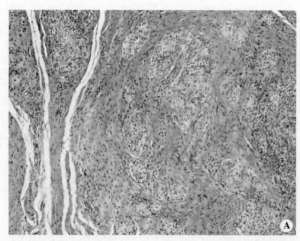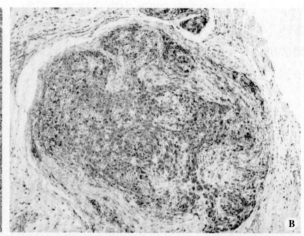

图 32-11　丛状纤维组织细胞瘤

A. 真皮及皮下组织胶原束间见淡染的组织细胞样细胞结节；B. 免疫组化证实许多淡染细胞 CD68 表达阳性

发病机制　超微结构及免疫细胞化学研究显示不同细胞成分比例的组织细胞和肌成纤维细胞的分化[137,141]（图32-11B）。尚未发现一致的基因改变[142]。

鉴别诊断　细胞型纤维组织细胞瘤和皮肤肌纤维瘤均没有丛状纤维组织细胞瘤特征性的组织细胞样细胞结节，而倾向于融合性生长模式。纤维瘤病和结节性筋膜炎的病变部位更深，且缺乏特征性的丛状结构。婴儿纤维错构瘤没有组织细胞性结节及巨细胞[131]。本病可能被误诊为肉芽肿性疾病。本病与神经鞘黏液瘤鉴别困难，尤其是以组织细胞样细胞为主要成分的肿瘤，部分学者认为这两者之间可能是相关的[143]。此两者均表达 CD10 和 NKIC3[144]。丛状纤维组织细胞瘤缺乏 MiTF 和 S100 的表达，可以帮助鉴别诊断[143-145]。大部分丛状纤维组织细胞瘤表达 CD68，部分表达 actin，而不表达 desmin[143-145]。

治疗原则　本病推荐手术切除。应考虑到局部复发和极少数病例发生转移的可能性，需在正规机构进行临床随访。

非典型纤维黄瘤

临床概要　非典型纤维黄瘤（atypical fibroxanthoma，AFX）以组织学表现看似恶性而临床过程表现良性、很少复发、极少转移为特征[146,154,155]。本病与日光性损伤相关，多见于老年人的头颈部，尤其是耳部[154]。AFX 常表现为孤立的结节，直径可达 2cm，短期内迅速长大。

组织病理　该肿瘤主要位于真皮，皮下组织局部受累或不受累。AFX 通常细胞成分很多，有显著的多形性及非典型性。很容易识别到核分裂象伴一些异常核分裂象（图32-12A，图32-12B）[151,154,155]。大多数肿瘤主要由梭形细胞构成，部分区域可见较多的上皮样细胞及组织细胞样细胞。这些细胞可能呈杂乱的束状排列，围绕在附属器周围，但不破坏附属器结构。本病常见领圈样的表皮及溃疡形成，有散在的炎性细胞浸润，有时可见局部出血。

梭形细胞型 AFX 几乎只由梭形细胞构成，这些细胞具有嗜酸性胞质、泡状核及显著的核仁，并排列成束。部分该亚型肿瘤有更加规则和温和的细胞学外观，可能呈斑块状生长模式（图32-13A，图32-13B）[146,151]。透明细胞型 AFX 是一种罕见的变异型，由成片的、胞质泡沫化的、深染且多形性核的大细胞构成（图32-14）[157,158]。颗粒细胞样、瘢痕疙瘩样、黏液样及硬化性变异型 AFX 也有报道，部分肿瘤因含铁血黄素沉积而有色素[154,155,159-162]。

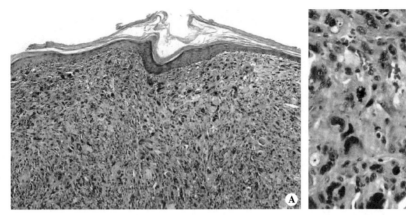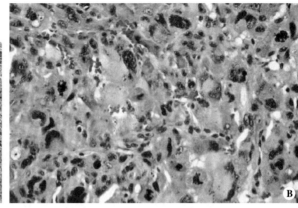

图 32-12 非典型纤维黄瘤

A. 肿瘤由不与表皮相连的恶性细胞多细胞团块构成。缺乏角化及色素沉着是诊断这些多形性肿瘤的线索，但所有的病例均应做免疫组化标记以明确诊断。B. 可见高度多形性的梭形细胞，伴有一些多核巨细胞及散在的核分裂象，包括不典型核分裂象

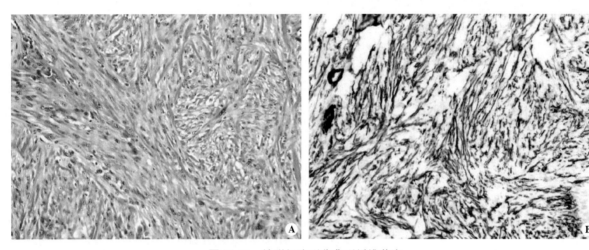

图 32-13 梭形细胞型非典型纤维黄瘤

A. 在一些胶原纤维背景下可见带状分布的多形性梭形细胞，该亚型的部分肿瘤显示相对单一的细胞学特征；B. 免疫组化染色显示梭形细胞胞质 SMA 强阳性，desmin 阴性（未提供图片）

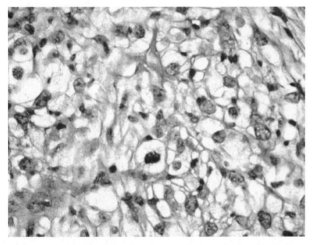

图 32-14 透明细胞型非典型纤维黄瘤：该亚型中非典型细胞显示丰富的透明胞质

发病机制　电镜[147,163] 及免疫组化[118,164] 研究显示肿瘤前体细胞是一种未分化的间充质细胞，可向组织细胞、成纤维细胞及肌成纤维细胞分化。

鉴别诊断　尽管该病的表现颇具特征，但仍需行免疫组化检查以排除其他恶性肿瘤，尤其是黑素瘤、平滑肌肉瘤及低分化鳞状细胞癌。一定要考虑转移的可能性。在笔者实验室会使用一个广泛的免疫组化标志物组合，预期的阴性染色结果是 desmin、上皮性及黑素瘤标志物。CD68 总是阳性（图 32-15），SMA 经常阳性。有些 actin 阳性的非典型纤维黄瘤表现 desmin 阴性有助于排除平滑肌肉瘤。尽管有 desmin 阳性的 AFX 报道，但多认为这些病例是平滑肌肉瘤，尤其是 desmin 染色呈广泛阳性或强阳性时[165]。尽管 vimentin 表达应该为阳性，但其几乎没有鉴别诊断价值。AFX 中 CD10 通常呈强阳性表达，但其敏感性较低，其阳性也可见于部分黑素瘤及癌中[151,166]。尽管最初

以为 CD163 和 CD117 会有诊断价值，但现已证实两者均无诊断价值[167,168]。报道显示 h-Caldesmon 在 AFX 中表达阴性而在平滑肌肉瘤中呈特征性表达[165]。CD99 常表达于 AFX，但并无特异性[151,169]。应当注意部分 AFX 表达上皮膜抗原（epithelial membrane antigen，EMA）（尚无其他上皮标记阳性的证据）及 CD31[155]。

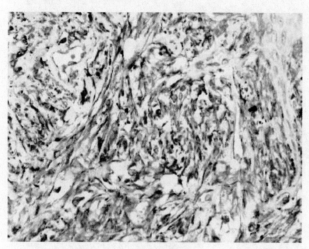

图 32-15　透明细胞型非典型纤维黄瘤：CD68 在所有类型 AFX 中都阳性

治疗原则　尽管不完整切除损害也很少复发[154]，但仍应采取局部完整切除的治疗方式。

多形性真皮肉瘤

临床概要及组织病理　许多肿瘤虽显示出 AFX 的特征，但有更深的浸润范围或其他不支持 AFX 的特点，建议对这类肿瘤使用多形性真皮肉瘤或真皮肉瘤非特指类型（NOS）的名称[170]。若肿瘤侵犯神经周围、淋巴管、血管，或有显著的皮下组织甚至超过皮下组织层的浸润，则不应诊断 AFX[155]。当显示皮下组织深层或广泛浸润，或显示出前面所列的那些不利特征时，肿瘤更具侵袭性，且有更高的复发率，可能要考虑是恶性纤维组织细胞瘤的浅表型。

治疗原则　应局部广泛切除病灶，并密切随访。

恶性

这是一组完全恶性的肿瘤，这类肿瘤转移常见且常导致死亡。

恶性纤维组织细胞瘤

临床概要　恶性纤维组织细胞瘤（malignant fibrous histiocytoma，MFH）[171-173] 这一概念总体来说受到质疑，许多学术权威认为该肿瘤既不是组织细胞来源的也不是一个特定的病种[1]。既往提出了大量关于这类肿瘤组织发生的学说，近来有学者对其进行了总结[174]。在诸如免疫组化、细胞遗传学及电镜等技术应用的基础上，大多数 MFH 可被归类为其他类型的肉瘤、黑素瘤、癌甚至淋巴瘤[1,175-179]。这些肿瘤绝大多数起源于深部软组织，仅偶有少数病例通过直接生长或转移至皮肤；因此，皮肤表现并不常见[180,181]。大宗肿瘤病例系列 CGH 分析显示，许多平滑肌肉瘤和被归为 MFH 的肿瘤具有相同的细胞遗传学改变，提示许多 MFH 实际上可能是平滑肌肉瘤，但由于分化程度太低而不能被大多数标准技术识别[182]。近来对 160 例具有复杂基因组学的软组织肉瘤进行的微阵列 CGH 和转录组分析同样支持部分 MFH 是平滑肌肉瘤的一种形式的观点[183]。

尽管应用了现有的最佳技术分析，但少部分 MFH 仍没有明确的分化方向（在一项研究中这种情况约占 20%[174]）。将这类肿瘤归类为未分化多形性肉瘤可能是最合适的[174,175,177,184]。通常认为黏液样 MFH 是一种黏液纤维肉瘤，而巨细胞 MFH[185,186] 可能是骨肉瘤或软组织恶性巨细胞瘤的一种表现形式[187]。

从前认为血管瘤样纤维组织细胞瘤是 MFH 的一种亚型[188]，但由于其良好的预后（见后文），现将其重新归类为一种交界性的纤维组织细胞瘤[71,189]。

治疗原则　完整广泛地切除是治疗的关键。放疗和化疗可作为辅助治疗和姑息治疗。该肿瘤总体预后不良，尤其是未完全切除和复发的病例。

（李　凡　王　琳　译，钱　悦　校，
陈　琢　刘业强　审）

成纤维细胞／肌成纤维细胞肿瘤

本类疾病通常缺乏此前描述的所谓纤维组织

细胞肿瘤的组织细胞分化（如存在巨细胞、泡沫细胞及 CD68 反应性）。

良性

这些良性损害可能原位复发，但其生长一般不具有破坏性且不转移。

增生性瘢痕及瘢痕疙瘩

临床概要　瘢痕形成过程中纤维组织的过度沉积可能导致增生性瘢痕或瘢痕疙瘩。尽管两者可能是一个谱系变化，但是它们在临床及组织学上存在着重要差异[190-192]。相较于增生性瘢痕，瘢痕疙瘩更为突出、持久，并可超出原有创伤部位，经手术治疗后复发率高。但挛缩不是瘢痕疙瘩的特点，其常见于烧伤后的增生性瘢痕。瘢痕疙瘩

主要发生于上胸部、上臂及头颈部，特别是在耳部。眼周、掌跖、阴茎及阴囊部位少见[193,194]。瘢痕疙瘩最常累及 20 ～ 30 岁青壮年，且更常见于感染或高张力的伤口部位。

瘢痕疙瘩常存在先前的外伤史（如穿耳洞），但有些可自行发生，特别是胸骨前区的皮损。深肤色的个体更易于发生瘢痕疙瘩，偶有家族性病例的报道[194]。

组织病理　增生性瘢痕和瘢痕疙瘩均存在过度胶原形成及不等数量的成纤维细胞。两者均倾向于形成结节状、涡纹状的肿块，增生性瘢痕伴有垂直走向的血管而瘢痕疙瘩的血管减少[194-195]。SMA 阳性的肌成纤维细胞特征性地存在于增生性瘢痕中，而在瘢痕疙瘩中则少或没有。瘢痕疙瘩中包含增厚、玻璃样变、嗜酸性的胶原纤维束的少细胞区，不同于增生性瘢痕中的多细胞结节（图32-16A，图 32-16B）。

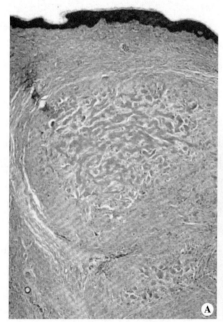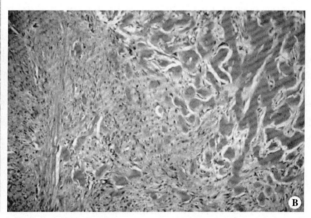

图 32-16　瘢痕疙瘩

A. 真皮内可见梭形细胞结节，伴大量具有显著透明变性的胶原；B. 玻璃样嗜酸性及透明变性的胶原纤维间穿插着成片的成纤维细胞

发病机制　瘢痕疙瘩中存在成纤维细胞活性异常，伴有透明质酸生成增加及转化生长因子 β 和其他细胞因子的水平增高[196]。凋亡减少同样重要，使得瘢痕疙瘩性成纤维细胞增生并产生更多的胶原纤维[196]。相较于增生性瘢痕及正常愈合的瘢痕，瘢痕疙瘩中的血管密度降低，提示缺氧也

可能有重要作用[194]。

治疗原则　单纯手术切除是增生性瘢痕的主要治疗方式[197]，皮损内注射类固醇可以促进皮损消退。仅仅手术切除瘢痕疙瘩是存在问题的，因为这可能加重皮损。瘢痕疙瘩的治疗包括压迫疗法、多种外用药物及皮损内注射药物治疗（包括

皮质类固醇注射、干扰素）、激光治疗、放疗及冷冻治疗[197]。以上治疗方式可以联合应用减积手术。

皮肤肌纤维瘤

临床概要　皮肤肌纤维瘤是一种真皮内成纤维细胞及肌成纤维细胞呈斑块样增生的不常见的疾病。各年龄段均可受累，但主要发生于年轻女性[198]。皮损通常很小，可发生于身体不同部位，但肩部及颈部是最常累及的部位[198-201]。

组织病理　均匀一致的梭形细胞细长且交叉呈束，平行于表皮排列，形成境界清楚的斑块。病变偶可累及皮下组织，但不累及附属器及真皮乳头层（图 32-17A，图 32-17B）[198,199,202]。肿瘤上方的表皮增生伴色素沉着，皮损内伴增多的碎裂的弹性纤维。近期报道了 3 例成年男性患者，皮损位于大腿及躯干部，组织学上可见红细胞溢出，伴毛细血管扩张及裂隙样腔隙，类似于卡波西肉瘤[203]。

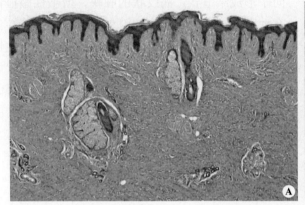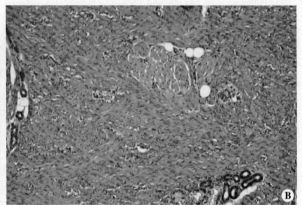

图 32-17　皮肤肌纤维瘤

A. 表皮突延长，其下方可见多细胞性斑块，围绕在附属器周围但不侵犯附属器；B. 高倍镜下，真皮内损害由均匀一致的梭形细胞构成，胞质嗜酸性，不侵犯附属器

发病机制　非特异性肌动蛋白免疫组化标志物阳性，α-SMA 标记表达不一，超微结构特征提示为肌成纤维细胞分化[199,202,204,205]。

鉴别诊断　平行于表皮的单一形态梭形细胞及病变主要累及真皮网状层是与纤维组织细胞瘤相鉴别的要点。皮肤肌纤维瘤不表达因子 XIIIa 或重型钙调素结合蛋白（h-caldesmon）[202,204]。Desmin、S100 也为阴性，只有局限性 CD34 阳性表达的报道[198]。

治疗原则　传统的局部手术切除是适宜的治疗方式。在一项含有 56 例肿瘤的系列研究中，即便是沿肿瘤边缘或未完全切除的情况下也未见复发的病例[198]。

软纤维瘤（纤维上皮息肉）

临床概要　软纤维瘤，又称纤维上皮性息肉、软垂疣或皮赘。存在三种类型：①多发、1 ~ 2mm 大小，有沟纹的丘疹，常见于颈部及腋窝；②单发或多发丝状皮损，可发生于不同部位，光滑平稳生长，直径可达 5mm；③孤立的，带蒂或呈袋状生长，直径常达 10mm，偶可更大，最常见于躯干下部[206,207]。

数个报道提示软纤维瘤和结肠息肉[207-210]、糖尿病[211-213]、肢端肥大症[214]存在关系。然而此后的报道未确认软纤维瘤与结肠息肉之间存在联系[215-220]。

组织病理　多发性小的有沟纹的丘疹常显示为乳头状瘤样增生、角化过度及规则的棘层肥厚，偶可见角囊肿，与带蒂的脂溢性角化病类似。丝状光滑生长的皮损表皮轻到中度棘层肥厚，偶可出现轻度乳头状瘤样增生的表现。结缔组织蒂由疏松的胶原纤维构成，常包含着大量扩张的充满红细胞的毛细血管。30% 的丝状生长皮损内可见痣细胞，提示部分皮损代表黑素细胞痣的演化[221]。大的带蒂状生长的皮损通常表现为表皮突变平，其下可见疏松的胶原纤维及中央成熟的脂肪细胞[216]。某些情况下，脂肪成分突出，提示形成了脂肪纤维瘤[222]。这些息肉上出现恶性肿瘤极为罕见[223]，可能是碰巧伴发而不是真正的恶性转化。

治疗原则　为美容目的可行皮损切除。

多形性纤维瘤

临床概要　多形性纤维瘤的典型表现为缓慢生长的外生性结节，本病好发于中老年人的躯干或四肢，其他部位如面部、甲下罕见[224-226]。

组织病理　表皮突变平，其下方真皮内见境界清楚的结节，由肥胖的单核、多核、梭形或星形细胞构成，伴核不典型，核分裂象偶见，稀疏分布于纤维间质中（图 32-18A，图 32-18B）。

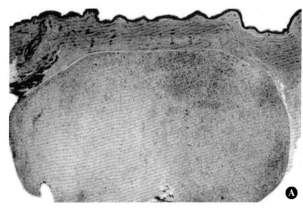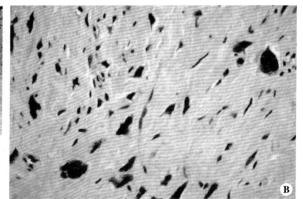

图 32-18　多形性纤维瘤

A. 真皮及皮下组织内可见一个境界非常清楚的结节；B. 在淡染的、玻璃样变的间质内可见梭形细胞及巨细胞伴明显的多形性核及深染的核

发病机制　肿瘤细胞 SMA 和 CD34 标记表达不定，提示其为肌成纤维细胞或真皮树突状细胞来源 / 分化[219,224,225,227]。

鉴别诊断　伴有怪异细胞的皮肤纤维瘤内细胞成分更多，且存在具有皮肤纤维瘤典型组织学特点的区域，病变区域上方的表皮常棘层肥厚伴色素增加，不同于皮肤纤维瘤，多形性纤维瘤表达 CD34[227]。AFX 表现为迅速生长的、细胞密集的损害，由多形性、梭形至上皮样细胞构成，伴大量核分裂象，部分可能为不典型核分裂象。伴脂肪细胞的病例可类似于非典型皮肤脂肪瘤，与之相反的是，多形性纤维瘤免疫组化 MAM2 阴性，荧光原位杂交显示无 12q15/MDM2 扩增[228]。通过细胞学来诊断这一良性肿瘤多是危险的，因其多形细胞可表现为恶性[229]。

治疗原则　局部切除即可治愈，罕见复发。

硬化性纤维瘤（席纹状胶原瘤或板层状纤维瘤）

临床概要　本病不常见，常表现为小的孤立性结节，但直径偶可达 3cm[230]。多发性皮损是 Cowden 综合征的标志[231]。已报道许多口腔内的病例[232]。

组织病理　肿瘤境界清楚，由交织成束的板层状嗜酸性胶原构成，胶原束间有明显裂隙。细胞成分少，核不明显（图 32-19A，图 32-19B）。偶有含多形性细胞的病例报道，表明本病与多形性纤维瘤存在一定关联[233]。一些病例中可见明显的巨细胞[234]。免疫染色因子 XIIIa 阳性，CD34 灶性阳性[235]。

发病机制　基于在皮肤纤维瘤及炎性皮损中观察到的类似的纤维化改变，提示硬化性纤维瘤可能存在广泛的起源[236,237]。然而，持续的胶原合成、极少复发及应用免疫组化所检测到的增生活性均表明该损害为良性的成纤维细胞性肿瘤[235,238,239]。

治疗原则　局部手术切除可治愈，极少复发。

腱鞘纤维瘤

临床概要　腱鞘纤维瘤表现为邻近腱鞘结构的缓慢生长的结节，最常累及手和腕部，其他较少见的部位包括足、肘及膝部。目前尚不确定腱

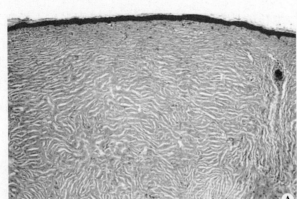
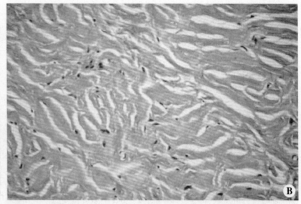

图 32-19　硬化性纤维瘤

A. 真皮由苍白的少细胞损害替代，其上方的表皮突变平；B. 呈层状、玻璃样变的高度嗜酸性胶原间可见明显的裂隙

鞘纤维瘤是一种肿瘤还是反应性过程。本病存在t（2；11）（q31—32；q12）的克隆性染色体异常[240]。胶原纤维瘤存在同样的易位，提示两者之间可能存在基因关联[241]。有一例手足部位的多灶性腱鞘纤维瘤[242]伴关节内腱鞘纤维瘤同时发生[243]的报道。

组织病理　损害是由相互交织的、透明样变

的、细胞成分少的纤维组织束构成的结节。偶有由梭形细胞、成纤维细胞样细胞构成的细胞成分较多的区域（图 32-20A，图 32-20B），多细胞区域可能显示一定程度的细胞多形性，伴核丝分裂象[244]。裂隙样血管腔在本病具有特征性[245]。无泡沫细胞，多核巨细胞极罕见[244]。

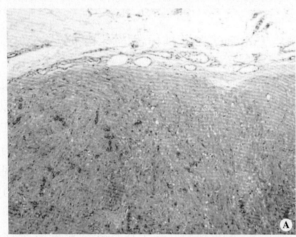
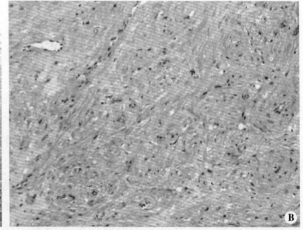

图 32-20　腱鞘纤维瘤

A. 损害内细胞成分少，内含界线不清的肌成纤维细胞组成的界限不清的束；B. 梭形细胞有平滑肌样细胞的外观，通常肌动蛋白（actin）阳性

发病机制　腱鞘纤维瘤细胞表达 SMA。超微结构研究显示具有肌成纤维细胞分化的特点[246]。

治疗原则　治疗为局部切除，复发率为 24%[247]。

胶原纤维瘤（纤维组织增生性成纤维细胞瘤）

临床概要　胶原纤维瘤为罕见的良性肿瘤，好发于男性。本病的典型损害累及皮下脂肪层及骨骼肌，但偶可主要累及真皮[248-250]。肿瘤通常较

小（直径为 1～4cm），但有直径达 20cm 的病例报道[251]。有许多累及口腔的病例报道[252,253]。

组织病理　肿瘤为界线清楚的椭圆形肿块，可分叶，由致密的、少细胞性的胶原组织构成，其间散在无核分裂活性的梭形细胞，这些细胞的超微结构显示肌成纤维细胞的特点[254-256]。缺乏束状生长模式，可见类似于瘢痕疙瘩样的区域（图 32-21）。可见局灶性黏液样变，血管成分不明显[251]。肿瘤细胞 α-SMA 表达不定，不表达

Desmin、EMA、S100 蛋白和 CD34[251]。细胞遗传学研究显示一些病例存在 t（2；11），与腱鞘纤维瘤具有相同的遗传学异常，表明本病与腱鞘纤维瘤有关联[257-259]。

治疗原则 手术切除可治愈本病，无恶变的记录。

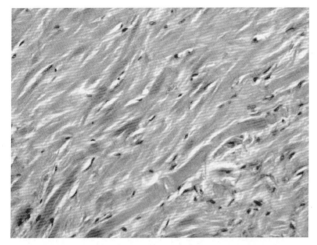

图 32-21 纤维组织增生性成纤维细胞瘤 / 胶原纤维瘤：可见透明的嗜酸性的胶原宽束，类似瘢痕疙瘩的表现

结节性筋膜炎

临床概要 结节性筋膜炎是迅速生长的良性软组织损害，常表现为孤立的、偶有触痛的皮下结节，损害数周内可增至 1 ～ 5cm 大小。即便切除不完整，皮损常能够在数月内自行消退[260]。尽管损害最常发生于手臂，但可发生于其他任何皮下脂肪部位。结节性筋膜炎可累及各年龄层，但青年人更常见，无性别差异。本病病因不明。尽管创伤看似无关，但是一般认为结节性筋膜炎代表反应性成纤维细胞和血管增生。

组织病理 结节性筋膜炎常发生于皮下组织，偶尔累及肌肉，罕见于真皮。其显著特点是病变沿皮下脂肪纤维间隔呈浸润性生长，因而境界不清。结节由不成熟的纤弱的肌成纤维细胞及成纤维细胞构成，在血管、黏液基质内杂乱生长，呈现"组织培养样"模式（图 32-22A，图 32-22B）。血管成分包括完整的毛细血管及伴有红细胞溢出的裂隙样腔隙。成纤维细胞可出现大量核分裂象，但无不典型核分裂。多核巨细胞、破骨细胞样巨细胞易见。某些情况下，变性的肌纤维类似于多核巨细胞[261]。常有淋巴细胞浸润，主要位于结节周围[262]。在陈旧性皮损中，成纤维细胞更加成熟，表现为更紧密排列梭形细胞，伴胶原合成增加[263]。已报道大多数结节性筋膜炎中存在伴 *MYH9-USP6* 融合基因形成的 *USP6* 重排，但在与其组织学改变相似的软组织病变中，包括韧带样型纤维瘤病、纤维肉瘤及黏液样纤维肉瘤，缺乏 *USP6* 重排。因此，*USP6* FISH 可以作为诊断结节性筋膜炎的有效的辅助检查[264]。

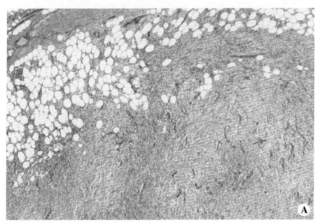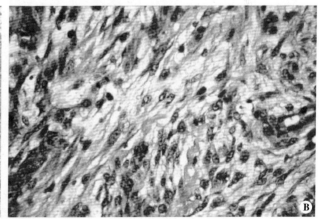

图 32-22 结节性筋膜炎

A. 肥胖的梭形细胞密度不等地排列在疏松结构血管性基质中；B. 伴血管和散在红细胞的疏松结构间质中含肥胖的梭形细胞，核呈卵圆形、泡状，散在核分裂象

真皮结节性筋膜炎

真皮结节性筋膜炎是一种发生于真皮内的罕见变异型结节性筋膜炎，常发生于青年人的四肢和躯干[265]，但也可发生于头颈部区域[266-270]。仅 1 例肿瘤局部复发，无转移[265]。手术后 / 创伤后梭形细胞结节也被描述为真皮结节性筋膜炎的类似损害[271]。血管内筋膜炎是本病的另一个变异

型[272]，发生于血管壁内。增生性筋膜炎看似与结节性筋膜炎相关，但是前者包括类似于神经节细胞的巨细胞，与增生性肌炎类似，它们显示丰富的不规则形的嗜碱性胞质伴 1 个或 2 个大的泡状核，核仁明显[273,274]。在结节性筋膜炎与肉瘤损害的鉴别中，Ki-67 并没有明显作用[275]。

发病机制　结节性筋膜炎中的梭形细胞具有肌成纤维细胞的超微结构特点[276]。与其他肌成纤维细胞性损害一致，细胞表达 SMA 和肌特异性肌动蛋白（MSA），但不表达 desmin[277]。

鉴别诊断　大量大的多形性成纤维细胞及浸润性的生长模式提示为恶性肿瘤，如肉瘤。但是，除了生长迅速及触痛外，成纤维细胞及血管的增生是结节性筋膜炎最具诊断的特征。其他提示诊断的发现包括黏液样基质和炎性浸润，特别是接近皮损边缘部位。最初诊断为结节性筋膜炎的损害出现复发时，应对该损害的临床及组织学发现进行细致的再评估[261]。

儿童颅骨筋膜炎是结节性筋膜炎的一个罕见变异型，病因不明。该病发生于婴儿和儿童，表现为头皮皮下组织迅速生长的肿块，可延伸至其下的颅骨。有些病例的损害可穿通颅骨累及硬脑膜[278]。经手术切除肿物并将其下方的骨组织切除或刮除后，目前无复发病例的报道[278,279]。该型组织学特点与结节性筋膜炎极其类似。似乎起源于头皮深筋膜层[278]。

治疗原则　皮损呈良性过程，复发罕见。

缺血性筋膜炎

临床概要　本病也称为非典型压疮性纤维组织增生，常发生于长期受压部位，特别是老年患者[280,281]。压迫引起的缺血诱发了反应性成纤维细胞增生，可以类似于结节性筋膜炎或增生性筋膜炎，甚至是肉瘤。并不是所有病例均与固定不动相关，部分病例可能与创伤有关[282]。病变发展可通过真皮延伸至皮下组织，有时累及更下面的组织，包括骨骼肌，常邻近骨突出部位。

组织病理　反应性成纤维细胞组织伴灶性坏死及修复。可见非典型性反应性成纤维细胞伴有细小血管增生，也可见溃疡形成（图 32-23A，图 32-23B）[281]。在许多研究的病例中发现，actin 和（或）desmin 染色阳性支持至少部分细胞是肌成纤维细胞起源[282]。

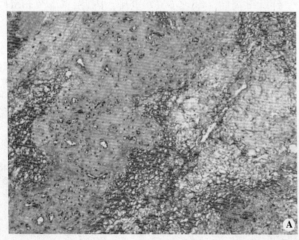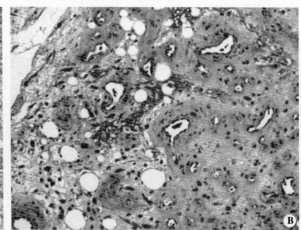

图 32-23　缺血性筋膜炎

A.1 例卧床的老年男性患者股骨大转子处切除的损害可见纤维素沉积和肉芽组织；B. 高倍镜下可见扩张的血管和反应性的间质细胞，有时一定程度的非典型性可能使人想到肉瘤的可能性

治疗原则　在去除诱发因素的情况下，局部切除常能治愈。

肌纤维瘤／肌纤维瘤病

临床概要　肌纤维瘤是一种良性肿瘤，表现为孤立性或多发性损害。大多数肿瘤单发，大小为 0.5 ～ 7.0cm。结节最常见于头颈部、躯干部的真皮、皮下组织和骨骼肌内，但可累及任何部位。在婴儿肌纤维瘤病中，多发肿瘤除累及皮肤外，还可发生于骨和内脏，有导致死亡的罕见病例报道[283-285]。死亡常发生在出生后的前几个月，死因常为心肺、胃肠道并发症，但是幸存者或浅表肌纤维瘤病的患儿皮损可在出生后 1 年内自行消退。损害消退可能是由于凋亡，或者是生长过度导致血供不足[286,287]。成人患者的肿瘤单发而表浅，没有自发消退的倾向[288,289]。婴儿肌纤维瘤病家族性病例是常染色体显性遗传[290]。肌周细胞瘤这一术语被用于描述具有血管周皮细胞瘤样血管结构和血管周围肌样（肌周细胞样）分化特点的一系列肿瘤。该术语被用于描述肌纤维瘤、肌周细胞瘤及球血管周皮细胞瘤[291]（参见第 33 章"肌周皮细胞瘤"）。

组织病理　大多数肿瘤有特征性双相生长模式。损害由真皮内类似于平滑肌细胞的肥胖的梭形细胞团块构成，呈短束状排列，胞质嗜酸性淡染，有时可见玻璃样变区域围绕中央血管周皮细胞瘤样成分，这些细胞分化较低，呈圆形，胞质少[292]（图 32-24A，图 32-24B），围绕不规则的薄壁血管周围排列，无非典型性或多形性。在少细胞的区域可见到黏液性基质[293]。病变中央可见灶性坏死及钙化。部分病例两种成分的分布可以相反，即血管周皮瘤样区域位于病变的周围。其他损害可能以肌样或血管周皮细胞瘤样成分为主。

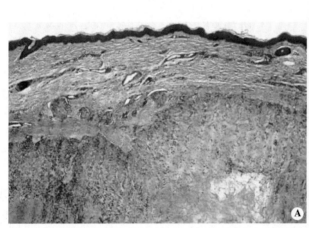
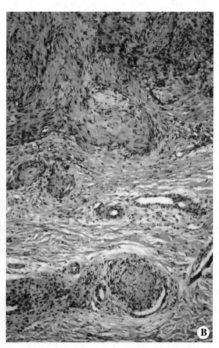

图 32-24　肌纤维瘤
A.真皮内大小不等的界线清楚的结节，最大的结节中央玻璃样变性；B.结节由肥胖的梭形细胞束构成，胞质嗜酸性淡染，部分凸入血管壁内

发病机制　一项大型病例系列研究显示，孤立性和多发性肌纤维瘤 SMA 的阳性率分别为 95% 和 92%，MSA 阳性率分别为 75% 和 50%，desmin 阳性率分别为 10% 和 14%[294]。认为本病的细胞来源为肌周皮细胞[289,295]。

治疗原则　应评估患者为多发性肿瘤的可能性。治疗方式的选择原则为早期保守手术，将功能性和（或）美容性损害降到最小。肿瘤不一定总要完全切除[296]。一项大型研究显示，大多数患者经完全或部分切除，术后未见复发[294]。

婴儿纤维性错构瘤

临床概要　婴儿纤维性错构瘤常表现为单发的皮下结节，偶有 2 个结节，出生时即存在，或 2 岁内发生[297-300]。在经历一个初期的生长阶段后结节不再增长。男孩好发，男女比例为 2.6 : 1[300,301]。损害可累及的部位广泛，最常见于腋窝、上臂、躯干上部、腹股沟及外生殖器部位[300]。已报道 1 例存在 t（2；3）（q31；q21）染色体易位[302]。

组织病理　结节由不成熟的纤弱的肌成纤维细胞和成纤维细胞构成，在血管及黏液基质中杂乱生长，呈"组织培养样"模式（图 32-25A，图 32-25B）[297,298]。纤维性成分中的细胞构成、模式及数量多变，有些区域可能类似肉芽组织、深在性纤维组织细胞瘤或纤维瘤病[301]。纤维小梁内的

梭形细胞表达肌动蛋白（actin）[300]。

治疗原则 局部完全切除常能治愈本病，复发率低[303]。

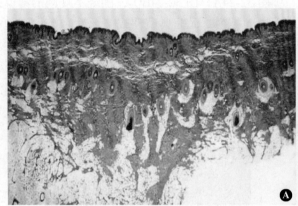
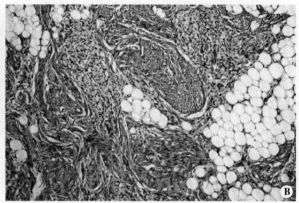

图 32-25 婴儿纤维性错构瘤

A. 皮下脂肪内可见不同厚度的小梁穿插入脂肪小叶；B. 小梁由排列在疏松的黏液区域和较致密的胶原组织内的不成熟梭形细胞构成

幼年透明纤维瘤病

临床概要 本病是一种罕见的常染色体隐性遗传性疾病。婴儿早期阶段发病，表现为屈曲挛缩及许多逐渐长大的皮肤丘疹和结节，伴有溶骨性病变及牙龈增生。肛周可发生疣状乳头瘤样损害。最大的结节通常见于头皮及颈部周围。有报道 1 例成人手部幼年透明纤维瘤病同时伴有颅骨及颅内畸形[304]。现认为婴儿系统性透明变性为本病重型，伴有内脏广泛受累和总是死亡的结局[305]。有学者建议统一命名为透明纤维瘤病综合征以包含这两种疾病[306]。

组织病理 结节由不同程度的梭形或圆形间质细胞及均质、无定型嗜酸性基质构成。小的新发肿瘤内细胞成分较多，而大的陈旧性肿瘤包含较多的基质[307,308]。梭形细胞常排列成相互交织的细胞索，基质 PAS 染色阳性且耐淀粉酶。在石蜡包埋、福尔马林固定的标本中，间质细胞核周可见空隙，使其呈软骨样外观[309,310]。

发病机制 间质细胞具有成纤维细胞的超微结构特点[310-312]。核周空泡为胞质内的膜结合囊泡，囊泡内充满与基质外观一致的纤维颗粒性物质[310,313]。现已确认炭疽毒素受体 2（ANTXR2）基因是形成幼年透明纤维瘤病 / 婴儿系统性透明变

性的原因[314]。

治疗原则 目前针对这种令人难堪、使人虚弱和有潜在致命性的疾病无满意治疗方式。手术切除主要应用于皮肤及口腔的损害，但不用于关节、骨和内脏受累的病变[314]。

婴儿指 / 趾部纤维瘤病（包涵体纤维瘤病）

临床概要 婴儿指 / 趾部纤维瘤病表现为手指或足趾的单发或多发结节，不累及踇趾或拇指。皮损可出生后即存在，但通常是在患儿 1 岁内出现，偶有患者在儿童期发生。结节直径很少超过 2cm 并且可以自行消退，约 75% 的患者在儿童早期复发[315]。

组织病理 真皮内形态一致的梭形细胞和胶原束相交织成束，自表皮下方延伸至皮下组织（图 32-26A）。一个特征是存在直径 3 ~ 10μm，胞质嗜酸性的包涵体，类似红细胞，常导致核凹陷（图 32-26B）。包涵体 Masson 三色染色为深红色，磷钨酸苏木精染色为紫色。肿瘤细胞表达波形蛋白（vimentin）及肌动蛋白（actin）[316]。

发病机制 肿瘤细胞钙调蛋白（calponin）、结蛋白（desmin）、α-SMA、CD99 阳性，CD117 常为阳性，重钙介质素（h-caldesmon）、核 β 连

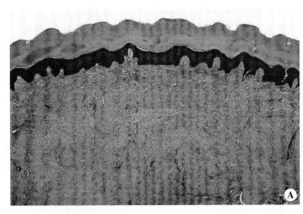
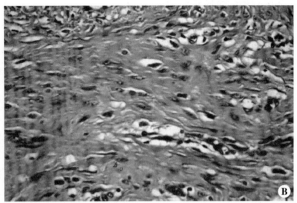

图 32-26　婴儿指 / 趾部纤维瘤病

A. 相互交织的胶原束自真皮乳头层延伸至皮下组织；B. 显示梭形细胞束，部分梭形细胞内含有小而圆的嗜酸性胞质包涵体

环蛋白（Nβ-catenin）及 CD34 常为阴性，角蛋白、雌激素 / 孕激素受体蛋白及活化半胱天冬酶 3（α-caspase3）阴性[317]。超微结构显示梭形细胞具有肌成纤维细胞的特点，包含肌动蛋白丝，它们连续性地延伸至颗粒状胞质内包涵体。

治疗原则　治疗方式包括保守治疗及对有症状的病例进行手术治疗[317]。一项小型系列研究显示损害内注射皮质类固醇具有良好的耐受性且与手术治疗效果相似[318]。

弹性纤维瘤（背部弹性纤维瘤）

临床概要　该病是一种发生在老年女性肩胛下区的退行性变。皮损形成界线不清的结缔组织肿块，直径可达 15cm。罕见病例损害发生于远离肩胛区域，部分损害多发[319-321]。该病具有良性的生物学行为，罕见复发。

组织病理　少细胞成分的胶原不规则区域伸入软组织中，伴有明显异常形成的弹性蛋白束（图32-27）。弹性蛋白染色显示其具有小球状和串珠状形态。肿瘤中部分梭形细胞 CD34 染色阳性，且这些细胞 S100 和 actin 染色阴性[322,323]。

发病机制　一些棒球投手病例的报道表明反复轻微外伤为本病一个致病因素[324]。少数患者及部分遗传易感性病例的损害中存在不同程度的染色体改变，说明异常弹性蛋白的产生也可能是一种致病因素[325,326]。

鉴别诊断　组织学发现可能难以辨别，但是一旦找到异常弹性蛋白，就可直接做出诊断。纤维瘤病有较多的细胞成分，尽管项背型纤维瘤发病部位与本病相似，但是通常发生于男性，有更致密的胶原纤维，仅含有细的弹性纤维束，有时可见细的神经末梢增生。

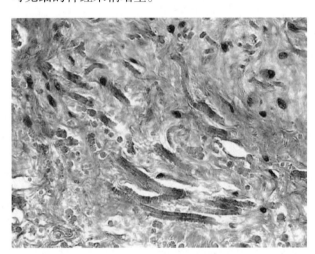

图 32-27　弹性纤维瘤

损害内有明显粗糙的弹性纤维，伴有小球状赘生物（图片由美国加州大学旧金山分校 E.-C. Jung 博士提供）

治疗原则　局部切除是恰当的治疗方式，无恶性转化的报道。

血管纤维瘤

皮肤血管纤维瘤的组织学特点可能存在于许多不同的临床情况中。面部多发皮损可能与几种严重的临床综合征相关，包括结节性硬化症和多发性内分泌腺瘤 1 型[327]。这些肿瘤似乎与鼻咽部（幼年性）血管纤维瘤无关。

面部纤维性丘疹

临床概要　这些常见的损害通常发生于成人鼻部及毗邻皮肤，表现为小的坚实、圆顶状结节，直径可达 5mm。尽管最初认为本病是退化的黑素细胞痣[328,329]，但是现在其已被证实为一独立疾病[330]。

组织病理　表皮隆起，其下的真皮上层可见局限性纤维增生区域和小血管增生（图 32-28）。可见散在增大的三角形或星形细胞，这些细胞可有多核[329,331]。可出现细胞非典型性、核深染、增大及多形性，类似于多形性纤维瘤（图 32-29A，图 32-29B）。部分病例真皮表皮交界处可见黑素细胞增多。透明细胞纤维性丘疹似乎是本病一个变异型，损害内 NKI/C3 阳性细胞的胞质透明化，这并非糖原所致[332,333]。有一个 10 例上皮样纤维

性丘疹的系列病例报道[334]。这些损害尽管可能与常见的纤维性丘疹相关，但组织学上它们具有明显不同的表现，成巢的上皮样细胞非常类似聚集的黑素细胞[334]。

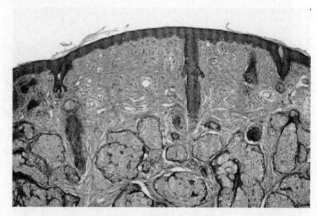

图 32-28　血管纤维瘤（面部纤维性丘疹）：表皮隆起，其下真皮浅层有血管纤维性增生区域

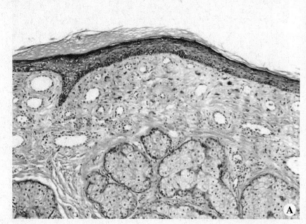
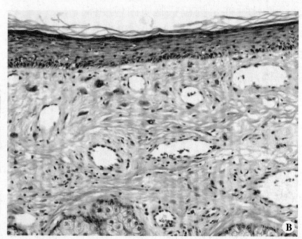

图 32-29　血管纤维瘤

A、B.血管纤维瘤显示显著的非典型间质细胞，此现象并不少见，不代表预后凶险

发病机制　电镜和免疫组化研究显示间质细胞来源于成纤维细胞或真皮树突状细胞，而非黑素细胞[335,336]。它们表达因子ⅩⅢa，不表达 S100 蛋白[337-341]。

细胞性血管纤维瘤　似乎是一独立疾病，几乎只发生于女阴。本病为浅层软组织来源而非真皮部位来源，可能与梭形细胞脂肪瘤、乳腺型肌成纤维细胞瘤相关，以上疾病均存在 13q14 染色体缺失[342,343]。相似地，巨细胞血管纤维瘤似乎也与真皮血管纤维瘤无关，而与孤立性纤维瘤相似[344]。近期描述的软组织血管纤维瘤是一种常累及四肢的深在性损害，似乎与皮肤血管纤维瘤无关[345]。

治疗原则　局部手术切除可达到美容或诊断的目的，无恶性潜能的记录。对于诊断明确的病例，消融术可能是一种恰当的治疗方式。

阴茎珍珠样丘疹病

临床概要　这些小的（直径 1 ～ 3mm）持续存在的白色丘疹主要发生于冠状边缘及隐窝，罕见于龟头，成群或成排排列。近期研究表明，皮损倾向于随年龄增长而消退，25 岁以下男性患病率为 38%，50 岁以上的男性则为 11%[346]。本病与人乳头状瘤病毒感染无关[347]，在未行包皮环切术的人群中更为普遍[346]。

组织病理 本病具有血管纤维瘤的典型特点，不伴有毛囊[348]。

治疗原则 如果患者要求治疗，冷冻和激光消融术有效。

结节性硬化症

临床概要 结节性硬化症是一种罕见的遗传性疾病，为常染色体显性遗传或表现为一个新的自发性突变[349-351]。皮损表现多样，同时伴有身体多个系统缺陷，包括脑部、肾、眼及肺部[352]。大多数患者发生多发性面部血管纤维瘤（先前误命名为皮脂腺腺瘤）。肿瘤由数目众多的小的红色丘疹构成，对称分布于鼻部、面颊及下颌。面部及头皮也可发生软纤维瘤，皮赘、甲下和甲周纤维瘤也常见。腰骶部皮肤常见轻微隆起、黄色皮革样鲨革斑。超过半数的结节性硬化症患者存在不同程度的色素减退；值得注意的是，这些色素减退斑可能出生后即有或年幼时出现，常常是结节性硬化症的最早期征象[353]。

遗传学研究显示许多结节性硬化症患者与染色体 9q34（TSC1）或 16p31（TSC2）相关[349,350,354-356]。2/3 的患者为散发病例，推测为新发突变，其中许多是 TSC2。TSC2 相关的患者病情倾向于更严重，伴有大量的色素减退皮损[349]。

系统性损害 多发性肿瘤常见于脑部（胶质瘤，常钙化）[357]、视网膜（胶质瘤）[358]、心脏（横纹肌瘤）[359]及肾脏（血管平滑肌脂肪瘤）[360]。

组织病理 血管纤维瘤表现为真皮内小血管增生，伴纤维化，偶见反应性间质细胞[361]。皮损内缺乏弹性组织，可以见到附属器挤压（图 32-30A，图 32-30B）。

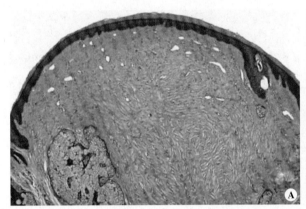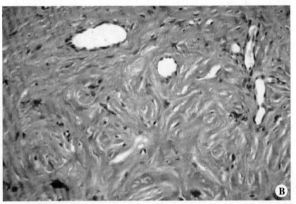

图 32-30 发生于结节性硬化症中的血管纤维瘤
A. 表皮呈圆顶样隆起，下方致密的纤维增生伴上部明显的血管成分；B. 血管纤维瘤的典型特点，可见在硬化、玻璃样变的基质内散在的梭形细胞、星形细胞及扩张的毛细血管

头面部的软纤维瘤显示明显硬化的胶原在萎缩的毛囊皮脂腺周围呈厚的、同心圆样排列。不同于血管纤维瘤，本病通常无扩张的毛细血管。已有巨大血管纤维瘤[362]和成簇生长的大结节[363]的报道。

甲纤维瘤显示纤维化，偶有毛细血管扩张。鲨革斑具有结缔组织痣（胶原瘤）的组织学特点，表现为真皮内致密硬化的宽大胶原束，类似硬皮症，或是真皮全层正常胶原束相互交织。部分病例的弹力组织碎裂、聚集[361]，但数量通常减少[364]。

色素减退区域内黑素细胞数量正常，色素减少。电镜下显示黑素细胞和角质细胞内黑素小体变小并且黑化作用降低[353,364]。

鉴别诊断 结节性硬化症的血管纤维瘤与孤立性血管纤维瘤（面部纤维性丘疹）组织学表现一致，但是前者多发，可能更大，有时有蒂状结构是鉴别要点。

治疗原则 结节性硬化症患者的血管纤维瘤在皮损大、反复出血、视觉受损或鼻通气受阻及美容/自我形象需求的情况下可予以治疗。手术治疗、激光治疗及潜在的局部药物治疗均可作为治疗方式。目前有结节性硬化症的处理共识[365]。

（温蓬飞 王 琳 译，钱 悦 校，
陈 琢 刘业强 审）

肢端纤维角皮瘤（获得性指状纤维角皮瘤，甲周纤维瘤）

临床概要 有学者认为尽管肢端纤维角皮瘤仅含有有限的血管成分，但其仍属于血管纤维增殖性疾病谱系。皮损常表现为指（趾）上的单个坚实角化性突起，偶尔也可出现于掌跖部位[366,367]。部分病例皮损起源于甲床[368,369]，个别皮损可较为巨大[367]。肿瘤发生在成人，有罕见的家族性多发性肢端黏液性纤维角皮瘤和多发性肢端纤维瘤伴家族性视网膜母细胞瘤病例，代表了抑癌基因种系突变的皮肤标记[370,371]。部分损害与结节性硬化症有关。

组织病理 表皮角化过度、棘层肥厚，表突增宽、交织。中央为显著交织的胶原束，大部分垂直排列（图 32-31）。弹性纤维可见但通常细而稀少。许多肿瘤有大量纤细的血管。近期报道的细胞型变异型有类似于 DFSP 的特征，包括 CD34 阳性[372]。某些学者认为这实际上是浅表肢端纤维黏液瘤的一种形式[373,374]。

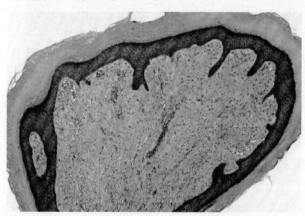

图 32-31 指状纤维角皮瘤：息肉样的损害伴表皮棘层肥厚，下方真皮内存在致密的胶原束

鉴别诊断 多指畸形可有与之类似的临床和病理表现，然而，多指总是出现在第 5 指的根部，出生即有，且多为双侧。组织病理上可见较多的神经纤维束，特别是在皮损的底部。

治疗原则 局部切除可治愈。

项部型纤维瘤（项部纤维瘤）

临床概要 项部纤维瘤是一种少见的疾病，常发生在成年男性后颈部[375]。类似的损害也可以出现在许多项部以外的位置，导致项部型纤维瘤的命名。大部分患者有糖尿病，应考虑 Gardner 综合征的可能性（详见后面章节）[375]。有本病与硬纤维瘤相关的报道[376,377]。

组织病理 真皮及皮下组织内可见边界不清的团块，由杂乱排列的胶原束及稀疏温和的梭形细胞构成（图 32-32）。其内常包绕有脂肪组织，以及有纤细神经增生，类似于创伤性神经瘤。炎性反应并非其特征，但可见弹性纤维数量减少[378]。

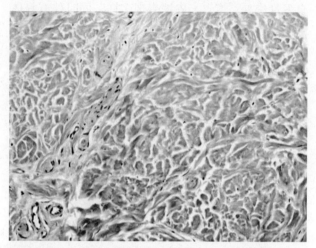

图 32-32 项部型纤维瘤：肿瘤透明样变，细胞成分少。注意皮损内的细小神经支

发病机制 肿瘤细胞可能是成纤维细胞来源，某些病例中免疫组化染色显示梭形细胞 CD34 阳性[378]。

鉴别诊断 Gardner 纤维瘤的组织学改变与该病十分相似但不相同，但其发生于患 Gardner 综合征的青年人中[375-379]。Gardner 纤维瘤可能是 Gardner 综合征的特点，该综合征属于家族性结肠腺瘤性息肉病的一型，其表现包括骨瘤、表皮样囊肿和硬纤维瘤[376]，可有十分轻微的组织学差异，如缺乏纤细的神经纤维[377,379,380]。与弹性纤维瘤的弹性纤维数量显著增加且伴有形态异常不同，项部纤维瘤弹性纤维数量减少[378]。

治疗原则 局部切除是恰当的，偶有局部复发，但不会出现远处转移。

浅表肢端纤维黏液瘤（指/趾纤维黏液瘤）

临床概要 这一罕见的肿瘤首次报道于 2001 年的一项 37 例系列研究中[381]，近期又有一项 124

例的大宗报道[382]。损害几乎总是出现在足趾或手指，常邻近指（趾）甲，大小平均约为 2cm[381]。少数有报道皮损出现在手掌[381]，损害疼痛或持续时间较长[382]。各年龄段均可发病，但多数为青年男性。该病呈良性病程，偶有复发，但尚未见远处转移的报道[382]。

　　组织病理　肿瘤位于真皮或皮下组织，边界常不清楚，可见梭形细胞或星形细胞增生呈疏松的束状排列。可有轻度的核异型性，偶尔可见多核间质细胞，核分裂象少见。在黏液及胶原基质中可见细小血管，肥大细胞常明显（图 32-33A，图 32-33B）。部分病例细胞成分更多，此时应考虑为细胞型指（趾）纤维瘤[372-374]。骨侵袭罕见[382]。

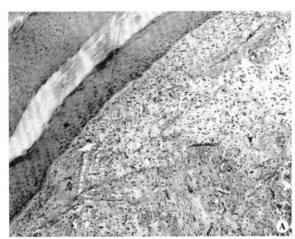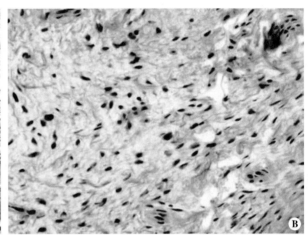

图 32-33　浅表肢端纤维黏液瘤

A. 此损害来自大足趾甲下方，这是常见的好发部位（见图片左上角）；B. 黏液样基质中可见无特征的温和的梭形细胞。免疫组化染色显示这些细胞 CD34、EMA 阳性

　　发病机制　大多数肿瘤 CD34 强阳性，部分 CD99 阳性。尽管早期的文献强调 EMA 阳性，但某些近期的病例系列提示 EMA 阳性率较低[374,381,382]。一般情况下，S100、actin、desmin、keratins 及 HMB-45 阴性。部分病例 CD10 阳性[383]。

　　鉴别诊断　皮损表现特点与许多其他的结缔组织病变相似，特别是有形成黏液趋势者。但结合临床特点、组织病理改变及免疫组化染色模式可做出正确诊断。

　　治疗原则　本病可选择局部切除手术治疗，一个病例系列报道称 24% 未完整切除的皮损出现复发[382]。

女阴血管肌成纤维细胞瘤

　　临床概要　血管肌成纤维细胞瘤是一种主要发生在中年绝经期前妇女外阴、阴道部位的良性肿瘤[384]，也有出现于男性腹股沟、阴囊部位的罕见报道。病变表现为 0.5 ～ 12cm 大小境界清楚的肿瘤，临床上常被误认为前庭大腺囊肿。该病局部切除以后不会复发[385-387]。

　　组织病理　血管肌成纤维细胞瘤边界清楚，由多细胞区和少细胞区组成。细胞为肥胖的上皮样细胞或梭形细胞，胞质中等量、嗜酸性，它们在水肿性间质内单个、成群或线性排列在大量的小到中等大小扩张的毛细血管周围。一些肿瘤细胞核偏心，似浆细胞样。多核细胞不少见。细胞很少呈异型性，通常核分裂象难以见到[385-389]。一些病例内存在脂肪组织成分[390]。

　　发病机制　大部分血管肌成纤维细胞瘤中的肿瘤细胞 desmin 阳性，actin 阴性。个别病例 SMA 阳性[385-389]。肿瘤细胞还表达雌激素及孕酮受体[390]。

　　鉴别诊断　与血管肌成纤维细胞瘤不同，侵袭性血管黏液瘤呈浸润性生长，存在显著透明样变的血管，间质内黏蛋白沉积，侵袭性血管黏液瘤的肿瘤细胞 actin 阳性，desmin 阴性。

　　治疗原则　手术切除。

颈部纤维瘤病

　　临床概要　颈部纤维瘤病发生于出生 2 ～ 4 周后婴儿，表现为位于胸锁乳突肌中部或下部的

质硬、不易活动的纺锤形肿块，常导致患儿头偏向患侧[392]。该病与臀位分娩或产钳分娩高度相关。然而，有学者曾一度认为该病在宫内已经形成，且与生产时的创伤没有关系[393]。部分病例与先天性骨骼肌肉异常有关，包括先天性髋部发育异常和胸廓异常[394-396]。大部分病例保守治疗效果好[394]。只有不到20%的病例需要手术治疗[392]。据报道细针穿刺细胞学检查是诊断该病可靠的方法[397,398]。

组织病理　胶原组织内有多少不等的成纤维细胞增生，并部分替代了骨骼肌。肿瘤细胞几乎不存在多形性，且缺乏核分裂象。可见萎缩和退行性变的骨骼肌纤维包裹于病变内。

治疗原则　大部分病例对保守治疗反应良好[394]。只有不到20%的病例需要手术治疗[392]。

交界性生物学潜能（局部侵袭性）

这类肿瘤趋向于侵袭性生长并造成组织损伤，但不会发生转移。若有可能，应完整切除。

硬化性纤维瘤病（侵袭性纤维瘤病，硬纤维瘤，肌腱膜纤维瘤病）

临床概要　硬化性纤维瘤病是一种良性克隆性成纤维细胞增生性疾病，它起源于肌腱膜，形成坚实、无痛性肿块，可侵犯肌肉。这种浸润性生长模式意味着局部侵袭和易复发，但是病变不会发生远处转移。肿瘤生长速度慢，但持续增大，甚至直径可达到25cm[399]。尽管该病常单发，但多发者也可见[400]。儿童可患该病，但主要发生于青年女性，最常见的情况是肿瘤在妊娠后从腹直肌长出。该病也可发生在老年患者，出现腹壁的外生性肿块，男女患病率相当[401]。

该病与家族性腺瘤性息肉病和Gardner综合征有明确的相关性。10%～25%的家族性腺瘤性息肉病患者合并该病[402]。在同时患有家族性腺瘤性息肉病和硬化性纤维瘤病的患者中，结肠腺瘤性息肉病的突变基因有时可在硬化性纤维瘤中检测到，而散发病例的阳性率低一些[402-404]。在一些肿瘤细胞亚群中查见了8号染色体三体或20号染色体三体[405,406]。

组织病理　硬化性纤维瘤病边界不清，由形态均一呈束状的梭形细胞组成，其周围被大量玻璃样变的胶原束包裹，部分病例还可见丰富的黏液样基质。肿瘤细胞核小、规则、淡染，核分裂象数量不定。肿瘤常浸润相邻的横纹肌，包绕萎缩的肌纤维（图32-34A，图32-34B）[399]。

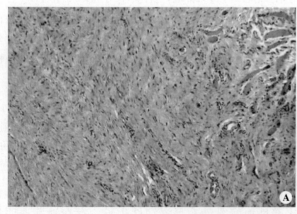
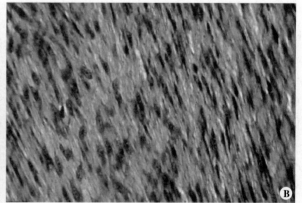

图 32-34　硬化性纤维瘤病（硬纤维瘤）
A.横纹肌中可见密集成束的嗜酸性梭形细胞组成的肿瘤团块（右侧）；B.肿瘤细胞形态单一，核规则，胞质呈弱嗜酸性

发病机制　硬化性纤维瘤病中梭形细胞的超微结构有成纤维细胞或肌成纤维细胞的特点[400,407,408]。免疫组化染色显示肿瘤细胞不同程度地表达SMA和MSA[409]。80%的散发病例肿瘤细胞核β-catenin阳性，而在家族性腺瘤性息肉病的患者中阳性率为67%[410]。3/4的硬化性纤维瘤病可见Calretinin阳性[411]。

治疗原则　手术仍然是标准治疗方案，尽管效果并不理想。化疗、放疗、雌激素、伊马替尼及其他治疗方式效果不一[412-416]。切缘阴性的扩大切除是治疗的目标，但不应以损伤功能为代价。有研究显示不到一半的切缘阳性的患者出现了复发[417]。

掌部纤维瘤病（Dupuytren 掌挛缩）

临床概要　掌部纤维瘤病是一良性肿瘤，表现为手掌面生长缓慢的结节或条索状增厚，伴有手指的屈曲痉挛。发病率随着年龄的增长而升高，双侧受累常见。该病在癫痫、糖尿病、酒精性肝病患者或重度吸烟者中发病率更高。该病有基因易感性，有部分研究提示该病还与体力劳动有关[418-424]。跖部纤维瘤病与该病类似，皮损起源于跖腱膜，但很少引起趾头的屈曲痉挛。掌跖部纤维瘤病及指节垫可出现于同一患者[425,426]。掌跖部纤维瘤可出现于儿童[427]。

组织病理　早期损害为多结节状多细胞性增生，由胶原间质间存在的均匀一致的、胞质丰富的梭形成纤维细胞构成（图 32-35），核分裂象可能存在，但通常很少。陈旧的损害细胞成分较少而胶原纤维密集并明显增加。

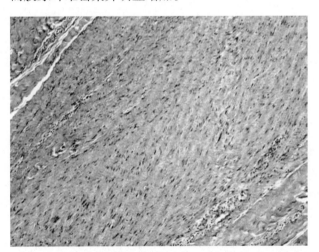

图 32-35　掌部纤维瘤病（Dupuytren 掌痉挛）：胶原间质内为均匀一致的成纤维细胞增生

发病机制　肿瘤细胞不同程度地表达 SMA 和 MSA[428]。超微结构研究显示成纤维细胞和肌成纤维细胞的特点[429,430]。

治疗原则　手术切除治疗。

指节垫

临床概要　指节垫是一种不常见的完全良性的成纤维细胞性肿瘤，表现为远端指间关节和掌指关节伸侧持续存在、缓慢生长的损害。指节垫呈皮色、扁平或圆顶状且易于活动，主要发生于男性[431]。部分患者可同时患有 Dupuytren 挛缩，两者可能存在关联[425]。

组织病理　组织学特点与 Dupuytren 挛缩相似，表现为成纤维细胞增生伴不规则增厚的胶原纤维束，其上面的表皮可表现为角化过度和棘层肥厚[431,432]。

治疗原则　手术切除治疗[433]。

交界性生物学潜能（罕见远处转移）

这类肿瘤可持续生长，造成局部组织破坏。局部或内脏转移少见，即使出现了转移，肿瘤的生物学行为也呈惰性。

孤立性纤维瘤

临床概要　孤立性纤维瘤是一种罕见的间叶组织肿瘤，最常累及胸膜，但也有胸膜以外的其他很多部位受累的报道，包括罕见的皮肤受累的病例[434-437]。皮肤受累时，皮损表现为单个界线清楚的结节，主要发生在头颈部[437,438]。

组织病理　肿瘤为边界清楚的无包膜的结节，可累及真皮、皮下组织及筋膜。损害通常被描述为"缺乏模式的模式"，由温和的梭形细胞构成多细胞区和少细胞区，细胞核淡染，呈泡状，核仁不明显，细胞边界不清。梭形细胞形成束状或席纹状结构，类似于 DFSP，其间伴不等的扩张血管和呈裂隙状的鹿角样血管成分，呈血管周皮细胞瘤样外观。少细胞区域主要由大量的透明样变的胶原纤维组成（图 32-36A，图 32-36B），核分裂象不明显。大部分病例细胞表达 CD34，部分病例表达 CD99、bcl-2 和灶性表达因子 XIIIa，但平滑肌、神经及上皮来源的标志物均为阴性[436,437,439,440]。

治疗原则　有胸膜孤立性纤维瘤发生远处转移的罕见报道，但已报道的皮肤孤立性纤维瘤均为良性，手术完整切除可治愈，但仍有复发的可能，此时需再次切除[434,440]。

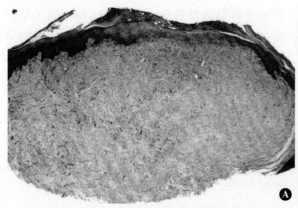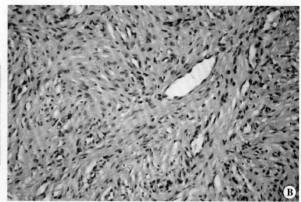

图 32-36　孤立性纤维瘤

A.真皮内界线清楚的结节，其上方的部分表皮反应性增生；B.在温和的"无模式"的梭形细胞中有明显的血管

炎性假瘤

临床概要　炎性假瘤包含了一组异质性的损害，又称炎性肌成纤维细胞瘤和浆细胞肉芽肿。该病最初在肺内被发现，后来有其他器官发病的报道，包括少见的皮肤病例。该病的确切病因不明。部分病例可能是机体对诸如病原体这类抗原刺激的过度反应，另一部分确系肿瘤[441-444]。尽管皮肤外炎性假瘤可复发且偶尔出现转移，但现有报道的皮肤病例均为惰性，完整切除后未见复发[445]。

组织病理　炎性假瘤表现为真皮内或同时累及真皮和皮下脂肪的局限性、无包膜的损害。皮肤的炎性假瘤有两种组织学模式[442-447]。一种是在含有黏液和胶原的基质中，温和的梭形细胞排列成束状或席纹状，其间有数量不等的炎性细胞。尽管常能找到核分裂象，但细胞核没有多形性。浸润的炎性细胞以浆细胞和小淋巴细胞为主。还可见到含有生发中心的淋巴样滤泡、嗜酸性粒细胞及中性粒细胞。另一种组织学模式的特点为在交错排列或排列成洋葱皮样的粗大玻璃样变性的胶原束背景中有浆细胞和淋巴细胞形成结节，无梭形细胞。有 1 例文献报道该病出现巨大的组织细胞样细胞和 R-S 样细胞[442]。

发病机制　梭形细胞 SMA 阳性[41,444,445]。超微结构研究显示该病有肌成纤维细胞和成纤维细胞分化的特征[446]。60% 的皮肤外炎性假瘤可出现间变性淋巴瘤激酶（anaplastic lymphoma kinase，ALK）的组织化学染色反应，且主要出现在儿童和青年患者[441,448,449]。目前尚无皮肤炎性假瘤 ALK 阳性的报道。由于 ALK 蛋白是 t（2；5）染

色体易位的产物，有理由相信部分炎性假瘤是肌成纤维细胞的真性肿瘤。

鉴别诊断　结节性筋膜炎一般表现为快速生长的肿瘤，在黏液样基质内有肥胖的肌成纤维细胞，类似"组织培养"的外观，其中有稀疏的炎性细胞浸润及红细胞外溢。皮肤纤维瘤的边界相对不清楚，常伴表皮增生，缺乏显著的淋巴浆细胞浸润。

治疗原则　手术切除治疗。

分化未定的肿瘤

良性肿瘤

通常情况下，这类肿瘤即使未完整切除也不复发，不发生远处转移。

多核细胞血管组织细胞瘤

临床概要　该病少见，多出现于中年至老年妇女，皮损表现为成群的红色至棕色或紫红色的局限性圆顶状肿瘤，皮损发生在肢端，最常见于下肢、手腕、手背和面部。肿瘤表面光滑，2 ～ 10mm大小。部分丘疹可融合成更大的环状损害。肿瘤呈良性，生长缓慢且持续存在，但有报道部分病例可出现自发消退[450-455]。有 1 例泛发性多核细胞血管组织细胞瘤的报道[456]。

组织病理　损害通常表现为在纤维性基质中可见内皮明显的小血管，部分病例管周可见稀疏的淋巴细胞及中性粒细胞和浆细胞。该病的特征为肿瘤间质中有数量增多的单一核细胞或多核细

胞，这些细胞大、形态不规则、怪异，核深染，胞质嗜碱性，呈扇贝状。表皮可出现增生[450-455]。肥大细胞数量可增多[450]。

　　发病机制　该病发病机制不明。间质内的单一核细胞表达溶菌酶和因子ⅩⅢa。多核细胞仅出现 vimentin 阳性[450,452,454,455]。

　　治疗原则　肿瘤为良性，切除后不复发。

交界性生物学潜能（罕见远处转移）

　　这类肿瘤的预后总体比较好，仅有部分病例出现复发，且多与未完整切除有关。远处转移少见且多限于局部，呈惰性，但偶尔也会引起死亡。

血管瘤样纤维组织细胞瘤

　　临床概要　目前认为该病是具有交界性生物学潜能（罕见远处转移）的肿瘤，之前被称为"血管瘤样恶性纤维组织细胞瘤"[188,189]。该病最常出现在儿童和青年患者的四肢，表现为真皮或皮下脂肪内生长缓慢的小结节或囊性肿块[71]。本病可伴有疼痛和系统症状，如贫血、发热和体重下降。

　　该病不应与动脉瘤样纤维组织细胞瘤相混淆，后者描述为皮肤纤维瘤伴动脉瘤样改变更为恰当[23]（参考前面的讨论）。

　　组织病理　肿瘤表现为出血性囊性区域，衬以扁平、瘦长的非内皮性的肿瘤细胞。伴随出现的多发性结节由嗜酸性的组织细胞样细胞或肌样细胞以不同的排列模式组成，其间还有淋巴细胞和浆细胞浸润（图 32-37A，图 32-37B）[189]。核分裂象和异型性常不显著。有时可见到肿瘤的大部分被间质中增生的纤维结缔组织替代而消退，偶尔肿瘤有更多的实性成分（类似动脉瘤样纤维组织细胞瘤的实性亚型），这些改变给诊断带来困难。因曾经可能有出血，所以在肿瘤细胞和巨噬细胞中常有含铁血红素。该病整体模式类似一个淋巴结，边界清楚，有滤泡、生发中心和厚的假包膜这些淋巴样组织。

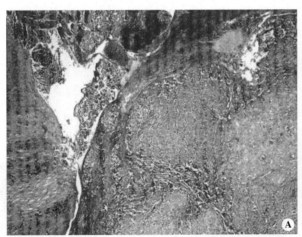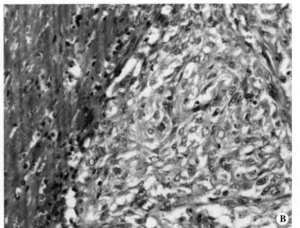

图 32-37　血管瘤样纤维组织细胞瘤

A.该患者为 20 岁男性，有严重贫血，皮损位于肩部。腔隙内充满血液，其周围有淡染组织；B.淡染的组织样细胞位于充满血液的腔隙壁上，腔壁内无内皮细胞

　　发病机制　肿瘤细胞的来源不清，免疫组化染色的结果不尽相同[70,457]。很多病例 CD68 阳性，其中 50% 表达 desmin，由此认为有肌样或肌成纤维细胞分化[70,189]。肿瘤细胞内皮细胞标志物如 CD31 和 CD34 阴性。值得注意的是，该病 myogenin 和 MyoD1 均为阴性，与横纹肌肉瘤不同[23]。部分病例上皮细胞膜抗原（EMA）阳性[458]。细胞遗传学研究表明，很多肿瘤有 EWSR1/ATF、

EWSR1/CREB1 易位或 FUS/ATF1 融合[459-462]。EWSR1/CREB1 易位也出现于透明细胞肉瘤[462]。

　　治疗原则　建议手术全切。总体预后较好。部分病例复发，多与未完整切除有关[71]。远处转移低于 5%，且多局限于局部淋巴结转移，但仍有死亡病例[71,188,189,460,463]。大多数研究提示组织学改变和特定的基因易位不影响预后，但近期有研究提示 2 例死于该病的患者其肿瘤细胞有显著的多

形性且增殖活性很高[460]。

恶性肿瘤

这类肿瘤属恶性，即使完整切除也会出现局部复发，会发生远处广泛转移并引起死亡。

滑膜肉瘤

临床概要 滑膜肉瘤最常出现于青年和中年患者的四肢深部结缔组织，特别是大腿。邻近手、足或膝的关节的浅表损害有时伴真皮受累[464,465]。90% 的滑膜肉瘤出现 t（X；18）染色体易位并伴有 SYT-SSX 融合产物，此为该肿瘤的特征[466,467]。但确诊并不必须要细胞遗传学分析[468]。

组织病理 肿瘤一般表现为双相模式，包括上皮样细胞成分形成腺腔样空隙和类似纤维肉瘤的小而均一的梭形细胞成分（图 32-38）。单相型滑膜肉瘤最常表现为单一梭形细胞成分。单纯腺样结构的单相型滑膜肉瘤在理论上是存在的，但如果没有细胞遗传学证据，其无法与腺癌进行区分[469]。大部分病例表达 EMA 和高分子量、低分子量细胞角蛋白。部分病例可存在 S100 和 CD99 阳性[470]。

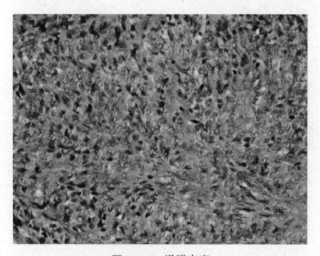

图 32-38 滑膜肉瘤
这个单相型滑膜肉瘤的增生细胞形态相当单一，呈卵圆形至梭形。免疫组化染色显示这些细胞的细胞角蛋白（CK）阳性

发病机制 免疫组化和超微结构特征表明该肿瘤并非来源于滑膜，故有建议使用结缔组织癌肉瘤和软组织癌的术语代替滑膜肉瘤[471,472]。在滑膜肉瘤中胶原、纤连蛋白、层粘连蛋白和腱糖蛋白的分布提示与间充质细胞来源的上皮在胚胎发育的过程中相似，此种现象支持滑膜肉瘤是一种软组织癌肉瘤[473]。

影响预后的因素包括肿瘤的大小、分期、分级和患者的年龄，年龄较小的患者预后要好得多[474,478]。SYT-SSX 融合检测对预后的意义被质疑[479]。近期有研究提示用免疫组化染色时，肿瘤表达细胞存活相关因子 mTOR 提示预后不良[480]。

治疗原则 手术切除是最主要的治疗方式，结合放疗可改进治疗效果[477,478]。使用异环磷酰胺可改善部分远处转移滑膜肉瘤的预后[481]。

上皮样肉瘤

临床概要 上皮样肉瘤是一种组织发生不明的罕见的高度恶性的软组织肿瘤。该病最常表现为青年男性四肢远端缓慢长大的结节或斑块（图 32-39）[482,483]。该病也可偶见于身体其他各部位，包括头、颈、骨盆和外阴[484,485]。大部分肿瘤位于皮下组织或软组织内，但有时也可出现在真皮和皮下组织的上部。复发和转移常见，多转移至淋巴结和肺[483]。预后与肿瘤大小有关，女性和年龄低于 16 岁的患者预后较好[486,487]。美国国立癌症研究所数据库资料显示该病发病率呈上升趋势[487]。

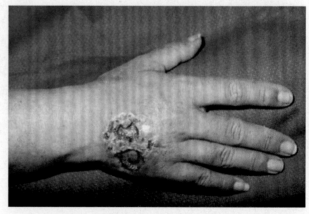

图 32-39 上皮样肉瘤
患者，32 岁，手背部存在溃疡性结节，18 个月后死于全身转移

组织病理 肿瘤由不典型的上皮样细胞结节组成，肿瘤细胞核呈多形性，有多少不等的嗜酸

性胞质。这些上皮样细胞结节与梭形细胞及纤维性间质相移行，其内可有出血、含铁血黄素及黏液沉积，外周伴片状淋巴细胞浸润。有时黏液沉积十分显著，造成诊断困难[488]。可见数量不等的

核分裂象，血管和周围神经常受到侵犯。肿瘤结节中心可出现特征性坏死，形成肉芽肿性外观。可见局灶性钙化和骨化。肿瘤呈弥漫性浸润，其上方可出现溃疡（图 32-40A～C）。

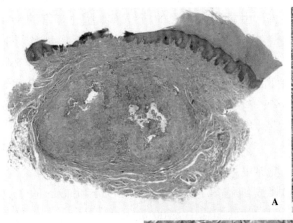
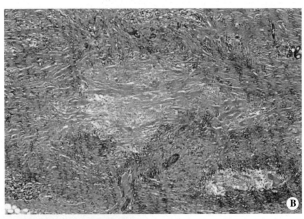
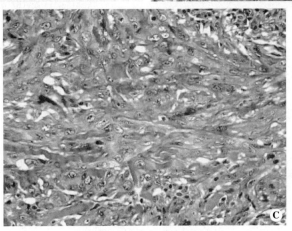

图 32-40　上皮样肉瘤

A. 真皮内肿瘤结节伴灶性坏死。B. 在这个肿瘤中，肿瘤浸润及坏死的模式与类脂质渐进性坏死中的肉芽肿性反应类似。仔细观察细胞特点应能避免误诊。C. 大的不典型上皮样细胞，免疫组化染色可见细胞角蛋白阳性

免疫组化染色显示细胞角蛋白、vimentin、EMA 阳性，CD34 和 actin 也常阳性[489]。

上皮样肉瘤的梭形细胞（纤维瘤样）亚型也可出现，表现为肿瘤以梭形细胞为主，缺乏特征性的上皮样细胞和结节样改变[490,491]。

近端型上皮样肉瘤是一种侵袭性的亚型，主要发生在老年人的骨盆、会阴及生殖道。该肿瘤显微镜下有横纹肌的特点，类似肾外横纹肌样瘤[492,493]。

发病机制　上皮样肉瘤的组织来源尚未确定，超微结构分析可见肿瘤细胞有细胞间桥粒样连接、大量微绒毛及涡状排列的中间丝[484,494]，免疫组化染色可见 EMA、细胞角蛋白、vimentin 阳性及大

部分病例可出现 CD34 和 actin 阳性，这些都提示肿瘤细胞可能来源于原始间充质细胞，且具有分化为上皮的能力[489]。免疫组化染色显示超过 90% 的病例出现核整合酶相互作用因子 1（INI-1）表达丢失[495]。但这并不是特异性的发现，此种现象也可出现在恶性横纹肌样瘤和部分上皮样恶性外周神经鞘瘤。INI-1 是一种肿瘤抑制基因，在大多数正常细胞内表达。细胞遗传学研究显示该病有多种染色体变异，包括近端型上皮样肉瘤经常出现的染色体 22q 缺失和染色体 8、22 异常[496]。然而，目前仍没有发现特异且重复性好的染色体异常存在。

鉴别诊断　低倍镜常提示肉芽肿的特点，类

似环状肉芽肿或类风湿结节。然而，细胞的异型性、缺乏黏液和局灶性坏死通常能在进行免疫组化染色前使医师做出正确诊断[494,497]。尽管上皮样肉瘤显示间叶和上皮的双向分化，但其缺少滑膜肉瘤的双相模式，且后者常不表达 CD34[469]。绝大部分上皮样肉瘤细胞角蛋白 5/6 阴性，以此可与鳞状细胞癌鉴别，后者一般阳性[498]。免疫组化染色显示 INI-1 表达的丢失支持上皮样肉瘤的诊断（参见上文）。

治疗原则　可采用根治性切除，累及淋巴结时需行淋巴结清扫术[499,500]。放疗的作用尚不清楚，在一些选择性的病例中隔离肢体灌注化疗、细胞毒疗法或前哨淋巴结活检有一定作用，但资料有限[500,501]。

其他肿瘤

皮肤黏液瘤

临床概要　皮肤黏液瘤表现为真皮或皮下组织内境界非常清楚的结节。在 Carney 综合征中其皮损可多发且合并心脏和乳腺黏液瘤、点状色素沉着及内分泌腺过度活跃[502]。皮损也可单发，常位于头、颈、躯干或指（趾）[503-506]。

组织病理　瘤体境界十分清楚，细胞成分稀疏，由星形和梭形的成纤维细胞、丰富的小而薄壁的血管和黏液样基质构成（图 32-41A，图 32-41B）。有时可见上皮成分，呈具有基底样细胞特征的表皮线状条索，伴小的角囊肿或毛囊诱导现象，与表浅型基底细胞癌相似[502,505,507]。浅表血管黏液瘤是指该肿瘤富含血管[505,508]。

鉴别诊断　皮肤黏液瘤较局限性黏蛋白病的境界更为清楚，且血管成分也更多[509]。黏液瘤的肿瘤细胞表达 vimentin，CD34 和 actin 的表达不定。肿瘤细胞中 S100 常阴性，故而易于与神经来源的肿瘤如神经鞘黏液瘤和黏液样神经纤维瘤区分[510]。神经鞘黏液瘤呈多分叶状模式，而黏液样神经纤维瘤的肿瘤细胞核呈波浪状。

治疗原则　手术切除治疗，复发率为 30%～40%[511,512]。

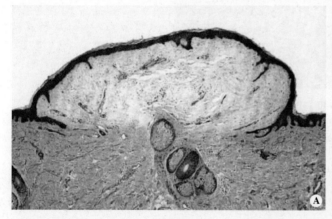
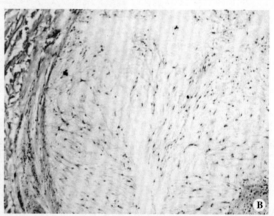

图 32-41　皮肤黏液瘤
A、B. 肿瘤为境界非常清楚的结节，由含有血管的黏液性基质构成，其间有散在的梭形细胞

指（趾）黏液囊肿

临床概要　一般认为指（趾）黏液囊肿有两种类型[513,514]。一种与局限性黏蛋白病相似，不同的是黏液囊肿位于靠近近端甲皱襞且更具有波动感。另一种位于手指背侧靠近远端指间关节处，是由关节滑膜形成的疝导致的，因此表现为腱鞘囊肿[513]。另一种观点认为指（趾）黏液囊肿与指（趾）黏液瘤实为同一种疾病，且在解剖学上与指间关节没有关系[510]。该病偶尔可见于足趾。

组织病理　根据第一种观点，指（趾）黏液囊肿早期皮损与局限性黏蛋白病有相同的组织学改变，即出现边界不清的黏液沉积区域。然后，多个裂隙形成并相互融合为大的囊腔，其内含有大量的阿新蓝和胶体铁染色阳性的透明质酸[515]。在皮损早期，黏液性基质将囊腔与表皮分隔开，但陈旧性囊肿位于变薄的表皮下方。囊腔周围的胶原受到挤压。囊壁没有明显的内膜（图

32-42）[515,516]。可见黏液经表皮向外排出。

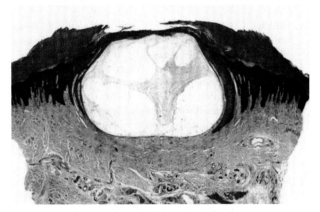

图 32-42　指（趾）黏液囊肿

表皮隆起、变薄，覆盖于边界清楚的黏液囊性结节上方，周围表皮呈领圈状

发病机制　与局限性黏蛋白病相似的黏液囊肿类型是由成纤维细胞产生了过多透明质酸造成的[515]。在腱鞘囊肿型指（趾）黏液囊肿中，透明质酸来源于关节液，因为将亚甲蓝注射入远端指间关节后，囊肿内可观察到亚甲蓝[516,517]。

治疗原则　手术治疗。

口腔黏膜黏液囊肿

临床概要　黏液囊肿表现为单个无症状的损害，常出现在下唇的黏膜面，罕见于口腔黏膜的其他部分[518]。该囊肿直径多小于 10mm，呈半球形，半透明，内含透明的黏稠液体。轻微创伤造成黏液导管破裂后释放唾液黏蛋白进入组织而导致损害形成。尽管大部分病例在出现口腔黏液囊肿前没有异常，但下唇的黏液囊肿可出现在有腺性唇炎的患者中，后者有唇黏液腺和导管的增生[519]。

组织病理　早期损害由在黏膜下层的多个充满唾液黏蛋白的小腔隙构成，可被肉芽组织包绕或与肉芽组织混杂在一起。成熟的损害可表现为单个大的囊腔或多个大的腔隙，内覆的厚膜为肉芽组织，由中性粒细胞、淋巴细胞、成纤维细胞、含黏蛋白的巨噬细胞及毛细血管组成[518]。一些囊肿壁上可见破裂的唾液腺导管开口于囊腔。囊肿中的唾液黏蛋白为无定型、轻度嗜酸性的物质，耐淀粉酶 PAS 染色阳性，阿新蓝和胶体铁染色也呈阳性。在下方基质中出现小的唾液腺导管是该病的诊断线索（图 32-43）[520]。

治疗原则　手术治疗。

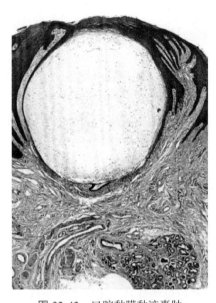

图 32-43　口腔黏膜黏液囊肿

囊肿上方表皮隆起，囊内含黏蛋白和炎性细胞。可见一段唾液腺导管开口于囊肿底部

皮肤血管成纤维细胞瘤

临床概要　皮肤血管成纤维细胞瘤是一种非常罕见的良性肿瘤，表现为成人四肢皮肤单个小结节[521,522]。自本书上一版出版后笔者未见到新报道的病例。未有复发及转移的病例报道。

组织病理　真皮上部圆顶状边界清楚的结节，由包裹在纤维性黏液性和纤维性基质中星形细胞和梭形成纤维细胞组成。灶性区域星形细胞呈漩涡状排列，伴大量毛细血管大小的血管。核分裂象不是其特点。

发病机制　免疫组化染色和超微结构研究支持肿瘤细胞具有成纤维细胞分化。星形细胞和梭形细胞均出现 MSA 灶性阳性，但 SMA 阴性。仅相关树突状细胞呈因子 XIIIa 阳性[522]。

鉴别诊断　血管成纤维细胞瘤较硬化性纤维瘤有更多的细胞成分且不表达 CD34。巨细胞成纤维细胞瘤发生于婴儿，有 CD34 阳性的细胞、假性血管腔及大的多核巨细胞。黏液样神经纤维瘤有 S100 阳性且核呈波浪状的施万细胞。血管肌成纤维细胞瘤发生于女阴部位，其特征是水肿性基质中成簇的 desmin 阳性的细胞围绕在血管周围。尽管神经束膜瘤的梭形细胞也可呈漩涡状排列，但它们一般呈 EMA 阳性[522]。

治疗原则　单纯手术切除[521,522]。

成纤维细胞性结缔组织痣

临床概要　本病是间叶组织来源的罕见良性皮肤损害[523]。文献描述年龄跨度大，但大部分为儿童（平均年龄为 10 岁）。大部分病例皮损发生于躯干、头颈及四肢。皮损单发，无痛，生长缓慢，大小为 0.3 ～ 2.0cm。即使未完整切除，肿瘤也不会复发，尚无远处转移的报道。

组织病理　成纤维细胞性结缔组织痣（FCTN）位于真皮深层或皮下组织浅层，肿瘤边界不清且无包膜。肿瘤上方的表皮呈乳头瘤样增生，真皮内可有脂肪组织。附属器周围可见温和的梭形细胞增生，呈短束状排列，无异型性及核分裂象。

发病机制　肿瘤细胞由成纤维细胞或肌成纤维细胞组成，免疫组化染色显示肿瘤 SMA 灶性阳性，CD34 弱灶性阳性，desmin、AE1/3、melan-A、pro-collagen 和 S100 阴性。可见因子XⅢa 阳性。

鉴别诊断　FCTN 的主要鉴别诊断包括斑块期 DFSP、皮肤肌纤维瘤、毛发平滑肌瘤及成纤维细胞为主的丛状纤维组织细胞瘤。典型的 DFSP 由均匀一致的轻度异型性的成纤维细胞呈席纹状排列。肿瘤细胞 CD34 弥漫强阳性支持 DFSP 的诊断。皮肤肌纤维瘤发生于年龄较大的人群（中位年龄为 30 岁），多位于肩部周围和上臂，成束的梭形细胞排列与其上方的表皮平行。皮肤肌纤维瘤呈 SMA 阳性，而只有不到 50% 的 FCTN 可有 SMA 的灶性阳性。毛发平滑肌瘤也发生于年龄较大的人群，常伴疼痛，肿瘤较 FCTN 的肿瘤细胞质嗜酸性更明显、浸润性生长的模式也更明显，免疫组化染色显示 desmin 总是阳性。

丛状纤维组织细胞瘤发生在儿童和青年患者的真皮和皮下组织内，位于上肢，特别是手指、手或手腕。肿瘤边界不清，由多个呈丛状增生的小结节组成，其中包含圆形的单核细胞、破骨细胞样巨细胞及呈纤维瘤病样短束状排列的成纤维细胞或肌成纤维细胞样的梭形细胞。

治疗原则　局部切除是恰当的治疗方式。

（李 云 王 琳 译，钱 悦 校，

陈 琢 刘业强 审）

参考文献

1. Fletcher CDM. The evolving classification of soft tissue tumours: an update based on the new WHO classification. *Histopathology* 2006;48:3–12.
2. Fletcher CDM, Rydholm A, Singer S, et al. Soft tissue tumours: epidemiology, clinical features, histopathological typing and grading. In: Fletcher CDM, Unnik K, Mertens F, eds. *World Health Organization classification of tumours. Pathology and genetics of tumours of soft tissue and bone.* Lyons, France: IARC Press, 2002:9–18.
3. Bedi TR, Pandhi RK, Bhutani LK. Multiple palmoplantar histiocytomas. *Arch Dermatol* 1976;112:1001–1003.
4. Mentzel T, Kutzner H, Rutten A, et al. Benign fibrous histiocytoma (dermatofibroma) of the face: clinicopathologic and immunohistochemical study of 34 cases associated with an aggressive clinical course. *Am J Dermatopathol* 2001;23:419–426.
5. Bargman HB, Fefferman I. Multiple dermatofibromas in a patient with myasthenia gravis treated with prednisone and cyclophosphamide. *J Am Acad Dermatol* 1986;14:351–352.
6. Stainforth J, Goodfield MJD. Multiple dermatofibromata developing during pregnancy. *Clin Exp Dermatol* 1994;19:59–60.
7. Kanitakis J, Carbonnel E, Delmonte S, et al. Multiple eruptive dermatofibromas in a patient with HIV infection: case report and literature review. *J Cutan Pathol* 2000;27:54–56.
8. Bachmeyer C, Cordier F, Blum L, et al. Multiple eruptive dermatofibromas after highly active antiretroviral therapy. *Br J Dermatol* 2000;143:1336–1337.
9. Niemi KM. The benign fibrohistiocytic tumours of the skin (review). *Acta Dermatol Venereol (Stockholm)* 1970;50:1–66.
10. Schoenfeld RJ. Epidermal proliferations overlying histiocytomas. *Arch Dermatol* 1964;90:266–270.
11. Leyva WH, Santa Cruz DJ. Atypical cutaneous fibrous histiocytoma. *Am J Dermatopathol* 1986;8:467–471.
12. Dalziel K, Marks R. Hair follicle-like changes over histiocytomas. *Am J Dermatopathol* 1986;8:462–466.
13. Bryant J. Basal cell carcinoma overlying longstanding dermatofibromas. *Arch Dermatol* 1977;113:1445–1446.
14. Goette DK, Helwig EB. Basal cell carcinomas and basal cell carcinoma–like changes overlying dermatofibroma. *Arch Dermatol* 1975;111:589–591.
15. Buselmeier TJ, Uecker JH. Invasive basal cell carcinoma with metaplastic bone formation associated with a long-standing dermatofibroma. *J Cutan Pathol* 1979;6:496–500.
16. Calonje E, Mentzel T, Fletcher CDM. Cellular benign fibrous histiocytoma: clinicopathologic analysis of 74 cases of a distinctive variant of cutaneous fibrous histiocytoma with frequent recurrence. *Am J Surg Pathol* 1994;18:668–676.
17. Colome-Grimmer MI, Evans HL. Metastasizing cellular dermatofibroma. A report of two cases. *Am J Surg Pathol* 1996;20:1361–1367.
18. Luzar B, Calonje E. Cutaneous fibrohistiocytic tumours—an update. *Histopathol* 2010;56:148-65.
19. Colby TV. Metastasizing dermatofibroma. *Am J Surg Pathol* 1997;21:976.
20. Guillou L, Gebhard S, Salmeron M, et al. Metastasizing fibrous histiocytoma of the skin: a clinicopathologic and immunohistochemical analysis of three cases. *Mod Pathol* 2000;13:654–660.
21. Santa Cruz DJ, Kyriakos M. Aneurysmal ("angiomatoid") fibrous histiocytoma of the skin. *Cancer* 1981;47:2053–2061.

22. Calonje E, Fletcher CDM. Aneurysmal benign fibrous histiocytoma: a clinicopathological analysis of 40 cases of a tumour frequently misdiagnosed as a vascular neoplasm. *Histopathology* 1995;26:323–331.

23. Billings SD, Folpe AL. Cutaneous and subcutaneous fibrohistiocytic tumors of intermediate malignancy: an update. *Am J Dermatopathol* 2004;26:141–155.

24. Botrus G, Sciot R, Debiec-Rycther M. Cutaneous aneurysmal fibrous histiocytoma with a t(12;19)(p12;q13) as the sole cytogenetic anomaly. *Cancer Genet Cytogenet* 2006;164:155–158.

25. Fukamizu H, Oku T, Inoue K, et al. Atypical ("pseudo-carcinomatous") cutaneous histiocytoma. *J Cutan Pathol* 1983;10:327–333.

26. Tamada S, Ackerman AB. Dermatofibroma with monster cells. *Am J Dermatopathol* 1987;9:380–387.

27. Setoyama M, Fukumaru S, Kanzaki T. Case of dermatofibroma with monster cells: a review and an immunohistochemical study. *Am J Dermatopathol* 1997;19:312–315.

28. Kaddu S, McMenamin ME, Fletcher CDM. Atypical fibrous histiocytoma of the skin: clinicopathologic analysis of 59 cases with evidence of infrequent metastasis. *Am J Surg Pathol* 2002;26:35–46.

29. Wilson Jones E, Cerio R, Smith NP. Epithelioid cell histiocytoma: a new entity. *Br J Dermatol* 1989;120:185–195.

30. Singh Gomez C, Calonje E, Fletcher CDM. Epithelioid benign fibrous histiocytoma of skin: clinico-pathological analysis of 20 cases of a poorly known variant. *Histopathology* 1994;24:123–129.

31. Glusac EJ, McNiff JM. Epithelioid cell histiocytoma: a simulant of vascular and melanocytic neoplasms. *Am J Dermatopathol* 1999;21:1–7.

32. Fletcher CD. Benign fibrous histiocytoma of subcutaneous and deep soft tissue. A clinicopathological analysis of 21 cases. *Am J Surg Pathol* 1990;14:801–809.

33. Coindre JM. Deep benign fibrous histiocytoma. In: Fletcher CDM, Unnik K, Mertens F, eds. *World Health Organisation classification of tumours. Pathology and genetics of tumours of soft tissue and bone.* Lyons, France: IARC Press, 2002:114–115.

34. Frau DV, Erdas E, Caria P, et al. Deep fibrous histiocytoma with a clonal karyotypic alteration: molecular cytogenetic characterization of a t(16;17)(p13.3;q21.3). *Cancer Genet Cytogenet* 2010;202:17–21.

35. Gleason BC, Fletcher CD. Deep "benign" fibrous histiocytoma: clinicopathologic analysis of 69 cases of a rare tumor indicating occasional metastatic potential. *Am J Surg Pathol* 2008;32:354–362.

36. Wambacher-Gasser B, Zelger B, Zelger BG, et al. Clear cell dermatofibroma. *Histopathology* 1997;30:64–69.

37. Zelger BG, Steiner H, Kutzner H, et al. Granular cell dermatofibroma. *Histopathology* 1997;31:258–262.

38. Iwata J, Fletcher CDM. Lipidized fibrous histiocytoma. Clinicopathologic analysis of 22 cases. *Am J Dermatopathol* 2000;22:126–134.

39. Zelger BG, Calonje E, Zelger B. Myxoid dermatofibroma. *Histopathology* 1999;34:357–364.

40. Usmani A, Lal P, Li H, et al. Myofibroblastic differentiation in dermatofibromas [Abstract]. *J Cutan Pathol* 2000;27:576.

41. Kutchemeshgi M, Barr RJ, Henderson CD. Dermatofibroma with osteoclast-like giant cells. *Am J Dermatopathol* 1992;14:397–401.

42. Kuo Tt, Hu S, Chan HL. Keloidal dermatofibroma. *Am J Surg Pathol* 1998;22:564–568.

43. Kiyohara T, Kumakiri M, Kobayashi H, et al. Atrophic dermatofibroma. Elastophagocytosis by the tumor cells. *J Cutan Pathol* 2000;27:312–315.

44. Schwob VS, Santa Cruz DJ. Palisading cutaneous fibrous histiocytoma. *J Cutan Pathol* 1986;13:403–407.

45. Papalas JA, Balmer NN, Wallace C, et al. Ossifying dermatofibroma with osteoclast-like giant cells: report of a case and literature review. *Am J Dermatopathol* 2009;31:379–383.

46. Klaus SN, Winkelman RK. The enzyme histochemistry of nodular subepidermal fibrosis. *Br J Dermatol* 1966;78:398–402.

47. Zelger BG, Zelger B. Dermatofibroma (fibrous histiocytoma): an inflammatory or neoplastic disorder? *Histopathology* 2001;38:379–381.

48. Calonje E. Is cutaneous benign fibrous histiocytoma (dermatofibroma) a reactive inflammatory process or a neoplasm? *Histopathology* 2000;37:278–280.

49. Chen TC, Kuo Tt, Chan HL. Dermatofibroma is a clonal proliferative disease. *J Cutan Pathol* 2000;27:36–39.

50. Hui P, Glusac EJ, Sinard JH, et al. Clonal analysis of cutaneous fibrous histiocytoma (dermatofibroma). *J Cutan Pathol* 2002;29:385–389.

51. Cheng L, Amini SB, Zaim MT. Follicular basal cell hyperplasia overlying dermatofibroma. *Am J Surg Pathol* 1997;21:711–718.

52. Morgan MB, Howard HG, Everett MA. Epithelial induction in dermatofibroma: a role for the epidermal growth factor (EGF) receptor. *Am J Dermatopathol* 1997;19:35–40.

53. Han KH, Huh CH, Cho KH. Proliferation and differentiation of the keratinocytes in hyperplastic epidermis overlying dermatofibroma. Immunohistochemical characterization. *Am J Dermatopathol* 2001;23:90–98.

54. Calonje E, Fletcher CDM. Cutaneous fibrohistiocytic tumors: an update. *Adv Anat Pathol* 1994;1:2–15.

55. Cerio R, Spaull J, Wilson Jones E. Histiocytoma cutis: a tumor of dermal dendrocytes (dermal dendrocytoma). *Br J Dermatol* 1989;120:197–206.

56. Headington JT. The dermal dendrocyte. In: Callen JP, Dahl MV, Golitz LE, eds. *Advances in dermatology, Vol 1.* Chicago, IL: Year Book Medical, 1986:159–171.

57. Prieto VG, Reed JA, Shea CR. Immunohistochemistry of dermatofibroma and benign fibrous histiocytomas. *J Cutan Pathol* 1995;22:336–341.

58. Mihatsch-Konz B, Schaumburg-Lever G, Lever WF. Ultrastructure of dermatofibroma. *Arch Dermatol Forsch* 1973;246:181–192.

59. Aubock L. Zur Ultrastruktur fibroser und histiocytarer Hauttumoren. *Virchows Arch A* 1975;368:253–274.

60. Katenkamp D, Stiller D. Cellular composition of the so-called dermatofibroma (histiocytoma cutis). *Virchows Arch* 1975;367:325–336.

61. Kindblom LG, Jacobsen GK, Jacobsen M. Immunohistochemical investigations of tumors of supposed fibroblastic-histiocytic origin. *Hum Pathol* 1982;13:834–840.

62. Kerdel FA, Morgan EW, Holden CA. Demonstration of alpha-1-anti-trypsin and alpha-1-antichymotrypsin in cutaneous histiocytic infiltrates. *J Am Acad Dermatol* 1982;7:177–182.

63. Burgdorf W, Moreland A, Wasik R. Negative immunoperoxidase staining for lysozyme in nodular subepidermal fibrosis. *Arch Dermatol* 1982;118:241–243.

64. Kanitakis J, Schmitt D, Thivolet J. Immunohistologic study of cellular populations of histiocytofibromas ("dermatofibromas"). *J Cutan Pathol* 1984;11:88–94.

65. Zelger B, Sidoroff A, Stanzl U, et al. Deep penetrating dermatofibroma versus dermatofibrosarcoma protuberans.

Am J Surg Pathol 1994;18:677–686.

66. Goldblum JR, Tuthill RJ. CD34 and factor XIIIa immunore-activity in dermatofibrosarcoma protuberans and dermatofi-broma. *Am J Dermatopathol* 1997;19:147–153.

67. Horenstein MG, Prieto VG, Nuckols JD, et al. Indeterminate fibrohistiocytic lesions of the skin. Is there a spectrum be-tween dermatofibroma and dermatofibrosarcoma protuber-ans? *Am J Surg Pathol* 2000;24:996–1003.

68. Franchi A, Santucci M. Tenascin expression in cutaneous fibrohistiocytic tumors. Immunohistochemical investigation of 24 cases. *Am J Dermatopathol* 1996;18:454–459.

69. Kahn HJ, Fekete E, From L. Tenascin differentiates der-matofibromas from dermatofibrosarcoma protuberans: comparison with CD34 and factor XIIIa. *Hum Pathol* 2001;32:50–56.

70. Fletcher CDM. Angiomatoid "malignant fibrous histiocy-toma": an immunohistochemical study indicative of myxoid differentiation. *Hum Pathol* 1991;22:563–568.

71. Costa MJ, Weiss SW. Angiomatoid malignant fibrous histio-cytoma: a follow-up study of 108 cases with evaluation of possible histologic predictors of outcome. *Am J Surg Pathol* 1990;14:1126–1132.

72. Doyle LA, Fletcher CD. Metastasizing "benign" cutaneous fi-brous histiocytoma: a clinicopathologic analysis of 16 cases. *Am J Surg Pathol* 2013;37:484–495.

73. Mentzel T, Wiesner T, Cerroni L, et al. Malignant dermatofi-broma: clinicopathological, immunohistochemical, and mo-lecular analysis of seven cases. *Mod Pathol* 2013;26:256–267.

74. Lodewick E, Avermaete A, Blom WA, et al. Fatal case of met-astatic cellular fibrous histiocytoma: case report and review of literature. *Am J Dermatopathol* 2013 September 24. [Epub ahead of print].

75. Rodríguez-Jurado R, Palacios C, Durán-McKinster C, et al. Medallion-like dermal dendrocyte hamartoma: a new clinically and histopathologically distinct lesion. *J Am Acad Dermatol* 2004;51:359–363.

76. Kutzner H, Mentzel T, Palmedo G, et al. Plaque-like CD34-positive dermal fibroma ("medallion-like dermal dendrocyte hamartoma"): clinicopathologic, immunohistochemical, and molecular analysis of 5 cases emphasizing its distinction from superficial, plaque-like dermatofibrosarcoma protuber-ans. *Am J Surg Pathol* 2010;34:190–201.

77. Marque M, Bessis D, Pedeutour F, et al. Medallion-like dermal dendrocyte hamartoma: the main diagnostic pitfall is congenital atrophic dermatofibrosarcoma. *Br J Dermatol.* 2009;160:190–193.

78. King DT, Millman AJ, Gurevitch AW. Giant cell tumor of the tendon sheath involving the skin. *Arch Dermatol* 1978;114:944–946.

79. Uriburu IJ, Levy VD. Intraosseous growth of giant cell tumors of the tendon sheath (localized nodular tenosyno-vitis) of the digits: report of 15 cases. *J Hand Surg* 1998;23:732–736.

80. de St. Aubain Somerhaussen N, Dal Cin P. Giant cell tumour of tendon sheath. In: Fletcher CDM, Unni KK, Mertens F, eds. *World Health Organization classification of tumours. Pathology and genetics of tumours of soft tissue and bone.* Lyons, France: IARC Press, 2002:110–111.

81. Reilly KE, Stern PJ, Dale JA. Recurrent giant cell tumors of the tendon sheath. *J Hand Surg* 1999;24:1298–1302.

82. Vogrincic GS, O'Connell JX, Gilks CB. Giant cell tumor of tendon sheath is a polyclonal cellular proliferation. *Hum Pathol* 1997;28:815–819.

83. Ushijima M, Hashimoto H, Tsuneyoshi M. Giant cell tumor

of the tendon sheath (nodular tenosynovitis). *Cancer* 1986;57:875–884.

84. Carstens P. Giant cell tumors of tendon sheath. *Arch Pathol* 1978;102:99–103.

85. Rao AS, Vigorita VJ. Pigmented villonodular synovitis (giant cell tumor of the tendon sheath and synovial membrane): a review of 81 cases. *J Bone Joint Surg* 1984;66a:76.

86. Weiss SW, Goldblum JR. Giant cell tumor of tendon sheath. In: *Enzinger and Weiss's soft tissue tumors.* 5th ed. Philadel-phia, PA: Mosby-Harcourt, 2008:770–777.

87. Alguacil-Garcia A, Unni KK, Goellner JR. Giant cell tumor of tendon sheath and pigmented villonodular synovitis: an ultrastructural study. *Am J Clin Pathol* 1978;69:6–17.

88. Wood GS, Beckstead JH, Medeiros LJ, et al. The cells of giant cell tumor of tendon sheath resemble osteoclasts. *Am J Surg Pathol* 1988;12:444–452.

89. Medeiros LJ, Beckstead JH, Rosenberg AE, et al. Giant cells and mononuclear cells of giant cell tumor of bone resemble histiocytes. *Appl Immunohistochem* 1993;1:115–122.

90. O'Connell JX, Fanburg JC, Rosenberg AE. Giant cell tumor of tendon sheath and pigmented villonodular synovitis: im-munophenotype suggests a synovial cell origin. *Hum Pathol* 1995;26:771–775.

91. Peters CW, Hanke CW, Pasarell HA, et al. Dermatofibro-sarcoma protuberans of the face. *J Dermatol Surg Oncol* 1982;8:823–826.

92. Gutierrez G, Ospina JE, De Baez NE, et al. Dermatofibrosar-coma protuberans. *Int J Dermatol* 1984;23:396–401.

93. McKee PH, Fletcher CDM. Dermatofibrosarcoma protu-berans presenting in infancy and childhood. *J Cutan Pathol* 1991;18:241–246.

94. Martin L, Combemale P, Dupin M, et al. The atrophic vari-ant of dermatofibrosarcoma protuberans in childhood: a report of six cases. *Br J Dermatol* 1998;139:719–725.

95. Checketts SR, Hamilton TK, Baughman RD. Congenital and childhood dermatofibrosarcoma protuberans: a case report and review of the literature. *J Am Acad Dermatol* 2000;42:907–913.

96. Kahn LB, Saxe N, Gordon W. Dermatofibrosarcoma protu-berans with lymph node and pulmonary metastases. *Arch Dermatol* 1978;114:599–601.

97. Taylor HB, Helwig EB. Dermatofibrosarcoma protuberans. *Cancer* 1961;15:717–725.

98. Fletcher CDM, Evans BJ, MacArtney JC, et al. Dermato-fibrosarcoma protuberans: a clinicopathological and im-munohistochemical study with a review of the literature. *Histopathology* 1985;9:921–938.

99. Bednar F. Storiform neurofibromas of the skin, pigmented and non-pigmented. *Cancer* 1957;10:368–376.

100. Dupree WB, Langloss JM, Weiss SW. Pigmented dermato-fibrosarcoma protuberans (Bednar tumor). A pathologic, ultrastructural, and immunohistochemical study. *Am J Surg Pathol* 1985;9:630–639.

101. Fletcher CDM, Theaker JM, Flanagan A, et al. Pigmented dermatofibrosarcoma protuberans (Bednar tumour); mela-nocytic colonization or neuroectodermal differentiation? A clinicopathological and immunohistochemical study. *Histopathology* 1988;13:631–643.

102. Maire G, Fraitag S, Galmiche L, et al. Clinical, histologic, and molecular study of 9 cases of congenital dermatofibro-sarcoma protuberans. *Arch Dermatol* 2007;143:203–210.

103. Connelly JH, Evans HL. Dermatofibrosarcoma protuberans: a clinicopathologic review with emphasis on fibrosarcoma-tous areas. *Am J Surg Pathol* 1992;16:921–925.

104. Diaz-Cascajo C, Weyers W, Borrego L, et al. Dermatofibrosarcoma protuberans with fibrosarcomatous areas: a clinico-pathologic and immunohistochemic study in four cases. *Am J Dermatopathol* 1997;19:562–567.

105. Goldblum JR, Reith JD, Weiss SW. Sarcomas arising in dermatofibrosarcoma protuberans. A reappraisal of biologic behavior in eighteen cases treated by wide local excision with extended clinical follow up. *Am J Surg Pathol* 2000;24:1125–1130.

106. Abbott JJ, Oliveira AM, Nascimento AG. The prognostic significance of fibrosarcomatous transformation in dermatofibrosarcoma protuberans. *Am J Surg Pathol* 2006;30:436–443.

107. Shmookler BM, Enzinger FM, Weiss SW. Giant cell fibroblastoma: a juvenile form of dermatofibrosarcoma protuberans. *Cancer* 1989;64:2154–2161.

108. Beham A, Fletcher DC. Dermatofibrosarcoma protuberans with areas resembling giant cell fibroblastoma: report of two cases. *Histopathology* 1990;17:165–167.

109. Alguacil-Garcia A. Giant cell fibroblastoma recurring as dermatofibrosarcoma protuberans. *Am J Surg Pathol* 1991;15:798–801.

110. Allen PW, Zwi J. Giant cell fibroblastoma transforming into dermatofibrosarcoma protuberans [Letter]. *Am J Surg Pathol* 1992;15:1127–1128.

111. Coyne J, Kaftan SM, Craig RD. Dermatofibrosarcoma protuberans recurring as a giant cell fibroblastoma. *Histopathology* 1992;21:184–187.

112. Michael M, Zamecnik M. Giant cell fibroblastoma with a dermatofibrosarcoma protuberans component. *Am J Dermatopathol* 1992;14:549–552.

113. Alguacil-Garcia A, Unni KH, Goellner JR. Histogenesis of dermatofibrosarcoma protuberans: an ultrastructural study. *Am J Clin Pathol* 1978;69:427–434.

114. Zina AM, Bundino S. Dermatofibrosarcoma protuberans: an ultrastructural study of five cases. *J Cutan Pathol* 1979;6:265–271.

115. Hashimoto K, Brownstein MH, Jacobiec FA. Dermatofibrosarcoma protuberans. *Arch Dermatol* 1974;110:874–885.

116. Zemecnik M, Michal M, Chlumska A. Composite dermatofibrosarcoma protuberans–giant cell fibroblastoma recurring as Bednar tumor–giant cell fibroblastoma with mucoid lakes and with amputation neuroma. *Cesk Patol* 2002;38:173–177.

117. Lautier R, Wolff HH, Jones RE. An immunohistochemical study of dermatofibrosarcoma protuberans supports its fibroblastic character and contradicts neuroectodermal or histiocytic components. *Am J Dermatopathol* 1990;2:25–30.

118. Ma CK, Zarbo RJ, Gown AM. Immunohistochemical characterization of atypical fibroxanthoma and dermatofibrosarcoma protuberans. *Am J Clin Pathol* 1992;97:478–483.

119. Calonje E, Fletcher CDM. Myoid differentiation in dermatofibrosarcoma protuberans and its fibrosarcomatous variant: clinicopathologic analysis of 5 cases. *J Cutan Pathol* 1996;23:30–36.

120. Labonte S, Hanna W, Bandarchi-Chamkhaleh B. A study of CD117 expression in dermatofibrosarcoma protuberans and cellular dermatofibroma. *J Cutan Pathol* 2007;34:857–860.

121. Dal Cin P, Sciot R, De Wever J, et al. Cytogenetic and immunohistochemical evidence that giant cell fibroblastoma is related to dermatofibrosarcoma protuberans. *Genes Chromosomes Cancer* 1996;15:73–75.

122. McArthur GA. Molecular targeting of dermatofibrosarcoma

protuberans: a new approach to a surgical disease. *J Natl Comprehens Cancer Network* 2007;5:557–562.

123. Llombart B, Serra-Guillén C, Monteagudo C, et al. Dermatofibrosarcoma protuberans: a comprehensive review and update on diagnosis and management. *Semin Diagn Pathol* 2013;30:13–28.

124. Weiss SW, Nickoloff BJ. CD-34 is expressed by a distinctive cell population in peripheral nerve, nerve sheath tumors, and related lesions. *Am J Surg Pathol* 1993;17:1039–1045.

125. Aiba S, Tabata N, Ishil H, et al. Dermatofibrosarcoma protuberans is a unique fibrohistiocytic tumor expressing CD34. *Br J Dermatol* 1992;127:79–84.

126. Altman DA, Nickoloff BJ, Fivenson DP. Differential expression of factor XIIIa and CD34 in cutaneous mesenchymal tumors. *J Cutan Pathol* 1993;20:154–158.

127. Calikoglu E, Augsburger E, Chavaz P, et al. CD44 and hyaluronate in the differential diagnosis of dermatofibroma and dermatofibroma protuberans. *J Cutan Pathol* 2003;30:185–189.

128. West RB, Harvell J, Linn SC, et al. Apo D in soft tissue tumors: a novel marker for dermatofibrosarcoma protuberans. *Am J Surg Pathol* 2004;28:1063–1069.

129. Bandarchi B, Ma L, Marginean C, et al. D2-40, a novel immunohistochemical marker in differentiating dermatofibroma from dermatofibrosarcoma protuberans. *Mod Pathol* 2010;23:434–438.

130. Jha P, Moosavi C, Fanburg-Smith JC. Giant cell fibroblastoma: an update and addition of 86 new cases from the Armed Forces Institute of Pathology, in honor of Dr. Franz M. Enzinger. *Ann Diagn Pathol* 2007;11:81–88.

131. Dymock RB, Allen PW, Stirling JW, et al. Giant cell fibroblastoma: a distinctive, recurrent tumor of childhood. *Am J Surg Pathol* 1987;11:263–272.

132. Weiss SW, Goldblum JR. Giant cell fibroblastoma. In: *Enzinger and Weiss's soft tissue tumors.* 5th ed. Philadelphia, PA: Mosby-Harcourt, 2008:386–390.

133. Harvell JD, Kilpatrick SE, White WL. Histogenetic relations between giant cell fibroblastoma and dermatofibrosarcoma protuberans. CD34 staining showing the spectrum and a simulator. *Am J Dermatopathol* 1998;20:339–345.

134. Terrier-Lacombe MJ, Guillou L, Maire G, et al. Dermatofibrosarcoma protuberans, giant cell fibroblastoma, and hybrid lesions in children: clinicopathological comparative analysis of 28 cases with molecular data. *Am J Surg Pathol* 2003;27:27–39.

135. Enzinger FM, Zhang R. Plexiform fibrohistiocytic tumor presenting in children and young adults. An analysis of 65 cases. *Am J Surg Pathol* 1988;12:818–826.

136. Leclerc S, Hamel-Teillac D, Oger P, et al. Plexiform fibrohistiocytic tumor: three unusual cases occurring in infancy. *J Cutan Pathol* 2005;32(8):572–576.

137. Remstein ED, Arndt CAS, Nascimento AG. Plexiform fibrohistiocytic tumor: clinicopathologic analysis of 22 cases. *Am J Surg Pathol* 1999;23:662–670.

138. Salamanca J, Rodríguez-Peralto JL, García de la Torre JP, et al. Plexiform fibrohistiocytic tumor without multinucleated giant cells. *Am J Dermatopathol* 2002;24:399–401.

139. Fisher C. Atypical plexiform fibrohistiocytic tumor. *Histopathology* 1997;30:271–273.

140. Zelger B, Weinlich G, Steiner H, et al. Dermal and subcutaneous variants of plexiform fibrohistiocytic tumor. *Am J Surg Pathol* 1997;21:235–241.

141. Hollowood K, Holley MP, Fletcher CDM. Plexiform fibrohistiocytic tumor: clinicopathological, immunohistochemical

and ultrastructural analysis in favour of a myofibroblastic lesion. *Histopathology* 1991;19:503–513.

142. Leclerc-Mercier S, Pedeutour F, Fabas T, et al. Plexiform fibrohistiocytic tumor with molecular and cytogenetic analysis. *Pediatr Dermatol* 2011;28:26–29.

143. Jaffer S, Ambrosini-Spaltro A, Mancini AM, et al. Neurothekeoma and plexiform fibrohistiocytic tumor: mere histologic resemblance or histogenetic relationship? *Am J Surg Pathol* 2009;33:905–913.

144. Fox MD, Billings SD, Gleason BC, et al. Expression of MiTF may be helpful in differentiating cellular neurothekeoma from plexiform fibrohistiocytic tumor (histiocytoid predominant) in a partial biopsy specimen. *Am J Dermatopathol* 2012;34:157–160.

145. Moosavi C, Jha P, Fanburg-Smith JC. An update on plexiform fibrohistiocytic tumor and addition of 66 new cases from the Armed Forces Institute of Pathology, in honor of Franz M. Enzinger, MD. *Ann Diagn Pathol* 2007;11:313–319.

146. Fretzin DFJ, Helwig EB. Atypical fibroxanthoma of the skin. *Cancer* 1973;31:1541–1552.

147. Barr RJ, Wuerker RB, Graham JH. Ultrastructure of atypical fibroxanthoma. *Cancer* 1977;40:736–743.

148. Jacobs DS, Edwards WD, Ye RC. Metastatic atypical fibroxanthoma of the skin. *Cancer* 1975;35:457–463.

149. Helwig EB, May D. Atypical fibroxanthoma of the skin with metastasis. *Cancer* 1986;57:368–376.

150. Vargas-Cortes F, Winkelmann RK, Soule EH. Atypical fibroxanthoma of the skin. *Mayo Clin Proc* 1973;48:211–218.

151. Mirza B, Weedon D. Atypical fibroxanthoma: a clinicopathological study of 89 cases. *Australas J Dermatol* 2005;46:235–238.

152. Giuffrida TJ, Kligora CJ, Goldstein GD. Localized cutaneous metastases from an atypical fibroxanthoma. *Dermatol Surg* 2004;30:1561–1564.

153. Rizzardi C, Angiero F, Melato M. Atypical fibroxanthoma and malignant fibrous histiocytoma of the skin. *Anticancer Res* 2003;23:1847–1851.

154. Beer TW, Drury P, Heenan PJ. Atypical fibroxanthoma: a histological and immunohistochemical review of 171 Cases. *Am J Dermatopathol* 2010;32:533–540.

155. Luzar B, Calonje E. Morphological and immunohistochemical characteristics of atypical fibroxanthoma with a special emphasis on potential diagnostic pitfalls: a review. *J Cutan Pathol* 2010;37:301–319.

156. Calonje E, Wadden C, Wilson Jones E, et al. Spindle-cell non-pleomorphic atypical fibroxanthoma: analysis of a series and delineation of a distinctive variant. *Histopathology* 1992;22:247–254.

157. Requena L, Sangueza OP, Sánchez Yus E, et al. Clearcell atypical fibroxanthoma: an uncommon histopathologic variant of atypical fibroxanthoma. *J Cutan Pathol* 1997;24:176–182.

158. Crowson AN, Carlson-Sweet K, MacInnis C, et al. Clear cell atypical fibroxanthoma: a clinicopathologic study. *J Cutan Pathol* 2002;29:374–381.

159. Diaz-Cascajo C, Borghi S, Bonczkowitz M. Pigmented atypical fibroxanthoma. *Histopathology* 1998;33:537–541.

160. Orosz Z. Atypical fibroxanthoma with granular cells. *Histopathology* 1998;33:88–89.

161. Bruecks AK, Medlicott SA, Trotter MJ. Atypical fibroxanthoma with prominent sclerosis. *J Cutan Pathol* 2003;30:336–339.

162. Offman S, Pasternak S, Walsh N. Keloidal and other collagen patterns in atypical fibroxanthomas. *Am J Dermatopathol* 2010;32:326–332.

163. Alguacil-Garcia A, Unni KK, Goellner JR, et al. Atypical fibroxanthoma of the skin: an ultrastructural study of two cases. *Cancer* 1977;40:1471–1480.

164. Longacre TA, Smoller BR, Rouse RU. Atypical fibroxanthoma: multiple immunohistologic profiles. *Am J Surg Pathol* 1993;17:1199–1209.

165. Sakamoto A, Oda Y, Yamamoto H, et al. Calponin and h-caldesmon expression in atypical fibroxanthoma and superficial leiomyosarcoma. *Virchows Arch* 2002;440:404–409.

166. Hultgren TL, DiMaio DJ. Immunohistochemical staining of CD10 in atypical fibroxanthomas. *J Cutan Pathol* 2007;34:415–419.

167. Beer TW. CD163 Is not a sensitive marker to identify atypical fibroxanthomas. *J Cutan Pathol* 2012:39:29–32.

168. Beer TW, Haig D. CD117 is not a useful marker in atypical fibroxanthoma. *Am J Dermatopathol* 2009;31:649–652.

169. Hartel PH, Jackson J, Ducatman BS, et al. CD99 immunoreactivity in atypical fibroxanthoma and pleomorphic malignant fibrous histiocytoma: a useful diagnostic marker. *J Cutan Pathol* 2006;33(Suppl 2):24–28.

170. Miller K, Goodlad JR, Brenn T. Pleomorphic dermal sarcoma: adverse histologic features predict aggressive behavior and allow distinction from atypical fibroxanthoma. *Am J Surg Pathol* 2012;36:1317–1326.

171. Weiss SW, Enzinger FM. Malignant fibrous histiocytoma: an analysis of 200 cases. *Cancer* 1978;41:2250–2266.

172. Pezzi CM, Rawlings MS Jr, Esgro JJ, et al. Prognostic factors in 227 patients with malignant fibrous histiocytoma. *Cancer* 1992;69:2098–2103.

173. Weiss SW. Malignant fibrous histiocytoma. *Am J Surg Pathol* 1982;6:773–784.

174. Fritchie K, Fisher C, Coindre JM, et al. A brief history and contemporary re-assessment of malignant fibrous histiocytoma: "fact or fancy." *Diagn Histopathol* 2011;17:340–347.

175. Hollowood K, Fletcher CDM. Malignant fibrous histiocytoma: morphologic pattern or pathologic entity? *Semin Diagn Pathol* 1995;12:210–220.

176. Fletcher CDM. Pleomorphic malignant fibrous histiocytoma: fact or fiction? A critical reappraisal based on 159 tumors diagnosed as pleomorphic sarcoma. *Am J Surg Pathol* 1992;16:213–228.

177. Weiss SW, Goldblum JR. Malignant fibrous histiocytoma. In: *Enzinger and Weiss's soft tissue tumors.* 5th ed. Philadelphia, PA: Mosby-Harcourt, 2008:406–425.

178. Nakayama R, Nemoto T, Takahashi H, et al. Gene expression analysis of soft tissue sarcomas: characterization and reclassification of malignant fibrous histiocytoma. *Mod Pathol* 2007;20:749–759.

179. Al-Agha OM, Igbokwe AA. Malignant fibrous histiocytoma: between the past and the present. *Arch Pathol Lab Med* 2008;132:1030–1035.

180. Fujimura T, Okuyama R, Terui T, et al. Myxofibrosarcoma (myxoid malignant fibrous histiocytoma) showing cutaneous presentation: report of two cases. *J Cutan Pathol* 2005;32:512–515.

181. Mansoor A, White CR Jr. Myxofibrosarcoma presenting in the skin: clinicopathological features and differential diagnosis with cutaneous myxoid neoplasms. *Am J Dermatopathol* 2003;25:281–286.

182. Larramendy ML, Gentile M, Soloneski S, et al. Does comparative genomic hybridization reveal distinct differences in DNA copy number sequence patterns between leiomyo-

sarcoma and malignant fibrous histiocytoma? *Cancer Genet Cytogenet* 2008;187:1–11.

183. Gibault L, Pérot G, Chibon F, et al. New insights in sarcoma oncogenesis: a comprehensive analysis of a large series of 160 soft tissue sarcomas with complex genomics. *J Pathol* 2011;223:64–71.

184. Fletcher CDM, van den Berg E, Molenaar WM. Pleomorphic malignant fibrous histiocytoma/undifferentiated high grade pleomorphic sarcoma. In: Fletcher CDM, Unni KK, Mertens F, eds. *World Health Organization classification of tumours. Pathology and genetics of tumours of soft tissue and bone.* Lyons, France: IARC Press, 2002:120–122.

185. Guccion JG, Enzinger FM. Malignant giant cell tumor of soft parts: an analysis of 32 cases. *Cancer* 1972;29:1518–1529.

186. Fletcher CDM, van den Berg E, Molenaar WM. Myxoid malignant fibrous histiocytoma/undifferentiated high grade pleomorphic sarcoma. In: Fletcher CDM, Unni KK, Mertens F, eds. *World Health Organization classification of tumours. Pathology and genetics of tumours of soft tissue and bone.* Lyons, France: IARC Press, 2002:120–126.

187. Folpe AL, Morris RJ, Weiss SW. Soft tissue giant cell tumor of low malignant potential: a proposal for the reclassification of malignant giant cell tumor of soft parts. *Mod Pathol* 1999;12:894–902.

188. Enzinger FM. Angiomatoid malignant fibrous histiocytoma: a distinct fibrohistiocytic tumor of children and young adults simulating a vascular neoplasm. *Cancer* 1979;44:2147–2157.

189. Fanburg-Smith JC, Miettinen M. Angiomatoid "malignant" fibrous histiocytoma: a clinicopathologic study of 158 cases and further exploration of the myoid phenotype. *Hum Pathol* 1999;30:1336–1343.

190. Al-Attar A, Mess S, Thomassen JM, et al. Keloid pathogenesis and treatment. *Plast Reconstr Surg* 2006;117:286–300.

191. Burd A, Huang L. Hypertrophic response and keloid diathesis: two very different forms of scar. *Plast Reconstr Surg* 2005;116:150e–157e.

192. Atiyeh BS, Costagliola M, Hayek SN. Keloid or hypertrophic scar: the controversy: review of the literature. *Ann Plast Surg* 2005;54:676–680.

193. Murray JC, Pollack SV, Pinnel SR. Keloids: a review. *J Am Acad Dermatol* 1981;4:461–470.

194. Beer TW, Baldwin HC, Goddard JR, et al. Angiogenesis in pathological surgical scars. *Hum Pathol* 1998;29:1273–1278.

195. Linares HA, Larson DL. Early differential diagnosis between hypertrophic and nonhypertrophic healing. *J Invest Dermatol* 1974;62:514–516.

196. Shaffer JJ, Taylor SC, Cook-Boldin F. Keloidal scars: a review with a critical look at therapeutic options. *J Am Acad Dermatol* 2002;46:S63–S97.

197. Wolfram D, Tzankov A, Pülzl P, et al. Hypertrophic scars and keloids—a review of their pathophysiology, risk factors, and therapeutic management. *Dermatol Surg* 2009;35:171–181.

198. Mentzel T, Kutzner H. Dermatomyofibroma: clinicopathologic and immunohistochemical analysis of 56 cases and reappraisal of a rare and distinct cutaneous neoplasm. *Am J Dermatopathol* 2009;31:44–49.

199. Kamino H, Reddy VB, Guo M, et al. Dermatomyofibroma. *J Cutan Pathol* 1992;19:85–93.

200. Hugel H. Plaque-like dermal fibromatosis/dermatomyofibroma. *J Cutan Pathol* 1993;20:94.

201. Mortimore RJ, Whitehead KJ. Dermatomyofibroma: a report of two cases, one occurring in a child. *Australas J Dermatol* 2001;42:22–25.

202. Colome MI, Sanchez RL. Dermatomyofibroma: report of two cases. *J Cutan Pathol* 1994;21:371–376.

203. Mentzel T, Kutzner H. Haemorrhagic dermatomyofibroma (plaque-like dermal fibromatosis): clinicopathological and immunohistochemical analysis of three cases resembling plaque-stage Kaposi's sarcoma. *Histopathology* 2003;42(6):594–598.

204. Mentzel T, Calonje E, Fletcher CDM. Dermatomyofibroma: additional observations on a distinctive cutaneous myofibroblastic tumour with emphases on differential diagnosis. *Br J Dermatol* 1993;129:69–73.

205. Ng WK, Cheung MF, Ma L. Dermatomyofibroma: further support of its myofibroblastic nature by electron microscopy. *Histopathology* 1996;29:181–183.

206. Field LM. A giant pendulous fibrolipoma. *J Dermatol Surg Oncol* 1982;8:54–55.

207. Chobanian SJ, Van Ness MM, Winters C, et al. Skin tags as a marker for adenomatous polyps of the colon. *Ann Intern Med* 1985;103:892–893.

208. Beitler M, Eng A, Kilgour M, et al. Association between acrochordons and colonic polyps. *J Am Acad Dermatol* 1986;14:1042–1049.

209. Chobanian SJ, Van Ness MM, Winters C. Skin tags as a screening marker for colonic neoplasia. *Gastrointest Endosc* 1986;32:162.

210. Chobanian SJ. Skin tags and colonic polyps: a gastroenterologist's perspective. *J Am Acad Dermatol* 1987;16:407–409.

211. Margolis J, Margolis LS. Skin tags: a frequent sign of diabetes mellitus. *N Engl J Med* 1976;294:1184.

212. Kahana M, Grossman E, Feinstein A, et al. Skin tags: a cutaneous marker for diabetes mellitus. *Acta Dermatol Venereol (Stockholm)* 1987;67:175–177.

213. Agarwal JK, Nigam PK. Acrochordon: a cutaneous sign of carbohydrate intolerance. *Australas J Dermatol* 1987;28:132–133.

214. Lawrence JH, Tobias CA, Linfoot JA, et al. Successful treatment of acromegaly: metabolic and clinical studies in 145 patients. *J Clin Endocrinol Metab* 1970;31:180–198.

215. Dalton AD, Coghill SB. No association between skin tags and colorectal adenomas. *Lancet* 1985;1:1332–1333.

216. Luk GD. Colonic polyps and acrochordons (skin tags) do not correlate in familial colonic polyposis kindreds. *Ann Intern Med* 1986;104:209–210.

217. Graffeo M, Cesari P, Buffoli F, et al. Skin tags: markers for colonic polyps? *J Am Acad Dermatol* 1989;21:1029–1030.

218. Da La Torre C, Ocampo C, Doval I, et al. Acrochordons are not a component of Birt-Hogg-Dube syndrome. Does this syndrome exist? Case reports and review of the literature. *Am J Dermatopathol* 1999;21:369–374.

219. Schulz T, Ebschner U, Hartschuh W. Localised Birt-Hogg-Dube syndrome with localised perivascular fibromas. *Am J Dermatopathol* 2001;23:149–153.

220. Akhtar AJ, Zhuo J. Non-association between acrochordons and colonic polyps in a minority population. *J Natl Med Assoc* 2003;95:746–749.

221. Stegmaier OC. Natural regression of the melanocytic nevus. *J Invest Dermatol* 1959;32:413–419.

222. Huntley AC. Eruptive lipofibromata. *Arch Dermatol* 1983;119:612–614.

223. Agir H, Sen C, Cek D. Squamous cell carcinoma arising from a fibroepithelial polyp. *Ann Plast Surg* 2005;55:687–688.

224. Kamino H, Lee JYY, Berke A. Pleomorphic fibroma of the skin: a benign neoplasm with cytologic atypia. A

clinicopathologic study of eight cases. *Am J Surg Pathol* 1989;13:107–113.

225. Hsieh YJ, Lin YC, Wu YH, et al. Subungual pleomorphic fibroma. *J Cutan Pathol* 2003;30:569–571.

226. Hassanein A, Telang G, Benedetto E, et al. Subungual myxoid pleomorphic fibroma. *Am J Dermatopathol* 1998;20:502–505.

227. Rudolph P, Schubert C, Zelger BG, et al. Differential expression of CD34 and Ki-Mlp in pleomorphic fibroma and dermatofibroma with monster cells. *Am J Dermatopathol* 1999;21:414–419.

228. Al-Zaid T, Wang WL, Lopez-Terrada D, et al. Pleomorphic fibroma and dermal atypical lipomatous tumor: are they related? *J Cutan Pathol* 2013;40:379–384.

229. Yadav YK, Kushwaha R, Sharma U, et al. Cytomorphology of pleomorphic fibroma of skin: a diagnostic enigma. *J Cytol* 2013;30:71–73.

230. Rapini RP, Golitz LE. Sclerotic fibromas of the skin. *J Am Acad Dermatol* 1989;20:266–271.

231. Starink TM, Meijer CJLM, Brownstein MH. The cutaneous pathology of Cowden's disease: new findings. *J Cutan Pathol* 1985;12:83–93.

232. Alawi F, Freedman PD. Sporadic sclerotic fibroma of the oral soft tissues. *Am J Dermatopathol* 2004;26:182–187.

233. Mahmood MN, Salama ME, Chaffins M, et al. Solitary sclerotic fibroma of the skin: a possible link with pleomorphic fibroma with immunophenotypic expression for O13(CD99) and CD34. *J Cutan Pathol* 2003;30:631–636.

234. Brito H, Pereira EM, Reis-Filho JS, et al. Giant cell collagenoma: case report and review of the literature. *J Cutan Pathol* 2002;29:48–51.

235. Shitaba PK, Crouch EC, Fitzgibbon JF, et al. Cutaneous sclerotic fibroma. Immunohistochemical evidence of a fibroblastic neoplasm with ongoing type 1 collagen synthesis. *Am J Dermatopathol* 1995;17:339–343.

236. High WA, Stewart D, Essary LR, et al. Sclerotic fibroma–like change in various neoplastic and inflammatory skin lesions: is sclerotic fibroma a distinct entity? *J Cutan Pathol* 2004;31:373–378.

237. Gonzalez-Vela MC, Val-Bernal JF, Martino M, et al. Sclerotic fibroma–like dermatofibroma: an uncommon distinctive variant of dermatofibroma. *Histol Histopathol* 2005;20:801–806.

238. Cohen PR, Tschen JA, Abaya-Blas R, et al. Recurrent sclerotic fibroma of the skin. *Am J Dermatopathol* 1999;21:571–574.

239. McCalmont TH. Sclerotic fibroma: a fossil no longer. *J Cutan Pathol* 1994;21:82–85.

240. Dal Cin P, Sciot R, De Smet L, et al. Translocation 2;11 in a fibroma of tendon sheath. *Histopathology* 1998;32:433–435.

241. Sciot R, Samson I, van den Berghe H, et al. Collagenous fibroma (desmoplastic fibroblastoma): genetic link with fibroma of tendon sheath? *Mod Pathol* 1999;12:565–568.

242. Park SY, Jin SP, Yeom B, et al. Multiple fibromas of tendon sheath: unusual presentation. *Ann Dermatol* 2011;23:S45–S47.

243. Griesser MJ, Wakely PE, Mayerson J. Intraarticular fibroma of tendon sheath. *Indian J Orthop* 2011;45:276–279.

244. Humphreys S, McKee PH, Fletcher CDM. Fibroma of tendon sheath. *J Cutan Pathol* 1986;13:331–338.

245. Cooper PH. Fibroma of tendon sheath. *J Am Acad Dermatol* 1984;11:625–628.

246. Hashimoto H, Tsuneyoshi M, Daimaru Y, et al. Fibroma of tendon sheath: a tumor of myofibroblasts. A clinicopathologic study of 18 cases. *Acta Pathol Jpn* 1985;35:1099–1107.

247. Chung EB, Enzinger FM. Fibroma of tendon sheath. *Cancer* 1979;44:1945–1954.

248. Jang JG, Jung HH, Suh KS, et al. Desmoplastic fibroblastoma (collagenous fibroma). *Am J Dermatopathol* 1999;21:256–258.

249. Rudolph P, Schubert C, Harms D, et al. Giant cell collagenoma: a benign dermal tumor with distinctive multinucleate cells. *Am J Surg Pathol* 1998;22:557–563.

250. Junkins-Hopkins JM, Johnson WC. Desmoplastic fibroblastoma. *J Cutan Pathol* 1998;25:450–454.

251. Miettinen M, Fetsch JF. Collagenous fibroma (desmoplastic fibroblastoma): a clinicopathologic analysis of 63 cases of a distinctive soft tissue lesion with stellate-shaped fibroblasts. *Hum Pathol* 1998;29:676–682.

252. de Sousa SF, Caldeira PC, Grossmann Sde M, et al. Desmoplastic fibroblastoma (collagenous fibroma): a case identified in the buccal mucosa. *Head Neck Pathol* 2011;5:175–179.

253. Nonaka CF, Carvalho Mde V, de Moraes M, et al. Desmoplastic fibroblastoma (collagenous fibroma) of the tongue. *J Cutan Pathol* 2010;37:911–914.

254. Nielsen GP, O'Connell JX, Dickersin GR, et al. Collagenous fibroma (desmoplastic fibroblastoma): a report of seven cases. *Mod Pathol* 1996;9:781–785.

255. Alberghini M, Pasquinelli G, Zanella L, et al. Desmoplastic fibroblastoma: a light and ultrastructural description of two cases. *Ultrastruct Pathol* 2004;28:149–157.

256. Huang HY, Sung MT, Eng HL, et al. Superficial collagenous fibroma: immunohistochemical, ultrastructural, and flow cytometric study of three cases, including one pemphigus vulgaris patient with a dermal mass. *APMIS* 2002;110:283–289.

257. Nishio J, Akiho S, Iwasaki H, et al. Translocation t(2;11) is characteristic of collagenous fibroma (desmoplastic fibroblastoma). *Cancer Genet* 2011;204:569–571.

258. Bernal K, Nelson M, Neff JR, et al. Translocation (2;11) (q31;q12) is recurrent in collagenous fibroma (desmoplastic fibroblastoma). *Cancer Genet Cytogenet* 2004;149:161–163.

259. Sciot R, Samson I, van den Berghe H, et al. Collagenous fibroma (desmoplastic fibroblastoma): genetic link with fibroma of tendon sheath? *Mod Pathol* 1999;12:565–568.

260. Hutter RVP, Stewart FW, Foote FW Jr. Fasciitis. *Cancer* 1962;15:992–1003.

261. Bernstein KE, Lattes R. Nodular (pseudosarcomatous) fasciitis: a nonrecurrent lesion. *Cancer* 1982;49:1668–1678.

262. Mehregan AH. Nodular fasciitis. *Arch Dermatol* 1966;93:204–210.

263. Soule EH. Proliferative (nodular) fasciitis. *Arch Pathol* 1962;73:437–444.

264. Nishio J. Updates on the cytogenetics and molecular cytogenetics of benign and intermediate soft tissue tumors. *Oncol Lett* 2013;5:12–18.

265. De Feraudy S, Fletcher CD. Intradermal nodular fasciitis: a rare lesion analyzed in a series of 24 cases. *Am J Surg Pathol* 2010;34:1377–1381.

266. Lai FM-M, Lam WY. Nodular fasciitis of the dermis. *J Cutan Pathol* 1993;20:66–69.

267. Goodlad JR, Fletcher CDM. Intradermal variant of nodular "fasciitis." *Histopathology* 1990;17:569–571.

268. Price S, Kahn LB, Saxe N. Dermal and intravascular fasciitis: unusual variants of nodular fasciitis. *Am J Dermatopathol* 1993;15:539–543.

269. Nishi SPE, Vessels Brey N, Sanchez RL. Dermal nodular fasciitis: three case reports of the head and neck and literature review. *J Cutan Pathol* 2006;33:378–382.

270. Thompson L, Fanburg-Smith J, Wenig B. Nodular fasciitis of the external ear region: a clinical study of 50 cases. *Ann Diagn Pathol* 2001;5:191–198.

271. Wick MR, Mills SE, Ritter JH, et al. Postoperative/posttraumatic spindle cell nodule of the skin. The dermal analogue of nodular fasciitis. *Am J Dermatopathol* 1999;21:220–224.

272. Patchefsky AS, Enzinger FM. Intravascular fasciitis: a report of 17 cases. *Am J Surg Pathol* 1981;5:29–36.

273. Chung EB, Enzinger FM. Proliferative fasciitis. *Cancer* 1975;36:1450–1458.

274. Diaz-Flores L, Martin Herrera AI, Garcia Montelongo R, et al. Proliferative fasciitis: ultrastructure and histogenesis. *J Cutan Pathol* 1989;16:85–92.

275. Lin XY, Wang L, Zhang Y, et al. Variable Ki67 proliferative index in 65 cases of nodular fasciitis, compared with fibrosarcoma and fibromatosis. *Diagn Pathol* 2013;8:50.

276. Wirman JA. Nodular fasciitis: a lesion of myofibroblasts. *Cancer* 1976;38:2378–2389.

277. Montgomery EA, Meis JM. Nodular fasciitis: its morphologic spectrum and immunohistochemical profile. *Am J Surg Pathol* 1991;15:942–948.

278. Sarangarajan R, Dehner L. Cranial and extracranial fasciitis of childhood: a clinicopathologic and immunohistochemical study. *Hum Pathol* 1999;30:87–92.

279. Lauer DH, Enzinger FM. Cranial fasciitis of childhood. *Cancer* 1980;45:401–406.

280. Perosio PM, Weiss SW. Ischemic fasciitis: a juxta-skeletal fibroblastic proliferation with a predilection for elderly patients. *Mod Pathol* 1993;6:69–72.

281. Baldassano MF, Rosenberg AE, Flotte TJ. Atypical decubital fibroplasia: a series of three cases. *J Cutan Pathol* 1998;25:149–152.

282. Liegl B, Fletcher CD. Ischemic fasciitis: analysis of 44 cases indicating an inconsistent association with immobility or debilitation. *Am J Surg Pathol* 2008;32:1546–1552.

283. Venencie PV, Bigel P, Desgruelles C, et al. Infantile myofibromatosis. *Br J Dermatol* 1987;117:255–259.

284. Spraker MK, Stack C, Esterly NB. Congenital generalized fibromatosis. *J Am Acad Dermatol* 1984;10:365–371.

285. Stanford D, Rogers M. Dermatological presentations of infantile myofibromatosis: a review of 27 cases. *Australas J Dermatol* 2000;41:156–161.

286. Fukasawa Y, Ishikura H, Takada A, et al. Massive apoptosis in infantile myofibromatosis: a putative mechanism of tumor regression. *Am J Pathol* 1994;144:480–485.

287. Leaute-Labreze C, Labarthe MP, Blanc JF, et al. Self-healing generalized infantile myofibromatosis with elevated urinary bFGF. *Pediatr Dermatol* 2001;18:305–307.

288. Guitart J, Ritter JH, Wick MR. Solitary cutaneous myofibromas in adults: report of six cases and discussion of differential diagnosis. *J Cutan Pathol* 1996;23:437–444.

289. Requena L, Kutzner H, Hugel H, et al. Cutaneous adult myofibroma: a vascular neoplasm. *J Cutan Pathol* 1996;23:445–457.

290. Zand DJ, Huff D, Everman D, et al. Autosomal dominant inheritance of infantile myofibromatosis. *Am J Med Genet* 2004;126A:261–266.

291. Dray M, McCarthy S, Palmer A, et al. Myopericytoma: a unifying term for a spectrum of tumours that show overlapping features with myofibroma. A review of 14 cases. *J Clin Pathol* 2006;59:67–73.

292. Chung EB, Enzinger FM. Infantile myofibromatosis. *Cancer* 1981;48:1807–1818.

293. Benjamin SP, Mercer RD, Hawk WA. Myofibroblastic contraction in spontaneous regression of multiple congenital mesenchymal hamartoma. *Cancer* 1977;40:2343–2352.

294. Oudijk L, den Bakker MA, Hop WC, et al. Solitary, multifocal and generalized myofibromas: clinicopathological and immunohistochemical features of 114 cases. *Histopathology* 2012;60:1–11.

295. Granter SR, Badizadegan K, Fletcher CDM. Myofibromatosis in adults, glomangiopericytoma and myopericytoma. A spectrum of tumors showing perivascular myoid differentiation. *Am J Surg Pathol* 1998;22:513–525.

296. Gatibelza ME, Vazquez BR, Bereni N, et al. Isolated infantile myofibromatosis of the upper eyelid: uncommon localization and long-term results after surgical management. *J Pediatr Surg* 2012;47:1457–1459.

297. Enzinger FM. Fibrous hamartoma of infancy. *Cancer* 1965;18:241–248.

298. Cooper PH. Fibrous proliferations of infancy and childhood. *J Cutan Pathol* 1992;19:257–267.

299. Scott DM, Peña JR, Omura EF. Fibrous hamartoma of infancy. *J Am Acad Dermatol* 1999;41:857–859.

300. Dickey GE, Sotelo-Avila C. Fibrous hamartoma of infancy: current review. *Pediatr Dev Pathol* 1999;2:236–243.

301. Sotelo-Avila C, Bale PM. Subdermal fibrous hamartoma of infancy: pathology of 40 cases and differential diagnosis. *Pediatr Pathol* 1994;14:39–52.

302. Carretto E, Dall'Igna P, Allagio R, et al. Fibrous hamartoma of infancy: an Italian multi-institutional experience. *J Am Acad Dermatol* 2006;54:800–803.

303. Lakshminarayanan R, Konia T, Welborn J. Fibrous hamartoma of infancy: a case report with associated cytogenetic findings. *Arch Pathol Lab Med* 2005;129:520–522.

304. Hallock GG. Juvenile hyaline fibromatosis of the hand in an adult. *J Hand Surg [Am]* 1993;18:614–617.

305. Kan AE, Rogers M. Juvenile hyaline fibromatosis: an expanded clinicopathologic spectrum. *Pediatr Dermatol* 1989;6:68–75.

306. Nofal A, Sanad M, Assaf M, et al. Juvenile hyaline fibromatosis and infantile systemic hyalinosis: a unifying term and a proposed grading system *J Am Acad Dermatol* 2009;61:695–700.

307. Kitano Y, Horiki M, Aoki T, et al. Two cases of juvenile hyalin fibromatosis. *Arch Dermatol* 1972;106:877–883.

308. Mayer-Da-Silva A, Polares-Baptista A, Rodrigo FG, et al. Juvenile hyalin fibromatosis. *Arch Pathol* 1988;112:928–931.

309. Miyake I, Tokumaru H, Sugino H, et al. Juvenile hyaline fibromatosis: case report with five years' follow-up. *Am J Dermatopathol* 1995;17:584–590.

310. Haleem A, Al-Hindi HN, Juboury MA, et al. Juvenile hyaline fibromatosis: morphologic, immunohistochemical, and ultrastructural study of three siblings. *Am J Dermatopathol* 2002;24:218–224.

311. Winik BC, Boente MC, Asial R. Juvenile hyaline fibromatosis: ultrastructural study. *Am J Dermatopathol* 1998;20:373–378.

312. Karacal N, Gulcelik N, Yildiz K, et al. Juvenile hyaline fibromatosis: a case report. *J Cutan Pathol* 2005;32:438–440.

313. Winik BC, Boente MC, Asial R. Juvenile hyaline fibromatosis: ultrastructural study. *Am J Dermatopathol* 1998;20:373–378.

314. Denadai R, Bertola DR, Stelini RF, et al. Additional thoughts about juvenile hyaline fibromatosis and infantile systemic hyalinosis. *Adv Anat Pathol* 2012;19:191–192.

315. Santa Cruz DJ, Reiner CB. Recurrent digital fibroma of childhood. *J Cutan Pathol* 1978;5:339–346.

316. Choi KC, Hashimoto K, Setoyama M, et al. Infantile digital

fibromatosis: immunohistochemical and immunoelectron microscopic studies. *J Cutan Pathol* 1990;17:225–232.

317. Laskin WB, Miettinen M, Fetsch JF. Infantile digital fibroma/fibromatosis: a clinicopathologic and immunohistochemical study of 69 tumors from 57 patients with long-term follow-up. *Am J Surg Pathol* 2009;33:1–13.

318. Holmes WJ, Mishra A, McArthur P. Intra-lesional steroid for the management of symptomatic Infantile Digital Fibromatosis. *J Plast Reconstr Aesthet Surg* 2011;64:632–637.

319. Saint-Paul MC, Musso S, Cardot-Leccia N. Elastofibroma of the stomach. *Pathol Res Pract* 2003;199:637–639.

320. Shimizu S, Yasui C, Tateno M, et al. Multiple elastofibromas. *J Am Acad Dermatol* 2004;50:126–129.

321. Montijano HC, Chismol AJ, Pons SA, et al. Elastofibroma dorsi. Report of five cases and review of the literature. *Acta Orthop Belg* 2002;68:417–420.

322. Hisaoka M, Hashimoto H. Elastofibroma: clonal fibrous proliferation with predominant CD34-positive cells. *Virchows Arch* 2006;448:195–199.

323. Kayaselcuk F, Demirhan B, Kayaselcuk U, et al. Vimentin, smooth muscle actin, desmin, S-100 protein, p53, and estrogen receptor expression in elastofibroma and nodular fasciitis. *Ann Diagn Pathol* 2002;6:94–99.

324. Hatano H, Morita T, Kawashima H, et al. Symptomatic elastofibroma in young baseball pitchers: report of three cases. *J Shoulder Elbow Surg.* 2010;19:e7–e10.

325. McComb EN, Feely MG, Neff JR, et al. Cytogenetic instability, predominantly involving chromosome 1, is characteristic of elastofibroma. *Cancer Genet Cytogenet* 2001;126:68–72.

326. Nishio JN, Iwasaki H, Ohjimi Y, et al. Gain of Xq detected by comparative genomic hybridization in elastofibroma. *Int J Mol Med* 2002;10:277–280.

327. Sakurai A, Matsumoto K, Ikeo Y, et al. Frequency of facial angiofibromas in Japanese patients with multiple endocrine neoplasia type 1. *Endocrine J* 2000;47:569–573.

328. Graham JH, Saunders JB, Johnson WC, et al. Fibrous papule of the nose: a clinicopathological study. *J Invest Dermatol* 1965;45:194–203.

329. Saylan T, Marks R, Wilson Jones E. Fibrous papule of the nose. *Br J Dermatol* 1971;85:111–118.

330. Meigel WN, Ackerman AB. Fibrous papule of the face. *Am J Dermatopathol* 1979;1:329–340.

331. McGibbon DH, Wilson Jones E. Fibrous papule of the nose. *Am J Dermatopathol* 1979;1:345–348.

332. Lee AN, Stein SL, Cohen LM. Clear cell fibrous papule with NKI/C3 expression: clinical and histologic features in six cases. *Am J Dermatopathol* 2005;27:296–300.

333. Bansal C, Stewart D, Li A, et al. Histologic variants of fibrous papule. *J Cutan Pathol* 2005;32:424–428.

334. Kucher C, McNiff JM. Epithelioid fibrous papule—a new variant. *J Cutan Pathol* 2007;34:571–575.

335. Ragaz A, Berezowsky V. Fibrous papule of the face: a study of five cases by electron microscopy. *Am J Dermatopathol* 1979;1:353–355.

336. Kimura S, Yamasaki Y. Ultrastructure of fibrous papule of the nose. *J Dermatol* 1983;10:571–578.

337. Spiegel J, Nadji M, Penneys NS. Fibrous papule: an immunohistochemical study with antibody to S100 protein. *J Am Acad Dermatol* 1983;9:360–362.

338. Nemeth AJ, Penneys NS, Bernstein HB. Fibrous papule: a tumor of fibrohistiocytic cells that contain factor XIIIa. *J Am Acad Dermatol* 1988;19:1102–1106.

339. Cerio R, Rao BK, Spaull J, et al. An immunohistochemical study of fibrous papule of the nose: 25 cases. *J Cutan Pathol* 1989;16:194–198.

340. Nemeth AJ, Penneys NS. Factor XIIIa is expressed by fibroblasts in fibrovascular tumors. *J Cutan Pathol* 1989;16:266–271.

341. Cerio R, Wilson Jones E. Factor XIIIa positivity in fibrous papule. *J Am Acad Dermatol* 1990;20:138–139.

342. Fletcher CDM. Cellular angiofibroma. In: Fletcher CDM, Unnik K, Mertens F, eds. *World Health Organization classification of tumours. Pathology and genetics of tumours of soft tissue and bone.* Lyons, France: IARC Press, 2002:71–72.

343. Maggiani F, Debiec-Rychter M, Vanbockrijck M, et al. Cellular angiofibroma: another mesenchymal tumour with 13q14 involvement, suggesting a link with spindle cell lipoma and (extra)-mammary myofibroblastoma. *Histopathology* 2007;51:410–412.

344. Guillou L, Bridge JA. Giant cell angiofibroma. In: Fletcher CDM, Unnik K, Mertens F, eds. *World Health Organization classification of tumours. Pathology and genetics of tumours of soft tissue and bone.* Lyons, France: IARC Press, 2002:79–80.

345. Mariño-Enríquez A, Fletcher CD. Angiofibroma of soft tissue: clinicopathologic characterization of a distinctive benign fibrovascular neoplasm in a series of 37 cases. *Am J Surg Pathol* 2012;36:500–508.

346. Agha K, Alderson S, Samraj S, et al. Pearly penile papules regress in older patients and with circumcision. *Int J STD AIDS* 2009;20:768–770.

347. Hogewoning CJ, Bleeker MC, van den Brule AJ, et al. Pearly penile papules: still no reason for uneasiness. *J Am Acad Dermatol* 2003;49:50–54.

348. Ackerman AB, Kornberg R. Pearly penile papules. Acral angiofibromas. *Arch Dermatol* 1973;108:673–675.

349. Au KS, Williams AT, Roach ES, et al. Genotype/phenotype correlation in 325 individuals referred for a diagnosis of tuberous sclerosis complex in the United States. *Genet Med* 2007;9:88–100.

350. Leung AK, Robson WL. Tuberous sclerosis complex: a review. *J Pediatr Health Care* 2007;21:108–114.

351. Schwartz RA, Fernandez G, Kotulska K, et al. Tuberous sclerosis complex: advances in diagnosis, genetics, and management. *J Am Acad Dermatol* 2007;57:189–202.

352. Rosser T, Panigrahy A, McClintock W. The diverse clinical manifestations of tuberous sclerosis complex: a review. *Semin Pediatr Neurol* 2006;13:27–36.

353. Fitzpatrick TB, Szabo G, Hori Y, et al. White leaf-shaped macules. *Arch Dermatol* 1968;98:1–6.

354. Kwiatkowski DJ, Short MP. Tuberous sclerosis. *Arch Dermatol* 1994;130:348–354.

355. Wienecke R, Maize JC Jr, Lowry DR, et al. The tuberous sclerosis gene TSC2 is a tumor suppressor gene whose protein product co-localizes with its putative substrate RAP1 in the cis/medial Golgi [Abstract]. *J Invest Dermatol* 1996;106:811.

356. Napolioni V, Curatolo P. Genetics and molecular biology of tuberous sclerosis complex. *Curr Genomics* 2008;9:475–487.

357. Reed WB, Nickel WR, Campion G. Internal manifestations of tuberous sclerosis (review). *Arch Dermatol* 1963;87:715–728.

358. Scheig RL, Bornstein P. Tuberous sclerosis in the adult. *Arch Intern Med* 1961;108:789–795.

359. Morales JB. Congenital rhabdomyoma, tuberous sclerosis, and splenic histiocytosis. *Arch Pathol* 1961;71:485–493.

360. Price EB Jr, Mostofi FK. Symptomatic angiomyolipoma of the kidney. *Cancer* 1965;18:761–767.

361. Nickel WR, Reed WB. Tuberous sclerosis: special reference to the microscopic alterations in the cutaneous hamartomas. *Arch Dermatol* 1962;85:209–226.

362. Willis WF, Garcia RL. Giant angiofibroma in tuberous sclerosis. *Arch Dermatol* 1978;114:1843–1844.

363. Park YK, Hann SK. Cluster growths in adenoma sebaceum associated with tuberous sclerosis. *J Am Acad Dermatol* 1989;20:918–920.

364. Kobayasi RT, Wolf-Jurgensen P, Danielsen L. Ultrastructure of shagreen patch. *Acta Dermatol Venereol (Stockholm)* 1973;53:275–278.

365. Krueger DA, Northrup H; International Tuberous Sclerosis Complex Consensus Group. Tuberous sclerosis complex surveillance and management: recommendations of the 2012 International Tuberous Sclerosis Complex Consensus Conference. *Pediatr Neurol* 2013;49(4):255–265.

366. Baykal C, Buyukbabani N, Yazganoglu KD, et al. Acquired digital fibrokeratoma. *Cutis* 2007;79:129–132.

367. Bron C, Noel B, Panizzon RG. Giant fibrokeratoma of the heel. *Dermatology* 2004;208(3):271–272.

368. Saito S, Ishikawa K. Acquired periungual fibrokeratoma with accessory germinal matrix. *Dermatology* 1995;190:169–171.

369. Hashiro M, Fujio Y, Tanaka M, et al. Giant acquired fibrokeratoma of the nail bed. *J Hand Surg [Br]* 2002;27:549–555.

370. Dereure O, Savoy D, Doz F, et al Multiple acral fibromas in a patient with familial retinoblastoma: a cutaneous marker of tumour-suppressor gene germline mutation? *Br J Dermatol* 2000;143:856–859.

371. Moulin G, Balme B, Thomas L. Familial multiple acral mucinous fibrokeratomas. *J Am Acad Dermatol* 1998;38:999–1001.

372. McNiff JM, Subtil A, Cowper SE, et al. Cellular digital fibromas: distinctive CD34-positive lesions that may mimic dermatofibrosarcoma protuberans. *J Cutan Pathol* 2005;32:413–418.

373. Guitart J, Ramirez J, Laskin WB. Cellular digital fibromas: what about superficial acral fibromyxoma? *J Cutan Pathol* 2006;33:762–763.

374. Luzar B, Calonje E. Superficial acral fibromyxoma: clinicopathological study of 14 cases with emphasis on a cellular variant. *Histopathology* 2009;54:375–377.

375. Michal M, Fetsch JF, Hes O, et al. Nuchal-type fibroma: a clinicopathologic study of 52 cases. *Cancer* 1999;85:156–163.

376. Wehrli BM, Weiss SW, Yandow S, et al. Gardner-associated fibromas (GAF) in young patients: a distinct fibrous lesion that identifies unsuspected Gardner syndrome and risk for fibromatosis. *Am J Surg Pathol* 2001;25:645–651.

377. Coffin CM, Hornick JL, Zhou H, et al. Gardner fibroma: a clinicopathologic and immunohistochemical analysis of 45 patients with 57 fibromas. *Am J Surg Pathol* 2007;31:410–416.

378. Diwan AH, Graves ED, King JA, et al. Nuchal-type fibroma in two related patients with Gardner's syndrome. *Am J Surg Pathol* 2000;24:1563–1567.

379. Michal M, Boudova L, Mukensnabl P. Gardner's syndrome associated fibromas. *Pathol Int* 2004;54:523–526.

380. Michal M. Non–nuchal-type fibroma associated with Gardner's syndrome. A hitherto-unreported mesenchymal tumor different from fibromatosis and nuchal-type fibroma. *Pathol Res Pract* 2000;196:857–860.

381. Fetsch JF, Laskin WB, Miettinen M. Superficial acral fibromyxoma: a clinicopathologic and immunohistochemical analysis of 37 cases of a distinctive soft tissue tumor with a predilection for the fingers and toes. *Hum Pathol* 2001;32:704–714.

382. Hollmann TJ, Bovée JV, Fletcher CD. Digital fibromyxoma (superficial acral fibromyxoma): a detailed characterization of 124 cases. *Am J Surg Pathol* 2012;36:789–798.

383. Tardío JC, Butrón M, Martín-Fragueiro LM. Superficial acral fibromyxoma: report of 4 cases with CD10 expression and lipomatous component, two previously underrecognized features. *Am J Dermatopathol* 2008;30:431–435.

384. Fletcher CD, Tsang WY, Fisher C, et al. Angiomyofibroblastoma of the vulva: a benign neoplasm distinct from aggressive angiomyxoma. *Am J Surg Pathol* 1992;16:373–382.

385. Nasu K, Fujisawa K, Takai N, et al. Angiomyofibroblastoma of the vulva. *Int J Gynecol Cancer* 2002;12:228–231.

386. Nucci MR, Fletcher CD. Vulvovaginal soft tissue tumors: update and review. *Histopathology* 2000;36:97–108.

387. Neilsen GP, Rosenberg AE, Young RH, et al. Angiomyofibroblastoma of the vulva and vagina. *Mod Pathol* 1996;9:284–291.

388. Banerjee K, Datta Gupta S, Mathur SR. Vaginal angiomyofibroblastoma. *Arch Gynecol Obstet* 2004;270:124–125.

389. Fukunaga M, Nomura K, Matsumoto K, et al. Vulval angiomyofibroblastoma. Clinicopathologic analysis of six cases. *Am J Clin Pathol* 1997;107:45–51.

390. Laskin WB, Fetsch JF, Tavassoli FA. Angiomyofibroblastoma of the female genital tract: analysis of 17 cases including a lipomatous variant. *Hum Pathol* 1997;28:1046–1055.

391. Winik BC, Boente MC, Asial R. Juvenile hyaline fibromatosis: ultrastructural study. *Am J Dermatopathol* 1998;20:373–378.

392. Blythe WR, Logan TC, Holmes DK, et al. Fibromatosis colli: a common cause of neonatal torticollis. *Am Fam Physician* 1996;54;1965–1967.

393. Dunn PM. Congenital sternomastoid torticollis: an intrauterine postural deformity. *J Bone Joint Surg [Br]* 1973;55:877.

394. Binder H, Eng GD, Gaiser JF, et al. Congenital muscular torticollis: results of conservative management with long-term follow-up in 85 cases. *Arch Phys Med Rehabil* 1987;68:222–225.

395. Canale ST, Griffin DW, Hubbard CN. Congenital muscular torticollis: a long-term follow-up. *J Bone Joint Surg Am* 1982;64:810–816.

396. Hummer CD Jr, MacEwen GD. The coexistence of torticollis and congenital dysplasia of the hip. *J Bone Joint Surg Am* 1972;54:1266–1256.

397. Pereira S, Tani E, Skoog L. Diagnosis of fibromatosis colli by fine needle aspiration (FNA) cytology. *Cytopathology* 1999;10:25–29.

398. Sharma S, Mishra K, Khanna G. Fibromatosis colli in infants: a cytologic study of eight cases. *Acta Cytol* 2003;47:359–362.

399. Gonatas K. Extra-abdominal desmoid tumors: report of six cases. *Arch Pathol* 1961;71:214–221.

400. Goellner JR, Soule EH. Desmoid tumors: an ultrastructural study of eight cases. *Hum Pathol* 1980;11:43–50.

401. Hayry P, Retamao JJ, Totterman S, et al. The desmoid tumor. II. Analysis of factors possibly contributing to the etiology and growth behavior. *Am J Clin Pathol* 1982;77:674–680.

402. Sturt NJH, Clark SK. Current ideas in desmoids tumours. *Fam Cancer* 2006;5:275–285.

403. Giarola M, Wells D, Mondini P, et al. Mutations of adenomatous polyposis cell (APC) gene are uncommon in sporadic desmoid tumours. *Br J Cancer* 1998;78:582–587.

404. Jilong Y, Jian W, Xiaoyan Z, et al. Analysis of APC/beta-catenin genes mutations and Wnt signalling pathway in desmoid-type fibromatosis. *Pathology* 2007;39:319–325.

405. Bridge JA, Swarts SJ, Buresh C, et al. Trisomies 8 and 20 characterize a subgroup of benign fibrous lesions arising in both soft tissue and bone. *Am J Pathol* 1999;154:729–733.

406. de Wever J, Dal Cin P, Fletcher CD, et al. Cytogenetic, clinical and morphologic correlations in 78 cases of fibromatosis: a report from the CHAMP Study Group. Chromosomes and Morphology. *Mod Pathol* 2000;13:1080–1085.

407. Stiller D, Katenkamp D. Cellular features in desmoid fibromatosis and well differentiated fibrosarcomas: an electron microscopic study. *Virchows Arch A Pathol Anat* 1975;369:155–164.

408. Hasegawa T, Hirose T, Kudo E, et al. Cytoskeletal characteristics of myofibroblasts in benign neoplastic and reactive fibroblastic lesions. *Virchows Arch A Pathol Anat* 1990;416:375–382.

409. Goldblum J, Fletcher JA. Desmoid-type fibromatoses. In: Fletcher CDM, Unni KK, Mertens F, eds. *World Health Organization classification of tumours. Pathology and genetics of tumours of soft tissue and bone.* Lyons, France: IARC Press, 2002:83–84.

410. Carlson JW, Fletcher CD. Immunohistochemistry for beta-catenin in the differential diagnosis of spindle cell lesions: analysis of a series and review of the literature. *Histopathology* 2007; 51:509–514.

411. Barak S, Wang Z, Miettinen M. Immunoreactivity for calretinin and keratins in desmoid fibromatosis and other myofibroblastic tumors: a diagnostic pitfall. *Am J Surg Pathol* 2012;36:1404–1409.

412. Bertani E, Testori A, Chiappa A, et al. Recurrence and prognostic factors in patients with aggressive fibromatosis. The role of radical surgery and its limitations. *World J Surg Oncol* 2012;10:184.

413. Bocale D, Rotelli MT, Cavallini A, et al Anti-oestrogen therapy in the treatment of desmoid tumours: a systematic review. *Colorectal Dis* 2011;13:388–395.

414. Penel N, Le Cesne A, Bui BN, et al. Imatinib for progressive and recurrent aggressive fibromatosis (desmoid tumors): an FNCLCC/French Sarcoma Group phase II trial with a long-term follow-up. *Ann Oncol* 2011;22:452–457.

415. de Camargo VP, Keohan ML, D'Adamo DR, et al. Clinical outcomes of systemic therapy for patients with deep fibromatoses (desmoid tumors). *Cancer* 2010;116:2258–2265.

416. Mankin HJ, Hornicek FJ, Springfield DS. Extra-abdominal desmoid tumors: a report of 234 cases. *J Surg Oncol* 2010;102:380–384.

417. Mullen JT, Delaney TF, Kobayashi WK, et al. Desmoid tumor: analysis of prognostic factors and outcomes in a surgical series. *Ann Surg Oncol* 2012;19:4028–4035.

418. Geoghegan JM, Forbes J, Clark DI, et al. Dupuytren's disease risk factors. *J Hand Surg [Br]* 2004;29:423–426.

419. Godtfredsen NS, Lucht H, Prescott E, et al. A prospective study linked both alcohol and tobacco to Dupuytren's disease. *J Clin Epidemiol* 2004;57:858–863.

420. Gudmundsson KG, Arngrímsson R, Sigfússon N, et al. Epidemiology of Dupuytren's disease: clinical, serological, and social assessment. The Reykjavik Study. *J Clin Epidemiol* 2000;53:291–296.

421. Burge P, Hoy G, Regan P, et al. Smoking, alcohol and the risk of Dupuytren's contracture. *J Bone Joint Surg Br* 1997;79:206–210.

422. Arafa M, Noble J, Royle SG, et al. Dupuytren's and epilepsy revisited. *J Hand Surg [Br]* 1992;17:221–224.

423. Arkkila PE, Kantola IM, Viikari JS. Dupuytren's disease: association with chronic diabetic complications. *J Rheumatol* 1997;24:153–159.

424. Pojer J, Radivojevic M, Williams TF. Dupuytren's disease: its association with abnormal liver function in alcoholism and epilepsy. *Arch Intern Med* 1972;129:561–566.

425. Mikkelsen OH. Knuckle pads in Dupuytren's disease. *Hand* 1977;9:301–305.

426. Snyder M. Dupuytren's contracture and plantar fibromatosis: is there more than a causal relationship? *J Am Podiatr Assoc* 1980;40:410–415.

427. Fetsch JF, Laskin WB, Miettinen M. Palmar-plantar fibromatosis in children and preadolescents: a clinicopathologic study of 56 cases with newly recognized demographics and extended follow-up information. *Am J Surg Pathol* 2005;29:1095–1105.

428. Goldblum J, Fletcher JA. Superficial fibromatoses. In: Fletcher CDM, Unni KK, Mertens F, eds. *World Health Organization classification of tumours. Pathology and genetics of tumours of soft tissue and bone.* Lyons, France: IARC Press, 2002:81–82.

429. Iwaska H, Muller H, Stutte HJ, et al. Palmar fibromatosis (Dupuytren's contracture). Ultrastructural and enzyme histochemical studies of 43 cases. *Virchows Arch A Pathol Anat Histopathol* 1984;40:41–53.

430. Meister P, Gokel JM, Remberger K. Palmar fibromatosis "Dupuytren's contracture." A comparison of light, electron and immunofluorescence microscopic findings. *Pathol Res Pract* 1979;164:402–412.

431. Mackey SL, Cobb MW. Knuckle pads. *Cutis* 1994;54:159–160.

432. Lagier R, Meinecke R. Pathology of "knuckle pads": study of four cases. *Virchows Arch A Pathol Anat Histol* 1975;365:185–191.

433. Dias JM, Costa MM, Romeu JC, et al. Pachydermodactyly in a 16-year-old adolescent boy. *J Clin Rheumatol* 2012;18:246–248.

434. Chan JKC. Solitary fibrous tumour—everywhere, and a diagnosis in vogue. *Histopathology* 1997;31:568–576.

435. Okamura JM, Barr RJ, Battifora H. Solitary fibrous tumor of the skin. *Am J Dermatopathol* 1997;19:515–518.

436. Cowper SE, Kilpatrick T, Proper S, et al. Solitary fibrous tumor of the skin. *Am J Dermatopathol* 1999;21:213–219.

437. Hardisson D, Cuevas-Santos J, Contreras F. Solitary fibrous tumor of the skin. *J Am Acad Dermatol* 2002;46:S37–S40.

438. Morgan MB, Smoller BR. Solitary fibrous tumors are immunophenotypically distinct from mesothelioma(s). *J Cutan Pathol* 2000;27:451–454.

439. Suster S, Nascimento AG, Miettinen M, et al. Solitary fibrous tumor of soft tissue: a clinicopathologic and immunohistochemical study of 12 cases. *Am J Surg Pathol* 1995;19:1257–1266.

440. Erdag G, Qureshi HS, Patterson JW, et al. Solitary fibrous tumors of the skin: a clinicopathologic study of 10 cases and review of the literature. *J Cutan Pathol* 2007;34:844–850.

441. Cook JR, Dehner LP, Collins MH, et al. Anaplastic lymphoma kinase (ALK) expression in inflammatory myofibroblastic tumor: a comparative immunohistochemical study. *Am J Surg Pathol* 2001;25:1364–1371.

442. Yang M. Cutaneous inflammatory pseudotumor: a case report with immunohistochemical and ultrastructural studies. *Pathology* 1993;25:405–409.

443. Hurt MA, Santa Cruz DA. Cutaneous inflammatory pseudotumor: lesions resembling "inflammatory pseudotumors" or "plasma cell granuloma" of extracutaneous site. *Am J Surg Pathol* 1990;14:764–773.

444. Shabrawi-Caelen LE, Kerl K, Cerroni L, et al. Cutaneous inflammatory pseudotumor—a spectrum of various diseases? *J Cutan Pathol* 2004;31:605–611.

445. Vadmal MS, Pellegrini AE. Inflammatory myofibroblastic tumor of the skin. *Am J Dermatopathol* 1999;21:449–453.

446. Nakajima T, Sano S, Itami S, et al. Cutaneous inflammatory pseudotumor (plasma cell granuloma). *Br J Dermatol* 2001;144:1271–1273.

447. Coffin CM, Fletcher JA. Inflammatory myofibroblastic tumor. In: Fletcher CDM, Unni KK, Mertens F, eds. *World Health Organization classification of tumours. Pathology and genetics of tumours of soft tissue and bone.* Lyons, France: IARC Press, 2002:91–93.

448. Cessna MH, Zhou H, Sanger WG, et al. Expression of ALK1 and p80 in inflammatory myofibroblastic tumor and its mesenchymal mimics: a study of 135 cases. *Mod Pathol* 2002;15:931–938.

449. Chan JK, Cheuk W, Shimizu M, et al. Anaplastic lymphoma kinase expression in inflammatory pseudotumors. *Am J Surg Pathol* 2001;25:761–768.

450. Puig L, Fernandez-Figueras MT, Bielsa I, et al. Multinucleate cell angiohistiocytoma: a fibrohistiocytic proliferation with increased mast cell numbers and vascular hyperplasia. *J Cutan Pathol* 2002;29:232–237.

451. Shapiro PE, Nova MP, Rosmarin LA, et al. Multinucleate cell angiohistiocytoma: a distinct entity diagnosable by clinical and histologic features. *J Am Acad Dermatol* 1994;30:417–422.

452. Annessi G, Girolomoni G, Giannetti A. Multinucleate cell angiohistiocytoma. *Am J Dermatopathol* 1992;14:340–344.

453. Sass U, Noel JC, André J, et al. Multinucleate cell angiohistiocytoma: report of two cases with no evidence of human herpesvirus-8 infection. *J Cutan Pathol* 2000;27:258–261.

454. Pérez LP, Zulaica A, Rodríguez L, et al. Multinucleate cell angiohistiocytoma. Report of five cases. *J Cutan Pathol* 2006;33:349–352.

455. Blanco Barrios S, Rodríguez Díaz E, Alvarez Cuesta C, et al. Multinucleate cell angiohistiocytoma: a new case report. *J Eur Acad Dermatol Venereol* 2005;19:208–211.

456. Chang SN, Kim HS, Kim SC, et al. Generalized multinucleate cell angiohistiocytoma. *J Am Acad Dermatol* 1996;35:320–322.

457. Smith ME, Costa MJ, Weiss SW. Evaluation of CD68 and other histiocytic antigens in angiomatoid malignant fibrous histiocytoma. *Am J Surg Pathol* 1991;15:757–763.

458. Hasegawa T, Seki K, Ono K, et al. Angiomatoid (malignant) fibrous histiocytoma: a peculiar low-grade tumor showing immunophenotypic heterogeneity and ultrastructural variations. *Pathol Int* 2000;50:731–738.

459. Lazar A, Abruzzo LV, Pollock RE, et al. Molecular diagnosis of sarcomas: chromosomal translocations in sarcomas. *Arch Pathol Lab Med* 2006;130:1199–1207.

460. Matsumura T, Yamaguchi T, Tochigi N, et al. Angiomatoid fibrous histiocytoma including cases with pleomorphic features analysed by fluorescence in situ hybridisation. *J Clin Pathol* 2010;63:124–128.

461. Demicco EG. Sarcoma diagnosis in the age of molecular pathology. *Adv Anat Pathol* 2013;20:264–274.

462. Tanas MR, Rubin BP, Montgomery EA, et al. Utility of FISH in the diagnosis of angiomatoid fibrous histiocytoma: a series of 18 cases. *Mod Pathol* 2010;23:93–97.

463. Chow LT, Allen PW, Kumta SM, et al. Angiomatoid malignant fibrous histiocytoma: report of an unusual case with highly aggressive clinical course. *J Foot Ankle Surg* 1998;37:235–238.

464. Fletcher CDM, McKee PH. Sarcomas: III. Synovial sarcoma. *Clin Exp Dermatol* 1985;10:332–349.

465. Flieder DB, Moran CA. Primary cutaneous synovial sarcoma. A case report. *Am J Dermatopathol* 1998;20:509–512.

466. van de Rijn M, Barr FG, Collins MH, et al Absence of SYT-SSX fusion products in soft tissue tumors other than synovial sarcoma. *Am J Clin Pathol* 1999;112:43–49.

467. Guillou L. Contribution of molecular biology and markers to the prognosis and management of patients with soft tissue sarcoma. *Pathol Case Rev* 2008;13:69–77.

468. Coindre JM, Pelmus M, Hostein I, et al. Should molecular testing be required for diagnosing synovial sarcoma? A prospective study of 204 cases. *Cancer* 2003;98:2700–2707.

469. Fisher C, de Bruijn DRH, Geurts van Kessel A. Synovial sarcoma. In: Fletcher CDM, Unni KK, Mertens F, eds. *World Health Organization classification of tumours. Pathology and genetics of tumours of soft tissue and bone.* Lyons, France: IARC Press, 2002:203–204.

470. Fos SN, Bosch L. Immunohistochemistry of soft tissue sarcomas. *Pathol. Case Rev* 2008;13:45–50.

471. Miettinen M, Virtanen I. Synovial sarcoma: a misnomer. *Am J Pathol* 1984;117:18–25.

472. Ghadially FN. Is synovial sarcoma a carcinosarcoma of connective tissue? *Ultrastruct Pathol* 1987;11:147–151.

473. Guarino M, Christensen L. Immunohistochemical analysis of extracellular matrix components in synovial sarcoma. *J Pathol* 1994;172:279–286.

474. Bergh P, Meis-Kindblom JM, Gherlinzoni F, et al. Synovial sarcoma: identification of low and high risk groups. *Cancer* 1999;85:2596–2607.

475. Deshmukh R, Mankin HJ, Singer S. Synovial sarcoma: the importance of size and location for survival. *Clin Orthop Relat Res* 2004;419:155–161.

476. Thompson RC, Garg A, Goswitz J, et al. Synovial sarcoma. Large size predicts poor outcome. *Clin Orthop Relat Res* 2000;373:18–24.

477. Shi W, Indelicato DJ, Morris CG, et al. Long-term treatment outcomes for patients with synovial sarcoma: a 40-year experience at the University of Florida. *Am J Clin Oncol* 2013;36:83–88.

478. Palmerini E, Staals EL, Alberghini M, et al. Synovial sarcoma: retrospective analysis of 250 patients treated at a single institution. *Cancer* 2009;115:2988–2998.

479. ten Heuvel SE, Hoekstra HJ, Bastiaannet E, et al. The classic prognostic factors tumor stage, tumor size, and tumor grade are the strongest predictors of outcome in synovial sarcoma: no role for SSX fusion type or ezrin expression. *Appl Immunohistochem Mol Morphol* 2009;17:189–195.

480. Setsu N, Kohashi K, Fushimi F, et al. Prognostic impact of the activation status of the Akt/mTOR pathway in synovial sarcoma. *Cancer* 2013;119(19):3504–3513. doi:10.1002/cncr.28255 [Epub ahead of print].

481. Salah S, Yaser S, Salem A, et al. Factors influencing survival in metastatic synovial sarcoma: importance of patterns of metastases and the first-line chemotherapy regimen. *Med Oncol* 2013;30:639.

482. Enzinger FM. Epithelioid sarcoma: a sarcoma simulating a granuloma or a carcinoma. *Cancer* 1970;26:1029–1041.

483. Chase DR, Enzinger FM. Epithelioid sarcoma: diagno-

sis, prognostic indicators and treatment. *Am J Surg Pathol* 1985;9:241–263.

484. Kodet R, Smelhais V, Newton WA, et al. Epithelioid sarcoma in childhood. *Pediatr Pathol* 1994;14:433.

485. Schmidt D, Harms D. Epithelioid sarcoma in children and adolescents: an immunohistochemical study. *Virchows Arch A Pathol Anat* 1987;410:423.

486. Evans HL, Baer SC. Epithelioid sarcoma: a clinicopathologic and prognostic study of 26 cases. *Semin Diagn Pathol* 1993;10:286–291.

487. Jawad MU, Extein J, Min ES, et al. Prognostic factors for survival in patients with epithelioid sarcoma: 441 cases from the SEER database. *Clin Orthop Relat Res* 2009;467:2939–2948.

488. Flucke U, Hulsebos TJ, van Krieken JH, et al. Myxoid epithelioid sarcoma: a diagnostic challenge. A report on six cases. *Histopathology* 2010;57:753–759.

489. Miettinen M, Fanburg-Smith JC, Virolainen M, et al. Epithelioid sarcoma: an immunohistochemical analysis of 112 classical and variant cases and a discussion of the differential diagnosis. *Hum Pathol* 1999;30:934–942.

490. Mirra JM, Kessler S, Bhuta S, et al. The fibroma-like variant of epithelioid sarcoma: a fibrohistiocytic/myoid cell lesion often confused with benign and malignant spindle cell tumors. *Cancer* 1992;15:1382–1395.

491. Tan SH, Ong BH. Spindle cell variant of epithelioid sarcoma: an easily misdiagnosed tumor. *Australas J Dermatol* 2001;42:139–141.

492. Guillou L, Wadden C, Coindre JM, et al. "Proximal-type" epithelioid sarcoma, a distinctive aggressive neoplasm showing rhabdoid features. *Am J Surg Pathol* 1997;21:130–146.

493. Hasegawa T, Matsuno Y, Shimoda T, et al. Proximal-type epithelioid sarcoma: a clinicopathologic study of 20 cases. *Mod Pathol* 2001;14:655–663.

494. Heenan PJ, Quirk CJ, Papadimitriou JM. Epithelioid sarcoma: a diagnostic problem. *Am J Dermatopathol* 1986;8:95–104.

495. Hornick JL, Dal Cin P, Fletcher CD. Loss of INI1 expression is characteristic of both conventional and proximal-type epithelioid sarcoma. *Am J Surg Pathol* 2009;33:542–550.

496. DiCaudo DJ, McCalmont TH, Wick MR. Selected diagnostic problems in neoplastic dermatopathology. *Arch Pathol Lab Med* 2007;131:434–439.

497. Quezado MM, Middleton LP, Bryant B, et al. Allelic loss on chromosome 22q in epithelioid sarcomas. *Hum Pathol* 1998;29:604–608.

498. Lin L, Skacel M, Sigel JE, et al. Epithelioid sarcoma: an immunohistochemical analysis evaluating the utility of cytokeratin 5/6 in distinguishing superficial epithelioid sarcoma from spindled squamous cell carcinoma. *J Cutan Pathol* 2003;30:114–116.

499. Chbani L, Guillou L, Terrier P, et al. Epithelioid sarcoma: a clinicopathologic and immunohistochemical analysis of 106 cases from the French sarcoma group. *Am J Clin Pathol* 2009;131:222–1227.

500. de Visscher SA, van Ginkel RJ, Wobbes T, et al. Epithelioid sarcoma: still an only surgically curable disease. *Cancer* 2006;107:606–612.

501. Maduekwe UN, Hornicek FJ, Springfield DS, et al. Role of sentinel lymph node biopsy in the staging of synovial, epithelioid, and clear cell sarcomas. *Ann Surg Oncol* 2009;16:1356–1363.

502. Carney JA, Headington JT, Su WPD. Cutaneous myxomas: a major component of the complex of myxomas, spotty pigmentation, and endocrine overactivity. *Arch Dermatol*

2009;16:1356–1363.

502. Carney JA, Headington JT, Su WPD. Cutaneous myxomas: a major component of the complex of myxomas, spotty pigmentation, and endocrine overactivity. *Arch Dermatol* 1986;122:790–798.

503. Sanusi ID. Subungual myxoma. *Arch Dermatol* 1982;118:612–614.

504. Hill TL, Jones BE, Park KH. Myxoma of the skin of a finger. *J Am Acad Dermatol* 1990;22:343–345.

505. Allen PW, Dymock RB, MacCormac LB. Superficial angiomyxomas with and without epithelial components. *Am J Surg Pathol* 1988;12:519–530.

506. Allen PW. Myxoma is not a single entity: a review of the concept of myxoma. *Ann Diagn Pathol* 2000;4:99–123.

507. Mehregan DR, Thomas L, Thomas JE. Epidermal basaloid proliferation in cutaneous myxomas. *J Cutan Pathol* 2003;30:499–503.

508. Guerin D, Calonje E, McCormick D, et al. Superficial angiomyxoma. Clinicopathologic analysis of a series of distinctive but poorly recognized cutaneous tumors with tendency for recurrence. *Am J Surg Pathol* 1999;23:910–917.

509. Wilk M, Schmoekel C. Cutaneous focal mucinosis: a histopathological and immunohistochemical analysis of 11 cases. *J Cutan Pathol* 1994;21:446–452.

510. Kempson RL, Fletcher CDM, Evans HL, et al. Tumors of the soft tissues. In: *Atlas of tumor pathology*. 3rd Series, Fascicle 30. Washington, DC: Armed Forces Institute of Pathology, 2001:425–426.

511. Allen PW, Dymock RB, McCormack LB. Superficial angiomyxoma with and without epithelial elements. Report of 30 tumors in 28 patients. *Am J Surg Pathol* 1988;12:519–530.

512. Calonje E, Guerin D, McCormick D, et al. Superficial angiomyxoma: clinicopathological analysis of a series of distinctive but poorly recognized cutaneous tumors with a tendency for recurrence. *Am J Surg Pathol* 1999;23:910–917.

513. Armijo M. Mucoid cysts of the fingers. *J Dermatol Surg Oncol* 1981;7:317–322.

514. Salasche SJ. Myxoid cysts of the proximal nail fold. *J Dermatol Surg Oncol* 1984;10:35–39.

515. Johnson WC, Graham JH, Helwig EB. Cutaneous myxoid cyst. *JAMA* 1965;191:15–20.

516. Goldman JA, Goldman L, Jaffe MS, et al. Digital mucinous pseudocysts. *Arthritis Rheum* 1977;20:997–1002.

517. Newmeyer WL, Kilgore ES Jr, Graham WP. Mucous cysts: the dorsal distal interphalangeal joint ganglion. *Plast Reconstr Surg* 1974;53:313–315.

518. Lattanand A, Johnson WC, Graham JH. Mucous cyst (mucocele). *Arch Dermatol* 1970;101:673–678.

519. Weir TW, Johnson WC. Cheilitis glandularis. *Arch Dermatol* 1971;103:433–437.

520. Jensen JL. Superficial mucoceles of the oral mucosa. *Am J Dermatopathol* 1990;12:88–92.

521. Diaz-Cascajo C, Metze D. Angiofibroblastoma of the skin: a histological immunohistochemical, and ultrastructural report of two cases of an undescribed fibrous tumour. *Histopathology* 1999;35:109–113.

522. Diaz-Cascajo C, Schaefer D, Borghi S. Angiofibroblastoma of the skin: a report of seven cases in support of a distinctive entity. *J Cutan Pathol* 2002;29:534–539.

523. De Feraudy S, Fletcher C. Fibroblastic connective tissue naevus. A rare cutaneous lesion analyzed in a series of 25 cases. *Am J Surg Pathol* 2012;36:1509–1515.

第 33 章

血管性肿瘤：血管和淋巴管来源的肿瘤和肿瘤样病变

Eduardo Calonje and Thomas Brenn

引言

血管病变，尤其是良性血管肿瘤的分类目前尚不明确。发育性、反应性、良性（肿瘤性）和恶性血管肿瘤之间的界限常较模糊，而许多病变也不能准确地划分到特定的疾病类别中。这反映了我们对其发病机制的认识存在局限，或不同类型的病变之间存在相互重叠的表现。尽管认知和研究方面的进步带来了一定的改善，但仍有很多血管肿瘤的分类存在争议。例如，化脓性肉芽肿、嗜酸性粒细胞增多性血管淋巴样增生（反应性还是肿瘤性）及更重要的卡波西肉瘤（肿瘤性还是感染性）。本章和表 33-1 中提出的皮肤血管肿瘤分类方法部分是基于最新的 WHO 对血管肿瘤的分类[1]。它仅仅只是基于当前进展用于定义和将不同种类的脉管性肿瘤贯穿起来而提供的一个章节架构。这并不代表血管性肿瘤的分类已经明确，随着未来对血管肿瘤认识的改变，血管瘤的分类将会不断得到修正。

表 33-1　皮肤脉管性肿瘤分类

良性血管肿瘤

良性肿瘤和肿瘤样病变
　血管内乳头状内皮细胞增生（Masson 肿瘤）
　反应性血管内皮细胞瘤病
　肾小球样血管瘤
　乳头状血管瘤
　杆菌性血管瘤病
血管扩张
　鲜红斑痣（鲑鱼斑和葡萄酒样痣）
　血管角化瘤
　泛发性特发性毛细血管扩张症
　皮肤胶原性血管病
　单侧痣样毛细血管扩张
　匐行性血管瘤
　遗传性出血性毛细血管扩张症（Osler-Weber-Rendu 病）
　蜘蛛痣

续表

　静脉湖
先天性血管瘤
　迅速退行性先天性血管瘤（RICH）
　非退行性先天性血管瘤（NICH）
毛细血管瘤
　变异型：
　　婴儿血管瘤
　　樱桃样血管瘤
　　血管网状血管瘤（血管母细胞瘤）
　　小叶性毛细血管瘤（化脓性肉芽肿）
海绵状血管瘤
　变异型：窦状血管瘤
疣状血管瘤
微静脉血管瘤
鞋钉样血管瘤
上皮样血管瘤（嗜酸性粒细胞增多性血管淋巴样增生）
皮肤上皮样血管瘤性结节
获得性弹性组织变性血管瘤
动静脉性血管瘤
　变异型：
　　浅表型（静脉曲张样动脉瘤）
　　深在型
血管瘤病
梭形细胞血管瘤
共质体性血管瘤

中间类型的血管性肿瘤

局部侵袭性
　卡波西样血管内皮瘤
　　巨细胞血管网状细胞瘤
极少转移性
　卡波西肉瘤
　网状血管内皮瘤
　淋巴管内乳头状血管内皮瘤（恶性乳头状内皮细胞性血管内皮瘤，Dabska 肿瘤）
　混合性血管内皮瘤
　假肌源性血管内皮瘤

恶性血管性肿瘤

上皮样血管内皮瘤
血管肉瘤
　变异型：
　　特发性（头部和颈部）
　　慢性淋巴管水肿相关性（Stewart-Treves 综合征）

反应性病变

血管内乳头状内皮细胞增生（Masson 瘤）

  血管内乳头状内皮细胞增生（Masson 瘤）并不少见，它代表了血栓机化过程中一种较特殊的内皮细胞增生，易被误诊为血管肉瘤[2]。

  临床概要 血管内乳头状内皮细胞增生主要发生于静脉管腔内。继发性者多发生在原有血管瘤或某些异常血管中，包括像 Masson 最初报道的痔。继发性血管内乳头状内皮细胞增生常见于深部血管瘤。已有 1 例发生于血管外并伴有血肿的特殊病例报道[3]。皮损通常为单发，好发于头、颈和上肢，特别是手指，可出现在表皮、皮下甚至肌肉组织。报道中也可见一些特殊病例，如下肢多发的卡波西肉瘤样皮损[4]，同时侵犯皮肤和骨的多发性损害[5]，与 β 干扰素治疗相关的多发皮损[6]。本病可发生于任何年龄，女性略多见[2]。原发性皮损通常为直径 < 2cm 的压痛性结节，而继发性皮损多由原有血管畸形增大所致。

  组织病理 通常薄壁静脉中的血管内改变（图33-1）或原先存在的血管瘤的病变可于低倍镜下识别。而血管外病变经连续切片尚未发现血管壁的证据。其主要病灶是由大量融合的血管管腔和不同程度的管腔内乳头状突起组成（图 33-2）。发

生透明样变的嗜酸性物质可与残留的血栓结合构成间质。具有浸润性的血管组织表现出增大、显著的内皮细胞，这些细胞可"堆积"形成血管内增生，但其异型性和有丝分裂程度较轻。

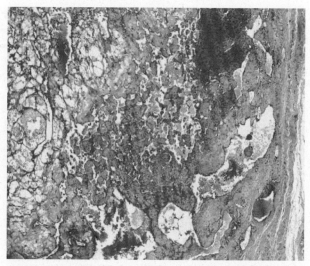

图 33-1 原发性血管内乳头状内皮细胞增生：高度扩张的血管腔局部有明显的乳头状结构及红细胞与纤维素相混杂

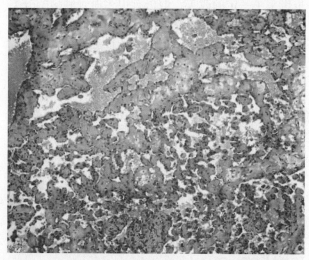

图 33-2 血管内乳头状内皮细胞增生：典型的透明状乳头状突起被覆内皮细胞，局部类似于分割胶原纤维模式

  鉴别诊断 有些不典型的血管内皮细胞所在区域具有"胶原切割"样的改变，与高度分化的血管肉瘤十分相似。但由于其基质并不是胶原，在偏振光下是非折射性的，且病变局限、发生在原先存在的血管或血管畸形基础上。而通常血管肉瘤具有高度的核异型性、多形性和有丝分裂象。

  治疗原则 单纯手术切除。

血管内皮细胞瘤病

多年来，有两种不同类型的血管内皮细胞瘤病被人们普遍认识：一种为具有系统受累和不良预后的侵袭型；另一种是通常仅限于皮肤的具有良性进程的自限型。然而，所谓的恶性血管内皮细胞瘤并未表现出内皮细胞分化，而是表现为嗜血管性淋巴瘤的形式，被认为是血管内淋巴瘤病（参见第 31 章）。只有极少数上皮样血管肉瘤病例可伴有真皮组织中的血管内损害，尤其是当原发性皮损出现在大血管的管腔中时。

反应性血管内皮细胞瘤病

临床概要　反应性血管内皮细胞瘤病是一种几乎仅累及皮肤的少见疾病，男女均可发病，可广泛分布，多见于四肢。

临床表现可为红色、棕色斑疹和丘疹，和（或）与紫癜相关的斑块，有时为网状青斑状样表现。许多病例中记录了可与之伴发的系统疾病，包括冷球蛋白血症[7,8]、副蛋白血症、肾病、淀粉样变性[9]、抗磷脂综合征[10]、类风湿关节炎[11]、肝硬化[11]、风湿性多发性肌痛[11]、结节病[12]、骨髓增生异常综合征[13]、全身感染（特别是结核和细菌性心内膜炎）[14]。该病的局限型少见，它包括与外周血管动脉粥样硬化性疾病相关的变异型，又称弥漫性皮肤血管瘤病[14-16]。后者也被报道可继发于医源性动静脉瘘[17]和发生于 2 位乳房下垂的女性患者病例中[18]。

组织病理　病变主要分布于真皮，由紧密排列、扩张的血管腔隙（主要是毛细血管）（图 33-3）组成，这些血管内衬以单层、饱满、被周细胞环绕的内皮细胞。极少数病例中内皮细胞具有局灶性上皮样变[11]。小管腔比较明显，其中部分因内皮细胞或纤维蛋白血栓而闭塞。通常情况下，毛细血管可在原有扩张的血管管腔中增殖。伴发冷球蛋白血症的病例可出现有代表免疫球蛋白的透明折射性嗜酸性血栓[8]（图 33-4）。在弥漫性皮肤血管内皮瘤病中，增殖的内皮细胞不出现在血管管腔内，但可见于真皮层胶原纤维间。

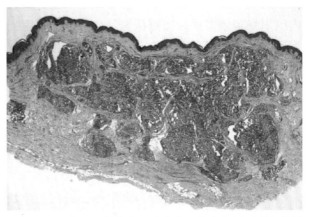

图 33-3　反应性血管内皮细胞瘤病：真皮全层可见大量紧密排列的毛细血管，位于已存在的扩张血管内

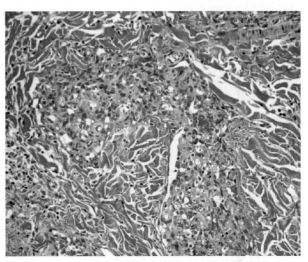

图 33-4　反应性血管内皮细胞瘤病：本例合并冷球蛋白血症，可见肥大的内皮细胞和管腔内嗜酸性小球

组织发生学　与恶性血管内皮细胞瘤不同，反应性血管内皮细胞瘤病可表达广泛的内皮细胞标志物。有研究提出，内皮细胞增殖是由循环中的血管生成因子或血管管腔闭塞所诱导，后者尤见于冷球蛋白血症或动脉粥样硬化性血管病[8]。大多数情况下，血管增生由管腔闭塞引发，且血栓可能在其发病机制中发挥重要作用[16]。

鉴别诊断　在组织学上区别反应性血管内皮细胞瘤病与丛状血管瘤比较困难，但是两者的临床表现是不同的。且丛状血管瘤具有贯穿真皮全层的典型"炮弹样"分布的毛细血管簇及新月形扩张间隙，这些新月形扩张间隙本质上可能是许多血管簇周围的淋巴管。而在血管内淋巴瘤病中，贯穿真皮和皮下组织的薄壁血管通道呈现出由非典型性淋巴细胞引起的扩张，这种淋巴细胞以 B

细胞表型为主，但也不全具有 B 细胞表型。血管内组织细胞增多症最初被认为是血管内皮细胞瘤病谱的一部分[19]。但现在认为它是一个不同的疾病，其病变最常发展为接近类风湿关节炎的受累关节的改变。类似的表现，在对其他病理标本进行活检时也可偶然发现，包括来自慢性淋巴水肿患者的样本。组织学上，组织细胞聚集于薄壁血管腔内。这些细胞呈 CD68 和 CD163 阳性，CD31 也可能阳性。

治疗原则　该病通常为自限性，或在治疗基础疾病时得到改善。

肾小球样血管瘤

临床概要　肾小球样血管瘤是一种非常独特而罕见的反应性血管增生，存在于 POEMS 综合征（多发性周围神经病、脏器肿大、内分泌障碍、M 蛋白血症和皮肤病变）的患者中，有时但不经常与多中心 Castleman 病相关[20-24]。POEMS 综合征的皮肤变化包括多毛症、色素增加、多汗症、硬皮病样表现，以及躯干和四肢多发的血管瘤样丘疹。具有类似形态的单个或多个病变在未患有 POEMS 综合征的患者中也有发现[25,26]。某些具有上述表现的单发病变，可能是近来所描述的乳头状血管瘤病例（参见"乳头状血管瘤"部分）。而在一 POEMS 综合征患者的颅内，发现了具有毛细血管瘤和肾小球样血管瘤特征的血管瘤[27]。

组织病理　POEMS 综合征中的大多数血管病变表现出樱桃状血管瘤的特征，只有少数病变表现为肾小球样血管瘤外观。其他病变的病理表现尚不能划入某个明确的诊断范畴。在肾小球样血管瘤中，大量扩张的血管腔分布于真皮全层，其腔内充满成簇、充血的小毛细血管，这些毛细血管被周细胞环绕，形成与肾小球高度相似的结构（图 33-5，图 33-6）。尽管内皮细胞为扁平状，但一些散在的细胞出现空泡化，可见过高碘酸希夫染色（PAS 染色）阳性的透明小体。最初认为后者与免疫球蛋白沉积有关。但最近发现，该内容物为含有细胞碎片和脂肪空泡的巨大溶酶体，称为死亡小体（thanatosomes）[28]。其人类疱疹病毒8（HHV8）染色为阴性。

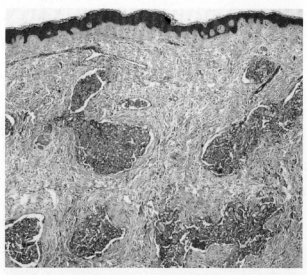

图 33-5　肾小球样血管瘤：已存在的血管腔高度扩张，腔内充满较小的血管。注意低倍镜下类似于反应性血管内皮细胞瘤病

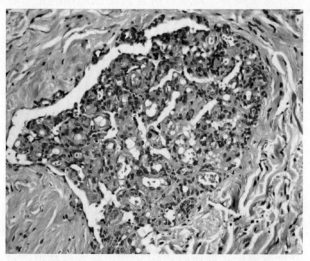

图 33-6　肾小球样血管瘤：和肾小球非常相似

组织发生学　肾小球样血管瘤可能是反应性血管内皮细胞瘤病的一种特殊类型。POEMS 综合征中血管增生的原因尚未确定，或许是由血管管腔中的异常免疫球蛋白作为促血管生成因素所诱导。

乳头状血管瘤

临床概要　乳头状血管瘤是最近被报道的一种不同类型的血管瘤，好发于成年人尤其是成年男性的头部、颈部[29]。本病表现为长期的无症状性丘疹，局部复发时例外。

组织病理　真皮层存在扩张的薄壁血管，其特征为存在内皮细胞和周细胞的多发乳头状突起，伴有厚的基底膜样物质。其内皮细胞为扁平细胞，胞质含有丰富的嗜酸性小体。

组织发生学　病因不明。已有人提出这种血管瘤是肾小球样血管瘤的一种特殊类型。但后者具有特征性的肾小球样结构，而不具备包含基底膜样物质和周细胞的乳头状突起的特征[30]。

治疗原则　本病可选择单纯切除。

血管扩张症

鲜红斑痣

临床概要　鲜红斑痣通常指的是两种不同的病变，即鲑鱼斑和葡萄酒样痣。虽然两个病变都是先天性的，但前者在 1 岁内趋于消退，通常与其他类型的血管畸形无关；而后者通常是持久的，且常与其他畸形有关。鲑鱼斑在新生儿中的发生率高达 50%，且无明显性别差异，是一种边界不清的红色至浅粉红色斑疹，主要分布于项背、眉间或眼睑[31,32]。最近的报道显示，91.2% 的住院新生儿患有此病[33]。葡萄酒样痣在新生儿中的发生率约为 0.3%，其病变通常为单侧的红色、粉红色斑疹，好发于面部[32]。随着年龄增长，皮损凸起、颜色加深。与创伤、药物甚至带状疱疹相关的获得性葡萄酒样痣（Fegelers 综合征）报道较罕见[34,35]。其他的血管增生，包括小叶性毛细血管瘤（化脓性肉芽肿）和特殊情况下的可能存在于葡萄酒样痣中的丛状血管瘤[36]。有时会出现家族性病例，其致病基因已被定位于染色体 5q[37,38]。

Sturge-Weber 综合征（脑三叉神经血管瘤病）的特征表现为累及三叉神经区域的面部葡萄酒样痣，伴有同侧软脑膜静脉畸形、大脑皮质萎缩和钙化、癫痫、智力障碍、眼血管畸形、青光眼及对侧偏瘫。当葡萄酒样痣影响到眼神经皮节时，出现神经眼症状的风险更高。

Klippel-Trenaunay 综合征（骨肥大性鲜红斑痣）中，可见受鲜红斑痣影响的软组织和一个或多个肢体骨肥大，伴发静脉曲张和（或）动静脉瘘。在比较不常见的情况下，会伴有梭形细胞血管内皮瘤。合并动静脉瘘的病例有时被称为 Parkes-Weber 综合征。需注意其并发症为皮肤溃疡

和高输出量性心力衰竭。

出现于色素血管性斑痣性错构瘤病中的葡萄酒样痣可伴有黑素细胞病变，包括真皮黑素细胞增多症和斑痣[39]。Sturge-Weber 综合征和 Klippel-Trenaunay 综合征也可与本病有关。

此外，最近还报道了一种称为 CLAPO 综合征的新的临床综合征：下唇毛细血管畸形、面颈部淋巴管畸形、非对称的局部 / 全身性过度发育[40]。

组织病理　在鲑鱼斑中，真皮乳头层存在扩张的毛细血管。在葡萄酒样痣中，患者直到 10 岁才会在组织学上出现毛细血管扩张[41]。毛细血管扩张会随年龄的增长而加重，最终，当病变隆起或形成结节时，扩张不仅局限在浅层毛细血管，也会出现在一些更深层的真皮和皮下层血管。许多扩张的血管内充满红细胞。深层病变可能伴有海绵状血管瘤或动静脉畸形[41]。

组织发生学　因为葡萄酒样痣在婴幼儿期没有明显的组织学异常，所以这种畸形很可能是毛细血管壁先天性脆弱所致[41]。葡萄酒样痣也因此表现为进行性毛细血管扩张。在正常皮肤和鲜红斑痣中，针对血管壁组分、胶原基底膜蛋白（Ⅳ型胶原）、纤连蛋白和因子Ⅷ相关抗原的抗体的分布及强度相当。虽然并不排除这些蛋白存在结构异常，但这表明该改变可能与皮肤支持组织相关，而非血管壁的内在异常[42]。另有神经调节异常也认为与其发生有关[43]。

治疗原则　鲑鱼斑倾向于自行消退，葡萄酒样痣可选择激光治疗。

血管角化瘤

临床概要　血管角化瘤有四种类型，表现为真性真皮浅层血管扩张[44]。

1. 弥漫性躯体血管角化瘤（泛发型）　表现为多发、对称的簇集性红色小丘疹，常分布于躯干下部"泳裤"区域。虽然本病经常被认为与 α-半乳糖苷酶缺失引起的 X 连锁遗传病，即 Fabry 病相同，但缺乏其他酶（包括 β-半乳糖苷酶、神经氨酸酶、L-岩藻糖苷酶和 β-甘露糖苷酶）的患者也可有同样的临床表现[45-47]。一些特殊病例不伴有可检测的生化异常，提示其可能为家族性[48,49]。

2. Mibelli 血管角化瘤（肢端型）　多见于

手指和足趾背侧，表现为表面略呈疣状的暗红色丘疹。通常在儿童期或青春期发病，病灶直径为 3～5mm[50]。

3. Fordyce 血管角化瘤（阴囊型） 在阴囊上可见直径为 2～4mm 的多发性血管性丘疹[51]。类似的病变也可发生于外阴[52]。中老年好发。早期皮损呈红色，质软、可压缩；后期呈蓝色，为不可压缩的角化性皮损。

4. 单发或多发性血管角化瘤 皮损通常为单发，偶为多发，好发于青年人，以下肢多见，可为先天性。当局限于下肢某区域时，称为局限性血管角化瘤[53]。病变直径为 2～10mm，早期为鲜红色、质软，后期进展为蓝色甚至黑色，质硬、角化过度[44]。有血栓形成的病变在临床上被误诊为黑素瘤的情况并不少见。

组织病理 上述四种类型的组织学表现基本相同，主要是由真皮乳头层中大量扩张充血的薄壁毛细血管组成，其上表皮有不同程度的表皮突延长、棘层肥厚和角化过度[44]（图 33-7）。在 Fabry 病的皮损中，有时可以在内皮细胞、成纤维细胞和周细胞中检测到代表脂质的胞质空泡。

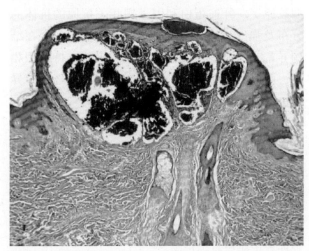

图 33-7 血管角化瘤：注意真皮乳头内扩张的血管，其上方表皮增生

治疗原则 单发性病变可以选择手术切除。在有 α-半乳糖苷酶缺失的病变中，相应的酶治疗可能使皮损消退[54]。

泛发性特发性毛细血管扩张症

临床概要 皮损表现为广泛的线状毛细血管扩张，主要分布于四肢，有时可位于躯干。在成人本病可逐渐进展，并以 20～40 岁的女性为主[55,56]，不伴有出血症状。偶有伴发结膜和口腔黏膜损害的病例，也有报道伴发胃窦血管扩张症的特例[57]。

组织病理 真皮乳头层中可见扩张且常充血的血管。这些血管的血管壁仅由内皮细胞组成。缺乏碱性磷酸酶活性表明它是参与疾病过程的毛细血管祥中的静脉部分[55,56]。

治疗原则 激光治疗可改善其外观。

皮肤胶原性血管病

临床概要 该病非常罕见，在成人中表现为无症状性、进行性、泛发性的毛细血管扩张，不伴口腔或甲受累[58]。其临床表现与泛发性特发性毛细血管扩张症不易区别。

组织病理 真皮浅层的小血管出现扩张，血管壁因无定形的玻璃样物质沉积而增厚。而网状真皮层中鲜有小血管受累[59]。这种玻璃样物质的 PAS 和胶体铁染色均为阳性。电镜证实其为胶原；在免疫组化中，Ⅳ型胶原、层粘连蛋白和纤连蛋白阳性。超微结构下可见累及的血管为毛细血管后微静脉。

治疗原则 有使用脉冲染料激光治疗成功的病例[60]。

单侧痣样毛细血管扩张

临床概要 尽管单侧痣样毛细血管扩张可能是先天性的，但在大多数情况下，其发病与妊娠期和青春期的高雌激素水平、酒精中毒性慢性肝脏疾病有关，极少情况下与丙型肝炎有关[61,62]。本病很少出现神经系统异常[63]，常发生于妇女，罕见发生于儿童。该种毛细血管扩张，特别是与三叉神经、第Ⅲ对脑神经和第Ⅳ对脑神经相关的毛细血管扩张，主要是呈点状和星形而非线性，并按皮节分布。有伴有胃受累的病例[64]。

组织病理 在真皮浅层和中层可见许多扩张的血管，有时在真皮的较深部位也可见。

组织发生学 目前已有报道，本病的病变是由皮节分布中的雌激素受体增加引起的[65]。但尚未通过免疫组化确认。

治疗原则　脉冲染料激光治疗对本病有一定效果。

匍行性血管瘤

临床概要　匍行性血管瘤是一种罕见的后天性血管病变，好发于 20 岁以下女性。病变具有广泛的解剖学分布，好发于下肢。该病无明显症状，进展缓慢，少可自愈。大多数病例为偶发性，但遗传性病例也有报道[66]。典型皮损为深红色、不可触及的斑点，紧密成群呈片状或网状排列。斑疹周边不规则的延伸使其具有匍行状边界。深红色斑点的存在代表着毛细血管扩张。

组织病理　在真皮乳头层和浅表网状真皮中可见扩张的薄壁毛细血管。未见表皮变化和红细胞外渗。

组织发生学　在电子显微镜下可见毛细血管壁增厚，它是由细胶原纤维和基底膜样物质的混合物沉淀及大量同心排列的周细胞[67]引起的。此外，一些扩张的毛细血管管腔中可见裂缝状突起，被覆的内皮细胞进入周围增厚的血管壁内。这些研究结果表明，匍行性血管瘤不仅仅是简单的毛细血管扩张，而是血管畸形[67]。有报道称该病变与染色体 Xp11.3—Xq12 上的 *PORCN* 基因的突变有关[68]。但这一说法现仍存在争议[69]。

治疗原则　本病可用脉冲染料激光治疗。

遗传性出血性毛细血管扩张症（Osler-Weber-Rendu 病）

临床概要　遗传性出血性毛细血管扩张症（HHT），或 Osler-Weber-Rendu 病，是一种常染色体显性遗传病。目前已发现这种疾病有多达 4 个变异型，反映了该病的遗传异质性（参见"组织发生学"）。尽管在儿童期已可出现鼻出血，但黏膜毛细血管扩张的特征直到青春期才会出现，而皮肤上的病变通常要到更后期才会出现。本病多发于躯干上部，典型皮损为鲜红色、非搏动性小丘疹。

常见的其他受累脏器包括胃肠道、肝、脑、肺、脾、肾和肾上腺。合并血管畸形也是其常见特征[70]。该病发病率和死亡率主要与内脏出血的情况有关。

组织病理　在真皮乳头和真皮乳头层下，可见不规则扩张的毛细血管和被覆扁平内皮细胞的小静脉。

组织发生学　在电子显微镜下，可见皮肤和口腔黏膜中扩张的血管为不具有周细胞的毛细血管后微静脉。血管周围支持组织的缺陷是造成内皮细胞之间的连接破坏并引起出血的原因[70]。该疾病中存在许多基因异常。在 1 型 HHT 中，HHT 与染色体 9q34.1 上的内皮糖蛋白基因突变相关[71]。在 2 型 HHT 中，突变位于染色体 12q13 上的激活素受体样激酶基因上[72]。在该病的其他变异型中，可见染色体 5[73]和位于染色体 18q21.1 上的 *MADH4* 基因[74]发生了突变。在后一种情况下，患者还患有幼年型息肉病。

治疗原则　这种系统性疾病的治疗很复杂，包括治疗急性出血性并发症，筛查内脏器官中明显的血管畸形；在适当情况下，可进行预防性治疗（如切除、放疗）。现在已有专科治疗中心为此提供专家咨询和治疗。

圆蛛痣（蜘蛛痣）

临床概要　圆蛛痣或蜘蛛痣，是毛细血管扩张最常见的形式，各个年龄段均可能患病，尤其是儿童，且好发于面部和上肢[75]。其特征病变为中心稍有隆起且呈放射状排列的红色斑点。有时可以观察到血管搏动。虽然蜘蛛痣常为自发性，但妊娠、口服避孕药及肝脏疾病都是其诱因[75]。儿童随着年龄增长或孕妇在分娩后，其蜘蛛痣常可以自行消退。

组织病理　皮损的中心为上升小动脉，该血管有多个分支且与多个扩张的毛细血管连通。

治疗原则　皮损可用电灼或激光治疗。

静脉湖

临床概要　静脉湖是一种深蓝色稍隆起的小而质软的皮损，好发于老年人的曝光部位皮肤。持续按压可排空其中大部分血液。通常情况下，可能同时存在多处病变。最常见的部位是面部、耳部和唇部。

组织病理　静脉湖表现为毛细血管扩张。在真皮浅层紧靠表皮处，皮损表现为一个高度扩张的腔隙或几个相互连接的扩张腔隙，其内部充满红细胞，被覆单层扁平的内皮细胞和薄层纤维组织[76]。在一些病例中，纤维组织被薄层不规则、不连续的平滑肌纤维代替[77]。

治疗原则　本病可以选择单纯切除。

良性肿瘤

先天性血管瘤

先天性血管瘤是在1996年首次提出的，它是一组发生于宫内且在出生时已完全成熟的血管瘤[78]。这些病变在过去可能被分类为婴儿血管瘤（IH）[79]、血管畸形甚至是海绵状血管瘤。这些先天性血管瘤分为迅速退行性先天性血管瘤（RICH）和非退行性先天性血管瘤（NICH）两类。尽管它们似乎代表了不同的临床病理表现，但在RICH和NICH之间，甚至在RICH和IH之间都存在一定程度的重叠[80]。这意味着准确的诊断通常依赖于临床和病理学的紧密结合。这几种病变是否存在病理学相关性仍然有争议[80]。有趣的是，RICH和NICH中胰岛素样生长因子-2 mRNA表达水平与4岁以上患有IH的儿童的表达水平非常相近[81]。然而，在RICH和NICH中，VEGF受体-1表达水平高于IH。

迅速退行性先天性血管瘤

临床概要　RICH在出生前充分成熟，并在1岁内趋于消退。这种肿瘤发病无性别差异，具有广泛的解剖分布，好发于头颈部[82,83]。一些RICH患者在新生儿前期会出现血小板减少症和凝血功能障碍[84]。这些变化是轻微的，患者并不会发展到真正的Kasabach-Merritt综合征。

组织病理　病变主要位于皮下并局部延伸至真皮。病变呈小叶结构，在肿瘤小叶之间通常存在具有局灶性炎症、营养不良性钙化和含铁血黄素沉积的纤维化带（图33-8，图33-9）。小叶由不定型的充血毛细血管组成，每个小叶周围有一层周细胞。肿瘤上方的表皮和皮肤附属器通常萎缩。在纤维化区域中可见较大的血管。个别小叶可有纤维化。可能出现髓外造血但不会发生神经

周围扩散。在肿瘤小叶中，GLUT-1染色通常为阴性，但也有罕见病例存在局部阳性。

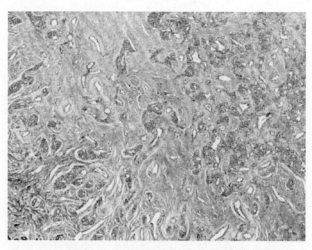

图33-8　迅速退行性先天性血管瘤
纤维组织不仅见于单个肿瘤小叶内，还存在于不同肿瘤小叶间（H. Kozakevich医师惠赠，Boston，MA.）

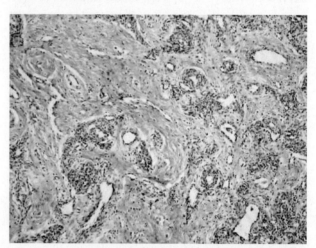

图33-9　迅速退行性先天性血管瘤
高倍镜下每个小叶类似于婴儿血管瘤，但有纤维化（H. Kozakevich医师惠赠，Boston，MA.）

鉴别诊断　在"非退行性先天性血管瘤"部分进行讨论。

治疗原则　肿瘤通常自行消退，在较大的或影响重要器官的病变中，可尝试包括栓塞、手术切除和系统应用类固醇在内的多种治疗方法。普萘洛尔通常无效。

非退行性先天性血管瘤

临床概要　NICH在胎儿出生前已充分成熟，但在出生后并没有消退的迹象，且会随着时间推移进一步发展[85]。这种肿瘤无性别差异，尽管具

有广泛的解剖分布，但主要好发于头部和四肢。

组织病理　血管小叶往往很大，通常由毛细血管和较大、有时较厚的血管组成（图33-10）。肿瘤小叶中可见管腔较大的血管，周围的纤维化区域含有具备静脉和动脉特征的大血管。动静脉瘘可存在，使得其与动静脉畸形类似。组织学上两者鉴别往往非常困难，所以常需结合临床和病理进行鉴别。与血管畸形不同的是，NICH 一般不复发。GLUT-1 染色通常为阴性。

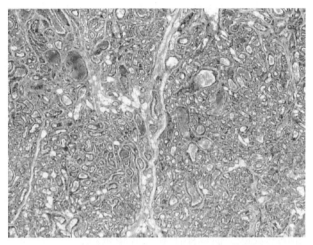

图 33-10　非退行性血管瘤：肿瘤小叶大小悬殊，含有很多较大的血管腔

鉴别诊断　主要需要与 RICH 和 NICH 进行鉴别的疾病是 IH。IH 通常在胎儿出生后不久出现，在出生后第 1 年快速发展，然后在之后的几年逐渐消退。RICH 和 IH 的小叶通常是相同的，两者之间的鉴别点为肿瘤小叶周围是否存在纤维化带，是否存在附属器结构和表皮的萎缩，以及 RICH 中缺乏 GLUT-1 阳性染色。然而在实际中，特别是小的活检标本中，区分 RICH 和 IH 可能非常困难，因而临床与病理的联系至关重要。GLUT-1 染色，即红细胞葡萄糖转运蛋白的染色对区分两者很有帮助，因为 IH 对于该标志物呈广泛阳性[86]，而 RICH 通常是阴性；若有阳性，也多为局灶性。IH 和 NICH 之间的区别较容易，因为 NICH 的血管大小不一，GLUT-1 染色通常为阴性，并且存在动静脉瘘。诊断 NICH、RICH 和 IH 中存在的主要问题在于这三种病变之间存在一定程度的重叠，如 IH 可能与 RICH 或 NICH 共存。由于一些病例中 RICH 不能完全消退并且表现得更像 NICH，使得病情的诊断更

加复杂。在这些病例中，RICH 和 NICH 的组织学形态相互重叠。目前，这几种病变的发病机制仍不清楚。NICH 和血管畸形之间的鉴别也比较困难。影像学检查可加以区分，并且 NICH、RICH 和 IH 的 WT1 染色均为阳性。而血管畸形，特别是那些在本质上为动静脉的血管畸形，这种标志物倾向于阴性[87]。

治疗原则　药物治疗通常无效。手术治疗可以选择，但不适用于较大的肿瘤。血管栓塞可用于累及重要结构的大肿瘤。

毛细血管瘤的变异型

婴儿血管瘤（草莓状痣、青少年血管内皮细胞瘤、青少年血管瘤）

临床概要　婴儿毛细血管瘤，主要以草莓状痣为代表，是婴幼儿中最常见的血管肿瘤，每 100 个新生儿中就会有多达 1 个患有该病。总体而言，它占所有血管肿瘤的 32% ～ 42%[88,89]。病变通常开始于出生后的第 3 ～ 5 周，在几个月至 1 岁时病变会进行性增大，然后开始消退。典型的皮损由一个或几个鲜红色、质软、分叶状肿瘤组成，大小不一，且具有广泛的解剖分布，好发于头部和颈部。女性稍多于男性。有时，病变可累及更深层软组织或内脏器官，特别是当病变位于重要结构附近时有较高的发病率。完全的自行消退较为常见，在患儿 7 岁之前，约有 70% 的毛细血管瘤会自行消退。

与过去的观点不同，毛细血管瘤不会伴有 Kasabach-Merritt 综合征。这种综合征由血小板减少症、微血管性溶血性贫血和急性或慢性消耗性凝血功能障碍组成，其主要见于卡波西样血管内皮瘤（通常为皮下病变），较少见于海绵状血管瘤和丛状血管瘤。

组织病理　所有肿瘤均具有小叶结构（图33-11），但是镜下表现会随病变的发展而改变。毛细血管瘤在婴幼儿成长初期时表现为内皮细胞的大量增殖。这些内皮细胞个体大，有丝分裂活跃并呈聚集状，主要以实性细胞团块形式存在，其内只有少数小毛细血管腔。在内皮细胞中并不经常能观察到胞质内透明样内容物。通过网状纤维染色管腔可更明显。在趋于成熟的病变中，毛细

血管管腔变宽，内覆的内皮细胞显得更扁平（图33-12）。在成熟病变中，部分管腔可显著扩张，局部与海绵状血管瘤类似。在消退期，存在进行性纤维化并伴随着血管消失。因而肿瘤的血管性质难以确定。然而，小叶的形态时常能保留下来。在许多毛细血管瘤中有一个令人担忧但又完全良性的特征，即存在神经周围的浸润[90]。

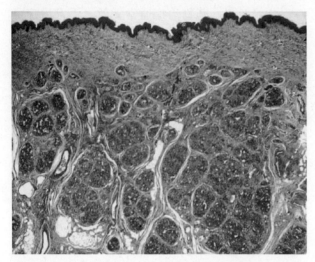

图33-11　婴儿血管瘤：多个由毛细血管组成的小叶分布于真皮和皮下组织

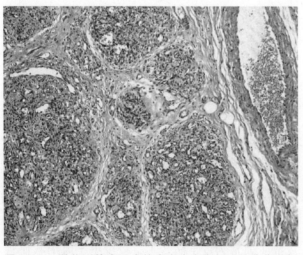

图33-12　婴儿血管瘤：成熟病变内含有相通的分化良好的毛细血管和邻近的滋养血管

发病机制　毛细血管瘤的超微结构和免疫组化研究已经证明肿瘤具有明显的细胞异质性。肿瘤中的大部分细胞是内皮细胞和周细胞，但也存在成纤维细胞和肥大细胞[91,92]。这些细胞群之间复杂的相互作用可以调节毛细血管瘤的进展和后期的演变[93]。青少年血管瘤与人胎盘有相同的独特表型[93]。IH中的内皮细胞对GLUT-1免疫组化

染色均匀[86]。这些肿瘤的基因表达分析表明，与正常皮肤微血管系统的内皮细胞相比，它们具有黏附性可变的促增殖类细胞的特征[94]。

鉴别诊断　IH、RICH、NICH之间的鉴别在NICH部分中已经讨论。

治疗原则　口服β受体阻滞剂，主要是普萘洛尔，在IH增殖和非增殖阶段均可使用，但在增殖阶段效果更好[95]。β受体阻滞剂的作用可以通过肿瘤中β$_2$肾上腺素能受体的高水平表达来解释[96]。已经在表浅的无并发症的较小病变中尝试局部使用β受体阻滞剂[95]。

樱桃样血管瘤（老年性血管瘤、Campbell-De Morgan斑点）

临床概要　樱桃样血管瘤常常表现为鲜红色，皮损大小不等，直径可从肉眼几乎不可辨别的斑点至数毫米的质软、隆起性、圆顶状皮损。这种常见的皮损可大量出现，通常见于成年早期，并随年龄增长而增多，樱桃样血管瘤可发生于任何部位的皮肤，但以躯干和上肢多见。

组织病理　早期病变中，樱桃样血管瘤具有真性毛细血管瘤的外观，由许多在乳头层下方呈小叶状分布的、具有明显内皮细胞和狭窄腔隙的毛细血管组成。随着皮损的生长，毛细血管逐渐扩张。在完全成熟的樱桃样血管瘤中，可见许多中等程度扩张的毛细血管，内覆扁平的内皮细胞。毛细血管间基质水肿、胶原纤维均质化。表皮变薄，呈衣领状围绕血管瘤。

鉴别诊断　在早期，樱桃样血管瘤与化脓性肉芽肿相似，表现为毛细血管增殖；然而，与化脓性肉芽肿相比，樱桃样血管瘤的内皮增殖不是很明显，因此观察不到内皮细胞的实性聚集体。

治疗原则　如有需要，可行单纯切除。

丛状血管瘤（血管网状细胞瘤）

临床概要　丛状血管瘤是一种良性血管肿瘤，被认为与日本研究者报道的血管网状细胞瘤相同[97]。发病无性别差异，好发年龄为1～5岁[98-100]；少数皮损出生时即存在[101,102]，也可发生于成人期甚至老年阶段[103]。也可见妊娠期出现血管瘤的罕见病例，这类血管瘤多于产后自行消退[104]；家族

发病[105]及肝移植后皮损进展[106]也罕见。血管瘤性丘疹和斑块好发于躯干上部、颈部和四肢近端，少数发生于口腔[107]。皮损生长缓慢，数年后可覆盖躯体大部分；一些皮损伴有触痛，多无自行消退倾向[108]。在罕见的病例中，皮损表面的皮肤可见多毛症。少数与轻度凝血功能障碍和 Kasabach-Merritt 综合征相关[109-111]。

组织病理　在真皮层中可见丛状分布、排列紧密的毛细血管灶，偶可延伸至皮下组织。在低倍镜下，这些孤立分布的卵圆形血管瘤小叶或血管丛形成"炮弹样"外观（图 33-13）。血管丛的血管特性可能不是很明显，因为血管腔被增大的内皮细胞压迫，仅含有少量红细胞。一些血管丛突入周围的淋巴管样管腔（图 33-14，图 33-15）。有丝分裂活性和细胞异型性不明显。

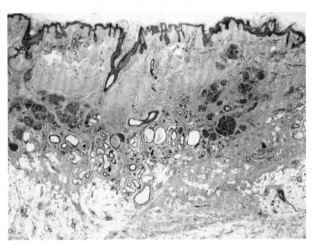

图 33-13　丛状血管瘤：散在、圆形或卵圆形真皮小叶，呈典型的"炮弹"样分布

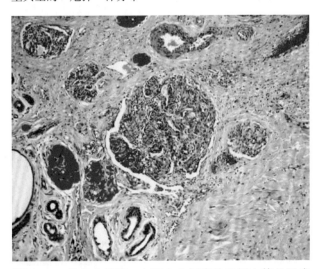

图 33-14　丛状血管瘤：由不含血细胞的毛细血管丛组成的小叶，周围由扩张的新月形血管腔包绕

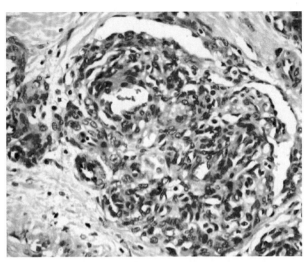

图 33-15　丛状血管瘤：毛细血管常常无管腔，周细胞明显

肌动蛋白标志物强阳性表明在肿瘤的毛细血管中存在明显的周细胞成分。

鉴别诊断　这种不常见的血管瘤，尤其是当它发生于成人时，重点应与卡波西肉瘤或低度恶性的血管肉瘤相鉴别。在丛状血管瘤中可见稍显细长的内皮细胞，而不是卡波西肉瘤中的长梭形细胞。只含有少量红细胞的血管丛呈散在灶状排列，也与卡波西肉瘤的成熟病变有很大区别。其与血管肉瘤最主要区别在于丛状血管瘤不存在细胞异型性。

血管丛中肥大的细胞外观与 IH 中的血管瘤组织相似，但在 IH 中血管聚集物更大，这些聚集物可代替真皮和脂肪组织。

丛状血管瘤与卡波西样血管内皮瘤鉴别往往较困难，尤其是在较小的活组织检查中。现已表明两种肿瘤属于同一种病谱[112]。两者形态学上确实存在相似性，并且它们的联系似乎得到了免疫组化的支持：在两种瘤体的梭形细胞中，Prox1、平足蛋白、LYVE-1、CD31 和 CD34 标记均为阳性；而血管丛中的细胞 Prox1、平足蛋白和 LYVE-1 为阴性，CD31 和 CD34 阳性[113]。有趣的是，IH 的病变细胞中 Prox1 是阴性的，这一特征可作为鉴别的辅助手段。

治疗原则　小的病变可以选择手术切除。合并 Kasabach-Merritt 综合征时，目前已报道可采用多种不同的治疗方式，包括长春新碱（联合或不联合栓塞治疗）[109]、系统性类固醇的使用，甚至普萘洛尔的应用。但普萘洛尔的作用极其有限[114]。

化脓性肉芽肿（小叶性毛细血管瘤）

临床概要　化脓性肉芽肿或小叶性毛细血管瘤是常见的与创伤相关的增殖性病变。通常病变生长迅速，几周之后即可呈现为隆起的鲜红色丘疹，大小不超过 1～2cm（图 33-16）；若不去除则病变可持续存在，手术或烧灼术后复发者也较常见。化脓性肉芽肿通常好发于儿童或青年人，男女发病率无显著差异，发病年龄较广；双手、手指和面部是最常见的发病部位，唇和齿龈尤其好发[115,116]。妊娠期间发生于齿龈的化脓性肉芽肿（妊娠性肉芽肿）是一个特殊类型，也可罕发于葡萄酒样痣内[36]。

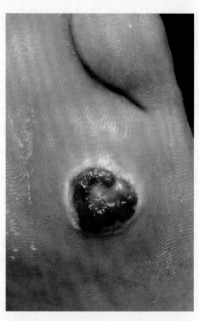

图 33-16　小叶性毛细血管瘤（化脓性肉芽肿）：溃疡性息肉样丘疹病变

一个罕见的病例提示，原发性化脓性肉芽肿皮损被破坏后，其周围形成了多发性卫星病灶[117,118]，这通常发生于儿童肩部或躯干上部，组织学上与化脓性肉芽肿类似的病变可发生于真皮深层及皮下组织[119]，甚至在扩张的静脉内也可出现[120,121]。同时散在的血管瘤病变也有报道，该病变与化脓性肉芽肿类似[122-124]，有时与内脏疾病有一定相关性。

组织病理　典型的病变表现为外生性类似息肉样物质的血管瘤组织。瘤体基底部缩窄，由棘层上皮呈衣领状包绕（图 33-17）。皮损表面可覆有完整的表皮，但表皮糜烂常见。在溃疡性损害中，

表面的炎性细胞反应可呈肉芽组织样外观，但炎症并不是其本质特征。皮损深部的炎性反应轻微，当表皮完整时，炎性反应可缺如。血管瘤组织多以分散的肿块或小叶形式出现，与毛细血管瘤类似。因此，Mills 等[115]建议用"小叶性毛细血管瘤"来描述本病（图 33-18）。血管瘤组织常被黏液样基质包绕，基质中含有散在的梭形、星形结缔组织细胞，偶有肥大细胞。血管瘤组织是由不同程度扩张、充血的毛细血管网和发育不良的血管簇构成，可见不同程度的核分裂象。滋养血管常延伸至相邻的真皮中，极少有皮损会深及真皮网状层。偶尔在较大的深部血管内可见局灶性血管内乳头状内皮增生，有时也可见局灶性上皮样内皮细胞。可有局部细胞异型性，尤其是发生在黏膜

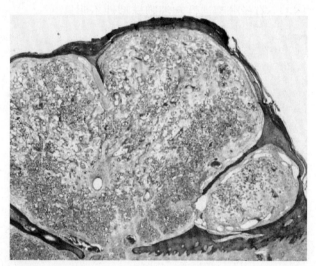

图 33-17　小叶性毛细血管瘤（化脓性肉芽肿）：早期未破溃的皮损可见典型的衣领状表皮

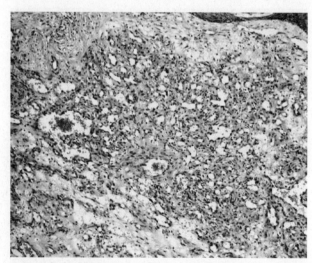

图 33-18　小叶性毛细血管瘤（化脓性肉芽肿）：扩张和充血的毛细血管组成的小叶位于水肿性间质内

表面的损害，如口腔病变[125]。复发性皮损或卫星病灶的组织学表现与之相似，但血管瘤性增生在真皮内的深度更深。皮下组织或静脉内的化脓性肉芽肿也有类似的组织学特征，但其缺乏炎症成分。血管内病变由于能扩张静脉，可导致周围的肌层变薄且难以识别（图 33-19）。

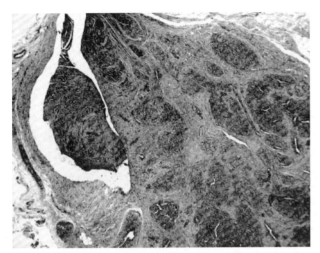

图 33-19　血管内小叶性毛细血管瘤（化脓性肉芽肿）：一些病变整个发生于静脉腔内

发病机制　曾经一度认为化脓性肉芽肿是由化脓性感染引起的。然而早期病变的组织学改变显示为毛细血管瘤。并且尽管在破损的病变中存在炎症，其深层的改变仍类似于毛细血管瘤。因此，建议使用"小叶性毛细血管瘤"这一名称[115]。免疫组化研究表明，血管内皮细胞中包括 CD3、ERG 在内的血管标志物阳性，周细胞中平滑肌肌动蛋白标志物呈阳性。

鉴别诊断　卡波西肉瘤和血管肉瘤均应纳入鉴别诊断，尤其是当存在多发皮损时。隆起的息肉样皮损在卡波西肉瘤中少见；大部分卡波西肉瘤病理表现为显著的梭形细胞交织于裂隙样血管腔之间，与化脓性肉芽肿不同。而高分化血管肉瘤具有细胞异型性程度更高，伴管腔内恶性细胞扩散的特征。

化脓性肉芽肿的血管内乳头状内皮增生，偶可与血管肉瘤相似，但即便如此，核异型性仍轻微。化脓性肉芽肿还需与 HIV 感染患者中观察到的一种感染性血管增生，即杆菌性血管瘤病相鉴别，后者由汉氏巴尔通氏体（Bartonella henselae）或不太常见的五日热巴尔通氏体（Bartonella quintana）引起，它们是小型的革兰氏阴性杆菌，属于巴尔

通氏体科[126-128]（参见第 21 章）。现在西方国家很少见到杆菌性血管瘤病，因为 HIV 阳性患者已使用高效抗逆转录病毒疗法（HAART）和预防性抗生素治疗。临床上，特别是组织学上，杆菌性血管瘤病的病灶可以看起来与化脓性肉芽肿非常相似。其浅表损害的低倍镜结构可能与化脓性肉芽肿的几乎相同（图 33-20）。但在杆菌性血管瘤病中，内皮细胞胞质通常显示丰富淡染（图 33-21）。皮损中中性粒细胞浸润，常与颗粒状嗜碱性团块相关。当用 Warthin-Starry（图 33-22）或 Giemsa 染色时，显示该嗜碱性物质为杆菌。PCR 也可检测到病原体的存在。

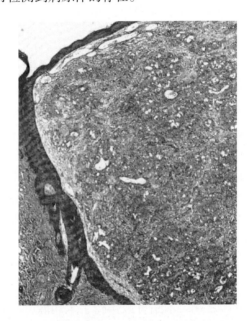

图 33-20　杆菌性血管瘤：低倍镜下与分叶状毛细血管瘤的结构相似，但炎症背景更突出

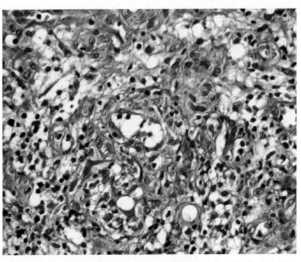

图 33-21　杆菌性血管瘤：血管腔内覆淡染上皮样内皮细胞。周围间质内常常见到中性粒细胞及核尘

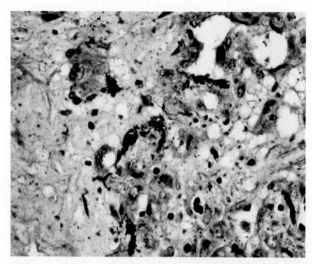

图33-22 杆菌性血管瘤：Warrthin-Starry 染色显示大量杆菌团

与化脓性肉芽肿相似的血管肉芽肿病变有时可作为系统或局部使用维A酸治疗的并发症出现，但组织学上本病表现为缺乏小叶结构的非特异性血管肉芽组织[129-131]。也有报道称卡培他滨治疗期间出现化脓性肉芽肿样病变[132]。

本病与羊痘或挤奶人结节的结节性皮损相鉴别有一定难度，因为其低倍结构可能与小叶性毛细血管瘤类似。但是，在前者中，经常存在表皮及毛囊漏斗显著的增生。显著的血管成分代表了局灶性小叶结构的肉芽组织，且角质形成细胞中通常含有典型的病毒包涵体。

治疗原则 本病可以选择手术切除，刮除术活检可以去除大部分皮疹，但易局部复发。

海绵状血管瘤

临床概要 海绵状血管瘤与IH具有相同的发病年龄、性别和解剖分布，但海绵状血管瘤较不常见，往往比IH更大更深，目前定义尚不明确，且病变不会自然消退[88,89]。极少数海绵状血管瘤可能合并有毛细血管瘤。在以下两种罕见的情况中可出现多发性海绵状血管瘤：Maffucci 综合征和蓝色橡皮疱样痣。

Maffucci 综合征

临床概要 Maffucci 综合征的特征表现是软骨发育不良，从而导致骨化缺陷，骨骼脆弱并造成严重畸形，骨软骨瘤可能发展为软骨肉瘤[32]。此外，体积大且可压缩的皮下海绵状血管瘤和梭形细胞血管瘤（SCH）可以出现于出生时、儿童期或成年早期。

组织病理 参见下一节。

蓝色橡皮疱样痣

临床概要 在蓝色橡皮疱样痣中，海绵状血管瘤在出生时就存在，随后其大小和数量均有增加可能。其血管瘤的外观具有特征性，大多数呈隆起性、深蓝色，质软，可压缩，有些有蒂。直径从数毫米到3cm不等。此外，触诊时可触及皮下血管瘤。口腔黏膜及胃肠道中也可发生血管瘤，其他器官较少见[32]。一些蓝色橡皮疱样痣可能是毛细血管扩张性血管球瘤，其中血管球细胞稀疏分布。

组织病理 真皮下部和皮下组织内有大而不规则的管腔、血窦，内含红细胞和纤维蛋白物质（图33-23），血窦内覆单层内皮细胞。毛细血管成分常见，特别是在瘤体的浅表部分。营养不良性钙化也常见。

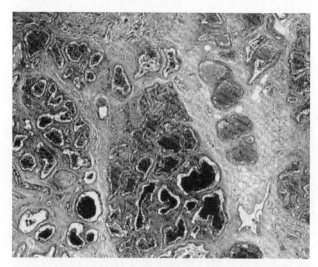

图33-23 海绵状血管瘤：显著扩张和充血的血管腔

海绵状血管瘤的变异型：窦状血管瘤

临床概要 窦状血管瘤是一种罕见的变异型海绵状血管瘤[133]。病变为蓝色的皮下肿块，中年人常见，好发于女性。虽然其分布较广泛，但以胸部多见，发生于乳房的病变应与血管肉瘤相鉴别。

　　组织病理　窦状血管瘤呈小叶状，部分与皮下脂肪小叶分界不清。其典型特征是由显著扩张充血的薄壁血管腔紧密排列而成的筛状或窦状腔隙（图 33-24）。由于这些腔隙灶的横截面与血管内乳头状内皮增生类似，因而也得名"假乳头状结构"（图 33-25）。管腔由单层扁平内皮细胞排列而成。在陈旧性病变中可以看到血栓形成、玻璃样变性、营养不良性钙化甚至梗死灶。其与高分化血管肉瘤的区别在于后者具有浸润性生长模式、细胞异型性和多层细胞。值得注意的是，在胸部病变中，乳腺的血管肉瘤多是实质性的。

　　治疗原则　本病可以选择单纯手术切除治疗。

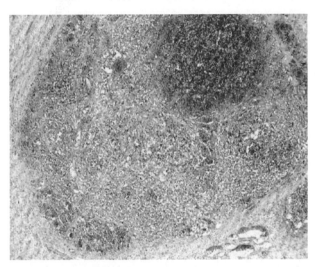

图 33-24　窦状血管瘤：充血性相互吻合血管腔呈筛网状外观

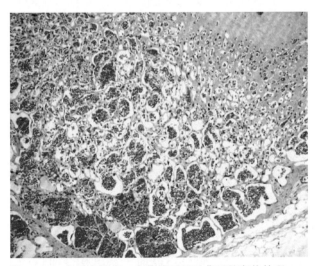

图 33-25　窦状血管瘤：高倍镜下显示典型的窦状外观

疣状血管瘤

　　临床概要　疣状血管瘤是一种罕见的血管畸形，通常是先天性的，后天获得的较少。大部分病例表现为疣状深蓝色的丘疹或结节，好发于下肢远端（图 33-26）。本病大多为单发，但目前已有报道 1 例多发于身体不同部位的特殊病例[134]。通常临床和病理上本病易与血管角化瘤相混淆，但疣状血管瘤的病变组织往往较深，且若不完全切除，高达 1/3 的病例可复发[135]。

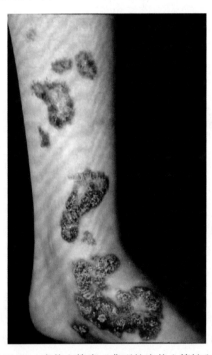

图 33-26　疣状血管瘤：典型的疣状血管性斑块

　　Cobb 综合征可出现类似疣状血管瘤的损害，其可发生于躯干并沿皮节分布，伴受累节段的脑脊膜血管瘤[136]。部分 Cobb 综合征与葡萄酒样痣相关。

　　组织病理　疣状血管瘤的浅表部分与血管角化瘤不易区分。但不同之处为充血的毛细血管和海绵状血管腔延伸到真皮深层和皮下组织（图 33-27）。这些管腔内覆扁平的内皮细胞，并常被一层周细胞包围。小叶状生长模式在深部组织中较明显。

　　治疗原则　完全性手术切除深部组织是最有效的治疗措施。

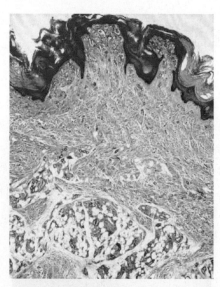

图 33-27　疣状血管瘤：注意表浅部分类似于血管角化瘤，但深在部分可延伸至皮下组织

微静脉血管瘤

临床概要　微静脉血管瘤是一种相对罕见的获得性血管肿瘤，通常发生在青年、中年，男女发病率无显著差异，多呈较小的红色皮损[137,138]，好发于四肢及躯干，个别为多发性[139]。

组织病理　组织学上，薄的分支状毛细血管和具有管腔狭窄或轻微扩张的小静脉广泛存在于真皮全层（图 33-28）。血管内皮细胞无异型性、不伴炎症，但是常有轻微的真皮硬化（图 33-29）。血管周围的胶原束稍有硬化。在许多病例中，一个相当常见的特征是立毛肌被增生的血管所浸润（图 33-30）。

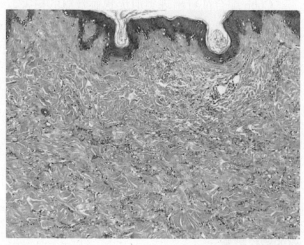

图 33-28　微静脉血管瘤：真皮内可见不规则、分支状薄壁微静脉

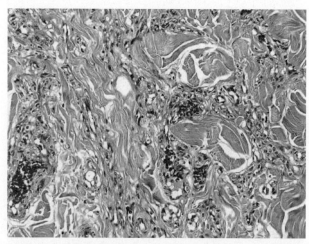

图 33-29　微静脉血管瘤：注意有些透明变性的胶原纤维束包绕在小静脉周围

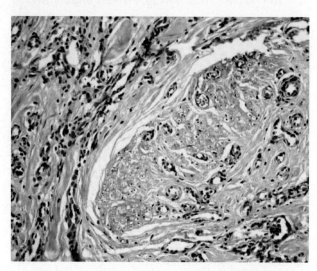

图 33-30　微静脉血管瘤：立毛肌内可见明显浸润

鉴别诊断　微静脉血管瘤作为年轻人中的一种获得性血管异常，应着重与卡波西肉瘤的早期或斑片期相鉴别。卡波西肉瘤的淋巴管样血管更纤细，不含红细胞，表现为角状轮廓，并且存在被胶原束包绕的倾向。此外，在卡波西肉瘤中浆细胞和其他炎性细胞较普遍，但是在微静脉血管瘤中并不常见。HHV8 在卡波西肉瘤中持续阳性，在微静脉血管瘤中为阴性。目前报道的病例中，仅有 1 例患有 POEMS 综合征的微静脉血管瘤患者 HHV8 阳性。[140]

治疗原则　本病可选择单纯手术切除治疗。

鞋钉样血管瘤（靶样含铁血黄素沉积性血管瘤）

临床概要　鞋钉样血管瘤或靶样含铁血黄素

沉积性血管瘤是一种相对罕见的血管肿瘤，通常好发于青年、中年男性的躯干或四肢[141-143]，少见发生于口腔黏膜和儿童。多发性病灶较少见。该肿瘤最初的描述性名称反映了典型的临床表现，即直径 2～3mm 的孤立性丘疹，棕色至紫红色，周围环绕苍白晕和环状瘀斑。但这些特征仅存在于少数病例中，最常见的临床表现是红蓝色或棕色丘疹。因此，鞋钉样血管瘤的命名被提出，用以强调更具特征性的组织学表现（参见下文）。有趣的是，一些发生于女性的病变可随月经周期变化而改变，这表明激素对该病存在直接影响[144]。

组织病理　浅表真皮网状层存在薄壁、扩张和不规则的血管（图 33-31），多内覆胞质少、核圆的单层内皮细胞，这些内皮细胞呈"鞋钉"样

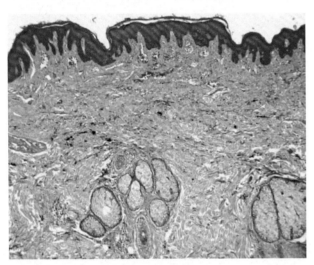

图 33-31　鞋钉样血管瘤：典型的楔形结构，肿瘤的浅层部分显著。注意明显的含铁血黄素沉积

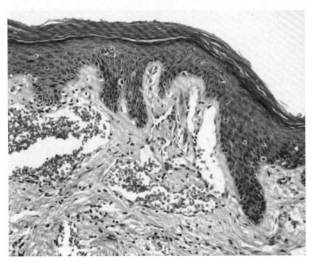

图 33-32　鞋钉样血管瘤：不规则充血的血管腔，有些内覆鞋钉状内皮细胞

突出于管腔（图 33-32，图 33-33）。在表浅血管中可以看到腔内乳头状突起和纤维蛋白血栓（图 33-33）。在真皮深部血管不明显并最终完全消失。这些深部血管的形态不规则、呈角状，内覆扁平的内皮细胞，并被胶原束分隔。可以观察到大量的红细胞外渗和以淋巴细胞为主的炎性聚集。在后期，基质内常见有广泛的含铁血黄素沉积。

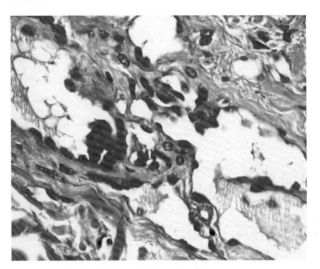

图 33-33　鞋钉样血管瘤：鞋钉状内皮细胞和小乳头状突起

发病机制　因为存在以上皮样内皮细胞为特征的血管肿瘤谱，所以有观点认为，具有鞋钉样内皮细胞的血管瘤为一组谱系性疾病，包括淋巴管内乳头状血管内皮瘤（PILA，Dabska瘤）和网状血管内皮瘤，而鞋钉样血管瘤代表该病谱的良性末端。内皮细胞 D2-40（平足蛋白）标记阳性，提示本病来源于淋巴管[145]。这些细胞 WT1 标记阴性，由此推测该病变代表着淋巴管畸形[145]。

鉴别诊断　本病应与斑片期卡波西肉瘤、网状血管内皮瘤和良性淋巴管内皮细胞瘤相鉴别。

治疗原则　本病可选择单纯手术切除治疗。

上皮样血管瘤（嗜酸性粒细胞增多性血管淋巴样增生）

对于本病是一种血管瘤还是由创伤或其他刺激引起的反应性增生存在着争议，而上皮样血管瘤和嗜酸性粒细胞增多性血管淋巴样增生两个名称也凸显了这种争议。此前，包括本病在内的一

组疾病被称为组织细胞样血管瘤，但该名称现已被弃用，因为最初描述它时还包括了一些不符合上皮样血管瘤的其他病变[146,147]。虽然目前仍不清楚本病是继发于创伤[148]等多种刺激后的反应性增生，还是肿瘤性改变，但似乎后者更被认可。因此，通常更倾向于选择上皮样血管瘤来描述那些位于上皮样内皮细胞特征病谱的良性末端的血管损害[146,147]。

临床概要　大多数病变出现于真皮浅层、皮下组织或更深的组织，有时表皮和深部组织可同时受累[149]。据报道，约15%的患者血嗜酸性粒细胞增多[147,149]，30%的患者可能出现局部复发。

浅表皮损　青年、中年女性好发，典型病变表现为外耳或耳周的瘙痒性丘疹、斑块（图33-34）。病灶可多发，但局限于一侧。特别的是，尽管切除病灶和使用其他方法治疗，但病程仍可迁延数年。这种浅表的病灶最初被认为是假性化脓性肉芽肿。伴有外耳道闭塞时可引起耳鼻喉科医师的注意。有时头颈部区域也可受累，特别是枕部和颞动脉周围。

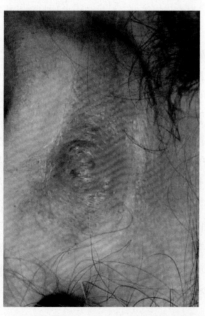

图 33-34　上皮样血管瘤（嗜酸性粒细胞增多性血管淋巴样增生）：单个或多个血管性丘疹，常常位于耳部

皮下和深部组织皮损　成人好发，男女发病率无显著差异。典型病变是孤立、生长缓慢的实性皮下肿物，直径为 2～10cm，好发于头颈部，特别是耳前或耳后。有时为多发性。除偶有瘙痒外，常无自觉症状。一般不侵犯淋巴结。身体其他部

位偶可受累，如上肢、手、腋窝或腹股沟区域[149-151]。目前已有文献报道一些少见的如与创伤诱发的动静脉瘘（涉及腘动脉）相关[152]或起源于桡动脉[153]的病例。病程可持续多年，无严重的并发症。

少数情况下，上皮样血管瘤可发生在口腔[154]、舌[155]、淋巴结[156]、骨[157]和睾丸[158]。也有报道其发生于卵巢畸胎瘤的病例[159]。上皮样血管瘤发生在皮肤以外不同的部位时，常缺乏炎性细胞成分。

组织病理　病理学组成主要包括以下内容。

（1）小到中等大小血管的增生常显示为小叶状结构（图33-35），管腔内多由肿大的（上皮样）内皮细胞排列而成（图33-36，图33-37）。

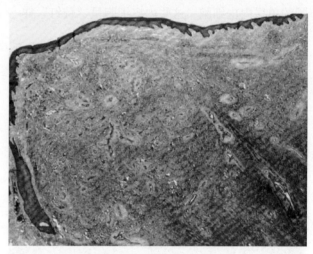

图 33-35　上皮样血管瘤（嗜酸性粒细胞增多性血管淋巴样增生）：取自耳部的浅表皮损显示典型的分叶状结构和显著的炎性细胞浸润

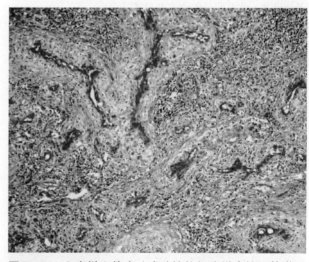

图 33-36　上皮样血管瘤（嗜酸性粒细胞增多性血管淋巴样增生）：大量血管腔内覆硕大、红染的上皮样内皮细胞，周围炎性细胞浸润

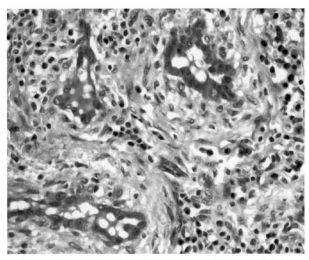

图 33-37　上皮样血管瘤（嗜酸性粒细胞增多性血管淋巴样增生）：内皮细胞明显，胞质呈嗜酸性，周围间质内大量嗜酸性粒细胞。注意血管周围纤维化和大量嗜酸性粒细胞

（2）血管周围炎性细胞浸润，主要由淋巴细胞和嗜酸性粒细胞组成。

（3）淋巴细胞浸润的结节区域少有滤泡形成。

（4）大多起源于小动脉或小静脉，很少有病灶是完全在血管内的（图 33-38）。最初被描述为静脉内非典型性血管增生的病变，可能是血管内上皮样血管瘤的变异[160]。

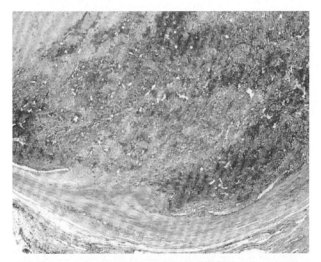

图 33-38　上皮样血管瘤（嗜酸性粒细胞增多性血管淋巴样增生）：一些病变显示上皮样血管瘤整个位于血管腔内

浅表病变存在着不同程度的血管增生，包括几乎完全是血管瘤性增殖的区域。其显著特征是，突出于血管腔内的肿大内皮细胞形成"鹅卵石"样外观。这些细胞的核为卵圆形，不伴有异型性或分裂象。内皮细胞胞质内可见大小不一的空泡，

此特点具有诊断价值（图 33-37）。大多数异常血管常被黏液样基质中的星形细胞和梭形细胞围绕。受累血管周围可见散在炎性细胞浸润，但部分区域可能存在炎性细胞完全缺如，通常这些细胞中 5%～15% 为嗜酸性粒细胞。不伴炎性细胞浸润的病变少见。晚期将出现明显的纤维组织，炎性细胞明显减少。

病变上方的表皮可表现为棘层肥厚，或表浅创伤所致的糜烂。除了偶然可发现毛囊黏液变性，皮肤附属器一般不受累[161]。

在皮下病变中，炎性细胞浸润的范围更大，形成具有中心的、边界不清的、代替脂肪组织的结节。该结节由小淋巴细胞和嗜酸性粒细胞融合而成，其中含有管腔狭窄的厚壁毛细血管网。结节中心通常被含有淋巴滤泡的淋巴样细胞卫星灶围绕。嗜酸性粒细胞可高达 50%。

约 50% 的病例可发现中大动脉受累的证据，血管损伤程度不一，可伴有血管壁炎性细胞浸润和管腔阻塞，内弹性膜损伤也常见。

组织发生学　上皮样血管瘤的病因和发病机制目前尚不明确。有时其与创伤[148]或外耳道炎相关。目前已提出肿大的内皮细胞可能具有组织细胞的特性，但尚未得到超微结构研究的证实。该病与 HHV8 无关，但在 1 例 HIV 阳性患者中，初次感染 HHV8 之后，出现短暂性嗜酸性粒细胞增多性血管淋巴样增生和卡波西肉瘤[162,163]。

鉴别诊断　肿大不规则细胞的血管内覆内皮细胞，其增殖可被误认为是血管肉瘤。后者可伴有淋巴细胞浸润，但嗜酸性粒细胞少见。主要的区别是血管肉瘤可出现核异型性、着色过度、核分裂象和胶原束分隔模式，而上皮样血管瘤无上述改变。本病与网状血管内皮瘤鉴别较容易：上皮样血管瘤缺乏网状血管内皮瘤的网状生长模式，并且无典型的鞋钉样内皮细胞外观。

上皮样血管瘤与大多数良性血管瘤或血管扩张的不同点在于，后者缺乏固有的炎性细胞浸润。在良性血管瘤中，具有嗜酸性细胞胞质的肿大内皮细胞罕见，尽管它们可以在小叶性毛细血管瘤（化脓性肉芽肿）中看到。

持续的昆虫叮咬反应可以表现为与上皮样血管瘤重叠的组织学特征，但是血管增生并不明显。

注射疫苗后也可出现相似的病理学表现[164,165]，其特征为深部淋巴细胞浸润，伴有淋巴滤泡、组织嗜酸性粒细胞增多和纤维化。但其血管增生不如上皮样血管瘤显著，无上皮样内皮细胞。其诊断要点是，当使用铝吸附疫苗后，单铬天青染色可显示含铝的组织细胞[164]，能量色散X射线谱分析也可显示铝的存在。

当嗜酸性粒细胞增多性血管淋巴样增生在西欧首次被报道时，其与远东地区报道的木村病的相似之处已受到关注。确实，许多学者认为这两种疾病可能属于同一种疾病谱[166]。然而最近大多数文献都着重强调两种疾病之间存在的差异[166-169]。皮下的上皮样血管瘤和木村病最常发生在成人的头颈部，并且都具有广泛的淋巴样增殖、组织嗜酸性粒细胞增多和血管增生的组织学表现。然而，木村病发病年龄范围更广，男性好发，并有发生广泛损害的倾向，通常伴有唾液腺和淋巴结受累，部位远离头颈部。有学者强调了两者的组织学差异，其中最重要的就是木村病中血管增生程度更轻，缺乏显著的嗜酸性内皮细胞及闭塞的血管。其他不同点是木村病的病变周围存在嗜酸性脓肿和明显的纤维化，而没有以受累动脉为中心的病变。木村病与肾脏疾病有着重要的关联，尤其是肾病综合征[170]。

治疗原则　本病可选择手术治疗，也可选择皮损内注射类固醇激素。

皮肤上皮样血管瘤性结节

临床概要　皮肤上皮样血管瘤性结节是最近报道的具有上皮样内皮细胞的血管肿瘤谱中的病变[171-173]。该病很罕见，成人好发，表现为丘疹或结节，好发于躯干部，其次为四肢和面部。偶可见多发性病变，并且没有局部复发的倾向[174,175]。1例与血管畸形相关的特殊病例已被报道[176]。

组织病理　低倍镜下可见浅表的、边界清楚的增殖病灶（图33-39），周围常常被内皮细胞包绕。病变由上皮样内皮细胞团组成，细胞具有丰富的嗜伊红胞质、空泡状核和单个较小核仁（图33-40）。本病无细胞异型性，可见少量核分裂象（图33-41）。几乎没有血管管腔形成的倾向，但是个别内皮细胞含有胞质内空泡。肿瘤细胞间基质极

少，并且在背景中可以看到散在的单核细胞和嗜酸性粒细胞。

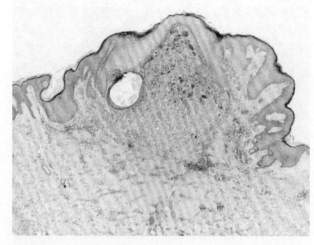

图33-39　皮肤上皮样血管瘤性结节：浅表、界线清楚的息肉状病变

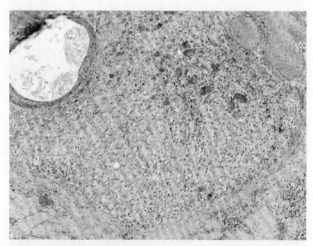

图33-40　皮肤上皮样血管瘤性结节：片层状上皮样内皮细胞，局部可见胞质内空泡

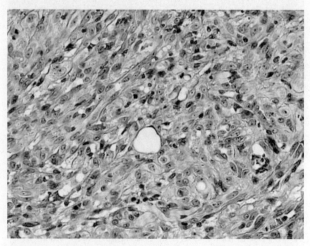

图33-41　皮肤上皮样血管瘤性结节：细胞异型性不明显或缺如，核分裂象罕见

　　鉴别诊断　皮肤上皮样血管瘤性结节与上皮样血管瘤鉴别较容易，后者临床表现不同，且病变是由内覆上皮样内皮细胞的血管组成，而不是上皮样内皮细胞的实性团块。杆菌性血管瘤病也可与上皮样血管瘤性结节鉴别，前者的皮损通常是多发的，组织学上可形成内覆柱状上皮样内皮细胞的血管，伴无定型的嗜碱性颗粒和中性粒细胞，其病变部位即细菌所在的区域。与上皮样血管肉瘤的鉴别要点在于后者的浸润性生长模式，多形性和核分裂活性。

　　治疗原则　本病可选择单纯手术切除治疗。

获得性弹性组织变性血管瘤

　　临床概要　获得性弹性组织变性血管瘤是最近描述的一种相对罕见的血管病变，好发于曝光部位，主要见于中老年患者的前臂和颈部，女性好发。临床表现为较小的、红色或蓝色的局限性斑块，一般无自觉症状[177]。

　　组织病理　皮损边界清楚，在日光性弹性组织变性的背景中包含有表浅的、带状增生的毛细血管（图 33-42，图 33-43）。毛细血管均被一层周细胞包围。平足蛋白（D2-40）表达提示可能为淋巴管来源[178]。

　　治疗原则　本病可选择单纯手术切除治疗。

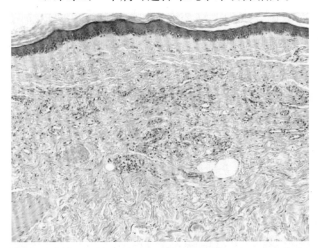

图 33-42　获得性弹性组织变性血管瘤：小而圆的血管腔于浅表部位呈斑块状增生（T. Mentzel 医师惠赠，Friedrichshafen，德国）

动静脉性（静脉性）血管瘤（蔓状动脉瘤）

　　临床概要　动静脉性（静脉性）血管瘤或蔓

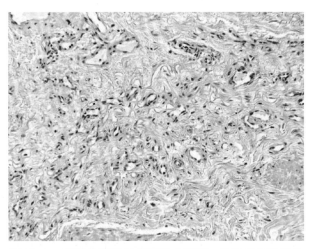

图 33-43　获得性弹性组织变性血管瘤：注意日光性弹性组织背景（T. Mentzel 医师惠赠，Friedrichshafen，德国）

状动脉瘤，通常表现为孤立的深红色丘疹或结节，多发生于面部（特别是唇部），少数病例可发生于成人四肢，男女发病率相当[179,180]，口腔病例少见[181]。大多数病变的直径＜1cm。

　　组织病理　皮损境界清楚，通常局限于真皮内（图 33-44），可见内覆单层内皮细胞的厚壁和薄壁血管（图 33-45）。厚壁血管的管壁主要由纤维组织组成，但多数情况下也含有一些平滑肌。内弹性膜可见于极少数血管，表明绝大多数血管为静脉。血管内含有红细胞，偶可见血栓[181]。在年轻患者深部软组织中可见具有类似组织学表现的病变，其可能与动静脉分流所致血流动力学并发症相关。

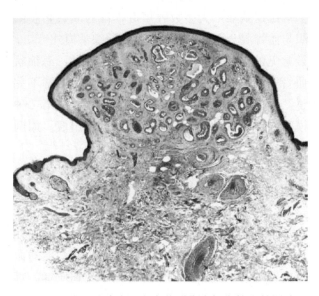

图 33-44　蔓状动脉瘤：息肉状浅表皮损由扩张的厚壁血管腔组成

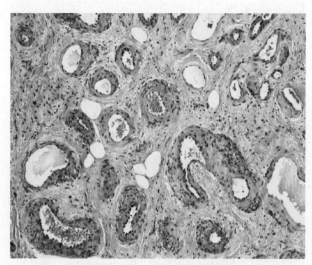

图 33-45　蔓状动脉瘤：小静脉和动脉混合组成

组织发生学　目前看来可能很多病变都表现为纯静脉性血管瘤，部分有动脉化静脉[181]。

治疗原则　本病可选择单纯手术切除治疗。

血管瘤病

临床概要　血管瘤病不常见，仅存在于儿童和青少年中，并且被定义为侵犯身体大片连续区域的弥漫性血管增生[182-184]。皮损分布广泛，以四肢较多见。典型的病例表现为皮肤、皮下软组织甚至骨骼的受累，常伴肢体肥大。同时可出现实质脏器和中枢神经系统受累。由于受累部位广泛，手术治疗困难，且易复发。

组织病理　大多数肿瘤由丰富的成熟脂肪组织与血管混合组成，表现为两种组织学模式[183]。最常见的模式是具有不规则管壁的静脉、海绵状血管腔和毛细血管的混合物。静脉肌层通常不完整。可以在大血管的管壁中看到小血管。第二种模式主要由灶性小叶结构的毛细血管组成。周围神经损害可为两种模式共有的特征。

梭形细胞血管瘤

临床概要　梭形细胞血管瘤（SCH）于1986年[185]被首次描述，当时被认为是低度恶性的血管肉瘤。这个观点在随后的研究中受到质疑。直到最近，才较普遍的认为该病是与血管畸形相关

的非肿瘤性改变。近来的细胞遗传学证据也支持其为良性病变（参见"发病机制"）。男女发病率相当，10～30岁多发。典型皮损为位于真皮和皮下组织的多个红蓝色结节，通常四肢远端好发，双手最为显著，头颈部较少见。不伴有内脏损害，深层软组织和骨受累罕见[186,187]。病程发展缓慢，数年后可出现新发病灶，罕见情况下可自然消退。约10%的病例伴随先天性淋巴水肿、Maffucci综合征、Klippel-Trenaunay综合征和早发性静脉曲张[185,186,188,189]。

组织病理　肿瘤边界不清，可完全或部分地存在于血管内，特别是中等大小的静脉。典型病变包含两个组成成分（图33-46）：①不规则扩张的薄壁、充血性海绵状腔隙，伴有机化性血栓；②静脉石及由梭形细胞形成的实性区域（图33-47），其中极少数可见细胞异型性。核分裂象罕见。通常在梭形细胞区域中，可见到胞质嗜伊红的上皮样细胞和平滑肌束呈局灶性聚集，上皮样细胞可出现空泡状或胞质空泡化（图33-48）。并且在该区域中，常有裂缝样血管腔隙，伴随散在的红细胞和充满含铁血黄素的巨噬细胞外渗。局灶性血管为乳头状内皮细胞增生样改变可为其另一特征。在血管畸形中可见的不规则厚壁管腔，常出现在病灶外周。偶尔，也有病例表现为上皮细胞和梭形细胞血管内皮瘤两种混合性特征[190,191]。然而这些病例也有可能是复合性血管内皮瘤。

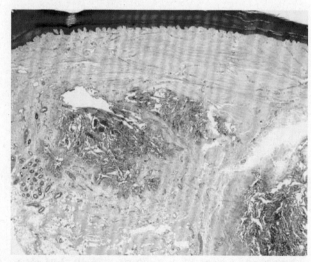

图 33-46　梭形细胞血管瘤：多灶状皮损由扩张充血性血管腔和多细胞性区域混合构成

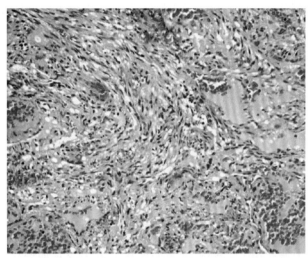

图 33-47　梭形细胞血管瘤：薄壁扩张的血管腔及细胞形态良好的梭形细胞

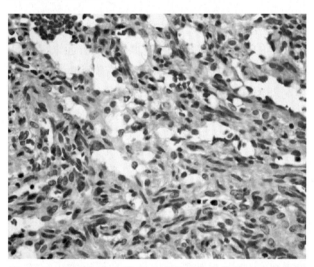

图 33-48　梭形细胞血管瘤：梭形细胞和灶状上皮样淡粉红色空泡性细胞

发病机制　最初这种肿瘤被归类为低度恶性血管肉瘤，是因为有报道 1 例患者出现了淋巴结转移[185]。但该患者曾接受过放疗，故不排除转移是来自于放射性肉瘤的可能性。后续一系列研究提出该病为反应性增生或血管畸形[188,192-194]。然而目前仍存在着争异，因为 SCH 病例中所显示的 *R132C IDH1* 突变与在 Maffucci 综合征中的发现相同，支持其为良性肿瘤性病变[195]。

免疫组化中，管腔内覆的内皮细胞和实性区域中的上皮样细胞对内皮细胞标志物的染色不定。梭形细胞主要为肌动蛋白阳性，有时 desmin 阳性。

鉴别诊断　SCH 主要与结节期卡波西肉瘤鉴别，具体见下文。

治疗原则　本病可选择单纯手术切除治疗。

共质体性血管瘤

临床概要　共质体性血管瘤不是血管瘤的特异亚型，而是先前出现的血管瘤的广泛退行性改变，非常类似于恶性肿瘤[196-198]。很少有共质体性血管瘤的病例报道，但从有限的病例中得出的个人经验看来，先前出现的血管瘤通常不能被识别，或者代表的是曲张的动脉瘤。

组织病理　病灶呈息肉状，边界清楚，通常不演变为溃疡（图 33-49）。管壁厚薄不等的扩张充血的血管之间由不同的细胞基质浸润，通常是黏液样基质或出血灶。血管壁内的基质细胞和平滑肌细胞存在不同的细胞异型性，包括核增大和核深染（图 33-50）。血管壁内皮细胞不显示细胞学异型性（图 33-51）。其余细胞显示特征性形态，多个核并不少见。可以发现核分裂，但不常见。偶尔可见非典型核分裂象。

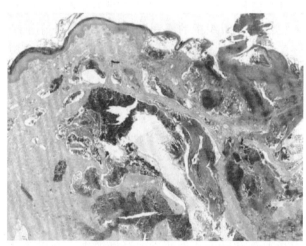

图 33-49　共质体性血管瘤：病变常呈息肉状，低倍镜下其血管性起源非常明显

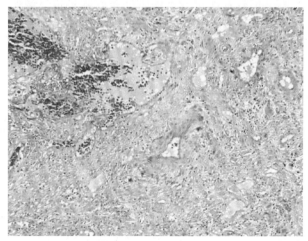

图 33-50　共质体性血管瘤：不典型细胞位于间质和血管壁内

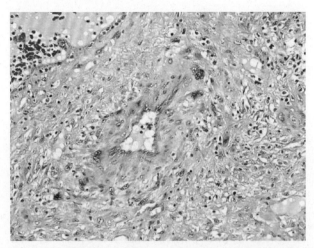

图 33-51 共质体性血管瘤：内皮细胞无异型性和核分裂象

鉴别诊断 共质体性血管瘤主要与血管肉瘤相鉴别。然而在共质体性血管瘤中，血管内皮细胞一般增生不活跃，没有核分裂能力及多分化的潜能。进一步的鉴别诊断考虑软组织多形性透明变性血管扩张性肿瘤[199]。后者是发生在皮下组织或更深的软组织中的浸润性肿瘤，其特征在于扩张的薄壁血管周围有明显的玻璃样变，有丝分裂活性低，常见具有核内包涵体的多形性间质细胞。

治疗原则 治疗选择单纯手术切除。

（陈爱军 译，钱 悦 校，陶 娟 审）

交界恶性的血管肿瘤

来源于内皮细胞的恶性肿瘤可以宽泛地分为交界恶性和高度恶性两类。严格说来，交界恶性是指肿瘤在局部表现为侵袭性行为，即局部容易复发，但转移扩散的潜能较低或微不足道。像血管肉瘤及低度恶性的血管内皮细胞瘤这类具有真正转移扩散的能力，倾向于将其描述为恶性血管性肿瘤。不过，许多学者将这两种名称互换使用，对疾病的了解不断进展，一些肿瘤可随恶性程度变高进展为完全恶性（如上皮样血管内皮瘤），或其恶性程度下降而呈良性（如梭形细胞血管瘤）。同时必须谨记血管内皮细胞瘤以前被用于描述一些良性血管性肿瘤，特别是儿童的草莓状痣。中度恶性血管性肿瘤包括卡波西肉瘤，这是一种进展缓慢的病变，其是否真正具有肿瘤起源仍未明确。

卡波西肉瘤

前言 直到 20 世纪 60 年代后期，卡波西肉瘤一直被认为是一种少见的缓慢进展的多病灶肿瘤，主要发生于东欧和南欧血统的老年男性，其对应的临床分型为当前的经典型。20 世纪前 20 年，引起人们兴趣的是卡波西肉瘤成为艾滋病的主要标志。尽管高效抗逆转录病毒治疗（HAART）应用后使西方世界的艾滋病患者发生卡波西肉瘤的发病率明显下降，但在第三世界国家，特别是在非洲，没有出现同样的结果，这里的 HAART 应用十分有限。另外，卡波西肉瘤的发生与其他原因引起免疫缺陷相关，如药物诱导，特别是器官移植后和少见情况下不同形式的遗传性免疫缺陷。尽管最近对于卡波西肉瘤的病因和发病机制的认识有了长足的进步，但仍有很多非寻常的方面未得到足够科学的解释。尽管已经显示所有类型的卡波西肉瘤与新型的疱疹病毒相关，即 HHV8，但是它是多灶性反应性病变还是肿瘤性疾病仍有争议。

临床概要 几乎所有的卡波西肉瘤可分为四种类型[200-206]。

（1）经典型卡波西肉瘤：男性比女性发病率多 10 ～ 15 倍，主要累及东欧人、犹太人和地中海沿岸人[207]。大多数患者超过 50 岁，表现为下肢进展缓慢的血管性结节和斑块（图 33-52）。合并慢性淋巴水肿并不少见。受累患者可以生存 10 ～ 20 年。即使晚期出现广泛性皮肤结节，内脏病变仍不常见，尽管在尸体解剖时常常发现病变累及淋巴结、肺和胃肠道，但常无症状。偶尔，在艾滋病出现前，发生于年轻人或儿童的侵袭性卡波西肉瘤可出现早期淋巴结受累[203]。

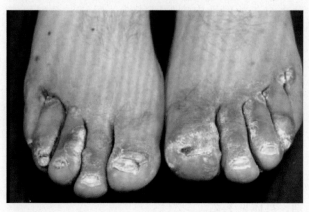

图 33-52 卡波西肉瘤临床表现：典型的地方性病例，位于肢端的斑块和结节

（2）非洲地方型卡波西肉瘤：20世纪60年代，非洲中部卡波西肉瘤在土著黑种人中发病相当常见，卡波西肉瘤是乌干达和众所周知的刚果民主共和国的病理科中最常见的肿瘤。在南非估计黑种人卡波西肉瘤的数量是白种人的10倍多（图33-53）。虽然非洲卡波西肉瘤表现为与经典型相似的慢性进程，但年轻患者更多，侵袭性更强，表现为肿瘤分布广泛、浸润更深或高起菜花样皮损及骨骼受累。卡波西肉瘤儿童型特点鲜明，可发生广泛的淋巴结受累和早期死亡。在这种淋巴结病型肿瘤中，皮肤黏膜的皮损通常在晚期出现，临床表现轻微[203]。儿童型男女比例约为3∶1。最近25年发生于南撒哈拉非洲地区的卡波西肉瘤大多数是HIV感染者/艾滋病患者[204-206]。

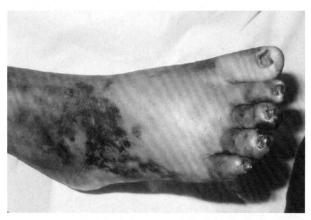

图 33-53　卡波西肉瘤临床表现：非洲地方型病例，淋巴管水肿常见

（3）艾滋病相关型卡波西肉瘤：早在20世纪80年代有关纽约和加利福尼亚年轻同性恋男性多组报道显示，出现卡波西肉瘤是确诊艾滋病的重要指标之一。最初约40%的艾滋病患者同时有卡波西肉瘤，但在HAART问世之后[208]，其发病率在美国[200,203]和欧洲逐步下降。来自美国疾病控制与预防中心收集的数据推测卡波西肉瘤在艾滋病患者中比一般人群中高至少201 000倍[200]。活跃的同性恋艾滋病患者发生卡波西肉瘤的风险大于异性恋的男性或女性，如血友病患者接受被污染的血液制品或毒品滥用者共用针头。

艾滋病相关型卡波西肉瘤临床表现不同于经典型。前者病变进展迅速、分布于躯干等不典型

部位及黏膜（图33-54）[202]。尸检时内脏受累非常常见[209,210]，但内脏病变患者生前常无明显临床症状。内脏病变可不伴有皮肤受累。接受HAART的患者，根据其免疫系统重建的程度，病变可以消退，在治疗过程中如果病变进展，通常只是有限的数量和程度。

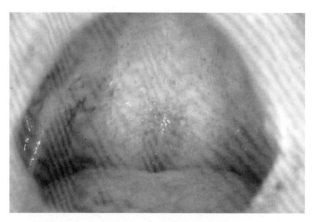

图 33-54　卡波西肉瘤：口腔病变常常见于HIV感染/AIDS患者，特别是未接受HAART治疗者

（4）医源性免疫抑制型卡波西肉瘤：药物引起的免疫抑制可以用于预防器官移植的排斥反应，这大大地增加了淋巴瘤和其他肿瘤发生的风险，包括卡波西肉瘤[211,212]。一项超过23年的大型回顾性分析显示肾移植患者中有3.9%出现卡波西肉瘤[211]。这种类型的卡波西肉瘤的特殊之处在于中断免疫抑制治疗后，肿瘤常常消退或明显治愈。这组中男性为主的性别比例明显减少。

卡波西肉瘤也可以发生于其他原因引起的免疫抑制，包括遗传性疾病[213]。

组织病理　组织学上，所有类型的卡波西肉瘤病变只要充分发展为结节时均特点鲜明，因此诊断上极少给病理学者带来困扰。诊断的陷阱主要来自于早期斑片期病变，此时常被误诊为非特异性炎症，或者轻易诊断为某些类型的轻度血管性或淋巴管性异常。尽管称作肉瘤，但是在卡波西肉瘤所有发展阶段细胞异型性均不显著。

为了便于描述，组织学改变大概参照临床类型而分为各个阶段谱：早期和晚期斑片期、斑块期、结节期和晚期侵袭期。实际上，各期相互重叠，同一时间多个活检甚至同一活检标本内都可能出现不同阶段的组织学改变。不同患病风险组卡波

西肉瘤的组织学改变无差别。

（1）斑疹（斑片期）：早期斑疹通常在真皮血管周围出现淋巴细胞和浆细胞片状、稀疏地浸润。胶原纤维束间可见窄条状细胞潜行，这些细胞初看像是组织细胞或结缔组织细胞，但仔细辨认后会发现其有向管腔分化的迹象或与小血管相通（图 33-55）。通常可见一些不规则或夹角状扩张的淋巴管样管腔，内覆的内皮细胞纤细而无异型性改变。胶原纤维束为"锯齿状"外观的血管分隔为其独特的组织学特征（图 33-56）。正常附属器结构和已经存在的血管常突入新生血管腔内（图 33-57）。此征即为岬样征，常出现在卡波西肉瘤中，但并不具有特异性。晚期斑疹中，真皮内可见更加广泛的血管浸润，锯齿状血管和厚壁血管条索形成类似肉芽组织的改变。有些血管部分是反应性而并非肿瘤本身。在这一阶段可见红细胞外渗和吞噬含铁血黄素的巨噬细胞。一些皮损内淋巴管样管腔呈分支状不同程度扩张，管腔内不含血细胞并将胶原纤维分隔。上述改变与分化好的血管肉瘤和进行性淋巴管瘤相似。这种极其类似淋巴管瘤样外观使部分学者认为这是一种卡波西肉瘤的特殊亚型（图 33-58）[214]。偶尔可见束状梭形细胞，但其分布与血管无关。一些病例中，扩张充血的薄壁血管腔形成筛状外观，与血管瘤相似（图 33-59）。

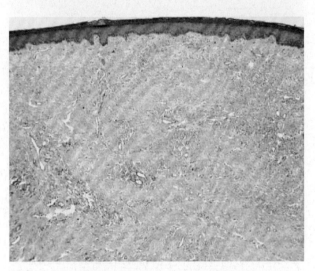

图 33-55　斑片期卡波西肉瘤：大量裂隙状空腔分布于以出血为背景的真皮内

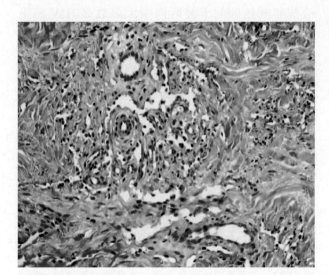

图 33-57　斑片期卡波西肉瘤：正常的血管突入新形成的血管腔内（"岬样征"），内覆形态正常的内皮细胞

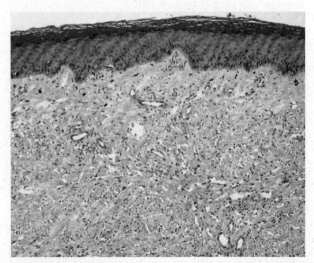

图 33-56　斑片期卡波西肉瘤：不规则、锯齿状、薄壁的小血管腔伴有含铁血黄素及局灶性炎症

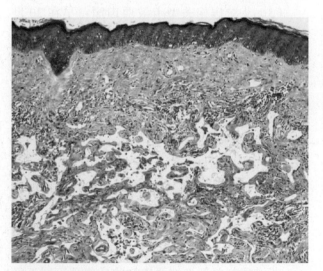

图 33-58　淋巴管瘤样卡波西肉瘤：大量不规则、扩张及不含血细胞的血管腔伴有明显的淋巴管瘤样外观

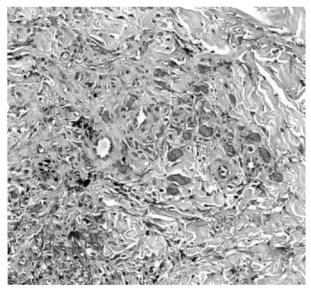

图 33-59　血管瘤样卡波西肉瘤：充血的小血管腔局部呈筛网状结构

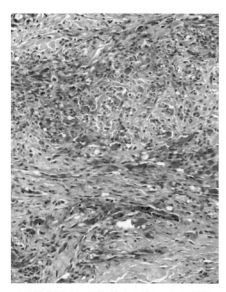

图 33-61　斑块期卡波西肉瘤：细胞形态良好的梭形细胞在局部形成裂隙状腔隙，内含红细胞

（2）斑块期：在这一阶段，小血管弥漫性浸润至真皮的大部分，有取代胶原纤维的倾向（图 33-60）。血管形态各异，有些为管腔分化较差的条索，有些为内含血细胞的卵圆形血管腔，有些呈淋巴管样形态。同时可见稀疏分布的梭形细胞排列成短束状（图 33-61）。在浸润密集的区域出现细胞质内透明状小球[215]。这些透明状小球更常见于艾滋病患者的皮损中。

（3）结节期：在肿瘤期，血管腔和梭形细胞形成界线清楚的结节，取代了真皮的胶原纤维（图 33-62）。这些肿瘤结节被致密的纤维胶原组织带所分隔。肿瘤团块之间也可以见到扩张的淋巴管。特征性改变是充满红细胞的血管腔或裂隙呈蜂窝样网状结构，与相互交织的梭形细胞紧密相邻（图 33-63）。

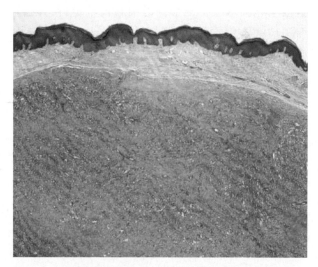

图 33-62　结节期卡波西肉瘤：界线相当清楚的真皮结节

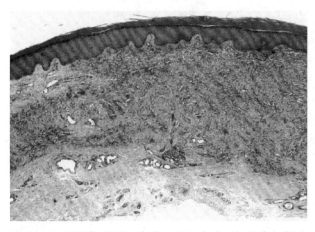

图 33-60　斑块期卡波西肉瘤：细胞成分更加丰富，伴有广泛出血

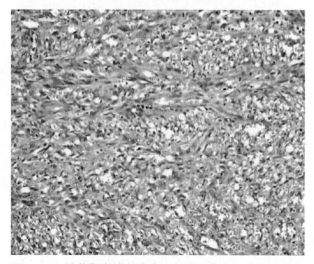

图 33-63　结节期卡波西肉瘤：细胞形态良好的梭形细胞形成裂隙，内含红细胞

尽管血管腔和梭形细胞普遍存在，但局部区域只以一种成分为主。血管瘤区域内血管腔相互紧紧贴近，"背靠背"排列。血管裂隙内覆纤细扁平的内皮细胞，这些细胞在常规染色切片上难以辨认，但应用免疫细胞化学标志物 CD31 和 CD34 后较易识别。肿瘤结节内的血管裂隙似乎直接与梭形细胞相邻，让人觉得它们是假性血管腔。血管腔呈紧密排列的蜂巢状模式可能是诊断卡波西肉瘤唯一最重要的特征。在化脓性肉芽肿和大多数血管瘤中，毛细血管壁的内皮细胞更加明显，间质将血管分隔开来。结节周围可见数量不等的厚壁血管，它们并非肿瘤的基本成分，而是反应性或滋养血管。结节附近几乎总是见到吞噬含铁血黄素的巨噬细胞，特别是位于下垂部位的皮损。

结节内的梭形细胞呈长梭形，胞质清楚。细胞核呈卵圆形，稍扁平，沿细胞长轴走行，内含细颗粒状染色质。核仁常不清楚，无或轻度核异型性。核分裂象不明显。梭形细胞明确并稳定地表达 CD34。

细胞内外出现的透明状小球比斑块期更常见。它们成组出现，表现为淡红色嗜酸性小球，直径为 1 ～ 7μm，PAS 染色阳性，并且耐淀粉酶。这些小球可能是部分消化的红细胞。表皮和附属器常不受累。

卡波西肉瘤可部分或完全位于血管内，特别是结节期的皮损[216]。这些受累血管往往是静脉。

经典型卡波西肉瘤独特的亚型包括微结节型、淋巴管瘤样型、淋巴管扩张型、瘀斑型、疣状型、瘢痕疙瘩型和化脓性肉芽肿型等[217-220]。

HIV 阳性的卡波西肉瘤患者在淋巴水肿的皮肤上出现局灶性纤维瘤样皮损，可能是卡波西肉瘤进展的早期病变[221]。

（4）晚期侵袭期：在大多数非洲型及有些其他类型的卡波西肉瘤内，浸润性皮损表现为更加显著的肉瘤特征，血管成分减少或消失。梭形细胞在大小、形状和细胞核上显示更大程度的异型性，核分裂象更常见。在这种病变中，被吞噬的红细胞和透明状小球可作为肿瘤来源的线索。病变内极其罕见出现血管腔，内覆明显异型的内皮细胞，与血管肉瘤相似。此型卡波西肉瘤比较罕见。

在所有临床类型的卡波西肉瘤标本内均可检出 HHV8，这是一种有用的诊断依据。这种新发现的病毒在病因学上与所有类型的肿瘤相关。以前检测这种病毒仅仅依赖于原位杂交。市售针对病毒潜伏核抗原（LNA-1）的单克隆抗体的出现使检测变得简单并可常规进行。阳性病例显示颗粒状核染色（图 33-64）[222,223]。

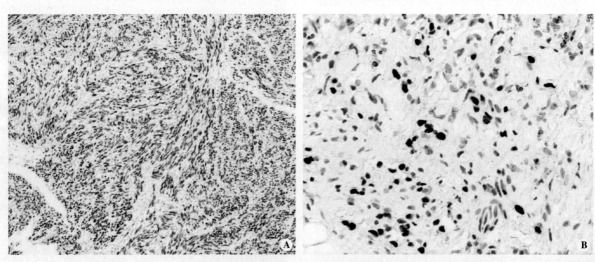

图 33-64　A. 卡波西肉瘤，应用 HHV8 的 LAN-1 抗体对肿瘤细胞核进行染色（ABC 免疫组织化学方法）；B. 另一病例的高倍镜下视野

化疗或应用血管生成抑制剂如 Col-3 后卡波西肉瘤消退，此时难以识别其组织病理改变[224]。消退可为部分性消退或完全消退。在完全消退的皮

损内，梭形细胞消失，真皮浅层毛细血管数量增加，血管周围淋巴组织细胞浸润，可见数量不等的噬含铁血黄素巨噬细胞。部分消退的皮损内梭形细

胞明显减少，灶状炎性细胞浸润，可见噬含铁血黄素巨噬细胞。残留的梭形细胞多分布于真皮浅中层血管周围。这些变化与 LNA-1 表达的明显减少相关。

发病机制　卡波西肉瘤独特的流行病学特征多年来一直激励着人们进行相关研究，即除 HIV 外是否还有其他病毒或其他传染性因素有助于引发本病。最初的研究发现在卡波西肉瘤细胞内含有管网状结构和圆柱形内胞质网槽，提示这些是细胞对病毒的反应。在 20 世纪后 10 年，病毒和卡波西肉瘤间的谜底已被揭示。Chang 及其同事描述了一种新型的人类 γ 疱疹病毒与卡波西肉瘤相关[225]。这种病毒与 EB 病毒密切相关，被命名为 HHV8，它在卡波西肉瘤发病中具有致病性[226-228]。所有类型的卡波西肉瘤内均可稳定地检测出这种病毒的 DNA 序列，包括艾滋病相关型卡波西肉瘤、非洲地方型卡波西肉瘤、医源性免疫抑制型卡波西肉瘤和地中海型卡波西肉瘤。在卡波西肉瘤发生前，患者血液可以检测出这种病毒[229]。

多年以来，人们猜测卡波西肉瘤内增生细胞来源于淋巴管。此猜想最近已通过应用一些淋巴管内皮细胞的特异性抗体包括淋巴细胞内皮细胞透明质烷受体（LYVE-1）、淋巴管内皮细胞蛋白、D2-40 和 Prox1 而得以证实[230,231]。

多灶性皮损、经典型卡波西肉瘤缓慢进展、免疫抑制减弱或去除时病变消退、组织内炎性细胞反应和缺乏细胞异型性，所有以上特点均提示卡波西肉瘤起码最初为反应性病变，而非肿瘤[201,204]。初期报道显示卡波西肉瘤具有克隆性，这点支持它是一种肿瘤病变[232]。不过，大量近期研究提示皮损开始为反应性血管增生和炎性过程，后进展为单克隆肿瘤[233,234]。炎症因子、血管生成因子、HHV8，HIV 阳性患者中的 HIV[235]，以上这些因素密切和复杂的相互作用导致卡波西肉瘤发生。而后者 HIV-1 的反式激活蛋白 Tat-1 通过增加各种细胞因子和血管源性因子的水平来促进疾病的进展[236]。

鉴别诊断　本病需与多种疾病鉴别，而早期斑片期或晚期侵袭性病变的鉴别则更加困难。这里主要详细讨论同血流瘀滞相关的血管增生和多核细胞性血管组织细胞瘤的鉴别，在本章其他地方将不再赘述。本部分下述的所有病变通常表现为 HHV8 阴性，而所有阶段的卡波西肉瘤均应该表达这种标志物。

早期斑片期病变由于血管腔塌陷致使血管性来源不明显，这样可能疑诊为炎性病变或少细胞性（萎缩性）组织细胞瘤。适当细胞标记可辨明潜在病变的血管来源。晚期斑片期，鉴别诊断包括高分化血管肉瘤、进行性淋巴管瘤、靶样含铁血黄素沉积性血管瘤和微静脉血管瘤。血管肉瘤不仅显示胶原纤维分隔的浸润模式，而且内皮细胞具有异型性，表现为核深染和血管腔内脱落的恶性细胞。进行性淋巴管瘤在组织学上几乎不能与有显著淋巴管瘤样特征的卡波西肉瘤鉴别，但前者常常缺乏炎性细胞浸润，特别是浆细胞，如结合临床表现则鉴别不难。鞋钉样血管瘤中的淋巴管瘤样管腔主要局限于真皮浅层，有些区域肥大的内皮细胞使血管腔内陷，炎性细胞浸润罕见，含铁血黄素沉积明显，这些与早期卡波西肉瘤不同。微静脉血管瘤与其的不同之处在于血管内有红细胞，许多血管腔由周细胞或平滑肌细胞（平滑肌肌动蛋白阳性）包绕，这提示微静脉分化。

SCH、卡波西样血管内皮瘤和中度分化的具有梭形细胞分化的血管肉瘤是与结节型卡波西肉瘤组织学近似的最主要的疾病。

SCH 与其的不同之处在于出现海绵状或明显扩张的血管腔和上皮样细胞团，细胞质内含或不含空腔。

卡波西样血管内皮瘤主要发生于儿童，病变通常位于深部软组织，皮肤也可受累[237]。肿瘤的组织学改变具有毛细血管瘤和卡波西肉瘤的特征，不过，卡波西肉瘤无分叶状生长模式。另外，卡波西样血管内皮瘤内可见分叶状结构，其周边的毛细血管内常常出现灶状血栓形成，可见灶状上皮样内皮细胞，无嗜酸性小体。

有时血管肉瘤内梭形细胞分化显著，但细胞常有显著异型性，此有助于和卡波西肉瘤鉴别。

杆菌性血管瘤病和化脓性肉芽肿这类获得性血管性疾病在临床和组织学方面均可能与卡波西肉瘤难以鉴别，特别是合并卫星病灶和丛状血管瘤时。在这些病变中，无异型性的梭形细胞束并不明显。

动脉瘤性良性纤维组织细胞瘤是一种非血管

性病变，富含梭形细胞并出现假性血管腔和含铁血黄素沉积，此时需与结节型卡波西肉瘤鉴别[238]。病理改变多样性、周围组织与普通的皮肤纤维组织细胞瘤相似及免疫组织化学检查均有助于正确诊断。

对于晚期侵袭性病变，尤其是临床资料不详时，许多恶性梭形细胞肿瘤都应与其进行鉴别。需进行鉴别的最重要的疾病包括纤维肉瘤、平滑肌肉瘤、单相性滑膜肉瘤、有少量色素沉着的恶性细胞性蓝痣和结缔组织增生性恶性黑素瘤。只有借助免疫组织化学检查才可能建立正确的诊断。CD31 和 CD34 在提示肿瘤血管性来源上具有重要作用，即使在分化很差的卡波西肉瘤中也有意义。

血流淤滞和静脉压升高造成血管增生（假性卡波西肉瘤和肢端血管性皮炎）。足踝周围血管瘤样丘疹和斑块继发于静脉功能不全所致的静脉压升高，同时也是卡波西肉瘤样病变的常见原因[239]。少见情况下可由先天性或获得性动静脉畸形导致静脉压升高[240]。组织病理改变上，毛细血管床扩展至真皮全层。真皮乳头层可见增生和螺旋状的厚壁毛细血管丛，血管丛增大呈血管瘤样。同样，微静脉和深层垂直生长的小静脉过度增生和屈曲。红细胞外渗、纤维化伴水平分布的梭形细胞和大量含铁血黄素巨噬细胞为其另外的特征。血管瘤样毛细血管之间可见水肿性间质使彼此分离，血管间不会表现为"背靠背"，而后者常常见于卡波西肉瘤。血流淤滞性血管增生可以和卡波西肉瘤合并存在，此时使诊断更为复杂。卡波西肉瘤和假性卡波西肉瘤之间重要的区别在于后者是先前存在的血管增生，而前者的血管增生独立存在。

多核细胞血管组织细胞瘤表现为缓慢进展的簇状血管性丘疹，通常位于下肢[241]，但也可出现于其他部位，如面部和手部[242]。大多数患者为老年女性。组织病理学上整个真皮层内毛细血管和微静脉数目增加，几乎不伴有炎性细胞浸润，其增生可达形成血管瘤的程度。通常组织细胞的数量增加和出现散在多核细胞，但并非每次活检均能发现这些细胞。含铁血黄素一般不明显。

HHV8 的免疫组织化学检查在组织学改变上对鉴别卡波西肉瘤起着极其重要的作用，这是由于上述讨论的所有血管性和非血管性疾病通常都与这种病毒无关。

治疗原则　目前没有治愈卡波西肉瘤的治疗方法，主要治疗为减轻相应的症状。手术切除、外部射线治疗、激光治疗、冷冻治疗和光动力治疗等用来控制肿瘤生长、减轻相关的不适或达到美容方面的需求。多发性皮损、明显口腔黏膜受累和病情迅速进展时才会应用系统性化疗。HAART 可以显著降低艾滋病相关型卡波西肉瘤的发生率，调整免疫抑制药物有助于医源性免疫抑制型卡波西肉瘤的治疗[220]。

网状血管内皮瘤

临床概要　网状血管内皮瘤是一种罕见的低度恶性血管肉瘤，临床进程缓慢[243-245]。疾病好发于年轻人，缓慢生长，发病无性别差异，常见于肢体，特别是下肢远端。少数病例可与放疗或慢性淋巴水肿有关。报道 1 例出现原发多灶性肿瘤[246]。该肿瘤易复发，但迄今为止仅报道了 2 例发生了转移。1 例转移至局部淋巴结，另外 1 例转移至原发肿瘤附近的软组织[246]。网状血管内皮瘤是一类血管性肿瘤谱的一部分，这类肿瘤的特点是内皮细胞呈独特的鞋钉样改变。这类肿瘤包括良性和低度恶性肿瘤，前者最初称为靶样含铁血黄素沉积性血管瘤，后者为淋巴管内乳头状血管内皮瘤（PILA，Dabska 肿瘤）。

组织病理　肿瘤界线不清，累及真皮网状层，常可延伸至皮下组织。大部分病例中，由于出现细长和分支状血管腔（图 33-65），其内覆形态一致的胞核高起而胞质稀少的内皮细胞，因此在低倍镜下肿瘤与正常的睾丸网非常相似。这些细胞被描述为"火柴杆"或鞋钉状（图 33-66）。淋巴细胞浸润不仅常见于间质内，还可见于血管腔内（尽管出现不定）。血管腔内淋巴细胞常紧紧贴近鞋钉状内皮细胞。偶尔见到血管内乳头，乳头内间质呈均质化（图 33-66）。大多数肿瘤中，可见由无异型性的梭形细胞或上皮样细胞构成的实性区域，这些细胞表达内皮细胞标志物。一些病变内出现微小网状结构，此时在低倍镜下辨认更加困难。一些病变可见间质硬化。

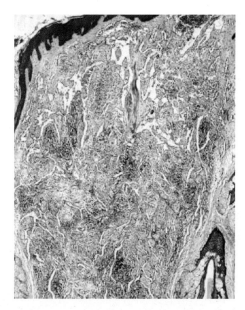

图 33-65　网状血管内皮瘤：分支状血管腔和显著的淋巴细胞浸润

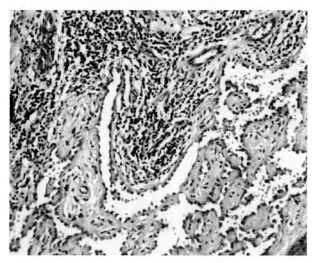

图 33-66　网状血管内皮瘤：典型改变为细胞形态良好的鞋钉状内皮细胞及灶状乳头状突起

鉴别诊断　网状血管内皮瘤在临床和组织学特征上与 PILA（Dabska 肿瘤）有相似之处。不过，后者主要出现类似于淋巴管的海绵状血管腔，无网状结构，血管腔内乳头形成为其显著特征，乳头中心为胶原纤维。鞋钉样血管瘤（靶样含铁血黄素沉积性血管瘤）位置表浅，无网状结构，鞋钉状内皮细胞主要见于表浅部位的血管内。血管肉瘤的临床表现常有差异，组织学改变可见细胞异型性和核分裂象，而鞋钉状内皮细胞缺乏。

治疗原则　治疗选择彻底手术切除。

淋巴管内乳头状血管内皮瘤（恶性乳头状内皮细胞性血管内皮瘤，Dabska 肿瘤）

临床概要　PILA 是一种极其罕见的肿瘤，1969 年首先被描述为恶性淋巴管内血管内皮瘤。直到近期文献中极少有更多的病例报道，这提示对于这种特异性的组织学特征缺乏共识。不过，最近一项系列报道更准确描述了这种肿瘤的组织学特征，并提出另一名称 PILA[208]。肿瘤主要见于婴儿和儿童，但约 25% 的患者为成人。男女发病无差异，大多数病变位于肢体。临床表现为缓慢生长、单发和无症状的结节或斑块。由于最初报道肿瘤只是局部复发和极少情况下可局部淋巴结转移，因此将本病归类于具有低度恶性潜能的肿瘤。不过，最近一项对 12 个病例中的 8 例进行随访的报道显示无局部复发或远处转移的证据[247]。因此，似乎这些肿瘤呈良性过程，不过仍需更多病例进行长时间随访而证实。

组织病理　低倍镜显示肿瘤位于真皮，常常累及皮下组织，肿瘤由高度扩张、薄壁的血管腔构成，与海绵状淋巴管瘤相似（图 33-67）。这些血管腔内覆无异型性的鞋钉状内皮细胞，细胞核突出，胞质稀少。血管内及血管外淋巴细胞常常显著地浸润，常可见具有胶原纤维核的血管内乳头（图 33-68）。通常淋巴细胞与内皮细胞紧邻。

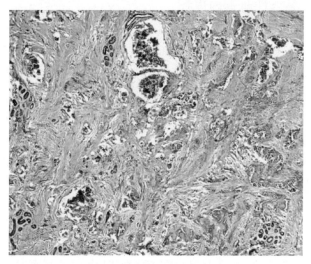

图 33-67　淋巴管内乳头状内皮瘤：海绵状淋巴管瘤样血管腔和血管内乳头

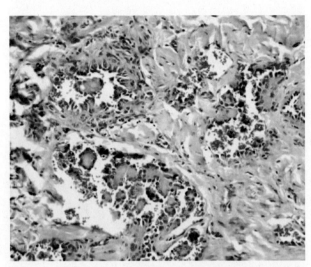

图 33-68 淋巴管内乳头状内皮瘤：细胞形态良好的内皮细胞呈鞋钉状，大量带有胶原纤维核心的乳头状突起

发病机制 基于 PILA 内淋巴细胞和内皮细胞密切的相互作用，有人提出鞋钉状内皮细胞向高内皮细胞分化，后者通常在淋巴样器官内淋巴细胞的选择性归巢中发挥作用[248]。相似的推论在网状血管内皮细胞瘤中也被提出，这种肿瘤的组织学改变与 PILA 有许多相似之处。肿瘤细胞强表达血管内皮细胞生长因子受体 -3（VEGFR-3）提示它们向淋巴管分化[248]。不过，此标志物提示向淋巴管分化的特异性还有待证实。

鉴别诊断 参见网状血管内皮瘤的鉴别诊断。

治疗原则 目前推荐局部切除肿瘤。

混合性血管内皮瘤

临床概要 混合性血管内皮瘤是近期被描述的低度恶性的血管性肿瘤，具有局部复发倾向，但极少有转移可能。它被定义为含有多种组织学改变的肿瘤，包括良性、中间性和（或）恶性[249-251]。肿瘤极罕见，主要见于成人。儿童期发病罕见，先天性发病更加罕见[249-253]。肿瘤发病无性别差异，大部分位于四肢，以手足多见。25% 的患者中，肿瘤的发生与淋巴水肿相关。也有合并 Maffucci 综合征的报道。病变表现为长期存在的蓝红色结节或斑块，常常数厘米大小。局部复发率为50% 左右，原发性肿瘤在切除数年后可能出现复发。罕有出现卫星灶、转移至淋巴结和软组织的病例报道。极罕见的并发症发展为 Kasabach-Merritt 综合征。

组织病理 混合性血管内皮瘤界线不清，呈侵袭性生长模式，常累及真皮和皮下组织。不同肿瘤间成分各不相同，包括网状血管内皮瘤（图33-69）、上皮样血管内皮瘤、PILA、SCH、传统的血管肉瘤（低度和高度恶性）、局限性淋巴管瘤及类似动静脉畸形的区域。预后可能取决于恶性程度最高的成分，但需要更大样本量的病例经过适当随访后才能对其进行评估。

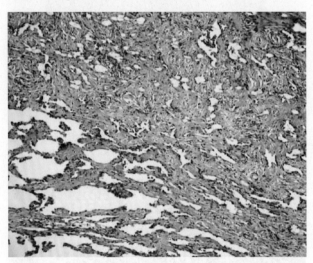

图 33-69 混合性血管内皮瘤：网状血管内皮瘤和高分化血管肉瘤区域。其他区域肿瘤出现类似上皮样血管内皮细胞瘤的区域

治疗原则 完全切除为主要的治疗方法。

婴儿卡波西样血管内皮瘤（卡波西样血管内皮瘤）

临床概要 尽管婴儿卡波西样血管内皮瘤仅仅于近期才被描述，但既往有相同的疾病而病名不同的个案报道[237,254-259]。这是一种罕见的血管性肿瘤，通常位于婴儿和新生儿的腹膜后或深部软组织。先天性多灶性病变偶有报道[260]。相当多的病例合并 Kasabach-Merritt 综合征（高达半数或更高比例）或淋巴血管瘤病。由于局部侵袭性生长，从而本病归类于低度恶性血管性肿瘤。尽管总有肿瘤累及局部淋巴结周围软组织的罕见报道，但从未有发生转移的报道[255,259]。皮肤肿块为常见的症状，但 1/10 患者缺乏皮肤病变[259,261]。位于浅表部位的病变倾向于良性过程，但除了合并 Kasabach-Merritt 综合征以外。

组织病理 低倍镜显示肿瘤呈分叶状和灶状浸润性生长模式（图 33-70）。肿瘤小叶由胶原纤维带分隔。这些小叶由充血的毛细血管组成，周围被束状无异型性的梭形内皮细胞和周细胞包绕（图 33-71）。裂隙状血管腔是常见的特征改变。局部区域常出现上皮样细胞，细胞质丰富，呈淡粉色。肿瘤的很多区域与毛细血管瘤相似。在靠近肿瘤小叶的边缘处的小血管腔内血栓常见（图 33-72）。另外，含铁血黄素和出血现象也可见到。推测肿瘤由血管和淋巴管两种成分构成，其内皮细胞表达平足蛋白（D2-40）[262]。后者表现为肿瘤小叶间出现扩张的、不规则的淋巴管样空腔。有些肿瘤类似于丛状血管瘤。有人认为这两种疾病存在重叠，它们的内皮细胞均表达淋巴

管内皮细胞标志物，即 Prox1[110,113]。皮损内 HHV8总是为阴性。尽管患者可经历了 Kasabach-Merritt综合征而幸存，但肿瘤不会消退[263]。

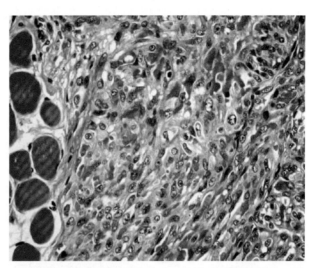

图 33-72 卡波西样血管内皮瘤：注意骨骼肌内浸润，毛细血管内微血栓常见

本病需与卡波西肉瘤鉴别。

治疗原则 治疗选择手术切除。对于大和深部的病变的治疗，不适合手术者可选择栓塞治疗、应用长春新碱进行化疗、应用皮质类固醇激素和普萘洛尔治疗。

假肌源性（上皮样肉瘤样）血管内皮瘤

临床概要 假肌源性血管内皮瘤是一种罕见的低度恶性肿瘤，极易于局部复发，但转移的可能性很小。由于其临床表现和免疫组织化学特征，最初假肌源性血管内皮瘤被认为是上皮样肉瘤的特殊类型，并于 1992 年首次以"上皮样肉瘤的纤维瘤样亚型"报道[264]。随后发现肿瘤可向内皮细胞分化，因此称为"上皮样肉瘤样血管内皮瘤"，或更近期也称为"假肌源性血管内皮瘤"[265,266]。

肿瘤累及青年人，男性好发。受累部位广泛，但以下肢最常见。典型临床表现常常为数厘米大小的痛性结节，大多数病例为多灶性病变[266]。

肿瘤有局部复发的潜能，并且可进展扩大。转移至淋巴结和内脏及与肿瘤相关的死亡均罕见[266]。

组织病理 肿瘤可以累及组织的各个层面，可出现在真皮、皮下组织，较少情况下可累及骨骼肌甚至骨骼（图 33-73）。肿瘤具有侵袭性边缘，

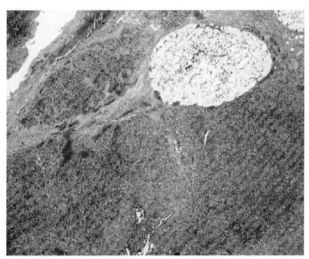

图 33-70 卡波西样血管内皮瘤：典型的分叶状和侵袭性生长模式，侵犯皮下组织

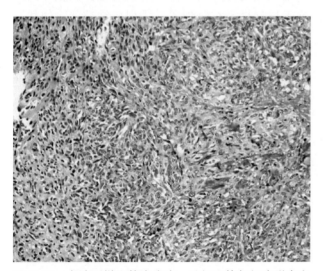

图 33-71 卡波西样血管内皮瘤：毛细血管与细胞形态良好的梭形细胞混杂在一起

常显示丛状生长模式。肿瘤细胞呈梭形，排列成疏松的束状和片状。细胞质丰富，呈亮嗜伊红色，偶尔似横纹肌母细胞样胞质，胞核呈疱状，可见大小不一、嗜酸性核仁（图 33-74）。小部分具有上皮样细胞分化的肿瘤细胞与梭形细胞混杂。细胞异型性为轻度。细胞核多形性罕见，核分裂象稀少。肿瘤坏死和侵犯淋巴血管可见，肿瘤内以中性粒细胞为主的炎性细胞浸润常见。

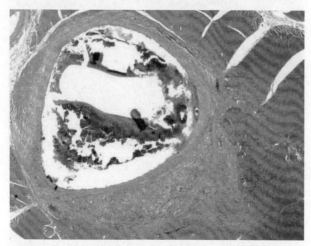

图 33-73 假肌源性血管内皮细胞瘤：肿瘤呈结节状，在骨骼肌内灶状浸润性生长

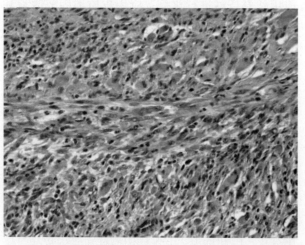

图 33-74 假肌源性血管内皮细胞瘤：梭形肿瘤细胞排列成束状，浸润至骨骼肌束

免疫组织化学显示肿瘤细胞表达内皮细胞标志物 FLI1 和 ERG 外，还均表达细胞角蛋白 AE1/AE3[265-268]。约 50% 的病例 CD31 阳性。细胞角蛋白 CAM5.2、MNF116、EMA 和 SMA 可局灶性表达，但是 CD34、S100 和结蛋白阴性，INI1 弥漫性表达。

在一小部分肿瘤内发现 7 号和 19 号染色体易位[269]。

鉴别诊断 假肌源性血管内皮瘤需要与其他众多的皮肤梭形细胞肿瘤相鉴别。梭形细胞鳞状细胞癌累及光损伤部位的皮肤，最常见于老年患者的头颈部。尽管鳞状细胞癌也表达细胞角蛋白，但其内皮细胞标志物 ERG 始终为阴性。细胞性纤维组织细胞瘤缺乏丛状生长模式，梭形细胞两端变细，而非钝圆，胞质不呈亮嗜伊红色。不表达结蛋白可以排除平滑肌肉瘤。上皮样肉瘤以多结节性生长为特征，由片状上皮样细胞构成。与假肌源性血管内皮瘤不同，INI1 在上皮样肉瘤内不表达。梭形细胞血管肉瘤有相似的免疫组织化学表达谱。不过，它具有细胞异型性明显、细胞核多形态和血管形成常见等特征。

治疗原则 治疗可选择保守性切除。

巨细胞血管网状细胞瘤

临床概要 巨细胞血管网状细胞瘤极其罕见[270,271]，至今只有少量文献报道。尽管本病在WHO 软组织和骨骼肿瘤分类中简短地被提及[1]，但直到近期它还没有正式被纳入最终的分类，需要更多的病例系列研究提供对疾病更完善的定义，这是由于这些肿瘤是否真正来源于内皮细胞还不清楚。

肿瘤在局部呈破坏性生长，有报道皮损可见于手部、前臂、头皮和婴儿上腭，表现为血管瘤样损害。无转移的报道。

组织病理 肿瘤内可见扭曲的血管壁，与纤维组织细胞性肿瘤相似。组织细胞样细胞和巨细胞无异型性及核分裂象，排列成结节状、线状及丛状肉芽肿样团块，进而累及黏膜、真皮、皮下组织和深部软组织。这些细胞呈洋葱皮样同心状在毛细血管样血管的周围排列，血管内覆肥大的内皮细胞，无异型性。肿瘤背景为疏松的灶状黏液性间质，伴有中等程度的单个核炎性细胞浸润。神经周围和神经束内可见小血管。组织细胞样细胞内平滑肌肌动蛋白强阳性，提示它们来自血管平滑肌，多核巨细胞表达 CD68 和 KP1。

鉴别诊断 鉴别诊断包括丛状纤维组织细胞瘤（PFH）、肌纤维瘤和巨细胞成纤维细胞瘤（GCF）。PFH 具有特征性的丛状双相生长模式伴组织细胞样细胞结节和少量多核巨细胞，与成束的肌成纤维细胞样细胞混杂在一起。肌纤维瘤也通常呈现双相性生长模式，幼稚的圆形细胞分布在分支状血管周围，如血管周细胞瘤样排列，与束状成熟的肌成纤维细胞及灶状玻璃样变交替出现。GCF不同之处在于 CD34 阳性、花样多核巨细胞、假血管瘤样空腔及局部内覆巨细胞的窦样腔隙。

治疗原则　治疗选择局部彻底切除。

恶性肿瘤

上皮样血管内皮瘤

临床概要　上皮样血管内皮瘤在 1982 年首次被报道，这是一种来源于血管内皮的低度恶性肿瘤[272]。不过，上皮样血管内皮瘤具有高发病率和死亡率，因此应被视为高度恶性潜能的肿瘤[273]。它主要发生于肢体的浅表、深部软组织和肌肉组织[274]，同样也可发生于内部脏器（特别是肝、肺等）。以往这类肿瘤常被冠以不同的名字[272,274]。本病主要累及中年人，无性别差异，但年龄分布广泛。约有半数病例发生于中等大小的静脉，少数病例可源于动脉[272,273]。内脏病变常为多中心性，特别是累及肺、肝和骨骼的病例。皮肤受累不常见，经常与下方软组织、骨骼病变或多中心病变合并发生[274-276]。单纯皮肤病变者罕见[277,278]。约 30% 累及浅部软组织的病例可发生转移，死亡率为 17%[273]。肿瘤累及内脏者预后较差[274]。

组织病理　典型的上皮样血管内皮瘤呈侵袭性生长模式。不过单纯累及皮肤的肿瘤常表现为界线清楚的真皮内肿块（图 33-75）。肿瘤细胞呈卵圆形、立方状或短梭形，胞质明显嗜酸性。细胞核空泡状，大小不一或无异型性，核仁不明显（图 33-76）。细胞排列成短束状、小巢状或单行排列，肿瘤间质为透明状或黏液样，富含硫酸黏多糖。常呈软骨样外观。通常不会见到明显的血管腔，但细胞质内空泡常见，有时内含红细胞（图 33-76）。可以发现肿瘤在大血管壁内穿通性浸润及来源于内皮细胞的证据。临床表现更具侵袭性的部分肿瘤细胞异型性明显，核分裂象常见，组织学改变与上皮样血管肉瘤重叠（图 33-77）[273,279]。一些病例内出现显著的破骨细胞样巨细胞反应[280,281]。尽管细胞异型性明显和核分裂象常见的病变预后更差，但异型性不明显的病例预后也很难预测。

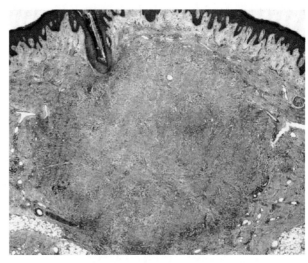

图 33-75　上皮样血管内皮瘤：单纯累及皮肤的肿瘤常为界线清楚的结节，出现透明样或黏液样变

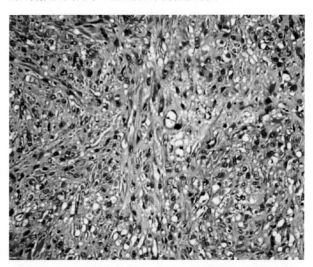

图 33-76　上皮样血管内皮瘤：上皮样细胞呈不同程度的异型性，排列成短束状或单个成组。注意胞质内空腔形成

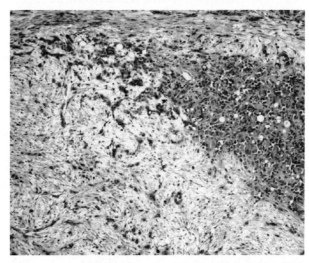

图 33-77　上皮样血管内皮瘤：显示典型的上皮样血管内皮细胞瘤和实性、多形性更显著区域间的过渡，后者具有上皮样血管肉瘤特征

肿瘤细胞常常表达内皮细胞标志物，包括 CD31、CD34、FLI1 和 ERG。肿瘤细胞平足蛋白（D2-40）也常阳性。20%～30% 的病例局灶性表达广谱角蛋白[273,282]。上皮膜蛋白染色常阴性。

细胞遗传学分析显示绝大部分病例发生 t（1；3）（p36.3；q25）异位，导致 WWTR1 和 CAMTA1 基因融合[283-285]。曾有一病例分析显示 7 号和 22 号染色体出现复合性异位[286]。最近在一部分病例内发现新的 YAP1 和 TFE3 基因融合，它们分别位于 11 号染色体和 X 染色体上[287]。

鉴别诊断　鉴别诊断包括上皮样血管瘤（嗜酸性粒细胞增多性血管淋巴样增生），这种肿瘤常呈分叶状，炎症显著并可见大量分化成熟的血管腔；转移性腺癌不表达上皮膜蛋白但黏蛋白染色阳性；黏液样软骨肉瘤呈分叶状，S100 染色阳性，胞质内空腔缺乏；肌上皮瘤常见不到胞质内空腔，肿瘤细胞不同程度表达角蛋白、平滑肌肌动蛋白、上皮膜蛋白、胶质纤维酸性蛋白和 S100。

治疗原则　本病可采取手术切除。不适合手术或转移性病例可选择化疗和放疗。

血管肉瘤

临床概要　大多数皮肤血管肉瘤分为以下三种临床情况：①老年人头面部血管肉瘤；②继发于慢性淋巴水肿（Stewart-Treves 综合征）的血管肉瘤（淋巴血管肉瘤）；③血管肉瘤为慢性放射性皮炎或严重皮肤创伤或溃疡引起的并发症[288]。

上皮样血管肉瘤是一种具有侵袭性的独特类型[289]，与上述类型不同。由于其肿瘤细胞独有的上皮样外观及形成血管腔很少（参见下文），如不借助免疫组织化学技术，组织学上难以对其做出诊断。

除上述类型外，皮肤血管肉瘤极其少见。少有报道血管肉瘤可发生于良性血管肿瘤包括血管畸形的基础上[290]，或发生于大血管内[291]，或与神经纤维瘤病中的丛状神经纤维瘤相关[292]，或与神经鞘瘤[293]、恶性外周神经鞘肿瘤[294,295]、着色性干皮病[296] 及痛风病相关[297]，或与氯乙烯暴露[298]、器官移植免疫抑制剂应用相关[299]，或作为化生性癌的间质成分等[300]。曾报道一例"皮肤型"血管肉瘤发生于卵巢的成熟畸胎瘤内[301]。儿童血管肉瘤极其罕见[302]。1 例罕见的血管肉瘤可

产生粒细胞集落刺激因子，从而诱发了类白血病反应[288]。除上皮样血管肉瘤外，无论临床表现如何，血管肉瘤的组织学变化相似。

1. 老年人头面部血管肉瘤　这是一种几乎一定致命的肿瘤，通常起病时无恶性征象，表现为头皮或中上面部红色或瘀青色皮损，男性好发[303-307]，随后发展为斑块、结节或溃疡（图 33-78）；晚期可转移至淋巴结或内脏器官（主要是肺、肝和脑），许多患者死于局部并发症。黑种人很少有报道发生这种肉瘤，本病主要发生于白种人，有时为亚洲人[307]。只有很小比例的患者，就诊时皮损直径 < 5～10cm，采取根治性广泛区域的放疗和手术才可成功治愈[303,306]。综合特发性头面部血管肉瘤、其他类型的皮肤血管肉瘤及累及内脏的血管肉瘤等的 5 年生存率为 24%～34%[305,306,308,309]。提高生存率最好的方法为广泛切除，随后进行放疗[310]。

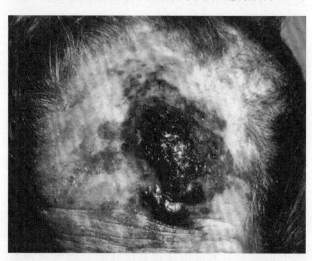

图 33-78　特发性面部血管肉瘤：出血性溃疡性结节，周围皮肤可见多灶状瘀青样皮损

2. 继发于淋巴管水肿的血管肉瘤（乳腺切除术后淋巴管肉瘤或 Stewart-Treves 综合征）　通常女性在接受乳腺手术后引起严重和持久的上肢淋巴管水肿，可在此基础上发生血管肉瘤[311-313]。大多数病例的肿瘤是在出现淋巴管水肿 10 年后发生，通常位于上臂的内侧。由于血管肉瘤几乎总是在放疗以外的部位出现，因此放疗常被排除在致病因素之外。有报道发生于男性和下肢的淋巴管水肿引起的血管肉瘤并不是由恶性肿瘤手术引起[313]，而是由于先天性淋巴水肿[314]、丝虫病引起的热带淋巴水肿[315] 和病态肥胖症引起的严重局限性淋巴水肿[316]。尽管血管肉瘤可行根治性手

术，但其预后极差。少数情况下有报道慢性淋巴水肿手术后发生低度恶性血管肉瘤的并发症，其皮损与局限性淋巴管瘤相似[317]。

3. 放疗后血管肉瘤　很多报道血管肉瘤发生于内脏恶性肿瘤放疗后的皮肤区域。最常见的部位是乳腺或胸壁[318-323]和下腹部，本病发生于乳腺或妇科恶性肿瘤治疗后[322]。

组织病理　肿瘤通常扩展至临床皮损边界以外的区域，多灶性发病常见。一般来说，不同的活检标本内肿瘤分化程度不同，甚至同一活检标本内的不同区域也不同（图 33-79）。在高分化区域，相互吻合的不规则血管腔于胶原纤维间遍布（图 33-79，图 33-80），其内被覆单层略显肥大的内皮细胞。分离和包绕胶原纤维的特征性改变被比作胶原分隔现象（图 33-81）。细胞核异型性

常见，可为轻度或中度，偶尔可见核大深染的明显异型性改变。在此阶段，血管腔通常不含红细胞，但可见游离和脱落的恶性内皮细胞。核分裂象总能找到，细胞核分裂指数增高提示预后差[306,324]。与预后相关的其他因素包括浸润的深度及肿瘤边缘阳性且肿瘤大小超过 5cm[306]。

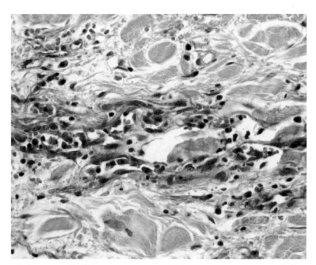

图 33-81　高分化血管肉瘤：胶原分隔现象，显著的细胞异型性和多层排列

在分化较差的区域，内皮细胞增大且数量增多（图 33-82），形成管腔内乳头，核分裂象增多。分化差的区域，多形性大细胞形成实性片状细胞团，几乎见不到向管腔分化的证据，与转移癌或恶性黑素瘤相似。局灶性上皮样细胞并不少见。本章中描述的 3 种血管肉瘤类型均可以出现上皮样细胞成分，但不能将其归类于上皮样血管肉瘤，

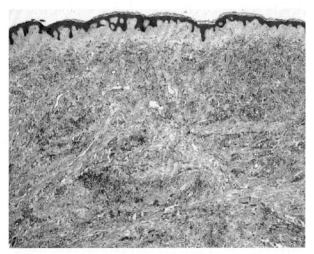

图 33-79　高分化血管肉瘤：低倍镜下类似于斑块期卡波西肉瘤

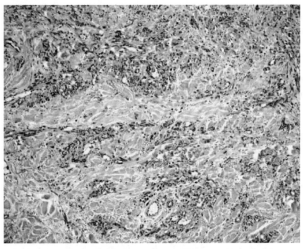

图 33-80　高分化血管肉瘤：胶原分隔间不规则和充血性血管浸润

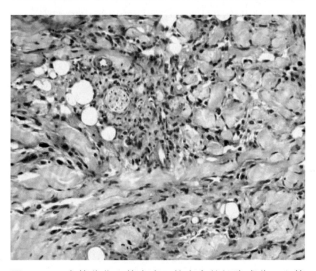

图 33-82　中等分化血管肉瘤：较丰富的细胞成分，血管分化不明显，更显著的细胞异型性

后者是一种独特血管肉瘤类型（参见下文）。肿瘤的其他区域可能与低分化的梭形细胞肉瘤相似（图 33-83）。有时间质内可见出血和内含红细胞的明显扩张的空腔。罕见病例可以由颗粒细胞、印戒细胞或泡沫细胞组成[325-327]。一些极其少见病例肿瘤内可有大量淋巴细胞或巨噬细胞浸润。前者可能同淋巴瘤难以鉴别[328,329]。

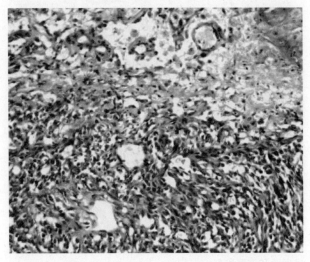

图 33-83　低分化血管肉瘤：由多形性梭形细胞组成的高度细胞性肿瘤，仅局部提示血管分化

继发于淋巴水肿和放疗的血管肉瘤具有与特发性头面部血管肉瘤相似的从高分化到低分化的组织学改变。尽管邻近肿瘤组织可见明确的慢性淋巴水肿或慢性放射性皮炎，但缺乏可靠的鉴别性组织学特征。

组织发生学　组织学改变不能鉴别这种肉瘤是来源于淋巴管还是来自于假定的血管内皮细胞，一种共识是放弃淋巴管肉瘤这一名称，而采用血管肉瘤。很多年来，很多预测可能成为淋巴管内皮特异性的标志物，其中许多已被证实并不特异。然而，有少数标志物似乎具有特异性，包括 LYVE-1、平足蛋白、D2-40 和 Prox-1[330-333]。应用 D2-40 可显示部分而非全部的具有淋巴管分化的血管肉瘤病例[332]。

在常规活检标本中，CD34 和更具特异性的 CD31 作为敏感标志物可更加可靠地用于检测内皮细胞的来源[334]。不过，需要重点记住的是 CD34 是一个特异性很差的标志物，而且 CD31 可染色巨噬细胞，因此可能导致一些以巨噬细胞为主的肿瘤诊断的偏差[335]。不过，在巨噬细胞内 CD31 染色常为颗粒状而且模糊，而内皮细胞的着色清晰，

胞质膜更为明显。FLI1 蛋白羧基端抗体已经显示出对内皮细胞有相对的特异性。FLI1 蛋白属于细胞核转录因子，即 DNA 结合转录因子的 ETS 家族成员[336,337]。最近，针对 ERG 的抗体显示出更高的特异性和敏感性，ERG 是另外一个 DNA 结合转录因子的 ETS 家族成员[338,339]。与其他内皮细胞分化标志物不同，针对 FLI1 和 ERG 的抗体染色位于细胞核。电子显微镜下，分化好的血管肉瘤内出现卵圆形层状的 Weibel-Palade 小体，这是血管内皮细胞的特征性结构，但在绝大部分肿瘤内并不出现。

对继发性血管肉瘤进行荧光原位杂交（FISH）和免疫组织化学检测发现 MYC 扩增和过度表达[340]。相反，原发性血管肉瘤内这种表达罕见[341]。

仅有数篇对软组织和皮肤血管肉瘤进行了细胞遗传学研究的病例报道。大部分研究病例显示发生了复杂的染色体畸变[342-344]。有单个病例报道在海绵状血管瘤基础上发生的血管肉瘤中仅仅出现 5 三体和 Y 染色体缺失等异常[345]。

鉴别诊断　当分化好的血管肉瘤细胞异型性不明显时，肿瘤与早期斑片期卡波西肉瘤和良性淋巴管内皮瘤非常相似，因为这两种疾病或多或少地出现胶原分隔现象。这些疾病临床表现之间的显著差异可以解决鉴别诊断的困难（斑片期卡波西肉瘤和良性淋巴管内皮瘤内无细胞分裂象及内皮细胞无异型性）。局部胶原分隔模式也同血管内乳头状内皮细胞增生相似，后者显示新生血管侵入血栓内。在分化很差的血管肉瘤内，通常有可能在肿瘤边缘发现管腔形成的证据，从而据此做出诊断。然而，应用内皮细胞标志物对确诊非常重要，特别是 ERG 和 CD31。CD31 对内皮细胞分化来说是最特异和敏感的标志物，但是仍需记住这个标志物也可使巨噬细胞着色而会导致诊断陷阱。放疗后出现不典型血管增生并不少见，也需要与血管肉瘤相鉴别。最后，伴或不伴肿瘤内出血的腺样鳞状细胞癌或肉瘤样鳞状细胞癌类似于血管肉瘤[346-348]。免疫组织化学有助于鉴别，只有上皮样血管肉瘤表达细胞角蛋白，但同时表达 CD31 和 CD34。血管肉瘤始终呈 HHV8 阴性[349]。

治疗原则　治疗皮肤血管肉瘤主要方法是广泛性局部切除手术。合适的手术边界常常难以确

定，辅助放疗有助于治疗。化疗适用于进展期病变。

上皮样血管肉瘤

临床概要　上皮样血管肉瘤是血管肉瘤的一种罕见类型，通常发生于深部软组织[289]，但也可发生于皮肤和组织器官，包括甲状腺和肾上腺[350,351]。笔者个人经验显示皮肤病变比以前认为的更多见，本病的一些皮损以前可能被诊断为上皮性或黑素细胞性肿瘤。本病分布广泛，以肢体多发[352,353]。成人发病，无性别差异。一些病例表现为多灶性病变，但很难找到原发性肿瘤的来源[352]。发生于内脏的上皮样血管肉瘤极少转移到皮肤[354]。罕见病例与放疗[289]、动静脉瘘[355]和异物[356]有关。尽管报道发生于皮肤的肿瘤进展缓慢，但总的预后极其凶险[351,352]。认为其进展缓慢是基于少量病例的短期随访，而皮肤上皮样血管肉瘤实际上具有侵袭性[352]。

组织病理　肿瘤由片状多形性大细胞组成，胞质明显嗜酸性染色，细胞核大，核仁嗜酸性。通常极少出现向血管分化的征象，只是偶尔出现胞质内含有红细胞的空泡（图 33-84）。这种血管肉瘤容易被误诊为癌成分或恶性黑素瘤（图 33-85）。通常肿瘤细胞稳定性表达 CD34、FLI1、CD31 和 ERG[352]。然而，高达 50% 的病例表达细胞角蛋白，极少病例灶状表达上皮性膜抗原，这可导致与转移癌和上皮样肉瘤相混淆，而这些肿瘤不表达内皮细胞标志物。不过，上皮样肉瘤高达 60% 的病例表达 CD34。

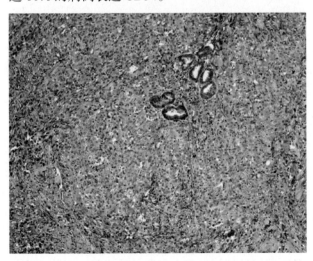

图 33-84　上皮样血管肉瘤：异型的上皮样细胞呈实体状增生，在真皮内浸润性生长

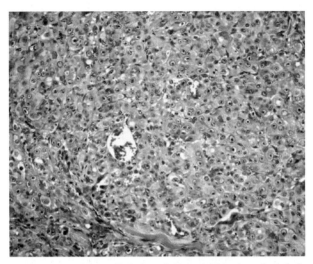

图 33-85　上皮样血管肉瘤：大的上皮样细胞，胞质丰富粉红色、泡状核、单个明显嗜酸性核仁，注意类似黑素瘤细胞，背景中可见出血

鉴别诊断　上皮样血管肉瘤当与淋巴瘤、黑素瘤、淋巴上皮瘤样癌、附属器癌、神经内分泌癌、上皮样肉瘤和其他疾病类似时[351]，诊断常较困难。时刻警惕这种疾病的存在及合理应用免疫组织化学检查是确诊的关键。

治疗原则　本病可采取广泛性局部手术切除，可辅以放疗。化疗用于进展期病变。

淋巴管肿瘤

淋巴管瘤仅仅占所有血管性肿瘤的 4%，而约占儿童良性血管性肿瘤的 26%[59]，分为四种类型：①海绵状淋巴管瘤；②囊性淋巴管瘤；③局限性淋巴管瘤[357]；④获得性进行性淋巴管瘤或良性淋巴管内皮瘤[358-360]。另外，淋巴管扩张较为少见，与经典的局限性淋巴管瘤难以鉴别。淋巴管扩张的发生与先天性或获得性淋巴水肿有关[361]。尽管传统认为海绵状淋巴管瘤和囊性淋巴管瘤均为独立性疾病，但是很有可能后者是前者扩张的变异型，主要发生于疏松组织内（在本部分内将有讨论）[362]。是否存在毛细血管淋巴管瘤有争议，本文不再进一步讨论。

组织发生学　绝大部分淋巴管肿瘤是良性的，其中大多数是一些发育畸形，而非真正的肿瘤。尽管血管瘤内的内皮细胞因子Ⅷ相关抗原阳性，但淋巴管瘤内的内皮细胞大多不表达这种标志物[363]。

血管瘤内可出现断裂的基底膜板和锚定纤细纤维，此为可用于鉴别淋巴管和血管较为可靠的超微特征。尽管可将光镜与免疫组织化学及电镜结合用于诊断，但仍不可能把血管和淋巴管瘤截然分开[364]。

海绵状淋巴管瘤和囊性淋巴管瘤

临床概要　海绵状淋巴管瘤通常在出生时或2岁内发病，男女发病相当[365,366]。最常累及的部位是头部和颈部（特别是口腔），其次为四肢。表现为巨大弥漫性质软的皮下包块，常常有波动感。切除不彻底时常可复发。

囊性淋巴管瘤发病年龄和性别分布均与海绵状淋巴管瘤相似，病变累及颈部、腋窝和腹股沟[365]。肿瘤比海绵状淋巴管瘤界线清楚。除非广泛切除，否则肿瘤也有复发倾向。颈部的囊性淋巴管瘤通常合并 Turner 综合征[365,367]。

组织病理　海绵状淋巴管瘤位于真皮和皮下组织内，表现为不规则形的大空腔，内皮细胞单层，无异型性改变，周围间质疏松或纤维化，可见淋巴细胞浸润伴散在淋巴样滤泡（图 33-86）。有些管腔壁内可见不完整的平滑肌。管腔内出现粉红色蛋白性液体，掺杂淋巴细胞，但红细胞也可见到。发生在唇或舌部的海绵状淋巴管瘤可能伸展到肌束之间，使肌束相互分离[357]。

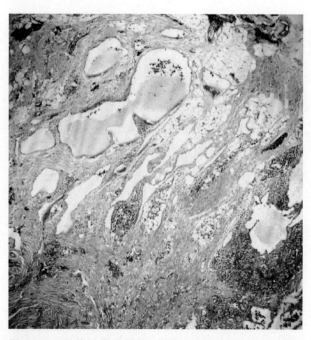

图 33-86　海绵状淋巴管瘤：扩张的淋巴管，间质内淋巴细胞聚集

囊性淋巴管瘤显微镜下改变与海绵状淋巴管瘤相似，但会出现更多的囊性扩张的薄壁淋巴管腔。

鉴别诊断　海绵状淋巴管瘤与海绵状血管瘤几乎无法鉴别，因为这两种病变的管腔内均能出现红细胞。间质内出现淋巴样团块支持淋巴管瘤的诊断。

治疗原则　手术是主要的治疗方法。不完全切除常会导致局部复发。

局限性淋巴管瘤

临床概要　局限性淋巴管瘤是发生于婴儿且以发育畸形为主的病变，无性别差异，但本病可见于任何年龄段[358,368]。发生于成人的与之类似的获得性病变与慢性淋巴水肿或放疗相关，此时称为淋巴管扩张更为恰当[362]。病变分布部位广泛，但四肢近端和肢带部位最常受累。常合并海绵状淋巴管瘤、囊性淋巴管瘤甚至淋巴管瘤病。特征性皮损表现为多个水疱样丘疹聚集在一起，疱液清亮，少见血性疱液（图 33-87）。由于病变可累及深在部位（详见下文），因此发生于婴儿者如果单纯切除皮损，则可能出现复发。

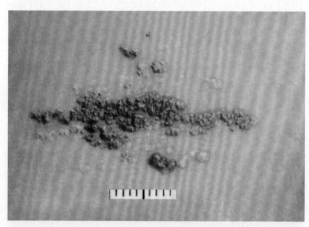

图 33-87　局限性淋巴管瘤：局限性斑块样皮损，可见多个轻度疣状的丘疹

组织病理　局限性淋巴管瘤由位于真皮浅层和乳头层的大量扩张淋巴管组成（图 33-88）。管腔内含有清亮液体，偶可见红细胞。其上方的表皮呈不同程度的棘层肥厚和角化过度。周围间质可见散在淋巴细胞。发生于婴儿的病变常常在皮下组织部位见到管径较大的肌性淋巴管，因此切除病变时应结扎这些淋巴管以防复发（图 33-89）。

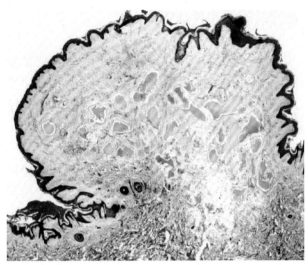

图 33-88　局限性淋巴管瘤：大量扩张的淋巴管致使真皮乳头层扩张

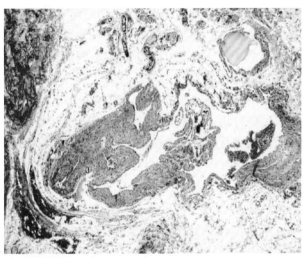

图 33-89　局限性淋巴管瘤：深部肌肉性淋巴管腔。如果这种管腔不被切除，病变可以复发

治疗原则　治疗选择手术切除，但单纯切除常会出现局部复发。

进行性淋巴管瘤（良性淋巴管内皮细胞瘤）

临床概要　进行性淋巴管瘤（良性淋巴管内皮细胞瘤）是一种罕见的良性肿瘤，多发生于中老年，缓慢进展多年。发病无性别差异。肿瘤分布部位广泛，但更多累及四肢[359,360]。特征性临床表现为单发的红斑或斑块，界线清楚。单纯切除后复发者少见，偶尔皮损可局部或完全自行消退[369]。有一例报道发生于股动脉造影后[370]。

组织病理　大多数病变主要累及真皮浅层，但可延伸至真皮深层和皮下组织[359,360]。薄壁的不规则管腔呈水平状分布，内覆单层的内皮细胞，呈胶原纤维束分隔现象（图 33-90）。内皮细胞无异型性和核分裂象。管腔内无内容物或可见少量蛋白性物质伴 / 不伴红细胞。

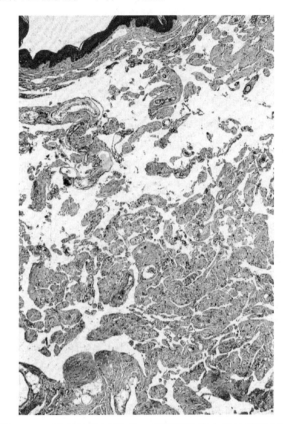

图 33-90　进行性淋巴管瘤：不规则脉管广泛地将胶原纤维束分隔，管腔内覆细胞形态良好的扁平内皮细胞

鉴别诊断　主要的鉴别诊断包括高分化血管肉瘤和斑片期卡波西肉瘤。尽管与血管肉瘤有共同的组织学改变，即广泛的胶原纤维分隔现象，但在血管肉瘤里此现象出现在全部或至少局部细胞具有异型性和核分裂象的完全不同的背景下。斑片期卡波西肉瘤经常在临床上表现为多发性病变，组织病理上异常的血管聚集并围绕在先前存在的正常血管周围。可见含铁血黄素及淋巴细胞、浆细胞组成的炎性细胞浸润。

治疗原则　完全切除可以治愈。

淋巴管瘤病

临床概要　淋巴管瘤病是一种罕见的发育异常，儿童发病，无性别差异。尽管大多数病例似乎为先天性发病，但本病常在儿童期才得以确诊。绝大多数病例累及软组织、皮肤、骨骼和实质脏器。重要脏器受累时预后很差[371,372]。有报道皮损仅局限于一个肢体的皮肤和软组织（伴/不伴骨骼受累）的病例预后较好[372]。极少数病例可合并婴幼儿卡波西样血管内皮瘤。淋巴管瘤病可以认为是与血管瘤病相对应的淋巴管性病变。在一些病例中两者区分很困难，尽管淋巴管造影对鉴别有很大帮助。

组织病理　淋巴管瘤病的组织学改变与进行性淋巴管瘤非常相似，但是淋巴管瘤病的皮损更为广泛和弥漫，病程长的病变常累及更深部的软组织，并出现纤维化及间质内含铁血黄素沉积。

治疗原则　由于病变广泛，完全切除困难，手术后局部复发常见。

多灶性淋巴管内皮瘤病伴血小板减少（皮肤内脏性血管瘤病伴血小板减少；婴儿出血性血管发育不良）

临床概要　多灶性淋巴管内皮瘤病伴血小板减少是一种特点鲜明的疾病，出生时发病，表现为多发性（有时数百个）红棕色和蓝色斑疹、丘疹、结节或斑块[373-376]。整个儿童期新皮损可不断出现，常累及其他组织器官包括肺、胃肠道、肝、脾、骨骼肌、骨骼、滑膜和脑。血小板减少是常见的并发症，常轻度减少，但有些患者因出血而死亡，特别是胃肠道出血和脑出血。另一并发症为败血症。曾罕有病例报道本病无血小板减少[377]。

组织病理　显微镜下显示多个薄壁扩张的淋巴管样管腔散在分布于真皮，可延伸至皮下组织。管腔内覆鞋钉状内皮细胞。有时可见管腔内乳头状突起。

鉴别诊断　主要需鉴别的疾病是 PILA（Dabska 肿瘤），两者的组织学改变几乎一致。不过两者鉴别不难。因为 PILA（Dabska 肿瘤）常表现为单个病变，并且不合并血小板减少。

治疗原则　合并非常严重的血小板减少的病例可给予皮质类固醇激素治疗。曾有单一病例应用贝伐单抗治疗成功，这种单抗是血管内皮细胞生长因子的抗体[378]。

放疗后不典型性脉管增生

临床概要　不典型性脉管增生的皮损通常发生于乳腺癌放疗后数月或数年，但也可出现于卵巢癌和子宫内膜癌放疗后的皮肤上[379-383]。临床表现无特异性，皮损为皮色到红色的斑疹、丘疹，斑块罕见。发病时可出现多个皮损，随时间推移新皮损可不断出现。偶尔一些病例的皮损类似局限性淋巴管瘤。本病呈良性病程，偶尔发生局部复发。不过，有人提出本病处于包括单纯增生到放疗后血管肉瘤的一个疾病谱内[382-385]。这个观点受到来自法国肉瘤学组一项研究的质疑，不过遗憾的是他们报道的病例随诊时间有限[386]。由于这些争议的存在，同时组织学诊断困难，因此这些病变应给予完全切除，患者需密切随诊。

组织病理　不规则的淋巴管样管腔出现于真皮浅层和（或）深层的局部区域，管腔内被覆单层内皮细胞。无侵袭性生长模式，病变的边界常常相对清楚且局限于真皮内（图 33-91）。内皮细胞常呈鞋钉状，偶尔可见乳头状突起。细胞异型性、多层细胞或有丝分裂象缺乏（图 33-92）。有趣的是，常常见不到继发于放疗引起的真皮改变。

鉴别诊断　鉴别诊断包括分化好的血管肉瘤、鞋钉样血管瘤和卡波西肉瘤。与鞋钉样血管瘤不同，不典型性脉管增生的病变不对称，管腔不是主要位于真皮浅层。临床特点、缺乏炎性细胞浸

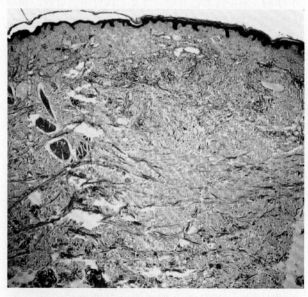

图 33-91　放疗后不典型性脉管增生：相当局限的真皮浅层血管增生

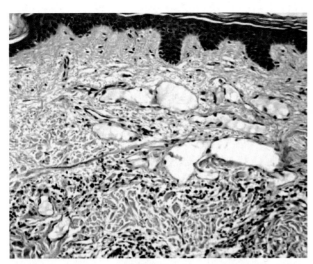

图 33-92 放疗后不典型性脉管增生：不规则脉管管腔内覆轻度深染的内皮细胞，部分呈现鞋钉状外观

润及内皮细胞呈鞋钉样伴灶状乳头状突起这些均不同于卡波西肉瘤。建议在多个切面内仔细寻找有无核分裂象和细胞异型性，确保与高分化血管肉瘤鉴别。这种鉴别可能非常困难，特别是遇到组织较小的标本。最近应用 FISH 和免疫组织化学方法发现放疗相关的血管肉瘤内 MYC 扩增和过度表达，而在不典型性脉管增生内并不出现。因此，在一些诊断相对困难的病例中可应用这种方法[340,387,388]。

治疗原则　不典型性脉管增生病变的范围小，因此应该完全切除并进行充分的组织病理学检查来排除更为严重的潜在疾病。由于皮肤血管肉瘤高分化区域并不少见，部分标本可与不典型性脉管增生相似，两者难以鉴别。由于不典型性脉管增生仍有不断进展的风险，而且放疗区域可以发生血管肉瘤，因此有必要细致地进行患者随访。

血管周围细胞肿瘤

血管球瘤

临床概要　血管球瘤相对罕见，通常发生于年轻人，发病年龄为 30 ～ 40 岁。除甲下血管球瘤外发病无性别差异，这个部位以女性发病为主[389]。手部（特别是甲下和手掌）是最常见的受累部位，其次为足部和前臂。不过，皮损可以广泛分布，不仅在皮肤上，少见情况下可以分布于

黏膜和组织器官。后者包括胃[390]、肺[391]、气管[392]、骨[393]、小肠[394]、翼突窝[395]和纵隔[396]。大多数典型病变表现为单发、蓝红色小结节（＜ 1cm），特征性地表现为由温度变化（特别是寒冷）或压力引起的阵发性疼痛。甲下血管球瘤可以合并 I 型神经纤维瘤病[397-399]。

小部分血管球瘤为多发性的（近 10% 的患者）（图 33-93）。与单发性血管球瘤不同，多发性者常儿童发病，往往无自觉症状，极少出现在甲下，通常被认为是常染色体显性遗传[400]。多发性遗传性血管球瘤的基因已确定位于染色体 1p21—22[401-404]。多发性血管球瘤临床上可能与蓝色橡皮疱痣综合征相混淆，以前报道的蓝色橡皮疱痣综合征有可能是多发性血管球瘤或血管球肌瘤[405]。组织学上，多发性球细胞瘤主要是血管球瘤（参见下文）。

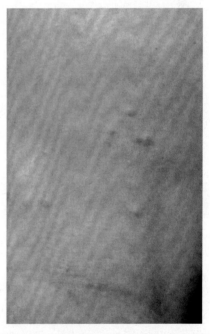

图 33-93 血管球瘤：多个淡蓝色真皮皮损

尾骨体是一个突出的球体，直径约数毫米，位于尾骨尖部。了解它的存在十分重要，因为活检时无意中发现尾骨体时需要与真正的肿瘤相鉴别[406]。

局部复发不常见，复发常见于位置深在并有浸润性生长模式的肿瘤（所谓浸润性血管球瘤，参见下文）[407]。血管球瘤病被定义为具有血管球瘤病临床特征的皮损，组织学表现为血管腔周围可见球细胞[408]。极罕见情况下，血管球瘤发生于血管内[409,410]或神经束内[411]。恶性血管球瘤或血管

球肉瘤极罕见，常发生于深部软组织。它占所有血管球瘤的1%[412]。血管球肉瘤是一种侵袭性肿瘤，转移率为40%[412]。发生于内脏的血管球肉瘤可以罕见转移至皮肤[413]。

　　组织病理　根据血管球瘤内球细胞、血管和平滑肌比例的不同，将其分为实性血管球瘤（占25%）、血管球瘤（占60%）和血管球肌瘤（占15%）。大多数血管球瘤界线清楚，典型的实性区域由形态一致的片状细胞构成（图33-94），细胞质淡染或嗜酸性，细胞边界清楚（PAS染色使其更加突出），细胞核位于中心，带有切迹呈圆形或卵圆形（图33-95）。小血管均匀地分布于肿瘤内，然而如果不用特殊染色并不能轻易观察到。间质

常伴水肿，广泛性黏液变也可出现。一些病例内可见正常核分裂象，但无细胞异型性。特殊染色显示间质内有大量神经纤维。极少见的病例显示广泛的嗜酸性肿瘤细胞[414]。肿瘤细胞呈上皮样形态也有报道[415]。血管球瘤内出现大量扩张、海绵样薄壁血管，周围被异常或多层球细胞包绕（图33-96）。血管球肌瘤内可见明显的梭形平滑肌细胞，与血管腔紧密相邻，同附近的球细胞团混杂在一起（图33-97）。

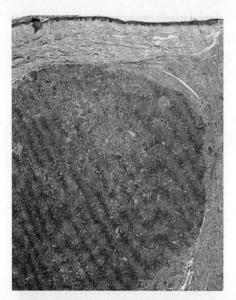

图33-94　实性血管球瘤：界线清楚的真皮结节，背景中可见纤细的血管

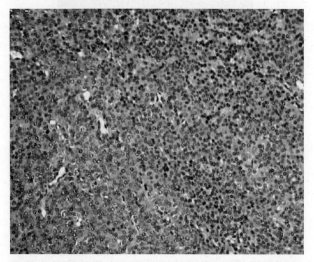

图33-95　实性血管球瘤：单一的圆形细胞，胞质呈嗜酸性，胞核中央切迹

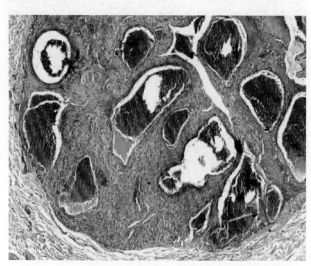

图33-96　血管球瘤：海绵状血管腔周围有多层球细胞

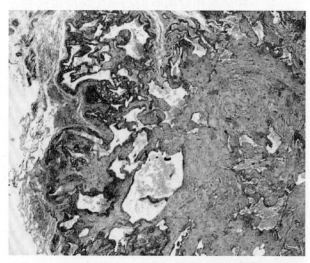

图33-97　血管球肌瘤：胞质粉红色的梭形细胞合并有球细胞

　　侵袭性血管球瘤是一种极其罕见的类型，发生于深部软组织，特征为实性球细胞团具有侵袭性生长模式[407]。本型复发率高。

　　由于罕有血管球肉瘤的病例报道，因此对其组织学诊断较为困难[407,412]。直到最近，其组织学

诊断标准才得以确定，包括：①大小超过 2cm，位于筋膜下或内脏；②不典型核分裂象；③中度和重度的细胞核异型性，每 50 个高倍镜视野下出现 5 个及以上核分裂象[412]。已存在的良性成分常可见到，但并不是总能出现。从一开始即为恶性肿瘤的组织学结构与血管球瘤相似，但是细胞具有显著的异型性。此时需要通过免疫组织化学染色，平滑肌肌动蛋白和IV型胶原蛋白（细胞周围分布）染色阳性可确立诊断[412]。局部细胞有异型性，但没有其他证据提示为恶性，这种肿瘤归于共质体性血管球瘤。恶性潜能未确定的球细胞瘤指的是那些不符合恶性球细胞瘤诊断标准的肿瘤和共质体性血管球瘤，但其有丝分裂象常见，以及仅仅位于表浅部位、仅仅位于深在部位或仅仅体积较大者。

组织发生学　血管球瘤非常类似于特化的动静脉吻合支（Sucquet-Hoyer 管），后者内含可变的平滑肌细胞，也称为血管球体，参与调节温度。血管球体通常出现在肢端皮肤内，特别是手部。不过，许多血管球瘤可以发生于已知血管球体不存在的部位。鉴于此，一些血管球瘤起源于多潜能性间质细胞的分化或普通平滑肌细胞。免疫组织化学检查显示血管球瘤细胞表达平滑肌肌动蛋白、H- 钙调蛋白结合蛋白、肌肉特异性肌动蛋白和肌凝蛋白[416,417]。IV型胶原纤维染色显示细胞周围阳性。结蛋白偶尔局部阳性。CD34 同样可以阳性[418]。

鉴别诊断　实性血管球瘤需要与外泌汗腺螺旋腺瘤鉴别，后者出现两种细胞、局部有导管分化和上皮性标志物阳性。偶有皮内痣出现假血管腔时可类似于血管球瘤，但前者总会出现巢状结构、成熟现象和皮损处细胞 S100 阳性[419]。

多发性血管球瘤由于出现球细胞而不同于蓝色橡皮疱样痣。以往报道的蓝色橡皮疱样痣的病例有一些可能实际上为多发性血管球瘤。

治疗原则　血管球瘤的治疗可选择单纯手术切除。

肌周皮细胞瘤

临床概要　传统上根据肿瘤是否被认为向血管外周肌样细胞或周细胞分化而将其分为两种主要的类型，即婴儿型血管周皮细胞瘤和成人型血管周皮细胞瘤。不过，两种变异型除了组织学上共同具有周皮细胞瘤样血管模式外，几乎没有其他相同之处。此外，免疫组织化学联合电镜检查发现光镜下诊断的大多数成人型血管周皮细胞瘤显示不同的分化来源[420]。这些包括滑膜肉瘤、间叶性软骨肉瘤、孤立性纤维瘤和深在良性纤维组织细胞瘤。少数分化来源仍然不明的病例可能是"真正"的成人型血管周皮细胞瘤，不过它们可能来源于未分化的间叶细胞。这些罕见的"真正"成人型血管周皮细胞瘤通常不发生于皮肤，因此本部分不再进一步讨论。

近年来，肌周皮细胞瘤的概念被用于描述一类由短椭圆形、梭形肌样细胞组成，并以血管为中心呈同心圆状生长的肿瘤谱[421]。这些肿瘤主要位于真皮深层和皮下组织，包括以往分类为成人型血管球外皮细胞瘤、肌周皮细胞瘤、肌纤维瘤和肌纤维瘤病。婴儿型血管周皮细胞瘤和婴儿型肌纤维瘤病指的是一种疾病，目前应用后者作为代表这种疾病的唯一病名[420 - 423]。

婴儿型肌纤维瘤 / 肌纤维瘤病通常在出生时或 1 岁内发病，表现为单个或多个皮肤或皮下结节。局部复发常见，有报道可远处播散，但播散有可能是多发性病变而非真正的转移[424,425]。

肌周皮细胞瘤最常发生于中年人，多位于肢体，特别是下肢远端。病变小（直径＜ 2cm）、长期不愈，常常无自觉症状，可为单个皮损，少见情况下可多发。肿瘤极少引发疼痛。多发性肌周皮细胞瘤的皮损常同时出现，并且倾向于发生在单一解剖位置。复发罕见，常常代表病变的持续性存在或出现新发肿瘤。恶性肌周皮细胞瘤的报道极其罕见[426]。

组织病理　婴儿型肌纤维瘤 / 肌纤维瘤病的皮损为多结节状，至少局部表现为双相性生长模式（图 33-98）。血管周皮瘤样区域包含小圆核深染细胞，与更为成熟的梭形细胞束和结节混杂在一起，后者胞质呈嗜酸性，似肌成纤维细胞（图 33-99）。这种分区现象与婴儿型肌纤维瘤病相似，但是没有后者明显（参见第 22 章）。核分裂象、坏死和血管受累是常见的特征。

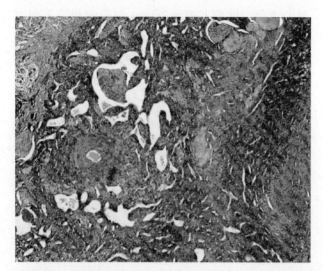

图 33-98　婴儿型肌纤维瘤：双相性肿瘤，可见大量分支状血管

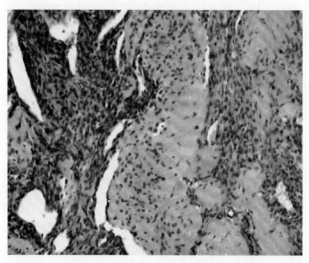

图 33-99　婴儿型肌纤维瘤：典型的双相性肿瘤模式，胞质稀少的未成熟圆形细胞（左）与具有肌成纤维细胞外观的梭形细胞束（右）交替出现

　　婴儿型血管周皮细胞瘤内，位于周皮瘤样区域的成熟稍差的深染细胞常常不表达任何标志物，而更为成熟和类似肌成纤维细胞的梭形细胞表达 α- 平滑肌肌动蛋白。婴儿型肌纤维瘤病可见相同的特征。因此，这两种疾病被视为同一疾病谱。

　　肌周皮细胞瘤的组织学改变谱很广泛，从类似于肌纤维瘤病到特别像血管球瘤，甚至像血管平滑肌瘤。肿瘤界线清楚，由实性细胞区和数目不等的血管腔混合组成（图 33-100）。后者常狭长且有分支状结构，形成鹿角样外观（血管周皮细胞瘤样）。实体区细胞呈圆形或短梭形，胞质

呈嗜酸性或嗜双色性，细胞核呈泡状。细胞异型性常不显著，核分裂象极少见。一个常见而显著的特征是肿瘤细胞围绕血管形成层状同心圆结构，表现为典型的洋葱皮圈状外观（图 33-101）。黏液性变在局部可能很明显。偶尔可见以下改变，包括透明样变、囊性变性和骨形成。肿瘤细胞结节可突入血管腔内。罕见病例肿瘤整个位于血管内[427]。一些病例的肿瘤细胞非常像血管球细胞，圆形细胞核呈现中央切迹，胞质呈淡嗜酸性。这些病例被称为血管球周皮细胞瘤。

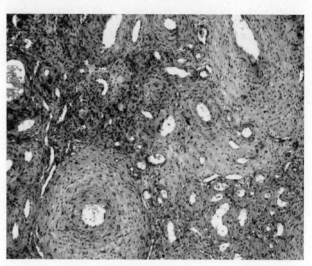

图 33-100　肌周皮细胞瘤：双相模式及血管周围肿瘤细胞呈显著地漩涡状排列

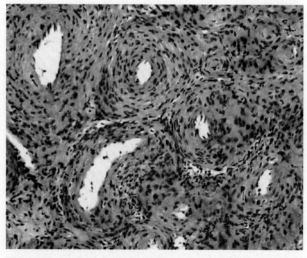

图 33-101　肌周皮细胞瘤：细胞形态良好的梭形外皮细胞排列成同心圆状

　　血管球周皮细胞瘤的肿瘤细胞弥漫性表达平滑肌肌动蛋白（图 33-102），局部表达结蛋白极少见。也可见局部表达 CD34。

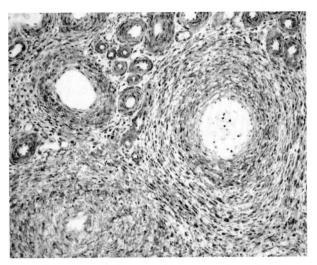

图 33-102　肌周皮细胞瘤：肿瘤细胞广泛表达 α- 平滑肌肌动蛋白（ABC 法）

鉴别诊断　一些学者认为血管平滑肌瘤属于肌周皮细胞瘤疾病谱的一部分。不过，血管平滑肌瘤由形态一致的平滑肌细胞构成，弥漫表达平滑肌肌动蛋白和结蛋白。而且，肿瘤细胞不会出现同心圆围绕血管腔。

治疗原则　局部切除可以治愈。

（渠　涛 译，朱　里 校，陶　娟 审）

参考文献

1. Fletcher CDM, Bridge JA, Hogendorn P, et al. *WHO classification of tumours of soft tissue and bone*, 4th ed. Geneva: WHO Press, 2013.
2. Hashimoto H, Daimaru Y, Enjoji M. Intravascular papillary endothelial hyperplasia: a clinicopathologic study of 91 cases. *Am J Dermatopathol* 1983;5:539.
3. Pins MR, Rosenthal DI, Springfield DS, et al. Florid extravascular papillary endothelial hyperplasia (Masson's pseudosarcoma) presenting as a soft tissue sarcoma. *Arch Pathol Lab Med* 1993;117:259.
4. Reed CN, Cooper PH, Swerlick RA. Intravascular papillary endothelial hyperplasia: multiple lesions simulating Kaposi's sarcoma. *J Am Acad Dermatol* 1984;10:110.
5. Higashi Y, Uchida Y, Yoshi N, et al. Multiple intravascular papillary endothelial hyperplasia affecting skin and bone. *Clin Exp Dermatol* 2009;34:740.
6. Durleu C, Bayle-Lebey P, Gadroy A, et al. Intravascular papillary endothelial hyperplasia: multiple lesions appearing in the course of treatment with interferon beta [in French]. *Ann Dermato Venereol* 2001;128:1336.
7. LeBoit PE, Solomon AR, Santa Cruz DJ, et al. Angiomatosis with luminal cryoprotein deposition. *J Am Acad Dermatol* 1992;27:969.
8. Ortonne N, Vignon-Pennamen MD, Majdalani G, et al. Reactive angioendotheliomatosis secondary to dermal amyloid angiopathy. *Am J Dermatopathol* 2001;23:315.
9. Creamer D, Black MM, Calonje E. Reactive angioendotheliomatosis in association with the antiphospholipid syndrome. *J Am Acad Dermatol* 2000;45(5, Pt 2):903.
10. McMenamin ME, Fletcher CD. Reactive angioendotheliomatosis: a study of 15 cases demonstrating a wide clinicopathologic spectrum. *Am J Surg Pathol* 2002;26:685.
11. Wick MR, Rocamora A. Reactive and malignant "angioendotheliomatosis": a discriminant clinicopathological study. *J Cutan Pathol* 1988;15:260.
12. Shyong EQ, Gorevic P, Lebwohl M, et al. Reactive angioendotheliomatosis and sarcoidosis. *Int J Dermatol* 2002;41:894.
13. Del Pozo J, Martinez W, Sacristan F, et al. Reactive angioendotheliomatosis associated with myelodysplastic syndrome. *Acta Derm Venereol* 2005;85:269.
14. Krell JM, Sanchez RL, Solomon AR. Diffuse dermal angiomatosis: a variant of reactive cutaneous angioendotheliomatosis. *J Cutan Pathol* 1994;21:363.
15. Kim S, Elenitsas R, James WD. Diffuse dermal angiomatosis: a variant of reactive angioendotheliomatosis associated with peripheral vascular atherosclerosis. *Arch Dermatol* 2002;138:456.
16. Kimyai-Asadi A, Nousari HC, Ketabchi N, et al. Diffuse dermal angiomatosis: a variant of reactive angioendotheliomatosis associated with atherosclerosis. *J Am Acad Dermatol* 1999;40 (2, Pt 1):257.
17. Requena L, Farina MC, Renedo G, et al. Intravascular and diffuse dermal reactive angioendotheliomatosis secondary to iatrogenic arteriovenous fistulas. *J Cutan Pathol* 1999;26:159.
18. Yang H, Ahmed I, Matthew V, et al. Diffuse dermal angiomatosis. *Arch Dermatol* 2006;138:456.
19. Rieger E, Soyer HP, LeBoit PE, et al. Reactive angioendotheliomatosis or intravascular histiocytosis? An immunohistochemical and ultrastructural study in two cases of intravascular histiocytic cell proliferation. *Br J Dermatol* 1999;140:497.
20. Requena L, El Shabrawi Caelen L, Walsh SN, et al. Intralymphatic histiocytosis: a clinicopathologic study of 16 cases. *Am J Dermatopathol* 2009;31:140–151.
21. Rongioletti F, Gambini C, Lerza R. Glomeruloid hemangioma: a cutaneous marker of POEMS syndrome. *Am J Dermatopathol* 1994;16:175.
22. Chan JKC, Fletcher CDM, Hicklin GA, et al. Glomeruloid hemangioma: a distinctive cutaneous lesion of multicentric Castleman's disease associated with POEMS syndrome. *Am J Surg Pathol* 1990;14:1036.
23. Scheers C, Kolivras A, Corbisier A, et al. POEMS syndrome revealed by multiple glomeruloid angiomas. *Dermatology* 2002;204:311.
24. Tsai CY, Lai CH, Chan HL, et al. Glomeruloid hemangioma—a specific cutaneous marker of POEMS syndrome. *Int J Dermatol* 2001;40:403.
25. Pina-Oviedo S, Lopez-Patiño S, Ortiz-Hidalgo C. Glomeruloid hemangiomas localized to the skin of the trunk with no clinical changes of POEMS syndrome. *Int J Dermatol* 2006;45:1445.
26. Velez D, Delgado-Jimenez Y, Fraga J. Solitary glomeruloid hemangioma without POEMS syndrome. *J Cutan Pathol* 2005;32:449.
27. Maurer GD, Shittelhelm J, Ernemann U, et al. Intracranial hemangiomas in a patient with POEMS syndrome. *J Neurol* 2010;287:484.
28. Lee H, Meier FA, Ma CK, et al. Eosinophilic globules in 3 cases of glomeruloid hemangioma of the head and neck: a

characteristic offering more evidence for the thanatosomes with or without POEMS. *Am J Dermatopathol* 2008;30:539.

29. Suurmeijer AJ, Fletcher CD. Papillary haemangioma: a distinct cutaneous haemangioma of the head and neck area containing eosinophilic globules. *Histopathology* 2007;51:638.

30. Suurmeijer AJ. Papillary hemangioma and glomeruloid hemangioma are distinct clinicopathologic entities. *Int J Surg Pathol* 2010;18:48.

31. Leung AKC, Telmesani AMA. Salmon patches in Caucasian children. *Pediatr Dermatol* 1989;6:185.

32. Esterly NB. Cutaneous hemangiomas, vascular stains and malformations, and associated syndromes. *Curr Probl Dermatol* 1995;7:67.

33. Ferahbas A, Utas S, Urkacus M, et al. Prevalence of cutaneous findings in hospitalized neonates: a prospective observational study. *Pediatr Dermatol* 2009;26:139.

34. Adams B, Lucky AW. Acquired port-wine stains and antecedent trauma: case report and review of the literature. *Arch Dermatol* 2000;136:897.

35. Freysz M, Cribier B, Lipsker D. Fegelers syndrome, acquired port-wine stain or acquired capillary malformation: three cases and a literature review [in French]. *Ann Dermatol Venereol* 2013;140:341.

36. Kim TH, Choi EH, Ahn SK, et al. Vascular tumors arising in port-wine stains: two cases of pyogenic granulomas and a case of acquired tufted angioma. *J Dermatol* 1999;26:813.

37. Berg JN, Quaba AA, Georgantopoulou A, et al. A family with hereditary port-wine stain. *J Med Genet*, 2000;37:E12.

38. Breugem CC, Alders M, Salieb-Beugelaar GB, et al. A locus for hereditary capillary malformations mapped on chromosome 5q. *Hum Genet* 2002;110:343.

39. Fernández-Guarino M, Boixeda P, de las Heras E, et al. Phakomatosis pigmentovascularis: clinical findings in 15 patients and review of the literature. *J Am Acad Dermatol* 2008;58:88.

40. López-Gutiérrez JC, Lapunzina P. Capillary malformation of the lower lip, lymphatic malformation of the face and neck, asymmetry and partial/generalized overgrowth (CLAPO): report of six cases of a new syndrome/association. *Am J Med Genet A* 2008;146A:2583.

41. Finley JL, Noe JM, Arndt KA, et al. Port-wine stains: morphologic variations and developmental lesions. *Arch Dermatol* 1984;120:1453.

42. Finley JL, Clark RAF, Colvin RB, et al. Immunofluorescent staining with antibodies to factor VIII, fibronectin, and collagenous basement membrane in normal human skin and port wine stains. *Arch Dermatol* 1982;118:971.

43. Smoller BP, Rosen S. Port-wine stains: a decrease of altered neural modulation of blood vessels? *Arch Dermatol* 1986;122:177.

44. Schiller PI, Itin PH. Angiokeratomas: an update. *Dermatology* 1996;193:275.

45. Molho-Pessach V, Bargal R, Abramowitz Y, et al. Angiokeratoma corporis diffusum in human beta-mannosidosis: report of a new case and a novel mutation. *J Am Acad Dermatol* 2007;57:407.

46. Kanitakis J, Allombert C, Doebelin B, et al. Fucosidosis with angiokeratomas: microscopic study of a new case and literature review. *J Cutan Pathol* 2005;32:506.

47. Ishibashi A, Tsuboi R, Shinmei M. B-galactosidase and neuraminidase deficiency associated with angiokeratoma corporis diffusum. *Arch Dermatol* 1984;120:1344.

48. Kelly B, Kelly E. Angiokeratoma corporis diffusum in a patient with no recognizable enzyme abnormality. *Arch Dermatol* 2006;142:615.

49. Lipsker D, Kieffer C, Nojavan H, et al. Familial ACD with no recognizable enzyme abnormalities. *Arch Dermatol* 2006;142:1509.

50. Hayes KR, Rebello DJA. Angiokeratoma of Mibelli. *Acta Derm Venereol (Stockh)* 1961;41:56.

51. Gioglio L, Porta C, Moroni M, et al. Scrotal angiokeratoma (Fordyce): histopathological and ultrastructural findings. *Histol Histopathol* 1992;7:47.

52. Kontogianni-Katsaros K, Kairi-Vassilatoy E, Grapsa D, et al. Angiokeratoma of the vulva: a rare benign tumor mimicking malignancy—case reports. *Eur J Gynaecol Oncol* 2006;27:632.

53. Ozdemir R, Karaaslan O, Tiftikcioglu YO, et al. Angiokeratoma circumscriptum. *Dermatol Surg* 2004;30:1364.

54. Fauchais AL, Prev S, Quatara B, et al. Angiokeratoma regression in a Fabry disease after treatment with agalside-beta clinical effectiveness. *J Eur Acad Dermatol Venereol* 2010;24:737.

55. Blume JE. Generalized essential telangiectasia: a case report and review of the literature. *Cutis* 2005;75:223.

56. Long D, Marshman G. Generalized essential telangiectasia. *Australas J Dermatol* 2004;45:67.

57. Tetart F, Lorthioir A, Girszyn N, et al. Watermelon stomach revealing generalized essential telangiectasia. *Intern Med J* 2009;39:781.

58. Salama S, Rosenthal D. Cutaneous collagenous vasculopathy with generalized telangiectasia: an immunohistochemical and ultrastructural study. *J Cutan Pathol* 2000;27:40.

59. González Fernández D, Gómez Bernal S, Vivanco Allende B, et al. Cutaneous collagenous vasculopathy: description of two cases in elderly women and review of the literature. *Dermatology* 2012;225:1.

60. Echeverría B, Sanmartín O, Botella-Estrada R, et al. Cutaneous collagenous vasculopathy successfully treated with pulse dye laser. *Int J Dermatol* 2012;51:1359.

61. Wilken JK. Unilateral dermatomal superficial telangiectasia. *Arch Dermatol* 1984;120:579.

62. Anderson RL, Smith JG Jr. Unilateral nevoid telangiectasia with gastric involvement. *Arch Dermatol* 1975;111:617.

63. Hynes LR, Shenefelt PD. Unilateral nevoid telangiectasia: occurrence in two patients with hepatitis C. *J Am Acad Dermatol* 1997;36:819.

64. Akman-Karakas A, Kandemir H, Senol U, et al. Unilateral nevoid telangiectasia accompanied by neurological disorders. *J Eur Acad Dermatol Venereol* 2011;25:1356.

65. Afsar FS, Ortac R, Diniz G. Unilateral nevoid telangiectasia with no estrogen and progesterone receptors in a pediatric patient. *Indian J Dermatol Venereol Leprol* 2008;74:163.

66. Marriott PJ, Munro O, Ryan T. Angioma serpiginosum: familial incidence. *Br J Dermatol* 1975;93:701.

67. Chavaz P, Laugier P. Angiome serpigineux de Hutchinson. *Ann Dermatol Venereol* 1981;108:429.

68. Houge G, Oeffner F, Grzeschik KH. An Xp11.23 deletion containing PORCN may also cause angioma serpiginosum, a cosmetic skin disease associated with extreme skewing of X-inactivation. *Eur J Hum Genet* 2008;16:1027.

69. Happle R. Angioma serpiginosum is not caused by PORCN mutations. *Eur J Hum Genet* 2009;17:881.

70. Hashimoto K, Pritzker MS. Hereditary hemorrhagic telangiectasia: an electron microscopic study. *Oral Surg* 1972;34:751.

71. Vincent P, Plauchu H, Hazan J, et al. A third locus for hereditary haemorrhagic telangiectasia maps to chromosome 12q. *Hum Molec Genet* 1995;4:945.

72. Berg JN, Gallione CJ, Stenzel TT, et al. The activin receptor-like kinase 1 gene; genomic structure and mutations in he-

reditary hemorrhagic telangiectasia type 2. *Am J Hum Genet* 1997;61:60.

73. Cole SG, Begbie E, Wallace GMF, et al. A new locus for hereditary hemorrhagic telangiectasia (HHT3) maps to chromosome 5. *J Med Genet* 2005;42:577–582.

74. Gallione CJ, Repetto GM, Legius E, et al. A combined syndrome of juvenile polyposis and hereditary hemorrhagic telangiectasia associated with mutations in MADH4 (SMAD4). *Lancet* 2004;363:852.

75. Abahamian LM, Rothe MJ, Grant-Kels JM. Primary telangiectasia of childhood. *Int J Dermatol* 1992;31:307.

76. Bean WB, Walsh JR. Venous lakes. *Arch Dermatol* 1956;74:459.

77. Alcalay J, Sandbank M. The ultrastructure of cutaneous venous lakes. *Int J Dermatol* 1987;26:645.

78. Boon LM, Enjolras O, Mulliken JB, et al. Congenital hemangioma: evidence for accelerated involution. *J Pediatr* 1996;128:329.

79. Martinez-Perez D, Fein NA, Boon LM, et al. Not all hemangiomas look like strawberries: uncommon presentations of the most common tumor of infancy. *Pediatr Dermatol* 1995;12:1.

80. Mulliken JB, Enjolras O. Congenital hemangiomas and infantile hemangioma missing links. *J Am Acad Dermatol* 2004;50:875.

81. Picard A, Boscolo E, Khan ZA, et al. IGF-2 and FLT-1/VEGF-R1 mRNA levels reveal distinctions and similarities between congenital and common infantile hemangioma. *Pediatr Res* 2008;63:263.

82. North PE, Waner M, James CA, et al. Congenital nonprogressive hemangioma: a distinct clinicopathologic entity unlike infantile hemangioma. *Arch Dermatol* 2002;137:1607.

83. Berenguer B, Mulliken JB, Enjolras O, et al. Rapidly involuting congenital hemangioma: clinical and histopathologic features. *Pediatr Develop Pathol* 2003;6:495.

84. Baselga E, Cordisco MR, Garzon M, et al. Rapidly involuting congenital hemangioma associated with transient thrombocytopenia and coagulopathy: a case series. *Br J Dermatol* 2008;158:1363.

85. Enjolras O, Mulliken JB, Boon LM, et al. Non-involuting congenital hemangioma: a rare cutaneous vascular anomaly. *Plast Reconstr Surg* 2001;107:1647.

86. North PE, Waner M, Mizeracki A, et al. GLUT1: a newly discovered immunohistochemical marker for juvenile hemangiomas. *Hum Pathol* 2000;31:11.

87. Al Dhaybi R, Powell J, McCuaig C, et al. Differentiation of vascular malformation by expression of Wilms tumor 1 gene: evaluation of 126 cases. *J Am Acad Dermatol* 2010;63:1052.

88. Edgerton MT, Hiebert JM. Vascular and lymphatic tumors in infancy, childhood and adulthood: challenge of diagnosis and treatment. *Curr Probl Cancer* 1978;2:4.

89. Coffin CM, Dehner LP. Vascular tumors in children and adolescents: a clinicopathologic study of 228 tumors in 222 patients. *Pathol Annu* 1993;28:97.

90. Calonje E, Mentzel T, Fletcher CDM. Pseudosarcomatous neural invasion in capillary hemangiomas. *Histopathology* 1995;26:159.

91. Gonzales-Crussi F, Reyes-Mugica M. Cellular hemangiomas ("hemangioendotheliomas") in infants: light microscopic, immunohistochemical and ultrastructural observations. *Am J Surg Pathol* 1991;15:769.

92. Smoller BR, Apfelberg DB. Infantile (juvenile) capillary hemangioma: a tumor of heterogeneous cellular elements. *J Cutan Pathol* 1993;20:330.

93. North PE, Waner M, Mizeracki A, et al. A unique micro-

94. Stiles JM, Rowntree RK, Amaya C, et al. Gene expression analysis reveals marked differences in the transcriptome of infantile hemangioma endothelial cells compared to normal dermal microvascular endothelial cells. *Vasc Cell* 2013;5:6.

95. Pride HB, Tollefson M, Silverman R. What's new in pediatric dermatology?, part II: treatment. *J Am Acad Dermatol* 2013;68:899.

96. Hadaschik E, Sheiba N, Engster M, et al. High levels of B2-adrenoreceptors are expressed in infantile capillary hemangiomas and may mediate the therapeutic effect of propranolol. *J Cutan Pathol* 2012;39:881.

97. Okada E, Tamura A, Ishikawa O, et al. Tufted angioma (angioblastoma): case report and review of 41 cases in the Japanese literature. *Clin Exp Dermatol* 2000;25:627.

98. Wilson Jones E, Orkin M. Tufted angioma (angioblastoma): a benign progressive angioma, not to be confused with Kaposi's sarcoma or low-grade angiosarcoma. *J Am Acad Dermatol* 1989;20:214.

99. Herron MD, Coffin CM, Vanderhooft SL. Tufted angiomas: variability of clinical morphology. *Pediatr Dermatol* 2001;19:394.

100. Osio A, Fraitag S, Hadj-Rabia S, et al. Clinical spectrum of tufted angiomas in childhood: report of 13 cases and a review of the literature. *Arch Dermatol* 2010;146:758.

101. Browning J, Frieden I, Baselga E, et al. Congenital, self-regressing tufted angioma. *Arch Dermatol* 2006;142:749.

102. Satter EK, Graham BS, Gibbs NF. Congenital tufted angioma. *Pediatr Dermatol* 2002;19:445.

103. Lee B, Chiu M, Soriano T, et al. Adult-onset tufted angioma: a case report and review of the literature. *Cutis* 2006;78:341.

104. Kim YK, Kim HJ, Lee KG. Acquired tufted angioma associated with pregnancy. *Clin Exp Dermatol* 1992;17:458.

105. Tille JC, Morris MA, Brundler MA, et al. Familial predisposition to tufted angioma: identification of blood and lymphatic vascular components. *Clin Genet* 2003;53:393.

106. Chu P, LeBoit PE. An eruptive vascular proliferation resembling acquired tufted angioma in the recipient of a liver transplant. *J Am Acad Dermatol* 1992;26:322.

107. Kleinegger CL, Hammond HL, Vincent SD, et al. Acquired tufted angioma: a unique vascular lesion not previously reported in the oral mucosa. *Br J Dermatol* 2000;142:794.

108. Lam WY, Lai Mac-Moune F, Look CN, et al. Tufted angioma with complete regression. *J Cutan Pathol* 1994;21:461.

109. Yesudian PD, Klafowski J, Parslow R, et al. Tufted angioma-associated Kasabach-Merritt syndrome treated with embolization and vincristine. *Plast Reconstr Surg* 2007;119:1392.

110. Brasanac D, Janic D, Boricic I, et al. Retroperitoneal kaposiform hemangioendothelioma with tufted angioma-like features in and infant with Kasabach-Merritt syndrome. *Pathol Int* 2003;53:627.

111. Ramesh R, De Silva B, Atherton DJ. Congenital tufted angioma with persistent low-grade coagulopathy. *Clin Exp Dermatol* 2009;34:766.

112. Chu CY, Hsian CH, Chiu HC. Transformation between kaposiform hemangioendothelioma and tufted angioma. *Dermatology* 2003;206:334.

113. Le Huu AR, Jokinen CH, Rubin BP, et al. Expression of prox1, lymphatic endothelial nuclear transcription factor, in Kaposiform hemangioendothelioma and tufted angioma. *Am J Surg Pathol* 2010;34:1563–1573.

114. Chiu YE, Drolet BA, Blei F, et al. Variable response to pro-

pranolol treatment of kaposiform hemangioendothelioma, tufted angioma and Kasabach-Merritt phenomenon. *Pediatr Blood Cancer* 2012;59:934.

115. Mills SE, Cooper PH, Fechner RE. Lobular capillary hemangioma: the underlying lesion of pyogenic granuloma: a study of 73 cases from the oral and nasal mucous membranes. *Am J Surg Pathol* 1980;4:471.

116. Patrice SJ, Wiss K, Mulliken JB. Pyogenic granuloma (lobular capillary hemangioma): a clinicopathologic study of 178 cases. *Pediatr Dermatol* 1994;8:267.

117. Blickenstaff RD, Roeningk RK, Peters MS, et al. Recurrent pyogenic granuloma with satellitosis. *J Am Acad Dermatol* 1989;21:1241.

118. Tursen U, Demirkan F, Ikizoglu G. Giant recurrent pyogenic granuloma on the face with satellitosis responsive to systemic steroids. *Clin Exp Dermatol* 2004;29:40.

119. Fortna RR, Junkins-Hopkins JM. A case of lobular capillary hemangioma (pyogenic granuloma), localized to the subcutaneous tissue and a review of the literature. *Am J Dermatopathol* 2007;29:408.

120. Saad RW, Sau P, Mulvaney MP, et al. Intravenous pyogenic granuloma. *Int J Dermatol* 1993;32:130.

121. Cooper PH, McAllister HA, Helwig EB. Intravenous pyogenic granuloma: a study of 18 cases. *Am J Surg Pathol* 1979;3:221.

122. Wilson BB, Greer KE, Cooper PH. Eruptive disseminated lobular capillary hemangioma (pyogenic granuloma). *J Am Acad Dermatol* 1989;21:391.

123. Torres JE, Sanchez JL. Disseminated pyogenic granuloma after an exfoliative dermatitis. *J Am Acad Dermatol* 1995;32:280.

124. Behne K, Robertson I, Weedon D. Disseminated lobular capillary hemangioma. *Australas J Dermatol* 2002; 43:297.

125. Renshaw AA, Rosai J. Benign atypical vascular lesions of the lip: a study of 12 cases. *Am J Surg Pathol* 1993;17:557.

126. Chian CA, Arrese JE, Pierard GE. Skin manifestations of *Bartonella* infections. *Int J Dermatol* 2002;41:461.

127. Plettenberg A, Lorenzen T, Burtsche BT, et al. Bacillary angiomatosis in HIV-infected patients—an epidemiological and clinical study. *Dermatology* 2000;201:326.

128. Sala M, Font B, Sanfeu I, et al. Bacillary angiomatosis caused by *Bartonella quintana*. *Ann N Y Acad Sc* 2005;1063:302.

129. Exner JH, Dahod S, Pochi PE. Pyogenic granuloma-like acne lesions during isotretinoin therapy. *Arch Dermatol* 1983;119:808.

130. Mackenzie-Wood AR, Wood G. Pyogenic granuloma-like lesions in a patient using topical tretinoin. *Australas J Dermatol* 1998;39:248.

131. Hagler J, Hodak E, David M, et al. Facial pyogenic granuloma-like lesions under isotretinoin therapy. *Int J Dermatol* 1992;31:199.

132. Piguet V, Borradori L. Pyogenic granuloma-like lesions during capecitabine therapy. *Br J Dermatol* 2002;147:1270.

133. Calonje E, Fletcher CDM. Sinusoidal hemangioma: a distinctive benign vascular neoplasm within the group of cavernous hemangiomas. *Am J Surg Pathol* 1991;15:1130.

134. Cruces MJ, De La Torre C. Multiple eruptive verrucous hemangiomas: a variant of multiple hemangiomatosis. *Dermatologica* 1985;171:106.

135. Chan JKC, Tsang WYW, Calonje E, et al. Verrucous hemangioma: a distinct but neglected variant of cutaneous hemangioma. *Int J Surg Pathol* 1995;2:171.

136. Jessen RT, Thompson S, Smith EB. Cobb syndrome. *Arch Dermatol* 1977;113:1587.

137. Hunt SJ, Santa Cruz DJ, Barr RJ. Microvenular hemangioma. *J Cutan Pathol* 1991;18:235.

138. Aloi F, Tomasini C, Pippione M. Microvenular hemangioma. *Am J Dermatopathol* 1993;15:534.

139. Linos K, Csaposs J, Carlson JA. Microvenular hemangioma presenting with numerous bilateral macules, patches, and plaques: a case report and review of the literature. *Am J Dermatopathol* 2012;35:98.

140. Hudnall SD, Chen T, Brown K, et al. Human herpesvirus-8-positive microvenular hemangioma in POEMS syndrome. *Arch Pathol Lab Med* 2003;127:1034.

141. Santa Cruz DJ, Aronberg J. Targetoid hemosiderotic hemangioma. *J Am Acad Dermatol* 1988;19:550.

142. Rapini RP, Golitz LE. Targetoid hemosiderotic hemangioma. *J Cutan Pathol* 1990;17:233.

143. Mentzel T, Partanen TA, Kutzner H. Hobnail hemangioma ("targetoid hemosiderotic hemangioma"): clinicopathologic and immunohistochemical analysis of 62 cases. *J Cutan Pathol* 1999;26:279.

144. Ortiz-Rey JA, Gonzalez-Ruiz A, San Miguel P, et al. Hobnail haemagioma associated with the menstrual cycle. *J Eur Acad Dermatol Venereol* 2005;19:367.

145. Trindade F, Kutzner H, Tellechea O, et al. Hobnail hemangioma reclassified as superficial lymphatic malformation. *J Am Acad Dermatol* 2012;66:112.

146. Allen PW, Ramakrishna B, MacCormac LB. The histiocytoid hemangiomas and other controversies. *Pathol Ann* 1992;27:51.

147. Tsang WYW, Chan JKC. The family of epithelioid vascular tumors. *Histol Histopathol* 1993;8:187.

148. Fetsch JF, Weiss SW. Observations concerning the pathogenesis of epithelioid hemangioma (angiolymphoid hyperplasia). *Mod Pathol* 1991;4:449.

149. Olsen TG, Helwig EB. Angiolymphoid hyperplasia with eosinophilia: a clinicopathologic study of 116 patients. *J Am Acad Dermatol* 1985;12:781.

150. Chan JKC, Hui PK, Ng CS, et al. Epithelioid hemangioma (angiolymphoid hyperplasia with eosinophilia) and Kimura's disease in Chinese. *Histopathology* 1989;15:557.

151. Kuo TT, Shih LY, Chan HL. Kimura's disease: involvement of regional lymph nodes and distinction from angiolymphoid hyperplasia with eosinophilia. *Am J Surg Pathol* 1988;12:843.

152. Moesner J, Pallesen R, Sorensen B. Angiolymphoid hyperplasia with eosinophilia (Kimura's disease): a case with dermal lesions in the knee region and a popliteal arteriovenous fistula. *Arch Dermatol* 1981;117:650.

153. Morton K, Robertson SAJ, Hadden W. Angiolymphoid hyperplasia with eosinophilia: report of a case arising from the radial artery. *Histopathology* 1987;11:963.

154. Bartralot R, Garcia Patos V, Hueto J, et al. Angiolymphoid hyperplasia with eosinophils affecting the oral mucosa. *Br J Dermatol* 1996;134:744.

155. Razquin S, Mayayo E, Citores MA, et al. Angiolymphoid hyperplasia with eosinophilia of the tongue: report of a case and review of the literature. *Hum Pathol* 1991;22:837.

156. Suster S. Nodal angiolymphoid hyperplasia with eosinophilia. *Am J Clin Pathol* 1987;88:236–239.

157. O'Connell JX, Kattapuram SV, Mankin HJ, et al. Epithelioid hemangioma of bone: a tumor often mistaken for low-grade angiosarcoma or malignant hemangioendothelioma. *Am J Surg Pathol* 1993;17:610.

158. Banks ER, Mills SE. Histiocytoid (epithelioid) hemangioma of the testis: the so-called vascular variant of "adenomatoid tumor." *Am J Surg Pathol* 1990;14:584.

159. Madison JF, Cooper PH. A histiocytoid (epithelioid) vascu-

lar tumor of the ovary: occurrence within a benign cystic teratoma. *Mod Pathol* 1989;2:55.

160. Rosai J, Ackerman LR. Intravenous atypical vascular proliferation: a cutaneous lesion simulating a malignant blood vessel tumor. *Arch Dermatol* 1974;109:714.

161. Wolff HH, Kinney J, Ackerman AB. Angiolymphoid hyperplasia with follicular mucinosis. *Arch Dermatol* 1978;114:229.

162. Oksenhendler E, Cazals-Hatem D, Schulz TF, et al. Transient angiolypmhoid hyperplasia and Kaposi's sarcoma after primary infection with human herpesvirus 8 in a patient with human immunodeficiency virus infection. *N Engl J Med* 1998;338:1585.

163. Jang KA, Ahn SJ, Choi JH, et al. Polymerase chain reaction (PCR) for human herpesvirus 8 and heteroduplex PCR for clonality assessment in angiolymphoid hyperplasia with eosinophilia and Kimura's disease. *J Cutan Pathol* 2001;28:363.

164. Fawcett HA, Smith NP. Injection site granuloma due to aluminium. *Arch Dermatol* 1984;120:1318.

165. Chong H, Brady K, Metze, D, et al. Persistent nodule at injection sites (aluminium granuloma)—clinicopathological study of 14 cases with a diverse range of histological reaction patterns. *Histopathology* 2006;48:182.

166. Kung IT, Gibson JB, Bannatyne PM. Kimura's disease: a clinicopathological study of 21 cases and its distinction from angiolymphoid hyperplasia with eosinophilia. *Pathology* 1984;16:39.

167. Urabe A, Tsuneyoshi M, Enjoji M. Epithelioid hemangioma versus Kimura's disease: a comparative clinicopathologic study. *Am J Surg Pathol* 1987;10:758.

168. Abuel-Haija M, Hurford MT. Kimura disease. *Arch Pathol Lab Med* 2007;131:650.

169. Chen H, Thompson LD, Aguilera NS, et al. Kimura disease: a clinicopathologic study of 21 cases. *Am J Surg Pathol* 2004;28:585.

170. Rajpoot DK, Pahl M, Clark J. Nephrotic syndrome associated with Kimura disease. *Pediatr Nephrol* 2000;14:481.

171. Brenn T, Fletcher CDM. Cutaneous epithelioid angiomatous nodule: a distinct lesion in the morphologic spectrum of epithelioid vascular tumors. *Am J Dermatopathol* 2004;26:14.

172. Fernandez-Flores A, Montero MG, Renedo G. Cutaneous epithelioid angiomatous nodule of the external ear. *Am J Dermatopathol* 2005;27:175.

173. Kantrow S, Martin JD, Vnencak-Jones CL, et al. Cutaneous epithelioid angiomatous nodule: report of a case and absence of microsatellite instability. *J Cutan Pathol* 2007;34:515.

174. Pavlidakey PG, Burroughs C, Karrs T, et al. Cutaneous epithelioid angomatous nodule: a case with metachronous lesions. *Am J Dermatopathol* 2011;33:831.

175. Kaushal S, Sharma MC, Ramam M, et al. Multiple cutaneous epithelioid angiomatous nodules of the penis. *J Cutan Pathol* 2011;38:369.

176. Shiomi T, Kaddu S, Yoshida Y, et al. Cutaneous epithelioid angiomatous nodule arising in capillary malformation. *J Cutan Pathol* 2011;38:372.

177. Requena L, Kutzner H, Mentzel T. Acquired elastotic hemangioma: a clinicopathologic variant of hemangioma. *J Am Acad Dermatol* 2002;47:371.

178. Martorell-Calatayud A, Balmer N, Sanmartin O, et al. Definition of the features of acquired elastotic hemangioma reporting the clinical and histopathological characteristics of 14 patients. *J Cutan Pathol* 2010;37:460.

179. Connelly MG, Winkelmann RK. Acral arteriovenous tumor: a clinicopathologic review. *Am J Surg Pathol* 1985;9:15.

180. Girard C, Graham JH, Johnson WC. Arteriovenous hemangioma (arteriovenous shunt). *J Cutan Pathol* 1974;1:73.

181. Koutlas IG, Jessurun J. Arteriovenous hemangioma: a clinicopathological and immunohistochemical study. *J Cutan Pathol* 1994;21:343.

182. Howat AJ, Campbell PE. Angiomatosis: a vascular malformation of infancy and childhood. Report of 17 cases. *Pathology* 1987;19:377.

183. Rao VK, Weiss SW. Angiomatosis of soft tissue: an analysis of the histologic features and clinical outcome in 51 cases. *Am J Surg Pathol* 1992;16:764.

184. Devaney K, Vinh TN, Sweet DE. Skeletal-extraskeletal angiomatosis: a clinicopathological study of fourteen patients and nosologic considerations. *J Bone Joint Surg Am* 1994;76:878.

185. Weiss SW, Enzinger FM. Spindle cell hemangioendothelioma: a low-grade angiosarcoma resembling cavernous hemangioma and Kaposi's sarcoma. *Am J Surg Pathol* 1986;10:521.

186. Ono CM, Mitsunaga MM, Lockett LJ. Intragluteal spindle cell hemangioendothelioma: an unusual presentation of a recently described vascular neoplasm. *Clin Orthop* 1992;281:224.

187. Hakozaki M, Tajino T, Watanabe K, et al. Intraosseus spindle cell hemangioma of the calcaneus: a case report and review of the literature. *Ann Diagn Pathol* 2012;16:369.

188. Fletcher CDM, Beham A, Schmid C. Spindle cell haemangioendothelioma: a clinicopathological and immunohistochemical study indicative of a non-neoplastic lesion. *Histopathology* 1991;18:291.

189. Scott GA, Rosai J. Spindle cell hemangioendothelioma: report of seven additional cases of a recently described vascular neoplasm. *Am J Dermatopathol* 1988;10:281.

190. Zoltie N, Roberts PF. Spindle cell haemangioendothelioma in association with epithelioid haemangioendothelioma. *Histopathology* 1989;15:544.

191. Azadeh B, Attallah MF, Ejeckam GC. Spindle cell hemangioendothelioma in association with epithelioid hemangioendothelioma. *Cutis* 1994;53:134.

192. Ding J, Hashimoto H, Imayama S, et al. Spindle cell hemangioendothelioma: probably a benign vascular lesion not a low-grade angiosarcoma. A clinicopathological, ultrastructural and immunohistochemical study. *Virchows Arch A* 1992;420:77.

193. Perkins P, Weiss SW. Spindle cell hemangioendothelioma: an analysis of 78 cases with reassessment of its pathogenesis and biologic behavior. *Am J Surg Pathol* 1996;20:1196.

194. Imayama S, Murakamai Y, Hashimoto H, et al. Spindle cell hemangioendothelioma exhibits the ultrastructural features of reactive vascular proliferation rather than of angiosarcoma. *Am J Clin Pathol* 1992;97:279.

195. Kurek KC, Pansuriya TC, van Ruler MA, et al. R132C IDH1 mutations are found in spindle cell hemangiomas and not in other vascular tumors or malformations. *Am J Pathol* 2013;183:1494.

196. Tsang WYW, Chan JKC, Fletcher CDM, et al. Symplastic hemangioma: a distinctive vascular neoplasm featuring bizarre stromal cells. *Int J Surg Pathol* 1994;1:202.

197. Kutzner H, Winzer M, Mentzel T. Symplastic hemangioma [in German]. *Hautarzt* 2000;51:327.

198. Goh N, Dayrit J, Calonje E. Symplastic hemangioma: report of two cases. *J Cutan Pathol* 2006;33:735.

199. Smith ME, Fisher C, Weiss SW. Pleomorphic hyalinizing angiectatic tumor of soft parts: a low-grade neoplasm resembling neurilemoma. *Am J Surg Pathol* 1996;20:21.

200. Beral V, Peterman TA, Berkelman R, et al. Kaposi's sarcoma among persons with AIDS: a sexually transmitted infection. *Lancet* 1990;335:123.

201. Dorfmann RF. Kaposi's sarcoma with special reference to its manifestations in infants and children and to the concepts of Arthur Purdy Stout. *Am J Surg Pathol* 1986;10(Suppl):68.

202. Friedman-Kien AE, Saltzman BR. Clinical manifestations of classical, endemic African, and epidemic AIDS-associated Kaposi's sarcoma. *J Am Acad Dermatol* 1990;22:1237.

203. Tappero JW, Conant MA, Wolfe SF, et al. Kaposi's sarcoma: epidemiology, pathogenesis, histology, clinical spectrum, staging criteria and therapy. *J Am Acad Dermatol* 1993;28:371.

204. Jessop S. HIV-associated Kaposi's sarcoma. *Dermatol Clin* 2006;24:509.

205. Onunu AN, Okoduwa C, Eze EU, et al. Kaposi's sarcoma in Nigeria. *Int J Dermatol* 2007;46:204.

206. Mwanda OW, Fu P, Collea R, et al. Kaposi's sarcoma in patients with and without human immunodeficiency virus infection, in a tertiary referral centre in Kenya. *Ann Trop Med Parasitol* 2005;99:81.

207. Guttman-Yassley E, Bar-Chana M, Yukelson A, et al. Epidemiology of classic Kaposi's sarcoma in the Israeli Jewish population between 1960 and 1998. *Br J Cancer* 2003;89:1657.

208. Biggar RJ. AIDS-related cancers in the era of highly active antiretroviral therapy. *Oncology (Williston Park)* 2001;15:439.

209. Lemlich G, Scham L, Lebwokl M. Kaposi's sarcoma and acquired immunodeficiency syndrome: postmortem findings in twenty-four cases. *J Am Acad Dermatol* 1987;16:319.

210. McKenzie R, Travis WD, Dolan SA, et al. The causes of death in patients with human immunodeficiency virus infection: a clinical and pathologic study with emphasis on the role of pulmonary diseases. *Medicine (Baltimore)* 1991;70:326.

211. Serraino D, Angeletti C, Carrieri MP, et al. Kaposi's sarcoma in transplant and HIV infected patients: an epidemiologic study in Italy and France. *Transplantation* 2005;80:1699.

212. Moosa MR. Kaposi's sarcoma in kidney transplant recipients: a 23-year experience. *QJM* 2005;98:205.

213. Picard C, Mellouli F, Duprez R, et al. Kaposi's sarcoma in a child with Wiskott-Aldrich syndrome. *Eur J Pediatr* 2006;165:453.

214. Cossu S, Satta R, Cottoni F, et al. Lymphangioma-like variant of Kaposi's sarcoma: clinicopathologic study of seven cases with review of the literature. *Am J Dermatopathol* 1997;19:16.

215. Kao GF, Johnson FB, Sulica VI. The nature of hyaline (eosinophilic) globules and vascular slits of Kaposi's sarcoma. *Am J Dermatopathol* 1990;12:256.

216. Luzar B, Antony F, Ramdial PK, et al. Intravascular Kaposi's sarcoma—a hitherto unrecognized phenomenon. *J Cutan Pathol* 2007;34:861.

217. Kempf W, Cathomas G, Burg G, et al. Micronodular Kaposi's sarcoma—a new variant of classic-sporadic Kaposi's sarcoma. *Dermatology* 2004;208:255.

218. O'Donnell PJ, Pantanowitz L, Grayson W. Unique histologic variants of cutaneous Kaposi sarcoma. *Am J Dermatopathol* 2010;32:244.

219. Grayson W, Pantanowitz L. Histological variants of cutaneous Kaposi sarcoma. *Diagn Pathol* 2008;3:31.

220. Radu O, Pantanowitz L. Kaposi sarcoma. *Arch Pathol Lab Med* 2013;137:289.

221. Ramdial PK, Chetty R, Singh B, et al. Lymphoedematous HIV-associated KS. *J Cutan Pathol* 2006;33:474.

222. Patel RM, Goldblum JR, His ED. Immunohistochemical detection of human herpes virus-8 latent nuclear antigen-1 is useful in the diagnosis of Kaposi sarcoma. *Mod Pathol* 2004;17:456.

223. Cheuk W, Wong KO, Wong CS, et al. Immunostaining for human herpesvirus 8 latent nuclear antigen-1 helps distinguish Kaposi's sarcoma from its mimics. *Am J Clin Pathol* 2004;121:335.

224. Pantanowitz L, Dezube BJ, Pinkus GS, et al. Histological characterization of regression in acquired immunodeficiency syndrome-related Kaposi's sarcoma. *J Cutan Pathol* 2004;31:26.

225. Chang Y, Cesarman E, Pessin MS. Identification of herpesvirus-like DNA sequences in AIDS-associated Kaposi's sarcoma. *Science* 1994;266:1865.

226. Huang YQ, Li JJ, Kaplan MH, et al. Human herpesvirus-like nucleic acid in various forms of Kaposi's sarcoma. *Lancet* 1995;345:759.

227. Geraminejad, P, Memar O, Aronson I, et al. Kaposi's sarcoma and other manifestations of human herpesvirus 8. *J Am Acad Dermatol* 2002;47:641.

228. Dupin N, Grandadam M, Calvez V, et al. Herpesvirus-like DNA sequences in patients with Mediterranean Kaposi's sarcoma. *Lancet* 1995;345:761.

229. Gao SJ, Kinsgley L, Hoover DR, et al. Seroconversion to antibodies against Kaposi's sarcoma-associated herpesvirus-related latent nuclear antigens before the development of Kaposi's sarcoma. *N Engl J Med* 1996;335:233.

230. Carroll PA, Brazeau E, Lagunoff M. Kaposi's sarcoma-associated herpesvirus infection of blood endothelial cells induces lymphatic differentiation. *Virology* 2004;328:7.

231. Xu H, Edwards JR, Espinosa O, et al. Expression of a lymphatic endothelial cell marker in benign and malignant vascular tumors. *Hum Pathol* 2004;35:857.

232. Rabkin CS, Janz S, Lash A, et al. Monoclonal origin of multicentric Kaposi's sarcoma lesions. *N Engl J Med* 1997;336:988–993.

233. Judde JG, Lacoste V, Brière J, et al. Monoclonality or oligoclonality of human herpesvirus-8 terminal repeat sequences in Kaposi's sarcoma and other diseases. *J Natl Cancer Inst* 2000;92:677.

234. Duprez R, Lacoste V, Brière J, et al. Evidence for a multiclonal origin of multicentric advanced lesions of Kaposi sarcoma. *J Natl Cancer Inst* 2007;99:1086.

235. Gessain A, Duprez R. Spindle cells and their role in Kaposi's sarcoma. *Int J Biochem Cell Biol* 2005;37:2457.

236. Aoki Y, Tosato G. Interactions between HIV-1 Tat and KSHV. *Curr Top Microbiol Immunol* 2007;312:309.

237. Zukerberg LR, Nickoloff BJ, Weiss SW. Kaposiform hemangioendothelioma of infancy and childhood: an aggressive neoplasm associated with Kasabach-Merritt syndrome and lymphangiomatosis. *Am J Surg Pathol* 1993;17:321.

238. Calonje E, Fletcher CDM. Aneurysmal benign fibrous histiocytoma: clinicopathological analysis of 40 cases of a tumour frequently misdiagnosed as a vascular neoplasm. *Histopathology* 1995;26:323.

239. Del-Rio E, Aguilar A, Ambrojo P, et al. Pseudo-Kaposi's sarcoma induced by minor trauma in a patient with Klippel-Trenaunay-Weber syndrome. *Clin Exp Dermatol* 1993;18:151.

240. Strutton G, Weedon D. Acro-angiodermatitis: a simulant of Kaposi's sarcoma. *Am J Dermatopathol* 1987;9:85.

241. Wilson Jones E, Cerio R, Smith NP. Multinucleate cell

angiohistiocytoma: an acquired vascular anomaly to be distinguished from Kaposi's sarcoma. *Br J Dermatol* 1990;122:651.

242. Perez LP, Zuloica A, Rodriguez L, et al. Multinucleate cell angiohistiocytoma: report of 5 cases. *J Cutan Pathol* 2006;33:349.

243. Calonje E, Fletcher CDM, Wilson Jones E, et al. Retiform hemangioendothelioma: a distinctive form of low-grade angiosarcoma delineated in a series of 15 cases. *Am J Surg Pathol* 1994;18:115.

244. Fukunaga M, Endo Y, Masui F, et al. Retiform hemangioendothelima. *Virchows Arch* 1996;428:301.

245. Tan D, Kraybill W, Cheney RT, et al. Retiform hemangioendothelioma: a case report and review of the literature. *J Cutan Pathol* 2005;32:634.

246. Duke D, Dvorak A, Harris TJ, et al. Multiple retiform hemangioendotheliomas: a low-grade angiosarcoma. *Am J Dermatopathol* 1996;18:606.

247. Fanburg-Smith JC, Michal M, Partanen TA, et al. Papillary intralymphatic angioendothelioma (PILA): a report of twelve cases of a distinctive vascular tumor with phenotypic features of lymphatic vessels. *Am J Surg Pathol* 1999;23:1004.

248. Manivel JC, Wick MR, Swanson PE, et al. Endovascular papillary angioendothelioma of childhood: a vascular lesion possibly characterized by "high" endothelial cell diferentiation. *Hum Pathol* 1986;17:1240.

249. Nayler SJ, Rubin BP, Calonje E, et al. Composite hemangioendothelioma: a complex, low-grade vascular lesion mimicking angiosarcoma. *Am J Surg Pathol* 2000;24:352.

250. Requena L, Luis Díaz J, Manzarbeitia F, et al. Cutaneous composite hemangioendothelioma with satellitosis and lymph node metastases. *J Cutan Pathol* 2008;35:225.

251. Fukunaga M, Suzuki K, Saegusa N, et al. Composite hemangioendothelioma: report of 5 cases including one with associated Maffucci syndrome. *Am J Surg Pathol* 2007;31:156.

252. Reis-Filho JS, Paiva ME, Lopes JM. Congenital composite hemangioendothelioma: case report and reappraisal of the hemangioendothelioma spectrum. *J Cutan Pathol* 2002;29:226.

253. Biagioli M, Sbano P, Miracco C, et al. Composite cutaneous haemangioendothelioma: case report and review of the literature. *Clin Exp Dermatol* 2005;30:385.

254. Tsang WYW, Chan JCK. Kaposi-like infantile hemangioendothelioma: a distinctive vascular neoplasm of the retroperitoneum. *Am J Surg Pathol* 1991;15:982.

255. Lyons LL, North PE, Mac-Moune Lai F, et al. Kaposiform hemangioendothelioma: a study of 33 cases emphasizing its pathologic, immunophenotypic, and biologic uniqueness from juvenile hemangioma. *Am J Surg Pathol* 2004;28:559.

256. Sarkar M, Mulliken JK, Kozakowich HP, et al. Thrombocytopenic coagulopathy (Kasabach-Merritt phenomenon) is associated with kaposiform hemangioendothelioma and not with common infantile hemangioma. *Plast Reconstr Surg* 1997;100:1377.

257. Enjolras O, Wassef M, Mazover E, et al. Infants with Kasabach-Merritt syndrome do not have "true" hemangiomas. *J Pediatr* 1997;130:631.

258. Alvarez-Mendoza A, Lourdes TS, Ridaura-Sanz C, et al. Histopathology of vascular lesions found in Kasabach-Merritt syndrome: review based on 13 cases. *Pediatr Dev Pathol* 2000;3:556.

259. Croteau SE, Liang MG, Kozakewich HP, et al. Kaposiform hemangioendothelioma: atypical features and risks of Kasabach-Merritt phenomenon in 107 referrals. *J Pediatr* 2013;162:142.

260. Gianotti R, Gelmetti C, Alessi E. Congenital cutaneous multifocal kaposiform hemangioendothelioma. *Am J Dermatopathol* 1999;21:557.

261. Lai FMM, Choi PCL, Leung PC, et al. Kaposiform hemangioendothelioma: five patients with cutaneous lesions and long follow-up. *Mod Pathol* 2001;14:1087.

262. Debelenko LV, Perez-Atayde AR, Mulliken JB, et al. D2-40 immunohistochemical analysis of pediatric vascular tumors reveals positivity in kaposiform hemangioendothelioma. *Mod Pathol* 2005;18:1454.

263. Enjolras O, Mulliken JB, Wassef M, et al. Residual lesions after Kasabach-Merritt phenomenon in 41 patients. *J Am Acad Dermatol* 2000;42:225.

264. Mirra JM, Kessler S, Bhuta S, et al. The fibroma-like variant of epithelioid sarcoma: a fibrohistiocytic/myoid cell lesion often confused with benign and malignant spindle cell tumors. *Cancer* 1992;69:1382.

265. Billings SD, Folpe AL, Weiss SW. Epithelioid sarcoma-like hemangioendothelioma. *Am J Surg Pathol* 2003;27:48.

266. Hornick JL, Fletcher CD. Pseudomyogenic hemangioendothelioma: a distinctive, often multicentric tumor with indolent behavior. *Am J Surg Pathol* 2011;35:190.

267. Requena L, Santonja C, Martinez-Amo JL, et al. Cutaneous epithelioid sarcomalike (pseudomyogenic) hemangioendothelioma: a little-known low-grade cutaneous vascular neoplasm. *JAMA Dermatol* 2013;149:459.

268. Amary MF, O'Donnell P, Berisha F, et al. Pseudomyogenic (epithelioid sarcoma-like) hemangioendothelioma: characterization of five cases. *Skeletal Radiol* 2013;42:947.

269. Trombetta D, Magnusson L, von Steyern FV, et al. Translocation t(7;19)(q22;q13) a recurrent chromosome aberration in pseudomyogenic hemangioendothelioma? *Cancer Genet* 2011;204:211.

270. Gonzalez-Crussi F, Chou P, Crawford SE. Congenital, infiltrating giant-cell angioblastoma: a new entity? *Am J Surg Pathol* 1991;15:175.

271. Vargas SO, Perez-Atayde AR, Gonzalez-Crussi F, et al. Giant cell angioblastoma: three additional occurrences of a distinct pathologic entity. *Am J Surg Pathol* 2001;25:185.

272. Weiss SW, Enzinger FM. Epithelioid hemangioendothelioma: a vascular lesion often mistaken for a carcinoma. *Cancer* 1982;50:970.

273. Mentzel T, Beham A, Calonje E, et al. Epithelioid hemangioendothelioma of skin and soft tissues: clinicopathologic and immunohistochemical study of 30 cases. *Am J Surg Pathol* 1997;21:363.

274. Weiss SW, Ishak KG, Dail DH, et al. Epithelioid hemangioendothelioma and related lesions. *Semin Diagn Pathol* 1986;3:259.

275. Tyring S, Guest P, Lee P, et al. Epithelioid hemangioendothelioma of the skin and femur. *J Am Acad Dermatol* 1989;20:362.

276. Malane SL, Sau P, Benson PM. Epithelioid hemangioendothelioma associated with reflex sympathetic dystrophy. *J Am Acad Dermatol* 1992;26:325.

277. Resnik KS, Kantor GR, Spielvogel RL, et al. Cutaneous epithelioid hemangioendothelioma without systemic involvement. *Am J Dermatopathol* 1993;15:272.

278. Quante M, Patel NK, Hill S, et al. Epithelioid hemangioendothelioma presenting in the skin: a clinicopathologic study of eight cases. *Am J Dermatopathol* 1998;20:541–546.

279. Deyrup AT, Tighiouart M, Montag AG, et al. Epithelioid he-

mangioendothelioma of soft tissue: a proposal for risk strat-ification based on 49 cases. *Am J Surg Pathol* 2008;32:924.

280. Suster S, Moran CA, Koss MN. Epithelioid hemangioen-dothelioma of the anterior mediastinum: clinicopatho-logic, immunohistochemical, and ultrastructural analysis of 12 cases. *Am J Surg Pathol* 1994;18:871.

281. Williams SB, Bulter CB, Gilkey GW, et al. Epithelioid he-mangioendothelioma with osteoclast-like giant cells. *Arch Pathol Lab Med* 1993;117:315.

282. Gray MF, Rosenberg AE, Dickersin GR, et al. Cytokeratin expression in epithelioid vascular neoplasms. *Hum Pathol* 1990;21:211.

283. Mendlick MR, Nelson M, Pickering D, et al. Translocation t(1;3)(p36.3;q25) is a nonrandom aberration in epithelioid hemangioendothelioma. *Am J Surg Pathol* 2001;25:684.

284. Errani C, Zhang L, Sung YS, et al. A novel WWTR1-CAMTA1 gene fusion is a consistent abnormality in epi-thelioid hemangioendothelioma of different anatomic sites. *Genes Chromosomes Cancer* 2011;50:644.

285. Tanas MR, Sboner A, Oliveira AM, et al. Identification of a disease-defining gene fusion in epithelioid hemangioendo-thelioma. *Sci Transl Med* 2011;3:98.

286. Boudousquie AC, Lawce HJ, Sherman R, et al. Complex translocation (7;22) identified in an epithelioid hemangio-endothelioma. *Cancer Genet Cytogenet* 1996;92:116.

287. Antonescu CR, Le Loarer F, Mosquera JM, et al. Novel YAP1-TFE3 fusion defines a distinct subset of epitheli-oid hemangioendothelioma. *Genes Chromosomes Cancer* 2013;52:775.

288. Nara T, Hayakawa A, Ikeuchi A, et al. Granulocyte colony-stimulating factor-producing cutaneous angiosarcoma with leukaemoid reaction arising on a burn scar. *Br J Dermatol* 2003;149:1273.

289. Fletcher CDM, Beham A, Bekir S, et al. Epithelioid an-giosarcoma of deep soft tissue: a distinctive tumor read-ily mistaken for an epithelial neoplasm. *Am J Surg Pathol* 1991;15:915.

290. Rossi S, Fletcher CD. Angiosarcoma arising in hemangioma/vascular malformation: report of four cases and review of the literature. *Am J Surg Pathol* 2002;26:1319.

291. Abratt RP, Williams M, Raff M, et al. Angiosarcoma of the superior vena cava. *Cancer* 1983;52:740.

292. Chadhuri B, Ronan SG, Manahgod JR. Angiosarcoma aris-ing in a plexiform neurofibroma. *Cancer* 1980;46:605.

293. Trassard M, Le Doussal V, Bui BN, et al. Angiosarcoma aris-ing in a solitary schwannoma (neurilemoma) of the sciatic nerve. *Am J Surg Pathol* 1996;20:1412.

294. Mentzel T, Katencamp D. Intraneural angiosarcoma and angiosarcoma arising in benign and malignant periph-eral nerve sheath tumours: clinicopathological and im-munohistochemical analysis of four cases. *Histopathology* 1999;35:114.

295. Morphopoulos GD, Banerjee SS, Ali HH, et al. Malignant peripheral nerve sheath tumour with vascular differentia-tion: a report of four cases. *Histopathology* 1996;28:401.

296. Marcon I, Collini P, Casanova M, et al. Cutaneous angiosar-coma in a patient with xeroderma pigmentosum. *Pediatr Hematol Oncol* 2004;21:23.

297. Folpe AL, Johnston CA, Weiss SW. Cutaneous angiosar-coma arising in a gouty tophus: report of a unique case and a review of foreign material-associated angiosarcoma. *Am J Dermatopathol* 2000;22:418.

298. Ghandur-Mnaymneh L, Gonzales MS. Angiosarcoma of the penis with hepatic angiomas in a patient with low vinyl chloride exposure. *Cancer* 1981;47:1318.

299. Ahmed I, Hamacher KL. Angiosarcoma in a chronically immunosuppressed renal transplant recipient: report of a case and review of the literature. *Am J Dermatopathol* 2002;24:330.

300. Kantrow SM, Boyd AS. Primary cutaneous metaplastic car-cinoma: report of a case involving angiosarcoma. *Am J Der-matopathol* 2007;29:270.

301. Den-Bakker MA, Ansink AC, Ewing-Graham PC. "Cutaneous-type" angiosarcoma arising in a mature cystic teratoma of the ovary. *J Clin Pathol* 2006;59:658.

302. Lezana-del Valle P, Gerald WL, Tsai J, et al. Malignant vas-cular tumors in young patients. *Cancer* 1998;83:1634.

303. Holden CA, Spittle MF, Wilson Jones E. Angiosarcoma of the face and scalp: prognosis and treatment. *Cancer* 1987;59:1046.

304. Mark RJ, Tron LM, Sercarz J, et al. Angiosarcoma of the head and neck: the UCLA experience 1955 through 1990. *Arch Otolaryngol Head Neck Surg* 1993;119:973.

305. Mark RJ, Pown JC, Tran LM, et al. Angiosarcoma: a re-port of 67 patients and a review of the literature. *Cancer* 1996;77:2400.

306. Morgan MB, Swann M, Somach S, et al. Cutaneous angio-sarcoma: a case series with prognostic correlations. *J Am Acad Dermatol* 2004;50:867.

307. Albores-Saavedra J, Schwartz AM, Henson DE, et al. Cuta-neous angiosarcoma: analysis of 434 cases from the Surveil-lance, Epidemiology, and End Results Program, 1973-2007. *Ann Diagn Pathol* 2011;15:93.

308. Abraham JA, Hamicek FJ, Kaufman AM, et al. Treatment and outcome of 82 patients with angiosarcoma. *Ann Surg Oncol* 2007;14:1953.

309. Mendenhall WM, Mendenhall CM, Werning JW, et al. Cu-taneous angiosarcoma. *Am J Clin Oncol* 2006;29:524.

310. Pawlik TM, Paulino AF, McGinn CJ, et al. Cutaneous an-giosarcoma of the scalp: a multidisciplinary approach. *Can-cer* 2003;98:1716.

311. Alessi E, Sala F, Berti E. Angiosarcomas in lymphedematous limbs. *Am J Dermatopathol* 1986;8:371.

312. Chen KTK, Bauer V, Flam MS. Angiosarcoma in postsurgi-cal lymphedema: an unusual occurrence in a man. *Am J Dermatopathol* 1991;13:488.

313. Hultberg BM. Angiosarcomas in chronically lymphedema-tous extremities: two cases of Stewart-Treves syndrome. *Am J Dermatopathol* 1987;9:406.

314. Offori TW, Platt CC, Stephens M, et al. Angiosarcoma in congenital hereditary lymphedema (Milroy's disease): di-agnostic beacons and a review of the literature. *Clin Exp Dermatol* 1993;18:174.

315. Muller R, Hajdu SI, Brennan MF. Lymphangiosarcoma asso-ciated with chronically lymphedematous extremities: two cases of Stewart-Treves syndrome. *Cancer* 1987;59:179.

316. Shon W, Ida CM, Boland-Froemming JM, et al. Cutaneous angiosarcoma arising in massive localized lymphedema of the morbidly obese: a report of five cases and review of the literature. *J Cutan Pathol* 2011;38:560.

317. Drachman D, Rosen L, Sharaf D, et al. Postmastectomy low-grade angiosarcoma: an unusual case resembling a lymphangioma circumscriptum. *Am J Dermatopathol* 1988;10:247.

318. Edeiken S, Russo DP, Knecht J, et al. Angiosarcoma after ty-lectomy and radiation therapy for carcinoma of the breast. *Cancer* 1992;70:644.

319. Moskaluk CA, Merino MJ, Danforth DN, et al. Low-grade

angiosarcoma of the skin of the breast: a complication of lumpectomy and radiation therapy for breast carcinoma. *Hum Pathol* 1992;23:710.

320. Sener SF, Milos S, Feldman JL, et al. The spectrum of vascular lesions in the mammary skin, including angiosarcoma after breast conservation treatment for breast cancer. *J Am Coll Surg* 2001;193:22.

321. Billings SD, McKenney JK, Folpe AL, et al. Cutaneous angiosarcoma following breast-conserving surgery and radiation: an analysis of 27 cases. *Am J Surg Pathol* 2004;28:781.

322. Cafiero F, Gipponi M, Peressini A, et al. Radiation-associated angiosarcoma: diagnostic and therapeutic implications—two case reports and a review of the literature. *Cancer* 1996;77:2496.

323. Morgan EA, Kozono DE, Wang Q, et al. Cutaneous radiation-associated angiosarcoma of the breast: poor prognosis in a rare secondary malignancy. *Ann Surg Oncol* 2012;19:3801.

324. Naka N, Ohsawa M, Tomita Y, et al. Prognostic factors in angiosarcoma: a multivariate analysis of 55 cases. *J Surg Oncol* 1996;61:170.

325. Hitchcock MG, Hurt MA, Santa Cruz DJ. Cutaneous granular cell angiosarcoma. *J Cutan Pathol* 1994;21:256.

326. Salviato T, Bacchi CE, Luzar B, et al. Signet ring cell angiosarcoma: a hitherto unreported pitfall in the diagnosis of epithelioid cutaneous malignancies. *Am J Dermatopathol* 2013;35:671.

327. Tatsas AD, Keedy VL, Florell SR, et al. Foamy cell angiosarcoma: a rare and deceptively bland variant of cutaneous angiosarcoma. *J Cutan Pathol* 2010;37:901.

328. Brightman LA, Demierre MF, Byers HR. Macrophage-rich epithelioid angiosarcoma mimicking malignant melanoma. *J Cutan Pathol* 2006;33:38.

329. Requena L, Santonja C, Stutz N, et al. Pseudolymphomatous cutaneous angiosarcoma: a rare variant of cutaneous angiosarcoma readily mistaken for cutaneous lymphoma. *Am J Dermatopathol* 2007;29:342.

330. Sleeman JP, Krishnan J, Kirkin V, et al. Markers for the lymphatic endothelium: in search of the Holy Grail? *Microsc Res Tech* 2001;55:61.

331. Jackson DG. The lymphatic revisited: new perspectives from the hyaluronan receptor LYVE-1. *Trends Cardiovasc Med* 2003;13:1.

332. Kahn HJ, Bailey D, Marks A. Monoclonal antibody D2-40, a new marker of lymphatic endothelium, reacts with Kaposi's sarcoma and a subset of angiosarcomas. *Mod Pathol* 2002;15:434.

333. Ordonez NG. Podoplanin: a novel diagnostic immunohistochemical marker. *Adv Anat Pathol* 2006;13:83.

334. Rao P, Lahat G, Arnold C, et al. Angiosarcoma: a tissue microarray study with diagnostic implications. *Am J Dermatopathol* 2013;35:432.

335. McKenney JK, Weiss SW, Folpe AL. CD31 expression in intratumoral macrophages: a potential diagnostic pitfall. *Am J Surg Pathol* 2001;25:1167.

336. Folpe AL, Chand EM, Goldblum JR, et al. Expression of Fli-1, a nuclear transcription factor distinguishes vascular neoplasms from potential mimics. *Am J Surg Pathol* 2001;25:1061.

337. Ross S, Orvieto E, Furlanetto A, et al. Utility of immunohistochemical detection of Fli-1 expression in round cell and vascular neoplasms using a monoclonal antibody. *Mod Pathol* 2004;17:547.

338. McKay KM, Doyle LA, Lazar AJ, et al. Expression of ERG, an Ets family transcription factor, distinguishes cutaneous

angiosarcoma from histological mimics. *Histopathology* 2012;61:989.

339. Miettinen M, Wang ZF, Paetau A, et al. ERG transcription factor as an immunohistochemical marker for vascular endothelial tumors and prostatic carcinoma. *Am J Surg Pathol* 2011;35:432.

340. Mentzel T, Schildhaus HU, Palmedo G, et al. Postradiation cutaneous angiosarcoma after treatment of breast carcinoma is characterized by MYC amplification in contrast to atypical vascular lesions after radiotherapy and control cases: clinicopathological, immunohistochemical and molecular analysis of 66 cases. *Mod Pathol* 2012;25:75.

341. Shon W, Sukov WR, Jenkins SM, et al. MYC amplification and overexpression in primary cutaneous angiosarcoma: a fluorescence in-situ hybridization and immunohistochemical study. *Mod Pathol* 2014;27(4):509–515.

342. Schuborg C, Mertens F, Rydholm A, et al. Cytogenetic analysis of four angiosarcomas from deep and superficial soft tissue. *Cancer Genet Cytogenet* 1998;100:52.

343. Molina A, Bangs CD, Donlon T. Angiosarcoma of the scalp with complex hypotetraploid karyotype. *Cancer Genet Cytogenet* 1989;41:268.

344. Kindblom LG, Stenman G, Angervall L. Morphological and cytogenetic studies of angiosarcoma in Stewart-Treves syndrome. *Virchows Arch A Pathol Anat Histopathol* 1991;419:439.

345. Mandahl N, Jin YS, Heim S, et al. Trisomy 5 and loss of the Y chromosome as the sole cytogenetic anomalies in a cavernous hemangioma/angiosarcoma. *Genes Chromosomes Cancer* 1990;1:315.

346. Banerjee SS, Eyden BP, Wells S, et al. Pseudoangiosarcomatous carcinoma: a clinicopathological study of seven cases. *Histopathology* 1992;21:13.

347. Nappi O, Wick MR, Pettinato G, et al. Pseudovascular adenoid squamous cell carcinoma of the skin: a neoplasm that may be mistaken for angiosarcoma. *Am J Surg Pathol* 1992;16:429.

348. McGrath JA, Schofield OM, Mayou BJ, et al. Metastatic squamous cell carcinoma resembling angiosarcoma complicating dystrophic epidermolysis bullosa. *Dermatologica* 1991;182:235.

349. Lasota J, Miettinen M. Absence of Kaposi's sarcoma-associated virus (human herpesvirus-8) sequences in angiosarcoma. *Virchows Arch* 1999;434:51.

350. Prescott RJ, Banerjee SS, Eyden BP, et al. Cutaneous epithelioid angiosarcoma: a clinicopathological study of four cases. *Histopathology* 1994;25:421.

351. Marrogi AJ, Hunt SJ, Santa Cruz DJ. Cutaneous epithelioid angiosarcoma. *Am J Dermatopathol* 1990;12:350.

352. Suchak R, Thway K, Zelger B, et al. Primary cutaneous epithelioid angiosarcoma: a clinicopathologic study of 13 cases of a rare neoplasm occurring outside the setting of conventional angiosarcomas and with predilection for the limbs. *Am J Surg Pathol* 2011;35:60.

353. Bacchi CE, Silva TR, Zambrano E, et al. Epithelioid angiosarcoma of the skin: a study of 18 cases with emphasis on its clinicopathologic spectrum and unusual morphologic features. *Am J Surg Pathol* 2010;34:1334.

354. Val-Bernal JF, Figols J, Arce FP, et al. Cardiac epithelioid angiosarcoma presenting as cutaneous metastasis. *J Cutan Pathol* 2001;28:265.

355. Byers RJ, McMahon RFT, Freemont AJ, et al. Epithelioid angiosarcoma arising in an arteriovenous fistula. *Histopathology* 1992;21:87.

356. Jennings TA, Peterson L, Axiotis CA, et al. Angiosarcoma as-

sociated with foreign body material. *Cancer* 1988;62:2436.

357. Peachey RDG, Lim CC, Whimster IW. Lymphangioma of the skin. *Br J Dermatol* 1970;83:519.

358. Wilson Jones E, Winkelmann RK, Zacharay CB, et al. Benign lymphangioendothelioma. *J Am Acad Dermatol* 1990;23:229.

359. Watanawe M, Kishiyama K, Ohkawara A. Acquired progressive lymphangioma. *J Am Acad Dermatol* 1993;8:663–667.

360. Guillou L, Flecher CDM. Benign lymphangioendothelioma (acquired progressive lymphangioma): a lesion not to be confused with well-differentiated angiosarcoma and patch stage Kaposi's sarcoma: clinicopathologic analysis of a series. *Am J Surg Pathol* 2000;24:1047–1057.

361. Prioleau PG, Santa Cruz DJ. Lymphangioma circumscription following radical mastectomy and radiation therapy. *Cancer* 1978;42:1989.

362. Zadvinskis DP, Benson MT, Kerr HH, et al. Congenital malformations of the cervicothoracic lymphatic system: embriology and pathogenesis. *Radiographics* 1992;12:1175.

363. Burgdorf WHC, Mukai K, Rosai J. Immunohistochemical identification of factor VIII-related antigen in endothelial cells of cutaneous lesions of alleged vascular nature. *Am J Clin Pathol* 1981;75:167.

364. Pearson JM, McWilliam LJ. A light microscopical, immunohistochemical, and ultrastructural comparison of hemangiomata and lymphangiomata. *Ultrastruct Pathol* 1990;14:497.

365. Chervenak FA, Isaacson G, Blakemore KJ, et al. Fetal cystic hygroma: cause and natural history. *N Engl J Med* 1983;309:822.

366. Alqahtani A, Nguyen LT, Flageole H, et al. 25 years experience with lymphangiomas in children. *J Pediatr Surg* 1999;34:1164.

367. Byrne J, Blanc WA, Warburton D, et al. The significance of cystic hygroma in fetuses. *Hum Pathol* 1984;15:61–67.

368. Flanagan BP, Helwig EB. Cutaneous lymphangioma. *Arch Dermatol* 1977;113:24.

369. Mehregan DR, Mehregan AH, Mehregan DA. Benign lymphangioendothelioma: report of 2 cases. *J Cutan Pathol* 1992;19:502.

370. Kato H, Kadoya A. Acquired progressive lymphangioma occurring following femoral arteriography. *Clin Exp Dermatol* 1996;21:159.

371. Ramani P, Shah A. Lymphangiomatosis: histologic and immunohistochemical analysis of four cases. *Am J Surg Pathol* 1993;17:329.

372. Singh Gomez C, Calonje E, Ferrar DW, et al. Lymphangiomatosis of the limbs: clinicopathologic analysis of a series. *Am J Surg Pathol* 1995;19:125.

373. North PE, Kahn T, Cordisco MR, et al. Multifocal lymphangioangiotheliomatosis with thrombocytopenia: a newly recognized clinicopatological entity. *Arch Dermatol* 2004;140:599.

374. Piggott KD, Riedel PA, Baron HI. Multifocal lymphangioendotheliomatosis with thrombocytopenia: a rare cause of gastrointestinal bleeding in the new born period. *Pediatrics* 2006;117:e810.

375. Yeung J, Somers G, Viero S, et al. Multifocal lymphangioendotheliomatosis with thrombocytopenia. *J Am Acad Dermatol* 2006;54:S214.

376. Maronn M, Katrine K, North P, et al. Expanding the phenotype of multifocal lymphangioendotheliomatosis with thrombocytopenia. *Pediatr Blood Cancer* 2009;52:531.

377. Khamaysi Z, Bergman R. Multifocal congenital lymphangioendotheliomatosis without gastrointestinal bleeding and/or thrombocytopenia. *Am J Dermatopathol* 2010;32:804.

378. Kline RM, Buck LM. Bevacizumab treatment in multifocal lymphangioendotheliomatosis with thrombocytopenia. *Pediatr Blood Cancer* 2009;52:534.

379. Fineberg S, Rosen PP. Cutaneous angiosarcoma and atypical vascular lesion of the skin and breast after radiation therapy for breast carcinoma. *Am J Clin Pathol* 1994;102:757.

380. Diaz-Cascajo C, Borghi S, Weyers W, et al. Benign lymphangiomatous papules of the skin after radiotherapy: a report of five new cases and review of the literature. *Histopathology* 1999;35:319.

381. Requena L, Kutzner H, Mentzel T, et al. Benign vascular proliferations in irradiated skin. *Am J Surg Pathol* 2002;26:328.

382. Brenn T, Fletcher CD. Radiation-associated cutaneous atypical vascular lesions and angiosarcoma: clinicopathologic analysis of 42 cases. *Am J Surg Pathol* 2005;29:983.

383. Brenn T, Fletcher CD. Post-radiation vascular proliferation: an increasing problem. *Histopathology* 2006;48:106.

384. Patton KT, Deyrup AT, Weiss SW. Atypical vascular lesions after surgery and radiation of the breast: a clinicopathologic study of 32 cases analyzing histologic heterogeneity and association with angiosarcoma. *Am J Surg Pathol* 2008;32:943.

385. Mattoch IW, Robbins JB, Kempson RL, et al. Postradiotherapy vascular proliferations in mammary skin: a clinicopathologic study of 11 cases. *J Am Acad Dermatol* 2007;57:126.

386. Gengler C, Coindre JM, Leroux A, et al. Vascular proliferations of the skin after radiation therapy for breast cancer: clinicopathologic analysis of a series in favour of a benign process: a study from the French Sarcoma Group. *Cancer* 2007;109:1884.

387. Guo T, Zhang L, Chang NE, et al. Consistent MYC and FLT4 gene amplification in radiation-induced angiosarcoma but not in other radiation-associated atypical vascular lesions. *Genes Chromosomes Cancer* 2011;50:25.

388. Fernandez AP, Sun Y, Tubbs RR, et al. FISH for MYC amplification and anti-MYC immunohistochemistry: useful diagnostic tools in the assessment of secondary angiosarcoma and atypical vascular proliferations. *J Cutan Pathol* 2012;39:234.

389. Schiefer TK, Parker WL, Anakwenze OA, et al. Extradigital glomus tumor: a 20-year experience. *Mayo Clin Proc* 2006;81:1337.

390. Haque S, Modlin IM, West AB. Multiple glomus tumors of the stomach with intravascular spread. *Am J Surg Pathol* 1992;16:291.

391. Gaertner EM, Steinberg DM, Huber M, et al. Pulmonary and mediastinal glomus tumors—report of five cases including a pulmonary glomangiosarcoma: a clinicopathologic study with literature review. *Am J Surg Pathol* 2000;24:1105.

392. Kim YI, Kim JH, Suh J, et al. Glomus tumor of the trachea. Report of a case with ultrastructural observations. *Cancer* 1989;64:881.

393. Sunderraj S, Al-Khalifa AA, Pal AK, et al. Primary intraosseus glomus tumour. *Histopathology* 1989;14:532.

394. Geraghty JM, Everitt NJ, Blundell JW. Glomus tumor of the small bowel. *Histopathology* 1991;19:287.

395. Harvey JA, Walker F. Solid glomus tumor of the pterygoid fossa: a lesion mimicking an epithelial neoplasm of low grade malignancy. *Hum Pathol* 1987;18:965.

396. Hirose T, Hasegawa T, Seki K, et al. Atypical glomus tumor in the mediastinum: a case report with immunohistochemical and ultrastructural studies. *Ultrastruct Pathol* 1996;20:451.

397. Sawada S, Honda M, Kamide R, et al. Three cases of subun-

gual glomus tumors with von Recklinghausen neurofibromatosis. *J Am Acad Dermatol* 1995;32:277.

398. Okada O, Demitsu T, Manabe M, et al. A case of multiple subungual glomus tumors associated with neurofibromatosis type 1. *J Dermatol* 1999;26:535.

399. Kim YC. An additional case of solitary subungual glomus tumor associated with neurofibromatosis. *J Dermatol* 2000;27:418.

400. Tran LP, Velanovich V, Kaufmann CR. Familial multiple glomus tumors: report of a pedigree and literature review. *Ann Plast Surg* 1994;32:89.

401. Boon LM, Brouillard P, Irrthum A, et al. A gene for inherited cutaneous venous anomalies ("glomangiomas") localizes to chromosome 1p21-22. *Am J Hum Genet* 1999;65:125.

402. Calvert JT, Burns S, Riney TJ, et al. Additional glomangioma family link to chromosome 1p: no evidence for genetic heterogeneity. *Hum Hered* 2001;51:180.

403. Brouillard P, Boon LM, Mulliken JB, et al. Mutations in a novel factor, glomulin, are responsible for glomuvenous malformations ("glomangiomas"). *Am J Hum Genet* 2002;70:866.

404. Brouillard P, Ghassibe M, Penington A, et al. Four common glomulin mutations cause two thirds of glomovenous malformations ("familial glomangioma"): evidence for a founder effect. *J Med Genet* 2005;42:e13.

405. Boon LM, Mulliken JB, Enjolras O, et al. Glomuvenous malformation (glomangioma) and venous malformation: distinct clinicopathologic and genetic entities. *Arch Dermatol* 2004;140:971.

406. Rahemtullah A, Szyfelbein K, Zembowicz A. Glomus coccygeum: report of a case and review of the literature. *Am J Dermatopathol* 2005;27:428.

407. Gould EW, Manivel JC, Albores-Saavedra J, et al. Locally infiltrative glomus tumors and glomangiosarcoma: a clinical, ultrastructural and immunohistochemical study. *Cancer* 1990;65:310.

408. Jalali M, Netscher DT, Connelly JH. Glomangiomatosis. *Ann Diagn Pathol* 2002;6:326.

409. Beham A, Fletcher CDM. Intravascular glomus tumor: a previously undescribed phenomenon. *Virchows Arch A* 1991;418:175.

410. Googe PB, Griffin WC. Intravenous glomus tumor of the forearm. *J Cutan Pathol* 1993;20:359.

411. Calonje E, Fletcher CDM. Cutaneous intraneural glomus tumor: report of a case. *Am J Dermatopathol* 1995;15:395.

412. Folpe Al, Fanburg-Smith JC, Miettinen M, et al. Atypical and malignant glomus tumors: analysis of 52 cases, with a proposal for reclassification of glomus tumors. *Am J Surg Pathol* 2001;25:1.

413. Yu DK, Chu KH, Kim YJ, et al. Tracheal glomangiosarcoma with multiple skin metastases. *J Dermatol* 2004;31:776.

414. Slater DN, Cotton DWK, Azzopardi JG. Oncocytic glomus tumor: a new variant. *Histopathology* 1987;11:523.

415. Pulitzer DR, Martin PC, Reed RJ. Epithelioid glomus tumor. *Hum Pathol* 1995;26:1022.

416. Dervan PA, Tobbin IN, Casey M, et al. Glomus tumour: an immunohistochemical profile of 11 cases. *Histopathology* 1989;14:483.

417. Porter PL, Bigler SA, McNutt M, et al. The immunophenotype of hemangiopericytomas and glomus tumors with special reference to muscle protein expression: an immunohistochemical study and review of the literature. *Mod Pathol* 1991;4:46.

418. Mentzel T, Hugel H, Kutzner H. CD34-positive glomus tumor: clinicopathologic and immunohistochemical analysis of six cases with myxoid stromal change. *J Cutan Pathol* 2002;29:426.

419. Kaye VM, Dehner LP. Cutaneous glomus tumor: a comparative immunohistochemical study with pseudoangiomatous intradermal melanocytic nevi. *Am J Dermatopathol* 1991;13:2.

420. Fletcher CDM. Haemangiopericytoma: a dying breed? Reappraisal of an entity and its variants. *Curr Diagn Pathol* 1994;1:19.

421. Granter SR, Badizadegan K, Fletcher CD. Myofibromatosis in adults, glomangiopericytoma, and myopericytoma: a spectrum of tumors showing perivascular myoid differentiation. *Am J Surg Pathol* 1998;22:513.

422. Dray MS, McCarthy SW, Palmer AA, et al. Myopericytoma: a unifying term for a spectrum of tumors that show overlapping features with myofibroma. A review of 14 cases. *J Clin Pathol* 2006;59:67.

423. Mentzel T, Dei Tos AP, Sapi Z, et al. Myopericytoma of skin and soft tissues: clinicopathologic and immunohistochemical study of 54 cases. *Am J Surg Pathol* 2006;30:104.

424. Coffin CM, Dehner LP. Fibroblastic-myofibroblastic tumors in children and adolescents: a clinicopathologic study of 108 examples in 103 patients. *Pediatr Pathol* 1991; 11:569.

425. Mentzel T, Calonje E, Nascimiento AG, et al. Infantile hemangiopericytoma versus infantile myofibromatosis: a study of a series suggesting a spectrum of infantile myofibroblastic lesions. *Am J Surg Pathol* 1994;18:922.

426. McMenamin ME, Fletcher CDM. Malignant myopericytoma: expanding the spectrum of tumors with myopericytic differentiation. *Histopathology* 2002;41:450.

427. McMenamin ME, Calonje E. Intravascular myopericytoma. *J Cutan Pathol* 2002;29:557.

第 34 章

脂肪、肌肉、骨和（或）软骨分化的肿瘤

Johanna Baran Moore and Bruce D. Ragsda Le

引言

皮肤影像学

在皮肤病理学界，临床皮损形态结合准确的组织学证据是指导诊疗皮肤疾病最为可靠的方法。当今数字化时代，提交临床照片及组织标本十分容易实现。然而，本章涉及的疾病在临床上仅仅表现为正常皮肤上的异常圆顶状的隆起物。对于这一类疾病，最好的"临床照片"便是影像学证据。影像学证据可以描述皮损的深度和位置以缩小鉴别诊断的范围，可以评估皮损邻近组织的边界性质、大小及危险性，以预测肿瘤的生物学行为、手术范围及有无矿物化。

磁共振成像（MRI）对于肿物的组成有着更具体的预测（如脂肪与其他软组织有或无囊性改变和坏死）。临床上很多皮肤及骨同时受累的综合征都是部分依靠 MRI 确诊的。即使是充分的活检结果，有时也与影像学的结果相悖。因此，有效地结合影像学证据不仅能减少误诊，而且有助于皮肤病理的进一步精确诊断（表 34-1）。

表 34-1　影像学在皮肤病理学中的应用（皮肤影像学）
1. 为那些仅有圆顶状凸起的皮下皮损充当"临床照片"
• 真皮、皮下及更深的皮损
2. 明确原发部位位置及范围
• 甲下外生骨疣与纤维骨假性瘤（骨化性肌炎）、手指骨软骨瘤
• 颅骨瘤与钙化／骨化的皮下囊肿或其他
• 隐匿性脑脊髓膜突出向颅内延伸与脑膨出
• 头皮血管瘤与颅骨骨膜血窦
3. 皮肤活检标本及离体标本再确认
• 诊断软组织肿块的钙化部分
• MRI 预测组织样本成分和囊性变程度
4. 检测复发
• 外科手术部位下方皮下转移与血肿、异物等

续表

5. 提供辅助诊断依据
• 结节病（胸部 X 线片）、银屑病（髋关节炎）、先天性梅毒（骨膜炎）
• 骨膜增生厚皮症（皮质层增厚）、肾细胞癌转移（肾脏肿瘤）
• 无菌骨溶解、掌跖脓疱病、暴发性痤疮、Sweet 综合征
6. 诊断相关综合征
• Maffucci 综合征
• McCune-Albright 综合征
• POEMS 综合征
• Buschke-Ollendorff 综合征
7. 美学维度及早期病例确诊
• 钙化防御
• 硬皮病的营养不良性钙化

分化

肿瘤克隆性生长不一定表现为形态学的一致性。但是绝大多数肉瘤都表现为单系的组织学分化特征，少数肉瘤可能表现为极其多元的表型。这种现象不仅会给诊断带来疑惑，而且会动摇我们以往对肿瘤向特定表型分化的认识。传统意义上，间质性肿瘤的命名是基于瘤内分化程度最高的细胞形态，预后的判断是基于瘤内未分化的形态。虽然我们目前很难解释肿瘤分化的相关机制，但这些分化变异反映了肿瘤细胞的表型是可以被一系列因素影响调控的[1]，特别是受到部位、血供特性和周围基质释放的信号等因素的影响。

修饰语

本章涉及的肿瘤会使用许多眼花缭乱的病理学形容词，如黏液样的、组织细胞样的、上皮样的、血管瘤样的、非典型的、奇特的、多形性的、巨细胞样的、假肉瘤样的、去分化的、丛状、席纹

状、炎性的、促结缔组织性的、圆细胞、透明细胞、颗粒细胞、脂肪瘤样的和类似的一些形容词，这些词都是一篇好的病例报道的常规用语。

脂肪相关疾病及脂肪细胞肿瘤的基本知识

肥胖，曾经被视为财富的象征，现在被认为有害于身体健康，而且与许多皮肤疾病有关[2]。此外，人们越来越明确肥胖及脂肪组织肿瘤受到基因的影响[3]。

脂肪组织可分为两大类：白色脂肪及棕色脂肪。在成人中，绝大多数脂肪都是单泡的白色脂肪。白色脂肪的主要功能是储存脂质以储备能量、保护皮肤及减轻外界创伤。苏木精和伊红（HE）染色只能显示脂肪细胞的细胞膜，偶尔能显示在一边的带有或不带有空泡的细胞核和含假性内涵体细胞质脂肪（Lochkern，核孔的德语）。棕色脂肪之所以呈棕红色到棕褐色，是线粒体中富含大量的细胞色素及微小的脂滴而导致的。棕色脂肪

过去被认为是白色脂肪的未成熟期或胎儿期形式，但是绝大多数证据证实了棕色脂肪组织有它的独特性，且它在基础代谢和无寒战产热中具有重要地位。人的一生中，棕色脂肪在新生儿时期占主导地位，但是在成人期，颈部、腋窝、纵隔和其他部位的棕色脂肪常常嵌入白色脂肪内，不断地被白色脂肪替换。

大多数学者认为血管周围细胞，如周皮细胞及成纤维细胞在良恶性脂肪母细胞发生中扮演着重要的转化角色。白色脂肪及棕色脂肪都调控（图34-1A）原始脂肪器官前体，使其易被误以为组织细胞的多泡阶段。其逐渐发展至前脂肪细胞，过程中脂质包涵体聚集和糖原减少，最终成为具有不同程度 S100 阳性的单泡脂肪细胞[4]（图34-1B）。这个多泡细胞阶段在多种肿瘤中可见，并且可能在脂肪损伤后再次出现。这些情况下，具有泡沫状细胞质的细胞通常被误认为组织细胞。例如，皮肤活检可见皮下组织中 CD68 阴性泡沫细胞。这是许多疾病分类学混淆的来源，特别是关于组织细胞瘤的命名[5]。

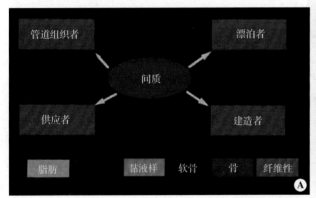
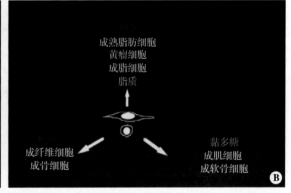

图 34-1 间叶组织调控图

A. 与内外胚层不同的是，未分化的间质是分化的产物。调控指的是这些细胞之后获得特殊功能及相应的结构（表型）的过程。经过调控，它们分化为循环系统（"管道组成者"）、淋巴造血细胞（"漂泊者"）、合成结构性的结缔组织（"建造者"）及脂肪储备细胞（"供应者"）。这整个系统有很强的新生特质且间叶肿瘤中可见这些不同的细胞。B. 细胞外基质产物可分为胶原为主型（纤维性或骨性）或黏多糖为主型（软骨样或黏液样）。一个印戒样的脂肪细胞代表着细胞内脂肪储存而不是脂肪外运（如细胞质脂肪的聚集）。形态类似组织细胞的多泡脂肪细胞为脂肪外运的开始。某些受到充分调控的间叶细胞的结构和功能可以随着机体环境或局部微环境的改变而改变，其主要由以下三个因素影响：代谢因素（如营养状态、基因介导的酶通路、内分泌因素等）、机械因素（如创伤、摩擦等）和（或）循环因素（动脉血流增加或静脉堵塞）。在这个过程早期，衰退导致长条形和圆形细胞产生，很容易被误认为成纤维细胞或淋巴细胞，随后细胞质重组和获取可能产生新的功能。在间叶肿瘤的生长过程中，可能潜在出现多个调控过程（图34-8，图34-9）

正常脂肪由 S100 阳性脂肪细胞、散在分布的 CD34 阳性树突状细胞、因子 XIIIa 阳性小树突状细胞、更多数量的邻近血管和纤维血管间隔组成。

间质区域的肿瘤亚型包括梭形细胞脂肪瘤、多形性脂肪瘤、黏液样脂肪瘤和非典型脂肪瘤 / 高分化脂肪肉瘤[6]。

皮肤病中脂肪肿瘤一般发生在皮下[7]。除了脂肪瘤样痣以外,真正起源于皮肤脂肪的肿瘤非常罕见。与其他更深部位的肿瘤不同,脂肪肿瘤具有独特的临床病理学特征[8]。这一事实说明,与许多其他种类软组织肿瘤一样,脂肪肿瘤的组织病理学特点、病史与影像学特点相结合,是帮助我们做出精确诊断的最可靠线索。

浅表脂肪瘤样痣

临床概要　浅表脂肪瘤样痣通常是孤立性小圆形皮肤突出物,临床上可以表现为群集性质软、扁平、表面光滑或皱褶的肤色至淡黄色丘疹或结节。多发性皮损典型表现为单侧臀部线性排列(Hoffman 和 Zurhelle 浅表脂肪瘤样痣)[9](图34-2),可累及邻近的背部皮肤、躯干下部、骨盆部或大腿上部。其他部位如胸部、腹部、面部、四肢远端罕见累及[10-12]。这些皮损可能出生时即有或者婴儿期发生,罕见初发于成人期[10]。浅表脂肪瘤样痣的一种罕见变异型——Howell血管脂肪瘤样痣[13],是指假性肿瘤样的黄色突起物替代发育不良的真皮病变。Howell 血管脂肪瘤样痣与骨骼畸形及其他畸形有关,通常发生在 20 岁之前。

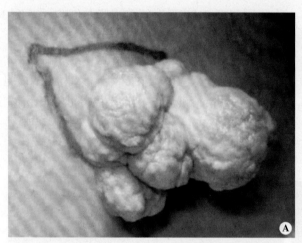 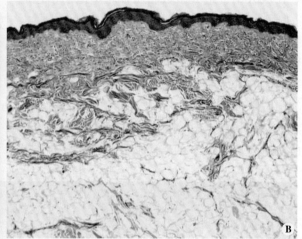

图 34-2　脂肪瘤样痣(48 岁女性,右大腿内侧柔软性肿块)
A. 一个 5cm 大小的多结节性外生性皮损,从皮肤表面向外突出;B. 真皮胶原中成熟的印戒样脂肪细胞

Howell 血管脂肪瘤样痣在临床或组织学上都不会被描述为突起的软纤维瘤(参见第 33 章)、息肉样纤维脂肪瘤和有蒂脂肪纤维瘤[14,15],50 岁后最常发生于躯干,临床上诊断为浅表脂肪瘤样痣,在此之前可能都不会表现为孤立性丘疹或结节。

组织病理　群集的或线状排列的脂肪细胞嵌入真皮胶原束中,可达真皮乳头(图 34-2B)。脂肪组织的比例变异很大。例如,脂肪细胞数量少的病例,脂肪细胞更容易微聚在真皮乳头下血管周围。但在那些脂肪细胞相对较多的病例中,脂肪小叶不规则地分布于真皮全层,真皮与皮下组织分界不明显或无分界。这些脂肪细胞可能都是成熟脂肪细胞,偶见未完全脂质化的细胞。

除脂肪细胞增大外,真皮可完全正常,或比正常皮肤有更密集的胶原束、更多的成纤维细胞及血管。聚集的脂肪细胞上方的表皮为轻微波浪状或乳头瘤样增生,伴棘层肥厚或色素沉着[9]。

发病机制　通常我们认为脂肪瘤样痣,如命名所述的,是异常的痣样增生。浅表脂肪瘤样痣的电子显微镜证据证实,这些在真皮中的异位脂肪细胞来源于血管周围的间质,其中有些毛细血管周围的不成熟脂肪细胞内含大量小脂滴和位于中央的细胞核[16]。尽管有 1 例报道称脂肪瘤样痣有染色体 2p24 缺失,但是没有明确这些皮损发生的基因异常是否一致[17,18]。

鉴别诊断　在灶性真皮发育不良中,真皮层中也可见脂肪细胞,常出现于靠近表皮的部位,同时胶原纤维大量减少(参见第 6 章)。长期存在的皮内痣中,脂肪细胞增大是色素痣中唯一可能要和浅表脂肪瘤样痣相鉴别的（参见第28 章）。对于含有真皮脂肪、临床上表现为孤立性丘疹或结节的一组疾病的命名是相当主观的，这些疾病包括孤立性脂肪瘤样痣、脂肪膨出的软垂疣、软纤维瘤、息肉样纤维脂肪瘤或蒂状脂肪纤维瘤。

治疗原则　浅表脂肪瘤样痣是良性的，皮损可由（通常是）外科手术去除。

伴有脂肪瘤样痣的褶皱皮肤

临床概要　本病常为好发于躯干的多发、对称、深在、旋涡状皮肤褶皱，并于其下发生脂肪瘤样痣或少见的平滑肌错构瘤，或位于四肢的类似环形皮损，常出生时即有，这些临床病理症状定义为 Michelin 轮胎婴儿综合征，此综合征在1969 年被第一次提出[19]。通常这些突出的皮肤褶皱会自然地分解。Michelin 轮胎婴儿综合征与头颈部多种异常有关，且该综合征有许多系统症状，包括眼距过宽的圆脸、瘪塌的鼻梁、身材瘦小、下垂的朱红色上唇及短颈[18,20]。

组织病理　肥厚的脂肪小叶延伸至表皮层、浅表脂肪瘤样痣及周围附属器[21]。但在其他位置，真皮厚度正常，大量的脂肪组织聚集在真皮下及附属器周围。部分纤维束可穿入皮下脂肪。曾有人报道真皮深部平滑肌纤维[22]及破碎的弹性纤维增多[23]。

发病机制　Michelin 轮胎婴儿综合征与常染色体显性遗传家族综合征有关。在某些病例中，与染色体 7q 倒置有关[20]。异常弹性纤维形成被认为是一个易患因素[23]。

鉴别诊断　皮肤褶皱在平滑肌错构瘤中也有报道[19,20]。

治疗原则　绝大多数病例自然缓解，不建议采用切除或重建手术[18]。

压力性跖部丘疹

临床概要　非肿瘤性的压力性跖部丘疹表现为足跟或腕部的多发性小丘疹结节[24,25]，伴或不伴疼痛，通常见于运动员，也可见于 Ehlers-Danlos 综合征[26]。

发病机制　肥厚及隔膜完整是足跟脂肪垫的重要机械特点。在许多疾病（如类风湿关节炎与糖尿病）和衰老情况下，负重的足跟通常受损[27]。对那些罹患周围神经病变的患者而言，萎缩的脂肪垫中有明显的破裂和增厚的隔膜[28]。压迫性丘疹是由脂肪嵌入真皮所致。Ehlers-Danlos 综合征的发病机制可能是结缔组织的结构缺陷导致脂肪分隔不良[26]。

组织病理　在真皮底部及皮下组织中，小脂肪正常分隔，但纤维间隔减少[25]。

鉴别诊断　双侧先天性脂肪跖部结节（先天性纤维脂肪瘤样错构瘤）定义为真皮中部及深部的成熟脂肪小叶，通常围绕皮肤附属器分布[29]。本病常见于婴儿足跟中央或跖面，而不是足跟侧面或非跖面[30]。

治疗原则　压力性跖部丘疹主要见于运动员[31]，且减少受压后倾向于缓解。因此，本病无须治疗，治疗效果也不佳。

脂肪瘤

临床概要　脂肪瘤通常是由成熟脂肪细胞（图34-3）组成，是间叶组织中最常见的肿瘤。98% 的脂肪瘤为单个或多个皮下生长的肿块，质软，呈圆形或分叶状，可推动。目前报道的只有 6% 为多发病灶。脂肪瘤一般生长缓慢，只有长到一定程度或者发生在影响美观的部位需要去除时才会引起患者注意（图 34-3A）。脂肪瘤患者一般无自觉症状，呈胶状或囊性生长。与浅表性脂肪瘤相比，深在性的脂肪瘤一般界线不清，在筋膜层伪足样生长，甚至深达腱膜层，压迫周围组织，脂肪瘤恶变少见。

根据解剖部位，脂肪瘤分为真皮、皮下和筋膜下亚型。除此之外，他们还可直接与肌肉（肌肉间或肌肉内）、骨头、滑膜或神经相连。一些脂肪瘤由其特殊临床表现和发生部位而表现出一定特征性。前额[32]（图 34-3B）是皮肤病理学上诊断脂肪瘤相当常见的一个部位。好发于神经周围的脂肪瘤中，10 个中有 9 个位于正中神经处，通常和巨指畸形有关。腰骶部脂肪瘤通常合并脊柱裂及脊柱内脂肪瘤。腱鞘和关节滑膜脂肪瘤一般位于指定的结构。树枝状脂肪瘤（广泛分布的关节脂肪过多症、滑膜脂肪过多症、Hoffa 病）是罕见的病因不明的关节内病变，膝关节处良性的关节内乳头瘤样脂肪扩张有复发趋势[33]。肌肉内

脂肪瘤和肌肉间脂肪瘤不同，可浸润至肌肉，除非完全切除，否则很容易复发[34]。软组织的肌肉脂肪瘤很少出现在皮下[35]。

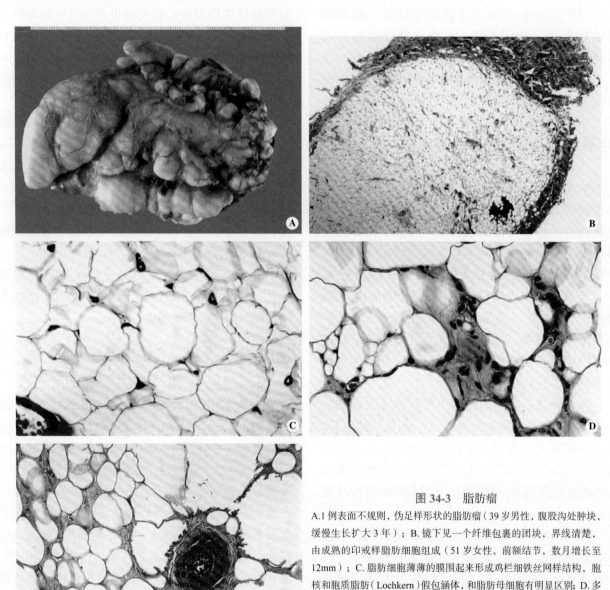

图 34-3　脂肪瘤

A.1 例表面不规则，伪足样形状的脂肪瘤（39 岁男性，腹股沟处肿块，缓慢生长扩大 3 年）；B. 镜下见一个纤维包裹的团块，界线清楚，由成熟的印戒样脂肪细胞组成（51 岁女性，前额结节，数月增长至 12mm）；C. 脂肪细胞薄薄的膜围起来形成鸡栏细铁丝网样结构，胞核和胞质脂肪（Lochkern）假包涵体，和脂肪母细胞有明显区别；D. 多泡细胞（左）和含嗜酸性胞质的细胞（"冬眠瘤样"，右）；E. 膜性物质花环样排列在血管周围，形成微小脂肪囊泡，会造成血管坏死，引起图 34-3A 显示的灶性脂肪坏死

很多症状和综合征与脂肪组织肿瘤或脂肪异常增生有关。

Dercum 病（又称痛性肥胖症、疼痛性脂肪过多症、Dercum 病）[36]，指的是柔软的境界清楚或弥漫性脂肪沉积斑块，好发于上臂、腿部、腹部和臀部[37]。此病多见于绝经后妇女，常伴发受累部位皮肤感觉异常。关节处脂肪瘤可引起机械性关节痛。因为通常依靠超声或 MRI 检查，所以诊

断常被延误。Dercum 病症状复杂，伴发多种异常。此病发病机制尚不清楚，有人怀疑和代谢或免疫相关。此病治疗通常需要联合药物、手术和心理咨询，以缓解患者疼痛和恢复正常身材。

多发或良性对称性脂肪瘤病（Madelung 病）是一种罕见的疾病，主要特点是原因不明的无痛性、弥漫性皮下脂肪组织沉积，好发于枕骨区域、面颊、颈部（马项圈样分布）或肩部，尤其是背

部和躯干上部[38]。它在地中海周边国家常见[39]，多见于中年男性嗜酒者。尽管皮疹最初可以类似头颈部恶性肿瘤，但一般只有那些有临床症状的才需处理，或者因为美容需要切除病灶。

最近 30 年来，人们提出：家族性多发性脂肪瘤病是一种大量的、缓慢生长的、皮下（前额、躯干和大腿）肿块和深在性或内脏脂肪瘤。此病和 Dercum 病一样是遗传性疾病，它是由常染色体显性突变引起，但是引起致病的决定性遗传方式尚不明确，有研究发现 HMGA2 基因可能与其相关[40]。发生脂肪瘤的儿童需行全面体格检查，判断是否患有磷酸酯酶和张力蛋白同源物（PTEN）错构瘤综合征（Cowden 或 Bannayan-Riley-Ruvalcaba 综合征），这是一种 PTEN 肿瘤抑制基因胚系突变引起的常染色体显性异常。这些错构瘤样综合征与成人甲状腺、乳腺、子宫内膜肿瘤有关，临床上还可表现为皮肤脂肪瘤、面部外毛根鞘瘤、肢端角化病、肠道息肉、血管瘤、巨头和发育迟缓[41,42]。

更为罕见的病变包括弥漫性脂肪瘤病，一般发生在 2 岁之前，表现为肢端或躯干成熟的脂肪组织浸润，伴发结节性硬化症[43]。Psiloliparus 痣[44]指的是颅脑皮肤脂肪过多症[45]中出现的头皮脂肪瘤伴发斑秃。先天性面部浸润性脂肪瘤[46]是一种罕见的主要发生在婴儿期和幼儿期的先天性疾病，指的是成熟脂肪细胞浸润到邻近组织，伴随软组织和骨骼肥大、牙齿早脱和地区性巨牙。由于脂肪弥漫性浸润和面部结构广泛性受累，完全切除是不可能的[46]。脂水肿性头皮指的是皮下脂肪增厚，表现为增厚柔软的脱发头皮[47]。Fröhlich 综合征表现为多发脂肪瘤、肥胖和性发育不全。最近发现，Proteus 综合征的特点是多发脂肪瘤样皮损，包括骨盆脂肪过多症、手足纤维性增生、骨骼肥大、外生骨疣、脊柱侧凸、皮肤色素加深。这个罕见的过度增生性疾病主要表现为进展迅速，可出现皮下脂肪瘤和增长迅速的脑回状结缔组织痣，在大多数患者中，增加的皮损通常出现在新发部位[48]。

对 HIV-1 感染患者应用蛋白酶抑制剂可能出现脂肪异常，包括皮下脂肪瘤[49]、血管脂肪瘤[50]、外周脂肪营养不良和良性对称性脂肪瘤病[51]。

组织病理　根据定义，脂肪瘤主要是由成熟脂肪细胞组成。他们由正常脂肪细胞组成，常被薄的结缔组织包裹，这些正常脂肪细胞与皮下组织的脂肪细胞无法区分（图 34-3C）。偶见环绕在坏死灶周围"冬眠瘤样"细胞或多泡细胞（图 34-3D），这些细胞与脂肪母细胞有明显区别，后者有粗大的空泡和不规则的深染的胞核。膜性脂肪坏死罕见于较大的脂肪瘤（图 34-3E），有典型的黄蜡样着色，被认为与创伤或缺血有关[52]。

脂肪瘤可根据组织学分类。肌肉内（浸润性）脂肪瘤有成熟脂肪细胞，侵犯骨骼肌纤维（图 34-4），没有核异型性。面部脂肪瘤诊断常不明确，因为正常情况下面部脂肪细胞和肌肉混杂在一起（图 34-5）。这些含有一定数量的纤维结缔组织的脂肪瘤，如果胶原基质呈明显席纹状排列，称为纤维脂肪瘤（图 34-6）或硬化脂肪瘤[53]。脂肪瘤含大量嗜碱性黏多糖时，称为黏液脂肪瘤（图 34-7）。

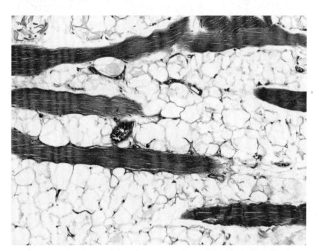

图 34-4　肌肉内（浸润性）脂肪瘤（57 岁男性，背部）：成熟脂肪细胞分布在骨骼肌纤维间

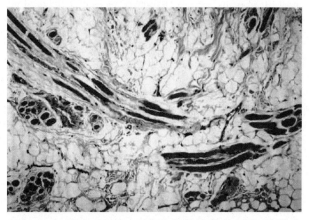

图 34-5　正常皮下组织，面部：骨骼肌束在面部通常被成熟脂肪包绕，这个正常结构不应被误认为浸润性脂肪瘤

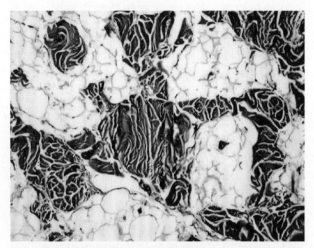

图 34-6 纤维脂肪瘤

成熟脂肪细胞肿瘤中含胶原束、纤维结缔组织。在其他标本中，结节主要是含少量脂肪的纤维结构

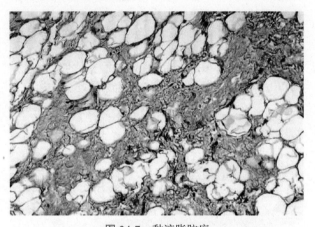

图 34-7 黏液脂肪瘤

65 岁女性，手背小结节 7 年，近几个月扩大至 2.8cm，成熟脂肪细胞之间可见嗜碱性黏液样物质，可见散在分布的非典型星形细胞或梭形细胞

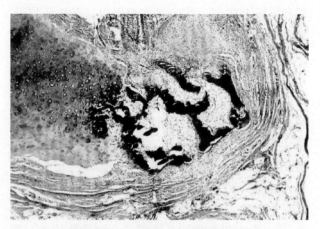

图 34-8 骨化的软骨黏液样脂肪瘤

脂肪和黏液性背景中，可见软骨化（右）和骨化（中间）。骨骼和软骨相连的中心的左边，提示骨骼是由软骨机制形成，类似在生长培养皿里的纵向骨骼生长。部分骨骼是在纤维内直接形成的（膜内成骨）。这个损害可以表现图 34-1 所概括的三个调节方向

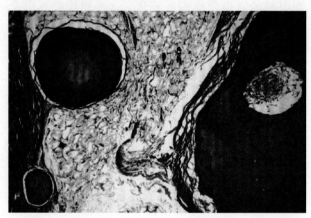

图 34-9 骨脂瘤（63 岁男性，前额"囊肿"数年）

纤维脂肪背景中，可见圆形岛屿状骨骼，最大的听小骨（右）正在哈氏管化

脂肪瘤中很少出现软骨或骨化生，骨化性脂肪瘤有一半左右伴发软骨化生[54]，皮肤病理文献中报道极少。与单纯性脂肪瘤一样，骨化性脂肪瘤手术切除预后很好。脂肪瘤出现灶性软骨样（图 34-8）和（或）骨样（图 34-9）化生，除了强调间充质细胞可能的调节功能外没有其他意义，外力、营养失衡、局部血流特点、与骨膜紧密关联，还有一些未知因素，可能是引起化生的原因[55]。

肌肉脂肪瘤由大量良性平滑肌和成熟脂肪组织构成。皮肤血管肌肉脂肪瘤由成熟脂肪组织、平滑肌束和中等大小血管组成（图 34-10），可能表现为明显的细胞和细胞核异型性。因为含有平滑肌成分而显示出明显色素，肾脏也有名字相同的肿瘤，这些特点非常常见[56]。腺脂瘤（图 34-11）的明显特点是脂肪中混合有包裹和扭曲的汗腺。腺脂瘤是脂肪瘤的真皮和皮下变异，大体标本没有区别，显微镜下可以见到汗腺[8]，就像被包绕成腺样的纤维神经瘤。

皮肤血管肌肉脂肪瘤，通常也称皮肤血管脂肪平滑肌瘤，是脂肪瘤的一个变异型，常好发于成年男性肢端。类似更易发生于肾脏相对应的肿瘤，此肿瘤通常是由血管、平滑肌和脂肪组织组成。尽管肾脏损害在结节性硬化症和肺淋巴管肌瘤病不常见，但仍然应该密切追踪结节性硬化症患者[57]。皮肤血管肌肉脂肪瘤中的平滑肌细胞通常不会和 HMB-45 反应，这与肾脏和肾脏外的血管

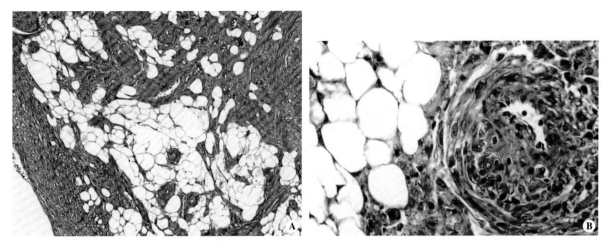

图 34-10 血管肌肉脂肪瘤

A.肿瘤基本成分为成熟脂肪组织和厚壁、中等大小血管腔，丰富的平滑肌细胞从此处衍生；B.脂肪组织背景中，丰富的平滑肌从血管壁呈放射状分布，脂肪和平滑肌可出现一定程度多形性，但并不意味着恶性

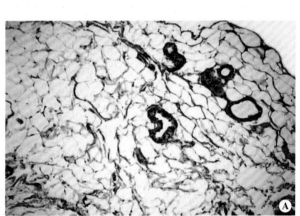
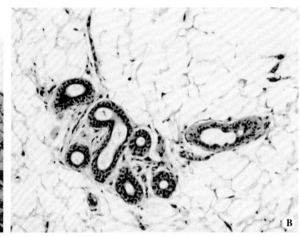

图 34-11 腺脂瘤

A.中倍显微镜下见过多的成熟脂肪围绕汗腺线圈和导管分布（52 岁男性，左颈部 2cm 大小结节）；B.顶泌汗腺周围包绕着成熟脂肪（62 岁女性，腋窝处小肿块）

肌肉脂肪瘤相反[8,58]。因此，有人提议皮肤血管肌肉脂肪瘤应该命名为含脂肪的血管平滑肌瘤，以免和无关的非皮肤的血管肌肉脂肪瘤相混淆，那些肿瘤含 HMB-45 阳性平滑肌细胞，并需要排除结节性硬化症[59]。

在一些综合征相关的脂肪瘤中，病理检查显示脂肪组织和一般的单个脂肪瘤无法鉴别。在某些痛性脂肪过多症病例中，病理上表现为血管脂肪瘤，或者和异物肉芽肿相关。

发病机制 由于缺乏可重复的脂肪肿瘤标志物，鉴别真正的脂肪细胞肿瘤与脂肪瘤样错构瘤和局限性脂肪过度增长，还需要一些努力。目前为止，脂肪肿瘤形态学上分类如表 34-2 所示，但是识别黏液性脂肪肉瘤 t（12；16）（q13；p11）

的易位、脂肪瘤的 12q14 点突变异位[60] 及将来发现更多的染色体异常，将会对进一步明确脂肪瘤样损害的发病机制和分类有帮助。

表 34-2 良性皮肤和软组织的脂肪肿瘤
错构瘤
浅表性脂肪瘤样痣
伴有脂肪瘤样痣的褶皱皮肤
先天性脂肪瘤病
Proteus 综合征
良性白色脂肪肿瘤
均一性
成熟脂肪
具有多样性间叶组织成分
纤维脂肪瘤
黏液脂肪瘤
骨化脂肪瘤

　　鉴别诊断　本病需与脂肪肉瘤鉴别，生长方式和大小可能提示着高分化脂肪肉瘤，但是浅表的（真皮和皮下）脂肪肉瘤非常罕见。除此之外，脂肪肉瘤中可见脂肪母细胞，而脂肪瘤中缺乏。脂肪瘤可以有灶性或大量的嗜碱性黏多糖，但是未见黏液性脂肪肉瘤中纤细的血管网络。肌肉内（浸润性）脂肪瘤与儿童脂肪母细胞瘤相比，无多处肌肉受累。深部的肌肉脂肪瘤容易与高分化脂肪肉瘤混淆[35]。

　　治疗原则　境界清楚的脂肪瘤通常容易切除且极少复发。广泛性脂肪瘤病例，通常需要外科整形手术。在少数情况下脂肪瘤会复发，尤其是最初没有完全被包裹或呈浸润性生长的脂肪瘤。大的或巨大的脂肪瘤，指的是至少一个方向直径超过 10cm 的脂肪瘤[61]，表现为生长迅速、位置深在、不可移动、有疼痛、多发于大腿或腹膜后，术前予以影像学检查和谨慎设计手术入路，可防止出现截肢手术，引起更大损伤。

血管脂肪瘤

　　临床概要　血管脂肪瘤在脂肪细胞肿瘤中约占10%[62]，最常见年轻人前臂有包膜的皮下损害，发生于头颈部的浸润性肿瘤也有报道[63]。血管脂肪瘤与一般脂肪瘤临床表现相似，血管脂肪瘤一般多发，质地柔软，按压或移动时疼痛[64]。肿瘤一般呈黄色或黄红色，境界清楚，大小为 0.5～4cm。

　　组织病理　血管脂肪瘤在大体标本并不明显，显微镜显示包裹性、含特征性的微血栓小管腔血管和数量不等的成熟脂肪组织（图 34-12）。通过磷钨酸 - 苏木精（PTAH）染色，可以更清楚地看出 HE 染色切片中的血栓。这些血栓因为从不机化，很可能导致人工脱片。血管化程度不一，从小的血管瘤病灶，到致密的血管和间质形成占主导成分[60]。血管瘤病灶由高分化、充满红细胞的扩张的毛细血管组成。还有一些血管是扭曲的，主要是分化较差的管腔和增生的内皮细胞。血管周围可出现明显纤维化。腔室性血管脂肪瘤，主要由小血管组成，脂肪细胞稀少[65]。呈现黏液性基质时，可称为"黏液性血管脂肪瘤"[66]，其可见散在的肥大细胞。正常的染色体核型暗示着错构瘤样发病机制。

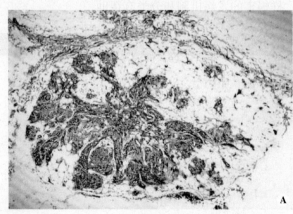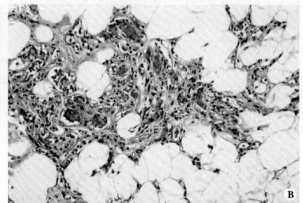

图 34-12　血管脂肪瘤

A. 明显的血管呈放射状穿过纤维组织进入成熟的脂肪表现（切除的黑素瘤标本中意外发现），血管形成明显可以类似原发性血管肿瘤；B. 高倍镜下，毛细血管腔内有尚未机化的纤维蛋白血栓

鉴别诊断　含较多外周纤维细胞的血管脂肪瘤与梭形细胞脂肪瘤相似，但是后者缺少明显的毛细血管腔和血栓。腔室性血管脂肪瘤主要是由完整的血管腔和显著的梭形细胞组成，鉴别诊断包括卡波西肉瘤和血管肉瘤。健康人中出现位于皮下的囊性、分隔的、小的、含微小非典型内皮细胞和含微血栓的肿块可能提示着肿块是良性的[67]。血管脂肪瘤还需要与侵袭性血管脂肪瘤相鉴别[68,69]，后者一般和肌肉内血管瘤一样，是含丰富的脂肪细胞的血管肿瘤，命名时并未考虑脂肪成分[70]，与血管脂肪瘤相比，它的血管更大，管壁更厚，有局部复发可能。

结节性 - 囊性脂肪坏死又称有包膜的血管脂肪瘤、移动性有包膜的血管脂肪瘤[71]，包裹的坏死脂肪可以向旁移动数厘米，而引起疼痛。它们大多位于肘部或臀部皮下。发病机制包括损伤引起的缺血性改变。结节性 - 囊性脂肪坏死没有明显的血管供应。组织学上（图 34-13），成熟的皮损外面有一层薄薄的囊，可见圆形的、轮廓清楚的结节，主要由无核的脂肪细胞组成，周边无炎症或皂化，但可以钙化。弥漫性假膜形成使诊断困难，有可能诊断为其他多种疾病。组织学上，此病与脂肪瘤、血管脂肪瘤、α_1- 抗胰蛋白酶缺乏相关性脂膜炎、膜性脂肪坏死、胰源性脂肪坏死明显不同[72]。

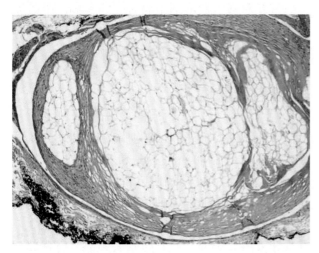

图 34-13　结节性 - 囊性脂肪坏死（"移动性"脂肪瘤）：无核（坏死的）的脂肪细胞组成的有包膜结节，周边无炎症

治疗原则　血管脂肪瘤的处理和经典的脂肪瘤相似。境界清楚的肿瘤，很容易切除。如果肿块呈浸润性生长，完整手术切除可减少复发概率。

梭形细胞脂肪瘤

梭形细胞脂肪瘤和多形性脂肪瘤有很多重叠的特点，许多人认为这两种病是同一个疾病谱。这是因为这两种病有相同的临床、病理甚至染色体特点。在本章中，他们被认为是不同的疾病。

临床概要　梭形细胞脂肪瘤一般是单个结节，好发于 50 ～ 70 岁的男性，主要位于后颈部、肩胛区，进展缓慢，无痛性结节，一般位于真皮和皮下层，1 ～ 13cm 大小[73]，位于真皮的结节一般＜ 2.5cm[74]。这种肿瘤不会复发或转移。

组织病理　一般深层的皮损多是局限性的，然而梭形细胞脂肪瘤并无包裹，界线不清[74]。它一般是由成熟脂肪细胞和均一细长的梭形细胞组成，位于黏液性基质中[75]。因为细胞结构、胶原含量、梭形细胞和成熟脂肪细胞比例的改变，使得肿块呈多形性。除此之外，细胞异型性不一，一个病灶到另一个病灶进行性改变（图 34-14A ～ C）。在某些区域，肿瘤由单纯的梭形细胞组成，排列成厚的束状，无脂肪细胞（图 34-14A）。另外一些区域，梭形细胞和散在的成熟脂肪细胞混杂排列（图 34-14B）。这些梭形细胞功能和成纤维细胞相似，可以产生数量不等的胶原。如果胶原含量丰富，可以诊断为纤维性梭形细胞脂肪瘤[76]，可以看到大量肥大细胞散在分布于整个肿瘤中（图 34-14C）。某些肿瘤可含大量血管，从毛细血管到含平滑肌束的厚壁血管，甚至可见将肿瘤分隔成不规则小叶的窦道样管腔。假血管瘤性增生是血管脂肪瘤的变异型，指的是在绒毛状、血管化肿瘤中出现一些不规则分支状空隙[77]。梭形细胞脂肪瘤很少出现骨或软骨化生。约 10% 的梭形细胞脂肪瘤是低脂肪或不含脂肪的，很容易和神经鞘瘤混淆[78]。血管脂肪瘤还有其他一些变异型，包括复合性梭形细胞脂肪瘤 - 冬眠瘤、复合性梭形细胞脂肪瘤 / 多形性脂肪瘤。

梭形细胞显示 CD34 和波形蛋白染色阳性，S100 染色阴性，还含有一些 XⅢa 分子阳性的间质细胞。超微结构下，它们有和成纤维细胞相似的丰富的粗面内质网及无膜性脂质滤泡[79]。它们和 MDM1 或 CDK4[80] 没有相互作用，如果染色体 13q[81] 缺失，可能会失去 Rb 活性。引起多形性脂肪瘤的细胞遗传学基础是 16q 和 13q 缺失，后者出现频率更低[82,83]。

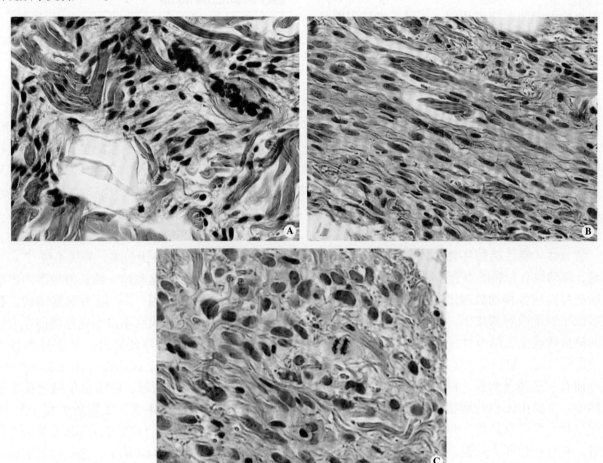

图 34-14　从图 A 到 C 依次展示了 3 个梭形细胞脂肪瘤中梭形细胞异型性的程度

鉴别诊断　梭形细胞脂肪瘤核呈栅栏状排列，容易被误诊为神经肿瘤。出现黏液和细胞过少时其可能被误诊为黏液瘤。可见明显的血管外周细胞瘤样的血管模式，或像黏液样脂肪肉瘤那样的丛状血管模式。梭形细胞脂肪瘤极少被误诊为脂肪肉瘤或纤维肉瘤，因为增生的梭形细胞形态均一，缺少多空泡脂肪母细胞，没有核异型性和非典型有丝分裂[75]。在一些和多形性脂肪瘤特征重叠的梭形细胞脂肪瘤，可能出现核异型性、异型细胞及非典型有丝分裂象，较大异型性的单空泡细胞、有或没有花环状的巨细胞是多形性脂肪瘤过渡期特点。MDM2 和 CDK4 的免疫组化有助于鉴别诊断，梭形细胞和多形性脂肪瘤染色阴性，非典型脂肪肿瘤染色阳性[80]，梭形细胞和多形性细胞脂肪瘤无 Rb 活性，非典型脂肪肿瘤无此情况[81]。鉴别诊断还包括乳房和乳房外肌成纤维细胞瘤和单发的纤维瘤[84]。

治疗原则　梭形细胞脂肪瘤和多形性脂肪瘤是良性病变，可以行保守性切除手术。即使切除不完全，皮损也几乎不复发[84]。

多形性脂肪瘤

临床概要　和梭形细胞脂肪瘤相似，多形性（巨细胞）脂肪瘤一般是单个肿块，好发于 50～70 岁男性，位于肩胛区和颈部。梭形细胞脂肪瘤和多形性脂肪瘤一般位于皮下，很少出现皮肤型。与皮下型相比，皮肤型一般边界不清[74]，好发于女性，分布广泛，包括头颈部、肩背部、躯干和上下肢[8,74]。真皮内皮损一般为质地柔软、增长缓慢的皮肤结节，通常小于 2.5cm，更常见的皮下型一般体积更大[74]。

组织病理　肿瘤组织形态多变，大部分为成熟脂肪细胞，仍可以看到增大的、深染的细胞核。

除此之外，脂肪细胞大小明显不一，在典型区域罕见完全缺乏[85]。来自美国军事病理研究所的 48 个病例中，有一半的病例可见多空泡细胞，外观似脂肪母细胞[86]。这些成熟的和未成熟的脂肪细胞可以单个分布，也可以在黏液基质中成群分布，致密的、黏稠的、双折光性胶原束穿插其中。梭形细胞脂肪瘤一种变异型——假血管瘤样变异型可见成熟的假乳头结构[87]。在嗜酸性胞质中可见特征性的巨细胞，多个深染的细胞核排列在细胞边缘，形似花环，故称为花环状巨细胞（图 34-15）[86]。组织学上显示，多形性脂肪瘤极少出现一般脂肪瘤那样界线清楚的结节。同时，在一些多形性脂肪瘤中也可以出现小灶性梭形细胞脂肪瘤。多形性脂肪瘤中可有炎性细胞，包括淋巴细胞、浆细胞、肥大细胞，偶尔可见组织细胞，多位于血管周围或散在分布于间质中，有丝分裂罕见，当出现时可能意味着肿瘤非典型增生。

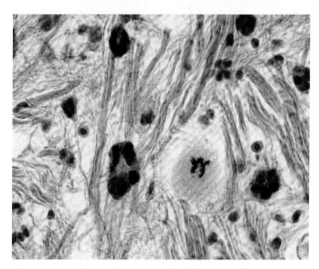

图 34-15　局部复发性多形性脂肪瘤（59 岁男性，初次手术切除后 8 年，在肩胛区再次出现 9cm 大小肿块）
在嗜酸性胞质中可见典型花环状巨细胞，多个核排列在周边，巨细胞位于绳丝状胶原束的中心，旁边可见多形性脂肪瘤中病理性核分裂

发病机制　多形性脂肪瘤与梭形细胞脂肪瘤一样，主要是染色体 16q 缺失[82]。

鉴别诊断　多形性脂肪瘤镜下改变与脂肪肉瘤相似[88]。但是，它是一个缓慢生长的、边界清楚的良性病变。偶见脂肪母细胞样细胞和非典型有丝分裂象，局部切除仍是有效治疗方法。没有单一特征足以诊断多形性脂肪瘤而排除脂肪肉瘤。只有从多方面分析，才能得出一个正确的诊断，

应考虑患者年龄、性别、发病部位、大小、肿瘤生长中心（深部或表面）、局部浸润程度和组织学特征等。与多形性脂肪瘤相比，脂肪肉瘤多为浸润性生长，细胞更大，核异型性包括非典型有丝分裂更明显，更多的多空泡脂肪母细胞，明显坏死，缺少致密的胶原束，但多形性脂肪瘤也可出现核异型和非典型有丝分裂象。与梭形细胞脂肪瘤一样，本病可以行 MDM2、CKD4 和 Rb 的免疫组化检查来协助诊断。脂肪肉瘤极少出现花环状巨细胞，并且数量很少[86]。

治疗原则　梭形细胞脂肪瘤 / 多形性脂肪瘤是良性病变，可以行保守性病灶切除。即使切除不完全，病变也极少复发。

软骨样脂肪瘤

临床概要　软骨样脂肪瘤为不常见的坚实的黄色肿瘤，通常见于女性下肢近侧端和肢带部位[89]。这些无痛性肿块，病程短则数周，长达数年，直径为 1.5 ～ 11.0cm，中位数为 4.0cm，肿块界线清楚，黄白色或灰褐色，有包膜，约半数位于皮下或累及骨骼肌浅筋膜。另外一些肿块位置更深，有时位于肌肉。这种病变几乎一直被误认为是某种肉瘤，尤其是黏液样脂肪肉瘤或黏液样软骨肉瘤。而在最初随访的 12 例患者中，软骨样脂肪瘤呈非侵袭性，且临床过程表现为良性，未出现局部复发或转移[35]。

组织病理　在软骨样脂肪瘤中，成熟脂肪组织构成的背景是多变的，与其中的主要成分——部分纤维素性变至透明变性的黏液样基质相关（图 34-16C）。基质内有呈巢状、条索状、片状排列的嗜酸性和空泡化细胞，内含糖原及脂肪颗粒，类似棕色脂肪细胞、脂肪母细胞和软骨母细胞[90]。这些嗜酸性细胞通常含有一个或数个清晰的脂质空泡，外观类似脂肪母细胞，两者难以区分。空泡化细胞形态（冬眠瘤样细胞）与脂肪母细胞或软骨母细胞相仿，缺乏多形性与核分裂象，当被黏液样或透明的基质环绕时形成陷窝样外观。这种硫酸化基质在 pH 4.0 时，甲苯胺蓝染色呈强异染性，在 pH 1.7 时，阿新蓝染色呈阳性，醛复红染色阳性，且耐透明质酸酶。

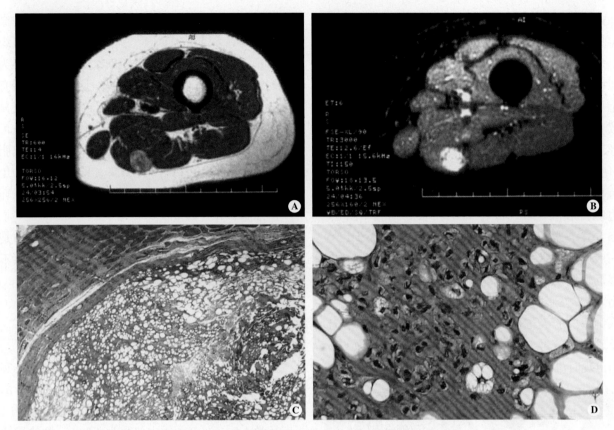

图 34-16　软骨样脂肪瘤（60 岁女性，大腿后结节 6 个月）

A. 股骨近端 MRI T_1 加权像显示一个界线清楚的肌肉内团块，其所在区域呈高和低到中等强度信号，与脂肪相符；B. 在短时反转恢复序列（STIR）图像中，高 T_1 信号的病灶受抑制，提示是脂肪组织，该团块呈高信号，与含水量增加（黏液样）和软骨组织的表现相符；C. 软骨样脂肪瘤呈分叶状，界线清楚，由呈条索状及巢状排列的圆形或多角形嗜酸性细胞组成，这些细胞位于由成熟脂肪组织、黏液样和软骨样物质及部分透明样变性的纤维组织组成的基质中；D. 嗜酸性肿瘤细胞有脂质空泡，非常类似脂肪母细胞；内含中性脂肪和糖原，能被油红 O 和 PAS 染色；波形蛋白和 S100 蛋白阳性

肿瘤细胞特征性反应是 S100 蛋白、CD68 和 KP1 阳性。软骨样脂肪瘤可通过细针穿刺活检诊断[91]，尤其可借助免疫化学检测和特殊染色。

　　发病机制　电子显微镜显示肿瘤细胞胞质内有丰富的脂质和糖原及特征性的大量吞饮小泡的脂肪细胞而非成软骨细胞。这一点支持软骨样脂肪瘤是脂肪细胞肿瘤的观点，具有透明样变的细胞外基质，在光学显微镜下与软骨组织非常相似[92]。另一种观点是软骨样脂肪瘤细胞具有胚胎性脂肪细胞和胚胎性软骨细胞特点[93]。该病以女性为主，提示激素参与其发病机制的可能性[94]。最近，通过实时聚合酶链反应分析方法，发现在软骨样脂肪瘤病例中存在与 t（11；16）（q13；p113）易位相关的 *C11orf95-MLK2* 融合基因[90]。曾有报道，具有 1 号、2 号及 5 号染色体三元易位，且断裂位点为 11q13 的 11 号与 16 号染色体易位的病例[95]。

　　鉴别诊断　本病需鉴别的疾病主要包括骨外黏液样软骨肉瘤（黏液样基质覆盖了成熟的脂肪成分）、软组织软骨瘤（主要发生于手足部位）、黏液样脂肪肉瘤和软骨样汗管瘤中的透明变异型，偶尔需与肌上皮肿瘤鉴别。丛状、毛细血管样脉管系统和黏液样基质是黏液样脂肪肉瘤的特点[94]。

　　治疗原则　软骨样脂肪瘤呈良性，如影响美观或功能，可以通过手术去除。

冬眠瘤

　　临床概要　冬眠瘤的组成细胞类似于棕色脂肪组织。正常情况下棕色脂肪存在于人类胚胎期及新生儿期，在成年期数量逐渐减少。冬眠瘤可在儿童期出现，瘤体缓慢增大，但主要存在于成年期，20 ～ 30 岁为发病高峰，这一年龄范围较普通（成熟）脂肪瘤发病年龄小得多。这种罕见肿瘤常常出现在成人棕色脂肪组织分布的部位，但也出现于其他部位，最常见发生部位包括大腿、肩、背、颈、胸、臂部及腹腔[96-98]。该肿瘤在皮肤病学文献中很少被描述，因其极少发生于诸如头皮、额部这些浅表的、可能向皮肤科医师咨询的部位[99,100]。临床上，冬眠瘤与普通脂肪瘤难以区分。它们生长缓慢，无痛，通常发生于皮下组织，偶见于肌肉内，常在切除前数年就被注意到。一般无症状，偶有触痛。其表面皮温增高[101]。这种良性、质地中等、孤立性、棕褐色或棕红色皮下肿瘤，直径通常为 5～10cm，但也有直径达 20cm 的病例报道。当 MRI 检查发现病灶与周围皮下脂肪组织相比呈弥漫性轻度低信号时，鉴别诊断应考虑冬眠瘤[102]（图 34-17A）。它在正电子发射断层

扫描／计算机断层扫描检查中呈现极高脱氧葡萄糖（FDG）浓聚，类似转移瘤的表现（如黑素瘤）[103]。

在大体横切面上，这种界线清楚，稍呈分叶状的肿块颜色为棕褐色至深棕红色。这种特征性的棕褐色是由于颗粒状肿瘤细胞中有丰富的血管和线粒体。同脂肪瘤一样，冬眠瘤在切除后几乎没有局部复发倾向，尽管有报道称 1 例直径为 11cm 的锁骨下冬眠瘤在切除 70% 后继续增大[104]。冬眠瘤恶性仍不确切[105]。

组织病理 冬眠瘤被血管丰富的结缔组织分隔成多个小叶（图 34-17C）。与白色脂肪的普通脂肪瘤相比，冬眠瘤具有相当丰富的血管，在大多数切面中显而易见。肿瘤细胞为圆形或多边形，

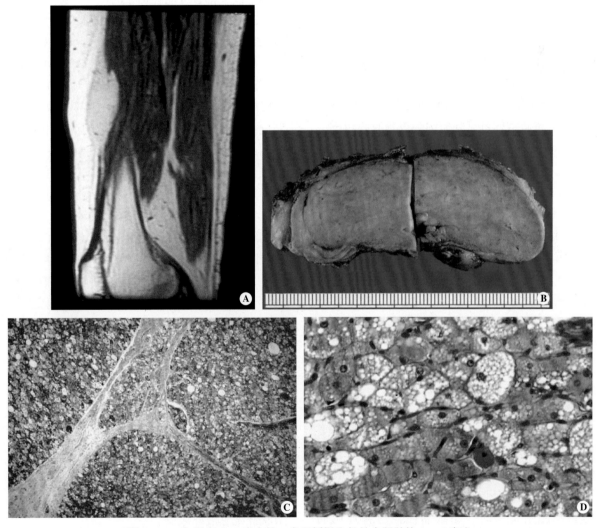

图 34-17 冬眠瘤（69 岁女性，发现缓慢生长的大腿肿块 2～3 年）

A. 大腿纵向 MRI 显示梭形肿瘤位于皮下脂肪和肌肉之间，其 T_1 信号较成熟脂肪组织弱；B. 冬眠瘤特征性的棕色与其两端附着的囊周白色脂肪的淡黄色形成对比。这是丰富的血供和肿瘤细胞内众多的线粒体所致；C. 低倍镜视野显示冬眠瘤清晰的小叶模式特征；D. 更高倍显微镜下，冬眠瘤细胞显示不同程度的完全衍变到印戒脂肪细胞。这些细胞包括圆形至椭圆形颗粒状嗜酸性细胞，具有多个油红 O 染色阳性小脂滴，且细胞核居中的多空泡细胞，夹杂具有一个或多个大脂滴且胞核位于周边的单空泡细胞（脂肪细胞）

在小叶内彼此紧密排列（图 4-17D）。人们认识到冬眠瘤中主要有三类不同比例的细胞[106]：①小细胞（平均 37μm），细胞核居中，颗粒状嗜酸性胞质，具有或不具有油红 O 染色阳性的小脂滴及清晰的细胞膜；②大细胞，多空泡脂肪细胞（平均 54μm），具有少颗粒嗜酸性胞质，被称作桑葚细胞；③巨细胞，单空泡脂肪细胞（平均 64μm），细胞核位于周边，数量不定，或许巨细胞占大多数，以致与普通脂肪瘤难以区分。颗粒状细胞和多空泡细胞的细胞核通常位置居中，而单空泡细胞的细胞核位于周边。这三种主要类型细胞及其衍生类型细胞，通常随机分布在小叶内。在大多数肿瘤中，多空泡桑葚细胞占优势。而一些具有少量小叶的肿瘤，尤其是在其周边部位，完全由单空泡细胞组成[106]。多空泡细胞和单空泡细胞中的空泡苏丹黑或油红 O 染色均为阳性。细胞核多形性或深染及叶状核罕见[105]，无核分裂象。基于基质性质及多空泡细胞现象，有四种类型的冬眠瘤：经典型、脂肪瘤样型、梭形细胞型和罕见的黏液样型[107]。超微结构可见肿瘤细胞被基底膜包围。脂滴大小与每单位胞质显著缺乏膜系统的线粒体数目之间存在反比关系。其多形性线粒体具有致密基质、横向板层状嵴、微吞饮泡和周期性变化的短胞质膜密度[106]。

发病机制 "冬眠瘤"这一术语反映了这样的事实，即这种肿瘤是由与冬眠动物棕色脂类似的细胞组成。桑葚细胞成熟不完全可能是由于酶系统不发达。在冬眠瘤中找到了特征性的 11q13—21[108] 和 10q22[109] 细胞遗传学异常。

鉴别诊断 在诊断冬眠瘤之前需考虑横纹肌瘤和颗粒细胞瘤。免疫组化上，横纹肌瘤的肌源性标志物（结蛋白、肌动蛋白和肌红蛋白）呈强阳性，但 S100 阴性，而冬眠瘤和颗粒细胞瘤 S100 表达强阳性。无脂质空泡的冬眠瘤需要与颗粒细胞瘤鉴别。有空泡的冬眠瘤需与黏液样和圆细胞型脂肪肉瘤鉴别，后两者通常具有诊断意义的多空泡脂肪母细胞。当较大的单空泡脂肪细胞占优势时，冬眠瘤往往与普通脂肪瘤难以鉴别。

治疗原则 适宜的治疗包括完全切除[99,110]并且保留重要结构。

脂肪纤维瘤病

脂肪纤维瘤病是一种罕见的儿童肿瘤，人们对其有不同的理解，或认为它是一种婴儿或幼年性纤维瘤病，或认为它是婴儿纤维性错构瘤的一个变种，或认为它是纤维脂肪母细胞瘤。虽然这种肿瘤可能包括文献中称为婴儿 / 幼年性纤维瘤病的部分谱系，但其临床病理特征，特别是其含有脂肪作为组成成分的独特性，使其有必要单独分类为脂肪纤维瘤病。

临床概要 该病男性更常见，男女比例为 2 ：1。临床表现为 1 ～ 7cm 的软组织肿块，通常累及四肢远端如手、上肢、下肢和足。较少见累及躯干或头部，可能在出生时明显。影像学显示，在长时间重复 MRI 上有非增强的低信号强度条带，沿筋膜表面延伸并具有脂肪成分[111]。对 25 例患者（中位随访期 6 年 7 个月）的随访数据发现，17 例（68%①）有肿瘤复发或者持续存在，这与先天发病、男性发病、发生在手足部、肿瘤切除不完全、成纤维细胞成分中有丝分裂活性相关[112]。

组织病理 肿瘤的脂肪组织中有一种梭形成纤维细胞成分，呈灶性束状生长，往往核分裂活性不明显。该束状组织主要包括脂肪和骨骼肌间隔，并无广泛的脂肪小叶消失的情况，而这在一般的纤维瘤病中常见，但肿瘤确实包绕血管、神经、皮肤附属器及骨骼肌。这种成纤维细胞存在细胞异型性，偶见核分裂象。单空泡细胞聚集成小簇，通常位于一些成纤维细胞束和成熟脂肪细胞交界处。

某些肿瘤中，免疫反应显示灶性表达 CD99、CD34、α- 平滑肌肌动蛋白和 BCL-2，不常表达 S100 蛋白、肌动蛋白（HUC 1-1）和 EMA。未发现结蛋白（D33 和 D-ER-1 克隆）、角蛋白及 CD57 的表达活性。

发病机制 引起肿瘤发生的确切细胞遗传学异常尚未确定，但已有 t（4；9；6）三元易位的病例报道[113]。

鉴别诊断 缺乏婴儿纤维性错构瘤中原始结节状纤维黏液样成分。

治疗原则 肿瘤浸润性生长模式容易引起局部复发，故通常采取保守治疗，但也可手术切除[111]。

---

①原文此处数据有误，为 72%，现译者已修改。

良性脂肪母细胞瘤

临床概要　脂肪母细胞瘤及脂母细胞增生症[114]皆为罕见的胎儿白色脂肪良性肿瘤，仅发生于婴儿及儿童[115]，表现为稳定生长或由慢而快生长的无症状性柔软的分叶性肿块，分布于软组织浅层或深层，常见于躯干或下肢。其他部位包括头部、颈部、腹膜后、躯干、背部、四肢、足跟[116]、臀部、腹股沟管、阴囊、腹腔及肺部[117]均有发生。罕见面部多发脂肪母细胞瘤的病例报道[118]。3 个月以下患儿影像学结果显示，以脂肪为主要成分分布不均的软组织肿块考虑为脂肪母细胞瘤[119]。良性脂肪母细胞瘤有两种基本形式。其中一种称为脂母细胞增生症，部位深，边界不清，从皮下层延伸至肌层[120]，根据 MRI 影像学显示，其主要成分为脂肪组织，但并非全部都是脂肪组织[121]。而局限型脂肪母细胞瘤更为常见，相对来说，位置更表浅，且有包膜包被。这两种形式皆常表现为无痛性结节或肿块，男性发病率是女性的 2 倍。肿瘤直径波动于 1 ～ 20cm，有时可因肿瘤的占位导致其他器官系统功能障碍。背部脂肪母细胞瘤可延伸至脊柱内[122]。此类肿瘤无恶变倾向，但尽管假定完全切除，仍有高达 25% 复发率[123]。

组织病理　无论肿瘤位于深部还是浅表，外周的未成熟脂肪母细胞内脂质空泡大小不一，中央的成熟脂肪细胞内仅有一个脂质空泡，且体积大，这些都是该肿瘤的特征（图 34-18）。典型的脂肪母细胞内为单个空泡，大小不一，常较成熟脂肪细胞内空泡小。这些空泡取代了细胞核，与

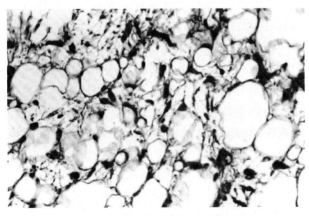

图 34-18　脂母细胞增生症
肿瘤由部分分化的脂肪母细胞组成，黏液样基质中富含毛细血管。细胞内缺乏大而深染的细胞核

胞质膜相倚靠。脂肪母细胞内极少包含有 2 个、3 个或更多空泡。部分良性脂肪母细胞瘤中，其脂肪母细胞内空泡胞质少，细胞核位于中央，似冬眠瘤细胞。无空泡的细胞常为梭形或星形，见于空泡结构精细的黏液性基质，与黏液样脂肪肉瘤极其相似，两者从病理上无法鉴别。局限型肿瘤小叶由纤维性隔膜相间隔。

发病机制　8q11—q13 区域重排导致了 *PLAG1* 基因重排，这是脂肪母细胞瘤和脂母细胞增生症的特征性标识，可将其与黏液样脂肪肉瘤相鉴别[115]。近来发现 1 例脂肪母细胞瘤患者有 t（3；8）（p13；q21.1）易位[124]。除了鉴别脂肪母细胞瘤与黏液性/圆细胞脂肪肉瘤外，荧光原位杂交技术（FISH）在脂肪母细胞瘤及脂肪瘤样脂肪肉瘤的鉴别诊断中同样有决定性作用[125]。此类肿瘤可能与典型脂肪瘤相混淆。实际上，脂肪母细胞瘤早期，可进展为单纯脂肪瘤，主要包含成熟的脂肪细胞，良性病程。基于以上特点，可以更精确地将其称为婴儿脂肪瘤[126]。

鉴别诊断　只有借助于患者年龄、富含脂肪母细胞、缺乏非典型有丝分裂、偶有轻微分叶，才能鉴别良性脂肪母细胞瘤和脂肪肉瘤，尤其是与黏液样型相鉴别[114,127]。尽管脂肪肉瘤极少发生在婴幼儿，但仅靠光学显微镜是不能鉴别的。因此，在进行儿童不常见的脂肪肿瘤活检时，如进行性生长或浸润性生长的脂肪瘤，应取其新鲜组织进行细胞培养。在大多数情况下肿瘤染色体组型有助于鉴别脂肪母细胞瘤和黏液样脂肪肉瘤[128]。

治疗原则　肿瘤完整切除是唯一的根治性疗法。当周围组织可能受到压迫时，不应拖延治疗。弥漫性脂肪母细胞瘤（脂母细胞增生症）患者很可能复发，常在 2 年以内，因此应该进行至少 5 年的密切随访[129]。有文献报道，长期的一系列活检标本中发现细胞渐趋成熟。"等待"的方法至少在有巨大侵袭性病灶需要毁伤性手术切除病变的婴儿中是合理的。有报道 1 名男婴出生后 2 天就发现大腿弥漫性脂肪母细胞瘤，后经 MRI 检查发现，患儿 1 岁时肿瘤完全自行消退[130]。

脂肪肉瘤

临床概要　脂肪肉瘤占所有软组织肉瘤的

15%～20%，通常位于腹膜后深部或四肢软组织深部。通常，它们发生于肌肉间的筋膜面，特别好发于大腿[131-133]，可以从一个筋膜面延伸至皮下组织。脂肪肉瘤男性略多见，平均发病年龄为50岁，有时也可见于5～22岁年轻人，并且通常为黏液样型[134-136]，多中心型很少见。与大多数其他真皮肉瘤一样，局部复发比远处转移更常见[137]。尽管普遍认为脂肪肉瘤很少发生于皮下软组织，但发生于真皮层者更加罕见[138]。例外的情况就是，脂肪肉瘤原发于皮肤，临床上显示为圆顶状或息肉样皮损，尽管明显倾向于显示高分化形态学特征，但常表现为相对无痛的临床症状[139]。

脂肪肉瘤在形态学上分为三类：①高分化脂肪肉瘤（包括脂肪细胞脂肪肉瘤或脂肪瘤样、硬化型脂肪肉瘤、炎性脂肪肉瘤、梭形细胞脂肪肉瘤及其"去分化变异型"）；②黏液样和圆细胞（低分化黏液样）脂肪肉瘤；③多形性脂肪肉瘤。部分肿瘤表现为多种形态学类型。

高分化脂肪肉瘤是皮肤科医师活检最常见的类型。高分化脂肪肉瘤临床预后可依据解剖学位置预测[140]，一般优于圆细胞脂肪肉瘤和多形性脂肪肉瘤。若位于皮下组织，可行局部切除，很少复发，且不会转移。因此，"非典型脂肪瘤"和后期"非典型脂肪瘤样肿瘤"都是指皮下型高分化脂肪肉瘤[141,142]。这个术语引起了很大争议，现在大部分人认同"高分化脂肪肉瘤"和"非典型脂肪瘤样肿瘤"是同义词，其皮损在形态学及染色体核型都是一致的。非典型脂肪瘤样肿瘤（或非典型脂肪瘤）应指局限于皮下的肿瘤，尤其是指体积小、异型性不明显的肿瘤，而高分化脂肪肉瘤是指发生于更深部位的、具有同样组织学特点的肿瘤[137]。

在高分化脂肪肉瘤中高分化肉瘤模式的出现或复发即为生物学统称的去分化。"去分化"的脂肪肉瘤比其他高分化多形性肉瘤侵袭性更小，但其生物学行为比通常的低分化脂肪肉瘤更差，其中41%的患者局部复发，17%转移和28%最终死亡[138,143]。

黏液样脂肪肉瘤和圆细胞脂肪肉瘤在皮肤中罕见[144,145]，当发生于皮肤时，它们通常比深部的肉瘤预后更佳。黏液样脂肪肉瘤是脂肪肉瘤中最常见的类型。临床上，黏液样脂肪肉瘤和圆细胞脂肪肉瘤往往发生在四肢，30～50岁为发病高峰，在所有脂肪肉瘤中占30%～35%，且两者临床特点和形态学特征是一致的。此类脂肪肉瘤转移常见，无论在原发肿瘤还是局部复发肿瘤，有丝分裂增加都预示着转移。虽然黏液样脂肪肉瘤和圆细胞脂肪肉瘤可转移至肺或纵隔，但肺外转移也较为常见，如浆膜表面、腹内、皮肤和骨骼[146]。

多形性脂肪肉瘤是一种高分化多形性肉瘤，含有多泡脂肪母细胞，通常在成年晚期进展并有转移倾向。多形性脂肪肉瘤通常发生在深部软组织而少见于真皮或皮下组织。尽管是高分化形态，真皮内或皮下组织肿瘤预后相对良好。最近的一项研究发现24例病例中有4例局部复发，无转移或死亡[145]。

组织病理 只有具备肿瘤细胞合成和脂肪储藏的证据时，才可诊断为脂肪肉瘤[147]，其标志是脂肪母细胞。要将一个细胞定为脂肪母细胞，它必须具有在细胞质基质中合成和聚集非膜结合脂质的能力。被认可的恶性脂肪母细胞颇为多变，它们可以表现为正常发育顺序的任意阶段。它们共同的形态学特征是界线清楚的细胞质脂质替代或形成锯齿状的一个或多个不规则深染的细胞核。细胞核随着脂滴轮廓的变化而形成清晰的扇形核膜[105]。染色质深染和脂肪母细胞间的变异支持恶性诊断。尽管有这些诊断标准，但区分恶性脂肪母细胞和"非典型脂肪细胞"有时带有主观性，尤其是脂肪肉瘤中分化较好的脂肪瘤样变异型。"真正的"脂肪母细胞是指不仅具有锯齿形或扇贝形核的多空泡或单空泡脂肪细胞，也应具有相应的组织学特征[94]。

高分化脂肪肉瘤（非典型脂肪瘤）组织结构上以膨大的单空泡脂肪细胞为特征，其大小和形状可能略有不同，偶尔夹杂有脂肪母细胞。脂肪细胞的细胞核轻度多形性，部分核变大、深染。增宽的纤维间隔中含有核大、深染非典型细胞核的细胞，是一个重要的诊断特征（图34-19）。偶见高分化平滑肌聚集，但并不影响其特征[148]。

从高分化脂肪肉瘤转化为非成脂形态[138]在病理生物学上统称为去分化脂肪肉瘤，这种统称仅限于当此类肿瘤位于躯体腔隙时，尤其是腹膜后[149]。两种形态之间通常无过渡区。这是一种特

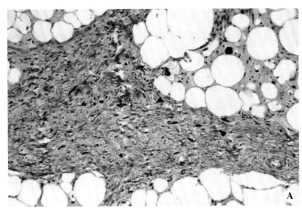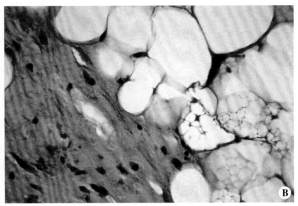

图 34-19　高分化脂肪瘤样脂肪肉瘤（非典型脂肪瘤）

A. 宽厚的纤维间隔中包含有非典型核深染细胞，将肿瘤分隔成叶，肿瘤由脂肪填充的圆形细胞组成，部分为脂肪母细胞（图片由 Andrew E. Rosenberg 提供）。B. 深染的细胞核位于纤维间隔中，脂肪旁边可见一个深染的三角形脂肪母细胞核（与图 34-4 对比）。在非典型脂肪瘤中需要仔细寻找增大的、不规则的、深染的细胞核，有些被透明脂质空泡压缩

有的生物学形态，在大部分情况下既非"间变"，又非"去分化"，而常表现为部分肿瘤细胞"转分化"，成为一种不同间叶组织分化谱系的细胞表型[150]。高分化（脂肪瘤样）脂肪肉瘤或不太常见的黏液样脂肪肉瘤[151]在非成脂区域中有交叉，类似高分化纤维肉瘤或恶性纤维组织细胞瘤，有席纹状多形性和黏液样型到不太常见的巨细胞型或炎症型等各种潜在类型。不太常见的情况包括似癌样或黑素瘤样未分化大圆细胞、神经样或脑膜上皮样漩涡[152,153]、肌成纤维细胞样、横纹肌肉瘤样、平滑肌肉瘤样甚至成骨细胞分化。"去分化"脂肪肉瘤很少表现出异源性（肌样常见）分化。现在认为"去分化"脂肪肉瘤可以有低级别和高级别"去分化"区[143]。

梭形细胞脂肪肉瘤是一种罕见的高分化脂肪肉瘤变异型，常有局部复发，可能出现去分化。在形态学上本病表现为无特征的神经样梭形细胞增生，有纤维性和（或）黏液样背景，常与非典

型脂肪瘤成分相关[138]。

黏液样脂肪肉瘤（图 34-20）包括数量各异的四种成分：①增生的脂肪母细胞；②纤细的丛状毛细血管；③黏液基质；④酸性黏多糖池（图 34-20A）。有丝分裂象明显缺失。此类肿瘤细分为转移少的高分化型和常易转移的低分化型[131]。高分化黏液样脂肪肉瘤中除了包含具有梭形细胞核和一些有脂质空泡的脂肪母细胞外，有更多高分化脂肪细胞，如所谓的印戒细胞（图 34-20B），其内有不同量脂质聚集的单个大空泡（图 34-20C），并占据了细胞质甚至成熟脂肪细胞的主要部分。肿瘤细胞在黏液样基质中松散排列。在低分化黏液样脂肪肉瘤中，梭形脂肪母细胞具有巨大的非典型细胞核，常常只有少量脂滴。

兼具黏液样脂肪肉瘤和圆细胞脂肪肉瘤的病变是很常见的，普遍认为圆细胞脂肪肉瘤是黏液样脂肪肉瘤的高级形式[138]。一般来说，当超过25% 的细胞组成是圆细胞时，可以诊断为圆细胞

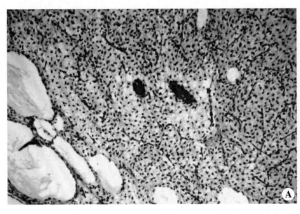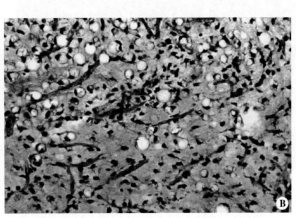

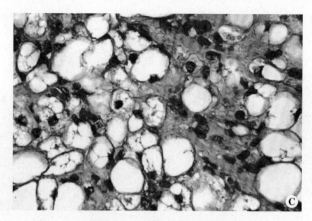

图 34-20　黏液样脂肪肉瘤

A.致密包裹的含有成角的深染的细胞核的脂肪母细胞，可被误认为黏液瘤的星形细胞。黏液基质呈筛孔状或花边状（左下）。B.在丰富的黏液样背景中，供应各类脂质化肿瘤细胞的丛状毛细血管网的血管壁较黏液样纤维肉瘤（黏液样"恶性纤维组织细胞瘤"）的血管壁薄。C.胞质脂质聚集的不同阶段的脂肪母细胞

脂肪肉瘤。然而，黏液样脂肪肉瘤中圆细胞成分超过 5% 时，预示着转移或死于该病的风险更高[154]。正如其名，圆细胞脂肪肉瘤的特点是均匀的、紧密排列的圆形或椭圆形细胞过度增殖，其中一些细胞不含脂质。其他细胞只包含小的细胞质空泡或薄的透明细胞质环（图 34-21）。这些细胞让人联想到尤因肉瘤（同样地，可能含有糖原）、恶性淋巴瘤或小细胞未分化癌。与其他模式的脂肪肉瘤的关系表明它们脂肪肉瘤样的特性。多空泡脂肪母细胞数量很少。大多数肿瘤细胞具有深染的非典型细胞核，且有丝分裂常见。这种肿瘤可以被认为是一种低分化修饰的脂肪肉瘤，其中大部分细胞缺乏脂质聚集能力。至少病灶转变为黏液样变异型，或是少见的高分化型或多形性亚型是常见的。如上所述，这些转变对于圆细胞脂肪肉瘤的正确诊断是极为重要的。

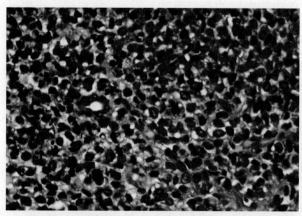

图 34-21　圆细胞脂肪肉瘤

深染的小的肿瘤细胞含有较少脂质或无脂质聚集。因为脂肪生成中有糖原参与，所以此类细胞皆为 PAS 阳性，这不应作为尤因肉瘤的证据

多形性脂肪肉瘤以无序的增长模式为特点，表现为极度的细胞多形性和奇特的瘤巨细胞。多形性脂肪肉瘤的两种组织学分型已有描述。大多数多形性脂肪肉瘤表现为数量有限的脂肪母细胞，混合有胞质嗜酸性的较小的多边形、圆形或梭形细胞。有丝分裂象通常罕见。在缺乏脂肪母细胞的显微镜视野中，将这种肿瘤与多形性席纹状恶性纤维组织细胞瘤完全区分开是困难的。一种不常见的变异型中包含有巨大的脂肪母细胞。这些极其巨大的细胞内含有大量的大小不同的细胞质脂滴（图 34-22）。细胞质的多核化和双极性导致这些细胞表现为非典型的桑葚形，因此此类肿瘤建议称为"恶性"冬眠瘤。多形性脂肪肉瘤组织学分型被证明没有预后价值，也许是因为可用于研究的病例数量有限。其核型复杂[155]。推测肿瘤中波形蛋白表达阳性，结蛋白、α-平滑肌肌动蛋白或其他肌源性标志物阴性[20]。

发病机制　脂肪肉瘤的发生，实际上并非从脂肪瘤发展而来。DNA 流式分析显示无论是哪种组织遗传学类型，良性和低分化脂肪肉瘤是二倍体，而高分化肿瘤一般是非整倍体[156]。高分化脂肪肉瘤中，以来源于 12 号染色体长臂的环形染色体为特征，这种染色体导致 MDM2 和 CDK4 等多种基因扩增；黏液样脂肪肉瘤和圆细胞脂肪肉瘤中，t（12；16）（q13；p11）易位[157]，导致 CHOP 基因与 TLS 基因融合；多形性脂肪肉瘤核型复杂[138]，以 MDM2 基因扩增发生率低为特点[145]。CDK4 高扩增水平是高分化脂肪肉瘤和去

分化脂肪肉瘤的不良预后因素[158]。

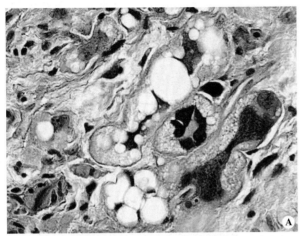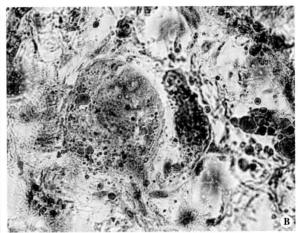

图 34-22 47 岁，男性，多形性脂肪肉瘤患者，病史 2 个月，表现为上肢近端进行性生长的肿块，位于肱二头肌内侧，位置表浅，位于皮下，与筋膜相连

A. 多空泡脂肪母细胞中大的、不规则的、深染的细胞核，与透明的脂肪空泡镶嵌；B. 脂肪母细胞的胞质脂质成分在常规处理中会丢失，在新鲜的或固定的组织冰冻切片中，通过油红 O 染色可识别

高分化脂肪肉瘤的鉴别诊断 许多其他间叶组织肿瘤和某些癌症（如肾癌和肾上腺癌）常含有脂肪，缺血损伤或放疗后肿瘤也可含有脂肪。罕见情况下淋巴瘤中可见印戒样改变。诸如多形性脂肪瘤和脂肪母细胞瘤等病变，表明脂肪母细胞瘤存在并不总是恶性信号。此外，良性脂肪坏死、结构性脂肪中黏液样改变和脂肪肉芽肿可作为脂肪肉瘤的鉴别诊断依据。另外，硅胶注射引起的晚期肉芽肿反应可误诊为脂肪肉瘤[159]。

黏液样脂肪肉瘤的鉴别诊断 黏液样脂肪肉瘤的鉴别诊断包括黏液样梭形细胞脂肪瘤、肌肉内黏液瘤和脂肪母细胞瘤等良性肿瘤，以及低级别的黏液样纤维肉瘤（又称黏液样恶性纤维组织细胞瘤）和骨外黏液样软骨肉瘤等恶性肿瘤。此外，依据黏液间质的量区分，黏液肉瘤与低分化纤维肉瘤有一定相似之处，因为后者也可能有一定量黏液间质。

多形性脂肪肉瘤的鉴别诊断 多形性脂肪肉瘤的鉴别诊断要考虑多形性脂肪瘤、透明细胞非典型纤维黄瘤、气球状细胞黑素瘤和转移性肾透明细胞癌。

肿瘤组织冰冻切片中性脂质特殊染色（如苏丹黑、油红 O）对脂肪肉瘤的诊断是不够的，尤其是没有脂肪母细胞时。追根溯源，免疫组织化学在脂肪肉瘤诊断中主要用于排除其他疾病，如免疫组化对识别各种含有空泡化的奇形怪状细胞

的肉瘤是十分有用的，如恶性神经鞘瘤（S100 蛋白）、横纹肌肉瘤（肌红蛋白）和平滑肌肉瘤（结蛋白）。但是原发性脂肪肉瘤中有平滑肌甚至横纹肌肉瘤的分化[160]。无论是何种类型"恶性纤维组织细胞瘤"皆有 α₁- 抗胰蛋白酶和 α₁- 抗糜蛋白酶，尽管这些标志物在其他梭形细胞恶性肿瘤中也存在。最近，有报道称脂肪酸结合蛋白 ap2/FAB4 是脂肪细胞的标志物，当脂肪肉瘤诊断不明确时，可用于低分化肿瘤中脂肪母细胞显著性标志物[161]。此外，高分化脂肪肉瘤和去分化脂肪肉瘤中，MDM2/CDK4 免疫组化呈弥漫性强阳性[80]。

电子显微镜检查发现，脂肪肉瘤中胞质脂质没有膜包被，这与摄取了脂肪的组织细胞胞质脂质或恶性纤维组织细胞瘤中胞质脂质是不同的[147]。

治疗原则 在侵袭性（尤其是深部）脂肪肉瘤中，局限性病变可能造成错觉，使人误以为可以通过单纯切除而根治肿瘤。实际上，脂肪肉瘤在镜下可见伪足样延伸，常沿筋膜间隙扩展。活检和未知类型的实质性肿块的完整切除，应在磁共振和影像学图像指导下仔细设计，以避免神经束损伤及任何手术暴露或血肿蔓延所致的间隙污染。辅助的多方式治疗包括放疗和化疗[162]。此外，鉴于脂肪肉瘤特别是黏液样脂肪肉瘤和圆细胞脂肪肉瘤易转移的特性，在最初评估时应予以胸腹部 CT 和骨扫描，同时应随访较大肿瘤、局部复发

或任意大小的高级别肿瘤的高危患者[146]。

（陈明亮 黄晓燕 谢 芸 译，钱 悦 校，

朱 里 审）

平滑肌肿瘤

皮肤平滑肌肿瘤主要来源于立毛肌、血管壁肌和生殖器部位的特殊肌肉［如阴囊（肉膜肌）、女阴和乳头（乳晕）］。

平滑肌错构瘤

临床概要 平滑肌错构瘤通常表现为直径数厘米的单个斑块，位于四肢或躯干，最常见于腰部，罕见累及阴囊[163]，可能出生后就有，也可能在儿童和成年的早期出现[164]。虽然整个皮损只是轻微的隆起和（或）线状排列，但一般在整个斑块上会遍及小的毛囊性丘疹[165]。通常摩擦后会引起暂时性的隆起（假性 Darier 征）[166]。相关的蠕行运动罕有出现，提示该皮损扮演了一个神经支配功能（虽然是异常的）单位的作用[164]。部分患者的斑块出现色素沉着和多毛[167]，但也有部分患者没有这种表现[168]。如果出现色素沉着和多毛，可能存在与 Becker 黑变病（参见第 28 章）的联系[169]。罕见报道本病有多发播散或广泛皮损和家族性，最近报道了一例在同一家庭三个成员中均出现了多发的平滑肌错构瘤[170]。该病作为 Michelin tire 综合征（见上文）或者恶性转化的一个潜在的组成因素与系统受累之间的关系还不清楚[164]。硬化、色素沉着和局部多毛会随着时间推移而消失[171]。

组织病理 数量不等的、粗大的、长的、直的、轮廓清楚的平滑肌纤维束分散分布在真皮层并向不同的方向伸展（图 34-23），平滑肌束与胶原束的区分很容易通过三色染色鉴别出来，三色染色将平滑肌染为红色而将胶原染为绿色或蓝色。此外，两者可以用平滑肌的标志物平滑肌动蛋白（SMA）和一例报道中的标志物平滑肌蛋白（smoothelin）鉴别[172]。平滑肌错构瘤上方的基底层通常色素增加伴有上方的角化过度和乳头瘤样增生。多毛是毛发干直径和长度的增加而不是毛发密度的增加所致[164]。某些部分平滑肌束显示

与大的毛囊相连[169]。

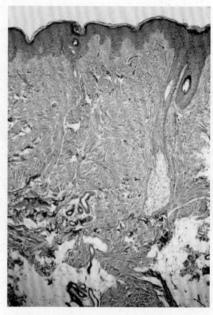

图 34-23 平滑肌错构瘤：整个真皮内向不同的方向延伸分布的数量不等粗大的、长的、直的、边界清楚的平滑肌纤维束

发病机制 在胎儿期，毛发平滑肌来源于中胚层扩散性异染区，靠近但不是毛基质纤维上皮的组成部分。这些毛发区域的过度生长可能导致稳定的错构瘤样过度增生或逐渐形成肿瘤[173]。中间状态的皮损支持先天性平滑肌错构瘤是平滑肌增生异常性疾病的谱系一端，而 Becker 黑变病在谱系的另一侧的假说。总之前者在出生时即可出现，而后者通常在 10 ～ 20 岁前发病，在多毛出现之前先有色素增生现象[164]。

鉴别诊断 毛发平滑肌瘤中看到的真皮中平滑肌束的排列没有明显的边界，表现为局限性大的平滑肌束聚集在一起。

治疗原则 本病首选手术切除，但最近有报道使用脉冲染料激光治疗的病例取得了好的疗效[174]。

平滑肌瘤

皮肤平滑肌瘤分为五个类型：①多发性毛发平滑肌瘤，起源于立毛肌；②孤立性毛发平滑肌瘤，也起源于立毛肌；③孤立性生殖器平滑肌瘤，起源于肉膜肌、女阴或乳头的肌肉；④孤立性血管平滑肌瘤，起源于血管肌肉；⑤伴有额外的间质成分的平滑肌瘤[175,176]。

临床概要　多发性毛发平滑肌瘤是最常见的一类，表现为小而坚实的红色或棕色的皮下结节，成群或线状分布，主要累及躯干和四肢端，但也可以出现在面部和颈部，罕见出现在口腔[177]。皮损可以多达上百个和群集成斑块，带状疱疹样分布或对称性分布[178、179]，形成系统性平滑肌瘤样痣[180]。通常会但不经常有两个或者以上的区域受累。皮损常常但不总是有触痛，偶尔会有发作性疼痛[173]。疼痛可以自发或者由寒冷、压力、创伤或情绪诱发。

孤立性平滑肌瘤的皮下结节通常大于多发性平滑肌瘤，直径常常达 2cm 以上，但是有报道描述了 1 例发生于前额的 5.5cm 大小的平滑肌瘤[181]。女性多发，罕有先天发生的。大部分皮疹有触痛或偶尔疼痛。

生殖器平滑肌瘤来源于肉膜肌、女阴或乳头的平滑肌[182]，位于阴囊、大阴唇，或罕见于乳头。胚胎学发育乳房线进程中的副乳（多乳房）和副乳头（多乳头乳晕）并不罕见。副乳在任意侧的中线从腋窝前皱襞延伸至前臂内侧。副乳组织[183]或者位于乳房线外异常的乳晕例外。生殖器平滑肌瘤是皮内的，与其他平滑肌瘤相反，是非对称的。

孤立性血管平滑肌瘤通常位于皮下，只有极少数肢端的皮疹位于皮内。通常直径不大于 4cm，大约 60% 的血管平滑肌瘤表现为疼痛性团块。一个显著的临床特征是受累部位的皮疹在身体活动后出现肿胀增大，尤其是手部的皮疹[184]。

罕见的皮肤血管脂肪平滑肌瘤是一个无症状

的获得性肢端肿瘤[58]，大部分发生于男性[185]，不同于相对应的肾脏肿瘤，与结节性硬化无关。手术后的复发不可预见。

子宫平滑肌瘤或者红细胞生成素活性罕有与皮肤平滑肌瘤相关。遗传性平滑肌瘤病和肾脏细胞癌是常染色体显性遗传的家族性综合征，其特征是子宫平滑肌瘤的发展，有时伴有皮肤平滑肌瘤和侵袭性肾肿瘤，最常见的是乳头状肿瘤[186,187]。该病的基因突变已经识别为延胡索酸水合酶基因（FH，1q42.3—q43）[188,189]。

组织病理　各种平滑肌瘤的平滑肌束在 HE 染色下染成胶原一样的粉红色，但是可以通过以下特征与胶原区分。位于胶原的纤维母细胞核比平滑肌细胞的核短而两端尖细，而平滑肌细胞核两端通常较为钝圆，平滑肌细胞的胞质较相对静止的成纤维细胞更加显著。与胶原束不同，平滑肌束通常显示轻微的空泡形成，尤其是斜横切的标本，其结果是呈现核周空晕带。通过借助胶原束的染色，如甲苯胺蓝染色或三色染色可以鉴别平滑肌和胶原束。通过甲苯胺蓝染色，平滑肌染为红色，而胶原染为蓝色；三色染色肌肉染为黑红色，而胶原染为绿色或蓝色。Masson 三色染色技术优于 Gomori 技术。纵向的胞质内肌纤维在 HE 染色切片中可以通过纵向的条纹识别，如果用 PTAH 染色则更加容易识别，表现为紫色线。

毛发平滑肌瘤，不论单发还是多发，在组织学上和生殖器平滑肌瘤类似。它们通常边界不清，由交织的平滑肌纤维束组成，其间混合有数量不等的胶原束（图 34-24）。包含有平滑肌束的肌纤

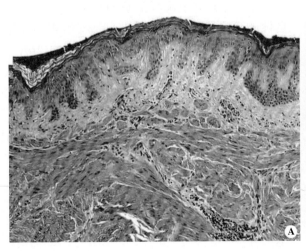
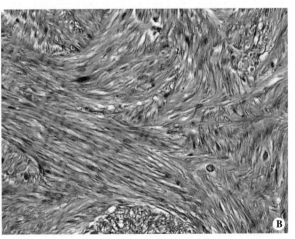

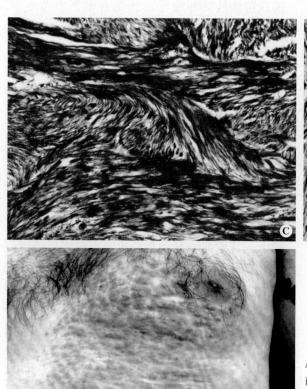

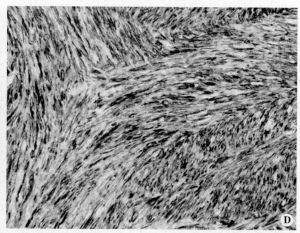

图 34-24 毛发平滑肌瘤

A. 真皮浅层的平滑肌束；B. 良性平滑肌细胞核的大小和染色不一，两端钝圆，没有显著的有丝分裂活性；C. 三色染色平滑肌细胞胞质为红色；D. 免疫组化 desmin 阳性，提示平滑肌分化；E. 图示为 47 岁男性群集性毛发平滑肌瘤，该患者有肾细胞癌肾脏切除病史，为位于胸部持久存在的皮损，温度改变或者碰撞时有阵发性疼痛

维通常较直，极少或几乎没有波纹；细胞核位于中央，细且长，两端钝圆，呈"鳗鱼"样。大约半数以上可以见到其上方的表皮增生[176]。起源于立毛肌的平滑肌瘤可以出现每 10 个高倍视野（HPF）< 1 个的低度的增殖活性[176]。罕有的变异型可以出现颗粒[190]或透明细胞[191]改变。多形性多核的肿瘤巨细胞可以出现在皮肤"合胞体"平滑肌瘤[192]和多形性平滑肌瘤[193]中，通常在子宫而不是皮肤更为常见。不同于毛发肿瘤，女阴平滑肌瘤表达雌激素和黄体酮受体[194]。

血管平滑肌瘤不同于其他类型的平滑肌瘤的地方是包绕着并含有数量不等的血管（图 34-25），血管大小不一，在弹力膜外侧的肌肉壁厚薄不一。基于此，血管平滑肌瘤分为毛细血管型和实体型、海绵状型和静脉型[195]。毛细血管型血管平滑肌瘤中，血管管腔多而小。海绵状型由很多扩张的血管管腔组成，伴有少量的平滑肌。静脉型显示静脉外有厚的肌肉层。静脉型血管平滑肌瘤中，平滑肌细胞呈切向性地从静脉的外周延伸，与血管间的肿瘤成分汇合（图 34-25C）。静

脉血管通常有圆的或裂隙状的血管腔，但是部分由于肌肉的收缩而有卫星腔。通常只含有少量的胶原（图 34-25D）。局部通常会出现黏液改变，尤其是大的血管平滑肌瘤。平滑肌可以表现出多形性[195]。罕见血管内的变异型[196]。

皮肤血管平滑肌瘤可以被认为是伴有脂肪细胞移行的血管平滑肌瘤。然而完全或部分环绕在血管腔外的弹力膜在血管平滑肌瘤是缺乏的[185]。这些皮下境界清楚的肿瘤的组成成分为良性的平滑肌细胞、血管腔、结缔组织和成熟的脂肪细胞（可能占主导地位）（图 34-26A）。Masson 三色染色可以将肌肉和总是混在一起的纤维区分开来。此处平滑肌细胞较类似肾脏部位的有更为成熟的簇状分布特征（图 34-26B）。这些皮下境界清楚的肿瘤内的血管可以见到断断续续的弹力膜，其通过弹性纤维染色容易识别（图 34-26C）[185]。皮肤血管平滑肌瘤 HMB-45 染色无反应，不同于肾脏和肾脏外的血管平滑肌瘤[185,190,197]，然而在血管平滑肌脂肪瘤中有报道为阳性[56,197]。

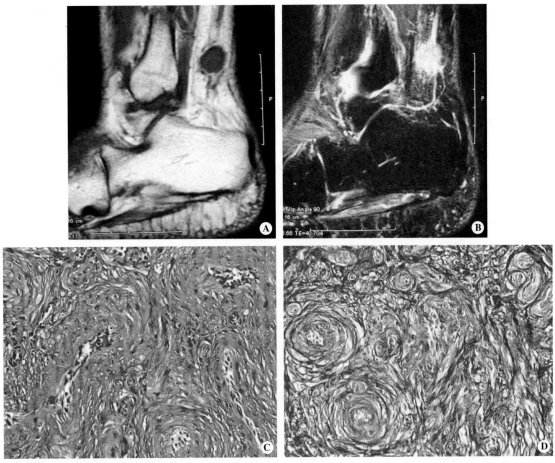

图 34-25　血管平滑肌瘤（73 岁男性，足后跟的肿块，通过 MRI 结合针刺活检确诊）

A.MRI 的 T_1 加权矢状面突出显示了强信号组织（脂肪）而不显示结节，排除了潜在的腓骨远端跟腱前的脂肪瘤；B.STIR 加权图像，脂肪抑制序列突出了液体内容物，因此静脉中的血液呈现出高信号（清晰的血管样）结节；C. 血管壁的平滑肌与血管间的肌肉无界线地融入在一起；D. 在 Masson 三色染色下肌细胞质是亮红色而胶原中度蓝染勾勒出血管壁

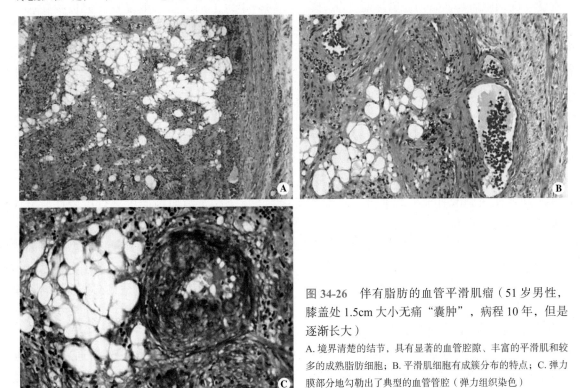

图 34-26　伴有脂肪的血管平滑肌瘤（51 岁男性，膝盖处 1.5cm 大小无痛"囊肿"，病程 10 年，但是逐渐长大）

A. 境界清楚的结节，具有显著的血管腔隙、丰富的平滑肌和较多的成熟脂肪细胞；B. 平滑肌细胞有成簇分布的特点；C. 弹力膜部分地勾勒出了典型的血管管腔（弹力组织染色）

脂肪平滑肌瘤由长而交错淡染的平滑肌束混合有额外基质成分的成熟脂肪细胞巢组成[198]。

发病机制 毛发平滑肌瘤起源于立毛肌，而血管平滑肌瘤起源于血管壁的平滑肌。频繁疼痛和触痛的机制尚不十分明确。有一些学者通过电子显微镜注意到，神经纤维的超微结构损伤源于髓鞘扭曲和间断[199]，而且只有少量的脱髓鞘神经纤维[200]，由此推测是这些因素引起疼痛。疼痛有可能是肌肉收缩的结果。家族性多发平滑肌瘤病已经被证实是不完全性外显子常染色体显性遗传[177]。

鉴别诊断 平滑肌错构瘤的平滑肌为胶原束间散在分布的肌肉束，不像皮肤平滑肌瘤为界线明确的团块，极少量的肿块内胶原通常多见于多发丘疹型毛发平滑肌瘤[201]。

血管脂肪平滑肌瘤的鉴别诊断包括伴有纤维化的血管脂肪瘤（Masson 三色染色缺乏肌肉）、血管平滑肌瘤（通常缺乏弹力膜并且女性好发）、动静脉错构瘤（边界不清，没有假性的纤维包绕，平滑肌呈簇分布，并且混杂有脂肪细胞），还包括深在性错构瘤（有大的壁薄的血管腔，没有呈簇的平滑肌束或包绕假性纤维）[185]，组织病理上伴有血管内增长模式的鉴别诊断包括血管内血管平滑肌瘤、血管内化脓性肉芽肿、乳头状血管内皮增生、反应性血管内皮瘤病、血管内结节性筋膜炎、血管外皮细胞瘤和血管内血管球瘤[196]。栅状血管平滑肌瘤，是血管平滑肌瘤组织病理上的变异型，主要由 Verocay 小体组成，需要在更大范围内鉴别有核的栅状排列特征的一类肿瘤，如神经鞘瘤，本病免疫组化显示 actin 和 desmin 阳性而 S100 阴性[202]。

治疗原则 对于单发或者少发的肿瘤单纯手术切除可以治愈[195]。如果是多发皮损，可以手术切除大的肿瘤，如果存在疼痛则予以镇痛药，甚至单独或者联合使用硝酸甘油、酚苄明、钙通道阻滞剂硝苯地平可能有效[177]。

平滑肌肉瘤

临床概要 虽然在一项 26 758 例软组织肉瘤的研究中平滑肌肉瘤占 23.9%[203]，但位于真皮和皮下组织的平滑肌肉瘤依然罕见，大约占 < 5% 的所有成人软组织肿瘤。手术后局部复发占 14% ～ 42%[204]。浅表的平滑肌肉瘤通常在 50 ～ 70 岁发生，男性多发[205,206]。

皮肤平滑肌肉瘤有好发于躯干和下肢的趋势[206]。认为其起源于立毛肌，靠近脂肪组织围绕小汗腺的平滑肌，或者血管壁的肌肉[207]。单发的红色 - 粉红色结节有疼痛或者触痛[173]，但是溃疡罕有。某些病例可以出现数个结节，但此时需要怀疑转移性的，如来源于腹膜后、子宫或者原发于消化道[208]，通常好发于头皮和背部。有报道位于异位乳晕的平滑肌肉瘤[209]。与平滑肌肉瘤相关的其他因素包括放射性皮炎[210]、创伤、寻常狼疮和血管平滑肌瘤[211]。

皮下型平滑肌肉瘤[210] 被认为起源于血管，类似于血管平滑肌瘤。放射性皮炎可能也是此型的病因之一。本型通常为皮下结节或者弥漫性肿胀，其上方皮肤不变色，结节可以自由移动。仅在少数患者可以出现局部或放射性疼痛。推荐平滑肌肉瘤扩大范围切除后密切随访[207]，局部复发很常见（40% ～ 60%），不完全切除是危险因素[204]。根据小数量的治疗病例统计显示该病相对抵抗放疗[205,212]。

浅表平滑肌肉瘤根据组织学及预后的不同确切地分为两类（皮肤型和皮下型）[213]，该分类在预测转移趋势方面较有丝分裂活性更有意义。皮肤型平滑肌肉瘤预后良好。当局限于真皮时，大约一半以上的肉瘤可能复发。但极少转移至区域淋巴结并且通常不致命[204]。至少有 1 例最终远处转移导致死亡的报道[208]，但此后一组 84 例局限于真皮或者伴有极少皮下组织受累的平滑肌肉瘤研究显示，其中 52 例经过 51 个月的随访显示没有转移，18 例局部复发，中位间隔时间为 43 个月（12 例原发肿瘤切除显示边缘有残余）。基于上述原因，笔者提出"非典型性皮内平滑肌肿瘤"这一术语代替"皮肤平滑肌肉瘤"[206]。

皮下型平滑肌肉瘤更具有侵袭性，呈现更快的增长速度，复发率更高（40% ～ 60%），转移的可能性为 30% ～ 60%，较皮肤型有更高的致命性[204]。皮下型平滑肌肉瘤可能引起血源性转移，通常转移至肺部[205]，但是只有极少数转移至淋巴结，大约 1/3 患者会出现死亡。非整倍体肿瘤较二倍体肿瘤更加容易转移[213]。

女阴和阴囊的平滑肌肉瘤通常较其他部位的皮肤或皮下的肿瘤更大而且边界更加清楚。传统上将其归于平滑肌肉瘤一类的观念已经被挑战[183,214]。至少具有以下 3 个以上特征的平滑肌肿瘤需要考虑为肉瘤：①最大直径≥ 5cm；②边界浸润；③每 10 个高倍视野≥ 5 个有丝分裂象；④中至重度的细胞异型。只有其中一个特征的应该诊断平滑肌瘤，只有其中两个特征的需要考虑为良性但是非典型的平滑肌瘤[92]。

　　组织病理　皮肤平滑肌肉瘤恶性程度为中度

至低度分化不等[215]，结节状或皮内的肿瘤弥漫性扩散进入皮下组织（图 34-27A），肿瘤中央，肿瘤呈结节状聚集，密集而交叉的平滑肌细胞挤在一起。肿瘤的边缘，平滑肌细胞束伸入胶原束之间（图 34-27B）。在分化较好的皮损中提示肿瘤为恶性的细微特征包括拥挤的细胞质，某些丰满而深染的核而构成核异型，不规则地延伸进入真皮，以及少数的有丝分裂（图 34-27C）。纵向条

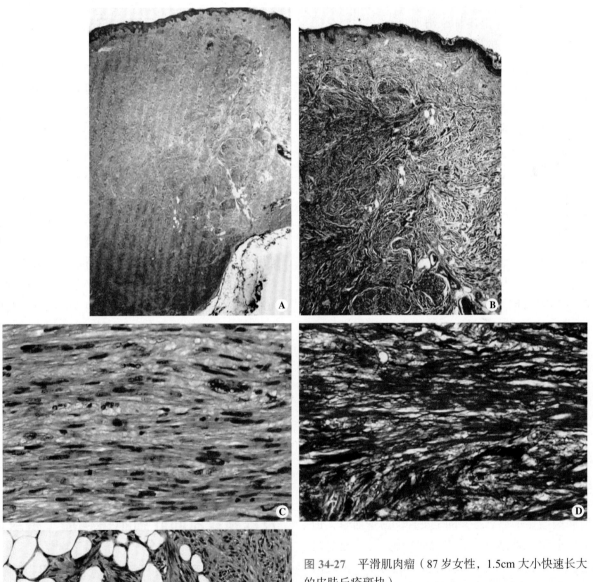

图 34-27　平滑肌肉瘤（87 岁女性，1.5cm 大小快速长大的皮肤丘疹斑块）
A. 低倍镜下扫视显示皮下肿瘤边界不清锯齿状伸入皮下脂肪；B.Masson 三色染色清晰地勾勒出肿瘤在皮内浸润的边界；C. 这种低级别分化肉瘤的最低程度的不典型平滑肌细胞有长而钝的核，显著的嗜酸性胞质，在 10 个高倍视野下有 9 个核分裂象；D.Masson 三色染色较 HE 染色（C）更加容易见到与 actin 肌动蛋白纤维有关的纵向条纹的细胞质；E. 恶性平滑肌细胞侵入浅表皮下脂肪类似隆凸性皮肤肉瘤，但是有椭圆的而不是盘状的核，并有双极的嗜酸性胞质向两端延伸

纹代表肌动蛋白纤维（图 34-27D）。需要注意不要把有扁圆核的纤维肉瘤与浸润到脂肪的恶性平滑肌细胞混淆（图 34-27E）。虽然数量不等，但所有的肿瘤中均可以见到一些分化较差的区域。注意寻找一些大而异型的核及具有怪异核的异型巨细胞[205]。来源于平滑肌系的肉瘤即使在有非常明显的间变性表现的肿瘤中也能确诊，因为在某些区域可以见到清楚的分化好的平滑肌细胞肌束，这些隐约的纵向的肌纤维可以用 PTAH[87] 或者三色染色显示出来。上皮样平滑肌肉瘤，主要是子宫肿瘤，可以罕见的发生于肢端的软组织、皮肤、浅表的静脉或者皮肤的静脉和皮下组织[216]。其他罕见的变异型包括颗粒细胞[217]、炎性[218] 和结缔组织增生性[219] 平滑肌肉瘤。

即使在没有转移时间变区域有丝分裂象也很高。一例报道的平滑肌肉瘤有"有丝分裂热点"，但在有限的样本中代表性样本有限。S 期细胞与有丝分裂计数的百分比，如缺乏 desmin 的活性一样，不能预测患者的生存率[213]。虽然显著的有丝分裂率依然是平滑肌肉瘤的主要评判标准（如每 10 个高倍视野 3 个或者更多）[220]，肿瘤的其他组织学特征也很重要，与子宫平滑肌肉瘤一样[221]，包括非典型的平滑肌细胞向外延伸进入周围组织、多形性、巨细胞和坏死[205]。抗结蛋白（antidesmin）抗体阳性可以见于 47%～85% 的浅表平滑肌肉瘤而少见于高分化肿瘤。对于那些常规病理和组化都不能确诊的罕见肿瘤，可以借助电子显微镜诊断[213]。

皮下型平滑肌肉瘤可以有边界清楚并且部分包绕了一圈结缔组织构成的膜，或多或少的非典型平滑肌细胞不规则地积聚在一起杂乱而纵横交错排列，没有皮肤平滑肌肉瘤的簇生的模式特征。皮下平滑肌肉瘤显示形态各异的上皮样的薄壁血管，但是通常腔大，外围环绕着平滑肌细胞[205]，血管浸润是预后不良的标志[222]，有丝分裂易见，出现破骨细胞样巨细胞[114] 或者黏液样改变[223] 不影响诊断。肿瘤组织学上的恶性程度似乎与转移与否不相关，约高达 40% 的肿瘤会转移[214]。在一项研究中通过流式细胞判断的 DNA 数是潜在转移的强烈的预示因素[213]。侵入肿瘤下方的肌肉筋膜层或骨骼肌也预示着转移的可能[214]。免疫组化显示大部分病例表达结蛋白（desmin）及肌肉特异性标志物肌动蛋白

（MSA）和平滑肌肌动蛋白（SMA）。desmin 更加有特异性，但是在一项 19 例患者的研究中有高达 42% 的患者出现阴性。细胞角蛋白通常阳性[215]。

发病机制　皮肤平滑肌肉瘤，具有簇生、浸润性生长、向外周生长的特征，推测来源于立毛肌[205,224]。13q4—21 区域丢失是最常见的异常[225]。

电子显微镜检测显示即使有显著的核异型，肿瘤细胞依然有平滑肌细胞的特征。肿瘤细胞显示有致密小体突出的中间丝蛋白、细胞膜下的斑块、胞饮小泡和细胞外周的外膜[226,227]。然而在某一些病例基底膜板是非连续的[208]。

鉴别诊断　皮肤平滑肌肉瘤如果出现了怪异的巨细胞则可能会类似恶性纤维组织细胞瘤和非典型纤维黄瘤。然而至少在某些区域有一些具有长而细，两端钝圆核特征的平滑肌细胞。此外，通过三色染色或 PTAH 染色突出显示肌纤维的纵向条纹有助于鉴别诊断。皮下型平滑肌肉瘤也有一样的特征，其中有内皮细胞系的血管可能提示血管周皮细胞瘤。更多的组织病理鉴别诊断包括纤维肉瘤、横纹肌肉瘤、皮肤纤维瘤、隆凸性纤维肉瘤、恶性神经鞘瘤、结节性筋膜炎和滑膜肉瘤。

单纯的皮下型平滑肌肉瘤必须与侵犯骨骼肌和筋膜的平滑肌肉瘤鉴别（图 34-28），后者常以皮肤或皮下型肿瘤出现，但通常是致命的[214]。在评估浸润深度时，皮下型平滑肌肉瘤会侵犯真皮而皮肤平滑肌肉瘤通常位于真皮内，但大的皮损会伸入相邻的皮下和表皮[204]。MRI 有助于鉴别诊断（图 34-28A）。

治疗原则　平滑肌瘤和非典型平滑肌瘤可以保守完整切除治疗。平滑肌肉瘤需要扩大切除至边界干净，并且进行长期密切随访[206]。

皮肤横纹肌间叶细胞错构瘤（横纹肌错构瘤）

临床概要　皮肤横纹肌间叶细胞错构瘤或横纹肌错构瘤，是非常少见的疾病，通常发生于新生儿的面部和颈部，但也可以发生于成人[228]，并且发生于头面部以外部位的少见[229]。典型的表现为小而坚实的半球形丘疹或息肉状有蒂的皮损，从数毫米至 1～2cm 大小。先天性畸形如唇裂或牙龈裂、双侧硬化性角膜、视网膜发育不良和羊膜带综合征

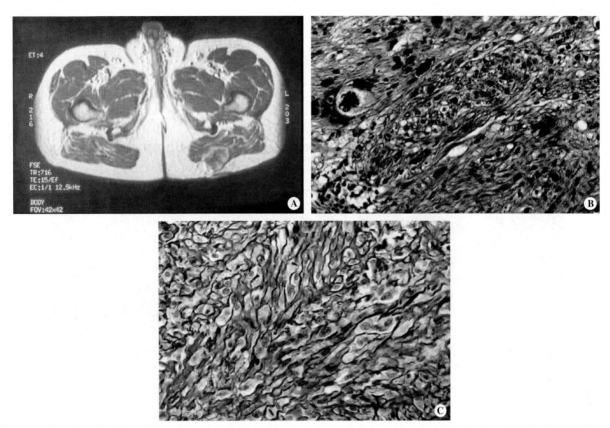

图 34-28　肌肉内的平滑肌肉瘤（45 岁男性，肿瘤位于臀部，坐位时明显；在切除和局部放疗 2 年内，切除了 2 个肺部转移灶，在最初的肿瘤切除 5 年 3 个月后依然存活而无发病迹象）

A. 一个 4cm×5cm 大小臀部肿块的 2/3 位于骨骼肌内，提示其起源，继发延伸至皮下脂肪，此处活检可能会误诊为浅表肿瘤；B. 高倍镜下显著异型而怪异的核是这种高级别平滑肌肉瘤的特征，胞质有显著而明显的嗜酸性特征；C. 每个肿瘤细胞都有清晰的网状包膜（网状蛋白染色）

偶尔会与横纹肌间叶细胞错构瘤合并发生[230]。

组织病理　单个或小簇的成熟骨骼肌纤维位于正常表皮之下的真皮和皮下组织间，可以混杂成熟脂肪细胞、神经和附属器结构，中央钙化或骨化也可以见到[231]。

发病机制　该病病因不明，可能的假设包括发育畸形或胚层迁移异常[230]。

鉴别诊断　附耳最常见位于耳前并且有软骨成分。婴儿纤维错构瘤有脂肪而没有骨骼肌纤维。良性 Triton 肿瘤（神经肌肉迷离瘤），是一种罕见的位于皮下，与神经末梢相关的疾病，由成熟的骨骼肌和神经组织组成。青少年横纹肌瘤有圆形或多角形细胞。而皮肤畸胎横纹肌肉瘤会显示分化特征。

治疗原则　单纯手术切除即可。

横纹肌瘤

临床概要　横纹肌瘤是极其罕见的横纹肌良性肿瘤[232]，分为心脏型和心脏外型，而心脏外型横纹肌瘤是基于临床和形态学的不同进一步划分的亚型。成人型横纹肌瘤生长缓慢，通常发生于老年人的头颈部（图 34-29A）。胎儿型横纹肌瘤发生在儿童或成人的头颈部区域。生殖器型横纹肌瘤是位于中年女性阴道和外阴的息肉状肿瘤。原发的皮肤横纹肌瘤极其罕见[233]。

组织病理　成人型横纹肌瘤细胞胞质有空泡源于其含有丰富的糖原，但是在 HE 染色下不易观察到交叉的横纹（图 34-29B）。残存的位于空泡间的线状胞质描述为"蜘蛛网细胞"[234]。胎儿型横纹肌瘤包含了不成熟的骨骼肌纤维。生殖器型横纹肌瘤包含了交织多形的细胞束，很多有交叉的条纹、钝圆的核、没有核分裂。免疫组化反应阳性的有结蛋白（desmin）、肌红蛋白（myoglobin）、肌动蛋白（actin）和肌球蛋白（myosin）[235]，以及 S100 可能会弱阳性[236]。肿瘤细胞被基底膜层粘连蛋白和Ⅳ型胶原包绕[237]。

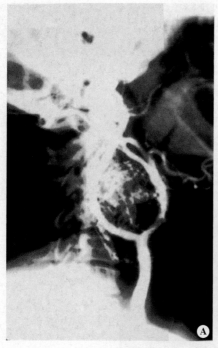
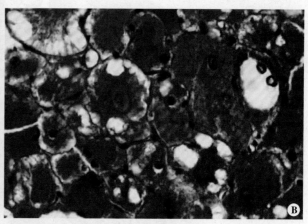

图 34-29　成人型横纹肌瘤（55 岁男性，颈侧面 4cm 的肿块）

A. 颈动脉血管造影显示血管增生性团块造成颈动脉分叉；B. 大小不同，深嗜酸性的多角形细胞组成肿瘤，细胞核位于外周，可以见到交叉条纹的胞质，组织处理过程中细胞内糖原去除后导致很多细胞出现显著的空泡，注意不要将该病误诊为颗粒细胞瘤

发病机制　心脏外型横纹肌瘤尤其是皮肤横纹肌瘤的发病机制不明。心脏型横纹肌瘤被认为是错构瘤并且与结节性硬化相关[238]。

鉴别诊断　成人型横纹肌瘤及胎儿型横纹肌瘤都可见具有偏位性或中央性核的多角形嗜酸性细胞及横纹，而在冬眠瘤中则可见核位于中央的空泡样细胞。颗粒细胞瘤的多角形嗜酸性细胞胞质可见 PAS 染色阳性的颗粒[239]。免疫组化显示，在横纹肌瘤中肌源性标志物（结蛋白、肌动蛋白及肌红蛋白）强阳性，但是 S100 阴性。而在冬眠瘤和颗粒细胞瘤则强表达 S100。同时要排除表现为肿瘤样斑块的附属器或肥厚性肌肉[240]。

治疗原则　心脏外型横纹肌瘤行常规切除，有的可推荐观察，只在具有症状或美观需求时推荐手术切除[238]。

横纹肌肉瘤

临床概要　尽管成人罕见，但横纹肌肉瘤是儿童最常见的软组织肿瘤。大部分肿瘤位于肌肉内或泌尿生殖道，多数位于阴道内，少数也见于外阴和会阴处[241]。侵犯至皮肤的罕见，而原发皮肤横纹肌肉瘤更为罕见[242,243]。在儿童发现的大部分肿瘤会表现为双峰的模式，显示男女比例相当。在最近的一系列原发性皮肤横纹肌肉瘤研究中[243]，肿瘤大小为 0.7～4.4cm，头部、颈部、肢端及躯干都有发现。预后差，11 例中死亡 4 例，总死亡率为 36%，6 例发生转移。

组织病理　组织病理上，在最近的病例系列研究中本病呈现胚胎型和腺泡型两种亚型，而成人表现为多型性、上皮样型或者未定类型（NOS）[243]，横纹肌肉瘤通常为低度分化，所以通常需要免疫组化帮助识别（图 34-30A）。只有部分肿瘤会表现出横纹肌母细胞的部分特征如细胞质呈交叉的横纹，运用 PTAH 染色可以更好地显示。运用免疫组化 actin 标记恶性肿瘤细胞（图 34-30B）。胚胎型的圆细胞不同于淋巴瘤、神经母细胞瘤、皮肤神经内分泌癌（骨小梁或者梅克尔细胞）和尤因（Ewing）肉瘤，通常可以见到在三色染色中细胞质边缘为红色（图 34-30C）。葡萄状横纹肌肉瘤亚型，是一种形态学粗略描述的命名，意思是其像葡萄一样，是胚胎型横纹肌肉瘤的亚型，主要见于黏膜腔内，但少数可能位于皮肤覆盖的区域如眼睑或肛门位置。某些肿瘤显示腺泡区域排列有小而圆的互相不黏附的肿瘤细胞，伴有肿瘤巨细胞漂浮在这些间隙间[244]（图 34-31A）。混合型如胚胎型横纹肌肉瘤合并局灶腺泡特征，并不常见，并且出于肿瘤分期和预后评估的目的，归类于更具侵袭性的腺泡型[245]。在儿科遇到的多型性肿瘤依然会适当地分为胚胎型或腺泡型。细胞呈核形，胞质嗜酸性，即所谓"带状细胞"，提示但是不能诊断为横纹肌肉瘤[244]（图 34-31B），并且可以见于多型性亚型中（图 34-31C）。硬化

性亚型具有索状的小而圆的恶性细胞嵌在致密的透明基质内，兼有软骨样或骨样的外观[246]。上皮样横纹肌肉瘤有均一的片状上皮样细胞，有显著的核仁、大的泡状核和丰富的双染或嗜酸性胞质，通常发生在老年患者而容易误诊为癌或黑素瘤[247]。横纹肌肉瘤阳性标志有波形蛋白（vimentin）、肌形成蛋白（myogenin）和 MYOD1，需要小心评价一些其他的免疫组化阳性指标如角蛋白和神经内分泌标志，这些并不罕见[243]。

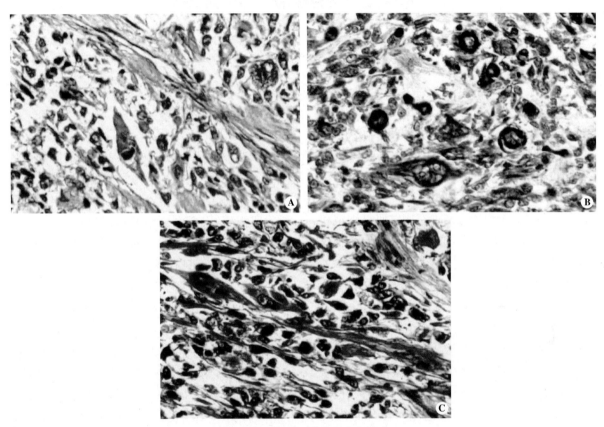

图 34-30　胚胎型横纹肌肉瘤模式

14 岁男孩，3 个月病史，肿块大约 11cm×7cm 大小，部分囊性或出血性，沿着精索分布，更加不幸的是病史中有腺泡型和间变特征；肿瘤去除后，患者有 8 年无病状态，有同侧髂淋巴结转移，加了放疗和化疗。A. 恶性细胞形态有圆形和核形同时存在；B. 肿瘤细胞肌动蛋白（actin）阳性，但是免疫过氧化物酶染色波形蛋白（vimentin）阴性；C.Masson 三色染色处理后肌细胞胞质为亮红色

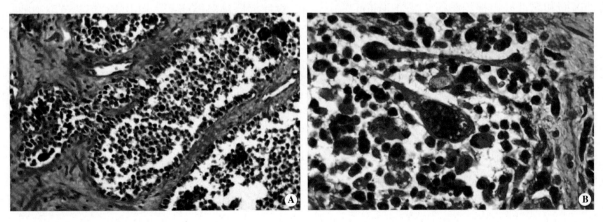

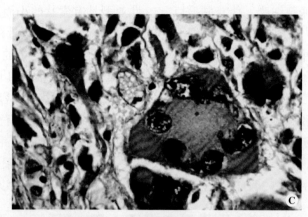

图 34-31 横纹肌肉瘤的其他亚型

A.滤泡型横纹肌肉瘤由具有嗜酸性胞质边缘的圆形细胞组成，内衬的空间还有类似的或者大的肿瘤细胞；B.在腺泡型横纹肌肉瘤中圆的、"蝌蚪型"和带状横纹肌母细胞出现异型的有丝分裂；C.多型性横纹肌肉瘤中怪异的肿瘤巨细胞。鉴别诊断包括脂肪肉瘤和未分化的多型性细胞肉瘤（"恶性纤维组织细胞瘤"）

发病机制　免疫组化对于未分化的细胞只有波形蛋白（vimentin）阳性，提示其间叶细胞来源。更多的分化细胞可以阳性表达结蛋白（desmin）和肌形成蛋白（myoglobin），提示向肌肉分化[244]。少数情况下，横纹肌肉瘤发生在先天性黑素细胞痣上[248]。在同一个病灶上发现有横纹肌母细胞和黑素细胞分化更加支持通常起源于多能干细胞或神经嵴细胞的假说。

鉴别诊断　年轻患者需要除外分化差的圆形细胞肉瘤和梭形细胞肉瘤。肌肉的免疫组化标志物缺乏完全的特异性，但是波形蛋白（vimentin）、肌形成蛋白（myogenin）和 MYOD1 标志物阳性有助于正确的诊断。此外，腺泡型横纹肌肉瘤特征性地出现独有的 t（2；13）（q35；q14）或 t（1；13）（p36；q14）染色体易位导致出现 PAX3/FOXO1 和 PAX7/FOXO1 的融合基因。因而通过 FISH 技术识别 FOX01（FKHR）基因重排[249]。横纹肌肉瘤也需与其他肉瘤鉴别诊断［如去分化软骨肉瘤和恶性外周神经鞘瘤（恶性 Triton 瘤）］及一些少见肿瘤如神经内分泌（梅克尔细胞）癌[250]和黑素瘤。良性反应性疾病如增生性肌炎和瘢痕内的骨骼肌再生巨细胞也需要除外。

治疗原则　与出现在皮肤的其他深部软组织肉瘤相比，原发皮肤的横纹肌肉瘤预后更差。因而准确的检测是保证足够治疗的关键，包括足够范围的扩大切除，适当的随访和潜在的需要加上化疗及放疗。运用儿科典型病例建立的横纹肌肉瘤的治疗指南已经广被接受[243]。

肾外横纹肌样瘤

临床概要　横纹肌样瘤是致命的肿瘤，主要发生在大脑和脊髓（非典型畸胎瘤/横纹肌样肿瘤）、肾脏（恶性横纹肌样瘤）或软组织（肾外横纹肌样瘤）。肾外横纹肌样瘤罕见发生在皮肤，通常是婴儿[251]，但是也可以罕有成人发生[252]。皮肤转移性病例只有婴儿有报道[253]。

组织病理　尽管组织学表现可能差异很大，但常常可以看到具有大的核、单个显著的核仁，和带有嗜酸性包涵体的胞质的横纹肌样细胞呈灶性出现。肾外横纹肌样瘤免疫组化阳性标志物有 vimentin、cytokeratin 和 EMA，但是 CD34 或者 β-catenin 阴性[254]。

发病机制　大部分横纹肌样瘤都会显著地出现位于染色体 22q11.2 上的 INI1（SMARCB1，SNF5 或 BAF47）基因突变，被认为是促使肿瘤发展的主要致病基因。

鉴别诊断　鳞状细胞癌[256]、黑素瘤[257]、上皮样恶性神经鞘瘤[258]和小的圆形蓝色细胞肿瘤如梅克尔细胞癌[259]和淋巴瘤[260]可能会有横纹肌样特征。

治疗原则　完全的手术切除对于这些侵袭性肿瘤是必要的。此外手术伴联合放线菌素治疗提高了肾外、中枢神经系统外横纹肌样瘤的生存率[261]。

皮肤软骨－骨损害

骨外骨和软骨肿瘤及肢端肿瘤样病变如甲下

外生骨疣通常可以通过影像学检查区分；对于那些不能鉴别的，如因为疾病谱系问题，需要考虑合适的鉴别诊断。骨化的疾病［骨化性肌炎、纤维骨性假瘤、进行性骨化性纤维发育不良（肌炎）（FOP）、软组织骨瘤和骨外骨肉瘤］，除了骨化性肌炎都相对少见。需要与骨外骨和软骨肿瘤鉴别的疾病包括软组织肉瘤、痛风石钙化、肢骨纹状肥大、毛母质瘤和肿瘤样钙质沉着[262]。

皮肤骨化

皮肤骨化可以为原发和继发。原发者不会存在先发的皮损；如果继发，则是通过在先前已存在的病变中化生形成。原发的皮肤骨化可于Albright 遗传性骨营养不良（AHO）中形成如皮肤骨瘤。如果存在侵袭性、系统性的异位骨化，其产生的病变常常对抗外科治疗而造成高复发率。这些病种在婴儿期的某些遗传综合征中可以典型地出现，如FOP 或进行性骨发育不良（POH）[263]等。

Albright 遗传性骨营养不良

临床概要　在 AHO[264,265] 中，多个区域的皮下或皮内骨化常常发生于婴儿期和儿童期（图 34-32），即使是在血钙正常的患者[265]中它们的意义也不应被忽视。这种综合征的皮肤表现如能早期发现和小心地追踪，对预防低钙血症造成的危害是十分重要的。似乎没有明确好发的部位，已经描述的骨化区域包括躯干[266]、四肢和头皮。骨化的面积可能十分小，小到难以察觉，或者大到直径有 5cm。位于皮肤的骨化可能造成溃疡，骨针可能通过溃疡被排出。除了皮肤及皮下的骨瘤，在一些病例中，可以观察到沿着筋膜进行骨的形成。

AHO 包括的综合征有假性甲状旁腺功能减退症（PHP）和假性假甲状旁腺功能减退症。处于前一种状态的患者有低钙血症，不能对甲状旁腺激素做出很好的反应，反之，后一种综合征的患者不能对甲状旁腺激素做出很好的反应，但是血清钙保持正常。PHP 在一种特定的表型表现出来时被描述为 AHO：身材矮小，圆脸和多发性骨骼畸形（如桡骨弯曲和某些掌骨短缩）[267]。由于这种

短缩，当拳头紧握时一些指关节缺乏，并在相应的地方出现凹陷或酒窝（Albright 酒窝征）。另外的征象包括基底节钙化和智力缺陷。

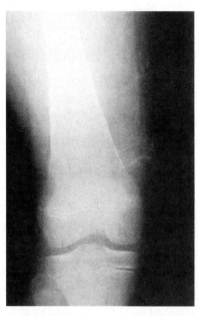

图 34-32　假性甲状旁腺功能减退症的异位骨化：一张少年腿部 X 线平片显示皮内和皮下组织向股骨中央延伸的不规则的树枝状骨针和骨线

组织病理　不同大小的骨针可能在真皮[268]或皮下组织中被发现。骨中包含了大量骨细胞及沉积线，因强嗜碱性染色或在偏振光下能被最好显示。另外，有着延长的核的成骨细胞经常沿着新骨的边缘出现。在所有原发性皮肤骨化中形成骨的成骨细胞起源于先前存在的纤维结缔组织中，因此它们的产物被称为膜内成骨而不是软骨内成骨。如果出现破骨细胞，会有多个大型核，而类似多核异物巨细胞，但可通过它们依附于骨表面而区分开。它们挖掘的骨表面的坑道成为骨吸收陷窝而作为骨质重塑的起始，有包含血管和结缔组织的哈弗斯管道系统的骨单位通过内部重构产生并且提示重要的时间经过。骨上的骨针可能部分地或完全地封闭，有成熟脂肪细胞的区域代表着病变的成熟，可见有骨髓腔建立。然而，在脂肪细胞中只观察到有极少量的造血因子。

发病机制　AHO 为常染色体显性遗传，由 G（s）α 的杂合灭活导致，该基因由 20 号染色体长臂末梢的 *GNAS1* 核心编码。大约 80% 的 AHO 患者中可找到 *GNAS1* 上小片段的插入和缺失或点突变。剩余的患者可能是由更大的染色体组的重排

所致[269]。

根据 42% 的 PHP 患者和 27% 假性假甲状旁功能减退症患者评估得出，AHO 中皮肤骨化的发生率较高[268]。然而，骨形成的原因仍不清楚。因为 AHO 与皮肤骨化的联系直到 1965 年后才被承认[270]，问题是，有多少例以前报道的原发性皮肤骨化的病例的发生与 AHO 有关。针对这一问题进行文献回顾[267]，数例起初报道为原发性皮肤骨化的被发现有 AHO 的特征，尽管大部分原发性皮肤骨瘤的病例与 AHO 有关的结论看上去稍微有些夸张，但是有皮肤大范围骨化病灶的患者常常患有AHO。

鉴别诊断 POH 是发生在女性中的罕见的间叶细胞分化的常染色体显性遗传病，以婴儿期的皮肤骨化和儿童期的皮肤、皮下及深部结缔组织的渐进性异位骨化为特点[271]。最近，20 号染色体 q13 上 GNAS1 的父系遗传的失活突变可能与发病机制相关，但是也有散发病例报道[272]。AHO 与 FOP 的可以在临床区分开，表现为纤维状头皮结节[273]。最初受累的皮肤倾向于表现为斑块样或丘疹水疱性皮疹或红肿硬结，并伴随着皮肤骨化。可以通过存在皮肤骨化、缺乏先天性骨骼畸形、炎性瘤样肿块、病变不对称镶嵌式分布及缺乏可预见区域的异位骨化与 FOP 区分。同样，在 FOP 中，软骨形成先于更深层组织的骨化（软骨内骨化），然而 POH 和 AHO 中主要的骨形成途径是膜内成骨。POH 可以通过从皮肤和皮下组织到骨骼肌的进行性异位骨化、存在正常的内分泌功能及缺乏与 AHO 相关的显著特征而与 AHO 区分。POH 的基因基础目前不明；它可能位于由 GNAS1 的反常表达和腺苷酸环化酶的激活受损[271]所介导的骨化紊乱临床谱系的一端。

治疗原则 AHO 患者若没有确诊任一种内分泌疾病，则应该去内分泌医师处就诊，因为钙失衡可以是致命的。从皮肤科医师的观点来说，如果有医疗或美容的需要，可以将骨瘤去除。

皮肤骨瘤

临床概要 皮肤骨瘤是特指在患者及其家族中没有 AHO 证据的原发性皮肤骨化[274]。小而圆的真皮小骨是外科重切标本中常见的意外发现。

先天性骨瘤在 Gardner 综合征和 AHO 或者在没有系统损害或系统疾病的患者中出现自发性的多发皮肤骨瘤[275]。多发粟粒状皮肤骨瘤这种毁容性紊乱的发生可以与 AHO 无关[276]。

不明显的面部皮肤骨瘤可能比报道的更加常见，因为在一系列随机选择的有长程寻常型痤疮病史的患者中，3/7 的患者面部有多发皮肤不透射线的沉积物的 X 线证据[277]。

有皮肤骨瘤的四组患者都在一定程度上有骨瘤但是在第一组中：①从出生或早年就有广泛骨瘤的患者，但没有 AHO 的证据；②从出生起就在头皮上出现，皮损表现为大的单发、斑片状或盘状骨瘤的患者[278] 或者在肢端的皮肤或皮下组织[279]；③在晚年多部位散在发生，皮损表现为小的单发骨瘤的患者；④在面部有多发粟粒状骨瘤的患者。后者的某些病例（全为女性）中，直到晚年骨瘤才表现出来[280]。而其他病例中，在长期存在寻常型痤疮的年轻女性患者群体中观察到的粟粒状骨瘤可以解释为痤疮瘢痕中的代谢性骨化[281]。然而没有寻常型痤疮患者中的老年组骨瘤的出现及没有发生痤疮的 1 例头皮粟粒性骨瘤[280] 的病例提示骨瘤与寻常型痤疮并发是偶然发生的可能性。

组织病理 骨瘤组织学上的发现与 AHO 患者关节处发生的原发性骨化基本一致。真皮内球形的小骨化病灶通常最先为斑点状的非定型矿化物或明显地围绕在外溢的角蛋白碎片（图 34-33A）、毛干（图 34-33B）周围，或者在其他疾病如黑素细胞痣（图 34-33C，图 34-33D）等的基质中的矿化物。这种骨是由扁平的成骨细胞形成，而这种成骨细胞似乎通过真皮的成纤维细胞介导衍生（图 34-33E）而来。少数成形细胞以永久骨细胞的形式存在于骨产物中。通过扩大的外表面持续的骨调动并伴随着破骨细胞侵蚀最终形成的中心空洞[275]，骨瘤进行着高速率的重构（图 34-33F）。环形框架的形成十分常见，其中央腔内为黄骨髓，少见情况为红骨髓。所有的骨骼都有这种异常的风险。在经表皮消失的病例中，某些患者出现从皮肤到皮面带有骨碎片的管道（图 34-33G，图 34-33H），如同异物一样，而另有显示表皮断续的碎片。当有继发感染时，其上方会有溃疡出现，鉴别诊断需要除外皮肤下骨髓炎或脓毒性关节炎的排泄窦道。

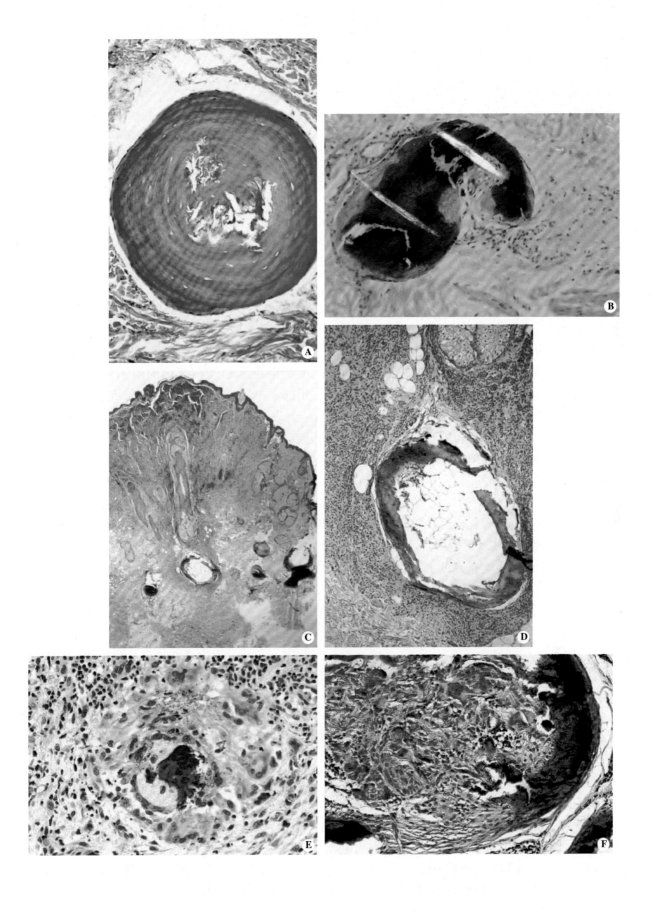

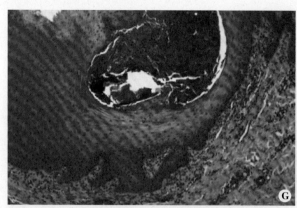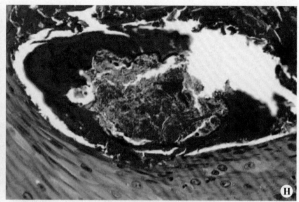

图 34-33 皮肤骨瘤

A. 球形的皮肤骨瘤的骨细胞位于它迷片结构的椭圆形裂陷中，中央成熟的角化物碎片似乎是从毛囊或者囊肿内排出的（80 岁女性，肩部）；B. 偏振光下显示了穿过一个不规则骨瘤的两根毛干，证实了这是一种伴随囊肿破裂的间质反应的起源（70 岁男性，背部）；C. 出现在复合痣的基质中 5 个圆形的骨化病灶（44 岁女性，颊部）；D. 在图 C 中脂肪出现在其中一个骨瘤的中心腔中；E. 骨形成非常早期的阶段被描述为发生在破裂的毛囊炎附近（43 岁男性，背部）；F. 旺盛的骨破坏使这个发生在痣内的骨瘤空化（36 岁女性，面部）；G. 一个表皮包绕的管腔正在排出小骨瘤，它不再在真皮内（74 岁男性，足趾）；H. 来自 G 图骨瘤的高倍镜显示破骨病损 [豪希普（Howship）腔隙]

发病机制 皮肤骨瘤的起源中，真皮成纤维细胞有分化为成骨细胞的能力[282]。从成人毛囊皮肤培养的细胞可以直接向脂肪细胞和成骨细胞分化[283]。在成熟的骨中，占到皮肤胶原 80%～85% 的 I 型胶原沉积活化。原位杂交技术进一步提示给予一定的刺激，固有的成纤维细胞有能力调整为成骨细胞（参见"骨化性肌炎"），如同那些成骨细胞的特性一样，如高的碱性磷酸酶活性和骨粘连蛋白的高表达[274]。在体外通过皮肤成纤维细胞培养形成骨化已经在兔子模型中证实[284]。在多发粟粒性皮肤骨瘤中，运用四环素双标记技术的一个骨动力学研究证实其内部重塑率高[276]。

治疗原则 如果医学或者美容需要可以去除骨瘤。

化生性或继发性骨化

临床概要 化生性或继发性骨化发生于先前存在的病损中。骨化之前的皮损存在着相对坚硬的基质似乎是一个简单的先决条件。事实上，任何钙化过程的发生都可能进一步继发骨化[285]。

组织病理 最常表现出化生性骨化的肿瘤是毛母质瘤（Malherbe 钙化上皮瘤），出现在 14%～20% 的病变中[286]。矿化的影细胞吸引破骨巨细胞。矿化上皮组织出现破骨病变继之（"结合到"）类骨质物中的成骨性沉积物代替了岛状

的影细胞。因此该过程与软骨内成骨相似，其中，矿化的软骨是诱发因素并且可以导致有着薄层皮质类似正常肋骨横截面的填满脂肪的多孔网络形成。

基底细胞癌很少见骨化[286]，痣样基底细胞癌综合征中也罕见骨化[287]。骨化常常发生于基质中，但有时也发生于矿化的角蛋白微囊肿周围。皮内痣中骨化常常伴随毛囊炎发生。在结缔组织增生性恶性黑素瘤中，纤维性增生可能会产生胶结物导致骨形成[187]。由 S100 阳性的肿瘤细胞造成类骨质合成的罕见黑素瘤已被命名为成骨黑素瘤[288]。化生性骨化可以特殊地出现在瘢痕、烧伤伤痕[289]、静脉淤血（图 33-34）、肾源性系统性纤维化[290]、皮肤松弛样弹性纤维假黄瘤[291] 中，以及如局限性、系统性硬皮病[292] 的皮肤炎症过程中，和继发于中毒性表皮坏死松解后的多关节挛缩中[293]。

治疗原则 化生性骨化常常在病损组织活检或切除中被发现。是否需要完全切除病变组织取决于与它相关的肿瘤。

外伤后骨化

临床概要 骨化性肌炎（图 34-35）是一个伴有骨形成的非肿瘤的软组织（形成）过程。它有典型的影像学改变：团块带有不透射线的周边带，对应着病损中进展最晚和成熟的骨部分及相对透

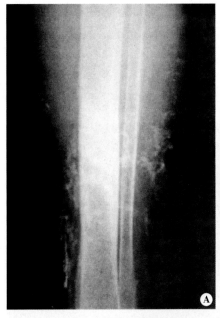
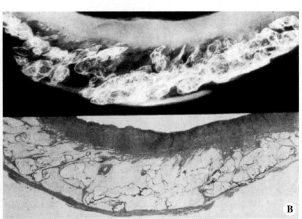

图 34-34　与慢性静脉瘀滞有关的异位性皮下骨化（60 岁女性，下肢慢性静脉瘀滞）

A. 在这张 X 线平片中，与静脉无关的不规则骨沉积发生于没有脂肪坏死的地方或者血清钙或血清磷异常的地方。B.X 线片（上部）很好地与在组织切片大体标本（下部）中脂肪组织内部或周围的不规则分叶骨化板的分布相关联。骨化发生于小叶间隔中。在组织学视野中，纤维化明显使真皮变厚。无功能的厚壁静脉长在皮下脂肪层中（如中间的左部）

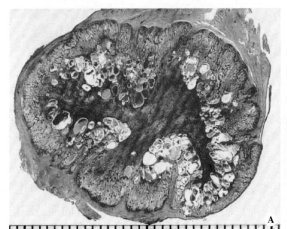
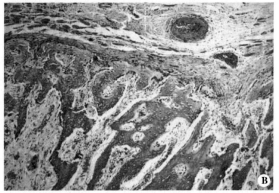

图 34-35　骨化性肌炎

A. 这个直径为 3cm 的圆形肿块中央细胞带没有骨化，周边多孔骨形成；B. 在肿块周围可被称作骨膜的组织中骨骼肌纤维消失，无疑提示受损肌肉中的间质结缔组织细胞是凝聚成骨的调节成骨细胞

明的、最大限度受伤的可能会有缺血的中心区。其他伴有骨形成的非肿瘤引起的软组织形成有软组织的假恶性骨肿瘤[294]（图 34-36）、严重反应性骨膜炎[295]和比骨化性肌炎更常发生在肢端部位的奇异的骨膜外骨软骨瘤增生[296]。

外生性甲下骨瘤（图 34-37），由 Dupuytren 第一个描述[297]，是一个相当常见的发生于远端指（趾）骨之下或甲旁的良性骨突出物，常常造成甲畸形[298]。它也常常被报道为甲下骨软骨瘤[299]——这个术语仅正确地适用于通常出现在生长期长骨[300]的骺软骨上常见的异常肿瘤。姆趾是最常见的位置，但其他足趾和手指均可被累及。尽管结节的直径常常只有短短几毫米，但它可以变得更大并造成整个远端指（趾）骨膨胀，并且可能伴随着溃疡，被当作嵌甲感染治疗一段时间。它常常与创伤[301]相关联，并且这些病例颇具说服力地支持创伤性诱导。X 线片可以显示来自远端指骨簇（图 34-37A）边界的骨赘生物并且避免做出另一个不正确的诊断[302]。病变长度和放射学密度与病程相一致。

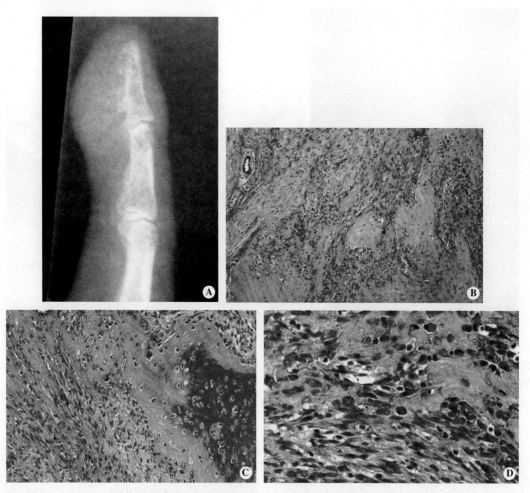

图 34-36　手指的纤维骨性假瘤（42 岁男性，没有创伤既往史，指尖迅速增大）

A.X 线平片显示小指终末端指骨球根状扩大，并有一些可能来源于骨膜表面的内部骨化密度影；B.活跃的梭形细胞背景中出现了类骨质的无序排布，左上角是一根汗腺导管；C.高细胞反应性病变内有部分嗜碱性矿化的类骨质产物（右边）；D.图中的细胞缺乏多形性改变和骨肉瘤见到的异常有丝分裂

按钮骨瘤　在当代人口（37.6%）和古代人口（41.1%）中十分常见，而且与年龄相关[303]。在 1/3 的病例中，人们有两个或两个以上的按钮骨瘤。

组织病理　骨化性肌炎和它相对应的皮下部分，骨化性脂膜炎，在外伤后生长早期出现有丝分裂活跃的梭形细胞增生，但是缺乏异常有丝分裂和极度多形性恶性增生，显示均一的核染色性。随后，围绕在细胞中央地带外周的密度高而成熟的骨产物减少了诊断的挑战性，因为它有着软组织骨肉瘤相反的结构模式，而且也不会出现在结节性筋膜炎中。

外生骨瘤（图 34-37B）　最早出现的改变是黏多糖与类骨质物质，这些物质是由紧连真皮（图 34-37C）骨膜和成纤维细胞调节生成的，最终逐渐过渡为软骨样和骨样的看上去让人担忧警惕的细胞（图 34-37D）。由于软骨有坚固而透明的特性，外生骨瘤通过破骨巨细胞沿着它的深面局部侵蚀，随即伴随着在任一软骨残留物中的发生软骨内骨沉积。凭借这种方式，通过消耗软骨在原始皮质中构建骨松质柄。这个过程一直在持续，病情加重可能是鞋类物品造成的持续性刺激造成的，同时皮肤成纤维细胞不断调节成基质形成细胞产生新的软骨帽物质[302]。

中线瘢痕的骨形成　十分罕见[304]，它的病因学也尚不清楚。病变在发生后的很长一段时间内都可能不被发现，除了少数情况下，患者通常无症状[305]。临床上，它应该与腹部恶性肿瘤术后瘢痕处的肿瘤复发相区别。

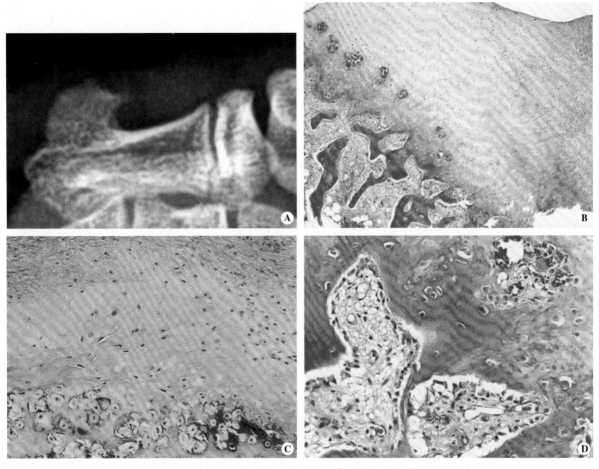

图 34-37　外生性甲下骨瘤（12 岁女性，伴疼痛的左拇指指甲畸形）

A.该X线平片显示多孔骨干从甲下远端指骨簇的完整皮质延长而来。真性骨软骨外生骨疣（骨软骨瘤）生长于指骨的干骺端（更接近）区域而不是尖部，皮质会反映出边沿，本图不是。B.切除的外生骨疣是覆盖于软骨内成骨形成的骨松质干上的软骨帽（顶部）。C.外生性甲下骨瘤侵袭性扩大的最早期阶段是真皮成纤维细胞（顶部）之间黏液样物质的精化。随着时间的推移，黏液样物质呈现出透明软骨的坚固性，干预细胞占领了其中的裂隙（底部）。D.破骨细胞侵蚀造成软骨缺损，随即发生骨替代

按钮骨瘤　有着骨密质平行层样的宏观和微观结构，有时会部分哈弗斯化，在偏振光下可以更好地观察到（图 34-38）[305]。

发病机制　骨化性肌炎由来自成纤维细胞和肌纤维膜鞘细胞的成骨细胞的创伤后调节造成，可发生在皮肤足够表浅的位置，引起皮肤科医师的注意[306]。按钮骨瘤的人口统计学分析发现该病在古今人类中发病率高，与性别和种族无关，其他灵长类动物中几乎没有。实际上，它们宏观和微观上都有骨密质平行层样的结构，有时会部分哈弗斯化，在偏振光下最好观察。这能支持该病是错构瘤而不是肿瘤性骨瘤，尽管外伤后外生骨疣仍是最有吸引力的假说。

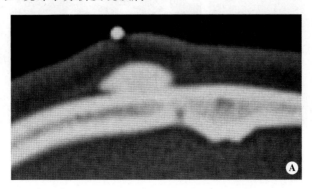

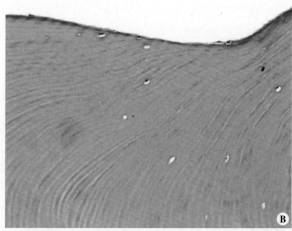
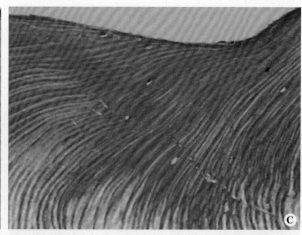

图 34-38 按钮骨瘤

A. 该 X 线片显示了生长于颅骨外皮层的骨赘生物；B. 骨密质的同心片状结构内散布着稀少骨细胞；C. 偏振光突出显示了伴随着交错的胶原纤维的同心片状结构

鉴别诊断 这些病变的鉴别诊断包括骨膜和骨膜外的骨肉瘤、骨膜软骨瘤及骨髓炎。骨化性肌炎和它皮下相对应的部分、骨化性脂膜炎，在伤后早期阶段可以类似外伤后生长早期的细胞型的、有丝分裂活跃的梭形细胞肉瘤，但是有着明显统一的核染色性，缺乏恶性肿瘤的极度多形性和异常有丝分裂。

治疗原则 本病应予以外科治疗。颅盖骨上的按钮骨瘤外科术前触诊常常诊断为囊肿。

骨外骨肉瘤

临床概要 这种侵袭性的肿瘤以不典型的间充质细胞合成骨样组织为特征（图 34-39），极度罕见，尤其是原发于皮肤的[307]。Llamas-Velasco 及其同事总结了 11 例文字报道的原发性皮肤骨肉瘤的病例的特征，目前又报道了 2 例[307]。总结起来，原发性皮肤骨外骨肉瘤在男性和女性均有发生，中位平均年龄为 71.3 岁，最常发生于头部或肢端。其他可以引起皮肤病医师注意的原发骨肉瘤部位包括阴茎[308]和舌头[309]。报道的病例几乎一半出现了转移或者死于疾病进展。已经报道的发生在皮肤的骨外骨肉瘤没有预先好发诱发因素，包括与基底细胞癌相邻、与恶性黑素瘤相关、发生于陈旧的烧伤瘢痕内、继发于放射线治疗或

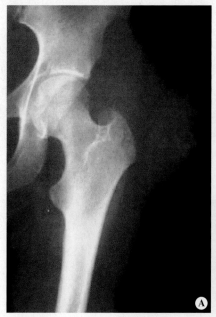
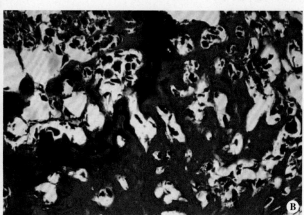

图 34-39 骨外骨肉瘤

A. 在此张 X 线平片中，髋关节侧面的椭圆形肿块有着中部不规则骨密度影，不像骨化性肌炎的外周骨化；B. 来自类骨质病变的细胞形态学上恶性的肿瘤细胞（与图 34-36D 相对比）

创伤后和发生于用电灼治疗日光性角化病后的部位[310]。起源于之前的肌炎骨化是可能的[311]。当骨肉瘤同时有显著的癌模式，如发现有基底细胞癌，可以使用癌肉瘤的名称。

　　组织病理　皮肤骨外骨肉瘤与原发性骨肉瘤有一样的组织学表现，恶性的间充质细胞组成骨样的肿瘤或者完全形成编织骨。大部分表现为成骨细胞骨肉瘤，其他的伴有成纤维细胞分化、软骨母细胞分化和毛细血管扩张型骨肉瘤的分化。碱性磷酸酶可能是前成骨细胞和成骨细胞的标志物[312]。骨肉瘤免疫组化阳性的有 vimentin、骨结合素和骨钙蛋白，而 S100 和细胞角蛋白标记通常阴性[307]。最近在生长的骨中发现免疫组化标记成骨细胞黏附分子 1（CADM1），在大部分骨肉瘤中呈膜性表达，但是在其他软组织肿瘤中罕见表达，可能被证明为骨肉瘤细胞的有用的诊断标记[312]。此外，文献报道了富 AT 序列结合蛋白 2（SATB2）对间充质肿瘤的成骨分化起作用，对于是骨样产物还是透明胶原有疑问的间充质细胞肿瘤可能是一个有用的辅助标志物[313]。

　　鉴别诊断　化生和反应性骨化可以发生在或者围绕伴有特殊特性的各种肿瘤如"纤维组织细胞"肿瘤（如皮肤纤维瘤）[314]、非典型纤维黄瘤[315]、软组织的骨化纤维黏液瘤[316]、指趾纤维骨化假瘤、骨化纤维黏液肿瘤、皮肤混合瘤、腱鞘巨细胞瘤，所有这些都缺乏骨肉瘤的细胞异型性改变[307]。此外，肉瘤样（骨原性）恶性黑素瘤[317]、未分化

的多型性肉瘤（恶性纤维组织细胞瘤）、外周神经鞘肿瘤（如恶性蝾螈瘤）和梅克尔细胞癌可以被证实向骨、软骨或者肌肉组织不同方向分化[250]。免疫组化和电子显微镜有助于检测这些伴有不同生物学行为的肿瘤。

　　纤维骨化假瘤通常发生于手指，其组织学特征为伴有灶性骨化产物的成纤维细胞增殖，缺乏骨化性肌炎的境界清楚的带状模式[294]（图34-36）。由于生长快速和侵袭性的组织病理表现，这个疾病可能会误诊为骨外或者骨膜外骨肉瘤[317]。一篇 2011 年的骨肉瘤皮肤转移的回顾性分析发现总共 23 例骨肉瘤只有 15 例皮肤转移，并且 1 例转移至头皮[318]。

　　治疗原则　完整切除后加上多药化疗是治疗原发性骨肉瘤的常规方法[319]。对于原发皮肤的骨外骨肉瘤没有特殊的治疗药物。

皮肤和软组织良性软骨肿瘤

软组织软骨瘤

　　临床概要　所有不同分化软骨肿瘤的标志性特点都是软骨细胞的成瘤性生长造成特征性软骨样肿瘤基质形成。独立于骨之外的良性软骨结节和团块包括皮肤软骨肿瘤是多种多样的，包括肿瘤、化生、畸形。通常被提及的如部分软组织或者骨外软骨瘤（图 34-40），大部分结节位于手部

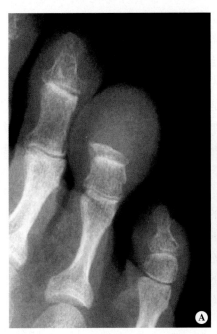

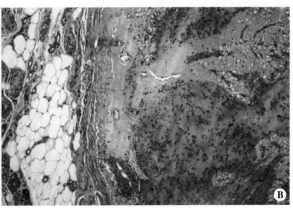

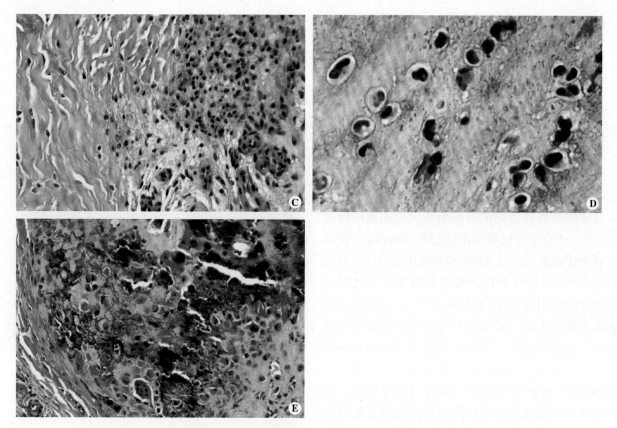

图 34-40 骨外（软组织）软骨瘤（62 岁男性，足趾疼痛肿胀 18 年）

A. 影像学平片显示在足趾尖的末端趾骨近端有差不多 2mm 的腐蚀，毗邻一个 1.4cm 的圆形非矿物化的软组织团块。B. 肿瘤由细胞、黏液、透明软骨等不同成分组成圆形的肿块。C. 从包绕的纤维组织开始逐渐出现的软骨组织样病变提示成纤维细胞通过基质产生成软骨细胞再变为腔隙内静态的软骨细胞的原位转化。D. 腔隙内的软骨细胞通常有椭圆形的或者肾形的核，不像滑膜和骨软骨瘤的圆形核。核的大小不一，在这种良性皮损内双核细胞非常常见。E. 在另一个病例中可以看到基质中围绕着肿瘤细胞的矿物化微粒和花环状嗜碱性矿物质沉积，与 X 线片中斑点状的高密度影一致，大约 1/3 的肿瘤可以出现

或者足部，尤其在中年成人的手指，但也可以发生在其他部位（如背部）[320] 和不同年龄，包括婴儿 [321]。大部分骨外软骨瘤是实体性的，可以附着于肌腱、腱鞘或者关节囊 [322]（图 34-40A）。这些结节缓慢长大，很少有疼痛或者压痛，直径很少超过 3cm。软组织软骨瘤可以表现为手指疼痛 [323]、急性阵发性炎症 [322]、弹响指 [324] 和压迫性神经障碍 [325]。很少局部复发。真性的皮肤软骨瘤，原发于真皮，很少在皮肤科文献内描述 [326]，可以是家族性的 [327]。

滑膜软骨瘤（关节囊内和关节周围） 和位于腱滑膜或者关节滑膜部位的多发纯软骨的（软骨瘤病）或者软骨 – 骨（骨软骨瘤病）结节都是滑膜下纤维组织化生变化产生的，其可以在关节周围或者沿着肌腱形成团块。如果靠近关节，关节囊内和关节周围软骨瘤可以从滑膜软骨瘤分化而来 [328]（图 34-41）。骨外骨软骨瘤是无痛的，缓慢生长的团块状成熟的透明软骨，伴有额外的软骨内骨化 [329]。与骨无关的腱滑膜骨软骨瘤可以引起腕管综合征 [330]。由于部位原因，这些肿瘤只有极少数会引起皮肤病理专家的注意。原发的滑膜软骨肉瘤非常罕见 [331]。

内生软骨瘤 是良性的骨内透明软骨肿瘤，位于第三指节骨（相反骨瘤更常见于近端），罕见但是可以造成甲营养不良的原因之一 [332]。

组织病理 软组织软骨瘤似乎通过成纤维细胞化生长大为肥大的细胞而使之前存在的结构性纤维组织及硫酸黏多糖膨胀，产生透明软骨（图 34-40），而在其外围发展和生长。在大多数软骨中肥大的软骨细胞通常有显著的拉长的肾形核而非预期的圆形。少数在中央或者外围见到点状或者重度的二羟焦磷酸钙和磷灰石结晶沉积 [334]。界线清楚的实性软骨可以见到局灶性纤维化、软骨内骨化（软组织骨软骨瘤）、黏液样改变（黏液

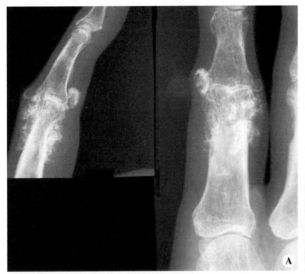
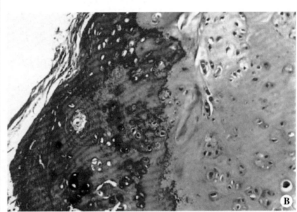

图 34-41　滑膜骨软骨瘤（71 岁男性；5 年病史，手指外伤后逐渐长大）

A. 围绕在指节关节近端的多发性小叶状病变，不透 X 线的轮廓与软骨内骨一致；B. 在可透射线的中等大小的细胞、实性的透明软骨（右侧）和包绕其的嗜酸性的骨（左侧）之间是矿物化软骨的嗜碱性带

软骨瘤）、囊性变和（或）出血。在少数软组织软骨瘤中的玻璃样小体，球形胞质内嗜酸性颗粒被认为可能是糖蛋白性质的分泌产物。超微结构下，通过电子探针 X 线微分析硫和钙的峰值，这是一些与粗面内质网侧面相关有复杂的结构特征的球形的，没有膜包绕的小体[335]。多细胞的软组织软骨瘤包含有扩大的软骨细胞，内有含量不等的软骨样基质，通常会被证实有细小的钙化和含有大量的破骨细胞样多核巨细胞与骨的软骨母细胞瘤非常相似[336]。这个可能是多核巨细胞沿着边缘和小叶间血管通道（图 34-40）形成的肉芽肿样反应（"软骨肉芽肿"）[337]。需要解释的是不论影像学或者临床上小的病变即使出现大量的异型性改变也需要忽视以避免不必要的毁形手术。肥大的、不成熟的双核或者多核软骨细胞不常见，并且如同骨的病变，没有必要认为是恶性的（图 34-40），它们的生物学行为与良性分化的那些没有差异。软组织软骨瘤的细胞呈现肌纤维物质和多形细胞特征，临床和影像学、细胞学三者综合考虑是正确诊断软组织软骨瘤的关键而不用在乎细胞的异型性[338]。免疫组化上，除了多核巨细胞大多数肿瘤细胞 vimentin 阳性。在整个肿瘤中可以散在出现 S100 阳性的细胞，超微结构上，软骨母细胞有特征性的微绒毛细胞边界[337]。

发病机制　软组织软骨瘤的生成细胞分析发现 6 号染色体、11 号染色体和 12q13—q15 畸变[339]。

鉴别诊断　软组织软骨瘤定义为无临床症状的和无害的临床病程，肿瘤和其下方的骨头不连接，肿瘤生长缓慢，没有年龄和性别的差异，没有肿瘤组织学特征[340]，鳃起源发育的软骨通常在儿童和婴儿的颈部两侧发生，可以与骨外软骨瘤显著的区分开来。从肢端滑膜（骨）软骨瘤病取的表浅的活检可能检测到一点点透明软骨（图 34-41）。少数软组织会出现组织学上含有令人困惑的软骨，包括混合瘤（顶泌汗腺或者小汗腺）、幼年腱膜纤维瘤（图 34-42）、腱鞘巨细胞瘤、纤维瘤病，偶尔脂肪瘤内的化生软骨，（腱）滑膜（骨）软骨瘤病，产生于骨化性肌炎和骨折后骨痂的软骨，在痛风石和假性痛风内或者周围的软骨化生，来源于外科手术切除的指（趾）骨的骨软骨骨赘或者骨肿瘤的软组织复发（如软骨黏液样纤维瘤）[341]。严重钙化的软骨瘤显示伴有巨细胞反应的颗粒区域，类似肿瘤样钙质沉着症或腱鞘巨细胞瘤。影像学方法可以鉴别来源于骨的肿瘤，如骨软骨瘤和甲下外生骨疣[342]。骨外软骨瘤伴有软骨基质矿化会在 X 线平片出现[343]，剩下的通过 MRI[344] 或者超声检查[345] 可识别。

治疗原则　软骨瘤可以观察，或者如果出现生理上不适或者美容学考虑则审慎切除。

钙化（青少年）腱膜纤维瘤

临床概要　钙化（青少年）腱膜纤维瘤（CAF）是一种罕见的良性肿瘤，临床表现为无痛的，可移动的实性团块，最为好发于儿童或者年轻成人手足的远侧端部位[346]。不常见的情况下，可以发生于非肢端的部位如头皮[347]、颈部[348]、腰骶部[349]、背部、膝部、大腿、前臂、肘部和手臂[350]。在X线平片上可以见到微小钙化灶（图34-42）。通常黏附于致密纤维结缔组织（如腱鞘、筋膜或骨膜）。CAF通常直径为1～5cm，分叶状，界线不清楚，具有一致性的致密纤维。

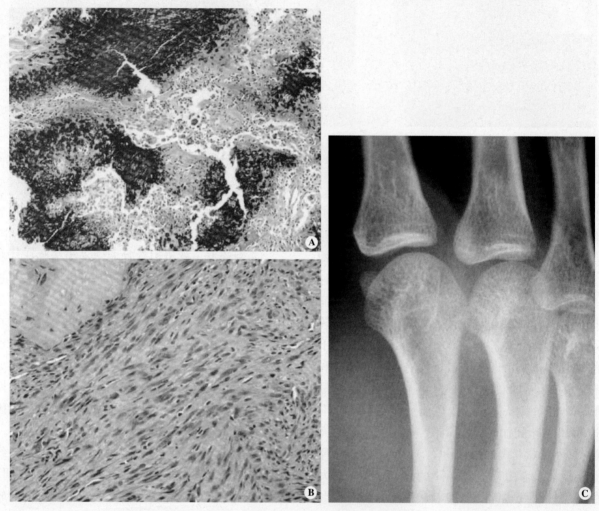

图34-42　钙化（少年）腱膜纤维瘤（27岁男性，手掌）：伴有特征性钙化的软骨岛（A）位于纤维瘤病样背景中（B），可解释普通X线片中斑点状密度影（C）

组织病理　组织学上，在每一个软骨样岛的边缘可见从圆形单核细胞和成纤维细胞逐渐向软骨细胞转化。其间的纤维瘤样区可见纺锤形成纤维细胞和偶见肌成纤维细胞。

发病机制　肿瘤的形态学模式某种程度上类似胚胎软骨，并且在纤维瘤病样区域可以出现围绕某些软骨岛的软骨周围纤维层过度生长，CAF可能表现为纤维瘤病的软骨类似物。有可能将该病认为是一个器官性肿瘤，具有向软骨和纤维组织双向分化的能力。

CAF已经被通过细针抽吸方法检测出有良性外观的梭形细胞、软骨细胞、多核巨细胞和钙化的碎片而诊断[351]，免疫组化常常出现vimentin阳性，也可能表达MSA、SMA、CD99、CD34、EMA、S100蛋白和CD68[350]。

鉴别诊断　熟悉这个疾病将有助于避免与其他疾病混淆，包括婴儿和腹外纤维瘤病、软骨瘤的软组织部分和婴儿纤维错构瘤[350]。不同于间叶细胞样的软骨肉瘤，后者为伴有透明软骨的高级别的梭形细胞肉瘤，在肿瘤的梭形细胞部分的有丝分裂不明显，Ki-67（细胞增殖指数）标记只有非常少的细胞阳性。

治疗原则　根据 Wick 和其同事的建议[352]，"所有具有典型特征的 CAF 的手术切除需要保守。实际上，如果有必要，可切除和重新切除，更可取的是彻底或者毁损性手术以维持肢端的功能。"50% 发展为单个或者多个复发。随着年龄的增长快速增长的趋势逐渐下降。各种参考文献报道没有发现转移的例子，虽然有一些文献间接提到有罕见的转化为恶性[353]。

软骨肉瘤

骨外黏液样软骨肉瘤

临床概要　骨外黏液样软骨肉瘤不常见，由于与脊索肉瘤相似也被称为脊索样肉瘤[352]。通常在成年男性中年发病，中位诊断年龄在 50 多岁左右[75,354,355]。在儿童只有少数报道[356-358]。肿瘤通常来源于深部软组织，尤其是下肢[75]。逐渐增大的团块可以引起疼痛，也可以不引起。大部分骨外黏液样肉瘤为大的卵圆形，有假包膜包绕，边界清楚，有分叶状结构。切除表面是黄褐色凝胶状的，通常有出血（图 34-43A）。MRI 显示肿瘤是富含水分射线可透的结节。

组织病理　骨外黏液样软骨肉瘤的特征是增殖的细胞为卵圆形和双极细胞，这些细胞嵌入在主要含有软骨素和硫酸角质素的丰富的黏液基质中[75,359]（图 34-43B）。病理为多重分叶状模式，肿瘤细胞看上去是从外周逐渐向叶状的中央发展。围绕着结节的纤维组织有出血和含铁血黄素沉积是其特征。肿瘤细胞有少量至中量的嗜酸性胞质，细胞核大小一致而不是多形核。偶尔，个别肿瘤细胞被腔隙包绕；然而，形成发育很好的透明软骨不常见。有丝分裂不多见，缺乏多核巨细胞。可以有显著的胶原化，梭形肿瘤细胞，基质少的区域肿瘤细胞在固态的背景下生长。超微结构下，黏液样软骨肉瘤的肿瘤细胞显示显著丰富的索状

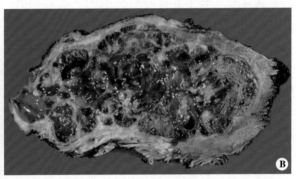

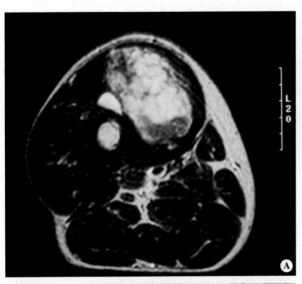

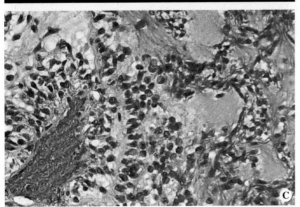

图 34-43　骨外黏液样软骨肉瘤（63 岁男性，17cm×8cm×8cm 大腿前肿块，手术后 28 个月死于与肿瘤无关的疾病）

A. MRI，由于肿瘤的水样基质含有如同皮下脂肪的一样的高氢成分而有一个高信号影；B. 肿瘤切面有发亮的黏液和出血；C. 在嗜碱性黏液基质背景下血管周围卵圆形或者星形细胞围绕血管成索状或者成堆排列

线粒体，内含有黏多糖基质。细胞有发育良好具有许多光滑囊泡的高尔基体。某些病例可以见到致密核心颗粒。池内小管是骨外黏液样软骨肉瘤的典型特征[360]。肿瘤细胞表达 vimentin 和 S100，也表达 NSE、突触素，不常表达 PGP 9.5 和上皮膜抗原（EMA），但是角蛋白阴性[360,361]。

鉴别诊断　软组织黏液样肿瘤包含了一组成分复杂的疾病，以显著的丰富的细胞外黏液样基质为特征，伴有显著不同的生物学可能性，因而不论是对于临床学家还是病理学家而言，诊断具有挑战性[362]。骨外黏液样软骨肉瘤的鉴别诊断很广，包含了许多反应性的病变和上皮样及间叶细胞的肿瘤，其中主要的是肌肉内黏液瘤、关节旁黏液瘤、神经肿瘤、皮肤和软组织肌上皮瘤[363]、良性多型性间叶细胞肿瘤的软组织部分[364]、黏液样脂肪肉瘤、黏液纤维肉瘤（黏液样恶性纤维组织细胞瘤）、转移癌、具有黏液样基质的转移性恶性黑素瘤和脊索瘤。黏液样软骨肉瘤没有典型的黏液样脂肪肉瘤的血管改变而且缺乏脂肪母细胞。FISH 检查在鉴别诊断时是非常有用的辅助诊断方法[365,366]。

发病机制　基于合成胶原的型别，细胞型骨外黏液样软骨肉瘤不是软骨细胞或者前软骨细胞，而是由原始的伴有局灶性多向分化的间叶细胞组成[367]。在孤核受体，*NR4A3*（也称 *CHN/NOR1*）呈现的融合基因，和最常见的 *EWSR1*[368]、[t（9；22）（q22；q12）]，产生 *EWSR1/INR4A3* 融合蛋白[366]。这个蛋白似乎导致某些基因的过度表达，从而导致发病[369]。也有其他不常见的易位的报道。

治疗原则　尽管骨外黏液样软骨肉瘤被认为是低度恶性的肉瘤，没有与本病相关的死亡报道，但是复发很常见，初始即需要手术切除并且延长密切随访的时间是非常必要的。此外，辅助治疗或姑息性放射治疗似乎是有益的[370]。

间叶细胞软骨肉瘤

临床概要　间叶细胞软骨肉瘤[371]代表的肿瘤原型为软骨形成前未分化的细胞向多灶性软骨细胞分化[150]形成，可以转移至皮肤[372]，呈现为快速增长的红斑结节。

组织病理　软骨样类型的絮状矿物表现和在信号增强的小叶内的低信号密度反映了分化的软

骨岛屿状散布在富集有未分化间叶细胞间的组织病理上的双向形态学特征（图 34-44）[373]，软骨区域 S100 阳性并显示超过 50% 的小圆蓝色细胞强表达 CD99 并有明显的膜标记模式[374]。p30/32（MIC2）的表达通常限于小细胞。可以见到小细胞表达 *desmin* 和（或）*SMA*，罕见的病例中，大量散在的横纹肌母细胞分化提示间叶细胞软骨肉瘤潜在的多表型性[375]。

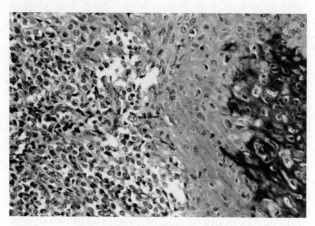

图 34-44　间叶细胞软骨肉瘤
如果没有零星岛屿状的软骨产物（右），小而圆的未分化细胞（左侧）可能容易误诊为尤因肉瘤或者淋巴瘤

发病机制　有少数病例报道有各种各样的染色体异常，但是间叶细胞软骨肉瘤最常见的复发性融合基因 *HEY1-NCOA2* 位于 8 号染色体上。这两个基因只相隔 10Mb 因而被认为是继发于[8]q13.3a21.1 的小间隙缺失[376]。

鉴别诊断　间叶细胞软骨肉瘤的细胞区域可以类似纤维肉瘤、尤因肉瘤、恶性血管周皮瘤、周围神经外胚层瘤、滑膜肉瘤。FISH 研究检测到 *HEY1-NCOA2* 融合基因有助于确定诊断[376]。

治疗原则　间叶细胞软骨肉瘤应用完整手术切除辅以放射治疗复发情况较少[377]。

少见骨和软骨疾病

胚胎组织和器官的发育起源于三个胚层：外胚层（皮肤和神经）、中胚层（血液、骨骼、肌肉、软骨和脂肪）、内胚层（呼吸和消化道）。通常认为各胚层的细胞型别是特异性的，在整个生命过程中不会从这一个交叉到另外一个。一个新的发现是一个组织系可以与另一个组织系交叉，被称为分化转移[378]。例如：来源于皮肤的前体细胞（外胚层）可以转化为成骨细胞（中胚层）；软骨样汗管瘤和皮肤混合瘤就有软骨结构。

之前有软骨肉瘤病史的患者出现皮肤病变临床医师需要警惕罕见转移性软骨肉瘤的可能性[379]。非常有趣的是一些转移病例会先于原发软骨肉瘤而诊断。这些转移病灶可以单发也可以多发，有轻度好发于头部和颈部的趋势[380]。

化生性癌（aka 癌肉瘤、肉瘤样癌、恶性混合瘤）是由恶性上皮细胞和异种间充质成分组成的双向肿瘤。很多包含有肉瘤样成分的肿瘤最好当作癌瘤性成分的化生性转化[381]。皮肤原发癌肉瘤不常见，根据 Tran 和其同事的总结至今大约只有 38 例报道[382]。不论男女，大部分的这种肿瘤见于老年患者的头颈部。显微镜下，最为常见的癌性成分分为鳞状细胞癌，继之为基底细胞癌，而最常见的肉瘤成分为骨肉瘤。

皮肤癌肉瘤被广泛地分为两个确切的组[382]。上皮来源的癌肉瘤（基底细胞癌或者鳞状细胞癌的上皮成分伴有肉瘤样的成分）发生在老年男性患者（平均年龄为 72 岁）光损伤的头颈部，5 年无瘤生存率约为 70%。相反，附属器癌肉瘤（小汗腺螺旋腺癌、汗孔癌、增生性外毛根鞘癌或者毛母质癌）发生在年轻一些的患者（平均年龄为 58 岁），表现为长期存在的结节最近长大，5 年无瘤生存率只有 25%。恶性的异种间质成分包括骨肉瘤、软骨肉瘤、平滑肌肉瘤和横纹肌肉瘤。与发生在内脏的化生性癌相反，原发于皮肤的似乎没有严重的侵袭性行为[382]。

乳腺的肉瘤样（化生性）癌，虽然是一个已为大家接受的侵袭性肿瘤，但非常罕见。其来源于癌性成分的化生成分，向所有的间充质细胞系分化。这类疾病的皮肤转移极端罕见，但是可以为软骨样肉瘤样[383]。

恶性间质瘤，被认为是一种向 3 个或 3 个以上的细胞成分分化的肉瘤，可以发生在皮肤（如发生在腹部切口瘢痕内的肿瘤可以包含有平滑肌肉瘤、软骨肉瘤和横纹肌肉瘤）[384]。

恶性黑素瘤显示灶性的散发性分化包括成纤维细胞／肌成纤维细胞、施万细胞、神经束膜、平滑肌、横纹肌肉瘤样、骨软骨的、神经节的和神经节神经母细胞的、神经内分泌的和上皮样的[385]。黑素瘤显示灶性的骨软骨样的分化是极其

罕见的，但是在原发皮肤的肿瘤展示有骨软骨样分化时需要在鉴别诊断时考虑黑素瘤[386]。伴有骨软骨分化的口腔黏膜黑素瘤恶性改变的鉴别诊断有多型性腺瘤、肉瘤样癌、骨源性肉瘤和间质细胞软骨肉瘤。有软骨分化的原发性阴道黑素瘤必须与原发性恶性混合性副中肾管肿瘤（原发性恶性米勒管混合瘤）鉴别[384]。

值得一提的一种舌部的良性肿瘤是外胚间充质软骨黏液样肿瘤（EMT），临床表现为舌背部前方没有症状的结节（极少数在腹侧），多见于 30 岁至 50 多岁的患者。显微镜下，没有胞膜的小叶由位于多种多样的软骨黏液样背景下片状或者绳索状的卵圆形至梭形的细胞组成。少数情况下，软骨样成分可以完全缺乏而引出的鉴别诊断有肌上皮瘤或者骨外软骨肉瘤。EMT 免疫组化 vimentin、S100、NSE、α-SMA 和 GFAP 阳性表达，而肌上皮瘤表达 S100，很少强表达 GFAP，而表达肌上皮的标志物和上皮标志物如 p63 和 EMA[387]。

非典型纤维黄瘤含有软骨分化的区域类似软骨肉瘤，S100 阳性表达[388]。

有报道消化道癌转移至皮肤伴有皮肤骨化生[389]。

耳郭假性囊肿是一个良性的表现为耳部可波动的肿胀性疾病，最常见于年轻的亚洲男性[390]。组织病理上，软骨内囊肿没有上皮内衬，有稀疏的淋巴细胞炎症反应（图 34-45）。

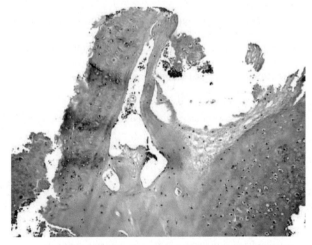

图 34-45　耳郭假性囊肿：耳郭软骨的间隙内衬软骨样组织，伴有稀疏的炎症反应。假性囊肿没有上皮样内衬

（施为肖易唐言译，钱悦校，
朱里审）

参考文献

1. Pytel P, Taxy JB, Krausz T. Divergent differentiation in malignant soft tissue neoplasms: the paradigm of liposarcoma and malignant peripheral nerve sheath tumor. *Int J Surg Pathol* 2005;13:19–28.

2. Shipman AR, Millington GW. Obesity and the skin. *Br J Dermatol* 2011;165:743–750.

3. Millington GW. Obesity, genetics and the skin. *Clin Exp Dermatol* 2013;38:50–56;quiz 56.

4. Napolitano L. The differentiation of white adipose cells:an electron microscope study. *J Cell Biol* 1963;18:663–679.

5. Headington JT. The histiocyte:in memoriam. *Arch Dermatol* 1986;122:532–533.

6. Silverman JS, Tamsen A. Fibrohistiocytic differentiation in subcutaneous fatty tumors. Study of spindle cell, pleomorphic, myxoid, and atypical lipoma and dedifferentiated liposarcoma cases composed in part of CD34+ fibroblasts and FXIIIa+ histiocytes. *J Cutan Pathol* 1997;24:484–493.

7. Ragsdale BD, Dupree WB. Neoplasms of the fatty tissues. In: Bogumill GB, Fleegler EJ, eds. *Tumors of the hand and upper limb.* New York, NY: Churchill Livingstone, 1993:254.

8. Mentzel T. Cutaneous lipomatous neoplasms. *Semin Diagn Pathol* 2001;18:250–257.

9. Mehregan AH, Tavafoghi V, Ghandchi A. Nevus lipomatosus cutaneus superficialis (Hoffmann-Zurhelle). *J Cutan Pathol* 1975;2:307–313.

10. Ghosh SK, Bandyopadhyay D, Jamadar NS. Nevus lipomatosus cutaneus superficialis: an unusual presentation. *Dermatol Online J* 2010;16:12.

11. Saez Rodriguez M, Rodriguez-Martin M, Carnerero A, et al. Naevus lipomatosus cutaneus superficialis on the nose. *J Eur Acad Dermatol Venereol* 2005;19:751–752.

12. Shinde GB, Viswanath V, Torsekar RG. Multiple yellowish plaques in cerebriform pattern on the right elbow: nevus lipomatosus cutaneous superficialis (NLCS)—classical type of Hoffmann and Zurhelle. *Int J Dermatol* 2012;51:662–664.

13. Howell JB. Nevus angiolipomatosus vs focal dermal hypoplasia. *Arch Dermatol* 1965;92:238–248.

14. Nogita T, Wong TY, Hidano A, et al. Pedunculated lipofibroma: a clinicopathologic study of thirty-two cases supporting a simplified nomenclature. *J Am Acad Dermatol* 1994;31:235–240.

15. Jones EW, Marks R, Pongsehirun D. Naevus superficialis lipomatosus: a clinicopathological report of twenty cases. *Br J Dermatol* 1975;93:121–133.

16. Dotz W, Prioleau PG. Nevus lipomatosus cutaneus superficialis: alight and electron microscopic study. *Arch Dermatol* 1984;120:376–379.

17. Cardot-Leccia N, Italiano A, Monteil MC, et al. Naevus lipomatosus superficialis: a case report with a 2p24 deletion. *Br J Dermatol* 2007;156:380–381.

18. Nomura Y, Ota M, Tochimaru H. Self-healing congenital generalized skin creases: Michelin tire baby syndrome. *J Am Acad Dermatol* 2010;63:1110–1111.

19. Ross CM. Generalized folded skin with an underlying lipomatous nevus: the Michelin Tire baby. *Arch Dermatol* 1969;100:320–323.

20. Schnur RE, Herzberg AJ, Spinner N, et al. Variability in the Michelin tire syndrome: a child with multiple anomalies, smooth muscle hamartoma, and familial paracentric inversion of chromosome 7q. *J Am Acad Dermatol* 1993;28:364–370.

21. Sardana K, Mendiratta V, Kakar N, et al. Spontaneously improving Michelin tire baby syndrome. *Pediatr Dermatol* 2003;20:150–152.

22. Kharfi M, Zaraa I, Chaouechi S, et al. Michelin tire syndrome: a report of two siblings. *Pediatr Dermatol* 2005;22:245–249.

23. Sato M, Ishikawa O, Miyachi Y, et al. Michelin tire syndrome: a congenital disorder of elastic fibre formation? *Br J Dermatol* 1997;136:583–586.

24. Boni R, Dummer R. Compression therapy in painful piezogenic pedal papules. *Arch Dermatol* 1996;132:127–128.

25. Laing VB, Fleischer AB Jr. Piezogenic wrist papules: a common and asymptomatic finding. *J Am Acad Dermatol* 1991;24:415–417.

26. Kahana M, Feinstein A, Tabachnic E, et al. Painful piezogenic pedal papules in patients with Ehlers-Danlos syndrome. *J Am Acad Dermatol* 1987;17:205–209.

27. Jahss MH, Kummer F, Michelson JD. Investigations into the fat pads of the sole of the foot: heel pressure studies. *Foot Ankle* 1992;13:227–232.

28. Buschmann WR, Jahss MH, Kummer F, et al. Histology and histomorphometric analysis of the normal and atrophic heel fat pad. *Foot Ankle Int* 1995;16:254–258.

29. Espana A, Pujol RM, Idoate MA, et al. Bilateral congenital adipose plantar nodules. *Br J Dermatol* 2000;142:1262–1264.

30. Semadeni BL, Mainetti C, Itin P, et al. Precalcaneal congenital fibrolipomatous hamartomas: report of 3 additional cases and discussion of the differential diagnosis. *Dermatology (Basel, Switzerland)* 2009;218:260–264.

31. Bender TWIII. Cutaneous manifestations of disease in athletes. *Skinmed* 2003;2:34–40.

32. Grosshans EM. Subfascial lipoma of the forehead. *J Am Acad Dermatol* 1990;23:153–154.

33. Ragab Y, Emad Y, Banakhar A. Inflammatory synovitis due to underlying lipoma arborescens (gadolinium-enhanced MRI features): report of two cases. *Clin Rheumatol* 2007;26:1791–1794.

34. Fletcher CD, Martin-Bates E. Intramuscular and intermuscular lipoma: neglected diagnoses. *Histopathology* 1988;12:275–287.

35. Meis JM, Enzinger FM. Myolipoma of soft tissue. *Am J Surg Pathol* 1991;15:121–125.

36. Amine B, Leguilchard F, Benhamou CL. Dercum's disease (adiposis dolorosa): a new case-report. *Joint Bone Spine* 2004;71:147–149.

37. Wortham NC, Tomlinson IP. Dercum's disease. *Skinmed* 2005;4:157–162;quiz 163–154.

38. Ross M, Goodman MM. Multiple symmetric lipomatosis (Launois-Bensaude syndrome). *Int J Dermatol* 1992;31:80–82.

39. Chuang CC, Cheng YF, Chang HP, et al. Madelung's disease. *J Chin Med Assoc* 2004;67:591–594.

40. Lee CH, Spence RA, Upadhyaya M, et al. Familial multiple lipomatosis with clear autosomal dominant inheritance and onset in early adolescence. *BMJ Case Rep* 2011;2011:bcr1020103395.

41. Buisson P, Leclair MD, Jacquemont S, et al. Cutaneous lipoma in children: 5 cases with Bannayan-Riley-Ruvalcaba syndrome. *J Pediatric Surg* 2006;41:1601–1603.

42. Lachlan KL, Lucassen AM, Bunyan D, et al. Cowden syndrome and Bannayan Riley Ruvalcaba syndrome represent one condition with variable expression and age-related penetrance: results of a clinical study of PTEN mutation carriers. *J Med Genet* 2007;44:579–585.

43. Klein JA, Barr RJ. Diffuse lipomatosis and tuberous sclerosis. *Arch Dermatol* 1986;122:1298–1302.

44. Happle R, Kuster W. Nevus psiloliparus: a distinct fatty tissue nevus. *Dermatology (Basel, Switzerland)* 1998;197:6–10.

45. Grimalt R, Ermacora E, Mistura L, et al. Encephalocraniocutaneous lipomatosis: case report and review of the literature. *Pediatr Dermatol* 1993;10:164–168.

46. Kamal D, Breton P, Bouletreau P. Congenital infiltrating lipomatosis of the face: report of three cases and review of the literature. *J Craniomaxillofac Surg* 2010;38:610–614.

47. Lee JH, Sung YH, Yoon JS, et al. Lipedematous scalp. *Arch Dermatol* 1994;130:802–803.

48. Twede JV, Turner JT, Biesecker LG, et al. Evolution of skin lesions in Proteus syndrome. *J Am Acad Dermatol* 2005; 52:834–838.

49. Mafong DD, Lee GA, Yu S, et al. Development of multiple lipomas during treatment with rosiglitazone in a patient with HIV-associated lipoatrophy. *AIDS (London, England)* 2004;18:1742–1744.

50. Dank JP, Colven R. Protease inhibitor-associated angiolipomatosis. *J Am Acad Dermatol* 2000;42:129–131.

51. Chen D, Misra A, Garg A. Clinical review 153: lipodystrophy in human immunodeficiency virus-infected patients. *J Clin Endocrinol Metab* 2002;87:4845–4856.

52. Ramdial PK, Madaree A, Singh B. Membranous fat necrosis in lipomas. *Am J Surg Pathol* 1997;21:841–846.

53. Zelger BG, Zelger B, Steiner H, et al. Sclerotic lipoma: lipomas simulating sclerotic fibroma. *Histopathology* 1997;31: 174–181.

54. Val-Bernal JF, Val D, Garijo MF, et al. Subcutaneous ossifying lipoma: case report and review of the literature. *J Cutan Pathol* 2007;34:788–792.

55. Katzer B. Histopathology of rare chondroosteoblastic metaplasia in benign lipomas. *Pathol, Res Pract* 1989;184:437–445.

56. Rodriguez-Fernandez A, Caro-Mancilla A. Cutaneous angiomyolipoma with pleomorphic changes. *J Am Acad Dermatol* 1993;29:115–116.

57. Debloom JR, Friedrichs A, Swick BL, et al. Management of cutaneous angiomyolipoma and its association with tuberous sclerosis. *J Dermatol* 2006;33:783–786.

58. Makino E, Yamada J, Tada J, et al. Cutaneous angiolipoleiomyoma. *J Am Acad Dermatol* 2006;54:167–171.

59. Beer TW. Cutaneous angiomyolipomas are HMB45 negative, not associated with tuberous sclerosis, and should be considered as angioleiomyomas with fat. *Am J Dermatopathol* 2005;27:418–421.

60. Mrozek K, Karakousis CP, Bloomfield CD. Chromosome 12 breakpoints are cytogenetically different in benign and malignant lipogenic tumors: localization of breakpoints in lipoma to 12q15 and in myxoid liposarcoma to 12q13.3. *Canc Res* 1993;53:1670–1675.

61. Terzioglu A, Tuncali D, Yuksel A, et al. Giant lipomas: a series of 12 consecutive cases and a giant liposarcoma of the thigh. *Dermatol Surg* 2004;30:463–467.

62. Dixon AY, McGregor DH, Lee SH. Angiolipomas: an ultrastructural and clinicopathological study. *Hum Pathol* 1981;12:739–747.

63. Arenaz Bua J, Luaces R, Lorenzo Franco F, et al. Angiolipoma in head and neck: report of two cases and review of the literature. *Int J Oral Maxillofacial Surg* 2010;39:610–615.

64. Howard WR, Helwig EB. Angiolipoma. *Arch Dermatol* 1960; 82:924–931.

65. Kanik AB, Oh CH, Bhawan J. Cellular angiolipoma. *Am J Dermatopathol* 1995;17:312–315.

66. Zamecnik M. Vascular myxolipoma (angiomyxolipoma) of subcutaneous tissue. *Histopathology* 1999;34:180–181.

67. Hunt SJ, Santa Cruz DJ, Barr RJ. Cellular angiolipoma. *Am J Surg Pathol* 1990;14:75–81.

68. Dionne GP, Seemayer TA. Infiltrating lipomas and angiolipomas revisited. *Cancer* 1974;33:732–738.

69. Puig L, Moreno A, de Moragas JM. Infiltrating angiolipoma: report of two cases and review of the literature. *J Dermatol Surg Oncol* 1986;12:617–619.

70. Beham A, Fletcher CD. Intramuscular angioma: a clinicopathological analysis of 74 cases. *Histopathology* 1991; 18:53–59.

71. Felipo F, Vaquero M, del Agua C. Pseudotumoral encapsulated fat necrosis with diffuse pseudomembranous degeneration. *J Cutan Pathol* 2004;31:565–567.

72. Hurt MA, Santa Cruz DJ. Nodular-cystic fat necrosis: are-evaluation of the so-called mobile encapsulated lipoma. *J Am Acad Dermatol* 1989;21:493–498.

73. Ghazanfari A, Oppenheimer R. Massive spindle cell lipoma. *Otolaryngol Head Neck Surg* 2006;134:164–165.

74. French CA, Mentzel T, Kutzner H, et al. Intradermal spindle cell/pleomorphic lipoma: a distinct subset. *Am J Dermatopathol* 2000;22:496–502.

75. Enzinger FM, Harvey DA. Spindle cell lipoma. *Cancer* 1975;36:1852–1859.

76. Diaz-Cascajo C, Borghi S, Weyers W. Fibrous spindle cell lipoma: report of a new variant. *Am J Dermatopathol* 2001;23:112–115.

77. Richmond I, Banerjee SS. Spindle cell lipoma—a pseudoangiomatous variant. *Histopathology* 1995;27:201.

78. Billings SD, Folpe AL. Diagnostically challenging spindle cell lipomas: a report of 34 "low-fat" and "fat-free" variants. *Am J Dermatopathol* 2007;29:437–442.

79. Pitt MA, Roberts IS, Curry A. Spindle cell and pleomorphic lipoma: an ultrastructural study. *Ultrastruct Pathol* 1995;19:475–480.

80. Aleixo PB, Hartmann AA, Menezes IC, et al. Can MDM2 and CDK4 make the diagnosis of well differentiated/dedifferentiated liposarcoma? An immunohistochemical study on 129 soft tissue tumours. *J Clin Pathol* 2009;62:1127–1135.

81. Chen BJ, Marino-Enriquez A, Fletcher CD, et al. Loss of retinoblastoma protein expression in spindle cell/pleomorphic lipomas and cytogenetically related tumors: an immunohistochemical study with diagnostic implications. *Am J Surg Pathol* 2012;36:1119–1128.

82. Rubin BP, Fletcher CD. The cytogenetics of lipomatous tumours. *Histopathology* 1997;30:507–511.

83. Dal Cin P, Sciot R, Polito P, et al. Lesions of 13q may occur independently of deletion of 16q in spindle cell/pleomorphic lipomas. *Histopathology* 1997;31:222–225.

84. Comunoglu N, Comunoglu C, Ekici AI, et al. Spindle cell lipoma. *Pol J Pathol* 2007;58:7–11.

85. Lin XY, Wang Y, Liu Y, et al. Pleomorphic lipoma lacking mature fat component in extensive myxoid stroma: a great diagnostic challenge. *Diagn Pathol* 2012;7:155.

86. Shmookler BM, Enzinger FM. Pleomorphic lipoma: a benign tumor simulating liposarcoma: aclinicopathologic analysis of 48 cases. *Cancer* 1981;47:126–133.

87. Miettinen M, Lehto VP, Virtanen I. Antibodies to intermediate filament proteins. Differential diagnosis of cutaneous tumors. *Arch Dermatol* 1985;121:736–741.

88. Prado FO, Ito FA, Di Hipolito O Jr, et al. Pleomorphic lipoma of the face: case report. *Oral Dis* 2006;12:73–76.

89. Thway K, Flora RS, Fisher C. Chondroid lipoma: an update and review. *Ann Diagn Pathol* 2012;16:230–234.

90. Flucke U, Tops BB, de Saint Aubain Somerhausen N, et al.

Presence of C11orf95-MKL2 fusion is a consistent finding in chondroid lipomas: a study of eight cases. *Histopathology* 2013;62:925–930.

91. Yang YJ, Damron TA, Ambrose JL. Diagnosis of chondroid lipoma by fine-needle aspiration biopsy. *Arch Pathol Lab Med* 2001;125:1224–1226.

92. Nielsen GP, O'Connell JX, Dickersin GR, et al. Chondroid lipoma, a tumor of white fat cells. A brief report of two cases with ultrastructural analysis. *Am J Surg Pathol* 1995;19:1272–1276.

93. Kindblom LG, Meis-Kindblom JM. Chondroid lipoma: an ultrastructural and immunohistochemical analysis with further observations regarding its differentiation. *Hum Pathol* 1995;26:706–715.

94. Meis JM, Enzinger FM. Chondroid lipoma: a unique tumor simulating liposarcoma and myxoid chondrosarcoma. *Am J Surg Pathol* 1993;17:1103–1112.

95. Ballaux F, Debiec-Rychter M, De Wever I, et al. Chondroid lipoma is characterized by t(11;16)(q13;p12–13). *Virchows Arch* 2004;444:208–210.

96. Lay K, Velasco C, Akin H, et al. Axillary hibernoma: an unusual soft tissue tumor. *Am Surg* 2000;66:787–788.

97. Furlong MA, Fanburg-Smith JC, Miettinen M. The morphologic spectrum of hibernoma: a clinicopathologic study of 170 cases. *Am J Surg Pathol* 2001;25:809–814.

98. Santambrogio L, Cioffi U, De Simone M, et al. Cervicomediastinal hibernoma. *Ann Thorac Surg* 1997;64:1160–1162.

99. Muszynski CA, Robertson DP, Goodman JC, et al. Scalp hibernoma: case report and literature review. *Surg Neurol* 1994;42:343–345.

100. Wilhelm KP, Eisenbeiss W, Wolff HH. Hibernoma of the forehead: arare tumor of brown fatty tissue in an unusual site [in German]. *Hautarzt* 1993;44:735–737.

101. Brines OA, Johnson MH. Hibernoma, a special fatty tumor;report of a case. *Am J Pathol* 1949;25:467–479.

102. Lee JC, Gupta A, Saifuddin A, et al. Hibernoma: MRI features in eight consecutive cases. *Clin Radiol* 2006;61:1029–1034.

103. Subramaniam RM, Clayton AC, Karantanis D, et al. Hibernoma: 18F FDG PET/CT imaging. *J Thorac Oncol* 2007;2:569–570.

104. Lele SM, Chundru S, Chaljub G, et al. Hibernoma: a report of 2 unus ual cases with a review of the literature. *Arch Pathol Lab Med* 2002;126:975–978.

105. Hashimoto H, Enjoji M. Liposarcoma: a clinicopathologic subtyping of 52 cases. *Acta Pathol* 1982;32:933–948.

106. Dardick I. Hibernoma: a possible model of brown fat histogenesis. *Hum Pathol* 1978;9:321–329.

107. Chirieac LR, Dekmezian RH, Ayala AG. Characterization of the myxoid variant of hibernoma. *Ann Diagn Pathol* 2006;10:104–106.

108. Mertens F, Rydholm A, Brosjo O, et al. Hibernomas are characterized by rearrangements of chromosome bands 11q13-21. *Int J Cancer* 1994;58:503–505.

109. Meloni AM, Spanier SS, Bush CH, et al. Involvement of 10q22 and 11q13 in hibernoma. *Cancer Genet Cytogenet* 1994;72:59–64.

110. Chen DY, Wang CM, Chan HL. Hibernoma: case report and literature review. *Dermatol Surg* 1998;24:393–395.

111. Murphey MD, Ruble CM, Tyszko SM, et al. From the archives of the AFIP: musculoskeletal fibromatoses: radiologic-pathologic correlation. *Radiographics* 2009;29:2143–2173.

112. Fetsch JF, Miettinen M, Laskin WB, et al. A clinicopathologic study of 45 pediatric soft tissue tumors with an admixture of adipose tissue and fibroblastic elements, and a proposal for classification as lipofibromatosis. *Am J Surg Pathol* 2000;24:1491–1500.

113. Kenney B, Richkind KE, Friedlaender G, et al. Chromosomal rearrangements in lipofibromatosis. *Cancer Genet Cytogenet* 2007;179:136–139.

114. Mentzel T, Calonje E, Fletcher CD. Lipoblastoma and lipoblastomatosis: a clinicopathological study of 14 cases. *Histopathology* 1993;23:527–533.

115. Bourelle S, Viehweger E, Launay F, et al. Lipoblastoma and lipoblastomatosis. *J Pediatr Orthop B* 2006;15:356–361.

116. Young RJ III, Warschaw KE, Elston DM, et al. Acral lipoblastoma. *Cutis* 2000;65:243–245.

117. Hicks J, Dilley A, Patel D, et al. Lipoblastoma and lipoblastomatosis in infancy and childhood: histopathologic, ultrastructural, and cytogenetic features. *Ultrastruct Pathol* 2001;25:321–333.

118. Sheckter CC, Francis CS, Block V, et al. Multifocal lipoblastoma of the face. *J Craniofac Surg* 2012;23:e585–587.

119. Reiseter T, Nordshus T, Borthne A, et al. Lipoblastoma: MRI appearances of a rare paediatric soft tissue tumour. *Pediatr Radiol* 1999;29:542–545.

120. Kocaoglu B, Erol B, Yalcin S, et al. Pediatric diffuse lipoblastomatosis of the foot—a case report and review of the literature. *Eur J Pediatr Surg* 2006;16:217–221.

121. Moholkar S, Sebire NJ, Roebuck DJ. Radiological-pathological correlation in lipoblastoma and lipoblastomatosis. *Pediatr Radiol* 2006;36:851–856.

122. Chun YS, Kim WK, Park KW, et al. Lipoblastoma. *J Pediatr Surg* 2001;36:905–907.

123. McVay MR, Keller JE, Wagner CW, et al. Surgical management of lipoblastoma. *J Pediatr Surg* 2006;41:1067–1071.

124. Brinkman AS, Maxfield B, Gill K, et al. A novel t(3;8) (p. 13;q21.1) translocation in a case of lipoblastoma. *Pediatr Surg Int* 2012;28:737–740.

125. Kuhnen C, Mentzel T, Fisseler-Eckhoff A, et al. Atypical lipomatous tumor in a 14-year-old patient: distinction from lipoblastoma using FISH analysis. *Virchows Arch* 2002;441:299–302.

126. O'Donnell KA, Caty MG, Allen JE, et al. Lipoblastoma: better termed infantile lipoma? *Pediatr Surg Int* 2000;16:458–461.

127. Sioletic S, Dal Cin P, Fletcher CD, et al. Well-differentiated and dedifferentiated liposarcomas with prominent myxoid stroma: analysis of 56 cases. *Histopathology* 2013;62:287–293.

128. Miller GG, Yanchar NL, Magee JF, et al. Tumor karyotype differentiates lipoblastoma from liposarcoma. *J Pediatr Surg* 1997;32:1771–1772.

129. Dilley AV, Patel DL, Hicks MJ, et al. Lipoblastoma: pathophysiology and surgical management. *J Pediatr Surg* 2001;36:229–231.

130. Mognato G, Cecchetto G, Carli M, et al. Is surgical treatment of lipoblastoma always necessary? *J Pediatr Surg* 2000;35:1511–1513.

131. Enterline HT, Culberson JD, Rochlin DB, et al. Liposarcoma: aclinical and pathological study of 53 cases. *Cancer* 1960;13:932–950.

132. Lucas DR, Nascimento AG, Sanjay BK, et al. Well-differentiated liposarcoma: the Mayo Clinic experience with 58 cases. *Am J Clin Pathol* 1994;102:677–683.

133. Weiss SW. Lipomatous tumors. *Monogr Pathol* 1996;38:207–239.

134. Shmookler BM, Enzinger FM. Liposarcoma occurring in children: an analysis of 17 cases and review of the litera-

ture. *Cancer* 1983;52:567–574.

135. Alaggio R, Coffin CM, Weiss SW, et al. Liposarcomas in young patients: a study of 82 cases occurring in patients younger than 22 years of age. *Am J Surg Pathol* 2009; 33:645–658.

136. Miser JS, Pizzo PA. Soft tissue sarcomas in childhood. *Pediatr Clin North Am* 1985;32:779–800.

137. Dei Tos AP, Mentzel T, Fletcher CD. Primary liposarcoma of the skin: a rare neoplasm with unusual high grade features. *Am J Dermatopathol* 1998;20:332–338.

138. Dei Tos AP. Liposarcoma: new entities and evolving concepts. *Ann Diagn Pathol* 2000;4:252–266.

139. Val-Bernal JF, Gonzalez-Vela MC, Cuevas J. Primary purely intradermal pleomorphic liposarcoma. *J Cutan Pathol* 2003;30:516–520.

140. Azumi N, Curtis J, Kempson RL, et al. Atypical and malignant neoplasms showing lipomatous differentiation: a study of 111 cases. *Am J Surg Pathol* 1987;11:161–183.

141. Evans HL, Soule EH, Winkelmann RK. Atypical lipoma, atypical intramuscular lipoma, and well differentiated retroperitoneal liposarcoma: a reappraisal of 30 cases formerly classified as well differentiated liposarcoma. *Cancer* 1979;43:574–584.

142. Evans HL. Atypical lipomatous tumor, its variants, and its combined forms: a study of 61 cases, with a minimum follow-up of 10 years. *Am J Surg Pathol* 2007;31:1–14.

143. Henricks WH, Chu YC, Goldblum JR, et al. Dedifferentiated liposarcoma: a clinicopathological analysis of 155 cases with a proposal for an expanded definition of dedifferentiation. *Am J Surg Pathol* 1997;21:271–281.

144. Roh HS, Lee HE, Park MH, et al. Subcutaneous myxoid and round cell liposarcoma. *Ann Dermatol* 2011;23:338–341.

145. Gardner JM, Dandekar M, Thomas D, et al. Cutaneous and subcutaneous pleomorphic liposarcoma: a clinicopathologic study of 29 cases with evaluation of MDM2 gene amplification in 26. *Am J Surg Pathol* 2012;36:1047–1051.

146. Fuglo HM, Maretty-Nielsen K, Hovgaard D, et al. Metastatic pattern, local relapse, and survival of patients with myxoid liposarcoma: a retrospective study of 45 patients. Sarcoma 2013;2013:548628.

147. Spanier SS, Floyd J. A clinicopathologic comparison of malignant fibrous histiocytoma and liposarcoma. *Instr Course Lect* 1989;38:407–417.

148. Evans HL. Smooth muscle in atypical lipomatous tumors: a report of three cases. *Am J Surg Pathol* 1990;14:714–718.

149. Kransdorf MJ, Meis JM, Jelinek JS. Dedifferentiated liposarcoma of the extremities: imaging findings in four patients. *AJR Am J Roentgenol* 1993;161:127–130.

150. Aigner T. Towards a new understanding and classification of chondrogenic neoplasias of the skeleton—biochemistry and cell biology of chondrosarcoma and its variants. *Virchows Arch* 2002;441:219–230.

151. Mentzel T, Fletcher CD. Dedifferentiated myxoid liposarcoma: a clinicopathological study suggesting a closer relationship between myxoid and well-differentiated liposarcoma. *Histopathology* 1997;30:457–463.

152. Fanburg-Smith JC, Miettinen M. Liposarcoma with meningothelial-like whorls: a study of 17 cases of a distinctive histological pattern associated with dedifferentiated liposarcoma. *Histopathology* 1998;33:414–424.

153. Nascimento AG, Kurtin PJ, Guillou L, et al. Dedifferentiated liposarcoma: a report of nine cases with a peculiar neurallike whorling pattern associated with metaplastic bone formation. *Am J Surg Pathol* 1998;22:

945–955.

154. Smith TA, Easley KA, Goldblum JR. Myxoid/round cell liposarcoma of the extremities: a clinicopathologic study of 29 cases with particular attention to extent of round cell liposarcoma. *Am J Surg Pathol* 1996;20:171–180.

155. Laurino L, Furlanetto A, Orvieto E, et al. Well-differentiated liposarcoma (atypical lipomatous tumors). *Semin Diagn Pathol* 2001;18:258–262.

156. Kreicbergs A, Tribukait B, Willems J, et al. DNA flow analysis of soft tissue tumors. *Cancer* 1987;59:128–133.

157. Turc-Carel C, Limon J, Dal Cin P, et al. Cytogenetic studies of adipose tissue tumors. II. recurrent reciprocal translocation t(12;16)(q13;p11) in myxoid liposarcomas. *Cancer Genet Cytogenet* 1986;23:291–299

158. Lee SE, Kim YJ, Kwon MJ, et al. High level of CDK4 amplification is a poor prognostic factor in well-differentiated and dedifferentiated liposarcoma. *Histol Histopathol* 2014;29(1):127–138.

159. Mustacchio V, Cabibi D, Minervini MI, et al. A diagnostic trap for the dermatopathologist: granulomatous reactions from cutaneous microimplants for cosmetic purposes. *J Cutan Pathol* 2007;34:281–283.

160. Shanks JH, Banerjee SS, Eyden BP. Focal rhabdomyosarcomatous differentiation in primary liposarcoma. *J Clin Pathol* 1996;49:770–772.

161. Kashima TG, Turley H, Dongre A, et al. Diagnostic utility of aP2/FABP4 expression in soft tissue tumours. *Virchows Arch* 2013;462:465–472.

162. Crago AM, Singer S. Clinical and molecular approaches to well differentiated and dedifferentiated liposarcoma. *Curr Opin Oncol* 2011;23:373–378.

163. Quinn TR, Young RH. Smooth-muscle hamartoma of the tunica dartos of the scrotum: report of a case. *J Cutan Pathol* 1997;24:322–326.

164. Gagne EJ, Su WP. Congenital smooth muscle hamartoma of the skin. *Pediatr Dermatol* 1993;10:142–145.

165. Jang HS, Kim MB, Oh CK, et al. Linear congenital smooth muscle hamartoma with follicular spotted appearance. *Br J Dermatol* 2000;142:138–142.

166. Berberian BJ, Burnett JW. Congenital smooth muscle hamartoma: a case report. *Br J Dermatol* 1986;115:711–714.

167. Slifman NR, Harrist TJ, Rhodes AR. Congenital arrector pili hamartoma: a case report and review of the spectrum of Becker's melanosis and pilar smooth-muscle hamartoma. *Arch Dermatol* 1985;121:1034–1037.

168. Darling TN, Kamino H, Murray JC. Acquired cutaneous smooth muscle hamartoma. *J Am Acad Dermatol* 1993;28: 844–845.

169. Urbanek RW, Johnson WC. Smooth muscle hamartoma associated with Becker's nevus. *Arch Dermatol* 1978; 114:104–106.

170. Garcia-Gavin J, Perez-Perez L, Allegue F, et al. Multiple congenital familial smooth muscle hamartoma in two siblings. *Dermatol Online J* 2012;18:7.

171. Zvulunov A, Rotem A, Merlob P, et al. Congenital smooth muscle hamartoma: prevalence, clinical findings, and follow-up in 15 patients. *Am J Dis Child* 1990;144:782–784.

172. Espineira-Carmona MJ, Aneiros-Fernandez J, Giron Prieto MS, et al. Smoothelin, a new marker for smooth muscle hamartoma. *Eur J Dermatol* 2012;22:549–550.

173. Montgomery H, Winkelmann RK. Smooth-muscle tumors of the skin. AMA *Arch Dermatol* 1959;79:32–40;discussion 40–41.

174. Grillo E, Boixeda P, Ballester A, et al. Congenital smooth

muscle hamartoma on the face treated using vascular laser. *Pediatr Dermatol* 2013;30(6):e250–e251.

175. Malhotra P, Walia H, Singh A, et al. Leiomyoma cutis: a clinicopathological series of 37 cases. *Indian J Dermatol* 2010;55:337–341.

176. Raj S, Calonje E, Kraus M, et al. Cutaneous pilar leiomyoma: clinicopathologic analysis of 53 lesions in 45 patients. *Am J Dermatopathol* 1997;19:2–9.

177. Straka BF, Wilson BB. Multiple papules on the leg. Multiple piloleiomyomas. *Arch Dermatol* 1991;127:1717, 1720.

178. Smith CG, Glaser DA, Leonardi C. Zosteriform multiple leiomyomas. *J Am Acad Dermatol* 1998;38:272–273.

179. Agarwalla A, Thakur A, Jacob M, et al. Zosteriform and disseminated lesions in cutaneous leiomyoma. *Acta Derm Venereol* 2000;80:446.

180. Peters CW, Hanke CW, Reed JC. Nevus leiomyomatosus systematicus. *Cutis* 1981;27:484–486.

181. Kim GW, Park HJ, Kim HS, et al. Giant piloleiomyoma of the forehead. *Ann Dermatol* 2011;23:S144–S146.

182. Shewmake SW, Izuno GT. Supernumerary areolae. *Arch Dermatol* 1977;113:823–825.

183. Newman PL, Fletcher CD. Smooth muscle tumours of the external genitalia: clinicopathological analysis of a series. *Histopathology* 1991;18:523–529.

184. Ramesh P, Annapureddy SR, Khan F, et al. Angioleiomyoma: a clinical, pathological and radiological review. *Int J Clin Pract* 2004;58:587–591.

185. Fitzpatrick JE, Mellette JR Jr, Hwang RJ, et al. Cutaneous angiolipoleiomyoma. *J Am Acad Dermatol* 1990;23:1093–1098.

186. Henley ND, Tokarz VA. Multiple cutaneous and uterine leiomyomatosis in a 36-year-old female, and discussion of hereditary leiomyomatosis and renal cell carcinoma. *Int J Dermatol* 2012;51:1213–1216.

187. Moreno A, Lamarca J, Martinez R, et al. Osteoid and bone formation in desmoplastic malignant melanoma. *J Cutan Pathol* 1986;13:128–134.

188. Grubb RL III, Franks ME, Toro J, et al. Hereditary leiomyomatosis and renal cell cancer: a syndrome associated with an aggressive form of inherited renal cancer. *J Urol* 2007;177:2074–2079;discussion 2079–2080.

189. Sanz-Ortega J, Vocke C, Stratton P, et al. Morphologic and molecular characteristics of uterine leiomyomas in hereditary leiomyomatosis and renal cancer (HLRCC) syndrome. *Am J Surg Pathol* 2013;37:74–80.

190. Mentzel T, Wadden C, Fletcher CD. Granular cell change in smooth muscle tumours of skin and soft tissue. *Histopathology* 1994;24:223–231.

191. Dobashi Y, Iwabuchi K, Nakahata J, et al. Combined clear and granular cell leiomyoma of soft tissue: evidence of transformation to a histiocytic phenotype. *Histopathology* 1999;34:526–531.

192. De Rosa G, Boscaino A, Giordano G, et al. Symplastic leiomyoma of the scrotum: a case report. *Pathologica* 1996;88:55–57.

193. Kawagishi N, Kashiwagi T, Ibe M, et al. Pleomorphic angioleiomyoma. *Am J Dermatopathol* 2000;22:268–271.

194. McGinley KM, Bryant S, Kattine AA, et al. Cutaneous leiomyomas lack estrogen and progesterone receptor immunoreactivity. *J Cutan Pathol* 1997;24:241–245.

195. Hachisuga T, Hashimoto H, Enjoji M. Angioleiomyoma: a clinicopathologic reappraisal of 562 cases. *Cancer* 1984;54:126–130.

196. Sajben FP, Barnette DJ, Barrett TL. Intravascular angioleio-

myoma. *J Cutan Pathol* 1999;26:165–167.

197. Buyukbabani N, Tetikkurt S, Ozturk AS. Cutaneous angiomyolipoma: report of two cases with emphasis on HMB-45 utility. *J Eur Acad Dermatol Venereol* 1998;11:151–154.

198. Scurry JP, Carey MP, Targett CS, et al. Soft tissue lipoleiomyoma. *Pathology* 1991;23:360–362.

199. Mann PR, Haye KR. An electron microscope study on the acantholytic and dyskeratotic processes in Darier's disease. *Br J Dermatol* 1970;82:561–566.

200. Seifert HW. Ultrastructural investigation on cutaneous angioleiomyoma. *Arch Dermatol Res* 1981;271:91–99.

201. Lun KR, Spelman LJ. Multiple piloleiomyomas. *Australas J Dermatol* 2000;41:185–186.

202. Baugh W, Quigley MM, Barrett TL. Palisaded angioleiomyoma. *J Cutan Pathol* 2000;27:526–528.

203. Toro JR, Travis LB, Wu HJ, et al. Incidence patterns of soft tissue sarcomas, regardless of primary site, in the surveillance, epidemiology and end results program, 1978–2001: an analysis of 26,758 cases. *Int J Cancer* 2006;119:2922–2930.

204. Porter CJW, Januszkiewicz JS. Cutaneous leiomyosarcoma. *Plast Reconstr Surg* 2002;109:964–967.

205. Fields JP, Helwig EB. Leiomyosarcoma of the skin and subcutaneous tissue. *Cancer* 1981;47:156–169.

206. Kraft S, Fletcher CD. Atypical intradermal smooth muscle neoplasms: clinicopathologic analysis of 84 cases and a reappraisal of cutaneous "leiomyosarcoma". *Am J Surg Pathol* 2011;35:599–607.

207. Schadendorf D, Haas N, Ostmeier H, et al. Primary leiomyosarcoma of the skin: a histological and immunohistochemical analysis. *Acta Derm Venereol* 1993;73:143–145.

208. Swanson PE, Stanley MW, Scheithauer BW, et al. Primary cutaneous leiomyosarcoma: a histological and immunohistochemical study of 9 cases, with ultrastructural correlation. *J Cutan Pathol* 1988;15:129–141.

209. Alessi E, Sala F. Leiomyosarcoma in ectopic areola. *Am J Dermatopathol* 1992;14:165–169.

210. Yamamura T, Takada A, Higashiyama M, et al. Subcutaneous leiomyosarcoma developing in a radiation dermatitis. *Dermatologica* 1991;183:154–156.

211. White IR, MacDonald DM. Cutaneous leiomyosarcoma with coexistent superficial angioleiomyoma. *Clin Exp Dermatol* 1981;6:333–337.

212. Phelan JT, Sherer W, Mesa P. Malignant smoothmuscle tumors (leiomyosarcomas) of soft-tissue origin. *N Engl J Med* 1962;266:1027–1030.

213. Oliver GF, Reiman HM, Gonchoroff NJ, et al. Cutaneous and subcutaneous leiomyosarcoma: a clinicopathological review of 14 cases with reference to antidesmin staining and nuclear DNA patterns studied by flow cytometry. *Br J Dermatol* 1991;124:252–257.

214. Hashimoto H, Daimaru Y, Tsuneyoshi M, et al. Leiomyosarcoma of the external soft tissues: a clinicopathologic, immunohistochemical, and electron microscopic study. *Cancer* 1986;57:2077–2088.

215. Kaddu S, Beham A, Cerroni L, et al. Cutaneous leiomyosarcoma. *Am J Surg Pathol* 1997;21:979–987.

216. Yamamoto T, Minami R, Ohbayashi C, et al. Epithelioid leiomyosarcoma of the external deep soft tissue. *Arch Pathol Lab Med* 2002;126:468–470.

217. Sironi M, Assi A, Pasquinelli G, et al. Not all granular cell tumors show schwann cell differentiation: a granular cell leiomyosarcoma of the thumb, a case report. *Am J Dermatopathol* 1999;21:307–309.

218. de Saint Aubain Somerhausen N, Fletcher CD. Leiomyosar-

coma of soft tissue in children: clinicopathologic analysis of 20 cases. *Am J Surg Pathol* 1999;23:755–763.

219. Choy C, Cooper A, Kossard S. Primary cutaneous diffuse leiomyosarcoma with desmoplasia. *Australas J Dermatol* 2006;47:291–295.

220. Chen KT, Kuo TT, Hoffmann KD. Leiomyosarcoma of the breast: a case of long survival and late hepatic metastasis. *Cancer* 1981;47:1883–1886.

221. Perrone T, Dehner LP. Prognostically favorable "mitotically active" smooth-muscle tumors of the uterus: aclinicopathologic study of ten cases. *Am J Surg Pathol* 1988;12:1–8.

222. Gustafson P, Willen H, Baldetorp B, et al. Soft tissue leiomyosarcoma: a population-based epidemiologic and prognostic study of 48 patients, including cellular DNA content. *Cancer* 1992;70:114–119.

223. Rubin BP, Fletcher CD. Myxoid leiomyosarcoma of soft tissue, an underrecognized variant. *Am J Surg Pathol* 2000;24:927–936.

224. Lundgren L, Kindblom LG, Seidal T, et al. Intermediate and fine cytofilaments in cutaneous and subcutaneous leiomyosarcomas. *APMIS* 1991;99:820–828.

225. Derre J, Lagace R, Nicolas A, et al. Leiomyosarcomas and most malignant fibrous histiocytomas share very similar comparative genomic hybridization imbalances: an analysis of a series of 27 leiomyosarcomas. *Lab Invest* 2001;81:211–215.

226. Manivel JC WM, Dehner LP. Non-vascular sarcomas of the skin. In: Wick MR. *Pathology of unusual malignant cutaneous tumors*. New York, NY: Marcel Dekker, 1985:211.

227. Nielsen GP, Rosenberg AE, Koerner FC, et al. Smooth-muscle tumors of the vulva: a clinicopathological study of 25 cases and review of the literature. *Am J Surg Pathol* 1996;20:779–793.

228. Chang C-P, Chen G-S. Rhabdomyomatous mesenchymal hamartoma: a plaque-type variant in an adult. *Kaohsiung J Med Sci* 2005;21:185–188.

229. Schrecengost JE, Tabbara S, Patterson J, et al. Cutaneous mesenchymal hamartoma with mixed myogenous differentiation. *J Cutan Pathol* 2006;33:327–330.

230. Solis-Coria A, Vargas-Gonzalez R, Sotelo-Avila C. Rhabdomyomatous mesenchymal hamartoma presenting as a skin tag in the sternoclavicular area. *Pathol Oncol Res* 2007;13:375–378.

231. Sahn EE, Garen PD, Pai GS, et al. Multiple rhabdomyomatous mesenchymal hamartomas of skin. *Am J Dermatopathol* 1990;12:485–491.

232. Kawada H, Kawada J, Iwahara K, et al. Multiple cutaneous rhabdomyomas in a child. *Eur J Dermatol* 2004;14:418–420.

233. Walsh SN, Hurt MA. Cutaneous fetal rhabdomyoma: a case report and historical review of the literature. *Am J Surg Pathol* 2008;32:485–491.

234. Verdolini R, Goteri G, Brancorsini D, et al. Adult rhabdomyoma: report of two cases of rhabdomyoma of the lip and of the eyelid. *Am J Dermatopathol* 2000;22:264–267.

235. Willis J, Abdul-Karim FW, di Sant'Agnese PA. Extracardiac rhabdomyomas. *Semin Diagn Pathol* 1994;11:15–25.

236. Cronin CT, Keel SB, Grabbe J, et al. Adult rhabdomyoma of the extremity: a case report and review of the literature. *Hum Pathol* 2000;31:1074–1080.

237. Lin GY, Sun X, Badve S. Pathologic quiz case: vaginal wall mass in a 47-year-old woman. Vaginal rhabdomyoma. *Arch Pathol Lab Med* 2002;126:1241–1242.

238. de Trey LA, Schmid S, Huber GF. Multifocal adult rhabdomyoma of the head and neck manifestation in 7 loca-

tions and review of the literature. *Case Rep Otolaryngol* 2013;2013:758416.

239. Hansen T, Katenkamp D. Rhabdomyoma of the head and neck: morphology and differential diagnosis. *Virchows Arch* 2005;447:849–854.

240. Wade WM, Roy EW. Idiopathic masseter muscle hypertrophy: report of case. *J Oral Surg* 1971;29:196–200.

241. Bond SJ, Seibel N, Kapur S, et al. Rhabdomyosarcoma of the clitoris. *Cancer* 1994;73:1984–1986.

242. Scatena C, Massi D, Franchi A, et al. Rhabdomyosarcoma of the skin resembling carcinosarcoma: report of a case and literature review. *Am J Dermatopathol* 2012;34:e1–e6.

243. Marburger TB, Gardner JM, Prieto VG, et al. Primary cutaneous rhabdomyosarcoma: a clinicopathologic review of 11 cases. *J Cutan Pathol* 2012;39:987–995.

244. Agamanolis DP, Dasu S, Krill CE. Tumors of skeletal muscle. *Hum Pathol* 1986;17:778–795.

245. Gong Y, Chao J, Bauer B, et al. Primary cutaneous alveolar rhabdomyosarcoma of the perineum. *Arch Pathol Lab Med* 2002;126:982–984.

246. Folpe AL, McKenney JK, Bridge JA, et al. Sclerosing rhabdomyosarcoma in adults: report of four cases of a hyalinizing, matrix-rich variant of rhabdomyosarcoma that may be confused with osteosarcoma, chondrosarcoma, or angiosarcoma. *Am J Surg Pathol* 2002;26:1175–1183.

247. Jo VY, Marino-Enriquez A, Fletcher CD. Epithelioid rhabdomyosarcoma: clinicopathologic analysis of 16 cases of a morphologically distinct variant of rhabdomyosarcoma. *Am J Surg Pathol* 2011;35:1523–1530.

248. Hoang MP, Sinkre P, Albores-Saavedra J. Rhabdomyosarcoma arising in a congenital melanocytic nevus. *Am J Dermatopathol* 2002;24:26–29.

249. Downs-Kelly E, Shehata BM, Lopez-Terrada D, et al. The utility of FOXO1 fluorescence in situ hybridization (FISH) in formalin-fixed paraffin-embedded specimens in the diagnosis of alveolar rhabdomyosarcoma. *Diagn Mol Pathol* 2009;18:138–143.

250. Fernandez-Figueras MT, Puig L, Gilaberte M, et al. Merkel cell (primary neuroendocrine) carcinoma of the skin with nodal metastasis showing rhabdomyosarcomatous differentiation. *J Cutan Pathol* 2002;29:619–622.

251. Chakrapani AL, White CR, Korcheva V, et al. Congenital extrarenal malignant rhabdoid tumor in an infant with distal 22q11.2 deletion syndrome: the importance of SMARCB1. *Am J Dermatopathol* 2012;34:e77–e80.

252. Weeks DA, Beckwith JB, Mierau GW. Rhabdoid tumor: an entity or a phenotype? *Arch Pathol Lab Med* 1989;113:113–114.

253. Dominey A, Paller AS, Gonzalez-Crussi F. Congenital rhabdoid sarcoma with cutaneous metastases. *J Am Acad Dermatol* 1990;22:969–974.

254. Oda Y, Tsuneyoshi M. Extrarenal rhabdoid tumors of soft tissue: clinicopathological and molecular genetic review and distinction from other soft-tissue sarcomas with rhabdoid features. *Pathol Int* 2006;56:287–295.

255. Jackson EM, Sievert AJ, Gai X, et al. Genomic analysis using high-density single nucleotide polymorphism-based oligonucleotide arrays and multiplex ligation-dependent probe amplification provides a comprehensive analysis of INI1/SMARCB1 in malignant rhabdoid tumors. *Clin Cancer Res* 2009;15:1923–1930.

256. Allam-Nandyala P, Bui MM, DeConti R, et al. Squamous cell carcinoma with rhabdoid phenotype of skin/soft tissue in a transplant patient: an exceptional case and review of the literature. *Diagn Cytopathol* 2013;41:159–163.

257. Borek BT, McKee PH, Freeman JA, et al. Primary malignant melanoma with rhabdoid features: a histologic and immunocytochemical study of three cases. *Am J Dermatopathol* 1998;20:123–127.

258. Morgan MB, Stevens L, Patterson J, et al. Cutaneous epithelioid malignant nerve sheath tumor with rhabdoid features: a histologic, immunohistochemical, and ultrastructural study of three cases. *J Cutan Pathol* 2000;27:529–534.

259. Leong FJ, Leong AS. Malignant rhabdoid tumor in adults—heterogenous tumors with a unique morphological phenotype. *Pathol ResPract* 1996;192:796–807.

260. Jain M, Harbhajanka A, Choudhary SR. Cytomorphology and immunohistochemistry of extrarenal rhabdoid tumor: a case report with review of literature. *Indian J Pathol Microbiol* 2011;54:819–821.

261. Horazdovsky R, Manivel JC, Cheng EY. Surgery and actinomycin improve survival in malignant rhabdoid tumor. *Sarcoma* 2013;2013:315170.

262. Kransdorf MJ, Meis JM. From the archives of the AFIP. Extraskeletal osseous and cartilaginous tumors of the extremities. *Radiographics* 1993;13:853–884.

263. Gear AJL, Buckley C, Kaplan F, et al. Multifactorial refractory heterotopic ossification. *Ann Plast Surg* 2004;52:319–324.

264. Albright F, Forbes AP, Henneman PH. Pseudo-pseudohypoparathyroidism. *Trans Assoc Am Physicians* 1952;65:337–350.

265. Prendiville JS, Lucky AW, Mallory SB, et al. Osteoma cutis as a presenting sign of pseudohypoparathyroidism. *Pediatric Dermatol* 1992;9:11–18.

266. Peterson WC Jr, Carlson CH, Singer L, et al. Analysis of ectopic bone in osteoma cutis. *Arch Dermatol* 1963;88:540–545.

267. Goeteyn V, De Potter CR, Naeyaert JM. Osteoma cutis in pseudohypoparathyroidism. *Dermatology (Basel, Switzerland)* 1999;198:209–211.

268. Spranger J. Skeletal dysplasia: Albright's hereditary osteodystrophy. In: Bergsma D, ed. *The clinical delineation of birth defects.* New York, NY: National Foundation March of Dimes,1968:122.

269. Aldred MA, Aftimos S, Hall C, et al. Constitutional deletion of chromosome 20q in two patients affected with albright hereditary osteodystrophy. *Am J Med Genet* 2002;113:167–172.

270. Piesowicz AT. Pseudo-pseudo hypoparathyroidism with osteoma cutis. *Proc R Soc Med* 1965;58:126–128.

271. Kaplan FS, Shore EM. Progressive osseous heteroplasia. *J Bone Miner Res* 2000;15:2084–2094.

272. Chan I, Hamada T, Hardman C, et al. Progressive osseous heteroplasia resulting from a new mutation in the GNAS1 gene. *Clin Exp Dermatol* 2004;29:77–80.

273. McFarland GS, Robinowitz B, Say B. Fibrodysplasia ossificans progressiva presenting as fibrous scalp nodules. *Cleve Clin Q* 1984;51:549–552.

274. Cohen PR, Tschen JA, Schulze KE, et al. Dermal plaques of the face and scalp. Platelike osteoma cutis. *Arch Dermatol* 2007;143:109–114.

275. Oikarinen A, Tuomi ML, Kallionen M, et al. A study of bone formation in osteoma cutis employing biochemical, histochemical and in situ hybridization techniques. *Acta Derm Venereol* 1992;72:172–174.

276. Goldminz D, Greenberg RD. Multiple miliary osteoma cutis. *J Am Acad Dermatol* 1991;24:878–881.

277. Basler RS, Taylor WB, Peacor DR. Postacne osteoma cutis. X-ray diffraction analysis. *Arch Dermatol* 1974;110:113–114.

278. Douri T, Shawaf AZ. Plate-like cutaneous osteoma on the scalp. *Dermatol Online J* 2006;12:17–17.

279. Burgdorf W, Nasemann T. Cutaneous osteomas: a clinical and histopathologic review. *Arch Dermatol Res* 1977;260:121–135.

280. Helm F, De la Pava S, Klein E. Multiple miliary osteomas of the skin: report of a case. *Arch Dermatol* 1967;96:681–682.

281. Thielen AM, Stucki L, Braun RP, et al. Multiple cutaneous osteomas of the face associated with chronic inflammatory acne. *J Eur Acad Dermatol Venereol* 2006;20:321–326.

282. Hee CK, Jonikas MA, Nicoll SB. Influence of three-dimensional scaffold on the expression of osteogenic differentiation markers by human dermal fibroblasts. *Biomaterials* 2006;27:875–884.

283. Richardson GD, Arnott EC, Whitehouse CJ, et al. Cultured cells from the adult human hair follicle dermis can be directed toward adipogenic and osteogenic differentiation. *J Invest Dermatol* 2005;124:1090–1091.

284. Xu RH, Rao HM, Zhu YP, et al. Effects of osteogenesis on dermal fibroblasts cultured in vitro. *Chin Med J (Engl)* 1993;106:825–829.

285. Walsh JS, Fairley JA. Calcifying disorders of the skin. *J Am Acad Dermatol* 1995;33:693–706;quiz 707–610.

286. Conlin PA, Jimenez-Quintero LP, Rapini RP. Osteomas of the skin revisited: a clinicopathologic review of 74 cases. *Am J Dermatopathol* 2002;24:479–483.

287. Mason JK, Helwig EB, Graham JH. Pathology of the nevoid basal cell carcinoma syndrome. *Arch Pathol* 1965;79:401–408.

288. Lucas DR, Tazelaar HD, Unni KK, et al. Osteogenic melanoma: arare variant of malignant melanoma. *Am J Surg Pathol* 1993;17:400–409.

289. Richards AM, Klaassen MF. Heterotopic ossification after severe burns: a report of three cases and review of the literature. *Burns* 1997;23:64–68.

290. Ruiz-Genao DP, Pascual-Lopez MP, Fraga S, et al. Osseous metaplasia in the setting of nephrogenic fibrosing dermopathy. *J Cutan Pathol* 2005;32:172–175.

291. Choi GS, Kang DS, Chung JJ, et al. Osteoma cutis coexisting with cutis laxa-like pseudoxanthoma elasticum. *J Am Acad Dermatol* 2000;43:337–339.

292. Roth SI, Stowell RE, Helwigeb. Cutaneous ossification: report of 120 cases and review of the literature. *Arch Pathol* 1963;76:44–54.

293. Gibson CJ, Poduri KR. Heterotopic ossification as a complication of toxic epidermal necrolysis. *Arch Phys Med Rehabil* 1997;78:774–776.

294. Nishio J, Iwasaki H, Soejima O, et al. Rapidly growing fibro-osseous pseudotumor of the digits mimicking extraskeletal osteosarcoma. *J Orthop Sci* 2002;7:410–413.

295. Jambhekar NA, Desai SS, Puri A, et al. Florid reactive periostitis of the hands. *Skeletal Radiol* 2004;33:663–665.

296. Flint JH, McKay PL. Bizarre parosteal osteochondromatous proliferation and periosteal chondroma: a comparative report and review of the literature. *J Hand Surg Am* 2007;32:893–898.

297. Dupuytren G.Exostosis on the upper surface of the unqual phalanx of the great toe. Rare cases of exostosis. In: LeGros Clark F, ed. *On injuries and diseases of bones.* London, UK: C. and J. Adlard,1847:408–415.

298. Cohen PR, Scher RK. Geriatric nail disorders: diagnosis and treatment. *J Am Acad Dermatol* 1992;26:521–531.

299. Dumontier CA, Abimelec P. Nail unit enchondromas and osteochondromas: a surgical approach. *Dermatol Surg* 2001;27:274–279.

300. Kim SW, Moon SE, Kim JA. A case of subungual osteochon-

droma. *J Dermatol* 1998;25:60–62.

301. Davis DA, Cohen PR. Subungual exostosis: case report and review of the literature. *Pediatric Dermatol* 1996; 13:212–218.

302. Ragsdale B. Morphologic analysis of skeletal lesions: correlation of imaging studies and pathologic findings. In: Weinstein RS, Graham AR, eds. *Advances in pathology and laboratory medicine.* St. Louis, MO: Mosby-Year Book, 1993:445–490.

303. Eshed V, Latimer B, Greenwald CM, et al. Button osteoma: its etiology and pathophysiology. *Am J Phys Anthropol* 2002; 118:217–230.

304. Leis VM, Cotlar AM. Fractured heterotopic bone in a midline abdominal wound. *Curr Surg* 2003;60:193–195.

305. Dalmia R, Dalmia S, O'Mahony F. Heterotopic calcification in an abdominal wound at Caesarean section: a case report and literature review. *J Obstet Gynaecol* 2004;24:827.

306. De Maeseneer M, Jaovisidha S, Lenchik L, et al. Myositis ossificans of the foot. *J Foot Ankle Surg* 1997;36:290–293.

307. Llamas-Velasco M, Rutten A, Requena L, et al. Primary cutaneous osteosarcoma of the skin: a report of 2 cases with emphasis on the differential diagnoses. *Am J Dermatopathol* 2013;35(6):e106–e113.

308. Bacetic D, Knezevic M, Stojsic Z, et al. Primary extraskeletal osteosarcoma of the penis with a malignant fibrous histiocytoma-like component. *Histopathology* 1998;33:185–186.

309. Dubey SP, Murthy DP, Cooke RA, et al. Primary osteogenic sarcoma of the tongue. *J Laryngol Otol* 1999;113:376–379.

310. Kobos JW, Yu GH, Varadarajan S, et al. Primary cutaneous osteosarcoma. *Am J Dermatopathol* 1995;17:53–57.

311. Konishi E, Kusuzaki K, Murata H, et al. Extraskeletal osteosarcoma arising in myositis ossificans. *Skeletal Radiol* 2001;30:39–43.

312. Inoue T, Hagiyama M, Enoki E, et al. Cell adhesion molecule 1 is a new osteoblastic cell adhesion molecule and a diagnostic marker for osteosarcoma. *Life Sci* 2013;92:91–99.

313. Conner JR, Hornick JL. SATB2 is a novel marker of osteoblastic differentiation in bone and soft tissue tumours. *Histopathology* 2013;63:36–49.

314. Kuo TT, Chan HL. Ossifying dermatofibroma with osteoclast-like giant cells. *Am J Dermatopathol* 1994;16:193–195.

315. Chen KT. Atypical fibroxanthoma of the skin with osteoid production. *Arch Dermatol* 1980;116:113–114.

316. Folpe AL, Weiss SW. Ossifying fibromyxoid tumor of soft parts: a clinicopathologic study of 70 cases with emphasis on atypical and malignant variants. *Am J Surg Pathol* 2003;27:421–431.

317. Emanuel PO, Idrees MT, Leytin A, et al. Aggressive osteogenic desmoplastic melanoma: a case report. *J Cutan Pathol* 2007;34:423–426.

318. Ragsdale MI, Lehmer LM, Ragsdale BD, et al. Cutaneous metastasis of osteosarcoma in the scalp. *Am J Dermatopathol* 2011;33:e70–e73.

319. Kager L, Zoubek A, Potschger U, et al. Primary metastatic osteosarcoma: presentation and outcome of patients treated on neoadjuvant Cooperative Osteosarcoma Study Group protocols. *J Clin Oncol* 2003;21:2011–2018.

320. Pollock L, Malone M, Shaw DG. Childhood soft tissue chondroma: a case report. *Pediatr Pathol Lab Med* 1995;15:437–441.

321. Gangopadhyay AN, Khurana SK, Rastogi BL, et al. Soft tissue chondroma in an infant. *J Indian Med Assoc* 1991;89:315–315.

322. DelSignore JL, Torre BA, Miller RJ. Extraskeletal chondroma of the hand: case report and review of the literature. *Clin Orthop Relat Res* 1990:147–152.

323. Wong L, Dellon AL. Soft tissue chondroma presenting as a painful finger: diagnosis by magnetic resonance imaging. *Ann Plast Surg* 1992;28:304–306.

324. Stockley I, Norris SH. Trigger finger secondary to soft tissue chondroma. *J Hand Surg Br (Edinburgh, Scotland)* 1990;15:468–469.

325. Hofmann AK, Wustner MC, Spier W. Compression neuropathy of the median nerve at the wrist joint caused by chondroma [in German]. *Handchir Mikrochir Plast Chir* 1990;22:96–98.

326. Ando K, Goto Y, Hirabayashi N, et al. Cutaneous cartilaginous tumor. *Dermatol Surg* 1995;21:339–341.

327. Humphreys TR, Herzberg AJ, Elenitsas R, et al. Familial occurrence of multiple cutaneous chondromas. *Am J Dermatopathol* 1994;16:56–59.

328. Steiner GC, Meushar N, Norman A, et al. Intracapsular and paraarticular chondromas. *Clin Orthop Relat Res* 1994:231–236.

329. Sowa DT, Moore JR, Weiland AJ. Extraskeletal osteochondromas of the wrist. *J Hand Surg Am* 1987;12:212–217.

330. Nather A, Chong PY. A rare case of carpal tunnel syndrome due to tenosynovial osteochondroma. *J Hand Surg (Edinburgh, Scotland)* 1986;11:478–480.

331. Sah AP, Geller DS, Mankin HJ, et al. Malignant transformation of synovial chondromatosis of the shoulder to chondrosarcoma: a case report. *J Bone Joint Surg Am* 2007;89:1321–1328.

332. Yaffee HS. Peculiar nail dystrophy caused by an enchondroma. *Arch Dermatol* 1965;91:361–361.

333. Bansal M, Goldman AB, DiCarlo EF, et al. Soft tissue chondromas: diagnosis and differential diagnosis. *Skeletal Radiol* 1993;22:309–315.

334. Athanasou NA, Caughey M, Burge P, et al. Deposition of calcium pyrophosphate dihydrate crystals in a soft tissue chondroma. *Ann Rheum Dis* 1991;50:950–952.

335. del Rosario AD, Bui HX, Singh J, et al. Intracytoplasmic eosinophilic hyaline globules in cartilaginous neoplasms: a surgical, pathological, ultrastructural, and electron probe x-ray microanalytic study. *Hum Pathol* 1994;25:1283–1289.

336. Cates JM, Rosenberg AE, O'Connell JX, et al. Chondroblastoma-like chondroma of soft tissue: an under-recognized variant and its differential diagnosis. *Am J Surg Pathol* 2001;25:661–666.

337. Yamada T, Irisa T, Nakano S, et al. Extraskeletal chondroma with chondroblastic and granuloma-like elements. *Clin Orthop Relat Res* 1995:257–261.

338. Thool AA, Raut WK, Lele VR, et al. Fine needle aspiration cytology of soft tissue chondroma: a case report. *Acta Cytol* 2001;45:86–88.

339. Dal Cin P, Qi H, Sciot R, et al. Involvement of chromosomes 6 and 11 in a soft tissue chondroma. *Cancer Genet Cytogenet* 1997;93:177–178.

340. Anthouli-Anagnostopoulou FA, Papachristou G. Extraskeletal chondroma, a rare soft tissue tumor: case report. *Acta Orthop Belg* 2000;66:402–404.

341. Heydemann J, Gillespie R, Mancer K. Soft tissue recurrence of chondromyxoid fibroma. *J Pediatr Orthop* 1985;5: 725–727.

342. Ragsdale BD, Sweet DE, Vinh TN. Radiology as gross pathology in evaluating chondroid lesions. *Hum Pathol* 1989;20:930–951.

343. Nakamura R, Ehara S, Nishida J, et al. Diffuse mineralization of extraskeletal chondroma: a case report. *Radiat Med* 1997;15:51–53.

344. Chandramohan M, Thomas NB, Funk L, et al. MR appearance of mineralized extra skeletal chondroma: a case report and review of literature. *Clin Radiol* 2002;57:421–423.

345. Bianchi S, Zwass A, Abdelwahab IF, et al. Sonographic evaluation of soft tissue chondroma. *J Clin Ultrasound* 1996;24:148–150.

346. Sethi S, Mishra K, Rajni. Calcifying aponeurotic fibroma: a case report and review of literature. *Indian J Pathol Microbiol* 2003;46:223–226.

347. Thakur JS, Diwana VK, Sharma S, et al. Calcifying (juvenile) aponeurotic fibroma of the scalp. *Ear Nose Throat J* 2011;90:E14–E16.

348. Sharma R, Punia RS, Sharma A, et al. Juvenile (calcifying) aponeurotic fibroma of the neck. *Pediatr Surg Int* 1998;13:295–296.

349. Murphy BA, Kilpatrick SE, Panella MJ, et al. Extra-acral calcifying aponeurotic fibroma: a distinctive case with 23-year follow-up. *J Cutan Pathol* 1996;23:369–372.

350. Fetsch JF, Miettinen M. Calcifying aponeurotic fibroma: a clinicopathologic study of 22 cases arising in uncommon sites. *Hum Pathol* 1998;29:1504–1510.

351. Tai LH, Johnston JO, Klein HZ, et al. Calcifying aponeurotic fibroma features seen on fine-needle aspiration biopsy: case report and brief review of the literature. *Diagn Cytopathol* 2001;24:336–339.

352. Wick MR, Burgess JH, Manivel JC. A reassessment of "chordoid sarcoma." Ultrastructural and immunohistochemical comparison with chordoma and skeletal myxoid chondrosarcoma. *Mod Pathol* 1988;1:433.

353. Amaravati R. Rare malignant transformation of a calcifying aponeurotic fibroma. *J Bone Joint Surg Am* 2002;84-A(10):1889; author reply 1889.

354. Quagliuolo V, Azzarelli A, Cerasoli S, et al. Unusual types of chondrosarcoma: chondrosarcoma arising in soft tissue and in non-skeletal cartilage. *Eur J Surg Oncol* 1988;14:691–695.

355. Dardick I, Lgace R, Carlier MT, et al. Chordoid sarcoma (extraskeletal myxoid chondrosarcoma). *Virchows Arch A Pathol Anat Histopathol* 1983;399:61–78.

356. Enzinger FM, Shiraki M. Extraskeletal myxoid chondrosarcoma: an analysis of 34 cases. *Hum Pathol* 1972;3:421–435.

357. Hachitanda Y, Tsuneyoshi M, Daimaru Y, et al. Extraskeletal myxoid chondrosarcoma in young children. *Cancer* 1988;61:2521–2526.

358. Klijanienko J, Micheau C, Cote R, et al. Unusual extraskeletal myxoid chondrosarcoma in a child. *Histopathology* 1990;16:196–198.

359. Fletcher CD, Powell G, McKee PH. Extraskeletal myxoid chondrosarcoma: a histochemical and immunohistochemical study. *Histopathology* 1986;10:489–499.

360. Goh YW, Spagnolo DV, Platten M, et al. Extraskeletal myxoid chondrosarcoma: a light microscopic, immunohistochemical, ultrastructural and immuno-ultrastructural study indicating neuroendocrine differentiation. *Histopathology* 2001;39:514–524.

361. Okamoto S, Hisaoka M, Ishida T, et al. Extraskeletal myxoid chondrosarcoma: a clinicopathologic, immunohistochemical, and molecular analysis of 18 cases. *Hum Pathol* 2001;32:1116–1124.

362. Graadt van Roggen JF, Hogendoorn PC, Fletcher CD. Myxoid tumours of soft tissue. *Histopathology* 1999;35:291–312.

363. Michal M, Miettinen M. Myoepitheliomas of the skin and soft tissues: report of 12 cases. *Virchows Arch* 1999;434:393–400.

364. Michal M, Sokol L. Benign polymorphous mesenchymal

365. Wang WL, Mayordomo E, Czerniak BA, et al. Fluorescence in situ hybridization is a useful ancillary diagnostic tool for extraskeletal myxoid chondrosarcoma. *Mod Pathol* 2008;21:1303–1310.

366. Noguchi H, Mitsuhashi T, Seki K, et al. Fluorescence in situ hybridization analysis of extraskeletal myxoid chondrosarcomas using EWSR1 and NR4A3 probes. *Hum Pathol* 2010;41:336–342.

367. Aigner T, Oliveira AM, Nascimento AG. Extraskeletal myxoid chondrosarcomas do not show a chondrocytic phenotype. *Mod Pathol* 2004;17:214–221.

368. Chow WA. Update on chondrosarcomas. *Curr Opin Oncol* 2007;19:371–376.

369. Filion C, Labelle Y. Identification of genes regulated by the EWS/NR4A3 fusion protein in extraskeletal myxoid chondrosarcoma. *Tumour Biol* 2012;33:1599–1605.

370. Ogura K, Fujiwara T, Beppu Y, et al. Extraskeletal myxoid chondrosarcoma: a review of 23 patients treated at a single referral center with long-term follow-up. *Arch Orthop Trauma Surg* 2012;132:1379–1386.

371. Jambhekar NA, Desai SS, Aggarwal MG, et al. Mesenchymal chondrosarcoma: a series of 23 cases. *Indian J Pathol Microbiol* 2004;47:491–493.

372. Aramburu-Gonzalez JA, Rodriguez-Justo M, Jimenez-Reyes J, et al. A case of soft tissue mesenchymal chondrosarcoma metastatic to skin, clinically mimicking keratoacanthoma. *Am J Dermatopathol* 1999;21:392–394.

373. Shapeero LG, Vanel D, Couanet D, et al. Extraskeletal mesenchymal chondrosarcoma. *Radiology* 1993;186:819–826.

374. Granter SR, Renshaw AA, Fletcher CD, et al. CD99 reactivity in mesenchymal chondrosarcoma. *Hum Pathol* 1996;27:1273–1276.

375. Hoang MP, Suarez PA, Donner LR, et al. Mesenchymal chondrosarcoma: a small cell neoplasm with polyphenotypic differentiation. *Int J Surg Pathol* 2000;8:291–301.

376. Nakayama R, Miura Y, Ogino J, et al. Detection of HEY1-NCOA2 fusion by fluorescence in-situ hybridization in formalin-fixed paraffin-embedded tissues as a possible diagnostic tool for mesenchymal chondrosarcoma. *Pathol Int* 2012;62:823–826.

377. Kawaguchi S, Weiss I, Lin PP, et al. Radiation therapy is associated with fewer recurrences in mesenchymal chondrosarcoma. *Clin Orthop Relat Res* 2014;472(3):856–864.

378. Buranasinsup S, Sila-Asna M, Bunyaratvej N, et al. In vitro osteogenesis from human skin-derived precursor cells. *Dev Growth Differ* 2006;48:263–269.

379. Leal-Khouri SM, Barnhill RL, Baden HP. An unusual cutaneous metastasis of a chondrosarcoma. *J Cutan Pathol* 1990;17:274–277.

380. Arce FP, Pinto J, Portero I, et al. Cutaneous metastases as initial manifestation of dedifferentiated chondrosarcoma of bone: an autopsy case with review of the literature. *J Cutan Pathol* 2000;27:262–267.

381. Patel NK, McKee PH, Smith NP, et al. Primary metaplastic carcinoma (carcinosarcoma) of the skin: a clinicopathologic study of four cases and review of the literature. *Am J Dermatopathol* 1997;19:363–372.

382. Tran TA, Muller S, Chaudhari PJ, et al. Cutaneous carcinosarcoma: adnexal vs. epidermal types define high- and low-risk tumors: results of a meta-analysis. *J Cutan Pathol* 2005;32:2–11.

383. Sexton CW, White WL. Chondrosarcomatous cutaneous metastasis. A unique manifestation of sarcomatoid (metaplas-

tumor (mesenchymal hamartoma) of soft parts: report of two cases. *Am J Dermatopathol* 1997;19:271–275.

tic) breast carcinoma. *Am J Dermatopathol* 1996;18:538–542.

384. Sato N, Sato K, Matoba N, et al. Malignant mesenchymoma arising in an incisional scar of the abdominal wall. *Eur J Surg Oncol* 1998;24:449–450.

385. Banerjee SS, Eyden B. Divergent differentiation in malignant melanomas: a review. *Histopathology* 2008;52:119–129.

386. Sundersingh S, Majhi U, Murhekar K, et al. Malignant melanoma with osteocartilaginous differentiation. *Indian J Pathol Microbiol* 2010;53:130–132.

387. Palma Guzman JM, de Andrade BA, Rizo VH, et al. Ecto-

mesenchymal chondromyxoid tumor: histopathologic and immunohistochemical study of two cases without a chondroid component. *J Cutan Pathol* 2012;39:781–786.

388. Wilson PR, Strutton GM, Stewart MR. Atypical fibroxanthoma: two unusual variants. *J Cutan Pathol* 1989;16:93–98.

389. Tiemann A, Bosse A, Finke U. Carcinoma metastasis in cutaneous osseous metaplasia. Differential diagnosis of osseous tumor metaplasia [in German]. *Chirurg* 1992;63:988–989.

390. Lim CM, Ming LC, Goh YH, et al. Pseudocyst of the auricle: a histologic perspective. *Laryngoscope* 2004;114:1281–1284.

第 35 章

神经组织肿瘤

Victor G. Prieto and Richard J. Reed

解剖关系总论

组成结构

神经是神经组织的解剖单位，由神经纤维、神经内膜和神经束膜组成。神经纤维是其功能性成分，它们集合成神经束（纵向对称的神经纤维平行排列）。每个神经纤维由一个或多个轴索及其相关的施万细胞组成[1-4]。在中枢神经系统，神经元核周体的胞质延伸形成轴索，在交感神经节，由神经节细胞形成轴索。轴索外侧从起始到末梢全长均由施万细胞包绕。在无髓神经纤维，单个施万细胞沿着无髓神经纤维通过胞质内陷包绕多个轴索的多个节段。在有髓神经纤维，单个施万细胞的胞膜呈同心圆板层状围绕一个轴索的一个节段，相邻施万细胞末端对末端处形成郎飞结。交感神经节中每个神经元周围都环绕着多个卫星细胞，类似于施万细胞与轴索的关系。轴索的超微结构包括微丝、特异性（神经性）中间丝和微管。施万细胞具有复杂的胞质突起，它被连续的基底膜包绕，并包含密集排列的中间丝[3]。

神经束膜 是分隔每根神经的管状纤维鞘。它从中枢神经系统的软膜蛛网膜延伸至每根神经末梢或特异性感受器。从同心圆层状排列的神经束膜纤维层中可以分离出细长的双极或三极细胞（神经束膜细胞）。神经束膜细胞的超微结构特点为不连续的基底膜、大量的胞饮小泡和紧密的细胞间连接[3]。神经束膜形成相对非渗透性屏障，从而保护神经。

神经内膜 是一种精致的黏液样基质，包含在神经束膜中，它为神经纤维轴突束提供缓冲。神经内膜的组成包括成纤维细胞（CD34+）、肥大细胞、胶原、黏液样基质和毛细血管。

几根大的神经束在近端（轴向）被致密纤维基质包绕，即神经外膜（与硬脑膜相连续，存在于脊神经与中枢神经系统连接处的纤维鞘）。有的神经沿其走行到达某个位置便从神经干分出，无神经外膜包被继续延伸。接近神经末梢，神经纤维穿过开放性的神经束膜延伸至间质，裸露的轴索甚至可延伸到上皮组织。皮肤有纤维鞘包裹的感受器包括皮肤黏膜小体、Vater-Pacini 小体、Meissner 小体和梅克尔细胞。Meissner 小体呈卵圆形，小体内许多特异性细胞弯曲地包绕中央轴索。Pacini 小体是分布在软组织中的球形结构，小体内以轴索为中心周围同心圆层状围绕着特异性细胞和纤维组织（图 35-1）。除了最内层细胞包绕中央轴索，Meissner 小体和 Pacini 小体中层状排列的细胞超微结构特点与神经束膜细胞相似[5]。

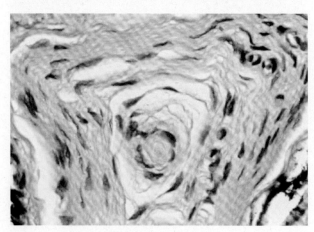

图 35-1　Pacini 小体

小体呈扭曲的轮廓。它的外侧有完整的致密纤维膜。细长的梭形细胞被压缩在紧密排列的胶原纤维之间。它的中心每个嗜酸性点代表一个轴索。鞘细胞的胞质突起围绕轴索排列。在中间带，梭形细胞疏松地分布在透明基质中。除了免疫反应的差异，疏松排列的梭形细胞与神经束膜细胞具有相同的形态学特征。从外周到轴索中心具有形态学连续性，但不包括轴索

组织发生学及其对损伤的反应，用以解释表型的变化或者在肿瘤中的模式

周围神经的神经支持细胞、周围神经节相关细胞、黑素细胞及部分脑神经间质细胞都起源于神经嵴。

当周围神经损伤时，神经源性储备细胞增殖，接着这些细胞表达施万细胞或神经束膜细胞表型。表型的表达是不定的，未定类储备细胞所处环境可能影响最终的表型表达。此外，储备细胞来源细胞还可兼具神经内膜成纤维细胞的功能[6]。

神经肿瘤的组织学形态可根据与正常结构或正常神经对损伤反应的相似性进行归类。因此，弥散性（神经外）神经纤维瘤中的触觉小体样结构（Tactoid 小体）与 Meissner 小体相似[4]。颗粒细胞神经鞘瘤（granular cell nerve sheath tumor，GCNST）中也包括一些 Wallerian 变性的特征（图 35-2）。神经鞘黏液瘤（nerve sheath myxoma，NSM）的表现形式与 Renaut 阴道内透明结节类似[4]。轴索损伤时可形成多个出芽样延伸[6]。随后的修复过程中有新的施万细胞形成，伴新轴索形成（图 35-3）。与自发性神经内神经瘤的模式类似。

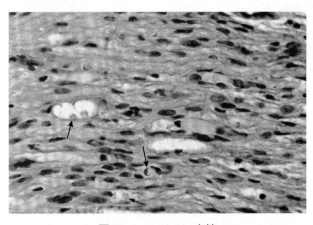

图 35-2　Wallerian 变性

损伤部位边缘的周围神经显示髓鞘结构不清晰，导致个别施万细胞的网状纤维（基底膜）间隙变窄。散在的微囊肿区代表髓鞘断裂部位。一些损伤部位可见到球形沉积物，部分呈同心圆层状排列（黑色箭头）；这些"髓鞘样表现"为聚集的脂膜。一些施万细胞肿胀，胞质呈淡染的细颗粒状（绿色箭头）

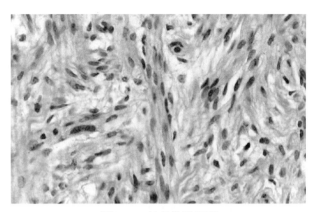

图 35-3　神经外神经瘤

神经外神经瘤中施万细胞在原软组织胶原束间聚集形成细束。修复过程中增生的轴索延伸至纤维组织间为增生的施万细胞提供支架

表型、组织化学及免疫组织化学反应

神经支持细胞、黑素细胞和一些间充质细胞都起源于神经嵴，它们有共同的前体。周围神经肿瘤的细胞一般表达施万细胞或神经束膜细胞的超微结构特征，但是研究发现尚有争议。例如，触觉小体细胞具有神经束膜细胞的超微结构，S100 蛋白阳性表达（施万细胞 S100 蛋白阳性）。

S100 蛋白 是在神经胶质细胞表达的弱酸性钙结合蛋白，在皮肤许多细胞中也可以表达，包括黑素细胞、脂肪细胞、软骨细胞、汗腺肌上皮细胞及施万细胞。神经元特异性烯醇化酶（neuron specific enolase，NSE）、神经丝蛋白和外周蛋白是常见于多种细胞中表达的细胞质蛋白，包括神经元及其轴索。另外，外周蛋白在多种黑素细胞中也有表达。对神经丝蛋白或外周蛋白的免疫染色可以用来显示轴索。在组织化学水平，银染可显示轴索（图 35-4），但敏感性较免疫组织化学差。神经髓鞘固蓝染色及抗髓鞘碱性蛋白（myelin basic protein，MBP）或 CD57（Leu-7）抗体均能显示髓鞘产物。胶质纤维酸性蛋白（glial fibrillary acidic protein，GFAP）免疫染色在胶质细胞中呈阳性，在一些唾液腺肿瘤的某些细胞中也阳性表达。一些大的软组织神经鞘瘤中，肿瘤性施万细胞也可表达 GFAP。上皮细胞膜抗原（epithelial membrane antigen，EMA）是细胞质抗原，在许多正常及肿瘤组织中均表达，包括神经束膜、小汗腺/顶泌汗腺和皮脂腺细胞。

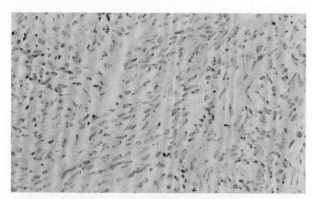

图 35-4 神经外神经瘤（Bodian 染色）
轴索为疏松排列纤细的纤维，呈嗜银性

肿瘤

神经纤维瘤（表型多样性错构瘤）

临床概要 皮肤神经纤维瘤（cutaneous neuro-fibroma，CNF）是最常见的散发性神经纤维瘤，其质地软，呈息肉样、肤色或浅褐色，结节小，直径很少超过 1cm（图 35-5A），常发生于成人。仅有 CNF 而无其他病变，不能诊断为神经纤维瘤病。

组织病理 低倍镜下大部分 CNF 呈淡染的嗜伊红色，表现为界线相对清楚但无包膜的小的神经外皮肤肿瘤（图 35-5B）[3,4]。纤细的梭形细胞有规律地疏松排列在纤细的波纹状胶原纤维束间，胞核呈细长波浪状（图 35-6）。胶原束既可以紧密排列（均质模式），也可以疏松排列在透明基质中（松散模式），两种模式常常混合存在于一个病灶中。少细胞型 CNF 表现为梭形细胞和星形细胞广泛分布在黏液样基质中，不过很少见。当残留的皮肤附属器伴 CNF 细胞共同存在时应诊断为错构瘤（图 35-5B）。CNF 周围的小神经容易识别。极少数情况下，有 Tactoid 小体（触觉小体样）和色素性树突状黑素细胞[4,7]。特殊类型中可有印戒细胞样形态表现，类似于成脂细胞[8]。

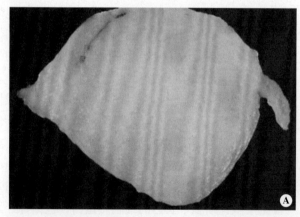
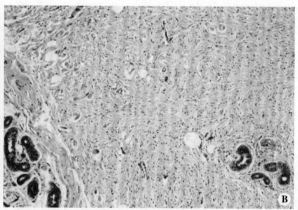

图 35-5 A. 神经外散发性 CNF。大体为圆形对称性边界清楚的肿瘤，侵入皮下脂肪。切面呈白色均质状。B. 神经外散发性 CNF。真皮肿瘤界线清楚无包膜，由疏松分布的梭形细胞和波纹状胶原纤维组成。在边缘附近，真皮的胶原束被包裹在病变内。肿瘤组织中可见一簇汗腺，说明真皮间质的缺陷由神经嵴衍生物嵌入

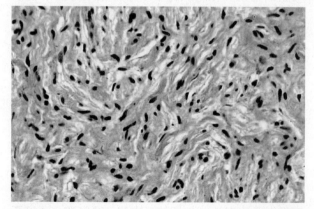

图 35-6 神经外散发的 CNF：纤细的梭形细胞伴有纤细的波纹状的胶原纤维束。细胞和胶原疏松排列在透明或黏液样基质中

组织发生学 银染色（Bodian 或 Bielschowsky 染色）显示大多数被包绕的小神经内散在分布的轴索贯穿于整个皮损。免疫组织化学显示更多更均匀分布的轴索。抗外周蛋白和抗神经丝蛋白标记轴索显示点状（横切面时）或纤维状（平行于长轴纵切面时）表现。抗 NSE 也可以标记轴索，施万细胞的胞质呈弥漫性淡染。

鉴别诊断 神经鞘瘤是神经内病变，所以界线清楚有包膜。与神经纤维瘤不同，神经鞘瘤仅有少量的轴索，常分布在病灶周边，在肿瘤和神经束膜（肿瘤包膜）之间的包膜下部位。与神经纤维瘤不同，肿瘤内无疏松混杂不规则分布的神

经束残余物。

　　神经样痣很难与神经纤维瘤鉴别。但是神经样痣至少有一些浅表的痣细胞巢团，常包含 Wagner-Meissner 小体，而在 CNF 中少见。

　　一些散发的神经纤维瘤，包括皮下组织变异型，至少部分被起源神经的神经束膜包绕，因此属于神经内或局限性肿瘤。该种结构提示丛状神经纤维瘤的可能性大。

　　皮肤纤维瘤也容易与神经纤维瘤混淆，特别是纤维基质丰富的皮损。但是，皮肤纤维瘤中仅有少量的散在树突状细胞表达 S100 蛋白。徽章样皮肤树突状细胞错构瘤也是一种易与神经纤维瘤相混淆的纤维组织细胞病变。该疾病为罕见的良性先天性损害，是皮肤良性梭形细胞增生，表现为境界清楚的褶皱萎缩性斑片，好发于躯干上部或颈部。肿瘤细胞表达 CD34 和因子 XIIIa，但不表达 S100[9,10]。

　　治疗原则　除非发生恶性转化（表现为长期存在的皮损突然快速生长，见下文）或当 CNF 影响美观或功能时才需切除。

神经纤维瘤病

　　临床概要　神经纤维瘤病（neurofibromatosis，NF）是累及神经系统的遗传性疾病。主要分为 3 种亚型：Ⅰ型神经纤维瘤病（NFⅠ）（最常见，也称为 von Recklinghausen 病）、Ⅱ型神经纤维瘤病（NFⅡ）和神经鞘瘤病。

Ⅰ型神经纤维瘤病

　　临床概要　多发性 CNF 是 NFⅠ 的最主要特点，但并非全部表现。其他重要特征包括丛状（神经内）神经纤维瘤、深在弥散性（神经外）神经纤维瘤、多发性乳晕周围神经纤维瘤（图 35-7）、眼内 Lisch 结节及皮肤色素沉着斑（如咖啡斑和双侧腋窝雀斑）[11,12]。

　　发病机制　NFⅠ 可能是常染色体显性遗传病，但是大约一半的患者继发于自发性突变[13]。CNF 常在儿童晚期或青春期首次发病，疾病进展表现为神经纤维瘤体积逐渐增大和数目逐渐增多。

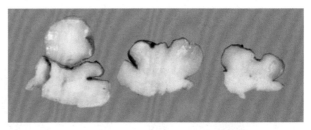

图 35-7　乳晕周围神经纤维瘤：病变已完全切除。皮肤表面有许多息肉样突起。切面呈白色，有光泽。病变广泛累及真皮且不规则浸润皮下脂肪组织

　　NFⅠ 基因定位于 17 号染色体长臂着丝粒区[14]。基因片段较大可能为散发病例高发的原因。该基因在功能和结构上与调控 ras 原癌基因的鸟苷三磷酸酶激活蛋白相似。因此 ras 癌基因在生长、发育和分化中的作用可能在 NFⅠ 表型中异常表达[14]。该基因蛋白产物称为神经纤维瘤蛋白[15]。

　　NFⅠ 可累及各种类型的神经，包括浅表周围神经、深在周围神经、神经根及内脏和血管自主神经。下垂状巨大丛状神经纤维瘤质软，如"虫袋状"。深在弥散性神经纤维瘤与周围软组织边界不清[4]。由于皮损弥漫且较大，肢体可表现为象皮肿。脊神经根肿瘤可能会压迫脊髓[13]。5% ～ 10% 患者可以发生中枢神经系统肿瘤[11]。神经纤维瘤可以侵犯邻近骨骼，骨病变包括脊柱后侧凸、长骨长度增加，临床表现差异与 NF 相关。NFⅠ 可能与弥漫性肠神经节细胞瘤病和Ⅱb型多发性内分泌肿瘤（multiple endocrine neoplasia，MEN）相关[16,17]。与一般人相比，胃肠道间质瘤在 NFⅠ 患者中更常见[18,19]，黄色肉芽肿及幼年型慢性粒细胞性白血病也较一般人常见[19]。

　　局限性或节段性 NF 的 CNF 数目较少，无家族史[20-22]。

Ⅱ型神经纤维瘤病

　　临床概要　NFⅡ 也称为 MISME 综合征，即多发性遗传性神经鞘瘤、脑膜瘤和室管膜瘤，表现为咖啡斑、神经纤维瘤、神经鞘瘤和多种颅内肿瘤，如双侧听神经鞘瘤[15]（图 35-8）和脑膜血管瘤[23]。此病相关的基因位点定位于 22q11—q13。其基因产物称为 Merlin 蛋白，与细胞骨架连接蛋白相似，参与抑制肿瘤的作用[15]。该基因缺失可导致施万细胞去分化及异常生长。最近的一

项研究显示在神经细胞与黑素细胞中表达的标志物 SOX-10 功能缺失可能导致施万细胞增殖[24]。

有趣的是，施万细胞表达姜黄素受体，可作为一种有用的治疗手段[25]。

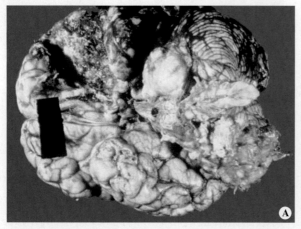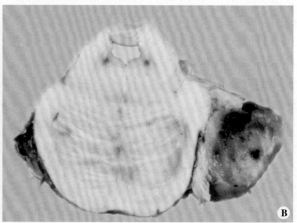

图 35-8　A.听神经瘤（神经鞘瘤侵犯第Ⅷ脑神经）及脑膜瘤。此神经鞘瘤体积膨大呈白色。部分脑膜瘤表现为沿颅底生长，另一部分经外科手术切除。此患者患有 NF。B.听神经鞘瘤（脑桥水平面上的脑干切面）。右侧可见一听神经瘤（神经鞘瘤）侵犯第Ⅷ脑神经。切面有局灶性出血。其他区域的切面呈棕黄色，着色现象通常与含铁血黄素沉积有关

神经鞘瘤病

临床概要　神经鞘瘤病以多发性丛状神经鞘瘤为特点，是一种不同于 NF Ⅱ 的独立疾病[26,27]。约有 15% 的患者伴发神经纤维瘤。神经鞘瘤可发生于听神经以外的任何解剖部位，常伴有明显疼痛。40% ~ 50% 家族性神经鞘瘤及 8% ~ 10% 散发性神经鞘瘤病例中可发生肿瘤抑制基因 *SMARCB1*（也称为 *INI1* 和 *BAF47*）突变[28]。该基因还参与横纹肌样瘤的发生，表现为肾恶性横纹肌样瘤、非典型畸胎瘤 / 横纹肌样瘤（AT/RT）、中枢神经系统 AT/RT 及儿童期发病的肾外横纹肌样瘤。几乎所有 NF 患者均可见咖啡斑，且此皮损通常先于皮肤肿瘤出现[12]。若咖啡斑超过 6 个且每个直径超过 1.5cm 则提示 NF[11,13]。

神经纤维瘤组织病理（关于神经鞘瘤组织学特征的完整描述见下文）　NF Ⅰ 和 NF Ⅱ 的组织学谱较广，一些 CNF 较小而另一些较大，可发生于体表，也可较深，可呈局限性或丛状（神经内）变异型（图 35-9），也可呈弥散性（神经外）。

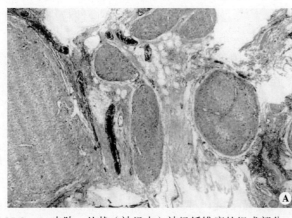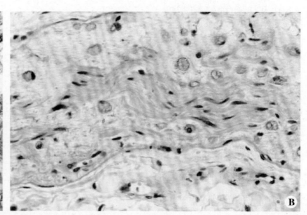

图 35-9　A.皮肤、丛状（神经内）神经纤维瘤的组成部分。在大部分区域，该视野显示神经丛的横切面。此肿瘤为神经内 NF，发生在纤维脂肪组织中，无神经外损害的表现。神经丛的每一成分都被厚层神经束膜包裹。B.丛状神经纤维瘤，黏液性神经内膜型。大的皮肤丛状神经纤维瘤的小分支显示中央界线清楚的施万细胞束（一个轴索）。神经束中央原有神经的施万细胞束沿着神经长轴对称排列。神经内膜间隙增宽且为黏液性，其中的特异性圆形细胞（神经内膜黏液细胞）疏松排列。丰富的黏液性基质使一些轴索中的施万细胞与其邻近细胞远离。此种黏液细胞类似于阴道内透明系统 Renaut 小体中的 godronné 小室。此神经束膜菲薄，只有一层扁平细胞

许多深在局限性神经纤维瘤和大部分丛状神经纤维瘤中，神经束由对称排列的神经纤维及起源神经的残余物质组成（图 35-9，图 35-10）[3,4,29]。它们在 NF 组织发生中的作用尚不明确。轴索在扭曲的及不对称的区域仍保持对称性（图 35-10）。一些轴索中施万细胞增生紧密排列。在一些区域，残留的起源神经局灶性地发展为由施万细胞交错成束而形成的微结节，这些微结节也称为微神经鞘瘤[4]。许多细胞微结节可能与真性轴索无关，但它们可能起到生发中心的作用（图 35-11）。细胞和胶原束沿肿瘤边缘不对称地延伸，形成丰富的黏蛋白样神经内膜基质。在一些神经内变异型，有一些相似的细胞和神经束膜沿肿瘤边缘分布，提示神经束膜参与肿瘤形成。这些细胞实际上具有神经束膜细胞的特征，如表达 EMA。

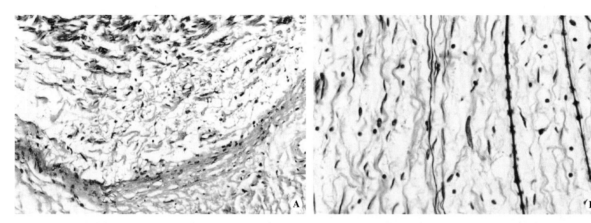

图 35-10　A. 神经内神经纤维瘤，施万细胞型。在视野下部，厚层的神经束膜形成一个凹陷带，界定了肿瘤组织与周围软组织的交界面。在视野上部可见扭曲的轴索（起源神经的残余成分）。肿瘤在神经束膜与扭曲的轴索之间的空隙内。在纤维黏液性基质中纤细淡染的纤维束不规则疏松排列。细长的梭形细胞核呈波浪状，与胶原束紧密相连。病灶中的纤维成分与受累神经的长轴和中心轴索均不对称。B. 神经内的神经纤维瘤，残余轴索（Bodian 染色）。嗜银性有髓鞘及无髓鞘的轴索相互平行，呈轴向对称，它们是轴索的残余成分。肿瘤的波浪形胶原纤维束在方向和分布上都更加不对称

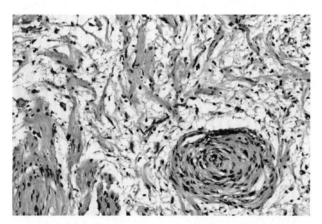

图 35-11　神经内神经纤维瘤，局灶性微神经鞘瘤：在疏松的细胞性黏液性基质中粗大的胶原纤维呈不对称性排列。右下角可见胶原束与细胞形成一个涡轮状结构，该巢状涡轮表现是微神经鞘瘤病的特征性表现

神经束膜变异型　细胞为双极或三极，有僵直的突起，它们疏松地排列在黏液样或纤维性基质中（图 35-12，图 35-13）。神经内神经纤维瘤变异型（施万细胞型）的特征为厚层的神经束膜、一个或数个轴索及孤立细胞散布于丰富的黏液性神经内膜成分中（图 35-14）。黏液性基质中的一些细胞类似于 Renaut 小体中的 godronné 小室（黏液性基质中有突起的圆形细胞包含在细胞质内，或被胞质突起局灶性地间隔）（图 35-9B）[1,3,4,30]。肿瘤不对称的胶原束间可见一个或数个轴索（图 35-14，

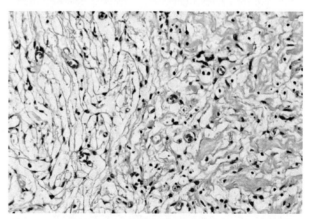

图 35-12　神经内神经纤维瘤：双相模式（神经束膜型和施万细胞型）

在右侧，波浪形胶原束疏松排列，梭形细胞与胶原纤维紧密相连（施万细胞型）。在左侧，特异性双极或三极细胞疏松地分布在透明性或黏液性间质中，这些特异性细胞有神经束膜性质

图 35-15）。在神经束膜及神经内膜（施万细胞型）变异型丰富的神经内膜成分中，其基质为黏液样，富含透明质酸[4]。

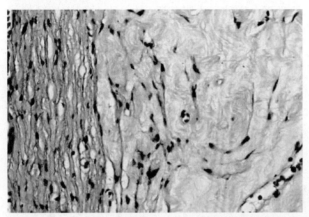

图 35-13 神经内神经纤维瘤：神经束膜细胞在肿瘤包膜附近分化
视野左侧为厚层的神经束膜（包膜）。神经束膜右侧的纤维基质中，特异性细胞疏松地分布，一些与神经束膜的内层相融合。此种疏松分布的细胞具有神经束膜细胞的形态学特征

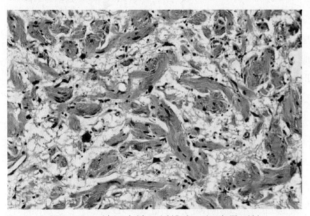

图 35-14 神经内神经纤维瘤：细胞异型性
粗大的胶原纤维在黏液性基质中疏松不规则地排列。梭形细胞与胶原纤维紧密相连。黏液性基质的胶原纤维中可见梭形细胞和星形细胞。黏液性基质中的一些细胞显示核异型性，表现为细胞核大小与形态的多样性

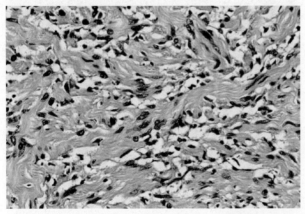

图 35-15 神经内神经纤维瘤：细胞型
胶原纤维间的梭形细胞增多，在胶原纤维中局灶性分布。此种细胞较大，核呈波浪形，细胞质少

局灶性细胞异型性（"古老"变化）特点为分散变大的非典型性细胞核（图 35-14，图 35-16），只要无细胞增多和有丝分裂象则不代表恶变[3,4]。

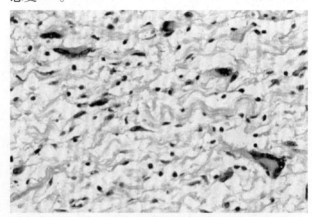

图 35-16 神经内神经纤维瘤：细胞异型性
胶原纤维中的一些细胞呈细胞异型性，有的异型性细胞存在多核现象

神经外（弥散性）神经纤维瘤 周围边界不清（图 35-17），常累及脂肪细胞[3,31]。神经外神经纤维瘤其间质表现为弱嗜酸性的细纤维，或强嗜酸性的粗纤维。弥散性神经纤维瘤中的神经不形成丛状结构，呈细小的、内部对称性及富细胞形态，该种神经的神经束膜也常增生。神经的横切面类似于 Pacini 小体[32]。丛状和弥散性神经纤维瘤混合存在时称为神经旁神经纤维瘤（图 35-18，图 35-19）[4]。局部结构类似于触觉小体（Tactoid 小体）（图 35-20），色素性树突状黑素细胞常见于深在性神经外（弥散性）神经纤维瘤，是其特征表现，而在丛状、局限性及神经内神经纤维瘤的神经内病变中很少见[4,7]。

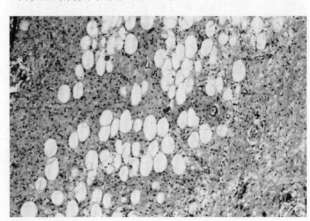

图 35-17 神经外（弥散性）神经纤维瘤
细胞疏松地排列在纤细的间质内。细胞胞质少，表现为裸核。脂肪细胞被包裹在其中

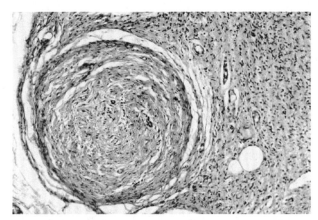

图 35-18　弥散性和丛状神经纤维瘤（神经旁神经纤维瘤）
左侧圆形结节为丛状神经纤维瘤的部分，显示的是横切面。右侧纤细的纤维间质为弥散性（神经外）神经纤维瘤的部分

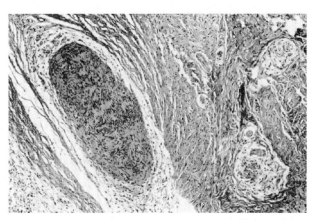

图 35-19　弥散性和丛状神经纤维瘤（神经旁神经纤维瘤）伴有局灶性微神经鞘瘤病
神经内神经纤维瘤呈灰白色、圆形及淡嗜碱性，其中波浪形胶原纤维疏松排列。神经外神经纤维瘤为不均匀的细胞纤维性间质。在该视野的近中央，细胞性结节包裹在神经内神经纤维瘤间质中，细胞性结节的核呈栅栏状排列。该细胞性结节是微神经鞘瘤病的特征表现。图中显示 Verocay 小体

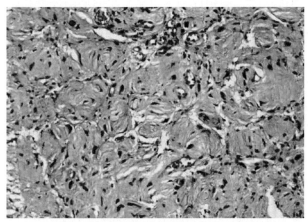

图 35-20　神经外神经纤维瘤：触觉小体样型
神经外神经纤维瘤的局限性变异，梭形细胞层层排列形成触觉小体样结构

神经纤维瘤细胞（包括 Tactoid 小体）的超微结构大多类似于神经束膜细胞[33]，但仍存在具有施万细胞特征的轴索和神经内膜成纤维细胞[34]。神经内膜成纤维细胞与一般的间质成纤维细胞类似，无基底膜。其胶原纤维的平均直径约为 100nm，远低于真皮胶原纤维的平均直径[35]。

组织发生学　神经纤维瘤的免疫组织化学特征为 S100 蛋白（+），不同程度地表达 CD57（Leu-7）抗原（+）和 MBP（+）。神经外 CNF 中，抗 NSE 或神经丝抗体可显示轴索较均一地排列在胶原纤维间。这种表现与深在性神经内神经纤维瘤不同。神经束膜细胞表达 EMA，而神经内膜成纤维细胞表达 CD34[36]。此外，"指纹"形式的 CD34 阳性染色（细长的 CD34 阳性细胞在真皮血管周围形成涡轮状）[37] 是神经纤维瘤的特征表现而未见于恶性黑素瘤，但是少数梭形细胞黑素瘤可能有类似的免疫组织化学特征[39]。

免疫组织化学与超微结构显示 CNF 中不同程度地分布施万细胞和神经束膜细胞及其中央包裹的轴索[40,41]。该表现可解释为肿瘤整体的一部分或包裹的神经纤维[33]。NF Ⅰ 的非丛状神经纤维瘤包含大量富于多肽的神经纤维[40]。丛状变异型也有相似表现。因此 NF Ⅰ 的神经分布比以往认为的更丰富。

一般皮肤神经纤维瘤的神经外分布可能为肿瘤通过开放性神经束膜末梢，或通过皮肤小神经的薄神经束膜向外扩展的表现[29]。深在性神经外神经纤维瘤可表现为弥散性神经嵴成分非典型性增生[42]。该类型中，肿瘤中出现脂肪细胞可能为间叶分化的证据，而不是单纯性包裹。

周围神经鞘肿瘤存在混合型[43]，包括神经纤维瘤 – 神经鞘瘤[44]、神经鞘瘤 – 神经束膜瘤[45]、神经纤维瘤 – 神经束膜瘤[46] 及有神经鞘瘤 – 神经束膜瘤特征的先天性痣[47]。该项研究强调组织病理学和免疫组织化学表现，其中一例进行了超微结构分析。而且，在一例中发现 NF Ⅱ 基因 15 号外显子存在点突变[43]。

近期研究表明小鼠中肥大细胞和巨噬细胞在神经鞘肿瘤的维持中起重要作用[48,49]，结果显示通过靶向药物（PLX3397）清除巨噬细胞导致细胞死亡及肿瘤体积减小。

鉴别诊断　皮肤和皮下组织的丛状病变包括丛状神经鞘瘤[4]、丛状神经瘤[50]、黏膜神经瘤综

合征（mucosal neuroma syndrome，MNS）的神经瘤[51]、NSM[52]、丛状纤维组织细胞瘤[53]及神经束膜瘤[54]。还有一些束状黑素细胞肿瘤也描述为"丛状"[55-57]。

伴假菊形团的树突状细胞神经纤维瘤 报道较少，是一种良性的丛状皮肤病变[58,59]。本病有两种细胞类型，大的树突状细胞和小而深染的细胞。小而深染的细胞围绕大树突状细胞呈栅栏状排列。肿瘤细胞呈 S100 蛋白阳性。大细胞并非神经元。Michal 等[60]报道了一例弥散性和丛状肿瘤共同存在。镜下表现为树突状细胞在神经内分布，通过神经毡样的细胞突起与小细胞相分隔。小细胞的组织学特征类似于某些神经鞘瘤变异型中的"上皮样"小细胞。该型神经鞘瘤与辐射状硬化区相关[29]。所有神经鞘瘤类型的小细胞均无"母细胞"（不成熟细胞）的细胞学特征。沿用旧称，但是在应用时其定义已发生了改变，小细胞的分化方式可能为"神经胶质细胞"分化。虽然具有相似性，但是根据其不同的临床表现，笔者认为不应继续用"神经母细胞瘤样"来描述树突状细胞神经纤维瘤。

皮下弥散性神经纤维瘤可能与隆凸性皮肤纤维肉瘤（dermatofibrosarcoma protuberans，DFSP）相混淆。一些学者误将色素型皮肤纤维肉瘤（Bednar 肿瘤）诊断为色素性席纹状神经纤维瘤[32,61]。

婴儿纤维性错构瘤表现为黏液样基质中梭形细胞呈束状分布，与弥散性神经纤维瘤相似。

低度恶性黏液样纤维组织细胞瘤的结节状黏液表现易与丛状神经纤维瘤相混淆。

黏液性和增殖性动脉内膜炎及动脉瘤是 NF Ⅰ的少见表现，主要累及肾肌性血管，但也可发生在其他部位[4,62,63]。某些皮肤和软组织的神经外神经纤维瘤有动脉瘤样改变，为肌性血管的显著表现，特别是在三叉神经分布区[4]。该病变在临床上极易误诊为血管瘤。

治疗原则 如前所述，除非发生恶性转化（表现为长期存在的皮损突然快速生长，见下文），或当 CNF 影响美观或功能时才需切除。

施万细胞真性肿瘤

施万细胞是特异性支持细胞，通常沿着一条或多条轴索单层分布。在某种意义上，该细胞给正常神经纤维提供绝缘层，有助于适宜的神经冲动传导。

施万细胞瘤（神经鞘瘤）

施万细胞瘤（又称神经鞘瘤、神经内的无轴索施万细胞肿瘤、"周围神经胶质瘤"）是良性局限性呈膨胀性生长的肿瘤[1,29,33]。神经鞘瘤细胞大多具有施万细胞的特征。

临床概要 在神经鞘瘤中，施万细胞的存在与轴索丛无关，表现为孤立性皮色肿瘤，沿周围神经或脑神经走行分布，一般大小为 2～4cm，好发于头部或四肢屈侧（图 35-21A）。神经鞘瘤很少发生于皮下组织，发生在真皮层更少见。在深部软组织，肿瘤可能长得很大[64]。在中枢神经系统，本病好发于第Ⅷ脑神经。本病还可累及内脏[65]和骨等部位。小的肿瘤一般无症状，但是也可出现疼痛，局限于肿瘤部位的疼痛或沿神经呈辐射状的疼痛。

组织病理 除了浸润性束状变异型外，神经鞘瘤发生于神经内，呈对称性膨胀性生长，由起源神经的神经束膜包裹（图 35-21B）。大多数对称性神经纤维束已经被肿瘤组织所取代，如果在组织切片中存在，通常分布于肿瘤与神经束膜间（图 35-21B）[4,29]。在起源神经的接触面，一些神经纤维可从压缩性、偏心性轴索延伸入肿瘤。Russell 和 Rubinstein[66]的研究否定了神经鞘瘤普遍缺乏轴索的定论。相反，研究显示松散、不规则排列的无髓鞘性轴索可见于小的周围性神经鞘瘤及小至中等大小的听神经性神经鞘瘤[66]。

肿瘤细胞表现为两种模式，Antoni A 区和 Antoni B 区[3,65]。Antoni A 区表现为均一的梭形细胞背对背排列（图 35-22），纤细、较直的网状纤维（基底膜）勾勒出每个细胞的轮廓。细胞多紧密聚集，胞核呈栅栏状排列。两个相邻的栅栏状结构、施万细胞间的胞质及相关网状纤维共同组成 Verocay 小体（图 35-22，图 35-23）。

Antoni B 区中，细长的细胞在透明、稀薄水状或黏液样基质中首尾相连疏松排列（图 35-23～图 35-25）[1]，一些细胞类似于胶质细胞，另一些与神经束膜细胞相似。

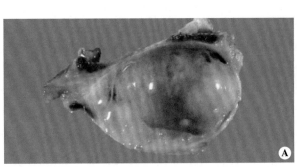
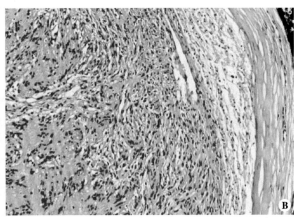

图 35-21 A. 神经鞘瘤。肿瘤界线清楚，包膜完整，图中显示膨出部分的切面。B. 神经鞘瘤及起源神经。神经鞘瘤由均一的施万细胞构成，细胞核局灶性排列成栅栏状，Verocay 小体。右侧有增厚的神经束膜，与软组织的界面确定了肿瘤的边界。在神经束膜与肿瘤之间散在的细胞区可见压缩的神经。在肿瘤的外周神经维持其原有形态，并未包括在肿瘤内

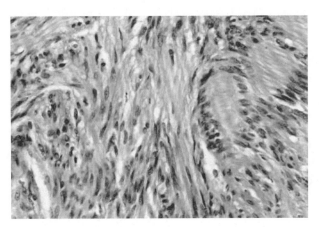

图 35-22 神经鞘瘤：Antoni A 区

苍白的梭形细胞，胞核细长、波浪状，呈束状排列。视野右侧，胞核栅栏状结构显示规则性间隔，两个栅栏状结构及之间的细胞质突起组成 Verocay 小体。该种细胞学表现为 Antoni A 区

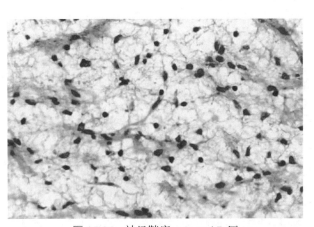

图 35-24 神经鞘瘤：Antoni B 区

此例中，Antoni B 区的细胞较小，胞质突起复杂纤细，有神经胶质细胞样细胞学特征

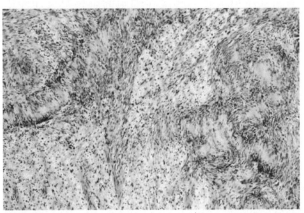

图 35-23 神经鞘瘤：Antoni A 区和 Antoni B 区的混合型

Antoni A 区为细胞成分，Verocay 小体是最突出的特征。Antoni B 区为疏松的细胞性苍白区，其中可见核的大小和染色有不同

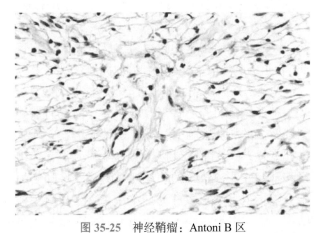

图 35-25 神经鞘瘤：Antoni B 区

该 Antoni B 区的细胞为双级或三极性，胞质突起细长、较直，细胞学上类似于神经束膜细胞

一般可见簇状的扩张、增厚、充血的血管[3]，偶有纤维素样坏死或透明样变、血栓或内皮下泡沫细胞聚集（图 35-26）[67]。Antoni A 区和 B 区组织中均可见血管改变。一些病变中可见囊性变（图 35-27）、红细胞外渗或含铁血黄素沉积[4,67]。

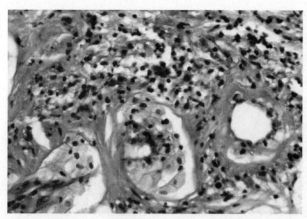

图 35-26 神经鞘瘤：Antoni B 区血管改变

Antoni B 区中可见一些成簇状疏松排列的血管，管壁增厚、透明样变，内膜下可见显著的泡沫细胞聚集。淋巴细胞在血管周围和泡沫性组织细胞间散在浸润。透明蛋白部分代表纤维蛋白样物质机化过程的某一阶段，一些神经鞘瘤中纤维素样变性和血管改变较常见

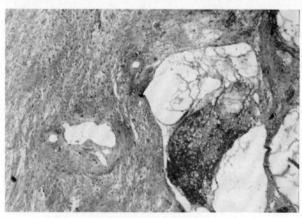

图 35-27 神经鞘瘤：微囊肿和血管改变

结缔组织染色显示细胞红染，结缔组织呈绿色。血管扩张，管壁纤维化且不规则增厚。右侧疏松的纤维素样网状基质中可见多发性微囊肿

大多数肿瘤细胞的超微结构显示施万细胞特征（较长的胞质突起和髓鞘伴胶原间隙增宽）[33,65]。

Antoni B 区模式可理解为"退行性"改变[67]。一些神经鞘瘤可见"古老改变"，其特点为核异型性及大的扩张性血管，伴有血管壁增厚、纤维素样变性[4,67]。肿瘤细胞超微结构显示含有纤维素和基底膜游离成分的均一性透明基质将肿瘤细胞分隔。很多细胞中可见自噬性溶酶体和髓鞘样结构（如"组织细胞"样特征）。细胞学改变包括基底膜的广泛性缺失、细胞膜破坏及核退行性变[68]。

与 NF Ⅱ 或神经鞘瘤病伴发的神经鞘瘤可表现为显著的黏液样基质或混合性特征，与神经鞘瘤、神经纤维瘤和神经束膜瘤相似的混合表现。免疫组织化学显示 *SMARCB1/INI1* 呈镶嵌式表达。散

发性神经鞘瘤很少有该种改变[69]。

组织发生学 免疫组织化学特征为 S100 蛋白阳性，基底膜两种特征性抗原Ⅳ型胶原和板层素阳性。包膜细胞 EMA 阳性。Bodian 染色和神经丝染色显示除了肿瘤外周的轴索外，很少有或没有轴索。

鉴别诊断 如果神经鞘肿瘤累及重要的感觉或运动神经，那么对于外科医师来说，需要慎重地从组织学上鉴别神经纤维瘤与神经鞘瘤。神经鞘瘤经外科切除常可保留完整的，但一定是移位到肿瘤外周的对称性轴索（图 35-21）。另外，神经内神经纤维瘤切除术要求清除起源神经。大多数神经纤维瘤界线不清，并且表现为"错构瘤样"特征，即施万细胞、轴索、神经束膜细胞及成纤维细胞混杂存在。轴索常贯穿病变。

神经鞘瘤的鉴别诊断还应包括栅栏状神经瘤（palisaded and encapsulated neuroma，PEN）。大多发生于面部。虽然大多数 PEN 同神经鞘瘤一样为局限性，但前者病灶内包含大量的轴索。

神经鞘瘤变异型

细胞型神经鞘瘤

细胞型神经鞘瘤（cellular schwannoma，CS），根据 Harkin 和 Reed[3] 的定义表现为大多数细胞以 Antoni A 区模式排列。施万细胞紧密排列，细胞间基质很少。一些散在细胞的胞核可大而深染（图 35-28）。每单位面积细胞数增加、A 区模式

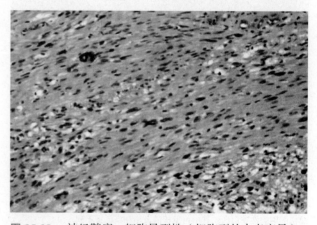

图 35-28 神经鞘瘤：细胞异型性（细胞型的古老变异）

梭形细胞交织成束。细胞核的大小、染色和形态显示异型性，许多细胞核染色质致密、不均匀。有丝分裂象不是"古老变异型"的特征

占优势及低有丝分裂率是 CS 的诊断标准（图 35-29）。其他研究者已经扩展了 CS[1] 的定义，还包括一些与恶性外周神经鞘瘤（malignant peripheral nerve sheath tumor，MPNST）有重叠的疾病。将 CS 分为两类以便于理解，即 CS1 和 CS2[70]。

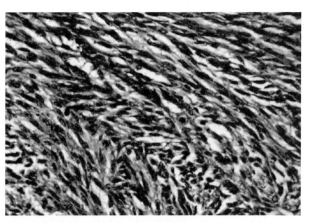

图 35-30　伴有丝分裂的细胞型神经鞘瘤（CS2）

该例 CS 中细胞排列成束状且细胞数目增多，核大、深染。可见散在的有丝分裂象

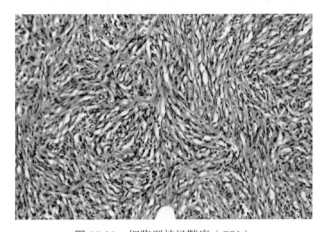

图 35-29　细胞型神经鞘瘤（CS1）

该型神经鞘瘤，细胞模式单一（Antoni A 区）。均一的梭形细胞交织排列成束。该病例有丝分裂不显著

临床概要　大多数 CS 病例表现为大的腹膜后和纵隔肿瘤，GFAP 阳性[71,72]。

组织病理　CS1 的病变大多表现为"无模式"区域中细胞密集排列形成实体层，与席纹状梭形细胞交叉成束区域相互交替（图 35-29）。可有神经鞘瘤经典型的基本模式，如常见的神经鞘瘤或者上皮样神经鞘瘤表现，但是一些病例中细胞核可有异型性（图 35-29）。有的核异型性广泛而均一，根据定义有丝分裂象不常见（< 2/10HPF），背景性小淋巴细胞也可参与形成细胞结构，一般不能见到栅栏状核、Verocay 小体及 Antoni B 区结构，无明显坏死区[3,4]。

CS2（又称 Woodruff 氏 CS；Reed 和 Harkin 转化型神经鞘瘤）病变中细胞密度增加呈席纹状、有丝分裂象增多（≥ 20/10 HPF）、坏死及明显的局灶性细胞异型性[1,72-77]。虽然组织学特征提示由良性转化为低度恶性（图 35-30），但是绝大多数病变生物学行为良好。因此，大多数损害适于局部切除。CS2 与浸润性低级别恶性神经鞘瘤相鉴别时，起源神经的神经束膜完整性对于预后和治疗十分重要[73]。

鉴别诊断　CS1 的鉴别诊断包括平滑肌瘤、低级别平滑肌肉瘤、胃肠间质瘤及多形性透明变性血管扩张性肿瘤。S100 蛋白弥漫性强阳性表达和 CD34、SMA、Desmin 阴性表达支持神经鞘瘤的诊断。相反，平滑肌细胞呈 SMA 和 Desmin 阳性。胃肠间质瘤可能显示不同表型，但是最常表达 CD117（c-kit）。多形性透明变性血管扩张性肿瘤可能表达 CD34，但是绝对不表达 S100 蛋白。如前所述，CS2 容易与 MPNST 相混淆。S100 区域性及弥漫性强阳性表达支持 CS 的诊断。MPNST 可表达 CD117[78]、p53 及高 Ki-67[79,80]。与 MPNST 相似，儿童可发展为 CS 丛状变异型[81]。

上皮样神经鞘瘤

上皮样神经鞘瘤（伴或不伴有辐射状硬化）[4,82-84] 罕见，梭形细胞和圆形细胞呈上皮样排列。核通常为圆形（图 35-31，图 35-32），可有不规则深染，一般细胞质较多且呈嗜酸性。一些细胞核圆，细胞质较少，另一些细胞在硬化区周围呈放射状栅栏样排列[4,85-88]。在硬化区胶原纤维呈辐射状排列，与周围肿瘤细胞的胞质突起交叉排列[88]。该种病变见于伴辐射状硬化的上皮样神经鞘瘤[4]、神经鞘瘤合并"胶原小体病"[87]、菊形团样神经鞘瘤[88] 及"神经母细胞瘤样"上皮样神经鞘瘤[85,86]。"神经母细胞瘤样"上皮样神经鞘瘤这个命名提示对淋巴细胞样模式有所认识，小的蓝色肿瘤细胞核在大小和染色上类似于淋巴细胞。小细胞区域广泛或呈局灶性，否则应诊断为典型的神经鞘瘤。小细胞倾向于围绕血管和球状辐射状硬化区呈菊形团样排列。由于可能与恶性肿瘤相混淆，笔者再次强调，这些病变的组织学或临床表现均证明不符合"神经母细胞瘤样"特征。胶原小体病最初定义为乳腺病变，与神经鞘瘤中见到的辐射状硬化不同[89]。一些上皮样神经鞘瘤具有细胞型神经鞘瘤和丛状神经鞘瘤的特征（图35-31，图35-32）。

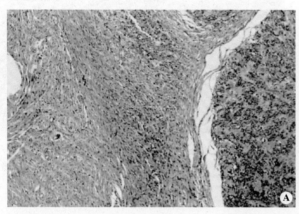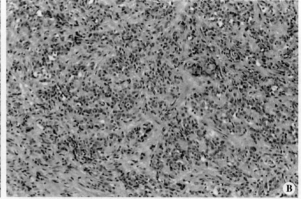

图 35-31 神经外神经纤维瘤中发生的丛状上皮样神经鞘瘤

A. 右侧可见丛状病变的部分与神经外（弥散性）神经纤维瘤呈明显的界面。均一的上皮样细胞在丛状组织内松散、规则地排列。B. 高倍镜下，均一、小的上皮样细胞在纤维间质中松散地排列

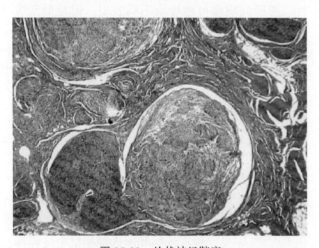

图 35-32 丛状神经鞘瘤

致密的纤维基质中丛状结构多呈横切面。病变中可见 Antoni A 区和 Antoni B 区两种模式的改变

腺样神经鞘瘤

有汗腺特征的腺体，偶尔可见于皮下神经鞘瘤组织[90-93]。有观点认为肌上皮细胞成分的出现提示腺体为包裹的汗腺。Yoshida 和 Toot[93] 提出另一种解释，腺性内容物为异源性分化。腺样分化也可见于恶性神经鞘瘤，但在神经纤维瘤中很少见[92]。一些神经鞘瘤可见包含黏液物质的囊肿，施万细胞在周围呈栅栏状排列，该病变为假腺性神经鞘瘤[94]。

丛状神经鞘瘤

临床概要 丛状神经鞘瘤大多发生于皮下组织，很少见于真皮[4,27,95-101]，可能为多发性神经鞘瘤综合征（神经鞘瘤病）的特征[98,102]或为单发[99]。相同基因参与 NF Ⅱ 和多发性神经鞘瘤[26,103]。

组织病理 丛状神经鞘瘤是神经内肿瘤。梭形细胞在神经丛的部分节段常以实体性 Antoni A 区模式排列，填充扩张的神经内膜间隙，每个肿瘤体和结节有神经束膜包裹。可见扩张的血管腔和 Antoni B 区组织，囊性变少见。一些病例中，施万细胞束超出神经束膜的界线延伸一小段距离而进入相邻的间质。在邻近周围软组织，该表现类似于小的环状神经外的神经瘤[96]。

丛状神经鞘瘤可为细胞型或上皮样型。发生在深部软组织的病变常表现为 CS2 的组织学特征[104]。一项研究显示病变表现为细胞增多、多形性和有丝分裂象的特征，肿瘤坏死和黏液样变少见。女性比男性更多见，患者无 NF 特征。随访 6 例患者中 2 例有两处局部复发，1 例有一处局部复发。最后一次随访中，全部 6 例患者均已治愈[104]。

丛状神经鞘瘤具有异质性。Kao 等[99] 论证了在单一病例中神经纤维瘤与丛状神经鞘瘤的关系。笔者从弥散性神经纤维瘤背景下识别出丛状神经鞘瘤的皮损[70]（图 35-31，图 35-32）。

治疗原则 同神经纤维瘤，只有在影响美观或功能时才需要切除肿瘤。治疗目的在于切除肿瘤的同时保留神经功能。CS 和色素型神经鞘瘤浸润较深，为了防止肿瘤恶变为肉瘤常需切除。

神经纤维瘤中发生的神经鞘瘤（强调与神经内微神经鞘瘤的关系）

有报道显示神经鞘瘤与神经纤维瘤 / 混合性周围神经鞘肿瘤为谱系疾病 [44,105,106]。神经内微神经鞘瘤（图 35-11，图 35-19）[4] 为一种神经内神经纤维瘤中累及神经纤维轴索的增生性改变，可发展为前神经纤维瘤性神经鞘瘤 [22]。在 CS（CS1）的外周偶有神经内神经纤维瘤残留。

交界性神经鞘瘤

此类病变可局部经久不愈和复发，但很少发生转移。

婴幼儿浸润性（神经外）束状神经鞘瘤

临床概要 浸润性束状施万细胞瘤（infiltrating fascicular Schwann cell tumor，IFSCT）（也称为婴幼儿丛状 MPNST[107]、先天性神经错构瘤）是一种罕见的施万细胞肿瘤，最常累及四肢 [108]。与所有的神经鞘瘤变异型不同，IFSCT 主要发生在神经外，因为丛状型（根据神经内的定义）并不是主要特征。所以 IFSCT 并不符合神经鞘瘤变异型的诊断标准，同时也缺乏错构瘤的器官样改变。

组织病理 一致性的梭形细胞弯曲交织排列成大小不一的束状。一些纤细的束状梭形细胞呈栅栏状排列，细胞质聚集分隔相邻的栅栏状结构。一些病例表现为快速生长、局部侵袭性、细胞增多和有丝分裂象常见。本病主要为皮肤和软组织损害，有的病例可有侵蚀性骨损害。

组织发生学 IFSCT 最显著的特征是软组织内呈束状浸润，IFSCT 的大部分肿瘤细胞免疫组织化学和超微结构均显示为施万细胞。

治疗原则 有文献报道显示随访的 6 例患儿中 4 例发生局部复发 [107]。另有 1 例累及眼眶而死亡。Woodruff 报道了 6 例年龄为 2 ~ 15 个月的患儿 [81]，发病与 NF I 无关。其中 3 例肿瘤表现为

局限性损害，但是无包膜。虽然所有肿瘤均有局部复发，但在最后随访中患儿均无病存活。

现有病例报道并不能充分阐明该疾病的本质。如果不考虑细胞学特征而是根据组织学模式，该疾病与浸润性束状上皮样恶性神经鞘瘤（infiltrating and fascicular epithelioid malignant schwannoma，IFEMS）重叠，与亲神经性黑素瘤相似。其本质尚有争议，笔者认为在 IFSCT 疾病本质进一步明确之前应将其归类为具有恶性潜能未定类的交界性肿瘤。

沙样瘤黑素性神经鞘瘤

临床概要 沙样瘤黑素性神经鞘瘤（psammomatous melanotic schwannoma，PMS）是一种不常见的肿瘤，最常发生于脊椎旁，还可发生在胃肠道、骨、皮下组织及其他部位，2/3 的肿瘤可引起症状 [109]，本病可为散发性或 Carney 综合征的表现。此综合征包括下列表现的全部或几项：黏液瘤（包括毛源型和心脏变异型）[110]、点状色素沉着、色素性肾上腺皮质增生症、大细胞钙化性支持细胞瘤 [111] 及内分泌过度活跃（包括库欣综合征）[109,112]。10% 的 PMS 转移至肺、肝和脾 [113]。

组织学可见沙样瘤小体、色素沉着和树突状黑素细胞。大部分 PMS 是很有特点的，只有不典型病例与神经鞘瘤相似，但是部分损害表现为一般神经鞘瘤的栅栏状核和 Verocay 小体 [109,114]。张等研究了 13 例 PMS[113]。免疫组织化学阳性标志物有 S100、Leu-7、HMB45 抗原、Melan-A 和 vimentin。肿瘤细胞的产物、线性模式及板层素和 IV 型胶原的免疫反应性均为施万细胞的相关特性。超微结构也符合施万细胞（见 MPNST 的超微结构）[113]。

治疗原则 肿瘤应切除以防止恶变。注意不要将这种病变与转移性黑素瘤相混淆。由于复发和转移的可能性，治疗目标应为完全切除并且密切随访。

转化型（交界性）神经鞘瘤（TBS）（CS2）

转化型神经鞘瘤，根据其定义具有不确定性恶性潜能，同时良性表现为神经内（局限于神经束膜内）病变 [4]，其组织学特征可联想到 NF 中

的低级别 MPNST（不局限于起源神经的神经束膜内）。一些 CS2 含有散在的黑素团块。根据 REED 和 Harkin 的定义[4]，该疾病与 Woodruff 等定义的 CS 有很多相同的特点[73]，将其命名为 CS2。

几乎无报道显示良性神经鞘瘤可转化为恶性[115-117]。一项研究显示其组织学"高级别"变异性[118]。该"高级别"病变表现为显著的细胞异型性、多形性和有丝分裂率高。肿瘤侵袭性生长突破神经束膜[118]，根据该表现可排除 CS2。

治疗原则 如前所述，这些病变通常需要切除以排除肉瘤。

恶性周围神经组织肿瘤

病变可能是散发性的、与神经纤维瘤相关或存在于 NF I 的背景下（图 35-33）。肿瘤可能为原发性或是由其他的神经嵴肿瘤转化而来，如神经鞘瘤或神经节细胞瘤[42,119,120]。

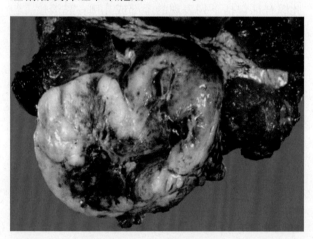

图 35-33 MPNST

肿瘤呈局限性、膨胀性生长，切面呈鱼肉样外观，中心退行性囊肿含有血凝块

恶性外周神经鞘瘤的常见类型

临床概要 MPNST 的诊断标准包括以下几点：起源于大神经或神经纤维瘤，或与其相连续；有经典型 NF 的特征；具有梭形和上皮样细胞的组织学形态；至少局灶性表达 S100；有施万细胞和（或）神经束膜细胞的超微结构特点[121]。

有学者认为，因为大部分"恶性施万细胞瘤"的发生都与 NF 的神经纤维瘤相关，所以"恶性施万细胞瘤"最好用于命名那些罕见的恶性神经鞘瘤，而不是神经鞘瘤恶变的病例。还有学者提出，"恶性外周神经鞘瘤"的命名未区分常见的恶性 NF 与其他少见类型，如外周神经上皮瘤（peripheral neuroepithelioma，PNE）（原始神经外胚层肿瘤）。也没有区分施万细胞变异型与神经束膜细胞变异型。同样，上皮样细胞变异型与间充质变异型在 MPNST 的概念中也没有体现。虽然不尽完善，该定义仍是最常用的恶性神经鞘肿瘤的命名。

MPNST（鞘细胞型或施万细胞型：S100 阳性）是最常见的恶性周围神经组织肿瘤[1,3,4,122-128]，已明确其与 NF I 有关，但是较少见。另外，NF 的诸多表现表明神经纤维瘤最易发生恶性转化。一项纳入 687 例 NF 患者的研究显示其中 21 例（3.1%）患有 MPNST[125]，2 例 MPNST 患者以皮肤和皮下脂肪受累为首发表现[127]。Allison 等[127] 回顾性分析了 5 例累及皮肤或皮下组织的 MPNST 的临床病理学特点，结果表明 4 例为女性；1 例经诊断患有 NF I；4 例与 CNF 相关，其余 1 例累及浅表的周围神经；4 例为寻常型，其余 1 例为上皮样变异型；无局部复发，但是 3 例患者死于转移性疾病。

MPNST 的发生通常与神经纤维瘤相连续，可在神经内或神经外。侵及深部软组织中一些大的神经干是其特点，如股神经、胫神经和肋间神经，但有时该特点不显著。MPNST 可散发或原发（与 NF 无关）[126]。如前所述几乎无报道显示 MPNST 由神经鞘瘤转化而来[118]。典型 MPNST 病例的组织学模式表明其胚胎间质的性质（图 35-34）。MPNST 可包括单一或多项表现：细胞排列成束，常常明暗交替（图 35-35A，图 35-35B），软骨样

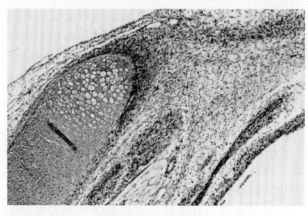

图 35-34 胚胎间质

胚胎间质表现为多向分化。图中可见幼稚的软骨岛。邻近的间质中存在明暗交替的细胞束。视野下部可见骨骼肌纤维分化（绿色箭头所示）。这些改变均为肿瘤性表现，可见于许多 MPNST 病例

基质或类骨质成分（图 35-36A）及横纹肌样细胞（图 35-36B）[128,129]。认为神经束膜细胞型 MPNST 是一种变异型，推测其为恶性神经束膜细胞瘤，但是缺乏良性"神经束膜细胞瘤"与 MPNST 相关的证据[130-132]。由于病例有限，该神经束膜细胞变异型的潜在生物学行为尚不清楚。

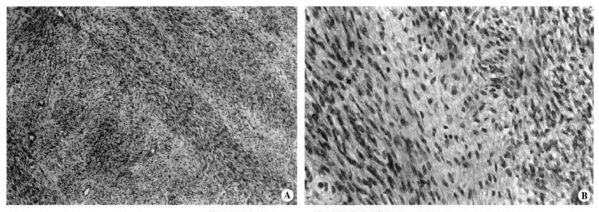

图 35-35　MPNST：梭形细胞变异型
A. 非典型梭形细胞交织成束，明暗交替；B. 高倍镜下，梭形细胞具有细胞异型性，但细胞学特征较一致

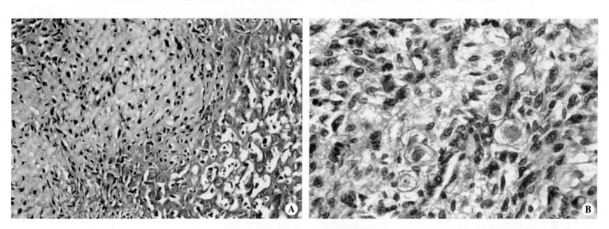

图 35-36　MPNST：间充质分化
A. 软骨 – 骨分化，左侧视野中心可见软骨样分化，右侧为肿瘤性类骨质；B. 横纹肌母细胞瘤分化，该视野中未分化的小细胞和圆形胞体丰满的细胞散在分布，核圆形。这些圆形细胞在细胞性纤维基质中呈同心圆状排列

组织病理学　MPNST 的多向分化表现包括间充质型（纤维肉瘤、骨肉瘤、软骨肉瘤[4]、横纹肌肉瘤[1,118,128]、脂肪肉瘤），腺样型（内胚层分化）[92]，上皮样型（该型表现为梭形细胞和圆形细胞，胞质嗜酸性[4,133,134]，细胞紧密排列成巢状、束状或条索状）及神经上皮瘤样型[135]。

间充质型　在由 NF 发展为 MPNST 的患者中占优势[3]。纤细的梭形细胞在纤维黏液性基质中交织排列成束。细胞束长而直，明暗（染色更强）交替。梭形细胞通常非常一致（图 35-35A，图 35-35B）。肿瘤细胞围绕血管呈同心圆状或辐射状排列，特别是在坏死区附近。内皮细胞增生显著，类似于胶质母细胞瘤中的内皮增殖性表现。如前所述，特异性间充质分化可显示（图 35-36A，图

35-36B），呈点状分布，在一个病变中可能存在多种间充质分化改变。虽然有丝分裂象不是生物学行为判定的主要决定因素，但是对于 MPNST 的诊断非常重要。在 NF 的背景下，有丝分裂率可以低（＜ 10/10HPF）或高（＞ 50/10HPF），两种类型预后都差，病变的大小和部位及患者年龄也很重要。

上皮样型　是在 NF[3] 背景下转化的 MPNST 变异型。新生的真性恶性神经鞘瘤[126] 和良性神经鞘瘤转化的"高级别"MPNST（恶性转化性神经鞘瘤）[118] 主要发生在神经内，并且显示"上皮样"形态[133,134]。Hruban 等的研究[135] 不支持该观点，但是笔者考虑作为新变异型，也应该包括神经纤维瘤转化的神经上皮瘤和 MPNST。

上皮样变异型表现为胞体丰满的肿瘤细胞在较少的细胞间基质中紧密排列成巢状和片状（图35-37，图35-38），核大而圆。巨细胞通常见于多形性变异型。有的病变显示细胞在稀疏的细胞性黏液样或透明性基质中排列成巢状和条索状。"纯上皮样型"（上皮型）MPNST罕见，表示无"肉瘤"成分[136]。在一些"上皮样型"病变中，丰满的嗜酸性肿瘤细胞胞质呈明显的嗜银性（图35-39）[4]，该表现为大细胞神经内分泌癌。

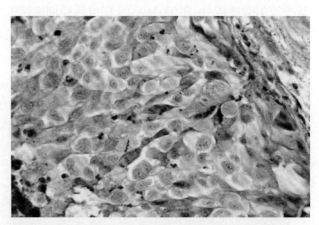

图 35-39　神经内分泌型 MPNST（Masson 三色染色）
大的非典型细胞紧密聚集，在纤维性基质中排列成特异性巢状。主要细胞成分具有苍白的胞质，有树枝状突起的暗细胞被压缩在明细胞之间，暗细胞呈嗜银性

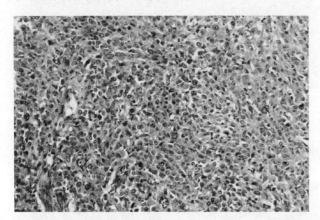

图 35-37　上皮样型 MPNST：胞体丰满的、非典型性梭形和上皮样细胞形成实体性团块，间质很少

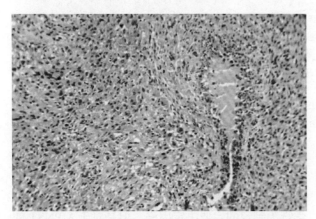

图 35-38　上皮样型 MPNST：胞体丰满的圆形细胞排列成轮廓不清楚的巢状。核的大小和染色具有异型性。肿瘤细胞围绕视野右侧的裂隙周围呈栅栏状排列

有些恶性上皮样外周神经鞘瘤可找到起源，显示与周围神经相连续，表现为神经外的浸润性和束状形态[32,133]，定义为 IFEMS[70]。该病变在皮肤和皮下组织复发，组织学上不能与结缔组织增生性和亲神经性黑素瘤相鉴别（图35-40）。

梭形和上皮样变异型均可见坏死区周围肿瘤细胞栅栏状排列，类似于中枢神经系统的高级别神经胶质瘤的浸润模式[3]。

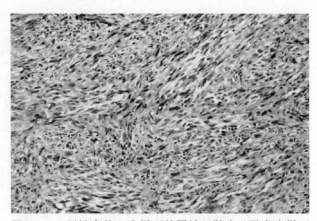

图 35-40　恶性束状上皮样型外周神经鞘瘤（黑素瘤样型和亲神经型）
非典型梭形细胞束广泛浸润纤维基质，该软组织病变发生在神经内

散发性与 NF Ⅰ 相关性 MPNST 无组织学差异改变，但似乎后者预后更差。

超微结构　鞘细胞（施万细胞）型 MPNST 的光学显微镜下表现有多种特征支持诊断。电子显微镜下显示施万细胞和神经束膜细胞有共同的特征[33]。纤细的相互重叠的胞质突起与其他的胞质或胞体相互包绕，可通过细胞间连接而连接。颗粒状、絮状物质主要沿着与质膜平行的方向沉积，偶尔呈线状形成基底层。胞质内细丝无或相对较少[121]。

推测性组织发生学　40% ～ 80% 的 MPNST 病例[32,136,137] 肿瘤细胞对 S100 蛋白具有免疫反应性。CD57 在 30% ～ 40% 的病例中检测到。MBP 较少（10%）检测到[138]。25% ～ 30% 的病例显示板层素和Ⅳ型胶原。高 Ki-67 增殖指数（labeling index，LI）与存活率降低相关。此外，Ki-67 LI 与 p53 或 MDM2 的表达[80]显著相关。有研究提示 MPNST 中强 S100 阳性，可能为恶性神经鞘瘤的特征[70]。

免疫组织化学和超微结构分析已用于强调不同的分化模式[123]，包括施万型、神经束膜型和神经内膜型及间充质型。研究结果显示第一类恶性外周神经鞘瘤的肿瘤细胞对 S100 蛋白呈高免疫反应性，无神经束膜和间充质特征；第二类小于 50% 的肿瘤细胞对 S100 蛋白具有反应性；第三类肿瘤细胞对 S100 蛋白无反应性。后两组解释为异质性（间充质型）和（或）神经束膜型分化。

鉴别诊断　细胞数中度增加、局灶性席纹状改变、核轻度异型性及可见有丝分裂象（＜ 10/10 HPF）的特征有助于鉴别低级别 MPNST 与神经纤维瘤[4,77,79,139]。上述表现提示潜在的局部侵袭性，可能需要扩大性局部切除。在无 NF 特征的情况下，鉴别 MPNST 与纤维肉瘤很困难。明暗交替、交织成束的模式是 MPNST 的特征。对于缺乏 NF 病史或特征，伴有特异性分化的间充质型 MPNST，其组织学特征与恶性间充质肿瘤相似。

单相型滑膜肉瘤与 MPNST 有许多共同特征，即单相的梭形细胞长束。与 MPNST 不同，滑膜肉瘤具有 t（X；18）的遗传学特征。常见的改变为 NF I 基因位点缺失和含有 p53 基因的基因带缺失，但这种改变不特异。50% 的单相型滑膜肉瘤肿瘤细胞对细胞角蛋白和 EMA 具有免疫反应性。除了一项研究，发现 MPNST 一般都涉及染色体 X 和 18 的易位：t（X；18）（SYT-SSX）[140]。

对于深在性 MPNST 的上皮样变异型，主要的鉴别诊断是黑素瘤。黑素瘤中上皮样黑素细胞一般除了表达 S100 外，还表达黑素细胞的其他标志物，如 MART1、HMB45 抗原或 MITF。

如果在皮肤肿瘤中观察到束状浸润性改变，而在上覆或邻近的表皮缺乏雀斑样和与表皮相连的黑素细胞性模式，鉴别亲神经性黑素瘤、结缔组织增生性黑素瘤与原发性皮肤浸润性和束状上皮样 MPNST 是不可能的。这种情况下，S100 弥漫性强阳性表达可能有帮助，因为黑素瘤的大多数肿瘤细胞中均强表达该标志物。外周蛋白检测也有助于诊断，因为这是梭形细胞黑素瘤的标志物[141]，而在 MPNST 中不表达（个人观点）。

IFSCT 的组织学而非细胞学表现与 IFEMS 和亲神经性黑素瘤相似。

上皮样型 MPNST 可能比间充质型 MPNST 更常见到腺性内胚层样分化（图 35-41）。当存在腺性分化时，主要的鉴别诊断是癌肉瘤。在缺乏肉瘤组织、无 NF 软组织背景的情况下，观察到内胚层样腺性改变，应诊断为原发性神经内分泌癌 / 梅克尔细胞癌。[142]

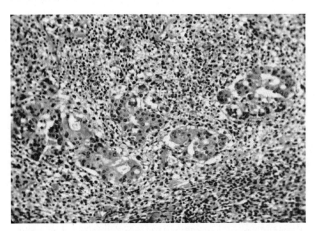

图 35-41　上皮样小细胞型 MPNST：不同的腺体分化
胞体丰满、柱状细胞形成实心巢和腺性结构，细胞核小而圆，较均一，腺腔含有嗜碱性黏液。上皮样型 MPNST 有时可见到腺性分化

治疗原则　虽然近期的 Meta 分析表明 NF I 相关性 MPNST 与非相关性 MPNST 之间的差异正在减小，但是许多伴有 NF 背景的 MPNST 类型均显示预后不良[143]。高级别肿瘤显示高有丝分裂率（多达 50/10HPF），细胞增多致密，基质较少，显著的核异型性、多形性和栅栏状坏死区。对于除外神经鞘瘤的神经内高级别 MPNST（局限在起源神经的神经束膜内），局限性有助于修正"高级别"的意义。上皮样型 MPNST 中，位置表浅（皮肤和皮下）和肿瘤小是预后佳的指标[133]。一般地，预后不良的因素包括肿瘤大、年龄 ≥ 7 岁、肿瘤坏死 ≥ 25% 及与 NF I 相关[144,145]。高有丝分裂率和需要截肢也为预后不良的相关因素[135]。对于沿受累神经广泛播散的高级别肿瘤，通常需要积极的手术治疗[146]。

（夏建新　牟　妍　译，汪　旸　校，朱　里　审）

具有神经鞘样特征的性质不确定的肿瘤

神经鞘黏液瘤（NSM）最初由 Reed 和 Harkin 命名。Gallager 和 Helwig 使用名词 "neurothekeoma" 描述了一系列的肿瘤，他们归类为神经鞘肿瘤。他们描述的这一类肿瘤和 NSM 有很多共同的重要特征[146]，导致这两类疾病经常被混为一谈。

本书中，我们使用 NSM 描述一种由黏液和疏松细胞组成的微结节状皮肤损害[3]。Gallager 和 Helwig 命名的 NTK（细胞性 NTK）[147] 指的是更复杂的一组疾病，包括细胞型 NTK、上皮样型 NTK 和丛状 NTK，以及一种由上皮成分和黏液成分混合组成的 NTK 的亚型[148,149]。

成熟的神经鞘黏液瘤

1985 年，Pulitzer 和 Reed[150] 扩展了 NSM 的概念。2005 年，Fetsch、Laskin 和 Miettinen[151] 分析了他们的一组病例，重点关注那些免疫组化和临床病理特征与经典 NSM 一致的病例。他们的结果强烈支持经典 NSM 的神经起源特征。细胞型 NTK 的起源依然存在争议，尽管大多数学者目前支持它是纤维组织细胞源性肿瘤[152]。

临床概要　经典（微结节性）NSM（Pulitzer 和 Reed）最常见于中年人，男女发病率之比大概为 1 : 2[3,4,150,151]；平均年龄为 21.6 ～ 36.0 岁。该病特征为单发、无症状、质软、皮色或透明的丘疹或结节，直径范围为 0.5 ～ 1.0cm[52,150]。皮损好发于面部和上肢，但可发生于全身任何部位。据美国陆军病理研究所资料，肢端是最常见的发病部位[151]。

组织病理　不同大小的对称扩张的黏液性微结节松散地聚集在网状真皮的纤维基质中。少数病例中，上述损害主要位于深部软组织中。病灶区域聚集在一起形成一个分叶性团块，边界欠清，外形对称或不对称（图 35-42）。肿瘤黏液基质中富含酸性黏多糖（硫酸软骨素），其间常见肥大的双极和三极间质细胞（图 35-43），细胞核细长，常为多角形，核仁不明显，核染色体均一、致密；胞质苍白，胞膜边界清楚。在微结节中央，肿瘤细胞倾向于排列成疏松漩涡状。每个微结节部分或者全部被薄层、致密纤维组织包绕，形成神经束膜样模式。肿瘤细胞团块少见和相邻神经相连[4,147,150,151]。

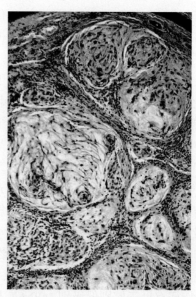

图 35-42　成熟的 NSM 肿瘤细胞排列呈编织状，可见横向和纵向束状结构
束状结构外可见致密薄层纤维组织包绕。肿瘤细胞散在于大量黏液基质中。部分肿瘤细胞纤细，细胞质有极性突起，形态上类似于束膜细胞。部分肿瘤细胞肥大、类上皮样。部分纤细的肿瘤细胞在血管丛周围形成漩涡状结构。本片中可见基质内多量淋巴样细胞浸润

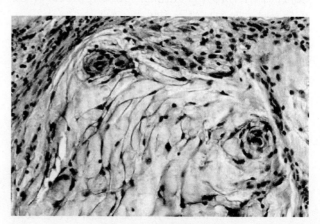

图 35-43　成熟的 NSM
高倍镜下，许多肿瘤细胞有束膜细胞样特征。某些肿瘤细胞在血管周围形成漩涡样结构

超微结构上，大多数细胞外有连续基底膜包绕，但也有不连续基底膜和胞饮作用形成的囊泡结构[150,153]。其他特征包括肿瘤细胞可以以施万细胞、成纤维细胞或肥大细胞的方式吞噬胶原纤维。

组织发生学　最常见的免疫组化特征是 S100、Ⅳ型胶原、神经胶质纤维酸性蛋白和波形蛋白阳性[52,152]。少数细胞呈上皮膜抗原阳性[52]，类似于束膜细胞。

治疗原则 该类疾病均为良性损害，即使不完全切除也罕见复发。

神经鞘黏液瘤［细胞性、上皮性和束状（神经鞘瘤样）神经鞘黏液瘤；神经鞘起源尚不明确：细胞性神经鞘黏液瘤］

此类疾病的皮损应该归类于 NTK；细胞性NTK 的概念，在很大程度上以前和现在都模糊不清，也许并非必要。此类疾病包括两种亚型。经典型者细胞形态一致，排列成短束状。第二种亚型，有时称为混合型，束状肿瘤细胞和黏液混杂在一起，类似经典的 NSM。

临床概要 NTK 患者的平均年龄为 24 岁，也有一些儿童病例。上半身是好发部位。女性更易被累及[152]。皮损为坚硬、粉红色或棕红色丘疹或结节，直径为 0.5 ～ 3.0cm；部分患者可有疼痛或瘙痒等自觉症状[153]。

组织病理 经典型的损害中，肿瘤细胞束大小一致，边界欠清，以浸润（切割）模式分布在真皮网状层胶原束中或胶原基质中（图 35-44A，图 35-44B），肿瘤细胞常延伸至皮下组织。除束带状排列的肿瘤细胞外，单个肿瘤细胞或者小的、不规则的肿瘤细胞团块也可浸润分布在网状真皮中，甚至累及立毛肌。在束带状结构中，肿瘤细胞紧密排列，通常为多角形，少数病例中，肿瘤细胞胞质丰富，呈纺锤形。肿瘤细胞胞质显著，多为嗜酸性，有僵硬的胞质突起；细胞核丰满，呈圆形或者长形，某种程度上外形不规则；核染色质呈点状，核膜较厚。

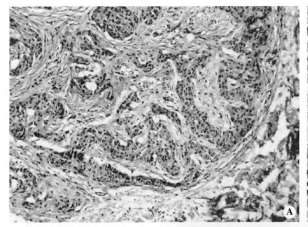
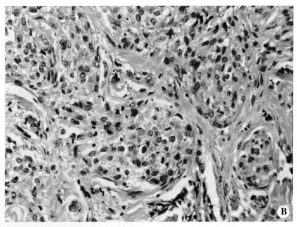
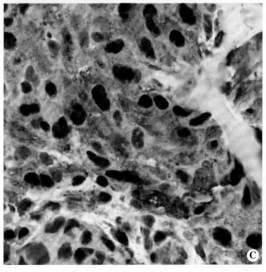

图 35-44 NTK

A. 境界清楚纤维黏液样基质可见相互交织的弯曲的纤维束，其内为苍白的嗜酸性上皮样细胞；病变界线清楚，在纤维束中，黏液很少。B. 高倍镜下，纤维束中的相邻上皮样细胞松散地分布，肿瘤细胞间的间隙含有黏液基质。肿瘤细胞呈规则的圆形细胞核，核膜清晰，点状染色质，核小。C. S-100 A6 在 NTK 中的表达

在混合型中，部分细胞团块局部扩展形成宽束带状和结节状，内含细胞性区域和黏液性区域（图35-45）。在黏液区，星形细胞疏松排列：与NSM细胞相比，胞质突起更加宽大，大小更加不规则。黏液区通常出现于宽大的束状和结节状肿瘤细胞团块周围。在NTK的所有亚型中，致密漩涡状细胞结构都是非常突出的特征。点状、不连续致密片状纤维组织可出现于宽大束状或结节状细胞团块周围。在一些NTK病例中，肿瘤间质由硬化的纤维性基质组成，没有出现肿瘤细胞条带和网状真皮编织分布的模式（图35-44A）。有丝分裂象在两型的大部分病例中都不是突出特征。混合型中可见细胞核异型性及散在有丝分裂象（图35-46，图35-47），其中部分为病理性[150,154]；然而，即使是此类病例，生物学行为往往也是良性的（参见下文）。

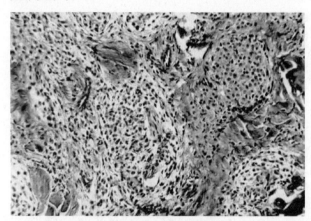

图35-45　NTK：黏液样亚型

本例中，细胞区与黏液样区混合存在；病变呈束状；纤维束在网状真皮胶原束间延伸，而不诱导肿瘤间质形成

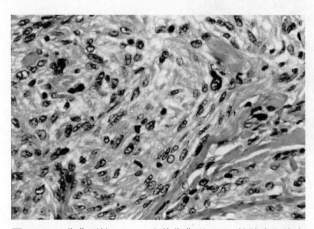

图35-46　非典型性NKT：这种非典型NSM的肿瘤细胞在大小和轮廓上各不相同，有些细胞是深染色。视野中央左下方可见有丝分裂

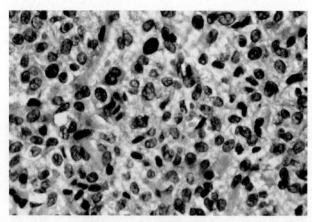

图35-47　非典型性NKT：细胞胞质稀少，可见大小形状不一的增大的深染的细胞核，有些可见明显的核仁

一些NTK病例包含多核巨细胞，该特征支持丛状纤维性组织细胞瘤的诊断（图35-48）。此外，一些学者认为NTK就是浅表型丛状纤维组织细胞瘤[155,156]，两者免疫组化模式不同，足突细胞膜蛋白和MITF在前者中为阳性，在后者中为阴性[157,158]。基因阵列分析也显示了两者的不同[159]。

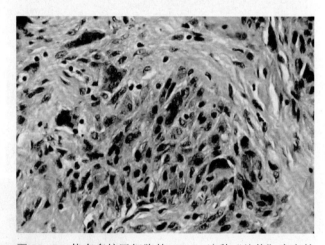

图35-48　伴有多核巨细胞的NSM：这种"丛状"病变的基本模式提示了NSM的一种变异。在这一局灶区域，这些模式与丛状纤维组织细胞瘤的模式有重叠

罕见病例可见肿瘤细胞侵犯至真皮内神经周围或者神经束内，提示恶性诊断[160]。

超微结构上，NTK主要由边界不清的肿瘤细胞组成。这些细胞有局灶增厚的细胞膜区域，可能为附着斑和局灶性板层样结构[161]。部分细胞内可见吞噬体样结构、不规则排列微丝和罕见的微丝附着的致密小体[162]，成纤维细胞常见。个案报道中，肿瘤细胞具有神经束膜样细胞特征[153]。

组织发生学　NTK细胞的免疫组化表型多种

多样，具有显著异质性。波形蛋白、CD10[162]、神经元特异性蛋白 PGP9.5、足突细胞膜蛋白、MITF 和 S100 A6 阳性，S100 或上皮细胞膜抗原阴性[152,158,163-165]。肿瘤细胞弱表达或者不同程度表达平滑肌特异性肌动蛋白、Ⅳ 型胶原蛋白、CD63 和 CD57[52,166]。

鉴别诊断 神经内神经纤维瘤发生在真皮中非常罕见，偶见于皮下组织。免疫阳性轴突（银染色、神经元特异性烯醇化酶或周蛋白）是神经内神经纤维瘤的一个特征，NSM 中缺如。

皮肤中的细胞性黏液瘤包括血管黏液瘤[167]和毛源性黏液瘤[110]为罕见疾病，表现为坚实、大小一致的损害，不具备 NSM 微结节特征或 NTK 束带状及结节状特征。尽管有些罕见阳性的病例[52]（个案报道），但细胞性黏液瘤 S100 蛋白总的来说是阴性的。更为复杂的是，似乎有一些细胞性黏液瘤的病例被报道成 NSM。Zelger 等认为部分报道的 NSM 病例实际上是神经束膜瘤[54]。

Spitz 型梭形细胞痣，特别是真皮内亚型，可能和 NTK 相混淆。S100 或黑素瘤特异性抗原 MART1 强阳性或者广泛阳性支持 Spitz 痣亚型及其他特殊类型色素痣的诊断，如具有显著束状特征的细胞性蓝痣。深部穿通性色素痣的色素沉着不是 NTK 的特征。HMB45 在蓝痣、深部穿通性色素痣中广泛阳性，在大多数其他痣的表浅区域中也为阳性[168]。令人不解的是 NTK 可表达黑素瘤相关抗原 KBA.62，该抗原为一种在黑素细胞性损害中典型表达的标志物[169]。

有广泛神经侵入的梭形细胞黑素瘤（亲神经性）也可类似 NTK。可是，绝大多数的梭形细胞黑素瘤是 S100 和 SOX10 阳性的[170]，可供鉴别。不是所有的促结缔组织增生的和亲神经的黑素瘤均为 HMB45 阳性，但是 HMB45 阳性可以排除 NTK 的诊断[165,168]。由于缺乏表皮内成分，NTK 某种情况下可被误诊为转移性恶性黑素瘤[165]。

如前所述，S100 或 MART1 阳性表达可排除 NTK。某些黏液亚型 NTK 病例，累及真皮及有多核巨细胞时，有时难于和儿童或者年轻成人的丛状纤维组织细胞瘤相鉴别（图 35-48）[53]。在丛状纤维组织细胞瘤的结节区域中，肿瘤细胞紧密排列，常见多核巨细胞，皮损深在，基底部分与筋膜组织紧密相连。黏液基质通常来说并不显著。

如前所述，因为 NTK 的束状（丛状）结构和多核巨细胞的存在，有人认为 NTK 和丛状纤维组织细胞瘤可能是同一种疾病。可是，免疫组化[157,158]和基因重排[159]结果显示两者为不同的疾病。

皮肤硬化性肌成纤维细胞瘤及罕见的黏液性或上皮性毛发平滑肌瘤也应该与本病相鉴别[171]。至少局灶性黏液性平滑肌瘤可出现束带状结构，由纺锤形、核大及有核周胞质空泡的平滑肌细胞组成。虽然部分 NTK 病例可出现平滑肌肌动蛋白免疫组化阳性，但结蛋白表达阴性，此点与平滑肌瘤不同[52]。

上皮样纤维组织细胞瘤（EFH）（上皮样细胞组织细胞瘤、外膜细胞性黏液成纤维细胞瘤）[172,173]，是一种好发于肢端的息肉状损害。大部分病例中，该肿瘤局限于增宽的乳头层真皮中，部分病例大部分病灶为黏液性。有生黏液功能的、大的、空泡状细胞是其偶见特征。在 EFH 肿瘤细胞中可发现许多树突状组织细胞，免疫组化染色因子 ⅩⅢa 阳性，S100 部分阳性。这一点经常导致误诊，在报道的 NSM 中，有一些实际是 EFH。

目前仍不清楚 NTK 起源于哪一类细胞。NSM 和 NTK 的免疫组化特征证明"细胞性 NTK"可能并非 NSM[152]。另外，许多 NSM 和 NTK 组织学模式的共性可能取决于施万细胞的分化程度或功能状态。有人提出 NTK 是皮肤纤维瘤或纤维性组织细胞瘤的亚型[152,174]。NK1/C3 阳性是肿瘤细胞具有组织细胞特性的证据。因此，该病也可被划为纤维组织细胞性疾病的范畴。CD10 阳性也支持 NTK 的组织细胞特性，但是这种阳性也可以在髓鞘[175]和 Wallerian 变性中观察到。部分 NTK 病例具有神经鞘膜的某种遗传学特质，提示该病也存在向神经鞘分化的可能性[176]。

总的来说，NSM 和 NTK 是浅表型的多形性损害，生物学行为呈良性，至少具备向神经鞘分化的一些特征。

治疗原则 不管异型性程度如何，NTK 生物学行为往往是良性的[177]。但是，尤其是对于细胞异型性明显的病例，我们还是推荐完整的切除。

颗粒细胞肿瘤

如下文所述，多种肿瘤中均可偶见颗粒细胞。

可是，颗粒细胞肿瘤这个名词专指一类具体的疾病。

颗粒细胞瘤

临床概要 颗粒细胞瘤（GrCT）（颗粒细胞肌母细胞瘤；颗粒细胞施万细胞瘤，GCNST）通常是单发孤立的皮损。可是，在约 10% 病例中，皮损为多发。40% 的病例累及舌部（Abrikosoff 瘤）[178]，皮肤和皮下组织也是常见发病部位（图 35-49A）。其他可能的发病部位包括食管、胃、阑尾、喉部、支气管、脑垂体、葡萄膜和骨骼肌[179]。

皮肤 GrCT 为界线清楚、高起的、质地坚硬的结节。部分病例表面呈疣状。一般来说，皮损大小为 0.5～3.0cm。切面经常呈灰黄色均质样。患者偶有隐隐作痛或瘙痒感。

组织病理 大部分 GrCT 是神经外的，但也有局限在神经内的罕见病例。宽大束带状肿瘤细胞浸润在真皮胶原束间（图 35-49B）。肿瘤细胞束经常延伸入皮下组织。肿瘤细胞大，呈多角形（图 35-49B），细胞膜清晰。细胞质充满弱嗜酸性、PAS 阳性且抗淀粉酶的均一小颗粒，以及散在分层、外绕空晕的细胞质内球状结构（残存体）（图 35-50）。细胞核通常较小，位于细胞中央，多为卵圆形。部分病例中，肿瘤细胞核丰满，外形不规则，染色质浓染，核仁位于中央处。有丝分裂象不常见。部分肿瘤细胞团块由 PAS 染色阳性、耐淀粉酶的膜及束状胶原纤维包绕，偶见扁平的星形细胞[178]。间质梭形细胞具有成纤维细胞样的特征[32]。罕见病例中，肿瘤细胞束包埋在致密的纤维性基质中（硬化型），肿瘤上方的表皮通常出现反应性增生（参见"鉴别诊断"）。

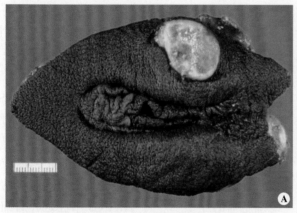
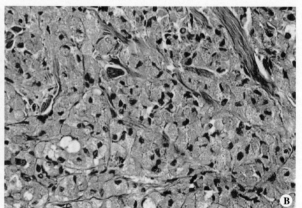

图 35-49 GCNST

A. 发生于外阴阴唇的颗粒细胞瘤。肿瘤的切口表面暴露，呈黄褐色，呈颗粒状，这是外阴切除术的标本。B. 本例中，细胞胞质丰富多角形，每个细胞胞质内充满大小均匀的细小颗粒。在这类肿瘤中，核的特征因情况而异；在本例中，核大小和轮廓有差异。偶见细胞核包含细胞质。核仁的大小不一

肿瘤内部及进展性肿瘤边缘均可见到沿外周神经走行的嗜神经性生长（图 35-50）。在深部损害区域，偶见侵入受累神经的神经内肿瘤成分。

有颗粒细胞特征的肿瘤生物学行为往往是良性的，有时仍难以准确预测 GrCT 的生物学行为，因为该肿瘤往往有丰富的有丝分裂象并呈浸润生长的模式[180]。侵犯骨骼肌是累及鳞状黏膜的 GrCT 的共同特征。在该区域，变性和降解的肌纤维被包绕在肿瘤细胞束中。丛状 GrCT 的特征为肿瘤细胞沿真皮神经丛周围延伸分布，而缺乏明显的肿瘤细胞团块[181]。

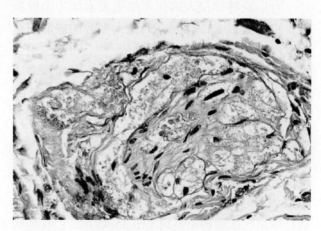

图 35-50 GCNST：亲神经性

颗粒细胞浸润到这条小神经的神经周围和神经内间隙。在一些细胞的细胞质中，除了细小、均匀的颗粒外，还有更大、更圆、更嗜酸的小体，它们是"残存体"

超微结构上，肿瘤细胞周围有基底膜包绕[182,183]。大部分胞质颗粒是吞噬溶酶体。它们表现为膜包绕的空泡，直径为 200 ～ 900nm。部分比较大的细胞质小体有残存体或者髓磷脂的特征[178,182,183]。肿瘤细胞束外围的星形细胞由不连续基底膜包绕[184]。肿瘤间质细胞包含角状小体[32]。

组织发生学　颗粒细胞的概念是异质性的。不是所有的病例都表现为神经鞘瘤（参见下文）。一些免疫组化不典型的病例往往细胞学上也有异型性[185]。本病经典的免疫组化特征为 S100 阳性，外周神经髓磷脂（如 P2 蛋白、PO 蛋白）[186]、PGP 9.5[187]、神经元特异性烯醇化酶及波形蛋白阳性。最近发现一种和自噬有关的标志性蛋白 LC3（微管相关蛋白 1 轻链 3）在 GrCT 和施万细胞瘤中表达[188]。

鉴别诊断　GrCT 中的胞质颗粒（不是空泡）可以排除黄瘤的诊断。束状排列的肿瘤细胞也支持 GrCT 的诊断。

偶然可见不规则的、细长的鳞状细胞柱从表皮延伸入 GrCT 的束状肿瘤细胞团块中（假上皮瘤样增生）。在来自舌、生殖器部位或上呼吸道黏膜、食管、肛周的标本中应该仔细识别这种模式。如果在表浅损害中发现这种模式，仔细寻找颗粒细胞成分可以避免误诊为癌及避免不必要的侵入性外科手术治疗。

具有颗粒细胞性质细胞质的肿瘤细胞偶见于不同起源的颗粒细胞性疾病中，如基底细胞癌[189]和皮肤纤维瘤[190]。罕见疾病颗粒性鳞状细胞癌的颗粒与其他良性或恶性 GrCT 的颗粒不同，表现为 PAS 染色阴性，电镜下可见桥粒结构[191]。在下颌骨部位，曾有颗粒型成釉细胞瘤的报道。平滑肌瘤中也有颗粒状细胞改变的报道[192]。

原发性息肉状 GrCT（皮肤非神经源性 GrCT）表现为无痛性结节，主要位于肢端和面部[189]。皮损可以是息肉状，也可为内生性。肿瘤细胞 NKI-C3 阳性，S100 蛋白、平滑肌肌动蛋白、Melan-A、CD34、波形蛋白和细胞角蛋白阴性。大部分报道的病例表现良性[189]，但也有 1 例淋巴结转移的报道[193]。也有罕见的颗粒细胞和神经束膜细胞杂合瘤的报道[194,195]。一个此类病例中，颗粒细胞区域 S100 蛋白阳性，神经束膜瘤区域 EMA 和 GLUT1 阳性。电镜下发现颗粒细胞中有大量的溶酶体和胞饮小泡，与周围神经细胞连接紧密[195]。

这些杂合皮损中有 1 例显示是原发于神经内[194]。

治疗原则　因为不完全切除后容易复发，GrCT 应该尽可能完整切除。尽管如此，大多数 GrCT 表现为良性，切除后不复发。

婴儿颗粒细胞齿龈瘤

临床概要　婴儿颗粒细胞齿龈瘤是一种新生儿齿龈的多发性息肉性肿瘤，好发于女婴[196]。它和 GrCT 的基本组织特征是一致的，但免疫组化特征不同。其免疫组化特征表现为神经元特异性烯醇化酶 NSE 阳性、波形蛋白阳性、S100 阴性、胶质纤维酸性蛋白（GFAP）阴性、CD57 阴性、髓鞘碱性蛋白 MBP 阴性、溶解酶 lysozyme 阴性、alpha1-ACT 阴性和层粘连蛋白 laminin 阴性。间质细胞 S100 蛋白阳性，不包括角形小体[197]。

恶性颗粒细胞瘤

临床概要　恶性颗粒细胞瘤（MGrCT）不常见。大多数报道的病例发生于皮肤或皮下组织中[198]。如在良性颗粒细胞瘤中类似，有几例报道发生于其他部位如坐骨神经[199]和内脏。各种各样的恶性肿瘤都可能类似颗粒细胞形态模式。因此，在任何情况下，诊断恶性颗粒细胞瘤需慎重。

在皮肤和皮下组织中，MGrCT 临床表现为迅速生长，边界不清的较大的结节或肿块，并发生溃疡[199]。

组织病理　恶性颗粒细胞瘤的组织病理学有两种类型[200]。第一种类型，尽管临床为恶性病程，原发性皮损甚至是转移皮损，但组织病理学上表现为良性颗粒细胞，除了偶尔有丝分裂和轻度细胞多形性，其核比大多数良性颗粒细胞瘤的细胞核稍大[200-202]。在一般类别颗粒细胞神经鞘肿瘤中，这些细胞学特征太常见以至于不能为潜在转移病灶提供可靠的证据。在评估有潜在恶性病变的组织学良性或未定类的颗粒细胞瘤时，临床表现如肿瘤大小、生长速度、溃疡与否、是否侵犯周围相邻组织，比组织学特征有更大的诊断价值[203]。

"组织学良性，临床恶性"的颗粒细胞瘤的肿瘤平均直径为 9cm，相比之下良性颗粒细胞瘤[200,203] 肿瘤直径仅为 1.85cm。在软组织肿瘤中，恶性病变通常符合三种或更多的以下标准：坏死、梭形细胞、泡状核并具有较大核仁、有丝分裂象增加（> 2/10HPF）、高核质比（N ∶ C）和多形性的特点[204]。

在第二种类型的 MGrCT 中，原发性皮损和转移性病变组织在组织学上均为恶性；并可表现为从典型的颗粒细胞过渡到多形性颗粒细胞，再到多形性、无颗粒的梭形大细胞并伴有大量的有丝分裂象的不同病理特征[205,206]。

在 MGrCT 中，S100 蛋白和神经元特异性烯醇化酶（NSE）表达可能阴性。

治疗原则　MGrCT 可出现广泛内脏、皮肤和骨骼肌转移，可伴或不伴局部淋巴结转移[201]。一些病变，即使没有可证实的转移灶，也具有 MGrCT 特征[207]。治疗为完全切除和密切随访。

纤维板层型神经鞘瘤

临床概要　纤维板层型神经鞘瘤（FNST）是真皮内的罕见、孤立性肿瘤[70,208]。

组织病理　FNST 虽无包膜，但在真皮中境界清楚。4 个或更多个粗而硬化的嗜酸性的板层平行叠加排列呈堆栈。相邻堆栈首尾相连，在排列方向上是随机的，但在某些地方，细胞排列成席纹状，与相邻堆栈紧密连接。在一些病例中可见较多黏液样变，在这些病例中，纤维板薄，板层间距更宽。每个肿瘤细胞核很小，少量的神经元胞体，硬化的、薄的、极性的细胞质的延伸，类似神经节细胞。他们在纤维板层中与透明或黏蛋白基质分开。极少数情况下，可出现少量疏松呈簇的色素性树突状细胞。

FNST 组织学上有其本身的特征，但也可能仅表现神经束膜样模式，如同在细胞型神经纤维瘤（CNF）。此外，在疾病演变过程中，有人认为硬化性纤维瘤实际上是一些神经纤维瘤的终末期表现[209]。

FNST 具有硬化性纤维瘤的特征，临床表现为散发性或存在于 Cowden 病中。免疫组化 S100 有助于诊断 FNST。

治疗原则　FNST 是良性病变。手术切除通常推荐用于美观要求。

束膜细胞肿瘤（神经束膜瘤）

席纹状束膜细胞纤维瘤，软组织型

临床概要　席纹状束膜细胞纤维瘤，软组织型（SPCF，席纹状神经束膜纤维瘤、"软组织神经束膜瘤"）是一种孤立、对称膨胀性生长、边界清晰的肿瘤。该肿瘤最常见于皮下组织[4,210-212]，但可能累及深部软组织甚至内脏。在 Hornick 与 Fletcher 报道的病例中[213]，女性发病率较高。常见的临床表现为无痛的皮下组织肿块，其中超过 25% 的病例累及深部软组织。这些病例大多边界很清晰，其中 12 例在显微镜显示为灶性浸润性边缘。

组织病理　SPCF 可表现为纤维瘤样特征，其细胞可表达束膜细胞的表型。病变皮损是有包膜的，其周围与软组织的交界处由薄包膜包绕，包膜组成成分为几个松散间隔的、薄的纤维板层。在包膜里面，胶原纤维形成细的纤维间质，其中存在松散间隔的细胞，细胞有丰满、成角状细胞核和硬化、极性分布的胞质（图 35-51）。有些细胞排列成席纹状。在大多数病例中，小神经嵌入肿瘤组织中或在肿瘤可发现小神经来源细胞。肿瘤细胞包绕小神经，血管和胶原束形成同心圆或洋葱皮样外观。类似于 FNST 中，肿瘤中可能出现透明样变的纤维板层结构（图 35-51）。Hornick 及 Fletcher 的病例中有 14 例被列入非典型性神经束膜瘤，其中只有 2 例肿瘤局部复发，无转移。这种非典型变异的神经束膜瘤似乎不是束膜型恶性外周神经鞘膜瘤（MPNST）的前身。相反，束膜型 MPNST 归类到普通的 MPNST 中（参见上文）。因此，非典型性被推荐列入良性病变，而其中非典型性名称被"退行性"（"古老型"）取代[213]。在这一类型中，标准的神经束膜瘤中的有丝分裂计数范围为每高倍视野从 1 个到超过 5 个有丝分裂。在非典型性神经束膜瘤中，有丝分裂象为（0 ～ 7）/30HPF。因此，这些非典型的、有丝分裂活跃的神经束膜瘤可能是类似于非典型、有丝分裂活跃的 CS。

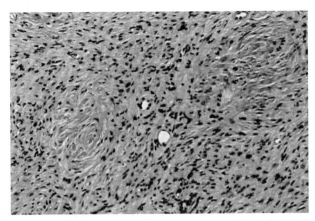

图 35-51 席纹状束膜细胞神经鞘肿瘤（软组织型"神经束膜瘤"）：梭形细胞被细的纤维基质分割。图中可见两处嗜酸性的胶原聚集

组织发生学 细胞学特征是束膜细胞样。在一些病例中，肿瘤细胞波形蛋白（vimentin）和上皮膜抗原（EMA）阳性[211]。EMA 可能呈弱阳性或呈斑片状阳性；阳性反应最有可能出现在肿瘤细胞或包膜附近。在其他病例中，在较中心位置的散在聚集的肿瘤细胞 S100 表达阳性。且通常表达紧密连接蛋白 Claudin-1[214]。在 Hornick 和 Fletcher[213]的研究中，所有 81 例肿瘤均表达 EMA；64% 表达 CD34，29% 表达 Claudin-1，21% 表达 SMA，仅 5% 表达 S100 蛋白。所有肿瘤胶质纤维酸性蛋白（GFAP）、神经丝蛋白（NF）和结蛋白（desmin）表达均阴性。22 号染色体的异常在该病中被报道[215]。还有 Ⅱ 型神经纤维瘤的[216]患者同时患软组织型神经束膜瘤报道。

鉴别诊断 席纹状在各种神经鞘肿瘤中的表现都不太一样。神经鞘瘤和神经纤维瘤的变异型可能也包含在这一类"神经束膜瘤"中。这种假设在神经束膜瘤并发神经鞘瘤病变的报道中进一步得到了支持[45,217]。此外，有少数罕见的病例报道，即先天性痣具有神经束膜瘤和神经鞘瘤的特征[47]。

CS 可能类似神经束膜瘤，这种病变通常不表达 CD34 或 EMA。

皮下脂肪的纤维组织细胞瘤和皮肤纤维瘤也需列入鉴别诊断中。不同于神经束膜瘤，上述皮损中有瘢痕疙瘩样胶原增生并表达因子 ⅩⅢa 和 CD163。

隆凸性皮肤纤维肉瘤（DFSP），在结节样高分化的皮损中，可能会与 SPCF 相混淆。前者已经被归为成纤维细胞样、纤维组织细胞样或神经

干细胞样肿瘤。色素性 DFSP（Bednar 肿瘤）有时被认为是一种色素性席纹状神经纤维瘤。色素性隆凸性皮肤纤维肉瘤的性质是有争议的，但在一项研究中发现，在色素性隆凸性皮肤纤维肉瘤观察到一些神经束膜样细胞[61]。DFSP 的细胞，尤其是一些类似神经鞘肿瘤的细胞，对 CD34 有表达[218]。DFSP 在其他章节详细描述。

治疗原则 神经束膜瘤是良性病变，由于它有包膜且边界清楚，通常在第一次手术全部切除干净。

肢端神经束膜瘤

神经束膜瘤通常发生在手指；然而，这种类型也有罕见病变发生于肢端以外的例子。

Pacinian 神经纤维瘤

Pacinian 神经纤维瘤可在多种疾病中出现，最初被认为是神经瘤和神经纤维瘤，但目前大多数学者将其纳入神经束膜瘤内。它的命名体现了该病主要为 Pacinian（Vater-Pacini）小体的增生。

神经内神经束膜瘤

临床概要 神经内神经束膜瘤（神经内对称同心圆神经束膜细胞瘤、增生性间质性神经炎、增生性单神经病变、神经内神经束膜瘤）是一种神经内、单节段、圆柱形的神经增生，通常伴有感觉运动障碍[211,219,220]。

组织病理 在这种病变的特征性病理表现中，需要区分洋葱球样和假洋葱球样结构。假洋葱皮样结构由 EMA 免疫反应阳性的细胞组成。如果同心排列的成簇的细胞是施万细胞（S100 阳性），则这种细胞组合排列为洋葱皮样型；如果同心排列的细胞主要是神经束膜细胞（EMA 阳性），则该细胞组合排列符合假洋葱皮样型。在神经内神经束膜瘤中，肿瘤细胞在结构和免疫表型上表现为神经束膜细胞来源，细胞呈同心圆样（假洋葱皮样）（图 35-52），甚至可见呈簇分布的小洋葱球[211]。胶原束和血管类似同心圆样的包绕其中。细胞通常有一个特定且同心的方位轴突，通常有轴突的脱髓鞘和变性；在成簇的细胞中心，轴突

可能增大，呈不规则形状。

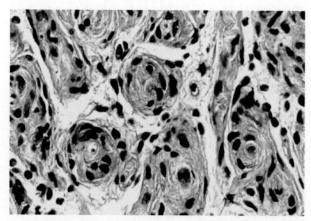

图35-52 神经束膜瘤，神经内变异型
轴突被梭形细胞呈向心性包绕，梭形细胞一层层排列呈洋葱皮样模式。病变在神经内；存在轴对称性

组织发生学 在神经内神经束膜瘤中，同心排列的细胞表达EMA[211]，具有神经束膜细胞的超微结构特征。

有学者提出束膜屏障完整性缺失是该病的主要病变。关于假洋葱皮样结构形成，认为是神经束膜的分层和神经束膜细胞向神经内膜的迁移导致[219]。

与良性和恶性神经鞘瘤、神经纤维瘤、脑膜瘤和神经胶质瘤中染色体异常的描述相同，神经内神经束膜瘤也可能显示22q的单体和22q11.2—q的缺失；且发现22q11缺失患者易感肿瘤[211]。

鉴别诊断 遗传性退行性神经病变为非局限性且节段性皮损[221]。此外，该病的特征性病理改变为同心圆排列细胞为增生的施万细胞（洋葱皮样）（图35-53）。

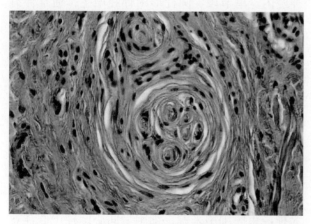

图35-53 肥厚性神经病
病变中央，为小神经切面的横断面。神经束膜增厚，梭形细胞围绕神经纤维呈向心性排列（洋葱皮样模式）。一些梭形细胞与增厚的神经束膜混杂在一起

治疗原则 肢端神经束膜瘤是良性病变。手术切除可能导致进一步的感觉运动缺失。

Pacinian 神经束膜细胞纤维瘤，皮下肢端型（硬化性）或真皮（纤维性）神经束膜瘤

临床概要 Pacinian神经束膜细胞纤维瘤（PPCF），肢端型不常见，通常表现为小的良性肿瘤，主要发生在手部，其特征是纤维性（真皮）神经束膜瘤[222]或硬化性（皮下）神经束膜瘤[223,224]。应该指出的是，几乎大多数此类病变在过去被推荐纳入Pacinian神经瘤或神经纤维瘤。这种病变也被称为纤维性或硬化性神经束膜瘤[223]。

组织病理 无论是纤维瘤、神经瘤、神经纤维瘤还是神经束膜瘤，这些小肿瘤基本上都是纤维性病变，伴局灶性的细胞数量增加。肿瘤大部分位于肢端，呈椭圆形，长轴垂直于皮肤表面。Skelton等报道的病变[222]在低倍镜下的表现具有类似于皮肤神经纤维瘤。一些病变的边界不清晰，一些病变的边界是清晰的，特别是在深层的病变，在边界区域的细胞数量最多。细胞为梭形或卵圆形，有圆形细胞核和均匀分布的染色质；胞质苍白或透明。在病变区域中，细胞相互连接成网状。在一些病例中，小的梭形细胞和圆形细胞形成涡轮状模式，强烈提示是Pacinian小体内的细胞排列[224]。少见病变广泛累及脂肪组织[225]。

"神经束膜瘤"的另外一种变异型网状神经束膜瘤[226]是软组织病变，与皮下或真皮型变异型有一些共同特征（图35-54A，图35-54B）。

这些Pacinian病变细胞对EMA和Claudin-1有免疫反应性[214]。一些肿瘤细胞对肌肉特异性肌动蛋白（MSA）和CD99具有免疫反应性。硬化性神经束膜瘤表达GLUT1，该标志物通常在血管瘤易检测到阳性表达[227]。电镜下肿瘤细胞显示神经束膜细胞的超微结构特征。

鉴别诊断 本病需与血管球瘤相鉴别。鉴别困难时行免疫组化检查，缺乏EMA和Claudin-1表达支持血管球瘤。

治疗原则 该病为良性病变，不需要完全切除。

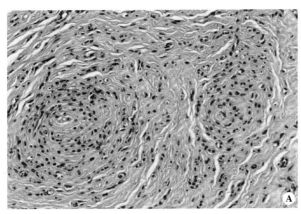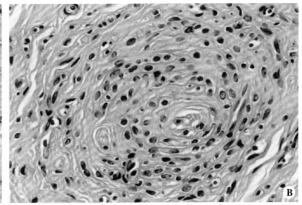

图 35-54　硬化性神经束膜细胞神经鞘肿瘤（纤维性或硬化性"神经束膜瘤"）

A. 在两处中央，透明、白色胞质的小细胞在胶原纤维中排列呈涡轮状；细胞呈圆形或轻度梭形；一些看起来被基底膜分割开。这种透明胞质的特点类似肾小球细胞。细胞呈同心圆旋涡状排列的类似 pacinian 小体。在病变背景中，皮损呈硬化改变，胶原束间可见小梭形细胞。B. 在高倍镜下，细胞围绕中心排列呈涡轮状。细胞形态特点与一般束膜细胞不同，类似上皮样细胞，而不是神经束膜细胞

神经瘤

神经瘤是轴突和相关神经鞘细胞增生的一种肿瘤。在绝大多数的皮肤神经瘤中，表现为施万细胞和轴突以交错（曲折）方式分布。轴突较易用银染技术证实。轴突也易与单克隆抗体反应，如同用于证实神经丝的抗体一样，但无论银染还是免疫组化，神经瘤均可出现阴性表达，需与神经瘤的神经支配肌束及皮肤神经纤维瘤相鉴别。

神经瘤可以分为 4 种类型：神经外型（创伤性或获得性）、内分泌型（孤立和自发，单发或多发）、神经内型（多黏膜）（包含发生在 MEN 中的 Ⅱ b 型）和感觉受体的异常。

神经外神经瘤

获得性（创伤性）神经瘤

临床概要　创伤性神经瘤通常是发生于局部外伤后瘢痕部位，为孤立的、坚实的丘疹或结节（图 35-55A）；若肿瘤生长到皮肤表面，则呈肤色或粉红色。在成熟的神经瘤中，局部按压可引起皮肤刺痛感。

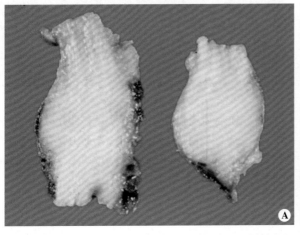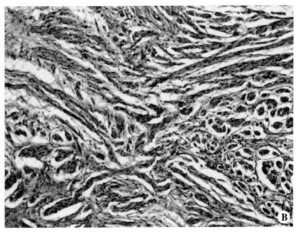

图 35-55　神经外神经瘤（创伤性神经瘤）

A. 沿标本纵轴切开，神经瘤在标本中央，神经瘤的切面相似呈白色。神经近端和远端受累的比率在肿瘤上可见。B. 施万细胞束在纤维间质中呈杂乱排列。在细胞束周围可见薄的神经束膜形成，这层薄的神经束膜呈透明薄膜将施万细胞束分割开

组织病理　再生神经纤维束呈交织状从受损神经的近端延伸，通过神经束膜的获得性缺陷，然后进入相邻的间质。它们以不对称的形式存在于胶原蛋白束间（图 35-55B）。随着成熟，围绕

每个神经外束体周围的神经束膜形成。受损的神经的远端与神经瘤不相连续。在炎症阶段，被破坏神经的近端和远端段的神经纤维出现 Wallerian 变性（图 35-2）。

在特殊情况下，MPNST 可能出现在创伤性神经瘤中[228]。

治疗原则 外伤性神经瘤为反应性病变，无须完全切除。

残存的多余指（趾）

临床概要 该病通常无症状，为光滑的或疣状的丘疹，通常发生在第 5 指尺侧的基底部。它们被认为是宫内自身断离或产后多余肢指（趾）破坏的残留表现[229]。

组织病理 许多病变的基本改变为获得性神经瘤的组织学模式。神经瘤的一些神经纤维，靠近表皮的神经纤维终止于紧密间隔的 Meissner 小体[229]。

治疗原则 该病是良性病变。由于美观原因，通常行切除治疗。

神经内神经瘤

栅栏状包膜（偶发和自发性）神经瘤

临床概要 栅栏状包膜神经瘤（PEN）是临床表现为坚实的，橡皮样，肤色或粉红色的丘疹或结节[230-233]，好发于脸部的"蝶形区域"。孤立皮损可能出现在儿童早期或成年期（平均年龄为 45.5 岁）。在成年人，散发性神经瘤可以是多发的。孤立性和多发性皮肤神经内神经瘤通常均无症状。在上述两种皮损中都没有与 MEN 特征相关的病变。活检术时，PEN 的病变通常被从真皮中摘除送检，如有可能会附带少量其上皮肤。

组织病理 PEN 是周围神经的球形膨胀。虽然它被称为"包膜"，但它缺乏完整包膜，表现为真皮中边界清楚卵圆形或圆形结节（图 35-56）。在神经内，施万细胞形成均匀的、宽的（通常由多达 4 个或 5 个层细胞组成）交织束，其间可见透明或黏液基质填充（图 35-57）。核不清晰呈栅栏状排列。核大小较均一，缺乏有丝分裂象。PEN 由薄的、拉伸的神经束膜鞘包绕，因此为假

性包膜。这种变异可能是由于神经解剖的原因；神经束膜外鞘在此处可以变化。在某些区域，沿着肿瘤周边可以发现沿着小神经的神经内膜间隙而延伸的肿瘤。

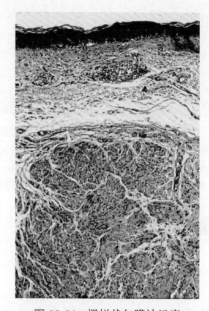

图 35-56 栅栏状包膜神经瘤

皮损有包膜。施万细胞束交织排列；细胞束间由少量透明或黏液样基质填充。局灶，在细胞束中，施万细胞核排列呈栅栏状

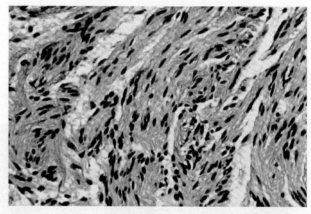

图 35-57 栅栏状包膜（神经内）神经瘤

施万细胞形成宽的细胞束，细胞束疏松地分布在黏液基质中。可见散在栅栏状细胞核。在横断面中，一些细胞的细胞质中的小空泡是由非髓鞘轴突类的细胞产生的。细胞束中通常可找到有髓纤维

这些神经束，银染色（图 35-58）[233]，NSE 免疫组织化学反应（图 35-59），神经丝和外周蛋白的免疫反应均阳性，并富含轴突（图 35-58）。EMA 在 PEN 中呈弱阳性表达，有时非连续性的反应表达是 PEN[230] 包膜中的一个特征。PEN 中轴突的存在使 PEN 与神经鞘瘤易于区分开，包括所

有变体。

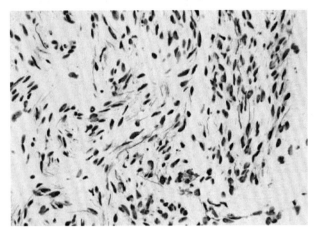

图 35-58 栅栏状包膜（神经内）神经瘤（银染色）：病变富含轴突

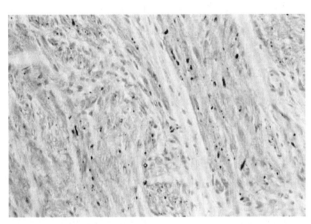

图 35-59 栅栏状包膜（神经内）神经瘤（NSE 免疫组织化学反应）：在 NSE 免疫组织化学反应中，轴突大部分表现为点状突起

在 PEN 中，分枝中的轴突在不同皮损中表现不一样[233]。通过对外周蛋白免疫组化（注意类似表达）可评估的轴突密度，但 Bodian 染色的不能用于区分轴突密度[234]。

治疗原则 PEN 需要与基底细胞癌或黑素细胞皮损相鉴别，因此 PEN 通常需活检协助诊断。即使部分切除，该病也很少复发。

神经内丛状神经纤维瘤

临床概要 丛状神经纤维瘤是真皮及皮下组织罕见的神经内肿瘤，被认为是 PEN 的一种变异型[50]，但一些病例表现为早期的丛状施万细胞瘤。

组织病理 结节与宽的神经束被受累神经的神经束膜包绕，其内部结构与 PEN 基本相同。

本病与施万细胞瘤的共同特征包括血管丛集、扩张、硬化及血管内皮下泡沫细胞聚集。

与典型的施万细胞瘤相反，丛状神经纤维瘤在银染色及神经元免疫组化中均可见丰富的轴突。

治疗原则 本病为良性肿瘤，与其他神经内肿瘤一样，完全切除可能导致感觉及运动障碍。

黏膜神经瘤综合征

临床概要 黏膜神经瘤综合征（MEN），Ⅱb 型，1968 年第一次被报道[51]，是 3 型（Ⅰ型、Ⅱ型、Ⅱb 型）中唯一一种同时累及黏膜与皮肤的神经瘤。多数神经瘤（神经纤维瘤）早期多累及口腔黏膜。本综合征常首发于儿童早期，表现为大量的小结节，累及唇部、舌、口腔黏膜、结膜、虹膜[235]。一些患者只表现为面部皮肤上少量小的结节型神经纤维瘤[235]。偶见于鼻部、眼睑部位。患者唇部常肥厚且突出，可能有马方综合征及骨骼发育异常[236]。

MEN，Ⅱb 型，可能为常染色体显性遗传性疾病[236]。甲状腺髓样癌、双侧嗜铬细胞瘤[235]和弥漫性消化道神经节细胞瘤是常见的相关疾病[237]。

组织病理 黏膜神经瘤综合征（mucosal neuroma syndrome，MNS）的神经瘤为丛状神经内纤维瘤。病变神经细长为其特点。许多神经直径均一，但球茎膨胀也是其特征。神经束膜内由 2 个或多个直径均一的神经纤维构成的神经束在透明或黏液样基质中紧密背靠背排列。在皮肤及黏膜皮损处的神经束有丰富的神经支配。

在没有多发性内分泌腺瘤红斑表现的情况下，可能出现多个黏膜皮肤神经纤维瘤[238,239]。

线状皮肤神经纤维瘤（dermatoneurie en strie）作为神经纤维瘤的一个变异形态，临床表现为隆起的线性皮损[240,241]。在临床表现上，其真皮中病变神经的大小与 MNS 不同。已经有研究提出线性皮肤神经纤维瘤是黏膜神经瘤综合征Ⅱb 型的一种表现[240]。

组织学上，真皮和皮下组织的神经较粗大且神经细胞数量增多（图 35-60A，图 35-60B）。在内部，施万细胞数量增多，神经纤维弯曲。这导致了病变神经失去对称性（图 35-60B）。

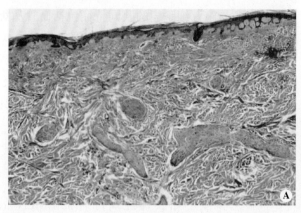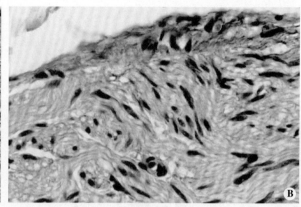

图 35-60　线性神经瘤

A. 放大的真皮层神经纤维，可见施万细胞数目增多，神经束横截面直径增加；B. 高倍镜下，受神经支配的施万细胞交织成不对称形态，被神经束膜包绕

神经鞘瘤属于真皮层神经的显微病变，偶可在活检组织中见到真皮层神经细胞数目增多，并被良性鳞状上皮细胞包绕[242]。这种类型的反应偶尔会在最近的活检部位发生。

特殊染色（应用于所有神经瘤），采用神经髓鞘固蓝染色法染色后各种类型的神经纤维瘤的神经纤维均可见髓鞘。

电镜下（应用于所有神经瘤），超微结构下，神经外及神经内的神经纤维瘤可见由有髓鞘及无髓鞘的神经纤维组成的神经束[241]。典型的神经外神经瘤由多层神经束膜细胞包绕[243]。一般来说，神经束膜细胞不存在于神经内神经纤维瘤的非对称性神经束外。

组织发生学（应用于所有神经瘤）免疫组化显示 S100、Ⅳ型胶原蛋白、波形蛋白、NSE 和神经纤维阳性。

在典型的创伤性神经瘤中，在神经束膜上有差异，大多数神经束被表达上皮膜抗原的束膜细胞包绕[231]。Ⅰ型和Ⅲ型胶原蛋白沉积在纤维束周围。新合成的神经纤维由富含酸性黏多糖[231] 的基质营养。

治疗原则　与其他神经瘤一样，本病为良性肿瘤。

环层小体神经纤维瘤

临床概要　环层小体神经纤维瘤是一种隐匿性、疼痛性病变[244]，在与环层小体的相同解剖部位被发现。

组织病理　环层小体有局部丛集现象，并且在其他部位不显著，环层小体大小不一。

治疗原则　与其他神经瘤一样，环层小体神经纤维瘤为良性肿瘤。

小蓝圆形细胞肿瘤

这类肿瘤包括原发皮肤小细胞未分化癌（梅克尔细胞瘤）；原始神经外胚层肿瘤（primitive neuroectodermal tumour，PNET），如尤因肉瘤（Ewing sarcoma，EWS）和神经上皮瘤；神经母细胞瘤；原发性间质肿瘤如小细胞骨肉瘤、胚胎性肉瘤和肺泡横纹肌肉瘤；在先天性痣（婴幼儿黑素细胞瘤）[245] 和婴幼儿黑素瘤、神经外胚层肿瘤[246] 中出现的罕见的婴幼儿黑素瘤[246]。在苏木精 - 伊红染色中，所有病变的肿瘤细胞除了细胞质少、密集的"黑色"细胞核外，几乎没有可区别特征。早期病变在诊断上较困难，具有这些特征的病变已被归为 PNET。在这一类别中病变有相同的基本特征，大部分病变可以通过形态学和免疫组化来区分[247]。小蓝圆形细胞肿瘤多见于软组织或骨骼[248,249]。皮肤中，早期皮肤小细胞未分化癌（梅克尔细胞瘤）最常见。

皮肤小细胞未分化癌（梅克尔细胞瘤）

临床概要　皮肤小细胞未分化癌（梅克尔细胞瘤、神经内分泌癌、小梁癌、Toker 细胞癌）[250-254] 是一种少见的肿瘤，主要在头部或四肢单发，也可局限性或广泛性多发。肿瘤数量多少不一。梅克尔细胞瘤具有高复发率和转移率[253,255]。

梅克尔细胞瘤的皮损是质韧的红粉色，直径为 0.8 ～ 4.0cm 的结节。

组织病理 肿瘤细胞胞质较少，细胞核呈圆形或不规则形状，在骨小梁中紧密排列（图 35-61，图 35-62）[256,257]；不常见的是，它们排列成带状、弧状或菊形团状[258]。核深染且均一。在一些病例中，部分或全部细胞核可见染色质边集现象。核仁不明显。核的互嵌现象、大量有丝分裂象及核碎片可作为特征性表现。在部分梅克尔细胞瘤中，肿瘤细胞巢由量少且细胞成分少的基质营养。在细胞巢边缘，主要在基质中，淋巴浸润较常见。在极少数情况下，本病可累及上覆的表皮（表皮延伸）[259,260]。偶有包括扁平鳞状细胞在内的鳞状上皮化生和腺体分化[261-264]。病变多累及血管。

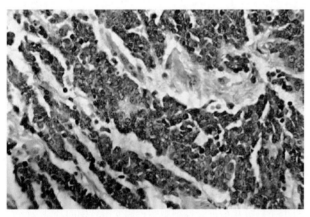

图 35-61 梅克尔细胞癌：非典型，均一的小蓝圆形细胞形成大小不同的束状。胞质较少；细胞核拥挤。染色质均一。核仁不明显，有散在的致密核。每个细胞束由黏液样鞘膜包绕，黏附在纤维基质上

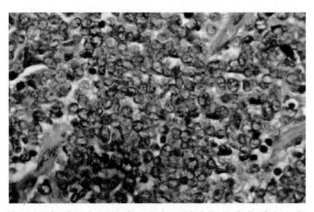

图 35-62 梅克尔细胞癌：在此区域中可见染色质中央变淡，有一个或多个核仁，可见散在有丝分裂象

免疫组化：NSE、蛋白基因产物、嗜铬粒蛋白、Ber-EP4[263] 和 CD57 阳性[265]。胞质内细胞角蛋白，特别是 CK20，或神经丝蛋白的点状染色是特征表现[266]。75% ～ 80% 的梅克尔细胞瘤表达上皮膜抗原[267]。CK20 表达可帮助除外肺转移性小细胞癌的诊断[267]。尽管笔者已发现罕见的梅克尔细胞瘤病灶表达 TTF-1（甲状腺转录因子 -1），但 TTF-1 对于小细胞未分化肺癌（PSCUC）的诊断[268] 是相对特异的[269]。近期，研究发现梅克尔细胞瘤可以表达 Pax8 的某些克隆[270]，Pax8 最初在肾肿瘤、米勒管肿瘤和甲状腺肿瘤中表达。现已有研究表明，表达 bcl-2 的梅克尔细胞瘤预后较好[271]。

超微结构中可见胞质中膜结合的圆形致密的神经内分泌颗粒，直径为 100 ～ 200nm[252,258]。有 7 ～ 10nm 宽[272] 的中间丝于核周束状或螺旋状排列，核周还可见桥粒。仅在少数情况下才发现附着在桥粒上的张力细丝[273]。美国病理学家学院（CAP）已经推荐了一种标准的组织学报告格式，来评估重要的影响预后的组织学特征，特别是肿瘤大小（包括类似于 Breslow 评测的方式的厚度）、渗透模式（结节与浸润）、血管浸润、淋巴细胞浸润数量、腺 / 鳞状细胞分化及有丝分裂数目[274]。

组织发生学 大多数学者认为，梅克尔细胞瘤来源于梅克尔细胞，一种存在于皮肤上皮结构中，特别是在毛囊中的神经内分泌细胞。其可分化为神经内分泌细胞、鳞状细胞、附属器[275,276] 和黑素细胞表型[277]。大多数梅克尔细胞瘤含有多瘤病毒 DNA[278]，其已被指定为梅克尔细胞病毒（MCV）。在典型及变异的梅克尔细胞瘤中均可检测到病毒（鳞状上皮细胞和腺体）[279]。因为在老年患者的皮肤（和头颈部黏膜层）[280] 中可以检测到 MCV，这一发现补充了梅克尔细胞瘤的流行病学研究。

梅克尔细胞瘤与神经嵴来源细胞肿瘤如黑素细胞瘤、嗜铬细胞瘤和神经母细胞瘤的基因改变相同[281]。

鉴别诊断 来自非典型类癌或肺小细胞癌（肺部燕麦细胞癌）的皮肤转移可能与早期梅克尔细胞瘤混淆[282]。鉴别诊断还应包括急性白血病和淋巴瘤。

免疫组化可帮助诊断。大多数淋巴瘤表达白细胞共同抗原、CD20、CD3[267]。

在大多数器官系统中都可发生原发性小细胞未分化癌。它们不是皮肤特有的，但累及皮肤的病变有其独有的特征。皮肤和肺部的小细胞未分化癌均为神经内分泌癌，但前者（即小细胞未分化癌）具有较高的特异性；它可识别各系统中原发性赘生物肿瘤的基本形态。肺小细胞未分化癌（pulmonary small-cell undifferentiated carcinomas, PSCUC）的细胞核不规则，常有一个尖端。PSCUC 分化为鳞癌和腺癌。临床病理学相关性可帮助鉴别诊断。

鉴别诊断中还必须考虑皮肤附属器的原发性基底样癌和未分化癌，包括淋巴上皮样型[283]。一般来说，这种病变不表达 CK20，并且无细胞角蛋白表达。

在组织学上与梅克尔细胞瘤相似的肿瘤已被证实为侵犯淋巴结的单发病灶[284]，并且符合淋巴结中的"原发性"病灶的表现。

治疗原则 梅克尔细胞瘤需要完全切除病损，边界必须没有肿瘤。一些医疗机构给予皮肤原发性梅克尔细胞瘤患者前哨淋巴结活检。放疗和化疗常用于复发及转移性病变。

外周神经母细胞瘤

临床概要 神经母细胞瘤作为主要的软组织肿瘤需要排他性诊断。累及皮肤可能性较低。在婴儿期，皮肤和软组织的小细胞未分化癌的鉴别诊断包括转移性神经母细胞瘤。对病损彻底的处理可以排除隐匿部位（如肾上腺或椎旁神经节）的转移。婴幼儿转移性神经母细胞瘤的临床特征包括蓝莓松饼婴儿[285]和颜色发白的皮下结节[286]。成人皮肤也可以出现神经母细胞瘤[287,288]。

组织病理 神经母细胞瘤是未分化的小细胞恶性肿瘤。未分化细胞实性团块是主要病理模式。分隔、神经纤维网、分化的细胞学变异及霍－赖菊形团可以帮助诊断。神经母细胞可以通过细胞突起来辨认。神经纤维网这一名称代表了一种胞质突起的基质，包括神经元、施万细胞和神经胶质细胞。它可以识别神经外胚层肿瘤中"基质"分化的模式（图 35-63）。核位置较偏、圆形，有

明显的中央核仁和边缘染色的较大细胞提供了神经元分化的证据（图 35-64）。当阅片时可见上述细胞散落在原始细胞之间。

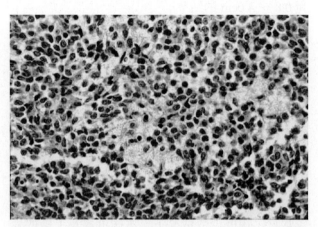

图 35-63 分化型神经母细胞瘤：均一非典型的小圆蓝细胞病理片，可见苍白、圆形、易断裂的神经纤维（神经纤维网）

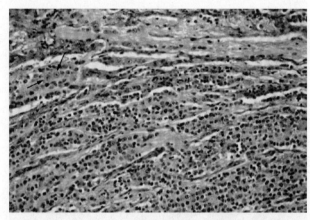

图 35-64 分化型神经母细胞瘤：病变由纤细的纤维分隔隔开。肿瘤细胞聚集在分隔之间；有较少细胞的纤维组织基质是神经纤维网。肿瘤细胞具有饱满的圆形核与中央核仁（箭头所示）；这些独特的细胞是分化型神经节细胞

根据分化程度，免疫组化谱如下：神经丝蛋白、NSE、S100、突触体素阳性。其他神经内分泌标志物可能阳性[289]。转移性神经母细胞瘤具有成熟（分化）的内在倾向。因此，神经母细胞瘤的转移可以表现为不成熟或成熟的神经节细胞瘤[290]。发生远端部位转移的原发性肾上腺神经母细胞瘤可在原发部位完全消退，这样的复杂案例较少见。

治疗原则 最重要的是排除皮肤神经母细胞瘤的病变为内部肿瘤的远处转移的可能性。皮肤神经母细胞瘤是高度侵袭性的病变。因为对于这种类型的病变治疗没有太多的经验，所以这些患

者通常可以按照非皮肤肿瘤的治疗方案进行治疗。

神经节细胞瘤

临床概要 神经节细胞瘤在皮肤上较少见[291,292]。罕见的例子多属于异位性病损[293]。一些病例可见多能神经干细胞的不同分化；另一些病例为转移性神经母细胞瘤分化为神经节细胞瘤。

组织病理 神经节细胞瘤的基本病理表现是有典型神经节细胞聚集或散在分布的神经瘤[293]。皮肤小的原发性神经节细胞瘤的特征是许多分化的神经节细胞和不明显的神经细胞[294]。可有结缔组织增生性改变[295]。

组织发生学 施万细胞表达 S100 蛋白[296]。神经节细胞瘤的施万细胞束，同其他神经瘤一样均含有轴突。神经节细胞对神经元特异性烯醇酶（NSE）和嗜铬粒蛋白具有反应性。不典型的病灶含有小的暗细胞、海绵状神经纤维和淋巴细胞浸润，故需要更多的研究来排除转移性分化型神经母细胞瘤。在不成熟的神经节细胞瘤中，神经元与卫星细胞无关。

治疗原则 神经节细胞瘤是良性肿瘤，通常进行简单的切除即可。

原始神经外胚层肿瘤

起初这个名称是在面对分化不良的小圆细胞肿瘤有神经外胚层分化时为了分类方便而命名的。这个名称归功于 A. P. Stout，但在通常引用的参考文献中没有提及。目前，该名称已取代"神经上皮瘤"，并具有一定的特指性。

尤因肉瘤 / 外周神经上皮瘤

尤因肉瘤（EWS）和外周神经上皮瘤（PNE）属于原始神经外胚层肿瘤（PNET），属于小圆细胞肿瘤。

临床概要 EWS 包括其非典型变异[297]，都是罕见的骨骼和软组织恶性肿瘤。PNE（属于原始神经外胚层肿瘤）通常是深部软组织肿瘤，侵犯骨骼的较少见。有报道该肿瘤可侵犯内脏器官。胸腔内原发性神经外皮瘤也属于 PNET 的一种。某些 PNET 来自外周神经[298]，或者是恶性神经鞘瘤（malignant peripheral nerve sheath tumor，MPNST）[135]。累及皮肤的病例，常见于女性，且有高龄倾向，并且其预后较非皮肤病损更好[299]。

组织病理 PNET 的肿瘤由小圆蓝细胞构成[300]。在尤因分类中，该细胞含有丰富糖原。核染色均一[300]。在神经上皮瘤分类中，该细胞聚集成菊形团状。

组织发生学 NSE、CD57 和突触素表达阳性。在 EWS / PNE 中，肿瘤 CD99（MIC2）表达阳性，敏感性高但无特异性[301,302]，此阳性反应可以鉴别 PNET（阳性）和神经母细胞瘤（阴性）。

EWS 和 PNE 可发生特征性的染色体易位，通常涉及染色体 11 和 22 [如 t（11；22）（q24；q12）]。*EWS* 基因已经定位在 22 号染色体的断点处[303]。

鉴别诊断 恶性外周神经鞘瘤（MPNST）[135] 和梅克尔细胞癌[304] 可有神经上皮瘤样改变。

治疗原则 当主要累及皮肤时，EWS / PNET 比非皮肤性病变具有更好的预后。此外，有研究提出累及皮肤的患者不应采取激进的治疗[299]。

婴幼儿黑素性神经外胚层肿瘤

临床概要 婴幼儿黑素性神经外胚层肿瘤主要累及口腔，但也可发生于其他部位[246,305,306]。

组织病理 这种肿瘤表达神经性和上皮性标志物，伴黑素生成，偶有胶质细胞和横纹肌细胞分化。已将婴幼儿黑素性神经外胚层肿瘤与妊娠 5 周时的视网膜病变进行了比较[246]。

治疗原则 本病属于恶性肿瘤，具有高复发率，但远处转移可能性较低。

异位症

临床概要 颅脑组织异位症（CBH）（鼻神经胶质瘤），绝大多数病例见于邻近鼻根部的皮肤[307-309]，但该病既可以发生于鼻腔内（40%），也可发生于鼻腔外（60%）。鼻腔外的 CBH，大小为 1 ～ 5cm、表面光滑、质地坚实、不可压缩且呈肤色。鼻腔外的 CBH 无搏动感且不透光，位于鼻的外表面，通常不位于中线处。鼻腔内的

CBH，常表现为坚实的、光滑的、红色至紫色突起，直径常为 2～3cm，有时可能类似于血管瘤。有些病例，既可发生于鼻腔内，又可发生于鼻腔外，并通过鼻骨缺陷部位连接在一起[310]。其他常见的与 CBH 相关的骨缺陷，好发于前囟、筛板和鼻骨与鼻软骨之间的空缺部位。有些病例可通过纤维索与硬脑膜相连。其他可累及部位有口咽、鼻咽、舌和覆盖 T_{12} 区域脊柱的皮下组织[311]。

组织病理　CBH 并非规则分布，而是杂乱无序的，通常表现为胶样组织（图 35-65）、随机分布的成熟神经元、增多的血管、局灶性的钙化和纤维组织的混合物[309]，脊髓的神经组织和纤维组织相互交织[312]。其内有纤维型和原浆型星形胶质细胞、活化的少突胶质细胞和巨型星形胶质细胞。其中，星形胶质细胞是最显著的细胞成分。一些病例中，星形胶质细胞成分可以类似于低分化星形细胞瘤。神经元细胞通常较小，在有些病例中可能缺失，在有些病例中可能显著增加[309]。也有可能有室管膜和视网膜上皮细胞，甚至于脉络膜样成分[313]。尤为明显的可能是少突胶质细胞分化的中心区，在这个区域内，神经纤维对神经元特异性烯醇化酶和突触素均有免疫反应。这些异位症中的分化程度，可反映出患者手术切除时的年龄。有些病例存在显著的细胞类型的多样性，而这些恰恰代表着神经外胚层的分化。有一篇发生于鼻咽部异位大脑组织的少突胶质细胞瘤的文献报道[314]。

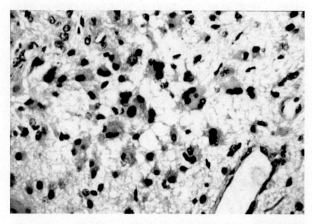

图 35-65　咽旁 CBH：神经纤维网支撑下的星形胶质细胞

免疫组织化学，神经元对神经元特异性烯醇化酶和神经丝蛋白免疫组化染色均为阳性。神经胶质酸性蛋白免疫组化染色，星形胶质细胞和室管膜细胞阳性，少突胶质细胞阴性。少突胶质细胞与施万细胞免疫组化染色反应类似。

鉴别诊断　脑膨出（与蛛网膜下腔相连的脑组织的颅外突起）可表现出非常相似的组织结构[315]。来自相同解剖部位的 CBH 和脑膨出具有相似的临床特征。区分两者是非常困难的。因为脑膨出通过窦道与蛛网膜下腔相连，这样的皮损是不能活检的，否则会发生脑脊液鼻漏，甚至脓毒性脑炎。因此，不管是 CBH 还是脑膨出在行外科干预之前，都需行计算机断层扫描[315]或咨询神经外科医师。

治疗原则　对于良性病变，简单切除后不会复发。最重要的是，需排除脑膨出的可能性，否则手术可导致脑脊液渗出和脓毒性脑炎。

皮肤脑膜瘤和脑膜上皮异位症

临床概要　在皮肤和软组织中可以见到具有脑膜内皮细胞特征的细胞[256]。这些细胞可以是真正的肿瘤（应被正确描述为异位性脑膜瘤），或是类似于脑膜膨出、脑膜脊髓膨出和脑膜脑膨出（应被正确描述为异位或发育不良）。

不同途径的定义和神经外胚层发育现象的理解，可以解释皮肤和软组织中脑膜细胞的存在。

（1）在胚胎发育过程中，脑膜细胞的前体转移到皮肤真皮层和皮下组织层。这些主要位于儿童和青少年的头皮、前额和椎旁区域[316-318]的残留物，可发展成先天性的脑膜异位症。这些残留物沿着发育中神经管的闭锁线局限性分布，其中的一些可发展为未完成的脑膜异位症（基本的脑脊膜膨出）[317]。对于这些病例，与中枢神经系统隐匿的联系仅在手术时显得明显；脑脊液渗漏到手术缺口部位即可证明。组织模式包括硬脑膜和软脑膜的特征。

（2）真正的异位脑膜瘤，沿着头面部感觉器官的脑神经分布，往往发生于成年人[318]；有些异位脑膜瘤出现在远离中轴骨骼的部位。良性异位脑膜瘤的组织学模式概括了中枢神经系统脑膜瘤的组织学模式。

（3）大的颅内脑膜瘤通过小孔或旧的手术缺口，直接延伸至邻近的软组织，成为穿孔性的脑膜瘤。该病的组织学特征与原发的颅内病变相对应，一旦确诊就可以预测其组织学行为。

（4）间变性（恶性）脑膜瘤（包括肉瘤异型）和乳头状血管外皮细胞瘤异型可以侵袭性侵犯骨、软组织和头皮。这可能与颅内种植、颅外转移特别是肺转移有关。组织学上，良性脑膜瘤很少发生颅内种植或转移[319]。

相关的病变是错构性脑膜瘤，是一种发生于头皮类似于血管肉瘤样的病变，因为可形成裂隙

样空间[320]。

组织病理　异位症没有很好的定义。该病的细胞在形态上是正常的，且松散地连接到周围邻近的组织细胞。它们通常形成薄而有角的裂缝，这一特征可能被误认为是血管分化的证据（图 35-66A）[318,320]，特别是脑膜错构瘤（图 35-66B）。如果发现螺纹型细胞和沙砾小体，将有助于明确诊断。其支撑的纤维基质散在分布。

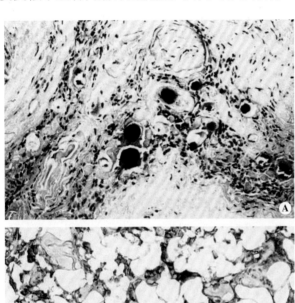

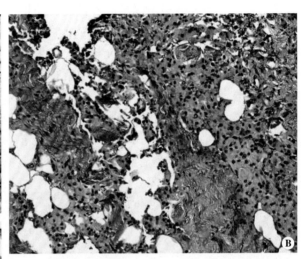

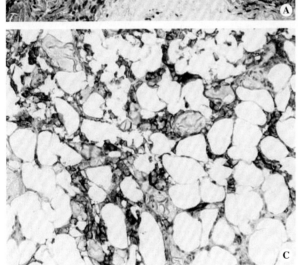

图 35-66　脑膜异位症
A. 胶原束之间有角的、均一的细胞核的梭形细胞形成网格样结构，在稀疏的梭形细胞巢内可见到裂隙，圆形嗜碱性结构是沙砾小体；B. 来自头皮的脑膜错构瘤类似血管肉瘤的假血管腔隙；C. 肿瘤细胞表达上皮膜抗原 EMA

真正的脑膜瘤的分类是很复杂的（不管是颅内、异位的或是转移的），相应的组织病理的详细内容在本章中并没有完整展现。基本特征包括多边形或梭形细胞片状和巢状分布、螺纹型细胞、沙砾小体（图 35-67）、胞质内的核内包涵体、EMA 阳性表达和稀疏、浓缩的基质或细胞巢界面的薄层裂隙。

间变性（恶性）脑膜瘤特点有致密的细胞、核异型、有丝分裂、坏死和侵犯大脑甚至软组织[321,322]。可见到普通脑膜瘤的基本模式，也可见到肉瘤样改变。

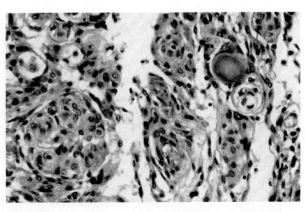

图 35-67　皮肤脑膜瘤：小的、均一的纺锤状和上皮样细胞排列成巢状和涡轮状，细胞巢间有裂隙，也可以见到沙砾小体

脑膜瘤细胞超微结构的特征有不完整的基底膜、罕见桥粒、丰富的线粒体、精细的指状突和胞质突。

组织发生学　和颅内脑膜瘤一样，免疫组织化学显示异位的脑膜瘤和脑膜异位症的细胞对波形蛋白和 EMA 均有阳性表达[323-326]。根据组织学亚型，可表达细胞角蛋白和 S100 蛋白。

鉴别诊断　与脑膜异位症一样，脑膜膨出、脑膜脊髓膨出、脑膜脑膨出都是沿着神经管闭锁线分布。不管是浓密的还是疏松的分层血管化的纤维组织，都与蛛网膜下腔的成分相关。如果相关的是脑膨出（脊髓膨出），则代表中枢神经系统组织及其覆盖物。

在骶尾部也可以发现室管膜残留物。有些模拟微小黏液乳头状室管膜瘤的模式分布[327]。这些残留物，可解释骶尾部罕见异位室管膜瘤的起源问题[328]。

治疗原则　除非典型/恶性病例外，脑膜瘤是良性病变，皮损边缘不需要扩大切除。对于不适宜手术切除的罕见恶性病例，可行靶向治疗，如血管内皮生长因子抑制剂和血小板源生长因子抑制剂[329]。

退行性神经瘤

撞击性神经筋膜炎（Morton 或趾间神经瘤），在骨骼和其他坚硬物质的表面间的神经和软组织的受压可诱导退行性变化。这些改变包括脱髓鞘、神经内膜纤维化、软组织（筋膜）黏液性和纤维性变性、弹性纤维表面前弹性蛋白沉积（类似于背部弹性蛋白纤维瘤皮损中的模式）和纤维性滑囊炎（图 35-68A，图 35-68B）[330]。这些病变内有神经、血管、软组织和部分滑膜（图 35-69）。所有这些现象在趾间区域所谓的 Morton 神经瘤均

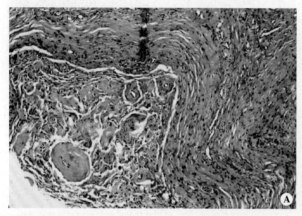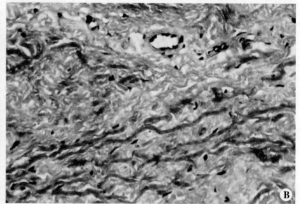

图 35-68　撞击性神经病变（Morton 神经瘤）

A. 左侧至视野基底部，神经被横向切开，神经束膜增厚和纤维化。单个神经纤维和小的神经纤维簇松散地分布于黏液样基质。神经内膜空腔内有分散的透明样物质的沉积。神经内膜的血管也被横向切开；他们是增厚的、透明样变的管壁。B. 与受累神经相邻的结缔组织表现出过度的弹性纤维变性；弹性纤维直径增加。通常在 Morton 神经瘤，相邻的结缔组织变化与背部弹性蛋白纤维瘤的改变类似

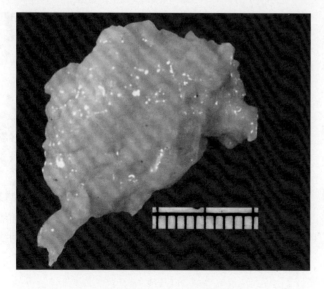

图 35-69　撞击性神经病变（Morton 神经瘤）：一小部分神经进出肿块，这个肿块并不是肿瘤，而是炎症病变。这个炎症病变累及趾间神经、软组织和相关血管。在切除的样本内可见到部分滑膜炎症病变

可出现，与神经瘤没有共同之处。在病变的神经内，黏液或纤维基质的局部、椭圆形区域，神经纤维聚集性分布。其中，纺锤状和星形细胞疏松地排列成螺旋状。类似的附带现象，被 Renaut 认为是"鞘膜透明系统"的特征，在 Morton 神经瘤内可经常遇到，在正常神经中则是偶尔发现。

神经腱鞘囊肿是一种少见的退行性肿瘤。在其好发部位，表面神经会撞击骨骼的隆起部位。

最初，神经束膜和神经内膜是黏液的、膨胀的和细胞稀少的。随后，一个或多个病变部位发生囊性病变。最终形成黏液囊肿，这样即可扩大神经内膜的空间、压迫轴层的神经束及扩大神经束膜鞘。压缩的纤维组织形成囊壁。

根据发病部位，可区分神经腱鞘囊肿与关节周围腱鞘囊肿。

嗜神经生长（概述）

在皮肤中，经常可见到肿瘤的嗜神经生长。通常来说，这种现象，足可认为是相关原发皮肤肿瘤侵袭性的特征（如嗜神经性黑素瘤[331]和表皮样癌[332]）。被鳞状表皮良性侵犯的神经鞘很少见，但在再次切除的标本中常见[333]，最近则被命名为上皮鞘神经瘤[242]（图 35-70），良性蓝痣和相关皮损的细胞及先天性痣的细胞在神经内可以偶尔看到（有时被命名为周围神经受累，而不是侵袭）。

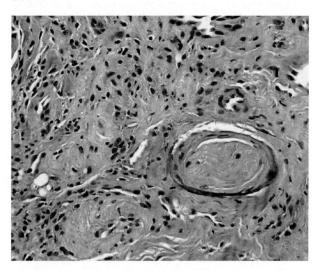

图 35-70　上皮鞘神经瘤：转移性黑素瘤再次切除的标本，注意小的皮肤神经周围的上皮细胞，类似侵犯周围神经的侵袭性鳞状细胞癌

作为一种外周神经孤立性肿瘤的原发性淋巴瘤，是非常罕见的。Misdraji 等报道了一系列 4 例病例[334]。这些病例均是弥漫大 B 细胞淋巴瘤。累及部位包括坐骨神经（2 例）、桡神经（1 例）及交感神经链和 T_2 脊神经。病例发表时，有 2 例患者病逝，其中 1 例死者，尸检证实患有神经淋巴瘤，第 2 例患者，则有播散性疾病包括淋巴瘤性脑膜炎的证据。

（杨　斌[2]　译，汪　旸　校，陈思远　审）

参考文献

1. Scheithauer B, Woodruff JM, Earlandson R. Tumors of the peripheral nervous system. In: *Atlas of tumor pathology*, 3rd Series, Fascicle 24. Washington, DC: Armed Forces Institute of Pathology, 1999:7–27.

2. Ortiz-Hidalgo C, Weller R. Peripheral nervous system. In: Sternberg S, ed. *Histology for pathologists*. Philadelphia, PA: Lippincott-Raven Press, 1999:285.

3. Reed RJ, Harkin JC. Tumors of the peripheral nervous system. In: *Atlas of tumor pathology*, 2nd Series, Fascicle 3, Supplement. Washington, DC: Armed Forces Institute of Pathology, 1983:51–52.

4. Reed RJ, Harkin JC. Tumors of the peripheral nervous system. In: *Atlas of tumor pathology*, 2nd Series, Fascicle 3. Washington, DC: Armed Forces Institute of Pathology, 1969:10–18.

5. Weiser G. An electron microscope study of "Pacinian neurofibroma". *Virchows Arch A Pathol Anat Histol* 1975; 366(4):331–340.

6. Morris JH, Hudson AR, Weddell G. A study of degeneration and regeneration in the divided rat sciatic nerve based on electron microscopy, IV: changes in fascicular microtopography, perineurium and endoneurial fibroblasts. *Z Zellforsch Mikrosk Anat* 1972;124(2): 165–203.

7. Pizem J, Nicholson KM, Mraz J, et al. Melanocytic differentiation is present in a significant proportion of nonpigmented diffuse neurofibromas: a potential diagnostic pitfall. *Am J Surg Pathol* 2013;37(8):1182–1191.

8. Vecchio GM, Amico P, Leone G, et al. Lipoblast-like signet-ring cells in neurofibroma: a potential diagnostic pitfall of malignancy. *Pathologica* 2010;102(3): 108–111.

9. Restano L, Fanoni D, Colonna C, et al. Medallion-like dermal dendrocyte hamartoma: a case misdiagnosed as neurofibroma. *Pediatr Dermatol* 2010;27(6):638–642.

10. Rodriguez-Jurado R, Palacios C, Durán-McKinster C, et al. Medallion-like dermal dendrocyte hamartoma: a new clinically and histopathologically distinct lesion. *J Am Acad Dermatol* 2004;51(3):359–363.

11. Riccardi VM. Von Recklinghausen neurofibromatosis. *N Engl J Med* 1981;305(27):1617–1627.

12. Crowe FW. Axillary freckling as a diagnostic aid in neurofibromatosis. *Ann Intern Med* 1964;61:1142–1143.

13. Crowe F, Schull W, Neel J. *Clinical, pathological, and genetic study of multiple neurofibromatosis*. Springfield, IL: Charles C Thomas; 1956.

14. Goldberg NS, Collins FS. The hunt for the neurofibromato-

sis gene. *Arch Dermatol* 1991;127(11):1705–1707.

15. Zvulunov A, Esterly NB. Neurocutaneous syndromes associated with pigmentary skin lesions. *J Am Acad Dermatol* 1995;32(6):915–935;quiz 936–937.

16. Shekitka KM, Sobin LH. Ganglioneuromas of the gastrointestinal tract: relation to Von Recklinghausen disease and other multiple tumor syndromes. *Am J Surg Pathol* 1994;18(3):250–257.

17. DeLellis RA. Multiple endocrine neoplasia syndromes revisited: clinical, morphologic, and molecular features. *Lab Invest* 1995;72(5):494–505.

18. Miettinen M, Fetsch JF, Sobin LH, et al. Gastrointestinal stromal tumors in patients with neurofibromatosis 1: a clinicopathologic and molecular genetic study of 45 cases. *Am J Surg Pathol* 2006;30(1):90–96.

19. Zvulunov A, Barak Y, Metzker A. Juvenile xanthogranuloma, neurofibromatosis, and juvenile chronic myelogenous leukemia: world statistical analysis. *Arch Dermatol* 1995;131(8):904–908.

20. Jaakkola S, Muona P, James WD, et al. Segmental neurofibromatosis: immunocytochemical analysis of cutaneous lesions. *J Am Acad Dermatol* 1990;22(4):617–621.

21. Hager CM, Cohen PR, Tschen JA. Segmental neurofibromatosis: case reports and review. *J Am Acad Dermatol* 1997;37 (5 Pt 2):864–869.

22. Schultz ES, Kaufmann D, Tinschert S, et al. Segmental neurofibromatosis. *Dermatology* 2002;204(4):296–297.

23. Omeis I, Hillard VH, Braun A, et al, Meningioangiomatosis associated with neurofibromatosis: report of 2 cases in a single family and review of the literature. *Surg Neurol* 2006;65(6):595–603.

24. Doddrell RD, Dun XP, Shivane A, et al. Loss of SOX10 function contributes to the phenotype of human Merlin-null schwannoma cells. *Brain* 2013;136(Pt 2):549–563.

25. Angelo LS, Maxwell DS, Wu JY, et al. Binding partners for curcumin in human schwannoma cells: biologic implications. *Bioorg Med Chem* 2013;21(4):932–939.

26. Honda M, Arai E, Sawada S, et al. Neurofibromatosis 2 and neurilemmomatosis gene are identical. *J Invest Dermatol* 1995;104(1):74–77.

27. Wolkenstein P, Benchikhi H, Zeller J, et al. Schwannomatosis: a clinical entity distinct from neurofibromatosis type 2. *Dermatology* 1997;195(3):228–231.

28. Plotkin SR, Blakeley JO, Evans DG, et al. Update from the 2011 International Schwannomatosis Workshop: from genetics to diagnostic criteria. *Am J Med Genet A* 2013;161A(3):405–416.

29. Masson P. Experimental and spontaneous Schwannomas (peripheral gliomas)—I: experimental Schwannomas. *Am J Pathol* 1932;8(4):367–388.

30. Hattori H. Vacuolated cells in neurofibroma: an immunohistochemical study. *J Cutan Pathol* 2005;32(2):158–161.

31. Val-Bernal JF, Gonzalez-Vela MC. Cutaneous lipomatous neurofibroma: characterization and frequency. *J Cutan Pathol* 2005;32(4):274–279.

32. Enzinger FM, Weiss SW. *Soft tissue tumors.* 3rd ed. St Louis, MO: Mosby-Year Book, 1995.

33. Erlandson RA, Woodruff JM. Peripheral nerve sheath tumors: an electron microscopic study of 43 cases. *Cancer* 1982;49(2):273–287.

34. Friede RL, Bischhausen R. The organization of endoneural collegen in peripheral nerves as revealed with the scanning electron microscope. *J Neurol Sci* 1978;38(1):83–88.

35. Lassmann H, Jurecka W, Lassmann G, et al. Different types of benign nerve sheath tumors: light microscopy, electron microscopy and autoradiography. *Virchows Arch A Pathol Anat Histol* 1977;375(3):197–210.

36. Khalifa MA, Montgomery EA, Ismiil N, et al. What are the CD34+ cells in benign peripheral nerve sheath tumors? Double immunostaining study of CD34 and S-100 protein. *Am J Clin Pathol* 2000;114(1):123–126.

37. Yeh I, McCalmont TH. Fingerprint CD34 immunopositivity. *J Cutan Pathol* 2010;37(11):1127–1129.

38. Yeh I, McCalmont TH. Distinguishing neurofibroma from desmoplastic melanoma: the value of the CD34 fingerprint. *J Cutan Pathol* 2011;38(8):625–630.

39. Yeh I, Vemula SS, Mirza SA, et al. Neurofibroma-like spindle cell melanoma: CD34 fingerprint and CGH for diagnosis. *Am J Dermatopathol* 2012;34(6):668–670.

40. Vaalasti A, Suomalainen H, Kuokkanen K, et al. Neuropeptides in cutaneous neurofibromas of von Recklinghausen's disease. *J Cutan Pathol* 1990;17(6):371–373.

41. Weiser G. Neurofibroma and Perineurial cell: electron microscopic examinations of 9 neurofibromas (author's transl) [in German]. *Virchows Arch A Pathol Anat Histol* 1978;379(1):73–83.

42. Reed RJ. The neural crest, its migrants, and cutaneous malignant neoplasms related to neurocristic derivatives. In: Lynch H, Fusaro R, eds. *Cancer-associated genodermatoses.* New York, NY: Van Nostrand Reinhold, 1982:177.

43. Kazakov DV, Pitha J, Sima R, et al. Hybrid peripheral nerve sheath tumors: Schwannoma-perineurioma and neurofibroma-perineurioma: a report of three cases in extradigital locations. *Ann Diagn Pathol* 2005;9(1):16–23.

44. Feany MB, Anthony DC, Fletcher CD. Nerve sheath tumours with hybrid features of neurofibroma and schwannoma: a conceptual challenge. *Histopathology* 1998;32(5):405–410.

45. Yang X, Zeng Y, Wang J. Hybrid schwannoma/perineurioma: report of 10 Chinese cases supporting a distinctive entity. *Int J Surg Pathol* 2013;21(1):22–28.

46. Lang SS, Zager EL, Coyne TM, et al. Hybrid peripheral nerve sheath tumor. *J Neurosurg* 2012;117(5):897–901.

47. Wang L, Wang G, Gao T. Congenital melanocytic nevus with features of hybrid schwannoma/perineurioma. *J Cutan Pathol* 2013;40(5):497–502.

48. Staser K, Yang FC, Clapp DW. Pathogenesis of plexiform neurofibroma: tumor-stromal/hematopoietic interactions in tumor progression. *Annu Rev Pathol* 2012;7:469–495.

49. Prada CE, Jousma E, Rizvi TA, et al. Neurofibroma-associated macrophages play roles in tumor growth and response to pharmacological inhibition. *Acta Neuropathol* 2013;125(1):159–168.

50. Argenyi ZB, Cooper PH, Santa Cruz D. Plexiform and other unusual variants of palisaded encapsulated neuroma. *J Cutan Pathol* 1993;20(1):34–39.

51. Gorlin RJ, Sedano HO, Vickers RA, et al. Multiple mucosal neuromas, pheochromocytoma and medullary carcinoma of the thyroid—a syndrome. *Cancer* 1968;22(2):293–299 passim.

52. Argenyi ZB, LeBoit PE, Santa Cruz D, et al. Nerve sheath myxoma (neurothekeoma) of the skin: light microscopic and immunohistochemical reappraisal of the cellular variant. *J Cutan Pathol* 1993;20(4):294–303.

53. Enzinger FM, Zhang RY. Plexiform fibrohistiocytic tumor presenting in children and young adults: an analysis of 65 cases. *Am J Surg Pathol* 1988;12(11):818–826.

54. Zelger B, Weinlich G. Perineuroma: a frequently unrecognized entity with emphasis on a plexiform variant. *Adv Clin Path* 2000;4(1):25–33.

55. Barnhill RL, Barnhill MA, Berwick M, et al. The histologic spectrum of pigmented spindle cell nevus: a review of 120 cases with emphasis on atypical variants. *Hum Pathol* 1991;22(1):52–58.

56. Rose C, Kaddu S, El-Sherif TF, et al. A distinctive type of widespread congenital melanocytic nevus with large nodules. *J Am Acad Dermatol* 2003;49(4):732–735.

57. Clarke B, Essa A, Chetty R. Plexiform spitz nevus. *Int J Surg Pathol* 2002;10(1):69–73.

58. Michal M, Fanburg-Smith JC, Mentzel T, et al. Dendritic cell neurofibroma with pseudorosettes: a report of 18 cases of a distinct and hitherto unrecognized neurofibroma variant. *Am J Surg Pathol* 2001;25(5):587–594.

59. Simpson RH, Seymour MJ. Dendritic cell neurofibroma with pseudorosettes: two tumors in a patient with evidence of neurofibromatosis. *Am J Surg Pathol* 2001;25(11):1458–1459.

60. Michal M, Zamecnik M, Fanburg-Smith J, et al. Histologically benign cutaneous dendritic cell tumor with pseudorosettes. *Am J Surg Pathol* 2002;26(12):1644–1648.

61. Dupree WB, Langloss JM, Weiss SW. Pigmented dermatofibrosarcoma protuberans (Bednar tumor): a pathologic, ultrastructural, and immunohistochemical study. *Am J Surg Pathol* 1985;9(9):630–639.

62. Greene JF Jr, Fitzwater JE, Burgess J. Arterial lesions associated with neurofibromatosis. *Am J Clin Pathol* 1974;62(4):481–487.

63. Salyer WR, Salyer DC. The vascular lesions of neurofibromatosis. *Angiology* 1974;25(8):510–519.

64. Ackerman LV, Taylor FH. Neurogenous tumors within the thorax; a clinicopathological evaluation of forty-eight cases. *Cancer* 1951;4(4):669–691.

65. Stout AP. Tumors of the peripheral nervous system. *Mo Med* 1949;46(4):255–259.

66. Russell D, Rubinstein L. *Pathology of tumours of the nervous system.* 5th ed. Baltimore, MD: Lippincott Williams & Wilkins, 1989.

67. Argenyi ZB, Balogh K, Abraham AA. Degenerative ("ancient") changes in benign cutaneous schwannoma: a light microscopic, histochemical and immunohistochemical study. *J Cutan Pathol* 1993;20(2):148–153.

68. Sian CS, Ryan SF. The ultrastructure of neurilemoma with emphasis on Antoni B tissue. *Hum Pathol* 1981;12(2):145–160.

69. Patil S, Perry A, Maccollin M, et al. Immunohistochemical analysis supports a role for INI1/SMARCB1 in hereditary forms of schwannomas, but not in solitary, sporadic schwannomas. *Brain Pathol* 2008;18(4):517–519.

70. Reed RJ, Pulitzer DR. Tumors of neural tissue. In: Elder DE, ed. *Lever's histopathology of the skin.* Philadelphia, PA: Lippincott, Williams & Wilkins/Walters Kluwer, 2009:1107–1150.

71. Kawahara E, Oda Y, Ooi A, et al. Expression of glial fibrillary acidic protein (GFAP) in peripheral nerve sheath tumors: a comparative study of immunoreactivity of GFAP, vimentin, S-100 protein, and neurofilament in 38 schwannomas and 18 neurofibromas. *Am J Surg Pathol* 1988;12(2):115–120.

72. Lodding P, Kindblom LG, Angervall L, et al. Cellular schwannoma: a clinicopathologic study of 29 cases. *Virchows Arch A Pathol Anat Histopathol* 1990;416(3):237–248.

73. Woodruff JM, Godwin TA, Erlandson RA, et al. Cellular schwannoma: a variety of schwannoma sometimes mistaken for a malignant tumor. *Am J Surg Pathol* 1981;5(8):733–744.

74. Casadei GP, Scheithauer BW, Hirose T, et al. Cellular schwannoma: a clinicopathologic, DNA flow cytometric, and proliferation marker study of 70 patients. *Cancer* 1995;75(5):1109–1119.

75. Fletcher CD, Davies SE, McKee PH. Cellular schwannoma: a distinct pseudosarcomatous entity. *Histopathology* 1987;11(1):21–35.

76. White W, Shiu MH, Rosenblum MK, et al. Cellular schwannoma: a clinicopathologic study of 57 patients and 58 tumors. *Cancer* 1990;66(6):1266–1275.

77. Hajdu SI. Schwannomas. *Mod Pathol* 1995;8(1):109–115.

78. Leroy X, Aubert S, Leteurtre E, et al. Expression of CD117 in a malignant peripheral nerve sheath tumour arising in a patient with type 1 neurofibromatosis. *Histopathology* 2003;42(5):511–513.

79. Lin BT, Weiss LM, Medeiros LJ. Neurofibroma and cellular neurofibroma with atypia: a report of 14 tumors. *Am J Surg Pathol* 1997;21(12):1443–1449.

80. Watanabe T, Oda Y, Tamiya S, et al. Malignant peripheral nerve sheath tumours: high Ki67 labelling index is the significant prognostic indicator. *Histopathology* 2001;39(2):187–197.

81. Woodruff JM, Scheithauer BW, Kurtkaya-Yapicier O, et al. Congenital and childhood plexiform (multinodular) cellular schwannoma: a troublesome mimic of malignant peripheral nerve sheath tumor. *Am J Surg Pathol* 2003;27(10):1321–1329.

82. Kindblom LG, Meis-Kindblom JM, Havel G, et al. Benign epithelioid schwannoma. *Am J Surg Pathol* 1998;22(6):762–770.

83. Orosz Z. Cutaneous epithelioid schwannoma: an unusual benign neurogenic tumor. *J Cutan Pathol* 1999;26(4):213–214.

84. Smith K, Mezebish D, Williams JP, et al. Cutaneous epithelioid schwannomas: a rare variant of a benign peripheral nerve sheath tumor. *J Cutan Pathol* 1998;25(1):50–55.

85. Fisher C, Chappell ME, Weiss SW. Neuroblastoma-like epithelioid schwannoma. *Histopathology* 1995;26(2):193–194.

86. Goldblum JR, Beals TF, Weiss SW. Neuroblastoma-like neurilemoma. *Am J Surg Pathol* 1994;18(3):266–273.

87. Skelton HG III, Smith KJ, Lupton GP. Collagenous spherulosis in a schwannoma. *Am J Dermatopathol* 1994;16(5):549–553.

88. Velez D, Reina Duran T, Pérez-Gala S, et al. Rosetoid schwannoma (neuroblastoma-like) in association with an anetoderma. *J Cutan Pathol* 2006;33(8):573–576.

89. Resetkova E, Albarracin C, Sneige N. Collagenous spherulosis of breast: morphologic study of 59 cases and review of the literature. *Am J Surg Pathol* 2006;30(1):20–27.

90. Elston DM, Bergfeld WF, Biscotti CV, et al. Schwannoma with sweat duct differentiation. *J Cutan Pathol* 1993;20(3):254–258.

91. Kim YC, Park HJ, Cinn YW, et al. Benign glandular schwannoma. *Br J Dermatol* 2001;145(5):834–837.

92. Woodruff JM, Christensen WN. Glandular peripheral nerve sheath tumors. *Cancer* 1993;72(12):3618–3628.

93. Yoshida SO, Toot BV. Benign glandular schwannoma. *Am J Clin Pathol* 1993;100(2):167–170.

94. Robinson CA, Curry B, Rewcastle NB. Pseudoglandular elements in schwannomas. *Arch Pathol Lab Med* 2005;129(9):1106–1112.

95. Harkin J, Arrington JH, Reed RJ. Benign plexiform schwannoma: a lesion distinct from plexiform neurofibroma. *J Neuropathol Exp Neurol* 1978;37:622.

96. Iwashita T, Enjoji M. Plexiform neurilemmoma: a clinicopathological and immunohistochemical analysis of 23 tumours from 20 patients. *Virchows Arch A Pathol Anat Histopathol* 1987;411(4):305–309.

97. Rongioletti F, Drago F, Rebora A. Multiple cutaneous plexiform schwannomas with tumors of the central nervous system. *Arch Dermatol* 1989;125(3):431–432.

98. Sasaki T, Nakajima H. Congenital neurilemmomatosis. *J Am Acad Dermatol* 1992;26(5 Pt 1):786–787.

99. Kao GF, Laskin WB, Olsen TG. Solitary cutaneous plexiform neurilemmoma (schwannoma): a clinicopathologic, immunohistochemical, and ultrastructural study of 11 cases. *Mod Pathol* 1989;2(1):20–26.

100. Woodruff JM, Marshall ML, Godwin TA, et al. Plexiform (multinodular) schwannoma: a tumor simulating the plexiform neurofibroma. *Am J Surg Pathol* 1983;7(7):691–697.

101. Shishiba T, Niimura M, Ohtsuka F, et al. Multiple cutaneous neurilemmomas as a skin manifestation of neurilemmomatosis. *J Am Acad Dermatol* 1984;10(5 Pt 1):744–754.

102. Murata Y, Kumano K, Ugai K, et al. Neurilemmomatosis. *Br J Dermatol* 1991;125(5):466–468.

103. Rouleau GA, Merel P, Lutchman M, et al. Alteration in a new gene encoding a putative membrane-organizing protein causes neuro-fibromatosis type 2. *Nature* 1993; 363(6429):515–521.

104. Agaram NP, Prakash S, Antonescu CR. Deep-seated plexiform schwannoma: a pathologic study of 16 cases and comparative analysis with the superficial variety. *Am J Surg Pathol* 2005;29(8):1042–1048.

105. Harder A, Wesemann M, Hagel C, et al. Hybrid neurofibroma/schwannoma is overrepresented among schwannomatosis and neurofibromatosis patients. *Am J Surg Pathol* 2012;36(5):702–709.

106. Zamecnik M. Hybrid neurofibroma/schwannoma versus schwannoma with Antoni B areas. *Histopathology* 2000;36(5):473–474.

107. Meis-Kindblom JM, Enzinger FM. Plexiform malignant peripheral nerve sheath tumor of infancy and childhood. *Am J Surg Pathol* 1994;18(5):479–485.

108. Argenyi ZB, Goodenberger ME, Strauss JS. Congenital neural hamartoma ("fascicular schwannoma"): a light microscopic, immunohistochemical, and ultrastructural study. *Am J Dermatopathol* 1990;12(3):283–293.

109. Carney JA. Psammomatous melanotic schwannoma: a distinctive, heritable tumor with special associations, including cardiac myxoma and the Cushing syndrome. *Am J Surg Pathol* 1990;14(3):206–222.

110. Cohen C, Davis TS. Multiple trichogenic adnexal tumors. *Am J Dermatopathol* 1986;8(3):241–246.

111. Proppe KH, Scully RE. Large-cell calcifying Sertoli cell tumor of the testis. *Am J Clin Pathol* 1980;74(5):607–619.

112. Carney JA, Hruska LS, Beauchamp GD, et al. Dominant inheritance of the complex of myxomas, spotty pigmentation, and endocrine overactivity. *Mayo Clin Proc* 1986;61(3):165–172.

113. Zhang HY, Yang GH, Chen HJ, et al. Clinicopathological, immunohistochemical, and ultrastructural study of 13 cases of melanotic schwannoma. *Chin Med J (Engl)* 2005;118(17):1451–1461.

114. Foad MS, Kleiner DE, Dugan EM. A case of psammomatous melanotic schwannoma in the setting of the Carney complex. *J Cutan Pathol* 2000;27:556.

115. Carstens PH, Schrodt GR. Malignant transformation of a benign encapsulated neurilemoma. *Am J Clin Pathol* 1969;51(1):144–149.

116. Nayler SJ, Leiman G, Omar T, et al. Malignant transformation in a schwannoma. *Histopathology* 1996;29(2):189–192.

117. McMenamin ME, Fletcher CD. Expanding the spectrum of malignant change in schwannomas: epithelioid malignant change, epithelioid malignant peripheral nerve sheath tumor, and epithelioid angiosarcoma: a study of 17 cases. *Am J Surg Pathol* 2001;25(1):13–25.

118. Woodruff JM, Selig AM, Crowley K, et al. Schwannoma (neurilemoma) with malignant transformation: a rare, distinctive peripheral nerve tumor. *Am J Surg Pathol* 1994;18(9):882–895.

119. Ghali VS, Gold JE, Vincent RA, et al. Malignant peripheral nerve sheath tumor arising spontaneously from retroperitoneal ganglioneuroma: a case report, review of the literature, and immunohistochemical study. *Hum Pathol* 1992;23(1):72–75.

120. Ricci A Jr, Parham DM, Woodruff JM, et al. Malignant peripheral nerve sheath tumors arising from ganglioneuromas. *Am J Surg Pathol* 1984;8(1):19–29.

121. Taxy JB, Battifora H, Trujillo Y, et al. Electron microscopy in the diagnosis of malignant schwannoma. *Cancer* 1981;48(6):1381–1391.

122. Leroy K, Dumas V, Martin-Garcia N, et al. Malignant peripheral nerve sheath tumors associated with neurofibromatosis type 1: a clinicopathologic and molecular study of 17 patients. *Arch Dermatol* 2001;137(7):908–913.

123. Takeuchi A, Ushigome S. Diverse differentiation in malignant peripheral nerve sheath tumours associated with neurofibromatosis-1: an immunohistochemical and ultrastructural study. *Histopathology* 2001;39(3):298–309.

124. Guccion JG, Enzinger FM. Malignant Schwannoma associated with von Recklinghausen's neurofibromatosis. *Virchows Arch A Pathol Anat Histol* 1979;383(1):43–57.

125. D'Agostino AN, Soule EH, Miller RH. Sarcomas of the peripheral nerves and somatic soft tissues associated with multiple neurofibromatosis (Von Recklinghausen's Disease). *Cancer* 1963;16:1015–1027.

126. D'Agostino AN, Soule EH, Miller RH. Primary malignant neoplasms of nerves (malignant neurilemomas) in patients without manifestations of multiple neurofibromatosis (Von Recklinghausen's Disease). *Cancer* 1963;16:1003–1014.

127. Allison KH, Patel RM, Goldblum JR, et al. Superficial malignant peripheral nerve sheath tumor: a rare and challenging diagnosis. *Am J Clin Pathol* 2005;124(5):685–692.

128. Stasik CJ, Tawfik O. Malignant peripheral nerve sheath tumor with rhabdomyosarcomatous differentiation (malignant triton tumor). *Arch Pathol Lab Med* 2006;130(12):1878–1881.

129. Woodruff JM, Perino G. Non-germ-cell or teratomatous malignant tumors showing additional rhabdomyoblastic differentiation, with emphasis on the malignant Triton tumor. *Semin Diagn Pathol* 1994;11(1):69–81.

130. Hirose T, Scheithauer BW, Sano T. Perineurial malignant peripheral nerve sheath tumor (MPNST): a clinicopathologic, immunohistochemical, and ultrastructural study of seven cases. *Am J Surg Pathol* 1998;22(11):1368–1378.

131. Rosenberg AS, Langee CL, Stevens GL, et al. Malignant peripheral nerve sheath tumor with perineurial differentiation: "malignant perineurioma". *J Cutan Pathol* 2002;29(6):362–367.

132. Zamecnik M, Michal M. Malignant peripheral nerve sheath tumor with perineurial cell differentiation (malignant perineurioma). *Pathol Int* 1999;49(1):69–73.

133. Laskin WB, Weiss SW, Bratthauer GL. Epithelioid variant of malignant peripheral nerve sheath tumor (malignant epithelioid schwannoma). *Am J Surg Pathol* 1991; 15(12):1136–1145.

134. Lodding P, Kindblom LG, Angervall L. Epithelioid malignant schwannoma: a study of 14 cases. *Virchows Arch A Pathol Anat Histopathol* 1986;409(4):433–451.

135. Hruban RH, Shiu MH, Senie RT, et al. Malignant peripheral nerve sheath tumors of the buttock and lower extremity: a study of 43 cases. *Cancer* 1990;66(6):1253–1265.

136. DiCarlo EF, Woodruff JM, Bansal M, et al. The purely epithelioid malignant peripheral nerve sheath tumor. *Am J Surg Pathol* 1986;10(7):478–490.

137. Wick MR, Swanson PE, Scheithauer BW, et al. Malignant peripheral nerve sheath tumor: an immunohistochemical study of 62 cases. *Am J Clin Pathol* 1987;87(4):425–433.

138. Daimaru Y, Hashimoto H, Enjoji M. Malignant peripheral nerve-sheath tumors (malignant schwannomas): an immunohistochemical study of 29 cases. *Am J Surg Pathol* 1985;9(6):434–444.

139. Liapis H, Dehner LP, Gutmann DH. Neurofibroma and cellular neurofibroma with atypia: a report of 14 tumors. *Am J Surg Pathol* 1999;23(9):1156–1158.

140. Coindre JM, Hostein I, Benhattar J, et al. Malignant peripheral nerve sheath tumors are t(X;18)-negative sarcomas: molecular analysis of 25 cases occurring in neurofibromatosis type 1 patients, using two different RT-PCR-based methods of detection. *Mod Pathol* 2002;15(6):589–592.

141. Huttenbach Y, Prieto VG, Reed JA. Desmoplastic and spindle cell melanomas express protein markers of the neural crest but not of later committed stages of Schwann cell differentiation. *J Cutan Pathol* 2002;29(9):562–568.

142. Reed RJ. *Case 13. Proceedings of the 49th Annual Anatomic Pathology Slide Seminar, American Society of Clinical Pathologists*. Chicago, IL: American Society of Clinical Pathologists Press, 1983.

143. Kolberg M, Høland M, Agesen TH, et al. Survival meta-analyses for >1800 malignant peripheral nerve sheath tumor patients with and without neurofibromatosis type 1. *Neuro Oncol* 2013;15(2):135–147.

144. Meis JM, Enzinger FM, Martz KL, et al. Malignant peripheral nerve sheath tumors (malignant schwannomas) in children. *Am J Surg Pathol* 1992;16(7):694–707.

145. Wanebo JE, Malik JM, VandenBerg SR, et al. Malignant peripheral nerve sheath tumors: a clinicopathologic study of 28 cases. *Cancer* 1993;71(4):1247–1253.

146. Sordillo PP, Helson L, Hajdu SI, et al. Malignant schwannoma—clinical characteristics, survival, and response to therapy. *Cancer* 1981;47(10):2503–2509.

147. Gallager RL, Helwig EB. Neurothekeoma—a benign cutaneous tumor of neural origin. *Am J Clin Pathol* 1980;74(6):759–764.

148. Barnhill RL, Mihm MC Jr. Cellular neurothekeoma: a distinctive variant of neurothekeoma mimicking nevomelanocytic tumors. *Am J Surg Pathol* 1990;14(2):113–120.

149. Rosati LA, Fratamico FC, Eusebi V. Cellular neurothekeoma. *Appl Pathol* 1986;4(3):186–191.

150. Pulitzer DR, Reed RJ. Nerve-sheath myxoma (perineurial myxoma). *Am J Dermatopathol* 1985;7(5):409–421.

151. Fetsch JF, Laskin WB, Miettinen M. Nerve sheath myxoma: a clinicopathologic and immunohistochemical analysis of 57 morphologically distinctive, S-100 protein- and GFAP-positive, myxoid peripheral nerve sheath tumors with a predilection for the extremities and a high local recurrence rate. *Am J Surg Pathol* 2005;29(12):1615–1624.

152. Laskin WB, Fetsch JF, Miettinen M. The "neurothekeoma": immunohistochemical analysis distinguishes the true nerve sheath myxoma from its mimics. *Hum Pathol* 2000;31(10):1230–1241.

153. Barnhill RL, Dickersin GR, Nickeleit V, et al. Studies on the cellular origin of neurothekeoma: clinical, light microscopic, immunohistochemical, and ultrastructural observations. *J Am Acad Dermatol* 1991;25(1 Pt 1):80–88.

154. Busam KJ, Mentzel T, Colpaert C, et al. Atypical or worrisome features in cellular neurothekeoma: a study of 10 cases. *Am J Surg Pathol* 1998;22(9):1067–1072.

155. Jaffer S, Ambrosini-Spaltro A, Mancini AM, et al. Neurothekeoma and plexiform fibrohistiocytic tumor: mere histologic resemblance or histogenetic relationship? *Am J Surg Pathol* 2009;33(6):905–913.

156. Leclerc-Mercier S, Brousse N, Fraitag S. Is plexiform fibrohistiocytic tumor a deep form of cellular neurothekeoma? *J Cutan Pathol* 2009;36(10):1123–1125.

157. Fox MD, Billings SD, Gleason BC, et al. Expression of MiTF may be helpful in differentiating cellular neurothekeoma from plexiform fibrohistiocytic tumor (histiocytoid predominant) in a partial biopsy specimen. *Am J Dermatopathol* 2012;34(2):157–160.

158. Kaddu S, Leinweber B. Podoplanin expression in fibrous histiocytomas and cellular neurothekeomas. *Am J Dermatopathol* 2009;31(2):137–139.

159. Sheth S, Li X, Binder S, et al. Differential gene expression profiles of neurothekeomas and nerve sheath myxomas by microarray analysis. *Mod Pathol* 2011;24(3):343–354.

160. Cardoso J, Calonje E. Cellular neurothekeoma with perineural extension: a potential diagnostic pitfall. *J Cutan Pathol* 2012;39(6):662–664.

161. Argenyi ZB, Kutzner H, Seaba MM. Ultrastructural spectrum of cutaneous nerve sheath myxoma/cellular neurothekeoma. *J Cutan Pathol* 1995;22(2):137–145.

162. Aronson PJ, Fretzin DF, Potter BS. Neurothekeoma of Gallager and Helwig (dermal nerve sheath myxoma variant): report of a case with electron microscopic and immunohistochemical studies. *J Cutan Pathol* 1985;12(6):506–519.

163. Misago N, Satoh T, Narisawa Y. Cellular neurothekeoma with histiocytic differentiation. *J Cutan Pathol* 2004;31(8):568–572.

164. Salama S, Chorneyko K. Neurothekeoma (N.T.): a clinicopathologic study of 13 new cases with emphasis on immunohistochemical and ultrastructural features. *J Cutan Pathol* 2000;27:571.

165. Plaza JA, Torres-Cabala C, Evans H, et al. Immunohistochemical expression of S100A6 in cellular neurothekeoma: clinicopathologic and immunohistochemical analysis of 31 cases. *Am J Dermatopathol* 2009;31(5):419–422.

166. Page RN, King R, Mihm MC Jr, et al. Microphthalmia transcription factor and NKI/C3 expression in cellular neurothekeoma. *Mod Pathol* 2004;17(2):230–234.

167. Allen PW, Dymock RB, MacCormac LB. Superficial angiomyxomas with and without epithelial components: report of 30 tumors in 28 patients. *Am J Surg Pathol* 1988;12(7):519–530.

168. Prieto VG, Shea CR. Use of immunohistochemistry in melanocytic lesions. *J Cutan Pathol* 2008;35(Suppl 2):1–10.

169. Suarez A, High W. Immunohistochemical analysis of KBA.62 in eighteen neurothekeomas: a potential marker for differentiating neurothekeoma from melanocytic tumors. *J Cutan Pathol* 2013;41(1):36–41.

170. Ramos-Herberth FI, Karamchandani J, Kim J, et al. SOX10 immunostaining distinguishes desmoplastic melanoma from excision scar. *J Cutan Pathol* 2010;37(9):944–952.

171. Calonje E, Wilson-Jones E, Smith NP, et al. Cellular 'neurothekeoma': an epithelioid variant of pilar leiomyoma? Morphological and immunohistochemical analysis of a series. *Histopathology* 1992;20(5):397–404.

172. Jones EW, Cerio R, Smith NP. Epithelioid cell histiocytoma: a new entity. *Br J Dermatol* 1989;120(2):185–195.

173. Singh Gomez C, Calonje E, Fletcher CD. Epithelioid benign fibrous histiocytoma of skin: clinico-pathological

analysis of 20 cases of a poorly known variant. *Histopathology* 1994;24(2):123–129.

174. Zelger BG, Steiner H, Kutzner H, et al. Cellular 'neurothekeoma': an epithelioid variant of dermatofibroma? *Histopathology* 1998; 32(5):414–422.

175. Cadoni A, Mancardi GL, Zaccheo D, et al. Expression of common acute lymphoblastic leukemia antigen (CD 10) by myelinated fibers of the peripheral nervous system. *J Neuroimmunol* 1993;45(1–2):61–66.

176. Requena L, Sitthinamsuwan P, Fried I, et al. A benign cutaneous plexiform hybrid tumor of perineurioma and cellular neurothekeoma. *Am J Surg Pathol* 2013;37(6):845–852.

177. Stratton J, Billings SD. Cellular neurothekeoma: analysis of 37 cases emphasizing atypical histologic features. *Mod Pathol* 2014;27(5):701–710.

178. Aparicio SR, Lumsden CE. Light- and electron-microscope studies on the granular cell myoblastoma of the tongue. *J Pathol* 1969;97(2):339–355.

179. Sobel HJ, Marquet E. Granular cells and granular cell lesions. *Pathol Annu* 1974;9(0):43–79.

180. Miracco C, Andreassi A, Laurini L, et al. Granular cell tumour with histological signs of malignancy: report of a case and comparison with 10 benign and 4 atypical cases. *Br J Dermatol* 1999;141(3):573–575.

181. Lee J, Bhawan J, Wax F, et al. Plexiform granular cell tumor: a report of two cases. *Am J Dermatopathol* 1994; 16(5):537–541.

182. Ordonez NG. Granular cell tumor: a review and update. *Adv Anat Pathol* 1999;6(4):186–203.

183. Garancis JC, Komorowski RA, Kuzma JF. Granular cell myoblastoma. *Cancer* 1970;25(3):542–550.

184. Weiser G. Granular cell tumor and the phagocytozing form of Schwann cells. Electron microscopic examinations of 3 cases (author's transl) [in German]. *Virchows Arch A Pathol Anat Histol* 1978;380(1):49–57.

185. Lee MW, Chang SE, Song KY, et al. S-100-negative atypical granular cell tumor: report of a case. *Int J Dermatol* 2002;41(3):168–170.

186. Mukai M. Immunohistochemical localization of S-100 protein and peripheral nerve myelin proteins (P2 protein, P0 protein) in granular cell tumors. *Am J Pathol* 1983;112(2):139–146.

187. Mahalingam M, LoPiccolo D, Byers HR. Expression of PGP 9.5 in granular cell nerve sheath tumors: an immunohistochemical study of six cases. *J Cutan Pathol* 2001;28(6):282–286.

188. Shintaku M. Immunohistochemical localization of autophagosomal membrane-associated protein LC3 in granular cell tumor and schwannoma. *Virchows Arch* 2011;459(3):315–319.

189. LeBoit PE, Barr RJ, Burall S, et al. Primitive polypoid granular-cell tumor and other cutaneous granular-cell neoplasms of apparent nonneural origin. *Am J Surg Pathol* 1991;15(1):48–58.

190. Cheng SD, Usmani AS, DeYoung BR, et al. Dermatofibroma-like granular cell tumor. *J Cutan Pathol* 2001;28(1):49–52.

191. Gilliet F, MacGee W, Stoian M, et al. Histogenesis of granulated cell tumors [in German]. *Hautarzt* 1973;24(2):52–57.

192. Mentzel T, Wadden C, Fletcher CD. Granular cell change in smooth muscle tumours of skin and soft tissue. *Histopathology* 1994;24(3):223–231.

193. Lazar AJ, Fletcher CD. Primitive nonneural granular cell tumors of skin: clinicopathologic analysis of 13 cases. *Am J Surg Pathol* 2005;29(7):927–934.

194. Izquierdo FM, Suarez-Vilela D, Honrado E. Intraneural hybrid granular cell tumor-perineurioma. *APMIS* 2013; 121(7):678–680.

195. Matter A, Hewer E, Kappeler A, et al. Plexiform hybrid granular cell tumor/perineurioma: a novel variant of benign peripheral nerve sheath tumor with divergent differentiation. *Pathol Res Pract* 2012;208(5):310–314.

196. Takahashi H, Fujita S, Satoh H, et al. Immunohistochemical study of congenital gingival granular cell tumor (congenital epulis). *J Oral Pathol Med* 1990;19(10):492–496.

197. Lack EE, Perez-Atayde AR, McGill TJ, et al. Gingival granular cell tumor of the newborn (congenital "epulis"): ultrastructural observations relating to histogenesis. *Hum Pathol* 1982;13(7):686–689.

198. Simsir A, Osborne BM, Greenebaum E. Malignant granular cell tumor: a case report and review of the recent literature. *Hum Pathol* 1996;27(8):853–858.

199. Shimamura K, Osamura RY, Ueyama Y, et al. Malignant granular cell tumor of the right sciatic nerve: report of an autopsy case with electron microscopic, immunohistochemical, and enzyme histochemical studies. *Cancer* 1984;53(3):524–529.

200. Gamboa LG. Malignant granular-cell myoblastoma. *AMA Arch Pathol* 1955;60(6):663–668.

201. Klima M, Peters J. Malignant granular cell tumor. *Arch Pathol Lab Med* 1987;111(11):1070–1073.

202. Uzoaru I, Firfer B, Ray V, et al. Malignant granular cell tumor. *Arch Pathol Lab Med* 1992;116(2):206–208.

203. Strong EW, McDivitt RW, Brasfield RD. Granular cell myoblastoma. *Cancer* 1970;25(2):415–422.

204. Fanburg-Smith JC, Meis-Kindblom JM, Fante R, et al. Malignant granular cell tumor of soft tissue: diagnostic criteria and clinicopathologic correlation. *Am J Surg Pathol* 1998;22(7):779–794.

205. al-Sarraf M, Loud AV, Vaitkevicius VK. Malignant granular cell tumor: histochemical and electron microscopic study. *Arch Pathol* 1971;91(6):550–558.

206. Gartmann H. Malignant granular cell tumor [in German]. *Hautarzt* 1977;28(1):40–44.

207. Gokaslan ST, Terzakis JA, Santagada EA. Malignant granular cell tumor. *J Cutan Pathol* 1994;21(3):263–270.

208. Goo B, Cho SB, Cho YH, et al. Fibrolamellar nerve sheath tumor or sclerotic neurofibroma? *J Cutan Pathol* 2006;33(11):760–761.

209. Cheshire LB, Stern JB. Sclerotic neurofibroma (formerly sclerotic fibroma) in 32 Annual Meeting of the American Society of Dermatopathology. New Orleans, LA, 1995.

210. Lazarus SS, Trombetta LD. Ultrastructural identification of a benign perineurial cell tumor. *Cancer* 1978; 41(5):1823–1829.

211. Tsang WY, Chan JK, Chow LT, et al. Perineurioma: an uncommon soft tissue neoplasm distinct from localized hypertrophic neuropathy and neurofibroma. *Am J Surg Pathol* 1992;16(8):756–763.

212. Mentzel T, Dei Tos AP, Fletcher CD. Perineurioma (storiform perineurial fibroma): clinico-pathological analysis of four cases. *Histopathology* 1994;25(3):261–267.

213. Hornick JL, Fletcher CD. Soft tissue perineurioma: clinicopathologic analysis of 81 cases including those with atypical histologic features. *Am J Surg Pathol* 2005;29(7): 845–858.

214. Folpe AL, Billings SD, McKenney JK, et al. Expression of claudin-1, a recently described tight junction-associated protein, distinguishes soft tissue perineurioma from poten-

tial mimics. *Am J Surg Pathol* 2002;26(12):1620–1626.

215. Giannini C, Scheithauer BW, Jenkins RB, et al. Soft-tissue perineurioma:evidence for an abnormality of chromosome 22, criteria for diagnosis, and review of the literature. *Am J Surg Pathol* 1997;21(2):164–173.

216. Pitchford CW, Schwartz HS, Atkinson JB, et al. Soft tissue perineurioma in a patient with neurofibromatosis type 2: a tumor not previously associated with the NF2 syndrome. *Am J Surg Pathol* 2006;30(12):1624–1629.

217. Hornick JL, Bundock EA, Fletcher CD. Hybrid schwannoma/perineurioma: clinicopathologic analysis of 42 distinctive benign nerve sheath tumors. *Am J Surg Pathol* 2009;33(10):1554–1561.

218. Weiss SW, Nickoloff BJ. CD-34 is expressed by a distinctive cell population in peripheral nerve, nerve sheath tumors, and related lesions. *Am J Surg Pathol* 1993;17(10):1039–1045.

219. Stanton C, Perentes E, Phillips L, et al. The immunohistochemical demonstration of early perineurial change in the development of localized hypertrophic neuropathy. *Hum Pathol* 1988;19(12):1455–1457.

220. Mitsumoto H, Wilbourn AJ, Goren H. Perineurioma as the cause of localized hypertrophic neuropathy. *Muscle Nerve* 1980;3(5):403–412.

221. Kuhlenbaumer G, Young P, Hünermund G, et al. Clinical features and molecular genetics of hereditary peripheral neuropathies. *J Neurol* 2002;249(12):1629–1650.

222. Skelton HG, Williams J, Smith KJ. The clinical and histologic spectrum of cutaneous fibrous perineuriomas. *Am J Dermatopathol* 2001;23(3):190–196.

223. Fetsch JF, Miettinen M. Sclerosing perineurioma: a clinicopathologic study of 19 cases of a distinctive soft tissue lesion with a predilection for the fingers and palms of young adults. *Am J Surg Pathol* 1997;21(12):1433–1442.

224. Burgues O, Monteagudo C, Noguera R, et al. Cutaneous sclerosing Pacinian-like perineurioma. *Histopathology* 2001;39(5):498–502.

225. Macarenco AC, Macarenco RS. Cutaneous lipomatous sclerosing perineurioma. *Am J Dermatopathol* 2008;30(3):291–294.

226. Graadt van Roggen JF, McMenamin ME, Belchis DA, et al. Reticular perineurioma: a distinctive variant of soft tissue perineurioma. *Am J Surg Pathol* 2001;25(4):485–493.

227. Yamaguchi U, Hasegawa T, Hirose T, et al. Sclerosing perineurioma: a clinicopathological study of five cases and diagnostic utility of immunohistochemical staining for GLUT1. *Virchows Arch* 2003;443(2):159–163.

228. Kos Z, Robertson SJ, Purgina BM, et al. Malignant peripheral nerve sheath tumor arising in a traumatic neuroma: a case report. *Hum Pathol* 2013;44(10):2360–2364.

229. Shapiro L, Juhlin EA, Brownstein MH. "Rudimentary polydactyly": an amputation neuroma. *Arch Dermatol* 1973;108(2): 223–225.

230. Argenyi ZB. Immunohistochemical characterization of palisaded, encapsulated neuroma. *J Cutan Pathol* 1990; 17(6):329–335.

231. Argenyi ZB, Santa Cruz D, Bromley C. Comparative light-microscopic and immunohistochemical study of traumatic and palisaded encapsulated neuromas of the skin. *Am J Dermatopathol* 1992;14(6):504–510.

232. Fletcher CD. Solitary circumscribed neuroma of the skin (so-called palisaded, encapsulated neuroma) a clinicopathologic and immunohistochemical study. *Am J Surg Pathol* 1989;13(7):574–580.

233. Reed RJ, Fine RM, Meltzer HD. Palisaded, encapsulated

234. Kossard S, Kumar A, Wilkinson B. Neural spectrum: palisaded encapsulated neuroma and verocay body poor dermal schwannoma. *J Cutan Pathol* 1999;26(1):31–36.

235. Khairi MR, Dexter RN, Burzynski NJ, et al. Mucosal neuroma, pheochromocytoma and medullary thyroid carcinoma: multiple endocrine neoplasia type 3. *Medicine (Baltimore)* 1975;54(2):89–112.

236. Ayala F, De Rosa G, Scippa L, et al. Multiple endocrine neoplasia, type IIb: report of a case. *Dermatologica* 1981;162(4):292–299.

237. Carney JA, Go VL, Sizemore GW, et al. Alimentary-tract ganglioneuromatosis: a major component of the syndrome of multiple endocrine neoplasia, type 2b. *N Engl J Med* 1976;295(23):1287–1291.

238. Truchot F, Grézard P, Wolf F, et al. Multiple idiopathic mucocutaneous neuromas: a new entity? *Br J Dermatol* 2001;145(5):826–829.

239. Pujol RM, Matias-Guiu X, Miralles J, et al. Multiple idiopathic mucosal neuromas: a minor form of multiple endocrine neoplasia type 2B or a new entity? *J Am Acad Dermatol* 1997;37(2 Pt 2):349–352.

240. Guillet G, Gauthier Y, Tamisier JM, et al. Linear cutaneous neuromas (dermatoneurie en stries): a limited phakomatosis with striated pigmentation corresponding to cutaneous hyperneury (featuring multiple endocrine neoplasia syndrome?). *J Cutan Pathol* 1987;14(1):43–48.

241. Mason GH, Pitt TE, Tay E. Cutaneous nerve hypertrophy. *Pathology* 1998;30(4):422–424.

242. Requena L, Grosshans E, Kutzner H, et al. Epithelial sheath neuroma: a new entity. *Am J Surg Pathol* 2000; 24(2):190–196.

243. Waggener JD. Ultrastructure of benign peripheral nerve sheath tumors. *Cancer* 1966;19(5):699–709.

244. Fletcher CD, Theaker JM. Digital pacinian neuroma: a distinctive hyperplastic lesion. *Histopathology* 1989; 15(3):249–256.

245. Reed RJ. Giant congenital nevi: a conceptualization of patterns. *J Invest Dermatol* 1993;100(3):300S–312S.

246. Pettinato G, Manivel JC, d'Amore ES, et al. Melanotic neuroectodermal tumor of infancy: a reexamination of a histogenetic problem based on immunohistochemical, flow cytometric, and ultrastructural study of 10 cases. *Am J Surg Pathol* 1991;15(3):233–245.

247. Pearson JM, Harris M, Eyden BP, et al. Divergent differentiation in small round-cell tumours of the soft tissues with neural features—an analysis of 10 cases. *Histopathology* 1993;23(1):1–9.

248. Navarro S, Cavazzana AO, Llombart-Bosch A, et al. Comparison of Ewing's sarcoma of bone and peripheral neuroepithelioma: an immunocytochemical and ultrastructural analysis of two primitive neuroectodermal neoplasms. *Arch Pathol Lab Med* 1994;118(6):608–615.

249. Kushner BH, Hajdu SI, Gulati SC, et al. Extracranial primitive neuroectodermal tumors: the Memorial Sloan-Kettering Cancer Center experience. *Cancer* 1991;67(7):1825–1829.

250. Gollard R, Weber R, Kosty MP, et al. Merkel cell carcinoma: review of 22 cases with surgical, pathologic, and therapeutic considerations. *Cancer* 2000;88(8):1842–1851.

251. Raaf JH, Urmacher C, Knapper WK, et al. Trabecular (Merkel cell) carcinoma of the skin:treatment of primary, recurrent, and metastatic disease. *Cancer* 1986;57(1):178–182.

252. Ratner D, et al. Merkel cell carcinoma. *J Am Acad Dermatol* 1993;29(2 Pt 1):143–156.

253. Skelton HG, Smith KJ, Hitchcock CL, et al. Merkel cell carcinoma: analysis of clinical, histologic, and immunohistologic features of 132 cases with relation to survival. *J Am Acad Dermatol* 1997;37(5 Pt 1):734–739.

254. Toker C. Trabecular carcinoma of the skin. *Arch Dermatol* 1972;105(1):107–110.

255. Albores-Saavedra J, Batich K, Chable-Montero F, et al. Merkel cell carcinoma demographics, morphology, and survival based on 3870 cases: a population based study. *J Cutan Pathol* 2010;37(1):20–27.

256. Sibley DA, Cooper PH. Rudimentary meningocele: a variant of "primary cutaneous meningioma". *J Cutan Pathol* 1989;16(2):72–80.

257. Sibley RK, Dehner LP, Rosai J. Primary neuroendocrine (Merkel cell?) carcinoma of the skin—I: a clinicopathologic and ultrastructural study of 43 cases. *Am J Surg Pathol* 1985;9(2):95–108.

258. Silva EG, Mackay B, Goepfert H, et al. Endocrine carcinoma of the skin (Merkel cell carcinoma). *Pathol Annu* 1984;19(Pt 2):1–30.

259. LeBoit PE, Crutcher WA, Shapiro PE. Pagetoid intraepidermal spread in Merkel cell (primary neuroendocrine) carcinoma of the skin. *Am J Surg Pathol* 1992;16(6):584–592.

260. Smith KJ, Skelton HG III, Holland TT, et al. Neuroendocrine (Merkel cell) carcinoma with an intraepidermal component. *Am J Dermatopathol* 1993;15(6):528–533.

261. Foschini MP, Eusebi V. Divergent differentiation in endocrine and nonendocrine tumors of the skin. *Semin Diagn Pathol* 2000;17(2):162–168.

262. Cerroni L, Kerl H. Primary cutaneous neuroendocrine (Merkel cell) carcinoma in association with squamous- and basal-cell carcinoma. *Am J Dermatopathol* 1997;19(6):610–613.

263. Traest K, De Vos R, van den Oord JJ. Pagetoid Merkel cell carcinoma: speculations on its origin and the mechanism of epidermal spread. *J Cutan Pathol* 1999;26(7):362–365.

264. Martin B, Poblet E, Rios JJ, et al. Merkel cell carcinoma with divergent differentiation: histopathological and immunohistochemical study of 15 cases with PCR analysis for Merkel cell polyomavirus. *Histopathology* 2013; 62(5):711–722.

265. Michels S, Swanson PE, Robb JA, et al. Leu-7 in small cell neoplasms:an immunohistochemical study with ultrastructural correlations. *Cancer* 1987;60(12):2958–2964.

266. Merot Y, Margolis RJ, Dahl D, et al. Coexpression of neurofilament and keratin proteins in cutaneous neuroendocrine carcinoma cells. *J Invest Dermatol* 1986;86(1):74–77.

267. Wick MR, et al. Primary neuroendocrine carcinoma and small-cell malignant lymphoma of the skin:a discriminant immunohistochemical comparison. *J Cutan Pathol* 1986;13(5):347–358.

268. Hanly AJ, Elgart GW, Jorda M, et al. Analysis of thyroid transcription factor-1 and cytokeratin 20 separates merkel cell carcinoma from small cell carcinoma of lung. *J Cutan Pathol* 2000;27(3):118–120.

269. Reddi DM, Puri PK. Expression of focal TTF-1 expression in a case of CK7/CK20-positive Merkel cell carcinoma. *J Cutan Pathol* 2013;40(4):431–433.

270. Sangoi AR, Cassarino DS. PAX-8 expression in primary and metastatic Merkel cell carcinoma: an immunohistochemical analysis. *Am J Dermatopathol* 2013;35(4):448–451.

271. Sahi H, Koljonen V, Kavola H, et al. Bcl-2 expression indicates better prognosis of Merkel cell carcinoma regardless of the presence of Merkel cell polyomavirus. *Virchows Arch*

272. van Muijen GN, Ruiter DJ, Warnaar SO. Intermediate filaments in Merkel cell tumors. *Hum Pathol* 1985; 16(6):590–595.

273. Haneke E. Electron microscopy of Merkel cell carcinoma from formalin-fixed tissue. *J Am Acad Dermatol* 1985; 12(3):487–492.

274. Rao P, Balzer BL, Lemos BD, et al. Protocol for the examination of specimens from patients with merkel cell carcinoma of the skin. *Arch Pathol Lab Med* 2010;134(3):341–344.

275. Gould E, Albores-Saavedra J, Dubner B, et al. Eccrine and squamous differentiation in Merkel cell carcinoma: an immunohistochemical study. *Am J Surg Pathol* 1988; 12(10):768–772.

276. Wick MR, Goellner JR, Scheithauer BW, et al. Primary neuroendocrine carcinomas of the skin (Merkel cell tumors): a clinical, histologic, and ultrastructural study of thirteen cases. *Am J Clin Pathol* 1983;79(1):6–13.

277. Isimbaldi G, Sironi M, Taccagni G, et al. Tripartite differentiation (squamous, glandular, and melanocytic) of a primary cutaneous neuroendocrine carcinoma: an immunocytochemical and ultrastructural study. *Am J Dermatopathol* 1993;15(3):260–264.

278. Feng H, Shuda M, Chang Y, et al. Clonal integration of a polyomavirus in human Merkel cell carcinoma. *Science* 2008;319(5866):10961100.

279. Iwasaki T, Kodama H, Matsushita M, et al. Merkel cell polyomavirus infection in both components of a combined Merkel cell carcinoma and basal cell carcinoma with ductal differentiation; each component had a similar but different novel Merkel cell polyomavirus large T antigen truncating mutation. *Hum Pathol* 2013;44(3):442–447.

280. Wu KN, McCue PA, Berger A, et al. Detection of Merkel cell carcinoma polyomavirus in mucosal Merkel cell carcinoma. *Int J Surg Pathol* 2010;18(5):342–346.

281. Vortmeyer AO, Merino MJ, Böni R, et al. Genetic changes associated with primary Merkel cell carcinoma. *Am J Clin Pathol* 1998;109(5):565–570.

282. Wick MR, Millns JL, Sibley RK, et al. Secondary neuroendocrine carcinomas of the skin: an immunohistochemical comparison with primary neuroendocrine carcinoma of the skin ("Merkel cell" carcinoma). *J Am Acad Dermatol* 1985;13(1):134–142.

283. Rios-Martin JJ, Solorzano-Amoreti A, González-Cámpora R, et al. Neuroendocrine carcinoma of the skin with a lymphoepithelioma-like histological pattern. *Br J Dermatol* 2000;143(2):460–462.

284. Eusebi V, Capella C, Cossu A, et al. Neuroendocrine carcinoma within lymph nodes in the absence of a primary tumor, with special reference to Merkel cell carcinoma. *Am J Surg Pathol* 1992;16(7):658–666.

285. Shown TE, Durfee MF. Blueberry muffin baby: neonatal neuroblastoma with subcutaneous metastases. *J Urol* 1970;104(1):193–195.

286. Hawthorne HC Jr, Nelson JS, Witzleben CL, et al. Blanching subcutaneous nodules in neonatal neuroblastoma. *J Pediatr* 1970;77(2):297–300.

287. Aleshire SL, Glick AD, Cruz VE, et al. Neuroblastoma in adults. Pathologic findings and clinical outcome. *Arch Pathol Lab Med* 1985;109(4):352–356.

288. Mackay B, Luna MA, Butler JJ. Adult neuroblastoma: electron microscopic observations in nine cases. *Cancer* 1976;37(3):1334–1351.

289. Osborn M, Dirk T, Käser H, et al. Immunohistochemical

2012;461(5):553–559.

localization of neurofilaments and neuron-specific enolase in 29 cases of neuroblastoma. *Am J Pathol* 1986;122(3):433–442.

290. Joshi VV, Silverman JF. Pathology of neuroblastic tumors. *Semin Diagn Pathol* 1994;11(2):107–117.

291. Gambini C, Rongioletti F. Primary congenital cutaneous ganglioneuroma. *J Am Acad Dermatol* 1996;35(2 Pt 2): 353–354.

292. Hammond RR, Walton JC. Cutaneous ganglioneuromas: a case report and review of the literature. *Hum Pathol* 1996;27(7):735–738.

293. Collins JP, Johnson WC, Burgoon CF Jr. Ganglioneuroma of the skin. *Arch Dermatol* 1972;105(2):256–258.

294. Rios JJ, Diaz-Cano SJ, Rivera-Hueto F, et al. Cutaneous ganglion cell choristoma: report of a case. *J Cutan Pathol* 1991;18(6):469–473.

295. Franchi A, Massi D, Santucci M. Desmoplastic cutaneous ganglioneuroma. *Histopathology* 1999;34(1):82–84.

296. Lee JY, Martinez AJ, Abell E. Ganglioneuromatous tumor of the skin: a combined heterotopia of ganglion cells and hamartomatous neuroma: report of a case. *J Cutan Pathol* 1988;15(1):58–61.

297. Hartman KR, Triche TJ, Kinsella TJ, et al. Prognostic value of histopathology in Ewing's sarcoma: long-term follow-up of distal extremity primary tumors. *Cancer* 1991;67(1):163–171.

298. Hashimoto H, Enjoji M, Nakajima T, et al. Malignant neuroepithelioma (peripheral neuroblastoma): a clinicopathologic study of 15 cases. *Am J Surg Pathol* 1983;7(4):309–318.

299. Delaplace M, Lhommet C, de Pinieux G, et al. Primary cutaneous Ewing sarcoma: a systematic review focused on treatment and outcome. *Br J Dermatol* 2012;166(4):721–726.

300. Banerjee SS, Agbamu DA, Eyden BP, et al. Clinicopathological characteristics of peripheral primitive neuroectodermal tumour of skin and subcutaneous tissue. *Histopathology* 1997;31(4):355–366.

301. Hasegawa SL, Davison JM, Rutten A, et al. Primary cutaneous Ewing's sarcoma: immunophenotypic and molecular cytogenetic evaluation of five cases. *Am J Surg Pathol* 1998;22(3):310–318.

302. Fellinger EJ, Garin-Chesa P, Glasser DB, et al. Comparison of cell surface antigen HBA71 (p30/32MIC2), neuron-specific enolase, and vimentin in the immunohistochemical analysis of Ewing's sarcoma of bone. *Am J Surg Pathol* 1992;16(8):746–755.

303. Ladanyi M, Lewis R, Garin-Chesa P, et al. EWS rearrangement in Ewing's sarcoma and peripheral neuroectodermal tumor: molecular detection and correlation with cytogenetic analysis and MIC2 expression. *Diagn Mol Pathol* 1993;2(3):141–146.

304. Smith PD, Patterson JW. Merkel cell carcinoma (neuroendocrine carcinoma of the skin). *Am J Clin Pathol* 2001;(Suppl 115):S68–S78.

305. Argenyi ZB, Schelper RL, Balogh K. Pigmented neuroectodermal tumor of infancy: a light microscopic and immunohistochemical study. *J Cutan Pathol* 1991;18(1):40–45.

306. Kapadia SB, Frisman DM, Hitchcock CL, et al. Melanotic neuroectodermal tumor of infancy: clinicopathological, immunohistochemical, and flow cytometric study. *Am J Surg Pathol* 1993;17(6):566–573.

307. Baran R, Kopf A, Schnitzler L. Nasal glioma. Apropos of 4 cases, with electron microscopic study of one case [in French]. *Ann Dermatol Syphiligr (Paris)* 1973;100(4): 395–407.

308. Christianson HB. Nasal glioma: report of a case. *Arch Dermatol* 1966;93(1):68–70.

309. Yeoh GP, Bale PM, de Silva M. Nasal cerebral heterotopia: the so-called nasal glioma or sequestered encephalocele and its variants. *Pediatr Pathol* 1989;9(5):531–549.

310. Kopf AW, aBart RS. Tumor conference No. 15: nasal glioma. *J Dermatol Surg Oncol* 1978;4(2):128–130.

311. Skelton HG, Smith KJ. Glial heterotopia in the subcutaneous tissue overlying T-12. *J Cutan Pathol* 1999;26(10):523–527.

312. Fletcher CD, Carpenter G, McKee PH. Nasal glioma: a rarity. *Am J Dermatopathol* 1986;8(4):341–346.

313. Mirra SS, et al. Nasal glioma' with prominent neuronal component: report of a case. *Arch Pathol Lab Med* 1981;105(10):540–541.

314. Bossen EH, Hudson WR. Oligodendroglioma arising in heterotopic brain tissue of the soft palate and nasopharynx. *Am J Surg Pathol* 1987;11(7):571–574.

315. Berry AD III, Patterson JW. Meningoceles, meningomyeloceles, and encephaloceles: a neuro-dermatopathologic study of 132 cases. *J Cutan Pathol* 1991;18(3):164–177.

316. Chan HH, Fung JW, Lam WM, et al. The clinical spectrum of rudimentary meningocele. *Pediatr Dermatol* 1998;15(5):388–389.

317. El Shabrawi-Caelen L, White WL, Soyer HP, et al. Rudimentary meningocele: remnant of a neural tube defect? *Arch Dermatol* 2001;137(1):45–50.

318. Lopez DA, Silvers DN, Helwig EB. Cutaneous meningiomas—a clinicopathologic study. *Cancer* 1974;34(3): 728–744.

319. Laymon CW, Becker FT. Massive metastasizing meningioma involving the scalp. *Arch Derm Syphilol.* 1949;59(6): 626–635.

320. Suster S, Rosai J. Hamartoma of the scalp with ectopic meningothelial elements: a distinctive benign soft tissue lesion that may simulate angiosarcoma. *Am J Surg Pathol* 1990;14(1):1–11.

321. Myong NH, Chi JG. Correlation of histopathologic classification with proliferative activity and DNA ploidy in 120 intracranial meningiomas, with special reference to atypical meningioma. *J Kor Med Sci* 1997;12(3):221–227.

322. Mackay B, Bruner JM, Luna MA, et al. Malignant meningioma of the scalp. *Ultrastruct Pathol* 1994;18(1–2):235–40.

323. Theaker JM, Fleming KA. Meningioma of the scalp: a case report with immunohistological features. *J Cutan Pathol* 1987;14(1):49–53.

324. Argenyi ZB, Thieberg MD, Hayes CM, et al. Primary cutaneous meningioma associated with von Recklinghausen's disease. *J Cutan Pathol* 1994;21(6):549–556.

325. Theaker JM, Gatter KC, Puddle J. Epithelial membrane antigen expression by the perineurium of peripheral nerve and in peripheral nerve tumours. *Histopathology* 1988;13(2):171–179.

326. Gelli MC, Pasquinelli G, Martinelli G, et al. Cutaneous meningioma: histochemical, immunohistochemical and ultrastructural investigation. *Histopathology* 1993;23(6): 576–578.

327. Pulitzer DR, Martin PC, Collins PC, et al. Subcutaneous sacrococcygeal ("myxopapillary") ependymal rests. *Am J Surg Pathol* 1988;12(9):672–677.

328. Anderson MS. Myxopapillary ependymomas presenting in the soft tissue over the sacrococcygeal region. *Cancer* 1966;19(4):585–590.

329. Miedema JR, Zedek D. Cutaneous meningioma. *Arch Pathol Lab Med* 2012;136(2):208–211.

330. Reed RJ, Bliss BO. Morton's neuroma: regressive and

productive intermetatarsal elastofibrosis. *Arch Pathol* 1973;95(2):123–129.

331. Reed RJ, Leonard DD. Neurotropic melanoma: a variant of desmoplastic melanoma. *Am J Surg Pathol* 1979;3(4):301–311.

332. Lawrence N, Cottel WI. Squamous cell carcinoma of skin with perineural invasion. *J Am Acad Dermatol* 1994;31(1):30–33.

333. Stern JB, Haupt HM. Reexcision perineural invasion: not a sign of malignancy. *Am J Surg Pathol* 1990;14(2):183–185.

334. Misdraji J, Ino Y, Louis DN, et al. Primary lymphoma of peripheral nerve: report of four cases. *Am J Surg Pathol* 2000;24(9):1257–1265.

第 36 章

皮肤转移癌

Waine C. Johnson

发病率和转移途径

皮肤转移症状对于疾病诊断有重要意义，因为它们可能是隐匿的内脏恶性肿瘤的首发表现，或者是所谓已经经过充分治疗的恶性肿瘤转移的首发指征。如果原发肿瘤未被发现，可以通过组织病理和适当的免疫组化来探究肿瘤的原发灶。皮肤转移通常不常见，但近年来此类报道日渐增多。在一项针对 7316 例内脏癌症患者的研究中，Lookingbill 及其同事 [1] 发现 367 例（5%）有皮肤受累。在 4020 例转移癌患者中 [2] 420 例（10%）有皮肤转移。在 Roswell Park Memorial 研究所尸检的 7518 例癌症患者中，9% 有皮肤转移 [3]。各类肿瘤皮肤转移的发生率分别与男女患者中原发性恶性肿瘤的发生率十分相关。

Brownstein 和 Helwig 在 1972 年对 724 例皮肤转移癌患者进行的回顾性研究 [4] 表明，女性约有69% 的皮肤转移癌来源于乳腺，与女性乳腺癌的发病率相同。而大肠癌占皮肤转移的 9%，肺癌和卵巢癌占 4%。近年来，女性肺癌皮肤转移的发生率显著增加，与男性一样，肺癌也成为女性癌症死亡的最常见原因 [5,6]。Brownstein 和 Helwig [4] 对男性皮肤转移癌的研究显示其原发癌的发生率如下：肺癌 24%、大肠癌 19%、口腔癌 12%、肾癌 6%、胃癌 6% 及转移性黑素瘤 13% [4]（参见第 28 章）。

由于甲状腺 [7,8]、胰腺 [9]、肝、胆囊、膀胱 [10]、子宫内膜、前列腺 [11,12]、睾丸和神经内分泌系统中癌症的发生相对少见，这些肿瘤的皮肤转移也相对罕见。Schwartz 的一篇综述 [13] 称，皮肤转移癌可能是身体内脏癌症首发征兆，较常见皮肤转移的内脏肿瘤有肺癌、肾癌和卵巢癌。

皮肤转移癌可经淋巴管或血流发生转移。乳腺癌和口腔癌主要通过淋巴管转移至皮肤，并且通常转移至其上覆的皮肤中。而其他类型癌的皮肤转移通常是经血源性播散的，并且可能出现在皮肤的任何部位 [14]。皮肤转移癌更常见发生于老年人，极少发生在年轻人，而发生在年轻人的皮肤转移癌通常来自神经母细胞瘤，或更不常见的横纹肌肉瘤 [15]。

皮肤转移癌通常表现为突然出现的多发、散在、无痛、活动度良好的丘疹或结节（图 36-1）。皮肤转移约占转移癌病例的 10% [2]。结节的直径通常为1 ～ 3cm，但也有报道过更大的皮损 [16]。转移常发生在原发肿瘤附近的皮肤，但是头皮部位的转移癌是个例外，大约所有皮肤转移癌的 5% 出现在头皮。当原发肿瘤是胃癌、卵巢癌、子宫内膜或乳腺的腺癌时 [11,17]，转移至脐部皮肤是很常见的。胸壁和腹壁上发生带状疱疹样的皮肤转移癌，最常见的原发灶部位是乳腺、卵巢、肺、前列腺、膀胱及胃 [18,19]。

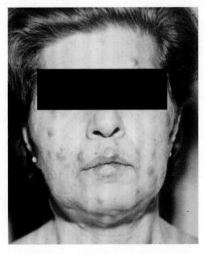

图 36-1　胃源性转移癌：面部和颈部可见多发皮肤和皮下结节

当皮损为孤立性时，鉴别原发性皮肤癌和皮肤转移癌是一个亟待解决的问题（图 36-2），如原发皮肤黏液腺癌 [20-22]、女阴的乳腺样腺癌 [23]、皮肤印戒细胞癌[24]、原发性类癌[25,26]和附属器癌[27]需与相应的皮肤转移癌相鉴别。

如果见到外周肌上皮层存在，有助于皮肤原发性黏液性癌的诊断[21]。肌上皮免疫过氧化物酶CD15、CK5/6 和 34BE12 阳性[22]倾向于原发性损害。许多研究表明，p63 阳性倾向于原发性肿瘤而不是转移性皮损[27-29]。其他有助于诊断原发皮肤癌的标志物包括 CK15、D2-40 和 nestin[4,7,12]。CD10 多在转移癌，特别是转移性肾细胞癌中表达，而在除了皮脂腺肿瘤以外的皮肤原发性附属器癌中罕见表达[30]。

虽然转移灶可发生在任何部位，但是头皮、头部和脐部发生率更高。如果发现原发性肿瘤或血清嗜铬粒蛋白的存在，表明该病变是转移性类癌[25]。

表 36-1 中列举了一些有助于区分原发性肿瘤和转移性皮损的免疫过氧化物酶染色。

分子生物学方法也可以使用，但在本章不做讨论[31,32]。

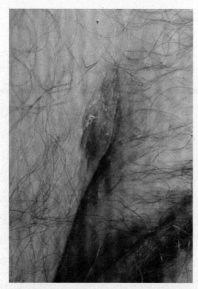

图 36-2　卵巢癌转移至腹股沟：图见腹股沟皮肤单个结节

癌症分类	CK7	CK20	TTF-1	D2-40	P63	CK15	PAX8
乳腺癌	+	-	-	-	-/+	-	-
肺小细胞癌	+	-	+	-	-/+	-	-
胃肠道癌	-	+	-	-	-	-	-
肾细胞癌	-/+	-	-	-	-	-	+
甲状腺癌	+	-	+	+	-	-	+
卵巢癌	+	-/+	-	-	-	-	+
前列腺癌	-/+	-/+	-	-	-	+	-
皮肤原发性黏液癌	+	-	-	+	+/-	+	-
梅克尔细胞癌	-	+	-	-	+/-	-	-
附属器癌	+/-	-/+	-	-	+/-	-	-
鳞状细胞癌，原发于皮肤	-	-	-	+	+	+/-	-

表 36-1　免疫过氧化物酶研究

注：+. 几乎均为阳性；-. 几乎均为阴性；-/+. 大多数为阴性；+/-. 大多数为阳性

皮肤转移癌的治疗原则

最近有研究从皮肤病学角度回顾了皮肤转移癌的治疗原则[33]。皮肤转移癌的诊断应该优先评估远处转移的存在和身体整体肿瘤的负荷，以便于制定随后的治疗方案。当外科手术可行时，建议切除转移灶，这将使身体肿瘤负荷显著降低，改善患者生活质量或提高身体机能。

以黑素瘤为例，尽管目前没有对于转移癌边缘处理的循证研究依据，但是孤立的转移灶建议切除范围为距皮损 1cm 的正常皮肤。当有美容或者功能方面考虑时，还可以缩小切除范围。对于不可切除的晚期黑素瘤的广泛皮肤、皮下转移患者的治疗可以选择放射治疗、单个肢体灌注、α干扰素注射、冷冻治疗、激光消融或射频消融，对于播散性转移的患者，也可以选择全身化疗、癌基因靶向治疗和免疫治疗。

有时，原发癌治疗选择方案正确也可以使皮

肤转移灶病变减轻。正如远端效应，即原发肿瘤经放射治疗后而未经治疗的远端的皮肤转移灶消失且无复发的一种现象，该现象不常见。据报道，治疗黑素瘤、梅克尔细胞癌、血液学和实体瘤时发生的远端效应，可能是通过激活细胞免疫所致[33]。

新的治疗方法对提高患者生存率和改善转移癌患者的生活质量具有深远的影响。癌基因靶向治疗代表了一种潜在的革新，但迄今为止它的益处对大多数患者是有限的。一般来说，若有新发转移癌应进行致癌基因突变检测，筛查大量基因的检测目前做得越来越多了。与 BRAF 基因突变相关的转移性黑素瘤的适当靶向治疗在大多数患者中可以使所有或部分肿瘤消退，估计平均无进展生存期超过 7 个月[33]。目前的试验强调使用针对不止一种癌基因（如 BRAF 加 MEK 抑制剂）的试剂，以期延长患者生存时间。

对于出现播散性转移的患者，另一种有希望的治疗方式是使用改变宿主免疫应答的试剂，如使用免疫检查点抑制剂，如伊匹单抗和程序性死亡蛋白 -1（PD-1）蛋白或其配体的单克隆抗体。在不久的将来，使用这些试剂与靶向治疗和其他治疗方法的各种组合可能会使转移性黑素瘤患者和其他癌症患者的生存率显著提高。

乳腺癌

主要通过淋巴播散出现的皮肤转移包括炎性癌、铠甲状癌、毛细血管扩张和结节性癌和乳房下皱襞癌。肿瘤性脱发、眼睑的乳腺癌可能是经血行播散所致[13]。

临床概要 炎性乳腺癌的特征在于具有类似于丹毒的活动性扩展的边缘，表现为红色斑片或斑块，并且通常累及乳房及邻近皮肤[13]。炎性转移性癌可能很少起源于其他器官。炎症外观和局部皮温升高是由毛细血管充血所致。

铠甲状癌的特征为皮肤的弥漫性硬斑样硬化，并且很少波及原发性癌部位以外的皮肤。它通常起初为散在的丘疹，然后逐渐融合成硬皮样斑块，但整体上没有炎性改变。

血管扩张性转移性乳腺癌的特征是类似于局限性淋巴管瘤的紫红色丘疱疹[13]。病变局部经常

呈现紫红色是扩张的血管充血引起的。

结节性癌表现为多个结节，也可能出现溃疡皮损。外生性结节可以发生在类似于原发性鳞状细胞或基底细胞癌的乳房下皱襞中，并且在乳房丰满的妇女中发生率更高。

肿瘤性脱发以头皮的椭圆形斑块或斑片为首发症状，并且可能在临床上与斑秃或瘢痕性秃发相混淆。眼睑中的转移性乳腺癌临床表现为无痛性肿胀硬结或散在分布的结节[13]。在 10 例眼睑部位皮肤转移癌中，4 例为乳腺癌，2 例为肾癌，而甲状腺癌、前列腺癌、肺癌和唾液腺癌各 1 例[34]。

组织病理 在炎性癌中，皮肤的组织学检查显示真皮和皮下淋巴管大量肿瘤细胞广泛浸润。肿瘤细胞类似于那些原始细胞，具有非典型性、细胞核大、多形性、深染的特点。其有明显的毛细血管充血，这与临床上红斑和皮温升高的表现相对应[13]。通常，本病有间质水肿和轻微的血管周围淋巴细胞浸润。广泛的淋巴转移是由于深部淋巴管和淋巴结的阻塞，逆行经淋巴扩散到皮肤造成的。纤维化不是主要特征。一些研究表明，只有 1%～4% 的转移性乳腺癌患者存在炎性或类丹毒型，并且其中大多数患者有乳腺导管内癌[35]。

在铠甲状癌（也称为硬癌）中，硬化区表现为纤维化，并且可能仅含有少量的肿瘤细胞。肿瘤细胞可能与成纤维细胞混淆。肿瘤细胞具有类似于成纤维细胞的细长细胞核，但是细胞核更大，更有棱角，呈更深的嗜碱性。肿瘤细胞通常单独存在。然而，在一些区域中，它们可以在增厚的胶原纤维束之间成簇或成排排列（图 36-3）。后者这个"一路纵队"排列的特征具有特别重要的

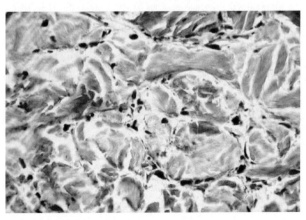

图 36-3 转移性乳腺癌：在胶原纤维束之间可见单个的不典型肿瘤细胞

诊断意义，并且可以出现在任何其他类型的皮肤转移癌的组织学中。

在毛细血管扩张性癌中，肿瘤细胞大多位于真皮浅层扩张淋巴管内，而不像炎性癌中那么深在。血管中像炎性癌一样充满红细胞，但通常也含有肿瘤细胞聚集。紧邻的表皮下大量扩张血管的出现对应血疱的临床表现。

在结节癌中，真皮中存在不同大小的肿瘤细胞团块，并且这些结节区域被纤维化包围。根据肿瘤类型，一些细胞可能显示腺体排列，这种排列也可以是十分不明显的（图36-4）。有时，结节可能富含色素，临床怀疑黑素瘤或色素性基底细胞癌。这些色素来源于肿瘤细胞胞质和基质中的黑素的积累[36]。

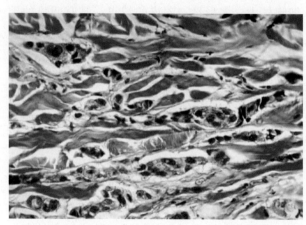

图36-4 转移性乳腺癌：胶原束间大量非典型性细胞呈腺泡样浸润

乳房下皱襞癌表现为细胞核深染并延伸于真皮表皮交界处的上皮细胞岛[37]。

在血源性转移中，组织学表现随临床表现的不同而变化。在肿瘤性脱发中，组织学表现类似铠甲状癌，单个肿瘤细胞穿插在增厚的胶原纤维中。在已报道的13例患者中累及眼睑的转移性乳腺癌中，有8例显微镜下可见具有明显的组织细胞样表现的特征[38]。

来自转移性乳腺癌的亲表皮的组织学表现可以类似恶性黑素瘤和（或）Paget病[39]。

乳腺癌的印戒细胞组织学类型（图36-5）也可见于胃肠道癌和膀胱癌[40]。这可能与原发皮肤印戒细胞癌相混淆，后者在中年男性的眼睑部位较常见，而在腋窝处较少见[40]。原发皮肤的黏液性癌则需要与乳房或结肠的皮肤转移相鉴别[15]。

但很少能看到颗粒细胞组织学类型。

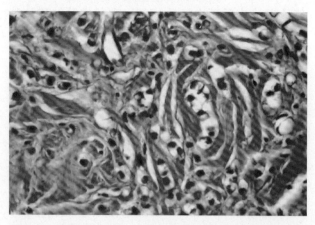

图36-5 转移性乳腺癌：这种肿瘤显示了一个印戒细胞模式

免疫组化研究 乳腺癌的皮肤转移，肿瘤细胞中除了CK20[15]，其余大多数角蛋白都是阳性的，并且通常上皮膜抗原（EMA）和癌胚抗原（CEA）的表达是阳性的。据报道在原发性和转移性乳腺癌病例中有S100蛋白表达[41]。黑素肿瘤细胞中的黑素颗粒和黑素小体很少表达HMB-45，但在继发于吞噬作用或克隆的黑素肿瘤细胞中可出现阳性表达[29]。若皮损处肿瘤细胞表达S100或HMB-45，同时出现角蛋白的强表达或EMA和（或）CEA阳性表达将排除黑素瘤诊断。当雌激素受体和孕酮受体表达是阴性时，雄激素受体标志物阳性表达可能有助于支持转移性乳腺癌的诊断。据报道，原发皮肤的印戒细胞癌对CK7和CK20的表达是阳性的，这将有助于与乳腺癌相鉴别，后者通常对CK20表达为阴性[40]。大多数乳腺癌对D2-40、nestin和CK15表达是阴性的，但约5%的乳腺癌对CK15可出现阳性表达[42,43]。

通常认为起源于汗腺的皮肤黏液癌对许多细胞角蛋白呈阳性，但对CK20呈阴性。这将有助于与CK20呈阳性的来源结肠的皮肤转移性黏液性腺癌相鉴别[44]。

除了起源于结肠、前列腺、肾脏、胸腺、肺和胃肠道的类癌肿瘤和皮肤梅克尔细胞肿瘤外，在大多数癌症病例中均可发现CK7的表达。

肺癌

男性更常见肺癌的皮肤转移，但是女性肺癌的发病率也在增加[5,6]。在56例报道有肺癌皮肤转移的患者中，7% 在原发肿瘤诊断前有皮肤结节，16% 诊断同时发现有皮肤结节[45]。在 21 例皮肤转移患者中，第一个结外转移部位是皮肤的有 11 例[1]。

临床概要　转移可发生在任何皮肤表面，但最常见的部位是胸壁和后腹部[13]。小细胞肺癌更倾向于出现背部皮肤的转移[2]。大多数病变为局部的皮肤丘疹或多发结节，或者为单发的结节。

组织病理　皮肤转移大约 40% 为未分化癌，腺癌和鳞状细胞癌各占大约 30%[4]。未分化癌通常为细胞核深染，胞质少的小细胞型，以前称为燕麦细胞癌[4]。肺的类癌源自支气管，由均匀实性的细胞岛和细胞巢组成（图 36-6）。类癌肿瘤的其他来源包括胃、小肠和大肠，主要是皮肤[46,47]。紧密排列的肿瘤细胞可能提示恶性淋巴瘤。免疫组化研究对于区分肿瘤来源是非常有帮助的。较大的细胞需要考虑转移性无黑素黑素瘤，并且依然需要应用免疫组化来进行证实。

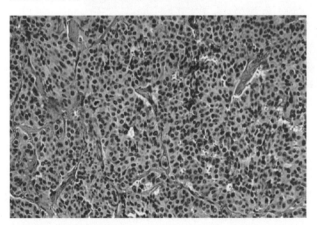

图 36-6　肺转移性类癌：均匀的小细胞无高度异型性，形成了类癌典型的巢状结构

转移到皮肤的鳞状细胞癌通常为低分化或中分化的[4]。它们通常不存在来自表面表皮的增殖而与原发皮肤的鳞状细胞癌区分开来，并且很少显示出从基底细胞到具有角化中心的棘细胞的有序分化模式。他们可能偶尔出现有不完全角化的鳞状细胞和个别角化细胞，有时有大的异型的较多的核分裂象[4]。较大的肿瘤常常存在中心坏死区域。大多数皮肤转移性鳞状细胞癌起源于肺、口腔或食管。来自口腔的肿瘤趋向于更高的分化水平，并且几乎总是出现在头颈部。来自食管的鳞状细胞癌转移显示与来自肺的基本相似的特征[4]。

从肺转移到皮肤的腺癌通常为中分化的，但一些显示结构良好，有黏蛋白分泌，还有腺体结构。有时单个肿瘤细胞含有丰富的细胞质，但通常缺乏大量的黏蛋白，这是非常典型的起源于胃肠道的转移癌的特征[4]。

免疫组化研究　除了在大多数转移癌中为阳性的角蛋白之外，大多数转移性腺癌对 EMA 和 CEA 的表达是阳性的。已经表明，CEA 阳性（在 50% 的继发性神经内分泌癌中看到）可能在区分原发性和继发性病变中是最有帮助的[48]。但也有例外是在两个梅克尔细胞癌的实例中存在管状结构，并且这些呈 CEA 阳性。这被认为是汗腺分化。梅克尔细胞癌通常呈 CK20 核周点和（或）弥漫性阳性，这在转移性神经内分泌癌中很少见[49]。它们可以显示对以下一种或多种的反应性：蛋白质基因产物、嗜铬粒蛋白 -A、CD56 抗原（Leu-7）和突触泡蛋白[48]。与淋巴细胞常见抗原（LCA）和其他淋巴标志物的阴性反应最有助于排除恶性淋巴瘤[50]。甲状腺转录因子 1（TTF-1）在甲状腺癌和小细胞肺癌中是阳性的，在大多数梅克尔细胞癌[49,51]中是阴性的。Achaetescute 复合体 1（MASH1，ASCL1）通常在肺小细胞癌阳性，在梅克尔细胞癌阴性[52]。

胃肠道癌症

结肠癌和直肠癌是男性中排名位于第二的最常见的原发癌[13]。

临床概要　皮肤转移通常出现在原发性肿瘤已经被诊断后，且转移灶更常见于腹部或会阴区，有时可发生在头部和颈部。来自胃癌的转移灶可以发生在任何身体远端部位，但是脐部是最常见的部位。

组织病理　Brownstein 和 Helwig[53] 报道，大部分皮肤转移癌来源于大肠和胃的腺癌（图 36-7）。在黏液湖中聚集小团肿瘤细胞的黏液癌常常来源于大肠。印戒细胞分化通常在大肠的病变中不常见，但可能出现在胃的病变中[4]。胃转移癌通常是未分化的浸润性癌，具有松散的基质和不同程度的印戒细胞。来自胃肠道、乳腺和肺的黏液性癌的转移性癌中的黏蛋白是非硫酸化的抗透明质酸酶的唾液酸型黏膜物质[54-56]。组化研究显示这种黏蛋白胶体铁染色阳性，抗透明质酸酶，阿尔辛蓝染色在 pH 2.5 时呈阳性，在 pH 0.4 时为阴性，醛复红染色在 pH 1.7 时阳性，在 pH 1.0 时为阴性。它在 pH 3.0 时甲苯胺蓝染色为阳性，在 pH 2.0 时是阴性的，耐淀粉酶消化 PAS 染色阳性，并且黏蛋白胭脂红染色是阳性的[57]。相比之下，腺样鳞状细胞癌的组化研究显示黏蛋白主要是透明质酸。此外，腺样基底细胞癌和腺囊癌与泪腺和唾液腺肿瘤的区别是，后者包含更多硫酸化黏多糖[57]。转移性癌的鉴别诊断包括皮肤附属器癌，如汗腺癌。

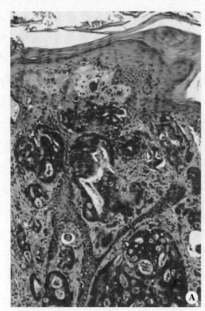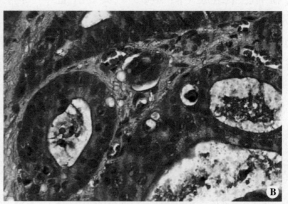

图 36-7　结肠转移癌：这种肿瘤显示继发性表皮受累（A），并且由有些不规则但形成相对良好的腺体（A，B）组成

免疫组化研究　Chu 和他的同事的一项研究[58]显示几乎所有结直肠癌（图 36-8）和梅克尔细胞肿瘤的 CK20 表达均为阳性，而在其他肿瘤表达比例分别为胰腺癌（62%）、胃癌（50%）、胆管癌（43%）、移行细胞癌（29%），并且该标志物在来自其他器官系统和恶性间皮瘤的癌中几乎不表达。CDX2 在肠道和泌尿道上皮癌的大多数肿瘤中可见阳性表达，并且该标志物被认为可用于识别原发于结肠的乳房外 Paget 病[59]。

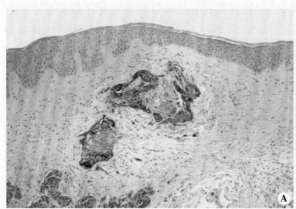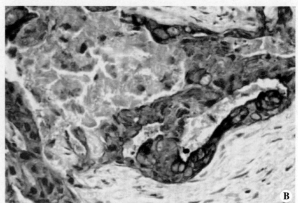

图 36-8　来自结肠的转移癌，CK20

A、B.CK20 阳性结合 CK7 阴性，有助于鉴别来源于非胃肠道腺癌的病变。膀胱癌和黏液性卵巢癌中表达也可以是阳性

口腔癌

临床概要　大多数口腔癌通过淋巴侵入、播散至面部或颈部[4]。它们通常表现为多个或单独的结节，有时是溃疡。

组织病理　病变几乎均为鳞状细胞癌，并且通常是中分化或分化较良好[4]。它们通常位于较深的真皮和皮下组织中，同时保留了正常的表面皮肤。在临床病例中如果有溃疡和上皮的病变，那么它与原发性皮肤鳞状细胞癌几乎是无法区分开来[4]。

肾细胞癌

临床概要　在肾细胞癌中，皮肤转移灶尽管在其他部位也有可能发生，但最常见部位为头部和颈部[13,60]。它们通常为单发或少量结节，并且可以是正常肤色、红色或紫色。它们可以作为身体内部癌症的第一征兆或者在第一次确诊肾癌的 10 年后发生。肾细胞癌特别好发于男性，几乎均为男性。

组织病理　组织学特征通常是透明细胞腺癌。病变通常是局部的皮内结节，并且可以拉伸上覆的表皮[4]（图 36-9A，图 36-9B）。肿瘤细胞显示具有丰富、透明的细胞质和卵圆形细胞核，并且通常呈腺状构型（图 36-9B）。基质是血管性的，并且常见红细胞外渗。正如通过用 PAS 和不耐淀粉酶消化染色所证明，胞质内糖原是始终存在的。用油红 O 染色的冰冻切片显示许多肿瘤细胞中存在脂滴[60]。组织学鉴别诊断包括附属器肿瘤，特别是小汗腺螺旋瘤（结节状汗腺瘤）。与常见的单叶和出血性肾细胞癌相反，小汗腺螺旋瘤趋向于是多叶和非出血性的，并且通常存在明确的管道结构和密集的透明基质。皮脂腺细胞肿瘤也可能被混淆，但是肾细胞癌的丰富间质血管和出血性质，以及透明胞质而不是泡状胞质的细胞学外观，都是其特征性的改变。

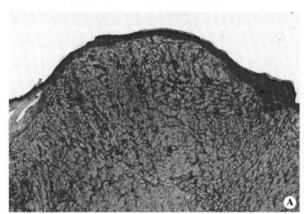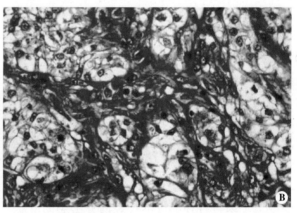

图 36-9　肾转移癌：真皮内的肿瘤挤压，并致使其上表皮隆起（A），由透明细胞及间质明显增生的毛细血管组成（B）

免疫组化研究　在大多数情况下，肿瘤细胞与 PCK、AE1/ AE3、CAM5.2、EMA 和 CD10 反应阳性[30]。通常 CK7 和 CK20 表达阴性，在一项研究中约 60% 病例表达波形蛋白阳性[61-63]。肾细胞癌标志物（RCC-Ma）是阳性的[64]。其他有助于识别肾细胞转移癌的标志物包括 PAX2[2,16]、PAX8、CD10 和 K-cad[6]。人肾损伤分子 1（hKIM-1）在大多数转移性肾肿瘤中是阳性的，并且在大多数的卵巢透明细胞癌中也是阳性的[28,63]。

卵巢癌

临床概要　在卵巢癌中，转移灶最常见的部位是腹部（包括脐）、外阴或背部[13]。腹部转移灶可能来自手术或诊断操作过程[2]。

组织病理　这些特征通常是中分化或良好分化的腺癌，通常具有乳头状结构，有时包含砂粒体或黏液[4]。在由 Brownstein 和 Helwig[4] 研究的724 例患者中，皮肤肿块中的砂粒体仅在来自卵巢的转移灶中发现（但也可见于来自其他位置的乳头状癌，如甲状腺）。

免疫组化研究　乳头状卵巢肿瘤均为 CK7 阳性，CK20 阴性。黏液性卵巢癌（图 36-10）为 CK7 阳性，少数为 CK20 阴性[65]。PAX8 鉴别卵巢与肾上腺及其他转移，但在肾脏和一些胃肠肿瘤中可能是阳性的[65]。WT1 在卵巢癌中也是阳性的[66]。

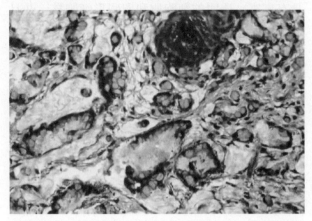

图 36-10　转移性卵巢黏液性癌：散在印戒细胞和浸润腺体结构

类癌和神经内分泌癌

类癌和神经内分泌癌被推测是来源于神经嵴组织的肿瘤，并且已被分类为胺前体摄取和脱羧酶系统肿瘤（即 APUD，一个不再使用的术语）。

临床概要　皮损表现为孤立或多发的丘疹或结节，并且可发生在任何部位。导致皮肤转移的原发性类癌（图 36-6）最常发生于支气管，但也有报道在其他各种部位，如小肠、乙状结肠、胰腺、胃、胸腺和甲状腺等[47]。除了类癌肿瘤外，已经报道了来自各种部位的神经内分泌癌的皮肤转移，包括子宫、外阴、胆囊和输卵管[13,67]。神经母细胞瘤是较常见的出生即可确诊的癌，据报道有 32% 的先天性神经母细胞瘤患者转移到皮下组织[13]。临床上，它们具有相当特殊的外观，其被描述为像"蓝莓松饼"。该词也用于描述一些先天性白血病的病例。皮肤神经母细胞瘤在成人中非常罕见，除非发现内部原发肿瘤，几乎不可能区分出病变是原发性还是转移而来[68]。

组织病理　皮肤和皮下组织中的类癌转移灶由肿瘤细胞呈实性岛状、巢状、索状队列组成（图 36-6）。通常，细胞在大小和形状上非常一致，有小而圆的细胞核，丰富、清晰或嗜酸性的细胞质，偶尔含有大量嗜酸性颗粒[47]。然而，在一些情况下，细胞核深染，并有可能在部分区域出现间变——核大、不规则、深染。类似于那些通常含有嗜银颗粒的小肠类癌，支气管的类癌通常含有嗜银颗粒，这可以通过 Fontana-Masson 染色（黑素银浸染色法）证明[69]。支气管类癌的皮肤转移可以具有亲银或嗜银性颗粒[70]。然而，如今的诊断通常在免疫组织化学研究的支持下进行，如下一段[61]中所讨论的。组织学鉴别诊断可包括汗腺癌或血管球瘤，因为细胞排列呈边界清晰的岛屿，还需与非类癌神经内分泌肿瘤的皮肤转移和原发性梅克尔细胞癌相鉴别。后者通常显示更多的不成熟细胞或更大的细胞异型，更多的有丝分裂象和"小梁"型结构。表皮内成分的存在更倾向于原发性皮肤梅克尔细胞癌诊断。病变出现真皮深层的受累和临床表现多个皮肤部位皮损则更倾向于皮肤转移诊断[67]。原发性或转移性神经母细胞瘤（外周神经外胚层肿瘤）显示未分化的，小的，深染核细胞的特征，具有 Homer-Wright 型（霍 – 赖菊形团）和许多有丝分裂象[68]。一些未分化病变可能不显示菊形细胞团。组织学鉴别诊断包括其他小细胞癌，有时显示菊形细胞团结构，如骨外的尤因肉瘤、淋巴瘤和白血病。格克尔细胞癌倾向于显示小梁排列，但这并不总是具有特异性的。

免疫组化和电镜研究　免疫组化在区分原发性皮肤梅克尔细胞癌与转移性神经内分泌癌方面很有价值。梅克尔细胞癌通常为 CK20 呈阳性表达[71]，TTF-1 和 CK7 阴性[49,51]。如果 CEA 在非导管区或非腺样区病变的表达是阳性的，则强烈提示为转移灶[48]。NSE 和 EMA 的阳性反应不一定对鉴别有帮助，因为这些标志物在原发性或继发性神经内分泌癌及汗腺癌中均可出现阳性的表达。CK20 阳性有利于诊断梅克尔细胞肿瘤。如果肿瘤对 S100 呈阳性表达，这更倾向于外分泌汗腺癌、转移性乳腺癌或恶性黑素瘤。如果肿瘤呈 LCA 阳性，病变极有可能为恶性淋巴瘤。但这个规律有一个罕见的例外，其是由 Nandedkar 和其同事报道的[72]。降钙素已经在甲状腺髓样癌的皮肤转移中被证实存在[73]。类癌、神经内分泌癌和原发性梅克尔细胞癌的电镜研究显示"神经分泌"形式，膜包绕的致密核颗粒直径为 100 ～ 250nm[40,63,70,74]。这些颗粒无法区分该组疾病。免疫电镜研究证实细胞角蛋白（AE1/AE3）

在核周区的存在，而突触泡蛋白和嗜铬蛋白也呈阳性则证实光镜结果与电镜结果一致[74]。已经报道神经母细胞瘤对 NSE 表达是阳性的，但通常对于神经内分泌肿瘤的其他常见反应性抗原如 EMA、嗜铬粒蛋白 -A 和突触素[68] 是阴性的。但电镜显示有膜包绕的电子致密物在细胞突起表达。桥粒和微管通常在分化更好的肿瘤中见到。

皮肤癌

原发性皮肤癌可以转移到皮肤其他部位。恶

性黑素瘤是这种情况比较常见的例子。但皮肤鳞状细胞癌的皮肤转移却很少见。最近有报道描述了免疫功能正常的患者从皮肤鳞状细胞癌向皮肤呈孢子体状转移[75]。在本章所示的另一个例子中，病变在临床上被描述为皮下结节，组织病理显示为非典型鳞状上皮增生（图 36-11A ～ D）。当考虑病变是从另一个部位如头颈部或肺部转移的可能性时，在这种情况下，应结合免疫组化和临床综合诊断。肿瘤细胞表现为 CK、AE1/AE3、p63、D2-40 和 CK15 阳性。追踪病史，1 个月前该患者已行附近皮肤的鳞状细胞癌病灶切除。

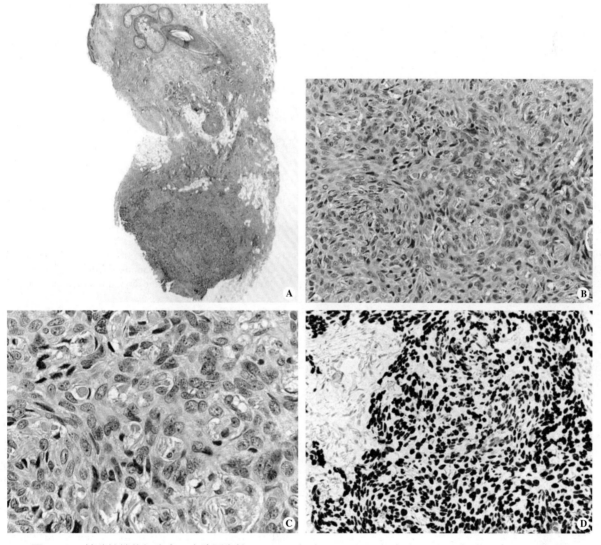

图 36-11　转移性鳞状细胞癌，皮肤原发性：HE×2（A），HE×20（B），HE×40（C），p63×20（D）

其他癌

在肝脏的转移癌中，恶性肝细胞不规则柱状

排列是非常有特征性的，如果同时存在含有胆汁的血窦结构，则诊断是明确的[76]。

在绒毛膜癌转移灶中，皮肤转移显示出来自

胚胎滋养层的两种类型的细胞：细胞滋养细胞和合体滋养细胞。细胞滋养细胞通常生长成簇，并且细胞呈立方形，呈泡状核和胞质淡染。具有大而不规则的细胞核和嗜碱性细胞质的合体滋养层细胞在类似于绒毛膜绒毛的丛状模式中围绕细胞滋养细胞成簇生长[77]。已报道合体滋养层对人绒毛膜促性腺激素（hCG）抗原是强阳性表达的[78]。

前列腺癌的皮肤转移是罕见的，转移灶通常位于腹股沟区、下腹部或大腿，但是头皮和面部的远端部位也已有报道[13]。诊断有赖于前列腺特异性抗原的免疫组化结果[79]。

胰腺癌转移到皮肤是罕见的，最常见的转移灶部位是脐部[13,80]。组织学上，它通常为腺癌。糖类抗原免疫过氧化物酶（CA19-9）可以是阳性的[80]。该抗原通常存在于胰腺的腺癌中，但不是特异性的。它通常在乳腺腺癌中表达是阴性的。

来自甲状腺癌的皮肤转移往往累及腹部皮肤或头部区域[13]。髓样、滤泡和乳头状甲状腺癌可以在皮肤转移中保留其组织学特征（图36-12）。免疫组化研究常常显示抗甲状腺球蛋白抗体[69]和TFF-1[42]阳性。

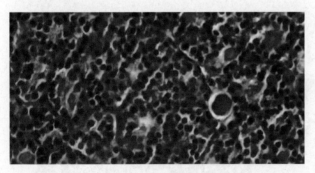

图36-12 甲状腺转移癌
由包含粉红色胶质的小上皮细胞构成的形成不良的滤泡结构的滤泡癌中，细胞几乎没有异型性，只有通过部位才能与滤泡性腺瘤区分

（党 林 译，杨 斌[2] 校，钱 悦 审）

参考文献

1. Lookingbill DP, Spangler N, Sexton FM. Skin involvement as the presenting sign of internal carcinoma. *J Am Acad Dermatol* 1990;22:19.
2. Lookingbill DP, Spangler N, Helm KF. Cutaneous metastases in patients with metastatic carcinoma: a retrospective study of 4020 patients. *J Am Acad Dermatol* 1993;29:228.
3. Spencer PS, Helm TN. Skin metastases in cancer patients. *Cutis* 1987;39:119.
4. Brownstein MH, Helwig EB. Metastatic tumors of the skin. *Cancer* 1972;29:1298.
5. Fielding JE. Smoking and women. *N Engl J Med* 1987; 317:1343.
6. Liu Y, Sturgis CD, Grzybicki DM, et al. Microtubule-associated protein-2: a new sensitive and specific marker for pulmonary carcinoid tumor and small cell carcinoma. *Mod Pathol* 2001;14(9):880–885.
7. Quinn TR, Duncan LM, Zembowicz A, et al. Cutaneous metastases of follicular thyroid carcinoma: a report of four cases and a review of the literature. *Am J Dermatopathol* 2005;27(4):306–312.
8. Junik R, Klubo-Gwiezdzinska J, Zuchora Z, et al. Papillary thyroid cancer with metastasis to the skin. *Clin Nucl Med* 2006;31(7):435–436.
9. Ambro CM, Humphreys TR, Lee JB. Epidermotropically metastatic pancreatic adenocarcinoma. *Am J Dermatopathol* 2006;28(1):60–62.
10. Block CA, Dahmoush L, Konety BR. Cutaneous metastases from transitional cell carcinoma of the bladder. *Urology* 2006;67(4):846.e15–846.e17.
11. Fukuda H, Saito R. A case of Sister Mary Joseph's nodule from prostatic cancer. *J Dermatol* 2006;33(1):46–51.
12. Sharma R, Chandra M. Cutaneous metastases from carcinoma of the prostate: a case report. *Dermatol Online J* 2005;11(1):24.
13. Schwartz RA. Cutaneous metastatic disease. *J Am Acad Dermatol* 1995;33:161.
14. Brownstein MH, Helwig EB. Patterns of cutaneous metastasis. *Arch Dermatol* 1972;105:862.
15. Wesche WA, Khare VK, Chesney TM, et al. Non-hematopoietic cutaneous metastases in children and adolescents: thirty years experience at St. Jude Children's Research Hospital. *J Cutan Pathol* 2000;27:485–492.
16. Lee JH, Lee PK, Ahn ST, et al. Unusually huge metastatic cutaneous renal cell carcinoma to the right buttock: case report and review of the literature. *Dermatol Surg* 2006; 32(1):159–160.
17. Steck WD, Helwig EB. Tumors of the umbilicus. *Cancer* 1965;18:907–915.
18. Kikuchi Y, Matsuyama A, Nomura K. Zosteriform metastatic skin cancer: report of three cases and review of the literature. *Dermatol* 2001;202(4):336–338.
19. Ahmed I, Holley KJ, Charles-Holmes R. Zosteriform metastasis of colon. *Dermatol* 2000;142:182–183.
20. Kazakov DV, Suster S, LeBoit PE, et al. Mucinous carcinoma of the skin, primary, and secondary: a clinicopathologic study of 63 cases with emphasis on the morphologic spectrum of primary cutaneous forms: homologies with mucinous lesions in the breast. *Am J Surg Pathol* 2005;29(6):764–782.
21. Qureshi HS, Salama ME, Chitale D, et al. Primary cutaneous mucinous carcinoma: presence of myoepithelial cells as a clue to the cutaneous origin. *Am J Dermatopathol* 2004;26:353–358.
22. Vodovnik A. Primary mucinous carcinoma of the skin. *J Cutan Pathol* 2006;33(1):61–62.
23. Abbott JJ, Ahmed I. Adenocarcinoma of mammary-like glands of the vulva: report of a case and review of the literature. *Am J Dermatopathol* 2006;28(2):127–133.
24. Kiyohara T, Kumakiri M, Kouraba S, et al. Primary cutaneous signet ring cell carcinoma expressing cytokeratin 20 immunoreactivity. *J Am Acad Dermatol* 2006;54(3):532–536.

25. Cokonis CD, Green JJ, Manders SM. Primary carcinoid tumor of the skin. *J Am Acad Dermatol* 2004;51(5 suppl): S146–S148.

26. Carrasco CEG, Benadiva JB, Garcia SM, et al. Atypical primary carcinoid tumour of the skin. *J Cutan Pathol* 2006;33(suppl 2):32–34.

27. Ivan D, Nash J, Prieto VG, et al. Use of p63 expression in distinguishing primary and metastatic cutaneous adnexal neoplasms from metastatic adenocarcinoma to skin. *J Cutan Pathol* 2007;34:474–480.

28. Plaza JA, Ortega PF, Stockma DL, et al. Value of p63 and podoplanin (D2-40) immunoreactivity in the distinction between primary cutaneous tumors and adenocarcinomas metastatic to the skin: a clinicopathologic and immunohistochemical study of 79 cases. *J Cutan Pathol* 2010;37(4):403–410.

29. Mahalingam M, Nguyen LP, Richards JE, et al. The diagnostic utility of immunohistochemistry in distinguishing primary skin adnexal carcinomas from metastatic adenocarcinoma to skin: an immunohistochemical reappraisal using cytokeratin 15, nestin, p63, D2-40, and calretinin. *Mod Pathol* 2010;23(5):713–719.

30. Bahrami S, Malone JC, Lear S, et al. CD10 expression in cutaneous adnexal neoplasms and a potential role for differentiating cutaneous metastatic renal cell carcinoma. *Arch Pathol Lab Med* 2006;130:1315–1319.

31. Monzon FA, Koen TJ. Diagnosis of Metastatic Neoplasms: molecular approaches for identification of tissue of origin. *Arch Pathol Lab Med* 2010;134:216–224.

32. Igbokwe A, Lopez-Terrada DH. Molecular testing of solid tumors. *Arch Pathol Lab Med* 2011;135:67–82.

33. Wong CY, Helm MA, Kalb RE, et al. The presentation, pathology, and current management strategies of cutaneous metastasis. *N Am J Med Sci* 2013;5(9):499–504.

34. Bianciotto C, Demirici H, Shields CL, et al. Metastatic tumors to the eyelid: report 20 cases and review of the literature. *Arch Ophthalmol* 2009;127(8):999–1005.

35. Cox SE, Cruz PD. A spectrum of inflammatory metastasis to skin via lymphatics: three cases of carcinoma erysipeloides. *J Am Acad Dermatol* 1994;30:304.

36. Shamai-Lubovitz O, Rothem A, Ben-David E, et al. Cutaneous metastatic carcinoma of the breast mimicking malignant melanoma clinically and histologically. *J Am Acad Dermatol* 1994;31:1058.

37. Waisman M. Carcinoma of the inframammary crease. *Arch Dermatol* 1978;114:1520.

38. Hood CI, Font RL, Zimmerman LE. Metastatic mammary carcinoma in the eyelid with histiocytoid appearance. *Cancer* 1973;31:793.

39. Requena L, Sanchez Yus E, Nunez C, et al. Epidermotropically metastatic breast carcinomas. Rare histopathologic variants mimicking melanoma and Paget's disease. *Am J Dermatopathol* 1996;18:385–395.

40. Gonzales-Lois C, Rodriquez-Peralto JL, Serrano-Pardo R, et al. Cutaneous signet ring cell carcinoma. A report of a case and review of the literature. *Am J Dermatopathol* 2001;23(4):325–328.

41. Stroup RM, Pinkus GS. S-100 immunoreactivity in primary and metastatic carcinoma of the breast: a potential source of error in immunodiagnosis. *Hum Pathol* 1988;19:949.

42. Celis JE, Gromova I, Cabezon T, et al. Identification of a subset of breast carcinomas characterized by expression of cytokeratin 15: relationship between CK15+ progenitor/amplified cells and pre-malignant lesions and invasive disease. *Mol Oncol* 2007;1(3):321–349.

43. Bayer-Garner IB, Smoller B. Androgen receptors: a marker to increase sensitivity for identifying breast cancer in skin metastasis of unknown primary site. *Mod Pathol* 2000;13(2):119–122.

44. Ohnishi T, Takizawa H, Watanabe S. Immunohistochemical analysis of cytokeratin and human milk fat globulin expression in mucinous carcinoma of the skin. *J Cutan Pathol* 2002;29:38–43.

45. Brady LW, O'Neill EA, Farber SH. Unusual sites of metastases. *Semin Oncol* 1977;4:59.

46. Courville P, Joly P, Thomine E, et al. Primary cutaneous carcinoid tumour. *Histopathology* 2000;36:566–567.

47. Rodriquez G, Villamizar R. Carcinoid tumor with skin metastasis. *Am J Dermatopathol* 1992;14:263.

48. Wick MR, Swanson PE, Ritter JH, et al. The immunohistology of cutaneous neoplasia: a practical perspective. *J Cutan Pathol* 1993;20:481.

49. Byrd-Gloster AL, Khoor A, Glass LF, et al. Differential expression of thyroid transcription factor 1 in small cell lung carcinoma and Merkel cell tumor. *Hum Pathol* 2000;31(1):58–62.

50. Guinee DG Jr, Fishback NF, Koss MN, et al. The spectrum of immunohistochemical staining of small-cell lung carcinoma in specimens from transbronchial and open-lung biopsies. *Am J Clin Pathol* 1994;102:406.

51. Tot T. The value of cytokeratins 20 and 7 in discriminating metastatic adenocarcinomas from pleural mesotheliomas. *Cancer* 2001;92(10):2727–2732.

52. Ralston J, Chiriboga L, Nonaka D. MASH1: a useful marker in differentiating pulmonary small cell carcinoma from Merkel cell carcinoma. *Mod Pathol* 2008;21(11):1357–1362.

53. Brownstein MH, Helwig EB. Spread of tumors to the skin. *Arch Dermatol* 1973;107:80.

54. Johnson WC, Helwig EB. Histochemistry of primary and metastatic mucus-secreting tumors. *Ann N Y Acad Sci* 1963;106:794.

55. Johnson WC, Helwig EB. Histochemistry of the acid mucopolysaccharides of skin in normal and in certain pathologic conditions. *Am J Clin Pathol* 1963;40:123.

56. Werner I. Studies on glycoproteins from mucous epithelium and epithelial secretions. *Acta Soc Med Ups* 1953;58:1.

57. Johnson WC. Histochemistry of the skin. In: Graham JH, Johnson WC, Helwig EB, eds. *Dermal pathology*, Hagerstown, MD: Harper & Row, 1972:75.

58. Chu P, Wu E, Weiss LM. Cytokeratin 7 and cytokeratin 20 expression in epithelial neoplasms: a survey of 435 cases. *Mod Pathol* 2000;13(9):962–972.

59. Lora V, Kanitakis J. CDX2 expression in cutaneous metasatic carcinomas and extramammary Paget's disease. *Anticancer Res* 2009;29(12):5033–5037.

60. Connor DH, Taylor HB, Helwig EB. Cutaneous metastasis of renal cell carcinoma. *Arch Pathol* 1963;76:339.

61. Chu P, Arber DA. Paraffin-section detection of CD10 in 505 nonhematopoietic neoplasms. Frequent expression in renal cell carcinoma and endometrial stromal sarcoma. *Am J Clin Pathol* 2000;113(3):374–382.

62. Laury AR, Perets R, Piao H, et al. A comprehensive analysis of PAX8 expression in human epithelial tumors. *Am J Surg Pathol* 2011;35(6):816–826.

63. Perna AG, Ostler DA, Ivan D, et al. Renal cell carcinoma marker (RCC-Ma) is specific for cutaneous metastasis of renal cell carcinoma. *J Cutan Pathol* 2007;34:381–385.

64. Cathro HP, Stoler MH. Expression of cytokeratins 7 and 20 in ovarian neoplasia. *Am J Clin Pathol* 2002;117(6):944–951.

65. Fujiwara M, Taube J, Sharma M, et al. PAX8 discriminates ovarian metastases from adnexal tumors and other cutane-

ous metastases. *J Cutan Pathol* 2010; 37:938–943.

66. Zhao L, Guo M, Sneige N, et al. Value of PAX8 and WT1 immunostaining in confirming the ovarian origin of metastatic carcinoma in serous effusion specimens. *Am J Clin Pathol* 2012; 137(2).

67. Fogaca MF, Fedorciw BJ, Tahan SR, et al. Cutaneous metastasis of neuroendocrine carcinoma of uterine origin. *J Cutan Pathol* 1993;20:455.

68. Van Nguyen A, Argenyi ZB. Cutaneous neuroblastoma. *Am J Dermatopathol* 1993;15:7.

69. Brody HJ, Stallings WP, Fine RM, et al. Carcinoid in an umbilical nodule. *Arch Dermatol* 1978;114:570.

70. Keane J, Fretzin DV, Wellington J, et al. Bronchial carcinoid metastatic to skin: light and electron microscopic findings. *J Cutan Pathol* 1980;7:43.

71. Scott MP, Helm KA. Cytokeratin 20: a marker for diagnosing Merkel cell carcinoma. *Am J Dermatopathol* 1999; 21(1):16–20.

72. Nandedkar MA, Palazzo J, Abbondanzo SL, et al. CD45 (leukocyte common antigen) immunoreactivity in metastatic undifferentiated and neuroendocrine carcinoma: a potential diagnostic pitfall. *Mod Pathol* 1998;11(12):1204–1210.

73. Ordonez NG, Samaan NA. Medullary carcinoma of the thyroid metastatic to the skin: report of two cases. *J Cutan Pathol* 1987;14:251.

74. Mount SL, Taatjes DJ. Neuroendocrine carcinoma of the skin (Merkel cell carcinoma): an immunoelectron-microscopic case study. *Am J Dermatopathol* 1994;16:60.

75. Ciocca O, Vassallo C, Brazzelli V, et al. Sporotrichoid metastases to the skin from cutaneous squamous cell carcinoma in an immunocompetent patient. *Am J Dermatopathol* 2010;32(4):395–397. doi: 10.1097/DAD.0b013e3181c2c5ee.

76. Kahn JA, Sinhamohapatra SB, Schneider AF. Hepatoma presenting as a skin metastasis. *Arch Dermatol* 1971;104:299.

77. Cosnow I, Fretzin DF. Choriocarcinoma metastatic to skin. *Arch Dermatol* 1974;109:551.

78. Chhieng DC, Jennings TA, Slominski A, et al. Choriocarcinoma presenting as a cutaneous metastasis. *J Cutan Pathol* 1995;22:374.

79. Segal R, Penneys NS, Nahass G. Metastatic prostatic carcinoma histologically mimicking malignant melanoma. *J Cutan Pathol* 1994;21:280.

80. Taniguchi S, Hisa T, Hamada T. Cutaneous metastases of pancreatic carcinoma with unusual clinical features. *J Am Acad Dermatol* 1994;31:877.

电镜图像

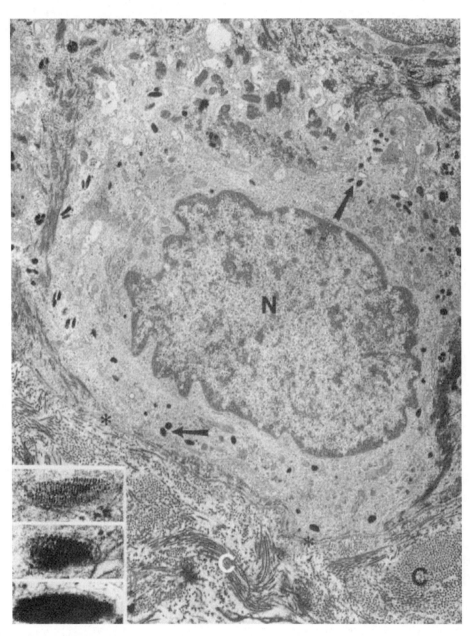

图 EM-1　黑素细胞。插入图：黑素小体。N. 黑素细胞核；箭头 . 黑素小体；C. 真皮胶原；*. 基底膜。插入图：不同阶段的黑素小体。Ⅱ期（上图），Ⅲ期（中图），Ⅳ期（下图）

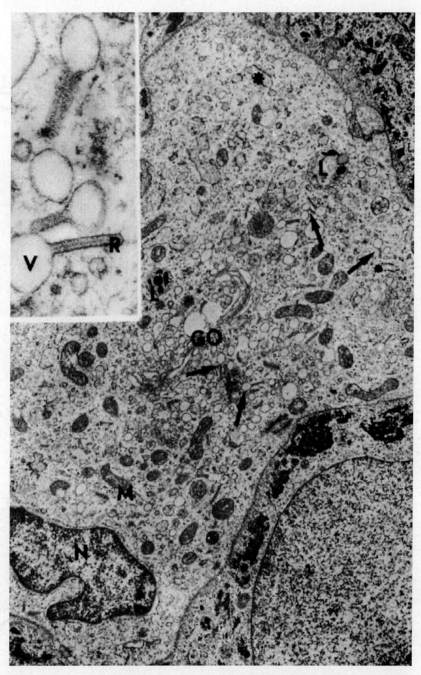

图 EM-2　朗格汉斯细胞。插入图：朗格汉斯颗粒。N. 朗格汉斯细胞细胞核；L. 含黑素小体的溶酶体；GO. 高尔基复合体；M. 线粒体；*. 粗面内质网；箭头 . 朗格汉斯颗粒。插入图：更高放大倍数下的朗格汉斯颗粒，由囊泡（V）和杆状（R）组成，类似于网球拍形状

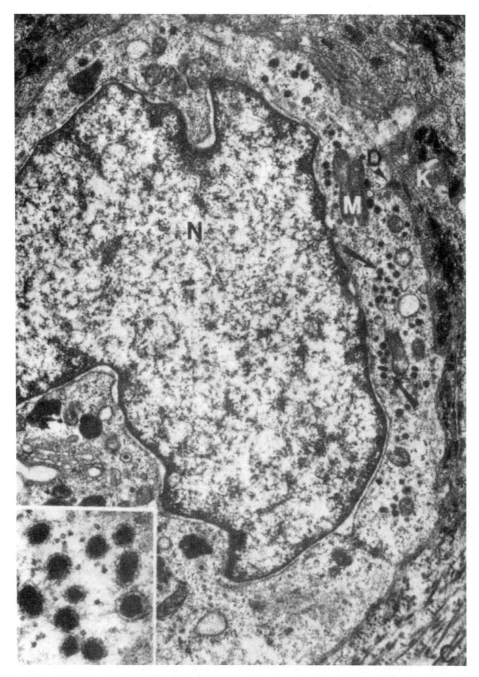

图 EM-3　梅克尔细胞。插入图：梅克尔颗粒。N. 梅克尔细胞核；*. 在基底膜上；M. 线粒体；箭头 . 梅克尔细胞的特异性颗粒；D. 指针，梅克尔细胞和角质形成细胞（K）之间的桥粒；C. 具有横向条纹的胶原。插入图：高放大倍数下的特异性膜被颗粒

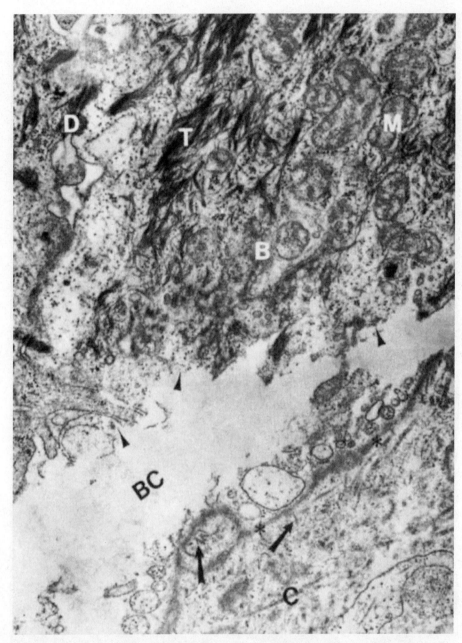

图 EM-4　单纯性大疱性表皮松解症。水疱的形成是基底细胞变性、细胞溶解性改变的结果（B）。疱腔（BC）位于基底膜（＊）上方。基底细胞严重受损，胞膜缺失（指针）。T. 张力细丝；M. 线粒体；D. 桥粒

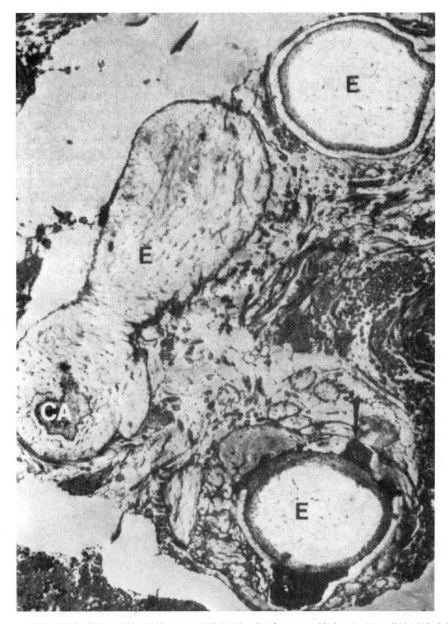

图 EM-5　弹性纤维假黄瘤。弹性纤维（E）形状怪异。钙质（CA，箭头）沉积于弹性纤维或其周边

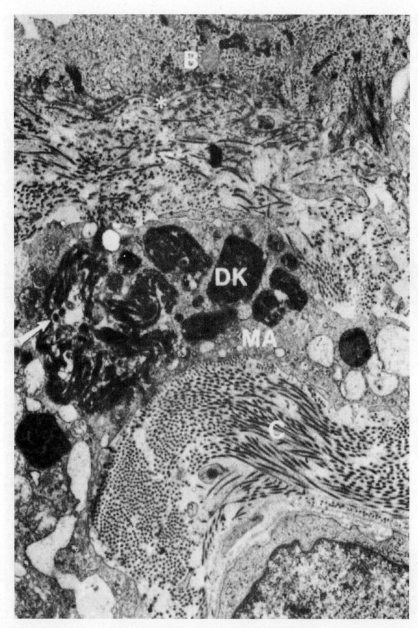

图 EM-6 色素失调症。在该病患者的表皮内可见角化不良细胞。巨噬细胞迁移到表皮，吞噬角化不良细胞和黑素小体，随后再回到真皮。MA. 吞噬了角化不良性物质（DK）及黑素小体（箭头）的巨噬细胞；B. 基底细胞；*. 基底膜；C. 胶原纤维

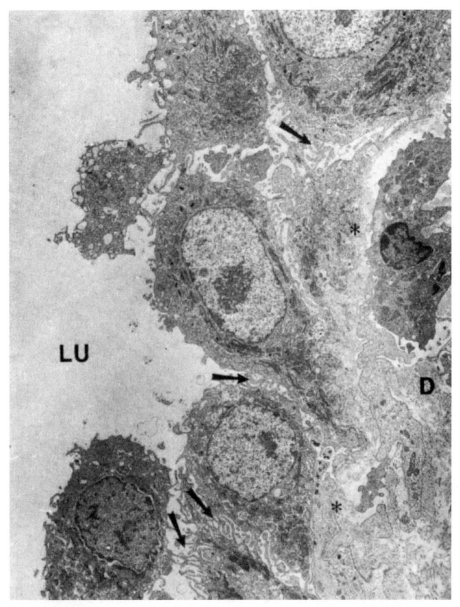

图 EM-7　寻常型天疱疮，"墓碑"征。细胞间黏合物质溶解导致水疱形成，水疱基底处有 1 排或 2 排角质形成细胞残留，基底细胞与真皮的连接完好保留。LU.疱腔；*.基底膜；箭头.角质形成细胞的微绒毛；D.真皮

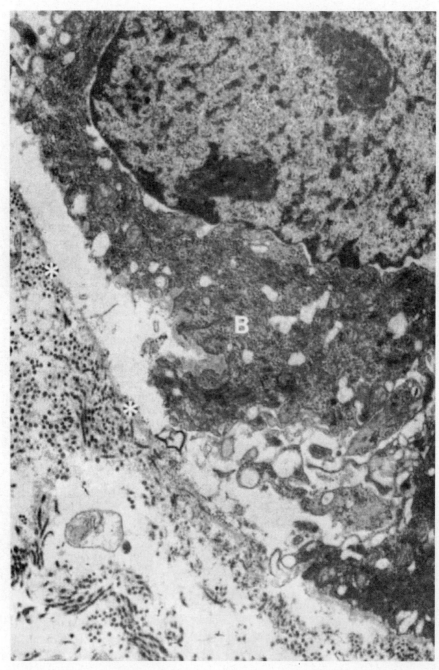

图 EM-8 大疱性类天疱疮，非炎症型。此型大疱性类天疱疮，水疱位于基底细胞（B）和基底膜（*）之间

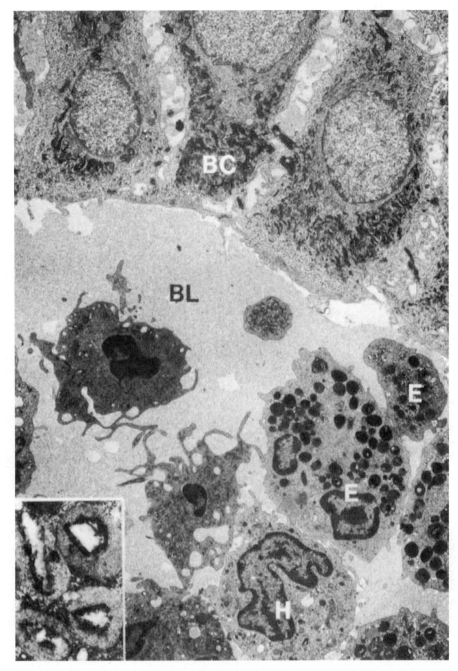

图 EM-9　大疱性类天疱疮，炎症型。插入图：嗜酸性粒细胞颗粒。水疱（BL）内含数个组织细胞（H）和嗜酸性粒细胞（E）。基底膜消失。水疱顶部的基底细胞（BC）保持完整。插入图：高放大倍数的嗜酸性颗粒，颗粒中央的类似"水晶"结构

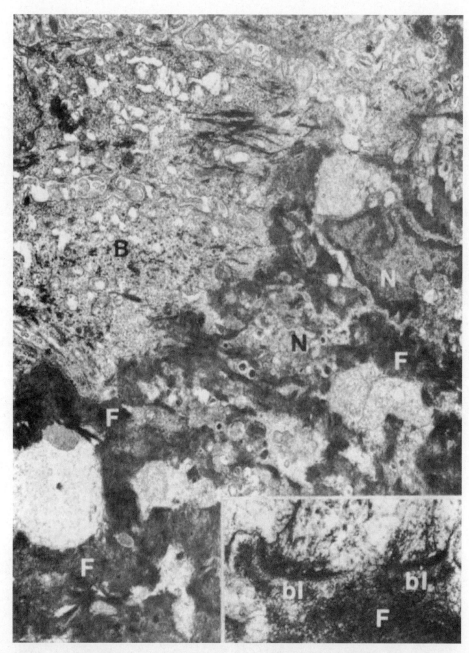

图 EM-10　疱疹样皮炎。插入图：纤维蛋白。真皮乳头内含大量纤维蛋白（F）。在纤维蛋白网格之间，可见中性粒细胞（N）碎片。B.基底细胞。插入图：纤维蛋白（F）附着在基底膜（bl）的真皮侧。基底膜显示不连续

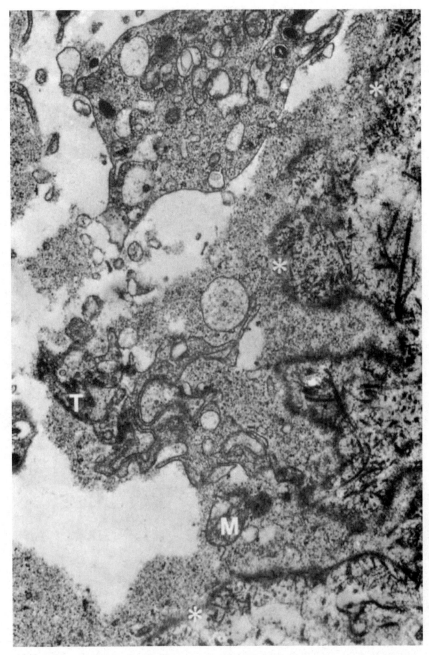

图 EM-11　妊娠疱疹。水疱形成于基底细胞和基底膜之间；或继发于基底细胞溶解之后，位于鳞状细胞和基底膜之间。一崩解的基底细胞内含张力细丝（T）和线粒体（M），基底膜（*）组成水疱的底部

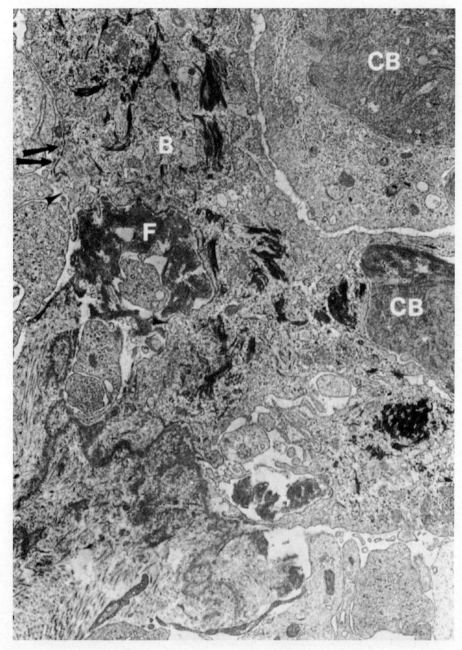

图 EM-12　扁平苔藓。基底膜的部分区域内形成裂隙（箭头），部分区域基底膜消失（指针）。表皮下部可见胶样小体（CB），由许多细丝及残余的细胞器构成。F. 基底细胞（B）下方的纤维蛋白

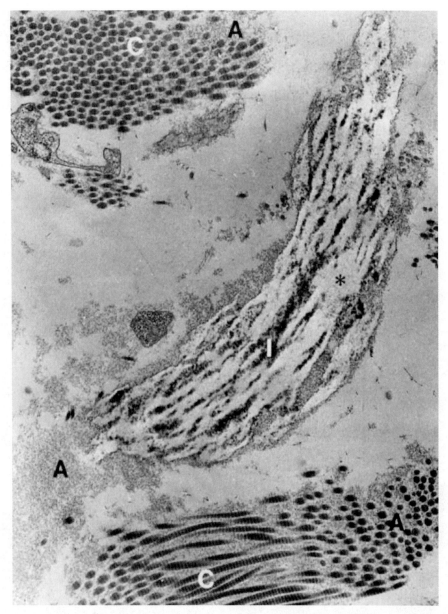

图 EM-13　日光变性。弹性纤维在其无定型基质（＊）中含有大量的电子致密的包涵体（/）。弹性纤维周围和胶原纤维（C）中可见广泛的无定型物质（A）

图 EM-14　传染性软疣。插入图：高放大倍数下的病毒。颗粒细胞内可见由许多传染性软疣病毒（V）构成的包涵体。细胞核（N）被挤到细胞的边缘。KH. 透明角质颗粒。插入图：病毒由病毒衣壳（c）包绕哑铃状类核（n）构成

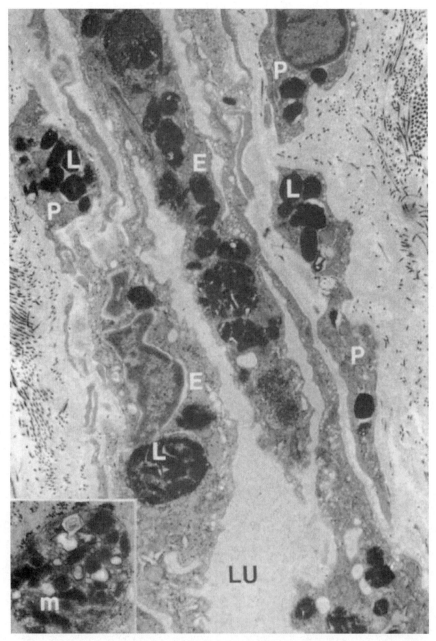

图 EM-15 弥漫性躯体血管角化瘤（Fabry 病）。插入图：终末溶酶体。内皮细胞（E）和周细胞（P）内可见含脂质沉积物（L）的显著增大的溶酶体。LU. 毛细血管腔。插入图：一个体积大的成熟溶酶体（也称残余体）内可见层压的髓磷脂图像（m）

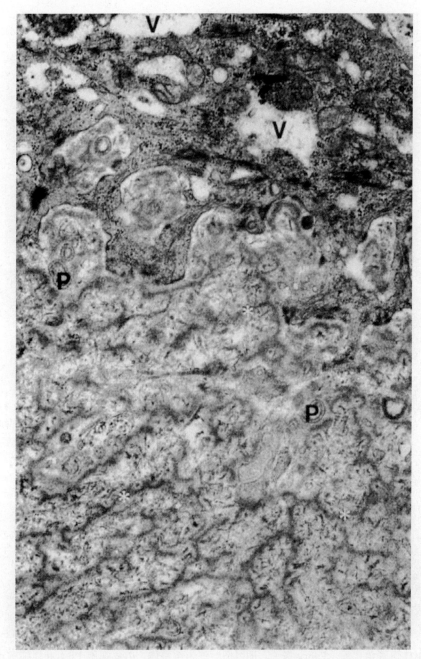

图 EM-16　盘状红斑狼疮。基底细胞内含数个空泡（V），最终可能引起细胞瓦解。可见许多伸入到真皮内的基底细胞的横断面性突起（P）及大量增多的基底膜物质（*）。

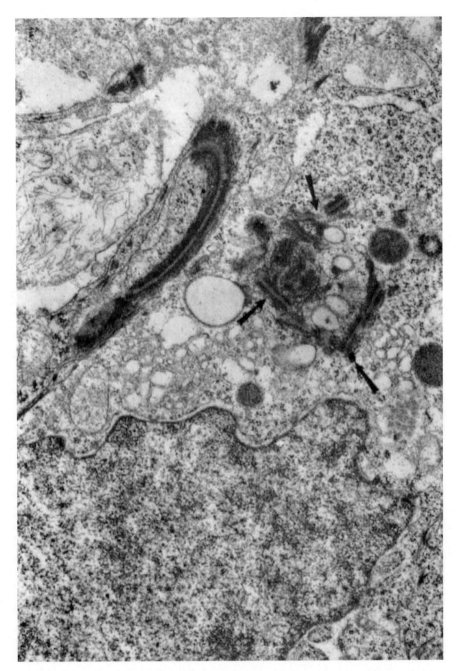

图 EM-17 鳞状细胞癌。肿瘤细胞的细胞质内可见附着于张力细丝的桥粒（箭头）

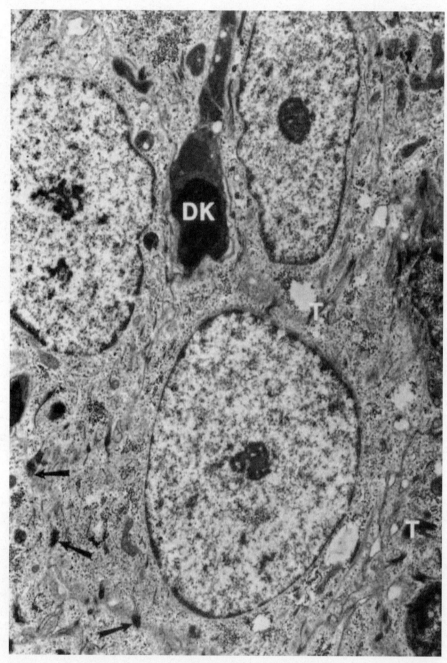

图 EM-18　基底细胞上皮瘤。细胞角质化表现。除张力细丝（T）及桥粒外（箭头），还可见角化不良物质（DK）

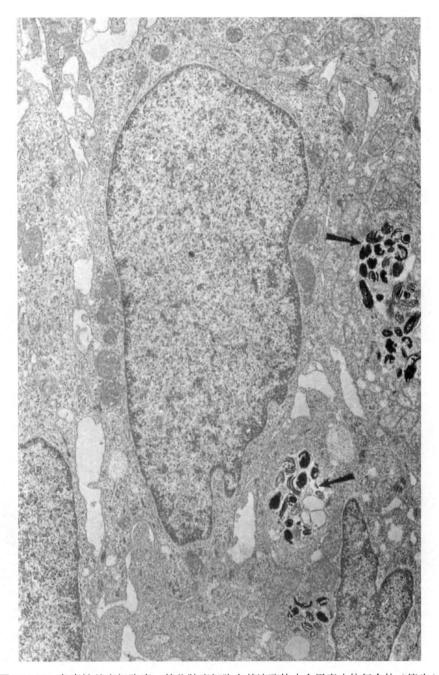

图 EM-19 色素性基底细胞癌。某些肿瘤细胞在其溶酶体内含黑素小体复合体（箭头）

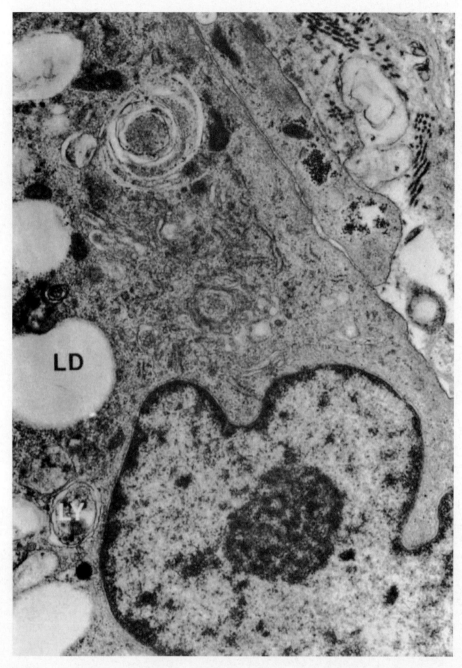

图 EM-20 皮肤纤维瘤。主要细胞为成纤维细胞，其除了产生胶原外，还参与吞噬和脂质存储。LY. 溶酶体；LD. 脂滴（图片由 Dr. B. Mihatsch-Konz 提供）

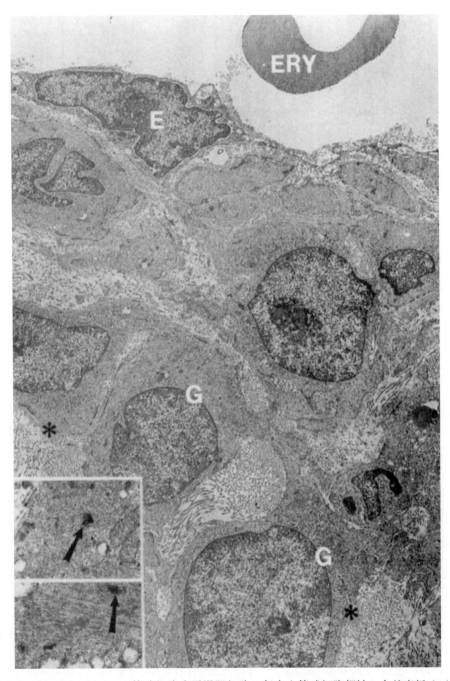

图 EM-21 血管球瘤。插入图：肌丝。血管球细胞为平滑肌细胞。每个血管球细胞都被一个基底板（＊）包绕。E. 毛细血管内皮细胞；G. 血管球细胞；ERY. 毛细血管腔内的红细胞。插入图：上图为肌丝的横断面，下图为肌丝的纵切面。箭头所指为致密体

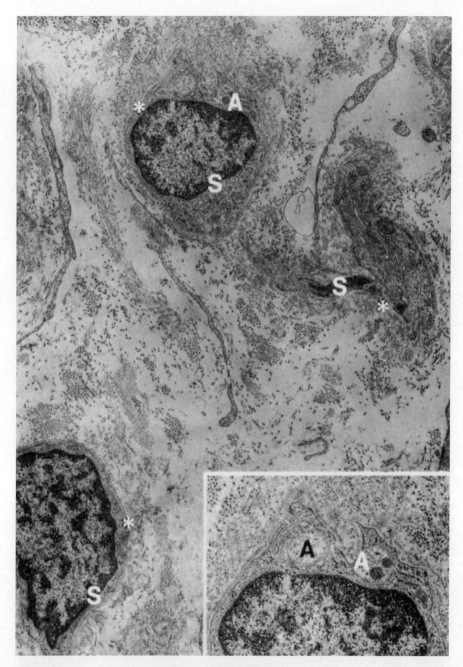

图 EM-22　神经纤维瘤。插入图：施万细胞内的轴突。主要的细胞种类为施万细胞（S）。每个细胞由基底板（*）包绕。施万细胞的细胞质中含有轴突（A）。插入图：图上方的施万细胞内的两个轴突（A），高放大倍数

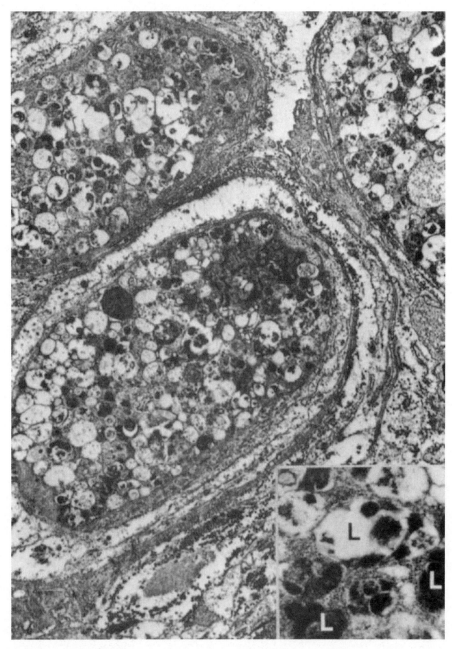

图 EM-23　颗粒细胞瘤。插入图：细胞质内颗粒。细胞内含大量细胞质颗粒，为溶酶体。插入图：高放大倍数的溶酶体（L）

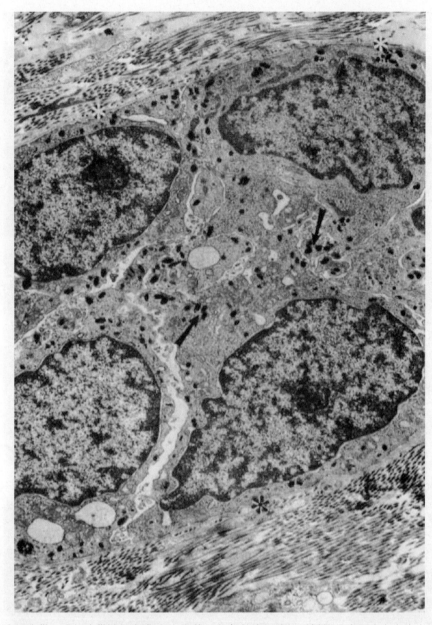

图 EM-24　皮内痣细胞巢。痣细胞巢被基底膜（＊）包绕。相邻的痣细胞间无桥粒。痣细胞含有许多黑素小体（箭头）

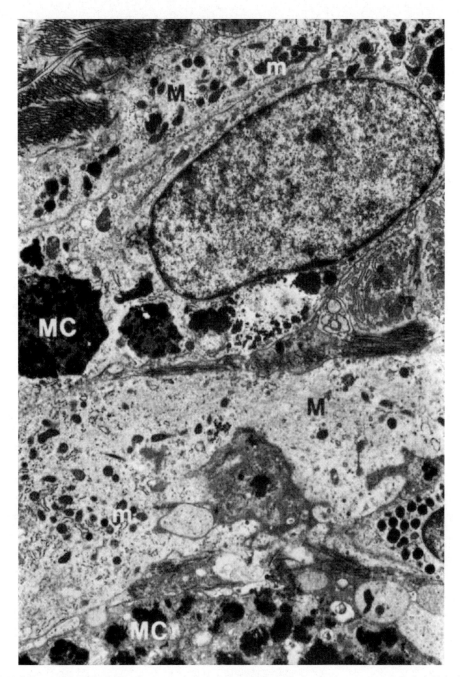

图 EM-25　恶性黑素瘤。恶性梭形黑素细胞（M）内除含有大量黑素小体（m）外，还可见含黑素小体复合体（MC）的噬黑素细胞

（李　军　陶　娟　译，黄长征　校，陈思远　审）

索 引